血液病理学
Hematopathology

第 2 版

主　编　Elaine S. Jaffe　Daniel A. Arber
　　　　Elias Campo　Nancy Lee Harris
　　　　Leticia Quintanilla-Martinez

主　译　陈　刚　李小秋

主　审　陈国璋　朱雄增　周小鸽

人民卫生出版社
·北 京·

图书在版编目（CIP）数据

血液病理学/（美）伊莱恩·S. 杰夫
（Elaine S. Jaffe）主编；陈刚，李小秋主译. —北京：
人民卫生出版社，2023.2
　　ISBN 978-7-117-33732-8

　　Ⅰ.①血…　Ⅱ.①伊…②陈…③李…　Ⅲ.①血液病
-病理学-研究　Ⅳ.①R550.2

中国版本图书馆 CIP 数据核字（2022）第 189727 号

人卫智网	www.ipmph.com	医学教育、学术、考试、健康，
		购书智慧智能综合服务平台
人卫官网	www.pmph.com	人卫官方资讯发布平台

图字:01-2019-7728 号

血液病理学
Xueye Bingli Xue

主　　译：陈　刚　李小秋
出版发行：人民卫生出版社（中继线 010-59780011）
地　　址：北京市朝阳区潘家园南里 19 号
邮　　编：100021
E - mail：pmph @ pmph.com
购书热线：010-59787592　010-59787584　010-65264830
印　　刷：北京盛通印刷股份有限公司
经　　销：新华书店
开　　本：889×1194　1/16　印张：81
字　　数：3437 千字
版　　次：2023 年 2 月第 1 版
印　　次：2023 年 2 月第 1 次印刷
标准书号：ISBN 978-7-117-33732-8
定　　价：899.00 元

打击盗版举报电话：010-59787491　E-mail：WQ @ pmph.com
质量问题联系电话：010-59787234　E-mail：zhiliang @ pmph.com
数字融合服务电话：4001118166　　E-mail：zengzhi @ pmph.com

血液病理学
Hematopathology

第 2 版

主　编　Elaine S. Jaffe　Daniel A. Arber
　　　　Elias Campo　Nancy Lee Harris
　　　　Leticia Quintanilla-Martinez

主　译　陈　刚　李小秋

副主译　陈燕坪　梅开勇　陈　健　薛德彬

主　审　陈国璋　朱雄增　周小鸽

人民卫生出版社
·北京·

ELSEVIER

Elsevier (Singapore) Pte Ltd.

3 Killiney Road

#08-01 Winsland House I

Singapore 239519

Tel: (65) 6349-0200

Fax: (65) 6733-1817

This translation of Hematopathology, 2/E by Elaine S. Jaffe, Daniel A. Arber, Elias Campo, Nancy Lee Harris, and Leticia Quintanilla-Martinez was undertaken by People's Medical Publishing House and is published by arrangement with Elsevier (Singapore) Pte Ltd.

Hematopathology, 2/E by Elaine S. Jaffe, Daniel A. Arber, Elias Campo, Nancy Lee Harris, and Leticia Quintanilla-Martinez 由人民卫生出版社进行翻译，并根据人民卫生出版社与爱思唯尔(新加坡)私人有限公司的协议约定出版。

《血液病理学》(第2版)(陈刚、李小秋 主译)

ISBN: 978-7-117-33732-8

注　意

本译本由 Elsevier (Singapore) Pte Ltd. 和人民卫生出版社完成。相关从业及研究人员必须凭借其自身经验和知识对文中描述的信息数据、方法策略、搭配组合、实验操作进行评估和使用。由于医学科学发展迅速，临床诊断和给药剂量尤其需要经过独立验证。在法律允许的最大范围内，爱思唯尔、译文的原文作者、原文编辑及原文内容提供者均不对译文或因产品责任、疏忽或其他操作造成的人身及/或财产伤害及/或损失承担责任，亦不对由于使用文中提到的方法、产品、说明或思想而导致的人身及/或财产伤害及/或损失承担责任。

译　者（按姓氏汉语拼音排序）

敖启林	华中科技大学同济医学院附属同济医院	孟　斌	山东大学齐鲁医院
陈　刚	福建省肿瘤医院	潘华雄	华中科技大学同济医学院附属协和医院
陈　健	中国人民解放军陆军第八十二集团军医院	平　波	复旦大学附属肿瘤医院
陈林莺	福建医科大学附属第一医院	盛伟琪	复旦大学附属肿瘤医院
陈燕坪	福建省肿瘤医院	石　岩	哈尔滨医科大学附属第二医院
郭双平	空军军医大学第一附属医院（西京医院）	王　哲	空军军医大学第一附属医院（西京医院）
何妙侠	海军军医大学第一附属医院（长海医院）	魏建国	浙江省绍兴市人民医院
侯　军	美国 Drexel 大学医学院	吴梅娟	浙江省肿瘤医院
胡　丹	福建省肿瘤医院	薛德彬	杭州平安好医医学检验实验室
黄榕芳	福建省肿瘤医院	张冬梅	浙江省绍兴市人民医院
李小秋	复旦大学附属肿瘤医院	张培红	中国医学科学院北京协和医学院血液学研究
刘　勇	江西省人民医院		所血液病医院
刘恩斌	中国医学科学院北京协和医学院血液学研究	张文燕	四川大学华西医院
	所血液病医院	郑媛媛	首都医科大学附属北京友谊医院
罗东兰	广东省人民医院	周晓燕	复旦大学附属肿瘤医院
梅开勇	广州医科大学附属第二医院		

审校者（按姓氏汉语拼音排序）

陈芳芳	福建省肿瘤医院	刘　伟	福建省肿瘤医院
陈国璋	香港伊利沙伯医院	王健超	福建省肿瘤医院
陈丽芳	福建省肿瘤医院	张和军	福建省肿瘤医院
陈雪燕	福建省肿瘤医院	钟礼花	福建省肿瘤医院
何　时	福建省肿瘤医院	周小鸽	首都医科大学附属北京友谊医院
黄榕芳	福建省肿瘤医院	朱　琼	福建省肿瘤医院
柯龙凤	福建省肿瘤医院	朱雄增	复旦大学附属肿瘤医院
林丽燕	福建省肿瘤医院		

Daniel A. Arber, MD
Ronald F. Dorfman, MBBCH, FRCPATH Professor of
Hematopathology
Stanford University
Stanford, California

Adam Bagg, MD
Professor
Department of Pathology and Laboratory Medicine
University of Pennsylvania
Philadelphia, Pennsylvania

Barbara J. Bain, MB BS, FRACP, FRCPath
Professor of Diagnostic Haematology
Department of Haematology
St Mary's Hospital Campus of Imperial College
London
London, United Kingdom

Todd S. Barry, MD, PhD
Medical Director
Spectrum Pathology
Mission Viejo, California

Govind Bhagat, MD
Professor of Pathology and Cell Biology
Division of Hematopathology
Department of Pathology and Cell Biology
Columbia University Medical Center
New York, New York

Michael J. Borowitz, MD, PhD
Professor of Pathology and Oncology
Department of Pathology
Johns Hopkins Medical Institutions
Baltimore, Maryland

Pierre Brousset, MD, PhD
Senior Pathologist
Department of Pathology
Institut Universitaire du Cancer Toulouse Oncopole
Toulouse, France

Russell K. Brynes, MD
Professor of Clinical Pathology
Chief, Hematopathology Service
Department of Pathology
Keck School of Medicine of the University of Southern
California
Los Angeles, California

Elias Campo, MD
Chief, Hematopathology Unit
Professor of Anatomic Pathology
Hospital Clinic
University of Barcelona
Barcelona, Spain

Lorenzo Cerroni, MD
Department of Dermatology
Medical University of Graz
Graz, Austria

Devon Chabot-Richards, MD
Assistant Professor
Department of Pathology
University of New Mexico Health Sciences Center
Albuquerque, New Mexico

Alexander C. L. Chan, MBBS, FRCPA
Consultant Pathologist
Department of Pathology
Queen Elizabeth Hospital
Kowloon, Hong Kong

John K. C. Chan, MBBS, FRCPath, FRCPA
Consultant Pathologist
Department of Pathology
Queen Elizabeth Hospital
Kowloon, Hong Kong

Karen L. Chang, MD
Physician-in-Charge
Department of Anatomic Pathology/Histology and
Immunohistochemistry
Kaiser Permanente Southern California
Los Angeles, California

Yi-Hua Chen, MD
Associate Professor of Pathology
Director, Hematopathology Section
Director, Hematopathology Fellowship Program
Northwestern University
Northwestern Memorial Hospital
Chicago, Illinois

Sindhu Cherian, MD
Department of Laboratory Medicine
University of Washington Medical Center
Seattle, Washington

Joseph M. Connors, MD
Clinical Director
BC Cancer Agency Centre for Lymphoid Cancer
Vancouver, British Columbia, Canada

James R. Cook, MD, PhD
Department of Laboratory Medicine
Cleveland Clinic
Associate Professor of Pathology
Cleveland Clinic Lerner College of Medicine
Cleveland, Ohio

Fiona E. Craig, MD
Professor of Pathology
Division of Hematopathology
Department of Laboratory Medicine and Pathology
Mayo Clinic
Phoenix, Arizona

Magdalena Czader, MD, PhD
Professor
Department of Pathology and Laboratory Medicine
Indiana University School of Medicine
Indianapolis, Indiana

Laurence de Leval, MD, PhD
Head and Chief
Institute of Pathology
Professor of Pathology
University Hospital of Lausanne
Lausanne, Switzerland

Georges Delsol, MD
Senior Pathologist
Department of Pathology
Institut Universitaire du Cancer Toulouse Oncopole
Toulouse, France

Amy S. Duffield, MD, PhD
Assistant Professor
Department of Pathology
Johns Hopkins Medical Institutions
Baltimore, Maryland

Kojo S. J. Elenitoba-Johnson, MD
Peter C. Nowell, MD, Professor
Department of Pathology and Laboratory Medicine
University of Pennsylvania
Philadelphia, Pennsylvania

Fabio Facchetti, MD, PhD
Chief
Department of Pathology
University of Brescia School of Medicine
Spedali Civili Brescia
Brescia, Italy

Brunangelo Falini, MD
Institute of Hematology
University of Perugia
Centro di Ricerche Onco-Ematologiche (CREO)
Ospedale S. Maria della Misericordia
Perugia, Italy

Andrew L. Feldman, MD
Associate Professor of Laboratory Medicine and
Pathology
College of Medicine
Mayo Clinic
Rochester, Minnesota

Falko Fend, MD
Full Professor and Chair
Institute of Pathology
University Hospital Tübingen
Tübingen, Germany

Judith A. Ferry, MD
Director of Hematopathology and Pathologist
Department of Pathology
Massachusetts General Hospital
Professor of Pathology
Harvard Medical School
Boston, Massachusetts

Armando C. Filie, MD
Senior Clinician
Laboratory of Pathology
National Cancer Institute
Bethesda, Maryland

Simona Fisogni, MD
Senior Assistant
Department of Pathology
Spedali Civili of Brescia
Brescia, Italy

Kathryn Foucar, MD
Professor
Department of Pathology
University of New Mexico Health Sciences Center
Albuquerque, New Mexico

Randy D. Gascoyne, MD, FRCPC
Hematopathologist
British Columbia Cancer Agency and the Centre for
Lymphoid Cancer
Vancouver, British Columbia, Canada

Philippe Gaulard, MD
Professor
Department of Pathology
University Hospital Henri Mondor
Créteil, France

Tracy I. George, MD
Associate Professor
Department of Pathology
University of New Mexico
Albuquerque, New Mexico

Dita Gratzinger, MD, PhD
Assistant Professor
Department of Pathology
Stanford University School of Medicine
Stanford, California

Nancy Lee Harris, MD
Department of Pathology
Massachusetts General Hospital
Harvard Medical School
Boston, Massachusetts

Robert P. Hasserjian, MD
Associate Professor of Pathology
Department of Pathology
Director, Hematopathology Fellowship
Massachusetts General Hospital
Boston, Massachusetts

David R. Head, MD
Professor
Department of Pathology, Microbiology, and
Immunology
Vanderbilt University School of Medicine
Nashville, Tennessee

Hans-Peter Horny, MD
Professor
Institute of Pathology
University of Munich
Munich, Germany

Eric D. Hsi, MD
Professor of Pathology
Cleveland Clinic Lerner College of Medicine
Chairman
Department of Laboratory Medicine
Cleveland Clinic
Cleveland, Ohio

Robert E. Hutchison, MD
Director of Hematopathology/Clinical Pathology
Department of Pathology
State University of New York Upstate Medical
University
Syracuse, New York

Elizabeth M. Hyjek, MD, PhD
Associate Professor
Department of Pathology
Hematopathology Section
University of Chicago
Chicago, Illinois

**Peter G. Isaacson, MB ChB, DM, FRCPath,
FRS**
Professor
Department of Cellular Pathology
Royal Free Hospital
London, United Kingdom

Elaine S. Jaffe, MD
Pathologist
Bethesda, Maryland

Ronald Jaffe, MB, BCh
Professor of Pathology
University of Pittsburgh School of Medicine
Pittsburgh, Pennsylvania

Patty M. Jansen, MD, PhD
Department of Pathology
Leiden University Medical Center
Leiden, The Netherlands

Pedro Jares, PhD
Pathology Department
Hospital Clinic
Barcelona, Spain

Dan Jones, MD, PhD
Professor of Pathology and Vice Chair, Division of
Molecular Pathology
Ohio State University College of Medicine
Director of Molecular Pathology
Ohio State University Comprehensive Cancer Center
Columbus, Ohio

Marshall E. Kadin, MD
Professor
Department of Dermatology
Roger Williams Medical Center
Providence, Rhode Island
Professor
Department of Dermatology
Boston University School of Medicine
Boston, Massachusetts

Werner Kempf, MD
Professor and Consultant Physician
Department of Dermatology
University Hospital Zürich
Co-director
Kempf and Pfaltz Histological Diagnostics
Zürich, Switzerland

Philip M. Kluin, MD
Professor of Hematopathology
Department of Pathology and Medical Biology
University Medical Center Groningen
University of Groningen
Groningen, The Netherlands

Young Hyeh Ko, MD, PhD
Professor
Department of Pathology
Samsung Medical Center
Sungkyunkwan University School of Medicine
Seoul, Republic of Korea

Steven H. Kroft, MD
Professor and Excecutive Vice Chair
Director of Hematopathology
Department of Pathology
Medical College of Wisconsin
Milwaukee, Wisconsin

Laurence Lamant-Rochaix, MD, PhD
Senior Pathologist
Department of Pathology
Institut Universitaire du Cancer Toulouse Oncopole
Toulouse, France

Philip E. LeBoit, MD
Professor of Dermatology and Pathology
University of California, San Francisco
San Francisco, California

Megan S. Lim, MD, PhD
Professor
Department of Pathology and Laboratory Medicine
University of Pennsylvania
Philadelphia, Pennsylvania

Michael A. Linden, MD, PhD
Associate Professor
Director of Hematopathology
Department of Laboratory Medicine and Pathology
University of Minnesota
Minneapolis, Minnesota

Abner Louissaint, Jr., MD, PhD
Assistant Professor of Pathology
Harvard Medical School
Department of Pathology
Massachusetts General Hospital
Boston, Massachusetts

Robert W. McKenna, MD
Emeritus Professor
Senior Consultant in Hematopathology
Department of Laboratory Medicine and Pathology
University of Minnesota
Minneapolis, Minnesota

Manuela Mollejo, MD
Department of Pathology
Complejo Hospitalario de Toledo
Toledo, Spain

William G. Morice II, MD, PhD
Professor and Chair
Department of Laboratory Medicine and Pathology
Mayo Clinic,
Rochester, Minnesota

Krzysztof Mrózek, MD, PhD
Research Scientist
Comprehensive Cancer Center
The Ohio State University
Columbus, Ohio

Yasodha Natkunam, MD, PhD
Professor
Department of Pathology
Stanford University School of Medicine
Stanford, California

Phuong L. Nguyen, MD
Associate Professor of Laboratory Medicine and Pathology
Division of Hematopathology
Mayo Clinic
Rochester, Minnesota

Robert S. Ohgami, MD, PhD
Assistant Professor
Department of Pathology
Stanford University
Stanford, California

Attilio Orazi, MD, FRCPath (Engl)
Professor of Pathology
Department of Pathology and Laboratory Medicine
Weill Cornell Medical College
New York, New York

German Ott, MD
Professor of Pathology
Head, Department of Clinical Pathology
Robert-Bosch-Hospital and Dr. Margarete Fischer-
Bosch Institute of Clinical Pharmacology
Stuttgart, Germany

LoAnn C. Peterson, MD
Professor
Department of Pathology
Northwestern University Feinberg Medical School
Chicago, Illinois

Laura B. Pincus, MD
Assistant Professor of Dermatology and Pathology
University of California, San Francisco
San Francisco, California

Miguel A. Piris, MD
Department of Pathology
Hospital Universitario Marqués de Valdecilla
Santander, Spain

Stefania Pittaluga, MD, PhD
Senior Research Physician
Hematopathology Section
Laboratory of Pathology, Center for Cancer Research,
National Cancer Institute
National Institutes of Health
Bethesda, Maryland

Sibrand Poppema, MD, PhD, FRCPC
President of the Board of the University
Professor of Pathology
Department of Pathology
University of Groningen
Groningen, The Netherlands

Anna Porwit, MD, PhD
Professor
Lund University
Faculty of Medicine
Department of Clinical Sciences
Division of Oncology and Pathology
Lund, Sweden

Leticia Quintanilla-Martinez, MD
Professor of Pathology
Institute of Pathology and Neuropathology
University Hospital Tübingen and Comprehensive
Cancer Center
Eberhard-Karls-University
Tübingen, Germany

Frederick Karl Racke, MD, PhD
Medical Director
Hematopathology and Coagulation
Nichols Institute
Quest Diagnostics
San Juan Capistrano, California

Mark Raffeld, MD
Chief, Molecular Diagnostics Section
Laboratory of Pathology
National Institutes of Health, National Cancer Institute
Bethesda, Maryland

Sherif A. Rezk, MD
Associate Professor of Clinical Pathology
Chief of Pathology and Laboratory Medicine
University of California Irvine Medical Center
Orange, California

Scott J. Rodig, MD, PhD
Department of Pathology
Brigham and Women's Hospital
Harvard Medical School
Boston, Massachusetts

Nancy S. Rosenthal, MD
Clinical Professor of Pathology
Department of Pathology
University of Iowa Carver College of Medicine
Iowa City, Iowa

Jonathan W. Said, MD
Professor of Pathology
David Geffen School of Medicine
Chief of Anatomic Pathology
University of California Los Angeles Medical Center
Los Angeles, California

Itziar Salaverria, PhD
Research Scientist
Institut d'Investigacions Biomèdiques August Pi I
Sunyer
Hospital Clínic
Barcelona, Spain

Bertram Schnitzer, MD
Professor of Pathology
Department of Pathology
University of Michigan
Ann Arbor, Michigan

Reiner Siebert, MD
Professor of Human Genetics,
Director, Institute of Human Genetics
University of Ulm
University Hospital of Ulm
Ulm, Germany

Aliyah R. Sohani, MD
Department of Pathology
Massachusetts General Hospital
Harvard Medical School
Boston, Massachusetts

Karl Sotlar, MD
Professor
Institute of Pathology
University of Munich
Munich, Germany

Maryalice Stetler-Stevenson, MD, PhD
Laboratory of Pathology
Center for Cancer Research
National Cancer Institute
National Institutes of Health
Bethesda, Maryland

Steven H. Swerdlow, MD
Professor of Pathology
Division of Hematopathology
Department of Pathology
University of Pittsburgh School of Medicine
Pittsburgh, Pennsylvania

Naheed Usmani, MD
Associate Professor of Pediatrics
University of Massachusetts Medical School
Worcester, Massachusetts

Peter Valent, MD
Professor
Department of Internal Medicine I
Division of Hematology and Hemostaseology
Ludwig Boltzmann Cluster Oncology
Medical University of Vienna
Vienna, Austria

James W. Vardiman, MD
Professor Emeritus
Department of Pathology
University of Chicago
Chicago, Illinois

Maria E. Vergara-Lluri, MD
Assistant Professor of Clinical Pathology
Hematopathology Section
Department of Pathology
University of Southern California
Los Angeles, California

Maarten H. Vermeer, MD
Department of Dermatology
Leiden University Medical Center
Leiden, The Netherlands

Edward G. Weir, MD
President
Clinical Pathology Associates
Austin, Texas

Lawrence M. Weiss, MD
Medical and Laboratory Director
Clarient Diagnostic Services, Inc.
Aliso Viejo, California

Rein Willemze, MD
Department of Dermatology
Leiden University Medical Center
Leiden, The Netherlands

Carla S. Wilson, MD, PhD
Professor
Department of Pathology
University of New Mexico Health Sciences Center
Albuquerque, New Mexico

Bruce A. Woda, MD
Vice Chairman
Department of Pathology
University of Massachusetts Medical School
Worcester, Massachusetts

Tadashi Yoshino, MD, PhD
Professor and Chairman
Department of Pathology
Okayama University
Okayama, Japan

Constance M. Yuan, MD, PhD
Laboratory of Pathology
Center for Cancer Research
National Cancer Institute
National Institutes of Health
Bethesda, Maryland

Qian-Yun Zhang, MD, PhD
Professor
Department of Pathology
University of New Mexico Health Sciences Center
Albuquerque, New Mexico

Lawrence Zukerberg, MD
Associate Pathologist
Massachusetts General Hospital
Boston, Massachusetts

由 Jaffe、Harris、Vardiman、Campo 和 Arber 主编的《血液病理学》取得了巨大成功。主编们所构思的"一本书注重实用性，深入浅出，兼顾最新进展，强调对淋巴造血疾病的发病机制和病理生理学的深入理解"，显然已经完美地体现在本书中。在 2016 年《造血和淋巴组织肿瘤世界卫生组织（WHO）分类》修订版面世之后不久，推出了《血液病理学》（第 2 版）。主编团队新增了 Leticia Quin-tanilla-Martinez，他是欧洲著名的血液病理学家。

我很兴奋地得知华夏病理学网翻译团队这么快就将这本血液病理学巨著翻译成中文版，从此国内病理医师可以方便地从中获取非常实用、非常有价值的信息。翻译团队能够在如此短时间内完成如此艰巨的工作，必须向他们表示祝贺及致敬。翻译工作主要由中国病理界的青年才俊完成，他们成就的是一项伟大工程。本书翻译质量非常高，阅读起来就像是中文原著。显然，译者和审校者都具有一丝不苟的敬业精神，投入了大量精力，才能实现如此卓越的目标。

另外，中文版比原版更优越：每个章节后面都包括了参考文献，而原版读者只能上网查阅。因而，中文版有助于读者获取感兴趣的参考文献方面的信息。

我相信本书会成为每个病理科的必备工具书。对血液病理学感兴趣的病理医师值得拥有一本私人藏书，必将获益匪浅。

John K. C. Chan（陈国璋）

2021 年 7 月

于中国香港伊利沙伯医院

（陈 刚 译）

中文版序二

在 2008 年《造血和淋巴组织肿瘤 WHO 分类》（以下简称《WHO 分类》）出版后不久，《WHO 分类》的编者们于 2011 年推出了第 1 版《血液病理学》。同样，在 2016 年《WHO 分类》修订版面世后不久，他们又推出了本书第 2 版。两种专著的先后出版时间安排是经过精心安排的，相比之下，本书是《WHO 分类》的继承、发扬与补充。本书除重点阐述肿瘤性病变外，还详细介绍了非肿瘤性病变，弥补了 WHO 淋巴造血系统肿瘤分类的不足。针对每一系统和每一具体疾病，本书也比 WHO 淋巴造血系统肿瘤分类中讨论更为详尽、更深入彻底。

本书分为 7 篇，共 61 章，首先介绍血液病理学常用的诊疗技术手段及其进展，包括分子生物学、细胞遗传学、流式细胞学和免疫组织化学。然后依次描述淋巴造血系统的正常和反应性疾病、淋巴系统肿瘤、骨髓肿瘤、组织细胞疾病、免疫缺陷疾病以及特殊部位的诊断问题。每篇为疾病大类，每章为具体疾病或一组相关疾病。重点内容是骨髓、淋巴组织、组织细胞和树突细胞起源的恶性血液系统肿瘤。其他内容包括淋巴造血组织的各种反应性疾病、骨髓的炎症、感染、代谢性疾病，另外还涉及淋巴结和骨髓内一些具有重要鉴别诊断意义的非血液学疾病。原著正文 1 216 页（不含参考文献），有 1 000 多幅精美彩色图片，并有大量信息丰富的总结性表格。

众所周知，所有恶性肿瘤都根源于遗传学异常，精确分析遗传学改变常常有助于明确诊断和准确分类。许多重大的技术进展越来越快速地进入临床应用，因此本书在适当场合予以引述。本书强调，只有深入理解淋巴结和骨髓中各种细胞的生物学基础和功能演变才能正确认识某一具体疾病的千变万化。因此，在讨论具体疾病时，本书既继承传统研究方法，将临床信息和形态学分析相结合，更强调应用分子生物学等基础研究的新技术和新进展，以获得准确诊断。每一疾病既描述形态学特征，又包括与此相关的免疫表型、遗传学和临床特征。从而向读者展示准确的、最新的和实用的信息，帮助读者领会疾病的发生机制，提供重要的辅助诊断手段，便于读者的理解和掌握。

感谢华夏病理学网组织翻译，并由人民卫生出版社出版。感谢陈刚、李小秋、陈燕坪、梅开勇、陈健、薛德彬及其他病理专家的精心翻译。感谢陈国璋（John K. C. Chan）、朱雄增、周小鸽等专家负责审校。最后，特别感谢薛德彬医生给予大力协助，他是华夏病理学网翻译团队的负责人。翻译团队全体成员完成了高质量的工作，相信本书必将有助于提高国内血液病理学诊断水平，进而推动血液学、肿瘤学等专业人士对于淋巴造血系统相关疾病的诊疗水平，促进国内淋巴造血系统疾病的治疗和研究。我们希望本书将会成为包括血液病理专科医师在内的所有中国病理医师和血液病工作人员的有价值的参考书。

最后衷心希望大家能喜欢这本翻译巨著。

赵春利

2021 年 7 月

《血液病理学》（第1版）翻译出版后，受到广泛好评，使我们有信心继续翻译第2版。

众所周知，淋巴造血系统肿瘤的病理学诊断充满挑战与风险，并且该领域的进展日新月异，因此病理医师在日常工作中急需一本最新、最权威专业参考书。《血液病理学》正是适合这种情形的理想参考书。本书由2016年《WHO分类》修订版工作组的原班人编写，编者都是该领域的顶级专家。与《WHO分类》相比，本书内容更全更新，它不仅包括《WHO分类》一书的全部内容，而且在其出版之后增添了不少最新进展；除介绍肿瘤性病变外，它还包括非肿瘤性病变，弥补了《WHO分类》的不足，减少了实际工作的使用不便。针对每一疾病系统和每一具体疾病，本书也比《WHO分类》中讨论更为深入彻底。本书是《WHO分类》的继承、发扬与补充，堪称《WHO分类》的完美"升级版"。

病理诊断不能主观臆测，病理医师必须理解每种疾病的鉴别诊断及其临床特征。因此，本书讨论每一疾病时包括临床特征，包括症状、体征和分期手段。肿瘤性疾病还包括了播散模式、复发和预后因素。

除了获知临床信息，血液病理学医师有时必须借助免疫组化和分子生物学等辅助研究才能获得准确的病理诊断。血液系统恶性肿瘤的研究一直处于应用基础研究的前沿。越来越多的证据表明，所有的癌症都是遗传性疾病，精确的遗传学改变常常决定疾病实体。免疫学和分子遗传学技术的进展迅速转化到临床实验室，在常规诊断中发挥重要作用，新一代测序技术的引入正在改变分子学诊断的面貌。本书中每种疾病的讨论包括形态学、免疫表型和临床特征的描述，以及相关的遗传学发现。这些数据有助于我们了解疾病的发病机制，并为诊断提供有价值且往往是关键的辅助手段。

正确处理淋巴结和骨髓活检标本，是正确诊断的前提。许多诊断错误源于标本处理不佳，诸如固定、处理、切片或染色。本书第1章讨论淋巴结和骨髓标本处理的一些技术问题。由于细针穿刺活检（fine needle aspiration，FNA）作为第一步诊断程序是有争议的，因此需要清楚FNA的适用情形及其局限性，在第2章予以讨论。后续章节涉及血液病诊断技术的应用，包括免疫组化、流式细胞术、分子遗传学技术，以及经典和间期细胞遗传学检测。

起源于髓系、淋巴系、组织细胞和树突细胞的血液学恶性肿瘤的讨论，是本书主要特色和重点内容。然而，诊断医师同样关注造血淋巴组织的反应性和炎症性病变以及免疫缺陷疾病的评估，因此，接着讨论反应性淋巴结病，然后是骨髓对炎症、感染和代谢疾病的反应，以及遗传性和先天性疾病及治疗对骨髓形态学影响的诸多表现。最后还包括一些非血液学疾病，它们在淋巴结或骨髓活检时可能遇见，并且是重要的鉴别诊断。

大多数章节阐释特异性疾病实体或一组相关疾病。每章都有几项重要表格，以便使用和查阅，其内容包括关键诊断特征、鉴别诊断、精华和陷阱。本书含有大量彩色图片，以便于掌握诊断特征。

本书由华夏病理学网联系出版社并组织翻译，中青年病理专家负责翻译，著名专家负责审校。为了早日出版，翻译团队付出了大量心血，在此一并向原著编者、翻译团队和出版社工作人员致敬。

我们希望本书对血液病医师、肿瘤医师和病理医师均有参考价值。临床医师必须了解血液病诊断的基本原则，血液病医师和血液病理医师必须团队合作以获得正确诊断。正如病理医师必须使用临床信息以得出正确诊断，临床医师也应了解足够的诊断原则，当病理诊断不太符合时应作出正确评估。医学发展已经进入分子时代和个体化治疗时代，病理诊断和病理医师的贡献日益重要。在美国等发达国家，病理诊断不仅指导治疗、提示预后，病理医师实际上已经直接参与治疗。中国经济建设的成就举世瞩目，病理学的发展也应当与时俱进。本书必将从整体上提高国内血液病理学医师的诊断水平，继而提高临床（包括血液科、肿瘤科和外科等治疗学科）治疗和研究水平，对国内血液病学的发展产生极大推动作用，最终造福患者及其家庭。

我们衷心向国内同道推荐这本《血液病理学》，希望对您的工作实践有所帮助，希望能促进国内血液病理的发展并与国际接轨。我们努力忠实地表达原著的风格和内容，但由于经验和水平有限，不当之处在所难免，敬请批评指正。

陈　刚

2021年7月

原著前言

在《WHO 分类》推出后不久,《血液病理学》第 1 版于 2011 年出版。《血液病理学》第 2 版的时间安排与《WHO 分类》修订版的发布相协调。在本书中,读者不仅会发现最新的术语,还会讨论淋巴瘤、白血病和组织细胞疾病分类的关键变化。因此,本书将是一种宝贵的资源,帮助病理医师跟上这个快速变化的领域。

血液病理学这门学科需要将传统的临床和形态学分析方法与新颖的、基于生物学的研究相结合,以实现准确诊断。血液学恶性肿瘤的研究一直处于将基础研究原理应用于解释人类疾病的前沿。研究者们不断达成共识,认为所有癌症都是遗传性疾病,往往具有定义这些疾病实体的精确的遗传学改变。免疫学和分子遗传技术的进步已迅速应用到临床实验室,在常规诊断中发挥作用,而下一代测序的引入正在改变分子诊断的面貌。在本书中,对每种疾病的讨论包括形态学、免疫表型和临床特征的描述,以及相关的遗传学发现。这些数据为我们了解疾病的发病机制提供了信息,并为诊断提供了有价值且通常是关键的辅助手段。本书的目标是提供简明、最新和实用的信息,方便读者查阅。

同样,对免疫功能正常患者和免疫功能失调患者发生的造血和淋巴组织反应性和感染性病变谱的评估,也是诊断病理学家关注的重点。因此,读者将在本书中发现对反应性淋巴结病、原发性和医源性免疫缺陷疾病的讨论。其他章节涉及:骨髓对炎症性、感染性和代谢性疾病的反应;一些影响造血的遗传性和先天性疾病的表现;以及治疗对骨髓形态学的影响。最后,本书还包括在淋巴结或骨髓中可能遇到的一些非淋巴或非造血病变,这些病变在鉴别诊断中很重要。

使用正确的技术对于制作适合准确诊断的淋巴结或骨髓活检标本至关重要。许多诊断错误来自与固定、处理、切片或染色相关的不良技术。本书的第一部分涉及淋巴结和骨髓标本处理的技术方面。虽然使用细针穿刺进行初始诊断存在争议,但了解其使用方式并理解其局限性至关重要。因此,有一章专门讨论这个主题。最后,有几章涉及在血液病理诊断过程中使用的技术操作,包括用于诊断的免疫组织化学、流式细胞术和分子遗传学技术,以及经典和间期细胞遗传学。

病理诊断不可能凭空出现,病理学家必须了解在鉴别诊断范围内所考虑疾病的关键临床特征。因此,对每种疾病的讨论包括对诊断时预期临床特征的描述,包括体征、症状和相关分期程序。有关肿瘤性疾病的章节包括对扩散、复发和预后因素的讨论。

我们希望本书对血液科医师和肿瘤科医师以及病理医师都有价值。血液科临床医师了解血液病理诊断的基本原则越来越重要;血液科临床医师和血液科病理医师必须作为一个团队来实现正确的诊断。正如病理医师必须使用临床数据进行准确诊断一样,临床医师也应充分了解有关诊断原则方面的知识,以便在病理诊断不完全正确时进行评估。

读者会发现,大多数章节都涉及特定疾病实体或一组相关疾病。每章都包含了几个关键表格,以便于使用和查找关键信息。这些表格包括主要诊断特征、鉴别诊断、精华和陷阱。本书有大量插图,并且始终使用彩色摄影,帮助读者更容易地掌握关键的诊断特征。

主编们认识到,读者需要获得关键的原始资料,一本参考文献完备的书为那些希望深入研究该主题的读者提供了重要信息。科学文献浩如烟海,我们认为纳入较旧的历史性参考资料和最新的科学数据都很重要。作者在每一章中提供了全面的参考资料,为读者提供了最有用的资料,以便更深入地研究该主题。

我们很高兴 Leticia Quintanilla-Martinez 加入第 2 版主编团队,她是欧洲顶级血液病理学家之一。此外,我们感谢所有编者,他们按时交稿,并努力更新了各自主题的最新信息。我们希望本书将被证明是病理医师和临床医师处理血液学疾病的必备的和有价值的资源,并最终使患者及其家人获益。

Elaine S. Jaffe, MD

Daniel A. Arber, MD

Elias Campo, MD

Nancy Lee Harris, MD

Leticia Quintanilla-Martinez, MD

（薛德彬 译）

目录

第五篇　组织细胞增殖性病变

第六篇　免疫缺陷

第七篇　淋巴瘤和白血病诊断中与部位 有关的特殊问题

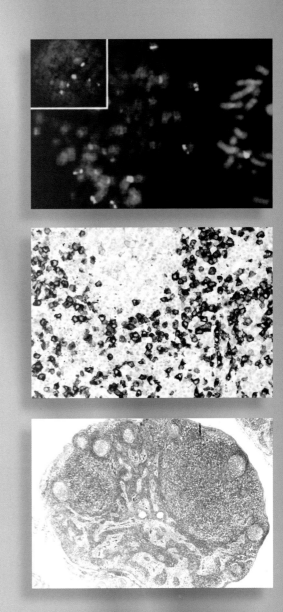

第一篇

技术问题

淋巴结活检的标本处理

Dita Gratzinger，Yasodha Natkunam

近年来，免疫表型和分子遗传学检测的巨大进步使得淋巴造血组织恶性肿瘤的诊断发生了革命性进展，但是福尔马林固定、石蜡包埋组织的 HE 染色切片仍然是组织病理诊断学的基石。淋巴组织肿瘤的准确分类以及患者的后续临床处理都取决于诊断所需组织是否足够。用多参数方法进行诊断是世界卫生组织（WHO）分类的中心原则[1,2]，强调将临床和辅助资料整合以得出准确诊断。不合格的淋巴结活检标本不仅无法保证准确的形态学诊断，而且也不能保证免疫表型、细胞遗传学和分子学诊断的检测。当标本处理不恰当时，即使是最精密的 DNA 和 RNA 扩增技术也可能无法获得准确诊断所需的足够信息，那么就必须重复活检。现已制定了考虑成本效益的医疗处置条例，并且越来越多诊断是基于细针穿刺和细胞学检查，重复淋巴结活检带来的不利影响并非微不足道。因此，病理医生有必要确保淋巴结活检标本得以最佳取样和处理。

淋巴结具有特殊的组织结构，对病理医生和组织技术员来说，淋巴结标本特别具有挑战性。淋巴结由数亿个小细胞所构成，间以纤细的结缔组织，周围的纤维被膜相对不容易渗透固定剂和组织处理的化学试剂。淋巴结处理的每一步都需要细致的力求完美的工作。只有这样，才能得到优良的组织切片。本章将简述制作精良的淋巴结组织切片的基本步骤，并讨论常见的错误及其避免和纠正。

1.1　淋巴结活检的外科要求

患者的临床病史、初步诊断或鉴别诊断都有助于寻找代表典型病变的淋巴结。尽管切除浅表淋巴结很方便、痛苦小、操作简单，但是这些淋巴结通常缺乏诊断价值。外科医生在任何情况下都应该尽可能全面检查患者，切取最大的、看起来最异

常的淋巴结送检（图 1.1）。这样才可以得到更具有代表性的标本，避免在既往活检附近切取肿大的或炎症性淋巴结。影像学检查可以帮助外科医生确定最异常的淋巴结。

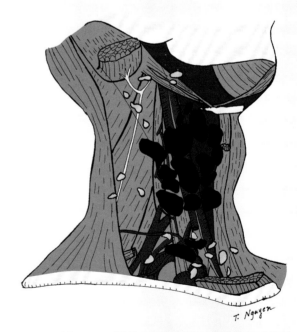

图 1.1　选择适用于活检的淋巴结。霍奇金淋巴瘤（HL）的颈部解剖图，显示阳性淋巴结（黑色）和阴性淋巴结（白色）的分布。许多浅表的易活检淋巴结都是良性或者病变不典型，而具有诊断价值的淋巴结往往较深、较大，且不易切取。这一经验提示，需要尽可能切取有诊断意义的淋巴结，这种淋巴结最可能含有诊断所需的组织

淋巴结应当完整切除活检，而不是部分切除或粗针穿刺。因为破碎的淋巴结不能进行恰当的组织结构评估，而组织结构

的恰当是评估建立形态学鉴别诊断的基本保障。当怀疑是感染性病变时,外科医生应当无菌操作,从淋巴结一极切取一小部分用于微生物学检查。其他情况下,未做任何处理的标本应当放在标本袋中并浸入含盐溶液或培养液,以防止组织干燥,保持新鲜送检。避免将组织放在纱布、海绵或毛巾上,或用这些材料包裹;这样会导致淋巴结皮质干燥,尤其是标本暴露在空气中。必须在病理检查申请单和/或标本标签上清楚地标注"淋巴结检查"。最好把活检时间预先告知病理医生,以免延误标本接收。如果预计标本送检会有延误,应当将标本冷藏以减少组织自溶。标本在 4℃ 存放 24 小时,可以保证满意的但不是理想的形态学、免疫学和遗传学检查[1,3-10]。如果预计病理医生会延误较长时间后才能收到标本,外科医生应对剖淋巴结、制作风干的印片。然后将组织切成薄片,固定于福尔马林溶液中。供特殊检查的那部分组织也应切开后单独处理。

1.2　病理医师对淋巴结活检标本的处理

1.2.1　大体检查

淋巴结大体检查包括颜色、质地、组织轮廓的改变等。大体形态可以提供重要的诊断信息,并且应该在新鲜标本的大体检查时记录下来(图 1.2)。淋巴结门部是否存在、有无结节或纤维化等都能提供重要的诊断线索[1,6,7]。存在淋巴结门部常常提示反应性病变,而罕见于淋巴瘤(见图 1.2,A 和 B)。淋巴结坏死提示感染性病变的可能,应当立即行微生物学检查。大体检查时还应当注意淋巴结与周围脂肪是否粘连,此现象提示病变可能扩展至结外。大多数淋巴瘤完全破坏淋巴结结构,并且在大体检查时呈结节状或纤维化(见图 1.2,C~E)。

尽管大体检查有助于缩小鉴别诊断的范围,但是仅凭大体检查不可能建立准确的病理诊断。因此,大体特征必须与镜下特征、免疫表型和遗传学检测相结合,才能明确诊断。

1.2.2　冷冻切片

即使是石蜡切片,淋巴组织恶性肿瘤的诊断也颇具挑战性。由于冷冻切片固有的假象,根据冷冻切片诊断淋巴瘤非常危险,应尽量避免[1,6-9]。虽然冷冻切片可以识别某些淋巴瘤,但是临床医生应当知道,在冷冻切片上准确诊断淋巴瘤并予以分类并不现实。少数情况下需要快速诊断,可以结合冷冻切片、印片和刮片联合诊断。印片能够提供冷冻切片不能呈现的细胞学细节。例如,Reed-Sternberg(RS)细胞在印片上比在冷冻切片上易于识别。即使在印片或冷冻切片上找到确切的诊断性细胞,经典型霍奇金淋巴瘤(CHL)的诊断仍然需要谨慎,因为具有 RS 细胞样形态的不典型细胞可见于传染性单核细胞增生症(IM)、血管免疫母细胞性 T 细胞淋巴瘤(AITL)、移植后淋巴组织增殖性疾病(PTLD)、弥漫大 B 细胞淋巴瘤(DLBCL)、低分化癌、肉瘤、黑色素瘤和脂肪坏死等[1,11]。

淋巴结活检标本冷冻切片还适用于评估活检组织是否足以诊断,评估非淋巴造血病变(如转移癌)的形态学证据。冷冻切片也可以帮助病理医生建立初步鉴别诊断从而分配组织进行辅助研究[1,7,9,12]。活检淋巴结的冷冻组织应当保持冻存以

供后续的免疫表型和分子检测。此外,微生物学、细胞遗传学、流式细胞术等检测需要在保存最佳细胞活性的前提下尽快进行。如果临床高度怀疑淋巴瘤,而冷冻切片倾向反应性病变,应当建议外科医生寻找更异常的淋巴结进行活检。

1.2.3　细胞学制备

印片在评估淋巴组织病变中的作用不容小觑。印片能够弥补组织学诊断的不足,并且在冷冻切片和检查石蜡组织切片时很有用。建议淋巴组织病变做术中冷冻切片的同时行连续印片和刮片。最重要的是,印片可以在 4℃ 保存数天或立即放入 -70℃ 保存数周,用于选择性免疫表型检测或 FISH 分析[6,9,12]。印片还适用于不能制作术中冷冻切片的标本,例如骨的淋巴造血组织病变。

制作淋巴结标本的细胞学印片时,预先准备并标记好 6~8 张玻片。淋巴结切面应当放在一个平坦的表面上,例如放在一张毛巾上。然后,握持玻片的一端,轻轻放低玻片以接触淋巴结切面,避免涂抹或侧向滑动。重复 3~5 次,以制作一系列连续印片。立即将印片放入 95% 乙醇中;也可用中性缓冲福尔马林作为固定剂;乙醇干燥或风干的涂片也可用于制备接触印片。制作刮片时,用玻片边缘或手术刀钝缘轻刮淋巴结的新鲜切面,然后立刻涂抹到事先标记好的玻片上。绝大多数情况下都有足够的材料制作印片,但是非常小的样本最好不要制作刮片,以避免将组织压碎或挤压变形。

Wright-Giemsa 或 Diff-Quik 染色是识别和显示淋巴造血组织及其肿瘤的细胞特征的最佳染色方法,但巴氏染色有助于显示细胞核细节,例如核膜不规则、染色质结构和核仁。有坏死和炎细胞时,革兰氏染色有助于识别细菌体。总体而言,淋巴结细针穿刺活检标本的特点是细胞丰富而分散、易见淋巴细胞的胞质碎片。惰性淋巴瘤主要由小细胞或混合细胞组成,因此其细胞学诊断比侵袭性淋巴瘤更难(图 1.3,A)[11]。细胞学印片几乎无法区分反应性滤泡增生或滤泡性淋巴瘤(FL),尽管细胞不成熟、缺乏可染小体巨噬细胞等特征支持肿瘤的诊断。在侵袭性淋巴瘤中,成片的形态一致的中-大细胞,尤其是伴有核碎裂和凋亡,提示淋巴母细胞淋巴瘤(LBL)、Burkitt 淋巴瘤(BL)或大细胞淋巴瘤的诊断(见图 1.3,B)。同样,印片有助于突出 RS 细胞(图 1.3,C)或 DLBCL 中的免疫母细胞样细胞(见图 1.3,D)[1,11]。细胞学也有助于诊断转移性黑色素瘤和转移癌(见图 1.3,E 和 F)以及淋巴结的一些非肿瘤性病变,如肉芽肿性淋巴结炎和 Kikuchi 淋巴结炎。伴有明显硬化的病变则很少能够得到足够的细胞学样本[1,9,11]。

1.2.4　剖切

淋巴结标本初期处理最重要的两个步骤就是剖切(取材)和固定,这两步操作必须完全由病理医生来完成。剖切应该尽快进行,因为尚未切开的淋巴结被膜不能渗透固定剂,而印片和涂片最好是在新鲜状态下制作。淋巴结优良切片的目的是提供完整的组织结构,切片要足够薄以充分显示细胞学细节。切片也应当保留被膜和淋巴结其余部分的联系(图 1.4)。淋巴结横断面剖切应当用锋利的取材刀垂直于淋巴结长轴一气呵成,从而保证淋巴结结构的完好。对于直径不足 1cm 的淋巴结,建议沿长轴一刀剖开,不必垂直于长轴切开,后者可能

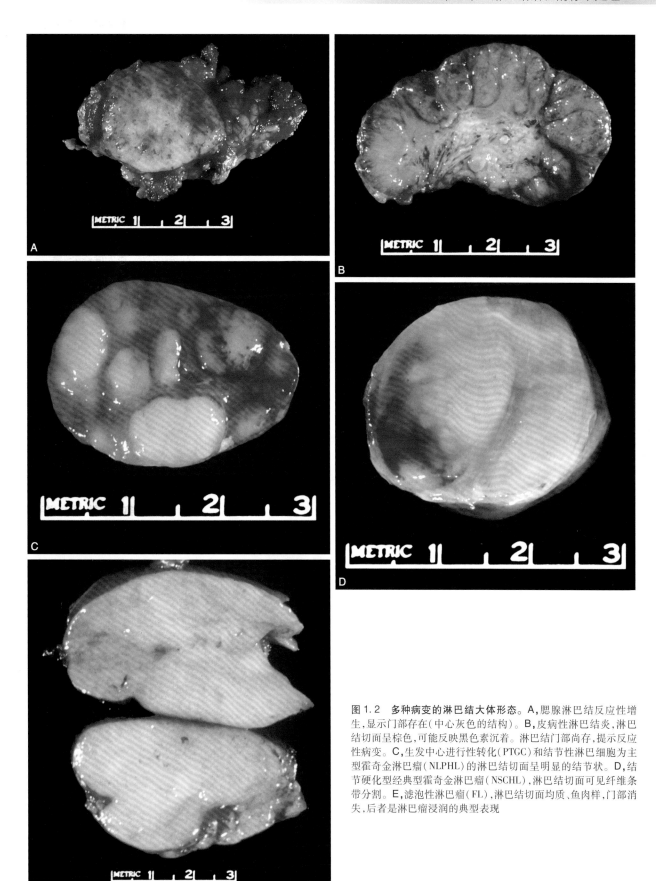

图 1.2　**多种病变的淋巴结大体形态。A,** 腮腺淋巴结反应性增生,显示门部存在(中心灰色的结构)。**B,** 皮病性淋巴结炎,淋巴结切面呈棕色,可能反映黑色素沉着。淋巴结门部尚存,提示反应性病变。**C,** 生发中心进行性转化(PTGC)和结节性淋巴细胞为主型霍奇金淋巴瘤(NLPHL)的淋巴结切面呈明显的结节状。**D,** 结节硬化型经典型霍奇金淋巴瘤(NSCHL),淋巴结切面可见纤维条带分割。**E,** 滤泡性淋巴瘤(FL),淋巴结切面均质、鱼肉样,门部消失,后者是淋巴瘤浸润的典型表现

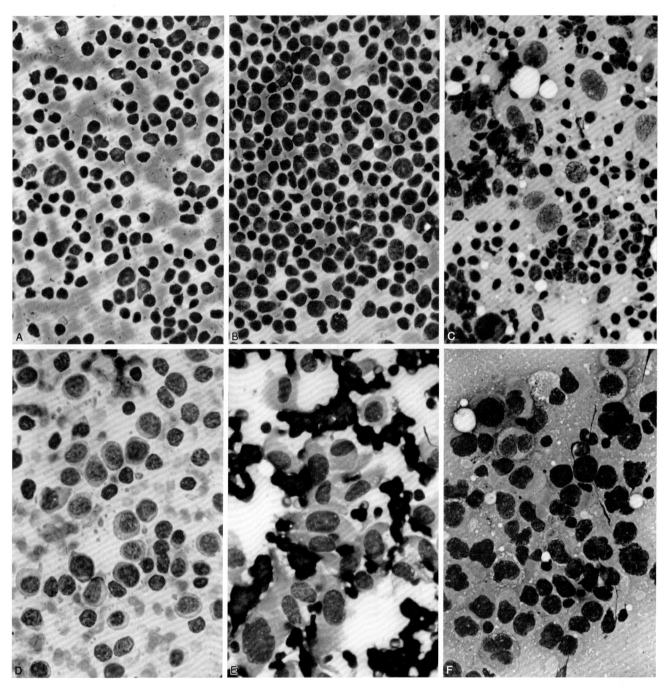

图 1.3　低级别 B 细胞淋巴瘤(A)、淋巴母细胞淋巴瘤(B)、霍奇金淋巴瘤(C)、弥漫大 B 细胞淋巴瘤伴明显免疫母细胞特征(D)、转移性黑色素瘤(E)和原发部位不明的转移性低分化癌(F)的细胞学表现

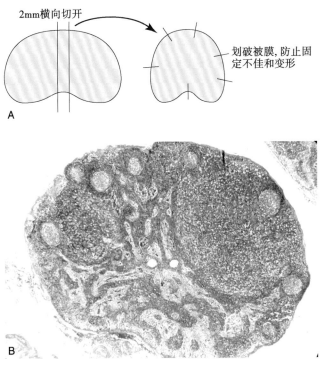

图 1.4　淋巴结的剖切。淋巴结剖切应当提供完整的横切面,从而保证清晰地识别组织结构。**A,**图解淋巴结被垂直于长轴切开(最适于直径大于 1cm 的标本)。在组织块放入固定剂之前,用锋利的刀刃在淋巴结被膜上轻划,形成几个小切口,以防止接触固定剂后被膜收缩、卷曲。**B,**沿正极向切开的淋巴结薄片的低倍显微照片,显示被膜、皮质、副皮质区和髓质

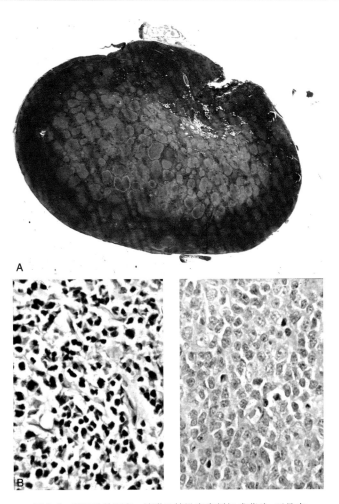

图 1.5　淋巴结的固定。该淋巴结没有先剖切成薄片,而是直接置于固定剂中。**A,**HE 染色石蜡组织切片中,只有外围 1.0mm 的组织切片被良好固定和染色,中央部分染色淡且细胞收缩。**B,**高倍镜下,淋巴结中央部分自溶(左图),细胞形态欠佳;而周围部分细胞形态良好(右图)

造成组织挤压伤。整块送检样本应该切成 2~3mm 的薄片,并立刻置于固定剂中。淋巴结标本绝不能在不固定的情况下存放,或者没有切开即固定。当暴露于固定剂的时候,被膜的纤维组织可能会收缩。用锋利的手术刀刃将被膜轻轻划痕,可以防止标本处理过程中的收缩变形(见图 1.4,A)。如果淋巴结是完整固定的,或者组织块的中央太厚,固定就会不均匀(图 1.5)。这样可能导致中央部分组织自溶或组织收缩,在切片机上进行组织切片时可能引起石蜡组织片的松散或分裂[1,7-9,13-16]。

组织块切成 2~3mm 的薄片后放入塑料组织盒中。这种组织盒在大多数现代外科病理实验室中常规使用,能够保证固定剂和组织处理液的充分渗透。如果不是完整送检,那么淋巴结标本的彻底取样是一个基本要素。只有这样,才能防止病变只是部分累及淋巴结时所发生的取样错误,例如生发中心进行性转化(PTGC)患者发生结节性淋巴细胞为主型霍奇金淋巴瘤(NLPHL),或者像 FL 那样低级别肿瘤中出现局灶进展或不同级别的病变。在大多数情形下,一旦部分淋巴结标本用于辅助研究,那么剩余的淋巴结并不会太多,可以全部装入数个组织盒进行处理。当多个淋巴结送检时,或者送的淋巴结太大,需要 10 个以上的组织盒才能完全处理时,那么临床的鉴别诊断和良好的大体检查技术就非常有用。将整个标本间隔 2~3mm 多层面连续切开,不同部位的组织薄片都要送检切片。常见错误是送检了太多固定充分的组织,而不是没有足够的样本建立诊断或进行辅助性检测。淋巴结活检组织初次取材切片、显微镜检查后,如果不能得出确切诊断,应该立即送检所有剩

余组织以供镜检。

1.2.5　固定

固定是淋巴结标本处理过程中不可重复的一步。后续的脱水、透明、浸蜡等步骤必要时都可以重复,但是不充分的固定则是不可逆转的。固定不佳是淋巴结组织切片无法诊断的首要原因[1,7-9,13-15]。组织技术员和病理医师都可能花费宝贵的时间来试图再加工不良固定的样本、进行本来不必要的特殊或辅助性研究、寻求专家会诊等以期得到或验证某个诊断。

只要固定剂的量和强度恰当,淋巴结标本选用几种不同固定剂都可以获得优质的组织切片。最重要的是恰当的固定时间。表 1.1 概述了几种淋巴结标本常用固定剂的优缺点。许多实验室采用中性缓冲福尔马林和一种含金属的固定剂的组合,一块或两块组织薄片在含金属的固定剂中固定以保证固定的速度和理想的形态学,剩余部分在福尔马林中固定以保存 DNA 和长期存放。尽管病理医师推崇的含金属固定剂各不相同,但是 B5 中性 Zenker 液和硫酸锌福尔马林液是最常用的。虽然 B5 能够提供极好的细胞核形态(图 1.6),但是有些因素使其常规使用存在问题。这些因素包括相对昂贵的费用、敏感

的固定时间(2~4小时)以及需要从组织切块中去除氯化汞晶体、处理汞及其所带来的环境危害。硫酸锌是 B5 的一种替代物,可以提供良好的细胞核形态、相对较便宜,因其不含氯化汞也就不需要特殊的操作和处理。固定剂一般是强酸,如 Zenker 液、B5、Bouin 液和 Carnoy 液,不适合分子诊断研究。因为它们会降解组织中 DNA,从而降低了 PCR 扩增的效率。大多数情况下福尔马林固定剂也很好,但是最适合分子诊断的固定剂是

乙醇、丙酮和 Omnifix(FR,Albany,N.Y.)。乙醇固定剂不仅可以增强 DNA 和 RNA 的保存,而且有利于某些用于免疫组化染色的抗原保存。乙醇保存中间丝蛋白优于其他固定剂,但不能保存一些淋巴样抗原。乙醇固定可能产生欠佳的形态学,尤其是小活检组织。有几种技术改进可以用于保存和增加特定抗原的免疫反应。此外,塑料包埋技术有助于提高细胞的形态学细节。

表 1.1   常用固定剂的优缺点

固定剂	理想的固定时间*/h	形态学保存	免疫反应性保存	分子保存	稳定性	费用	危险性
中性缓冲福尔马林	12+	佳	佳	佳	长	低	低
B5	2~4	极好 细胞核细节清楚	不定	欠佳	短(数小时)	高	中等
乙醇	<24	一般-佳	不定	佳	长	一般	低
Bouin 液	<24	佳	一般	欠佳	短(数天)	低	低
中性 Zenker 液	<24	佳 细胞核细节清楚	不定	欠佳	短(数天)	低	中等-高
含锌的福尔马林	6~8	佳 细胞核细节清楚	佳	欠佳	短(数天)	低	低
Carnoy 液	<4	中等	不定	欠佳	长	中等	低

*固定时间取决于组织的大小和厚度及其他因素。数据来自参考文献 1、5、6、8、9、18 和 19。

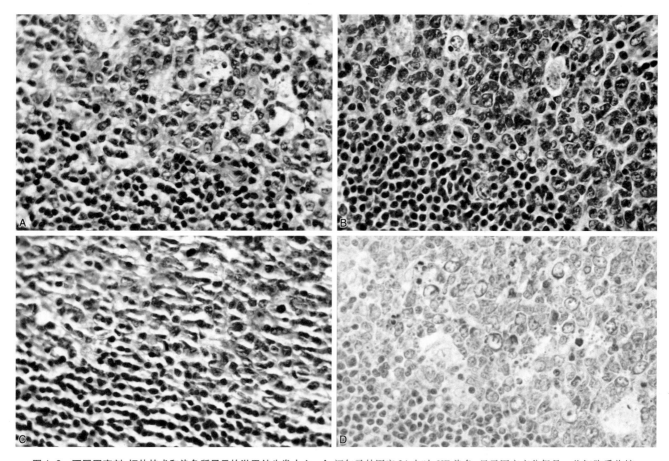

图 1.6   不同固定剂、切片技术和染色所显示的淋巴结生发中心。A,福尔马林固定 24 小时,HE 染色,显示固定充分但是一些细胞质收缩。B,B5 固定、HE 染色,显示细胞核易碎而胞质保存较好。C,经验不足的技术员切片,与 A 相同的组织区域和蜡块。具有明显的人工假象,很难辨认细胞形态。A 切片是同一技术员在病理医生阅片后次日重新切片所作。D,Giemsa 染色,切片 B 的同一生发中心。在中心细胞散在染色质和淡染胞质对比下,中心母细胞的染色质结构、周边核仁和嗜碱性胞质更加清楚

我们发现 10% 中性缓冲福尔马林能够提供极好的形态学、很好地保存免疫反应性和适于分子诊断研究，从而达到最好的总体效果（表 1.2）。此外，中性缓冲福尔马林还能提供最好的长期保存固定组织的方法。这一点对于建立存放档案以供研究来说特别重要。为了优质形态学，福尔马林固定至少 12 小时，而为了最佳形态学和免疫组化所需的标本前处理则最多固定 48 小时左右[17]。

表 1.2　适于辅助研究的标本类型

检测项目	新鲜组织	冷冻组织	石蜡包埋固定组织	印片/细胞学
微生物学培养	+*	-	-	-
免疫表型检测				
流式细胞术	+	-	-	-
免疫组化				+
表面抗原	+	+	+	+
细胞质/细胞核抗原	+	+	+	+
表面 Ig	+	+	±	+
细胞质 Ig			±	+
原位杂交	+	+	+	+
细胞遗传学检测				
核型分析	+	-	-	-
FISH	+	+	±	+
分子诊断研究				
PCR	+	+	+	+
二代测序	+	+	+	+
电子显微镜	+†	-	-	-

*无菌条件下送检。† 戊二醛固定。+，适合；-，不适合；±，结果不理想但是可以接受，由于靶蛋白或靶核酸的变性或破坏，采用特定的探针或抗体可以得到有限的结果。数据来自参考文献 1、3-6、8-10、12、20、21、27 和 31-37。

因此，如果有足够组织供一种以上的固定方法，那么一部分组织块可以使用含金属的固定剂，剩余组织用福尔马林固定过夜。

1.2.6　病理技术员的作用

一旦组织薄片很好地固定，后续程序（包括脱水、透明和浸蜡、切片在内）取决于技术员的专业技术。虽然自动组织处理仪已经广泛使用，但是处理仪只能把组织块从一个标本处理缸移到另一个处理缸。组织技术员有责任确保处理仪所用试剂的质量和组合，而且要经常更换这些试剂以避免稀释或污染。特别重要的是标本在浸蜡、二甲苯透明之前的脱水处理不能带有一丝水分。如果这几步处理不充分，就会导致石蜡块碎裂、水浴中组织切片脱落或起皱，很难制片。

良好固定和处理后的石蜡包埋淋巴结组织用于显微镜切片制作时，厚度不应超过 3~4μm。当淋巴结切片为单层细胞的厚度时，就可以得到最佳细胞形态，能够提供染色

质、核膜、核仁和其他有助于诊断的特征性形态学细节。锋利切片刀片、水浴的理想温度、增加适当的去垢剂，以及娴熟裱片技术等都是获得上乘显微镜切片的关键因素。病理医生应该和技术员一同阅片以建立和维护良好的组织处理和切片的操作流程（见图 1.6，A 和 C）。本章最后的"精华和陷阱"表中总结了淋巴结标本的固定和处理过程中常见问题。

1.3　常规组织学染色、组织化学染色和特殊染色

HE 染色切片能够满足许多淋巴组织病变的评判，另一些特殊染色在淋巴组织病变的评估中具有特别作用。这些染色方法按照用途递减排列如下：Giemsa、PAS 和网状纤维染色。Giemsa 染色的优势在于突出细胞核的特征（如染色质的结构、核仁）和胞质颗粒，尤其是髓系细胞和肥大细胞的胞质颗粒，还能证实中心母细胞、免疫母细胞和浆细胞的胞质嗜碱性（见图 1.6，D）。甲苯胺蓝和藻青蛋白赤型氰酸盐等染色方法能突出肥大细胞的胞质颗粒。PAS 染色不仅有助于将淋巴组织病变与癌、精原细胞瘤或横纹肌肉瘤区分开来，还有利于显示黏液、糖原以及血管的基底膜，特别是通过显示脾窦有孔的基底膜来协助评判脾脏的结构。胞质和核内免疫球蛋白包涵体，特别是富含半糖基的 IgM 和 IgA，也可以被 PAS 染色。虽然网状纤维染色的作用已经大部分被免疫组化染色所取代，但它依然有助于勾勒滤泡的结构或纤维化[18,19]。

酶组织化学染色在淋巴组织病变诊断中的作用已经逐渐降低，我们在实际工作中很少使用。Leder（萘酚氯醋酸酯酶）染色有助于确定石蜡包埋组织中的髓系细胞和肥大细胞分化。MPO、苏丹黑 B 和非特异性酯酶染色都可以用于风干的印片以区别髓系和单核细胞分化。在淋巴结活检标本的诊断中，大多数酶组织化学染色已经被更为特异和可靠的免疫组化方法所取代。

如果在 HE 染色切片上看到坏死或肉芽肿，那么应当针对病原微生物行特殊染色以及相关的微生物培养。对于坏死性肉芽肿，我们常规行 Gomori 六胺银和抗酸染色以排除真菌和抗酸杆菌，同时行 PAS 染色以帮助诊断 Whipple 病和真菌感染。对坏死性淋巴结炎，改良革兰氏染色（Brown 和 Hopps）可以用于检测革兰氏阳性的病原体。当怀疑有传染性革兰氏阴性病原体如巴尔通体（猫抓病）或螺旋体感染时，Warthin-Starry 染色则具有诊断作用。但是，这种染色技术要求高，其诊断巴尔通体的应用价值因实验室而异。因此，一些实验室更倾向采用免疫组化技术检测组织切片中的巴尔通体。Steiner 染色是常用的微生物筛选染色方法。它可以染革兰氏阳性和革兰氏阴性的细菌、分枝杆菌、螺旋体和一些真菌。如果怀疑普鲁士病，McCullum-Goodpasture 染色则是一种有用的染色。表 1.3 列举显示了一些特殊染色的应用和方法[18,19]。一些病原体特异性抗体，例如针对巴尔通体或幽门螺杆菌的抗体，对检测这些病原体来说则更为敏感和特异。

表1.3 选择固定剂和染色方法的原则

固定剂/染色方法	配方	
	成分	量
中性缓冲福尔马林	37%~40%福尔马林	100mL
	蒸馏水	900mL
	磷酸二氢钠(一水合物)	4.0g
	无水磷酸氢钠	6.5g
乙醇固定剂	纯乙醇	200mL
	纯甲醇	100mL
	纯异丙醇	700mL
Wright-Giemsa 染液	Wright 染料	3.0g/L
	Giemsa 染料甲醇溶液	0.3g/L
	磷酸盐缓冲液(pH 6.4)	
用于病原体检测		
真菌	六胺银染色	参考文献 18
抗酸杆菌	用于抗酸菌的 AFIP 改良的 Ziehl-Neelsen 法	参考文献 18
螺旋体,汉赛巴尔通体	Warthin-Starry 染色,Steiner 染色	参考文献 18
麻风	麻风杆菌的抗酸染色	参考文献 18

数据来自参考文献 8、9、18 和 19。

1.4 辅助研究的选择

组织切片的免疫表型检测与细胞悬液的流式细胞术都能获得相似的结果。对于淋巴瘤及其相关病变的组织切片,我们使用免疫组化染色;对于白血病和累及外周血、骨髓的淋巴增殖性病变则采用流式细胞术。对于细针穿刺活检样本,我们采用任一种方法,取决于临床医生或做穿刺的细胞病理医生、临床情况以及可用的样本量[1,3-9,13]。

用石蜡包埋组织检测免疫表型能很好地提供免疫反应相关的阳性定位。除了最初的组织处理之外,也不需要额外操作以保存和存放石蜡块和切片。还有一个优点是,当发现了新的诊断或预后标记后,可以用存档的石蜡包埋组织进行分析。这些组织也可以进行分子诊断研究。虽然固定后石蜡包埋组织的抗原保存较新鲜冷冻组织少,但是新的方法学,如用于抗原修复的微波或高压加热以及用于石蜡免疫反应的试剂优化,已经提高了石蜡切片免疫表型的敏感性和特异性[1,3-9]。

当需要定量检测某种细胞群中染色细胞的数量或抗原密度时,流式细胞术则是一种选择。此外,流式细胞术还提供了一种同时分析多种抗原的方法和检测小样本的方法,后者尤其有助于微小残留病灶的测定和细针穿刺样本分析。由于流式细胞术分析能够在样本采集后的数小时之内完成,当怀疑淋巴造血疾病而且需要快速诊断时,则首先选择这种方法[20,22]。石蜡包埋组织切片进行免疫组化染色,常需要过夜,但大多数医疗机构正在采用更快速的处理程序。

偶尔需要一些特别的免疫表型检测。例如,为了明确诊断套细胞淋巴瘤(MCL),cyclin D1(BCL1)的免疫反应最好用石蜡切片免疫组化技术检测,因为 cyclin D1 及其他核抗原的流式细胞术检测并不理想[20,23]。当缺乏石蜡包埋组织或染色结果不满意时,可以采用 t(11;14)的细胞遗传学或分子检测。现在 FISH 技术可以用于印片、涂片或组织切片上 t(11;14)的检测[24]。

原位杂交技术特别适用于分析与淋巴肿瘤相关的某种 RNA。最早的例子就是 EBV 的检测,即应用针对 EBV 潜伏相关 RNA 的探针可靠地检测其特异性 RNA[25]。原位检测 EBV 的方法较 EBV 的 LMP-1 免疫组化染色更为敏感,尤其是对不表达 LMP-1 的结外 NK/T 细胞淋巴瘤和 BL。对于 CHL,虽然我们发现在粗针穿刺和小组织样本中原位杂交方法更加敏感,实际上这两种检测 EBV 的方法都很好。其他病毒(如 CMV 和 HSV)同样能够通过原位杂交和免疫组织化学技术检测。真菌和分枝杆菌的诊断和分型可使用福尔马林固定的石蜡包埋组织进行 PCR 检测[26,27]。

电子显微镜不再作为淋巴肿瘤诊断的一线手段[1]。它可以辅助区分累及淋巴结的转移性非淋巴造血组织的恶性肿瘤,还可以确定一些病原体,如布鲁菌(图 1.7)。

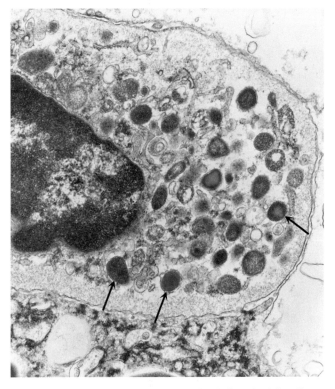

图 1.7 淋巴结肉芽肿中一个组织细胞的电镜照片,该淋巴结取自一名死于爆发性布鲁菌病的 8 岁男孩。箭头所示为大量核周胞质内小泡中 0.3~1.0μm 的球杆菌病原体

细胞遗传学和分子遗传学分析在淋巴造血组织肿瘤的诊断和预后中越来越重要。在一些急需诊断,尤其是一些缺乏可靠的组织学和免疫表型标记的病例中,这些分析证实了组织病理诊断。表 1.4 总结了具有相对诊断敏感性的辅助研究技术。二代测序和基于全长的 PCR 技术检测 B 细胞和 T 细胞受体基因重排的敏感性(估计能在 10^4~10^5 细胞中检出 1 个细胞)比免疫表型的克隆性分析(估计免疫组化技术是 1%~5%,而流式细胞术是在 10^2~10^4 细胞中检测出 1 个细胞)高出好几倍。分子遗传学技术检测特异染色体易位的敏感性也非常高(估计

能在 $10^6 \sim 10^7$ 细胞中检测出 1 个细胞），如 FL 中的 t(14;18) 和 MCL 中的 t(11;14)[28]。当面对异质性淋巴组织增生时，如 PTLD 或结外 T 和 NK/T 细胞增殖性疾病，分子遗传学研究则成为诊断所需。淋巴母细胞白血病/淋巴瘤（ALL/LBL）的亚分类也是更加依赖于细胞遗传学和遗传学方法的区分，而不仅仅是组织学和免疫表型的分析[2]。

表 1.4　辅助研究的相对诊断敏感性

检测项目	敏感性*
核型分析	1% ~ 5%
FISH	1% ~ 5%
流式细胞术	$10^{-2} \sim 10^{-4}$
PCR	
抗原受体基因重排	$10^{-4} \sim 10^{-5}$
染色体易位	$10^{-6} \sim 10^{-7}$
二代测序	$10^{-4} \sim 10^{-5}$

*在正常背景细胞和反应性细胞中检测出肿瘤细胞的估计范围。数据来自参考文献 1、6、9、12、20、21、27、31-34、37 和 38。

除了常规的核型分析之外，越来越多的探针使得 FISH 分析越来越可行。此外，现在一些新方法也使 FISH 技术应用于石蜡包埋组织切片，降低了细胞遗传学研究对新鲜组织的需求。随着 cDNA 微阵列等高通量基因组分析工具的发展，新的疾病分子标记迅速被发现，这些技术所产生的信息已经应用于淋巴造血组织肿瘤的诊断和预后[29-31]。

1.5　淋巴结活检的病理报告

淋巴组织恶性肿瘤的诊断采用包括辅助研究在内的多参数方法，以形成一个综合的明确诊断。虽然在活检后 1 ~ 2 天就能得到附有免疫表型结果的组织病理报告，但是原位杂交、细胞遗传学和分子遗传学检测结果则可能 1 ~ 2 周都不能得到。对于这些病例，应当及时报告根据现有信息所做出的初步诊断，而辅助研究的报告则作为原始报告的附录予以补充。但是，当辅助研究是初步报告所必需的时候，应当告知临床医生，病理报告可能会延迟。

淋巴结活检的最终报告应当整合所有的诊断相关信息，包括所有的辅助研究结果，如免疫组化、细胞遗传学和分子检测。其优点包括：第一，当患者在随访或复发时，这种报告能够使治疗保持连续性；第二，在检测到治疗后微小残留病灶时，能够比较前期和随后的免疫表型和分子资料。如果辅助研究在多个专业实验室或不同地方进行，那么当需要应用这些结果时，多次补充报告可能显得烦琐。一种精确有效的、易于得到辅助研究结果的资料处理系统可能会合理地替代一份整合的病理报告。病理医生应当确保该系统能够将辅助研究结果和原始样本适当联系，并且解释它们与原始诊断的关系。

精华和陷阱

常见错误		
操作步骤	**问题**	**后果**
标本运输	样本干燥	组织块边缘变黑、不规则 如果延误过长则中心组织自溶
剖切取材	厚度>3mm 或被膜包裹	组织中央未充分固定、较软，切片时碎裂 中心部分的细胞气球样变、染色浅淡
固定	时间不充分 含汞固定液中过度固定	形态和抗原保存欠佳 组织易碎裂 细胞核染色浅淡
脱水	时间不充分或被水污染	切片碎裂、裂开或崩解 出现小裂痕（"干土"效应） 染色不清晰，细胞核细节模糊
透明	时间过长或乙醇污染	组织易碎 切片起皱，不平整
浸蜡	石蜡温度过高	组织易碎 色彩对比不明显，细胞核和细胞质的细节不清晰
包埋	延误	蜡块内组织周围的空气间隙使切片困难
切片	刀片角度不当、刀刃缺口、切片太厚	"威尼斯窗帘"或"百叶窗"效应 刀痕 细胞形态细节不清
裱片	不平整	组织起皱、裂开
干片	温度过高	细胞核出现气泡 抗原丢失
染色	伊红漂色不足 乙醇分色不足	细胞形态模糊，呈红蓝色。 Giemsa 染色太蓝，细胞形态细节模糊

数据来自参考文献 1、6-9 和 13-15。

（张文燕　薛德彬　译）

参考文献

1. Warnke RA, Weiss LM, Chan JKC, et al. Tumors of the lymph nodes and spleen. In: Rosai J, Sobin LH, eds. Atlas of Tumor Pathology, Vol. 14. Fascicle 14. Washington, DC: Armed Forces Institute of Pathology; 1995.

2. Swerdlow SH, Campo E, Harris NL, et al. WHO Classification of Tumours of Haemtopoietic and Lymphoid Tissues. Revised 4th ed. Lyon, France: IARC Press; 2017.

3. Rouse RV, Warnke RA. Special applications of tissue section immunologic staining in the characterization of monoclonal antibodies and in the study of normal and neoplastic tissues. In: Weir DM, Herzenberg LA, Blackwell CC, eds. Handbook of Experimental Immunology. Edinburgh: Blackwell; 1986: 116. 1-116. 10.

4. Warnke RA, Gatter KC, Falini B, et al. Diagnosis of human lymphoma with monoclonal antileukocyte antibodies. N Engl J Med. 1983; 309: 1275-1281.

5. Warnke RA, Rouse RV. Limitations encountered in the application of tissue section immunodiagnosis to the study of lymphomas and related disorders. Hum Pathol. 1985; 16: 326-331.

6. Warnke RA, Isaacson PG. Immunohistochemical analysis of lymphoid tissue. In: Knowles DM, ed. Neoplastic Hematopathology. Philadelphia: Lippincott Williams & Wilkins; 2001: 227-253.

7. Weiss LM, Dorfman RF, Warnke RA. Lymph node workup. Adv Pathol. 1988; 1: 111-130.

8. Banks PM. Technical aspects of specimen preparation and special studies. In: Jaffe ES, ed. Surgical Pathology of the Lymph Node and Related Organs. Philadelphia: WB Saunders; 1985: 1-21.

9. Banks PM. Technical factors in the preparation and evaluation of lymph node biopsies. In: Knowles DM, ed. Neoplastic Hematopathology. Philadelphia: Lippincott Williams & Wilkins; 2001: 467-482.

10. Pelstring RJ, Allred DC, Esther RJ, et al. Differential antigen preservation during tissue autolysis. Hum Pathol. 1991; 22: 237-241.

11. DeMay RM. Practical Principles of Cytopathology. Chicago: ASCP Press; 1999: 227-254.

12. Roulston D, Le Beau MM. Cytogenetic analysis of hematologic malignant diseases. In: Barch MJ, Knutsen T, Spurbeck J, eds. The AGT Cytogenetics Laboratory Manual. Philadelphia: Lippincott-Raven; 1997.

13. Banks PM, Long JC, Howard CA. Preparations of lymph node biopsy specimens. Hum Pathol. 1979; 10: 617-621.

14. Beard C, Nabers K, Bowling MC, et al. Achieving technical excellence in lymph node specimens: an update. Lab Med. 1985; 16: 468-475.

15. Bowling MC. Lymph node specimens: achieving technical excellence. Lab Med. 1979; 10: 467-476.

16. Collins RD. Lymph node examination. What is an adequate workup? Arch Pathol Lab Med. 1985; 109: 797-799.

17. Werner M, Chott A, Fabiano A, Battifora H. Effect of formalin tissue fixation and processing on immunohistochemistry. Am J Surg Pathol. 2000; 24: 1016-1019.

18. Carson FL. Histotechnology: A Self-Instructional Text. Chicago: ASCP Press; 1997.

19. Luna LG. Manual of Histologic Staining Methods of the Armed Forces Institute of Pathology. 3rd ed. New York: McGraw-Hill; 1968.

20. Stewart CC, Nicholson JKA. Immunophenotyping. New York: Wiley-Liss; 2000.

21. Cheuk W, Chan AKC, Wong MCK, et al. Confirmation of diagnosis of cat scratch disease by immunohistochemistry. Am J Surg Pathol. 2006; 30: 274-275.

22. Shapiro HM. Practical Flow Cytometry. 3rd ed. New York: Wiley-Liss; 1995.

23. Korin HW, Schwartz MR, Chirala M, et al. Optimized cyclin D1 immunoperoxidase staining in mantle cell lymphoma. Appl Immunohistochem Mol Morphol. 2000; 8: 57-60.

24. Williams ME, Nichols GE, Swerdlow SH, et al. In situ hybridization detection of cyclin D1 mRNA in centrocytic/mantle cell lymphoma. Ann Oncol. 1995; 6: 297-299.

25. van de Rijn M, Cleary ML, Variakojis D, et al. Epstein-Barr virus clonality in lymphomas occurring in patients with rheumatoid arthritis. Arthritis Rheum. 1996; 39: 638-642.

26. Luo RF, Scahill MD, Banaei N. Comparison of single-copy and multicopy real-time PCR targets for detection of *Mycobacterium tuberculosis* in paraffin-embedded tissue. Clin Microbiol. 2010; 48: 2569-2570.

27. Moncada PA, Budvytiene I, Ho DY, Deresinski SC, Montoya JG, Banaei N. Utility of DNA sequencing for direct identification of invasive fungi from fresh and formalin-fixed specimens. Am J Clin Pathol. 2013; 140: 203-208.

28. Zimring JC, Nolte FS. Polymerase chain reaction and other amplification technology. In: Henry JB, ed. Clinical Diagnosis and Management by Laboratory Methods. Philadelphia: WB Saunders; 2001.

29. Alizadeh AA, Eisen MB, Davis RE, et al. Distinct types of diffuse large B-cell lymphoma identified by gene expression profiling. Nature. 2000; 403: 503-511.

30. Alizadeh AA, Ross DT, Perou CM, et al. Towards a novel classification of human malignancies based on gene expression patterns. J Pathol. 2001; 195: 41-52.

31. Lossos IS, Jones CD, Warnke R, et al. Expression of a single gene, BCL-6, strongly predicts survival in patients with diffuse large B-cell lymphoma. Blood. 2001; 98: 945-951.

32. Frank TS, Svoboda-Newman SM, Hsi ED. Comparison of methods for extracting DNA from formalin-fixed paraffin sections for nonisotopic PCR. Diagn Mol Pathol. 1996; 5: 220-224.

33. Greer CE, Peterson SL, Kiviat NB, et al. PCR amplification from paraffin-embedded tissues. Effects of fixative and fixation time. Am J Clin Pathol. 1991; 95: 117-124.

34. Greer CE, Lund JK, Manos MM. PCR amplification from paraffin-embedded tissues: recommendations on fixatives for long-term storage and prospective studies. PCR Methods Appl. 1991; 1: 46-50.

35. Greer CE, Wheeler CM, Manos MM. Sample preparation and PCR amplification from paraffin-embedded tissues. PCR Methods Appl. 1994; 3: S113-S122.

36. Heller MJ, Robinson RA, Burgart LJ, et al. DNA extraction by sonication: a comparison of fresh, frozen, and paraffin-embedded tissues extracted for use in polymerase chain reaction assays. Mod Pathol. 1992; 5: 203-206.

37. Schumacher JA, Duncavage EJ, Mosbruger TL, Szankasi PM, Kelley TW. A comparison of deep sequencing of TCRG rearrangements vs traditional capillary electrophoresis for assessment of clonality in T-Cell lymphoproliferative disorders. Am J Clin Pathol. 2014; 141: 348-359.

38. Ladetto M, Brüggemann M, Monitillo L, et al. Next-generation sequencing and real-time quantitative PCR for minimal residual disease detection in B-cell disorders. Leukemia. 2014; 28: 1299-1307.

淋巴结细针穿刺活检

Magdalena Czader，Armando C. Filie

　　体表和深部淋巴结细针穿刺活检（FNA）是评估成人和儿童患者淋巴结病变的广泛接受的安全的检查方法[1-13]。首发或复发性淋巴瘤患者常接受 FNA 检查，反应性或转移性淋巴结病灶甚至更常用这种诊断方法。FNA 作为一线检查方法具有明显优点：如报告时间短、价格低廉并且损伤小。对于反应性淋巴结病和非淋巴造血转移性疾病的大多数病例，细胞形态学诊断相当容易。淋巴瘤病例的 FNA 诊断准确性不一致，取决于淋巴瘤类型和所用的辅助检查[7-12,14-25]。与单用细胞形态学评估相比，辅助检查显著提高诊断敏感性和特异性[21,25]。然而，FNA 无法评估结构特征，免疫组化检查项目有限，使得 FNA 诊断具有挑战性。因此，FNA 在淋巴瘤首次诊断中的作用是争议的[14,16,17,26]。目前，除了极少数例外情形，FNA 主要用作复查工具，而最终诊断和淋巴瘤分类通常需要淋巴结切除或活检[16,26]。仅在切除或活检成为医学禁忌证的情况下，必须依赖仅有的 FNA 标本作出诊断决策。无随访活检的 FNA 常用于诊断已有淋巴瘤病史患者的疾病进展、转化或复发，并提供新鲜组织用于个体化检查，如用于靶向治疗的遗传学检测。

　　FNA 作为淋巴造血肿瘤的诊断技术，其效率取决于紧密合作的、高度专业化的多学科专家团队，包括细胞病理医生、血液病理医生和有经验的穿刺医生。这种有机组合能确保获取足够的 FNA 标本，并采用适当的细胞形态学、免疫表型和分子技术进行分析。FNA 检查时应回顾详细的临床病史。现场评估能提供标本细胞量的信息，指导并选择辅助检查项目，在细胞量少的情况下，决定辅助检查项目的优先级。如果标本量足够并且怀疑淋巴组织增殖性疾病，应保留标本用于流式细胞术（FC）并制作细胞块用于免疫组织化学（IHC）或分子学检查。当 FC 或其他辅助检查，如免疫细胞化学（ICC）/IHC 不能提供明确的、有诊断价值的免疫表型时，建议淋巴结切除。

　　本章重点讨论最常见的反应性和肿瘤性淋巴组织增殖性疾病的细胞形态学诊断，并对淋巴结 FNA 获得的细胞学标本的最佳处理和评估提供指导（表 2.1）。

表 2.1　FNA 诊断淋巴瘤的方法：建议和局限性

处理过程	建议/局限性
标本收集	强力建议由病理医师或细胞学技师对标本满意度进行现场评估 如果无法现场评估，需要多进针几次，直到溶液混浊 从淋巴结不同部位行多次进针（>3 次） 制备细胞块，用于 ICC（对肿瘤细胞稀少的病例[如 CHL]非常重要，因为 FC 可能难以免疫分型）
签发报告	细胞形态学与辅助检查结果相结合 要考虑到辅助检查出现假阳性和假阴性结果的可能性 挑战性病例或结果不一致的病例，与流式细胞术医师讨论细胞形态学，可能会有启发 如果细胞形态学不符合临床表现，建议淋巴结切除或活检
评估高级别 B 细胞淋巴瘤和高级别转化	大淋巴细胞计数>20%高度预测大细胞淋巴瘤（实际工作中以>25%为阈值） 如果大淋巴细胞计数>25%但<50%，要综合考虑细胞形态学、临床和免疫表型。不一致病例应建议淋巴结切除或活检

　　CHL，经典型霍奇金淋巴瘤；FC，流式细胞术；ICC，细胞免疫化学。

2.1　标本的收集和处理

　　淋巴结穿刺标本的正确处理和制备是诊断准确性的关键。通常需要分开进针3次以上[27]。淋巴结细胞学评估可采用非负压抽吸,以减少出血,避免标本混杂外周血。可采用现场计数技术,确保收集至少1 000万个细胞用于FC[14]。应由病理医生现场评估标本满意度。现场评估的最简易方法是使用风干涂片、Wright-Giemsa类染色(常用Diff-Quik染色,简称DQ染色),可观察淋巴细胞核和胞质的细节,后者为淋巴造血系统疾病分类所必需。与临床血液学实验室常用的Romanowsky和

Giemsa染色相比,DQ染色一般是细胞学诊断首选,但仍有学者认为还要制作乙醇固定、巴氏染色涂片,因为核细节更清楚。然而,乙醇固定、巴氏染色涂片(包括单层制片技术)不能充分显示胞质特征,不能单用这种染色技术进行淋巴造血病变的评估。如果需要,可在风干涂片Giemsa染色后加做这种染色。离心涂片(细胞学标本离心制片)Giemsa染色可能特别有帮助,因为离心导致细胞平铺、增大,使得离心涂片的细胞形态优于直接涂片(图2.1)。单层制片技术容易收集标品,可能是一种可行的选择[28],尤其是无法现场评估时。然而,已知单层制片技术增加假阴性诊断的风险,不应在未做FNA直接涂片时单独使用[29]。

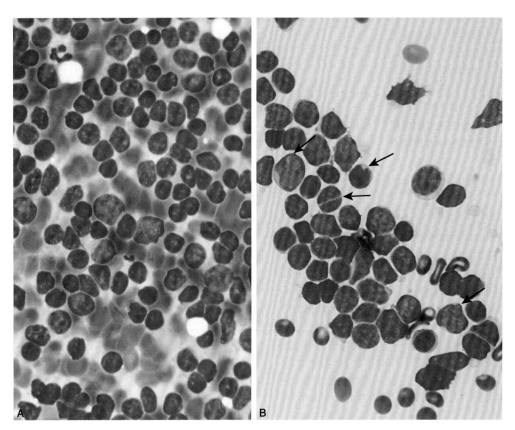

图2.1　慢性淋巴细胞白血病/小淋巴细胞淋巴瘤(CLL/SLL)。A,涂片显示大多数细胞为异型小淋巴细胞,胞质稀少,核轻度不规则,偶有核裂。**B,**离心涂片显示异型淋巴细胞更平铺和放大效应,突出了核不规则性及核裂(箭头)(DQ染色)。核裂是本病的少见特征

　　一旦根据形态学和临床病史建立了鉴别诊断,应将一部分标本留置于细胞培养基(如RPMI)中。这部分标本可直接送交FC和分子诊断检查。还可制备细胞块或离心涂片,用于ICC/IHC、FISH或用EBER探针原位杂交检测EBV。

2.2　辅助检查

2.2.1　免疫细胞化学(ICC)

　　ICC可用于电荷防脱载玻片制作的风干离心涂片或直接涂片,这些涂片干燥冷藏,在染色前用丙酮固定。风干离心涂片染色方案类似于冰冻切片标本(见第4章)。细胞块也可用于IHC,其染色方法类似于组织切片[18,29,30]。如果标本量有

限,应优先制备离心涂片,而不是尝试制作细胞块。注意,乙醇固定FNA标本可能会影响某些淋巴细胞标志物的性能。

　　用离心涂片进行ICC,对于细胞学标本的免疫表型分析,可能与FC一样有效,在细胞数量不足以开展FC的情况下可能特别有用[31,32]。用离心涂片做ICC的独特优点是在观察免疫表型染色特征的同时可以观察细胞大小,特别是混合细胞类型的标本。

2.2.2　流式细胞术(FC)

　　FC是一种不可或缺的辅助技术,可显著提高细胞学标本诊断淋巴瘤的特异性和敏感性[25,26,33-35]。综合FC和细胞形态学可对淋巴瘤进行特异性诊断分类,且报告时间很快(<24小时)。常用的多参数FC仪器可同时检测多种抗体并定量分析,

即使标本中细胞量少也能进行全面的免疫分型。这样就不需要根据细胞形态学优选数种抗体进行检测。理想情况下,检测10~20个抗体需要几百万个细胞。在细胞量稀少的标本中,只要细胞活性未受损害,少至5万个细胞就能进行免疫分型。这种病例以及怀疑罕见类型淋巴瘤的病例,细胞学医师和执行FC的血液病理医师需要进行密切交流,有助于设计特异性较强的抗体组合。

标本类型和制备可能显著影响细胞量和细胞活性。通常同时进行FNA和粗针穿刺活检(CNB);根据我们的经验,FNA获取的细胞量多于CNB[36]。FC标本应当在FNA操作后立即置于含10%胎牛血清的RPMI并于4℃冷藏。即使存储在保护介质中,高度增殖性淋巴瘤的样本也会迅速变质,因此,应当尽可能立即检测,以避免细胞消失。如果无法进行快速检测,可将标本固定并于次日检测。

必须结合细胞形态学和临床信息进行FC结果的判读,因为存在假阴性或假阳性结果的可能性[34]。假阴性免疫表型常见于坏死和纤维化导致的细胞量稀少的标本,或在制备过程中导致细胞消失[47]。在肿瘤细胞伴有丰富的反应性背景或与反应性淋巴细胞聚集的病例,如CHL,恶性克隆也可能难以识别。假阳性结果可出现在κ/λ轻链比值异常的反应性淋巴组织病变,主要见于滤泡中心淋巴细胞。轻微的免疫表型异常不应被判读为单克隆性病变的证据,除非得到细胞形态学和临床表现的支持。当怀疑假阴性或假阳性结果时,可能需要加做其他检测。

当FC不能提供明确的有诊断价值的免疫表型,或其他辅助检测(如ICC或IHC)无法获得明确诊断,建议淋巴结切除。当临床表现、细胞形态学和FC免疫表型之间存在不一致时,也可能需要淋巴结切除。

2.2.3 分子学检测

结合细胞形态学和免疫分型仍然无法明确诊断的FNA病例,常采用分子学检测。包括IGH和κ轻链的B细胞或T细胞受体基因重排克隆性,以及基于PCR技术的EBV和HSV8检测,都可以在新鲜FNA标本或档案片(刮取玻片上的标本)上开展[37,38]。与FC相似,分子学检测具有潜在的假阳性和假阴性,因此其结果解读需结合形态学和临床。

间期FISH极大地提高了FNA标本的诊断特异性。许多商用探针可用于检测针对淋巴瘤特殊类型的基因重排[15,21,39-45]。FNA标本制备的离心涂片或直接涂片是理想的FISH检测材料,因为在单层分散的细胞群中更容易计数荧光信号[43]。新鲜标本、乙醇固定标本和归档(巴氏染色和DQ染色)玻片均可使用。文献中对FISH检测的标本满意度有所不同,最高成功率约为95%。具有淋巴瘤类型特异性探针的FISH检测主要用于淋巴肿瘤的分类[44,45]。FISH检测发现的遗传学异常也是提示单克隆性的指标,在细胞形态学和/或免疫表型可疑的病例中可支持淋巴瘤的诊断。注意,只有少数易位可供选择,如IGH/CCND1,并对特定的淋巴瘤具有特异性,在适当的细胞形态学和免疫表型的背景下可用于明确的淋巴瘤分类。许多其他的遗传改变可发生于几种组织学和免疫表型特定的疾病实体,因此不能诊断特定的淋巴瘤类型。

一些细胞病理学家强调预留额外的未染色涂片用于分子学检测的重要性,并提出了基于现场评估的FNA材料的分检策略[44,45]。对于新诊断的淋巴瘤患者,尤其是可能需要切除外周淋巴结的患者,是否需要逐步应用包括分子学检测在内的辅助技术,是否最准确和最具成本效益,仍需进一步观察。

2.3 非肿瘤性病变的穿刺

淋巴结肿大可能继发于炎症或感染引起的淋巴结炎,也可继发于各种免疫刺激的引起的淋巴组织反应性增生。淋巴结炎广义地分为急性炎症和慢性炎症(肉芽肿性和非肉芽肿性炎)[46]。根据穿刺标本的细胞组成容易识别炎症或感染。然而炎性背景中出现异型淋巴细胞要考虑淋巴瘤的可能性。

反应性增生的穿刺标本更具多样性,诊断更有挑战性(图2.2)。淋巴细胞群的组成特征和分布模式取决于反应性增生的不同阶段以及淋巴结内受累的主要部位(淋巴滤泡或副皮质区)。副皮质区增生的特征是淋巴细胞成分的多样性,从小淋巴细胞到免疫母细胞皆有,并有其他炎症细胞,如浆细胞、组织细胞和嗜酸性粒细胞。滤泡增生的主要细胞成分是滤泡中心细胞伴可染小体巨噬细胞和滤泡树突细胞(FDC)。淋巴细胞常聚集成簇,陷埋于FDC及其突起构成的网状结构中[47]。有些淋巴瘤背景细胞组成多样,与炎症过程相似。高增殖指数倾向淋巴瘤,但某些反应性疾病也可出现,例如传染性单核细胞增多症(IM)[48]。

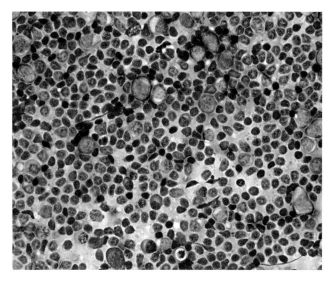

图2.2 淋巴组织反应性增生。淋巴细胞组成具有多样性,由成熟的小淋巴细胞、中心细胞和中心母细胞组成。背景中偶见浆细胞、淋巴腺小体和散在的红细胞(DQ染色,直接涂片)

2.4 淋巴细胞肿瘤的穿刺

WHO分类包括各种B细胞、T细胞和组织细胞-树突细胞肿瘤[49]。回顾所有肿瘤类型的细胞学特征超出了本章的范围。本章重点是介绍临床实践中最常见的B和T细胞淋巴瘤的细胞形态学特征。

2.4.1 成熟B细胞肿瘤

B细胞淋巴瘤最常见的细胞类型是中心细胞、中心母细胞

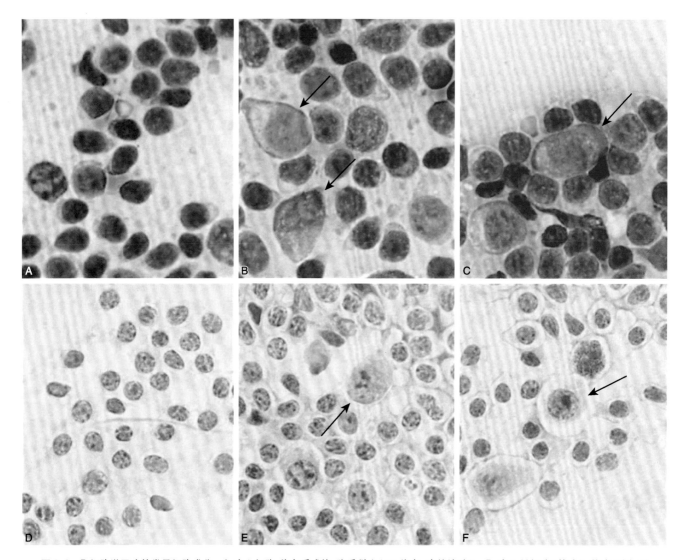

图 2.3　B 细胞淋巴瘤的常见细胞成分。A,中心细胞,染色质成块,胞质稀少(DQ 染色,直接涂片)。B,中心母细胞(箭头),核大而圆,可见核仁,中等量嗜碱性胞质(DQ 染色,直接涂片)。C,免疫母细胞(箭头),核大而圆,有单个显著的核仁,胞质呈深蓝色(DQ 染色,直接涂片)。D,中心细胞,核圆,粗块状染色质,胞质稀少(巴氏染色,直接涂片)。E,大的中心母细胞(箭头),位于小中心细胞背景中。中心母细胞呈大核,粉尘状染色质和中等量胞质(巴氏染色,直接涂片)。F,免疫母细胞(箭头)呈大圆核,一个显著的嗜酸性核仁和致密胞质(巴氏染色,直接涂片)

和免疫母细胞(图 2.3)。然而,细胞学形态的范围却是极为宽泛,体现了 B 细胞分化的跨度。免疫表型和分子学特征有助于鉴别诊断,将在本书其他部分讨论各个疾病时进行回顾,因此本章下文不予重复,除非对细胞学制备有特别意义。

2.4.1.1　弥漫大 B 细胞淋巴瘤-非特指(DLBCL-NOS)

　　细胞形态学　DLBCL 的特征是出现大量非黏附性大淋巴细胞(图 2.4 和图 2.5)。细胞标本中也可能见到大淋巴细胞形成黏附性细胞簇,貌似癌细胞[50]。胞质碎片(所谓淋巴腺小体)通常较丰富。FNA 涂片中多数细胞是中心母细胞。这些细胞具有空泡状染色质,清晰的核膜,明显的核仁及嗜碱性的胞质。DLBCL 免疫母细胞变异型以免疫母细胞为主,核大而圆,具有显著的单个核仁及丰富的浆细胞样或透亮至淡染的胞质[7,51,52]。异型大细胞可显示多形性的多叶状核,类似 ALCL

的肿瘤细胞。FNA 标本的细胞块切片中出现"片状"大淋巴细胞,可能提示大细胞淋巴瘤的初始诊断或小细胞淋巴瘤发生转化[51]。

　　鉴别诊断　鉴别诊断包括霍奇金淋巴瘤(HL)、Burkitt 淋巴瘤(BL)、组织细胞肉瘤、髓系肉瘤、恶性黑色素瘤、精原细胞瘤和转移性癌。非淋巴恶性肿瘤的独特细胞学特征如下:

- 转移性癌——异型细胞成簇分布,背景中(通常)缺少淋巴腺小体
- 转移性恶性黑色素瘤——出现色素和胞质内陷形成的核内假包涵体
- 精原细胞瘤——DQ 染色可见"虎皮样"背景,并见散在分布的成熟小淋巴细胞;可能有多核巨细胞
- 髓系肉瘤——缺少淋巴腺小体;可有胞质内颗粒,包括 Auer 杆状小体(偶见);核染色质分布细腻,原始细胞具有明显且常居中的核仁;可能出现髓系成熟分化

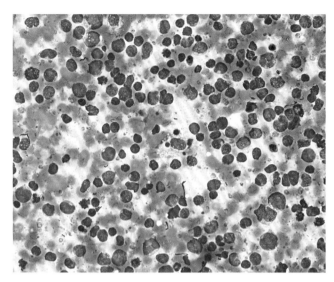

图 2.4　DLBCL-NOS。主要细胞类型为大的异型中心母细胞，胞质嗜碱，混有良性的中心细胞和中心母细胞，可见淋巴腺小体和一个可染小体巨噬细胞，并见凋亡细胞（DQ 染色，直接涂片）

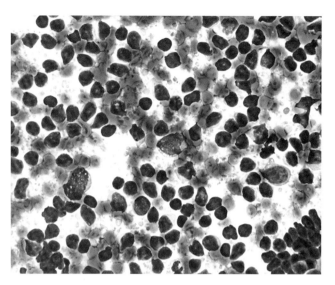

图 2.6　FL。FL（1 和 2 级）主要由小-中等大小的异型中心细胞组成，并有少数异型中心母细胞。就像反应性增生所见的多样性淋巴细胞群（DQ 染色，直接涂片）

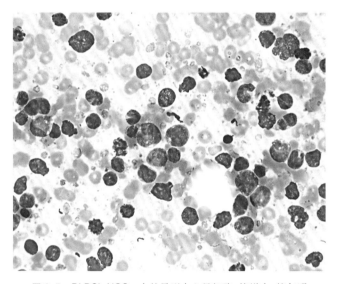

图 2.5　DLBCL-NOS。大的异型中心母细胞，核增大，核仁明显，胞质嗜碱性。部分异型中心母细胞显示不规则核膜。背景中见若干良性中心细胞、中心母细胞和淋巴腺小体（DQ 染色，直接涂片）

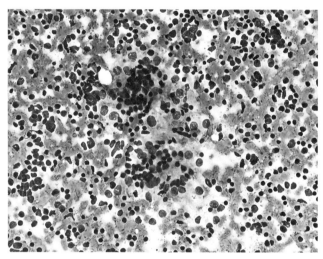

图 2.7　FL。淋巴样片段，有大量 FDC 和聚集的淋巴细胞。FDC 具有丰富的合体样胞质和组织细胞样核。注意缺少可染小体巨噬细胞（DQ 染色，直接涂片）

2.4.1.2　滤泡性淋巴瘤（FL）

　　细胞形态学　FL 的穿刺标本包括不同比例混合组成的中心细胞和中心母细胞（图 2.6）[51,53]。重要的是不要将中心母细胞和 FDC 混淆，后者是淋巴滤泡的正常组分[58]。FDC 具有卵圆至咖啡豆样的核，核膜光滑，胞质不清晰（图 2.7）[53]。异型淋巴细胞可形成紧密的细胞簇、滤泡片段或附着于 FDC。滤泡结构也可见于反应性增生。偶见可染小体巨噬细胞，但比反应性淋巴结中少见[54]。

　　分级　虽然无法评估穿刺标本的组织结构，仍有一些对 FNA 标本分级的研究，采用 Mann 和 Berard 的方法对整张涂片或仅对滤泡结构计数，从而对巴氏染色或 DQ 染色的细胞学标本进行分级[53,55-58]。研究者认同巴氏染色更易区别大的中心细胞和中心母细胞。尽管 Sun 等[59]可做到识别涂片内的完整

滤泡结构，并在其中进行中心母细胞计数，但 Young 等[61]未能在细胞块以外的其他细胞学标本中可靠地识别出完整滤泡结构，因此对整张涂片进行了中心母细胞计数[56]。

　　WHO 分类已不需要区分 1 级和 2 级病变，这种区别在组织学切片和细胞学标本中都很有挑战性[58]。在 2004 年 Sun 等的研究中[59]，在 40 倍镜下对 6~10 个完整滤泡结构计数了至少 200 个细胞。大细胞或中心母细胞的数量以其占滤泡中全部细胞数的比例来计算，并据此分级。在 3 级病变中，他们所识别的中心母细胞计数为 48.4%±7.5%，明显有别于 1 和 2 级病变中显著降低的中心母细胞数量，分别为 9.7%±2.9% 和 24.7%±5.6%。最近 Brandao 等发现，通过在 300 个淋巴细胞中或在 10 个高倍视野中计数中心母细胞，能够在巴氏染色的单层细胞片中进行 FL 分级[60]。

　　辅助检查　细胞学标本中，FC 和间期 FISH 检测 IGH/BCL2 重排可用于支持滤泡淋巴瘤的诊断。在所检测的肿瘤细胞

群中,FC 的敏感性和特异性有所变化,可接近 94% ~ 100%[25]。最近一项研究表明,在巴氏染色的档案片上检测 IGH/BCL2 重排的敏感性为 81%,特异性为 100%[42]。注意,也可在 Giemsa 染色涂片上使用基于 PCR 的技术检测 t(14;18)(q32;q21);然而,其敏感性一般不如基于 FISH 的方法[21]。

鉴别诊断　鉴别诊断包括反应性增生、MCL、MZL、SLL 和 DLBCL-NOS。

2.4.1.3　套细胞淋巴瘤(MCL)

细胞形态学　MCL 的穿刺标本常常由单一类型的小至中等大小的淋巴细胞组成,这些细胞具有细微的核裂,弥散分布或细小点彩状染色质,不显著的核仁及明显的淡染或嗜碱性的胞质(图 2.8)[51,61-63]。MCL 具有二种变异型(母细胞变异型和多形性变异型)具有潜在的临床意义。母细胞变异型可见中等大小到大淋巴细胞,核增大而轻度不规则,染色质均匀分布,有小核仁(图 2.9)。DQ 染色显示胞质稀少,且为淡蓝色。背景

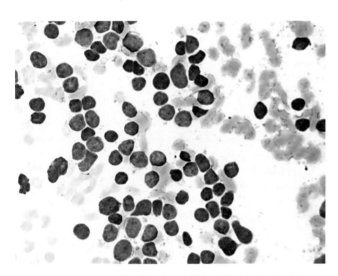

图 2.8　MCL。由单一类型小至中等大小的异型中心细胞组成,核稍增大,染色质弥散分布,散在的有核裂细胞,胞质稀少淡染(DQ 染色,直接涂片)

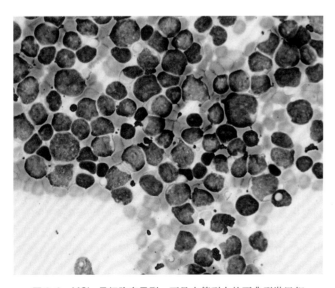

图 2.9　MCL,母细胞变异型。可见中等到大的不典型淋巴细胞,核不规则,并有少量淡蓝色胞质(DQ 染色,直接涂片)

中可见凋亡小体和淋巴腺小体[62]。多形性或间变性变异型中,异型淋巴细胞更大,核更不规则,且更为深染[51]。

辅助检查　大多数病例具有 t(11;14)(q13;q32),可在 FNA 标本制作的离心涂片上用 FISH 方法检出[21,39]。IGH/CCND1 重排呈阴性的病例,免疫组化检测 SOX11 可提供诊断信息[21]。

鉴别诊断　鉴别诊断包括反应性增生、FL、MZL、SLL 和淋巴母细胞淋巴瘤(LBL)。

2.4.1.4　边缘区淋巴瘤(MZL)

细胞形态学　淋巴结边缘区淋巴瘤(NMZL)和黏膜相关淋巴组织结外边缘区淋巴瘤(MALT 淋巴瘤)的穿刺标本通常可见中等大小的淋巴细胞群,细胞丰富,轻度异型(核圆或轻度不规则,染色质致密,核仁不明显)(图 2.10)[51,64,65]。胞质中等量至丰富。肿瘤细胞可有浆细胞样形态[66-68]。背景含有小淋巴细胞、浆细胞样淋巴细胞和浆细胞,偶见免疫母细胞[52,66]。这种异质性特征可使 MZL 与反应性病变难以区分[72]。

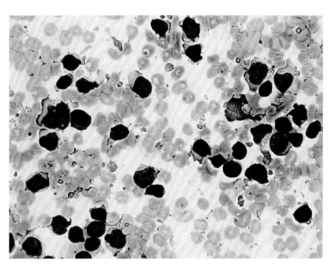

图 2.10　MZL。小至中等大小的异型淋巴细胞,核不规则且轻度增大,具有多少不等的嗜碱性胞质。也可见散在分布的良性中心细胞和一个成熟浆细胞(DQ 染色,直接涂片)

辅助检查　NMZL 缺少特异性免疫表型或细胞遗传学特征,通常是一种排除性诊断。肺或胃的 MALT 淋巴瘤常检测到 t(11;18)(q12;q21),离心涂片用 FISH 断裂探针可检测到 MALT1 基因重排[21,66]。NMZL 未检测到特异性基因易位。

鉴别诊断　鉴别诊断包括反应性增生、FL、MCL 和 SLL。

2.4.1.5　慢性淋巴细胞白血病/小淋巴细胞淋巴瘤(CLL/SLL)

细胞形态学　CLL/SLL 的细针穿刺物由两种细胞群组成(图 2.11)。多数为小细胞,核圆形至卵圆形,染色质粗糙成块,偶见核仁,胞质稀少(见图 2.1)。幼淋巴细胞的数量更少,体积更大,核圆,染色质呈空泡状,核仁显著,胞质中等至大量[7,51]。出现一致的大转化细胞群需考虑转化为 Richter 综合征[69-71]。其他提示疾病进展的细胞学特征包括中等大小细胞或浆细胞样细胞数量增多,核分裂象,出现凋亡小体和坏死,有黏液样及较脏的背景[69]。在少数 Hodgkin(Richter)转化病例中,

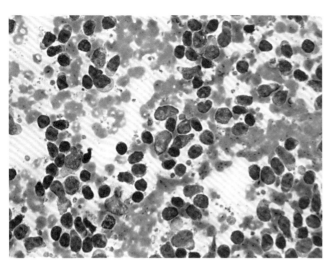

图 2.11　SLL。显示大量的异型小淋巴细胞，多数呈圆形核，染色质粗糙成块，胞质稀少（DQ 染色，直接涂片）

在组织细胞和未充分形成的肉芽肿背景上出现散在的双叶或多叶的大细胞[72]。细胞学表现需和提示转化的临床特征相联系。

　　辅助检查　细胞形态学诊断需要得到免疫表型证实，最常用 FC 方法。FNA 标本可用于 FISH 检测；然而，诊断价值有限，通常用于判断患者的预后[21]。

　　鉴别诊断　鉴别诊断包括反应性增生、FL、MCL、MZL 和 LPL。

2.4.1.6　Burkitt 淋巴瘤（BL）

　　细胞形态学　BL 的淋巴细胞呈中等大小，核圆，染色质细

颗粒状至粗糙，有数个核仁，并有丰富的深染嗜碱性胞质和胞质小空泡（图 2.12）[73,74]。背景中可见可染小体巨噬细胞、凋亡小体、淋巴腺小体和稀水样嗜碱性蛋白性基质[51,73,74]。背景中通常仅有少数反应性淋巴细胞。

　　辅助检查　ICC 和 FC 有助于区分 BL 与 CD10 阳性 DLBCL；然而，明确的最终诊断需要证实 *CMYC* 基因易位并且没有其他常见的遗传学异常，如 *BCL2* 和 *BCL6* 基因重排[21]。FNA 标本的离心涂片和细胞块切片用 FISH 方法可检测到 t（8；14）（q24；q32）易位和 *CMYC* 基因的变异型易位[74]。

　　鉴别诊断　鉴别诊断包括 DLBCL、LBL、髓系肉瘤和一种定义不清的特征介于 DLBCL 和 BL 之间的未分类 B 细胞淋巴瘤（未分类 DLBCL-BL）。

2.4.1.7　原发纵隔（胸腺）大 B 细胞淋巴瘤（PMLBCL）

　　细胞形态学　PMLBCL 的穿刺标本主要由单个分布的大淋巴细胞组成，这些细胞核圆至卵圆，核轮廓光滑至不规则，可见单个或多个核仁，胞质稀少到丰富不等（图 2.13）。部分病例中异型淋巴细胞具有明显的分叶状核[75-77]。胞质为淡蓝色或深嗜碱性（DQ 染色），可见小空泡[77]。背景中可出现结缔组织片段，夹杂单个或成团的淋巴细胞。由于纤维化，这些淋巴细胞外形可扭曲或拉长[76]。部分穿刺标本中细胞量稀少，仅有少数异型细胞[63]。

　　辅助检查　FC 或 ICC 证实 B 细胞起源有助于鉴别诊断。大多数 PMLBCL 不表达表面 Ig，根据定义，其为异型细胞并且提示淋巴瘤诊断[75]。

　　鉴别诊断　鉴别诊断包括 CHL、LBL、胸腺瘤和低分化癌。

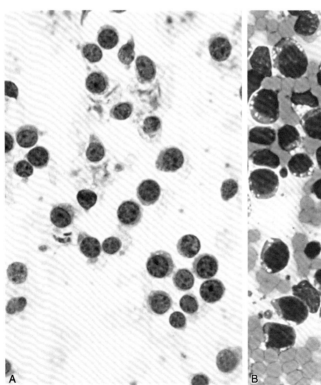
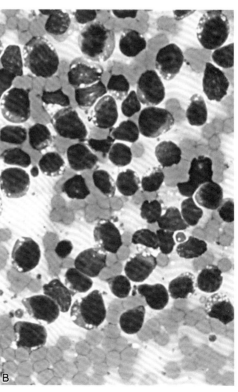

图 2.12　BL。形态单一的中等大小的异型淋巴细胞，核圆而增大，染色质粗糙，核仁显著，且有均质而境界清晰的胞质。部分异型细胞含有胞质小空泡。A，巴氏染色，直接涂片。B，DQ 染色，直接涂片

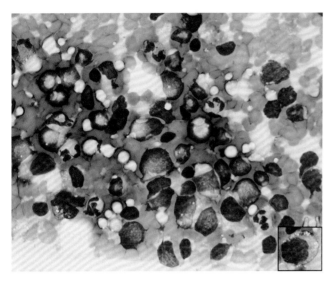

图2.13　PMLBCL。异型大淋巴细胞,核增大,核圆或不规则,胞质多少不一,背景多为红细胞。插图示一个异型大淋巴细胞,中等量嗜碱性胞质,并有胞质小空泡(DQ染色,直接涂片)

这些最常见鉴别诊断的独特细胞学特征如下:

- CHL——在淋巴细胞、浆细胞和嗜酸性粒细胞背景中出现经典型RS细胞
- LBL——出现中等大小的异型淋巴细胞,伴细腻弥散分布的染色质,核仁小而不明显;胞质十分稀少(与PMLBCL相反)
- 胸腺瘤——出现上皮细胞和淋巴细胞;如有囊性退变,则可见角化碎片
- 低分化癌——异型细胞黏附成簇,且常无淋巴腺小体

2.4.2　成熟T细胞肿瘤

　　T细胞淋巴瘤由于细胞形态学变化多端,通常呈非特异性免疫表型,发生率低因而诊断敏感性低,因此其诊断和分类可能具有挑战性。在反应性病变中通常可见明显的混杂性细胞群,如巨噬细胞、上皮样组织细胞、浆细胞、嗜酸性粒细胞和背景中少量小淋巴细胞,出现这些细胞可能提示反应性淋巴结病。本章下文讨论最常见T细胞淋巴瘤的细胞形态学和辅助检查特征。

2.4.2.1　外周T细胞淋巴瘤-非特指(PTCL-NOS)

　　细胞形态学　PTCL-NOS的淋巴结穿刺标本通常高度富于细胞,其细胞形态学变化呈一种谱系(图2.14)[78,79]。异型淋巴细胞可从小到大。与成熟小淋巴细胞相比,异型小淋巴细胞较大,胞质较丰富。有不同程度的核不规则性(有凸起和凹陷),染色质粗糙,巴氏染色较清楚。核仁不明显或明显。可有类似Hodgkin细胞的多形性大细胞;然而双核或多核细胞却不多见。呈现多样性细胞形态学(包括中等大小至大淋巴细胞)的病例并不少见。肿瘤细胞的背景中可见上皮样组织细胞、嗜酸性粒细胞、浆细胞和血管片段。这些异质性细胞学特征加上PTCL-NOS的低发生率使得明确诊断和分类具有挑战性,即使得到辅助检查的支持也是如此。

　　辅助检查　异常免疫表型包括各种T细胞标志物的丢失,最常见的是CD7,FC最易观察到。细胞学标本可用于检测TCR基因重排;然而,通常需要淋巴结切除才能最终证实诊断[38,44]。

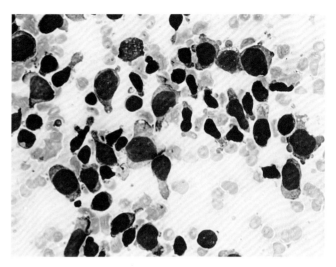

图2.14　PTCL-NOS。中到大异型淋巴细胞,核不规则,胞质稀少(DQ染色,直接涂片)

　　鉴别诊断　仅凭细胞形态学,鉴别诊断较多,包括反应性增生、FL、MZL和DLBCL-NOS。某些具有多形性大细胞的病例,如能制备细胞块,应根据FC免疫表型、ICC或IHC排除HL、低分化癌和恶性黑色素瘤。

2.4.2.2　血管免疫母细胞性T细胞淋巴瘤(AILT)

　　细胞形态学　与PTCL-NOS相似,AILT的细胞形态学是呈异质性,因为具有显著比例的非肿瘤小淋巴细胞、组织细胞、浆细胞、B免疫母细胞、FDC和血管片段[80]。在所有报道病例中都有小至中等大小的异型淋巴样细胞。据报道,与组织学切片相似,淋巴样细胞具有丰富胞质。淋巴细胞常伴有FDC聚集,称为树突细胞-淋巴细胞复合物。FDC具有双染性胞质,呈锯齿状轮廓,卵圆形核,薄核膜,和一个小核仁。在FNA涂片或细胞块上,组织碎片中可见血管。如有典型的临床表现,上文所述的异质性细胞群,缺乏可染小体巨噬细胞、滤泡中心细胞和RS细胞,可提示AILT的诊断。

　　辅助检查　多参数FC可证实淋巴结和外周血存在肿瘤性T细胞群[81,82]。单克隆性TCR基因重排可伴有单克隆性IGH基因重排,因此最好结合淋巴结切除的组织学评估进行细胞学判读[83,84]。

　　鉴别诊断　鉴别诊断包括淋巴组织反应性增生,特别是混合性淋巴组织增生、副皮质区增生或皮病性淋巴结病,其特征为副皮质区增大和血管增生。细胞形态学结合临床信息可作为淋巴结反应性增生的排除工具,如果怀疑AILT,应建议淋巴结切除。因为存在多样性细胞背景,HL和T细胞/组织细胞丰富型大B细胞淋巴瘤(THRLBCL)也需要鉴别。

2.4.2.3　间变性大细胞淋巴瘤(ALCL)

　　细胞形态学　ALCL的FNA涂片细胞量多少不等,呈非黏附性细胞群。细胞形态学取决于组织学变异型,在最常见变异型中含有大量异型多形性大细胞伴染色不一的丰富胞质(图2.15)[85,86]。可见胞质空泡或嗜天青的颗粒。核通常呈马蹄形或花环状,对应于"标志细胞"的细胞核。也可见多核细胞。核染色质密,核膜清楚、不规则,中位或偏位的明显核仁。混

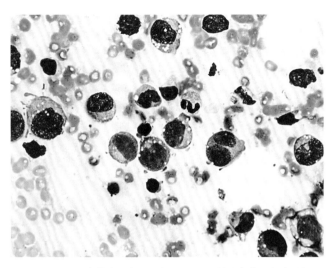

图 2.15　间变性大细胞淋巴瘤(ALCL)。异型大淋巴细胞,具有核多形性,偶见双核,和淡染的嗜碱性胞质。背景可见少数小淋巴细胞、红细胞和碎屑(DQ 染色,直接涂片)

杂小和中等大小浆细胞样细胞[85,86]。后者在小细胞变异型中特别丰富。背景可能含有淋巴腺小体、小淋巴细胞、组织细胞和中性粒细胞。

辅助检查　细胞学诊断需要通过免疫表型来证实。最有用的是 CD30 呈典型的细胞膜强阳性和核旁点状显色模式,并且 B 细胞标志物和非造血标志物均不显色。ALK 阳性和/或 FISH 证实 ALK 基因重排有助于 ALK 阳性 ALCL 的诊断。

鉴别诊断　鉴别诊断包括 HL、组织细胞肉瘤、DLBCL、低分化癌、恶性黑色素瘤和肉瘤。据报道,误诊为 HL 是细胞学和组织学诊断不一致的主要原因之一[87]。某些细胞形态学特征,如 CHL 中的丰富嗜酸性粒细胞和中性粒细胞,或黑色素瘤中的黑色素颗粒,可能有助于 ALCL 与其他疾病的区分;然而,应根据充分的 IHC/ICC 检查才能明确诊断。在缺乏可靠的免疫表型时,应建议淋巴结切除。

2.4.3　淋巴母细胞白血病/淋巴瘤(LBL)

细胞形态学　无论是 B 还是 T 细胞起源的 LBL,FNA 标本特征相似(图 2.16)。穿刺标本由单一类型的非淋巴细胞组

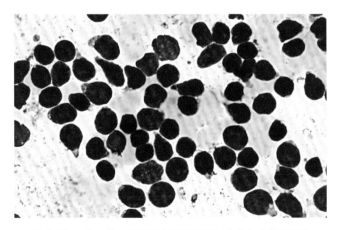

图 2.16　LBL。单一类型的异型淋巴细胞(为良性小淋巴细胞的两倍大小),核增大,圆形至卵圆形,核/质比高,胞质稀少,呈淡染嗜碱性(DQ 染色,直接涂片)

成,细胞比成熟小淋巴细胞大,核/质比高[88]。胞质稀少,无颗粒,可有胞质小空泡。核常圆形或不规则,有核裂或核扭曲。染色质细腻分散,类似于其他非成熟细胞,与其他髓系母细胞相比,其染色质可凝缩。背景呈数量不一的淋巴腺小体、可染小体巨噬细胞和坏死[89]。核分裂象易见。

辅助检查　明确诊断需要免疫分型,最好用 FC 证实未成熟 T 细胞或 B 细胞来源,并排除罕见的混合表型急性白血病,后者也可能累及淋巴结,且用 IHC 协助诊断具有挑战性。

鉴别诊断　鉴别诊断包括小至中等大小淋巴细胞的淋巴瘤,如 MCL(母细胞变异型)、其他表现为纵隔肿块的肿瘤,如胸腺瘤和小细胞癌应予以考虑。髓样肉瘤偶尔累及淋巴结,其细胞形态学与 LBL 相似。

2.4.4　霍奇金淋巴瘤(HL)

仅凭细胞学材料,CHL 和结节性淋巴细胞为主型霍奇金淋巴瘤(NLPHL)的诊断都具有挑战性。肿瘤细胞稀少,丰富的多样性细胞背景,细胞形态学特征与其他淋巴瘤重叠,FC 免疫分型困难,这些都是 FNA 诊断 HL 的不利因素。大多数病例都需要后续活组织检查或淋巴结切除。对于有 HL 病史的患者,FNA 有助于证实复发性疾病。

2.4.4.1　经典型霍奇金淋巴瘤(CHL)

细胞形态学　CHL 的 FNA 涂片特征为多形性大细胞,即 Hodgkin 和 Reed-Sternberg 细胞(HRS 细胞),背景为多样性反应性细胞群,包括小淋巴细胞、组织细胞、嗜酸性粒细胞和浆细胞(图 2.17)[90-92]。RS 细胞为 CHL 的特征性细胞,双核,有显著核仁和丰富胞质[85]。Hodgkin 细胞及其变异型可为单核或多核,胞质丰富,核仁变化范围较大,可从不明显的单个小核仁,至显著的多个大核仁。FNA 涂片中的肿瘤细胞数量和非肿瘤成分的类型可能提示 CHL 的特殊类型。例如,结节硬化型经典型霍奇金淋巴瘤(NSCHL)常为少细胞标本,伴 HRS 细胞、成纤维细胞、嗜酸性粒细胞和纤维束。

辅助检查　可用直接涂片/离心涂片或细胞块进行免疫分型;然而,临床实践中 CHL 的最终诊断依赖于组织学活检和 IHC。

鉴别诊断　由于肿瘤细胞具有重叠的细胞形态学并有多样性炎症背景,CHL 的鉴别诊断较多,包括多种反应性增生,如传染性单核细胞增生症、肉芽肿性淋巴结炎、化脓性淋巴结炎。传染性单核细胞增生症、ALCL 和 THRLBCL 只有根据 IHC/ICC 才能与 CHL 相区分。鉴别诊断还有转移性低分化癌、黑色素瘤和生殖细胞肿瘤。

2.4.4.2　结节性淋巴细胞为主型霍奇金淋巴瘤 (NLPHL)

细胞形态学　NLPHL 的肿瘤细胞具有多叶核伴复杂的皱褶("爆米花"细胞)。在组织学切片上最容易辨认"爆米花"细胞。染色质呈空泡状,核膜纤细,有多个小核仁,胞质稀少[93]。然而,肿瘤细胞的形态学可变,有时更像 HRS 细胞及其变异型[74]。背景中富含小淋巴细胞和上皮样组织细胞[93]。

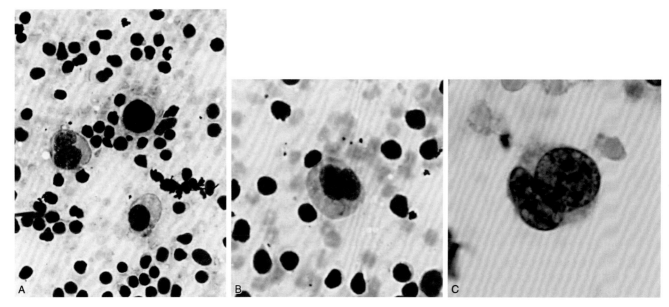

图 2.17   CHL。A,RS 细胞,单核 Hodgkin 细胞,和背景中大量小淋巴细胞(DQ 染色,直接涂片)。B,经典型双核 RS 细胞,有显著核仁和丰富的淡染胞质(DQ 染色,直接涂片)。C,巴氏染色直接涂片中的 RS 细胞

辅助检查   辅助检查帮助不大,因为此型淋巴瘤呈 B 细胞免疫表型,与其他大细胞淋巴瘤相似。最终诊断需要淋巴结切除,因为主要诊断依据是结构特征。

鉴别诊断   由于反应性背景中肿瘤细胞稀少,细胞学诊断具有挑战性,其鉴别诊断类似于 CHL。

2.5   FNA 的局限性

淋巴结 FNA 的局限性与穿刺操作固有的技术问题有关,或由于某些疾病实体在缺少组织学结构时仅凭细胞形态学本来就难以诊断。取样不足,导致细胞样本量不足以用于辅助检查,而取样误差是技术问题,在其他器官 FNA 中也会遇到。穿刺未进入淋巴结,或高度纤维化病变,可导致细胞量不足或无细胞。进针次数太少,也会导致细胞量不足,或标本不能代表病变全貌,如淋巴瘤累及部分淋巴结,或淋巴结仅有局灶转化。反应性背景丰富而肿瘤细胞稀少的疾病实体(如 HL 和 THRLBCL)也是潜在的诊断挑战[87,94]。这两个实体及其他具有多样性细胞群的淋巴瘤,如某些 T 细胞淋巴瘤,在淋巴结结构的背景下最容易诊断。类似地,滤泡模式或弥漫生长模式在细胞学标本中无法评估,除非某些病例能制备细胞块。在滤泡中心细胞起源的 3 级 FL 和 DLBCL 中,是否能够确定滤泡结构具有临床意义。在这些情况下,应当尽量建议淋巴结切除或活检。

一般认为,FNA 能可靠地用于区分良性/反应性与恶性淋巴病变,并用于诊断复发性疾病或分期[26,95]。FNA 对淋巴瘤初始诊断中的应用尚无共识[26]。据报道,其诊断敏感性的变化很大,不到 80% 的病例可以进行准确分类[16,26,96]。部分原因与上文所讨论的 FNA 限制有关,并依赖于细胞病理学界诊断者的专业水平和血液肿瘤的目前分类。细胞病理学家不仅必须熟悉淋巴肿瘤的细胞形态学评价,而且能够整合多种高度专业化的辅助检查结果,如 FC 和分子学检测。这些检测通常是由血液病理学家和分子病理学家进行的,因此在处理某个 FNA 样本时,团队之间的有效沟通是至关重要的。与临床医生密切沟通也是重要的,因为临床背景的知识对于现场评估和签发报告都是必不可少的。至少要对疑难病例进行彻底的团队内讨论,才能签发最终的细胞学诊断报告。每当细胞形态学诊断与临床表现或辅助检查结果不一致时,都要建议淋巴结切除或活检。

2.6   粗针穿刺活检(CNB)在淋巴瘤诊断中的作用

FNA 操作时同时进行 CNB,以提高诊断敏感性并为辅助检查提供更多标本。由于易操作和低损伤,在评估淋巴结病时,有人建议 CNB 可以补充或取代 FNA,甚至代替淋巴结切除。CNB 在淋巴瘤诊断中的准确性优于单独的 FNA[97,98]。据报道,FNA 加 CNB 的诊断准确性有了明显提高[99,100]。涉及 DLBCL 的病例以及 FNA 标本量不足的病例,加做 CNB 的优势最显著。对于小 B 细胞淋巴瘤,单独 FNA 评估和 FNA 加 CNB 具有相似的诊断准确性。

尽管有大量文献,但难以确定真实的 CNB 诊断准确性,因为在 2008 年 WHO 分类之前发表的文献中只有少数病例切除了淋巴结进行验证,或缺乏详细的分类信息,如 FL 分级和 DLBCL 分型[97,98,101-103]。最近一项多机构研究中包括 776 例淋巴结 CNB,结果显示,70% 的 CNB 中提供了详细的 WHO 分类,而 22% 的病例由于标本量不足而无法诊断[36]。与随后的切除标本相比,9% 的 CNB 病例发现显著的诊断不一致。在不同机构之间,穿刺条的总长度有显著差异,并且毫不奇怪,较长穿刺条和较粗穿刺针与较明确的 CNB 诊断和较少的诊断不一致相关。因此,可以设想,CNB 操作程序的标准化可能会提高其诊断准确性;然而,根据目前可用的辅助检查,CNB 的诊断准确性是否接近淋巴结切除尚不清楚。

精华和陷阱

- FNA 对淋巴瘤病例的诊断准确性有所变化,使用辅助检查显著增加诊断准确性,如流式细胞术、免疫细胞化学和分子学检查。
- FNA 标本的收集和处理,建议采取标准化流程,以获取足够的标本量并节省辅助检查的时间。
- 现场评估应包括详细的临床病史,现场评估有助于正确选择辅助检查项目,在细胞量稀少的病例可优先选择某些辅助检查项目。
- 加做离心涂片、风干后 Giemsa 染色,可能有帮助,因为细胞离心作用使细胞平铺、增大,因此离心涂片的细胞形态学更清楚。
- 乙醇固定和巴氏染色,包括单层细胞学技术,不利于显示细胞质特征,可能增加假阴性诊断的风险,因此评估血液病时不能只用巴氏染色。
- 根据我们的经验,对于 FC,FNA 标本优于 CNB 标本,这两种标本通常是同时获得的。
- FC 结果的解读必须结合细胞形态学和临床信息,因为可能存在假阴性或假阳性结果。

- 具有淋巴瘤的细胞形态学特征的病例,如果无法获得明确的有诊断价值的免疫表型,建议淋巴结切除。
- 具有多样性细胞群的淋巴瘤病例,其细胞形态学诊断具有挑战性。这些细胞群常见于反应性病变,如巨噬细胞、上皮样组织细胞、浆细胞和嗜酸性粒细胞。这种病例必须观察淋巴结结构才能最可靠地获得诊断。
- 对于 FL,细胞学标本无法评估生长方式(滤泡生长与弥漫生长),也无法区分 3A 级或 3B 级 FL。这种病例应当尽量建议淋巴结切除或活检。
- CHL、NLPHL、THRLBCL 和 ALCL 的鉴别诊断可能具有挑战性,因为存在多样性细胞群并且 FC 通常没有帮助。
- 对于可疑淋巴瘤病例的细胞形态学评估,与临床医生、血液病理学家和分子病理学家的密切沟通至关重要。
- 细胞形态学诊断与临床表现或辅助检查结果不一致时,建议淋巴结切除或活检。

（平　波　薛德彬　译）

参考文献

1. Chen Y, Savargaonkar P, Fuchs A, et al. Role of flow cytometry in the diagnosis of lymphadenopathy in children. Diagn Cytopathol. 2002;26;5-9.

2. Tambouret R, Geisinger KR, Powers CN, et al. The clinical application and cost analysis of fine-needle aspiration biopsy in the diagnosis of mass lesions in sarcoidosis. Chest. 2000;117;1004-1011.

3. Ponder TB, Smith D, Ramzy I. Lymphadenopathy in children and adolescents; role of fine-needle aspiration in management. Cancer Detect Prev. 2000;24;228-233.

4. Goldberg SN, Raptopoulos V, Boiselle PM, et al. Mediastinal lymphadenopathy; diagnostic yield of transbronchial mediastinal lymph node biopsy with CT fluoroscopic guidance-initial experience. Radiology. 2000;216;764-767.

5. Wiersema MJ, Vazquez-Sequeiros E. Evaluation of mediastinal lymphadenopathy with endoscopic US-guided fine-needle aspiration biopsy. Radiology. 2001;219;252-257.

6. van de Schoot L, Aronson DC, Behrendt H, et al. The role of fine needle aspiration cytology in children with persistent or suspicious lymphadenopathy. J Pediatr Surg. 2001;36;7-11.

7. Alam K, Jain A, Maheshwari V, et al. Fine-needle aspiration cytology diagnosis of non-Hodgkins lymphoma in a resource-challenged environment. Diagn Cytopathol. 2011;39;461-467.

8. Choi YR, An JY, Kim MK, et al. The diagnostic efficacy and safety of endobronchial ultrasound-guided transbronchial needle aspiration as an initial diagnostic tool. Korean J Intern Med. 2013;28;660-667.

9. Cole CD, Wu HH. Fine-needle aspiration in pediatric patients 12 years of age and younger; a 20-year retrospective study from a single tertiary medical center. Diagn Cytopathol. 2014;42;600-605.

10. Korenblit J, Anantharaman A, Loren DE, et al. The role of endoscopic ultrasound-guided fine needle aspiration (eus-fna) for the diagnosis of intra-abdominal lymphadenopathy of unknown origin. J Interv Gastroenterol. 2012;2;172-176.

11. Monaco SE, Khalbuss WE, Pantanowitz L. Benign non-infectious causes of lymphadenopathy; a review of cytomorphology and differential diagnosis. Diagn Cytopathol. 2012;40;925-938.

12. Razack R, Michelow P, Leiman G, et al. An interinstitutional review of the value of FNAB in pediatric oncology in resource-limited countries. Diagn Cytopathol. 2012;40;770-776.

13. Fritscher-Ravens A, Sriram PV, Bobrowski C, et al. Mediastinal lymphadenopathy in patients with or without previous malignancy; EUS-FNA-based differential cytodiagnosis in 153 patients. Am J Gastroenterol. 2000;95;2278-2284.

14. Katz RL. Modern approach to lymphoma diagnosis by fine-needle aspiration. Restoring respect to a valuable procedure. Cancer. 2005;105;429-431.

15. Safley AM, Buckley PJ, Creager AJ, et al. The value of fluorescence in situ hybridization and polymerase chain reaction in the diagnosis of B-cell non-Hodgkin lymphoma by fine needle aspiration. Arch Pathol Lab Med. 2004;128;1395-1403.

16. Hehn ST, Grogan TM, Miller TP. Utility of fine needle aspiration as a diagnostic technique in lymphoma. J Clin Oncol. 2004;22;3046-3052.

17. Austin RM, Birdsong GG, Sidawy MK, et al. Fine needle aspiration is a feasible and accurate technique in the diagnosis of lymphoma. J Clin Oncol. 2005;23;9029-9030.

18. Moonim MT, Breen R, Fields PA, et al. Diagnosis and subtyping of de novo and relapsed mediastinal lymphomas by endobronchial ultrasound needle aspiration. Am J Respir Crit Care Med. 2013;188;1216-1223.

19. Hay A, Pai I, Pitkin L, et al. Value of fine needle aspiration cytology in head and neck lymphoma; experience in a head and neck cancer unit in the United Kingdom. Acta Otolaryngol. 2011;131;1226-1231.

20. Metzgeroth G, Schneider S, Walz C, et al. Fine needle aspiration and core needle biopsy in the diagnosis of lymphadenopathy of unknown aetiology. Ann Hematol. 2012;91;1477-1484.

21. Ochs RC, Bagg A. Molecular genetic characterization of lymphoma; application to cytology diagnosis. Diagn Cytopathol. 2012;40;542-555.

22. Oh EJ, Hong SW, Jeong HJ, et al. The diagnostic approach to fine-needle aspiration of malignant lymphoma; using cytomorphology and immunocytochemistry with cell transfer method. Diagn Cytopathol. 2014;42;671-679.

23. Stacchini A, Aliberti S, Pacchioni D, et al. Flow cytometry significantly improves the diagnostic value of fine needle aspiration cytology of lym-

phoproliferative lesions of salivary glands. Cytopathology. 2014; 25: 231-240.

24. Swadley MJ, Deliu M, Mosunjac MB, et al. Primary and secondary hepatic lymphomas diagnosed by image-guided fine-needle aspiration: a retrospective study of clinical and cytomorphologic findings. Am J Clin Pathol. 2014;141:119-127.

25. Barrena S, Almeida J, Del Carmen García-Macias M, et al. Flow cytometry immunophenotyping of fine-needle aspiration specimens: utility in the diagnosis and classification of non-Hodgkin lymphomas. Histopathology. 2011;58:906-918.

26. Wakely PE Jr. The diagnosis of non-Hodgkin lymphoma using fine-needle aspiration cytopathology: a work in progress. Cancer Cytopathol. 2010;118:238-243.

27. Wallace MB, Kennedy T, Durkalski V, et al. Randomized controlled trial of EUS-guided fine needle aspiration techniques for the detection of malignant lymphadenopathy. Gastrointest Endosc. 2001;54:441-447.

28. Zhang Z, Zhao L, Guo H, et al. Diagnostic significance of immunocytochemistry on fine needle aspiration biopsies processed by thin-layer cytology. Diagn Cytopathol. 2012;40:1071-1076.

29. Gauchotte G, Vignaud JM, Ménard O, et al. A combination of smears and cell block preparations provides high diagnostic accuracy for endobronchial ultrasound-guided transbronchial needle aspiration. Virchows Arch. 2012;461:505-512.

30. Abati A, Fetsch P, Filie A. If cells could talk. The application of new techniques to cytopathology. Clin Lab Med. 1998;18:561-583.

31. Mayall F, Dray M, Stanley D, et al. Immunoflow cytometry and cell block immunohistochemistry in the FNA diagnosis of lymphoma: a review of 73 consecutive cases. J Clin Pathol. 2000;53:451-457.

32. Simsir A, Fetsch P, Stetler-Stevenson M, et al. Immunophenotypic analysis of non-Hodgkin's lymphomas in cytologic specimens: a correlative study of immunocytochemical and flow cytometric techniques. Diagn Cytopathol. 1999;20:278-284.

33. Czader M, Ali SZ. Flow cytometry as an adjunct to cytomorphologic analysis of serous effusions. Diagn Cytopathol. 2003;29:74-78.

34. Jorgensen JL. State of the art symposium: flow cytometry in the diagnosis of lymphoproliferative disorders by fine-needle aspiration. Cancer. 2005; 105:443-451.

35. Demurtas A, Accinelli G, Pacchioni D, et al. Utility of flow cytometry immunophenotyping in fine-needle aspirate cytologic diagnosis of non-Hodgkin lymphoma: a series of 252 cases and review of the literature. Appl Immunohistochem Mol Morphol. 2010;18:311-322.

36. Czader M, Chiu A, Perkins S, et al. Core needle biopsy in lymphoma diagnosis: a multi-institutional study. United States and Canadian Academy of Pathology Annual Meeting, San Diego, CA. Mod Pathol. 2014; 27:344A.

37. Moses D, Sorbara L, Raffeld M, et al. Epstein-Barr virus (EBV) in air-dried archival cerebrospinal fluid cytology: detection via conventional polymerase chain reaction (PCR). Mod Pathol. 1999;12:49A.

38. Venkatraman L1, Catherwood MA, Patterson A, et al. Role of polymerase chain reaction and immunocytochemistry in the cytological assessment of lymphoid proliferations. J Clin Pathol. 2006;59:1160-1165.

39. Caraway NP, Gu J, Lin P, et al. The utility of interphase fluorescence in situ hybridization for the detection of the translocation t(11;14)(q13; q32) in the diagnosis of mantle cell lymphoma on fine-needle aspiration specimens. Cancer. 2005;105:110-118.

40. Shin HJ, Thorson P, Gu J, Katz RL. Detection of a subset of CD30+ anaplastic large cell lymphoma by interphase fluorescence in situ hybridization. Diagn Cytopathol. 2003;29:61-66.

41. Jiang F, Katz RL. Use of interphase fluorescence in situ hybridization as a powerful diagnostic tool in cytology. Diagn Mol Pathol. 2002; 11: 47-57.

42. Richmond J, Bryant R, Trotman W, et al. FISH detection of t(14;18) in follicular lymphoma on Papanicolaou-stained archival cytology slides. Cancer. 2006;108:198-204.

43. da Cunha Santos G, Ko HM, Geddie WR, et al. Targeted use of fluorescence in situ hybridization (FISH) in cytospin preparations: results of 298 fine needle aspirates of B-cell non-Hodgkin lymphoma. Cancer Cytopathol. 2010;118:250-258.

44. Zhang S, Abreo F, Lowery-Nordberg M, et al. The role of fluorescence in situ hybridization and polymerase chain reaction in the diagnosis and classification of lymphoproliferative disorders on fine-needle aspiration. Cancer Cytopathol. 2010;118:105-112.

45. Monaco SE, Teot LA, Felgar RE, et al. Fluorescence in situ hybridization studies on direct smears: an approach to enhance the fine-needle aspiration biopsy diagnosis of B-cell non-Hodgkin lymphomas. Cancer. 2009; 117:338-348.

46. Natella V, Cozzolino I, Sosa Fernandez LV, et al. Lymph nodes fine needle cytology in the diagnosis of infectious diseases: clinical settings. Infez Med. 2012;20(suppl 3):12-15.

47. Glant MD. Cytopathology of lymph nodes in nonspecific reactive hyperplasia. Prognostication and differential diagnoses. Am J Clin Pathol. 1997;108(suppl 1):S31-S55.

48. Caraway NP. Strategies to diagnose lymphoproliferative disorders by fine-needle aspiration by using ancillary studies. Cancer. 2005; 105: 432-442.

49. Swerdlow SH, Campo E, Harris NL, et al., eds. WHO Classification of Tumors of Haematopoietic and Lymphoid Tissues. Lyon, France: IARC;2008.

50. Mohiuddin Y, Hong H, Juskevicius R. Cytological features of diffuse large B-cell lymphoma can mimic metastatic carcinoma on fine needle aspiration cytology. Cytopathology. 2013;24:340-342.

51. Young NA, Al-Saleem T. Diagnosis of lymphoma by fine-needle aspiration cytology using the revised European-American classification of lymphoid neoplasms. Cancer. 1999;87:325-345.

52. Meda BA, Buss DH, Woodruff RD, et al. Diagnosis and subclassification of primary and recurrent lymphoma. The usefulness and limitations of combined fine-needle aspiration cytomorphology and flow cytometry. Am J Clin Pathol. 2000;113:688-699.

53. Young NA. Grading follicular lymphoma on fine-needle aspiration specimens—a practical approach. Cancer. 2006;108:1-9.

54. Saikia UN, Dey P, Saikia B, et al. Fine-needle aspiration biopsy in diagnosis of follicular lymphoma: cytomorphologic and immunohistochemical analysis. Diagn Cytopathol. 2002;26:251-256.

55. Mann R, Berard C. Criteria for the cytologic subclassification of follicular lymphomas: a proposed alternative method. Hematol Oncol. 1983;1:187-192.

56. Young NA, Al-Saleem TI, Al-Saleem Z, et al. The value of transformed lymphocyte count in subclassification of non-Hodgkin's lymphoma by fine-needle aspiration. Am J Clin Pathol. 1997;108:143-151.

57. Young NA, Al-Saleem TI, Ehya H, et al. Utilization of fine-needle aspira-

tion cytology and flow cytometry in the diagnosis and subclassification of primary and recurrent lymphoma. Cancer. 1998;84:252-261.

58. Young N,Ehya H. Grading follicular lymphoma. The Achilles heel of diagnosis by cytology. Acta Cytol. 2004;48:117-118.

59. Sun W,Caraway NP,Zhang HZ,et al. Grading follicular lymphoma on fine needle aspiration specimens. Comparison with proliferative index by DNA image analysis and Ki-67 labeling index. Acta Cytol. 2004;48:119-126.

60. Brandao GD,Rose R,McKenzie S,et al. Grading follicular lymphomas in fine-needle aspiration biopsies:the role of ThinPrep slides and flow cytometry. Cancer. 2006;108:319-323.

61. Gagneten D,Hijazi YM,Jaffe ES,et al. Mantle cell lymphoma:a cytopathological and immunocytochemical study. Diagn Cytopathol. 1996;14:32-37.

62. Hughes JH,Caraway NP,Katz RL. Blastic variant of mantle-cell lymphoma:cytomorphologic,immunocytochemical,and molecular genetic features of tissue obtained by fine-needle aspiration biopsy. Diagn Cytopathol. 1998;19:59-62.

63. Mayall F,Darlington A,Harrison B. Fine needle aspiration cytology in the diagnosis of uncommon types of lymphoma. J Clin Pathol. 2003;56:821-825.

64. Murphy BA,Meda BA,Buss DH,et al. Marginal zone and mantle cell lymphomas:assessment of cytomorphology in subtyping small B-cell lymphomas. Diagn Cytopathol. 2003;28:126-130.

65. Crapanzano JP,Lin O. Cytologic findings of marginal zone lymphoma. Cancer. 2003;99:301-309.

66. Ko HM,Geddie WR,Boerner SL,Rogalla P,da Cunha Santos G. Cytomorphological and clinicopathological spectrum of pulmonary marginal zone lymphoma:the utility of immunophenotyping,PCR and FISH studies. Cytopathology. 2014;25:250-258.

67. Matsushima AY,Hamele-Bena D,Osborne BM. Fine-needle aspiration biopsy findings in marginal zone B cell lymphoma. Diagn Cytopathol. 1999;20:190-198.

68. Nobuoka Y,Hirokawa M,Kuma S,et al. Cytologic findings and differential diagnoses of primary thyroid MALT lymphoma with striking plasma cell differentiation and amyloid deposition. Diagn Cytopathol. 2014;42:73-77.

69. Shin HJ,Caraway NP,Katz RL. Cytomorphologic spectrum of small lymphocytic lymphoma in patients with an accelerated clinical course. Cancer. 2003;99:293-300.

70. Robertson LE,Pugh W,O'Brien S,et al. Richter's syndrome:a report on 39 patients. J Clin Oncol. 1993;11:1985-1989.

71. Siqueira SAC,Alves VAF,Beitler B,et al. Contribution of immunohistochemistry to small B cell lymphoma classification. Appl Immunohistochem Mol Morphol. 2006;14:1-6.

72. Catrina Reading F,Schlette EJ,Stewart JM,et al. Fine-needle aspiration biopsy findings in patients with small lymphocytic lymphoma transformed to Hodgkin lymphoma. Am J Clin Pathol. 2007;128:571-578.

73. Stastny JF,Almeida MM,Wakely PE Jr,et al. Fine-needle aspiration biopsy and imprint cytology of small non-cleaved cell (Burkitt's) lymphoma. Diagn Cytopathol. 1995;12:201-207.

74. Troxell ML,Bangs CD,Cherry AM,et al. Cytologic diagnosis of Burkitt lymphoma. Cancer. 2005;105:310-318.

75. Hughes JH,Katz RL,Fonseca GA,et al. Fine-needle aspiration cytology of mediastinal non-Hodgkin's nonlymphoblastic lymphoma. Cancer. 1998;84:26-35.

76. Wakely PE Jr. Cytopathology-histopathology of the mediastinum:epithelial,lymphoproliferative,and germ cell neoplasms. Ann Diagn Pathol. 2002;6:30-43.

77. Hoda RS,Picklesimer L,Green KM,et al. Fine-needle aspiration of a primary mediastinal large B-cell lymphoma:a case report with cytologic,histologic,and flow cytometric considerations. Diagn Cytopathol. 2005;32:370-373.

78. Al Shaqeety O,Mourad WA. Diagnosis of peripheral T-cell lymphoma by fine-needle aspiration biopsy:a cytomorphologic and immunophenotypic approach. Diagn Cytopathol. 2000;23:375-379.

79. Yao JL,Cangiarella JF,Cohen JM,et al. Fine-needle aspiration biopsy of peripheral T-cell lymphomas. A cytologic and immunophenotypic study of 33 cases. Cancer. 2001;93:151-159.

80. Ng WK,Ip P,Choy C,et al. Cytologic findings of angioimmunoblastic T-cell lymphoma. analysis of 16 fine-needle aspirates over a 9-year period. Cancer. 2002;96:166-173.

81. Singh A,Schabath R,Ratei R,et al. Peripheral blood sCD3$^-$ CD4$^+$ T cells:a useful diagnostic tool in angioimmunoblastic T-cell lymphoma. Hematol Oncol. 2014;32:16-21.

82. Baseggio L,Traverse-Glehen A,Berger F. CD10 and ICOS expression by multiparametric flow cytometry in angioimmunoblastic T-cell lymphoma. Mod Pathol. 2011;24:993-1003.

83. Tan BT,Warnke RA,Arber DA. The frequency of B- and T-cell gene rearrangements and Epstein-Barr virus in T-cell lymphomas:a comparison between angioimmunoblastic T-cell lymphoma and peripheral T-cell lymphoma,unspecified with and without associated B-cell proliferations. J Mol Diagn. 2006;8:466-475.

84. Shah ZH,Harris S,Smith JL,et al. Monoclonality and oligoclonality of T cell receptorβ gene in angioimmunoblastic T cell lymphoma. J Clin Pathol. 2009;62:177-181.

85. Ng WK1,Ip P,Choy C,et al. Cytologic and immunocytochemical findings of anaplastic large cell lymphoma:analysis of ten fine-needle aspiration specimens over a 9-year period. Cancer. 2003;99:33-43.

86. Liu K,Dodd LG,Osborne BM,et al. Diagnosis of anaplastic large-cell lymphoma,including multifocal osseous Ki-1 lymphoma,by fine-needle aspiration biopsy. Diagn Cytopathol. 1999;21:174-179.

87. Landgren O,Porwit MacDonald A. A prospective comparison of fine-needle aspiration cytology and histopathology in the diagnosis and classification of lymphomas. Hematol J. 2004;5:69-76.

88. Tani E,Liliemark J,Svedmyr E,et al. Cytomorphology and immunocytochemistry of fine needle aspirates from blastic non-Hodgkin's lymphomas. Acta Cytol. 1989;33:363-371.

89. Wakely PE Jr,Kornstein MJ. Aspiration cytopathology of lymphoblastic lymphoma and leukemia:the MCV experience. Pediatr Pathol Lab Med. 1996;16:243-252.

90. Chhieng DC,Cangiarella JF,Symmans WF,et al. Fine-needle aspiration cytology of Hodgkin disease:a study of 89 cases with emphasis on false-negative cases. Cancer. 2001;93:52-59.

91. Jimenez-Heffernan JA,Vicandi B,Lopez-Ferrer P,et al. Value of fine needle aspiration cytology in the initial diagnosis of Hodgkin's disease. Analysis of 188 cases with an emphasis on diagnostic pitfalls. Acta Cytol. 2001;45:300-306.

92. Zhang JR,Raza AS,Greaves TS,Cobb CJ. Fine needle aspiration diagnosis of Hodgkin lymphoma using current WHO classification—re-evalua-

tion of cases from 1999-2004 with new proposals. Diagn Cytopathol. 2006;34:397-402.

93. DeMay RM. Lymph nodes. In: DeMay RM, ed. The Art and Science of Cytopathology. Chicago: ASCP Press; 2011.

94. Das DK, Pathan SK, Mothaffer FJ, et al. T-cell-rich B-cell lymphoma (TCRBCL): limitations in fine-needle aspiration cytodiagnosis. Diagn Cytopathol. 2012;40:956-963.

95. Young NA, Moriarty AT, Haja JC, et al. Fine-needle aspiration biopsy of lymphoproliferative disorders—interpretations based on morphologic criteria alone: results from the College of American Pathologist Interlaboratory Comparison Program in Nongynecologic Cytopathology. Arch Pathol Lab Med. 2006;130:1766-1771.

96. Zeppa P, Marino G, Troncone G, et al. Fine-needle cytology and flow cytometry immunophenotyping and subclassification on non-Hodgkin lymphoma: a critical review of 307 cases with technical suggestions. Cancer. 2004;102:55-65.

97. Lachar WA, Shahab I, Saad AJ. Accuracy and cost-effectiveness of core needle biopsy in the evaluation of suspected lymphoma: a study of 101 cases. Arch Pathol Lab Med. 2007;131:1033-1039.

98. Amador-Ortiz C, Chen L, Hassan A, et al. Combined core needle biopsy and fine-needle aspiration with ancillary studies correlate highly with traditional techniques in the diagnosis of nodal-based lymphoma. Am J Clin Pathol. 2011;135:516-524.

99. Gong JZ, Snyder MJ, Lagoo AS, et al. Diagnostic impact of core-needle biopsy on fine-needle aspiration of non-Hodgkin lymphoma. Diagn Cytopathol. 2004;31:23-30.

100. Ravinsky E, Morales C. Diagnosis of lymphoma of image-guided needle biopsies: fine needle aspiration biopsy, core biopsy or both? Acta Cytol. 2005;49:51-57.

101. Pappa VI, Hussain HK, Reznek RH, et al. Role of image-guided core-needle biopsy in the management of patients with lymphoma. J Clin Oncol. 1996;14:2427-2430.

102. de Kerviler E, Guermazi A, Zagdanski AM, et al. Image-guided core-needle biopsy in patients with suspected or recurrent lymphomas. Cancer. 2000;89:647-652.

103. Agid R, Sklair-Levy M, Bloom AI, et al. CT-guided biopsy with cutting edge needle for the diagnosis of malignant lymphoma: experience of 267 biopsies. Clin Radiol. 2003;58:143-147.

第 3 章

骨髓标本的收集、制备和检查

Phuong L. Nguyen

骨髓标本的有效判读首先需要足够的标本量和优良的制备。标本满意度的定义取决于临床检查指征。例如,对于淋巴瘤分期,双侧骨髓活检优于单侧活检[1-3];此时双侧活检定义为标本满意。而急性白血病的诊断,如果能结合适当的免疫分型和遗传学研究,单侧骨髓穿刺涂片和骨髓活检通常就足够了。本章概述了满意骨髓标本的成分、如何获取满意的标本以及如何制备标本,以确保最佳判读。

3.1　骨髓检查的医学指征

一般而言,当临床和实验室检查发现血液学异常时,则需要做骨髓检查。在决定是否需要做骨髓检查之前,必须先仔细评估外周血涂片。例如,如果患者近期使用了粒细胞集落刺激因子,并且外周血涂片显示显著的中性粒细胞核左移,即在外周血中出现中性中幼粒细胞和中性早幼粒细胞,那么,即使外周血中出现原始细胞,也不需要进一步做骨髓检查。但是,如果其他前体中性粒细胞逐渐消失而原始细胞持续存在,就应该考虑做骨髓检查。除了框3.1中概括的诊断目的,骨髓检查还有两项宽泛的医学指征:转移性疾病分期;监测抗肿瘤药物的疗效和/或骨髓毒性。

如果外周血中有足够数量的原始细胞,已达到急性白血病的定义标准,并且可以用于其他辅助研究,如细胞化学染色、细胞遗传学和流式细胞免疫分型,那么骨髓检查是多余的[4]。外周血检查省时又省钱,还能避免骨髓检查的痛苦,减少介入检查所带来的风险。然而需要注意的是,骨髓检查常用于评估诱导化疗后的治疗反应。这种随访需要知道化疗前骨髓状况以及原始细胞的比例,如果诊断时只检查了外周血,就不可能进

行上述评估。

框 3.1 | 骨髓检查的指征

诊断目的

- 不明原因的血细胞减少或增多
- 造血和淋巴肿瘤的诊断
- 外周血中出现不明原因的原始细胞或其他异常细胞,提示可能存在骨髓病变
- 评估肥大细胞增生症、淀粉样变性、代谢储积病
- 单克隆丙种球蛋白病
- 原因不明的发热
- 原因不明的脾肿大或其他器官肿大

恶性疾病的分期

- 恶性淋巴瘤的分期
- 转移性肿瘤的检测,特别是儿童期小细胞肿瘤

监测

- 急性白血病诱导化疗后的随访,较少用于白血病化疗前期、巩固期和维持化疗期的随访
- 淋巴瘤治疗后的重新分期
- 造血干细胞移植后的随访
- 再生障碍性贫血、Fanconi 贫血或阵发性睡眠性血红蛋白尿进展为骨髓增生异常综合征(MDS)的随访
- 监测抗肿瘤药物治疗的毒性反应和抗肿瘤疗效

如果患者同时患有凝血功能障碍,或靠近活检部位有感染,或先前在活检部位做过放疗,这些情况应仔细评估后才可着手进行骨髓活检。这些因素不一定是活检的禁忌证,但为了适应这些情况,常常需要修改操作程序。严重凝血功能障

碍患者可以给予凝血因子替代物或者抗凝治疗。对活检部位有皮肤感染或先前在髂骨后方做过放疗的患者(可能在受累的局部出现持续的骨髓细胞量减少或增生低下),可以选择胸骨做骨髓穿刺,但胸骨不适合活检。注意,血小板减少症本身是较常见的骨髓检查指征,通常并不是骨髓穿刺和活检的禁忌证,只要操作后严格进行压迫止血即可。因此,如果骨髓检查确实是临床需要,骨髓穿刺和活检操作通常会安全地完成。

3.2　评估骨髓标本的成分

3.2.1　骨髓穿刺或骨髓环钻活检

一旦决定要做骨髓检查,下一步就要确定收集什么类型的标本。Brynes[4]和Barekman[3]等通过研究确定了彻底的骨髓检查包括骨髓穿刺和骨髓环钻活检。Barekman等[3]通过研究单中心10年以上4 000多例诊断性骨髓标本发现,如果病理医生只检查骨髓穿刺标本,会漏诊约30%转移癌。相反,仅检查骨髓穿刺标本,骨髓标本转移癌的阳性率为9%。

同时检查骨髓穿刺和活检的必要性超出了对局灶病变的评估;它也同样适用于检查全血细胞减少。Imbert和coworkers[5]等对一家大型教学医院约4年的213例全血细胞减少患者的骨髓标本进行了回顾性研究;"局灶"病变(例如淋巴瘤和转移性肿瘤)在最终诊断中约占20%。研究人员发现,在这213例标本中,单用骨髓穿刺能满足55%病例的诊断需要;27%患者需要做环钻活检。对于急性白血病,有人认为单做骨髓穿刺就足够了,但Barekman等[3]研究发现,急性白血病的随访中,20/576例骨髓活检阳性而骨髓穿刺为阴性。偶尔,尽管骨髓中"充满"白血病原始细胞,但骨髓穿刺标本中却细胞稀少,其诊断和表型研究只能信赖于环钻活检。值得注意的是,在这项研究中先做骨髓穿刺,在穿刺困难或涂片中细胞稀少时,再做环钻活检。这种方法有明显缺点,因为它需要两次取材检查。综上所述,这些数据表明同时做骨髓穿刺和活检是合理、可行的。

3.2.2　单侧或双侧标本

一般提倡双侧活检,以获取尽量多的标本,并提高淋巴瘤、转移瘤或其他局部侵袭性病变的检出率。Barekman[3]等首先报道并经Bruning[1]和Juneia[2]研究小组证实,单侧活检转移癌和淋巴瘤的检出率为32%和23%。局部取样时骨髓穿刺可能会产生挤压假象,也要考虑双侧穿刺,特别是儿童期(非上皮性)小细胞肿瘤的分期。然而必须注意两种截然不同的观点,有人认为如果已经取取长度超过1.6cm的一根活检组织条,就没必要让患者忍受痛苦再取额外的活检组织[6],而其他人提倡应当从每侧髂嵴获取两根活检组织条,即所谓的双侧骨髓两次活检。

3.2.3　辅助研究需要多少标本量?

骨髓穿刺和活检标本除了用于形态学研究之外,还要仔细考虑预留足够的标本,必要时用于其他研究,后者对于准确诊断和预后很重要。一般而言,如果鉴别诊断包括恶性肿瘤,穿

刺标本应作细胞遗传学和分子遗传学分析。如果是急性白血病或淋巴肿瘤,应当获取供流式细胞仪进行免疫表型分析的标本。这些建议与WHO分类推荐[7]使用"所有可用的信息来定义疾病,包括形态学、免疫表型、遗传学特性和临床特点"相一致。最后,如果怀疑感染,就收集用于细菌、分枝杆菌、真菌或病毒培养的标本。如果术前鉴别诊断较广泛,还应该收集一些抗凝的骨髓穿刺液;鉴于多种淋巴造血疾病中分子学检测的作用越来越大,应正确选择最适合后续检查的抗凝剂。

3.3　骨髓穿刺标本和活检标本的收集

3.3.1　解剖位置

在成人和儿童,首选髂后上棘,因为它与其他重要结构较远,而且其表面积较大,活检和穿刺都容易操作。在成年人还可选择胸骨,但此部位的骨髓穿刺需要非常有经验,不适合做活检。很少使用髂前上棘,因为它靠近其他重要结构而且范围狭小。在幼儿可以使用前胫骨平台。应避开先前放疗过的部位,因为辐射引起的骨髓有核细胞减少可能会持续多年。

3.3.2　收集程序

一些专家推荐首先获取环钻活检。通过同一皮肤切口,在活检部位旁0.5至1cm用一根单独穿刺针进行穿刺抽吸。这种次序能最大限度地保持形态学不受先前活检操作导致的间质出血的影响。其他学者认为穿刺和环钻活检的次序并不重要,只要每种标本都是通过各自不同的部位、恰当使用单独的穿刺针即可[8]。

骨髓活检和穿刺的详细操作方法超出了本章的范围。更重要的是,与患者仔细讨论风险和收益并签署知情同意书,并且,穿刺操作时新手应有专人指导。以下重点讨论获取标本的过程,要兼顾后续的标本处理。

3.3.2.1　一般方法

由于无菌技术能最大限度地减少感染并发症,所以操作时应由训练有素的技术人员来协助处理和处置穿刺液、活检组织条和器械。一旦开始操作,就要动作迅速,减轻患者不适,避免标本凝固。如前所述,获得组织的类型取决于术前的鉴别诊断。事先要计划好活检组织条的数量和抽吸量,以及适用于后续检查的抗凝剂类型。连续穿刺很可能会使后来获得的标本被血液稀释,因此也要计划好获取各种标本的次序。在穿刺操作前与技术人员共同预演操作顺序是很有帮助的。一般建议将最初的第一针穿刺抽吸物保留并于形态学研究[9];其容量不应超过1mL,以尽量减少任何血液稀释,并且不含任何抗凝剂。如果此时不能立即制备用于形态学检查的涂片,则可将抽吸的骨髓置于乙二胺四乙酸(EDTA)中,同时要注意,长期暴露于EDTA超过2小时可能导致形态学变形[10]。EDTA也适用于流式细胞仪免疫分型和分子遗传学检测,而无防腐剂的肝素更适合用于细胞遗传学分析。其他试剂(如酸柠檬酸葡萄糖和肝素钠)可用于流式细胞仪免疫分型。重要的是,骨髓穿刺和活检

的操作者应当知道特殊检查实验室的标本要求,以便使用正确的抗凝剂。

3.3.2.2 骨髓环钻活检程序和接触印片

最初的 Jamshidi 活检针有一次性和可重复使用两种。大多数成人患者需要 4 英寸长的 11 号针。当患者有骨质疏松时,应选用较粗的骨穿针(8 号)以得到完整的、较少挤压假象的活检组织条。对于儿童患者,常使用 2 英寸或 4 英寸长的 13 号针。Sola 等[11]描述了一种新生儿的骨髓活检技术,他们使用 1/2 英寸长的 19 号 Osgood 针。

除了幼儿患者外,在固定前,满意的活检组织条至少应有 1.6~2cm 长(不包括皮质骨、软骨或骨膜)而且没有挤压假象或断裂(图 3.1)[12,13]。肉眼观,骨髓纤细斑驳,深红色有沙砾感;当骨髓有核细胞严重减少时,活检标本可能呈淡黄色,但其表面仍有沙砾感。如果骨髓完全由白血病、淋巴瘤或其他肿瘤取代时,活检标本可能呈白色。皮质骨往往坚硬,表面光滑,象牙白色。软骨呈灰白色、表面有光泽,发现软骨较多时应该告诉操作者,再穿一次。

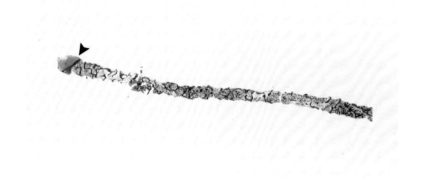

图 3.1 良好的骨髓活检标本。组织条长度超过>1cm,主要由骨髓组成,只有极少皮质骨或骨膜软组织(箭头),只有轻微的挤压假象或出血。为了符合上述要求,这种较长的骨髓活检组织条一端已被截短(右侧)

如果无法获取足够的骨髓抽吸液,应考虑在将活检组织条放入固定剂之前制备接触印片;否则应立即将活检组织条放入固定剂中。有几种方法制备接触印片。首先,轻轻拭去活检组织条上的血块,用几张清洁玻片轻轻接触活检组织条。在将标本固定之前应多做几张印片备用。也可用活检组织条去接触玻片,但这种方法需要手法稳固,避免标本挤压或掉落。另外,活检组织条也可夹在两张玻片之间轻轻滚动;这种方法印片上细胞可能更多,但也增大了活检组织条破碎的风险。

3.3.2.3 骨髓穿刺程序

常用 Illinois 穿刺针或其改良产品来收集骨髓穿刺抽吸标本。虽然骨髓穿刺与环钻活检采取同一个皮肤切口,但是穿刺针在骨表面的穿刺点位与环钻活检的穿刺部位分隔开,最好相距 0.5cm 至 1cm 左右。否则,骨髓穿刺可能只得到凝血块或含凝血块的骨髓。由于连续的穿刺很可能会使标本变得越来越稀释,应当先穿刺约 0.5 至 1mL 骨髓液用于形态学观察。然后穿刺的标本可用于流式细胞仪免疫分型、细胞遗传学、分子诊断以及细胞培养等一系列检查。在极少数情况下需要电镜观察,电镜标本应在收集了形态学标本之后,流式细胞仪分析标本之前收集。用于形态学观察和电镜观察的注射器中的标本不加抗凝剂;用于其他研究使用的收集标本的注射器预先加入适当的抗凝剂。没有被稀释的骨髓穿刺液呈深红色,比外周血浓。由于骨髓穿刺可以产生强烈的不适感,应事先告知患者,并且骨髓穿刺时动作要快。

3.4 骨髓环钻活检和骨髓穿刺的步骤

3.4.1 环钻活检

下面的讨论适用于石蜡包埋。对于塑料包埋,读者可参考有关这个问题的一些权威性的文献[14-15]。

3.4.1.1 固定

对骨髓活检进行准确的显微镜下评估,可以指导选择恰当的免疫组化检查及其他特殊检查,也可能免除这些检查(图 3.2)。然而,必须认识到许多髓系肿瘤和淋巴系统肿瘤中免疫表型特征的重要性,也要了解骨穿干抽或被稀释的可能性,这时活检组织可能是唯一可用于辅助诊断的标本。因此,必须考虑的因素包括活检固定液的选择,要求既能保存形态学细微特征,也能保存组织以供后续的特殊诊断研究或科学研究;还要考虑是否将骨髓活检同其他外科病理标本分开处理。在一般情况下,含汞的固定液(例如 Zenker 和 B5 固定液)可以提供良好的细胞学细微形态,但它们可能不适合某些免疫组化研究;而且它们需要特殊的废液处理程序,所以使用不方便。骨髓环钻活检和其他外科病理标本一起处理时,常用中性缓冲福尔马林固定。这种固定液可以保存良好的形态,但实验室必须很小心,要考虑到骨髓活检组织条的厚度或直径,保证足够的固定时间。酸性锌福尔马林有折中的效果,它消除了含汞固定废液的特殊处理需求,同时又保存了细胞形态学细微特征。

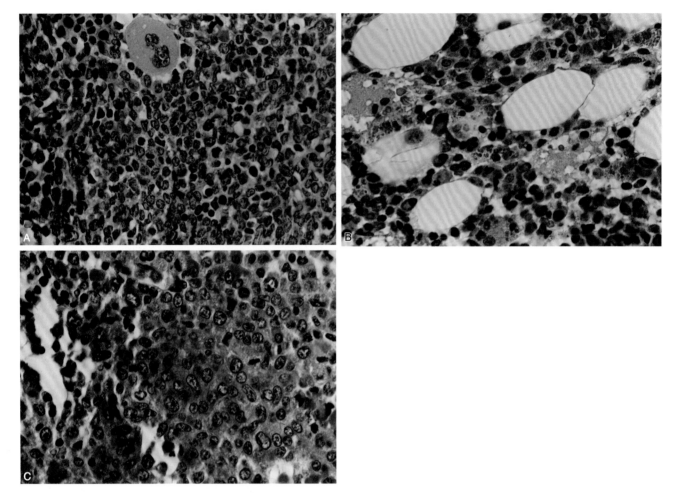

图 3.2 白血病，骨髓活检切片，HE 染色。A，T-淋巴母细胞白血病（T-LBL），广泛而弥漫性浸润骨髓；左上角有几个成熟的幼红细胞。B，Fanconi 贫血患者骨髓间质中 60%原始粒细胞浸润。C，慢性髓系白血病（CML）慢性期，骨髓中显示大量中性中幼粒细胞（粒细胞核左移）

活检标本应放置在 10~20mL 的固定液中。不同固定液需要不同固定时间：B5 固定液 2 小时；Zenker 固定液至少 3~4 小时，固定过夜或过周末都没有不利影响；中性缓冲福尔马林至少 18~24 小时；锌福尔马林 3~4 小时。

3.4.1.2 脱钙

固定后，活检组织条从固定液中取出，用清水冲洗数次，持续 3 分钟，然后浸入脱钙液，步骤如下：

1. 放入 Decal Stat（Decal Chemical Corp.，Tallman，N.Y.）脱钙液中 1 小时。可选其他脱钙液，例如 RDO（APB Engineering Products Corp.，Plainfield，Ill.）40~60 分钟，Surgipath Decalcifier Ⅱ（Surgipath Medical Industries，Grayslake，Ill.）90 分钟，或盐酸-甲酸 2~2.5 小时。

2. 清水冲洗数次，持续 5 分钟。

3. 放入 10%中性缓冲福尔马林，进入自动组织处理机。

3.4.1.3 切片

理想情况下，石蜡包埋的活检组织条的切片厚度应该为 3μm，最好不超过 4μm。收集足够的标本非常重要，尤其是需要确定骨髓是否是有局灶性病变（例如转移性疾病）累及时。根据 46 例回顾性双侧骨髓活检（患有骨髓累及的转移癌、肉瘤、神经母细胞瘤）建立的统计学模型，Jatoi 等[16]证实假阴性率与活检检查的切片数目成反比。例如，当每一侧检查 3 张切片时，总共 6 张切片，假阴性率是 5%；当每一侧检查两张切片时，假阴性率提高到了 11%。在决定需要几张切片时，各个实验室还要需要考虑其他因素，如实验室的资源和通常遇到的疾病类型等因素。至少应该提供数张连续切片以供镜检观察。

3.4.1.4 染色

如果活检标本的固定、脱钙、组织处理和切片等步骤良好，常规 HE 染色就能提供优良的组织学细微形态。Harris 苏木素染色可能是首选，因为它是一种退行性染色法，具有较强的灵活性，能较好地控制核染色的强度。Zenker 液固定的环钻活检切片可能比 B5 或福尔马林固定者需要更长的苏木素染色时间。读者可参考各个组织病理学实验室使用的 HE 染色程序，因为骨髓活检切片可能采用其他外科病理学标本相同的染色过程。

根据各个实验室的情况和患者的人群特点，其他染色也可以作为常规染色。例如，PAS 染色可以将粒细胞及其前体与幼红细胞区分开来，可突出显示巨核细胞，并可显示真菌；后者对有许多免疫抑制患者的医院是有帮助的。对骨髓增殖性肿瘤，银浸渗法网状纤维染色可以很好地评估骨髓纤维化的程度；小动脉周围存在网状纤维可作为内部阳性对照（图 3.3）。胶原纤维在骨髓标本中不常见,是否需要特殊染色可随不同病例而定。良好的 Giemsa 染色有助于突出显示肥大细胞和浆细胞,并区分原粒细胞与原红细胞。脱钙标本切片的铁染色有较高的假阴性率,因为在脱钙过程中铁发生了螯合作用[17];因此,笔者不建议用环钻活检标本作为储存铁的常规染色。如果无法获取满意的骨髓穿刺标本,骨髓小粒凝块切片或活检标本可作为铁染色的第二选择,但同时要注意假阴性结果的可能性。HE 染色和网状纤维染色的步骤见附录。

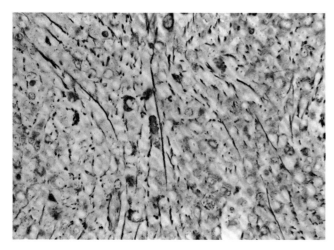

图 3.3　慢性髓系白血病(CML),骨髓活检切片,Wilder 网状纤维染色。 骨髓间质内网状纤维(棕黑色的线条)增多,远离正常分布在血管周围的网状纤维

最近的研究证实,骨髓增生性肿瘤患者骨髓标本网状纤维变性的准确检测和分级具有诊断和预后价值。框 3.2 提供了 Wilder 网状纤维染色的方法;还可以考虑 Gomori、Gordon 和 Sweets 及其他银浸染色方法。

3.4.2　骨髓穿刺

用于形态学检查的 0.5～1mL 骨髓穿刺液,可以有以下几种标本制作方法,这些方法使标本中所有成分得到了最大程度的利用:直接涂片、浓缩或血沉棕黄层涂片、骨髓小粒压片,和骨髓小粒凝块切片。然而并非所有的制作方法都是必需的。

3.4.2.1　直接涂片

尽快把最初抽出的 0.5～1mL 未抗凝骨髓液转入到内壁涂抹石蜡的含有 EDTA 二钠粉末的小瓶内(1～2mL 骨髓液加 1mg EDTA,小于 1mL 骨髓液加 0.5mg EDTA),涂抹石蜡可防止巨核细胞黏附瓶壁。小瓶被倒置几次,以确保骨髓液和 EDTA 充分混匀。这种抗凝的骨髓液可以带回实验室制作更多骨髓涂片,可用于形态学及其他研究,包括铁染色和细胞化学染色;如需要也可用来制备血沉棕黄层涂片(见下文)。

将剩余的未加抗凝剂的骨髓液,迅速分别滴在 6～10 张玻片上,用甩片机(spreader device)制成涂片。将涂片快速风干,可保留良好的细胞学形态。

3.4.2.2　骨髓小粒压片

回到实验室,EDTA 抗凝小瓶中的骨髓液放入洁净的 Petri 培养皿中。(如果要制备血沉棕黄层涂片,此时应收集液体成分,并转移到 Wintrobe 红细胞比容管进行离心。)如有骨髓小粒,应拣出并放在 3 到 4 张清洁的玻片上,用另外一张玻片从上面轻轻挤压,将两张切片向相反方向平行拉开。

3.4.2.3　血沉棕黄层涂片

根据笔者和同事的经验,相对于制备这种涂片所付出的时间和精力,骨髓穿刺液的血沉棕黄层涂片(也称为浓缩涂片)和离心后的顶部脂肪-血管周围层并没有显著增加从制备优良的直接涂片或骨髓小粒压片所获得的信息。制备骨髓血沉棕黄层涂片的完整程序见本书第一版的附录。

3.4.2.4　骨髓小粒凝块切片

培养皿中剩余的骨髓小粒用 0.015mol/L 氯化钙清洗,并推靠在一起,使之凝聚成块。这些凝块处理同骨髓活检一样,只是没有脱钙这一步。或者将剩余的骨髓和液体混合并分散在福尔马林中,过滤并包埋制成细胞蜡块。

3.4.3　不同骨髓穿刺标本的相对价值

并非每个病例都需要用所有这些方法制备骨髓穿刺标本,这些方法对骨髓检查的作用有时是重叠的。一方面,直接涂片避免了抗凝和离心所导致的细胞形态失真。另一方面,检查细胞量减少的标本可能会花费很长时间并且因为标本混合不匀导致细胞分布不均。骨髓小粒压片与体内的骨髓组织最相似,而且有细胞空间关系上的相似性,然而,它也可导致许多细胞核被破坏。血沉棕黄层涂片细胞分布较为一致,在使用 Dacie 染色时,相对集中的幼红细胞易于评估铁幼粒细胞中的铁。细胞学特征及细胞相对比例都可能扭曲,相对于所获得的诊断信息量而言制片耗时费力。

表 3.1 总结了骨髓检查时适用于各种不同成分、不同标本制备的各种染色和研究方法。

最后,当骨髓接触印片染色和骨髓抽吸液用于常规形态学检查时,实验室应保留一些未染色标本,以备在诊断评估过程中可能出现的额外需要但未预见的研究,如酯酶或抗酒石酸酸性磷酸酶细胞化学;根据笔者的经验,未染色骨髓涂片刮取物提取的 DNA 可成功地进行分子学检测。

3.4.3.1　干抽

骨髓穿刺无法获取骨髓液,即所谓的干抽,约占骨髓活检的 2%～7%[18]。Humphries[18] 在研究了一所医院 6.5 年共 1 000 多例骨髓穿刺和活检标本后发现,因技术错误造成的干抽仅占 6.9%。干抽表明有潜在的骨髓损伤,如再生障碍性贫血、HCL、骨髓增殖性肿瘤晚期、急性原巨核细胞白血病、肥大细胞增生症,或矛盾性急性白血病,等。在这种情况下,应确保有足够的制作良好的印片用于细胞学检查和进一步细胞化学研究。严重的骨髓纤维化病例的印片上可能只有极少细胞,这时可以考虑制作骨髓片标本。这一技术将活检标本切成小块,用两张玻片挤压,与骨髓小粒压片法相似。这种情况下应该多取几根活检组织条用于其他特殊检查,如细胞遗传学、流式细胞免疫表型分析、分子遗传学和培养。骨髓活检组织条甚至可以切碎或用温和胶原酶消化,但这种方法最好在专业的实验室里操作。

框 3-2 Wilder 网状纤维染色

组织切片首先用磷钼酸处理,磷钼酸氧化以增强纤维的渗透,然后用硝酸铀酰溶液增敏。该操作可促进切片遇到氢氧化银时引发银沉积。还原溶液(硝酸铀加甲醛)使银还原,并纤维显色;用氯化金(一种氧化物)调色。然后用硫代硫酸钠除去未还原的银

固定剂

福尔马林、Zenker 或 B5 固定剂

程序

步骤	工作	溶液	重复次数/持续时间
1	切片脱蜡	去离子水;如必要,用碘液及 5%硫代硫酸钠溶液除去汞沉淀物	
2	浸洗	去离子水	3 次
3	浸入切片	10%磷钼酸(氧化)	2 分钟
4	冲洗	流水	1 分钟
5	浸洗	去离子水	10~15 次
6	浸入切片	1%硝酸铵(增敏)	2 分钟
7	浸洗	去离子水	10~15 次
8	浸入切片	铵银工作液	2 分钟
9	快速浸染	50%乙醇	快速 1 次
10	浸入切片	还原溶液	2 分钟
11	充分浸洗	去离子水	
12	浸染切片	氯化金工作液	直至切片黄色背景消失
	切片浸染(在氯化金工作液中)	氯化金溶液	显微镜下观察颜色,直到完成
	浸洗	去离子水	
13	浸洗	去离子水	
14	浸洗切片除去多余的银	5%硫代硫酸钠溶液	2~3 次
15	冲洗	流水	5 分钟
16	复染(可选)	0.1%番红素 O	3~5 次
17	漂洗	去离子水	15~16 次
18	脱水	70%,95%及 100%乙醇至二甲苯或二甲苯的替代品	
19	封片	盖玻片或封胶	

结果

网状纤维:黑色

胶原:玫瑰红色

试剂

试剂	混合液
10%磷钼酸溶液($P_2O_5 \cdot 24MoO_3 \times H_2O$)	
1%硝酸铀溶液[$UO_2(NO_3)_2 \cdot 6H_2O$]	
28%氢氧化铵(NH_4OH)	
3.1%氢氧化钠溶液($NaOH$)	
10.2%硝酸银($AgNO_3$)	
中性甲醛	5g 碳酸钙($CaCO_3$)粉加入 50mL 37%甲醛中
还原溶液	0.5mL 37%中性甲醛和 1.5mL 1%硝酸铀溶于 50mL 去离子水中(新鲜配制,用前配好)
1%氯化金溶液($HAuCl_4 \cdot 3H_2O$)	
氯化金工作液	5mL 1%氯化金溶液溶于 45mL 去离子水中
5%硫代硫酸钠溶液($Na_2S_2O_3 \cdot 5H_2O$)	
复染剂(可选)	1%沙红 O
铵银工作液	准备 5mL 10.2%硝酸银,逐滴加入 28%氢氧化铵,直至形成的沉淀物全部溶解;然后加入 5mL 3.1%氢氧化钠,再逐滴加入 28%氨水,直至沉淀物刚刚溶解(约 20~25 滴);反向滴入 10.2%硝酸银直至呈微浊液(约 20~25 滴);用去离子水稀释铵银溶液至 50mL;即刻使用

表 3.1 骨髓检查的成分和适用的染色和研究方法

骨髓检查的各种成分	染色和分析的方法	骨髓检查的各种成分	染色和分析的方法
骨髓环钻活检	HE 染色 网状纤维染色 PAS 染色 Giemsa 染色 免疫组织化学 "干抽"时,未固定的新鲜标本也可用于细胞遗传学、流式细胞免疫分型、分子学诊断和病原体培养	骨髓小粒压片	如果未固定、未染色,可刮取标本用于 DNA 抽提,进行分子学诊断 Wright-Giemsa 染色 Dacie 染色 细胞化学 免疫细胞化学 如果未固定、未染色,可刮取标本用于 DNA 抽提,进行分子学诊断
骨髓印片和骨压片	Wright-Giemsa 染色 Dacie 染色 细胞化学 免疫细胞化学 如果未固定、未染色,可刮取标本用于 DNA 抽提,进行分子学诊断	骨髓小粒凝块切片	HE 染色 PAS 染色 Giemsa 染色 免疫组织化学 普鲁士蓝染色 分子学诊断
骨髓穿刺液	流式细胞免疫分型 细胞遗传学 分子学诊断 病原体培养 (电镜)	脂肪-血管周围层	普鲁士蓝染色
直接涂片	Wright-Giemsa 染色 Dacie 染色 细胞化学 免疫细胞化学	血沉棕黄层涂片	Wright-Giemsa 染色 Dacie 染色 细胞化学 免疫细胞化学 如果未固定、未染色,可刮取标本用于 DNA 抽提,进行分子学诊断

3.4.3.2 电镜

现在需要用电子显微镜做超微结构研究的病例越来越少了,部分原因是流式细胞免疫分型和石蜡切片免疫组化的广泛使用。评估血小板疾病,血样就足够了。如果要做超微结构的研究,应多抽取 1mL 骨髓液,并立即置于戊二醛;应在首次抽吸获取形态学标本之后但在连续穿刺使骨髓液稀释之前采集电镜标本。

3.4.4 骨髓穿刺涂片的染色

3.4.4.1 Wright-Giemsa 染色

良好的骨髓穿刺涂片染色是非常重要的(图 3.4 和图 3.5)。染色不佳可增加诊断难度甚至误导诊断。对于风干骨髓印片和骨髓穿刺制片,常用的染色是 Romanowsky 染色;一滴制作骨髓涂片 Wright-Giemsa 染色(框 3.3)。May-Grünwald-

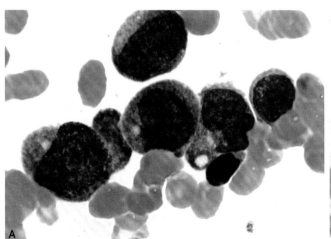
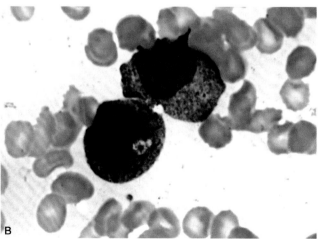

图 3.4 粒细胞缺乏症,骨髓涂片,Wright-Giemsa 染色,示严重的粒细胞减少。A,原涂片染色显示骨髓有核细胞减少,早期粒系前体细胞相对较多,鉴别诊断包括原始粒细胞或中性早幼粒细胞。B,Wright-Giemsa 涂片重新染色,显示在这些前体细胞中出现了嗜苯胺蓝颗粒,表明这些前体细胞是粒系的中性早幼粒细胞。随后的细胞遗传学分析提示核型正常。中性粒细胞计数在 1 周内恢复

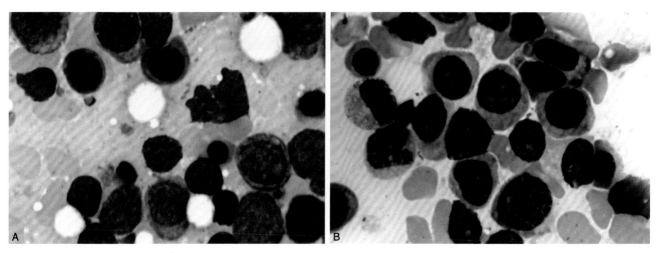

图 3.5 成人贫血患者,骨髓穿刺涂片,Wright-Giemsa 染色。A,涂片最初染色显示异常细胞的比例增多,其形态特征介于浆细胞和早幼红细胞之间。也可见到一些中幼红细胞。B,Wright-Giemsa 涂片重新染色证实存在异常浆细胞,随后的骨髓活检免疫组化发现 κ 限制性浆细胞骨髓瘤

框 3. 3   涂片 Wright-Giemsa 染色

Wright 复合染液由亚甲蓝、亚甲蓝氧化物(蔚蓝)及伊红染料组成。加入含天青的 Giemsa 以增强核、嗜天青颗粒及毒性颗粒的着色

步骤

1   将切片放入染色架中,呈羽状列齐
2   甲醇(不含丙酮)染色缸中固定 2 分钟
3   放入 Wright-Giemsa 染色原液中 4 分钟;摇动数次
4   放入 Wright-Giemsa 缓冲工作液中 20~25 分钟;摇动数次。不同批次的 Wright 染色时间可不同
5   在约 5mL 甲醇/200mL 去离子水中洗去多余染液
6   用去离子水连续漂洗染色,过 3 缸,每缸 6~8 次。每批更换去离子水
7   可选:如果切片背面有着色,可擦去(不是必需步骤)
8   将染色架垂直放在风扇下吹干

结果

- 红细胞:淡红色
- 白细胞及巨核细胞的核:紫蓝色
- 血小板:胞质紫蓝色到淡紫色,含紫红色颗粒

注意事项

- 在放入切片之前,确保切片架干燥;切片能浸泡在单独装有甲醇液的容器中清洗,并可除去水
- 每天更换甲醇及 Wright-Giemsa 原液
- 每 2 批切片更换 Wright-Giemsa 缓冲染液,即使染色不到 2 次,需 1 小时更换一次
- 如染色过浅,在 Wright-Giemsa 原液及 Wright-Giemsa 缓冲染液中重染切片

试剂

Wright-Giemsa 染液的保存	组成如下
• 13g Wright 染料干粉(Richard Allen Scientific, Kalamazoo, MI)	• 用甲醇浸洗试剂瓶 2 次
• 3g Wright 染料干粉(Fisher Scientific, Houston, TX)	• 加 2L 甲醇至已清洗的试剂瓶中
• 0.4g Giemsa 染料干粉放入 4L 甲醇原液(CH₃OH)中;甲醇不能含丙酮	• 加入磁搅拌器中混匀
	• 加入称好的 Wright 染料粉及 Giemsa 染料粉
	• 加入剩余 2L 甲醇
	• 盖好,混和 2~3 小时;37.5℃ 孵育过夜
	• 第二天,再混合 2~3 小时
	• 使用前用双层滤纸过滤
• Giemsa 染液(Richard Allen Scientific # 89002)	• 26.52g 磷酸二氢钾(KH_2PO_4)及 10.24g 磷酸氢二钠(Na_2HPO_4)加入 4L 去离子水中
• 磷酸盐缓冲液(pH 6.4±0.05)	
• Wright-Giemsa 缓冲工作液	• 25mL Wright-Giemsa 染色原液及 25mL Giemsa 染色原液加至 200ml 磷酸缓冲原液中(有效期 1 小时)

Giemsa 染色也可用于骨髓穿刺涂片。无论使用哪种染色方法，要获得最佳效果，应在 24 小时内染色。作为"补救"措施，笔者发现以前用 Wright-Giemsa 染色差的涂片可以在 1~2 月的时间内重新染色。

3.4.4.2 铁染色

储存铁的评估，常用脂肪-血管周围层的压片(图 3.6A)或含有巨噬细胞的骨髓涂片(图 3.6B)进行普鲁士蓝染色。在我们实验室，制备骨髓小粒压片、直接骨髓涂片或血沉棕黄层涂片，并用 Dacie 染色法染色(框 3.4)，以评估储存铁以及铁粒幼细胞和环形铁粒幼细胞的存在。检查足够的骨髓小粒可增加储存铁结果的可靠性。虽然单个小粒中可能会发现可染铁，Hughes 等[19] 报道至少要检查 7 个小粒，才能诊断可染铁的缺乏。如有必要，可以用骨髓小粒凝块切片做铁染色。然而，如前所述，储存铁的评估在脱钙的环钻活检标本需要谨慎，因为在这种情况下可能由于标本脱钙过程中铁的螯合而缺乏存储铁，并非真正的铁缺乏[17]。先前 Wright-Giemsa 染色的涂片可用普鲁士蓝试剂复染，以评估铁粒幼细胞中的铁。

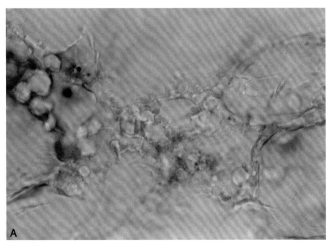 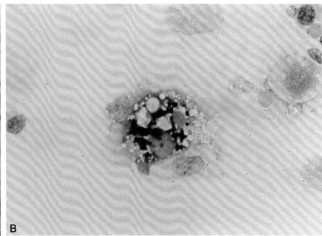

图 3.6 骨髓穿刺涂片，铁染色。A，脂肪-血管周围层的骨髓小粒压片与普鲁士蓝反应，显示巨噬细胞内存储铁增多。B，血沉棕黄层涂片的 Dacie 染色显示巨噬细胞内铁增多

框 3.4 骨髓穿刺涂片的 Dacie 染色

普鲁士蓝染色可以检测非血红蛋白铁(Fe^{3+})，为蓝绿色的不溶性复合物，主要见于红细胞(高铁红细胞)、正红细胞(铁粒红细胞)和网状内皮细胞。这种反应必须在酸性环境中使铁从结合蛋白中游离出来

标本
外周血的风干膜片，骨髓穿刺液(包括血沉棕黄层涂片)，或尿沉渣离心涂片。脂肪-血管周围层的压片标本不适用，因为不溶于甲醇

操作步骤
1 无水甲醇固定 15 分钟
2 风扇吹干，不要水洗
3 放于 50~56℃ 的烤箱，在 Dacie 铁工作液中孵育 10 分钟(注意：过热或延长孵育可改变反应)
4 去离子水浸洗
5 流水冲洗 20 分钟
6 去离子水漂洗。不需干燥，复染前干燥可产生人工假象
7 用 0.1% 番红素 O 复染 10~20 秒(也可用 0.1% 伊红)
8 去离子水漂洗，风扇吹干

结果
- 弥漫及颗粒状铁：亮蓝到蓝绿
- 核：亮粉色
- 胞质：淡粉色

试剂	混合液
铁剂原液	
2% 亚铁氰化钾($K_4Fe[CN]_6 \cdot 3H_2O$)	溶液呈淡黄至中黄，在暗处保存，有效期 1 周
0.2N 盐酸	16.7mL 37% 盐酸加入 983.3mL 去离子水
其他试剂	
Dacie 铁试剂工作液	将 2%[$K_4Fe(CN)_6 \cdot 3H_2O$] 以 1∶1 体积比例加入 0.2N 盐酸(溶液呈淡黄色)
	注意：液体需在使用前配制(有效期 1 小时)，配好后即刻使用
0.1% 水溶性番红素 O	

3.5 骨髓检查

完整的骨髓评估必须包括相关的临床和实验室数据以及包括外周血涂片、骨髓穿刺和活检在内的各项病理检查。如前所述，只检查骨髓穿刺标本，30%转移癌可能漏诊；只检查活检标本，转移癌漏诊率为9%。虽然骨髓穿刺和活检的报告可以分开向临床提供，但同一标本可能存在相互矛盾的结果，很容易造成混乱并且不利于有效治疗。为了避免这种缺陷，最终诊断应当合二为一。如果病理医生不能同时观察到骨髓穿刺和活检标本，那么每种标本的报告中必须注明还有另一标本的报告。临床医生阅读这些报告时必须将两者综合考虑，全面分析，得出最终诊断。

虽然笔者没有具体讨论外周血涂片对评估骨髓标本的作用，但很明显外周血的检查是评价血液学异常不可缺少的成分之一。发现外周血异常而促使骨髓检查的情况并不少见。偶尔，外周血比骨髓发现更高比例的原始细胞，更明显的粒细胞生成障碍，或更严重程度的白血病细胞分化。有人可能认为，这些发现没有太大的临床意义，然而这些细节确会影响医生监测患者疾病进展或复发的能力。最有效的方法是在做骨髓穿刺和活检的同时获取外周血涂片。如果没有外周血涂片，病理医生必须至少要看看血象资料。

3.6 最终报告

骨髓检查的最终报告应包括诊断和支持诊断的数据，必要时病理医生还要建议进一步做哪些检查。当一个标本涉及多个实验室的分析和检查时，最终报告必须包括这些实验的简明结果[9,20]。至少，血液病理学报告应列出接收这些标本的专业实验室名称。

每份骨髓检查报告并不都需要包括骨髓穿刺或外周血的详细的细胞分类计数。例如，当骨髓检查是为了查找转移性疾病，但是患者的血象和骨髓象其他方面正常；或者当有严重的全血细胞减少和明显的骨髓有核细胞减少时，血细胞的分类计数也不是必需的。当分类计数可能会提供有用的信息，但并不是确定诊断或分类所必须时，国际血液学标准化委员会（ICSH）指出，300个骨髓有核细胞计数就足够了[9]。然而，当疾病过程涉及急性白血病、骨髓增生异常综合征（MDS）或骨髓增殖性肿瘤时，以及当了解原始细胞比例和其他异常的细胞比例对准确的诊断、分类或随访有必要时，详细的分类计数是必需的。WHO分类推荐外周血计数200个白细胞、骨髓计数500个细胞以确定原始细胞的比例[21]。如果异常细胞计数处在"诊断临界值"或者这些细胞分布不均，则需计数更多细胞或检查更多涂片[9,22]。根据ICSH建议，骨髓分类计数包括原始细胞、早幼粒细胞、中幼粒细胞、晚幼粒细胞、杆状核中性粒细胞、分叶核中性粒细胞、嗜酸性粒细胞、嗜碱性粒细胞、肥大细胞、幼单核细胞、单核细胞、淋巴细胞、浆细胞和幼红细胞。有核细胞计数不应包括巨核细胞、巨噬细胞、成骨细胞、破骨细胞、基质细胞、污浊细胞或肿瘤细胞等非造血细胞。如果存在淋巴细胞灶，不应包括在计数范围内，但要在报告中说明它们的存在[9]。

3.7 结论

为了从骨髓检查中获得最有用、最准确的诊断信息，首先要求标本量足够并且制片优良。然后将骨髓穿刺和骨髓活检的检查结果和外周血相结合，进行有意义的判读。严格监控标本收集、处理和染色的程序，确保标本满意和准确的形态学观察，从而有助于病理医师选择适当的辅助研究并获得准确诊断。

致谢

作者感谢梅奥诊所肿瘤科 A. Jatoi 博士提供了许多有益的建议。

精华和陷阱

骨髓活检和骨髓穿刺的程序

- 提前计划：需要多少根活检组织条？双侧或单侧？需要多少骨髓穿刺抽吸液，供什么研究使用，需要什么类型的抗凝剂，按什么顺序收集标本？有没有胸骨穿刺或干抽的可能性？
- 用于形态学检查时，骨髓穿刺操作要迅速，抽吸液不要超过1mL。
- 骨髓穿刺液被外周血稀释或干抽时，要获取额外的活检组织条，以备特殊研究。
- 如果鉴别诊断很广泛，要获取额外的未固定骨髓抽吸液（可用于流式细胞仪、细胞遗传学或病原体培养）和/或保存于 EDTA（用于分子学诊断）。
- 如果预期活检针内难以获取组织条并且怀疑患者有骨质疏松，可使用 8 号活检针。

标本处理和染色

- 标本存放数月后 MPO 反应会减弱，苏丹黑 B 不减弱。
- 所有涂片要迅速风干。当湿度很高时，可用小台扇。

检查和最终报告

- 骨髓穿刺和活检都要检查并一起报告。否则，在每一份报告中都要注明最终诊断需要结合另一份报告。
- 注明已送往专业实验室检查的样本情况。

（张培红 薛德彬 译）

参考文献

1. Brunning RD, Bloomfield CD, McKenna RW, et al. Bilateral trephine bone marrow in lymphoma and other neoplastic diseases. Ann Intern Med. 1975;82:365-366.

2. Juneja SK, Wolf MM, Cooper IA. Value of bilateral bone marrow biopsy specimens in non-Hodgkin's lymphoma. J Clin Pathol. 1990;43:630-632.

3. Barekman CL, Fair KP, Cotelingam JD. Comparative utility of diagnostic bone-marrow components: a 10-year study. Am J Hematol. 1997;56:37-41.

4. Brynes RK, McKenna RW, Sundberg RD. Bone marrow aspiration and trephine biopsy. An approach to thorough study. Am J Clin Pathol. 1978;70:753-759.

5. Imbert M, Scoazec J-Y, Mary J-Y, et al. Adult patients presenting with pancytopenia: a reappraisal of underlying pathology and diagnostic procedures in 213 cases. Hematol Pathol. 1989;3:159-167.

6. Bain BJ. Bone marrow trephine biopsy. J Clin Pathol. 2001;54:737-742.

7. Swerdlow SH, Campo E, Harris NL, et al. , eds. World Health Organization Classification of Tumours of Haematopoietic and Lymphoid Tissues. Revised 4th ed. Lyon, France：IARC Press；2017.

8. Foucar K. Procurement and Indications for Bone Marrow Examination. In：Foucar K, Reichard K, Czuchlewski D, eds. Bone Marrow Pathology. Vol. 1. 3rd ed. Chicago：American Society of Clinical Pathologists Press；2010：56.

9. Lee SH, Erber WN, Porwit A, et al. ICSH guidelines for the standardization of bone marrow specimens and reports. Int J Lab Hematol. 2008；30：349-364.

10. Wang LJ, Glasser L. Spurious dyserythropoiesis. Am J Clin Pathol. 2001；117：57-59.

11. Sola MC, Rimsza LM, Christensen RD. A bone marrow biopsy technique suitable for use in neonates. Br J Haematol. 1999；107：458-460.

12. Bishop PW, McNally K, Harris M. Audit of bone marrow trephines. J Clin Pathol. 1992；45：1105-1108.

13. Reid MM, Roald B, for the European Neuroblastoma Study Group. Adequacy of bone marrow trephine biopsy specimens in children. J Clin Pathol. 1996；49：226-229.

14. Moosavi H, Lichtman MA, Donnelly JA, et al. Plastic-embedded human marrow biopsy specimens. Improved histochemical methods. Arch Pathol Lab Med. 1981；105：269-273.

15. GerritsPO, Suurmeijer AJH. Glycol methacrylate embedding in diagnostic pathology. A standardized method for processing and embedding human tissue biopsy specimens. Am J Clin Pathol. 1991；95：150-156.

16. Jatoi A, Dallal GE, Nguyen PL. False-negative rates of tumor metastases in the histologic examination of bone marrow. Mod Pathol. 1999；12：29-32.

17. Stuart-Smith SE, Hughes DA, Bain BJ. Are routine iron stains on bone marrow trephine biopsy specimens necessary？ J Clin Pathol. 2005；58：269-272.

18. Humphries JE. Dry tap bone marrow aspiration：clinical significance. Am J Hematol. 1990；35：247-250.

19. Hughes DA, Stuart-Smith SE, Bain BJ. How should stainable iron in bone marrow films be assessed？ J Clin Pathol. 2004；57：1038-1040.

20. Peterson LC, Agosti SJ, Hoyer JD, Hematology and Clinical Microscopy Resource Committee；Members of the Cancer Committee, College of American Pathologists. Protocol for the examination of specimens from patients with hematopoietic neoplasms of the bone marrow. a basis for checklists. Arch Pathol Lab Med. 2002；126：1050-1056.

21. Hasserjian RP, Orazi A, Brunning RD, et al. Myelodysplastic syndromes/neoplasms, overview. In：Swerdlow SH, Campo E, Harris NL, et al. , eds. World Health Organization Classification of Tumours of Haematopoietic and Lymphoid Tissues. Revised 4th ed. Lyon, France：IARC Press；2017.

22. Mufti GJ, Bennett JM, Goasguen J, et al. Diagnosis and classification of myelodysplastic syndrome：International Working Group on Morphology of Myelodysplastic Syndrome (IWGM-MDS) consensus proposals for the definition and enumeration of myeloblasts and ring sideroblasts. Haematologica. 2008；93：1712-1717.

第 4 章

血液病理学免疫组织化学

Stefania Pittaluga, Todd S. Barry, Mark Raffeld

本章内容

在血液病理学中，免疫组织化学（IHC）对准确诊断和明确分型所发挥的重要作用或许是其他病理专业中无法比拟的。在此技术发展之前，淋巴组织增殖性疾病的诊断仅仅依赖于以形态学差异为依据的分类系统。基于形态学分类法的主观性导致了诊断生物学特征不同的肿瘤非常困难，甚至在血液病理学专家之间，形态学分类的可重复性也很差。IHC的出现使我们能客观认识不同淋巴组织增殖性疾病相关的特异性免疫表型特征。免疫表型标志物能提供淋巴造血肿瘤的分化系和细胞起源、特征性癌基因的蛋白产物和肿瘤增殖特征。IHC 目前广泛地应用于识别潜在的分子学改变，以辅助诊断和指导治疗。在将形态学特征与 IHC 研究相结合的基础上，产生了多种可重复性更强、与生物学特征更密切的分类体系，其中 WHO 分类代表着高水平的淋巴造血肿瘤分类[1]。本章向读者介绍 IHC 的运用以及血液病理学有用的多种抗原。

4.1　IHC 基础

理论上，IHC 是一种简单的技术，只需要 3 种基本的元素：相关的细胞抗原、对应于抗原的一抗以及能观察抗原-抗体复合物位置的检测系统。在实践工作中，完成一张优质的 IHC 切片取决于组织抗原的状态；一抗的类型，特异性以及亲和力；所采用的检测系统。对 IHC 染色的判读需要了解并控制这些因素，也需要经验丰富的病理医师。

4.1.1　抗原

抗原-抗体反应是 IHC 的核心；因此保持同源性诊断抗体识别的抗原决定簇的活性构象是很重要的。组织在切除或活检后，位于蛋白质或碳水化合物上的特异性抗原决定簇便立即被酶降解，且会因固定导致进一步的构象变化。为确保抗原的活性，迅速的组织固定是很重要的。某些抗原决定簇，如位于角蛋白及其他细胞结构蛋白上的抗原决定簇，可相对地抵抗降解；其他一些抗决定簇，如信号蛋白的磷酸化抗原决定簇会在数分钟至数小时的时间内快速降解[2,3]。

虽然快速的组织固定对于维持抗原性是重要的，但是特定的固定剂与固定过程本身通过改变抗原分子的构象或对抗原决定簇进行化学修饰来影响抗原性。由于福尔马林廉价且能消毒，并能很好地保存形态结构，所以传统上组织都是用中性缓冲福尔马林（pH 7.0）固定。发生在组织里的确切化学反应还不太清楚。但目前普遍认为福尔马林通过与蛋白质醛基交联而产生固定作用。这种作用模式可能会对抗原结构有害。尽管有些抗原决定簇不会受到甲醛交联作用的显著影响，但这些化学修饰对许多抗原有明显不利的影响。由于福尔马林渗透组织缓慢且化学反应复杂，发生的修饰反应的数量取决于时间。实际上，这意味着抗原分为 3 种基本种类：抗福尔马林决定簇，高敏感福尔马林决定簇以及具有时间依赖性且福尔马林固定敏感的决定簇。尽管尝试过生产专门针对抗福尔马林抗原决定簇的抗体[4]，但通过大量筛选可用的抗体，已经识别了大多数与抗福尔马林决定簇反应的抗体。

多年来，人们对消除或减轻福尔马林固定有害影响的方法抱有极大的兴趣。最初尝试用蛋白水解酶修复抗原性[5]，这可能通过破坏抗原分子甲醛诱导亚甲基交联而发挥作用，从而减轻了蛋白质抗原决定簇上的构象限制。许多 IHC 实验室仍继续使用这种蛋白水解方法。而且,此方法对恢复细胞角蛋白的活性特别有用。但是,蛋白水解方法不易控制。同时,为了能取得最佳的修复效果并避免组织的破坏,还需要非常小心。

尽管通过蛋白水解方法取得了一些成功,但抗原热修复技术(HIER)的发展使 IHC 广泛运用取得突破性进展[6]。该技术将固定过的组织在缓冲溶液中加热至 100℃ 或以上,时间为数分钟至超过 30 分钟。根据缓冲溶液或加热方式不同,HIER 可以有不同方法,但是保持一段时间内湿热的基本方式是一样的[7,8]。HIER 修复福尔马林固定后组织抗原确切的机制尚不清楚。然而,与甲醛有关的化学基团水解分裂与交联,内部抗原的暴露与从蛋白复合物中提取的钙离子都是可能的机制[9,10]。

HIER 的出现彻底改革了 IHC,使福尔马林固定、石蜡包埋的组织切片抗体反应的数量大大增加[6,10,11]。HIER 也提高了对抗福尔马林抗原决定簇抗体的敏感性,同时,HIER 也使对环氧树脂包埋骨髓组织中的大量抗原进行常规处理成为可能[12]。适当的抗原修复能最大限度地减少分析前因素产生的问题,并缩小临床实验室因难以控制固定时间而引起的免疫染色的差别[13]。

HIER 的主要缺点是高热会严重损伤组织,特别是在组织未充分固定或胶原蛋白含量过高时,或抗原修复时间延长,或缓冲液含有乙二胺四乙酸(EDTA)或 pH 值偏高。通过组织最佳固定,减短抗原修复时间及更换修复缓冲液能将组织损伤最小化。尽管如此,检测其他方法无法检测到的抗原的能力远远比潜在的偶尔性组织损伤要更加重要。

4.1.2　一抗

诊断病理学所采用一抗主要有两大类:单克隆抗体与多克隆抗体。多克隆抗体的制备主要通过给动物(通常为兔子或山羊)注射相关抗原,一旦检测到免疫反应即采集动物血清。血清经过抗体纯化,并分离吸附以消除不必要的反应,但其总是包含一系列抗体分子来源于多个不相关的抗体生产细胞(因此,术语称为多克隆)。制备特异性的多克隆抗体高度依赖于初始制备抗原的纯度及吸附方式。获得高度特异性的抗体制备是不易的。而且,背景问题也颇为麻烦,特别是应用于 IHC 时。此外,因为抗体的反应是随着时间和不同动物个体之间变化而变化的,因此制备完全标准化的抗体复合物是不可能的。尽管通过工具获得高纯度蛋白免疫原甚至是特异性的免疫多肽促进了重组 DNA 和蛋白质合成技术的发展,并且此技术已经大大提高了多克隆抗体的特异性,但是多克隆抗体仍包含非特异性的物质。

相反,单克隆抗体是单一抗体生成细胞增殖的产物,所以避免了多克隆抗体所固有的特异性及异质性的许多问题。20世纪 70 年代 Kohler 和 Milstein[14]建立了杂交瘤技术,通过将免疫小鼠浆细胞与浆细胞瘤细胞株融合获得单个抗体生成浆细胞,单个老鼠的杂交瘤细胞可以在体外扩增或老鼠体内以肿瘤的方式无限繁殖,因此能够不断提供已知组成和反应性的抗体来源。由于单克隆抗体纯度高、特异性强,所以很快成为血液病理学的诊断试剂,也应用于其他需要标准化试剂的临床诊断

工作中。然而当把单克隆抗体应用到组织切片里的变性蛋白时,单克隆抗体特异性强的优点就变成了一种缺点。这是因为多克隆抗体通常含有与多种抗原决定簇结合的抗体复合物。若一些抗原决定簇由于固定过程被封闭,只要有一个抗原决定簇能保持其活性构象,则不会产生什么影响。然而,若由单克隆抗体识别的单个抗原决定簇受到了固定过程的影响,则该抗体不能应用于 IHC。该鼠单克隆抗体的第 2 个缺点就是它们的亲合力一般比兔多克隆抗体要小,这就促进了兔浆细胞瘤细胞株的研究,可将其作为融合伙伴以产生高亲和力的兔单克隆抗体[15,16]。这些高亲和力兔单克隆抗体改进了某些抗原的检测,如 cyclin D1;并能检测以前对鼠抗体无效的其他抗原,如 CD103[17,18]。许多兔单克隆抗体目前是血液病理学靶向抗体,包括 CD3、CD5、CD8、CD23、CD56、CD79a、CD103、cyclin D1 和 Ki-67。

在 IHC 的过程中,无论选用哪种抗体,都必须强调严格控制抗体。尽管运用免疫印迹或免疫沉淀法使抗体特异性得到了最佳证明,但只在最初抗体研制期间才进行此类生物化学分析。然而在把任何抗体应用到临床之前,须在各自的实验室里充分验证抗体在组织切片上的效果与染色特征。这需要对正常的组织与肿瘤组织进行大量的试验以评价组织染色的特异性与敏感性。组织芯片的运用在这个阶段很有帮助。一旦验证了抗体并将其投入使用,每次试验都必须进行阴性与阳性对照。不使用一抗,或者用一种同型匹配的对照抗体或 Ig 代替一抗,用这样的方法做阴性对照[19,20]。阳性对照应包括含有已知相应抗原的组织[20]。

4.1.3　检测系统

检测系统包括酶,显色底物及连接酶及标记一抗的试剂。检测系统的选择非常重要,每种方法都有自身的优缺点(表 4.1)。影响检测方法选择的因素与组织的类型,细胞的靶点,方法的广泛性和局限性,实验室的具体问题(例如复杂性、时间要求、试剂成本)等有关。当今使用最广泛的检测系统是以生物素为基础的系统,由 Hsu 等[21]建立的卵白素-生物素过氧化物酶复合物(ABC)系统是这项技术的原型,并且基于聚合物的技术目前得到了更多的发展[22,23]。在这个系统当中,组织内未标记的一抗与生物素标记的二抗反应,并通过卵白素-生物素化酶(过氧化物酶)复合物进行检测。然后,复合物中的过氧化物酶与一个底物发生反应,例如,3,3′-二氨基联苯胺(DAB)或 3 氨基-9-乙基咔唑(AEC),以产生一种有色产物,该产物被定位于靶点抗原上。最近,以聚合物为基础的检测系统得到了发展,该系统不再依赖与卵白素-生物素的结合,从而避免了富含内源性生物素的组织背景着色的可能[22,23]。与以生物素为基础的系统一样,首先使用未标记的一抗,接着使用改良的聚合物(如右旋糖苷)。改良的聚合物与大量的二抗与酶(过氧化物酶)分子相连。这样,一种试剂既包含一种特定种的 Ig 二抗(与抗体相连),也包含能使底物显色的酶。为了能提高检测抗原(在极低水平上表达的)的敏感性或提高对低亲和力一抗的检测水平,不得不开发出了更新的检测系统。这些检测系统包括一种基于酪胺的信号放大技术,就是熟知的催化信使沉积法(CARD)或催化系统放大(CSA)方法[24,25]。

表 4.1　IHC 检测系统的比较

	卵白素-生物素	聚合物	酪胺
敏感性	尚可	高	很高
背景	尚可	无生物素	高
费用	低	高	高

4.1.4　IHC 结果的判读问题

当判读 IHC 时，必须区别特异性与非特异性信号。有许多导致假阳性结果的原因，包括内源性生物素和过氧化物酶，抗体浓度过高，技术问题（例如，过度抗原修复，人为干燥现象，延迟检测）或判读错误（如把内源性色素误认为染色反应的产物）。由于肿瘤中内源性生物素的反应毫无规律，因此其可能成为一个需要认真对待的问题。这种生物素阳性结果常常被修复技术放大，并且呈现颗粒状染色模式，从而难以与其他细胞质颗粒染色区分[26]。未能消除内源性生物素的影响可能导致判读的问题及错误的阳性报告[27,28]。使用新一代基于聚合物的检测系统避免使用生物素-卵白素复合物，从而解决了这个问题。假阴性结果也具有种种原因，最常见的是抗原修复不足，组织固定不佳，不恰当的一抗，或其他染色技术问题。

对 IHC 染色的准确判读，需要了解实验室采用的方法，使用的抗体和每一种抗体预期的染色结果的相关知识，对于这一点如何强调也不为过。对同一种抗原采用不同的抗体也许会显示不同的模式和不同的特异性或非特异性染色强度。例如，传统的多克隆癌胚抗原（CEA）抗体能与其他类似 CEA 的蛋白（如 CEACAM 6 与粒细胞）发生交叉反应。然而特异性单克隆 CEA 抗体就不会出现这种情况[29]。定位于不同的 TREG-相关标志物 FOX-P3 抗原决定簇的单克隆抗体已经在石蜡切片的对比研究中显示能够染色不同的细胞亚群[30]。如同另一个例子，抗 Ki-67 单克隆抗体 MIB-1 有报道能够染色于某些肿瘤细胞膜。然而，对应于相同抗原的单克隆抗体则未显示此类的异常染色[31]。了解靶抗原亚细胞着色位置至关重要。存在许多预期的抗体信号的着色位置，包括细胞核、细胞质、细胞膜、高尔基体和细胞外，以及这些着色位置的组合（图 4.1）。一个预料之外的染色定位应立即否定，并在任何情况下不能被视为阳性。例如，由 NordiQC 组织进行的关于突触素抗体最近的一项研究中，几种单克隆抗体中的其中一种被发现在组织中产生了异常点状着色反应，然而这种组织已知突触素染色应该是阴性的。这种人为假象染色的方式被认为是与高尔基体相关的蛋白发生交叉反应的结果，即以前与其他从鼠腹水中制备的单克隆抗体相关联的人为假象产物[32]，对于这种特别的抗体，这种染色模式只是一个个例。判读者能把非特异性背景染色或色素沉积物与真正的染色（由抗原引起的）区分开，这是至关重要的。血液病理医师的根本责任就是熟悉各种方法与实验室使用的特异性抗体。当使用这些结果提供诊断依据时，还包括靶抗原的预期的染色模式。

4.1.5　冰冻切片与细胞离心涂片

在抗原修复与抗体广泛应用于福尔马林固定、石蜡包埋组织之前，任何涉及 IHC 的文章都会把重心放在冰冻切片与细胞涂片的研究上。而今，冰冻切片已经很少用于血液病理学。而且，细胞涂片主要是细胞学者的研究领域。尽管冰冻切片 IHC 仍在研究应用领域发挥重要的作用，但只有少数临床相关的抗原无法用于固定组织，如 T 细胞受体可变区家族特异性表位。低温恒温的冰冻切片与细胞涂片的免疫染色原理在本质上与那些讨论过的福尔马林固定、石蜡包埋组织的原理是一样的。不过有几个显著的差异和注意事项，是取得最佳结果的关键。这些差异涉及组织的储存、切片、固定及免疫染色程序本身。

使用冰冻切片进行 IHC 检测需要一块适当冰冻的包埋在封固剂（如 OCT）里的组织。为了准备冰冻组织块，在一片薄的组织上盖上胶状的 OCT 复合物。然后把该组织浸入一个含 2-甲基丁烷与乙醇混合物或液氮的溶液里，使其快速被冻结。OCT 发挥双重作用，即当低温器切片时，OCT 能发挥稳定组织的作用，以及在长期储存过程中能发挥防止组织干燥的作用。为了避免结晶以及破坏组织，快速冻结是必要的。一旦组织块准备好后，下一个挑战就是高质量的切片。因为差的切片可能会导致不易判读甚至是错误地判读免疫染色。组织块切好之后，再重新把 OCT 涂在切面上，使组织仍位于组织块内，防止在存放时干燥，这样做非常重要。在染色之前，把所切下的组织切片冷冻存放或在−20℃存放（使用干燥剂）1 个月。但是针对每对抗原-抗体，都要估计存放时间与活性之间的关系。

冰冻切片可直接染色，但是在免疫染色之前通常都会轻微的固定。最常用的固色剂是冷丙酮和以乙醇为基础的固定剂。然而，末端脱氧核苷酸转移酶（TdT）和其他一些核着色的抗体，似乎需要短期的多聚甲醛固定，以保持抗原性。可手工或用自动 IHC 平台来进行冰冻切片免疫染色，后者，在 4% 的甲醛里进行的简短的二次固定能避免在染色过程中脱片，且一般不影响染色质量。应对组织块内内源性生物素进行预处理。但是除了在必要的情况下，一般不需阻断内源性的过氧化物酶。使用过氧化氢阻断过氧化物酶——甲醇混合物可能会导致免疫反应性丢失。如果过氧化物的百分比高，可能偶尔导致组织脱片。优选使用不受内源生物素影响的基于聚合物的检测系统，以避免额外的预处理阻断步骤。

对于细胞涂片免疫染色的注意事项类似于冰冻切片，不同的是细胞涂片的准备。准备细胞涂片最关键问题就是尽可能地减少细胞的重叠以达到细胞单层的理想状态。这一般需要进行少量试验性细胞离心涂片以确定最理想的细胞稀释度。也可使用一种替代方法，在细胞离心制片时使用聚合物将细胞分离。细胞悬液的浓度应用 10% 胎牛血清或白蛋白调整，胎牛血清或白蛋白作为缓冲液在离心过程中维持细胞学形态。用一种专门的离心机（称为细胞离心机）将细胞涂在玻片上，细胞离心机被改良过，使得细胞在低离心力的状态下旋转。一旦准备妥当，在进行免疫染色之前，将细胞涂片固定在乙醇或丙酮里或自然晾干。在这一点上，可以用对冰冻切片描述的同样方式给细胞涂片染色。准备最终的细胞浓度之前用等渗液洗涤细胞是有益的。细胞积液里含有高度异质的蛋白含量会出现免疫染色的背景着色，而这样做能减少背景着色。此外，红细胞会干扰染色及免疫染色结果的判读，因此，含红细胞多的体液标本制备细胞涂片前要用氯化铵或相同的步骤消除红细胞。

4.1.6　骨髓活检免疫染色的特别注意事项

骨髓环钻活组织检查是评估造血系统疾病与其他影响造

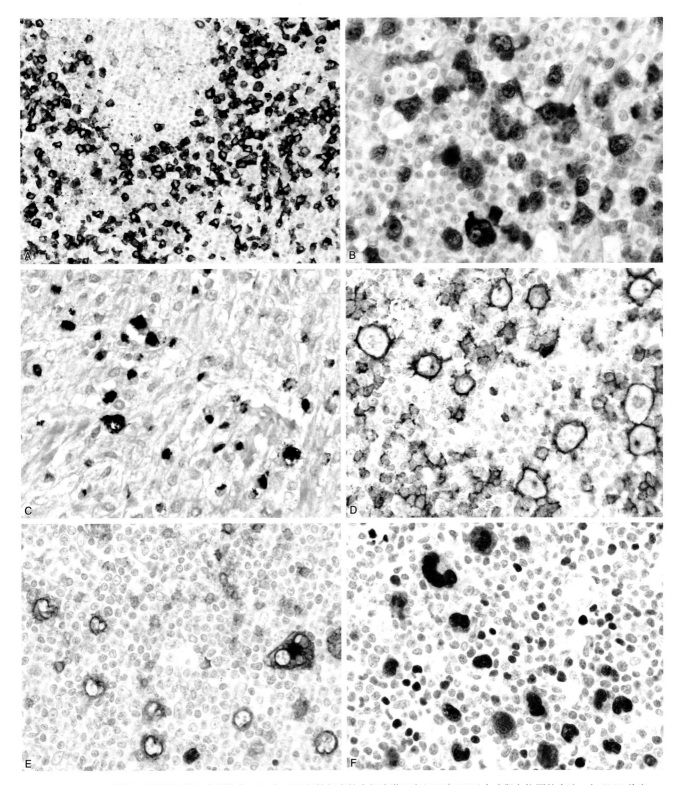

图 4.1 亚细胞结构相关的 IHC 染色典型模式。A~C,ALK 阳性间变性大细胞淋巴瘤(ALK⁺ALCL)免疫靶向抗原的表达。A,CD30 单克隆抗体呈膜和高尔基体染色模式。B,ALK 单克隆抗体呈核和细胞质染色模式。C,TIA-1 单克隆抗体呈细胞质颗粒状染色模式。D~F,结节性淋巴细胞为主型霍奇金淋巴瘤(NLPHL)免疫靶向抗原的表达。D,CD20 单克隆抗体呈细胞膜染色模式。E,IgD 多克隆抗体呈胞质染色模式伴膜和核周染色增强。F,OCT-2 单克隆抗体呈核和细胞质染色

血作用的疾病的不可分割的部分。对评价骨髓细胞量(骨髓增生程度)、细胞分布以及不同细胞类型之间的关系特别有用。当由于骨髓纤维化或其他浸润性疾病细针穿刺活检不成功,即"干抽"时,骨髓环钻活检的作用至关重要。

为了保持组织的形态,组织长度、固定类型、组织处理、切片及染色的质量都至关重要。脱钙过程代表另一种变量,这个变量可以影响染色模式与在 IHC 中抗原性的保持[33]。有各种各样的固定剂,包括中性缓冲福尔马林、含汞的溶液(如 Zenker和 B5)或者一种基于乙酸-锌-福尔马林的混合液(简称 AZF,Hammersmith 提议)[34,35];最后一种与 B5 相比较能更好地保持形态,但抗原与核酸保存不佳(如果紧接着用蚁酸脱钙)[35]。塑料包埋仍在使用,尽管技术难度大,对于后续的工作如 IHC和分子技术的应用有限制。然而,新的树脂包埋技术能够改进这两项辅助检查技术[12]。紧随固定之后,骨髓环钻活检标本需要用钙螯合剂(如 EDTA)或者是基于酸的制剂脱钙。EDTA脱钙通常需要 48 至 72 小时;而用含有酸的溶液脱钙时间会缩短(1~2 小时,当使用 10% 的蚁酸与 5% 的甲醛脱钙时最多需要6 小时)。通常,各实验室都有标准化的步骤。根据此标准化的步骤,可在固定与脱钙过程中,监测骨髓活组织标本以确保保持形态以及 IHC 与分子技术的最佳条件[36]。

自从引进抗原修复以及脱钙方法的改进后,使用在骨髓环钻活组织检查中的抗体数量已经从 20 世纪 90 年代初的几个大幅增加到了当今的百余个[36]。染色步骤与检测系统与已经介绍过的用福尔马林固定、石蜡包埋的组织切片类似。目前使用的在淋巴结活组织检查中的绝大多数抗体也能被应用到骨髓活组织检查中(表 4.2)。

表 4.2　骨髓环钻活检 IHC

细胞类型	抗体
前体	CD34,CD117,TdT,CD10,CD3,CD19,CD1a
髓系	MPO,CD13,CD33,CD10
红系	血型糖蛋白 A 和 C,血红蛋白,血影蛋白
巨核系	CD42b,CD61,von Willebrand 因子(Ⅷ因子 RA)
单核细胞系	CD14,CD68(KP-1 和 PGM-1),CD163,CD4,溶菌酶

4.2　血液病理学相关的抗原

血液病理学肿瘤的复杂性与造血免疫细胞(血液病理学肿瘤来源于造血免疫细胞)的复杂性类似。准确的诊断需要频繁地评估多种不同的表型标记。常用的靶向标志物包括那些与细胞分化系、细胞分化程度、细胞功能、与淋巴瘤发病相关的基因产物变化以及与增生活性相关的标志物。总和这些信息,血液病理医师能将疾病分类成不同的表型,这些表型与临床相关的诊断实体相对应。除了肿瘤病灶细胞以外,对微环境的分析能提供诊断或预后的信息。微环境的分析在造血免疫细胞的发育与分化过程中发挥重要的作用。

许多与临床相关的血液病理学抗原都命名为分化簇(简称CD)数字序号。CD 这个术语在 1982 年在法国巴黎举行的首届白细胞分化抗原国际工作组会议上提出。目的是把在全世界不同实验室里不断增加的能够识别相同的细胞表面分子单克隆抗体编成组[37]。在此命名法建立之前,各实验室通常用自己的命名系统来命名与同一抗原反应的抗体,这造成了文献中极大的混乱。当两个独立的单克隆抗体具有相同的分子,且交叉验证了靶点与抗体的反应性,就指定了一个 CD 编号,CD系列不用于细胞内或核的抗原。多年来,CD 这个术语已经延伸到其他类型细胞的表面标记。如今,CD 由超过 350 个群与亚群构成。对于大多数 CD,相对应的基因是已知的,而且 CD术语现在是一种补充,并与人类基因组组织(HUGO)基因术语相符。

4.2.1　淋巴组织恶性肿瘤的 IHC 特征

细胞分化系与细胞分化标记在协助诊断中的应用,淋巴瘤就是最好的例子,大量的研究已经验证了一个概念,即不同的淋巴瘤子亚型都来自或至少反应了正常淋巴细胞发育的不同阶段(见第 8 章与第 13 章)。基因表达的协调和独特性出现在 B 细胞与 T 细胞分化过程中,可以通过免疫学技术(包括IHC)显示特定阶段的蛋白表达,以突出这些细胞群的特点;也可以采用这些组合辅助相应淋巴瘤的诊断(表 4.3 ~ 表4.5)。

表 4.3　成熟 B 细胞肿瘤的 IHC 诊断

	CLL/SLL	MCL	FL	MZL	HCL	DLBCL
CD5	+	+	−*	−*	−	−†
CD10	−	−	+	−	−	+†
CD20	+	+	+	+	+	+
BCL6	−	−	+	−	−	+†
MUM-1/IRF-4	+‡	−	−	+	−	+†
Cyclin D1	−	+	−	−	−	−
CD23	+	−	+/−	+/−	−	−
CD25	−	−	−	−	+	−

*部分 FL 和 MZL 可以表达 CD5。

†DLBCL 是一组异质性肿瘤,不同亚型表达不同抗原,如 CD5、CD10 和 MUM-1/IRF-4(见具体章节)。

‡CLL 的增殖中心表达 MUM-1/IRF-4。

+,所有病例均阳性;+/−,大多数病例阳性;−/+,少数病例阳性;−,所有病例均阴性。

表 4.4 成熟 T 细胞肿瘤的 IHC 诊断

	T-LBL	PTCL	ALCL	AITL	NK/T 鼻型	SPLTCL	HSTCL
TdT	+	−	−	−	−	−	
CD3	+/−	+	+/−	+	+胞质	+	+
CD5	+	+/−	+	−	−	+/−	−
CD4	+/−	+	+	+		−	−
CD8	+/−	+/−	−	−/+		+	+
βF1	−	+	+	+	−	+/−	−
TIA-1	−	−	+	−	+	+	+
Gr-B	−	−	+	−			
CD10	+/−			+			
CD279(PD-1)				+			
CXCL-13				+			
ICOS				+			
ALK	−	−	+	−			
EBER	−	−/+(B)	−	+(B)	+		
CD21(DC)							

(B),表达于背景 B 细胞而肿瘤细胞不表达;(DC),滤泡树突细胞表达,而肿瘤细胞不表达。

+,所有病例均阳性;+/−,大多数病例阳性;−/+,少数病例阳性;−,所有病例均阴性。

表 4.5 霍奇金淋巴瘤的 IHC 诊断

	LP 细胞 NLPHL	HRS 细胞 CHL
非分化系列抗原		
CD45	+	−
CD30	−	+
CD15	−	+/−
B 细胞相关抗原		
CD20	+	−/+
CD79a	+	−/+
J 链	+/−	−
IgD	+/−	−
B 细胞相关转录因子		
BOB.1	+	−/+
OCT-2	+	−/+
PU.1	+/−	−
PAX5	+	+(弱)
BCL6	+	−
EBV 检测		
LMP-1	−	+/−*
EBER	−	+/−*

*MCCHL 和 LDCHL 通常阳性;NSCHL 通常阴性。

+,所有病例均阳性;+/−,大多数病例阳性;−/+,少数病例阳性;−,所有病例均阴性。

任何病例,IHC 评估应以观察 HE 切片后形成的鉴别诊断为基础,在最初结果的基础上逐步有序地进一步精确诊断。尽管此方法会延迟最终诊断 1 天或 2 天,但这个过程是经济高效的。在没有了解如何运用 IHC 结果或结果如何影响诊断之前

不要申请进行 IHC 染色。基于常见的诊断问题,表 4.6 概括了一些淋巴结诊断常用的抗体组合。后续章节将讨论各个疾病实体的免疫表型特点,因此,各个疾病的免疫表型表达谱将在后续的章节中讨论。

表 4.6 淋巴结和淋巴瘤诊断的 IHC 抗体组合建议

诊断	抗体*
反应性增生	CD20、IgD、CD3、CD5、BCL2、κ、λ、*CD21*、*CD123*、*CD138*
小 B 细胞淋巴瘤	CD20、CD79a、IgD、CD3、CD5、CD10、CD23、CD21、MIB-1、cyclin D1、BCL2、BCL6、IRF4/MUM-1
DLBCL、BL	CD20、CD3、CD79a、BCL2、BCL6、CD10、MUM-1/IRF4、p53、MIB-1、EBER
侵袭性 B 细胞淋巴瘤	
浆细胞肿瘤,浆母细胞性肿瘤	CD20、CD79a、CD3、κ 和 λ 重链、CD56、CD138、IRF4/MUM-1、ALK、EMA、EBER
CHL	CD20、CD3、CD30、CD15、PAX5、*OCT-2*、*BOB.1*、EBER、LMP-1
NLPHL	CD20、CD3、IgD、OCT-2、*BOB.1*、CD21、CD57、PD-1
PTCL(结内)	CD20、CD3、CD5、CD4、CD8、CD2、CD7、CD10、CD21、CD25、CD30、TIA-1、PD-1、ALK、EBER
PTCL(结外)	CD20、CD3、CD5、CD4、CD8、CD2、CD7、CD25、CD30、CD56、TIA-1、粒酶 B、β-F1、ALK、EBER
母细胞,母细胞样肿瘤	CD20、CD79a、PAX5、CD3、CD4、CD2、CD34、CD56、CD68、CD99、CD123、TdT、溶菌酶、MPO

*斜体所示抗体在某些病例中可按需要增加。

对于许多造血肿瘤而言，与肿瘤相关的致癌基因产物提供了唯一且有时特异的 IHC 检测靶点。已在许多成熟 B 细胞与 T 细胞淋巴瘤亚型中描述了 *TP53* 突变或缺失。而且，*TP53* 突变或缺失通常被认为是更具临床侵袭性过程相关的从属事件。在 FL 中，*TP53* 最初被描述在那些组织学进展为 DLBCL 的病例；当在低级别成分中检测到 *P53* 突变时，提示预后不良[38,39]。同样，当 *P53* 突变出现在 MALT 淋巴瘤[40]、MCL[41,42] 和 CLL 时[43]，提示与疾病进展有关。因为大多数 *TP53* 突变使蛋白稳定从而被 IHC 检测，所以 IHC 被用作突变的替代标记。在 B 细胞淋巴瘤中，由 IHC 检测到的 TP53 蛋白与突变具有好的相关性；然而，在 T 细胞淋巴瘤和经典霍奇金淋巴瘤中，这种相关性就差[44,45]。从这些提示中我们看到 IHC 评估 TP53 在一些 B 细胞瘤中仍是有用的预后标记。而且，通过 IHC 对 TP53 的评估（联合 *TP53* 靶基因的评估）也许能筛选出患者获益于野生型 TP53 的治疗[46,47]。

历史上，在血液病理学诊断中首次被证明有用的其中一个肿瘤相关的致癌基因产物是 BCL2。BCL2 参与 FL 相关联的 t(14;18)(q32;q21) 易位而被发现，该易位将 *BCL2* 基因与 Ig 重链重排位点并列，从而导致其过度表达[48]。BCL2 主要存在于线粒体膜上，并且是细胞凋亡相关蛋白家族的成员[49]。反应性生发中心 B 细胞不表达 BCL2；因此，检测该蛋白在鉴别反应性滤泡与肿瘤性滤泡时非常有用。FL 的 BCL2 表达模式变幻多样。而且，对染色的判读应联合其他标记，如 CD10 与 BCL6，这些标记表达生发中心 B 细胞。作为 t(14;18) 易位的结果，BCL2 通常强表达，比正常 B 细胞与 T 细胞的 BCL2 表达更强；然而，任何生发中心表达 BCL2 都是异常的，应该联合其他相关标记（如 CD10、BCL6、MIB-1、IgD、CD3）仔细评价。通常，初级滤泡，次级滤泡的套区，滤泡内或滤泡间的 T 细胞 BCL2 着色，可用作细胞内阳性对照。然而，BCL2 IHC 染色在鉴别 FL 与其他惰性或侵袭性 B 细胞淋巴瘤甚至 T 细胞淋巴瘤方面没有价值，因为它们都能表达这种细胞凋亡蛋白。

t(11;14)(q13;q34) 易位导致 Cyclin D1 过度表达，是 MCL 在 Ig 重链与 *CCND1* 基因之间存在 11q13 异位的标志[50]。Cyclin D1 是许多细胞类型与控制周期（从 G0-G1 到 S 期）的一个重要的细胞周期调控者，但它通常不在淋巴细胞中高表达。作为 t(11;14)(q13;q34) 易位的结果，几乎所有 MCL 的核中都能用 IHC 方法检测到 Cyclin D1[51]。IHC 评估 Cyclin D1 通常用于这种淋巴瘤的诊断，而且特别是在与其他 CD5 阳性的 B 细胞淋巴瘤（如 CLL）的鉴别诊断时特别有用。在伴有 t(11;14) 易位的多发性骨髓瘤、与特异性 IGH 易位无关的低级别 HCL，以及多种间质细胞中，也能检测到 Cyclin D1 的表达；后者是有用的内部阳性对照。然而，当结合了形态学特点时，其核表达也是 MCL 的诊断特征。

具有 *MYC* 基因重排的 B 细胞淋巴瘤几乎总是恒定地 IHC 强表达 MYC 蛋白[52]。然而，高水平 MYC 蛋白表达不一定反映所有 B 细胞淋巴瘤的 *MYC* 重排，并且它通常与在 T 细胞淋巴瘤中 *MYC* 易位无关[53]。因此，阴性 IHC 染色结果虽然可以合理地排除 *MYC* 重排，但对于涉及 *MYC* 位点的易位，谨慎的做法是用 FISH 确认其阳性染色。

与 B 细胞淋巴瘤里的大多数易位相比，ALCL 相关的易位涉及在 2p23 上的 *ALK* 基因与不同染色体上的搭配基因融合产生了融合性蛋白[54]。最频繁的易位涉及 *ALK* 基因与核质蛋白基因(*NPM1*)，*ALK* 基因与核质蛋白基因编码核仁磷酸蛋白。这导致融合蛋白质（包含与胞质内部分相融合的 *NPM1* 的氨基末端），包括 ALK 蛋白的催化区。由于 t(2;5)(p23;q35) 易位，ALK 蛋白可在 ALCL 的细胞核和细胞质里表达。而且可通过单克隆抗体检测 ALK 蛋白[55]。在变异型易位情况下，ALK 的染色模式可位于细胞质或细胞膜；后一种染色模式通常包含了膜突蛋白(*MSN*)基因涉及 t(2;X)(p23;q11-12) 易位。ALK 的表达也可在罕见的 DLBCL（具有免疫母细胞或浆母细胞特征）病例中检测到。但是这些病例通常显示颗粒状细胞质着色，不表达 CD30，表达 B 细胞标志物，并且可能 IgA 阳性。此外，某些非造血系统肿瘤（如横纹肌肉瘤、炎性肌纤维母细胞瘤和少数肺腺癌）也表达 ALK，但是其形态学和 HIC 容易与 ALCL 鉴别。ALK 通常只在大脑里表达。所以，ALK 蛋白是高度特异性的诊断标记。

因为各种原因，不是所有的易位靶点在诊断上都是有用的。对于某些易位，表达产物与易位，基因拷贝数或突变都是无关的。最好的例子就是 BCL6，BCL6 通常在生发中心细胞表达。并且，对生发中心形成是必需的[56]。FOXP1 表达通常与 DLBCL 非生发中心 B 细胞（GCB）表型相关，而与易位或拷贝数无关[57]，边缘区淋巴瘤识别出的易位产物也是如此。这些易位产物包括 t(11;18)(q21;q21)、t(1;14)(p22;q32)、t(14;18)(q32;q21) 和 t(3;14)(p14.1;q32)，它们形成嵌合产物(BIRC3-MALT1)或导致 *BCL10*、*MALT1* 和 *FOXP1* 的异常转录。

对淋巴组织增殖率的评价很多情况在诊断上都是有用的。在所有增生标志物中，Ki-67 是目前在病理学中运用最广泛的抗原。Ki-67 是一种核蛋白抗原，表达增生与循环活跃的细胞，但 G₀ 期不表达 Ki-67[58]。虽然发现 Ki-67 具有 DNA-结合特性而且也是一种主要的核蛋白，但其功能仍不清楚。尽管最初的 Ki-67 抗体在福尔马林固定、石蜡包埋的组织切片里不具有免疫反应性，但是其他研究者成功地研制出了当今广为使用的 Ki-67 同等抗体，即 MIB-1 抗体。确认增生细胞以及其在淋巴组织里的分布都是评价反应性病变抑或肿瘤性病变的重要参数。MIB-1 染色有助于区别滤泡性增生与 FL；与低级别 FL 相比较，前者反应性生发中心具有更高的增殖活性和极性。

在淋巴瘤特定的亚型中，肿瘤细胞增殖活性的增加通常与更具侵袭性的临床过程相关，尽管 Ki-67 染色的预后意义不总是在各研究中保持一致。对于不同研究中缺乏一致性总是有许多解释，包括技术的不同，评分标准以及截止值不同[59-61]。MIB-1 是核显色标志物，对固定有关的分析前因素和抗原修复的类型特别敏感。可重复性差在 DLBCL 的多中心研究中显得尤为明显。在多中心研究中，实验室间的变化发挥更大的作用，然而在单一机构发表的一系列论文中 Ki-67 指数在确定高风险组时仍旧有意义[61]。此外，在 MCL、转化的 FL、结内的外周 T 细胞淋巴瘤中的基因表达分析中，Ki-67 免疫染色作为"增殖标志"通常会显示极好的相关性[62-64]。

4.2.2　髓系白血病、骨髓增生异常性疾病及其他骨髓增殖性疾病的 IHC 特征

在诊断急性白血病时，骨髓环钻活组织检查的免疫表型分析通常是流式细胞检查技术的补充。流式细胞术使用大样本

来定义肿瘤人群的特征,识别它们的分化系,并检测异常抗原的表达模式,被用于诊断和监测肿瘤的残留及复发(表 4.7)。

表 4.7　骨髓 IHC 抗体组合建议

疾病	抗体
急性白血病	CD34、CD117、TdT、CD3、CD19、CD20、CD10、MPO、CD33、CD61(或 CD42b)、血红蛋白 A、血型糖蛋白 A 或 C、PAX5;也可 CD123、NPM1、CD68、溶菌酶
骨髓增生异常综合征	CD34、CD117、CD61、MPO、CD33、肥大细胞 trytase、血红蛋白 A
慢性髓系增生性肿瘤	CD34、MPO、CD61、CD68(PGM-1)、血红蛋白 A
浆细胞病变	CD138、κ、λ、CD56、CD20
噬血细胞综合征	CD68、EBV 原位杂交、CD20、CD3
组织细胞和树突细胞肿瘤	CD123、CD68、CD163、S-100、CD1a、CD207(langerin)、溶菌酶
肥大细胞增生症	肥大细胞 trytase、CD117、CD25、CD2;CD34、CD3、CD20

识别原始细胞对所有潜在的白血病、骨髓增生异常、骨髓增殖性疾病非常重要,通过检测 CD34 与 CD117 容易实现。然而,必须指出,在大约 25% 的急性髓系白血病(AML)中,母细胞不表达 CD34。加上 MPO、血型糖蛋白 A 或 C、血红蛋白与 CD61 对确定不同细胞类型的分布与数量非常有用,并且对鉴别形态异常(如巨核细胞)也非常有用。

包括 CD34、TdT、MPO、CD33、CD68(KP-1 与 PGM-1)、血型糖蛋白 A、CD61、CD20、CD79a、PAX5、CD3 及 CD1a 的抗体组合有助于鉴别 AML 与 ALL。在单核细胞分化的病例中,添加 CD11c、CD14、CD64、CD4、CD163 和溶菌酶。在 AML 病例中,免疫分型可鉴别特定的亚型。通常,伴有 t(8;21)(q22;q22)易位的 AML 特征性表达 CD34、CD13、CD33、MPO 和 HLA-DR,往往异常表达 CD56,并表达 B 细胞标志物 PAX5、CD79a 和 CD19。尽管伴有 t(15;17)(q22;q12)易位的 AML 通常表达髓系抗原、MPO、CD13 和 CD3,不表达 HLA-DR,CD34 呈阴性或弱表达,可能异常表达 CD2,特别是微小颗粒亚型[65]。

4.2.3　组织细胞、树突细胞、肥大细胞及其他肿瘤细胞类型的 IHC 特征

组织细胞肉瘤的肿瘤细胞呈 CD68、CD163、CD14、溶菌酶和 CD4 阳性[66]。如果做了 S-100,通常呈局灶性弱表达。数种标志物有助于鉴别 Langerhans 细胞组织细胞增生症[CD1a、CD207(langerin)、BRAF-V600E 特异性单克隆抗体]、滤泡树突细胞肿瘤(CD21、CD35、clusterin)和髓系起源的增生性疾病(CD13、CD33、MPO)[67-69]。组织细胞肉瘤也不表达 CK、HMB45、EMA 和黑色素瘤标志物(如前所述,除了 S-100)。

不论其分化程度,所有肥大细胞增生性疾病都可以通过针对肥大细胞 trytase 的抗体进行 IHC 检测(骨髓样本同样有效)[70]。肥大细胞肿瘤表达 CD117(c-Kit)和 CD68。系统性肥大细胞增生症的瘤细胞往往异常表达 CD25 和/或多数病例呈 CD2 阳性。在其他肥大细胞综合征中,CD2 与 CD25 表达模式

更加多变。

母细胞性浆细胞样树突细胞肿瘤的瘤细胞表达 CD4、CD43、CD45RA、CD56、CD123 和 TCL-1[71-73]。其他标志物包括 CD303(BDCA2)与 CLA。当 CD68 阳性时,通常呈点状染色模式。大约 1/3 的病例表达 TdT,而 CD34 与 CD117(c-Kit)通常阴性。

4.3　超越诊断:IHC 作用的进展

直到最近,IHC 一直是协助病理医师对特定疾病实体进行鉴别诊断的工具。然而,在过去 10 年中,IHC 的作用在不断发展,其应用也越来越广泛。IHC 实验室提供的信息现在远远超出诊断,包括预后和预测性信息以及有助于治疗决策的信息。这些新的 IHC 作用是由于 3 个领域的快速发展:①深入理解了肿瘤细胞生物学基本的分子学机制,包括宿主-肿瘤相互作用;②识别了涉及细胞生长的关键基因中的癌症相关突变;③癌症靶向治疗的快速发展。我们现在知道许多基因涉及大多数人类癌症,精确的分子学畸变影响这些基因。我们进一步理解了肿瘤逃避免疫反应的复杂分子机制。我们对癌症生物学认识的提高为当前癌症靶向治疗的快速发展提供了基础。在每一个实例中,选择正确的药物都需要精确识别具体的细胞病变。无论是鉴定突变的癌基因、治疗性抗体或细胞毒性 T 细胞的细胞表面分子靶点,还是与抑制免疫应答有关的关键分子,IHC 在满足这些要求方面都起着重要作用。

利妥昔单抗(抗 CD20)是第一个广泛应用于淋巴瘤的针对抗体的靶向治疗药物[74-76]。虽然血液病理医师最初使用抗 CD20 抗体作为诊断工具来识别 B 细胞淋巴瘤,但验证 CD20 的表达很快成为针对治疗性抗体的需要。今天,多种细胞表面抗原已成为 B 细胞和 T 细胞肿瘤的靶向抗体,并取得了不同程度的成功,包括 CD20、CD22、CD19、CD138、CD2、CD3、CD4、CD52、CD25、CD30 和 CD194(CCR4)[77-80]。在某些病例中,治疗性抗体是"裸的"或未结合的(如利妥昔单抗),但在其他病例中,抗体可经过结构性修饰以激活效应器功能(例如,抗 CCR4)或与放化疗药物或毒素(例如,抗 CD22、CD25 和 CD30 的抗体)结合以引起靶细胞杀伤。除了细胞谱系特异性或 B/T 细胞限制性抗原外,还研发了抗细胞活化标志物(如 CD25 和 CD30)的抗体,目前正在进行临床试验。表达 CD25 的 B 细胞毛细胞白血病和表达 CD25 的 T 细胞肿瘤,如成人 T 细胞白血病/淋巴瘤(ATL),均被靶向 CD25 抗体[78,81]。最近在霍奇金淋巴瘤和 T 细胞瘤(如 ALCL 和 ATL)中针对 CD30 的毒素结合抗体(bren-tuximab vedotin)进行了试验,已显示出良好的结果[82,83]。抗 CD52 抗体(如阿仑妥珠单抗)在 B-CLL 和某些类型的外周 T 细胞淋巴瘤中取得了初步成功[84,85]。CCR4 是在某些 T 细胞淋巴瘤(如蕈样肉芽肿、Sézary 综合征和 ATL)中发现的细胞因子受体,也已成为靶向治疗的单克隆抗体[86,87]。对于所有这些靶点,病理医师有责任确定是否存在这些抗原,以决定恰当的临床治疗方案。

类似地,基因工程 T 细胞转移免疫治疗日益普遍,并且已经研发了针对 CD19 和 CD22 的方案,用于治疗表达这些抗原的 B 细胞肿瘤[88]。特别是来自 CD19 嵌合抗原受体(CAR)T 细胞试验的初步报告,在 B-ALL 和 CLL 中表现非常令人鼓

舞[89,90]。针对浆细胞抗原 B 细胞成熟抗原(BCMA)的类似试验正在进行多发性骨髓瘤和其他浆细胞肿瘤的研究[91,92]。这些治疗方法并非无害的,在患者接受这些治疗之前,确认靶抗原的表达以识别潜在有效的患者是至关重要的。

控制细胞毒性 T 细胞对自身抗原反应性的免疫检查点的新研究,加上同时研发的干扰这些免疫检查点蛋白的治疗性抗体,为病理医师提供了一套完全不同的抗原靶点进行评估[93,94]。免疫检查点抑制剂 CTLA4 是此类靶点之一,最早进入临床试验,对黑色素瘤有显著反应,但在造血肿瘤中的成功较为有限[95]。数个临床试验在黑色素瘤和肺癌中针对免疫检查点家族 PD-1 或其配体 PD-L1 进行研究,初步结果很有前景[96]。在早期临床试验中,IHC 表达 PD-L1 的黑色素瘤对 nivolumab(靶向 PD-1 的抗体)更敏感,强调了向临床医师提供此信息的重要性[97]。最近发现 nivolumab 对复发性 HL 有反应,HL 因染色体 9. p24.1 位点的扩增而表达高水平的 PD-1 配体[98]。目前已有针对多种造血肿瘤亚型的类似试验,将来对 PD-L1 在血液恶性肿瘤中表达的评估可能变得重要。

控制肿瘤细胞生长的分子途径和遗传病变的知识为研究者和肿瘤学家提供了又一套不同的信号途径和蛋白质予以抑制,对病理医师来说,提供了另一套评估靶点。目前市场上有临床实用的抗体,能够识别几个基因的突变,包括抗 *EGFR* L858R 点突变和外显子 19 缺失突变的抗体,它们共占肺腺癌中 *EGFR* 突变的 90% 左右[99];以及抗 *BRAF* V600E 突变的抗体,该突变常见于黑色素瘤,但也见于多种其他肿瘤[100]。具有 *EGFR* 和 *BRAF* 突变的肺腺癌和黑色素瘤已显示对相应的酪氨酸激酶抑制剂有反应。虽然 *EGFR* 突变不会出现在血液恶性肿瘤中,但 *BRAF* V600E 突变几乎在所有毛细胞白血病病例中都有发生,并且在 Langerhans 细胞组织细胞增生症和 Erdheim-Chester 病病例中也占 50%[101-104]。IHC 实验室对识别 V600 E 突变起关键作用。抗 IDH1 R132H 的抗体也可用于鉴定已知携带该突变的 AML 病例[105]。针对较不常见的 *IDH1* 变异体以及 *IDH2* R172 突变的新抗体,在 AML 和 AITL 中均常见,文献中已有报道[106]。其他可能适合免疫组织化学靶向的常见突变包括 *JAK2* V617F 突变,常见于多种骨髓增生性疾病,以及 *MYD88* L265P 突变,是 LPL、部分 MZL 和活化 B 细胞亚型 DL-BCL 的特征。

最后,随着当前对细胞生长信号转导通路的靶向治疗的重视,我们最终可能看到在临床实验室中应用磷特异性抗体,以识别适于靶向干预的活化途径。用这些替代物识别通路激活,可能不再需要针对已知或未知的单个突变基因产物,而是只需要简单地报告哪些细胞生长通路出现组成性激活。实现这一目标的主要障碍是优化组织处理和固定程序,以保持这些经常不稳定的表位,因为目前已有许多非常好的石蜡反应性抗体,能够在多种信号中与蛋白质的磷酸化表位反应,如 PI3K/AKT 通路、MAPK 通路和 JAK/STAT 通路等,它们对促进淋巴瘤增殖有重要作用[107,108]。个性化医学时代为 IHC 实验室带来了新的机遇和挑战,病理医师有望在治疗决策中发挥越来越重要的作用。

4.4 原位杂交

尽管本章讨论 IHC,但有必要简述原位杂交(ISH)在血液病理学中的作用。这些技术具有相似点,他们都是在原位判读靶点,那就是在冰冻或石蜡包埋切片,此外他们还有相似的检测系统。靶点的类型与化学标识为主要区别。ISH 为一种简单且灵敏的技术,该技术可直接评估组织切片内 DNA 或 RNA 靶点(都是冰冻的和福尔马林固定的),及单细胞悬液,细胞遗传制备。但是,IHC 以蛋白为靶点。

当没有抗体时,敏感性差或背景着色强时(例如,κ 和 λ 轻链免疫染色)[109],ISH 在血液病理学的作用就特别突出。当蛋白快速分泌,并且未储存于细胞内,或核酸含量高于蛋白时,则需要 ISH。此项技术的局限性与靶点序列在细胞内的含量及储存有关。此外,分析前的因素诸如固定,组织处理也会对 ISH 检测靶点序列产生显著的影响。

与 IHC 类似,首先是进行孵育,用 DNA 或 RNA 探针代替一抗。反应(杂交)是基于检测的序列及设计的探针互补的基础上的,而不是抗原-抗体识别。退火产物的检测最初以使用放射标记的探针为基础,其通过放射性自显影术直接观察。目前,特别是在临床工作中,放射性同位素检测方法已经被非同位素检测方法所取代。显色原位杂交(CISH)使用二抗与显色检测系统(与 IHC 中使用的类似),可检测生物素或地高辛标记的探针。而荧光原位杂交(FISH)技术中,在黑暗环境中用荧光标记的探针进行检测。与基于放射性同位素的原位杂交相比,这些方法具有更多的优点,包括提高探针稳定性,同时不会带来废物处理问题(除了 DAB),缩短分析时间,卓越的敏感性,更优的组织保存及更加的准确的亚细胞定位。

最初病理医师运用 CISH 方法检测 κ 和 λ Ig 轻链用来评估 B 细胞的克隆性。CISH 限用于不适合 IHC 的情形,如血清间质 Ig 含量高导致较强的背景着色时,或高表达 Ig 轻链蛋白的病例,例如浆细胞性亚液质,或显示浆细胞分化的 B 细胞肿瘤。CISH 检测 κ 和 λ 也适用于骨髓切片。ISH 在某些情形下优于 IHC 检测 κ 和 λ,因为血清 Ig 导致的背景显色被清除了。然而,目前探针的敏感性并不一定增强。使用优化的抗原修复技术可以减少 κ 轻链 IHC 导致的背景显色,可识别 80% 的 B 细胞淋巴瘤中的轻链限制性[110]。

CISH 也广泛用于病原体检测,特别是细胞或组织里中病毒。其中一个最常用的 CISH 临床试验就是对感染细胞里的 EBV 的检测[111-114]。在这个试验中,靶点是 EBV-编码的 RNA(EBER),EBER 是一种在潜伏期较早出现的和转录体,并且具有较高的拷贝数(接近 10^6 至 10^7 拷贝/细胞)。由于这些特性以及它们对细胞 RNA 的最小同源性,EBER 是用原位杂交法检测福尔马林固定、石蜡包埋组织切片中 EBV 感染细胞的极好的靶点,并且比普遍使用的 IHC 靶点(即 LMP)更可取。

FISH 常用于检测研究结构性和数值性染色体异常,以往用于检测细胞遗传学实验室的培养细胞,但在组织病理实验室石蜡标本中的应用日益增加[115]。

4.5 结论

IHC 在血液病理学实践中发挥着关键作用,并且越来越重要。基因组与蛋白质组学技术的快速发展及其对造血与免疫系统的正常状态与肿瘤状态的应用不仅加深了对疾病的认识,而且也促进了 IHC 识别临床相关的新靶点,它提供的信息已经远远超越了病理诊断的需求。尤其是最近研发的分子靶向治疗，更加注重使用存档组织 IHC 识别与治疗相关的细胞信号通路的存在与活性，以及识别肿瘤特异性免疫源性靶点。

精华和陷阱

- 避免频繁地冷冻和解冻抗体。
- 如果是浓缩的（未稀释）抗体，最好是分装成小包装并冻存（−20℃）。
- 如果需要偶尔使用分装的冻存抗体，必须重新测试并验证其抗原反应性。
- 始终使用涂胶玻片或带电荷的玻片，并 60℃ 烤 1 小时，以提高组织黏附性。
- 一旦加入一抗，切片就不能干燥，否则会出现非特异性染色。
- 尽可能最佳固定，特别甲醛固定的石蜡包埋组织可能需要做分子学研究。
- IHC 结果不一致，通常是由于分析前参数控制不佳，尤其是抗原修复步骤。
- 抗原修复的条件取决于目标抗原。
- 在给定溶液中，抗原热修复（HIER）的有效性与热量和修复时间成正比。
- HIER 后冷却阶段决定抗原修复的总时间。
- 过度消化及过度 HIER 可能会导致非特异性染色或影响诊断的形态学改变。
- HIER 可能会破坏某些抗原。
- 所有检测病例都应设立阳性和阴性对照，但某些淋巴组织标本因含有正常的造血淋巴组织，可作为自身内对照。
- 阳性对照组织应该呈低水平抗原表达，从而正确评估免疫反应强度，确保检测敏感性最佳。
- 对照和检测标本应采样相同的前处理方式，包括固定和标本处理等。
- 避免将间质染色判读为细胞膜染色。
- 无染色可能是真实结果，而所有组织弥漫染色很可能是人为假象。

（吴梅娟　薛德彬　译）

参考文献

1. WHO Classification of Tumours of Haematopoietic and Lymphoid Tissues. Lyon, France: IARC Press; 2008.
2. Baker AF, Dragovich T, Ihle NT, et al. Stability of phosphoprotein as a biological marker of tumor signaling. Clin Cancer Res. 2005; 11: 4338-4340.
3. Espina V, Edmiston KH, Heiby M, et al. A portrait of tissue phosphoprotein stability in the clinical tissue procurement process. Mol Cell Proteomics. 2008; 7: 1998-2018.
4. Davey FR, Gatter KC, Ralfkiaer E, et al. Immunophenotyping of non-Hodgkin's lymphomas using a panel of antibodies on paraffin-embedded tissues. Am J Pathol. 1987; 129: 54-63.
5. Huang SN, Minassian H, More JD. Application of immunofluorescent staining on paraffin sections improved by trypsin digestion. Lab Invest. 1976; 35: 383-390.
6. Shi SR, Key ME, Kalra KL. Antigen retrieval in formalin-fixed, paraffin-embedded tissues: an enhancement method for immunohistochemical staining based on microwave oven heating of tissue sections. J Histochem Cytochem. 1991; 39: 741-748.
7. Bankfalvi A, Navabi H, Bier B, et al. Wet autoclave pretreatment for antigen retrieval in diagnostic immunohistochemistry. J Pathol. 1994; 174: 223-228.
8. Norton AJ, Jordan S, Yeomans P. Brief, high-temperature heat denaturation (pressure cooking): a simple and effective method of antigen retrieval for routinely processed tissues. J Pathol. 1994; 173: 371-379.
9. Morgan JM, Navabi H, Jasani B. Role of calcium chelation in high-temperature antigen retrieval at different pH values. J Pathol. 1997; 182: 233-237.
10. Taylor CR, Shi SR, Chaiwun B, et al. Strategies for improving the immunohistochemical staining of various intranuclear prognostic markers in formalin-paraffin sections: androgen receptor, estrogen receptor, progesterone receptor, p53 protein, proliferating cell nuclear antigen, and Ki-67 antigen revealed by antigen retrieval techniques. Hum Pathol. 1994; 25: 263-270.
11. Cattoretti G, Pileri S, Parravicini C, et al. Antigen unmasking on formalin-fixed, paraffin-embedded tissue sections. J Pathol. 1993; 171: 83-98.
12. Krenacs T, Bagdi E, Stelkovics E, et al. How we process trephine biopsy specimens: epoxy resin embedded bone marrow biopsies. J Clin Pathol. 2005; 58: 897-903.
13. Boenisch T. Effect of heat-induced antigen retrieval following inconsistent formalin fixation. Appl Immunohistochem Mol Morphol. 2005; 13: 283-286.
14. Kohler G, Milstein C. Continuous cultures of fused cells secreting antibody of predefined specificity. Nature. 1975; 256: 495-497.
15. Spieker-Polet H, Sethupathi P, Yam PC, Knight KL. Rabbit monoclonal antibodies: generating a fusion partner to produce rabbit-rabbit hybridomas. Proc Natl Acad Sci U S A. 1995; 92: 9348-9352.
16. Rossi S, Laurino L, Furlanetto A, et al. Rabbit monoclonal antibodies: a comparative study between a novel category of immunoreagents and the corresponding mouse monoclonal antibodies. Am J Clin Pathol. 2005; 124: 295-302.
17. Cheuk W, Wong KO, Wong CS, Chan JK. Consistent immunostaining for cyclin D1 can be achieved on a routine basis using a newly available rabbit monoclonal antibody. Am J Surg Pathol. 2004; 28: 801-807.
18. Morgan EA, Yu H, Pinkus JL, Pinkus GS. Immunohistochemical detection of hairy cell leukemia in paraffin sections using a highly effective CD103 rabbit monoclonal antibody. Am J Clin Pathol. 2013; 139: 220-230.
19. Burry RW. Specificity controls for immunocytochemical methods. J Histochem Cytochem. 2000; 48: 163-166.
20. Hsi ED. A practical approach for evaluating new antibodies in the clinical immunohistochemistry laboratory. Arch Pathol Lab Med. 2001; 125: 289-294.
21. Hsu SM, Raine L, Fanger H. Use of avidin-biotin-peroxidase complex (ABC) in immunoperoxidase techniques: a comparison between ABC and unlabeled antibody (PAP) procedures. J Histochem Cytochem. 1981; 29: 577-580.
22. Sabattini E, Bisgaard K, Ascani S, et al. The EnVision++ system: a new immunohistochemical method for diagnostics and research. Critical comparison with the APAAP, ChemMate, CSA, LABC, and SABC techniques. J Clin Pathol. 1998; 51: 506-511.
23. Kammerer U, Kapp M, Gassel AM, et al. A new rapid immunohistochemical staining technique using the EnVision antibody complex. J Histochem Cytochem. 2001; 49: 623-630.

24. Bobrow MN, Harris TD, Shaughnessy KJ, Litt GJ. Catalyzed reporter deposition, a novel method of signal amplification. Application to immunoassays. J Immunol Methods. 1989;125;279-285.

25. King G, Payne S, Walker F, Murray GI. A highly sensitive detection method for immunohistochemistry using biotinylated tyramine. J Pathol. 1997;183;237-241.

26. Bussolati G, Gugliotta P, Volante M, et al. Retrieved endogenous biotin; a novel marker and a potential pitfall in diagnostic immunohistochemistry. Histopathology. 1997;31;400-407.

27. McCluggage WG, Maxwell P, Patterson A, Sloan JM. Immunohistochemical staining of hepatocellular carcinoma with monoclonal antibody against inhibin. Histopathology. 1997;30;518-522.

28. Iezzoni JC, Mills SE, Pelkey TJ, Stoler MH. Inhibin is not an immunohistochemical marker for hepatocellular carcinoma. An example of the potential pitfall in diagnostic immunohistochemistry caused by endogenous biotin. Am J Clin Pathol. 1999;111;229-234.

29. Nap M, Hammarstrom ML, Bormer O, et al. Specificity and affinity of monoclonal antibodies against carcinoembryonic antigen. Cancer Res. 1992;52;2329-2339.

30. Woo YL, Sterling J, Crawford R, et al. FOXP3 immunohistochemistry on formalin-fixed paraffin-embedded tissue; poor correlation between different antibodies. J Clin Pathol. 2008;61;969-971.

31. Leonardo E, Volante M, Barbareschi M, et al. Cell membrane reactivity of MIB-1 antibody to Ki67 in human tumors; fact or artifact? Appl Immunohistochem Mol Morphol. 2007;15;220-223.

32. Spicer SS, Spivey MA, Ito M, Schulte BA. Some ascites monoclonal antibody preparations contain contaminants that bind to selected Golgi zones or mast cells. J Histochem Cytochem. 1994;42;213-221.

33. Fend F, Tzankov A, Bink K, et al. Modern techniques for the diagnostic evaluation of the trephine bone marrow biopsy; methodological aspects and applications. Prog Histochem Cytochem. 2008;42;203-252.

34. Naresh KN, Lampert I, Hasserjian R, et al. Optimal processing of bone marrow trephine biopsy; the Hammersmith protocol. J Clin Pathol. 2006; 59;903-911.

35. Bonds LA, Barnes P, Foucar K, Sever CE. Acetic acid-zinc-formalin; a safe alternative to B-5 fixative. Am J Clin Pathol. 2005;124;205-211.

36. Torlakovic EE, Naresh KN, Brunning RD. Bone Marrow Immunohistochemistry. American Society for Clinical Pathology;2009.

37. Bernard A, Boumsell L, Dausset J, et al. Leucocyte Typing. Berlin, Germany; Springer-Verlag;1984.

38. Sander CA, Yano T, Clark HM, et al. p53 Mutation is associated with progression in follicular lymphomas. Blood. 1993;82;1994-2004.

39. O'Shea D, O'Riain C, Taylor C, et al. The presence of TP53 mutation at diagnosis of follicular lymphoma identifies a high-risk group of patients with shortened time to disease progression and poorer overall survival. Blood. 2008;112;3126-3129.

40. Du M, Peng H, Singh N, et al. The accumulation of p53 abnormalities is associated with progression of mucosa-associated lymphoid tissue lymphoma. Blood. 1995;86;4587-4593.

41. Hernandez L, Fest T, Cazorla M, et al. p53 Gene mutations and protein overexpression are associated with aggressive variants of mantle cell lymphomas. Blood. 1996;87;3351-3359.

42. Louie DC, Offit K, Jaslow R, et al. p53 Overexpression as a marker of poor prognosis in mantle cell lymphomas with t(11;14)(q13;q32). Blood. 1995;86;2892-2899.

43. el Rouby S, Thomas A, Costin D, et al. p53 Gene mutation in B-cell chronic lymphocytic leukemia is associated with drug resistance and is independent of MDR1/MDR3 gene expression. Blood. 1993; 82; 3452-3459.

44. Montesinos-Rongen M, Roers A, Kuppers R, et al. Mutation of the p53 gene is not a typical feature of Hodgkin and Reed-Sternberg cells in Hodgkin's disease. Blood. 1999;94;1755-1760.

45. Matsushima AY, Cesarman E, Chadburn A, Knowles DM. Post-thymic T cell lymphomas frequently overexpress p53 protein but infrequently exhibit p53 gene mutations. Am J Pathol. 1994;144;573-584.

46. Moller MB, Ino Y, Gerdes AM, et al. Aberrations of the p53 pathway components p53, MDM2 and CDKN2A appear independent in diffuse large B cell lymphoma. Leukemia. 1999;13;453-459.

47. Vassilev LT. MDM2 inhibitors for cancer therapy. Trends Mol Med. 2007;13;23-31.

48. Tsujimoto Y, Cossman J, Jaffe E, Croce CM. Involvement of the bcl-2 gene in human follicular lymphoma. Science. 1985;228;1440-1443.

49. Chao DT, Korsmeyer SJ. BCL-2 family; regulators of cell death. Annu Rev Immunol. 1998;16;395-419.

50. Raffeld M, Jaffe ES. Bcl-1, t(11;14), and mantle cell-derived lymphomas. Blood. 1991;78;259-263.

51. Bosch F, Jares P, Campo E, et al. PRAD-1/cyclin D1 gene overexpression in chronic lymphoproliferative disorders; a highly specific marker of mantle cell lymphoma. Blood. 1994;84;2726-2732.

52. Green TM, Nielsen O, de Stricker K, Xu-Monette ZY, Young KH, Møller MB. High levels of nuclear MYC protein predict the presence of MYC rearrangement in diffuse large B-cell lymphoma. Am J Surg Pathol. 2012; 36;612-619.

53. Chisholm KM, Bangs CD, Bacchi CE, Molina-Kirsch H, Cherry A, Natkunam Y. Expression profiles of MYC protein and MYC gene rearrangement in lymphomas. Am J Surg Pathol. 2015;39;294-303.

54. Morris SW, Kirstein MN, Valentine MB, et al. Fusion of a kinase gene, ALK, to a nucleolar protein gene, NPM, in non-Hodgkin's lymphoma. Science. 1994;263;1281-1284.

55. Pulford K, Lamant L, Morris SW, et al. Detection of anaplastic lymphoma kinase (ALK) and nucleolar protein nucleophosmin (NPM)-ALK proteins in normal and neoplastic cells with the monoclonal antibody ALK1. Blood. 1997;89;1394-1404.

56. Cattoretti G, Chang CC, Cechova K, et al. BCL-6 protein is expressed in germinal-center B cells. Blood. 1995;86;45-53.

57. Barrans SL, Fenton JA, Ventura R, et al. Deregulated overexpression of FOXP1 protein in diffuse large B-cell lymphoma does not occur as a result of gene rearrangement. Haematologica. 2007;92;863-864.

58. Gerdes J, Schwab U, Lemke H, Stein H. Production of a mouse monoclonal antibody reactive with a human nuclear antigen associated with cell proliferation. Int J Cancer. 1983;31;13-20.

59. Zu Y, Steinberg SM, Campo E, et al. Validation of tissue microarray immunohistochemistry staining and interpretation in diffuse large B-cell lymphoma. Leuk Lymphoma. 2005;46;693-701.

60. de Jong D, Rosenwald A, Chhanabhai M, et al. Immunohistochemical prognostic markers in diffuse large B-cell lymphoma; validation of tissue microarray as a prerequisite for broad clinical applications—a study from the Lunenburg Lymphoma Biomarker Consortium. J Clin Oncol. 2007; 25;805-812.

61. de Jong D, Xie W, Rosenwald A, et al. Immunohistochemical prognostic

markers in diffuse large B-cell lymphoma：validation of tissue microarray as a prerequisite for broad clinical applications（a study from the Lunenburg Lymphoma Biomarker Consortium）. J Clin Pathol. 2009；62：128-138.

62. Hartmann E，Fernandez V，Moreno V，et al. Five-gene model to predict survival in mantle-cell lymphoma using frozen or formalin-fixed，paraffin-embedded tissue. J Clin Oncol. 2008；26：4966-4972.

63. Davies AJ，Rosenwald A，Wright G，et al. Transformation of follicular lymphoma to diffuse large B-cell lymphoma proceeds by distinct oncogenic mechanisms. Br J Haematol. 2007；136：286-293.

64. Cuadros M，Dave SS，Jaffe ES，et al. Identification of a proliferation signature related to survival in nodal peripheral T-cell lymphomas. J Clin Oncol. 2007；25：3321-3329.

65. Ossenkoppele GJ，van de Loosdrecht AA，Schuurhuis GJ. Review of the relevance of aberrant antigen expression by flow cytometry in myeloid neoplasms. Br J Haematol. 2011；153：421-436.

66. Pileri SA，Grogan TM，Harris NL，et al. Tumours of histiocytes and accessory dendritic cells：an immunohistochemical approach to classification from the International Lymphoma Study Group based on 61 cases. Histopathology. 2002；41：1-29.

67. Grogg KL，Lae ME，Kurtin PJ，Macon WR. Clusterin expression distinguishes follicular dendritic cell tumors from other dendritic cell neoplasms：report of a novel follicular dendritic cell marker and clinicopathologic data on 12 additional follicular dendritic cell tumors and 6 additional interdigitating dendritic cell tumors. Am J Surg Pathol. 2004；28：988-998.

68. Sholl LM，Hornick JL，Pinkus JL，et al. Immunohistochemical analysis of langerin in Langerhans cell histiocytosis and pulmonary inflammatory and infectious diseases. Am J Surg Pathol. 2007；31：947-952.

69. Roden AC，Hu X，Kip S，et al. BRAF V600E expression in Langerhans cell histiocytosis：clinical and immunohistochemical study on 25 pulmonary and 54 extrapulmonary cases. Am J Surg Pathol. 2014；38：548-551.

70. Li WV，Kapadia SB，Sonmez-Alpan E，Swerdlow SH. Immunohistochemical characterization of mast cell disease in paraffin sections using tryptase，CD68，myeloperoxidase，lysozyme，and CD20 antibodies. Mod Pathol. 1996；9：982-988.

71. Herling M，Jones D. CD4+/CD56+ hematodermic tumor：the features of an evolving entity and its relationship to dendritic cells. Am J Clin Pathol. 2007；127：687-700.

72. Marafioti T，Paterson JC，Ballabio E，et al. Novel markers of normal and neoplastic human plasmacytoid dendritic cells. Blood. 2008；111：3778-3792.

73. Vermi W，Facchetti F，Rosati S，et al. Nodal and extranodal tumor-forming accumulation of plasmacytoid monocytes/interferon-producing cells associated with myeloid disorders. Am J Surg Pathol. 2004；28：585-595.

74. James JS，Dubs G. FDA approves new kind of lymphoma treatment. Food and Drug Administration. AIDS Treat News. 1997；No 284：2-3.

75. Maloney DG，Grillo-Lopez AJ，White CA，et al. IDEC-C2B8（Rituximab）anti-CD20 monoclonal antibody therapy in patients with relapsed low-grade non-Hodgkin's lymphoma. Blood. 1997；90：2188-2195.

76. King KM，Younes A. Rituximab：review and clinical applications focusing on non-Hodgkin's lymphoma. Expert Rev Anticancer Ther. 2001；1：177-186.

77. Grillo-Lopez AJ，Dallaire BK，McClure A，et al. Monoclonal antibodies：a new era in the treatment of non-Hodgkin's lymphoma. Curr Pharm Biotechnol. 2001；2：301-311.

78. Morris JC，Waldmann TA，Janik JE. Receptor-directed therapy of T-cell leukemias and lymphomas. J Immunotoxicol. 2008；5：235-248.

79. Karlin L，Coiffier B. The changing landscape of peripheral T-cell lymphoma in the era of novel therapies. Semin Hematol. 2014；51：25-34.

80. Teo EC，Chew Y，Phipps C. A review of monoclonal antibody therapies in lymphoma. Crit Rev Oncol Hematol. 2016；97：72-84.

81. Kreitman RJ. Recombinant immunotoxins for the treatment of chemoresistant hematologic malignancies. Curr Pharm Des. 2009；15：2652-2664.

82. Deng C，Pan B，O'Connor OA. Brentuximab vedotin. Clin Cancer Res. 2013；19：22-27.

83. Zinzani PL，Sasse S，Radford J，Shonukan O，Bonthapally V. Experience of brentuximab vedotin in relapsed/refractory Hodgkin lymphoma and relapsed/refractory systemic anaplastic large-cell lymphoma in the Named Patient Program：review of the literature. Crit Rev Oncol Hematol. 2015；95：359-369.

84. James DF，Kipps TJ. Alemtuzumab in chronic lymphocytic leukemia. Future Oncol. 2007；3：29-42.

85. Zinzani PL，Corradini P，Gallamini A，et al. Overview of alemtuzumab therapy for the treatment of T-cell lymphomas. Leuk Lymphoma. 2012；53：789-795.

86. Ishii T，Ishida T，Utsunomiya A，et al. Defucosylated humanized anti-CCR4 monoclonal antibody KW-0761 as a novel immunotherapeutic agent for adult T-cell leukemia/lymphoma. Clin Cancer Res. 2010；16：1520-1531.

87. Yamamoto K，Utsunomiya A，Tobinai K，et al. Phase I study of KW-0761，a defucosylated humanized anti-CCR4 antibody，in relapsed patients with adult T-cell leukemia-lymphoma and peripheral T-cell lymphoma. J Clin Oncol. 2010；28：1591-1598.

88. Kochenderfer JN，Rosenberg SA. Treating B-cell cancer with T cells expressing anti-CD19 chimeric antigen receptors. Nat Rev Clin Oncol. 2013；10：267-276.

89. Kochenderfer JN，Dudley ME，Kassim SH，et al. Chemotherapy-refractory diffuse large B-cell lymphoma and indolent B-cell malignancies can be effectively treated with autologous T cells expressing an anti-CD19 chimeric antigen receptor. J Clin Oncol. 2015；33：540-549.

90. Lee DW，Kochenderfer JN，Stetler-Stevenson M，et al. T cells expressing CD19 chimeric antigen receptors for acute lymphoblastic leukaemia in children and young adults：a phase 1 dose-escalation trial. Lancet. 2015；385：517-528.

91. Carpenter RO，Evbuomwan MO，Pittaluga S，et al. B-cell maturation antigen is a promising target for adoptive T-cell therapy of multiple myeloma. Clin Cancer Res. 2013；19：2048-2060.

92. Tai YT，Anderson KC. Targeting B-cell maturation antigen in multiple myeloma. Immunotherapy. 2015；7：1187-1199.

93. Ansell SM. Targeting immune checkpoints in lymphoma. Curr Opin Hematol. 2015；22：337-342.

94. Armand P. Immune checkpoint blockade in hematologic malignancies. Blood. 2015；125：3393-3400.

95. Ansell SM，Hurvitz SA，Koenig PA，et al. Phase I study of ipilimumab，an anti-CTLA-4 monoclonal antibody，in patients with relapsed and refractory B-cell non-Hodgkin lymphoma. Clin Cancer Res. 2009；15：6446-6453.

96. Topalian SL，Hodi FS，Brahmer JR，et al. Safety，activity，and immune

correlates of anti-PD-1 antibody in cancer. N Engl J Med. 2012；366：2443-2454.

97. Carbognin L，Pilotto S，Milella M，et al. Differential Activity of Nivolumab，Pembrolizumab and MPDL3280A according to the Tumor Expression of Programmed Death-Ligand-1（PD-L1）：Sensitivity Analysis of Trials in Melanoma，Lung and Genitourinary Cancers. PLoS ONE. 2015；10：e0130142.

98. Ansell SM，Lesokhin AM，Borrello I，et al. PD-1 blockade with nivolumab in relapsed or refractory Hodgkin's lymphoma. N Engl J Med. 2015；372：311-319.

99. Yu J，Kane S，Wu J，et al. Mutation-specific antibodies for the detection of EGFR mutations in non-small-cell lung cancer. Clin Cancer Res. 2009；15：3023-3028.

100. Capper D，Preusser M，Habel A，et al. Assessment of BRAF V600E mutation status by immunohistochemistry with a mutation-specific monoclonal antibody. Acta Neuropathol. 2011；122：11-19.

101. Andrulis M，Penzel R，Weichert W，von Deimling A，Capper D. Application of a BRAF V600E mutation-specific antibody for the diagnosis of hairy cell leukemia. Am J Surg Pathol. 2012；36：1796-1800.

102. Haroche J，Charlotte F，Arnaud L，et al. High prevalence of BRAF V600E mutations in Erdheim-Chester disease but not in other non-Langerhans cell histiocytoses. Blood. 2012；120：2700-2703.

103. Mehes G，Irsai G，Bedekovics J，et al. Activating BRAF V600E mutation in aggressive pediatric Langerhans cell histiocytosis：demonstration by allele-specific PCR/direct sequencing and immunohistochemistry. Am J Surg Pathol. 2014；38：1644-1648.

104. Haroche J，Cohen-Aubart F，Emile JF，et al. Reproducible and sustained efficacy of targeted therapy with vemurafenib in patients with BRAF（V600E）-mutated Erdheim-Chester disease. J Clin Oncol. 2015；33：411-418.

105. Capper D，Weissert S，Balss J，et al. Characterization of R132H mutation-specific IDH1 antibody binding in brain tumors. Brain Pathol. 2010；20：245-254.

106. Kato Y. Specific monoclonal antibodies against IDH1/2 mutations as diagnostic tools for gliomas. Brain Tumor Pathol. 2015；32：3-11.

107. Andersen JN，Sathyanarayanan S，Di Bacco A，et al. Pathway-based identification of biomarkers for targeted therapeutics：personalized oncology with PI3K pathway inhibitors. Sci Transl Med. 2010；2：43ra55.

108. Archuleta AJ，Stutzke CA，Nixon KM，Browning MD. Optimized protocol to make phospho-specific antibodies that work. Methods Mol Biol. 2011；717：69-88.

109. Beck RC，Tubbs RR，Hussein M，et al. Automated colorimetric in situ hybridization（CISH）detection of immunoglobulin（Ig）light chain mRNA expression in plasma cell（PC）dyscrasias and non-Hodgkin lymphoma. Diagn Mol Pathol. 2003；12：14-20.

110. Marshall-Taylor CE，Cartun RW，Mandich D，Di Giuseppe JA. Immunohistochemical detection of immunoglobulin light chain expression in B-cell non-Hodgkin lymphomas using formalin-fixed，paraffin-embedded tissues and a heat-induced epitope retrieval technique. Appl Immunohistochem Mol Morphol. 2002；10：258-262.

111. Wu TC，Mann RB，Chang T，Ambinder RF. Identification of Epstein-Barr-virus（EBV）EBER-1 gene-expression in Reed-Sternberg（R-S）cells and their variants at extralymphatic sites in disseminated Hodgkins-disease（Hd）. Lab Invest. 1992；66：A90-A.

112. Khan G，Coates PJ，Kangro HO，Slavin G. Epstein-Barr-virus（EBV）encoded small RNAs—targets for detection by in situ hybridization with oligonucleotide probes. J Clin Pathol. 1992；45：616-620.

113. Minarovits J，Hu LF，Marcsek Z，et al. RNA-polymerase III-transcribed EBER-1 and EBER-2 transcription units are expressed and hypomethylated in the major Epstein-Barr virus-carrying cell-types. J Gen Virol. 1992；73：1687-1692.

114. Brousset P，Butet V，Chittal S，Selves J，Delsol G. Comparison of in situ hybridization using different nonisotopic probes for detection of Epstein-Barr-virus in nasopharyngeal carcinoma and immunohistochemical correlation with antilatent membrane-protein antibody. Lab Invest. 1992；67：457-464.

115. Cremer T，Landegent J，Bruckner A，et al. Detection of chromosome aberrations in the human interphase nucleus by visualization of specific target DNAs with radioactive and non-radioactive in situ hybridization techniques：diagnosis of trisomy 18 with probe L1. 84. Hum Genet. 1986；74：346-352.

第 5 章

流式细胞术

Maryalice Stetler-Stevenson,Sindhu Cherian,Constance M. Yuan

本章内容

流式细胞术(FCM)在淋巴造血系统肿瘤诊断、分类、预后判断和治疗反应监测中有无可比拟的价值。FCM 特别适合血液、体液(如脑脊液、胸腔积液)、骨髓穿刺和淋巴组织的免疫表型分析。FCM 也是小标本的理想检查方法,FCM 的多参数性质可以在细胞上同时进行多种结合不同荧光的抗体的染色,由此从少量细胞上获取最大量的数据。细胞表面和胞质内的蛋白表达 FCM 都可以分析。而且,FCM 可以提高高度准确的细胞抗原/分子量化数据。随着基于抗体的治疗,例如 rituximab(抗 CD20)、epratuzumab(抗 CD22)、gemtuzumab(抗 CD33)和 blinatumomab(针对 CD19 和 CD3),FCM 的应用更可能拓展。FCM 识别恶性细胞表面的治疗靶点将影响特定患者接受靶向治疗的可能性。一旦诊断确立,FCM 在检测微小病变方面高度灵敏(检出率为 $10^4 \sim 10^6$ 个细胞中检出一个),可用于监测疾病进展和/或先前治疗的影响。

5.1　一般原则

在流式细胞仪中,细胞单行排列,快速通过一系列精细聚焦的激光。细胞瞬时突破激光束,发出小角度散射光(也叫作前向散射光),似一小球投射出的阴影。前向散射光/小角度散射光(FSC)可能与细胞体积成比例。激光同时被细胞内和核内物质激发出大角度散射光,即侧向散射光/大角度散射光(SSC)。SSC 与细胞复杂程度成比例,取决于胞质内颗粒的类型和数量、细胞膜不规则程度(如绒毛状或毛发状突起)以及核特征。散射光特性也用于限制对单个细胞的分析,例如,排除成对细胞(两个黏附细胞)。依靠这些物理散射特征准确识别出细胞类型,是很多商用血液分析仪的基本原理,可进行自动化细胞分类计数[1]。

除 FSC 和 SSC 特点外,可进一步通过多种荧光标志物染色来分析细胞性质,这些标志物包括结合荧光素的抗体以及与 DNA 结合的染料。如果细胞表达的某个抗原与结合荧光素的抗体相结合,荧光素发出特定波长的光信号会被检测器接收测量。如果与 DNA 结合染料共同使用,也可检测 DNA 含量,得到细胞周期的数据。多种荧光素(有时称为"颜色")各自发出可被识别的具有独特光谱特征的信号,能同时被多个检测器接收测量。多数临床实验室使用 6 色至 8 色的 FCM,有的实验室使用 10 色或更多的 FCM[2],目前公认 4 色分析是可接受的最低配置,以确保能够从不同类型的标本中可靠地识别出肿瘤细胞[3,4]。

首先,FCM 要判断是否有谱系特异性或谱系相关抗原的表达。然而,免疫表型结果解释已从最简单的"阳性"或"阴性"判断发展到评价某特定抗原的表达程度。这种方法在辨别细胞类型,识别某些淋巴造血系统肿瘤特有的 FCM 特征及图形时非常可靠。因为很多淋巴造血系统肿瘤的抗原表达与其相应的正常细胞有重叠,多参数流式分析由于能够突显细微的抗原表达时期和强度变化特征,从而成为一项极强大的肿瘤诊断工具。

5.2　技术考虑

5.2.1　常规

适合 FCM 的标本包括血液、骨髓、淋巴结、结外组织活检、FNA 标本和体液（如胸腔积液、腹水和 CSF）。关于 FCM 医学适应证的国际性共识指南已被提出，是以患者病史和症状为依据的[5]。及时处理标本是获取最大细胞得率，保持细胞活率和完整性，并防止丢失有意义的异常细胞所必需的（见 Stetler-Stevenson 的建议[4]）。血液和骨髓标本收集必须作妥当的抗凝处理。裂解是更受欢迎的去除多余红细胞的方法（见 Stetler-Stevenson 的建议[4]）。对于无法穿刺的骨髓或"干抽"（即骨髓纤维化或填满肿瘤细胞）的患者，恰当的做法是送交几条骨髓活检组织条用于 FCM 检查。FCM 检查前活检组织条必须分离解聚，释出细胞，制成悬液[4]。送交 FCM 和组织学检查的组织应来自相同区域，使取材引起的诊断差异率降至最低。完整的实体组织（如骨髓、淋巴结或其他组织肿块）需制成细胞悬液用于 FCM。组织的机械分离相当简单和快速，且不会对细胞造成显著变化；这是通过商用装置或手工方法把组织剪切、剁碎并分散而完成的[4]。酶分离法被用于处理纤维化的组织；然而这种方法可能改变抗原表达并降低细胞活率。

抗体染色方案按申请目的和标本类型不同而有差别。抗体组合按照评价谱系、分化水平及明确亚分类的目的而设计。抗体组合的使用需要对正常和肿瘤细胞的抗原表达特点有深层次的了解。荧光素的发射光谱各异，需结合适当的抗体以最大程度提高信号检出能力（例如，较强的荧光素应结合弱表达的抗体）。谱系评价需使用多种抗体。多数抗体不具细胞谱系特异性，而肿瘤细胞可能缺少某特定谱系所表达的一种或更多种的抗原。总之，一个组合内的抗体数量应足以识别标本内所有异常和正常的细胞；反之，限制抗体使用数量可能影响诊断的准确性[6]。一般来讲，抗体组合规模越大，检测及定性的灵敏度和特异性越高。根据国际共识，疑为淋巴造血系统肿瘤的某个标本需要多少抗体来完成诊断取决于出现的症状[3,7]。另外，细胞表面和细胞内标志物可能有判断预后的价值，应予研究。

5.2.2　细胞存活率

已发现实体组织标本和侵袭性淋巴瘤中的细胞存活率会降低。未存活的细胞可能与抗体发生非特异性结合，从而干扰准确的免疫表型分析。另外，一个细胞存活率较低而全部由肿瘤细胞组成的标本仍可得到有意义的结果。而且，很多用于 FCM 的标本是不可替代的，因为是用有严重损伤性侵犯性手段获得的和/或重取很困难，甚至不能重取。这类情况下必须尝试各种努力以获得诊断信息。尚无用于裁定 FCM 标本是否被拒收的特异性细胞存活率界值，尽管一般的指南建议拒收存活率低于 75% 的可替代标本。对于不可替代而存活率低的标本，任何异常细胞群体都必须报告。死细胞多的标本中未能发现肿瘤，不应视为真阴性[4]，随后的检测可能提供有效信息。

5.2.3　小标本

淋巴瘤诊断常依靠小活检标本、FNA 和体液标本（例如，CSF，玻璃体液，体腔积液）。小标本可以为 FCM 提供足够的细胞，甚至在细胞数量过低而难以用传统方法来计数的情况。FCM 可以比形态学灵敏度更高，特别当肿瘤细胞与相应的正常细胞混合出现时，或有活跃的炎症反应时，例如有些 MALT 淋巴瘤[8]或一些胃淋巴瘤的内镜活检[9]。

FCM 增加了 FNA 诊断淋巴造血系统肿瘤的灵敏度[10-12]。此外，由于 WHO 分类整合了免疫表型标准，FNA 标本的 FCM 不仅有助于肿瘤的发现，还有助于淋巴瘤的亚型诊断[11-13]；FCM 在某些 B 细胞肿瘤的亚型诊断中特别有效，例如 CLL、MCL、LPL、BL 和浆细胞瘤[11]。

造血系统肿瘤累及 CSF 单用形态学可能较难诊断。FCM 改善了 CSF 中 NHL 的诊断灵敏度[14-17]，对高级别淋巴结的诊断评估非常重要。一项研究显示，对于有 CNS 累犯风险的侵袭性 B 细胞淋巴瘤患者的 CSF，FCM 与单一细胞形态学相比，疾病检出灵敏度显著提高且更具有预后判断价值。FCM 对识别中枢神经系统白血病也有作用，比较单一的细胞学，疾病检出率更高[17,18]。因此 FCM 对诊断 CSF 淋巴造血系统恶性肿瘤具有重要意义[16]。应当指出，研究表明在取样的前 30 分钟内 CSF 细胞数量迅速减少，立即用含血清的培养基或市售的稳定剂进行稳定，对于保存标本直到其到达 FCM 实验室是至关重要的[17,19]。

5.3　成熟 B 细胞肿瘤的 FCM 诊断和分类

FCM 检测恶性 B 细胞需对正常 B 细胞的抗原表达及散射光特征有广泛的了解。B 细胞肿瘤的标志包括轻链限制性，异常大的 B 细胞，抗原表达水平异常，正常抗原表达缺失以及出现正常成熟 B 细胞所不具有的抗原的表达[20]。

5.3.1　轻链表达的 FCM 评估

具有单克隆性轻链表达的 B 细胞群，除极少数外，都会被视作 B 细胞肿瘤。单克隆性 B 细胞群在无淋巴瘤证据的患者中很少出现[21,22]，尽管这可能意味着 B 细胞恶性肿瘤的早期及临床前期的检出[23]。单克隆性 B 细胞群的特征是表达单一的 Ig 轻链[24]，导致仅有一种轻链抗体阳性（如 κ 阳性/λ 阴性，或反之）（图 5.1，A）。在正常/良性淋巴组织，几乎每个 B 细胞表达一种 Ig 轻链，表达 κ 和 λ 的 B 细胞比例约为 60% : 40%[25]。成熟 B 细胞缺乏表面 Ig，或轻链表达比值偏离正常，提示单克隆性 B 细胞群的存在。

FCM 的优势在于即使在 B 细胞减少的情况下也能识别出单克隆性 B 细胞，是由于可快速分析大量 B 细胞；或可在多克隆性 B 细胞背景中识别出单克隆性 B 细胞[24,25]，因可检出肿瘤细胞中异常表达的抗原。通过检测 B 细胞亚群 CD19、CD20、或 CD22 的表达差异，可能会发现异常的单克隆性 B 细胞群（见图 5.1，B 和 C）[24,26]。事实上，如发现异常的 κ/λ 比值，应努力寻找隐含的单克隆细胞群，后者可能因 CD19、CD20、CD22 或其他抗原表达的差异而被发现。例如，HCL 轻链累及外周血时，第一眼可能觉得只含有多克隆 B 细胞；然而，专门检测荧光

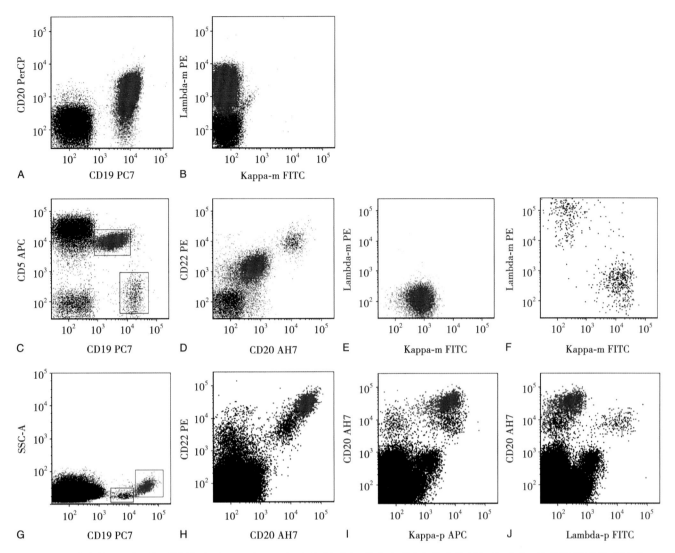

图 5.1　克隆性 B 细胞群的 FCM 检测。A,CD19$^+$/CD22$^+$B 细胞(红色)。B,红色的 B 细胞为单克隆,呈 λ$^+$κ$^-$。C,根据 CD19 和 CD5 表达,鉴定出两个 B 细胞群:异常的 CD5$^+$B 细胞(红色)和正常的 CD5$^-$B 细胞(蓝色)。D,与正常 B 细胞(蓝色、CD19$^+$CD5$^-$)相比,异常 B 细胞(红色、CD19$^+$CD5$^+$)弱表达 CD20 和 CD22。E,异常 B 细胞(红色)为单克隆,呈 λ$^-$κ$^+$。F,正常 B 细胞(蓝色)显示表面轻链表达的多克隆模式。G,根据 CD19 表达强度和侧散射光特性(SSC),区分出两个 B 细胞群。正常 B 细胞群(蓝色)显示正常的 CD19$^+$和低 SSC,这是典型的淋巴细胞。异常 B 细胞群(红色)强表达 CD19,SSC 高于正常。H,异常 B 细胞(红色,CD19 较强,SSC 增加)强表达 CD20 和 CD22。注意正常 B 细胞(蓝色)中度表达 CD20 和 CD22。I 和 J,异常 B 细胞(红色)为单克隆,强表达 CD20 和 κ,但 λ$^-$。正常 B 细胞群(蓝色)呈 κ$^+$、λ$^+$和中度表达 CD20 的多克隆模式

强度高的 CD20$^+$和 CD22$^+$B 细胞,可能会发现单克隆性轻链表达(见图 5.1,C)。可设置一组抗体用于检测疾病特异性抗原的表达,例如 CD5 在 MCL 表达,CD10 在 FL 表达,以此寻找单克隆性细胞[27]。例如,MCL 累及外周血时 CD5$^+$B 细胞可能为单克隆性,而 CD5$^-$B 细胞则为多克隆性(见图 5.1,B)。很显然,用 κ、λ 和 CD5 染色,即最简单的一维检查方法将无法诊断这一例。多参数分析是检测相关肿瘤细胞群必不可少的。

　　缺少表面 Ig 表达也可提示成熟 B 细胞肿瘤[28,29],但评价此类细胞的意义要谨慎。滤泡增生时表面 Ig 表达减弱的反应性生发中心细胞数量可增加,可能被误诊为肿瘤;然而,生发中心细胞 CD20 表达增强,CD10 阳性,且不表达胞质内的 BCL2,由此可作识别[30,31]。κ 和 λ 一般表达较弱,但仍可通过与标本内 Ig 阴性 T 细胞比较来判断[32]。骨髓穿刺标本中,浆细胞和多数正常前体 B 细胞(原始血细胞或良性前体 B 细胞,hemato-

gone)也不表达表面 Ig。

5.3.2　证实轻链限制性的技术因素

　　技术因素,诸如抗体选择和嗜细胞抗体造成的假象,可影响一个实验室评价表面轻链表达的能力[24]。嗜细胞抗体可被动地被 Fc 受体吸收,后者出现于 NK 细胞,活化 T 细胞,单核细胞,粒细胞和部分 B 细胞,导致明显的表面轻链染色。染色前用 PBS 洗涤标本,并用抗 CD20 或抗 CD19 挑出 B 细胞后进行 FCM 分析足以在绝大多数病例中杜绝这一假象[24]。肿瘤性 B 细胞可能表达不被任何抗体所识别的轻链表位。联合使用两套轻链抗体可提高单克隆性 B 细胞的检测灵敏度[24,33]。

5.3.3　成熟 B 细胞肿瘤中的其他 FCM 异常

　　异常 B 细胞抗原表达可用来识别恶性 B 细胞[20]。成熟的

正常 B 细胞表达 CD19、CD20 和 CD22,除外浆细胞,有其中一种表达缺失即属异常。需严重警惕单克隆抗体治疗史(如,rituximab,ofatumumab),因为治疗性抗体可能掩盖目标抗原的检出。例如,利妥昔单抗治疗后,CD20 表达在 B 细胞(正常和肿瘤)中不能检出,而且这种效应将持续到停用利妥昔单抗后的 6 个月或更长[34]。

检测异常表达的抗原(正常情况下不表达于 B 细胞)也有助于识别恶性 B 细胞。CD2、CD4、CD7 和 CD8 的异常表达常见于 CLL/SLL、HCL 和 B-NHL[35,36]。出现各种抗原的表达水平异常(即,抗体染色异常地弱或强)也有重要诊断意义,有助于细胞亚类的判断。例如,CLL 的特征是异常地弱表达 CD20 和 CD22(见图 5.1,B),HCL 的特征是异常地高表达上述两种抗原(见图 5.1,C)[37],而 FL 经常有 CD19 的弱表达[38]。

此外,散射光的特点有助于检测肿瘤性 B 细胞群,例如大细胞淋巴瘤可观察到异常增高的 FSC,或 HCL 与单核细胞相比常见 SSC 增高(见图 5.1,C)。

5.4　浆细胞疾病

浆细胞性恶病质(PCD)是一组临床表现广泛的疾病,从无症状的意义不明的单克隆 γ 病(MGUS)和阴燃性多发性骨髓瘤(SMM)到有症状的浆细胞性骨髓瘤(PCM)。尽管 PCD 是基于血清 M(单克隆)峰而诊断的,但浆细胞(PC)累及骨髓的程度、是否存在终末器官损伤、FCM 特征和异常浆细胞(APC)的数量已被用于诊断、预后和疗效监测[39-42]。对于反应性骨髓浆细胞增多症,FCM 能区分正常与肿瘤性浆细胞。FCM 对少见骨髓瘤的诊断非常重要,如 IgM 骨髓瘤(将这些病例与其他 IgM 分泌性疾病区分)和罕见的非分泌性骨髓瘤[43]。FCM 在鉴别骨髓瘤与 LPL 和其他 NHL 中也有用,因为淋巴瘤中单克隆 CD38 阳性细胞通常是 CD19 阳性和 CD45 阳性,并且缺乏 CD56 的表达,这种免疫表型很少见于骨髓瘤[40,44]。FCM 可检测骨髓浆细胞中异常表型浆细胞的总比例(% APC),用于 MGUS 进展和 SMM 患者向显性多发性骨髓瘤(MM)的风险分层,并可用于 MM 的预后[45-51]。FCM 研究也有助于预测自体干细胞移植的反应[51-53]。此外,FCM 可检测 75% 的有症状患者的循环异常浆细胞,用于预测无进展生存率(PFS)和总生存率(OS)[50,54-56]。已证实 FCM 检测治疗后最小残留疾病(MRD)是一个稳健的独立预后因素,用于预测 PFS 和 OS[57-62]。PCM 中 FCM 阴性的完全应答是自体干细胞移植患者以及新药治疗的其他患者的最相关的预

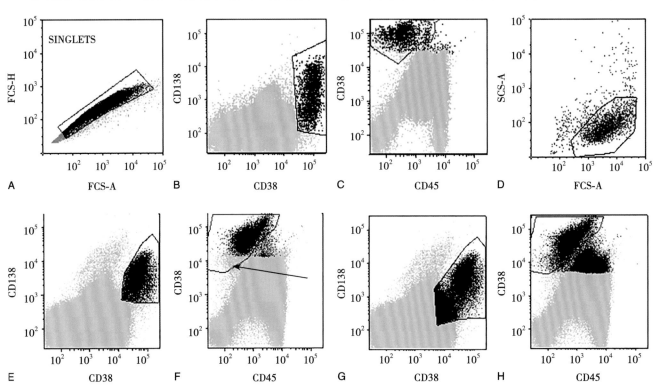

图 5.2　浆细胞分析门控策略。A~D,演示分析门控策略。A,绘制分析门(深蓝色),仅包括基于前向散射光面积(x 轴,FSC-A)和前向散射光高度(y 轴,FSC-H)的单元。B,图中细胞仅在单体门中。绘制分析门(黑色)仅包括具有明亮 CD38(x 轴)和阳性 CD138(y 轴)的单个细胞。C,图中细胞仅在单体门中。来自分析门 B 中的细胞为黑色。该图表明分析门 B 存在非浆细胞事件。基于暗到阴的 CD45(x 轴)和明亮 CD38(x 轴)的表达绘制分析门(蓝色)。该图中可以检测到比正常 CD38 更暗的异常浆细胞。调整分析门 B 和 C,以确保它们包含所有的浆细胞。D,图中细胞被限制在单体门中,分析门 B(黑色)和分析门 C(蓝色)中。基于前向散射光面积(x 轴,FSC-A)和侧向散射光面积(y 轴,SSC-A)绘制分析门,以排除碎片。浆细胞分析门仅包括位于单体门中的细胞,来自分析门 B(黑色)、来自分析门 C(蓝色)和来自分析门 E。图 E-G 演示具有异常暗 CD38 的肿瘤性浆细胞的分析。E,图中细胞仅在单体门中。分析门(黑色)仅包括具有明亮 CD38(x 轴)和阳性 CD138(y 轴)的单个细胞。F,图中细胞仅在单体门中。来自分析门 E 的细胞为黑色。图示比正常暗的 CD38 和 CD45(箭头)为肿瘤性浆细胞,不在分析门 E 中。G,CD38 与 CD138 对比分析门(黑色)被调整为包括肿瘤性浆细胞,基于图 F 中阴性 CD45 和暗 CD3 的表达。H,图中细胞仅在单体门中。来自调整分析门 G(黑色)的细胞现在包含异常浆细胞。图示分析门 G 存在非浆细胞事件,但是 CD45 与 CD38 对比分析门(蓝色)排除了这些事件

后因素之一[59-62]。这导致 FDA 接受以下观点:骨髓瘤 MRD 的 FCM 检测是一种成熟的技术,在预测 PFS 和 OS 方面具有可靠的预后价值,因此在临床试验中是可接受的替代终点[63]。

在设计抗体组合时,所有套餐都必须含有 CD19、CD38、CD45 和 CD138,并且必须包括 CD27、CD56、CD81 和 CD117[42,64-67]。诊断时评估细胞内轻链是合适的,但不推荐用于治疗后常规检测,因为对 97% 以上的患者并未提供更多信息;评估细胞内轻链时应含有表面抗原(CD19、CD38、CD45、CD56、CD138、CD27、CD81 或 CD117)以识别克隆性浆细胞的亚群[42,45,66,68-71]。PCM 的 FCM 检测可采用数种验证过的套餐,其中一种套餐含所有的合适抗体。

已发表了用于 PCM MRD 的 FCM 检测的共识指南,并强调样品处理(染色前红细胞裂解和细胞富集)、样品质量(存活率和存在正常骨髓成分)、获得的细胞数量(最少 200 万,最多 500 万最佳)、门控策略(基于 CD38、CD45、CD138 和散射光),以及主要基于异常表面抗原表达的恶性浆细胞的定义[63]。由于肿瘤浆细胞定义为异常,必须谨慎地执行分析门控,以确保表达异常抗原的浆细胞被包含在内。散射光特性可以用来选择单体(单个细胞)和排除碎片,同时要小心,不能把超二倍体或四倍体浆细胞(异常高的 FSC 区和 SSC 区,较低的 FSC 高

度)排除在外。在单个和非碎片门控细胞中,围绕 CD38 明亮(强阳性)和 CD138 阳性细胞绘制了大量的分析门控(图 5.2)。CD45 和 CD38 有助于识别肿瘤性浆细胞,因为其表达强度比正常 CD38 和 CD45 更弱。

一旦描绘了分析门控策略,肿瘤细胞就根据它们与正常浆细胞的变化来定义,它们在骨髓中具有高度保守的表面抗原免疫表型[64-67]。现已充分认识到,少数正常浆细胞可与表达单个标志物的异常浆细胞存在重叠的免疫表型。如果只用有限数量的标志物就会产生问题[64-66]。Lu[65] 和 Tembhare[66] 的研究发现了正常和异常浆细胞之间的差别。正常的浆细胞显示 CD45 和 CD19 呈异质性表达,CD27 和 CD81 均呈质强阳性表达(尽管观察到极少的阴性正常浆细胞,伴很高的细胞采集数)。可观察到 CD56 和 CD28 表于少数正常浆细胞(5% ~ 20%),在治疗后 BM 标本中表达率较高。它们几乎都是 CD20 和 CD117 阴性。浆细胞癌的特征是表达 CD38(通常比正常浆细胞弱)、CD138、单克隆胞质 Ig、异常表达抗原如 CD56 和 CD117、弱表达 CD27 和 CD81、CD19 和 CD45 的完全缺失表达(图 5.3)[72,73]。同时分析 CD19、CD27、CD38、CD45、CD56、CD81、CD117 和 CD138 的表达,在绝大多数病例中能够区分正常浆细胞和恶性浆细胞,即使未检测胞质内 Ig 也是如此[41,70,72-74]。

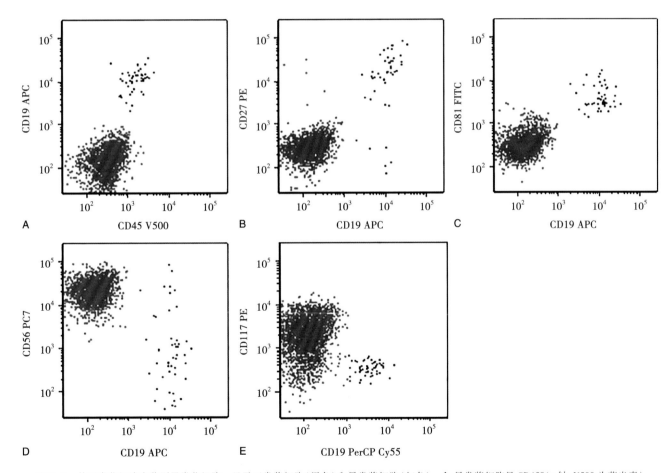

图 5.3　从正常浆细胞中鉴别异常浆细胞。显示正常浆细胞(黑色)和异常浆细胞(红色)。A,异常浆细胞呈 CD45⁻(x 轴,V500 为荧光素)和 CD19⁻(y 轴,APC 为荧光素)。B,异常浆细胞呈 CD19⁻(x 轴,嗜荧光素)和 CD27⁻(y 轴,PE 为荧光素)。C,异常浆细胞呈 CD19⁻(x 轴,APC 为荧光素)和 CD81⁻(y 轴,FITC 为荧光素)。D,异常浆细胞呈 CD19⁻(x 轴,APC 为荧光素)和 CD56 阳性(y 轴,PC7 为荧光素)。E,异常浆细胞呈 CD19⁻(x 轴,PerCP 为荧光素)和 CD117 阳性(y 轴,PE 为荧光素)

5.5 成熟 T 细胞肿瘤的 FCM 诊断和分类

流式细胞免疫表型分析对于成熟 T 细胞肿瘤的诊断很有帮助,并还有可能辅助亚型诊断[20],尽管 T 细胞肿瘤的检测远比 B 细胞肿瘤更为费力,且更具挑战性。提示 T 细胞肿瘤的典型表现有:T 细胞亚群限制性;T 细胞抗原表达缺失、减弱、或异常增强;出现异常表达的抗原[75,76];以及正常情况下极少出现的 T 细胞类型数量变多。因此,FCM 检测 T 细胞状态,应通过与正常 T 细胞比较散射光或抗原表达情况来发现异常细胞群。此外,可通过 FCM 分析 T 细胞受体(TCR)的 β 链变异型来直接评价 T 细胞克隆性[77,78]。尽管需要更多的抗体组合及更大量的分析,该检测与 B 细胞肿瘤克隆性检测有相似之处。

T 细胞根据 TCR 为 αβ 链或 γδ 链分为两类,TCR 链由 VDJ 基因片段和一个恒定区组成。绝大多数正常和肿瘤性 T 细胞表达 αβ 链。已有商用抗体针对人 TCR β 链(Vβ)上约 70% 的特异性序列。一个单克隆 T 细胞群中的所有 T 细胞都有相同的 VDJ 片段,因此有相同的("单克隆性")Vβ 蛋白表达。正常 CD4+ 或 CD8+ 的 T 细胞的 Vβ 类别分布(比例)已有详尽研究[79]。表达某一类 Vβ 的 T 细胞比例异常扩大符合克隆性 T 细胞群的存在,与单克隆性 B 细胞病变中具轻链表达限制性 B

细胞数量上升是相似的。异常 T 细胞群可用一组抗体来检测(图 5.4,A),然后由免疫表型所确定的异常 T 细胞随后可经抗 Vβ 抗体检测来判断其克隆性(见图 5.5,B)。这就是所谓 Vβ 组成成分性分析,这项技术既可用于建立 T 细胞肿瘤的首次诊断,也可监测微小残留病变[77,78,80,81]。

首先检查 T 细胞 CD4 和 CD8 的表达可提供有用信息。正常反应性淋巴细胞群 CD4+ 和 CD8+ 细胞混合出现(以 CD4+ 细胞为主),而成熟的克隆性 T 细胞则限制性表达 CD4 或 CD8 之一(通常 CD4>CD8)(见图 5.4),共表达 CD4 和 CD8,或 CD4 和 CD8 均无表达(较少见)。要警惕病毒感染,其特征是 CD8+ T 细胞急剧增加,通常伴有其他 T 细胞活化的迹象,例如 CD2 表达增加,CD7 表达减少,并表达活化标志物[82]。另外,HIV 感染也会导致 CD4+T 细胞数量减少或消失。

同时缺失 CD4 和 CD8 的 T 细胞数量显著增多属于异常,可能符合 T 细胞淋巴瘤;然而,有些 TCRγδ 和 TCRαβ T 细胞可能 CD4−CD8−。TCRγδT 细胞反应性增多不应判读为 T 细胞淋巴组织增殖性疾病[83]。CD4−CD8−T 细胞也可见于某些免疫缺陷状态,是自身免疫性淋巴组织增生性综合征(ALPS)的标志[84]。

CD4 和 CD8 共表达为异常,在成熟 T 细胞肿瘤中并不多见。尽管此现象仍可能发生,常见于成人 T 细胞白血病/淋巴瘤和 T 细胞幼淋巴细胞白血病(PLL),然而一旦发现此现象,必须除外 T-淋巴母细胞白血病/淋巴瘤(T-ALL/LBL)或正常皮

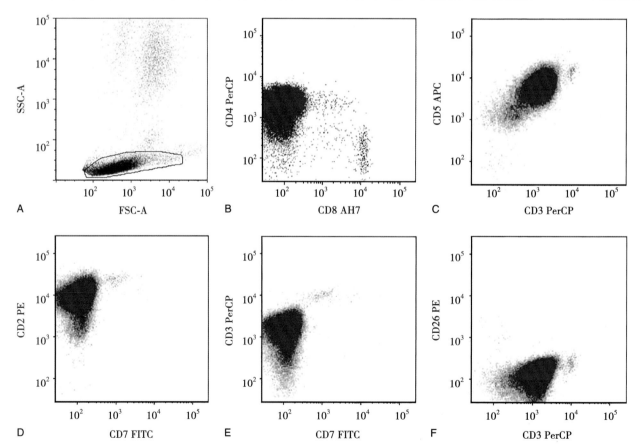

图 5.4 T 细胞群异常的流式细胞术检测。A,通过适当的前向散射(FSC)和侧散射(SSC)特性对细胞进行门控来识别淋巴细胞。B,大多数细胞呈 CD4+CD8− 细胞(红色),并有少量正常 CD8+T 细胞(蓝色)。C,CD4 限制性 T 细胞(红色)呈 CD5+,与样本中残留的正常 CD8+T 细胞(蓝色)相比,CD3 呈异常的弱表达。D,异常 T 细胞(红色)呈 CD2+CD7−。E,异常 T 细胞(红色)呈 CD7−,弱表达 CD3。F,异常 T 细胞(红色)呈 CD26−(绝大多数正常 CD4+T 细胞呈 CD26+)

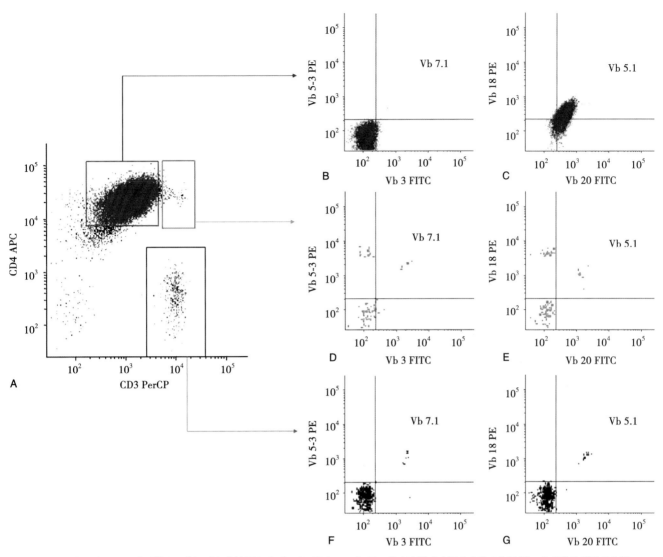

图 5.5　FCM 分析 T 细胞受体 Vβ 谱识别克隆性 T 细胞群。A, 通过 CD3 和 CD4 的表达模式来区分 3 种 T 细胞群。大多数为异常 T 细胞, 弱表达 CD3 和 CD4(红色)。正常 T 细胞呈适当强度的 CD3⁺, 并呈 CD4⁺(绿色)或 CD4⁻(蓝色)。B 和 C, 异常 T 细胞(红色)一致表达单个 Vβ 家族, 符合克隆性 T 细胞群。D 和 E, CD4⁺ 正常 T 细胞(绿色)显示非限制性/非克隆 Vβ 家族。F 和 G, CD4⁻ 正常 T 细胞(蓝色)也显示非限制/非克隆 Vβ 家族, 可作为内对照

质胸腺细胞, 特别是来自纵隔的标本。如果发现正常 T 细胞成熟亚群, FCM 可以区别肿瘤性 T 细胞和胸腺瘤或胸腺增生中的正常皮质胸腺细胞, 鉴别依据为 CD2、CD3、CD4、CD5、CD7、CD8、CD10、CD34 和 CD45 的表达模式和强度[85,86]。最后, 明显的 CD4⁺CD8⁺T 细胞可能由技术原因导致, 染色时血液未充分洗涤而形成假象[87], 因此需谨慎地判读。

由于成熟 T 细胞肿瘤常有一个以上 T 细胞抗原的失表达(即 CD2、CD3、CD5 或 CD7 阴性), T 细胞抗原缺失的分析远比亚群限制性分析更有用[76,88]。因此诊断时将多种 T 细胞抗原(CD2、CD3、CD5、CD7)纳入抗体组合对确保检查的敏感性非常重要。正常情况, 外周血中有少量 CD3⁺T 细胞呈 CD7⁻, 而少量 TCRγδT 细胞呈 CD5⁻。然而出现大量 CD7⁻ CD4⁺CD5⁻ T 细胞(如, 非 γδT 细胞)属于异常。CD2⁻T 细胞罕见, 而 CD3⁻T 细胞明显异常。

肿瘤性 T 细胞群可能表现为一致的抗原表达水平异常(如, 异常的 CD2、CD3、CD5、CD7、或 CD45 表达水平)[76,88]。例

如, 用抗 CD3 抗体染色, 肿瘤细胞的 CD3 表达水平可能高于或低于正常。弱表达 CD3 是 Sézary 细胞和成人 T 细胞白血病/淋巴瘤的特征[89,90]。T 细胞大颗粒淋巴细胞(LGL)白血病常有 CD5 弱表达, 并且正常 CD8⁺T 细胞也呈 CD5 弱表达。CD2 和 CD7 表达水平异常也可见于 T 细胞淋巴组织增殖性疾病。结果判读时还要牢记: CD3 在 γδT 细胞中表达更强, CD2 在反应性 T 细胞中表达上调[20]。

有一组克隆性 T 细胞病变的特征是正常情况下以较低数量存在的 T 细胞亚群发生细胞数增加。T 细胞大颗粒淋巴细胞白血病中, 共表达 CD57、CD56 或 CD16 的 CD8⁺T 细胞数量增多。CD5 表达减弱且缺少 CD7 和 CD2 等正常 T 细胞抗原的表达, 有助诊断。被视为 B 细胞抗原的 CD20 在少数正常 T 细胞中有表达。发现 CD20⁺ 的 T 细胞数量显著增加为高度异常。同样, γδT 细胞数大增要怀疑恶性。

所有 T 细胞肿瘤都必须结合病史和形态学。当形态学上绝大多数细胞表现为肿瘤性, 相应的异常免疫表型就很容易判

读。单个免疫表型异常时,判读需谨慎,因为这种情形可见于高度活化的良性 T 细胞群或亚群细胞数量明显超过正常(如,γδT 细胞增加,EBV 感染的 T 细胞发生 CD7 失表达)。肿瘤性 T 细胞通常具有多种免疫表型异常因而可与正常细胞相区分,借助多参数 FCM 可在同一细胞中检出这些异常。

5.6 NK 细胞肿瘤的 FCM 诊断和分类

成熟 NK 细胞肿瘤特征是 CD2+、CD16+、CD56+、CD122+、表面 CD3- 但表达胞质 CD3ε 链(CD3ε)的恶性 NK 细胞数量增多[91,92]。TCRαβ、TCRγδ、CD4、CD5、CD8、CD16 和 CD57 通常阴性。FCM 对诊断 NK 细胞肿瘤[如侵袭性 NK 细胞白血病和 NK 细胞慢性淋巴增殖性疾病(CLPD-NK),后者又称 NK 细胞 LGL 淋巴细胞增多症,惰性临床过程]累及外周血特别有用。FCM 也有助于识别鼻型结外 NK/T 细胞淋巴瘤中的 NK 细胞,该肿瘤常有广泛坏死和炎症背景(通常来自 FNA 或破碎的组织标本)。正常 NK 细胞通常表达 CD45(特征是强阳性,符合成熟淋巴细胞)、CD2 和 CD7;CD16 和 CD56 轻微异质性表达;CD3 阴性。尚无准确区分反应性和肿瘤性 NK 细胞的特异性免疫表型标志物;然而,表面抗原的表达模式发生改变,可能有助于识别异常 NK 细胞[93]。有时 CD16 可能呈异质性,CD56 可能呈异常的强阳性或一致的弱阳性,这些情形可见于 CLPD-NK[91]。CD2、CD7 和 CD161 表达减弱;CD5 异常表达;以及 CD8 异质性表达模式也可能是有帮助的特征。另外,NK 细胞的数量和比例,以及 NK 细胞的 FSC 特点(出现大细胞)可能有助于证实诊断,特别是具有显著炎症背景的结外 NK/T 细胞淋巴瘤。

临床实验室很难证实 NK 细胞克隆性。与 T 细胞肿瘤不同,真正的 NK 细胞肿瘤呈 TCR 基因的种系结构。已有研究采用商用抗体评价 NK 细胞杀伤抑制受体组成成分(CD158-KIR)和 NK 细胞的 CD94-NKG2 异二聚体表达,这种方法类似 T 细胞的 Vβ 组成性分析。NK 细胞表达多种 KIR 表面分子,一个正常 NK 细胞的表面可表达 2~8 种 KIR 分子[94]。NK 细胞克隆性增生可出现 KIR 组成成分多样性减少或偏离常态。另外,每个 NK 细胞表达一种特别的 C 型凝集素受体(CD94-NKG2)异二聚体。正常情况下,NK 细胞可变地表达 CD94,异二聚体呈限制性表达模式。CD94 和 NKG2A 呈强而一致的表达可能对应于一种 NK 细胞肿瘤[93]。这种现象也可见于病毒感染和 EBV 驱使的淋巴组织增生[95-97],因此判读时必须注意临床病理相结合。这些方法应用有限,尚未常规用于临床 FCM 实验室,未来可能具有潜在应用价值。

5.7 急性白血病的 FCM 诊断和分类

急性白血病的 FCM 检测方法通常是先评估 CD45 与 SCC 的对比。大多数原始细胞群低表达 CD45 和中度 SCC,因 CD45 与 SCC 定义的"原始细胞"门呈现扩大的细胞群而被识别[98](图 5.6,A 和 B)。因 CD45 与 SCC 定义的原始细胞门也含有非原始细胞(嗜碱性粒细胞、浆细胞样树突细胞、中性粒细胞、未成熟单核细胞),任何可疑的原始细胞群应当用一组抗体来评估,这组抗体应当:①可以用特异性标志物将某个细胞群定义为原始细胞;②可以识别细胞系。正如下文所述,有些原始细胞群落在 CD45 与 SCC 定义的原始细胞门之外;因此,对白血病原始细胞的评估不应局限于这个区域。由于真正的髓系白血病可异常表达淋巴细胞标志物,反之亦然,使用覆盖面广的抗体组合是防止误诊的关键[3,13,99-101]。WHO 分类将有提示预后作用,甚至有时与治疗相关的特异性遗传学改变和特征性染色体易位加入了白血病的诊断中。急性白血病中特异性遗传改变与免疫表型的相关性已被认识,FCM 则有可能为特异性遗传学改变的发现提供第一条线索。另外,FCM 检测微小残留病变对判断预后有重要意义,并可指导进一步的治疗选择。

5.7.1 急性髓系白血病(AML)

FCM 免疫分型在 AML 的 WHO 分类中有重要地位。FCM 在鉴别 AML 和淋巴母细胞性白血病(ALL),以及识别粒细胞,单核细胞,红细胞及巨核细胞分化时有高度的灵敏性和特异性。此外,FCM 可辅助鉴别新发 AML(通常预后较好)和继发于骨髓增生异常的 AML(通常预后较差)。总体上,AML 原始细胞表达未成熟表型相关的一组抗原(可能包括弱表达 CD45、CD34、HLA-DR、CD117)[13,99,100],同时表某些髓系抗原(可能包括但不限于 CD13、CD33、CD15 和 MPO)。某些病例也异常表达淋巴标志物(包括 CD2、CD5、CD7、CD19 或 CD56)[13,99,100]。抗原表达模式一般不同于正常髓系母细胞,因此,理解正常抗原表达模式对于区分白血病原始细胞群和骨髓再生非常重要,而治疗后残留疾病的检测尤为重要。

除了在大多数亚型 AML 中可见的标准髓系原始细胞外,其他原始细胞可能包括异常的早幼粒细胞(见于急性早幼粒细胞白血病)或未成熟单核细胞(原单核细胞或幼单核细胞,见于伴单核细胞分化的 AML)。这些原始细胞等同物比典型的髓系原始细胞更成熟,并且可能不会落在 CD45 与 SSC 定义的原始细胞门(见图 5.6,C 和 D)。例如,与典型的髓系原始细胞相比,异常的前髓细胞早幼粒细胞的 SSC 增加,而未成熟单核细胞可能 CD45 可能高表达。

新版 WHO 分类中,AML 的一些重要亚型还描述了"重现性遗传学异常"或特征性遗传学特点。数种 AML 亚型具有平衡易位,治疗反应好,具有较高的完全缓解率,预后好。由于某些 AML 亚型也有特征性免疫表型,FCM 通常能提供最初的线索,可能将某个 AML 病例归入预后良好组,并促使相关分子和细胞遗传学检查。

t(8;21)(q22;q22.1)RUNX1-RUNX1T1 易位,以前称为 AML1-ETO 易位,伴有这种异位的 AML 的免疫表型通常为 CD34+,并表达 CD13 和 CD33。B 细胞标志物 CD19 常共表达于部分原始细胞[102,103]。CD56 也可共表达,但比 CD19 少见,且提示不良预后,部分原因可能与 KIT 突变有关[104-106]。

在具有特征性遗传学异常的 AML 中,急性早幼粒细胞白血病(APL)具有特殊的临床、预后和治疗意义,需与其他 AML 亚型区分。APL 发生 DIC 的风险增加,APL 的颗粒亚型具有高白细胞计数和快速倍增时间。尽管如此,伴 t(15;17)(q22;q12)PML/RARA 易位的 APL 对化疗药(包括全-反式维甲酸和三氧化二砷)敏感,如果及时诊断和治疗,预后较好。此类白血病性早幼粒细胞具有特征性免疫表型:①CD33 通常呈一致的强阳性;②CD13+ 呈异质性;③HLA-DR 和 CD34 常失表达,或仅

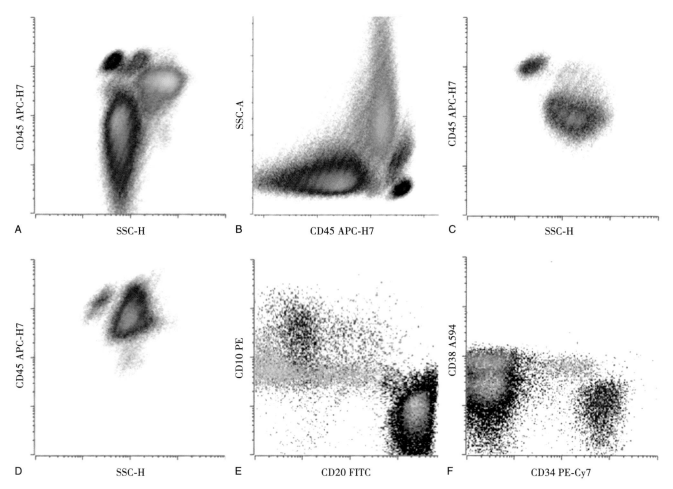

图 5.6 急性白血病。A 和 B，AML 累及的骨髓标本，CD45 与 SSC 对比图，显示所有活细胞。A，y 轴为 CD45，x 轴为 SSC 高度（对数刻度）。B，y 轴为 SSC 区域（线性刻度），x 轴为 CD45。两个分布图（红色）中，因低表达 CD45 和中度 SSC 而识别为的原始细胞群。也显示了成熟淋巴细胞（蓝色）、单核细胞（粉红色）和粒细胞（绿色）。C 和 D 显示所有活细胞，并显示原始细胞群（红色）。C，由于 APL 的原始细胞比典型的髓系原始细胞具有更高的 SSC，在 CD45 与 SSC 对比图上，肿瘤性早幼粒细胞可能覆盖正常粒细胞区域。D，与典型髓系原始细胞相比，单核细胞白血病的原始细胞的 CD45 表达增加，并可能在 CD45 与 SSC 对比图上与单核细胞的典型位置重叠。E 和 F，B-ALL 病史患者的骨髓样本，示所有 CD19 阳性 B 细胞。正常成熟 B 细胞（深蓝色）、正常原始细胞（浅绿色）和异常原始细胞（红色）。正常血原细胞具有预期的、保守的抗原表达模式，包括 CD10、CD20、CD34 和 CD38，而异常细胞由于表达异常高的 CD10 和 CD34 且不表达 CD38 而易于识别。正常血原细胞成熟时未见这种模式，并可以将异常细胞与正常的成熟 B 细胞和成熟过程中的 B 细胞区分出来

有少数弱表达；④与正常早幼粒细胞相比，CD15⁻。在微小颗粒亚型中，白血病性早幼粒细胞常共表达 CD2 并可部分程度地表达 CD34[107,108]。

在具有单核细胞分化的 AML 中，原始细胞等同物可强表达 CD45，在 CD45 与 SSC 对比图上，可能与正常单核细胞的位置重叠。单核细胞分化过程中，细胞首先表达 HLA-DR、CD36 和 CD64，成熟单核细胞最终表达 CD14。急性原单核细胞和单核细胞白血病可不同程度地表达这些抗原。其他特征性抗原也可表达，例如 CD4、CD11b、CD11c 和溶菌酶。单核细胞和髓系细胞共同表达多种共同抗原（如 CD13、CD33）；然而两者的正常成熟模式不同，而且表达时间和强度有些许差异[109,110]。伴 inv（16）（p13.1q22）*CBFB-MYH11* 的 AML 可频繁观察到 CD2 共表达，这种 AML 亚型具有异常增多的嗜酸性粒细胞，预后较好[99,111]。

除外遗传学异常，AML 可能携带预后意义的基因突变。例如，*FLT3* 内部末端重复可能预后差[13]。检测到这种异常特别有助于正常核型 AML 的预后判断。部分病例中，FCM 可能提供基因突变的线索。例如，在 AML 中，原始细胞具有杯状核切迹的形态学、MPO 表达、CD34 和 HLA-DR 低表达或失表达与 *FLT3* 和 *NPM1* 突变有关[112-114]。

真正的纯型红系白血病罕见，免疫表型以强表达 CD71 和血型糖蛋白 A 为特征。较不成熟的红系白血病原始细胞可能失表达血型糖蛋白 A。CD36 也可表达于红系祖细胞，并可在红系白血病检测到[13,99]。然而结果判读需谨慎，因为 CD36 和 CD71 都不具有细胞系特异性，而且成熟红细胞呈血型糖蛋白阳性，染色前充分裂解红细胞是避免假阳性结果的关键。

急性巨核细胞白血病的原始细胞特征性地表达 CD36，并且，与典型的原粒细胞相比，这种原始细胞的尺寸和体积更大，因而具有高 FSC。它们也表达 CD36、血小板糖蛋白、CD41 和 CD61。可能表达髓系抗原 CD13 和 CD33。由于这类疾病较少见（不到所有 AML 的 5%），必须用免疫分型完全排除 AML 或 ALL 的可能[92]。仔细检查淋巴细胞标志物、TdT 和 MPO 的表达可能有帮助。另外，判读 CD41 和 CD61 结果也需小心，因为血小板可黏附于原始细胞表面会造成假阳性结果[13,99]。

5.7.2　B-淋巴母细胞白血病/淋巴瘤(B-ALL/LBL)

B-ALL/LBL 的原始细胞通常表达 B 细胞标志物(CD19、CD22)和提示不成熟的标志物(CD10、TdT、CD34 和弱表达 CD45)。表面 Ig 几乎总是阴性(尽管有罕见例外),CD20 通常阴性或低表达。正常骨髓含有前体 B 细胞(血原细胞),儿童期或骨髓再生时其数量可能增多[115]。血原细胞以高度保守方式表达上文所述的多种抗体[115,116],而 B-ALL 的抗原表达模式类似于正常血原细胞(见图 5.6,E 和 F)[117]。理解正常血原细胞的抗原表达模式对于区分白血病原始细胞与骨髓再生非常重要,而且对残留疾病的检测尤为重要。与 AML 类似,B-ALL 也有一些与基因型相关的免疫表型。例如,t(1;19)(q23;p13.3)易位导致 PBX 和 TCF3 基因融合的 ALL 常有较成熟的免疫表型(CD45 表达增高,CD34 表达降低,并表达胞质 μ 链)并且共表达 CD19[13]。CD10 和 CD24 失表达并异常表达 CD15 的 B-ALL 与涉及 MLL 基因的 11q23 异常也有相关性,后者是预后差的特征[13]。相反,CD10 强表达,CD9 和 CD20 弱表达或完全缺失表达是提示良好预后的 t(12;21)(p21;q22)ETV6/RUNX1 易位的特征[13,118,119]。识别这些免疫表型特点是第一条有用线索,可提示细胞遗传学检查,并提供重要预后信息,促使临床病理相结合。

5.7.3　急性 T-淋巴母细胞白血病/淋巴瘤(T-ALL/LBL)

T-ALL/LBL 的原始细胞通常表达 T 细胞标志物和不成熟标志物[13,99,101]。最常表达的 T 细胞标志物是胞质 CD3 和 CD7,不同程度地表达 CD2 和 CD5,偶尔表达胞膜 CD3。CD4 和 CD8 可呈双阳性、双阴性或单表达。通常表达 TdT,提示不成熟。偶尔也表达 CD34。部分病例可表达 CD1a 和 CD10,并可异常表达髓系标志物,CD13 和/或 CD33 最常见。

骨髓中不会出现大量的正常 T 细胞前体,然而胸腺组织富于 T 细胞前体。胸腺 T 细胞(可见于正常胸腺、胸腺增生或淋巴细胞丰富的胸腺瘤)显示一个成熟谱系,具有高度保守的抗原表达模式。与正常胸腺组织可见成熟谱系相比,T-ALL 既显示异常的抗原表达又有相对一致的抗原表达,因而大多数病例可以区分 T-ALL 和胸腺组织[85,86]。

FCM 可以区分的一种 T-ALL 亚型是早期胸腺前体(ETP)亚型。ETP T-ALL 预后差,有独特的免疫表型,失表达 CD8 和 CD1a,表达髓系和/或干细胞抗原(CD13、CD33、CD34、CD117 和/或 HLA-DR)[120]。

5.7.4　不明细胞系急性白血病

急性白血病(AL)偶尔无法分类为 AML 或 ALL。这种病例可以考虑分类为未分化 AL 或混合表型急性白血病(MPAL)。在诊断未分化 AL 或 MPAL 之前,需要检测广泛的 FCM 抗体组合,应包括细胞系特异性标志物胞质 CD3 和 MPO 以及若干 B 细胞标志物[13]。考虑未分化 AL 时,也要排除巨核细胞系、红系或浆细胞样树突细胞分化。

5.7.5　急性白血病微小残留疾病的检测

微小残留疾病(MRD)检测在儿科和成人 AML 和 ALL 中正在成为强有力的预后因子[121-124]。MRD 检测可以识别非常低水平的异常原始细胞群(通常可在 1 万个细胞中检测到小于 1 个原始细胞),因此至少需要分析 50 万个细胞才能保证足够的灵敏度。此外,MRD 检测需要彻底理解正常成熟模式,因此正常细胞群(如再生髓系原始细胞或血原细胞)不能误认为异常。

5.8　骨髓增生异常综合征和骨髓增殖性肿瘤的 FCM 检查和诊断

利用 FCM 评估慢性髓系干细胞肿瘤(MSN),如骨髓增生异常综合征(MDS)和骨髓增殖性肿瘤(MPN),近年正在发挥越来越大的作用。这一领域的进展使我们深入理解了髓系祖细胞和成熟过程中的各种髓系细胞的抗原表达正常模式,促进了多参数 FCM 在临床实验室中的常规应用。正如上文所述,正常成熟伴随非常保守的、同步的抗原表达模式,在 MSN 中这种模式被破坏。FCM 检测异常抗原表达可辅助 MSN 诊断,在某些病例中 FCM 可提供额外的预后数据。应当指出,正常抗原模式在各种反应性状态下可能会发生何种转变(如生长因子给药或治疗后骨髓再生),这些经验和知识对于避免过度解读数据是至关重要的。

5.8.1　骨髓增生异常综合征(MDS)

尽管骨髓形态学加上同时进行的细胞遗传学检查仍为诊断 MDS 的"金标准",相当数量患者的血及骨髓检查结果导致诊断和分类产生困难。因此,在潜在的 MDS 病例中,FCM 使用逐渐增加,以求提高诊断的敏感性和特异性[125-127]。在 2006 年国际工作会议中,建议将 FCM 免疫表型列入 MDS 最低诊断标准[128]。另外,WHO 分类认可 FCM 在 MDS 评估中的作用[13]。

正常造血的特征是保守的细胞改变,成熟过程中的不同分化阶段都是可预测的、有规律的。而 MDS 的正常造血变得无效,导致异型增生,并使正常形态发生改变。与此相似,这种无效造血导致正常成熟过程中高度保守和可预测的抗原表达模式发生改变。FCM 可以检测到多种细胞系的抗原表达模式发生变化,包括从髓系原始细胞到成熟过程中的粒系、单核系和红系。

至今并未发现 MDS 特有的免疫表型,而是因为其免疫表型异于正常,间接成为 MDS 的特征。通过流式细胞术鉴定 MDS 时,最好考虑几种细胞群(例如,髓系祖细胞、成熟过程中的髓系细胞、单核系细胞、红系细胞)。髓系原始细胞所见的异常类型属于以下几类之一:①抗原表达的强度异常;②成熟抗原和未成熟抗原的表达不同步;③正常成熟过程中不同程度地表达的抗原变成一致性表达;④表达非细胞系特异性抗原(例如,髓系原始细胞表达 CD5、CD7 或 CD56)。成熟过程中的各种粒细胞可显示 SSC 降低(图 5.7,A 和 B),同时,异型增生性中性粒细胞的胞质颗粒减少。此外,成熟过程中的髓系细胞或单核系细胞可显示抗原表达的异常模式(例如,CD11b 或 CD13 与 CD16 对比的异常模式[见图 5.7,C 和 D])或正常表达的抗原检测到表达强度增加或降低。检测多重异常特征需要在多参数四色(或更多)FCM 抗体组合中加入大量抗体。有助于检测髓系祖细胞、成熟过程中的髓系细胞群和单核系细胞群发生

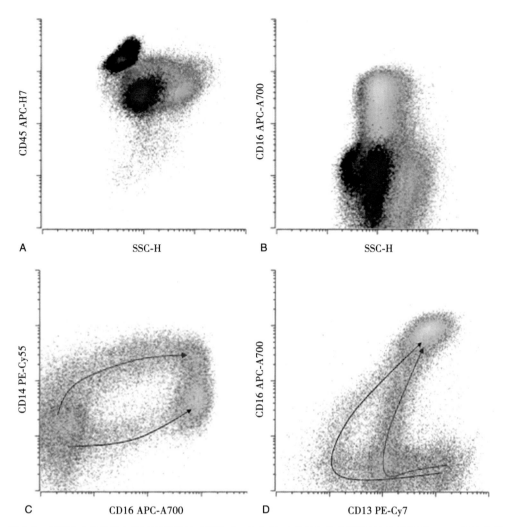

图 5.7　骨髓增生异常综合征(MDS)的流式细胞术。 A 和 B，中性粒细胞的侧散射(SSC)降低。MDS 累及的骨髓标本，图示所有活细胞，淋巴细胞(蓝色)和成熟粒细胞(绿色)。重点显示髓系原始细胞(红色)。成熟过程中的髓系细胞群在此病例中具有可变的 SSC，其中髓系细胞主要亚群的 SSC 在 CD45 与 SSC 对比图上与原始细胞和单核系细胞的位置重叠。成熟中性粒细胞(CD16 表达水平最高的髓系细胞)具有非常低的 SSC(类似于髓系原始细胞)。这一发现类似于在某些 MDS 病例的中性粒细胞胞质颗粒减少。C 和 D，成熟过程中的髓系细胞呈异常的抗原表达模式。MDS 累及的骨髓标本，图示所有成熟过程中的髓系细胞。正常髓系细胞显示 CD13、CD14 和 CD16 标志物呈保守的、可变的表达，从早幼粒细胞期向成熟中性粒细胞期逐渐成熟。在这个标本中，可以辨认两条不同的成熟线。蓝色箭头遵循典型的正常抗原表达模式，表明髓系成熟过程，但本例还有第二个异常克隆，表现为 CD13 和 CD14 表达增加(红色箭头)

的 MDS 的抗体组合包括但不限于 CD5、CD7、CD10、CD11b、CD13、CD14、CD16、CD33、CD34、CD38、CD56、CD117 和 HLA-DR[109,125-127,129-133]。

红系前体细胞的评估可能具有挑战性，部分原因是标本制备通常需要进行红细胞裂解；然而，已发现 MDS 中有核红细胞高表达 CD45、H-铁蛋白、L-铁蛋白和 CD105，但低表达 CD71[81,86]；粒细胞 CD10 和 CD45 表达下降[132,134]。另外，MDS 中，红系前体细胞中线粒体铁蛋白的表达与环形铁幼粒红细胞有关[134]。

流式细胞免疫表型分析为 MDS 提供了重要的预后信息。一些特殊的免疫表型谱和免疫表型异常与国际预后指数评分系统(IPSS)中的低评分和高风险类别相关。目前有若干将 MDS 免疫表型异常评分，并将之关联到 IPSS 评分及预后的系统[129,130,135]。而且，有很多 FCM 异常与移植后复发和总生存

期缩短相关，且独立于 IPSS 对复发及生存期的预测[129,136]。另外有报道，FCM 可识别具有输血依赖性和进展期疾病风险的患者[135]。这种方法证实了 FCM 有助于 MDS 的诊断和预后评估。

5.8.2　骨髓增殖性肿瘤

许多 CML 慢性期患者易于通过分子学方法监测残余疾病，常用 FISH 检测 t(9:22)易位。FCM 对于白细胞计数稳定的 CML 慢性期患者鲜有作用或无所作为。然而对于白细胞计数增加、可能进入加速期或原始细胞危象的患者，尤其当原始细胞未增大、形态上难以识别时，FCM 可准确地提供原始细胞的特征和计数。

FCM 在无并发症的红细胞增多症或原发性血小板增多症中的作用有限。事实上，根据 2006 年贝塞斯达国际共识流式

细胞术指南,无论是孤立性血小板增多症还是红细胞增多症都不是运用 FCM 的指征[5]。

在骨髓纤维化的病例中,无论是原发性还是继发于先前的骨髓增生性疾病,FCM 经常检测到异常,并且常类似于上文描述的 MDS[110,126]。非 CML MPN 中[10],细胞遗传学异常与 FCM 异常之间似乎存在某种关系,但需要进一步研究,以澄清 FCM 在这些疾病中的作用。

致谢

作者希望感谢 Raul C. Braylan、Jonni Moore 和 Brent Wood 博士在应用 FCM 诊断血淋巴造血疾病方面对同事们的指导和影响深远的工作。

精华和陷阱

淋巴瘤、浆细胞恶病质和白血病的 FCM 免疫分型	
精华	**陷阱**
成熟 B 细胞肿瘤的 FCM 检测	
• 血液和骨髓标本含有过多血清 Ig,血清 Ig 与抗 κ 和抗 λ 抗体结合,会干扰抗 κ 和抗 λ 抗体与细胞的结合。血清 Ig 与细胞上的 Fc 受体结合,使抗 κ 和抗 λ 抗体也呈阳性染色,会掩盖单克隆性。室温或 37℃ PBS 洗涤血液和骨髓标本,清除游离的血清 Ig,去除结合在细胞表面的血清 Ig。	• 细胞较少的标本(例如 CSF),PBS 洗涤过程中发生的细胞丢失可能很可观。如无严重的血清污染(例如无血液),可考虑减少或取消洗涤。
• 多克隆 B 细胞丰富时,会影响异常 B 细胞的检测。对大细胞(具有高 FSC 值)、具有异常抗原表达强度的细胞,或表达特殊抗原(例如 CD10)的细胞进行设门,可检出异常 B 细胞的单克隆性。	• 正常生发中心 B 细胞(滤泡性增生时往往增多)的体积较大(FSC 值升高),强表达 CD20 和 CD10,弱表达但存在 sIg。认识这种特征性表达模式可避免误诊。
• 恶性 B 细胞常失表达一种正常抗原(例如 CD19、CD20、CD22)。	• 正常浆细胞通常 CD20-。利妥昔单抗(Rituxan)治疗后 B 细胞常 CD20-。
• 单一型轻链表达(抗 κ 和抗 λ 抗体呈全阳或全阴)为异常。	• 正常浆细胞 sIg-,但有胞质内轻链表达。生发中心 B 细胞弱表达 sIg,并且可能难以检测到。
浆细胞恶病质的 FCM 检测	
• 根据 CD38 强+ 和 CD138+ 的抗原表达模式检测浆细胞。	• 骨髓瘤可能呈 CD38 弱+ 而 CD138 不稳定。由于骨髓瘤呈特征性 CD45 弱+ 或 CD45-,通过检测 CD45 与 CD38 对比图,可检测到 CD38 弱+ 骨髓瘤细胞。
• 根据表面抗原的异常表达模式大约可检测 97% 的肿瘤性浆细胞。常见异常:CD19-,CD27 弱+ 或 CD27-,CD45-,CD56+,CD81 弱+ 或 CD81-,CD117+。	• FCM 标本中浆细胞数量较少:必须检测大量细胞(最少 200 万,建议 300 万~500 万),否则可能遗漏异常浆细胞群。
成熟 T 细胞肿瘤的 FCM 检测	
• T 细胞抗原失表达(CD2、CD3、CD5、CD7)见于 75% 的 T 细胞恶性肿瘤。	• CD7- T 细胞是正常 T 细胞亚群,感染时增多。正常 γδT 细胞常 CD5-。
• 恶性 T 细胞常具有抗原表达水平异常;表达可能异常上调或下降(太强或太弱)。	• 某些抗原的表达水平受炎症的影响,例如 CD2。
• Vβ 组成性分析可检测 T 细胞克隆性。	• 背景中的正常 T 细胞可能掩盖克隆性细胞群的存在。这些病例对异常 T 细胞设门行 Vβ 组成性分析,可揭示 T 细胞克隆性。
急性白血病的 FCM 检测	
• 根据 CD45 弱+ 和低/中 SCC 可定义"原始细胞"。	• 某些原始细胞等同群(异常早幼粒细胞,原单核细胞,幼单核细胞)可能不落入 CD45 与 SSC 对比图定义的原始细胞门。某些细胞(浆细胞样树突细胞,嗜碱性粒细胞)落在原始细胞门内,却不是原始细胞。
• 肿瘤性原始细胞的特征是异常抗原表达模式,可帮助区分正常原始细胞和异常原始细胞。	• 熟悉抗原表达的正常模式非常重要,可见于骨髓中的正常髓系原始细胞和血原细胞和胸腺组织中的正常胸腺细胞。
• 急性白血病可见谱系保守性异常(例如 CD13+ 或 CD33+ 的 ALL 或 CD7+ 的 AML)。	• 需要全面的抗体组合,包括细胞系特异性标志物,以区分非细胞系标志物的异常表达或真正的混合表型急性白血病。
• 某些急性白血病病例,免疫表型可预测基因型并提示预后。	• 不能单用 FCM 来诊断急性白血病,应结合临床、形态学和遗传数据。

(平　波　薛德彬 译)

参考文献

1. Bourner G, Dhaliwal J, Sumner J. Performance evaluation of the latest fully automated hematology analyzers in a large, commercial laboratory setting: a 4-way, side-by-side study. Lab Hematol. 2005; 11: 285-297.

2. Wood B. 9-color and 10-color flow cytometry in the clinical laboratory. Arch Pathol Lab Med. 2006; 130: 680-690.

3. Braylan RC, et al. Optimal number of reagents required to evaluate hematolymphoid neoplasias: results of an international consensus meeting. Cytometry. 2001; 46: 23-27.

4. Stetler-Stevenson M, Ahmad E, Barnett D, Braylan RC, DiGiuseppe JA, Marti G, Menozzi D, Oldaker TA, Orfao A, Rabellino E, Stone EC, Walker C, Clinical and Laboratory Standards Institute. Clinical Flow Cytometric Analysis of Neoplastic Hematolymphoid Cells; Approved Guideline. 2nd ed. CLSI document H43-A2. Wayne, Pennsylvania, 19087-1898 USA: Clinical and Laboratory Standards Institute; 2005.

5. Davis BH, et al. 2006 Bethesda International Consensus recommendations on the flow cytometric immunophenotypic analysis of hematolymphoid neoplasia: medical indications. Cytometry B Clin Cytom. 2007; 72 (suppl 1): S5-S13.

6. Braylan RC, Orfao A, Borowitz MJ, Davis BH. Optimal number of reagents required to evaluate hematolymphoid neoplasias: results of an international consensus meeting. Cytometry. 2001; 46: 23-27.

7. Wood BL, Arroz M, Barnett D, DiGiuseppe J, Greig B, Kussick SJ, Oldaker T, Shenkin M, Stone E, Wallace P. 2006 Bethesda International Consensus recommendations on the immunophenotypic analysis of hematolymphoid neoplasia by flow cytometry: optimal reagents and reporting for the flow cytometric diagnosis of hematopoietic neoplasia. Cytometry B Clin Cytom. 2007; 72B: S14-S22.

8. Zaer FS, Braylan RC, Zander DS, Iturraspe JA, Almasri NM. Multiparametric flow cytometry in the diagnosis and characterization of low-grade pulmonary mucosa-associated lymphoid tissue lymphomas. Mod Pathol. 1998; 11: 525-532.

9. Almasri NM, Zaer FS, Iturraspe JA, Braylan RC. Contribution of flow cytometry to the diagnosis of gastric lymphomas in endoscopic biopsy specimens. Mod Pathol. 1997; 10: 650-656.

10. Media B, Buss DH, Woodruff RD, Capellari JO, Rainer RO, Powell BL, et al. Diagnosis and subclassification of primary and recurrent lymphoma. The usefulness and limitations of combined fine-needle aspiration cytomorphology and flow cytometry. Am J Clin Pathol. 2000; 113: 688-699.

11. Dong H, Harris NL, Preffer FI, Pitman MB. Fine-needle aspiration biopsy in the diagnosis and classification of primary and recurrent lymphoma: a retrospective analysis of the utility of cytomorphology and flow cytometry. Mod Pathol. 2001; 14: 472-481.

12. Dahmoush L, Hijazi Y, Barnes E, Stetler-Stevenson M, Abati A. Adult T-cell leukemia/lymphoma: a cytopathologic, immunocytochemical, and flow cytometric study. Cancer. 2002; 96: 110-116.

13. Swerdlow S, Campo E, Harris NL, Jaffe ES, Pileri SA, Stein H, Thiele J, Vardiman JW. WHO Classification of Tumours of Haematopoietic and Lymphoid Tissues. 4th ed. Lyon, France: IARC Press; 2008.

14. Quijano S, López A, Sancho JM, Panizo C, Castilla C, Garcia-Vela JA, Salar A, Alonso-Vence N, Gonzalez-Barca E, Penalverm FJ, Plaza-Villa J, Morado M, Garcia-Marco J, Arias J, Briones J, Ferrer S, Compote J, Nicolas C, Orfao A. Identification of leptomeningeal disease in aggressive B-cell non-Hodgkin's lymphoma: improved sensitivity of flow cytometry. J Clin Oncol. 2009; 27: 1462-1469.

15. Schinstine M, Filie A, Wilson W, Stetler-Stevenson M, Abati A. Detection of malignant hematopoietic cells in cerebral spinal fluid previously diagnosed as atypical or suspicious. Cancer. 2006; 108: 157-162.

16. Hegde U, Filie A, Little RF, Janik JE, Grant N, Steinberg SM, Dunleavy K, Jaffe ES, Abati A, Stetler-Stevenson M, Wilson WH. High incidence of occult leptomeningeal disease detected by flow cytometry in aggressive B-cell lymphomas at risk of central nervous system involvement: the role of flow cytometry versus cytology. Blood. 2005; 105: 496-502.

17. Kraan J, Gratama J, Haioun C, Orfao A, Plonquet A, Porwit A, Quijano S, Stetler-Stevenson M, Subira D, Wilson W. Flow cytometric immunophenotyping of cerebrospinal fluid. Curr Protoc Cytom. 2008; Chapter 6: Unit 6. 25.

18. Subira D, et al. Flow cytometry and the study of central nervous disease in patients with acute leukaemia. Br J Haematol. 2001; 112: 381-384.

19. de Graaf MT, et al. Addition of serum-containing medium to cerebrospinal fluid prevents cellular loss over time. J Neurol. 2011; 258: 1507-1512.

20. Carey JL, McCoy JP, Keren DF, eds. Flow Cytometry in Clinical Diagnosis. 4th ed. Chicago: ASCP Press; 2006.

21. Kussick S, et al. Prominent clonal B-cell populations identified by flow cytometry in histologically reactive lymphoid proliferations. Am J Clin Pathol. 2004; 121: 464-472.

22. Marti G, Rawstron AC, Ghia P, Hillmen P, Houlston RS, Kay N, Schleinitz TA, Caporaso N. Diagnostic criteria for monoclonal B-cell lymphocytosis. Br J Haematol. 2005; 130: 325-332.

23. Rawstron A, Green MJ, Kuzmicki A, Kennedy A, Kennedy B, Fenton JAL, Evans PAS, O'Connor SJM, Richards SJ, Morgan GJ, Jack AS, Hillmen P. Monoclonal B lymphocytes with the characteristics of indolent chronic lymphocytic leukemia are present in 3. 5% of adults with normal blood counts. Blood. 2002; 100: 635-639.

24. Fukushima PI, Nguyen PK, O'Grady P, Stetler-Stevenson M. Flow cytometric analysis of kappa and lambda light chain expression in evaluation of specimens for B-cell neoplasia. Cytometry. 1996; 26: 243-252.

25. Maiese RS, Segal GH, Iturraspe JA, Braylan RC. The cell-surface antigen and DNA content distribution of lymph-nodes with reactive hyperplasia. Mod Pathol. 1995; 8: 536-543.

26. Huang J, Fan G, Zhong Y, Gatter K, Braziel R, Gross G, Bakke A. Diagnostic usefulness of aberrant CD22 expression in differentiating neoplastic cells of B-cell chronic lymphoproliferative disorders from admixed benign B cells in four-color multiparameter flow cytometry. Am J Clin Pathol. 2005; 123: 826-832.

27. Stetler-Stevenson M, Xie XY. Flow cytometric detection of minimal lymphoid neoplasia, technique and clinical utility. Cancer Res Ther Control. 2001; 11: 11-20.

28. Kaleem Z, Zehnbauer BA, White G, Zutter MM. Lack of expression of surface immunoglobulin light chains in B-cell non-Hodgkin lymphomas. Am J Clin Pathol. 2000; 113: 399-405.

29. Li S, Eshleman JR, Borowitz MJ. Lack of surface immunoglobulin light chain expression by flow cytometric immunophenotyping can help diagnose peripheral B cell lymphoma. Am J Clin Pathol. 2002; 118: 229-234.

30. Cornfield DB, et al. Follicular lymphoma can be distinguished from be-

nign follicular hyperplasia by flow cytometry using simultaneous staining of cytoplasmic bcl-2 and cell surface CD20. Am J Clin Pathol. 2000; 114:258-263.

31. Almasri NM, Iturraspe JA, Braylan RC. CD10 expression in follicular lymphoma and large cell lymphoma is different from that of reactive lymph node follicles. Arch Pathol Lab Med. 1998;122:539-544.

32. Chen X, Jensen PE, Li S. HLA-DO. A useful marker to distinguish florid follicular hyperplasia from follicular lymphoma by flow cytometry. Am J Clin Pathol. 2003;119:842-851.

33. Horna P, et al. Flow cytometric analysis of surface light chain expression patterns in B-cell lymphomas using monoclonal and polyclonal antibodies. Am J Clin Pathol. 2011;136:954-959.

34. Foran J, Norton AJ, Micallef INM, Taussig DC, Amess JAL, Rohatiner AZS, Lister TA. Loss of CD20 expression following treatment with rituximab (chimaeric monoclonal anti-CD-20): a retrospective cohort analysis. Br J Haematol. 2001;114:881-883.

35. Kingma DW, Imus P, Xie XY, Jasper G, Sorbara L, Stewart C, Stetler-Stevenson M. CD2 is expressed by a sub-population of normal B cells and is frequently present in mature B cell neoplasms. Cytometry. 2002; 50:243-248.

36. Kaleem Z, White G, Zutter MM. Aberrant expression of T-cell-associated antigens on B-cell non-Hodgkin lymphoma. Am J Clin Pathol. 2001; 115:396-403.

37. Ginaldi L, De Martinis M, Matutes E, Farahat N, Morilla R. Levels of expression of CD19 and CD20 in chronic B cell leukaemias. J Clin Pathol. 1998;51:364-369.

38. Yang W, Agrawal N, Patel J, Edinger A, Osei E, Thut D, Powers J, Meyerson H. Diminished expression of CD19 in B-cell lymphomas. Cytometry B Clin Cytom. 2005;63B:28-35.

39. Paiva B, et al. Utility of flow cytometry immunophenotyping in multiple myeloma and other clonal plasma cell-related disorders. Cytometry B Clin Cytom. 2010;78B:239-252.

40. Seegmiller AC, et al. Immunophenotypic differentiation between neoplastic plasma cells in mature B-cell lymphoma vs plasma cell myeloma. Am J Clin Pathol. 2007;127:176-181.

41. Witzig TE, Kimlinger T, Stenson M, Therneau T. Syndecan-1 expression on malignant cells from the blood and marrow of patients with plasma cell proliferative disorders and B-cell chronic lymphocytic leukemia. Leuk Lymphoma. 1998;31:167-175.

42. Rawstron AC, et al. Report of the European Myeloma Network on multiparametric flow cytometry in multiple myeloma and related disorders. Haematologica. 2008;93:431-438.

43. International Myeloma Working Group. Criteria for the classification of monoclonal gammopathies, multiple myeloma and related disorders: a report of the International Myeloma Working Group. Br J Haematol. 2003; 121:749-757.

44. Paiva B, et al. Utility of flow cytometry immunophenotyping in multiple myeloma and other clonal plasma cell-related disorders. Cytometry B Clin Cytom. 2010;78:239-252.

45. Mateo G, et al. Prognostic value of immunophenotyping in multiple myeloma: a study by the PETHEMA/GEM cooperative study groups on patients uniformly treated with high-dose therapy. J Clin Oncol. 2008;26: 2737-2744.

46. Paiva B, et al. Multiparameter flow cytometry quantification of bone marrow plasma cells at diagnosis provides more prognostic information than

morphological assessment in myeloma patients. Haematologica. 2009;94: 1599-1602.

47. Perez-Persona E, et al. New criteria to identify risk of progression in monoclonal gammopathy of uncertain significance and smoldering multiple myeloma based on multiparameter flow cytometry analysis of bone marrow plasma cells. Blood. 2007;110:2586-2592.

48. Paiva B, et al. The persistence of immunophenotypically normal residual bone marrow plasma cells at diagnosis identifies a good prognostic subgroup of symptomatic multiple myeloma patients. Blood. 2009; 114: 4369-4372.

49. Rawstron AC, Child JA, Tute RM, Davies FE, Gregory WM, Bell SE, Szubert AJ, Navarro-Coy N, Drayson MT, Feyler S, Ross FM, Cook G, Jackson GH, Morgan GJ, Owen RG. Minimal residual disease assessed by multiparameter flow cytometry in multiple myeloma: impact on outcome in the Medical Research Council Myeloma IX Study. J Clin Oncol. 2013; 31:2540-2547.

50. Nowakowski GS, et al. Circulating plasma cells detected by flow cytometry as a predictor of survival in 302 patients with newly diagnosed multiple myeloma. Blood. 2005;106:2276-2279.

51. Dingli D, et al. Flow cytometric detection of circulating myeloma cells before transplantation in patients with multiple myeloma: a simple risk stratification system. Blood. 2006;107:3384-3388.

52. Paiva B, et al. Multiparameter flow cytometric remission is the most relevant prognostic factor for multiple myeloma patients who undergo autologous stem cell transplantation. Blood. 2008;112:4017-4023.

53. Liu H, et al. Flow cytometric minimal residual disease monitoring in patients with multiple myeloma undergoing autologous stem cell transplantation: a retrospective study. Leuk Lymphoma. 2008;49:306-314.

54. Paiva B, et al. Competition between clonal plasma cells and normal cells for potentially overlapping bone marrow niches is associated with a progressively altered cellular distribution in MGUS vs myeloma. Leukemia. 2011;25:697-706.

55. Chaidos A, et al. Clinical drug resistance linked to interconvertible phenotypic and functional states of tumor-propagating cells in multiple myeloma. Blood. 2013;121:318-328.

56. Paiva B, et al. Detailed characterization of multiple myeloma circulating tumor cells shows unique phenotypic, cytogenetic, functional, and circadian distribution profile. Blood. 2013;122:3591-3598.

57. San Miguel JF, et al. Immunophenotypic evaluation of the plasma cell compartment in multiple myeloma: a tool for comparing the efficacy of different treatment strategies and predicting outcome. Blood. 2002;99: 1853-1856.

58. Rawstron AC, Davies FE, DasGupta R, Ashcroft AJ, Patmore R, Drayson MT, Owen RG, Jack AS, Child JA, Morgan GJ. Flow cytometric disease monitoring in multiple myeloma: the relationship between normal and neoplastic plasma cells predicts outcome after transplantation. Blood. 2002; 100:3095-3100.

59. Rawstron AC, et al. Minimal residual disease assessed by multiparameter flow cytometry in multiple myeloma: impact on outcome in the Medical Research Council Myeloma IX Study. J Clin Oncol. 2013; 31: 2540-2547.

60. Paiva B, et al. Multiparameter flow cytometric remission is the most relevant prognostic factor for multiple myeloma patients who undergo autologous stem cell transplantation. Blood. 2008;112:4017-4023.

61. Paiva B, et al. Comparison of immunofixation, serum free light chain, and

immunophenotyping for response evaluation and prognostication in multiple myeloma. J Clin Oncol. 2011;29:1627-1633.

62. Paiva B, et al. High-risk cytogenetics and persistent minimal residual disease by multiparameter flow cytometry predict unsustained complete response after autologous stem cell transplantation in multiple myeloma. Blood. 2012;119:687-691.

63. U. S. Food and Drug Administration. FDA-NCI Roundtable: *Symposium on Flow Cytometry Detection of Minimal Residual Disease in Multiple Myeloma*, March 24,2014. Available at:<http://www. fda. gov/MedicalDevices/NewsEvents/WorkshopsConferences/ucm402038. htm/>.

64. Cannizzo E, et al. Multiparameter immunophenotyping by flow cytometry in multiple myeloma: the diagnostic utility of defining ranges of normal antigenic expression in comparison to histology. Cytometry B Clin Cytom. 2010;78B:231-238.

65. Liu DS, et al. Immunophenotypic heterogeneity of normal plasma cells: comparison with minimal residual plasma cell myeloma. J Clin Pathol. 2012;65:823-829.

66. Tembhare PR, et al. Flow cytometric differentiation of abnormal and normal plasma cells in the bone marrow in patients with multiple myeloma and its precursor diseases. Leuk Res. 2014;38:371-376.

67. van Dongen JJM, et al. EuroFlow antibody panels for standardized n-dimensional flow cytometric immunophenotyping of normal, reactive and malignant leukocytes. Leukemia. 2012;26:1908-1975.

68. Perez-Andres M, Almeida J, Martin-Ayuso M, Moro MJ, Martin-Nunez G, Galende J, Borrego D, Rodriguez MJ, Ortega F, Hernandez J, Moreno I, Dominguez M, Mateo G, San Miguel JF, Orfao A. Clonal plasma cells from monoclonal gammopathy of undetermined significance, multiple myeloma, and plasma cell leukemia show different expression profiles of molecules involved in the interaction with the immunological bone marrow microenvironment. Leukemia. 2005;19:449-455.

69. Harada H, Kawano M, Huang N, et al. Phenotypic difference of normal plasma cells from mature myeloma cells. Blood. 1993;81:2658-2663.

70. Lin P, Owens R, Tricot G, Wilson CS. Flow cytometric immunophenotypic analysis of 306 cases of multiple myeloma. Am J Clin Pathol. 2004; 121:482-488.

71. Rawstron AC, et al. Circulating plasma cells in multiple myeloma: characterization and correlation with disease stage. Br J Haematol. 1997;97: 46-55.

72. Ocqueteau M, Orfao A, Almeida J, et al. Immunophenotypic characterization of plasma cells from monoclonal gammopathy of undetermined significance patients. Implications for the differential diagnosis between MGUS and multiple myeloma. Am J Pathol. 1998;152:1655-1665.

73. Almeida J, Orfao A, Ocqueteau M, et al. High-sensitive immunophenotyping and DNA ploidy studies for the investigation of minimal residual disease in multiple myeloma. Br J Haematol. 1999;107:121-131.

74. Konoplev S, Medeiros LJ, Bueso-Ramos CE, Jorgensen JL, Lin P. Immunophenotypic profile of lymphoplasmacytic lymphoma/Waldenstrom macroglobulinemia. Am J Clin Pathol. 2005;124:414-420.

75. Kuchnio M, Sausville EA, Jaffe ES, Greiner T, Foss FM, McClanan J, Fukushima P, Stetler-Stevenson M. Flow cytometric detection of neoplastic T cells in patients with mycosis fungoides based on levels of T-cell receptor expression. Am J Clin Pathol. 1994;102:856-860.

76. Gorczyca W, Weisberger J, Liu Z, Tsang P, Hossein M, Wu CD, Dong H, Wong JYL, Tugulea S, Dee S, Melamed MR, Darzynkiewicz Z. An approach to diagnosis of T-cell lymphoproliferative disorders by flow cytom-

etry. Cytometry B Clin Cytom. 2002;50:177-190.

77. Tembhare P, et al. Flow cytometric immunophenotypic assessment of T-cell clonality by Vbeta repertoire analysis: detection of T-cell clonality at diagnosis and monitoring of minimal residual disease following therapy. Am J Clin Pathol. 2011;135:890-900.

78. Tembhare P, et al. Flow cytometric immunophenotypic assessment of T-cell clonality by vbeta repertoire analysis in fine-needle aspirates and cerebrospinal fluid. Am J Clin Pathol. 2012;137:220-226.

79. van den Beemd R, Boor PP, van Lochem EG, Hop WC, Langerak AW, Wolvers-Tettero IL, Hooijkaas H, van Dongen JJ. Flow cytometric analysis of the Vbeta repertoire in healthy controls. Cytometry. 2000; 40: 336-345.

80. Ferenczi K, Yawalkar N, Jones D, Kupper TS. Monitoring the decrease of circulating malignant T cells in cutaneous T-cell lymphoma during photopheresis and interferon therapy. Arch Dermatol. 2003;139:909-913.

81. Morice WG, Katzmann JA, Pittelkow MR, el-Azhary RA, Gibson LE, Hanson CA. A comparison of morphologic features, flow cytometry, TCR-V-beta analysis, and TCR-PCR in qualitative and quantitative assessment of peripheral blood involvement by Sézary syndrome. Am J Clin Pathol. 2006;125:364-374.

82. Lima M, Teixeira MD, Queiros ML, Santos AH, Goncalves C, Correia J, Farinha F, Mendonca F, Soares JMN, Almeida J, Orfao A, Justica B. Immunophenotype and TCR-Vbeta repertoire of peripheral blood T-cells in acute infectious mononucleosis. Blood Cells Mol Dis. 2003;10:1-12.

83. McClanahan J, Fukushima PI, Stetler-Stevenson M. Increased peripheral blood gamma delta T-cells in patients with lymphoid neoplasia: a diagnostic dilemma in flow cytometry. Cytometry. 1999;38:280-285.

84. Sneller M, Straus SE, Jaffe ES, et al. A novel lymphoproliferative/autoimmune syndrome resembling murine lpr/gld disease. J Clin Invest. 1992; 90:334-341.

85. Gorczyca W, et al. Flow cytometry in the diagnosis of mediastinal tumors with emphasis on differentiating thymocytes from precursor T-lymphoblastic lymphoma/leukemia. Leuk Lymphoma. 2004;45:529-538.

86. Li S, et al. Flow cytometry in the differential diagnosis of lymphocyte-rich thymoma from precursor T-cell acute lymphoblastic leukemia/lymphoblastic lymphoma. Am J Clin Pathol. 2004;121:268-274.

87. Nicholson JK, et al. Artifactual staining of monoclonal antibodies in two-color combinations is due to an immunoglobulin in the serum and plasma. Cytometry. 1994;18:140-146.

88. Jamal S, Picker LJ, Aquino DB, McKenna RW, Dawson DB, Kroft SH. Immunophenotypic analysis of peripheral T-cell neoplasms. A multiparameter flow cytometric approach. Am J Clin Pathol. 2001; 116: 512-526.

89. Edelman J, Meyerson HJ. Diminished CD3 expression is useful for detecting and enumerating Sézary cells. Am J Clin Pathol. 2000; 114: 467-477.

90. Yokote T, et al. Flow cytometric immunophenotyping of adult T-cell leukemia/lymphoma using CD3 gating. Am J Clin Pathol. 2005; 124: 199-204.

91. Lima M, et al. Clinicobiological, immunophenotypic, and molecular characteristics of monoclonal CD56−/+ dim chronic natural killer cell large granular lymphocytosis. Am J Pathol. 2004;165:1117-1127.

92. Jaffe ES, Harris NL, Stein H, Vardiman JW, eds. *The World Health Organization Classification of Tumors*, Pathology and Genetics of Tumours of Haematopoietic and Lymphoid Tissues. Lyon: IARC Press; 2001.

93. Morice WG. The immunophenotypic attributes of NK cells and NK-cell lineage lymphoproliferative disorders. Am J Clin Pathol. 2007;127: 881-886.

94. Husain Z, et al. Complex expression of natural killer receptor genes in single natural killer cells. Immunology. 2002;106:373-380.

95. Epling-Burnette PK, et al. Dysregulated NK receptor expression in patients with lymphoproliferative disease of granular lymphocytes. Blood. 2004;103:3431-3439.

96. Pascal V, et al. Comparative analysis of NK cell subset distribution in normal and lymphoproliferative disease of granular lymphocyte conditions. Eur J Immunol. 2004;34:2930-2940.

97. Sawada A, et al. NK-cell repertoire is feasible for diagnosing Epstein-Barr virus-infected NK-cell lymphoproliferative disease and evaluating the treatment effect. Am J Hematol. 2006;81:576-581.

98. Stelzer GT, Shults KE, Loken MR. CD45 gating for routine flow cytometric analysis of human bone marrow specimens. Ann N Y Acad Sci. 1993; 677:265-280.

99. Weir EG, Borowitz MJ. Flow cytometry in the diagnosis of acute leukemia. Semin Hematol. 2001;38:124-138.

100. Khalidi HS, et al. The immunophenotype of adult acute myeloid leukemia: high frequency of lymphoid antigen expression and comparison of immunophenotype, French-American-British classification, and karyotypic abnormalities. Am J Clin Pathol. 1998;109:211-220.

101. Khalidi HS, et al. Acute lymphoblastic leukemia. Survey of immunophenotype, French-American-British classification, frequency of myeloid antigen expression, and karyotypic abnormalities in 210 pediatric and adult cases. Am J Clin Pathol. 1999;111:467-476.

102. Kita K, et al. Phenotypical characteristics of acute myelocytic leukemia associated with the t(8;21)(q22;q22) chromosomal abnormality: frequent expression of immature B-cell antigen CD19 together with stem cell antigen CD34. Blood. 1992;80:470-477.

103. Hurwitz CA, et al. Distinctive immunophenotypic features of t(8;21) (q22;q22) acute myeloblastic leukemia in children. Blood. 1992;80: 3182-3188.

104. Iriyama N, et al. CD56 expression is an independent prognostic factor for relapse in acute myeloid leukemia with t(8;21). Leuk Res. 2013; 37:1021-1026.

105. De J, et al. Immunophenotypic profile predictive of KIT activating mutations in AML1-ETO leukemia. Am J Clin Pathol. 2007;128:550-557.

106. Baer MR, et al. Expression of the neural cell adhesion molecule CD56 is associated with short remission duration and survival in acute myeloid leukemia with t(8;21)(q22;q22). Blood. 1997;90:1643-1648.

107. Orfao A, et al. The flow cytometric pattern of CD34, CD15 and CD13 expression in acute myeloblastic leukemia is highly characteristic of the presence of PML-RARalpha gene rearrangements. Haematologica. 1999;84:405-412.

108. Lin P, et al. Expression of CD2 in acute promyelocytic leukemia correlates with short form of PML-RARalpha transcripts and poorer prognosis. Am J Clin Pathol. 2004;121:402-407.

109. Kussick SJ, Wood BL. Using 4-color flow cytometry to identify abnormal myeloid populations. Arch Pathol Lab Med. 2003;127:1140-1147.

110. Kussick SJ, Wood BL. Four-color flow cytometry identifies virtually all cytogenetically abnormal bone marrow samples in the workup of non-CML myeloproliferative disorders. Am J Clin Pathol. 2003;120: 854-865.

111. Dunphy CH. Comprehensive review of adult acute myelogenous leukemia: cytomorphological, enzyme cytochemical, flow cytometric immunophenotypic, and cytogenetic findings. J Clin Lab Anal. 1999;13:19-26.

112. Carluccio P, et al. Immunophenotypic and molecular features of "cuplike" acute myeloid leukemias. Eur J Haematol. 2014;92:121-126.

113. Chen W, et al. Cuplike nuclei (prominent nuclear invaginations) in acute myeloid leukemia are highly associated with FLT3 internal tandem duplication and NPM1 mutation. Cancer. 2009;115:5481-5489.

114. Kussick SJ, et al. A distinctive nuclear morphology in acute myeloid leukemia is strongly associated with loss of HLA-DR expression and FLT3 internal tandem duplication. Leukemia. 2004;18:1591-1598.

115. McKenna RW, et al. Immunophenotypic analysis of hematogones (B-lymphocyte precursors) in 662 consecutive bone marrow specimens by 4-color flow cytometry. Blood. 2001;98:2498-2507.

116. Davis RE, Longacre TA, Cornbleet PJ. Hematogones in the bone marrow of adults. Immunophenotypic features, clinical settings, and differential diagnosis. Am J Clin Pathol. 1994;102:202-211.

117. McKenna RW, Asplund SL, Kroft SH. Immunophenotypic analysis of hematogones (B-lymphocyte precursors) and neoplastic lymphoblasts by 4-color flow cytometry. Leuk Lymphoma. 2004;45:277-285.

118. Borowitz MJ, et al. Surface antigen phenotype can predict TEL-AML1 rearrangement in childhood B-precursor ALL: a Pediatric Oncology Group study. Leukemia. 1998;12:1764-1770.

119. De Zen L, et al. Quantitative multiparametric immunophenotyping in acute lymphoblastic leukemia: correlation with specific genotype. I ETV6/AML1 ALLs identification. Leukemia. 2000;14:1225-1231.

120. Coustan-Smith E, et al. Early T-cell precursor leukaemia: a subtype of very high-risk acute lymphoblastic leukaemia. Lancet Oncol. 2009;10: 147-156.

121. Campana D. Role of minimal residual disease monitoring in adult and pediatric acute lymphoblastic leukemia. Hematol Oncol Clin North Am. 2009;23:1083-1098, vii.

122. Buccisano F, et al. Prognostic and therapeutic implications of minimal residual disease detection in acute myeloid leukemia. Blood. 2012; 119:332-341.

123. Borowitz MJ, et al. Clinical significance of minimal residual disease in childhood acute lymphoblastic leukemia and its relationship to other prognostic factors: a Children's Oncology Group study. Blood. 2008; 111:5477-5485.

124. Al-Mawali A, Gillis D, Lewis I. The role of multiparameter flow cytometry for detection of minimal residual disease in acute myeloid leukemia. Am J Clin Pathol. 2009;131:16-26.

125. Stetler-Stevenson M, Arthur DC, Jabbour N, Xie XY, Moldrem J, Barrett AJ, Venzon D, Rick ME. Diagnostic utility of flow cytometric immunophenotyping in myelodysplastic syndrome. Blood. 2001;98:979-987.

126. Stachurski D, et al. Flow cytometric analysis of myelomonocytic cells by a pattern recognition approach is sensitive and specific in diagnosing myelodysplastic syndrome and related marrow diseases: emphasis on a global evaluation and recognition of diagnostic pitfalls. Leuk Res. 2008; 32:215-224.

127. Kussick SJ, et al. Four-color flow cytometry shows strong concordance with bone marrow morphology and cytogenetics in the evaluation for myelodysplasia. Am J Clin Pathol. 2005;124:170-181.

128. Valent P, Horny HP, Bennett JM, Fonatsch C, Germing U, Greenberg P, Haferlach T, Haase D, Kolb HJ, Krieger O, Loken M, van de Loos-

drecht A，Ogata K，Orfao A，Pfeilstöcker M，Rüter B，Sperr WR，Stauder R，Wells DA. Definitions and standards in the diagnosis and treatment of the myelodysplastic syndromes：consensus statements and report from a working conference. Leuk Res. 2007；31：727-736.

129. Wells DA，Benesch M，Loken MR，Vallejo C，Myerson D，Leisenring WM，Deeg HJ. Myeloid and monocytic dyspoiesis as determined by flow cytometric scoring in myelodysplastic syndrome correlates with the IPSS and with outcome after hematopoietic stem cell transplantation. Blood. 2003；102：394-403.

130. Pirruccello S，Young KH，Aoun P. Myeloblast phenotypic changes in myelodysplasia. CD34 and CD117 expression abnormalities are common. Am J Clin Pathol. 2006；125：884-894.

131. Maynadié M，Picard F，Husson B，Chatelain B，Cornet Y，Le Roux G，Campos L，Dromelet A，Lepelley P，Jouault H，Imbert M，Rosenwadj M，Vergé V，Bissières P，Raphaël M，Béné MC，Feuillard J，Groupe d'Etude Immunologique des Leucémies（GEIL）. Immunophenotypic clustering of myelodysplastic syndromes. Blood. 2002；100：2349-2356.

132. Della Porta MG，Lanza F，Del Vecchio L，Italian Society of Cytometry（GIC）. Flow cytometry immunophenotyping for the evaluation of bone marrow dysplasia. Cytometry B Clin Cytom. 2011；80：201-211.

133. Cherian S，et al. Flow-cytometric analysis of peripheral blood neutrophils：a simple，objective，independent and potentially clinically useful assay to facilitate the diagnosis of myelodysplastic syndromes. Am J Hematol. 2005；79：243-245.

134. Della Porta M，Malcovati L，Invernizzi R，Travaglino E，Pascutto C，Maffioli M，Galli A，Boggi S，Pietra D，Vanelli L，Marseglia C，Levi S，Arosio P，Lazzarino M，Cazzola M. Flow cytometry evaluation of erythroid dysplasia in patients with myelodysplastic syndrome. Leukemia. 2006；20：549-555.

135. van de Loosdrecht AA，Westers TM，Westra AH，Dräger AM，van der Velden VH，Ossenkoppele GJ. Identification of distinct prognostic subgroups in low- and intermediate-1-risk myelodysplastic syndromes by flow cytometry. Blood. 2008；111：1067-1077.

136. Scott BL，et al. Validation of a flow cytometric scoring system as a prognostic indicator for posttransplantation outcome in patients with myelodysplastic syndrome. Blood. 2008；112：2681-2686.

第6章

血液病理学的分子学诊断

Kojo S. J. Elenitoba-Johnson，Megan S. Lim，Adam Bagg

　　随着对造血系统疾病（特别是肿瘤）的生物学基础的深入理解，分子学技术在这些疾病中的应用日益广泛。Southern 印迹杂交分析法开创了分子生物学技术与血液病理学相结合的先河，对于识别淋巴增生性疾病的克隆性状态很有帮助。针对抗原受体基因位点的分子探针有助于染色体易位相关的伙伴基因的识别和分子克隆，这些基因是几种淋巴组织肿瘤发病机制的基础。聚合酶链反应（PCR）技术极大地增强了检测最初获得的组织样本以发现分子畸变的能力，更加深入地理解淋巴增生性疾病的克隆性。PCR 技术具有通用性，从 5' 和 3' 端都可快速扩增 cDNA 末端，以识别驱动造血肿瘤的嵌合融合基因。PCR 循环测序显著地增强了识别各种肿瘤中体细胞点突变的能力，追踪肿瘤进展中的克隆性遗传学异常。近年来大规模应用下一代测序技术，为癌症的基因变异提供了非常详细的数据。在这方面，急性髓系白血病（AML）基因组是第一个被测序的癌症基因组。这一进展提高了我们对 AML 遗传基础的认识，并识别预后相关的疾病亚群。自这项研究以来，其他几个造血肿瘤基因已被测序。显然，这项技术将继续深入揭示发病机制，在常规临床诊断的应用日益广泛。

6.1　核酸分离与肿瘤富集

　　分子技术的成功实施取决于可靠和稳健的核酸提取。实施方案取决于标本类型和数量以及分析所需核酸的质量和数量。PCR 现在可用于分析各种各样的标本，包括新鲜全血、血浆、血清、细针穿刺标本、组织活检、培养的细胞、脑脊液和固定的石蜡包埋组织。从细胞学涂片上刮取的显微切割细胞或乙醇固定细胞可能成功提取 DNA 且易于进行分子检测。液相或固相提取核酸都是可行方案，都能有效地分离 DNA 或 RNA 并用于下一步检测。

6.2　抗原受体基因重排

　　B 细胞和 T 细胞的抗原受体基因进行体细胞 DNA 重排，分别产生功能性 Ig 和 T 细胞受体（TCR）分子的独特特征。这些重排产生了与特异性免疫应答相关的 Ig 和 TCR 基因多样性[1]。

6.2.1　Ig 基因重排

　　Ig 基因编码的 Ig 是由 B 细胞专门产生的。Ig 分子是由两个相同的重链组成的异二聚体蛋白，与两个相同的 κ 轻链和 λ 轻链相连。Ig 基因定位在不同的染色体位点上。Ig 重链（IGH）基因位于 14q32，κ 链（IGK）位于 2p12，λ 链（IGL）位于 22q11。

　　在种系构型中，抗原受体基因由不连续的 DNA 片段组成，分成可变区（V）、多变区（D）、连接区（J）和恒定区（C）。所有 3 种 Ig 基因均含有 V、J 和 C 区，但只有 IgH 基因含有 D 区（图 6.1，A）。IgH 区包含约 45 个功能性 V 区片段和约 23 个 DH 片

68

段和 6 个 JH 片段。人 Ig 恒定区包含 11 个 C 区片段,这些 C 区段定义了 9 个功能性 Ig 类和亚类(IgM、IgD、IgG1、IgG2、IgG3、IgG4、IgA1、IgA2 和 IgE)。在骨髓 B 细胞发育的早期,在 DNA 水平上发生遗传重组事件,导致单个 D 片段与 J 片段的初始连接,随后将部分重排的 D-J 区域重排为 V 片段(图 6.1,B)。这些事件是由重组激活基因(RAG1/RAG2)复合物介导的。在

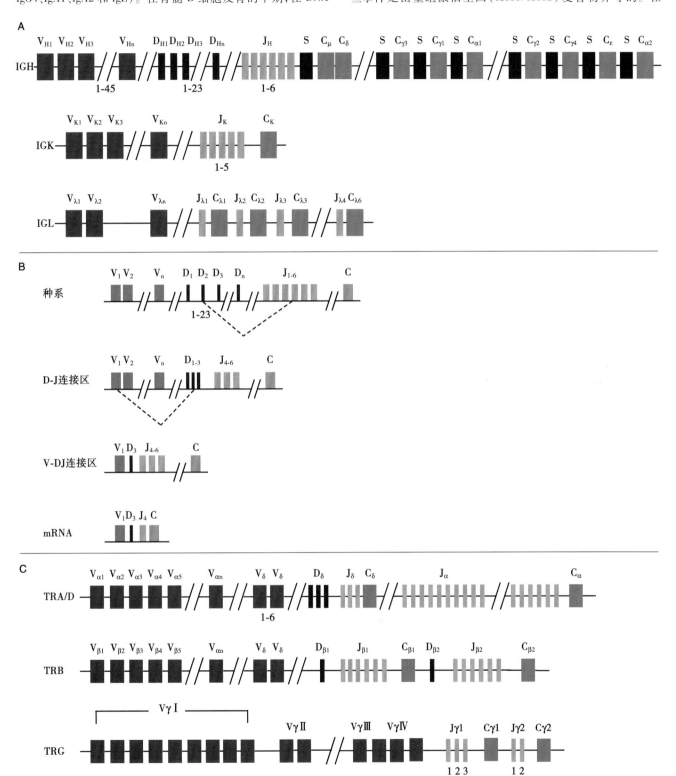

图 6.1　抗原受体基因重排的结构和聚合酶链反应检测克隆性细胞群。图示 Ig 重链、κ 和 λ 轻链基因的种系结构。上排,Ig 重链基因座含有可变区(V)基因以及多变区(D)、连接区(J)和恒定区(C)片段。中排,Ig 轻链 κ 基因座含有 V、J 和 C 区,但没有 D 区。下排,Igλ 轻链基因座含有 V、J 和多个 C 位点但无 D 区。B,在 DNA 水平发生基因重组事件,导致 D 与 J 片段的重排,然后部分重排的 D-J 区域与 V 片段的重排。在包含 V、D、J 和 C 区域的基因座中,该过程开始于 D-J(部分)重排,然后是 V-D-J 或 V-J(完全)重组。这个过程由 RAG 重组酶介导,导致所有插入片段的缺失和 V-D-J 或 V-J 片段并置,这些片段在基因组中彼此相距很远(数个 kb)。C,图示 T 细胞受体(TCR)TRA/D、TRG 和 TRD 基因的种系结构。注意 TRG 基因中无 D 区片段

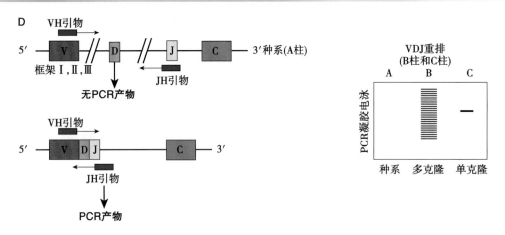

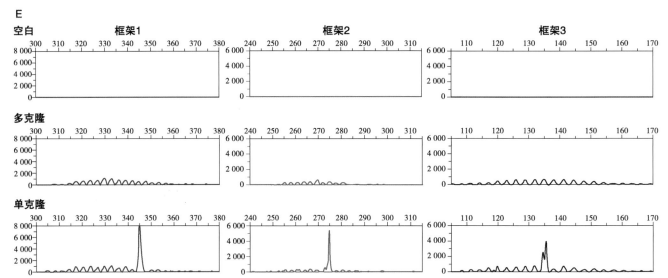

图 6.1(续)　D,图示 PCR 和凝胶电泳检测抗原受体基因重排,这是 IGH 基因克隆性分析的代表性 PCR 方法。IGH 基因的 V、D、J 和 C 区相隔数千碱基。与 V 段框架区互补的一致引物被用于识别大部分 V 区。同样,识别 J 基因的引物用于 PCR 扩增。由于 V 和 J 区基因相距数千碱基,所以非淋巴细胞的种系结构不扩增(A 柱),此结果类似于无模板对照(仅用 H₂O)。在反应条件下,每个 B 细胞有一个独特的(V-D-J 或 V-J)重排,因此当通过凝胶电泳解析时,产生反映不同重组事件的多克隆梯形图案(B 柱)。与此相反,克隆 B 细胞群产生 1 或 2 个突出的凝胶电泳条带(C 柱)。E,毛细管电泳描记 IGH PCR 克隆分析法。上排,无模板对照。中排,多克隆对照显示大范围多峰分布。下排,3 个框架均显示单一主峰

RNA 水平上,融合的 V-D-J 区被转录并连接到的 C(IgM)恒定区片段。IGH 等位基因在成功重排之后,发生轻链基因重排,这个过程需要 V 到 J 区域片段的直接连接,因为轻链基因缺少 D 片段。IGK 重排通常先于 IGL 重排。通过非同源末端连接添加非种系回文(P)核苷酸,并通过 DNA 末端脱氧核苷酸转移酶(TdT)的酶活性掺入非模板(N)核苷酸,进一步产生组合多样性。

在外周淋巴组织(如淋巴结)的生发中心,IGH 基因经历体细胞过度突变(SHM),然后进行类别转换重组,IGH V-D-J 片段与 G、A 或 E 恒定区片段融合,分别导致 γ、α 或 ε 重链在 B 细胞中的表达。这两个过程都是由激活诱导胞苷脱氨酶介导的[2]。SHM 进一步增加了抗体的特异性,最特异水平出现在第三互补决定区(CDR3)。因此,用 PCR 方法设计 IGH 基因重排的引物,以退火到超突变率最低的框架区域。

6.2.2　T 细胞受体基因重排

TCR 是由 α 和 β 链或 γ 和 δ 链组成的异二聚体蛋白。成

熟 T 细胞只表达 αβ 或 γδTCR 异二聚体。TCRα(TRA)和 TCRδ(TRD)基因位于 14q11.2。事实上,整个 TRD 基因位于 TRA 位点内。TRB 编码 TCRβ 蛋白,位于 7p34,TRG 基因编码 TCRγ,位于 7p14。

前体 T 细胞从骨髓迁徙到胸腺,成熟为有功能的外周(胸腺后)T 细胞。在 T 细胞发育过程中,发生有序的 TCR 基因重排,先是 TRD 基因重排,随后 TRG 基因重排,导致少数 T 细胞表达 γδTCR。接着发生 TRB 基因重排[3],在 CD4⁺CD8⁺皮质胸腺细胞阶段可以检测到。下一个重排基因是 TRA 基因,导致位于 α 位点内的 TRD 等位基因缺失。TRB 和 TRA 重排成功后表达 TCRαβ 蛋白。然后经历胸腺选择,T 细胞成熟,并从胸腺流向外周血[4]。这一系列的基因重排对于 PCR 方法检测 T 细胞克隆性具有实际意义,因为大多数 T 细胞淋巴瘤表达 TCRαβ,并且大多数 T 细胞淋巴瘤表达 TCRαβ,其中大多数 T 细胞会经历 TRG 基因重排。

TCR 基因重排过程与 Ig 位点发生的基因重排过程具有相似性(图 6.1,C)。然而,要注意 TCR 基因不经历 SHM,因此 T

细胞库不会出现多样性,也不发生类别转换重组。

6.2.3 检测淋巴细胞增殖性疾病的克隆性

成熟 B 细胞表达 Ig 轻链分子,因此可用 IHC 方法方便地评估成熟 B 细胞群的克隆性状态,但是 IHC 检测 T 细胞克隆性在技术上具有挑战性[5]。临床上常用克隆性分析来确定可疑淋巴细胞增殖性疾病的单克隆状态。尽管这种情况下克隆性分析是有用的,但重要的是要认识到单克隆性并不等同于恶性肿瘤,所有实验室结果都应当结合临床病理来解释。相反,单克隆性的缺失不排除(淋巴组织)恶性肿瘤的存在。

PCR(下文将详细讨论)是检测克隆性淋巴组织增殖性疾病的主要方法。这种方法采用一致的 V 区和 J 区引物进行 PCR 扩增,然后电泳。每个淋巴细胞都含有独特的 Ig 或 TCR 基因重排,所以,多克隆性细胞群的克隆性分析产生多种产物,其分布范围局限于 PCR 分析的扩增检测限度内。检测结果的显示方法包括琼脂胶涂片、聚丙烯酰胺凝胶上的梯形图案(图 6.1,D)或毛细管凝胶中能分辨单碱基的多峰图案。IGH、IGK 和 IGL 等位基因的克隆性评估方案已经成熟,并在临床实验室常规使用和标准化[6]。同样,评估 TRG、TRB 和 TRD 的标准化 T 细胞克隆性测定也已成功实施[7]。

毛细管电泳(CE)是根据核苷酸数目来分离产物,已成为克隆性 PCR 分析的可靠平台。其他选择包括变性梯度凝胶电泳和聚丙烯酰胺凝胶的异源双链分析,其根据是变性参数(如熔解温度)能反映核苷酸组成,因此可用于鉴别 PCR 产物。CE 分析时,多克隆 B 或 T 细胞群产生伪高斯分布峰(图 6.1,E)。每个离散峰代表许多抗原受体,后者产生相同大小的扩增子[6,8,9]。

6.2.4 结果判读

CE 观察到一个或两个主峰显著高于背景中的次高峰时,可确定为单克隆细胞群。通过 PCR 和 CE 进行的克隆性测定具有高度敏感性,能在多克隆淋巴细胞背景中可靠地检测 5% 的肿瘤细胞群。

6.3 主要分子方法学

6.3.1 聚合酶链反应(PCR)

PCR 是引物导向的体外核酸扩增,使用热稳定性聚合酶和热循环从 DNA 模板产生指数拷贝[10]。在大多数方案中,PCR 需要模板 DNA,热稳定性 DNA 聚合酶和设计成如下结构的寡核苷酸引物:与每个碱基(dATP、dTTP、dGTP、dCTP)互补的靶序列、脱氧核苷三磷酸酶(dNTP)和 Mg^{2+}。为了扩增 RNA,cDNA 合成步骤先于 PCR 扩增。扩增反应需要多次循环变性、引物退火和延伸。对于常规 PCR,扩增后分析涉及对扩增反应产生的产物进行电泳。根据扩增条带的预期大小来鉴别扩增产物。一种可选的、流行的定量形式是实时 PCR,其中扩增产物合成和分析以闭管形式同时进行均匀分析。以 30 次循环反应作为一组,完全有效的 PCR 分析(即每个循环 DNA 拷贝数倍增)产生大约 10^9(准确数 1 073 741 824 = 2^{30})个拷贝产物。这种扩增能力使得 PCR 非常敏感,非常适合携带特征性遗传

畸变(如易位)的造血系统恶性肿瘤的分子诊断和监测。因此,PCR 比常规细胞遗传学或荧光原位杂交(FISH)分析更灵敏,当在近似背景中检测抗原受体基因重排,可以检出 1 000 个正常细胞背景中的 1 个肿瘤细胞;或在 105 份野生型 DNA 序列中检出 1 个拷贝的突变 DNA。

6.3.2 实时 PCR

实时 PCR 的体外核酸合成是在扩增期间进行监测而不是在终点监测。该技术将荧光报告器结合到扩增反应中,通过使用监测荧光的装置与热循环器的集成进行监测。在扩增反应期间,荧光监测可对 PCR 产物进行鉴定和定量[11]。由于扩增和检测同时发生在同一管中,所以实时 PCR 的优势在于快速和受污染的风险小,此污染来自电泳前开放管释放的扩增产物。此外,由于能进行准确的相对定量和绝对定量,有利于在临床实验室中开展许多应用。

实时 PCR 检测中使用的荧光报告剂大致分为两大类:非特异性核酸结合染料法和特异性探针法。实时 PCR 的曲线类似于逻辑回归曲线,其中有一个初始滞后阶段,接着是对数线性或指数阶段,最后是一个平稳阶段。高效 PCR 与目标拷贝数的倍增相关联,这反映在平坦的线性相位中。在临界分数循环数(循环阈值,C_T)之下,在背景信号之上,荧光水平呈几何增加,反映的产品丰度呈指数增加[12]。因此,C_T 被定义为荧光信号超过背景信号所需的循环数。C_T 水平与样品中目标核酸的起始量成反比,即当模板 DNA 的初始量最丰富时,C_T 值较低。相反,较低水平的输入模板将产生较高的 C_T 值。

3 种基本的荧光化学用于实时监测扩增反应[13]:双链 DNA 结合染料、荧光标记引物和基于靶标特异性探针的检测。

6.3.2.1 双链 DNA 结合染料

双链 DNA 结合染料与双链 DNA 呈近似化学计量结合,使这些报告者便于结合到实时 PCR 分析中。溴化乙啶是第一种用于荧光监测扩增反应的染料,但已被 SYBR Green I(SG)广泛取代。SG 是一种双链 DNA 结合染料,具有与荧光素相似的荧光特性,与双链 DNA 结合时荧光增加。SG 比溴化乙啶更受欢迎,因为它能优先结合双链 DNA 并且未结合染料产生的荧光水平极低,因而能获得高信噪比。基于双链 DNA 结合染料的实时 PCR 分析设计简单,因为所需要做的只是将染料加入反应混合物中。然而,PCR 的特异性仅限于引物特异性所提供的内在特异性。

6.3.2.2 荧光标记引物

在 5' 端用荧光剂标记的寡核苷酸引物可用于实时 PCR 检测[14]。在最简单的构型中,可在引物的 5' 末端标记一个荧光剂,并且扩增导致标记模板的合成增加,伴随着杂交发生的荧光变化。在另一种设计中,既可用荧光剂标记引物的 5' 端发夹,也可用朝向 3' 端的荧光猝灭剂标记。在 PCR 过程中,引物经历构象变化,导致荧光剂与猝灭剂分离,进而扩增反应中每一轮延伸期间荧光增加。使用不同颜色的荧光标记引物可进行多重分析,因为可以在不同的荧光通道中监测不同的产物。

6.3.2.3 目标特异性探针检测

与扩增子序列互补的靶特异性探针可以并入 PCR。目标

特异性探针的使用为检测真实产品进一步提供了特异性水平。一般而言,3 种特异性探针化学可用于基于靶特异性探针的扩增反应:杂交探针、水解探针和双机制探针。基于靶特异性探针的机制依赖于供体和受体荧光剂之间发生的荧光共振能量转移(FRET),并且可以监测报告探针的荧光发射作为 PCR 期间扩增子合成的指标。

(1) 杂交探针

这种设计中,扩增反应包括两个寡核苷酸探针。这两个探针与靶内序列互补,与模板杂交。5' 探针的 3' 端有一个供体荧光剂,另一探针的 5' 端携带受体(报告者)荧光剂(荧光剂最佳间距≤1 核苷酸)。用光激发供体荧光剂导致 FRET 转移到受体荧光剂上发射。转移的能量导致检测到较长波长的发光。这种方法需要探针与模板杂交后触发 FRET 事件才能激发荧光,因此对目标扩增子的识别具有高度特异性。因此,观察到低背景水平,确保从背景噪声中识别高信号。基于探针的杂交方式还能通过探针熔解曲线分析进一步鉴定扩增产物(见下文)。尽管有这些优点和设计相关的细微特异性,但扩增反应共需要 4 个寡核苷酸,导致基于杂交探针的分析较为复杂。

(2) 水解探针

基于特定目标的探针系统也可以设计成具有荧光标记的探针,在探针 5' 端有共轭的供体荧光剂和 3' 端的猝灭剂。由于 Taq 聚合酶具有 5'→3' 外切酶功能,探针被水解,在猝灭剂的影响下,供体荧光剂分离,产生荧光。这种探针设计由于目标特异性探针被水解,因此不能可靠地进行探针熔融分析,后者用于鉴定扩增子。然而,小槽黏合剂具有稳定剂的功能,可以与探针结合以提高系统的可靠性。总体而言,该设计提供的简单性(检测一个靶点的反应中只有 3 个寡核苷酸)和特异性使其适用于常规临床环境。

(3) 双机制探针

数种探针设计包括杂交和水解机制,包括基于发夹探针的系统,其中发夹的环部分与特定目标序列互补,而茎序列是探针两端的较短片段,彼此具有碱基互补性。发夹的 5' 端用供体荧光剂标记,3' 端用猝灭剂。杂交导致供体与猝灭剂分离,发出荧光。这种方法具有高度特异性,因为荧光是基于对真实靶点的杂交事件。

6.3.3 产物检测与定量

对扩增反应进行连续的荧光监测,结果很像逻辑回归曲线,根据所用荧光剂的化学性质略有变化。双链 DNA 结合染料可进一步对产物进行熔解曲线分析。扩增完成后,启动熔解方案,进行荧光熔解曲线分析。熔解曲线分析可测定 PCR 产物的熔解温度(Tm),表现为 PCR 产物逐步加热期间荧光的急剧下降。根据荧光/温度曲线,可进行数学转换,将 -dF/dT 与温度的关系曲线转换后,显示 Tm 峰值。Tm 定义为多核苷酸双链的一半解离为单链分子的温度,主要取决于 GC 含量和扩增子的长度。Tm 对于每个扩增子通常是独特的。

实时 PCR 为样品中核酸种类的定量分析提供了精确和可靠的方法。实时 PCR 定量分析充分利用了超过 5 个数量级的大动态范围。实时 PCR 定量最常用于 C_T 的测定。C_T 表示通过 PCR 扩增谱的内插得到的分数循环数。C_T 可通过多种方法计算,包括阈值分析方法,这种方法选择荧光的基线水平(通常

来自早期放大周期),并通过算术方法或比例方法调整,以表示标准化基线。这种方法的缺点是,如果样品荧光水平低,则产生不太可靠的结果,例如预期目标的拷贝数低的样品。另一种方法不需要这种标准化,即二阶导数最大值法。这种方法中,计算分数循环数时考虑了放大曲线的形状,其优势是不需要基线校正或荧光值归一。无论使用何种方法,经过良好优化的扩增反应在每个周期内使模板拷贝数倍增,并且 CT 与初始模板浓度的对数成反比(图 6.2)。因此,样本之间拷贝数的对数倍增在 C_T 中表现为 3.3 个周期数减少($2^{3.3} = 10 = 1log$)。在常规临床诊断中,定量的实时 PCR 方法长期用于检测定量融合转录,如 BCR-ABL1 和 PML-RARA。

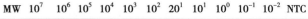

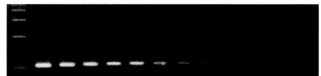

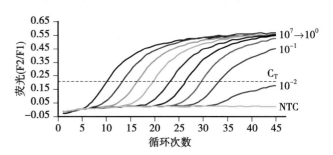

图 6.2 定量 PCR。上图,常规定量 PCR。模板 DNA 连续稀释,初始模板丰度范围从 10^7 到 10^{-2} 拷贝扩增。扩增产物见于 10^1 拷贝处。这种基于"终点"的检测易受定量误差的影响,因为可能在 PCR 扩增的非线性位点进行定量。下图,定量实时 PCR。连续稀释同上。跨越阈值(C_T)的幅度与初始模板数量成反比;尽管具有 10^7 到 10^0 个拷贝的样本在 45+循环之后产生类似的终点量,但是具有较大初始模板数量的样本更早地穿过 C_T。例如,深蓝线(10^7 份)的 C_T 值约为 10,而棕线(反射 10^2 份)的 C_T 值约为 25

6.3.4 测序

6.3.4.1 Sanger 测序

Sanger 测序是一种体外 DNA 测序方法,使用非延伸 DNA 聚合酶掺入的双脱氧核苷酸[15]。经典的双脱氧链终止方法包括感兴趣的 DNA 片段、DNA 引物、DNA 聚合酶和脱氧核苷三磷酸盐(dATP、dGT、dCTP 和 dTTP)。每个反应中加入 4 种二脱氧核苷三磷酸(ddATP、ddGTP、ddCTP 或 ddTTP)之一;另 3 种核苷酸是标准的未修饰脱氧核苷三磷酸。PCR 循环测序包括重复的变性、退火、扩链和终止步骤,通过加入 4 种二脱氧核苷酸碱基类似物之一来产生不同长度的扩增片段(图 6.3)。双脱氧核苷酸类似物中的戊糖环缺少 3' 羟基和 2' 羟基。由于 DNA 链的延伸需要 3' 羟基,加入这种碱基就"终止"了 DNA 链的进一步延长。产生的片段用荧光标记的引物或用荧光标记的双脱氧核苷酸终止子进行标记。在现代测序仪中,循环测序的产物用变性聚丙烯酰胺凝胶检测,而 CE 更常用。当 DNA 片

段穿过凝胶穿过检在使用一种颜色的分析装置中,每个双脱氧终止反应混合物在单通道或毛细管中进行电泳。测器时,通过测定荧光信号来实现检测。当荧光标记的引物用于标记扩增片段时,需要用 4 个管来终止各个反应。如果使用 4 种荧光剂,电泳时可将终止反应集中于一管,用一个毛细管就能解决。传统的 Sanger 测序可在包含 96 或 384 个样品的多孔板分析中,在 2 小时的分析运行中对多达 800 至 1 000 个碱基的 DNA 片段进行常规分析。Sanger 测序能够可靠地检测在具有杂合突变的体细胞疾病(恶性肿瘤)中占等位基因负荷 20% 的突变等位基因(图 6.3)。

6.3.4.2　焦磷酸测序

焦磷酸测序是一种不需要电泳就能确定短核酸片段序列的方法[16]。焦磷酸测序是基于"合成测序",它通过检测与核苷酸加入伴随的焦磷酸盐释放,而不是由双脱氧核苷酸引起的链终止,因而不同于 Sanger 测序。该过程需要测序引物与单链模板的杂交。通过合成反应进行测序,涉及酶法合成单链 DNA 模板的互补链。该反应包括 DNA 聚合酶、ATP 硫酰化酶、荧光素酶、脱嘧啶酶和两个底物(5'-磷酸腺苷硫酸盐和荧光素)。模板 DNA 是固定的,并依次添加和去除 dATP、dCTP、dGTP 和

dTTP 的溶液。脱氧核苷三磷酸 dATP、dCTP、dGTP 和 dATPαS 单独地逐个加入反应中。用 dATPαS 取代 dATP 导致低背景,因为 dATPαS 虽然被聚合酶加入,但不是荧光素酶的底物。当一个碱基与模板上的相应位置互补时,它被 DNA 聚合酶加入,并且这个反应伴随着焦磷酸盐(PPi)的产生。通过这种方式,所产生的 PPi 量相当于掺入的核苷酸量。PPi 的释放通过 ATP 硫酰化酶将 PPi 和 5'-磷酸腺苷硫酸盐转化成 ATP 来监测,ATP 驱动荧光素转化成氧荧光素,产生可见光。该反应产生的光量与掺入的核苷酸数目成正比。葡萄糖苷酶持续降解 ATP 和未结合的 dNTPs。这就猝灭了先前反应中的光,为下一轮加入 dNTP 做准备。这种方法非常适合自动化,用于重新测序研究或分析(短 DNA 片段的大规模测序)时效率最高。该方法的局限性在于,与 Sanger 测序(800~1 000 个碱基)相比,利用该技术可获得的常规读取长度较短(300~500 个碱基)。

6.3.4.3　下一代测序

下一代测序(NGS)无疑是最近数十年来分子生物学技术中最大的进步,正在显著地改变分子诊断测试的前景。NGS 在临床诊断实验室中的典型工作流程如图 6.4 所示。在研究环境中,NGS 越来越多地用于新基因组测序、DNA 测序、转录组

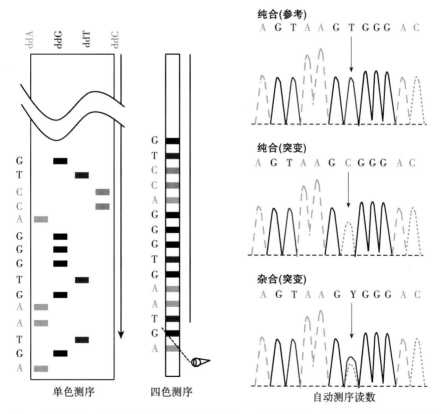

图 6.3　Sanger 测序和下一代测序工作流程。单色和四色 Sanger 测序示意图。左图,用相同的单色荧光剂(单色)标记所有二脱氧核苷三磷酸盐进行 Sanger 测序,在测序(平板)凝胶电泳的四个平行通道上运行。产物链终止于不同长度,导致每个通道产生不同长度的多核苷酸,终止于含有相同碱基的双脱氧核苷酸。待测目标的 DNA 序列是通过逐步识别长度不断增长的序列来读取的,直至最后一个碱基。中图,用标记了不同荧光标记的所有双脱氧核苷三磷酸盐进行 Sanger 测序;双脱氧腺苷(ddA)、双脱氧鸟苷(ddG)、双脱氧胸腺嘧啶(ddT)和双脱氧胞苷(ddC)和产物在一个通道上运行。每个碱基都由"颜色"来区分,而测序是根据毛细管中的迁移时间来逐步确定长度,毛细管由定位成检测荧光变化的荧光检测器读取。这些变化表现为识别每个碱基的"有色"峰。右图,测序电泳显示"碱基特定颜色"的峰值,代表碱基在各自的位置。右上,参考序列。右中,纯合 T-C 转换(单碱基置换)。右下,杂合 T-C 转换显示叠加峰,代表两个碱基

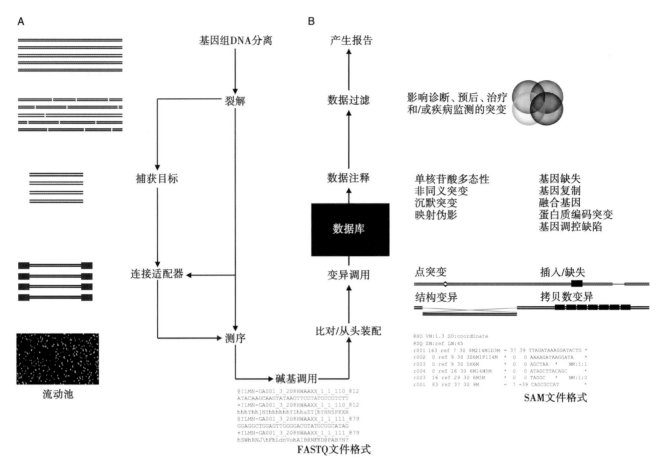

图6.4　下一代测序（NGS）工作流程。 A，提取的核酸用一种方法（如剪切或超声）碎裂。然后连接适配器序列（可进行通用扩增的寡核苷酸序列）到 DNA 片段的末端。从文库中产生核酸（DNA 或 cDNA）模板，然后克隆扩增，用于随后的测序。当测序完成时，NGS 数据的分析流水线包括预处理步骤以移除适配器序列、末端修剪和移除低质量读取、映射到参考基因组，或对已编译的序列进行从头比对和对齐。B，测序分析包括碱基调用、单核苷酸变异和插入/缺失变异的检测、嵌合融合序列（RNA 测序），和来自非相邻位点的并列基因组序列，这些序列是由大的结构变异如缺失、插入和易位引起的。在第一步中对序列变异进行注释，并且通过将核酸变异转换为氨基酸序列来实现二次注释。可以进行进一步的注释，包括预测 DNA 的功能后果或编码的氨基酸变异（例如，有害的变异）。可以执行数据库查询以编目变异并评估与特定临床终点（例如诊断、预后和治疗含义）的关联，并在综合报告中予以提示

和外显体测序，以及表观基因组学研究，这些研究不断揭示体质遗传学和疾病遗传基础方面的新见解[17]。术语"第二代"和"第三代"指大规模平行测序技术，其范围包括从第二代技术中固体基质上 DNA 模板的克隆扩增，到在第三代平台上配置使用单分子无 PCR 的和无循环化学的那些 DNA 模板[18]。第三代平台仍在成熟过程中，在此不进一步详细讨论。第二代 NGS 测序技术与 Sanger 平台的不同之处在于，在 NGS 中，片段库是由待测序的 DNA 构建的，而 Sanger 测序是基于"第一代"双脱氧终止端的化学。第二代平台需要 DNA 模板的乳液 PCR 法或桥联合成介导的克隆扩增。所有 NGS 方案需要文库制备步骤、测序和生物信息学分析。

（1）DNA 文库的制备

制备文库的第一步很重要，通过超声、雾化或剪切将 DNA 碎裂，然后进行 DNA 修复和末端抛光。合成 DNA 适配器，然后由 DNA 连接酶共价连接到每个片段。适配器是平台特异性通用序列，用于扩增文库片段。较新的技术（Nextera）使用体外易位来产生文库，备用于测序。在固体表面扩增，例如珠或扁平的微流体通道，其中含有与文库连接的适配器序列（从样品DNA 合成）互补的适配器序列。由于现在可以通过适配器中

的通用启动序列来访问文库中的全部序列并进行放大，所以可用"大规模并行"的方式放大文库中的所有内容。每个片段的放大都在固体表面上的单个轨迹上进行，所以每个轨迹的信号是不同的，并且可以用数字方式"读取"。与 Sanger 测序不同，其中扩增过程不同于电泳检测分析过程，NGS 仪器同时进行测序和分析。大规模平行测序需要进行连续的一系列逐步反应，包括核苷酸的添加、检测和鉴定组装在每个片段上的结合核苷酸，以及洗涤步骤，以去除多余试剂、荧光标记或阻断部分。即使每次运行对几百万到几十亿个反应点进行测序，放大信号仍比可能的背景信号高出指数级，并增强在特定位置检测特殊序列的能力。

（2）全基因组测序

全基因组测序（WGS）对个体或样品的基因组进行全面注释[19]。WGS 提供了基因组中发生的结构变异的详细信息，包括复杂的、大的结构变异，如易位和重排，拷贝数变异，包括整个染色体的添加和丢失，小插入和缺失，以及单核苷酸变异（如点突变），能在单次测定中提供上述所有信息[20]。在实施 WGS 时主要考虑与基因组大小相关的费用、与分析相关的复杂性以及生成数据的管理。

（3）转录组测序

转录组（RNA）测序（RNA-Seq）是对转录组的大规模、全面的检测分析[21]。RNA-Seq 需要分离 RNA，由此产生 cDNA 片段文库。适配器连接到 cDNA 片段的一端或两端，然后以大规模平行的方式对每个分子进行测序。从单端测序的一端或从双端测序的两端获得长度在 30 到 400 碱基对之间的短多核苷酸序列。RNA-Seq 需要将分离的 RNA（总 RNA 或亚种，如 poly（A）+）转化成 cDNA 文库，并附上适配器。每个分子可用大规模并行方式进行扩增或不扩增。RNA-Seq 可以使用很低水平的样品 RNA。从测序中获得的读数可以与参考基因组或转录本对齐，或者重新组装以生成包括每个基因的转录结构和表达水平的基因组水平转录图。NGS 平台的灵活性使得强大的应用成为可能，例如大规模并行的 cDNA 测序或 RNA-Seq，这在转录组的特征和定量方面取得了重大进展。基因表达阵列只能检测已知转录物，但 RNA-Seq 不受此限制。因此，RNA-Seq 能提供小 RNA 的信息，例如 microRNA、PiWi 相互作用 RNA 和短干扰 RNA。然而，较大的 RNA 分子需要碎裂，并且每种方法都有内在的偏倚[22,23]。尽管存在这个问题，RNA-Seq 提供了同时检测数千个基因表达的能力，从而能够研究生物学相关的转录程序和通路。与基于微阵列的平台相比，基于 NGS 的转录组学研究还提供了优越的动态检测范围[24]。此外，转录组测序具有广泛性和全面性，能实现在转录起始点作图、小 RNA 检测、选择性剪接事件的特征和基因融合鉴定[24]。基于 RNA-Seq 的基因融合鉴定在鉴定新的基因融合中起着关键作用，后者是多种人类癌症的致癌驱动因素。因为杂合基因是由基因组中的两个或更多个物理上分离的基因产生的，返回起源基因的映射会产生空隙，可以通过使用适当的算法来解决，以揭示可能因杂合转录而导致的基因融合事件。

已经开发了几种算法以便从 RNA-Seq 数据识别嵌合融合。这些算法包括 TopHat-Fusion[25]、ChimeraScan[26] 和 deFuse[27] 等。WGS 也可以识别基因融合，但可能很难识别，因为只有这些融合基因的一部分会导致表达融合 mRNA 序列的产生。相比之下，RNA-Seq 直接鉴定表达的融合基因，比基因组测序具有更高的深度和覆盖率。

RNA-Seq 已用于检测突变，但是，从全转录组的突变基因中获得的转录本的丰度变化，会影响检测效率。若干肿瘤疾病含有多种重现性易位基因，作为融合伙伴基因参与其发病机制。鉴于该技术的通用性和能力，可以设想，在临床诊断中，可以设置针对这些易位基因的多重检测组合。

（4）全外显子测序

全外显子测序涉及基因组中蛋白质编码序列的大规模并行测序。这种方法极大地促进了疾病相关的编码序列突变的遗传学改变的研究。人类外显子包含大约 3 000 万碱基对，约占基因组 1%（约 30 亿碱基对），代表大约 18 万外显子。人类疾病的孟德尔和体细胞遗传异常都可以通过外显子测序容易识别。整个外显子测序需要使用多种捕获平台之一来富集基因组 DNA 中的蛋白质编码序列。一般来说，平台可分为 3 类：基于 DNA 芯片的捕获[28,29]、基于 DNA 探针的溶液杂交[30] 和基于 RNA 探针的溶液杂交[31]。某些序列（例如，富含 GC 的序列）难以捕获，并且在捕获序列中代表性低，尽管如此，所有平台能捕获人类基因组内 74% 至 95% 的基因。捕获的序列经过

大规模平行测序，并将基因组参考序列和注释的变异序列进行对准。

靶区序列深度的均匀性较高，每核苷酸 30× 至 60× 深度的覆盖率为 90%~95%。尽管如此，这些优越的性能特征仍存在一些缺点，包括不能识别基因组中 99% 的改变，包括非编码变异和其他由 WGS 识别的结构畸变。

（5）靶向测序

据估计，在疾病相关性突变中，有 85% 发生在基因组的编码和功能区域。临床外显体测序越来越多地用于鉴定复杂疾病中的变异型，其疾病表现可能反映致病通路或遗传综合征中的大量基因，并用于鉴定符合靶向治疗条件的癌症患者。

也可使用下一代平台靶向测序，需要多重扩增策略或基于捕获的方法，接着进行测序。这种方法具有高效率和低成本的优势，在临床实验室很有吸引力。

（6）表观基因组学

研究者日益认识到表观遗传改变在癌症发病机制中的作用[32]。基于 NGS 的方法可用于评估 DNA 甲基化状态、转录因子占用率绘图和组蛋白修饰评价。通过将亚硫酸氢盐测序与NGS 相结合，可以进行全基因组 DNA 甲基化的检测[33]。也可以采用较便宜但信息量大的替代策略，例如减少代表性亚硫酸氢盐测序和亚硫酸氢盐处理的靶向富集[34,35]。利用甲基胞嘧啶特异性抗体（MeDIP-Seq）和蛋白质的重组甲基结合结构域[36] 的亲和力进行富集，能够识别甲基化修饰的基因组区域。

（7）下一代测序的生物信息学和计算方法

生物信息学分析仍然是 NGS 数据解释中的一个挑战和瓶颈。许多分析程序仍然需要命令行计算机语言，并且对于非生物信息学专家来说可能难以使用。现在有几个程序通过提供易于使用的图形接口来简化 NGS 数据分析。

来自每个平台的初始数据输出通常为文本文件，包含每个碱基的序列读取和质量评分。碱基调用算法是为了减少系统误差。一般来说，不同的排序平台使用诸如 Phred 评分之类的参数，这与碱基调用错误的概率相关[37,38]。在读取结束时，存在碱基质量劣化的倾向，因此需要实施修剪协议，以提高数据质量。虽然每个平台通常提供全面的质量评估，但也可以互补地实施诸如 FastQC 之类的附加工具。

序列读取与参考序列的精确对准需要使用一些算法，如BWA（Burrows-Wheeler Alignment）、MAQ（Mapping 和 Assembly with Quality）、Bowtie 和 Novoalign 等[39-41]。使用间隙对准器（如BWA 和 Novoalign）能最佳地实现变异的检测。无间隙的对准器，例如 MAP 和 BoTey，最适合于检测插入缺失（indel）。序列比对完成后，生成 SAM（序列比对图）或 BAM（二进制格式）文件，并将其导入基因组浏览器，如 IGV（Integrative Genomics Viewer）[42]，实现可视化。

下一步通过专用算法来鉴定序列变异。这些算法通常使用贝叶斯规则，计算在特定位置发生变异的概率，同时考虑已知的多态性率和测序误差。变异检测之后用基因和转录物标识符进行注释，并预测变异的功能后果（即，非同义突变；错义、停止或移码突变）。一旦完成功能注释，可以通过查询已发表的文献或浏览包含突变和疾病关联信息的网站（例如，OMIM 查询孟德尔疾病，COSMIC 查询癌症），来确定单个变异的基因型-表型关联。

6.3.5 质谱法

质谱是一种分析技术,通过测量从底物产生的电离(气相)分子的质量/电荷比(M/Z)来识别底物的化学成分。这种分析的主要仪器是质谱仪,其最简单的结构由电离平台、质量分析仪和检测器组成。基质辅助激光解吸/电离飞行时间质谱在现代分子诊断实验室中越来越多地用于检测癌症中的单核苷酸多态性和体细胞变异[43]。质谱依赖于分析物的 M/Z 比,因此不需要任何标记。

一般而言,该过程需要分离基因组 DNA,然后通过 PCR 扩增感兴趣的片段。在反应中加入不耐热的碱性磷酸酶,从任何残留的核苷酸中除去磷酸盐,从而防止对引物延伸的干扰。碱性磷酸酶被热灭活,然后是杂交步骤,包括添加直接或邻近感兴趣的结构或体细胞序列变异体的延伸引物。加入未标记的脱氧核苷酸或二脱氧核苷酸,通过模板序列上的多态性位点而延伸,通过加入适当的二脱氧核苷酸而终止。所得到的产物被发散到基质中,该基质通常是芥子酸衍生物。该基质能吸收激光辐射并将质子(H+)转移到感兴趣样品。在飞行时间质谱仪中,分析对象是由激光释放的离子。M/Z 移位准确地识别变异核苷酸,从而确定序列或基因型。目前可用的自动化系统极大地促进了基于该原理的平台的实现,例如 SEQUENOM MassARRAY,在各种临床实验室环境中大规模检测核苷酸序列变异和突变。

高通量 NGS 平台为分子病理学领域的重大革命带来了希望。这些技术能从大量的淋巴细胞中测定单个 Ig 和 TCR 序列,并且已经用于分析正常 Ig 和 TCR 库[8,9,44-46]。克隆性淋巴细胞群可通过识别过度表达的 Ig 或 TCR 序列来检测[47,48],鉴于所评估的序列数据巨大,该技术可能适用于检测微小残留疾病(MRD)[45,49,50]。MRD 是越来越多的造血肿瘤的主要预后指标。使用 PCR 技术进行抗原受体基因的 MRD 分析,需要生成患者特异性引物,对大多数分子实验室而言都是沉重负担。然而,产生嵌合转录体(如 BCR-ABL1)的易位很容易检测,因为通用引物足够。多参数流式细胞术具有类似的敏感性和特异性,但不适用于所有病例,并且敏感性稍逊于 PCR 方法。这种情况下,高通量测序具有吸引力,其敏感性类似 PCR 方法。通过高通量 NGS 进行的 MRD 评估不需要生成患者特异性引物,应用范围比流式细胞术更广泛。在这些技术取代克隆性检测的标准方法之前,仍然存在许多挑战,包括定义什么是克隆性细胞群、亚克隆的重要性,以及向许多机构提出有意义的信息学。

6.4 淋巴样肿瘤

分子技术在评估淋巴样肿瘤方面具有广泛的应用范围,包括特定实体的辅助诊断、确定特定治疗靶点的预后和治疗反应。淋巴样肿瘤可根据其成熟度(外周或成熟与前体)和细胞系(B 细胞、T 细胞和 NK 细胞)进行大分类。

6.4.1 成熟淋巴样肿瘤

6.4.1.1 成熟 B 细胞淋巴瘤/白血病

(1) 慢性淋巴细胞白血病/小淋巴细胞淋巴瘤(CLL/SLL)

CLL/SLL 是一种成熟的白血病/淋巴瘤,常有白血病(血液

和骨髓受累)表现。临床过程不一致,一些患者有多年的稳定期,而其他患者呈更强的侵袭性病程。与大多数其他惰性 B 细胞肿瘤相反,染色体易位不是 CLL 的特征。相反,它们以染色体数目异常为特征,FISH 检测优于中期分析,例如 13q14(55%)、11q22-q23(18%)和 17p13(7%)的缺失以及 12 三体(16%),这有助于风险分层[51]。13q14 缺失是最常见的异常,当孤立存在和不到 60% 的细胞核受累时,提示预后良好。具有 12 三体异常的 CLL 预后较好,而 11q22-q23 和 17p13 的缺失(分别靶向 ATM 和 TP53)提示侵袭性较强[51]。鉴定这些异常,特别是 11q 和 17p,可能具有重要的治疗意义,在开始治疗前建议对 CLL 进行 FISH 检测[52-54]。阵列比较基因组杂交也可用于显示重现性染色体数目异常,包括 2p25.3 获得(约 30%)和 20q13.12 获得(约 20%)。2p53.3 获得与未突变的 IGIV 区域以及 ACP1 和 MYCN 的扩增有关。

IGHV 区域的序列分析是 CLL 的预后因素。与有突变证据者相比,未突变型 IGHV(定义为≥98%种系序列同源性)[55,56]预后较差。

CLL 中 NOTCH1、SF3B1、MYD88、BIRC3(API2)和 TP53 的重现性突变的发生率较低(约 5%~15%)[57]。TP53 突变与氟达拉滨耐药和高危疾病有关。SF3B1 突变在 11q22-q23 缺失的病例中更为常见,而且可能与氟达拉滨耐药、更快的疾病进展和较差的总体生存率有关。BRC3 和 ATM 突变也是不良预后的标志。在不久的将来,通过增加 CLL 中重现性突变基因的检测范围,可以进一步获得风险分层的信息。

(2) 毛细胞白血病(HCL)

HCL 是一种低级别成熟 B 细胞肿瘤,几乎 100% 的病例都有 BRAF V600E 突变[58,59]。与 CLL 相似,HCL 没有重现性染色体易位。通过形态学和免疫分型,HCL 通常容易诊断[60];而 BRAF V600E 基本上排除了其他大多数可能貌似 HCL 的淋巴瘤,如变异型 HCL(HCLv)[61],检测到 BRAF V600E 可能对标准治疗抵抗的患者有帮助,因为 BRAF 抑制剂有治疗反应。突变发生在单个密码子中,非常适合在分子诊断实验室中测试。使用针对 BRAF V600E 突变特异性蛋白的抗体进行 IHC 检测,在骨髓组织粗针活检和骨髓小粒凝块切片中可检出单个细胞水平的 HCL[62]。HCLv 和使用 IGHV4-34 的 HCL 病例经常显示 MAP2K1 激活突变,表明激活的 Ras/Raf/MAPK 信号在这些成熟 B 细胞肿瘤中起作用[63]。值得注意的是,BRAF 或 MEK 抑制剂治疗后,导致毛细胞免疫表型(CD25、抗酒石酸酸性磷酸酶、cyclin D1)和膜突起的缺失。这些结果表明,了解以前的治疗方案对 HCL 或 HCLv 患者监测残存疾病很重要[64]。

(3) 滤泡性淋巴瘤(FL)

FL 是生发中心 B 细胞的肿瘤,大多数具有 t(14;18)(q32;q21)的遗传学特征,导致 BCL2 过度表达,但 BCL 过表达也可见于某些由于复制或扩增的病例。FISH 是检测 BCL2 易位最敏感的方法。BCL2 重排病例的比例随着细胞学级别的升高而降低。

在 80% 以上的成人 FL 中检测到 t(14;18)(q32;q21)易位,但在儿童型 FL 中没有检测到。此易位与 BCL2 基因并置,在 IGH 基因之后[65]。Ig 重链的可变区和轻链基因显示出广泛性和进行性 SHM[66]。此外,向弥漫大 B 细胞淋巴瘤(DLBCL)

转化可能涉及多种遗传途径,如 *TP53* 和 *CDKN2A* 失活以及 *MYC* 激活[67,68]。累及 *BCL6* 的 3q27 易位见于 5%~15% 的 FL,最常见于细胞学级别较高的患者[69]。

与表观遗传调控有关的基因,如 *EZH2*、*KMT2D*(*MLL2*)、*CREBBP* 和 *EP300*,在 FL 中经常发生突变[70-73]。IGH/BCL2 重排被认为是 FL 发病的主要遗传学事件,而 *CREBBP*、*KMT2D* 和 *TNFRSF14* 的突变被认为是继发事件。*BCL2* 突变也可发生,可能具有诊断、预后和治疗意义。

(4)套细胞淋巴瘤(MCL)

大多数(>95%)[74-77]MCL 的特征是与 *CCND1* 和 *IGH* 并置的 t(11;14)(q13;q32),导致 cyclin D1 过度表达和随后的细胞周期进展[78]。*CCND1* 断裂多发生在主要易位簇(MTC)[79],但该区域仅占所有断裂点的 40%。其余断点分布广泛,严重限制了 PCR 方法检测 *HIP-CCND1* 的敏感性[80]。相反,FISH 对 *CCND1* 易位[77,77]敏感,是检测 CCND1 易位的可选技术(此外,IHC 检测 Cyclin D1 蛋白过表达)。*CCND1* 通常是"CLL FISH 检测套餐"的一部分,用来排除 MCL,因为 MCL 和 CLL 有一些相似的免疫表型。

如果肿瘤具有 MCL 的典型形态学和免疫表型特征,cyclin D1 过表达或检测的 *HYC-CCND1* 重排的缺失不一定排除该诊断,因为"cyclin D1 阴性 MCL"已有报道[75],其中多数涉及 *CCND2* 重排[81]。在常规临床实践中诊断这些病例具有挑战性。除了 *CCND1* 重排和 *CCND2* 伴 Ig 基因位点的重排,还有许多继发性遗传改变,如 9p21 位点缺失(*CDKN2A*)、*RB1* 或 *TP53* 的点突变或缺失,以及导致基因组不稳定性的 *ATM* 缺失。*NOTCH1/2* 突变与预后不良有关[82]。Cyclin D1 过表达也可见于 HCL,并罕见于其他 B 细胞肿瘤,包括 CLL(在假滤泡增殖中心型)和 DLBCL,它们都与易位无关。相比之下,易位和蛋白过表达可见于一些骨髓瘤病例。

(5)边缘区淋巴瘤(MZL)

MZL 根据部位分为淋巴结 MZL 和结外 MZL,后者包括黏膜相关淋巴组织(MALT 淋巴瘤)和脾 MZL(SMZL)。MALT 淋巴瘤相关的染色体易位包括 t(11;18)(q21;q21)、t(1;14)(p22;q32)、t(14;18)(q32;q21)和 t(3;4)(p14.1;q32),这些易位分别导致嵌合蛋白(*BIRC3-MALT1*)产生或转录调控异常(*BCL10*、*MALT1*、*FOXP1*)。在不同的原发部位,这些易位发生的频率明显不同。Ig 基因发生重排,并有可变区 SHM,符合生发中心后 B 细胞起源[83]。

胃和肺发生 MALT 淋巴瘤常伴有 t(11;18)、*BRC3-MALT1* 融合[84,85]。嵌合蛋白 BILC3-MALT1 激活核因子 κB(NF-κB)信号并导致细胞存活增加[86]。胃 MALT 淋巴瘤与幽门螺杆菌感染(HP)密切相关,根除 HP 通常是胃 MALT 淋巴瘤的初始治疗选择,因为有大量病例在抗生素治疗后消退[87]。存在 *BIRC3-MALT1* 预示抗幽门螺杆菌治疗无反应[88-90],因此建议在诊断胃 MALT 淋巴瘤时用 FISH 或 RT-PCR 检测 *BIRC3-MALT1* 融合,以便考虑替代疗法[87]。

SMZL 没有重现性染色体易位,但 del(7q)常见。它们的特征是调节边缘区 B 细胞分化的重现性基因突变,如 *NOTCH2*(10%~25%)[87]和 *KLF2*(12%)[91-99]。*NOTCH2* 突变导致 Notch 信号增加,提示抑制 NOTCH 可能是 SMZL 的治疗途径。涉及染色质重塑的基因,如 *KMT2D*、*ARID1A*、*SIN3A* 和 NF-κB 通路(*TNFAIP3*、*MYD88*、*CAD11* 和 *TRAF3*)在 SMZL 中也可见。

(6)淋巴浆细胞性淋巴瘤(LPL)

LPL 是典型的与 Waldenström 巨球蛋白血症(WM)相关的淋巴瘤,可能与其他具有浆细胞分化的低级别 B 细胞淋巴瘤存在形态学重叠,特别是 MZL 和 CLL,因此 LPL 通常是排除诊断[94]。然而,在适当的情况下,检测到 *MYD88* L265P 突变是最有用的诊断工具。该突变见于 90% 以上的 LPL[59,95,96],也常见于意义不明的 IgM 单克隆 γ 病(MGUS)中,提示疾病加重,疾病进展风险增加。一些 LPL 病例也可见 *CXCR4* 突变,似乎预示更强的侵袭性行为[97,98]。检测 LPL 或 IgM MGUS 患者外周血中的 *MYD88* L265P 有助于确定骨髓中的疾病负荷,未来可能避免骨髓穿刺或活检作为监测手段。表 6.1 列举了小 B 细胞淋巴瘤/白血病中重现性体细胞突变和相关通路。

(7)弥漫性大 B 细胞淋巴瘤(DLBCL)

根据全面的基因表达谱分析,与预后相关的不同 DLBCL 亚群起源于生发中心 B 细胞(GCB 亚型)或活化 B 细胞(ABC 亚型)[99]。由于在常规的临床环境中难以实施基因表态谱分析,因此用免疫组织化学方法替代,已获得不同程度的成功[100,101]。然而,可以在福尔马林固定的石蜡包埋组织上进行的简单的多重基因表达分析,在不久的将来可以用这种方法将 DLBCL 进一步分类为 GCB 亚型和 ABC 亚型。基于细胞起源的 DLBCL 亚分类具有治疗意义,因为 ABC 型 DLBCL 与断点簇区域和 NF-κB 通路的激活有关,可预测对 BTK 抑制剂的反应[102]。

涉及 *BCL6* 的染色体易位是 DLBCL 中最常见的遗传异常之一(30%)。在 *BCL6* 的 *MTC* 内发生易位,其中有 3 个 Ig 基因之一或与 *BCL6* 并列的多种非 Ig 基因。易位的 *BCL2* 基因作为 FL 的标志,在从头发生的 DLBCL 中占 20%~30%。此外,在多达 10% 的 DLBCL 中可以观察到 *MYC* 易位,并且与复杂的核型和不利的结局相关[103]。在 *MYC* 易位的 DLBCL 中,至少 50% 的病例具有同时发生的 IGH-BCL2 易位和/或 *BCL6* 断裂[103,104],目前认为是双打击或三打击淋巴瘤。

在一系列 DLBCL 病例中,*TP53* 突变与低存活率有关,DNA 结合域的突变可能是最重要的结局预测因子[105]。多个基因突变,并可能通过促进染色体易位,激活诱导的胞苷脱氨酶介导的异常 SHM 可能是 DLBCL 的主要发病机制[106]。BLC6 的 SHM 见于 30% 的 DLBCL。突变集中在 *MTC* 的一个区域内,表明 BCL6 的两个遗传病灶具有共同的分子机制。此外,50% 以上的 DLBCL 存在靶向 *PIM1*、*MYC*、*RHOH* 和 *PAX5* 等多种基因的异常 SHM。有趣的是,这 5 个超易变基因对同一区域的染色体易位是敏感的,符合 SHM 通过 DNA 双链断裂产生易位。

与表观遗传调控相关的基因,如 *EZH2*、*KMT2D*、*CREBBP* 和 *EP300*,在 GCB 型 DLBCL[70-73]和 FL 中经常发生突变。非 GCB 型 DLBCL 常有导致 NF-κB 激活的遗传畸变,如 *CARD11*、*CD79A*、*CD79B*、*MYD88* 和 *TNFAIP3*[107-111]。在 DLBCL 也观察到调节免疫(*CD58*、*TNFSRF14*、*B2M*)和细胞周期/凋亡(*TP53*、*BCL2*)的基因突变。在不久的将来,NGS 平台可以全面检测这些基因异常,并对这些淋巴瘤患者采取更合理的针对性治疗。

表 6.1　小 B 细胞淋巴瘤和白血病中重现性体细胞突变和相关通路

基因	频率/%	通路和细胞过程	基因	频率/%	通路和细胞过程
CLL/SLL			B2M	多达 10	MHC I 类成分
SF3B1	10~18	RNA 剪接与加工	FAS	5~10	凋亡
TP53	5~15	DNA 损伤/细胞周期调控	IRF4	5~10	B-细胞发育
NOTCH1	4~12	NOTCH 信号	KDM6B	5~10	染色质重塑
MYD88	3~10	TLR 信号	KMT2C(MLL3)	5~10	染色质重塑
ATM	4~9	DNA 修复/细胞周期调控	PIM	5~10	细胞周期,DNA 操作和增殖
FAT4	5	肿瘤抑制	SGK1	5~10	PI3K 信号
LPR1B	5	Wnt 信号	**EMZL(MALT)**		
ZNF292	5	转录调控	MYD88	5	NF-κB 信号
CHD2	3~5	染色质修饰	**SMZL**		
POT1	3~5	端粒处理/基因组稳定性	KLF2	12	NF-κB 信号,TNFR 信号
MCL			NOTCH2	20	NOTCH 信号,边缘区分化
ATM	40~50	DNA 修复	TP53	15	肿瘤抑制的缺失
CCND1	15~35	细胞周期	TNFAIP3	15	NF-κB 信号
TP53	约 20	肿瘤抑制的缺失	TBL1XR1	10	转录调控
KMT2D(MLL2)	0~20	染色质修饰	TRAF3	5~10	NF-κB 信号
WHSC1	10~15	DNA 修复,组蛋白修饰	MAP3K14	8	NF-κB 信号
SMARCA	10~15	染色质修饰	SIN3A	8	转录调控
NOTCH1	5~15	NOTCH 信号	CARD11	7	BCR 信号
BIRC3	6~10	RNA 剪接与加工	SWAP70	7	NOTCH 信号
RB1	约 10	细胞周期	MYD88	5~7	NF-κB 信号
NOTCH2	3~6	NOTCH 信号	IKBKB	3~6	NF-κB 信号
MEFB	3~5	染色质修饰	BIRC3	5	NF-κB 信号
FL			EP300	5	细胞周期,转录,染色质重塑
KMT2D(MLL2)	80~90	染色质修饰	KMT2D(MLL2)	5	NOTCH 信号
EPHA7	70	肿瘤抑制的缺失	NOTCH1	5	NOTCH 信号,边缘区分化
CREBBP	多达 65	染色质修饰	SPEN	5	NOTCH 信号
TNRSF14	多达 45	未知		<5	NOTCH 信号
TNAIP3	多达 25	肿瘤抑制的缺失	**LPL**		
EZH2	约 20	致癌效应	MYD88	约 90	NF-κB 信号
HISTH1B-E	多达 20	组蛋白修饰	CXCR4	27	细胞因子信号
MYC	10~20	转录	ARID1A	17	染色质重塑
STAT6	10~20	JAK-STAT 信号	CD79B	7	BCR 信号
ARID1A	10~15	转录调控	KMT2D(MLL2)	7	染色质修饰
MEF2B	8~15	染色质修饰	MYBBP1A	7	转录
EP300	7~15	染色质修饰	TP53	7	肿瘤抑制的缺失
TP53	多达 15	肿瘤抑制的缺失	MAP2	3	细胞骨架结构
SYNE1	多达 15	BCR 信号,NF-κB 信号	MUC16	3	细胞黏附
FMN2	多达 15	BCR 信号,NF-κB 信号	NOTCH2	3	NOTCH 信号
SOCS1	多达 15	JAK-STAT 信号	**HCL**		
BCL2	约 10	转录调控	BRAF(V600E)	约 100	MAPK 信号
CCND3	约 10	细胞周期	CDKN1B	约 15	细胞周期
KHL6	约 10	BCR 信号	**NMZL**		
CARD11	多达 10	BCR 信号,NF-κB 信号	MYD88	5	NF-κB 信号
EBF1	多达 10	B 细胞发育	**HCLv/HCL Using IGHV4**		
IRF8	多达 10	B 细胞发育	MAP2K1	约 50	MAPK 信号

CLL/SLL,慢性淋巴细胞白血病/小淋巴细胞淋巴瘤;EMZL(MALT),黏膜相关淋巴组织结外边缘区淋巴瘤;FL,滤泡性淋巴瘤(频率变化大是由于包括 FL 转化病例);HCL,毛细胞白血病;HCLv,毛细胞白血病变异型;LPL,淋巴浆细胞淋巴瘤;MCL,套细胞淋巴瘤;MZL,边缘区淋巴瘤;NMZL,淋巴结边缘区淋巴瘤;SMZL,脾边缘区淋巴瘤。

与丙型肝炎病毒阴性 DLBCL(4%)相比,丙型肝炎病毒相关 DLBCL 具有高发的 NOTCH1、NOTCH2 和 SPEN 突变(20%),并且预后较差[112]。MYD88 L265P 突变多见于 LPL,也可见于 ABC 型 DLBCL、原发性中枢神经系统淋巴瘤[113]、原发性皮肤 DLBCL 腿型[114]和原发性睾丸 DLBCL[115]。

(8) 高级别 B 细胞淋巴瘤(HGBL)与双打击 B 细胞淋巴瘤

一组 HGBL 含有 MYC 易位和另一种重现性易位(IGH-BCL2 最常见,有时为 BCL6)。这些病例现在归类为"HGBL,伴 MYC 和 BCL2 或 BCL6 基因重排"。这些双打击高级别 B 细胞淋巴瘤(HGBL-DHL)呈侵袭性临床过程,对典型的 DLBCL 化疗方案(R-CHOP)反应差[116-118]。伴 IGH-BCL2 重排和 MYC 易位的 HGBL-DHL 淋巴瘤最具特征性;有些研究认为伴 BCL6 重排和 MYC 易位者似乎呈相似的不良预后,而其他研究不然[119]。偶见 3 种基因都重排的三打击淋巴瘤[116]。形态学或 Ki67 增殖指数评估都没有足够的敏感性和特异性,不能用于鉴定双打击淋巴瘤[117,120,121]。尽管 MYC 和 BCL2 蛋白过表达有独立的预后意义[120,122-124],但都不是双击淋巴瘤的理想预测因子,因此 FISH(缺乏中期分析的信息时)是双打击淋巴瘤推荐的检测方法。

伴或不伴 MYC 和 BCL2/BCL6 重排的 HGBL,可能与 Burkitt 淋巴瘤(BL)和 DLBCL 有一些突变重叠,但它们绝不是生物学上等效的。它们具有 BL 中发现的基因突变,如 ID3、CCND3 和 MYC,尽管程度低于 BL[125],这支持它们的侵袭性临床行为。相比之下,EZH2 突变常见于 HGBL 和 DLBCL,但在 BL 中很少见。BCL2 突变在 HGBL 中最常见,在 BL 和 DLBCL(GCB 亚型)中最少见。这些观察结果提示,HGBL 病例处于 DLBCL 和 BL 突变谱的灰色地带。

(9) 原发纵隔 B 细胞淋巴瘤(PMBL)

PMBL 是一种侵袭性淋巴瘤,主要发生于年轻女性,根据临床、组织形态学、免疫学和分子特征,将其认可为独立的临床实体[60]。PMBL 含有染色体 9p 获得伴 9p24 位点的 JAK2 表达增加,以及对应于 REL 位点的染色体区 2p16 获得,这两种遗传学异常也常见于霍奇金淋巴瘤[126,127]。

PDL1 与 PDL2 重排伴 II 类主要组织相容性复合体反式激活剂 CIITA(CIITA-PDL1 和 CIITA-PDL2)见于 38% 的 PMBL。常见的核型异常包括 2p16.1、9p24.1 和 8q24 的畸变。无或罕见 BCL2 和 BCL6 和 MYC 重排,而 CDKN2A 和 TP53 失活突变或缺失已有报道[128,129]。此外,PMBL 含有突变的种类转换 Ig 基因,但没有持续性体细胞突变的证据[130]。组成性激活的 NF-κβ 和 JAK-STAT 通路常与 SOCS1 和 PTPN1 失活突变有关。表 6.2 强调了区分不同亚型 DLBCL 的主要特征。

表 6.2　不同亚型 DLBCL 的主要特征

	GCB	ABC	PMBL
细胞起源	生发中心	生发中心晚期/后期	胸腺
预后	一般良好	通常差	通常良好
5 年生存	约 60%	约 30%	约 65%
关键蛋白质/通路	CD10, BCL6, SERPIN A9 (GCET1), HGAL(GCET2), LMO2	MUM1(IRF4), * BCL2, †FOXP1, CCNE, CCND2, SCYA2, MALT1, TNFAIP2 XBP1,PIM2,NF-κB 通路	REL, MAL, FIG1, TRAF1, JAK/STAT 通路
关键遗传事件	t(14;18)/BCL2(约 40%)	t(3q27)/BCL6(约 45%)	+9p/JAK2, PDL1, PDL2
	mCREBBP(约 40%)	+18q21-22/BCL2(约 35%)	JMJD2C(约 45%)
	MKMT2D(MLL2)(约 30%)	-9p/CDKN2A(约 30%)	mSOCS1(约 45%)
	mEZH2(约 20%)	mBLIMP1(约 30%)	t(16p13)/CIITA(约 35%)
	amp MIR17-92(约 15%)	mMYD88(约 30%)	mSTAT6(约 35%)
	-10q23/PTEN(约 10%)	-6q21-22/BLIMP1(约 25%)	mTNFAIP3(约 35%)
	t(3;3)/TBL1XR1-TP63(约 5%)	+19q/SPIB(约 25%)	+2p/REL, BCL11A(约 20%)
	-1p/TP73(约 25%)	mTNFAIP3(约 25%)	mPTPN1(约 22%)
	+2p/REL(约 15%)	mCD79B(约 20%)	+3/FOXP1(约 10%)
	+12q12/CDK2, CDK4(约 10%)	mBCL6(约 20%)	
	t(6;14)/IRF4(年轻成人)(约 5%)	mCARD11(约 10%)	

* MUM1/IRF4 表达于具有 IRF4 异位的 GCB-DLBCL。

†BCL2 表达于具有 t(14;18)易位的 GCB-DLBCL。

ABC,活化 B 细胞;amp,扩增;GCB,生发中心 B 细胞;m,突变;PMBL,原生的纵隔 B 细胞。

(10) ALK 阳性大 B 细胞淋巴瘤(ALK⁺LBCL)

表达 ALK 激酶的大 B 细胞淋巴瘤是 DLBCL 的罕见亚型,发生在所有年龄组,以年轻成人为主[131-134]。IHC 显示 ALK 呈颗粒性胞质染色模式,并与 T(2;17)(p23;q23)相关,这种易位使 ALK 与 CLTC 融合。也有报道 3' ALK 基因序列在染色体 4q22-q24 中的隐性插入[135]。除了免疫组化可能揭示 ALK 呈可变的低表达模式,FISH 和 PCR 是代表性 ALK 融合检测方法。

(11) 伯基特淋巴瘤(BL)

BL 是一种侵袭性 B 细胞淋巴瘤,特点是涉及 MYC 癌基因的 3 个 Ig 位点之一的易位[136]。80% 以上的 BL 存在 t(8;14)(q24;q32)易位,导致 MYC 与 IgH 基因并列。其余病例存在 t(2;8)(p11;q24)和 t(8;22)(q24;q11),分别涉及 IGK 和 IGL。罕见病例可能缺乏 MYC 易位,而是通过 microRNA 介导的机制上调 MYC 表达。此外,重现性 11q 畸变是一组类似 BL 但 MYC 阴性的 HBGL(Burkitt 样淋巴瘤伴 11q 畸变)的特征。

在 BL 流行区,大多数 MYC/IG 断点起源于异常 SHM,而散发性 BL 易位主要涉及 Ig 转换区域,后者位于 14q32 的 IGH 位点[137]。已发现调节细胞周期的基因发生体细胞突变。TP53 和 CCND3(40%)失活,磷脂酰肌醇 3-激酶(PI3K)通路中的基因(如 TCF3 和 ID3)在 BL 中发生突变(70%)。在 BL 中也观察到 CDKN2A 和 TP53 的表观遗传异常[138]。

标准 PCR 方法不适合检测 MYC 易位。涉及 MYC 基因的易位,FISH 断点分离探针是最敏感的检测方法,需要用双融合探针确定特异性伙伴基因。免疫组化不能替代 MYC 基因重排,但有助于识别 MYC 蛋白高表达的病例。MYC 基因重排并非 BL 特有,可见于淋巴瘤亚型,包括 DLBCL、HGBL-DHL、浆母细胞淋巴瘤和浆细胞肿瘤,以及罕见的 T 细胞淋巴瘤病例。表 6.3 总结了 BL、HGBL 和 DLBCL 的遗传特征。

表 6.3　BL、HGBL 和 DLBCL 的遗传学特征

	BL	HGBL	DLBCL
MYC 重排	是*(约 90%)	常见(约 40%)	罕见(约 10%)
IG-MYC†	是	有时	罕见
Non-IG-MYC	否	有时	罕见
BCL2 但无 MYC 重排	否	罕见	有时
BCL6 但无 MYC 重排	否	罕见	有时
双打击‡	否	常见	罕见¶
MYC 简单核型§	是	罕见	罕见
MYC 复杂核型§	罕见	常见	常见
CCND3,TCF3,ID2 突变	常见	常见	罕见
MYC 突变	常见	常见	罕见
EZH2,BCL2,CREBBP 突变	罕见	常见	常见
KMT2D,EP300,MEF2B,SGK1 突变	罕见	罕见	常见

* 其他方面典型的 BL 病例,约 5%~10%检测不到 MYC 重排。

† IG-MYC,MYC 重排与 Ig 位点之一并列:14q32 的 IGH、2p12 的 IGK 或 22q11 的 IGL。非 IG-MYC 肿瘤含有 MYC 重排但不与 Ig 位点之一并列。

‡ 双打击淋巴瘤含有 MYC/8q24 易位并有 BCL2/18q21(最常见)或 BCL6/3q27 易位。BCL2/18q21 最伙伴基因多为 14q32 的 IGH。

§ 简单核型:除了 MYC 重排,没有或仅有极少细胞遗传学异常或阵列比较基因组杂交异常。对于阵列比较基因组杂交,含有 6 个或更多异常的淋巴瘤称为"MYC 复合体"。

¶ 在 2016 修订版 WHO 分类中,具有 DLBCL 形态学和双打击的侵袭性淋巴瘤分类为 HGBL。

(12) 浆细胞肿瘤

在浆细胞性骨髓瘤(PCM)中已经鉴定出许多遗传变异,在诊断时常规进行中期细胞遗传学和 FISH 检测,而 FISH 能发现更多异常。PCM 主要有两种遗传类型:具有超二倍体基因组的肿瘤,其特点是许多三体,多为奇数染色体(3、5、7、9、11、15、19、21)的异常,预后相对较好;非超二倍体肿瘤,具有频繁的 IGH 易位,一般预后较差[139]。细胞遗传学隐性 t(4;14)(p16;q32)易位同时释放 FGFR3 和 WHSC1(MSET)。这种易位通常伴有单体 13/del(13q)[139],常表现为侵袭性的临床病程。IGH-CCND1 易位除了出现在 MCL,在 PCM 中也很常见,其断裂点稍有不同,并且与优至中等存活期、小淋巴浆细胞形态学和异常 CD20 表达相关。导致 IGH-MAF 融合的 t(14;16)略微少见,据报道与较差的预后有关,但有争议。具有预后重要性的继发性遗传事件包括 17p(TP53)缺失和 1 号染色体畸变(导致 1p 缺失和 1q 获得)[139-141]。TP53 缺失与预后差有关[140,142]。在 PCM 中 1 号染色体畸变的影响不明确,部分研究认为它们是较差的预后指标[143-145]。

(13) 霍奇金淋巴瘤(HL)

HL 的肿瘤细胞为生发中心 B 细胞起源。约 50% 的 NLPHL 存在 BCL6 重排,15% 的 CHL 存在 PDL1 和 PDL2(CIITA-PDL1 和 CIITA-PDL2)重排。然而,HL 诊断不需要使用 FISH 检测这些基因重排。研究显示 HL 的突变涉及 TNFAIP3、NFKBIE、CYLD 和 NFKBIA[146],其中许多突变也可见于生发中心起源的其他成熟淋巴瘤,如 FL 和 DLBCL(表 6.4)。一些 BL 病例存在 B2M 突变。20% 的 CHL 发现 PTPN1[147]失活突变,导致 JAK-STAT 通路激活。在 CHL 和 PMBL 中可见类似的导致 JAK-STAT 通路激活的基因异常,支持这两种肿瘤之间的关系。

6.4.1.2　成熟 T 细胞和 NK 细胞淋巴瘤/白血病

疑似 T 细胞淋巴瘤时,TCR PCR 技术有助于确定克隆性 T 细胞增殖。在某些病例中,评估某种 T 细胞淋巴瘤特有的遗传学异常,有助于进一步分型(表 6.5)。

(1) T 细胞幼淋巴细胞白血病(T-PLL)

T-PLL 是一种典型的侵袭性成熟 T 细胞肿瘤,特征是通过 inv(14)或 t(14;14)的 TCL1A/TCL1B 位点发生 TRA 基因重排[148,149]。其他病例涉及 TRA 易位与 TCL1A 的同源基因,即 MTCP1,位于 Xq28[150]。FISH 方法容易识别这些重排,通常通过靶向 TCL1A/B 或 MTCP1 的分离探针策略,它能确认 T-PLL 诊断。TCL1A 蛋白也可以通过 IHC 鉴定,在确认 T 细胞肿瘤的前提下,TCL1A 表达是 T-PLL 特有的。然而,TCL1 表达于一组正常 B 细胞以及多种 B 细胞淋巴瘤、浆细胞样树突细胞肿瘤和一些生殖细胞肿瘤。

表 6.4　HL 的遗传学异常

基因	染色体位点	CHL	NLPHL	遗传学变化	遗传学后果
ETS1	11q23	约 65%	—	缺失	转录因子功能下调
MDM2	12q13-q14	约 60%	—	获得	p53 失活
CREL	2p13	约 50%	—	扩增	NF-κB 通路激活
BCL6	3q27	—	约 50%	易位	B 细胞分化中断
SOCS1	16p13	约 45%	—	突变	JAK2 降解受阻从而激活 JAK-STAT 信号
TNFAIP3	6q23-q25	约 40%	—	突变 *	NF-κB 通路激活
NFKBIA 和	14q13	约 30%	—	突变	NF-κB 通路激活
NFKBIE	6p21				
JAK2	9p24	约 30%	—	扩增或易位 †	JAK-STAT 信号激活
MAP3K14	17q21-q22	约 30%	—	获得	NF-κB 通路激活
TRAF3	14q32	约 15%	—	缺失	CD40 信号失去抑制
CIITA	16p13	约 15%	—	易位	表面 HLA Ⅱ 低表达,CD273 和 CD274 过表达,调制免疫源性
FAS	10q24	约 10%	—	突变	逃避凋亡
PTPN1		约 20%		突变	JAK-STAT 信号激活
B2M		约 70%		突变	调制肿瘤微环境
EBV	N/A	约 40%	—	存在	一些 CHL 与 EBV 相关,但不是 NLPHL
IGH SHM	14q32	残缺(约 25%),静止	功能性,进行性	SHM	提示肿瘤细胞是 B 细胞,源于生发中心期或后期

* TNFAIP3 突变与 EBV 感染呈负相关,含有 TNFAIP3 突变的病例中,EBV 阴性者占 70%,而 EBV 阳性者仅占 15%。

†涉及 JAK2 的易位,特别是涉及 t(4;9)(q21;p24)的 SEC31A 基因,约占 CHL 的 3%。

N/A,不适用。

表 6.5　成熟的(外周)T 细胞和 NK 细胞肿瘤的遗传学特征,除外 ALK⁺ALCL

TCL 亚型	遗传学和分子变化	频率/%	遗传学后果
FTCL	t(5;9)(q33;q22);SYK-ITK	约 40	过表达 SYK,提高增殖和生存
PTCL-NOS	SYK 激活	约 95	提高增殖和生存
	PDGFRA 过表达	约 90	增强 STAT 激活
	t(6p25);IRF4	约 7	不明确;IRF4 mRNA 和蛋白质水平与无易位的病例相同
	RHOA 突变	约 18	抑制 GTP 结合
AITL	TET2 突变	约 50	失活,导致 DNA 超甲基化
	IDH2 突变	约 20~45	2-羟基戊酸酯增多,导致 DNA 超甲基化
	RHOA 突变	约 60	抑制 GTP 结合
MF	JAK1/3 和 STAT3/5B 突变	约 12	组成性激活
ALK⁻ALCL 和 pcALCL	t(6;7)(p25;q32);DUSP22-FRA7H	约 45	DUSP22 低表达和 MIR29 上调,中断 T 细胞抗原受体信号
	TP63 易位	约 8	抑制 p53 通路
	NCOR2-ROS1	罕见	增强 STAT3 激活
	NFKB2-ROS1	罕见	增强 STAT3 激活
	PABPC4-TYK2	罕见	增强 STAT3 激活
	NPM1-TYK2	约 17	增强 STAT3/5 激活
	JAK1/STAT3 突变	5~18	增强 STAT3 激活
NK/TCL	6q 缺失	>50	不明确
	PDGFRA 过表达	约 100	增强 STAT 激活
	JAK3 突变	约 35	组成性激活
	STAT3 突变	约 18	组成性激活
	STAT5B 突变	约 6	组成性激活

续表

TCL 亚型	遗传学和分子变化	频率/%	遗传学后果
HSTCL	iso7q	约 50~60	不明确
	STAT3/5B 突变	约 40	增强 STAT3/5 激活
	FOS,VAV3,S1PR5 过表达	约 35	增强 TCR 信号
	AIM1 低表达	约 70	不明确
EATL,1 型	9q 获得	约 50	不明确
EATL,2 型	STAT5B	约 50	不明确
T-PLL	inv(14;14)(q11;q32) 或 t(14;14)(q11;q32.1);TRA/D-TCL1 t(X;14)(q28;q11);TRA/D-MTCP1	约 50	TCL1 异常表达,激活 AKT 通路
	JAK1/JAK3/STAT5B 突变	约 75	组成性激活
ATLL	JAK3 突变	罕见	组成性激活
	CCR4 突变	约 26	PI3K/AKT 激活

TCL,T 细胞淋巴瘤;HSTCL,肝脾 T 细胞淋巴瘤;MF,蕈样霉菌病;AITL,血管免疫母细胞性 T 细胞淋巴瘤;PTCL-NOS,外周 T 细胞淋巴瘤-非特指;FTCL,滤泡性 T 细胞淋巴瘤;ALK⁻ALCL,ALK⁻间变性大细胞淋巴瘤;pcALCL,原发性皮肤间变性大细胞淋巴瘤;EATL,肠病相关 T 细胞淋巴瘤;T-PLL,T 细胞幼淋巴细胞白血病;NK/TCL,NK/T 细胞淋巴瘤;ATLL,成人 T 细胞白血病/淋巴瘤。

已发现其他遗传事件,可能是 T-PLL 患者发生白血病转化的病因。多数 T-PLL 具有肿瘤抑制基因 ATM 失活[150],共济失调毛细血管扩张症患者因胚系基因失活性 ATM 基因突变而 T-PLL 发病风险增高[151]。NGS 研究发现,超过 75% 的 T-PLL 具有高发的体细胞活化性 JAK1、JAK3 和 STAT5B 突变[152]。在 T-PLL 中识别这些改变可能有治疗意义,因此开展分子检测是合理的。

(2) 成人 T 细胞白血病/淋巴瘤(ATLL)

ATLL 是一种成熟 T 细胞白血病,与 HTLV-1 感染相关,激活 JAK-STAT 信号[153,154]。罕见的 JAK3 突变激活也有报道[155]。26% 的 ATLL[156] 存在 CCR4 获得,为功能性突变,提高了 PI3K/AKT 激活。

(3) T 细胞大颗粒淋巴细胞白血病(T-LGLL)

T-LGLL 是细胞毒性 CD8 阳性 T 细胞肿瘤[94]。早已发现 T-LGLL 具有 STAT3 激活[157],激活的体细胞 STAT3 突变见于 28%~43% 的 T-LGLL 病例[158,159] 和较低比例(18%)的罕见的 NK 细胞慢性淋巴增殖性疾病(慢性 LGL 淋巴细胞增多)[158,160]。少数 T-LGLL 病例无 STAT3 突变但有 STAT5B 突变,这似乎与非特征性侵袭性临床过程相关[160]。

(4) 间变性大细胞淋巴瘤(ALCL)

ALK⁺ALCL 和 ALK⁻ALCL 是 CD30 阳性外周 T 细胞淋巴瘤的不同亚型[161,162]。

1) ALK⁺ALCL

ALK⁺ALCL 具有导致 ALK 过表达和组成性激活的遗传事件[163]。在大约 80% 的病例中,ALK 过表达是由于 t(2;5)(p23;q35)易位,该易位将染色体 2p23 上的 ALK 基因并置到 5q35 上的核转运蛋白(NPM1)基因上。该融合基因编码组成性激活的嵌合酪氨酸激酶 NPM1-ALK,由融合到 ALK 催化结构域的 NPM1 的 N 末端部分组成。融合导致 ALK 激酶结构域的激活,并以失调和异位的方式表达[161,164]。已鉴定出超过 17 个 ALK 的替代融合伙伴,包括 CLTC[165]、TPM3[166]、TPM4[167] 和 MSN[168]。58% 的 ALK⁺ALCL 病例观察到继发性遗传学异常,包括 7、17p 和 17q 的获得和 4、11q 和 13q 的缺失。

ALCL 罕见体细胞突变。穿孔素(PRF1)基因的单等位基因和双等位基因突变已有报道。PRF1 突变见于其他淋巴瘤,由于 A91V 突变诱导的异常构象改变而导致穿孔素介导的细胞毒性缺陷[169]。一组 ALK⁺ALCL[170] 存在 SHH 基因的扩增,失去对 SHH 信号通路的控制。

RT-PCR、FISH 和免疫组化检测都已经应用于检测 ALK⁺ALCL。由于 RT-PCR 不能识别 ALK 易位,限制了 RT-PCR 的临床应用[171]。此外,RT-PCR 很敏感,可能识别良性淋巴组织中低水平的 NPM1-ALK 融合转录本,限制了其诊断用途[172]。在已知 NPM1-ALK 融合的 ALCL 患者中,RT-PCR 可能对风险分层有作用,因在骨髓或外周血中通过 RT-PCR 检测到"微小播散性疾病"可能提示治疗失败的高风险[173]。与 RT-PCR 不同,断点分离 FISH 检测 ALK 重排是可行的,它们可以同时鉴定 NPM1-ALK 和变异的 ALK 易位。ALK 易位也可以通过 IHC 检测 ALK 蛋白的过表达来鉴定[174,175],比 FISH 更适合检测 ALK⁺ALCL。由于大多数正常人体组织不表达 ALK,鉴定 ALK 对肿瘤具有高度特异性。然而,ALK 表达并不局限于 ALCL,因为炎症性肌纤维母细胞瘤、一组肺腺癌、DLBCL、横纹肌肉瘤、神经母细胞瘤和肾髓样癌通过各种机制表达 ALK 蛋白[176]。根据潜在的易位,ALCL 中 ALK 的 IHC 表达模式有所不同:NPM1-ALK 融合产生核染色和胞质染色,而变异的易位通常只显示胞质染色[177]。接受氯唑替尼治疗的患者,已通过 RT-PCR 监测 NPM1-ALK 融合转录本,一些患者在分子水平检测到治疗反应[178];然而,在分子水平监测抗 ALK 治疗的作用有待确定。

2) ALK⁻ALCL

ALK⁻ALCL 在遗传学和临床上都是异质性的。在大约 25% 的系统 ALK⁻ALCL 和皮肤 ALCL 中已经鉴定出涉及 6p25.3 染色体上 IRF4 附近区域的易位[179,180]。大多数重排涉及 IRF4/DUSP22 附近的基因,该基因与 7 号染色体上的 FRA7H 易位[179,181],用 FISH 容易检测。FISH 也适用于检测 TP63(3q28)重排,该重排见于 8% 的 ALK⁻ALCL。最近在 ALK⁻ALCL 中鉴定出导致 ROS1 和 TYK2 激酶的致癌融合蛋白的基因重排,该重排见于大约 20% 的病例[181,182]。FISH 和 RT-PCR

适合检测基因融合。在 65% 的 ALK⁻ALCL 中观察到继发性遗传失衡，包括 1q 和 6p21 的获得。*JAK1* 和 *STAT3* 的激活性体细胞突变分别存在于大约 18% 的 ALK⁻ALCL 和 5% 的皮肤 ALCL 中[181]。

(5) 结外 NK/T 细胞淋巴瘤，鼻型(ENKL)

ENKL 是 Epstein-Barr 病毒相关的侵袭性 NK 细胞淋巴瘤，极少为 T 细胞淋巴瘤，在 20%～35% 的病例中这种 T 细胞与 *JAK3* 激活突变相关[183,184]。*STAT3* 和 *STAT5B* 激活突变分别存在于 18% 和 6% 的病例中。

(6) 血管免疫母细胞性 T 细胞淋巴瘤(AITL)

涉及表观遗传学修饰的重现性基因突变见于成熟 T 细胞淋巴瘤的多种亚型，在包括 AITL。大约 25% 的 AITL 有 *IDH2* 突变[185]。大约 50% 的 AITL 有 *TET2* 突变[186,187]。这些 *IDH2* 和 *TET2* 突变可能具有相似的作用(如在 AML 中)，因为 *IDH2* 突变的代谢产物损害了 TET2 的功能，并且这两种突变都导致全面的 DNA 超甲基化。一组 AITL 还具有 *DNMT3A* 的失活突变，DNMT3A 是一种 DNA 甲基转移酶，负责胞嘧啶残基的甲基化，表明 DNA 甲基化失调在这些滤泡辅助性 T 细胞起源淋巴瘤中的重要性[188]。还有重现性 *RHOA* 基因突变。

(7) 外周 T 细胞淋巴瘤，非特指(PTCL-NOS)

18%～38% 的滤泡性 T 细胞淋巴瘤(FTCL)亚群中检出 *ITK-SYK* 融合[189,190]。与 AITL 一样，这些滤泡性 T 细胞淋巴瘤来源于滤泡辅助性 T 细胞，并与 *TET2* 突变有关(约 50%)。*ITC-SYK* 融合导致 SYK 活化。SYK 是一种非受体酪氨酸激酶，通过其他机制在大多数外周 T 细胞淋巴瘤中过表达[191]，SYK 抑制剂正在进行临床试验。*TP53* 突变常见于多种恶性肿瘤，在 FTCL 中相对少见；但已鉴定出与其功能相似的罕见的 *TP63*(3q28)失活易位，与不利的生存期有关[192]。

(8) 肝脾 T 细胞淋巴瘤(HSTCL)

HSTCL 是 γδT 细胞起源的侵袭性 T 细胞淋巴瘤，多数病例的重现性细胞遗传学异常为等臂 7q 染色体[193-196]。无法进行细胞遗传学检测的病例，FISH 是适用方法。HSTCL 中发现了 *STAT3* 和 *STAT5B* 突变[197,198]。

(9) 肠病相关 T 细胞淋巴瘤(EATL)

EATL 就是以前的 1 型 EATL，是肠上皮内淋巴细胞起源的淋巴瘤，常有乳糜泻病史。约 70% 的 EATL 病例出现 9 号染色体长臂的获得[199,200]，无 9q 获得的病例常有 16q12.1 缺失。在 EATL 中可见其他重现性获得，如 1q 和 5q 获得，而单形性嗜上皮性肠 T 细胞淋巴瘤(MEITL，就是以前的 2 型 EATL)与乳糜泻无关，通常没有 1q 或 5q 的获得而是常有 MYC 的获得。MEITL 经常表达 TCRγδ(大约 78%)，40% 的病例显示 *STAT5B* 突变[198]。这些遗传学发现支持将 EATL 分为两种临床实体，即 EATL 和 MEITL，正如最初根据免疫表型差异所提议的分类[201]。

(10) 皮肤 T 细胞淋巴瘤(CTCL)

一组皮肤 CD30 阳性 T 细胞淋巴组织增殖性疾病显示 TYK2 重排(17%)[182]，含有涉及 *DUSP22* 和 *FRA7H* 易位的病例具有相似的比例。有人提议用 FISH 检测 *DUSP22* 易位来鉴别原发性皮肤 ALCL 和形态学上相似的淋巴瘤样丘疹病；然而，原发性皮肤 ALCL 易位的诊断敏感性较低，并且这些实体通常可用适当的临床监测可靠地鉴别。Sézary 综合征(SS)是 CTCL 的一种罕见的白血病类型，预后差。最近的整合基因组分析已经鉴定了一系列遗传学变化，它们编码的蛋白涉及细胞周期检查点(*CDKN2A*、*TP53*)、T 细胞信号(*CCR4*、*CARD11*、*PLCG1*)和表观遗传修饰(*ARID1A*、*DNMT3A*、*SMARCA4*)以及其他信号通路(*JAK3/STAT5B*)[202]。

6.4.2 前驱淋巴肿瘤

淋巴母细胞性白血病/淋巴瘤(急性淋巴母细胞白血病/淋巴母细胞淋巴瘤，ALL/LBL)是一组异质性前体 B 细胞和 T 细胞恶性肿瘤，其病因为多种遗传学变化导致淋巴细胞分化被阻断、过度增殖和细胞存活增加。对这些肿瘤的潜在遗传基础的深入理解，发现了预后和治疗上的重要亚群。

6.4.2.1 B 淋巴母细胞白血病/淋巴瘤(B-ALL/LBL)

2008 WHO 分类确认了具有重现性遗传学异常的 B-ALL/LBL 的不同类别(表 6.6)。常规中期细胞遗传学(加或不加 FISH)检测通常用于识别这些染色体异常的数量和结构。值得注意的是，导致 *ETV6-RUNX1* 融合的 t(12;21)(p13;q22)在细胞遗传学上是不明确的，需要用 FISH 或 RT-PCR 进行检测。*ETV6-RUNX1* 融合与预后良好有关，大约发生于 25% 的儿童期 B-ALL/LBL。

表 6.6　WHO 分类定义的 B-ALL/LBL 伴重现性遗传学异常的细胞遗传学异常[94]

异常	年龄组	预后*
t(9;22)(q34.1;q11.2)*BCR-ABL1*	成人>儿童	不良
t(v;11q23.2)*KMT2A*(*MLL*)重排	婴儿>成人	不良
t(12;21)(p13;q22.1)*ETV6-RUNX1*	儿童	良好
超二倍体†	儿童	良好
超二倍体‡	成人，儿童§	不良
t(5;14)(q31;q32)*IL3-IGH*	成人，儿童	无差异
t(1;19)(q23;p13.3)*TCF3-PBX1*	儿童>成人	无差异¶

* 预后与 B-ALL/LBL，NOS 比较。
† 原始细胞含有>50 和<66 个染色体，无其他结构变化。
‡ 原始细胞含有<46 个染色体，无其他结构变化。
§ 单倍体仅限于儿童，预后最差。
¶ 早期的研究提示预后差，但不是用新的强化疗法。

成人 B-ALL/LBL 中，最常见和有重要治疗意义的遗传学亚群是由 *BCR-ABL1* 的存在决定的。*BCR-ABL1* 在成人 ALL/LBL 中的总体发生率约为 25%[203]，但在儿科人群中很少见(2%～4%)[204]。*BCR-ABL1* 或 t(9;22)(q34.1;q11.2)产生的相关费城染色体(Ph⁺)在 ALL 任何年龄组都与不良结局和缩短生存相关[204-207]。除了影响预后，存在 *BCR-ABL1* 重排具有治疗重要性。靶向 BCR-ABL1 融合蛋白的第一代和第二代酪氨酸激酶抑制剂常用于治疗 Ph⁺ ALL。与慢性粒细胞白血病(CML)相似，用酪氨酸激酶抑制剂治疗的患者可观察到耐药性。在 *BCR* 基因中描述的 3 个断点簇区域中，B-ALL 有其中两个——M-bcr 和 m-bcr，产生两种大小不同的融合蛋白。P190 异构体(来自 m-bcr)见于大多数儿科患者和大约一半的成人

PH⁺ B-ALL 患者[208,209]，而在 CML 中常见的 p210（来自 M-bcr），见于大约一半的成人 PH⁺ B-ALL 患者。在 CML 部分中讨论检测 BCR-ABL1 重排、MRD 和酪氨酸激酶抑制剂抗性的分子技术。

21 号染色体的染色体内扩增似乎界定了 B-ALL 的一种特殊亚型[210,211]，在修订的 2016 WHO 分类中作为临时实体。这些扩增与临床结局差有关，但原因不明[212]。没有 RUNX1（位于染色体 21 上）点突变的报道，提示野生型 RUNX1 扩增具有致瘤作用[213]。

除染色体异常外，全基因组分析还发现涉及 B 细胞发育、细胞周期调节和分化的基因的拷贝数异常[214,215]。IKZF1 编码 Ikaros 转录因子，在 B 细胞发育中起作用。IKZF1 缺失见于 80% 以上的 Ph⁺ B-ALL，并且与临床结局差有关[216-218]。在 B-ALL 中已经鉴定出许多突变（表 6.7）。PAX5 突变是儿科 B-ALL 中最常见的体细胞突变，见于约 1/3 患者[214]，但不是独立的预测因子。与 B-ALL 发病机制相关的其他基因变化包括 IKZF3、LEF1、EBF1、RB1、TCF3、CDKN2A/CDKN2B、PTEN 和 BTG1[214,219]。基因组研究也发现一种 B-ALL 缺乏 BCR-ABL1 融合，但其表达谱非常类似于含有此易位病例。Ph 样 ALL 是修订的 2016 WHO 分类中的新临时实体，富含多种遗传畸变，包括 CRLF2、PDGFRB、ABL1、JAK2 和 EPOR 的易位，以及 JAK1、JAK2、FLT3、RAS 和 IL7R 的突变。在这些类型的肿瘤中观察到的许多突变或基因过表达模式影响酪氨酸激酶，后者可用多种酪氨酸激酶抑制剂靶向治疗，如达沙替尼、鲁索利替尼和克利佐替尼。

表 6.7　B-ALL/LBL 中的突变及其他显微镜下不可见的病变

基因	染色体位点	频率/%	遗传学变化	蛋白质的生物学功能	遗传学后果	临床意义
IKZF1*	7p13	约 80（BCR-ABL1 阳性） 约 15～30（BCR-ABL1 阴性）	突变或缺失	淋巴组织发育所需的转录因子	降低转录，淋巴细胞分化受损	不利
PAX5	9p13	约 30～40	突变，缺失，或易位	转录因子（B 细胞发育）	早期 B 细胞分化的调控受损	不明确
CDKN2A/B	9p21	约 30	缺失	细胞周期负调节	细胞周期素依赖性激酶的抑制丧失，导致增加的细胞周期进展	不利（特别是如果 BCR-ABL1 阳性）
KRAS NRAS	12p12 1p13	约 30（儿科）	密码子 12、13 和 61 突变	信号转导	信号转导的组成性激活	
FLT3	13q12	高达约 25（超二倍体病例）	大多数与 AML 内串联重复相同；外显子 14 和 15 酪氨酸激酶结构域；D835 以及其他	Ⅲ型受体	酪氨酸激酶信号转导的组成性激活，增加增殖，减少凋亡	不明确
CREBBP	16p13	约 20（复发病例）	突变（超二倍体几乎全部位于 HAT 结构域）或缺失	乙酰化组蛋白与非组蛋白	组蛋白乙酰化受损；与糖皮质激素抵抗相关	不利
TP53	17p13	约 10～15（复发时）	突变（常位于外显子 7 或 8）或缺失	细胞周期停顿，DNA 损伤修复，凋亡	肿瘤抑制活性的缺失	不利
CRLF2*	Xp22	约 5～15 >50 在唐氏综合征	易位（伴 IGH 或 P2RY8）或突变（F232C）	信号转导	组成性 STAT 激活伴增加增殖和发育受损	不利
JAK1*	1p21	<5（JAK1）	包括 JAK2 的变化	信号转导	组成性 JAK-STAT 激活	不利
JAK2*	9p24	约 10（JAK2） 约 20～35 在唐氏综合征	R683 伪激酶结构域突变			
RUNX1	21q22.1	<5	iAMP21	转录因子	包括多拷贝 RUNX1 的 DNA 扩增，但可能不伴蛋白质增多	不利

* 在"BCR-ABL1 样"病例富含 IKZF1、CRLF2 和 JAK 的变化（详见正文），发生于唐氏综合征的 B-ALL 也是如此。

6.4.2.2　T 淋巴母细胞白血病/淋巴瘤（T-ALL/LBL）

T-ALL/LBL 分别占儿科成人淋巴母细胞白血病的 15% 和 25%[220]。另一方面，大多数 LBL（80% 至 90%）是 T 细胞系起源。超过 50% 的 T-ALL/LBL 具有细胞遗传学异常，从常规细胞遗传学检测到的重现性易位到仅由 FISH 发现的隐性缺失[221]。T-ALL/LBL 中的易位通常涉及 14q11（TRA 和 TRD）和

7q34(*TRB*)上 TCR 位点的断点,将转录因子基因,如 *TAL1*、*TLX1*(*HOX11*)、*TLX3*、*LMO2* 和 *LYL1*,置于 TCR 增强子区域的控制之下[221-226]。最常见的隐性缺失涉及 9p21 和 1p32,它们与其他遗传异常一起发生。

NOTCH1 激活与 T-ALL/LBL 的发病机制有关[168,227]。NOTCH 蛋白是跨膜受体,在细胞调节和发育中起重要作用。大多数 *NOTCH1* 变化是激活突变,见于一半以上的 T-ALL/LBL[228]。鉴于这些突变的高发率,已经假设它们是 T-ALL/LBL 发病中的早期事件之一,并且可能作为未来的重要治疗靶点,因为 Notch 信号可被 γ 分泌酶抑制剂和其他策略抑制[229]。

表观遗传学调节基因的突变在 T-ALL/LBL 中普遍存在。早期 T 细胞前体(ETP)ALL 是一种侵袭性 T-ALL/LBL,具有不成熟表型和基因表达谱,预后差[230],现被修订的 2016 WHO 分类列为临时实体。ETP ALL 的突变谱与髓系干细胞病变的突变谱重叠,并有染色质修饰基因(如 *EZH2*、*EED*、*SUZ12*、*SETD2* 和 *EP300*)的重现性突变[231]。此外,具有 *DNMT3A* 和 *IDH1/2* 突变的 ETP ALL 尤其预后不良[232,233]。表 6.8 总结了 T-ALL/LBL 中常见的重现性遗传学异常。

表 6.8　T-ALL/LBL 中常见的(≥5%)重现性遗传学异常

基因	染色体位点	频率/%	遗传学变化	蛋白质的管理学功能	遗传学后果	临床意义
CDKN2A/2B	9p21	约 70	缺失/超甲基化	细胞周期负调节	CDK 的抑制丧失,导致增加的细胞周期进展	不利
NOTCH1	9q34	约 55	突变	正常淋巴细胞发育所需的膜受体	激活 NOTCH1 通路,细胞间信号和发育受损	有利(儿童);并发 *FBXW7* 突变特别有利
TLX3-BCL11B	t(5;14)(q35;q32)	约 20	易位	转录因子	TLX3 失控,靶基因下调	不利
TAL1	del(1)(p32)	约 25	缺失,导致与 *STIL* 融合	造血分化的转录因子 f	过表达 *TAL1*,表面遗传学失调	不明确
FBXW7	4q31	约 20	突变	泛素蛋白连接酶的成分,降解活化的 NOTCH1	激活 NOTCH1 通路	有利(儿童);并发 *NOTCH1* 突变特别有利
PHF6	Xq26	约 20	突变	转录调控或染色质重塑中的潜在作用	不明确,可能肿瘤抑制	不利
RUNX1	21q22	约 20	突变	转录因子	显性负作用,导致转录降低	不利
LEF1	4q23	约 20	突变和微缺失	Wnt 信号通路的成分	Wnt 信号受损	不明确
JAK1	1p21	约 15	突变	PTK	增加 JAK-STAT 信号	不利
PTEN	10q23	约 15	突变	蛋白质和脂蛋白酶,肿瘤抑制	功能丧失,增加细胞周期进展	不利
TCRAD-*TAL1*	t(1;14)(p32;q11)	约 15	易位	造血分化的转录因子	过表达 *TAL1*,导致表观遗传学失调	有利
SET-NUP214	del(9)(q34.11q34.13)	约 10	易位	融合蛋白,可能活化 HOXA 簇的成员	增加 *HOXA* 基因的表达	不明确
IL7R *	5p13	约 10(约 40)	突变	IL-7 受体,早期胸腺 T-ALL 病例	获得淋巴分化的重要功能	不利
BCL11B	14q32	约 10	突变	可能涉及 TP53 信号通路	分化受损和细胞周期停顿	不明确
ETV6	12p13	约 10	突变	ETS 家族转录因子	功能丧失,确实影响不明确	不明确
MYB	6q22-q23	约 10	重复	转录激活剂	增加增殖	不明确
ABL1	9q34	约 5	常与 *NUP214* 融合和游离体扩增	PTK	PTK 激活,增加增殖	不明确;PTK 抑制剂敏感
PTPN2	18p11	约 5	缺失	酪氨酸磷酸酶	增加增殖和细胞因子敏感性	不明确
FLT3 *	13q12	约 5(约 40)	点突变和内部串联复制	调节造血的 Ⅲ 型受体 PTK	信号转导的组成性激活,增加增殖,和减少凋亡	ETP 不利

* 早期 T 细胞前体(ETP)ALL 富含 *IL7R* 和 *FLT3* 突变,但其他类型 T-ALL 少见;相反,ETP ALL 比其他类型少见 *NOTCH1* 和 *FBXW7* 突变。
CDK,细胞周期素依赖性激酶;PTK,酪氨酸激酶。

6.5　髓系肿瘤

临床实验室可用的全部技术常规应用于检测髓系肿瘤的特征。虽然这些技术都是由经典的细胞遗传学、FISH、基于 PCR 的方法和新生突变检测工具演变而来的，但它们仍然是互补的，每个方法在不同的环境中具有不同的作用。一般认为，髓系肿瘤包括三大类，即急性髓系白血病、骨髓增殖性肿瘤和骨髓增生异常综合征。其他包括重叠综合征和那些伴有嗜酸性粒细胞增多症和特定遗传异常的疾病。

6.5.1　急性髓系白血病（AML）

6.5.1.1　核型异常

在遗传学水平，AML 是异质性极为显著的疾病，至少观察到 300 个不同的重现性结构性细胞遗传学异常[234]。在综合所有的参数得到的 AML 最终诊断和适当分类中，最相关的参数是遗传学异常[235]。纯粹基于细胞遗传学数据，大型多中心合作研究已经确定了三大预后组：有利、中间和不利（见表 7.8）。除了预后相关性，WHO 分类使用一些重现性易位来定义 AML 的特定类型。因此，这些识别易位与 AML 的现代诊断是一致的。

（1）t(15;17)(q24.1;q21.2)

在所有急性白血病中，急性早幼粒细胞白血病（APL）是基因型-形态学表型相关性最强的一种，根据形态学特征经常能"预测"遗传学，无论是具有丰富 Auer 杆状小体的经典超颗粒类型（以前称为 FAB M3）还是具有"农家面包"核的少颗粒变异型（以前称为 FAB M3v）。对于靶向治疗的使用，它仍然是一个典范[236]。t(15;17)(q24.1;q21.2)易位约占 AML 病例总数的 10%，在 APL 中约占 99%。在这种原型易位中，RARA（在 17q21.2）融合到 PML（在 15q24.1）。尽管 RARA 是肿瘤转化的关键，PML 被破坏在白血病转化中也起作用。在大约 1% 的其余病例中，存在多种有意义的变异，除 PML 外大约还有 10 个不同的融合伙伴。上述遗传学异常的共同点是位于 17q21.2 的 RARA 基因被破坏，将转录激活剂转化成抑制剂[237]。然而，WHO 分类不再认为这些变体是 APL 的"定义"，因为对全反式维甲酸（ATRA）和砷并不是都有灵敏的反应。例如，在 t(11;17)(q23;q21.2)中，RARA 与 ZBTB16（旧称 PLZF）融合，并且 ZBTB16 本身就是不能被 ATRA 阻止的抑制剂。因此，从分子诊断的角度来看，识别这些罕见的变体很重要，因为这类患者不能从 ATRA 治疗中受益。有趣的是，某些变体易位可能存在形态学相关性，因为 t(11;17)阳性白血病细胞一般具有规则的细胞核，并且 Pelger-Huët 样细胞的数量增加。APL 通常与 CD34 和 HLA-DR 表达缺失有关；然而，这不是 APL 的可靠指标，因为这种免疫表型在诊断上既不敏感也不特异，特别是少颗粒变异型（可能还表达 CD2）。

虽然通常可以通过中期分析来识别，但太耗时，并且需要立即开始治疗，这导致常规使用更快的 FISH 或 RT-PCR。使用双断点分离的 FISH 探针不仅可以识别 t(15;17)，而且可以识别变体易位，但不能识别 RARA 伙伴。对于普通 t(15;17)的 RT-PCR，RARA 的断点在内含子 2 中保存得很好，而在 PML 基因中有两个主要的内含子和一个内含子断裂点。因此，单个下游 RARA 引物和两个上游 PML 引物能检测 PML-RRA 的大部分融合转录（>95%）。

在 t(15;17) AML 中富含 FLT3 内串联重复（ITD）突变，然而这些突变通常与其他情况下的预后不良有关，它们在这些病例中的预后影响尚不清楚[238]。高达 50% 的 APL 患者可能含有编码表现遗传学修饰基因的突变[239]。罕见情况下，RARA 或 PML 发生突变，并可能与耐药性形成有关，在复发患者中针对其检测可能变得很重要[240,241]。

（2）t(8;21)(q22;q22.1)

这种易位见于大约 5%~10% 的 AML，与历史上命名的 FAB M2 亚型（原粒细胞伴成熟）最相关。然而，在形态学定义的 M2 病例中，这种易位少于 40%，相比之下，大于 90% 的 t(8;21)阳性病例具有 M2 形态，常有纤细的 Auer 杆状小体、三文鱼样粉色颗粒和明显的核周空晕等其他特征。该易位将 21q22.1 上的部分 RUNX1 基因（旧称 AML1 或 CBPA2）与 8q22[242] RUNX 上的部分 RUNX1T1 基因（旧称 ETO）融合，是异二聚体核心结合因子（CBF）的一半，而 CBF 是造血的关键转录因子。这一半直接接触 DNA，而 β 亚基促进 DNA 结合。编码该 CBF 转录因子两个组分的两个基因是 AML 和儿科 ALL 中易位的共同靶点，并且在这些主要类型急性白血病中大约 20%~25% 被共同破坏。当 RUNX1 易位时，随后产生的融合蛋白以显性负性方式起作用，抑制许多重要的造血靶基因的转录，包括 MPO、GM-CSF、IL-3 和 TRB。相比之下，具有 RUNX1-RUNX1T1 融合的 AML 上调 B 细胞基因的表达，因此这些 AML 通常共表达 CD19、CD79a、PAX5 和 TdT 中的一个或多个。

断点集中在两个基因的单个内含子内，因此在每个病例中通常产生类似的嵌合转录。因此，用 RUNX1 引物和 RUNX1T1 引物进行简单的 RT-PCR 分析能够在分子水平上检测这种易位，并可用于诊断。FISH 也容易检测到易位。含有 t(8;21)易位的白血病对含有高剂量阿糖胞苷的治疗方案具有特别的敏感性和实质性益处。成人 AML 具有良好的预后相关性，而儿童 AML 的预后相关性不太明确。在 RUNX1/RUNXT1 AML 中常见的协同突变影响 KIT 基因，导致其编码的受体酪氨酸激酶的组成性激活并与相对较差的预后相关[243]。这种 AML 也有重现性 ASXL2 突变（仅次于 KIT 突变），但它们对总生存没有影响，可能复发率更高[244]。

（3）inv(16)(p13.1q22)

这种近中心反转，和分子相同的 t(16;16)，见于约 5%~10% 的 AML。与 FAB 命名的 AML M4Eo 最相关，涉及急性骨髓原单核细胞白血病伴异常嗜酸性粒细胞及其含有异常嗜碱性大颗粒的前体。该反转将 16q22 上的部分 CBFB 基因（以前是 PEBP2B）与 16q11 上的肌球蛋白重链基因 MYH11（以前是 SMMHC）的融合。虽然这种基因融合最常见于 M4Eo，但也见于 AML 的其他亚型；类似地，并非所有 M4Eo 病例都有这种融合。

inv(16)在核型水平有时可能相当轻微，偶尔被遗漏，特别是制备欠佳的中期标本。值得注意的是，+22 是 inv(16)患者最常见的相关异常，但其他情形最少见[245]。存在明显的孤立性 +22 应当怀疑存在的隐匿性 CBFB/MYH11 融合的可能性。因此，分子检测对这种异常特别有用。有趣的是，在 inv(16)+

AML 中存在+22 比没有+22 病例的预后更好。

FISH 和 RT-PCR 可检测这种反转/易位。CBFB 中 99%的断裂点出现在该基因的第 5 内含子中,而 MYH11 基因的断裂点异质性非常明显,融合转录本中包括 7 个不同的外显子(7至 13)。尽管如此,这种复合体的最常见形式称为 A 型,约占该基因融合病例的 90%;另外两个转录本(D 型和 E 型)又占5%。+22 预后较好,存在+8、FLT3 酪氨酸激酶结构域和 KIT 突变则预后较差。这种 AML 中常见 RAS 突变(50%的病例),但在这种情况下没有预后相关性。

(4) 11q23.3 易位

在染色体 11q23.3 上的 KMT2A(旧称 MLL)是人类白血病基因组中最混杂的基因之一,涉及至少 160 种不同的易位,见于 AML 和 ALL[246]。在 2008 WHO 分类中有一个特定的易位,即,t(9;11)(p22;q23.3)导致的 KMT2A 与 MLLT3 融合,现认为是具有中间预后的不同实体,以区别于其他通常预后不良的KMT2A 易位[247]。一般而言,AML 中的 KMT2A 易位与原单核细胞分化有关并与以前的拓扑异构酶Ⅱ抑制剂的治疗有关,这种 AML 病例归类为治疗相关性髓系肿瘤。

在功能上,KMT2A(和识别赖氨酸甲基转移酶功能的KMT),特别是 HOX 基因,通过染色质重塑,起调节或维持基因表达的作用。许多融合伙伴是假定的转录因子,但它们在白血病发生中的作用尚不清楚。

KMT2A 断点往往集中在一个相对较小的(8.3kb)区域,跨越外显子 5 至 11,称为断点簇集区。从头发生的白血病中,KMT2A 易位到往往集中于断点簇集区的 5'区,而在婴儿 ALL和治疗相关性 AML 中,常位于 3' 区。后一区域有非常强力的DNA 拓扑异构酶Ⅱ结合位点。有趣的是,这可能解释出现治疗相关性髓系肿瘤所见的易位,也强烈支持这一概念,即婴儿ALL 继发于在子宫内接触毒剂。虽然特定的融合适用 FISH 和RT-PCR 检测,单 KMT2A 断点分离 FISH 探针可用于筛查目的。

在儿童 AML 中,t(9;11)易位的中间预后关联尚未得到证实;然而,在这个年龄组中,已观察到其他有趣的预后关联[248]。因此,t(6;11)(q27;q23.3)与预后特别差有关,而 t(1;11)(9q21;q23.3)提示预后特别好,无病生存率超过 90%。

(5) t(6;9)(p23;q34.1)

这种易位相当罕见,发生在大约 1%的 AML。这种疾病常有嗜碱性粒细胞增多和多系发育不良,预后差。这种易位使6p23 染色体上的 DEK 基因和 9q34.1 染色体上的 NUP214(旧称 CAN)基因断裂[249]。奇怪的是,DEK-NUP214 的致瘤功能可能与翻译活动的全面增加唯一相关。断点簇集在 DEK 和NUP214 的单个内含子中,RT-PCR 容易分析。传统的细胞遗传学和 FISH 也可用于诊断。

(6) inv(3)(q21.3q26.2)

inv(3)和相关的 t(3;3)见于大约 1%~2%的 AML 病例,它们可能显示巨核细胞分化、发育不良改变(双核巨核细胞)和血小板计数升高[250]。它们通常与预后差有关。这些 3 号染色体异常主要导致 EVI1 的失调,EVI1 是一个奇怪的复杂锌指,含有转录调节剂。3q26 上的 EVI1 有多种剪接形式,包括一种变体,导致 EVI1 与相邻的 MDS1 基因发生内源性(非致病性)融合,导致该基因的名称被修饰为 MECOM(MDS1 和 EVI1 复合位点)。与 AML 中其他所有的重现性易位相反的,inv(3)/t(3;

3)不产生融合蛋白;而是导致不恰当的过度表达 EVI1。3q21.3上的基因在历史上被认为是 RPN1;然而,最近的数据使 GATA2更具针对性。基于 RT-PCR 的检测一直很难开展。然而可用FISH,似乎比常规染色体分析更精确。

(7) t(1;22)(p13.3;q13.1)

具有 t(1;22)的 AML 主要发生在婴儿和儿童;这种罕见疾病占所有 AML 病例的 1%以下。尤其是小儿急性巨核细胞白血病相关,见于大约 13%的病例[251]。t(1;22)是 1p13.3 上的RBM15 基因与 22q13.1 上的 MKL1 基因发生框内融合中而产生的。所得到的融合蛋白 RBM15-MKL1,几乎含有两个基因的整个编码区。可通过细胞遗传学、FISH 或 RT-PCR 检测这种易位。由于该病罕见,限制了我们的理解,但认为该病预后差,也有研究认为 t(1;22)如采用强力化疗则预后中等。

(8) t(9;22)(q34.1;q11.2)

这种易位将 22q11.2 上的 BCR 与 9q34.1 上的 ABL1 融合,与 CML 和 ALL 最相关,也可能反映 AML 的特殊亚型[251,252]。这些病例往往预后差。IGH 基因的缺失可能是特殊发现,可能有助于区分从头发生的病例和从 CML 进展的 AML 病例。中期分析、FISH 和 RT-PCR 可以检测这种易位。

(9) 对 AML 易位开展分子遗传学研究的理论基础

尽管通过中期/核型研究可以容易地识别所有的重现性异位,但是这些细胞遗传学分析具有不同程度的假阴性率。其中一些是真正的隐匿,因为它们在显微镜下不可见;然而,其他假阴性结果可能是技术原因。例如,在 AML、PML RARA/t(15;17)、RUNX1-RUNX1T1/t(8;21)和 CBFB-MYH11/inv(16)中,文献详细报道了 3 种最常见易位的细胞遗传学假阴性。考虑到每种变异的检测在 AML 分类和治疗中的重要性,对所有新诊断的 AML 病例在分子遗传学水平上进行筛查可能是谨慎的[253,254]。RT-PCR 检测是适用的,并且可以重复检测。新的连接酶依赖的 PCR 检测可以同时检测到超过 50 个异位[255]。虽然重复检测可能对 AML 患者的评估有用,但 FISH 不一定适合,在充分的核型分析后 FISH 很少能提供更多信息。

即使在诊断时细胞遗传学很容易检测到这些易位的病例,一开始就开展适当的分子遗传学研究是合理的。其基本原理是,需要识别疾病特异性分子病变,以便以后将其用作检测治疗后 MRD 的敏感靶点[256]。

6.5.1.2 突变

除了前面讨论的包括细胞遗传学可检测的易位在内的明显的染色体异常,其中一些需要分子遗传学分析以便准确检测,AML 中经常遇到各种亚染色体病变(尤其是特殊突变)[257-259]。它们在细胞遗传学正常的 AML 中很常见。因此,在超过 99%的细胞遗传学正常的 AML 中可以识别这些分子异常,它们大约占所有 AML 的 45%。高通量测序导致近年发现的突变呈爆发式增长,它们在 AML 的发病机制中起作用,并有诊断、预后和治疗相关性[260]。

几乎全部 AML 都有在八类基因之一发生突变,这些基因与发病机制几乎都有明确的相关性,包括编码核磷蛋白/NPM1(约 30%)、肿瘤抑制基因(约 15%)、DNA 甲基化相关基因(约45%)、信号转导基因(约 60%)、染色质修饰基因(约 30%)、髓系转录因子基因(约 20%)、凝集素复合基因(约 15%)和剪接体复合体基因(约 15%)[261](图 6.5)。在表 6.9 中总结了一些较频繁地检测到的突变,其中一些在此详细描述。协同和互斥模式提示在几个基因和类别之间存在强烈的生物学关系。例

如,FLT3、NPM1 和 DNMT3A 倾向于同时发生,而 NPM1、RUNX1、TP53 和 CEBPA 的转录因子融合和突变是相互排斥的。IDH1/IDH2 和 TET2 的突变也往往是互斥的。

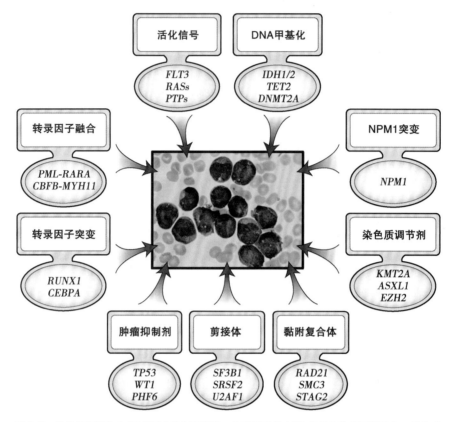

图 6.5　急性髓细胞白血病(AML)的分子基础。几乎所有的 AML 都有 8 种基因类型之一的突变或转录因子易位,它们是 AML 发病机制的中心环节。8 种突变类型中的 7 种有许多基因,AML 中每组突变的成员通常不超过一个。一种仅有一个基因,即 NPM1。重现性易位(图中的第九类)通过取消转录因子的功能导致细胞分化被破坏

表 6.9　AML 中重现性突变示例

基因	近似频率*/%	预后意义	假定后果/变化的生物学机制	关联
NPM1	30	良好	胞质错误定位;P53 失调	杯状核陷窝
				CD34⁻,FLT3-ITD
FLT3	20	差(仅 ITD)	↑信号转导	杯状核陷窝,NPM1 突变
DNMT3A	20	差	表观遗传学(DNA 甲基化)	消除阿霉素剂量增加的疗效,预后差
RAS	15	无	↑信号转导	CBF AML
WT1	10~15	差	↓转录	—
TET2	10~15	差	表观遗传学(DNA 甲基化)	—
CEBPA	10	良好	↓转录	共表达 T 细胞抗原
ASXL1	10	差	染色质修饰	—
RUNX1	10	差	↓转录	微小分化
IDH1	5~10	不明确/差	致癌代谢产物 表观遗传学(DNA 甲基化)	杯状核陷窝
IDH2	5~10	不明确/良好	致癌代谢产物 表观遗传学(DNA 甲基化)	杯状核陷窝
TP53	5~10	差	肿瘤抑制	AML 较常见(70%)伴复杂核型
KIT	5	差	↑信号转导	CBF AML
KMT2A 部分串联重复	5	差	染色质修饰	11 三体

*在细胞遗传学正常的 AML 中部分突变的频率可能高达两倍。详见正文。
　CBF,核心结合因子;ITD,内部串联重复。

(1) FLT3

FLT3 是Ⅲ类受体酪氨酸激酶和 Ig 受体超家族成员,由造血祖细胞表达,在分化过程中下调。一旦结合 FLT3 配体就被生理激活,膜旁结构域发生磷酸化,通过 STAT5 和 MAPK 信号导致生长诱导和凋亡抑制。FLT3 有两种主要类型的遗传异常:膜旁结构域的 ITD 和导致 D835 氨基酸改变的错义突变[262]。ITD 较常见,发生率约为 23%,在细胞遗传学正常的 AML 中约 7% 出现点突变。在功能上,这些异常通过自磷酸化导致酪氨酸激酶结构域的组成性激活,进而在转化的白血病细胞中的持续"开"信号;然而,在临床上只有 ITD 与预后相关。

重要的是,从临床的角度来看,这种 FLT3 的失调已经被证明是 AML 患者总生存率的最相关的预测者之一,并且这种与预后不良的相关性独立于先前提到的强有力的预后核型群。另外,从分子诊断的角度来看,PCR 和突变检测系统很容易识别这些异常。许多变量似乎影响 FLT3 ITDS 的预后相关性。因此,只有当突变型等位基因负荷大于野生型等位基因时,即,>50%(通常是获得性单亲二体的结果),才会出现预后相关性。然而,即使很小的 FLT3 ITD 突变(克隆大小为 0.2% ~ 2%)也需要检测,因为它们耐受化疗并随时间扩大[263]。此外,将 ITD 插入酪氨酸激酶结构域 1 的 β1 片段以及有争议的突变长度与特别差的预后相关[264,265]。具有 FLT3 突变的 AML 原始细胞倾向于显示杯状核内陷。

FLT3 抑制剂已用于治疗具有(有时没有)这种突变的患者。有趣的是,但也许并不奇怪,由于突变克隆的扩展而形成耐药,特别是那些发生在 D835 里面和周围的突变以及那些影响 F691 的守门人突变[266,267]。

(2) NPM1

根据大多数但并非所有的研究,核磷蛋白(NPM1)基因是 AML 中最常见的突变基因[268,269]。该基因中的突变通常是末端外显子(外显子 12)编码区的小插入(通常为 4bp,有时高达 11bp),在细胞遗传学正常的 AML 中发生率约为 50% ~ 60%,在所有 AML 中约占 20% ~ 25%。蛋白质功能就像陪伴监护人,在核仁、核质和细胞质之间活跃穿梭,但主要存在于核仁中。它与促进细胞生长有关,部分通过介导核糖体生物发生,以及通过与肿瘤抑制物 CDKN2A/p14^{ARF} 和 TP53 以及 NF-κB 的功能而发生相互作用。突变改变了核仁定位所需的色氨酸残基,并在蛋白质的 C 端产生一个假定的核输出信号。因此,突变的核磷蛋白主要定位于细胞质,通过二聚化也能导致野生型蛋白的错误定位。这就导致 p14^{ARF} 的错误定位和失稳并抑制 TP53 活性。除了产生这种有趣的病理生物学,其错误定位可用于诊断,因为细胞质核磷蛋白可用 IHC 检测[270]。

NPM1 突变增加 AML 患者的无病生存和总生存期。然而,这种获益受到 FLT3 状态的影响。在具有 NPM1 突变的 AML 中富含 FLT3 ITD,该组出现 FLT3 ITD 的频率是具有野生型 NPM1 的 AML 的两倍。的确,大约 40% 的 NPM1 突变的 AML 也携带 FLT3 ITD,并且它们的存在消除了 NPM1 突变隐含的良好预后。具有 NPM1 突变阳性和 FLT3 突变阴性的 AML 患者,其总存活率接近于具有核型相关良好预后的 AML 患者,这些核型如 t(8;21)、t(15;17)或 inv(16),对骨髓移植者可能没有生存获益。也有人认为 NPM1 突变只有在伴随 IDH2 突变时才会预后好。结合这两个"决斗"突变(NPM1 和 FLT3)的状态,可分为

3 个预后组:预后好(FLT3-ITD$^-$/NPM1$^+$)、预后中(FLT3-ITD$^-$/NPM1$^-$ 或 FLT3-ITD$^+$/NPM1$^+$)和预后差(FLT3-ITD$^+$/NPM1$^-$)。在大多数临床实验室中,常规使用各种不同但简单的分子技术来检测 NPM1 突变(基于 DNA 或 RNA)。NPM1$^+$ AML 往往缺乏 CD34 表达但相当强地表达 CD33;它们还与杯状核形态有关。奇怪的是,它们似乎对 ATRA 和三氧化二砷治疗敏感[271]。

(3) CEBPA

CEBPA(CCAAT 增强子结合蛋白 α)编码一种关键转录因子调节,骨髓细胞分化和增殖。该基因突变呈异质性,但集中在该基因的氨基和羧基末端。突变大约见于所有 AML 的 10%,血小板计数通常保持正常范围,预后好,但仅限于双等位基因突变(复合的杂合突变,具有影响一个等位基因的 N-末端突变和影响另一个等位基因的 C-末端突变)[272]。CEBPA 种系突变导致 AML 易感。这些突变具有 100% 的 AML 发病风险,平均发病年龄 24 岁;尽管通常复发(不同的克隆),但预后良好[273]。

(4) RUNX1

该基因涉及 AML 的 t(8;21)易位和 ALL 的 t(12;21)易位(以及其他易位),也是点突变的靶点。已报道多种不同的突变,在微分化 AML(对应于 FAB M0)中尤其富含这些突变[274]。RUNX1 突变大约见于 25% 的微分化 AML,并且与 TdT 阳性相关;还与预后差相关[275]。ASXL1 突变似乎与 RUNX1 突变有协同作用,使预后更差。RUNX1 的种系突变导致 AML 易感。这些突变也导致血小板紊乱,发生白血病的风险为 35%。

(5) KIT

KIT 突变在 CBF AML 中尤其常见,即那些具有 t(8;21)或 inv(16)的病例,大约发生于 20% 的病例。在这些通常预后良好的 AML 中,它们往往与预后差相关[243]。这些突变的存在也可能具有治疗相关性。

(6) TP53

编码这种原型肿瘤抑制基因的突变约占所有 AML 的 7%,但在复杂的细胞遗传学环境中,其突变频率要高出 10 倍。治疗相关的 AML 中也富含这些突变。有人提出,TP53 突变不是由细胞毒性化疗直接诱发的[276]。相反,它们可能反映罕见的年龄相关性突变,后者对化疗有抵抗力,而且在治疗后优先扩大。

(7) KMT2A

通常有细胞遗传学指标表明存在 KMT2A 部分串联重复,因为大约 90% 的三体 11 病例与此异常有关。大约 10% 的具有正常细胞遗传学的 AML 也有这种异常。通过扩增外显子 2-6 或 2-8,RT-PCR 容易检测 KMT2A 部分串联重复,这对预后很重要,提示预后差[277]。

(8) DNMT3A

DNMT3A 编码一种表观遗传学调节剂,介导 CpG 二核苷酸的从头甲基化,是 AML 中最频繁突变的基因之一(约 20%),常伴有 NPM1 和 FLT3 突变,通常预后差[278]。然而,并非所有的 DNMT3A 突变都是均等产生的。错义突变(通常影响 R882)与预后差有关,而截短突变似乎是中性的。在诱导化疗中,可以通过增加蒽环类药物的剂量来克服 DNMT3A 突变的不利影响。

(9) TET2

TET2 参与表观遗传调控,促进 5-甲基胞嘧啶转化为 5-羟甲基胞嘧啶,这是 CpG 残基甲基化逆转的一个步骤,因为当 DNA 被羟甲基化时不能结合 DNA 抑制蛋白。TET2 突变发生

在大约 10%~15% 的 AML 中,导致功能丧失,并可能发生在白血病的发病早期。它们对预后的影响不明确;*TET2* 突变对细胞遗传学正常的 AML 有不利影响,但仅限于纯合突变[279]。它们通常与 *IDH1/IDH2* 突变互斥。

(10) *IDH1/IDH2*

IDH1 和 IDH2 是 NADP 依赖酶,在三羧酸循环中将异柠檬酸转化为 α-酮戊二酸酯(分别在细胞质和线粒体中)。突变后产生一种新型酶,进而产生 2-羟基戊二酸酯,这种致癌代谢物最终抑制了 TET2 的功能,因此它们与 *TET2* 基因突变通常互斥[280]。WT1 与另外两个突变可能也是如此,因此这 3 个往往互斥[281]。针对突变型 IDH 的小分子抑制剂正在进行临床试验。此外,IDH 突变细胞依赖于 BCL2,因此抑制 BCL2 的治疗可能有用[282]。

(11) 剪接体基因

在骨髓增生异常综合征(MDS)中,剪接体至少有 8 种不同成分的编码基因是常见的突变目标,但也见于一些 AML(5% 至 10%)[283]。8 种基因之一发生突变对 MDS 引起的 AML 具有高度特异性,其中 4 种是剪接体基因(*SRSF2*、*SF3B1*、*U2AF1* 和 *ZRSR2*)。其余为 *ASXL1*、*EZH2*、*BCOR* 和 *STAG2*。

(12) 黏附基因

凝集素是一种多蛋白复合体,参与中期姐妹染色单体交换。这种复合体成分的编码基因(*STAG1*、*STAG2*、*RAD21*、*SMC3* 和 *SMC1A*)突变约占所有 AML 的 10%~15%,并与总生存差有关[284]。在唐氏综合征背景下发生的 AML 富含黏附基因突变,占病例数的 50% 以上。

6.5.1.3　AML 中的其他遗传异常

在 AML 中已描述过其他多种基因异常并有生物学关联,与白血病的发生有关,但目前在临床上都不常规检查。这些异常包括完整基因的表达增加、阵列比较基因组杂交和单核苷酸多态性阵列检出的拷贝数变异、表观遗传扰动和 microRNA。

6.5.2　骨髓增殖性肿瘤(MPN)

遗传学研究对 MPN 的诊断和分类具有至关重要的、不断扩大的作用,不仅是 4 种经典 MPN(CML、真性红细胞增多症、原发性骨髓纤维化、原发性血小板增多症),在其他类型也是如此[285](图 6.6)。

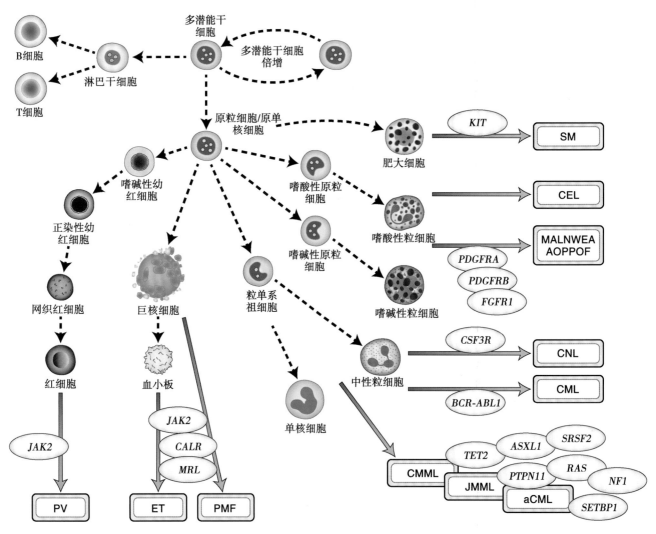

图 6.6　**骨髓增殖性肿瘤的分子基础。** 不同的重现性突变和易位大多发生在多能造血干细胞中,因此也发生在所有的肿瘤后代中。这些遗传学异常在不同程度上与骨髓增生性(和相关)肿瘤的发病相关。这些肿瘤往往伴有特异性造血谱系的有限扩增(从右上方开始顺时针方向:SM,系统性肥大细胞增多症;CEL,慢性嗜酸性粒细胞白血病,目前唯一没有明确定义的特异性相关分子异常;MALNWEAAOPPOF,髓系/淋巴系肿瘤伴嗜酸性粒细胞增多和 PDGFRA、PDGFRB 或 FGFR1 异常;CNL,慢性中性粒细胞白血病;CML,慢性髓系白血病;CMML,慢性粒细胞-单核细胞白血病;JMML,幼年性粒-单核细胞白血病;aCML,不典型慢性髓系白血病;PMF,原发性骨髓纤维化;ET,原发性血小板增多症;PV,真性红细胞增多症)。这些分子异常的检测对于某些肿瘤的诊断是必不可少的,而在其他肿瘤中,它们可以作为主要的诊断标准

6.5.2.1 慢性髓系白血病(CML)

1960 年费城染色体的鉴定预示着癌症细胞遗传学的新纪元来临,后来,针对 t(9;22)(q34.1;q11.2)的分子后果(嵌合 BCR-ABL1 癌蛋白)开展了合理的靶向治疗(伊马替尼及其他酪氨酸激酶抑制剂)并取得空前成功。BCR-ABL1 调节多种分子通路,这些分子通路可能导致许多生物学效应,如增殖增加、抗凋亡、黏附缺陷和基因组不稳定[286]。

CML 分子测试适用于 3 种情况:诊断,监测治疗反应,和检测可能引起治疗耐受的突变。根据共同特征,大约 95% 的患者需要重点考虑 CML 的诊断;根据全血细胞计数和外周血涂片结果,这些病例存在细胞遗传学阳性,即检测到明确的 t(9;22)(q34.1;q11.2)。在其余 5% 的病例中有一半(即约 2.5%)仅在分子遗传水平上阳性,即通过 FISH 或 RT-PCR 检测到 BCR-ABL1 融合。而其他 2.5% 的病例在历史上称为 Ph 阴性的 CML,现认为是 CML 以外的疾病,例如,非典型 CML(aCML)和慢性粒-单核细胞白血病(CMML),两者均属于 WHO 杂合类别 MDS/MPN 的成员。因此,根据定义,CML 的本质是存在 BCR-ABL1 融合并且常有经典的由核型检测到的易位,在适当的临床和血液学背景下并非总是如此。

即使细胞遗传学数据是明确的,仍有必要检测融合 mRNA 转录物的存在。其重要性不仅在于提示酪氨酸激酶抑制剂的治疗靶点确实存在,而且可以识别特定的分子指纹(根据断点的位置),以便随后进行 MRD 跟踪。同样,即使已有分子遗传学的诊断证据,仍有必要进行传统的细胞遗传学检查,这在诊断时和疾病过程中都同样重要,以便评估疾病变证(disease metamorphosis),这种现象几乎总是预示着细胞遗传学可发现的克隆演进,或出现 Ph 阴性克隆,据报道发生于 5%~10% 的伊马替尼治疗患者[287]。后者意义不明,因为极少与另一种明显的血液肿瘤的发展相关。诊断时发现额外的细胞遗传学异常可能预示着侵袭性强[288]。

总体而言,BCR-ABL1 检测的主要适应证是 CML 与白血病样反应(注意形态学线索应该最有帮助)以及 CML 与其他 MPN 之间的鉴别诊断。这种易位不是 CML 特有的,也可见于其他一些白血病,特别是成人前体 B-ALL,并且是 B-ALL 中最常见的细胞遗传学异常。在 AML 中也可见到,但很少。在 CML 和 ALL 中,ABL1 基因中的断点中往往是一致的,通常是 ABL1 外显子 2 的 5′,但偶尔在外显子 3 的 5′;但 BCR 基因的断点有变化。在 CML 中,BCR 基因的断裂点位置一般是恒定的,主要位于外显子 13 或者 14 之后,在该基因的 M-bcr 区。因此,用单个上游 BCR 外显子 13(b2)引物和单个下游 ABL1 外显子 2(a2)引物进行简单的 RT-PCR 检测,就足以检测到临床上所有的 CML 病例。与 M-bcr 断裂点位置相关性临床或生物学意义尚不明确;然而,由于剪切不同,内含子 14 断裂可能产生 e13 和 e14(相当于 b2 和 b3)两个转录物。ALL 型转录物 e1a2 也可见于真正的 CML,与 e1 断裂点无关,而是表明这是一种选择性剪接并可能具有某种临床意义。然而,极少数病例(约 1%~2%)确实含有 e1 BCR 断点。这种病例很可能伴有单核细胞增多症,识别这种病例很重要,因为酪氨酸激酶抑制剂无效,预后差。据报道,有些病例的断裂点位于上述区域之外,导致产物大小变化或者假阴性;然而都很罕见。另外有一种值得注意的断点,即 μ(微)-bcr,发生在 e19 之后,见于 CML 伴中性粒细胞增多症,必需鉴别慢性中性粒细胞白血病(CNL)。

以前将 BCR-ABL1 癌基因视为 CML 的唯一驱动因子,但 NGS 显示慢性期伴有许多突变,包括那些影响 ASXL1、TET2、RUNX1、DNMT2A、EZH2 和 TP53 的突变,有时在 BCR-ABL1 阴性祖先克隆中检测到 TET2 和 DNMT3A[289]。这些突变的一部分及其他突变可见于晚期,髓系的靶点通常是 RUNX1(33%),淋巴母细胞转化的靶点通常是 IKZF1(70%)和 CDKN2A(50%)。

RT-PCR 除了在诊断 CML 时有价值(首选定性分析,最能确定 BCR 断点的位置)之外,使用酪氨酸激酶抑制剂治疗后和干细胞移植(SCT)后的 MRD 监测都必须进行 RT-PCR 检测。监测必须使用定量分析[290-292]。由于外周血和骨髓检查有很高的一致性,而前者损伤小,足以用于监测 MRD。大多数患者 SCT 后最初 6 个月呈 RT-PCR 阳性,这并不是结果,因为移植物抗白血病可能发展缓慢;相比之下,SCT 后 6 个月以上的 RT-PCR 阳性与高复发风险相关[293]。然而,一些无复发的患者移植后长达 10 年呈持续的低水平疾病。

关于酪氨酸激酶抑制剂的治疗反应,一段时间的主要目标是获得主要分子反应,定义为与标准对照相比,12 或 18 个月内转录本数量减少超过 3 个指数倍数,但有人仍然认为 12 个月的完全细胞遗传学缓解对延长生存期的没有增加预测价值。更早期可能具有临床相关性的目标包括 3 个月时转录本数量减少超过 1-log 和 6 个月时超过 2-log[294-296]。一些研究认为 76 天时 BCR-ABL1 水平减少 50% 以上是更为稳健的截断点。虽然在文献中使用,但应避免使用完全分子缓解这个术语,首选术语是未检测到转录本,根据检测平台的灵敏度来定义,目前(大多数)定义为敏感性至少为标准化基线以下 4.5log 的检测平台未检测到 BCR-ABL1。最初,使用伊马替尼治疗的患者并不期望达到这种程度的减少(历史上大约见于 5% 至 10% 的病例并且可能依赖于检测平台);然而,最近的数据提示,在治疗 9 年后,40% 的患者可以达到。除了监测治疗反应,定量 RT-PCR 还可用于预测复发;复发通常定义为至少 3 次连续检测,BCR-ABL1 水平升高 10 倍(1 对数)或更多,伴有主要分子反应缺失时结果更可靠。FISH 对监测 MRD 的作用不大。

关于定量 BCR-ABL1 检测的关键问题是,如何进行测定存在巨大的可变性。由于目前还没有 FDA 批准的检测方法,每个临床实验室自行开发和验证所选择的方法和参考值。因此,一家实验室获得的测量结果与另一实验室没有直接的可比性。为了解决这个问题,一项国际研究创建了标准化参考资料,通过建立实验室之间的测试标准,任何实验室都能在国际范围报告。WHO 也建立了国际标准,但这些试剂供应是有限的。因此,国际标准的主要功能是促进商业机构创建二级参考试剂。临床实验室应使用二级参考资料,通过类似于凝血试验中使用的国际标准化比率的转换因子,使实验室开展的 BCR-ABL1 试验与国际范围一致[297]。现已获得认证的质粒参考资料,以进一步加强标准化[298]。除了实时定量 PCR 之外,正在探索新的定量方法,并可能在未来发挥作用。这些新方法包括使用数字 PCR 和 DNA(而不是 RNA/cDNA)患者特异性 PCR,它们可能检测 7-log 的减少[299]。

已经描述了融合基因 ABL1 成分中的大量(约 100)突变,可能导致对伊马替尼及其他酪氨酸激酶抑制剂的耐药性[300]。

然而,其中只有少数(约 6 个)是常见突变,共占病例 2/3 左右。现在许多实验室能检测这些突变,这可能会导致治疗的变化,即,不一定需要换用酪氨酸激酶抑制剂,如第二代药物(达沙替尼或尼洛替尼);一些突变对增加伊马替尼剂量有反应,而其他突变可能最好通过 SCT 或使用第三代药物(如庞替替尼用于 T315I 突变)。复合突变正在成为治疗挑战,其中一些产生帕那替尼耐药性[301]。有许多已定义的事件触发了突变检测,这些事件包括血液学、细胞遗传学或分子反应的丧失。尽管 Sanger 测序相对不敏感(约 10%~20%),但目前它是突变分析的首选技术,未来可能被深度测序方法所取代[302]。突变测试的指征是触发事件,并且慢性期患者初始诊断时似乎没有价值,但加速期和急变期有价值。

6.5.2.2　CML 以外的典型骨髓增殖性肿瘤(MPN)

除了 CML,另外 3 个典型 MPN 是真性红细胞增多症(PV)、原发性血小板增多症(ET)和原发性骨髓纤维化(PMF)。它们与 3 个标志性突变目标相关:JAK2、CALR 和 MPL[285,303,304]。

JAK2 编码细胞内激酶,介导来自细胞因子受体的信号转导,这些受体包括红细胞前体中的红细胞生成素受体和巨核细胞前体中的血小板生成素受体。JAK2 V617F 突变发生在大多数 PV 患者和大约一半的 ET 和 PMF 患者。JAK2 V617F 突变导致不依赖于配体的细胞增殖,是这些 MPN 发生的中心环节。然而,仍需要了解为什么相同的突变导致 3 种独特的肿瘤。一种假说认为,与 ET 和 PMF 相比,PV 中突变等位基因伴获得性单亲性畸变的数量更常见的、细胞靶点、存在附加突变以及附加突变(特别是影响 TET2 或 DNMT3A 的突变)发生的顺序[305]。

V617F 突变发生在该基因的第 14 外显子;发生在第 12 外显子的不同突变也见于 PV,但不见于 ET 和 PMF。因此,几乎 100% 的 PV 患者有 JAK2 突变,位于第 14 外显子(96%)或第 12 外显子(4%)。尽管定性分析已经足够,但是定量检测 JAK2 突变可能具有越来越大的作用,因为诊断时等位基因负荷的测量可能具有相关性(如前所述),并且更重要的是,测量对 JAK2 抑制剂的反应,但目前的试剂通常不能检出 1log 以上的减少。值得注意的是,无论 JAK2 突变状态如何,患者对这些抑制剂都有反应(症状改善、脾脏大小减小和总生存显著改善)。然而,现在也有报道,使用鲁索利替尼治疗后明显达到完全分子缓解[306]。SCT 后检测 MRD 有价值。

CALR(编码钙网蛋白,与内质网相互作用的钙结合蛋白)突变发生在大约 20%~25% 的 PMF 和 ET,而 PV 没有。有两种主要突变:1 型(52-bp 缺失,约 65% 的病例)和 2 型(5-bp 插入,约 32% 的病例),它们可能有不同的临床病理相关性,其中 PMF 更可能与 1 型突变有关,ET 更可能与 2 型突变有关[307]。少数 ET 病例(约 4%)和 PMF 病例(约 10%)含有 MPL 基因突变,该基因编码血小板生成素受体。

与 JAK2 或 MPL 突变相比,CALR 突变的 PMF 患者似乎侵袭性较弱,中位生存期约 18 年;相比之下,那些三阴性 MPN,即所有这 3 基因都缺乏突变(目前占只有约 5%~10% 的患者往往具有较强侵袭性,中位生存期仅约 3 年)[308]。

这 3 个基因的突变往往集中在基因的特定区域。JAK2 突变主要位于外显子 12 和 14,CALR 突变位于第 9 外显子,MPL 突变位于第 10 外显子。因此,大多数突变检测针对这些特定区域。然而,这种方法可能漏检少数激活突变。

这些 MPN 还有其他多种突变,包括那些影响 TET2、CBL、ASXL1、IDH、LNK、EZH2、DNMT3A、SOCS1、SOCS2、SOCS3、NF1、RB 和 IKZF1 的基因突变。几乎所有的 MPN 都有一个或多个突变;ASXL1 和 TET2 最常见,ASXL1 预后差。这些突变不仅限于 MPN,而且不同程度地发生于其他髓系肿瘤,如 AML 和 MDS。

尽管最近的分子研究取得了重大进展,但经典的细胞遗传学仍有作用。PMF 中报告某些核型异常有预后意义。例如,+9,13q- 和 20q- 往往预后好,而 5、7 号染色体异常、inv(3)、11q23 和染色体 17 等预后差。

6.5.2.3　嗜酸性粒细胞肿瘤

嗜酸性粒细胞肿瘤有不同亚群,并非所有亚群都是纯 MPN,这些亚群具有有趣的遗传异常,WHO 将这些亚群合并为一组肿瘤,称为"髓系和淋巴系肿瘤伴嗜酸性粒细胞增多和遗传学异常"[1][309]。它们是与 PDGFRA 重排相关的髓样和淋巴样肿瘤;与 PDGFRB 重排相关的髓系肿瘤和与之相关的髓样和淋巴样肿瘤。前两个对伊马替尼敏感,有时也很灵敏。这 3 种探针都可以用合适的 FISH 探针检测,这对于检测 PDGFRA 重排尤其有价值,PDGFRA 重排通常是细胞遗传学隐蔽的。

慢性嗜酸性粒细胞白血病(CEL)是指那些没有疾病特异性遗传异常(包括上文提到的 3 种)但确实有另一种克隆性遗传异常的肿瘤,而高嗜酸性粒细胞综合征可能是具有嗜酸性粒细胞增多、终末器官损伤但没有鉴定出的遗传异常的一组杂类疾病。还有一种高嗜酸性粒细胞综合征的淋巴样变异型,伴有惰性克隆性扩增(有时为单克隆 CD3⁻CD4⁺ T 细胞)[310]。

还有其他嗜酸性肿瘤与系统性肥大细胞增多症及其伴有的 KIT D816V 突变(见下文)相关,其中一些可能含有 JAK2 V617F 突变。一般来说,伴 PDGFRA 易位者预后良好,伴 JAK2 突变者预后中等,而伴 KIT 突变者预后最差[311]。

6.5.2.4　慢性中性粒细胞白血病(CNL)

这种 MPN 可有毒性颗粒的中性粒细胞,在大多数情况下,与 CSF3R 突变有关[312],该基因编码粒细胞集落刺激因子受体。随着研究的深入,发现了许多其他突变,包括 SETBP1 和 ASXL1,可能对预后不利。有两大类获得性 CSF3R 突变;大多数 CNL 是细胞膜近端突变(常为 T618I),罕见胞质内突变。这些突变具有治疗相关性,因为前者对 JAK2 抑制剂(如鲁索利替尼)敏感,而 C 端截短突变对达斯替尼有反应(对 CML 也有效)。后一种突变还发生在严重先天性中性粒细胞减少症患者,通常是由于 ELANE 种系突变所致。当获得性 CSF3R 突变发生于严重先天性中性粒细胞减少症时,该突变与急性白血病的发生相关。

6.5.2.5　肥大细胞肿瘤

这些疾病形成一个谱系,WHO 将其分为 7 种不同疾病,有

1　WHO 分类中称为"Myeloid/lymphoid neoplasms with eosinophilia and gene rearrangement(髓系或淋巴系肿瘤伴嗜酸性性粒细胞增多和基因重排)" 或 "Myeloid/Lymphoid Neoplasms with Eosinophilia and Rearrangement of PDGFRA,PDGFRB,or FGFR1 or with PCM1-JAK2(髓系/淋巴系肿瘤伴嗜酸性粒细胞增多和 PDGFRA、PDGFRB 或 FGFR1 重排或伴 PCM1-JAK2 重排)"。(译者注)

时具有可变频率的不同 KIT 突变[313]。标志性 D816V 突变影响第二个细胞内酪氨酸激酶结构域（外显子 17），尤其常见于不同类型的系统性肥大细胞增多症（SM），通常见于 80% 以上的 SM 病例，相比之下，这种突变仅见于大约 35% 的儿童/原发性皮肤肥大细胞增多症，该病很可能含有影响细胞外结构域的 KIT 突变，由外显子 8 和 9 编码。

D816V 突变对伊马替尼耐药，但对其他激酶抑制剂如米托司汀有反应。极少 SM 具有不同的 KIT 突变（在膜旁或细胞外结构域）或没有 KIT 突变，对伊马替尼可能有反应。高敏的等位基因特异性核苷酸 PCR 检测可在大多数 SM 患者外周血中查到标志性突变，定量检测等位基因负荷可监测疾病的自然过程或治疗效果。SM 还有其他突变，包括影响 TET2、SRSF2、ASXL1、RUNX1 和 JAK2 的突变，其中一些与侵袭性更强的疾病有关。

6.5.2.6　骨髓增生异常综合征（MSD）/骨髓增殖性肿瘤（MPN）

这些肿瘤兼有 MDS（见下文）和 MPN 特征的肿瘤，有 3 种公认类型：CMML、aCML 和幼年性粒-单核细胞白血病（JMML）[314]。CMML 与多种突变相关；最常见的是影响 SRSF2、CBL、TET2、RUNX1、SETBP1 和 ASXL1 的突变，其中 TET2、ASXL1 和 SRSF2 三大突变分别见于大约 50% 的病例[315]。ASXL1 突变预后差。aCML 与 SETBP1 突变有关，尽管只有少数病例（约 25%）[316]。编码乙醇胺激酶的 ETNK1 突变大约见于 10% 的 aCML，而在 CMML 中很少突变（3%）。JMML 的特征是 RAS 信号通路发生突变，影响 PTPN11、NF1、NRAS 和 KRAS。

6.5.2.7　树突细胞肿瘤

大约 50% 的 Langerhans 细胞组织细胞增生症和 Erdheim-Chester 病携带 BRAF V600E 突变，并且大约 25% 的每个包含 MAP2K1 突变[317]。ErdHim-Chess 病的额外突变影响 PIK3CA 和 NRAS。

6.5.3　骨髓增生异常综合征（MDS）

MDS 是克隆性造血干细胞疾病，其发病机制不同于大多数其他血液恶性肿瘤，尽管常有骨髓增生但外周血细胞减少，这种矛盾表明无效造血。细胞骨髓 MDS 可重头发生（原发）或由于有毒物质的刺激，包括一些化疗药物以及接触化学或辐射（继发）的结果。骨髓和外周血都存在不同程度的特征性发育不良的形态学特征，并有不同程度的原始细胞群扩大。

MDS 相关的重现性细胞遗传学异常是诊断指标之一[318]。大多数继发性 MDS 病例（>80%）存在细胞遗传学异常，但原发性 MDS 大约只有 50% 的病例存在细胞遗传学异常，从而限制了其诊断用途。与其他血液学恶性肿瘤中描述的许多细胞遗传学改变（通常是平衡易位且没有遗传物质的净增加或净损失）不同，MDS 主要是不平衡染色体异常，提示 MDS 可能有另一种分子机制。较常见的畸变包括：-5/del（5q）、-7/del（7q）、+8、del（20q）和复杂核型。然而，无论是 +8 还是 del（20q）都无助于 MDS 的诊断。独立于复杂核型的单染色体核型也能预测不良结局，如 AML。这些细胞遗传学特征是国际预后评分系统的指标之一，在修订版国际预后评分系统中发挥的作用更大，其中不同细胞遗传学畸变的数量增加了 3 倍（表 6.10）。

表 6.10　影响 MDS 预后的细胞遗传学异常（修订版国际预后评分系统）

预后组	细胞遗传学异常	中位生存期/年	AML 演化（25%）/年	危险比（总生存率）
很好（约 4%）	-Y,del(11q)	5.4	未达到	0.7
好（约 69%）	正常,del(5q),del(12p),del(20q),包括 del(5q) 的双异常	4.8	9.4	1
中（约 16%）	del(7q),+8,+19,i(17q),任何其他单或双独立异常	2.7	2.5	1.5
差（约 4%）	-7,inv(3),包括-7/del(7q)的双异常,三异常	1.5	1.7	2.3
很差（约 7%）	>三异常	0.7	0.7	3.8

虽然有些争议，但一般（但并非普遍）认为，与优质常规细胞遗传学相比，FISH 并没有更多价值[319,320]。FISH 在核型失败的情况下是有用的。在 CD34 富集的外周血细胞上的进行 FISH 检测似乎更有价值，但很烦琐[321]。

单独的 5q 缺失是 MDS 的一种特殊亚型（目前唯一由其遗传异常定义的亚型），通常预后好，对来那度胺有反应。然而，TP53 突变在该亚型中并不少见（约 20%），预后差，因此即使是该亚型 MDS，检测 TP53 突变也是很重要的[322]。该亚型 MDS 已发现特异性遗传靶点，包括 RPS14[323] 和 SPARC。值得注意的是，并非所有具有 5q- 的 MDS 病例都有 5q-综合征。一般而言，5q-综合征靶向更远端区域（5q33），其中含有 RPS14 和 SPARC 位点。其他已被证实的基因包括 CSNK1A1、TIFAB、

MIR145 和 MIR146A。

借助高通量 NGS 技术，现在可以评估 MDS 中的许多关键突变，它们可能具有诊断、预后和治疗上相关性[324-326]。90% 以上 MDS 患者已经鉴定了点突变，检测项目组织包括 15~30 个基因序列；一些较频繁的突变基因详见表 6.11 和图 6.7。MDS 中 6 个最常见突变基因（>10%）是 SF3B1、TET2、SRSF2、ASXL1、RUNX1 和 DNMT3A，其中 SF3B1 和 TET2 最常见，各占 20%~25%。ASXL1、TP53、EZH2、ETV6 和 RUNX1 突变是总生存率不良的预测因子。在 AML 转化时，IDH1、IDH2、FLT3 和 Ras 通路中的突变频率增加。毫不奇怪，对无法诊断的骨髓标本进行测序，可以识别出 MDS 发生风险较高的患者[327]；与正常老年人（参见陷阱部分）中发现的突变相比，这些突变具

有更高的等位基因频率(约40% vs 约10%)并可能有一个以上突变(约65% vs 约10%)。检测外周血突变似乎与骨髓一样能提供足够的信息,也许能免除骨髓穿刺这种侵入性检查[328]。与伴有微细胞增多(与通常的大细胞增多症相反)的MDS相关时,应当考虑ATRX突变导致获得性α-地中海贫血。

表6.11　MDX中重现性突变示例

靶基因	MDS中近似频率/%	预后意义	推定结果/改变的生物学机制	疾病关联
SF3B1	约20~25	好	RNA剪接	环形铁粒幼细胞(约80%)
TET2	约20~25	可能好	表观遗传学(DNA甲基化)	预测低甲基化剂的反应,较常见于CMML(约50%)
RUNX1	约15	差	↓转录	—
ASXL1	约15	差	染色质修饰	较常见于CMML(约50%)
SRSF2	约10	差	RNA剪接	较常见于CMML(约50%)
DNMT3A	约10	差	表观遗传学(DNA甲基化)	预测低甲基化剂的反应
TP53	约5~10	差	失去DNA损伤修复,凋亡	较常见于继发性MDS(约20%)
NRAS	约5~10	无	↑信号转导	—
U2AF35	约5~10	无	RNA剪接	—
EZH2	约5	差	↓组蛋白甲基化	—
SETBP1	约5	差	不明确	较常见于aCML(约25%)

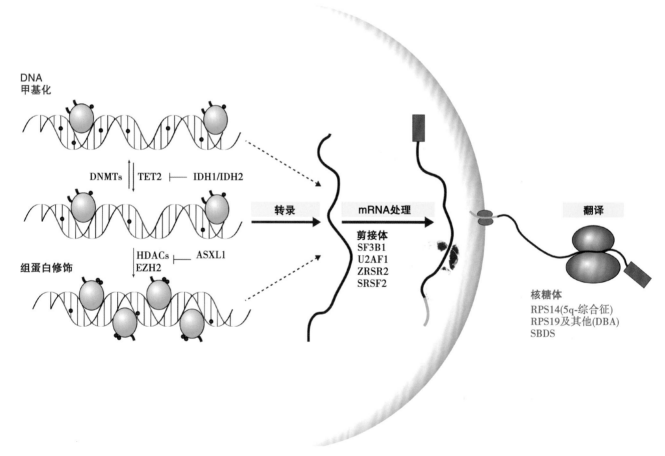

图6.7　骨髓增生异常综合征(MDS)的分子基础。许多突变影响转录、RNA剪接和核糖体生物合成的基本途径。在稳定的转录调控(中)状态下,DNA受甲基化(上)和组蛋白修饰(下)的作用。DNA甲基转移酶(DNMT)使DNA甲基化,减少转录;DNMT3A(编码DDNT的基因之一)突变影响这个过程。TET2介导相反过程中的一个步骤,去除DNA甲基化;TET2基因突变导致这种去甲基化功能的丧失。IDH1/2突变导致酶功能改变并产生2-羟基戊酸酯,从而抑制TET2。组蛋白(绿球)通过增加结合而减少转录。组蛋白脱乙酰基酶(HDAC)和EZH2修饰组蛋白乙酰化(红线)和甲基化(洋红圈),导致DNA组蛋白亲和力增加和转录减少。EZH2和ASXL1的突变导致组蛋白修饰的失调。剪接体处理mRNA,去除内含子(蓝线);编码剪接结构的蛋白质(SF3B1、U2AF1、ZRSR2和SRSF2)的基因在MDS中发生突变,并可能导致异常剪接。mRNA处理添加5'甲基鸟嘌呤帽(TAN盒)和聚丙氨酸尾巴(绿线)。核糖体蛋白,包括RPS14(5q-综合征)、RPS19(先天再生障碍性贫血)和SBS在核糖体(蓝色卵圆形)中发挥作用,将mRNA翻译成蛋白质;这些核糖体基因是5q-综合征和遗传性骨髓衰竭综合征(例如,先天再生障碍性贫血和Shwachman-Bodian-Diamond综合征)的靶基因。(文献来源:Nybakken GE,Bagg A. The genetic basis and expanding role of molecular analysis in the diagnosis,prognosis,and therapeutic design for myelodysplastic syndromes. J Mol Diagn. 2014;16:145-158.)

遗传性骨髓衰竭综合征与 MDS 或 AML 的发病风险增加有关[329]，因此根据家族史和有关临床特征，需要对这些综合征进行检测。待测基因包括 CEBPA、RUNX1 ANKRD26、DDX41、ETV6、GATA2、SRP72、TERC（及先天性角化不良症的其他基因）、TP53、MPL、RPS19（及先天再生障碍性贫血的其他基因）、FANCA（用 Fanconi 贫血的其他基因）、ELANE 和 SBDS。

6.6　分子检测的潜在缺陷

在详细介绍了分子检测在血液学恶性肿瘤中的优点和有利之处之后，必须了解这种检测方法的局限性。

6.6.1　抗原受体基因重排

在小样本或极少量淋巴细胞的样本中，抗原受体基因重排 PCR 研究可能出现假阳性结果（假克隆）[330]。这些标本类型进行常规重复试验，可以识别这些假阳性和不可重复的结果。单克隆抗原受体基因重排也可见于多种反应性和炎症性疾病中，包括 HP 引起的胃炎、丙型肝炎及其他病毒感染、干燥综合征和类风湿性关节炎。这些通常是真正的寡克隆，不同于假克隆，重复检测保持恒定结果。当然，许多这些疾病与随后发生的真正的（通常 B 细胞）淋巴瘤有着不同程度的关联。在没有肿瘤的情况下，其他可检出明显的克隆抗原受体基因重排的例子包括：与衰老相关的涉及 Vγ9 段的典型 TCRγ 链重排、骨髓移植后的免疫重建以及对肿瘤的免疫反应。另外要注意的是，抗原受体基因重排可能没有肿瘤细胞群的细胞系特异性，因为在未成熟淋巴细胞恶性肿瘤中，在 T 淋巴母细胞白血病的 IGH 基因重排和 B 淋巴母细胞白血病的 TCR 基因重排中都可能发生细胞谱系失真[331]。

基于 PCR 的分子遗传学研究，抗原受体基因重排的假阴性结果可能是由于技术因素或生物学因素。技术因素包括方法过于简化，例如，使用单个 V 区共识引物以及仅使用 CDR3 上游引物来检测 IGH 基因重排。尽管 PCR 具有高度敏感性，但所用的共识引物扩增了来自样本中正常 B 细胞以及来自克隆细胞群的重组 Ig 基因，并且由于多克隆背景，可能无法识别小的克隆细胞群。因此，检测敏感性在很大程度上依赖于样品中存在的背景正常 B 细胞的比例。可能导致假阴性 IGH PCR 结果的生物学现象有所不同，取决于肿瘤特异性。在前体 B 细胞的背景下，多种因素可能混淆检测 IgH 基因重排的能力，包括存在部分 DJ（而不是完全 VDJ）重排，上游 V 引物将错过这些重排；寡克隆重排，最多见于 1/3 的前体 B 细胞 ALL；以及复发时正在进行的重排。对于更成熟的 B 细胞肿瘤，穿过生发中心，在 SHM 诱导下，会出现较大程度的 IGH PCR 假阴性，这在 FL 中尤其普遍。引入标准化 BIOMED-2 试剂后，特别是使用 IGH DJ 和 IGK 引物，克服了抗原受体 PCR 分析的许多缺点。高通量测试将是评估这些基因重排的更好方法。

6.6.2　正常个体的易位和点突变

在"正常"个体中，通过超敏 PCR 或 RT-PCR 技术检测到越来越多的白血病或淋巴瘤相关易位，他们既没有同时发生也没有随后发生的恶性肿瘤[332]（表 6.12）。

表 6.12　正常个体中检出的易位示例

易位	融合的基因	肿瘤相关性
t(14;18)	BCL2-IGH	滤泡性淋巴瘤
t(11;14)	CCND1-IGH	套细胞淋巴瘤
t(8;14)	MYC-IGH	Burkitt 淋巴瘤
t(9;22)	BCR-ABL1	慢性髓系白血病，成人 B 淋巴母细胞白血病
t(2;5)	NPM1-ALK	间变性大细胞淋巴瘤，ALK⁺
inv(2)	ATIC-ALK	间变性大细胞淋巴瘤，ALK⁺
t(12;21)	ETV6-RUNX1	儿童 B 淋巴母细胞白血病

这些易位的生物学意义尚不明确，尽管许多易位对于完整的肿瘤表型确实是"必要的，但不够的"。在高达 60% 的正常人外周血中明显检测到 t(14;18) 融合，与年龄、吸烟、丙型肝炎病毒感染和杀虫剂接触呈正相关。有人提出，一旦循环 BCL2-IGH 水平超过 1∶10 000，确实存在淋巴瘤发展的高风险（23 倍）。t(11;14) 融合较少见，发生于约 5% 的正常个体并可长期存在。

从临床实验室的角度来看，正常人群中存在这种易位应该引起一些谨慎，但肯定不必过分担心。其原因包括其中许多仅通过超敏检测发现这些融合物的水平非常低（约 10^{-6} 至 10^{-8}），与诊断无关，并且不大可能与 MRD 测试相关，后者有用的敏感度约 10^{-4} 至 10^{-5}。

尽管生物学上很有吸引力，但从诊断角度看，更潜在的困扰是最近在正常个体中检测到多种髓系肿瘤所见的突变，并且随着年龄的增长而增加。这些研究表明，大约 2% 的普通人群在外周血中携带这些突变，50 岁以下个体（虽然可发生在 25 岁的个体）的频率小于 1%，65 岁以上个体中大约 10%，90 岁以上个体大约 20%。最常见的突变基因是 DNMT3A、TET2、ASXL1（前三位）、JAK2、TP53、GNAS、PPM1D、BCORL1 和 SF3B1[333-335]。发现这些突变的个体具有 10~15 倍的血液肿瘤发生风险。突变等位基因频率高达 10%。这些观察强调了这样一个事实：这些突变的检测不能用于诊断 MDS，但也确实存在相反的情形，即：没有突变时诊断 MDS 的可能性不大但并非不可能。现在已经使用专门术语：CHIP（不确定潜能的克隆性造血）[336]，指的是那些突变等位基因频率超过 2%，但缺乏 MDS 的诊断性细胞减少症或诊断标准；而 CCUS（意义不明的克隆性细胞减少症）[337] 则反映了那些患有细胞减少症（与 MDS 相比，突变等位基因频率更高），但仍缺乏 MDS 的诊断标准。因为 DNMT3A、ASXL1 和 TET2 突变在 CHIP 和 MDS 中如此频繁，这些基因之一的突变不能当成有诊断用途。相比之下，CHIP 中较少突变的基因（如 U2AF1、TP53 和 RUNX1）在适当的临床环境中可能具有某种特异性。CHIP 和 CCUS 的假定类别可能类似于 MGUS、单克隆 B 细胞淋巴细胞增多症（MBL）和意义不明的 FL 样 B 细胞。

据报道，类似的突变也见于大约 50% 的再生障碍性贫血病例，不利于本病与低增生性 MDS 的区分。这些突变包括影响 ASXL1、TET2、DNMT3A、BCOLL1 和 BCOR 的突变。ASXL1 和 DNMT3A 突变克隆随着时间而扩增，而存在 ASXL1 突变与（特征性）预后差有关，发生 MDS 风险增加[338]。TET2 突变提示预后好,再生障碍性贫血患者的生存期较长。

许多疾病可发生这些突变,这些疾病存在极大重叠。越来越多的突变不仅见于 AML、MDS 和 MPN,而且见于淋巴肿瘤和许多非血液肿瘤,因此,这些突变大多数没有疾病特异性,但有明确的相关性。必须强调,绝大多数分子异常不能单独解释,而是需要结合所有的分子数据、形态学和免疫表型数据。

6.7　总结与结论

随着对引发和维持血液肿瘤所需的大量遗传异常的深入研究,从以往有限的细胞系研究获得的零散数据演变为多个方面(通过染色体异常和突变、通过 DNA 和染色质修饰控制表观遗传转录,非编码基因组的改变,导致基因融合和失调)相互作用的更全面观点,目前对这些疾病的理解仍在进展中。诸如高通量测序之类的颠覆性技术极大地改变了我们的理解,促进了对驱动血液学恶性肿瘤的遗传畸变的全面评估,为我们打开了一扇更精致的大门,使我们能够诊断、预测、监测这些肿瘤,并采用肿瘤特异性精准疗法进行治疗。

精华和陷阱

- 在血液恶性肿瘤的评估中不断采用颠覆性技术,促进了我们对许多造血肿瘤的遗传基础的理解。正确使用这些技术不仅对淋巴瘤、白血病及其他血液肿瘤的诊断至关重要,而且有预后意义和靶向治疗方法。
- 尽管诸如所谓的下一代测序等新兴技术具有高通量、高精度和高敏感,但传统中期细胞遗传学分析等久负盛名的工具在当代实践中仍有诊断和预后相关性。
- 在适当的临床病理背景下,一些血液肿瘤实质上由特定的一般性畸变定义,例如 CML 中的 *BCR-ABL1* 融合。相比之下,虽然其他疾病与标志性遗传异常高度相关,例如 FL 中的 t(14;18)/IGH-*BCL2*,但在没有这种异常的情况下也可以诊断,这种异常对于 FL 也不具有诊断特异性。
- 某些突变最初发现于某种特定肿瘤,如急性髓系白血病,随后不仅在多种其他髓系肿瘤(如 MDS 和 MPN)中检测到,而且在淋巴瘤和非血液肿瘤中也检测到。因此强调,不能单独使用这些突变作出特异性诊断,并且应该在适当的临床背景中结合其他病理数据进行解释。
- 在正常(但偶尔受到限制,例如老龄)人群中越来越多地检测到与疾病相关的遗传畸变,更加需要我们对不断增多的分子测试项目进行合理使用和正确解释。

(薛德彬　译)

参考文献

1. Dadi S, Le Noir S, Asnafi V, et al. Normal and pathological V(D)J recombination: contribution to the understanding of human lymphoid malignancies. Adv Exp Med Biol. 2009;650:180-194.

2. Keim C, Kazadi D, Rothschild G, et al. Regulation of AID, the B-cell genome mutator. Genes Dev. 2013;27:1-17.

3. Blom B, Verschuren MC, Heemskerk MH, et al. TCR gene rearrangements and expression of the pre-T cell receptor complex during human T-cell differentiation. Blood. 1999;93:3033-3043.

4. Starr TK, Jameson SC, Hogquist KA. Positive and negative selection of T cells. Annu Rev Immunol. 2003;21:139-176.

5. Tembhare P, Yuan CM, Xi LQ, et al. Flow cytometric immunophenotypic assessment of T-cell clonality by V$_\beta$ repertoire analysis detection of T-cell clonality at diagnosis and monitoring of minimal residual disease following therapy. Am J Clin Pathol. 2011;135:890-900.

6. van Dongen JJM, Langerak AW, Bruggemann M, et al. Design and standardization of PCR primers and protocols for detection of clonal immunoglobulin and T-cell receptor gene recombinations in suspect lymphoproliferations: report of the BIOMED-2 Concerted Action BMH4-CT98-3936. Leukemia. 2003;17:2257-2317.

7. Bruggemann M, White H, Gaulard P, et al. Powerful strategy for polymerase chain reaction-based clonality assessment in T-cell malignancies. Report of the BIOMED-2 Concerted Action BHM4 CT98-3936. Leukemia. 2007;21:215-221.

8. Robins HS, Campregher PV, Srivastava SK, et al. Comprehensive assessment of T-cell receptor beta-chain diversity in alpha beta T cells. Blood. 2009;114:4099-4107.

9. Freeman JD, Warren RL, Webb JR, et al. Profiling the T-cell receptor beta-chain repertoire by massively parallel sequencing. Genome Res. 2009;19:1817-1824.

10. Saiki RK, Gelfand DH, Stoffel S, et al. Primer-directed enzymatic amplification of DNA with a thermostable DNA polymerase. Science. 1988;239:487-491.

11. Higuchi R, Fockler C, Dollinger G, et al. Kinetic PCR analysis: real-time monitoring of DNA amplification reactions. Biotechnology (N Y). 1993;11:1026-1030.

12. Morrison TB, Weis JJ, Wittwer CT. Quantification of low-copy transcripts by continuous SYBR Green I monitoring during amplification. Biotechniques. 1998;24:954-958, 960, 962.

13. Navarro E, Serrano-Heras G, Castano MJ, et al. Real-time PCR detection chemistry. Clin Chim Acta. 2015;439:231-250.

14. Lyon E, Wittwer CT. LightCycler technology in molecular diagnostics. J Mol Diagn. 2009;11:93-101.

15. Sanger F, Coulson AR, Friedmann T, et al. The nucleotide sequence of bacteriophage phiX174. J Mol Biol. 1978;125:225-246.

16. Ronaghi M, Nygren M, Lundeberg J, et al. Analyses of secondary structures in DNA by pyrosequencing. Anal Biochem. 1999;267:65-71.

17. Reuter JA, Spacek DV, Snyder MP. High-throughput sequencing technologies. Mol Cell. 2015;58:586-597.

18. Metzker ML. Sequencing technologies—the next generation. Nat Rev Genet. 2010;11:31-46.

19. Angrist M, Jamal L. Living laboratory: whole-genome sequencing as a learning healthcare enterprise. Clin Genet. 2015;87:311-318.

20. Pleasance ED, Cheetham RK, Stephens PJ, et al. A comprehensive catalogue of somatic mutations from a human cancer genome. Nature. 2010;463:191-196.

21. Han Y, Gao S, Muegge K, et al. Advanced applications of RNA sequencing and challenges. Bioinform Biol Insights. 2015;9:29-46.

22. Nagalakshmi U, Wang Z, Waern K, et al. The transcriptional landscape of the yeast genome defined by RNA sequencing. Science. 2008;320:1344-1349.

23. Mortazavi A, Williams BA, McCue K, et al. Mapping and quantifying mammalian transcriptomes by RNA-Seq. Nat Methods. 2008;5:621-628.

24. Wang Z, Gerstein M, Snyder M. RNA-Seq: a revolutionary tool for transcriptomics. Nat Rev Genet. 2009;10:57-63.

25. Kim D, Salzberg SL. TopHat-Fusion: an algorithm for discovery of novel fusion transcripts. Genome Biol. 2011;12:R72.

26. Iyer MK, Chinnaiyan AM, Maher CA. ChimeraScan: a tool for identifying chimeric transcription in sequencing data. Bioinformatics. 2011; 27: 2903-2904.

27. McPherson A, Hormozdiari F, Zayed A, et al. deFuse: an algorithm for gene fusion discovery in tumor RNA-Seq data. PLoS Comput Biol. 2011; 7:e1001138.

28. Ng SB, Turner EH, Robertson PD, et al. Targeted capture and massively parallel sequencing of 12 human exomes. Nature. 2009;461:272-276.

29. Choi M, Scholl UI, Ji W, et al. Genetic diagnosis by whole exome capture and massively parallel DNA sequencing. Proc Natl Acad Sci USA. 2009; 106:19096-19101.

30. Bainbridge MN, Wang M, Burgess DL, et al. Whole exome capture in solution with 3 Gbp of data. Genome Biol. 2010;11:R62.

31. Gnirke A, Melnikov A, Maguire J, et al. Solution hybrid selection with ultra-long oligonucleotides for massively parallel targeted sequencing. Nat Biotechnol. 2009;27:182-189.

32. Jones PA, Baylin SB. The epigenomics of cancer. Cell. 2007; 128: 683-692.

33. Lister R, Pelizzola M, Dowen RH, et al. Human DNA methylomes at base resolution show widespread epigenomic differences. Nature. 2009;462: 315-322.

34. Hodges E, Smith AD, Kendall J, et al. High definition profiling of mammalian DNA methylation by array capture and single molecule bisulfite sequencing. Genome Res. 2009;19:1593-1605.

35. Meissner A, Gnirke A, Bell GW, et al. Reduced representation bisulfite sequencing for comparative high-resolution DNA methylation analysis. Nucleic Acids Res. 2005;33:5868-5877.

36. Down TA, Rakyan VK, Turner DJ, et al. A Bayesian deconvolution strategy for immunoprecipitation-based DNA methylome analysis. Nat Biotechnol. 2008;26:779-785.

37. Ewing B, Green P. Base-calling of automated sequencer traces using phred. II. Error probabilities. Genome Res. 1998;8:186-194.

38. Ewing B, Hillier L, Wendl MC, et al. Base-calling of automated sequencer traces using phred. I. Accuracy assessment. Genome Res. 1998;8: 175-185.

39. Li H, Durbin R. Fast and accurate short read alignment with Burrows-Wheeler transform. Bioinformatics. 2009;25:1754-1760.

40. Li H, Ruan J, Durbin R. Mapping short DNA sequencing reads and calling variants using mapping quality scores. Genome Res. 2008; 18: 1851-1858.

41. Langmead B, Schatz MC, Lin J, et al. Searching for SNPs with cloud computing. Genome Biol. 2009;10:R134.

42. Robinson JT, Thorvaldsdóttir H, Winckler W, et al. Integrative genomics viewer. Nat Biotechnol. 2011;29:24-26.

43. Schurch S. Characterization of nucleic acids by tandem mass spectrometry—the second decade (2004-2013): from DNA to RNA and modified sequences. Mass Spectrom Rev. 2014;[Epub ahead of print].

44. Sherwood AM, Desmarais C, Livingston RJ, et al. Deep sequencing of the human TCRγ and TCRβ repertoires suggests that TCRβ rearranges after αβ and γδ T cell commitment. Sci Transl Med. 2011;3:90ra61.

45. Wu D, Sherwood A, Fromm JR, et al. High-throughput sequencing detects minimal residual disease in acute T lymphoblastic leukemia. Sci Transl Med. 2012;4:134ra63.

46. Wu YC, Kipling D, Leong HS, et al. High-throughput immunoglobulin repertoire analysis distinguishes between human IgM memory and switched memory B-cell populations. Blood. 2010;116:1070-1078.

47. Boyd SD, Marshall EL, Merker JD, et al. Measurement and clinical monitoring of human lymphocyte clonality by massively parallel VDJ pyrosequencing. Sci Transl Med. 2009;1:12ra23.

48. Bashford-Rogers RJM, Palser AL, Huntly BJ, et al. Network properties derived from deep sequencing of human B-cell receptor repertoires delineate B-cell populations. Genome Res. 2013;23:1874-1884.

49. Logan AC, Gao H, Wang CL, et al. High-throughput VDJ sequencing for quantification of minimal residual disease in chronic lymphocytic leukemia and immune reconstitution assessment. Proc Natl Acad Sci USA. 2011;108:21194-21199.

50. Faham M, Zheng JB, Moorhead M, et al. Deep-sequencing approach for minimal residual disease detection in acute lymphoblastic leukemia. Blood. 2012;120:5173-5180.

51. Döhner H, Stilgenbauer S, Benner A, et al. Genomic aberrations and survival in chronic lymphocytic leukemia. N Engl J Med. 2000; 343: 1910-1916.

52. Hallek M, Cheson BD, Catovsky D, et al. Guidelines for the diagnosis and treatment of chronic lymphocytic leukemia: a report from the International Workshop on Chronic Lymphocytic Leukemia updating the National Cancer Institute-Working Group 1996 guidelines. Blood. 2008;111: 5446-5456.

53. Eichhorst B, Dreyling M, Robak T, et al. Chronic lymphocytic leukemia: ESMO Clinical Practice Guidelines for diagnosis, treatment and follow-up. Ann Oncol. 2011;22:vi50-vi54.

54. Ghielmini M, Vitolo U, Kimby E, et al. ESMO Guidelines consensus conference on malignant lymphoma 2011 part 1: diffuse large B-cell lymphoma (DLBCL), follicular lymphoma (FL) and chronic lymphocytic leukemia (CLL). Ann Oncol. 2013;24:561-576.

55. Damle RN, Wasil T, Fais F, et al. Ig V gene mutation status and CD38 expression as novel prognostic indicators in chronic lymphocytic leukemia: presented in part at the 40th Annual Meeting of The American Society of Hematology, held in Miami Beach, FL, December 4-8, 1998. Blood. 1999;94:1840-1847.

56. Hamblin TJ, Davis Z, Gardiner A, et al. Unmutated Ig VH genes are associated with a more aggressive form of chronic lymphocytic leukemia. Blood. 1999;94:1848-1854.

57. Rossi D, Rasi S, Spina V, et al. Integrated mutational and cytogenetic analysis identifies new prognostic subgroups in chronic lymphocytic leukemia. Blood. 2013;121:1403-1412.

58. Tiacci E, Trifonov V, Schiavoni G, et al. BRAF mutations in hairy-cell leukemia. N Engl J Med. 2011;364:2305-2315.

59. Treon SP, Xu L, Yang G, et al. MYD88 L265P somatic mutation in Waldenström's macroglobulinemia. N Engl J Med. 2012;367:826-833.

60. Swerdlow SH, Campo E, Harris NL, et al. WHO Classification of Tumours of Haematopoietic and Lymphoid Tissues. Lyon, France: IARC Press; 2008.

61. Xi L, Arons E, Navarro W, et al. Both variant and IGHV4-34-expressing hairy cell leukemia lack the BRAF V600E mutation. Blood. 2012;119: 3330-3332.

62. Brown NA, Betz BL, Weigelin HC, et al. Evaluation of allele-specific PCR and immunohistochemistry for the detection of BRAF V600E mutations in hairy cell leukemia. Am J Clin Pathol. 2015;143:89-99.

63. Waterfall JJ, Arons E, Walker RL, et al. High prevalence of MAP2K1 mutations in variant and IGHV4-34-expressing hairy-cell leukemias. Nat Genet. 2014;46:8-10.

64. Dietrich S, Glimm H, Andrulis M, et al. BRAF inhibition in refractory hairy-cell leukemia. N Engl J Med. 2012;366:2038-2040.

65. Lorsbach RB, Shay-Seymore D, Moore J, et al. Clinicopathologic analysis of follicular lymphoma occurring in children. Blood. 2002; 99: 1959-1964.

66. Ottensmeier CH, Thompsett AR, Zhu D, et al. Analysis of VH genes in follicular and diffuse lymphoma shows ongoing somatic mutation and multiple isotype transcripts in early disease with changes during disease progression. Blood. 1998;91:4292-4299.

67. Elenitoba-Johnson KS, Gascoyne RD, Lim MS, et al. Homozygous deletions at chromosome 9p21 involving p16 and p15 are associated with histologic progression in follicle center lymphoma. Blood. 1998; 91: 4677-4685.

68. Davies AJ, Rosenwald A, Wright G, et al. Transformation of follicular lymphoma to diffuse large B-cell lymphoma proceeds by distinct oncogenic mechanisms. Br J Haematol. 2007;136:286-293.

69. Katzenberger T, Ott G, Klein T, et al. Cytogenetic alterations affecting BCL6 are predominantly found in follicular lymphomas grade 3B with a diffuse large B-cell component. Am J Pathol. 2004;165:481-490.

70. Morin RD, Johnson NA, Severson TM, et al. Somatic mutations altering EZH2 (Tyr641) in follicular and diffuse large B-cell lymphomas of germinal-center origin. Nat Genet. 2010;42:181-185.

71. Morin RD, Mendez-Lago M, Mungall AJ, et al. Frequent mutation of histone-modifying genes in non-Hodgkin lymphoma. Nature. 2011; 476: 298-303.

72. Pasqualucci L, Trifonov V, Fabbri G, et al. Analysis of the coding genome of diffuse large B-cell lymphoma. Nat Genet. 2011;43:830-837.

73. Pasqualucci L, Dominguez-Sola D, Chiarenza A, et al. Inactivating mutations of acetyltransferase genes in B-cell lymphoma. Nature. 2011;471: 189-195.

74. Li J-Y, Gaillard F, Moreau A, et al. Detection of translocation t(11;14) (q13;q32) in mantle cell lymphoma by fluorescence in situ hybridization. Am J Pathol. 1999;154:1449-1452.

75. Rosenwald A, Wright G, Wiestner A, et al. The proliferation gene expression signature is a quantitative integrator of oncogenic events that predicts survival in mantle cell lymphoma. Cancer Cell. 2003;3:185-197.

76. Royo C, Salaverria I, Hartmann EM, et al. The complex landscape of genetic alterations in mantle cell lymphoma. Semin Cancer Biol. 2011;21: 322-334.

77. Vaandrager JW, Schuuring E, Zwikstra E, et al. Direct visualization of dispersed 11q13 chromosomal translocations in mantle cell lymphoma by multicolor DNA fiber fluorescence in situ hybridization. Blood. 1996;88: 1177-1182.

78. Musgrove EA, Caldon CE, Barraclough J, et al. Cyclin D as a therapeutic target in cancer. Nat Rev Cancer. 2011;11:558-572.

79. de Boer CJ, Loyson S, Kluin PM, et al. Multiple breakpoints within the BCL-1 locus in B-cell lymphoma: rearrangements of the cyclin D1 gene. Cancer Res. 1993;53:4148-4152.

80. Evans PA, Pott C, Groenen PJ, et al. Significantly improved PCR-based clonality testing in B-cell malignancies by use of multiple immunoglobulin gene targets. Report of the BIOMED-2 Concerted Action BHM4-CT98-3936. Leukemia. 2007;21:207-214.

81. Salaverria I, Royo C, Carvajal-Cuenca A, et al. CCND2 rearrangements are the most frequent genetic events in cyclin D1⁻ mantle cell lymphoma. Blood. 2013;121:1394-1402.

82. Bea SA, Wainwright H, Spycher N, et al. Identifying key controls on the behavior of an acidic-U(VI) plume in the Savannah River Site using reactive transport modeling. J Contam Hydrol. 2013;151:34-54.

83. Qin Y, Greiner A, Trunk MJ, et al. Somatic hypermutation in low-grade mucosa-associated lymphoid tissue-type B-cell lymphoma. Blood. 1995; 86:3528-3534.

84. Ye H, Liu H, Attygalle A, et al. Variable frequencies of t(11;18)(q21; q21) in MALT lymphomas of different sites: significant association with CagA strains of H pylori in gastric MALT lymphoma. Blood. 2003;102: 1012-1018.

85. Streubel B, Simonitsch-Klupp I, Mullauer L, et al. Variable frequencies of MALT lymphoma-associated genetic aberrations in MALT lymphomas of different sites. Leukemia. 2004;18:1722-1726.

86. Rosebeck S, Madden L, Jin X, et al. Cleavage of NIK by the API2-MALT1 fusion oncoprotein leads to noncanonical NF-κB activation. Science. 2011;331:468-472.

87. Ruskone-Fourmestraux A, Fischbach W, Aleman BM, et al. EGILS consensus report. Gastric extranodal marginal zone B-cell lymphoma of MALT. Gut. 2011;60:747-758.

88. Nakamura S, Sugiyama T, Matsumoto T, et al. Long-term clinical outcome of gastric MALT lymphoma after eradication of Helicobacter pylori: a multicentre cohort follow-up study of 420 patients in Japan. Gut. 2012;61: 507-513.

89. Liu H, Ye H, Ruskone-Fourmestraux A, et al. T(11;18) is a marker for all stage gastric MALT lymphomas that will not respond to H. pylori eradication. Gastroenterology. 2002;122:1286-1294.

90. Wündisch T, Thiede C, Morgner A, et al. Long-term follow-up of gastric MALT lymphoma after Helicobacter pylori eradication. J Clin Oncol. 2005;23:8018-8024.

91. Clipson A, Wang M, de Leval L, et al. KLF2 mutation is the most frequent somatic change in splenic marginal zone lymphoma and identifies a subset with distinct genotype. Leukemia. 2015;29:1177-1185.

92. Martinez N, Almaraz C, Vaque JP, et al. Whole-exome sequencing in splenic marginal zone lymphoma reveals mutations in genes involved in marginal zone differentiation. Leukemia. 2014;28:1334-1340.

93. Parry M, Rose-Zerilli MJ, Ljungstrom V, et al. Genetics and prognostication in splenic marginal zone lymphoma: revelations from deep sequencing. Clin Cancer Res. 2015;21:4174-4183.

94. Swerdlow SH, International Agency for Research on Cancer, World Health Organization. WHO Classification of Tumours of Haematopoietic and Lymphoid Tissues. 4th ed. Lyon, France: IARC Press; 2008.

95. Jimenez C, Sebastian E, del Carmen Chillon M, et al. MYD88 L265P is a marker highly characteristic of, but not restricted to, Waldenström's macroglobulinemia. Leukemia. 2013;27:1722-1728.

96. Xu L, Hunter ZR, Yang G, et al. MYD88 L265P in Waldenström macroglobulinemia, immunoglobulin M monoclonal gammopathy, and other B-cell lymphoproliferative disorders using conventional and quantitative allele-specific polymerase chain reaction. Blood. 2013;121:2051-2058.

97. Treon SP, Cao Y, Xu L, et al. Somatic mutations in MYD88 and CXCR4 are determinants of clinical presentation and overall survival in Waldenström macroglobulinemia. Blood. 2014;123:2791-2796.

98. Roccaro AM, Sacco A, Jimenez C, et al. C1013G/CXCR4 acts as a driver

mutation of tumor progression and modulator of drug resistance in lymphoplasmacytic lymphoma. Blood. 2014;123:4120-4131.

99. Alizadeh AA, Eisen MB, Davis RE, et al. Distinct types of diffuse large B-cell lymphoma identified by gene expression profiling. Nature. 2000; 403:503-511.

100. Hans CP, Weisenburger DD, Greiner TC, et al. Confirmation of the molecular classification of diffuse large B-cell lymphoma by immunohistochemistry using a tissue microarray. Blood. 2004;103:275-282.

101. Choi WW, Weisenburger DD, Greiner TC, et al. A new immunostain algorithm classifies diffuse large B-cell lymphoma into molecular subtypes with high accuracy. Clin Cancer Res. 2009;15:5494-5502.

102. Wilson WH, Young RM, Schmitz R, et al. Targeting B cell receptor signaling with ibrutinib in diffuse large B cell lymphoma. Nat Med. 2015; 21:922-926.

103. Hummel M, Bentink S, Berger H, et al. A biologic definition of Burkitt's lymphoma from transcriptional and genomic profiling. N Engl J Med. 2006;354:2419-2430.

104. Ueda C, Nishikori M, Kitawaki T, et al. Coexistent rearrangements of c-MYC, BCL2, and BCL6 genes in a diffuse large B-cell lymphoma. Int J Hematol. 2004;79:52-54.

105. Young KH, Weisenburger DD, Dave BJ, et al. Mutations in the DNA-binding codons of TP53, which are associated with decreased expression of TRAILreceptor-2, predict for poor survival in diffuse large B-cell lymphoma. Blood. 2007;110:4396-4405.

106. Pasqualucci L, Neumeister P, Goossens T, et al. Hypermutation of multiple proto-oncogenes in B-cell diffuse large-cell lymphomas. Nature. 2001;412:341-346.

107. Davis RE, Ngo VN, Lenz G, et al. Chronic active B-cell-receptor signalling in diffuse large B-cell lymphoma. Nature. 2010;463:88-92.

108. Lenz G, Davis RE, Ngo VN, et al. Oncogenic CARD11 mutations in human diffuse large B cell lymphoma. Science. 2008;319:1676-1679.

109. Compagno M, Lim WK, Grunn A, et al. Mutations of multiple genes cause deregulation of NF-κB in diffuse large B-cell lymphoma. Nature. 2009;459:717-721.

110. Kato M, Sanada M, Kato I, et al. Frequent inactivation of A20 in B-cell lymphomas. Nature. 2009;459:712-716.

111. Ngo VN, Young RM, Schmitz R, et al. Oncogenically active MYD88 mutations in human lymphoma. Nature. 2011;470:115-119.

112. Arcaini L, Rossi D, Lucioni M, et al. The NOTCH pathway is recurrently mutated in diffuse large B-cell lymphoma associated with hepatitis C virus infection. Haematologica. 2015;100:246-252.

113. Montesinos-Rongen M, Godlewska E, Brunn A, et al. Activating L265P mutations of the MYD88 gene are common in primary central nervous system lymphoma. Acta Neuropathol. 2011;122:791-792.

114. Pham-Ledard A, Cappellen D, Martinez F, et al. MYD88 somatic mutation is a genetic feature of primary cutaneous diffuse large B-cell lymphoma, leg type. J Invest Dermatol. 2012;132:2118-2120.

115. Kraan W, van Keimpema M, Horlings HM, et al. High prevalence of oncogenic MYD88 and CD79B mutations in primary testicular diffuse large B-cell lymphoma. Leukemia. 2014;28:719-720.

116. Aukema SM, Siebert R, Schuuring E, et al. Double-hit B-cell lymphomas. Blood. 2011;117:2319-2331.

117. Snuderl M, Kolman OK, Chen YB, et al. B-cell lymphomas with concurrent IGH-BCL2 and MYC rearrangements are aggressive neoplasms with clinical and pathologic features distinct from Burkitt lymphoma and diffuse large B-cell lymphoma. Am J Surg Pathol. 2010;34:327-340.

118. Tomita N, Tokunaka M, Nakamura N, et al. Clinicopathological features of lymphoma/leukemia patients carrying both BCL2 and MYC translocations. Haematologica. 2009;94:935-943.

119. Pillai RK, Sathanoori M, Van Oss SB, et al. Double-hit B-cell lymphomas with BCL6 and MYC translocations are aggressive, frequently extranodal lymphomas distinct from BCL2 double-hit B-cell lymphomas. Am J Surg Pathol. 2013;37:323-332.

120. Johnson NA, Slack GW, Savage KJ, et al. Concurrent expression of MYC and BCL2 in diffuse large B-cell lymphoma treated with rituximab plus cyclophosphamide, doxorubicin, vincristine, and prednisone. J Clin Oncol. 2012;30:3452-3459.

121. Kluk MJ, Chapuy B, Sinha P, et al. Immunohistochemical detection of MYC-driven diffuse large B-cell lymphomas. PLoS ONE. 2012; 7:e33813.

122. Green TM, Young KH, Visco C, et al. Immunohistochemical double-hit score is a strong predictor of outcome in patients with diffuse large B-cell lymphoma treated with rituximab plus cyclophosphamide, doxorubicin, vincristine, and prednisone. J Clin Oncol. 2012;30:3460-3467.

123. Horn H, Ziepert M, Becher C, et al. MYC status in concert with BCL2 and BCL6 expression predicts outcome in diffuse large B-cell lymphoma. Blood. 2013;121:2253-2263.

124. Hu S, Xu-Monette ZY, Tzankov A, et al. MYC/BCL2 protein co-expression contributes to the inferior survival of activated B-cell subtype of diffuse large B-cell lymphoma and demonstrates high-risk gene expression signatures: a report from The International DLBCL Rituximab-CHOP Consortium Program Study. Blood. 2013;121:4021-4031.

125. Momose S, Weissbach S, Pischimarov J, et al. The diagnostic gray zone between Burkitt lymphoma and diffuse large B-cell lymphoma is also a gray zone of the mutational spectrum. Leukemia. 2015;29:1789-1791.

126. Joos S, Otano-Joos MI, Ziegler S, et al. Primary mediastinal (thymic) B-cell lymphoma is characterized by gains of chromosomal material including 9p and amplification of the REL gene. Blood. 1996; 87: 1571-1578.

127. Bentz M, Barth TF, Bruderlein S, et al. Gain of chromosome arm 9p is characteristic of primary mediastinal B-cell lymphoma (MBL): comprehensive molecular cytogenetic analysis and presentation of a novel MBL cell line. Genes Chromosomes Cancer. 2001;30:393-401.

128. Tsang P, Cesarman E, Chadburn A, et al. Molecular characterization of primary mediastinal B cell lymphoma. Am J Pathol. 1996; 148: 2017-2025.

129. Scarpa A, Moore PS, Rigaud G, et al. Molecular features of primary mediastinal B-cell lymphoma: involvement of p16INK4A, p53 and c-myc. Br J Haematol. 1999;107:106-113.

130. Leithauser F, Bauerle M, Huynh MQ, et al. Isotype-switched immunoglobulin genes with a high load of somatic hypermutation and lack of ongoing mutational activity are prevalent in mediastinal B-cell lymphoma. Blood. 2001;98:2762-2770.

131. De Paepe P, Baens M, van Krieken H, et al. ALK activation by the CLTC-ALK fusion is a recurrent event in large B-cell lymphoma. Blood. 2003;102:2638-2641.

132. Gascoyne RD, Lamant L, Martin-Subero JI, et al. ALK-positive diffuse large B-cell lymphoma is associated with Clathrin-ALK rearrangements: report of 6 cases. Blood. 2003;102:2568-2573.

133. Gesk S, Gascoyne RD, Schnitzer B, et al. ALK-positive diffuse large B-

cell lymphoma with ALK-Clathrin fusion belongs to the spectrum of pediatric lymphomas. Leukemia. 2005;19;1839-1840.

134. Bubala H,Maldyk J,Wlodarska I,et al. ALK-positive diffuse large B-cell lymphoma. Pediatr Blood Cancer. 2006;46;649-653.

135. Stachurski D,Miron PM,Al-Homsi S,et al. Anaplastic lymphoma kinase-positive diffuse large B-cell lymphoma with a complex karyotype and cryptic 3' ALK gene insertion to chromosome 4 q22-24. Hum Pathol. 2007;38;940-945.

136. Boxer LM,Dang CV. Translocations involving c-myc and c-myc function. Oncogene. 2001;20;5595-5610.

137. Guikema JE,de Boer C,Haralambieva E,et al. IGH switch breakpoints in Burkitt lymphoma;exclusive involvement of noncanonical class switch recombination. Genes Chromosomes Cancer. 2006;45;808-819.

138. Klangby U,Okan I,Magnusson KP,et al. p16/INK4a and p15/INK4b gene methylation and absence of p16/INK4a mRNA and protein expression in Burkitt's lymphoma. Blood. 1998;91;1680-1687.

139. Fonseca R,Bergsagel PL,Drach J,et al. International Myeloma Working Group molecular classification of multiple myeloma;spotlight review. Leukemia. 2009;23;2210-2221.

140. Fonseca R,Blood E,Rue M,et al. Clinical and biologic implications of recurrent genomic aberrations in myeloma. Blood. 2003;101;4569-4575.

141. Fonseca R,Bergsagel PL,Drach J,et al. International Myeloma Working Group molecular classification of multiple myeloma;spotlight review. Leukemia. 2009;23;2210-2221.

142. Avet-Loiseau H,Attal M,Moreau P,et al. Genetic abnormalities and survival in multiple myeloma;the experience of the Intergroupe Francophone du Myelome. Blood. 2007;109;3489-3495.

143. Hanamura I,Stewart JP,Huang Y,et al. Frequent gain of chromosome band 1q21 in plasma-cell dyscrasias detected by fluorescence in situ hybridization;incidence increases from MGUS to relapsed myeloma and is related to prognosis and disease progression following tandem stem-cell transplantation. Blood. 2006;108;1724-1732.

144. Shaughnessy JD Jr,Zhan F,Burington BE,et al. A validated gene expression model of high-risk multiple myeloma is defined by deregulated expression of genes mapping to chromosome 1. Blood. 2007;109;2276-2284.

145. Rosinol L,Carrio A,Blade J,et al. Comparative genomic hybridisation identifies two variants of smoldering multiple myeloma. Br J Haematol. 2005;130;729-732.

146. Kuppers R,Engert A,Hansmann ML. Hodgkin lymphoma. J Clin Invest. 2012;122;3439-3447.

147. Gunawardana J,Chan FC,Telenius A,et al. Recurrent somatic mutations of PTPN1 in primary mediastinal B cell lymphoma and Hodgkin lymphoma. Nat Genet. 2014;46;329-335.

148. Russo G,Isobe M,Gatti R,et al. Molecular analysis of a t(14;14) translocation in leukemic T-cells of an ataxia telangiectasia patient. Proc Natl Acad SciUSA. 1989;86;602-606.

149. Pekarsky Y,Hallas C,Isobe M,et al. Abnormalities at 14q32. 1 in T cell malignancies involve two oncogenes. Proc Natl Acad Sci USA. 1999;96;2949-2951.

150. Stern MH,Soulier J,Rosenzwajg M,et al. MTCP-1;a novel gene on the human chromosome Xq28 translocated to the T cell receptor alpha/delta locus in mature T cell proliferations. Oncogene. 1993;8;2475-2483.

151. Taylor A,Metcalfe J,Thick J,et al. Leukemia and lymphoma in ataxia

telangiectasia. Blood. 1996;87;423-438.

152. Kiel MJ,Velusamy T,Rolland D,et al. Integrated genomic sequencing reveals mutational landscape of T-cell prolymphocytic leukemia. Blood. 2014;124;1460-1472.

153. Takemoto S,Mulloy JC,Cereseto A,et al. Proliferation of adult T cell leukemia/lymphoma cells is associated with the constitutive activation of JAK/STAT proteins. Proc Natl Acad Sci USA. 1997;94;13897-13902.

154. Migone T,Lin J,Cereseto A,et al. Constitutively activated Jak-STAT pathway in T cells transformed with HTLV-I. Science. 1995;269;79-81.

155. Elliott NE,Cleveland SM,Grann V,et al. FERM domain mutations induce gain of function in JAK3 in adult T-cell leukemia/lymphoma. Blood. 2011;118;3911-3921.

156. Kataoka K,Nagata Y,Kitanaka A,et al. Integrated molecular analysis of adult T cell leukemia/lymphoma. Nat Genet. 2015;47;1304-1315.

157. Epling-Burnette PK, Liu JH, Catlett-Falcone R, et al. Inhibition of STAT3 signaling leads to apoptosis of leukemic large granular lymphocytes and decreased Mcl-1 expression. J Clin Invest. 2001; 107;351-362.

158. Jerez A,Clemente MJ,Makishima H,et al. STAT3 mutations unify the pathogenesis of chronic lymphoproliferative disorders of NK cells and T-cell large granular lymphocyte leukemia. Blood. 2012;120;3048-3057.

159. Koskela HL,Eldfors S,Ellonen P,et al. Somatic STAT3 mutations in large granular lymphocytic leukemia. N Engl J Med. 2012; 366;1905-1913.

160. Rajala HLM,Eldfors S,Kuusanmäki H,et al. Discovery of somatic STAT5b mutations in large granular lymphocytic leukemia. Blood. 2013;121;4541-4550.

161. Drexler HG,Gignac SM,von Wasielewski R,et al. Pathobiology of NPM-ALK and variant fusion genes in anaplastic large cell lymphoma and other lymphomas. Leukemia. 2000;14;1533-1559.

162. Perkins SL. Work-up and diagnosis of pediatric non-Hodgkin's lymphomas. Pediatr Dev Pathol. 2000;3;374-390.

163. Kutok JL,Aster JC. Molecular biology of anaplastic lymphoma kinase-positive anaplastic large-cell lymphoma. J Clin Oncol. 2002;20;3691-3702.

164. Pulford K,Morris SW,Turturro F. Anaplastic lymphoma kinase proteins in growth control and cancer. J Cell Physiol. 2004;199;330-358.

165. Bridge JA,Kanamori M,Ma Z,et al. Fusion of the ALK gene to the clathrin heavy chain gene, CLTC, in inflammatory myofibroblastic tumor. Am J Pathol. 2001;159;411-415.

166. Lamant L,Dastugue N,Pulford K,et al. A new fusion gene TPM3-ALK in anaplastic large cell lymphoma created by a (1;2)(q25;p23) translocation. Blood. 1999;93;3088-3095.

167. Meech SJ,McGavran L,Odom LF,et al. Unusual childhood extramedullary hematologic malignancy with natural killer cell properties that contains tropomyosin 4-anaplastic lymphoma kinase gene fusion. Blood. 2001;98;1209-1216.

168. Tort F,Pinyol M,Pulford K,et al. Molecular characterization of a new ALK translocation involving moesin (MSN-ALK) in anaplastic large cell lymphoma. Lab Invest. 2001;81;419-426.

169. Clementi R,Locatelli F,Dupre L,et al. A proportion of patients with lymphoma may harbor mutations of the perforin gene. Blood. 2005;105;4424-4428.

170. Singh RR, Cho-Vega JH, Davuluri Y, et al. Sonic hedgehog signaling pathway is activated in ALK-positive anaplastic large cell lymphoma. Cancer Res. 2009;69:2550-2558.

171. Cataldo KA, Jalal SM, Law ME, et al. Detection of t(2;5) in anaplastic large cell lymphoma: comparison of immunohistochemical studies, FISH, and RT-PCR in paraffin-embedded tissue. Am J Surg Pathol. 1999;23:1386-1392.

172. Maes B, Vanhentenrijk V, Wlodarska I, et al. The NPM-ALK and the ATIC-ALK fusion genes can be detected in non-neoplastic cells. Am J Pathol. 2001;158:2185-2193.

173. Mussolin L, Damm-Welk C, Pillon M, et al. Use of minimal disseminated disease and immunity to NPM-ALK antigen to stratify ALK-positive ALCL patients with different prognosis. Leukemia. 2013;27:416-422.

174. Pittaluga S, Wlodarska I, Pulford K, et al. The monoclonal antibody ALK1 identifies a distinct morphological subtype of anaplastic large cell lymphoma associated with 2p23/ALK rearrangements. Am J Pathol. 1997;151:343-351.

175. Pulford K, Lamant L, Morris SW, et al. Detection of anaplastic lymphoma kinase (ALK) and nucleolar protein nucleophosmin (NPM)-ALK proteins in normal and neoplastic cells with the monoclonal antibody ALK1. Blood. 1997;89:1394-1404.

176. Mano H. ALKoma: a cancer subtype with a shared target. Cancer Discov. 2012;2:495-502.

177. Falini B, Bigerna B, Fizzotti M, et al. ALK expression defines a distinct group of T/null lymphomas ("ALK lymphomas") with a wide morphological spectrum. Am J Pathol. 1998;153:875-886.

178. Mossé YP, Lim MS, Voss SD, et al. Safety and activity of crizotinib for paediatric patients with refractory solid tumours or anaplastic large-cell lymphoma: a Children's Oncology Group phase 1 consortium study. Lancet Oncol. 2013;14:472-480.

179. Feldman AL, Dogan A, Smith DI, et al. Discovery of recurrent t(6;7) (p25.3;q32.3) translocations in ALK-negative anaplastic large cell lymphomas by massively parallel genomic sequencing. Blood. 2011; 117:915-919.

180. Feldman AL, Law M, Remstein ED, et al. Recurrent translocations involving the IRF4 oncogene locus in peripheral T-cell lymphomas. Leukemia. 2009;23:574-580.

181. Crescenzo R, Abate F, Lasorsa E, et al. Convergent mutations and kinase fusions lead to oncogenic STAT3 activation in anaplastic large cell lymphoma. Cancer Cell. 2015;27:516-532.

182. Velusamy T, Kiel MJ, Sahasrabuddhe AA, et al. A novel recurrent NPM1-TYK2 gene fusion in cutaneous CD30-positive lymphoproliferative disorders. Blood. 2014;124:3768-3771.

183. Koo GC, Tan SY, Tang T, et al. Janus kinase 3-activating mutations identified in natural killer/T-cell lymphoma. Cancer Discov. 2012;2: 591-597.

184. Bouchekioua A, Scourzic L, de Wever O, et al. JAK3 deregulation by activating mutations confers invasive growth advantage in extranodal nasal-type natural killer cell lymphoma. Leukemia. 2014;28:338-348.

185. Cairns RA, Iqbal J, Lemonnier F, et al. IDH2 mutations are frequent in angioimmunoblastic T-cell lymphoma. Blood. 2012;119:1901-1903.

186. Quivoron C, Couronné L, Della Valle V, et al. TET2 inactivation results in pleiotropic hematopoietic abnormalities in mouse and is a recurrent event during human lymphomagenesis. Cancer Cell. 2011;20:25-38.

187. Lemonnier F, Couronné L, Parrens M, et al. Recurrent TET2 mutations in peripheral T-cell lymphomas correlate with TFH-like features and adverse clinical parameters. Blood. 2012;120:1466-1469.

188. Figueroa ME, Abdel-Wahab O, Lu C, et al. Leukemic IDH1 and IDH2 mutations result in a hypermethylation phenotype, disrupt TET2 function, and impair hematopoietic differentiation. Cancer Cell. 2010;18: 553-567.

189. Huang Y, Moreau A, Dupuis J, et al. Peripheral T-cell lymphomas with a follicular growth pattern are derived from follicular helper T cells (TFH) and may show overlapping features with angioimmunoblastic T-cell lymphomas. Am J Surg Pathol. 2009;33:682-690.

190. Streubel B, Vinatzer U, Willheim M, et al. Novel t(5;9)(q33;q22) fuses ITK to SYK in unspecified peripheral T-cell lymphoma. Leukemia. 2005;20:313-318.

191. Feldman AL, Sun DX, Law ME, et al. Overexpression of Syk tyrosine kinase in peripheral T-cell lymphomas. Leukemia. 2008;22:1139-1143.

192. Vasmatzis G, Johnson SH, Knudson RA, et al. Genome-wide analysis reveals recurrent structural abnormalities of TP63 and other p53-related genes in peripheral T-cell lymphomas. Blood. 2012;120:2280-2289.

193. Jonveaux P, Daniel MT, Martel V, et al. Isochromosome 7q and trisomy 8 are consistent primary, non-random chromosomal abnormalities associated with hepatosplenic T gamma/delta lymphoma. Leukemia. 1996; 10:1453-1455.

194. Wlodarska I, Martin-Garcia N, Achten R, et al. Fluorescence in situ hybridization study of chromosome 7 aberrations in hepatosplenic T-cell lymphoma: isochromosome 7q as a common abnormality accumulating in forms with features of cytologic progression. Genes Chromosomes Cancer. 2002;33:243-251.

195. Colwill R, Dube I, Scott JG, et al. Isochromosome 7q as the sole abnormality in an unusual case of T-cell lineage malignancy. Hematol Pathol. 1990;4:53-58.

196. Wang CC, Tien HF, Lin MT, et al. Consistent presence of isochromosome 7q in hepatosplenic T gamma/delta lymphoma: a new cytogenetic-clinicopathologic entity. Genes Chromosomes Cancer. 1995; 12: 161-164.

197. Nicolae A, Xi L, Pittaluga S, et al. Frequent STAT5B mutations in γδ hepatosplenic T-cell lymphomas. Leukemia. 2014;28:2244-2248.

198. Kucuk C, Jiang B, Hu X, et al. Activating mutations of STAT5B and STAT3 in lymphomas derived from γδ-T or NK cells. Nat Commun. 2015;6:6025.

199. Deleeuw RJ, Zettl A, Klinker E, et al. Whole-genome analysis and HLA genotyping of enteropathy-type T-cell lymphoma reveals 2 distinct lymphoma subtypes. Gastroenterology. 2007;132:1902-1911.

200. Zettl A, Ott G, Makulik A, et al. Chromosomal gains at 9q characterize enteropathy-type T-cell lymphoma. Am J Pathol. 2002; 161: 1635-1645.

201. Chott A, Haedicke W, Mosberger I, et al. Most CD56+ intestinal lymphomas are CD8+CD5− T-cell lymphomas of monomorphic small to medium size histology. Am J Pathol. 1998;153:1483-1490.

202. Kiel MJ, Sahasrabuddhe AA, Rolland DC, et al. Genomic analyses reveal recurrent mutations in epigenetic modifiers and the JAK-STAT pathway in Sézary syndrome. Nat Commun. 2015;6:8470.

203. Moorman AV, Harrison CJ, Buck GA, et al. Karyotype is an independent prognostic factor in adult acute lymphoblastic leukemia (ALL): analysis of cytogenetic data from patients treated on the Medical Research Council (MRC) UKALLXII/Eastern Cooperative Oncology

Group（ECOG）2993 trial. Blood. 2007;109;3189-3197.

204. Pui CH, Crist WM, Look AT. Biology and clinical significance of cytogenetic abnormalities in childhood acute lymphoblastic leukemia. Blood. 1990;76;1449-1463.

205. Secker-Walker LM, Craig JM, Hawkins JM, et al. Philadelphia positive acute lymphoblastic leukemia in adults; age distribution, BCR breakpoint and prognostic significance. Leukemia. 1991;5;196-199.

206. Secker-Walker LM, Prentice HG, Durrant J, et al. Cytogenetics adds independent prognostic information in adults with acute lymphoblastic leukaemia on MRC trial UKALL XA. MRC Adult Leukaemia Working Party. Br J Haematol. 1997;96;601-610.

207. Faderl S, Kantarjian HM, Thomas DA, et al. Outcome of Philadelphia chromosome-positive adult acute lymphoblastic leukemia. Leuk Lymphoma. 2000;36;263-273.

208. Gleissner B, Gokbuget N, Bartram CR, et al. Leading prognostic relevance of the BCR-ABL translocation in adult acute B-lineage lymphoblastic leukemia; a prospective study of the German Multicenter Trial Group and confirmed polymerase chain reaction analysis. Blood. 2002;99;1536-1543.

209. Cazzaniga G, Lanciotti M, Rossi V, et al. Prospective molecular monitoring of BCR/ABL transcript in children with Ph$^+$ acute lymphoblastic leukaemia unravels differences in treatment response. Br J Haematol. 2002;119;445-453.

210. Harewood L, Robinson H, Harris R, et al. Amplification of AML1 on a duplicated chromosome 21 in acute lymphoblastic leukemia; a study of 20 cases. Leukemia. 2003;17;547-553.

211. Soulier J, Trakhtenbrot L, Najfeld V, et al. Amplification of band q22 of chromosome 21, including AML1, in older children with acute lymphoblastic leukemia; an emerging molecular cytogenetic subgroup. Leukemia. 2003;17;1679-1682.

212. Robinson HM, Broadfield ZJ, Cheung KL, et al. Amplification of AML1 in acute lymphoblastic leukemia is associated with a poor outcome. Leukemia. 2003;17;2249-2250.

213. Busson-Le Coniat M, Nguyen Khac F, Daniel MT, et al. Chromosome 21 abnormalities with AML1 amplification in acute lymphoblastic leukemia. Genes Chromosomes Cancer. 2001;32;244-249.

214. Mullighan CG, Goorha S, Radtke I, et al. Genome-wide analysis of genetic alterations in acute lymphoblastic leukaemia. Nature. 2007;446;758-764.

215. Strefford JC, Worley H, Barber K, et al. Genome complexity in acute lymphoblastic leukemia is revealed by array-based comparative genomic hybridization. Oncogene. 2007;26;4306-4318.

216. Mullighan CG, Miller CB, Radtke I, et al. BCR-ABL1 lymphoblastic leukaemia is characterized by the deletion of Ikaros. Nature. 2008;453;110-114.

217. Mullighan CG, Su X, Zhang J, et al. Deletion of IKZF1 and prognosis in acute lymphoblastic leukemia. N Engl J Med. 2009;360;470-480.

218. Yang YL, Hung CC, Chen JS, et al. IKZF1 deletions predict a poor prognosis in children with B-cell progenitor acute lymphoblastic leukemia; a multicenter analysis in Taiwan. Cancer Sci. 2011;102;1874-1881.

219. Iacobucci I, Papayannidis C, Lonetti A, et al. Cytogenetic and molecular predictors of outcome in acute lymphocytic leukemia; recent developments. Curr Hematol Malig Rep. 2012;7;133-143.

220. Pui CH, Relling MV, Downing JR. Acute lymphoblastic leukemia. N Engl J Med. 2004;350;1535-1548.

221. Graux C, Cools J, Michaux L, et al. Cytogenetics and molecular genetics of T-cell acute lymphoblastic leukemia; from thymocyte to lymphoblast. Leukemia. 2006;20;1496-1510.

222. Bernard OA, Busson-LeConiat M, Ballerini P, et al. A new recurrent and specific cryptic translocation, t（5;14）（q35;q32）, is associated with expression of the Hox11L2 gene in T acute lymphoblastic leukemia. Leukemia. 2001;15;1495-1504.

223. Finger LR, Kagan J, Christopher G, et al. Involvement of the TCL5 gene on human chromosome 1 in T-cell leukemia and melanoma. Proc Natl Acad Sci USA. 1989;86;5039-5043.

224. Hatano M, Roberts CW, Minden M, et al. Deregulation of a homeobox gene, HOX11, by the t（10;14）in T cell leukemia. Science. 1991;253;79-82.

225. Mellentin JD, Smith SD, Cleary ML. lyl-1, a novel gene altered by chromosomal translocation in T cell leukemia, codes for a protein with a helix-loop-helix DNA binding motif. Cell. 1989;58;77-83.

226. Royer-Pokora B, Loos U, Ludwig WD. TTG-2, a new gene encoding a cysteine-rich protein with the LIM motif, is overexpressed in acute T-cell leukaemia with the t（11;14）（p13;q11）. Oncogene. 1991;6;1887-1893.

227. Aster JC, Pear WS, Blacklow SC. Notch signaling in leukemia. Annu Rev Pathol. 2008;3;587-613.

228. Weng AP, Ferrando AA, Lee W, et al. Activating mutations of NOTCH1 in human T cell acute lymphoblastic leukemia. Science. 2004;306;269-271.

229. Real PJ, Tosello V, Palomero T, et al. Gamma-secretase inhibitors reverse glucocorticoid resistance in T cell acute lymphoblastic leukemia. Nat Med. 2009;15;50-58.

230. Coustan-Smith E, Mullighan CG, Onciu M, et al. Early T-cell precursor leukaemia; a subtype of very high-risk acute lymphoblastic leukaemia. Lancet Oncol. 2009;10;147-156.

231. Zhang J, Ding L, Holmfeldt L, et al. The genetic basis of early T-cell precursor acute lymphoblastic leukaemia. Nature. 2012;481;157-163.

232. Grossmann V, Haferlach C, Weissmann S, et al. The molecular profile of adult T-cell acute lymphoblastic leukemia; mutations in RUNX1 and DNMT3A are associated with poor prognosis in T-ALL. Genes Chromosomes Cancer. 2013;52;410-422.

233. Van Vlierberghe P, Ambesi-Impiombato A, De Keersmaecker K, et al. Prognostic relevance of integrated genetic profiling in adult T-cell acute lymphoblastic leukemia. Blood. 2013;122;74-82.

234. Mitelman F, Johansson B, Mertens F. Mitelman Database of Chromosome Aberrations and Gene Fusions in Cancer. 2015. <http://cgap.nci.nih.gov/Chromosomes/Mitelman>.

235. Grimwade D, Hills RK, Moorman AV, et al. Refinement of cytogenetic classification in acute myeloid leukemia; determination of prognostic significance of rare recurring chromosomal abnormalities among 5876 younger adult patients treated in the United Kingdom Medical Research Council trials. Blood. 2010;116;354-365.

236. Ravandi F, Kantarjian H. Time to abandon traditional chemotherapy for acute promyelocytic leukaemia? Lancet Oncol. 2015;16;1274-1275.

237. De Braekeleer E, Douet-Guilbert N, De Braekeleer M. RARA fusion genes in acute promyelocytic leukemia; a review. Expert Rev Hematol. 2014;7;347-357.

238. Molica M, Breccia M. FLT3-ITD in acute promyelocytic leukemia; clini-

cal distinct profile but still controversial prognosis. Leuk Res. 2015;39: 397-399.

239. Shen Y, Fu YK, Zhu YM, et al. Mutations of epigenetic modifier genes as a poor prognostic factor in acute promyelocytic leukemia under treatment with all-trans retinoic acid and arsenic trioxide. EBioMedicine. 2015;2:563-571.

240. Schachter-Tokarz E, Kelaidi C, Cassinat B, et al. PML-RARα ligand-binding domain deletion mutations associated with reduced disease control and outcome after first relapse of APL. Leukemia. 2010; 24: 473-476.

241. Zhu HH, Qin YZ, Huang XJ. Resistance to arsenic therapy in acute promyelocytic leukemia. N Engl J Med. 2014;370:1864-1866.

242. Ustun C, Marcucci G. Emerging diagnostic and therapeutic approaches in core binding factor acute myeloid leukaemia. Curr Opin Hematol. 2015;22:85-91.

243. Jiao B, Wu CF, Liang Y, et al. AML1-ETO9a is correlated with C-KIT overexpression/mutations and indicates poor disease outcome in t(8; 21) acute myeloid leukemia-M2. Leukemia. 2009;23:1598-1604.

244. Paschka P, Schlenk RF, Gaidzik VI, et al. ASXL1 mutations in younger adult patients with acute myeloid leukemia: a study by the German-Austrian Acute Myeloid Leukemia Study Group. Haematologica. 2015; 100:324-330.

245. Paschka P, Du J, Schlenk RF, et al. Secondary genetic lesions in acute myeloid leukemia with inv(16) or t(16;16): a study of the German-Austrian AML Study Group (AMLSG). Blood. 2013;121:170-177.

246. De Boer J, Walf-Vorderwulbecke V, Williams O. In focus: MLL-rearranged leukemia. Leukemia. 2013;27:1224-1228.

247. Krauter J, Wagner K, Schafer I, et al. Prognostic factors in adult patients up to 60 years old with acute myeloid leukemia and translocations of chromosome band 11q23: individual patient data-based meta-analysis of the German Acute Myeloid Leukemia Intergroup. J Clin Oncol. 2009; 27:3000-3006.

248. Balgobind BV, Zwaan CM, Pieters R, et al. The heterogeneity of pediatric MLL-rearranged acute myeloid leukemia. Leukemia. 2011;25:1239-1248.

249. Chi Y, Lindgren V, Quigley S, et al. Acute myelogenous leukemia with t(6;9)(p23;q34) and marrow basophilia: an overview. Arch Pathol Lab Med. 2008;132:1835-1837.

250. Lugthart S, Groschel S, Beverloo HB, et al. Clinical, molecular, and prognostic significance of WHO type inv(3)(q21q26.2)/t(3;3) (q21;q26.2) and various other 3q abnormalities in acute myeloid leukemia. J Clin Oncol. 2010;28:3890-3898.

251. Gruber TA, Downing JR. The biology of pediatric acute megakaryoblastic leukemia. Blood. 2015;126:943-949.

252. Nacheva EP, Grace CD, Brazma D, et al. Does BCR/ABL1 positive acute myeloid leukaemia exist? Br J Haematol. 2013;161:541-550.

253. King RL, Naghashpour M, Watt CD, et al. A comparative analysis of molecular genetic and conventional cytogenetic detection of diagnostically important translocations in more than 400 cases of acute leukemia, highlighting the frequency of false-negative conventional cytogenetics. Am J Clin Pathol. 2011;135:921-928.

254. Laforet MP, Turlure P, Lippert E, et al. Design and feasibility of a novel, rapid, and simple fluorescence 26-plex rt-PCR assay for simultaneous detection of 24 fusion transcripts in adult acute myeloid leukemia. J Mol Diagn. 2013;15:186-195.

255. Ruminy P, Marchand V, Buchbinder N, et al. Multiplexed targeted sequencing of recurrent fusion genes in acute leukaemia. Leukemia. 2015;[Epub ahead of print].

256. Roug AS, Hansen MC, Nederby L, Hokland P. Diagnosing and following adult patients with acute myeloid leukaemia in the genomic age. Br J Haematol. 2014;167:162-176.

257. Dohner H, Weisdorf DJ, Bloomfield CD. Acute myeloid leukemia. N Engl J Med. 2015;373:1136-1152.

258. Patel JP, Gonen M, Figueroa ME, et al. Prognostic relevance of integrated genetic profiling in acute myeloid leukemia. N Engl J Med. 2012; 366:1079-1089.

259. Morrissette JJ, Bagg A. Acute myeloid leukemia: conventional cytogenetics, FISH, and moleculocentric methodologies. Clin Lab Med. 2011;31: 659-686, x.

260. Duncavage EJ, Tandon B. The utility of next-generation sequencing in diagnosis and monitoring of acute myeloid leukemia and myelodysplastic syndromes. Int J Lab Hematol. 2015;37(suppl 1):115-121.

261. Cancer Genome Atlas Research Network. Genomic and epigenomic landscapes of adult de novo acute myeloid leukemia. N Engl J Med. 2013;368:2059-2074.

262. Meshinchi S, Appelbaum FR. Structural and functional alterations of FLT3 in acute myeloid leukemia. Clin Cancer Res. 2009; 15: 4263-4269.

263. Zuffa E, Franchini E, Papayannidis C, et al. Revealing very small FLT3 ITD mutated clones by ultra-deep sequencing analysis has important clinical implications in AML patients. Oncotarget. 2015; 6: 31284-31294.

264. Kayser S, Schlenk RF, Londono MC, et al. Insertion of FLT3 internal tandem duplication in the tyrosine kinase domain-1 is associated with resistance to chemotherapy and inferior outcome. Blood. 2009; 114: 2386-2392.

265. Schlenk RF, Kayser S, Bullinger L, et al. Differential impact of allelic ratio and insertion site in FLT3-ITD-positive AML with respect to allogeneic transplantation. Blood. 2014;124:3441-3449.

266. Smith CC, Lin K, Stecula A, et al. FLT3 D835 mutations confer differential resistance to type II FLT3 inhibitors. Leukemia. 2015; 29: 2390-2392.

267. Daver N, Cortes J, Ravandi F, et al. Secondary mutations as mediators of resistance to targeted therapy in leukemia. Blood. 2015; 125: 3236-3245.

268. Falini B, Bolli N, Liso A, et al. Altered nucleophosmin transport in acute myeloid leukaemia with mutated NPM1: molecular basis and clinical implications. Leukemia. 2009;23:1731-1743.

269. Falini B, Martelli MP, Bolli N, et al. Acute myeloid leukemia with mutated nucleophosmin (NPM1): is it a distinct entity? Blood. 2011; 117:1109-1120.

270. Gruszka AM, Lavorgna S, Consalvo MI, et al. A monoclonal antibody against mutated nucleophosmin 1 for the molecular diagnosis of acute myeloid leukemias. Blood. 2010;116:2096-2102.

271. Grant S. ATRA and ATO team up against NPM1. Blood. 2015;125: 3369-3371.

272. Fasan A, Haferlach C, Alpermann T, et al. The role of different genetic subtypes of CEBPA mutated AML. Leukemia. 2014;28:794-803.

273. Tawana K, Wang J, Renneville A, et al. Disease evolution and outcomes in familial AML with germline CEBPA mutations. Blood. 2015;126:

1214-1223.

274. Tang JL, Hou HA, Chen CY, et al. AML1/RUNX1 mutations in 470 adult patients with de novo acute myeloid leukemia: prognostic implication and interaction with other gene alterations. Blood. 2009;114:5352-5361.

275. Mendler JH, Maharry K, Radmacher MD, et al. RUNX1 mutations are associated with poor outcome in younger and older patients with cytogenetically normal acute myeloid leukemia and with distinct gene and microRNA expression signatures. J Clin Oncol. 2012;30:3109-3118.

276. Wong TN, Ramsingh G, Young AL, et al. Role of TP53 mutations in the origin and evolution of therapy-related acute myeloid leukaemia. Nature. 2015;518:552-555.

277. Burmeister T, Meyer C, Groger D, et al. Evidence-based RT-PCR methods for the detection of the 8 most common MLL aberrations in acute leukemias. Leuk Res. 2015;39:242-247.

278. Gale RE, Lamb K, Allen C, et al. Simpson's paradox and the impact of different DNMT3A mutations on outcome in younger adults with acute myeloid leukemia. J Clin Oncol. 2015;33:2072-2083.

279. Ahn JS, Kim HJ, Kim YK, et al. Adverse prognostic effect of homozygous TET2 mutation on the relapse risk of acute myeloid leukemia in patients of normal karyotype. Haematologica. 2015;100:e351-e353.

280. McKenney AS, Levine RL. Isocitrate dehydrogenase mutations in leukemia. J Clin Invest. 2013;123:3672-3677.

281. Sardina JL, Graf T. A new path to leukemia with WIT. Mol Cell. 2015;57:573-574.

282. Verma A, Steidl U. A synthetic lethal approach targeting mutant isocitrate dehydrogenase in acute myeloid leukemia. Nat Med. 2015;21:113-114.

283. Ogawa S. Splicing factor mutations in AML. Blood. 2014;123:3216-3217.

284. Thota S, Viny AD. Genetic alterations of the cohesin complex genes in myeloid malignancies. Blood. 2014;124:1790-1798.

285. Azzato EM, Bagg A. Molecular genetic evaluation of myeloproliferative neoplasms. Int J Lab Hematol. 2015;37(suppl 1):61-71.

286. Apperley JF. Chronic myeloid leukaemia. Lancet. 2015;385:1447-1459.

287. Jabbour E, Kantarjian HM, Abruzzo LV, et al. Chromosomal abnormalities in Philadelphia chromosome negative metaphases appearing during imatinib mesylate therapy in patients with newly diagnosed chronic myeloid leukemia in chronic phase. Blood. 2007;110:2991-2995.

288. Fabarius A, Kalmanti L, Dietz CT, et al. Impact of unbalanced minor route versus major route karyotypes at diagnosis on prognosis of CML. Ann Hematol. 2015;94:2015-2024.

289. Soverini S, de Benedittis C, Mancini M, et al. Mutations in the BCR-ABL1 kinase domain and elsewhere in chronic myeloid leukemia. Clin Lymphoma Myeloma Leuk. 2015;15(suppl):S120-S128.

290. Baccarani M, Soverini S. Molecular response in CML: where is the bar? Blood. 2014;124:469-471.

291. Egan D, Radich J. Prognosis and molecular monitoring in chronic myeloid leukemia. Clin Lymphoma Myeloma Leuk. 2015;15(suppl):S109-S113.

292. Luu MH, Press RD. BCR-ABL PCR testing in chronic myelogenous leukemia: molecular diagnosis for targeted cancer therapy and monitoring. Expert Rev Mol Diagn. 2013;13:749-762.

293. Barrett AJ, Ito S. The role of stem cell transplantation for chronic myelogenous leukemia in the 21st century. Blood. 2015;125:3230-3235.

294. Branford S, Yeung DT, Parker WT, et al. Prognosis for patients with CML and >10% BCR-ABL1 after 3 months of imatinib depends on the rate of BCR-ABL1 decline. Blood. 2014;124:511-518.

295. Yeung DT, Mauro MJ. Prognostic significance of early molecular response in chronic myeloid leukemia patients treated with tyrosine kinase inhibitors. Hematology Am Soc Hematol Educ Program. 2014;2014:240-243.

296. Branford S, Yeung DT, Parker WT, et al. Prognosis for patients with CML and >10% BCR-ABL1 after 3 months of imatinib depends on the rate of BCR-ABL1 decline. Blood. 2014;124:511-518.

297. Cross NC, Hochhaus A, Muller MC. Molecular monitoring of chronic myeloid leukemia: principles and interlaboratory standardization. Ann Hematol. 2015;94(suppl 2):S219-S225.

298. White H, Deprez L, Corbisier P, et al. A certified plasmid reference material for the standardisation of BCR-ABL1 mRNA quantification by real-time quantitative PCR. Leukemia. 2015;29:369-376.

299. Bartley PA, Latham S, Budgen B, et al. A DNA real-time quantitative PCR method suitable for routine monitoring of low levels of minimal residual disease in chronic myeloid leukemia. J Mol Diagn. 2015;17:185-192.

300. Eide CA, O'Hare T. Chronic myeloid leukemia: advances in understanding disease biology and mechanisms of resistance to tyrosine kinase inhibitors. Curr Hematol Malig Rep. 2015;10:158-166.

301. Khorashad JS, Kelley TW, Szankasi P, et al. BCR-ABL1 compound mutations in tyrosine kinase inhibitor-resistant CML: frequency and clonal relationships. Blood. 2013;121:489-498.

302. Machova Polakova K, Kulvait V, Benesova A, et al. Next-generation deep sequencing improves detection of BCR-ABL1 kinase domain mutations emerging under tyrosine kinase inhibitor treatment of chronic myeloid leukemia patients in chronic phase. J Cancer Res Clin Oncol. 2015;141:887-899.

303. Guglielmelli P, Rotunno G, Pacilli A, et al. What do molecular tests add to prognostic stratification in MF: is it time to add these to our clinical practice? Curr Hematol Malig Rep. 2015;10:380-387.

304. Langabeer SE, Andrikovics H, Asp J, et al. Molecular diagnostics of myeloproliferative neoplasms. Eur J Haematol. 2015;95:270-279.

305. Kent DG, Ortmann CA, Green AR. Effect of mutation order on myeloproliferative neoplasms. N Engl J Med. 2015;372:1865-1866.

306. Pieri L, Pancrazzi A, Pacilli A, et al. JAK2V617F complete molecular remission in polycythemia vera/essential thrombocythemia patients treated with ruxolitinib. Blood. 2015;125:3352-3353.

307. Pietra D, Rumi E, Ferretti VV, et al. Differential clinical effects of different mutation subtypes in CALR-mutant myeloproliferative neoplasms. Leukemia. 2016;30:431-438.

308. Skoda RC, Duek A, Grisouard J. Pathogenesis of myeloproliferative neoplasms. Exp Hematol. 2015;43:599-608.

309. Gotlib J. World Health Organization-defined eosinophilic disorders: 2015 update on diagnosis, risk stratification, and management. Am J Hematol. 2015;90:1077-1089.

310. Lefevre G, Copin MC, Roumier C, et al. CD3⁻CD4⁺ lymphoid variant of hypereosinophilic syndrome: nodal and extranodal histopathological and immunophenotypic features of a peripheral indolent clonal T-cell lymphoproliferative disorder. Haematologica. 2015;100:1086-1095.

311. Schwaab J, Umbach R, Metzgeroth G, et al. KIT D816V and JAK2

V617F mutations are seen recurrently in hypereosinophilia of unknown significance. Am J Hematol. 2015;90:774-777.

312. Gotlib J, Maxson JE, George TI, et al. The new genetics of chronic neutrophilic leukemia and atypical CML: implications for diagnosis and treatment. Blood. 2013;122:1707-1711.

313. Arock M, Sotlar K, Akin C, et al. KIT mutation analysis in mast cell neoplasms: recommendations of the European Competence Network on Mastocytosis. Leukemia. 2015;29:1223-1232.

314. Mughal TI, Cross NC, Padron E, et al. An International MDS/MPN Working Group's perspective and recommendations on molecular pathogenesis, diagnosis and clinical characterization of myelodysplastic/myeloproliferative neoplasms. Haematologica. 2015;100:1117-1130.

315. Itzykson R, Kosmider O, Renneville A, et al. Prognostic score including gene mutations in chronic myelomonocytic leukemia. J Clin Oncol. 2013;31:2428-2436.

316. Piazza R, Valletta S, Winkelmann N, et al. Recurrent SETBP1 mutations in atypical chronic myeloid leukemia. Nat Genet. 2013;45:18-24.

317. Prince HM. Identifying mutant pathways in the histiocytoses. Blood. 2014;124:2901-2903.

318. Tiu RV, Visconte V, Traina F, et al. Updates in cytogenetics and molecular markers in MDS. Curr Hematol Malig Rep. 2011;6:126-135.

319. Costa D, Valera S, Carrio A, et al. Do we need to do fluorescence in situ hybridization analysis in myelodysplastic syndromes as often as we do? Leuk Res. 2010;34:1437-1441.

320. Pitchford CW, Hettinga AC, Reichard KK. Fluorescence in situ hybridization testing for −5/5q−, −7/7q−, +8, and del(20q) in primary myelodysplastic syndrome correlates with conventional cytogenetics in the setting of an adequate study. Am J Clin Pathol. 2010;133:260-264.

321. Braulke F, Platzbecker U, Muller-Thomas C, et al. Validation of cytogenetic risk groups according to International Prognostic Scoring Systems by peripheral blood CD34⁺ FISH: results from a German diagnostic study in comparison with an international control group. Haematologica. 2015;100:205-213.

322. Kulasekararaj AG, Smith AE, Mian SA, et al. TP53 mutations in myelodysplastic syndrome are strongly correlated with aberrations of chromosome 5, and correlate with adverse prognosis. Br J Haematol. 2013;160:660-672.

323. Ebert BL, Pretz J, Bosco J, et al. Identification of RPS14 as a 5q− syndrome gene by RNA interference screen. Nature. 2008;451:335-339.

324. Bejar R. Myelodysplastic syndromes diagnosis: what is the role of molecular testing? Curr Hematol Malig Rep. 2015;10:282-291.

325. Nybakken GE, Bagg A. The genetic basis and expanding role of molecular analysis in the diagnosis, prognosis, and therapeutic design for myelodysplastic syndromes. J Mol Diagn. 2014;16:145-158.

326. Pellagatti A, Boultwood J. The molecular pathogenesis of the myelodysplastic syndromes. Eur J Haematol. 2015;95:3-15.

327. Cargo CA, Rowbotham N, Evans PA, et al. Targeted sequencing identifies patients with preclinical MDS at high risk of disease progression. Blood. 2015;126:2362-2365.

328. Mohamedali AM, Gaken J, Ahmed M, et al. High concordance of genomic and cytogenetic aberrations between peripheral blood and bone marrow in myelodysplastic syndrome (MDS). Leukemia. 2015;29:1928-1938.

329. Babushok DV, Bessler M. Genetic predisposition syndromes: when should they be considered in the work-up of MDS? Best Pract Res Clin Haematol. 2015;28:55-68.

330. Boer A, Tirumalae R, Bresch M, et al. Pseudoclonality in cutaneous pseudolymphomas: a pitfall in interpretation of rearrangement studies. Br J Dermatol. 2008;159:394-402.

331. Groenen PJ, Langerak AW, van Dongen JJ, et al. Pitfalls in TCR gene clonality testing: teaching cases. J Hematop. 2008;1:97-109.

332. Song J, Mercer D, Hu X, et al. Common leukemia- and lymphoma-associated genetic aberrations in healthy individuals. J Mol Diagn. 2011;13:213-219.

333. Genovese G, Kahler AK, Handsaker RE, et al. Clonal hematopoiesis and blood-cancer risk inferred from blood DNA sequence. N Engl J Med. 2014;371:2477-2487.

334. Jaiswal S, Fontanillas P, Flannick J, et al. Age-related clonal hematopoiesis associated with adverse outcomes. N Engl J Med. 2014;371:2488-2498.

335. Xie M, Lu C, Wang J, et al. Age-related mutations associated with clonal hematopoietic expansion and malignancies. Nat Med. 2014;20:1472-1478.

336. Steensma DP, Bejar R, Jaiswal S, et al. Clonal hematopoiesis of indeterminate potential and its distinction from myelodysplastic syndromes. Blood. 2015;126:9-16.

337. Kwok B, Hall JM, Witte JS, et al. MDS-associated somatic mutations and clonal hematopoiesis are common in idiopathic cytopenias of undetermined significance. Blood. 2015;126:2355-2361.

338. Yoshizato T, Dumitriu B, Hosokawa K, et al. Somatic mutations and clonal hematopoiesis in aplastic anemia. N Engl J Med. 2015;373:35-47.

第 7 章

血液肿瘤重要的染色体畸变及关键诊断技术

Itziar Salaverria，Reiner Siebert，Krzysztof Mrózek

7.1　血液肿瘤中染色体畸变的类型

7.1.1　人类染色体介绍

1888 年，Waldeyer 首先引入"染色体"（chromosome，意为"可以染色的小体"）这个术语，来自希腊语的 chroma（颜色）和 soma（身体）。Waldeyer 提到 Walther Flemming，后者于 1879 年在 Kiel 大学创造了的 chromatin（染色质）和 mitosis（有丝分裂）这两个术语。Flemming 也是第一个描述生发中心的人。自从 Flemming 和 Waldeyer 开创性的研究以来，发现了染色体组成结构和功能。每条染色体都由一条 DNA 双螺旋组成，带有线性基因序列，这些基因被卷绕在组蛋白周围。两条姐妹染色单体（各组成染色体的一半）在着丝粒（初级缢缩）处连接在一起。含有两个姐妹染色单体的完整染色体仅在有丝分裂中期才可见。正常人细胞有 23 对染色体（22 对常染色体，从 1 到 22 连续编号，和 1 对性染色体，即女性 XX 和男性 XY）。因此，正常人体细胞具有两对 23 条染色体（2n），总共有 46 条染色体，而生殖细胞只有一对 23 条染色体（1n）。按照惯例，染色体按着丝粒的大小和位置（臂比）按降序编号，并排列成七组（从 A 到 G）（Denver 分类）。根据着丝粒位置，有 3 种主要类型的染色体：中着丝粒，臂长大致相等；亚着丝粒，一臂明显短于另一臂；和顶着丝粒，着丝粒位于染色体的一端。条带是染色体的一部分，通过一种或多种显带技术显得较暗或较浅，从而与相邻部

分清晰可辨。这种带型在一定程度上反映了不同染色体部位的碱基对和组蛋白组成。条带在由特定界标限定的区域内分组，并且沿着每个染色体臂从着丝粒向外连续地编号，第一数目指定区域，第二带在该区域内；如果子带可辨认，则用第三数目编号（在某些情况下还有第四编号）放置在一段时间之后。字母 p（来自法语 petite，小的）和 q 分别用来指定每个染色体的短臂和长臂。描述某一特定的条带需要 4 项：①染色体数目；②臂（p 或 q）；③区域数目；④该区域内的带数目。有关带型、染色体命名及其部分的详细信息，请参阅国际细胞遗传学命名系统（ISCN）[1]。

染色体畸变（或异常）是染色体数目的变化（数量异常；当获得或丢失一条或几条染色体时也称为非整倍体）或结构的变化（结构异常）。在癌症细胞遗传学中，体细胞畸变（即获得性、肿瘤相关性）必须与体质（即种系）异常明确区分。原则上，染色体改变，特别是如果在被调查个体的所有细胞中检测到，可以代表体质异常，只要其体质外观与生命相容[2]。在肿瘤基因检测过程中反复发现的一些常见体质改变的例子是性染色体的数值变化（例如，Klinefelter 综合征患者的 XXY）、罗伯逊易位［例如，t(13;14)(q10;q10)］、表型正常携带者中的平衡易位［例如，t(11;22)(q23;q11)］、唐氏综合征个体中的 21 三体或种系亲分离（来自同一亲本的两个不同染色体）。应通过植物血凝素（PHA）的血液和/或培养的成纤维细胞，或另一替代细胞系（例如，颊部交换、尿沉渣细胞）进行细胞

遗传学分析来证实或排除可疑异常的构成特性。此外,偶尔体细胞获得的改变也可能独立于肿瘤而发生。例如老年男性患者骨髓或血液中 Y 染色体的缺失或 *TCR* 基因位点的重排。

7.1.2　克隆和克隆演变

克隆是来自单个祖细胞的细胞群。在细胞遗传学水平上,克隆被定义为具有相同结构异常或同一染色体获得的两个中期细胞,或具有同一染色体缺失的 3 个细胞。在诊断中存在一个或多个异常的细胞遗传学克隆通常提示肿瘤。然而,克隆不一定证明肿瘤性疾病的存在,如克隆性异常偶尔可能存在于非肿瘤细胞中,例如在衰老过程中上述 Y 染色体克隆丢失。此外,肿瘤细胞群并不总是均质的,除了肿瘤细胞群最基本的克隆(称为干系),一个或多个亚克隆(称为旁系),后者除了存在干系异常外,还可以在肿瘤发展过程中出现新的异常(克隆演变)。非克隆畸变(即,发生在单细胞中)通常不列在核型描述中,但如果提及,则与克隆异常分开描述。如果单细胞异常代表典型的癌症相关畸变和/或其克隆性证实,它们可通过其他技术(如 FISH),或者在其他时间点(如复发)发现,则有时可判断为单细胞异常是克隆起源的。

染色体不稳定性是一种短暂或持续的状态,它导致一系列的突变事件,导致总的遗传改变。多个克隆和非克隆细胞中的多个全染色体增减和结构异常是基因组不稳定性的常见表现。染色体不稳定性的测定需要能够监测细胞间变异性和/或数量和结构性染色体变化的速率的方法。确定染色体不稳定性的最常用方法是传统的细胞遗传学、FISH 或基于拷贝数(CN)阵列的方法[3]。

7.1.3　细胞倍性的改变

细胞倍性改变是染色体补体数目的变化。如前所述,人类染色体的基本组称为单倍体,包含 23 条染色体,即 22 个常色体的每一条拷贝和一条性染色体。单倍体染色体组是生殖细胞的特征。正常体细胞有两个单倍体集,被称为二倍体($2n = 46$ 个染色体)。染色体数目增加的细胞称为三倍体($3n = 69$ 条染色体)、四倍体($4n = 92$ 条染色体)等(表 7.1)。

对实体瘤和血液恶性肿瘤的系统细胞遗传学分析表明,癌细胞的染色体数目具有高度可变性,从亚二倍体(< 46 条染色体)到四倍体($4n = 92$),甚至五倍体($5n = 115$)、六倍体($6n = 138$)或八倍体($8n = 184$)。模态数目是肿瘤细胞群中最常见的染色体数目。染色体数目的所有变化都应与适当的倍性水平相关。一组 ALL 特有的超二倍体核型一般认为是由单步机制引起的。反常四倍体可由 3 种主要机制之一引起:细胞融合、有丝分裂滑移或细胞质分裂失败。已经证实了杂合性的维持,表明超二倍体并非来自近单倍体前体。

7.1.4　非整倍性:单体和三体

单体性这个术语用来描述一对染色体中的一条缺失,在单体情况下,导致具有 45 条染色体的克隆。相反,三体是指存在额外染色体(三拷贝而不是一对);单个三体产生具有 47 条染色体的细胞。在核型中,单体通常用负号表示(例如,−7 表示单体 7),三体用正号表示(例如,+8 表示三体 8)。

表 7.1　模态数目与倍性水平的关系[1]

倍性水平	模态数目	染色体数目
近单倍体	23±	≤34
亚单倍体		<23
超单倍体		24~34
近二倍体	46±	35~57
亚二倍体		35~45
超三倍体		45~57
近三倍体	69±	58~80
亚三倍体		58~68
超三倍体		70~80
近四倍体	92±	81~103
亚四倍体		81~91
超四倍体		93~103
近五倍体	115±	104~126
亚五倍体		104~114
超五倍体		116~126
近六倍体	138±	127~149
亚六倍体		127~137
超六倍体		139~149
近七倍体	161±	150~172
亚七倍体		150~160
超七倍体		162~172
近八倍体	184±	173~195
亚八倍体		173~183
超八倍体		185~195

7.1.5　平衡染色体改变(相互易位、插入和倒置)

平衡染色体的变化包括相互易位、插入和倒置。相互易位是两条染色体之间染色体物质交换而导致的染色体间异常,染色体物质没有明显的获得或缺失。当一条染色体的一段被切除并插入另一条染色体的一条臂时,就会产生插入,而倒置则构成染色体内畸变,这种畸变源于一条染色体中一段发生 180°旋转。在血液肿瘤中,大多数重现性易位和倒置视为主要事件。它们可以导致基因融合,编码嵌合转录体,融合基因含有两个融合的基因序列,或者通过启动子替换或新的调控来解除位于断点附近的野生型基因的调节。其中一些易位和倒置高度保守,可以存在于大多数肿瘤的特定亚型。这使得多种主要的遗传改变成为有价值的诊断标志物。很少有病例携带 3 个易位,以类似的方式累及 3 条染色体的每一个断点。

7.1.6　不平衡染色体畸变(缺失、重复、不平衡易位)

除了全染色体获得(三体),可以通过不平衡易位或染色体内复制获得染色体片段。小染色体区域的大量拷贝数获得称为扩增,如果扩增子在一个染色体位点粘在一起,在细胞遗传学上表现为均匀染色区(HSR),或表现为小偏心结构,称为双微体(double minutes,dmin)。扩增可激活癌基因并构成一种遗传机制,导致扩增目标基因过表达。从这个意义上讲,在不同类型的白血病和淋巴瘤中已经鉴定出几个重现性扩增位点,它们是位于 2p16 的 REL/BCL11A、位于 18q21 的 BCL2,或位于 8q24 的 MYC。染色体物质的获得和扩增有时是难以区分的。由并列的两个染色体易位位点的扩增组成的复合重排称为复合子[4,5]。

导致染色体片段缺失的结构异常是染色体内缺失和不平衡易位。癌细胞发生缺失的主要后果是肿瘤抑制基因的丢失和/或失活,缺失偶尔导致基因融合和癌基因激活。在具有复杂核型的淋巴肿瘤和髓系肿瘤中,最显著的例子是 17 号染色体的短臂(17p)缺失,它包含肿瘤抑制基因 TP53 的位点。许多类型的侵袭性淋巴瘤都存在 6q 缺失,如 DLBCL、FL 或 MCL。在这些缺失的患者中,靶基因的其他等位基因经常由于突变而被灭活。在其他一些病例中,可以发生纯合缺失(即,两个等位基因缺失)。在染色体区域 9p21 中出现这种重现性异常,其中涉及 CDKN2A 基因的纯合子缺失,可以在几种淋巴瘤和 ALL 中检测到[6]。然而,对于许多经常性的缺失,至今尚未发现推测的缺失目标基因。有人提出,这种缺失可以通过单倍体功能不全而在白血病发生中发挥作用,即,由于在第二个缺失之后仅存在一个功能等位基因,映射到丢失片段的基因表达减少[7]。

在具有相互易位或倒置作为主要异常的髓系和淋巴肿瘤中,与染色体物质增加和丢失相关的不平衡畸变通常代表继发性遗传事件,并且可能仅存在于某种肿瘤的细胞亚群中。相比之下,在诊断为具有复杂核型的 AML 或 MDS 的患者中,不平衡畸变占主导地位,并具有重大意义。

7.1.7　拷贝中性杂合性缺失

杂合性缺失(LOH)是指一个组成性杂合位点失去一个等位基因。这种丢失的原因可以是缺失(这是拷贝相关的 LOH)或没有染色体丢失的 LOH,后者是由于以(部分)同工异体形式的其他等位基因的获得。对于第二类事件,引入了"拷贝中性 LOH"(CN-LOH)这个术语。从这个意义上说,一个等位基因丢失和突变等位基因重复的后果在功能上类似于纯合突变。CN-LOH 是淋巴瘤和 AML 中的重现性致癌事件。淋巴瘤中 CN-LOH 的区域通常包括 TP53[8] 或 TNFRSF14 等肿瘤抑制基因[9]。而在 AML 中,CN-LOH 常导致该病出现频繁的位点纯合突变,如 CEBPA、FLT3、RUNX1 和 WT1[10-13]。检测这些异常有助于确定不同癌症类型的肿瘤分期和进展[10-13]。由于基因量没有改变,不能通过传统的细胞遗传学、FISH 或比较基因组杂交(CGH 阵列)来检测 CN-LOH。

7.1.8　染色体碎裂

染色体碎裂是近年来通过全基因组测序在癌细胞中发现的一种现象。全基因组测序在单个时间点发现了一条或少数几条染色体的灾难性染色体重组[14]。染色体碎裂的一些显著特征包括:①拷贝数畸变与最小拷贝数状态(最简单的形式为一个和两个拷贝)的交替区域;②低拷贝数状态的 LOH;③在一

条或少数几条染色体中,出现"新衍生的"染色体。前两项特征可以通过 CN 阵列进行评估,但是这种方法没有揭示出染色体之间重排的全部复杂性。染色体碎裂无法用传统的细胞遗传学检测,但在复杂核型中可能怀疑 1~3 条染色体参与的复杂重排。多色 FISH(M-FISH)或光谱核型分析(SKY)也可以识别最小数目染色体(第三项特征)的参与,但灵敏度较低。然而,CN 阵列技术和多色核型技术的结合是目前常规诊断中检测染色体碎裂的合适策略[15]。

最近,Baca 及其同事[16]还介绍了 ChordoPopy 这个术语,来描述另一种类型的协调的结构基因组重排,它与染色体碎裂的不同之处在于,它可以发生在肿瘤演化的不同阶段,而不是发生在某个单一的灾难性事件中,并且断点是集群的,包括多个染色体。最近的基因组研究已经在慢性淋巴细胞白血病(CLL)中确定了这些改变[17,18]。

7.2　传统的细胞遗传学方法

传统细胞遗传学分析的基本原理是从骨髓、外周血、淋巴组织或其他含肿瘤的组织中获取存活的分裂细胞,用染色技术进行中期染色体研究,已成为血液系统恶性肿瘤的常规检查方法。主要的显带技术包括奎纳克林(Q)、Giemsa(G)、着丝粒(C)和反向条带(R)方法。Q 显带方法,采用二盐酸喹吖因对染色体进行染色,发现在 A-T 富集区,荧光较亮,而在 G-C 富集区,荧光较暗,因此产生了持续的可重复性显带模型[19]。在细胞中期和间期,Q 显带技术尤其适用于鉴定中期和间期核中的 Y 染色体。G 显带方法是采用柠檬酸钠盐加热,或用温和的酶(如胰蛋白酶)消化,低浓度 Giemsa 或 Wright 溶液染色。这个过程也会显示横向暗带和亮带,分别对应于 Q 显带产生的亮荧光和暗荧光条带[19,20]。目前人数多数实验室将 G 显带常规用于血液肿瘤的诊断(图 7.1A 和图 7.2A)。

有许多不同的技术可以获得 R 带染色体,如荧光 R 带或将染色体制备物置于高热磷酸盐缓冲液中孵育,然后进行 Giemsa 染色[21]。R 显带得到的带型与 G 带相反,因此,G 显带染色体中的深染条带对应于 R 带的亮带,反之亦然。R 显带适用于鉴定染色体端粒区的缺失或易位、后期复制和非活性 X 染色体。

C 显带用弱碱性溶液(如氢氧化钡)对染色体进行短暂处理,然后进行 Giemsa 染色[22]。C 显带抑制了除染色体着丝粒异染色体质区之外的染色。

鉴于细胞遗传学分析的重要性,关键是制备高质量的染色体标本。每个标本都有特定的培养要求。例如,有丝分裂指数高的 B-ALL 或 T-ALL 标本可以直接培养 1~6 小时,而大多数肿瘤需要短期、非刺激培养(24~48 小时)。像 CLL(用 DSP30 或 CpG-寡核苷酸/白细胞介素 2)或 T 细胞白血病(用 PHA)这样的慢性淋巴增生性疾病,使用有丝分裂原进行刺激(例如,3 天)是必要。技术细节可查阅《AGT 细胞遗传学实验室手册》,这是标准参考书[23]。

为了描述染色体及其畸变,应用人类细胞遗传学国际命名系统(ISCN)。这是基于几个国际会议的结果,其中第一次会议于 1960 在科罗拉多的丹佛举行。ISCN 是根据新的信息定期更新的,并且构成了广泛接受的染色体和染色体异常描述标

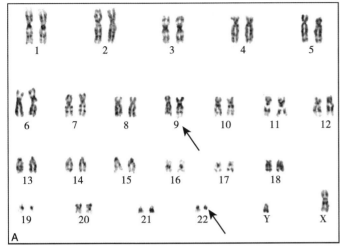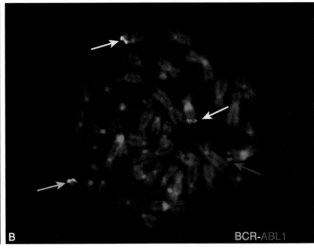

图 7.1　A,G 显带核型分析,显示 46,XY,t(9;22)(q34;q11.2)。B,双色双融合 *BCR-ABL1* VysisFISH 探针,黄色箭头示融合

准[1]。在核型描述中,第一项是染色体总数,随后是性染色体和染色体异常的描述,后者用 ISCN 批准的缩写。识别重排类型的符号(例如,t = 易位,inv = 倒置,del = 缺失)后面加上该重排累及的染色体数目,放在圆括号内,然后是重排染色体内断点的命名,放在第二组圆括号内,如 inv(16)(p13.1q22)。如果两个或多个染色体发生改变,用分号来隔开。构成每个克隆的细胞数目放在末端的方括号内。例如,来自男性患者的两个克隆,携带 t(8;21)易位作为唯一的干系异常,并伴有 Y 染色体丢失作为旁系异常,在 13 个和 10 个中期细胞中分别检出,则报告为:46, XY,t(8;21)(q22;q22)[13]/45,X,-Y,t(8;21)(q22;q22)[10][1]。

　　传统细胞遗传学分析是确定肿瘤核型的有力工具。然而,它有耗时、技术要求高的缺点,并且需要分裂细胞以获得中期核。在许多血液系统恶性肿瘤,特别是淋巴瘤中,有丝分裂指数通常较低,中期质量较差。此外,许多晚期淋巴细胞瘤的核型非常复杂,不能通过常规的细胞遗传学分析完全解决。常规细胞遗传学分析的另一个局限性是不能区分分子上不同的重排,在细胞遗传学上似乎相同。例如,在 FL 和 MALT 淋巴瘤中均观察到 t(14;18)(q32;q21)易位,但易位导致 18q21 处失控的基因不同。在 FL 的融合产物是 IGH/BCL2,而在 MALT 淋巴瘤中是 IGH/MALT1。区分这些易位是重要的,因为每个易位与不同的组织学亚型有关。常规细胞遗传学分析还有一个局限性,就是不能检测涉及染色体端粒部分的隐性易位,例如 t(6;14)(p25;q32)/IGH/IRF4 易位,这种易位通常存在于浆细胞骨髓瘤(PCM)[24]和 GCB 型 B 细胞淋巴瘤[25]。

7.3　分子细胞遗传方法

　　细胞遗传学分析的局限性使得研究人员一直在寻找其他分子方法,能在非分裂细胞中进行遗传学分析,并具有更高灵敏度。FISH 是最先研发的分子方法,随后快速研发了其他方法,即 SKY 或 M-FISH,以及包括 CGH 阵列、单核苷酸多态性(SNP)阵列和分子反转探针(MIP)分析在内的 CN 分析[26,27]。表 7.2 总结了这些方法的用途,并与传统细胞遗传学方法比较了优缺点。

表 7.2　传统细胞遗传学和分子细胞遗传学技术的比较

特征	G 显带	SKY/M-FISH	FISH	CGH	CGH 阵列	SNP 阵列	MIP 分析阵列
灵敏度	>5Mb	>2Mb	0.5kb	3~10Mb	3kb 1M Agilent	10~20kb SNP6	50~100kb
鉴别能力							
平衡易位	是	是	是*	否	否	否	否
不平衡易位	是	是	是*	?	?	?	?
一条染色体内的结构重排	是	有时	是*	否	否	否	否
标记染色体的来源	否	是	否	?	?	?	否
拷贝数改变†	是	是	是	是	是	是	是
缺失<10Mbp	有时	有时	是	否	是	是	是
等位基因缺失	否	否	是	否	否	是	否
高水平扩增	有时‡	有时‡	是*	是	是	是	是
端粒下重排	否	是	是*	否	否	否	否
分辨复杂和隐匿的染色体变化	否	是	是*	否	否	否	否

续表

特征	G 显带	SKY/M-FISH	FISH	CGH	CGH 阵列	SNP 阵列	MIP 分析阵列
优缺点							
需要特殊标记的探针	否	是	是	是	否	是	否
需要预知异常 DNA 的序列	否	否	是	否	否	否	否
扫描全基因组	是	是	否	是	是	是	是
鉴定肿瘤异质性	是	是	否	否	是	是	是
需要活细胞	是	是	否	否	否	否	否
需要肿瘤分裂中期相	是	是	否	否	否	否	否
适用于间期和非分裂细胞	否	否	是	否	否	否	否
适用于提取存档组织的 DNA	否	否	否	是	是	否	是
劳动密集	是	是	否	否	否	否	否
结果判读高度依赖于经验和知识	是	是	是	是	否	否	否
在小的诊断实验室开展费用昂贵	否	是	否	是	是	是	是
可作为高性价比的常规筛选方法	是	否	是	否	否	否	否
所需时间/d	3~10	2~7	2~7	2~3	3~4	3~4	3~4

* 仅适用于设计适当的探针。

† 没有一种方法可检测拷贝中性 LOH。

‡ 当呈均匀染色区或双微体型时。

7.3.1　荧光原位杂交(FISH)

FISH 使用专门为标准的细胞遗传学分析制备的标本,将荧光标记的 DNA 探针与中期或间期细胞核杂交。FISH 也适用于其他各种细胞标本,如显带玻片、风干的骨髓涂片或血涂片、新鲜肿瘤组织印片、冰冻或石蜡包埋的组织切片、从新鲜或固定组织中分离的细胞核。

针对特定区域或整个染色体的各种 FISH 探针已经商品化,用于分析血液系统恶性肿瘤的探针包括染色体特异性着丝粒探针、基因或位点特异性探针、全染色体涂染探针、臂特异性探针和端粒探针。

染色体特异性着丝粒探针是根据位于着丝粒的高度重复的 α-卫星 DNA 序列设计。由于靶序列的大小为数百个 kb 长度,因此明亮、离散的探针信号可以容易地评估各种组织的中期或间期核。着丝粒探针在确定染色体数目异常(非整倍体)、双着丝粒染色体以及标记染色体起源方面非常有用。临床上,一些重要的染色体异常,例如 CLL 中的 12 三体(见图 7.2,B)、AML 中的 7 单体和 ALL 中的高度超倍性,由于有丝分裂指数

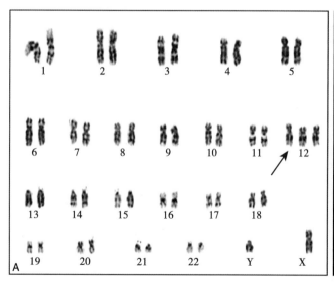
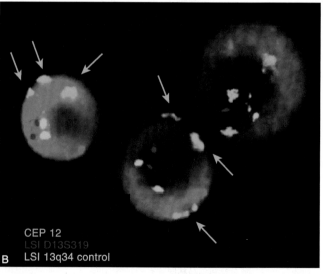

图 7.2　G 显带核型和 FISH 技术分析 CLL。A,G 显带核型示 47,XY +12 核型。B,用 CLL 试剂盒进行 FISH 分析,CEP 12(绿色光谱),LSI D13S319(红色光谱),和对照区域 13q34(蓝色光谱)。绿色箭头示 CEP 12 的 3 个拷贝

低或形态不佳,用传统细胞遗传学方法检出率低,许多临床实验室已用 FISH 技术进行常规评估。另外一个常见的例子是,使用 X 和 Y 染色体标记探针来监测性错配同种异基因干细胞移植。

全染色体涂抹(WCP)探针或染色体臂特异性探针是应用荧光标记的 DNA 混合物。这些 DNA 序列来自特定染色体的全长或其中一条染色体臂[26,27]。这些探针有助于鉴定复杂性重排和标记染色体。但是,由于在染色体末端区域的重复 DNA 序列受到抑制,末端区域的隐匿重排仍然可能无法检测到。染色体涂抹探针仅适用于中期分析,因为在间期核中涂染探针信号表现为大而弥散。染色体特异性端粒或亚端粒探针来源于位于端粒或端粒附近的 DNA 序列,可以有效地检测末端易位、中间易位和隐匿易位,然而用传统的细胞遗传学和/或 WCP 探针均无法检测到这些易位。

基因特异性或位点特异性探针来源于染色体内特有的 DNA 序列或位点。在高度延伸的染色体上采用显带技术,可检测的最小染色体异常为 2 000~3 000kb,而基因或位点特异性探针可以常规地检测 0.1kb 的小区域[27]。因此,这些探针在基础和临床研究中具有广泛的应用。基因或位点特异性探针

在基因绘图和定义标记染色体的结构重排、扩增和起源方面非常有用,适用于中期染色体和间期核。

在淋巴细胞恶性肿瘤中,位点或基因特异性探针能有效地检出微小缺失区域(例如,在染色体 6q[28]、11q[29] 和 13q[30] 上),也能显示 *RB1* 和 *TP53* 等位基因的单等位基因丢失。

FISH 探针很容易在细胞遗传学标本中开展,而在石蜡包埋或冰冻的组织中相对困难,需要额外建立标准化技术。低效率杂交可导致荧光信号丢失,非特异性自发荧光背景可导致不典型信号模式,这些都可造成信号判读困难。然而,最近改编的 FISH 协议已经成功地应用于常规诊断(图 7.3)[31]。FISH 检测石蜡包埋组织中的基因缺失主要受限于部分细胞在切片过程中可能丢失,导致假阳性结果。因此,为了检测基因缺失,必须建立较高水平的截断值(即,能检测到缺失细胞的最小百分比,用于定义阳性病例),并且必须评估适当的阴性对照[31]。因此,为评估基因缺失而设计的商用 FISH 探针通常包括用不同的荧光素标记的内部 FISH 杂交对照,通常与具有目标位点的染色体的着丝粒杂交,或者与相同染色体的远端区域杂交,以便在发生基因缺失时仍保留杂交位点。FISH 分析基因缺失时,最好由两个不同的观察者进行评估,评估易位时也是如此。

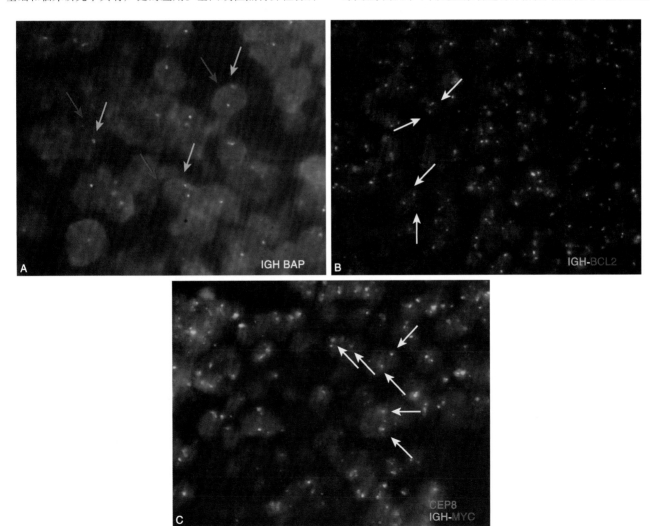

图 7.3　FISH 分析福尔马林固定石蜡包埋组织(FFPE)和冰冻组织中的 B 细胞淋巴瘤中 14q32(IgH)相关易位。A,MCL 病例的 FFPE 切片,用断点分离 IGH 探针(Vysis)分析 IGH 断点。B 和 C,FL 和 BL 病例的冰冻组织,双色双融合 *IGH-BCL2*(Vysis)和 IGH/*MYC*(三色 DCDF,Vysis)探针进行 FISH 分析

为了检测易位,常用两类 FISH 探针,即断点分离探针(BAP)和双色双融合探针(DCDF)。BAP 用不同标记的 DNA 探针检测基因重排,该探针与目标基因内断点的远端和近端序列互补。DCDF 的设计目的是提供两个并列位点,用于鉴定相互易位。为了实现这个目的,在两个易位伙伴基因的各自断点使用不同颜色标记的两个 DNA 探针。两个并列基因在显微镜下就变成了第三颜色(融合信号)(见图 7.1,B;图 7.4,B)。BAP 探针的信息量比 DCDF 探针少,因为尽管它们可以揭示特定位点内的断裂,但不能确定所涉及的其他基因。此外,因为

它们针对目标位点的两侧,可能无法识别小的插入。然而,其优点在于能够检测涉及不同伙伴基因的易位,如 MYC、KMT2A(以前称为 MLL)或 BCL6,并且更容易评估,因为两个信号是分开的,易于识别。然而,在使用 BAP 探针时一些正常信号可能被模糊地分开,因此必须根据探针设计、检测位点、标本类型等仔细定义正常信号模式。另一方面,DCDF 探针的阳性结果包括两个融合信号,这种事件不太可能偶然发生。对于这两种探针,需要考虑由复杂改变或不平衡改变引起的多种变异信号模式。

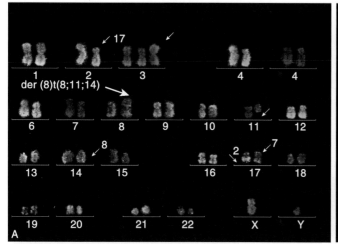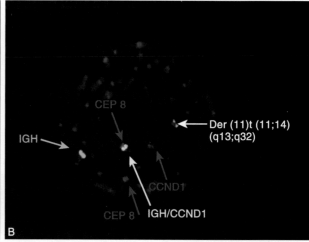

图 7.4 A,M-FISH 分析 MCL 原发病例,8 号染色体携带隐性 t(11;14)(q13;q32)易位。其核型是 47,XY,t(2;17)(p11;q13)[6],+3[6],t(8;11;14)(11qter→11q13::14q32::8p11→8qter;11pter→11q13::14q32→14qter;14pter→14q32::8p11→8pter)[6],der(17)t(7;17)(p15;p13)[6],-21[3]/46,XY[2][cp8][204]。B,FISH 证实衍生染色体 8 存在 IGH/CCND1 融合,箭头示这些异常[204]

准确判读 FISH 结果的关键因素之一是为不同的探针建立适当的截断值。对于 DCDF,该截断值通常明显低于 5%,但是对于一些变异的信号模式来说,截断值可能明显更高,例如,易位累及的衍生染色体引起的基因缺失。另一方面,由于 BAP 是根据断点的位置和探针设计而变化的,因此评估 FISH 结果时需要在正常对照中直观地估计不同颜色探针之间的相对距离。如果两个信号之间的距离至少是估计信号直径的两倍,通常会出现断点。理想情况下,BAP 截断值应该在 1%~5% 之间,也可能更高,同样取决于探针的设计和检查的位点。

ISCN 也建立了 FISH 检测染色体改变的标准命名。在间期 FISH,缩写 nuc ish 后面的圆括号中填写位点命名、乘法符号(×)和所见的信号数量,例如,nuc ish(D13S319×2)。存在一个

额外的信号则报告为 nuc ish(D13S319×3),而一个拷贝的丢失则报告为丢失(D13S319×1)。如果检测了两个分离的染色体位点并发现并置(易位),则报告为 nuc ish(ABL1×2),(BCR×2),(ABL1 con BCR×1),也可为 nuc ish(ABL1,BCR)×2(ABL1 con BCR×1)[1]。

用于检测与白血病或淋巴瘤的特定亚型相关的大多数重排的探针组现已商品化,并在细胞遗传学实验室中常规使用,以建立诊断、选择治疗和监测疗效(表 7.3)。然而,必须强调,对于所有的显微镜下可检出的肿瘤细胞中存在的异常,无论是数值、结构、平衡还是不平衡的异常,传统的细胞遗传学分析都能同时识别,相比之下,FISH 目前只能用于检测特定异常的存在或缺失,并能只能识别探针设计时所针对的异常。

表 7.3 血液系统恶性肿瘤中检测染色体异常的商品化探针

探针类型	所检测的异常	疾病
基因或位点特异性探针		
易位		
ETV6-RUNX1(TEL-AML1)	t(12;21)(p13;q22)	B-ALL
TCF3-PBX1(E2A-PBX)	t(1;19)(q23;p13)	B-ALL
AFF1-KMT2A(AF4-MLL)	t(4;11)(q21;q23)	B-ALL
BCR-ABL1	t(9;22)(q34;q11.2)	CML,ALL,AML
RUNX1-RUNX1T1(AML1-ETO)	t(8;21)(q22;q22)	AML
PML-RARA	t(15;17)(q22;q12)	APL

续表

探针类型	所检测的异常	疾病
MYH11-CBFB	inv(16)(p13.1q22)/t(16;16)(p13.1;q22)	AML
IGH/CCND1	t(11;14)(q13;q32)	MCL,PCM
IGH/FGFR3	t(4;14)(p16;q32)	PCM
IGH/MAFB	t(14;20)(q32;q12)	PCM
IGH/CCND3	t(6;14)(p21;q32)	PCM
IGH/MAF/WWOX	t(14;16)(q32;q23)	PCM
IGH/BCL2	t(14;18)(q32;q21)	FL,DLBCL
IGH/BCL6	t(3;14)(q27;q32)	DLBCL,FL
IGH/MYC	t(8;14)(q24;q32)	BL,FL,DLBCL
IGH/MALT1	t(14;18)(q32;q21)	MALT 淋巴瘤
API2(BIRC3)-MALT1	t(11;18)(q21;q21)	MALT 淋巴瘤
重排		
ASS	间隙缺失 der(9)t(9;22)	CML
HER-2/CEP 17	i(17q)	多样
KMT2A(MLL)	t(11q23),扩增	AML,ALL
RARA	t(17q21)	APL
CBFB	inv/t(16q22)	AML
IGH	t(14q32)	B 细胞 NHL
IGK	t(2p12)	B 细胞 NHL
IGL	t(22q11)	B 细胞 NHL
MYC	t(8q24),扩增	B 细胞 NHL
ALK	t(2p23)	ALCL
BCL2	t(18q21),扩增	FL,DLBCL
BCL6	t(3q27)	FL,DLBCL
CCND1	t(11q13)	MCL,PCM
MALT1	t(18q21)	MALT 淋巴瘤
PDGFRB	5q33	多样
TCR	14q11	T-ALL,T-LBL
缺失		
EGR1/D5S23,D5S721	5q31	MDS,AML
CSF1R/D5S23,D5S721	5q33-q34	MDS,AML
D7S522/D7S486	7q31	MDS,AML
ATM	11q23	CLL,MCL,PCM
RB1	13q14	CLL,MCL,PCM
DS13S25 和 *DS13S319(DLEU1)*	13q14.3	CLL,MCL,PCM
D20S108	20q12	CMPD
TP53	17p13	多样
CDKN2	9p21	多样
PTEN	10q23	多样
E2A(TCF3)	19p13	ALL
CEP 探针		
针对 X,Y,1-4,6-12,15-18 和 20	数目获得或缺失(倍体性)*	多样
WCP 探针*		
针对 X,Y,1-22	结构异常	多样

*仅适用于中期。

ALCL,间变性大细胞淋巴瘤;ALL,淋巴母细胞白血病;AML,急性髓系白血病;APL,急性早幼粒细胞白血病;B-ALL,B 细胞急性淋巴细胞白血病;BL,Burkitt 淋巴瘤;CEP,染色体计数探针;CLL,慢性淋巴细胞白血病;CMPD,慢性骨髓增殖性疾病;DLBCL,弥漫大 B 细胞淋巴瘤;FL,滤泡性淋巴瘤;MALT,黏膜相关淋巴组织结外边缘区 B 细胞淋巴瘤;MCL,套细胞淋巴瘤;MDS,骨髓增生异常综合征;NHL,非霍奇金淋巴瘤;PCM,浆细胞性骨髓瘤;WCP,全染色体涂抹探针。

与 FISH 类似,显色原位杂交(CISH)技术依赖于 DNA 探针与互补目标 DNA 特异性杂交的能力,但在信号识别时使用显色剂而不是 FISH 使用的荧光素。CISH 的优点在于,可以用传统的明场光学显微镜代替装有多组滤光片的荧光显微镜来进行评价。这样,CISH 结果可与常规染色的肿瘤区域进行比较。CISH 的局限性包括商可探针较少,并且不能像 FISH 那样同时评估两个以上的不同探针[32]。

FISH 还可以与免疫表型相结合,这对于鉴定细胞遗传学异常的肿瘤克隆的细胞系特别有用。同时荧光免疫分型(FIC-TION 技术)可以显示与表型和基因型细胞特征直接相关的染色体畸变的细胞的抗原表达[33]。不同的研究已经证实了 FISH 和细胞分选技术的结合,如磁激活细胞分选(MACS),在浆细胞骨髓瘤诊断中的应用[34]。

7.3.2 多色 FISH 技术

SKY 和 M-FISH 可同时观察人类所有 24 对染色体,两个染色体都有不同的颜色。为了制备用于 M-FISH 分析的探针,用 1~5 种荧光素标记流式细胞分选的染色体,每对染色体发出独一无二的颜色。在 SKY 中,利用表面荧光显微镜、电荷耦合图像装置和傅里叶光谱镜的组织技术,进行图像采集[35]。在 M-FISH 中,5 种荧光色素中每一种单独的图像均可通过显微镜窄带滤光片而捕获;然后由专用软件处理组合形成图像[16]。这

两种方法都能够鉴别出复杂的重排、确定标记染色体和隐匿染色体易位(见图 7.4)[35-37]。

与 SKY/M-FISH 探针混合物杂交的中期细胞的多色图像与产生 G 显带状图案的电子反转和对比增强 DAPI 图像一起分析,这种 G 显带状图案能够在染色体间和染色体内重排中实现特定的断点分配。根据光谱分类和 G 显带的组合,最终识别染色体畸变和结构重排中断点的分配(图 7.5)。通常需要额外的 FISH 实验来澄清模棱两可的结果,并证实或排除位于结构异常断点附近的特定基因的可疑参与。SKY/M-FISH 检测染色体间重排的分辨率通常在 500~2 000kb 之间,并与间期细胞核制备的质量、相关重排染色体的分辨率有关。与显带技术一样,SKY 技术无法检测细微的亚端粒易位。

7.3.3 比较基因组杂交(CGH)

CGH 用于观察整个基因组的获得、缺失和扩增[38]。在这个方法中,检测(肿瘤)和对照(正常)DNA 用不同标记并与正常中期染色体共同杂交(染色体 CGH),或者与微阵列杂交(阵列 CGH)。

CGH 的优点在于仅需要从新鲜或存档标本中提取的肿瘤 DNA。然而对照 DNA 不需要来自相同患者。肿瘤 DNA 通常标记为绿色荧光(FITC/绝色光谱),对照 DNA 标记为红色荧光

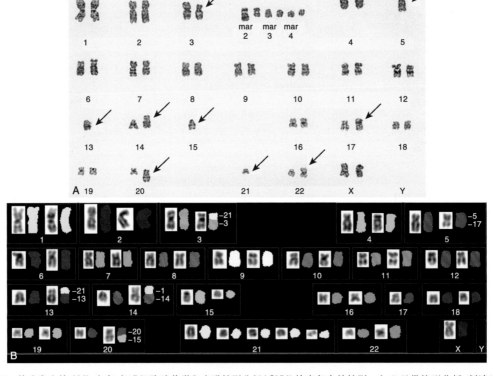

图 7.5 从头发生的 AML 患者,标准细胞遗传学和光谱核型分析(SKY)检出复杂的核型。A,G 显带核型分析,判读为 48,XX,del(3)(p1? 1p2? 1),−5,−13,add(14)(p13),−15,add(17)(p11.2),add(20)(q13.? 3),−21,i(22)(q10),+mar1,+mar2,+mar3,+mar4。箭头示染色体异常。B,同一患者的 SKY。每条染色体由 G 显带倒置的和对比度增强的 4′,6-二氨基-2-苯吲哚(DAPI)染色图像(左)和以基于光谱的分类颜色表示的 SKY 图像(右)显示两次。SKY 能确定不平衡易位中标记染色体的起源和未知物质。值得注意的是,SKY 揭示了在 der(3)t(3;21),der(13)和四标记染色体中存在的 21q 物质的高水平扩增。最终的核型判读为 48,XX,der(3)t(3;21)(p1? 1;q?),der(5)t(5;17)(q11;q1? 1),der(13)(21q11→21q22::13p1? 1→13qter),der(14)t(1;14)(p32;p11),del(15)(q1? 5),−17,der(20)t(15;20)(q15;q13.3),der(21)t(21;21;21),+der(21)t(21;21)x2,+ider(21)t(21;21),idic(22)(p11)。在描绘的细胞中有一个 X 染色体随机丢失

（TRITC/红色光谱）。肿瘤和正常 DNA 的 CN 差异在染色体上表现为红绿荧光的差异。许多血液系统恶性肿瘤通过染色体 CGH 分析发现了基因组的不平衡。其中一个有价值的发现是鉴定了 B 细胞淋巴瘤中一组基因的高度扩增，如 *REL*、*MYC* 和 *BCL2*[39-42]。作为一种遗传学机制，基因扩增在淋巴瘤生物学中的重要性，目前仍无法单独通过 G 显带分析识别[26-29]。CGH 的局限性是不能检测平衡的基因组异常。此外，通常至少有 35% 肿瘤细胞存在获得或缺失，或染色体变化的区域长度超过 10Mb，才能被稳定检测出来。为了获得高水平扩增，某个给定的扩增子的大小最少为 2Mb[43]。

7.3.4　基于阵列的拷贝数检测

癌细胞的遗传复杂性要求使用敏感技术，以便检测混合细胞群和纯合性片段区域中的小的基因组改变。CGH 阵列依赖于传统的 CGH 差异化标记的测试和参考 DNA 之间的 CN 差异。阵列上的斑点或者是从含有人类基因组 DNA 的细菌人工染色体（BAC）等克隆中分离的 DNA，或者是直接在玻片上合成的寡核苷酸。对于 CGH 阵列，直接用 Cy3 和 Cy5 荧光染料标记 DNA，例如，用假彩色红色显示肿瘤 DNA，绿色为参考 DNA。同样，通过测试和对照之间的竞争，扫描仪检测两种染料在每个斑点的荧光强度的比例。

高密度的寡核苷酸芯片提高了检测长度小于 5kp 的获得和缺失的能力，因此可以检测更小的扩增子和以前无法检测到的微缺失（图 7.6，A）[44]。此外，应用来自同一个体的成对种系 DNA 可以排除种系变异，并且差异将会仅反映肿瘤细胞获得的体细胞病变。然而，CGH 阵列的局限性之一是不能检测纯合子区域。全基因组 SNP 阵列依赖于与覆盖整个基因组的所选 SNP 的等位基因变异相对应的寡核苷酸探针。测试 DNA 与两个变异探针的杂交提示杂合性，而只有一个等位基因的信号符合纯合性。从单个探针发射的荧光可以进行基因 CN 的分析（图 7.6，B，上）。SNP 阵列相对于其他 CN 平台的主要优点是能够检测纯合二倍体延伸（图 7.6，B，下）。通过大量 SNP 标记检测 LOH 及其他染色体变化，能够识别具有潜在预后和诊断用途的等位基因不平衡模式。

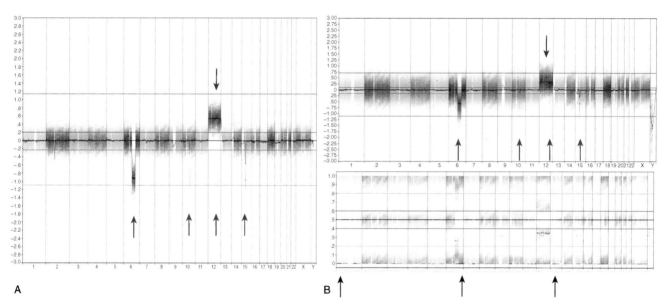

图 7.6　用 Agilent 1M 阵列 CGH（A）和 SNP-阵列，Affymetrix 6.0（B）分析 CLL 病例的拷贝数。数据呈现为全基因组"彩虹"图，其中每个染色体用不同颜色表示。B，显示拷贝数信息（上）和等位基因比率信息（下）。红色箭头表示缺失，蓝色箭头表示获得，黑色箭头表示拷贝中性杂合性缺失区域。有几种软件可以生成拷贝数配置文件，本例使用 Nexus BioDiscovery（El Segundo，Calif.）来分析这两种类型的阵列

分子倒置探针（MIP）技术为福尔马林固定石蜡包埋（FFPE）提取的 DNA 样品进行 CN 和基因型评估提供了潜在的解决方案。MIP 探针要求较小的完整的目标 DNA 序列（约 40bp），因而非常适合于处理降解的 FFPE DNA[45]。OncoScan 分析使用优化的 MIP 技术，能检测高度降解的 FFPE 样品（探针检测位点只有 40bp）。已经通过存档的 FFPE 样品（≥10 年）广泛地验证了其检测性能，并且适用于所有实体肿瘤的大多数组织类型。

这些 CN 技术仅使用单个间接标记的肿瘤 DNA 进行杂交，在一般人群中整个基因组内发现了许多正常的拷贝数变异[46]。无法获取患者的肿瘤标本而是使用正常 DNA 用于检测时，必须考虑到这些区域变异的信息。

尽管已有许多分子细胞遗传学技术，常规细胞遗传学和 FISH 仍然是临床上应用最广泛的技术（见表 7.2）。尽管如此，最初用于产前和产后诊断的 CN 阵列现在越来越多地用于血液学和肿瘤性疾病的诊断，特别是核分裂指数低、无法常规细胞遗传学分析的血液学恶性肿瘤。并且，CN 阵列可以在混合细胞群中检测纯合性片段区域和小的基因组变化，并且能识别其他方法不能检出的新的基因组异常。此外，CN 阵列是用于识别染色体碎裂的综合工具，需要在单个染色体上检测到两个或更多 CN 状态之间的至少 7 个开关[47,48]。

因此，这些基于阵列的技术已经成为细胞遗传学信息的补充工具，并且在没有分裂细胞的病例中用作诊断工具（连同 FISH）。最近介绍了专门用于分析 FFPE（MIP 分析）标本提取的 DNA 进行 CN 分析和 LOH 检测的 CN 阵列。

7.4 血液系统恶性肿瘤中染色体异常的临床相关性

检测染色体异常有助于确定不同的疾病实体,有助于确定诊断、分类和预后,选择治疗方案,监测疾病进展,以及评估治疗反应。几种染色体异常及其对应的分子异常已列入新版《造血和淋巴组织肿瘤 WHO 分类》,并结合形态学、免疫表型和临床特点,用于定义具有独特的治疗反应的临床实体(表7.4)[6]。最重要的畸变(包括修订版 WHO 分类考虑的一些最近的遗传学发现)将在各个章节中讨论。重要的是,根据 NC-NN[49-52]指南和 ELN 指南[53-56],MDS、AML、ALL 和 CML 患者的诊断必须进行细胞遗传学检查,PMF 患者强烈建议细胞遗传学检查。在 MDS[57,58]、AML[59-62]和 ALL[59,63-65]中,治疗前核型分析是最重要的独立预后因素之一,并用于制定治疗方案[66-68]。在 CML 中,建议用细胞遗传学检查来评估酪氨酸激酶抑制剂的治疗反应,同时使用标准化定量逆转录聚合酶链反应(QPCR)测定 BCR-ABL1 转录水平[52,55]。

表 7.4 髓系肿瘤 WHO 分类中的实体,基于特定染色体异常

骨髓增殖性肿瘤(MPN)

慢性髓系白血病,BCR-ABL1 阳性*

骨髓增生异常综合征/肿瘤(MDS)

骨髓增生异常综合征伴孤立性 5q 缺失

急性髓系白血病(AML)和相关前驱肿瘤

AML 伴重现性遗传学异常

AML 伴 t(8;21)(q22;q22);RUNX1-RUNX1T1

AML 伴 inv(16)(p13.1q22)或 t(16;16)(p13.1;q22);CBFB-MYH11

APL 伴 t(15;17)(q22;q12);PML-RARA

AML 伴 t(9;11)(p22;q23);MLLT3-KMT2A(MLL)

AML 伴 t(6;9)(p23;q34);DEK-NUP214

AML 伴 inv(3)(q21q26.2)或 t(3;3)(q21;q26.2);GATA2/EVI1†

AML(原巨核细胞)伴 t(1;22)(p13.3;q13.1);RBM15-MKL1

暂定实体:AML 伴 BCR-ABL1

AML 伴骨髓增生异常相关改变(AML-MRC)

复杂核型(定义为 ≥3 个不相关的异常,均无"AML 伴重现性遗传学异常"相关的易位或倒置)

不平衡异常	平衡异常
del(5q)或 t(5q)	t(1;3)(p36.3;q21.1)
−7 或 del(7q)	t(2;11)(p21;q23)‡
del(11q)	t(3;21)(q26.2;q22.1)‡
del(12p)或 t(12p)	t(3;5)(q25.3;q35.1)
−13 或 del(13q)	t(5;7)(q33;q11.2)
i(17q)或 t(17p)	t(5;10)(q33;q21)
idic(X)(q13)	t(5;12)(q33;p13.2)
	t(5;17)(q33;p13)
	t(11;16)(q23;p13.3)‡

数据来自 Swerdlow 等[6]。

*WHO 分类中"BCR-ABL1 阳性",其中大约 90%~95% 的患者是由于 t(9;22)(q34;q11.2);其余病例中 BCR-ABL1 融合是由 3 路或 4 路平衡易位引起的,总是涉及 9 号和 22 号染色体或其他两条染色体,或因 9 号和 22 号染色体之间的隐性插入或易位导致 BCR-ABL1 融合。

†EVI1 基因最近更名为 MECOM。

‡该易位常见于治疗相关的 AML。将其作为"AML 伴骨髓增生异常相关改变"的诊断证据之前,应排除治疗相关疾病。

7.4.1 骨髓增殖性肿瘤

在 WHO 分类骨髓增殖性肿瘤类别的数种疾病实体中,仅 CML 具有特异性染色体异常的强相关性,即 t(9;22)(q34;q11)),它产生 BCR-ABL1 融合基因,进而产生嵌合性蛋白产物,这是酪氨酸激酶抑制剂的治疗靶点。由 t(9;22)易位产生的衍生染色体 22 由于历史原因命名为费城染色体,简称为 Ph。绝大多数 CML 患者(大约 90%~95%)在诊断时携带标准的 t(9;22)易位[69],而其余患者 BCR-ABL1 融合基因是由于 3 路甚或 4 路的变异易位,分别涉及一条附加染色体,例如 t(1;9;22)(p36;q34;q11.2),或两条附加染色体,例如 t(3;17;9;22)(q26;q21;q34;q11.2);或通过隐性插入,例如 ins(9;22)(q34;q11.2)或 ins(22;9)(q11.2;q34q34)[70]。这些隐性插入可用 FISH 或 PCR 检测[55]。在诊断时,t(9;22)易位或变异易位所伴随的继发性异常,如−Y、+8、i(17)(q10)、+19 和+der(22)t(9;22)(q34;q11.2)都很罕见,并且只能在 5%~10% 的患者检测到[71-73]。然而,据报道,在使用伊马替尼治疗的患者中,出现这些继发性异常是预后不良的因素,因为具有任何继发性异常的患者总体细胞遗传学和分子反应率均较低,对治疗起反应的时间较长[73]。具有所谓的主要途径异常[即,+8、i(17)(q10)、+19 和+der(22)t(9;22)]的患者,也具有显著的较短的无进展和总生存期(OS)[72]。在用酪氨酸激酶抑制剂治疗期间获得 t(9;22)易位的染色体异常(特别是主要途径异常,即克隆细胞遗传学演进),提示疾病进入加速期[55],并且与接受伊马替尼治疗的患者具有较短 OS 相关[74]。另一方面,在 5%~10% 的使用酪氨酸激酶抑制剂治疗期间的 CML 患者中,无 t(9;22)易位的细胞发生克隆性染色体畸变(−Y 和+8 最常见)似乎不影响患者的预后。然而,−7 的获得与 MDS 或 AML 的发病风险增加有关[75],因此提示需要更频繁地监测这些患者的细胞遗传学[55]。

7.4.2 骨髓增生异常综合征(MDS)

7.4.2.1 普遍性细胞遗传学特征

诊断为从头发生的 MDS 患者中约 52% 存在克隆性染色体异常[76],但治疗相关的 MDS 和 AML 患者中,其频率更高,为 76%~97%[77]。在更大宗研究中,MDS 患者异常核型的频率不同,在 38%~73% 之间[76],可能是因为在这些研究中所包括的特定亚型 MDS 患者的比例不同,在特定 MDS 实体中异常核型的发生率也不同。例如,难治性贫血伴环形铁粒细胞的患者,骨髓检查发现细胞遗传学异常的可能性很小(只有大约 1/3 患者),而难治性贫血伴过多原始细胞的患者大约 2/3 携带染色体畸变,在难治性贫血患者中大约检测到一半[76]。

细胞遗传学上,MDS 异质性非常明显,迄今为止公认的重现性染色体畸变超过 100[70],但在结构和数值异常方面累及特异性染色体是高度非随机的。表 7.5 列举了这些重现性异常的最常见发生率。平衡重排相对罕见,如 t(1;3)(p36.3;q21.1)、inv(3)(q21q26.2)/t(3;3)(q21;q26.2)、t(3;21)(q26.2;q22.1)、t(6;9)(p23;q34)、累及 KMT2A(MLL)基因的易位——t(2;11)(p21;q23)、t(9;11)(p22;q23)和(11;16)

(q23;p13.3),并且其中每一种异常在 AML 中都有报道。细胞遗传学异常的 MDS 患者中,绝大多数携带不平衡异常:缺失,最常见的是 5q、20q、7q、11q、13q 和 12p;不平衡易位,如 der(1;

7)(q10;p10),导致同时发生 7q 缺失和 1q 获得;等臂染色体,如 i(17)(q10)、idic(X)(q13)或 i(14)(q10);以及整个染色体获得(如+8、+21 和+11)和/或缺失(如-7、-5、-Y 和-X)。

表 7.5 MDS 中最常见的重现性染色体畸变 *

平衡结构异常	单个染色体畸变性异常患者%（单异常数/患者总数）	平衡结构异常	单个染色体畸变性异常患者%（单异常数/患者总数）
平衡结构异常			
t(1;3)(p36.3;q21.1)	86%(18/21)	t(6;9)(p23;q34)	100%(5/5)
t(3;21)(q26.2;q22.1)	41%(7/17)	t(2;11)(p21;q23)	47%(8/17)
inv(3)(q21q26.2)	32%(10/31)	t(9;11)(p22;q23)	100%(5/5)
t(3;3)(q21;q26.2)	22%(4/18)	t(11;16)(q23;p13.3)	100%(5/5)
不平衡结构异常			
der(1;7)(q10;p10)	70%(104/148)	del(9)(q13-22)	41%(19/46)
dup(q12-32q24-44)	58%(14/24)	del(11)(q11-24q22-25)	40%(49/124)
del(3)(p21)	5%(2/41)	del(12)(p11-13p11-p13)	28%(25/89)
del(3)(q21)	10%(3/31)	del(13)(q11-22q14-34)	41%(39/94)
del(4)(q21-31)	5%(2/38)	i(14)(q10)	35%(6/17)
del(5)(q11-31q31-q35)	48%(496/1025)	del(17)(p11-13p13)	23%(9/40)
dic(5;17)(q11;p11)	20%(2/10)	i(17)(q10)†	72%(36/50)
der(5)t(5;17)(q11-21;q11-21)‡	4%(1/28)	del(20)(q11-13q12-13)	57%(212/369)
del(6)(q13-21q23-24)	16%(9/57)	idic(X)(q13)	74%(14/19)
del(7)(q11-34q22-36)	29%(76/262)		
结构异常:三体			
+2	35%(6/17)	+14	33%(14/43)
+6	21%(12/57)	+15	41%(26/64)
+8	48%(342/717)	+19	18%(14/76)
+9	18%(13/74)	+21	20%(33/164)
+11	33%(28/84)		
数目异常:染色体缺失			
-5	3%(10/290)	-X	23%(13/57)
-7	36%(286/784)	-Y	42%(77/183)

* 数据来自 Mitelman 数据库[70],其中含有 4 109 名 MDS 患者和异常核型,截至 2015 年 7 月 16 日。

† 也描述为 der(17)t(5;17)(p11-12;p11-13)或 der(5;17)(p10;q10)。

‡ 包括一个非常类似的 idic(17)(p11)。

7.4.2.2 MDS 患者的细胞遗传学发现与临床结局之间的相关性

  MDS 患者治疗前的核型发现与生存率和演进为 AML 的风险具有相关性[57,58,76,78-81]。MDS 患者的预后评分系统包括几种重现性异常和正常核型,除核型外还包括血液学和临床特征[80,81]。2012 年引入的修订版国际预后评分系统(IPSS-R)[58]将细胞遗传学分为 5 个预后组:"非常好"组表示孤立的-Y 和 del(11q)(评分 0);"好"组表示正常核型,孤立的 del(5q)、del(12p)、del(20q),和包括 del(5q)在内的两种细胞遗传学异常(评分 1);"中间"组表示孤立的 del(7q)、+8、+19、i(17)(q10)或任何其他单个或双重染色体异常(评分 2);"差"组表示孤立的-7、inv(3)(q21 q26.2)/t(3;3)(q21;q26.2)、del(3q)、包括-7/del(7q)在内的两种染色体异常,以及具有 3 种

异常的复杂核型(评分 3);以及"非常差"组表示具有 ≥4 个异常的复杂核型(评分 4)[81]。IPSS-R 中的其他预后参数包括骨髓原始细胞百分比(评分从 0~3)、血红蛋白水平(评分 0~1.5)、血小板(评分 0~1)和中性粒细胞绝对计数(评分 0~0.5)。将细胞遗传学亚组、骨髓原始细胞百分比和血细胞减少症的危险评分综合考虑,MDS 患者可分为 5 个风险组:非常低组,总分≤1.5;低组,总分>1.5 至 3;中间组,总分>3 至 4.5;高组,总分>4.5 至 6;非常高组,总分>6.5。在 Greenberg 及其同事[81]的研究中,这些风险组的患者的平均生存时间分别为:非常低组,8.8 年;低组,5.3 年;中间组,3 年;高组,1.6 年;非常高组,0.8 年。25%的患者演进为 AML 的时间分别为:非常低组,>14.5 年(未达到中位数);低组,10.8 年;中间组,3.2 年;高组,1.4 年;非常高组,0.7 年[81]。

  IPSS-R 在预测 MDS 患者临床转归中的作用最近已被验

证[82-84],其中包括对接受异基因干细胞移植的 MDS 患者的研究[84]。其中两项研究[82,83]发现 IPSS-R 比旧版 IPSS 系统具有更好的预测能力,部分原因是 MDS 的细胞遗传学分类的改进以及 IPSS-R 内细胞遗传学权重的增加[81]。

7.4.3 急性髓系白血病(AML)

7.4.3.1 普遍性细胞遗传学特征

骨髓或血液的治疗前细胞遗传学分析方法检出 55%~60% 的成人 AML[59-62]和 76%~78% 的儿童 AML[85,86]患者的克隆染色体异常,其余患者具有完全正常的核型,即细胞遗传学正常的 AML(CN-AML)。此外,在成人和儿童 AML 之间,特定染色体异常的频率不同。例如,与儿童相比,成人涉及 11q23/KMT2A 的平衡重排的发生率少 4 倍[59],并且其发生率随着年龄的增长而降低,从 1 岁以下婴儿的大约 50%[87]降至 1-2 岁儿童的大约 40%[88],在更大年龄儿童中约为 9%[88],成人总体上

约为 4%[59,62],60 岁以上患者≤3%[89,90]。与此相似,成人中隐性 t(5;11)(q35;p15)/NUP98-NSD1 的频率比儿童低 7 倍[91],一种罕见的 t(1;22)(p13;q13)/RBM15-MKL1 易位主要发生于 2 岁以下儿童,而成人根本不会发生[92]。另一方面,inv(3)(q21 q26.2)和 t(3;3)(q21;q26.2)在儿童期 AML 几乎从未发现过[85,86],而 del(5q)及导致 5q 丢失的其他异常,以及具有≥5 个畸变的复杂核型,成人比儿童更常见[59]。

在细胞遗传学上,AML 是显著异质性疾病,迄今为止已鉴定出超过 300 个重现性异常[70]。有时发现某些异常是唯一的染色体改变,在其他血液肿瘤或实体瘤中很少(或从未)检测到,它们在白血病发生中起重要作用,并且对携带这些异常的患者的临床特征常有重大影响[59],一般将这些异常视为主要异常。较常见的假定的主要结构异常列于表 7.6 和表 7.7。它们包括平衡异常(即,相互易位、倒置和插入)(见表 7.6)以及那些反复观察到作为唯一染色体畸变的不平衡异常(缺失、等臂染色体和不平衡易位)(见表 7.7)。数目异常作为唯一发现

表 7.6 AML 中具有假定主要意义的较常见的平衡染色体异常及其相关的非随机次要异常[a]

染色体异常	重排的基因	单独染色体畸变性异常的患者%(异常数/患者总数)	重现性次要异常(次要异常患者%)[b]
t(1;3)(p36.3;q21.1)	RPN1-PRDM16	65%(32/49)	del(5q)(12%)
t(1;22)(p13;q13)	RBM15-MKL1	79%(34/43)	+19(12%)
t(2;3)(p15-21;q26-27)	MECOM	50%(10/20)	-7(45%)
inv(3)(q21q26.2)	GATA2/MECOM	35%(117/332)	−7(54%)
t(3;3)(q21;q26.2)[c]	GATA2/MECOM	44%(65/148)	−7(48%)
t(3;12)(q26;p13)	ETV6-MECOM	65%(24/37)	−7(16%)
t(3;21)(q26.2;q22)	RUNX1-MECOM 或 RUNX1-RPL22P1	48%(30/62)	−7(15%)
t(3;5)(q25;q34)[d]	MLF1-NPM1	82%(58/71)	+8(10%)
t(6;9)(p23;q34)	DEK-NUP214	84%(79/96)	无
t(5;11)(q35;p15)	NUP98-NSD1 或 STIM1-NSD1	74%(28/38)	del(9q)(13%)和+8(11%)
t(7;11)(p15;p15)	HOXA9-NUP98 或 HOXA11-NUP98 或 HOA13-NUP98	87%(58/67)	无
t(8;16)(p11;p13)	KAT6A-CREBBP	59%(69/117)	无
t(9;22)(q34;q11.2)	BCR-ABL1	41%(95/233)	−7(14%),+8(14%)和+der(22)t(9;22)(11%)
t(8;21)(q22;q22)	RUNX1T1-RUNX1	43%(694/1 609)	−Y(33%)[e],−X(13%)[f]和 del(9q)(11%)
t(10;11)(p11-15;q13-23)	MLLT10-PICALM	49%(44/89)	+4(10%)
t(1;11)(q21;q23)	MLLT11-KMT2A	77%(20/26)	+19(12%)
t(2;11)(p21;q23)	KMT2A	50%(11/22)	del(5q)(27%)
t(4;11)(q21;q23)	KMT2A-AFF1	62%(18/29)	+8(14%)
t(6;11)(q27;q23)	KMT2A-MLLT4	90%(89/99)	无
t(9;11)(p22;q23)	KMT2A-MLLT3	68%(188/278)	+8(18%)
ins(10;11)(p11-13;q23q13-25)	KMT2A-MLLT10	50%(15/30)	+8(23%)
t(10;11)(p11-13;q23)	KMT2A-MLLT10	62%(32/52)	+8(12%)
t(11;17)(q23;q12-21)	KMT2A-MLLT6	78%(38/49)	+8(12%)
t(11;17)(q23;q25)	KMT2A-SEPT9	67%(24/36)	+8(11%)
t(11;19)(q23;p13.1)	KMT2A-ELL	85%(58/69)	无

续表

染色体异常	重排的基因	单独染色体畸变性异常的患者%（异常数/患者总数）	重现性次要异常（次要异常患者%）[b]
t（11;19）（q23;p13.3）	*KMT2A-MLLT1*	40%（19/47）	+8（19%）
t（4;12）（q11-12;p13）	*CHIC2-ETV6*	68%（17/25）	-7（16%）
t（12;22）（p12-13;q11-13）	*ETV6-MN1*	23%（5/22）	+8（32%）和-7（18%）
t（15;17）（q22;q12-21）[g]	*PML-RARA*	72%（872/1 218）	+8（12%）
inv（16）（p13.1q22）	*MYH11-CBFB*	69%（627/909）	+22（13%）和+8（10%）
t（16;16）（p13.1;q22）	*MYH11-CBFB*	82%（40/49）	+22（16%）
inv（16）（p13q24）[h]	*CBFA2T3-GLIS2*	69%（22/32）	无
t（16;21）（q24;q22）	*CBFA2T3-RUNX1*	26%（6/23）	+8（57%）
t（16;21）（p11;q22）	*FUS-ERG*	67%（41/61）	+10（11%）

[a] 数据来自 Mitelman 数据库[70]，其中含有 16 854 名 AML 患者和异常核型，截至 2015 年 7 月 16 日。

[b] 具有某个主要异常的患者发生的次要异常≥10%才列入表中。

[c] 这种异常也可判读为 ins（3;3）（q21;q21q26）。

[d] 这种易位也可报告为 t（3;5）（q21;q31）。

[e] -Y 见于具有 t（8;21）男性患者的 57%。

[f] -X 见于具有 t（8;21）男性患者的 33%。

[g] t（15;17）中的这种断点被不同地指定为 15q22 或 15q24，以及 17q11、17q12、17q21 或 17q22。

[h] 这种异常是隐匿的，Mitelman 数据库[70]未列入具有这种倒置的个体患者。数据来自 Masetti 等[120]和 Gruber 等[119]。

表 7.7　AML 中具有假定主要意义的不平衡染色体异常

染色体异常	单个染色体畸变性异常患者%（单异常数/患者总数）	染色体异常	单个染色体畸变性异常患者%（单异常数/患者总数）
导致染色体片段的缺失			
del（p12-34p34-36）	5%（5/102）	del（9）（q11-34q12-34）	24%（127/540）
del（q12-32q25-44）	8%（7/93）	del（11）（p11-14p13-15）	16%（16/101）
del（2）（p11-23p13-25）	15%（9/60）	del（11）（q13-23q22-25）	29%（96/330）
del（2）（q11-34q13-37）	7%（6/81）	del（12）（p11-13p12-13）	19%（55/289）
del（3）（p11-25p14-26）	6%（9/151）	del（13）（q11-22q14-34）	13%（25/189）
del（3）（q11-27q21-29）	10%（16/166）	del（15）（q11-22q14-34）	19%（16/83）
del（5）（q12-31q31-35）	16%（229/1 388）	del（16）（q12-22q21-24）	35%（50/141）
del（6）（p12-p22p23-25）	20%（12/60）	del（17）（p11-13p12-13）	4%（5/118）
del（6）（q13-24-q21-27）	18%（34/192）	del（17）（q11-23q21-25）	29%（17/58）
del（7）（p11-21p14-22）	12%（11/89）	del（20）（q11-13q12-13）	32%（87/274）
del（7）（q11-34q22-36）	18%（132/752）	del（21）（q11-22q21-q22）	13%（5/39）
del（8）（q11-24q22-24）	13%（9/72）	del（22）（q11-13q13）	13%（6/45）
del（9）（p11-22p13-24）	12%（8/67）	del（X）（q13-24q24-28）	33%（13/39）
导致染色体片段的获得			
dup（q11-32q24-44）	21%（10/48）	+i（4）（p10）	80%（4/5）
+i（q10）	47%（7/15）	+i（12）（p10）	43%（3/7）
导致染色体片段的缺失和获得			
der（1;7）（q10;p10）	57%（38/67）	der（16）t（1;16）（q21-32;p13）	50%（3/6）
i（7）（p10）	67%（4/6）	der（16）t（1;16）（q11-25;q11-24）	53%（8/15）
i（7）（q10）	32%（12/37）	i（17）（q10）	38%（60/158）
der（13）t（1;13）（q11-24;p11-13）	60%（3/5）	i（21）（q10）	11%（5/47）
i（13）（q10）	21%（4/19）	idic（X）（q13）	71%（12/17）
i（14）（q10）	27%（3/11）		

数据来自 Mitelman 数据库[70]，其中含有 16 854 名 AML 患者和异常核型，截至 2015 年 7 月 16 日。

表中仅列入至少 3 例 AML 患者携带的染色体畸变。

的改变时,也可能被认为主要异常。最常见的单独三体是+8,见于大约4%的AML患者,其次是+11、+13、+21和+4,而最常见的单独单体是-7,其次是-Y。

主要异常可伴有次要染色体改变,其特异性一般较低,通常不平衡,并可能同时发生数种独特的AML主要畸变,甚或伴有其他白血病类型或非血液学恶性疾病的主要畸变[59]。最广泛的次要改变是+8,在伴有 t(3;5)(q25;q34)、t(5;11)(q35;p15)、t(9;22)(q34;q11.2)、t(12;22)(p12-13;q11-13)、t(15;17)(q22;q12-21)、inv(16)(p13.1q22)和t(16;21)(q24;q22)重排和涉及11q23/KMT2A的重排[t(4;11)(q21;q23)、t(9;11)(p22;q23)、ins(10;11)(p11-13;q23q13-25)、t(10;11)(p11-13;q23)、t(11;17)(q23;q12-21)、t(11;17)(q23;q25)和t(11;19)(q23;p13.3)]的AML患者中反复发出现(见表7.6),并可见于诊断为 MDS、ALL、淋巴瘤和实体瘤的患者[70]。如表7.6所示,伴有某些主要变化的次要异常比其他异常更常见。例如,在 inv(3)(q21 q26.2)/t(3;3)(q21;q26.2)、t(8;21)(q22;q22)或t(9;22)(q34;q11.2)的患者中,至少60%~70%检测到一种次要改变,而在 t(15;17)(q22;q12-21)、t(16;21)(p11;q22)或 inv(16)(p13.1q22)的患者中大约仅有1/3检出次要改变,在 t(3;5)(q25;q34)、t(6;9)(p23;q34)、t(6;11)(q27;q23)、t(7;11)(p15;p15)或 t(11;19)(q23;p13.1)的患者中仅有15%。

7.4.3.2 AML 患者的细胞遗传学发现与临床结局之间的相关性

大量合作研究的结果表明,AML患者治疗前细胞遗传学发现是获得完全缓解(CR)以及无病生存期(DFS)和OS的最重要的独立决定因素之一[60-62,85,86,89,90],并提出根据治疗前核型将AML患者分为好、中或差的预后风险组(表7.8)。虽然这些分类之间存在一些差异,但有几个染色体异常几乎一致地归入以下类别:有利预后的风险组,如 t(15;17)、t(8;21)和 inv(16)/t(16;16);中间预后的风险组,如-Y和+8;不利预后的风险,如 inv(3)或 t(3;3)、-7和复杂核型。

7.4.3.3 APL 伴 t(15;17)(q22,q12)/PML-RARA 或变异型易位

目前,预后最好的AML亚群是急性早幼粒细胞白血病(APL)伴 t(15;17)(q22;q12-21)/PML-RARA 易位,因为在最近的研究中[93],使用含有全反式维甲酸(ATRA)和/或三氧化二砷(ATO)的靶向治疗方案能导致90%~95%的CR率,治愈率高达85%。重要的是,确定新诊断的APL患者是携带最常见的 t(15;17)/PML-RARA 易位,还是携带任何罕见的变异型RARA重排,其中涉及除15号染色体以外的染色体,这些罕见重排如 t(4;17)(q12;q21)/FIP1L1-RAR、t(5;17)(q35;q21)/NPM1-RARA、t(11;17)(q23;q21)/ZBTB16-RARA 或染色体17的亚显微重排并导致 STAT5B-RARA 融合[67]。伴有 ZBTB16-RARA 和 STAT5B-RARA 的后两种APL亚型对ATRA耐药,预后较差。此外,迄今为止,只有 t(15;17)/PML-RARA 易位的APL对ATO有治疗反应[94]。出现继发于 t(15;17)的异常似乎不影响患者的预后[62],但最近研究发现,具有≥3个异常的复杂核型与较低CR率和较短OS相关[95]。

7.4.3.4 核心结合因子 AML 伴 t(8;21)(q22;q22)/RUNX1-RUNX1T1 或 inv(16)(p13.1q22)/t(16;16)(p13.1;q22)/CBFB-MYH11

有两种异常始终与相对较好的预后相关[60,61,63,96-99],特别是使用大剂量阿糖胞苷重复周期作为缓解后治疗的患者[100,101]。这两种异常为 t(8;21)(q22;q22)和 inv(16)(p13.1q22)/t(16;16)(p13.1;q22),两者在分子水平相关,因为前者破坏 RUNX1 基因,后者破坏 CBFB 基因,而这两种基因分别编码核心结合因子(CBF)复合物的 α 和 β 亚基。CBF复合物是一种异源性转录因子,通过调节基因转录而影响与造血分化有关的蛋白质。携带这两种细胞遗传学重排的患者具有相似的高 CR 率(85%~89%)和治愈率(55%~60%)[98,99]。t(8;21)阳性患者的临床结局似乎不受继发性畸变的影响,而 inv(16)/t(16;16)阳性患者+22 与较低的复发风险和较长的 OS 有关,而+8 与较短的 OS 有关[98,99]。这两种细胞遗传学类型的 CBF-AML 中,已发现 KIT 突变是不利的预后因素[102,103]。

7.4.3.5 AML 伴 t(6;9)(p23;q34)/DEK-NUP214 或 inv(3)(q21q26.2)/t(3;3)(q21;q26.2)/GATA2/MECOM

与上述畸变相比,界定 WHO 分类中"AML 伴重现性遗传学异常"这一特定实体的两种基因重排,即 t(6;9)(p23;q34)/DEK-NUP214 和 inv(3)(q21 q26.2)/t(3;3)(q21;q26.2)/GATA2/MECOM,提示预后非常差[60-62,97,104,105]。在大约85%的 t(6;9)患者中,该易位是孤立的细胞遗传学畸变,但在 2/3 患者中,该易位伴有一种分子改变,即 FLT3 基因的内部串联重复(FLT3-ITD),这是 AML 的不利预后因素[104,105]。然而,FLT3-ITD 存在与否似乎并不影响化疗的临床结局,成人和儿童的预后都非常差[104,105]。最近的数据表明,异基因干细胞移植可能改善患者的预后[106],似乎也是 inv(3)/t(3;3)患者的唯一治疗选择[107],无论是否存在-7 这种继发性异常(见于大约50%的患者,见表7.6),其临床结局都很差[63,69]。然而,在一项研究中,-7 患者比没有-7 的患者表现得更差[108]。

7.4.3.6 AML 伴 t(9;22)(q34;q11.2)/BCR-ABL1

本病已成为 WHO 分类中一种新的暂定实体,即"AML 伴重现性遗传学异常"[6],其临床预后也差[60,62]。目前,将携带 t(9;22)易位的患者诊断为 AML 具有某些争议,因为通常认为本病属于未被发现的 CML 慢性期后发生的急变期,因此认为本病不是 AML 而是 CML。最近的研究仔细比较了 t(9;22)阳性 AML 患者与 CML 急变期患者的临床、细胞遗传学和分子遗传学特征,发现了有助于区分这两种实体的若干特征[109-111]。

与 CML 患者相比,AML 患者具有较高比例的外周血原始细胞[110];发生脾肿大或外周血嗜碱性粒细胞增多症的可能性较小;罕见[109]或未见[110,111]CML 急变期所特有的继发性主要途径异常,但有时有 7 号染色体异常[-7/del(7q)][109];偶有 NPM1 突变(约 20%)[110],它来自 19p 染色体物质的隐性获得[111],常丢失 IKZF1 和/或 CDKN2A 基因,Ig 基因和 TCR 基因中的隐性缺失[111],以及特异性基因组印记[111]。识别 AML 伴

表 7.8　成人 AML 主要合作研究和欧洲白血病网络分类对细胞遗传学发现的预后分类

CG 风险组	较年轻成人患者*		较年长成人患者†			成人患者，年龄不限‡			
	SWOG/ECOG‡[60]	MRC[62]	MRC[96]	AMLSG[90]	意大利 Eleven 中心[97]	CALGB§[61]			欧洲白血病网[53]
						CR 率	CIR	OS	
有利(好)	t(15;17), t(8;21) [若无 del(9q) 或 CK], inv(16)/t(16;16)/del(16q)	t(15;17), t(8;21), inv(16)/t(16;)/t(16;16)	t(15;17), t(8;21), inv(16)/t(16;16)	t(15;17), t(8;21), inv(16)/t(16;16)	t(8;21), inv(16)/t(16;16)	t(8;21), inv(16)/t(16;16)	t(8;21), inv(16)/t(16;16)	t(8;21), inv(16)/t(16;16) (9q)¶	t(8;21), inv(16)/t(16;16), 正常核型伴 CEBPA 突变和/或 NPM1 突变无 FLT3-ITD
中间(中)	正常核型, +6, +8, -Y, del(12p)	正常核型, 除外预后好或差组的异常	正常核型, 单独+8, 异常(11q23), 除外预后好或差组的异常	正常核型, t(8;21), t(11q23), 非 CK 内+8, 非 CK 内+11	正常核型, 异常(11q23), +8, del(7q), 其他结构目, 其他结构	正常核型, -Y, del(5q), t(6;9), t(6;11), -7, -7q, 单独+8, +8伴1个其他异常, del(9q), t(9;11), +11, del(11q23), t(11;19)(q23;p13.1), +13, del(20q), +21	正常核型, Y, t(9;11), del(5q), t(6;9), 单独+8, +8伴1个其他异常, +13	正常核型, -Y, del(9q), -7q, t(9;11), +11, del(11q), +13, del(20q), +21	正常核型伴野生型 CEBPA 和野生型 NPM1 伴 FLT3-ITD 或不伴 FLT3-ITD, NPM1 突变伴 FLT3-ITD (中-1) t(9;11)(p22;q23), 除外预后好或差组的异常(中-II)
不利(差)	-5/del(5q), -7/del(7q), 异常(3q), 异常(9q), 异常(11q), 异常(20q), 异常(21q), 异常(17p), t(6;9), t(9;22), CK(≥3异常)	异常(3q) [除外 t(3;5), inv(3)/t(3;3), add(5q)/del(5q)/-5, add(7q)/del(7q)/-7 (除外预后好的核型)的, t(6;11), t(10;11), t(11q23) [除外 t(9;11) 和 t(11;19)], -17/异常(17p), CK(≥4异常, 除外预后好的异常)	-7, del(5q)/-5, 异常合并(3q)异常, 并含这3个其他异常; CK(≥5异常)	+4, +14, +21, +22, del(5q)/-5异常, 异常(12p), del(13q), -17/del(17p), -18, -20/del(20q), CK[≥3异常, 无 t(8;21), t(11q23), t(15;17), 或 t(16)/t(16;16)]	del(5q), -7, 异常(3)(q21q26), t(6;9) CK(>3个不相关异常)	-7, +21, CK[≥3异常, 除外21], inv(16)/t(16;16)或 t(9;11)]	-7, +21, CK[≥3异常, 除外21], inv(16)/t(16;16)或 t(9;11)]	inv(3)/t(3;3), t(6;9), t(6;11), -7, 单独+8, +8伴1个其他异常, t(11;19)(q23;p13.1), CK[≥3异常, 除外21], inv(16), t(16;16)或 t(9;11)]	inv(3)/t(3;3), t(6;9), t(v;11)(v;q23) [除外 t(9;11)], -5或 del(5q), -7, 异常(17p), CK, [≥3异常, 除非 WHO 命名的重现性易位或倒置, 即 t(8;21), inv(16), 或/t(16;16), t(15;17), t(9;11), t(6;9), t(v;11)(v;q23), inv(3)或 t(3;3)]

*SWOG/ECOG 研究[60]包括 15~55 岁患者，MRC 研究[62]包括 16~59 岁患者。

†MRC 研究[96]包括 41~99 岁患者(中位年龄 66 岁)，AMLSG 研究[90]包括 60 岁以上患者。

‡未列入的所有异常视为未知风险。

§一组 13 例 del(9q)患者为预后好，中或差风险的异常未列入这种风险评估模型中。

¶一组 13 例 del(9q)患者为预后好，包括 6 例受移植的患者(仅用化疗治疗的非移植植者；仅接受非方案非移植植者的中风险。

CG，细胞遗传学；CK，复杂核型；AMSLG，德国-奥地利 AML 研究组；CALGB，癌症和白血病 B 组；CIR，累积复发率；CR，完全缓解；ECOG，东部肿瘤协作组；MRC，医学研究委员会；OS，总生存；SWOG，西南肿瘤研究组。

t(9;22)/BCR-ABL1 很重要,因为可用酪氨酸激酶抑制剂进行靶向治疗作用。

7.4.3.7　AML 伴复杂核型

　　另一种预后极差的细胞遗传学亚群是复杂核型,在所有 AML 患者中其发生率为 10%~12%(复杂核型定义为≥3 个畸变)或 8%~9%(复杂核型定义为≥5 个畸变)[112]。携带复杂核型的患者,CR 率介于 10%~40%,5 年 OS 率<10%[112]。值得注意的是,不同研究对复杂核型的定义不同,如:≥5 条不相关的染色体异常[96]、>3 条异常[97]、≥4 条异常(排除有利或不利预后的特异性畸变)[62]或≥3 条异常并且通常不包括 t(8;21)、inv(16)/t(16;16)和 t(15;17)[60,61,90]。对于个别患者,复杂核型可能包含多种数目的染色体畸变,偶尔可能多达 30 个左右,但特定结构和数值异常的发生不是随机的[112]。罕见平衡重排,大多数畸变为不平衡重排,导致染色体物质丢失,最常见的染色质丢失来自 5q、17p、7q、18q、16q、17q、12p、20q、18p 和 3p(按降序排列)。很少发生重现性染色体获得,通常隐藏在标记染色体中或表现为部分识别的异常,主要涉及 8q、11q、21q、22q、1p、9p 和 13q[112]。大约 5%的复杂核型患者只有染色体数目异常(如:+8、+13、+21、+14、+10 和+19)。最近报道,这些患者的 OS 优于超二倍体复杂核型的患者,后者携带一种或多种不利预后的结构性异常,即−5/del(5q)、−7/del(7q)、异常 3q 或 17p、t(9;22)和 11q23/KMT2A(MLL)易位,但 t(11;19)除外[113]。

　　在携带复杂核型的 AML 患者中发现的大多数染色体改变尚无充分的分子测序研究,但 17p 异常与 TP53 基因缺失和/或突变之间具有高度关联[114]。与没有 TP53 基因异常的患者相比,TP53 基因异常使得复杂核型患者远期临床结局更差,其 CR 率更低,无复发生存期和 OS 更短[114]。在具有 TP53 基因突变的患者中,多达 50%的患者可以通过染色体碎裂(chromothripsis)产生复杂核型[47]。具有 TP53 基因突变和染色体碎裂的患者,比没有染色体碎裂的患者预后差[47]。

7.4.3.8　AML 伴 t(9;11)(p22;q23)/KMT2A-MLLT3 和 AML 伴涉及 11q23/KMT2A 的其他重排

　　在损害染色体条带 11q23 和 KMT2A 基因[115]的 120 多种细胞遗传学异常中,t(9;11)(p22;q23)/KMT2A-MLLT3 易位是最常见的,这些患者通常被归入中度细胞遗传学风险类别[53,61,62],因为其临床结局优于涉及 11q23/KMT2A 其他重排的患者[116,117],后者一般归入不利风险组[60-62]。在 2/3 的患者中,t(9;11)是唯一的染色体改变,而 18%的患者有继发性+8,4%~5%的患者有继发性+19 或+21[70]。最近的一项大型儿科研究发现,11q23/KMT2A 伴继发性+8 的患者具有较低的复发率,而+19 是独立的不利预后因素,不仅影响复发率,而且影响无事件生存率(EFS)和 OS[118]。

7.4.3.9　细胞遗传学正常的 AML

　　AML 最大的细胞遗传学亚群是细胞遗传学正常的急性髓系白血病(CN-AML)。在 40%~45%的成人和 22%~24%的儿童中检测到 CN-AML[59,85,86],并且患者无任何克隆性染色体异

常。在儿童 AML 中,一部分患者用标准细胞遗传学分析显示具有正常核型,但可能存在隐性重排,如:不利预后的 t(5;11)(q35;p15)/NUP98-NSD1[91]或 inv(16)(p13.3q24.3)/CBFA2T3-GLIS2[119,120],但是成人患者罕见(前者)或不会发生(后者)。将所有的 CN-AML 患者作为一组进行分析,在所有主要的细胞遗传学风险分类中,它们具有中间预后,因为它们的 CR、DFS 和 OS 率比充分治疗的 t(8;21)、inv(16)或 t(15;17)患者差,但比不利畸变的患者好[121]。然而,CN-AML 的分子学异质性非常明显,其实几种分子学改变具有预后意义[121]。其中,NPM1 突变、CEBPA 双突变和高表达 miR-181a 与与有利预后相关,而不利预后相关性突变包括:FLT3-ITD,是 MT2A(MLL)[KMT2A(MLL)-PTD]的部分串联重复;DNMT3A(R882 突变和非 R882 突变)、IDH1、IDH2(R172 突变)、TET2、ASXL1、RUNX1、WT1 和 BCOR 等基因突变;GAS6 表达;以及 BAALC、ERG、MN1、SPARC、DNMT3B、miR-3151 和 miR-155 等基因的高表达[121,122]。在最新版 WHO 分类中,NPM1 突变和 CEBPA 双突变分别代表不同疾病实体,而 RUNX1 突变代表一种暂定实体[6]。NPM1 突变不仅发生于 6%~25%的接近老年的 CN-AML 患者,他们通常没有 NPM1 突变或 CEBPA 突变[123-125],而且,在高达 1/3 的非复杂核型 AML 患者中也能检测到 NPM1 突变,这些重现性异常包括−7/del(7q)、+8、+11 或+2[112,126],并且尤其常见于单独+13(约 90%的患者)[123]。同一名 CN-AML 患者常常会发现一种以上有预后意义的突变和基因表达改变,因此有必要研究多重分子遗传学改变对患者预后的影响。

7.4.3.10　欧洲白血病网分类的预后意义

　　最近,欧洲白血病网(ELN)提议,将 3 个公认的分子遗传标记(即,NPM1 和 CEBPA 突变,以及 FLT3-ITD)纳入细胞遗传学和分子学异常的标准化报告系统,用于将 AML 的遗传发现与治疗结果相关联[53]。利用这些突变,将 CN-AML 患者分类为 ELN 遗传学有利组或 ELN 遗传学中间Ⅰ组,而具有异常核型的患者仅根据其细胞遗传学发现进行分类(见表 7.8)。最近已证实 4 个 ELN 遗传学分组能预测治疗结果[127,128],并且独立于其他已确定的预后因素[128]。因为<60 岁与≥60 岁的患者在 ELN 有利、中间和不利的遗传学分组中占据的百分比不同,并且在每个 ELN 分组中老年患者的预后比年轻患者差,在使用 ELN 分类时,应将老年和年轻患者分开报告。

7.4.4　前驱淋巴系肿瘤

　　染色体异常是 ALL 最重要的预后因素之一。大多数患者有异常的核型,这种改变包括数量(非整倍体)和结构的异常;后者主要包括易位和缺失。重现性异常与形态和免疫表型相关,可用于定义具有不同治疗反应和不同预后的亚型。根据细胞系将 ALL 分为组:B 细胞型和 T 细胞型 ALL。儿童和成人的 ALL 在重现性异常的发生率方面有很大差异[129]。

　　在有预后意义的各种重现性异常中,t(9;22)(q34;q11.2)、t(4;11)(q21;q23)、t(12;21)(p13;q22)和 t(1;19)(q23;p13)是最重要的,将它们结合临床特征(如年龄、白细胞计数)用于风险评估和治疗决策[59,63,130-132]。

　　与不利的或中间预后相关的其他一些重现性染色体异常包括,如低超二倍体(47~50 条染色体)、−5/del(5q)、+8、+21、 del(1p)、del(6q)、del/t(9p)和 del(12p)。因为这些异常常与其他一些重现性易位或染色体异常同时发生,它们对预后的真正影响很难确定。4%～6% 成人 T-ALL 中发现 TCR 位点的异常,其中 t(10;14)(q24;q11)最常见。伴有这种易位的患者通过传统的多药物联合治疗,预后非常好[63,131]。

7.4.4.1　B 淋巴母细胞白血病/淋巴瘤

1. t(9;22)(q34.1;q11.2)/BCR-ABL1

在 ALL 患者中,成人比儿童更常见这种易位(分别为 25% 和 9%)。在这两个年龄组中,这种易位在历史上预后较差,但现在可选择酪氨酸激酶抑制剂进行靶向治疗,从而改进预后。儿童患者的白细胞百分比、白细胞计数和治疗反应可作为更有利的预后的指标。

2. t(v;11q23)/KMT2A(MLL)重排

这是 1 岁以下婴幼儿白血病最常见的表现,并且主要与该年龄组的 t(4;11)易位有关。与 AML 相似,这些重排在年长儿童中较少发生,并且随着成人年龄的增长,其在 ALL 中的发生率增加。这些患者具有较高的白细胞百分比和白细胞计数,常累及中枢神经系统。最常见的复发伙伴基因是 AFF1(位于 4q21 的 AF4)。其他常见的伙伴基因是 MLLT1(位于 19p13.3 的 ENL)和 MLT3(位于 9p22 的 AF9)。KMT2A-MLLT1 融合在 T 细胞 ALL 中更为常见。携带 t(4;11)(q21;q23)/KMT2A-AFF1 的患者预后差[133]。

3. t(12;21)(p13;q22)/ETV6-RUNX1(TEL-AML1)

这种易位在 1～10 岁的儿童 B-ALL 患者中较为常见,而在 T-ALL 中未见。根据标准的风险因素,许多 B-ALL 患者属于高危组,因此受到积极治疗。这种易位将有利预后的儿童亚群区分开来,他们可能受益于毒性较小且强度较小的治疗。由于 12p 和 21q 列片段的形态相似,用标准的细胞遗传学方法不能检测到这种易位,需要用分子细胞遗传学方法来检测[59,131,132]。

4. t(5;14)(q31;q32)/IGH/IL3

这种易位将 IGH 基因与白细胞介素-3 基因(IL3)并列。这种易位罕见,不到 ALL 的 1%,并且与循环嗜酸性粒细胞的增加有关。儿童和成人患者都可以存在这种易位。临床特征与其他 ALL 相似[6]。

5. t(1;19)(q23;p13.3)/TCF3(E2A)-PBX1

这种易位可识别一组高危患者,通常早期治疗失败,因此需要强化多药治疗[134]。这种易位在儿科 B-ALL 中更为常见。在一项大型研究中,即使调整了公认的不利临床特征,携带这种易位的 B-ALL 仍然具有显著的不利预后,表明它是一个独立的危险因素[59,135]。

7.4.4.2　高超二倍体

高超二倍体是指染色体数目为 50～66 的多倍体核型,通常无结构异常。特异的额外染色体的分布是非随机的,其中 X、4、14 和 21 号染色体是最常见的获得染色体[136]。高超二倍体常见于儿童,是最有利的预后因素,治愈率超过 90%。然而,成人并不像儿童那样预后好。

7.4.4.3　T 淋巴母细胞白血病/淋巴瘤

TCR 易位

在儿童和成人 T-ALL 患者中,t(10;14)(q24;q11)/TCR/

TXL1 易位的发生率分别为 7% 和 30%,而 t(5;14)(q11;q35)/TCR/TXL3 分别为 30% 和 10%～15%。这两种易位均有预后意义,前者为有利预后[137],后者为不利预后[138]。

7.4.4.4　ALL 中有预后意义的拷贝数变化

对儿童和成人的 B-ALL 和 T-ALL 进行 CGH 阵列研究发现,在细胞遗传学定义的亚群中,基因组获得和缺失的频率变化较大[139,140]。携带高超二倍体的儿童 B-ALL 患者常显示基因组扩增,但在其他亚群中很少发现。在所有亚群中均可检测到基因组缺失,其中具有 t(12;21)(p13;q22)和超二倍体的亚群发生率最高,而具有 11q23/KMT2A(MLL)重排的亚群发生率最低。在儿童和成人的 B-ALL 中,染色体内基因缺失的发生率大于获得,大多数缺失的平均长度小于 1Mb,因而在细胞遗传学上是隐匿的。重要的是,在 B-ALL 中调节 B 细胞分化的关键基因常有高频率基因组异常,提示这些基因组不平衡性在疾病发生中起重要作用。在 ALL 患者的 t(9;22)(q34;q11)的亚群中,超过 80% 的患者可检测到微缺失(包括位于 7q12 的 IKZF1),目前认为是缺失,并且与 CML 向 ALL 转化(淋巴母细胞危象)相关[141,142]。

7.4.5　成熟淋巴系肿瘤

这是异质性极其显著的一组疾病。起源于 B 细胞系的淋巴瘤约占该组肿瘤的 85%,目前获得的细胞遗传学信息大多来自 B 细胞非霍奇金淋巴瘤(NHL)。其余 15% 起源于 T 细胞系或者 NK 细胞系,由于发病率低且难以获得合适的肿瘤标本,其细胞遗传学数据很少。大多数淋巴瘤以携带多种异常的复杂核型为特点,已经鉴定了多种重现性易位、获得、缺失和扩增。虽然不是特征性的,但这些重现性易位与特定的疾病相关(表 7.9)。在此,我们详细描述与成熟 B 细胞淋巴瘤相关的最常见的重现性细胞遗传学标记,主要是导致癌基因激活的免疫球蛋白基因易位。

7.4.5.1　成熟 B 细胞肿瘤

(1) CLL 中主要畸变缺失

大多数成熟淋巴系肿瘤具有特定的 IG 染色体易位,而 CLL 罕见这些重排。早期研究认为,涉及 IGH 和 CND1 位点的 t(11;14)(q13.3;q32.3)常见于 CLL,实际上,上述研究中的病例主要为白血病 MCL 或脾淋巴瘤,而在真正的 CLL 中未发现这种易位。然而,CLL 确定可以发生 IG 易位,但发生率很低;据报道,约占所有病例的 2% 以下,涉及 BCL2、BCL3 和 BCL11A 等。这些易位的病理后果是癌基因的表达下调,这是由于 IG 增强子在物理学上是并置的[143]。相反,CLL 的特征是重现性染色体失衡,即,13q14 缺失、12q13 获得(多为 12 三体)、11q22.3 缺失和 17p13 缺失[144]。这些遗传学异常可能是由于各自区域中有断点而导致的非重现性易位,特别是 13q14 缺失[17,145]。常规细胞遗传学分析只能发现少数病例显示异常核型,但异常核型可以通过刺激(如,用 CpG 寡核苷酸)增强。然而,这些遗传学异常在细胞遗传学上通常是隐匿的,尤其是 13q14 缺失,大约存在于一半的 CLL 病例中。CLL 中检测到复杂核型是预后差的指标,主要与影响 TP53 基因的 17p 缺失有关[146,147]。TP53 缺失或突变是最强的不利预后指标。总的来

表 7.9 成熟 B 细胞肿瘤(非霍奇金淋巴瘤)中有诊断和预后意义的重现性克隆性染色体异常

组织学亚型	诊断	进展/转化	中间或不利预后	有利预后
CLL/SLL		+12,del(11q),del(6q),del(17p),t/der(14)(q32)	+12,del(11q),del(17p)	del(13q)
PCM	t(11;14)(q13;q32) t(4;14)(p16;q32) t(14;16)(q32;q23) t(6;14)(p21;q32) t(6;14)(p25;q32) t(14;20)(q32;q11)	Dup(1q),t(8;14)(q24;q32)	−13/del(13q),t(4;14)(p16;q32)	t(11;14)(q13;q32)
MALToma	t(11;18)(q21;q21) t(1;14)(p22;q32) t(14;18)(q32;q21)		t(11;18)(q21;q21) t(1;14)(p22;q32)	
FL	t(14;18)(q32;q21)*	t/der(1q),+7,del(6q),del(17p),t(8;14)(q24;q32)	del(17p),t(8;14)(q24;q32)	
MCL	t(11;14)(q13;q32) CCND2 易位†		dup(3q26),dup(12q14),del(8p21),del(9p21),del(9q22),del(13q14),del(17p13),t(8;14)(q24;q32)	
ABC,DLBCL		der(q21),del(6q),del(9p21),del(17p)	der(q21),del(6q),t(8;14)(q24;q32)	
GCB,DLBCL	t(14;18)(q32;q21)* IRF4 易位	der(q21),+7,del(6q),del(17p)	der(1q)(21),del(6q),del(9p21),t(8;14)(q24;q32)	
BL	t(8;14)(q24;q32)‡ dup/inv(11q)	dup(1q),del(17p),+21	dup(1q),dup(7q),del(13q)	
ALCL	t(2;5)(p23;q25)§ t(6;7)(p25.3;q32.3)		TP63 重排	t(2;5)(p23;q25)§

*包括的变异型:t(2;18)(p12;q21)和t(18;22)(q21;q11)。

†主要为 CCND2 易位,伴免疫球蛋白轻链 t(2;12)(p12;p13)/IGK/CCND2 和 t(12;22)(p13;q11)/IGL/CCND2,以及较少见的 t(12;14)(p13;q32)/IGH/CCND2。尚无商用 FISH 探针。

‡包括的变异型:t(2;8)(p12;q24)和t(8;22)(q24;q11)。

§包括的变异型:t(2;5):t(1;2)(q25;p23),inv(2)(p23;q35),t(2;2)(p23;q23),t(2;3)(p23;q21),t(2;19)(p23;p13),和t(X;2)(q11-12;p23)。

说,由于生物学和遗传学方面的特性,CLL 更适合用一组针对重现性畸变的探针进行 FISH 诊断,而不是常规细胞遗传学检测。另外,有人提议使用基于阵列的诊断工具来检测 CLL 畸变[148-150]。

(2) 浆细胞骨髓瘤的主要畸变

浆细胞骨髓瘤(PCM)在遗传学上是一种异质性疾病。细胞遗传学研究表明,许多特异性易位影响 IGH 位点(占肿瘤的 55%~70%),其中一些是隐性的,只能用 FISH 检测。最常见的异常涉及以下癌基因:CCND1(15%~18%)、MAF(5%)、FGFR3/MMSET(WHSC1)(15%)、CCND3(3%)和 MAFB(2%)[6]。PCM 中也有 IRF4 基因的易位[24]。其余病例大多是二倍体,以染色体5、9、15 和 19 的获得最为常见。IGH 重排和超二倍体似乎是早期遗传学事件[6]。13q 缺失是 PCM 中最常见的改变,如果细胞遗传学能够检测到,则预后差。与 CLL 相似,PCM 更适合通过检测免疫学定义的浆细胞(如 MACS 或 FICTION)进行 FISH 诊断,而不是常规细胞遗传学检测。FISH 检测组合通常包括预后性 IGH 易位、超倍体、13q 缺失、17p 缺失以及 MYC 断裂和 1q 获得等疾病进展标志物。根据预后相关性,骨髓瘤病例可根据遗传学特征分成两大组:非超二倍体亚型(多数病例携带 IGH 易位,具有较强的侵袭性行为)和超二倍体亚型(较为惰性)[151]。

(3) MYC 易位:t(8;14)(q24;q32)易位及其变异型

这种易位或其变异型与 MYC 基因位点和 3 个免疫球蛋白(IG)位点之一并列,存在于几乎所有 Burkitt 淋巴瘤(BL)病例中。在地方性 BL 中,大多数 IG/MYC 易位影响 VDJ 区,而在散发病例中,易位是通过 14q32 处的 IGH 位点的免疫球蛋白类转换重组介导的。MYC 断裂点可位于 t(8;14)的 MYC 着丝点多达 1Mb,也可位于 t(8;22)(q24;q11)和 t(2;8)(p12;q24)的 MYC 端粒[152]。

这些易位的共同功能作用是 MYC 基因在肿瘤细胞中进行组成性表达。MYC 易位并非 BL 特有的遗传学改变。多达 15%的典型 DLBCL 患者观察到 MYC 断裂,通常与复杂核型有关,预后非常差。根据基因表达谱,这些病例中的一部分可归类为分子 BL[153,154]。其他病例经常携带 t(14;18)(q32;q21),或兼有 t(8;14)易位和 BCL6 易位,临床表现为侵袭性,对现有的治疗反应差。这些病被称为"双打击淋巴瘤"。已观察到获得性 MYC 易位,作为一种继发性事件,可见于伴有母细胞样或多形性特征的 MCL 中,也常见于 FL 向 DLBCL 转化[155,156]。

(4) t(14;18)(q32;q21)IGH/BCL2 易位

大约 80%~90% 的 FL 携带 t(14;18)(q32;q21)易位或其变异型之一,即,t(2;18)(p12;q21)或 t(18;22)(q21;q11)。它们分别将抑制凋亡的 BCL2 癌基因并置在 IGH 位点或免疫球蛋白轻链基因座的旁边。这种易位必须与涉及 MALT1 基因的 t(14;18)(q32;q21)易位相区别,这两种易位都位于 18q 染色体带(IGH/MALT1),MALT1 见于结外边缘区淋巴瘤。用特异性 FISH 探针可以识别同样位于 18q21 的不同相关基因。在结节性 FL 中,1~2 级 FL 的易位比 3 级 FL 的易位更频繁,尤其是 3B 级,在 14 岁以下的 FL 患者中极少或几乎不存在易位[157~159]。轻链基因易位中的 BCL2 断点位于 BCL2 基因的 5'端,这与 MYC 易位相似。由于罕见,变异易位的临床意义尚不清楚。大约 20%~30% 的 DLBCL 存在 t(14;18)易位。这些病例主要是中心母细胞性,几乎全部属于 DLBCL 的 GCB 亚型。

(5) BCL6 易位

3q27 位点的易位是 BCL6 基因所在的位置,大约见于 30% 的 DLBCL。在 FL 中也检测到 BCL6 易位,主要是 3B 级病例,其许多特征上与 DLBCL 相似[160]。3q27 的断点发生在 BCL6 的主要易位簇(MTC)内。结果,3 个 IG 基因之一或者可变的非 IG 基因被并列到 BCL6 的编码区。与 BCL6 并列的伙伴染色体的多变性提示该基因属于一组杂合基因。由异源调控序列取代 BCL6 启动子,导致携带这些重排的 DLBCL 中 BCL6 表达失调。所有这些与重排的 BCL6 等位基因相关联的启动子都有一个共同特征,即,它们在正常 B 细胞中具有生理活性。这些易位可以阻止 BCL6 下调对生发中心 B 细胞向浆细胞的分化的阻断。

(6) IRF4 易位

t(6;14)(p25;q32)易位将 IGH 基因与 IRF4 基因并列,导致 MUM1/IRF4 转录因子被激活。最初在 PCM 中发现这种易位[24],随后在成熟 B 细胞淋巴瘤的一种亚型中也观察到[25]。具体地说,IGH/IRF4 及其变异型融合与 GCB 细胞淋巴瘤亚群相关,其特点是 FL 3 级或中心母细胞 DLBCL 形态,在缺乏 PRDM1/BLIMP1 的情况下共表达 MUM1 和 BCL6。PRDM1/BLIMP1 是一种特异性基因表达谱,主要发生在儿童或年轻成人(平均年龄 12 岁)的头颈部疾病。虽然报道的病例数量仍然有限,但 IG/IRF4 阳性淋巴瘤在治疗后预后明显改善[25,161]。WHO 分类认可这些病例,并放在具有 IRF4 重排的大 B 细胞淋巴瘤这个暂定类别中。

(7) TBL1XR1-TP63 基因融合

最初在 RNA 测序数据上观察到 TBL1XR1/TP63 基因融合,在 5% 的新发 GCB 型 DLBCL 中也能检测到[162]。预计 TBL1XR1-TP63 基因融合将产生一种独特的嵌合蛋白,而不是下调野生型 BCL6、BCL2 和 MYC 的表达,它们的表达下调是由其他 DLBCL 易位所致。虽然这种融合蛋白的功能尚未阐明,但融合蛋白中的 TP63 部分具有重现性、亚型富集和保守的特点,提示它在携带这种融合蛋白的淋巴瘤中具有重要功能,并可能成为治疗干预的新靶点。

(8) t(11;14)(q13;q32)/IGH/CCND1 和 CCND2 易位

几乎所有 MCL 病例都携带 t(11;14)(q13;q32)易位,导致 11q13 的 CCND1 基因并列到 14q32 的 IGH 连接区,从而导致 cyclin D1 的组成性过表达。用常规细胞遗传学方法,大约 65% 的 MCL 能检测到 t(11;14)易位,但几乎所有病例中都可以使用涉及 IGH 和 CND1 区域的 FISH 探针进行鉴定。据报道,极少数病例携带 IG 轻链的变异型 CCND1 易位。类似于携带涉及癌基因的变异型易位的其他 B 细胞淋巴瘤,MCL 中也存在一种变异,它影响 CCND1 断点和 IG 轻链易位,其断点出现在 CCND1 基因的 3'区[156]。55% 的 cyclin D1 阴性 MCL 检测到 CCND2 基因座的染色体重排。这些易位主要与免疫球蛋白轻链(IGK 和 IGL)有关[163]。从临床角度来看,检测这些易位很重要,有助于将 MCL 与其他低级别 B 细胞淋巴瘤相区分,特别是在免疫表型不确定的情况下。

(9) MALT 淋巴瘤易位

与 MALT 淋巴瘤相关的易位有 3 种:t(11;18)(q21;q21)/API2-MALT1、t(14;18)(q32;q21)/IGH/MALT1 和 t(1;14)(p22;q32)/IGH/BCL10。它们都与 NF-κB 途径的激活有关,表明这种失调对于 MALT 淋巴瘤形成非常重要。在 MALT 淋巴瘤中也观察到了另一种易位,即,t(3;14)(p14.1;q32)[164]。它使 FOXP1 基因受 IGH 增强子的控制,导致基因过表达[165]。在胃 MALT 淋巴瘤中,t(11;18)(q21;q21)和 t(1;14)(p22;q32)常见于晚期疾病,抗生素治疗没有反应。在对 111 例幽门螺杆菌阳性的胃 MALT 淋巴瘤患者的分析中,有治疗反应者只有 4% 显示 t(11;18)(q21;q21),而无治疗反应者高达 67%[166]。虽然 t(11;18)(q21;q21)易位具有不利的临床特征,但在转化的 MALT 淋巴瘤中很少发现[167]。

7.4.5.2　成熟 T 细胞肿瘤

ALK 阳性 ALCL 的遗传学特征是 t(2;5)(p23;q25)易位及其变异型 t(1;2)(q25;p23)、inv(2)(p23q35)、t(2;2)(p23;p23)、t(2;21)、t(2;19)(p23;p13)和 t(X;2)(q11-12;p23),导致 ALK 蛋白的表达。与 ALK 阴性 ALCL 相比,ALK 阳性 ALCL 患者明显更年轻(平均年龄 22 岁),国际预后指数(IPI)评分更低,预后更佳[6]。多因数分析显示,ALK 阳性系统性 ALCL 患者的良好预后不仅由于更年轻或低危 IPI 分组[168]。据报道,t(2;17)(p23;q23)/CLTC-ALK 或其他 ALK 易位相关的 ALK 激酶也表达于一种大 B 细胞淋巴瘤亚型[169,170]。

在 ALK 阴性 ALCL 亚组中,30% 的病例发现 t(6;7)(p25.3;q32.3),它破坏 6p25.3 的 DUSP22 基因,并邻近 7q32.3 上的 FRA7H 脆性位点。这种易位与 DUSP22 的下调和 7q32.3 上的 miR-29a 的上调有关[171]。在 8% 的 ALK 阴性 ALCL 中发现了涉及 TP63 的易位[172]。DUSP22 重排的病例具有良好预后,这与 ALK 阳性 ALCL 相似,而 TP63 重排与预后差相关[173]。

肝脾 T 细胞淋巴瘤通常携带 7 号染色体和 8 号染色体的获得,主要表现为等臂染色体 7q 和三体 8[174]。大约 80% 的 T 细胞幼淋巴细胞白血病发现 inv(14)(q11 q32)或 t(14;14)(q11;q32),它将 TCL1 癌基因并列在 TCRAD 位点附近;或发现其变异型 t(X;14)(q28;q11),它涉及 tXq28 中的 MTCP1 基因[175,176]。

7.4.5.3　霍奇金淋巴瘤

常规细胞遗传学和 FISH 研究显示霍奇金淋巴瘤(HL)细胞中存在非整倍体和超四倍体。这一发现与肿瘤细胞存在多核现象相一致。然而这些技术未能识别 HRS 细胞中的重现性或特异性染色体易位,但其中 17% 的病例观察到 IGH 断裂点[177]。此外,在 CHL 中常见涉及 9p23 的 *PDL2* 位点或 16p 的 *C2TA* 位点的结构性染色体改变[178]。在 NLPHL 中,影响 *BCL6* 位点的断点具有重现性[179]。

7.4.5.4　淋巴系肿瘤中有预后意义的拷贝数改变

淋巴瘤中的大多数染色体易位,本身不足以诱发恶性肿瘤。一个证据是,*BCL2* 易位和 *CCND1* 易位的 B 细胞在健康个体的外周血中以非常低的水平循环[180,181]。用常规细胞遗传学、FISH、CGH、CGH 阵列或 SNP 阵列研究除易位之外的遗传改变,显示具有相同疾病实体的患者可能表现出不同的继发性基因组改变。这些表达谱对每种疾病具有相对特异性,其中一些可能具有预后意义(见表 7.9)。这些区域可能包含赋予生长优势、逃避凋亡的可能性或由基因组不稳定性触发的细胞周期停顿的基因。在这些区域中,有些区域发现了数种靶向肿瘤的抑制基因或癌基因,如 17p13 的 *TP53*,9p21 的 *CDKN2A/B*,13q14 的 *RB1*[182]。根据越来越普及的新技术,淋巴瘤实体的遗传谱不断精细化。此外,最近使用 FFPE 材料进行全基因组分析,揭示了这些疾病的罕见亚群的遗传谱。不幸的是,由于分辨率和分析算法都不相同,基于 CN 阵列研究的淋巴瘤类型之间的遗传复杂性很难比较。

有几项研究使用 FISH 来估计 del(13q)、del(11q)、+12 和 del(17p) 在 CLL 中的发生率。研究表明,del(11q) 和 del(17p) 分别识别疾病快速进展和生存期短的患者亚群。del(13q) 为单一缺陷的患者,存活时间最长[183-185]。在 FL,细胞遗传学研究反复发现 1p 缺失和 17p 缺失与预后不良相关[186,187]。包括 CGH 和 CGH 阵列的分子细胞遗传学研究显示,6q25-q27 缺失[188]、9p 缺失和 11q 获得是不利预后的标记[189]。最近的 SNP 阵列研究确定了转化的 FL 样品中较频繁的异常是 3q27.3-q28 和染色体 11 的获得,9p21 和 15q 的缺失,而 X 或 Xp 的获得和 6q 的缺失可以预测 OS[190]。根据 CGH 数据比较每肿瘤基因组畸变数目,MCL 高于其他 B 细胞恶性肿瘤。在母细胞样和多形性 MCL 中,3q、7p 和 12q 的获得[182] 和 17p 的缺失显著高于经典型 MCL。几个染色体区域的改变不利于生存,如 3q26 和 12q14 的获得,8p21、9p21、9q22、13q14 和 17p13 的缺失,以及染色体失衡数增多(≥3)与较短的 OS 相关[191]。此外,cyclin D1 阴性 MCL 的 CN 谱与 cyclin D1 阳性病例相似[163]。

在 DLBCL 中,特定的 CN 改变与不同的分子亚型相关[192,193]。ABC-DLBCL 中常见 3q、18q 和 19 的获得以及 9p 和 6q 的缺失。GCB-DLBCL 显示 13 号染色体上的 mir-17-92 超群增加,2 号染色体上的 REL 获得,以及包括 PTEN 在内的 10q 的缺失[194,195]。同其他淋巴瘤一样,有证据表明 17p 和 9p21 的缺失与预后差有关[196]。在 BL 中,CN 研究表明 1q、8q24 和 12q 的获得和 13q31-q32 和 17p13 的缺失是最常见的改变[197-199]。在 PCM 中包括 -13 或 del(13q) 的继发性畸变见于 50% 的病例。其他继发性畸变也有报道,如 TP53 的缺失或获得,1q 和 1p 的缺失[6]。

最后,CN 在 HL 中的研究有限,因为 HL 中肿瘤性 HRS 细胞含量低。因此,HL 中 CN 改变的信息在历史上都是基于细胞

系的研究[200,201]。尽管如此,由于激光捕获显微切割和线性核酸扩增技术的进步,最近已发现一种复杂的重现性改变模式,并已界定一些染色体获得或丢失的区域,这些区域含有潜在的癌基因和肿瘤抑制基因,如 *IKBKB*、*CD40*、*MAP3K14*、*CDKN2B* 和 *TNFRSF14*[202,203]。此外,在治疗前患者和无治疗反应患者的复发后活检中,16p11.2-13.3 的获得明显更加频繁,并且与缩短的疾病特异性生存期相关[203]。

7.5　结论

白血病和淋巴瘤的细胞遗传学分析在识别重现性易位和倒位,以及确立这些平衡重排导致断点基因失调,导致细胞功能异常和肿瘤增殖开始的原理方面是有用的。通过指出相关的基因,复发的染色体重排已经为肿瘤转化和正常造血的生物学提供了重要的见解。

分子细胞遗传学方法的引入极大地扩展了染色体分析在临床和基础研究中的应用。除了传统的细胞遗传学,分子细胞遗传学包括 FISH 和 CN 阵列是目前常规检测淋巴瘤染色体变化的方法。标准核型和这些分子技术的应用还表明,特定的染色体变化与治疗结果相关,从而能够根据染色体分析结果作出治疗决定。这导致对疾病的更好理解和更好的患者管理。

精华和陷阱

- 传统和分子遗传学技术是阐明许多血液系统肿瘤发病机制并提供诊断、预后相关信息的重要手段。
- WHO 2008 包括了许多由特异性遗传学异常命名的类型,特别是染色体易位、缺失和基因突变。因此,遗传学分析应该成为诊断工作的常规内容。
- 临床实践中可以选择多种不同的遗传学技术。最实用、最经济的常规筛选方法是传统 G 显带分析和 FISH。其他分子技术是重要的研究工具,可识别复杂的遗传学改变。
- 复杂核型中的重现性异常与临床的相关性尚不明确。以芯片为基础的分子遗传学技术可为研究其生物学意义和临床价值提供新的信息。

致谢

作者们衷心感谢 Dr. Gouri Nanjangud、Dr. Nallasivam Palanisamy、Dr. Jane Houldsworth 和 Dr. R. S. K. Chaganti,感谢他们提供了许多有益的建议。IS 得到来自 Salud Carlos 第三研究所的 Miguel Servet 协议(CP13/00159)和欧洲区域发展基金"欧洲之路"的支持。KM 衷心感谢 Dr. Clara D. Bloomfield 的持续帮助和鼓励。衷心感谢作者们的细胞遗传学小组和分子细胞遗传学小组,这些工作得到多个机构的持续支持。

(周晓燕　薛德彬　译)

参考文献

1. Shaffer LG, McGowan-Jordan J, Schmid M, eds. ISCN (2013): An International System for Human Cytogenetic Nomenclature. Basel: Karger; 2013.

2. Schinzel A. Clinical findings in chromosome aberrations. Atlas of Genetics and Cytogenetics in Oncology and Hematology. 2005. Available at:<ht-

tp://atlasgeneticsoncology. org/Educ/ClinicFindChrAberratID30062ES. html>.

3. Geigl JB,Obenauf AC,Schwarzbraun T,et al. Defining "chromosomal instability. " Trends Genet. 2008;24;64-69.

4. Zhu C,Mills KD,Ferguson DO,et al. Unrepaired DNA breaks in p53-deficient cells lead to oncogenic gene amplification subsequent to translocations. Cell. 2002;109;811-821.

5. Martín-Subero JI,Odero MD,Hernandez R,et al. Amplification of *IGH/MYC* fusion in clinically aggressive *IGH/BCL2*-positive germinal center B-cell lymphomas. Genes Chromosomes Cancer. 2005;43:414-423.

6. Swerdlow SH,Campo E,Harris NL,et al. ,eds. WHO Classification of Tumours of Haematopoietic and Lymphoid Tissues. Revised 4th ed. Lyon, France;IARC Press;2017.

7. Schoch C,Kern W,Kohlmann A,et al. Acute myeloid leukemia with a complex aberrant karyotype is a distinct biological entity characterized by genomic imbalances and a specific gene expression profile. Genes Chromosomes Cancer. 2005;43;227-238.

8. Nielaender I,Martín-Subero JI,Wagner F,et al. Partial uniparental disomy;a recurrent genetic mechanism alternative to chromosomal deletion in malignant lymphoma. Leukemia. 2006;20;904-905.

9. Martin-Guerrero I,Salaverria I,Burkhardt B,et al. Recurrent loss of heterozygosity in 1p36 associated with *TNFRSF14* mutations in *IRF4* translocation negative pediatric follicular lymphomas. Haematologica. 2013;98: 1237-1241.

10. Takeuchi S,de Vos S,Takeuchi N,et al. Allelic loss during progression of follicular lymphoma. Leuk Res. 2004;28;567-569.

11. Fitzgibbon J,Smith LL,Raghavan M,et al. Association between acquired uniparental disomy and homozygous gene mutation in acute myeloid leukemias. Cancer Res. 2005;65;9152-9154.

12. Raghavan M,Lillington DM,Skoulakis S,et al. Genome-wide single nucleotide polymorphism analysis reveals frequent partial uniparental disomy due to somatic recombination in acute myeloid leukemias. Cancer Res. 2005;65;375-378.

13. Teh M-T,Blaydon D,Chaplin T,et al. Genomewide single nucleotide polymorphism microarray mapping in basal cell carcinomas unveils uniparental disomy as a key somatic event. Cancer Res. 2005; 65; 8597-8603.

14. Stephens PJ,Greenman CD,Fu B,et al. Massive genomic rearrangement acquired in a single catastrophic event during cancer development. Cell. 2011;144;27-40.

15. Mackinnon RN,Campbell LJ. Chromothripsis under the microscope;a cytogenetic perspective of two cases of AML with catastrophic chromosome rearrangement. Cancer Genet. 2013;206;238-251.

16. Baca SC,Prandi D,Lawrence MS,et al. Punctuated evolution of prostate cancer genomes. Cell. 2013;153;666-677.

17. Puente XS,Bea S,Valdes-Mas R,et al. Non-coding recurrent mutations in chronic lymphocytic leukaemia. Nature. 2015;526;519-524.

18. Kasar S,Kim J,Improgo R,et al. Whole-genome sequencing reveals activation-induced cytidine deaminase signatures during indolent chronic lymphocytic leukaemia evolution. Nat Commun. 2015;6;8866.

19. Caspersson T,Zech L,Johansson C. Differential binding of alkylating fluorochromes in human chromosomes. Exp Cell Res. 1970;60;315-319.

20. Sumner AT,Evans HJ,Buckland RA. New technique for distinguishing between human chromosomes. Nat New Biol. 1971;232;31-32.

21. Dutrillaux B. [Chromosomes and cancer. Facts and hypotheses]. Pathol

Biol (Paris). 1989;37;120-121.

22. Sumner AT. A simple technique for demonstrating centromeric heterochromatin. Exp Cell Res. 1972;75;304-306.

23. Barch MJ,Knutsen T,Spurbeck J,eds. The AGT Cytogenetics Laboratory Manual. 3rd ed. Philadelphia;Lippincott-Raven;1997.

24. Iida S,Rao PH,Butler M,et al. Deregulation of *MUM1/IRF4* by chromosomal translocation in multiple myeloma. Nat Genet. 1997;17;226-230.

25. Salaverria I,Philipp C,Oschlies I,et al. Translocations activating *IRF4* identify a subtype of germinal center-derived B-cell lymphoma affecting predominantly children and young adults. Blood. 2011;118;139-147.

26. Pinkel D,Straume T,Gray JW. Cytogenetic analysis using quantitative, high-sensitivity, fluorescence hybridization. Proc Natl Acad SciUSA. 1986;83;2934-2938.

27. McNeil N,Ried T. Novel molecular cytogenetic techniques for identifying complex chromosomal rearrangements;technology and applications in molecular medicine. Expert Rev Mol Med. 2000;2000;1-14.

28. Zhang Y,Matthiesen P,Harder S,et al. A 3-cM commonly deleted region in 6q21 in leukemias and lymphomas delineated by fluorescence in situ hybridization. Genes Chromosomes Cancer. 2000;27;52-58.

29. Stilgenbauer S,Winkler D,Ott G,et al. Molecular characterization of 11q deletions points to a pathogenic role of the *ATM* gene in mantle cell lymphoma. Blood. 1999;94;3262-3264.

30. Elnenaei MO,Hamoudi RA,Swansbury J,et al. Delineation of the minimal region of loss at 13q14 in multiple myeloma. Genes Chromosomes Cancer. 2003;36;99-106.

31. Ventura RA,Martin-Subero JI,Jones M,et al. FISH analysis for the detection of lymphoma-associated chromosomal abnormalities in routine paraffin-embedded tissue. J Mol Diagn. 2006;8;141-151.

32. Lambros MBK,Natrajan R,Reis-Filho JS. Chromogenic and fluorescent in situ hybridization in breast cancer. Hum Pathol. 2007; 38; 1105-1122.

33. Zhang Y,Siebert R,Matthiesen P,et al. Feasibility of simultaneous fluorescence immunophenotyping and fluorescence in situ hybridization study for the detection of estrogen receptor expression and deletions of the estrogen receptor gene in breast carcinoma cell lines. Virchows Arch. 2000;436;271-275.

34. Shin SY,Jang S,Park CJ,et al. Application of an immune-magnetic cell sorting method for CD138-positive plasma cells in FISH analysis of multiple myeloma. Int J Lab Hematol. 2012;34;541-546.

35. Schröck E,du Manoir S,Veldman T,et al. Multicolor spectral karyotyping of human chromosomes. Science. 1996;273;494-497.

36. Mrózek K,Heinonen K,Theil KS,et al. Spectral karyotyping in patients with acute myeloid leukemia and a complex karyotype shows hidden aberrations,including recurrent overrepresentation of 21q, 11q, and 22q. Genes Chromosomes Cancer. 2002;34;137-153.

37. Chaganti RS,Nanjangud G,Schmidt H,et al. Recurring chromosomal abnormalities in non-Hodgkin's lymphoma;biologic and clinical significance. Semin Hematol. 2000;37;396-411.

38. Kallioniemi A,Kallioniemi OP,Sudar D,et al. Comparative genomic hybridization for molecular cytogenetic analysis of solid tumors. Science. 1992;258;818-821.

39. Houldsworth J,Mathew S,Rao PH,et al. *REL* proto-oncogene is frequently amplified in extranodal diffuse large cell lymphoma. Blood. 1996;87;25-29.

40. Bentz M,Döhner H,Werner CA,et al. Identification of genetic imbal-

ances in malignant lymphoma using comparative genomic hybridization. Stem Cells. 1995;13(suppl 3):83-87.

41. Monni O, Joensuu H, Franssila K, et al. BCL2 overexpression associated with chromosomal amplification in diffuse large B-cell lymphoma. Blood. 1997;90:1168-1174.

42. Joos S, Otaño-Joos MI, Ziegler S, et al. Primary mediastinal (thymic) B-cell lymphoma is characterized by gains of chromosomal material including 9p and amplification of the *REL* gene. Blood. 1996;87:1571-1578.

43. Joos S, Menz CK, Wrobel G, et al. Classical Hodgkin lymphoma is characterized by recurrent copy number gains of the short arm of chromosome 2. Blood. 2002;99:1381-1387.

44. Coe BP, Ylstra B, Carvalho B, et al. Resolving the resolution of array CGH. Genomics. 2007;89:647-653.

45. Wang Y, Carlton VEH, Karlin-Neumann G, et al. High quality copy number and genotype data from FFPE samples using Molecular Inversion Probe (MIP) microarrays. BMC Med Genomics. 2009;2:8.

46. MacDonald JR, Ziman R, Yuen RKC, et al. The Database of Genomic Variants: a curated collection of structural variation in the human genome. Nucleic Acids Res. 2014;42(Database issue):D986-D992.

47. Rausch T, Jones DTW, Zapatka M, et al. Genome sequencing of pediatric medulloblastoma links catastrophic DNA rearrangements with *TP53* mutations. Cell. 2012;148:59-71.

48. Edelmann J, Holzmann K, Miller F, et al. High-resolution genomic profiling of chronic lymphocytic leukemia reveals new recurrent genomic alterations. Blood. 2012;120:4783-4794.

49. Greenberg PL, Stone RM, Bejar R, et al. Myelodysplastic syndromes, version 2. J Natl Compr Canc Netw. 2015;13:261-272.

50. O'Donnell MR, Tallman MS, Abboud CN, et al. Acute myeloid leukemia, version 2. 2013. J Natl Compr Canc Netw. 2013;11:1047-1055.

51. Alvarnas JC, Brown PA, Aoun P, et al. Acute lymphoblastic leukemia. J Natl Compr Canc Netw. 2012;10:858-914.

52. O'Brien S, Radich JP, Abboud CN, et al. Chronic myelogenous leukemia, Version 1. 2014. J Natl Compr Canc Netw. 2013;11:1327-1340.

53. Döhner H, Estey EH, Amadori S, et al. Diagnosis and management of acute myeloid leukemia in adults: recommendations from an international expert panel, on behalf of the European LeukemiaNet. Blood. 2010;115:453-474.

54. Malcovati L, Hellström-Lindberg E, Bowen D, et al. Diagnosis and treatment of primary myelodysplastic syndromes in adults: recommendations from the European LeukemiaNet. Blood. 2013;122:2943-2964.

55. Baccarani M, Deininger MW, Rosti G, et al. European LeukemiaNet recommendations for the management of chronic myeloid leukemia: 2013. Blood. 2013;122:872-884.

56. Barbui T, Barosi G, Birgegard G, et al. Philadelphia-negative classical myeloproliferative neoplasms: critical concepts and management recommendations from European LeukemiaNet. J Clin Oncol. 2011;29:761-770.

57. Haase D, Germing U, Schanz J, et al. New insights into the prognostic impact of the karyotype in MDS and correlation with subtypes: evidence from a core dataset of 2124 patients. Blood. 2007;110:4385-4395.

58. Schanz J, Tüchler H, Solé F, et al. New comprehensive cytogenetic scoring system for primary myelodysplastic syndromes (MDS) and oligoblastic acute myeloid leukemia after MDS derived from an international database merge. J Clin Oncol. 2012;30:820-829.

59. Mrózek K, Heerema NA, Bloomfield CD. Cytogenetics in acute leukemia.

Blood Rev. 2004;18:115-136.

60. Slovak ML, Kopecky KJ, Cassileth PA, et al. Karyotypic analysis predicts outcome of preremission and postremission therapy in adult acute myeloid leukemia: a Southwest Oncology Group/Eastern Cooperative Oncology Group study. Blood. 2000;96:4075-4083.

61. Byrd JC, Mrózek K, Dodge RK, et al. Pretreatment cytogenetic abnormalities are predictive of induction success, cumulative incidence of relapse, and overall survival in adult patients with de novo acute myeloid leukemia: results from Cancer and Leukemia Group B (CALGB 8461). Blood. 2002;100:4325-4336.

62. Grimwade D, Hills RK, Moorman AV, et al. Refinement of cytogenetic classification in acute myeloid leukemia: determination of prognostic significance of rare recurring chromosomal abnormalities among 5876 younger adult patients treated in the United Kingdom Medical Research Council trials. Blood. 2010;116:354-365.

63. Wetzler M, Dodge RK, Mrózek K, et al. Prospective karyotype analysis in adult acute lymphoblastic leukemia: the Cancer and Leukemia Group B experience. Blood. 1999;93:3983-3993.

64. Moorman AV, Harrison CJ, Buck GA, et al. Karyotype is an independent prognostic factor in adult acute lymphoblastic leukemia (ALL): analysis of cytogenetic data from patients treated on the Medical Research Council (MRC) UKALLXII/Eastern Cooperative Oncology Group (ECOG) 2993 trial. Blood. 2007;109:3189-3197.

65. Pullarkat V, Slovak ML, Kopecky KJ, et al. Impact of cytogenetics on the outcome of adult acute lymphoblastic leukemia: results of Southwest Oncology Group 9400 study. Blood. 2008;111:2563-2572.

66. List A, Kurtin S, Roe DJ, et al. Efficacy of lenalidomide in myelodysplastic syndromes. N Engl J Med. 2005;352:549-557.

67. Grimwade D, Mrózek K. Diagnostic and prognostic value of cytogenetics in acute myeloid leukemia. Hematol Oncol Clin North Am. 2011;25:1135-1161, vii.

68. Larson S, Stock W. Progress in the treatment of adults with acute lymphoblastic leukemia. Curr Opin Hematol. 2008;15:400-407.

69. Testoni N, Marzocchi G, Luatti S, et al. Chronic myeloid leukemia: a prospective comparison of interphase fluorescence in situ hybridization and chromosome banding analysis for the definition of complete cytogenetic response: a study of the GIMEMA CML WP. Blood. 2009;114:4939-4943.

70. Mitelman F, Johansson B, Mertens F, eds. Mitelman Database of Chromosome Aberrations and Gene Fusions in Cancer; 2015. Available at: <http://cgap.nci.nih.gov/Chromosomes/Mitelman>.

71. Farag SS, Ruppert AS, Mrózek K, et al. Prognostic significance of additional cytogenetic abnormalities in newly diagnosed patients with Philadelphia chromosome-positive chronic myelogenous leukemia treated with interferon-α: a Cancer and Leukemia Group B study. Int J Oncol. 2004;25:143-151.

72. Fabarius A, Leitner A, Hochhaus A, et al. Impact of additional cytogenetic aberrations at diagnosis on prognosis of CML: long-term observation of 1151 patients from the randomized CML study IV. Blood. 2011;118:6760-6768.

73. Luatti S, Castagnetti F, Marzocchi G, et al. Additional chromosomal abnormalities in Philadelphia-positive clone: adverse prognostic influence on frontline imatinib therapy: a GIMEMA Working Party on CML analysis. Blood. 2012;120:761-767.

74. Cortes JE, Talpaz M, Giles F, et al. Prognostic significance of cytogenetic

clonal evolution in patients with chronic myelogenous leukemia on imatinib mesylate therapy. Blood. 2003;101;3794-3800.

75. Deininger MWN, Cortes J, Paquette R, et al. The prognosis for patients with chronic myeloid leukemia who have clonal cytogenetic abnormalities in Philadelphia chromosome-negative cells. Cancer. 2007; 110; 1509-1519.

76. Jotterand M, Parlier V. Diagnostic and prognostic significance of cytogenetics in adult primary myelodysplastic syndromes. Leuk Lymphoma. 1996;23;253-266.

77. Levine EG, Bloomfield CD. Leukemias and myelodysplastic syndromes secondary to drug, radiation, and environmental exposure. Semin Oncol. 1992;19;47-84.

78. Toyama K, Ohyashiki K, Yoshida Y, et al. Clinical implications of chromosomal abnormalities in 401 patients with myelodysplastic syndromes; a multicentric study in Japan. Leukemia. 1993;7;499-508.

79. Morel P, Hebbar M, Lai JL, et al. Cytogenetic analysis has strong independent prognostic value in de novo myelodysplastic syndromes and can be incorporated in a new scoring system; a report on 408 cases. Leukemia. 1993;7;1315-1323.

80. Greenberg P, Cox C, LeBeau MM, et al. International scoring system for evaluating prognosis in myelodysplastic syndromes. Blood. 1997; 89; 2079-2088.

81. Greenberg PL, Tuechler H, Schanz J, et al. Revised international prognostic scoring system for myelodysplastic syndromes. Blood. 2012;120; 2454-2465.

82. Voso MT, Fenu S, Latagliata R, et al. Revised International Prognostic Scoring System (IPSS) predicts survival and leukemic evolution of myelodysplastic syndromes significantly better than IPSS and WHO Prognostic Scoring System; validation by the Gruppo Romano Mielodisplasie Italian Regional Database. J Clin Oncol. 2013;31;2671-2677.

83. Neukirchen J, Lauseker M, Blum S, et al. Validation of the revised international prognostic scoring system (IPSS-R) in patients with myelodysplastic syndrome; a multicenter study. Leuk Res. 2014;38;57-64.

84. Della Porta MG, Alessandrino EP, Bacigalupo A, et al. Predictive factors for the outcome of allogeneic transplantation in patients with MDS stratified according to the revised IPSS-R. Blood. 2014;123;2333-2342.

85. Harrison CJ, Hills RK, Moorman AV, et al. Cytogenetics of childhood acute myeloid leukemia; United Kingdom Medical Research Council Treatment trials AML 10 and 12. J Clin Oncol. 2010;28;2674-2681.

86. von Neuhoff C, Reinhardt D, Sander A, et al. Prognostic impact of specific chromosomal aberrations in a large group of pediatric patients with acute myeloid leukemia treated uniformly according to trial AML-BFM 98. J Clin Oncol. 2010;28;2682-2689.

87. Satake N, Maseki N, Nishiyama M, et al. Chromosome abnormalities and *MLL* rearrangements in acute myeloid leukemia of infants. Leukemia. 1999;13;1013-1017.

88. Pui CH, Raimondi SC, Srivastava DK, et al. Prognostic factors in infants with acute myeloid leukemia. Leukemia. 2000;14;684-687.

89. Farag SS, Archer KJ, Mrózek K, et al. Pretreatment cytogenetics add to other prognostic factors predicting complete remission and long-term outcome in patients 60 years of age or older with acute myeloid leukemia; results from Cancer and Leukemia Group B 8461. Blood. 2006;108; 63-73.

90. Fröhling S, Schlenk RF, Kayser S, et al. Cytogenetics and age are major determinants of outcome in intensively treated acute myeloid leukemia

patients older than 60 years; results from AMLSG trial AML HD98-B. Blood. 2006;108;3280-3288.

91. Hollink IHIM, van den Heuvel-Eibrink MM, Arentsen-Peters STCJM, et al. *NUP98/NSD1* characterizes a novel poor prognostic group in acute myeloid leukemia with a distinct *HOX* gene expression pattern. Blood. 2011;118;3645-3656.

92. Bernstein J, Dastugue N, Haas OA, et al. Nineteen cases of the t(1;22) (p13;q13) acute megakaryoblastic leukaemia of infants/children and a review of 39 cases; report from a t(1;22) study group. Leukemia. 2000; 14;216-218.

93. Lo-Coco F, Cicconi L. What is the standard regimen for patients with acute promyelocytic leukemia? Curr Hematol Malig Rep. 2014;9;138-143.

94. Grimwade D, Mistry AR, Solomon E, et al. Acute promyelocytic leukemia; a paradigm for differentiation therapy. Cancer Treat Res. 2010;145;219-235.

95. Poiré X, Moser BK, Gallagher RE, et al. Arsenic trioxide in front-line therapy of acute promyelocytic leukemia (C9710); prognostic significance of *FLT3* mutations and complex karyotype. Leuk Lymphoma. 2014;55;1523-1532.

96. Grimwade D, Walker H, Harrison G, et al. The predictive value of hierarchical cytogenetic classification in older adults with acute myeloid leukemia (AML); analysis of 1065 patients entered into the United Kingdom Medical Research Council AML11 trial. Blood. 2001;98;1312-1320.

97. Visani G, Bernasconi P, Boni M, et al. The prognostic value of cytogenetics is reinforced by the kind of induction/consolidation therapy in influencing the outcome of acute myeloid leukemia—analysis of 848 patients. Leukemia. 2001;15;903-909.

98. Schlenk RF, Benner A, Krauter J, et al. Individual patient data-based meta-analysis of patients aged 16 to 60 years with core binding factor acute myeloid leukemia; a survey of the German Acute Myeloid Leukemia Intergroup. J Clin Oncol. 2004;22;3741-3750.

99. Marcucci G, Mrózek K, Ruppert AS, et al. Prognostic factors and outcome of core binding factor acute myeloid leukemia patients with t(8;21) differ from those of patients with inv(16); a Cancer and Leukemia Group B study. J Clin Oncol. 2005;23;5705-5717.

100. Byrd JC, Dodge RK, Carroll A, et al. Patients with t(8;21)(q22;q22) and acute myeloid leukemia have superior failure-free and overall survival when repetitive cycles of high-dose cytarabine are administered. J Clin Oncol. 1999;17;3767-3775.

101. Byrd JC, Ruppert AS, Mrózek K, et al. Repetitive cycles of high-dose cytarabine benefit patients with acute myeloid leukemia and inv(16) (p13q22) or t(16;16)(p13;q22); results from CALGB 8461. J Clin Oncol. 2004;22;1087-1094.

102. Paschka P, Marcucci G, Ruppert AS, et al. Adverse prognostic significance of *KIT* mutations in adult acute myeloid leukemia with inv(16) and t(8;21); a Cancer and Leukemia Group B study. J Clin Oncol. 2006;24;3904-3911.

103. Paschka P, Du J, Schlenk RF, et al. Secondary genetic lesions in acute myeloid leukemia with inv(16) or t(16;16); a study of the German-Austrian AML Study Group (AMLSG). Blood. 2013;121;170-177.

104. Slovak ML, Gundacker H, Bloomfield CD, et al. A retrospective study of 69 patients with t(6;9)(p23;q34) AML emphasizes the need for a prospective, multicenter initiative for rare 'poor prognosis' myeloid malignancies. Leukemia. 2006;20;1295-1297.

105. Tarlock K, Alonzo TA, Moraleda PP, et al. Acute myeloid leukaemia (AML) with t(6;9)(p23;q34) is associated with poor outcome in childhood AML regardless of *FLT3*-ITD status; a report from the Children's Oncology Group. Br J Haematol. 2014;166:254-259.

106. Ishiyama K, Takami A, Kanda Y, et al. Allogeneic hematopoietic stem cell transplantation for acute myeloid leukemia with t(6;9)(p23;q34) dramatically improves the patient prognosis; a matched-pair analysis. Leukemia. 2012;26:461-464.

107. Sun J, Konoplev SN, Wang X, et al. *De novo* acute myeloid leukemia with inv(q21q26.2) or t(3;3)(q21;q26.2); a clinicopathologic and cytogenetic study of an entity recently added to the WHO classification. Mod Pathol. 2011;24:384-389.

108. Lugthart S, Gröschel S, Beverloo HB, et al. Clinical, molecular, and prognostic significance of WHO type inv(q21q26.2)/t(3;3)(q21;q26.2) and various other 3q abnormalities in acute myeloid leukemia. J Clin Oncol. 2010;28:3890-3898.

109. Soupir CP, Vergilio JA, Dal Cin P, et al. Philadelphia chromosome-positive acute myeloid leukemia; a rare aggressive leukemia with clinicopathologic features distinct from chronic myeloid leukemia in myeloid blast crisis. Am J Clin Pathol. 2007;127:642-650.

110. Konoplev S, Yin CC, Kornblau SM, et al. Molecular characterization of *de novo* Philadelphia chromosome-positive acute myeloid leukemia. Leuk Lymphoma. 2013;54:138-144.

111. Nacheva EP, Grace CD, Brazma D, et al. Does *BCR/ABL1* positive acute myeloid leukaemia exist? Br J Haematol. 2013;161:541-550.

112. Mrózek K. Cytogenetic, molecular genetic, and clinical characteristics of acute myeloid leukemia with a complex karyotype. Semin Oncol. 2008;35:365-377.

113. Chilton L, Hills RK, Harrison CJ, et al. Hyperdiploidy with 49-65 chromosomes represents a heterogeneous cytogenetic subgroup of acute myeloid leukemia with differential outcome. Leukemia. 2014;28:321-328.

114. Rücker FG, Schlenk RF, Bullinger L, et al. *TP53* alterations in acute myeloid leukemia with complex karyotype correlate with specific copy number alterations, monosomal karyotype, and dismal outcome. Blood. 2012;119:2114-2121.

115. Meyer C, Hofmann J, Burmeister T, et al. The *MLL* recombinome of acute leukemias in 2013. Leukemia. 2013;27:2165-2176.

116. Mrózek K, Heinonen K, Lawrence D, et al. Adult patients with de novo acute myeloid leukemia and t(9;11)(p22;q23) have a superior outcome to patients with other translocations involving band 11q23; a Cancer and Leukemia Group B study. Blood. 1997;90:4532-4538.

117. Chen Y, Kantarjian H, Pierce S, et al. Prognostic significance of 11q23 aberrations in adult acute myeloid leukemia and the role of allogeneic stem cell transplantation. Leukemia. 2013;27:836-842.

118. Coenen EA, Raimondi SC, Harbott J, et al. Prognostic significance of additional cytogenetic aberrations in 733 de novo pediatric 11q23/*MLL*-rearranged AML patients; results of an international study. Blood. 2011;117:7102-7111.

119. Gruber TA, Larson Gedman A, Zhang J, et al. An Inv(16)(p13.3q24.3)-encoded *CBFA2T3-GLIS2* fusion protein defines an aggressive subtype of pediatric acute megakaryoblastic leukemia. Cancer Cell. 2012;22:683-697.

120. Masetti R, Pigazzi M, Togni M, et al. *CBFA2T3-GLIS2* fusion transcript is a novel common feature in pediatric, cytogenetically normal AML, not restricted to FAB M7 subtype. Blood. 2013;121:3469-3472.

121. Mrózek K, Marcucci G, Paschka P, et al. Clinical relevance of mutations and gene-expression changes in adult acute myeloid leukemia with normal cytogenetics; are we ready for a prognostically prioritized molecular classification? Blood. 2007;109:431-448.

122. Grimwade D, Knapper S, Mrózek K. Acute myeloid leukemia. In; Leonard DGB, ed. Molecular Pathology in Clinical Practice. 2nd ed. Cham, Switzerland; Springer International;2016;527-559.

123. Schnittger S, Dicker F, Kern W, et al. *RUNX1* mutations are frequent in de novo AML with noncomplex karyotype and confer an unfavorable prognosis. Blood. 2011;117:2348-2357.

124. Gaidzik VI, Bullinger L, Schlenk RF, et al. *RUNX1* mutations in acute myeloid leukemia; results from a comprehensive genetic and clinical analysis from the AML study group. J Clin Oncol. 2011;29:1364-1372.

125. Mendler JH, Maharry K, Radmacher MD, et al. *RUNX1* mutations are associated with poor outcome in younger and older patients with cytogenetically normal acute myeloid leukemia and with distinct gene and microRNA expression signatures. J Clin Oncol. 2012;30:3109-3118.

126. Becker H, Maharry K, Mrózek K, et al. Prognostic gene mutations and distinct gene-and microRNA-expression signatures in acute myeloid leukemia with a sole trisomy 8. Leukemia. 2014;28:1754-1758.

127. Röllig C, Bornhäuser M, Thiede C, et al. Long-term prognosis of acute myeloid leukemia according to the new genetic risk classification of the European LeukemiaNet recommendations; evaluation of the proposed reporting system. J Clin Oncol. 2011;29:2758-2765.

128. Mrózek K, Marcucci G, Nicolet D, et al. Prognostic significance of the European LeukemiaNet standardized system for reporting cytogenetic and molecular alterations in adults with acute myeloid leukemia. J Clin Oncol. 2012;30:4515-4523.

129. Pui C-H. Acute lymphoblastic leukemia in children. Curr Opin Oncol. 2000;12:3-12.

130. Secker-Walker LM, Prentice HG, Durrant J, et al. Cytogenetics adds independent prognostic information in adults with acute lymphoblastic leukaemia on MRC trial UKALL XA. Br J Haematol. 1997;96:601-610.

131. The Group Français de Cytogénétique Hématologique. Cytogenetic abnormalities in adult acute lymphoblastic leukemia; correlations with hematologic findings outcome. A Collaborative Study of the Group Français de Cytogénétique Hématologique. Blood. 1996;87:3135-3142.

132. Bassan R, Gatta G, Tondini C, et al. Adult acute lymphoblastic leukaemia. Crit Rev Oncol Hematol. 2004;50:223-261.

133. Cimino G, Elia L, Mancini M, et al. Clinico-biologic features and treatment outcome of adult pro-B-ALL patients enrolled in the GIMEMA 0496 study; absence of the *ALL1/AF4* and of the *BCR/ABL* fusion genes correlates with a significantly better clinical outcome. Blood. 2003;102:2014-2020.

134. Foa R, Vitale A, Mancini M, et al. E2A-PBX1 fusion in adult acute lymphoblastic leukaemia; biological and clinical features. Br J Haematol. 2003;120:484-487.

135. Crist WM, Carroll AJ, Shuster JJ, et al. Poor prognosis of children with pre-B acute lymphoblastic leukemia is associated with the t(1;19)(q23;p13); a Pediatric Oncology Group study. Blood. 1990;76:117-122.

136. Heerema NA, Raimondi SC, Anderson JR, et al. Specific extra chromosomes occur in a modal number dependent pattern in pediatric acute

lymphoblastic leukemia. Genes Chromosomes Cancer. 2007;46:684-693.

137. Ferrando AA, Neuberg DS, Dodge RK, et al. Prognostic importance of TLX1 (HOX11) oncogene expression in adults with T-cell acute lymphoblastic leukaemia. Lancet. 2004;363:535-536.

138. Ballerini P, Blaise A, Busson-Le Coniat M, et al. HOX11L2 expression defines a clinical subtype of pediatric T-ALL associated with poor prognosis. Blood. 2002;100:991-997.

139. Paulsson K, Heidenblad M, Mörse H, et al. Identification of cryptic aberrations and characterization of translocation breakpoints using array CGH in high hyperdiploid childhood acute lymphoblastic leukemia. Leukemia. 2006;20:2002-2007.

140. Mullighan CG, Goorha S, Radtke I, et al. Genome-wide analysis of genetic alterations in acute lymphoblastic leukaemia. Nature. 2007;446:758-764.

141. Mullighan CG, Downing JR. Global genomic characterization of acute lymphoblastic leukemia. Semin Hematol. 2009;46:3-15.

142. Mullighan CG, Su X, Zhang J, et al. Deletion of IKZF1 and prognosis in acute lymphoblastic leukemia. N Engl J Med. 2009;360:470-480.

143. Dyer MJ, Oscier DG. The configuration of the immunoglobulin genes in B cell chronic lymphocytic leukemia. Leukemia. 2002;16:973-984.

144. Zenz T, Mertens D, Dohner H, et al. Molecular diagnostics in chronic lymphocytic leukemia—pathogenetic and clinical implications. Leuk Lymphoma. 2008;49:864-873.

145. Puiggros A, Venturas M, Salido M, et al. Interstitial 13q14 deletions detected in the karyotype and translocations with concomitant deletion at 13q14 in chronic lymphocytic leukemia: different genetic mechanisms but equivalent poorer clinical outcome. Genes Chromosomes Cancer. 2014;53:788-797.

146. Delgado J, Salaverria I, Baumann T, et al. Genomic complexity and IGHV mutational status are key predictors of outcome of chronic lymphocytic leukemia patients with TP53 disruption. Haematologica. 2014;99:e231-e234.

147. Dicker F, Herholz H, Schnittger S, et al. The detection of TP53 mutations in chronic lymphocytic leukemia independently predicts rapid disease progression and is highly correlated with a complex aberrant karyotype. Leukemia. 2009;23:117-124.

148. Kolquist KA, Schultz RA, Slovak ML, et al. Evaluation of chronic lymphocytic leukemia by oligonucleotide-based microarray analysis uncovers novel aberrations not detected by FISH or cytogenetic analysis. Mol Cytogenet. 2011;4:25.

149. Houldsworth J, Guttapalli A, Thodima V, et al. Genomic imbalance defines three prognostic groups for risk stratification of patients with chronic lymphocytic leukemia. Leuk Lymphoma. 2014;55:920-928.

150. Salaverria I, Martín-Garcia D, López C, et al. Detection of chromothripsis-like patterns with a custom array platform for chronic lymphocytic leukemia. Genes Chromosomes Cancer. 2015;54:668-680.

151. Fonseca R, Bergsagel PL, Drach J, et al. International Myeloma Working Group molecular classification of multiple myeloma: spotlight review. Leukemia. 2009;23:2210-2221.

152. Einerson RR, Law ME, Blair HE, et al. Novel FISH probes designed to detect IGK-MYC and IGL-MYC rearrangements in B-cell lineage malignancy identify a new breakpoint cluster region designated BVR2. Leukemia. 2006;20:1790-1799.

153. Dave SS, Fu K, Wright GW, et al. Molecular diagnosis of Burkitt's lymphoma. N Engl J Med. 2006;354:2431-2442.

154. Hummel M, Bentink S, Berger H, et al. A biologic definition of Burkitt's lymphoma from transcriptional and genomic profiling. N Engl J Med. 2006;354:2419-2430.

155. Christie L, Kernohan N, Levison D, et al. C-MYC translocation in t(14;18) positive follicular lymphoma at presentation: an adverse prognostic indicator? Leuk Lymphoma. 2008;49:470-476.

156. Royo C, Salaverria I, Hartmann EM, et al. The complex landscape of genetic alterations in mantle cell lymphoma. Semin Cancer Biol. 2011;21:322-334.

157. Oschlies I, Salaverria I, Mahn F, et al. Pediatric follicular lymphoma—a clinico-pathological study of a population-based series of patients treated within the Non-Hodgkin's Lymphoma—Berlin-Frankfurt-Munster (NHL-BFM) multicenter trials. Haematologica. 2010;95:253-259.

158. Ott G, Katzenberger T, Lohr A, et al. Cytomorphologic, immunohistochemical, and cytogenetic profiles of follicular lymphoma: 2 types of follicular lymphoma grade 3. Blood. 2002;99:3806-3812.

159. Katzenberger T, Ott G, Klein T, et al. Cytogenetic alterations affecting BCL6 are predominantly found in follicular lymphomas grade 3B with a diffuse large B-cell component. Am J Pathol. 2004;165:481-490.

160. Salaverria I, Siebert R. Follicular lymphoma grade 3B. Best Pract Res Clin Haematol. 2011;24:111-119.

161. Klapper W, Kreuz M, Kohler CW, et al. Patient age at diagnosis is associated with the molecular characteristics of diffuse large B-cell lymphoma. Blood. 2012;119:1882-1887.

162. Scott DW, Mungall KL, Ben-Neriah S, et al. TBL1XR1/TP63: a novel recurrent gene fusion in B-cell non-Hodgkin lymphoma. Blood. 2012;119:4949-4952.

163. Salaverria I, Royo C, Carvajal-Cuenca A, et al. CCND2 rearrangements are the most frequent genetic events in cyclin D1(-) mantle cell lymphoma. Blood. 2013;121:1394-1402.

164. Streubel B, Vinatzer U, Lamprecht A, et al. T(3;14)(p14.1;q32) involving IGH and FOXP1 is a novel recurrent chromosomal aberration in MALT lymphoma. Leukemia. 2005;19:652-658.

165. Wlodarska I, Veyt E, De Paeppe P, et al. FOXP1, a gene highly expressed in a subset of diffuse large B-cell lymphoma, is recurrently targeted by genomic aberrations. Leukemia. 2005;19:1299-1305.

166. Liu H, Ye H, Ruskone-Fourmestraux A, et al. T(11;18) is a marker for all stage gastric MALT lymphomas that will not respond to H. pylori eradication. Gastroenterology. 2002;122:1286-1294.

167. Tan SY, Ye H, Liu H, et al. t(11;18)(q21;q21)-positive transformed MALT lymphoma. Histopathology. 2008;52:777-780.

168. Drexler HG, Gignac SM, von Wasuekewsju R, et al. Pathobiology of NPM-ALK and variant fusion genes in anaplastic large cell lymphoma and other lymphomas. Leukemia. 2000;14:1533-1559.

169. Gascoyne RD, Lamant L, Martin-Subero JI, et al. ALK-positive diffuse large B-cell lymphoma is associated with Clathrin-ALK rearrangements: report of 6 cases. Blood. 2003;102:2568-2573.

170. Lee HW, Kim K, Kim W, et al. ALK-positive diffuse large B-cell lymphoma: report of three cases. Hematol Oncol. 2008;26:108-113.

171. Feldman AL, Dogan A, Smith DI, et al. Discovery of recurrent t(6;7)(p25.3;q32.3) translocations in ALK-negative anaplastic large cell lymphomas by massively parallel genomic sequencing. Blood. 2011;117:915-919.

172. Vasmatzis G, Johnson SH, Knudson RA, et al. Genome-wide analysis re-

veals recurrent structural abnormalities of TP63 and other p53-related genes in peripheral T-cell lymphomas. Blood. 2012;120:2280-2289.

173. Parrilla Castellar ER, Jaffe ES, Said JW, et al. ALK-negative anaplastic large cell lymphoma is a genetically heterogeneous disease with widely disparate clinical outcomes. Blood. 2014;124:1473-1480.

174. Jonveaux P, Daniel MT, Martel V, et al. Isochromosome 7q and trisomy 8 are consistent primary, non-random chromosomal abnormalities associated with hepatosplenic T gamma/delta lymphoma. Leukemia. 1996; 10:1453-1455.

175. Brito-Babapulle V, Pomfret M, Matutes E, et al. Cytogenetic studies on prolymphocytic leukemia. II. T cell prolymphocytic leukemia. Blood. 1987;70:926-931.

176. Fisch P, Forster A, Sherrington PD, et al. The chromosomal translocation t(X;14)(q28;q11) in T-cell pro-lymphocytic leukaemia breaks within one gene and activates another. Oncogene. 1993;8:3271-3276.

177. Martín-Subero JI, Klapper W, Sotnikova A, et al. Chromosomal breakpoints affecting immunoglobulin loci are recurrent in Hodgkin and Reed-Sternberg cells of classical Hodgkin lymphoma. Cancer Res. 2006;66:10332-10338.

178. Steidl C, Shah SP, Woolcock BW, et al. MHC class II transactivator CIITA is a recurrent gene fusion partner in lymphoid cancers. Nature. 2011;471:377-381.

179. Bakhirev AG, Vasef MA, Zhang QY, et al. Fluorescence immunophenotyping and interphase cytogenetics (FICTION) detects BCL6 abnormalities, including gene amplification, in most cases of nodular lymphocyte-predominant Hodgkin lymphoma. Arch Pathol Lab Med. 2014; 138:538-542.

180. Yasukawa M, Bando S, Dölken G, et al. Low frequency of BCL-2/J(H) translocation in peripheral blood lymphocytes of healthy Japanese individuals. Blood. 2001;98:486-488.

181. Lecluse Y, Lebailly P, Roulland S, et al. t(11;14)-positive clones can persist over a long period of time in the peripheral blood of healthy individuals. Leukemia. 2009;23:1190-1193.

182. Beà S, Campo E. Secondary genomic alterations in non-Hodgkin's lymphomas: tumor-specific profiles with impact on clinical behavior. Haematologica. 2008;93:641-645.

183. Stilgenbauer S, Bullinger L, Benner A, et al. Incidence and clinical significance of 6q deletions in B cell chronic lymphocytic leukemia. Leukemia. 1999;13:1331-1334.

184. Döhner H, Stilgenbauer S, Benner A, et al. Genomic aberrations and survival in chronic lymphocytic leukemia. N Engl J Med. 2000;343: 1910-1916.

185. Chevallier P, Penther D, Avet-Loiseau H, et al. CD38 expression and secondary 17p deletion are important prognostic factors in chronic lymphocytic leukaemia. Br J Haematol. 2002;116:142-150.

186. Tilly H, Rossi A, Stamatoullas A, et al. Prognostic value of chromosomal abnormalities in follicular lymphoma. Blood. 1994;84:1043-1049.

187. Höglund M, Sehn L, Connors JM, et al. Identification of cytogenetic subgroups and karyotypic pathways of clonal evolution in follicular lymphomas. Genes Chromosomes Cancer. 2004;39:195-204.

188. Viardot A, Möller P, Hogel J, et al. Clinicopathologic correlations of genomic gains and losses in follicular lymphoma. J Clin Oncol. 2002;20: 4523-4530.

189. Schwaenen C, Viardot A, Berger H, et al. Microarray-based genomic profiling reveals novel genomic aberrations in follicular lymphoma which associate with patient survival and gene expression status. Genes Chromosomes Cancer. 2009;48:39-54.

190. Bouska A, McKeithan TW, Deffenbacher KE, et al. Genome-wide copy-number analyses reveal genomic abnormalities involved in transformation of follicular lymphoma. Blood. 2014;123:1681-1690.

191. Navarro A, Royo C, Hernàndez L, et al. Molecular pathogenesis of mantle cell lymphoma: new perspectives and challenges with clinical implications. Semin Hematol. 2011;48:155-165.

192. Bea S, Zettl A, Wright G, et al. Diffuse large B-cell lymphoma subgroups have distinct genetic profiles that influence tumor biology and improve gene-expression-based survival prediction. Blood. 2005;106: 3183-3190.

193. Chen W, Houldsworth J, Olshen AB, et al. Array comparative genomic hybridization reveals genomic copy number changes associated with outcome in diffuse large B-cell lymphomas. Blood. 2006;107:2477-2485.

194. Lenz G, Wright GW, Emre NC, et al. Molecular subtypes of diffuse large B-cell lymphoma arise by distinct genetic pathways. Proc Natl Acad Sci USA. 2008;105:13520-13525.

195. Scholtysik R, Kreuz M, Hummel M, et al. Characterization of genomic imbalances in diffuse large B-cell lymphoma by detailed SNP-chip analysis. Int J Cancer. 2015;136:1033-1042.

196. Tagawa H, Suguro M, Tsuzuki S, et al. Comparison of genome profiles for identification of distinct subgroups of diffuse large B-cell lymphoma. Blood. 2005;106:1770-1777.

197. García JL, Hernandez JM, Gutiérrez NC, et al. Abnormalities on 1q and 7q are associated with poor outcome in sporadic Burkitt's lymphoma. A cytogenetic and comparative genomic hybridization study. Leukemia. 2003;17:2016-2024.

198. Salaverria I, Zettl A, Bea S, et al. Chromosomal alterations detected by comparative genomic hybridization in subgroups of gene expression-defined Burkitt's lymphoma. Haematologica. 2008;93:1327-1334.

199. Scholtysik R, Kreuz M, Klapper W, et al. Detection of genomic aberrations in molecularly defined Burkitt's lymphoma by array-based, high resolution, single nucleotide polymorphism analysis. Haematologica. 2010;95:2047-2055.

200. Feys T, Poppe B, De Preter K, et al. A detailed inventory of DNA copy number alterations in four commonly used Hodgkin's lymphoma cell lines. Haematologica. 2007;92:913-920.

201. Giefing M, Arnemann J, Martin-Subero JI, et al. Identification of candidate tumour suppressor gene loci for Hodgkin and Reed-Sternberg cells by characterisation of homozygous deletions in classical Hodgkin lymphoma cell lines. Br J Haematol. 2008;142:916-924.

202. Hartmann S, Martin-Subero JI, Gesk S, et al. Detection of genomic imbalances in microdissected Hodgkin and Reed-Sternberg cells of classical Hodgkin's lymphoma by array-based comparative genomic hybridization. Haematologica. 2008;93:1318-1326.

203. Steidl C, Telenius A, Shah SP, et al. Genome-wide copy number analysis of Hodgkin Reed-Sternberg cells identifies recurrent imbalances with correlations to treatment outcome. Blood. 2010;116:418-427.

204. Salaverria I, Espinet B, Carrió A, et al. Multiple recurrent chromosomal breakpoints in mantle cell lymphoma revealed by a combination of molecular cytogenetic techniques. Genes Chromosomes Cancer. 2008;47: 1086-1097.

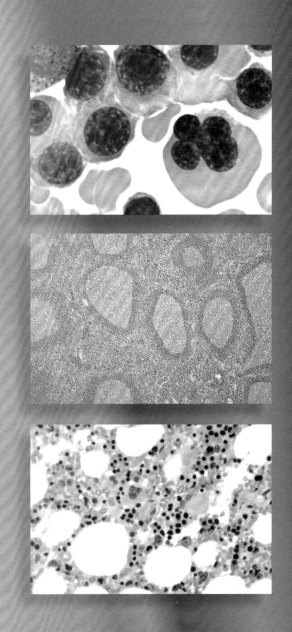

第二篇

造血组织正常和反应状态

第 8 章

正常淋巴器官和组织

Elias Campo，Elaine S. Jaffe，Nancy Lee Harris

淋巴组织是前体细胞成熟为具有免疫活性的淋巴细胞的部位,也是与抗原发生免疫反应的部位。淋巴组织和淋巴细胞的分化和成熟阶段具有解剖特异性——见于身体的特定部位;具有结构特异性——每种淋巴组织均以特定的方式聚集形成,而细胞分化和应答发生于这种结构化组织的特定区域;具有特殊的细胞形态——细胞的大小、外形和其他特征随细胞成熟、或应答抗原和其他刺激改变;可发生特异性遗传学和生物学改变——在不同分化和成熟阶段,淋巴细胞的基因、基因表达、蛋白产物和应答蛋白均可发生改变。对于需要诊断淋巴组织和细胞的反应性和肿瘤性疾病的病理医师而言,理解淋巴细胞在发育和活化过程中,以及在免疫应答过程中的正常结构和相应改变,均非常重要。

免疫系统的功能建立在淋巴组织解剖学基础之上。免疫系统的功能是防御感染,其细胞构成包括吞噬细胞(中性粒细胞、单核细胞和组织细胞或巨噬细胞)、淋巴细胞(T 细胞、B 细胞和 NK 细胞)和抗原呈递细胞(组织细胞、树突细胞和 B 细胞)。免疫反应分为两类:先天性或天然免疫反应、获得性或适应性免疫反应[1,2]。参与先天性免疫反应的细胞包括吞噬细胞、树突细胞、NK 细胞和一些 T 细胞,包括 γδT 细胞,无论是否曾暴露于抗原,先天性免疫反应均以相同的方式发生应答。获得性免疫反应涉及抗原特异性 T 细胞和 B 细胞,与曾经的抗原暴露相关。

先天性免疫系统的抗原识别由种系 DNA 编码的受体介导。从第一种多细胞生物开始,这些受体已经进化为可识别存在于常见病原体之上的数量有限的高度保守结构,即所谓的病原体相关分子模式,这些结构不见于宿主细胞,包括细菌的脂多糖、酵母细胞壁的甘露聚糖、细菌 DNA 等[3]。介导适应性免疫系统抗原识别的受体由 B 细胞和 T 细胞产生,这些细胞产生非常多样的表面受体,仅其中部分具有特异性。对机体有害的受体(即针对自身的特异性受体)必须被选择性消除,而对机体

有益的受体(即针对病原的特异性受体)则在抗原暴露时发生选择性克隆性扩增。在存活个体重复暴露于抗原时,适应性免疫反应的效率和特异性更高,但依据定义,适应性免疫反应不会遗传给后代。先天性和适应性免疫反应的另一个主要区别是,先天性免疫细胞在受体结合后立即发挥效应功能,而适应性免疫反应的细胞在抗原刺激后首先进行增生。先天性免疫系统的细胞除了快速识别和控制病原,还可通过将抗原和活化信号呈递给 T 细胞和 B 细胞,从而激发和调节适应性免疫反应。

8.1 正常淋巴组织

依据淋巴细胞分化阶段和功能性相互作用,淋巴组织主要分为两个部分:中枢或初级淋巴组织、外周或次级淋巴组织。中枢淋巴组织包括骨髓和胸腺,含有淋巴细胞前体,是初始非抗原依赖性分化过程发生的部位,不成熟细胞发育为成熟细胞,获得在抗原刺激下发挥功能的能力。外周淋巴组织包括淋巴结、脾脏和黏膜相关淋巴组织(MALT),成熟淋巴细胞在此接受抗原刺激,并发生不同类型免疫反应。外周淋巴组织具有由不同类型细胞、血管和间质成分构成的高度结构化的微环境,使淋巴细胞与抗原之间的选择性相互作用得以最大化,从而启动和放大免疫反应。

8.1.1 初级(中枢)淋巴组织

8.1.1.1 骨髓

骨髓是具有自我更新能力的干细胞的来源,包括造血干细胞前体和早期的 B 细胞和 T 细胞共同前体细胞。早期的 B 细胞分化过程在骨髓中持续进行,而定向于 T 细胞分化的前体细胞迁移至胸腺,并在此完成分化过程。骨髓也是储存浆细胞的

部位,后者产生于外周淋巴器官和组织,然后迁回骨髓。以前认为骨髓中的细胞存在区域性分布,造血干细胞位于骨小梁旁,而 B 细胞前体迁移到中央的骨髓腔隙。这种观点正受到挑战,因为观察发现,造血干细胞遍布于整个骨髓。间充质干细胞/间质细胞是骨髓间质细胞的一部分,与维持骨髓中的正常和肿瘤性造血相关[4]。

　　B 细胞分化的早期标志是表达 B 细胞标记 CD19,伴 CD34 表达,之后表达 CD10。这些细胞表达参与免疫球蛋白基因重排的蛋白 TdT、RAG1 和 RAG2。CD19 表达于整个 B 细胞分化阶段,而在骨髓中的分化过程中,当 CD20 表达和免疫球蛋白基因重排并表达于细胞表面时,CD34 和之后的 CD10 均表达丢失。人类骨髓中早期的 T 细胞定向成分还未充分了解[5]。

　　B 细胞在骨髓中的分化和运输受细胞因子和趋化因子的影响(表 8.1)。CXCL12 及其受体 CXCR4 是其中最主要的因子之一。CXCL12 也称间质细胞衍生因子 1(SDF-1),表达于骨母细胞、骨髓间质细胞和内皮细胞,CXCR4 表达于造血干细胞和 B 细胞分化的早期,而在前 B 细胞和外周淋巴组织的成熟 B 细胞中表达下调。当 B 细胞受到抗原刺激和发生浆细胞分化时,CXCL12 的表达上调,这也可能是这些细胞归巢至骨髓的原因。

表 8.1　参与淋巴组织器官化过程的趋化因子和趋化因子受体

细胞	趋化因子	趋化因子受体	细胞
骨髓	CXCL12 (SDF-1)	CXCR4	CD34+ 细胞
骨母细胞			前淋巴细胞
内皮细胞			浆细胞
间质细胞			
脾脏红髓			
间质细胞			
滤泡树突细胞	CXCL13	CXCR5	B 细胞、T 细胞
滤泡间质细胞			
滤泡 T 辅助细胞			滤泡 T 辅助细胞
交指状树突细胞	CCL19、CCL21	CCR7	CD4 和 CD8 胸腺细胞
高内皮微静脉			成熟 T 细胞
T 区间质细胞			成熟树突细胞
胸腺髓质上皮			
肠细胞	CCL25	CCR9	IgA 分泌细胞
			黏膜淋巴细胞

　　前淋巴细胞或淋巴母细胞的核圆形,染色质分散,核仁小。从形态学上不容易识别正常骨髓中的这些细胞,而在再生骨髓中可能更常见,此时称为原始血细胞,数量可能非常多,甚至被误认为肿瘤性淋巴细胞[6,7]。

8.1.1.2　胸腺

　　胸腺位于前纵隔,不成熟 T 细胞前体(前胸腺细胞)从骨髓中迁移到胸腺,完成之后的选择性成熟过程,童贞 T 细胞具有应答抗原刺激的能力(图 8.1)。在生命早期阶段,胸腺对于正常 T 细胞库的发育非常关键,有证据表明,它在 T 细胞发育中的作用持续终生[2,8]。

　　胸腺中的胸腺上皮间隙属于中枢淋巴组织,而血管周隙属于外周淋巴组织[8]。胸腺上皮间隙再分为皮质和髓质,两者的特征是具有特化的上皮和附属细胞,从而构成 T 细胞成熟的微环境[9]。皮质含有皮质上皮细胞,体积大,染色质空泡状,核仁明显,胞质淡染,这些细胞构成网状支撑结构。皮质内还有吞噬性组织细胞(巨噬细胞),具有抗原呈递和吞噬凋亡胸腺细胞的能力。髓质上皮细胞较小,呈梭形。髓质内还可见到 Hassall 小体(胸腺小体),是由髓质上皮细胞漩涡状排列形成的球形结构,伴有中央角化。髓质内还有树突细胞,类似于皮肤 Langerhans 细胞和淋巴结交指状树突细胞。皮质和髓质内均有血管周隙。

　　皮质内的淋巴细胞称为皮质胸腺细胞,形态学谱系包括从外层皮质的母细胞(中等大小、染色质分散、可见核仁)到内层皮质的更成熟的稍小的圆形淋巴细胞。偶可见到凋亡小体和组织细胞吞噬现象。大多数皮质胸腺细胞具有前 T 细胞免疫表型(TdT+、CD1a+、CD4+、CD8+)。髓质胸腺细胞为成熟的小淋巴细胞,核圆形或稍不规则,核仁不明显。血管周隙的淋巴细胞类似髓质胸腺细胞[8],两者均具有成熟 T 细胞表型(TdT−、CD1a−、CD3+、CD4+或 CD8+)。

　　胸腺髓质内还有一种特殊的 B 细胞,具有树突细胞形态,表达成熟 B 细胞标记 CD23、CD37、CD72、CD76、IgM 和 IgD。这些细胞呈花环状围绕非 B 细胞,因此曾称为星状细胞。这些细胞与 T 细胞和胸腺上皮细胞紧邻,提示它们可能参与了 T 细胞的分化过程[10-12]。有人认为原发性纵隔大 B 细胞淋巴瘤起源于这些细胞。

　　胸腺的上皮性间隙在 1 岁时开始萎缩,中年阶段以每年约 3%的速度缩小,之后每年缩小 1%[8],与之伴随的是血管周隙逐渐扩大。成人胸腺的"脂肪浸润"发生于血管周隙[13-18]。

8.1.2　次级(外周)淋巴组织

8.1.2.1　淋巴结

　　淋巴结位于淋巴系统的分支处,遍布全身,可最大限度地捕获来自大多数器官的抗原和趋化因子,后者经输入淋巴管进入淋巴结(图 8.2)。纤维性被膜包绕淋巴结,并伸入淋巴结内,形成纤维性小梁,构成淋巴结的基础框架,使不同的细胞成分、血管和特化的间质成分有机地组织在一起。

　　淋巴结内细胞分布于 3 个不同的但非一成不变的区域内:皮质、副皮质和髓索。皮质(或称皮质区)为 B 细胞区,含有淋巴滤泡;副皮质区主要含 T 细胞和 T 细胞抗原呈递细胞。髓索位于淋巴结的最内层,含有 B 细胞、T 细胞、浆细胞、巨噬细胞和树突细胞。

(1)　皮质区

　　初始的皮质结构是初级淋巴滤泡,由聚集的童贞 B 细胞和

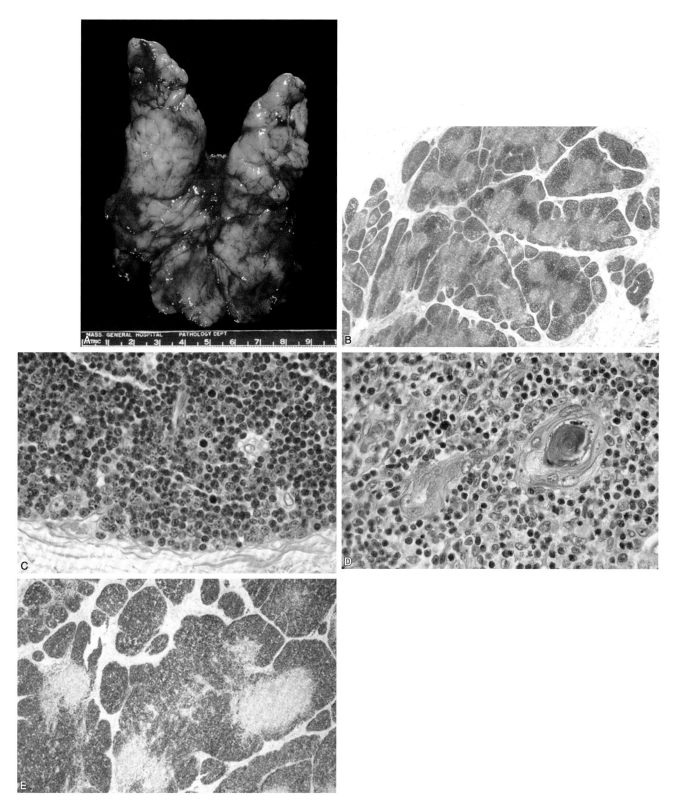

图 8.1　胸腺。A,大体图片。胸腺由两个侧叶和中间连接的峡部构成,表面呈分叶状。B,小叶结构,低倍放大。皮质深染,髓质淡染,可见角化的 Hassall 小体。C,外层皮质细胞为中等大小的母细胞,染色质分散。皮质上皮细胞大,卵圆形,核仁明显,胞质不清。D,髓质细胞为成熟表现的淋巴细胞,伴有形态更接近梭形的上皮细胞。E,TdT 染色,皮质胸腺细胞阳性,髓质胸腺细胞阴性

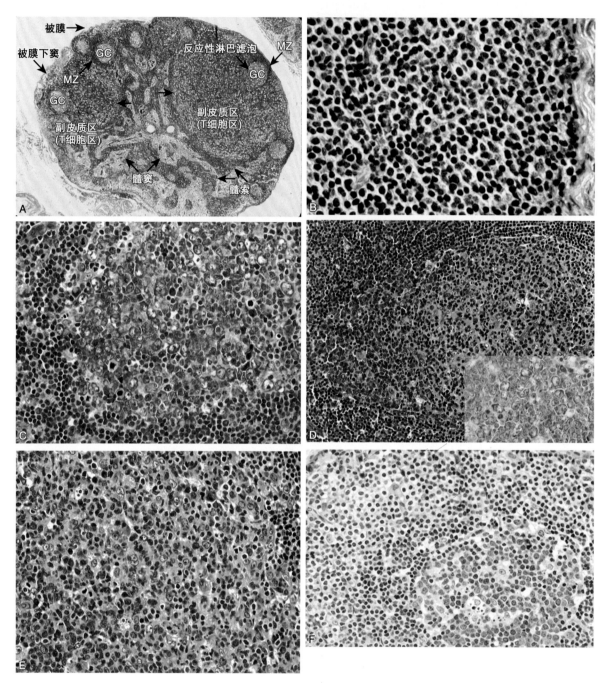

图8.2 淋巴结。A,低倍放大,显示反应性淋巴结的结构。淋巴结有被膜,由皮质、髓质和淋巴窦(被膜下窦、皮质和髓质淋巴窦)构成。窦内含组织细胞(巨噬细胞),可摄取和处理抗原,然后呈递给淋巴细胞。皮质分为滤泡(细长箭头)和副皮质区(短粗箭头),髓质分为髓索和髓窦。T细胞应答和早期的B细胞应答发生于副皮质,生发中心(GC)反应发生于皮质滤泡。免疫反应所产生的浆细胞和效应性T细胞聚集在髓索内,并通过髓窦离开。B,初级滤泡主要由小圆形淋巴细胞构成,排列成类似三维立体的簇状结构。这些细胞表达IgM、IgD和CD23。C,次级滤泡的早期生发中心主要含中心母细胞(大的母细胞,染色质空泡状,1-3个位于周边的核仁,胞质嗜碱性),偶见中心细胞(中等细胞,染色质分散,核仁不明显,胞质稀少,不呈嗜碱性),Giemsa染色。D,生发中心极化为亮区和暗区,其外有小淋巴细胞构成的套区。暗区主要含中心母细胞,混有致密排列的中心细胞(插图),Giemsa染色。E,亮区含中心细胞和较多T细胞,滤泡树突细胞的核呈卵圆形、空泡状,常为双叶核或双核。F,肠系膜淋巴结,滤泡周围可见增宽的边缘区,边缘区细胞的核呈中心细胞样,胞质淡染。

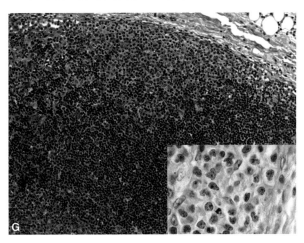

图 8.2（续） G,淋巴结单核样 B 细胞聚集,在被膜下窦的下方形成淡染带。插图为这些细胞的高倍放大,核有褶皱,呈单核细胞样,胞质丰富淡染。MZ,套区

小的滤泡树突细胞(FDC)网构成(见图 8.2B)。淋巴细胞小,核圆形,染色质致密,胞质稀少,表达成熟 B 细胞标记,例如 IgM、IgD、CD21 和 CD23。这些细胞在受到抗原刺激后,形成体积增大并高度结构化的次级淋巴滤泡,包括一个冠状的套区、一个生发中心和一个致密的 FDC 网(见图 8.2C~F,图 8.3)。

套区主要由初级淋巴滤泡的小 B 细胞构成,被扩大的生发中心推挤到一侧。与初级滤泡的 B 细胞一样,套区 B 细胞表达 IgM、IgD、CD21 和 CD23。偶有 B 细胞共表达 CD5,这些细胞也位于套区,但在常规组织学切片中难以识别。当没有形成外侧的边缘区时,套区内还含有记忆性 B 细胞。

生发中心是特化的淋巴组织结构,T 细胞依赖性免疫反应发生于此。生发中心是抗原活化的 B 细胞克隆扩增的部位,抗原驱动的免疫球蛋白基因体细胞超突变也发生于此,从而产生具有高亲和性的抗体。免疫球蛋白基因还发生类型或同型转换,从 IgM 或 IgD 转换为 IgG、IgA 或 IgE,但此过程不仅发生于生发中心,也可见于其他部位,但不如生发中心显著,且为不依赖 T 细胞的应答反应。生发中心内还存在一种特殊的微环境,可产生针对特异性抗原的高亲和性抗体的抗原刺激性克隆被选择,而不能产生高亲和性抗体的 B 细胞发生凋亡。之后,经历抗原选择的细胞离开生发中心,成为记忆性 B 细胞和长期存活的浆细胞。

形态学观察,早期的生发中心主要含小和大的中心母细胞(大无裂滤泡中心细胞)。这些细胞为中等至大 B 细胞,核圆形至卵圆形,空泡状,含 1~3 个靠近核膜的核仁,含有狭窄的环状嗜碱性胞质;这些特征在 Giemsa 染色时最容易观察(见图 8.2C)。数小时或数天后,生发中心极化为两个不同的区域:暗区和亮区(见图 8.2D)。暗区主要含中心母细胞,核分裂象丰富,也含有致密排列的中心细胞(有裂滤泡中心细胞)(见图 8.2D 插图)。此区还有小 B 至大 B 细胞,核不规则,有时可见深的核裂,染色质致密,核仁不明显,胞质稀少,Giemsa 染色时不呈嗜碱性着色。还可见吞噬凋亡性核碎片的巨噬细胞(可染小体巨噬细胞)。亮区主要含静止的中心细胞。

亮区还含高密度的 FDC,后者核呈空泡状,常为双核,核仁小(见图 8.2E)。与其他树突细胞不同,FDC 起源于间充质细胞,对于生发中心形成和 T 细胞依赖性免疫反应很重要。FDC 表达多种分子,从而吸引 B、T 细胞并促进抗原呈递过程。FDC 表达 CXCL13,此趋化因子可募集表达 CXCR5 的 B 细胞和 T 细胞(见表 8.1)。还表达 CD23、黏附分子 ICAM-1 和 VCAM1,以及固定免疫复合物的补体受体(CD21、CD35)(见图 8.3)。

免疫表型分析,中心细胞和中心母细胞均表达成熟 B 细胞抗原(CD19、CD20、CD22、CD79)和生发中心标记,例如 BCL6、CD10、LMO2 或 HGAL(见图 8.3)。中心母细胞不表达或低表达免疫球蛋白,因为这些细胞的免疫球蛋白基因发生了体细胞超突变和类别转换[13-18]。对驱动抗原亲和性较高的中心细胞重新表达表面免疫球蛋白。BCL6 是生发中心形成和 T 细胞依赖性免疫反应必不可少的一种核内锌指转录因子,表达于生发中心 B 细胞,但不表达于童贞 B 细胞、套区 B 细胞、记忆性 B 细胞或浆细胞[13-18]。CD10 是一种膜相关分子,也称共同急性淋巴母细胞白血病抗原(CALLA),正常情况下表达于骨髓内的早期原 B 细胞,童贞 B 细胞不表达,生发中心细胞再次表达。其功能还不是很清楚,但可能是生发中心形成所必需的。CD10 阳性成熟淋巴细胞仅见于生发中心,其他区域出现阳性细胞时,提示可能存在滤泡性淋巴细胞肿瘤。LIM 唯一转录因子(LMO2)和人类生发中心相关淋巴瘤(HGAL)是最近发现表达于生发中心细胞的基因。LMO2 是一种转录因子,在血细胞生成中具有重要作用,正常情况下表达于骨髓的所有 3 系细胞,但在外周淋巴组织中,仅表达于生发中心细胞。HGAL 是一种高度进化的保守基因,高表达于正常和肿瘤性生发中心细胞的胞质,但确切功能还不十分清楚[19]。生发中心细胞一个重要的功能性表型改变是抗凋亡蛋白 BCL2 的表达下调,后者持续表达于童贞细胞和记忆性淋巴细胞[13-18]。BCL2 表达下调的细胞易于经凋亡途径而死亡,只有针对特异性抗原的克隆才能在此微环境中存活。生发中心 B 细胞还表达一些表面分子,后者促进这些细胞与 FDC 和 T 细胞的相互作用,其中,CD40、CD86 和 CD71 促进与 T 细胞的相互作用[13-18],而 CD11a/18 和 CD29/49d 可识别 FDC 的配体 CD44、ICAM-1 和 VCAM-1。同样的,生发中心淋巴细胞也表达 FDC 分子 CD86D 和 IL-15 的受体,传递增殖信号和 B 细胞活化因子(BAFF),可激发存活信号,从而挽救 BCL2 阴性细胞,使之避免发生凋亡[20-24]。

生发中心含有特化的 T 细胞亚群,在调节 B 细胞分化过程

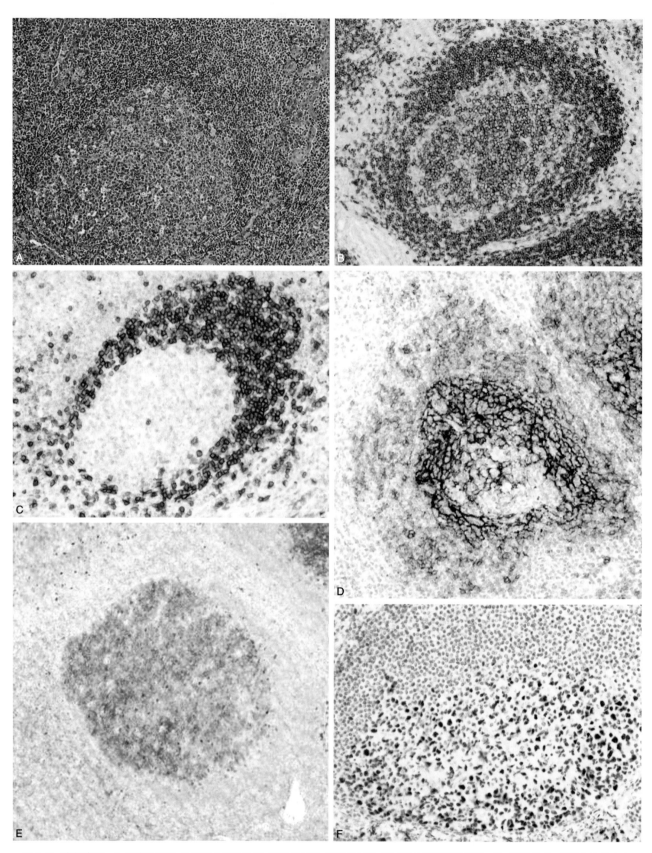

图8.3　**次级滤泡**。A,反应性滤泡,生发中心极性分布,暗区在左侧,亮区在右侧,亮区侧的套区发育更好。B,CD20 染色,套区和生发中心均阳性。C,IgD 染色,套区淋巴细胞阳性。D,CD23 染色,FDC 主要分布于亮区,套区 B 细胞也阳性。E,CD10 染色,生发中心阳性。F,BCL6 染色,大部分生发中心细胞阳性

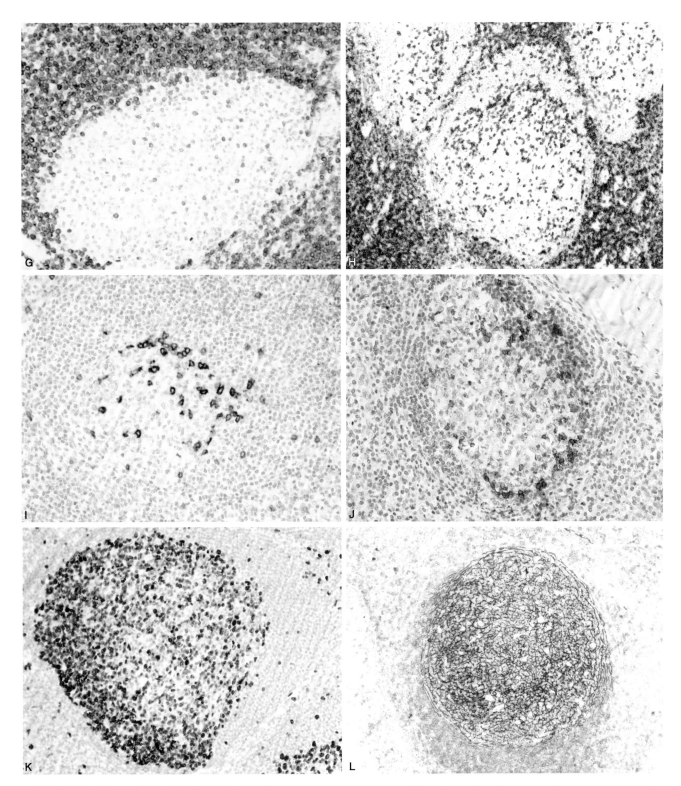

图 8.3(续)　G,BCL2 染色,套区 B 细胞和一部分滤泡内 T 细胞阳性,生发中心 B 细胞阴性。H,CD3 染色,副皮质区和生发中心内的 T 细胞阳性。亮区 T 细胞多于暗区,在生发中心与套区交界处形成新月形分布模式。I,CD57 染色,一部分生发中心 T 细胞阳性。J,CD279(PD1)染色,生发中心内的滤泡辅助 T 细胞阳性。K,Ki-67 染色,暗区内的绝大多数细胞均阳性,说明处于增殖状态,而亮区阳性细胞较少。L,CD21 染色,FDC 主要分布于亮区,套区 B 细胞也阳性

和 T 细胞介导免疫反应中具有重要作用（见图 8.3）。滤泡辅助 T 细胞（T$_{FH}$ 细胞）是最近认识的一种亚群，主要分布于亮区和套区[25]。T$_{FH}$ 细胞表达 CD4、CD57、ICOS、CXCL13、PD-1（程序化死亡-1，或称 CD279）和 CXCR5（FDC 分泌的 CXCL13 受体）。T$_{FH}$ 细胞通过 AID（活化诱导胞苷脱氨酶）、免疫球蛋白类型转换和免疫球蛋白合成，从而促进 B 细胞分化。生发中心还含有 T 调节细胞（T-reg 细胞），后者表达 CD4、CD25 和 FOXP3，参与阻止自身免疫性和限制 T 细胞依赖性 B 细胞刺激。这些细胞似乎还可直接抑制 B 细胞免疫球蛋白的产生和类型转换[26]。滤泡间区也有 T-reg 细胞。

淋巴结滤泡周围偶可能见到边缘区，但不如脾脏明显，肠系膜淋巴结也有明显的边缘区（见图 8.2F）。边缘区 B 细胞的核类似于中心细胞，但含更丰富的淡染胞质。边缘区 B 细胞包括童贞 B 细胞和记忆性 B 细胞。某些反应状态下，在套区与皮质淋巴窦之间可有稍增大的 B 细胞聚集，胞质丰富，淡染至嗜酸性，这些细胞称为单核样 B 细胞（见图 8.2G）。与边缘区 B 细胞一样，这些细胞也由童贞 B 细胞和记忆性 B 细胞混合构成。

（2）副皮质区

副皮质区是指滤泡间的 T 细胞区（见图 8.2A），主要含成熟 T 细胞和交指状树突细胞，后者是 T 细胞的特异性抗原呈递细胞（图 8.4A）。副皮质区的间质细胞所产生的趋化因子 CCL19 和 CCL21 是此区形成的基础，其中最重要的是成纤维细胞性网状细胞和高内皮微静脉（HEV）的内皮细胞。这些趋化因子募集表达其受体 CCR7 的 T 细胞和树突细胞。副皮质区的 T 细胞以 CD4 阳性细胞为主，还含有一部分 CD8 阳性细胞

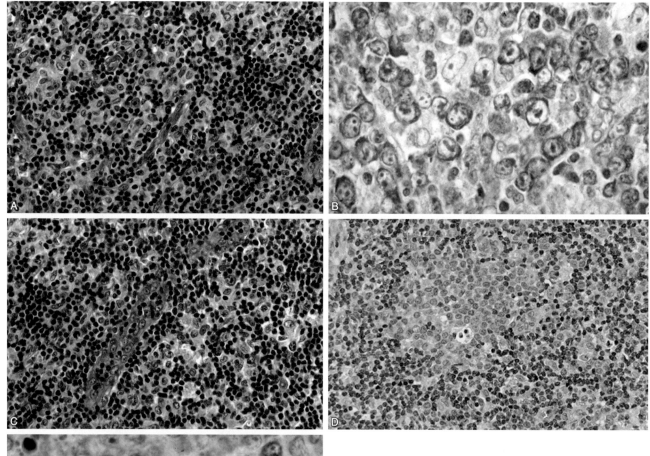

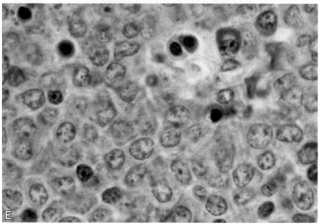

图 8.4 淋巴结副皮质区。A，副皮质区含均匀分布的小圆形淋巴细胞和交指状树突细胞，后者染色质淡，有核沟或核形不规则，胞质不清，可将抗原呈递给 T 细胞，也可呈递给迁移经过副皮质区的 B 细胞。B，在抗原反应的早期，出现免疫母细胞反应，副皮质区可见许多 B 免疫母细胞。免疫母细胞的大小是小淋巴细胞的 2~3 倍，染色质空泡状，单个中位核仁，胞质丰富、嗜碱性（Giemsa 染色）。C，副皮质区有显著的高内皮微静脉，内皮细胞圆胖，淋巴细胞沿内皮细胞间迁移。淋巴细胞经 HEV 迁入淋巴结，HEV 的内皮细胞表面有淋巴细胞受体。D，在副皮质区与髓质的交界处，可见浆样树突细胞聚集，后者染色质分散，胞质嫌色性，可能见到凋亡小体和核尘。E，Giemsa 染色，浆样树突细胞含弱嗜碱性的偏位胞质

和 T-reg 细胞。交指状树突细胞表达 S100、MHC Ⅱ 类分子、CD80、CD86 和 CD40,不表达 CD1a、CD21 和 CD35,有复杂的交指状细胞突起。某些反应性状态下,特别是与皮疹相关者,副皮质区内可见从皮肤迁移而来的 Langerhans 细胞。

滤泡间区还含具有免疫母细胞形态的大 B 细胞,在某些反应性状态下,数量可非常多。免疫母细胞的大小与中心母细胞相近,但含单个显著核仁,胞质更丰富,嗜碱性(图 8.4B)。这些细胞表达成熟 B 细胞标记,胞质内免疫球蛋白丰富,被视为向浆细胞分化的中间阶段。淋巴结 T 区还存在一种具有树突细胞形态的大 B 细胞亚群[27],这些细胞携带免疫蛋白基因体细胞突变,表达成熟 B 细胞标记和 CD40,不表达生发中心标记(BCL6 和 CD10)、CD30 和 CD27,其功能尚不清楚,但可能与胸腺的星状细胞相似。

副皮质区含有高内皮微静脉(HEV),是毛细血管后微静脉的一种,血中的 T、B 细胞通过 HEV 进入淋巴结(图 8.4C)。HEV 的内皮细胞大,圆胖,细胞核看似导致管腔闭合。内皮细胞表达黏附分子,可固定循环内的淋巴细胞,并可发挥组织特异性识别分子(称为地址素)的作用,与淋巴细胞表面的特异性分子结合(称为归巢受体)。这些黏附分子包括 E-selectin、P-selectin、VCAM-1、ICAM-1、ICAM-2、外周淋巴结地址素(见于外周淋巴结)和黏膜地址素(肠系膜淋巴结)细胞黏附分子(MAdCAM)。地址素与淋巴细胞表面的 L-selectin 和 $\alpha_4\beta_7$ 整合素结合。其他组织的毛细血管后微静脉不表达淋巴细胞黏附分子,除非受到炎症介质的刺激;而淋巴结 HEV 持续性表达这些黏附分子,因此可以持续性募集淋巴细胞[28]。HEV 的腔内以及内皮细胞与基底膜之间均可见淋巴细胞。

某些情况下,副皮质区可见浆样树突细胞(pDC)聚集,一般位于副皮质区与髓索的交界处。pDC 中等大小,染色质分散,核仁小而偏位,胞质嗜碱性,常小簇状分布,有时伴凋亡碎屑和组织细胞,此时类似小的生发中心(图 8.4D)。pDC 可产生大量 α 干扰素,具有调节 T 细胞应答的功能。pDC 表达 CD4、CD68、粒酶 B、CD123、TCL1 和 BDCA2,不表达 T 细胞或 B 细胞特异性标记、CD56 或髓系分化标记[29,30,30a]。

(3)淋巴结脉管和导管系统

高度结构化的脉管系统有利于淋巴液、血液以及淋巴结不同细胞成分之间的相互作用。动脉到达门部后,分支进入被膜下区和副皮质,在此形成毛细血管袢,然后特化为特殊的毛细血管后微静脉-HEV。淋巴液经淋巴结背侧的输入淋巴管进入被膜下窦,然后沿小梁和髓窦流向门部的输出淋巴管。被膜下窦的巨噬细胞捕获大的抗原、免疫复合物和病毒,可能将其呈递给皮质内的邻近 B 细胞。小的可溶性抗原可能通过窦壁弥散至皮质区域[31]。

淋巴结的导管系统是一种特化结构,用于连接淋巴窦与血管壁(特别是副皮质区的 HEV),使小的抗原分子(5.5nm 和 70kDa 左右)和细胞因子能够从输入的淋巴液中快速送达淋巴结实质的淋巴细胞[32]。这是一种小导管系统,核心为 Ⅰ 型和 Ⅲ 型胶原纤维,伴有纤调蛋白和核心蛋白多糖的交联微纤维,核心外围绕由层粘连蛋白和 Ⅳ 型胶原构成的基底膜。整个导管系统由成纤维细胞性网状细胞产生,并由其包绕。这种细胞表达 vimentin、SMA、desmin、CK8 和 CK18;还表达 CCL19/CCL21,这是表达受体 CCR7 的 B、T 细胞归巢的机制[4]。一些研究认为,在某种 T 细胞刺激下,这些细胞可能获得 FDC 标记,也可能是血管免疫母细胞性 T 细胞淋巴瘤中,HEV 周围 FDC 网络扩大的细胞起源[4]。

8.1.2.2 脾脏

脾脏包括红髓和白髓两个主要的功能部分,红髓的功能是作为血液中受损的有形成分的过滤器,白髓的功能是防御血传病原体。白髓的结构类似淋巴结中的淋巴组织(图 8.5A~F)。滤泡和生发中心位于 Malpighi 小结内,T 细胞和交指状树突细胞位于动脉周围淋巴细胞鞘旁。红髓含有抗原呈递细胞、淋巴细胞(特别是 γδT 细胞)、浆细胞。脾脏的一个显著特征是边缘区明显,由胞质丰富淡染的淋巴细胞和巨噬细胞构成,围绕 B 细胞区和 T 细胞区(见图 8.5D)[33,34]。

(1)白髓

脾脏的 B 细胞和 T 细胞区有机地分布在动脉分支周围(见图 8.5A~F)。与淋巴结一样,T 细胞和 B 细胞成分由特殊的趋化因子募集和维持。CCL19 和 CCL21 主要由 T 区的间质细胞产生,FDC 分泌 CXCL13,这些趋化因子分别募集表达受体 CCR7 和 CXCR5 的细胞(见表 8.1)。T 细胞以非连续的方式包绕小动脉,而 B 细胞滤泡或见于 T 细胞鞘的相邻区域,或直接和小动脉相连而没有 T 细胞层(见图 8.5F)[35]。脾白髓的边

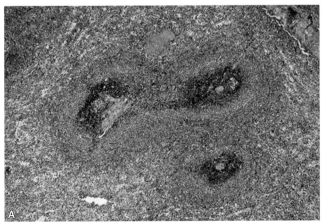
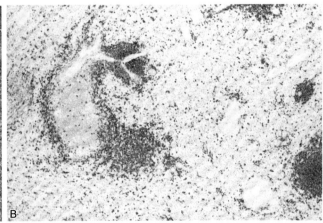

图 8.5 脾脏。A,低倍观察,白髓内可见含生发中心的反应性滤泡(左)和一个 T 细胞区(右),均被淡染的边缘区围绕。B,CD20 染色,显示 B 细胞结节。

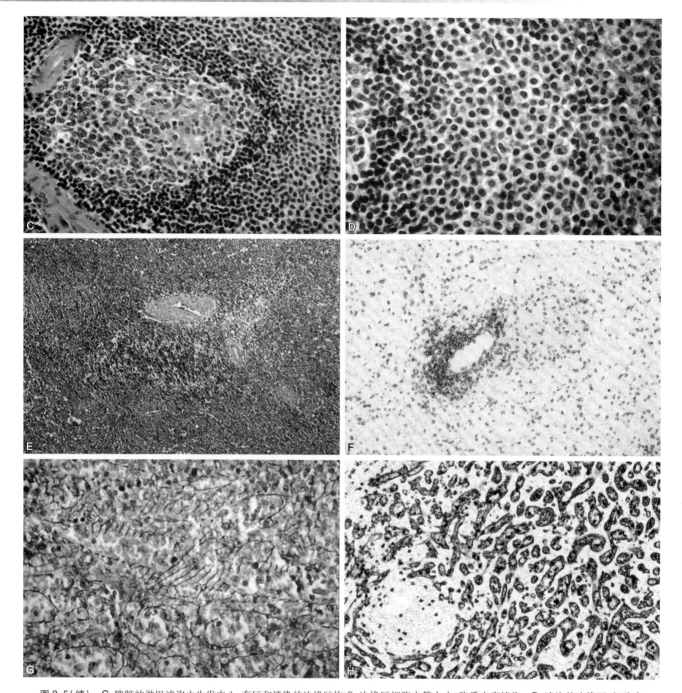

图 8.5(续)　C,脾脏的淋巴滤泡由生发中心、套区和淡染的边缘区构成,边缘区细胞中等大小,胞质丰富淡染。D,滤泡的边缘区,细胞含淡染胞质。E,T 细胞区类似淋巴结的副皮质区,小淋巴细胞背景中可见交指状树突细胞。F,CD3 染色显示动脉周围的 T 细胞。G,PAS 染色,血窦的基底膜阳性,基底膜有孔,因此,有核红细胞可被脾索捕获。H,CD8 染色,红髓的窦细胞强阳性

缘区较为特殊,其滤泡较明显,具有扩大的生发中心。边缘区 B 细胞具有轻度不规则的细胞核,类似于中心细胞,但细胞质更丰富、淡染(见图 8.5D)。这些细胞表达 CD21 和 IgM,但 IgD 阴性或弱阳性,这与套细胞不同。边缘区细胞主要包绕滤泡结构,而在 T 细胞区的表面几乎缺如。对人类脾脏的一些研究进一步区分出内层和外层边缘区,CD4[+]T 细胞聚积形成的壳样结构和一层奇特的成纤维细胞共同组成网架结构并伸入 T 细胞区域,将内层和外层边缘区分隔开来。这些细胞表达 SMA 和肌球蛋白、MAdCAM、VCAM-1 以及 VAP-1[35]。鼠类脾白髓具有边缘区窦,动脉血于该处进入窦隙系统,而人类脾脏无边缘

区窦。人类边缘区外围为滤泡周区域,该区域具有更加分散的纤维和毛细血管,毛细血管由大量唾液酸黏附素阳性的巨噬细胞包被。脾血液大量流经此区时,血流将减速。开放性血流区和边缘区的解剖学关系似乎有助于血液携带的抗原和 B 细胞直接接触[33,34]。

(2) 红髓

红髓由髓窦和髓索构成。髓窦形成交互联结的网络,后者被覆一层窦内皮细胞,并被细胞外基质中的环形纤维所包绕;PAS 染色可显示环形纤维(图 8.5G)。内皮细胞具有细胞质张力丝,后者能调节血细胞通道。毛细血管开放于髓索,不能通

过窦细胞的血细胞则被定居于髓索内的大量巨噬细胞破坏。脾窦血流入静脉系统。窦细胞表达内皮标志物,如Ⅷ因子,但也表达 CD8(图 8.5H)。髓索还有浆母细胞和浆细胞。CXCR4 在这些细胞中的表达上调,可能在脾滤血活动中发挥作用,因为 CXCR4 与红髓中表达的 CXCL12 相结合;相反,CXCR5 和 CCR7 表达下调,它们与白髓趋化因子 CXCL13、CCL19 和 CCL21 相结合(见表 8.1)[34]。

8.1.2.3　黏膜相关淋巴组织

某些上皮组织含有特化的淋巴组织,特别是胃肠道(肠相关淋巴组织-回肠末端的 Peyer 斑,结直肠的黏膜淋巴组织聚集)、鼻咽和口咽(Waldeyer 环-腺样体、扁桃体)和一些物种的肺(支气管相关淋巴组织),这些统称为黏膜相关淋巴组织(MALT)。各个部位的 MALT 均由四种淋巴组织成分构成:结构化的黏膜淋巴组织、固有层、上皮内淋巴细胞和区域(肠系膜)淋巴结(图 8.6)[36]。结构化淋巴组织的典型代表为回肠末端的 Peyer 斑,也见于 Waldeyer 环。淋巴滤泡的结构和免疫表型同淋巴结。唯一的区别是边缘区扩大,延伸至表面上皮。MALT 边缘区细胞的形态类似脾脏中所见。滤泡间区含 T 细胞和交指状树突细胞。黏膜固有层含成熟浆细胞和巨噬细胞,偶有 B、T 淋巴细胞。浆细胞主要分泌 IgA 二聚体,以及少量 IgM、IgG 和 IgE。IgA 二聚体和 IgM 五聚体分泌进入肠腔,与肠细胞合成的分泌性糖蛋白结合。固有层的 T 细胞包括 CD4 阳性和 CD8 阳性细胞,前者稍多(2:1至3:1)。上皮内淋巴细胞位于上皮细胞之间,由多种类型 T 细胞构成,以 CD3[+]、CD5[+] 和 CD8[+] 细胞为主;10%~15% 为 CD3[+]、CD4[-]、CD8[-];CD3[+]、CD4[+] 细胞很少,仅罕见细胞为 CD56[+][37]。多数 T 细胞表达 αβ 型 TCR,约 10% 表达 TCRγδ。Peyer 斑表面的上皮含 B 细胞簇和特化的上皮细胞,后者称为膜细胞或微褶细胞(M 细胞)。胃肠道的其他区域和其他黏膜部位也可见到 M 细胞,特别是淋巴滤泡表面的上皮内,但更分散[38]。M 细胞是黏膜免疫系统的哨兵,负责捕获腔内抗原,并将其呈递给下方的免疫细胞。肠系膜淋巴结的基本结构与其他部位淋巴结相同,但围绕滤泡的边缘区扩大,在光镜下可以见到。

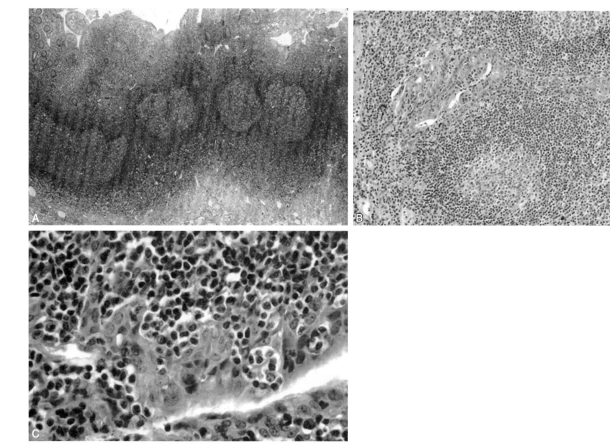

图 8.6　黏膜相关淋巴组织。A,回肠末端 Peyer 斑,低倍放大。淋巴滤泡含反应性生发中心、套区和淡染的边缘区,后者向上延伸进入固有层。上覆黏膜稍平坦,嗜酸性。**B**,腺样体,反应性滤泡的边缘区淡染,向隐窝延伸。**C**,腺样体,上皮内含边缘区细胞(淋巴上皮组织)

黏膜免疫系统的形成是数种黏附分子、趋化因子,以及各个相应受体的协同作用的结果。MALT 内的抗原应答淋巴细胞获得归巢特性,从而能够回到这些组织内[39,40]。归巢特性部分由高表达的整合素 α4β7 介导,后者可与肠相关淋巴组织中 HVE 上的 MAdCAM-1 结合[28]。此外,MALT 免疫细胞还表达整合素 αEβ7(CD103),其配体 E-cadherin 表达于上皮细胞的底

外侧。上皮细胞还可分泌 CCL25,可募集表达其受体 CCR9 的免疫细胞(见表 8.1)[41]。

8.2　B 细胞和 T 细胞分化

B 细胞和 T 细胞分化过程均包括两个主要阶段:外来非抗

原依赖阶段和外来抗原依赖阶段（图 8.7 和图 8.8）。外来非抗原依赖性分化阶段不暴露于外来抗原，发生于初级淋巴器官——腔上囊类同器官（骨髓）和胸腺。此阶段产生一个淋巴细胞池，这些细胞具有应答外来抗原的能力（童贞型或处女型 B 细胞和 T 细胞），对自身抗原无应答。此阶段的早期细胞为干细胞和淋巴母细胞（整个淋巴系的母细胞或祖细胞），具有自我更新能力；之后阶段为静止细胞期，生存期为数周至数年。童贞 B 细胞和 T 细胞表面有抗原的受体分子（T 细胞抗原受体和表面免疫球蛋白）。当暴露于适合的抗原时，童贞细胞转化为大的具有增殖能力的母细胞（免疫效应细胞的祖细胞为免疫母细胞，生发中心的母细胞为中心母细胞）。这些母细胞所产生的后代细胞具有针对激发抗原的直接活性，即抗原特异性效应细胞。这两种主要分化阶段的早期细胞均具有增殖活性；分化完全的效应细胞不再分裂，除非受到抗原刺激。B 细胞和多数 T 细胞属于适应性免疫反应系统，也就是说，它们的表面受体特异性针对某些抗原，在受这些抗原刺激时，发生增殖和亲和力成熟，从而形成大量抗原特异性细胞和记忆细胞。NK 细胞和 γδT 细胞属于先天性免疫反应系统。

8.2.1　适应性免疫系统的细胞分化

前文描述的 B 细胞和多数 T 细胞是适应性免疫系统的调节细胞，通过受体基因的体细胞重组，所产生的特异性抗体可识别无限数量的抗原。同时产生的记忆细胞在再次与同一抗原接触时，有助于免疫系统的快速应答。

8.2.2　B 细胞分化

8.2.2.1　非抗原依赖性 B 细胞分化

(1) B 细胞前体

B 细胞前体起源于造血干细胞，迁移至外周淋巴组织之前，在骨髓内分化为童贞 B 淋巴细胞。胎儿的早期 B 细胞发育在肝、骨髓和脾脏内进行，而此过程在成人仅限于骨髓。通过免疫球蛋白基因的可变区（V）、多样性区（D）和连接区（J）重组，B 细胞分化可产生多种多样的抗原受体。在此过程中，V、D 和 J 基因节段连接形成重链（H）可变区，然后与恒定区连接。

缺乏表面免疫球蛋白的最早期阶段称为 B 祖细胞（pro-B 细胞）[42]。这些细胞首先发生 DH-HJ 重排，然后 VH 重排至 DH-JH 元件。B 细胞淋巴瘤的一些共同的染色体异位出现于此分化阶段，发生于免疫球蛋白基因重排的 VDJ 节段重组之时。其后的分化阶段，前 B 细胞（pre-B 细胞）获得胞质 μ 重链，然后表达表面 μ 重链和一个替代轻链，后者含两个连接的小肽，由一个可变区（V_{pre-B}）和一个恒定区（λ5）构成。之后开

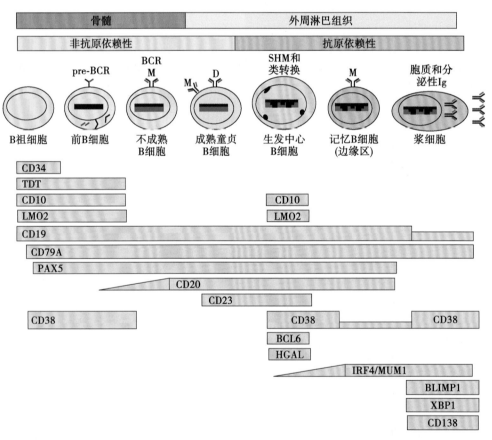

图 8.7　B 细胞分化示意图。早期的 B 细胞前体表达 CD34、TdT、LMO2 和 CD10。CD19 是一个 B 细胞分化的早期抗原，表达于整个 B 细胞分化阶段，浆细胞表达减弱。CD79a 和 PAX5 几乎在重链基因重排的同时表达。CD20 要直到轻链基因重排时才表达。生发中心细胞表达 BCL6 和 HGAL，并重新表达 CD10、LMO2 和 CD38。浆细胞分化的特征是 PAX5 表达下调，表达 CD138、BLIMP1 和 XBP1。BCR，成熟 B 细胞的 B 细胞受体；pre-BCR，前 B 细胞受体，由一个重链和一个替代轻链构成（由两个连接的小肽构成，分别是 Vpre-B 和 λ5，用绿色表示）；SHM，体细胞超突变；红条，IGH 基因重排；蓝条，IGL 基因重排；红条、蓝条加黑色间纹，IGH 和 IGL 重排，伴体细胞超突变

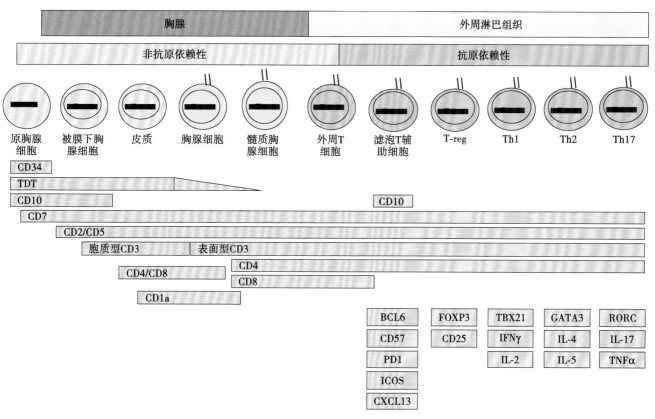

图 8.8 T 细胞分化示意图。早期的 T 细胞前体表达 CD34、TdT 和 CD10。CD7 是第一个表达的 T 细胞特异性抗原，之后是 CD2/CD5 和胞质型 CD3。皮质胸腺细胞为 CD4 和 CD5 双阳性，并表达 CD1a。髓质胸腺细胞表达 CD4 或 CD8，并表达表面型 CD3。成熟 T 细胞分为不同亚群。从示意图中可以看出，滤泡辅助 T 细胞（Th 细胞）表达 CD10、BCL6、CD57、PD1 和 ICOS。T 调节细胞、Th1、Th2 和 Th17CD4 阳性细胞的特征是分别表达转录因子 FOXP3、TBX21、GATA3 和 RORC。胚系 T 细胞受体（TCR）基因以红色实性条表示。附加的蓝色节段代表基因重排。最先发生重排的是 TRG 基因，之后是 TRB 和 TRD。αβT 细胞在 TRA 重排过程中去除 TRD 基因，δ 节段包含在 TRA 位点。γδT 细胞可能携带 TRB 基因重排，但不会形成完整的 αβTCR。这些基因重排产生两个主要的 T 细胞群——αβT 细胞和 γδT 细胞，TCR 复合物表达于细胞膜（以双实性条表示）

始生理性 IGK/IGL 基因重排。当轻链重排完成后，细胞表达一个完整的表面 IgM 分子（不成熟 B 细胞）。最终，离开骨髓的成熟细胞同时表达 IgM 和 IgD。

在 B 细胞分化的早期阶段，细胞含核内酶 TdT，并表达 CD34，这是表达于淋巴系和髓系不成熟细胞的一种糖蛋白，还表达人类白细胞抗原（HLA）-DR（MHC II 类抗原）和 CD10[43-46]。前 B 细胞丢失 CD34。PAX5 是决定和维持 B 细胞分化途径的一种关键性转录因子，表达于 B 细胞分化的早期阶段，PAX5 的转录靶点是 CD19[47]。前 B 细胞表达 CD79a，这是一种与表面免疫球蛋白相关的分子，参与表面免疫球蛋白与抗原结合后的信号转导[48,49]，类似 CD3 与 TCR 分子的关系。B 细胞持续表达 MHC II 类抗原，这对于与 T 细胞的相互作用非常重要。在离开骨髓之前，细胞丢失 CD10 和 TdT。CD20 是成熟 B 细胞抗原，前 B 细胞弱表达，不成熟细胞表达增加。不表达 LCA（CD45），直至表达表面 CD20。

（2）童贞 B 细胞

非抗原依赖性 B 细胞分化产生成熟的童贞型（处女型）B 细胞，表达 IgM 和 IgD，不表达 TdT、CD10 和 CD34，具有应答抗原刺激的能力。童贞 B 细胞的免疫球蛋白基因发生重排，但无突变[50]。每个 B 细胞仅表达单条轻链（κ 或 λ），其后代也仅表达同一轻链[51]。除表面免疫球蛋白外，童贞 B 细胞还表达广谱 B 细胞抗原（CD19、CD20、CD22、CD40、CD79a）、HLA II 类分子、补体受体（CD21、CD35）、CD44、Leu-8（L-selectin）和 CD23，一些细胞还表达广谱 T 细胞抗原 CD5[52]。成熟 B 细胞表达的许多表面抗原参与"归巢"，或与血管内皮的黏附、与抗原呈递细胞的相互作用，或信号转导。CD79a、CD19 和 CD20 参与信号转导[53]，CD22 参与信号调节[54]，CD40 参与同 T 细胞的相互作用[13] 和 B 细胞的进一步分化。静止的 B 细胞还表达 BCL2，后者促进静止状态细胞的存活[55]。CD5 阳性 B 细胞产生的免疫球蛋白常具有宽泛的特异性（交叉反应独特型），并可与自身抗原反应（自身抗体）[52]。

童贞 B 细胞的形态学表现为小的静止淋巴细胞。在胎儿组织中，童贞 B 细胞是脾脏内主要的淋巴细胞；在儿童和成人，童贞 B 细胞可见于循环血内，也是初级滤泡和滤泡套区的主要细胞成分（所谓的再循环 B 细胞）[52,56]。目前认为，童贞 B 细胞至少存在 3 种亚群：①再循环亚群，表达 CD23，免疫球蛋白受体不具有自身反应性；②再循环亚群，表达 CD23，自身反应性免疫球蛋白受体的亲和性低（也称 B1 细胞）；③固定的童贞 B 细胞亚群，不表达 CD23，免疫球蛋白受体不具有自身反应性。反应性滤泡的套区单细胞分析发现，这些细胞具有克隆性差异，含无突变的免疫球蛋白基因，符合童贞 B 细胞[57]。

传统上将慢性淋巴细胞白血病（CLL）和套细胞淋巴瘤视为童贞 B 细胞肿瘤（表 8.2）。但这些淋巴瘤中部分病例存在免疫球蛋白体细胞超突变，此外，CLL 中免疫球蛋白基因的家

表 8.2 常见 B 细胞肿瘤的免疫表型、遗传学特征和推测的正常对应细胞

肿瘤	推测的正常对应细胞	sIg;cIg	CD20	CD5	CD10	CD23	CD43	CD103	Cyclin D1	SOX11	LEF1	CD38/CD138	遗传异常	突变基因
慢性淋巴细胞B白血病	抗原暴露后B细胞	+;+/-	+（弱）	+	-	+	+	-	-	-	+	-	21号三体；del(13q)；del(11q);del(17p)	NOTCH1, ATM, SF3B1, BIRC3, TP53 MYD88
淋巴浆细胞淋巴瘤	向浆细胞分化的滤泡后B细胞	+;+	+	-	-	-	+/-	-	-	-	-	+	del6(q23)	MYD88, CXCR4
毛细胞白血病	记忆性B细胞?	+;-	+	-	-	-	-	++	+/-	-/+	-	-	未知	BRAF, CDKN1B
脾脏边缘区淋巴瘤	边缘区细胞	+;-/+	+	-	-	-/+	-	+	-	-	-	-	del7(q31-32)	KLF2,NOTCH2,TP53 TNFAIP3
滤泡性淋巴瘤	生发中心细胞	+;-	+	-	+/-	-/+	-	-	-	-	-	-	t(14;18);BCL2	KMT2D, EPHA7, CREBBP, TNRSF14
套细胞淋巴瘤	套区细胞	+;-	+	+	-	-	+	-	+	+*	-	-	t(11;14);CCND1	ATM, TP53, KMT2D WHSC1, NOTCG1/2
MALT淋巴瘤	抗原暴露后B细胞	+;+/-	+	-	-	-/+	-/+	-	-	-	-	-	3号三体 t(11;18); t(14;18) MALT1; t(1;14) BCL10; t(3;14) FOXP1	MYD88
GCB型DLBCL	生发中心细胞	+/-;	+	-	+	NA	+/-	NA	-	-	-	-	t(14;18), t(8;14), t(3q27);BCL2, MYC, BCL6	KMT2D, EZH2, CREBBP
ABC型DLBCL	活化B细胞	+/-; -/+	+	-	-	NA	+	NA	-	-	-/+	-	t(3q27) BCL6; +3q; +18q;-9p -6q21	BLIMP1 MYD88, TNFAIP3, CD79B, CARD11 BCL6
Burkit T 淋巴瘤	生发中心细胞	+;-	+	-	+	NA	+	NA	-	-/+	-	-	t(8;14), t(2;8), t(8;22),MYC,EBV-/+	ID3, TCF3, CCND3
浆母细胞淋巴瘤	浆母细胞	+;-	-	-	-/+	-	-	-	-	-	-	+	t(8;14), MYC;EBV+	
浆细胞骨髓瘤	骨髓浆细胞	+;-	-/+	-	+/-	-	-/+	-	-/+	-	-	+	超二倍体 del(13q14) t(11;14), t(14;16) t(4;14), t(6;14) t(14;20)	TP53,NIRAS,KRAS,FAM46C

+，>90%细胞阳性；+/-，>50%阳性；-/+，<50%阳性；-，<10%阳性。

* 白血病型非淋巴结 MCL 不表达 SOX11。

cIg,胞质型免疫球蛋白;EBV,EB病毒;MALT,黏膜相关淋巴组织;NA,无数据;sIg,表面免疫球蛋白。

族基因使用和刻板性氨基酸序列也有明显不同,这都提示 CLL 起源于 CD5 阳性的曾暴露于抗原的记忆性 B 细胞,可能已经离开生发中心,或通过滤泡外途径成熟[58,59]。偏好于使用某些免疫球蛋白基因,以及刻板型 IG 序列的存在也提示,IGHV 无突变的套细胞淋巴瘤也与抗原暴露后细胞相关[60]。突变和无突变 CLL 的基因表达谱均更类似记忆性 B 细胞,而不是童贞 B 细胞或生发中心 B 细胞[61]。

8.2.2.2　抗原依赖性 B 细胞分化

(1) 非 T 细胞依赖性 B 细胞反应

一些抗原可在不依赖 T 细胞协同作用的情况下激发 B 细胞免疫反应,特别是具有重复结构的抗原。这些抗原可直接活化 B 细胞,或通过抗原呈递细胞而发挥作用。当童贞 B 细胞暴露于抗原时,转化为具有增殖能力的母细胞,其中部分子代细胞成熟为寿命短的浆细胞,可合成初级免疫反应的 IgM 抗体,不产生记忆细胞[51,62-64]。这些抗体的亲和性低于 T 细胞依赖性免疫反应所产生的抗体,原因在于不发生免疫球蛋白基因体细胞超突变,或突变水平低。研究脾脏的非 T 细胞依赖性免疫反应发现,边缘区的童贞 B 细胞被活化,并迅速转化为浆母细胞,后者位于脾窦内。这些细胞的存活部分与树突细胞的 BAFF 和 APRIL(一种增殖诱导配体)介导的信号有关,这些信号可刺激活化 B 细胞的 NF-κB 通路[65-67]。这些信号的作用类似于生发中心内 CD40L-CD40 相互作用的效果。

(2) T 细胞依赖性生发中心反应

在初级免疫反应(实验动物发生抗原刺激的 3~7 天内)的后期,以及次级免疫反应中,发生 T 细胞依赖性生发中心反应。

还未充分了解激发此反应的机制,但似乎抗原的类型是非常关键的因素。每个生发中心由 3~10 个童贞 B 细胞形成,最终约含 10 000~15 000 个 B 细胞,因此,需要增殖 10 代才能形成一个生发中心[57,63]。T 区(副皮质区)的童贞 B 细胞受抗原刺激后,分化形成具有增殖能力的 IgM 阳性母细胞并迁入初级滤泡的中心,约在抗原刺激的 3 天后充满 FDC 网,从而形成生发中心[63,68]。

从 T 细胞区到滤泡区的迁移过程是由抗原刺激后 B 细胞和 T 细胞的 CXCR5 表达上调决定的。此受体与 FDC 和邻近的间质细胞合成的 CXCL13 配体结合(见表 8.1)[69]。生发中心反应是一种非常高效的机制,可产生具有高选择性抗原受体的 B 细胞克隆,并形成两型效应细胞:记忆性 B 细胞和长寿命浆细胞。此过程包括四个主要步骤:增生、诱导免疫球蛋白体细胞超突变和类别转换、选择、分化。

在抗原与 T 细胞相互作用的诱导下,童贞 B 细胞表达 MYC,这是生发中心形成早期的一个重要事件(图 8.9)[70]。MYC 的表达是暂时性的,但对生发中心的形成至关重要。之后表达 BCL6,并与 MYC 的启动子结合,抑制后者的表达。BCL6 是一种核锌指转录因子,表达于中心母细胞、中心细胞和生发中心 T 细胞,不表达于童贞 B 细胞、记忆性 B 细胞、套细胞或浆细胞[71,72]。BCL6 上调表达对生发中心形成很重要,其转录对象包括一系列直接参与生发中心反应的基因[73]。BCL6 下调涉及细胞周期负调节和遗传毒性反应的基因的表达。TP53 是最主要的靶基因之一,生发中心内 TP53 表达受抑的结果是细胞周期抑制因子 CDKN1A(p21)的表达下调,从而促进增殖。TP53、ATM 和 ATR 均是与 DNA 损伤细胞反应相关的基因,这些基因表达下调,可促进生发中心细胞耐受在体细胞超

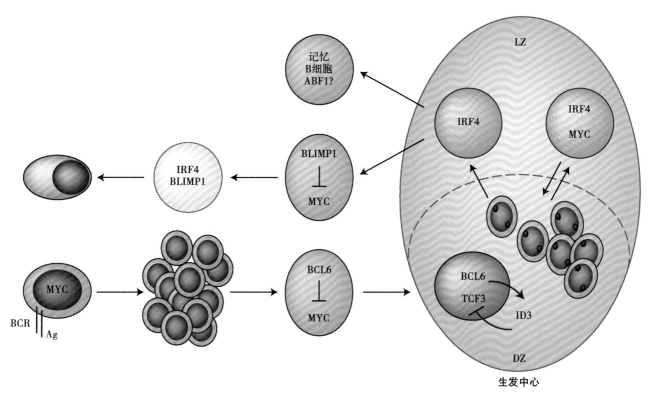

图 8.9　生发中心形成和 B 细胞分化过程中不同转录因子的相互作用。童贞 B 细胞与抗原和 T 细胞相互作用后,首先表达 MYC。之后表达的 BCL6 抑制 MYC 的表达,生发中心开始形成。TCF3 的活化作用维持暗区的增殖活动。ID3 与 TCF3 之间的抑制环减弱这种增殖活性,并使细胞向亮区迁移。中心细胞可能重新表达 MYC,并进入暗区,进行增殖和免疫球蛋白基因体细胞突变,或者表达 IRF4 和 BLIMP1,离开生发中心,分化为记忆细胞或浆细胞

突变和类别转换过程中发生的 DNA 断裂和重排。最后，BCL6 可抑制生发中心细胞向浆细胞和记忆细胞分化，特别是可抑制浆细胞分化转录因子 BLIMP1[73]。

增殖　抗原刺激的 B 母细胞约在第 4 天时分化为中心母细胞，并聚集在生发中心的暗区[55,63,74,75]。这些细胞的细胞周期很快，在 6~12 小时内完成。高增殖活性的原因在于细胞周期抑制子的失活，以及细胞周期活化子的表达。这种增殖活动似由转录因子 TCF3（E2A）的调控，后者高表达于生发中心暗区的细胞。TCF3 诱导细胞增殖所需要的基因表达，例如 CCND3 和 E2F2；也诱导自身抑制子 ID3 的表达，从而形成一个自我调节环，减弱 TCF3 导致的增殖，使细胞可向生发中心的亮区迁移。生发中心的增殖活动不同于其他组织的增殖细胞，包括：中心母细胞活化端粒酶，从而使每个细胞周期内的端粒不会变短；下调抗凋亡基因的表达，例如 BCL2 及其家族的其他成员；上调预凋亡分子的表达，例如 CD95（Fas）。预凋亡默认程序的作用是，只有表达对生发中心内抗原具有高度选择性的受体的细胞才能存活[73]。

体细胞超突变　中心母细胞发生免疫球蛋白 V 区基因体细胞超突变，从而改变细胞合成的抗体对抗原的亲和性[76,77]。此过程需要这些细胞内诱导的 AID 活性。体细胞超突变的结果是，由少数前体细胞分化而来的细胞群的抗原结合位点出现显著的克隆内多样性。生发中心暗区中心母细胞的单细胞研究发现，在体细胞超突变的早期，一个生发中心内可能含有 5~10 个中心母细胞克隆，且仅有中等程度的免疫球蛋白 V 区基因突变，之后，克隆的数量减少到 3 个，而体细胞突变的程度显著增加[57]。此过程可诱导生发中心表达的其他基因发生体细胞突变，如 BCL6 和 PAX5，但频率比免疫球蛋白基因低[78-80]。

选择　中心母细胞成熟为无增殖活性的中心细胞，后者聚集于生发中心的另一极：亮区。中心细胞重新表达表面免疫球蛋白，其 VDJ 重排与起源的童贞 B 细胞和暗区的中心母细胞相同。亮区细胞也发生重链类型转换，IgM 恒定区转换为 IgG、IgA，或较少见的 IgE。此过程也需要 AID 酶。体细胞超突变的作用是改变抗体的抗原结合位点[57]。免疫球蛋白基因突变导致抗原亲和性降低的中心细胞迅速凋亡（程序化细胞死亡）；在此阶段，生发中心内可见显著的"星空"现象，这是由吞噬性巨噬细胞形成的，是中心细胞凋亡的结果。相比之下，免疫球蛋白基因突变导致亲和性增加的中心细胞能够与未经处理的天然抗原结合，后者被 FDC 突起的补体受体以抗原-抗体复合物的形式捕获。这些中心细胞可以处理抗原，并将其呈递给生发中心亮区的 T 细胞。活化的 T 细胞表达 CD40L，后者可与 B 细胞上的 CD40 结合。生发中心 B 细胞表面的抗原受体与抗原结合，以及 CD40 与 CD40L 结合，使之免于发生凋亡[51,68,74,75,81]。

分化　生发中心程序的终止，以及生发中心后分化过程的中心细胞选择性分化为浆细胞或记忆性 B 细胞，均需要关键性调节因子 BCL6 的失活。此基因的失活可能涉及数种机制。选择性高亲和性 B 细胞受体的信号活性增加，诱导 BCL6 泛素化，然后降解。同样的，CD40-CD40L 活化的 B 细胞诱导 NF-κB 活化和转录因子 IRF4 表达，继而重新抑制 BCL6 的表达[73]。BCL6 下调，使亮区的一部分细胞重新表达 MYC（见图 8.9）。这种表达对引导细胞重新进入暗区非常关键，使后者可以进入增殖循环，并经免疫球蛋白超突变而形成具有高亲和性的抗

体。一旦细胞进入暗区，则再次上调表达 BCL6 和 TCF3，下调 MYC[70]。亮区的中心细胞可直接离开生发中心，分化为记忆性 B 细胞或浆细胞。浆细胞分化途径涉及 IRF4 和 BLIMP1 上调，以及 PAX5 和 MYC 失活。IRF4 和 BLIMP1 似乎协同发挥诱导浆细胞分化的作用。PAX5 在 B 细胞分化的早期发挥维持 B 细胞分化的作用，而浆细胞分化程序需要在 PAX5 信号被阻断后才能进行。BLIMP1 的转录受 BCL6 的负调节，在生发中心程序结束时，这种抑制消失。BLIMP1 抑制 PAX5，浆细胞分化过程开始；MYC 也被 BCL6 抑制，从而阻止细胞重新进入生发中心的暗区。BLIMP1 还刺激 XBP1 转录，后者是维持和耐受在浆细胞分泌显型期间出现的网状组织应激信号所必需的[73,82]。

大部分 B 细胞淋巴瘤起源于生发中心衍生形成的细胞（见表 8.2）。滤泡性淋巴瘤是一个典型代表，此型淋巴瘤具有次级滤泡的全部结构，其基础性致癌机制是 t(14;18)，使 BCL2 表达上调，而在生理情况下，这些成分的 BCL2 表达应该被抑制。Burkitt 淋巴瘤具有生发中心细胞的表型和基因表达谱，携带的 t(8;14)使 MYC 被活化，并有 TCF3 和 CCND3 活化突变，以及 ID3 失活突变，导致 ID3 对 TCF3 的抑制作用消失。基因表达谱阵列研究成果将 DLBCL 分为两种主要的分子亚型：生发中心型（GCB）和活化 B 细胞型（ABC）。GCB 型可能与生发中心的中心母细胞相关，而 ABC 型具有定向于分泌型分化的 B 细胞特征[83]。DLBCL 常发生涉及 BCL6 的易位，有趣的是，一些 ABC 型（而非 GCB 型）携带 BLIMP1 失活突变。这些改变可能干扰细胞的正常分化过程，促进恶性转化[84]。此外，DLBCL 携带的多个基因突变导致 NF-κB 通路组成性激活[85,86]。

记忆性 B 细胞　导致生发中心细胞分化为抗原特异性记忆性 B 细胞的机制还不完全清楚。浆细胞分化需要 BLIMP1，而参与记忆性 B 细胞分化过程的转录因子还不明确。比较占优势的观点是，持续的存活信号即可足以产生记忆性 B 细胞，这些信号可能由亮区的 T 细胞产生。但最近的研究发现，转录因子 ABF1 对此过程也可能很重要（见图 8.9）[87,88]。记忆性 B 细胞离开滤泡，可分布于外周血和不同的组织区域内，但主要位于边缘区。记忆性 B 细胞可分为两个主要的亚群，分别表达 IgM 或 IgG/IgA。在抗原再次刺激时，IgG 或 IgA 记忆细胞迅速分化为浆母细胞，而 IgM 记忆细胞增生并引发新的生发中心反应过程[87]。这些不同通路可能也与记忆细胞的 CD80 和 PDL1 表达水平相关[87]。IgM 记忆细胞占外周血所有 B 细胞的 10%，类型转换细胞占 15%，童贞细胞约占 75%。相似的 IgM 记忆细胞也可见于其他组织，特别是脾脏和 MALT 的边缘区、扁桃体和淋巴结。

在人类外周血和脾脏边缘区内存在一群 IgM、IgD 和 CD27 均阳性的 B 细胞，这些细胞携带低水平的体细胞突变，提示曾发生抗原暴露，但具有与童贞 B 细胞类似的高度克隆多样性。这些细胞类似于高 IgM 综合征患者产生的低突变 B 细胞，此综合征是由 CD40-CD40L 遗传缺陷，患者不能激发生发中心反应。这些患者有通过不依赖 T 细胞途径产生的一群 IgM、IgD 和 CD27 均阳性的 B 细胞。这些发现提示，边缘区 B 细胞为异质性细胞群，包括仅表达 IgM 的记忆细胞，和一些通过不依赖 T 细胞途径产生的低水平体细胞突变细胞[69,89]。

单核样 B 细胞类似边缘区 B 细胞，但核凹陷更明显、胞质更丰富。在某些反应性淋巴结内，可见到这些细胞呈簇状分布

于被膜下窦和皮质淋巴窦毗邻区域[90]，位于滤泡边缘区的周围，并常与之相延续。与边缘区 B 细胞不同，反应性淋巴结内的单核样 B 细胞可没有免疫球蛋白 V 区基因突变，或仅有少量随机分布的突变，后者并不代表发生了抗原选择[91]。

淋巴结和脾脏可发生类似正常边缘区和单核样 B 细胞的肿瘤（见表 8.2）[92-95]。免疫球蛋白 V 区基因分析发现，这些肿瘤的多数突变符合生发中心暴露和抗原选择[96,97]。此外，约 50% 的 B-CLL/SLL 存在免疫球蛋白 V 区基因突变，对应于记忆性 B 细胞的 CD5 阳性亚群[98]。

浆细胞　浆细胞具有异质性。成熟浆细胞能够分泌抗体，其前体是保持增殖活性的浆母细胞。成熟浆细胞分为短寿命和长寿命两个亚群[82]。浆母细胞表达 MHC，丢失成熟 B 细胞标记，例如 CD20 和 PAX5，也不表达受体 CXCR5 和 CCR7，后者持续表达于 B 细胞和 T 细胞，可与 CXCL13、CCL19 和 CCL21 结合。浆母细胞获得 CXCR4，此受体可将细胞吸引至骨髓和其他浆细胞部位中分泌 CXCL12 的区域，例如淋巴结的髓索和脾脏的红髓索[82]。

短寿命的 IgM 分泌性浆细胞产生于 T 细胞非依赖性免疫反应，而长寿命的 IgM 阳性类型转换性浆细胞是 T 细胞依赖性免疫反应的效应细胞。合成 IgG 的浆细胞聚集在淋巴结髓质和脾索，骨髓浆细胞的直接前体在离开淋巴结后，迁移至骨髓。

浆细胞丢失表面免疫球蛋白、广谱 B 细胞抗原、HLADR、CD40 和 CD45，胞质内出现 IgM、IgG 或 IgA 积聚。浆细胞还表达 CD38 和 CD138。浆细胞阶段不表达 PAX5，表达 BLIMP1、XBP1 和 IRF4/MUM1。浆细胞有免疫球蛋白基因重排和突变，但不携带生发中心细胞的持续性突变。

归巢至骨髓的浆细胞发生的肿瘤包括骨髓浆细胞瘤和浆细胞骨髓瘤（见表 8.2）。一些侵袭性淋巴瘤具有中心母细胞或免疫母细胞的形态学和增殖活性，但免疫表型符合浆细胞（表达 CD38 和 CD138，不表达成熟 B 细胞标记），可能是对应于浆母细胞的恶性肿瘤（见表 8.2）。此类肿瘤包括浆母细胞淋巴瘤、原发性渗出性淋巴瘤、伴发于多中心性 Castleman 病的大 B 细胞淋巴瘤[99]。

黏膜相关淋巴组织　一部分 B 细胞，包括前述所有分化阶段的细胞，定向形成肠相关淋巴组织而不是淋巴结淋巴组织，包括 Waldeyer 环、Peyer 斑和肠系膜淋巴结，这些组织可发生相似的抗原应答，但来自肠淋巴组织或肠系膜淋巴结的中间阶段和终末阶段 B 细胞优先返回这些部位，而不是周围淋巴结或骨髓。因此，肠相关淋巴组织产生的浆细胞优先归巢至固有层，而不是骨髓[39,40]。促进效应细胞组织特异性运输的机制包括趋化因子及其受体，也包括不同的黏附分子（见前文）。

许多结外低级别淋巴瘤被认为起源于 MALT（见表 8.2）[100]。由于多数 MALT 淋巴瘤含有明显的边缘区型 B 细胞和一些小 B 细胞、浆细胞，并且相似的淋巴瘤可见于非 MALT 部位，因此将这些肿瘤统称为 MALT 型结外边缘区淋巴瘤[101]。MALT 型淋巴瘤携带 V 区体细胞突变，符合抗原选择后的生发中心后 B 细胞阶段[102]。

8.2.3　T 细胞分化

8.2.3.1　抗原非依赖性 T 细胞分化

（1）皮质胸腺细胞

T 细胞分化过程中，抗原非依赖性阶段的最早期发生于骨髓，之后在胸腺皮质中进行。前体细胞定向为 T 系分化的确切部位还不清楚，因为胸腺内的细胞可分化 T 细胞或 NK 细胞，但不能分化为 B 细胞[103]。最早期的胸腺前体细胞可产生 T 细胞和 NK 细胞。皮质胸腺细胞是淋巴母细胞，含有核内酶 TdT。最早期的 T 细胞定向前体细胞表达 CD34 和 CD45RA；表达 CD13 和 CD33，这是两种髓系抗原；不表达 CD3、CD4 和 CD8（"三阴性"细胞）。这些细胞在胸腺内连续获得 CD1a、CD2、CD5 和胞质型 CD3，然后先获得 CD4（辅助）抗原，再获得 CD8（抑制）抗原（"双阳性"细胞）。

TCR 基因重排发生于胸腺内，首先是 γ 链和 δ 链，然后是 β 链，最后是 α 链；之后，这些蛋白表达于细胞表面。表面 CD3 与 TCRβ 链同时表达，两者关系密切，参与信号转导。皮质胸腺细胞表达 LCA 的 CD45RO 表位，而不是 CD45RA[104]，且缺乏抗凋亡蛋白 BCL2[55]。

胸腺不仅通过前体细胞增殖而提供一个成熟 T 细胞池，在 T 细胞选择中也具有关键性作用，使所形成的成熟 T 细胞池能够识别自身 HLA 分子，当抗原呈递给 T 细胞时，不会与自身抗原起反应。在双阳性（CD4+CD8+）阶段，胸腺内发生阳性和阴性选择。胸腺细胞通过 TCRαβ 复合物，与胸腺树突细胞的 MHC 分子呈递的自身抗原结合，抗自身特异性结合能力强的胸腺细胞经凋亡而死亡，缺乏抗自身反应性的细胞因与胸腺上皮细胞的自身 HLA 分子发生强烈反应而被选择。这些被选择的细胞表达表面 CD3 的水平升高，获得 CD27 和 CD69，CD45 同种型从 RO 转回 RA，丢失 CD1a，表达 BCL2，丢失 CD4 或 CD8，从而成为成熟的童贞 T 细胞[103]。

胸腺皮质分化阶段的对应 T 细胞肿瘤为 T 淋巴母细胞淋巴瘤/白血病；前 T 细胞肿瘤中免疫表型和抗原受体基因重排的多样性，符合胸腺内 T 细胞分化的皮质胸腺细胞阶段。

（2）童贞 T 细胞

成熟的童贞型（处女型）T 细胞具有小淋巴细胞的形态表现，增殖指数低，缺乏 TdT 和 CD1，表达 CD4 或 CD8（其中一种），表达 CD3 和 CD5[105]、CD45RA 和 BCL2[55,104]。这些细胞离开胸腺，分布于循环内、淋巴结副皮质区和胸腺髓质。

这些细胞是具有监视功能的游走细胞，经血流到达次级淋巴组织，通过淋巴结和 MALT 的 HEV 和脾脏的血窦离开循环。童贞 B 细胞表达 CCR7 和 CD62L（L-selectin），分别识别 HEV 表达的 CCL21 和血管地址素。

一些 T 幼淋巴细胞白血病和外周 T 细胞淋巴瘤-非特指可能对应于童贞 T 细胞（表 8.3）。

8.2.3.2　抗原依赖性 T 细胞分化

T 细胞表面分子与抗原呈递细胞表面分子间复杂的相互作用是应答抗原而发生 T 细胞活化所必须的[13]。T 细胞表面的 CD4 或 CD8 分子分别与抗原呈递细胞表面的 MHC Ⅱ 类或 Ⅰ 类分子结合。CD3 与 T 细胞抗原受体（可为 γδ 或 αβ，具有"适合"特异性肽抗原的结合位点）的复合物与抗原呈递细胞上的抗原-MHC 复合物结合。T 细胞上的黏附分子 LFA-1 与抗原呈递细胞上的 ICAM-1 结合；T 细胞上的活化相关分子 CD40L 与 CD40 结合；T 细胞上的 CD28 和 CTLA4 与抗原呈递细胞上的 B7-1（CD80）和 B7-2（CD86）结合[17]。CD40CD40L 的结合可对 T 细胞和抗原呈递细胞产生活化刺激，而 CD28 或 CTLA4 与 B7

表8.3　常见T细胞肿瘤的免疫表型、遗传特征和推测的正常对应细胞

肿瘤	推测的正常对应细胞	CD3 (S;C)	CD5	CD7	CD4	CD8	CD30	CXCL13	CD56	TCR	NK (16, 56)	细胞毒性颗粒*	EBV	基因异常	基因突变
T-PLL	?不成熟/童贞T细胞	+	-	+,+	+/-	-/+	-	-	-	αβ	+/-	-	-	inv14	JAK1, JAK3; STAT3B
T-LGLL	?/童贞T细胞	+	-	+,+	-	+	-	-	-	αβ	+,-	+	-	t(14;14)	STAT3, STAT3B
NK-LGLL	NK细胞	-	-	+,-	-	+/-	-	-	+	-	-,+	+	-	8q三体	STAT3
结外NK/T细胞淋巴瘤	NK细胞	-;+	-	-/+	-	+/-	-	-	+	-	NA,+	+	++	未知	STAT3, BCOR; JAK3, TP53
肝脾T细胞淋巴瘤	γδT细胞	+	-	+	-	+	-	-	+/-	γδ>αβ	+,-/+	+	-	iso7q	STAT5B
肠病型T细胞淋巴瘤	上皮内T细胞	+	+	+	-	+/-	+/-	-	-	αβ≫γδ	-	+	-	+9q, +1q32.2-q41, +5q34-q35.2	
嗜表皮肠道T细胞淋巴瘤	上皮内T细胞	+	+	+	-	+	+	-	+	γδ>αβ	+	-	-	+9q	STAT5B, JAK3, GNA12
蕈样霉菌病	归巢至皮肤的CD4⁺成熟T细胞	+	+	-/+	+	+/-	-	-	-	αβ	-	-,+/-	-	未知	PLCG, JAK1/3; STAT3/5
皮下脂膜炎样T细胞淋巴瘤	成熟的细胞毒性αβT细胞	+/-	+/-	+/-	+/-	+	++	-	-	αβ	-,+/-	-/+	-/+	未知	
原发性皮肤γδT细胞淋巴瘤	γδT细胞	+	+	+	-	+	-/+	-	+	γδ	-,+/-	+	-	未知	
PTCL-NOS	成熟T细胞	+/-	+/-	+/-	+/-	-/+	-/+	-	-	αβ>γδ	-/+	-/+	-/+	inv14, 复杂	
血管免疫母细胞性T细胞淋巴瘤	滤泡辅助T细胞	+	+	+	+/-	-/+	-/+	+	-	αβ	NA	NA	+/-	未知	TET2, IDH2, RHOA, DNMT3A
ALK⁺ ALCL	?	+/-	+/-	NA	-/+	-/+	++	-	-	αβ	+	+	-	t(2;5); NPMI-ALK	

* 细胞毒性颗粒：TIA-1，穿孔素和/或粒酶。

+，>90%细胞阳性；+/-，>50%阳性；-/+，<50%阳性；-，<10%阳性。

ALCL，间变性大细胞淋巴瘤；ALK，间变性淋巴瘤激酶；C，胞质型；EBV，EB病毒；Ig，免疫球蛋白；NA，无数据；NK，自然杀伤；NK-LGLL，NK细胞大颗粒淋巴细胞白血病；PTCL-NOS，外周T细胞淋巴瘤-非特指；S，表面型；TCR，T细胞受体；T-LGLL，T细胞大颗粒淋巴细胞白血病；T-PLL，T幼淋巴细胞白血病。

的结合可对 T 细胞产生关键性的第二个刺激信号,缺乏此刺激的 T 细胞无应答反应[106]。此外,T 细胞和抗原呈递细胞均可释放刺激分子,如干扰素 γ 和白介素,从而提供进一步的相互性活化刺激[13]。

(1) T 免疫母细胞

在抗原刺激下,成熟 T 细胞转化为免疫母细胞,后者体积大,核仁明显,胞质嗜碱性,与 B 免疫母细胞可能难以区分。与 T 淋巴母细胞(胸腺细胞)不同,T 免疫母细胞不表达 TdT 和 CD1,强表达广谱 T 细胞抗原,继续表达 CD4 或 CD8(两者之一)。活化的或增殖性 T 细胞表达 HLA-DR、CD25(IL-2 受体),同时表达 CD71 和 CD38。抗原依赖性 T 细胞反应发生于淋巴结的副皮质区、脾脏的动脉周围淋巴细胞鞘,以及发生免疫反应的结外部位。

(2) 效应性 T 细胞

CD4 型或 CD8 型抗原特异性效应性 T 细胞,以及记忆性 T 细胞,均来自 T 免疫母细胞反应。抗原刺激后,T 细胞的 CD45 同种型从 CD45RA 转换为 CD45RO。体外实验发现,CD4 型 T 效应细胞的作用一般为辅助细胞,而 CD8 型为抑制细胞。但两种细胞均有细胞毒性作用[107]。CD4 细胞的细胞毒性针对 MHC Ⅱ 类抗原与抗原形成复合物的细胞,而 CD8 细胞的细胞毒性针对 MHC Ⅰ 类抗原与抗原形成复合物的细胞。活化的 CD8 阳性细胞合成干扰素 γ,胞质内有细胞毒性颗粒,后者含粒酶 B、穿孔素和 TIA-1,因此可在组织切片中被识别。

特化的 CD4 阳性效应细胞可分为 3 个亚群,Th1、Th2 和 Th17,主要参与合成细胞因子。Th1 细胞分泌干扰素 γ,是巨噬细胞、NK 细胞和 CD8 阳性细胞重要的活化子,主要参与全身免疫。Th2 细胞分泌 IL-4、IL-5、IL-6、IL-13 和 IL-25,这些细胞可诱导嗜酸性粒细胞、嗜碱性粒细胞、肥大细胞,或诱导活化的巨噬细胞。Th17 合成 IL-17 和 TNF-α,具有调节急性炎症的功能。这些 CD4 亚群定向分化的关键性转录因子分别是 TXB21(T-bet)、GATA3 和 RORC。参与 B 细胞反应的 CD4 细胞构成一组特殊的 T_{FH} 亚群,这些细胞表达 CXCR5,因此可被生发中心合成的 CXCL13 募集;还表达共刺激分子 ICOS、CXCL13 和受体 PD1(CD276),一部分还表达 CD57。一部分 CD4 阳性 T-reg 细胞是限制免疫反应无限增强的重要因素,对这些细胞认识逐渐加深,这些细胞表达 CD25,分泌 IL-10,其定向分化的关键性转录因子是 FOXP3。在清除病原后,大多数 T 细胞发生凋亡。但一小部分记忆性 T 细胞可持续存在很长时间,常可终身存活。

大多数外周 T 细胞淋巴瘤对应于抗原依赖性 T 细胞分化阶段(见表 8.3)。血管免疫母细胞性 T 细胞淋巴瘤对应于 T_{FH} 细胞[108]。蕈样霉菌病对应于成熟的 CD4 阳性效应细胞,T 细胞大颗粒淋巴细胞白血病对应于成熟的 CD8 阳性效应细胞,但肿瘤性与正常 T 细胞的关系不如 B 细胞系统研究得清楚。一些外周 T 细胞淋巴瘤有发热、皮疹和噬血细胞综合征等全身症状,可能与肿瘤性 T 细胞合成的细胞因子有关。

8.2.4　先天免疫反应细胞的分化

先天性免疫系统构成机体的第一道防御系统,其功能基础是由胚系编码的受体,相对缺乏特异性,在进化过程中具有保守特质。参与先天免疫的细胞主要位于黏膜和皮肤等屏障部位,先天性免疫反应不需要抗原呈递细胞或抗原与 MHC 结合。参与先天性免疫反应的细胞主要是 NK 细胞和 γδT 细胞,其他还包括吞噬细胞、肥大细胞、嗜酸性粒细胞和嗜碱性粒细胞。

8.2.4.1　γδT 细胞

成熟的 γδT 细胞表达 TCRγ 和 δ 链。TCRγδ 直接与抗原结合,不需要特殊的抗原处理和呈递,这不同于 αβT 细胞。γδT 细胞似乎不需要胸腺分化阶段,而是直接由骨髓前体细胞产生。γδT 细胞表达 CD3、CD2 和 CD7,不表达 CD4 和 CD8,胞质含细胞毒性颗粒。γδT 细胞见于黏膜、皮肤和脾脏红髓。γδT 细胞数量少,功能还不完全清楚。γδT 细胞参与先天免疫反应,并通过表达表皮生长因子而参与组织修复[109-111]。

肝脾 γδT 细胞淋巴瘤和原发性皮肤 γδT 细胞淋巴瘤可能起源于这些细胞(见表 8.3)。

8.2.4.2　NK 细胞

由于杀伤某些目标的过程不需要致敏作用,也没有 MHC 限制,第三系淋巴细胞称为 NK 细胞,可能与 T 细胞有共同的祖细胞[103]。NK 细胞通过杀伤细胞免疫球蛋白样受体来识别细胞表面的自身 MHC Ⅰ 类分子,缺乏后者的细胞会被其杀死[112]。活化 NK 细胞的胞质内表达 CD3 的 ε 链和 ζ 链,但缺乏 TCR 基因重排,也不表达 TCR 或表面 CD3。特征性表达某些 NK 细胞相关抗原(CD16、CD56、CD57),一些 T 细胞也可表达;还表达一些 T 细胞相关抗原(CD2、CD28、CD8)。与 γδT 细胞一样,NK 细胞也含有细胞毒性颗粒,并特征性含有粒酶-M。NK 细胞以循环淋巴细胞的形式出现于外周血中,所占比例小;体积较多数正常 T 细胞和 B 细胞稍大,胞质丰富淡染,含有嗜天青颗粒(所谓的大颗粒淋巴细胞)。NK 细胞肿瘤包括鼻腔 NK/T 细胞淋巴瘤、侵袭性 NK 细胞白血病,以及可能的 NK 细胞大颗粒淋巴细胞白血病(见表 8.3)。

精华和陷阱

- 免疫系统包括两个不同的系统:先天性和适应性免疫系统。先天免疫系统是第一道防御系统,由表达胚系编码受体的细胞介导,识别对象的范围广,但相对缺乏特异性,也不会产生免疫记忆。适应性免疫系统特异性针对呈递给淋巴细胞的抗原,需要 MHC 的参与。免疫细胞表达的特异性抗体由体细胞突变基因编码,可识别几乎所有类型的抗原,并产生具有免疫记忆的细胞。

- 淋巴组织具有高度结构化的微环境,其中的不同细胞群、血管结构和间质成分可促进淋巴细胞与抗原间的选择性相互作用,从而激发和放大免疫反应。

- 滤泡的生发中心是一种复杂结构,在这里,适应性免疫系统的细胞发生克隆性扩增,通过免疫球蛋白基因体细胞突变而形成具有高亲和性的受体。免疫蛋白基因还发生类型转换,从而定向为记忆细胞或浆细胞。

- 生发中心细胞的高增殖活性和 DNA 断裂是促进淋巴瘤形成的机制。大多数 B 细胞淋巴瘤携带体细胞突变的免疫球蛋白基因,提示它们起源于经历生发中心阶段的 B 细胞。

- 大部分淋巴系统肿瘤在免疫系统中有对应的正常细胞。但一些淋巴瘤没有已知的正常分化阶段对应细胞,另一些肿瘤具有异常表型、谱系异质性,或存在细胞改变,这可能代表免疫细胞对应的恶性肿瘤,或代表免疫细胞的生理可塑性。

(李小秋　陈　健 译)

参考文献

1. Delves PJ, Roitt IM. The immune system. First of two parts. N Engl J Med. 2000;343:37-49.

2. Delves PJ, Roitt IM. The immune system. Second of two parts. N Engl J Med. 2000;343:108-117.

3. Medzhitov R, Janeway C Jr. Innate immunity. N Engl J Med. 2000;343:338-344.

4. Blonska M, Agarwal NK, Vega F. Shaping of the tumor microenvironment: stromal cells and vessels. Semin Cancer Biol. 2015;34:3-13.

5. Paul W. Fundamental Immunology. Philadelphia:Lippincott;2008.

6. Longacre T, Foucar K, Crago S, et al. Hematogones: a multiparameter analysis of bone marrow precursor cells. Blood. 1989;73:543-552.

7. Loken M, Shah V, Dattilio K, Civin C. Flow cytometric analysis of human bone marrow. II: normal B lymphocyte development. Blood. 1987;70:1317-1324.

8. Haynes BF, Markert ML, Sempowski GD, et al. The role of the thymus in immune reconstitution in aging, bone marrow transplantation, and HIV-1 infection. Annu Rev Immunol. 2000;18:529-560.

9. Muller-Hermelink H-K, ed. The Human Thymus. Histopathology and Pathology. Berlin:Springer Verlag;1986.

10. Isaacson P, Norton A, Addis B. The human thymus contains a novel population of B-lymphocytes. Lancet. 1987;2:1488-1490.

11. Hofmann W, Momburg F, Moller P, Otto H. Intra- and extrathymic B cells in physiologic and pathologic conditions. Immunohistochemical study on normal thymus and lymphofollicular hyperplasia of the thymus. Virchows Arch A Pathol Anat Histopathol. 1988;412:431-442.

12. Fend F, Nachbaur D, Oberwasserlechner F, et al. Phenotype and topography of human thymic B cells. An immunohistologic study. Virchows Arch B Cell Pathol Incl Mol Pathol. 1991;60:381-388.

13. Durie FH, Foy TM, Masters SR, et al. The role of CD40 in the regulation of humoral and cell-mediated immunity. Immunol Today. 1994;15:406-410.

14. Splawski JB. Immunoregulatory role of CD40 in human B cell differentiation. J Immunol. 1993;150:1276-1285.

15. Freeman G, Freedman A, Segil J, et al. A new member of the Ig superfamily with unique expression on activated and neoplastic B cells. J Immunol. 1989;143:2714-2722.

16. Freeman GJ, Gribben JG, Boussiotis VA, et al. Cloning of B7-2: a CTLA-4 counter-receptor that costimulates human T cell proliferation. Science. 1993;262:909-911.

17. Engel P, Gribben J, Freeman G, et al. The B7-2 (B70) costimulatory molecule expressed by monocytes and activated B lymphocytes is the CD86 differentiation antigen. Blood. 1994;84:1402-1407.

18. Munro J, Freedman A, Aster J, et al. In vivo expression of the B7 costimulatory molecule by subsets of antigen-presenting cells and the malignant cells of Hodgkin's disease. Blood. 1994;83:793-798.

19. Menter T, Gasser A, Juskevicius D, Dirnhofer S, Tzankov A. Diagnostic Utility of the Germinal Center-associated Markers GCET1, HGAL, and LMO2 in Hematolymphoid Neoplasms. Appl Immunohistochem Mol Morphol. 2015;23:491-498.

20. Freedman A, Munro M, Rice G, et al. Adhesion of human B cells to germinal centers in vitro involves VLA-4 and INCAM-110. Science. 1990;249:1030-1033.

21. Freedman A. Expression of adhesion receptors on normal B cells and B-cell non-Hodgkin's lymphomas. Semin Hematol. 1993;30:318-328.

22. Hase H, Kanno Y, Kojima M, et al. BAFF/BLyS can potentiate B-cell selection with the B-cell coreceptor complex. Blood. 2004;103:2257-2265.

23. Park CS, Yoon SO, Armitage RJ, Choi YS. Follicular dendritic cells produce IL-15 that enhances germinal center B cell proliferation in membrane-bound form. J Immunol. 2004;173:6676-6683.

24. Li L, Zhang X, Kovacic S, et al. Identification of a human follicular dendritic cell molecule that stimulates germinal center B cell growth. J Exp Med. 2000;191:1077-1084.

25. Vinuesa CG, Tangye SG, Moser B, Mackay CR. Follicular B helper T cells in antibody responses and autoimmunity. Nat Rev Immunol. 2005;5:853-865.

26. Lim HW, Hillsamer P, Banham AH, Kim CH. Cutting edge: direct suppression of B cells by CD4+ CD25+ regulatory T cells. J Immunol. 2005;175:4180-4183.

27. Marafioti T, Jones M, Facchetti F, et al. Phenotype and genotype of interfollicular large B cells, a subpopulation of lymphocytes often with dendritic morphology. Blood. 2003;102:2868-2876.

28. von Andrian UH, Mackay CR. T-cell function and migration. Two sides of the same coin. N Engl J Med. 2000;343:1020-1034.

29. Grouard G, Rissoan MC, Filgueira L, et al. The enigmatic plasmacytoid T cells develop into dendritic cells with interleukin (IL)-3 and CD40-ligand. J Exp Med. 1997;185:1101-1111.

30. Marafioti T, Paterson JC, Ballabio E, et al. Novel markers of normal and neoplastic human plasmacytoid dendritic cells. Blood. 2008;111:3778-3792.

30a. Facchetti F, Cigognetti M, Fisogni S, Rossi G, Lonardi S, Vermi W. Neoplasms derived from plasmacytoid dendritic cells. Mod Pathol. 2016;29:98111.

31. Batista FD, Harwood NE. The who, how and where of antigen presentation to B cells. Nat Rev Immunol. 2009;9:15-27.

32. Roozendaal R, Mebius RE, Kraal G. The conduit system of the lymph node. Int Immunol. 2008;20:1483-1487.

33. van Krieken JH, te Velde J. Normal histology of the human spleen. Am J Surg Pathol. 1988;12:777-785.

34. Mebius RE, Kraal G. Structure and function of the spleen. Nat Rev Immunol. 2005;5:606-616.

35. Steiniger B, Ruttinger L, Barth PJ. The three-dimensional structure of human splenic white pulp compartments. J Histochem Cytochem. 2003;51:655-664.

36. Isaacson P, Norton A. Extranodal lymphomas. Edinburgh, Scotland:Churchill Livingstone;1994.

37. Bagdi E, Diss TC, Munson P, Isaacson PG. Mucosal intra-epithelial lymphocytes in enteropathy-associated T-cell lymphoma, ulcerative jejunitis, and refractory celiac disease constitute a neoplastic population. Blood. 1999;94:260-264.

38. Miller H, Zhang J, Kuolee R, et al. Intestinal M cells: the fallible sentinels? World J Gastroenterol. 2007;13:1477-1486.

39. Gowans J, Knight E. The route of recirculation of lymphocytes in the rat. Proc R Soc (Lond) B. 1964;159:257.

40. Butcher E. Cellular and molecular mechanisms that direct leukocyte traffic. Am J Pathol. 1990;136:3-12.

41. Agace WW. T-cell recruitment to the intestinal mucosa. Trends Immu-

nol. 2008;29:514-522.

42. Korsmeyer S, Hieter P, Ravetch J, et al. Developmental hierarchy of immunoglobulin gene rearrangements in leukemic pre-B cells. Proc Natl Acad Sci USA. 1981;78:7096-7100.

43. Pesando J, Ritz J, Lazarus H, et al. Leukemia-associated antigens in ALL. Blood. 1979;54:1240-1248.

44. Janossy G, Bollum F, Bradstock K, Ashley J. Cellular phenotypes of normal and leukemic hematopoietic cells determined by selected antibody combinations. Blood. 1980;56:430-441.

45. Shipp M, Richardson N, Sayre P, et al. Molecular cloning of the common acute lymphoblastic leukemia antigen (CALLA) identifies a type II integral membrane protein. Proc Natl Acad Sci USA. 1988;85:4819.

46. Shipp M, Vuayaraghavan J, Schmidt E, et al. Common acute lymphoblastic leukemia antigen (CALLA) is active neutral endopeptidase 24. 11 ("enkephalinase"): direct evidence by cDNA transfection analysis. Proc Natl Acad Sci USA. 1989;86:297-301.

47. Cobaleda C, Schebesta A, Delogu A, Busslinger M. Pax5:the guardian of B cell identity and function. Nat Immunol. 2007;8:463-470.

48. Pleiman CM. The B-cell antigen receptor complex: structure and signal transduction. Immunol Today. 1994;15:393-398.

49. Mason D, Cordell J, Tse A, et al. The IgM-associated protein mb-1 as a marker of normal and neoplastic B-cells. J Immunol. 1991; 147: 2474-2482.

50. Klein U, Kuppers R, Rejewsky K. Human IgM+IgD+B cells, the major B cell subset in the peripheral blood, express Vh genes with no or little somatic mutation throughout life. Eur J Immunol. 1993;23:3272.

51. MacLennan I, Liu Y, Oldfield S, et al. The evolution of B-cell clones. Curr Top Microbiol Immunol. 1990;159:37-63.

52. Kipps T. The CD5 B cell. Adv Immunol. 1989;47:117-185.

53. Tedder T, Penta A, Levine H, Freedman A. Expression of the human leukocyte adhesion/homing molecule, LAM-1: identity with the TQ1 and Leu-8 differentiation antigens. J Immunol. 1990;144:532-540.

54. Law C, Sidorenko S, Clark E. Regulation of lymphocyte activation by the cell-surface molecule CD22. Immunol Today. 1994;15:442-449.

55. Hockenbery D, Zutter M, Hickey W, et al. BCL2 protein is topographically restricted in tissues characterized by apoptotic cell death. Proc Natl Acad Sci USA. 1991;88:6961-6965.

56. Inghirami G, Foitl D, Sabichi A, Zhu B, Knowles D. Autoantibody-associated cross-reactive idiotype-bearing human B lymphocytes: distribution and characterization, including IgVH gene and CD5 antigen expression. Blood. 1991;78:1503-1515.

57. Kuppers R, Zhao M, Hansmann M-L, Rajewsky K. Tracing B cell development in human germinal centres by molecular analysis of single cells picked from histological sections. EMBO J. 1993;12:4955-4967.

58. Caligaris-Cappio F, Ghia P. Novel insights in chronic lymphocytic leukemia: are we getting closer to understanding the pathogenesis of the disease? J Clin Oncol. 2008;26:4497-4503.

59. Chiorazzi N, Rai KR, Ferrarini M. Chronic lymphocytic leukemia. N Engl J Med. 2005;352:804-815.

60. Hadzidimitriou A, Agathangelidis A, Darzentas N, et al. Is there a role for antigen selection in mantle cell lymphoma? Immunogenetic support from a series of 807 cases. Blood. 2011;118:3088-3095.

61. Klein U, Tu Y, Stolovitzky GA, et al. Gene expression profiling of B cell chronic lymphocytic leukemia reveals a homogeneous phenotype related to memory B cells. J Exp Med. 2001;194:1625-1638.

62. Veldman J, Keuning F, Molenaar I. Site of initiation of the plasma cell reaction in the rabbit lymph node. Virchows Arch B Cell Pathol. 1978; 8:187-202.

63. Liu Y-J, Zhang J, Lane PJL, et al. Sites of specific B cell activation in primary and secondary responses to T cell-dependent and T cell-independent antigens. Eur J Immunol. 1991;21:2951-2962.

64. Baumgarth N. A two-phase model of B-cell activation. Immunol Rev. 2000;176:171-180.

65. Garcia De Vinuesa C, Gulbranson-Judge A, Khan M, et al. Dendritic cells associated with plasmablast survival. Eur J Immunol. 1999; 29: 3712-3721.

66. Garcia de Vinuesa C, O'Leary P, Sze DM, et al. T-independent type 2 antigens induce B cell proliferation in multiple splenic sites, but exponential growth is confined to extrafollicular foci. Eur J Immunol. 1999; 29:1314-1323.

67. Sze DM, Toellner KM, Garcia de Vinuesa C, et al. Intrinsic constraint on plasmablast growth and extrinsic limits of plasma cell survival. J Exp Med. 2000;192:813-821.

68. MacLennan I. Germinal centers. Annu Rev Immunol. 1994;12:117-139.

69. Sagaert X, Sprangers B, De Wolf-Peeters C. The dynamics of the B follicle: understanding the normal counterpart of B-cell-derived malignancies. Leukemia. 2007;21:1378-1386.

70. Dominguez-Sola D, Victora GD, Ying CY, et al. The proto-oncogene MYC is required for selection in the germinal center and cyclic reentry. Nat Immunol. 2012;13:1083-1091.

71. Cattoretti G, Chang CC, Cechova K, et al. BCL-6 protein is expressed in germinal-center B cells. Blood. 1995;86:45-53.

72. Flenghi L, Bigerna B, Fizzotti M, et al. Monoclonal antibodies PG-B6a and PG-B6p recognize, respectively, a highly conserved and a formol-resistant epitope on the human BCL-6 protein amino-terminal region. Am J Pathol. 1996;148:1543-1555.

73. Klein U, Dalla-Favera R. Germinal centres: role in B-cell physiology and malignancy. Nat Rev Immunol. 2008;8:22-33.

74. Liu Y-J, Oldfield S, MacLennan I. Memory B cells in T-cell dependent antibody responses colonise the splenic marginal zones. Eur J Immunol. 1988;18:355-362.

75. Liu Y-J, Johnson G, Gordon J, MacLennan I. Germinal centres in T-cell-dependent antibody responses. Immunol Today. 1992;13:1-39.

76. French DL, Laskov R, Scharff MD. The role of somatic hypermutation in the generation of antibody diversity. Science. 1989;244:1152.

77. Jacob J, Kelsoe G, Rajewsky K, Weiss U. Intraclonal generation of antibody mutants in germinal centres. Nature. 1991;354:389.

78. Peng HZ, Du MQ, Koulis A, et al. Nonimmunoglobulin gene hypermutation in germinal center B cells. Blood. 1999;93:2167-2172.

79. Pasqualucci L, Migliazza A, Fracchiolla N, et al. BCL-6 mutations in normal germinal center B cells: evidence of somatic hypermutation acting outside Ig loci. Proc Natl Acad Sci USA. 1998;95:11816-11821.

80. Shen HM, Peters A, Baron B, et al. Mutation of BCL-6 gene in normal B cells by the process of somatic hypermutation of Ig genes. Science. 1998; 280:1750-1752.

81. Liu Y-J, Joshua DE, Williams GT, et al. Mechanism of antigen-driven selection in germinal centres. Nature. 1989;342:929-931.

82. Tarlinton D, Radbruch A, Hiepe F, Dorner T. Plasma cell differentiation and survival. Curr Opin Immunol. 2008;20:162-169.

83. Rosenwald A, Wright G, Chan WC, et al. The use of molecular profiling

to predict survival after chemotherapy for diffuse large-B-cell lymphoma. N Engl J Med. 2002;346;1937-1947.

84. Pasqualucci L, Compagno M, Houldsworth J, et al. Inactivation of the PRDM1/BLIMP1 gene in diffuse large B cell lymphoma. J Exp Med. 2006;203;311-317.

85. Lenz G, Davis RE, Ngo VN, et al. Oncogenic CARD11 mutations in human diffuse large B cell lymphoma. Science. 2008;319;1676-1679.

86. Compagno M, Lim WK, Grunn A, et al. Mutations of multiple genes cause deregulation of NF-kappaB in diffuse large B-cell lymphoma. Nature. 2009;459;717-721.

87. Kurosaki T, Kometani K, Ise W. Memory B cells. Nat Rev Immunol. 2015;15(3);149-159.

88. Chiu YK, Lin IY, Su ST, et al. Transcription factor ABF-1 suppresses plasma cell differentiation but facilitates memory B cell formation. J Immunol. 2014;193;2207-2217.

89. Weill JC, Weller S, Reynaud CA. Human marginal zone B cells. Annu Rev Immunol. 2009;27;267-285.

90. Cardoso de Almeida P, Harris N, Bhan A. Characterization of immature sinus histiocytes (monocytoid cells) in reactive lymph nodes by use of monoclonal antibodies. Hum Pathol. 1984;15;330-335.

91. Tierens A, Delabie J, Michiels L, et al. Marginal-zone B cells in the human lymph node and spleen show somatic hypermutations and display clonal expansion. Blood. 1999;93;226-234.

92. Nizze H, Cogliatti S, von Schilling C, et al. Monocytoid B-cell lymphoma: morphological variants and relationship to low-grade B-cell lymphoma of the mucosa-associated lymphoid tissue. Histopathology. 1991;18;403-414.

93. Piris M, Rivas C, Morente M, et al. Monocytoid B-cell lymphoma, a tumour related to the marginal zone. Histopathology. 1988;12;383-392.

94. Melo J, Hegde U, Parreira A, et al. Splenic B cell lymphoma with circulating villous lymphocytes: differential diagnosis of B cell leukaemias with large spleens. J Clin Pathol. 1987;40;642-651.

95. Campo E, Miquel R, Krenacs L, et al. Primary nodal marginal zone lymphomas of splenic and MALT type. Am J Surg Pathol. 1999;23;59-68.

96. Dunn-Walters DK, Boursier L, Spencer J, Isaacson PG. Analysis of immunoglobulin genes in splenic marginal zone lymphoma suggests ongoing mutation. Hum Pathol. 1998;29;585-593.

97. Kuppers R, Hajadi M, Plank L, et al. Molecular Ig gene analysis reveals that monocytoid B cell lymphoma is a malignancy of mature B cells carrying somatically mutated V region genes and suggests that rearrangement of the kappa-deleting element (resulting in deletion of the Ig kappa enhancers) abolishes somatic hypermutation in the human. Eur J Immunol. 1996;26;1794-1800.

98. Damle RN, Wasil T, Fais F, et al. Ig V gene mutation status and CD38 expression as novel prognostic indicators in chronic lymphocytic leukemia [see comments]. Blood. 1999;94;1840-1847.

99. Colomo L, Loong F, Rives S, et al. Diffuse large B-cell lymphomas with plasmablastic differentiation represent a heterogeneous group of disease entities. Am J Surg Pathol. 2004;28;736-747.

100. Isaacson P, Spencer J. Malignant lymphoma of mucosa-associated lymphoid tissue. Histopathology. 1987;11;445-462.

101. Harris NL, Jaffe ES, Stein H, et al. A revised European-American classification of lymphoid neoplasms: a proposal from the International Lymphoma Study Group. Blood. 1994;84;1361-1392.

102. Du M, Diss T, Xu C, et al. Somatic mutations and intraclonal variations in MALT lymphoma immunoglobulin genes. Blood. 1995;86(suppl);181a.

103. Spits H, Lanier L, Phillips J. Development of human T and natural killer cells. Blood. 1995;85;2654-2670.

104. Thomas M. The leukocyte common antigen family. Annu Rev Immunol. 1989;7;339-369.

105. Bhan A, Reinherz E, Poppema S, et al. Location of T cell and major histocompatibility antigens in the human thymus. J Exp Med. 1980;152;771-782.

106. Gimmi C, Freeman J, Sugita K, et al. B7 provides a costimulatory signal which induces T cells to proliferate and secrete interleukin 2. Proc Natl Acad Sci USA. 1991;88;6575-6579.

107. Meurer S, Schlossman S, Reinherz E. Clonal analysis of human cytotoxic T lymphocytes:T4 and T8 effector T cells recognize products of different major histocompatibility regions. Proc Natl Acad Sci USA. 1982;79;4395-4399.

108. de Leval L, Rickman DS, Thielen C, et al. The gene expression profile of nodal peripheral T-cell lymphoma demonstrates a molecular link between angioimmunoblastic T-cell lymphoma (AITL) and follicular helper T (TFH) cells. Blood. 2007;109;4952-4963.

109. Carding SR, Egan PJ. Gammadelta T cells:functional plasticity and heterogeneity. Nat Rev Immunol. 2002;2;336-345.

110. Ebert LM, Meuter S, Moser B. Homing and function of human skin gammadelta T cells and NK cells:relevance for tumor surveillance. J Immunol. 2006;176;4331-4336.

111. Inghirami G, Zhu B, Chess L, Knowles D. Flow cytometric and immunohistochemical characterization of the g/d T-lymphocyte population in normal human lymphoid tissue and peripheral blood. Am J Pathol. 1990;136;357-367.

112. Cheent K, Khakoo SI. Natural killer cells: integrating diversity with function. Immunology. 2009;126;449-457.

反应性淋巴结病

Eric D. Hsi, Bertram Schnitzer

本章内容

外科病理医师在淋巴结活检标本诊断中面临的主要问题是确定病变的良恶性[1]。病理医师必须熟悉各种非肿瘤性疾病的组织学改变,才能将之与淋巴瘤区分开,并依据形态学改变来做出特异性诊断或鉴别诊断。特异性诊断常需要结合临床病史和其他辅助手段,例如免疫组化染色、微生物染色、培养、血清学检测,以及微生物遗传物质的分子分析等等。

本章依据疾病的主要组织学结构模式将反应性淋巴结病分为四个大类,这些结构模式包括:滤泡/结节性、淋巴窦性、滤泡间或混合性、弥漫性。这种分类方法有助于对疾病的理解,但同一病例有可能出现多种结构,病例之间也存在差异。此外,淋巴结的反应性改变是一个动态过程,在疾病的不同时间进行活检,病变的主要结构改变可能不同。

框 9.1 中列举了导致淋巴结肿大并可能进行活检的常见反应性状态。有几种良性疾病和交界性病变在其他章节讨论,

框 9.1 反应性淋巴结病

滤泡和结节模式	淋巴窦血管转化	系统性红斑狼疮
滤泡增生	嗜血细胞性淋巴组织细胞增生症	Kikuchi 淋巴结炎
自身免疫性疾病(类风湿性关节炎)	**滤泡间或混合模式**	Kawasaki 病
梅毒性淋巴结炎	副皮质区增生和皮病性反应	炎性假瘤
Castleman 病,透明血管型	肉芽肿性淋巴结炎	杆菌性血管瘤病
生发中心进行性转化	非坏死性肉芽肿	**弥漫模式**
套区增生	坏死性肉芽肿	传染性单核细胞增多症
分枝杆菌性梭形细胞假瘤	结核	巨细胞病毒感染
显著的窦内生长模式	真菌感染	单纯疱疹性淋巴结炎
窦组织细胞增生症	猫抓病	苯妥英钠淋巴结炎
非特异性	IgG4 相关性淋巴结炎	
特异性病因:淋巴管造影、贮积病、	Kimura 病	
假体、Whipple 病	弓形虫性淋巴结炎	

例如免疫缺陷相关性淋巴结病、窦组织细胞增生伴巨大淋巴结病,以及 Castleman 病的浆细胞型和浆母细胞型。

9.1 滤泡和结节状结构

9.1.1 滤泡增生

滤泡增生(FH)定义为滤泡数量增多,常伴有次级滤泡的体积增大和外形改变(图 9.1),是外科病理医师最常见的反应模式。一般没有明确病因。增生滤泡的生发中心由中心母细胞(无裂细胞)和中心细胞(裂细胞)构成,两者的比例因免疫反应持续时间不同而变化。生发中心内常见含细胞碎屑的可染小体巨噬细胞,并形成"星空"现象(见图 9.1A 和 B)。星空现象的显著程度与生发中心的增殖指数相关。具有代表性的表现是,一些滤泡的生发中心具有极性,具有增殖活性的暗区位于髓质侧,主要由中心母细胞构成,顶部的亮区位于被膜侧,主要由中心细胞构成(图 9.1C 和图 9.2A)。在增生反应的早期阶段,生发中心可能几乎完全由中心母细胞构成(图 9.3)。Ki-67 指数高(见图 9.1 和图 9.3B)。亮区含中心细胞、浆细胞、多少不等的 T 细胞(CD4$^+$,CD57$^+$,PD1$^+$)和滤泡树突细胞(FDC)。FDC 的核中等、淡染,含一个小的中位核仁;可

为双核,两个核的核膜紧邻部分平坦(见图 9.2B)。套区由小淋巴细胞构成,围绕生发中心,可显著或不显著。生发中心有极性的淋巴滤泡中,亮区周围的套区扩大(见图 9.1C)。滤泡增生的其他特征包括生发中心大而不规则,呈奇怪的地图状(见图 9.1B),偶见滤泡溶解(图 9.4)。滤泡溶解的特征是套区细胞浸润导致生发中心破裂。滤泡间区可有不同程度扩大,可见散在转化细胞、小淋巴细胞、浆细胞和高内皮微静脉。

生发中心主要含 CD20$^+$B 细胞,伴不同数量 CD4$^+$T 细胞和 CD57$^+$/PD1$^+$滤泡辅助 T 细胞。PD1$^+$T 细胞倾向位于生发中心的周边[2]。反应性生发中心 B 细胞不表达 BCL2,良性和肿瘤性生发中心 B 细胞表达 BCL6 和 CD10。可能发现一小部分滤泡间区和滤泡内 T 细胞共表达 CD4 和 BCL6[3]。

9.1.1.1 鉴别诊断

滤泡增生主要与滤泡性淋巴瘤鉴别。支持良性过程的特征包括:生发中心有极性、可染小体巨噬细胞伴星空现象、滤泡内可见浆细胞、套区清楚、生发中心 B 细胞不表达 BCL2[4,5]。由于 T 细胞表达 BCL2,因此在评估染色结果时,应结合 B、T 细胞标记的着色情况,后者有助于确定每种细胞的相对比例,从而有助于正确判读 BCL2 的染色结果。t(14;18)(q32;q21)是滤泡性淋巴瘤的特征,通过 PCR 方法在增生性淋巴结中也可

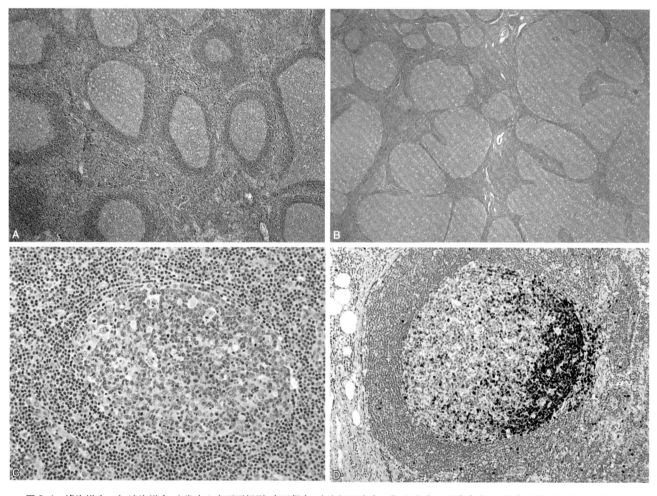

图 9.1 滤泡增生。 A,滤泡增多,生发中心大而不规则,套区保存,滤泡间区丰富。B,生发中心可非常大,且形态不规则。C,生发中心具有极性,暗区由中心母细胞和可染小体巨噬细胞构成,亮区主要含中心细胞。D,Ki-67 染色,暗区大部分细胞阳性。亮区侧的套区扩大

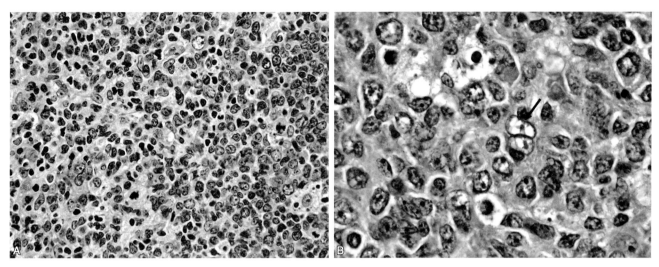

图9.2 A,生发中心,高倍放大。亮区(左)主要含中心细胞,暗区(右)主要含中心母细胞,散在可染小体巨噬细胞。B,滤泡树突细胞(箭头)的染色质透明,含一个小的中位核仁,常为双核,两个核的核膜紧邻部分平坦

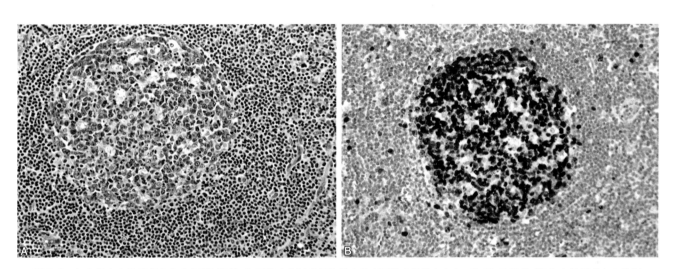

图9.3 A,生发中心几乎完全由中心母细胞构成,可染小体巨噬细胞散在分布于整个生发中心内。B,Ki-67 染色,图 A 中的所有中心母细胞均阳性,提示这些细胞处于增殖状态

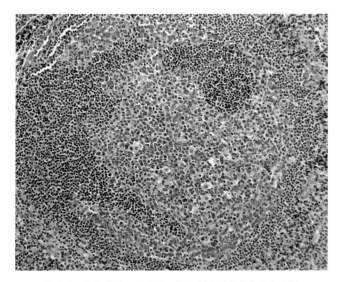

图9.4 **滤泡溶解**。套区淋巴细胞侵入导致生发中心破坏

能检测到[6],但敏感性为 10^4 或更低的标准 PCR 方法不会检测到,因此一般不会带来诊断困扰[7]。滤泡增生模式一个少见的偶然发现是滤泡内 B 细胞共表达 CD10+/BCL2+,即所谓的原位滤泡性淋巴瘤,其特征是滤泡结构不变形,仅累及少数滤泡,且常为部分累及[8]。此现象约见于 2% 的反应性淋巴结,有较低风险进展为明确的滤泡性淋巴瘤[9]。

儿科型滤泡性淋巴瘤(PTFL)是滤泡性淋巴瘤的一种变异型,罕见情况下也需要鉴别。淋巴结 PTFL 主要见于年轻男性,病变局限,组织学表现为淋巴结结构破坏,滤泡大,边界不清,可见星空现象,由成片的大中心母细胞构成。病变由单克隆细胞构成,但不表达 BCL2,也缺乏 BCL2 易位。即使仅行保守处理,患者的预后也非常好[10,11]。最后,目前流行使用流式细胞术、免疫组化和分子技术来评估病变的单克隆性,在诊断具有单克隆性特征的旺炽性滤泡增生时应特别谨慎[12],密切结合临床是非常重要的,当有疑问时,可能需要检查持续肿大的淋巴结并行重复活检,特别是初次送检为穿刺活检标本的病例。

9.1.1.2   单核细胞样 B 细胞增生

滤泡增生可伴有单核样 B 细胞增生,可位于皮质淋巴窦内及其周围、微静脉周围或滤泡旁[13-15]。此现象可见于非特异性滤泡增生(图 9.5),也是弓形虫性淋巴结炎、HIV 相关性淋巴结炎、巨细胞病毒性淋巴结炎和伴化脓性肉芽肿形成的淋巴结炎(特别是猫抓病)的特征性表现[16]。单核样 B 细胞中等大小,胞质丰富、淡染至透明,核圆形或稍有凹痕,染色质稍分散。单核细胞间常散在中性粒细胞和免疫母细胞(见图 9.5)。当单核样 B 细胞增生显著时,需要鉴别边缘区 B 细胞淋巴瘤(单核样 B 细胞淋巴瘤)。边缘区 B 细胞淋巴瘤有轻链限制,伴浆样分化的病例可经石蜡切片免疫组化染色证实,一些病例可能难以鉴别。支持淋巴瘤的形态学特征包括:单核样 B 细胞增生部分破坏淋巴结结构、大细胞数量增多伴核分裂指数升高。PCR 方法检测免疫球蛋白基因重排对诊断可能有帮助。还应考虑滤泡性淋巴瘤伴边缘区分化,表现为由单一中心细胞构成的滤泡数量增多,周围有数层单核样 B 细胞环绕。证实滤泡中心 B 细胞表达

BCL2、单克隆性和/或存在 BCL2/IGH 易位,支持淋巴瘤的诊断。

9.1.2   自身免疫性疾病(类风湿性关节炎)

自身免疫性疾病患者常伴有以滤泡增生为特征的淋巴结肿大,例如类风湿性关节炎(RA)、幼年型类风湿关节炎和 Sjögren 综合征[17-20],当临床怀疑淋巴瘤时,可能会进行活检。RA 相关性淋巴结炎的特征已经比较清楚,本节主要讨论这方面的内容。

RA 相关性淋巴结炎表现为滤泡增生、滤泡间区和滤泡内浆细胞增多,淋巴窦内可见中性粒细胞浸润(图 9.6)[17,20]。淋巴结被膜可增厚,但不伴有浆细胞浸润。淋巴细胞反应可累及结周组织,但并不代表恶性表现。与非特异性滤泡增生不同,RA 的反应性生发中心更小,分布更规则,以中心细胞为主,核分裂活性较低[20]。免疫组化证实,滤泡间区以 CD4+T 细胞为主,生发中心内可见 CD8+T 细胞[17,20]。可能出现多型 CD5+B 细胞增多[17]。这些特征可见于其他疾病,例如 Sjögren 综合征,但后者更常表现为单核样 B 细胞增生。

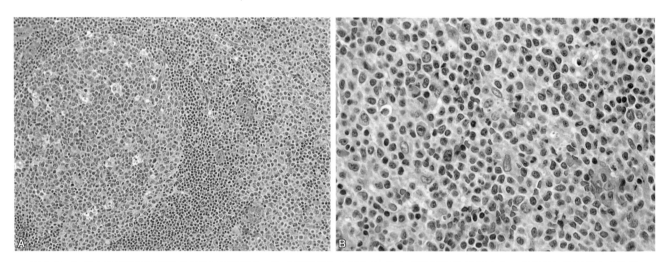

图 9.5   A,反应性滤泡附近可见单核样 B 细胞增生。B,单核样细胞中等大小,核有不明显凹痕,胞质丰富。单核样细胞间散在中性粒细胞

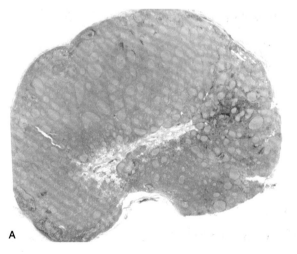
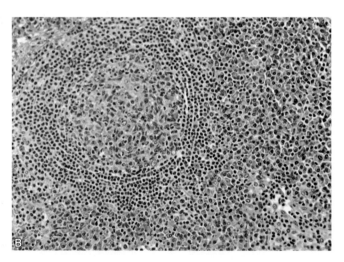

图 9.6   滤泡增生,本例为类风湿关节炎患者。A,整个皮质和髓质内均可见增生的滤泡,生发中心增大,大小和形态不一。B,滤泡周围有成片浆细胞

一些 RA 相关性淋巴结炎可出现非典型增生表现，不同于典型的滤泡增生伴浆细胞增多。非典型增生表现可分为 3 种类型：第一种类似于多中心性 Castleman 病，可见含透明血管的淋巴滤泡、滤泡间区多型浆细胞增多，伴血管增生；第二种表现为副皮质区增生，滤泡形成良好，可见生发中心，副皮质区内可见伴不同程度非典型性的多克隆 CD4$^+$ T 细胞，以及浆细胞、免疫母细胞和组织细胞，已报道的少数病例均 EBV 阴性；第三种表现为非典型淋巴浆细胞和免疫母细胞增生，偶见霍奇金样细胞[21]。第三种表现可类似于甲氨蝶呤或其他免疫调节剂治疗患者发生的非典型增生，后者常与 EBV 感染有关。

还需要鉴别其他原因导致的 FH，结合临床病史和实验室检查有助于诊断。

梅毒性淋巴结炎也可出现类似 RA 的特征（见后文）。但与 RA 不同的是，淋巴结被膜增厚，伴有浆细胞和淋巴细胞浸润，特别是小血管周围。此外，滤泡间区可形成上皮样肉芽肿。常见动脉内膜炎和微静脉炎。螺旋体特殊染色具有诊断意义。HIV 感染也可形成类似 RA 的组织学改变，特别是疾病早期。有时还需要鉴别滤泡性淋巴瘤，生发中心 B 细胞表达 BCL2 或存在 t(14;18)(q32;q21)者支持滤泡性淋巴瘤，注意，缺乏这些特征也不能完全排除[22]。

Sjögren 综合征相关性 FH 还需要除外边缘区淋巴瘤。单核样 B 细胞形成大的融合区域者支持淋巴瘤。对于伴广泛单核样 B 细胞增生的 FH 病例，可能需要克隆性检测[23]。

9.1.3 梅毒性淋巴结炎

淋巴结活检对梅毒的诊断意义不大，当一期或二期梅毒患者出现局限性或泛发性淋巴结肿大时，临床可能怀疑为淋巴瘤，此时可能进行活检[24]。梅毒性淋巴结炎的典型特征是 FH 伴滤泡间区浆细胞增多，类似于 RA 相关性淋巴结炎中所见[24,25]。支持梅毒的特征包括被膜和小梁纤维化，伴浆细胞和淋巴细胞浸润，特别是毛细血管周围浸润（图 9.7）。副皮质区可出现结节病样肉芽肿或罕见的化脓性肉芽肿，还可能见到上皮样组织细胞簇、动脉内膜炎或微静脉炎[26]。罕见的化脓性梅毒性淋巴结炎可形似坏死性淋巴结炎。

Warthin-Starry 染色或 Steiner 染色有可能查见螺旋体，多见于血管壁和上皮样组织细胞内，但其他任何结构内也可出现[24]。可能难以发现螺旋体，但血清学一般阳性[27]。免疫组化染色也可用于检测螺旋体[28]。

淋巴结梅毒性炎性假瘤是最近认识到的淋巴结内梅毒相关性改变[29]，将在后文中讨论。

需要鉴别其他原因导致的 FH，此外，RA 等自身免疫性疾病相关的淋巴结炎伴有浆细胞数量增多（见前文），也需要鉴别。

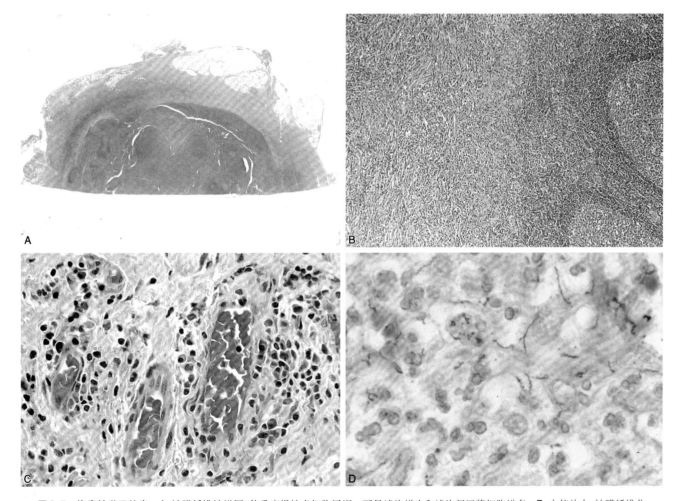

图 9.7 梅毒性淋巴结炎。A，被膜纤维性增厚，伴重度慢性炎细胞浸润。可见滤泡增生和滤泡间区浆细胞增多。B，中倍放大，被膜纤维化伴重度炎性浸润，右侧可见两个大的反应性滤泡。C，被膜血管周围可见浆细胞和淋巴细胞浸润。D，一例坏死性梅毒性淋巴结炎，Steiner 染色，可见大量螺旋体

9.1.4　透明血管型 Castleman 病（血管滤泡性淋巴组织增生、巨大淋巴结增生）

Castleman 病可为局限性或多中心性。局限性 Castleman 病主要是透明血管型（HVCD），浆细胞偶可为局限性疾病。HVCD 主要见于年轻成人，但也可见于任何年龄。临床表现为局限性肿块，最常累及纵隔和颈部淋巴结。患者常无症状，这不同于浆细胞型患者，也不伴有 HIV 感染[30]。总体而言，局限性 CD 经手术切除可治愈，而多中心性 CD 需要全身治疗[31]。

HVCD 常被视为一种增生性或反应性过程，患者可发生间质肿瘤，且具有核型异常，因此推测 HVCD 是一种单克隆性增生。一项研究采用人类雄激素受体分析方法检测 HVCD 女性患者发现，很高比例的病例具有单克隆性，且克隆性的检出与肿瘤的大小相关。虽然缺乏免疫受体基因重排，但间质细胞存在细胞遗传学异常，提示 HVCD 可能是一种淋巴结内间质细胞发生的肿瘤[32]。

9.1.4.1　组织学

HVCD 的组织学特征包括可见大量体积变小的退行性转化的生发中心，套区增宽，滤泡间区富于血管（图 9.8A 和 B）[33]。退行性转化的生发中心内主要为 FDC 和内皮细胞，仅残留相对较少的生发中心 B 细胞。套区细胞倾向于沿 FDC 突起呈同心圆状排列，形成"洋葱皮"样结构。滤泡间区血管可呈直角穿入生发中心，形成"棒棒糖"样滤泡（图 9.8C）。滤泡间区高内皮微静脉数量增多，并含多少不等的小淋巴细胞。一个有用的诊断特征是单个套区内可见 1 个以上生发中心（孪生滤泡）（图 9.8D）。偶见成簇的浆样树突细胞。滤泡和滤泡间成分的相对数量在不同病例间存在差异。常见硬化，包括结周纤维化和病变内纤维带，后者常位于血管周围。

富于间质的变异型 HVCD 中，间质细胞形成血管肌样成分，表达 actin，此变异型也表现为良性过程[34,35]。一些病例可出现非典型 FDC，核增大、不规则，一些研究者将其视为异型增生[36]。这种树突细胞增生存在克隆性核型异常[37]。虽然确切关系尚不清楚，但这些细胞可能是 HVCD 患者发生的 FDC 肿瘤和肉瘤的前体[34,38,39]。浆细胞型 Castleman 病（PC-CD）也可为局限性病变（约占局限性 CD 的 10%），可伴有全身症状，病变切除后症状可消失。PC-CD 的主要特征是滤泡增生，伴滤泡间区致密浆细胞增多，浆细胞缺乏非典型性。当 PC-CD 伴有偶见的透明血管型滤泡时，可诊断为混合型或过渡型 CD。

9.1.4.2　免疫表型

HVCD 滤泡的表型同反应性滤泡。CD21 或 CD23 显示 FDC 同心性网络扩大，单个扩大的 FDC 网内可有多个生发中心[40]。套区扩大，其内 B 细胞表达 CD20，采用敏感的检测方法，约 1/3 病例还表达 CD5[41]。大多数（75%）HVCD 病例可见 TdT 阳性 T 淋巴母细胞，多为罕见的单个细胞，少数在滤泡间区形成斑片状细胞簇[42]。浆样树突细胞表达 CD123、CD68 和 CD43[43]。HHV-8 阴性。局限性 PC-CD 中一般为多型浆细胞，而多中心性 PC-CD 可有单型浆细胞。

9.1.4.3　鉴别诊断

HVCD 的形态表现并不完全特异，鉴别诊断包括晚期 HIV 相关性淋巴结炎、早期血管免疫母细胞性 T 细胞淋巴瘤（AI-TL）、滤泡性淋巴瘤、套细胞淋巴瘤和非特异性反应性淋巴结病。临床病史和血清学检测有助于除外 HIV 感染。AITL 为弥漫性病变，FDC 网扩展到 B 细胞滤泡之外，CD21 和/或 CD23 染色可显示此特征。注意，有时可能出现萎缩的滤泡。AITL 早期，非典型浸润可位于滤泡间，高内皮微静脉增生可类似 HVCD 富于血管的滤泡间区。常见非典型淋巴样细胞，包括特征性的透明细胞，生发中心外出现 CD10+/PD1+/BCL6+ T 细胞，证实为滤泡 T 辅助细胞起源，这是 AITL 的特征[44,45]。EBER 原位杂交检测，早期 AITL 的滤泡间区可能存在 EBV+ B 免疫母细胞，此特征不见于 HVCD。

MCL 的套区模式可类似 HVCD，但 MCL 的淋巴细胞具有异型性，形态单一，表达 CyclinD1，且缺乏 HVCD 滤泡间区血管丰富的特征。FL 的小滤泡可类似 HVCD 中退行性转化的生发中心，但 FL 的滤泡具有特征性的免疫表型（CD20+、CD10+、BCL2+）。诊断 PC-CD 时需要除外自身免疫性疾病，例如 RA 或 HIV 感染。

9.1.5　生发中心进行性转化

生发中心进行性转化（PTGC）是一种反应性淋巴结病的表现形式，常表现为年轻成人无症状性单个淋巴结肿大（多见于 10-20 岁，男性为主），也可见于儿童。最常见于颈部和腋窝淋巴结[46-48]。FDG-PET（氟脱氧葡萄糖正电子发射计算机断层扫描）显示摄取增多。最近的研究显示，儿童 PTGC 与自身免疫现象相关[49]。

PTGC 表现为典型的滤泡增生背景中散在分布的大结节（图 9.9）。结节的大小至少是增生滤泡的 2 倍，甚至更大，主要由小淋巴细胞和散在的生发中心细胞构成，后者单个散在或形成小簇。大多数病例的一个肿大淋巴结内仅见一个或数个 PTGC 结节，但旺炽性病例可表现为大量 PTGC 结节，特别是年轻男性患者[50]。但即使是这样的病例，在 PTGC 结节间仍可见典型的反应性滤泡。PTGC 滤泡周围可有上皮样组织细胞围绕[42,46]。免疫表型分析，小淋巴细胞主要为 IgM+、IgD+，具有套区 B 细胞表型[51]。FDC 表达 CD21、CD23，形成同心性平滑的网状结构。

9.1.5.1　鉴别诊断

主要鉴别结节性淋巴细胞为主型霍奇金淋巴瘤（NLPHL），两者非常相似，并可共存于同一淋巴结。旺炽性 PTGC 中可有灶性 NLPHL，这样的病例需要将整个淋巴结用于组织学检查。与 PTGC 一样，NLPHL 也含有大结节，但与前者不同的是，这些结节破坏淋巴结结构，且结节间缺乏反应性滤泡。NLPHL 的结节也以小淋巴细胞为主，大细胞散在分布，但这些大细胞是 R-S 细胞（爆米花细胞或 LP 细胞）。与 PTGC 结节内的中心母细胞不同，LP 细胞含大的分叶核，核仁大小不等。T 细胞和 CD57+/PD1+（CD279）滤泡辅助 T 细胞在 NLPHL 中常小簇状分布，而在 PTGC 中呈更为一致的散在分布。一个有用的鉴别特征是 NLPHL 中，CD3 和 PD1 阳性滤泡辅助 T 细胞呈花环状围

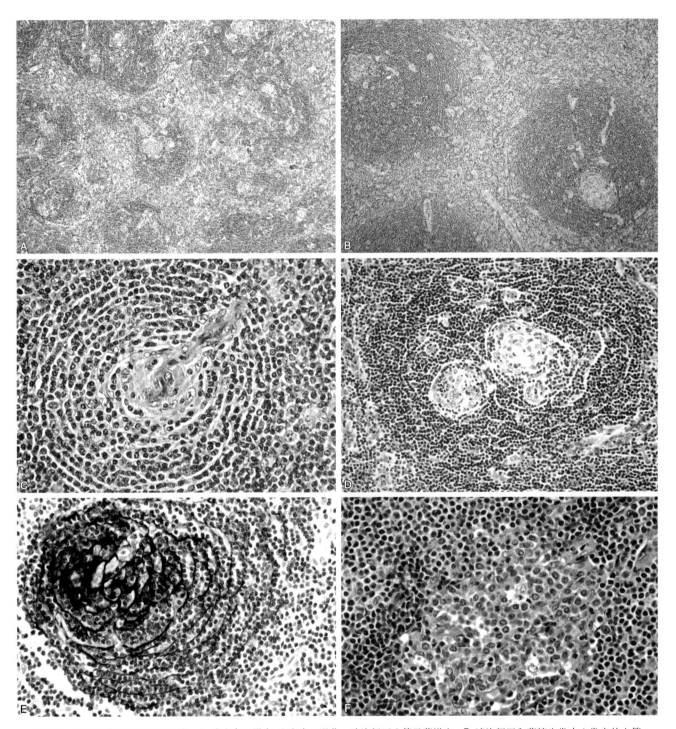

图9.8 **透明血管型 Castleman 病**。A,滤泡套区增宽,生发中心退化。滤泡间区血管显著增生。B,滤泡间区和萎缩生发中心发出的血管穿过增宽的套区。C,透明变性的血管成直角穿过残留生发中心,形成"棒棒糖"样滤泡。小淋巴细胞栅栏样围绕生发中心(洋葱皮样改变)。D,单个套区内可见两个萎缩的生发中心。E,CD21 染色,萎缩生发中心内的 FDC 网致密,套区内的 FDC 网疏松。F,可见一簇浆样树突细胞,这是透明血管型 Castleman 病的一个特征

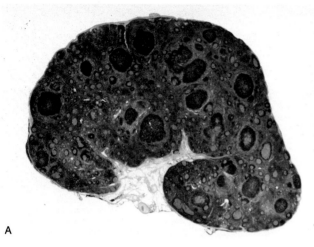

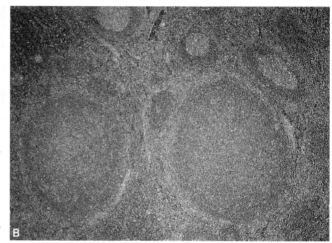

图 9.9　生发中心进行性转化。 A,进行性转化的生发中心体积更大,其间可见大量反应性滤泡(CD20 染色)。B,反应性滤泡和两个大的进行性转化的生发中心,后者主要由小淋巴细胞构成

绕 CD20$^+$LP 细胞[52],此特征不见于 PTGC。一部分 NLPHL 的 LP 细胞表达 EMA,而 PTGC 中残留的中心母细胞不表达[48]。此外,PTGC 结节边界清楚,而 NLPHL 结节的边界不规则,呈 "蛾蚀样"[53]。这些特征在切片 CD20 或 CD79a 染色时显示更清楚。常见上皮样组织细胞,可位于 NLPHL 结节内或其周围。当结节内出现上皮样组织细胞时,更倾向于 NLPHL,而不是 PTGC。当出现致密分布的结节时,应仔细地评估形态学和免疫表型,以除外 NLPHL。

　　IgG4 相关性淋巴结病也可出现 PTGC 样模式[54],因此,对于已知有结外 IgG4 相关疾病的患者,必须结合临床表现(老年男性、泛发性淋巴结肿大)和实验室检查结果(血清 IgG4、IgG 和 IgE 水平升高,而非 IgA 或 IgM)才能做出明确诊断,可能还需要行 IgG 和 IgG4 免疫染色。

　　外科切除常可治愈,但 PTGC 有可能在同一部位复发。一项研究中包括 29 例 PTGC 患者,其中 11 例在诊断后进行了重复活检,结果显示复发率较高[45]。一些研究者认为 PTGC 与 NLPHL 之间存在组织发生水平的相关性,原因在于 PTGC 的发生可出现于诊断 NLPHL 之前、同时或之后[47,49,55]。多数研究证实 PTGC 患者发生 NLPHL 的风险很

低,但确切的风险度未知[50]。因此,旺炽性或复发性 PTGC 患者应密切随访,应对可疑的淋巴结进行活检,以除外进展为 NLPHL[46]。

9.1.5.2　套区增生

　　套区增生(MZH)罕见导致淋巴结肿大[56]。增生或萎缩生发中心的套区均可增宽。出现 MZH 可能疑为 HVCD、套细胞淋巴瘤或边缘区淋巴瘤。Castleman 病的特征是滤泡间区富于血管。套细胞淋巴瘤(套区模式)常累及大部分淋巴结结构,而 MZH 常仅局限于皮质或有限的几个滤泡(图 9.10)。MCL 中相邻的套区可融合。CD5、CD43、CyclinD1 和免疫球蛋白轻链染色有助于除外套细胞淋巴瘤或边缘区淋巴瘤,有时可能需要基因重排检测来除外淋巴瘤[56]。原位套细胞淋巴瘤表现为 CyclinD1 阳性套区细胞局限于套区,一般不需要与 MZH 鉴别,原因在于淋巴结结构不发生改变,套区不增宽。

9.1.6　分枝杆菌性梭形细胞假瘤

　　分枝杆菌性梭形细胞假瘤(MP)是一种见于 HIV 阳性患者的梭形细胞病变[57],罕见,常累及淋巴结,但也可见于其他

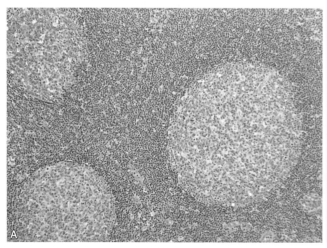

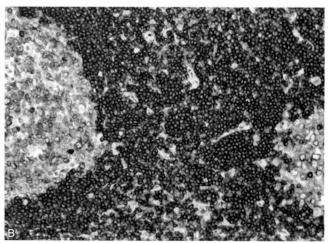

图 9.10　套区增生。 A,3 个滤泡的套区均增宽,取代滤泡间区。B,CD79a 染色,套区 B 细胞阳性,左右两侧为部分生发中心,滤泡间区消失

部位,例如皮肤。组织学表现为淋巴结内结节状病变,可取代正常结构。结节由温和的梭形细胞构成,束状或席纹状排列。这些细胞为组织细胞,表达 CD68,抗酸染色证实细胞内含有分枝杆菌[57,58]。需要与 Kaposi 肉瘤(KS)鉴别,特别是 HIV 感染患者。KS 细胞也可形成梭形细胞肿瘤,但免疫表达谱不同,KS 细胞的特征为 CD34+/CD31+。KS 细胞还含有 HHV-8。

9.2 显著的窦内生长模式

9.2.1 窦组织细胞增生症

窦组织细胞增生症(SH)是一种常见的非特异性反应,其特征为组织细胞充填并扩张淋巴窦。SH 常见于肿瘤的引流淋巴结。早期文献中曾讨论过 SH 的预后意义(作为免疫反应的标志),一些研究认为 SH 与生存情况更好相关。SH 也可能是对近期恶性肿瘤手术的一种反应,例如乳腺癌[59]。

肿大淋巴结内发现 SH 属于非特异性良性改变[60-64]。组织细胞反应的程度不一。组织细胞形态温和(图 9.11),无核分裂象,这是与恶性肿瘤累及淋巴窦相鉴别的关键特征,例如黑色素瘤、间皮瘤和间变性大细胞淋巴瘤。这些恶性肿瘤可优先累及淋巴窦,表现为无黏附性细胞浸润。与 SH 不同,这些病变存在细胞异型性。少数 SH 可呈印戒样,需要与转移性腺癌鉴别[64]。免疫组化检测这些肿瘤和组织细胞的特异性标记,对于疑难病例的诊断非常有帮助。

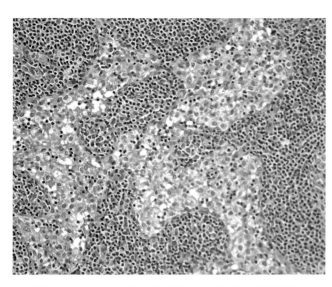

图 9.11 窦组织细胞增生症。淋巴窦扩张,其内充满大量组织细胞,后者胞质丰富,核形态温和,无核仁

9.2.2 特殊病因导致的淋巴窦内组织细胞增生(贮积病、淋巴管造影、假体、Whipple 病)

特殊病因导致的组织细胞反应可累及淋巴结,虽然可能不会主要表现为窦组织细胞增生,但也在此进行简要描述。

淋巴管造影在以前被用于淋巴瘤分期评估,此操作会产生富含脂类物质的空泡,导致形成脂质肉芽肿和窦内泡沫状组织细胞,以及异物巨细胞(图 9.12)[65]。

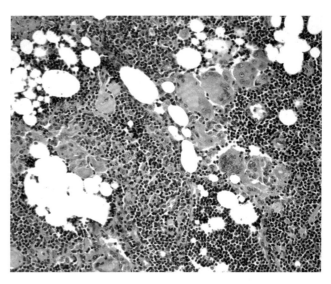

图 9.12 淋巴管造影患者的腹部淋巴结。淋巴窦扩张,其内可见大空泡、窦组织细胞和异物巨细胞

变质的关节假体或硅胶假体释放的异物可引发组织细胞反应,并可导致区域淋巴结肿大[66-70]。这些异物可位于区域淋巴结的淋巴窦内,并扩散入副皮质区,导致肉芽肿形成。组织细胞内可出现金属碎片和可折射的假体物质。硅胶假体可导致形成含多核巨细胞的肉芽肿,后者含黄色的折射性(但非双折射性)硅酮[71]。乳腺植入物可导致淋巴结肿大,表现为弥漫性空泡和泡沫状组织细胞浸润,伴大的囊腔形成,后者含硅酮[70]。偏振光检测有可能证实所含物质的类型,例如聚乙烯[72]。

遗传性贮积病可伴有淋巴结内巨噬细胞浸润,巨噬细胞含有含贮积产物,例如 Gaucher 病和 Niemann-Pick 病。组织细胞具有其他部位相应疾病的特征性表现(例如,Gaucher 病的"皱纸"样组织细胞)[48,73]。

Whipple 病

Whipple 病由 George Whipple 于 1907 年首次描述[74],是由 Tropheryma whipplei 感染所致疾病[75,76]。本病最常见于中年男性,症状包括体重减轻、腹泻、腹痛,常伴有关节痛。常伴腹腔淋巴结大,约 50% 伴有外周淋巴结或纵隔淋巴结肿大。Whipple 病常经小肠活检而得以确诊,但也可能首先进行淋巴结活检,特别是没有腹部症状的患者。

淋巴窦内可见大的组织细胞,胞质含淡染的细小空泡,空泡内有耐淀粉酶 PAS 阳性的镰刀形颗粒,窦内还可见大的囊性空泡(图 9.13)。电镜可观察到细菌[74,77,78]。并非所有病例均具有典型表现,一些病例可见非坏死性肉芽肿,形似结节病[79,80]。当细菌少时,PAS 可仅灶性阳性[75],除非临床高度怀疑本病,否则容易漏诊。

Whipple 病的鉴别诊断包括淋巴管造影、分枝杆菌感染(例如鸟胞内分枝杆菌)、结节病和麻风[81]。麻风可表现为含丰富

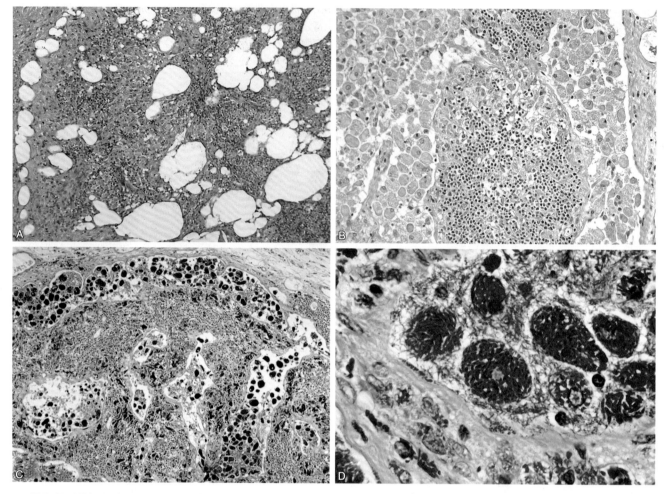

图 9.13 Whipple 病累及淋巴结。A,淋巴窦内可见大小不等的空泡和少量组织细胞。B,淋巴窦内充满大的淡染组织细胞。C,组织细胞 PAS 染色阳性。D,高倍放大,组织细胞内含大量 PAS 阳性镰刀形颗粒

空泡状胞质的组织细胞弥漫浸润,但缺乏囊腔。鸟胞内分枝杆菌 PAS 和抗酸染色均阳性,麻风杆菌抗酸染色阳性,PAS 阴性[82]。固定组织中的 T. whipplei 可通过 PCR 方法检测到[74]。免疫染色方法也可检测到组织切片的 T. whipplei[83]。

9.2.3 淋巴窦血管转化

淋巴窦血管转化(VTS)又称淤滞性淋巴结病、淋巴结血管瘤病或血管瘤样丛状血管转化,是一种可发生于任何年龄的少见血管增生性病变,一般在因其他原因而切除的淋巴结中偶然发现。组织学观察,病变常位于被膜下窦,少数可累及其他区域淋巴窦,表现为淋巴窦区域增宽,由被覆平坦内皮细胞的厚壁血管取代。淋巴结中央淋巴窦内的血管腔隙细胞丰富,而被膜下窦的血管扩张,细胞量少(图 9.14)。有可能形成树枝状裂隙样管腔。VTS 的组织学表现可有不同,一些病例的内皮细胞肥胖,管腔小,因此实性表现更明显。丛状变异型表现为相互吻合的扩张腔隙,内衬平坦细胞。广泛的 VTS 可能形成梭形细胞结节[84-87]。

VTS 的发病机制可能是淋巴管和/或血管阻塞[85-88]。鉴别诊断包括 KS、血管瘤和杆菌性血管瘤病。KS 的早期,病变累及被膜下窦,由裂隙样血管腔隙构成,淋巴结被膜常见累及,但 VTS 从不累及被膜。KS 的硬化很轻微,可见长的梭形细胞束。

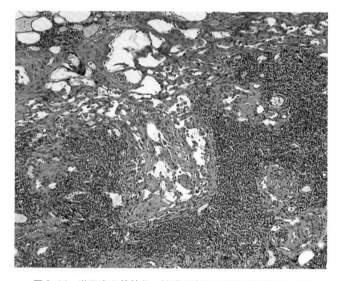

图 9.14 淋巴窦血管转化。被膜下窦和中间的淋巴窦被血管结构取代,中间区域的血管结构呈裂隙样,被膜下窦的血管结构扩张明显,伴有纤维化

杆菌性血管瘤病形成结节,含颗粒状嗜酸性物质和中性粒细胞碎片,这些均不见于 VTS。血管瘤的管腔发育更好,并形成结节[89,90]。

9.2.4 嗜血细胞性淋巴组织细胞增多症

嗜血细胞性淋巴组织细胞增多症(HLH)是一种具有致死潜能的免疫调节性疾病,特征包括巨噬细胞和淋巴细胞异常活化、产生促炎细胞因子和噬血细胞性组织细胞浸润。HLH 可分为原发型和继发型。原发型(遗传型)HLH 常与如下因素相关:家族性 HLH(*PRF1*、*UNC13D*、*STS11* 和 *STXP2* 突变)、白化病综合征(*RAB27A*、*LYST* 和 *AP3B1* 突变)或免疫缺陷(*SH2DIA*、*XIAP*、*ITK* 和 *CD27* 缺陷)。继发因素包括感染(常为病毒)、自身免疫性疾病(常称为巨噬细胞活化综合征)、免疫抑制、恶性肿瘤,以及罕见的代谢性疾病[91]。淋巴瘤可伴发 HLH,特别是 T 细胞和 NK 细胞淋巴瘤,伴发 HLH 与预后极差相关。原发性皮肤 γ/δT 细胞淋巴瘤更常伴发 HLH[92-94]。患者有全身症状,常表现为器官肿大、发热和皮疹。常见的实验室异常包括高脂血症、血细胞减少和铁蛋白水平升高。HLH 更详细的分类、发病机制和临床病理学特征见第 52 章。

证实噬血细胞现象和除外白血病所致 HLH 最常采用的方法是骨髓抽吸和骨髓活检。注意,在更新后的 HLH 诊断标准中,当满足其他标准时,并不一定需要骨髓、脾或淋巴结活检[95]。

淋巴结 HLH 表现为淋巴窦内组织细胞良性增生。可伴有免疫母细胞增生,或与之相反,表现为淋巴滤泡耗竭。组织细胞内可充满红细胞,也可吞噬其他造血细胞(图 9.15),此特征在病程早期的骨髓抽吸涂片中可能最容易观察到[96,97]。伴发于淋巴瘤的 HLH 所累及的淋巴结中,可有或无淋巴瘤成分。淋巴结缺乏恶性证据,并不能除外淋巴瘤相关性 HLH[98,99]。

鉴别诊断包括窦组织细胞增生伴巨大淋巴结病(Rosai-Dorfman 病),后者表现为淋巴窦内大组织细胞浸润,核仁明显,可见淋巴细胞伸入现象,偶为浆细胞,罕见真正的吞噬作用[100]。组织细胞强表达 S100,而 HPS 或 SH 中的组织细胞不表达或弱而不一致表达 S100(见第 52 章)。

Langerhans 细胞组织细胞增生症(LCH)的细胞也可累及淋巴窦,但阳性表达 CD1a 和 S100。此外,LCH 的细胞具有特征性核沟/皱褶,伴有炎细胞浸润,其中包括嗜酸性粒细胞。电镜观察可见 Birbeck 颗粒[101,102](见第 53 章)。

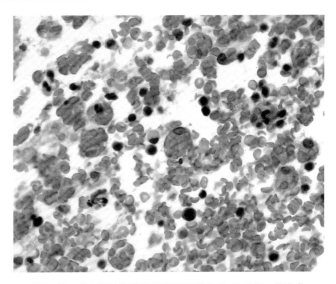

图 9.15 嗜血细胞性淋巴组织细胞增多症,淋巴结。扩张淋巴窦内的组织细胞吞噬红细胞

9.3 滤泡间或混合模式

9.3.1 副皮质区增生和皮病性反应

副皮质区增生是指淋巴结副皮质区(T 区)增宽,可能导致淋巴结肿大。可能是对病毒感染的反应,或对邻近恶性肿瘤的反应,或是自身免疫性疾病的一部分[103-105]。组织学观察,副皮质区由小淋巴细胞、不同数量的免疫母细胞、显著的血管成分(高内皮微静脉)和交指状树突细胞构成[103,106,107]。

皮病性淋巴结炎是副皮质区增生的一种特殊类型,一般见于慢性皮肤刺激区域的引流淋巴结。组织学表现为副皮质区淋巴样结节伴交指状树突细胞、Langerhans 细胞和含黑色素的组织细胞增生,少数病例的组织细胞内含铁颗粒(图 9.16)。组织细胞、交指状树突细胞和 Langerhans 细胞构成低倍镜下斑驳表现。交指状树突细胞和 Langerhans 细胞均表达 S100,后者还表达 CD1a 和 langerin。组织细胞表达 CD68。研究发现,皮病性改变常不伴有皮炎[108]。

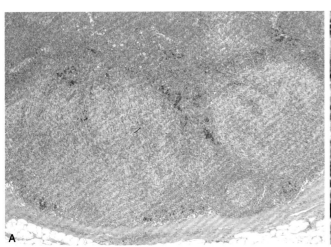
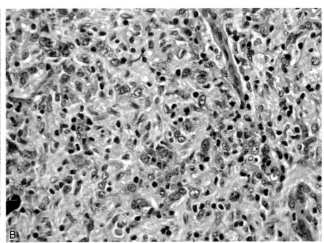

图 9.16 皮病性淋巴结炎。A,扩大的副皮质区内可见两个淡染结节,结节由 Langerhans 细胞和组织细胞构成,部分含有黑色素。邻近被膜的一个滤泡受挤压。B,高倍放大,Langerhans 细胞和组织细胞混合,部分含有色素

主要鉴别蕈样霉菌病,后者常伴皮病性改变。蕈样霉菌病累及淋巴结可有多种表现形式。可类似经典型霍奇金淋巴瘤,表现为非典型细胞簇状分布,淋巴结结构无明显破坏,或弥漫累及整个淋巴结[109]。已有用于蕈样霉菌病累及淋巴结的分级和生物学行为预测的评分系统[110],但需要多变量生存分析来验证其实用性[111]。对于组织学上的疑难病例,可能需要基因重排研究来辅助诊断和预测临床结局[112,113]。

9.3.2 肉芽肿性淋巴结炎

肉芽肿性淋巴结炎可分为三类:非坏死性、坏死性和化脓性。肉芽肿性淋巴结炎常无可识别的特殊病因,本节主要讨论特殊病因所致的肉芽肿性淋巴结炎。

9.3.2.1 非坏死性肉芽肿

非坏死性上皮样肉芽肿常是对恶性肿瘤的非特异性反应,例如霍奇金淋巴瘤、非霍奇金淋巴瘤或癌。淋巴结可有或无恶性肿瘤累及[114-116]。常伴有肉芽肿的淋巴瘤类型包括经典型霍奇金淋巴瘤、结节性淋巴细胞为主型霍奇金淋巴瘤、淋巴浆细胞淋巴瘤和一些外周T细胞淋巴瘤(Lennert淋巴瘤),但后者以形成比肉芽肿更小的组织细胞簇为特征。转移性鼻咽癌可伴有旺炽性肉芽肿反应,可掩盖肿瘤成分。

结节病累及淋巴结时,表现为离散的形成良好的上皮样肉芽肿,可有或无多核巨细胞,散在结节病。肉芽肿首先累及副皮质区,但常相互融合,最终可取代整个淋巴结(图9.17)。可见到Schaumann小体、星状小体和Hamazaki-Wesenberg小体,但不具有特异性[117-120]。Hamazaki-Wesenberg小体是一种大小为1-15μm的卵圆形至梭形胞内和胞外结构,PAS染色和抗酸染色阳性,不要误认为细菌[120]。肉芽肿可被纤维组织环绕和取代。免疫表型检测显示以CD4$^+$T细胞为主[121]。结节病几乎可累及任何组织,但最常见于肺和纵隔淋巴结。诊断结节病之前,必须行培养和特殊染色来除外感染因素,特别是除外真菌和抗酸菌感染[122]。

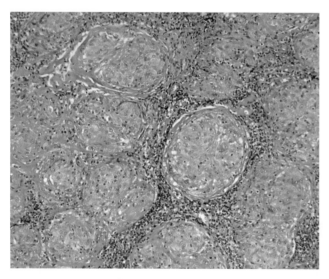

图9.17 淋巴结结节病。特征性的上皮样肉芽肿,一些结节有纤细的纤维带围绕

9.3.2.2 坏死性肉芽肿(结核、真菌感染、猫抓病)

多种感染因素可形成坏死性肉芽肿,包括分枝杆菌、真菌和细菌。其中部分具有特征性组织学表现。

(1) 结核

分枝杆菌感染,尤其是结核杆菌,是世界性的常见病[123]。20世纪80年代和90年代是分枝杆菌感染的高峰时期,之后,美国的发病率稳定在每年6.8/10万[123,124]。结核病患者的外周淋巴结肿大最常见于颈部淋巴结[125]。非典型分枝杆菌(例如瘰疬分枝杆菌)也可导致颈部淋巴结肿大,特别是儿童患者[126,127]。海分枝杆菌所致皮肤病变(游泳池肉芽肿)可累及肱骨内上髁、腋窝或腹股沟淋巴结。

任何类型分枝杆菌感染的淋巴结均表现为多发性形成良好的结节病样肉芽肿,后者含上皮样组织细胞和多核Langerhans巨细胞。常见干酪样坏死。免疫抑制患者的肉芽肿可能形成不充分,可含有中性粒细胞。抗酸染色有可能在肉芽肿中发现分枝杆菌。常需要培养来确定病原体,也可采用PCR方法检测[128,129]。布鲁杆菌感染可能导致肉芽肿性淋巴结炎,与结核表现相似,但在组织切片中很难发现病原体。

(2) 真菌感染

淋巴结真菌感染常形成肉芽肿,可为坏死性肉芽肿,与分枝杆菌感染难以区分。陈旧性病变可有纤维化和钙化。一般而言,真菌性淋巴结炎属于肺部疾病或播散性感染的一部分。播散性感染一般见于免疫抑制患者,包括HIV感染、恶性肿瘤或医源性免疫抑制患者[123,130,131]。免疫抑制患者的肉芽肿可能形成不充分。大项研究发现,免疫抑制患者最常见的真菌感染源为荚膜组织胞质菌[122]。GMS或PAS染色有助于识别真菌,但陈旧性病变中可能缺乏真菌。鉴别诊断包括其他感染所致坏死性肉芽肿,例如分枝杆菌。

(3) 猫抓病

猫抓病(CSD)是由巴尔通体感染所致的化脓性肉芽肿性病变[132,133]。我们对CSD的认识可能不足,CSD可能是导致儿童慢性淋巴结肿大最常见的病因之一[134]。患者常表现为腋窝或颈部淋巴结肿大,以及持续1-2周的低热[134,135]。巴尔通体储存于猫体内,因此患者常有(但非总有)猫暴露史,特别是小猫,小猫的菌血水平更高,比成年猫更容易抓伤人[134]。本病常于数月内自发消退。

CSD的组织学表现具有特征性,但并不特异。形成充分的病变特征为滤泡增生、单核样B细胞反应和化脓性肉芽肿(图9.18)。化脓性肉芽肿为典型的星状肉芽肿,中心为坏死灶,含有中性粒细胞,围绕以栅栏状巨噬细胞[132]。同一淋巴结可见不同阶段的化脓性病变。早期病变表现为单核样B细胞簇内的小灶性坏死,之后逐渐被组织细胞围绕。极晚期病变的中心可出现干酪样坏死,类似于分枝杆菌感染。WarthinStarry染色可在肉芽肿内或血管壁内发现细菌[133]。早期病变最容易发现细菌,倾向簇集于血管壁内(见图9.18)。培养很少得到阳性结果,但固定组织PCR检测可发现细菌[136]。急性期和恢复期血清学检测可以明确诊断

需要与其他病因所致的化脓性肉芽肿鉴别,例如沙眼衣原体(性病淋巴肉芽肿)、土拉热弗朗西斯菌(兔热病)、假结核病

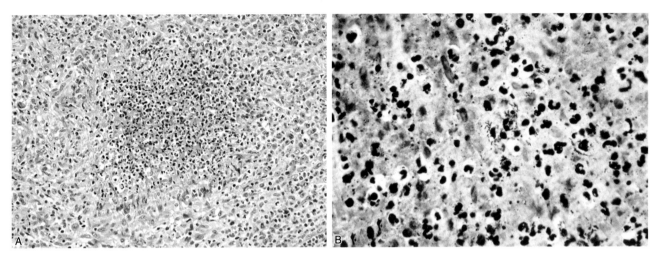

图 9.18　猫抓病患者的淋巴结。A，化脓性肉芽肿的中心主要为中性粒细胞，周围的组织细胞和成纤维细胞栅栏状排列。B，Warthin-Starry 染色可见巴尔通体

耶尔森菌（肠系膜淋巴结炎）、单核细胞增生李斯特菌（李斯特菌病）、鼻疽伯克霍尔德菌（鼻疽）和类鼻疽伯霍尔德杆菌（类鼻疽）。这些疾病大多罕见，但具有特异性临床表现，或有支持临床诊断的动物暴露史，结合恰当的微生物检测有助于鉴别[137-141]。其中一些病原体可能被用于生物恐怖活动，因此最近开始关注它们的毒力和表现[142,143]。

9.3.3　IgG4 相关性淋巴结病

IgG4 相关性疾病是一种最近才被认识的纤维炎性疾病，表现为由致密淋巴浆细胞浸润形成的多部位病变，病变含大量 IgG4⁺浆细胞和席纹状纤维化[144,145]。血清 IgG4 水平常升高，但非总是升高。IgG4 相关性疾病主要见于结外部位，特别是胰腺、涎腺和泪腺。此外，淋巴结常受累，最常见于腋窝、纵隔和腹内淋巴结。可累及多个淋巴结，但一般没有症状。淋巴结病变可有 5 种不同的组织学改变，有时存在重叠表现：Ⅰ型，多中心性 Castleman 病样病变；Ⅱ型，滤泡增生；Ⅲ型，滤泡间区扩大；Ⅳ型，生发中心进行性转化（PTGC）；Ⅴ型，炎性假瘤样。Ⅰ型与Ⅱ型之间、Ⅰ型与Ⅲ型之间，以及Ⅱ型与Ⅳ型之间可有重叠。所有五型均有 IgG4⁺浆细胞增多（>100/HPF）和 IgG4/IgG 比值升高（>40%）[54,144,146-148]。但这些特征对 IgG4 相关性淋巴结病并不特异。

Ⅰ型模式类似多中心性 Castleman 病或自身免疫相关性淋巴结病。淋巴结结构保留，可见增生滤泡和退化滤泡。一些滤泡有高内皮微静脉成直角穿过（棒棒糖样滤泡），滤泡间区含丰富的高内皮微静脉，伴有大量成熟浆细胞和散在嗜酸性粒细胞。

Ⅱ型模式表现为滤泡增生，滤泡间区浆细胞增多，浆细胞可见于生发中心内，偶见嗜酸性粒细胞。相似改变可见于类风湿性淋巴结病和其他自身免疫性疾病。

Ⅲ型模式以滤泡间区扩大为主。一些滤泡被滤泡间区的高内皮微静脉穿过（棒棒糖样滤泡），滤泡间区还有成熟浆细胞、浆母细胞、免疫母细胞和嗜酸性粒细胞，此种表现可类似血管免疫母细胞性 T 细胞淋巴瘤（AITL），但与之不同的是，缺乏细胞异型性，没有透明细胞灶，没有异常表型，也没有血管周围

CD21⁺滤泡树突网增加。AITL 中 EBV 感染细胞增多，此特征也可见于 IgG4 相关性淋巴结病，最常为 PTGC 型[149]。此外，AITL 缺乏 IgG4⁺细胞增多和 IgG4/IgG 比值升高。

Ⅳ型模式的淋巴结结构保留，可见反应性滤泡和大的 PTGC（反应性生发中心大小的 3～4 倍），PTGC 处于不同转化阶段，表现为套区增厚，套细胞侵入生发中心，破坏生发中心细胞，并最终取代生发中心。部分反应性滤泡和 PTGC 可有浆细胞和嗜酸性粒细胞浸润。

Ⅴ型模式最罕见，表现为席纹状胶原纤维背景中可见浆细胞和肌纤维细胞浸润，与结外病变相似。

IgG4⁺浆细胞增多和 IgG4/IgG 比值升高并不足以诊断本病，因为其他疾病也可有这些表现，例如类风湿性关节炎、多中心性 Castleman 病和 RosaiDorfman 病。因此，对于 IgG4 相关性淋巴结病的诊断，必须结合临床特征（年龄更大的成年男性、泛发性淋巴结肿大）和实验室异常（血清 IgG4、IgG 和 IgE 水平升高，而非 IgA 或 IgM 水平升高）。

9.3.4　Kimura 病

Kimura 病是一种病因未知的慢性炎症疾病，患者为年轻至中年人，最常见于亚洲人后裔[150]。患者常表现为头颈部肿块，可累及皮下组织、软组织、涎腺，以及单个或多个区域淋巴结。外周血检测表现为嗜酸性粒细胞增多和血清 IgE 水平升高。本病具有自限性，但可于数年后复发[150]。

本病的关键组织学特征包括旺炽性滤泡增生，其内可能含有蛋白性沉淀物（滤泡树突网样 IgE 沉积）和生发中心血管化（图 9.19）。滤泡间区高内皮微静脉显著，可见淋巴细胞、浆细胞、嗜酸性粒细胞和肥大细胞混合。常见滤泡溶解，嗜酸性脓肿具有特征性，可位于生发中心和副皮质区内。生发中心和副皮质区常见多核细胞。可见不同程度纤维化。

淋巴结 Kimura 病的鉴别诊断包括其他伴有嗜酸性粒细胞增多的疾病，例如过敏性/超敏性反应和寄生虫感染。这些疾病均不伴有滤泡增生、血管化和嗜酸性微脓肿（滤泡和副皮质区）。

最易与 Kimura 病混淆的疾病是血管淋巴组织增生伴嗜酸

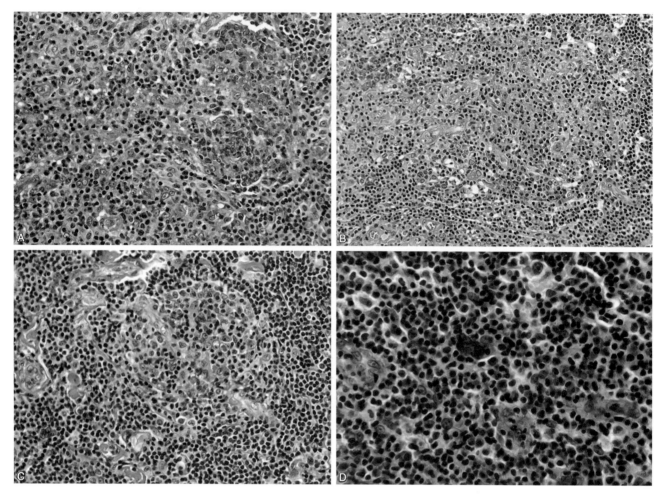

图 9.19 Kimura 病淋巴结活检,年轻男性腮腺区肿物。A,滤泡溶解,增生的生发中心内可见嗜酸性粒细胞。**B,**生发中心内的嗜酸性脓肿。可见残留的簇状生发中心细胞。**C,**生发中心血管化,副皮质区可见高内皮微静脉。**D,**副皮质区可见大量嗜酸性粒细胞和一个多核细胞

性粒细胞增多(ALHE),后者也可累及头颈部区域。在很长一段时期内,ALHE 被视为 Kimura 病的同义词。ALHE 是一种血管性肿瘤,其特征是增生血管内衬肥胖内皮细胞,胞质丰富嗜酸性,呈鞋钉样。

ALHE 属于所谓的组织细胞样或上皮样血管瘤谱系的一部分,是一种低级别血管瘤。病变内有致密炎性浸润,包括淋巴细胞、浆细胞和嗜酸性粒细胞。ALHE 中显著的组织细胞样内皮细胞不是 Kimura 病的特征,这是两者最肯定的鉴别特征[150-153]。

9.3.5 弓形虫淋巴结炎

免疫缺陷患者的鼠弓形虫感染最常表现为孤立性颈部淋巴结肿大。弓形虫在全世界均有分布,美国成人的暴露率为 30%~40%[154]。感染急性期可没有症状,少数可有非特异性症状,例如乏力、咽喉痛和发热,类似于传染性单核细胞增多症的综合征。此外,外周血涂片有可能发现反应性淋巴细胞,这导致其临床特征更接近传染性单核细胞增多症[154-156]。本病具有自限性,但免疫缺陷患者可有严重并发症,例如脑炎。孕期感染可导致先天缺陷或死胎。

组织学观察,淋巴结表现为明显的滤泡增生,伴单核样 B 细胞增多,后者位于淋巴窦内和淋巴窦旁。上皮样组织

细胞成簇分布,位于副皮质区内,或侵蚀并进入生发中心(图 9.20)。生发中心边缘不规则,呈"蛾蚀"样,其内含大量可染小体巨噬细胞。缺乏肉芽肿和多核巨细胞。寄生虫囊肿罕见,以前尝试 PCR 法来检测病原体,但多数失败[157,158]。血清学检测是确诊本病的主要手段[156]。弓形虫淋巴结炎的组织学三联特征包括旺炽性反应性滤泡增生、簇状上皮样组织细胞和单核样 B 细胞增生导致的局灶性淋巴窦扩张,一项研究采用 PCR 方法检测发现,具有此三联征的病例中,83% 可检测到弓形虫[159]。

弓形虫的组织学特征具有特征性,但也可见于利什曼原虫淋巴结炎,后者形成肉芽肿,且在肉芽肿内可查见利什曼原虫。利什曼原虫的超微结构与弓形虫的差别在于存在动基体和基体[160]。早期阶段的猫抓病、传染性单核细胞增多症和巨细胞病毒性淋巴结炎也可出现相似的组织学表现。

9.3.6 系统性红斑狼疮

系统性红斑狼疮(SLE)患者的淋巴瘤风险升高,多达 60% 患者可有淋巴结肿大,最常见于颈部和纵隔淋巴结[161,162]。SLE 淋巴结炎的组织学特征包括非特异性滤泡增生,伴或不伴淋巴细胞和免疫母细胞增生导致的滤泡间区扩大,生发中心和髓索内常含大量浆细胞。SLE 淋巴结炎的一个特征性表现是

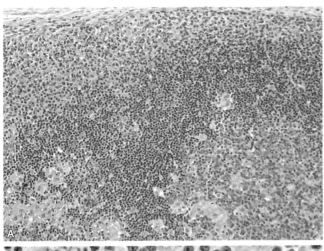

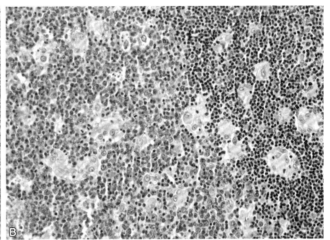

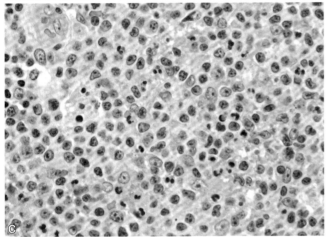

图9.20 弓形虫淋巴结炎。A,显示反应性滤泡和上皮样组织细胞,部分成簇分布,位于副皮质区内,或侵蚀并进入生发中心。被膜下窦扩张,充满单核样 B 细胞。B,高倍放大,组织细胞靠近并进入生发中心。C,高倍放大,单核样 B 细胞的胞质丰富,核有凹痕,染色质稍浓缩。散在中性粒细胞

凝固性坏死,常累及淋巴结的大片区域(图 9.21)[161,163-165]。坏死区含淋巴细胞影和组织细胞,常还有大量核碎片;中性粒细胞稀少,但可能见到,这不同于 Kikuchi 淋巴结炎(见后文)。苏木素小体是一种胞外无定形的嗜苏木素结构,可能由退变的细胞核构成,可与抗核抗体反应,苏木素小体位于坏死区和淋巴窦内,对 SLE 的诊断具有特异性。Kikuchi 病没有苏木素小体。

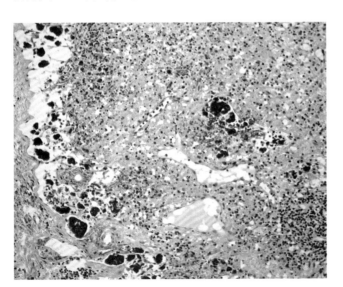

图9.21 系统性红斑狼疮患者的淋巴结。广泛坏死,苏木素小体主要位于淋巴窦内。缺乏中性粒细胞

9.3.7 Kikuchi 淋巴结炎

组织细胞坏死性淋巴结炎又称 Kikuchi 淋巴结炎或 Kikuchi-Fujimoto 淋巴结炎,由两位日本学者于 1972 年描述[166,167]。世界范围内均有发病,主要累及年轻成人,特别是亚洲人后裔的年轻女性。多数病例在数月内自发消退。患者最常表现为颈部淋巴结肿大,有时伴发热和白细胞减少。已描述的组织学亚型可能代表疾病的不同阶段,包括增生期、坏死期和黄瘤期[168]。

第一阶段为增生期,副皮质区可见大量免疫母细胞,核仁显著,胞质嗜碱性,有时甚至需要鉴别大细胞淋巴瘤。免疫母细胞间混有大的单个核细胞,包括组织细胞,一些细胞核弯曲(新月形组织细胞),一些含双核。可有明显的浆样树突细胞聚集,细胞中等大,核圆形至卵圆形,染色质颗粒状,核偏位分布,胞质嫌色性。浆样树突细胞类似浆细胞,但缺乏浆细胞的透明Golgi 区,因此得名。核碎片常散在于浆样树突细胞间,Kikuchi病的坏死常从这些细胞巢内开始。

坏死期见于大多数病例,特征性表现为副皮质区斑片状坏死(图 9.22)。坏死区含大量核碎片,周围由混合性单个核细胞围绕,其构成与增生期相同,缺乏中性粒细胞。核碎片可位于细胞外,或被组织细胞吞噬。

黄瘤期最少见,可能代表疾病的恢复期。与其他阶段相比,泡沫状组织细胞更多,免疫母细胞更少。可有或无坏死。

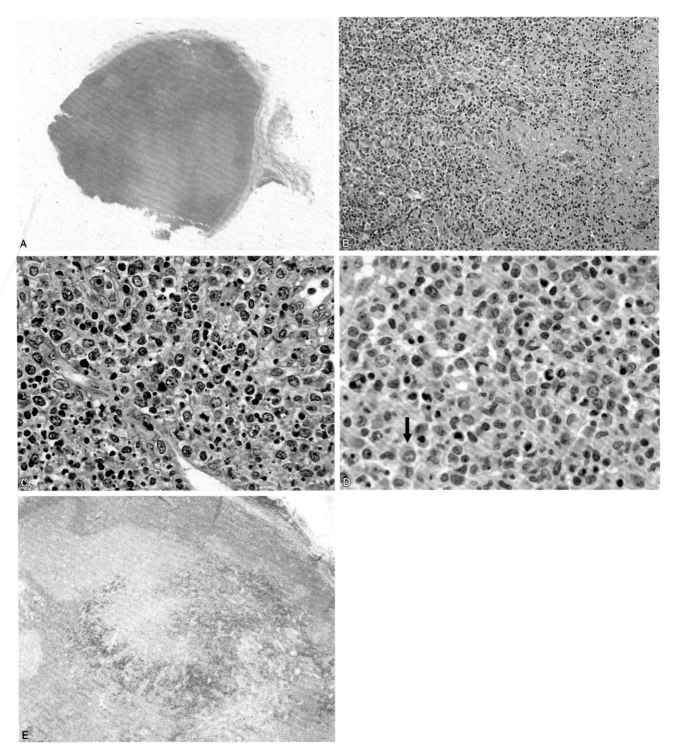

图 9.22　一例年轻女性 Kikuchi 病患者的淋巴结。A,副皮质区融合性坏死灶周围有大的单个核细胞围绕。B,坏死灶高倍放大,可见核碎片、组织细胞和免疫母细胞。C,显著的免疫母细胞、组织细胞、坏死和凋亡碎片。D,单个核细胞大部分为组织细胞,一些核呈新月形,可见浆样树突细胞(箭头)和免疫母细胞。E,CD123 染色,围绕坏死区的浆样树突细胞阳性

Kikuchi 淋巴结炎诊断的最低标准是副皮质区浆样树突细胞簇中混有核碎片和新月形组织细胞[169]。未受累区域因小淋巴细胞间散在免疫母细胞而呈斑驳状外观。也伴有高内皮微静脉增生[169]。此时的组织学表现类似病毒感染性淋巴结炎。

免疫表型分析,浸润灶含 T 细胞、浆样树突细胞和组织细胞。CD8+ T 细胞多于 CD4+ T 细胞,浆样树突细胞表型为

CD123+/CD68+/CD4+/CD43+(图 9.22E),组织细胞表达 CD68和 MPO[170]。罕见 B 细胞。

鉴别诊断包括红斑狼疮性淋巴结炎和非霍奇金淋巴瘤。Kikuchi 淋巴结炎的组织学表现可能与红斑狼疮无法区分,导致一些研究者怀疑两者具有相关性,但文献中与 SLE 相关的Kikuchi 淋巴结病例,几乎均是将红斑狼疮性淋巴结炎误诊

为 Kikuchi 淋巴结炎[163,171]。支持 SLE 的特征包括广泛坏死、苏木素小体、浆细胞或偶见中性粒细胞[163]。大多数 Kikuchi 淋巴结炎患者缺乏抗核抗体[169]。由于两者的组织学难以区分，因此，当考虑 Kikuchi 淋巴结炎，建议行 SLE 血清学检测，若为阳性结果，应诊断为狼疮性淋巴结炎。

免疫母细胞丰富的病例可能误诊为淋巴瘤。支持 Kikuchi 淋巴结炎的特征包括：淋巴结部分受累；大量核碎片；包括新月形组织细胞在内的多样性细胞构成；免疫母细胞不表达 B 细胞标记；无 B 细胞或 T 细胞受体基因重排[163]。

9.3.8　Kawasaki 病（黏膜皮肤淋巴结综合征）

Kawasaki 病是一种病因未知的急性发疹性儿童疾病[172]，男女比例 1.5∶1，年龄峰值 3～4 岁[173,174]。当满足如下 6 条标准中的 5 条，且不伴有其他病因时，可诊断本病：抗生素治疗无效的发热、双侧结膜炎、口腔黏膜炎、肢端皮肤病变、多形性皮疹、颈部淋巴结肿大[175]。本病具有系统性血管炎表现，因此曾被命名为幼年性结节性多动脉炎。虽然大多数儿童可康复，但发生冠状动脉动脉瘤的风险很高。约 1% 患者发生猝死[176,177]。淋巴结的组织学表现为非肉芽肿性坏死灶，伴或不伴有中性粒细胞，伴小血管的血管炎和血栓形成。背景散在淋巴细胞、浆细胞和免疫母细胞。需要与许多疾病鉴别，包括伴有坏死的其他疾病，例如 SLE 和 Kikuchi 淋巴结炎[163,178]。淋巴结血管出现纤维素性血栓，以及相应的临床病史，强烈支持本病。

9.3.9　炎性假瘤

淋巴结炎性假瘤（IP）是一种特发性反应状态，见于年轻成人，中位年龄 33 岁，无性别差异[179]。患者有全身症状，常有实验室检查异常，例如高丙种球蛋白血症、血沉加快和贫血。可累及单个外周或中央淋巴结，或累及多个淋巴结组，可累及脾脏[179,180]。IP 可自发消退；手术切除或抗炎治疗可减轻症状[181]。

本病的关键性组织学特征是淋巴结的结缔组织网纤维炎性反应，并伸入结周软组织。被膜、小梁和门部可见小血管、组织细胞和肌纤维母细胞增生，伴淋巴细胞、浆细胞、嗜酸性粒细胞和中性粒细胞浸润。肌纤维母细胞梭形至多角形，核形态温和，胞质丰富，排列成模糊束状或席纹状。可能见到纤维素样血管坏死、核碎裂和灶性实质梗死。可浸润并破坏中等血管。淋巴滤泡少见[179,180,182,183]。免疫表型检测示淋巴细胞以 T 细胞为主。可见 CD68⁺ 和 vimentin⁺/actin⁺ 梭形细胞，支持本病为纤维组织细胞增生性病变[180,182,183]。随疾病进展，淋巴结逐渐被纤维化组织取代，仅见散在炎性浸润[180]。

鉴别诊断包括 Kaposi 肉瘤（KS）、滤泡树突细胞（FDC）肿瘤、细胞稀少的间变大细胞淋巴瘤和梅毒感染。KS 早期累及被膜，被膜下和小梁的梭形细胞区域可类似 IP 的结缔组织网分布模式。KS 中的血管结构发育差，这不同于 IP。IP 没有 KS 中的 PAS 阳性透明小球。与 FDC 肿瘤的差别在于 IP 细胞形态温和，不形成肿块，不表达 FDC 标记（例如 CD21 和 CD35）[184,185]。细胞稀少的间变性大细胞淋巴瘤具有水肿的纤维黏液样背景，散在肌纤维母细胞，后者可成束排列，类似 IP。非典型细胞倾向于成簇围绕血管，表达 CD30 和 ALK，支持淋巴瘤[186]。梅毒感染也可形成 IP 样病变，因此，所有 IP 均应检测是否存在梅毒螺旋体。支持梅毒的特征包括显著的滤泡增生和被膜纤维化，伴浆细胞浸润[29]。

9.3.10　杆菌性血管瘤病

杆菌性血管瘤病（BA）由汉塞尔通体感染引起，少数为五日热巴尔通体感染[187-189]，可导致免疫抑制患者淋巴结肿大，特别是 HIV 感染患者。患者表现为皮肤病变和淋巴结肿大，偶有肝脾肿大。

淋巴结可见单个或融合结节，结节由衬覆肥胖内皮细胞的小血管、间质内嗜酸性颗粒状物质和不同数量的中性粒细胞构成，可见白细胞破碎。WarthinStarry 染色，在嗜酸性物质内可见缠结的杆菌[190,191]，也可通过免疫组化和 PCR 方法检测到[192,193]（图 9.23）。

鉴别诊断包括其他血管增生性病变[89]。免疫抑制患者需要鉴别 KS，后者的血管结构发育差，其束状结构和透明小球不见于 BA。BA 的内皮细胞表达荆豆素和 FⅧRA，KS 不表达。BA 中可查见杆菌，KS 阳性表达 HHV-8。

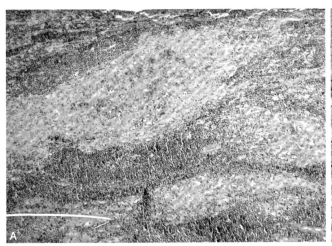
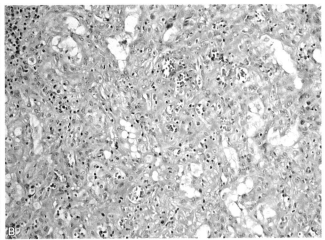

图 9.23　**杆菌性血管瘤病累及淋巴结。** A，增生血管形成的多个融合结节。B，血管内衬胞质淡染的肥胖内皮细胞，部分血管仅见小管腔。

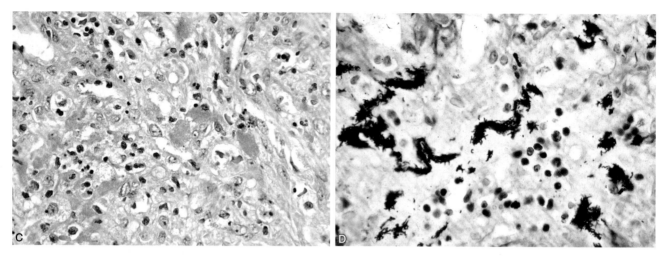

图9.23(续)   C,内皮细胞间的无定形物质是缠结的杆菌。D,Warthin-Starry 染色显示缠结的杆菌

9.4   弥漫模式

弥漫性副皮质区增生是与淋巴瘤最难鉴别的良性淋巴结病变,原因在于常有淋巴结结构不完全消失,且免疫母细胞可有非典型表现,偶类似大细胞淋巴瘤或霍奇金淋巴瘤。良恶性鉴别的关键在于结合临床病史、实验室检查、免疫表型和分子分析。

9.4.1   传染性单核细胞增多症

传染性单核细胞增多症由 EBV 感染引起,常导致淋巴结肿大和扁桃体肿大,多见于青少年和年轻成人,偶见于老年人。临床特征包括咽炎、发热、持续时间短的颈部淋巴结肿大、脾大,以及实验室检查异常,例如外周血反应性淋巴细胞和存在嗜异性抗体,存在这些实验室检查异常即可诊断本病,而不需要淋巴结活检。淋巴结活检常用于除外淋巴瘤,扁桃体摘除用于减轻气道阻塞症状。

本病的组织学表现随疾病进程而变化[14,194-197]。早期表现为滤泡增生,伴单核样 B 细胞聚集,可见上皮样组织细胞,类似弓形虫淋巴结炎。之后以副皮质区扩大为主。淋巴结或扁桃体结构可变形,但不被破坏。副皮质区多种细胞浸润构成斑驳状表现,中等和小淋巴细胞、浆细胞背景中可见大的免疫母细胞(图 9.24)。免疫母细胞偶含双核,形似经典的 R-S 细胞。免疫母细胞弥漫增生的区域可类似大细胞淋巴瘤,与后者的区别在于免疫母细胞间还可见中等淋巴细胞、浆细胞和浆样细胞,有显著的高内皮微静脉,且常见单个细胞坏死。淋巴窦常扩张,其内充满单核样 B 细胞、小淋巴细胞和免疫母细胞。

免疫表型分析,病变含 T、B 免疫母细胞,常以后者为主[198]。包括 R-S 样细胞在内的免疫母细胞常表达 CD30,但不表达 CD15[199](图 9.24)。CD8+ T 细胞多于 CD4+ 细胞。EBER 原位杂交检测,副皮质区可见大量阳性免疫母细胞,但不见于生发中心;单核样 B 细胞也可能含有 EBVRNA[200,201]。这些细胞还表达 LMP1,并可能伴有 TP53 积聚,原因在于这两种蛋白共定位[202,203]。此外,急性传染性单核细胞增多症阳性表达 EBNA2,且为急性发作典型的 Ⅲ 型 EBV 潜伏模式。CD21 染色可显示结构变形但仍保留的 FDC 网,此结构在 HE 染色时不明显。

最重要的鉴别诊断是高级别非霍奇金淋巴瘤和经典型霍奇金淋巴瘤。当副皮质区出现大量免疫母细胞时,可能需要鉴别 T、B 细胞性大细胞(免疫母细胞性)淋巴瘤。支持良性病变的形态特征包括淋巴结结构不完全破坏、混合细胞浸润、淋巴窦开放和大细胞间可见高内皮微静脉。多形性浸润灶内出现地图状坏死也是诊断传染性单核细胞增多症的一个线索。免疫表型特征包括存在 T、B 免疫母细胞和以 CD8+ T 细胞为主。出现 R-S 样细胞者需要鉴别霍奇金淋巴瘤,但这些细胞不表达 CD15,表达 T、B 细胞标记,常表达 CD45。此外,缺乏经典型霍奇金淋巴瘤(CHL)的背景。CHL 中的 EBV+细胞仅为 R-S 细胞,而传染性单核细胞增多症中可见许多 EBV+的大的活化免疫母细胞和小淋巴细胞。年轻患者的扁桃体病变在诊断时要谨慎,必须检测 EBV。

其他病毒感染也可类似传染性单核细胞增多症,例如巨细胞病毒和单纯疱疹病毒。存在特征性病毒包涵体,或免疫组化检测病毒蛋白,有助于鉴别。

9.4.2   巨细胞病毒感染

巨细胞病毒(CMV)感染的临床表现可类似传染性单核细胞增多症,但异嗜性抗体检测阴性[204]。CMV 感染可见于免疫功能正常和免疫抑制个体。淋巴结表现为滤泡和/或副皮质区增生,但散在免疫母细胞,后者可类似 R-S 细胞[205]。淋巴窦内常有显著的单核样 B 细胞增生。CMV 感染细胞常位于单核样 B 细胞间。感染细胞含巨大的核内嗜酸性病毒包涵体和多个小的胞质内包涵体。少见情况下,病毒包涵体还可见于内皮细胞内。免疫功能正常的患者中,包涵体可能很少,若出现,则位于 T 细胞内(CD4+ 细胞和 CD8+ 细胞),不见于 B 细胞[206](图 9.25)。在没有显著单核样 B 细胞增生的淋巴结活检标本中,需要仔细观察才可能见到包涵体。

CMV 感染细胞可表达 CD15,但为胞质阳性,而不是胞膜阳性。这种表达方式,以及存在含大包涵体的细胞,可能与霍奇金淋巴瘤混淆[207]。与 CMV 感染细胞不同,经典的 R-S 细胞表现为胞质和胞膜均阳性表达 CD15。此外,CMV 淋巴结炎缺乏霍奇金淋巴瘤的背景。免疫组化或原位杂交方法可用于检测 CMV 抗原,在包涵体形成充分的病例中的效果最好[208]。

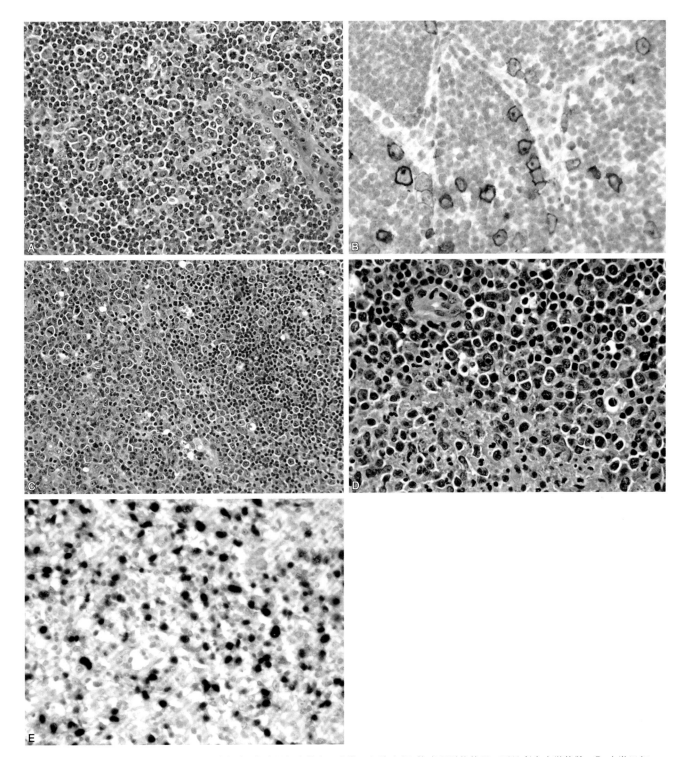

图 9.24　传染性单核细胞增多症。A, 副皮质区免疫母细胞散布于小淋巴细胞之间,构成斑驳状外观。可见高内皮微静脉。**B,** 小淋巴细胞间的免疫母细胞表达 CD30。可见高内皮微静脉。**C,** 斑驳状区域过度为由免疫母细胞构成更为实性的区域。**D,** 实性免疫母细胞巢伴坏死,可见一个 R-S 样细胞。**E,** EBER 原位杂交,可见大量阳性细胞

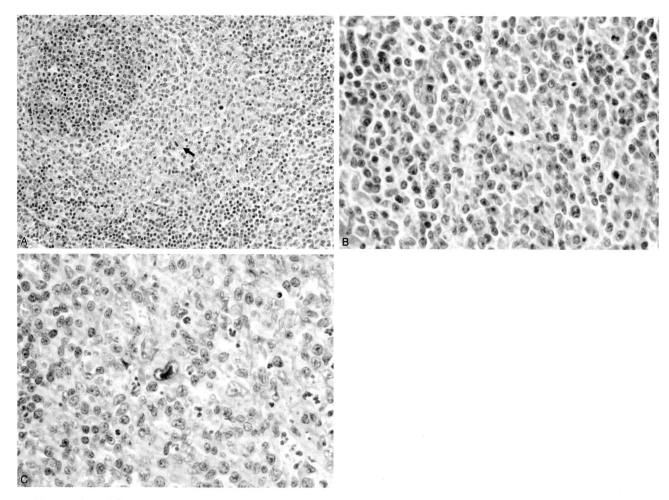

图 9.25　CMV 感染淋巴结,免疫缺陷患者。A,滤泡旁的单核细胞间可见一个大细胞(箭头),后者含一个显著的核内包涵体。B,核内包涵体,高倍放大。C,核内包涵体 CMV 抗体阳性

9.4.3　单纯疱疹性淋巴结炎

　　Ⅰ型或Ⅱ型单纯疱疹性淋巴结炎最常局限于腹股沟淋巴结,但也可播散性感染,后者主要(但非绝对)见于免疫抑制患者,包括慢性淋巴细胞白血病(CLL)患者[209]。当 CLL 淋巴结内出现坏死时,需要考虑单纯疱疹的可能性。

　　组织学表现不一。可表现为滤泡增生伴副皮质区扩大,免疫母细胞增生明显,类似其他病毒感染。单核样 B 细胞可能非常明显,形似边缘区淋巴瘤[210]。常见含中性粒细胞的坏死灶,可见数量不等的大细胞,染色质边泵,核内包涵体明显,使核呈"毛玻璃样"(图 9.26)。已报道核内嗜酸性包涵体伴透明空晕。坏死灶周围常有组织细胞围绕,但不形成肉芽肿[210]。免疫染色、血清学检查或原位杂交可确定诊断[211,212]。

9.4.4　苯妥英钠相关性淋巴结炎

　　与抗惊厥治疗(最常见为苯妥英钠,其次为卡马西平)相关的淋巴结炎[213,214]多为个案报道,少数为系列研究。罕见情况下,苯妥英钠治疗患者可发生淋巴瘤[215],但并未证实苯妥英钠是淋巴瘤的发病因素[216]。大多数行淋巴结活检的患者经历了较长时间的治疗(中位治疗时间为 2 年),少数治疗时间不足 6 个月。常见症状包括发热、皮疹、体重减轻、乏力、器官肿大和

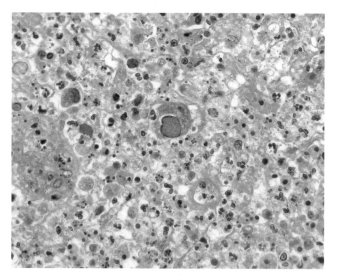

图 9.26　CLL 患者淋巴结。坏死灶内的大细胞核染色质边聚,呈毛玻璃样,这是单纯疱疹病毒感染的特征

嗜酸性粒细胞增多。可为局限性或全身性淋巴结肿大[216]。

　　组织学表现不一。最常见的特征是副皮质区扩大,其内含免疫母细胞、浆细胞、组织细胞和嗜酸性粒细胞,以及高内皮微静脉,可能出现 R-S 样细胞[26,48](图 9.27)。滤泡增生程度不

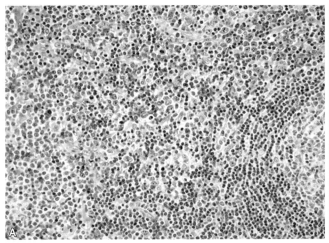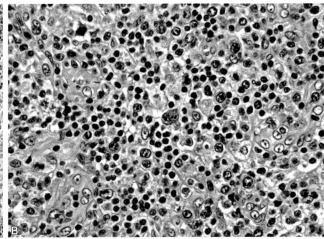

图 9.27 癫痫患者接受苯妥英钠治疗,淋巴结活检。A,滤泡间区扩大,多形性细胞浸润。图右可见部分滤泡。B,滤泡间区含淋巴细胞、免疫母细胞、组织细胞、嗜酸性粒细胞和高内皮微静脉。可见一个 R-S 样细胞

一,一些病例表现为生发中心退化[216]。免疫表型检测显示淋巴结结构正常,许多免疫母细胞为 B 细胞系[216]。

鉴别诊断包括经典型霍奇金淋巴瘤和非霍奇金淋巴瘤,以及病毒性和自身免疫性淋巴结炎。免疫母细胞和 R-S 样细胞可能表达 CD30,但不表达 CD15,表达 CD45,这不同于霍奇金淋巴瘤。当免疫母细胞增生显著时,基因重排检测有助于评估克隆性[217,218],但罕见的抗惊厥药物相关性淋巴结炎可具有单克隆性。骨髓也可能受累,此时更难诊断为良性病变。病毒相关性淋巴结炎一般缺乏嗜酸性粒细胞,也没有外周血嗜酸性粒细胞增多。临床病史是诊断的关键。停药数周后,淋巴结病变可消退[217,219]。

精华和陷阱

- 熟悉正常淋巴结的结构和功能是准确诊断的基石。
- 免疫组化染色对于显示结构和功能成分非常有用。
- 应在常规 HE 切片中组织学表现的基础上,选择一组抗体来行免疫组化染色。
- 非典型细胞的评估需要结合其背景,反应性状态可出现 R-S 样细胞,特别是传染性单核细胞增多症。

(李小秋 陈 健译)

参考文献

1. Lee Y, Terry R, Lukes RJ. Lymph node biopsy for diagnosis: a statistical study. J Surg Oncol. 1980;14:53-60.

2. Krishnan C, et al. PD-1 expression in T-cell lymphomas and reactive lymphoid entities: potential overlap in staining patterns between lymphoma and viral lymphadenitis. Am J Surg Pathol. 2010;34:178-189.

3. Cattoretti G, et al. BCL-6 protein is expressed in germinal-center B cells. Blood. 1995;86:45-53.

4. Utz GL, Swerdlow SH. Distinction of follicular hyperplasia from follicular lymphoma in B5-fixed tissues: comparison of MT2 and bcl-2 antibodies. Hum Pathol. 1993;24:1155-1158.

5. Zutter M, et al. Immunolocalization of the Bcl-2 protein within hematopoietic neoplasms. Blood. 1991;78:1062-1068.

6. Limpens J, et al. Bcl-2/JH rearrangements in benign lymphoid tissues with

7. Segal GH, et al. Standard polymerase chain reaction analysis does not detect t(14;18) in reactive lymphoid hyperplasia. Arch Pathol Lab Med. 1994;118:791-794.

8. Cong P, et al. In situ localization of follicular lymphoma: description and analysis by laser capture microdissection. Blood. 2002;99:3376-3382.

9. Henopp T, et al. Prevalence of follicular lymphoma in situ in consecutively analysed reactive lymph nodes. Histopathology. 2011;59:139-142.

10. Lorsbach RB, et al. Clinicopathologic analysis of follicular lymphoma occurring in children. Blood. 2002;99:1959-1964.

11. Liu Q, et al. Follicular lymphomas in children and young adults: a comparison of the pediatric variant with usual follicular lymphoma. Am J Surg Pathol. 2013;37:333-343.

12. Kussick SJ, et al. Prominent clonal B-cell populations identified by flow cytometry in histologically reactive lymphoid proliferations. Am J Clin Pathol. 2004;121:464-472.

13. Sheibani K, et al. "Monocytoid" cells in reactive follicular hyperplasia with and without multifocal histiocytic reactions: an immunohistochemical study of 21 cases including suspected cases of toxoplasmic lymphadenitis. Am J Clin Pathol. 1984;81:453-458.

14. Kojima M, et al. Occurrence of monocytoid B-cells in reactive lymph node lesions. Pathol Res Pract. 1998;194:559-565.

15. Piris MA, et al. Immature sinus histiocytosis a monocytoid B-lymphoid reaction. J Pathol. 1986;148:159-167.

16. Kojima M, et al. Monocytoid B lymphocytes and epithelioid cell clusters in abscess-forming granulomatous lymphadenitis. With special reference to cat scratch disease. Acta Pathol Jpn. 1991;41:363-368.

17. Segal GH, Clough JD, Tubbs RR. Autoimmune and iatrogenic causes of lymphadenopathy. Semin Oncol. 1993;20:611-626.

18. Nosanchuk JS, Schnitzer B. Follicular hyperplasia in lymph nodes from patients with rheumatoid arthritis. A clinicopathologic study. Cancer. 1969;24:243-254.

19. Talal N, Schnitzer B. Lymphadenopathy and Sjögren's syndrome. Clin Rheum Dis. 1977;3:421-432.

20. Kondratowicz GM, et al. Rheumatoid lymphadenopathy: a morphological and immunohistochemical study. J Clin Pathol. 1990;43:106-113.

21. Kojima M, Motoori T, Nakamura S. Benign, atypical and malignant lymphoproliferative disorders in rheumatoid arthritis patients. Biomed Phar-

macother. 2006;60:663-672.

22. Schraders M, et al. Lack of Bcl-2 expression in follicular lymphoma may be caused by mutations in the *BCL2* gene or by absence of the t(14;18) translocation. J Pathol. 2005;205:329-335.

23. McCurley TL, et al. Nodal and extranodal lymphoproliferative disorders in Sjogren's syndrome: a clinical and immunopathologic study. Hum Pathol. 1990;21:482-492.

24. Hartsock RJ, Halling LW, King FM. Luetic lymphadenitis: a clinical and histologic study of 20 cases. Am J Clin Pathol. 1970;53:304-314.

25. Turner DR. Lymphadenopathy in secondary syphilis. J Pathol. 1971; 104:x.

26. Dorfman RF, Warnke R. Lymphadenopathy simulating the malignant lymphomas. Hum Pathol. 1974;5:519-550.

27. Farhi DC, Wells SJ, Siegel RJ. Syphilitic lymphadenopathy. Histology and human immunodeficiency virus status. Am J Clin Pathol. 1999;112: 330-334.

28. Guarner J, et al. Congenital syphilis in a newborn: an immunopathologic study. Mod Pathol. 1999;12:82-87.

29. Facchetti F, et al. Nodal inflammatory pseudotumor caused by luetic infection. Am J Surg Pathol. 2009;33:447-453.

30. Castleman B, Iverson L, Menendez VP. Localized mediastinal lymphnode hyperplasia resembling thymoma. Cancer. 1956;9:822-830.

31. Herrada J, et al. The clinical behavior of localized and multicentric Castleman disease. Ann Intern Med. 1998;128:657-662.

32. Chang KC, et al. Monoclonality and cytogenetic abnormalities in hyaline vascular Castleman disease. Mod Pathol. 2014;27:823-831.

33. Frizzera G. Castleman's disease and related disorders. Semin Diagn Pathol. 1988;5:346-364.

34. Lin O, Frizzera G. Angiomyoid and follicular dendritic cell proliferative lesions in Castleman's disease of hyaline-vascular type: a study of 10 cases. Am J Surg Pathol. 1997;21:1295-1306.

35. Danon AD, Krishnan J, Frizzera G. Morpho-immunophenotypic diversity of Castleman's disease, hyaline-vascular type: with emphasis on a stroma-rich variant and a new pathogenetic hypothesis. Virchows Arch A Pathol Anat Histopathol. 1993;423:369-382.

36. Ruco LP, et al. Expression of ICAM-1, VCAM-1 and ELAM-1 in angio-follicular lymph node hyperplasia (Castleman's disease): evidence for dysplasia of follicular dendritic reticulum cells. Histopathology. 1991; 19:523-528.

37. Cronin DM, Warnke RA. Castleman disease: an update on classification and the spectrum of associated lesions. Adv Anat Pathol. 2009;16: 236-246.

38. Pauwels P, et al. A chromosomal abnormality in hyaline vascular Castleman's disease: evidence for clonal proliferation of dysplastic stromal cells. Am J Surg Pathol. 2000;24:882-888.

39. Chan JK, Tsang WY, Ng CS. Follicular dendritic cell tumor and vascular neoplasm complicating hyaline-vascular Castleman's disease. Am J Surg Pathol. 1994;18:517-525.

40. Menke DM, et al. Diagnosis of Castleman's disease by identification of an immunophenotypically aberrant population of mantle zone B lymphocytes in paraffin-embedded lymph node biopsies. Am J Clin Pathol. 1996;105:268-276.

41. Liu Q, et al. Increased CD5-positive polyclonal B cells in Castleman disease: a diagnostic pitfall. Histopathology. 2013;63:877-880.

42. Ohgami RS, et al. TdT+ T-lymphoblastic populations are increased in Castleman disease, in Castleman disease in association with follicular dendritic cell tumors, and in angioimmunoblastic T-cell lymphoma. Am J Surg Pathol. 2012;36:1619-1628.

43. Harris NL, Bhan AK. "Plasmacytoid T cells" in Castleman's disease. Immunohistologic phenotype. Am J Surg Pathol. 1987;11:109-113.

44. Attygalle A, et al. Neoplastic T cells in angioimmunoblastic T-cell lymphoma express CD10. Blood. 2002;99:627-633.

45. Dorfman DM, et al. Programmed death-1 (PD-1) is a marker of germinal center-associated T cells and angioimmunoblastic T-cell lymphoma. Am J Surg Pathol. 2006;30:802-810.

46. Hansmann ML, et al. Progressive transformation of germinal centers with and without association to Hodgkin's disease. Am J Clin Pathol. 1990; 93:219-226.

47. Osborne BM, Butler JJ, Gresik MV. Progressive transformation of germinal centers: comparison of 23 pediatric patients to the adult population. Mod Pathol. 1992;5:135-140.

48. Segal GH, Perkins SL, Kjeldsberg CR. Benign lymphadenopathies in children and adolescents. Semin Diagn Pathol. 1995;12:288-302.

49. Shaikh F, et al. Progressive transformation of germinal centers in children and adolescents: an intriguing cause of lymphadenopathy. Pediatr Blood Cancer. 2013;60:26-30.

50. Ferry JA, Zukerberg LR, Harris NL. Florid progressive transformation of germinal centers. A syndrome affecting young men, without early progression to nodular lymphocyte predominance Hodgkin's disease. Am J Surg Pathol. 1992;16:252-258.

51. van den Oord JJ, de Wolf-Peeters C, Desmet VJ. Immunohistochemical analysis of progressively transformed follicular centers. Am J Clin Pathol. 1985;83:560-564.

52. Kamel OW, et al. Leu 7 (CD57) reactivity distinguishes nodular lymphocyte predominance Hodgkin's disease from nodular sclerosing Hodgkin's disease, T-cell-rich B-cell lymphoma and follicular lymphoma. Am J Pathol. 1993;142:541-546.

53. Harris NL. Hodgkin's lymphomas: classification, diagnosis, and grading. Semin Hematol. 1999;36:220-232.

54. Cheuk W, Chan JK. Lymphadenopathy of IgG4-related disease: an underdiagnosed and overdiagnosed entity. Semin Diagn Pathol. 2012;29: 226-234.

55. Osborne BM, Butler JJ. Clinical implications of progressive transformation of germinal centers. Am J Surg Pathol. 1984;8:725-733.

56. Hunt JP, et al. Hyperplasia of mantle/marginal zone B cells with clear cytoplasm in peripheral lymph nodes. A clinicopathologic study of 35 cases. Am J Clin Pathol. 2001;116:550-559.

57. Chen KT. Mycobacterial spindle cell pseudotumor of lymph nodes. Am J Surg Pathol. 1992;16:276-281.

58. Logani S, et al. Spindle cell tumors associated with mycobacteria in lymph nodes of HIV-positive patients: "Kaposi sarcoma with mycobacteria' and 'mycobacterial pseudotumor'. Am J Surg Pathol. 1999;23: 656-661.

59. Steele RJ, et al. The effect of breast biopsy on reactive changes in the axillary lymph nodes. Br J Surg. 1983;70:317-318.

60. Gallo O, et al. Prognostic significance of clinically false positive cervical lymph nodes in patients with laryngeal carcinoma. Cancer. 1995;75: 1077-1083.

61. Lasak JM, Mikaelian DO, McCue P. Sinus histiocytosis: A rare cause of progressive pediatric cervical adenopathy. Otolaryngol Head Neck Surg.

1999;120:765-769.

62. Pickering LK, Phelan E. Sinus histiocytosis. J Pediatr. 1975; 86: 745-748.

63. Silverberg SG, Frable WJ, Brooks JW. Sinus histiocytosis in non-diagnostic scalene lymph node biopsies. Cancer. 1973;32:177-180.

64. Frost AR, Shek YH, Lack EE. "Signet Ring" sinus histiocytosis mimicking metastatic adenocarcinoma: report of two cases with immunohistochemical and ultrastructural study. Mod Pathol. 1992;5:497-500.

65. Ravel R. Histopathology of lymph nodes after lymphangiography. Am J Clin Pathol. 1966;46:335-340.

66. Benz EB, et al. Lymphadenopathy associated with total joint prostheses. A report of two cases and a review of the literature. J Bone Joint Surg Am. 1996;78:588-593.

67. Gray MH, et al. Changes seen in lymph nodes draining the sites of large joint prostheses. Am J Surg Pathol. 1989;13:1050-1056.

68. Hopkinson N, Parham D, Benjamin S. Silastic prostheses—a forgotten cause of lymphadenopathy in rheumatoid arthritis. Rheumatology (Oxford). 1999;38:480-481.

69. Lazaro MA, et al. Lymphadenopathy secondary to silicone hand joint prostheses. Clin Exp Rheumatol. 1990;8:17-22.

70. Truong LD, et al. Silicone lymphadenopathy associated with augmentation mammaplasty. Morphologic features of nine cases. Am J Surg Pathol. 1988;12:484-491.

71. Rogers LA, et al. Silicone lymphadenopathy in a long distance runner: complication of a silastic prosthesis. Hum Pathol. 1988;19:1237-1239.

72. O'Connell JX, Rosenberg AE. Histiocytic lymphadenitis associated with a large joint prosthesis. Am J Clin Pathol. 1993;99:314-316.

73. Lee RE, Peters SP, Glew RH. Gaucher's disease: clinical, morphologic, and pathogenetic considerations. Pathol Annu. 1977; 12 (Pt 2): 309-339.

74. Alkan S, Beals TF, Schnitzer B. Primary diagnosis of whipple disease manifesting as lymphadenopathy: use of polymerase chain reaction for detection of Tropheryma whippelii. Am J Clin Pathol. 2001;116:898-904.

75. Relman DA, et al. Identification of the uncultured bacillus of Whipple's disease. N Engl J Med. 1992;327:293-301.

76. Arnold CA, et al. Whipple disease a century after the initial description: increased recognition of unusual presentations, autoimmune comorbidities, and therapy effects. Am J Surg Pathol. 2012;36:1066-1073.

77. Lamberty J, et al. Whipple disease: light and electron microscopy study. Arch Pathol. 1974;98:325-330.

78. Mansbach CM 2nd, et al. Lymph-node bacilliform bodies resembling those of Whipple's disease in a patient without intestinal involvement. Ann Intern Med. 1978;89:64-66.

79. Rodarte JR, et al. Whipple's disease simulating sarcoidosis. A case with unique clinical and histologic features. Arch Intern Med. 1972;129:479-482.

80. Southern JF, et al. Lymphedema, lymphocytic myocarditis, and sarcoid-like granulomatosis. Manifestations of Whipple's disease. JAMA. 1989; 261:1467-1470.

81. Gupta JC, et al. A histopathological study of lymphnodes in 43 cases of leprosy. Lepr India. 1978;50:196-203.

82. Biberfeld P, et al. Histopathology and immunohistology of HTLV-III/LAV related lymphadenopathy and AIDS. Acta Pathol Microbiol Immunol Scand [A]. 1987;95:47-65.

83. Baisden BL, et al. Diagnosis of Whipple disease by immunohistochemical analysis: a sensitive and specific method for the detection of Tropheryma whipplei (the Whipple bacillus) in paraffin-embedded tissue. Am J Clin Pathol. 2002;118:742-748.

84. Chan JK, Warnke RA, Dorfman R. Vascular transformation of sinuses in lymph nodes. A study of its morphological spectrum and distinction from Kaposi's sarcoma. Am J Surg Pathol. 1991;15:732-743.

85. Haferkamp O, Rosenau W, Lennert K. Vascular transformation of lymph node sinuses due to venous obstruction. Arch Pathol. 1971;92:81-83.

86. Ostrowski ML, et al. Vascular transformation of lymph node sinuses. A process displaying a spectrum of histologic features. Arch Pathol Lab Med. 1990;114:656-660.

87. Steinmann G, et al. Morphologic findings in lymph nodes after occlusion of their efferent lymphatic vessels and veins. Lab Invest. 1982; 47: 43-50.

88. Michal M, Koza V, Fakan F. Myoid differentiation in vascular transformation of lymph node sinuses due to venous obstruction. Immunohistochemical and ultrastructural studies. Zentralbl Pathol. 1992;138:27-33.

89. Tsang WY, et al. Vasoproliferative lesions of the lymph node. Pathol Annu. 1994;29(Pt 1):63-133.

90. Chan JK, et al. Primary vascular tumors of lymph nodes other than Kaposi's sarcoma. Analysis of 39 cases and delineation of two new entities. Am J Surg Pathol. 1992;16:335-350.

91. Lehmberg K, Ehl S. Diagnostic evaluation of patients with suspected haemophagocytic lymphohistiocytosis. Br J Haematol. 2013;160:275-287.

92. Gonzalez CL, et al. T-cell lymphoma involving subcutaneous tissue. A clinicopathologic entity commonly associated with hemophagocytic syndrome. Am J Surg Pathol. 1991;15:17-27.

93. Weenig RH, Ng CS, Perniciaro C. Subcutaneous panniculitis-like T-cell lymphoma: an elusive case presenting as lipomembranous panniculitis and a review of 72 cases in the literature. Am J Dermatol Pathol. 2001; 23:206-215.

94. Willemze R, et al. Subcutaneous panniculitis-like T-cell lymphoma: definition, classification, and prognostic factors: an EORTC Cutaneous Lymphoma Group Study of 83 cases. Blood. 2008;111:838-845.

95. Henter JI, et al. HLH-2004: diagnostic and therapeutic guidelines for hemophagocytic lymphohistiocytosis. Pediatr Blood Cancer. 2007; 48: 124-131.

96. McKenna RW, Risdall RJ, Brunning RD. Virus associated hemophagocytic syndrome. Hum Pathol. 1981;12:395-398.

97. Jaffe ES. Histiocytoses of lymph nodes: biology and differential diagnosis. Semin Diagn Pathol. 1988;5:376-390.

98. Arico M, et al. Hemophagocytic lymphohistiocytosis. Report of 122 children from the International Registry. FHL Study Group of the Histiocyte Society. Leukemia. 1996;10:197-203.

99. Imashuku S, et al. Haemophagocytic lymphohistiocytosis in association with granular lymphocyte proliferative disorders in early childhood: characteristic bone marrow morphology. Br J Haematol. 1997;96:708-714.

100. Foucar E, Rosai J, Dorfman R. Sinus histiocytosis with massive lymphadenopathy (Rosai-Dorfman disease): review of the entity. Semin Diagn Pathol. 1990;7:19-73.

101. Favara BE, Steele A. Langerhans cell histiocytosis of lymph nodes: a morphological assessment of 43 biopsies. Pediatr Pathol Lab Med. 1997;17:769-787.

102. Emile JF, et al. Langerhans' cell histiocytosis. Definitive diagnosis with the use of monoclonal antibody O10 on routinely paraffin-embedded

samples. Am J Surg Pathol. 1995;19:636-641.

103. Kojima M,et al. Autoimmune disease-associated lymphadenopathy with histological appearance of T-zone dysplasia with hyperplastic follicles. A clinicopathological analysis of nine cases. Pathol Res Pract. 2001; 197:237-244.

104. Meyer EM, Grundmann E. Lymph node reactions to cancer. Klin Wochenschr. 1982;60:1329-1338.

105. Ree H, Fanger H. Paracortical alteration in lymphadenopathic and tumor-draining lymph nodes: histologic study. Hum Pathol. 1975;6: 363-372.

106. van den Oord JJ,et al. T lymphocytes in non-neoplastic lymph nodes. Curr Top Pathol. 1990;84(Pt 1):149-178.

107. van den Oord JJ,et al. Nodular alteration of the paracortical area. An in situ immunohistochemical analysis of primary,secondary,and tertiary T-nodules. Am J Pathol. 1985;120:55-66.

108. Gould E,et al. Dermatopathic lymphadenitis. The spectrum and signifi-cance of its morphologic features. Arch Pathol Lab Med. 1988;112: 1145-1150.

109. Eberle FC,et al. Nodal involvement by cutaneous CD30-positive T-cell lymphoma mimicking classical Hodgkin lymphoma. Am J Surg Pathol. 2012;36:716-725.

110. Sausville EA,et al. Histologic assessment of lymph nodes in mycosis fungoides/Sezary syndrome (cutaneous T-cell lymphoma):clinical cor-relations and prognostic import of a new classification system. Hum Pathol. 1985;16:1098-1109.

111. Sausville EA,et al. Histopathologic staging at initial diagnosis of myco-sis fungoides and the Sezary syndrome. Definition of three distinctive prognostic groups. Ann Intern Med. 1988;109:372-382.

112. Kern DE,et al. Analysis of T-cell receptor gene rearrangement in lymph nodes of patients with mycosis fungoides. Prognostic implications. Arch Dermatol. 1998;134:158-164.

113. Bakels V,et al. Diagnostic and prognostic significance of clonal T-cell receptor beta gene rearrangements in lymph nodes of patients with my-cosis fungoides. J Pathol. 1993;170:249-255.

114. Sacks EL,et al. Epithelioid granulomas associated with Hodgkin's dis-ease:clinical correlations in 55 previously untreated patients. Cancer. 1978;41:562-567.

115. Kahn LB,King H,Jacobs P. Florid epithelioid cell and sarcoid-type re-action associated with non-Hodgkin's lymphoma. S Afr Med J. 1977; 51:341-347.

116. Kadin ME, Donaldson SS, Dorfman RF. Isolated granulomas in Hodgkin's disease. N Engl J Med. 1970;283:859-861.

117. Brenner DS,Drachenberg CB,Papadimitriou JC. Structural similarities between hematoidin crystals and asteroid bodies:evidence of lipid com-position. Exp Mol Pathol. 2001;70:37-42.

118. Cain H, Kraus B. Asteroid bodies:derivatives of the cytosphere. An electron microscopic contribution to the pathology of the cytocentre. Vir-chows Arch B Cell Pathol. 1977;26:119-132.

119. Gadde PS,Moscovic EA. Asteroid bodies:products of unusual microtu-bule dynamics in monocyte-derived giant cells. An immunohistochemi-cal study. Histol Histopathol. 1994;9:633-642.

120. Sieracki JC,Fisher ER. The ceroid nature of the so-called "Hamazaki-Wesenberg bodies. Am J Clin Pathol. 1973;59:248-253.

121. Viale G,et al. T-cell subsets in sarcoidosis:an immunocytochemical in-vestigation of blood, bronchoalveolar lavage fluid, and prescalenic lymph nodes from eight patients. Hum Pathol. 1986;17:476-481.

122. Freidig EE, et al. Clinical-histologic-microbiologic analysis of 419 lymph node biopsy specimens. Rev Infect Dis. 1986;8:322-328.

123. Johnson JL,Ellner JJ. Adult tuberculosis overview:African versus West-ern perspectives. Curr Opin Pulm Med. 2000;6:180-186.

124. Grange J,Story A,Zumla A. Tuberculosis in disadvantaged groups. Curr Opin Pulm Med. 2001;7:160-164.

125. Dandapat MC,et al. Peripheral lymph node tuberculosis:a review of 80 cases. Br J Surg. 1990;77:911-912.

126. Evans AK,Cunningham MJ. Atypical mycobacterial cervicofacial lym-phadenitis in children:a disease as old as mankind,yet a persistent challenge. Am J Otolaryngol. 2005;26:337-343.

127. Rahal A,et al. Nontuberculous mycobacterial adenitis of the head and neck in children:experience from a tertiary care pediatric center. La-ryngoscope. 2001;111:1791-1796.

128. Kwon KS,et al. Detection of mycobacterial DNA in cervical granuloma-tous lymphadenopathy from formalin-fixed,paraffin-embedded tissue by PCR. J Dermatol. 2000;27:355-360.

129. Richter E, et al. An improved method for the species-specific assess-ment of mycobacteria in routinely formalin-fixed and paraffin-embedded tissues. J Pathol. 1995;175:85-92.

130. Lai DY, Schwarz J. Cultural and morphologic findings in cervical and mediastinal lymph nodes at necropsy,with reference to fungi. Am J Clin Pathol. 1972;57:212-214.

131. Talerman A, Bradley JM, Woodland B. Cryptococcal lymphadenitis. J Med Microbiol. 1970;3:633-638.

132. Miller-Catchpole R,et al. Cat scratch disease. Identification of bacteria in seven cases of lymphadenitis. Am J Surg Pathol. 1986;10:276-281.

133. Wear DJ, et al. Cat scratch disease:a bacterial infection. Science. 1983;221:1403-1405.

134. Carithers HA. Cat-scratch disease. An overview based on a study of 1,200 patients. Am J Dis Child. 1985;139:1124-1133.

135. Carithers HA. Diagnosis of cat-scratch disease. Pediatrics. 1985;76: 325-326.

136. Qian X,et al. Diagnosis of cat scratch disease with Bartonella henselae infection in formalin-fixed paraffin-embedded tissues by two different PCR assays. Diagn Mol Pathol. 2005;14:146-151.

137. Sutinen S, Syrjala H. Histopathology of human lymph node tularemia caused by Francisella tularensis var palaearctica. Arch Pathol Lab Med. 1986;110:42-46.

138. Weber J,Finlayson NB,Mark JB. Mesenteric lymphadenitis and termi-nal ileitis due to yersinia pseudotuberculosis. N Engl J Med. 1970;283: 172-174.

139. Hadfield TL,Lamy Y,Wear DJ. Demonstration of Chlamydia trachoma-tis in inguinal lymphadenitis of lymphogranuloma venereum:a light mi-croscopy,electron microscopy and polymerase chain reaction study. Mod Pathol. 1995;8:924-929.

140. Wong KT, Puthucheary SD, Vadivelu J. The histopathology of human melioidosis. Histopathology. 1995;26:51-55.

141. Rosenthal R,et al. Cervical lymphadenitis—a rare case of focal listerio-sis. Infection. 2001;29:170-172.

142. Khan AS,Ashford DA. Ready or not—preparedness for bioterrorism. N Engl J Med. 2001;345:287-289.

143. Srinivasan A,et al. Glanders in a military research microbiologist. N Engl J Med. 2001;345:256-258.

144. Cheuk W, Chan JK. IgG4-related sclerosing disease: a critical appraisal of an evolving clinicopathologic entity. Adv Anat Pathol. 2010;17:303-332.

145. Stone JH, Zen Y, Deshpande V. IgG4-related disease. N Engl J Med. 2012;366:539-551.

146. Sato Y, et al. Systemic IgG4-related lymphadenopathy: a clinical and pathologic comparison to multicentric Castleman's disease. Mod Pathol. 2009;22:589-599.

147. Sato Y, et al. Association between IgG4-related disease and progressively transformed germinal centers of lymph nodes. Mod Pathol. 2012;25:956-967.

148. Sato Y, et al. Multicentric Castleman's disease with abundant IgG4-positive cells: a clinical and pathological analysis of six cases. J Clin Pathol. 2010;63:1084-1089.

149. Takeuchi M, et al. Epstein-Barr virus-infected cells in IgG4-related lymphadenopathy with comparison with extranodal IgG4-related disease. Am J Surg Pathol. 2014;38:946-955.

150. Hui PK, et al. Lymphadenopathy of Kimura's disease. Am J Surg Pathol. 1989;13:177-186.

151. Kuo TT, Shih LY, Chan HL. Kimura's disease. Involvement of regional lymph nodes and distinction from angiolymphoid hyperplasia with eosinophilia. Am J Surg Pathol. 1988;12:843-854.

152. Chan JK, et al. Epithelioid haemangioma (angiolymphoid hyperplasia with eosinophilia) and Kimura's disease in Chinese. Histopathology. 1989;15:557-574.

153. Fetsch JF, Weiss SW. Observations concerning the pathogenesis of epithelioid hemangioma (angiolymphoid hyperplasia). Mod Pathol. 1991;4:449-455.

154. McCabe RE, et al. Clinical spectrum in 107 cases of toxoplasmic lymphadenopathy. Rev Infect Dis. 1987;9:754-774.

155. Beverley JK, Beattie CP. Glandular toxoplasmosis: a survey of 30 cases. Lancet. 1958;2:379-384.

156. Montoya JG, Remington JS. Studies on the serodiagnosis of toxoplasmic lymphadenitis. Clin Infect Dis. 1995;20:781-789.

157. Aisner SC, et al. Acquired toxoplasmic lymphadenitis with demonstration of the cyst form. Am J Clin Pathol. 1983;79:125-127.

158. Weiss LM, et al. Infrequent detection of Toxoplasma gondii genome in toxoplasmic lymphadenitis: a polymerase chain reaction study. Hum Pathol. 1992;23:154-158.

159. Lin MH, Kuo TT. Specificity of the histopathological triad for the diagnosis of toxoplasmic lymphadenitis: polymerase chain reaction study. Pathol Int. 2001;51:619-623.

160. Daneshbod K. Localized lymphadenitis due to leishmania simulating toxoplasmosis. Value of electron microscopy for differentiation. Am J Clin Pathol. 1978;69:462-467.

161. Eisner MD, et al. Necrotizing lymphadenitis associated with systemic lupus erythematosus. Semin Arthritis Rheum. 1996;26:477-482.

162. Mellemkjaer L, et al. Non-Hodgkin's lymphoma and other cancers among a cohort of patients with systemic lupus erythematosus. Arthritis Rheum. 1997;40:761-768.

163. Dorfman RF, Berry GJ. Kikuchi's histiocytic necrotizing lymphadenitis: an analysis of 108 cases with emphasis on differential diagnosis. Semin Diagn Pathol. 1988;5:329-345.

164. Fox RA, Rosahn PD. The lymph nodes in disseminated lupus erythematosus. Am J Pathol. 1943;19:73-99.

165. Medeiros LJ, Kaynor B, Harris NL. Lupus lymphadenitis: report of a case with immunohistologic studies on frozen sections. Hum Pathol. 1989;20:295-299.

166. Fujimoto Y, Kojima Y, Yamaguchi K. Cervical subacute necrotizing lymphadenitis. Naika. 1972;30:920-927.

167. Kikuchi M. Lymphadenitis showing focal reticulum cell hyperplasia with nuclear debris and phagocytes. Acta Haematol Jpn. 1972;35:379-380.

168. Kuo TT. Kikuchi's disease (histiocytic necrotizing lymphadenitis). A clinicopathologic study of 79 cases with an analysis of histologic subtypes, immunohistology, and DNA ploidy. Am J Surg Pathol. 1995;19:798-809.

169. Tsang WY, Chan JK, Ng CS. Kikuchi's lymphadenitis. A morphologic analysis of 75 cases with special reference to unusual features. Am J Surg Pathol. 1994;18:219-231.

170. Pileri SA, et al. Myeloperoxidase expression by histiocytes in Kikuchi's and Kikuchi-like lymphadenopathy. Am J Pathol. 2001;159:915-924.

171. Chen YH, Lan JL. Kikuchi disease in systemic lupus erythematosus: clinical features and literature review. J Microbiol Immunol Infect. 1998;31:187-192.

172. Kawasaki T, et al. A new infantile acute febrile mucocutaneous lymph node syndrome (MLNS) prevailing in Japan. Pediatrics. 1974;54:271-276.

173. Bayers S, Shulman ST, Paller AS. Kawasaki disease: part I. Diagnosis, clinical features, and pathogenesis. J Am Acad Dermatol. 2013;69:501. e1-501. e11, quiz 511-512.

174. Marsh WL Jr, Bishop JW, Koenig HM. Bone marrow and lymph node findings in a fatal case of Kawasaki's disease. Arch Pathol Lab Med. 1980;104:563-567.

175. Giesker DW, et al. Lymph node biopsy for early diagnosis in Kawasaki disease. Am J Surg Pathol. 1982;6:493-501.

176. Burns JC. Kawasaki disease. Adv Pediatr. 2001;48:157-177.

177. Landing BH, Larson EJ. Pathological features of Kawasaki disease (mucocutaneous lymph node syndrome). Am J Cardiovasc Pathol. 1987;1:218-229.

178. Strickler JG, Warnke RA, Weiss LM. Necrosis in lymph nodes. Pathol Annu. 1987;22(Pt 2):253-282.

179. Perrone T, De Wolf-Peeters C, Frizzera G. Inflammatory pseudotumor of lymph nodes. A distinctive pattern of nodal reaction. Am J Surg Pathol. 1988;12:351-361.

180. Moran CA, Suster S, Abbondanzo SL. Inflammatory pseudotumor of lymph nodes: a study of 25 cases with emphasis on morphological heterogeneity. Hum Pathol. 1997;28:332-338.

181. Knockaert DC, et al. Fever of unknown origin due to inflammatory pseudotumour of lymph nodes. Acta Clin Belg. 1998;53:367-370.

182. Davis RE, Warnke RA, Dorfman RF. Inflammatory pseudotumor of lymph nodes. Additional observations and evidence for an inflammatory etiology. Am J Surg Pathol. 1991;15:744-756.

183. Facchetti F, et al. Inflammatory pseudotumor of lymph nodes. Immunohistochemical evidence for its fibrohistiocytic nature. Am J Pathol. 1990;137:281-289.

184. Kojima M, et al. Inflammatory pseudotumor of lymph nodes: clinicopathologic and immunohistological study of 11 Japanese cases. Int J Surg Pathol. 2001;9:207-214.

185. Cheuk W, et al. Inflammatory pseudotumor-like follicular dendritic cell tumor: a distinctive low-grade malignant intra-abdominal neoplasm with

consistent Epstein-Barr virus association. Am J Surg Pathol. 2001；25：721-731.

186. Cheuk W，et al. Hypocellular anaplastic large cell lymphoma mimicking inflammatory lesions of lymph nodes. Am J Surg Pathol. 2000；24：1537-1543.

187. Gasquet S, et al. Bacillary angiomatosis in immunocompromised patients. AIDS. 1998；12：1793-1803.

188. Relman DA，et al. The agent of bacillary angiomatosis. An approach to the identification of uncultured pathogens. N Engl J Med. 1990；323：1573-1580.

189. Slater LN，Welch DF，Min KW. Rochalimaea henselae causes bacillary angiomatosis and peliosis hepatis. Arch Intern Med. 1992；152：602-606.

190. Chan JK，et al. Histopathology of bacillary angiomatosis of lymph node. Am J Surg Pathol. 1991；15：430-437.

191. Tsang WY，Chan JK. Bacillary angiomatosis. A "new" disease with a broadening clinicopathologic spectrum. Histol Histopathol. 1992；7：143-152.

192. Matar GM，et al. Identification of Bartonella species directly in clinical specimens by PCR-restriction fragment length polymorphism analysis of a 16S rRNA gene fragment. J Clin Microbiol. 1999；37：4045-4047.

193. Reed JA，et al. Immunocytochemical identification of Rochalimaea henselae in bacillary (epithelioid) angiomatosis，parenchymal bacillary peliosis，and persistent fever with bacteremia. Am J Surg Pathol. 1992；16：650-657.

194. Childs CC，Parham DM，Berard CW. Infectious mononucleosis. The spectrum of morphologic changes simulating lymphoma in lymph nodes and tonsils. Am J Surg Pathol. 1987；11：122-132.

195. Kojima M，et al. Acute viral lymphadenitis mimicking low-grade peripheral T-cell lymphoma. A clinicopathological study of nine cases. APMIS. 2001；109：419-427.

196. Lukes RJ，Tindle BH，Parker JW. Reed-Sternberg-like cells in infectious mononucleosis. Lancet. 1969；2：1003-1004.

197. Salvador AH，Harrison EG Jr，Kyle RA. Lymphadenopathy due to infectious mononucleosis：its confusion with malignant lymphoma. Cancer. 1971；27：1029-1040.

198. Segal GH，et al. CD30 antigen expression in florid immunoblastic proliferations. A clinicopathologic study of 14 cases. Am J Clin Pathol. 1994；102：292-298.

199. Abbondanzo SL，et al. Acute infectious mononucleosis. CD30 (Ki-1) antigen expression and histologic correlations. Am J Clin Pathol. 1990；93：698-702.

200. Niedobitek G，et al. Patterns of Epstein-Barr virus infection in non-neoplastic lymphoid tissue. Blood. 1992；79：2520-2526.

201. Anagnostopoulos I，et al. Epstein-barr virus infection of monocytoid B-cell proliferates：an early feature of primary viral infection？Am J Surg Pathol. 2005；29：595-601.

202. Ehsan A，et al. Accumulation of p53 in infectious mononucleosis tissues. Hum Pathol. 2000；31：1397-1403.

203. Isaacson PG，et al. Epstein-Barr virus latent membrane protein expression by Hodgkin and Reed-Sternberg-like cells in acute infectious mononucleosis. J Pathol. 1992；167：267-271.

204. Klemola E，Kaariainen L. Cytomegalovirus as a possible cause of a disease resembling infectious mononucleosis. Br Med J. 1965；2：1099-1102.

205. Tindle BH，Parker JW，Lukes RJ. Reed-Sternberg cells" in infectious mononucleosis？Am J Clin Pathol. 1972；58：607-617.

206. Younes M，et al. Infection of T but not B lymphocytes by cytomegalovirus in lymph node. An immunophenotypic study. Am J Surg Pathol. 1991；15：75-80.

207. Rushin JM，et al. Cytomegalovirus-infected cells express Leu-M1 antigen. A potential source of diagnostic error. Am J Pathol. 1990；136：989-995.

208. Abramowitz A，et al. An immunoperoxidase study of cytomegalovirus mononucleosis. Arch Pathol Lab Med. 1982；106：115-118.

209. Oo K，et al. Concurrent herpes simplex viral lymphadenitis and chronic lymphocytic leukemia/small lymphocytic lymphoma，mimicking large-cell (Richter) transformation. Leuk Lymphoma. 2009；50：1535-1537.

210. Gaffey MJ，Ben-Ezra JM，Weiss LM. Herpes simplex lymphadenitis. Am J Clin Pathol. 1991；95：709-714.

211. Howat AJ，Campbell AR，Stewart DJ. Generalized lymphadenopathy due to herpes simplex virus type I. Histopathology. 1991；19：563-564.

212. Miliauskas JR，Leong AS. Localized herpes simplex lymphadenitis：report of three cases and review of the literature. Histopathology. 1991；19：355-360.

213. Saltzstein SL，Ackerman LV. Lymphadenopathy induced by anticonvulsant drugs and mimicking clinically pathologically malignant lymphomas. Cancer. 1959；12：164-182.

214. Yates P，Stockdill G，McIntyre M. Hypersensitivity to carbamazepine presenting as pseudolymphoma. J Clin Pathol. 1986；39：1224-1228.

215. Li FP，et al. Malignant lymphoma after diphenylhydantoin (dilantin) therapy. Cancer. 1975；36：1359-1362.

216. Abbondanzo S，Irey N，Frizzera G. Dilantin-associated lymphadenopathy—spectrum of histopathologic patterns. Am J Surg Pathol. 1995；19：675-686.

217. Harris DW，et al. Phenytoin-induced pseudolymphoma. A report of a case and review of the literature. Br J Dermatol. 1992；127：403-406.

218. Katzin WE，et al. Lymphoproliferative disorders associated with carbamazepine. Arch Pathol Lab Med. 1990；114：1244-1248.

219. Singer J，et al. Bone marrow involvement in phenytoin induced "pseudolymphoma. Clin Oncol (R Coll Radiol). 1993；5：397-398.

正常骨髓

Barbara J. Bain

　　成人时期骨髓是主要造血场所，循环造血干细胞虽少，但造血活动一直处于稳定状态。所有淋巴细胞与造血细胞归根结底都来源于多能造血干细胞，它具有自我更新能力，缓慢循环[1]。多能干细胞生成共同的淋系干细胞和多能髓系干细胞。多能髓系干细胞生成特定的祖细胞系。干细胞或祖细胞在形态学上均无法识别，然而由于这些细胞在体外具有自我更新能力、能够分化并生成特定的细胞系而被识别。有些细胞也可通过流式细胞仪、免疫细胞化学和免疫组织化学方法检测干细胞特征性抗原（例如表达 CD34 伴或不伴 CD38）来确定。骨髓内的干细胞位于干细胞"龛"内，毗邻骨或血管，此处骨髓干细胞与基质细胞关系密切。特定的祖细胞系继续分化后的细胞可通过细胞学、功能与免疫表型特点来识别。一些血小板由进入血循环并滞留于肺脏的巨核细胞所产生；除此之外，所有健康成人的成熟血细胞均在骨髓中经过反复的细胞分裂和成熟过程而产生（图 10.1）。

　　血细胞生成发生于特定的骨髓微环境中，位于由骨小梁包绕交错的腔内。骨小梁间区为基质和造血细胞，两者功能上互相联系。基质由基质细胞和基质蛋白，如层粘连蛋白、血小板凝集素和纤维粘连蛋白构成。可识别的基质成分包括血管、神经、脂肪细胞、其他间叶细胞（例如网状细胞、巨噬细胞、成纤维细胞）以及纤细的纤维网架。纤维网架可通过网状纤维染色显示，若分为 0~4 级[2]，则多数情况下，网状纤维染色为 0~1 级，但有些为 2 级。按照造血和淋巴组织肿瘤 WHO 分类[3]，如果将纤维化分级为 0~3 级，则健康人群分级为 0 级。网状纤维的分布多围绕血管和位于小梁旁。正常骨髓中，HE 染色或三色染色不见胶原纤维。最早期可识别的前体粒细胞（原始粒细胞和早幼粒细胞）靠近骨膜以及条带状围绕血管分布。中幼粒细胞、晚幼粒细胞与中性粒细胞逐渐远离骨内膜。嗜酸性粒细胞没有类似的分布特点。嗜酸中幼粒细胞与嗜酸性粒细胞多为随机分布。嗜碱性粒细胞的分布特点不明。成熟过程中的红细胞与巨核细胞多分布在骨小梁之间的中心区域。幼稚红细胞成簇分布，中心为一个巨噬细胞，周围为不同成熟程度红系细胞，形成红系造血岛。巨核细胞与血窦关系密切，连续骨髓切片显示巨核细胞的部分胞质与血窦邻接。巨核细胞可形成小簇，但这些小簇中的巨核细胞一般不超过 2 个但偶尔可有 3 个。骨髓中其他细胞成分包括肥大细胞、淋巴细胞、浆细胞、单核细胞以及巨噬细胞。正常骨髓结构图解见图 10.2。

　　造血的调控非常复杂。它涉及造血细胞上的黏附分子通过其配体与基质细胞相互作用，以及造血生长因子（例如造血干细胞因子、IL-3、IL4、IL5、IL6、粒细胞-巨噬细胞集落刺激因子、粒细胞集落刺激因子、单核细胞集落刺激因子、红细胞生成素和血小板生成素）的作用[4]。生长因子可由骨髓基质细胞本身分泌（例如粒细胞-巨噬细胞集落刺激因子）或由远端部位分泌（例如红细胞生成素）。生长因子对于造血的最终效应由转录因子调控。通过调节基因表达，这些蛋白协同许多到达细胞的增殖与分化信号，对于成熟血细胞最终特点与表型的确立具有重要意义。尽管大多数有关造血的示意图显示细胞的分化是沿着某一细胞系单向分化，但最近的证据表明，通过多种转录因子表达的变化可以使某一细胞系分化为另一细胞系[1]。这种情况是仅发生于实验条件下，还是发生在特定的病理状态或可能偶尔发生于正常造血之中，还不清楚。一般认为各种生长因子发挥效应的阶段如图 10.1 所示。

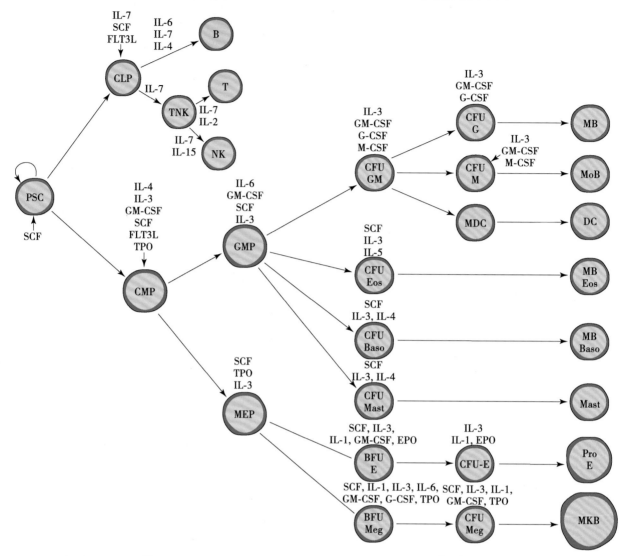

图 10.1　干细胞逐级分化示意图[1]，并显示每一阶段参与调控的生长因子。曾提出过不同的造血模式[20,21]，包括红系与巨核系共同的祖细胞直接源于多能淋系-髓系干细胞（PSC；也称作共同淋系-髓系祖细胞）而不是共同髓系祖细胞（CMP；也称作多能髓系干细胞）。B，B 淋巴细胞；Baso，嗜碱性粒细胞；BFU，爆发集落形成单位；CFU，集落形成单位；CLP，共同淋系祖细胞；DC，树突细胞；E，红系细胞；Eos，嗜酸性粒细胞；EPO，红细胞生成素；FLT3L，FLT3 配体；G，粒细胞（中性粒细胞）；G-CSF，粒细胞集落刺激因子；GM，粒细胞-巨噬细胞；GM-CSF，粒细胞-巨噬细胞集落刺激因子；GMP，粒系-单核系祖细胞；IL，白细胞介素；M，巨噬细胞；Mast，肥大细胞；MB，原粒细胞；M-CSF，单核细胞集落刺激因子；MDC，髓系树突细胞；Meg，巨核细胞；MEP，髓系红系祖细胞；MKB，原巨核细胞；MoB，原单核细胞；NK，自然杀伤细胞；ProE，原红细胞；SCF，干细胞因子；T，T 淋巴细胞；TNK，T/NK 祖细胞；TPO，血小板生成素

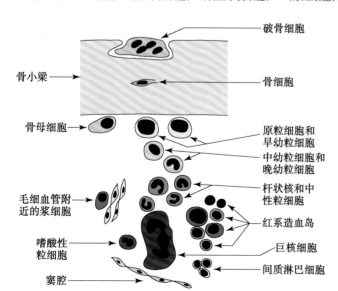

图 10.2　正常骨髓的局部显微解剖示意图。破骨细胞、骨母细胞、原粒细胞与早幼粒细胞邻近骨小梁分布。骨小梁之间的深区为成熟过程中的中性粒细胞、红系造血岛（中央有一个巨噬细胞）以及分布于间质的淋巴细胞。嗜酸性粒细胞及其前体细胞呈明显的随机性散在分布，浆细胞为间质型或袖带状围绕血管分布，巨核细胞的一端贴近血窦

表 10.1　胸骨或髂骨的骨髓细胞的平均值与 95%区间，健康成年白种人的骨髓穿刺结果

	Jacobsent[8]	Segerdahl[9]	Vaughan 和 Brockmyr[10]	Wintrobe 等[11]	Bain[12]	den Ottonlander[13]	Girodon 等[14]
年龄	20~29 岁	20~30 岁	17~45 岁	未提及	21~56 岁	未提及	60~82 岁
例数与性别	28 例,男与女	52 例,男	42 例男,8 例女	12 例男	30 例男,20 例女	53 例男,14 例女	40 例男,14 例女
部位	胸骨	胸骨	胸骨	胸骨	髂骨	未提及	胸骨
粒红比例	3.34	—	6.9	2.3(1.1~3.5)*	2.4(1.4~3.6)	2.2(0.8~3.6)	1.8~4.4
原粒细胞	1.21(0.75~1.67)	1.32(0.2~2.5)	1.3(0~3)	0.9(0.1~1.7)	1.4(0~3)	0.4(0~1.3)	0~2.4
早幼粒细胞	2.49(0.99~3.99)	1.35(0~2.9)	—†	3.3(1.9~4.7)	7.8(3.2~12.4)	13.7(8~19.4)	3.6~10
中幼粒细胞	17.36(11.54~23.18)	15.00(7.5~22.5)	8.9(3~15)	12.7(8.5~16.9)	7.6(1.9~13.3)**		6~13
晚幼粒细胞	16.92(11.4~22.44)	15.7(9.2~22)	8.8(4~15)	15.9(7.1~24.7)	4.1(2.3~5.9)	35.5(22.2~48.8)	28~45
杆状核细胞	8.7(3.58~13.82)	10.5(3~17.9)	23.9(12.5~33.5)	12.4(9.4~15.4)			
中性粒细胞	13.42(4.32~22.52)‡	20.9(9.9~31.8)	18.5(9~31.5)	7.4(3.8~11)	34.2(23.4~45)		
嗜酸性粒细胞	2.93(0.28~5.69)‡	2.8(0.1~5.6)‡	1.9(0~5.5)	3.1(1.1~5.2)‡	2.2(0.3~4.2)	1.7(0.2~3.3)	1.6~5.4
嗜碱性粒细胞	0.28(0~0.69)‡	0.14(0~0.38)	0.2(0~1)	<0.1(0~0.2)§	0.1(0~0.4)	0.2(0~0.6)	0~1
单核细胞	1.04(0.36~1.72)	2.3(0.5~4)	2.4(0~6)	0.3(0~0.6)	1.3(0~2.6)	2.5(0.5~4.6)	2~5
幼红系细胞	19.26(9.12~29.4)‖	12.9(4.1~21.7)	9.5(2.5~17.5)	25.6(15~36.2)	25.9(13.6~38.2)	23.6(14.7~32.6)	16~31.4
淋巴细胞	14.6(6.66~22.54)	16.8(7.2~26.3)	16.2(7.5~26.5)	1.3(0.3~5)	13.1(6~20)	16.1(6.0~26.2)	6~18.8
浆细胞	0.46(0~0.96)	0.39(0~1.1)	0.3(0~1.5)	1.3(0~3.5)	0.6(0~1.2)	1.9(0~3.8)	1~4.4

* 中性粒细胞加前体细胞：幼红细胞。
† 早幼粒细胞与原粒细胞或中幼粒细胞一起归类。
‡ 包括嗜酸和嗜碱中幼粒细胞与晚幼粒细胞。
§ 包括嗜碱前体细胞和肥大细胞。
‖ 近似值（不同类型幼红细胞的总和范围）
** 中性中幼粒细胞加上嗜酸中幼粒细胞：平均值 8.9(2.14~15.3)；巨噬细胞：平均值 0.4(0~1.3)。

最好检测健康人的骨髓来研究正常骨髓中不同造血细胞的比例，但也可用血液学明显正常的志愿患者的骨髓进行研究。需要手术的患者如无任何可能影响骨髓活性的疾病，并且血细胞计数正常，即适合这样的研究。骨髓造血细胞分类计数可以直接使用骨髓穿刺液制备的楔形薄膜涂片，也可使用血沉棕黄层计数，或用骨髓小粒压片的薄膜涂片进行计数。就楔形薄膜涂片而言，应采用最先抽吸的 0.1~0.2ml 骨髓液制片，以尽量减少外周血稀释。对单个骨髓小粒后面的拖尾处进行计数，可进一步减少稀释影响。骨髓小粒压片的稀释影响不大；但其薄膜涂片可能比较厚，因此难以辨认单个细胞。不论使用楔形薄膜涂片、血沉棕黄层还是使用骨髓小粒压片薄膜涂片进行计数，由于一些有诊断价值的细胞比例较低，因此必须计数大量的细胞，否则计数可能很不准确。ICSH 建议，用于诊断目

的时骨髓分类计数至少应分析 500 个细胞[5]；当用细胞比例进行疾病的诊断分类时（如 AML 与 MDS 鉴别）更要依此操作。WHO 专家组的建议与此相同[6]。使用这些方法的研究结果总结于表 10.1[7-14]。一项研究显示女性较男性的粒/红比例高[12]，但另外两项研究中未被证实[13,15]。

应当系统地检查骨髓环钻活检切片，评估样本满意度、骨结构、细胞数量、所有髓系、淋巴细胞和浆细胞、血管和基质以及任何异常细胞浸润。

健康人的骨髓细胞量（骨髓增生程度）取决于年龄。充满造血细胞与淋巴细胞（非脂肪细胞）的骨髓腔的比例变化较大，出生时为 100%，80 岁以后为 30%~65%。30~70 岁之间细胞增生程度依次为 40%~70%。图 10.3 示骨髓活检切片的正常细胞量与细胞过少和细胞过多的比较。

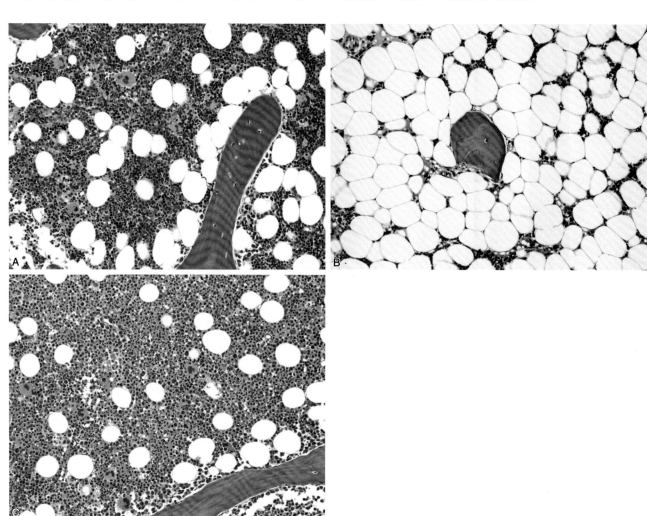

图 10.3　**骨髓活检**。正常细胞量（A）与细胞过少（B）和细胞过多（C）的比较

10.1　血细胞生成

10.1.1　红细胞生成

　　骨髓涂片与切片中，红系前体细胞的形态学特点总结于表 10.2，图解见图 10.4~图 10.8。正常骨髓中，每一后

续成熟阶段的细胞较前一阶段的细胞数量要多。骨髓穿刺涂片中可见红系造血岛（图 10.9），在骨髓活检切片中更容易识别。它位于骨小梁之间的腔隙，远离骨表面（图 10.10）。在环钻活检切片中，红系细胞核周围有制片假象形成的空晕，有助于鉴别。正常个体，少数幼红细胞可出现双核、细胞质桥接、脱落的核碎片以及不对称的血红蛋白分布（见下文）。

表 10.2　骨髓穿刺涂片与骨髓环钻活检切片中红系前体细胞的细胞学特点

细胞	骨髓穿刺涂片	骨髓环钻活检切片*
原红细胞	大圆细胞,直径 12~20μm,染色质纤细点状或网状,胞质强碱(深蓝色);一个或多个核仁,可不明显;可有核旁透亮的高尔基区	大圆细胞,核圆或轻度卵圆,可见一个或多个核仁,常为线形或不规则,可邻近核膜;胞质嗜碱明显,用 Giemsa 染色最易于察觉
早幼红细胞(嗜碱幼红细胞)	与原红细胞相似,但更小,部分染色质聚集成块;此期血红蛋白开始合成,但胞质仍深嗜碱,核旁高尔基可明显	较原红细胞稍小,其他特点相似
中幼红细胞(多染性幼红细胞)	中等大小细胞,较早幼红细胞的胞质弱嗜碱,"核/质比"较小;染色质中度凝集成粗块状;核旁区可明显,通常部分为核旁高尔基区;若高尔基区位于核旁,细胞核可稍呈偏心性	中等大细胞,胞质较早幼红细胞弱嗜碱;染色质中度凝集成块;石蜡包埋活检切片可因胞质收缩出现核旁空晕
晚幼红细胞(正染性幼红细胞)	小细胞,较红细胞不甚大,较中幼红细胞的"核/质比"小、胞质弱嗜碱;染色质聚集成块明显;由于血红蛋白含量增加胞质呈淡红色;然而,若红细胞生成为正成红细胞性,则胞质仍有些嗜碱,因此该细胞并非真正的正染性	小细胞,染色质凝缩,HE 染色时胞质呈粉红色(嗜酸),Giemsa 染色时稍嗜碱,核旁空晕明显;较淋巴细胞核更圆、更规则

* 不同成熟阶段的幼红细胞呈簇状分布于一个巨噬细胞周围,形成红系造血岛。

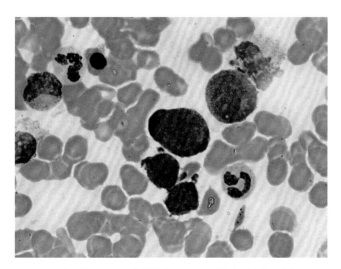

图 10.4　健康人骨髓穿刺涂片,示一个原红细胞(中央)和两个中幼红细胞。原红细胞的右上方是一个早幼粒细胞

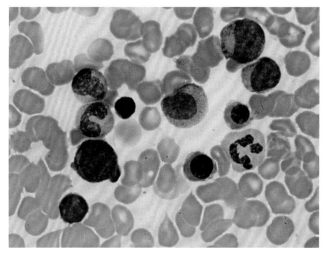

图 10.6　一个早幼红细胞(左侧杆状核中性粒细胞的下方)和两个晚幼红细胞。注意,与图 10.4 的原红细胞相比,本图早幼红细胞具有类似的特征,但较小。还有一个中幼粒细胞(中央)和一个早幼粒细胞(右上)

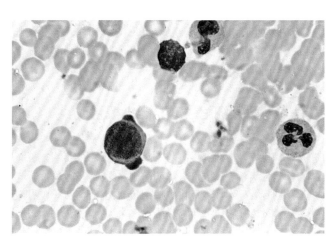

图 10.5　健康人骨髓穿刺涂片,示早幼红细胞和中性粒细胞。注意早幼红细胞的核旁高尔基区

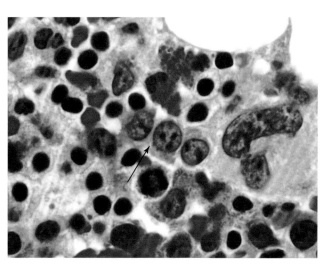

图 10.7　血液学正常男性的骨髓环钻活检切片,示 4 个原红细胞(箭头),以及周围的晚期成熟阶段的红系前体细胞、一个巨核细胞及一些不成熟粒细胞。注意原红细胞深染的双染性胞质和经常贴近核膜的线形或逗点状核仁

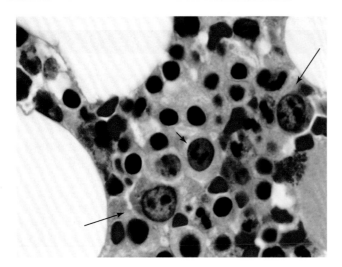

图 10.8　两个原红细胞(长箭头),一个中幼红细胞(短箭头)和周围的晚幼红细胞

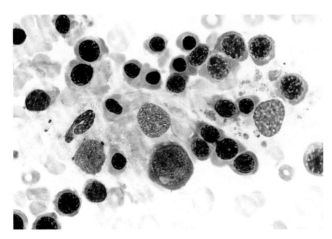

图 10.9　健康人骨髓穿刺涂片,示破损的红细胞造血岛,可见早幼红细胞、中幼红细胞和晚幼红细胞

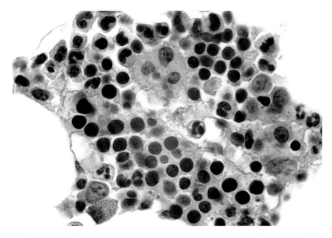

图 10.10　血液学正常的患者,骨髓环钻活检切片,示红系造血岛,主要由中幼红细胞和晚幼红细胞组成。亦可见一个巨核细胞、嗜酸中幼粒细胞以及几个中性粒细胞

评价骨髓穿刺涂片中的红细胞生成不仅需要做 Romanowsky 染色(例如 Wright-Giemsa 或 May-Grünwald-Giemsa 染色),而且需要做 Perls Prussian 蓝染色;后者可评估铁贮存和幼红细胞环形铁颗粒的存在、数量与分布情况。Perls 染色识别的是含铁血黄素而不是铁蛋白。正常晚幼红细胞有少量散在的纤细的含铁血黄素颗粒(图 10.11)。偶尔中幼红细胞也可含有环形铁颗粒。若骨髓标本为塑料包埋 Perls 染色,可有效地评估铁贮存情况和发现异常环形铁粒幼细胞。由于脱钙过程可完全或部分地去除储存铁,因此石蜡包埋脱钙的活检切片 Perls 染色结果很不可靠,无论是否存在储存铁都无法评估环形铁颗粒。

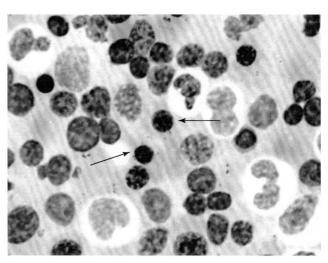

图 10.11　Perls 染色骨髓穿刺涂片,晚幼红细胞含有环形铁颗粒(箭头)

10.1.2　粒细胞生成

骨髓薄膜涂片与切片中粒系(特别是中性粒细胞)前体细胞的形态学特点归纳于表 10.3。图解见图 10.12 至图 10.15。在骨髓薄膜涂片上可以识别逐渐成熟的晚幼阶段之后的嗜酸性粒细胞与嗜碱性粒细胞。若为反应性嗜酸性粒细胞增多,常可见嗜酸早幼粒细胞,它们总有单个核仁和核旁高尔基区,该区含有深紫色嗜酸性粒细胞原颗粒和一些具有嗜酸性粒细胞特征的成熟颗粒。在环钻活检切片上,可以识别嗜酸性粒细胞、中性粒细胞及其前体细胞,但嗜碱性粒细胞系无法识别,因其颗粒在制片过程中消失。

10.1.3　巨核细胞生成与血小板生成

正常骨髓中巨核细胞的成熟可分为 3 个阶段。所有可识别的巨核细胞都为大胞体的多倍体细胞。最小的不成熟巨核细胞直径≥30μm,具有高"核/质比",胞质嗜碱、常为"泡状"。成熟巨核细胞为大细胞,直径可达 160μm,通常有一个分叶状的细胞核和粉红色或淡紫色颗粒性细胞质(图 10.16);有时从巨核细胞表面芽生的血小板很明显。晚期巨核细胞(图 10.17)与不成熟巨核细胞大小相似,这是由于几乎全部的细胞质都被脱去形成血小板,仅残留一个相当固缩的细胞核和一圈薄层细胞质。由于在骨髓涂片过程中这些大细胞容易被压碎,因此在描述巨核细胞形态特点时应谨慎;涂片过程可能会把细

表 10.3　骨髓穿刺涂片与骨髓环钻活检切片的粒系（中性粒细胞）前体细胞的细胞学特点

细胞	骨髓穿刺涂片	骨髓环钻活检切片
原粒细胞	大细胞，直径 12～20μm，"核/质比"较高，胞质中度嗜碱，染色质弥散，常有一个或多个圆形或卵圆形核仁；原粒细胞较原红细胞形态更不规则、胞质嗜碱更弱；可有小的嗜苯胺蓝（紫红色）颗粒	大细胞，"核/质比"较高，靠近骨小梁表面或小动脉；胞核较原红细胞更圆且不紧贴核膜；Giemsa 染色时，与原红细胞相比，胞质嗜碱更弱
早幼粒细胞	较原粒细胞胞体大，直径 12～25μm，具有更为丰富的嗜碱胞质和更多的紫红色嗜苯胺蓝颗粒或初级颗粒；核旁高尔基区；细胞核偏心、单个核仁	较原粒细胞胞体大，胞核相似而胞质颗粒更为丰富，近骨小梁或小动脉分布
中幼粒细胞	中等至大的细胞，直径 10～20μm，无核仁，部分染色质凝缩；胞质较早幼粒细胞嗜酸更强（更红），由于光学显微镜无法辨认颗粒，胞质呈粉色-淡紫色；高尔基区不明显，但若存在则可致轻微的核凹痕	较早幼粒细胞胞体小，远离骨小梁表面；颗粒性细胞质，卵圆形细胞核，无明显的核仁
晚幼粒细胞	中等大细胞，直径 10～12μm；与中幼粒细胞相似，具有颗粒性嗜酸胞质但胞核凹陷或呈 U 字形	中等大细胞，与中幼粒细胞分布方式相似，但胞核凹陷或呈 U 字形
杆状核和中性粒细胞	中等大细胞，颗粒性粉红色细胞质，分别为杆状或分叶状细胞核；染色质粗块状，尤其是成熟的中性粒细胞	中等大细胞，有些远离骨小梁或小动脉，颗粒性胞质，粗块状染色质，细胞核呈杆状或分叶状

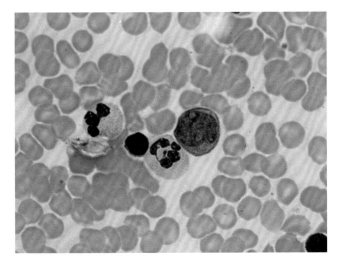

图 10.12　健康人骨髓穿刺涂片，示一个原粒细胞。注意到高核质比、有核仁和很少颗粒，这些表现并不排除原粒细胞。核轮廓略不规则，与早幼红细胞中常见的完整圆形核轮廓形成对比

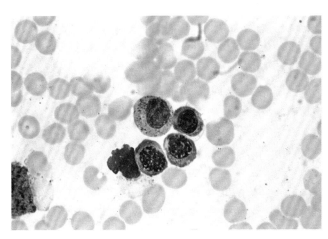

图 10.14　健康人骨髓穿刺涂片，示一个中幼粒细胞和三个中幼红细胞（May-Grünwald-Giemsa 染色）

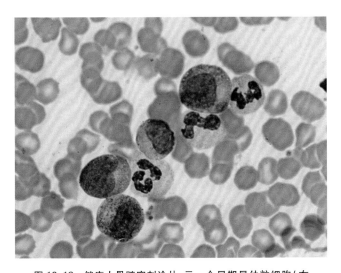

图 10.13　健康人骨髓穿刺涂片，示一个早期早幼粒细胞（右上）和晚期早幼粒细胞（左下）。注意嗜碱性细胞质、核质比低于原粒细胞、偏心核、高尔基区和颗粒，晚期早幼粒细胞的颗粒变得丰富。在晚期早幼粒细胞的上方是一个非常早期的早幼粒细胞，显示偏心核和细胞质成熟的最早迹象。在中性粒细胞的上方是一个中幼粒细胞

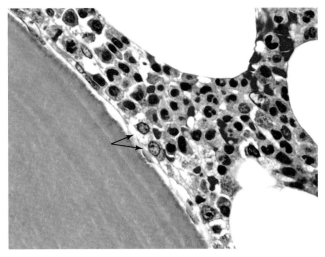

图 10.15　不成熟粒细胞沿骨小梁分布。最不成熟的细胞靠近骨小梁，包括原始细胞（箭头）和位于骨小梁之间空隙更深处的较成熟粒细胞

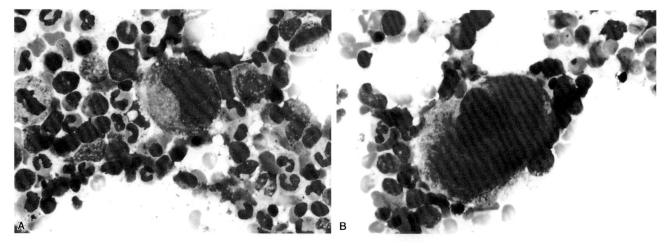

图 10.16　血液学正常患者,骨髓穿刺涂片,示不成熟(A)和成熟(B)巨核细胞

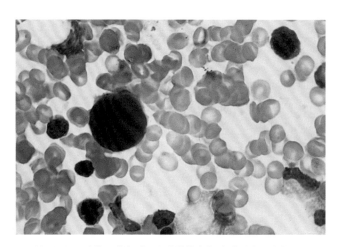

图 10.17　晚期巨核细胞,几乎脱掉全部胞质形成血小板,几乎形成裸核,骨髓涂片(May-Grünwald-Giemsa 染色)

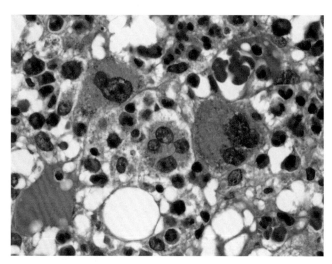

图 10.18　血液学正常患者,骨髓环钻活检切片,示 3 个巨核细胞。细胞大小差异和胞核分叶是由于活检切片中大体积、三维巨核细胞被横切面切片所致

胞核弄碎或将部分细胞核从细胞中挤出。巨核细胞胞质中可以见到完整无损的其他细胞系的细胞;这些细胞实际上是位于细胞表面连接的管道系统之中。这种现象称为穿过现象(em-peripolesis),属于生理现象,但在病理状态下可能变得非常明显。

组织切片中,成熟巨核细胞由于体积大、胞质丰富和分叶状细胞核而易于识别(图 10.18)。Giemsa 染色可突出巨核细胞,也可显示胞质中血小板分界区,或利用 PAS 染色可显示富于糖原的粉红色胞质。晚期巨核细胞因为其明显的裸核而易于识别,这些裸核较任何其他系别的骨髓细胞核大,较其他同等大小的细胞核更为固缩。早期巨核细胞可能较难识别,因其体积并不远远大于其他骨髓细胞并且其特点并不突出。经免疫组化利用针对血小板抗原的单克隆抗体,如血小板血型糖蛋白Ⅲa(CD61)或血小板血型糖蛋白Ⅱb(CD41),较易识别不成熟巨核细胞。

巨核细胞在骨髓中呈无规律性分布,决定骨髓穿刺涂片中巨核细胞的数量是否正常存在困难,必然带有主观性;常依赖于涂片质量和观察者经验。血液学正常情况时骨髓活检切片中,每个骨小梁间区通常有 3~6 个巨核细胞;3 个或 3 个以上巨核细胞成簇出现非正常所见。在正常骨髓中,巨核细胞可能

与窦紧邻,但不在小梁旁。

10.1.4　其他髓系细胞

单核细胞、巨噬细胞、肥大细胞和破骨细胞都是髓系来源。这些细胞在健康人骨髓中都可见到,但其数量少而不等。

正常骨髓穿刺涂片中有少数单核细胞和巨噬细胞。巨噬细胞可单独存在或位于红系造血岛中与幼红细胞有关。巨噬细胞可含有细胞碎片或含铁血黄素(图 10.19)。

正常肥大细胞,尽管不常见,但因其独特的细胞学特点而在骨髓穿刺涂片中易于识别。细胞核通常居中、呈圆形或卵圆形,细胞质内充满亮的紫红色颗粒(图 10.20);多为圆形或卵圆形,少数可为梭形。在 HE 染色的正常骨髓切片中,散在分布的肥大细胞不易识别。然而,用 Giemsa 染色将其胞质颗粒染为紫红色,容易识别;肥大细胞多靠近骨小梁以及围绕小动脉分布,少数细胞也可散在遍布于骨髓。肥大细胞也可通过免疫组化染色如肥大细胞 Tryptase 染色进行识别。

破骨细胞体积大,通常有多核,胞质含有相当丰富的颗粒

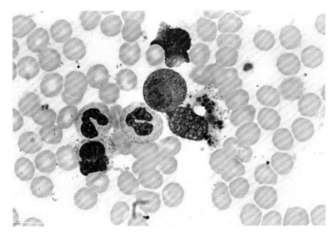

图 10.19　健康人骨髓穿刺涂片,示含有细胞碎片的巨噬细胞、嗜酸中幼粒细胞和两个中性杆状核粒细胞

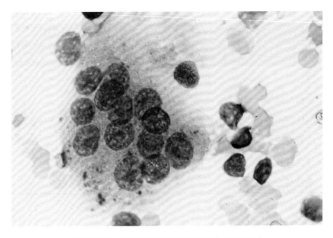

图 10.21　骨髓穿刺涂片中的正常破骨细胞

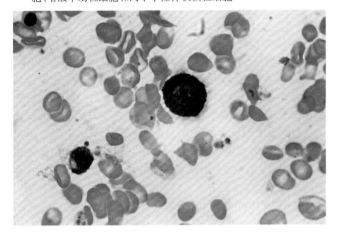

图 10.20　健康人骨髓穿刺涂片中的肥大细胞

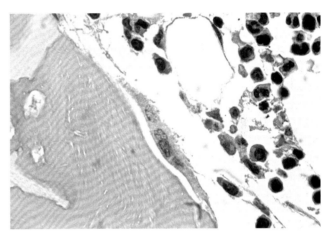

图 10.22　儿童骨髓环钻活检切片,示邻近骨小梁的破骨细胞

(图 10.21)。其多个细胞核外观为卵圆形并很一致;每一细胞核有单个淡紫色核仁。健康成人骨髓穿刺涂片中仅见少数破骨细胞,但在儿童中则较多见。组织切片中,破骨细胞为明显的多核细胞,靠近骨小梁分布(图 10.22)。偶尔明显的单核破骨细胞通过其位置和细胞学特点能够识别。

10.1.5　血液学正常个体的髓系细胞中的细胞学异常

需要说明,健康人的骨髓穿刺涂片可能会有一些通常被认为增生异常的特点,如红系生成异常或存在不分叶或多核巨核细胞(表 10.4)[12]。对血液学明显正常的外科手术患者的研究表明,红系[16]、粒系[16]、巨核系[14]的某些异常发现随年龄增长而增多。这些被认为骨髓细胞损伤或疾病的发现在健康人骨髓中一般是见不到或罕见的,包括无颗粒的中性粒细胞、获得性 Pelger-Huët 畸形和环形铁粒幼细胞[12]。健康年轻人骨髓中未见微小巨核细胞(定义为巨核细胞直径<30μm)[10,12],但在无任何明显血液病的老年人中却有所报道[12]。

表 10.4　50 例健康年轻志愿者与 54 例血液学正常老年患者的红系增生异常和巨核系增生异常的发生率*

异常	健康的年轻志愿者[10]		血液学正常的老年患者[12]	
	例数/人群	出现率/%	例数/人群	出现率/%
双核	12/42	1~2		
核分叶	3/42	1		
脱落的核碎片(Howell-Jolly 小体)	3/42	1	3/30	<10
细胞核桥接	0/42			
核膜不规则	5/42	1~2		
细胞质桥接	21/42	1~6		
细胞质空泡、不规则或血红蛋白合成贫乏	31/42	1~7	3/30	<10

续表

异常	健康的年轻志愿者[10]		血液学正常的老年患者[12]	
	例数/人群	出现率/%	例数/人群	出现率/%
嗜碱点彩	8/42	1~3	19/30	<10
巨幼红细胞样成熟	—	—	18/30	<10
分叶少的巨核细胞	15/50	1~2	45/54	1~5
多核巨核细胞	4/50	1~2	25/54	1~3
巨大巨核细胞	—	—	5/54	1~4
单核微小巨核细胞	—	—	5/54	1~2

*储存铁见于全部病例[12]或见于对红系生成进行评估的病例[14]。

10.2　骨髓淋巴细胞

健康成年人骨髓中的淋巴细胞与外周血中淋巴细胞相似，均为成熟小细胞。为了准确评估其数量，用骨髓穿刺液的前几滴制备涂片非常重要，以尽量减少外周血的稀释。儿童骨髓穿刺涂片标本不仅较成人有更多的淋巴细胞[7]，而且可能含有不成熟淋巴细胞。这些不成熟淋巴细胞，有些可能与正常淋巴细胞相似但胞体较大、核仁较明显，有些则在细胞学上与白血病性淋巴母细胞无法区分，细胞"核/质比"高、染色质弥散分布、有核仁。这些不成熟的淋巴细胞常称为正常前体B细胞（原始血细胞），甚至可见于健康儿童的骨髓中，例如骨髓供体儿童。这些细胞与淋巴白血病细胞的区别是有从淋巴母细胞到成熟淋巴细胞不同阶段的细胞同时存在。尽管这些细胞有时在骨髓中比例较高（例如20%~30%），但正常的血细胞生成并未受抑。

组织切片中，淋巴细胞主要呈间质型分布，淋巴细胞数量较骨髓穿刺涂片少（与没有被窦内血液稀释的骨髓穿刺涂片相比）。在一项研究中，环钻骨髓切片中约10%有核细胞为淋巴细胞，免疫组化染色示T/B细胞比例为6:1[17]。另一小样本的研究中，T/B细胞比例为4:1至5:1[18]。第三项研究中，B和细胞数量大致相等，中位数约为2%；B细胞范围为0~5.97%，T细胞范围为0~6%[19]。随年龄增长，淋巴细胞聚集灶检出率增高。例如，Girodon及同事[12]观察的淋巴细胞聚集灶伴有肥大细胞增生，见于7/54无明显关联疾病的老年病例。尽管淋巴细胞聚集灶在环钻活检标本切片中最易于观察，但偶尔在骨髓穿刺小粒压片中可以见到。淋巴细胞聚集灶多的患者，其骨髓穿刺楔形薄膜涂片中通常没有明显的淋巴细胞增多。

健康人群的骨髓穿刺和环钻活检标本中浆细胞（图10.23和图10.24）比较少见。多靠近毛细血管分布（图10.25和图10.26）。偶尔可见双核浆细胞。

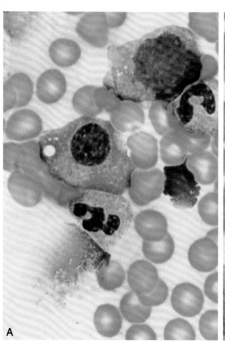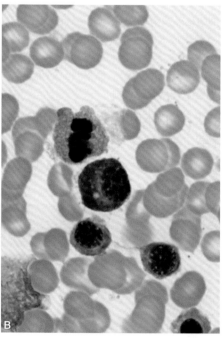

图10.23　健康人骨髓穿刺涂片中的浆细胞。A，疏松的浆细胞，含有粗块状染色质、分泌空泡和大的高尔基区，粉红色提示存在糖类。B，致密的浆细胞，含有粗块状染色质、半月形高尔基区和一个分泌液泡。注意，浆细胞下方有一对红细胞显示胞质桥接，这一特征可见于健康人

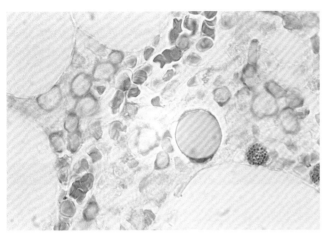

图 10.24　**健康人骨髓环钻活检切片。**浆细胞内含有一个 Russell 小体,它是体积大的均质性圆形 Ig 包含物(Giemsa 染色)

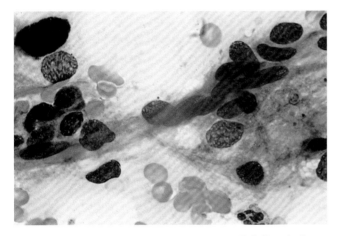

图 10.25　健康人骨髓穿刺涂片,两个毛细血管旁浆细胞,位于毛细血管附近

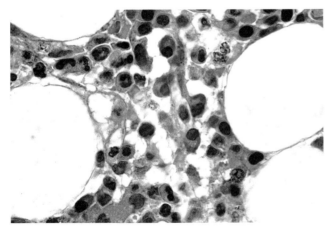

图 10.26　骨髓环钻活检切片,示毛细血管旁浆细胞

10.3　正常骨髓中的其他细胞

10.3.1　正常骨髓成分

正常骨髓穿刺涂片中可有少数骨母细胞(图 10.27)。儿童骨髓穿刺涂片中的数量较多。骨母细胞胞体稍大、胞质量较多,有显

而易见的高尔基区但不直接靠近细胞核;因而与浆细胞容易区分。骨髓穿刺涂片中可见包括脂肪细胞和网状细胞在内的基质细胞;偶尔可见毛细血管,为平行排列的梭形细胞(见图 10.25)。

基于其分布位置与细胞学特点,骨母细胞、脂肪细胞、毛细血管、血窦和小动脉在骨髓切片中容易识别(图 10.28)。

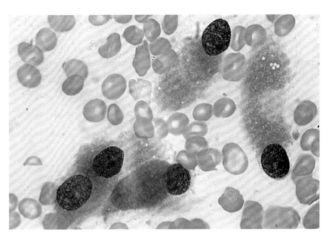

图 10.27　儿童骨髓穿刺涂片,示一簇骨母细胞

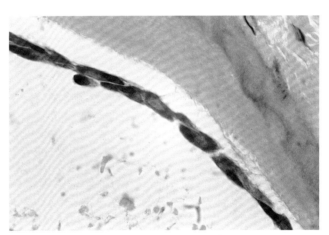

图 10.28　骨髓环钻活检切片,沿骨小梁排列的骨母细胞

10.3.2　外来细胞与组织

认识在骨髓活检过程中掺在骨髓中的正常外来细胞是很重要的。在骨髓穿刺涂片中,这些细胞包括上皮细胞和内皮样细胞。骨髓活检切片中,这些细胞包括表皮、汗腺和皮脂腺。读者可参考 Bain 等的专著[7]中关于外来物和影响骨髓活检的人为现象的详尽讨论。

10.4　细胞化学与组织化学

所有骨髓穿刺涂片和环钻活检切片中的常规染色本质上都是细胞化学或组织化学染色。然而,传统意义上,这一术语通常不包括如下常规染色,如骨髓穿刺涂片的 Romanowsky 染色或切片的 HE、Giemsa 或网状纤维染色。

除 Perls 染色外,细胞化学与组织化学的主要用途是帮助血液或淋巴组织恶性肿瘤的研究和诊断,并且可用于检测微生物。

随着免疫分型技术的发展,细胞化学的重要性正在消失。然而,若免疫分型技术没有建立,则不可忽视细胞化学,因为它仍可提供有价值的信息。组织化学染色,除了铁、网状纤维、胶原纤维、淀粉和微生物染色之外,其他染色在如今的诊断中都不重要。

10.4.1　细胞化学

含铁血黄素 Perls 染色具有重要的诊断意义,所有患者的初次骨髓穿刺涂片都应进行 Perls 染色。其他细胞化学染色在急性白血病的诊断中仍重要,但随着免疫分型技术的广泛应用,其重要性有所降低。鉴于此原因,PAS 染色和酸性磷酸酶反应现认为大部分都是多余的。抗酒石酸酸性磷酸酶(TRAP)反应在毛细胞白血病(HCL)的诊断中仍有价值,特别是在没有免疫分型诊断所必需的特异性抗体时。最有价值的细胞化学染色见表 10.5。

表 10.5　骨髓穿刺涂片细胞化学染色

染色	正常骨髓中的反应	评论
Perls Prussian 蓝	巨噬细胞和发育阶段红系细胞中的含铁血黄素	有重要诊断意义
髓过氧化酶	早幼粒细胞和所有中性粒细胞系晚期细胞中的初级颗粒(原粒细胞可有散在的细小颗粒);自早幼粒细胞开始嗜酸性粒细胞系的初级和次级颗粒;嗜碱中幼粒细胞的颗粒(不包括正常的成熟嗜碱性粒细胞);单核细胞的颗粒——比中性粒细胞更小、更少;幼红细胞和红细胞呈弥漫性胞质阳性	抗髓系过氧化酶抗体的免疫分型较依靠酶活性的细胞化学反应更为敏感;少数血液学正常者存在先天性过氧化酶缺陷
苏丹黑 B	如过氧化酶染色所述;嗜酸性粒细胞颗粒呈中空性	免疫分型在检测粒系分化方面更为敏感;先天性过氧化酶缺陷患者的苏丹黑 B 染色为阴性
萘酚 ASD 氯醋酸酯酶[特异性(中性粒细胞)酯酶]	中性粒细胞及其自早幼粒细胞开始的前体细胞的颗粒(正常嗜酸性粒细胞为阴性);肥大细胞颗粒	在检测粒系分化方面不如髓过氧化酶或苏丹黑 B 敏感;免疫分型也更敏感
α 萘酚醋酸酯酶(非特异性酯酶)	单核系前体细胞、单核细胞和巨噬细胞的颗粒;巨核细胞和血小板的颗粒;许多 T 细胞为阳性;正常中性粒细胞和幼红细胞为阴性	免疫分型是检测单核系分化(例如使用 CD14 和 CD64 单克隆抗体)和巨核系分化(例如使用 CD42 和 CD61 单克隆抗体)的另一种手段
α 萘酚丁酸酯酶(非特异性酯酶)	单核系前体细胞、单核细胞和巨噬细胞的颗粒;一些细胞为阳性	较 α 萘酚醋酸酯酶在检测单核系分化方面更为特异
甲苯胺蓝	肥大细胞和嗜碱性粒细胞的颗粒	
PAS	中性粒细胞系,在成熟细胞中最强;嗜酸性粒细胞胞质为阳性,而正常嗜酸性粒细胞的颗粒为阴性;嗜碱性粒细胞的胞质可呈大的、不规则阳性团块,但颗粒为阴性;单核细胞呈不同程度的弥漫性阳性和颗粒阳性;巨核细胞和血小板通常呈弥漫性强阳性和颗粒性或块状阳性;浆细胞呈弥漫性强阳性;一些淋巴细胞呈颗粒性阳性	正常幼红细胞为 PAS 阴性;诊断 ALL 时,若使用免疫分型则不需要做 PAS 染色
酸性磷酸酶	多数骨髓细胞为阳性:中性粒细胞、巨噬细胞、巨核细胞和浆细胞为阳性;嗜酸性粒细胞、单核细胞和血小板的反应性不等	在诊断急性白血病时,若使用免疫分型则该染色显得多余
抗酒石酸酸性磷酸酶	破骨细胞	如果没有特异性免疫分型,对 HCL 诊断仍有帮助

ALL,淋巴母细胞白血病;HCL,毛细胞白血病。

10.4.2　组织化学

若 HE、Giemsa 和网状纤维染色(图 10.29)为一个实验室的常规染色,则另外唯有 Perls 染色常用。Perls 染色和其他组织化学染色的正常表现总结于表 10.6。若骨髓穿刺涂片含有可用的骨髓小粒以供 Perls 染色,则组织切片的 Perls 染色就不太可能提供更有价值的信息。亦需特别说明,若活检标本为脱钙后石蜡包埋,则原有的含铁血黄素可部分或全部被去除掉;因此只能报告这种切片中存在含铁血黄素,但不可能报告铁减少或缺失。HE 染色切片可看出胶原纤维沉积,而胶原纤维染色,如 Martius 猩红染色,有利于证实胶原纤维增生并评价纤维化的严重程度。Leder 染色可用于检测肥大细胞和显示中性粒细胞系。然而,需要说明,只有塑料包埋标本或石蜡包埋、采用螯合剂而不是酸进行脱钙的标本适用于此种细胞化学染

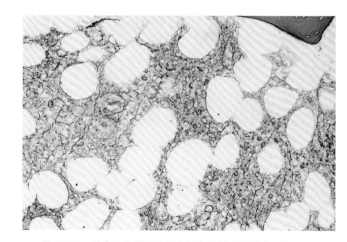

图 10.29　健康人骨髓环钻活检切片,网状纤维染色,示 Bauer-meister 分级法[2] 网状纤维沉积为 2 级

表 10.6　骨髓环钻活检切片的组织化学染色

染色	正常骨髓中的反应	评论
Perls 染色	巨噬细胞中的含铁血黄素；幼红细胞中的含铁血黄素（只有塑料包埋才能检测到）	骨髓穿刺涂片会更有价值（只要含有骨髓小粒）。骨髓环钻活检标本中的脱钙程序可使铁丢失
萘酚 ASD 氯醋酸酯酶（Leder 染色）	中性粒细胞；肥大细胞	
Gomori 或 Gordon-Sweet 网状纤维染色	见正文	突出显示骨髓中的异常区域，诊断骨髓增殖性肿瘤很重要
Martius scarlet 蓝	无	胶原纤维和纤维素或纤维素样物质
PAS（有或无淀粉酶）	突出显示浆细胞、巨核细胞、成熟过程中性粒细胞	
刚果红	无	淀粉样物在偏振光下阳性反应呈苹果绿样双折射

色，并且，目前广泛使用肥大细胞和中性粒细胞系免疫组化，Leder 染色现在几乎是多余的。正常骨髓切片 PAS 染色不能提供有价值的信息，但病理医师应当知道正常骨髓细胞的通常染色模式，因为 PAS 染色有助于检测真菌。TRAP 或 annexin A1 的免疫组化可替代 TRAP 细胞化学；但应注意，正常破骨细胞显示 TRAP 活性，正常髓系细胞和部分 T 细胞呈 annexin A1 阳性。

10.4.3　免疫分型，包括免疫组化

目前，骨髓标本的免疫分型通常是利用骨髓穿刺液的流式细胞学或骨髓活检切片的免疫组化检测进行检测。前者可用多个抗体同时标记细胞且可定量，而后者可结合组织学特点从而评价特异抗原的表达。骨髓切片免疫组化在血液学诊断中具有重要意义。正常骨髓的典型免疫组化染色如图 10.30 所示。

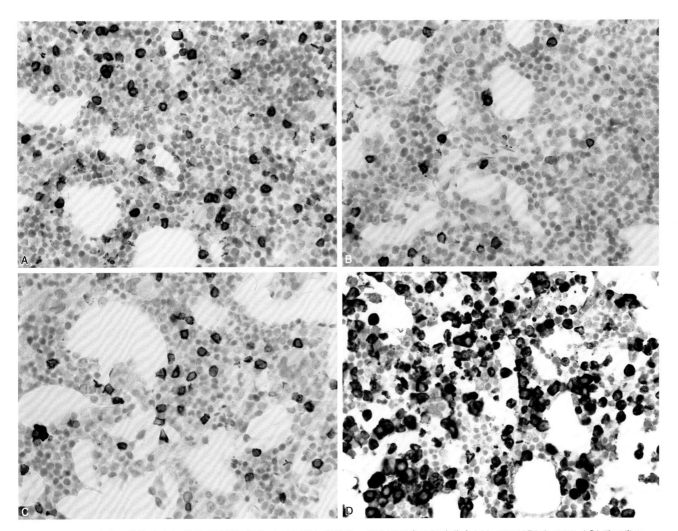

图 10.30　血液学正常的受试者，骨髓环钻活检切片，免疫组织化学染色。CD3 示正常 T 细胞分布（A）；CD20（B）和 CD79a（C）示正常 B 细胞分布；MPO 示正常髓系细胞分布（D）

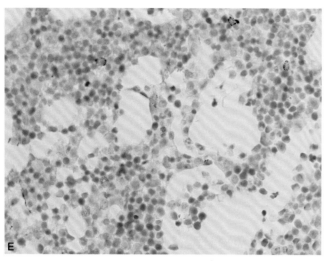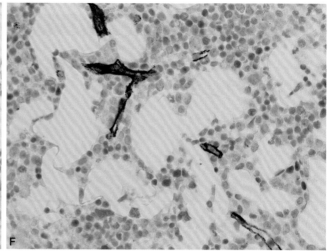

图 10.30（续）　CD34 示非常偶见阳性细胞（E）和内皮细胞（F）

10.5　结论

判断正常骨髓穿刺涂片或环钻活检切片的重要原则为：①要有高质量的标本；②熟悉正常骨髓的特点及变化，不可将

正常特征误认为是病理性；③要认识到标本中可能有人为现象，不可将其误认为是病变。

骨髓穿刺涂片与骨髓环钻活检标本的判读必须是基于对与患者年龄相仿健康人的骨髓细胞学和组织学特点的全面了解。

精华和陷阱

精华	陷阱
骨髓穿刺涂片	
• 病理医师必须非常熟悉骨髓中可能见到的所有正常细胞的形态。 • 必须根据临床病史并了解外周血细胞计数和血涂片的表现才能判读。 • 骨髓穿刺液必须含有颗粒才能判读。 • 分类计数会极大地提高少数异常细胞群的检出率	• 不考虑患者的临床、血液学特点和年龄来判读骨髓穿刺涂片会导致错误结果。 • 不熟悉正常骨髓的全面表现可能会导致错误意见（例如正常前体 B 细胞可能会被误认为是白血病性淋巴母细胞）。 • 正常细胞可被误认为是病理性的（例如破骨细胞可被误认为增生异常的巨核细胞，骨母细胞可被误认为异常浆细胞，压碎的红系细胞或成团的骨母细胞可被误认为肿瘤细胞）。 • 外来细胞与组织可能未被识别并会被错误判读（例如误把汗腺当作肿瘤细胞团）。 • 人为现象可被错误判读为病理发现（例如固定差的幼红细胞可表现为细胞核内容物渗入到细胞质内，而被错误的解释为红系生成异常）；若抗凝的骨髓储存后再制片，涂片中可出现核分叶现象。
环钻活检切片	
• 病理医师必须非常熟悉正常骨与骨髓的组织学特点以及可能导致判读复杂的人为现象。 • 标本必须足够大。 • 在下一步处理之前，标本必须充分固定。 • 切片必须足够薄以便识别单个细胞。	• 在观察切片时如果不考虑患者的临床、血液学特点和年龄以及骨髓穿刺涂片表现来判读会导致错误意见。 • 不熟悉正常骨髓的全面表现可能会导致错误意见（例如反应性淋巴细胞聚集灶可被误认为淋巴瘤浸润）。 • 可能将外来物误认为病理现象（例如表皮成分可进入活检标本，或者，若不遵循正确技术规程，可能把另一病例中增生异常或肿瘤性组织贴附于某一活检标本上）。 • 取材少、破损或制备不良的标本可能误认为异常（例如取材角度不当和只含有皮质下骨髓的活检标本，可能会被误认为增生低下；或人为扭曲变形可能误认为纤维化）。

（刘恩彬　薛德彬　译）

参考文献

1. Orkin SH, Zon LI. Hematopoiesis: an evolving paradigm for stem cell biology. Cell. 2008;132:631-644.

2. Bauermeister DE. Quantification of bone marrow reticulin—a normal range. Am J Clin Pathol. 1971;56:24-31.

3. Arber DA, Orazi A, Hasserjian R, et al. The 2016 revision to the World Health Organization classification of myeloid neoplasms and acute leukemia. Blood. 2016;127:2391-2405.

4. Kaushansky K. Lineage-specific hematopoietic growth factors. N Engl J Med. 2006;354:2034-2045.

5. Lee SH, Erber WN, Porwit A, et al. ICSH guidelines for the standardization of bone marrow specimens and reports. Int J Lab Hematol. 2008;30:349-364.

6. Arber DA, Orazi A, Hasserjian R, et al. Introduction and overview of the

classification of myeloid neoplasms. In：WHO Classification of Tumours of Haematopoietic and Lymphoid Tissues. Revised 4th ed. Lyon：IARC；2017.

7. Bain BJ, Clark DM, Wilkins BS. Bone Marrow Pathology. 4th ed. Oxford：Wiley-Blackwell；2009.

8. Jacobsen KM. Untersuchungen über das Knochenmarkspunktat bei normalen Individuen verschiedener Altersklassen. Acta Med Scand. 1941；106：417-446.

9. Segerdahl E. Über sternalpunktionen. Acta Med Scand. 1935；64（suppl）：1-105.

10. Vaughan SL, Brockmyr F. Normal bone marrow as obtained by sternal puncture. Blood. 1947；1（Special Issue）：54-59.

11. Wintrobe MM, Lee RG, Boggs DR, et al. Clinical Hematology. 7th ed. Philadelphia：Lea & Febiger；1974.

12. Bain BJ. The bone marrow aspirate in healthy subjects. Br J Haematol. 1996；94：206-209.

13. den Ottonlander GJ. The bone marrow aspirate in healthy subjects. Br J Haematol. 1996；95：574-575.

14. Girodon F, Favre B, Carli PM, et al. Minor dysplastic changes are frequently observed in the bone marrow aspirate in elderly patients without haematological disease. Clin Lab Haematol. 2001；23：297-300.

15. Trimoreau F, Verger C, Praloran V, et al. No sex-related differences in the myeloid：erythroid ratio in morphologically normal bone marrow aspirates. Br J Haematol. 1997；97：687-688.

16. Fernández-Ferrero S, Ramos F. Dyshaemopoietic bone marrow features in healthy subjects are related to age. Leuk Res. 2001；25：187-189.

17. Thaler J, Greil R, Dietze O, Huber H. Immunohistology for quantification of normal bone marrow lymphocyte subsets. Br J Haematol. 1989；73：576-577.

18. Horny H-P, Wehrmann M, Griesser H, et al. Investigation of bone marrow lymphocyte subsets in normal, reactive and neoplastic states using paraffin-embedded biopsy specimens. Am J Clin Pathol. 1993；99：142-149.

19. O'Donnell LR, Alder SL, Balis AJ, et al. Immunohistochemical reference ranges for B lymphocytes in bone marrow biopsy paraffin sections. Am J Clin Pathol. 1995；104：517-523.

20. Katsura Y. Redefinition of lymphoid progenitors. Nat Rev Immunol. 2002；2：1-6.

21. Ng SYM, Yoshida T, Zhang J, Georgopoulos K. Genome-wide lineage-specific transcriptional networks underscore Ikaros-dependent lymphoid priming in hematopoietic stem cells. Immunity. 2009；30：493-507.

第 11 章

贫血、白细胞减少症和血小板减少症

Carla S. Wilson, Maria E. Vergara-Lluri, Russell K. Brynes

外周血质和量的变化通常用自动全血细胞计数(CBC)和外周血涂片来评估。外周血评估作为骨髓造血功能异常疾病和影响骨髓造血功能疾病的筛选试验。当确认外周血检查有异常后,是否需要进行创伤性骨髓检查来进一步评估造血功能,取决于自动全血细胞计数结果、外周血涂片是否发现异常细胞、详细的病史、全面的体检以及现在和既往实验室检查的结果。这里特别强调全面的病史在评价骨髓标本中的作用。病史应该包括现病史和既往史、何时出现血细胞减少或血细胞增多以及如何发现的。同时还应询问职业史和治疗性或非治疗性药物、乙醇以及毒物接触史。最后,体检常常会对发病机制和疾病进程提供重要线索。如果没有这些必不可少的综合信息,对骨髓异常结果的解释往往是不全面的,甚至还可能误导临床诊断。本章重点针对贫血、白细胞减少症和血小板减少症进行讨论。对红细胞、白细胞和血小板增多的鉴别诊断将在其他章节讨论。

11.1　贫血的评估

WHO 分类把贫血定义为女性血红蛋白低于 12g/dL,男性血红蛋白低于 13g/dL[1]。然而,重要的是要注意存在种族差异。与同年同性别的欧洲裔相比,非洲裔血红蛋白浓度降低 1g/dL[2]。贫血的初步评估是通过仔细检查全血细胞计数和外周血涂片来完成的。观察涂片应先用低倍镜浏览以发现可能的异常,如红细胞缗钱状排列和红细胞凝集。然后用高倍镜仔

细检查单个红细胞。检查相关的病史和体检结果有助于决定是否需要继续做一些实验室检查以及是否需要作骨髓环钻活检检查。

贫血可分为红细胞生成障碍导致红细胞生成不足或者无效红细胞生成而导致的造血不良性贫血和红细胞存活降低或失血性贫血。网织红细胞计数是区分造血异常和红细胞存活降低的最佳方法,它通常被认为是评估贫血程序中的第一步。因为网织红细胞计数在溶血和失血初期可能不升高,贫血患者应该首先检查全血细胞计数、红细胞平均体积(MCV)、红细胞平均血红蛋白浓度(MCHC)、红细胞计数和细胞大小不均一的程度(红细胞分布宽度,RDW)分类(图 11.1),然后根据需要进一步检查网织红细胞计数、血清铁、维生素 B_{12} 和叶酸。对于低网织红细胞计数的正细胞性或大细胞性贫血并且不能用维生素 B_{12} 或叶酸缺乏、肝病、药物或乙醇影响或其他明确的病因来解释的,通常需要做骨髓检查。骨髓检查在诊断再生障碍性贫血、骨髓增生异常综合征(MDS)和骨髓病性贫血时是必不可少的。当然,贫血的患者因其他指征(例如肿瘤分期)而进行骨髓检查也是相当常见的。

11.1.1　小细胞性贫血

小细胞性贫血中,红细胞平均体积(MCV)小于正常的实验室参考值,一般成人小于 80fL,儿童则小于相应年龄组正常值。小红细胞是由于血红蛋白生成缺陷或无效生成所致。血红素,含铁卟啉环(血红蛋白组分),是由琥珀酰辅酶 A(CoA)和甘氨

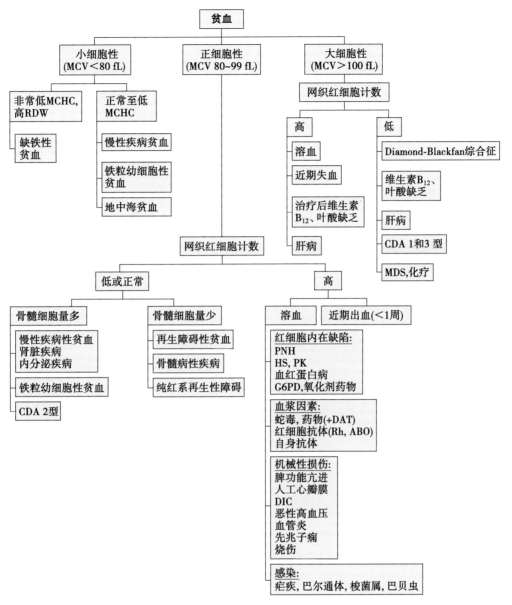

图 11.1 贫血的检查流程图。红细胞平均体积（MCV）以成人数值为基准；一定要考虑到儿科患者的参考值范围。CDA，先天性红细胞生成障碍性贫血；DTA，直接抗球蛋白试验；DIC，弥散性血管内凝血；G6PD，葡萄糖-6-磷酸脱氢酶；HS，遗传性球形红细胞增生症；MCHC，红细胞平均血红蛋白浓度；MDS，骨髓增生异常综合征；PK，丙酮酸激酶缺乏；PNH，阵发性睡眠性血红蛋白尿症；RDW，红细胞分布宽度

酸在线粒体内经过一系列酶反应合成的（图 11.2）。凡影响血红素合成、珠蛋白基因、红系前体获得铁或缺铁的疾病都会影响血红蛋白生成和红细胞质成熟并导致低色素小细胞性贫血[3,4]。表 11.1 列出了低色素小细胞性贫血的其他表现。

11.1.1.1 铁缺乏

当铁的利用或丢失超过铁的吸收而导致体内铁储存耗竭时，称为铁缺乏。缺铁早期，体内储存铁下降，但红细胞的形态尚未受到影响。血清铁蛋白（正常 12~300ng/mL）与组织中储存铁保持平衡，不复杂病例中可作为体内的储存铁的间接指标。然而，血清铁蛋白也是一种急性反应蛋白，慢性炎症或肝脏疾病的患者即使在铁缺乏的情况下也可能出现血清铁蛋白

值的升高。体内储存铁耗尽后，血清铁下降，铁转运蛋白-转铁蛋白升高，因此总铁结合力升高。红细胞变为小细胞正色素性细胞，最后成为低色素小细胞性细胞（图 11.3）[5]。转铁蛋白饱和度（血清铁/总铁结合力）低于 15% 基本可以诊断铁缺乏。铁代谢，包括铁从肠道的吸收和储存铁的释放，由肝脏分泌的铁调素（hepcidin）蛋白调控[6]。血清铁浓度是昼夜波动的，应该在早晨血清铁浓度最高时测定。全血细胞计数的敏感性和特异性、转铁蛋白饱和度和血清铁蛋白通常足以诊断铁缺乏，不需要骨髓检查。此外，血清可溶性转铁蛋白受体（sTfR）水平在铁缺乏时升高并且通常不受炎症的影响，sTfR 和 sTfR-血清铁蛋白指数（sTfR/log 铁蛋白）有助于了解炎性疾病患者体内铁的状况[7-8]。血清铁调素的活性也作为一个指标来评价炎症

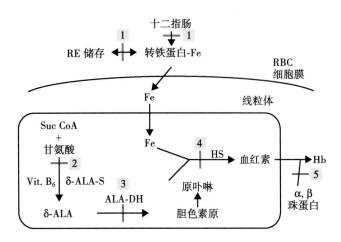

图 11.2　**导致小细胞性贫血的缺陷。**三价铁在十二指肠被吸收后，与转铁蛋白受体结合形成血清铁蛋白而转运(以总铁结合力来测量)。肝脏产生的铁调素对铁储存、炎症、红细胞生成和缺氧等因素起反应，从而调节转铁蛋白，进而影响铁的吸收和转运。大多数血清铁被转运到骨髓用于红细胞的合成。红细胞前体有转铁蛋白受体，能选择性结合和转化双铁转铁蛋白。当转铁饱和度超过 60%时，铁被分流进入骨髓、脾脏和肝脏中的组织细胞储存。1,Hepcidin 过量导致该途径受阻，不能通过组织细胞表面和十二指肠细胞上的铁蛋白受体动员铁回到血清中，并且是慢性疾病性贫血的特征。重金属和各种药物(如异烟肼)对血红素合成关键步骤的缺乏或阻断，导致铁在线粒体内积聚，产生铁粒幼细胞性贫血。2,δ-氨基酮戊酸合酶(δ-ALA-S)先天性缺乏，或缺乏维生素 B_6(吡哆醇)可阻止琥珀酰辅酶 A(Suc CoA)和甘氨酸形成 δ-氨基酮戊酸(δ-ALA)。先天性缺乏和重金属(铅)抑制氨基乙酰丙酸脱水酶(ALA-DH)。3,或血红素合成酶(HS)。4,则产生相似的影响。5,珠蛋白肽链合成减少可致小红细胞性地中海贫血综合征。失血或饮食铁缺乏最终导致缺铁性贫血。Hb,血红蛋白;RE,网状内皮细胞

表 11.1　**低色素小细胞性贫血的分类**

疾病	外周血	评论
缺铁性贫血	血象:↓红细胞,↓↓MCHC,↓MCV,↑↑RDW,↑-正常-↓血小板,↓网织红细胞 血涂片:红细胞大小不均,多见椭圆红细胞("雪茄"或"铅笔"样红细胞),前角化样细胞,偶尔有靶形细胞	所需的铁为血红素合成的限速步骤 慢性失血(特别是月经失调),营养缺乏(母乳喂养的孩子年龄在 6 个月至 2 岁时易感),胃切除术后(铁的吸收需要胃酸),上消化道吸收不良,幽门螺杆菌感染
β-地中海贫血	血象:正常或↑红细胞,↓↓MCV,正常或↓MCHC,↑正常 RDW 血涂片:靶形红细胞,嗜碱点彩红细胞	基因突变所引起的 β 珠蛋白肽链合成缺乏或减少 常常发生在地中海人群 ↑HBF 在红细胞中的不均匀分布
α-地中海贫血	和 β-地中海贫血相似	由于基因突变的 α 珠蛋白肽链合成缺乏或↓ 常常发生在东南亚和非洲人群中
慢性疾病性贫血	血象:↓红细胞,正常或↓MCV,正常或↓MCHC,正常 RDW 血涂片:一般为低色素细胞,可能是正细胞性	更多的时候表现为正细胞性和正色素性贫血,由细胞因子(IL-6)造成的继发性↑铁调素引起的贫血 正常或者↓血清铁,转铁蛋白饱和度正常
铁粒幼细胞性贫血	双形态红细胞,中度异形红细胞增多,低色素泪滴状红细胞,粗嗜碱点彩,Pappenheimer 小体	见框 11.1 ↓网织红细胞计数 不同程度的红细胞大小不均,可以是显著性的

↑,增多;↓,减少或低;↓↓,显著减少或低;IL,白细胞介素;MCHC,平均红细胞血红蛋白浓度;MCV,平均红细胞体积;RDW,红细胞分布宽度。

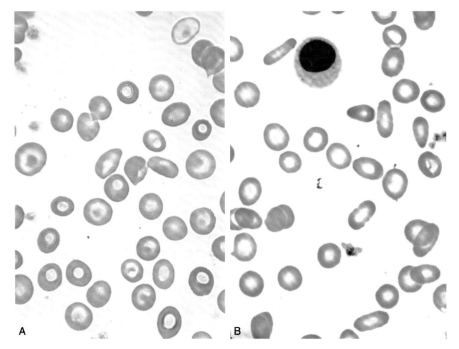

图 11.3　**低色素小细胞性贫血。**A,儿童缺铁性贫血,红细胞呈低色素和小细胞。注意图中显示许多靶形细胞,这是长期缺铁的特征。B,严重缺铁性贫血,红细胞呈低色素和小细胞。与淋巴细胞核相比,其体积明显较小。缺铁性贫血常见低色素卵圆形红细胞

状态下缺铁状态和对促红细胞生成素反应的耐受[9]。复杂病例，如患者有急性反应蛋白升高或肝脏疾病，骨髓的评估对评估铁缺乏是必要的。评估骨髓储存铁和铁粒幼红细胞铁最好用骨髓穿刺涂片(图 11.4A，B)，而在骨髓小粒凝块切片或环钻活检切片中因为铁被酸性脱钙剂螯合，骨髓储存铁和铁粒幼红细胞铁通常被低估。在正常骨髓中，至少有 10% 原始红细胞中有通常可识别的一到两个小铁粒(见图 11.4A 和 B)。当铁缺乏时，普鲁蓝染色显示骨髓网状内皮细胞内铁消失，铁进入红细胞中(见图 11.4C 和 D；见表 11.2)。储存铁的缺乏可以鉴别缺铁性贫血与慢性疾病性贫血，因为后者常常酷似一个铁缺乏状态。然而有些学者建议在确诊骨髓铁缺乏之前应评估多个骨髓标本，因为铁可能不规则分布[10]。如果缺铁患者近期静脉补铁或输入红细胞，骨髓检查可能显示铁储存充足而会导致错误的判断。除此之外，骨髓形态学在缺铁时的表现是非特异性的。在严重贫血时，红细胞前体细胞可能显示更小，仅有薄薄的一圈细胞质。罕见病例的难治性缺铁性贫血常属于先天性的，原因是 *TMPRSS6* 基因缺陷。部分病例是由于转铁蛋白基因或者运铁蛋白基因(*DMT1*，*GLRX*)相关基因的基因突变而造成的；其他病例可能有细胞铁外运异常[4]。排除幽门螺杆菌感染对于难以解释的缺铁性贫血非常重要，因为清除幽门螺杆菌通常有助于贫血的改善[11]。

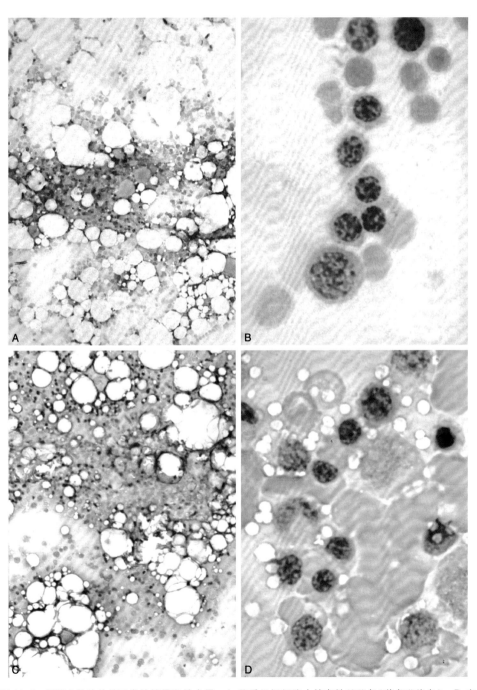

图 11.4 **骨髓小粒涂片的正常铁储量和铁含量。A,**基质组织细胞中储存铁呈蓝色(普鲁蓝染色)。**B,**在 10%～20% 晚幼红细胞中可见含有铁颗粒的铁粒幼红细胞。不含储存铁(**C**)和铁粒幼细胞(**D**)中的铁

表 11.2　骨髓穿刺涂片铁染色的诊断表现

	正常 Hb	缺铁性贫血	铁粒幼细胞性贫血	慢性疾病性贫血	巨幼细胞性贫血
储存铁	正常	0	↑↑↑	↑↑	正常
结合(铁粒幼细胞)铁	正常	0	↑↑↑环形铁粒幼细胞	↓	↑

只能用染色良好的穿刺涂片评估骨髓铁。不能用活检标本,因脱钙和 B-5 之类的酸性固定液去除大部分储存铁,并且铁粒幼细胞铁的评估也不可靠。

11.1.1.2　地中海贫血

地中海贫血通常造成低色素小细胞性贫血,由于 α 或 β 珠蛋白合成减少而影响其成人血红蛋白(HbA[$\alpha_2\beta_2$])的合成数量(表 11.3;见图 11.2)[12]。地中海贫血常见于地中海地区、热带非洲和亚洲;β-地中海贫血也可见于中东和印度。

表 11.3　地中海贫血的血红蛋白类型和浓度

	HbA($\alpha_2\beta_2$)	HbA$_2$($\alpha_2\delta_2$)	HbF($\alpha_2\gamma_2$)	HbH(β_4)	HbBart(γ_4)
正常成人	97%	2%	1%		
β-地中海贫血,轻型(高 HbA$_2$)	减少	>2.5%(4%~8%)	<5%正常数或者轻度↑		
β-地中海贫血,轻型(高 HbF)	减少	2%	8%~30%		
β^0-地中海贫血,重型	0	不确定的变化	>95%		
β$^+$-地中海贫血重型	其余	≥2%	30%~90%		
α-地中海贫血,轻型	正常	正常	正常		
HbH 疾病	70%~90%	≤2%	正常	5%~30%	
α-地中海贫血,重型	0	0	0	0	100%

Hb,血红蛋白。

β-地中海贫血是由于约 200 个不同的点突变影响了 11 号染色体上的一条或两条 β 球蛋白链的基因。这些主要位点的突变影响 β 球蛋白 mRNA 的转录、剪切和转位。最好的诊断方式是高性能液相色谱仪或血红蛋白电泳检查。轻型 β-地中海贫血的病情最轻,其两个基因中仅有一个基因突变,导致 β 球蛋白合成减少(β$^+$)或缺失(β^0)。合成正常的 α 肽链没有足够的 β 链与之配对,多余的 α 链与 δ 链结合产生 HbA$_2$($\alpha_2\delta_2$)。

约有 1/3 患者还会有 HbF($\alpha_2\gamma_2$)轻度升高。如果两个 β 链基因都突变,导致 β 链合成不足(β$^+$β$^+$ 或 β^{0}β$^+$),或者 β 链完全不能合成(β^{0}β^0),则造成严重的儿童期贫血,即重型 β-地中海贫血(Cooley 贫血)。重型 β 地中海贫血通常在出生后一年左右诊断,因为这段时间是血红蛋白从 HbF 转变为 HbA 的过程;这种贫血常有严重的小细胞性贫血、明显的溶血、幼稚红细胞增生、肝脾肿大和生长发育迟缓(图 11.5A,B),进而可以因脾

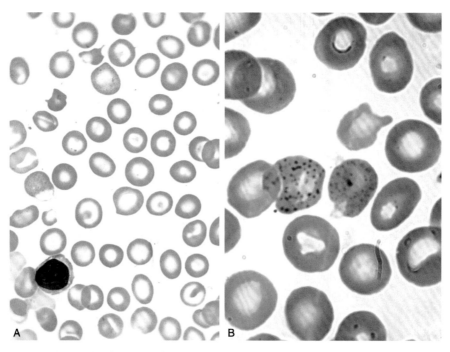

图 11.5　轻型 β-地中海贫血。A,轻型 β-地中海贫血,血涂片显示低色素小细胞性红细胞,靶形细胞增多。B,粗大的嗜碱性点彩是 β-地中海贫血的特征

大而出现继发性白细胞减少和血小板减少。不依赖输血的患者或成年后诊断的患者在临床上归类为中间型 β-地中海贫血。甲基蓝染色可以显示红细胞中类似 Heinz 小体的不溶性 α 链包涵体。它们也出现在骨髓红系前体细胞血红素中，导致无效红细胞生成。红细胞生成也受到发育过程中红细胞膜异常的影响(膜收缩蛋白带 3 与异常蛋白带 4.1 之间的比例异常)，这促使骨髓内红系前体细胞的死亡增加。除了红系增生之外，骨髓还可有噬红细胞现象和含铁血黄素增加，后者是由于过多的饮食铁吸收、铁调素水平继发下降而引起[13]。

α-地中海贫血主要是由于位于 16 号染色体上 4 个 α 链基因(αα/αα)中的 1 个、2 个或 3 个基因缺失造成。缺失基因的数目决定疾病的严重程度。隐性携带者只有 1 个基因缺失(-α/αα)，血象正常。当有两个基因缺失时(非洲人群为-α/-α，亚洲人群为--/αα)，通常会出现轻度低色素小细胞性贫血(α-地中海贫血貌)(图 11.6A)。仅有一个功能性 α 链

(--/-α)导致 HbH(β4)病(见图 11.6B)。患病的新生儿有过多未配对的 γ 珠蛋白链形成四聚体，称为血红蛋白 Bart(γ4)。患者还产生少量胎儿血红蛋白，直到 β 链合成增加取代 γ 链的合成。成人和年龄较大的儿童形成 β 链四聚体(HbH)和正常数量的胎儿血红蛋白。HbH 病在亚洲人群中最常见，其症状表现多样，通常为中等低色素小细胞性贫血伴网织红细胞增多。然而，与重型 β-地中海贫血相似的重症患者也可见到。用亮甲酚蓝或新亚甲蓝染色最容易识别含有 HbH 包涵体的红细胞。与重型 β-地中海贫血出现珠蛋白沉淀物不同，这种 β 链包涵体在骨髓红系前体细胞中是看不到的。其余的骨髓检查结果基本相似。所有 4 个 α 链基因缺失者(胎儿水肿)不能存活(见图 11.6C)。由于 α 链合成缺失，患者只形成血红蛋白 Bart。这种血红蛋白具有很高的氧亲和力，不能释放胎儿组织所需的氧。继发性 α-地中海贫血可发生在老年 MDS 患者，多由于 ATRX 基因突变致 α 链合成减少所致[14]。

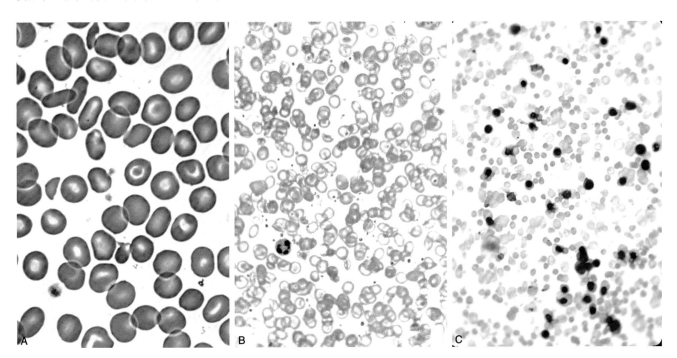

图 11.6　α-地中海贫血。A，轻型 α-地中海贫血(-/α 的 α 或-α/-α)，血涂片示轻微低色素或正色素小细胞。部分病例可发现极少数靶形细胞和球形红细胞。B，重型 α-地中海贫血或 HbH 病(-/-α)，特点是中度贫血伴低色素小细胞。亮甲酚蓝活体染色可显示沉积的 β 球蛋白链。C，胎儿水肿是由于所有 α 链基因(--/--)的功能缺失和血红蛋白 Bart(γ4)的生成，伴有严重的低色素小细胞性贫血。可有大量靶形细胞和晚幼红细胞。本例还可见球形红细胞。亮甲酚蓝活体染色容易检测到红细胞中沉积的血红蛋白 Bart

第三种地中海贫血称为 δβ-地中海贫血，是由于含有 δ 和 β 基因的 11 号染色体上大片段基因缺失所致。杂合子表现为轻型地中海贫血伴随小红细胞症，没有贫血的临床表现。他们的 HbF($α_2γ_2$)水平通常升高(5%~15%)，HbA2($α_2δ_2$)正常或降低[15]。δ-β 突变的纯合子患者为 100% HbF，临床症状与中型地中海贫血相似。罕见患者因为血红蛋白结构异常而产生地中海贫血貌，如血红蛋白 Constant Spring、Lepore 和 HbE。

11.1.2　正色素正细胞性贫血或低色素小细胞性贫血

以下贫血最多见为正细胞正色素性，偶尔有低色素小细胞性。

11.1.2.1　慢性疾病性贫血

慢性疾病性贫血(ACD)，也叫感染性贫血，其发病率仅次于缺铁性贫血。它可见于感染、炎症、外伤或肿瘤性疾病中，因此在住院患者中很常见。ACD 的特征是在储存铁正常或增加的情况下血清铁浓度降低。这是由于细胞因子诱导产生的铁调素导致红细胞寿命的轻度缩短、游离铁(红细胞破坏后释放的)从网状内皮系统至红系前体细胞的转移受损、促红细胞生成素合成减少以及红系前体细胞对促红细胞生成素的反应减低。不同潜在性疾病导致贫血的表现和程度不同。最近研究发现肝肽类激素——铁调素是一个重要的铁代谢调控因子，在 ACD 的发病机制中起关键作用[16]。铁调素的上调表达受白介

素-6调控(白介素-1诱导其升高),同时受肿瘤坏死因子α的抑制。铁调素可降低转铁蛋白的活性,而转铁蛋白可辅助铁从肠道顶端细胞和组织细胞向基底膜的运动。因此铁调素在炎症时的增加导致低铁血症并影响铁至红系前体细胞的运输(见图11.2)。目前研发的铁调素拮抗剂对ACD有疗效[17]。血清铁蛋白升高和铁调素升高成正比。ACD红细胞合成抑制可以被外源性促红细胞生成素(或其衍生物)逆转,其效应取决于刺激铁调素产生的细胞因子类型[18]。例如,用促红细胞生成素治疗恶性肿瘤性贫血不如治疗慢性肾衰竭性贫血有效[19]。补充铁剂的利弊主要取决于原发性疾病[20]。

ACD正细胞正色素性贫血通常是轻到中度,远比低色素小细胞性贫血多见,后者常见于原发性疾病进展或加重(图11.7A)。铁的检查有助于排除铁缺乏。然而,因为血清铁蛋白是急性反应蛋白,所以有时难以解释其变化的原因。血清铁蛋白水平高于60μg/L可视为储铁充足的指标。骨髓通常正常,有正常或轻微的红系前体细胞减少(见图11.7B)。当铁检查结果不确定时,骨髓检查对评估铁的状态有重要帮助。普鲁蓝染色显示组织细胞中储存铁增加,铁粒幼红细胞减少(图11.8;见表11.2)。这种铁染色结果可排除缺铁以及慢性失血所引起的贫血。

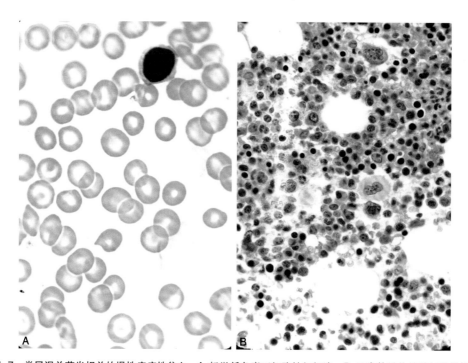

图11.7 类风湿关节炎相关的慢性疾病性贫血。A,轻微低色素正细胞性红细胞。B,正常数量的骨髓红系前体细胞

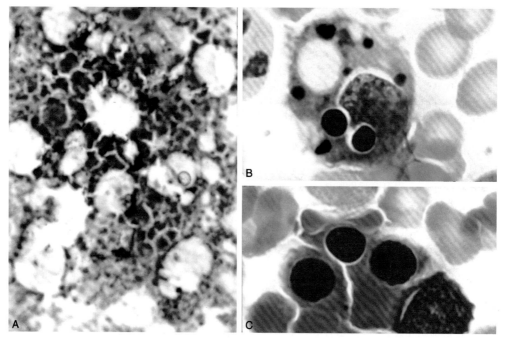

图11.8 慢性疾病性贫血。A和B,间质组织细胞中铁储量增加。C,红系细胞铁含量减少或检测不到

11.1.2.2 铁粒幼细胞性贫血

铁粒幼细胞性贫血(SA)是一组异质性疾病,有相同的病理表现,即为线粒体内铁异常聚集并影响血红素合成。外周血涂片通常出现明显的双形红细胞血象,由数量不等的低色素和正色素红细胞组成(图 11.9 和图 11.10)。异常的血液检查结果(见表 11.1)表明应进行骨髓检查以明确诊断。骨髓显示红系增生伴正常到巨幼红细胞的成熟(图 11.11 和图 11.12)。偶尔可见细胞有增生异常的特征,特别是在继发性克隆性疾病中。在一些先天性疾病中,如 Pearson 骨髓-胰腺综合征,骨髓的前体细胞胞质中可见大的融合空泡形成(图 11.13)。诊断要点是储存铁增加和出现环形铁粒幼细胞。环形铁粒幼细胞的定义是 ≥ 1/3 细胞核周围环绕 ≥ 5 个大铁质颗粒(图 11.14)。铁粒幼细胞中的铁颗粒往往较正常大而多。电子显

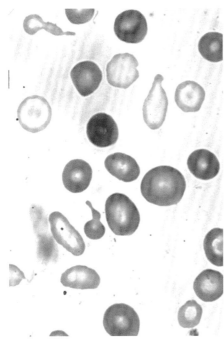

图 11.9 对吡哆醇敏感的铁粒幼细胞贫血。正色素正细胞和低色素小细胞形成双形红细胞群。铁粒幼细胞贫血常见低色素泪滴形红细胞

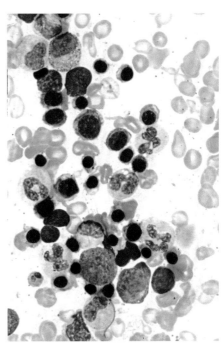

图 11.11 铁粒幼细胞贫血。大多数病例显示红系无效造血导致红细胞增生

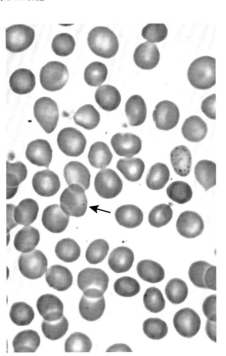

图 11.10 铅中毒相关的铁粒幼细胞贫血。可见粗大的嗜碱性点彩和 Pappenheimer 颗粒(箭号)

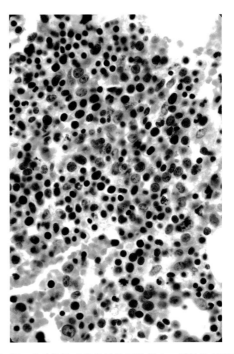

图 11.12 吡哆醇敏感的铁粒幼细胞贫血。明显的骨髓细胞量增多伴红细胞增生

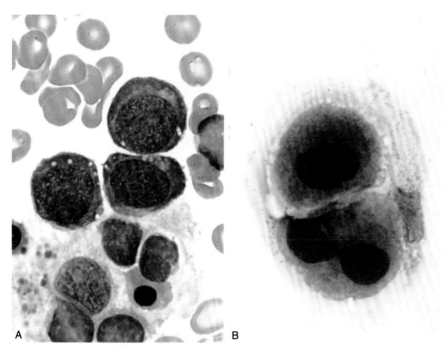

图 11.13 Pearson 综合征。常见原红细胞(A)和巨核细胞(B)的胞质空泡。本病与胰腺外分泌功能衰竭有关,是由线粒体 DNA 突变造成的

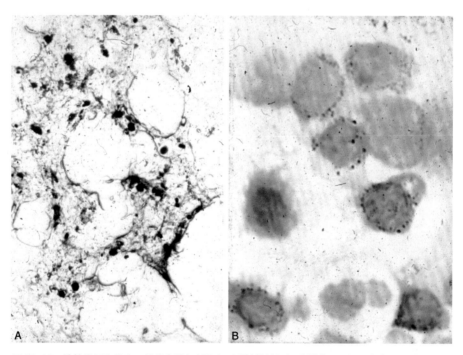

图 11.14 铁粒幼细胞贫血。铁储存增加(A)和环形铁粒幼红细胞增多(B)是所有类型的铁粒幼细胞贫血的诊断特征

微镜检查可发现线粒体内沉积的电子致密物。无效造血是贫血的主要原因。尽管铁粒幼细胞性贫血的发病机制还不完全清楚,但可以确定,铁过多影响线粒体血红素合成和吡哆醇代谢,从而产生很大的不利影响[21]。

铁粒幼细胞性贫血可分为先天性或继发性(框 11.1)。先天性铁粒幼细胞贫血(CSA)多见于儿童,在出生后不久或在儿童时期出现症状。男性发病多见,多是 X 性染色体连锁遗传。最常见的 X 性染色体连锁遗传方式的铁粒幼细胞贫血是由于

编码 δ-氨基酮戊酸(ALA)合成酶的基因突变所致。此酶在血红素合成的早期起重要作用(见图 11.2)[22,23]。突变影响酶对其辅助因子 5'-磷酸哆的亲和力,部分患者对吡哆醇治疗敏感。其他患者因突变降低了酶的稳定性而对吡哆醇治疗不敏感。另一种 X 性染色体连锁的铁粒幼细胞贫血伴共济失调是由于编码转运蛋白 ABCB7 的基因突变所致。常染色体隐性遗传方式包括由于血红素合成缺陷或铁硫生物合成缺陷引起的铁粒幼细胞性贫血。已发现线粒体蛋白合成异常导致的 CSA[23,24]。

先天性

- X 染色体连锁铁粒幼细胞性贫血（XLSA）
  - *ALAS2* 缺陷导致的 XLSA
  - *ABCB7* 缺陷导致的 XLSA 伴共济失调
- 常染色体隐性铁粒幼细胞性贫血（ARSA）
  - *SLC25A38*、*GLRX5* 突变导致的 ARSA
  - *SLC19A2* 突变引起的硫胺素反应性巨幼细胞性贫血
- 线粒体 DNA 突变或缺失
  - Pearson 骨髓胰腺综合征
  - *PUS1* 或 *YARS2* 突变导致的线粒体肌病伴乳酸酸中毒和环形铁粒幼红细胞（MLASA）

获得性

- 克隆性
  - MDS（如 MDS 伴环形铁粒幼红细胞）
  - 治疗相关的髓系肿瘤
- 非克隆性
  - 药物*：异烟肼，氯霉素，环丝氨酸，青霉胺，硫唑嘌呤
  - 乙醇
  - 铅中毒，砷中毒
  - 铜缺乏

*未列出全部药物。

也许最好的例子是 Pearson 骨髓-胰腺综合征（见图 11.13），该综合征为散发性，以乳酸酸中毒、胰腺外分泌功能不全、铁粒幼细胞性贫血和 mtDNA 重大缺失或重复为特征[25,26]。另一种 CSA 为线粒体肌病伴乳酸酸中毒和环形铁粒幼细胞（MLA-SA），是由线粒体蛋白表达缺陷引起的[23]。原发性或特发继发性铁粒幼细胞贫血包括具有克隆性疾病，这些疾病归入 MDS 范畴，将在 45 章讨论。据报道，在原发性或特发性获得性铁粒幼细胞贫血（primary or idiopathic acquired sideroblastic anemia）

的患者中有线粒体 DNA（mtDNA）的点突变，但是它们在疾病过程中的病理生理意义目前尚不清楚[23,27]。

继发性和少见的获得性铁粒幼细胞贫血类型由于药物或毒物导致。例如，异烟肼抑制吡哆醇代谢，铅抑制 δ-ALA 脱水酶和血红素合成酶，乙醇对红系前体细胞产生直接的毒性作用（占住院治疗酗酒患者的 30%）。贫血可通过使用磷酸吡哆醇和避免接触有关有害药物或毒物来进行治疗。缺铜性贫血，常常继发于锌过量，将在本章的"中性粒细胞减少症"部分详细讨论；其红细胞是小细胞、正细胞或大细胞。

11.1.3　正色素正细胞性贫血，造血不足

正色素正细胞性贫血的特点是红细胞的大小和血红素含量正常。通过网织红细胞计数很容易把它分为造血不良（网织红细胞计数正常或降低，将在这一节讨论）和造血增加（网织红细胞计数升高，将在下一节讨论）（见图 11.1）。

11.1.3.1　纯红细胞再生障碍

纯红细胞再生障碍是一种单纯的红细胞合成障碍导致贫血伴网织红细胞减少，粒细胞和血小板计数正常。骨髓显示红系前体细胞缺乏或减少，常常伴有红系核左移（图 11.15）。

贫血可以是急性而短暂的或是慢性的，取决于其病因（框 11.2）。先天性纯红细胞再生障碍性贫血（Diamond-Blackfan 综合征）将在大细胞性贫血里讲述。继发性纯红细胞再生障碍性贫血多表现为正细胞正色素性贫血。微小病毒 B19 感染是导致儿童红细胞再生障碍和成人免疫功能低下最常见的病因[28]。病毒选择性入侵红系前体细胞并复制，造成直接的细胞毒性作用而干扰红细胞合成。儿童时期，这种病毒可引起传染性红斑（第五病），表现为短暂性、无症状性血红蛋白下降大约 1g/dL，在 10～19 天内恢复。溶血性疾病的患儿红细

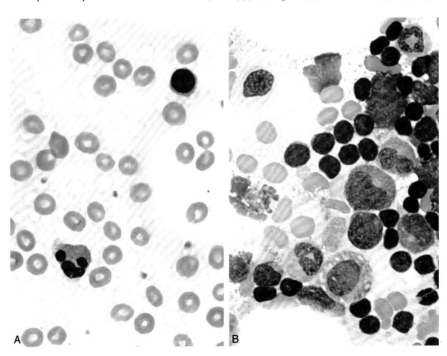

图 11.15　纯红细胞再生障碍性贫血。A，患儿特征表现为严重贫血伴网织红细胞减少。**B**，骨髓穿刺涂片显示红系前体细胞缺失。粒细胞系成熟正常。正常前体 B 细胞数量增加

胞寿命缩短,如红细胞酶缺乏、红细胞膜异常、血红蛋白病或疟疾感染,往往有更严重的贫血和"再障危象"(图 11.16)。微小病毒 B19 可在免疫功能低下的个体体内长期存在,因为患者不能产生中和抗体消灭病毒。除非患者使用静脉 Ig 治疗,否则感染将表现为慢性而不是急性纯红细胞再生障碍[28,29]。骨髓检查结果取决于活检的时间。骨髓的最初表现是红细胞耗竭然后可见一批不成熟的早幼红细胞。含有核内病毒包涵体的巨大原红细胞出现时间短暂,只是偶尔才会被发现(多为免疫功能低下的个体)。与病毒相关的骨髓细胞和巨核细胞生成抑制可发生于罕见的骨髓坏死病例。通过聚合酶链反应检测出血清微小病毒 B19DNA、特异 IgM 抗体滴度升高、通过免疫组化或原位杂交技术检测出骨髓微小病毒都可做出诊断。

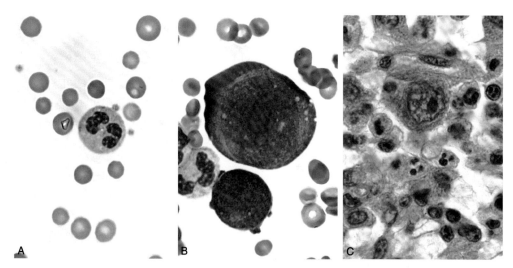

图 11.16　遗传性球形红细胞增生症。A, 外周血涂片,示微小病毒 B19 感染相关的"再障危象"所致的严重贫血。骨髓穿刺(B)和环钻活检(C)含有巨型原红细胞伴大的核仁样微小病毒包涵体

　　纯红细胞再生障碍突然发作往往与最近呼吸道或消化道的病毒感染或者针对感染或炎症情况使用药物有关。框 11.2 列举了部分可能有关的药物。停止使用这些药物后,纯红细胞再生障碍可以得到缓解。促红素治疗(特别是对肾衰竭的治疗)后,罕见形成抗促红素抗体,这是很棘手的问题。即使在停止使用促红素治疗后,红细胞再生障碍会持续存在,需要进行免疫抑制治疗[30]。幼儿一过性幼红细胞减少症常常在儿童因贫血进行骨髓检查时被发现[31,32]。造成这种急性短暂性疾病的原因仍不清楚。大多数慢性继发性纯红细胞再生障碍性贫血都有自身免疫性疾病的基础,常常是通过体液或细胞免疫机制而导致红细胞生成受损或抑制[33]。典型的原因包括胸腺瘤、血液恶性肿瘤和全身性自身免疫性疾病。尽管文献报道红细胞再生障碍和胸腺瘤之间有明确的相关性,但是在再生障碍性贫血患者中仅有少于 10%个体在影像学检查时发现有胸腺瘤。克隆性 T 细胞增殖或 TH1/TH2 比率的改变与很多慢性纯红细胞再生障碍性贫血有关。此外,有相当比例的特发性病例可能继发于一些未被诊断的 T 细胞大颗粒淋巴细胞白血病(LGL)[34]。抗体介导的疾病可能是通过补体介导而直接或间接影响细胞。或者正如上文所述,促红细胞生成素可能成为抗体的攻击目标[35]。对于病因不明且细胞遗传学检查正常的难治性患者,纯红细胞再生障碍可能是 MDS 的初始表现[36,37]。如果血清抗体清除后红细胞成熟正常,患者可能没有 MDS,这时免疫治疗是合理的。MDS 患者的红系前体细胞可能有异常抗原表达,如CD71,据此可鉴别 MDS 和其他引起持续性贫血的疾病[38]。

11.1.3.2　再生障碍性贫血

　　再生障碍性贫血常表现为全血细胞减少,将在骨髓衰竭综合征中进行讨论。

11.1.3.3　骨髓病性贫血

　　骨髓病性贫血是由于正常骨髓细胞被肿瘤、肉芽肿、贮积病的组织细胞或纤维化替换所致,通常显示为两系减少或全血细胞减少。虽然贫血是典型的正色素正细胞性贫血,但常常可见红细胞碎片、球形红细胞和泪滴形红细胞。大多数转移性肿瘤或骨髓纤维化的病例中,有核红细胞和核左移的粒细胞前体一起产生了幼白-幼红细胞增多的血象(图 11.17A, B 和 C)。骨髓评估对诊断原发性疾病是非常重要的。

11.1.3.4　慢性肾衰竭性贫血

　　慢性肾衰竭性贫血常常由多种原因造成,包括某些尚不清楚的血浆因子。慢性肾衰竭性贫血的一个主要原因是肾脏损害导致促红细胞生成素合成不足(见第 12 章)。

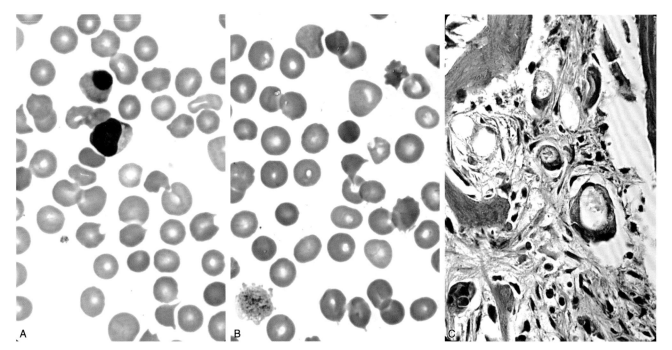

图 11.17　骨髓病性贫血。A,外周血常有晚幼红细胞和红细胞碎片。常见所有细胞系核左移。**B,**巨型血小板。**C,**转移性腺癌导致的骨髓病变

11.1.4　正色素正细胞性贫血,高输出

其余的正色素正细胞性贫血,包括急性出血后贫血和溶血性贫血,表现为红细胞增生和网织红细胞计数升高。

11.1.4.1　失血后贫血

近期失血引起的失血性贫血为正色素正细胞性,网织红细胞在失血后 3~5 天开始增多,7~10 天可显著升高以致 MCV 高达 100~110fL。出血后首先出现的变化是血小板增多,紧接着肾上腺激素释放而导致白细胞脱离血管内壁进入循环。最后,因血管外体液渗入血管内致血红蛋白浓度下降。

11.1.4.2　溶血性贫血

溶血性贫血通常为正色素正细胞性贫血,其网织红细胞计数升高反映因红细胞破坏增加而产生代偿。此过程可能是偶发或持续性。引起溶血的 4 个基本异常为红细胞内在缺陷、血浆因素、机械性损伤或热损伤导致细胞破坏以及感染因素（表 11.4;见图 11.1）。溶血性贫血患者通常有相似的临床和实验室发现:正色素正细胞性贫血、网织红细胞增多、红细胞寿命缩短、促红细胞生成素水平升高、间接胆红素增加、乳酸脱氢酶增加、结合珠蛋白显著降低和黄疸。伴有血管外溶血者还发生脾肿大和胆结石。骨髓评估多显示红系增生,仅有轻度代偿性溶血的患者也是如此。如果发现循环红细胞特征性形状改变（例如镰状细胞或球形细胞）则有助于诊断,但是在骨髓中的红系前体细胞没有明显变化。明确或证实造成溶血性贫血的原因依赖于患者的病史（包括家族史）和确切的实验室检查,总结于表 11.4。

表 11.4　**溶血性贫血**

原因	疾病	诊断性试验
红细胞内在缺陷 红细胞膜缺陷	遗传性球形红细胞增生症 遗传性椭圆形红细胞增生症 遗传性热变性异形红细胞增生症 遗传性口形红细胞增生症	流式细胞仪分析伊红-5'-顺丁烯二酰亚胺标记的红细胞 孵育渗透脆性试验 甘油溶解试验 冷冻溶血试验 渗透梯度激光衍射法 直接抗人球蛋白试验阴性 膜蛋白分析或者定量分析 基因组 DNA 分析
红细胞酶缺陷		
HMPS	葡萄糖-6-磷酸脱氢酶 罕见:GSH 合成,γ-谷氨酰半胱氨酸合成酶,谷胱甘肽还原酶	定量酶检测 荧光筛选试验 聚合酶链反应 基因组 DNA 分析
糖酵解途径	丙酮酸激酶 罕见:己糖激酶,醛缩酶,葡萄糖磷酸异构酶,磷酸,磷酸丙糖异构酶,磷酸激酶	

续表

原因	疾病	诊断性试验
异常血红蛋白		
血红蛋白溶解度改变	血红蛋白 SS,SC,S/D,S/O-Arab,DD,EE,S/β-地中海贫血	血红蛋白电泳
氧化易感性	不稳定血红蛋白(100 种)	高效液相色谱法
异常结构	地中海贫血	异丙醇的稳定性试验
血浆因素		
免疫机制介导		
AIHA	特发性,感染,自身免疫性疾病,恶性肿瘤	直接 Ig 试验
同种免疫	新生儿溶血病	ABO 和 Rh 测试
药物介导		
直接毒性作用	蜘蛛咬伤,蜜蜂,蛇(眼镜蛇)毒	凝血试验
机械或热损伤	烧伤,心脏瓣膜,血管炎,子痫,恶性高血压,TTP,DIC,溶血尿毒症综合征	PT,PTT,D-二聚体,纤维蛋白原,尿素氮,肌酐
感染	疟疾,巴贝斯虫,巴尔,产气荚膜梭菌	外周血涂片检查和培养
脾隔离症	脾功能亢进,通常分布异常	体检,影像学研究

AIHA,自身免疫性溶血性贫血;DIC,弥散性血管内凝血;GSH,谷胱甘肽;HMPS,己糖磷酸分流;PT,凝血酶原时间;PTT,活化部分凝血活酶时间;TTP,血栓性血小板减少性紫癜。

(1) 红细胞内在缺陷所致溶血

因为这些贫血是遗传性的,所以发现有终身性贫血病史或家族贫血史、胆结石、黄疸或轻度脾大有助于诊断。一个值得注意的例外是阵发性睡眠性血红蛋白尿症(PNH),它是一种继发性缺陷,将在骨髓衰竭综合征章节讲述。

红细胞膜病 很多红细胞膜的分子学基础在过去几年已被阐明(表 11.5)[39-41]。红细胞膜由脂质双分子组成,内层表面的横向网络状定位蛋白称为骨架蛋白,跨膜蛋白纵向穿越脂质双层。骨架蛋白维持细胞形状和可变形能力,跨膜蛋白提供膜的内聚力。跨膜蛋白超过 50 种,包括转运蛋白、受体和抗原。膜收缩蛋白、锚蛋白、4.1R 蛋白、4.2 蛋白和带 3 蛋白等重要膜蛋白的基因编码突变是导致遗传性红细胞膜病的原因。

表 11.5 红细胞膜病

疾病	缺陷	RBC 形态	评论
遗传性球形 RBC 增生症	锚蛋白(D,R),ANK-1 基因	球形细胞+棘 RBC(5%~10%)	所有种族,在北欧血统(发病率 1/200)、北美和日本↑
	第 3 带(D);SLC4A1 基因	球形 RBC,小球形 RBC,中空 RBC	
	β spectrin(D);SPTB 基因	球形 RBC	75%常染色体显性,25%常染色体隐性或散发
	α spectrin(R);SPTA1 基因	少量球形 RBC,卵形 RBC,口形 RBC	
	蛋白 4.2(R);EPB42 基因	球形 RBC+"钳夹状 RBC"(<5%)	50%锚或结合锚蛋白 spectrin 缺乏
遗传性椭圆细胞增生症	α 血影(D)	椭圆形 RBC>25%	临床和遗传学异质性
	β spectrin(D)	如果中度至重度贫血:RBC 碎片,出芽状 RBC	非洲和地中海血统人群↑
	β 血影(D)		多为 α 和 β spectrin 部分缺陷
	蛋白 4.1(D)	第 3 带缺陷病例:蘑菇形	10%仅 spectrin 缺陷
	糖蛋白 C		
东南亚亚洲卵形 RBC 增生症	第 3 带(D)	带有 1~2 个横条或 1 个纵缝的卵圆形 RBC(20%~50%)	RBC 脆而僵硬但稳定
			很少量溶血
遗传性热变性异形 RBC 增生症	spectrin(D)	血液循环中的形态异常的脆弱的细胞碎片,包括出芽状 RBC,RBC 碎片,球形 RBC,三角形粒细胞	遗传性椭圆 RBC 增生症亚型
			在非洲血统人群中↑
			婴儿和儿童出现严重溶血性贫血和发育并发症(例如生长发育迟缓,骨骼异常)
			细胞对热敏感度增加
遗传性口形 RBC 增生症 两种亚型:DHST,OHS	DHST 中的 PIEZO(D)	常见巨形细胞增生症,口形 RBC,靶形 RBC,棘 RBC	DHST 有轻-中度表型,而 OHS 导致最严重的溶血性贫血
	OHS 中的 Rh 相关糖蛋白(D)	DHSt:MCHC 增多,MCV 轻微增多	
		OHS:MCHC 减少,高 MCV(>110fL)	

D,显性;R,隐性;RBC,红细胞;DHST,脱水遗传性口臭;OHS,过水遗传性口腔炎。

遗传性球形红细胞增生症　遗传性球形红细胞增生症（HS）是非免疫性溶血性贫血的一个常见原因。这种疾病是由于红细胞跨膜蛋白异常导致[42]。这种红细胞跨膜蛋白的缺陷导致脂质双层局部膜骨架内聚减弱，产生微囊泡，继之膜丢失，从而形成球形红细胞。球形红细胞增多是 HS 的特征，如果红细胞指数如 MCV 正常或降低时，以及 MCHC 在加温后仍维持36g/dL 或更高时（图 11.18）应怀疑 HS。这些变形不良的球形红细胞被选择性地阻留在脾脏，细胞膜更容易受损而最终导致

细胞破裂。基因缺陷在不同种族群体是多样化的，而这些多样性的分子异常通常为家族性。基因突变通常为转变读码框架或引入提前终止密码子导致突变的等位基因不能合成蛋白。涉及的特定基因（即分子表型）可能不会确切地与生化表型相关（例如异常蛋白的产生）[43]。例如锚蛋白基因缺陷可能显现为膜收缩蛋白缺乏。一般而言，红细胞膜收缩蛋白含量与贫血程度、循环中球形红细胞的百分比、网织红细胞计数和红细胞渗透脆性增加具有良好相关性。

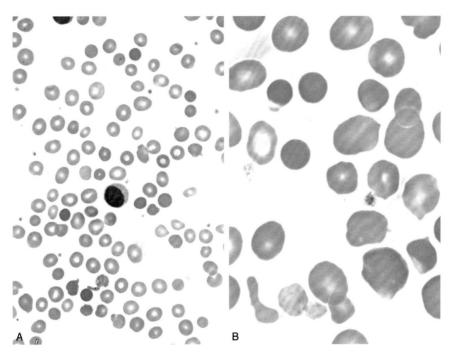

图 11.18　遗传性球形红细胞增生症。A，红细胞数量中度减少，球形红细胞非常明显。B，与周围晚幼红细胞和体积大的中幼红细胞相比，球形红细胞小而深染

虽然遗传性球形红细胞增生症的严重程度存在很大个体差异，但是在临床上，约半数的患者都有贫血的表现。大约在20% 患者中可观察到轻度代偿性溶血。大多数患者（60%）有中度溶血，血红蛋白 8~11g/dL，网织红细胞百分比通常高于8%。HS 患者通常在出生时都有正常的血红蛋白值，但在生后20 天内血红蛋白可急剧降低至需要输血的水平[44]。更多无症状类型的 HS 直到在儿童时期出现溶血危象时才被诊断，其溶血危象通常因为病毒感染而触发。更少见的再生障碍危象继发于微小病毒 B19 感染（图 11.19）。虽然在怀疑有 HS 的个体中通常可询问出 HS 的家族史，但大多数重症类型是隐性的，与α-膜收缩蛋白和一些锚蛋白缺陷相关[45]。随机突变在常染色体隐性遗传的 HS 中特别常见。可用数种诊断检测，包括渗透脆弱性研究、甘油溶解试验、冷冻溶血试验和渗透梯度激光衍射法，但每种检测方法都有明显的假阳性和假阴性。曙红-5'-马来酰亚胺（EMA）标记的红细胞流式细胞检测对 HS 具有最优疾病特异性（98%），然而，单用 EMA 流式检测可能无法检出一部分 HS 病例[46]。虽然 EMA 与带 3 蛋白属特异性结合，但是其他 HS 膜蛋白异常也可影响标记物的结合，因此流式细胞仪可通过检测荧光染色的强度而作出诊断。结合外周血涂片检查[47]并根据实验室的检测条件选用适当的检测方法，推荐的实验室检测包括 EMA 流式检测和冷冻溶血试验[47]。脾切

除是主要的治疗方法。

遗传性椭圆形红细胞增生症和遗传性热变性异形红细胞增生症　遗传性椭圆形红细胞增生症（HE）和遗传性热变性异形红细胞增生症（HPP）最初被描述为不同的疾病实体，但是最近分子生物学研究证实 HPP 是 HE 的一个亚型（见表 11.4 和表 11.5）[39]。它们由于组成膜骨架的横向蛋白互动缺陷所致。与疾病严重程度密切相关的异常是膜收缩蛋白同源二聚体不能自我相连形成异源二聚体，其为膜骨架基本构成成分。特异性基因缺陷不能完全解释临床上 HE 严重程度的差异。该疾病最常见的类型是单个基因缺陷（杂合子）而导致的红细胞变长，在循环中形成椭圆形细胞，一般不伴有贫血或脾大。该病较为严重的类型 HPP 是由于两个膜蛋白基因缺陷而导致显著的膜收缩蛋白缺乏及蛋白功能异常所致。因为较多的红细胞破裂，MCV 可能很低，使溶血性贫血的临床表现变得不典型，这时的血象可能是小细胞而不是正细胞性贫血（图 11.19）。一个与 HE 相关的疾病称为东南亚卵圆形红细胞增生症，在马来西亚、印尼、菲律宾和巴布亚新几内亚人群中发现。受影响的个体中仅一小部有溶血性贫血，伴特征性椭圆形口形红细胞。这种变异红细胞可能保护个体免患脑型疟疾。

遗传性口形红细胞增多综合征　遗传性口形红细胞增多综合征是一组以红细胞中心有一个口形苍白区以及膜的钠钾

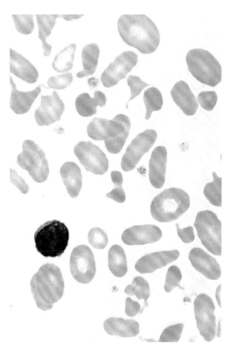

图 11.19 遗传性热变性异形红细胞增生症。 在患儿血中查见大量椭圆形红细胞、红细胞碎片和泪滴形红细胞。其母亲血涂片与此相似,其父亲正常

通透性异常为特征性疾病(图 11.20)[48]。这种罕见的红细胞疾病又分为两个实体:干细胞增多症或脱水遗传性口腔炎(DHST)和过度水化遗传性口腔炎(OHS)[41]。DHST 较常见,钾的丢失可导致红细胞脱水而引起轻-中度溶血性贫血。自动计数显示 MCHC 增加,MCV 正常(某些自动计数仪可能显示假性升高)。非典型 DHST 常常被误诊。最近,在 DHST 中发现了 PIEZO1 蛋白(由 FAM38A 基因编码)的突变。PIEZO 蛋白可

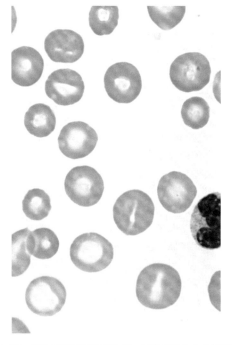

图 11.20 遗传性口形细胞增生症。 口形细胞往往比周围的红细胞染色深,由于细胞内液丧失,有一条裂缝般的中央苍白带

能在红细胞阳离子和体积平衡中起着关键作用。OHS 罕见,导致严重溶血。其特征是阳离子泄漏增加 20~40 倍,导致红细胞水合,MCV 大幅度增加,MCHC 降低。遗传性口形红细胞增生症的患者在脾切除后有严重的血栓形成并发症,避免这样的手术非常重要。

(2) 红细胞酶缺陷

红细胞对能量的需求主要通过葡萄糖的糖酵解途径来获得。另外大约 10% 葡萄糖代谢通过磷酸已糖旁路途径。糖酵解途径中酶的缺陷导致的红细胞疾病罕见。这类疾病大约 90% 是由 1q21 染色体上 PK-LR 的基因突变导致的丙酮酸激酶缺陷所致(见表 11.4)[49]。大多数是常染色体隐性遗传,在婴儿期或儿童时期因临床上出现慢性溶血表现而被首次发现。直接抗人球蛋白试验(Coombs 试验)、血红蛋白电泳和渗透脆性试验均正常。外周血象显示红细胞为正色素正细胞性,没有球形红细胞。其余形态学检查发现多是非特异性,包括网织红细胞增多和红系增生。除葡萄糖-6-磷酸脱氢酶(G6PD)缺乏症以外,磷酸已糖旁路途径酶遗传障碍也属罕见。G6PD 缺乏症是一个最普遍的先天性代谢异常[50]。文献中已有超过 400 个 G6PD 变种和至少 30 个突变(错义点突变)被描述过(表 11.6)。这些在有疟疾流行的地理区域人群中特别普遍,表明进化的多态性形成可能是为了对抗这种寄生虫的感染。G6PD 基因由 X 染色体携带,G6PD 缺乏的完全表达型仅见于男性,女性携带者可有部分表达。G6PD 缺乏症的临床表现包括新生儿黄疸和遗传性非球形红细胞性溶血性贫血。G6PD 缺乏症最严重的结果是新生儿黄疸导致核黄疸,如合并有 Gilbert 病使病情更加恶化[51]。虽然少数患者有慢性溶血性贫血,但多数患者有偶发性贫血,由某些食品(蚕豆)、部分药物(磺胺,硝基呋喃,奎宁衍生物,阿司匹林,芸苔酶)和化学物品(萘,甲苯胺蓝)[52,53]引起红细胞氧化应激性升高所致。G6PD 缺乏的红细胞不能维持足够的谷胱甘肽,使维持血红蛋白完整性辅酶 NADH 合成不足。WHO 分类根据酶缺乏的程度和溶血的严重程度将 G6PD 亚型分为 4 类,从 I 类的低于 10% 酶活性伴严重慢性(非球形红细胞性)溶血性贫血,到 V 类的酶水平增加不伴溶血或临床后遗症。外周血象中显著的不均性红细胞异形伴"咬形"红细胞和嗜多色性细胞增加表明红细胞有氧化损伤(图 11.21)。超活染色显示变性蛋白沉积(Heinz 小体)(图 11.22)。骨髓通常显示红系增生。

表 11.6 常见的葡萄糖-6-磷酸脱氢酶(G6PD)的亚型

异构体	种族	评论
G6PD B	所有人群	最常见,正常异构体
G6PD A	黑人(20%)	正常变异,无溶血
G6PD A–	黑人(11%)	和 G6PD 有相同的突变的一组变异,但另外还有一个额外的突变
		中等程度溶血
		酶不稳定,↑衰变
G6PD MED	希腊人,阿拉伯人,西西里人,犹太人	严重溶血防止恶性疟原虫感染
G6PD CANTON	亚裔人群	中等程度溶血

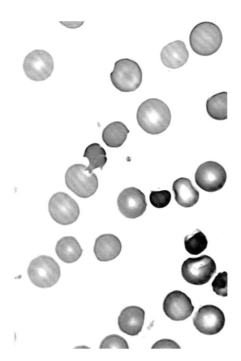

图 11.21 **氧化性溶血**。血红蛋白沉淀在细胞膜上。脾清除与血红蛋白沉积相关的细胞膜，从而产生"咬形"红细胞和球形红细胞

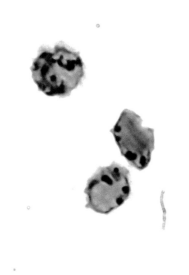

图 11.22 湿片显示氧化性溶血中与膜相关 Heinz 小体

遗传性嘧啶 5′-核苷酸酶缺乏是慢性非球形溶血性贫血（与红细胞酶缺陷相关）的第三大常见原因，仅次于 PK 和 G6PD 缺乏。外周血涂片以红细胞伴明显的粗糙的嗜碱性点彩为特征，这是由于嘧啶核苷酸的沉淀和积累所致[54,55]。

（3）血红蛋白病

血红蛋白病是由于 α 或 β 珠蛋白肽链的氨基酸序列异常

导致血红蛋白结构异常所致。最普遍的血红蛋白异常是 HbS，是由于 β 珠蛋白肽链第六位的缬氨酸被谷氨酸替代所致。HbS 基因为常染色体显性遗传，见于疟疾常见的地区[56]。在美国黑人群体中大约 8%～10% 至少携带一个 HbS 基因[57]。镰状细胞病发生在纯合子镰状突变的个体（称为 HbSS 或镰状细胞性贫血）或复合杂合子突变的个体，最常见为镰状细胞 β-地中海贫血或血红蛋白镰状细胞（HbSC）病。红细胞镰状化是在脱氧、血管收缩、酸中毒、HbS 浓度增加和感染条件下所致。镰状细胞病个体的临床症状的严重程度上差异很大[58]，但通常都是由于镰状细胞对血管内皮的黏附作用增加，继之发生血管闭塞[59]。细胞变成不可逆转的镰状而被网状内皮系统清除。这些疾病的重要特征是红细胞形态的改变（图 11.23）。

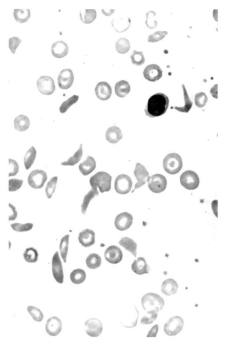

图 11.23 **镰状细胞贫血**。可见大量镰状红细胞和靶形红细胞

除镰状细胞外，在血象中可发现其他不规则形状的细胞，如靶形细胞、球形细胞和多染性细胞。年龄较大的患者由于自体脾切除，血中常可见 Howell-Jolly 体。在急性危象期间常常可见核左移、中性粒细胞增多伴中毒特征以及血小板增多。杂合子病还可显示小细胞症（Sβ-地中海贫血）和细胞内晶体（HbSC）（图 11.24）。镰状细胞贫血患者可发展成急性脾隔离症、微小病毒相关性红细胞再生障碍性贫血和骨髓坏死。除红系增生外，骨髓活检常常显示动脉纤维化增生[60]。非 HBSS 基因型（如 Sβ-地中海贫血）镰状细胞病患者似乎有骨髓坏死和脂肪栓塞综合征的风险[61]。

在为数众多的其他血红蛋白病中，HbC 病和 HbE 病是第二位最常见导致慢性溶血的原因。HbC 基因突变在非洲西部人群中最广泛；HbE 基因主要在东南亚人群中。纯合子 HbE 会引起临床上少见的轻-中度低色素小细胞性贫血（MCV 50～65fL）。HbC 因其血象中红细胞内独特的晶状结构形态而被识别（图 11.25）。

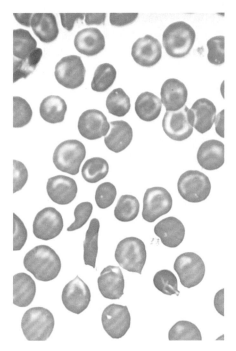

图 11.24　镰状细胞贫血。以靶形红细胞为主,并有丰满的成角镰状红细胞

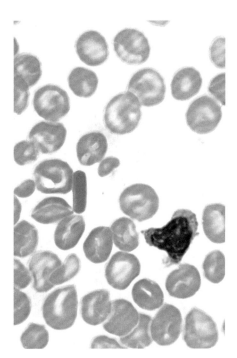

图 11.25　血红蛋白 C。大量靶形红细胞。注意"棚车"细胞中的杆状结晶(图上方中间)

(4) 免疫介导的溶血性贫血

　　自身免疫性溶血性贫血　自身免疫性溶血性贫血(AIHA)是根据自身抗体与目标红细胞抗原有最大亲和力时的温度进行分类,AIHA 通过直接抗人球蛋白试验被发现。温抗体型AIHA 最常见(占 AIHA 的 70%),因为它在体温温度下发生,所以在临床上有重要意义。红细胞表面的 IgG 抗体(偶尔为 IgA抗体)与脾巨噬细胞 Fc 受体相结合,继之伴或不伴补体结合,

随后从循环中清除。部分红细胞膜被吞噬后可产生球形红细胞(图 11.26)。冷抗体型 AIHA 是由于包裹在红细胞表面的IgM 在低温下引发红细胞凝集和补体结合。此抗体最常针对红细胞膜上的 1 型抗原。有些溶血是由于血管内凝集红细胞的破坏而产生。然而,如果冷抗体在温度接近 37°C 时启动,激活补体,就可在临床上发生血管内(有时为血管外)补体介导的溶血(80%情况下)[62]。除非血试管预先被加热过,否则血涂片通常显示细胞凝集;球形红细胞少见(图 11.27)。AIHA 中,同时产生两种温型和冷型自身抗体,提示正常免疫功能紊乱。在老年患者中约 50% AIAH 为特发性(原发性)[63]。相比之下,继发性 AIHA 常发生在有其他疾病的患者,以淋巴组织增殖性疾病为主,但也有自身免疫性疾病、感染和癌症。特别是年轻患者,在肺炎支原体感染或传染性单核细胞增生症(IM)之后,会发生自限性冷抗体型 AIHA。

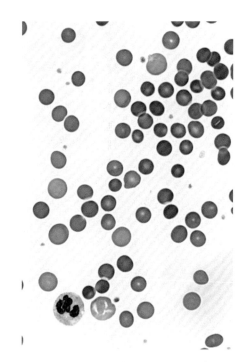

图 11.26　温抗体型溶血性贫血。可见大量球形红细胞

　　药物诱发的免疫性溶血　药物诱发的免疫性溶血主要通过 3 种机制:自身抗体形成(温抗体型 AIHA),常常直接作用于红细胞的 Rh 抗原;吸附在红细胞表面的药物与 IgG 抗体一起形成半抗原;附着在红细胞表面的药物-抗体复合物激活补体[64]。代表这 3 种机制的药物分别是 α-甲基多巴;青霉素和头孢菌素;奎宁,异烟肼和胰岛素。某些药物如头孢菌素和甲基多巴(Aldomet)可引起红细胞膜改变,引起非特异性 IgG 或 IgM 抗体结合。红细胞通过脾脏隔离而丢失和破坏。直接抗球蛋白试验阳性,这种情况下没有必要做骨髓活检。

(5) 物理机械性破坏所致溶血

　　物理机械性破坏所致溶血发生在红细胞受到机械性损伤或外界温度高于正常体温时。机械外伤通过各种机制发生作用,包括 DIC 时纤维蛋白破坏、血管炎、可能的血栓性血小板减

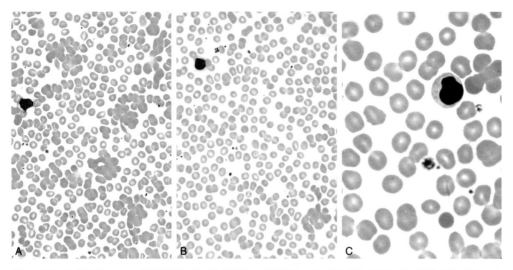

图 11.27 冷凝集素病。A,室温下制备的血涂片可见大量的凝集。B,当血液加热到 37℃,凝集现象逆转。冷凝集素病中红细胞形态基本正常。C,仅有极少量球形红细胞

少性紫癜、主动脉关闭不全时形成涡流的影响、恶性高血压和先兆子痫(见图 11.1)。血涂片通常包含很多裂红细胞和少量球形细胞(图 11.28)。虽然红细胞的破坏可发生在左心室、主动脉或其他大血管,但是这类贫血通常被称为微血管溶血性贫血。当血液受热超过 50℃,红细胞碎裂成小球形细胞(图 11.29)。这是在皮肤遭受严重热灼伤的患者中出现的典型现象。

(6)感染相关性溶血性贫血

感染相关的溶血性贫血是由于微生物寄生于红细胞或以其他方式破坏红细胞所致,如疟疾、巴贝斯虫病和巴尔通体病(图 11.30 和图 11.31)。

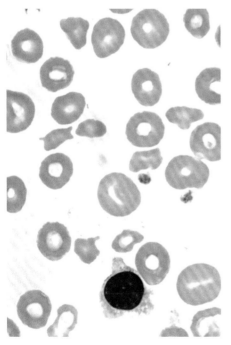

图 11.28 有缺陷的人造主动脉瓣引起红细胞破碎综合征

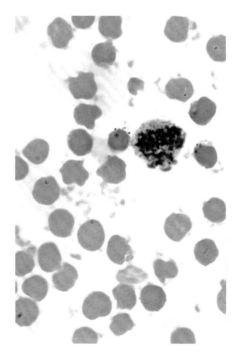

图 11.29 热损伤。样本不经意暴露在蒸汽管道附近有缺陷的气动管道系统的高温下制备的血涂片。存在大量的球形细胞、红细胞胞质碎片和变性的白细胞

11.1.5 大细胞性贫血

大细胞性贫血的定义是 MCV 在成人大于 99fL,在婴儿和儿童则依年龄而定。因为网织红细胞比正常红细胞大,近期出血(>1 周)、溶血性贫血或治疗后的贫血伴网织红细胞增多时可见轻度大细胞增多(MCV 很少超过 110fL)。肝病患者可见继发性网织红细胞增多;其红细胞胆固醇和卵磷脂增加,形成寿命较短的薄而大的细胞和靶形细胞[65]。所有这些过程中都有网织红细胞增多,红细胞分布宽度(RDW)也随之增加。其余的大细胞性贫血(表 11.7)多为造血低下或无效造血,特点是网织红细胞数低下和正常的 RDW。

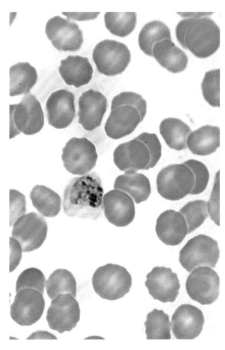

图 11.30   疟原虫的成熟裂殖体

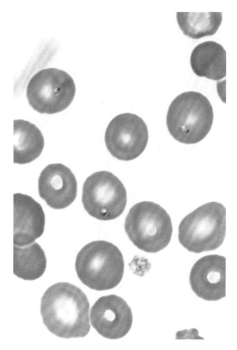

图 11.31   多个红细胞中可见到巴贝斯虫的小配子体

表 11.7   大细胞性贫血的病因

疾病	骨髓形态学特征	评论
先天性疾病		
Diamond-Blackfan 综合征	单纯严重的红系生成↓,红细胞成熟障碍,↑正常前体 B 细胞	家族性,常染色体显性(40%~45%) 散发性或不同遗传方式的家族性 家族性病例伴畸形(例如,身材矮小,头部和上肢异常)
CDA 1 型	巨幼细胞成熟,1%~3%红细胞前体细胞核内染色质桥梁,双叶核,或核萌芽	常染色体隐性,CDAN1 突变(15q15.1-q15.3),C15ORF41,轻度至中度贫血
CDA 2 型(HEMPAS)	晚幼红细胞或巨幼红细胞,10%~40%红系前体细胞的双核或多核,核碎裂	常染色体隐性遗传,SEC23B 突变(染色体 20q11.2) 轻度至中度贫血
CDA 3 型	多核巨幼细胞成熟,10%~40%红细胞前体为多核,包括巨红细胞(多达 12 个核);核碎裂	常染色体显性(家族性),KIF23 突变(15q21-25),可变遗传(散发性),未知突变 轻度至中度贫血
CDA 变异型	CDA Ⅰ 样,CDA Ⅱ 样	常染色体显性或 X 连锁或隐性 KLF1,GATA-1
巨幼细胞性贫血		
钴胺(维生素 B₁₂)缺乏	不同步的核浆成熟 红细胞和髓系增生,髓红比例↓	由于摄入不足(严格的素食饮食)或吸收受损(恶性贫血,胃大部切除术,鱼绦虫,阔节裂头绦虫,回肠切除或疾病,胰腺功能不全,盲袢综合征)
叶酸缺乏	与胞质成熟度相比,红系中的大细胞多有不成熟的细胞核(染色质透亮),可见多核细胞,异常细胞核形,Howell-Jolly 小体,嗜碱点彩,Cabot 环	由于摄入不足(不良的饮食习惯,早产儿,血液透析),小肠吸收受损(口炎性腹泻,肠炎,小肠切除),利用率增加(慢性溶血,妊娠,慢性感染)
药物	髓系中有巨大杆状核粒细胞,晚幼粒细胞,多分叶的中性粒细胞(6 叶)	DNA 代谢的抑制剂(脱氧核苷酸合成酶抑制剂,抗代谢药物,二氢叶酸还原酶抑制剂),抗惊厥药,口服避孕药
天生障碍性疾病	大而多叶形的巨核细胞,大血小板	先天性缺陷(内在因子,运钴胺蛋白Ⅱ),代谢过程中的错误,遗传性乳清酸尿症,Lesch-Nyhan 综合征
其他		肝脏疾病,甲状腺疾病,毒素,乙醇,再生障碍性贫血

CDA,先天性红系增生异常性贫血;HEMPAS,遗传性多核幼红细胞伴阳性酸溶血试验。

11.1.5.1　巨幼细胞性贫血

巨幼细胞性贫血是最常见的大细胞性贫血,特别是由于维生素 B_{12}(钴胺素)或叶酸缺乏所致(见表 11.7)。大细胞性贫血是由于 DNA 合成缺陷导致无效红细胞生成的结果[66]。叶酸辅酶在限速反应步骤以及其他 DNA(嘧啶)合成步骤中是一个重要的辅助因子;钴胺素在蛋氨酸合成和甲基丙二酰辅酶 A 转化为琥珀酰辅酶 A 过程中扮演相互依赖的角色。在细胞质

不断成熟的同时,由于缺乏足够的 DNA 进行有丝分裂导致细胞分裂延迟,所以见到较大或巨大的造血前体细胞。骨髓内细胞死亡增加,继之发生代偿性红细胞增生和特征性椭圆形大细胞性贫血。贫血往往出现在叶酸或维生素 B_{12} 缺乏后期;中性粒细胞分叶过多则通常出现较早(图 11.32 至图 11.35)。巨幼细胞性贫血患者的血液学表现通常是显而易见的(表 11.7),一般不需要做骨髓检查。但在全血细胞减少时或当外周血象结果被同时存在的缺铁性贫血或小细胞性贫血所掩盖时应该做

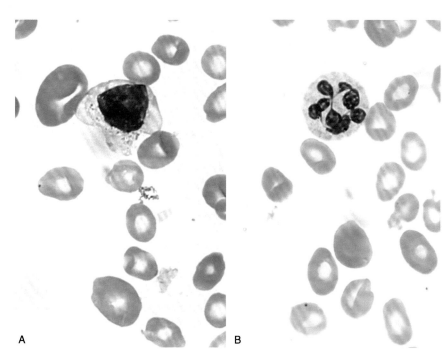

A　　　　　　　　　　　　　　　　　　B

图 11.32　巨幼细胞性贫血。大的卵圆形红细胞(A)和多叶核中性粒细胞(B)是典型特征

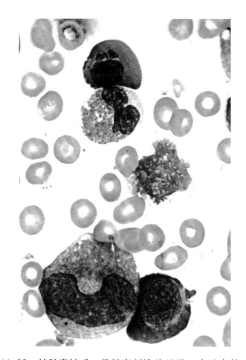

图 11.33　钴胺素缺乏。骨髓穿刺涂片显示一个巨大的 C 形中性粒细胞核和巨幼红细胞

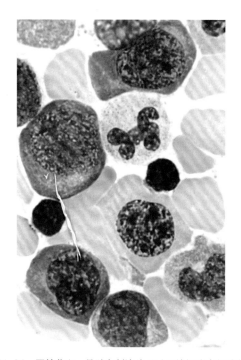

图 11.34　恶性贫血。骨髓穿刺涂片显示巨幼细胞中细胞核和细胞质成熟程度的分离。杆状核中性粒细胞常有蜿蜒的核轮廓

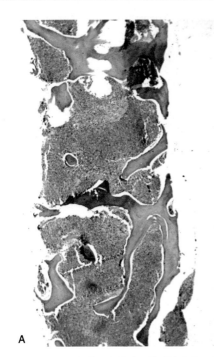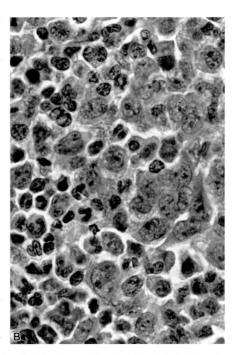

图 11.35　恶性贫血的骨髓环钻活检往往呈现出显著的细胞增多(A)和成簇的原红细胞(B)。这种形态与 MDS 和急性红系白血病的区分非常重要

骨髓检查以明确诊断。非常重要的一点是要认识到严重巨幼细胞性贫血可有许多异形细胞和原红细胞,不要将这种现象误诊为 MDS 或急性红系白血病。形态上,没有骨髓三系发育异常和没有原始粒细胞异常增多是鉴别诊断的关键。血清和红细胞叶酸水平以及血清维生素 B_{12} 水平的测定使这一鉴别诊断变得非常简单。叶酸缺乏是最常见的营养缺乏性疾病,在酗酒者、贫困者和老年人中最普遍。情绪障碍,特别是老年患者,可能由尚未确诊的叶酸缺乏所致。正常的饮食中含有足够的维生素 B_{12},因此,体内钴胺素的储存量很丰富。在西方国家造成钴胺素缺乏最常见的原因是恶性贫血。在正常情况下,钴胺素复合物和胃壁细胞分泌的内因子与回肠末端的内因子受体结合。在恶性贫血时,胃壁细胞通过自身免疫机制遭到破坏,很少或根本没有钴胺素的吸收。与叶酸缺乏相比,钴胺素缺乏还导致神经脱髓鞘病变和许多神经系统病变。目前,确诊这些维生素缺乏症的最佳诊断方法存在争议。

最常用的指标是红细胞叶酸水平和血清钴胺素水平;然而,这些检查并不是非常特异或敏感。血清钴胺素水平在一些维生素 B_{12} 缺乏的患者中可能为正常或仅仅轻微减少。其他目前使用的检测包括血清或血浆甲基丙二酸以及血浆同型半胱氨酸的水平。这些指标能更好地反应出患者在早期缺乏时组织中钴胺素的储存降低[67]。在叶酸缺乏时可能见到同型半胱氨酸血症。全反钴胺素 Ⅱ 为钴胺素的亚型,对于肾功能正常的维生素 B_{12} 缺乏患者这也是一个很好的测定指标[68]。恶性贫血与几种自身抗体有关;检测壁细胞和内因子抗体有助于诊断[69]。RBC 叶酸水平与叶酸的长期摄入量相关,而血清叶酸水平反映近期叶酸摄入量。在美国,FDA 要求所有的面包、谷物、面粉、玉米粉、面食产品、大米和其他谷类食品中添加叶酸。NHANES 结果显示,叶酸状态显著改善,与成功的叶酸强化相关。然而,低 RBC 叶酸(<140ng/mL)的患病率因性别、种族和族群而异,与非西班牙裔白人和美籍墨西哥人妇女相比,非西班牙裔黑人妇女的低水平最为显著[70]。根据对梅奥医学实验室 10 年期(1999—2009 年)叶酸检测的回顾性研究,在叶酸强化后的时期,真性叶酸缺乏是极为罕见的;并且,RBC 叶酸和血清叶酸的常规检测是不必要的,因为它们几乎在所有情况下都提供相同的诊断信息(未发表的观察)[71]。另一方面,必需根据各家医疗机构所服务患者的人口统计学情况谨慎地开展检测。

引起巨幼红细胞贫血的药物主要是那些作用于 DNA 合成的药物,包括抗叶酸剂(例如甲氨蝶呤)、嘌呤类似物、嘧啶类似物(齐多夫定)和核苷酸还原酶抑制剂(例如羟基脲)。此外,若干抗惊厥药和抗抑郁药依赖于充足的叶酸而产生适当的药物治疗反应[72]。

11.1.5.2　体质性因素所致大细胞贫血

体质性因素所致大细胞贫血很少见。Diamond-Blackfan 综合征是一种体质性遗传性疾病,通常在生后数月发病,90%病例在 1 岁内确诊(见表 11.7)[73]。它是第一个被发现由于核糖体的结构蛋白突变导致的人类疾病(染色体 19q13.2 上 RPS19 基因突变)。在 25%散发性和家族性病例中发现这种基因的突变。所有其他编码核糖体蛋白的基因都有牵连(如 RPS24);研究发现大约 50%患者有基因突变[74]。红细胞不能生成的原因可能是由于有缺陷的核糖体生成而导致红细胞前体凋亡所致[75]。所以这种疾病的临床表现为异质性是毫不奇怪的。受影响的家庭成员在贫血程度、治疗反应和先天性畸形的表现上有显著差异。该病最常表现为不能缓解的大细胞性贫血伴网织红细胞减少。骨髓标本显示很少或没有红细胞前体。部分病例显示原始血细胞增加。循环红细胞中 HbF 增加(不均匀性分布)。细胞内酶呈胎儿期分布。除血和骨髓结果外,促红细胞生成素增加、红细胞腺苷脱氨酶水平升高和 i 抗原表达有助于确定诊断。

11.1.5.3 先天性红细胞生成异常性贫血

先天性红细胞生成异常性贫血(CDA)是罕见的遗传性疾病,以红细胞生成异常为特征[76]。3 种最初描述的亚型(CDA 1、2 和 3 型)是由红细胞前体的特殊形态来决定的(见表 11.7)。此外,其他少见的变异型(CDA 4 型)也有报道。CDA 的形态学特点是红细胞显著增生和红细胞发育显著异常,伴正常髓细胞和巨核细胞成熟(图 11.36~图 11.38)。红细胞无效生成,表现为网织红细胞减少和轻到中度的大细胞贫血(CDA 1 和 3)以及中度的正细胞性贫血(CDA 2)。大小不均性红细胞异形在所有类型中都可见到。外周红细胞偶见嗜碱点彩,胞质空泡化或 Cabot 环。CDA 2 患者红细胞上有很强的蛋白抗原 i 和 I 表达。一般来说,临床表现与慢性溶血性贫血有关,包括乳酸脱氢酶和胆红素水平增加、黄疸、脾大、胆结石形成倾向和铁过量。CDA 2 是最常见的 CDA,也是最易误诊的;尽管在生后早期就有可识别的慢性溶血性贫血,但患者通常在青少年甚至成人才得到正确诊断[77]。不像其他的 CDA,CDA 2 可能有小球形红细胞和渗透脆性试验阳性而提示诊断为 HS[78],或 Ham 酸化血清溶血试验阳性而提示 PNH(因此,CDA 2 被称为 HEMPAS,或遗传性红细胞增多症伴阳性的酸化血清)[79]。干扰素-α 治疗对少数 CDA 1 的患者有效。

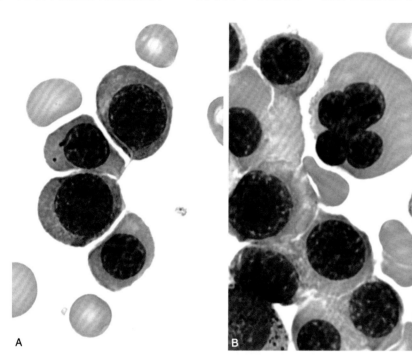

图 11.36 先天性红细胞生成异常性贫血 1 型。骨髓穿刺涂片显示巨幼红细胞成熟,细胞核内染色质丝形成桥接(A),并有多核细胞(B)

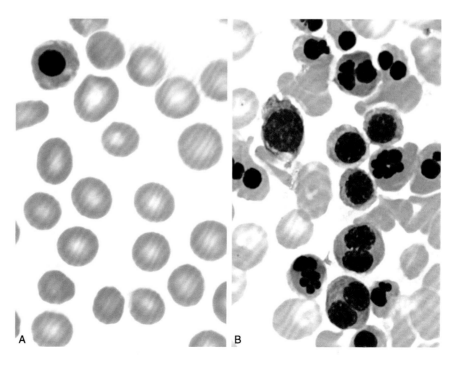

图 11.37 先天性红细胞生成异常性贫血 2 型[遗传性多核幼红细胞伴阳性酸溶血试验(HEMPAS)]。A,16 岁女性患者,外周血涂片显示轻微的正色素正细胞性贫血和一个晚幼红细胞。与本病无关的肿瘤进行分期而检查骨髓。B,可见大量双核和多核的晚幼红细胞。其弟弟有相似改变。两者都有阳性的酸溶血试验

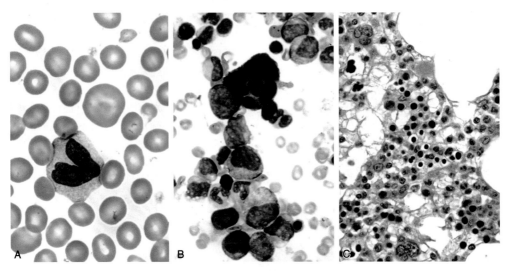

图11.38   先天性红细胞生成异常性贫血3型。A,外周血涂片显示大细胞性红细胞和巨幼杆状核中性粒细胞。B,骨髓穿刺涂片(B)显示含有八个核的巨幼红细胞。C,骨髓环钻活检切片偶见多核红系前体细胞

11.2   白细胞减少症的评估

11.2.1   中性粒细胞减少症

中性粒细胞在生前1周和5岁以后是血液循环中最常见的白细胞。因此中性粒细胞减少是导致白细胞计数减少的最常见原因。年龄、性别和种族背景都可影响中性粒细胞计数。因此,需要考虑不同情况下的正常参考范围。如果不考虑性别和种族因素,中性粒细胞绝对计数(ANC)在新生儿少于$0.7\times10^9/L$、在婴儿少于$2.5\times10^9/L$、在儿童和成人少于$1.5\times10^9/L$时即可诊断为中性粒细胞减少。与白种人相比,拉丁裔中性粒细胞计数略高;非洲裔和一些中东少数民族中性粒细胞计数略低。其原因是骨髓造血差异或中性粒细胞储存的调节[80]。良性种族性中性粒细胞减少症具有遗传因素,在临床上无关紧要[81]。在非洲裔健康个体中,20%~50%的个体ANC为$(1.0\sim1.5)\times10^9/L$,其中性粒细胞计数较低与Duffy抗原受体趋化因子基因多态性有关。DARC无效基因型与间日疟原虫抗药性有关,在其他地方性感染中也可能起作用[82]。任何个体出现严重的中性粒细胞减少($<0.5\times10^9/L$)持续超过数天,很可能发生危及生命的感染,特别是内源性细菌感染。新生儿特别容易受感染,因为他们的中性粒细胞存在着一些功能上的缺陷,有限的骨髓中性粒细胞储存以及无法在短时间内迅速增加中性粒细胞的生成。高达38%新生儿败血症都有中性粒细胞减少[83]。

11.2.1.1   婴儿期及儿童期继发性中性粒细胞减少症

婴儿期及儿童期继发性中性粒细胞减少症远比先天性或遗传性原因引起的疾病多见,且常常为暂时性或慢性,能自我缓解;通常由感染或免疫系统紊乱所致(框11.3)。

(1)新生儿同种免疫中性粒细胞减少症

本病是由于母体IgG抗体通过胎盘与胎儿中性粒细胞上由父亲遗传的抗原(HNA)反应所致[84]。产后妇女伴有HNA

框11.3   获得性中性粒细胞减少的病因

药物诱因,与继发性免疫介导机制重叠
- 抗生素,抗真菌药,抗疟药
- 抗惊厥药
- 抗炎药
- 抗甲状腺剂
- 抗抑郁药
- 镇静剂
- 心血管药物
- 利尿剂
- 其他:左旋咪唑,利妥昔单抗

原发性免疫介导
- 新生儿免疫性中性粒细胞减少
- 儿童自身免疫性中性粒细胞减少
- 输血反应

继发性免疫介导
- 自身免疫性疾病:类风湿性关节炎,系统性红斑狼疮,原发性胆汁性肝硬化,结节性多动脉炎,硬皮病,Castleman病,Sjögren干燥综合征
- 感染:幽门螺杆菌,HIV,微小病毒B19
- 神经系统疾病:多发性硬化症
- 恶性肿瘤:霍奇金淋巴瘤,T细胞大颗粒淋巴细胞白血病,肾母细胞瘤
- 药物诱导:利妥昔单抗,氟达拉滨,丙基硫尿嘧啶
- 移植:干细胞,骨髓,肾
- 骨髓损伤:再生障碍性贫血,阵发性睡眠性血红蛋白尿症

其他
- 慢性特发性中性粒细胞减少症(可能是免疫介导)
- 感染 *
  - 病毒:HIV,呼吸道合胞病毒,CMV,EBV,甲、乙或丙型肝炎病毒,流感病毒,麻疹病毒,腮腺炎病毒,风疹病毒
  - 细菌:立克次体,伤寒,粟粒性肺结核,伤寒,野兔病,布鲁氏菌病
  - 原生动物:疟疾,黑热病,锥虫病
  - 真菌:组织胞质菌病
- 营养缺乏:维生素B_{12}(钴胺素),叶酸,铜,重度热量缺乏
- 骨髓浸润 *:癌症,白血病,淋巴瘤,多发性骨髓瘤,肉芽肿性疾病,骨髓纤维化进程
- 内分泌或代谢性疾病 *:Addison病,甲状腺功能亢进,垂体功能低下,高血糖血症,酪氨酸血症,糖原贮积症1B型
- 脾功能亢进
- 辐射
- 毒素,乙醇
- 血液透析
- 妊高症

* 本表并不全面,只是列出了主要的有代表性的病因类型。

者的数量显著高于中性粒细胞减少症的发生率,表明很多产生的抗体没有临床意义。中性粒细胞减少的程度可以相对轻微或相当严重;因此,患病的婴儿或是无症状,或是表现为极为严重的败血症。中性粒细胞减少症在母体抗体衰变后 6 至 11 周内自发消退,但可能持续长达 6 个月[85]。G-CSF 治疗可改善严重的中性粒细胞减少症。粒细胞凝集(GAT)或粒细胞间接免疫荧光(GIFT)试验通常足以诊断。骨髓可显示细胞量正常或增多伴成熟中性粒细胞减少,但一般不需要做骨髓检查。

(2) 原发性自身免疫性中性粒细胞减少症(AIN)

又称儿童期自身免疫性中性粒细胞减少症。不伴其他病理状态时,本病是导致婴儿和儿童慢性中性粒细胞减少的最常见原因。本病影响新生儿和 38 个月以下的婴幼儿,95%病例在 2~3 岁时自行缓解[86]。感染并发症通常不像中性粒细胞减少程度所预期的那么严重[87]。大多数儿童有针对中性粒细胞表面抗原(HNA)的抗体。因敏感性和特异性低,检测抗中性粒细胞抗体时建议使用两种方法[85]。最常用的检测是GIFT 和 GAT。一般不需要骨髓检查;如果检查,则显示骨髓细胞量正常或增多,伴核左移。如果大龄儿童形成慢性 AIN,应考虑评估先天性免疫缺陷,如常见的可变免疫缺陷。当母亲有AIN 时,新生儿也会在胎盘转移自身抗体后发生 AIN。

一种病因不明的暂时性中性粒细胞减少症可在比胎龄小的或高血压妇女所生的新生儿中见到[88]。出生后 3 天出现的中性粒细胞减少常与坏死性小肠结肠炎或医院内感染有关。如有难以解释的新生儿中性粒细胞减少症一定要考虑垂直传播的 HIV 感染的可能性。儿童时期孤立的急性中性粒细胞减少症最常为病毒感染的结果[75]。中性粒细胞减少一般在感染的 48 小时内发生,可持续达 6 天。除了大量中性粒细胞进入感染组织遭到破坏之外,脾隔离症或抗中性粒细胞抗体的形成(EBV 感染)均可加速粒细胞的破坏。对于这些患者,通常所需要做的就是监测血细胞计数(可作为疾病恢复的证据),等待其自愈。

11.2.1.2 成人继发性中性粒细胞减少症

本病很多病因(见框 11.3)。它们可以大致分为药物所致中性粒细胞减少症,原发性和继发性免疫性中性粒细胞减少症,非免疫介导的中性粒细胞减少症[89]。当中性粒细胞减少而临床病史和体检不能找出一个可能的原因,特别是伴有其他细胞系也受影响的时候,通常需要做骨髓检查。中性粒细胞减少症可由骨髓细胞生成障碍所导致,继发于自由基或代谢产物的直接毒性作用,免疫介导的破坏,骨髓细胞增殖或成熟缺陷以及细胞凋亡增加。另外的机制还包括中性粒细胞生存时间减少,中性粒细胞利用增加和粒细胞再分配。在某个具体个体中造成中性粒细胞减少的因素通常是多方面的。

(1) 药物引起的中性粒细胞减少症

本病是导致成人中性粒细胞减少最常见的原因。中性粒细胞减少常常继发于化疗或放疗,且与剂量相关,一般会影响多个细胞系。特异体质药物反应是在门诊患者中导致单纯中性粒细胞减少症最常见的原因。特异体质药物反应所致的粒细胞缺乏症定义为原先中性粒细胞计数正常的易感个体中性粒细胞计数(ANC)<0.5×10⁹/L[90]。轻到中度中性粒细胞减少的个体[ANC(0.5~1.5)×10⁹/L]可看作药物所致中性粒

细胞减少症。在用药过程中,中性粒细胞减少症发作的时间是无法预测的。但是通常发生在初次用药后的 1~2 周,或是立即发生于再次用药后。几乎所有药物都可能致病。导致严重中性粒细胞减少症的常见药物有氯氮平、甲基咪唑、磺胺吡啶、甲氧苄啶磺胺甲噁唑和可卡因(受左旋咪唑污染)[91]。迟发性中性粒细胞减少症见于抗 CD20 单克隆抗体(利妥昔单抗)[92]。致病机制各不相同且很难确定。免疫介导(免疫复合物、半抗原或自身免疫)或非免疫介导机制的作用,如药物活性代谢产物对中性粒细胞或骨髓基质的毒性作用,已有文献描述。药物引起的中性粒细胞减少的发生率随着年龄的增长而增加,这可能反映了老年人更多地使用多种药物。有一种假说认为,某些个体对特异性反应的更大易感性与骨髓前体对正常药物浓度的敏感性增加或改变药物代谢或药物代动力学的基因多态性有关。如果怀疑严重的药物相关性中性粒细胞减少症,所有非必需药物和非处方药物必须停止使用,并替换必需药物。如果持续接触药物,药物引起的粒细胞缺乏症可能致死。

(2) 继发性自身免疫性中性粒细胞减少症

在成人,自身免疫性中性粒细胞减少症(AIN)多为继发性;原发性 AIN 有时见于年轻成人,而年长成人罕见。继发性AIN 与多种全身性自身免疫性疾病、感染性疾病、肿瘤、神经系统疾病、移植和某些药物[86],也可并发血小板减少症或溶血性贫血,并且中性粒细胞减少症通常是多病因所致。可能需要骨髓检查,以排除肿瘤或发育不全。继发性 AIN 的诊断具有挑战性,因为直接抗中性粒细胞抗体试验的敏感性低。支持自身免疫性疾病的物理检查和特定的免疫测试通常足以作出诊断[93]。中性粒细胞减少症伴全身性自身免疫性疾病(如,SLE,原发性胆汁性肝硬化和 Sjögren 综合征)可能与疾病活动有关,病情严重者罕见,除非与 Felty 综合征有关。在大多数病例中,Felty 综合征和 T 细胞 LGL 伴类风湿性关节炎都具有遗传性 DR4 单倍型,并且是同一疾病过程的一部分[94]。70%~80%的 T 细胞 LGL 白血病患者发生中性粒细胞减少症,有多种病因,包括抗中性粒细胞自身抗体,细胞因子抑制髓系细胞增生,可溶性 Fas 配体(由大颗粒淋巴细胞产生)介导的细胞凋亡,以及脾隔离症。除了形态学评价,针对 LGL 的免疫分型和TCR 基因重排可证实诊断。

(3) 非免疫性慢性特发性中性粒细胞减少症

本病定义为持续性(>3 个月),无波动性,无法解释的中性粒细胞减少[与年龄和种族群体相关的标准(白种人 ANC<1.8×10⁹/L;非洲裔血统<1.5×10⁹/L)][95]。这基本上是一个排除性诊断,要全面评估并排除其他原因,包括用 GAT 和 GIFT 方法重复检测抗中性粒细胞抗体和骨髓细胞遗传学分析[80]。本病主要累及中年女性,尤其是那些有 HLA-DRB1*1302 遗传倾向者,可并发轻度贫血或血小板减少症、骨质减少或骨质疏松症。成人很少发生自发缓解。骨髓细胞量一般正常,伴有粒红细胞比值轻微下降,后者是由于轻微的 T 细胞和细胞因子介导的粒细胞生成受抑制。

(4) 感染相关性中性粒细胞减少症

本病可有多种感染原,包括几乎所有类型的病毒感染。感染后中性粒细胞减少症,在儿童更常见,通常自愈,除非败血症,或与 EBV 或 HIV 感染相关的持续性中性粒细胞减少症。有多种发病机制,包括祖细胞或内皮细胞的感染,免疫介导的

骨髓抑制(特别是病毒感染),过度的细胞破坏(特别是内毒素血症的菌血症),中性粒细胞对内皮的黏附性增加,抗中性粒细胞抗体形成,感染部位的中性粒细胞利用率增强。

(5)营养缺乏相关性中性粒细胞减少症

大多数继发性中性粒细胞减少症患者骨髓中的髓系细胞多为正常形态。但是也有例外情形,包括巨幼细胞性贫血(见表11.7)和铜缺乏症。与维生素 B_{12} 或叶酸缺乏相关的中性粒细胞减少症罕见于无贫血和大细胞增多的情况。在红细胞和粒细胞前体(尤其是早幼粒细胞和中幼粒细胞)中出现胞质空泡时应考虑铜缺乏。常见环形铁粒幼细胞,也可见含有含铁血黄素的浆细胞[96,97]。骨髓可呈多少不一的细胞量,伴髓系和红系异常增生,常为环状铁粒细胞,原始血细胞增多,可能出现

含铁血黄素的浆细胞。患者可同时伴有正细胞性、大细胞性或小细胞性贫血以及神经系统疾病和血小板减少症(较少见)。铜缺乏症继发于过量的锌摄入(通过补充剂、药物或饮食)、全肠外营养和胃肠功能紊乱(如,部分胃切除)。轻度中性粒细胞减少症也可见于严重的热量缺乏,如神经性厌食。

11.2.1.3　先天性中性粒细胞减少症

先天性中性粒细胞减少症是指基因突变所引起的中性粒细胞减少,而这些基因突变包括出生时就存在的和出生后产生的。很多这样疾病的内在缺陷导致细胞过早凋亡、中性粒细胞无效生成和反复感染。这些将在下一段讨论,并总结在表11.8中。

表 11.8　体质性中性粒细胞减少的原因及相关的外周血和骨髓表现

疾病	外周血涂片表现	骨髓涂片表现	评论
严重的先天性中性粒细胞减少症	慢性、显著的中性粒细胞减少($<0.2×10^9/L$),单核细胞和嗜酸性粒细胞增多	正常细胞量,显著的髓系增生低下,成熟停顿在早幼粒(中幼粒)细胞期,单核细胞、嗜酸性粒细胞、巨噬细胞和浆细胞增多	常染色体显性:*ELANE* 或 *GFI1* 突变 常染色体显性:*HAX1*、*G6PC3* 或 *VPS45* 突变 X 连锁:*WAS* 突变 获得性 *GSF3R* 突变 SCN1 和 SCN3 有 MDS 或 AML 高风险
周期性中性粒细胞减少	周期性中性粒细胞的最低点($<0.2×10^9/L$) 时常变化的单核细胞,网织红细胞,和血小板计数(正常到↑)	在明显的中性粒细胞减少期之前,髓系再生障碍或增生低下伴明显核左移	2 常染色体显性:*ELANE* 突变 10% 致命感染 白血病转化罕见 G-CSF 缩短细胞周期,并增加中性粒细胞计数
Shwachman-Diamond 综合征	中性粒细胞减少症(88%~100%),1/3 慢性,2/3 间歇性 贫血(42%~82%) 血小板减少(24%~88%)	细胞量不等 髓系增生低下,可能有核左移 所有细胞系可能有轻度非特异性生成障碍 可能进展为再障、MDS 或 AML	常染色体隐性,HbF 增加(患者亚群) *SBDS* 突变,常来自基因转化事件 胰腺外分泌功能障碍,身材矮小,骨骼畸形,骨髓基质缺陷
Chediak-Higashi 综合征	慢性粒细胞减少,粒细胞及其前体细胞含有大的胞质包涵体 大颗粒淋巴细胞	颗粒细胞中的嗜苯胺蓝颗粒或细胞质包涵体呈 MPO 和 CD63 阳性	常染色体隐性,*LYST* 突变,错义突变—较轻疾病,截断突变——严重早期疾病,蛋白质调节溶酶体相关细胞器的大小和运动
WHIM 综合征	慢性,严重的中性粒细胞减少 异常的中性粒细胞核分叶,细丝连接固缩的核小叶;过多核分叶伴胞质空泡过度调节;淋巴细胞减少	细胞量多,异常和过多核分叶的粒细胞伴凋亡特征,核分叶间细丝,胞质空泡	常染色体显性,异常 ↑CXCR4 功能,常有 *CXCR4* 突变 骨髓细胞中成熟中性粒细胞的滞留、衰老和凋亡 G-CSF 或 GM-CSF 治疗可改进中性粒细胞的释放 CXCR4 拮抗剂治疗(如 plerixafor)正在临床试验

G-CSF,粒细胞集落刺激因子;GM-CSF,粒细胞-巨噬细胞集落刺激因子;WHIM,疣、低丙种球蛋白血症、感染和先天骨髓粒细胞缺乏症;MDS,骨髓增生异常综合征。

(1)重型先天性中性粒细胞减少症(SCN)

本病是一组异质性疾病,其特点为存在遗传性突变,导致严重、持续性中性粒细胞减少和骨髓幼稚中性粒细胞成熟停顿[98,99]。患者表现为急性致死性细菌和真菌感染,通常累及皮肤、口咽和肺。在40%的病例中,遗传学因素不明[100]。其余病例的分子分类对风险分层、治疗和预后都很重要[101]。大约50%~60% SCN 患者有常染色体显性杂合子 *ELANE* 突变(SCN1),在婴儿早期出现严重的化脓性感染,除非用 G-CSF 或造血干细胞移植治疗,否则在 3 岁前死亡(图 11.39)。在 SCN 和周期性中性粒细胞减少症中至少描述了 100 个不同的 *ELANE* 突变(见下文)[102]。*ELANE* 突变产生一种错误折叠的中性粒细胞弹性蛋白酶蛋白,该蛋白激活了导致中性粒细胞凋亡的未折叠蛋白反应机制[103]。*GFI-1*(SCN2)突变导致了一种

罕见的常染色体显性疾病,也与淋巴细胞减少症相关。Kostmann 最初在 1956 年描述了一种常染色体隐性 SCN,称为 Kostmann 中性粒细胞减少症(SCN3)。它与 *HAX1* 突变相关,可见于瑞典、土耳其和中东人群,占 SCN 的 15%[104]。婴儿在出生后的第一周出现严重细菌感染,其中一部分患者出现神经系统症状(癫痫、认知缺陷、精神发育迟滞),这是由于额外的同工型 *HAX1* 在神经元中表达。*G6PC3*(SCN4)和 *VPS45*(SCN5)突变引起的常染色体隐性疾病是罕见的,X 连锁疾病也是如此。一般认为 SCN 是一种白血病前期疾病,一项研究显示 10 年后 MDS 或急性髓系白血病的累积转化率为 21%[105]。需要大剂量 G-CSF 治疗的患者进展更频繁[106]。继发性 CSF3R 突变可能增加白血病风险(见图 11.39)。G-CSF 改善 90% 以上 SCN 患者中性粒细胞减少的作用是通过增加中性粒细胞存活率来

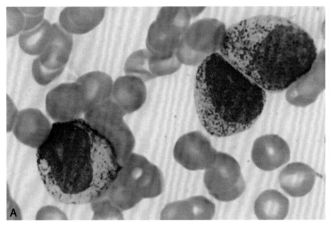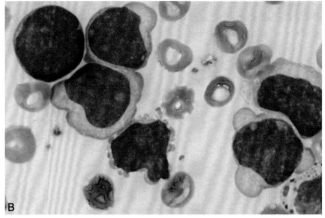

图 11.39　**重型先天性中性粒细胞减少症。**3 岁男孩，骨髓穿刺涂片显示成熟停顿在早幼粒细胞阶段（A）。通过粒细胞集落刺激因子（G-CSF）治疗 10 年后，进展成急性髓系白血病（B）。G-CSF 受体基因检测到点突变

实现的。G-CSF 对超过 90% 的 SCN 患者可改善中性粒细胞减少症，可能是通过增加中性粒细胞的存活时间来完成的。

（2）周期性中性粒细胞减少症

本病是由 *ELANE* 突变引起的常染色体显性疾病，但其病情比 SCN1 轻，因此有些患者直到成年才被诊断出来[102]。患者中性粒细胞计数间隔 21 天波动一次，间隔时间从 14 到 36 天不等，波动幅度从正常到几乎为零。在严重外周中性粒细胞减少期之前骨髓就显示髓系细胞成熟停顿。在细胞生长的各个阶段都可见到骨髓原始细胞加速凋亡，从而导致粒细胞输出不足[107]。连续监测中性粒细胞计数 6~8 周则很容易做出诊断。G-CSF 有效，随年龄的增长症状通常会有所改善[108]。

（3）Shwachman-Diamond 综合征（SDS）

SDS 是一种罕见的、常染色体隐性、症状各不相同的多系统疾病，通常表现为生后前几年出现症状[109]。患儿长期营养吸收不良、脂肪泻、发育异常，最终导致生长发育迟缓。由于中性粒细胞减少和粒细胞趋化作用受损，以及常见的 T 细胞和 B 细胞异常均可导致感染增加。通过识别胰腺外分泌功能障碍和间歇性或持续性中性粒细胞减少而诊断。大约 90% 患者有 Shwachman-Bodian-Diamond 综合征基因（*SBDS*）的等位突变，该基因位于 7q11[110]。SBDS 蛋白参与核糖体合成、肌动蛋白聚合、骨髓造血和基质细胞功能。疾病表现在个体和患者之间随时间变化，使得部分病例的诊断具有挑战性[111]。症状包括间歇性贫血和血小板减少症、神经认知缺陷、骨骼异常，如干骺端发育不全和肝肿大[112]。在疾病过程中出现细胞遗传学异常，似乎是相对良性的，包括等臂染色体 7q 和 20q 缺失，这可能是有丝分裂纺锤体稳定性下降的结果。单体 7 的形成与晚期疾病或转化更相关。SDS 患儿进展为骨髓衰竭伴进行性血细胞减少和再生障碍性贫血。他们也有发展 MDS 或急性髓性白血病的倾向，需要终生定期的骨髓评估。

（4）Chédiak-Higashi 综合征

本病是一种罕见疾病（在过去 15 年里 <500 例），其临床表现各不相同，但都与机体细胞中异常增大的溶酶体或溶酶体相关的细胞器有关[113]。已报道 1q42.1-q42.2 号染色体上 60 多个不同的 *LYST* 突变。这些突变型通常影响表型[114]。溶菌酶和相关细胞器的细胞调节和功能异常导致严重免疫缺陷、轻度凝血缺陷、眼皮肤白化病和渐进性神经功能障碍，并可能导

致细胞质膜修复缺陷。此病的特点是中性粒细胞趋化和功能的缺陷导致频繁而严重的化脓性感染；由于缺乏血小板致密小体，因而有出血倾向。高达 85% 患儿进展为重症病例，出现多器官淋巴组织细胞浸润，具有吞噬性淋巴组织细胞增多症的特征[115]。除非骨髓移植，否则患者通常在 10 岁内死亡。

（5）粒细胞髓内破坏增加

本病是一种组织学类型，表现为骨髓内中性粒细胞过度凋亡而髓系各类细胞增加。它与免疫缺陷性疾病 WHIM（疣、低丙种球蛋白血症、感染和粒细胞髓内破坏增加）综合征相关[116]。WHIM 患者常常发生由于中性粒细胞减少、细胞减少症和低丙种球蛋白血症所导致的反复感染。他们特别容易受到 HPV 感染，需要仔细监测相关的病变。这是第一个由趋化因子受体（CXCR4）功能紊乱诱导的疾病。一般认为，染色体 2q21 上的 *CXCR4* 突变增加细胞内信号转导，使中性粒细胞留在骨髓或组织部位[117]。

（6）其他疾病

先天性角化不良是多系统疾病，影响更新率快的组织和器官，如皮肤、黏膜和血液等组织。虽然其血液学表现通常为中性粒细胞减少，但约 80%~90% 患者发展为骨髓衰竭。因此，这个疾病将在骨髓衰竭综合征里作更充分的阐述。中性粒细胞减少也可能是其他先天性疾病的一个表现特征，包括 Fanconi 贫血、网状组织发育不全、软骨毛发发育、2 型 Hermansky-Pudlak 综合征、2 型 Griscelli 综合征、Lamtor2 缺乏、Barth 综合征、AK2 缺乏、皮肤异色病、CD40LG 缺乏、Cohen 综合征、GATA2 缺乏、Pearson 综合征、STK4 缺乏和 I B 型糖原贮积病[101]。

11.2.2　淋巴细胞减少症

淋巴细胞减少症定义为淋巴细胞绝对计数在成人少于 1.5×10⁹/L，在儿童少于 2.0×10⁹/L。它可孤立发生，也可以是全血细胞减少的一部分。淋巴细胞减少可以进一步分为 B 细胞减少、T 细胞减少和自然杀伤细胞（NK）减少，或是它们的亚类。导致淋巴细胞减少的原因是广泛的，包括各种感染、药物、自身免疫以及先天性疾病（框 11.4）。

淋巴细胞减少症也可见于多种病毒、真菌、细菌、分枝杆菌和寄生虫感染。在这些疾病中反应性淋巴细胞的形态为确定感染源提供了线索。淋巴细胞计数降低是 HIV 感染的血液学

感染

- HIV 病毒
- SARS 冠状病毒
- 流感病毒
- 呼吸道合胞病毒
- Ebola 病毒
- 无形体病（埃立克体）
- 嗜肺军团菌
- 结核
- 细菌性败血症

治疗

- 类固醇
- 利妥昔单抗
- 化疗，尤其是嘌呤类和烷化剂
- 抗生素
- 抗胸腺细胞球蛋白
- 免疫抑制治疗
- 放疗

自身免疫

- 系统性红斑狼疮
- 类风湿关节炎
- Crohn 病
- 血管炎

恶性肿瘤

- 癌
- 霍奇金淋巴瘤和非霍奇金淋巴瘤

血液病

- 再生障碍性贫血

先天性疾病

- 重症联合免疫缺陷症
- DiGeorge 综合征（胸腺发育不全）
- Wiskott-Aldrich 综合征

其他

- 生理性应激反应
- 特发性 CD4+ 淋巴细胞减少症

特点。CD4+ 记忆 T 细胞的破坏，紧接着记忆 T 细胞的转换率增加和对胸腺和其他淋巴组织的损害导致明显的淋巴细胞减少[118]。

11.2.2.1　治疗性药物

一些治疗药有时伴有淋巴细胞减少。在使用的数小时内，糖皮质激素通过糖皮质激素受体相关联的细胞凋亡机制使淋巴细胞减少，主要是 T 细胞减少[119]。化疗药物，尤其是烷化剂和嘌呤类似物通过几种不同的细胞凋亡机制导致淋巴细胞耗竭。CD4 T 细胞一般比较敏感，药物治疗引起的淋巴细胞减少症可能持续很久[120]。抗 CD20 单克隆抗体（利妥昔单抗）结合 B 细胞后通过补体介导溶解作用和细胞凋亡引起细胞死亡[121]。

11.2.2.2　先天性疾病

先天性免疫缺陷病出现淋巴细胞减少提示 T 细胞紊乱，而血清免疫球蛋白水平异常表明 B 细胞紊乱[122]。严重联合免疫

缺陷（SCID）是罕见的体液免疫和细胞免疫紊乱，根据受影响的淋巴细胞亚群（T 细胞、B 细胞、NK 细胞）进行分类[123]。患病幼儿反复出现少见病原体的严重感染。据报道至少有 10 个基因突变能改变童贞 T 细胞发育。近一半的 SCID 病例是 X 连锁，10% 未知分子机制。常见的基因突变包括腺苷脱氨酶、IL-2Rγ 链、IL-7Rα 链、JAK3、RAG1 和 RAG2。Digeorge 综合征由 22q11.2 缺失引起，是一种 T 细胞缺乏症，具有不同程度的胸腺发育不全、甲状旁腺功能减退、心脏畸形、面部畸形、发育迟缓和易患感染和自身免疫性疾病的倾向[124]。

11.2.2.3　反应性疾病

应激性淋巴细胞减少症见于心肌梗死、大手术、创伤、镰状细胞危象、急性卒中和剧烈运动[125,126]。皮质醇释放引起的细胞凋亡从而导致淋巴细胞数目减少[127]。特发性 CD4 淋巴细胞减少是一种罕见疾病，表现为持续性淋巴细胞减少（CD4+ 细胞<0.3×10^9/L）。它在临床上表现为严重的机会性感染，而这种感染则不是由 HIV 或其他常见的导致 CD4 细胞降低的因素所引起的。发病机制不明，可能与 FAS 相关的细胞凋亡增加、T 细胞生成减少、或肿瘤坏死因子-α 或干扰素 γ 合成缺陷有关[128]。

11.2.2.4　自身免疫性疾病

淋巴细胞计数减少是诊断 SLE 的标准，在其他自身免疫性疾病中也存在，特别是类风湿性关节炎、克罗恩病和血管炎[129]。淋巴细胞毒性抗体与 SLE 有关，但其机制尚不清楚[130]。

11.3　血小板减少症的评估

血小板减少症是指外周血中血小板计数少于 150×10^9/L，在临床实践中会经常遇到。严重的血小板减少症是造成出血的常见原因。血小板减少症是血小板生成减少、破坏或利用增加，或血小板分布异常的结果。临床实践中，无法解释的血小板减少是骨髓检查以评估患者的巨核细胞的一个最常见指征。在做骨髓检查之前一个重要的提醒是，要确认血小板计数降低不是因为血小板在体外凝集所造成的。这种现象通常由天然抗体直接作用于血小板抗原表位（糖蛋白Ⅱb/Ⅲa 复合体）导致，该抗原表位正常时处于隐匿状态，在加入 EDTA 后暴露出来。采血时用枸橼酸钠或肝素通常可以解决这个问题[131]。血小板结块的其他原因包括抗凝剂不足或混合不当、冷凝集素和静脉穿刺释放凝血酶时的过度创伤。骨髓活检之前检查外周血涂片可以避免这种错误，并可同时评估是否有血小板卫星现象（血小板在白细胞周围形成玫瑰花环状）和血小板-白细胞聚集。

骨髓巨核细胞的评估对解释和发现血小板减少的原因是非常重要的第一步。巨核细胞减少表明血小板生成减少，但是巨核细胞正常或增加则提示无效巨核细胞/血小板生成（髓内细胞死亡或过度凋亡）或血小板从循环中丢失。

表 11.9 列出了当巨核细胞缺失或减少时血小板减少症的鉴别诊断。年龄是一个重要的考虑因素；孤立的巨核细胞减少（无巨核细胞生成）提示先天性或罕见的自身免疫疾病伴有抗巨核细胞或抗血栓生成素抗体。临床表现为孤立性血小板减

少时,很难明确其潜藏的骨髓衰竭或其他疾病(如 Fanconi 贫血、急性白血病)。要仔细研究是否有轻微的增生异常、病毒感染或异常细胞浸润;在有临床指征时,细胞遗传学评估、染色体断裂研究(Fanconi 贫血)和分子生物学分析(如 MPL 基因突变)都是必要的。在某些患者,化疗、接触毒性物质或长期使用某些药物可以选择性影响巨核细胞。慢性血小板破坏或消耗也可导致无巨核细胞生成(非常少见)。

骨髓巨核细胞数目正常或增加时可能导致血小板减少症的因素列举在表 11.10 和表 11.11。在血小板破坏或利用增加期间,巨核细胞通常表现为代偿性增生并且多为不成熟型(图 11.40)。这种巨核细胞体积较小,核分叶少(核左移)。这样的细胞产生的血小板要比正常的直径为 4 到 7μm 的血小板大。在此情况下,如果排除骨髓增殖性疾病和人为现象后,血小板在骨髓窦的积聚则提示血小板消耗增加。

表 11.9　骨髓巨核细胞减少相关的血小板减少症

疾病	评论
原发性	
血小板减少伴桡骨缺失症	遗传方式复杂多变,染色体 1q22.1 的微缺失,非编码 SNP 伴 RBM8A 空等位基因 婴儿(<1 个月),正常至小血小板,小而不成熟巨核细胞(如果有);双侧桡骨不发育,其他骨骼、肾和心脏异常 血小板计数恢复一般在 1 年左右,以后可能有轻度间歇性血小板减少
先天性无巨核细胞性血小板减少症	常染色体隐性;MPL 突变;MDS、AML 风险 出生时仅有明显的血小板减少症,正常到小血小板;血小板上 MPL 降低影响血小板生成素的降解 发生骨髓衰竭:1 型突变,早发型再生障碍(2 年);2 型突变,晚发型再生障碍(5 年)
先天性病毒感染	风疹,麻疹,CMV
骨髓衰竭综合征*(先天性角化不良,Fanconi 贫血,Shwachman-Diamond 综合征)	许多患者最初都有单纯的血小板减少症
继发性	
感染	病毒(风疹,水痘,EBV,CMV,汉他病毒,HIV,细小病毒 B19,肝炎,腺病毒、腮腺炎) 支原体,分枝杆菌,埃立克体病,疟疾
免疫介导的破坏	自身免疫性疾病,T 细胞大颗粒淋巴细胞疾病,慢性 ITP
毒素/药物	乙醇,化疗,药物,尤其是长时间使用后(噻嗪类利尿剂,氯霉素,雌激素,泼尼松,黄体酮),电离辐射
营养缺乏	维生素 B_{12} 或叶酸缺乏
骨髓移植	白血病,转移癌,多发性骨髓瘤,肉芽肿,纤维化
MDS	最初可能出现单纯的血小板减少症,巨核细胞增生异常
再生障碍性贫血*	
阵发性睡眠性血红蛋白尿症*	

* 更多信息见表 11.2。
MDS,骨髓增生异常综合征;AML,急性髓系白血病;ITP,特发性血小板减少性紫癜。

表 11.10　继发性血小板减少伴巨核细胞正常或增多

机制	疾病/病因	评论
血小板的利用或破坏增加		
免疫性	原发性免疫性血小板减少	儿童一起病急,60%发生在病毒感染或免疫接种(特别是 MMR)后 2~4 周;50%血小板<10×10^3/L;80%在 6~12 个月内消退;血小板略增大 成人一起病隐匿;最初血小板通常(30~50)×10^3/L;通常慢性病程;年轻女性在妊娠前 3 个月发病;个体化治疗
	继发性免疫性血小板减少	免疫介导的血小板减少症伴有以下疾病
	疾病	自身免疫性胶原血管疾病(例如系统性红斑狼疮),类风湿性疾病,淋巴增殖性疾病(如白血病、淋巴瘤、T-细胞 LGL 白血病),抗磷脂综合征,甲状腺疾病,实体瘤,常见变异性免疫功能障碍,ALPS,自身免疫性溶血/Evans 综合征
	药物	多种药物致病;多种发病机制,包括半抗原依赖的抗体形成,药物-糖蛋白复合物抗体形成,自身抗体形成,诱导配体结合位点的创建,药物特异性抗体形成,免疫复合物介导的抗体形成;PF4-肝素复合物循环抗体
	肝素	未接触过肝素的患者,使用肝素后 5~14 天血小板减少和/或血栓形成;肝素再暴露后急性血小板减少;血小板计数比基线下降>30%;注射部位可能出现坏死性皮肤病变或肝素静脉注射后过敏反应

机制	疾病/病因	评论
	感染	HIV,幽门螺杆菌,丙型肝炎,水痘,产生抗体,交叉反应与血小板抗原或免疫复合物,结合血小板 Fc 受体
	新生儿同种免疫血小板减少症	IgG 同种抗体从母体循环转移到婴儿体内,针对父源性不相容血小板抗原的抗体,胎儿血小板 HPA-1a 抗体最常见;可在生后数小时至数天出现严重出血和明显的血小板减少
	血小板输血	受体血小板的同种抗体,输血后 5~14 天发病
血栓性微血管病	血栓性血小板减少性紫癜	40~50 岁女性多发;儿童罕见 五联征:血小板减少,微血管溶血性贫血,发热(25%),神经系统异常(70%~80%),肾功能不全(40%);患者罕见所有五联征 抗 ADAMTS13 的抗体是致病原因(通常 IgG) 特发性(80%);继发于感染,药物,妊娠,其他(10%~15%);先天性(<5%) 先天性疾病(Upshaw-Schulman 综合征);ADAMTS13 突变导致 ADAMTS13 活性重度缺陷,慢性复发性疾病,任何年龄
	溶血性尿毒综合征(HUS)	和 TTP 类似的临床症状,但不严重,主要涉及肾脏;是儿童急性肾衰竭的常见原因 正常 ADAMTS13 水平,常用支持疗法 常由产生志贺菌毒素的细菌感染引起 非典型 HUS(10%)伴调节补体系统和凝血通路的基因突变;成人和儿童
	弥散性血管内凝血(DIC)	可见于多种疾病或有明显的组织损伤综合征中;如继发性血管内凝血激活(纤维蛋白血栓沉积)和凝血因子及血小板同时消耗性血栓出血性疾病
其他	HELLP 综合征	溶血,肝酶升高,低血小板计数 妊娠期发病,往往是白人,超过 25 岁多产妇
	损伤机制	人工心脏瓣膜,烧伤,恶性高血压,脉管炎,移植相关的微血管病变
	Kasabach-Merritt 综合征	血管病变引起血小板捕获和活化,伴严重的血栓性凝血障碍,发生在血管肿瘤增大的情况下;可能导致婴儿多器官出血;病变可能随着年龄的增长而消退
血小板无效造血	感染	HIV,CMV,其他
血细胞的异常分布	脾肿大	增加脾功能性隔离高达 80%~90% 循环血小板(正常,30%~35%);慢性肝病,小儿镰状细胞病,血红蛋白病,慢性感染,骨髓增殖性疾病,淋巴瘤,代谢产物贮积性疾病
	低体温	血小板汇集在脾血窦,尤其在体温<25℃时
	大量输血	血液稀释
	妊娠期血小板减少症	健康孕妇血小板计数>70 000/μL,占妊娠妇女血小板减少症的 75%;发病机制不明,可能与血液稀释和血小板的清除增加有关

ALPS,自身免疫性淋巴细胞增生综合征;CMV,巨细胞病毒;HELLP,溶血、肝酶升高、低血小板计数;HIV,人类免疫缺陷病毒;MMR,麻疹-腮腺炎-风疹三联疫苗;PF,血小板因子;T-LGL,T 细胞大颗粒淋巴细胞。

表 11.11　巨核细胞正常或增多的体质性血小板减少症

疾病	遗传方式/缺陷	细胞形态	评论
血小板黏附功能障碍			
Bernard-Soulier 综合征	常染色体隐性遗传,GP1BA,GP1BB,GP9 基因突变;GPIB-Ⅸ-Ⅴ 的受体复合物减少或缺如	大血小板,多染色体的巨核细胞,轻度(杂合子)或重度(纯合子)的血小板减少	极为罕见;血小板上 GPIB-Ⅸ-Ⅴ(CD42a-D)减少,巨核细胞的细胞膜成熟异常 幼儿皮肤黏膜组织出血,在手术或外伤时严重出血 有缺陷的瑞斯托霉素诱导的血小板聚集(纯合子)
vonWillebrand(血管性血友病)2B 型	常染色体显性遗传;VWF 基因突变	巨大血小板,有时循环血小板聚集,不同程度的血小板减少	突变的 vWF 自发结合血小板 GPIbα 增强 ADAMTS13 对 vWF 多聚体的切割能力,vWF 依赖性血小板功能缺陷,缺陷性瑞斯托霉素诱导的血小板聚集
Montreal 血小板综合征	常染色体显性;VWF 突变(V1316M)	增大的血小板,中等程度的血小板减少,血小板团块	多认为是 vonWillebrand 病 2B 型的一个变异型
假性 vonWillebrand 病	常染色体显性遗传;GPIB 基因突变	血小板形态正常	间歇性血小板减少;增加 GPIb 和 vWF 的亲和力,加速 vWF 多聚体的去除
血小板分泌型障碍			
灰色血小板综合征	常染色体隐性遗传,未知的遗传缺陷,血小板 α 颗粒和 α 颗粒蛋白缺乏或功能异常	灰色大血小板,无颗粒,轻度至中度的血小板减少,可能有骨髓网状纤维化,穿透现象	伴有血小板聚集缺陷的出血性疾病;电子显微镜上可发现空 α-颗粒

疾病	遗传方式/缺陷	细胞形态	评论
Wiskott-Aldrich 综合征	X-连锁隐性遗传,*WAS* 基因突变,WAS 蛋白降低	小血小板,显著的血小板减少	潜在的免疫缺陷,出生时轻度血小板减少症,通常在 6~12 个月诊断。湿疹,反复感染,增加血小板磷脂酰导致脾吞噬;T 细胞缺陷;有发展为淋巴瘤的倾向
X-连锁的血小板减少症	X-连锁隐性遗传;*GATA-1* 或 *WAS* 基因突变	小血小板,高增生骨髓,核异常的大巨核细胞	轻度 Wiskott-Aldrich 综合征,可能有轻度免疫缺陷,红细胞异常;非综合征性
Hermansky-Pudlak 综合征(7 种)	常染色体隐性遗传,基因突变涉及 HPS 复合体,APDB1 或 dysbinden 蛋白编码基因	网状内皮	眼皮肤白化病,视力问题;由于血小板中减少或没有致密体而造成的不同程度的严重出血(电子显微镜可诊断);蜡状小体的累积,导致肺、肠、肾、心功能不全,所有类型的主要并发症是肺间质纤维化
Chediak-Higashi 综合征	常染色体隐性遗传;*CHS1/LY-ST* 基因突变	在有颗粒的细胞中形成巨包涵体	通常慢性中性粒细胞减少(见表 11.8)
MYH9 基因相关的疾病			
May-Hegglin 异常	常染色体显性遗传,肌球蛋白重链 9(*MYH9*)基因突变	大血小板,白细胞中有类似 Döhle 小体,不同程度的血小板减少	常无症状;巨核细胞成熟或释放缺陷,血小板微管的组合异常
Epstein 综合征	非肌肉肌球蛋白ⅡA 蛋白质的改变导致巨血小板形成	大血小板,没有白细胞包涵体	血小板微管组合异常,听力损失,肾炎
Fechtner 综合征		大血小板,白细胞有小圆形包涵体	类似于 Alport 综合征,间质性肾炎,耳聋,白内障
Sebastian 血小板综合征		大血小板,白细胞中有小圆形包涵体	血小板和中性粒细胞的形态类似 Fechtner 综合征,但轻度疾病,可能没有额外的异常
其他			
Kasabach-Merritt 综合征	血管病变,导致血小板的聚集和激活,凝血因子消耗,血小板活化促进血管组织的进一步增长	正常血小板	先天性血管瘤的局部血管内凝血;皮下巨大血管瘤或多个较小的血管瘤可为首见临床表现,往往随着年龄的增长而退化

GP,糖蛋白;VWF,von Willebrand 因子。

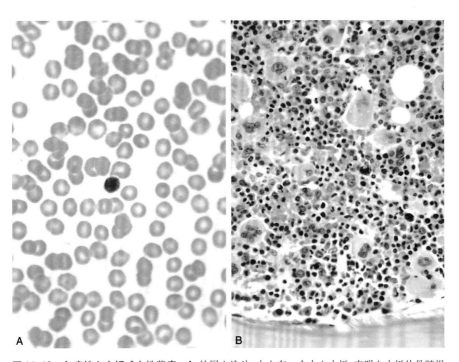

图 11.40　免疫性血小板减少性紫癜。A,外周血涂片,中央有一个大血小板,表明血小板从骨髓提前释放。**B,**骨髓环钻活检切片显示巨核细胞增多

11.3.1　免疫介导性血小板减少症

免疫性血小板减少症（又称免疫性血小板减少性紫癜，ITP）是引起血小板破坏的最常见原因。2011 年的美国血液学会指南主要采纳 ITP 国际工作组的标准化命名和定义的建议[132]。疾病可为原发性或继发性，根据病期分类：新诊断（0 至 3 个月）、持续（3 到 12 个月）、慢性（>12 个月）或难治性（脾切除无效或切除后复发）。疾病严重程度是基于出血症状，而不是血小板计数。不推荐血小板抗体试验，因为灵敏度和特异度低。

11.3.1.1　原发性免疫性血小板减少症

原发性 ITP 定义为不伴有明确医学疾病的继发性孤立性血小板减少症[115]。它根据发病年龄（成人或儿童）和持续时间分为急性或慢性。其发病机制主要为 IgG 自身抗体伸曲的血小板破坏，伴补体介导的调理素作用或细胞溶解、T 细胞调节缺陷和血浆对巨核细胞产生的影响导致血小板减少[133,134]。在慢性 ITP 患者中可见 NK 细胞和 T-LGL 细胞增多。大约 20%的患儿有 ITP 复发或很像成人 ITP 的慢性病形式。这些患儿通常没有病毒感染的前驱症状，需要排除体质性血小板疾病。建议针对幽门螺杆菌感染、抗磷脂抗体和抗核抗体（ANA）进行检测，但成人的检测意义不明。

11.3.1.2　继发性免疫性血小板减少症

继发性 ITP 与多种原发性疾病相关，在诊断中建议使用描述疾病相关性术语［如继发性 ITP（特定疾病或药物相关）］。与继发性 ITP 相关的一些疾病包括风湿病（如抗磷脂综合征、SLE）、药物、免疫缺陷（如常见的可变免疫缺陷、自身免疫性淋巴增生综合征）、感染（幽门螺杆菌、立克次体、病毒）和药物[135,136]。尽管已知多种药物可致病，但诊断相当困难，通常要用排除法来确定。所涉及的免疫机制也各不相同并且取决于药物本身，但它们主要是增加外周血中血小板的清除，同时一些药物还可造成骨髓抑制[137]。

11.3.2　肝素诱导性血小板减少症（HIT）

本病可能是免疫或非免疫介导的。后者在肝素暴露后数天内发生血小板活化，在持续治疗过程中往往会消失。免疫介导的 HIT 发生在 0.5%~5%的个体，他们在至少 4 天内（见表 11.10）接受未分解的或不太常见的低分子量肝素（见表 11.10）[138]。外科患者比接受肝素进行药物干预的患者风险更大[139]；在儿科和产科患者中，HIT 很少发生。针对肝素/血小板因子 4 免疫复合物的抗体与血小板和单核细胞 Fc 受体结合，导致细胞活化、促凝微粒释放和凝血酶生成[140]。静脉或动脉血栓形成发生在 17%~53%的孤立性 HIT 患者中。已制定临床评分系统，用于确定因肝素治疗患者漏诊和过度诊断而导致的显著死亡率的可能性[138]。用免疫分析法检测肝素-PF4 复合抗体具有高敏感性（>90%）和低特异性，因此有必要进行功能性分析。一些有中间临床发现的个体需要进行功能分析检测。其血小板减少程度通常不比经典型药物所致血小板减少症（$10×10^9$/L）更严重[137]。只有当停止使用肝素后血小板计数仍无改善时才需要进行骨髓检查。

11.3.3　感染相关性血小板减少症

感染，特别是病毒感染是导致血小板减少的常见原因，通过直接感染巨核细胞、机体蛋白质或细胞因子的毒性作用、继发性血液吞噬或抗血小板抗体的免疫介导破坏而致病。在高活性抗逆转录病毒疗法（HAART）问世前，报道称在 HIV 感染的个体中有 5%~30%发生 HIV 相关性血小板减少症[135]。HIV 相关性血小板减少症涉及多种机制。免疫介导的血小板破坏发生在抗-HIV 抗体或免疫复合物与血小板特异性或非特异性结合后（如糖蛋白Ⅱb/Ⅲ）。病毒通过 CD4 和 CXCR4 受体直接感染巨核细胞，导致血小板生成无效。巨核细胞也可经历髓内凋亡增加和核固缩（胞质稀少，类似深染裸核）（图 11.41）[141]。

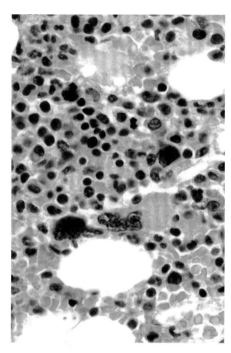

图 11.41　HIV 相关性血小板减少症。骨髓环钻活检切片可见几个小而分叶少的巨核细胞

HP 感染与 ITP 相关。一些患者有继发性 ITP（与 HP 相关），而另一些患者有原发性 ITP 伴同时发生的 HP 感染[136]。前者可解释世界上一些地区（如，意大利和日本，但不包括美国）的 HP 根除计划后血小板计数的改善。启动抗血小板自身抗体反应的一个触发因素是通过抑制免疫抑制的 FcγRⅡb 信号来调节单核细胞/巨噬细胞的 Fcγ 受体平衡。

新生儿血小板减少症多由感染或窒息等围产期并发症导致，很少需要骨髓检查，绝大多数血小板计数都能恢复正常。生后 1 个月内的严重血小板减少通常由于母婴之间血小板特异性抗原不相容而引起同种免疫反应所致。新生儿同种免疫血小板减少症的诊断是通过检查血小板抗体与血小板基因分型或交叉匹配[142]。

11.3.4　微血管病相关的血小板减少

血小板减少症也与微血管病变类疾病有关。但是贫血和红细胞碎裂（例如裂红细胞）可能要到发病几天后才比较明显

（图 11.42）。红细胞机械性碎裂的发生是由于血液流经局部阻塞的高剪切力微血管所致。毛细血管和小动脉的部分栓塞是由于在一些疾病如血栓性血小板减少性紫癜（TTP），溶血性尿毒综合征（包括非典型）和弥散性血管内凝血中过多的血小板沉积或血栓形成导致[143]。循环自身抗体抑制金属蛋白酶（ADAMTS13）或增加其清除率，从而导致 TTP[144]。内皮释放超大型血友病因子，诱导血管壁血小板聚集。ADAMTS13 将超大型血友病因子切割成血友病因子多聚体，从而调节血友病因子。重度 ADAMTS13 缺乏症（<10%）是 TTP 的特征，见于 33%~80% 的病例，但尚无敏感的方法可评估其水平，对治疗没有帮

助。任何无明显替代病因的微血管病性溶血性贫血和血小板减少症患者通常采用血浆置换治疗，因为没有适当的治疗，TTP 的死亡率为 90%[145]。溶血性尿毒症综合征患儿有血性腹泻病史，后者继发于产志贺毒素病原体，最常见为肠毒性大肠杆菌（O157:H7 或 O104:H4）或志贺氏杆菌。非典型溶血性尿毒症综合征通常与腹泻无关，大多数患者有替代补体途径或凝血途径突变[146]。继发性溶血性尿毒症综合征可见于多种疾病（恶性高血压、自身免疫性疾病、化疗、妊娠），应视为原发性疾病的一部分。微血管病相关疾病的骨髓检查通常用于诊断不明的病例，或用于评估潜在的免疫疾病，如 SLE。

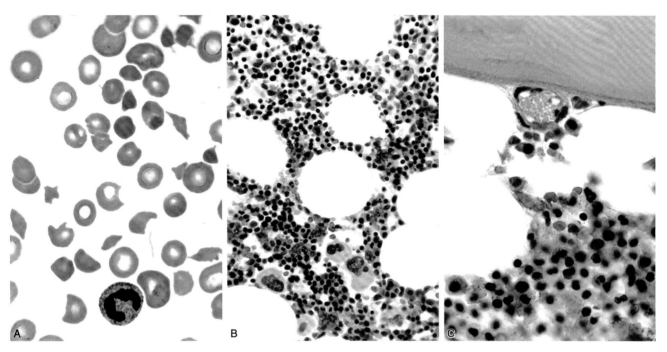

图 11.42 血栓性血小板减少性紫癜。A，外周血涂片。可见大量红细胞碎片（裂红细胞），图中无血小板。骨髓环钻活检切片，显示巨核细胞增多（B），小静脉内可见一个血小板血栓（C）

11.3.5 脾隔离症（splenic sequestration）

外周循环中的血小板滞留于脾脏导致它的重新分布；但这些血小板未被破坏且保持与外周血的可交换性。因此，巨核细胞在数量上也许不会增加。这种情况最常见于慢性肝病患者伴门脉高压和脾大，这也可部分解释一些 Wiskott-Aldrich 综合征患者循环血小板的丢失。

11.3.6 体质性血小板减少症

轻度遗传性血小板减少症（IT）可能不明显，成人患者有误诊为 ITP 的风险，除非复查血涂片或既往史从来没有血小板计数正常的记录。正确诊断可避免不必要的检查和治疗，或对较严重患者采用新的治疗方法延长生命。最近的研究已经确定了至少 19 种不同的新疾病[147,148]。这些疾病涉及一个基因（MYH9，WASP），具有不同的临床表现。该基因突变增加再生障碍性贫血或 AML 的风险（RUNX1，ANKRD26）。多数病例表现为轻到中度血小板减少，但血小板减少的程度往往被高估，并且，在大血小板病例，由于自动计数器的门控设置错误，平均血小板体积不正确。复查血涂片中的血小板大小，并与红细胞

比较，有助于正确诊断[149]。巨血小板见于 MYH9 相关疾病（MYH9-RD）和 Bernard-Soulier 综合征（BSS，双等位基因型）（图 11.43）。大血小板见于灰色血小板综合征（图 11.44）、BSS（单等位基因型）和多种罕见 IT 伴多种突变（即 TUBB1，FLNA，GFI1b，ITBA2B/B3，ACTN1，GATA1）。正常大小到大的血小板见于 Paris-Trousseau 血小板减少症、伴有地中海贫血的 X-连锁血小板减少症、伴有桡尺滑膜增生的先天性血小板减少症和血小板型 von Willebrand 病。小于正常的血小板与 Wiskott-Aldrich 综合征、X-连锁血小板减少症以及一些无桡骨和先天性无核细胞性血小板减少症相关。后两种综合征仅限于儿童，无成人病例（见表 11.9）[150,151]。与足够巨核细胞相关的 IT，按频率列在表 11.11 中。术语 MYH9-RD 包含 4 种以前不同的疾病：May Hegglin 异常和 Sebastian、Fechtner 和 Epstein 综合征[152]。带有 MYH9 蛋白结晶（圆形或纺锤形）的中性粒细胞包涵体有助于识别这种疾病；MYH9 突变筛查确定了获得血液外缺陷的风险。血涂片其他异常包括灰色血小板综合征中的淡染、无粒血小板（见图 11.44）、GATA1 相关疾病中的空泡血小板和红细胞不均一性，以及大血小板减少症中的口形红细胞增多伴植物固醇血症和 ABCG5 或 ABCG8 突变。许多先天性血小板

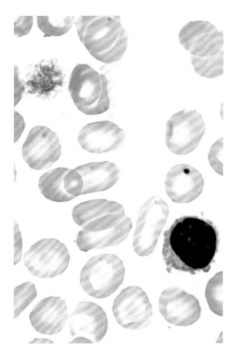

图 11.43　Bernard-Soulier 综合征。外周血涂片,本例大血小板的糖蛋白 I b-IX-V 受体缺失或功能障碍,并有轻型 β-地中海贫血

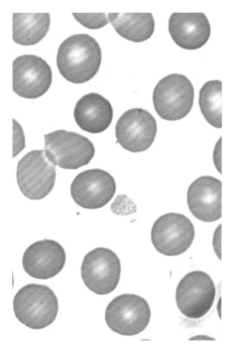

图 11.44　灰色血小板综合征。外周血涂片,由于缺乏 α 颗粒而导致无颗粒大血小板

疾病是由于血小板质量缺陷而导致的,无血小板减少症[148]。

11.4　特殊的骨髓功能衰竭综合征的评估

　　在这一章节中讨论涉及一个以上骨髓造血系统的增生低下,称为骨髓衰竭,包括先天性疾病和继发性再生障碍性贫血

以及 PNH(表 11.12)。继发性多系血细胞减少也可由营养缺乏(铜、维生素 B_{12}、叶酸)、药物反应、毒性作用(乙醇)和感染(尤其是病毒感染)所致;这些在本章的其他部分讨论。

11.4.1　阵发性睡眠性血红蛋白尿症(PNH)

　　PNH 是一种造血干细胞疾病,在磷脂酰肌醇聚糖 A 类(PIG-A)基因中获得了体细胞突变[153]。这些 PNH 干细胞在正常骨髓中就存在。在免疫介导的骨髓损伤环境下,这些 PNH 干细胞比正常造血干细胞在生存上占优势[134]。进一步的基因或遗传变化增强它们的克隆性增殖。PNH 干细胞后代的糖基化锚定蛋白(GPI-AP)减少或缺如。造血干细胞表达 20 多种 GPI-AP,包括红细胞上的重要补体调节蛋白 CD55 和 CD59。用流式细胞仪检测 GPI-AP 缺失,或用荧光素标记与 GPI 锚定蛋白结合的前溶血素变体(FLAER),具有诊断价值(图 11.45)[154]。国际 PNH 兴趣小组根据突变克隆的大小和临床发现将该疾病分为以下几类:①经典型 PNH(溶血和/或血栓形成);②与 AA 或 MDS 相关的 PNH;③临床上或实验室检查无溶血或血栓形成的证据,即亚临床 PNH(PNH 克隆通常 < 1%)[155]。补体 C5 的单克隆抗体用于治疗经典 PNH[156]。

11.4.2　再生障碍性贫血(AA)

　　AA 是一种获得性免疫介导疾病,其严重程度各异,遗传和环境因素可诱发疾病[157]。获得性 AA 有多种病因,但最常见的是特发性。患者出现贫血或出血症状,检查发现全血细胞减少和骨髓细胞量少。重型 AA 的特征是显著的骨髓细胞量减少(少于其年龄段正常值的 25%,或正常值的 25% 至 50% 正常但造血细胞<30%)伴以下两条:中性粒细胞<$0.5×10^9$/L;血小板< $20 × 10^9$/L;或校正后的网织红细胞计数 < 1%(图 11.46)[158]。极严重病的预后特别差,其中性粒细胞<$0.2×10^9$/L;感染主要死因[159]。

　　发病机制越来越集中在免疫介导疾病,削弱了正常造血干细胞的自我更新和再造能力[157]。T 细胞介导的 CD34[+] 干细胞凋亡和异常的 T 细胞激活很可能通过细胞因子介导的抑制作用而触发异常的免疫反应通路。多达 1/3 患者还有端粒缩短[160]。重型 AA 需要免疫抑制剂治疗或干细胞移植从而制止免疫介导的破坏作用。部分研究中,50%～60% AA 患者有一小群 PNH 克隆,这些患者对免疫抑制有较好的治疗反应。红细胞 PNH 克隆大小为 3%～5%,粒细胞 PNH 克隆大小为 20%～25%,最能预测这些患者临床 PNH 的进展[161]。骨髓活检评估异常增生、CD34+细胞增多或进行性核型异常,有助于确定疾病进展为低增生 MDS。

　　大约25%儿童 AA 和高达 10%成人 AA 有遗传性骨髓衰竭综合征。全血细胞减少是 Fanconi 贫血或先天性角化不良患者的常表现,而其他先天性综合征则常表现为贫血(Diamond-Blackfan 贫血)、中性粒细胞减少症(SCN、Kostmann 综合征、SDS)或血小板减少症(血小板减少伴桡骨缺失(TAR),先天性无巨核细胞性血小板减少症)。这些综合征多数会保持单一谱系疾病(表 11.7、表 11.9 和表 11.11)。除 Fanconi 贫血和先天性角化不良外,SDS 和先天性无巨核细胞性血小板减少症的患者均可发展为继发性 AA,并且所有患者都有进展为 MDS 或 AML 的风险。

表 11.12　继发性和体质性骨髓衰竭综合征

疾病	遗传方式/缺陷	形态学	临床特征	评论
阵发性睡眠性血红蛋白尿（PNH）	继发性，体细胞 X 染色体 PIGA 基因突变，红细胞、中性粒细胞、单核细胞和血小板上 GPI-APS 缺失	经典型 PNH：正色素性和正细胞性贫血，多色性红细胞增多；骨髓增生正常或增生活跃，红系增生活跃，形态正常	大量血管内溶血（血红蛋白尿），大量血管内溶血（血红蛋白尿），平滑肌功能失调，腹痛（40%）	所有年龄和种族群体，儿童中不太多见；血栓形成是主要致残原因；补体介导的 GPI-AP 缺陷细胞的裂解；流式细胞仪：>50%中性粒细胞缺陷 GPI-AP 缺乏中性粒细胞可能有短旧的端粒
	在其他骨髓衰竭的综合征中	伴随综合征的证据（通常是再生障碍性贫血或低级别 MDS）	同歇性溶血或无溶血（亚临床）	通常<30%中性粒细胞有 GPI-AP 缺陷，或<1%中性粒细胞 GPI-AP 缺陷
再生障碍性贫血	继发性：细胞毒性 T 细胞诱导的 CD34 阳性干细胞凋亡；1/3 的病例中存在短的端粒；突变的基因包括 TERC（4%），TERT（4%），SBDS（5%），TERF1/2（1%）	血细胞减少缓慢渐进（特发性）或突发（继发性）；骨髓增生异常（通常<10%，淋巴细胞、浆细胞、原始正常 B 细胞（儿童）、肥大细胞存在或者没有；可能有红细胞生成障碍，但没有显著髓或巨核细胞谱系增生异常，没有 CD34+细胞增加	感染、出血、输出性心衰；可能发展为 PNH、MDS 或 AML；45 岁以上患者较高风险	60%特发性；也可由化疗、放疗、药物、药剂、化学反应、感染（尤其是血清阴性肝炎）、免疫性病；东南亚和远东发病率增加，患者对药物/毒剂清除的 HLA-DR2 或基因多态性
Fanconi 贫血	常染色体显性：FANCA（60%）向 FANCP 等位基因突变；FANCB（X 连锁隐性）例外；发病通路涉及 15 个基因	白细胞和血小板减少可能先于贫血；可能有大红细胞增多的全血细胞增多；逐步发展的全血细胞减少症和再生障碍性贫血（50 岁时达 90%）；可能发展为 MDS 和 AML；再生障碍性贫血，罕见病例以 MDS 为最初发现	25%缺乏临床异常；皮肤变色（55%），骨骼畸形（51%），拇指异常（35%），生殖器异常（50%），面部异常（26%），身材矮小，胃肠道畸形	诊断时中位年龄 7 岁（范围 0～49 岁）；40～50 岁时癌症积累概率 85%，特别是头颈部，食道旁的鳞状细胞癌；MDS 或 AML 增多；在丝裂霉素 C 或环氧丁烷处理后染色体断裂增加是诊断特征；尚未检测到携带者
先天性角化不良	X-连锁：DKC1（≈30%）；常染色体显性：TINF2（15%），NOP10，NHP2，TERT，TCAB1；常染色体隐性：TERC（10%），TERT；突变基因与端粒维持无突变（40%～50%）	渐进中性粒细胞减少和/或血小板减少发展为全血细胞减少：最初呈代偿性骨髓增生活跃，巨幼细胞样变化，然后骨髓细胞逐渐丧失；33%再生障碍性贫血是 X-连锁，60%成年之前患者是呈现常染色体隐性遗传方式；可能是首先发现的临床特点	网状色素沉着，指甲发育异常，口腔黏膜白斑，肺间质性纤维化，肝病，神经精神疾病，头发过早变白；骨髓移植有显著死亡率	诊断时中位年龄 15 岁（范围 0～74 岁）；50%在诊断时超过 15 岁诊断；基因突变检测，所有类型白细胞筛查短端粒，如果<1%年龄长度有诊断意义；累积发病率：MDS（30%），AML（10%），癌（20%～30%），特别是鳞癌

GPI-AP, 糖基锚定蛋白。

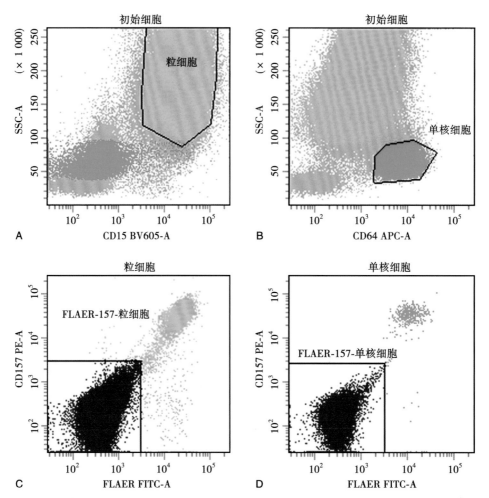

图 11.45 阵发性睡眠性血红蛋白尿症。A 和 B,用 CD15 和 CD64 分别对粒细胞(黄色)和单核细胞(蓝色)设门。用荧光素标记的前溶血素变体(FLAER)和糖基磷脂酰肌醇锚定 CD157 染色,它们都未显色。C 和 D,也存在大量正常表达的粒细胞和单核细胞(红色细胞群)

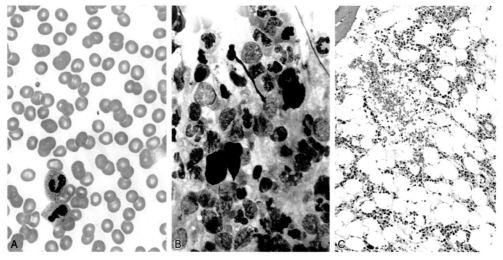

图 11.46 麻疹相关的再生障碍性贫血。A,全血细胞减少,注意中性粒细胞中的中毒颗粒。骨髓穿刺涂片示细胞量少和大量肥大细胞(B),环钻活检切片显示不完全再生障碍(C)

11.4.3　Fanconi 贫血(FA)

　　FA 是最常见的体质性综合征,90% 病例在 10 岁前临床表现与 AA 类似[162]。高达 25% 诊断为 FA 的年轻患者没有明显的身体异常。染色体脆性试验有助于正确诊断;该试验是通过 FA 细胞染色体断裂进行定量,因为 FA 细胞对 DNA 交联剂呈增强的超敏反应。超敏反应导致频繁的但程度不一的染色体异常,且难以耐受烷化剂的治疗[163]。过度的细胞凋亡和随之发生的干细胞功能障碍导致进行性骨髓衰竭[164]。已鉴定 FA 通路 15 个不同基因的突变[165]。FA 途径是 DNA 损伤传感器和修复启动子,并调节氧化应激反应。干细胞移植可增加 FA 患者的预期寿命;但移植时间很关键,而且实体肿瘤的发生仍是重要的问题。

精华和陷阱

- 大多数孤立性继发性贫血可根据外周血涂片、临床病史、血液学和实验室检查结果而诊断。
- 红细胞大小对缩小低增生性贫血(例如网织红细胞反应不足)鉴别诊断范围非常有帮助。
- 与微血管病相关的裂红细胞可能在发病几天后才明显增加。特别强调,没有裂红细胞增多并不能排除 DIC 的可能性。
- 获得性红细胞再生障碍性贫血患者需要评估微小病毒感染、近期或远期胸腺瘤、潜在肿瘤或淋巴增殖性疾病(特别是 T 细胞大颗粒淋巴细胞白血病)。
- 近期接受肠外铁剂治疗或红细胞输血的缺铁患者可能表现为铁储量充足。
- 由微小病毒 B19 感染而引起的严重纯红细胞再生障碍性贫血的患儿,应评估潜在的先天性溶血性疾病,如遗传性球形红细胞增生症。
- 有血管内溶血或血细胞减少以及骨髓细胞减少的患者,应该进行阵发性睡眠性血红蛋白尿症的筛查。
- 对于特发性红细胞再生障碍性贫血或自身免疫性疾病伴不明原因的慢性血细胞减少的患者,建议对 T 细胞大颗粒淋巴细胞白血病进行评估。
- 营养缺乏(钴胺素,叶酸,铜)可能与髓系肿瘤很相似。
- 导致无效造血或造血减少的先天性疾病更可能出现在婴儿期或儿童期,但是某些患者可能到成年时才确诊。

11.4.4　先天性角化不良

　　本病是一种遗传异质性端粒维持障碍[165]。端粒酶低活性导致端粒缩短加快,受影响的造血祖细胞增殖能力降低,并有早衰综合征的特征。发病年龄、严重程度和临床表现各不相同[166]。典型的 X 连锁型疾病(DKC1 突变)患者出现花边网状色素沉着、指甲发育不良和口腔黏膜白斑。严重的儿童型疾病,如 Hoyeraal-Hridarsson 和 Revesz 综合征,与小脑发育不全和发育功能障碍有关[162]。一些患者身体检查仅有轻微异常,在诊断时已经成年。最初的临床表现可能是骨髓衰竭,尤其是携带 TERC、TERT 或 TIN2 突变的患者,这些患者需要筛选短端粒。大多数患有 X 连锁疾病的男孩在 20 岁前会出现骨髓衰竭。据估计,30 岁前骨髓衰竭的累积发生率为 80%。

- 先天性红细胞生成障碍性贫血 2 型可能被误诊为小球形红细胞慢性溶血性贫血伴阳性红细胞脆性试验。正确诊断需要进行骨髓评估。
- 成人中性粒细胞减少症的最常见病因是药物所致。
- 正常情况下,非洲裔和其他特定种族人群的中性粒细胞计数通常偏低。
- 新生儿败血症常有中性粒细胞减少。新鲜血涂片评估中性粒细胞的胞质空泡,诊断特异性最强;也可见毒性颗粒和 Döhle 包涵体。
- 检查外周血涂片是否有血小板聚集或卫星现象,可排除假性血小板减少。
- 妊娠期可见轻度血小板减少,通常在分娩后消退。
- 血小板减少症患者的血涂片发现大血小板增多而血液学检查不伴髓系肿瘤,应考虑先天性血小板疾病。
- 自动血液分析仪可能因为门控设置不准确而将大血小板低计数。
- 继发于血小板脾池化(血小板聚集于脾)的血小板减少症个体,巨核细胞可能不增多。
- 用骨髓穿刺涂片或印片标本评估铁含量,而不是骨髓环钻活检标本,因为酸性脱钙剂会导致铁螯合。
- 再生障碍性贫血的骨髓特点与少细胞性 MDS 相重叠。
- 儿童和青年特发性再生障碍性贫血应该评估遗传性骨髓衰竭综合征,尤其是 Fanconi 贫血和先天性角化不良。
- 在 25% 病例中,Fanconi 贫血可能没有临床检查异常。

(聂兴草　薛德彬　译)

参考文献

1. Nutritional anemias: a report of a WHO Scientific Group. Technical Report Series. 1968;405:5-37.

2. Beutler E, Waalen J. The definition of anemia: what is the lower limit of normal of the blood hemoglobin concentration? Blood. 2006; 107: 1747-1750.

3. DeLoughery TG. Microcytic anemia. N Engl J Med. 2014; 371: 1324-1331.

4. Donker AE, Raymakers RAP, Vlasveld LT, et al. Practice guidelines for the diagnosis and management of microcytic anemias due to genetic disorders of iron metabolism or heme synthesis. Blood. 2014;123:3873-3886.

5. Harrington AM, Ward PC, Kroft SH. Iron deficiency anemia, beta-thalassemia minor, and anemia of chronic disease: a morphologic reappraisal. Am J Clin Pathol. 2008;129:466-471.

6. Camaschella C. Iron and hepcidin: a story of recycling and balance. Hematology Am Soc Hematol Educ Program. 2013;2013:1-8.

7. Chang J, Bird R, Clague A, Carter A. Clinical utility of serum soluble transferrin receptor levels and comparison with bone marrow iron stores as an index for iron-deficient erythropoiesis in a heterogeneous group of patients. Pathology. 2007;39:349-353.

8. Margetic S, Topic E, Ruzic DF, Kvaternik M. Soluble transferrin receptor and transferrin receptor-ferritin index in iron deficiency anemia and anemia in rheumatoid arthritis. Clin Chem Lab Med. 2005;43:326-331.

9. Goyal J, McCleskey B, Adamski J. Peering into the future-hepcidin testing. Am J Hematol. 2013;88:976-978.

10. Hughes DA, Stuart-Smith SE, Bain BJ. How should stainable iron in bone marrow films be assessed? J Clin Pathol. 2004;57:1038-1040.

11. Marignani M, Angeletti S, Bordi C, et al. Reversal of long-standing iron deficiency anaemia after eradication of Helicobacter pylori infection. Scand J Gastroenterol. 1997;32:617-622.

12. Galanello R. Recent advances in the molecular understanding of non-transfusion-dependent thalassemia. Blood Rev. 2012;26:S7-S11.

13. Gardenghi S, Marongiu MF, Ramos P, et al. Ineffective erythropoiesis in beta-thalassemia is characterized by increased iron absorption mediated by down-regulation of hepcidin and up-regulation of ferroportin. Blood. 2007;109:5027-5035.

14. Steensma DP, Gibbons RJ, Higgs DR. Acquired alpha-thalassemia in association with myelodysplastic syndrome and other hematologic malignancies. Blood. 2005;105:443-452.

15. Bollekens JA, Forget BG. Delta beta thalassemia and hereditary persistence of fetal hemoglobin. Hematol Oncol Clin North Am. 1991;5:399-422.

16. Lee PL, Beutler E. Regulation of hepcidin and iron-overload disease. Annu Rev Pathol. 2009;4:489-515.

17. Poli M, Asperti M, Ruzzenenti P, et al. Hepcidin antagonists for potential treatments of disorders with hepcidin excess. Front Pharmacol. 2014;5:1-13.

18. Adamson JW. The anemia of inflammation/malignancy: mechanisms and management. Hematology Am Soc Hematol Educ Program. 2008;159-165.

19. Bennett CL, Silver SM, Djulbegovic B, et al. Venous thromboembolism and mortality associated with recombinant erythropoietin and darbepoetin administration for the treatment of cancer-associated anemia. JAMA. 2008;299:914-924.

20. Hedenus M, Birgegard G. The role of iron supplementation during epoietin treatment for cancer-related anemia. Med Oncol. 2009;26:105-115.

21. Sheftel AD, Richardson DR, Prchal J, Ponka P. Mitochondrial iron metabolism and sideroblastic anemia. Acta Haematol. 2009;122:120-133.

22. Camaschella C. Recent advances in the understanding of inherited sideroblastic anaemia. Br J Haematol. 2008;143:27-38.

23. Fleming MD. Congenital sideroblastic anemias: iron and heme lost in mitochondrial translation. Hematol Am Soc Hematol Educ Program. 2011;2011:525-531.

24. Matthes T, Rustin P, Trachsel H, et al. Different pathophysiological mechanisms of intramitochondrial iron accumulation in acquired and congenital sideroblastic anemia caused by mitochondrial DNA deletion. Eur J Haematol. 2006;77:169-174.

25. Tumino M, Meli C, Farruggia P, et al. Clinical manifestations and management of four children with Pearson syndrome. Am J Med Genet A. 2011;155A:3063-3066.

26. Williams TB, Daniels M, Puthenveetil G, et al. Pearson syndrome: unique endocrine manifestations including neonatal diabetes and adrenal insufficiency. Mol Genet Metab. 2012;106:104-107.

27. Fujiwara T, Harigae H. Patholphysiology and genetic mutations in congenital sideroblastic anemia. Pediatr Int. 2013;55:675-679.

28. Florea AV, Ionescu DN, Melhem MF. Parvovirus B19 infection in the immunocompromised host. Arch Pathol Lab Med. 2007;131:799-804.

29. Crabol Y, Terrier B, Rozenberg F, et al. Intravenous immunoglobulin therapy for pure red cell aplasia related to human parvovirus infection: a retrospective study of 10 patients and review of the literature. Clin Infect Dis. 2013;56:968-977.

30. Wish JB. Erythropoiesis-stimulating agents and pure red cell aplasia: you can't fool Mother Nature. Kidney Int. 2011;80:11-13.

31. Farhi DC, Luebbers EL, Rosenthal NS. Bone marrow biopsy findings in childhood anemia: prevalence of transient erythroblastopenia of child-

hood. Arch Pathol Lab Med. 1998;122:638-641.

32. van den Akker M, Dror Y, Odame A. Transient erythroblastopenia of childhood is an underdiagnosed and self-limiting disease. Acta Paediatr. 2013;103:e288-e294.

33. Sawada K, Hirokawa M, Fujishima N. Diagnosis and management of acquired pure red cell aplasia. Hematol Oncol Clin North Am. 2009;23:249-259.

34. Go RS, Lust JA, Phyliky RL. Aplastic anemia and pure red cell aplasia associated with large granular lymphocyte leukemia. Semin Hematol. 2003;40:196-200.

35. Hara A, Furuichi K, Higuchi M, et al. Autoantibodies to erythropoietin receptor in patients with immune-mediated diseases: relationship to anaemia with erythroid hypoplasia. Br J Haematol. 2013;160:244-250.

36. Young NS, Abkowitz JL, Luzzatto L. New insights into the pathophysiology of acquired cytopenias. Hematology Am Soc Hematol Educ Program. 2000;18-38.

37. Wang SA, Yue G, Hutchinson L, et al. Myelodysplastic syndrome with pure red cell aplasia shows characteristic clinicopathological features and clonal T-cell expansion. Br J Haematol. 2007;138:271-275.

38. Westers TM, Ireland R, Kern M, et al. Standardization of flow cytometry in myelodysplastic syndromes: a report from an international consortium and the European LeukemiaNet Working Group. Leukemia. 2012;26:1730-1741.

39. An X, Mohandas N. Disorders of red cell membrane. Br J Haematol. 2008;141:367-375.

40. Mohandas N, Gallagher PG. Red cell membrane: past, present, and future. Blood. 2008;112:3939-3948.

41. Da Costa L, Galimand J, Fenneteau O, Mohandas N. Hereditary spherocytosis, elliptocytosis, and other red cell membrane disorders. Blood Rev. 2013;27:167-178.

42. Perrotta S, Gallagher PG, Mohandas N. Hereditary spherocytosis. Lancet. 2008;372:1411-1426.

43. Iolascon A, Avvisati RA. Genotype/phenotype correlation in hereditary spherocytosis. Haematologica. 2008;93:1283-1288.

44. Steiner LA, Gallagher PG. Erythrocyte disorders in the perinatal period. Semin Perinatol. 2007;31:254-261.

45. Mariani M, Barcellini W, Vercellati C, et al. Clinical and hematologic features of 300 patients affected by hereditary spherocytosis grouped according to the type of the membrane protein defect. Haematologica. 2008;93:1310-1317.

46. Bianchi P, Fermo E, Vercellati C, et al. Diagnostic power of laboratory tests for hereditary spherocytosis: a comparison study in 150 patients grouped according to molecular and clinical characteristics. Haematologica. 2012;97:516-523.

47. Bolton-Maggs PHB, Langer JC, Iolascon A, et al. Guidelines for the diagnosis and management of hereditary spherocytosis—2011 update. Br J Haematol. 2011;156:37-49.

48. Bruce L. Hereditary stomatocytosis and cation-leaky red cells—recent developments. Blood Cells Mol Dis. 2009;42:416-422.

49. Zanella A, Fermo E, Bianchi P, et al. Pyruvate kinase deficiency: the genotype-phenotype association. Blood Rev. 2007;21:217-231.

50. Nkhoma ET, Poole C, Vannappagari V, et al. The global prevalence of glucose-6-phosphate dehydrogenase deficiency: a systematic review and meta-analysis. Blood Cells Mol Dis. 2009;42:267-278.

51. Kaplan M. Genetic interactions in the pathogenesis of neonatal hyperbil-

irubinemia：Gilbert's Syndrome and glucose-6-phosphate dehydrogenase deficiency. J Perinatol. 2001；21（suppl 1）：S30-S34, discussion S35-S39.

52. Luzzatto L, Seneca E. G6PD deficiency：a classic example of pharmacogenetics with ongoing clinical implications. Br J Haematol. 2014；164：469-480.

53. Cappellini MD, Fiorelli G. Glucose-6-phosphate dehydrogenase deficiency. Lancet. 2008；371：64-74.

54. Zanella A, Bianchi P, Fermo E, et al. Hereditary pyrimidine 5'-nucleotidase deficiency：from genetics to clinical manifestations. Br J Haematol. 2006；133：113-123.

55. Al-Jafar HA, Layton DM, Robertson L, et al. Diagnosis of pyrimidine 5'-nucleotdiase deficiency suspected from a blood film. Am J Hematol. 2013；88：1089.

56. Kutlar F. Diagnostic approach to hemoglobinopathies. Hemoglobin. 2007；31：243-250.

57. Derebail VK, Lacson EK Jr, Kshirsagar AV, et al. Sickle trait in African-American hemodialysis patients and higher erythropoiesis-stimulating agent dose. J Am Soc Nephrol. 2014；25：819-826.

58. Fertrin KY, Costa FF. Genomic polymorphisms in sickle cell disease：implications for clinical diversity and treatment. Expert Rev Hematol. 2010；3：443-458.

59. Morris CR. Vascular risk assessment in patients with sickle cell disease. Haematologica. 2011；96：1-5.

60. Manci EA, Culberson DE, Gardner JM, et al. Perivascular fibrosis in the bone marrow in sickle cell disease. Arch Pathol Lab Med. 2004；128：634-639.

61. Tsitsikas DA, Gallinella G, Patel S, et al. Bone marrow necrosis and fat embolism syndrome in sickle cell disease：increased susceptibility of patients with non-SS genotypes and a possible association with human parvovirus B19 infection. Blood Rev. 2014；28：23-30.

62. Berentsen S, Tjonnfjord GE. Diagnosis and treatment of cold agglutinin mediated autoimmune hemolytic anemia. Blood Rev. 2012；26：107-115.

63. Bass GF, Tuscano ET, Tuscano JM. Diagnosis and classification of autoimmune hemolytic anemia. Autoimmun Rev. 2014；13：560-564.

64. Garraty G. Drug-induced immune hemolytic anemia. Hematol Am Soc Hem Educ Program. 2009；73-79.

65. Ozatli D, Koksal AS, Haznedaroglu IC, et al. Anemias in chronic liver diseases. Hematology. 2000；5：69-76.

66. Devalia V, Hamilton MS, Molloy AM, British Committee for Standards in Hematology. Guidelines for the diagnosis and treatment of cobalamin and folate disorders. Br J Haematol. 2014；166：496-513.

67. Wickramasinghe SN. Diagnosis of megaloblastic anaemias. Blood Rev. 2006；20：299-318.

68. Herrmann W, Obeid R, Schorr H, Geisel J. The usefulness of holotranscobalamin in predicting vitamin B_{12} status in different clinical settings. Curr Drug Metab. 2005；6：47-53.

69. Stabler SP. Clinical practice：vitamin B_{12} deficiency. N Engl J Med. 2013；368：149-160.

70. McDowell MA, Lacher DA, Pfeiffer CM, et al. Blood Folate Levels：The Latest NHANES Results. NCHS data briefs, no. 6. Hyattsville, MD：National Center for Health Statistics；2008.

71. Saenger A. Red cell folate testing：Unwarranted and overutilized in the era of folic acid supplementation. *Hot Topic Mayo Clinic*. Mayo Medical Laboratories, November 2010.

72. Mischoulon D, Burger JK, Spillmann MK, et al. Anemia and macrocytosis in the prediction of serum folate and vitamin B_{12} status, and treatment outcome in major depression. J Psychosom Res. 2000；49：183-187.

73. Vlachos A, Ball S, Dahl N, et al. Diagnosing and treating Diamond Blackfan anaemia：results of an international clinical consensus conference. Br J Haematol. 2008；142：859-876.

74. Horos R, von Lindern M. Molecular mechanisms of pathology and treatment of Diamond Blackfan anemia. Br J Haematol. 2012；159：514-527.

75. Ball S. Diamond Blackfan anemia. Hematol Am Soc Hem Educ Program. 2011；2011：487-491.

76. Iolascon A, Russo R, Delaunay J. Congenital dyserythropoietic anemias. Curr Opin Hematol. 2011；18：146-151.

77. Iolascon A, Heimpel H, Wahlin A, Tamary H. Congenital dyserthropoietic anemias：molecular insights and diagnostic approach. Blood. 2013；122：2162-2166.

78. Kar R, Mishra P, Pati HP. Evaluation of eosin-5-maleimide flow cytometric test in diagnosis of hereditary spherocytosis. Int J Lab Hematol. 2010；32：8-16.

79. Danise P, Amendola G, Nobili B, et al. Flow-cytometric analysis of erythrocytes and reticulocytes in congenital dyserythropoietic anaemia type II（CDA II）：value in differential diagnosis with hereditary spherocytosis. Clin Lab Haematol. 2001；23：7-13.

80. Boxer LA. How to approach neutropenia. Hematology Am Soc Hematol Educ Program. 2012；2012：174-182.

81. Crosslin DR, McDavid A, Weston N, et al. Electronic Medical Records and Genomics（eMERGE）Network. Genetic variants associated with the white blood cell count in 13,923 subjects in the eMERGE Network. Hum Genet. 2012；131：639-652.

82. Thobakgale CF, Ndung'u T. Neutrophil counts in persons of African origin. Curr Opin Hematol. 2014；21：50-57.

83. Funke A, Berner R, Traichel B, et al. Frequency, natural course, and outcome of neonatal neutropenia. Pediatrics. 2000；106：45-51.

84. Bux J. Human neutrophil alloantigens. Vox Sang. 2008；94：277-285.

85. Newburger PE, Dale DC. Evaluation and management of patients with isolated neutropenia. Semin Hematol. 2013；50：198-206.

86. Capsoni F, Sarzi-Puttini P, Zanella A. Primary and secondary autoimmune neutropenia. Arthritis Res Ther. 2005；7：208-214.

87. Teachey DT, Lambert MP. Diagnosis and management of autoimmune cytopenias in childhood. Pediatr Clin North Am. 2013；60：1489-1511.

88. Christensen RD, Henry E, Wiedmeier SE, et al. Low blood neutrophil concentrations among extremely low birth weight neonates：data from a multihospital health-care system. J Perinatol. 2006；26：682-687.

89. Berliner N. Lessons from congenital neutropenia：50 years of progress in understanding myelopoiesis. Blood. 2008；111：5427-5432.

90. Tesfa D, Keisu M, Palmblad J. Idiosyncratic drug-induced agranulocytosis：possible mechanisms and management. Am J Hematol. 2009；84：428-434.

91. Czuchlewski DR, Brackney M, Ewers C, et al. Clinicopathologic features of agranulocytosis in the setting of levamisole-tainted cocaine. Am J Clin Pathol. 2010；133：466-472.

92. Tesfa D, Palmblad J. Late-onset neutropenia following rituximab therapy：incidence, clinical features and possible mechanisms. Expert Rev Hematol. 2011；4：619-625.

93. Palmblad J, Dufour C, Papadaki HA. How we diagnose neutropenia in the adult and elderly patient. Haematologica. 2014；99：1130-1133.

94. Liu X, Loughran TP Jr. The spectrum of large granular lymphocyte leukemia and Felty's syndrome. Curr Opin Hematol. 2011;18:254-259.

95. Papadaki HA, Pontikoglou C. Pathophysiologic mechanisms, clinical features and treatment of idiopathic neutropenia. Expert Rev Hematol. 2008;1:217-229.

96. Sutton L, Vusirikala M, Chen W. Hematogone hyperplasia in copper deficiency. Am J Clin Pathol. 2009;132:191-199.

97. Willis MS, Monaghan SA, Miller ML, et al. Zinc-induced copper deficiency: a report of three cases initially recognized on bone marrow examination. Am J Clin Pathol. 2005;123:125-131.

98. Ward AC, Dale DC. Genetic and molecular diagnosis of severe congenital neutropenia. Curr Opin Hematol. 2009;16:9-13.

99. Zeidler C, Germeshausen M, Klein C, Welte K. Clinical implications of ELA2-, HAX1-, and G-CSF-receptor (CSF3R) mutations in severe congenital neutropenia. Br J Haematol. 2009;144:459-467.

100. Donadieu J, Beaupain B, Mahlaoui N, Bellanné-Chantelot C. Epidemiology of congenital neutropenia. Hematol Oncol Clin North Am. 2013;27:1-17.

101. Hauck F, Klein C. Pathogenic mechanisms and clinical implications of congenital neutropenia syndromes. Curr Opin Allergy Clin Immunol. 2013;13:596-606.

102. Germeshausen M, Deerberg S, Peter Y, Reimer C, Kratz CP, Ballmaier M. The spectrum of ELANE mutations and their implications in severe congenital and cyclic neutropenia. Hum Mutat. 2013;34:905-914.

103. Grenda DS, Murakami M, Ghatak J, et al. Mutations of the ELA2 gene found in patients with severe congenital neutropenia induce the unfolded protein response and cellular apoptosis. Blood. 2007;110:4179-4187.

104. Roques G, Munzer M, Barthez MA, et al. Neurological findings and genetic alterations in patients with Kostmann syndrome and HAX1 mutations. Pediatr Blood Cancer. 2014;61:1041-1048.

105. Rosenberg PS, Alter BP, Bolyard AA, et al. The incidence of leukemia and mortality from sepsis in patients with severe congenital neutropenia receiving long-term G-CSF therapy. Blood. 2006;107:4628-4635.

106. Beekman R, Valkhof MG, Sanders MA, et al. Sequential gain of mutations in severe congenital neutropenia progressing to acute myeloid leukemia. Blood. 2012;119:5071-5077.

107. Aprikyan AA, Liles WC, Rodger E, et al. Impaired survival of bone marrow hematopoietic progenitor cells in cyclic neutropenia. Blood. 2001;97:147-153.

108. Dale DC, Welte K. Cyclic and chronic neutropenia. Cancer Treat Res. 2011;157:97-108.

109. Burroughs L, Woolfrey A, Shimamura A. Shwachman-Diamond syndrome: a review of the clinical presentation, molecular pathogenesis, diagnosis, and treatment. Hematol Oncol Clin North Am. 2009;23:233-248.

110. Myers KC, Davies SM, Shimamura A. Clinical and molecular pathophysiology of Shwachman-Diamond syndrome: an update. Hematol Oncol Clin North Am. 2013;27:117-128.

111. Kuijpers TW, Alders M, Tool AT, et al. Hematologic abnormalities in Shwachman Diamond syndrome: lack of genotype-phenotype relationship. Blood. 2005;106:356-361.

112. Dror Y, Donadieu J, Koglmeier J, Dodge J, Toiviainen-Salo S, Makitie O, Kerr E, Zeidler C, Shimamura A, Shah N, Cipolli M, Kuijpers T, Durie P, Rommens J, Siderius L, Liu JM. Draft consensus guidelines for diagnosis and treatment of Shwachman-Diamond syndrome. Ann N Y Acad Sci. 2011;1242:40-55.

113. Kaplan J, De Domenico I, Ward DM. Chediak-Higashi syndrome. Curr Opin Hematol. 2008;15:22-29.

114. Sánchez-Guiu I, Antón AI, García-Barberá N, et al. Chediak-Higashi syndrome: description of two novel homozygous missense mutations causing divergent clinical phenotype. Eur J Haematol. 2014;92:49-58.

115. Gajendra S, Das RR, Chopra A, et al. Accelerated phase at initial presentation in Chédiak-Higashi syndrome: is it really uncommon? Pediatr Hematol Oncol. 2014;31:382-385.

116. Al Ustwani O, Kurzrock R, Wetzler M. Genetics on a WHIM. Br J Haematol. 2014;164:15-23.

117. McDermott DH, Liu Q, Velez D, Lopez L, et al. A phase 1 clinical trial of long-term, low-dose treatment of WHIM syndrome with the CXCR4 antagonist plerixafor. Blood. 2014;123:2308-2316.

118. Douek DC, Picker LJ, Koup RA. T cell dynamics in HIV-1 infection. Annu Rev Immunol. 2003;21:265-304.

119. Herold MJ, McPherson KG, Reichardt HM. Glucocorticoids in T cell apoptosis and function. Cell Mol Life Sci. 2006;63:60-72.

120. Robak T, Lech-Maranda E, Korycka A, Robak E. Purine nucleoside analogs as immunosuppressive and antineoplastic agents: mechanism of action and clinical activity. Curr Med Chem. 2006;13:3165-3189.

121. Boross P, Leusen JH. Mechanisms of action of CD20 antibodies. Am J Cancer Res. 2012;2:676-690.

122. Reust CE. Evaluation of primary immunodeficiency disease in children. Am Fam Physician. 2013;87:773-778.

123. Kelly BT, Tam JS, Verbsky JW, Routes JM. Screening for severe combined immunodeficiency in neonates. Clin Epidemiol. 2013;5:363-369.

124. Davies EG. Immunodeficiency in DiGeorge syndrome and options for treating cases with complete athymia. Front Immunol. 2013;4:322.

125. Krüger K, Mooren FC. Exercise-induced leukocyte apoptosis. Exerc Immunol Rev. 2014;20:117-134.

126. Shi SS, Shi CC, Zhao ZY, et al. Effect of open heart surgery with cardiopulmonary bypass on peripheral blood lymphocyte apoptosis in children. Pediatr Cardiol. 2009;30:153-159.

127. Lucin KM, Sanders VM, Popovich PG. Stress hormones collaborate to induce lymphocyte apoptosis after high level spinal cord injury. J Neurochem. 2009;110:1409-1421.

128. Luo L, Li T. Idiopathic CD4 lymphocytopenia and opportunistic infection—an update. FEMS Immunol Med Microbiol. 2008;54:283-289.

129. Schulze-Koops H. Lymphopenia and autoimmune diseases. Arthritis Res Ther. 2004;6:178-180.

130. Li C, Mu R, Lu XY, He J, Jia RL, Li ZG. Antilymphocyte antibodies in systemic lupus erythematosus: association with disease activity and lymphopenia. J Immunol Res. 2014;2014:672126.

131. Schuff-Werner P, Steiner M, Fenger S, et al. Effective estimation of correct platelet counts in pseudothrombocytopenia using an alternative anticoagulant based on magnesium salt. Br J Haematol. 2013;162:684-692.

132. Neunert C, Lim W, Crowther M, et al. American Society of Hematology. The American Society of Hematology 2011 evidence-based practice guideline for immune thrombocytopenia. Blood. 2011;117:4190-4207.

133. Lo E, Deane S. Diagnosis and classification of immune-mediated thrombocytopenia. Autoimmun Rev. 2014;13:577-583.

134. Chan H, Moore JC, Finch CN, et al. The IgG subclasses of platelet-associated autoantibodies directed against platelet glycoproteins IIb/IIIa in patients with idiopathic thrombocytopenic purpura. Br J Haematol. 2003;122:818-824.

135. Liebman H. Other immune thrombocytopenias. Semin Hematol. 2007;44:S24-S34.

136. Kuwana M. *Helicobacter pylori*-associated immune thrombocytopenia: clinical features and pathogenic mechanisms. World J Gastroenterol. 2014;20:714-723.

137. Kenney B, Stack G. Drug-induced thrombocytopenia. Arch Pathol Lab Med. 2009;133:309-314.

138. Lee GM, Arepally GM. Heparin-induced thrombocytopenia. Hematology Am Soc Hematol Educ Program. 2013;2013:668-674.

139. Pötschke C, Selleng S, Bröker BM, Greinacher A. Heparin-induced thrombocytopenia: further evidence for a unique immune response. Blood. 2012;120:4238-4245.

140. Lovecchio F. Heparin-induced thrombocytopenia. Clin Toxicol (Phila). 2014;52:579-583.

141. De Shields MS, Martin SE. Abnormal megakaryocytes in thrombocytopenia associated with HIV-1 infection. Am J Hematol. 1991;37:215-216.

142. Kamphuis MM, Paridaans MP, Porcelijn L, Lopriore E, Opekes D. Incidence and consequences of neonatal alloimmune thrombocytopenia: a systematic review. Pediatrics. 2014;133:715-721.

143. Levi M, Toh CH, Thachil J, Watson HG. Guidelines for the diagnosis and management of disseminated intravascular coagulation. British Committee for Standards in Haematology. Br J Haematol. 2009;145:24-33.

144. Kremer Hovinga JA, Lämmle B. Role of ADAMTS13 in the pathogenesis, diagnosis, and treatment of thrombotic thrombocytopenic purpura. Hematology Am Soc Hematol Educ Program. 2012;2012:610-616.

145. George JN, Al-Nouri ZL. Diagnostic and therapeutic challenges in the thrombotic thrombocytopenic purpura and hemolytic uremic syndromes. Hematology Am Soc Hematol Educ Program. 2012;2012:604-609.

146. Bu F, Maga T, Meyer NC, Wang K, Thomas CP, Nester CM, Smith RJ. Comprehensive genetic analysis of complement and coagulation genes in atypical hemolytic uremic syndrome. J Am Soc Nephrol. 2014;25:55-64.

147. Balduini CL, Pecci A, Noris P. Diagnosis and management of inherited thrombocytopenias. Semin Thromb Hemost. 2013;39:161-171.

148. Nurden AT, Nurden P. Congenital platelet disorders and understanding of platelet function. Br J Haematol. 2014;165:165-178.

149. Noris P, Biino G, Pecci A, et al. Platelet diameters in inherited thrombocytopenias: analysis of 376 patients with all known disorders. Blood. 2014;124:e4-e10.

150. Albers CA, Paul DS, Schulze H, et al. Compound inheritance of a low-frequency regulatory SNP and a rare null mutation in exon-junction complex subunit RBM8A causes TAR syndrome. Nat Genet. 2012;44:435-439,S1-S2.

151. Geddis AE. Congenital amegakaryocytic thrombocytopenia and thrombocytopenia with absent radii. Hematol Oncol Clin North Am. 2009;23:321-331.

152. Balduini CL, Pecci A, Savoia A. Recent advances in the understanding and management of MYH9-related inherited thrombocytopenias. Br J Haematol. 2011;154:161-174.

153. Parker CJ. Paroxysmal nocturnal hemoglobinuria. Curr Opin Hematol. 2012;19:141-148.

154. Sutherland DR, Acton E, Keeney M, Davis BH, Illingworth A. Use of CD157 in FLAER-based assays for high-sensitivity PNH granulocyte and PNH monocyte detection. Cytometry B Clin Cytom. 2014;86:44-55.

155. Parker C, Omine M, Richards S, et al. International PNH Interest Group. Diagnosis and management of paroxysmal nocturnal hemoglobinuria. Blood. 2005;106:3699-3709.

156. Risitano AM, Ricklin D, Huang Y, et al. Peptide inhibitors of C3 activation as a novel strategy of complement inhibition for the treatment of paroxysmal nocturnal hemoglobinuria. Blood. 2014;123:2094-2101.

157. Dolberg OJ, Levy Y. Idiopathic aplastic anemia: diagnosis and classification. Autoimmun Rev. 2014;13:569-573.

158. Marsh JC, Ball SE, Cavenagh J, et al. British Committee for Standards in Haematology. Guidelines for the diagnosis and management of aplastic anaemia. Br J Haematol. 2009;147:43-70.

159. Valdez JM, Scheinberg P, Young NS, Walsh TJ. Infections in patients with aplastic anemia. Semin Hematol. 2009;46:269-276.

160. Calado RT, Young NS. Telomere maintenance and human bone marrow failure. Blood. 2008;111:4446-4455.

161. Pu JJ, Mukhina G, Wang H, Savage WJ, Brodsky RA. Natural history of paroxysmal nocturnal hemoglobinuria clones in patients presenting as aplastic anemia. Eur J Haematol. 2011;87:37-45.

162. Chirnomas SD, Kupfer GM. The inherited bone marrow failure syndromes. Pediatr Clin North Am. 2013;60:1291-1310.

163. Green AM, Kupfer GM. Fanconi anemia. Hematol Oncol Clin North Am. 2009;23:193-214.

164. Garaycoechea JI, Patel KJ. Why does the bone marrow fail in Fanconi anemia? Blood. 2014;123:26-34.

165. Parikh S, Bessler M. Recent insights into inherited bone marrow failure syndromes. Curr Opin Pediatr. 2012;24:23-32.

166. Dokal I. Dyskeratosis congenita. Hematology Am Soc Hematol Educ Program. 2011;2011:480-486.

第 12 章

骨髓炎症、感染和代谢性疾病

Nancy S. Rosenthal

本章内容

本章讨论外周血和骨髓对各种非恶性疾病的反应。在不明原因发热时可以做骨髓检查,以寻找特定的感染病因。在炎症或代谢疾病时,骨髓表现可以与原有疾病一致、提示在原有基础上出现并发症,或与治疗有关。

本章首先讨论反应性白细胞增生症及其鉴别诊断,随后讨论感染、炎症和代谢紊乱所致的具体病变。

12.1 反应性中性粒细胞增生症

中性粒细胞增生通常是由于炎症引起的粒细胞-巨噬细胞集落刺激因子或粒细胞集落刺激因子的内源性分泌所致。常见的原因是感染、胶原血管疾病和恶性肿瘤(框 12.1)[1,2]。急性应激或使用肾上腺素后,中性粒细胞脱离血管壁并进入循环池,使外周血中性粒细胞计数成倍增加。糖皮质激素治疗使外周血中性粒细胞增多是由于骨髓储存的中性粒细胞提前释放入血。外源性生长因子治疗也可导致中性粒细胞计数增加。在某些情况下,反应性中性粒细胞增生与骨髓增殖性疾病(通常是慢性髓系白血病,CML)[3,4]难以区分。形态学表现(如嗜碱性细胞增多、异常巨核细胞和骨髓纤维化)可能有助于诊断,但通常需要遗传学分析才能明确诊断。

反应性中性粒细胞增生症的外周血涂片显示中性粒细胞绝对计数增加,但白细胞计数很少超过 $50 \times 10^9/L$。循环血中常常出现不成熟中性粒细胞,称为核左移[5],并且出现毒性颗粒、胞质空泡和 Döhle 小体等形态学异常(图 12.1)。骨髓穿刺

框 12.1 反应性中性粒细胞增生症的病因

- 感染
- 自身免疫性疾病
- 胶原血管疾病
- 恶性肿瘤
- 外源性生长因子的应用(粒细胞-巨噬细胞集落刺激因子,粒细胞集落刺激因子)
- 急性应激
- 药物:肾上腺素,糖皮质激素,锂
- 吸烟
- 肥胖

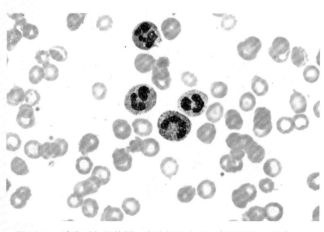

图 12.1 感染引起的外周血中性粒细胞出现毒性颗粒和胞质空泡

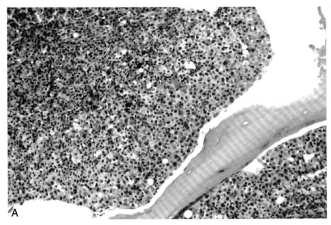
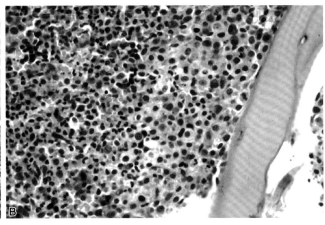

图 12.2 骨髓活检在低倍镜(A)和高倍镜下(B)显示小梁旁的髓系前体细胞,与转移性癌相似

涂片显示粒红比例增加,有些病例,早幼粒细胞和中幼粒细胞相对增多。胞质内颗粒的增多可以很明显。骨髓组织切片显示细胞增生活跃,粒红比例增大。早期粒系前体细胞通常出现在小梁旁。有时这种旺炽的增生可能被误认为是肿瘤性病变,甚至与转移癌相似(图 12.2)。

12.2 反应性淋巴细胞增生症

外周血淋巴细胞增多与原有疾病有关,最常见的是病毒感染(EBV、CMV、肝炎病毒、HHV6 和 HIV)或药物反应(尤其是苯妥英)[6],但也可见于"应急"状态[7,8],后者可能与内源性肾上腺素的释放有关[9]。胸腺瘤患者罕见多克隆性细胞增多[10]。感染导致的外周血淋巴细胞增生症主要是 T 细胞反应[11]。骨髓移植后可有大颗粒淋巴细胞增多[12]。

骨髓反应性淋巴细胞增生症的特点是形态学良性淋巴细胞增多,可伴或不伴外周血淋巴细胞增生症。它可以表现为间质性淋巴细胞增多或淋巴细胞聚集灶增多。正常前体 B 细胞增多可见于多种情形(特别是儿童),但常见于化疗后的儿童和成人患者(图 12.3)。这些细胞往往很难与淋巴母细胞白血病(ALL)中的淋巴母细胞区别(见第 42 章)。在确定淋巴细胞是否增多时,患者的年龄往往很重要,因为正常情况下儿童骨髓中的淋巴细胞本身就多(高达 35%)[13]。在成人骨髓穿刺涂片

中,淋巴细胞的正常值大约为 6% ~ 25%[14]。

持续性多克隆细胞增生症较为罕见,主要为经常吸烟的年轻女性(框 12.2)[15,16]。患者通常无症状,很少有淋巴结肿大或脾肿大[17],与人类白细胞抗原(HLA)-DR7 相关[18]。一些患者的外周血细胞中发现 EBV,这些细胞似乎存在 CD40 活化通路上的缺陷[19,20]。血清中多克隆 IgM 增多。

框 12.2 持续性多克隆细胞增生症的特征

临床表现
- 女性为主
- 年龄 20~40 岁
- 无症状
- 吸烟

实验室检查
- 外周血淋巴细胞增生症
- 有裂淋巴细胞
- 血清中多克隆 IgM 增多
- *BCL2*/IgH 基因重排呈多克隆性
- 外周血 EBV
- 多克隆性免疫表型——记忆 B 细胞
- HLA-DR7 频率增加
- 等臂染色体 i(3q)

外周血涂片中,增多的淋巴细胞伴有中等量的胞质,核有裂(图 12.4)。这些细胞也可见于骨髓穿刺涂片和活检中见

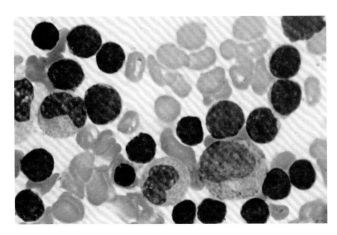

图 12.3 中性粒细胞减少症患儿,骨髓穿刺涂片中的正常前体 B 细胞。这种细胞的核质比增高,染色质浓缩,无核仁

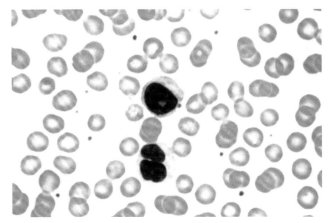

图 12.4 外周血涂片中多克隆细胞增生症。可见不典型有裂的淋巴细胞

到,通常分布在血窦内或血管内[21]。免疫表型分析,多克隆增殖的 B 细胞常常表达 IgD+ 和 CD27+;曾经检测到多克隆性 BCL2/Ig 重排[15,22]。有些病例出现等臂染色体 i(3q)和三倍体[23-25]。淋巴细胞增生可能持续多年而临床上没有任何恶变的证据。

12.3　反应性嗜酸性粒细胞增生症

反应性嗜酸性细胞增生症由多种疾病引起(见框 12.3)[26-47]。嗜酸性粒细胞计数轻度增多通常是过敏性反应所致;中度增多常见于淋巴瘤、类风湿关节炎和非造血系统恶性肿瘤;重度增多见于寄生虫感染、肺嗜酸性粒细胞增生症和单克隆性嗜酸性粒细胞疾病[48,49]。个例报道中,反应性嗜酸性细胞增生症是一种体质性异常;其中两名患者有染色体异常——10 号染色体臂间的倒置[47]。

框 12.3　反应性嗜酸性粒细胞增多的病因
● 变态反应疾病:过敏、哮喘、湿疹[26-28]
● 寄生虫感染:美国最常见犬弓蛔虫感染[29]
● 自身免疫病[30]
● 药物反应[31,32]
● 造血生长因子和白细胞介素-3 治疗[33,34]
● 炎症性皮肤病[35]
● 癌[36]
● T 细胞恶性肿瘤
● 淋巴母细胞白血病(ALL)伴 t(5;14)(q31;q32)[37]
● 蕈样霉菌病(MF)[38]
● 外周 T 细胞淋巴瘤(PTCL)[39,40]
● B 细胞淋巴瘤[41]
● 霍奇金淋巴瘤(HL)[42]
● 肺嗜酸性粒细胞综合征[43]
● 移植排斥反应[44]
● 脉管炎[45,46]
● 体质性异常[47]

骨髓穿刺涂片检查显示嗜酸性粒细胞及其前体细胞增多,一般多于骨髓有核细胞的 5%[50]。嗜酸性中幼粒细胞常有小

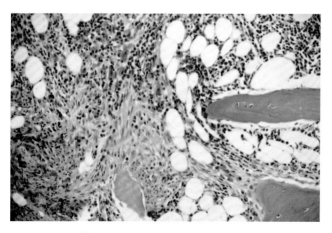

图 12.5　围绕在骨髓肥大细胞病变周围的嗜酸性粒细胞增生症

的嗜碱性颗粒。这种中幼粒细胞是嗜酸性粒细胞的一个正常发育阶段,嗜碱颗粒可能是嗜酸性粒细胞的初级颗粒[51]。反应性嗜酸细胞增多时,骨髓组织切片中常有弥漫增多的嗜酸性粒细胞及其前体细胞;而霍奇金淋巴瘤(HL)、非霍奇金淋巴瘤(NHL)、良性淋巴细胞聚集灶、系统性肥大细胞疾病和 Langerhans 组织细胞增生症等累及骨髓时,其病变周围可见局灶性嗜酸细胞增生症(图 12.5)[52,53]。这种情况下,外周血或骨髓涂片中可能没有嗜酸性粒细胞增多。

第 50 章将详细讨论肿瘤性和非肿瘤性嗜酸性粒细胞增生症。

12.4　反应性嗜碱性粒细胞增生症

反应性嗜碱性粒细胞增生症并不常见。在某些情况下可能伴随反应性嗜碱性粒细胞增生。外周血嗜碱性粒细胞增多,绝对计数大于 0.2×10⁹/L。骨髓穿刺涂片显示嗜碱性粒细胞及其前体细胞增多,细胞计数超过有核细胞的 2%。

本病常见于过敏、肿瘤、癌、慢性炎症、恶性淋巴瘤、浆细胞性骨髓瘤、放疗和肾衰竭[54,55]。

12.5　反应性单核细胞增生症

外周血单核细胞增生症的定义是单核细胞计数大于 1×10⁹/L;骨髓穿刺涂片中单核细胞增多通常定义为超过分类计数 3%[14]。相关疾病包括急慢性炎症、自身免疫疾病、急性心肌梗死[56]、癌[57]、甲状腺功能减退[58]和脾切除术后[59](框 12.4)。单核细胞增多也常见于化疗后或因先天缺陷引发的中性粒细胞减少的患者[60]。

框 12.4　反应性单核细胞增生症
● 急慢性炎症
● 急性心肌梗死
● 自身免疫病
● 癌
● 霍奇金淋巴瘤
● 甲状腺功能减退
● 中性粒细胞减少
● 脾切除术

12.6　感染性疾病的骨髓表现

12.6.1　细菌感染

细菌感染常引起外周血中粒细胞增多,伴有不成熟粒系细胞增多,即核左移。新生儿、老年人或虚弱患者除外,这些人不能激发中性粒细胞反应。与细菌感染相关的形态学变化包括毒性颗粒、Döhle 小体和胞质空泡。在极少情况下,中性粒细胞和单核细胞内可发现细菌。循环血中的中性粒细胞增多是由于骨髓中粒系前体细胞增多的结果。

极少数细菌感染(例如百日咳)可能会导致外周血淋巴细胞增多,以 CD4+ 细胞为主(图 12.6)[61]。在儿童,这些淋巴

胞通常有核裂,细胞核不规则,类似滤泡性淋巴瘤(FL)所看到的淋巴瘤细胞。中性粒细胞减少还可见于布氏杆菌或沙门氏菌感染。不伴有继发感染的结核杆菌感染通常不会导致中性粒细胞计数的改变。

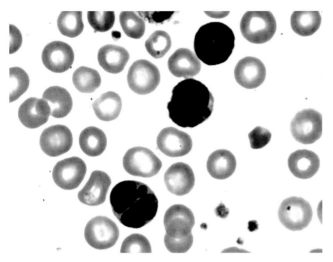

图 12.6　一名百日咳感染儿童外周血涂片中出现的有裂小淋巴细胞

细菌感染时很少发生红细胞异常。支原体肺炎可导致冷凝集素综合征。严重的溶血见于梭状芽孢杆菌感染,其原因是存在一种溶血素,即磷脂酶 C[62]。

骨髓内唯一的细菌感染是分枝杆菌感染(见后)。个案报道了 Tropheryma whippelii 菌引起的骨髓感染,它是 Whipple 病的致病菌[63]。骨髓的巨噬细胞内可见 PAS 阳性致病菌。通过 PCR 或电子显微镜可以证实这些致病菌的存在。伤寒杆菌感染可伴有全血细胞减少(因噬血细胞现象所致[64,65])、肉芽肿、环形肉芽肿或骨髓坏死[66]。在中性粒细胞和单核细胞内可见沙门氏杆菌。瘤型麻风累及骨髓时,特征是含有杆菌的泡沫样组织细胞增生,或在骨髓间质内出现游离的杆菌[67]。布氏杆菌感染可引起骨髓肉芽肿、噬血细胞现象和外周血全血细胞减少(图 12.7)[68]。

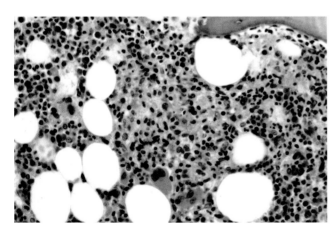

图 12.7　布氏杆菌感染者骨髓活检显示非干酪性肉芽肿

骨髓分枝杆菌感染最常见的病原菌是结核分枝杆菌或分枝杆菌复合群。其他罕见的分枝杆菌感染也有报道[69]。肺结核患者可有血小板增多、白细胞增多或单核细胞增多[70]。粟粒性肺结核的外周血异常包括慢性炎症引起的贫血、白细胞减少、血小板减少以及全血细胞减少。外周血淋巴细胞减少或血小板减少提示粟粒性肺结核的肉芽肿[71,72]累及骨髓。分枝杆菌复合群感染的患者外周血的异常通常与潜在的 HIV 感染有关。分枝杆菌复合群感染时,在 Wright 染色的组织细胞内可见不显色的线性包含体(图 12.8A 和 B)[73]。在骨髓穿刺涂片上很少能发现肉芽肿,但骨髓小粒凝块切片或骨髓活检中常可见到。骨髓内干酪性肉芽肿罕见,但如果发现则强烈提示结核杆菌感染。分枝杆菌复合群感染时,肉芽肿可能形成不良,或只有组织细胞弥漫性浸润。特殊的抗酸染色可以显示为数不多的结核杆菌菌体(图 12.8C),而分枝杆菌复合群感染时,菌体易于发现而且数量较多。血培养检测结核分枝杆菌是一种较敏感的技术,特别是在有 HIV 感染[74]的背景下。这种情况下骨髓检查的作用仍然存在争论[75]。用抗酸杆菌染色检测菌体能明显缩短诊断时间,对临床有帮助[76]。很少的情况下,细菌培养阴性患者也可发现肉芽肿和菌体[77]。

12.6.2　立克次体感染

立克次体感染可以通过骨髓和外周血诊断,它包括 Q 热、埃立克体病和无浆体病。贝氏立克次体感染引起 Q 热,可导致骨髓活检或骨髓小粒凝块切片中特征性炸面包圈样或环状肉芽肿。肉芽肿由环形的上皮样组织细胞和围绕中央空泡的中性粒细胞组成,外围有纤维素样物质环绕(图 12.9)[78,79]。这些肉芽肿并非 Q 热所特有,还可见于 CMV 感染、HL、传染性单核细胞增生症(IM)以及伤寒[80]。

人类埃立克体病是由于查菲埃立克次体、嗜吞噬细胞无浆体和较少见的伊氏埃立克次体感染所致[81]。前者感染单核细胞,后两者病原体感染粒细胞。三者均可引起白细胞减少、核左移和血小板减少[82-83]。也可引起发热和肝脏转氨酶升高。外周血涂片可以识别这些病原体,可在单核细胞和中性粒细胞中发现小簇状深染的细菌。单核细胞的埃里希体病的骨髓病理学已有深入的研究[84]。本病常有粒细胞增生,骨髓穿刺涂片中的组织细胞内可以查见病原体,67% 患者骨髓活检可见肉芽肿(图 12.10)[85]。在无浆体感染的患者,骨髓细胞量正常或增生活跃,可出现极少数感染细胞[86],另可见淋巴细胞聚集灶、浆细胞增多、噬血细胞现象[87]。外周血的 PCR 检测可以确诊[88]。

12.6.3　寄生虫感染

组织侵入性寄生虫引起的感染导致外周血和骨髓中嗜酸性粒细胞计数增加。弓形虫假孢囊与 AIDS 患者的骨髓坏死有关[89]。利什曼病患者的巨噬细胞内可见利-杜二氏小体。利什曼病是严重疾病,由流行地区发现的利什曼原虫引起,但它也可造成免疫功能低下患者的机会性感染,包括 HIV 感染者或骨髓移植的患者[90,91]。临床表现包括发热、肝脾肿大和全血细胞减少。骨髓穿刺涂片中反应性浆细胞增多。骨髓活检或骨髓小粒凝块切片中可见肉芽肿。组织细胞内通常可见无鞭毛体。无鞭毛体胞质呈蓝染,核呈红色,有一个杆状动基体[92]。

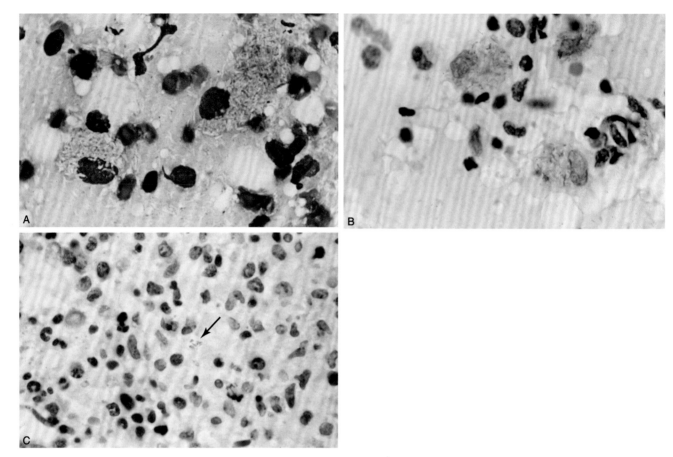

图 12.8   A,HIV 患者伴有分枝杆菌复合群感染,Wright-Giemsa 染色的骨髓印片中显示组织细胞内不显色的线性包涵体。B,在 A 图中的包涵体,抗酸染色为分枝杆菌。C,另一患者的肉芽肿中抗酸染色显示少量结核分枝杆菌

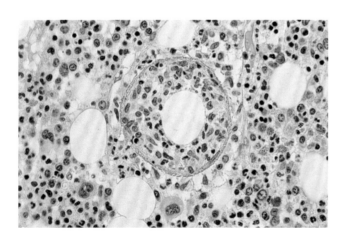

图 12.9   Q 热患者骨髓活检显示纤维素环绕的肉芽肿

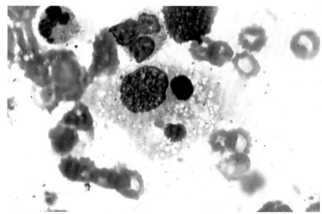

图 12.10   骨髓穿刺涂片显示埃里希体病。组织细胞内可见病原体。

12.6.4　病毒感染

12.6.4.1　巨细胞病毒(CMV)

　　CMV 是一种 DNA 病毒,属于疱疹病毒家族成员。急性 CMV 感染可导致外周血淋巴细胞反应性增多,与 EBV 感染导致的 IM 相似(图 12.11)[93]。极少数的病例,外周血中 CMV 感染的细胞可见丰富的胞质和核内包涵体[94],这些细胞最容易在血涂片的尾端看到。其他外周血表现包括溶血、中性粒细胞减少和血小板减少[95-97]。

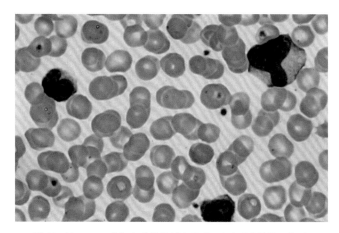

图 12.11　CMV 感染患者的外周血涂片,显示反应性淋巴细胞

　　骨髓活检异常病变包括肉芽肿或环形肉芽肿[98]。很少情况下,在血管内皮细胞内可见到大的核内包涵体(图 12.12),穿刺涂片中可以看到髓系细胞成熟停滞导致的粒细胞减少。CMV 也是导致噬血细胞综合征(HPS)的原因之一。

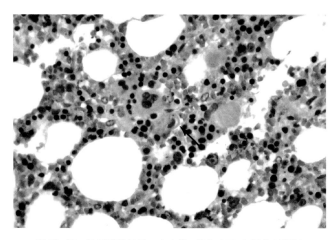

图 12.12　骨髓活检显示一个大的、嗜酸 CMV 包涵体(箭头)

　　在婴儿,无论是先天性还是获得性 CMV 感染,均可与幼年型粒-单核细胞白血病(JMML)的病变特征相似[99]。最终诊断可能需要对 RAS、NF1 突变或单体 7 进行遗传评估,或进行研究以确定对粒细胞-巨噬细胞集落刺激因子的超敏反应(这是幼年骨髓单核细胞白血病的典型特征)[100]。有报道显示 CMV 感染貌似伴有血小板减少的骨髓增生异常[101]。CMV 感染也常见于感染 HIV 的患者。CMV 感染可见少量核内包涵体,但

没有其他特异发现。干细胞移植后 CMV 感染可导致植入延迟,特别是血小板计数恢复的延迟[102]。相似的骨髓抑制可见于 HHV6 感染[103]。

12.6.4.2　Epstein-Barr 病毒(EBV)

　　EBV 感染可引起外周血和骨髓的异常。IM 患者的外周血中最重要的发现是淋巴细胞绝对计数增多,多数是反应性淋巴细胞[104]。老年患者外周血中反应性淋巴细胞较少。这些循环中的淋巴细胞主要是 CD8+T 细胞[105]。淋巴细胞凋亡也常见(图 12.13A~C)[106]。除了明显的淋巴细胞增多外,患者可能有贫血或血小板减少。个别 EBV 感染的患者,可以发生冷凝集素导致的溶血性贫血。如果患者出现继发于 EBV 感染的 HPS 或骨髓抑制,可能会有全血细胞减少。极少数不典型粒-单核细胞增殖可继发于 EBV 感染;这种疾病类似幼年型粒-单核细胞白血病[107]。EBV 感染也可导致再生障碍性贫血[108,109]。

　　EBV 与恶性淋巴细胞增殖有关,包括 Burkitt 淋巴瘤、淋巴瘤样肉芽肿和免疫缺陷所致的淋巴细胞增殖性疾病,这些将在其他章节中讨论。

　　确定患者是否有 EBV 感染要从外周血开始。检测异嗜性抗体的单斑试验(monospot test,IM 检测试剂盒)可证实诊断。单斑试验在幼儿和老人很可能是阴性,这是由于这类人群生产的异嗜性抗体有限。如果单斑试验为阴性,而临床表现符合单核细胞增生症,应加做针对病毒衣壳抗原、早期抗原和 EB 核抗原的特异性病毒抗体的检测。

　　IM 患者一般不会做骨髓检查;然而,在做过骨髓活检的病例中可以见到良性淋巴细胞聚集灶和没有巨细胞的非干酪性肉芽肿[110]。活检组织 EBER 原位杂交可以证实诊断(见图 12.13D 和 E)。如果骨髓再生障碍性贫血和 HPS 的患者感染 EBV,患者就可出现更严重的骨髓再生障碍并可见噬血组织细胞。

12.6.4.3　人类免疫缺陷病毒

　　HIV 患者有多种血液学异常,包括贫血、粒细胞减少、淋巴细胞减少和血小板减少[111]。高活性逆转录病毒治疗(HAART)后,这些异常已经减少[112]。贫血通常是由于慢性病,其他因素包括感染、营养不良、药物治疗或恶性肿瘤[113]。血小板减少可由药物、血栓性微血管病或免疫原因引起。中性粒细胞减少的程度与疾病的严重程度相关。在疾病过程任何阶段都可见循环血反应性淋巴细胞。

　　骨髓特征包括细胞量多、浆液性脂肪萎缩、淋巴细胞聚集、反应性浆细胞增多、嗜酸性粒细胞增多、巨核细胞异常增生(包括裸巨核细胞核)和铁储量增加(图 12.14)。细小病毒 B19 感染可见巨原红细胞。也可见肉芽肿和淋巴瘤。无论是否有肉芽肿,都应进行抗酸染色和真菌染色;然而,感染的发病率已显著减少[114]。

12.6.4.4　肝炎

　　急性病毒性肝炎可引起外周血中反应性淋巴细胞增多。甲、乙、丙、丁、戊和庚型病毒性肝炎与再生障碍性贫血相关[115]。丙型肝炎患者可有多种血液系统的并发症,包括单克

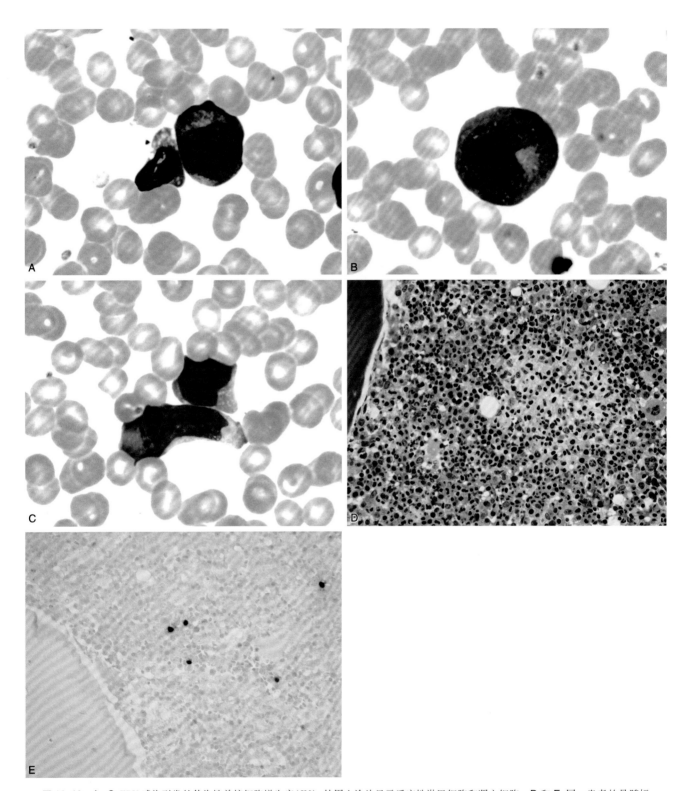

图 12.13 A~C,EBV 感染引发的传染性单核细胞增生症(IM),外周血涂片显示反应性淋巴细胞和凋亡细胞。D 和 E,同一患者的骨髓标本显示小灶的边界不清的组织细胞-淋巴细胞聚集灶。EBER1 原位杂交显示几个分散的杂交信号

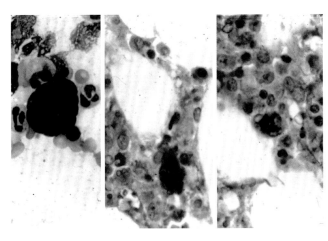

图 12.14　巨核细胞异常增生伴"裸"核,为 HIV 感染骨髓的特征所见

隆性 γ 球蛋白血症和冷球蛋白血症;患惰性淋巴增殖性疾病的可能也增加[116]。2 型混合性冷球蛋白血症与骨髓中不典型淋巴细胞聚集灶有关。这些聚集灶通常由单一的小淋巴细胞组成,并可出现于骨小梁旁(图 12.15)[117]。免疫表型分析揭示这些细胞为表达 BCL2 的 B 细胞,而且这些细胞可以出现轻链限制性。分子分析表明,很多病例是 B 细胞的寡克隆性增生。

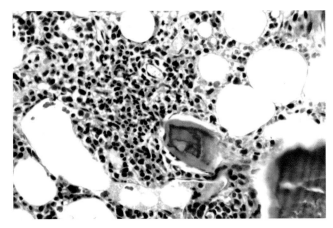

图 12.15　丙型肝炎病毒感染的患者,骨髓活检显示不典型淋巴细胞聚集灶

这些病例在缺乏淋巴瘤的临床或分子证据的情况下,不要将其误诊为淋巴瘤累及骨髓[118]。

12.6.4.5　汉坦病毒

汉坦病毒肺综合征于 1993 年在美国西南部首次报道,由辛诺柏病毒感染引起[119]。在前驱期,血小板减少是唯一发现[120]。随着肺渗出综合征出现,外周血显示血小板减少、血液浓缩、白细胞增多、核左移、淋巴细胞减少,并出现 10% 以上的免疫母细胞。免疫母细胞在骨髓中也可见到[121,122]。

12.6.4.6　微小病毒 B19

微小病毒 B19 的骨髓表现见第 11 章。

12.6.5　真菌感染

骨髓真菌感染最常见的是组织胞质菌或隐球菌[123-125],而且大多数患者有潜在的免疫缺陷[126,127]。其他真菌感染,如球孢子菌病、芽生菌、曲霉菌也有很少报道。组织胞质菌病患者的外周血表现包括贫血、血小板减少和白细胞减少。播散性感染可出现真菌血症,在循环血单核细胞或中性粒细胞中可见组织胞质菌(图 12.16A)。HPS 可见于播散性组织胞质菌感染的艾滋病患者[128]以及少数隐球菌性脑膜炎的患者[129]。

骨髓检查通常有助于评价播散性组织胞质菌病,特别是在有 HIV 感染的情况下,其骨髓累及率可高达 80%[123]。大多数病例中,Wright 染色可以发现骨髓穿刺涂片中的菌体(见图 12.16B)[130]。极少数情况下,由于穿过现象使得病原体位于巨核细胞内[131]。在骨髓血凝块切片和骨髓活检中可以见到肉芽肿。组织胞质菌 PAS 染色和 Gomori 六胺银染色呈阳性。Wright 染色的骨髓穿刺涂片中也可见到大小不等的出芽酵母样的隐球菌菌体(图 12.17)。在组织切片上可以看到肉芽肿,Gomori 六胺银染色和黏液染色可以显示菌体。用尿液标本检测组织胞质菌抗原,用血清标本检测隐球菌抗原,均可证实诊断。球孢子菌病也是骨髓内肉芽肿的一个罕见原因。

12.6.6　骨髓坏死

造血组织和骨髓基质发生坏死而没有邻近骨的坏死称为骨髓坏死。它见于严重感染、血红蛋白病和弥散性血管内凝

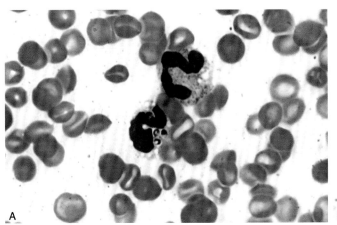

A

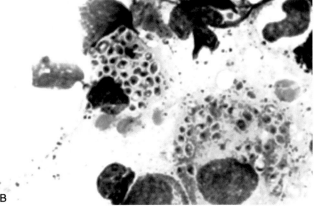

B

图 12.16　吞噬了组织胞质菌的外周血中性粒细胞(A)和骨髓组织细胞(B)

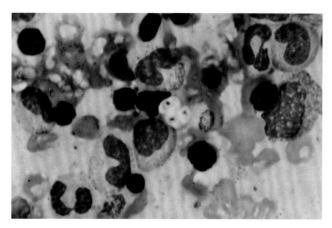

图 12.17   慢性淋巴细胞白血病（CLL）伴隐球菌感染患者的骨髓印片可见几个有荚膜的酵母型菌体

血，但更常见于恶性肿瘤[132,133]。最常见的恶性肿瘤来自血液系统，包括 ALL、急性髓系白血病（AML）和淋巴瘤。骨髓转移癌导致的坏死较少见，包括肺癌、胃癌、乳腺癌和前列腺癌都有报道，其中许多病例找不到原发灶[134]。严重骨骼疼痛是最常见的症状。与患者的原有疾病相关的其他症状，如发热、消瘦、全身乏力和盗汗也很常见。体检时骨压痛明显。预后取决于原有疾病的严重程度。

最常见的外周血异常是贫血、血小板减少和幼白-幼红细胞反应[132]。然而，这些表现取决于原有疾病的性质和骨髓坏死的程度。患者常出现乳酸脱氢酶水平增高和高钙血症。

肉眼检查骨髓穿刺物呈现褐色，无明显颗粒。骨髓穿刺 Wright 染色可见颗粒性背景中嗜酸坏死细胞（图 12.18A）。骨髓血凝块切片和活检显示坏死的破碎细胞伴有核固缩（图 12.18B）。坏死可广泛也可局灶，剩余活检组织中可见存活骨髓。

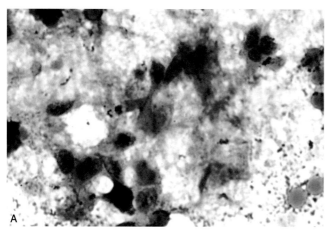

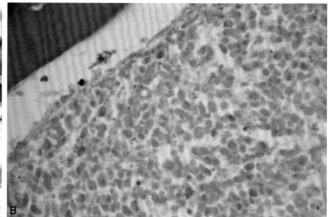

图 12.18   骨髓穿刺涂片（A）和活检（B）显示严重的骨髓坏死。仅见退变的细胞样物质

骨髓坏死的病理机制是小血管闭塞，导致骨髓血液供应被破坏。

12.6.7   不明原因发热

对不明原因发热，骨髓活检有助于诊断的病例约占 25%。检测血液学恶性肿瘤的价值大于感染性疾病[135]。一些研究表明，与血培养相比，骨髓培养并没有增加阳性检出率，另一些研究则显示骨髓培养可提高阳性率[136]。

12.7   非感染性、系统性和炎症性疾病的骨髓表现

12.7.1   非感染性肉芽肿

在骨髓中的肉芽肿有多种非感染性原因，包括 HL、NHL、非造血系统恶性肿瘤、结节病、药物反应和多种自身免疫病[137]。无论骨髓是否有淋巴瘤累及，5% HL[138] 和 2% ~ 3% NHL[139,140] 的骨髓有肉芽肿形成。肉芽肿还可见于多种恶性肿瘤，包括 ALL、AML、浆细胞性骨髓瘤、肺癌、结肠癌、卵巢癌和乳腺癌[141-143]。许多药物与肉芽肿形成有关，包括青霉胺、氯磺丙脲、甲苯酰吡咯乙酸和胺碘酮[144-147]，但最常见药物是普鲁卡

因和磺胺类药物。多种自身免疫病也与肉芽肿的形成有关，但多为个案报道。肉芽肿性肝炎患者的骨髓可有非干酪性肉芽肿[148]。小的非干酪性肉芽肿本身没有特异性，常见于移植后的骨髓[149]。多达 13% 肉芽肿找不到明确的原因[147]。

非干酪性肉芽肿主要见于血凝块切片和活检切片中，极少数穿刺涂片中也可见肉芽肿（图 12.19）。上述各种原有疾病并没有特征性形态学特点，这些标本应做抗酸染色和真菌染

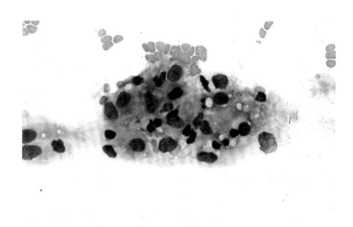

图 12.19   骨髓穿刺涂片中有一个小的肉芽肿

色,以排除潜在感染性疾病的可能性。如果怀疑感染,可能需要重复骨髓活检和骨髓培养。

脂性肉芽肿可见于高达 4% 骨髓活检[150]。微囊泡脂肪细胞、淋巴细胞和组织细胞的聚集往往伴有良性淋巴细胞聚集灶(图 12.20)。这些肉芽肿没有临床意义,不需要进一步研究。

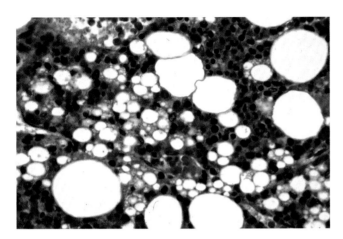

图 12.20　骨髓活检显示由组织细胞、淋巴细胞和小脂肪细胞组成的典型脂性肉芽肿

骨髓肉芽肿性病变的鉴别诊断包括系统性肥大细胞疾病、HL 累及骨髓、NHL 累及骨髓(尤其是 T 细胞淋巴瘤和富于 T 细胞的 B 细胞淋巴瘤),以及毛细胞白血病(HCL)的局灶性累及骨髓。

12.7.2　自身免疫病

外周血和骨髓的异常与许多自身免疫病有关,包括系统性红斑狼疮(SLE)、类风湿性关节炎、混合性自身免疫病、硬皮病、Sjögren 综合征和多发性肌炎[151]。这些患者的外周血和骨髓可有多种异常,这些异常可能与他们的原有疾病或治疗有关(框 12.5)。

框 12.5　自身免疫病和骨髓
实验室检查
• 贫血
• 慢性炎症引起的贫血
• 溶血性贫血
• 红细胞再障
• 免疫介导的中性粒细胞减少
• 激素诱导的中性粒细胞增多
• 嗜酸性粒细胞增多
• 血小板减少症
• 免疫介导
• 无巨核细胞性血小板减少症
• 血小板增生症
形态学表现
• 骨髓细胞量不一
• 巨幼细胞改变
• 淋巴细胞聚集灶
• 浆细胞增多
• 储存铁增加
• 肉芽肿
• 骨髓纤维化

自身免疫病患者常见血细胞减少。SLE 可有多种潜在原因(框 12.6)[152]。贫血可能是由于慢性炎症、肾功能不全、免疫性溶血所致以及罕见的纯红细胞再生障碍性贫血[153]。白细胞减少和血小板减少也可能是免疫机制异常所致[154]。微血管病性溶血性贫血和血小板减少症也可见于血栓性血小板减少性紫癜,有报道后者与 SLE 有关[155]。血小板减少症也可能由于外周血小板消耗的血管炎所并发[156]。罕见的无巨核细胞性血小板减少症也有报道[157]。由于骨髓产生的血小板减少,在外周血涂片中通常可看到小血小板。

框 12.6　系统性红斑狼疮的血液学表现
• 贫血
• 慢性疾病引起的贫血
• 自身免疫性贫血
• 肾功能不全引起的贫血
• 纯红再障
• 微血管溶血性贫血
• 中性粒细胞减少
• 血小板减少
• 骨髓纤维化
• 噬血细胞综合征
• 骨髓坏死

类风湿关节炎最常见的贫血原因是慢性疾病引起的贫血,贫血的严重程度和疾病的活动程度相平行。中性粒细胞减少见于 Felty 综合征,后者包括中性粒细胞减少、脾大和类风湿关节炎。中性粒细胞计数范围$(0.5\sim2.5)\times10^9/L$,典型病例骨髓增生活跃,粒细胞发育停滞在中幼粒阶段(图 12.21)。Felty 综合征患者可有大颗粒细胞增生,这种表现与大颗粒淋巴细胞白血病的临床和免疫方面有一些重叠[158]。

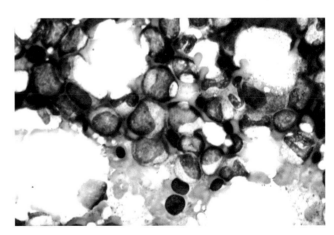

图 12.21　Felty 综合征患者骨髓印片中显示骨髓粒细胞谱系中的成熟停滞

血小板增生症可见于慢性炎症的患者,血小板计数通常少于 100 万,血小板增多并不增加血栓形成或出血的风险。

白细胞增多常见于 Still 病,风湿性多肌痛和 Behet 病的患者,可能是由于细胞因子(粒细胞集落刺激因子)的活性增加所致[159]。

自身免疫病患者的骨髓标本中可有良性淋巴细胞聚集灶和反应性浆细胞增多(图 12.22)。肉芽肿罕见,一般都是非感染性肉芽肿;然而,必须仔细排除感染,因为这些患者往往又伴随免疫抑制。骨髓中很少看到类风湿结节。

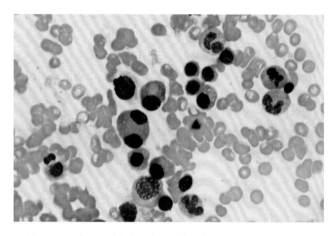

图12.22　类风湿关节炎患者骨髓涂片中显示反应性浆细胞增多

其他骨髓病变包括红细胞生成障碍、巨幼细胞变化、浆液性脂肪萎缩、坏死和噬血现象[160,161]。巨噬细胞活化综合征与噬血细胞性淋巴组织细胞增生症相似,见于幼年型关节炎[162]。

骨髓坏死已经被列为抗磷脂抗体综合征的并发症之一[163,164]。

自身免疫性骨髓纤维化非常罕见[165]。这些患者可能有SLE或进行性系统性硬化症,但他们也有非特异性免疫的症状,如溶血性贫血或滑膜炎。骨髓的增生程度变化不一,有些患者骨髓可能增生非常低下(图12.23),而有些患者骨髓则增生活跃。这些患者以巨核细胞增生明显为突出表现,类似于骨髓增殖性肿瘤。然而,在后一种情况下,巨核细胞增生不是成簇分布,不像通常骨髓增殖性肿瘤所见的改变,嗜碱性粒细胞也不增高。糖皮质激素治疗对改善这种骨髓纤维化有帮助[166]。骨髓纤维化时常伴有血管周围分部的良性淋巴细胞聚集灶和许多浆细胞。

自身免疫病的治疗也会导致外周血和骨髓的异常。使用糖皮质激素治疗,由于从骨髓储存库中释放的中性粒细胞增加而导致外周粒细胞增多。淋巴细胞凋亡造成淋巴细胞减少。嗜酸性粒细胞也可减少。非甾体抗炎药物所致的胃肠道失血可导致缺铁性贫血。硫唑嘌呤可引起白细胞减少、血小板减少或全血细胞减少,使骨髓呈现增生不良[167]。使用甲氨蝶呤治疗,可导致大约50%患者的平均红细胞体积增加,还可出现白细胞减少和血小板减少。B也可有全血细胞减少[168]。烷化剂会导致DNA损伤,故与MDS和AML的发生有关[169,170]。

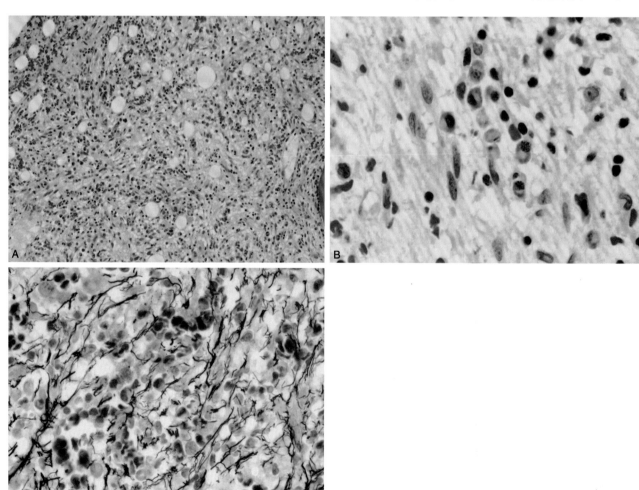

图12.23　A~C,骨髓增生减低的系统性红斑狼疮患者进展为全血细胞减少。骨髓枯竭,但有时会见到许多血管周围分布的浆细胞和网状纤维增生

12.7.3 结节病

结节病患者可有贫血和白细胞减少[171]。嗜酸性粒细胞增多很常见，但很少超过外周血白细胞计数的10%[172]。外周血嗜酸性粒细胞增多与结节病组织中的嗜酸性粒细胞浸润并不相关。

高达53%患者骨髓活检中含有肉芽肿[173]。在骨髓活检中，肉芽肿可以是单个、多个或融合（图12.24）。典型的肉芽肿是非干酪性肉芽肿，由上皮样组织细胞组成，可找到星状小体、Schaumann 小体和草酸钙结晶。抗酸杆菌和真菌染色均为阴性。极少数患者可见噬血细胞现象[174]。

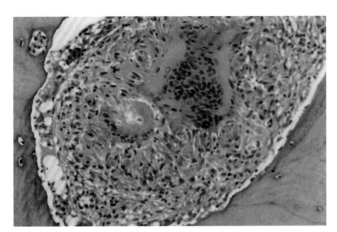

图 12.24 结节病患者的骨髓活检显示非干酪性肉芽肿，可见一个多核巨细胞

12.7.4 酗酒

酗酒对血液系统的影响有多种表现，并且常与肝脏疾病的表现有重叠。由于乙醇的直接毒性作用、肝脏病变或并发叶酸缺乏[175]，实验室检查显示为大细胞性贫血；可见口形红细胞。乙醇对巨核细胞的直接毒性或脾脏隔离增加均可导致血小板减少。白细胞减少是脾脏贮存增加或粒细胞成熟停滞在早幼粒细胞阶段的结果。如果酒精性肝炎存在，可见幼稚粒红系细胞增多[176,177]。

骨髓穿刺涂片显示粒红比例减低，红细胞和髓系前体细胞可见空泡[178,179]，巨幼红细胞改变和多核的红系前体细胞（图12.25）[180]，巨核细胞减少或缺乏，浆细胞常增多。环形铁粒幼

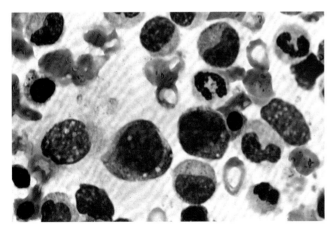

图 12.25 骨髓穿刺涂片显示酗酒所致的红系前体细胞内的空泡。

细胞较常见[181,182]，胞质内铁在慢性酒精中毒时几乎总是增多。铁储存一般增加，如果有失血会出现铁缺乏，储存铁缺失。

骨髓切片除显示前面描述的发现以外，在少数情况[183]下还可见骨髓增生减低。前体细胞空泡化、环形铁粒幼细胞和增生障碍均可由戒酒而改善[184,185]。

12.7.5 肝脏疾病

肝脏疾病患者的外周血和骨髓均有很多异常表现（框12.7），部分表现与酒精对造血系统的影响相重叠。因凝血异常和食管或胃瘘，常见出血[186]。大细胞性贫血很常见，靶形红细胞也易见。严重的肝病可导致溶血性贫血，这种情况下，外周血涂片中可见大量的棘红细胞或刺形红细胞（图12.26）。出现溶血是预后不良的征兆[187]。由于门脉高压所致的脾功能亢进会导致全血细胞减少。

框 12.7 肝脏疾病和骨髓
• 大细胞贫血
• 血小板减少
• 全血细胞减少
• 再生障碍性贫血
• 脾功能亢进
• 溶血性贫血

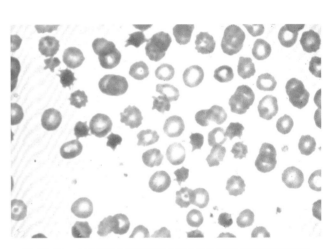

图 12.26 由于严重的肝脏疾病外周血涂片出现多量的棘红细胞

脾功能亢进常伴随骨髓增生活跃，三系造血细胞增多。有报道称，再生障碍性贫血可见于病毒性肝炎和肝移植术后的患者[188,189]。

12.7.6 肾脏疾病

急性和慢性肾功能不全患者外周血和骨髓均有异常。慢性肾衰竭患者的贫血主要是由于促红细胞生成素缺乏引起。其他原因包括铁和叶酸缺乏、过量铝的摄入、溶血以及纤维性骨炎所引起的继发性甲状旁腺功能亢进[190]。肾移植后可见中性粒细胞减少，与药物治疗或免疫机制有关[191]。血小板功能的异常可使患者有出血倾向。使用重组促红细胞生成素治疗这些患者可以减少对输血的依赖。

急性肾功能衰竭也可损害促红细胞生成素的产生，但贫血的原因通常与引起肾功能损害的疾病有关。例如，溶血性尿毒综

合征、血栓性血小板减少性紫癜和系统性血管炎引起的溶血、在外周血涂片中可以看到红细胞碎片。

慢性肾功能不全引起的贫血是正红细胞、正色素性贫血，外周血涂片中可见到棘形红细胞或刺形红细胞，白细胞和血小板的数量和形态无明显变化。

在骨髓穿刺涂片中，前体红细胞轻微减少但形态正常。由于继发甲状旁腺功能亢进，骨髓活检切片揭示骨的病变。骨的病变包括骨小梁旁纤维化，骨质接缝增宽，以及骨重建增加(图12.27)。在某些病例，纤维化可以很广泛以至于导致全血细胞减少。粒红比例通常轻微增加，储存铁也增多。由于外源性促红细胞生成素增加了红系前体细胞以及整个骨髓增生活跃[192,193]，故粒红比例减少。由甲状旁腺功能亢进引起骨髓广泛纤维化的患者，可能对促红细胞生成素的治疗效果不佳[194]。重组促红细胞生成素治疗之后，骨髓储存铁可全部或部分被耗尽，可能需要铁替代疗法[195]。

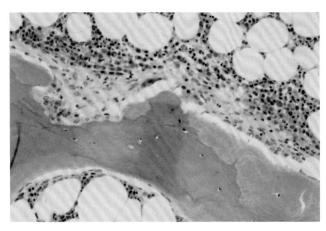

图12.27　慢性肾衰竭患者，骨髓活检显示骨缝增宽，小梁旁纤维化

12.7.7　甲状腺功能减退

甲状腺功能减退症患者的血液学病变包括全血细胞减少、红细胞的质量和血浆量均减少、出现大红细胞伴或不伴贫血、网织红细胞减少，并且血浆促红细胞生成素的水平减低。骨髓活检可见骨髓发育障碍[196,197]。在黏液性水肿的患者，骨髓表现类似凝胶样转化[198]。

12.7.8　甲状腺功能亢进

甲状腺功能亢进会导致贫血和中性粒细胞减少，治疗后可逆转。小红细胞较为常见，可以伴或不伴贫血。Graves病可以导致自身免疫性溶血性贫血。丙硫氧嘧啶和他巴唑治疗可引起粒细胞缺乏症。放射性碘131(^{131}I)治疗并不增加白血病或MDS的风险[199]。

12.8　结论

本章讨论了多种炎症、感染和代谢性疾病。在许多情况下，上述病变没有特异性，但骨髓表现往往能提示特殊病因。这些疾病的准确诊断需要临床和病理的密切联系。

精华和陷阱

- 形态学表现类似淋巴瘤的不典型淋巴细胞聚集灶可见于病毒感染，如EBV或丙型肝炎病毒。
- 类似于骨髓增生异常综合征(MDS)的骨髓发育异常(病态造血)可见于CMV感染或免疫抑制剂治疗。
- 类似于滤泡性淋巴瘤(FL)细胞的小裂淋巴细胞可见于百日咳杆菌感染患者的外周血中。
- 反应性淋巴细胞增多几乎总是以T细胞为主。
- 持续多克隆B淋巴细胞增生的通常特征是具有中等量胞质和分叶状核；它们在骨髓中可以表现为窦内和血管内分布的模式。

（张培红　薛德彬　译）

参考文献

1. Chabot-Richards DS, George TI. Leukocytosis. Int J Lab Hematol. 2014; 36:279-288.

2. George TI. Malignant or benign leukocytosis. Am Soc Hematol Ed Program. 2012;2012:475-484.

3. Dickstein J, Vardiman JW. Hematopathologic findings in the myeloproliferative disorders. Semin Oncol. 1995;22:335-373.

4. Kalindas M, Kantarjian H, Talpaz M. Chronic myelogenous leukemia. JAMA. 2001;286:895-898.

5. Marchand A, Van Lente F, Galen RS. The assessment of laboratory tests in the diagnosis of acute appendicitis. Am J Clin Pathol. 1983;80:369-374.

6. Brown M, Schubert T. Phenytoin hypersensitivity hepatitis and mononucleosis syndrome. J Clin Gastroenterol. 1986;8:469-477.

7. Karandikar NJ, Hotchkiss EC, McKenna RW, et al. Transient stress lymphocytosis. Am J Clin Pathol. 2002;117:819-825.

8. Teggatz JR, Parkin J, Peterson L. Transient atypical lymphocytosis in patients with emergency medical conditions. Arch Pathol Lab Med. 1987; 111:712-714.

9. Crary B, Hauser SL, Borysenko M, et al. Epinephrine-induced changes in the distribution of lymphocyte subsets in peripheral blood of humans. J Immunol. 1983;131:1178-1181.

10. Barton AD. T-cell lymphocytosis associated with lymphocyte-rich thymoma. Cancer. 1997;80:1409-1417.

11. Hudnall SD, Patel J, Schwab H, et al. Comparative immunophenotypic features of EBV-positive and EBV-negative atypical lymphocytosis. Cytometry B Clin Cytom. 2003;55:22-28.

12. Wolniak KL, Goolsby Cl, Chen YH, et al. Expansion of a clonal CD8+, CD57+ large granular lymphocyte population after autologous stem cell transplant in multiple myeloma. Am J Clin Pathol. 2013;139:231-241.

13. Harmening DM. Clinical *Hematology and Fundamentals of Hemostasis*. 2nd ed. Philadelphia: FA Davis; 1992:50.

14. Bain BJ. The bone marrow aspirate of healthy subjects. Br J Haematol. 1996;94:206-209.

15. Troussard X, Flandrin G. Chronic B-cell lymphocytosis with binucleated lymphocytes (LWBL): a review of 38 cases. Leuk Lymphoma. 1996;20: 275-279.

16. Lesesve JF, Troussard X. Persistent polyclonal B-cell lymphocytosis. Blood. 2011;118:6485.

17. DelGuidice I, Pileri S, Rossi M, et al. Histopathological and molecular features of persistent polyclonal B-cell lymphocytosis (PPBL) with progressive splenomegaly. Br J Haematol. 2009;144:726-731.

18. Agrawal S, Matutes S, Voke J, et al. Persistent B-cell lymphocytosis. Leuk Res. 1994;18:791-795.

19. Larcher C, Fend F, Mitterer M, et al. Role of Epstein-Barr virus and soluble CD21 in persistent polyclonal B-cell lymphocytosis. Br J Haematol. 1995;90:532-540.

20. Loembe MM, Lamoureux J, Deslauriers N, et al. Lack of CD40-dependent B-cell proliferation in B lymphocytes isolated from patients with persistent polyclonal B-cell lymphocytosis. Br J Haematol. 2001; 113: 699-705.

21. Feugier P, Kennel de March A, Lesesve JF, et al. Intravascular bone marrow accumulation in persistent polyclonal lymphocytosis: a misleading feature for B-cell neoplasm. Mod Pathol. 2004;17:1087-1096.

22. Loembe MM, Neron S, Delage R, et al. Analysis of expressed V(H) genes in persistent polyclonal B cell lymphocytosis reveals absence of selection in CD27+, IGM+IgD+ memory B cells. Eur J Immunol. 2002; 32:3678-3688.

23. Mossafa H, Troussard X, Valense F, et al. Isochromosome i(3q) and premature chromosome condensation are recurrent findings in chronic B-cell lymphocytosis with binucleated lymphocytes. Leuk Lymphoma. 1996;20: 267-273.

24. Callet-Banchu E, Gazzo S, Poncet C, et al. Distinct chromosome 3 abnormalities in persistent polyclonal B-cell lymphocytosis. Genes Chromosomes Cancer. 1999;26:221-228.

25. Callet-Bauchu E, Renard N, Gazzo S, et al. Distribution of the cytogenetic abnormality+i(3)(q10) in persistent polyclonal B-cell lymphocytosis: a FICTION study in three cases. Br J Haematol. 1997;99:533-536.

26. Durham SR, Kay AB. Eosinophils, bronchial hyperreactivity and late-phase asthmatic reactions. Clin Allergy. 1985;15:411-418.

27. Brigden ML. A practical workup for eosinophilia. You can investigate the most likely causes right in your office. Postgrad Med. 1999; 105: 193-210.

28. Brigden M, Graydon C. Eosinophilia detected by automated blood cell counting in ambulatory North American outpatients. Incidence and clinical significance. Arch Pathol Lab Med. 1997;121:963-967.

29. Hildebrand FL, Cristensen NA, Hanlon DG. Eosinophilia of unknown cause. Arch Intern Med. 1964;113:129-134.

30. Farnam J, Jorizzo JL, Grant JA, et al. Sjogren's syndrome presenting with eosinophilia, lymphopenia, and circulating immune complexes. Clin Exp Rheumatol. 1984;2:4-6.

31. Sezer O, Schmid P, Hallek M, et al. Eosinophilia during fludarabine treatment of chronic lymphocytic leukemia. Ann Hematol. 1999;78:475-477.

32. Kiessling S, Forrest K, Moscow J, et al. Interstitial nephritis, hepatic failure and systemic eosinophilia after minocycline treatment. Am J Kidney Dis. 2001;38:E36.

33. Falk S, Seipelt G, Ganser A, et al. Effects on bone marrow during stimulation of hematopoietic cells with recombinant human interleuken-3. Verh Dtsch Ges Pathol. 1990;74:111-115.

34. Ryder JW, Lazarus HM, Farhi DC. Bone marrow and blood findings after marrow transplantation and rhGM-CSF therapy. Am J Clin Pathol. 1992; 97:631-637.

35. Bogenrieder T, Griese DP, Schiffner R, et al. Wells' syndrome associated with idiopathic hypereosinophilic syndrome. Br J Dermatol. 1997;137: 978-982.

36. Stefanini M, Claustro JC, Motos RA, Bendigo LL. Blood and bone marrow

eosinophilia in malignant tumors. Cancer. 1991;68:543-548.

37. Baumgarten E, Wegner RD, Fengler R, et al. Calla-positive acute leukemia with t(5;14) translocation and hypereosinophilia—a unique entity? Acta Haematol. 1989;82:85-90.

38. Dummer R, Geertsen R, Ludwig E, et al. Sezary syndrome, T-helper 2 cytokines and accessory factor-1 (AF-1). Leuk Lymphoma. 1998;28:515-522.

39. Fermand JP, Mitjavila MT, Le Couedic JP, et al. Role of granulocyte-macrophage colony-stimulating factor, interleukin-3 and interleukin-5 in the eosinophilia associated with T-cell lymphoma. Br J Haematol. 1993; 83:359-364.

40. Gallamini A, Carbone A, Lista P, et al. Intestinal T-cell lymphoma with massive tissue and blood eosinophilia mediated by IL5. Leuk Lymphoma. 1995;17:155-161.

41. Watanabe K, Shinbo T, Kojima M, et al. B-cell lymphoma associated with eosinophilia. Cancer. 1989;64:1682-1685.

42. Desenne JJ, Acquatella G, Stern R, et al. Blood eosinophilia in Hodgkin's disease: a follow-up of 25 cases in Venezuela. Cancer. 1992; 69: 1248-1253.

43. Potter MB, Fincher RK, Finger DR. Eosinophilia in Wegener's granulomatosis. Chest. 1999;116:1480-1483.

44. Trull A, Steel L, Cornelissen J, et al. Association between blood eosinophil counts and acute cardiac and pulmonary allograft rejection. J Heart Lung Transplant. 1998;17:517-524.

45. Gayraud M, Guillevin L, le Toumelin P, et al. Long-term follow-up of polyarteritis nodosa, microscopic polyangiitis, and Churg-Strauss syndrome: analysis of four prospective trials including 278 patients. Arthritis Rheum. 2001;44:666-675.

46. Koarada S, Tada Y, Aihara S, et al. Polyangiitis overlap syndrome with eosinophilia associated with an elevated serum level of major basic protein. Intern Med. 1999;38:739-743.

47. Lin AY, Nutman TB, Kaslow D, et al. Familial eosinophilia: clinical and laboratory results on a U.S. kindred. Am J Med Genet. 1998; 19: 229-237.

48. Brito-Babapulle F. Clonal eosinophilic disorders and the hypereosinophilic syndrome. Blood Rev. 1997;11:129-145.

49. Tefferi A, Patnaik M, Pardanani A. Eosinophilia: secondary, clonal and idiopathic. Br J Haematol. 2006;133:468-492.

50. Orfanakis NG, Ostlund RE, Bishop CR, Athens JW. Normal leukocyte concentration values. J Clin Pathol. 1970;53:641-647.

51. Hayhoe FGJ, Flemens RJ. Hematological Cytology. 3rd ed. St. Louis: Mosby Year Book;1992:104.

52. Kass L, Votaw ML. Eosinophilia and plasmacytosis of the bone marrow in Hodgkin's disease. Am J Clin Pathol. 1975;64:248-250.

53. Miranda RN, Esparaza AR, Sambandam S, Medeiros J. Systemic mast cell disease presenting with peripheral blood eosinophilia. Hum Pathol. 1994;25:727-730.

54. Arnalich F, Lahoz C, Larrocha C, et al. Incidence and clinical significance of peripheral and bone marrow basophilia. J Med. 1987; 18: 293-303.

55. May ME, Waddell CC. Basophils in peripheral blood and bone marrow. A retrospective review. Am J Med. 1984;76:509-511.

56. Meisel SR, Pauzner H, Schechter M, et al. Peripheral monocytosis following acute myocardial infarction: incidence and its possible role as a bedside marker of the extent of cardiac injury. Cardiology. 1998;90:52-57.

57. Shoenfeld Y, Tal A, Berliner S, et al. Leukocytosis in non-hematological malignancies—a possible tumor-associated finding. J Cancer Res Clin Oncol. 1986;111:54-58.

58. Hoogendoorn M, den Ottolander GJ, Hogewind BL, et al. A 75-year-old woman with fatigue, monocytosis and hypothyroidism. Ann Hematol. 1997;75:173-177.

59. Demeter J, Mihalik R, Benezur M, et al. Peripheral blood leukocyte subpopulations a long time after posttraumatic splenectomy. Haematologica (Budap). 1991;24:139-144.

60. Ranaghan L, Drake M, Humphreys MW, Morris TC. Leukaemoid monocytosis in M4 AML following chemotherapy and G-CSF. Clin Lab Haematol. 1998;20:49-51.

61. Kubic VL, Kubic PT, Brunning RD. The morphologic and immunophenotypic assessment of lymphocytosis accompanying Bordetella pertussis infection. Am J Clin Pathol. 1991;95:809-815.

62. Hubl W, Mostbeck B, Hartleb H, et al. Investigation of the pathogenesis of massive hemolysis in a case of Clostridium perfringens septicemia. Ann Hematol. 1993;67:145-147.

63. Krober SM, Kaiserling E, Horny HP, et al. Primary diagnosis of Whipple's disease in bone marrow. Hum Pathol. 2004;35:522-525.

64. Sood R, Roy S, Kauchik P. Typhoid fever with severe pancytopenia. Postgrad Med J. 1997;73:41-42.

65. Udden MM, Banez E, Sears DA. Bone marrow histiocytic hyperplasia and hemophagocytosis with pancytopenia in typhoid fever. Am J Med Sci. 1986;291:396-400.

66. Gupta RK. Extensive bone marrow necrosis in typhoid fever. Indian J Pathol Microbiol. 1992;35:66-68.

67. Suster S, Cabello-Inchausti B, Robinson MJ. Nongranulomatous involvement of the bone marrow in lepromatous leprosy. Am J Clin Pathol. 1989;92:797-801.

68. Sari I, Altunas F, Hacioglue S. A multicenter study defining the clinical and hematological manifestations of brucellosis and pancytopenia in a large series. Am J Hematol. 2008;83:334-339.

69. Engstrom PF, Dewey GC, Barrett ON Jr. Disseminated Mycobacterium kansasii infection: successful treatment of a patient with pancytopenia. Am J Med. 1972;52:533-537.

70. Maartens G, Willcox PA, Benatar SR. Miliary tuberculosis: rapid diagnosis, hematologic abnormalities, and outcome in 109 treated adults. Am J Med. 1990;89:291-296.

71. Lombard EH, Mansvelt EP. Haematological changes associated with miliary tuberculosis of the bone marrow. Tuber Lung Dis. 1993; 74: 131-135.

72. Cucin RL, Coleman M, Eckardt JJ, Silver RT. The diagnosis of miliary tuberculosis: utility of peripheral blood abnormalities, bone marrow and liver needle biopsy. J Chron Dis. 1973;26:355-361.

73. Godwin JH, Stopeck A, Chang VT, Godwin T. Mycobacteria in acquired immunodeficiency syndrome. Am J Clin Pathol. 1991;95:369-375.

74. Kilby JM, Marques MB, Jaye DL, et al. The yield of marrow biopsy and culture compared with blood culture in the evaluation of HIV-infected patients for mycobacterial and fungal infections. Am J Med. 1998;104: 123-128.

75. Keiser P, Rademacher S, Smith J. Utility of bone marrow culture and biopsy in the diagnosis of disseminated infections in AIDS. Am J Hematol. 1997;56:1-4.

76. Hussong J, Peterson LR, Warren JR, Peterson LC. Detecting disseminated Mycobacterium avium complex infections in HIV-positive patients: the usefulness of bone marrow trephine biopsy specimens, aspirate cultures, and blood cultures. Am J Clin Pathol. 1998;110:806-809.

77. Akpek G, Lee SM, Gagnon DR. Bone marrow aspiration, biopsy, and culture in the evaluation of patients for invasive mycobacteria and Histoplasma infections. Am J Hematol. 2001;67:100-106.

78. Srigley JR, Vellend H, Patmer N, et al. Q fever: the liver and bone marrow pathology. Am J Surg Pathol. 1985;9:752-758.

79. Travis LB, Travis WD, Li CY, et al. Q fever. A clinicopathologic study of five cases. Arch Pathol Lab Med. 1986;110:1017-1020.

80. Chung HJ, Chi H, Jang S, et al. Epstein-Barr virus infection associated with bone marrow fibrin-ring granuloma. Am J Clin Pathol. 2010;133: 300-304.

81. Dumler JS, Madigan JE, Pusterla N, et al. Ehrlichioses in humans: epidemiology, clinical presentation, diagnosis and treatment. Clin Infect Dis. 2007;45(suppl 1):S45-S51.

82. Bakken JS, Aquero-Rosenfeld ME, Tilden RL, et al. Serial measurements of hematologic counts during the active phase of human granulocytic ehrlichiosis. Clin Infect Dis. 2001;32:862-870.

83. Dumler JS, Dawson JE, Walker DH. Human ehrlichiosis: hematopathology and immunohistologic detection of Ehrlichia chaffeensis. Hum Pathol. 1993;24:391-396.

84. Rand JV, Tarasen AJ, Kumar J, et al. Intracytoplasmic granulocytic morulae counts on confirmed cases of ehrlishiosis/anaplasmosis in the northeast. Am J Clin Pathol. 2014;141:583-586.

85. Walker DH, Dumler JS. Human monocytic and granulocytic ehrlichiosis. Discovery and diagnosis of emerging tick-borne infections and the critical role of the pathologist. Arch Pathol Lab Med. 1997;121:785-791.

86. Bakken JS, Dumler S. Human granulocytic anaplasmosis. Infect Dis Clin N Am. 2008;22:433-448.

87. Lepidi H, Bunnell J, Martin ME, et al. Comparative pathology and immunohistology associated with clinical illness after Ehrlichia phagocytophila-group infections. Am J Trop Med Hyg. 2000;62:29-37.

88. Doyle CK, Labruna MB, Breitschwerdt EB, et al. Detection of medically important Ehrlichia by quantitative multicolor TaqMan real-time polymerase chain reaction of the dsb gene. J Mol Diagn. 2005;7:504-510.

89. Brouland JP, Audouin J, Hofman P, et al. Bone marrow involvement by disseminated toxoplasmosis in acquired immunodeficiency syndrome: the value of bone marrow trephine and immunohistochemistry for the diagnosis. Hum Pathol. 1996;27:302-306.

90. Berenger J, Gomez-Campdera F, Padilla B, et al. Visceral leishmaniasis (Kala-Azar) in transplant recipients: case report and review. Transplantation. 1998;65:1401-1404.

91. Altes J, Salas A, Riera M, et al. Visceral leishmaniasis: another HIV-associated opportunistic infection? Report of eight cases and review of the literature. AIDS. 1991;5:201-207.

92. Albrecht H, Sobottka I, Emminger C, et al. Visceral leishmaniasis emerging as an important opportunistic infection in HIV-infected persons living in areas non-endemic for Leishmania donovani. Arch Pathol Lab Med. 1996;120:189-198.

93. Horwitz CA, Henle W, Henle G, et al. Clinical and laboratory evaluation of cytomegalovirus-induced mononucleosis in previously healthy individuals. Report of 82 cases. Medicine. 1986;65:124-134.

94. Pooley RJ, Peterson L, Finn WG, et al. Cytomegalovirus-infected cells in routinely prepared peripheral blood films of immunosuppressed patients.

Am J Clin Pathol. 1999;112:108-112.

95. Gavazzi G, Leclercq O, Bouchard A, et al. Association between primary cytomegalovirus infection and severe hemolytic anemia in an immunocompetent adult. Eur J Microbiol Infect Dis. 1999;18:299-301.

96. Aslam M, Anderson JL, Guglietti D, Cardwell D. CMV-induced neonatal thrombocytopenia: a case report and review of the literature. Am J Perinatol. 2007;24:429-434.

97. Almedia-Porada GD, Ascensao JL. Cytomegalovirus as a cause of pancytopenia. Leuk Lymphoma. 1996;21:217-223.

98. Young JF, Goulian M. Bone marrow fibrin ring granulomas and cytomegalovirus infection. Am J Clin Pathol. 1993;99:65-68.

99. Kirby M, Weitzman S, Freedman M. Juvenile chronic myelogenous leukemia: differentiation from infantile cytomegalovirus infection. Am J Pediatr Hematol Oncol. 1990;12:292-296.

100. Pinkel D. Differentiating juvenile myelomonocytic leukemia from infectious disease. Blood. 1998;91:365-367.

101. Miyahara M, Shimamoto Y, Yamada H, et al. Cytomegalovirus-associated myelodysplasia and thrombocytopenia in an immunocompetent adult. Ann Hematol. 1997;74:99-101.

102. Dominietto A, Raiola AM, Van Lint MT, et al. Factors influencing haematological recovery after allogeneic haemopoietic stem cell transplants: graft-versus-host disease, donor type, cytomegalovirus infections and cell dose. Br J Haematol. 2001;112:219-227.

103. Ljungman P, Singh N. Human herpesvirus-6 infection in solid organ and stem cell transplant recipients. J Clin Virol. 2006;37:S87-S91.

104. Axelrod P, Finestone AJ. Infectious mononucleosis in older adults. Am Fam Physician. 1990;42:1599-1606.

105. Smith TJ, Terada N. Acute infectious mononucleosis stimulates the selective expression/expansion of V beta 6. 1-3 and V beta 7 T cells. Blood. 1993;81:1521-1526.

106. Fisher MM, Guera CG, Hichman JR, et al. Peripheral blood lymphocyte apoptosis: a clue to the diagnosis of acute infectious mononucleosis. Arch Pathol Lab Med. 1996;120:951-955.

107. Herrod HG, Dow LW, Sullivan JL. Persistent Epstein-Barr virus infection mimicking juvenile chronic myelogenous leukemia: immunologic and hematologic studies. Blood. 1983;61:1098-1104.

108. Baranski B, Armstrong G, Truman JT, et al. Epstein-Barr virus in the bone marrow of patients with aplastic anemia. Ann Intern Med. 1988;109:695-704.

109. Inoue H, Shinohara K, Nomiyama J, Oeda E. Fatal aplastic anemia caused by Epstein-Barr virus infection after autologous bone marrow transplantation for non-Hodgkin malignant lymphoma. Intern Med. 1994;33:303-307.

110. Krause JR, Kaplan SS. Bone marrow findings in infectious mononucleosis and mononucleosis-like diseases in the older adult. Scand J Haematol. 1982;28:15-22.

111. Sload E. Hematologic complications of HIV infection. AIDS Review. 2005;7:187-196.

112. Moyle G. Anemia in persons with HIV infection. Prognostic marker and contributor to morbidity. AIDS Review. 2002;4:13-20.

113. Fangman JJ, Scadden DT. Anemia in HIV-infected adults: epidemiology, pathogenesis, and clinical management. Curr Hematol Rep. 2005;4:95-102.

114. Morais JC, Machado M, Biasol I, et al. Changing patterns of AIDS: impact on the indications and diagnostic yield of bone marrow biopsies.

Braz J Infect Dis. 2010;14:419-421.

115. Rauff B, Idrees M, Shah SA. Hepatitis associated aplastic anemia: a review. Virol J. 2011;8:87.

116. Idilman R, Colantoni A, DeMaria N, et al. Lymphoproliferative disorders in chronic hepatitis C. J Viral Hepat. 2004;11:302-309.

117. Monteverde A, Ballare MC, Bertoncelli P, et al. Lymphoproliferation in type II mixed cryoglobulemia. Clin Exp Rheumatol. 1995; 13: S141-S147.

118. Quartucci L, Fabris M, Salvin S, et al. Bone marrow B-cell clonal expansion in type II mixed cryoglobulinemia: association with nephritis. Rheumatology. 2007;46:1657-1661.

119. Hallin GW, Simpson SQ, Crowell RE, et al. Cardiopulmonary manifestations of hantavirus pulmonary syndrome. Crit Care Med. 1996; 24: 252-258.

120. Koster F, Foucar K, Hjelle B, et al. Rapid presumptive diagnosis of hantavirus cardiopulmonary syndrome by peripheral blood smear review. Am J Clin Pathol. 2001;116:665-672.

121. Mertz GJ, Hjelle BL, Bryan RT. Hantavirus infection. Adv Intern Med. 1997;42:369-421.

122. Dvorscak L, Czuchlewski DR. Successful triage of suspected hantavirus cardiopulmonary syndrome by peripheral blood smear review. Am J Clin Pathol. 2014;142:196-201.

123. Assi MA, Sandid MS, Baddour LM, et al. Systemic histoplasmosis: a 15 year retrospective institutional review of 111 patients. Medicine (Baltimore). 2007;86:162-169.

124. Bozzette SA, Waskin HA. Cryptococcal disease in AIDS. In: Volberding P, Jacobson MA, eds. AIDS Clinical Review 1990. New York: Marcel Dekker; 1990:193-213.

125. Wheat LJ, Connolly-Stringfield PA, Baker RL, et al. Disseminated histoplasmosis in the acquired immune deficiency syndrome: clinical findings, diagnosis and treatment and review of the literature. Medicine (Baltimore). 1990;69:361-374.

126. Hansen KE, St Clair EW. Disseminated histoplasmosis in systemic lupus erythematosus: case report and review of the literature. Semin Arthritis Rheum. 1998;28:193-199.

127. Sarosi GA, Davies SF. Endemic mycosis complicating human immunodeficiency virus infection. West J Med. 1996;164:335-340.

128. Koduri PR, Chundi V, De Marais P, et al. Reactive hemophagocytic syndrome: a new presentation of disseminated histoplasmosis in patients with AIDS. Clin Infect Dis. 1995;21:1463-1465.

129. Numata K, Tsutsumi H, Wakai S, et al. A childhood case of haemophagocytic syndrome associated with cryptococcal meningoencephalitis. J Infect. 1998;36:118-119.

130. Nichols L, Florentine B, Lewis W, et al. Bone marrow examination for the diagnosis of mycobacterial and fungal infections in the acquired immunodeficiency syndrome. Arch Pathol Lab Med. 1991; 115: 1125-1132.

131. Ferry JA, Pettit CK, Rosenberg AE, Harris NL. Fungi in megakaryocytes. An unusual manifestation of fungal infection of the bone marrow. Am J Clin Pathol. 1991;96:577-581.

132. Paydas S, Erglin M, Baslamisli F, et al. Bone marrow necrosis: clinicopathologic analysis of 20 cases and review of the literature. Am J Hematol. 2002;70:300-305.

133. Ziakas PD, Voulgarelis M. Bone marrow necrosis in sickle cell anemia. Blood Transfus. 2011;8:211.

134. Janssens AM, Offner FC, Van Hove WZ. Bone marrow necrosis. Cancer. 2000;88:1769-1780.

135. Ben-Baruch S, Canaani J, Braunstein R, et al. Predictive parameters for a diagnostic bone marrow biopsy specimen in the work-up of fever of unknown origin. Mayo Clin Proc. 2012;87:136-142.

136. Volk EE, Miller ML, Kirkley BA, et al. The diagnostic usefulness of bone marrow cultures in patients with fever of unknown origin. Am J Clin Pathol. 1998;110:150-153.

137. Brackers de Hugo L, French M, Brousssolle C, et al. Granulomatous lesions in bone marrow: Clinicopathologic findings and significance in a study of 48 cases. Eur J Intern Med. 2013;24:468-473.

138. Abrams J, Pearl P, Moody M, Schimpff SC. Epithelioid granulomas revisited: long-term follow-up in Hodgkin's disease. Am J Clin Oncol. 1988;11:456-460.

139. Choe JK, Hyun BH, Salazar GH, et al. Epithelioid granulomas of the bone marrow in non-Hodgkin's lymphoproliferative malignancies. Am J Clin Pathol. 1983;80:19-24.

140. Tefferi A, Li CY. Bone marrow granulomas associated with chronic natural killer cell lymphopoiesis. Am J Hematol. 1997;54:258-262.

141. Tangen JM, Naess A, Aasen T, Morild I. Non-caseating granulomas in patients with hematologic malignancies. Acta Med Scand. 1988;223:83-87.

142. Montag TW, Dyer LL, Spirtos NM, et al. Sarcoid-like lesions associated with epithelial ovarian adenocarcinoma. Obstet Gynecol. 1991;78:978-980.

143. Kettle P, Allen DC. Bone marrow granulomas in infiltrating lobular breast cancer. J Clin Pathol. 1997;50:166-168.

144. Riker J, Baker J, Swanson M. Bone marrow granulomas and neutropenia associated with procainamide. Report of a case. Arch Intern Med. 1978;138:1731-1732.

145. Rosenbaum H, Ben-Arie Y, Azzam ZS, Krivoy N. Amiodarone-associated granulomas in the bone marrow. Ann Pharmacother. 1998;32:60-62.

146. Rigberg LA, Robinson MJ, Espiritu CR. Chlorpropamide-induced granulomas. A probable hypersensitivity reaction in liver and bone marrow. JAMA. 1976;235:409-410.

147. Bhargava V, Farhi DC. Bone marrow granulomas: clinicopathologic findings in 72 cases and review of the literature. Hematol Pathol. 1988;2:43-50.

148. Knox TA, Kaplan MM, Gelfand JA, et al. Methotrexate treatment of idiopathic granulomatous hepatitis. Ann Intern Med. 1995;122:592-595.

149. van Marion AMW, Thiele J, Kvasnicka HM, et al. Morphology of the bone marrow after stem cell transplantation. Histopathology. 2006;48:329-342.

150. Rywlin AM, Ortega RS. Lipid granulomas of the bone marrow. Am J Clin Pathol. 1972;57:457-462.

151. Rosenthal NS, Farhi DC. Bone marrow findings in connective tissue disease. Am J Clin Pathol. 1989;92:650-654.

152. Pereira RM, Velloso ER, Menezes Y, et al. Bone marrow findings in systemic lupus erythematosus patients with cytopenias. Clin Rheumatol. 1998;17:219-222.

153. Kiely PD, McGuckin CP, Collins DA, et al. Erythrocyte aplasia and systemic lupus erythematosus. Lupus. 1995;4:407-411.

154. Hartman KR. Anti-neutrophil antibody of the immunoglobulin M class in autoimmune neutropenia. Am J Med Sci. 1994;308:102-105.

155. Nesher G, Hanna VE, Moore TL, et al. Thrombotic microangiopathic hemolytic anemia in systemic lupus erythematosus. Semin Arthritis Rheum. 1994;24:165-172.

156. Frayha RA, Shulman LE, Stevens MB. Hematological abnormalities in scleroderma. A study of 180 cases. Acta Haematol. 1980;64:25-30.

157. Nagasawa T, Sakuri T, Kashiwagi H, Abe T. Cell-mediated amegakaryocytic thrombocytopenia associated with systemic lupus erythematosus. Blood. 1986;67:479-483.

158. Liu X, Loughran Tp. The spectrum of large granular lymphocyte leukemia and Felty's syndrome. Curr Opin Hematol. 2011;18:254-259.

159. Ozoran K, Aydintug O, Tokgoz G, et al. Serum levels of interleukin-8 in patients with Behcet's disease. Ann Rheum Dis. 1995;54:610.

160. Takahashi K, Kumakura S, Ishikura H, et al. Reactive hemophagocytosis in systemic lupus erythematosus. Intern Med. 1998;37:550-553.

161. Hunt KE, Salama ME, Sever CD, et al. Bone marrow examination for unexplained cytopenias reveals nonspecific findings in patients with collagen vascular disease. Arch Path Lab Med. 2013;137:948-954.

162. Cortis E, Insalaco A. Macrophage activation syndrome in juvenile idiopathic arthritis. Acta Paediatr Suppl. 2006;95:38-41.

163. Uthman I, Godeau B, Taher A, et al. The hematologic manifestations of the antiphospholipid antibody syndrome. Blood Rev. 2008;22:187-194.

164. Paydas S, Kocak R, Zorludemir S, et al. Bone marrow necrosis in antiphospholipid syndrome. J Clin Pathol. 1997;50:261-262.

165. Bass RD, Pullarkat V, Feinstein DI, et al. Pathology of autoimmune myelofibrosis. A report of three cases and a review of the literature. Am J Clin Pathol. 2001;116:211-216.

166. Inoue Y, Matsubara A, Okaya S, et al. Myelofibrosis and systemic lupus erythematosus: reversal of fibrosis with high-dose corticosteroid therapy. Acta Haematol. 1992;88:32-36.

167. Whisnant JK, Pelkey J. Rheumatoid arthritis: treatment with azathioprine (Imuran[R]). Clinical side-effects and laboratory abnormalities. Ann Rheum Dis. 1982;41(suppl):44-47.

168. Gutierrez-Urena S, Molina JF, Garcia CO, et al. Pancytopenia secondary to methotrexate therapy in rheumatoid arthritis. Arthritis Rheum. 1996;39:536-539.

169. Bangerter M, Greisshammer M, Tirpitz C, et al. Myelodysplastic syndrome with monosomy 7 after immunosuppressive therapy in Behcet's disease. Scand J Rheumatol. 1999;28:117-119.

170. McCarthy CJ, Sheldon S, Ross CW, McCune WJ. Cytogenetic abnormalities and therapy-related myelodysplastic syndromes in rheumatic disease. Arthritis Rheum. 1998;41:1493-1496.

171. Lower EE, Smith JT, Martelo OJ, Baughman RP. The anemia of sarcoidosis. Sarcoidosis. 1988;5:51-55.

172. Renston JP, Goldman ES, Hsu RM, Tomashefski JF Jr. Peripheral blood eosinophilia in association with sarcoidosis. Mayo Clin Proc. 2000;75:586-590.

173. Levy TM, Blundell E, Slade R, et al. Diagnosis of sarcoidosis by bone marrow trephine biopsy. Br J Haematol. 1993;84:179-181.

174. Taylor HG, Berenberg JL. Bone marrow phagocytosis in sarcoidosis. Arch Intern Med. 1982;142:479-480.

175. Conrad ME, Barton JC. Anemia and iron kinetics in alcoholism. Semin Hematol. 1980;17:149-163.

176. Juturi JV, Hopkins T, Farhangi M. Severe leukocytosis with neutrophilia (leukemoid reaction) in alcoholic steatohepatitis. Am J Gastroenterol.

1998;93:1013.

177. Simon D, Galambos JT. Leukoerythroblastosis with blasts in a patient with alcoholic hepatitis. J Clin Gastroenterol. 1987;93:217-218.

178. McCurdy PR, Rath CE. Vacuolated nucleated bone marrow cells in alcoholism. Semin Hematol. 1980;17:100-102.

179. Yeung KY, Klug PP, Lessin LS. Alcohol-induced vacuolization in bone marrow cells: ultrastructure and mechanism of formation. Blood Cells. 1988;13:487-502.

180. Michot F, Gut J. Alcohol-induced bone marrow damage. A bone marrow study in alcohol-dependent individuals. Acta Haematol. 1987;78:252-257.

181. Latvala J, Parkkila S, Niemela O. Excess alcohol consumption is common in patients with cytopenia: studies in blood and bone marrow cells. Alcohol Clin Exp Res. 2004;28:619-624.

182. Hines JD, Cowan DH. Studies on the pathogenesis of alcohol-induced sideroblastic bone-marrow abnormalities. N Engl J Med. 1970;283:441-446.

183. Ballard HS. Alcohol-associated pancytopenia with hypocellular bone marrow. Am J Clin Pathol. 1980;73:830-834.

184. Boewer C. Bone marrow disturbances of iron utilisation: cytomorphological diagnostic in chronic alcohol abuse. Acta Haematol. 1986;76:141-145.

185. Nakao S, Harala M, Kondo K, et al. Reversible bone marrow hypoplasia induced by alcohol. Am J Hematol. 1991;37:120-123.

186. Gonzales-Casas R, Jones EA, Moreno-Otero R. Spectrum of anemia associated with chronic liver disease. World J Gastroenterol. 2009;15:4653-4658.

187. Cooper RA. Hemolytic syndromes and red cell membrane abnormalities in liver disease. Semin Hematol. 1980;17:103-112.

188. Cattral M, Langas A, Markin R, et al. Aplastic anemia after liver transplantation for fulminant liver failure. Hepatology. 1994;20:813-818.

189. Paquette RL, Kuramoto K, Tran L, et al. Hepatitis C infection in acquired aplastic anemia. Am J Hematol. 1998;58:122-126.

190. Eschbach JW, Haley NR, Adamson JW. The anemia of chronic renal failure: pathophysiology and effects of recombinant erythropoietin. Contrib Nephrol. 1990;78:124-136.

191. Aubert O, Sberro-Soussan R, Scemla A, et al. Autoimmune neutropenia after kidney transplantation: a disregarded entity of post-transplant neutropenia. Transplantation. 2014;97:725-729.

192. Ahn JH, Yoon KS, Lee WI, et al. Bone marrow findings before and after treatment with recombinant human erythropoietin in chronic hemodialyzed patients. Clin Nephrol. 1995;43:189-195.

193. Biljanovic-Paunovic L, Djukanovic L, Leziac V, et al. In vivo effects of recombinant human erythropoietin on bone marrow hematopoiesis in patients with chronic renal failure. Eur J Med Res. 1998;16:564-570.

194. Gallieni M, Corsi C, Brancaccio D. Hyperparathyroidism and anemia in renal failure. Am J Nephrol. 2000;20:89-96.

195. Wich JB. Assessing iron status: beyond serum ferritin and transferrin saturation. Clin J Am Soc Nephrol. 2006;1(suppl):S4-S8.

196. Das KC, Mukherjee M, Sakar TK, et al. Erythropoiesis and erythropoietin in hypo- and hyperthyroidism. J Clin Endocrinol Metab. 1975;40:211-220.

197. Song SH, McCallum CJ, Campbell IW. Hypoplastic anemia complicating myxoedema coma. Scott Med J. 1998;43:149-150.

198. Savage RA, Sipple C. Marrow myxedema. Gelatinous transformation of marrow ground substance in a patient with severe hypothyroidism. Arch Pathol Lab Med. 1987;111:375-377.

199. Hall P, Boice JD Jr, Berg G, et al. Leukaemia incidence after iodine 131 exposure. Lancet. 1992;340:1-4.

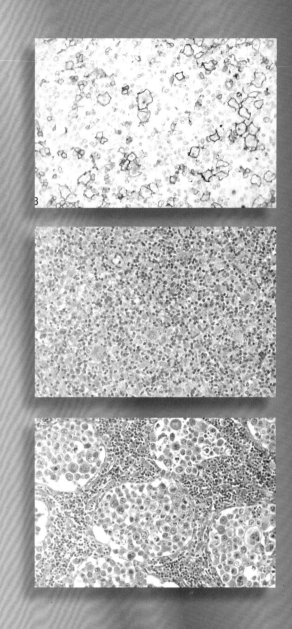

第三篇

淋巴组织肿瘤

第 13 章

淋巴肿瘤的分类原则

Elaine S. Jaffe, Nancy Lee Harris, Elias Campo, Steven H. Swerdlow

13.1 历史背景

本书采纳世界卫生组织(WHO)出版的《造血和淋巴组织肿瘤 WHO 分类》[1]。最近修订和更新了 2008 年第 4 版 WHO 分类[45]。它在 2001 年第 3 版(WHO 2001)[2] 的成功基础之上定义了新病种,并对有问题的类别提出了解决办法。但是,

WHO 分类的基本原则从 1994 年国际淋巴瘤研究组(ILSG)发表 REAL 分类[3]以来基本上并未改变。REAL 分类代表着淋巴肿瘤分类的一种新范例(图 13.1),该分类着眼于"真正"疾病的识别而非整体性理论框架的构建(例如生存情况,正如工作方案所注重的那样[4]),也非细胞分化的对应(曾被应用于 Kiel[5,6] 和 Lukes-Collins[7] 分类系统)。淋巴瘤分类进展中的关键事件总结如表 13.1。

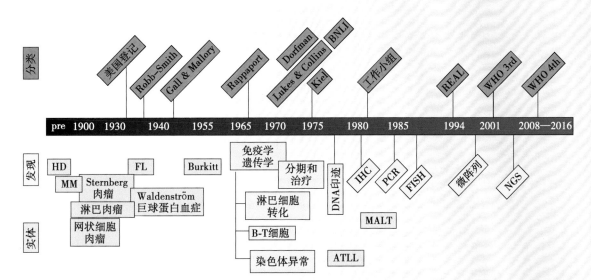

图 13.1 淋巴瘤分类进展(时间线上方)以及与淋巴细胞生物学的研究、有意义的临床病理实体的识别和治疗、临床评估进展相对应事件(时间线下方)。20 世纪 60 年代和 70 年代,通过生物学技术鉴定了淋巴细胞异质性,随后爆发了新分类系统,试图将淋巴瘤与免疫细胞的正常细胞相对应。对淋巴瘤患者的治疗和临床评估方面的进展,促进了临床相关性识别和对患者治疗有重要意义的准确分类。REAL 分类和 WHO 分类从新角度强调疾病实体的认识应整合形态学、免疫表型、分子学和临床信息。近十年引入二代测序促进了越来越快地发现临床标本中的遗传学异常。这种多参数的分类方法提供了客观的分类标准,提高了可重复性和一致性。BNLI,英国淋巴瘤研究组;FISH,荧光原位杂交;FL,滤泡性淋巴瘤;HD,霍奇金病;IHC,免疫组织化学先用于冰冻切片后用于石蜡切片;MALT,黏膜相关淋巴组织结外边缘区淋巴瘤;MM,多发性骨髓瘤;PCR,多聚酶链反应应用于免疫球蛋白和 T 细胞受体基因的重排;NGS,二代测序

表 13.1 淋巴瘤分类进展的里程碑

时间/年	参考文献	主要贡献者	事件
1806	8	Alibert	蕈样霉菌病的临床描述
1828	9	Carswell	"淋巴腺和脾的脑髓样癌"—首例霍奇金病
1832	9	Hodgkin	"有关淋巴腺和脾的某些异常表现"—霍奇金病和临床描述
1845 1863	10	Virchow	描述白血病和淋巴瘤
1865	9	Wilks	提出人名术语"霍奇金病"
1898 1902	9	Sternberg Reed	定义霍奇金病的肿瘤细胞的形态学特征,确立了准确的显微镜下描述——组织学上定义的第一个淋巴瘤
1914 1928 1930	10	Ewing Oberling Roulet	描述骨和淋巴器官的"网状细胞肉瘤"
1916	10	Sternberg	描述"白细胞肉瘤",特征符合 T-淋巴母细胞淋巴瘤
1925 1927	11-13	Brill Symmers	描述"巨大滤泡增生"和"滤泡性淋巴结病",特征符合滤泡性淋巴瘤和旺炽性滤泡增生
1934	10	Callender	美国登记(AFIP)分类
1938	10	Robb-Smith	网状组织增生症和网状细胞肉瘤的 Robb-Smith 分类
1941 1942	14,15	Gall Mallory	准确描述滤泡性淋巴瘤,首次提出现代淋巴瘤分类系统
1947	10	Jackson Parker	提出霍奇金病分类
1958	16	Burkitt	描述非洲儿童 Burkitt 淋巴瘤的临床综合征
1960	17	Nowell	植物血凝素用于"转化"体外培养的淋巴细胞
1961	18	O'Conor	Burkitt 淋巴瘤的组织病理学描述
1964	19	Epstein	Burkitt 淋巴瘤的肿瘤细胞培养发现 EBV 病毒颗粒
1956 1966	20,21	Rappaport	提出"非霍奇金"淋巴瘤的替代分类
1966	22	Lukes,Butler	提出霍奇金淋巴瘤的现代分类
1972	23	Stein	发现"组织细胞性"淋巴瘤的高水平 IgM
1973	10	Lennert	Lennert 和同事成立欧洲淋巴瘤俱乐部,为欧洲血液病理学会的前身
1974	24	Lennert	提出淋巴瘤 Kiel 分类
1974	7	Lukes,Collins	提出淋巴瘤 Lukes-Collins 分类
1974	25	Taylor,Mason	在福尔马林固定、石蜡包括切片上免疫组化染色检测细胞的免疫球蛋白
1974	26	Jaffe	发现"淋巴结淋巴瘤"细胞的补体受体,将其与淋巴滤泡相联系
1975	4	NCI	未能达成淋巴瘤分类系统的共识会议,NCI 开始研究工作分类
1975	27	Southern	研发 Southern 印迹技术,用于分离和分析 DNA 片段
1976	28	Klein	鉴定 t(8;14)(q24;q32)为 Burkitt 淋巴瘤的重现性异位
1979	29	Fukuhara,Rowley	鉴定 t(14;18)(q32;q21)为"淋巴细胞淋巴瘤"(滤泡性淋巴瘤)的重现性异位
1979	30	McMichael	发现首个人白细胞分化抗原的单抗,后来定义为 CD1a
1980—1982	31-34	Stein,Poppema,Warnke,Mason	免疫组化染色研究冰冻和石蜡切片上淋巴细胞的特征
1982	35	Bernard,Boumsell	人白细胞分化抗原的首个国际工作组
1982	36,37	Leder,Dalla-Favera,Croce	克隆了 MYC 基因;鉴定了 MYC 和 IgH@ 为 t(8;14)的相互配体

续表

时间/年	参考文献	主要贡献者	事件
1982	38	Yunis	鉴定了滤泡性淋巴瘤、Burkitt 淋巴瘤和慢性淋巴细胞白血病的重现性异位
1982	4	Berard，Dorfman，DeVita，Rosenberg	出版了 NCI 工作组发起的非霍奇金淋巴瘤的临床分类
1985	39	Mullis	研发 PCR 技术，用于扩增 DNA 序列
1986	40	Cremer	研发原位杂交技术，用于分析间期核的染色体畸变
1991—1992	41	Isaacson，Stein	奠定了 ILSG 基础，出版了套细胞淋巴瘤的共识
1994	42	Kuppers，Rajewsky	经典型霍奇金淋巴瘤的组织切片中挑出 RS 细胞并鉴定了 IgH@ 基因重排
1994	3	Harris，ILSG	出版了淋巴瘤 REAL 分类
1997	43	Armitage	通过国际淋巴瘤分类计划确认 REAL 分类
2000	44	Staudt	将基因表达谱应用于淋巴瘤
2001	2	EAHP&SH	出版 WHO 专著:造血和淋巴肿瘤的病理学和遗传学(第 3 版)
2008	1	EAHP&SH	出版造血和淋巴肿瘤 WHO 分类(第 4 版)
2016	45	EAHP and SH	发行《造血和淋巴组织肿瘤 WHO 分类》第 4 版修订版

AFIP,美军病理研究所;EAHP,欧洲血液病理学会;SH,血液病理学会;ILSG,国际淋巴瘤研究组;NCI,国家癌症研究所;REAL,修订欧美淋巴瘤;WHO,世界卫生组织。

Adapted from Jaffe ES,Harris NL,Stein H,Isaacson PG. Classification of lymphoid neoplasms:the microscope as a tool for disease discovery. *Blood.* 2008;112:4384-4399.

REAL 分类使用形态、免疫表型、遗传学特点、临床表现和临床过程等一系列特征来定义不同的病种。每一方面特征都和疾病分类相关并且没有任何一种特征固定不变地比其他特征更为优先、更为重要。对于某些疾病,单独形态就已显示高度特征性,足以让人不借助辅助检查也能有信心地作出诊断。绝大部分存在于淋巴结的慢性淋巴细胞白血病(CLL)或滤泡性淋巴瘤(FL)病例就属于这一类别。对于其他一些疾病,了解其遗传学改变可能是必要的,例如在诊断 ALK⁺间变性大细胞淋巴瘤(ALCL)时便是如此(图 13.2)。每种特征的相对重要性在不同的疾病中有所不同,这取决于当前的知识现状,也没有一个"金标准"可以定义所有疾病。细胞系依旧是定义性特征并构成分类系统的基础,据此识别 B 细胞、T 细胞和自然杀伤(NK)细胞肿瘤。此外,还有一个基本前提就是要区分前

体淋巴细胞肿瘤与成熟淋巴细胞肿瘤。

20 世纪免疫学领域的进步得以揭示免疫系统功能与免疫表型的复杂性[46]。人们认识到传统的形态学方法不足以辨认淋巴恶性肿瘤中诸多良性以及恶性细胞成分。单克隆抗体技术似乎提供了无尽的免疫表型标志物的阵列,从而能够描述各种细胞类型[47],且技术进步也很快使得在常规处理的福尔马林固定、石蜡包埋组织切片上免疫组化染色检测大部分相关抗原变为可能[48]。许多淋巴恶性肿瘤都具有特征性免疫表型谱,但即便在某些非常同质的病种之内,免疫表型的变异也时可见到。例如,并非所有 CLL 病例都是 CD5⁺和 CD23⁺;也并非所有 FL 都是 BCL2⁺或 CD10⁺。CD5 可表达于其他方面都很典型的 FL。ALK 的表达是诊断 ALK⁺ALCL 所必需,但它在 ALK⁺大 B 细胞淋巴瘤和一些儿童肌纤维母细胞性肿瘤肿也有表达。因此,免疫表型方面的知识是一个高效工具,但一定要结合其他背景使用。

对于淋巴恶性肿瘤遗传学的了解也已取得同样引人注目的进展。一些经常发生的遗传学异常已在诸多淋巴瘤亚型中检出。首先被认识的是 FL 的 t(14;18)(q32;q21)易位和 BL 的 t(8;14)(q24;q32)易位[28,29,38]。随后的研究导致这些易位所涉及的基因被成功克隆。1982 年,Leder 和 Croce 的实验室两者都发现在人类 BL 中,*MYC* 是易位到免疫球蛋白基因旁的基因[36,37];其他类似的发现很快接踵而来,例如 FL 中的 IgH/*BCL2*[49]和套细胞淋巴瘤中的 IgH/*CCND1*[50,51]。最常见的、涉及 14q24 上的免疫球蛋白重链基因 IgH 的易位模式就是细胞的某种原癌基因被置身于 IgH 的启动子的影响之下。T 细胞恶性肿瘤中也有相对少见但是类似的涉及 T 细胞受体基因的染色体改变。

REAL 分类认识到遗传学异常对于定义病种的重要性。但是,人们也已清楚地认识到,仅以单纯的遗传学方法来定义疾病并不可行。尽管 *MYC* 易位无一例外地存在于 BL 病例中,涉

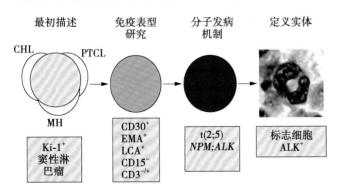

图 13.2　ALK⁺间变性大细胞淋巴瘤(ALCL)可代表新疾病实体的识别方面的逐步进展。首先认识到 ALCL 特有的形态学特征。确定其特征性免疫表型(强表达 CD30)后,进一步认识了这一疾病实体,促进了分子学发病机制的检测。鉴定核磷蛋白 *NPM/ALK* 异位(高表达 ALK)后,先后研发了福尔马林固定、石蜡包埋组织检测 ALK 的多克隆和单克隆抗体。这些工具整合到日常工作中,使得 ALCL 的最初概念既有扩大又有缩小。小细胞亚型被纳入,而高度间变型和霍奇金型大多被排除在本病的谱系之外。CHL,经典型霍奇金淋巴瘤;MH,恶性组织细胞增生症;PTCL,外周 T 细胞淋巴瘤

及免疫球蛋白基因的 *MYC* 易位,作为继发性遗传异常或者更为少见的原发性遗传异常,在其他淋巴肿瘤中也可见到,后者包括 DLBCL、浆母细胞性恶性肿瘤以及一些 B 淋巴母细胞性淋巴瘤/白血病病例。类似地,IgH/BCL2 仅见于 85%~90% 的 FL,但也存在于高达 25%~30% 的、之前没有 FL 证据的从头发生的 DLBCL 之中。

最后,临床标准的纳入也是 ILSG 研究方法的新颖之处之一[52]。REAL 分类认识到疾病表现的部位也经常是其潜在生物学异同的指标,例如在黏膜相关淋巴组织(MALT)的结外淋巴瘤[53]、原发性纵隔大 B 细胞淋巴瘤以及多种类型的 T/NK 细胞淋巴瘤中便是如此。ILSG 认识到精确的诊断并不能凭空产生,而是需要了解有关的临床病史,这是因为生物学上不同的病种却可以在细胞学上显得相似。结合临床特点无论对于病种的定义抑或日常实践中的精确诊断都是必需的。病理学家必须获知确切、详细的临床信息方能达成正确诊断,在未提供充分临床资料时,坚持索要这些必要信息也是病理学家的职责之一。此书本部分后续章节会强调所述及的各个病种的有关临床特点。

临床特点也显然是重要的预后指标,在许多情形下,治疗方法的选择是基于结合了病理诊断的临床状态。例如,部分 FL 患者可以“等待和观察”的办法随访,而在另外一部分患者,诊断时较重的瘤负荷则允许立即予以治疗。治疗反应不仅要受临床特点还受到生物学以及预后因素的影响。细胞学级别在许多疾病中也有变化,有关内容将在后续章节中讨论。其他的预后因素则是基于肿瘤细胞生物学(例如 ZAP-70 在 CLL 中的表达[54,55])或者是宿主因素(例如肿瘤微环境[56])。因此,不可能根据肿瘤的临床侵袭性以线性方式来对淋巴瘤亚型进行分层。病理学家和临床医师均为治疗团队的组成部分,共同决定每一病例的治疗措施。

REAL 分类也是基于共识建立的基础之上,该分类认识到一个综合性分类系统必须超越任何个人经验。ILSG 的 19 位成员提出他们各自不同的看法以最终达成统一的观点。此外,ILSG 作出决定将其分类仅仅构建于已发表资料的基础之上;因此,一个病种要想被 REAL 分类包括进去,它就必需在不止一篇的出版物中得到确认。

分类系统的发展应该是协同努力的成果,这一共识在 2001 年第 3 版 WHO 分类得以延续[2]。该分类代表着首个真正意义上世界范围内达成一致的造血组织恶性肿瘤的分类,也是 7 名成员组成的指导委员会、11 位病理委员会主席、75 位撰稿作者以及 44 位临床医师与会代表在一次临床顾问委员会会议上所达到的成就的顶峰。2008 年第 4 版 WHO 分类包括了 138 位作者和由 62 位专长于淋巴和髓系疾病的临床专家组成的两个临床顾问委员会共同努力的成果。临床顾问委员会的会议围绕一系列问题予以组织,包括疾病定义、命名、分级以及临床关联等。和第 3 版一样,该工作也经由欧洲血液病理协会(EAHP)和血液病理学会(SH)协调完成,8 位编者作为指导委员会全体委员领导这一工作。第 4 版的修订沿用了这一模式,并于 2014 年召开了临床咨询委员会会议,以解决与特定实体的定义有关的新出现的问题(框 13.1 和框 13.2)。

框 13.1　WHO 2008:成熟 B 细胞肿瘤

慢性淋巴细胞白血病/小淋巴细胞淋巴瘤(CLL/SLL)
单克隆 B 细胞淋巴细胞增多症
B 细胞幼淋巴细胞白血病(PLL)
脾脏边缘区淋巴瘤(SMZL)
毛细胞白血病(HCL)
　　脾脏 B 细胞淋巴瘤/白血病-不能分类
　　脾脏弥漫红髓小 B 细胞淋巴瘤
　　毛细胞白血病变异型(HCLv) *
淋巴浆细胞淋巴瘤(LPL)
单克隆丙种球蛋白病-意义不明(MGUS),IgM *
μ 链病
γ 重链病
α 重链病
单克隆丙种球蛋白病-意义不明(MGUS),IgG/A *
浆细胞骨髓瘤(PCM)
骨的孤立性浆细胞瘤
骨外浆细胞瘤
单克隆免疫球蛋白沉积病 *
黏膜相关淋巴组织结外边缘区淋巴瘤(MALT 淋巴瘤)
淋巴结边缘区淋巴瘤(NMZL)
　　儿童型淋巴结边缘区淋巴瘤
滤泡性淋巴瘤(FL)
　　原位滤泡性肿瘤 *
　　十二指肠型 FL *
儿童型滤泡性淋巴瘤 *
大 B 细胞淋巴瘤伴 IRF4 基因重排 *
原发性皮肤滤泡中心淋巴瘤(PCFCL)
套细胞淋巴瘤(MCL)
　　原位套细胞肿瘤 *
弥漫大 B 细胞淋巴瘤-非特指(DLBCL-NOS)
　　生发中心型 *
　　活化 B 细胞型/非生发中心型 *
T 细胞/组织细胞丰富型大 B 细胞淋巴瘤(THRLBCL)
原发性中枢神经系统 DLBCL *
原发性皮肤 DLBCL-腿型
EBV⁺ DLBCL-非特指
EBV⁺ 皮肤黏膜溃疡 *
慢性炎症相关性 DLBCL
淋巴瘤样肉芽肿病(LYG)
原发性纵隔(胸腺)大 B 细胞淋巴瘤(PMLBCL)
血管内大 B 细胞淋巴瘤(IVLBCL)
ALK⁺ 大 B 细胞淋巴瘤
浆母细胞性淋巴瘤
原发性渗出性淋巴瘤(PEL)
HHV8⁺ DLBCL-非特指 *
Burkitt 淋巴瘤(BL)
Burkitt 样淋巴瘤伴 11q 畸变 *
高级别 B 细胞淋巴瘤,伴 *MYC* 和 *BCL2* 和/或 *BCL6* 基因重排 *
高级别 B 细胞淋巴瘤,NOS *
B 细胞淋巴瘤,不能分类,特征介于 DLBCL 和 CHL 之间
霍奇金淋巴瘤(HL)
结节性淋巴细胞为主型霍奇金淋巴瘤(NLPHL)
经典型霍奇金淋巴瘤(CHL)
结节硬化型经典型霍奇金淋巴瘤(NSCHL)
淋巴细胞丰富型经典型霍奇金淋巴瘤(LRCHL)
混合细胞性经典型霍奇金淋巴瘤(MCCHL)
淋巴细胞消减型经典型霍奇金淋巴瘤(LDCHL)

* 为 2008 分类的新变化。斜体为暂定疾病实体。

框 13.2　WHO 2008：成熟 T 细胞肿瘤

T 细胞幼淋巴细胞白血病（PLL）

T 细胞大颗粒淋巴细胞白血病（LGLL）

NK 细胞性慢性淋巴组织增殖性疾病

侵袭性 NK 细胞白血病

儿童期系统性 EBV⁺T 细胞淋巴瘤 *

种痘水疱病样淋巴瘤（HVTCL）*

成人 T 细胞白血病/淋巴瘤

结外 NK/T 细胞淋巴瘤-鼻型

肠病相关 T 细胞淋巴瘤（EATL）

单形性嗜上皮性肠 T 细胞淋巴瘤 *

*胃肠道惰性 T 细胞淋巴组织增生性疾病 **

肝脾 T 细胞淋巴瘤（HSTCL）

皮下脂膜炎样 T 细胞淋巴瘤（SPTCL）

蕈样霉菌病（MF）

Sézary 综合征（SS）

原发性皮肤 CD30⁺T 细胞淋巴组织增殖性疾病

　　淋巴瘤样丘疹病（LyP）

　　原发性皮肤间变性大细胞淋巴瘤

原发性皮肤 γδT 细胞淋巴瘤 *

原发性皮肤侵袭性嗜表皮性 CD8⁺细胞毒性 T 细胞淋巴瘤

*原发性皮肤肢端 CD8⁺T 细胞淋巴瘤 **

*原发性皮肤小/中等 CD4⁺T 细胞淋巴组织增殖性疾病 **

外周 T 细胞淋巴瘤-非特指（PTCL-NOS）

血管免疫母细胞性 T 细胞淋巴瘤（AITL）

*滤泡性 T 细胞淋巴瘤（FTCL）**

*淋巴结外周 T 细胞淋巴瘤 T_{FH} 表型 **

间变性大细胞淋巴瘤-ALK⁺（ALK⁺ALCL）

*间变性大细胞淋巴瘤-ALK⁻（ALK⁻ALCL）**

*乳腺假体相关性间变性大细胞淋巴瘤（BIA-ALCL）**

---

*为 2008 年 WHO 分类的新变化。斜体为暂定疾病实体。

疾病定义不是静态的，新的数据有助于澄清 2008 年第 4 版中的不确定性。2008 年 WHO 分类引入了"B 细胞淋巴瘤，不能分类，特征介于 DLBCL 和 BL 之间"（BCLU）的类别，以识别一组难以分类为 DLBCL 或 BL 的侵袭性淋巴瘤（见框 13.1 和框 13.2）。进一步研究数据显示，BCLU 组中的许多肿瘤是"双重打击"或"三重打击"淋巴瘤，伴有 MYC 和 BCL2 或 BCL6 易位。已经形成的共识认为，将这些肿瘤分成单一类别，而不是主要根据细胞学特征进行分类，是有用的[45]。使用二代测序（NGS）和其他方法进行新的遗传学研究，对 T 细胞淋巴瘤的分类产生了影响。本章下文将反映上术变化及其他方面的变化，其中的许多变化将会重点叙述。

13.2　淋巴肿瘤形成的早期事件：临界恶性

肿瘤形成的多步骤的途径在多数器官系统都有相似的表现，这方面最好的例证就是结肠腺癌的演进过程[57]。组织学进展也是人们熟知的、许多淋巴肿瘤的一种特征，但是淋巴肿瘤形成最早期的事件还难以认知。事实上，淋巴系统历史上就没有被承认的"良性肿瘤"，这可能和淋巴样细胞具有循环流动而不固定于单个解剖部位的倾向有关[58]。WHO 2008 提到 B 细胞（以及较为少见的 T 细胞）克隆性扩增的问题，这些病变发生组织学进展或临床进展的潜能似乎有限[59]。

随着疾病特异性遗传和表型改变的知识日益丰富，检出了许多克隆性淋巴组织病变，它们与某些已明确界定的肿瘤共有遗传学和/或表型畸变，但又不够显性恶性肿瘤的诊断标准，这些病变就像 CLL/SLL、MM、FL 和 MCL，对应的疾病分别为单克隆 B 细胞淋巴细胞增多症（MBL）、单克隆丙种球蛋白病-意义不明（MGUS）、原位滤泡性肿瘤（ISFN）和原位套细胞肿瘤（ISMCN）。十二指肠型 FL 和 ISFN 的表型和遗传特征大多数相同，但有趣的是，它也具有 MALT 淋巴瘤的一些特征[60]。这些早期病变的诊断和管理已经制定了新的指南。

第二组"惰性"和不确定的克隆性淋巴组织增殖性疾病并没有目前已认可的对应的淋巴亚型，但似乎具备有限的进展潜能。其中一些疾病是 T 细胞起源，包括胃肠道惰性 T 细胞淋巴增殖性疾病（LPD）和原发性皮肤肢端 CD8⁺T 细胞淋巴瘤（暂定疾病实体）。儿童型滤泡性淋巴瘤属于相似的范畴，这种克隆性 B 细胞增殖性疾病似乎只有很局限的侵袭性临床行为，在受累淋巴结单纯切除后发生进展的风险很小[61,62]。认识这些不确定性克隆增殖性疾病很重要，可避免过度治疗。

13.3　小 B 细胞肿瘤

对小 B 细胞淋巴瘤的认识更加深入。LPL 和 MZL 的鉴别诊断是长期存在的问题，因为两者通常都有肿瘤细胞的浆细胞分化。大多数 LPL 病例检测到 MYD88 L265P 基因突变，但在 MZL 中很少见，从而提供了新的诊断工具[63]。MYD88 L265P 与 CXCR4 突变的相关性可以区分 IgM MMGUS 与其他类型 MGUS，并使其与 LPL 和 Waldenström 巨球蛋白血症密切相关。

现已发现 MCL 的临床行为和表型具有很大的异质性。白血病性非淋巴结 MCL 是一种独特的变异型，常表现为脾大、累及骨髓和外周血，很少累及外周淋巴结病和惰性临床过程[64]。与经典型 MCL 相比，这种变异型呈 SOX11⁻，并且通常起源于 IGHV 突变的 B 细胞。过去，这些病例常误诊为 CLL。已发现 IHC 检测 SOX11 有助于识别罕见的 cyclin D1⁻经典 MCL 病例。

滤泡性淋巴瘤（FL）分级的基本方法保持不变。然而，对一些 FL 变异型的理解有所提高，如 CD10⁻FL 病例（通常 IRF4/MUM1⁺）和 t（14;18）⁻病例[65]。在 FL 的遗传异质性方面有了新的发现，将来有可能将突变谱分析纳入临床风险评估和治疗方案中[66]。此外，3B 级滤泡性淋巴瘤的生物学和临床过程与 DLBCL 相关[67]。后续章节将介绍这些疾病并强调其诊断特点。

13.4　侵袭性 B 细胞淋巴瘤和交界性恶性肿瘤

在过去的 20 年中，人们对于 CHL 和某些大 B 细胞淋巴瘤（通常是纵隔 NSCHL 和 PMLBCL）之间形态学和免疫表型的重叠有了更深的理解[68,69]。基因表达谱分析的应用进一步证实了这种生物学相关性[70,71]。先前的病例报道曾发现原发性纵隔大 B 细胞淋巴瘤之后发生 CHL 的病例或正好相反，或者在另外一些病例，两种淋巴瘤成分组合存在于同一肿瘤的肿块之中[72]。值得注意的是,这两种肿瘤都是通常发生于年轻成人并累犯纵隔。大多数病例可以诊断为其中一种或另一种,但某些淋巴瘤病例显示两者之间的过渡特征,无法归入传统的诊断类别;这些肿瘤就称为灰区淋巴瘤。WHO 分类修订版维持了"B 细胞淋巴瘤,不能分类,特征介于 DLBCL 和 CHL 之间"这一类别[72,73]。该类肿瘤主要发生于年轻男性,似乎比原发性纵隔大 B 细胞淋巴瘤或结节硬化 CHL 的侵袭性更强[74,75]。交界性类别应该尽量少用,但在不可能区分 CHL 和 DLBCL 时使用无疑是恰当的。

还有其他情形难以区分 DLBCL 和 CHL。例如,一些 EBV+ B 细胞增殖性疾病可能含有类似于典型 HRS 细胞的 RS 样细胞。临床信息通常有助于排除 CHL,例如一种 EBV 相关病变性:EBV+ 皮肤黏膜溃疡(EBV+MCU)[76]。MCU 发生在免疫监测降低、老年患者或医源性免疫抑制的情形。它累及皮肤或黏膜部位,表现为表浅溃疡,基底部有明显的反应性淋巴细胞浸润。它应该与 EBV+ 大 B 细胞淋巴瘤相区分,后者临床侵袭性更强,并且不再称为"年龄相关的",因为这些肿瘤可见于广泛的年龄范围和没有明确的免疫缺陷性疾病的患者[77]。这一类别称为 EBV+DLBCL-非特指。用以区分 EBV+ 恶性肿瘤的特定亚型,如 MCU、PTLD 和慢性炎症相关性 DLBCL。WHO 分类修订版还阐明了 T 细胞系 EBV 相关病变谱的诊断标准[78,79]。

修订版还试图阐明 NLPHL 与 TCHRLBCL 的区别。一段时间以来,人们已经认识到 NLPHL 可能具有类似于 TCHRLBCL 的弥漫区,最近的研究证实了这些病变之间的密切关系[80,81]。局灶性弥漫区域不足以构成进展,但对于完全弥漫的病变,建议称为 NLPHL 的 THRLBCL 样转化[45]。这类进展常有明显的临床表现,常为晚期疾病和骨髓受累。临床相关性对于确定最佳治疗很重要,因为最近的研究显示,晚期 NLPHL 对"霍奇金型"方案反应不佳,而是获益于侵袭性 B 细胞淋巴瘤所用的治疗方案,如 R-CHOP[82]。

2008 年 WHO 分类还包括交界性类别,称为"B 细胞淋巴瘤,不能分类,特征介于 DLBCL 和 BL 之间(HGLUC)"。毫不奇怪,这种 HGLUC 类别被不一致地使用。此外,如上所述,这些肿瘤多含有 MYC 重排以及 BCL2 和/或 BCL6 基因重排[83]。因此,修订版决定,将所有伴 MYC 和 BCL2 和/或 BCL6 重排的"大细胞淋巴瘤"合并为单一类别,称为"高级别 B 细胞淋巴瘤,伴 MYC 和 BCL2 和/或 BCL6 基因重排"[45]。这些双打击或三打击淋巴瘤可根据更接近 DLBCL 或 BL 的细胞学形态而进一步分类,可提供额外的预后信息[84]。然而,这一类别不包括淋巴母细胞淋巴瘤/白血病,其可能是滤泡性淋巴瘤进展而来的"双打击"。修订版也更正式地认可最初使用基因表达谱描述的 DLBCL 亚型,即生发中心 B 细胞(GCB)和活化 B 细胞(ABC)型[45]。已证明这种亚型分类具有预后价值,并且,两者的分子学发病机制有显著差异。最近的研究还表明,ABC 和 GCB 淋巴瘤对某些药物表现出不同的敏感性,这可能在不久的将来指导患者管理。因此,建议病理学家使用 IHC 替代物或其他方法将 DLBCL 进一步分类为"起源细胞"亚型。

13.5　外周 T 细胞淋巴瘤

就像 DLBCL-NOS,尽管 PTCL-NOS 仍为一种"废纸篓"类

别,但在阐明成熟 T 细胞淋巴瘤的遗传学和分类方面已有进展。遗传研究表明,大多数 AITL 病例具有重现性突变。重要的是,在表现为 T 滤泡辅助细胞(T_{FH})型的 PTCL-NOS 中观察到许多相同的遗传学改变[85-87]。为了命名为淋巴结外周 T 细胞淋巴瘤 T_{FH} 表型(NPTCL-T_{FH}),肿瘤细胞应该在 PD1(CD279)、CD10、BCL6、CXCL13、ICOS、SAP 和 CCR5 中表达至少 2 或 3 个 T_{FH} 相关抗原。这些观察导致 FTCL、AITL 和 NPTCL-T_{FH} 被统一在共同的标题下。

基因组学方法也促进了对 CD30+ T 细胞淋巴瘤谱的理解,并有助于区分 CD30+PTCL 和 ALK-ALCL,后者预后较好[88,89]。2008 年分类认可 ALK+ALCL 和 ALK-ALCL,但后者视为暂定实体。研究进一步阐明了 ALK-ALCL 的遗传学复杂性,不再是暂定类别。此外,这种遗传复杂性提供了重要的预后信息;例如,ALK-ALCL 伴 DUSP22 易位的病例预后很好,而伴 TP63 重排的病例预后很差[90]。修订版新增了乳腺假体相关性 ALCL,其形态学和表型类似于其他 ALCL,但临床行为明显不同。如果肿瘤细胞局限于假体周围的血清肿液体,则可以采用假体切除保守治疗,不需要进一步治疗[91]。

最近的数据也导致肠道 T 细胞淋巴瘤分类的变化。EATL 的两个亚型明显不同,修订版中予以明确区分[78,79]。Ⅰ 型 EATL 直接简称为 EATL,与乳糜泻密切相关,主要发生于北欧个体。Ⅱ 型 EATL,现在正式称为单形性嗜上皮性肠 T 细胞淋巴瘤(MEITL),与乳糜泻无关,似乎在亚洲和西班牙人群中发病率增加。EATL 通常具有多样性细胞组成和广泛的细胞学变化范围,但 MEITL 呈单一形态,通常 CD8+、CD56+ 和 MAPK+。许多 METL 病例起源于 γδT 细胞,但有例外;有些病例为 TCR 沉默,另一些表达 TCRαβ。因此,不能用细胞系区分这些实体。仍有一小群小肠 T 细胞淋巴瘤不符合目前定义的 EATL 或 MEITL 标准[78],它们应命名为小肠 T 细胞淋巴瘤-非特指。

13.6　组织细胞和树突细胞肿瘤

在这里简短提及组织细胞和树突细胞肿瘤,尽管准确而言,这类肿瘤并非淋巴系统起源,而且就发生学而言,它们可能与髓样细胞系更为密切,但是,组织细胞或树突细胞肿瘤的诊断任务经常会落到解剖病理学家身上,而且很多侵袭性淋巴瘤的鉴别诊断也会想到这些肿瘤。分类仍保持传统方式,将这些肿瘤分为组织细胞和树突细胞的细胞系(框 13.3)。组织细胞肿瘤被认为是源自功能性巨噬细胞,而树突细胞充当抗原递呈细胞。但两者,特别是在肿瘤形式时,免疫表型可以有相当的重叠。

框 13.3　组织细胞和树突细胞肿瘤

组织细胞肉瘤

Langerhans 细胞组织细胞增生症(LCH)

Langerhans 细胞肉瘤

不确定树突状细胞肿瘤

交指状树突细胞肉瘤(IDCS)

滤泡树突细胞肉瘤(FDCS)

纤维母细胞性网状细胞肿瘤

播散性幼年性黄色肉芽肿

Erdheim-Chester 病(ECD)*

---

*为 2008 年 WHO 分类的新变化。

遗传学研究已经鉴定出 *BRAF* V660E 重现性突变，与 LCH 和 ECD 高度相关[92]。这些突变及其他少见突变影响 RAS-RAF-MEK-ERK 通路。值得注意的是，LCH 起源于树突细胞，而 ECD 源自功能成熟的巨噬细胞。已证明靶向这一通路的药物有治疗效果。因为 ECD 几乎总是表现为播散疾病，所以确定靶向治疗是一大进步。

13.7　结论

修订版 WHO 分类是对血液恶性肿瘤感兴趣的病理学家、生物学家和临床医师之间成功性国际合作的一种延续。2001 年 WHO 分类很快就被临床试验采用并成功充当了科学家们比较遗传学和功能性数据的共同语言。过去几年进行的高通量基因组研究产生的大量数据解决了分类中的许多模糊性，但分类仍将继续取得进展。最近修订的 2008 年第 4 版整合了这些新数据，为诊断和患者管理提供了准确的指南。

精华和陷阱

- 准确诊断淋巴肿瘤需要整合形态学、免疫表型、遗传学和临床特征。
- 充分获知临床病史是诊断过程的关键之一。如果没有足够的临床病史，要主动询问。
- 正确固定和优质切片对于准确的组织学判读是必不可少的。
- 在粗针穿刺活检标本上进行淋巴瘤的初步诊断可能是危险的。如果活检标本量不足，延迟您的最终诊断。
- 做足够的 IHC 染色以解决鉴别诊断问题，但不要滥用与诊断问题无关的 IHC 染色。

（李小秋　薛德彬　译）

参考文献

1. Swerdlow SH, Campo E, Harris NL, et al., eds. WHO Classification of Tumours of Haematopoietic and Lymphoid Tissues. 4th ed. Lyon, France: IRC Press; 2008.

2. Jaffe ES, Harris NL, Stein H, Vardiman J. Pathology and Genetics of Tumours of Haematopoietic and Lymphoid Tissues. Lyon, France: IARC Press; 2001.

3. Harris NL, Jaffe ES, Stein H, et al. A revised European-American classification of lymphoid neoplasms: a proposal from the International Lymphoma Study Group. Blood. 1994; 84: 1361-1392.

4. Non-Hodgkin's lymphoma pathologic classification project. National Cancer Institute sponsored study of classifications of non-Hodgkin's lymphomas: summary and description of a working formulation for clinical usage. Cancer. 1982; 49: 2112-2135.

5. Stansfeld A, Diebold J, Kapanci Y, et al. Updated Kiel classification for lymphomas. Lancet. 1988; 1: 292-293.

6. Lennert K, Mohri N, Stein H, Kaiserling E. The histopathology of malignant lymphoma. Br J Haematol. 1975; 31 (suppl): 193-203.

7. Lukes R, Collins R. Immunologic characterization of human malignant lymphomas. Cancer. 1974; 34: 1488-1503.

8. Willemze R, Jaffe ES, Burg G, et al. WHO-EORTC classification for cutaneous lymphomas. Blood. 2005; 105: 3768-3785.

9. Dawson PJ. The original illustrations of Hodgkin's disease. Ann Diagn Pathol. 1999; 3: 386-393.

10. Trumper LH, Brittinger G, Diehl V, Harris NL. Non-Hodgkin's lymphoma: A history of classification and clinical observations. In: Mauch PM, Armitage JO, Coiffier B, et al., eds. Non-Hodgkin's Lymphomas. Philadelphia: Lippincott; 2004: 3-19.

11. Brill NE, Baehr G, Rosenthal N. Generalized giant lymph follicle hyperplasia of lymph nodes and spleen. A hitherto undescribed type. JAMA. 1925; 84: 668-671.

12. Symmers D. Follicular lymphadenopathy with splenomegaly. A newly recognized disease of the lymphatic system. Arch Pathol. 1927; 3: 816-820.

13. Symmers D. Giant follicular lymphadenopathy with or without splenomegaly. Its transformation into polymorphous cell sarcoma of the lymph follicles and its association with Hodgkin's disease, lymphatic leukemia and an apparently unique disease of the lymph nodes and spleen—A disease entity believed heretofore undescribed. Arch Pathol. 1938; 26: 603-647.

14. Gall EA, Mallory TB. Malignant lymphoma: a clinico-pathologic survey of 618 cases. Am J Pathol. 1942; 18: 381-429.

15. Gall EA, Morrison HR, Scott AT. The follicular type of malignant lymphoma: a survey of 63 cases. Ann Intern Med. 1941; 1941: 2073-2090.

16. Burkitt D. A sarcoma involving the jaws in African children. Br J Surg. 1958; 46: 218-223.

17. Nowell PC. Phytohemagglutinin: an initiator of mitosis in cultures of normal human leukocytes. Cancer Res. 1960; 20: 462-466.

18. O'Conor GT. Definition of Burkitt's tumor. Int J Cancer. 1968; 3: 411-412.

19. Epstein MA, Achong BG, Barr YM. Virus particles in cultured lymphoblasts from Burkitt's lymphoma. Lancet. 1964; 1: 702-703.

20. Rappaport H, Winter W, Hicks E. Follicular lymphoma. A re-evaluation of its position in the scheme of malignant lymphoma, based on a survey of 253 cases. Cancer. 1956; 9: 792-821.

21. Rappaport H. Tumors of the Hematopoietic System. Atlas of Tumor Pathology. Section III Fascicle 8 (ed Series I). Washington, DC: Armed Forces Institute of Pathology; 1966.

22. Lukes R, Butler J, Hicks E. Natural history of Hodgkin's disease as related to its pathological picture. Cancer. 1966; 19: 317-344.

23. Stein H, Lennert K, Parwaresch MR. Malignant lymphomas of B-cell type. Lancet. 1972; 2: 855-857.

24. Lennert K, Mohri N. Histologische Klassifizierung und Vorkommen des M. Hodgkin. Internist. 1974; 15: 57-65.

25. Taylor CR, Mason DY. The immunohistological detection of intracellular immunoglobulin in formalin-paraffin sections from multiple myeloma and related conditions using the immunoperoxidase technique. Clin Exp Immunol. 1974; 18: 417-429.

26. Jaffe ES, Shevach EM, Frank MM, et al. Nodular lymphoma—evidence for origin from follicular B lymphocytes. N Engl J Med. 1974; 290: 813-819.

27. Southern EM. Detection of specific sequences among DNA fragments separated by gel electrophoresis. J Mol Biol. 1975; 98: 503-517.

28. Zech L, Haglund U, Nilsson K, Klein G. Characteristic chromosomal abnormalities in biopsies and lymphoid-cell lines from patients with Burkitt and non-Burkitt lymphomas. Int J Cancer. 1976; 17: 47-56.

29. Fukuhara S, Rowley JD, Variakojis D, Golomb HM. Chromosome abnormalities in poorly differentiated lymphocytic lymphoma. Cancer Res. 1979; 39: 3119-3128.

30. McMichael AJ, Pilch JR, Galfre G, et al. A human thymocyte antigen de-

fined by a hybrid myeloma monoclonal antibody. Eur J Immunol. 1979; 9:205-210.

31. Stein H, Bonk A, Tolksdorf G, et al. Immunohistologic analysis of the organization of normal lymphoid tissue and non-Hodgkin's lymphomas. J Histochem Cytochem. 1980;28:746-760.

32. Poppema S, Bhan A, Reinherz E, et al. Distribution of T cell subsets in human lymph nodes. J Exp Med. 1981;153:30-41.

33. Poppema S, Bhan A, Reinherz E, et al. In situ immunologic characterization of cellular constituents in lymph nodes and spleens involved by Hodgkin's disease. Blood. 1982;59:226-232.

34. Stein H, Gerdes J, Mason DY. The normal and malignant germinal centre. Clin Haematol. 1982;11:531-559.

35. Bernard A, Boumsell L. The clusters of differentiation (CD) defined by the First International Workshop on Human Leucocyte Differentiation Antigens. Hum Immunol. 1984;11:1-10.

36. Dalla-Favera R, Bregni M, Erikson J, et al. Human c-myc onc gene is located on the region of chromosome 8 that is translocated in Burkitt lymphoma cells. Proc Natl Acad Sci USA. 1982;79:7824-7827.

37. Taub R, Kirsch I, Morton C, et al. Translocation of the c-myc gene into the immunoglobulin heavy chain locus in human Burkitt lymphoma and murine plasmacytoma cells. Proc Natl Acad Sci USA. 1982; 79: 7837-7841.

38. Yunis JJ, Oken MM, Kaplan ME, et al. Distinctive chromosomal abnormalities in histologic subtypes of non-Hodgkin's lymphoma. N Engl J Med. 1982;307:1231-1236.

39. Saiki RK, Scharf S, Faloona F, et al. Enzymatic amplification of beta-globin genomic sequences and restriction site analysis for diagnosis of sickle cell anemia. Science. 1985;230:1350-1354.

40. Cremer T, Landegent J, Bruckner A, et al. Detection of chromosome aberrations in the human interphase nucleus by visualization of specific target DNAs with radioactive and non-radioactive in situ hybridization techniques:diagnosis of trisomy 18 with probe L1. 84. Hum Genet. 1986;74: 346-352.

41. Banks P, Chan J, Cleary M, et al. Mantle cell lymphoma:a proposal for unification of morphologic, immunologic, and molecular data. Am J Surg Pathol. 1992;16:637-640.

42. Kuppers R, Rajewsky K, Zhao M, et al. Hodgkin disease:Hodgkin and Reed-Sternberg cells picked from histological sections show clonal immunoglobulin gene rearrangements and appear to be derived from B cells at various stages of development. Proc Natl Acad Sci USA. 1994; 91: 10962-10966.

43. A clinical evaluation of the International Lymphoma Study Group classification of non-Hodgkin's lymphoma. The Non-Hodgkin's Lymphoma Classification Project. Blood. 1997;89:3909-3918.

44. Alizadeh AA, Eisen MB, Davis RE, et al. Distinct types of diffuse large B-cell lymphoma identified by gene expression profiling. Nature. 2000; 403:503-511.

45. Swerdlow SH, Campo E, Pileri SA, et al. The 2016 revision of the World Health Organization classification of lymphoid neoplasms. Blood. 2016; 127:2375-2390.

46. Jaffe ES, Harris NL, Stein H, Isaacson PG. Classification of lymphoid neoplasms:the microscope as a tool for disease discovery. Blood. 2008; 112:4384-4399.

47. Kohler G, Milstein C. Continuous cultures of fused cells secreting antibody of predefined specificity. Nature. 1975;256:495-497.

48. Mason D, Cordell J, Brown M, et al. Detection of T cells in paraffin wax embedded tissue using antibodies against a peptide sequence from the CD3 antigen. J Clin Pathol. 1989;42:1194-1200.

49. Tsujimoto Y, Cossman J, Jaffe E, Croce CM. Involvement of the bcl-2 gene in human follicular lymphoma. Science. 1985;228:1440-1443.

50. Tsujimoto Y, Yunis J, Onorato-Showe L, et al. Molecular cloning of the chromosomal breakpoint of B-cell lymphomas and leukemias with the t(11;14) chromosome translocation. Science. 1984;224:1403-1406.

51. Arnold A, Kim HG, Gaz RD, et al. Molecular cloning and chromosomal mapping of DNA rearranged with the parathyroid hormone gene in a parathyroid adenoma. J Clin Invest. 1989;83:2034-2040.

52. Jaffe ES. Pathobiology of peripheral T-cell lymphomas. Hematology Am Soc Hematol Educ Program. 2006:317-322.

53. Isaacson P, Spencer J. Malignant lymphoma of mucosa-associated lymphoid tissue. Histopathology. 1987;11:445-462.

54. Wiestner A, Rosenwald A, Barry TS, et al. ZAP-70 expression identifies a chronic lymphocytic leukemia subtype with unmutated immunoglobulin genes, inferior clinical outcome, and distinct gene expression profile. Blood. 2003;101:4944-4951.

55. Rassenti LZ, Huynh L, Toy TL, et al. ZAP-70 compared with immunoglobulin heavy-chain gene mutation status as a predictor of disease progression in chronic lymphocytic leukemia. N Engl J Med. 2004; 351: 893-901.

56. Dave SS, Wright G, Tan B, et al. Prediction of survival in follicular lymphoma based on molecular features of tumor-infiltrating immune cells. N Engl J Med. 2004;351:2159-2169.

57. Smith D, Ballal M, Hodder R, et al. The adenoma carcinoma sequence: an indoctrinated model for tumorigenesis, but is it always a clinical reality? Colorectal Dis. 2006;8:296-301.

58. Jaffe ES. Follicular lymphomas:possibility that they are benign tumors of the lymphoid system. J Natl Cancer Inst. 1983;70:401-403.

59. Ganapathi KA, Pittaluga S, Odejide OO, et al. Early lymphoid lesions: conceptual, diagnostic and clinical challenges. Haematologica. 2014;99: 1421-1432.

60. Takata K, Tanino M, Ennishi D, et al. Duodenal follicular lymphoma: comprehensive gene expression analysis with insights into pathogenesis. Cancer Sci. 2014;105:608-615.

61. Liu Q, Salaverria I, Pittaluga S, et al. Follicular lymphomas in children and young adults:a comparison of the pediatric variant with usual follicular lymphoma. Am J Surg Pathol. 2013;37:333-343.

62. Louissaint A Jr, Ackerman AM, Dias-Santagata D, et al. Pediatric-type nodal follicular lymphoma:an indolent clonal proliferation in children and adults with high proliferation index and no BCL2 rearrangement. Blood. 2012;120:2395-2404.

63. Hamadeh F, MacNamara SP, Aguilera NS, et al. MYD88 L265P mutation analysis helps define nodal lymphoplasmacytic lymphoma. Mod Pathol. 2015;28:564-574.

64. Royo C, Navarro A, Clot G, et al. Non-nodal type of mantle cell lymphoma is a specific biological and clinical subgroup of the disease. Leukemia. 2012;26:1895-1898.

65. Xerri L, Dirnhofer S, Quintanilla-Martinez L, et al. The heterogeneity of follicular lymphomas:from early development to transformation. Virchows Arch. 2016;468:127-139.

66. Pastore A, Jurinovic V, Kridel R, et al. Integration of gene mutations in risk prognostication for patients receiving first-line immunochemotherapy

for follicular lymphoma：a retrospective analysis of a prospective clinical trial and validation in a population-based registry. Lancet Oncol. 2015；16：1111-1122.

67. Horn H，Schmelter C，Leich E，et al. Follicular lymphoma grade 3B is a distinct neoplasm according to cytogenetic and immunohistochemical profiles. Haematologica. 2011；96：1327-1334.

68. Jaffe ES，Wilson WH. Gray zone，synchronous，and metachronous lymphomas：Diseases at the interface of non-Hodgkin's lymphomas and Hodgkin's lymphoma. In：Mauch PM，Armitage JO，Coiffier B，et al.，eds. Non-Hodgkin's Lymphoma. Philadelphia：Lippincott；2004：69-80.

69. Jaffe ES，Zarate OA，Medeiros LJ. The interrelationship of Hodgkin's disease and non-Hodgkin's lymphomas—lessons learned from composite and sequential malignancies. Semin Diagn Pathol. 1992；9：297-303.

70. Savage KJ，Monti S，Kutok JL，et al. The molecular signature of mediastinal large B-cell lymphoma differs from that of other diffuse large B-cell lymphomas and shares features with classical Hodgkin lymphoma. Blood. 2003；102：3871-3879.

71. Rosenwald A，Wright G，Leroy K，et al. Molecular diagnosis of primary mediastinal B cell lymphoma identifies a clinically favorable subgroup of diffuse large B cell lymphoma related to Hodgkin lymphoma. J Exp Med. 2003；198：851-862.

72. Traverse-Glehen A，Pittaluga S，Gaulard P，et al. Mediastinal gray zone lymphoma：the missing link between classical Hodgkin's lymphoma and mediastinal large B-cell lymphoma. Am J Surg Pathol. 2005；29：1411-1421.

73. Rudiger T，Jaffe ES，Delsol G，et al. Workshop report on Hodgkin's disease and related diseases（"grey zone" lymphoma）. Ann Oncol. 1998；9（suppl 5）：S31-S38.

74. Dunleavy D，Pittaluga S，Grant N，et al. Gray zone lymphomas：clinical and histological characteristics and treatment with dose-adjusted EP-OCH-R. Blood. 2008；112：1228.

75. Wilson WH，Pittaluga S，Nicolae A，et al. A prospective study of mediastinal gray-zone lymphoma. Blood. 2014；124：1563-1569.

76. Dojcinov SD，Venkataraman G，Raffeld M，et al. EBV positive mucocutaneous ulcer—a study of 26 cases associated with various sources of immunosuppression. Am J Surg Pathol. 2010；34：405-417.

77. Nicolae A，Pittaluga S，Abdullah S，et al. EBV-positive large B-cell lymphomas in young patients：a nodal lymphoma with evidence for a tolerogenic immune environment. Blood. 2015；126：863-872.

78. Attygalle AD，Cabecadas J，Gaulard P，et al. Peripheral T-cell and NK-cell lymphomas and their mimics：taking a step forward—report on the lymphoma workshop of the XVIth meeting of the European Association for Haematopathology and the Society for Hematopathology. Histopathology. 2014；64：171-199.

79. Swerdlow SH，Jaffe ES，Brousset P，et al. Cytotoxic T-cell and NK-cell lymphomas：current questions and controversies. Am J Surg Pathol. 2014；38：e60-e71.

80. Hartmann S，Doring C，Jakobus C，et al. Nodular lymphocyte predominant Hodgkin lymphoma and T cell/histiocyte rich large B cell lymphoma—endpoints of a spectrum of one disease？ PLoS ONE. 2013；8：e78812.

81. Hartmann S，Eichenauer DA，Plütschow A，et al. The prognostic impact of variant histology in nodular lymphocyte-predominant Hodgkin lymphoma：a report from the German Hodgkin Study Group（GHSG）. Blood. 2013；122：4246-4252，quiz 4292.

82. Xing KH，Connors JM，Lai A，et al. Advanced-stage nodular lymphocyte predominant Hodgkin lymphoma compared with classical Hodgkin lymphoma：a matched pair outcome analysis. Blood. 2014；123：3567-3573.

83. Swerdlow SH. Diagnosis of "double hit" diffuse large B-cell lymphoma and B-cell lymphoma，unclassifiable，with features intermediate between DLBCL and Burkitt lymphoma：when and how，FISH versus IHC. Hematology Am Soc Hematol Educ Program. 2014；2014：90-99.

84. Snuderl M，Kolman OK，Chen YB，et al. B-cell lymphomas with concurrent IGH-BCL2 and MYC rearrangements are aggressive neoplasms with clinical and pathologic features distinct from Burkitt lymphoma and diffuse large B-cell lymphoma. Am J Surg Pathol. 2010；34：327-340.

85. Lemonnier F，Couronne L，Parrens M，et al. Recurrent TET2 mutations in peripheral T-cell lymphomas correlate with TFH-like features and adverse clinical parameters. Blood. 2012；120：1466-1469.

86. Sakata-Yanagimoto M，Enami T，Yoshida K，et al. Somatic RHOA mutation in angioimmunoblastic T cell lymphoma. Nat Genet. 2014；46：171-175.

87. Cairns RA，Iqbal J，Lemonnier F，et al. IDH2 mutations are frequent in angioimmunoblastic T-cell lymphoma. Blood. 2012；119：1901-1903.

88. Agnelli L，Mereu E，Pellegrino E，et al. Identification of a 3-gene model as a powerful diagnostic tool for the recognition of ALK-negative anaplastic large-cell lymphoma. Blood. 2012；120：1274-1281.

89. Piccaluga PP，Fuligni F，De Leo A，et al. Molecular profiling improves classification and prognostication of nodal Peripheral T-cell lymphomas：Results of a phase III diagnostic accuracy study. J Clin Oncol. 2013；31：3019-3025.

90. Parrilla Castellar ER，Jaffe ES，Said JW，et al. ALK-negative anaplastic large cell lymphoma is a genetically heterogeneous disease with widely disparate clinical outcomes. Blood. 2014；124：1473-1480.

91. Miranda RN，Aladily TN，Prince HM，et al. Breast implant-associated anaplastic large-cell lymphoma：long-term follow-up of 60 patients. J Clin Oncol. 2014；32：114-120.

92. Diamond EL，Dagna L，Hyman DM，et al. Consensus guidelines for the diagnosis and clinical management of Erdheim-Chester disease. Blood. 2014；124：483-492.

第 14 章

B 细胞慢性淋巴细胞白血病/小淋巴细胞淋巴瘤、单克隆 B 细胞淋巴细胞增多症和 B 细胞幼淋巴细胞白血病

Devon Chabot-Richards, Qian-Yun Zhang, Kathryn Foucar

本章内容

14.1　B 细胞慢性淋巴细胞白血病/小淋巴细胞淋巴瘤(CLL/SLL)

14.1.1　定义
14.1.2　流行病学和发病率
14.1.3　临床特征
14.1.4　形态学
14.1.5　形态学变异
14.1.6　免疫表型
14.1.7　遗传学和分子特征
14.1.8　推测的细胞起源和正常对应细胞
14.1.9　临床过程和预后

14.1.10　转化
14.1.11　鉴别诊断
14.2　单克隆 B 细胞淋巴细胞增多症(MBL)
14.2.1　定义
14.2.2　流行病学和发病率
14.2.3　临床特征
14.2.4　形态学
14.2.5　免疫表型
14.2.6　遗传学和分子特征
14.2.7　临床过程
14.3　B 幼细胞淋巴细胞白血病

14.1　B 细胞慢性淋巴细胞白血病/小淋巴细胞淋巴瘤(CLL/SLL)

14.1.1　定义

　　B 细胞慢性淋巴细胞白血病(B-CLL)是一种成熟 B 淋巴细胞发生的克隆性疾病,其特征包括核小而圆,染色质高度浓缩,核仁不明显,胞质稀少,免疫表型独特。偶混有较大的核仁显著的幼淋巴细胞,后者在典型 CLL 中不超过白血病细胞的 10%。CLL 具有异质性,包括许多形态学、免疫表型或遗传学变异亚型(表 14.1)[1]。

　　CLL 常累及外周血和骨髓。依据定义,小淋巴细胞淋巴瘤(SLL)主要累及淋巴结,常累及肝脏和脾脏,也可累及其他部位[1]。依据造血系统和淋巴组织肿瘤 WHO 分类中的诊断标准,CLL 可不伴有髓外组织累及,但外周血中必须出现具有 CLL 免疫表型的持续性单克隆性淋巴细胞增多>5×10⁹/L[1]。骨髓中淋巴细胞也增多,但 CLL 的诊断一般不需要骨髓检查。血涂片形态学观察结合免疫表型分析,已经成功诊断了许多 CLL 病例[2]。

表 14.1　主要疾病实体与变异型[1,191]

疾病实体	变异型
CLL/SLL†	非典型 CLL(形态学)
	非典型 CLL(免疫表型)
	CLL 伴浆样分化
	CLL 伴 RS 细胞
	μ 重链病
B-PLL	没有变异型的描述,但与白血病性 MCL 重叠

† 与血、骨髓和淋巴结的单克隆性 B 淋巴细胞增多症有交叉。
CLL/SLL,慢性淋巴细胞白血病/小淋巴细胞淋巴瘤;MCL,套细胞淋巴瘤;B-PLL,B 细胞幼淋巴细胞白血病。

　　SLL 用于描述具有 CLL 组织形态和免疫表型的非白血病性病例[1]。CLL 与 SLL 的区别主要在于疾病分布和循环白血病细胞的数量。病变主要位于髓外,且循环白血病细胞<5×10⁹/L 的病例诊断为 SLL(框 14.1)[1]。淋巴结病变中,较大细胞(所谓的幼淋巴细胞/副免疫母细胞)常在单形性小淋巴细胞背景中形成淡染的聚集灶(增殖中心)。虽然 CLL 和 SLL 在历史上曾被视为同一疾病的不同表现,但最近的研究发现

两者有一些差异,包括表达趋化因子受体(SLL 表达 CCR1 和 CCR3 减弱)和整联蛋白(CLL 低表达 integrinαLβ2)的不同,遗传学改变也有所不同,SLL 发生 12 号染色体三体的频率高,del13(q)的频率低。这些差异可能是导致两者不同临床表现的原因[3]。

框 14.1　CLL/SLL 的主要诊断特征[1]

CLL

成熟淋巴细胞绝对数≥5×10⁹/L
　单克隆 B 细胞具有成熟表型,共表达 CD5 和 CD23,弱表达 CD20、弱表达 SIg(IgM/IgD)

SLL

疾病主要位于髓外,特别是淋巴结
　小淋巴细胞弥漫浸润,可见增殖中心
　外周血单克隆 B 细胞<5×10⁹/L
　单克隆 B 细胞具有成熟表型,共表达 CD5 和 CD23,弱表达 CD20、弱表达 SIg(IgM/IgD)

CLL,慢性淋巴细胞白血病;IgD 免疫球蛋白 D;IgM 免疫球蛋白 M;SLL,小淋巴细胞淋巴瘤。

单克隆性 B 细胞淋巴细胞增多症(MBL)是一种无症状性血液学状态,其特征是外周血、骨髓或组织中单克隆性 B 淋巴细胞<5×10⁹/L。绝大多数 MBL 的免疫表型与 CLL 没有区别,但少数 MBL 具有非 CLL 表型。MBL 的遗传学改变也与 CLL 相似[4]。

Richter 转化的定义是 CLL 转化为更具侵袭性的淋巴瘤,此现象见于 2%~10%的 CLL/SLL 患者。绝大多数转化为弥漫大 B 细胞淋巴瘤(DLBCL),有时为霍奇金淋巴瘤[1,5,6]。

14.1.2　流行病学和发病率

CLL 是西方国家成人白血病最常见的类型,也是最常见的家族性白血病类型[7]。CLL 的发病率受年龄因素影响非常大,65 岁时发病率达 16.7/10 万。根据 SEER 数据,CLL 更常见于男性,男女比例 1.9∶1[8]。CLL 最常见于 70~79 岁,诊断时中位年龄 73 岁[7-10]。一项研究发现,55 岁以下 CLL 患者的生物学行为和临床过程与更老年患者稍有不同[11]。这些较年轻患者更常为 Rai Ⅰ期或Ⅱ期,伴免疫球蛋白重链可变区基因(IGHV)突变,并表达 ZAP-70。诊断后到需要接受治疗的间隔时间比老年患者更短。虽然 55 岁以下 CLL 患者的生存期比 55 岁以上患者要长,但仍明显短于年龄配对和性别配对的正常人群[11]。亚洲人群极罕见发生 CLL,但最近研究发现,亚洲人群的发病率有所上升,提示环境因素在其中发挥了作用[12,13]。

已广泛研究了 CLL 的环境、医疗和职业性危险因素,但未得出肯定结论[1]。与射线暴露相关性的研究结论也不一致。大多数关于环境、医疗或电离辐射职业暴露的研究也没有发现与 CLL 具有相关性[14-16]。化学品暴露似乎与 CLL 风险升高有关,特别是农夫和其他农业工人、橡胶工人和石油工人[17]。

CLL 或其他相关疾病家族史,例如 MBL 和非霍奇金淋巴瘤,特别是低级别淋巴瘤,是 CLL 强烈的危险因素之一[7,9,18,18a]。在流行病学的病例对照和队列研究中,CLL 一级亲属的 CLL 相对风险约为 7.5,发生其他淋巴组织增殖性疾病(LPD)和 MBL 的风险也升高[18]。研究发现,家族性病例的发病比散发病例约早 10 年,且可表现为更具侵袭性的克隆性增殖[7,18,19]。

14.1.3　临床特征

CLL 最常见于老年人,表现为惰性临床过程。多达 70%患者没有症状,一般在常规的全血细胞计数(CBC)和复阅血涂片时偶然发现[1,20]。另一些患者可有多种症状和体征,包括外周淋巴结肿大、肝脾肿大、自身免疫性血细胞减少、全身症状(体重减轻、盗汗)和/或与血细胞减少相关的症状(虚弱、乏力或出血)。多达 50%CLL 患者可有低水平单克隆性副蛋白[3,21]。

血细胞减少的原因常是白血病浸润骨髓导致的血细胞生成减少,也可能继发于自身免疫反应、脾功能亢进、治疗,或与 CLL 不相关的因素。自身免疫性并发症见于 4%~25%的 CLL/SLL 患者,包括自身免疫性溶血性贫血(AHA)、免疫性血小板减少性紫癜(ITP)、单纯红细胞再生障碍和自身免疫性粒细胞缺乏症[22-24]。AHA 见于 2%~25%的 CLL 患者,ITP 见于约 2%的 CLL 患者。

CLL 伴有显著的免疫系统功能不全,以反复感染和抗肿瘤免疫反应失效为特征。CLL 患者的 B 细胞数量减少,功能降低,导致体液免疫缺陷。患者的 T 细胞亚群和 NK 细胞也减少,因此细胞免疫也有缺陷。也常有补体活性异常、单核细胞和中性粒细胞异常。CLL 可有调节性 T 细胞和抗育细胞样细胞增多[25,26]。常见低丙种球蛋白血症,这是感染的促成因素之一,其严重程度随病程延长和疾病分期升高而加重[22,22a,23]。虽然对 CLL 患者免疫缺陷的初始事件的了解仍很有限,但最近研究发现 CLL 患者有浆样树突细胞(pDC)功能进行性丢失,这是 CLL 患者发生免疫缺陷的主要原因[27]。pDC 是一种高度特化的免疫细胞,在促进先天性和适应性免疫活动中发挥决定性作用。pDC 功能降低会导致干扰素 α(INFα)减少,后者是机体免疫中的关键性细胞因子,具有明显的抗肿瘤活性[27]。

14.1.4　形态学

14.1.4.1　淋巴结

SLL 约占所有 CLL/SLL 的 5%~10%[28]。CLL/SLL 累及淋巴结时,常表现为淋巴结结构弥漫破坏,淋巴窦结构不同程度保留[1,20,28]。病变由小圆形淋巴细胞构成,染色质致密,胞质稀少,因此低倍镜下表现为着色深的区域,这些区域没有核分裂象。小淋巴细胞弥漫片状排列,其间散在的增殖中心表现为淡染的模糊结节(图 14.1)[28]。高倍镜观察,增殖中心由较大的淋巴样细胞构成(所谓的幼淋巴细胞或副免疫母细胞),胞质更丰富,核仁更明显(图 14.1C)。通过评估 DNA 合成的检测方法,例如 Ki-67 染色,可发现增殖中心是肿瘤中具有核分裂活性的部分。增殖中心偶可更大,并相互整合,需要考虑是否发生了大细胞淋巴瘤转化(图 14.2)[28]。最近研究发现,淋巴结增殖中心扩大和增殖活性升高与预后差相关[29]。

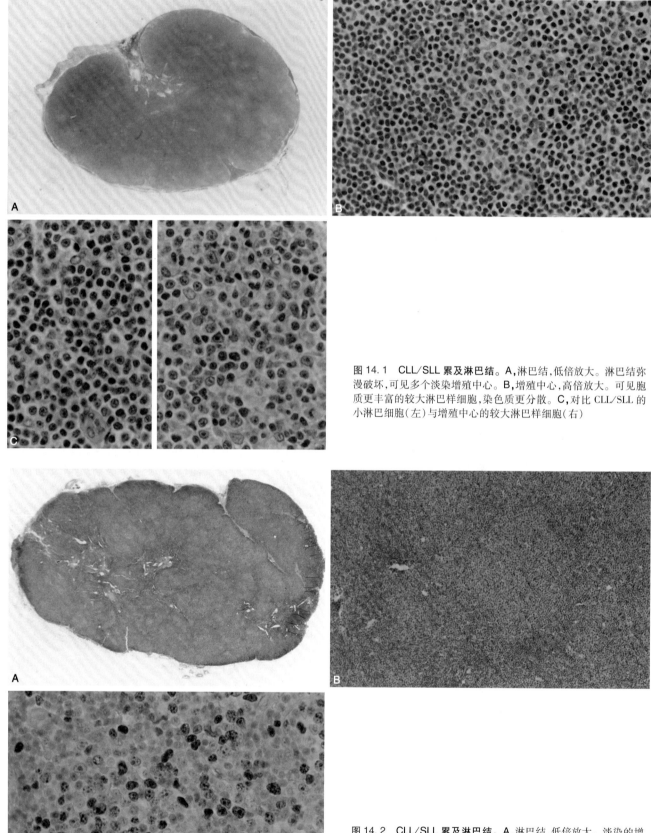

图 14.1　CLL/SLL 累及淋巴结。A,淋巴结,低倍放大。淋巴结弥漫破坏,可见多个淡染增殖中心。B,增殖中心,高倍放大。可见胞质更丰富的较大淋巴样细胞,染色质更分散。C,对比 CLL/SLL 的小淋巴细胞(左)与增殖中心的较大淋巴样细胞(右)

图 14.2　CLL/SLL 累及淋巴结。A,淋巴结,低倍放大。淡染的增殖中心更加明显,并相互融合。B,高倍放大,显示融合的淡染增殖中心。C,Ki-67 免疫组化染色,融合的增殖中心明显阳性

少数 CLL/SLL 的淋巴结表现为滤泡间浸润,或滤泡周围/边缘区浸润模式,可能导致与套细胞淋巴瘤、边缘区淋巴瘤或其他 B 细胞肿瘤混淆[30]。另一些病例的小淋巴细胞核非常不规则,可类似套细胞淋巴瘤,甚至滤泡性淋巴瘤[28]。但 CLL/SLL 可见增殖中心,免疫表型独特(包括表达 LEF1),不表达 Cyclin D1 和 SOX11,这些特征可支持诊断[1,28,31,32](见"鉴别诊断")。有人提出,循环淋巴细胞的非典型表现与淋巴结内出现超出普通 CLL/SLL 的细胞非典型性之间存在关联[33](见"非典型性/混合性 CLL")。最近的研究提出,若淋巴结标本中可见具有"CLL 免疫表型"的淋巴细胞,但淋巴结小,且没有增殖中心,则这样的病变可能应诊断为淋巴结单克隆 B 细胞淋巴细胞增多症[34](见"单克隆 B 细胞淋巴细胞增多症")。

14.1.4.2　脾脏

CLL 患者脾肿大程度差异很大,一些患者有明显的脾脏累及,并伴有症状。CLL/SLL 累及脾脏的特征是白髓扩大,导致大体检查时呈粟粒样微结节状(图 14.3)[35]。病变由胞质稀少的小圆形淋巴细胞构成,与淋巴结中所见相似(图 14.4)。偶

见幼淋巴细胞和副免疫母细胞,但很难见到典型的增殖中心。肿瘤常见浸润小动脉周围淋巴细胞鞘、沿脾小梁浸润,以及浸润红髓的髓索和髓窦[35]。

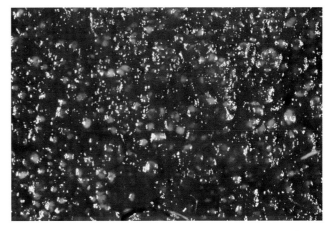

图 14.3　CLL/SLL 累及脾脏,大体照片。切面可见粟粒样白色小结节

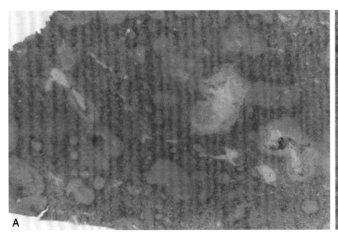

图 14.4　CLL/SLL 累及脾脏。CLL/SLL 浸润导致深染的白髓扩大,(A)低倍放大,(B)中倍放大

14.1.4.3　血液

诊断 CLL 要求成熟淋巴细胞增多的标准为:具有 CLL 免疫表型的单克隆性淋巴细胞绝对数 ≥5 000/mm³(框 14.1)[1]。这些淋巴细胞一般形态单一,细胞学特征相对一致,包括核小圆形,染色质高度浓缩,核仁不明显(图 14.5)[20,26]。染色质浓缩非常明显,导致核呈"龟裂泥土"样。涂片操作很容易破坏这些细胞,形成破碎细胞,后者在涂片中可能非常多(图 14.6)。有可能见到核形不规则的较大淋巴样细胞或淋巴细胞,但一般不足白血病细胞的 2%(图 14.7)。当这些"非典型"淋巴细胞非常明显时,可能最好诊断为非典型/混合性 CLL 或 CLL/PL,这样有助于临床医师了解病变具有异常形态学特征[1,28,37](见"形态学变异")。大多数病例的嗜碱性胞质非常少,但一些 CLL 有中等量胞质。偶见明确的胞质空泡、结晶或小球[38]。

幼淋巴细胞是核更大的克隆细胞,有单个显著核仁,应评估其数量(图 14.7)。一些患者的幼淋巴细胞比例升高可能是克隆性转化的预兆,而另一些稳定的 CLL 病例可始终存在大量

幼淋巴细胞[20,36]。血像发生任何显著改变均提示应重新评估患者的疾病状态。

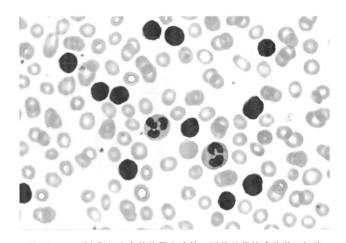

图 14.5　一例 CLL 患者的外周血涂片。可见显著的成熟淋巴细胞增多,核圆形,染色质高度浓缩,胞质稀少(Wright 染色)

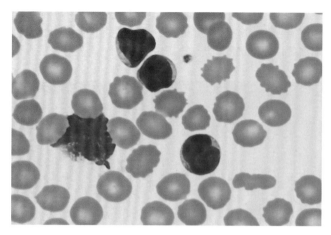

图 14.6   一例 CLL 患者的外周血涂片。可见一个破裂的 CLL 细胞（所谓的破碎细胞）。破碎细胞主要由核物质构成（Wright 染色）

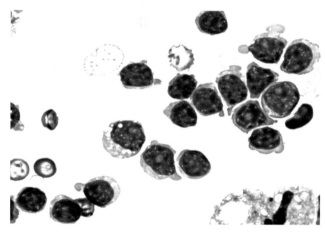

图 14.7   一例 CLL 患者的外周血离心涂片。较大的淋巴样细胞具有更分散的染色质和明显核仁（所谓的幼淋巴细胞）（Wright 染色）

14.1.4.4 骨髓

骨髓检查不是 CLL 诊断所必需的，但有助于评估残留的造血功能，并确定骨髓破坏的模式和范围。骨髓穿刺涂片标本中的 CLL 细胞与血涂片中表现相同（框 14.2）[1]。这种成熟小淋巴细胞在涂片中一般非常丰富，但由于 CLL 骨髓浸润的多灶性特征，不同穿刺部位的细胞量可能存在差异。虽然评估病变程度最好的方法是穿刺活检，但 CLL 取代骨髓的程度一般与分类细胞计数中淋巴细胞所占的比例相当。大多数病例的造血功

框 14.2   CLL 骨髓检查[1]

涂片形态学
- 小淋巴细胞的核圆形、染色质致密、核仁不明显，类似于外周血中的表现。
- 骨髓受累程度不一，淋巴细胞≥30% 被认为具有特征性。

骨髓活检
- 非小梁旁淋巴样结节，结节由致密排列的圆形核构成，胞质稀少，核分裂活性极低。
- 浸润灶不倾向位于小梁旁
- 可表现为间质内弥漫性淋巴细胞增多，与造血成分混合
- 相对少见弥漫性实性骨髓破坏

能基本保留，这表现在血像检查时红细胞、中性粒细胞和血小板处于正常范围。

穿刺活检标本中的骨髓浸润模式可能有助于 CLL 与其他疾病的鉴别，并可能提供预后信息[36,39,40]。CLL 的骨髓浸润有多种表现形式：局灶性非小梁旁结节状浸润；间质性浸润（CLL 细胞与造血成分混合）；弥漫实性浸润（图 14.8 和图 14.9）。同一活检标本中可有多种浸润模式并存。低倍镜下最容易观察 CLL 特征性的结节状浸润，其深染表现与正常造血细胞的淡染表现形成鲜明对比。结节状浸润灶深染的原因是细胞核致密排列，胞质稀少，这是本病的特征（框 14.2）。高倍镜观察，这些致密排列细胞的核呈圆形，核分裂活性极低。这些非小梁旁结节可表现为浸润性边界，伴弥漫性淋巴细胞浸润邻近造血组织。同样的，弥漫性间质浸润也可广泛累及骨髓，其间散在结节状病变。虽然 CLL 浸润区域在低倍镜下明显比骨髓未受累区域着色深，但浸润区域内的脂肪细胞和造血成分至少部分保留（见图 14.8）。对骨髓破坏最大的是实性浸润，表现为 CLL 占据整个骨小梁间的造血腔隙，造血细胞和脂肪细胞被完全取代。出现广泛的弥漫性实性浸润预示会发生血细胞减少，因此提示患者临床分期高[40]。同样的，弥漫性骨髓浸润也与 ZAP-70 表达相关[41]。评估骨髓破坏程度最理想的穿刺标本至少长10mm，且不含较大比例的骨皮质下无细胞性区域。

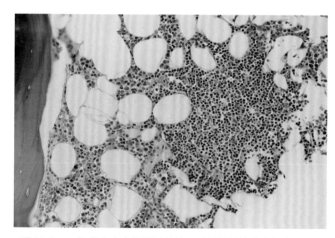

图 14.8   一例 CLL 患者的骨髓活检。可见局灶性非小梁旁浸润。浸润灶深染的原因是细胞核背靠背排列，这是 CLL 浸润的典型特征

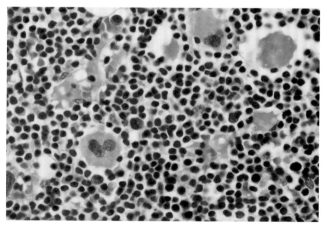

图 14.9   一例 CLL 患者的骨髓活检。表现为弥漫性间质浸润。可见丰富的残存巨核细胞

增殖中心由较大的转化性幼淋巴细胞构成,是 CLL/SLL 累及淋巴结的典型特征,但在骨髓切片中一般不明显,这可能是由于穿刺标本量相对有限(图 14.10)。CLL 患者的骨髓穿刺标本中极罕见真正的生发中心,后者若出现,则需要系统检查以除外

B 细胞慢性淋巴组织增殖性肿瘤(B-CLPN)[42]。在罕见的 CLL 患者,骨髓标本中首先发现的是大细胞淋巴瘤转化灶。由于细胞整体增大,并含有中等量胞质,这些大细胞淋巴瘤浸润灶极易识别,在低倍镜下也容易发现,表现为淡粉色病灶(见"转化")。

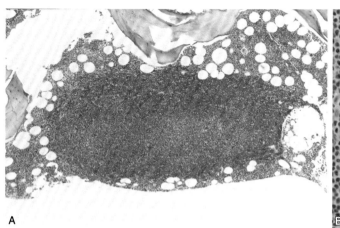
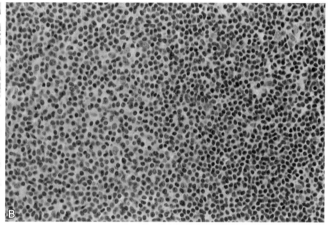

图 14.10　一例 CLL 患者的骨髓活检。A,低倍放大,一个大的浸润灶内可见淡染增殖中心,此现象罕见于骨髓标本。B,高倍放大,增殖中心由较大的幼淋巴细胞样细胞构成(左),典型的 CLL 细胞小而深染,胞质稀少,染色质高度浓缩(右)

14.1.4.5　其他器官

CLL 常累及肝脏,但仅少数患者有临床症状明显的肝功能障碍(图 14.11)[43,44]。瘤细胞主要浸润汇管区,可伴有纤维化。少数患者有皮肤受累表现,包括泛发性丘疹,或孤立性斑块、结节和离散肿块[45]。真皮浸润的表现从斑片状血管周围/附属器周围浸润,到形成真皮内实性肿块。一些患者的皮肤病变表现为大细胞淋巴瘤转化(Richter 综合征),主要由 Ki-67 指数高的大细胞构成[45]。CLL 患者的尸检标本常见小淋巴细胞广泛浸润,但临床表现明显的器官系统浸润(例如 CNS 和胃肠道)罕见,仅有个案报道(图 14.12)[46-49]。

14.1.5　形态学变异

14.1.5.1　非典型/混合性 CLL

非典型/混合性 CLL 用于描述具有部分(而非全部)典型 CLL 特征的病例,特别是在克隆性细胞的细胞学特征方面。此

外,一些病例的免疫表型可能不同于典型 CLL(框 14.3)[1,20,28,33,37,40,50-53]。在诊断非典型 CLL 之前,应当全面排除其他类型 B-CLPN。一些病例具有 CLL 形态,但含有更多(通常占 10%~15%)的幼淋巴细胞或具有浆样特征的细胞,这些细胞更大,细胞核更不规则,有单个显著核仁(图 14.13),非典型/混合性 CLL 这一术语曾被用于描述这样的病例[1,20,28,33,37,40,50-53]。这些具有非典型形态学的病例常常表现出不同于典型 CLL 的免疫表达谱(见"免疫表型")(图 14.14)[37]。与 CLL 非典型形态相关的其他重要特征还包括多种特异性细胞遗传学异常、白细胞增多更明显、血细胞减少更明显、发病时疾病分期高或疾病进展更迅速、整体预后比典型 CLL/SLL 更差[28,40,54]。

14.1.5.2　CLL/SLL 伴浆样分化

一些基本典型的 CLL/SLL 病例存在更为明显的浆样特征,血清和尿中也可能出现显著的单克隆蛋白,偶有报道发现浆样分化的 CLL 伴有 del(7)(q32)[55]。此变异型与淋巴浆细胞淋巴瘤有明显重叠,因此可能不是一种独立疾病。

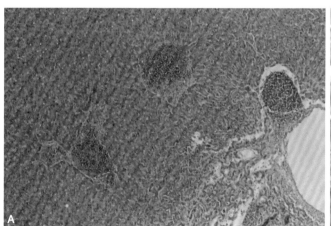
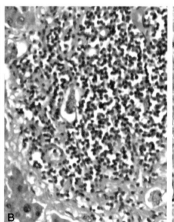
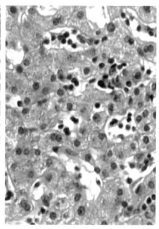

图 14.11　A,一例 CLL 患者的肝脏活检标本,低倍放大。CLL 主要累及汇管区。B,一例 CLL/SLL 患者的肝脏活检标本,肿瘤浸润汇管区和肝窦

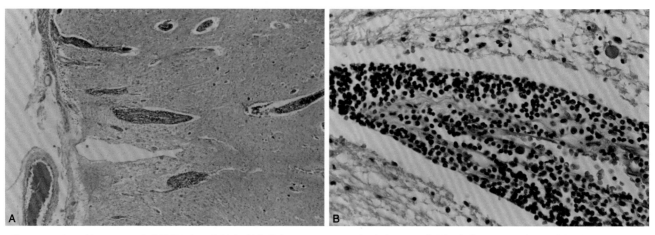

图 14.12   **A,**一例 CLL/SLL 患者的脑组织尸检标本,低倍放大。Virchow-Robin 间隙内可见显著的深染淋巴细胞浸润。**B,**高倍放大,浸润灶由小圆形成熟淋巴细胞构成,胞质稀少,这是 CLL/SLL 的典型表现

框 14.3   CLL/SLL 的形态学变异[1,28,37,40,51,53,54]

非典型/混合性 CLL
- 用于描述细胞核显著不规则,和/或有核仁淋巴细胞数量增多,或可见淋巴浆样细胞。
- 具有部分(但非全部)典型 CLL/SLL 的形态学和免疫表型特征;常与其他 B-CLPN 重叠。
- 外周血和淋巴结标本中均可见非典型特征。
- 可能与独特的基因型亚型相关
- 与分期更高、预后不良、进展迅速相关

CLL 伴浆样分化
- 与淋巴浆细胞淋巴瘤重叠
- 与 del(7)(q32) 相关

CLL 伴 R-S 细胞
- 基本典型的 CLL/SLL 中混有散在具有 R-S 细胞形态特征的大多形性细胞,或形成独特的大细胞淋巴瘤转化类型。
- 明确的霍奇金样转化与预后差相关
- 部分病例与 CLL/SLL 存在克隆相性,但不是所有病例

µ 重链病
- 肿瘤类似 CLL/SLL,以不伴有可变区的缺陷性 µ 重链为特征。
- 骨髓和其他部位除了成熟淋巴细胞增多之外,还可见空泡化的浆细胞

B-CLPN,B 细胞慢性淋巴组织增殖性肿瘤;CLL,慢性淋巴细胞白血病;SLL,小淋巴细胞淋巴瘤。

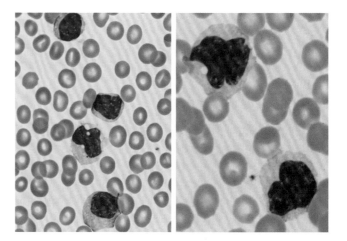

图 14.13   两例非典型/混合性 CLL 患者的外周血,对比观察非典型细胞的形态变化范围(Wright 染色)

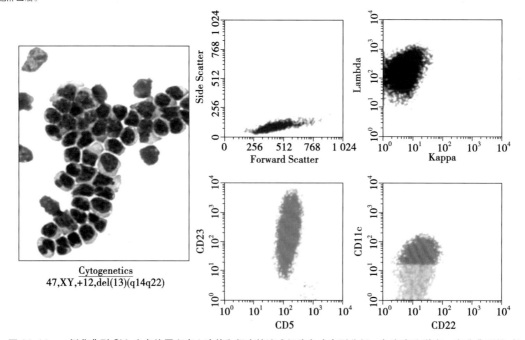

Cytogenetics
47,XY,+12,del(13)(q14q22)

图 14.14   一例非典型 CLL 患者外周血离心涂片和相应的流式细胞免疫表型分析。免疫表达谱有一定非典型性,轻链亮表达,并伴有细胞遗学异常(12 号染色体三体和 13q 缺失)(Wright 染色)

14.1.5.3　CLL/SLL 伴 R-S 样细胞

CLL/SLL 中的 R-S 样细胞一般见于两种情况。一组是临床和血液学特征稳定的 CLL/SLL 患者,在 CLL/SLL 典型的片状小圆形淋巴细胞背景中偶见 R-S 样细胞(图 14.15)[1,56,57]。第二组患者的 CLL/SLL 浸润灶中出现 R-S 细胞,更倾向于发生明显转化,更接近于 Richter 综合征[58,59]。在第一组患者中,R-S 细胞数量少,散在分布于小圆形淋巴细胞浸润背景中,而在第二组中,可以出现更为稀疏的霍奇金样转化区域(见"转化",见图 14.21)。虽然尚有争议,但一些研究发现 R-S 细胞与 CLL 细胞不具有克隆相关性[60]。

14.1.5.4　μ 重链病

μ 重链病罕见。患者的临床表现与 CLL/SLL 相似,但血清中可检测到不伴有可变区的缺陷性 μ 重链[61]。骨髓、肝脏和脾脏浸润灶的特征是成熟淋巴细胞增多,伴有空泡化浆细胞,一般没有明显的淋巴结肿大[61-63]。

14.1.6　免疫表型

免疫表型检测不仅是 CLL 诊断重要的手段,还可用于评估预后和鉴别其他 B-CLPN(表 14.2)[20,28,31,52,64-71]。评估 CLL 典型免疫表达谱最好的方法是多色流式细胞免疫表型分析,此技术不仅可以评估抗原的表达强度,还可以评估抗原的共表达模式[1,20,36,72,73]。典型 CLL 的特征是单一型 SIg、CD20 和 CD22 弱阳性、CD11C、CD79b、CD25 和 FMC7 弱阳性或阴性,CD19、CD5 和 CD23 中等强度阳性(图 14.16)[1]。已发现罕见的双克隆 CLL 病例[74]。

当病例仅存在部分(而非全部)典型 CLL 免疫表型特征时,可能诊断困难,也许可以诊断为非典型 CLL(见图 14.14)[37,54]。这些病例在诊断之前需要全面排除其他疾病,综合分析临床、形态学和免疫表型是非常必要的。一些基本典型的 CLL 病例存在非典型免疫表达谱,包括 SIg(亮)、CD20(亮)、表达 FMC7 和罕见的缺乏 CD5 共表达[71]。但真正缺乏 CD5 表达的 CLL 病例极少[75],且只有在完全排除其他 B-CLPN 之后,才能诊断 CD5 阴性 CLL。一些真正的 CLL 在流式细胞术检测时,免疫表型与套细胞淋巴瘤不能区分[76]。

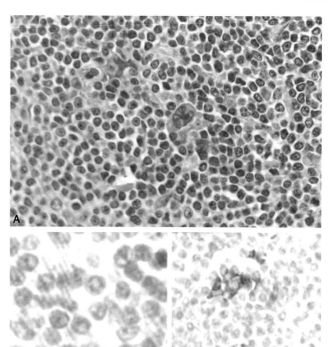

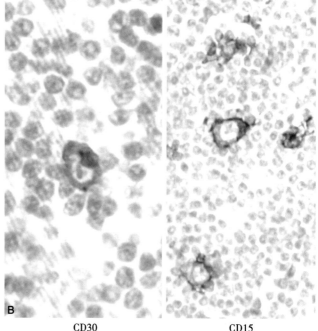

图 14.15　A,一例长期 CLL 患者的淋巴结,高倍放大。可见孤立的 R-S 样大细胞。B,免疫组化染色,R-S 样细胞表达 CD30(左)和 CD15(右)

表 14.2　CLL/SLL 与 MCL 的免疫表型对比[20,28,31,32,54,64-71,196]

标记	CLL/SLL	MCL	备注
CD20	常弱	+	弱表达 CD20 和 CD79b,提示 CLL 有 BCR 缺陷
CD79b	弱		CLL 有 BCR 缺陷
CD23	+	−	罕见的 MCL 可表达 CD23
CD43	+	+	其他肿瘤、良性 T 细胞、组织细胞和其他髓系细胞均可阳性
CD5	+	+	T 细胞阳性
LEF1	核+	−	其他大多数成熟小 B 细胞肿瘤阴性,CLL/SLL 阳性率>95%
CD200	+	−	不成熟和成熟 B 细胞肿瘤,以及浆细胞肿瘤均阳性,B-PLL 和 MCL 阴性
SOX11	−	多数病例+	SOX11 阴性 MCL 临床过程更为惰性,伴血和骨髓累及
FMC7	−/弱	+	MCL 亮表达 FMC7
Cyclin D1	−(一些增殖中心可阳性)	+	增殖中心 Cyclin D1 阳性的 SLL 表现为 t(11;14),且不表达 SOX11
CD10	−	−	滤泡细胞抗原
BCL6	−	−	滤泡细胞抗原
BCL2	+	+	CLL 中 miRNA 缺失导致 BCL2 表达上调

BCR,B 细胞受体;CLL/SLL,慢性淋巴细胞白血病/小淋巴细胞淋巴瘤;IHC,免疫组织化学;IP,免疫表型;MCL,套细胞淋巴瘤。

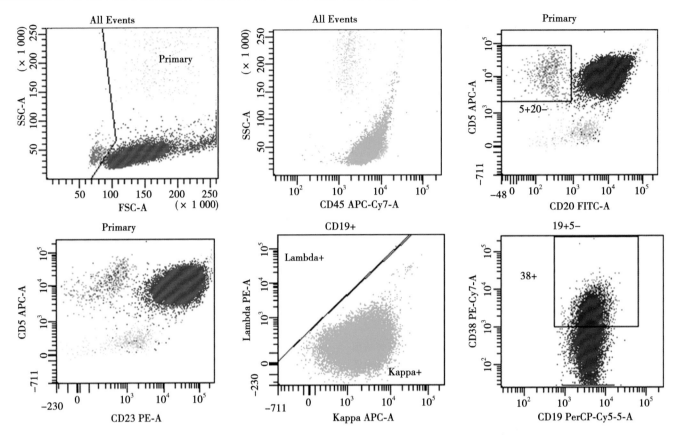

图 14.16 流式细胞直方图,示 CLL/SLL 典型的免疫表型谱。不到 30%CLL 细胞表达 CD38

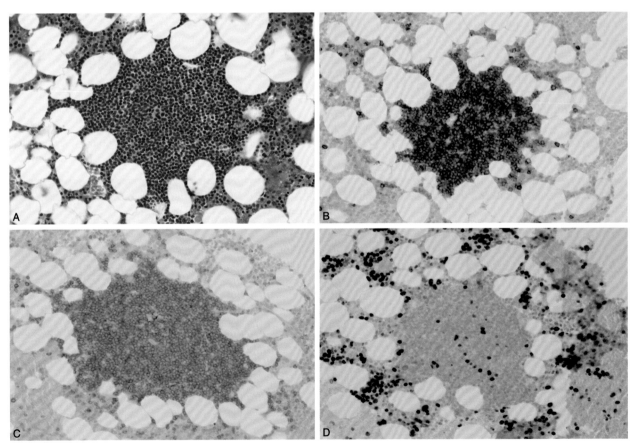

图 14.17 骨髓活检标本中 CLL 的组织形态(A),强表达 CD20(B),弱表达 CD5(C),CLL 的核分裂活性极低,Ki-67 指数明显低于邻近的正常骨髓组织(D)

免疫组织化学(IHC)染色也可用于骨髓 CLL/SLL 浸润灶的评估(图 14.17)。CD20 和 CD5 的表达强度可采用 IHC 评估,但流式细胞免疫表型检测更理想。

除了明确 CLL/SLL 诊断,多参数流式细胞免疫表型分析还可提供重要的预后信息(表 14.3 和表 14.4)(见"临床过程和预后")。最有预后意义的抗原包括 CD38、ZAP-70 和 CD49d[20,77-83],其中任意抗原过表达(30%)均提示预后差(图 14.18)。流式细胞术对 ZAP-70 表达的检测存在问题,因此已研究出相应的免疫组化检测方法[81]。

14.1.7　遗传学和分子特征

CLL 的遗传学异常对疾病生物学行为和预后具有重要意义。CLL 相关研究中,重现性异常的细胞遗传学研究和 FISH 研究最为成功。CLL 最常见的重现性异常已可通过商用 FISH 套餐来检测。>80% CLL 病例有获得性染色体异常,包括 13q14、17p13 和 11q22-23 缺失,以及 12 号染色体三体[84]。这些改变对 CLL 诊断既不敏感,也不特异,原因有三个方面:20% CLL 患者没有这些改变;这些改变也可见于其他恶性肿瘤,包括 B 细胞淋巴瘤;正常患者也可能存在这些改变[85]。比较基因组杂交(CGH)和单核苷酸多态性(SNP)分析在 CLL 中的应用逐渐增多,并已发现因染色体失衡而发生的拷贝数改变,例如许多位点的杂合性丢失,甚至单亲二倍性。FISH 方法可检测 IGHV 突变状态,后者是 CLL 的一个标准化预后因素。最近的研究已经扩展到认识特异性可变区对疾病发生和生物学行为的影响。最后,二代测序技术已经发现越来越多的体细胞突变。

14.1.7.1　细胞遗传学异常

由于 CLL 细胞在培养时不会进行复制,因此,早期的研究低估了发生细胞遗传学异常的 CLL 病例的数量。B 细胞丝裂原的引入促进了 CLL 克隆性异常的核型分析[86]。这些技术对 CLL 细胞遗传学异常的检出率与间期 FISH 技术相似[87]。但 FISH 套餐检测结果的一致性非常好,甚至能检测出非常小的缺失突变,因此在日常工作中更常使用这种方法。传统的核型分析技术或 FISH 技术可以检测最常见的细胞遗传学异常,由此可对 CLL 进行更为精确的危险分层。最常见的异常包括 13q14 缺失、12 号染色体三体、11q22-23 缺失和 17p13 缺失。

表 14.3　CLL 的部分细胞遗传学和分子特征[99,105,197]

细胞遗传学	发生率/%	危险分层	常见伴随特征
13q14 缺失	70	好(若缺失细胞>80%,分层可能更高)	正常形态;CD38 阴性;IGHV 超突变
11q22-23 缺失	20	中	IGHV 无突变
12 号染色体三体	20	好-中	非典型形态;亮表达 CD20;WBC 计数高;脾肿大;淋巴结肿大;IGHV 无突变
17p13 缺失	10	高	疾病进展迅速;亮表达 CD20;CD38 阳性;IGHV 无突变
6q 缺失	5	中	非典型形态;WBC 计数高;脾肿大;淋巴结肿大;CD38 阳性;IGHV 无突变
t(14;19)(q32;q13)	1	高	非典型形态;亮表达 CD20 和 FMC7;IGHV 无突变;12 号染色体三体或复杂核型
MYC 易位	<1	高	幼淋巴细胞增多;17p 缺失;复杂核型
复杂核型	40	高	CD38 阳性;IGHV 无突变
TP53 突变(17p13.1)	16.5	高	更常见于晚期病例
ATM 突变(11q22-23)	9.9	中	更常见于晚期病例
NOTCH1 突变(9q34.3)	15	中至高	CD38 阳性;IGHV 无突变;可能的治疗靶点
SF3B1 突变(2q33.1)	15	中至高	IGHV 无突变

IGHV,免疫球蛋白重链可变区;WBC,白细胞。

表 14.4　CLL 的预后标志[23,128,157,198]

	临床特征	实验室检查	遗传学特征
预后不良	男性	CD38 阳性	IGHV 无突变
	>60 岁	CD49d 阳性	IGHV3-23 使用
	ECOG 状态>0	ZAP-70 阳性	17p13 缺失 *TP53* 突变
	淋巴细胞倍增时间<12 个月	血清游离轻链水平升高	t(14;19)(q32;q13)
		IgM 峰	*MYC* 易位复杂核型
		血清胸腺嘧啶激酶水平升高 β2-微球蛋白水平升高	*NOTCH1* 突变
			SF3B1 突变
预后好	女性	CD38 阴性	*IGHV* 超突变
	<60 岁	CD49d 阴性	12 号染色体三体
		ZAP-70 阴性	13q14 缺失

CLL,慢性淋巴细胞白血病;ECOG,东方肿瘤协作组;IGHV,免疫球蛋白重链可变区;IgM,免疫球蛋白 M。

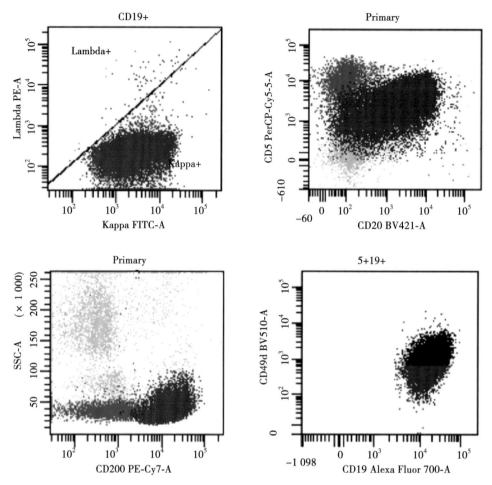

图 14.18 典型 CLL 的免疫表型为弱表达 SIg 和 CD20,共表达 CD5,表达 CD200。本例还表达 CD49d,这与预后差相关

14.1.7.2 13q14 缺失

13q14 缺失是 CLL 最常见的细胞遗传学异常,见于 70% 病例,可为唯一的异常,也可伴有其他改变[88],可表现为单等位基因或双等位基因缺失,一部分病例同时含有单等位基因缺失和双等位基因缺失细胞。虽然双等位基因缺失与分期更高或更具侵袭性没有相关性,但第二个拷贝丢失的现象可能提示一部分细胞发生了克隆进化。13q14 缺失还可见于其他造血系统恶性肿瘤,包括套细胞淋巴瘤和骨髓瘤。此区的缺失有多种途径,包括染色体长臂完全丢失、此区的中间缺失、杂合性丢失或不平衡易位[89]。此外,后天修饰可使此区的基因发生静默。

编码兴趣区和 miRNA 的基因位于此区,可能参与了 CLL 的发生。其中研究最多的是肿瘤抑制基因 RB1,但在具有特征性的微缺失型 13q14 缺失中,此基因被保留[90],因此认为 RB1 在 CLL 的发生中不发挥关键作用[90]。但研究发现,RB1 缺失与临床行为相关[91]。DLEU7 也位于此区,这是 13q14 缺失的微小缺失区内唯一的蛋白编码基因。DLEU7 是 NK-κB 和活化 T 细胞核因子(NFAT)的抑制因子,可能发挥肿瘤抑制功能[92]。

关于此区的研究目前集中于两个具有肿瘤抑制活性的 miRNA:miR-15a 和 miR-16-1。虽然在小的 13q 缺失中并不总是有这些序列的缺失,但后天修饰也可使之静默,因此在许多

CLL 中均表达降低[93]。这些 miRNA 参与许多基因 mRNA 翻译的调节,其中包括下调 BCL2 表达[94]。这些 miRNA 的缺失会导致 BCL2 信号增加,凋亡受抑。与对照组相比,13q14 单等位基因缺失的 CLL 表现为 miRNA 表达减少,双等位基因缺失者的表达水平更低[95]。

基因表达谱研究依据发生缺失的细胞所占比例(>或<80%)将 13q14 缺失的 CLL 分为两个独立组[96]。

缺失细胞>80% 的患者表现为与细胞增殖、凋亡和细胞信号相关的基因失调,以及 miRNA 失调,这些患者的基因表达谱类似于 11q 和 17p 缺失的患者,并与预后差相关。

13q14 缺失与正常 CLL 形态、CD38 表达缺失和 IGHV 超突变相关。单等位基因和双等位基因缺失均与预后良好相关,但当缺失细胞比例高时(>65%),首次治疗所需间隔时间缩短。

14.1.7.3 12 号染色体三体

12 号染色体三体见于 10%~20% 的 CLL 病例,从临床行为和结局来看,此组疾病具有异质性(图 14.19)。12 号染色体三体的作用可能是由于基因剂量效应,表现为 12 号染色体上的许多基因表达增多,包括 HIP1R、CDK4 和 MYF6[97]。这些基因对 CLL 的临床意义未知,但 CDK4 过表达可能会导致转录因子信号增加,促进增殖[98]。此外,这些病例还有位于 3 号染色体的 P2Ry14 和 CD200 基因表达减少。

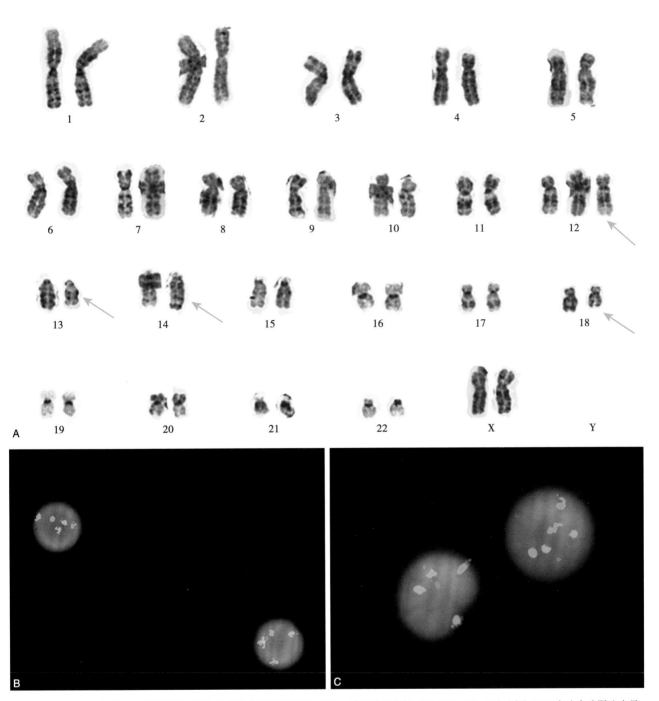

图 14.19　A,CLL 患者 FISH 套餐检查,可见 12 号染色体三体和 13q 缺失。套餐中不包括 t(14;18)(q32;q21),因此 FISH 方法会遗漏这个异常。B,FISH 检测 13q14.3 区域(红色),只观察到一个拷贝,提示此区发生单等位基因缺失。C,FISH 检测 12 号染色体着丝粒(绿色),观察到 3 个信号,符合 12 号染色体三体

12 号染色体三体与非典型 CLL 形态和 CD20 亮表达相关[99]。患者预后良好或中等。

14.1.7.4　11q22-23 缺失

CLL 患者的 11q22.3-23.1 缺失片段很大,其中包含许多蛋白编码基因,包括肿瘤抑制基因 *ATM*。*ATM* 参与 DNA 损伤检测,与淋巴瘤的发生相关[100]。11q22-23 缺失的 CLL 患者伴有染色体不稳定性,这可能是 *ATM* 参与的 DNA 损伤检测能力降低的结果[101]。一部分 *ATM* 突变的 CLL 患者临床表现类似于 11q22 缺失患者[102]。基因表达谱分析显示,表达下调的基因包括 *ATM* 和 *DDX10*,这些基因位于缺失区内[103]。

ATM 是这个区域内研究最清楚的基因,此区内还包含其他许多基因,也可能参与了疾病的发生,例如 *RDX*、*RAB39*、*CUL5*、*ACAT1*、*NPAT*、*KDELC2*、*MRE11*、*H2AFX* 和 *BIRC3*。*BIRC3* 基因位于 11q22,靠近 *ATM*,*BIRC3* 突变或缺失与极高危亚组相关。BIRC3 是 NK-κB 信号通路的负调节因子,BIRC3 功能缺失导致 NF-κB 信号通路构成性激活[104]。疾病诊断时罕见 *BIRC3* 突变,但在病程后期很常见。*BIRC3* 突变与侵袭性过程和氟达拉

滨耐药相关。此外，*BIRC3* 突变或缺失与 TP53 异常相互排斥[105]。

11q23 缺失与白细胞计数高、脾肿大和淋巴结累及相关。这些病例更常表现为 IGHV 无突变[101]。

14.1.7.5　17p13 缺失

17p13 缺失与肿瘤抑制基因 *TP53* 丢失相关。3%~8% 的 CLL 患者在诊断时有 17p13 缺失，在难治性患者化疗后上升到 40%，而在发生 Richter 综合征的患者高达 60%[106]。17p13 缺失患者保留的 *TP53* 基因发生突变的比率为 80%[107]。不发生 17p13 缺失的患者中，*TP53* 的两个拷贝均可发生突变。有证据表明，由于基因组不稳定性增加，*TP53* 突变后可发生 17p13 缺失[108]。TP53 是一个重要的细胞周期调控因子，在 DNA 损伤检测中发挥重要作用，可导致细胞停滞和 DNA 修复，或导致细胞凋亡。这正是 17p13 缺失的 CLL 对烷化剂耐药的原因，烷化剂可导致 DNA 损伤，通过活化凋亡途径来杀死肿瘤细胞。*TP53* 突变或缺失与高分期、迅速进展、治疗无反应，以及 Richter 综合征相关[54]。

基因表达谱分析显示，17p13 缺失的 CLL 病例有大量遗传学改变，包括肿瘤抑制基因和参与 mRNA 和蛋白加工的基因表达下调，例如 *DPH1*、*GABARAP*、*GPS2*、*NCOR1*、*NLRP1* 和 *CAMTA2*。另有一些基因过表达，包括在细胞周期进行过程中表达增加的 *CCND2*，和已证实在其他一些肿瘤中过表达的 *NME1* 和 *STT3A*。

17p13 缺失的 CLL 可能具有异常免疫表型，亮表达 CD20、FMC7 和 SIg。这种异常表型与其他预后差的标记相关，例如表达 CD38 和 ZAP-70，以及 IGHV 无突变[109]。

14.1.7.6　其他细胞遗传学异常

CLL 还可发生一些不包含在典型的 FISH 套餐检测范围内的其他重现性细胞遗传学异常，包括易位，但这些异常的意义还不清楚。这些改变可能是患者唯一的异常，或伴有其他更常见的改变。FISH 检测正常的患者中，约 30% 有不能被标准化套餐检测到的异常，包括 14q 缺失、7q 缺失、6q 缺失、14q32 易位和 3q 缺失[110]。14q 缺失的长度不一，可累及或不累及 14q32 的 IGH 基因。14q 缺失与典型 CLL 免疫表型和 IGHV 无突变相关[111]。6q 缺失患者可能是一个独特的临床组，其特征包括白细胞计数更高、脾肿大、非典型形态、CD38 阳性表达、预后中等[112,113]。

不平衡易位见于 33% 以上的 CLL 病例，而平衡易位极罕见。涉及 14q32 上的 IGH 易位研究最清楚。这些易位的预后意义由其伴侣基因决定。t(14;19)(q32;q13) 形成 IGH/BCL3 融合基因，伴 BCL3 蛋白过表达，相应病例具有非典型形态和非典型免疫表型，与 12 号染色体三体、复杂核型和 IGHV 无突变相关[114]。MYC 易位罕见，与预后差的特征相关，包括幼淋巴细胞增多、17p 缺失和复杂核型[115]。

14.1.7.7　比较基因组杂交

目前对利用基因组阵列来研究 CLL 异常范围的兴趣越来越高。这些阵列方法提供了一种评估拷贝数丢失和获得的高通量技术，可为常见缺失中的染色体断点提供更为特异的信息。依据这些信息，可以确定受遗传学改变影响的基因，并可能据此制定更特异的危险分层方案。例如，在常见的 13q 缺失中，CGH 技术可确定 13q 缺失的存在与否、缺失的大小，以及 RB1 和 DLEU2 基因是否丢失或保留[91,116]。

阵列分析核型也可以发现不能被分析或 FISH 检测到的小改变。在高分期患者中检测到 2p 获得，包括 MYCN、REL 和 MSH2 基因，2p 获得与 IGHV 无突变和 Richter 转化增加相关[117,118]。已发现的 8 号染色体异常包括长臂获得和短臂缺失，与预后差相关。8q 获得与侵袭性疾病相关，但不表达 ZAP-70，这可能导致患者的预后分组不准确[118]。已发现其他大量遗传学异常，这有助于我们制定更为准确的危险分层方案。CGH 技术可用于发现具有意义的特殊区域，此外，CGH 所发现异常的数量增多也与预后差相关。

14.1.7.8　体细胞突变与二代测序技术

除上述染色体异常外，还发现越来越多的体细胞基因突变，这可能有助于 CLL 的诊断和危险分层[118a,118b,118c]。总体而言，CLL 发生体细胞突变的频率随病程延长而增加，这些突变被认为是在疾病进程中获得的。肿瘤抑制基因 TP53 和 ATM 的研究最多，被认为在 CLL 的发病机制中具有重要作用，虽然在诊断时仅少数病例存在这两种基因的突变，但随疾病进展，突变率增加，难治性病例的突变率也增加。单基因 Sanger 测序技术曾用于这些定向病例的检测，而新的高通量测序技术不仅发现了其他许多基因突变，还发现了 IGHV 超突变病例不同于无突变病例的独特突变谱。*MYD88* 和 *KLH6* 突变与 IGHV 超突变相关，而 *NOTCH1* 和 *XPO1* 见于无突变病例。除 TP53、ATM 和 BIRC3 之外，其他常见突变基因还包括 *NOTCH1* 和 *SF3B1*。

CLL 病例在诊断时 *NOTCH1* 突变的检出率为 10%，晚期病例为 20%，Richter 综合征患者为 30%。*NOTCH1* 基因编码一个转录因子，参与细胞分化、增殖和凋亡。*NOTCH1* 最常见的突变结果是产生一个更稳定的耐降解的蛋白，导致其信号通路内的基因表达增加，促进细胞存活，增加细胞对抗凋亡的能力[119]。这种突变与 IGHV 无突变、ZAP-70 和 CD38 表达增加、更具侵袭性和治疗耐受相关[120]，患者的 Richter 转化风险升高，预后差[121]。*NOTCH1* 突变可伴有 12 号染色体三体，但罕见于 del(13q) 患者[122]。*NOTCH1* 突变有可能成为治疗靶点，因此研究人员对此特别感兴趣。

SF3B1 编码产物是剪接体的一部分，后者的功能是去除 RNA 中的内含子，使蛋白翻译得以正常进行。*SF3B1* 突变导致形成非典型 RNA 转录物。CLL 诊断时的突变率为 7%~15%，晚期患者增加到 20%。*SF3B1* 突变与侵袭性过程、生存期短、白细胞计数和白血病细胞计数增高、CD38 阳性以及 IGHV 无突变相关。有趣的是，此突变不见于 Richter 综合征患者。此外，这种突变与特异性可变区相关，更常见 IGHV3-21 和可能的 IGHV1-69，并与 IGHV1-2 相互排斥。这种突变更常见于正常核型患者或 del(11q) 患者，不见于 12 号染色体三体患者[122]。

14.1.8　推测的细胞起源和正常对应细胞

IGHV 无突变和超突变 CLL 均被认为起源于成熟的抗原接触后 B 细胞。CLL 细胞的表面 IgM（而非 IgD）表达下调，此特征见于曾暴露于抗原的无变应性细胞。基因表达谱研究发现，这两类 CLL 均具有与记忆性和边缘区 B 细胞相似的活化和增殖标记。尚不清楚何种特殊类型正常 B 细胞是 CLL 的对应细胞。正常成人的外周血中仅有非常少的 CD5 阳性 B 细胞。胎儿血和淋巴组织中也有 CD5 阳性 B 细胞[123]。

CLL 的免疫球蛋白结构和刻板受体

B 细胞的免疫球蛋白基因在体内发生重排，从而产生大量独特的蛋白，每一种蛋白识别一种不同的抗原。重排发生于 VDJ 链，后者以半随机的方式结合在一起，在每个细胞中均有所不同。某一种特定 VDJ 链对某种特定抗原的亲和力增加。B 细胞暴露于抗原后，发生体细胞超突变，导致抗原亲和力进一步增加。CLL 存在无突变和超突变 Ig 基因。CLL 克隆优先使用某个特定的 V 区，其中超突变病例常为 VH4-34，而无突变病例常为 VH1-69 和 VH4-39。此外，约 30% CLL 病例中，B 细胞受体的氨基酸序列高度相似，称为刻板受体。这提示特殊结构导致的抗原刺激可能是 CLL 发病机制的一个关键步骤。为识别这些抗原，已进行了大量研究。一些病例可能与自身抗原有关，包括凋亡过程中可能暴露的表位[124]。也有研究认为与超抗原有关，包括金黄色葡萄球菌蛋白 A 和巨细胞病毒的磷蛋白 pUL32[125]。

14.1.9　临床过程和预后

CLL 通常是一种惰性疾病。Rai 分期系统和 Binet 分期系统被用于定义疾病范围、评估预后和指导临床治疗[126,127]。之后又有许多新的标记物出现并被采纳。临床特征对于预测生存期非常重要。与预后差相关的独立因素包括：男性、年龄>60 岁、Rai 分期或 Binet 分期高，或东方肿瘤协作组（ECOG）体力状态评分>0[126-128]。血清游离轻链和 IgM 峰也被推荐作为预后标志[129-132]。血清胸腺嘧啶激酶和 β_2-微球蛋白水平升高与预后差相关[133-135]。淋巴细胞倍增时间被用于评估疾病进展。一些患者多年保持稳定的淋巴细胞增多状态，这些患者一般不需要治疗，生存期很长。一些患者的淋巴细胞倍增时间非常短，倍增时间短于 12 个月者预后差[136]。倍增时间短的患者需要在短期内进行治疗，其中部分可表现为侵袭性过程，并在数月内死亡[23]。乳酸脱氢酶（LDH）和 β_2-微球蛋白是评估肿瘤更新率有用的临床指标。流式细胞免疫表型检测表达 CD49d 和 CD38 与更具侵袭性临床过程相关，其中表达 CD49d 与更短时间内需要治疗和总体生存率下降相关[82,136-138]。CD38 阳性多见于 IGHV 无突变患者[138,139]。ZAP-70（70kDa 的 ζ 链相关蛋白）的表达情况可反映 IGHV 突变状态，ZAP-70 阳性与 IGHV 无突变相关，预示侵袭性临床过程[140,141]。虽然 IGHV 突变状态有助于定义 CLL 患者的预后分组，但对患者治疗和管理的意义尚不完全清楚。CD49d 是细胞表面黏附分子 integrin 的一个亚单位，是一个独立预后因素。CD49d 表达与更短时间内需要治疗和总体生存期更短相关[141a]。

FISH 和传统细胞遗传学方法检测到的基因组异常与 CLL 患者的总体生存期相关。亚显微基因组改变不仅有助于进一步理解 CLL 的发病机制，还与患者的临床过程和预后相关。Del(17p)伴 TP53 丢失与常规化疗药耐药相关，与其他患者相比，生存期显著缩短[142]。

Del(17p)常见于 IGHV 无突变病例[143]。无 del(17p13)患者发生 TP53 突变时，其预后与 del（17p13）患者一样差[107,144-148]。11q 缺失伴 ATM 丢失与广泛淋巴结累及和预后差相关[149]。CLL 发生 12 号染色体三体的频率较高，见于 10%~20% 患者。晚期患者 12 号染色体三体的发生率不增加，且 12 号染色体三体 CLL 患者罕见伴有 TP53 突变。12 号染色体三体 CLL 患者的预后中等或良好[141,150,151]。13q14 缺失是 CLL 最常见的细胞遗传学异常，见于 50%~60% 患者，miR-15a 和 miR16-1 位于此区内[93,94,152,153]。当 13q14 缺失是唯一的异常时，患者预后良好。此外，13q14 缺失和 MYD88 突变常伴有 IGHV 超突变。基因组突变是近年的研究热点。与 IGHV 无突变和预后差相关的突变基因包括 ATM1、BIRC3、TP53、SF3B1 和 NOTCH1[118e,154,155]。根据许多新发现的与疾病进展和预后相关的标记，最近提出一个综合性预后指数。这个新的预后指数涵盖了临床、血清学和分子标记，包括性别、年龄、ECOG 体力状态、17p 改变、11q 缺失、IGHV 突变状态、血清胸腺嘧啶激酶水平和血清 β_2-微球蛋白水平，综合这些指标形成一个危险度评分，从而对患者进行更精确的分组，并提高预后评估的意义[156,157]。

14.1.10　转化

Richter 转化也称 Richter 综合征（RS），被定义为转化形成更具侵袭性的淋巴瘤，后者最常见为弥漫大 B 细胞淋巴瘤（图 14.20），占所有转化病例的 95%~99%。2%~10% CLL 患者发生 Richter 转化[6,136,158]。极少转化为经典型霍奇金淋巴瘤，约见于 0.5% 患者（图 14.21）[136,159]。RS 的风险因素包括诊断时 Rai 分期高、FISH 检测发现高风险遗传学异常、IGHV 无突变、刻板型 B 细胞受体、表达 ZAP-70 和 CD38[158]。嘌呤核苷类似物治疗会导致 RS 风险显著增加[6]。最近提出，有两个主要的遗传学途径导致 CLL 转化为 Richter 综合征[160]。第一条途径是获得 TP53 异常或周期依赖激酶抑制因子 2A（CDKN2A）突变，一部分 TP53 异常患者的癌基因 C-MYC 被活化，50% 患者通过这条途径发生 RS 转化。第二条途径见于约 30% RS 病例，涉及体细胞突变导致的 NOTCH1 通路活化，最常见于 12 号染色体三体患者。这两条途径相互排斥。其余 20% 患者具有异质性基因组异常。此项研究还发现，RS 的基因组表达谱介于 CLL 与原发性 DLBCL 之间，DNA 缺失或突变导致的 CDKN2A 失活是转化发生时最常见的获得性改变[160]。RS 中的 DLBCL 成分具有明显的非生发中心（non-GCB）表型[5,136,161]。生物学转化而来的 DLBCL 与 CLL 克隆相关或不相关。克隆相关性 DLBCL 最常见，更常见于 IGVH 无突变病例，预后极差。克隆不相关性 DLBCL 更常见于 IGVH 突变病例，其预后类似免疫失调患者原发的 DLBCL[160]。罕见病例发生 EBV 相关性大 B 细胞淋巴瘤，特别是使用抗 CD52 单抗（阿仑单抗）治疗的患者，类似于免疫缺陷患者发生的对应淋巴瘤[162,163]。

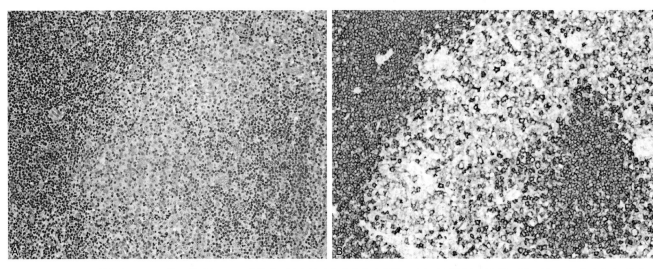

图 14.20　A,CLL 转化为 DLBCL,淋巴结活检。CLL 背景中可见实性片状分布的大的淋巴瘤细胞(图中)。B,同一淋巴结 CD20 免疫染色,转化的大细胞弱阳性

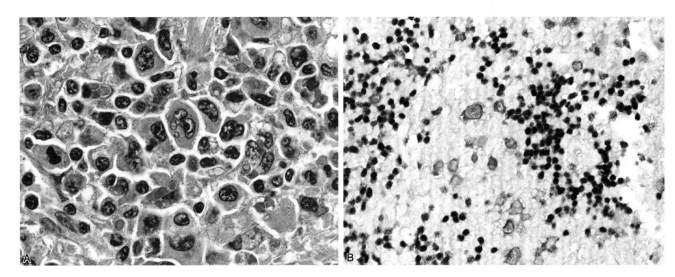

图 14.21　A,CLL 转化为霍奇金淋巴瘤,脾脏标本。可见散在 R-S 细胞和霍奇金细胞。背景中可见少量小淋巴细胞和组织细胞。B,PAX5 和 CD30 双染,R-S 细胞和霍奇金细胞的核弱阳性表达 PAX5,胞质和胞膜阳性表达 CD30

14.1.11　鉴别诊断

　　具有外周血淋巴细胞增多表现的疾病构成一个谱系。儿童和年轻成人的淋巴细胞增多更可能是良性疾病,而老年人则更可能是肿瘤性疾病。反应性淋巴细胞增多一般见于病毒感染、预防接种、自身免疫性疾病,或其他类型恶性肿瘤。淋巴细胞形态不一致,从小的成熟淋巴细胞到胞质丰富的大的活化淋巴细胞。所谓的良性多克隆性淋巴细胞增多症罕见,表现为稳定的持续性淋巴细胞增多[164-166],淋巴细胞小,胞质稀少,核圆形,偶见双核(图 14.22)。此现象更常见于年轻至中年女性,常为吸烟者,其形态学与 CLL 不能区分。部分病例有 3 号染色体异常,包括 3q 等臂染色体和 3 号染色体三体[167,168],可能与 HLA-DR7 单倍型相关[169-171]。因此,必须密切联系临床,并借助流式细胞术分析、细胞遗传学分析和分子检测等方法详细排查,以除外可能的肿瘤性疾病。

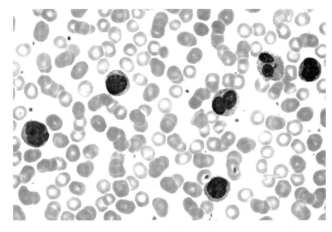

图 14.22　一例多克隆性淋巴细胞增多症的中年女性患者,外周血涂片可见小淋巴细胞,胞质稀少,染色质致密。偶见双叶核淋巴细胞(Wright 染色)

当通过临床和实验室检查已排除反应性疾病后,还需要鉴别淋巴细胞白血病和淋巴瘤。细胞形态对 CLL 的诊断最有帮助,表现为小而一致的淋巴细胞,胞质稀少至中等,染色质高度浓缩形成"英式足球"样表现,核仁不明显[2]。经典 CLL 形态的特征性强,但 WHO 分类中要求使用流式细胞术分析来确定诊断。套细胞淋巴瘤(MCL)的形态存在谱系性变化,从小细胞到中等细胞,再到大细胞,均可出现。瘤细胞的核形不规则,部分有显著核仁。罕见的 MCL 可类似 CLL 的形态,此时诊断有困难(图 14.23)。滤泡性淋巴瘤(FL)的细胞大小也存在变化,但深的核裂是其特征。毛细胞白血病(HCL)、毛细胞白血病变异型(HCLv)和边缘区淋巴瘤(MZL)在外周血涂片检查时,细胞有丰富的胞质。T 幼淋巴细胞白血病(T-PLL)的表现和形态均可能类似 CLL。

在淋巴结内,CLL 弥漫浸润性生长,伴散在增殖中心。MCL 和 FL 常可见结节状结构。MZL/脾脏 MZL(MZL/SMZL)表现为边缘区扩大。HCL 可弥漫破坏淋巴结结构,或浸润髓

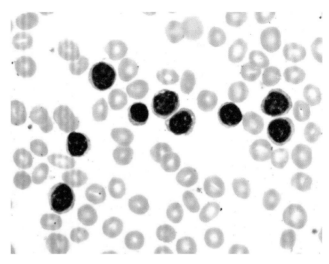

图 14.23　一例 MCL 患者的外周血涂片,淋巴瘤细胞形态一致,与 CLL 细胞相似(Wright 染色)

表 14.5　淋巴结和脾脏中 B-CLPN 的形态学特征对比[28,29]

特征	CLL/SLL	MCL*	FL*	MZL/SMZL*	HCL*
细胞核	小而圆	小,不规则	小,有裂	小,圆形至肾形	小,肾形
细胞质	稀少	稀少	稀少	中等至丰富	中等至丰富
核分裂活性	轻微	不定	轻微	轻微	轻微
淋巴结浸润模式	弥漫浸润伴增殖中心;增殖中心扩大和增殖指数高与预后不良相关	结节状或弥漫性浸润,生发中心可保留	滤泡模式	不一,常为结节:可呈边缘区模式,不累及生发中心和套区,或呈窦内浸润模式:常有滤泡殖入	弥漫浸润,偶表现为髓质浸润
脾浸润模式	主要浸润白髓,继发性累及红髓	主要浸润白髓,生发中心保留	主要浸润白髓	以各种模式浸润白髓为主,常可见边缘区浸润伴白髓分区结构保留	浸润红髓,伴血湖形成和白髓减少

* 参见本书的相应章节。
B-CLPN,B 细胞慢性淋巴组织增殖性肿瘤;CLL/SLL,慢性淋巴细胞白血病/小淋巴细胞淋巴瘤;FL,滤泡性淋巴瘤;HCL,毛细胞白血病;MCL,套细胞淋巴瘤;MZL/SMZL,边缘区淋巴瘤,包括脾脏 MZL。

质。脾脏 CLL 首先累及白髓,然后再累及红髓。MCL 和 FL 主要累及白髓。SMZL 累及白髓,伴边缘区扩大。HCL 累及红髓,伴血湖形成。B-CLPN 累及淋巴结和脾脏的形态学特征总结于表 14.5[28,29]。

在骨髓内,CLL 的浸润模式包括非小梁旁淋巴样结节、间质性浸润和弥漫浸润。仅有间质性浸润的病变早期,骨髓结构可保留,此时可能需要 B 细胞标记的免疫染色来识别浸润,例如 CD20。骨髓内 CLL 的鉴别诊断包括 MCL、HCL、LPL、HCLv、B 细胞幼淋巴细胞白血病(B-PLL)和 SMZL。HCL 胞质丰富,因此常呈特征性的"鸡爪样"或"煎蛋样"表现。LPL 由小淋巴细胞、浆样淋巴细胞、浆细胞和增多的肥大细胞构成,浆细胞内有可能见到 Dutcher 小体。HCLv 和 SMZL 可表现为多种浸润模式混合,包括淋巴样聚集、间质性浸润或窦内浸润。MCL 常见小梁旁和非小梁旁淋巴样聚集。特别需要注意的是,惰性 MCL 的一种特殊类型可表现为间质性骨髓浸润,与 CLL 非常

类似,两者的鉴别尤其困难(图 14.24),此型 MCL 预后极好[172]。FL 具有特征性的小梁旁浸润。B-CLPN 累及骨髓的形态学特征总结于表 14.6[28,29]。

免疫表型分析对这些鉴别诊断非常重要。CLL 和 MCL 的特征是共表达 CD5。大多数病例可通过流式细胞术分析来完成 CLL 与 MCL 的鉴别,CLL 的特征是弱表达 SIg 和 CD20,表达 CD23 和 CD200,不表达 FMC7。CLL 与 MCL 主要的免疫表型区别见表 14.2。细胞遗传学分析一般用于确认诊断。共表达 CD10、不表达 CD5,支持 FL。HCL、HCLv 和 SMZL 不表达 CD5 和 CD10。T-PLL 表达 T 系标记。B-CLPN 典型的免疫表型总结于表 14.7[1,36,40,68,71,199-203]。

CLL 的准确诊断对指导临床治疗至关重要。虽然大部分病例有典型的形态学和免疫表型特征,但少数病例可能具有非典型形态或免疫表型,这对诊断是一个挑战。CLL 诊断的精华和可能的陷阱归纳于本章末尾。

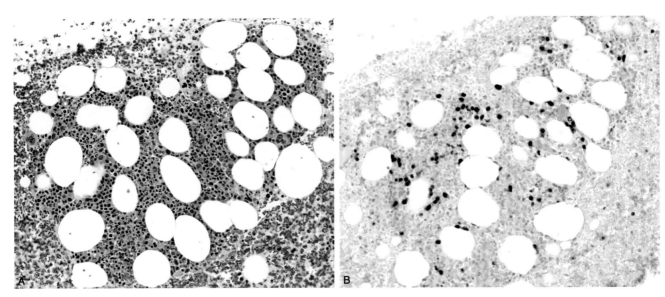

图 14.24　A,惰性 MCL 患者骨髓血凝块切片,骨髓内可见三系造血,没有明显的淋巴样聚集。B,cyclin D1 免疫染色,阳性的 MCL 细胞散在分布

表 14.6　B-CLPN 累及骨髓的模式和形态学

疾病	穿刺细胞形态学	穿刺活检特征
CLL/SLL	小圆形淋巴细胞,形态单一,胞质稀少	局灶性非小梁旁浸润为主,但也可见弥漫性间质浸润或浸润性实性浸润
B-PLL	中等大小淋巴细胞,核圆形,核染色质较致密,有明显的中心核仁	通常弥漫性间质浸润
MCL*	小到中等大小淋巴细胞,染色质致密或不致密,核轮廓不规则;多少不等的细胞呈现幼淋巴细胞样或母细胞样特征	通常局灶性非小梁旁浸润,但也可呈间质性和弥漫性病变
FL*	可变,但通常以小裂淋巴细胞为主	局灶性小梁旁病变为主
MZL*(包括脾 MZL)	可变,混杂浆样细胞;一些细胞可能表现出毛糙的 shaggy 胞质轮廓,倾向于两极	可变,窦性浸润常见,但常伴有离散的局灶性病变;可见"裸"生发中心
LPL*	淋巴浆细胞和浆细胞谱系;Dutcher 小体;可见大量肥大细胞	局灶性、间质性和弥漫性病变均可见;可见淀粉样沉积
HCL*	具有长圆形到肾形核的独特细胞,海绵状"棋盘"核染色质,中等到丰富的轻度嗜碱性细胞质,毛糙的 shaggy 胞质轮廓	弥漫性间质或窦性浸润具有特征性;可能非常细微,最好借助免疫组化评估

*参见本书的相应章节。
　B-CLPN,B 细胞慢性淋巴组织增殖性肿瘤;B-PLL,B 细胞幼淋巴细胞白血病;CLL/SLL,慢性淋巴细胞白血病/小淋巴细胞淋巴瘤;FL,滤泡性淋巴瘤;HCL,毛细胞白血病;MCL,套细胞淋巴瘤;MZL,边缘区淋巴瘤;PLL,幼淋巴细胞白血病。

表 14.7　B-慢性淋巴细胞增殖性肿瘤的典型免疫组化表达谱

疾病	SIg	CD20	CD22	CD23	CD25	CD5	FMC7	CD11c	CD10	CD79b	CD103	CD200	LEF1	Cyclin D1	SOX11
CLL/SLL	w	w	w	+	−	+	−/w	w	−	−/w	−	强+	+	−	−
PLL	+	+	+	+		v	v			+		−/+	ND	−	ND
MCL	+	+	+	−,w		+	+		−	+	−	−		+	+
FL	+	+	+	−		−	+		+	+	−	弱/中+		−	−
SMZL	+	+	+	v		−	v	v	−	+	v	弱/中+	ND		
HCL	+	+	+	−	+	−	+	+	−	+	+	强+	ND	+s	
LPL	+/CIg	+	+	+		−	+		−	+	−	弱+/−			

　CIg,细胞质免疫球蛋白;CLL/SLL,慢性淋巴细胞白血病/小淋巴细胞淋巴瘤;FL,滤泡性淋巴瘤;HCL,毛细胞白血病;LPL,淋巴浆细胞淋巴瘤;MCL,套细胞淋巴瘤;ND,未检测;PLL,幼淋巴细胞白血病;+s,部分病例阳性;SMZL,脾边缘区淋巴瘤;v,可变表达;w,弱表达

14.2　单克隆 B 细胞淋巴细胞增多症（MBL）

14.2.1　定义

随着高敏感性流式细胞筛查技术的广泛应用,现在已经可以检测出健康个体的小的单克隆性 B 细胞群。单克隆性 B 淋巴细胞增多症（MBL）一词用于描述无症状性 B 细胞克隆性增生,患者的瘤细胞计数<5×10⁹/L。患者不能出现淋巴结肿大、器官肿大、血细胞减少、临床症状、自身免疫综合征,以及与细胞克隆相关的感染。虽然曾提出多种阈值,但肿瘤细胞计数的最低值仍没有明确定义。这种克隆性 B 细胞群最初描述于外周血,但也可见于骨髓和淋巴结。大多数克隆的免疫表型类似 CLL,且两者有许多相同的染色体和分子异常。研究已证实其中部分病例符合非典型 CLL 或其他 B 细胞肿瘤。尚不清楚 MBL 是 CLL 的前驱病变,或是免疫系统老化的一个正常表现,特别是那些克隆细胞计数非常低的病例。随着免疫系统越来越老化,B 细胞的免疫球蛋白基因库变得越来越有限,这导致慢性感染状态下（例如丙肝）发现克隆性细胞群的几率增加[173]。MBL 患者也可能存在单克隆性 T 细胞群,这进一步提示患者存在免疫系统失调[174]。

骨髓或淋巴结 MBL 的诊断更加困难。骨髓和组织可表现为具有 CLL 特征的肿瘤性 B 细胞增生,不伴有外周血累及。患者没有症状,也没有淋巴结肿大或淋巴瘤的其他证据。"意义不明 CLL/SLL 样细胞累及"这一术语曾被用于描述这些累及组织的 MBL 病例[34]。仅少部分 MBL 患者进展为 CLL,但回顾分析 CLL 患者确诊前的血标本发现,大部分标本存在符合 MBL 的 B 细胞克隆[175]。有人提出,存在 B 细胞克隆,但缺乏绝对性淋巴细胞增多的患者应诊断为低计数 MBL 或群体筛查 MBL,这些患者不需要临床随访,因为没有证据显示这些患者进展为 CLL 的风险高于正常个体,即使存在 CLL 相关染色体异常的患者也是如此[174]。淋巴细胞计数处于临界值或增多的 MBL 常称为临床 MBL 或高计数 MBL。

14.2.2　流行病学和发病率

群体筛查证实,3%~4%健康成人的外周血中可检测到克隆性 B 细胞群。有趣的是,此检出率随年龄增大而显著升高,40 岁以下个体几乎不发生 MBL,70~80 岁时缓慢增加到 10%,而 90 岁以上人群的检出率达 50%~70%[176]。很难确定 MBL 的真正发病率,因为检测技术越敏感,则单克隆性 B 细胞计数极低的病例的检出率越高。例如,一项研究采用 4 色流式细胞术检测了至少 20 万人次,40 岁以上人群的 MBL 检出率为 3.5%[177],而另一项研究采用 8 色流式细胞术检测了 500 万人次,40 岁以上人群的 MBL 检出率为 12%[178]。大多数 MBL 病例的肿瘤细胞计数很低,且不伴有绝对性淋巴细胞增多。一项研究仅观察淋巴细胞计数处于临界值或增多的病例,检出率为 3.5/10 万[179]。

14.2.3　临床特征

依据定义,MBL 没有临床症状,因此一般为偶然发现。一部分患者因常规 CBC 检查结果表现为淋巴细胞增多而被发现。大多数患者缺乏绝对性淋巴细胞增多,仅通过流式细胞术检测发现。临床上常对这些患者进行监测,以确定是否进展为明确的 CLL,但密切随访对低计数 MBL 患者的意义很小。

14.2.4　形态学

14.2.4.1　外周血

外周血中的 MBL 以成熟淋巴细胞为特征,形态一致,常类似于 CLL 细胞,核小圆形,染色质致密,胞质稀少。由于 MBL 的肿瘤细胞计数很低,外周血涂片中的肿瘤细胞常不明显。

14.2.4.2　骨髓

MBL 患者一般不会进行骨髓活检,但在因其他原因而行的骨髓活检标本中偶可能发现 MBL。存在外周血 MBL 的患者几乎总是伴有骨髓累及[180]。穿刺标本中的瘤细胞存在多种浸润模式,大多数病例表现为小的间质性浸润灶,或瘤细胞散在分布,仅在免疫组化染色时才能发现（图 14.25 和图 14.26）。偶

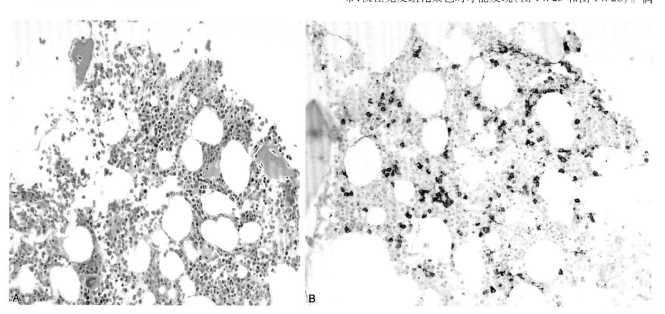

图 14.25　A,一例 MBL 患者骨髓穿刺活检,骨髓累及的形态学改变不明显。B,CD20 免疫染色,可见散在 B 细胞的数量增多,流式细胞术已证实其克隆性

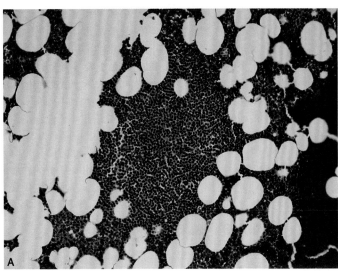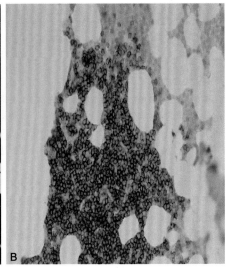

图 14.26　A，一例 MBL 患者骨髓穿刺活检，非小梁旁区域可见小的淋巴细胞聚集灶，边界清楚，此现象罕见于 MBL。未见淋巴瘤的其他证据。B，CD19 免疫染色，聚集灶内以 B 细胞为主，流式细胞术已证实其克隆性

有病例表现为局灶性间质性浸润。浸润模式可能因瘤细胞的免疫表型而不同，但这种相关性并不见于所有病例。CD5 阴性 MBL 在骨髓中比在外周血中更常见[181]。已知的 MBL 患者出现骨髓累及，或骨髓中存在小的单克隆性 B 细胞群而没有淋巴瘤的其他表现，均不应诊断为淋巴瘤。

约半数 MBL 患者可见淋巴样聚集灶，一般体积小，界清，不位于小梁旁，病变由小淋巴细胞构成，所占比例小于骨髓细胞的 5%。大多数病例的淋巴样聚集由 B 细胞和 T 细胞混合构成，除非经流式细胞术或免疫组化染色证实存在异常表型，否则与良性淋巴样聚集难以鉴别。部分病例的淋巴样聚集灶以 B 细胞为主，令人怀疑淋巴瘤的可能[181]。罕见病例的骨髓累及范围增大，但骨髓累及所占比例的阈值还没有得到验证。

14.2.4.3　淋巴结

淋巴结 MBL 的诊断尤为困难，原因在于 MBL 与 SLL 的诊断标准有明显重叠，两者的形态学表现也有重叠。淋巴结常因其他原因而被切除，例如癌症的分期评估，因 B 细胞病变而导致的淋巴结肿大不能诊断为 MBL。淋巴结不增大，常表现为成熟的小淋巴细胞浸润，核圆形，染色质团块状。瘤细胞可弥漫浸润并导致淋巴窦结构消失，也可呈滤泡间和窦内浸润，滤泡和淋巴窦结构保留。偶有病例浸润生发中心，表现为滤泡样生长方式。出现增殖中心与疾病进展风险升高和需要治疗相关。包括淋巴结受累比例在内的其他形态学特征与疾病生物学行为不相关，也不能用于与 SLL 的鉴别[34]。

14.2.5　免疫表型

大多数 MBL 的免疫表型类似于 CLL，表达 CD5、CD23，弱表达 CD20 和 SIg。另一些病例的表达模式类似于非典型 CLL，表达 CD5，强表达 CD20，不同程度表达 CD23。一些病例可表现为 CD5 阴性的"非 CLL"表型，这些病例可能是与 CD5 阴性 CLL 相似的细胞群，或与边缘区 B 细胞病变相关。

14.2.6　遗传学和分子特征

总体而言，无论肿瘤细胞计数高低，多数研究中的 MBL 具有与 CLL 相同的细胞遗传学异常，发生率也相似，包括 13q 缺失、12 号染色体三体、del(11q) 和 del(17p)[182]。虽然某些独立研究发现，低级别 CLL 与 MBL 间某些特定细胞遗传学异常的发生率有差异，但此结论未被其他研究证实[183-185]。此外，细胞遗传学异常并不能预测 MBL 是否会进展为明确的 CLL，这包括与 CLL 侵袭性相关的异常，例如 del(17p)[174]。

体细胞基因突变研究发现，MBL 中发生突变的基因包括 NOTCH1、SF3B1 和 BIRC3，这与 CLL 相一致[105,186,187]，但突变率似乎更低，这并不意外，因为在 CLL 诊断时，这些突变的发生率也很低，但随病程进展而逐渐升高。需要进一步研究 B 细胞克隆中，体细胞突变的累积与生物学行为的关系。

虽然 MBL 与 CLL 具有相似的细胞遗传学异常和体细胞突变谱，但两者的免疫球蛋白可变区使用和 IGHV 突变状态存在差异。70% MBL 有 IGHV 超突变。MBL 中最常使用的 IGHV 片段为 IGHV4-59/61，这罕见于明确的 CLL。IGHV4-34 和 IGHV1-69 是 CLL 中常见的片段，但在 MBL 中罕见。此外，MBL 没有 CLL 患者的刻板受体现象[188]。因此，根据 CLL 相关 IGHV 片段的使用，或是否存在刻板受体，有可能确定哪些患者能从密切监测中受益。

14.2.7　临床过程

绝大多数 MBL 可长期保持稳定，不会进展为 CLL，特别是淋巴细胞计数低的病例。临床 MBL（高计数 MBL）有进展为 CLL 的风险，每年约有 1% 患者需要治疗[4]。细胞遗传学或分子异常与进展风险的关系不明显，但克隆内特异性 IGHV 片段的使用可能对预测进展有帮助[189]。目前，最可靠的预测因子是绝对性单克隆淋巴细胞计数。低计数 MBL 患者发生 CLL 的风险并不比普通人群高。

MBL 患者不应出现明显的免疫失调和感染风险升高，但相比于正常人群而言，患者因感染而住院的次数可能增多。这种

风险比进展为 CLL 的风险更大,从 MBL 患者受益情况来看,加强感染监控可能比监测淋巴细胞计数更好[190]。

14.3 B幼细胞淋巴细胞白血病

B-PLL 是争议话题之一。一些人甚至认为 B-PLL 并不是一个独立实体,仅仅是用来容纳不能明确分类疾病的废纸篓。尽管如此,WHO 分类中将 B-PLL 定义为一种累及外周血、骨髓和脾脏的 B 细胞幼淋巴细胞肿瘤。幼淋巴细胞必须超过外周血淋巴细胞的 55%(图 14.27)[191]。

历史上曾将一部分有显著循环淋巴细胞的 MCL 归入 B-PLL,但由于存在 t(11;14),因此将这些病例重新归入 MCL[192]。在母细胞形态的套细胞增多时,仅依靠形态学可能难以诊断 MCL[193]。基因组研究发现 B-PLL 具有异质性,依据基因表达谱可将其分为 3 个独立的亚组[194]:伴 t(11;14)者的基因表达谱与 MCL 高度相似,应诊断为 MCL;第二组与 CLL 接近;第三组与淋巴结 MCL 接近,预后比前两组差。这些数据表明,B-PLL 是 MCL 的特殊而又具有异质性的亚群,包括从 CLL 样 B-PLL,到白血病性 MCL 样 B-PLL,再到淋巴结 MCL 样 B-PLL。同一研究认为 B-PLL 起源于记忆性 B 细胞。另一项研究中包括 6 个 B-PLL 病例,结果发现 *MYC* 基因异常是 B-PLL

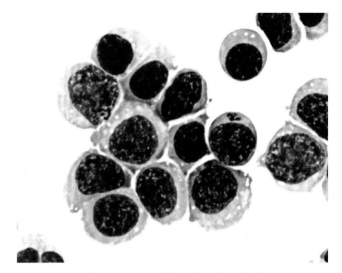

图 14.27 一例 B-PLL 患者的外周血离心涂片,幼淋巴细胞>55%(Wright 染色)

的常见事件[195]。总之,B-PLL 究竟是 MCL 的一个亚型,还是一个独立实体,现在仍没有定论。由于真正的 B-PLL 病例极少,其生物学、遗传学、分子学和临床特征都还需要进一步研究。只有在仔细除外其他疾病后,才能诊断 B-PLL。

精华和陷阱

精华
- CLL/SLL 的准确诊断需要综合分析形态学和免疫表型特征(特别是多色流式细胞免疫表型分析)。
- Cyclin D1 表达对套细胞淋巴瘤具有高度敏感性和特异性;Cyclin D1 阳性可除外 CLL/SLL 和 B-PLL。淋巴结出现增殖中心是 CLL/SLL 的特征,即使核出现一定程度不规则;骨髓穿刺活检切片中较少见到增殖中心。
- CLL 的预后评估非常重要;预后"标记"包括 CD38、CD49d 和 ZAP-70,以及特异性 FISH 异常和其他分子异常,例如 IGH 体细胞突变状态、多种基因突变和 miRNA 缺失。

陷阱
- 对于血、骨髓和淋巴结标本,必须区分 CD5 阳性 CLL/SLL 与 CD5 阳性 MCL。
- 在临床工作中,CD23 阳性可见于许多非 CLL 性 B 淋巴组织增殖性肿瘤;非 CLL 肿瘤中的 CD23 表达常较弱,或仅部分细胞阳性。
- 仅少数真正的 CLL 缺乏 CD5 表达。
- 一些 CLL 的免疫表型特征与 MCL 无法区分。
- 罕见 CLL 可混有 R-S 样细胞,必须与明确的霍奇金淋巴瘤转化相鉴别。
- 许多 B-PLL 可能实际上是白血病性 MCL;特别是 Cyclin D1 阳性或存在 t(11;14)IGH/CCND1 者。

(潘华雄 陈 健译)

参考文献

1. Campo E,Müller-Hermelink H,Montserrat E,Ghia P,Harris N,Stein H. Chronic lymphocytic leukaemia/small lymphocytic lymphoma. In:Swerdlow S,Campo E,Harris N,Jaffe E,Pileri S,Stein H,et al. ,eds. WHO Classification of Tumours of Haematopoietic and Lymphoid Tissues. Revised 4th ed. Lyon,France:IARC Press;2017.

2. Zhang Q-Y,Chabot-Richards D,Evans M,et al. A retrospective study to assess the relative value of peripheral blood,bone marrow aspirate and biopsy morphology,immunohistochemical stains,and flow cytometric analysis in the diagnosis of chronic B cell lymphoproliferative neoplasms. Int J Lab Hematol. 2014;ePub ahead of print. doi:10.1111/ijlh. 12299.

3. Santos FP,O'Brien S. Small lymphocytic lymphoma and chronic lymphocytic leukemia:are they the same disease? Cancer J. 2012;18:396-403.

4. Rawstron AC,Bennett FL,O'Connor SJ,Kwok M,Fenton JA,Plummer M,et al. Monoclonal B-cell lymphocytosis and chronic lymphocytic leukemia. N Engl J Med. 2008;359:575-583.

5. Parikh SA,Rabe KG,Call TG,Zent CS,Habermann TM,Ding W,et al. Diffuse large B-cell lymphoma(Richter syndrome)in patients with chronic lymphocytic leukaemia(CLL):a cohort study of newly diagnosed patients. Br J Haematol. 2013;162:774-782.

6. Maddocks-Christianson K,Slager SL,Zent CS,Reinalda M,Call TG,Habermann TM,et al. Risk factors for development of a second lymphoid malignancy in patients with chronic lymphocytic leukaemia. Br J Haematol. 2007;139:398-404.

7. Slager SL,Caporaso NE,de Sanjose S,Goldin LR. Genetic susceptibility to chronic lymphocytic leukemia. Semin Hematol. 2013;50:296-302.

8. Howlader N,Noone A,Krapcho M,Garshell J,Neyman N,Altekruse S,et al. SEER Cancer Statistics Review,1975-2010. http://seer. cancer. gov;2012;Available at:<http://seer. cancer. gov/csr/1975_2010/>.

9. Slager SL,Benavente Y,Blair A,Vermeulen R,Cerhan JR,Costantini AS,et al. Medical history,lifestyle,family history,and occupational risk factors for chronic lymphocytic leukemia/small lymphocytic lymphoma:the InterLymph Non-Hodgkin Lymphoma Subtypes Project. J Natl Cancer Inst Monogr. 2014;2014:41-51.

10. Dores GM,Anderson WF,Curtis RE,Landgren O,Ostroumova E,Bluhm

EC, et al. Chronic lymphocytic leukaemia and small lymphocytic lymphoma; overview of the descriptive epidemiology. Br J Haematol. 2007; 139: 809-819.

11. Parikh SA, Rabe KG, Kay NE, Call TG, Ding W, Schwager SM, et al. Chronic lymphocytic leukemia in young(</= 55 years) patients; a comprehensive analysis of prognostic factors and outcomes. Haematologica. 2014; 99: 140-147.

12. Clarke CA, Glaser SL, Gomez SL, Wang SS, Keegan TH, Yang J, et al. Lymphoid malignancies in U. S. Asians; incidence rate differences by birthplace and acculturation. Cancer Epidemiol Biomarkers Prev. 2011; 20: 1064-1077.

13. Wu SJ, Huang SY, Lin CT, Lin YJ, Chang CJ, Tien HF. The incidence of chronic lymphocytic leukemia in Taiwan, 1986-2005; a distinct increasing trend with birth-cohort effect. Blood. 2010; 116: 4430-4435.

14. Linet MS, Schubauer-Berigan MK, Weisenburger DD, Richardson DB, Landgren O, Blair A, et al. Chronic lymphocytic leukaemia; an overview of aetiology in light of recent developments in classification and pathogenesis. Br J Haematol. 2007; 139: 672-686.

15. Richardson DB, Wing S, Schroeder J, Schmitz-Feuerhake I, Hoffmann W. Ionizing radiation and chronic lymphocytic leukemia. Environ Health Perspect. 2005; 113: 1-5.

16. Silver SR, Hiratzka SL, Schubauer-Berigan MK, Daniels RD. Chronic lymphocytic leukemia radiogenicity; a systematic review. Cancer Causes Control. 2007; 18: 1077-1093.

17. Blair A, Purdue MP, Weisenburger DD, Baris D. Chemical exposures and risk of chronic lymphocytic leukaemia. Br J Haematol. 2007; 139: 753-761.

18. Goldin LR, Landgren O, Marti GE, Caporaso NE. Familial aspects of chronic lymphocytic leukemia, monoclonal B-cell lymphocytosis(MBL), and related lymphomas. European J Clin Med Oncol. 2010; 2: 119-126.

18a. Cerhan JR, Slager SL. Familal predisposition and genetic risk factors for lymphoma. Blood. 2015; 126: 2265-2273.

19. Houlston RS, Catovsky D. Familial chronic lymphocytic leukemia. Curr Hematol Malig Rep. 2008; 3: 221-225.

20. Czuchlewski D, Foucar K. Chronic lymphocytic leukemia/small lymphocytic lymphoma and B-cell prolymphocytic leukemia. In: Orazi A, Weiss L, Foucar K, Knowles D, eds. Knowles' Neoplastic Hematopathology. Philadelphia: Lippincott; 2014: 418-443.

21. Deegan MJ, Abraham JP, Sawdyk M, Van Slyck EJ. High incidence of monoclonal proteins in the serum and urine of chronic lymphocytic leukemia patients. Blood. 1984; 64: 1207-1211.

22. Zent CS, Ding W, Reinalda MS, Schwager SM, Hoyer JD, Bowen DA, et al. Autoimmune cytopenia in chronic lymphocytic leukemia/small lymphocytic lymphoma; changes in clinical presentation and prognosis. Leuk Lymphoma. 2009; 50: 1261-1268.

22a. Parikh SA, Leis JF, Chaffee KG, et al. Hypogammaglobulinemia in newly diagnosed chronic lymphocytic leukemia; Natural history, clinical correlates, and outcomes. Cancer. 2015; 121: 2883-2891.

23. Dearden C. Disease-specific complications of chronic lymphocytic leukemia. Hematology Am Soc Hematol Educ Program. 2008; 450-456.

24. Hodgson K, Ferrer G, Pereira A, Moreno C, Montserrat E. Autoimmune cytopenia in chronic lymphocytic leukaemia; diagnosis and treatment. Br J Haematol. 2011; 154: 14-22.

25. Riches JC, Gribben JG. Understanding the immunodeficiency in chronic lymphocytic leukemia; potential clinical implications. Hematol Oncol

Clin North Am. 2013; 27: 207-235.

26. Morrison VA. Infections in patients with leukemia and lymphoma. Cancer Treat Res. 2014; 161: 319-349.

27. Saulep-Easton D, Vincent FB, Le Page M, Wei A, Ting SB, Croce CM, et al. Cytokine-driven loss of plasmacytoid dendritic cell function in chronic lymphocytic leukemia. Leukemia. 2014; doi: 10. 1038/leu. 2014. 105.

28. Cook JR. Nodal and leukemic small B-cell neoplasms. Mod Pathol. 2013; 26(suppl 1): S15-S28.

29. Gine E, Martinez A, Villamor N, Lopez-Guillermo A, Camos M, Martinez D, et al. Expanded and highly active proliferation centers identify a histological subtype of chronic lymphocytic leukemia("accelerated" chronic lymphocytic leukemia) with aggressive clinical behavior. Haematologica. 2010; 95: 1526-1533.

30. Gupta D, Lim MS, Medeiros LJ, Elenitoba-Johnson KS. Small lymphocytic lymphoma with perifollicular, marginal zone, or interfollicular distribution. Mod Pathol. 2000; 13: 1161-1166.

31. Tandon B, Peterson L, Gao J, Nelson B, Ma S, Rosen S, et al. Nuclear overexpression of lymphoid-enhancer-binding factor 1 identifies chronic lymphocytic leukemia/small lymphocytic lymphoma in small B-cell lymphomas. Mod Pathol. 2011; 24: 1433-1443.

32. Chen YH, Gao J, Fan G, Peterson LC. Nuclear expression of sox11 is highly associated with mantle cell lymphoma but is independent of t(11; 14)(q13; q32) in non-mantle cell B-cell neoplasms. Mod Pathol. 2010; 23: 105-112.

33. Bonato M, Pittaluga S, Tierens A, Criel A, Verhoef G, Wlodarska I, et al. Lymph node histology in typical and atypical chronic lymphocytic leukemia. Am J Surg Pathol. 1998; 22: 49-56.

34. Gibson SE, Swerdlow SH, Ferry JA, Surti U, Dal Cin P, Harris NL, et al. Reassessment of small lymphocytic lymphoma in the era of monoclonal B-cell lymphocytosis. Haematologica. 2011; 96: 1144-1152.

35. Edelman M, Evans L, Zee S, Gnass R, Ratech H. Splenic micro-anatomical localization of small lymphocytic lymphoma/chronic lymphocytic leukemia using a novel combined silver nitrate and immunoperoxidase technique. Am J Surg Pathol. 1997; 21: 445-452.

36. Foucar K. Chronic lymphoproliferative neoplasms. In: Foucar K, Reichard K, Czuchlewski D, eds. Bone Marrow Pathology. 3rd ed. Chicago: ASCP Press; 2010.

37. Frater JL, McCarron KF, Hammel JP, Shapiro JL, Miller ML, Tubbs RR, et al. Typical and atypical chronic lymphocytic leukemia differ clinically and immunophenotypically. Am J Clin Pathol. 2001; 116: 655-664.

38. Metzgeroth G, Schneider S, Hofmann WK, Hastka J. Globular intracytoplasmic inclusions in a patient with chronic lymphocytic leukaemia. Br J Haematol. 2013; 161: 302.

39. Zengin N, Kars A, Sungur A, Zengin NI, Hayran M, Tekuzman G, et al. The significance of the bone marrow biopsy pattern in chronic lymphocytic leukemia; a prognostic dilemma. Am J Hematol. 1999; 62: 208-211.

40. Oscier D, Dearden C, Eren E, Fegan C, Follows G, Hillmen P, et al. Guidelines on the diagnosis, investigation and management of chronic lymphocytic leukaemia. Br J Haematol. 2012; 159: 541-564.

41. Schade U, Bock O, Vornhusen S, Jager A, Busche G, Lehmann U, et al. Bone marrow infiltration pattern in B-cell chronic lymphocytic leukemia is related to immunoglobulin heavy-chain variable region mutation status and expression of 70-kd zeta-associated protein(ZAP-70). Hum Pathol. 2006; 37: 1153-1161.

42. Kim YS, Ford RJ Jr, Faber JA, Bell RH, Elenitoba-Johnson KS, Medeiros

LJ. B-cell chronic lymphocytic leukemia/small lymphocytic lymphoma involving bone marrow with an interfollicular pattern. Am J Clin Pathol. 2000;114:41-46.

43. Schwartz JB, Shamsuddin AM. The effects of leukemic infiltrates in various organs in chronic lymphocytic leukemia. Hum Pathol. 1981;12:432-440.

44. Jandl J. Chronic lymphatic leukemia. In: Jandl J, ed. Blood: Textbook of Hematology. Boston: Little, Brown; 1996:991-1018.

45. Cerroni L, Zenahlik P, Hofler G, Kaddu S, Smolle J, Kerl H. Specific cutaneous infiltrates of B-cell chronic lymphocytic leukemia: a clinicopathologic and prognostic study of 42 patients. Am J Surg Pathol. 1996;20:1000-1010.

46. Garicochea B, Cliquet MG, Melo N, del Giglio A, Dorlhiac-Llacer PE, Chamone DA. Leptomeningeal involvement in chronic lymphocytic leukemia identified by polymerase chain reaction in stored slides: a case report. Mod Pathol. 1997;10:500-503.

47. Miller K, Budke H, Orazi A. Leukemic meningitis complicating early stage chronic lymphocytic leukemia. Arch Pathol Lab Med. 1997;121:524-527.

48. Kuse R, Lueb H. Gastrointestinal involvement in patients with chronic lymphocytic leukemia. Leukemia. 1997;11(suppl 2):S50-S51.

49. Elliott MA, Letendre L, Li CY, Hoyer JD, Hammack JE. Chronic lymphocytic leukaemia with symptomatic diffuse central nervous system infiltration responding to therapy with systemic fludarabine. Br J Haematol. 1999;104:689-694.

50. Finn WG, Thangavelu M, Yelavarthi KK, Goolsby CL, Tallman MS, Traynor A, et al. Karyotype correlates with peripheral blood morphology and immunophenotype in chronic lymphocytic leukemia. Am J Clin Pathol. 1996;105:458-467.

51. Criel A, Verhoef G, Vlietinck R, Mecucci C, Billiet J, Michaux L, et al. Further characterization of morphologically defined typical and atypical CLL: a clinical, immunophenotypic, cytogenetic and prognostic study on 390 cases. Br J Haematol. 1997;97:383-391.

52. Kroft SH, Finn WG, Kay NE, Peterson LC. Isolated 13q14 abnormalities and normal karyotypes are associated with typical lymphocyte morphology in B-cell chronic lymphocytic leukemia. Am J Clin Pathol. 1997;107:275-282.

53. Oscier DG, Matutes E, Copplestone A, Pickering RM, Chapman R, Gillingham R, et al. Atypical lymphocyte morphology: an adverse prognostic factor for disease progression in stage A CLL independent of trisomy 12. Br J Haematol. 1997;98:934-939.

54. Cro L, Ferrario A, Lionetti M, Bertoni F, Zucal NN, Nobili L, et al. The clinical and biological features of a series of immunophenotypic variant of B-CLL. Eur J Haematol. 2010;85:120-129.

55. Offit K, Louie DC, Parsa NZ, Noy A, Chaganti RS. Del(q32) is associated with a subset of small lymphocytic lymphoma with plasmacytoid features. Blood. 1995;86:2365-2370.

56. Williams J, Schned A, Cotelingam JD, Jaffe ES. Chronic lymphocytic leukemia with coexistent Hodgkin's disease. Implications for the origin of the Reed-Sternberg cell. Am J Surg Pathol. 1991;15:33-42.

57. Kanzler H, Kuppers R, Helmes S, Wacker HH, Chott A, Hansmann ML, et al. Hodgkin and Reed-Sternberg-like cells in B-cell chronic lymphocytic leukemia represent the outgrowth of single germinal-center B-cell-derived clones: potential precursors of Hodgkin and Reed-Sternberg cells in Hodgkin's disease. Blood. 2000;95:1023-1031.

58. Momose H, Jaffe ES, Shin SS, Chen YY, Weiss LM. Chronic lymphocytic leukemia/small lymphocytic lymphoma with Reed-Sternberg-like cells and possible transformation to Hodgkin's disease. Mediation by Epstein-Barr virus. Am J Surg Pathol. 1992;16:859-867.

59. Ohno T, Smir BN, Weisenburger DD, Gascoyne RD, Hinrichs SD, Chan WC. Origin of the Hodgkin/Reed-Sternberg cells in chronic lymphocytic leukemia with "Hodgkin's transformation. Blood. 1998;91:1757-1761.

60. Mao Z, Quintanilla-Martinez L, Raffeld M, Richter M, Krugmann J, Burek C, et al. IgVH mutational status and clonality analysis of Richter's transformation: diffuse large B-cell lymphoma and Hodgkin lymphoma in association with B-cell chronic lymphocytic leukemia(B-CLL) represent 2 different pathways of disease evolution. Am J Surg Pathol. 2007;31:1605-1614.

61. Cook J, Harris N, Isaacson P, Jaffe E. Heavy chain diseases. In: Swerdlow S, Campo E, Harris N, Jaffe E, SA P HS, et al., eds. WHO Classification of Tumours of Haematopoietic and Lymphoid Tissues. Revised 4th ed. Lyon, France: IARC Press; 2017.

62. Fermand JP, Brouet JC. Heavy-chain diseases. Hematol Oncol Clin North Am. 1999;13:1281-1294.

63. Frangione B, Franklin EC, Prelli F. Mu heavy-chain disease—a defect in immunoglobulin assembly. Structural studies of the kappa chain. Scand J Immunol. 1976;5:623-627.

64. Gradowski JF, Sargent RL, Craig FE, Cieply K, Fuhrer K, Sherer C, et al. Chronic lymphocytic leukemia/small lymphocytic lymphoma with cyclin D1 positive proliferation centers do not have CCND1 translocations or gains and lack SOX11 expression. Am J Clin Pathol. 2012;138:132-139.

65. Vose JM. Mantle cell lymphoma: 2012 update on diagnosis, risk-stratification, and clinical management. Am J Hematol. 2012;87:604-609.

66. Nygren L, Baumgartner Wennerholm S, Klimkowska M, Christensson B, Kimby E, Sander B. Prognostic role of SOX11 in a population-based cohort of mantle cell lymphoma. Blood. 2012;119:4215-4223.

67. Alapat D, Coviello-Malle J, Owens R, Qu P, Barlogie B, Shaughnessy JD, et al. Diagnostic usefulness and prognostic impact of CD200 expression in lymphoid malignancies and plasma cell myeloma. Am J Clin Pathol. 2012;137:93-100.

68. Sandes AF, de Lourdes Chauffaille M, Oliveira CR, Maekawa Y, Tamashiro N, Takao TT, et al. CD200 has an important role in the differential diagnosis of mature B-cell neoplasms by multiparameter flow cytometry. Cytometry B Clin Cytom. 2014;86:98-105.

69. Mozos A, Royo C, Hartmann E, De Jong D, Baro C, Valera A, et al. SOX11 expression is highly specific for mantle cell lymphoma and identifies the cyclin D1-negative subtype. Haematologica. 2009;94:1555-1562.

70. Kelemen K, Peterson LC, Helenowski I, Goolsby CL, Jovanovic B, Miyata S, et al. CD23+ mantle cell lymphoma: a clinical pathologic entity associated with superior outcome compared with CD23-disease. Am J Clin Pathol. 2008;130:166-177.

71. McCarron KF, Hammel JP, Hsi ED. Usefulness of CD79b expression in the diagnosis of B-cell chronic lymphoproliferative disorders. Am J Clin Pathol. 2000;113:805-813.

72. Wood BL, Arroz M, Barnett D, DiGiuseppe J, Greig B, Kussick SJ, et al. 2006 Bethesda International Consensus recommendations on the immunophenotypic analysis of hematolymphoid neoplasia by flow cytometry: optimal reagents and reporting for the flow cytometric diagnosis of hema-

topoietic neoplasia. Cytometry B Clin Cytom. 2007；72（suppl 1）：S14-S22.

73. Bene MC，Nebe T，Bettelheim P，Buldini B，Bumbea H，Kern W，et al. Immunophenotyping of acute leukemia and lymphoproliferative disorders：a consensus proposal of the European LeukemiaNet Work Package 10. Leukemia. 2011；25：567-574.

74. Kern W，Bacher U，Schnittger S，Dicker F，Alpermann T，Haferlach T，et al. Flow cytometric identification of 76 patients with biclonal disease among 5523 patients with chronic lymphocytic leukaemia（B-CLL）and its genetic characterization. Br J Haematol. 2014；164：565-569.

75. Huang JC，Finn WG，Goolsby CL，Variakojis D，Peterson LC. CD5-small B-cell leukemias are rarely classifiable as chronic lymphocytic leukemia. Am J Clin Pathol. 1999；111：123-130.

76. Ho AK，Hill S，Preobrazhensky SN，Miller ME，Chen Z，Bahler DW. Small B-cell neoplasms with typical mantle cell lymphoma immunophenotypes often include chronic lymphocytic leukemias. Am J Clin Pathol. 2009；131：27-32.

77. Bulian P，Shanafelt TD，Fegan C，Zucchetto A，Cro L，Nuckel H，et al. CD49d is the strongest flow cytometry-based predictor of overall survival in chronic lymphocytic leukemia. J Clin Oncol. 2014；32：897-904.

78. Malavasi F，Deaglio S，Damle R，Cutrona G，Ferrarini M，Chiorazzi N. CD38 and chronic lymphocytic leukemia：a decade later. Blood. 2011；118：3470-3478.

79. Deaglio S，Vaisitti T，Aydin S，Bergui L，D'Arena G，Bonello L，et al. CD38 and ZAP-70 are functionally linked and mark CLL cells with high migratory potential. Blood. 2007；110：4012-4021.

80. Chen YH，Peterson LC，Dittmann D，Evens A，Rosen S，Khoong A，et al. Comparative analysis of flow cytometric techniques in assessment of ZAP-70 expression in relation to IgVH mutational status in chronic lymphocytic leukemia. Am J Clin Pathol. 2007；127：182-191.

81. Admirand JH，Knoblock RJ，Coombes KR，Tam C，Schlette EJ，Wierda WG，et al. Immunohistochemical detection of ZAP70 in chronic lymphocytic leukemia predicts immunoglobulin heavy chain gene mutation status and time to progression. Mod Pathol. 2010；23：1518-1523.

82. Rassenti LZ，Jain S，Keating MJ，Wierda WG，Grever MR，Byrd JC，et al. Relative value of ZAP-70，CD38，and immunoglobulin mutation status in predicting aggressive disease in chronic lymphocytic leukemia. Blood. 2008；112：1923-1930.

83. Hassanein NM，Perkinson KR，Alcancia F，Goodman BK，Weinberg JB，Lagoo AS. A single tube，four-color flow cytometry assay for evaluation of ZAP-70 and CD38 expression in chronic lymphocytic leukemia. Am J Clin Pathol. 2010；133：708-717.

84. Dohner H，Stilgenbauer S，Benner A，Leupolt E，Krober A，Bullinger L，et al. Genomic aberrations and survival in chronic lymphocytic leukemia. N Engl J Med. 2000；343：1910-1916.

85. Laurie CC，Laurie CA，Smoley SA，Carlson EE，Flinn I，Fridley BL，et al. Acquired chromosomal anomalies in chronic lymphocytic leukemia patients compared with more than 50,000 quasi-normal participants. Cancer Genet. 2014；207：19-30.

86. Heerema NA，Byrd JC，Dal Cin PS，Dell'Aquila ML，Koduru PR，Aviram A，et al. Stimulation of chronic lymphocytic leukemia cells with CpG oligodeoxynucleotide gives consistent karyotypic results among laboratories：a CLL Research Consortium（CRC）Study. Cancer Genet Cytogenet. 2010；203：134-140.

87. Dicker F，Schnittger S，Haferlach T，Kern W，Schoch C. Immunostimula-

tory oligonucleotide-induced metaphase cytogenetics detect chromosomal aberrations in 80% of CLL patients：a study of 132 CLL cases with correlation to FISH，IgVH status，and CD38 expression. Blood. 2006；108：3152-3160.

88. Dewald GW. Cytogenetic and FISH studies in myelodysplasia，acute myeloid leukemia，chronic lymphocytic leukemia and lymphoma. Int J Hematol. 2002；76（suppl 2）：65-74.

89. Puiggros A，Blanco G，Espinet B. Genetic abnormalities in chronic lymphocytic leukemia：where we are and where we go. Biomed Res Int. 2014；2014：435983.

90. Ouillette P，Erba H，Kujawski L，Kaminski M，Shedden K，Malek SN. Integrated genomic profiling of chronic lymphocytic leukemia identifies subtypes of deletion 13q14. Cancer Res. 2008；68：1012-1021.

91. Parker H，Rose-Zerilli MJ，Parker A，Chaplin T，Wade R，Gardiner A，et al. 13q deletion anatomy and disease progression in patients with chronic lymphocytic leukemia. Leukemia. 2011；25：489-497.

92. Palamarchuk A，Efanov A，Nazaryan N，Santanam U，Alder H，Rassenti L，et al. 13q14 deletions in CLL involve cooperating tumor suppressors. Blood. 2010；115：3916-3922.

93. Calin GA，Dumitru CD，Shimizu M，Bichi R，Zupo S，Noch E，et al. Frequent deletions and down-regulation of micro-RNA genes miR15 and miR16 at 13q14 in chronic lymphocytic leukemia. Proc Natl Acad Sci U S A. 2002；99：15524-15529.

94. Cimmino A，Calin GA，Fabbri M，Iorio MV，Ferracin M，Shimizu M，et al. miR-15 and miR-16 induce apoptosis by targeting BCL2. Proc Natl Acad Sci U S A. 2005；102：13944-13949.

95. Smonskey MT，Block AW，Deeb G，Chanan-Khan AA，Bernstein ZP，Miller KC，et al. Monoallelic and biallelic deletions of 13q14. 3 in chronic lymphocytic leukemia：FISH vs miRNA RT-qPCR detection. Am J Clin Pathol. 2012；137：641-646.

96. Rodríguez AE，Hernández J，Benito R，Gutiérrez NC，García JL，Hernández-Sánchez M，et al. Molecular characterization of chronic lymphocytic leukemia patients with a high number of losses in 13q14. PLoS ONE. 2012；7：e48485.

97. Porpaczy E，Bilban M，Heinze G，Gruber M，Vanura K，Schwarzinger I，et al. Gene expression signature of chronic lymphocytic leukaemia with Trisomy 12. Eur J Clin Invest. 2009；39：568-575.

98. Kienle DL，Korz C，Hosch B，Benner A，Mertens D，Habermann A，et al. Evidence for distinct pathomechanisms in genetic subgroups of chronic lymphocytic leukemia revealed by quantitative expression analysis of cell cycle，activation，and apoptosis-associated genes. J Clin Oncol. 2005；23：3780-3792.

99. Hsi ED. Pathologic and molecular genetic features of chronic lymphocytic leukemia. Semin Oncol. 2012；39：74-79.

100. Gumy-Pause F，Wacker P，Sappino AP. ATM gene and lymphoid malignancies. Leukemia. 2004；18：238-242.

101. Marasca R，Maffei R，Martinelli S，Fiorcari S，Bulgarelli J，Debbia G，et al. Clinical heterogeneity of de novo 11q deletion chronic lymphocytic leukaemia：prognostic relevance of extent of 11q deleted nuclei inside leukemic clone. Hematol Oncol. 2013；31：88-95.

102. Guarini A，Marinelli M，Tavolaro S，Bellacchio E，Magliozzi M，Chiaretti S，et al. ATM gene alterations in chronic lymphocytic leukemia patients induce a distinct gene expression profile and predict disease progression. Haematologica. 2012；97：47-55.

103. Haslinger C，Schweifer N，Stilgenbauer S，Döhner H，Lichter P，Kraut

N, et al. Microarray gene expression profiling of B-cell chronic lymphocytic leukemia subgroups defined by genomic aberrations and VH mutation status. J Clin Oncol. 2004;22:3937-3949.

104. Rossi D, Gaidano G. Molecular genetics of high-risk chronic lymphocytic leukemia. Expert Rev Hematol. 2012;5:593-602.

105. Rossi D, Fangazio M, Rasi S, Vaisitti T, Monti S, Cresta S, et al. Disruption of BIRC3 associates with fludarabine chemorefractoriness in TP53 wild-type chronic lymphocytic leukemia. Blood. 2012;119:2854-2862.

106. Landau DA, Carter SL, Stojanov P, McKenna A, Stevenson K, Lawrence MS, et al. Evolution and impact of subclonal mutations in chronic lymphocytic leukemia. Cell. 2013;152:714-726.

107. Zenz T, Kröber A, Scherer K, Häbe S, Bühler A, Benner A, et al. Mono-allelic TP53 inactivation is associated with poor prognosis in chronic lymphocytic leukemia: results from a detailed genetic characterization with long-term follow-up. Blood. 2008;112:3322-3329.

108. Fabris S, Mosca L, Todoerti K, Cutrona G, Lionetti M, Intini D, et al. Molecular and transcriptional characterization of 17p loss in B-cell chronic lymphocytic leukemia. Genes Chromosomes Cancer. 2008;47:781-793.

109. Quijano S, López A, Rasillo A, Sayagués JM, Barrena S, Sánchez ML, et al. Impact of trisomy 12, del(13q), del(17p), and del(11q) on the immunophenotype, DNA ploidy status, and proliferative rate of leukemic B-cells in chronic lymphocytic leukemia. Cytometry B Clin Cytom. 2008;74:139-149.

110. Rigolin GM, Cibien F, Martinelli S, Formigaro L, Rizzotto L, Tammiso E, et al. Chromosome aberrations detected by conventional karyotyping using novel mitogens in chronic lymphocytic leukemia with "normal" FISH: correlations with clinicobiologic parameters. Blood. 2012;119:2310-2313.

111. Reindl L, Bacher U, Dicker F, Alpermann T, Kern W, Schnittger S, et al. Biological and clinical characterization of recurrent 14q deletions in CLL and other mature B-cell neoplasms. Br J Haematol. 2010;151:25-36.

112. Cuneo A, Rigolin GM, Bigoni R, De Angeli C, Veronese A, Cavazzini F, et al. Chronic lymphocytic leukemia with 6q-shows distinct hematological features and intermediate prognosis. Leukemia. 2004;18:476-483.

113. Wang DM, Miao KR, Fan L, Qiu HR, Fang C, Zhu DX, et al. Intermediate prognosis of 6q deletion in chronic lymphocytic leukemia. Leuk Lymphoma. 2011;52:230-237.

114. Huh YO, Schweighofer CD, Ketterling RP, Knudson RA, Vega F, Kim JE, et al. Chronic lymphocytic leukemia with t(14;19)(q32;q13) is characterized by atypical morphologic and immunophenotypic features and distinctive genetic features. Am J Clin Pathol. 2011;135:686-696.

115. Put N, Van Roosbroeck K, Konings P, Meeus P, Brusselmans C, Rack K, et al. Chronic lymphocytic leukemia and prolymphocytic leukemia with MYC translocations: a subgroup with an aggressive disease course. Ann Hematol. 2012;91:863-873.

116. Houldsworth J, Guttapalli A, Thodima V, Yan XJ, Mendiratta G, Zielonka T, et al. Genomic imbalance defines three prognostic groups for risk stratification of patients with chronic lymphocytic leukemia. Leuk Lymphoma. 2014;55:920-928.

117. Chapiro E, Leporrier N, Radford-Weiss I, Bastard C, Mossafa H, Leroux D, et al. Gain of the short arm of chromosome 2(2p) is a frequent recurring chromosome aberration in untreated chronic lymphocytic leukemia

(CLL) at advanced stages. Leuk Res. 2010;34:63-68.

118. Rinaldi A, Mian M, Kwee I, Rossi D, Deambrogi C, Mensah AA, et al. Genome-wide DNA profiling better defines the prognosis of chronic lymphocytic leukaemia. Br J Haematol. 2011;154:590-599.

118a. Puente XS, Bea S, Valdes-Mas R, et al. Non-coding recurrent mutations in chronic lymphocytic leukemia. Nature. 2015;526:519-524.

118b. Landau DA, Tausch E, Taylor-Weiner AN, et al. Mutations driving CLL and their evolution in progression and relapse. Nature. 2015;526:525-530.

118c. Baliakas P, Hadzidimitriou A, Sutton LA, et al. Recurrent mutations refine prognosis in chronic lymphocytic leukemia. Leukemia. 2015;29:329-336.

119. Puente XS, Pinyol M, Quesada V, Conde L, Ordonez GR, Villamor N, et al. Whole-genome sequencing identifies recurrent mutations in chronic lymphocytic leukaemia. Nature. 2011;475:101-105.

120. Messina M, Del Giudice I, Khiabanian H, Rossi D, Chiaretti S, Rasi S, et al. Genetic lesions associated with chronic lymphocytic leukemia chemo-refractoriness. Blood. 2014;123:2378-2388.

121. Villamor N, Conde L, Martínez-Trillos A, Cazorla M, Navarro A, Beá S, et al. NOTCH1 mutations identify a genetic subgroup of chronic lymphocytic leukemia patients with high risk of transformation and poor outcome. Leukemia. 2013;27:1100-1106.

122. Jeromin S, Weissmann S, Haferlach C, Dicker F, Bayer K, Grossmann V, et al. SF3B1 mutations correlated to cytogenetics and mutations in NOTCH1, FBXW7, MYD88, XPO1 and TP53 in 1160 untreated CLL patients. Leukemia. 2014;28:108-117.

123. Durrieu F, Geneviéve F, Arnoulet C, Brumpt C, Capiod JC, Degenne M, et al. Normal levels of peripheral CD19(+)CD5(+)CLL-like cells: toward a defined threshold for CLL follow-up—a GEIL-GOELAMS study. Cytometry B Clin Cytom. 2011;80:346-353.

124. Schweighofer CD, Huh YO, Luthra R, Sargent RL, Ketterling RP, Knudson RA, et al. The B cell antigen receptor in atypical chronic lymphocytic leukemia with t(14;19)(q32;q13) demonstrates remarkable stereotypy. Int J Cancer. 2011;128:2759-2764.

125. Dal-Bo M, Del Giudice I, Bomben R, Capello D, Bertoni F, Forconi F, et al. B-cell receptor, clinical course and prognosis in chronic lymphocytic leukaemia: the growing saga of the IGHV3 subgroup gene usage. Br J Haematol. 2011;153:3-14.

126. Rai KR, Sawitsky A, Cronkite EP, Chanana AD, Levy RN, Pasternack BS. Clinical staging of chronic lymphocytic leukemia. Blood. 1975;46:219-234.

127. Binet JL, Auquier A, Dighiero G, Chastang C, Piguet H, Goasguen J, et al. A new prognostic classification of chronic lymphocytic leukemia derived from a multivariate survival analysis. Cancer. 1981;48:198-206.

128. Oken MM, Creech RH, Tormey DC, Horton J, Davis TE, McFadden ET, et al. Toxicity and response criteria of the Eastern Cooperative Oncology Group. Am J Clin Oncol. 1982;5:649-655.

129. Xu W, Wang YH, Fan L, Fang C, Zhu DX, Wang DM, et al. Prognostic significance of serum immunoglobulin paraprotein in patients with chronic lymphocytic leukemia. Leuk Res. 2011;35:1060-1065.

130. Sarris K, Maltezas D, Koulieris E, Bartzis V, Tzenou T, Sachanas S, et al. Prognostic significance of serum free light chains in chronic lymphocytic leukemia. Adv Hematol. 2013;2013:359071.

131. Maurer MJ, Cerhan JR, Katzmann JA, Link BK, Allmer C, Zent CS, et al. Monoclonal and polyclonal serum free light chains and clinical out-

come in chronic lymphocytic leukemia. Blood. 2011;118;2821-2826.

132. Rizzo D, Chauzeix J, Trimoreau F, Woillard JB, Genevieve F, Bouvier A, et al. IgM peak independently predicts treatment-free survival in chronic lymphocytic leukemia and correlates with accumulation of adverse oncogenetic events. Leukemia. 2015;29;337-345.

133. Hallek M, Wanders L, Ostwald M, Busch R, Senekowitsch R, Stern S, et al. Serum beta-microglobulin and serum thymidine kinase are independent predictors of progression-free survival in chronic lymphocytic leukemia and immunocytoma. Leuk Lymphoma. 1996;22;439-447.

134. Magnac C, Porcher R, Davi F, Nataf J, Payelle-Brogard B, Tang RP, et al. Predictive value of serum thymidine kinase level for Ig-V mutational status in B-CLL. Leukemia. 2003;17;133-137.

135. Cramer P, Hallek M. Prognostic factors in chronic lymphocytic leukemia—what do we need to know? Nat Rev Clin Oncol. 2011;8;38-47.

136. Brenner H, Gondos A, Pulte D. Trends in long-term survival of patients with chronic lymphocytic leukemia from the 1980s to the early 21st century. Blood. 2008;111;4916-4921.

137. Hallek M. Signaling the end of chronic lymphocytic leukemia; new frontline treatment strategies. Blood. 2013;122;3723-3734.

138. Damle RN, Wasil T, Fais F, Ghiotto F, Valetto A, Allen SL, et al. Ig V gene mutation status and CD38 expression as novel prognostic indicators in chronic lymphocytic leukemia. Blood. 1999;94;1840-1847.

139. Matrai Z. CD38 as a prognostic marker in CLL. Hematology. 2005;10;39-46.

140. Crespo M, Bosch F, Villamor N, Bellosillo B, Colomer D, Rozman M, et al. ZAP-70 expression as a surrogate for immunoglobulin-variable-region mutations in chronic lymphocytic leukemia. N Engl J Med. 2003;348;1764-1775.

141. Hallek M. Chronic lymphocytic leukemia; 2013 update on diagnosis, risk stratification and treatment. Am J Hematol. 2013;88;803-816.

141a. Majid A, et al. CD49d is an independent prognostic marker that is associated with CXCR4 expression in CLL. Leuk Res. 2011;35;750-756.

142. Strati P, Keating MJ, O'Brien SM, Ferrajoli A, Burger J, Faderl S, et al. Outcomes of first-line treatment for chronic lymphocytic leukemia with 17p deletion. Haematologica. 2014;99;1350-1355.

143. Zenz T, Mertens D, Dohner H, Stilgenbauer S. Importance of genetics in chronic lymphocytic leukemia. Blood Rev. 2011;25;131-137.

144. Kröber A, Bloehdorn J, Hafner S, Bühler A, Seiler T, Kienle D, et al. Additional genetic high-risk features such as 11q deletion, 17p deletion, and V3-21 usage characterize discordance of ZAP-70 and VH mutation status in chronic lymphocytic leukemia. J Clin Oncol. 2006;24;969-975.

145. Dicker F, Herholz H, Schnittger S, Nakao A, Patten N, Wu L, et al. The detection of TP53 mutations in chronic lymphocytic leukemia independently predicts rapid disease progression and is highly correlated with a complex aberrant karyotype. Leukemia. 2009;23;117-124.

146. Rossi D, Cerri M, Deambrogi C, Sozzi E, Cresta S, Rasi S, et al. The prognostic value of TP53 mutations in chronic lymphocytic leukemia is independent of Del17p13; implications for overall survival and chemorefractoriness. Clin Cancer Res. 2009;15;995-1004.

147. Zenz T, Eichhorst B, Busch R, Denzel T, Häbe S, Winkler D, et al. TP53 mutation and survival in chronic lymphocytic leukemia. J Clin Oncol. 2010;28;4473-4479.

148. Gonzalez D, Martinez P, Wade R, Hockley S, Oscier D, Matutes E, et al. Mutational status of the TP53 gene as a predictor of response and survival in patients with chronic lymphocytic leukemia; results from the LRF CLL4 trial. J Clin Oncol. 2011;29;2223-2229.

149. Döhner H, Stilgenbauer S, James MR, Benner A, Weilguni T, Bentz M, et al. 11q deletions identify a new subset of B-cell chronic lymphocytic leukemia characterized by extensive nodal involvement and inferior prognosis. Blood. 1997;89;2516-2522.

150. Zenz T, Mertens D, Döhner H, Stilgenbauer S. Importance of genetics in chronic lymphocytic leukemia. Blood Rev. 2011;25;131-137.

151. Seiffert M, Dietrich S, Jethwa A, Glimm H, Lichter P, Zenz T. Exploiting biological diversity and genomic aberrations in chronic lymphocytic leukemia. Leuk Lymphoma. 2012;53;1023-1031.

152. Lagos-Quintana M, Rauhut R, Lendeckel W, Tuschl T. Identification of novel genes coding for small expressed RNAs. Science. 2001;294;853-858.

153. Klein U, Lia M, Crespo M, Siegel R, Shen Q, Mo T, et al. The DLEU2/miR-15a/16-1 cluster controls B cell proliferation and its deletion leads to chronic lymphocytic leukemia. Cancer Cell. 2010;17;28-40.

154. Gruber M, Wu CJ. Evolving understanding of the CLL genome. Semin Hematol. 2014;51;177-187.

155. Stilgenbauer S, Schnaiter A, Paschka P, Zenz T, Rossi M, Döhner K, et al. Gene mutations and treatment outcome in chronic lymphocytic leukemia; results from the CLL8 trial. Blood. 2014;123;3247-3254.

156. Deleted in review.

157. Pflug N, Bahlo J, Shanafelt TD, Eichhorst BF, Bergmann MA, Elter T, et al. Development of a comprehensive prognostic index for patients with chronic lymphocytic leukemia. Blood. 2014;124;49-62.

158. Parikh SA, Kay NE, Shanafelt TD. How we treat Richter syndrome. Blood. 2014;123;1647-1657.

159. Kaźmierczak M, Kroll-Balcerzak R, Balcerzak A, Czechowska E, Gil L, Sawiński K, et al. Hodgkin lymphoma transformation of chronic lymphocytic leukemia; cases report and discussion. Med Oncol. 2014;31;800.

160. Chigrinova E, Rinaldi A, Kwee I, Rossi D, Rancoita PM, Strefford JC, et al. Two main genetic pathways lead to the transformation of chronic lymphocytic leukemia to Richter syndrome. Blood. 2013; 122; 2673-2682.

161. Rossi D, Spina V, Deambrogi C, Rasi S, Laurenti L, Stamatopoulos K, et al. The genetics of Richter syndrome reveals disease heterogeneity and predicts survival after transformation. Blood. 2011;117;3391-3401.

162. Karlsson C, Norin S, Kimby E, Sander B, Porwit Macdonald A, Nilsson B, et al. Alemtuzumab as first-line therapy for B-cell chronic lymphocytic leukemia; long-term follow-up of clinical effects, infectious complications and risk of Richter transformation. Leukemia. 2006; 20; 2204-2207.

163. Lepretre S, Aurran T, Mahé B, Cazin B, Tournilhac O, Maisonneuve H, et al. Excess mortality after treatment with fludarabine and cyclophosphamide in combination with alemtuzumab in previously untreated patients with chronic lymphocytic leukemia in a randomized phase 3 trial. Blood. 2012;119;5104-5110.

164. Gordon DS, Jones BM, Browning SW, Spira TJ, Lawrence DN. Persistent polyclonal lymphocytosis of B lymphocytes. N Engl J Med. 1982;307;232-236.

165. Perreault C, Boileau J, Gyger M, de Bellefeuille C, D'Angelo G, Belanger R, et al. Chronic B-cell lymphocytosis. Eur J Haematol. 1989;

42:361-367.

166. Troussard X, Cornet E, Lesesve JF, Kourel C, Mossafa H. Polyclonal B-cell lymphocytosis with binucleated lymphocytes(PPBL). Onco Targets Ther. 2008;1:59-66.

167. Callet-Bauchu E, Renard N, Gazzo S, Poncet C, Morel D, Pagès J, et al. Distribution of the cytogenetic abnormality+i(q10) in persistent poly-clonal B-cell lymphocytosis:a FICTION study in three cases. Br J Haematol. 1997;99:531-536.

168. Callet-Bauchu E, Gazzo S, Poncet C, Pagès J, Morel D, Alliot C, et al. Distinct chromosome 3 abnormalities in persistent polyclonal B-cell lymphocytosis. Genes Chromosomes Cancer. 1999;26:221-228.

169. Carstairs KC, Francombe WH, Scott JG, Gelfand EW. Persistent poly-clonal lymphocytosis of B lymphocytes, induced by cigarette smoking? Lancet. 1985;1:1094.

170. Casassus P, Lortholary P, Komarover H, Lejeune F, Hors J. Cigarette smoking-related persistent polyclonal B lymphocytosis. A premalignant state. Arch Pathol Lab Med. 1987;111:1081.

171. Troussard X, Valensi F, Debert C, Maynadie M, Schillinger F, Bonnet P, et al. Persistent polyclonal lymphocytosis with binucleated B lympho-cytes:a genetic predisposition. Br J Haematol. 1994;88:275-280.

172. Ondrejka SL, Lai R, Smith SD, Hsi ED. Indolent mantle cell leukemia: a clinicopathological variant characterized by isolated lymphocytosis, in-terstitial bone marrow involvement, kappa light chain restriction, and good prognosis. Haematologica. 2011;96:1121-1127.

173. Fazi C, Dagklis A, Cottini F, Scarfò L, Bertilaccio MT, Finazzi R, et al. Monoclonal B cell lymphocytosis in hepatitis C virus infected individu-als. Cytometry B Clin Cytom. 2010;78(suppl 1):S61-S68.

174. Fazi C, Scarfò L, Pecciarini L, Cottini F, Dagklis A, Janus A, et al. Gen-eral population low-count CLL-like MBL persists over time without clin-ical progression, although carrying the same cytogenetic abnormalities of CLL. Blood. 2011;118:6618-6625.

175. Landgren O, Albitar M, Ma W, Abbasi F, Hayes RB, Ghia P, et al. B-cell clones as early markers for chronic lymphocytic leukemia. N Engl J Med. 2009;360:659-667.

176. Scarfò L, Dagklis A, Scielzo C, Fazi C, Ghia P. CLL-like monoclonal B-cell lymphocytosis:are we all bound to have it? Semin Cancer Biol. 2010;20:384-390.

177. Rawstron AC, Green MJ, Kuzmicki A, Kennedy B, Fenton JA, Evans PA, et al. Monoclonal B lymphocytes with the characteristics of "indo-lent" chronic lymphocytic leukemia are present in 3.5% of adults with normal blood counts. Blood. 2002;100:635-639.

178. Nieto WG, Almeida J, Romero A, Teodosio C, Lòpez A, Henriques AF, et al. Increased frequency(12%) of circulating chronic lymphocytic leu-kemia-like B-cell clones in healthy subjects using a highly sensitive multicolor flow cytometry approach. Blood. 2009;114:33-37.

179. Call TG, Norman AD, Hanson CA, Achenbach SJ, Kay NE, Zent CS, et al. Incidence of chronic lymphocytic leukemia and high-count mono-clonal B-cell lymphocytosis using the 2008 guidelines. Cancer. 2014; 120:2000-2005.

180. Randen U, Tierens AM, Tjønnfjord GE, Delabie J. Bone marrow histolo-gy in monoclonal B-cell lymphocytosis shows various B-cell infiltration patterns. Am J Clin Pathol. 2013;139:390-395.

181. Nelson BP, Abdul-Nabi A, Goolsby C, Winter J, Peterson L. Character-ization of tissue findings in bone marrow biopsy specimens with small monoclonal B-cell populations. Am J Clin Pathol. 2014;141:687-696.

182. Morabito F, Mosca L, Cutrona G, Agnelli L, Tuana G, Ferracin M, et al. Clinical monoclonal B lymphocytosis versus Rai 0 chronic lymphocytic leukemia:a comparison of cellular, cytogenetic, molecular, and clinical features. Clin Cancer Res. 2013;19:5890-5900.

183. Shanafelt TD, Kay NE, Rabe KG, Call TG, Zent CS, Maddocks K, et al. Brief report:natural history of individuals with clinically recognized monoclonal B-cell lymphocytosis compared with patients with Rai 0 chronic lymphocytic leukemia. J Clin Oncol. 2009;27:3959-3963.

184. Rossi D, Sozzi E, Puma A, De Paoli L, Rasi S, Spina V, et al. The prog-nosis of clinical monoclonal B cell lymphocytosis differs from prognosis of Rai 0 chronic lymphocytic leukaemia and is recapitulated by biologi-cal risk factors. Br J Haematol. 2009;146:64-75.

185. Scarfò L, Zibellini S, Tedeschi A, Maura F, Neri A, Bertazzoni P, et al. Impact of B-cell count and imaging screening in cMBL:any need to re-vise the current guidelines? Leukemia. 2012;26:1703-1707.

186. Rasi S, Monti S, Spina V, Foà R, Gaidano G, Rossi D. Analysis of NOTCH1 mutations in monoclonal B-cell lymphocytosis. Haematologi-ca. 2012;97:153-154.

187. Greco M, Capello D, Bruscaggin A, Spina V, Rasi S, Monti S, et al. Analysis of SF3B1 mutations in monoclonal B-cell lymphocytosis. He-matol Oncol. 2013;31:54-55.

188. Dagklis A, Fazi C, Scarfò L, Apollonio B, Ghia P. Monoclonal B lym-phocytosis in the general population. Leuk Lymphoma. 2009; 50: 490-492.

189. Molica S, Giannarelli D, Levato L, Mirabelli R, Gentile M, Lentini M, et al. A prognostic algorithm including a modified version of MD Anderson Cancer Center(MDACC) score predicts time to first treatment of pa-tients with clinical monoclonal lymphocytosis(cMBL)/Rai stage 0 chronic lymphocytic leukemia(CLL). Int J Hematol. 2014; 100: 290-295.

190. Moreira J, Rabe KG, Cerhan JR, Kay NE, Wilson JW, Call TG, et al. In-fectious complications among individuals with clinical monoclonal B-cell lymphocytosis(MBL):a cohort study of newly diagnosed cases compared to controls. Leukemia. 2013;27:136-141.

191. Campo E, Matutes E, Montserrat E, Müller-Hermelink H, Harris N, Stein H. B-cell prolymphocytic leukaemia. In:Swerdlow S, Campo E, Harris N, Jaffe E, Pileri S, Stein H, et al., eds. WHO Classification of Tumours of Haematopoietic and Lymphoid Tissues. Revised 4th ed. Ly-on, France:IARC Press;2017.

192. Schlette E, Bueso-Ramos C, Giles F, Glassman A, Hayes K, Medeiros LJ. Mature B-cell leukemias with more than 55% prolymphocytes. A heterogeneous group that includes an unusual variant of mantle cell lymphoma. Am J Clin Pathol. 2001;115:571-581.

193. Smith MD, Singleton TP, Balaraman S, Jaiyesimi I, O'Malley B, Al-Saadi A, et al. Case report:mantle cell lymphoma, prolymphocytoid va-riant, with leukostasis syndrome. Mod Pathol. 2004;17:879-883.

194. van der Velden VH, Hoogeveen PG, de Ridder D, Schindler-van der Struijk M, van Zelm MC, Sanders M, et al. B-cell prolymphocytic leuke-mia:a specific subgroup of mantle cell lymphoma. Blood. 2014; 124: 412-419.

195. Flatley E, Chen AI, Zhao X, Jaffe ES, Dunlap JB, Pittaluga S, et al. Ab-errations of MYC are a common event in B-cell prolymphocytic leuke-mia. Am J Clin Pathol. 2014;142:347-354.

196. Calin GA, Croce CM. Chronic lymphocytic leukemia:interplay between non-coding RNAs and protein-coding genes. Blood. 2009;114:4761-4770.

197. Puiggros A, Venturas M, Salido M, Blanco G, Fernandez-Rodriguez C, Collado R, et al. Interstitial 13q14 deletions detected in the karyotype and translocations with concomitant deletion at 13q14 in chronic lymphocytic leukemia: different genetic mechanisms but equivalent poorer clinical outcome. Genes Chromosomes Cancer. 2014; 53: 788-797.

198. Bomben R, Dal-Bo M, Benedetti D, Capello D, Forconi F, Marconi D, et al. Expression of mutated IGHV3-23 genes in chronic lymphocytic leukemia identifies a disease subset with peculiar clinical and biological features. Clin Cancer Res. 2010; 16: 620-628.

199. Challagundla P, Medeiros LJ, Kanagal-Shamanna R, Miranda RN, Jorgensen JL. Differential expression of CD200 in B-cell neoplasms by flow cytometry can assist in diagnosis, subclassification, and bone marrow staging. Am J Clin Pathol. 2014; 142: 837-844.

200. Amador-Ortiz C, Goolsby CL, Peterson LC, Wolniak KL, McLaughlin JL, Gao J, Chen YH. Flow cytometric analysis of lymphoid enhancer-binding factor 1 in diagnosis of chronic lymphocytic leukemia/small lymphocytic lymphoma. Am J Clin Pathol. 2015; 143: 214-222.

201. Menter T, Dirnhofer S, Tzankov A. LEF1: a highly specific marker for the diagnosis of chronic lymphocytic B cell leukaemia/small lymphocytic B cell lymphoma. J Clin Pathol. 2015; 68: 473-478.

202. Nakashima MO, Durkin L, Bodo J, Lin J, Quintanilla-Martinez L, Fu K, Hsi ED. Utility and diagnostic pitfalls of SOX11 monoclonal antibodies in mantle cell lymphoma and other lymphoproliferative disorders. Appl Immunohistochem Mol Morphol. 2014; 22: 720-727.

203. Soldini D, et al. Assessment of SOX11 expression in routine lymphoma tissue sections: characterization of new monoclonal antibodies for diagnosis of mantle cell lymphoma. Am J Surg Pathol. 2014; 38: 86-93.

淋巴浆细胞淋巴瘤和 Waldenström 巨球蛋白血症

Aliyah R. Sohani, Scott J. Rodig, Nancy Lee Harris

15.1　定义

在第四版造血系统和淋巴组织肿瘤 WHO 分类中，淋巴浆细胞淋巴瘤（LPL）被定义为由淋巴细胞、浆细胞和浆样淋巴细胞构成的一种小 B 细胞肿瘤，且不满足可能存在浆样分化的其他小 B 细胞淋巴瘤的诊断标准[1]。LPL 主要累及骨髓，但也可累及外周血、淋巴结和脾脏。Waldenström 巨球蛋白血症（WM）的定义是 LPL 累及骨髓，伴任意浓度的 IgM 单克隆性副蛋白，后者见于大多数 LPL 患者。表达 IgG 或 IgA 的病例也可能符合 LPL 诊断标准，但较少见。大多数 LPL 不表达常用的 B 细胞恶性肿瘤标记，包括 CD5、CD10、CD23 和 CD103[1,2]，同时由于许多小 B 细胞淋巴瘤也可具有浆样分化，其中以边缘区淋巴瘤的一个亚型最常见，因此 LPL 并不总是能得到明确诊断，一些病例可能最好诊断为"小 B 细胞淋巴瘤伴浆样分化"，然后注明可能的鉴别诊断。最近发现，*MYD88* L265P 体细胞突变可见于超过 90% 的 LPL/WM 病例，结合此特征可使诊断更加可信[3-5]。

15.2　流行病学和发病率

LPL/WM 是一种罕见的淋巴组织肿瘤，根据 SEER 登记数据，约占 1988—2007 年间美国非霍奇金淋巴瘤的 2%[6]。诊断时中位年龄 73 岁，男性多见[6-8]。总体年龄校正发病率为每年

3.8/100 万[6]。随年龄增加，发病率显著升高，白种人发病率高于其他种族[6,7,9]。病例对照和大项队列研究报告了许多家族性病例，因此 LPL/WM 的发病机制中可能包括遗传因素[10-13]。一项来自亚洲的研究发现，日本和中国台湾的发病率低于生活在美国的亚洲人，提示环境因素和遗传因素都参与了 LPL/WM 的发生[9]。在环境因素中，各种自身免疫性疾病或其他感染状态导致的慢性抗原刺激可能与发病相关[14]。丙肝病毒（HCV）可能是 LPL/WM 的病因之一，但未被所有研究证实，一个大项研究同时采用血清学和分子遗传学技术检测 HCV，未发现与 LPL/WM 有相关性[15]。

15.3　临床特征

LPL/WM 的临床表现主要与两个因素有关：单克隆性 IgM 副蛋白的作用、肿瘤细胞浸润组织。单克隆性 IgM 副蛋白引发疾病的机制与如下因素相关：IgM 的生化特性和免疫特性、与其他蛋白的非特异性相互作用、抗体活性，以及 IgM 倾向于在组织内沉积[16]。IgM 分子有形成五聚体的倾向，以及单克隆性 IgM 分子浓度高，导致水和红细胞凝集物结合，其结果是血清黏滞度过高。10%~30% WM 患者有血清黏滞度过高相关的症状，IgM 浓度>3g/dL 可导致血清黏滞度急剧升高，大多数患者在 IgM 浓度>5g/dL 时出现症状。黏滞度过高的症状包括头痛、视觉障碍和精神状态改变，严重病例还会伴有颅内出血[17-19]。单克隆性 IgM 冷凝（Ⅰ型

冷凝蛋白血症）可见于多达 20% 患者,其中少数患者伴有 Raynaud 现象、肢端发绀,或少见的肾脏病表现[16,20]。另一些患者的单克隆性 IgM 可表现为 Ⅱ 型冷凝蛋白血症,并出现 IgG 自身抗体活性,导致紫癜、关节痛、肾功能不全和周围神经病[16,21]。单克隆性 IgM 抗红细胞抗原的自身抗体作用可导致冷凝集素性溶血性贫血,与周围神经结构结合可导致感觉运动性神经病[22-24],后一表现在 WM 患者中相对常见,一些报道中见于 25% 到接近 50% 患者[23-25]。周围神经病也可由单克隆性 IgM 蛋白的非自身免疫效应介导,继发于神经内膜的纤维素样或管状沉积、神经内淀粉样物沉积,或直接浸润神经结构[16]。单克隆性 IgM 蛋白也可沉积于其他组织内,表现为无定形聚集物,导致受累器官功能障碍[16]。单克隆性轻链以淀粉样蛋白的形式沉积（原发性 AL 型淀粉样变性）极少见于 WM 患者,也可导致相似的器官功能障碍[26]。

　　与肿瘤细胞直接浸润相关的症状最常与骨髓累及有关,骨髓累及导致外周血细胞减少。当骨髓累及症状出现时,贫血程度一般比其他系血细胞减少更明显,原因在于 WM/LPL 患者的贫血与许多因素有关,其中很大部分原因在于血清黏滞度升高导致的促红细胞生成素减少[27]。与 WM/LPL 患者贫血相关的其他因素包括溶血、血浆容量扩大,以及胃肠道受累部位的失血[16]。可累及淋巴结和脾脏,但罕见巨大淋巴结,如有脾肿大,一般为轻至中度肿大。LPL 累及的髓外和结外部位包括肺、软组织、皮肤、胃肠道、肝胆系统、肾和中枢神经系统（CNS）[28-32]。不足 5% 患者有肺累及,可表现为结节、肿块、弥漫浸润或胸腔积液,症状包括咳嗽（最常见）、呼吸困难和胸痛[29]。胃肠道累及可见于胃、十二指肠或小肠,导致吸收障碍、出血或梗阻。皮肤受累可表现为慢性荨麻疹,或形成斑块或结节[16]。直接浸润 CNS 称为 Bing-Neel 综合征,是 LPL/WM 的一个罕见并发症,以出现多种神经症状和体征为特征,包括精神状态改变、头痛、运动功能障碍、眩晕和听力受损,一些患者可导致昏迷[16,29]。不发生溶骨性病变,罕见高钙血症,这不同于浆细胞骨髓瘤。

15.4　形态学

15.4.1　外周血和骨髓

　　患者可有淋巴细胞增多,但淋巴细胞绝对数一般低于慢性淋巴细胞白血病（CLL）患者[1]。循环肿瘤细胞可有浆样特征,染色质团块状、核偏位、中等丰富的嗜碱性胞质,有时可见一个核旁凹陷（图 15.1）[33]。因 IgM 副蛋白水平升高而导致血清黏滞度过高的患者中,有可能见到红细胞凝集和钱串结构形成[34]。

　　骨髓抽吸涂片可见呈现谱系性形态的淋巴细胞增多,包括小圆形淋巴细胞、浆样淋巴细胞和浆细胞（图 15.2）。穿刺活检标本中可见多种浸润模式,以间质性浸润和结节状浸润最常见[35-37]。少数病例表现为单纯的小梁旁浸润或弥漫浸润[35,36]。淋巴细胞聚集主要由小淋巴细胞构成,伴有多少不等的浆样淋巴细胞和浆细胞[1,2]。浆样分化可表现为 Russell 小

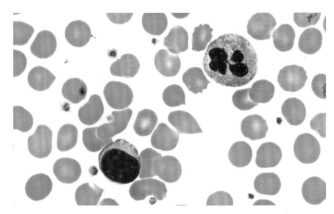

图 15.1　淋巴浆细胞淋巴瘤的外周血。视野中可见一个循环内肿瘤性淋巴细胞（左下）,具有浆样分化特征,染色质团块状,核偏位,胞质中等丰富,可见一个核旁凹陷

体或 Dutcher 小体[33]。淋巴细胞聚集几乎总是伴有肥大细胞增多,Giemsa 染色或 CD117 免疫组化染色有助于识别肥大细胞,但对 LPL 的诊断没有帮助（图 15.2F）[1,2,38]。

　　骨髓浸润模式需要与其他更常累及骨髓的小 B 细胞淋巴瘤鉴别,包括 CLL 和滤泡性淋巴瘤（FL）。免疫表型检测可非常容易地鉴别这些肿瘤（见“免疫表型”）。此外,虽然 LPL 的结节状聚集可延伸至小梁旁,少数病例还可以小梁旁浸润为主,但一般不伴有沿骨小梁的线状生长或间质纤维化,这些是滤泡性淋巴瘤累及骨髓的特征（图 15.2C）[35]。LPL 与边缘区淋巴瘤（MZL）具有相似的免疫表型,两者的鉴别更困难。间质性浸润在 LPL 比 MZL 更常见[35]。与脾脏 MZL（SMZL）不同,LPL 罕见窦内浸润[35,36]。对于疑难病例,检测 MYD88 L265P 突变可能有帮助[5]。浆样分化明显的病例需要鉴别浆细胞骨髓瘤,特别是伴淋巴浆样形态的小淋巴细胞变异型,后者与 LPL 的区别在于 CD45 阴性、CD19 阴性、CD56 阳性,常表达 Cyclin D1,FISH 检测证实存在 CCND1 重排[39-42]。

15.4.2　淋巴结

　　过去描述了两种主要的淋巴结累及模式[2,4,28,22,37,43]。经典模式表现为淋巴结结构不完全破坏,残留小的初级滤泡或增多的反应性滤泡,淋巴窦开放或扩张（图 15.3A）。滤泡间区可见相对一致的小淋巴细胞、浆样淋巴细胞和浆细胞浸润,无明显滤泡殖入（图 15.3B）。仅罕见大的转化细胞。可有 Dutcher 小体、肥大细胞增多或含铁血黄素沉积。另一些病例的结构消失更为彻底,小淋巴细胞、浆样淋巴细胞和浆细胞呈模糊的结节状或弥漫性多形性浸润,类似免疫母细胞的转化大细胞数量增多。一些病例可有大量转化细胞,但不应形成大的聚集灶,或成片分布,否则应考虑弥漫大 B 细胞淋巴瘤（DLBCL）转化[44]。所谓的多形性浸润模式中可有明显的上皮样组织细胞簇,在以前的分类中有时称为多形性免疫细胞瘤。在经典模式和多形性模式中,有可能见到细胞外免疫球蛋白沉积,可表现为淀粉样物质,或刚果红阴性的无定形淀粉样物质,或见到含有结晶的组织细胞。缺乏小淋巴细胞淋巴瘤（SLL）的假滤泡结构或增殖中心。

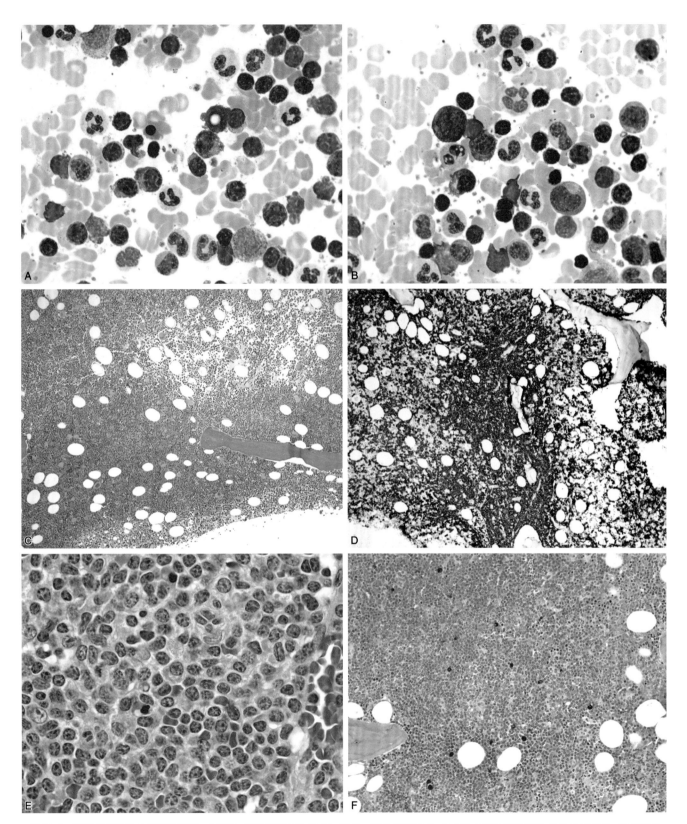

图 15.2　**淋巴浆细胞淋巴瘤累及骨髓。A 和 B,**骨髓抽吸涂片,Wright 染色。淋巴细胞增多,由成熟小淋巴细胞构成,染色质团块状,许多具有浆样特征。浆细胞罕见。**C,**骨髓穿刺活检标本,低倍放大。可见间质性和结节状浸润,还可见疏松的小梁旁聚集。**D,**CD20 免疫染色,可清楚显示骨髓累及的各种模式,以及骨髓累及的程度。**E,**高倍放大,小淋巴细胞的染色质呈团块状,偶见浆样淋巴细胞,罕见浆细胞。**F,**Giema 染色显示肥大细胞增多

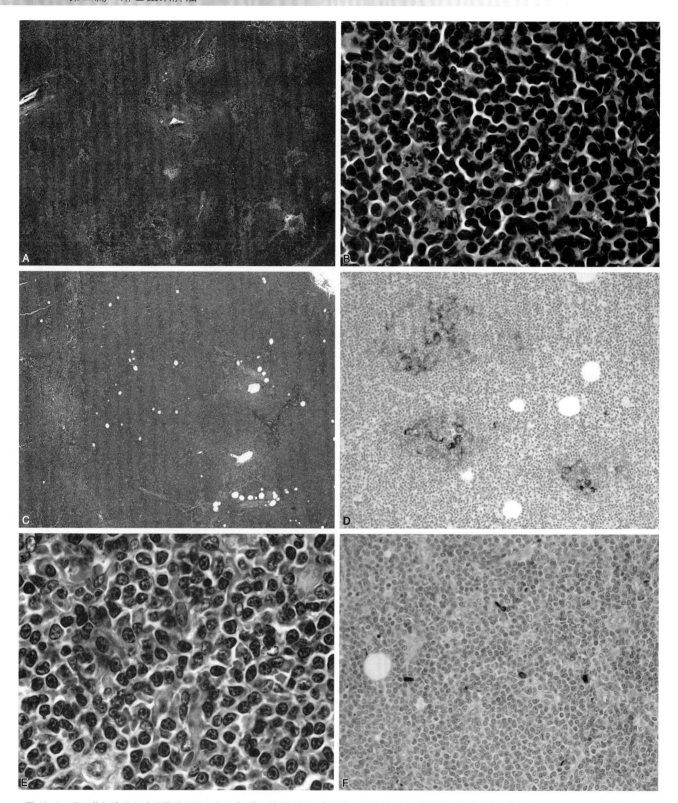

图 15.3　**淋巴浆细胞淋巴瘤累及淋巴结**。A 和 B,淋巴结累及的经典形式。低倍镜下,正常结构不完全破坏,淋巴窦开放(A)。高倍镜观察,滤泡间区单形性小细胞浸润,染色质团块状,伴细胞外含铁血黄素沉积(B)。C-F,淋巴结正常结构破坏更加彻底(C),CD21 染色证实存在滤泡殖入(D)。高倍镜下可见浆样分化(E),Giemsa 染色可见散在肥大细胞(F)。分子遗传学检查证实这两例均有 *MYD88* L265P 突变

最近对初始诊断为 LPL、淋巴结边缘区淋巴瘤(NMZL)和小 B 细胞淋巴瘤伴浆样分化的淋巴结淋巴瘤进行了 *MYD88* L265P 突变分析,这些研究使我们重新认识了淋巴结 LPL 的形态学谱系。研究发现,一些 *MYD88* L265P 突变病例表现为淋巴结结构完全破坏,肿瘤表现为模糊的结节状生长,伴不同程度的滤泡殖入,或灶性区域含有淡染的单核样细胞或边缘区样细胞(图 15.3C~F)[4,45]。*MYD88* L265P 突变病例更常伴有骨髓累及、血清 IgM 水平升高,以及伴有血清 M 成分,提示这些病例虽然具有 NMZL 的形态特征,但属于真正的 LPL[4,45]。另一方面,一些病例表现为多形性淋巴结累及,伴有显著的组织细

胞,偶见免疫母细胞,这些病例初始诊断为 LPL,但均缺乏 *MYD88* L265P 突变,提示可能属于 LPL 之外的其他 B 细胞肿瘤[4]。因此从目前来看,在发现新的特征性证据之前,后面这类肿瘤最好归类为小 B 细胞淋巴瘤伴浆样分化。

15.4.3　脾脏和其他组织

　　LPL 累及脾脏的形态学改变还没有描述清楚,早期文献认为表现为淋巴浆细胞结节状和弥漫性浸润红髓,类似于其他小

B 细胞肿瘤白血病样播散的分布方式[28,46-48]。肿瘤细胞包括小淋巴细胞、浆细胞和中间形态的细胞,类似于骨髓和淋巴结中所见(图 15.4)。这种细胞学表现可能需要与 SMZL 鉴别,后者可有浆样分化特征。支持 LPL 而不是 SMZL 的病理特征包括:白髓相对不受累且缺乏边缘区生长方式、缺乏单核细胞样或边缘区样细胞形态、明显的浆样分化(形态学观察,或组织切片免疫组化或原位杂交检测证实)(图 15.4B ~ E)[47]。此外,LPL 患者的 IgM 副蛋白水平更高,更为广泛地累及骨髓或

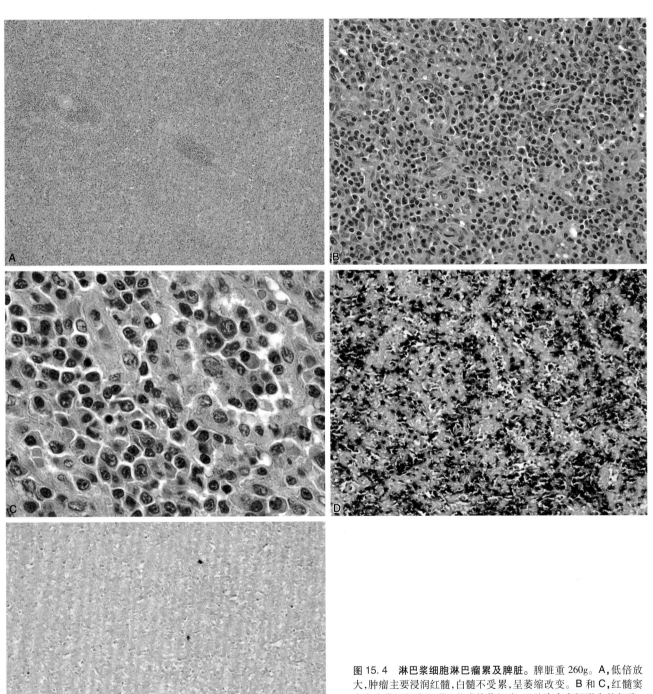

图 15.4　**淋巴浆细胞淋巴瘤累及脾脏**。脾脏重 260g。**A,**低倍放大,肿瘤主要浸润红髓,白髓不受累,呈萎缩改变。**B 和 C,**红髓窦内含小淋巴细胞和明显的成熟浆细胞,以及许多中间形态的细胞。**D 和 E,**原位杂交检测,κ 轻链(**D**)显著多于 λ 轻链(**E**),进一步证实存在浆样分化

淋巴结,继发累及脾脏时,脾肿大程度比 SMZL 患者轻。伴弥漫性红髓累及的其他小 B 细胞淋巴瘤也需要鉴别,包括毛细胞白血病(HCL)和脾脏弥漫性红髓小 B 细胞淋巴瘤(SDRPS-

BL)。结合临床、形态学和免疫表型特征,LPL 与 HCL 的鉴别很容易[49]。虽然 SDRPSBL 可有不明显的浆样表现,但一般缺乏明显的浆样分化特征,例如通过免疫组化染色或原位杂交方

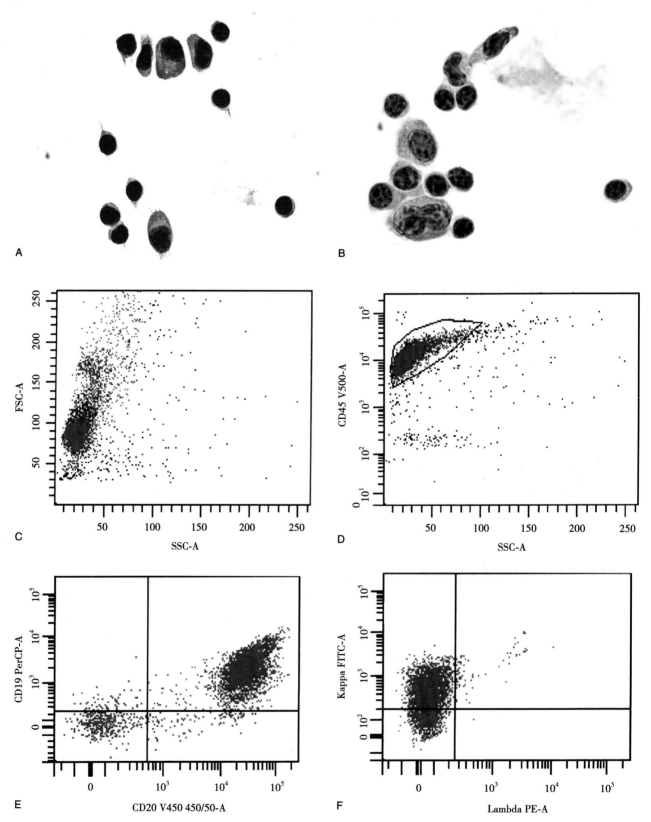

图 15.5 淋巴浆细胞淋巴瘤累及脑积液(Bing-Neel 综合征)。Diff-Quik 染色(A)和 Papanicolaou 染色(B)可见染色质致密或团块状的小淋巴细胞,以及大的浆样细胞。C~F,脑积液流式细胞术分析,证实存在一个 CD45⁺、CD19⁺ 和 CD20⁺ 的 B 细胞群,伴轻链限制(蓝色)。光散射分析显示(C),克隆性 B 细胞中的一部分细胞显示前向高散射,对应于大的浆样细胞和浆细胞

法检测不到胞质免疫球蛋白[50,51]。

前文介绍了 LPL 常见的髓外和结外累及部位(见"临床特征"),相应的组织学描述很少。LPL 累及髓外部位的组织学表现可与结外边缘区淋巴瘤(EMZL)有一些重叠,包括淋巴浆样细胞结节状和弥漫性浸润、局灶性单核样 B 细胞簇,以及出现 Dutcher 小体[28,30]。胃肠道病变(例如胃和结肠)不出现淋巴上皮病变和滤泡殖入[28,30]。皮肤病变表现为真皮内淋巴浆样细胞间质性、结节状或弥漫性浸润,伴附属器周围聚集现象,罕见病例可有灶性表皮溃疡[28,52,53]。脾脏病变患者可有肝脏累及,后者表现为浆样淋巴细胞浸润导致汇管区扩大和肝窦扩张[28]。CNS 累及(Bing-Neel 综合征)患者的脑积液(CSF)细胞学标本表现为淋巴细胞性脑积液细胞增多,包括浆样淋巴细胞和浆细胞,类似其他组织中所见的细胞形态谱系(图 15.5A 和 B)。这些标本行流式细胞术、电泳、免疫固定和 *MYD88* L265P 突变分析,可确定诊断(图 15.5C ~ F)[32,54,55]。但一些病例的 CSF 内瘤细胞数量极少或无,类似于其他类型淋巴瘤累及 CNS,这种情况下需要脑组织活检来明确诊断。

15.5　免疫表型

LPL 的淋巴细胞成分表达中等水平的广谱 B 细胞抗原,包括 CD19、CD20、CD22、CD79a、PAX5 和 FMC7,以及单克隆性表面轻链(图 15.2D、图 15.5E 和 F)。浆细胞成分表达胞质免疫球蛋白和其他浆细胞分化标记,包括 CD138(不一致)和 MUM1(IRF4)(图 15.4D 和 E)。与浆细胞骨髓瘤中的浆细胞不同,LPL 的浆细胞表达 CD19,不表达 CD56。常表达 CD25 和 CD38,但非恒定表达。瘤细胞不表达 CD5、CD10、CD23 和 CD103,这些特征有助于鉴别诊断。偶有 CD5 阳性 LPL 报道,但很多细胞强表达胞质免疫球蛋白,不表达 Cyclin D1,因此可与 CLL/SLL 和套细胞淋巴瘤鉴别。同样,罕见的 CD10 阳性 LPL 与滤泡性淋巴瘤的区别在于浆样分化程度更明显,不表达其他生发中心相关抗原(例如 BCL6),滤泡树突细胞抗原(CD21 和/或 CD23)染色的表达模式也不相同。

15.6　遗传学特征

15.6.1　*MYD88* L265P 突变

2012 年,LPL/WM 患者骨髓淋巴浆细胞的全基因组测序研究发现,3p22.2 上的髓系分化初级应答 88 基因(*MYD88*)发生了 T→C 体细胞点突变,265 位点的亮氨酸变为脯氨酸[3]。此项研究中,采用 Sanger 测序法来检测 *MYD88* L265P 突变,91% 的 LPL/WM 患者存在此突变[3],之后的其他研究证实此突变见于 90% 患者,包括非 IgM 的 LPL 病例[5,56-60]。此突变还见于 50% 的意义不明 IgM 单克隆丙种球蛋白病(MGUS),提示此突变是 LPL 发病的早期遗传学事件[56,57,59,61-63]。此突变在 LPL/WM 发病机制中的功能意义将在后文中详细讨论(见"推测的细胞起源和发病机制")。

MYD88 L265P 突变在 LPL 的发生率非常高,因此,为促进小 B 细胞淋巴瘤的诊断,已研发出可用于分子遗传学实验的等位基因特异性 PCR 技术,可用于骨髓标本、石蜡包埋组织和外周血标本的检测[4,5,59,64]。但此突变对 LPL 并不特异,还可见于其他 B 细胞肿瘤,例如经基因表达谱证实的活化 B 细胞型(ABC 型)DLBCL[65,66]、经免疫组化染色证实的非生发中心起源的 DLBCL[67],以及其他 DLBCL 亚型,包括 CNS 原发性 DLBCL[68-70]、睾丸原发性 DLBCL[69,71]、皮肤原发性 DLBCL-腿型[72,73],还包括罕见的 CLL 和边缘区淋巴瘤。尽管各种 DLBCL 亚型的 *MYD88* L265P 突变率可达 40% ~ 90%,但此突变的存在并不影响 DLBCL 的诊断,因为仅从形态学即可与 LPL 鉴别。不足 5% 的 CLL 存在 *MYD88* L265P 突变,据报道,这些病例有独特的临床病理特征,包括诊断时更年轻、IGHV 突变、不表达 CD38 和 ZAP-70[57,74,75],此外,这些病例一般没有浆样分化特征,仅极少数(一篇报道约 10%)病例有少量 M 成分[74]。LPL 之外的一些伴浆样分化的小 B 细胞肿瘤存在 *MYD88* L265P 突变,常需要鉴别,包括 EMZL(7%)、SMZL(0% ~ 10%)、NMZL(0% ~ 24%)[3,4,45,56,57,76,77]。这些病例的血清 IgM 水平更高,有证据显示,这些报道中的部分病例的临床和实验室特征更接近 LPL,提示类似病例若仅依据临床病理学标准可能误诊为边缘区淋巴瘤[3,4,45,76]。此突变不见于浆细胞骨髓瘤,包括 Cyclin D1 阳性病例和罕见的 IgM 阳性病例,也不见于 IgG 或 IgAM-GUS[3,5,57,63,78]。

15.6.2　其他体细胞突变

在 LPL/WM 中发生率较高的其他体细胞突变包括趋化因子(C-X-C 基序)受体 4(CXCR4)无意突变和移码突变,见于 27% ~ 29% 的 LPL 患者[60,79,80]。这是 CXCR4 突变首次报道于人类癌症中,类似于 WHIM 综合征(疣、高丙种球蛋白血症、感染和先天性骨髓粒细胞缺乏症综合征)中发生的胚系 CXCR4 无意和移码 C 末端突变[60]。AT 丰富交互作用域 1A(*ARID1A*)突变见于 17% 患者,其他稍少见的体细胞突变基因包括 *TP53*、*CD79B*、*KMT2D*[以前称"混合性白血病 2"(MLL2)]和 MYB 结合蛋白(P160)1a(*MYBBP1A*),这些突变的发生率均约 7%[3,79]。还研究了其他 B 细胞淋巴瘤中 WHIM 样 *CXCR4* 突变的发生情况:此突变罕见于 SMZL 和 DLBCL,不见于 CLL、HCL、浆细胞骨髓瘤和 IgG 或 IgAMGUS[80]。但由于大多数 CX-CR4 突变肿瘤也伴有 *MYD88* L265P 突变,导致 WHIM 样 CX-CR4 突变在 LPL 的诊断中很少使用[60]。这些突变在 LPL/WM 中的功能和预后意义将在后文中详细讨论(见"推测的细胞起源和发病机制""临床过程、治疗和预后")。

15.6.3　细胞遗传学异常

已发现 LPL/WM 存在许多数量和结构异常,最常见为 6q21-22 缺失,见于 40% ~ 60% 病例[81-86],但若仅检测淋巴结 LPL,此异常的发生率要低很多[43,87]。ARID1B 是此区常见缺失的基因,此基因被认为参与 p53 信号,有趣的是,有或无 6q 明显丢失的患者均可发生 ARID1B 缺失[79]。已经识别的异常包括 3、4、5、12 和 18 号染色体的获得,以及 8、16、18-22、X 和 Y 染色体的丢失[16,43,83,84,88-93]。最近一项研究发现,与 IgMMGUS 和焖燃型 WM 相比,症状性 WM 中一些拷贝数异常发生的频率明显更高,包括+4、del(6q23.36q25.3)、+12 和+18q11-18q23,提示 WM 的发生存在多步骤转化过程[94]。但这些细胞遗传学异常中的许多改变对 LPL 并不特异,也可见于结外型、结内型和脾脏边缘区淋巴瘤[81]。早期报道认为 t(9;14)(p13;q32)/IGH/PAX5 是 LPL 常见的重现性易位[95,96]，但最近的研究发现 LPL 很少发生涉及 IGH 的重排[43,82,84,97,98]。

15.7 推测的细胞起源和发病机制

LPL 中的淋巴细胞属于生发中心后 B 细胞，在体外可自然分化为浆细胞[99]。LPL/WM 和 IgMMGUS 分子遗传学研究已证实，IGH 基因内存在广泛的体细胞超突变，符合起源于生发中心后 B 细胞。克隆内变异的相关证据很少，大多数报道显示肿瘤细胞不能进行重链类别转换，一些研究认为肿瘤细胞已失去这种能力。这些研究提示肿瘤起源于 IgM 阳性的记忆性 B 细胞，其正常对应细胞位于骨髓，成熟为分泌 IgM 的浆细胞，肿瘤转化发生在亲和力成熟之后、类别转换之前[100-106]。LPL 累及的组织内常有肥大细胞增多，肥大细胞可能通过炎性细胞因子和 CD40 配体依赖信号来促进 LPL 的生长[107,108]。

最近的景观遗传学研究提高了我们对 LPL/WM 分子发病机制的理解，也为肿瘤的靶向治疗指明了方向。MYD88 编码的蛋白参与 toll 样受体和 IL-1 受体信号，在受体活化时发生同源二聚体化。此蛋白通过 Bruton 酪氨酸激酶（BTK）和 IL-1 受体相关激酶（IRAK）复合物来调节下游信号，最终导致 IκBα 磷酸化，并释放和活化 NF-κB[3]。L265P 是一种功能获得性突变，可促进细胞存活，其机制是通过允许 MYD88 自发同源二聚体化、BTK 活化和 IRAK 复合物组装，从而导致 NF-κB 构成性活化[65,109,110]。抑制 MYD88 信号可导致 MYD88 L265P 突变的 ABC 型 DLBCL 细胞和 WM 细胞中的 NF-κB 核转运减少，活性下降[3,65]。通过蛋白酶体抑制因子阻断 IκBα，可提高 WM 患者的治疗反应率[111-114]，伊鲁替尼是一种选择性 BTK 抑制剂，对 MYD88 L265P 突变细胞系有很强作用，在复发或难治性 WM 患者中已取得初步效果[109]。LPL/WM 患者另一个重要的常见基因靶点是 CXCR4，CXCR4 通过其配体活化 AKT 和丝裂原活化蛋白（MAP）激酶信号，从而促进 WM 细胞迁移、黏附和归巢[79,115]。WHIM 样 CXCR4 突变导致受体内化缺陷，对 WM 有促进作用，已证实可促进转染小鼠模型的肿瘤生长和髓外播散，导致小鼠生存期缩短，抗 CXCR4 单克隆抗体可消除这种作用[80,116]。ARID1A 是 LPL/WM 患者第三常见的单核苷酸变异靶点，编码一个染色体重建蛋白，ARID1B 是其家族成员，位于 6q，在 LPL/WM 患者常发生缺失[79]。ARID1A 和 ARID1B 突变均已在其他恶性肿瘤中有描述，两者通过 p53 和周期依赖激酶抑制因子 1A（CDKN1A）调节而发挥作用，是细胞周期控制和 DNA 损伤反应过程中重要的调节因子[117-119]。TP53 突变见于约 7% 的 LPL/WM 患者[79]。这些数据表明，LPL/WM 存在多种体细胞突变，这些突变协同作用，促进淋巴瘤的发生，其中涉及的机制包括 NF-κB 依赖的促存活信号、细胞迁移和归巢，以及细胞周期失调。

15.8 临床过程、治疗和预后

与其他大多数低级别 B 细胞淋巴瘤一样，LPL/WM 一般表现为惰性临床过程，多数患者表现为疾病进展缓慢，对治疗无反应[16]。大项研究的中位总体生存期为 5~10 年，患者的临床

结局受许多临床和实验室预后因素的影响[120,121]。WM 国际预后评分系统被用于判断预后和决定最佳的初始治疗方案，其中包括 5 项预后不良特征：>65 岁、血红蛋白 ≤11.5g/dL、血小板计数 ≤100×10⁹/L、β₂-微球蛋白 >3mg/L、血清单克隆蛋白浓度 >7.0g/dL[120]。伴 0~1 个预后不良特征、且年龄 ≤65 岁者属于低危组，5 年生存率为 87%；伴 2 个以上预后不良特征者属于高危组，5 年生存率仅为 36%；伴 2 个预后不良特征或年龄 >65 岁者属于中危组，5 年总体生存率为 68%[120]。

病理特征有很重要的预后意义，多形性形态、复杂核型和 6q 缺失均与预后不良相关[37,83,122]，但有一些研究未证实 6q 缺失与预后差相关[85,86]。此外，多形性形态病例的 MYD88 L265P 突变率低，提示这些病例可能是独特的临床病理类型，不同于伴有突变的典型 LPL 病例[4]。一项研究发现，DLBCL 转化见于 13% 的病例，与侵袭性临床过程和预后差相关[44,83]。大规模基因组研究已经发现 MYD88 L265P 突变之外的体细胞突变，这些突变可能对 LPL/WM 的预后有重要影响[3,60,79]。例如，同时发生 MYD88 L265P 和 ARID1A 突变的患者与仅发生 MYD88 L265P 突变的患者相比，骨髓累及程度、贫血和血小板减少程度均更明显[3]。同一作者的另一项独立研究发现，同时发生 MYD88 L265P 和 CXCR4 突变的患者表现为更具侵袭性疾病过程，骨髓累及更明显，血清 IgM 水平更高，需要治疗的伴发疾病症状更明显（包括黏滞性过高综合征），而 MYD88 和 CXCR4 均为野生型患者的骨髓累及程度最低[60]。有趣的是，在同一研究中还发现，CXCR4 突变或野生状态并不影响总体生存率，但 MYD88 野生型患者的总体生存率显著低于 MYD88 L265P 突变患者，提示在 MYD88 L265P 阴性组还存在其他影响疾病预后的重要遗传标记[60]。最后，体外研究发现，CXCR4 突变的 WM 细胞对 BTK、雷帕霉素哺乳动物靶因子（mTOR）和磷脂酰肌醇 3 激酶（PI3K）抑制因子有抗性，但对蛋白酶体抑制因子没有抗性[80,116]。随着对 LPL 遗传学基础认识的深入，可以总结出包括临床病理学和遗传学变量在内的更为精确的预后评分系统，并研究出对患者更有效的靶向治疗药物。

过去 10 年里举行了一系列 WM 国际研讨会（IWWM），这些会议提出的 WM 初始治疗和管理推荐意见是当前公认的标准[123-126]。根据数个 2 期研究成果，2012 年对指南进行了最新一次更新[114]。初始治疗适用于如下患者：具有全身症状、有症状的进行性淋巴结肿大或脾肿大，继发于骨髓浸润的严重血细胞减少，或有症状的并发症，例如黏滞性过高综合征、周围神经病、淀粉样变性、肾功能不全或冷凝集素血症[123]。不能仅凭血清 IgM 水平来决定是否进行治疗，因为其水平高低可能与症状严重程度没有相关性[16]。一线治疗方案常采用包含利妥昔单抗的联合化疗，例如：苯达莫司汀和利妥昔单抗；地塞米松、利妥昔单抗和环磷酰胺；硼替佐米和利妥昔单抗。复发患者、难治性患者或治疗选择有限的患者可考虑含氟达拉滨的治疗方案、依维莫司，或阿仑单抗[114]。对化疗敏感的患者，可采用高剂量化疗加自体干细胞移植这种挽救性治疗方案[114]。对于较年轻患者，推荐限制使用烷化剂和核苷类似物治疗，因为这些药物可导致骨髓抑制，且继发骨髓增生异常综合征和急性髓系白血病的风险也升高[16,127]。许多 WM 患者在利妥昔单抗和其他抗 CD20 单抗治疗后，会出现 IgM 水平升高（所谓的 IgM 潮），并不代表疾病恶化。但一些患者的这种 IgM 水平升高可持续数周，因此

不得不进行检查以除外疾病进展,这也限制了这些药物在伴有副蛋白相关症状的患者中的使用,例如伴有黏滞性过高、冷球蛋白血症或冷凝集素溶血性贫血的患者[16,114]。一些伴有严重副蛋白相关症状的患者可从血浆去除术中获益,此方法可作为基线治疗,或在利妥昔单抗之前使用,以避免加重症状[114]。

15.9　鉴别诊断

15.9.1　肿瘤

需要与 LPL 鉴别的主要肿瘤性疾病包括其他伴有浆样分化的小 B 细胞淋巴瘤,特别是边缘区淋巴瘤的各种亚型,原因在于它们具有与 LPL 相似的非特异性免疫表型。与 LPL/WM 相比,EMZL 和 SMZL 具有相对独特的临床表现和疾病分布,可借此进行鉴别。此外,LPL 缺乏涉及 *MALT1* 和 *BCL10* 的易位,而这些易位常见于累及胃和肺的 EMZL[30]。LPL 累及淋巴结时,与 NMZL 的鉴别可能非常困难,特别是小的活检标本。NMZL 可有显著的浆样分化,而一些 LPL 也可有灶性单核细胞样或边缘区细胞样形态,并可有显著的滤泡殖入[4,45]。肥大细胞增多和淋巴窦扩张被视为支持 LPL 的特征,但并不是所有 LPL 均可见到这些表现[45]。最近的两项研究表明,*MYD88* L265P 突变分析检测有助于淋巴结活检标本中 LPL 的诊断[4,45]。此突变对 LPL 既不敏感也不特异,因此对于 LPL 的诊断而言,密切结合临床、实验室检查和病理特征是非常重要的。对于缺乏 *MYD88* L265P 突变的病例,以及支持 LPL 诊断的临床和实验室检查数据有限的病例(例如,最近没有进行或没有同时进行骨髓活检,或血清免疫球蛋白水平证据不明确,或没有进行血清蛋白和免疫固定电泳分析),最适合的诊断是小 B 细胞淋巴瘤伴浆样分化,并备注可能的鉴别诊断。

另一个需要鉴别的肿瘤性疾病是 γ 重链病,这是一种极为罕见的 B 细胞淋巴组织增殖性疾病,以分泌一条异常的截短型 γ 重链为特征,后者不能与轻链结合[128]。γ 重链病的中位发病年龄为 51~68 岁,很多患者有基础性自身免疫性疾病,最常见为类风湿性关节炎,可于淋巴瘤之前数年出现[129]。所伴发的淋巴瘤常累及骨髓、淋巴结和脾脏,但也可表现为局限性结外病变,累及皮肤、甲状腺、唾液腺、胃肠道和结膜。受累组织常表现为混合性淋巴细胞、浆样淋巴细胞和浆细胞浸润,与 LPL 类似。γ 重链病的临床表现和形态学特征均与 LPL 重叠,因此以前被视为 LPL 的一个变异型,但其免疫表型与 LPL 有明显差别,免疫组化染色或原位杂交检测表达 IgG 重链,不表达轻链。此外,γ 重链病的多形性表现比 LPL 更明显,可见数量不等的免疫母细胞、嗜酸性粒细胞和组织细胞,背景可能高度富于血管。罕见病例可见非典型 R-S 样细胞,需要与霍奇金淋巴瘤或某些类型的外周 T 细胞淋巴瘤鉴别[129]。一些病例可具有其他小 B 细胞肿瘤的临床病理特征,包括 EMZL、SMZL,或其他脾脏小 B 细胞肿瘤[130]。尽管 γ 重链病的临床和形态特征与 LPL 有一定重叠,但仍被视为一种独立疾病,原因有三个方面:组织学的多样性;许多病例没有 LPL 的特征;最近研究证实 γ 重链病没有 *MYD88* L265P 突变[131]。

15.9.2　IgM 分泌性疾病

其他以 IgM 副蛋白为关键特征的疾病包括 IgM MGUS 和

无症状性或焖燃型 WM,需要与 LPL/WM 鉴别。IgM MGUS 的定义是血清单克隆 IgM 蛋白<3g/dL,骨髓中淋巴浆细胞浸润轻微或无(不足骨髓细胞的 10%),缺乏 WM 症状[132]。流式细胞术证实存在单克隆性 B 细胞或浆细胞群,或分子遗传学研究发现克隆性 IGH 重排,但无淋巴浆细胞浸润的形态学证据,可确定 IgM MGUS 的诊断。*MYD88* L265P 突变分析对两者的鉴别没有帮助,因为近半数 IgM MGUS 有此突变[56,57,59,61-63]。无论血清 M 蛋白浓度的高低,*MYD88* L265P 突变的 IgM MGUS 患者进展为 LPL/WM 的风险更高,因此,*MYD88* L265P 状态可作为 IgM MGUS 患者预后和疾病进展的标志[61]。焖燃型或无症状性 WM 患者有 LPL 累及骨髓的组织学证据(淋巴浆细胞浸润至少占骨髓细胞的 10%),和/或血清单克隆 IgM 蛋白≥3g/dL,但没有 WM 症状或末端器官损害的证据(即贫血、全身症状、黏滞性过高、淋巴结肿大,或肝脾肿大)[114,133],因此,与 LPL/WM 的鉴别诊断需要密切结合临床和实验室特征。IgM MGUS 和焖燃型或无症状性 WM 患者需要随访,但在症状出现之前不需要治疗[114,133]。IgM MGUS 进展为 LPL/WM(少数为 CLL 或原发性 AL 型淀粉样变性)的长期风险升高,5 年累积进展率为 10%,无症状性 WM 患者的进展风险更高,大多数在 5 年或更长时间出现症状并需要治疗[133-134]。

原发性慢性冷凝集素病是一种自身免疫性溶血性贫血,补体固定的单克隆 IgMγ 冷凝集素与红细胞表面的 I 抗原结合,介导本病的发生[135,136]。诊断标准包括慢性溶血的临床和实验室表现、冷凝集素滴度,直接库姆试验的特征性异常,以及临床或影像学检查没有淋巴瘤的明确证据[135]。虽然没有淋巴瘤的明确证据,但骨髓标本中常可见淋巴样聚集,外周血或骨髓流式细胞术检查可能发现克隆性 B 细胞,导致约 75% 病例被诊断为伴发淋巴瘤,早期研究中将这些病例归入 LPL/WM[135]。最近对原发性慢性冷凝集素病患者的骨髓进行了详细研究,发现很大一部分患者存在不同于 LPL/WM 的数个关键特征,包括单形性 B 细胞缺乏浆样形态且对骨髓的浸润有限,不表达浆细胞相关标记(例如 MUM1),缺乏 *MYD88* L265P 突变[136]。这些研究表明,原发性慢性冷凝集素病患者发生的淋巴组织增殖性疾病不同于 LPL/WM 中所见,但还需要进一步研究来确定这些淋巴组织增殖性疾病的全部特征。

IgM 阳性的浆细胞骨髓瘤极为罕见,仅约占所有浆细胞骨髓瘤的 1%,患者常表现为高钙血症和溶骨性病变,这些是非 IgM 型浆细胞骨髓瘤的典型症状,不见于 LPL/WM[137]。但由于浆细胞骨髓瘤在发病时并非所有患者都会出现这些症状,且与 LPL/WM 有一些相同的临床特征,例如贫血和肾功能不全,因此,只有在通过组织病理学和流式细胞术检查证实没有外周淋巴结肿大、脾肿大,以及没有单克隆性 B 细胞群的情况下,才能诊断 IgM 阳性浆细胞骨髓瘤[137]。骨髓瘤中的克隆性浆细胞表现为 CD19 阴性、CD56 阳性,与 LPL 中的浆细胞正好相反,此特征有助于鉴别[138]。

伴有单克隆性 IgM 副蛋白的原发性 AL 型淀粉样变性罕见,患者有独特的临床病理特征,包括诊断时年龄更大、更常见 γ 轻链产物、器官功能不全的严重程度更轻[139]。

μ 重链病是三种重链疾病中最罕见的类型,文献仅报道 30~40 例,是一种类似 CLL/SLL 的淋巴细胞肿瘤,伴有脾肿大、淋巴结肿大、溶骨性病变和 κ 本周蛋白尿[128]。血清免疫固定检查可见不伴轻链的单克隆性 IgM,骨髓抽吸涂片可见小圆形淋巴细胞和胞质空泡明显的浆细胞[128]。

15.9.3 其他疾病

淋巴结 LPL 可见残留的反应性淋巴滤泡,淋巴窦开放,滤泡间区可见显著的浆细胞成分,因此需要鉴别浆细胞型 Castleman 病,两者的鉴别可能很困难,因为多达 50% 的浆细胞型 Castleman 病中含有克隆性浆细胞[140]。如下特征支持 LPL 的诊断:支持 LPL/WM 的临床和实验室特征,以及浆细胞成分的免疫表型(浆细胞型 Castleman 病中的克隆性浆细胞几乎总是表现为 IgG 或 IgAλ 轻链限制)[141]。

类风湿性关节炎性淋巴结炎或梅毒性淋巴结炎也可表现为滤泡增生和滤泡间区浆细胞增多,与淋巴结 LPL 可能相似[140]。此外,IgG4 相关性疾病累及淋巴结时,可出现与 LPL 重叠的一些特征[142,143]。类风湿性关节炎、梅毒和 IgG4 相关性疾病具有各自独特的临床和实验室特征,免疫球蛋白轻链染色证实为多克隆性浆细胞,因此容易鉴别。此外,LPL 缺乏梅毒所具有的血管炎表现,特殊组化染色或抗螺旋体免疫组化染色检测梅毒螺旋体也有助于鉴别[144]。

精华和陷阱

精华
- LPL/WM 的诊断需要综合形态学、免疫表型、实验室和临床特征,分子遗传学特征的重要性越来越明显,特别是在与形态学和免疫表型有重叠的伴浆样分化的其他小 B 细胞淋巴瘤的鉴别诊断中。
- *MYD88* L265P 突变是 LPL/WM 最常见的体细胞突变,见于超过 90% 的病例,其他小 B 细胞肿瘤罕见此突变,包括存在浆样分化者。
- LPL 的组织病理学诊断最常通过骨髓标本来完成,骨髓标本中最常表现为淋巴浆细胞间质性和结节状浸润。罕见窦内浸润、单纯的小梁旁浸润或弥漫浸润,这些是其他小 B 细胞淋巴瘤的特征。
- 典型的 LPL 累及淋巴结时,表现为正常结构不完全破坏,淋巴窦和滤泡结构保留,滤泡间区淋巴浆细胞浸润,缺乏增殖中心。
- LPL/WM 具有预后意义的病理学特征包括多形性形态、特定的细胞遗传学异常和 DLBCL 转化,后者可见于少数病例。随着对 LPL/WM 遗传学基础认识的深入,分子遗传学特征对于判断预后和指导治疗的重要性会越来越明显。

陷阱
- *MYD88* L265P 突变对 LPL/WM 既不敏感也不特异,多达 10% 病例缺乏此突变。此突变在某些亚型的 DLBCL 相对常见,CLL 和所有三种亚型的边缘区淋巴瘤也有少数病例存在此突变。
- 淋巴结 LPL 可有多种形态学表现,包括正常结构完全消失、滤泡殖入,或灶性单核细胞样或边缘区样形态,一些病例的多形性特征更明显,可见组织细胞聚集和免疫母细胞数量增多。此外,LPL/WM 累及脾脏、其他髓外和结外部位的形态学描述有限。密切结合临床、实验室特征和 *MYD88* L265P 状态对于这些病例的诊断至关重要。缺乏支持 LPL 诊断的临床和实验室数据,且 MYD88 为野生型的病例最好诊断为小 B 细胞淋巴瘤伴浆样分化,并备注可能的鉴别诊断,直至获得更多的临床和实验室数据后,再做出更为特异的诊断。
- LPL/WM 的鉴别诊断包括其他 IgM 分泌性疾病,例如 IgM MUGS、罕见的 IgM 阳性浆细胞骨髓瘤和原发性 AL 型淀粉样变性,偶尔需要鉴别非肿瘤性炎症状态。结合免疫表型分析和其他临床、实验室检查,一般可以明确诊断。

(陈　健译)

参考文献

1. Swerdlow SH, Berger F, Pileri SA, Harris NL, Jaffe ES, Stein H. Lymphoplasmacytic lymphoma. In:Swerdlow SH,Campo E,Harris NL,et al., eds. WHO Classification of Tumours of Haematopoietic and Lymphoid Tissues. 4th ed. Lyon,France:IARC Press;2008:194-195.
2. Cook JR. Nodal and leukemic small B-cell neoplasms. Mod Pathol. 2013; 26(suppl 1) :S15-S28.
3. Treon SP, Xu L, Yang G, et al. *MYD88* L265P somatic mutation in Waldenström's macroglobulinemia. N Engl J Med. 2012;367:826-833.
4. Hamadeh F, MacNamara SP, Aguilera NS, Swerdlow SH, Cook JR. MYD88 L265P mutation analysis helps define nodal lymphoplasmacytic lymphoma. Mod Pathol. 2015;28:564-574.
5. Ondrejka SL, Lin JJ, Warden DW, Durkin L, Cook JR, Hsi ED. MYD88 L265P somatic mutation:its usefulness in the differential diagnosis of bone marrow involvement by B-cell lymphoproliferative disorders. Am J Clin Pathol. 2013;140:387-394.
6. Wang H, Chen Y, Li F, et al. Temporal and geographic variations of Waldenström macroglobulinemia incidence:a large population-based study. Cancer. 2012;118:3793-3800.
7. Groves FD, Travis LB, Devesa SS, Ries LA, Fraumeni JF Jr. Waldenström's macroglobulinemia:incidence patterns in the United States, 1988-1994. Cancer. 1998;82:1078-1081.
8. Herrinton LJ, Weiss NS. Incidence of Waldenström's macroglobulinemia. Blood. 1993;82:3148-3150.
9. Iwanaga M, Chiang CJ, Soda M, et al. Incidence of lymphoplasmacytic lymphoma/Waldenström's macroglobulinaemia in Japan and Taiwan population-based cancer registries, 1996-2003. Int J Cancer. 2014; 134: 174-180.
10. McMaster ML. Familial Waldenström's macroglobulinemia. Semin Oncol. 2003;30:146-152.
11. McMaster ML, Csako G, Giambarresi TR, et al. Long-term evaluation of three multiple-case Waldenström macroglobulinemia families. Clin Cancer Res. 2007;13:5063-5069.
12. McMaster ML, Goldin LR, Bai Y, et al. Genomewide linkage screen for Waldenström macroglobulinemia susceptibility loci in high-risk families. Am J Hum Genet. 2006;79:695-701.
13. Kristinsson SY, Bjorkholm M, Goldin LR, McMaster ML, Turesson I, Landgren O. Risk of lymphoproliferative disorders among first-degree relatives of lymphoplasmacytic lymphoma/Waldenström macroglobulinemia patients:a population-based study in Sweden. Blood. 2008; 112: 3052-3056.
14. Kristinsson SY, Koshiol J, Bjorkholm M, et al. Immune-related and inflammatory conditions and risk of lymphoplasmacytic lymphoma or Waldenström macroglobulinemia. J Natl Cancer Inst. 2010; 102: 557-567.
15. Leleu X, O'Connor K, Ho AW, et al. Hepatitis C viral infection is not associated with Waldenström's macroglobulinemia. Am J Hematol. 2007;82:83-84.
16. Treon SP, Merlini G. Lymphoplasmacytic lymphoma/Waldenström macroglobulinemia. In:Armitage JO, Mauch PM, Harris NL, Coiffier B, Dalla Favera R,eds. Non-Hodgkin Lymphomas. 2nd ed. Philadelphia:Lippincott;2010:217-231.
17. Kwaan HC. Hyperviscosity in plasma cell dyscrasias. Clin Hemorheol Mi-

crocirc. 2013;55;75-83.

18. Gertz MA, Kyle RA. Hyperviscosity syndrome. J Intensive Care Med. 1995;10;128-141.

19. MacKenzie MR, Babcock J. Studies of the hyperviscosity syndrome. II. Macroglobulinemia. J Lab Clin Med. 1975;85;227-234.

20. Harel S, Mohr M, Jahn I, et al. Clinico-biological characteristics and treatment of type I monoclonal cryoglobulinaemia; a study of 64 cases. Br J Haematol. 2015;168;671-678.

21. Cesana C, Barbarano L, Miqueleiz S, et al. Clinical characteristics and outcome of immunoglobulin M-related disorders. Clin Lymphoma. 2005; 5;261-264.

22. Berentsen S. Cold agglutinin-mediated autoimmune hemolytic anemia in Waldenström's macroglobulinemia. Clin Lymphoma Myeloma. 2009;9; 110-112.

23. Dellagi K, Dupouey P, Brouet JC, et al. Waldenström's macroglobuline-mia and peripheral neuropathy; a clinical and immunologic study of 25 patients. Blood. 1983;62;280-285.

24. Nobile-Orazio E, Marmiroli P, Baldini L, et al. Peripheral neuropathy in macroglobulinemia; incidence and antigen-specificity of M proteins. Neurology. 1987;37;1506-1514.

25. Merlini G, Baldini L, Broglia C, et al. Prognostic factors in symptomatic Waldenström's macroglobulinemia. Semin Oncol. 2003;30;211-215.

26. Gertz MA, Kyle RA, Noel P. Primary systemic amyloidosis; a rare complication of immunoglobulin M monoclonal gammopathies and Waldenström's macroglobulinemia. J Clin Oncol. 1993;11;914-920.

27. Singh A, Eckardt KU, Zimmermann A, et al. Increased plasma viscosity as a reason for inappropriate erythropoietin formation. J Clin Invest. 1993;91;251-256.

28. Lin P, Bueso-Ramos C, Wilson CS, Mansoor A, Medeiros LJ. Waldenström macroglobulinemia involving extramedullary sites; morphologic and immunophenotypic findings in 44 patients. Am J Surg Pathol. 2003;27;1104-1113.

29. Banwait R, Aljawai Y, Cappuccio J, et al. Extramedullary Waldenström macroglobulinemia. Am J Hematol. 2015;90;100-104.

30. Ye H, Chuang SS, Dogan A, Isaacson PG, Du MQ. t(1;14) and t(11; 18) in the differential diagnosis of Waldenström's macroglobulinemia. Mod Pathol. 2004;17;1150-1154.

31. Grewal JS, Brar PK, Sahijdak WM, Tworek JA, Chottiner EG. Bing-Neel syndrome; a case report and systematic review of clinical manifestations, diagnosis, and treatment options. Clin Lymphoma Myeloma. 2009;9;462-466.

32. Malkani RG, Tallman M, Gottardi-Littell N, et al. Bing-Neel syndrome; an illustrative case and a comprehensive review of the published literature. J Neurooncol. 2010;96;301-312.

33. Naderi N, Yang DT. Lymphoplasmacytic lymphoma and Waldenström macroglobulinemia. Arch Pathol Lab Med. 2013;137;580-585.

34. Glassy EF, ed. Color Atlas of Hematology; An Illustrated Field Guide Based on Proficiency Testing. Northfield; College of American Pathologists;1998;146-151.

35. Arber DA, George TI. Bone marrow biopsy involvement by non-Hodgkin's lymphoma; frequency of lymphoma types, patterns, blood involvement, and discordance with other sites in 450 specimens. Am J Surg Pathol. 2005;29;1549-1557.

36. Sovani V, Harvey C, Haynes AP, McMillan AK, Clark DM, O'Connor SR. Bone marrow trephine biopsy involvement by lymphoma; review of histopathological features in 511 specimens and correlation with diagnostic biopsy, aspirate and peripheral blood findings. J Clin Pathol. 2014; 67;389-395.

37. Andriko JA, Swerdlow SH, Aguilera NI, Abbondanzo SL. Is lymphoplasmacytic lymphoma/immunocytoma a distinct entity? A clinicopathologic study of 20 cases. Am J Surg Pathol. 2001;25;742-751.

38. Wilkins BS, Buchan SL, Webster J, Jones DB. Tryptase-positive mast cells accompany lymphocytic as well as lymphoplasmacytic lymphoma infiltrates in bone marrow trephine biopsies. Histopathology. 2001;39;150-155.

39. Fonseca R, Blood EA, Oken MM, et al. Myeloma and the t(11;14) (q13;q32); evidence for a biologically defined unique subset of patients. Blood. 2002;99;3735-3741.

40. Heerema-McKenney A, Waldron J, Hughes S, et al. Clinical, immunophenotypic, and genetic characterization of small lymphocyte-like plasma cell myeloma; a potential mimic of mature B-cell lymphoma. Am J Clin Pathol. 2010;133;265-270.

41. Abdalla S, May PC, Garimberti E, Naresh KN. Bone marrow trephine biopsy findings in myeloma with small-lymphoid cells and CCND1 translocation. Am J Hematol. 2011;86;1038.

42. Robillard N, Avet-Loiseau H, Garand R, et al. CD20 is associated with a small mature plasma cell morphology and t(11;14) in multiple myeloma. Blood. 2003;102;1070-1071.

43. Sargent RL, Cook JR, Aguilera NI, et al. Fluorescence immunophenotypic and interphase cytogenetic characterization of nodal lymphoplasmacytic lymphoma. Am J Surg Pathol. 2008;32;1643-1653.

44. Lin P, Mansoor A, Bueso-Ramos C, Hao S, Lai R, Medeiros LJ. Diffuse large B-cell lymphoma occurring in patients with lymphoplasmacytic lymphoma/Waldenström macroglobulinemia. Clinicopathologic features of 12 cases. Am J Clin Pathol. 2003;120;246-253.

45. Ho YH, Xu L, Treon SP, Rodig SJ, Harris NL, Sohani AR. *MYD88* L265P mutation analysis aids in classifying nodal small B-cell lymphomas. Mod Pathol. 2014;27(suppl 2);351A.

46. Arber DA, Rappaport H, Weiss LM. Non-Hodgkin's lymphoproliferative disorders involving the spleen. Mod Pathol. 1997;10;18-32.

47. Sohani AR, Zukerberg LR. Small B-cell lymphomas of the spleen; how to tell them apart. J Hematop. 2014;7;109-121.

48. van Krieken JH, Feller AC, te Velde J. The distribution of non-Hodgkin's lymphoma in the lymphoid compartments of the human spleen. Am J Surg Pathol. 1989;13;757-765.

49. Foucar K, Falini B, Catovsky D, Stein H. Hairy cell leukaemia. In; Swerdlow SH, Campo E, Harris NL, et al., eds. WHO Classification of Tumours of Haematopoietic and Lymphoid Tissues. 4th ed. Lyon, France;IARC Press;2008;188-190.

50. Piris MA, Foucar K, Mollejo M, Campo E, Falini B, Splenic B. cell lymphoma/leukemia, unclassifiable. In;Swerdlow SH, Campo E, Harris NL, et al., eds. WHO Classification of Tumours of Haematopoietic and Lymphoid Tissues. 4th ed. Lyon, France;IARC Press;2008;191-193.

51. Kanellis G, Mollejo M, Montes-Moreno S, et al. Splenic diffuse red pulp small B-cell lymphoma; revision of a series of cases reveals characteristic clinico-pathological features. Haematologica. 2010;95;1122-1129.

52. Libow LF, Mawhinney JP, Bessinger GT. Cutaneous Waldenström's macroglobulinemia; report of a case and overview of the spectrum of cutaneous disease. J Am Acad Dermatol. 2001;45(6 suppl);S202-S206.

53. Chan I, Calonje E, Whittaker SJ. Cutaneous Waldenström's macroglobu-

linaemia. Clin Exp Dermatol. 2003;28:491-492.

54. Poulain S, Boyle EM, Roumier C, et al. MYD88 L265P mutation contributes to the diagnosis of Bing Neel syndrome. Br J Haematol. 2014;167:506-513.

55. Zetterberg H. Pathognomonic cerebrospinal fluid findings in Bing-Neel syndrome. J Neurooncol. 2011;104:615.

56. Varettoni M, Arcaini L, Zibellini S, et al. Prevalence and clinical significance of the MYD88(L265P) somatic mutation in Waldenström's macroglobulinemia and related lymphoid neoplasms. Blood. 2013;121:2522-2528.

57. Xu L, Hunter ZR, Yang G, et al. MYD88 L265P in Waldenström macroglobulinemia, immunoglobulin M monoclonal gammopathy, and other B-cell lymphoproliferative disorders using conventional and quantitative allele-specific polymerase chain reaction. Blood. 2013;121:2051-2058.

58. Poulain S, Roumier C, Decambron A, et al. MYD88 L265P mutation in Waldenström macroglobulinemia. Blood. 2013;121:4504-4511.

59. Xu L, Hunter ZR, Yang G, et al. Detection of MYD88 L265P in peripheral blood of patients with Waldenström's Macroglobulinemia and IgM monoclonal gammopathy of undetermined significance. Leukemia. 2014;28:1698-1704.

60. Treon SP, Cao Y, Xu L, Yang G, Liu X, Hunter ZR. Somatic mutations in MYD88 and CXCR4 are determinants of clinical presentation and overall survival in Waldenström macroglobulinemia. Blood. 2014;123:2791-2796.

61. Varettoni M, Zibellini S, Arcaini L, et al. MYD88(L265P) mutation is an independent risk factor for progression in patients with IgM monoclonal gammopathy of undetermined significance. Blood. 2013;122:2284-2285.

62. Landgren O, Staudt L. MYD88 L265P somatic mutation in IgM MGUS. N Engl J Med. 2012;367:2255-2256, author reply 2256-2257.

63. Jimenez C, Sebastian E, Chillon MC, et al. MYD88 L265P is a marker highly characteristic of, but not restricted to, Waldenström's macroglobulinemia. Leukemia. 2013;27:1722-1728.

64. Capaldi IB, May AM, Schmitt-Graeff A, et al. Detection of MYD88 L265P mutations in formalin-fixed and decalcified BM biopsies from patients with lymphoplasmacytic lymphoma. Exp Mol Pathol. 2014;97:57-65.

65. Ngo VN, Young RM, Schmitz R, et al. Oncogenically active MYD88 mutations in human lymphoma. Nature. 2011;470:115-119.

66. Bohers E, Mareschal S, Bouzelfen A, et al. Targetable activating mutations are very frequent in GCB and ABC diffuse large B-cell lymphoma. Genes Chromosomes Cancer. 2014;53:144-153.

67. Choi JW, Kim Y, Lee JH, Kim YS. MYD88 expression and L265P mutation in diffuse large B-cell lymphoma. Hum Pathol. 2013;44:1375-1381.

68. Gonzalez-Aguilar A, Idbaih A, Boisselier B, et al. Recurrent mutations of MYD88 and TBL1XR1 in primary central nervous system lymphomas. Clin Cancer Res. 2012;18:5203-5211.

69. Kraan W, Horlings HM, van Keimpema M, et al. High prevalence of oncogenic MYD88 and CD79B mutations in diffuse large B-cell lymphomas presenting at immune-privileged sites. Blood Cancer J. 2013;3:e139.

70. Yamada S, Ishida Y, Matsuno A, Yamazaki K. Primary diffuse large B-cell lymphomas of central nervous system exhibit remarkably high prevalence of oncogenic MYD88 and CD79B mutations. Leuk Lymphoma. 2015;56:2141-2145.

71. Kraan W, van Keimpema M, Horlings HM, et al. High prevalence of oncogenic MYD88 and CD79B mutations in primary testicular diffuse large B-cell lymphoma. Leukemia. 2014;28:719-720.

72. Pham-Ledard A, Beylot-Barry M, Barbe C, et al. High frequency and clinical prognostic value of MYD88 L265P mutation in primary cutaneous diffuse large B-cell lymphoma, leg-type. JAMA Dermatol. 2014;150:1173-1179.

73. Pham-Ledard A, Prochazkova-Carlotti M, Andrique L, et al. Multiple genetic alterations in primary cutaneous large B-cell lymphoma, leg type support a common lymphomagenesis with activated B-cell-like diffuse large B-cell lymphoma. Mod Pathol. 2014;27:402-411.

74. Martinez-Trillos A, Pinyol M, Navarro A, et al. Mutations in TLR/MYD88 pathway identify a subset of young chronic lymphocytic leukemia patients with favorable outcome. Blood. 2014;123:3790-3796.

75. Baliakas P, Hadzidimitriou A, Sutton LA, et al. Recurrent mutations refine prognosis in chronic lymphocytic leukemia. Leukemia. 2014;29:329-336.

76. Gachard N, Parrens M, Soubeyran I, et al. IGHV gene features and MYD88 L265P mutation separate the three marginal zone lymphoma entities and Waldenström macroglobulinemia/lymphoplasmacytic lymphomas. Leukemia. 2013;27:183-189.

77. Traverse-Glehen A, Bachy E, Baseggio L, et al. Immunoarchitectural patterns in splenic marginal zone lymphoma; correlations with chromosomal aberrations, IGHV mutations, and survival. A study of 76 cases. Histopathology. 2013;62:876-893.

78. Mori N, Ohwashi M, Yoshinaga K, et al. L265P mutation of the MYD88 gene is frequent in Waldenström's macroglobulinemia and its absence in myeloma. PLoS ONE. 2013;8:e80088.

79. Hunter Z, Xu L, Yang G, et al. The genomic landscape of Waldenström's Macroglobulinemia is characterized by highly recurring MYD88 and WHIM-like CXCR4 mutations, and small somatic deletions associated with B-cell lymphomagenesis. Blood. 2013;123:1637-1646.

80. Roccaro AM, Sacco A, Jimenez C, et al. C1013G/CXCR4 acts as a driver mutation of tumor progression and modulator of drug resistance in lymphoplasmacytic lymphoma. Blood. 2014;123:4120-4131.

81. Braggio E, Dogan A, Keats JJ, et al. Genomic analysis of marginal zone and lymphoplasmacytic lymphomas identified common and disease-specific abnormalities. Mod Pathol. 2012;25:651-660.

82. Schop RF, Fonseca R. Genetics and cytogenetics of Waldenström's macroglobulinemia. Semin Oncol. 2003;30:142-145.

83. Mansoor A, Medeiros LJ, Weber DM, et al. Cytogenetic findings in lymphoplasmacytic lymphoma/Waldenström macroglobulinemia. Chromosomal abnormalities are associated with the polymorphous subtype and an aggressive clinical course. Am J Clin Pathol. 2001;116:543-549.

84. Schop RF, Kuehl WM, Van Wier SA, et al. Waldenström macroglobulinemia neoplastic cells lack immunoglobulin heavy chain locus translocations but have frequent 6q deletions. Blood. 2002;100:2996-3001.

85. Chang H, Qi X, Xu W, Reader JC, Ning Y. Analysis of 6q deletion in Waldenström macroglobulinemia. Eur J Haematol. 2007;79:244-247.

86. Chang H, Qi C, Trieu Y, et al. Prognostic relevance of 6q deletion in Waldenström's macroglobulinemia; a multicenter study. Clin Lymphoma Myeloma. 2009;9:36-38.

87. Cook JR, Aguilera NI, Reshmi S, et al. Deletion 6q is not a characteristic marker of nodal lymphoplasmacytic lymphoma. Cancer Genet Cytogenet. 2005;162:85-88.

88. Terre C, Nguyen-Khac F, Barin C, et al. Trisomy 4, a new chromosomal

abnormality in Waldenström's macroglobulinemia;a study of 39 cases. Leukemia. 2006;20:1634-1636.

89. Treon SP, Hunter ZR, Aggarwal A, et al. Characterization of familial Waldenström's macroglobulinemia. Ann Oncol. 2006;17:488-494.

90. Carbone P, Caradonna F, Granata G, Marceno R, Cavallaro AM, Barbata G. Chromosomal abnormalities in Waldenström's macroglobulinemia. Cancer Genet Cytogenet. 1992;61:147-151.

91. Han T, Sadamori N, Takeuchi J, et al. Clonal chromosome abnormalities in patients with Waldenström's and CLL-associated macroglobulinemia: significance of trisomy 12. Blood. 1983;62:525-531.

92. Rivera AI, Li MM, Beltran G, Krause JR. Trisomy 4 as the sole cytogenetic abnormality in a Waldenström macroglobulinemia. Cancer Genet Cytogenet. 2002;133:172-173.

93. Wong KF, So CC, Chan JC, Kho BC, Chan JK. Gain of chromosome 3/3q in B-cell chronic lymphoproliferative disorder is associated with plasmacytoid differentiation with or without IgM overproduction. Cancer Genet Cytogenet. 2002;136:82-85.

94. Paiva B, Corchete LA, Vidriales MB, et al. The cellular origin and malignant transformation of Waldenström's macroglobulinemia. Blood. 2015;125:2370-2380.

95. Iida S, Rao PH, Nallasivam P, et al. The t(9;14)(p13;q32) chromosomal translocation associated with lymphoplasmacytoid lymphoma involves the PAX-5 gene. Blood. 1996;88:4110-4117.

96. Offit K, Parsa NZ, Filippa D, Jhanwar SC, Chaganti RS. t(9;14)(p13;q32) denotes a subset of low-grade non-Hodgkin's lymphoma with plasmacytoid differentiation. Blood. 1992;80:2594-2599.

97. Cook JR, Aguilera NI, Reshmi-Skarja S, et al. Lack of PAX5 rearrangements in lymphoplasmacytic lymphomas:reassessing the reported association with t(9;14). Hum Pathol. 2004;35:447-454.

98. George TI, Wrede JE, Bangs CD, Cherry AM, Warnke RA, Arber DA. Low-grade B-cell lymphomas with plasmacytic differentiation lack PAX5 gene rearrangements. J Mol Diagn. 2005;7:346-351.

99. Levy Y, Fermand JP, Navarro S, et al. Interleukin 6 dependence of spontaneous in vitro differentiation of B cells from patients with IgM gammapathy. Proc Natl Acad Sci U S A. 1990;87:3309-3313.

100. Kriangkum J, Taylor BJ, Strachan E, et al. Impaired class switch recombination(CSR) in Waldenström macroglobulinemia (WM) despite apparently normal CSR machinery. Blood. 2006;107:2920-2927.

101. Martin-Jimenez P, Garcia-Sanz R, Balanzategui A, et al. Molecular characterization of heavy chain immunoglobulin gene rearrangements in Waldenström's macroglobulinemia and IgM monoclonal gammopathy of undetermined significance. Haematologica. 2007;92:635-642.

102. Paramithiotis E, Cooper MD. Memory B lymphocytes migrate to bone marrow in humans. Proc Natl Acad Sci U S A. 1997;94:208-212.

103. Rollett RA, Wilkinson EJ, Gonzalez D, et al. Immunoglobulin heavy chain sequence analysis in Waldenström's macroglobulinemia and immunoglobulin M monoclonal gammopathy of undetermined significance. Clin Lymphoma Myeloma. 2006;7:70-72.

104. Sahota SS, Forconi F, Ottensmeier CH, et al. Typical Waldenström macroglobulinemia is derived from a B-cell arrested after cessation of somatic mutation but prior to isotype switch events. Blood. 2002;100:1505-1507.

105. Sahota SS, Forconi F, Ottensmeier CH, Stevenson FK. Origins of the malignant clone in typical Waldenström's macroglobulinemia. Semin Oncol. 2003;30:136-141.

106. Walsh SH, Laurell A, Sundstrom G, Roos G, Sundstrom C, Rosenquist R. Lymphoplasmacytic lymphoma/Waldenström's macroglobulinemia derives from an extensively hypermutated B cell that lacks ongoing somatic hypermutation. Leuk Res. 2005;29:729-734.

107. Tournilhac O, Santos DD, Xu L, et al. Mast cells in Waldenström's macroglobulinemia support lymphoplasmacytic cell growth through CD154/CD40 signaling. Ann Oncol. 2006;17:1275-1282.

108. Ho AW, Hatjiharissi E, Ciccarelli BT, et al. CD27-CD70 interactions in the pathogenesis of Waldenström macroglobulinemia. Blood. 2008;112:4683-4689.

109. Yang G, Zhou Y, Liu X, et al. A mutation in MYD88(L265P) supports the survival of lymphoplasmacytic cells by activation of Bruton tyrosine kinase in Waldenström macroglobulinemia. Blood. 2013;122:1222-1232.

110. Avbelj M, Wolz OO, Fekonja O, et al. Activation of lymphoma-associated MyD88 mutations via allostery-induced TIR-domain oligomerization. Blood. 2014;124:3896-3904.

111. Treon SP, Hunter ZR, Matous J, et al. Multicenter clinical trial of bortezomib in relapsed/refractory Waldenström's macroglobulinemia:results of WMCTG Trial 03-248. Clin Cancer Res. 2007;13:3320-3325.

112. Dimopoulos MA, Chen C, Kastritis E, Gavriatopoulou M, Treon SP. Bortezomib as a treatment option in patients with Waldenström macroglobulinemia. Clin Lymphoma Myeloma Leuk. 2010;10:110-117.

113. Treon SP, Tripsas CK, Meid K, et al. Carfilzomib, rituximab, and dexamethasone(CaRD) treatment offers a neuropathy-sparing approach for treating Waldenström's macroglobulinemia. Blood. 2014;124:503-510.

114. Dimopoulos MA, Kastritis E, Owen RG, et al. Treatment recommendations for patients with Waldenström macroglobulinemia(WM) and related disorders:IWWM-7 consensus. Blood. 2014;124:1404-1411.

115. Ngo HT, Leleu X, Lee J, et al. SDF-1/CXCR4 and VLA-4 interaction regulates homing in Waldenström macroglobulinemia. Blood. 2008;112:150-158.

116. Cao Y, Hunter ZR, Liu X, et al. CXCR4 WHIM-like frameshift and nonsense mutations promote ibrutinib resistance but do not supplant MYD88-directed survival signalling in Waldenström macroglobulinaemia cells. Br J Haematol. 2015;168:701-707.

117. Guan B, Wang TL, Shih IeM. ARID1A, a factor that promotes formation of SWI/SNF-mediated chromatin remodeling, is a tumor suppressor in gynecologic cancers. Cancer Res. 2011;71:6718-6727.

118. Inoue H, Giannakopoulos S, Parkhurst CN, et al. Target genes of the largest human SWI/SNF complex subunit control cell growth. Biochem J. 2011;434:83-92.

119. Jones S, Li M, Parsons DW, et al. Somatic mutations in the chromatin remodeling gene ARID1A occur in several tumor types. Hum Mutat. 2012;33:100-103.

120. Morel P, Duhamel A, Gobbi P, et al. International prognostic scoring system for Waldenström macroglobulinemia. Blood. 2009;113:4163-4170.

121. Morel P, Monconduit M, Jacomy D, et al. Prognostic factors in Waldenström macroglobulinemia:a report on 232 patients with the description of a new scoring system and its validation on 253 other patients. Blood. 2000;96:852-858.

122. Ocio EM, Schop RF, Gonzalez B, et al. 6q deletion in Waldenström macroglobulinemia is associated with features of adverse prognosis. Br J Haematol. 2007;136:80-86.

123. Kyle RA, Treon SP, Alexanian R, et al. Prognostic markers and criteria

to initiate therapy in Waldenström's macroglobulinemia：consensus panel recommendations from the Second International Workshop on Waldenström's Macroglobulinemia. Semin Oncol. 2003；30：116-120.

124. Dimopoulos MA，Gertz MA，Kastritis E，et al. Update on treatment recommendations from the Fourth International Workshop on Waldenström's Macroglobulinemia. J Clin Oncol. 2009；27：120-126.

125. Gertz MA，Anagnostopoulos A，Anderson K，et al. Treatment recommendations in Waldenström's macroglobulinemia：consensus panel recommendations from the Second International Workshop on Waldenström's Macroglobulinemia. Semin Oncol. 2003；30：121-126.

126. Treon SP，Gertz MA，Dimopoulos M，et al. Update on treatment recommendations from the Third International Workshop on Waldenström's Macroglobulinemia. Blood. 2006；107：3442-3446.

127. Leleu X，Soumerai J，Roccaro A，et al. Increased incidence of transformation and myelodysplasia/acute leukemia in patients with Waldenström macroglobulinemia treated with nucleoside analogs. J Clin Oncol. 2009；27：250-255.

128. Bianchi G，Anderson KC，Harris NL，Sohani AR. The heavy chain diseases：clinical and pathologic features. Oncology（Williston Park）. 2014；28：45-53.

129. Fermand JP，Brouet JC，Danon F，Seligmann M. Gamma heavy chain "disease"：heterogeneity of the clinicopathologic features. Report of 16 cases and review of the literature. Medicine（Baltimore）. 1989；68：321-335.

130. Bieliauskas S，Tubbs RR，Bacon CM，et al. Gamma heavy-chain disease：defining the spectrum of associated lymphoproliferative disorders through analysis of 13 cases. Am J Surg Pathol. 2012；36：534-543.

131. Hamadeh F，MacNamara S，Bacon CM，Sohani AR，Swerdlow SH，Cook JR. Gamma heavy chain disease lacks the MYD88 L265p mutation associated with lymphoplasmacytic lymphoma. Haematologica. 2014；99：e154-e155.

132. McMaster ML，Caporaso N. Waldenström macroglobulinaemia and IgM monoclonal gammopathy of undetermined significance：emerging understanding of a potential precursor condition. Br J Haematol. 2007；139：663-671.

133. Kyle RA，Benson JT，Larson DR，et al. Progression in smoldering Waldenström macroglobulinemia：long-term results. Blood. 2012；119：4462-4466.

134. Kyle RA，Therneau TM，Rajkumar SV，et al. Long-term follow-up of IgM monoclonal gammopathy of undetermined significance. Blood. 2003；102：3759-3764.

135. Berentsen S，Beiske K，Tjonnfjord GE. Primary chronic cold agglutinin disease：an update on pathogenesis，clinical features and therapy. Hematology. 2007；12：361-370.

136. Randen U，Troen G，Tierens A，et al. Primary cold agglutinin-associated lymphoproliferative disease：a B-cell lymphoma of the bone marrow distinct from lymphoplasmacytic lymphoma. Haematologica. 2014；99：497-504.

137. Annibali O，Petrucci MT，Del Bianco P，et al. IgM multiple myeloma：report of four cases and review of the literature. Leuk Lymphoma. 2006；47：1565-1569.

138. McKenna RW，Kyle RA，Kuehl WM，Grogan TM，Harris NL，Coupland RW. Plasma cell neoplasms. In：Swerdlow SH，Campo E，Harris NL，et al.，eds. WHO Classification of Tumours of Haematopoietic and Lymphoid Tissues. 4th ed. Lyon，France：IARC Press；2008；200-213.

139. Palladini G，Russo P，Bosoni T，et al. AL amyloidosis associated with IgM monoclonal protein：a distinct clinical entity. Clin Lymphoma Myeloma. 2009；9：80-83.

140. Ferry JA，Harris NL. Atlas of Lymphoid Hyperplasia and Lymphoma. Philadelphia：WB Saunders；1997.

141. Soumerai JD，Sohani AR，Abramson JS. Diagnosis and management of Castleman disease. Cancer Control. 2014；21：266-278.

142. Sato Y，Kojima M，Takata K，et al. Systemic IgG4-related lymphadenopathy：a clinical and pathologic comparison to multicentric Castleman's disease. Mod Pathol. 2009；22：589-599.

143. Cheuk W，Chan JK. Lymphadenopathy of IgG4-related disease：an underdiagnosed and overdiagnosed entity. Semin Diagn Pathol. 2012；29：226-234.

144. Chan JK. Newly available antibodies with practical applications in surgical pathology. Int J Surg Pathol. 2013；21：553-572.

毛细胞白血病

Robert P. Hasserjian，Brunangelo Falini

16.1　定义和命名

毛细胞白血病(HCL)是一种成熟 B 细胞肿瘤,主要累及外周血、骨髓和脾脏红髓[1]。肿瘤细胞表面有"毛样"突起,表达 B 细胞相关抗原 CD19、CD20 和 CD22,并特征性表达 CD103、CD25、CD11c、CD123 和 annexin A1。绝大多数 HCL 有癌基因 *BRAF* 的重现性活化点突变[2]。其命名缘于涂片标本中可见到瘤细胞表面有细长突起,扫描电镜下观察得更清楚[3,4]。

16.2　流行病学

HCL 罕见,美国每年仅约有 600~1 000 个新发病例,仅占全部白血病的 2%[5]。HCL 主要累及中年男性,尚无儿童病例报道。已发表的最大样本 HCL 病例研究结果显示,平均发病年龄为 54 岁(23~85 岁),男女比例 4:1[6]。

16.3　病因学

HCL 与 EBV 感染或其他感染不相关[7]。已有数个关于家族性发病的报道,提示 HCL 可能存在遗传易感性[8-10]。许多家族性病例与 HLAA1,B7 单倍型相关,一些病例与其他 HLA 单倍型相关[9,10]。一些研究认为有机溶剂和石油产品暴露是

HCL 的危险因素[11]。绝大部分 HCL 为散发病例。

16.4　临床特征

16.4.1　症状和体征

HCL 患者最常表现为与一系或多系血细胞减少相关的临床症状。一项大样本研究报道,最常见的首发症状是感染(29%)和虚弱或乏力(27%)。约 1/4 患者缺乏 HCL 相关症状,在血常规检查时偶然发现而得以确诊[12]。

HCL 患者常见的体格检查和实验室检查异常见表16.1[6,13-15]。HCL 的特征是白细胞减少,而非白血病表现:约半数患者在诊断时表现为显著的中性粒细胞减少(中性粒细胞绝对数$<0.5\times10^9$/L),半数表现为全血细胞减少[16]。白细胞计数升高($>10\times10^9$/L)仅见于 10%~15% 的病例[6]。HCL 罕见出现显著白细胞增多伴大量循环肿瘤细胞,如果出现这些表现,应怀疑为所谓的 HCL 变异型(HCL-v,参见本章"变异型"部分)或其他类型淋巴瘤。几乎所有 HCL 病例均存在单核细胞减少,因此可作为 HCL 最敏感的指标之一。HCL 患者常发生骨髓纤维化(参见"形态学"部分),但通常不伴幼白成红细胞增多[17]。诊断时 72%~90% 病例可触及脾肿大,但通常无外周淋巴结肿大[6,12,18]。约 20% 患者出现多克隆性高丙种球蛋白血症,但一般没有单克隆性副蛋白[12]。

表 16.1　毛细胞白血病的临床表现和实验室检查

表现	检出率/%	注释
脾肿大	86	25%出现巨脾
肝肿大	73	就诊时如行肝脏活检,几乎所有病例均可发现肝脏受累[11]
淋巴结肿大	13	
贫血(血红蛋白<12.0g/dL)	77	
中性粒细胞减少(<1.5×10⁹/L)	79	
单核细胞减少(<0.5×10⁹/L)	98	90%存在明显的单核细胞减少(<0.15×10⁹/L)
血小板减少(<100×10⁹/L)	73	
外周血涂片检查见毛细胞	85	毛细胞数量一般很少,需要有经验的检验师仔细观察确认

感染是 HCL 患者死亡的主要原因[19,20],包括细菌感染和条件致病菌感染,例如肺囊虫属和真菌。患者容易发生感染的原因有两个方面,一是循环内粒细胞和单核细胞数量减少,二是免疫效应细胞功能受损,包括干扰素 γ 合成不足等[21,22]。HCL 患者较少见的临床表现包括:溶骨性病变;累及结外器官,如肺、胃和食管;腹腔巨大淋巴结肿大[23-25]。多达 25% 的 HCL 患者伴有自身免疫性疾病,包括关节炎、血管炎、抗体介导性溶血或血小板减少症等[26-29]。HCL 患者还倾向于伴发或继发其他类型 B 细胞淋巴瘤或浆细胞骨髓瘤,发生率约 5%,比预期的高很多[30]。

16.4.2　影像学检查

发病初期,约 15% 患者 CT 检查可发现腹膜后淋巴结肿大,而疾病后期的检出率高达 56%[14,31]。腹腔巨大淋巴结与治疗反应不佳相关,因此有人提出腹部 CT 可用于 HCL 分期[14,31],但目前尚未应用于临床实践中。

16.4.3　诊断步骤

HCL 的诊断可基于外周血的形态学和免疫表型特征,但推荐对所有新诊断病例进行骨髓检查,以评估骨髓受累程度,并为评估治疗反应提供一个基准。HCL 累及骨髓的模式具有高度特异性,与其他类型小 B 细胞淋巴瘤有明显差异[32]。HCL 诊断的关键特征见表 16.2。一个良好的骨髓穿刺标本是诊断的关键,原因在于骨髓抽吸常不能得到足够的细胞,或因骨髓纤维化而失败[33]。如果不能获得骨髓抽吸标本,则一般用外周血来行免疫表型分析,因为几乎所有患者都有循环肿瘤细胞,包括外周血涂片难以识别肿瘤细胞的患者[11]。

表 16.2　毛细胞白血病的主要诊断要点

评估项目	结果
毛细胞的形态学	核卵圆形或有凹痕,胞质丰富、淡蓝染
	无核仁或不明显
	细胞表面全周可见"毛样"突起
骨髓活检形态学	骨髓内弥漫性或间质性浸润,无结节样聚集
	"荷包蛋"样透明细胞或梭形细胞
	网状纤维化
流式细胞术	克隆性 B 细胞表达 CD103、CD25 和 CD11c,不表达 CD5
免疫组化染色	阳性表达 DBA44、TRAP、ANXA1 和 BRAF V600E
分子遗传学	*BRAF* V600E 突变

16.5　形态学

16.5.1　涂片细胞形态

观察 HCL 形态学最理想的是外周血涂片 Wright Giemsa 染色。毛细胞大小是小淋巴细胞的 1.5~2 倍,特征性表现为卵圆形至豆状核,染色质分散、颗粒状,染色质的特征介于成熟淋巴细胞与母细胞之间,无核仁或小而不明显。胞质稍丰富,淡蓝色,常呈絮状,边界不清或有皱褶,可见细的表面突起(图 16.1AC)[34,35]。偶见胞质颗粒或小的杆形结构,此即电镜观察毛细胞时常见到的核糖体-基板复合体[36]。毛状突起在涂片较薄的区域最容易观察到,制备良好的涂片中,细胞膜全周均可见到突起。保存差或涂片厚者(特别是骨髓抽吸标本)可导致其他类型细胞也出现毛样突起假象或胞质皱褶假象,形似毛细胞。此外,骨髓抽吸操作可能会损伤细胞,导致涂片或印片中的毛细胞形态特征比外周血涂片中更难评估[17]。

16.5.2　骨髓切片细胞形态

低倍观察,HCL 累及骨髓表现为间质性或弥漫性浸润,不形成明确的结节状聚集,后者是其他大多数类型小 B 细胞淋巴瘤的特征(图 16.1D)。诊断时多数病例的骨髓富于细胞,毛细胞弥漫片状分布[34]。疾病早期,骨髓可能细胞稀少,或间质浸润不明显,常规组织染色时不容易识别(图 16.1E)[37]。高倍观察,毛细胞为形态单一的圆形细胞,核卵圆形至有凹痕,偶可卷曲,胞质丰富透明,细胞核等距分布,与透明胞质一起形成"荷包蛋"样外观,无大细胞[17,38]。HE 染色切片中,胞质可表现为透明、均一淡粉染或絮状(图 16.1F),这取决于所采用的固定剂类型和处理方法。组织切片中,毛细胞呈空隙样,这可能与细胞周围的纤连蛋白沉积有关[39]。常规组织染色方法一般见不到毛状突起,DBA44 免疫组化染色时有可能观察到[40]。多达 70% 病例在 CD20 或 DBA44 染色时可观察到窦内浸润[41,42]。部分病例的瘤细胞可呈梭形,特别是出现广泛累及者(图 16.1G)[38]。所谓的毛细胞指数是指骨髓腔中毛细胞浸润灶所占的比例[43],可用于治疗前后骨髓标本的比较。

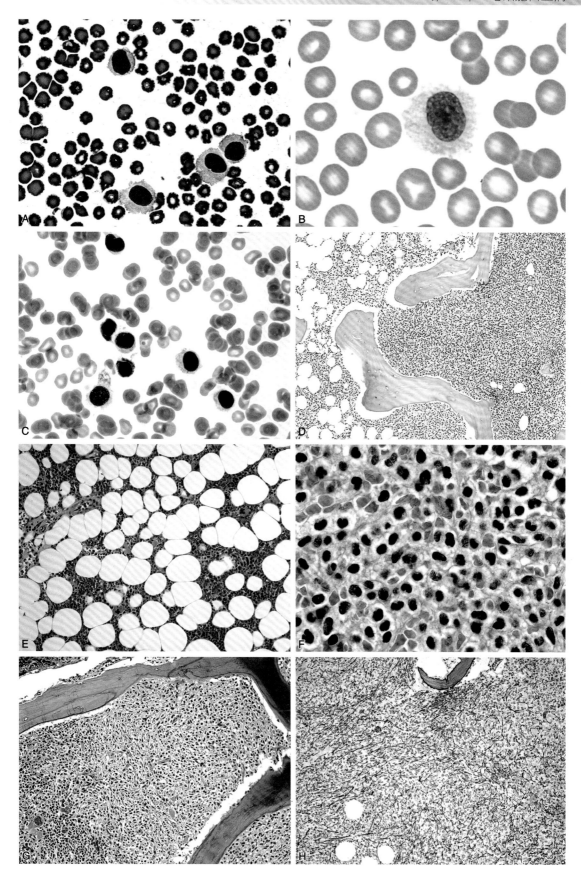

图 16.1　A,外周血涂片,毛细胞的核呈卵圆形或有凹痕,染色质稍分散,胞质淡蓝染,边缘呈皱褶样,可见毛状突起。B,外周血涂片,胞质边缘可能破损,表面突起分离不明显,有可能见到小核仁。C,骨髓抽吸涂片的毛细胞形态常保存不佳,胞质呈条带状或稀少。D,骨髓活检切片(低倍放大),可见特征性的弥漫性和间质性浸润。E,骨髓累及早期,瘤细胞浸润不明显,毛细胞位于造血成分间,难以识别,容易漏诊。F,骨髓活检切片(高倍放大),皱褶形和豆形核间的间距宽。因固定剂和处理方法的不同,胞质可透明或粉染。G,一些 HCL 的骨髓广泛累及时,瘤细胞可呈梭形,类似非造血系统肿瘤。H,骨髓活检(网状纤维染色),几乎所有 HCL 病例均有网状纤维增多,常导致抽吸困难或失败

骨髓切片中可见多少不等的残存造血组织,正常造血细胞常减少,特别是髓系成分[44,45]。浆细胞和肥大细胞数量中等程度增加的情况并不少见[46]。造血成分可能出现类似造血细胞增生异常的表现,甚至类似骨髓增生异常综合征[45,47],一些病例的骨髓出现类似再生障碍性贫血的发育不良表现[37]。这些发现提示,HCL 可抑制血细胞生成,而不仅仅表现为占位性效应,其机制可能包括破坏骨髓微环境,以及异常释放 TGF-β 等细胞因子[48,49]。但最近一项研究发现,HCL 患者的原始造血干细胞存在 *BRAF* V600E 突变(见本章"遗传学"部分),提示造血细胞减少至少部分是由于造血组织的遗传缺陷[50]。

几乎所有 HCL 患者都会出现因细胞周围纤连蛋白沉积而导致的显著的网状纤维化,这可能是骨髓抽吸涂片质量差或抽吸失败的原因(图 16.1H)[39]。三色法染色证实胶原纤维化少见[51]。有效的 HCL 治疗可改善骨髓纤维化[52]。

16.5.3　脾脏和其他脏器

HCL 几乎总会累及脾脏。与其他大部分 B 细胞淋巴瘤(包括脾脏边缘区淋巴瘤)不同,HCL 优先累及脾脏红髓而不是白髓。大体检查,脾脏巨大(中位重量为 1 300g),白髓结构不明显(图 16.2A)[43]。组织学观察,脾脏内的毛细胞形态与骨髓切片中相同[38,53]。镜下出血灶(所谓的假血窦或血湖)具有特征性,但不特异,是毛细胞黏附并损伤窦内皮细胞的结果[38,54]。髓外造血不常见[17]。随 HCL 诊断和治疗技术的进展,病理医师已很少能接触到因 HCL 而行的脾切除标本。HCL 患者在诊断时几乎总伴有肝脏累及,常导致中度肝肿大,但一般不会进行活检。肝活检标本中,毛细胞呈小簇状分布于肝窦和汇管区。与脾脏累及一样,也可能见到出血灶,有时类似紫癜肝病[15]。

HCL 累及淋巴结时,主要分布于副皮质区和髓质,有时围绕生发中心,形似淋巴结边缘区淋巴瘤(图 16.2B)[32,53],评估外周血和骨髓(包括免疫表型检测)有助于两者的鉴别。HCL 常累及腹腔和腹膜后淋巴结,特别在脾切除术后,或病史长的患者,这些病例的毛细胞可能更大,患者可能对治疗无反应,提示疾病向高级别转化[25,55]。但转化为真正的 DLBCL 者罕见[53]。

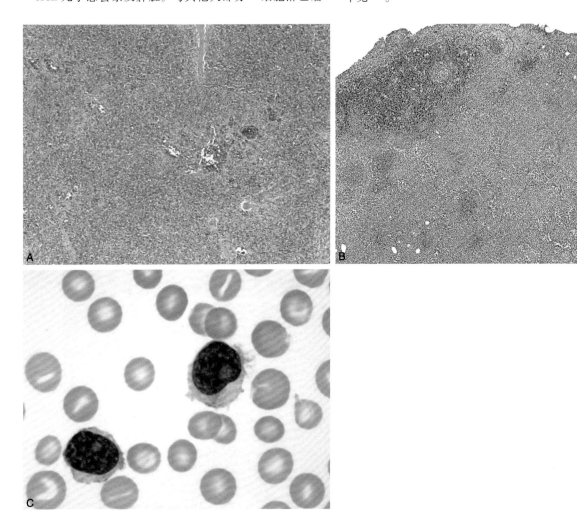

图 16.2　A,HCL 累及脾脏。瘤细胞弥漫浸润红髓,可见散在假血窦(内衬肿瘤性毛细胞的小血湖)。B,HCL 累及腹腔淋巴结。毛细胞充满淋巴窦和副皮质区,仅见数个残留淋巴滤泡。C,HCL-v 的外周血涂片。与经典的 HCL 不同,HCL-v 瘤细胞的核浆比更高,且许多可见显著核仁。胞质边界呈皱褶样,与经典的 HCL 相似,但与幼淋巴细胞白血病不同

16.6　表型

16.6.1　流式细胞术

流式细胞术证实毛细胞的特征性免疫表型,结合形态学表现,是诊断 HCL 的基石。HCL 表达 CD45(亮)、B 细胞标记物 CD19 和 CD20(亮)、FMC-7、CD22(亮)和 CD79a,不表达 CD5、CD10 和 CD79b[56,57]。10% ~ 26% 表达 CD10,17% ~ 21% 表达 CD23,不足 10% 病例表达 CD5[57-60]。HCL 强表达单型表面免疫球蛋白。HCL 特征性强表达 CD11c、CD25 和 CD103[57],因此对所有怀疑 HCL 的病例行流式细胞术检查时,应加入这 3 项

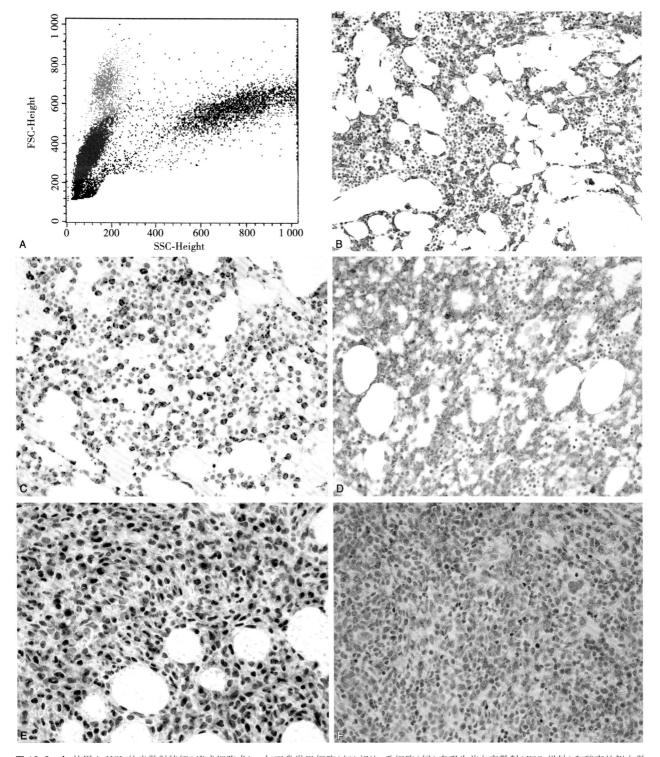

图 16.3　A,外周血 HCL 的光散射特征(流式细胞术)。与正常淋巴细胞(红)相比,毛细胞(绿)表现为前向高散射(FSC,纵轴)和稍高的侧向散射(SSC,横轴)。注意缺乏单核细胞,后者应位于红色的淋巴细胞和黑色的粒细胞之间。B,CD20 染色,本例骨髓受累轻微,毛细胞表现为间质性浸润,不形成融合片状浸润。C,TRAP 染色,显示骨髓中浸润的毛细胞。D,annexin A1 染色,显示骨髓中浸润的毛细胞。E,cyclin D1 染色,毛细胞核弱表达,且强弱不等,这是 HCL 的特征之一。F,*BRAF* V600E 突变特异性抗体染色,显示骨髓中浸润的毛细胞

标记。CD123 是 IL-3 受体的 α 链,表达于 95% 的 HCL 病例,而 HCL-v、SMZL 或其他 B 细胞淋巴瘤不表达[61],因此可用于与其他具有"毛样"或"绒毛样"细胞形态的肿瘤鉴别[62,63]。当外周血涂片未发现具有诊断意义的典型毛细胞时,流式细胞术检查发现典型的前向和侧向高散射对 HCL 具有提示意义(图 16.3A)。在分析流式细胞术检测结果时要注意,毛细胞常位于单核细胞门内普通淋巴细胞区的外侧[64]。

HCL 缺乏绝对特异的免疫标记物,病理医师应在形态学及临床表现的基础之上综合评判免疫表型。绝大部分病例表达 HCL 特征性标记物(CD11c、CD103、CD25 和 CD123)中的 3 种或 4 种,大多数均表达,而 B 细胞淋巴组织增殖性疾病罕见如此[61,65-67]。对于具有异常免疫表型的病例,例如表达 CD10 或 CD5,或不表达 CD103 或 CD25,若临床表现、骨髓浸润模式和细胞形态基本典型,特别是证实有 *BRAF* V600E 突变者,仍可诊断为 HCL[55]。

16.6.2　免疫组织化学和细胞化学

若外周血或骨髓抽吸标本的流式细胞术检查已证实特征性的 HCL 免疫表型,一般不需要对活检标本石蜡切片行免疫组化检查,除非需要对形态学改变不明显或治疗后病例的浸润灶进行定量分析。常用的 B 细胞标记如 CD20 和 CD79a 可显示组织切片中的毛细胞,此方法观察到的瘤细胞比常规染色法更多(图 16.3B 和 C)。BDA44 的应用很广,但并非所有瘤细胞均阳性,且在其他肿瘤中也有表达[68]。毛细胞几乎是淋巴细胞中唯一具有耐酒石酸盐酸性磷酸酶(TRAP)的类型,经酒石酸盐处理后,其酸性磷酸酶仍具有功能,因此风干涂片行 TRAP

细胞化学染色是 HCL 相对特异的方法,但现在已很少用于 HCL 诊断。现在已可通过免疫组化方法来检测 TRAP(图 16.3C)[69],但其他 B 细胞肿瘤也可表达,因此其特异性不如 TRAP 细胞化学法[70]。CD11C 的一种耐固定表位抗体(5D11)是 HCL 的敏感标记物,可用于石蜡包埋骨髓切片检测[71]。annexin A1 基因(*ANXA1*)在 HCL 中显著上调,annexin A1 抗体是 HCL 的敏感和特异性标记,定位于细胞膜,表达于 97% 的 HCL 病例,其他 B 细胞肿瘤均不表达(图 16.3D)[32,72]。但 annexin A1 也可表达于髓系成分、巨噬细胞和 T 细胞,因此不适用于检测治疗后骨髓肿瘤细胞非常少的病例[73]。免疫组化检查,CD123 表达于半数以上的 HCL 病例,其他 B 细胞淋巴瘤不表达,但一些髓系白血病和浆样树突细胞可表达[32]。T-bet 是一种 T 细胞相关转录因子,也可表达于 HCL,并可应用于免疫组化检测[74]。大多数 HCL 过表达 Cyclin D1,可通过石蜡切片免疫组化染色检测,套细胞淋巴瘤为强而弥漫着色,而 HCL 着色更弱,强度更不一致(图 16.3E)[32,75]。注意,一部分 HCL 也可表达 Sox11[76],因此 Sox11 和 cyclin D1 阳性并不仅见于套细胞淋巴瘤。流式细胞术检测时,少部分 HCL 表达 CD10,极少数还表达 CD5,但组织切片免疫染色时,这两种抗体几乎总是阴性[32]。

针对 *BRAF* V600E 突变蛋白的单克隆抗体(VE1)已可用于石蜡包埋的脱钙骨髓标本检测(图 16.3F),此抗体对骨髓环钻标本中 HCL 的检测具有高度敏感性和特异性[77],与分子遗传学检测证实的 *BRAF* V600E 突变相关性好[78](见后文)。但此抗体还需要更多患者来验证。表 16.3 总结了常用于 HCL 诊断的关键性免疫表型、流式细胞术和细胞化学特征[40,60,67,69,79-84]。

表 16.3　毛细胞白血病的有用标记物

标记物	方法	敏感性/%	可能阳性的其他肿瘤
TRAP(CC)	风干涂片	99	SMZL(罕见)、B-PLL、其他类型淋巴瘤、肥大细胞疾病
TRAP(抗体)	石蜡切片 IHC	90~100	各种其他类型 B 细胞淋巴瘤(21%)、AML(罕见)
CD103	FC	92~100	SMZL(15%)、HCL-v(约 50%)、T 细胞淋巴瘤
CD25	FC,石蜡切片 IHC	97~99	SMZL(25%)、CLL(弱表达)
CD11c	FC,石蜡切片 IHC	69~100	SMZL(47%)、HCL-v、其他 B 细胞淋巴瘤
CD123	FC,石蜡切片 IHC	95	HCL-v(9%)、SMZL(3%)
DBA44	石蜡切片 IHC	99~100	各种其他类型 B 细胞淋巴瘤(15%)
annexin A1 (ANXA1)	石蜡切片 IHC	97	造血细胞;尚未发现在其他类型 B 细胞淋巴瘤中表达
BRAF V600E	石蜡切片 IHC	91~99	CLL(<1%)
T-bet	石蜡切片 IHC	100	CLL(20%)、边缘区淋巴瘤(50%)

AML,急性髓系白血病;CC,细胞化学染色;CLL,慢性淋巴细胞白血病;FC,流式细胞术;HCL-v,毛细胞白血病变异型;IHC,免疫组织化学染色;B-PLL,B 细胞幼淋巴细胞白血病;SMZL,脾脏边缘区淋巴瘤;TRAP,耐酒石酸盐酸性磷酸酶。

16.7　分子遗传学

2011 年研究发现,绝大多数 HCL 存在 *BRAF* 点突变,经验证,此突变不见于其他类型小 B 细胞淋巴瘤,此发现证实 HCL 是一个独立的疾病实体。*BRAF* 是一个位于 7q24 的原癌基因。HCL 的点突变发生于密码子 600 上的第 15 外显子,导致缬氨

酸(V)被谷氨酸(E)替代,因此称为 V600E 突变[2]。采用 Sanger 测序、等位基因特异性 PCR 或第二代测序技术,可从骨髓抽吸标本或外周血标本中检测到 *BRAF* V600E 突变。罕见病例的 *BRAF* 突变发生于外显子 11[85]。表达 IGHV4-34 的变异型 HCL 约占 10%(见"变异型"部分),这些病例缺乏 *BRAF* 突变。*BRAF* V600E 突变导致 MAP 激酶信号通路构成性激活,此通路激活是 HCL 的标志[86]。一般不会对 HCL 行常规的细胞

遗传学分析，原因在于 HCL 增殖活性低，导致核型分析困难，且结合形态学和免疫表型分析即可做出 HCL 诊断，此外，尚未发现具有预后意义的遗传学标记[87]。经丝裂原或细胞因子刺激而获得的核型分析结果显示，多达 67% 的病例存在克隆性异常[87]，包括 5 号染色体 3 体，涉及 5q13 的倒置性或中间缺失（其他类型 B 细胞淋巴瘤罕见），以及 7 号和 14 号染色体结构和数目异常，但尚未发现恒定出现的细胞遗传学异常[87-89]。值得注意的是，尽管 HCL 细胞表达活化诱导胞苷脱氨酶（参与 B 细胞肿瘤的染色体易位），但 HCL 缺乏涉及免疫球蛋白基因的重现性染色体易位[90,91]。免疫组化检测时，cyclin D1 在 HCL 中有很高的阳性率[75]，但 HCL 不发生涉及 CCND1 位点的易位[92,93]。

HCL 具有一致性基因表达谱[73]。增殖和凋亡调节基因的表达谱与正常 B 细胞相似，但与淋巴结归巢相关的基因（CCR7 和 CXCR5）的表达存在缺陷，编码产物与肌动蛋白相互作用的基因（GAS7）和促进 B 细胞与纤连蛋白黏附的基因（IL3RA 和 FLT3）过表达，ANXA1 表达显著上调（编码 annexin A1）。这些发现有助于解释 HCL 的疾病分布、细胞形态和骨髓纤维化等特征[73]。BRAF 和 MEK 抑制剂可在 HCL 细胞内（而非 HCL 样正常 B 细胞）特异性诱导 MEK/ERK 去磷酸化，有趣的是，最近研究发现，BRAF 和 MEK 抑制剂可导致 BRAF-MEK-ERK 通路的转录输出静默，以及 HCL 特异性基因表达特征的丢失[94]。这些改变也与毛细胞表面变光滑和最终凋亡相关。

16.8　可能的细胞起源及对应的正常细胞

免疫球蛋白基因突变状态分析显示，HCL 细胞存在 IGHV 体细胞超突变，但不发生延续突变，这是生发中心后 B 细胞的特征[95]。HCL 细胞的基因表达谱与记忆性 B 细胞非常接近[73]，还额外表达接合性黏附分子 C 蛋白，后者见于生发中心后的循环记忆性 B 细胞[96]。尽管存在上述相似性，但 HCL 细胞与正常的记忆性 B 细胞仍有明显不同，包括细胞因子、趋化因子受体和黏附分子的基因表达谱不同，此外，与大多数记忆性 B 细胞不同，HCL 细胞不表达 CD27[90,91]。最近发现 HCL 患者的造血干细胞存在 BRAF V600E 突变，强烈提示 HCL 发生的初始步骤出现于造血前体细胞，据推测，分化过程中获得的额外突变（虽然尚未发现）导致 HCL 的整体表型类似生发中心后 B 细胞[50]。这种干细胞起源也可解释 HCL 患者发生其他 B 细胞和浆细胞肿瘤风险升高的原因。

16.9　变异型

基本典型的 HCL 患者中，约 10% 存在免疫球蛋白基因重排，涉及 VH4-34 区。这些病例倾向于诊断时分期更高，对嘌呤类似物治疗的反应更差，比其他 HCL 生存期更短。据报道，VH4-34 阳性 HCL 患者缺乏 BRAF V600E 突变[97]，其中部分有 MAP2K1 基因突变[98]，此特征也见于 HCL-v（见后文）。这些 HCL 病例的本质，以及与 HCL-v 和脾脏弥漫性红髓小 B 细胞淋巴瘤的关系，均尚有争议[97]。

毛细胞变异型（HCL-v）罕见，仅约占 HCL 的 10%。HCL-v 的形态学、免疫表型和临床表现均显著不同于 HCL，其遗传学改变也不同于 HCL[99]。在第 4 版淋巴造血系统肿瘤 WHO 分类中，并没有将 HCL-v 作为 HCL 的一个亚型，而是暂定为一个独立的疾病实体[41,91,100,100a]。HCL-v 的发病年龄较 HCL 大，中位年龄 71 岁。与 HCL 不同，HCL-v 患者常表现为显著的白细胞增多（>30×10^9/L），伴大量循环肿瘤细胞[81,101]。瘤细胞有丰富胞质和表面突起，因此类似毛细胞，但有明显的中位核仁，此特征不见于 HCL，提示为前淋巴细胞（见图 16.2C）[82]。无单核细胞减少，这也与 HCL 不同。骨髓和脾脏红髓浸润模式与 HCL 相似，但 HCL-v 一般不发生骨髓纤维化[81]。免疫表型分析，HCL-v 与 HCL 均表达 CD11c 和 DBA44（免疫组织化学染色），常表达 CD103，但 HCL-v 不表达 CD123、cyclin D1 和 annexin A1，常不表达 CD25[32,62,101]。超过半数 HCL-v 表达 IgG，常伴有其他重链表达，这是与 HCL 相似的少见特征[81]。但与 HCL 不同，HCL-v 不发生 IGHV 基因突变。HCL-v 不发生 BRAF 突变，约 40% 有 VH4-34 区重排，这与一小部分经典的 HCL 相似（见前文）。最近发现 30%~50% 的 HCL-v 病例发生丝裂原活化蛋白激酶 1（MAP2K1）基因突变[98,102]。FISH 检测发现，很大部分 HCL-v 发生 TP53 基因缺失[103] 和突变[104]。

HCL-v 比 HCL 更具侵袭性，一项研究的中位生存期为 9 年，明显短于 HCL。约 50% 患者对嘌呤类似物治疗耐药[81,101,105-108]。HCL-v 对传统化疗可能有反应[81,109,110]，一些报道提出，在嘌呤类似物方案中加入利妥昔单抗，或使用抗 CD22 免疫毒素，有可能改善临床结局[111,112]。

16.10　鉴别诊断

HCL 临床表现为全血细胞减少、脾肿大和骨髓纤维化导致的抽吸困难或干抽，因此需要与髓系疾病鉴别，例如骨髓增生异常综合征、骨髓增生异常综合征/骨髓增生性肿瘤、原发性骨髓纤维化、急性髓系白血病和系统性肥大细胞瘤等。当 HCL 累及骨髓时，细胞可呈梭形，类似肉瘤。仔细观察涂片来寻找毛细胞，有助于除外这些疾病，并可结合恰当的免疫表型分析来确定诊断，单核细胞减少是另一个提示 HCL 的线索。骨髓受累轻微时，造血成分可表现为红系相对增生和反应性异常增生，有可能误诊为骨髓增生异常综合征，细胞稀少的病例可误诊为再生障碍性贫血[37]。当考虑骨髓增生异常综合征或再生障碍性贫血，但仍不能完全除外 HCL 时，推荐骨髓活检标本行 CD20 等 B 细胞标记的免疫染色。肥大细胞疾病（特别是肥大细胞白血病）和单核细胞白血病的活检切片，以及大颗粒淋巴细胞白血病的涂片，其形态学可类似 HCL，但这些疾病表达相应的谱系特异性标记物，不表达 B 细胞标记，因此容易鉴别。对于疑难病例，采用分子遗传学技术或免疫染色技术来评估 BRAF V600E 的突变状态，有助于诊断。

HCL 的治疗方案独特，因此当在骨髓或外周血中发现克隆性 B 细胞时，要求对疾病进行准确分类，虽然某些情况下诊断为"低级别 B 细胞淋巴瘤"并不影响治疗，但若存在 HCL 的可能性，则必须进一步明确诊断。最常需要鉴别的是脾脏边缘区淋巴瘤（SMZL）。骨髓内结节状和窦内浸润（而非间质性和弥漫性浸润）提示为 SMZL。循环内 SMZL 细胞的毛状突起不明显、圆钝，且"极性"分布于细胞的一侧，而 HCL 细胞全周均可见毛状突起[113]。免疫表型方面，虽然 SMZL 也不表达 CD5 和 CD10，但 HCL 特征性表达 CD103、CD25、CD11c。此外，免疫组化检查，SMZL 不表达 CD123、annexin A1 和 cyclin D1。脾脏弥漫性红髓小 B 细胞淋巴瘤（SDRPL）是 WHO 分类第 4 版中的一个暂定分类[100a]，其脾脏浸润模式类似 HCL，骨髓的窦内浸润模式类似 SMZL，免疫表型更接近 SMZL，但部分病例可表达 CD103[100,114-116]。SDRPL 和 HCL-v 均不表达 CD25[41]。HCL 与其他淋巴组织增生性病变的鉴别要点见表 16.4[57,115-119]。

表 16.4　经典型毛细胞白血病的鉴别诊断

特征	HCL	SMZL	SDRPL	HCL-v	CLL	LGL
形态学						
细胞核	卵圆形,有凹痕	圆形	圆形至卵圆形,有时偏位	圆形至卵圆形	圆形	圆形至卵圆形
染色质	细点状	团块状	团块状	不定	团块状	团块状
核仁	无	无或小	无或小	有	无或小	无
细胞质	丰富,淡蓝染	中等丰富,嗜碱性,可呈浆样	不定,中等丰富,嗜碱性,可呈浆样	丰富	稀少,淡染	丰富,蓝灰色,有颗粒
表面*	环周突起	极性突起	宽的极性突起	突起	光滑	光滑
骨髓浸润模式	弥漫性和间质性浸润	结节性和窦内浸润	窦内、间质性和结节状浸润	弥漫性和间质性浸润	结节状、间质性或弥漫性浸润	间质性和窦内浸润
脾脏浸润模式	红髓	白髓	弥漫浸润红髓和白髓	红髓	白髓	白髓
免疫表型和遗传学						
标记物	CD20 强+	CD20+	CD20 强+	CD20 强+	CD20 弱+	CD20-
	FMC7+	FMC7+	FMC7+	FMC7+	FMC7-	CD3+
	CD5-	CD5-	CD5-/+	CD5-	CD5+	*BRAF* V600E-
	CD10-	CD10-	CD10-	CD10-	CD10-	
	CD23-	CD23-	CD23-	CD23-	CD23+	
	CD103+	CD103-	CD103-/+	CD103+	CD103-	
	CD25+	CD25-/+	CD25-	CD25-	CD25-	
	CD11c+	CD11c+/-	CD11c-/+	CD11c+	CD11c-/+	
	CD123+	CD123-	CD123-	CD123-	CD123-	
	DBA44+	DBA44+	DBA44+	DBA44+	BRAF V600E-	
	Annexin A1+	Annexin A1-	Annexin A1-	Annexin A1-		
	BRAF V600E+	BRAF V600E-	BRAF V600E-	BRAF V600E-		
遗传学	*BRAF* V600E 突变	del(7q) 约 40%,*NOTCH2* 突变约 25%	一般无 del(7q)	*MAP2K1* 突变(30%~50%),17p(*TP53*)突变(约 30%)	12 号染色体 3 体,del(11q),del(13q),del(17p)	*STAT3* 和 *STAT5* 突变

*涂片 Wright-Giemsa 染色。

CLL，慢性淋巴细胞白血病；HCL，毛细胞白血病；HCL-v，毛细胞白血病变异型；LGL，大颗粒淋巴细胞白血病；SDRPL，脾脏弥漫性红髓小 B 细胞淋巴瘤；SMZL，脾脏边缘区淋巴瘤。

16.11　临床过程和治疗

约 90% HCL 患者因出现与反复感染、脾肿大或进行性血细胞减少相关的症状而接受相应治疗[120]。在过去的几十年里，HCL 治疗取得重大进展，使患者的临床过程发生显著改变[121]。嘌呤类似物 2-氯脱氧腺苷（2-CdA）和脱氧助间型霉素（喷司他丁，DCF）对 HCL 治疗非常有效，已取代干扰素-α 和脾切除术，成为 HCL 治疗的首选[122-124]。2-CdA 治疗患者可获得长期存活（13 年生存率为 96%），现在已罕有因 HCL 而致死的病例，患者可获得正常或接近正常的预期寿命[122,125,126]。虽然晚期复发相对常见（5 年复发率 24%，10 年复发率近 50%），但复发病例对嘌呤类似物治疗仍有反应[127]。对嘌呤类似物耐药的 HCL 可采用单克隆抗体治疗，如利妥昔单抗和抗 CD22 免疫毒素，已证实有效，利妥昔单抗还可与嘌呤类似物联合作为一线治疗方案[128-131]。威罗菲尼是一种 BRAF 的小分子抑制剂，可用于其他治疗耐药的 HCL 治疗[132-134]。

其他 B 细胞肿瘤的传统化疗方案对 HCL 治疗帮助不大。脾切除术是 SMZL 的有效治疗方案，也可缓解 HCL 患者症状，但不能改变疾病过程[120,135]。因此，HCL 的准确诊断和与其他类型 B 细胞淋巴瘤(特别是 SMZL)的鉴别诊断非常重要,这样才能保证患者得到最佳治疗方案。

16.12 预后和预测因子

目前尚无与 HCL 生物学行为相关的形态学、免疫表型或遗传学标记物。一些基本典型的 HCL 存在异常免疫表型,如表达 CD23 或 CD10,但并不提示预后更差[58]。VH4-34 区重排和缺乏 IGHV 体细胞超突变的病例预后较差。

一些治疗后临床缓解患者的骨髓切片免疫染色有可能发现微小残留病灶(MDR)。HCL 患者 MDR 的定义和最佳检测方法均尚无一致意见[136]。国家癌症研究所使用的 MDR 标准为常规形态学观察未见肿瘤病变,但骨髓免疫染色确定或怀疑残留 HCL,包括:CD20 阳性细胞多于 CD3 阳性 T 细胞;50% 以上 CD20 阳性细胞具有 HCL 形态;或出现任意数量具有 HCL 形态的 TRAP 阳性细胞[137]。其他研究中使用的抗体包括使用 DBA44[19,40,80]、联合使用 DBA44 和 TRAP 免疫组化染色、CD11C,或 T-bet[70,74,138]。最近,*BRAF* V600E 突变特异性抗体(VE1)已可用于临床,对骨髓环钻切片的 MRD 检查非常敏感,可用于治疗后少量残留病变的检测[78,139]。

可用于 HCL 患者 MDR 检测的方法还包括:流式细胞术[140,141]和分子遗传学技术检测特异性 IGH 基因重排[142],实时定量 PCR 检测 *BRAF* V600E 突变[143,144]。流式细胞术还可用于定量外周血中极低水平的 HCL 细胞,并可监测治疗所导致的外周血中 HCL 细胞量的变化[145]。大多数研究显示,MDR 与 HCL 患者嘌呤类似物治疗后复发相关[19,127,146],不能检测到 MDR(<10-4)的患者复发率极低[147]。但已检测到 MDR 的患者可能数年保持临床缓解状态[80],对处于临床缓解期的患者行 MDR 检测并不总能指导治疗[17]。

精华和陷阱

- 当出现不常见的骨髓增生异常综合征样组织象、不能解释的感染或发热,或再生障碍性贫血时,应考虑骨髓活检行 CD20 免疫组化检查,以明确是否为浸润轻微的 HCL。
- 在制备良好血涂片的较薄区域仔细寻找 HCL 特征性的形态,以免遗漏毛细胞,或将涂片假象误判为毛细胞。
- 如果患者出现以下几种情况,应考虑在流式细胞术检测项目中增加 CD103、CD25 和 CD11c:
  - 单核细胞减少
  - 脾肿大(不常见于骨髓增生异常综合征)
  - 复检外周血或骨髓涂片时发现可疑 HCL 细胞(特别是出现前向和侧向高散射细胞时)
- 如仍需除外 HCL,应避免泛泛诊断为"低级别 B 细胞淋巴瘤"。

(陈 健译)

参考文献

1. Bouroncle BA, Wiseman BK, Doan CA. Leukemic reticuloendotheliosis. Blood. 1958;13;609-630.

2. Tiacci E, Trifonov V, Schiavoni G, et al. BRAF mutations in hairy-cell leukemia. N Engl J Med. 2011;364:2305-2315.

3. Golomb HM, Braylan R, Polliack A. "Hairy" cell leukaemia(leukaemic reticuloendotheliosis):a scanning electron microscopic study of eight cases. Br J Haematol. 1975;29;455-460.

4. Schrek R, Donnelly WJ. "Hairy" cells in blood in lymphoreticular neoplastic disease and "flagellated" cells of normal lymph nodes. Blood. 1966;27;199-211.

5. Bernstein L, Newton P, Ross RK. Epidemiology of hairy cell leukemia in Los Angeles County. Cancer Res. 1990;50;3605-3609.

6. Frassoldati A, Lamparelli T, Federico M, et al. Hairy cell leukemia:a clinical review based on 725 cases of the Italian Cooperative Group(ICGHCL). Italian Cooperative Group for Hairy Cell Leukemia. Leuk Lymphoma. 1994;13;307-316.

7. Chang KL, Chen YY, Weiss LM. Lack of evidence of Epstein-Barr virus in hairy cell leukemia and monocytoid B-cell lymphoma. Hum Pathol. 1993;24;58-61.

8. Gramatovici M, Bennett JM, Hiscock JG, et al. Three cases of familial hairy cell leukemia. Am J Hematol. 1993;42;337-339.

9. Ward FT, Baker J, Krishnan J, et al. Hairy cell leukemia in two siblings. A human leukocyte antigen-linked disease? Cancer. 1990;65;319-321.

10. Wylin RF, Greene MH, Palutke M, et al. Hairy cell leukemia in three siblings:an apparent HLA-linked disease. Cancer. 1982;49;538-542.

11. Polliack A. Hairy cell leukemia:biology, clinical diagnosis, unusual manifestations and associated disorders. Rev Clin Exp Hematol. 2002;6;366-388, discussion 449-450.

12. Flandrin G, Sigaux F, Sebahoun G, et al. Hairy cell leukemia:clinical presentation and follow-up of 211 patients. Semin Oncol. 1984;11(4 suppl 2):458-471.

13. Flandrin G, Daniel MT, Fourcade M, et al. [Hairy cell leukemia(tricholeukocyte leukemia). Clinical and cytological(author's transl)]. Nouv Rev Fr Hematol. 1973;13;609-640.

14. Mercieca J, Puga M, Matutes E, et al. Incidence and significance of abdominal lymphadenopathy in hairy cell leukaemia. Leuk Lymphoma. 1994;14(suppl 1):79-83.

15. Yam LT, Janckila AJ, Chan CH, et al. Hepatic involvement in hairy cell leukemia. Cancer. 1983;51;1497-1504.

16. Dasanu CA, Ichim TE, Alexandrescu DT. Inherent and iatrogenic immune defects in hairy cell leukemia:revisited. Expert Opin Drug Saf. 2010;9;55-64.

17. Sharpe RW, Bethel KJ. Hairy cell leukemia:diagnostic pathology. Hematol Oncol Clin North Am. 2006;20;1023-1049.

18. Golomb HM. Hairy cell leukemia:an unusual lymphoproliferative disease:a study of 24 patients. Cancer. 1978;42(suppl 2):946-956.

19. Bastie JN, Cazals-Hatem D, Daniel MT, et al. Five years follow-up after 2-chloro deoxyadenosine treatment in thirty patients with hairy cell leukemia:evaluation of minimal residual disease and CD4+ lymphocytopenia after treatment. Leuk Lymphoma. 1999;35;555-565.

20. Golomb HM, Hadad LJ. Infectious complications in 127 patients with hairy cell leukemia. Am J Hematol. 1984;16;393-401.

21. Burger JA, Sivina M, Ravandi F. The microenvironment in hairy cell leukemia:pathways and potential therapeutic targets. Leuk Lymphoma. 2011;52(suppl 2):94-98.

22. Netea MG, Hoitink O, Kullberg BJ, et al. Defective interferon-gamma production in patients with hairy cell leukaemia. Neth J Med. 2008;66;340-334.

23. Bouroncle BA. Unusual presentations and complications of hairy cell leukemia. Leukemia. 1987;1;288-293.

24. Lembersky BC, Ratain MJ, Golomb HM. Skeletal complications in hairy cell leukemia: diagnosis and therapy. J Clin Oncol. 1988; 6: 1280-1284.

25. Mercieca J, Matutes E, Moskovic E, et al. Massive abdominal lymphadenopathy in hairy cell leukaemia: a report of 12 cases. Br J Haematol. 1992; 82: 547-554.

26. Anderson LA, Engels EA. Autoimmune conditions and hairy cell leukemia: an exploratory case-control study. J Hematol Oncol. 2010; 3: 35.

27. Hauswirth AW, Skrabs C, Schutzinger C, et al. Autoimmune hemolytic anemias, Evans' syndromes, and pure red cell aplasia in non-Hodgkin lymphomas. Leuk Lymphoma. 2007; 48: 1139-1149.

28. Kraut EH. Clinical manifestations and infectious complications of hairy-cell leukaemia. Best Pract Res Clin Haematol. 2003; 16: 33-40.

29. Raimbourg J, Cormier G, Stephane V, et al. Hairy-cell leukemia with inaugural joint manifestations. Joint Bone Spine. 2009; 76: 416-420.

30. Roshal M, Cherian S. Frequency of additional clonal populations detected by high sensitivity flow cytometry in patients with hairy cell leukemia. J Hematopathol. 2012; 5: 123-130.

31. Hakimian D, Tallman MS, Hogan DK, et al. Prospective evaluation of internal adenopathy in a cohort of 43 patients with hairy cell leukemia. J Clin Oncol. 1994; 12: 268-272.

32. Zhang QY, Chabot-Richards D, Evans M, et al. A retrospective study to assess the relative value of peripheral blood, bone marrow aspirate and biopsy morphology, immunohistochemical stains, and flow cytometric analysis in the diagnosis of chronic B cell lymphoproliferative neoplasms. Int J Lab Hematol. 2015; 37: 390-402.

33. Humphries JE. Dry tap bone marrow aspiration: clinical significance. Am J Hematol. 1990; 35: 247-250.

34. Bouroncle BA. Thirty-five years in the progress of hairy cell leukemia. Leuk Lymphoma. 1994; 14(suppl 1): 1-12.

35. Burke JS, Byrne GE Jr, Rappaport H. Hairy cell leukemia (leukemic reticuloendotheliosis). I. A clinical pathologic study of 21 patients. Cancer. 1974; 33: 1399-1410.

36. Daniel MT, Flandrin G. Fine structure of abnormal cells in hairy cell (tricholeukocytic) leukemia, with special reference to their in vitro phagocytic capacity. Lab Invest. 1974; 30: 1-8.

37. Lee WM, Beckstead JH. Hairy cell leukemia with bone marrow hypoplasia. Cancer. 1982; 50: 2207-2210.

38. Burke JS, Rappaport H. The diagnosis and differential diagnosis of hairy cell leukemia in bone marrow and spleen. Semin Oncol. 1984; 11: 334-346.

39. Burthem J, Cawley JC. The bone marrow fibrosis of hairy-cell leukemia is caused by the synthesis and assembly of a fibronectin matrix by the hairy cells. Blood. 1994; 83: 497-504.

40. Hasserjian RP, Pinkus GS. DBA. 44: an effective marker for detection of hairy cell leukemia in bone marrow biopsies. Appl Immunohistochem. 1994; 2: 197-204.

41. Cessna MH, Hartung L, Tripp S, et al. Hairy cell leukemia variant: fact or fiction. Am J Clin Pathol. 2005; 123: 132-138.

42. Kent SA, Variakojis D, Peterson LC. Comparative study of marginal zone lymphoma involving bone marrow. Am J Clin Pathol. 2002; 117: 698-708.

43. Golomb HM, Vardiman JW. Response to splenectomy in 65 patients with hairy cell leukemia: an evaluation of spleen weight and bone marrow involvement. Blood. 1983; 61: 349-352.

44. Bardawil RG, Groves C, Ratain MJ, et al. Changes in peripheral blood and bone marrow specimens following therapy with recombinant alpha 2 interferon for hairy cell leukemia. Am J Clin Pathol. 1986; 85: 194-201.

45. Pittaluga S, Verhoef G, Maes A, et al. Bone marrow trephines. Findings in patients with hairy cell leukaemia before and after treatment. Histopathology. 1994; 25: 129-135.

46. Macon WR, Kinney MC, Glick AD, et al. Marrow mast cell hyperplasia in hairy cell leukemia. Mod Pathol. 1993; 6: 695-698.

47. Zak P, Chrobak L, Podzimek K, et al. Dyserythropoietic changes and sideroblastic anemia in patients with hairy cell leukemia before and after therapy with 2-chlorodeoxyadenosine. Neoplasma. 1998; 45: 261-265.

48. Cawley JC. The pathophysiology of the hairy cell. Hematol Oncol Clin North Am. 2006; 20: 1011-1021.

49. Janckila AJ, Gentile PS, Yam LT. Hemopoietic inhibition in hairy cell leukemia. Am J Hematol. 1991; 38: 30-39.

50. Chung SS, Kim E, Park JH, et al. Hematopoietic stem cell origin of BRAFV600E mutations in hairy cell leukemia. Sci Transl Med. 2014; 6: 238ra71.

51. Naeim F, Smith GS. Leukemic reticuloendotheliosis. Cancer. 1974; 34: 1813-1821.

52. Laughlin M, Islam A, Barcos M, et al. Effect of alpha-interferon therapy on bone marrow fibrosis in hairy cell leukemia. Blood. 1988; 72: 936-939.

53. Vardiman JW, Golomb HM. Autopsy findings in hairy cell leukemia. Semin Oncol. 1984; 11: 370-380.

54. Pilon VA, Davey FR, Gordon GB, et al. Splenic alterations in hairy-cell leukemia: II. An electron microscopic study. Cancer. 1982; 49: 1617-1623.

55. Kluin-Nelemans HC, Krouwels MM, Jansen JH, et al. Hairy cell leukemia preferentially expresses the IgG3-subclass. Blood. 1990; 75: 972-975.

56. Carulli G, Cannizzo E, Zucca A, et al. CD45 expression in low-grade B-cell non-Hodgkin's lymphomas. Leuk Res. 2008; 32: 263-267.

57. Foucar K. Chronic lymphoid leukemias and lymphoproliferative disorders. Mod Pathol. 1999; 12: 141-150.

58. Chen YH, Tallman MS, Goolsby C, et al. Immunophenotypic variations in hairy cell leukemia. Am J Clin Pathol. 2006; 125: 251-259.

59. Jasionowski TM, Hartung L, Greenwood JH, et al. Analysis of CD10 + hairy cell leukemia. Am J Clin Pathol. 2003; 120: 228-235.

60. Robbins BA, Ellison DJ, Spinosa JC, et al. Diagnostic application of two-color flow cytometry in 161 cases of hairy cell leukemia. Blood. 1993; 82: 1277-1287.

61. Del Giudice I, Matutes E, Morilla R, et al. The diagnostic value of CD123 in B-cell disorders with hairy or villous lymphocytes. Haematologica. 2004; 89: 303-308.

62. Shao H, Calvo KR, Gronborg M, et al. Distinguishing hairy cell leukemia variant from hairy cell leukemia: development and validation of diagnostic criteria. Leuk Res. 2013; 37: 401-409.

63. Venkataraman G, Aguhar C, Kreitman RJ, et al. Characteristic CD103 and CD123 expression pattern defines hairy cell leukemia: usefulness of CD123 and CD103 in the diagnosis of mature B-cell lymphoproliferative disorders. Am J Clin Pathol. 2011; 136: 625-630.

64. van Bockstaele DR, Berneman ZN, Peetermans ME. Flow cytometric analysis of hairy cell leukemia using right-angle light scatter. Cytometry. 1986; 7: 217-220.

65. Matutes E. Contribution of immunophenotype in the diagnosis and classification of haemopoietic malignancies. J Clin Pathol. 1995; 48: 194-197.

66. Matutes E. Immunophenotyping and differential diagnosis of hairy cell leukemia. Hematol Oncol Clin North Am. 2006;20;1051-1063.

67. Matutes E, Morilla R, Owusu-Ankomah K, et al. The immunophenotype of hairy cell leukemia(HCL). Proposal for a scoring system to distinguish HCL from B-cell disorders with hairy or villous lymphocytes. Leuk Lymphoma. 1994;14(suppl):157-161.

68. Hounieu H, Chittal SM, al Saati T, et al. Hairy cell leukemia. Diagnosis of bone marrow involvement in paraffin-embedded sections with monoclonal antibody DBA. 44. Am J Clin Pathol. 1992;98;26-33.

69. Janckila AJ, Cardwell EM, Yam LT, et al. Hairy cell identification by immunohistochemistry of tartrate-resistant acid phosphatase. Blood. 1995; 85;2839-2844.

70. Went PT, Zimpfer A, Pehrs AC, et al. High specificity of combined TRAP and DBA. 44 expression for hairy cell leukemia. Am J Surg Pathol. 2005;29;474-478.

71. Johrens K, Happerfield LC, Brown JP, et al. A novel CD11c monoclonal antibody effective in formalin-fixed tissue for the diagnosis of hairy cell leukemia. Pathobiology. 2008;75;252-256.

72. Falini B, Tiacci E, Liso A, et al. Simple diagnostic assay for hairy cell leukaemia by immunocytochemical detection of annexin A1(ANXA1). Lancet. 2004;363;1869-1870.

73. Basso K, Liso A, Tiacci E, et al. Gene expression profiling of hairy cell leukemia reveals a phenotype related to memory B cells with altered expression of chemokine and adhesion receptors. J Exp Med. 2004;199; 59-68.

74. Johrens K, Stein H, Anagnostopoulos I. T-bet transcription factor detection facilitates the diagnosis of minimal hairy cell leukemia infiltrates in bone marrow trephines. Am J Surg Pathol. 2007;31;1181-1185.

75. Miranda RN, Briggs RC, Kinney MC, et al. Immunohistochemical detection of cyclin D1 using optimized conditions is highly specific for mantle cell lymphoma and hairy cell leukemia. Mod Pathol. 2000;13; 1308-1314.

76. Chen YH, Gao J, Fan G, et al. Nuclear expression of sox11 is highly associated with mantle cell lymphoma but is independent of t(11;14)(q13;q32)in non-mantle cell B-cell neoplasms. Mod Pathol. 2010;23; 105-112.

77. Andrulis M, Penzel R, Weichert W, et al. Application of a BRAF V600E mutation-specific antibody for the diagnosis of hairy cell leukemia. Am J Surg Pathol. 2012;36;1796-1800.

78. Brown NA, Betz BL, Weigelin HC, et al. Evaluation of allele-specific PCR and immunohistochemistry for the detection of BRAF V600E mutations in hairy cell leukemia. Am J Clin Pathol. 2015;143;89-99.

79. Berman E, Posnett DN. Diagnosis and monitoring in patients with hairy cell leukemia using the monoclonal antibody anti-HC2. Leukemia. 1987; 1;305-307.

80. Ellison DJ, Sharpe RW, Robbins BA, et al. Immunomorphologic analysis of bone marrow biopsies after treatment with 2-chlorodeoxyadenosine for hairy cell leukemia. Blood. 1994;84;4310-4315.

81. Matutes E, Wotherspoon A, Catovsky D. The variant form of hairy-cell leukaemia. Best Pract Res Clin Haematol. 2003;16;41-56.

82. Mulligan SP, Travade P, Matutes E, et al. B-ly-7, a monoclonal antibody reactive with hairy cell leukemia, also defines an activation antigen on normal CD8+ T cells. Blood. 1990;76;959-964.

83. Yam LT, Janckila AJ, Li CY, et al. Cytochemistry of tartrate-resistant acid phosphatase;15 years' experience. Leukemia. 1987;1;285-288.

84. Yam LT, Yam CF, Li CY. Eosinophilia in systemic mastocytosis. Am J Clin Pathol. 1980;73;48-54.

85. Tschernitz S, Flossbach L, Bonengel M, et al. Alternative BRAF mutations in BRAF V600E-negative hairy cell leukaemias. Br J Haematol. 2014;165;529-533.

86. Tiacci E, Schiavoni G, Martelli MP, et al. Constant activation of the RAF-MEK-ERK pathway as a diagnostic and therapeutic target in hairy cell leukemia. Haematologica. 2013;98;635-639.

87. Kluin-Nelemans HC, Beverstock GC, Mollevanger P, et al. Proliferation and cytogenetic analysis of hairy cell leukemia upon stimulation via the CD40 antigen. Blood. 1994;84;3134-3141.

88. Brito-Babapulle V, Pittman S, Melo JV, et al. The 14q+ marker in hairy cell leukaemia. A cytogenetic study of 15 cases. Leuk Res. 1986;10; 131-138.

89. Haglund U, Juliusson G, Stellan B, et al. Hairy cell leukemia is characterized by clonal chromosome abnormalities clustered to specific regions. Blood. 1994;83;2637-2645.

90. Forconi F, Sahota SS, Raspadori D, et al. Hairy cell leukemia;at the crossroad of somatic mutation and isotype switch. Blood. 2004;104; 3312-3317.

91. Tiacci E, Liso A, Piris M, et al. Evolving concepts in the pathogenesis of hairy-cell leukaemia. Nat Rev Cancer. 2006;6;437-448.

92. Brito-Babapulle V, Ellis J, Matutes E, et al. Translocation t(11;14)(q13;q32)in chronic lymphoid disorders. Genes Chromosomes Cancer. 1992;5;158-165.

93. Brito-Babapulle V, Matutes E, Oscier D, et al. Chromosome abnormalities in hairy cell leukaemia variant. Genes Chromosomes Cancer. 1994;10; 197-202.

94. Pettirossi V, Santi A, Imperi E, et al. BRAF inhibitors reverse the unique molecular signature and phenotype of hairy cell leukemia and exert potent antileukemic activity. Blood. 2015;125;1207-1216.

95. Maloum K, Magnac C, Azgui Z, et al. VH gene expression in hairy cell leukaemia. Br J Haematol. 1998;101;171-178.

96. Ody C, Jungblut-Ruault S, Cossali D, et al. Junctional adhesion molecule C(JAM-C) distinguishes CD27 + germinal center B lymphocytes from non-germinal center cells and constitutes a new diagnostic tool for B-cell malignancies. Leukemia. 2007;21;1285-1293.

97. Arons E, Suntum T, Stetler-Stevenson M, et al. VH4-34+ hairy cell leukemia, a new variant with poor prognosis despite standard therapy. Blood. 2009;114;4687-4695.

98. Waterfall JJ, Arons E, Walker RL, et al. High prevalence of MAP2K1 mutations in variant and IGHV4-34-expressing hairy-cell leukemias. Nat Genet. 2014;46;8-10.

99. Hockley SL, Morgan GJ, Leone PE, et al. High-resolution genomic profiling in hairy cell leukemia-variant compared with typical hairy cell leukemia. Leukemia. 2011;25;1189-1192.

100. Piris MFK, Mollejo M, Campo E, Falini B. Splenic B-cell lymphoma/leukemia, unclassifiable. In;Swerdlow SHCE, Harris NL, Jaffe ES, Pileri SA, Stein H, Thiele J, Vardiman JW, eds. WHO Classification of Tumours of Haematopoietic and Lymphoid Tissues. Lyon, France;IARC Press;2008;191-193.

100a. Swerdlow SH, Campo E, Pileri SA. The 2016 revision of the World Health Organization classification of lymphoid neoplasms. Blood. 2016;127;2375-2390.

101. Sainati L, Matutes E, Mulligan S, et al. A variant form of hairy cell leu-

kemia resistant to alpha-interferon: clinical and phenotypic characteristics of 17 patients. Blood. 1990;76:157-162.

102. Xi L, Arons E, Navarro W, et al. Both variant and IGHV4-34-expressing hairy cell leukemia lack the BRAF V600E mutation. Blood. 2012;119:3330-3332.

103. Vallianatou K, Brito-Babapulle V, Matutes E, et al. p53 gene deletion and trisomy 12 in hairy cell leukemia and its variant. Leuk Res. 1999;23:1041-1045.

104. Hockley SL, Else M, Morilla A, et al. The prognostic impact of clinical and molecular features in hairy cell leukaemia variant and splenic marginal zone lymphoma. Br J Haematol. 2012;158:347-354.

105. Machii T, Tokumine Y, Inoue R, et al. Predominance of a distinct subtype of hairy cell leukemia in Japan. Leukemia. 1993;7:181-186.

106. Katayama I, Mochino T, Honma T, et al. Hairy cell leukemia: a comparative study of Japanese and non-Japanese patients. Semin Oncol. 1984;11(4 suppl 2):486-492.

107. Wu ML, Kwaan HC, Goolsby CL. Atypical hairy cell leukemia. Arch Pathol Lab Med. 2000;124:1710-1713.

108. Kreitman RJ, Wilson W, Calvo KR, et al. Cladribine with immediate rituximab for the treatment of patients with variant hairy cell leukemia. Clin Cancer Res. 2013;19:6873-6881.

109. Goldaniga M, Guffanti A, Gianelli U, et al. Clinical and molecular complete remission in a case of variant hairy cell leukemia treated with DHAP followed by high-dose chemotherapy plus rituximab. Haematologica. 2004;89:ECR41.

110. Imamura T, Ohtsuka E, Ogata M, et al. Successful induction of long-term remission using rituximab in a patient with refractory hairy cell leukemia-Japanese variant. Int J Hematol. 2004;80:432-434.

111. Kreitman RJ, Wilson WH, Bergeron K, et al. Efficacy of the anti-CD22 recombinant immunotoxin BL22 in chemotherapy-resistant hairy-cell leukemia. N Engl J Med. 2001;345:241-247.

112. Ravandi F, O'Brien S, Jorgensen J, et al. Phase 2 study of cladribine followed by rituximab in patients with hairy cell leukemia. Blood. 2011;118:3818-3823.

113. Melo JV, Robinson DS, Gregory C, et al. Splenic B cell lymphoma with "villous" lymphocytes in the peripheral blood: a disorder distinct from hairy cell leukemia. Leukemia. 1987;1:294-298.

114. Traverse-Glehen A, Baseggio L, Bauchu EC, et al. Splenic red pulp lymphoma with numerous basophilic villous lymphocytes: a distinct clinicopathologic and molecular entity? Blood. 2008;111:2253-2260.

115. Kanellis G, Mollejo M, Montes-Moreno S, et al. Splenic diffuse red pulp small B-cell lymphoma: revision of a series of cases reveals characteristic clinico-pathological features. Haematologica. 2010;95:1122-1129.

116. Traverse-Glehen A, Baseggio L, Salles G, et al. Splenic diffuse red pulp small-B cell lymphoma: toward the emergence of a new lymphoma entity. Discov Med. 2012;13:253-265.

117. Agnarsson BA, Loughran TP Jr, Starkebaum G, et al. The pathology of large granular lymphocyte leukemia. Hum Pathol. 1989;20:643-651.

118. Foucar K. Bone Marrow Pathology. 2nd ed. Chicago: ASCP Press;2001.

119. Jaffe ES, Harris NL, Stein H, et al., eds. WHO Classification of Tumours of Haematopoietic and Lymphoid Tissues. Lyon, France: IARC Press;2001.

120. Cheson BD. The chronic lymphocytic leukemias. In: DeVita VT, Hellman S, Rosenberg SA, eds. Cancer: Principles and Practice of Oncology. 6th ed. Philadelphia: Lippincott;2001:2447-2465.

121. Gidron A, Tallman MS. 2-CdA in the treatment of hairy cell leukemia: a

review of long-term follow-up. Leuk Lymphoma. 2006;47:2301-2307.

122. Grever M, Kopecky K, Foucar MK, et al. Randomized comparison of pentostatin versus interferon alfa-2a in previously untreated patients with hairy cell leukemia: an intergroup study. J Clin Oncol. 1995;13:974-982.

123. Piro LD, Carrera CJ, Carson DA, et al. Lasting remissions in hairy-cell leukemia induced by a single infusion of 2-chlorodeoxyadenosine. N Engl J Med. 1990;322:1117-1121.

124. Cornet E, Damaj G, Troussard X. New insights in the management of patients with hairy cell leukemia. Curr Opin Oncol. 2015;27:371-376.

125. Zinzani PL, Tani M, Marchi E, et al. Long-term follow-up of front-line treatment of hairy cell leukemia with 2-chlorodeoxyadenosine. Haematologica. 2004;89:309-313.

126. Rosenberg JD, Burian C, Waalen J, et al. Clinical characteristics and long-term outcome of young hairy cell leukemia patients treated with cladribine: a single-institution series. Blood. 2014;123:177-183.

127. Else M, Ruchlemer R, Osuji N, et al. Long remissions in hairy cell leukemia with purine analogs: a report of 219 patients with a median follow-up of 12.5 years. Cancer. 2005;104:2442-2448.

128. Kreitman RJ, Pastan I. Immunobiological treatments of hairy-cell leukaemia. Best Pract Res Clin Haematol. 2003;16:117-133.

129. Thomas DA, O'Brien S, Bueso-Ramos C, et al. Rituximab in relapsed or refractory hairy cell leukemia. Blood. 2003;102:3906-3911.

130. Kreitman RJ, Tallman MS, Robak T, et al. Phase I trial of anti-CD22 recombinant immunotoxin moxetumomab pasudotox (CAT-8015 or HA22) in patients with hairy cell leukemia. J Clin Oncol. 2012;30:1822-1828.

131. Leclerc M, Suarez F, Noel MP, et al. Rituximab therapy for hairy cell leukemia: a retrospective study of 41 cases. Ann Hematol. 2015;94:89-95.

132. Dietrich S, Glimm H, Andrulis M, et al. BRAF inhibition in refractory hairy-cell leukemia. N Engl J Med. 2012;366:2038-2040.

133. Munoz J, Schlette E, Kurzrock R. Rapid response to vemurafenib in a heavily pretreated patient with hairy cell leukemia and a BRAF mutation. J Clin Oncol. 2013;31:e351-e352.

134. Tiacci E, Park JH, De Carolis L, et al. Targeting mutant BRAF in relapsed or refractory hairy-cell leukemia. N Engl J Med. 2015;373:1733-1747.

135. Zakarija A, Peterson LC, Tallman MS. Splenectomy and treatments of historical interest. Best Pract Res Clin Haematol. 2003;16:57-68.

136. Noel P. Definition of remission, minimal residual disease, and relapse in hairy cell leukemia bone marrow biopsy histology and immunohistology specimens. Leuk Lymphoma. 2011;52(suppl 2):62-64.

137. Kreitman RJ, Stetler-Stevenson M, Margulies I, et al. Phase II trial of recombinant immunotoxin RFB4(dsFv)-PE38(BL22) in patients with hairy cell leukemia. J Clin Oncol. 2009;27:2983-2990.

138. Mhawech-Fauceglia P, Oberholzer M, Aschenafi S, et al. Potential predictive patterns of minimal residual disease detected by immunohistochemistry on bone marrow biopsy specimens during a long-term follow-up in patients treated with cladribine for hairy cell leukemia. Arch Pathol Lab Med. 2006;130:374-377.

139. Akarca AU, Shende VH, Ramsay AD, et al. BRAF V600E mutation-specific antibody, a sensitive diagnostic marker revealing minimal residual disease in hairy cell leukaemia. Br J Haematol. 2013;162:848-851.

140. Matutes E, Meeus P, McLennan K, et al. The significance of minimal

residual disease in hairy cell leukaemia treated with deoxycoformycin: a long-term follow-up study. Br J Haematol. 1997;98:375-383.

141. Stetler-Stevenson M. Tembhare PR. Diagnosis of hairy cell leukemia by flow cytometry. Leuk Lymphoma. 2011;52(suppl 2):11-13.

142. Filleul B, Delannoy A, Ferrant A, et al. A single course of 2-chloro-deoxyadenosine does not eradicate leukemic cells in hairy cell leukemia patients in complete remission. Leukemia. 1994;8:1153-1156.

143. Schnittger S, Bacher U, Haferlach T, et al. Development and validation of a real-time quantification assay to detect and monitor BRAFV600E mutations in hairy cell leukemia. Blood. 2012;119:3151-3154.

144. Tiacci E, Schiavoni G, Forconi F, et al. Simple genetic diagnosis of hairy cell leukemia by sensitive detection of the BRAF-V600E mutation. Blood. 2012;119:192-195.

145. Sausville JE, Salloum RG, Sorbara L, et al. Minimal residual disease detection in hairy cell leukemia. Comparison of flow cytometric immuno-phenotyping with clonal analysis using consensus primer polymerase chain reaction for the heavy chain gene. Am J Clin Pathol. 2003;119:213-217.

146. Wheaton S, Tallman MS, Hakimian D, et al. Minimal residual disease may predict bone marrow relapse in patients with hairy cell leukemia treated with 2-chlorodeoxyadenosine. Blood. 1996;87:1556-1560.

147. Garnache Ottou F, Chandesris MO, Lhermitte L, et al. Peripheral blood 8 colour flow cytometry monitoring of hairy cell leukaemia allows detection of high-risk patients. Br J Haematol. 2014;166:50-59.

第 17 章

脾脏边缘区淋巴瘤和其他
脾脏小 B 细胞肿瘤

Miguel A. Piris, Manuela Mollejo

17.1　定义

1992 年,Schmid 等[1]将一种累及脾脏和骨髓、以微结节状浸润并取代原有淋巴滤泡、且呈现边缘区分化的淋巴瘤命名为脾脏边缘区淋巴瘤(SMZL)。淋巴造血系统肿瘤 WHO 分类将 SMZL 定义为:一种由小淋巴细胞构成的 B 细胞肿瘤,瘤细胞围绕并取代脾脏白髓生发中心,导致套区消失,并与外周(边缘)区的较大细胞(包括散在转化的母细胞)混合,红髓内可见上述小细胞和较大细胞浸润[1,2]。

大多数病例具有典型临床表现,包括显著的脾肿大,以及骨髓和外周血浸润。外周血中的瘤细胞常具有绒毛状形态,此特征结合其他研究成果,证实 SMZL 与伴绒毛淋巴细胞的脾脏淋巴瘤(SLVL)为同一疾病实体[3-6]。

SMZL 的名称与其他部位的 MZL 有相似之处,但其临床表现、免疫表型和遗传学特征均与后者不同,提示 SMZL 是一个独立的临床病理学实体,与 MALT 或淋巴结 MZL 不相关。

17.2　流行病学

SMZL 的发病率可能被低估。迄今为止,SMZL 的诊断通常基于脾切除标本,但许多低级别淋巴瘤通常不会行脾切除,因此难以比较 SMZL 与其他 B 细胞淋巴瘤的发病率。现有数据显示,SMZL 约占全部淋巴瘤的 1%~2%[2,5,7]。

SMZL 的发病年龄为 30~90 岁,诊断时中位年龄 65 岁左右。

不同研究组均提示患者以女性为主[8,9]。

17.3　病因学

SMZL 免疫球蛋白(Ig)基因分析发现 VH1 基因(VH1.2)的选择性使用存在偏差,提示某种未知抗原参与促进瘤细胞生长[10]。有趣的是,少部分 SMZL 患者携带丙型肝炎病毒(HCV),针对 HCV 的治疗似乎会影响对这部分患者肿瘤负荷的控制,提示感染因素可能参与了 SMZL 的发病机制[11]。SMZL 与所谓的高反应性疟疾性脾肿大之间具有相似性,这也支持感染因素参与了发病[12]。

17.4　临床特征

SMZL 是一种老年性疾病,中位年龄 65 岁左右。大多数患者没有症状,一般表现为惰性临床过程。脾肿大是最常见的临床表现,见于 75% 患者。贫血、血小板减少或白细胞减少见于 25% 患者,自身免疫性溶血性贫血见于 10%~15% 患者[7,13,14]。常规检查偶可发现 SMZL,但很少见,最近认识的伴边缘区表型的单克隆性 B 淋巴细胞增多症,可在这些偶然发现的 SMZL 之前被检测到[15]。

SMZL 在诊断时几乎毫无例外地会伴骨髓累及,约 33% 伴有肝脏累及。Chacon[13] 和 Berger[14] 研究组中,外周血累及率分别为 68% 和 57%(界定标准:绝对性淋巴细胞增多或外周血肿瘤性淋巴细胞>5%)。腹腔淋巴结肿大见于 25% 的病例,外周淋巴结肿大更罕见(17%)。由于常累及骨髓或肝脏,大部分患者在诊断时 AnnArbor 分期为 IV 期。10%~28% 病例存在血清副蛋白血症(通常是 IgM)[7,13,14]。

SMZL 的诊断标准主要基于脾脏病变的形态学表现,结合临床表现、免疫表型和形态学改变,可促进骨髓活检标本的诊断,并提高其可信度。

17.5　形态学

SMZL 脾脏累及的特征性表现为淋巴细胞微结节样浸润,白髓内淋巴滤泡数量增多、体积增大,常伴不同程度的红髓累及(图 17.1)。滤泡常具有双相表现,含小细胞和边缘区细胞成分。滤泡中心为小淋巴细胞,核圆形,胞质稀少,边缘区细胞的核形不规则,含中等量淡染胞质。大多数病例中散在分布大

B 细胞,类似中心母细胞或免疫母细胞,这些细胞位于脾脏病变的边缘区和红髓,也可见于骨髓和淋巴结[16]。一些结节内偶可能见到反应性或退化的生发中心,但很少出现。生发中心内有可能出现肿瘤性浆细胞,罕见病例可成簇分布,红髓内的肿瘤性浆细胞围绕小动脉分布。边缘区 B 细胞将免疫复合物运输至滤泡树突细胞,从而诱导生发中心发育,肿瘤性滤泡内的细胞成分可能是这种能力的反映[17]。SMZL 浸润骨髓或其他部位时,常伴随出现具有反应性生发中心的淋巴滤泡。

白髓内的肿瘤细胞呈器官样排列,形成类似正常脾脏淋巴滤泡样的结构,红髓内更常表现为弥漫性浸润脾索和脾窦。红髓内也可出现淋巴细胞聚集灶。红髓内的瘤细胞包括小淋巴细胞和大的中心母或免疫母细胞样细胞。一些病例可见上皮样组织细胞。

脾门淋巴结常有累及(图 17.2),但很少累及其他部位淋巴结。受累淋巴结很少出现边缘区模式,肿瘤主要呈微结节分布,结节内细胞以小细胞为主,淋巴窦可有扩张[18]。不同部位肿瘤的细胞成分有所差异,提示微环境可影响肿瘤的生长方式[1,2]。

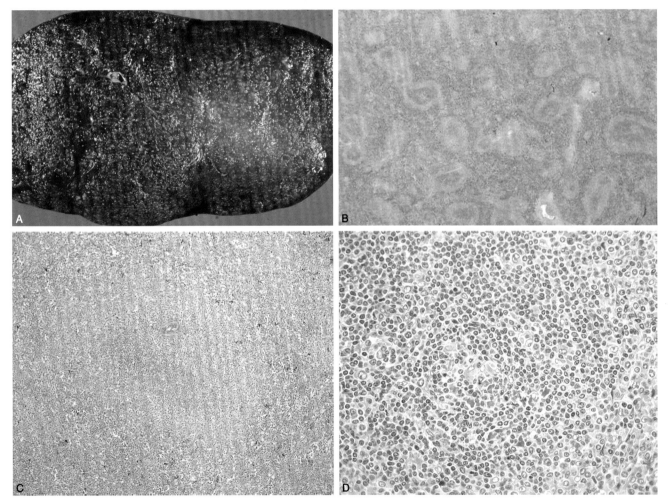

图 17.1　脾脏 SMZL。A,大体表现为一致性微结节样结构。B,低倍放大,显示边缘区分化和双相性细胞学特征,浅染细胞位于边缘区,深染细胞位于滤泡样结构的内部,偶见浅染的中央区,提示为残存的反应性生发中心。C 和 D,瘤细胞取代淋巴滤泡(Giemsa 染色)。

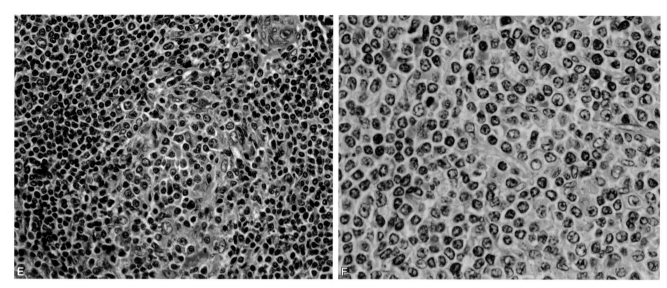

图 17.1(续)　E,高倍放大,瘤细胞浸润生发中心,本例的生发中心内可见浆样分化。F,细胞学特征,与结节中心的小细胞成分相比,边缘区细胞的核稍大,胞质稍丰富、淡染(Giemsa 染色)

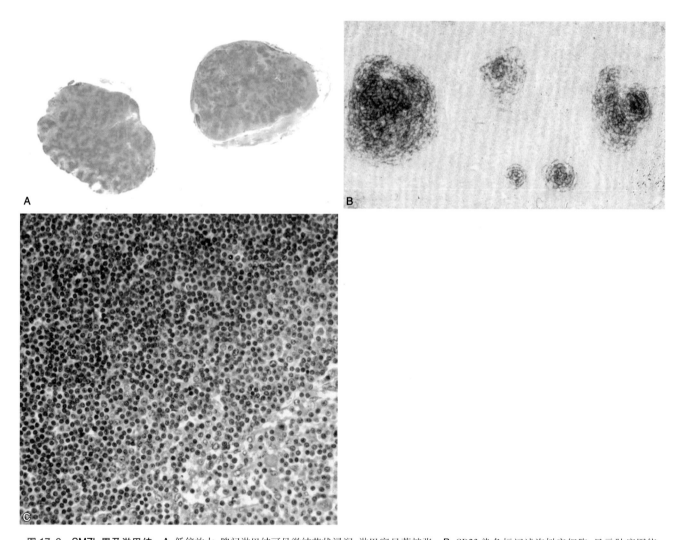

图 17.2　SMZL 累及淋巴结。A,低倍放大,脾门淋巴结可见微结节状浸润,淋巴窦显著扩张。B,CD23 染色标记滤泡树突细胞,显示肿瘤围绕淋巴滤泡分布。C,高倍放大,瘤细胞小,胞质少,染色质团块状,缺乏边缘区分化

　　SMZL 恒定出现骨髓累及,但在常规染色切片中可能难以识别(图 17.3)。CD20 染色可显示小梁间的淋巴细胞聚集灶和窦内的小肿瘤细胞。小梁间结节的结构和细胞成分均类似脾脏内的肿瘤结节,偶见被肿瘤细胞环绕的反应性生发中心。CD20 染色可见窦内 B 细胞线性聚集,此发现具有特征性[19,20]。以上表现并不仅见于 SMZL,但联合起来还是比较特异的。外周血累及不如骨髓累及常见,但相对常见的是在外周血中检出少量肿瘤细胞,其中部分细胞具有绒毛状形态,后者一般表现为在胞质相对丰富的一极出现小的胞质突起(图 17.4)。

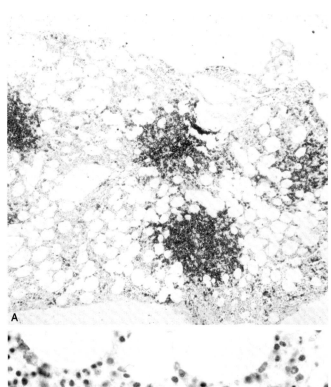

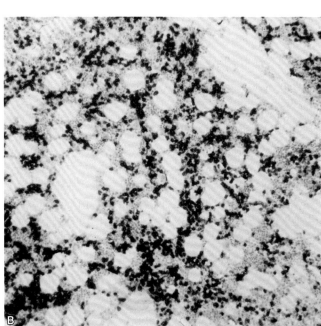

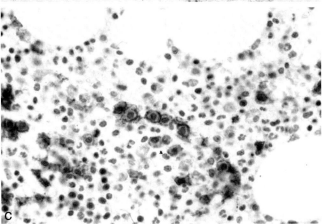

图 17.3　骨髓活检标本,CD20 染色,显示 SMZL 的特征性分布方式。A,低倍放大,小梁间和窦内可见结节状瘤细胞聚集。B,高倍放大,瘤细胞弥漫性散在分布。C,窦内浸润的瘤细胞

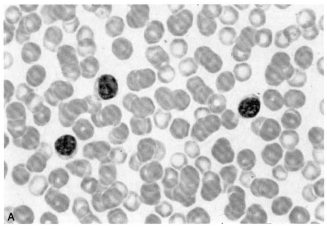

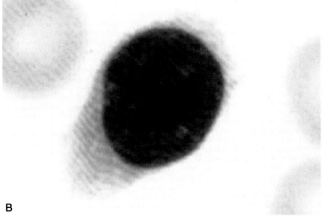

图 17.4　A 和 B,外周血内的绒毛淋巴细胞。绒毛短,具有极向(即,位于胞质的一侧),不同于毛细胞白血病的绒毛,后者长,环周分布

已报道以巨脾和大细胞数量增多为特征的病例[16,21,22]。与经典的 SMZL 不同,这些病例的边缘区有明确的大淋巴细胞成分,偶可超出边缘区范围,导致滤泡中央仅见孤立的小细胞,并可出现于红髓内。骨髓和外周淋巴结累及的组织学表现同相应部位的经典 SMZL。与其他类型淋巴瘤相比,这些 SMZL 的分子遗传学改变缺乏特异性,例如 t(14;18) 和 t(11;14)。这些研究中,5 例中有 3 例存在 7q 缺失,6 例中 2 例检出 P53 基因失活,6 例中 2 例肿瘤细胞散在表达 Cyclin D1,4 例中有 2 例检出涉及 1q32 的染色体易位。

17.6 免疫表型

SMZL 的免疫表型特征见框 17.1 和图 17.5。最常见的免疫表达谱是 CD20⁺,CD3⁻,CD23⁻,CD43⁻,CD38⁻,CD5⁻,CD10⁻,BCL6⁻,BCL2⁺,cyclin D1⁻,IgD⁺,p27⁺,annexin A1⁻。少部分病例表达 DBA44。MIB-1 染色显示阳性细胞呈独特的靶环状分布模式,提示生发中心和边缘区内增殖指数均增高。BCL2 染色有助于识别反应性生发中心,注意,BCL2 阳性肿瘤细胞偶可浸润生发中心。有人提出,MNDA(髓细胞核分化抗原)可用于与滤泡性淋巴瘤的鉴别诊断[23]。

框 17.1 脾脏边缘区淋巴瘤的主要诊断特点

临床特点
- 脾肿大
- 骨髓累及
- 淋巴细胞增多,伴或不伴绒毛细胞形态学特点

形态学特点
- 脾脏:微结节生长方式;双相细胞;滤泡被肿瘤细胞取代;边缘区分化;红髓内弥漫性微结节样浸润
- 外周血:绒毛细胞,小淋巴细胞
- 骨髓:窦内浸润,小梁间结节,偶见边缘区分化
- 淋巴结:微结节浸润,小淋巴细胞,散在母细胞,罕见边缘区分化
免疫表型

免疫表型特点
- CD20⁺, IgD⁺, BCL2⁺, MNDA⁺ CD3⁻, CD23⁻, CD43⁻, CD5⁻, CD10⁻, cyclin D1⁻, BCL6⁻, annexin A1⁻
- Ki-67(MIB-1)增殖指数低(靶环样模式,生发中心和边缘区高增殖活性);残存生发中心可能 BCL2⁻、BCL6⁺

遗传学特点
- 7q 缺失:40%
- p53 基因异常:0~20%[32]
- NOTCH2 和其他边缘区基因体细胞突变[34,36,37]
- IgVH 基因体细胞突变:常使用 VH1.2,低突变负荷

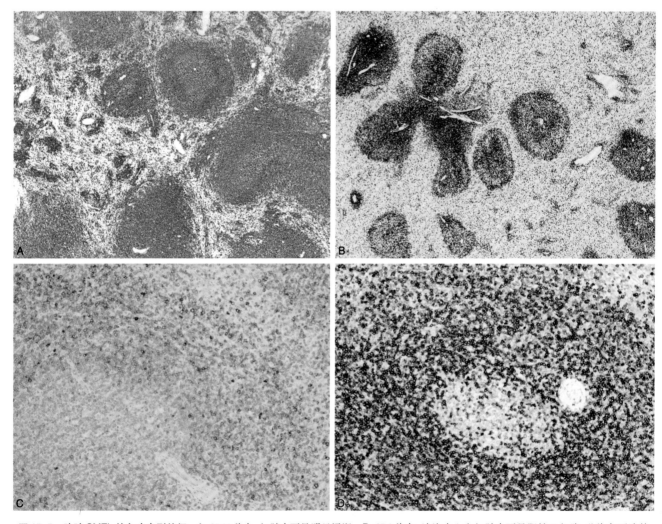

图 17.5 脾脏 SMZL 的免疫表型特征。A,CD20 染色,红髓内可见明显浸润。B,CD3 染色,滤泡中心和红髓内可见阳性 T 细胞,此染色可清楚显示微结节结构。C,IgD 染色,瘤细胞阳性。D,BCL2 染色,生发中心阴性,并被阳性瘤细胞环绕和部分取代

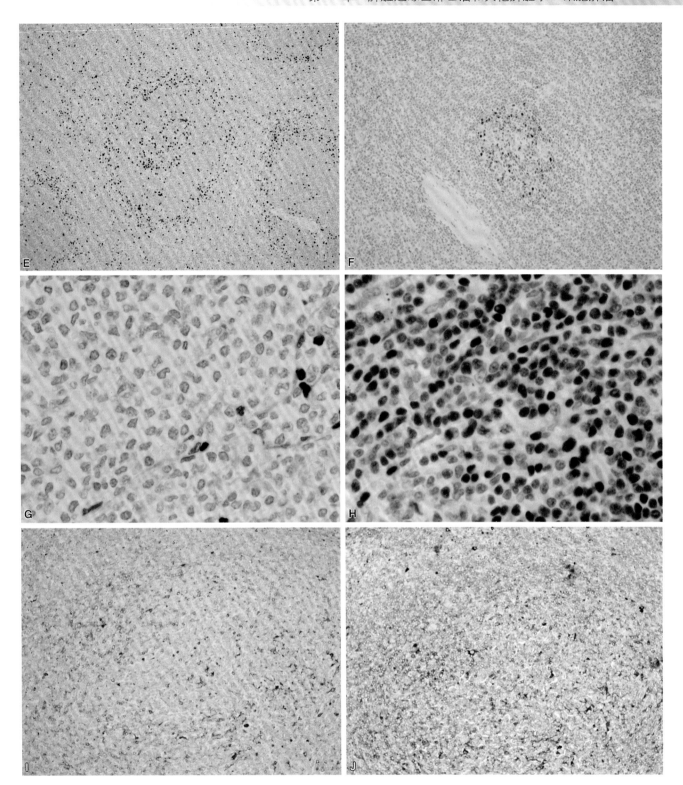

图 17.5(续)　E,Ki-67 染色,特征性的靶环状着色,增殖细胞位于生发中心和周围的边缘区内。F,BCL6 染色,反应性生发中心阳性。G,cyclin D1 染色,瘤细胞阴性。H,罕见病例强表达 p53。I 和 J,SMZL 存在轻链限制性表达,瘤细胞表达 κ 轻链(I),不表达 λ 轻链(J)

17.7　遗传学

17.7.1　遗传学异常

迄今为止,尚未发现 SMZL 具有特征性遗传学改变,这导致一些病例难以明确诊断。7q22-36 杂合性丢失和核型分析结果显示,多达 40% 病例存在等位基因丢失,其发生频率高于其他 B 细胞肿瘤(8%)[24]。7q32.1-32.2 内存在一个小的常见缺失区,长 3Mb[25]。这些结果为 SMZL 提供了一个细胞遗传学标记,可与形态学、免疫表型和临床表现结合,用于 SMZL 诊断。已证实此区内存在一些潜在的相关基因[26-28] 和一个

miRNA 簇[26,29]。

SMZL 的其他克隆性染色体异常包括 3q 获得(10%~20%),涉及 1、8 和 14 号染色体。未检测到 t(11;14)(q13;q32)或 t(14;18)(q21;q32)。偶见涉及 14q32 的细胞遗传学异常,如 t(6;14)(p12;q32)和 t(10;14)(q24;q32),或涉及 7q21(导致 CDK6 失调)。3%~17% 病例存在 17p13(TP53)缺失[30-33]。

全基因组测序研究显示,SMZL 中参与边缘区分化的基因发生突变,包括 NOTCH2 和其他一些基因[34-36],这是形态学上出现显著边缘区分化的分子基础[1]。KLF2 是 B 细胞分化过程中的一个重要的转录因子,20% SMZL 病例可检测到 KLF2 频发突变[37]。

MYD88 L265P 突变可见于基本典型的 SMZL 病例[38],但有 MYD88 突变的 SMZL 病例应进一步排查是否存在血清副蛋白和其他提示 LPL 的特征[39]。

17.7.2 抗原受体基因

已有关于 SMZL 免疫球蛋白重链可变区(IgVH)体细胞突变频率的研究,IGHV1-2 使用的频率为 25%~44%。这些重排中,大多数(95%)表现为基因突变,但其中多具有保守特征,突变负荷低(种系一致性为 97%~99.9%),且其分布具有限制性,这支持 SMZL 的发病机制中存在抗原选择性[10,40,41]。

17.7.3 基因表达谱

基因表达谱研究发现一些潜在的诊断标记和与瘤细胞存活相关的发病途径。不同研究中发现的标记与下述基因家族表达上调相一致:

- 与凋亡调节、BCR 和 TNF 信号通路以及 NF-κB 活化相关的基因,如 SYK、BTK、BIRC3、TRAF3、TRAF5、CD40 和 LTB 基因;
- 与脾脏微环境相关的基因,如 SELL 和 LPXN;
- 淋巴瘤发生相关的癌基因,如 ARHH 和 TCL1[42]。Thieblemont 等提出 SMZL 肿瘤细胞的 TCL1 表达上调与 AKT1 活化相关[43]。
- AP-1 和 NOTCH2 转录因子[44]。

17.8 细胞起源

SMZL 的细胞起源存在争议,而形态学表现与分子检测结果之间的不一致使得争论更加激烈。SMZL 中的大部分瘤细胞为 IgD+小淋巴细胞,其边缘区分化的特征仅在脾脏边缘区所提供的微环境下才会出现。参与边缘区分化的基因(NOTCH2 和其他基因)存在体细胞突变,支持肿瘤细胞与正常边缘区存在相关性。SMZL 病例存在 IgVH 基因低负荷突变,但这并不能证明瘤细胞与正常边缘区 B 细胞密切相关,后者常发生体细胞突变,提示经历生发中心选择过程[45]。这些发现支持如下观点,脾脏的初级淋巴滤泡中存在一个小 B 细胞亚群,在适当的微环境中具有分化为边缘区 B 细胞的潜能,当暴露于生发中心内的抗原后,可发生体细胞突变。

17.9 临床过程

SMZL 是一种低级别肿瘤,脾切除标本诊断为 SMZL 者的 5 年生存率为 65%,外周血检查诊断为 SLVL 者为 78%。

少数几个相对较大样本的研究发现,与预后不良相关的临床因素包括高肿瘤负荷和体力状态差。与预后不良相关的生物学指标包括 TP53 突变或过表达、7q 缺失和无 IgVH 基因体细胞突变。因此,SMZL 的生物学行为与慢性淋巴细胞白血病(CLL)相似,后者的不良临床过程与 TP53 基因失活和无突变(固有)的 IgVH 基因相关。尽管目前关于 SMZL 的临床试验信息非常少,但仍有一些较确切的观点正逐渐形成。例如,2-氯脱氧腺苷治疗无效[46]、行脾切除治疗的患者预后相对较好[7,47]、脾切除后复发者或苯丁酸氮芥耐药者可能对氟达拉滨治疗有反应[48]。无论是否行脾切除术,利妥昔单抗对 SMZL 都非常有效[49]。丙肝病毒阳性患者可从抗病毒治疗中获益[11]。已有 SMZL 特异性的分期和治疗方案[3]。最近发表了一个简单的分期系统,并得到验证,其中仅包括血红蛋白浓度、血小板计数、LDH 水平和脾门之外的淋巴结肿大[50]。

充分随访研究发现,SMZL 患者发生大 B 细胞淋巴瘤转化的概率为 13%,高于 CLL(1%~10%),但低于滤泡性淋巴瘤(25%~60%)。到目前为止仅有少数病例研究,结果显示 SMZL 的进展多与 TP53 或 CDKN2(p16INK4a)失活无关,而高增殖指数和 7q 高频缺失可促进转化[33,51]。

17.10 鉴别诊断

SMZL 与其他小 B 细胞淋巴瘤的鉴别诊断需要结合临床、形态学、免疫表型和遗传学信息(表 17.1)。微结节状结构和外周血绒毛细胞不仅见于 SMZL,还可见于其他肿瘤,例如滤泡性淋巴瘤和套细胞淋巴瘤(图 17.6)。免疫表型和遗传学特征常具有诊断意义:滤泡性淋巴瘤通常 CD10 阳性和/或 BCL6 阳性,套细胞淋巴瘤常表达 CD5 和 Cyclin D1。无 t(11;14)和 t(14;18)也有助于除外这些淋巴瘤[51-54]。一般仅部分细胞可见绒毛。

表 17.1 脾脏边缘区淋巴瘤鉴别诊断

特点	SMZL	CLL	MCL	FL	LPL	MALT-MZL
形态学						
细胞成分	小淋巴细胞大 B 细胞边缘区细胞	小淋巴细胞前淋巴细胞副免疫母细胞	中心细胞	中心细胞中心母细胞	小细胞浆样细胞质细胞	小淋巴细胞母细胞边缘区细胞
脾脏内边缘区模式	+(不包括 LN)	−	−/+	+/−	−	+所有部位
免疫表型						
IgD	+	+	+	−	−/+	−

续表

特点	SMZL	CLL	MCL	FL	LPL	MALT-MZL
LEF1	-	+	-	-	-	-
CD5	-	+	+	-	-	-
CD23	-	+	-	-	-	-
CD10	-	-	-	+	-	-
Cyclin D1	-	-	+	-	-	-
MNDA	+/-	-/+	-/+	-/+	-/+	+
BCL6	-	-	-	+	-	-
MIB-1	靶环样模式	低	低-中	低	低	低
遗传学特点						
3 号染色体三体/%	17	3	-	-	-	50~85
12 号染色体三体/%	10~50	20	5~15	-	-	5~15
7q-/%	40	-	-	-	-	-
t(11;14)/%	-	-	100	-	-	-
t(14;18)/%	-	-	-	90	-	-
t(11;18)/%	-	-	-	-	-	40~60
IgVH 体细胞突变(>2%)	51	54	25	90	100	100
MYD88 L265P/%	15	4	-	-	95	15
临床表现						
脾肿大	+	+	+	+	+	-
BM 累及	+	+	25%	+	+	20%
PB 累及	+	+	20%~58%	9%	+	-
M 成分	10%~30%	-	-	-	+	罕见
外周 LN	罕见	罕见	+	+	+	罕见
结外非造血部位	罕见	-	GI、Waldeyer 环	GI	罕见	+

　　BM,骨髓;CLL,慢性淋巴细胞白血病;FL,滤泡性淋巴瘤;GI,胃肠道;LN,淋巴结;LPL,淋巴浆细胞淋巴瘤;MALT-MZL,黏膜相关淋巴组织结外边缘区淋巴瘤;MCL,套细胞淋巴瘤;PB,外周血;SMZL,脾脏边缘区淋巴瘤。

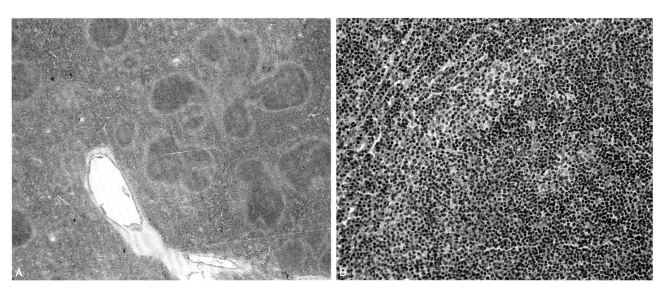

图 17.6　滤泡性淋巴瘤累及脾脏,形态类似 SMZL。A 和 B,微结节状结构伴边缘区分化。

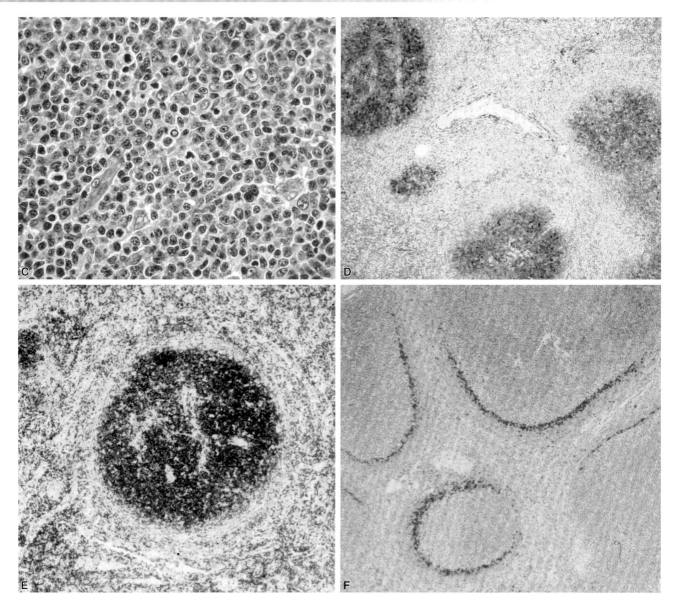

图 17.6(续) C,高倍放大,滤泡内的细胞为典型的生发中心细胞,包括中心细胞和中心母细胞(Giemsa 染色)。D,CD10 染色,整个滤泡结构均阳性,而非残存生发中心阳性。SMZL 可见残存生发中心。E,滤泡结构一致性表达 BCL2。F,IgD 染色具有特征性,残存套区细胞阳性,肿瘤细胞阴性

一些研究发现,多达 28% 的 SMZL 病例可出现不同程度浆样分化,伴血清单克隆性副蛋白血症[2,7,8,14],因此,与淋巴浆细胞淋巴瘤(LPL)的鉴别可能很困难。两者的免疫表型特征不具有鉴别意义,但若检测到特征性的 7q 异常,则支持为 SMZL。SMZL 患者的血清 IgM 浓度罕见达到引起高黏滞综合征的程度。骨髓活检对鉴别诊断可能有帮助,LPL 累及骨髓时,表现为无明显结节的弥漫性淋巴浆细胞浸润,若出现具有边缘区模式的淋巴样聚集,或窦内浸润,应考虑为 SMZL。脾切除标本中,LPL 表现为弥漫浸润红髓,而 SMZL 为结节状浸润白髓和红髓[55]。检测到 MYD88 L265P 突变时,支持 LPL[39,56]。

罕见情况下,MALT 型 MZL 累及脾脏时表现为微结节状浸润,并特征性累及脾脏边缘区,此时可导致诊断困难。有助于两者鉴别的特征包括 SMZL 无(11;18)[57]、SMZL 存在 7q 异常,以及 SMZL 特征性表达 IgD(MALT 型 MZL 罕见表达)。此外,SMZL 缺乏 MALT 淋巴瘤所具有的特征性染色体易位。

17.11 其他脾脏 B 细胞淋巴瘤

17.11.1 脾脏弥漫性红髓小 B 细胞淋巴瘤

一些脾脏 B 细胞淋巴瘤主要累及红髓,不破坏滤泡,由单形性边缘区 B 细胞样细胞构成,散在分布有核母细胞[58-61]。一些病例中,瘤细胞弥漫浸润灶中间的白髓内可见到反应性生发中心。这些病例的脾脏和骨髓病变均呈现特征性的窦内浸润模式。这些病例缺乏 BRAF 突变,大多数病例表达 annexin A1[61,62]。与 SMZL 相比,这些病例更常表达 IgG 和 DBA44。大多数脾脏红髓小 B 细胞淋巴瘤(79%)有 IgH 突变,伴 V(H)3 和 V(H)4 基因家族过表达[60]。

17.11.2 毛细胞白血病变异型

这是一种罕见的低级别 B 细胞淋巴瘤,尽管命名为毛细胞

白血病（HCL）变异型，但其形态学、免疫表型或对治疗的反应均与毛细胞白血病不同。其特征包括瘤细胞体积大，呈前淋巴细胞样，核仁显著；不表达 annexin A1、CD25 和 CD123；对传统 HCL 治疗无反应[63]。非常有趣的是，HCL 变异型缺乏 *BRAF* V600 突变，但 50% 病例存在 *MAP2K1* 基因（编码 MEK1）活化突变[64]。

精华和陷阱

特点	注释
滤泡取代（MIB-1 和 BCL2 染色）	MIB-1 染色显示靶环样模式，BCL2⁺ 的肿瘤细胞与 BCL2⁻ 的残存生发中心细胞混杂分布，提示滤泡取代。这不同于滤泡性淋巴瘤中 BCL2 一致阳性和增殖细胞均匀分布。
IgD 染色	大多数 SMZL 表达 IgD。SMZL 无残存套区细胞。在滤泡性淋巴瘤及 MALT-MZL 中，可能见到残存的 IgD⁺ 套细胞。
骨髓浸润	骨髓浸润表现为小梁间可见由小淋巴细胞和散在母细胞构成的结节，环绕残存生发中心。窦内浸润是本病较为特征性的表现（CD20 染色证实）。
脾门淋巴结形态学	SMZL 累及淋巴结时，组织学表现和免疫表型独特，常缺乏边缘区分化。
7q 缺失	7q31-32 缺失是 SMZL 相对特异的遗传学标记，见于 40% 病例。
IgVH 基因体细胞突变	Ig 基因保守，提示抗原参与了 SMZL 细胞的存活机制。
边缘区模式	边缘区模式也可见于其他一些累及脾脏的小 B 细胞淋巴瘤。SMZL 累及骨髓和淋巴结时，常缺乏边缘区分化。
外周血绒毛细胞	SMZL 与 SLVL 存在很大重叠，但并非所有 SMZL 的外周血中均可见绒毛细胞；绒毛淋巴细胞还可见于套细胞淋巴瘤、滤泡性淋巴瘤、B-CLL 和淋巴浆细胞淋巴瘤。
Cyclin D1⁺ 细胞	少数 SMZL 病例可见到散在 Cyclin D1⁺ 细胞，但无 T（11；14）。

　　B-CLL，B 细胞慢性淋巴细胞白血病；IgD，免疫球蛋白 D；SLVL，伴绒毛淋巴细胞的脾淋巴瘤。

（黄榕芳　陈　健译）

参考文献

1. Schmid C，Kirkham N，Diss T，et al. Splenic marginal zone cell lymphoma. Am J Surg Pathol. 1992；16：455-466.

2. Mollejo M，Menarguez J，Lloret E，et al. Splenic marginal zone lymphoma：a distinctive type of low-grade B-cell lymphoma. A clinicopathological study of 13 cases. Am J Surg Pathol. 1995；19：1146-1157.

3. Matutes E，Oscier D，Montalban C，et al. Splenic marginal zone lymphoma proposals for a revision of diagnostic，staging and therapeutic criteria. Leukemia. 2008；22：487-495.

4. Catovsky D，Matutes E. Splenic lymphoma with circulating villous lympho-cytes/splenic marginal-zone lymphoma. Semin Hematol. 1999；36：148-154.

5. Melo JV，Robinson DS，Gregory C，et al. Splenic B cell lymphoma with "villous" lymphocytes in the peripheral blood：a disorder distinct from hairy cell leukemia. Leukemia. 1987；1：294-298.

6. Matutes E，Morilla R，Owusu-Ankomah K，et al. The immunophenotype of splenic lymphoma with villous lymphocytes and its relevance to the differential diagnosis with other B-cell disorders. Blood. 1994；83：1558-1562.

7. Troussard X，Valensi F，Duchayne E，et al. Splenic lymphoma with villous lymphocytes：clinical presentation，biology and prognostic factors in a series of 100 patients. Groupe francais d'hématologie cellulaire（GFHC）. Br J Haematol. 1996；93：731-736.

8. Thieblemont C，Felman P，Callet-Bauchu E，et al. Splenic marginal-zone lymphoma：a distinct clinical and pathological entity. Lancet Oncol. 2003；4：95-103.

9. Traverse-Glehen A，Bachy E，Baseggio L，et al. Immunoarchitectural patterns in splenic marginal zone lymphoma：correlations with chromosomal aberrations，IGHV mutations，and survival. A study of 76 cases. Histopathology. 2013；62：876-893.

10. Algara P，Mateo MS，Sanchez-Beato M，et al. Analysis of the IGV（H）somatic mutations in splenic marginal zone lymphoma defines a group of unmutated cases with frequent 7q deletion and adverse clinical course. Blood. 2002；99：1299-1304.

11. Hermine O，Lefrere F，Bronowicki JP，et al. Regression of splenic lymphoma with villous lymphocytes after treatment of hepatitis C virus infection. N Engl J Med. 2002；347：89-94.

12. Bates I，Bedu-Addo G，Rutherford TR，et al. Circulating villous lymphocytes—a link between hyperreactive malarial splenomegaly and splenic lymphoma. Trans R Soc Trop Med Hyg. 1997；91：171-174.

13. Chacon JI，Mollejo M，Munoz E，et al. Splenic marginal zone lymphoma：clinical characteristics and prognostic factors in a series of 60 patients. Blood. 2002；100：1648-1654.

14. Berger F，Felman P，Thieblemont C，et al. Non-malt marginal zone B-cell lymphomas：a description of clinical presentation and outcome in 124 patients. Blood. 2000；95：1950-1956.

15. Xochelli A，Kalpadakis C，Gardiner A，et al. Clonal B-cell lymphocytosis exhibiting immunophenotypic features consistent with a marginal-zone origin：is this a distinct entity？ Blood. 2014；123：1199-1206.

16. Lloret E，Mollejo M，Mateo MS，et al. Splenic marginal zone lymphoma with increased number of blasts：an aggressive variant？ Hum Pathol. 1999；30：1153-1160.

17. Lopes-Carvalho T，Foote J，Kearney JF. Marginal zone B cells in lymphocyte activation and regulation. Curr Opin Immunol. 2005；17：244-250.

18. Mollejo M，Lloret E，Menarguez J，et al. Lymph node involvement by splenic marginal zone lymphoma：morphological and immunohistochemical features. Am J Surg Pathol. 1997；21：772-780.

19. Labouyrie E，Marit G，Vial JP，et al. Intrasinusoidal bone marrow involvement by splenic lymphoma with villous lymphocytes：a helpful immunohistologic feature. Mod Pathol. 1997；10：1015-1020.

20. Franco V，Florena AM，Campesi G. Intrasinusoidal bone marrow infiltration：a possible hallmark of splenic lymphoma. Histopathology. 1996；29：571-575.

21. Kakinoki Y，Kubota H，Sakurai H，et al. Blastic transformation after splenectomy in a patient with nonvillous splenic marginal zone lymphoma with p53 overexpression：a case report. Int J Hematol. 2005；81：

417-420.

22. Viaggi S, Abbondandolo A, Carbone M, et al. Uncommon cytogenetic findings in a case of splenic marginal zone lymphoma with aggressive clinical course. Cancer Genet Cytogenet. 2004;148:133-136.

23. Kanellis G, Roncador G, Arribas A, et al. Identification of MNDA as a new marker for nodal marginal zone lymphoma. Leukemia. 2009;23:1847-1857.

24. Mateo M, Mollejo M, Villuendas R, et al. 7q31-32 allelic loss is a frequent finding in splenic marginal zone lymphoma. Am J Pathol. 1999;154:1583-1589.

25. Watkins AJ, Huang Y, Ye H, et al. Splenic marginal zone lymphoma:characterization of 7q deletion and its value in diagnosis. J Pathol. 2010;220:461-474.

26. Watkins AJ, Hamoudi RA, Zeng N, et al. An integrated genomic and expression analysis of 7q deletion in splenic marginal zone lymphoma. PLoS ONE. 2012;7:e44997.

27. Vega F, Cho-Vega JH, Lennon PA, et al. Splenic marginal zone lymphomas are characterized by loss of interstitial regions of chromosome 7q, 7q31. 32 and 7q36. 2 that include the protection of telomere 1(POT1) and sonic hedgehog(SHH) genes. Br J Haematol. 2008;142:216-226.

28. Fresquet V, Robles EF, Parker A, et al. High-throughput sequencing analysis of the chromosome 7q32 deletion reveals IRF5 as a potential tumour suppressor in splenic marginal-zone lymphoma. Br J Haematol. 2012;158:712-726.

29. Ruiz-Ballesteros E, Mollejo M, Mateo M, et al. Microrna losses in the frequently deleted region of 7q in SMZL. Leukemia. 2007;21:2547-2549.

30. Sole F, Salido M, Espinet B, et al. Splenic marginal zone b-cell lymphomas:two cytogenetic subtypes, one with gain of 3q and the other with loss of 7q. Haematologica. 2001;86:71-77.

31. Salido M, Baro C, Oscier D, et al. Cytogenetic aberrations and their prognostic value in a series of 330 splenic marginal zone B-cell lymphomas:a multicenter study of the Splenic B-Cell Lymphoma Group. Blood. 2010;116:1479-1488.

32. Gruszka-Westwood AM, Hamoudi RA, Matutes E, et al. p53 abnormalities in splenic lymphoma with villous lymphocytes. Blood. 2001;97:3552-3558.

33. Camacho FI, Mollejo M, Mateo MS, et al. Progression to large B-cell lymphoma in splenic marginal zone lymphoma:a description of a series of 12 cases. Am J Surg Pathol. 2001;25:1268-1276.

34. Kiel MJ, Velusamy T, Betz BL, et al. Whole-genome sequencing identifies recurrent somatic NOTCH2 mutations in splenic marginal zone lymphoma. J Exp Med. 2012;209:1553-1565.

35. Martinez N, Almaraz C, Vaque JP, et al. Whole-exome sequencing in splenic marginal zone lymphoma reveals mutations in genes involved in marginal zone differentiation. Leukemia. 2014;28:1334-1340.

36. Rossi D, Trifonov V, Fangazio M, et al. The coding genome of splenic marginal zone lymphoma:activation of NOTCH2 and other pathways regulating marginal zone development. J Exp Med. 2012;209:1537-1551.

37. Piva R, Deaglio S, Fama R, et al. The Krüppel-like factor 2 transcription factor gene is recurrently mutated in splenic marginal zone lymphoma. Leukemia. 2015;29:503-507.

38. Troen G, Warsame A, Delabie J. CD79B and MYD88 mutations in splenic marginal zone lymphoma. ISRN Oncol. 2013;2013:252318.

39. Hamadeh F, MacNamara SP, Aguilera NS, et al. MYD88 L265P mutation analysis helps define nodal lymphoplasmacytic lymphoma. Mod Pathol.

2015;28:564-574.

40. Bikos V, Darzentas N, Hadzidimitriou A, et al. Over 30% of patients with splenic marginal zone lymphoma express the same immunoglobulin heavy variable gene:ontogenetic implications. Leukemia. 2012;26:1638-1646.

41. Traverse-Glehen A, Davi F, Ben Simon E, et al. Analysis of VH genes in marginal zone lymphoma reveals marked heterogeneity between splenic and nodal tumors and suggests the existence of clonal selection. Haematologica. 2005;90:470-478.

42. Ruiz-Ballesteros E, Mollejo M, Rodriguez A, et al. Splenic marginal zone lymphoma:proposal of new diagnostic and prognostic markers identified after tissue and CDNA microarray analysis. Blood. 2005;106:1831-1838.

43. Thieblemont C, Nasser V, Felman P, et al. Small lymphocytic lymphoma, marginal zone B-cell lymphoma, and mantle cell lymphoma exhibit distinct gene-expression profiles allowing molecular diagnosis. Blood. 2004;103:2727-2737.

44. Troen G, Nygaard V, Jenssen TK, et al. Constitutive expression of the AP-1 transcription factors c-jun, jund, junb, and c-fos and the marginal zone B-cell transcription factor NOTCH2 in splenic marginal zone lymphoma. J Mol Diagn. 2004;6:297-307.

45. Tierens A, Delabie J, Michiels L, et al. Marginal-zone B cells in the human lymph node and spleen show somatic hypermutations and display clonal expansion. Blood. 1999;93:226-234.

46. Lefrere F, Hermine O, Francois S, et al. Lack of efficacy of 2-chlorodeoxyadenoside in the treatment of splenic lymphoma with villous lymphocytes. Leuk Lymphoma. 2000;40:113-117.

47. Lenglet J, Traulle C, Mounier N, et al. Long-term follow-up analysis of 100 patients with splenic marginal zone lymphoma treated with splenectomy as first-line treatment. Leuk Lymphoma. 2014;55:1854-1860.

48. Lefrere F, Hermine O, Belanger C, et al. Fludarabine:an effective treatment in patients with splenic lymphoma with villous lymphocytes. Leukemia. 2000;14:573-575.

49. Else M, Marin-Niebla A, de la Cruz F, et al. Rituximab, used alone or in combination, is superior to other treatment modalities in splenic marginal zone lymphoma. Br J Haematol. 2012;159:322-328.

50. Montalban C, Abraira V, Arcaini L, et al. Risk stratification for splenic marginal zone lymphoma based on haemoglobin concentration, platelet count, high lactate dehydrogenase level and extrahilar lymphadenopathy:development and validation on 593 cases. Br J Haematol. 2012;159:164-171.

51. Savilo E, Campo E, Mollejo M, et al. Absence of cyclin D1 protein expression in splenic marginal zone lymphoma. Mod Pathol. 1998;11:601-606.

52. Mollejo M, Lloret E, Solares J, et al. Splenic involvement by blastic mantle cell lymphoma(large cell/anaplastic variant) mimicking splenic marginal zone lymphoma. Am J Hematol. 1999;62:242-246.

53. Schmid U, Cogliatti SB, Diss TC, et al. Monocytoid/marginal zone B-cell differentiation in follicle centre cell lymphoma. Histopathology. 1996;29:201-208.

54. Piris MA, Mollejo M, Campo E, et al. A marginal zone pattern may be found in different varieties of non-Hodgkin's lymphoma:the morphology and immunohistology of splenic involvement by B-cell lymphomas simulating splenic marginal zone lymphoma. Histopathology. 1998;33:230-239.

55. Duong Van Huyen JP, Molina T, Delmer A, et al. Splenic marginal zone lymphoma with or without plasmacytic differentiation. Am J Surg Pathol.

2000;24:1581-1592.

56. Gachard N, Parrens M, Soubeyran I, et al. IGHV gene features and MYD88 L265P mutation separate the three marginal zone lymphoma entities and Waldenström macroglobulinemia/lymphoplasmacytic lymphomas. Leukemia. 2013;27:183-189.

57. Remstein ED, James CD, Kurtin PJ. Incidence and subtype specificity of API2-MALT1 fusion translocations in extranodal, nodal, and splenic marginal zone lymphomas. Am J Pathol. 2000;156:1183-1188.

58. Papadaki T, Stamatopoulos K, Belessi C, et al. Splenic marginal-zone lymphoma:one or more entities? a histologic, immunohistochemical, and molecular study of 42 cases. Am J Surg Pathol. 2007;31:438-446.

59. Mollejo M, Algara P, Mateo MS, et al. Splenic small B-cell lymphoma with predominant red pulp involvement:a diffuse variant of splenic marginal zone lymphoma? Histopathology. 2002;40:22-30.

60. Traverse-Glehen A, Baseggio L, Bauchu EC, et al. Splenic red pulp lymphoma with numerous basophilic villous lymphocytes:a distinct clinico-pathologic and molecular entity? Blood. 2008;111:2253-2260.

61. Traverse-Glehen A, Baseggio L, Salles G, et al. Splenic diffuse red pulp small-B cell lymphoma:toward the emergence of a new lymphoma entity. Discov Med. 2012;13:253-265.

62. Kanellis G, Mollejo M, Montes-Moreno S, et al. Splenic diffuse red pulp small B-cell lymphoma:revision of a series of cases reveals characteristic clinico-pathological features. Haematologica. 2010;95:1122-1129.

63. Matutes E, Wotherspoon A, Catovsky D. The variant form of hairy-cell leukaemia. Best Pract Res Clin Haematol. 2003;16:41-56.

64. Waterfall JJ, Arons E, Walker RL, et al. High prevalence of MAP2K1 mutations in variant and IGHV4-34-expressing hairy-cell leukemias. Nat Genet. 2014;46:8-10.

第 18 章

滤泡性淋巴瘤

Judith A. Ferry，Laurence de Leval，Abner Louissaint，Jr.，Nancy Lee Harris

本章内容

18.1　定义

　　在第四版造血和淋巴组织肿瘤 WHO 分类中，滤泡性淋巴瘤（FL）被定义为一种由滤泡中心（生发中心）B 细胞构成的肿瘤，典型者由中心细胞和中心母细胞构成，一般至少存在部分滤泡结构[1]。当出现主要或完全由母细胞构成的弥漫区域时，无论这些区域的大小，均可诊断为 DLBCL。活检组织中，由中心细胞和中心母细胞构成的淋巴瘤即使完全表现为弥漫排列，也可能归入 FL。原发于皮肤的生发中心细胞淋巴瘤归入一个独立分类：原发性皮肤滤泡中心淋巴瘤。FL 的主要特征归纳于表 18.1。WHO 分类中还包括数种具有独特临床病理特征的 FL（框 18.1）。

框 18.1　滤泡性淋巴瘤的变异型和其他具有滤泡结构的淋巴瘤

变异型

原位滤泡肿瘤

十二指肠型滤泡性淋巴瘤

结外滤泡性淋巴瘤滤泡性淋巴瘤，以弥漫生长为主，伴 1p36 缺失

滤泡性淋巴瘤，伴 NOTCH1 或 NOTCH2 突变

伴滤泡结构的其他淋巴瘤

儿科型滤泡性淋巴瘤

大 B 细胞淋巴瘤伴 IRF4 易位

表 18.1　滤泡性淋巴瘤的主要特征

特征	描述
定义	一种由生发中心 B 细胞(中心细胞和中心母细胞)构成的淋巴瘤,至少部分存在滤泡结构
发病率	占美国成人淋巴瘤的 40%;全世界的 20%
年龄	中位年龄 55~59 岁
性别	男女比例相等
临床特征	全身淋巴结肿大,常有脾肿大,常无症状;骨髓累及率 40%;罕见 I 期、结外病变或儿童病例
形态学	模式:滤泡结构,伴或不伴弥漫区域,或滤泡间浸润、被膜外扩散、硬化、血管浸润 细胞学:中心细胞和中心母细胞,滤泡树突细胞,反应性 T 细胞 级别:见表 18.2
常见表型	Ig$^+$、CD19$^+$、CD20$^+$、CD22$^+$、CD79a$^+$、PAX5$^+$、CD10$^+$、BCL2$^+$、BCL6$^+$、CD43$^-$、CD5$^-$;滤泡树突网 CD21$^+$、CD23$^+$
遗传学特征	Ig 基因重排、突变、克隆内异质性;t(14;18)(q23;q32)和 IGH/BCL2 重排
推测的正常对应细胞	生发中心 B 细胞
临床过程	惰性,不可治愈:中位生存期 8~10 年;预后取决于组织学级别(1~2 级为惰性,3 级具有侵袭性)和 FL 国际预后指数
治疗	1~2 级患者对症治疗,3 级患者积极治疗

18.2　流行病学

　　FL 主要见于成人,中位年龄 55~59 岁(表 18.1)[2]。男女比例相当,这不同于其他大多数造血系统恶性肿瘤。在美国,白人的发病率是黑人的 2~3 倍[3]。FL 偶见于 20 岁以下。儿科病例主要见于男童,局限于头颈部,包括扁桃体(见滤泡性淋巴瘤变异型)[4,5]。FL 是全世界第二常见的淋巴瘤(次于 DL-BCL),占所有非霍奇金淋巴瘤(NHL)的 20%[2]。FL 约占美国 NHL 的 40%,"低级别"淋巴瘤的 70%[2,6]。在世界的其他地区稍少见,包括东欧和南欧、亚洲和非工业化国家[7],占各个地区淋巴瘤的比例分别为:美国、加拿大、伦敦和南非开普敦为 28%~33%,德国和法国为 17%,瑞士 Ticino 为 11%,香港为 8%。过去 20 年中,美国 FL 的白人估计年发病率为(2.7~3.0)/10 万,黑人为(0.9~1.3)/10 万[3]。亚洲国家的估计年发病率为(0.15~0.38)/10 万,少于西方工业化国家的 10%[8]。

　　已广泛评估了 FL 的种族易感性,但难以与社会经济因素割裂开。在马来西亚的一项报道中包括 158 个成人 NHL 病例,FL 仅占 12%;印度 FL 占淋巴瘤的 31%,高于马来西亚(16%)和中国(6%)[9]。研究居住在美国的中国和日本人发现,亚洲出生者的 FL 相对风险较低(相对风险为 0.11~0.15,对比美国白人),而美国出生者的相对风险更高(0.36~0.84)[10],提示环境因素可能比种族因素更重要。

18.3　临床特征

18.3.1　发病部位

　　大多数 FL 患者在诊断时表现为全身淋巴结肿大,包括临床症状不明显的患者[2]。在大多数研究中,多达 2/3 患者为 III 或 IV 期。常有 B 症状(28%);44% 患者为滤泡性淋巴瘤国际预后指数(FLIPI)低危组(0/1 类),48% 为中-低危组(2/3 类)。

　　常累及外周、纵隔和腹膜后淋巴结。罕见纵隔大肿块,但常见腹膜后和肠系膜大肿块,可导致输尿管梗阻。仅表现为结外病变者罕见,一项报道为 9%[3],另一项研究中的结外(不包括骨髓)累及率为 20%[2]。IV 期病例最常累及骨髓和肝脏,42% 患者有骨髓累及[2]。大多数患者可有循环肿瘤细胞,小部分患者有明确的白血病表现[11]。

　　结外部位包括脾脏、Waldeyer 环、皮肤或胃肠道。胃肠道中,小肠,尤其是十二指肠最常累及(见滤泡性淋巴瘤的变异型)[12,13]。罕见病例表现为肠道内的淋巴瘤样息肉病[14]。原发性皮肤滤泡中心淋巴瘤是皮肤 B 细胞淋巴瘤的一种独特亚型,在第 20 章中描述[15-19]。

18.3.2　临床评估和分期

　　FL 诊断的最佳方法是淋巴结切除活检,最有利于评估 FL 的组织学级别和生长模式。外周淋巴结肿大患者容易进行开放活检,应该采用切除活检。淋巴结部位深且不容易开放活检者,可采用细针抽吸活检或空芯针穿刺活检,但需要获得足够用于组织学评估和免疫表型分析(流式细胞术或免疫组化检测)的标本,后者用于证实克隆性和确定肿瘤的生发中心起源[20]。这样的标本可能难以区分 1/2 级肿瘤与 3 级肿瘤,此时可考虑切除活检。此外,3B 级肿瘤与 DLBCL 可能难以区分,但这种区分可能没有临床意义。

　　通常采取腹部和盆腔 CT 扫描和骨髓活检进行分期,以及检测血清乳酸脱氢酶水平进行 FLIPI 分层[21,22]。

18.4　形态学特征

18.4.1　细胞构成

　　FL 的中心细胞和中心母细胞形态与正常生发中心内相同(图 18.1A~F)。中心细胞的核(图 18.1C 和 D)一般不足小淋巴细胞的 2 倍,但也可与组织细胞或中心母细胞的核大小接近。在组织切片中,核形不规则或成角;虽然称为裂细胞,但在组织切片中很少见到明确的核裂。染色质比小淋巴细胞淡染,分布均匀,使细胞核呈灰蓝色。可有一个或多个小核仁。胞质少、淡染,在 HE 染色或 Giemsa 染色切片中一般见不到。在大多数病例中,中心细胞的形态比正常滤泡内者更一致,大多数细胞的体积相近。中心母细胞的核(图 18.1D~F)常为小淋巴细胞核的 3~4 倍,与组织细胞核的大小接近,或更大;核圆形或卵圆形,但可不规则、有凹痕或可见核裂。核呈空泡状,有一个透亮中心,染色质浓集于周边;有 1~3 个嗜碱性核仁,常靠近核膜。中心母细胞有狭窄的环状胞质,Giemsa 染色呈强嗜碱性。同一病例的不同滤泡内,中心母细胞的比例可有变化,图 18.1G 为这种表现的一个极端病例。任何级别的 FL 均可能出现 DLBCL 区域(图 18.1H)。对于肿瘤性滤泡不明显的病例,滤泡树突细胞免疫染色有助于区分滤泡区域和弥漫区域(图 18.1I)。

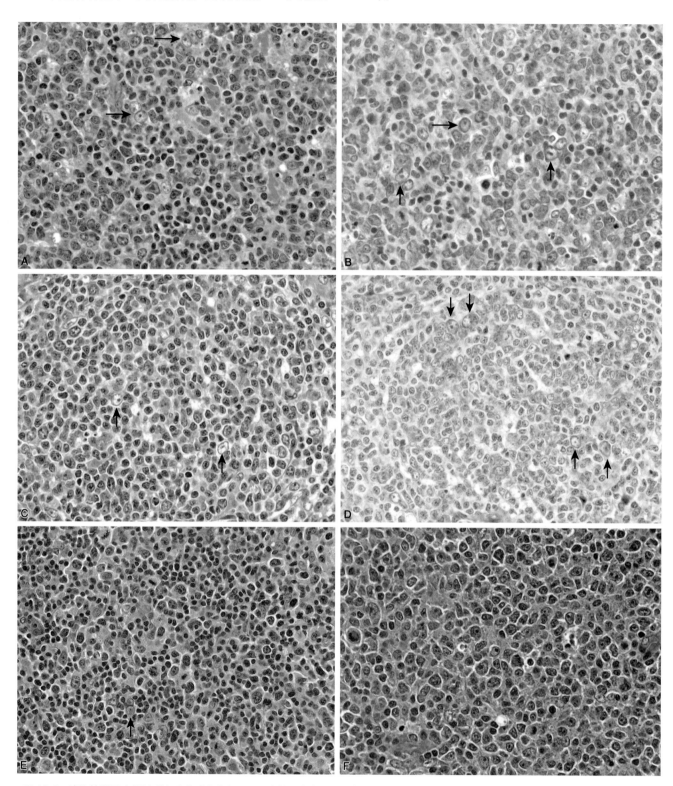

图 18.1　滤泡性淋巴瘤(FL)的细胞构成和分级。 A,反应性生发中心含正常中心细胞和中心母细胞;滤泡树突细胞常为双核,核为圆形至卵圆形,染色质淡,含小而明显的嗜酸性核仁(箭头)。B,反应性生发中心,Giemsa 染色。中心母细胞含环状嗜碱性胞质(箭头)。C,低级别 FL。肿瘤性滤泡含中心母细胞和中心细胞,与反应性生发中心类似,但滤泡以中心细胞为主,因此形态更单一。箭头所示为一个滤泡树突细胞。D,低级别 FL 的中心母细胞散在分布,Giemsa 染色最容易观察到(箭头)。E,3A 级 FL,可见大量中心母细胞,散在分布中心细胞,可见滤泡树突细胞(箭头)。F,3B 级 FL,中心母细胞聚集成片

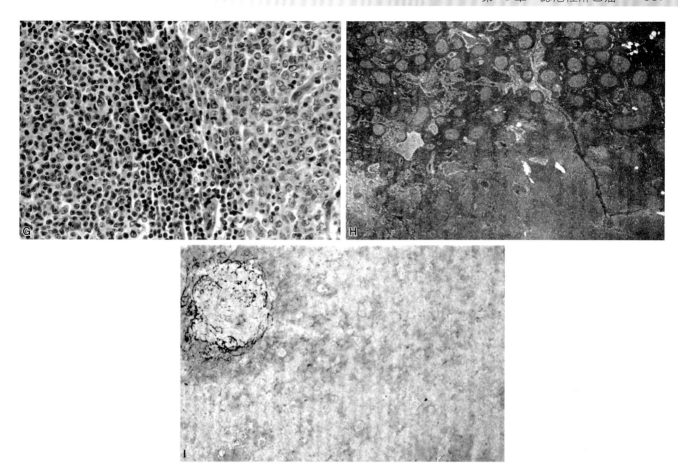

图 18.1(续)　G,一例 FL,左侧的滤泡以中心细胞为主(1~2 级),右侧的滤泡以中心母细胞为主(3B 级)。H,图下方为 DLBCL,上方为低级别 FL。I,CD21 染色显示肿瘤性滤泡内的滤泡树突细胞网(左上),弥漫区域阴性

　　大多数 FL 的中心细胞相对较小,少量中心母细胞在中心细胞背景中非常明显。但在一些病例中,中心细胞更大,甚至接近中心母细胞,这些病例的中心细胞多形性可能更明显,核的凹痕可能更深,或呈多叶状核。中心母细胞也可有非典型性,表现为核大小和形态不一,异染色质增多,双核或多核。

　　大多数 FL 的核分裂活性低,吞噬性组织细胞构成的"星空"现象罕见。但中心母细胞数量多的病例中,核分裂象增多,罕见情况下可出现吞噬核碎屑的巨噬细胞。反应性滤泡所具有的极性分布罕见于 FL,但一些病例可表现为滤泡的一个区域内的中心母细胞比其他区域更多,形似极性分布。

　　除克隆性 B 细胞外,肿瘤性滤泡内还含有滤泡树突细胞(FDC),FDC 核的大小与中心母细胞相近,但核膜纤细,含小的中位嗜酸性核仁。FDC 常为双核,两个核紧贴在一起,相邻的核膜平坦(图 18.1C 和 E)。与中心母细胞不同,其胞质在 Giemsa 染色时不呈蓝色。肿瘤性滤泡内还含有小 T 细胞,数量少于反应性生发中心,但偶可非常多。

　　FL 罕见浆细胞增多,此特征可用于鉴别反应性增生,但少数 FL 可有不同程度浆样分化(图 18.2)[23]。任何级别的 FL 均可出现浆样分化,但以高级别 FL 更常见[23,24]。浆细胞可能主要位于滤泡间区、滤泡内或滤泡周围,或这些分布模式组合出现。浆细胞可小而成熟,或有一定程度非典型性[23]。一些浆细胞内可见含免疫球蛋白的核内胞质假包涵体(Dutcher 小体)。罕见情况下,肿瘤性中心细胞含大的胞质空泡,空泡透明或嗜酸性,类似印戒细胞(图 18.3A)[25],这些细胞多证实含胞质免疫球蛋白。胞质透明者一般表达胞质 IgG,以 λ 链为主,而胞质或核内含 PAS 阳性嗜酸性小球者最常表达 IgM[25,26]。电镜观察,透明包涵体体积大,常有膜被,含多个微小的膜被小泡,而嗜酸性包涵体由膨大的粗面内质网构成,其内充满电子致密物,推测为免疫球蛋白[27]。具有印戒细胞形态的 FL 的临床表现与典型 FL 没有区别,多数为 1 或 2 级。

18.4.2　分级

　　FL 含不同数量的中心母细胞,随其数量增多,临床侵袭性增加[28]。已经反复证实,病理医师可依据大细胞所占比例来对 FL 分级,并据此预测患者的预后,但此分级方法在病理医师之间的重复性很差[29,30]。数项研究认为,Mann 和 Berard 提出的"细胞计数"法具有更好的可重复性,相比其他 FL 分级方法,能更好地预测患者预后[29-31]。此方法是计数 40× 高倍视野内中心母细胞的数量[随机选择(10~20)个/40× 高倍视野],并据此分级:1 级,中心母细胞(0~5)个/HPF;2 级,(6~15)个/HPF;3 级,>15 个/HPF(见图 18.1C~F)[28]。以 1 个高倍视野面积为 0.159mm² 为标准,欧美淋巴瘤修订(REAL)分类国际研究发现,以 15 个中心母细胞/HPF 为阈值的分级方法,与 FL 的总生存期和无病生存期相关性非常好[32]。FL 中,约 80% 为 1 级(40%~60%)或 2 级(25%~35%)。由于 1 级和 2 级的临床行为没有明显区别,新的 WHO 分类将两者归入"低级别"分类中(表 18.2)。

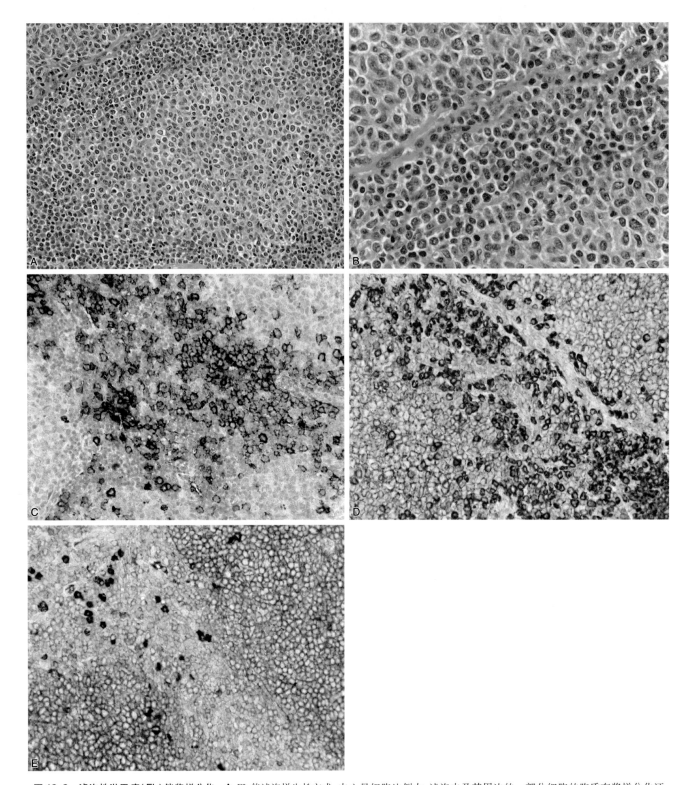

图 18.2 滤泡性淋巴瘤(FL)伴浆样分化。 A,FL 伴滤泡样生长方式,中心母细胞比例大,滤泡内及其周边的一部分细胞的胞质有浆样分化证据。B,滤泡周边和滤泡间区可见大量浆样分化细胞,表现为胞质包涵体和/或核内嗜酸性假包涵体(Dutcher 小体),包涵体含免疫球蛋白。C,CD138 染色显示浆细胞成分。D 和 E,浆细胞单型性表达 κ 轻链(D),仅罕见细胞表达 λ 轻链(E)

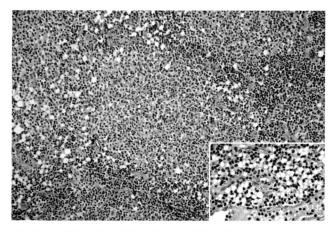

图 18.3　滤泡性淋巴瘤伴印戒细胞。许多非典型淋巴细胞含一个大的透明胞质空泡（插图），类似印戒细胞癌的细胞

表 18.2　滤泡性淋巴瘤 WHO 分类

分级	定义
1~2 级（低级别）*	中心母细胞（0~15）/HPF†
1 级	中心母细胞（0~5）/HPF†
2 级	中心母细胞（6~15）/HPF†
3 级	中心母细胞>15/HPF†
3A 级	可见中心细胞
3B 级	中心母细胞实性成片

模式	滤泡比例
滤泡	>75%
滤泡和弥漫	25%~75%‡
灶性滤泡	<25%‡
弥漫	0§

弥漫区域中心母细胞>15/HPF 时，诊断为弥漫性大 B 细胞淋巴瘤‡伴滤泡性淋巴瘤（1~2 级，3A 级，或 3B 级）

* 1~2 级滤泡性淋巴瘤伴增殖指数>40%者可报告为"1~2 级滤泡性淋巴瘤伴高增殖指数"。

† HPF，视野面积为 0.159mm² 的高倍视野（40×）。如果目镜视野为 18mm，计数 10 个 HPF，然后除以 10；如果目镜视野为 20mm，计数 8 个 HPF；如果目镜视野为 22mm，计数 7 个 HPF，此时三者的计数面积相等，除以 10 后获得的数据同标准的 0.159mm² 视野面积计数。

‡ 报告中给出大概比例。

§ 若活检标本小，应注明取样不足可导致缺乏滤泡结构。

依据 FL 分级的数量阈值，3A 级范围从 16 个大细胞/HPF 到滤泡内的细胞大多数为中心母细胞[33]。一些研究认为，中心母细胞实性成片者的生物学行为不同于由中心细胞和中心母细胞混合构成者[34]。因此，WHO 分类推荐对 3 级 FL 进一步分类：3A 级，中心母细胞>15 个/HPF，仍可见中心细胞；3B 级，中心母细胞实性成片（见图 18.1E~G）。3B 级 FL 常伴有 DLBCL 区域。遗传学特征和临床行为的区别提示，3A 级 FL 可能更为惰性，与低级别 FL 的遗传学相关性可能更密切，而 3B 级与 DLBCL 的关系更密切。但这些研究中均包括伴有 DLBCL 的 3B 级 FL[34-38]。一项研究发现，虽然 3B 级 FL 具有独特的基因表达谱，但与 1-3A 级 FL 的关系比与 DLBCL 的关

系更密切[39]。因此，所有组织学级别的病例均仍归入 FL。少数 FL 主要由大的中心细胞（大裂细胞）构成，这些病例的分级还有争议。依据 WHO 分类，这些病例应归入 1~2 级[1]，但也有人诊断为大裂细胞型 FL，并认为其预后同 3 级 FL，因此可能应归入 3 级 FL[38]。还需要更多研究来确定这种病例的组织学级别。Ki-67 增殖指数可反映病变的级别，1~2 级病变的增殖指数<20%，3 级者>30%。一项研究认为，Ki-67 指数对预后的预测不如组织学级别准确[40]。偶见具有高增殖指数的组织学低级别病变[41,42]。一项研究发现，高增殖指数（>40%）患者的生存期更接近 3 级 FL，而不同于典型的 1~2 级 FL[42]。因此，WHO 建议（而非规定）Ki-67 染色可用于辅助分级。Ki-67 指数高并不改变组织学级别，这些病例应诊断为"1~2 级 FL 伴高增殖指数"，并注明病变可能比相应级别的典型 FL 更具侵袭性。

某些病例中，不同滤泡内中心细胞与中心母细胞的相对比例可能不同。此时需要观察多张切片，并依据具有代表性的滤泡来评估大细胞的比例。罕见情况下，单个滤泡或部分淋巴结存在组织学级别的突然过渡，从以中心细胞为主（1~2 级）到以中心母细胞为（3 级）（见图 18.1G）。对于这样的病例，最好报告主要级别（1~2 级），并单独诊断 3 级（A 或 B）病变，需要注明两者的相对比例。

FL 淋巴结内可能存在 DLBCL 区域（见图 18.1H），此现象更常见于 3B 级 FL，但其他级别也可能出现。这些病例的主要诊断为 DLBCL（见表 18.2），次要诊断为 FL，并注明两者的比例。不同部位同时取材的淋巴结内 FL 偶可具有不同的组织学特征，包括不同的组织学级别，或进展为 DLBCL[43]。

18.4.3　结构模式

淋巴结常增大，肿瘤性滤泡完全取代正常结构。滤泡大小一致；致密排列；缺乏套区、星空现象和极性；均匀分布于整个淋巴结，导致淋巴窦结构消失，并延伸到被膜外（图 18.4A）。肿瘤性滤泡的大小可不超初级滤泡，也可大于普通的反应性滤泡，一般为圆形，但也可呈不规则的匍行样（图 18.4B），类似旺炽性反应性增生滤泡。同一肿瘤内的滤泡相对一致，形态单一，但某些病例的滤泡大小可有显著差异。一些病例的滤泡可呈不规则的斑片状，滤泡中心破碎，此现象常见于大细胞增多的病例，曾称为花样变异型 FL（图 18.4C）[44,45]。

肿瘤性滤泡一般缺乏套区，但一些病例的部分或全部滤泡周围可见套区部分或完全围绕（见图 18.4B）[46]。一些 FL 的滤泡外层细胞可类似边缘区细胞或单核样 B 细胞，核类似中心细胞，但含更丰富的淡染胞质（图 18.5）。这些细胞可形成部分或完整边缘区，围绕部分或多数滤泡，这些细胞可分布于滤泡间和窦周，类似结外 MALT 型边缘区淋巴瘤累及淋巴结，或淋巴结边缘区淋巴瘤。此现象不能诊断为由滤泡性淋巴瘤和单核样 B 细胞淋巴瘤构成的"混合性淋巴瘤"[47,48]，而应视为肿瘤内分化[49]。伴有边缘区分化区域的 FL 中，边缘区 B 细胞的遗传学异常同肿瘤性滤泡[50]。一项研究发现，伴显著边缘区或单核样 B 细胞区域的 FL 的预后显著差于不伴有此特征者[51]。

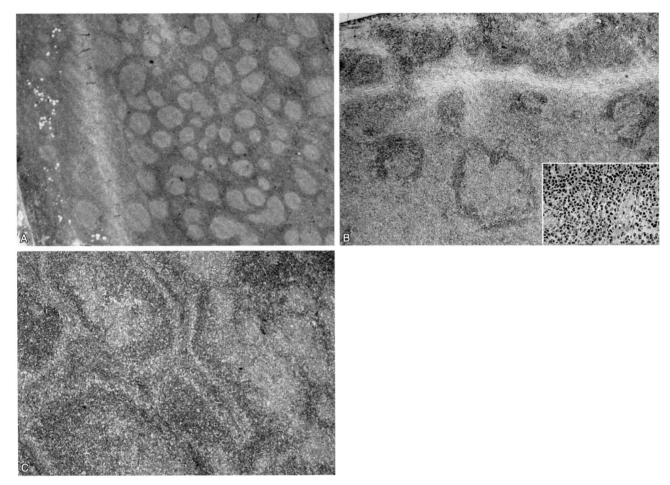

图 18.4 滤泡性淋巴瘤的形态学模式。A,典型病例的滤泡相对一致,稍大于反应性滤泡。肿瘤性滤泡扩散到被膜外(左),伴向心性纤维化带。**B,**一些病例的滤泡外形不规则,灶性可见显著套区。本例有明显的滤泡间区和被膜外累及。滤泡间区(插图)主要含小的中心细胞,可有大量高内皮微静脉。**C,**花样变异型 FL,小淋巴细胞构成的套区围绕破碎的滤泡,类似滤泡融解,或生发中心进行性转化,或结节性淋巴细胞为主型霍奇金淋巴瘤

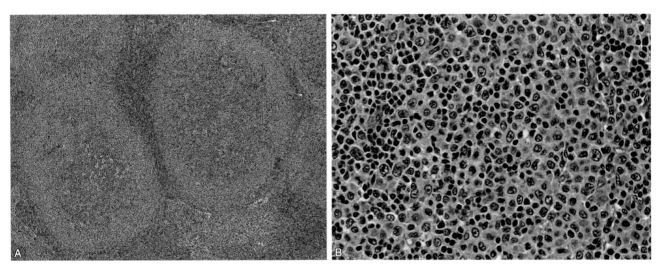

图 18.5 滤泡性淋巴瘤,伴边缘区分化。A,套区围绕滤泡,其外可见淡染细胞构成的宽带状结构,即边缘区。**B,**边缘区内的细胞具有中心细胞样的核,但胞质更丰富

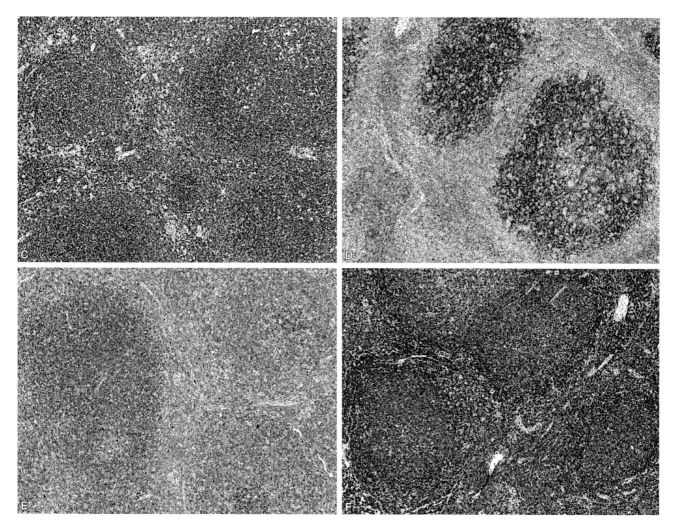

图 18.5(续) C~F,肿瘤性滤泡 CD20 阳性(C),伴有 CD23 阳性 FDC 网(D)。CD10 染色,滤泡阳性,边缘区阴性(E),BCL2 染色,滤泡和边缘区均阳性(F)

被膜下和髓质淋巴窦常闭塞,但也可部分或全部保留。常见被膜外扩散,但非恒定,当此特征出现时,被膜可表现为肿瘤内的一条纤维组织带。被膜外连续扩散可表现为结外组织的向心性平行的纤维带(见图 18.4A)。大多数病例的滤泡致密排列,缺乏正常 T 区。滤泡间区可有大量高内皮微静脉型小血管,但缺乏转化淋巴细胞和浆细胞,常见肿瘤性中心细胞[46,52]。偶见病例有显著的滤泡间累及,导致滤泡分布松散(见图18.4B)。这种滤泡间累及不属于弥漫区域:弥漫区域的定义是完全缺乏滤泡结构的区域。

常见硬化,可围绕滤泡、位于弥漫区域内,少见情况下可位于滤泡内[53]。弥漫浸润区域的硬化更显著,此特征有助于鉴别滤泡增生或弥漫性淋巴组织增生。在伴有硬化的弥漫区域内,肿瘤性中心细胞可呈梭形,类似成纤维细胞(图 18.6A)。硬化区域内的中心细胞数量常比其他区域更多;因此,对于疑难病例,仔细观察硬化区域内的细胞有助于诊断。

偶有病例的滤泡中心内可见无定形嗜酸性细胞外 PAS 阳性物质不规则形沉积[54,55]。这种物质的性质还不清楚,Chittal 等[55] 研究发现,这种物质的超微结构含有膜碎片,免疫组化检测,其内含许多见于肿瘤细胞内和表面的抗原(CD45、CD22、免疫球蛋白)。另一些研究者推测这是沉积于 FDC 突起上的抗原-抗体复合物,类似于反应性滤泡中常见的沉积物[54]。但反应性滤泡中的细胞外免疫球蛋白沉积罕见达到能被光镜观察到的程度,而在可见此现象的少数淋巴瘤中非常明显。因此,虽然此现象少见,且不具有诊断意义,但滤泡内出现大量细胞外无定形物质沉积时,需要考虑淋巴瘤的可能。

FL 常见血管浸润,包括受累淋巴结和被膜周围的静脉[56]。中心细胞浸润小静脉甚至较大静脉的管壁,并聚集于内膜内(图 18.6B 和 C)。血管浸润可能有助于 FL 与增生的鉴别。可能正是由于血管浸润,受累淋巴结可完全梗死[56]。对于完全梗死的淋巴结,仔细评估结外组织内存活的细胞,以及网状纤维染色,有助于诊断,后者可显示整个梗死区域内的滤泡模式;梗死组织分子遗传学分析偶可检测到免疫球蛋白基因重排,免疫组化染色也有可能证实细胞表达 CD45 和 CD20,但梗死组织的非特异性着色可能影响判读[57-59]。

18.4.3.1 滤泡性淋巴瘤的弥漫区域

FL 的弥漫区域定义为缺乏肿瘤性滤泡证据的区域,其细胞构成同肿瘤性滤泡(见图18.6A)。肿瘤细胞累及滤泡间区不属于弥漫模式。虽然弥漫区域的预后意义还有争议,但WHO临床咨询委员会推荐对其进行定量。WHO分类据此将1~2级FL分为4类,涵盖最重要的临床亚组:滤泡模式(滤泡结构>75%)、滤泡和弥漫模式(滤泡结构25%~75%)、弥漫模式为主(滤泡结构<25%)和弥漫模式(无滤泡结构)(见表18.2)。低级别(1~2级)FL的弥漫区域没有预后意义,但弥漫区域以中心母细胞为主(3级)者归入DLBCL(见表18.2)。

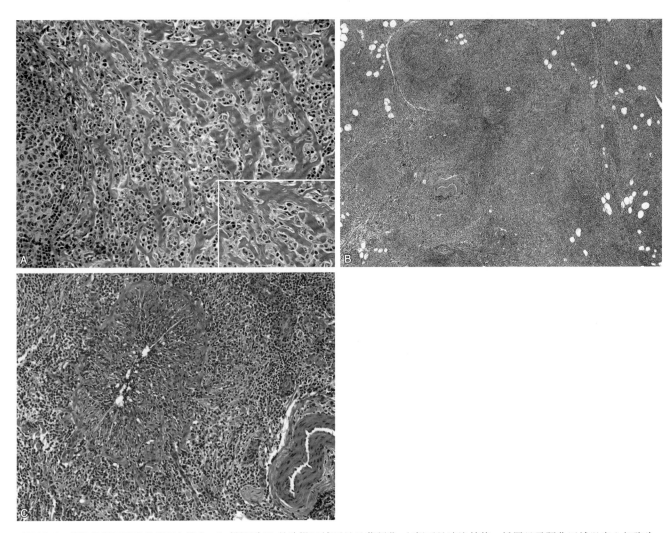

图18.6 滤泡性淋巴瘤的其他形态模式。A,低级别FL的弥漫区域可见显著硬化,左侧可见滤泡结构。插图显示硬化区域以中心细胞为主,核扭曲、拉长。B,FL淋巴结的门部血管可见显著浸润。C,肿瘤性淋巴细胞浸润小静脉血管壁,导致管腔闭塞。右侧可见一条未受累及的小动脉

18.4.3.2　弥漫性滤泡性淋巴瘤

由中心细胞和中心母细胞构成的罕见淋巴瘤可表现为纯弥漫性生长。其中部分可能含有灶性滤泡结构,但因取材原因而导致表现为纯弥漫结构。

在WHO分类中,弥漫性FL定义为由中心细胞和中心母细胞构成的弥漫性淋巴瘤,以中心细胞为主(1~2级,低级别)。主要由大的滤泡中心细胞构成(中心母细胞>15个/HPF,3级)的弥漫性淋巴瘤应归入DLBCL。

弥漫性FL的诊断应谨慎,必须除外其他弥漫性淋巴瘤,且应充分取材以除外存在滤泡结构的可能。免疫表型研究已证实小细胞和大细胞均为B细胞(除外富于T细胞的大B细胞淋巴瘤),其表型符合FL(CD10⁺、BCL6⁺、BCL2⁺、CD5⁻、CD43⁻、cy-

clin D1⁻)。分子遗传学或细胞遗传学检测BCL2重排可能有助于确定诊断。以弥漫模式为主且缺乏BCL2重排的FL常有1p36缺失,疾病分期低,伴腹股沟大肿块,此类病变将在后文中讨论[60]。

18.4.3.3　淋巴结部分受累

一些FL的淋巴结构部分或大部分保留,残留反应性生发中心,据报道此现象与诊断时低分期相关[61]。另一些病例的单形性滤泡分布松散,滤泡间区表现相对正常,没有滤泡外肿瘤细胞的证据(图18.7)。此现象可能是肿瘤细胞归巢至原有反应性滤泡,伴瘤细胞植入滤泡[62]。此现象可见于其他区域有明确FL的同一淋巴结、毗邻淋巴结,罕见情况下可见于没有明确淋巴瘤证据的患者(参见原位滤泡性肿瘤)[63,64]。

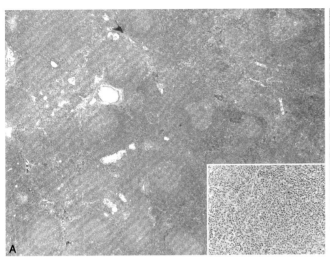
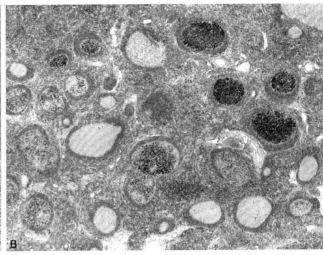

图 18.7　FL 部分累及淋巴结。A,淋巴结部分受累,单形性滤泡散在分布于反应性滤泡之间,套区保留。高倍镜下,肿瘤性滤泡的细胞构成更单一(插图)。B,BCL2 染色,部分滤泡强阳性

18.4.4　结外 FL 的形态学

18.4.4.1　脾脏

　　FL 累及脾脏时,导致白髓一致性增大,大体检查和低倍镜表现均类似反应性增生[43]。推测此现象与肿瘤细胞归巢至正常 B 细胞区的能力有关(图 18.8A)。白髓滤泡数量增多,体积增大,由中心细胞和中心母细胞构成,类似淋巴结的滤泡构成。边缘区可保留,因此,FL 与脾脏边缘区淋巴瘤的鉴别可能困难(图 18.8B)。红髓内常见许多小滤泡,但罕见弥漫累及红髓。

18.4.4.2　骨髓

　　FL 累及骨髓表现为骨小梁旁的大结节,常边界清楚(图18.8C~E)[43]。此分布方式有助于鉴别良性淋巴组织聚集,后者常位于骨髓腔中央,而不是小梁旁;然而,健康个体偶也可见到小梁旁淋巴组织聚集[43]。相比单纯地与骨小梁相邻而言,浸润灶紧贴或环绕骨小梁者高度怀疑 FL。FL 的骨髓浸润灶主要含小的中心细胞(见图 18.8D),罕见中心母细胞,这种细胞构成可能与淋巴结病变不同,后者可能含大的中心细胞和更多的中心母细胞。DLBCL 浸润骨髓时也可能表现为类似的细胞浸润(所谓的骨髓组织学不一致)[65]。因此,骨髓的组织学表现可能不同于淋巴结病变,以骨髓表现来进行的淋巴瘤分类可能不准确。

18.4.4.3　外周血

　　大多数 FL 患者有少量循环肿瘤细胞,不伴淋巴细胞计数升高,可通过流式细胞术或分子遗传学检测 t(14;18)来证实[66-68]。罕见 FL 患者的循环中心细胞伴有淋巴细胞计数升高,这些瘤细胞一般比小淋巴细胞稍大,有核裂(图 18.8F)。淋巴细胞绝对数从 1 000/μL 到超过 20 万/μL[11,69]。表现为白血病期的 FL 患者 FLIPI 评分结果常为高风险(见预后和预测因素)[11]。FL 中,具有白血病表现者的侵袭性高于不具有此

表现者[11,69],无进展期和总生存期均更短[69]。FL 和套细胞淋巴瘤的循环肿瘤细胞形态可能相似,慢性淋巴细胞白血病患者也可能出现一些裂细胞。流式细胞免疫表型分析和淋巴结活检有助于确诊。

18.4.5　组织学转化

　　FL 患者可能发现更具侵袭性的 B 细胞淋巴瘤。很难评估这种风险的高低,原因在于并不是所有患者在再次治疗之前都会重复活检。研究显示,每年发生组织学转化的准确风险约为 2%[70],8 年时为 20%[71-73]。一般转化为 DLBCL(图 18.9A 和 B),最常见为类似中心母细胞或免疫母细胞,偶为 CD30 阳性的间变细胞[74]。

　　已报道 FL 转化为类似 Burkitt 淋巴瘤的高级别淋巴瘤(高级别 B 细胞淋巴瘤,NOS)(图 18.9C 和 D)或 B 淋巴母细胞白血病(图 18.9E)或 B 淋巴母细胞淋巴瘤[75-80],这两种转化均获得 8 号染色体的 *MYC* 基因易位("双打击")(图 18.9F 和 G)[77-79]。高级别肿瘤常与先前发生的 FL 存在克隆相关性[79-83],*TP53* 突变和 *MYC* 基因重排与 FL 转化相关[75,76,84,85]。

　　FL 可能发生于 Hodgkin 淋巴瘤之前、之后或同时发生[86-90]。Hodgkin 淋巴瘤与 FL 共存于同一组织的现象罕见,但的确存在(图 18.9H~J)[86]。在两项研究中,Hodgkin 淋巴瘤单细胞分析与伴发或继发的 FL 对比发现,两者具有相同的免疫球蛋白重链基因重排;两者均存在体细胞突变,符合起源于共同的生发中心前体细胞[91,92]。体细胞突变的差异模式提示,两者起源于同一前体细胞,但在生发中心母细胞阶段出现分化差异,FL 继续获得新的体细胞突变。

　　已报道数例组织细胞-树突细胞肿瘤患者有 FL 病史,两种肿瘤具有一致的 IGH 和 *BCL2* 基因重排[93]。动物模型研究显示,PAX5 丢失可导致 B 细胞反分化为前体细胞,后者可继续分化为 T 细胞或髓系细胞[94-96]。成熟 B 细胞肿瘤的这种现象提示,肿瘤性 B 细胞可能具有谱系可塑性,可继发非淋巴细胞肿瘤。

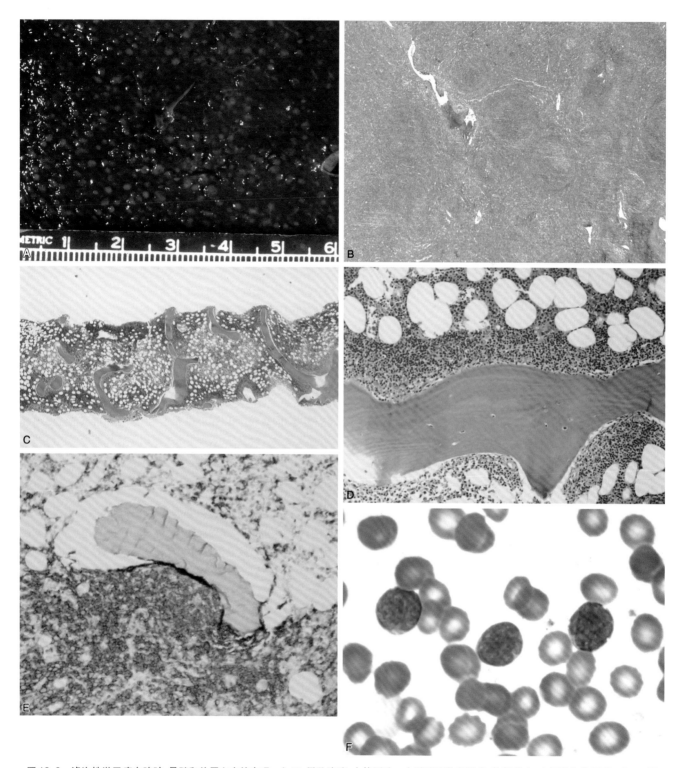

图 18.8 滤泡性淋巴瘤在脾脏、骨髓和外周血中的表现。A,FL 累及脾脏,大体图片。白髓滤泡数量增多,体积增大,大部分为类圆形。B,FL 累及脾脏,低倍放大,白髓滤泡数量增多,体积增大,部分肿瘤性滤泡的边缘区保留。C,骨髓环钻活检标本,许多骨小梁周围有厚的套状肿瘤性淋巴细胞围绕,远离骨的区域可见残存正常造血性骨髓,即脂肪分布正常的区域。D,高倍放大,以中心细胞为主。E,CD20 免疫染色,证实瘤细胞为 B 细胞。F,FL 患者外周血涂片,可见循环内中心细胞,核裂明显(Wright 染色)

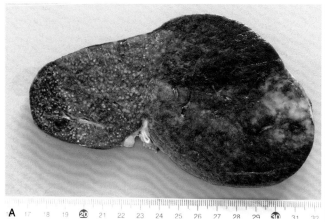

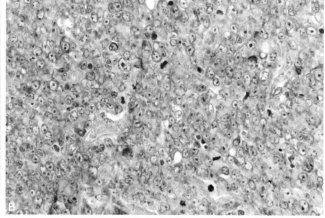

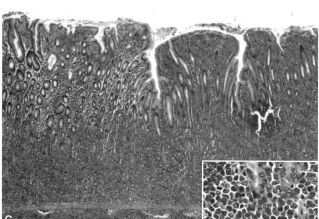

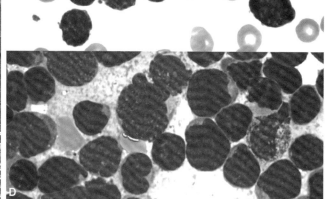

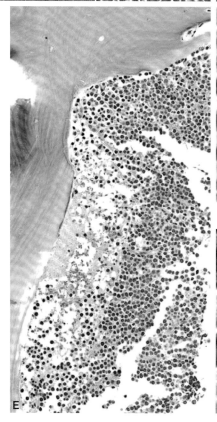

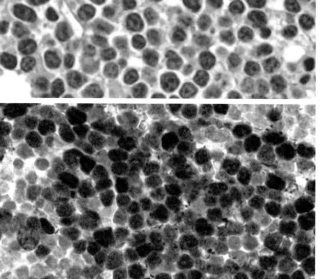

图 18.9　滤泡性淋巴瘤转化。A,FL 累及脾脏(微结节模式,左)转化为 DLBCL(大肿瘤结节,右)。B,多数 FL 转化为 DLBCL;本例细胞类似中心母细胞和免疫母细胞(Giemsa 染色)。C,偶转化为高级别 B 细胞淋巴瘤-NOS。本例患者有胃 1~2 级 FL 病史,切除标本表现为弥漫性淋巴瘤从固有层浸润至浆膜层,高倍放大(插图),细胞中等大,形态单一,类似 Burkitt 淋巴瘤。D,一例转化性 FL 伴 BCL2 和 MYC 双打击患者的外周血和骨髓涂片,类似白血病(上半图),骨髓重度受累,瘤细胞中等大,母细胞样,核不规则(下半图),本例的白血病细胞表达 B 细胞抗原、CD10 和 BCL2,不表达 TdT。E,FL 淋巴母细胞转化,64 岁男性,全血细胞减少,广泛淋巴结肿大,一枚淋巴结活检显示为 1 级 FL(未显示),骨髓活检显示具有母细胞特征的中等大小淋巴细胞浸润(上半图),阳性表达 TdT(下半图)。FISH 检测,FL 存在 BCL2 重排,骨髓标本存在 BCL2 和 MYC 双重排

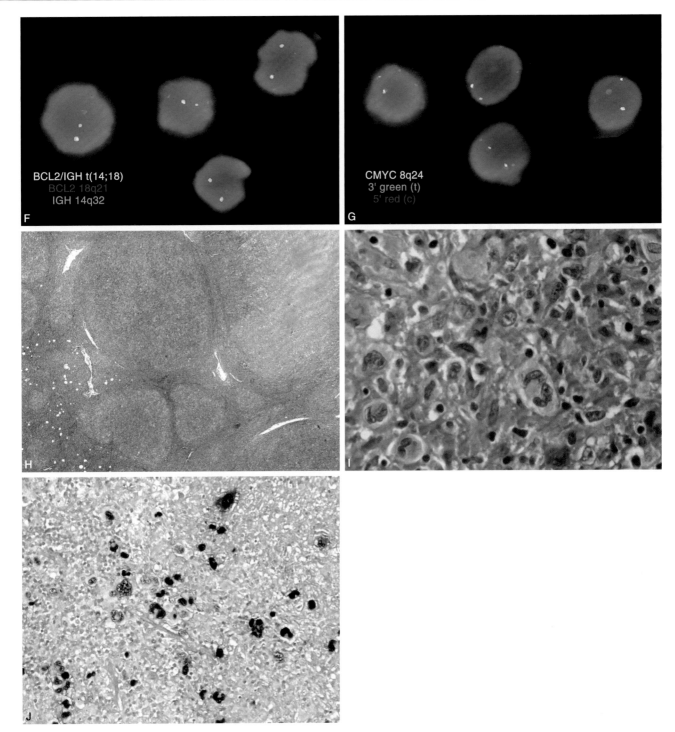

图18.9(续)　F和G,Burkitt样和淋巴母细胞转化伴 *MYC* 和 *BCL2* 双重易位。H,FL内发生的经典型 Hodgkin 淋巴瘤,左侧为FL,右上可见组织细胞构成的淡染区和坏死。I,高倍放大,可见 R-S 细胞。J,R-S 细胞阳性表达 CD15 和 CD30(未显示),EBER 原位杂交阳性

18.5　免疫表型

　　FL 细胞表达广谱 B 细胞抗原(CD19、CD20、CD22、CD79a、PAX5)和表面免疫球蛋白,伴轻链限制。常需要流式细胞术来证实免疫球蛋白的表达情况,偶也可用免疫组化方法(图18.10A~E)。超过50%病例表达 μ 重链,极少数表达 δ 重链,表达 γ 重链者稍多,罕见表达 α 重链[97]。与其他低级别淋巴瘤相比,FL 更常发生免疫球蛋白重链类别转换,这与正常生发中心内发现的免疫球蛋白重链类别转换相一致。大多数病例表达生发中心相关蛋白 CD10(图18.10F),肿瘤性滤泡的 CD10 阳性强度超过反应性生发中心[52,97,98]。FL 恒定核阳性表达 BCL6,至少部分瘤细胞阳性[99]。正常生发中心内,几乎所有细胞均表达 BCL6,而 FL 中的 BCL6 阳性细胞多少不等(图18.10G)。CD10和 BCL6 在滤泡间肿瘤细胞和边缘区分化区域的表达可能降低(图18.5E)[52,97,98]。基因表达研究发现了一种新的生发中心细胞标记 GCET1(centerin),FL 和其他生发中心 B 细胞分化淋巴瘤恒定表达[100]。大多数 FL 表达并有助于鉴别诊断的其他生发中

心细胞标记还包括 LIM 唯一转录因子 2（LMO2）和人类生发中心相关淋巴瘤（HGAL），也称 GCET2[101,102]。

FL 不表达 CD5 和 CD43[104-106]。已报道罕见的 CD5 阳性 FL[107]。多数 CD43 阳性病例为 3 级 FL 伴 DLBCL 区域[106]。

不表达 MUM1/IRF4，但已报道罕见的 CD10 和 BCL2 阴性 3 级 FL 可表达 MUM1/IRF4[108,109]。FL 表达 CD95/Fas[110]。FL 还表达共刺激分子 CD80、CD86 和 CD40[52,111]。但这些抗原的表达弱于正常生发中心 B 细胞[111]。

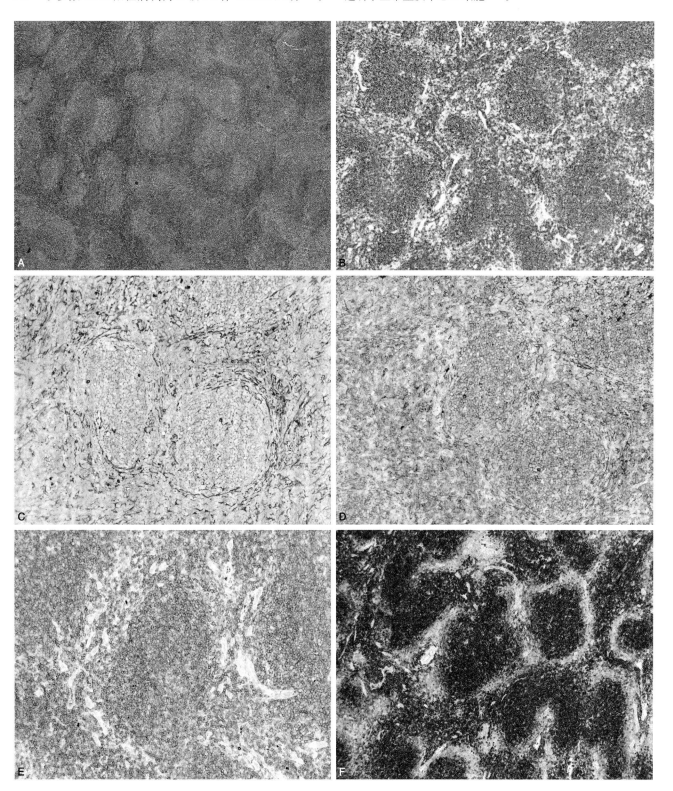

图 18.10 **滤泡性淋巴瘤石蜡切片免疫组化。A**，低倍镜下表现为淋巴组织结节状增生。**B**，CD20 染色，滤泡内和滤泡间均可见 CD20 阳性细胞。**C~E**，免疫球蛋白轻链和重链染色，κ 轻链表现为弱的间质着色（**C**），λ 轻链单型性表达（**D**），淋巴瘤细胞膜 IgM 阳性（**E**）。**F**，CD10 强阳性细胞主要局限于肿瘤性滤泡，滤泡间瘤细胞的表达可能减弱

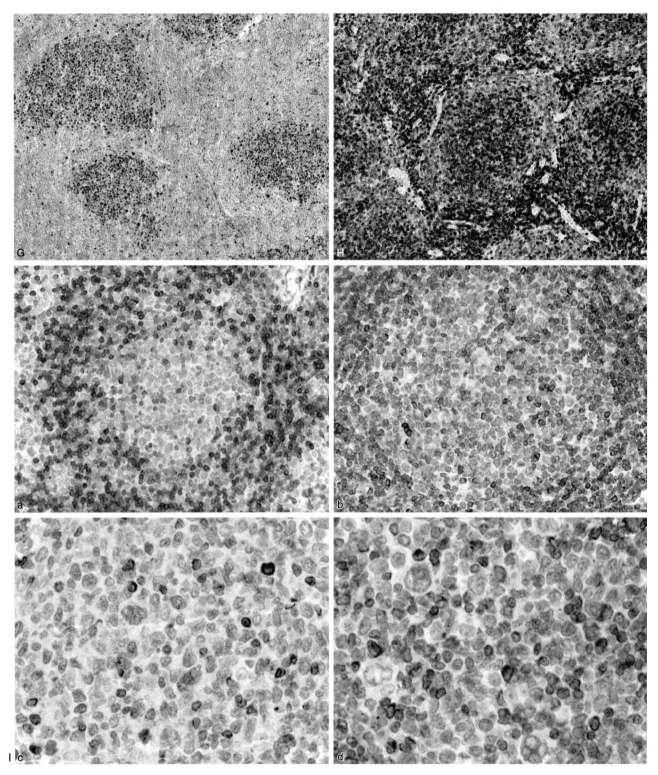

图 18.10(续)　G,BCL6 强阳性细胞主要位于滤泡内,滤泡间可见少量弱阳性细胞。H,BCL2 染色,滤泡内强而一致阳性。I,FISH 证实存在
BCL2 重排的 3A 级 FL,不同克隆 BCL2 抗体染色,Dako 抗体阴性(a 和 c),Epitomics 抗体阳性(b 和 d)

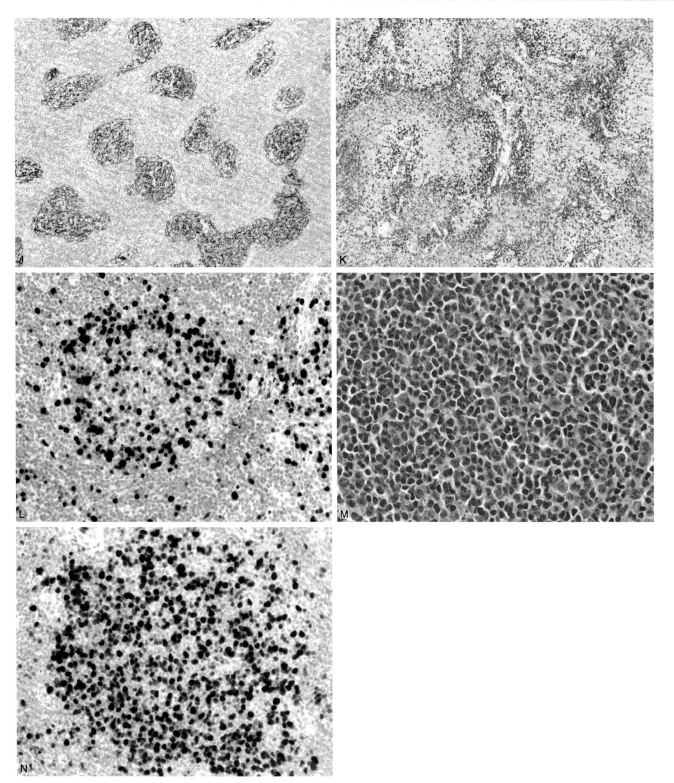

图 18.10(续)　J,肿瘤性滤泡内存在 CD21 阳性的 FDC。K,肿瘤性滤泡内有少量 CD5 阳性 T 细胞,滤泡间区可见大量 T 细胞。L,增殖指数一般较低。M 和 N,罕见低级别 FL(M)的增殖指数高(Ki-67>40%)(N)

约 75% 病例表达 BCL2(图 18.10H)[112],1~2 级 FL 的阳性率为 85%~97%,3 级为 50%~75%[113,114]。BCL2 蛋白的表达情况与 BCL2 重排高度相关,但一些 BCL2 重排伴有 BCL2 突变,导致常用抗体检测不到 BCL2 蛋白,从而出现假阴性结果(图 18.10I)[115]。

肿瘤性滤泡内含许多生发中心微环境成分[116]。肿瘤性滤泡有 FDC 结节状聚集,可用 CD21 或 CD23 染色显示(图 18.10J)。CD21 和 CD23 的表达不一致,一些滤泡可能仅表达其中一种,因此有时需要同时标记两种抗体。FL 的弥漫区域缺乏 FDC(见图 18.11);此特征有助于弥漫性 FL 与套细胞淋巴瘤和边缘区淋巴瘤的鉴别,后两者即使在弥漫区域内也可见大而不规则的 FDC 聚集[16,97]。肿瘤性滤泡内还含有滤泡型 T 细胞(阳性表达 CD3、CD4、CD57、PD1、CXCL13),但数量少于反应性滤泡(图 18.10K),且为随机分布,而在反应性滤泡呈新月形排列与套区相邻[117,118]。可见数量不等的 FoxP3 阳性 T 调节细胞和 CD68 阳性组织细胞,有多个研究发现,肿瘤内浸润的 T 调节细胞、PD1 阳性滤泡 T 辅助细胞和 CD68 阳性巨噬细胞的数量和/或分布可预测临床结局[119-129],但此结论还没有被验证[130]。

多数低级别 FL 的增殖指数<20%,罕见病例较高(>40%)(图 18.10M 和 N),其行为可能更接近 3 级 FL(见分级)[42]。

18.6 细胞遗传学特征

18.6.1 抗原受体基因

免疫球蛋白重链和轻链基因发生克隆性重排,且与正常生发中心 B 细胞一样,还发生可变区超突变[83,131-133]。大多数研究病例均存在体细胞超突变模式的克隆内差异,有观点认为,这是由于瘤细胞仍在继续发生类似正常生发中心 B 细胞的突变过程[134,135]。框架和互补决定区静默突变的置换频率相关研究发现,抗原选择具有重要作用[83]。与正常生发中心细胞一样,免疫球蛋白重链类别转换约见于 40% 病例[136]。一些病例同时存在 IgM 克隆和类别转换为 IgG 的克隆,此发现提示,与体细胞突变机制一样,肿瘤细胞可能还保留了有活性的类别转换机制[82]。但同一患者的连续活检研究发现,同样的克隆群可持续存在多年,并逐渐以一些克隆为主,另一些克隆减少,但体细胞突变负荷不增加,因此更接近于克隆选择而不是克隆进化[137,138]。此外,从同一病例多个滤泡内获取的显微切割细胞研究发现,单个滤泡内存在多个亚克隆,多个分离的滤泡内也可能存在单一克隆[139]。这些发现提示,在淋巴瘤发生的极早期,超突变和类别转换机制可能已经被激活,导致形成多个亚克隆,但在淋巴瘤形成后,不再发生额外的突变和类别转换。

FL 转化为大 B 细胞淋巴瘤时,IG 基因发生一致的 VDJ 重排。在报道的数个病例中,转化的淋巴瘤累及单个克隆,且没有克隆内差异[82,140]。

18.6.2 细胞遗传学异常

几乎所有 FL 均存在细胞遗传学异常(表 18.3)[141]。75%~90% 病例发生涉及 14q 和 18q 的易位 t(14;18)(q32;q21),使位于 18q 的 BCL2 基因受 14q 的 IGH 启动子影响[142,143]。罕见病例为 t(2;18)(p12;q21),BCL2 基因易位至 2 号染色体的轻链基因处。发生 t(14;18)易位的病例中,仅 10% 病例以此为唯一异常;其余病例均伴有其他断点(一项研究的中位数量为 6 个),最常涉及 1、2、4、5、13 和 17 号染色体,或 X、7、12 或 18 号染色体[141,144]。有研究发现,染色体断点超过 6 个者预后更差,此外,6q2326 或 17p 断裂者预后更差,在更短时间内发生转化[141,145]。另有研究发现,仅男性出现额外的 X 染色体异常与预后更差相关[144]。17p 异常可能涉及 17p13 的 TP53 基因,后者与预后差和 FL 转化相关[85,146]。6q23-26 异常约见于所有 B 细胞淋巴瘤的 10%~40%,是 t(14;18)病例第二常见的异常。已描述 3 个独特的染色体缺失,位于 6q21、6q23 和 6q2527,提示存在 3 个独特的肿瘤抑制基因[147]。转化为

DLBCL 的 FL 中还描述了 9p 的缺失和其他异常,涉及 CDKN2B 和 CDKN2A[148,149]。比较基因组杂交阵列研究发现了大量染色体获得和丢失,其中部分为重现性异常,具有预后意义,包括转化风险升高,特别是 1p36 和 6q21 的异常[150]。

表 18.3 滤泡性淋巴瘤:遗传学异常

异常	大致阳性率/%
细胞遗传学异常	100
+7	20
+18	20
t(14;18)(q32;q21)	80
3q27-28? 重排	15
6q23-26*? 缺失	15
17p*? 缺失	15
del1p36	未知
IRF4 易位	未知
癌基因异常	
BCL2 重排	80
BCL6 重排	15
*BCL6*5' 突变	40
NOTCH1 和 *NOTCH2* 突变	6

*与预后差相关[141]。

已经研究了不同级别 FL 的遗传学异常,并进行了彼此间对比和与 DLBCL 的对比。虽然数个研究认为 3B 级 FL 的遗传学特征更接近 DLBCL,而不是 FL(1 级至 3A 级),但这些研究中的多数病例含有 DLBCL 区域[34-38]。当仅研究完全由 FL 构成的病例时,3B 级 FL 的遗传学特征更接近 1 级-3A 级 FL,而不是 DLBCL[39]。

18.6.3 重现性基因重排

18.6.3.1 *BCL2*

t(14;18)断点分析发现,大多数 FL 存在一个克隆性重排的 DNA 片段,在肿瘤 DNA 印迹研究中,与重排的免疫球蛋白基因共迁移[151,152]。此片段编码的基因称为 BCL2。BCL2 蛋白表达于静止期 T、B 细胞,不表达于正常生发中心细胞或皮质胸腺细胞[153](皮质胸腺细胞的阴性选择和凋亡是免疫系统发育过程中重要的调控机制),也不表达于单核样 B 细胞[114]。体外实验发现,过表达 BCL2 的 B 细胞具有生存优势,可阻断生长因子剥夺所导致的凋亡[154]。采用 PCR 方法,在许多健康个体的扁桃体和外周血的淋巴细胞内可检测到 BCL2 重排[155,156]。因此,BCL2 重排本身并不足以导致肿瘤性转化。额外的遗传学异常或可能的增殖刺激,例如抗原受体结合,是淋巴瘤发生所必需的。

18.6.3.2 *BCL6*

BCL6 是一种锌指转录限制基因,从一部分 DLBCL 的 3q27 易位断点中克隆得到[157,158]。正常情况下,BCL6 蛋白表达于

生发中心 B 细胞[159,160]，以及罕见的滤泡内和滤泡间区 CD4 阳性 T 细胞，表达 BCL6 是生发中心形成所必需的[161]。BCL6 易位的伴侣基因有多种，常涉及 BCL6 基因的 5' 末端非编码区，此区被伴侣基因的启动子取代。据推测，这种易位可阻止 BCL6 下调，并阻止细胞进入生发中心后阶段，从而促进肿瘤转化[159]。正常生发中心 B 细胞存在 BCL6 基因 5' 末端非编码区突变[162-164]，此过程与免疫球蛋白基因突变存在相关性。3q27 异常或 BCL6 重排见于 15% 的 FL 病例，而 BCL6 的 5' 突变见于约 40% 病例[164]。

18.6.3.3　MYC

在诊断时，罕见的 FL 病例同时发生 BCL2 和 MYC 重排（"双打击"），另一些病例在转化为高级别淋巴瘤时获得 MYC 重排[165]。

伴有独特特征的其他细胞遗传学异常包括 1p36 缺失和 IRF4 易位。这些内容在后文中单独讨论（见图 18.3）。

18.6.4　其他遗传学异常

多数 FL 存在许多表观遗传调节因子的重现性突变，提示 FL 是一种表观基因组疾病和基因组疾病。这些突变包括组蛋白甲基转移酶基因 KMT2D（MLL2）和 EZH2，以及组蛋白乙酰化酶（histoneacytelase）基因 CREBBP、EP300 和 MEFF2B[166-168]。

EZH2 研究最清楚。这是一种组蛋白甲基转移酶，可催化组蛋白 H3（H3K27me3）上的赖氨酸发生三甲基化。EZH2 突变是一种功能获得性突变，导致催化三甲基化的作用增强。此突变的频率相对较高，在最近的一项系列研究中，见于 27% 的 FL[169]。其他系列研究发现，所有 FL 中有 22% 发生 EZH2 突变，伴 BCL2 重排的 FL 中的突变率为 28%[170]。MLL2 的突变率更高，约见于 90% 病例，此基因内发生 1 处或多处突变。

CREBBP 是一种组蛋白乙酰基转移酶基因，其突变见于 33%~75% 的病例[171]。CREBBP 突变可能参与了 FL 的发生，其机制在于减少 BCL6 的乙酰化，导致 BCL6 靶基因的表达发生改变[171]。MEF2B 也可能下调 BCL6 的转录活性[172]。

FL 的其他重现性基因突变包括组蛋白连接基因（H1B、H1C、H1D 和 H1E），转录因子 OCT2 和 STAT6，以及 TNFRSF14、IRF8 和 ARIDA[173,174]。偶见 NOTCH1 突变和 NOTCH2 突变（见表 18.3），这些内容在后文中讨论。

FL 转化为 DLBCL 者伴有细胞周期控制基因和 DNA 损伤应答基因下调，例如 CDKN2A/B、MYC 和 TP53[175]，以及 NF-κB 通路活化，例如 MYD88 和 TNFAIP3[176]。

18.6.5　基因表达谱

DNA 微阵列分析发现，FL 的基因表达谱与正常生发中心细胞具有许多相似之处[177,178]。FL 内表达上调的基因包括 BCL2；参与细胞周期调节的基因，例如 CDK10、CDKN1A 和 CDKN2A；参与 B 细胞分化的转录因子，例如 PAX5；参与细胞间相互作用的一些基因，例如 IL4R。其他基因表达下调，包括参与抑制细胞迁移的基因 MRP8 和 MRP14，以及对于 T 细胞相互作用非常重要的 CD40[177,178]。FL 还表达与生发中心微环境（T 细胞、树突细胞和巨噬细胞）相关的基因，这些基因的不同表达与临床侵袭性相关[119-128]。

18.7　推测的正常对应细胞和发病机制

FL 是一种生发中心 B 细胞肿瘤，中心细胞不能发生凋亡，原因在于具有 t(14;18)，此染色体重排导致抗凋亡基因 BCL2 的正常关闭被阻断[112,153]。这些细胞仍保留与 T 细胞和 FDC 相互作用的能力，从而形成肿瘤性滤泡。

18.8　病因学

FL 的病因未知。一些病例对照研究发现，农药或染发剂暴露者、屠宰加工工人和吸烟者的 FL 风险稍升高，但风险仍很低，且不一致[3]。FL 风险升高见于 NHL 患者一级亲属、年轻成人体重指数大、使用喷漆和 Sjögren 综合征女性患者[179]。FL 与可能的淋巴瘤相关病毒没有相关性，例如 HHV8、EBV 和 HCV，也与免疫缺陷状态不相关。

许多健康成人（即使不是多数）存在伴有 BCL2 重排的记忆性 B 细胞，可通过 PCR 或 FISH 方法从外周血、扁桃体、骨髓或淋巴结中检测到[156,180]。虽然不同地区的 FL 发生率有不同，但 BCL2 易位的发生率似乎不存在这种差异。数项研究发现，这些细胞的数量随年龄增大而增加，一项研究发现，吸烟者的数量增多[8]。有人推测，BCL2 易位的细胞发生继发的遗传学"打击"，或甚至是单纯的抗原暴露，均可导致淋巴瘤的发生，因为在抗原刺激后这些细胞一旦开始增生，则不会对普通的凋亡刺激产生应答。

FL 细胞的免疫球蛋白基因可变区存在体细胞超突变，多数肿瘤存在克隆内差异，这类似于正常生发中心 B 细胞。这些特征提示，无论是对于 FL 的发病，还是肿瘤性克隆的持续存在，抗原可能都具有重要作用。

如前所述，FL 存在许多基因突变。此外，从突变的基因来看，FL 存在显著的肿瘤内克隆性差异。通过获得独特的遗传事件，共同的突变前体发生趋异进化，从而形成 FL 的优势克隆和之后的转化事件[175]。更为一致性出现的突变可能是肿瘤发生的早期事件，而仅部分亚克隆存在的突变可能是后期获得的突变[172]。BCL2 易位可视为基础突变，使细胞能存活足够长的时间，以获得额外突变，其本身并不足以导致淋巴瘤发生[172]。BCL2 易位克隆可获得第二级突变，即驱动性突变，例如 CREBBP 和 EZH2 突变，这些突变在克隆细胞内的发生率很高。随时间延长，一些克隆细胞可获得第三级突变，即加速突变，例如 KMT2D（MLL2）或 TNFRSF14，进一步促进肿瘤性克隆的生长[172]。

18.9　临床过程

18.9.1　自然史

FL 常表现为播散性惰性过程，姑息治疗患者的中位生存期 >10 年[72]。积极治疗并不影响 1~2 级 FL 的总体生存期（图 18.11）。3 级 FL 的临床行为更接近 DLBCL，而不是低级别 FL，中位生存期更短，积极治疗可改善预后，一些患者可治愈。仍不清楚纯滤泡结构的 3A 级 FL 的自然史是否不同于 3B 级 FL[38]。

18.9.2　治疗

1~2 级 FL 的治疗重点在于减轻症状,而不是治愈。局限性病变患者(Ⅰ期)在切除病变或局限放疗后,无病生存期可延长[181,182]。晚期患者可采取临床随访,直至症状严重到需要治疗的程度[72]。初次治疗时,FL 对任何类型治疗的反应几乎均很好,但后期常发生治疗耐受并导致死亡。一些研究报道,采用积极的联合化疗者可获得长期无病生存[183]。晚期 FL 患者标准的一线治疗方案为化疗+利妥昔单抗(抗 CD20 单克隆抗体)。常与利妥昔单抗联用的方案包括 CHOP(环磷酰胺、多柔比星、长春新碱和强的松)、CVP(环磷酰胺、长春新碱和强的松)、氟达拉滨和环磷酰胺及苯达莫司汀。化疗联合利妥昔单抗比单独的化疗更有效,且预后更好[184-188]。一项研究发现,在上述化疗方案中,苯达莫司汀+利妥昔单抗(BR)治疗组的无进展生存期更长,毒性作用更少,提示 BR 可能是最好的一线治疗方案[189,190]。一线治疗后,或化疗后复发者可采用高剂量化疗+自体或异体干细胞移植,一些研究已证实可提高生存率[191,192]。

18.9.3　预后和预测因素

18.9.3.1　临床因素

与生存期更短相关的临床因素包括临床分期高,或具有 FLIPI 预后不良临床因素,后者包括:>60 岁、Ⅲ 或 Ⅳ 期、超过 4 个结外部位、血清乳酸脱氢酶浓度升高、血红蛋白<12[2,21]。

18.9.3.2　组织学级别

FL 分级的预后价值已经争论了多年。大细胞的数量与临床侵袭性直接相关,但制订一个可重复的分级方案,并证实其可预测治疗反应均很困难,也存在争议。一些研究尝试了主要细胞估计法,未发现小裂细胞组与混合细胞组(1 级与 2 级)之间存在明显差别[193],但多数研究证实大细胞组(3 级)更具侵袭性临床过程。几项应用细胞计数法的早期报道发现,小细胞和大细胞混合型 FL 的治疗反应和生存情况不同于小裂细胞型[183,194]。随后的一项协作研究未发现小裂细胞型与混合细胞型之间的治愈潜能存在差异,但证实两者之间的生存期存在差异[195]。

大多数研究显示大细胞(3 级)病例更具临床侵袭性[33,40,194,196]。这些患者采用与 DLBCL 相似的联合化疗,其预后较 DLBCL 稍好,但复发率更高。基于 REAL 分类的研究发现,当使用不含多柔比星(阿霉素)的治疗方案时,3 级 FL 的总体生存情况更差;多柔比星治疗组的预后与 1 级和 2 级患者相同,更积极的治疗不影响 1~2 级患者的生存情况(见图 18.11)[32]。

18.9.3.3　弥漫区域

弥漫区域对 1~2 级 FL 患者生存情况的影响还有争议。一些研究发现,1~2 级 FL(小裂细胞或混合性小、大细胞型)中,即使出现非常大的弥漫区域,对预后的影响也不明显[197];另一些研究则认为,滤泡结构的比例有影响[198,199]。与 1~2 级 FL 相比,3 级 FL 更常见弥漫区域(可能是 DLBCL 成分)。多数

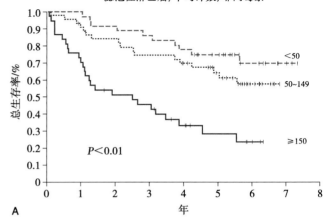

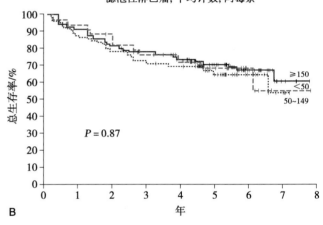

图 18.11　FL 患者组织学级别相应的生存率[32]。A,非阿霉素治疗患者的总生存率。与 1 级或 2 级 FL 相比,3 级 FL(≥150 个中心母细胞/HPF)患者的生存率明显较差。B,含阿霉素治疗患者的生存率。1 级或 2 级 FL 患者的存活率没有变化,但 3 级 FL 患者的存活率有所提高

研究者相信,这种表现有临床意义[33,38,197],虽然研究结论还不一致,但多数研究认为患者预后更差[31,200]。

WHO 临床咨询委员会推荐,病理报告中应注明滤泡结构与弥漫区域的比例,但此比例并不影响 1~2 级 FL 患者的处理方式。中心母细胞>15 个/HPF 的弥漫区域(即,足以诊断 3 级 FL 的比例)归入 DLBCL。

18.9.3.4　组织学转化

转化为 DLBCL,或高级别 B 细胞淋巴瘤伴 *MYC*、*BCL2* 和/或 *BCL6* 重排,或 B 细胞急性淋巴母细胞白血病者,常表现为迅速进展的临床过程、治疗抵抗和死亡[72,73,77,79,201,202]。

18.10　变异型

18.10.1　"原位"滤泡性肿瘤(原位滤泡性淋巴瘤)

在第四版造血和淋巴组织肿瘤 WHO 分类中,"原位"滤泡性淋巴瘤一词用于描述一种少见的状态,表现为结构正常的淋巴组织背景中出现异常的 BCL2 强阳性克隆细胞[229]。此名词

还曾用于描述滤泡内肿瘤和意义不明的 FL 样 B 细胞原位累及。在更新的 WHO 分类中,推荐使用"原位滤泡性肿瘤(IS-FN)"[1]。已报道的病例相对较少,多见于中年至老年人,男女均可发生[229-232]。

组织学观察(图 18.12),受累淋巴结非常类似反应性淋巴结,但一些滤泡的中心具有单形性表现,主要由中心细胞构成,

套区一般完整。这些单形性滤泡的免疫表型同 FL,但 BCL2 几乎总是强阳性(比 FL 的表达更强)。异常滤泡的组织学表现偶可类似反应性滤泡,其异常仅表现为 BCL2 强阳性[229-232]。不同病例的异常滤泡多少不等,但不会累及所有滤泡。此外,一些滤泡仅部分受累。流式细胞术检测,约 50% 病例存在克隆性细胞群[231]。

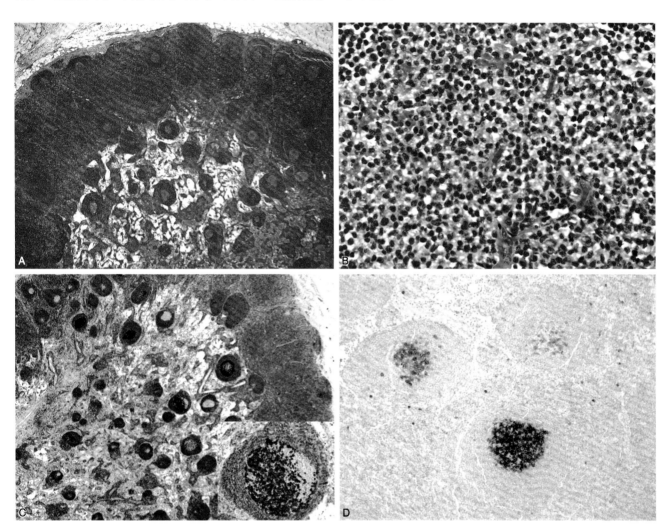

图 18.12 原位滤泡性肿瘤。淋巴结结构保留(A),可见反应性滤泡(B),C,BCL2 染色,少数滤泡强阳性,插图显示一些滤泡仅部分受累。D,BCL2 阳性滤泡的 CD10 阳性强度超过普通的反应性滤泡

多数病例存在克隆性 IGH 重排和 BCL2 重排,显微切割组织检测,或免疫组化和 FISH 联合检测,比全组织切片检测更敏感,原因在于异常细胞的数量相对较少[229,230,233]。一些患者同时伴有 ISFN 和明确的 FL,两种成分具有相同的 IGH 重排和 BCL2 断点,提示具有克隆相关性[233]。但 CGH 检测发现,与明确的 FL 相比,ISFN 成分无或仅少量拷贝数改变[233]。一部分 ISFN 还存在 EZH2 突变,支持 EZH2 突变是 FL 发生的早期改变,至少在部分病例中是如此[233]。

ISFN 必须与 FL 部分累及(pFL)鉴别,后者的正常结构变形,但淋巴结仅部分受累,可见一些残留的反应性滤泡。与其他 FL 相比,pFL 常病变局限[232,233],但比 ISFN 更容易伴发进展性疾病[232,233]。

一部分患者有 FL 病史[231-233]。一部分患者同时伴有 FL

或其他淋巴细胞肿瘤,有时为组合性淋巴瘤[229-233]。多数仅发生 ISFN 的患者随访结果非常好[231,233]。可能原因在于 ISFN 属于一种肿瘤前改变,或是 FL 发生的极早期阶段,可能会或不会进展为临床上明确的淋巴瘤。ISFN 不能诊断为 FL,病理报告中应注明此改变的意义不明,并建议临床进一步检查以除外其他部位是否存在明确的 FL。

18.10.2 十二指肠型滤泡性淋巴瘤

胃肠道 FL 少见,不足所有胃肠道(GI)淋巴瘤的 4%[219]。在新的 WHO 分类中,胃肠道 FL 被视为一种独特的临床病理学实体,称为十二指肠型滤泡性淋巴瘤。一项包括 222 例 GI 淋巴瘤的研究中,发现 13 例十二指肠淋巴瘤和 8 例 FL,后者中 5 例位于十二指肠,均位于第二段,靠近 Vater 壶腹[219]。GI

滤泡性淋巴瘤多见于中年人,平均或中位年龄 40~50 岁[212,220,221],女性多见[221,222,223]。最常累及小肠,以十二指肠最常见[212,223],也可见于胃和结直肠。内镜检查时,最常表现为黏膜结节,一些病例表现为淋巴瘤样息肉病[212,224]。综合数据发现,十二指肠淋巴瘤中滤泡性淋巴瘤所占比例很高,GI 滤泡性淋巴瘤多发生于十二指肠。十二指肠型(DT)滤泡性

淋巴瘤的预后较好,病变局限。最后一次随访时,几乎所有患者均存活,大多数无病生存。DT 滤泡性淋巴瘤致死者非常少见[212,224,225]。

组织学观察(图 18.13),绝大多数 DT 滤泡性淋巴瘤为低级别(图 18.13A 和 B)。免疫表型与成人的淋巴结 FL 相似(CD20+、CD10+、bcl2+、bcl6+)(图 18.13C 和 D)[212,220,222,223]。

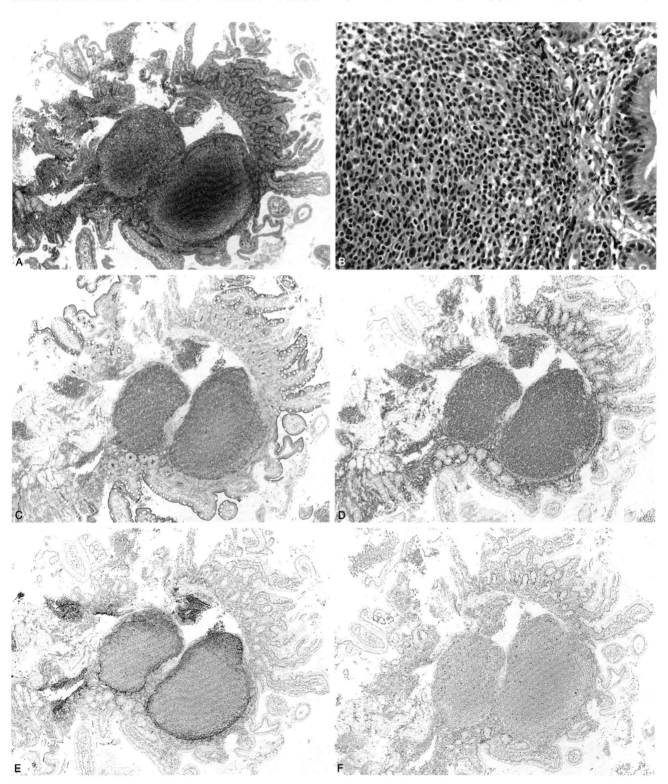

图 18.13 十二指肠型滤泡性淋巴瘤。A,低倍放大,固有层内可见缺乏套区的单形性滤泡。B,高倍放大,病变由单形性中心细胞构成。C 和 D,细胞表达 CD10(C)和 BCL2(D),E,CD21 染色,FDC 网聚集于滤泡周边(空心型表达)。F,Ki-67 指数低

多数病例存在免疫球蛋白重链和轻链基因克隆性重排和 *BCL2* 重排[222,226,227]。细致研究发现,此类肿瘤具有一些不同于淋巴结 FL 的病理特征。DT 滤泡性淋巴瘤常表达 IgA 和黏膜归巢受体 α4β7,提示肿瘤起源于肠道黏膜内定居的抗原应答 B 细胞[228]。一项研究发现,DT 滤泡性淋巴瘤含"空心"FDC 网,而不是淋巴结 FL 的完整 FDC 网(图 18.13E)[227]。增殖指数低(图 18.13F)。据报道,DT 滤泡性淋巴瘤不表达活化诱导性胞苷脱氨酶(AID)[227]。免疫球蛋白重链可变区基因(IGVH)使用情况研究发现,DT 滤泡性淋巴瘤倾向于使用 VH4,特别是 VH4-34[221,227]。这些研究提示,DT 和淋巴结 FL 的病理特征有细微差别,抗原驱动机制参与了肠道 FL 的发生[221,227]。

18.10.3　结外滤泡性淋巴瘤

少数 FL 发生于结外,最常见于皮肤[211]和胃肠道[212],其他还包括 Waldeyer 环[213]、睾丸[208,209]、眼附属器[214]、唾液腺[215]、甲状腺[216]、胆囊和肝外胆道[217]、女性生殖道[213]等。结外 FL 的总体特征包括:病变局限、BCL2 阳性率低、不常伴 *BCL2* 易位 [t(14;18)]、生存情况可能好于淋巴结 FL[213]。但不同部位 FL 的特征可能有一定区别[4,205,208,209,218]。在 2016 版 WHO 分类中,十二指肠滤泡性淋巴瘤被视为滤泡性淋巴瘤的

一个变异亚型[1]。

18.10.4　滤泡性淋巴瘤,以弥漫结构为主伴 1p36 缺失

研究以弥漫结构为主的 FL 发现,男女比例相当,年龄范围广[60]。患者表现为无痛性淋巴结肿大,常体积巨大(中位直径 5cm),绝大多数(83%)位于腹股沟区。75% 患者为局限性病变(Ⅰ期或Ⅱ期)。均为低级别肿瘤(1 级或 2 级)。瘤细胞常表达 CD10、BCL6 和 CD23(特别是弥漫区域)。BCL2 表达不定。FISH 或常规核型分析发现,几乎所有病例(28/29)均缺乏 t(14;18),但携带 1p36 缺失(27/29)(图 18.14)。del(1p36) 在淋巴瘤发生中的分子机制还不清楚,有人推测其内含有肿瘤抑制基因。这些患者的预后非常好。

18.10.5　滤泡性淋巴瘤,伴 *NOTCH1* 或 *NOTCH2* 突变

一项研究发现,6.3%FL 病例携带 *NOTCH1* 或 *NOTCH2* 突变[234]。其他类型淋巴组织肿瘤也存在 NOTCH 突变,因此对 FL 并不特异。但携带 NOTCH 突变的 FL 具有独特的临床病理特征:女性为主(100%),常累及脾脏(71%),少见发生 t(14;18)(14%),更常伴有 DLBCL 成分(57%)。

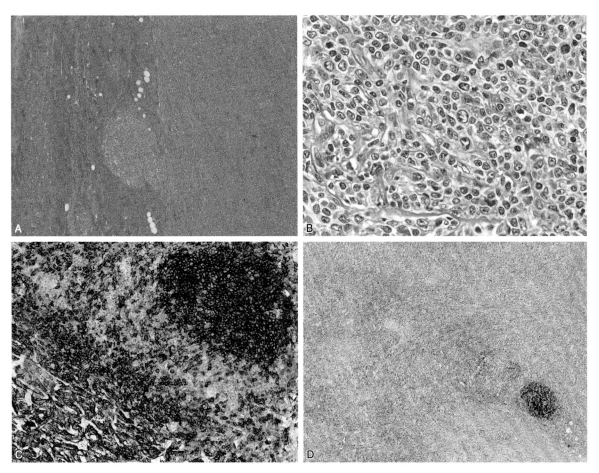

图 18.14　**滤泡性淋巴瘤,伴弥漫区域和 1p36 缺失**。A,本例表现为腹股沟巨大淋巴结,伴显著的结外软组织累及。肿瘤以弥漫结构为主,偶见滤泡。B,高倍放大,由中心细胞和散在中心母细胞(<15 个/HPF)构成,伴不同程度硬化。C,CD20 染色,结节区域和弥漫区域的多数细胞阳性。D,CD21 染色,FDC 网阳性

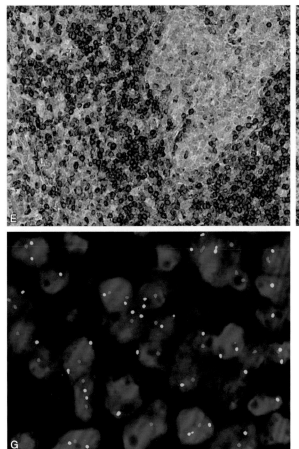

图18.14(续) E,滤泡内和弥漫区域的 B 细胞不表达 BCL2,FISH 检测未发现 *BCL2* 重排。F,瘤细胞强阳性表达 CD23。G,Vysis LSI 探针 FISH 检测,1p36 为橙色,1q25 为绿色,许多核内含 1 个红色和 2 个绿色信号(1p36 缺失)

18.11 伴滤泡结构的其他淋巴瘤

还有一些具有独特特征的淋巴瘤伴有滤泡结构,包括儿科型滤泡性淋巴瘤和大 B 细胞淋巴瘤伴 *IRF4* 重排。

18.11.1 儿科型滤泡性淋巴瘤

儿童和青少年发生的滤泡性淋巴瘤常表现出不同于成人 FL 的临床和病理特征。儿科组 FL 虽然罕见,但可分为几种不同的疾病实体(框 18.1),其中的儿科型淋巴结 FL 在新版 WHO 中被作为一种独立实体[1]。

儿科型 FL(儿童 FL,PTFL)是一种发生于儿童和年轻成人淋巴结的生发中心 B 细胞肿瘤,病变局限,完全由滤泡结构构成(图 18.15)。PTFL 主要见于年轻人,中位发病年龄 15~17 岁[203,204]。本病的诊断没有年龄上限,大多数患者介于 5~30 岁间[5,203-205]。40 岁以后病例也有报道,但罕见[205][5,203,204]。PTFL 主要见于男性,男女比例 10∶1。PTFL 几乎总是局限性病变(I 期),最常见于头颈部淋巴结[5,203-205]。病变完全由滤泡结构构成,可见扩大滤泡和/或匐行滤泡,淋巴结结构至少部分破坏。若存在 DLBCL 成分,则可除外 PTFL。受累淋巴结的周边常残留一圈环状正常淋巴结结构,形成"淋巴结内淋巴结"现象。与年长成人的普通型 FL 一样,套区常变薄。滤泡常由形态单一的母细胞构成,中等大,不同于中心细胞或中心母细胞[203]。常可见可染小体巨噬细胞。瘤细胞表达 CD20、CD79a、PAX5,一致表达 BCL6,Ki-67 指数>30%。表达 CD10,一般不表达 BCL2,部分病

例可有少数细胞弱表达 BCL2[5,203-205]。IRF4/MUM1 常阴性。滤泡含 CD21 和 CD23 阳性的 FDC 网。PTFL 缺乏 *BCL2*、*BCL6*、*IRF4* 或 IG 重排或扩增。推荐行 FISH 法来检测这些重排,特别是 *BCL2* 和 *BCL6*,检测到任何重排均可除外 PTFL。PTFL 不伴有任何特殊的遗传学改变,但一部分病例可有 6pter-p24.3 获得或扩增、1p36 杂合性丢失和/或 *TNFRSF14* 突变[206]。符合 PTFL 诊断标准(表 18.4)者预后极好,5 年生存率>95%。越来越多的证据表明,儿童 PTFL 采用局部切除就已足够,无进展或复发报道。回顾性研究发现,无论是否治疗和如何治疗,年轻成人 PTFL 患者的预后也非常好,但大多数成年患者均会接受系统性化疗或放疗[203,204]。

表 18.4 儿科型滤泡性淋巴瘤的诊断标准

主要诊断标准	
形态	• 淋巴结结构至少部分破坏(必需的) • 纯滤泡结构(必需的)* • 滤泡扩大† • 中等大小的"母"细胞(无中心细胞)†
免疫表型(必需的)	• BCL6+ • BCL2 阴性/弱阳性 • 增殖指数高(>30%)
遗传学	• 无 *BCL2*、*BCL6*、*IRF4* 或 IG 重排 • 无 BCL2 扩增
临床	• 淋巴结病变(必需的) • I~II 期(必需的) • <40† • 男性>>女性†

* 存在 DLBCL 成分或晚期病变者可除外 PTFL。
† PTFL 的常见特征,但非诊断所必需的。

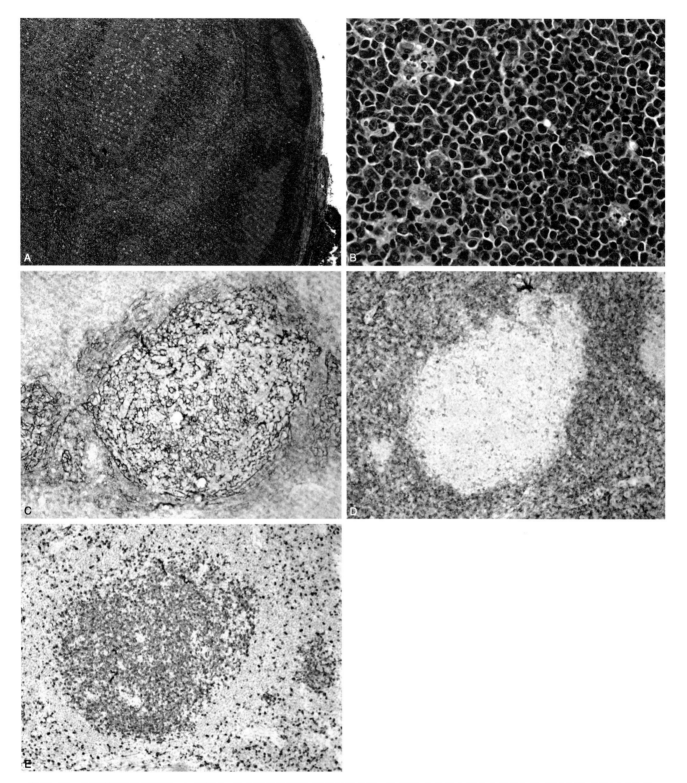

图 18.15　儿科型滤泡性淋巴瘤。A,滤泡大,缺乏明确的套区,正常结构破坏。B,滤泡含大量中等大小的母细胞,散在可染小体巨噬细胞。C,FDC 网表达 CD21。D,瘤细胞不表达 BCL2。E,增殖指数高

伴 *IRF4* 重排的淋巴瘤(见后文)常累及儿童,可具有滤泡结构[207],但在新的 WHO 分类中将其归入大 B 细胞淋巴瘤伴 *IRF4* 重排,并从 PTFL 中剔除。

睾丸 FL 见于年幼男孩,病变局限,组织学为 2 级或 3A 级,不表达 BCL2,缺乏 *BCL2* 重排,预后良好[4,208,209]。睾丸 FL 的

组织学特征不同于 PTFL,因此两者属于不同的实体(见后文)。

罕见的旺炽性滤泡增生病例在流式细胞术和分子遗传学分析时,有可能发现 CD10 阳性的克隆性 B 细胞群,尤其是年幼儿童患者,当缺乏恶性形态学特征时,不应诊断为淋巴瘤[210]。所谓的滤泡增生伴克隆性 B 细胞的形态学可能与 PT-

FL 有重叠[210]。两者需要鉴别时,若出现结构破坏,支持为 PT-FL。

18.11.2 大 B 细胞淋巴瘤伴 *IRF4* 易位

一小部分 FL 携带 *IRF4* 和一个免疫球蛋白基因易位(图 18.16)。携带此易位的淋巴瘤多数为 DLBCL,少数为 3B 级

FL,或 DLBCL 伴 3 级 FL 成分[207]。此型淋巴瘤的发病年龄范围广,主要累及儿童,中位年龄 12 岁。好发于头颈部,包括 Waldeyer 环,分期较低[205,207]。瘤细胞免疫表型为 CD5[-/+]、CD10[+/-]、BCL6[+]、BCL2[+/-] 和 IRF4/MUM1[+]。与典型的 FL 不同,此类淋巴瘤缺乏 *BCL2* 重排,常有 *BCL6* 重排。患者预后较好。本病是不同于 PTFL 的独立实体。

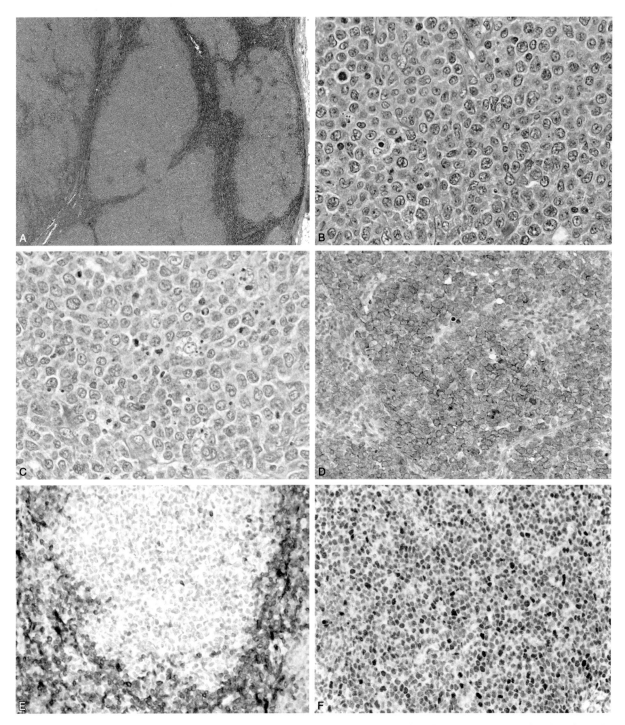

图 18.16 滤泡性淋巴瘤,伴 *IRF4* 易位。A,71 岁男性,颌下淋巴结肿大,组织学表现为线锯样淋巴组织增生。B,肿瘤由大的中心母细胞构成,可见核分裂象和凋亡小体。C,Giemsa 染色。肿瘤 CD20 阳性(未显示)、CD10 阳性(D)、BCL2 阴性(E),IRF4/MUM1 阳性(F)、BCL6 阳性(G)

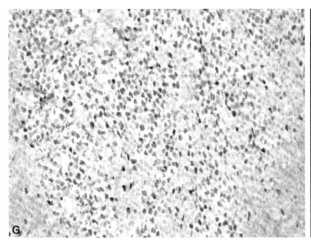
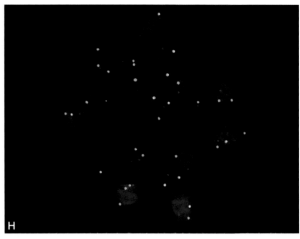

图 18.16（续）　H，FISH 检测证实存在 IRF4（6p25）断裂，未检测到 BCL2、BCL6 或 MYC 断裂（未显示）

18.12　鉴别诊断

18.12.1　滤泡增生

FL 最重要的鉴别诊断是反应性滤泡增生（框 18.2）。多数病例存在典型的结构和细胞学特征，依据 FL 的形态学标准即可做出正确诊断[235,236]。疑难病例可通过免疫组化方法来诊断，偶尔还需要分子遗传学分析。

框 18.2　滤泡性淋巴瘤的鉴别诊断

- 滤泡增生
- 生发中心进行性转化
- 其他小 B 细胞淋巴瘤
  - 小淋巴细胞淋巴瘤
  - 套细胞淋巴瘤
  - 边缘区淋巴瘤
- Hodgkin 淋巴瘤
  - 结节性淋巴细胞为主型 Hodgkin 淋巴瘤
  - 结节硬化型经典型 Hodgkin 淋巴瘤

18.12.1.1　形态学标准

1. 结构模式

FL 的特征是淋巴结正常结构消失，滤泡相对一致，缺乏套区，致密排列，并延伸至被膜外（表 18.5）。滤泡致密排列，特别是滤泡小而一致，即使仅灶性出现，也高度提示为淋巴瘤。如果滤泡分布松散，需要高倍镜下观察滤泡间区是否存在中心细胞。虽然在反应性淋巴结的滤泡间区可出现转化细胞（免疫母细胞，偶见中心母细胞），但正常淋巴结的生发中心之外区域绝不会出现中心细胞。滤泡出现在被膜以外，伴向心性硬化带，这是一个有用的诊断特征（图 18.4A）。淋巴结炎常伴有被膜纤维化，结周脂肪内可有小淋巴细胞和浆细胞，但被膜外罕见出现含生发中心的淋巴滤泡。淋巴结内出现硬化，特别是弥漫区域内的硬化，也提示为淋巴瘤；需要在高倍镜下仔细观察硬化区域内是否存在中心细胞。最后，淋巴结内或淋巴结周围组织的小静脉或中静脉出现中心细胞透壁浸润，高度提示为淋巴瘤（图 18.6B,C）。

表 18.5　FL 与滤泡增生的组织学鉴别特征

特征	FL 特异性	FL 敏感性
滤泡内以中心细胞为主	诊断性	高
滤泡间存在中心细胞	诊断性	高
中心细胞浸润血管	诊断性	中
滤泡致密排列	高度可疑	高
弥漫区域或硬化	高度可疑	中
淋巴结被膜外出现滤泡	高度可疑	高
套区消失	可疑	高
滤泡内缺乏"星空"细胞	可疑	高
套区存在	无帮助	低
可见反应性滤泡	无帮助	低
滤泡大小、外形、一致性	无帮助	—
"挤压"假象或网状纤维致密	无帮助	—

2. 细胞学

一些 3 级 FL 的诊断难点在于，中心母细胞数量增多，接近正常生发中心的比例。这些病例缺乏可染小体巨噬细胞，核分裂少，缺乏极性，滤泡拥挤，缺乏套区，这些特征有助于诊断。一些 FL 的中心母细胞或大的中心细胞有非典型性，核深染或核形异常，观察滤泡间区、结外和弥漫区域的细胞学特征，有助于诊断。

18.12.1.2　免疫表型

良恶性滤泡最可靠的鉴别标准是免疫球蛋白轻链限制，最佳的检测方法是流式细胞术。滤泡内存在轻链限制（κ 或 λ）常提示为淋巴瘤。但一些反应性增生的滤泡内可存在克隆性 B 细胞[237]，一些儿童旺炽性滤泡增生病例可检测到克隆性 CD10 阳性细胞（流式细胞术）[210]。因此，这些结果需要结合形态学表现来判读。

BCL2 免疫染色是石蜡切片中最有助于 FL 与滤泡增生鉴别的方法。需要同时检测 CD20 和 CD3 的表达，因为反应性和肿瘤性滤泡内均存在许多 BCL2 阳性 T 细胞，这些细胞的着色不能判读为瘤细胞阳性。许多病例中，肿瘤性滤泡中心细胞的

BCL2 阳性表达强于周围的套区或滤泡间区细胞;但一些病例中,FL 细胞可能弱阳性,且仅部分中心细胞阳性。BCL2 表达情况需要结合 BCL6、CD10 或 FDC 着色情况来综合判断,因为非生发中心 B 细胞表达 BCL2 并不提示淋巴瘤。不幸的是,3级 FL 较少表达 BCL2,导致与反应性增生鉴别困难,因此,不表达 BCL2 并不能除外 FL[113]。

正常生发中心细胞也表达 CD10 和 BCL6,因此两者的表达没有鉴别意义[97]。CD10 在肿瘤性滤泡的表达一般强于反应性滤泡,BCL6 在 FL 中的阳性细胞可能少于滤泡增生。滤泡间区出现 CD10 阳性或 BCL6 阳性细胞时,提示 FL。但罕见情况下,正常的滤泡间区可出现 BCL6 阳性细胞,滤泡间的肿瘤细胞也可不表达 CD10,或比滤泡内肿瘤细胞表达更弱[52,97]。Ki-67 指数可能对鉴别有帮助,因为反应性滤泡内的绝大多数细胞均阳性,而 FL 的增殖指数较低,即使 3 级 FL也罕见超过 60%。

18.12.1.3　分子遗传学分析

对于检测小的克隆细胞群而言,PCR 方法检测免疫球蛋白基因或 BCL2 重排比常规的免疫表型分析更敏感,可能检测到免疫球蛋白阴性或 BCL2 阴性肿瘤的克隆性[143]。

18.12.2　其他小 B 细胞淋巴瘤

其他伴有结节或滤泡结构的淋巴瘤可类似 FL,包括套细胞淋巴瘤、边缘区淋巴瘤,偶还包括小淋巴细胞淋巴瘤,更罕见情况下,还需要鉴别 Hodgkin 淋巴瘤。

18.12.2.1　形态特征

小 B 细胞淋巴瘤的形态特征总结于表 18.6。慢性淋巴细胞白血病/小淋巴细胞淋巴瘤(CLL/SLL)在淋巴结中表现为假滤泡结构(增殖中心),可被误认为真正的滤泡结构,导致与 FL混淆。总体而言,增殖中心与周围组织没有明确分界,高倍镜观察时表现为逐渐"消失"。增殖中心比周围的小而深染的淋巴细胞着色浅,形成"多云天空"样模式。CLL/SLL 瘤细胞核多为圆形,可见从小淋巴细胞到幼淋巴细胞,再到副免疫母细胞的过渡,而 FL 所含细胞为明确的两种细胞(中心细胞和中心母细胞)。CLL/SLL 少见硬化和延伸至被膜外。

表 18.6　小 B 细胞肿瘤:有助于鉴别诊断的组织学特征

肿瘤	模式	小细胞	转化细胞
滤泡性淋巴瘤	滤泡±弥漫区域,罕见为纯弥漫性生长	中心细胞(裂细胞)	中心母细胞
套细胞淋巴瘤	弥漫、模糊结节、套区模式、罕见的滤泡结构	类似中心细胞(有裂、罕见为圆形或卵圆形,可能较大)	无
边缘区淋巴瘤	弥漫、滤泡间、边缘区、滤泡殖入	异质性细胞群:圆形(小淋巴细胞)、裂细胞(中心细胞样、边缘区、单核样 B 细胞)、浆细胞	中心母细胞、免疫母细胞
CLL/SLL	弥漫生长伴假滤泡结构	圆形(偶有裂)	幼淋巴瘤、副免疫母细胞
淋巴浆细胞淋巴瘤	弥漫,无假滤泡结构	圆形(可有裂)浆细胞	中心母细胞免疫母细胞

套细胞淋巴瘤可呈模糊的结节状,罕见情况下可有真正的滤泡结构。多数情况下,滤泡结构仅灶性存在,病变以大的弥漫区域为主。FL 总是由肿瘤性中心细胞和中心母细胞构成,而套细胞淋巴瘤由类似中心细胞的单一小细胞构成,没有母细胞成分。滤泡部分破坏的区域内偶可见中心母细胞。许多病例中可见非典型套区细胞围绕残存的生发中心,此现象罕见于FL。许多套细胞淋巴瘤可见单个散在的上皮样组织细胞。套细胞淋巴瘤的核分裂象更多。血管特征是诊断线索之一。套细胞淋巴瘤中的小血管常不是高内皮微静脉,内皮细胞扁平,管壁常见嗜酸性透明样硬化改变,而 FL 弥漫区域内的小血管常为高内皮微静脉,不发生明显硬化。分隔性硬化是弥漫性 FL 的常见特征,至少部分存在,此现象罕见于套细胞淋巴瘤。最后,FL的弥漫区域内常含大量反应性小 T 细胞,而套细胞淋巴瘤的反应性细胞要少很多。

边缘区淋巴瘤可有部分滤泡结构,这是肿瘤性边缘区细胞殖入原有滤泡而形成的。这些滤泡一般非常分散地分布于滤泡间的边缘区细胞背景中,但偶尔可数量非常多,类似 FL。此外,FL 可显示边缘区分化,类似边缘区淋巴瘤(图 18.5)。边缘区 B 细胞的细胞核类似中心细胞,但胞质更丰富,注意,FL 细胞偶尔可含相对丰富的胞质。弥漫性 FL 也需要与边缘区淋巴瘤鉴别,因为两者均含有核不规则的小细胞和大的中心母细胞或免疫母细胞。当活检标本较小,其内病变由中心细胞样和中心母细胞样细胞混合构成,且无明确组织学结构时,诊断较困难。支持边缘区淋巴瘤的特征包括:主要浸润滤泡间区、滤泡不规则、灶性反应性滤泡、胞质丰富、浆样分化。支持 FL 的特征包括:形态单一;滤泡圆形一致、致密排列;硬化;血管浸润。

18.12.2.2　免疫表型

小 B 细胞淋巴瘤的免疫表型和遗传特征汇总于表 18.7。套细胞淋巴瘤和 CLL/SLL 的特征是表达 IgM、IgD、CD5 和CD43,多不表达 CD10,而 FL 常为 IgD 阴性,IgG 阳性或 IgM 阳性,CD5 阴性;50%~80% 病例表达 CD10[104]。FDC 抗体染色,FL 的滤泡区域可见 FDC 同心性聚集,弥漫区域的 FDC 少或无,与之不同的是,套细胞淋巴瘤和许多边缘区淋巴瘤含大而不规则的 FDC 网,即使常规切片中的弥漫区域也是如此[97,238]。BCL2 染色,套细胞淋巴瘤和边缘区淋巴瘤中残留的反应性滤泡阴性,FL 的肿瘤性滤泡一般阳性。滤泡外肿瘤细胞表达 BCL2 没有鉴别意义,这三种肿瘤均可阳性。最后,几乎所有套细胞淋巴瘤均为 Cyclin D1 核阳性,但 FL 阴性[239],此特征对 CD5 阴性套细胞淋巴瘤的诊断尤其有用[240]。

表 18.7　小 B 细胞肿瘤：免疫表型和遗传特征

肿瘤	slg;clg	CD5	CD10	CD23	CD43	Cyclin D1		BCL6IGV 区基因	遗传异常
滤泡性淋巴瘤	+;-	-	-/+	-/+	-	-	+	突变,IH	t(14;18);BCL2R
套细胞淋巴瘤	+;-	+	-	-	+	+	-	70%无突变,30%突变	T(11;14);CCND1R
结外和淋巴结边缘区淋巴瘤	+;+/-	-	-	-/+	-/+	-	-	突变,IH?	3 号三体,t(11;18)(结外)
CLL/SLL	+;-/+	+	-	+	+	-	-	50%无突变,50%突变	12 号三体;13q 缺失,其他
淋巴浆细胞淋巴瘤	+;+	-	-	-	-/+	-	-	突变	MYD88 L265P
脾脏边缘区淋巴瘤	+;-/+	-	-	-	-	-	-	50%无突变,50%突变	7q31-32 缺失,亚型

cIg,胞质型免疫球蛋白;CLL/SLL,慢性淋巴细胞白血病/小淋巴细胞淋巴瘤;IGV,免疫球蛋白可变区;IH,克隆内异质性;R,重排。

免疫表型分析可用于 FL 与边缘区淋巴瘤伴滤泡殖入的鉴别,但需要仔细评估染色结果,因为这些肿瘤的结构很复杂。最有用的抗体是 CD10、BCL6 和 BCL2,均需要结合 CD21 阳性或 CD23 阳性 FDC 网来判读,后者可用于确定滤泡区域。FL 中,FDC 网内的多数细胞应 BCL2 阳性、CD10 阳性、BCL6 阳性,而边缘区淋巴瘤为异质性表达。未被殖入的滤泡应为 BCL2 阴性、CD10 阳性和 BCL6 阳性;部分殖入滤泡由肿瘤细胞(BCL2 阳性、CD10 阴性、BCL6 阴性)和反应性滤泡中心细胞(BCL2 阴性、CD10 阳性、BCL6 阳性)混合构成;完全殖入的滤泡表现为 BCL2 阳性、CD10 阴性、BCL6 阴性。滤泡外 B 细胞(FDC 网之外)表达 CD10 或 BCL6 支持滤泡中心淋巴瘤,而 CD10 和 BCL6 阴性者支持边缘区淋巴瘤[99,238,241]。IRF4/MUM1 阳性表达有助于鉴别,原因在于大多数 FL 阴性,部分边缘区淋巴瘤阳性。存在轻链限制的浆细胞者支持边缘区淋巴瘤。

18.12.2.3　遗传学分析

BCL2 重排是 FL 的特征,不见于套细胞淋巴瘤、小淋巴细胞淋巴瘤或边缘区淋巴瘤。FISH 检测时,大多数套细胞淋巴瘤有 CCND1 基因重排,PCR 方法的检出率约为 40%,此异常不见于 FL(见表 18.7)。

18.13　结论

FL 是一种独特的肿瘤,具有生发中心的大部分形态学、免疫表型和遗传特征。FL 所发生的染色体易位导致 BCL2 活化,使非增生性肿瘤细胞获得生存优势,阻止细胞快速死亡,而多数正常生发中心细胞均会快速死亡。与正常生发中心细胞不同,肿瘤细胞不再局限于生发中心,可迁移入其他滤泡、外周血和骨髓;这些细胞归巢至滤泡区域,导致肿瘤扩散并累及其他淋巴组织。多数病例的诊断相对容易,从形态表现即可做出诊断(中心细胞无序增生,伴少数具有自我更新能力的中心母细胞)。FL 是一种惰性淋巴瘤,中位生存期长,且多数不受治疗的影响;依据肿瘤性滤泡内中心母细胞的数量,可在一定程度上预测肿瘤的进展。当中心母细胞>15 个/HPF 时,积极的治疗可改善预后。当获得导致癌基因活化或抑癌基因失活的额外染色体易位或突变时,可转化为增殖活性升高的侵袭性淋巴瘤。最近认识到的新变异型包括儿科型和十二指肠型 FL,这些变异型的病变局限,临床表现为惰性过程。诊断一般较容易,疑难病例需要结合形态学、免疫表型和遗传学分析。

精华和陷阱

- FL 与反应性滤泡增生的鉴别。支持 FL 的特征包括:被膜外出现淋巴滤泡,特别是向心性带状纤维化;中心细胞浸润滤泡间区和血管壁。对于疑难病例,评估滤泡间区的细胞成分比滤泡内更有帮助。
- FL 偶可表现为中心母细胞不规则分布,类似具有极性,并可保留套区,从而类似反应性滤泡。
- FL 与套细胞淋巴瘤的鉴别。FL 滤泡内几乎总是含有中心母细胞。套细胞淋巴瘤偶有滤泡结构,但缺乏中心母细胞。
- FL(伴或不伴边缘区分化)与边缘区淋巴瘤鉴别。免疫表型是鉴别的关键。需要关注 FDC 网内的细胞和滤泡间细胞(特别是 CD10、BCL6 和 BCL2)。牢记 FL 可累及结外部位。
- FL 新分类中包括纯弥漫性病变,因此,可能存在"弥漫性 FL,1~2 级"。
- 中心母细胞数量足以诊断 3 级(A 或 B)FL 的病例中,任何比例的弥漫区域均应单独诊断为 DLBCL——不存在"弥漫性 3 级(A 或 B)FL"。
- FL 可转化为类似 Burkitt 淋巴瘤的高级别淋巴瘤,这些病例同时携带 BCL2 和 MYC 重排,应诊断为高级别 B 细胞淋巴瘤伴 BCL2 和 MYC 重排(而非 Burkitt 淋巴瘤)。
- 一些病例在免疫组化检测时可能不表达 BCL2,但仍携带 BCL2-IGH 重排;BCL2 阴性 FL 应行 PCR 或 FISH 检测来验证。
- 儿科型 FL(PTFL)为惰性肿瘤,其特征包括:病变局限;增殖指数高;缺乏 BCL2、BCL6 和 IRF4 重排或扩增。PTFL 主要见于年轻患者(5~30 岁),但 18 岁以后患者的诊断应谨慎。应常规行 FISH 检测 BCL2 和 BCL6 基因,以及免疫组化检测 CD20、CD10、BCL6、BCL2、MUM1 和 Ki-67。
- 呈反应性表现的淋巴结在 BCL2 染色时,可能发现 BCL2 强阳性克隆性细胞部分累及的滤泡(原位滤泡性肿瘤);在缺乏明确淋巴瘤的情况下,这些病例预后极好,不应诊断为淋巴瘤。
- 一些 1~2 级 FL 可能具有高增殖指数(>40%),应诊断为"1~2 级 FL 伴高增殖指数(>40%)",不能升为 3 级(分级仍基于形态学表现)。

（黄榕芳　陈　健　译）

参考文献

1. Harris N,Nathwani B,Swerdlow SH,et al. Follicular lymphoma. In:Swerdlow S,Campo E,Harris N,et al. , eds. WHO Classification Tumours of Haematopoietic and Lymphoid Tissues. Revised 4th ed. Lyon,France:IARC Press;2017.

2. A clinical evaluation of the International Lymphoma Study Group classifi-

cation of non-Hodgkin's lymphoma. The Non-Hodgkin's Lymphoma Classification Project. Blood. 1997;89:3909-3918.

3. Groves FD, Linet MS, Travis LB, Devesa SS. Cancer surveillance series: non-Hodgkin's lymphoma incidence by histologic subtype in the United States from 1978 through 1995. J Natl Cancer Inst. 2000;92:1240-1251.

4. Finn LS, Viswanatha DS, Belasco JB, et al. Primary follicular lymphoma of the testis in childhood. Cancer. 1999;85:1626-1635.

5. Lorsbach RB, Shay-Seymore D, Moore J, et al. Clinicopathologic analysis of follicular lymphoma occurring in children. Blood. 2002;99:1959-1964.

6. Glass A, Karnell L, Menck H. The National Cancer Data Base report on non-Hodgkin's lymphoma. Cancer. 1997;80:2311-2320.

7. Anderson JR, Armitage JO, Weisenburger DD. Epidemiology of the non-Hodgkin's lymphomas: distributions of the major subtypes differ by geographic locations. Non-Hodgkin's Lymphoma Classification Project. Ann Oncol. 1998;9:717-720.

8. Biagi JJ, Seymour JF. Insights into the molecular pathogenesis of follicular lymphoma arising from analysis of geographic variation. Blood. 2002;99:4265-4275.

9. Peh SC. Host ethnicity influences non-Hodgkin's lymphoma subtype frequency and Epstein-Barr virus association rate: the experience of a multiethnic patient population in Malaysia. Histopathology. 2001;38:458-465.

10. Herrinton LJ, Goldoft M, Schwartz SM, Weiss NS. The incidence of non-Hodgkin's lymphoma and its histologic subtypes in Asian migrants to the United States and their descendants. Cancer Causes Control. 1996;7:224-230.

11. Beltran BE, Quinones P, Morales D, et al. Follicular lymphoma with leukemic phase at diagnosis: a series of seven cases and review of the literature. Leuk Res. 2013;37:1116-1119.

12. Yoshino T, Miyake K, Ichimura K, et al. Increased incidence of follicular lymphoma in the duodenum. Am J Surg Pathol. 2000;24:688-693.

13. Shia J, Teruya-Feldstein J, Pan D, et al. Primary follicular lymphoma of the gastrointestinal tract: a clinical and pathologic study of 26 cases. Am J Surg Pathol. 2002;26:216-224.

14. Hashimoto Y, Nakamura N, Kuze T, et al. Multiple lymphomatous polyposis of the gastrointestinal tract is a heterogenous group that includes mantle cell lymphoma and follicular lymphoma: analysis of somatic mutation of immunoglobulin heavy chain gene variable region. Hum Pathol. 1999;30:581-587.

15. Goodlad JR, Krajewski AS, Batstone PJ, et al. Primary cutaneous follicular lymphoma: a clinicopathologic and molecular study of 16 cases in support of a distinct entity. Am J Surg Pathol. 2002;26:733-741.

16. de Leval L, Harris NL, Longtine J, et al. Cutaneous B-cell lymphomas of follicular and marginal zone types: use of Bcl-6, CD10, Bcl-2, and CD21 in differential diagnosis and classification. Am J Surg Pathol. 2001;25:732-741.

17. Aguilera NS, Tomaszewski MM, Moad JC, et al. Cutaneous follicle center lymphoma: a clinicopathologic study of 19 cases. Mod Pathol. 2001;14:828-835.

18. Franco R, Fernandez-Vazquez A, Mollejo M, et al. Cutaneous presentation of follicular lymphomas. Mod Pathol. 2001;14:913-919.

19. Cerroni L, Volkenandt M, Rieger E, et al. Bcl-2 protein expression and correlation with the interchromosomal 14;18 translocation in cutaneous lymphomas and pseudolymphomas. J Invest Dermatol. 1994;102:

231-235.

20. Dong HY, Harris NL, Preffer FI, Pitman MB. Fine-needle aspiration biopsy in the diagnosis and classification of primary and recurrent lymphoma: a retrospective analysis of the utility of cytomorphology and flow cytometry. Mod Pathol. 2001;14:472-481.

21. Solal-Celigny P, Roy P, Colombat P, et al. Follicular lymphoma international prognostic index. Blood. 2004;104:1258-1265.

22. A predictive model for aggressive non-Hodgkin's lymphoma. The International Non-Hodgkin's Lymphoma Project. N Engl J Med. 1993;329:987-994.

23. Gradowski JF, Jaffe ES, Warnke RA, et al. Follicular lymphomas with plasmacytic differentiation include two subtypes. Mod Pathol. 2010;23:71-79.

24. Ott G, Katzenberger T, Lohr A, et al. Cytomorphologic, immunohistochemical, and cytogenetic profiles of follicular lymphoma: 2 types of follicular lymphoma grade 3. Blood. 2002;99:3806-3812.

25. Kim H, Dorfman RF, Rappaport H. Signet ring cell lymphoma. A rare morphologic and functional expression of nodular (follicular) lymphoma. Am J Surg Pathol. 1978;2:119-132.

26. Spagnolo D, Papadimitriou J, Matz L, Walters M. Nodular lymphomas with intracellular immunoglobulin inclusions: report of three cases and a review. Pathology. 1982;14:415-427.

27. Eyden B, Cross P, Harris M. The ultrastructure of signet-ring cell non-Hodgkin's lymphoma. Virchows Arch A Pathol Anat Histopathol. 1990;417:395-404.

28. Mann R, Berard C. Criteria for the cytologic subclassification of follicular lymphomas: a proposed alternative method. Hematol Oncol. 1982;1:187-192.

29. Metter G, Nathwani B, Burke J, et al. Morphological subclassification of follicular lymphoma: variability of diagnosis among hematopathologists, a collaborative study between the Repository Center and Pathology Panel for Lymphoma Clinical Studies. J Clin Oncol. 1985;3:25-38.

30. Nathwani B, Metter G, Miller T, et al. What should be the morphologic criteria for the subdivision of follicular lymphomas? Blood. 1986;68:837-845.

31. Anderson JR, Vose JM, Bierman PJ, et al. Clinical features and prognosis of follicular large-cell lymphoma: a report from the Nebraska Lymphoma Study Group. J Clin Oncol. 1993;11:218-224.

32. Weisenburger D, Anderson J, Armitage J, et al. Grading of follicular lymphoma: diagnostic accuracy, reproducibility, and clinical relevance. Mod Pathol. 1998;11:142A.

33. Bartlett NL, Rizeq M, Dorfman RF, et al. Follicular large-cell lymphoma: intermediate or low grade? J Clin Oncol. 1994;12:1349-1357.

34. Ott G, Katzenberger T, Lohr A, et al. Cytomorphologic, immunohistochemical, and cytogenetic profiles of follicular lymphoma: 2 types of follicular lymphoma grade 3. Blood. 2002;99:3806-3812.

35. Bosga-Bouwer AG, van den Berg A, Haralambieva E, et al. Molecular, cytogenetic, and immunophenotypic characterization of follicular lymphoma grade 3B: a separate entity or part of the spectrum of diffuse large B-cell lymphoma or follicular lymphoma? Hum Pathol. 2006;37:528-533.

36. Bosga-Bouwer AG, van Imhoff GW, Boonstra R, et al. Follicular lymphoma grade 3B includes 3 cytogenetically defined subgroups with primary t(14;18), 3q27, or other translocations: t(14;18) and 3q27 are mutually

exclusive. Blood. 2003;101:1149-1154.

37. Katzenberger T, Ott G, Klein T, et al. Cytogenetic alterations affecting BCL6 are predominantly found in follicular lymphomas grade 3B with a diffuse large B-cell component. Am J Pathol. 2004;165:481-490.

38. Hans CP, Weisenburger DD, Vose JM, et al. A significant diffuse component predicts for inferior survival in grade 3 follicular lymphoma, but cytologic subtypes do not predict survival. Blood. 2003;101:2363-2367.

39. Piccaluga PP, Califano A, Klein U, et al. Gene expression analysis provides a potential rationale for revising the histological grading of follicular lymphomas. Haematologica. 2008;93:1033-1038.

40. Martin AR, Weisenburger DD, Chan WC, et al. Prognostic value of cellular proliferation and histologic grade in follicular lymphoma. Blood. 1995;85:3671-3678.

41. Koster A, Tromp HA, Raemaekers JM, et al. The prognostic significance of the intra-follicular tumor cell proliferative rate in follicular lymphoma. Haematologica. 2007;92:184-190.

42. Wang SA, Wang L, Hochberg EP, et al. Low histologic grade follicular lymphoma with high proliferation index: morphologic and clinical features. Am J Surg Pathol. 2005;29:1490-1496.

43. Kim H, Dorfman R. Morphological studies of 84 untreated patients subjected to laparotomy for the staging of non-Hodgkin's lymphomas. Cancer. 1974;33:657-674.

44. Osborne BM, Butler JJ. Follicular lymphoma mimicking progressive transformation of germinal centers. Am J Clin Pathol. 1987;88:264-269.

45. Goates JJ, Kamel OW, LeBrun DP, et al. Floral variant of follicular lymphoma. Immunological and molecular studies support a neoplastic process. Am J Surg Pathol. 1994;18:37-47.

46. Harris N, Data R. The distribution of neoplastic and normal B-lymphoid cells in nodular lymphomas: use of an immunoperoxidase technique on frozen sections. Hum Pathol. 1982;13:610-617.

47. Ngan B-Y, Warnke R, Wilson M, et al. Monocytoid B-cell lymphoma: a study of 36 cases. Hum Pathol. 1991;22:409-421.

48. Fisher RI, Dahlberg S, Nathwani BN, et al. A clinical analysis of two indolent lymphoma entities: mantle cell lymphoma and marginal zone lymphoma (including the mucosa-associated lymphoid tissue and monocytoid B-cell subcategories): a Southwest Oncology Group study. Blood. 1995;85:1075-1082.

49. Schmid U, Cogliatti SB, Diss TC, Isaacson PG. Monocytoid/marginal zone B-cell differentiation in follicle centre cell lymphoma. Histopathology. 1996;29:201-208.

50. Goodlad JR, Batstone PJ, Hamilton D, Hollowood K. Follicular lymphoma with marginal zone differentiation: cytogenetic findings in support of a high-risk variant of follicular lymphoma. Histopathology. 2003;42:292-298.

51. Nathwani BN, Anderson JR, Armitage JO, et al. Clinical significance of follicular lymphoma with monocytoid B cells. Non-Hodgkin's Lymphoma Classification Project. Hum Pathol. 1999;30:263-268.

52. Dogan A, Du MQ, Aiello A, et al. Follicular lymphomas contain a clonally linked but phenotypically distinct neoplastic B-cell population in the interfollicular zone. Blood. 1998;91:4708-4714.

53. Bennett M, Millett Y. Nodular sclerotic lymphosarcoma. A possible new clinico-pathological entity. Clin Radiol. 1969;20:339-343.

54. Rosas-Uribe A, Variakojis D, Rappaport H. Proteinaceous precipitate in nodular (follicular) lymphomas. Cancer. 1973;31:534-542.

55. Chittal SM, Caveriviere P, Voigt JJ, et al. Follicular lymphoma with abundant PAS-positive extracellular material. Immunohistochemical and ultrastructural observations. Am J Surg Pathol. 1987;11:618-624.

56. Lennert K. Malignant Lymphomas Other Than Hodgkin's Disease. New York: Springer-Verlag; 1978.

57. Maurer R, Schmid U, Davies JD, et al. Lymph-node infarction and malignant lymphoma: a multicentre survey of European, English and American cases. Histopathology. 1986;10:571-588.

58. Norton AJ, Ramsay AD, Isaacson PG. Antigen preservation in infarcted lymphoid tissue. A novel approach to the infarcted lymph node using monoclonal antibodies effective in routinely processed tissues. Am J Surg Pathol. 1988;12:759-767.

59. Laszewski MJ, Belding PJ, Feddersen RM, et al. Clonal immunoglobulin gene rearrangement in the infarcted lymph node syndrome. Am J Clin Pathol. 1991;96:116-120.

60. Katzenberger T, Kalla J, Leich E, et al. A distinctive subtype of t(14;18)-negative nodal follicular non-Hodgkin lymphoma characterized by a predominantly diffuse growth pattern and deletions in the chromosomal region 1p36. Blood. 2009;113:1053-1061.

61. Adam P, Katzenberger T, Eifert M, et al. Presence of preserved reactive germinal centers in follicular lymphoma is a strong histopathologic indicator of limited disease stage. Am J Surg Pathol. 2005;29:1661-1664.

62. Oeschger S, Brauninger A, Kuppers R, Hansmann ML. Tumor cell dissemination in follicular lymphoma. Blood. 2002;99:2192-2198.

63. Cong P, Raffeld M, Teruya-Feldstein J, et al. In situ localization of follicular lymphoma: description and analysis by laser capture microdissection. Blood. 2002;99:3376-3382.

64. Pruneri G, Mazzarol G, Manzotti M, Viale G. Monoclonal proliferation of germinal center cells (incipient follicular lymphoma) in an axillary lymph node of a melanoma patient. Hum Pathol. 2001;32:1410-1413.

65. Fisher D, Jacobson J, Ault K, Harris N. Diffuse large cell lymphoma with discordant bone marrow histology: clinical features and biological implications. Cancer. 1989;64:1879-1887.

66. Ault K. Detection of small numbers of monoclonal B lymphocytes in the blood of patients with lymphoma. N Engl J Med. 1979;300:1401-1405.

67. Berliner N, Ault K, Martin P, Weinberg S. Detection of clonal excess in lymphoproliferative disease by kappa/gamma analysis: correlation with immunoglobulin gene DNA rearrangement. Blood. 1986;67:80-85.

68. Gribben J, Freedman A, Woo S, et al. All advanced stage non-Hodgkin's lymphomas with a polymerase chain reaction amplifiable breakpoint of bcl-2 have residual cells containing the bcl-2 rearrangement at evaluation and after treatment. Blood. 1991;78:3275.

69. Sarkozy C, Baseggio L, Feugier P, et al. Peripheral blood involvement in patients with follicular lymphoma: a rare disease manifestation associated with poor prognosis. Br J Haematol. 2014;164:659-667.

70. Link BK, Maurer MJ, Nowakowski GS, et al. Rates and outcomes of follicular lymphoma transformation in the immunochemotherapy era: a report from the University of Iowa/Mayo Clinic Specialized Program of Research Excellence Molecular Epidemiology Resource. J Clin Oncol. 2013;31:3272-3278.

71. Acker B, Hoppe RT, Colby TV, et al. Histologic conversion in the non-Hodgkin's lymphomas. J Clin Oncol. 1983;1:11-16.

72. Horning SJ, Rosenberg SA. The natural history of initially untreated low-

grade non-Hodgkin's lymphomas. N Engl J Med. 1984;311:1471-1475.

73. Gallagher CJ, Gregory WM, Jones AE, et al. Follicular lymphoma: prognostic factors for response and survival. J Clin Oncol. 1986;4:1470-1480.

74. Alsabeh R, Medeiros LJ, Glackin C, Weiss LM. Transformation of follicular lymphoma into CD30-large cell lymphoma with anaplastic cytologic features. Am J Surg Pathol. 1997;21:528-536.

75. Lee JT, Innes DJ Jr, Williams ME. Sequential bcl-2 and c-myc oncogene rearrangements associated with the clinical transformation of non-Hodgkin's lymphoma. J Clin Invest. 1989;84:1454-1459.

76. Yano T, Jaffe ES, Longo DL, Raffeld M. MYC rearrangements in histologically progressed follicular lymphomas. Blood. 1992;80:758-767.

77. de Jong D, Voetdijk B, Beverstock G, et al. Activation of the c-myc oncogene in a precursor B-cell blast crisis of follicular lymphoma, presenting as composite lymphoma. N Engl J Med. 1988;318:1373-1378.

78. Gauwerky C, Hoxie J, Nowell P. Pre-B-cell leukemia with a t(8;14) and a t(14;18) translocation is preceded by follicular lymphoma. Oncogene. 1988;2:431-435.

79. Geyer JT, Subramaniyam S, Jiang Y, et al. Lymphoblastic transformation of follicular lymphoma: a clinicopathologic and molecular analysis of seven patients. Hum Pathol. 2015;46:260-271.

80. Kroft S, Domiati-Saad R, Finn W, et al. Precursor B-lymphoblastic transformation of grade 1 follicle center lymphoma. Am J Clin Pathol. 2000; 113:411-418.

81. Raffeld M, Wright JJ, Lipford E, et al. Clonal evolution of t(14;18) follicular lymphomas demonstrated by immunoglobulin genes and the 18q21 major breakpoint region. Cancer Res. 1987;47:2537-2542.

82. Zelenetz AD, Chen TT, Levy R. Histologic transformation of follicular lymphoma to diffuse lymphoma represents tumor progression by a single malignant B cell. J Exp Med. 1991;173:197-207.

83. Ottensmeier CH, Thompsett AR, Zhu D, et al. Analysis of VH genes in follicular and diffuse lymphoma shows ongoing somatic mutation and multiple isotype transcripts in early disease with changes during disease progression. Blood. 1998;91:4292-4299.

84. Lo Coco F, Gaidano G, Louie DC, et al. p53 Mutations are associated with histologic transformation of follicular lymphoma. Blood. 1993;82: 2289-2295.

85. Sander CA, Yano T, Clark HM, et al. p53 Mutation is associated with progression in follicular lymphomas. Blood. 1993;82:1994-2004.

86. Gonzalez C, Medeiros L, Jaffe E. Composite lymphoma. A clinicopathologic analysis of nine patients with Hodgkin's disease and B-cell non-Hodgkin's lymphoma. Am J Clin Pathol. 1991;96:81-89.

87. Bennett M, MacLennan K, Hudson G, Hudson B. Non-Hodgkin's lymphoma arising in patients treated for Hodgkin's disease in the BNLI: a 20-year experience. Ann Oncol. 1991;2:83-92.

88. Travis LB, Gonzalez CL, Hankey BF, Jaffe ES. Hodgkin's disease following non-Hodgkin's lymphoma. Cancer. 1992;69:2337-2342.

89. Jaffe E, Zarate-Osorno A, Medeiros L. The interrelationship of Hodgkin's disease and non-Hodgkin's lymphomas—lessons learned from composite and sequential malignancies. Semin Diagn Pathol. 1992;9:297-303.

90. Harris N. The relationship between Hodgkin's disease and non-Hodgkin's lymphoma. Semin Diagn Pathol. 1992;9:304-310.

91. Brauninger A, Hansmann ML, Strickler JG, et al. Identification of common germinal-center B-cell precursors in two patients with both Hodgkin's disease and non-Hodgkin's lymphoma [see comments]. N Engl J Med. 1999;340:1239-1247.

92. Marafioti T, Hummel M, Anagnostopoulos I, et al. Classical Hodgkin's disease and follicular lymphoma originating from the same germinal center B cell. J Clin Oncol. 1999;17:3804-3809.

93. Feldman AL, Arber DA, Pittaluga S, et al. Clonally related follicular lymphomas and histiocytic/dendritic cell sarcomas: evidence for transdifferentiation of the follicular lymphoma clone. Blood. 2008;111:5433-5439.

94. Cobaleda C, Jochum W, Busslinger M. Conversion of mature B cells into T cells by dedifferentiation to uncommitted progenitors. Nature. 2007; 449:473-477.

95. Heavey B, Charalambous C, Cobaleda C, Busslinger M. Myeloid lineage switch of Pax5 mutant but not wild-type B cell progenitors by C/EBPalpha and GATA factors. EMBO J. 2003;22:3887-3897.

96. Mikkola I, Heavey B, Horcher M, Busslinger M. Reversion of B cell commitment upon loss of Pax5 expression. Science. 2002;297:110-113.

97. Harris N, Nadler L, Bhan A. Immunohistologic characterization of two malignant lymphomas of germinal center type (centroblastic/centrocytic and centrocytic) with monoclonal antibodies: follicular and diffuse lymphomas of small cleaved cell types are related but distinct entities. Am J Pathol. 1984;117:262-272.

98. Hollema H, Poppema S. Immunophenotypes of malignant lymphoma centroblastic-centrocytic and malignant lymphoma centrocytic: an immunohistologic study indicating a derivation from different stages of B cell differentiation. Hum Pathol. 1988;19:1053-1059.

99. Raible MD, Hsi ED, Alkan S. Bcl-6 protein expression by follicle center lymphomas. A marker for differentiating follicle center lymphomas from other low-grade lymphoproliferative disorders. Am J Clin Pathol. 1999; 112:101-107.

100. Montes-Moreno S, Roncador G, Maestre L, et al. Gcet1 (centerin), a highly restricted marker for a subset of germinal center-derived lymphomas. Blood. 2008;111:351-358.

101. Dyhdalo KS, Lanigan C, Tubbs RR, Cook JR. Immunoarchitectural patterns of germinal center antigens including LMO2 assist in the differential diagnosis of marginal zone lymphoma vs follicular lymphoma. Am J Clin Pathol. 2013;140:149-154.

102. Younes SF, Beck AH, Ohgami RS, et al. The efficacy of HGAL and LMO2 in the separation of lymphomas derived from small B cells in nodal and extranodal sites, including the bone marrow. Am J Clin Pathol. 2011;135:697-708.

103. Deleted in review.

104. Zukerberg L, Medeiros L, Ferry J, Harris N. Diffuse low-grade B-cell lymphomas: four clinically distinct subtypes defined by a combination of morphologic and immunophenotypic features. Am J Clin Pathol. 1993; 100:373-385.

105. de Leon ED, Alkan S, Huang JC, Hsi ED. Usefulness of an immunohistochemical panel in paraffin-embedded tissues for the differentiation of B-cell non-Hodgkin's lymphomas of small lymphocytes. Mod Pathol. 1998;11:1046-1051.

106. Lai R, Weiss LM, Chang KL, Arber DA. Frequency of CD43 expression in non-Hodgkin lymphoma. A survey of 742 cases and further characterization of rare CD43+ follicular lymphomas. Am J Clin Pathol. 1999; 111:488-494.

107. Tiesinga JJ,Wu CD,Inghirami G. CD5$^+$ follicle center lymphoma. Immunophenotyping detects a unique subset of "floral" follicular lymphoma. Am J Clin Pathol. 2000;114:912-921.

108. Karube K,Guo Y,Suzumiya J,et al. CD10-MUM1$^+$ follicular lymphoma lacks BCL2 gene translocation and shows characteristic biologic and clinical features. Blood. 2007;109:3076-3079.

109. Naresh KN. MUM1 expression dichotomises follicular lymphoma into predominantly, MUM1-negative low-grade and MUM1-positive high-grade subtypes. Haematologica. 2007;92:267-268.

110. Nguyen PL,Harris NL,Ritz J,Robertson MJ. Expression of CD95 antigen and Bcl-2 protein in non-Hodgkin's lymphomas and Hodgkin's disease. Am J Pathol. 1996;148:847-853 [published erratum in *Am J Pathol*. 1996;149:346].

111. Dorfman DM,Schultze JL,Shahsafaei A,et al. In vivo expression of B7-1 and B7-2 by follicular lymphoma cells can prevent induction of T-cell anergy but is insufficient to induce significant T-cell proliferation. Blood. 1997;90:4297-4306.

112. Pezzella F,Tse A,Cordell J,et al. Expression of the Bcl-2 oncogene protein is not specific for the 14-18 chromosomal translocation. Am J Pathol. 1990;137:225-232.

113. Nguyen PL,Zukerberg LR,Benedict WF,Harris NL. Immunohistochemical detection of p53,bcl-2,and retinoblastoma proteins in follicular lymphoma. Am J Clin Pathol. 1996;105:538-543.

114. Lai R,Arber DA,Chang KL,et al. Frequency of bcl-2 expression in non-Hodgkin's lymphoma:a study of 778 cases with comparison of marginal zone lymphoma and monocytoid B-cell hyperplasia. Mod Pathol. 1998;11:864-869.

115. Schraders M,de Jong D,Kluin P,et al. Lack of Bcl-2 expression in follicular lymphoma may be caused by mutations in the BCL2 gene or by absence of the t(14;18) translocation. J Pathol. 2005;205:329-335.

116. Gloghini A,Carbone A. The nonlymphoid microenvironment of reactive follicles and lymphomas of follicular origin as defined by immunohistology on paraffin-embedded tissues. Hum Pathol. 1993;24:67-76.

117. Poppema S,Bhan A,Reinherz E,et al. Distribution of T cell subsets in human lymph nodes. J Exp Med. 1981;153:30-41.

118. Harris N,Bhan A. Distribution of T cell subsets in follicular and diffuse lymphomas of B cell type. Am J Pathol. 1983;113:172-180.

119. Dave SS,Wright G,Tan B,et al. Prediction of survival in follicular lymphoma based on molecular features of tumor-infiltrating immune cells. N Engl J Med. 2004;351:2159-2169.

120. Carreras J,Lopez-Guillermo A,Fox BC,et al. High numbers of tumor-infiltrating FOXP3-positive regulatory T cells are associated with improved overall survival in follicular lymphoma. Blood. 2006;108:2957-2964.

121. Harjunpaa A,Taskinen M,Nykter M,et al. Differential gene expression in non-malignant tumour microenvironment is associated with outcome in follicular lymphoma patients treated with rituximab and CHOP. Br J Haematol. 2006;135:33-42.

122. Lee AM,Clear AJ,Calaminici M,et al. Number of CD4$^+$ cells and location of forkhead box protein P3-positive cells in diagnostic follicular lymphoma tissue microarrays correlates with outcome. J Clin Oncol. 2006;24:5052-5059.

123. Alvaro T,Lejeune M,Salvado MT,et al. Immunohistochemical patterns of reactive microenvironment are associated with clinicobiologic behavior in follicular lymphoma patients. J Clin Oncol. 2006;24:5350-5357.

124. Glas AM,Knoops L,Delahaye L,et al. Gene-expression and immunohistochemical study of specific T-cell subsets and accessory cell types in the transformation and prognosis of follicular lymphoma. J Clin Oncol. 2007;25:390-398.

125. Carreras J,Lopez-Guillermo A,Roncador G,et al. High numbers of tumor-infiltrating programmed cell death 1-positive regulatory lymphocytes are associated with improved overall survival in follicular lymphoma. J Clin Oncol. 2009;27:1470-1476.

126. Canioni D,Salles G,Mounier N,et al. High numbers of tumor-associated macrophages have an adverse prognostic value that can be circumvented by rituximab in patients with follicular lymphoma enrolled onto the GELA-GOELAMS FL-2000 trial. J Clin Oncol. 2008;26:440-446.

127. Farinha P,Masoudi H,Skinnider BF,et al. Analysis of multiple biomarkers shows that lymphoma-associated macrophage(LAM)content is an independent predictor of survival in follicular lymphoma(FL). Blood. 2005;106:2169-2174.

128. Alvaro T,Lejeune M,Camacho FI,et al. The presence of STAT1-positive tumor-associated macrophages and their relation to outcome in patients with follicular lymphoma. Haematologica. 2006;91:1605-1612.

129. Farinha P,Al-Tourah A,Gill K,et al. The architectural pattern of FOXP3-positive T cells in follicular lymphoma is an independent predictor of survival and histologic transformation. Blood. 2010;115:289-295.

130. Klapper W,Hoster E,Rolver L,et al. Tumor sclerosis but not cell proliferation or malignancy grade is a prognostic marker in advanced-stage follicular lymphoma:the German Low Grade Lymphoma Study Group. J Clin Oncol. 2007;25:3330-3336.

131. Cleary M,Mecker T,Levy S,et al. Clustering of extensive somatic mutations in the variable region of an immunoglobulin heavy chain gene from a human B cell lymphoma. Cell. 1986;44:97-106.

132. Levy S,Mendel E,Kon S,et al. Mutational hot spots in Ig V region genes of human follicular lymphomas. J Exp Med. 1988;168:475.

133. Zelenetz AD,Chen TT,Levy R. Clonal expansion in follicular lymphoma occurs subsequent to antigenic selection. J Exp Med. 1992;176:1137-1148.

134. Jacob J,Kelsoe G,Rajewsky K,Weiss U. Intraclonal generation of antibody mutants in germinal centres. Nature. 1991;354:389-392.

135. Bahler DW,Levy R. Clonal evolution of a follicular lymphoma:evidence for antigen selection. Proc Natl Acad Sci U S A. 1992;89:6770-6774.

136. Vaandrager JW,Schuuring E,Kluin-Nelemans HC,et al. DNA fiber fluorescence in situ hybridization analysis of immunoglobulin class switching in B-cell neoplasia:aberrant CH gene rearrangements in follicle center-cell lymphoma. Blood. 1998;92:2871-2878.

137. Aarts WM,Bende RJ,Steenbergen EJ,et al. Variable heavy chain gene analysis of follicular lymphomas:correlation between heavy chain isotype expression and somatic mutation load. Blood. 2000;95:2922-2929.

138. Aarts WM,Bende RJ,Bossenbroek JG,et al. Variable heavy-chain gene analysis of follicular lymphomas:subclone selection rather than clonal evolution over time. Blood. 2001;98:238-240.

139. Aarts WM, Bende RJ, Vaandrager JW, et al. In situ analysis of the variable heavy chain gene of an IgM/IgG-expressing follicular lymphoma: evidence for interfollicular trafficking of tumor cells. Am J Pathol. 2002;160:883-891.

140. Zhu D, Hawkins RE, Hamblin TJ, Stevenson FK. Clonal history of a human follicular lymphoma as revealed in the immunoglobulin variable region genes. Br J Haematol. 1994;86:505-512.

141. Tilly H, Rossi A, Stamatoullas A, et al. Prognostic value of chromosomal abnormalities in follicular lymphoma. Blood. 1994;84:1043-1049.

142. Rowley J. Chromosome studies in the non-Hodgkin's lymphomas: the role of the 14;18 translocation. J Clin Oncol. 1988;6:919-925.

143. Horsman DE, Gascoyne RD, Coupland RW, et al. Comparison of cytogenetic analysis, Southern analysis, and polymerase chain reaction for the detection of t(14;18) in follicular lymphoma. Am J Clin Pathol. 1995; 103:472-478.

144. Johnson NA, Al-Tourah A, Brown CJ, et al. Prognostic significance of secondary cytogenetic alterations in follicular lymphomas. Genes Chromosomes Cancer. 2008;47:1038-1048.

145. Levine EG, Arthur DC, Frizzera G, et al. Cytogenetic abnormalities predict clinical outcome in non-Hodgkin lymphoma. Ann Intern Med. 1988;108:14-20.

146. O'Shea D, O'Riain C, Taylor C, et al. The presence of TP53 mutation at diagnosis of follicular lymphoma identifies a high-risk group of patients with shortened time to disease progression and poorer overall survival. Blood. 2008;112:3126-3129.

147. Offit K, Parsa NZ, Gaidano G, et al. 6q Deletions define distinct clinicopathologic subsets of non-Hodgkin's lymphoma. Blood. 1993; 82: 2157-2162.

148. Pinyol M, Cobo F, Bea S, et al. p16^{Ink4a} Gene inactivation by deletions, mutations, and hypermethylation is associated with transformed and aggressive variants of non-Hodgkin's lymphomas. Blood. 1998; 91: 2977-2984.

149. Elenitoba-Johnson KS, Gascoyne RD, Lim MS, et al. Homozygous deletions at chromosome 9p21 involving p16 and p15 are associated with histologic progression in follicle center lymphoma. Blood. 1998; 91: 4677-4685.

150. Cheung KJ, Shah SP, Steidl C, et al. Genome-wide profiling of follicular lymphoma by array comparative genomic hybridization reveals prognostically significant DNA copy number imbalances. Blood. 2009; 113: 137-148.

151. Tsujimoto T, Cossman J, Jaffe E, Croce C. Involvement of the bcl-2 gene in human follicular lymphoma. Science. 1985;288:1440-1443.

152. Yunis J, Mayer M, Arnesen M, et al. Bcl-2 and other genomic alterations in the prognosis of large-cell lymphoma. N Engl J Med. 1989; 320: 1047-1054.

153. Hockenbery D, Zutter M, Hickey W, et al. BCL2 protein is topographically restricted in tissues characterized by apoptotic cell death. Proc Natl Acad Sci U S A. 1991;88:6961-6965.

154. Nunez G, London L, Hockenbery D, et al. Deregulated bcl-2 gene expression selectively prolongs survival of growth factor-deprived hemopoietic cell lines. J Immunol. 1990;144:3602-3610.

155. Roulland S, Lebailly P, Roussel G, et al. BCL-2/JH translocation in peripheral blood lymphocytes of unexposed individuals: lack of seasonal variations in frequency and molecular features. Int J Cancer. 2003; 104:695-698.

156. Roulland S, Navarro JM, Grenot P, et al. Follicular lymphoma-like B cells in healthy individuals: a novel intermediate step in early lymphomagenesis. J Exp Med. 2006;203:2425-2431.

157. Ye BH, Lista F, Lo Coco F, et al. Alterations of a zinc finger-encoding gene, BCL-6, in diffuse large-cell lymphoma. Science. 1993; 262: 747-750.

158. Chang CC, Ye BH, Chaganti RS, Dalla-Favera R. BCL-6, a POZ/zinc-finger protein, is a sequence-specific transcriptional repressor. Proc Natl Acad Sci U S A. 1996;93:6947-6952.

159. Cattoretti G, Chang CC, Cechova K, et al. BCL-6 protein is expressed in germinal-center B cells. Blood. 1995;86:45-53.

160. Allman D, Jain A, Dent A, et al. BCL-6 expression during B-cell activation. Blood. 1996;87:5257-5268.

161. Ye BH, Cattoretti G, Shen Q, et al. The BCL-6 proto-oncogene controls germinal-centre formation and Th2-type inflammation. Nat Genet. 1997; 16:161-170.

162. Shen HM, Peters A, Baron B, et al. Mutation of BCL-6 gene in normal B cells by the process of somatic hypermutation of Ig genes. Science. 1998;280:1750-1752.

163. Pasqualucci L, Migliazza A, Fracchiolla N, et al. BCL-6 mutations in normal germinal center B cells: evidence of somatic hypermutation acting outside Ig loci. Proc Natl Acad Sci U S A. 1998;95:11816-11821.

164. Peng HZ, Du MQ, Koulis A, et al. Nonimmunoglobulin gene hypermutation in germinal center B cells. Blood. 1999;93:2167-2172.

165. Au WY, Horsman DE, Gascoyne RD, et al. The spectrum of lymphoma with 8q24 aberrations: a clinical, pathological and cytogenetic study of 87 consecutive cases. Leuk Lymphoma. 2004;45:519-528.

166. Pasqualucci L, et al. Inactivating mutations of acetyltransferase genes in B-cell lymphoma. Nature. 2011;471:189-195.

167. Morin RD, et al. EZH2(Tyr641) in follicular and diffuse large B-cell lymphomas of germinal center origin. Nat Genet. 2010;42:181-185.

168. Morin RD, et al. Frequent mutation of histone modifying genes in non-Hodgkins lymphoma. Nature. 2011;476:298-303.

169. Bodor C, Grossmann V, Popov N, et al. EZH2 mutations are frequent and represent an early event in follicular lymphoma. Blood. 2013;122: 3165-3168.

170. Ryan RJ, Nitta M, Borger D, et al. EZH2 codon 641 mutations are common in BCL2-rearranged germinal center B cell lymphomas. PLoS ONE. 2011;6:e28585.

171. Green MR, Gentles AJ, Nair RV, et al. Hierarchy in somatic mutations arising during genomic evolution and progression of follicular lymphoma. Blood. 2013;121:1604-1611.

172. Ying CY, et al. MEF2B mutations lead to deregulated expression of the BCL6 oncogene in diffuse large B cell lymphoma. Nat Immunol. 2013; 14:1084-1092.

173. Yidiz M, et al. Activating STAT6 mutations in follicular lymphoma. Blood. 2015;125:668-679.

174. Li H, et al. Mutations in linker histone genes HIST1H1 B, C, D, and E; OCT2(POUF2F2); IRF8; and ARID1A underlying the pathogenesis of follicular lymphoma. Blood. 2014;123:1487-1498.

175. Pasqualucci L, et al. Genetics of follicular lymphoma transformation.

Cell Rep. 2014;6:130-140.

176. Okosun J,Bödör C,Wang J,et al. Integrated genomic analysis identifies recurrent mutations and evolution patterns driving the initiation and progression of follicular lymphoma. Nat Genet. 2014;46:176-181.

177. Alizadeh AA,Staudt LM. Genomic-scale gene expression profiling of normal and malignant immune cells. Curr Opin Immunol. 2000;12:219-225.

178. Husson H,Carideo EG,Neuberg D,et al. Gene expression profiling of follicular lymphoma and normal germinal center B cells using cDNA arrays. Blood. 2002;99:282-289.

179. Linet MS,Vajdic CM,Morton LM,et al. Medical history,lifestyle,family history,and occupational risk factors for follicular lymphoma;the InterLymph Non-Hodgkin Lymphoma Subtypes Project. J Natl Cancer Inst Monogr. 2014;2014:26-40.

180. Limpens J,Stad R,Vos C,et al. Lymphoma-associated translocation t (14;18)in blood B cells of normal individuals. Blood. 1995;85:2528-2536.

181. Mauch P. Follicular non-Hodgkin's lymphoma;the role of radiation therapy. Ann Hematol. 2001;80:B63-B65.

182. Izutsu K. Treatment of follicular lymphoma. J Clin Exp Hematop. 2014;54:31-37.

183. Longo DL,Young RC,Hubbard SM,et al. Prolonged initial remission in patients with nodular mixed lymphoma. Ann Intern Med. 1984;100:651-656.

184. Marcus R,Imrie K,Belch A,Cunningham D,Flores E,Catalano J,Solal-Celigny P,Offner F,Walewski J,Raposo J,Jack A,Smith P. CVP chemotherapy plus rituximab compared with CVP as first-line treatment for advanced follicular lymphoma. Blood. 2005;105:1417.

185. Marcus R,Imrie K,Solal-Celigny P,Catalano JV,Dmoszynska A,Raposo JC,Offner FC,Gomez-Codina J,Belch A,Cunningham D,Wassner-Fritsch E,Stein G. Phase III study of R-CVP compared with cyclophosphamide,vincristine,and prednisone alone in patients with previously untreated advanced follicular lymphoma. J Clin Oncol. 2008;26:4579.

186. Herold M,Haas A,Srock S,Neser S,Al-Ali KH,Neubauer A,Dölken G,Naumann R,Knauf W,Freund M,Rohrberg R,Höffken K,Franke A,Ittel T,Kettner E,Haak U,Mey U,Klinkenstein C,Assmann M,von Grünhagen U,East German Study Group Hematology and Oncology Study. Rituximab added to first-line mitoxantrone,chlorambucil,and prednisolone chemotherapy followed by interferon maintenance prolongs survival in patients with advanced follicular lymphoma;an East German Study Group Hematology and Oncology Study. J Clin Oncol. 2007;25:1986.

187. Salles G,Mounier N,de Guibert S,Morschhauser F,Doyen C,Rossi JF,Haioun C,Brice P,Mahé B,Bouabdallah R,Audhuy B,Ferme C,Dartigeas C,Feugier P,Sebban C,Xerri L,Foussard C. Rituximab combined with chemotherapy and interferon in follicular lymphoma patients;results of the GELA-GOELAMS FL2000 study. Blood. 2008;112:4824.

188. Hiddemann W,Kneba M,Dreyling M,Schmitz N,Lengfelder E,Schmits R,Reiser M,Metzner B,Harder H,Hegewisch-Becker S,Fischer T,Kropff M,Reis HE,Freund M,Wörmann B,Fuchs R,Planker M,Schimke J,Eimermacher H,Trümper L,Aldaoud A,Parwaresch R,Unterhalt M. Frontline therapy with rituximab added to the combination of cyclophosphamide,doxorubicin,vincristine,and prednisone（CHOP）significantly improves the outcome for patients with advanced-stage follicular lymphoma compared with therapy with CHOP alone;results of a prospective randomized study of the German Low-Grade Lymphoma Study Group. Blood. 2005;106:3725.

189. Rummel MJ,Niederle N,Maschmeyer G,Banat GA,von Grünhagen U,Losem C,Kofahl-Krause D,Heil G,Welslau M,Balser C,Kaiser U,Weidmann E,Dürk H,Ballo H,Stauch M,Roller F,Barth J,Hoelzer D,Hinke A,Brugger W,Study group indolent Lymphomas(StiL). Bendamustine plus rituximab versus CHOP plus rituximab as first-line treatment for patients with indolent and mantle-cell lymphomas;an open-label,multicentre,randomised,phase 3 non-inferiority trial. Lancet. 2013;381:1203.

190. Flinn IW,van der Jagt R,Kahl BS,Wood P,Hawkins TE,Macdonald D,Hertzberg M,Kwan YL,Simpson D,Craig M,Kolibaba K,Issa S,Clementi R,Hallman DM,Munteanu M,Chen L,Burke JM. Randomized trial of bendamustine-rituximab or R-CHOP/R-CVP in first-line treatment of indolent NHL or MCL;the BRIGHT study. Blood. 2014;123:2944.

191. Freedman AS,Gribben JG,Neuberg D,et al. High-dose therapy and autologous bone marrow transplantation in patients with follicular lymphoma during first remission. Blood. 1996;88:2780-2786.

192. Freedman AS,Neuberg D,Mauch P,et al. Long-term follow-up of autologous bone marrow transplantation in patients with relapsed follicular lymphoma. Blood. 1999;94:3325-3333.

193. Jones S,Fuks Z,Bull M,et al. Non-Hodgkin's lymphomas IV. Clinicopathologic correlation in 405 cases. Cancer. 1973;31:806-823.

194. Anderson T,Bender R,Fisher R,et al. Combination chemotherapy in non-Hodgkin's lymphoma;results of long-term follow-up. Cancer Treat Rep. 1977;61:1057-1066.

195. Glick JH,Barnes JM,Ezdinli EZ,et al. Nodular mixed lymphoma;results of a randomized trial failing to confirm prolonged disease-free survival with COPP chemotherapy. Blood. 1981;58:920-925.

196. McLaughlin P,Fuller LM,Velasquez WS,et al. Stage III follicular lymphoma;durable remissions with a combined chemotherapy-radiotherapy regimen. J Clin Oncol. 1987;5:867-874.

197. Warnke R,Kim H,Fuks Z,Dorfman R. The co-existence of nodular and diffuse patterns in nodular non-Hodgkin's lymphomas. Cancer. 1977;40:1229-1233.

198. Ezdinli E,Costello W,Kucuk O,Berard C. Effect of the degree of nodularity on the survival of patients with nodular lymphomas. J Clin Oncol. 1987;5:413-418.

199. Hu E,Weiss L,Hoppe R,Horning S. Follicular and diffuse mixed small cleaved and large cell lymphoma—a clinicopathologic study. J Clin Oncol. 1985;3:1183-1187.

200. Vose JM,Bierman PJ,Lynch JC,et al. Effect of follicularity on autologous transplantation for large-cell non-Hodgkin's lymphoma. J Clin Oncol. 1998;16:844-849.

201. Gine E,Montoto S,Bosch F,et al. The Follicular Lymphoma International Prognostic Index（FLIPI）and the histological subtype are the most important factors to predict histological transformation in follicular lymphoma. Ann Oncol. 2006;17:1539-1545.

202. Montoto S,Davies AJ,Matthews J,et al. Risk and clinical implications of transformation of follicular lymphoma to diffuse large B-cell lympho-

ma. J Clin Oncol. 2007;25:2426-2433.

203. Louissaint A Jr, Ackerman AM, Dias-Santagata D, et al. Pediatric-type nodal follicular lymphoma: an indolent clonal proliferation in children and adults with high proliferation index and no BCL2 rearrangement. Blood. 2012;120:2395-2404.

204. Liu Q, Salaverria I, Pittaluga S, et al. Follicular lymphomas in children and young adults: a comparison of the pediatric variant with usual follicular lymphoma. Am J Surg Pathol. 2013;37:333-343.

205. Pinto A, Hutchison R, Grant L, et al. Follicular lymphomas in pediatric patients. Mod Pathol. 1990;3:308-313.

206. Martin-Guerrero I, et al. Recurrent loss of heterozygosity in 1p36 associated with TNFRSF14 mutations in IRF translocation negative pediatric follicular lymphomas. Haematologica. 2013;98:1237-1241.

207. Salaverria I, Philipp C, Oschlies I, et al. Translocations activating IRF4 identify a subtype of germinal center-derived B-cell lymphoma affecting predominantly children and young adults. Blood. 2011;118:139-147.

208. Bacon CM, Ye H, Diss TC, et al. Primary follicular lymphoma of the testis and epididymis in adults. Am J Surg Pathol. 2007;31:1050-1058.

209. Heller KN, Teruya-Feldstein J, La Quaglia MP, Wexler LH. Primary follicular lymphoma of the testis: excellent outcome following surgical resection without adjuvant chemotherapy. J Pediatr Hematol Oncol. 2004;26:104-107.

210. Kussick SJ, Kalnoski M, Braziel RM, Wood BL. Prominent clonal B-cell populations identified by flow cytometry in histologically reactive lymphoid proliferations. Am J Clin Pathol. 2004;121:464-472.

211. Willemze R, Swerdlow SH, Harris N, et al. Primary cutaneous follicle centre lymphoma. In: Swerdlow S, Campo E, Harris N, et al., eds. WHO Classification Tumours of Haematopoietic and Lymphoid Tissues. Lyon, France: IARC Press; 2008:227-228.

212. Misdraji J, Harris NL, Hasserjian RP, et al. Primary follicular lymphoma of the gastrointestinal tract. Am J Surg Pathol. 2011;35:1255-1263.

213. Goodlad JR, MacPherson S, Jackson R, et al. Extranodal follicular lymphoma: a clinicopathological and genetic analysis of 15 cases arising at non-cutaneous extranodal sites. Histopathology. 2004;44:268-276.

214. Ferry J, Fung C, Zukerberg L, et al. Lymphoma of the ocular adnexa: a study of 353 cases. Am J Surg Pathol. 2007;31:170-184.

215. Kojima M, Shimizu K, Nishikawa M, et al. Primary salivary gland lymphoma among Japanese: a clinicopathological study of 30 cases. Leuk Lymphoma. 2007;48:1793-1798.

216. Bacon CM, Diss TC, Ye H, et al. Follicular lymphoma of the thyroid gland. Am J Surg Pathol. 2009;33:22-34.

217. Mani H, Climent F, Colomo L, et al. Gall bladder and extrahepatic bile duct lymphomas: clinicopathological observations and biological implications. Am J Surg Pathol. 2010;34:1277-1286.

218. Lones MA, Raphael M, McCarthy K, et al. Primary follicular lymphoma of the testis in children and adolescents. J Pediatr Hematol Oncol. 2012;34:68-71.

219. Yoshino T, Miyake K, Ichimura K, et al. Increased incidence of follicular lymphoma in the duodenum. Am J Surg Pathol. 2000;24:688-693.

220. Shia J, Teruya-Feldstein J, Pan D, et al. Primary follicular lymphoma of the gastrointestinal tract. Am J Surg Pathol. 2002;26:216-224.

221. Sato Y, Ichimura K, Tanaka T, et al. Duodenal follicular lymphomas share common characteristics with mucosa-associated lymphoid tissue lymphomas. J Clin Pathol. 2008;61:377-381.

222. Damaj G, Verkarre V, Delmer A, et al. Primary follicular lymphoma of the gastrointestinal tract: a study of 25 cases and a literature review. Ann Oncol. 2003;14:623-629.

223. Poggi MM, Cong PJ, Coleman CN, et al. Low-grade follicular lymphoma of the small intestine. J Clin Gastroenterol. 2002;34:155-159.

224. Kodama M, Kitadai Y, Shishido T, et al. Primary follicular lymphoma of the gastrointestinal tract: a retrospective case series. Endoscopy. 2008; 40:343-346.

225. Huang WT, Hsu YH, Yang SF, et al. Primary gastrointestinal follicular lymphoma: a clinicopathologic study of 13 cases from Taiwan. J Clin Gastroenterol. 2008;42:997-1002.

226. Rosty C, Briere J, Cellier C, et al. Association of a duodenal follicular lymphoma and hereditary nonpolyposis colorectal cancer. Mod Pathol. 2000;13:586-590.

227. Takata K, Sato Y, Nakamura N, et al. Duodenal and nodal follicular lymphomas are distinct: the former lacks activation-induced cytidine deaminase and follicular dendritic cells despite ongoing somatic hypermutations. Mod Pathol. 2009;22:940-949.

228. Bende RJ, Smit LA, Bossenbroek JG, et al. Primary follicular lymphoma of the small intestine: alpha4beta7 expression and immunoglobulin configuration suggest an origin from local antigen-experienced B cells. Am J Pathol. 2003;162:105-113.

229. Cong P, Raffeld M, Teruya-Feldstein J, et al. In situ localization of follicular lymphoma: description and analysis by laser capture microdissection. Blood. 2002;99:3376-3382.

230. Roullet MR, Martinez D, Ma L, et al. Coexisting follicular and mantle cell lymphoma with each having an in situ component: a novel, curious, and complex consultation case of coincidental, composite, colonizing lymphoma. Am J Clin Pathol. 2010;133:584-591.

231. Pillai RK, Surti U, Swerdlow SH. Follicular lymphoma-like B cells of uncertain significance (in situ follicular lymphoma) may infrequently progress, but precedes follicular lymphoma, is associated with other overt lymphomas and mimics follicular lymphoma in flow cytometric studies. Haematologica. 2013;98:1571-1580.

232. Jegalian AG, Eberle FC, Pack SD, et al. Follicular lymphoma in situ: clinical implications and comparisons with partial involvement by follicular lymphoma. Blood. 2011;118:2976-2984.

233. Schmidt J, Salaverria I, Haake A, et al. Increasing genomic and epigenomic complexity in the clonal evolution from in situ to manifest t(14; 18)-positive follicular lymphoma. Leukemia. 2014;28:1103-1112.

234. Karube K, Martinez D, Royo C, et al. Recurrent mutations of NOTCH genes in follicular lymphoma identify a distinctive subset of tumours. J Pathol. 2014;234:423-430.

235. Rappaport H, Winter W, Hicks E. Follicular lymphoma. A re-evaluation of its position in the scheme of malignant lymphoma, based on a survey of 253 cases. Cancer. 1956;9:792-821.

236. Nathwani BN, Winberg CD, Diamond LW, et al. Morphologic criteria for the differentiation of follicular lymphoma from florid reactive follicular hyperplasia: a study of 80 cases. Cancer. 1981;48:1794-1806.

237. Nam-Cha SH, San-Millan B, Mollejo M, et al. Light-chain-restricted germinal centres in reactive lymphadenitis: report of eight cases. Histopathology. 2008;52:436-444.

238. de Leval L,Harris NL,Longtine J,Duncan LM. Bcl-6,CD10,and CD21 expression in cutaneous B-cell lymphomas. Mod Pathol. 2000;13:62A.

239. Zukerberg LR,Yang W-I,Arnold A,Harris NL. Cyclin D1 expression in non-Hodgkin's lymphomas:detection by immunohistochemistry. Am J Clin Pathol. 1995;102:756-760.

240. Liu Z,Dong HY,Gorczyca W,et al. CD5⁻ mantle cell lymphoma. Am J Clin Pathol. 2002;118:216-224.

241. Naresh KN. Nodal marginal zone B-cell lymphoma with prominent follicular colonization—difficulties in diagnosis:a study of 15 cases. Histopathology. 2008;52:331-339.

第 19 章

结外边缘区淋巴瘤：MALT 淋巴瘤

James R. Cook，Peter G. Isaacson

非 Hodgkin 淋巴瘤的分类主要关注于肿瘤与正常淋巴组织（例如外周淋巴结）在结构、细胞学和功能方面的相似性。但在研究结外淋巴瘤，特别是胃肠道淋巴瘤（占结外淋巴瘤的大多数）时发现，其临床病理学特征与淋巴结没有关系，而与黏膜相关淋巴组织（MALT）存在结构和功能方面的相关性[1,2]。

淋巴结的解剖分布和结构适合处理从输入淋巴管带来的抗原，淋巴结与引流部位的距离长短不等。具有渗透性的黏膜部位，例如肠胃道，直接与外部环境接触，特别容易受到病原和抗原的影响，而特化的淋巴组织（即 MALT）具有保护黏膜的功能。MALT 包括肠相关淋巴组织、鼻咽部淋巴组织（扁桃体）和其他黏膜部位形成不充分的淋巴组织聚集。

其中肠相关淋巴组织是具有代表性的 MALT。

19.1 黏膜免疫系统的组织学

胃肠道黏膜免疫系统包括三种淋巴组织成分：上皮内淋巴细胞；固有层淋巴细胞、浆细胞和辅助细胞；由 B、T 细胞形成的器官样淋巴组织聚集，广泛分布于小肠、阑尾和结直肠。回肠末端的器官样淋巴组织聚集称为 Peyer 斑。MALT 淋巴瘤在本质上是复制 Peyer 斑的特征。

19.2 Peyer 斑

Peyer 斑是一种无被膜的淋巴组织聚集灶，与淋巴结有一定程度的相似性（图 19.1A）。Peyer 斑由 B、T 细胞区和附属细胞构成。B 细胞区大致类似于淋巴滤泡，包括生发中心和周围围绕的套区，套区由小 B 细胞构成。套区外的边缘区较宽，其内多为小至中等 B 细胞，胞质中等、淡染，核轮廓稍不规则，类似于中心细胞的核。边缘区向黏膜表面延伸，一些边缘区 B 细胞进入上方圆顶状的上皮内，形成淋巴上皮结构，这是 MALT 的定义性特征（图 19.1B）。Peyer 斑中的 B 细胞滤泡免疫表型同淋巴结滤泡[3-5]。套区细胞 IgM 阳性、IgD 阳性，边缘区细胞 IgM 阳性、IgD 阴性（图 19.1C）。B 细胞滤泡的深侧面为 T 细胞区，可见显著的高内皮微静脉，相当于淋巴结的副皮质区。

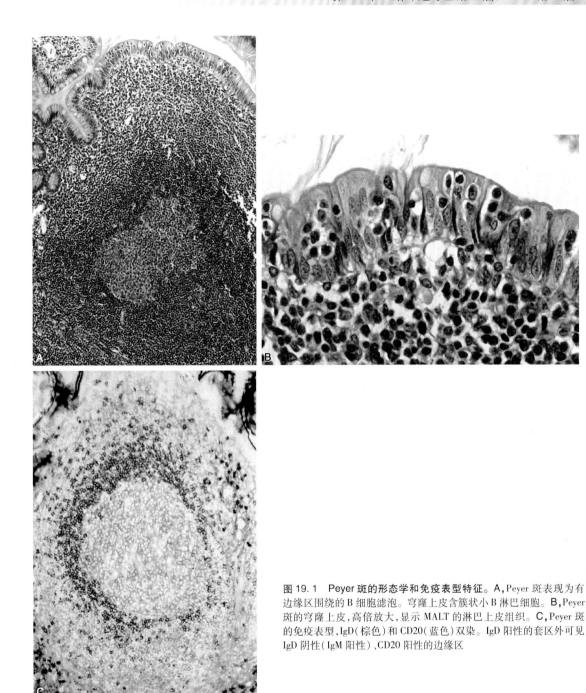

图 19.1　Peyer 斑的形态学和免疫表型特征。A,Peyer 斑表现为有边缘区围绕的 B 细胞滤泡。穿隆上皮含簇状小 B 淋巴细胞。B,Peyer 斑的穿隆上皮,高倍放大,显示 MALT 的淋巴上皮组织。C,Peyer 斑的免疫表型,IgD(棕色)和 CD20(蓝色)双染。IgD 阳性的套区外可见 IgD 阴性(IgM 阳性)、CD20 阳性的边缘区

19.3　MALT 淋巴瘤的定义

MALT 淋巴瘤是结外淋巴瘤的一种,由形态学具有异质性的小 B 细胞构成,包括边缘区(中心细胞样)细胞、单核细胞样细胞、小淋巴细胞和散在的免疫母和中心母细胞样细胞。一部分病例伴有浆细胞分化。病变位于反应性 B 细胞滤泡的边缘区,并延伸至滤泡间区。在上皮性组织内,肿瘤常浸润上皮,形成淋巴上皮病变[6]。

MALT 淋巴瘤可见于许多结外部位(框 19.1),例如回肠末端和扁桃体,但其他多数部位在正常情况下没有 MALT。有人可能置疑眼眶等部位的淋巴瘤是否适合诊断为 MALT,因为这些淋巴瘤并不是起源于黏膜或上皮组织,然而这些淋巴瘤与黏膜组织关系密切,结合其组织学、免疫表型、遗传特性和临床特征,支持将其归入 MALT 淋巴瘤。

框 19.1　MALT 淋巴瘤的发病部位	
• 胃肠道	• 皮肤
• 胃	• 甲状腺
• 肠道(包括免疫增生性小肠病)	• 肝
• 唾液腺	• 泌尿生殖道
• 呼吸道	• 膀胱、前列腺、肾
• 肺、咽、气管	• 乳腺
• 眼附属器	• 胸腺
• 结膜、泪腺、眼眶*	• 罕见部位

*非黏膜组织

19.4　流行病学

MALT 淋巴瘤占所有 B 细胞淋巴瘤的 7%~8%,至少占原发性胃淋巴瘤的 50%[7,8]。患者多为成人,中位年龄 61 岁,男女总体发病率接近,但一些特殊部位存在性别差异。例如,唾液腺和甲状腺 MALT 淋巴瘤以女性多见,而原发性皮肤边缘区淋巴瘤多见于男性[9]。意大利东北部胃 MALT 淋巴瘤的发病率更高,可能与当地的 HP 相关性胃炎更流行相关[10]。免疫增生性小肠病(IPSID)是一种特殊类型的小肠 MALT 淋巴瘤,见于中东地区、印度次大陆的部分地区和南非的好望角地区[11]。

19.5　病因学

MALT 淋巴瘤仅罕见情况下发生于先天性 MALT,但常见于正常情况下没有 MALT 的部位,这些部位因慢性炎症过程(见后文)而获得 MALT,例如胃、唾液腺、肺、甲状腺和眼眶。正常的唾液腺和甲状腺不含有淋巴组织,这些部位的 MALT 淋巴瘤患者常有淋巴上皮(肌上皮)性唾液腺炎(LESA)[12-14],一般分别伴有 Sjögren 综合征和 Hashimoto 甲状腺炎,这两种病变均伴有重度淋巴组织浸润,其组织学和免疫组化特征与 Peyer 斑极为相似。这里主要描述 LESA 的形态学表现。在 LESA 中,淋巴组织聚集在扩张的唾液腺导管周围,形成小的 Peyer 斑样结构,包括生发中心、套区、小的边缘区和明显的淋巴上皮组织(上皮内 B 细胞聚集)(图 19.2A)。这种淋巴组织称为获得性 MALT,也是 Hashimoto 甲状腺炎的一个特征,在性质不明的肺部感染胎儿和新生儿肺组织中也可观察到[15]。此现象也可见于滤泡性细支气管炎[16],后者与多种自身免疫性疾病相关,包括 Sjögren 综合征。需要强调的是,正常肺组织中不存在以支气管相关性淋巴组织形式出现的先天性 MALT。同时,正常

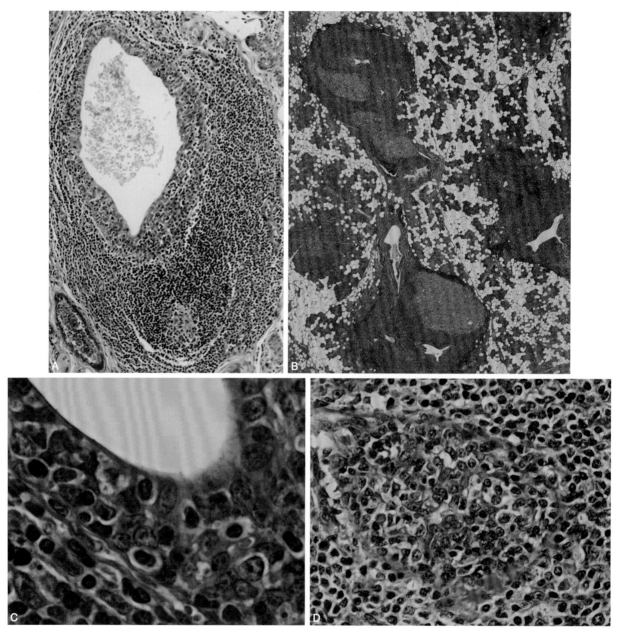

图 19.2　淋巴上皮性唾液腺炎(LESA)-获得性 MALT。A,LESA 中的 Peyer 斑样淋巴组织浸润。B,腮腺 LESA。扩张导管周围可见多发 Peyer 斑样淋巴组织浸润。C,LESA 中的淋巴上皮组织,高倍放大。淋巴细胞有淡染胞质,核形稍不规则。D,LESA 中形成良好的淋巴上皮病变

胃内也没有淋巴组织，但却是 MALT 淋巴瘤最常见的部位。胃的 MALT 一般是获得性，几乎总是出现于 HP 感染之后，多数胃 MALT 淋巴瘤有 HP 感染史[17]。其他感染因素也可导致 MALT 淋巴瘤（见后文）。

某些与获得性 MALT 相关的共性因素可能与这些部位的淋巴瘤发生相关。多数情况下，自身免疫性在基础疾病中可能具有重要作用。MALT 聚集于柱状上皮内，接受来自上皮的抗原刺激，或与生理性 MALT 一样，接受穿过上皮进入淋巴组织的抗原刺激，而不是来自输入淋巴管的抗原。尚未研究这些获得性 MALT 的功能特征，或与正常 MALT 的相似程度。MALT 淋巴瘤具有许多正常的形态和功能特征，但由于相应病例较少，因此，导致反应性 MALT 转化为淋巴瘤的因素还只是推测。

19.5.1 感染源

19.5.1.1 幽门螺杆菌与胃 MALT 淋巴瘤

有确切证据表明，HP 感染所致的 MALT 是胃 MALT 淋巴瘤发生的基础。大多数胃 MALT 淋巴瘤组织中可检测到 HP[18]。第一个研究在超过 90% 以上病例中检测到 HP，之后研究中的检出率要低一些[19]，且在慢性胃炎基础上发生淋巴瘤之后，HP 的密度和检出率均降低[20]。随后的病例对照研究发现，先前的 HP 感染与原发性胃淋巴瘤的发生具有相关性[21]。HP 在胃淋巴瘤发病机制中具有重要作用，更具说服力的证据是，淋巴瘤发生之前，在慢性胃炎中即可检测到相应淋巴瘤的 B 细胞克隆[20]，此外，体外研究发现，当培养的淋巴瘤暴露于 HP 时，HP 特异性 T 细胞可刺激淋巴瘤的生长[22]。在 Wotherspoon 等[23]的首次研究之后，数个研究组证实，抗生素根除 HP 可使 75% 的胃 MALT 淋巴瘤消退（见后文）[24]。最近的研究发现，在抗生素广泛使用的年代，胃 MALT 淋巴瘤的发病率有所下降[25]，含 HP 的胃 MALT 淋巴瘤所占比例也下降[26]。

19.5.1.2 空肠弯曲杆菌和免疫增生性小肠病

免疫增生性小肠病（IPSID）是 MALT 淋巴瘤的一种变异型，累及小肠，常分泌一个异常的不伴有轻链的截短型免疫球蛋白 α 重链（α 重链病）。2004 年，Lecuit 等研究 7 例 IPSID 患者发现，其中 5 例检出空肠弯曲杆菌 DNA，其中 1 例在针对性抗生素治疗后症状缓解[27]，提示空肠弯曲杆菌在 IPSID 中的作用，可能相当于 HP 在胃 MALT 淋巴瘤中的作用。之后一个病例报道也发现抗生素治疗可缓解症状[28]。Isaacson 等的一个摘要报道中，通过 PCR 方法证实了空肠弯曲杆菌与 IPSID 的相关性，但同时也从其他小肠淋巴瘤中检测了空肠弯曲杆菌[29]。最近，还从一位 IPSID 患者的大便中检出了结肠弯曲杆菌，而不是空肠弯曲杆菌[30]。这些研究进一步提示弯曲杆菌与 IPSID 之间存在相关性，但 IPSID 病例很少见，对广谱抗生素有明确反应的病例相对较少[31]，因此需要更多的研究来阐明弯曲杆菌在 IPSID 发生中的作用。

19.5.1.3 伯氏疏螺旋体与皮肤 MALT 淋巴瘤

1991 年，Garbe 等首次描述了 4 例皮肤淋巴瘤，后来证实具有 MALT 淋巴瘤的特征，其发生与伯氏疏螺旋体感染相关[32]。1997 年，Kutting 等报道了 2 例皮肤 MALT 淋巴瘤，在采用头孢噻肟根除伯氏疏螺旋体后，达到临床治愈[33]。之后的数个欧洲报道也有相似发现[34]，但其结果似乎有显著的地域差异，来自美国的研究未显示这种治疗成果。

19.5.1.4 鹦鹉衣原体与眼附属器 MALT 淋巴瘤

2004 年，Yeung 等描述了一例与衣原体相关的结膜 MALT 淋巴瘤[35]。2005 年，Ferreri 等通过 PCR 分析发现，80% 的眼附属器 MALT 淋巴瘤与鹦鹉衣原体具有相关性[36]，并观察到 4 例患者在多西环素根除鹦鹉衣原体后表现为完全反应[37]。2008 年，Ferreri 等从眼 MALT 淋巴瘤患者中成功分离和培养鹦鹉衣原体，而健康对照组为阴性[38]。随后在世界各地进行的研究中发现，本病具有显著的地域差异，意大利的发病率较高，而美国的发病率要低很多[39,40]。

19.5.2 确定病原相关性

确定一种微生物是一种特定疾病的病因，必须满足 Koch 法则。Koch 法则在人类淋巴瘤中的应用时稍作修改，可归纳如下：

1. 微生物存在于每个病例（组织学和 PCR 方法证实）；
2. 微生物可从纯培养物中分离和生长；
3. 微生物感染健康个体后可导致该病；
4. 根除微生物后可治愈该病。

很明显，仅 HP 与胃 MALT 淋巴瘤的关系满足 Koch 法则。空肠弯曲杆菌、伯氏疏螺旋体和鹦鹉衣原体可能满足此法则，但还需要更多的生物学和临床研究来证实。

19.6 获得性 MALT 的组织学

在某些已知和未知抗原刺激下，发生 MALT 淋巴瘤的组织可发生刻板性反应，表现为淋巴组织聚集形成 Peyer 斑样结构，其中研究最清楚的两个部位是唾液腺和胃。

19.6.1 唾液腺获得性 MALT（淋巴上皮性唾液腺炎）

除唾液腺内淋巴结外（特别是腮腺），正常唾液腺内没有器官化的淋巴组织。各种病因所致的慢性炎症可导致唾液腺内淋巴组织聚集。病程长的唾液腺炎所致慢性炎症的组织学表现为导管扩张，内含脓性渗出物，周围可见大量淋巴滤泡。这种表现不同于 Sjögren 综合征所伴发的慢性炎症。在 Sjögren 综合征的早期阶段，表现为孤立性唾液腺导管扩张，周围的淋巴组织浸润灶内可见淋巴滤泡，其结构类似 Peyer 斑（图 19.2B）。具有特征性的是导管上皮内有小灶性 B 细胞聚集，类似 Peyer 斑的穹窿上皮。这些 B 细胞比典型的边缘区小淋巴细胞稍大，常含更丰富的淡染胞质，核不规则（图 19.2C），其细胞学表现和免疫表型提示为边缘区 B 细胞。也可见浆细胞，多向心性聚集在导管周围。随疾病进展，导管受压，管腔部分或完全消失，形成淋巴上皮病变，后者由聚集的导管上皮和数量不等的边缘区 B 细胞构成（图 19.2D）[12,41]，常伴滤泡组织萎缩，或被脂肪组织取代。这些 Peyer 斑样病变可融合形成更大的淋巴组织岛，其中部分淋巴组织岛可形成囊腔，形似多囊性腺体病变。并非所有表现为这种淋巴组织浸润模式的患者均为 Sjögren 综合征患者，还可见于其他多种自身免疫性疾病患者，有时甚至没有伴随疾病的证据[42]。因此，将其命名为良性淋巴上皮病变和肌上皮性唾液腺炎，比淋巴上皮性唾液腺炎（LESA）更恰当[14]。

Peyer 斑与淋巴结的生发中心具有一致的免疫表型。生发中心外围绕以 CD20 阳性、IgM 阳性、IgD 阳性的套区细胞，表达多型轻链（图 19.3）。滤泡间浸润的小淋巴细胞主要为 CD3 阳

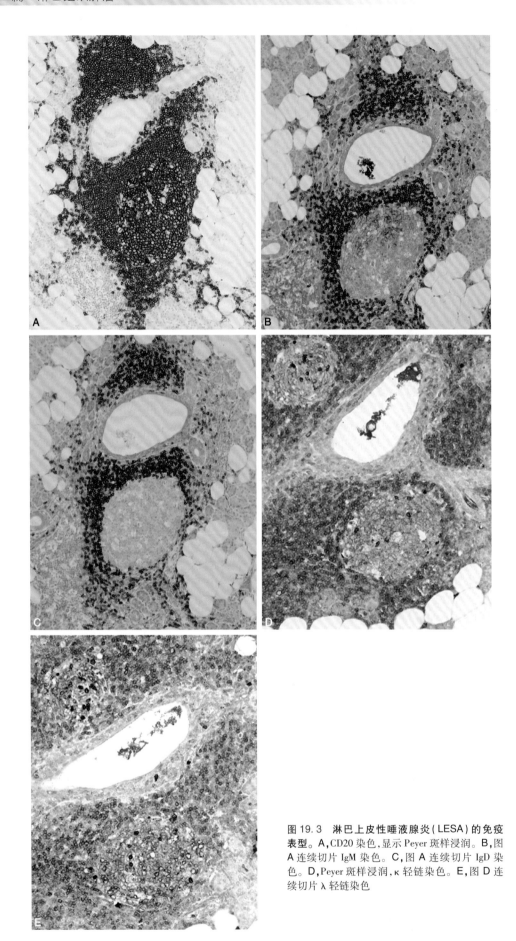

图 19.3 淋巴上皮性唾液腺炎（LESA）的免疫表型。A,CD20 染色,显示 Peyer 斑样浸润。B,图 A 连续切片 IgM 染色。C,图 A 连续切片 IgD 染色。D,Peyer 斑样浸润,κ 轻链染色。E,图 D 连续切片 λ 轻链染色

性 T 细胞,向心性围绕 B 细胞滤泡,常伴有多型浆细胞。一些病例的 T 细胞数量更多,甚至可超过 B 细胞数量。

总体而言,LESA 与淋巴瘤的界限很模糊,一些病例甚至难以区分(见后文)。免疫球蛋白基因重排检测可证实 MALT 淋巴瘤存在克隆性 B 细胞,但一些 LESA 也存在[43,44]。

在诊断 LESA 时,均要考虑到淋巴瘤的可能性。

19.6.2 HP 相关性胃炎

与其他一些罕见的螺杆菌属一样,HP 对低 pH 环境具有耐

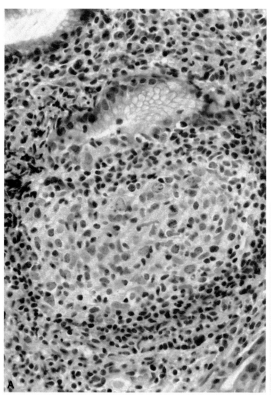

受能力,可存活于人类胃黏膜中。HP 相关性胃炎的发病率为 20%~100%,这与地域和年龄有关。胃 MALT 淋巴瘤的流行情况与 HP 相关性胃炎具有相关性,但也有一些例外。HP 感染所致急慢性炎症伴有 B 细胞滤泡形成,毗邻滤泡的腺体有 B 细胞浸润形成的淋巴上皮组织(图 19.4A)[45],此即获得性 MALT 的特征。滤泡间的胃黏膜内可见 T 细胞、浆细胞和巨噬细胞浸润,偶有中性粒细胞。淋巴组织浸润显著时可能与 MALT 淋巴瘤鉴别困难,特别是活检组织中出现大的片状套区细胞浸润时。

图 19.4 获得性和肿瘤性 MALT 的结构特征。A,HP 相关性胃炎中的获得性 MALT,淋巴上皮组织邻近 B 细胞滤泡。**B**,胃 MALT 淋巴瘤。肿瘤浸润固有层,边缘区细胞围绕反应性滤泡

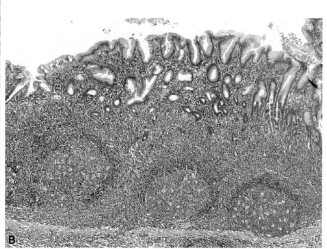

免疫组化染色有助于显示 B 细胞滤泡,套区细胞为 IgM 阳性、IgD 阳性,而 MALT 淋巴瘤细胞为 IgM 阳性,IgD 阴性。轻链限制有助于检测一些 MALT 淋巴瘤中的单克隆性 B 细胞和浆细胞,但存在多克隆性浆细胞并不能除外诊断。小活检标本的 PCR 克隆性分析对操作的要求极高,重复检测是除外假阳性结果(假克隆)的关键[46,47]。一些研究在 HP 相关性胃炎的胃活检标本中检测到克隆性细胞[48,49],但当行 PCR 重复检测,并恰当判读结果时,HP 相关性胃炎极罕见克隆性 B 细胞[50,51]。值得注意的是,在 HP 相关性胃炎具有克隆性细胞,并最终发展为 MALT 淋巴瘤的患者中,两种病变具有一致的单克隆性 B 细胞[20]。

19.7 MALT 淋巴瘤的病理学

19.7.1 大体表现

MALT 淋巴瘤的大体表现一般与含获得性 MALT 的炎性病变没有区别,有时可形成明确的肿块。例如,胃 MALT 淋巴瘤

常仅表现为轻度隆起的充血性黏膜,伴表面糜烂,与慢性胃炎的内镜表现相同,偶可形成单个显著的肿块性病变。MALT 淋巴瘤常表现为多个小的(甚至仅镜下可见的)病灶,散布于整个受累器官。所有病灶为同一克隆[52]。

19.7.2 组织病理学

不同部位 MALT 淋巴瘤的组织学有一定差异,但本质上具有相似性,与获得性 MALT 一样,肿瘤具有 Peyer 斑的组织学特征,特别是在疾病的早期阶段[53]。肿瘤性 B 细胞围绕滤泡向外浸润性生长,呈边缘区样分布,套区保留;肿瘤生长并形成大的融合区域,最终破坏部分或大部分滤泡(图 19.4B)。肿瘤细胞类似边缘区 B 细胞,胞质淡染,核小至中等,核型稍不规则,染色质稍分散,核仁不明显。这些细胞形似生发中心的中心细胞,因此曾称为中心细胞样细胞。淡染胞质更为丰富时,可形似单核样细胞。一些病例的细胞更接近小淋巴细胞(图 19.5 A~C)。常见散在分布中心母细胞或免疫母细胞,但数量很少,不融合成簇或片。多达 33% 病例存在浆细胞分化(图 19.5D),肿瘤倾向于紧贴表面上皮。

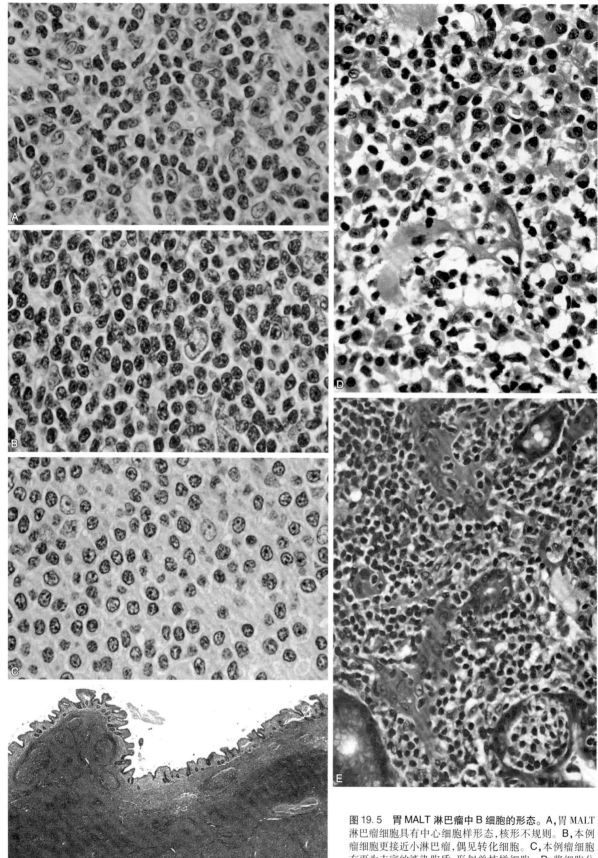

图 19.5 胃 MALT 淋巴瘤中 B 细胞的形态。A,胃 MALT 淋巴瘤细胞具有中心细胞样形态,核形不规则。B,本例瘤细胞更接近小淋巴瘤,偶见转化细胞。C,本例瘤细胞有更为丰富的淡染胞质,形似单核样细胞。D,浆细胞分化。下方可见淋巴上皮病变。E,淋巴上皮病变显著,胃腺上皮变形,但嗜酸性退变。F,瘤细胞环绕反应性 B 细胞滤泡(左上),取代滤泡并形成结节状结构

淋巴瘤细胞常浸润并破坏腺上皮,形成所谓的淋巴上皮病变(图 19.5D 和 E)。淋巴上皮病变的定义是腺上皮内可见 3 个或以上肿瘤性边缘区淋巴细胞聚集,伴有上皮变形或坏死。在胃 MALT 淋巴瘤中,淋巴上皮病变常伴有上皮的嗜酸性退变。虽然淋巴上皮病变是 MALT 淋巴瘤的典型特征,特别是胃部病例,但非恒定出现。一些 MALT 淋巴瘤中很难见到淋巴上皮病变,例如小肠和大肠病例。对于胃 MALT 淋巴瘤,以前结合典型形态学特征制定的组织学评分系统被广泛用于鉴别慢性胃炎与 MALT 淋巴瘤(表 19.1)。

瘤细胞有时可殖入反应性滤泡的生发中心(图 19.5F)[54],常形成模糊结节或滤泡结构。一些病例中,瘤细胞特异性破坏生发中心,并可发生母细胞转化(图 19.6A)或浆细胞分化(图 19.6B 和 C)。转化的母细胞局限于先前存在的生发中心时,不视为大细胞淋巴瘤转化的证据。

表 19.1　鉴别胃 MALT 淋巴瘤与慢性胃炎的组织学评分系统

评分	判读结果	组织学
0	正常	偶见浆细胞
1	慢性活动性胃炎	淋巴细胞簇,无滤泡
2	滤泡性胃炎	滤泡显著,无淋巴上皮病变
3	可疑,可能为反应性改变	滤泡形成,偶形成淋巴上皮病变,无弥漫浸润
4	可疑,可能为淋巴瘤	滤泡形成,弥漫性边缘区细胞浸润,无淋巴上皮病变
5	MALT 淋巴瘤	滤泡形成,弥漫性边缘区细胞浸润,有淋巴上皮病变

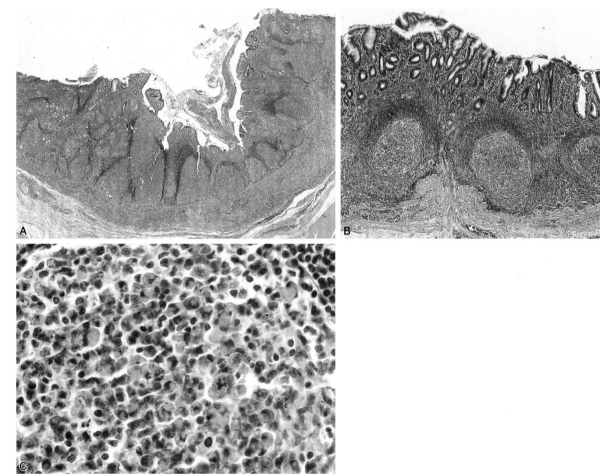

图 19.6　MALT 淋巴瘤:与 B 细胞滤泡的关系。A,转化的 MALT 淋巴瘤细胞殖入反应性滤泡的生发中心,形似滤泡性淋巴瘤。B,殖入生发中心的细胞发生浆细胞分化。C,生发中心高倍放大,瘤细胞充满嗜酸性免疫球蛋白

与其他低级别 B 细胞淋巴瘤一样,MALT 淋巴瘤可转化为 DLBCL[55]。MALT 淋巴瘤中可见多少不等的转化性中心母细胞样或免疫母细胞样细胞(图 19.7A)。有报道认为,依据转化细胞的数量来对 MALT 淋巴瘤分级,其结果具有一定程度的临床相关性[56],但目前尚没有经过验证的 MALT 淋巴瘤组织学分级系统。仅在出现转化细胞实性或片状增生时,才能视为转化为 DLBCL(图 19.7B)。这种转化可能会,也可能不会完全取代先前存在的 MALT 淋巴瘤。目前推荐将这些病例诊断为

DLBCL,并注明有或无共存的 MALT 淋巴瘤,以及两者的相对比例[57]。

19.7.3　根除 HP 后 MALT 淋巴瘤的形态学改变

约75%的 MALT 淋巴瘤对根除 HP 治疗有反应,肿瘤消退期可达 18 个月[23]。必须重复内镜活检来确定治疗是否有效(图 19.8)。在根除 HP 后,内镜表现可在 6 个月内恢复正常,

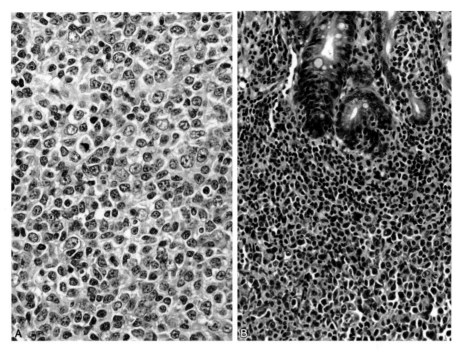

图 19.7　MALT 淋巴瘤转化。A,本例 MALT 淋巴瘤中可见大量转化细胞,但未融合成片,因此不视为 DLBCL 转化。B,胃 MALT 淋巴瘤(顶部)转化为 DLBCL(底部)

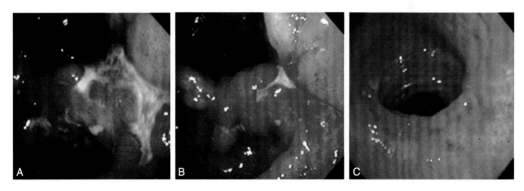

图 19.8　抗生素根除 HP 治疗后,胃 MALT 淋巴瘤的连续性内镜变化。A,治疗前。B,2 周后。C,10 个月后,肿瘤完全消退

或需要 2 年时间才能恢复。治疗后数周内,活检标本常发生显著的组织学改变,之后的数月内,淋巴瘤逐渐消失。治疗初期,淋巴瘤伴随的炎症消失,嗜酸性固有层的炎细胞清空,可残留淋巴组织聚集(图 19.9)。这些聚集物由小 B 细胞构成,无转化细胞,这些聚集物会逐渐变得越来越小。免疫组化检测,这些聚集物内有少量 T 细胞,增殖指数显著低于原有淋巴瘤。这些聚集物可能不会完全消失,在相当长一段时间内持续存在于黏膜底部或黏膜下层。GELA 推荐的组织学评分系统将治疗后反应分为 4 类:组织学完全消退、可能有微小残留病灶、有反应的残留病灶、无反应(表 19.2)[58,59]。

表 19.2　胃 MALT 淋巴瘤治疗后评估:GELA 组织学评分系统

评分(分级)	淋巴组织浸润	淋巴上皮病变	间质改变
完全反应(CR)	固有层内无或散在浆细胞和小淋巴细胞	无	固有层正常或空虚和/或纤维化
可能有微小残留病变(pMRD)	固有层内淋巴细胞聚集或淋巴样结节	无	固有层空虚和/或纤维化
有反应的残留病变(rRD)	固有层腺体周围致密的弥漫性或结节状浸润	灶性淋巴上皮病变或无	固有层局灶性空虚和/或纤维化
无反应(NC)	致密、弥漫性或结节状浸润	可见或"可能缺乏"	无变化

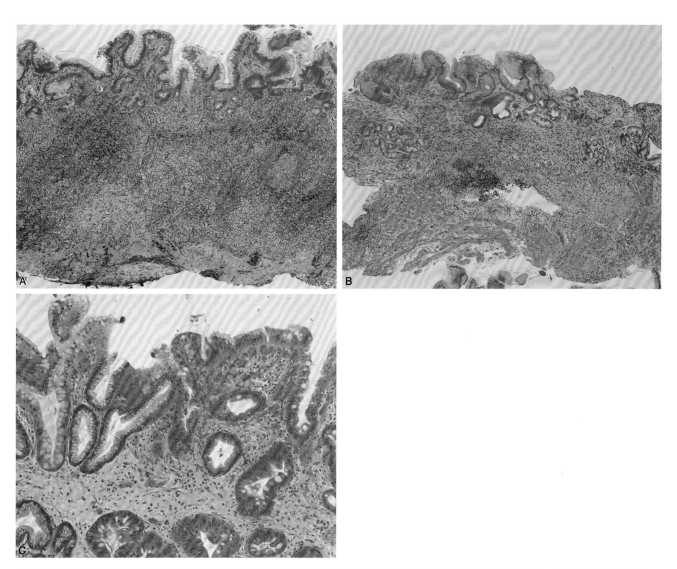

图 19.9　A,胃 MALT 淋巴瘤,内镜活检。B,根除 HP 治疗后,7 个月时重复活检,肿瘤消退,残留小的淋巴组织聚集灶。C,高倍放大,固有层空虚,散在小淋巴细胞

PCR 检测发现,高达 59% 的病例仍可存在 B 细胞克隆[60,61],提示根除 HP 只能使淋巴瘤消退,而不能根治,克隆细胞仍存在于淋巴样聚集灶中。在淋巴瘤的形态学证据消失后,PCR 检测仍可能检测到持续存在的肿瘤克隆,但此发现的临床意义还不清楚。重要的是,在缺乏明确的组织证据时,不要仅凭分子分析结果来做出淋巴瘤持续存在的诊断。

19.7.4　播散

MALT 淋巴瘤播散的发生率和模式与发病部位有关。大多数胃 MALT 淋巴瘤在诊断时为 Ⅰ 期,约 4%~17% 累及区域淋巴结,约 10% 转移至骨髓[62]。>90% 的唾液腺 MALT 淋巴瘤在诊断时为 Ⅰ 期,而 44% 的肺 MALT 淋巴瘤在诊断时有纵隔淋巴结累及[63]。约 20% 眼附属器淋巴瘤在诊断时超过 Ⅰ

期[64]。一项研究综合分析各个部位的 MALT 淋巴瘤发现,约 34% 病例播散至原发部位以外[65]。MALT 淋巴瘤还可播散至其他可发生 MALT 淋巴瘤的部位。例如,胃 MALT 淋巴瘤倾向于播散至小肠、唾液腺和肺。有趣的是,分子研究累及 1 个以上 MALT 部位的 MALT 淋巴瘤患者发现,一些患者表现为两种独立的克隆不相关的淋巴瘤,而不是一种淋巴瘤发生播散[66]。

MALT 淋巴瘤播散至淋巴组织,如淋巴结和脾脏时,特异性累及边缘区(图 19.10),可形成迷惑性的良性或反应性改变,特别是累及肠系膜淋巴结时,后者在正常情况下即有明显的边缘区。免疫球蛋白轻链检测对鉴别正常边缘区与 MALT 淋巴瘤播散非常有用。后期,边缘区内的淋巴瘤增生,形成更为明显的滤泡间区片状淋巴瘤组织。受累淋巴结偶见滤泡殖入,从而类似滤泡性淋巴瘤(图 19.11)。

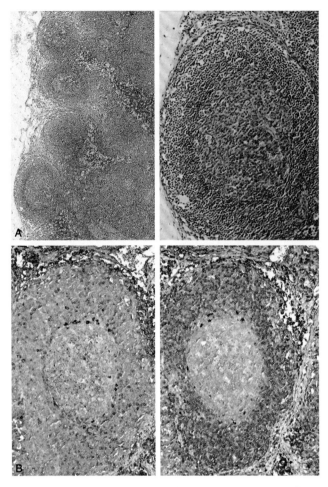

图 19.10　A,一例 MALT 淋巴瘤患者的胃淋巴结,左图可见显著的边缘区,右图为一个滤泡的高倍放大。B,κ(左)和 λ(右)轻链染色,边缘区淋巴细胞存在 λ 轻链限制,提示淋巴瘤累及

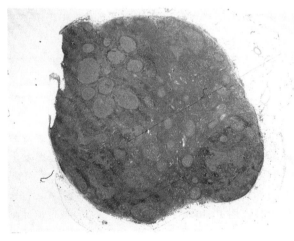

图 19.11　胃 MALT 淋巴瘤累及淋巴结,显示滤泡殖入

19.8　免疫组织化学

　　MALT 淋巴瘤的免疫表型基本上类似于边缘区细胞。B 细胞表达 CD20、CD79a、CD21 和 CD35,不表达 CD5、CD23 和

CD10。CD43 阳性提示为肿瘤表型,约 50%病例表达,CD11c 表达不定。常表达 IgM,少数表达 IgA 或 IgG,不表达 IgD,轻链限制性表达。肿瘤内有较多 CD3 阳性细胞,以 CD4 阳性细胞为主,具有特征性。FDC 网扩大,对应于被肿瘤殖入或破坏的滤泡,可通过 CD21 和 CD23 染色来显示。此区可有数量不等的BCL6 阳性、CD10 阳性的滤泡中心细胞,肿瘤细胞不表达这两种抗原。

19.9　遗传学特征

19.9.1　抗原受体基因

　　MALT 淋巴瘤中的 B 细胞发生免疫球蛋白重链和轻链基因重排,可变区发生体细胞突变,符合生发中心后记忆性 B 细胞起源[67]。目前认为多数病例存在持续性突变[68]。由于获得性 MALT 与 MALT 淋巴瘤的鉴别困难,特别是小标本活检时(见后文),因此倾向于采用 PCR 检测克隆性证据来辅助淋巴瘤的诊断。当采用针对 IGHFR1-3 和 IGK 的 BIOMED-2/Euro-clonality 引物时,假阴性结果罕见(<5%),而仅采用 IGH 引物时,多达 15%的淋巴瘤病例不能检测到克隆性[69,70]。也有报道从活检标本的获得性 MALT 组织中检测到假单克隆性,例如缺乏恶性组织学证据的慢性胃炎活检标本[48,71,72]。不同实验室中假单克隆性的检出率存在差异[50],提示技术因素是检出假单克隆性的原因之一。MALT 淋巴瘤在根除 HP 后,残留的小的淋巴组织聚集灶可持续存在单克隆性,但没有临床意义。上述发现提示,在缺乏明确的组织学证据时,不能诊断为 MALT 淋巴瘤(见表 19.1)。

19.9.2　遗传异常

　　MALT 淋巴瘤存在许多遗传异常,包括 3、12 和 18 三体,以及特异性染色体异位 t(11;18)(q21;q21)、t(1;14)(p22;q32)、t(14;18)(q32;q21)和 t(3;14)(p14;q32)(表 19.3)。

　　t(11;18)涉及 BIRC3(旧称 API2)和 MALT1 基因,产生一个功能性融合产物 BIRC3-MALT1[73-75]。t(1;14)和 T(14;18)分别将 BCL10 和 MALT1 基因与 14q32 的 IGH 基因并置,导致癌基因表达失调[76-79]。BCL10 和 MALT1 基因过表达均可导致 NF-κB 通路构成性激活[80]。目前对 FOXP1 的正常功能所知甚少,尚不清楚 t(3;14)是否也可导致 NF-κB 通路失调。t(3;14)也可见于一部分活化 B 细胞型 DLBCL,并伴有 NF-κB 通路活化,提示 t(3;14)与此通路有关[81,82]。在缺乏这 4 种易位之一的 MALT 淋巴瘤中,常存在 A20 基因缺失或突变,后者是 NF-κB 通路的负调节子[83,84]。因此,NF-κB 通路异常活化可能在 MALT 淋巴瘤的发生中发挥关键性作用,与多个基因通路一起导致肿瘤的发生。

　　这四种染色体异位在不同部位 MALT 淋巴瘤的发生率差异明显[85,86],但其发生几乎总是表现出排他性[80]。t(11;18)的发生率最高,最常见于肺(40%)和胃(30%)MALT 淋巴瘤,眼附属器者稍少(15%),罕见于唾液腺、甲状腺和皮肤[87-89]。

表 19.3 不同部位 MALT 淋巴瘤中细胞遗传学异常的发生率

部位	t(11;18)(q21;q21)	t(14;18)(q32;q21)	t(3;14)(p14;q32)	t(1;14)(p22;q32)	+3	+18
胃	6~26	0	0	0~5	11	6
小肠	12~56	0	0	0~13	75	25
眼附属器	0~10	0~25	0~20	0	38	13
唾液腺	0~5	0~16	0	0~2	55	19
肺	31~53	6~10	0	2~7	20	7
皮肤	0~8	0~14	0~10	0	20	4
甲状腺	0~17	0	0~50	0	17	4

越来越多的证据表明，t(11;18)病例不同于其他 MALT 淋巴瘤，包括 t(1;14)、t(14;18)或 t(3;14)者。t(11;18)者罕见发生高级别转化[90,91]，但这种易位与疾病分期高和 HP 根除治疗无反应相关[92,93]。从细胞遗传学角度来看，T(11;18)阳性肿瘤一般不伴其他染色体异常，例如常见于 T(11;18)阴性肿瘤的 3 号和 18 号三体，以及其他易位类型肿瘤所发生的染色体异常[94]。此外，t(11;18)阳性 MALT 淋巴瘤不发生微卫星改变，染色体获得和丢失的数量也显著少于 t(11;18)阴性肿瘤[93]。

t(11;18)可在石蜡包埋组织中通过 RT-PCR 方法检测到；而 FISH 方法可检测上述 4 种易位。在 t(11;18)阳性病例和 20%的易位阳性病例中，核内 BCL10 蛋白表达上调，但免疫组化检测时仅弱阳性表达。t(1;14)罕见，肿瘤细胞的核和胞质强阳性表达 BCL10。这些发现的意义还不清楚。

19.10 推测的细胞起源

MALT 淋巴瘤的结构特征为瘤细胞浸润边缘区，后者围绕 B 细胞滤泡，此特征在病变早期最清楚。在非肿瘤性淋巴组织中，显著的边缘区可见于脾、Peyer 斑和肠系膜淋巴结，这有利于对比正常边缘区细胞与 MALT 淋巴瘤细胞的形态学和免疫表型(图 19.12)。MALT 淋巴瘤的细胞形态非常接近边缘区细胞，比小淋巴细胞稍大，核轮廓稍不规则，胞质中等丰富、淡染。在 Peyer 斑和 LESA 中，分别在穹窿上皮和导管上皮内可见到边缘区细胞聚集。MALT 淋巴瘤细胞的表型与边缘区细胞一致，均表达 CD20 和其他广谱 B 细胞抗原、CD21、CD35 和 IgM，不表达 IgD。

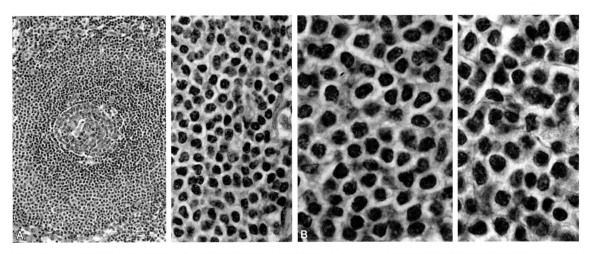

图 19.12 **A**，肠系膜淋巴结反应性改变，边缘区显著(左)，高倍放大(右)。**B**，左图为肠系膜淋巴结的边缘区细胞，右图为胃 MALT 淋巴瘤

19.11 临床过程

MALT 淋巴瘤是最具惰性过程的淋巴瘤之一，无论分期如何，均预后良好。5 年和 10 年总体生存率均超过 80%，无进展生存率稍低一些[65]。转化为 DLBCL 者生存期显著下降，5 年生存率约为 50%[95]。最佳治疗方案取决于发病部位，包括"观察等待"、手术、放疗，和/或化疗。

最受关注的是胃 MALT 淋巴瘤的治疗，因为早期报道，抗生素根除 HP 后，肿瘤可能消退。患者在根除 HP 后的随访工

作稍显复杂，需要重复胃镜活检，但必须进行，因为约 25%患者对根除 HP 治疗无反应。超声内镜研究显示，若肿瘤浸润超过黏膜下层，则倾向于对治疗无反应[96,97]。同样的，转化为大 B 细胞淋巴瘤者多无反应，但也有报道完全消退者[98,99]。

最近研究发现，t(1;14)和 t(11;18)易位与根除 HP 治疗反应相关。t(11;18)(q21;q21)易位见于多达 40%病例，此易位与治疗无反应相关。t(1;14)和 t(11;18)易位均与核表达 BCL10 相关，在前者的表达特别强。此外，t(11;18)(q21;q21)易位的发生率和 BCL10 的核表达率在浸润或播散至胃以的肿

瘤中分别为 78% 和 93%,显著高于局限于胃的病例(分别为 10% 和 38%)[100]。这些发现部分解释了超声内镜的研究结果,提示 t(11;18)(q21;q21) 和 BCL10 核表达与治疗无反应和分期更高相关。因此,在采用 HP 根除治疗之前,应行 FISH 或 RT-PCR 方法检测 t(11;18)(q21;q21)易位[101]。

19.12 鉴别诊断

19.12.1 反应性与肿瘤性 MALT

获得性 MALT 是 MALT 淋巴瘤的前驱病变,与早期 MALT 淋巴瘤的鉴别常很困难,特别是胃和唾液腺病例。胃 MALT 的

获得是 HP 感染的结果,由反应性 B 细胞滤泡构成,没有可辨认的边缘区。滤泡周围的固有层可见混合性炎细胞浸润,包括浆细胞和 T 细胞。毗邻滤泡的上皮可有淋巴上皮结构(见图 19.4A),可类似 MALT 淋巴瘤特征性的淋巴上皮病变(图 19.13)。这种获得性 MALT 表现为紧邻滤泡的淋巴上皮组织,但在套区(IgD 阳性、IgM 阳性)之外缺乏弥漫浸润的 IgM 阳性 B 细胞,此特征非常有助于鉴别 MALT 淋巴瘤。Sjögren 综合征和 LESA 中,唾液腺内可见 Peyer 斑样淋巴组织浸润,多见于腮腺,导管上皮内有 B 细胞浸润(图 19.2A-C)。淋巴瘤的最早期特征为上皮内 B 细胞围绕导管增生,形成围绕导管的空晕样浸润,管腔被上皮细胞部分阻塞(图 19.14)[102]。构成空晕的细胞表达 IgM,轻链限制性表达。

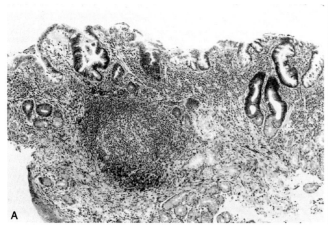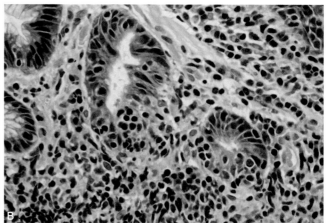

图 19.13 A,HP 相关性胃炎,胃腺体旁可见一个显著的淋巴滤泡。B,高倍放大,腺上皮可见小淋巴细胞浸润,类似淋巴上皮病变

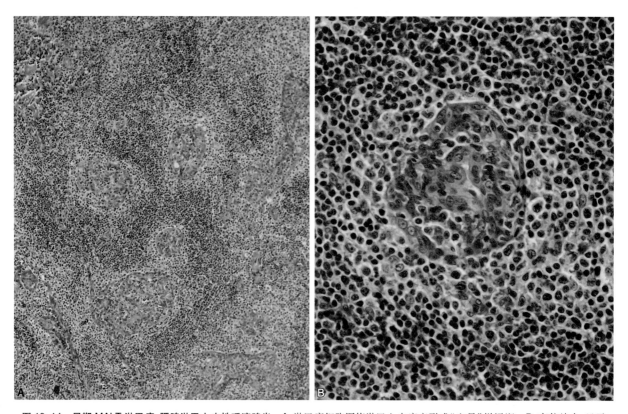

图 19.14 早期 MALT 淋巴瘤,腮腺淋巴上皮性唾液腺炎。A,淋巴瘤细胞围绕淋巴上皮病变形成"空晕"样浸润。B,高倍放大,显示构成空晕的细胞

在获得性 MALT 与 MALT 淋巴瘤的鉴别中，冰冻或石蜡切片免疫组化方法，或流式细胞术，可用于检测轻链限制，其结果具有诊断意义。B 细胞共表达 CD43 提示为肿瘤细胞，但一些 LESA 中的 B 细胞也可表达[43]。PCR 方法检测 IGH 和或 IGK 重排的鉴别意义还有争议，但毫无疑问的是，如果检测过程精准，则 PCR 阳性结果强烈提示为淋巴瘤[70]。

19.12.2　MALT 淋巴瘤与其他小 B 细胞淋巴瘤

其他小 B 细胞淋巴瘤也可发生于或累及结外部位，这些肿瘤的临床行为和处理方式均不同于 MALT 淋巴瘤，因此他们的鉴别很重要（表 19.4），包括套细胞淋巴瘤、小淋巴细胞淋巴瘤（慢性淋巴细胞白血病）和滤泡性淋巴瘤。有时还需要鉴别结外发生的淋巴浆细胞淋巴瘤。

表 19.4　MALT 淋巴瘤与其他淋巴瘤的鉴别诊断

	MALT	MCL	FL	CLL
滤泡	+	+	+	±
LEL	+	±	±	±
细胞形态	CCL	CCL	CC	偶 CCL
Ig	M+,D−	M+,D+	M±,D±	M+,D+
CD20	+	+	+	+
CD5	−	+	−	+
CD10	−	−	+	−
Cyclin D1	−	+	−	−

CC，中心细胞；CCL，中心细胞样；CLL，小淋巴细胞白血病；Ig，免疫球蛋白；LEL，淋巴上皮病变；MCL，套细胞淋巴瘤；FL，滤泡性淋巴瘤。

套细胞淋巴瘤的细胞学特征极为类似 MALT 淋巴瘤，甚至偶可见到淋巴上皮病变。但套细胞淋巴瘤缺乏转化母细胞，表达 CD5 和 IgD，因 t（11；14）易位而核表达 cyclin D1，这不同 MALT 淋巴瘤。小淋巴细胞淋巴瘤（慢性淋巴细胞白血病）的特征是淋巴细胞小而圆，常伴外周血淋巴细胞增多，常见假滤泡（结外发生者可能不明显）。此外，表达 CD5、CD23 和 IgD，不表达 cyclin D1，可进一步与 MALT 淋巴瘤鉴别。LEF1 是一种转录因子，正常情况下表达于 T 细胞，大多数小淋巴细胞淋巴瘤异常表达，罕见表达于其他小 B 细胞肿瘤，此特征可能有助于鉴别[103]。滤泡性淋巴瘤也可见于结外，与 MALT 淋巴瘤伴滤泡殖入的鉴别可能困难。滤泡内的转化 MALT 淋巴瘤细胞可类似中心母细胞，但不表达 CD10 和 BCL6（核），而滤泡性淋巴瘤的滤泡和滤泡间成分一般均阳性，结合滤泡树突细胞标记（CD21 或 CD23），对诊断有帮助。细胞遗传学和分子遗传学方法检测 t（11；18）和 T（14；18），或 BCL2 重排，对诊断也有帮助。伴浆样分化的 MALT 淋巴瘤与淋巴浆细胞淋巴瘤的鉴别，需要识别典型的结构特征和边缘区 B 细胞，当缺乏这些特征时，临床信息可能有帮助（骨髓累及或副蛋白）。PCR 方法检测 MYD88 L265P 点突变也可能有帮助，此突变见于绝大多数淋巴浆细胞淋巴瘤，但注意，少数结外 MALT 淋巴瘤也可发生此突变[104,105]。

精华和陷阱

- MALT 淋巴瘤发生于获得性 MALT 基础之上，一般不见于先天存在的淋巴组织。
- 虽然一些病例缺乏已知的刺激性抗原，但抗原驱动在多数 MALT 淋巴瘤的发生中具有关键性作用。
- PCR 方法检测 IGH 和/或 IGH 重排对于反应性增生与 MALT 淋巴瘤的鉴别有帮助，但存在假阳性和假阴性结果。
- 检测 MALT 病变的轻链限制性有助于获得性 MALT 与 MALT 淋巴瘤的鉴别，CD43 的敏感性稍显不足。
- 胃 MALT 淋巴瘤伴 t（1；14）或 t（11；18）者对单纯的抗生素治疗无反应。
- MALT 淋巴瘤可播散至淋巴结，多数情况下，淋巴结 MALT 淋巴瘤很难区分原发或转移。详细的临床病史是诊断的关键。

（盛伟琪　陈　健　译）

参考文献

1. Isaacson P, Wright DH. Malignant lymphoma of mucosa-associated lymphoid tissue. A distinctive type of B-cell lymphoma. Cancer. 1983;52;1410-1416.
2. Isaacson P, Wright DH. Extranodal malignant lymphoma arising from mucosa-associated lymphoid tissue. Cancer. 1984;53;2515-2524.
3. Spencer J, Finn T, Isaacson PG. Human Peyer's patches；an immunohistochemical study. Gut. 1986;27;405-410.
4. Spencer J, Finn T, Isaacson PG. Gut associated lymphoid tissue；a morphological and immunocytochemical study of the human appendix. Gut. 1985;26;672-679.
5. Spencer J, Finn T, Pulford KAF, et al. The human gut contains a novel population of B lymphocytes which resemble marginal zone cells. Clin Exp Immunol. 1985;62;607-610.
6. Jaffe ES, Harris NL, Stein H, Vardiman JW. WHO Classification of Tumours of Haematopoietic and Lymphoid Tissues. Lyon, France；IARC Press;2001.
7. Ranaldi R, Goteri G, Baccarini MG, et al. A clinicopathological study of 152 surgically treated primary gastric lymphomas with survival analysis of 109 high grade tumours. J Clin Pathol. 2002;55;346-351.
8. Lymphoma Classification Project. A clinical evaluation of the International Lymphoma Study Group classification of non-Hodgkin's lymphoma. Blood. 1997;89;3909-3918.
9. Khalil MO, Morton LM, Devesa SS, et al. Incidence of marginal zone lymphoma in the United States, 2001-2009 with a focus on primary anatomic site. Br J Haematol. 2014;165;67-77.
10. Dogloni C, Wotherspoon AC, Moschini A, et al. High incidence of primary gastric lymphoma in northeastern Italy. Lancet. 1992;339;834-835.
11. Isaacson PG, Dogan A, Price SK, et al. Immunoproliferative small intestinal disease；an immunohistochemical study. Am J Surg Pathol. 1989;13;1023-1033.
12. Hyjek E, Smith WJ, Isaacson PG, Primary B. cell lymphoma of salivary glands and its relationship to myoepithelial sialadenitis. Hum Pathol. 1988;19;766-776.
13. Hyjek E, Isaacson PG. Primary B cell lymphoma of the thyroid and its relationship to Hashimoto's thyroiditis. Hum Pathol. 1988;19;1315-1326.
14. Harris NL, Isaacson PG. What are the criteria for distinguishing MALT from non-MALT lymphoma at extranodal sites? Am J Clin Pathol. 1999;

111(1 suppl 1):S126-S132.

15. Gould SJ, Isaacson PG. Bronchus-associated lymphoid tissue(BALT) in human fetal and infant lung. J Pathol. 1993;169:229-234.

16. Tashiro K, Ohshima K, Suzumiya J, et al. Clonality of primary pulmonary lymphoproliferative disorders:using in situ hybridization and polymerase chain reaction for immunoglobulin. Leuk Lymphoma. 1999;36:157-167.

17. Wyatt JL, Rathbone BJ. Immune response of the gastric mucosa to Campylobacter pylori. Scand J Gastroenterol Suppl. 1988;142:44-49.

18. Wotherspoon AC, Ortiz-Hidalgo C, Falzon MR, Isaacson PG. Helicobacter pylori-associated gastritis and primary B-cell gastric lymphoma. Lancet. 1991;338:1175-1176.

19. Nakamura S, Yao T, Aoyagi K, et al. Helicobacter pylori and primary gastric lymphoma. A histopathologic and immunohistochemical analysis of 237 patients. Cancer. 1997;79:3-11.

20. Nakamura S, Aoyagi K, Fruruse M, et al. B-cell monoclonality precedes the development of gastric MALT lymphoma in Helicobacter pylori-associated chronic gastritis. Am J Pathol. 1998;152:1271-1279.

21. Parsonnet J, Hansen S, Rodriguez L, et al. Helicobacter pylori infection and gastric lymphoma. N Engl J Med. 1994;330:1267-1271.

22. Hussell T, Isaacson PG, Crabtree JE, et al. The response of cells from low-grade B-cell gastric lymphomas of mucosa-associated lymphoid tissue to Helicobacter pylori. Lancet. 1993;342:571-574.

23. Wotherspoon AC, Doglioni C, Diss TC, et al. Regression of primary low-grade B-cell gastric lymphoma of mucosa-associated lymphoid tissue type after eradication of Helicobacter pylori. Lancet. 1993;342:575-577.

24. Stolte M, Bayerdorffer E, Morgner A. Helicobacter and gastric MALT lymphoma. Gut. 2002;50(suppl 3):III19-III24.

25. Luminari S, Cesaretti M, Marcheselli L, et al. Decreasing incidence of gastric MALT lymphomas in the era of anti-Helicobacter pylori interventions:results from a population-based study on extranodal marginal zone lymphomas. Ann Oncol. 2009;21:855-859.

26. Sena Teixeira Mendes L, D Attygalle A, C Wotherspoon A. Helicobacter pylori infection in gastric extranodal marginal zone lymphoma of mucosa-associated lymphoid tissue (MALT) lymphoma:a reevaluation. Gut. 2014;63:1526-1527.

27. Lecuit M, Aberchin E, Martin A, et al. Immunoproliferative small intestinal disease associated with Campylobacter jejuni. N Engl J Med. 2004;350:239-248.

28. Mesnard B, De Vroey B, Maunoury V, et al. Immunoproliferative small intestinal disease associated with Campylobacter jejuni. Dig Liver Dis. 2012;44:799-800.

29. Diss TC, Baginsky T, Ye H, Du M, Wren B, Dogan A, Isaacson PG. *Campylobacter Jejuni* is a strong candidate for involvement in the development of immunoproliferative small intestinal disease. J Pathol. 2004;204S1:8A. [Abstract].

30. Coeuret S, de La Blanchardiére A, Saguet-Rysanek V, et al. Campylobacter coli cultured from the stools of a patient with immunoproliferative small intestinal disease. Clin Microbiol Infect. 2014;20:908-911.

31. Ben-Ayed F, Halpen M, Najjar T, et al. Treatment of alpha chain disease—results of a prospective study in 21 Tunisian patients by the Tunisian-French intestinal lymphoma study group. Cancer. 1989;63:1251-1256.

32. Garbe C, Stein H, Dienemann D, et al. Borrelia burgdorferi-associated cutaneous B-cell lymphoma:clinical and immunohistological characterization of four cases. J Am Acad Dermatol. 1991;24:584-590.

33. Kutting B, Bonsmann G, Metze D, et al. Borrelia burgdorferi-associated primary cutaneous B cell lymphoma:complete clearing of skin lesions after antibiotic pulse therapy or intralesional injection of interferon alfa-2a. J Am Acad Dermatol. 1997;36:311-314.

34. Roggero E, Zucca E, Mainetti C, et al. Eradication of Borrelia burgdorferi infection in primary marginal zone B-cell lymphoma of the skin. Hum Pathol. 2000;31:263-268.

35. Yeung L, Tsao Y-P, Chen Y-F, et al. Combination of adult inclusion conjunctivitis and mucosa-associated lymphoid tissue(MALT) lymphoma in a young adult. Cornea. 2004;23:71-75.

36. Ferreri AJM, Guidoboni M, Ponzoni M, et al. Evidence for an association between Chlamydia psittaci and ocular adnexal lymphomas. J Natl Cancer Inst. 2004;96:586-594.

37. Ferreri AJM, Ponzoni M, Guidoboni M, et al. Regression of ocular adnexal MALT lymphoma after Chlamydia psittaci-eradicating antibiotic therapy. J Clin Oncol. 2005;23:5067-5073.

38. Ferreri AJM, Dolcetti R, Dognini GP, et al. Chlamydophila psittaci is viable and infectious in the conjunctiva and peripheral blood of patients with ocular adnexal lymphoma:results of a single-center prospective case-control study. Int J Cancer. 2008;123:1089-1093.

39. Ferreri AJM, Dolcetti R, Magnino S, et al. Chlamydial infection:the link with ocular adnexal lymphomas. Nat Rev Clin Oncol. 2009;6:658-669.

40. Chanudet E, Zhou Y, Bacon CM, et al. Chlamydia psittaci is variably associated with ocular adnexal MALT lymphoma in different geographical regions. J Pathol. 2006;209:344-351.

41. Harris NL. Lymphoid proliferations of salivary glands. Am J Clin Pathol. 1999;111(suppl 1):S94-S103.

42. Joshi VV, Gagnon GA, Chadwick EG, et al. The spectrum of mucosa-associated lymphoid tissue lesions in pediatric patients infected with HIV:a clinicopathologic study of six cases. Am J Clin Pathol. 1997;107:592-600.

43. Quintana PG, Kapadia SB, Bahler DW, et al. Salivary gland lymphoid infiltrates associated with lymphoepithelial lesions:a clinicopathologic, immunophenotypic, and genotypic study. Hum Pathol. 1997;28:850-861.

44. Hsi ED, Siddiqui J, Schnitzer B, et al. Analysis of immunoglobulin heavy chain gene rearrangement in myoepithelial sialadenitis by polymerase chain reaction. Am J Clin Pathol. 1996;106:498-503.

45. Isaacson PG. Gastrointestinal lymphoma and lymphoid hyperplasias. In:Knowles DM, ed. Neoplastic Hematopathology. 2nd ed. Philadelphia:Lippincott;2001.

46. Elenitoba-Johnson KS, Bohling SD, Mitchell RS, et al. PCR analysis of the immunoglobulin heavy chain gene in polyclonal processes can yield pseudoclonal bands as an artifact of low B cell number. J Mol Diagn. 2000;2:92-96.

47. Langerak AW, Groenen PJTA, Brüggemann M, et al. EuroClonality/BIOMED-2 guidelines for interpretation and reporting of Ig/TCR clonality testing in suspected lymphoproliferations. Leukemia. 2012;26:2159-2171.

48. Hsi ED, Greenson JK, Singleton TP, et al. Detection of immunoglobulin heavy chain gene rearrangement by polymerase chain reaction in chronic active gastritis associated with Helicobacter pylori. Hum Pathol. 1996;27:290-296.

49. Wündisch T, Neubauer A, Stolte M, et al. B-cell monoclonality is associated with lymphoid follicles in gastritis. Am J Surg Pathol. 2003;27:882-887.

50. De Mascarel A, Dubus P, Belleannee G, et al. Low prevalence of monoclonal B-cells in Helicobacter pylori gastritis patients with duodenal ulcer. Hum Pathol. 1998;29;784-790.

51. Hummel M, Oeschger S, Barth TFE, et al. Wotherspoon criteria combined with B cell clonality analysis by advanced polymerase chain reaction technology discriminates covert gastric marginal zone lymphoma from chronic gastritis. Gut. 2006;55;782-787.

52. Du MQ, Diss TC, Dogan A, et al. Clone-specific PCR reveals wide dissemination of gastric MALT lymphoma to the gastric mucosa. J Pathol. 2000;192;488-493.

53. Isaacson PG, Spencer J. Malignant lymphoma of mucosa-associated lymphoid tissue. Histopathology. 1987;11;445-462.

54. Isaacson PG, Wotherspoon AC, Diss T, Pan LX. Follicular colonization in B-cell lymphoma of mucosa-associated lymphoid tissue. Am J Surg Pathol. 1991;15;819-828.

55. Chan JK, Ng CS, Isaacson PG. Relationship between high-grade lymphoma and low-grade-B-cell mucosa-associated lymphoid tissue lymphoma (MALToma) of the stomach. Am J Pathol. 1990;136;1153-1164.

56. De Jong D, Boot H, Van Heerde P, et al. Histological grading in gastric lymphoma: pre-treatment criteria and clinical relevance. Gastroenterology. 1997;112;1466-1474.

57. Harris NL, Jaffe ES, Diebold J, et al. The World Health Organization classification of neoplasms of the hematopoietic and lymphoid tissues: report of the Clinical Advisory Committee meeting—Airlie House, Virginia, November, 1997. Hematol J. 2000;1;53-66.

58. Copie-Bergman C, Gaulard P, Lavergne-Slove A, et al. Proposal for a new histological grading system for post-treatment evaluation of gastric MALT lymphoma. Gut. 2003;52;1656.

59. Copie-Bergman C, Wotherspoon AC, Capella C, et al. Gela histological scoring system for post-treatment biopsies of patients with gastric MALT lymphoma is feasible and reliable in routine practice. Br J Haematol. 2013;160;47-52.

60. Thiede C, Wundisch T, Alpen B, et al. Long-term persistence of monoclonal B cells after cure of Helicobacter pylori infection and complete histologic remission in gastric mucosa-associated lymphoid tissue B-cell lymphoma. J Clin Oncol. 2001;19;1600-1609.

61. Bertoni F, Conconi A, Capella C, et al. Molecular follow-up in gastric mucosa-associated lymphoid tissue lymphomas: early analysis of the LY03 cooperative trial. Blood. 2002;99;2541-2544.

62. Montalbaan C, Castrillo JM, Abraira V, et al. Gastric B-cell mucosa-associated lymphoid tissue(MALT)lymphoma. Clinicopathological study and evaluation of the prognostic factors in 143 patients. Ann Oncol. 1995;6;355-362.

63. Kurtin PJ, Myers JL, Adlakha H, et al. Pathologic and clinical features of primary pulmonary extranodal marginal zone B-cell lymphoma of MALT type. Am J Surg Pathol. 2001;25;997-1008.

64. White WL, Ferry JA, Harris NL, Grove AS Jr. Ocular adnexal lymphoma. A clinicopathologic study with identification of lymphomas or mucosa-associated lymphoid tissue type. Ophthalmology. 1995;102;1994-2006.

65. Thieblemont C, Berger F, Dumontet C, et al. Mucosa-associated lymphoid tissue lymphoma is a disseminated disease in one third of 158 patients analyzed. Blood. 2000;95;802-806.

66. Konoplev S, Lin P, Qiu X, et al. Clonal relationship of extranodal marginal zone lymphomas of mucosa-associated lymphoid tissue involving different sites. Am J Clin Pathol. 2010;134;112-118.

67. Qin Y, Greiner A, Trunk MJF, et al. Somatic hypermutation in low-grade mucosa-associated lymphoid tissue-type B-cell lymphoma. Blood. 1995;86;3528-3534.

68. Du M, Diss TC, Xu C, et al. Ongoing mutation in MALT lymphoma immunoglobulin gene suggests that antigen stimulation plays a role in the clonal expansion. Leukemia. 1996;10;1190-1197.

69. Diss TC, Pan L. Polymerase chain reaction in the assessment of lymphomas. Cancer Surv. 1997;30;21-44.

70. Evans PAS, Pott C, Groenen PJTA, et al. Significantly improved PCR-based clonality testing in B-cell malignancies by use of multiple immunoglobulin gene targets. Report of the BIOMED-2 Concerted Action BHM4-CT98-3936. Leukemia. 2007;21;207-214.

71. Sorrentino D, Ferraccili G, DeVita S, et al. B-cell clonality and infection with Helicobacter pylori: implications for development of gastric lymphoma. Gut. 1996;38;837-840.

72. Soni M, Shabbab I, Fitzgerald M, et al. Detection of clonality in B-cell proliferation in Helicobacter pylori induced chronic gastritis in pediatric patients. Mod Pathol. 1997;10;65A.

73. Akagi T, Motegi M, Tamura A, et al. A novel gene, MALT1 at 18q21, is involved in t(11;18)(q21;q21)found in low-grade B-cell lymphoma of mucosa-associated lymphoid tissue. Oncogene. 1999;18;5785-5794.

74. Dierlamm J, Baens M, Wlodarska I, et al. The apoptosis inhibitor gene API2 and a novel 18q gene, MLT, are recurrently rearranged in the t(11;18)(q21;q21)associated with mucosa-associated lymphoid tissue lymphomas. Blood. 1999;93;3601-3609.

75. Morgan JA, Yin Y, Borowsky AD, et al. Breakpoints of the t(11;18)(q21;q21)in mucosa-associated lymphoid tissue(MALT)lymphoma lie within or near the previously undescribed gene MALT1 in chromosome 18. Cancer Res. 1999;59;6205-6213.

76. Willis TG. Bcl10 is involved in t(1;14)(p22;q32)of MALT B cell lymphoma and mutated in multiple tumor types. Cell. 1999;96;35-45.

77. Zhang Q, Siebert R, Yan M, et al. Inactivating mutations and overexpression of BCL10, a caspase recruitment domain-containing gene, in MALT lymphoma with t(1;14)(p22;q32). Nat Genet. 1999;22;63-68.

78. Sanchez-Izquierdo D, Buchonnet G, Siebert R, et al. MALT1 is deregulated by both chromosomal translocation and amplification in B-cell non-Hodgkin lymphoma. Blood. 2003;101;4539-4546.

79. Streubel B, Lamprecht A, Dierlamm J, et al. T(14;18)(q32;q21)involving IGH and MALT1 is a frequent chromosomal aberration in MALT lymphoma. Blood. 2003;101;2335-2339.

80. Isaacson PG, Du MQ. MALT lymphoma: from morphology to molecules. Nat Rev Cancer. 2004;4;644-653.

81. Goatly A, Bacon CM, Nakamura S, et al. FOXP1 abnormalities in lymphoma: translocation breakpoint mapping reveals insights into deregulated transcriptional control. Mod Pathol. 2008;21;902-911.

82. Streubel B, Vinatzer U, Lamprecht A, et al. T(3;14)(p14.1;q32)involving IGH and FOXP1 is a novel recurrent chromosomal aberration in MALT lymphoma. Leukemia. 2005;19;652-658.

83. Du M-Q. MALT lymphoma: many roads lead to nuclear factor-κb activation. Histopathology. 2011;58;26-38.

84. Bi Y, Zeng N, Chanudet E, et al. A20 inactivation in ocular adnexal MALT lymphoma. Haematologica. 2012;97;926-930.

85. Streubel B, Huber D, Wohrer S, et al. Frequency of chromosomal aberrations involving MALT1 in mucosa-associated lymphoid tissue lymphoma in patients with Sjogren's syndrome. Clin Cancer Res. 2004;10;

476-480.

86. Remstein ED, Dogan A, Einerson RR, et al. The incidence and anatomic site specificity of chromosomal translocations in primary extranodal marginal zone B-cell lymphoma of mucosa-associated lymphoid tissue (MALT lymphoma) in North America. Am J Surg Pathol. 2006；30：1546-1553.

87. Ye H, Liu H, Attygalle A, et al. Variable frequencies of t(11；18)(q21；q21) in MALT lymphomas of different sites：significant association with CagA strains of H. pylori in gastric MALT lymphoma. Blood. 2003；102：1012-1018.

88. Streubel B, Simonitsch-Klupp I, Mullauer L, et al. Variable frequencies of MALT lymphoma-associated genetic aberrations in MALT lymphomas of different sites. Leukemia. 2004；18：1722-1726.

89. Ye H, Gong L, Liu H, et al. MALT lymphoma with t(14；18)(q32；q21)/IGH-MALT1 is characterized by strong cytoplasmic MALT1 and BCL10 expression. J Pathol. 2005；205：293-301.

90. Remstein ED, Kurtin PJ, James CD, et al. Mucosa-associated lymphoid tissue lymphomas with t(11；18)(q21；q21) and mucosa-associated lymphoid tissue lymphomas with aneuploidy develop along different pathogenetic pathways. Am J Pathol. 2002；161：63-71.

91. Chuang SS, Lee C, Hamoudi RA, et al. High frequency of t(11；18) in gastric mucosa-associated lymphoid tissue lymphomas in Taiwan, including one patient with high-grade transformation. Br J Haematol. 2003；120：97-100.

92. Liu H, Ruskon-Fourmestraux A, Lavergne-Slove A, et al. Resistance of t(11；18)positive gastric mucosa-associated lymphoid tissue lymphoma to Helicobacter pylori eradication therapy. Lancet. 2001；357：39-40.

93. Ott G, Katzenberger T, Greiner A, et al. The t(11；18)(q21；q21) chromosome translocation is a frequent and specific aberration in low-grade but not high-grade malignant non-Hodgkin's lymphomas of the mucosa-associated lymphoid tissue (MALT-) type. Cancer Res. 1997；57：3944-3948.

94. Zhou Y, Ye H, Martin-Subero JI, et al. Distinct comparative genomic hybridisation profiles in gastric mucosa-associated lymphoid tissue lymphomas with and without t(11；18)(q21；q21). Br J Haematol. 2006；133：35-42.

95. Cogliatti SB, Schmid U, Schumacher U, et al. Primary B-cell gastric lymphoma：a clinicopathological study of 145 patients. Gastroenterology. 1991；101：1159-1170.

96. Sackman M, Morgner A, Rudolph B, et al. Regression of gastric MALT lymphoma after eradication of Helicobacter pylori is predicted by endosonographic staging. MALT Lymphoma Study Group. Gastroenterology. 1997；113：1087-1090.

97. Nakamura S, Matsumoto T, Suekane H, et al. Predictive value of endoscopic ultrasonography for regression of gastric low grade and high grade MALT lymphomas after eradication of Helicobacter pylori. Gut. 2001；48：454-460.

98. Chen LT, Lin JT, Shyu RY, et al. Prospective study of Helicobacter pylori eradication therapy in stage I(E)high-grade mucosa-associated lymphoid tissue lymphoma of the stomach. J Clin Oncol. 2001；19：4245-4251.

99. Alpen B, Robbecke J, Wundisch T, et al. Helicobacter pylori eradication therapy in gastric high grade non Hodgkin's lymphoma(NHL). Ann Haematol. 2001；80(suppl 3)：B106-B107.

100. Liu H, Ye H, Dogan A, et al. T(11；18)(q21；q21)is associated with advanced MALT lymphoma that expresses nuclear BCL10. Blood. 2001；98：1182-1187.

101. National Comprehensive Cancer Network. NCCN Clinical Practice Guidelines in Oncology. *Non-Hodgkin's Lymphomas* (Version 4. 2014). Available at：<http://www. nccn. org/about/nhl. pdf>.

102. Diss TC, Wotherspoon AC, Speight P, et al. B-cell monoclonality, Epstein Barr virus, and t(14；18) in myoepithelial sialadenitis and low-grade B-cell MALT lymphoma of the parotid gland. Am J Surg Pathol. 1995；5：531-536.

103. Tandon B, Peterson L, Gao J, et al. Nuclear overexpression of lymphoid-enhancer-binding factor 1 identifies chronic lymphocytic leukemia/small lymphocytic lymphoma in small B-cell lymphomas. Mod Pathol. 2011；24：1433-1443.

104. Treon SP, Xu L, Yang G, et al. MYD88 L265P somatic mutation in Waldenström's Macroglobulinemia. N Engl J Med. 2012；367：826-833.

105. Ngo VN, Young RM, Schmitz R, et al. Oncogenically active MYD88 mutations in human lymphoma. Nature. 2011；470：115-119.

第 20 章

原发性皮肤 B 细胞淋巴瘤

Rein Willemze,Maarten H. Vermeer,Patty M. Jansen

原发性皮肤 B 细胞淋巴瘤(CBCL)是一组发生于皮肤的异质性 B 细胞淋巴瘤,诊断时不伴有皮肤外病变的证据[1]。

CBCL 远比原发性皮肤 T 细胞淋巴瘤(CTCL)少见。在西方国家,CBCL 约占所有皮肤原发性淋巴瘤的 20%~25%,估计的总体年发病率为 3.1/100 万[1-4]。亚洲国家的发病率更低[5,6]。CBCL 与系统性 B 细胞淋巴瘤累及皮肤的鉴别很重要。与相应的结内淋巴瘤相比,CBCL 具有完全不同的临床行为和预后,需要不同的治疗方案,因此应独立分类。对于每一位皮肤淋巴瘤患者,均应仔细的体格检查、血常规检查和适当的影像学检查(CT 或 PET-CT),以除外继发性皮肤累及。高度恶性的 CBCL 患者必须行骨髓检查,低度恶性患者可有选择地进行[7,8]。

20.1 分类

20.1.1 原发性皮肤淋巴瘤的定义

CBCL 的历史可追溯到 20 世纪 80 年代,免疫组化被用于

恶性淋巴瘤的诊断和分类之后[9]。在此之前,除蕈样霉菌病(MF)和 Sézary 综合征(SS)之外的皮肤淋巴瘤很少被诊断,即使不能证实存在皮肤外病变,当时也很肯定地认为皮肤淋巴瘤是系统性淋巴瘤的皮肤表现。可用于组织切片中 T、B 细胞相关抗原检测的单克隆抗体的出现,极大地促进了皮肤淋巴瘤的诊断和分类,使区分 CTCL 与 CBCL 成为可能,且证实单型轻链表达成为良恶性 B 细胞增生最重要的鉴别诊断标准。20 世纪 80 年代,几个欧洲研究组开始使用这些新的免疫组化技术,依据 Kiel 方案对皮肤淋巴瘤进行分类。与早期的观点不同,这些研究证实,皮肤还可发生除外 MF/SS 之外的淋巴瘤,且在诊断时不伴有皮肤外病变的证据。这些研究还认识了几种新的 CTCL 和 CBCL 类型,其临床和组织学表达具有高度特征性,与组织学相对应的淋巴结肿瘤累及皮肤相比,这些肿瘤具有不同的临床行为,预后更好。随后的研究发现,原发性皮肤淋巴瘤与相应的结内淋巴瘤相比,两者的特殊易位以及癌基因和黏附受体的表达等方面均有不同,进一步提示原发性皮肤淋巴瘤应视为独立的疾病实体。在当时,血液病理学家所使用的淋巴结

淋巴瘤分类系统中,不包括除 MF/SS 之外的原发性皮肤淋巴瘤,所采用的治疗方案也与系统性淋巴瘤相同,因此,欧洲癌症研究和治疗组织(EORTC)皮肤淋巴瘤组在 1997 年制定了一个单独的原发性皮肤淋巴瘤分类,其中简单地列举了过去 10 年中被定义为独立实体的不同 CTCL 和 CBCL 类型[2]。EORTC 分类中包括 3 种主要的 CBCL 类型:原发性皮肤免疫细胞瘤(之后更名为原发性皮肤边缘区 B 细胞淋巴瘤)、原发性皮肤滤泡中心细胞淋巴瘤组(PCFCCLs)和原发性皮肤大 B 细胞淋巴瘤-腿型。

20.1.2 WHO-EORTC、WHO 2008 和更新的 WHO 2016 版分类

第 3 版《造血和淋巴组织肿瘤 WHO 分类》于 2001 年出版,其中包含了大多数 CTCL 类型,但各种 CBCL 类型的定义和命名不统一,造成很大的争议和混淆[10]。在 EORTC 分类中,PCFCCL 是指瘤细胞具有滤泡中心细胞形态的 CBCL,可有(部分)滤泡生长模式,但更常为弥漫性生长,以大 B 细胞为主,特别是大裂细胞或多叶核细胞。2001 版 WHO 分类中没有收录此类型,具有(部分)滤泡生长模式的 PCFCCL 被归入滤泡性淋巴瘤的一种变异型,而弥漫性生长的病例被归入 DLBCL,从而导致多药联合化疗的过度治疗(表 20.1)。

表 20.1 原发性皮肤淋巴瘤的分类系统

EORTC(1997)	WHO2001	WHO-EORTC(2005)	WHO2008
PCI/PCMZL	结外 MZL	PCMZL	结外 MZL
PCFCCL			
(部分)滤泡	皮肤 FCL	PCFCL	PCFCL
弥漫	DLBCL	PCFCL	PCFCL
腿 PCDLBCL	DLBCL	PCDLBCL-腿型	PCDLBCL-腿型

DLBCL,弥漫大 B 细胞淋巴瘤;MZL,边缘区淋巴瘤;PCDLBCL,原发性皮肤弥漫大 B 细胞淋巴瘤;PCFC(C)L,原发性皮肤滤泡中心(细胞)淋巴瘤;PCMZL,原发性皮肤边缘区淋巴瘤;PCI,原发性皮肤免疫细胞瘤。

2005 年,WHO 与 EORTC 共同制定了一个新分类系统:皮肤淋巴瘤 WHO-EORTC 分类[1,11]。此分类中包含了 3 种主要的 CBCL 类型:原发性皮肤边缘区淋巴瘤(PCMZL)、原发性皮肤滤泡中心淋巴瘤(PCFCL)和原发性皮肤大 B 细胞淋巴瘤腿型(PCDL-BCL-LT)。此分类认识到 PCFCL 是一个疾病谱系,包括三种不同生长模式的淋巴瘤:滤泡模式、滤泡和弥漫模式、弥漫模式。PCDLBC-LT 是一种独立的疾病实体,腿外发生的具有相似形态和表型的肿瘤也包括在内。此外,还包括一个 PCDLBCL-其他类型,用于描述除 PCDLBCL-LT 和 PCFCL 之外的罕见的 PCDLBCL。

几个大项研究已经验证了此分类的临床意义[1,12-15]。

2008 年第 4 版造血和淋巴组织 WHO 分类内容与 WHO-EORTC 分类基本一致[16]。2008 版 WHO 分类和更新的 2016 版分类中,PCFCL 和 PCDLBCL-LT 被视作独立实体,这与 WHO-EORTC 中的定义相同[16a]。但 PCDLBCL-其他类型这一分类被排除,PCMZL 不再作为独立分类,而是被包括在结外 MALT 淋巴瘤这一大组中。结外边缘区淋巴瘤具有相似的形态和惰性临床行为,但不同结外部位发生者存在如下差异:易位的类型和频率、(潜在的)诱发因素(不同部位相关的感染因素和自身免疫性疾病)、抗生素治疗反应、母细胞转化和系统性播散的频率。将不同部位的所有病例归纳在一起,可能会妨碍进一步阐明部位特异性发病机制。本章采用 PCMZL 一词。

20.2 原发性皮肤边缘区淋巴瘤

20.2.1 定义

PCMZL 是一种由小 B 细胞构成的惰性淋巴瘤,包括边缘区(中心细胞样)细胞、淋巴浆样细胞和浆细胞。PCMZL 包括以前描述的原发性皮肤免疫细胞瘤[17]、皮肤滤泡性淋巴组织增生伴单型浆细胞[18]、不伴多发性骨髓瘤的原发性皮肤浆细胞瘤(皮肤髓外浆细胞)[19]。在 2008 版和 2016 版 WHO 分类中,PCMZL 没有作为单独分类,而是包括在 MALT 淋巴瘤中[16a]。

20.2.2 流行病学

PCMZL 约占所有皮肤淋巴瘤的 7%,原发性 CBCLs 的 30%[1,4,12]。最常见于(年轻)成人,男性多见[13,20]。

20.2.3 病因学

PCMZL 的相关因素包括文身色素、蜱叮咬和疫苗注射,提示皮内抗原的慢性刺激可能是 PCMZL 发生的基础[21]。但大多数病例没有已知病因。少数欧洲的 PCMZL 病例伴有伯氏疏螺旋体感染,但不见于亚洲或美国[17,22-25]。自身免疫性疾病罕见于 PCMZL,更常见于系统性淋巴瘤继发累及皮肤。

20.2.4 临床特征

PCMZL 临床表现为红色至紫色丘疹、斑块或结节,多见于躯干和手臂(图 20.1A)。与 PCFCL 不同,本病常为多灶性皮肤病变(表 20.2)。少见溃疡。常见皮肤复发,特别是多灶性

表 20.2 3 种主要类型原发性皮肤 B 细胞淋巴瘤的临床特征

	PCMZL	PCFCL	PCDLBCL-LT
年龄	年轻成人	中年	老年,特别是女性
临床表现	孤立或多灶性斑块和肿块,多见于躯干和手臂	孤立或局限性斑块或肿块,见于头部(头皮)或躯干罕见病例为多灶性病变	(小)腿皮肤肿块 少数病例发生于腿外(15%)
治疗首选	孤立:放疗;切除 多灶:观察等待;病变内注射类固醇、干扰素或利妥昔单抗;低剂量照射	局限:放疗 多灶:观察等待;利妥昔单抗静注	R-CHOP
皮肤复发	50%	30%	65%
淋巴结/脏器播散	5%	10%	35%
5 年疾病特异性生存率	99%	95%	50%(→70%)*

*采用 R-CHOP 方案者预后更好。
PCDLBCL-LT,原发性皮肤大 B 细胞淋巴瘤-腿型;PCFCL,原发性皮肤滤泡中心淋巴瘤;PCMZL,原发性皮肤边缘区淋巴瘤。

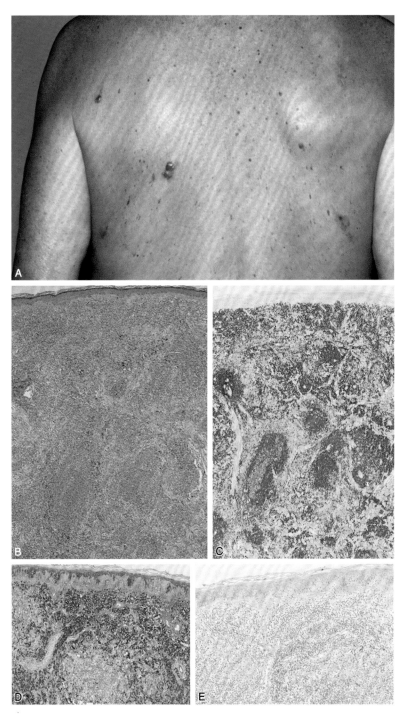

图 20.1 原发性皮肤边缘区淋巴瘤。A,典型的临床表现为多发性皮肤结节。B,整个真皮层可见致密浸润。C,CD79a 染色,浸润灶以 B 细胞为主,反应性生发中心也阳性。D,真皮浅层可见 κ 轻链阳性的浆细胞。E,λ 轻链阴性

皮肤病变患者[20,26,27]。少见皮肤外播散,报道的发生率为 4%~8%[12,13,20]。极罕见骨髓累及,因此不需要骨髓活检,除非其他分期评估需要[7,8]。

20.2.5 组织学

PCMZL 表现为斑片状、结节状或弥漫浸润,表皮不受累(图 20.1B)。浸润灶由小淋巴细胞、边缘区细胞、淋巴浆样细胞和浆细胞构成,混有少量中心母样或免疫母样细胞,以及许

多反应性 T 细胞。常见反应性生发中心,周围可能有小至中等细胞围绕,核不规则,核仁不明显,胞质丰富淡染(边缘区细胞)。单型浆细胞常位于浸润灶的周边,以及表皮之下的真皮浅层[17,28,29]。与其他部位的 MZL 不同,PCMZL 不会或罕见发生反应性生发中心内肿瘤性 B 细胞殖入、淋巴上皮病变或 DLBCL 转化,但一些病例可有相对增多的转化大细胞。多数 PCMZL 中,肿瘤性 B 细胞只占浸润细胞的一小部分,当出现单核细胞样小细胞弥漫浸润时,应怀疑为系统性淋巴瘤继发累

及。罕见病例完全由肿瘤性浆细胞构成，即以前描述的原发性皮肤浆细胞瘤。淋巴浆样细胞或浆细胞显著的病例可见到 PAS 阳性的核内包涵体（Dutcher 小体）。

20.2.6　免疫表型

瘤细胞表达 CD20、CD79a 和 BCL2，不表达 CD5、CD10 和 BCL6，此特征有助于鉴别 PCFCL（表 20.3）[30,31]。反应性生发中心的典型特征为 BCL6 阳性、CD10 阳性、BCL2 阴性。浆细胞表达 CD138、IRF-4/MUM1 和 CD79a，一般不表达 CD20，表达单型胞质免疫球蛋白轻链（图 20.1C～E）。据报道，一些病例存在 κ 轻链限制和 λ 轻链限制的两个 B 细胞克隆[32,33]。最近的研究提示存在两型 PCMZL[34,35]。与其他多数 MALT 淋巴瘤不同，绝大多数 PCMZL 表达类别转换的免疫球蛋白，包括 IgG、IgA 和 IgE；不表达趋化因子受体 CXCR3，此受体参与恶性 B 细胞归巢至黏膜相关恶性组织；伴有 Th2 炎症背景[34,35]。这些病例以 T 细胞为主，常可见反应性滤泡，仅含少量肿瘤性 B 细胞。少数（P）CMZL 表现为弥漫增生的大结节，或瘤细胞弥漫浸润，表达 IgM，常表达 CXCR3。这些病例所含的 T 细胞要少很多，更可能伴有皮肤外病变[35]。有人认为伯氏疏螺旋体相关性 PCMZL 属于第二组病例[34]。最近有报道发现，伴浆细胞分化的 PCMZL 中，约 40% 表达 IgG4，而非皮肤 MZL 罕见表达[36]。没有证据表明这些患者有系统性 IgG4 疾病，提示为局限性 IgG4 驱动的免疫过程。

表 20.3　皮肤小 B 细胞增生性病变的鉴别诊断标记

	CD20	BCL6	BCL2	CD10	CD5	Cyclin D1
皮肤淋巴组织增生（反应性生发中心）	+	+	–	+	–	–
PCMZL	+	–	+	–	–	–
PCFCL	+	+	–/+	–/+	–	–
继发性皮肤滤泡性淋巴瘤	+	+	+	+	–	–
套细胞淋巴瘤	+	–	+	–	+	+
B-CLL	+	–	+	–	+	–

B-CLL，B 细胞慢性淋巴细胞白血病；PCFCL，原发性皮肤滤泡中心淋巴瘤；PCMZL，原发性皮肤边缘区淋巴瘤。

20.2.7　遗传特征

约 80% 病例存在免疫球蛋白重链（IGH）基因的克隆性重排[37]。当皮肤病变存在克隆性 IGH 基因重排，但无单型 Ig 轻链表达时，应归入 CBCL，还是归入良性状态（克隆性皮肤淋巴组织增生），对于这样的病例还有争议[21,38,39]。一部分 PCMZL 存在 t(14;18)(q32;q21)，涉及 14 号染色体的 IGH 基因和 18 号染色体的 *MLT* 基因，以及 t(3;14)(p14.1;q32)，涉及 IGH 和 *FOXP1* 基因[40-42]。其中一项研究仅在具有（部分）单核样表现的病例中检测到 t(14;18)(q32;q21)，而此易位常见于其他器官的 MZL[42]。PCMZL 不会发生或罕见发生见于其他部位 MALT 淋巴瘤的其他类型易位，例如 t(11;18)(q21;q21) 和

t(1;14)(p22;q32)[25,42-44]。

20.2.8　鉴别诊断

PCMZL 的鉴别诊断包括假性 B 细胞淋巴瘤（皮肤淋巴瘤；皮肤淋巴组织增生）、具有滤泡生长模式的 PCFCL，以及系统性小 B 细胞淋巴瘤/白血病累及皮肤。

PCMZL 与假性 B 细胞淋巴瘤的鉴别可能困难。除了临床和组织学的相似性外，依据免疫组织化学标准，克隆性 B 细胞受体重排不仅见于约 80% 的 PCMZLs，还可见于一小部分假性 B 细胞淋巴瘤[21,38,39]。石蜡切片免疫组化法或 FISH 检测证实浆细胞表达单型 κ 或 λ 轻链，这是诊断 PCMZL 的决定性标准。然而，单型浆细胞可能极少，在复发病变中甚至可能见不到。PCMZL 和假性 B 细胞淋巴瘤可能均起源于皮内抗原的慢性刺激（例如文身色素、蜱叮咬、疫苗注射），提示皮肤 B 细胞增生是一个连续的谱系过程，逐步由反应性状态发展到肿瘤状态[21,38,39]。这些发现也导致另一种争论：PCMZL，或至少是多数 PCMZL，是否应视为真正的恶性淋巴瘤[37]。

系统性 MZL 继发累及皮肤的临床表现和组织学特征可能类似 PCMZL。提示继发累及的组织学特征包括以 B 细胞为主的浸润和肿瘤细胞表达 IgM[35]。肿瘤性边缘区细胞殖入滤泡和淋巴上皮病变是其他部位 MALT 淋巴瘤常见的两个特征，但罕见于 PCMZL，当出现这些特征时，应怀疑皮肤病变为继发累及。这样的病例必须仔细地分期评估以除外皮肤外病变。其他系统性小 B 细胞淋巴瘤（套细胞淋巴瘤、B 细胞淋巴细胞白血病）的皮肤病变与 PCMZL 的组织学鉴别有时很困难[45]。CD5 和 Cyclin D1 染色可能有帮助，PCMZL 为 CD5⁻、Cyclin D1⁻，套细胞淋巴瘤为 CD5⁺、Cyclin D1⁺，B 细胞淋巴细胞白血病的皮肤病变为 CD5⁺、Cyclin D1⁻（见表 20.3）。以浆细胞为主的病例需要适当的分期评估来除外多发性骨髓瘤，包括骨髓活检和血清电泳检查。与 PCFCL 的鉴别在后文中讨论。

20.2.9　预后和预测因素

PCMZL 表现为惰性临床过程。预后良好，5 年疾病特异性生存率近 100%[12,13,20,25,27,28]。

20.2.10　治疗

依据 EORTC/ISCL 推荐的共识意见，孤立性肿瘤患者可采用放疗或手术切除治疗[46]。伯氏疏螺旋体感染患者在采用更积极的治疗前，应尝试全身性抗生素治疗。多灶性皮肤病变患者可采用观察等待。有症状病变的治疗方法包括局部或病变内使用类固醇、病变内注射干扰素 α 或利妥昔单抗，或低剂量照射。罕见需要全身性多药联合化疗，此方法可用于罕见的发生皮肤外播散的患者。

20.3　原发性皮肤滤泡中心淋巴瘤

20.3.1　定义

PCFCL 是一种滤泡中心细胞肿瘤，以大中心细胞（大裂细

胞)为主,混有数量不等的中心母细胞(大无裂细胞,核仁显著,常位于中心旁),可排列为滤泡模式、滤泡和弥漫模式、或弥漫模式,多见于头部或躯干[1,16]。表现为中心母细胞和免疫母细胞单形性弥漫增生的淋巴瘤,无论部位,均归入 PCDLBCL-LT,而不能诊断为 PCFCL。

20.3.2　流行病学

PCFCL 约占所有皮肤淋巴瘤的 10%,在几项欧洲研究中,约占原发性 CBCL 的 50%,占加拿大原发性 CBCL 的 32%[1,12,15]。最常见于中年人,男性稍多。

20.3.3　临床特征

PCFCL 的临床表现具有特征性,表现为孤立或群集的丘疹和肿块,多见于头皮和前额,或躯干,少见于腿(图 20.2,见表 20.2)[12,13,47]。肿瘤周围可有红斑性丘疹和稍硬的丘疹围绕,这些伴随病变可在肿瘤发生的数月或数年之前出现。以前将具有这些典型表现的背部 PCFCL 称为背部网状组织细胞瘤或 Crosti 淋巴瘤[48]。约 15% 患者表现为多灶性皮肤病变,但并不提示预后更差[12,13,49,50]。如果不治疗,皮肤病变会逐年增大,但少见播散至皮肤以外部位[12,13,15]。

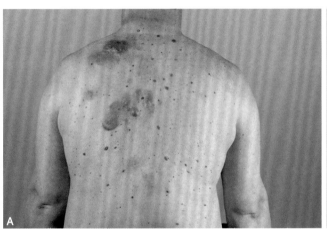
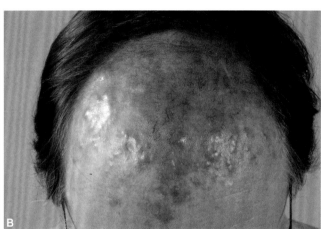

图 20.2　**原发性皮肤滤泡中心淋巴瘤**。特征性的临床表现为局限性皮肤病变。A,背部(Crosti 淋巴瘤)。B,头皮

20.3.4　组织病理学

PCFCL 表现为血管周围和附属器周围结节状或弥漫性浸润,几乎从不累及表皮。浸润灶可为滤泡模式、滤泡和弥漫模式、或弥漫模式。有趣的是,滤泡模式多见于头部或颈部病例,而多数背部病例为弥漫模式。表现为滤泡模式的病例呈结节状浸润整个真皮,常延伸入皮下脂肪(图 20.3)。与皮肤滤泡增生的反应性滤泡不同,这些 PCFL 的肿瘤性滤泡边界不清,表现为 CD21⁺/CD35⁺ 的 FDC 网内中等至大的中心细胞单形性浸润,缺乏可染小体巨噬细胞,套区变小或无(见图 20.3B)[51,52]。反应性 T 细胞可非常丰富,常见间质成分。弥漫模式病例的特征是中等至大的中心细胞增生,部分含多叶核,混有数量不等的中心母细胞(图 20.4A)。罕见病例的中心细胞呈梭形(图 20.5)[53,54]。

20.3.5　免疫表型

瘤细胞表达 B 细胞相关抗原 CD20 和 CD79a,一般不表达 Ig。恒定表达 BCL6,滤泡模式病例表达 CD10,弥漫模式一般不表达 CD10(图 20.4B)[13,30,31,55-57]。与淋巴结 FL 和继发性皮肤 FL 不同,多数 PCFCL 不表达 BCL2,或仅少数瘤细胞弱阳性(见图 20.3 和图 20.5)[13,47,51,58-60]。但也有研究发现,极少数具有(部分)滤泡模式的病例可表达 BCL2[56,57,61]。肿瘤性 B 细胞弥漫强表达 BCL6、BCL2 和 CD10 者需要怀疑为系统性淋巴瘤继发累及皮肤(见表 20.2)。多数病例不表达 IRF4/MUM1 和 FOXP1,从不表达 CD5 和 CD43[13,47]。弥漫模式的病例可能完全缺乏 FDC 网,但在病变早期可能有散在 FDC[62]。

20.3.6　遗传特征

多数病例携带免疫球蛋白基因克隆性重排。已证实重链和轻链基因体细胞超突变,进一步提示肿瘤起源于滤泡中心细胞[63,64]。在多数欧洲研究中,PCFCL 不存在或罕见 T(14;18),包括滤泡模式病例,此易位可见于多数淋巴结 FL[51,52,58-60,65]。而最近的研究中,特别是来自美国的研究,在极少数具有滤泡模式的 PCFCL 中检测到 t(14;18)和 BCL2 表达[57,61,66]。出现这种差异的原因还不清楚,但最重要的是,这些病例的临床表现和行为与 BCL2 阴性、T(14;18)阴性的病例相同。基因表达研究证实,PCFCL 具有生发中心 B 细胞(GCB)型 DLBCL 的基因表达谱[67]。遗传学研究发现的异常包括:与 GCB 型 DLBCL 相同的 c-REL 扩增(63% 的病例);含 IGH 基因位点的 14q32.33 缺失(68% 的病例),这可能是 PCFCL 缺乏表面 Ig 的原因;某些原癌基因的异常体细胞超突变[68,69]。PCDLBCL-LT 中,位于 9p21.3 的 CDKN2a 和 CDKN2B 由于缺失或启动子超甲基化而失活,而 PCFCL 罕见或不发生这种异常[68]。

20.3.7　鉴别诊断

滤泡模式的 PCFCL 需要鉴别假性 B 细胞淋巴瘤、PCMZL 和系统性滤泡性淋巴瘤继发累及皮肤。与假性 B 细胞淋巴瘤和 PCMZL 的反应性滤泡不同,PCFCL 的肿瘤性滤泡边界不清,套区变薄或消失,可染小体巨噬细胞极少或无,由单形性的中等至大的中心细胞构成,混有数量不等的中心母细胞[51,52]。但

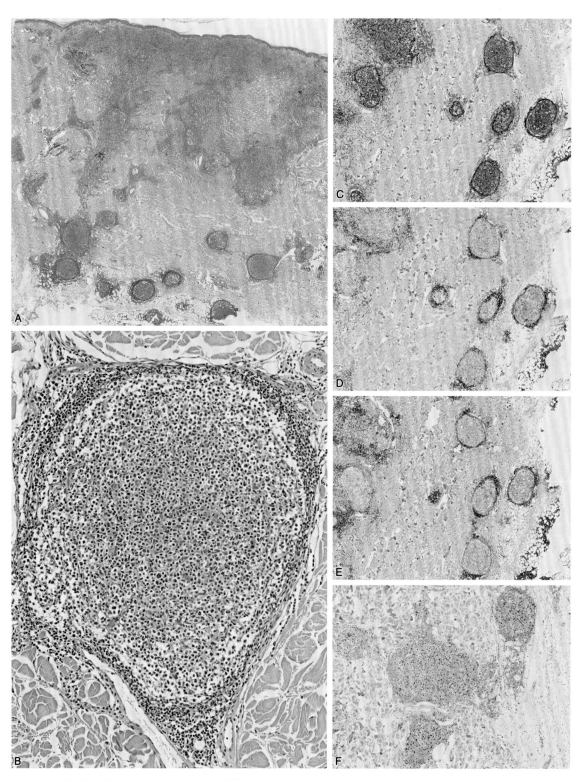

图 20.3　**原发性皮肤滤泡中心淋巴瘤,滤泡和弥漫模式**。A,真皮浅层的瘤细胞弥漫浸润,真皮深层可见肿瘤性滤泡。B,肿瘤性滤泡的细节特征,B 细胞单形性增生(无极性),套区变薄,没有可染小体巨噬细胞。C,CD79a 阳性。D,CD3 阳性 T 细胞位于肿瘤性滤泡的周边。E,BCL2 染色,T 细胞阳性,滤泡内的肿瘤性 B 细胞阴性。F,Ki-67 染色,肿瘤性滤泡内仅少数细胞阳性

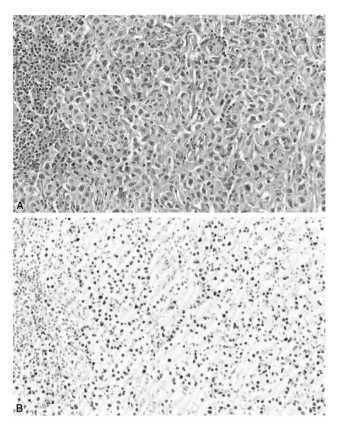

图 20.4　**原发性皮肤滤泡中心淋巴瘤,弥漫模式。A,**大中心细胞 (大裂细胞)弥漫浸润,部分含多叶核。**B,**瘤细胞表达 BCL6

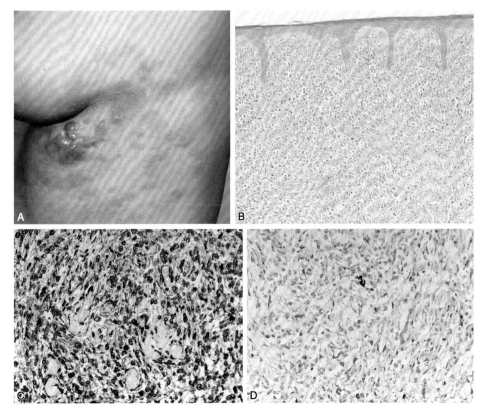

图 20.5　**原发性皮肤滤泡中心淋巴瘤,梭形细胞型。A,**躯干可见丘疹和肿块。**B,**梭形中心细胞弥漫增生。**C,**CD79a 阳性。**D,**BCL2 阴性

反应性与肿瘤性滤泡的鉴别可能困难。肿瘤性滤泡外出现簇状 CD10⁺ 和/或 BCL6⁺ 细胞者强烈支持 PCFCL。证实 B 细胞克隆性支持 CBCL 的诊断，但其本身并不足以确定诊断。PCFCL 与 PCMZL 一般容易鉴别，两者的临床表现、形态学和免疫表型均不同（见表 20.3）。PCFCL 由大的中心细胞构成，免疫表型为 BCL6⁺、BCL2⁻、CD10⁺ 或 CD10⁻，PCMZL 的表型为 BCL6⁻、BCL2⁺、CD10⁻[30,31]。此外，淋巴浆样细胞和浆细胞表达单型轻链是 PCMZL 的标志性特征，罕见于 PCFCL。罕见的滤泡模式 PCFCL 强表达 CD10 和 BCL2，伴或不伴 t(14;18)，这些病例与淋巴结 FL 累及皮肤有时无法鉴别，只能依靠充分的分期检查。

弥漫模式的 PCFCL 在以前常诊断为 DLBCL（见表 20.1），需要与 PCDLBCL-LT 鉴别。表 20.4 归纳了两者的临床、组织学、免疫表型和遗传特征之间的区别，多数情况下可据此进行鉴别。

表 20.4　弥漫性 PCFCL 与 PCDLBCL-LT 的鉴别特征

	PCFCL，弥漫型	PCDLBCL-LT
临床表现	头部或躯干局限性皮肤病变	（小）腿皮肤肿瘤
组织病理学		
瘤细胞形态	大中心细胞为主（大裂细胞），可有中心母细胞，但不融合成片	显著或融合成片的中等至大的中心母细胞和/或免疫母细胞（大无裂细胞）
混合的 T 细胞	常丰富	散在，主要分布于血管周围
免疫表型		
B 系标记	CD20⁺、CD79a⁺、PAX5⁺ IgM⁻、IgD⁻	CD20⁺、CD79a⁺、PAX5⁺ IgM⁺、IgD⁺/⁻；表达单型轻链
生发中心标记	BCL6⁺、BCL2⁻、CD10⁻	BCL6⁺/⁻、BCL2⁺、CD10⁻
生发中心后标记	IRF4/MUM1⁻、FOXP1⁻	IRF4/MUM1⁺、FOXP1⁺
MYC 表达	阴性	阳性
CD21/CD35:（残余）FDC 网	有时可见	无
分子遗传学		
基因表达谱	GCB 型 DLBCL	ABC 型 DLBCL
BCL6、*MYC*、IGH 易位	无	*BCL6*（30%）、*MYC*（30%）、IGH（50%）
拷贝数改变（CGH 阵列分析；FISH）	2p16.1 扩增、14q11.2-q12 缺失	6q 缺失（*BLIMP1*；60%）、9P21.3 缺失（*CDKN2A*；67%）
NF-κB 通路突变	无数据	*MYD88*（60%）、*CD79B*（20%）、*CARD11*（10%）、*TNFAIP31/A20*（40%）

CGH，比较基因组杂交；DLBCL，弥漫大 B 细胞淋巴瘤；FDC，滤泡树突细胞；FISH，荧光原位杂交；IgD，免疫球蛋白 D；IgM，免疫球蛋白 M；PCDLBCL-LT，原发性皮肤弥漫大 B 细胞淋巴瘤-腿型；PCFCL，原发性皮肤滤泡中心淋巴瘤。

20.3.8　预后和预测因素

PCFCLs 表现为惰性临床过程。初次治疗后皮肤复发见于约 30% 患者，约 10% 患者播散至皮肤外部位[12,13,15]。PCFCLs 预后良好，生长模式、母细胞数量、有或无 BCL2 表达或 T（14;18）、病变局限或泛发等因素均不影响预后，5 年疾病特异性生存率为 95%[1,12,13,15,55,57,65,70]。罕见病例发生于腿部，预后较差，与 PCDLBCL-LT 相似[13,47]。

20.3.9　治疗

局限性皮肤病变患者首选放疗（30Gy）[46]。小而界清的孤立性病变可选择手术切除。皮肤复发并不代表疾病进展，也可采用放疗。复发病变可采用 4Gy 的姑息放疗剂量，90% 病例可得到有效的局部控制[71]。对于仅有少数几个散在病变的患者，可选择低剂量放疗，或观察等待，仅治疗有症状的病变，这与 PCMZL 推荐的治疗方案相同。对于泛发性皮肤病变患者，全身性病变内注射利妥昔单抗是一种安全有效的治疗方案，但常有皮肤复发[72,73]。多药联合化疗（CHOP）加利妥昔单抗（R-

CHOP）仅用于出现皮肤外播散的患者，以及对其他治疗方法无反应的泛发性皮肤病变患者。腿部 PCFCL 患者的预后与 PCDLBCL-LT 相同，治疗方案也相似[13,47]。

20.4　原发性皮肤弥漫大 B 细胞淋巴瘤-腿型

20.4.1　定义

以中心母细胞和免疫母细胞为主，或这两种细胞融合成片的 PCDLBCL，特征性发生于（小）腿皮肤。少数情况下，具有相似形态和表型的皮肤病变发生于腿之外的部位。这些淋巴瘤最初依据 Kiel 分类归入中心母细胞和/或免疫母细胞淋巴瘤，以亚组的形式包括在 PCFCLs 组中，是此组中预后最差者[74]。与大中心细胞弥漫增生的 PCFCL 相比，本病具有不同的临床表现、形态学、免疫表型和生物学行为，因此，EORTC 分类将其作为独立实体，在之后的 WHO-EORTC 和 WHO2008 分类中只是稍做修改[1,2,16,75]。最近的研究发现，本病的免疫表型和遗传特征与

ABC 型 DLBCL 极为相似(即使不是完全相同)[67,76,77]。

20.4.2　流行病学

PCDLBCL-LT 约占所有皮肤淋巴瘤的 4%,原发性 CBCLs 的 20%。主要累及老年人,特别是女性[13,15,47,75]。在两组最大的研究中,患者中位年龄 78 岁[13,78]。

20.4.3　临床特征

患者常表现为一侧或双侧(小)腿生长迅速的红色或蓝红色肿块,约 20% 见于腿之外的部位(图 20.6A)[13,47,78]。与 PCFCLs 相比,本病更常播散至皮肤以外部位,预后更差(见表 20.2)[13,15,47,55,70,75]。

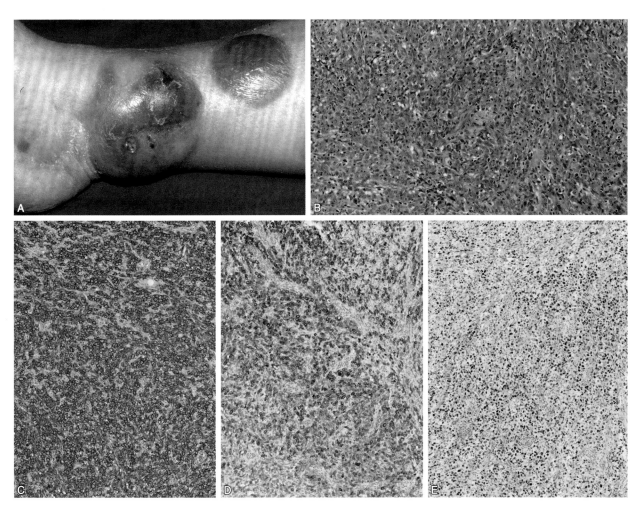

图 20.6　原发性皮肤弥漫大 B 细胞淋巴瘤-腿型。A,右小腿可见一个大肿块。B,中心母细胞和免疫母细胞弥漫增生。瘤细胞强表达 CD20(C)、IgM(D)和 MYC(E)

20.4.4　组织病理学

肿瘤表现为非亲表皮性的弥漫浸润,常延伸至皮下组织。浸润灶由单一的或融合成片的大细胞构成,核圆形,核仁明显,常由中心母细胞和免疫母细胞混合构成(图 20.6B)[13,55,75]。核分裂象常见。缺乏小 B 细胞和(残余的)CD21+/CD35+ FDC 网,反应性 T 细胞相对较少,且常局限于血管周围。

20.4.5　免疫表型

瘤细胞表达 B 细胞相关抗原 CD20 和 CD79a,与 PCFCLs 不同的是强表达 BCL2、IRF4/MUM1 和 FOXP1(图 20.6C)。少数病例可不表达 BCL2 或 IRF4/MUM1[13,31,47,55]。多数病例表达 BCL6,一般不表达 CD10[13,31]。Ki-67 指数多数>75%。最近研究发现,无论部位,所有 PCLBCL-LT 均强表达胞质型 IgM,且

约 50% 病例共表达 IgD(图 20.6D)[79,80]。与之相反,一项研究中的所有 PCFCLs 均不表达 IgM,而另一项研究的 30 个病例中仅 3 例表达,这 3 例病变均位于腿部[79,80]。与 PCFCL 不同,PCDLBCL-LT 的核强阳性表达 MYC(见图 20.6D)[81],但 MYC 表达与 MYC 重排之间没有相关性。仅极少数 PCDLBCL-LTs 存在 MYC 突变[77,82]。

20.4.6　遗传特征

遗传学研究发现,PCLBCL-LT 与 PCFCL 之间存在显著差异。与免疫表型研究结果相一致的是,PCDLBCL-LT 具有 ABC 型 DLBCL 的基因表达谱,而 PCFCL 与 GCB 型 DLBCL 相似[67]。PCDLBCL-LT 有涉及 BCL6、MYC 和 IGH 的易位,PCFCL 缺乏这些易位[77,82]。拷贝数研究发现,67% 的 PCDLBCL-LT 病例有 BCL2 基因高水平扩增,这可能是本病没有 t(14;18),但却强表

达 BCL2 的原因[68]。多达 67% 的病例由于基因缺失或启动子甲基化而导致 CDKN2A 丢失，此异常与预后差相关[68,83]。最近还报道了 MYD88 L265P 突变（60%），B 细胞受体通路的不同成分也发生突变，包括 CARD11（10%）、CD79B（20%）和 TNFAIP3/A20（40%），这些突变均强烈提示 PCLBCL-LT 存在 NF-κB 通路组成性激活[76,77,84]。基因表达谱和细胞遗传学改变的相似性，包括易位和 NF-κB 通路活化突变，提示 PCDL-BCL-LT 可以看作是 ABC 型 DLBCL 的皮肤型表现[77]。

20.4.7　鉴别诊断

PCDLBCL-LT 需要鉴别的对象包括：大中心细胞弥漫增生的 PCFCL、系统性 DLBCL 继发累及皮肤和其他几种特殊类型的大 B 细胞淋巴瘤。PCDLBCL-LT 与 PCFCL 的鉴别极为重要，因为两者的预后和治疗方案均完全不同。鉴别特征归纳于表 20.4。与系统性 DLBCL 继发累及皮肤的鉴别需要仔细的分期评估。WHO-EORTC 分类中包括的 PCLBCL 其他类型是指皮肤发生的、不能归入 PCDLBCL-LT 或 PCFCL 的罕见的大 B 细胞淋巴瘤[1]，包括 DLBCL 的形态学变异型，例如间变性、浆母细胞型或富于 T 细胞/组织细胞型大 B 细胞淋巴瘤。2008 版 WHO 去除 PCLBCL-其他类型这一分类，将其中的多数病例归入 PCDLBCL-LT 或 PCFCL。浆母细胞淋巴瘤几乎仅见于 HIV 感染患者或其他免疫缺陷疾病患者[85-88]，其中部分病例在诊断时仅有皮肤病变[89]。已报道罕见的原发性皮肤富于 T 细胞/组织细胞大 B 细胞淋巴瘤，表现为在富含反应性 T 细胞和组织细胞背景中可见散在的大 B 细胞[90,91]，临床常表现为头部或躯干孤立性皮肤肿块，与 PCFCLs 相似。与相应的结内淋巴瘤不同，发生于皮肤者的预后极好[92]。

一些特殊类型的 DLBCL 可仅表现为皮肤病变，例如血管内大 B 细胞淋巴瘤、免疫缺陷相关性 B 细胞肿瘤和 B 淋巴母细胞淋巴瘤（B-LBL），将在后文中讨论。

20.4.8　预后、预测因素及治疗

与 PCFCL 和 PCMZL 相比，PCDLBCL-LT 的临床行为更具侵袭性，预后更差。前期研究报道的疾病特异性 5 年生存率约为 50%[12,70,75]。与预后差相关的因素包括：诊断时多发皮肤病变、因缺失或超甲基化而导致 CDKN2A 失活、携带 MYD88 L265P 突变[13,83,93,94]。最近研究发现，多药化疗（CHOP 或 CHOP 样方案）联用或不联用利妥昔单抗治疗组的临床结局有差异，联用者的预后更好[15,78]。其中一项研究包括 115 例 PCDLBCL-LT 患者，多药化疗联合利妥昔单抗，使患者的疾病特异性 5 年生存率提高到近 70%[78]。

20.5　血管内大 B 细胞淋巴瘤

血管内大 B 细胞淋巴瘤是一种独立的大 B 细胞淋巴瘤亚型，定义为血管内出现肿瘤性大 B 细胞聚集。多见于中枢神经系统、肺和皮肤，预后差[95]。疾病常广泛播散，但也可仅累及皮肤。病变可表现为紫色斑疹和丘疹，或毛细血管扩张性皮肤病变，多位于（小）腿或躯干（图 20.7A）[95,96]。仅有皮肤病变者的预后显著优于伴有其他临床表现的患者，3 年总体生存率分别为 56% 和 22%[96]。罕见病例发生于皮肤血管瘤的毛细血管内[97,98]。组织学表现为真皮和皮下血管内充满增生的肿瘤性大 B 细胞，管腔常扩张（图 20.7B）。瘤细胞表达 B 细胞相关抗原、BCL2 和 IRF4/MUM1。瘤细胞可阻塞小静脉、毛细血管和小动脉。一些病例的血管周围可见瘤细胞。首选治疗方案为多药化疗联合利妥昔单抗，包括仅有皮肤病变的患者[96,99]。

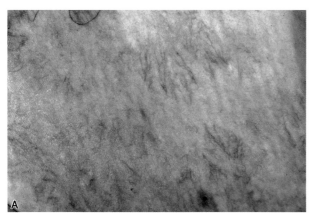
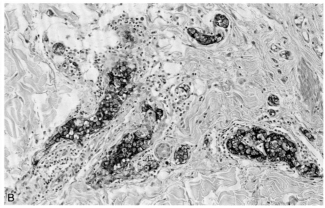

图 20.7　血管内大 B 细胞淋巴瘤。A，躯干和腿部可见毛细血管扩张性病变。B，瘤细胞表达 CD20

20.6　B 淋巴母细胞淋巴瘤

B-LBL 最常见于儿童和年轻成人，常累及结外部位，其中最常见于皮肤。特征性表现为头颈部区域孤立性肿块，且可能是本病的唯一表现[100-103]。组织学表现为中等大小的母细胞弥漫性单形性浸润，核常为圆形，染色质细而分散，核仁不明显，胞质稀少。可能有星空现象。瘤细胞常表达 CD79a、PAX5、CD10 和 TdT，弱表达或不表达 CD20。部分病例表达 CD99。患者应接受与 B 急性淋巴母细胞白血病相同的多药化疗方案，包括孤立性皮肤肿瘤患者。采用此方案的患者预后多数较好[104]。

20.7　免疫缺陷相关性疾病

2008 版和 2016 版 WHO 分类中，不仅包括移植后和 HIV

相关性淋巴组织增生性疾病,还包括一组医源性免疫缺陷相关性淋巴组织增生性疾病(LPD),后者见于使用甲氨蝶呤(MTX)或其他免疫抑制剂的患者[16]。MTX 相关性 LPD 也可见于自身免疫疾病患者(主要是类风湿性关节炎),可表现为皮肤病变,有时甚至是本病的唯一表现,与 PCDLBCL-LT 的鉴别有时很困难[81,105,106]。本病常表现为泛发性和/或溃疡性皮肤病变,这不同于 PCDLBCL-LT。多数病例具有 DLBCL 的组织学特征,30%~40% 病例与 EBV 感染相关。EBV 阳性病例常表现为弥漫性多形性浸润,可见中心母细胞、免疫母细胞和类似 Hodgkin 细胞和 R-S 细胞的细胞,并混有数量不等的炎细胞。与 PCDL-BCL-LT 不同,EBV 阳性病例可能(部分)丢失 CD20 和/或 CD79a,强表达 CD30。EBV 阴性 MTX 相关性 DLBCL 与 PCDL-BCL-LT 的鉴别更困难,两者均表现为中心母细胞和/或免疫母细胞单形性浸润,强表达 CD20 和 CD79a,多数病例表达 BCL2、IRF4/MUM1、FOXP1 和 MYC,不表达或罕见表达 CD30[81]。但

两者的鉴别很重要,因为 EBV 阴性 MTX 相关性 DLBCL 在停用 MTX 后可能消退,预后更好[81,106]。因此,停用 MTX 有效的患者应采取观察等待的策略,而不是积极治疗。最近一项研究发现,以皮肤病变为首发表现者的疾病特异性 5 年生存率为90%[81]。EBV 阳性黏膜皮肤溃疡是最近描述的一种 EBV 阳性 B 细胞 LPD,患者表现为口咽部或皮肤边界清楚的溃疡性病变,与 EBV 阳性 MTX 相关性 B 细胞 LPD 有相当明显的重叠[107],可见于药物相关性(MTX、环孢菌素、硫唑嘌呤)或年龄相关性免疫抑制患者,可自发消退,或在停用免疫抑制剂后消退,预后极好。这些不同 EBV 阳性 LPD 的确切分类仍有争议[37]。

其他 EBV 阳性疾病偶也可累及皮肤,例如老年人 EBV 阳性 DLBCL,以及淋巴瘤样肉芽肿病,但一般是全身疾病的皮肤表现(见第 29 章)[108-110]。

精华和陷阱

- 与原发性皮肤 T 细胞淋巴瘤(CTCL)的命名一样,CBCL 用于诊断时仅有皮肤病变,而没有皮肤外病变的 B 细胞淋巴瘤(原发性 CBCL)。CBCL 与系统性 B 细胞淋巴瘤继发累及皮肤的鉴别很重要。
- 即使是组织学特征提示 CBCL 的病例,也只有在经充分的分期评估除外皮肤外病变后,才能确定诊断为 CBCL。
- 皮肤病变的定位是 CBCL 重要的诊断线索。PCFCL 最常表现为头部(头皮)或躯干的局限性皮肤病变,PCMZL 多位于躯干和/或手臂,PCDLBCL-LT 多位于(小)腿。
- 表皮下的真皮浅层和真皮浸润灶的周边存在单型浆细胞是 PCMZL 的特征之一。
- 肿瘤性小 B 细胞弥漫增生、IgM 阳性、反应性滤泡殖入,以及淋巴上皮病变等在 PCMZL 中并不少见,需要除外继发性皮肤累及。
- 低度恶性 CBCL(PCMZL 和 PCFCL)与假性 B 细胞淋巴瘤(皮肤淋巴组织增生)的鉴别有时极为困难。证实 B 细胞克隆性支持 CBCL,但其本身并不足以明确诊断。
- PCMZL 和假性 B 细胞淋巴瘤均可能起源于皮内抗原的慢性刺激,例如文身色素、蜱叮咬和疫苗注射,提示两者代表皮肤 B 细胞增生的连续谱系。

- PCFCL 可表现为滤泡模式、滤泡和弥漫模式或纯弥漫模式,以大中心细胞为主,伴不同比例的中心母细胞。生长模式不影响预后,因此分级没有意义。
- 伴滤泡模式的皮肤淋巴瘤出现 *BCL* 表达或易位,应考虑到系统性淋巴瘤继发累及皮肤的可能性,但并不能完全除外 PCFCL。PCF-CL 出现 *BCL* 表达或易位,并不影响预后。
- 弥漫型 PCFCL 与 PCDLBCL-LT 的鉴别主要依据形态学标准:PCF-CL 以大中心细胞为主,而 PCDLBCL-LT 由中心母细胞和免疫母细胞构成。免疫表型检测有助于诊断,多数 PCDLBCL-LT 强表达 BCL2、IRF4/MUM1 和胞质 IgM,此特征少见于弥漫型 PCFCL。
- 免疫表型、基因表达谱和细胞遗传学改变的相似性,包括易位和 NF-κB 活化突变,提示 PCDLBCL-LT 是 ABC 型 DLBCL 对应的皮肤亚型。
- 对于具有高度多形性细胞构成,或含有 Hodgkin 样细胞的皮肤 CBCL,需要考虑免疫缺陷相关性淋巴组织增生性疾病,应行 CD30 染色和 EBER 原位杂交以明确诊断。
- B 淋巴母细胞淋巴瘤可以头颈部孤立性皮肤病变为唯一表现。患者应采用针对 B 急性淋巴母细胞白血病的多药化疗方案,预后可能很好。

(陈　健译)

参考文献

1. Willemze R, Jaffe ES, Burg G, et al. WHO-EORTC classification for cutaneous lymphomas. Blood. 2005;105:3768-3785.

2. Willemze R, Kerl H, Sterry W, et al. EORTC classification for primary cutaneous lymphomas: a proposal from the Cutaneous Lymphoma Study Group of the European Organization for Research and Treatment of Cancer. Blood. 1997;90:354-371.

3. Fink-Puches R, Zenahlik P, Back B, Smolle J, Kerl H, Cerroni L. Primary cutaneous lymphomas: applicability of current classification schemes (European Organization for Research and Treatment of Cancer, World Health Organization) based on clinicopathologic features observed in a large group of patients. Blood. 2002;99:800-805.

4. Bradford PT, Devesa SS, Anderson WF, Toro JR. Cutaneous lymphoma incidence patterns in the United States: a population-based study of 3884

cases. Blood. 2009;113:5064-5073.

5. Fujita A, Hamada T, Iwatsuki K. Retrospective analysis of 133 patients with cutaneous lymphomas from a single Japanese medical center between 1995 and 2008. J Dermatol. 2011;38:524-530.

6. Park JH, Shin HT, Lee DY, et al. World Health Organization-European Organization for Research and Treatment of Cancer classification of cutaneous lymphoma in Korea: a retrospective study at a single tertiary institution. J Am Acad Dermatol. 2012;67:1200-1209.

7. Kim YH, Willemze R, Pimpinelli N, et al. TNM classification system for primary cutaneous lymphomas other than mycosis fungoides and Sezary syndrome: a proposal of the International Society for Cutaneous Lymphomas ISCL and the Cutaneous Lymphoma Task Force of the European Organization of Research and Treatment of Cancer EORTC. Blood. 2007;110:479-484.

8. Senff NJ, Kluin-Nelemans HC, Willemze R. Results of bone marrow examination in 275 patients with histological features that suggest an indolent

type of cutaneous B-cell lymphoma. Br J Haematol. 2008;142:52-56.

9. Willemze R. Thirty years of progress in cutaneous lymphoma research. G Ital Dermatol Venereol. 2012;147:515-521.

10. Jaffe ES, Harris NL, Stein H, Vardiman JW. WHO Classification of Tumours of Haematopoietic and Lymphoid Tissues. Lyon, France: IARC Press;2001.

11. LeBoit PE, Burg G, Weedon D, Sarasin A. WHO Classification of Tumours of Haematopoietic and Lymphoid Tissues. Lyon, France: IARC Press;2006.

12. Zinzani PL, Quaglino P, Pimpinelli N, et al. Prognostic factors in primary cutaneous B-cell lymphoma: the Italian Study Group for Cutaneous Lymphomas. J Clin Oncol. 2006;24:1376-1382.

13. Senff NJ, Hoefnagel JJ, Jansen PM, et al. Reclassification of 300 primary cutaneous B-cell lymphomas according to the new WHO-EORTC classification for cutaneous lymphomas: comparison with previous classifications and identification of prognostic markers. J Clin Oncol. 2007;25: 1581-1587.

14. Khamaysi Z, Ben-Arieh Y, Izhak OB, Epelbaum R, Dann EJ, Bergman R. The applicability of the new WHO-EORTC classification of primary cutaneous lymphomas to a single referral center. Am J Dermatopathol. 2008;30:37-44.

15. Hamilton SN, Wai ES, Tan K, Alexander C, Gascoyne RD, Connors JM. Treatment and outcomes in patients with primary cutaneous B-cell lymphoma: the BC Cancer Agency experience. Int J Radiat Oncol Biol Phys. 2013;87:719-725.

16. Swerdlow A, Campo E, Harris NL, et al. WHO Classification of Tumours of Haematopoietic and Lymphoid Tissues. Lyon, France: IARC Press;2008.

16a. Swerdlow SH, Campo E, Pileri SA, et al. The 2016 revision of the World Health Organization classification of lymphoid neoplasms. Blood. 2016; 127:2375-2390.

17. Rijlaarsdam JU, Van der Putte SC, Berti E, et al. Cutaneous immunocytomas: a clinicopathologic study of 26 cases. Histopathology. 1993;23: 117-125.

18. Schmid U, Eckert F, Griesser H, et al. Cutaneous follicular lymphoid hyperplasia with monotypic plasma cells. A clinicopathologic study of 18 patients. Am J Surg Pathol. 1995;19:12-20.

19. Muscardin LM, Pulsoni A, Cerroni L. Primary cutaneous plasmacytoma: report of a case with review of the literature. J Am Acad Dermatol. 2000; 43:962-965.

20. Servitje O, Muniesa C, Benavente Y, et al. Primary cutaneous marginal zone B-cell lymphoma: response to treatment and disease-free survival in a series of 137 patients. J Am Acad Dermatol. 2013;69:357-365.

21. Rijlaarsdam U, Bakels V, van Oostveen JW, et al. Demonstration of clonal immunoglobulin gene rearrangements in cutaneous B-cell lymphomas and pseudo-B-cell lymphomas: differential diagnostic and pathogenetic aspects. J Invest Dermatol. 1992;99:749-754.

22. Cerroni L, Zochling N, Putz B, Kerl H. Infection by Borrelia burgdorferi and cutaneous B-cell lymphoma. J Cutan Pathol. 1997;24:457-461.

23. Goodlad JR, Davidson MM, Hollowood K, et al. Primary cutaneous B-cell lymphoma and Borrelia burgdorferi infection in patients from the Highlands of Scotland. Am J Surg Pathol. 2000;24:1279-1285.

24. Wood GS, Kamath NV, Guitart J, et al. Absence of Borrelia burgdorferi DNA in cutaneous B-cell lymphomas from the United States. J Cutan Pathol. 2001;28:502-507.

25. Li C, Inagaki H, Kuo TT, Hu S, Okabe M, Eimoto T. Primary cutaneous marginal zone B-cell lymphoma: a molecular and clinicopathologic study of 24 Asian cases. Am J Surg Pathol. 2003;27:1061-1069.

26. Hoefnagel JJ, Vermeer MH, Jansen PM, et al. Primary cutaneous marginal zone B-cell lymphoma: clinical and therapeutic features in 50 cases. Arch Dermatol. 2005;141:1139-1145.

27. Gerami P, Wickless SC, Rosen S, et al. Applying the new TNM classification system for primary cutaneous lymphomas other than mycosis fungoides and Sezary syndrome in primary cutaneous marginal zone lymphoma. J Am Acad Dermatol. 2008;59:245-254.

28. Cerroni L, Signoretti S, Hofler G, et al. Primary cutaneous marginal zone B-cell lymphoma: a recently described entity of low-grade malignant cutaneous B-cell lymphoma. Am J Surg Pathol. 1997;21:1307-1315.

29. Bailey EM, Ferry JA, Harris NL, Mihm MC Jr, Jacobson JO, Duncan LM. Marginal zone lymphoma low-grade B-cell lymphoma of mucosa-associated lymphoid tissue type of skin and subcutaneous tissue: a study of 15 patients. Am J Surg Pathol. 1996;20:1011-1023.

30. de Leval L, Harris NL, Longtine J, Ferry JA, Duncan LM. Cutaneous B-cell lymphomas of follicular and marginal zone types: use of Bcl-6, CD10, Bcl-2, and CD21 in differential diagnosis and classification. Am J Surg Pathol. 2001;25:732-741.

31. Hoefnagel JJ, Vermeer MH, Jansen PM, Fleuren GJ, Meijer CJ, Willemze R. Bcl-2, Bcl-6 and CD10 expression in cutaneous B-cell lymphoma: further support for a follicle centre cell origin and differential diagnostic significance. Br J Dermatol. 2003;149:1183-1191.

32. Edinger JT, Lorenzo CR, Breneman DL, Swerdlow SH. Primary cutaneous marginal zone lymphoma with subclinical cutaneous involvement and biclonality. J Cutan Pathol. 2011;38:724-730.

33. Ferrara G, Cusano F, Robson A, Stefanato CM. Primary cutaneous marginal zone B-cell lymphoma with anetoderma: spontaneous involution plus de novo clonal expansion. J Cutan Pathol. 2011;38:342-345.

34. van Maldegem F, van Dijk R, Wormhoudt TA, et al. The majority of cutaneous marginal zone B-cell lymphomas expresses class-switched immunoglobulins and develops in a T-helper type 2 inflammatory environment. Blood. 2008;112:3355-3361.

35. Edinger JT, Kant JA, Swerdlow SH. Cutaneous marginal zone lymphomas have distinctive features and include 2 subsets. Am J Surg Pathol. 2010; 34:1830-1841.

36. Brenner I, Roth S, Puppe B, Wobser M, Rosenwald A, Geissinger E. Primary cutaneous marginal zone lymphomas with plasmacytic differentiation show frequent IgG4 expression. Mod Pathol. 2013;26:1568-1576.

37. Swerdlow SH, Quintanilla-Martinez L, Willemze R, Kinney MC. Cutaneous B-cell lymphoproliferative disorders: report of the 2011 Society for Hematopathology/European Association for Haematopathology workshop. Am J Clin Pathol. 2013;139:515-535.

38. Gilliam AC, Wood GS. Cutaneous lymphoid hyperplasias. Semin Cutan Med Surg. 2000;19:133-141.

39. Nihal M, Mikkola D, Horvath N, et al. Cutaneous lymphoid hyperplasia: a lymphoproliferative continuum with lymphomatous potential. Hum Pathol. 2003;34:617-622.

40. Streubel B, Lamprecht A, Dierlamm J, et al. T14;18q32;q21 involving IGH and MALT1 is a frequent chromosomal aberration in MALT lymphoma. Blood. 2003;101:2335-2339.

41. Streubel B, Vinatzer U, Lamprecht A, Raderer M, Chott A. T3;14p14. 1; q32 involving IGH and FOXP1 is a novel recurrent chromosomal aberra-

tion in MALT lymphoma. Leukemia. 2005;19:652-658.

42. Schreuder MI, Hoefnagel JJ, Jansen PM, van Krieken JH, Willemze R, Hebeda KM. FISH analysis of MALT lymphoma-specific translocations and aneuploidy in primary cutaneous marginal zone lymphoma. J Pathol. 2005;205:302-310.

43. Gallardo F, Bellosillo B, Espinet B, et al. Aberrant nuclear BCL10 expression and lack of t11;18q21;q21 in primary cutaneous marginal zone B-cell lymphoma. Hum Pathol. 2006;37:867-873.

44. Takino H, Li C, Hu S, et al. Primary cutaneous marginal zone B-cell lymphoma: a molecular and clinicopathological study of cases from Asia, Germany, and the United States. Mod Pathol. 2008;21:1517-1526.

45. Levin C, Mirzamani N, Zwerner J, Kim Y, Schwartz EJ, Sundram U. A comparative analysis of cutaneous marginal zone lymphoma and cutaneous chronic lymphocytic leukemia. Am J Dermatopathol. 2012;34:18-23.

46. Senff NJ, Noordijk EM, Kim YH, et al. European Organization for Research and Treatment of Cancer EORTC and International Society for Cutaneous Lymphoma ISCL consensus recommendations for the management of cutaneous B-cell lymphomas. Blood. 2008;112:1600-1609.

47. Kodama K, Massone C, Chott A, Metze D, Kerl H, Cerroni L. Primary cutaneous large B-cell lymphomas: clinicopathologic features, classification, and prognostic factors in a large series of patients. Blood. 2005;106:2491-2497.

48. Berti E, Alessi E, Caputo R, Gianotti R, Delia D, Vezzoni P. Reticulohistiocytoma of the dorsum. J Am Acad Dermatol. 1988;19:259-272.

49. Bekkenk MW, Vermeer MH, Geerts ML, et al. Treatment of multifocal primary cutaneous B-cell lymphoma: a clinical follow-up study of 29 patients. J Clin Oncol. 1999;17:2471-2478.

50. Grange F, Hedelin G, Joly P, et al. Prognostic factors in primary cutaneous lymphomas other than mycosis fungoides and the Sezary syndrome. The French Study Group on Cutaneous Lymphomas. Blood. 1999;93:3637-3642.

51. Cerroni L, Arzberger E, Putz B, et al. Primary cutaneous follicle center cell lymphoma with follicular growth pattern. Blood. 2000;95:3922-3928.

52. Goodlad JR, Krajewski AS, Batstone PJ, et al. Primary cutaneous follicular lymphoma: a clinicopathologic and molecular study of 16 cases in support of a distinct entity. Am J Surg Pathol. 2002;26:733-741.

53. Cerroni L, El-Shabrawi-Caelen L, Fink-Puches R, LeBoit PE, Kerl H. Cutaneous spindle-cell B-cell lymphoma: a morphologic variant of cutaneous large B-cell lymphoma. Am J Dermatopathol. 2000;22:299-304.

54. Goodlad JR. Spindle-cell B-cell lymphoma presenting in the skin. Br J Dermatol. 2001;145:313-317.

55. Goodlad JR, Krajewski AS, Batstone PJ, et al. Primary cutaneous diffuse large B-cell lymphoma: prognostic significance of clinicopathological subtypes. Am J Surg Pathol. 2003;27:1538-1545.

56. Kim BK, Surti U, Pandya AG, Swerdlow SH. Primary and secondary cutaneous diffuse large B-cell lymphomas: a multiparameter analysis of 25 cases including fluorescence in situ hybridization for t14;18 translocation. Am J Surg Pathol. 2003;27:356-364.

57. Mirza I, Macpherson N, Paproski S, et al. Primary cutaneous follicular lymphoma: an assessment of clinical, histopathologic, immunophenotypic, and molecular features. J Clin Oncol. 2002;20:647-655.

58. Cerroni L, Volkenandt M, Rieger E, Soyer HP, Kerl H. bcl-2 protein expression and correlation with the interchromosomal 14;18 translocation in cutaneous lymphomas and pseudolymphomas. J Invest Dermatol. 1994;102:231-235.

59. Child FJ, Russell-Jones R, Woolford AJ, et al. Absence of the t14;18 chromosomal translocation in primary cutaneous B-cell lymphoma. Br J Dermatol. 2001;144:735-744.

60. Geelen FA, Vermeer MH, Meijer CJ, et al. bcl-2 protein expression in primary cutaneous large B-cell lymphoma is site-related. J Clin Oncol. 1998;16:2080-2085.

61. Aguilera NS, Tomaszewski MM, Moad JC, Bauer FA, Taubenberger JK, Abbondanzo SL. Cutaneous follicle center lymphoma: a clinicopathologic study of 19 cases. Mod Pathol. 2001;14:828-835.

62. Gulia A, Saggini A, Wiesner T, et al. Clinicopathologic features of early lesions of primary cutaneous follicle center lymphoma, diffuse type: implications for early diagnosis and treatment. J Am Acad Dermatol. 2011;65:991-1000.

63. Aarts WM, Willemze R, Bende RJ, Meijer CJ, Pals ST, van Noesel CJ. VH gene analysis of primary cutaneous B-cell lymphomas: evidence for ongoing somatic hypermutation and isotype switching. Blood. 1998;92:3857-3864.

64. Gellrich S, Rutz S, Golembowski S, et al. Primary cutaneous follicle center cell lymphomas and large B cell lymphomas of the leg descend from germinal center cells. A single cell polymerase chain reaction analysis. J Invest Dermatol. 2001;117:1512-1520.

65. Abdul-Wahab A, Tang SY, Robson A, et al. Chromosomal anomalies in primary cutaneous follicle center cell lymphoma do not portend a poor prognosis. J Am Acad Dermatol. 2014;70:1010-1020.

66. Kim BK, Surti U, Pandya A, Cohen J, Rabkin MS, Swerdlow SH. Clinicopathologic, immunophenotypic, and molecular cytogenetic fluorescence in situ hybridization analysis of primary and secondary cutaneous follicular lymphomas. Am J Surg Pathol. 2005;29:69-82.

67. Hoefnagel JJ, Dijkman R, Basso K, et al. Distinct types of primary cutaneous large B-cell lymphoma identified by gene expression profiling. Blood. 2005;105:3671-3678.

68. Dijkman R, Tensen CP, Jordanova ES, et al. Array-based comparative genomic hybridization analysis reveals recurrent chromosomal alterations and prognostic parameters in primary cutaneous large B-cell lymphoma. J Clin Oncol. 2006;24:296-305.

69. Dijkman R, Tensen CP, Buettner M, Niedobitek G, Willemze R, Vermeer MH. Primary cutaneous follicle center lymphoma and primary cutaneous large B-cell lymphoma, leg type, are both targeted by aberrant somatic hypermutation but demonstrate differential expression of AID. Blood. 2006;107:4926-4929.

70. Grange F, Bekkenk MW, Wechsler J, et al. Prognostic factors in primary cutaneous large B-cell lymphomas: a European multicenter study. J Clin Oncol. 2001;19:3602-3610.

71. Neelis KJ, Schimmel EC, Vermeer MH, Senff NJ, Willemze R, Noordijk EM. Low-dose palliative radiotherapy for cutaneous B-and T-cell lymphomas. Int J Radiat Oncol Biol Phys. 2009;74:154-158.

72. Brandenburg A, Humme D, Terhorst D, Gellrich S, Sterry W, Beyer M. Long-term outcome of intravenous therapy with rituximab in patients with primary cutaneous B-cell lymphomas. Br J Dermatol. 2013;169:1126-1132.

73. Penate Y, Hernandez-Machin B, Perez-Mendez LI, et al. Intralesional rituximab in the treatment of indolent primary cutaneous B-cell lymphomas: an epidemiological observational multicentre study. The Spanish

Working Group on Cutaneous Lymphoma. Br J Dermatol. 2012；167：174-179.

74. Willemze R，Meijer CJ，Sentis HJ，et al. Primary cutaneous large cell lymphomas of follicular center cell origin. A clinical follow-up study of nineteen patients. J Am Acad Dermatol. 1987；16：518-526.

75. Vermeer MH，Geelen FA，van Haselen CW，et al. Primary cutaneous large B-cell lymphomas of the legs. A distinct type of cutaneous B-cell lymphoma with an intermediate prognosis. Dutch Cutaneous Lymphoma Working Group. Arch Dermatol. 1996；132：1304-1308.

76. Koens L，Zoutman WH，Ngarmlertsirichai P，et al. Nuclear factor-kappaB pathway-activating gene aberrancies in primary cutaneous large B-cell lymphoma，leg type. J Invest Dermatol. 2014；134：290-292.

77. Pham-Ledard A，Prochazkova-Carlotti M，Andrique L，et al. Multiple genetic alterations in primary cutaneous large B-cell lymphoma，leg type support a common lymphomagenesis with activated B-cell-like diffuse large B-cell lymphoma. Mod Pathol. 2014；27：402-411.

78. Grange F，Joly P，Barbe C，et al. Improvement of survival in patients with primary cutaneous diffuse large B-cell lymphoma，leg type，in France. JAMA Dermatol. 2014；150：535-541.

79. Koens L，Vermeer MH，Willemze R，Jansen PM. IgM expression on paraffin sections distinguishes primary cutaneous large B-cell lymphoma，leg type from primary cutaneous follicle center lymphoma. Am J Surg Pathol. 2010；34：1043-1048.

80. Demirkesen C，Tuzuner N，Esen T，Lebe B，Ozkal S. The expression of IgM is helpful in the differentiation of primary cutaneous diffuse large B cell lymphoma and follicle center lymphoma. Leuk Res. 2011；35：1269-1272.

81. Koens L，Senff NJ，Vermeer MH，Willemze R，Jansen PM. Methotrexate-associated B-cell lymphoproliferative disorders presenting in the skin：a clinicopathologic and immunophenotypical study of 10 cases. Am J Surg Pathol. 2014；38：999-1006.

82. Hallermann C，Kaune KM，Gesk S，et al. Molecular cytogenetic analysis of chromosomal breakpoints in the IGH，MYC，BCL6，and MALT1 gene loci in primary cutaneous B-cell lymphomas. J Invest Dermatol. 2004；123：213-219.

83. Senff NJ，Zoutman WH，Vermeer MH，et al. Fine-mapping chromosomal loss at 9p21：correlation with prognosis in primary cutaneous diffuse large B-cell lymphoma，leg type. J Invest Dermatol. 2009；129：1149-1155.

84. Pham-Ledard A，Cappellen D，Martinez F，Vergier B，Beylot-Barry M，Merlio JP. MYD88 somatic mutation is a genetic feature of primary cutaneous diffuse large B-cell lymphoma，leg type. J Invest Dermatol. 2012；132：2118-2120.

85. Nicol I，Boye T，Carsuzaa F，et al. Post-transplant plasmablastic lymphoma of the skin. Br J Dermatol. 2003；149：889-891.

86. Hausermann P，Khanna N，Buess M，et al. Cutaneous plasmablastic lymphoma in an HIV-positive male：an unrecognized cutaneous manifestation. Dermatology. 2004；208：287-290.

87. Colomo L，Loong F，Rives S，et al. Diffuse large B-cell lymphomas with plasmablastic differentiation represent a heterogeneous group of disease entities. Am J Surg Pathol. 2004；28：736-747.

88. Hsi ED，Lorsbach RB，Fend F，Dogan A. Plasmablastic lymphoma and related disorders. Am J Clin Pathol. 2011；136：183-194.

89. Heiser D，Muller H，Kempf W，Eisendle K，Zelger B. Primary cutaneous plasmablastic lymphoma of the lower leg in an HIV-negative patient. J Am Acad Dermatol. 2012；67：e202-e205.

90. Sander CA，Kaudewitz P，Kutzner H，et al. T-cell-rich B-cell lymphoma presenting in skin. A clinicopathologic analysis of six cases. J Cutan Pathol. 1996；23：101-108.

91. Li S，Griffin CA，Mann RB，Borowitz MJ. Primary cutaneous T-cell-rich B-cell lymphoma：clinically distinct from its nodal counterpart？Mod Pathol. 2001；14：10-13.

92. Vezzoli P，Fiorani R，Girgenti V，et al. Cutaneous T-cell/histiocyte-rich B-cell lymphoma：a case report and review of the literature. Dermatology. 2011；222：225-230.

93. Grange F，Beylot-Barry M，Courville P，et al. Primary cutaneous diffuse large B-cell lymphoma，leg type：clinicopathologic features and prognostic analysis in 60 cases. Arch Dermatol. 2007；143：1144-1150.

94. Pham-Ledard A，Beylot-Barry M，Barbe C，et al. High frequency and clinical prognostic value of MYD88 L265P mutation in primary cutaneous diffuse large B-cell lymphoma，leg-type. JAMA Dermatol. 2014；150：1173-1179.

95. Perniciaro C，Winkelmann RK，Daoud MS，Su WP. Malignant angioendotheliomatosis is an angiotropic intravascular lymphoma. Immunohistochemical，ultrastructural，and molecular genetics studies. Am J Dermatopathol. 1995；17：242-248.

96. Ferreri AJ，Campo E，Seymour JF，et al. Intravascular lymphoma：clinical presentation，natural history，management and prognostic factors in a series of 38 cases，with special emphasis on the "cutaneous variant". Br J Haematol. 2004；127：173-183.

97. Rubin MA，Cossman J，Freter CE，Azumi N. Intravascular large cell lymphoma coexisting within hemangiomas of the skin. Am J Surg Pathol. 1997；21：860-864.

98. Kobayashi T，Munakata S，Sugiura H，et al. Angiotropic lymphoma：proliferation of B cells in the capillaries of cutaneous angiomas. Br J Dermatol. 2000；143：162-164.

99. Shimada K，Matsue K，Yamamoto K，et al. Retrospective analysis of intravascular large B-cell lymphoma treated with rituximab-containing chemotherapy as reported by the IVL study group in Japan. J Clin Oncol. 2008；26：3189-3195.

100. Chimenti S，Fink-Puches R，Peris K，et al. Cutaneous involvement in lymphoblastic lymphoma. J Cutan Pathol. 1999；26：379-385.

101. Lin P，Jones D，Dorfman DM，Medeiros LJ. Precursor B-cell lymphoblastic lymphoma：a predominantly extranodal tumor with low propensity for leukemic involvement. Am J Surg Pathol. 2000；24：1480-1490.

102. Kahwash SB，Qualman SJ. Cutaneous lymphoblastic lymphoma in children：report of six cases with precursor B-cell lineage. Pediatr Dev Pathol. 2002；5：45-53.

103. Boccara O，Laloum-Grynberg E，Jeudy G，et al. Cutaneous B-cell lymphoblastic lymphoma in children：a rare diagnosis. J Am Acad Dermatol. 2012；66：51-57.

104. Vezzoli P，Novara F，Fanoni D，et al. Three cases of primary cutaneous lymphoblastic lymphoma：microarray-based comparative genomic hybridization and gene expression profiling studies with review of literature. Leuk Lymphoma. 2012；53：1978-1987.

105. Verma S，Frambach GE，Seilstad KH，Nuovo G，Porcu P，Magro CM. Epstein-Barr virus-associated B-cell lymphoma in the setting of iatrogenic immune dysregulation presenting initially in the skin. J Cutan Pathol. 2005；32：474-483.

106. Rizzi R，Curci P，Delia M，et al. Spontaneous remission of "methotrex-

ate-associated lymphoproliferative disorders" after discontinuation of immunosuppressive treatment for autoimmune disease. Review of the literature. Med Oncol. 2009;26:1-9.

107. Dojcinov SD, Venkataraman G, Raffeld M, Pittaluga S, Jaffe ES. EBV positive mucocutaneous ulcer—a study of 26 cases associated with various sources of immunosuppression. Am J Surg Pathol. 2010;34:405-417.

108. Gibson SE, Hsi ED. Epstein-Barr virus-positive B-cell lymphoma of the elderly at a United States tertiary medical center:an uncommon aggres-

sive lymphoma with a nongerminal center B-cell phenotype. Hum Pathol. 2009;40:653-661.

109. Martin B, Whittaker S, Morris S, Robson A. A case of primary cutaneous senile EBV-related diffuse large B-cell lymphoma. Am J Dermatopathol. 2010;32:190-193.

110. Beaty MW, Toro J, Sorbara L, et al. Cutaneous lymphomatoid granulomatosis:correlation of clinical and biologic features. Am J Surg Pathol. 2001;25:1111-1120.

第 21 章

淋巴结边缘区淋巴瘤

Elaine S. Jaffe

21.1 定义

淋巴结边缘区淋巴瘤(NMZL)是淋巴结原发的起源于生发中心后 B 细胞的 B 细胞肿瘤。具有类似其他边缘区淋巴瘤的形态学和免疫表型特征,特别是 MALT 型结外边缘区淋巴瘤(EMZL)和脾脏边缘区淋巴瘤(SMZL),因此,在诊断本病前需要排除 EMZL 和 SMZL 继发累及淋巴结。NMZL 可有浆样分化表现,但一般达不到淋巴浆细胞淋巴瘤(LPL)的程度,后者常需要与 NMZL 鉴别。

21.2 流行病学、病因学和辅助因素

NMZL 相对少见,仅占所有淋巴组织肿瘤的 1.5%~1.8%[1,2]。主要见于成人,其儿童变异型具有一些不同的形态和临床特征。中位年龄 50~60 岁,一些研究中以女性占优势,但并非所有研究中均存在性别差异[3-6]。一些研究发现丙肝病毒感染与 NMZL 之间存在相关性[6,7],但未被另一些研究证实[3]。这种不一致的原因可能在于许多 B 细胞肿瘤之间存在重叠,以及不同的研究采用了不同的诊断标准。NMZL、EMZL 和 SMZL 之间的鉴别可能很困难,丙肝病毒也可能与 EMZL 和 SMZL 之间存在相关性[8-11]。造成这种不一致的原因可能还包括不同种族或地域的危险因素有所不同。

EMZL 可能还与基础性自身免疫疾病有关,包括 Sjögren 综合征和 Hashimoto 甲状腺炎[12],但多数 NMZL 没有自身免疫疾病史。许多唾液腺 MALT 淋巴瘤患者可有明显的淋巴结累及,这些病变以单核样 B 细胞为主[13]。因此,详细的临床病史对疾病的诊断很重要。一部分患者伴有自身免疫性溶血性贫血和冷球蛋白血症[3,14],但发生率显著低于 LPL 患者。最近研究发现,Waldenström 巨球蛋白血症和 LPL 患者发生 *MYD88* L265P 突变的频率很高,而 NMZL 患者很少发生此突变,此特征有助于两者的鉴别[15,16]。

21.3 临床特征

多数患者表现为全身性周围淋巴结肿大[2,3,6],但有两项研究发现 I 期或 II 期局限性病变的比例很高[4,5,17]。少数患者有 B 症状[18]。由于淋巴结各种 MZL 的形态学特征存在明显重叠,因此,需要仔细的临床评估以除外 EMZL 或 SMZL 继发累及淋巴结[17]。多数研究者赞同在缺乏结外病变(不包括骨髓、肝或脾脏)的情况下才能诊断本病[4]。有显著脾肿大和骨髓累及、而淋巴结肿大轻微者,更倾向于归入 SMZL。正是这些模糊的诊断标准导致难以比较这些肿瘤的临床特征和预后。

多数研究证实,NMZL 相对少见骨髓累及(<50%)[6]。罕见外周血累及,循环肿瘤细胞的出现需要怀疑其他 B 细胞肿

瘤,包括 SMZL、脾淋巴瘤伴绒毛状淋巴细胞? 和非典型慢性淋巴细胞白血病(CLL)。依据国际预后指数(IPI)或修订后的滤泡性淋巴瘤 IPI(FLIPI),多数 NMZL 属于低危组或中低危组[6]。乳酸脱氢酶常升高,一般仅为中度升高[18]。

组织学观察可有浆样分化,但血清学检查很少发现单克隆丙种球蛋白病[14]。例外的是,Traverse-Glehen 等[3] 研究的法国患者中,33%有 M 成分或单克隆峰。这种差异可能是由于采用了不同的诊断标准,以及活检标本中 NMZL 与 LPL 的形态学存在重叠。

21.4　形态学

21.4.1　细胞学特征

NMZL 的瘤细胞具有异质性表现,包括单核样、中心细胞样和浆样细胞[3,17]。小细胞背景中常混有不同数量的转化细胞或母细胞。单核样细胞的核圆形或不规则,染色质浓缩,核仁不明显,胞质丰富淡染,胞膜清楚,常见于与 Sjögren 综合征相关的 MALT 淋巴瘤,当病变以单核样 B 细胞为主时,需要临床评估共存的 EMZL,有时可发生于远隔部位。EMZL 的复发可能很晚,有时发生于初次诊断的许多年之后[12,17]。中心细胞

样细胞类似 EMZL 中所见,细胞小至中等,染色质粗糙、团块状,核不规则,胞质少。浆样细胞显示不同程度浆样分化,比其他类型细胞稍大,含丰富的环状嗜碱性胞质,核染色质一般比成熟浆细胞更分散,可有小核仁。可有 Dutcher 小体,但一般不如 LPL 明显。可见多少不等的较大淋巴细胞或母细胞,类似中心母细胞,但不会成为主要细胞成分。肿瘤总体表现为由中等大小的异质性细胞构成,核一般为圆形,也可不规则,缺乏其他 B 细胞淋巴瘤所具有的单形性表现,例如 CLL 或套细胞淋巴瘤。

可有其他类型炎细胞,特别是上皮样组织细胞,但一般没有充分形成的肉芽肿。可有嗜酸性粒细胞,特别是伴有浆样分化者[19]。

21.4.2　结构特征

NMZL 可有多种结构表现[3,17,20]。许多病例表现为弥漫浸润[20]。常可见一些残留滤泡样结构,可扩张、退化,一些病例有瘤细胞殖入。这些不同模式可能在一定程度上与不同变异型的瘤细胞性质有关。Campo 等[17] 描述了一种"MALT 型"NMZL,淋巴滤泡常保留,可见反应性生发中心和完整的淋巴细胞套(图 21.1),这样的病例常有丰富的单核样 B 细胞,进一步检查,约 50%病例有发生 EMZL 的证据(图 21.2)。

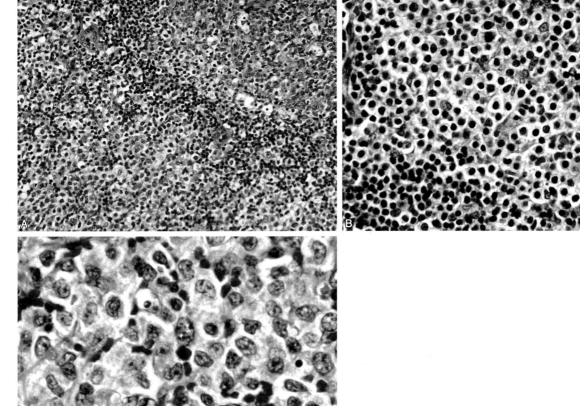

图 21.1　淋巴结边缘区淋巴瘤,MALT 型。A,反应性淋巴滤泡保存良好,常有完整的淋巴细胞套。**B,**瘤细胞呈单核细胞样,胞质丰富透明。**C,**核可不规则,混有少量母细胞

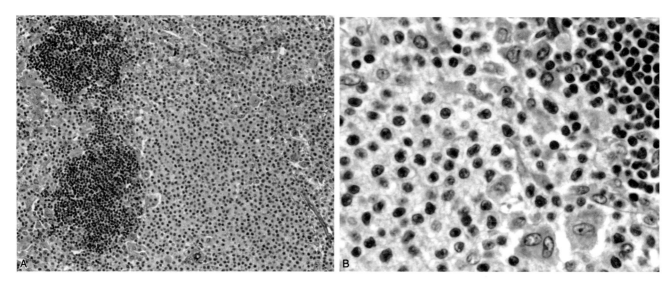

图 21.2　Sjögren 综合征患者,结外边缘区淋巴瘤继发累及淋巴结。A,组织学特征类似 MALT 型淋巴结边缘区淋巴瘤。B,瘤细胞胞质丰富透明,胞膜清楚

Campo 等[17]描述的"脾型"NMZL 中,残留淋巴滤泡常退化,缺乏形成良好的生发中心,可见套区,但一般变薄(图21.3)。瘤细胞具有异质性,可见前述所有类型细胞。此型被描述为"脾型"的原因在于瘤细胞弱表达 IgD,类似 SMZL 的表型。此外,淋巴结的表现与 SMZL 累及区域淋巴结有一定相似性[21]。但大多数病例与 SMZL 没有关联。

许多病例并不能明确归入某一亚型,而是表现为明显的多种类型细胞构成,称为多形性型 NMZL(表 21.1)。滤泡可缺乏或部分保留,可有显著的退化表现(图 21.4)。此型更常见滤泡殖入,常有浆样分化,后者可见于滤泡内或外。嗜酸性粒细胞可能非常多,此特征与浆样分化有关。

表 21.1　淋巴结边缘区淋巴瘤的组织学模式对比

特征	MALT 型	脾型	多形性型
生发中心增生	++	+/-	+
套区显著	++	-	-/+
滤泡内 T 细胞	-	++	+
IgD 表达	-	+	+/-
浆样分化	-	+/-	++
结外病变风险	++	-	-

Ig,免疫球蛋白;MALT,黏膜相关淋巴组织。

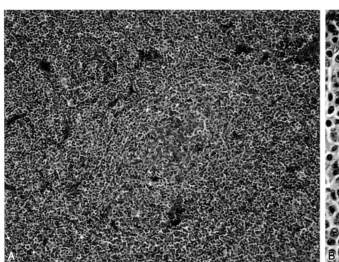
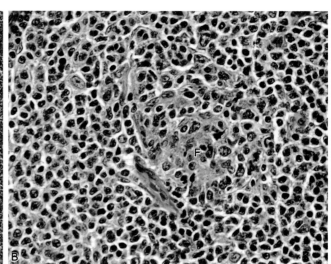

图 21.3　NMZL,脾型。A,非典型淋巴细胞围绕并取代退化的生发中心。B,图中央可见一个退化的滤泡(F),周围的细胞稍不规则,可见环状淡染胞质。

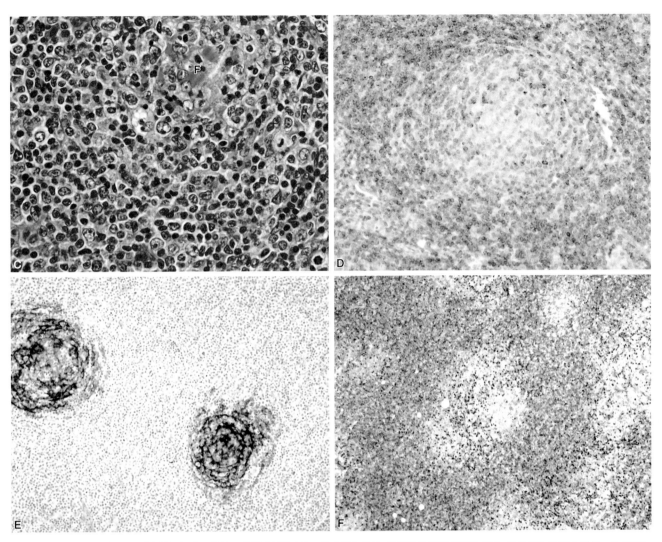

图21.3(续)　C,本例可见更多的母细胞。另见一个退化滤泡(F)。D,BCL2染色,肿瘤性边缘区细胞弱阳性,退化的生发中心阴性。E,CD21
染色,退化滤泡中的FDC阳性。F,IgD染色,瘤细胞弱阳性,破裂的套区细胞强阳性

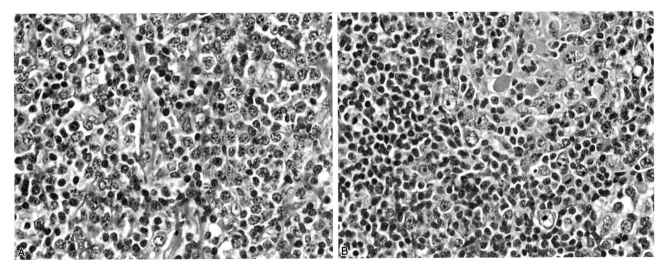

图21.4　NMZL的不同细胞构成。A,NMZL,多形性型。可见大量浆样细胞,嗜酸性粒细胞增多。B,退化滤泡周围可见小和大的淋巴细胞,一
些具有母细胞形态。

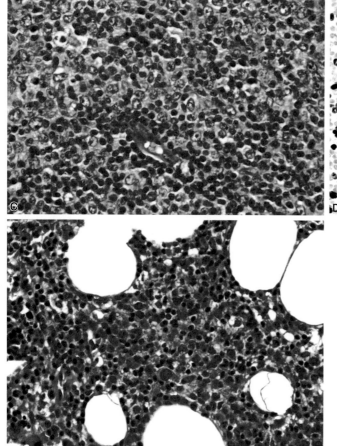

图21.4(续)　C,本例的母细胞更丰富,但细胞大小仍存在变化。D,与图C为同一病例,Ki-67指数相对较高,但细胞大小仍存在变化。E,NMZL累及骨髓。非小梁旁区域可见一大簇淋巴细胞

NMZL可有非常明显的滤泡殖入,广泛的反应性滤泡内浸润可形成结节状或滤泡样结构,从而类似滤泡性淋巴瘤[22]。EMZL也可见滤泡殖入[23]。一些病例中,殖入滤泡内的细胞形态可不同于滤泡周围的细胞。缺乏明确的生长方式,但殖入细胞常有显著的浆样分化。一些病例的殖入滤泡内所含母细胞的比例更高。

一些病例可有生发中心增生扩大,形态不规则,特别是儿科型NMZL。儿童型病变的异常滤泡类似于生发中心进行性转化中所见的破裂滤泡[24]。另一些作者将这些病例描述为"花样型"NMZL[25]。虽然这些滤泡的形态异常,但并不是肿瘤性成分,因为这些滤泡表达BCL6和CD10,不表达BCL2。此型最常见于儿童和年轻成人,但也可见于中老年人[24,25]。有趣的是,多数病例为孤立性淋巴结肿大(Ⅰ期),单纯切除肿大淋巴结后,保守治疗的预后非常好。

21.4.3　其他解剖部位

其他解剖部位NMZL的表现还没有清楚描述。多数中心报道的骨髓累及率为20%~40%[18]。骨髓浸润灶一般表现为疏松的非小梁旁聚集灶,一些病例为间质性浸润[26]。一项研究还发现有小梁旁聚集[3]。罕见累及外周血。累及其他结外部位者常可能是EMZL。

21.4.4　分级

虽然NMZL中的母细胞比例或增殖细胞比例(Ki-67指数)存在明显变化,但并没有相应的分级系统。一般情况下,母细胞所占比例不足所有细胞的20%[14]。一些病例存在灶性大细胞转化,但未发现这些转化灶的临床意义[1]。之后的Lyon组研究发现,许多病例所含母细胞比例>20%,并认为此特征可能与更具侵袭性临床过程相关[3]。但研究人员没有发现预后与大细胞的比例或组织学进展之间存在相关性。大细胞比例>20%组与<20%组的生存率没有差异。Nathwani等[2]发现,NMZL转化为DLBCL的比例较高(20%),但并未提供转化的诊断标准,此外,发生转化者的生存率也没有差异。日本一项研究发现,含有DLBCL成分的NMZL总体生存率较差,但总体而言,已知的4种组织学亚型的生存情况没有差异,这4种亚型包括:脾型、花样型、MALT型、MALT型+DLBCL[27]。作者的建议是行Ki-67/MIB-1染色,当指数特别高时(>50%)在报告中注明,但不清楚这些病例是否需要不同的治疗方案[14]。

21.5　免疫表型

NMZL属于成熟B细胞淋巴瘤,表达CD20、CD19和CD79a,多不表达CD5、CD23、CD10和BCL6。约半数病例表达

CD43[17,18]。BCL2 一般弱阳性。IgD 可显示残留的套区,这有助于观察浸润模式。MALT 型 NMZL 中的瘤细胞几乎从不表达 IgD,所有类型 NMZL 中,25%~50% 病例不同程度弱表达 IgD[3,5,17]。早期的研究认为 NMZL 与正常单核样 B 细胞具有相关性[28],但大多数 NMZL 的免疫表型不同于正常单核样 B 细胞[5,29]。

约 50% 病例存在浆样分化,浆样细胞可表达 MUM1/IRF4,但一般仅部分具有浆样特征(形态学或免疫表型证实)的细胞阳性[5,30]。总体而言,25%~50% 病例表达 MUM1/IRF4(免疫组化法),此标记首次出现于生发中心细胞的后期,被认为是定向进入生发中心后程序的标志[31]。Traverse-Glehen 等[3] 发现,采用流式细胞术检测的阳性率要高很多,这可能是由于此技术的敏感性更高。CD38 是与浆样分化相关的另一个标记,一项研究中 NMZL 的阳性率为 41%[5]。MNDA 是在髓单核细胞中发现的抗原,在 NMZL 中的阳性率也很高,但滤泡性淋巴瘤不表达[32]。一些病例含少量单核样 B 细胞成分,这些病例可能灶性表达 IRTA[33]。

具有浆样分化形态学证据的细胞可表达胞质免疫球蛋白,母细胞也常表达,后者有环状嗜碱性胞质。多数病例表达

IgM,少数病例表达 IgG 和 IgA,后者提示发生了重链类别转换[3]。NMZL 更常表达 κ 轻链,而不是 λ 轻链,与之不同的是,EMZL 中两者表达的几率与正常 B 细胞相同[3,5]。淋巴结内浆样细胞的分布存在差异,常与其他类型混合在一起,但在一些病例中优先殖入生发中心。

瘤细胞一般不表达 CD21 和 CD23(免疫组化法),但这些标记可用于显示残留滤泡的 FDC 网。滤泡性淋巴瘤在 FDC 染色时表现为滤泡结构扩大,而 NMZL 中,FDC 呈致密的簇状,提示滤泡退化[17]。退化的生发中心内可有高比例的 T 细胞,形成滤泡反转模式,表现为肿瘤性 B 细胞围绕 T 细胞结节。滤泡殖入现象显著的病例表现为 FDC 网扩大[22]。殖入细胞不表达生发中心标记 CD10 和 BCL6(图 21.5)。NMZL 其他预后标记物的研究数据很少。Ki-67 指数一般 ≤20%,但更高的增殖指数也并不影响预后[3]。许多低级别 B 细胞淋巴瘤存在凋亡途径改变。一项研究发现,约 40% 病例强表达生存蛋白,这些患者的生存期明显缩短[5]。同一作者还发现活化半胱天冬酶 E 丢失和 cyclinE 表达增加是预后不良因素。多数 EMZL 存在 NF-κB 通路活化[34],但 NMZL 不表达 BCL10,也没有 NF-κB 通路活化的证据(NF-κBp65 阴性)[5]。

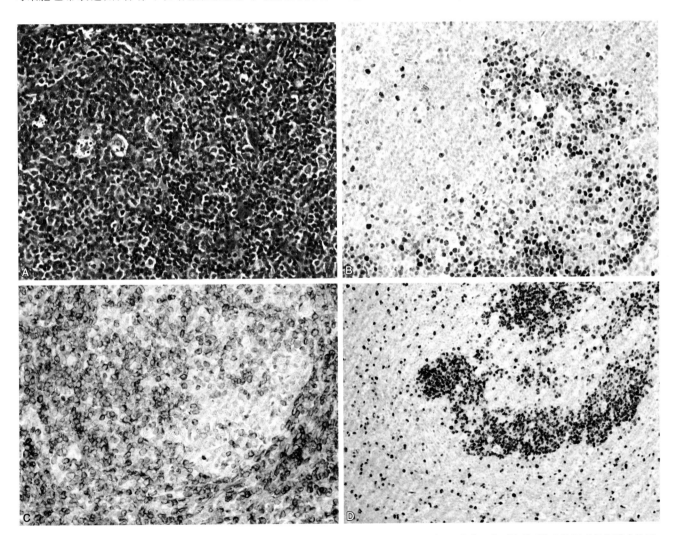

图 21.5 **淋巴结边缘区淋巴瘤,滤泡殖入**。A,瘤细胞浸润并部分取代左侧的生发中心。破裂的生发中心内可见到可染小体巨噬细胞形成的星空现象。B,BCL6 染色,残留生发中心阳性,瘤细胞阴性。C,BCL2 染色,瘤细胞阳性,正常生发中心细胞阴性。D,Ki-67 染色,残留生发中心阳性指数高,周围的瘤细胞增殖指数低。

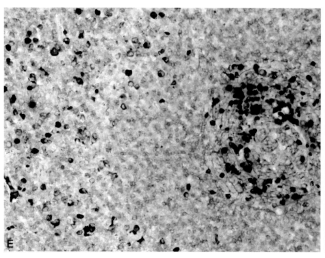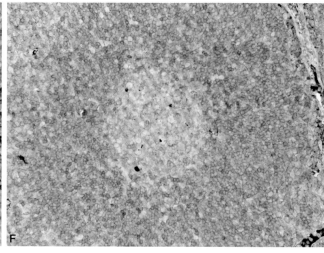

图 21.5（续）　E，另一病例，殖入生发中心的细胞显示浆样分化，限制性表达 λ 轻链，生发中心外的细胞也存在轻链限制。F，同一区域，κ 轻链阴性

21.6　遗传学和分子异常

　　与所有的克隆性 B 细胞肿瘤一样，NMZL 携带克隆性 IGH 基因重排。在 B 细胞发育过程中，作为高亲和性抗体反应成熟的一部分，多数 B 细胞进入生发中心，并发生免疫球蛋白可变区基因体细胞超突变（SHM）[35]。这些突变被视作经历生发中心过程的证据，生发中心肿瘤有持续性突变的证据。从 SHM 的频率来看，NMZL 具有异质性。多数病例携带 SHM[3,5,36-39]，罕见病例无突变[3,36]。研究 HCV 相关性 B 细胞淋巴瘤发现，其 B 细胞受体与 HCV 包膜蛋白结合，提示 HCV 参与了淋巴瘤的发生，包括 NMZL[40]。

　　NMZL 缺乏恒定的细胞遗传学异常[14]。最常见的异常中，以 +3、+7、+12 和 +18 的发生频率最高[14,41,42]。比较基因组杂交已检测到 3 号染色体重复和几个区域的获得[43]。最近一项比较基因组杂交阵列研究中，9 例 NMZL 中的 2 例存在 3q11-q29 获得，并证实 3 号染色体三体很常见[44]。其他新发现的染色体不平衡包括 6p 获得，以及 1p36 和 19q13.2 缺失。NMZL 的遗传学和基因改变明显不同于 EMZL 或 LPL，进一步证实 NMZL 是一种独立疾病[44,45]。MYD88 L265P 突变约见于 90% 的 Waldenström's 巨球蛋白血症和 LPL 患者，但少见于 NMZL[15,16]。NMZL 也有与 EMZL 相似之处。TNFAIP3（A20）是 NF-κB 的负调节因子，最近一项研究发现，所有类型边缘区淋巴瘤中，至少部分病例同时存在 TNFAIP3 的体细胞超突变和基因缺失，包括 EMZLs（18%）、SMZLs（8%）和 NMZLs（33%），这表明所有类型边缘区淋巴瘤均存在 NF-κB 组成性活化[46]。NMZL 的基因表达谱类似正常边缘区 B 细胞和记忆性 B 细胞，明显不同于滤泡性淋巴瘤[47]。

21.7　推测的细胞起源

　　NMZL 具有异质性，可能起源于不同亚群的边缘区 B 细胞或记忆性 B 细胞[36]。肿瘤的形态特征、免疫表型和遗传异质性可能是边缘区内不同 B 细胞亚群的反应[10]。边缘区同时含有 IgD 阳性和阴性 B 细胞。可携带低水平 SHM，提示处于成熟过程的生发中心前阶段，或携带高水平 SHM[48]。动物实验表现，边缘区含多种细胞类型，包括再循环童贞 B 细胞（可通过非 T 细胞依赖机制扩增）和生发中心产生的记忆性 B 细胞。多数研究未能证实弓形虫淋巴结炎中所见的单核样 B 细胞与 NMZL 之间有直接关系[29]。

21.8　临床过程和预后因素

　　NMZL 是一种惰性或"低级别"B 细胞淋巴瘤，5 年总体生存率稍低于滤泡性淋巴瘤和 CLL，这是两种最常见的低级别 B 细胞肿瘤。多数报道的 5 年总体生存率为 55%~75%，最近报道的预后更好，可能与利妥昔单抗的使用增多有关[3,5,14,27]。完全缓解率近 50%，5 年无进展率或无病生存率为 30%~40%[14]。由于多数患者为 IPI 低危组或中低危组，因此 IPI 没有作为预后标记；FLIPI 的预后意义更好[4,6]。

21.9　儿科型淋巴结边缘区淋巴瘤[49,49a]

21.9.1　形态学和免疫表型

　　儿科年龄组的 NMZL 具有独特的形态学和临床特征，在 2016 版分类中被作为一种暂定类型（表 21.2）[49,49a]。受累淋

表 21.2　成人型和儿科型 NMZL 对比

特征	成人 NMZL	儿科 NMZL
男女比例	1:1	5:1（18 岁以下比例更高）
中位年龄（岁）	50~60	16
分期	50% 为 Ⅲ 和 Ⅳ 期	常为 Ⅰ 期
部位	外周淋巴结骨髓-/+	颈部淋巴结
预后	中度侵袭性	极好，建议保守治疗
滤泡增生伴 PTGC 样改变	-	+

PTGC，生发中心进行性转化。

巴结中,非典型细胞主要分布于滤泡间区,伴边缘区显著扩大(图 21.6)。浸润灶由多种细胞构成,包括单核样细胞、中心细胞样细胞和浆细胞[24,50]。常见母细胞,但数量很少,每个 HPF 不超过 2-3 个。见于多数(70%)病例的一个特征是滤泡扩大,具有生发中心进行性转化的一些特征。非典型滤泡的表现类似花型 NMZL[25]。与生发中心进行性转化不同,本病的滤泡周

围环状外形不规则,因边缘区内非典型细胞增生而模糊和断裂。滤泡的总体大小增加,IgD 染色有助于观察破碎和不规则的套区。一些病例的非典型滤泡有殖入表现。一些病例的鉴别可能非常困难(见第 18 章)。儿科型 NMZL 中,B 细胞区显著扩大,超出滤泡范围,滤泡分布相对疏松。儿科型滤泡性淋巴瘤中,滤泡更常背靠背排列,滤泡间区 B 细胞相对较少。

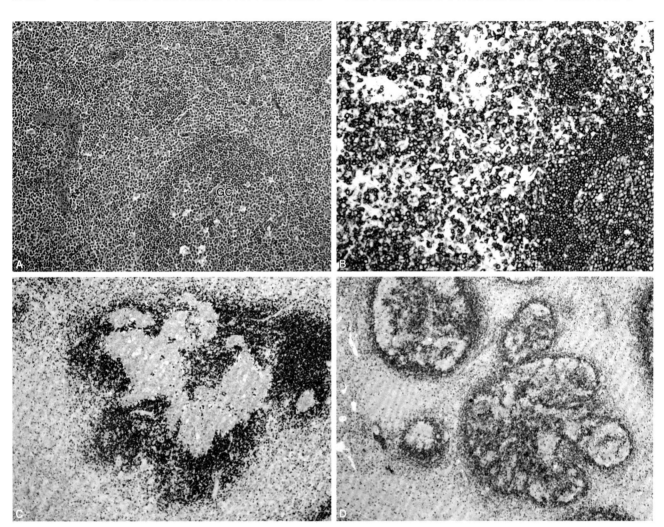

图 21.6 儿科型淋巴结边缘区淋巴瘤,11 岁女童,颈部淋巴结。A,非典型细胞浸润导致边缘区扩大,灶性浸润滤泡(GC)。B,CD20 染色,边缘区可见大量阳性 B 细胞。C,IgD 染色,一些滤泡周围的套区扩大。IgD 阳性套套细胞浸润导致生发中心部分破碎,此特征类型生发中心进行性转化。D,淋巴结切除后,患者未经任何治疗。4 年后复发病变显示相同的滤泡破裂,类似生发中心进行性转化(IgD 染色)

证实浆样分化最好的方法是胞质免疫球蛋白染色,边缘区和殖入滤泡内的非典型细胞均有轻链限制性表达。约 70% 病例共表达 CD43[24]。约 25% 病例的瘤细胞弱表达 IgD。

NMZL 的鉴别诊断包括非典型边缘区增生,特别是儿童患者。非典型边缘区增生可见于 Waldeyer 环或小肠的 MALT,Attygalle 等[51]研究发现,这些病例有轻链限制,但 PCR 方法检测 IGH 基因重排时,不存在遗传学水平的克隆性。这种新的边缘区增生类型可能与流感嗜血菌反应有关[52]。

21.9.2 遗传特征

PCR 法检测免疫球蛋白基因克隆性重排是证实克隆性最好的方法,80% 以上病例可证实存在克隆性[53]。最近一项研究

致力寻找 NMZL 和 EMZL 中与边缘区相关的遗传学异常[53],结果显示,约 20% NMZLs 存在与成人病例相似的许多异常,最常见为 3 号和 18 号染色体三体,一例发生 IGH 易位,但未鉴定出其伴侣基因。

21.9.3 临床特征

儿科型 NMZL 的中位年龄为 16 岁,男性明显占优势,20 岁以前患者中,男女比例达 20:1。最常表现为头颈部区域无痛性淋巴结肿大,最常累及颈部淋巴结。多数患者为局限的 I 期病变,保守治疗的复发率低。临床行为不同于年轻成人病例。单个淋巴结病变患者推荐保守治疗,即手术后进行临床观察。已报道更具临床侵袭性的罕见病例[54]。

21.10　鉴别诊断

21.10.1　结外边缘区淋巴瘤

EMZL 可累及淋巴结,有时发生在初次诊断的许多年之后(见第 19 章)。EMZL 累及淋巴结与 NMZL 鉴别最重要的是详细的临床病史(表 21.3)。更常见于 EMZL 的组织学特征包括反应性滤泡保存良好、套区完整,以单核样 B 细胞为主[17]。EMZL 几乎从不表达 IgD,而 NMZL 可能阳性。

表 21.3　淋巴结边缘区淋巴瘤的鉴别诊断

特征	NMZL	LPL	继发性 EMZL	滤泡性淋巴瘤	SLL/CLL
浆样分化	+	++	+	-/+	-/+
淋巴窦消失	+	-	+	+	+
副蛋白峰	-	+	-	-	-*
Dutcher 小体	+-/-+	+	+/-	-	-
单核样细胞	+	-	++	-/+	-/+
CD43	+	+	-	-	+
CD5	-*	-*	-*	-*	+
IgD	+/-	-	-	+/-	+
CD23	-	-	-	-/+	+
BCL6/CD10	-	-	-	+	-
MYD88 L265P 突变	-*	+	-	-	-*

*报道病例极少。

CLL/SLL,慢性淋巴细胞白血病/小淋巴细胞淋巴瘤;EMZL,结外边缘区淋巴瘤;Ig,免疫球蛋白;LPL,淋巴浆细胞淋巴瘤;NMZL,淋巴结边缘区淋巴瘤。

21.10.2　淋巴浆细胞淋巴瘤

NMZL 与 LPL 的鉴别更困难(见第 15 章)。LPL 累及淋巴结时,淋巴窦常保留,而 NMZL 的淋巴窦常消失(图 21.7)。LPL 浸润灶的单形性更明显,由相对一致的伴浆样特征的小淋巴细胞构成。淋巴窦附近的浆样细胞更显著,一些病例可表现为正常结构弥漫破坏。多数病例可见 Dutcher 小体。若有淋巴滤泡,则呈退化表现。Waldenström's 巨球蛋白症和 LPL 的特征性 *MYD88* L265P 突变少见于 NMZL,此特征有助于鉴别[15,16,55],从福尔马林固定、石蜡包埋组织中提取的 DNA,可用于 PCR 方法检测此突变,对于鉴别有困难的病例非常有帮助。注意,此突变也可见于一些 NMZL 和 ABC 型 DLBCL,因此,检测到此突变并不能完全除外 NMZL。

21.10.3　边缘区增生和相应的反应状态

淋巴结的边缘区不如脾脏明显。正常外周淋巴结的边缘区难以辨认[56]。肠系膜淋巴结的边缘区发育更好。边缘区细胞不表达 IgD(免疫组化法),因此可与初级滤泡或套区鉴别。正常边缘区 B 细胞可表达 BCL2,因此 BCL2 染色对良恶性边缘区增生的鉴别没有帮助[57]。一些反应状态可有边缘区扩大,从而需要与 NMZL 鉴别[58]。免疫组化或流式细胞术检测到轻链限制者支持 NMZL。但一些边缘区增生可有 λ 轻链限制,特别是儿童病例[51]。推荐行免疫球蛋白重链或轻链基因克隆性重排检测,因为边缘区增生不会出现克隆性重排。

NMZL 的滤泡殖入还需要鉴别的对象是生发中心内单型浆细胞非典型增生[59]。这些病例缺乏分子水平的单克隆证据,但极少数病例经显微切割研究证实存在单克隆性。此型增生更常见于女性,可能与自身免疫性疾病相关,因此,可能与一些边缘区肿瘤的发生相关。

21.10.4　单核样 B 细胞增生

虽然从组织学上有可能区分边缘区增生与单核样 B 细胞增生,但两种细胞类型也可混淆。显著的单核样 B 细胞增生典型者见于急性获得性弓形虫病,也可见于多种反应状态,包括巨细胞病毒感染和 HIV 感染相关性淋巴结病[60,61]。正常情况下,单核样 B 细胞分布于淋巴窦旁,包括被膜下窦和髓窦,可发生显著增生。常混有多形核淋巴细胞。与正常边缘区细胞不同,单核样 B 细胞不表达 BCL2。

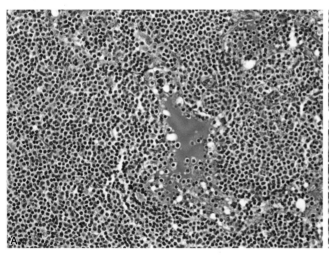
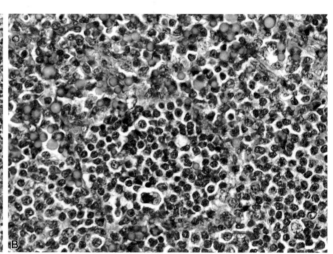

图 21.7　淋巴浆细胞淋巴瘤(LPL)。A,LPL 的浸润灶比 NMZL 更单一。淋巴窦结构保留,常扩张。B,可见大量含胞质内球形包涵体的 Mott 细胞。周围细胞具有浆样分化特征。

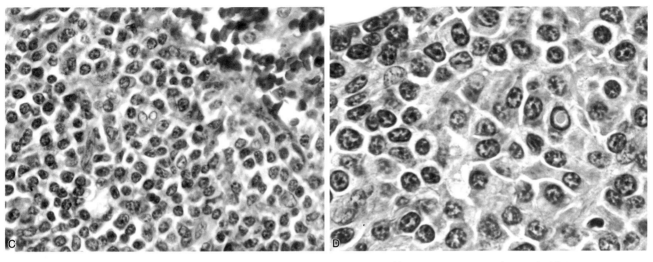

图 21.7(续)　C,淋巴窦附近的浆样淋巴细胞常更明显。D,Dutcher 小体可见于 LPL 和 NMZL,但 LPL 中更常见

21.10.5　滤泡性淋巴瘤伴边缘区分化

　　一些滤泡性淋巴瘤可发生边缘区分化,形似 NMZL[62]。非

典型滤泡常有一层变薄或边界不清的淋巴细胞套,周围有多样性淋巴细胞浸润,后者的胞质比滤泡中心细胞更丰富(图 21.8)。常可见母细胞和具有单核样特征的细胞。边缘区成分

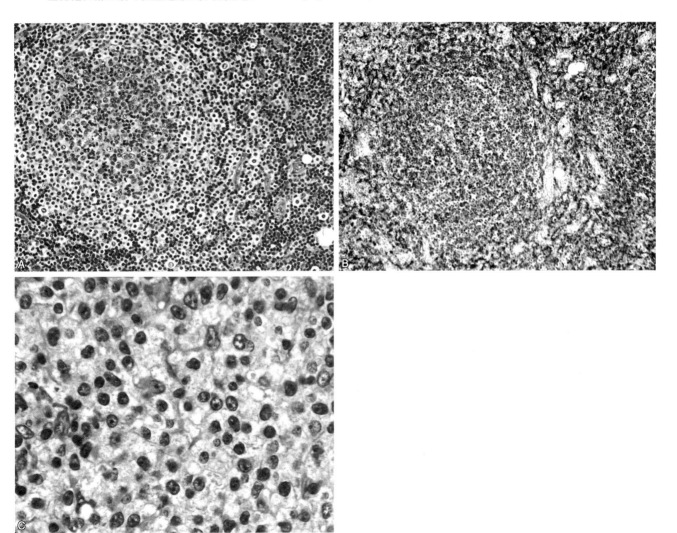

图 21.8　**滤泡性淋巴瘤伴边缘区分化**。A,肿瘤性滤泡周边的细胞具有单核样特征。B,CD10 染色,单核样细胞和更典型的滤泡性淋巴瘤细胞均阳性。C,单核样细胞的胞质丰富透明,胞膜清楚

的免疫表型可能不同于滤泡中心细胞,CD10 表达常减弱,BCL6 可能弱阳性。滤泡中心细胞表达 BCL6,多数病例表达 BCL2 和 CD10。但一些高级别滤泡性淋巴瘤 MUM1/IRF4 表达增加,不表达 CD10[63]。由于 MUM1/IRF4 表达于生发中心后细胞,并可表达于 NMZL,因此,一些病例的诊断可能更困难。更容易带来混淆的是,此型滤泡性淋巴瘤常缺乏 BCL2/IGH 易位[64]。可有 BCL6 扩增,支持起源于生发中心。

主要的鉴别诊断是 NMZL 伴滤泡殖入,殖入的细胞不表达 BCL2 和 CD10,但在缺乏 BCL2/IGH 易位的情况下,仍可表达 BCL2 蛋白。滤泡内或滤泡外出现浆样分化证据,支持 NMZL,但罕见的滤泡性淋巴瘤也有浆样分化[65]。

21.10.6 CLL/SLL 伴滤泡旁模式

累及淋巴结的 CLL/SLL 可表现为滤泡旁模式,类似于 NMZL(图 21.9)[66]。浸润灶形态单一,可见假滤泡样的增殖中心。可能见到淋巴细胞套变薄,IgD 染色显示更清楚。CLL/SLL 的免疫表型特征为:CD5+、CD23+、LEF1+,CD20 弱表达。

21.10.7 脾脏边缘区淋巴瘤

SMZL 常表现为显著的脾肿大和骨髓累及,但无显著的外周淋巴结肿大。脾门淋巴结的淋巴窦一般完整,小淋巴细胞浸润并破坏原有结构,包括滤泡[21,67]。有趣的是,脾门淋巴结内的瘤细胞常没有单核细胞样或边缘区分化特征,胞质相对较少。SMZL 也可累及淋巴结,形态也可类似 NMZL(图 21.10)。

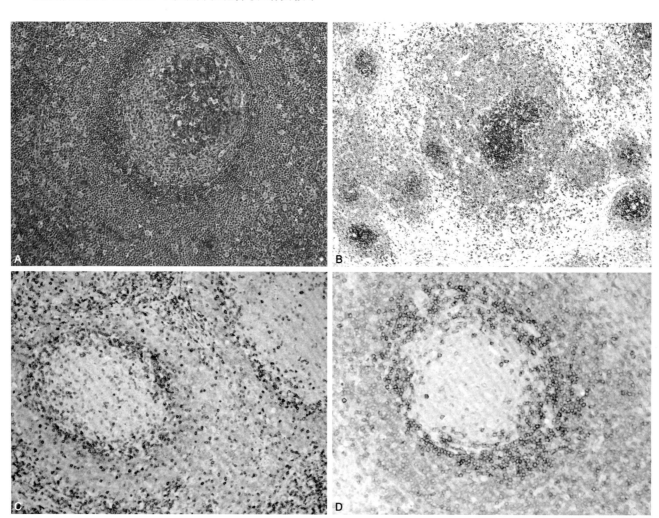

图 21.9 慢性淋巴细胞白血病/小淋巴细胞淋巴瘤(CLL/SLL)伴滤泡旁边缘区模式。A,CLL 细胞环绕反应性滤泡,形似边缘区扩大。B,CLL 细胞弱表达 CD20,滤泡 B 细胞强阳性。C,CLL 细胞弱表达 CD5。生发中心周边有薄层环状 CD5 阳性细胞。D,薄层套区细胞强表达 IgD,CLL 细胞弱阳性

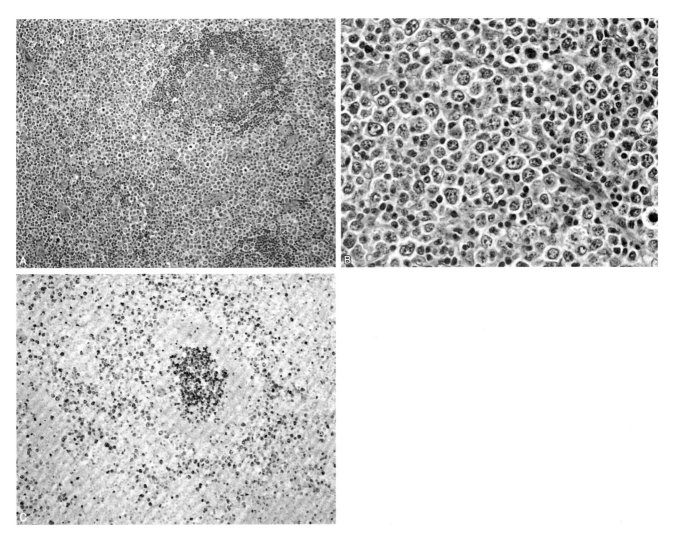

图21.10　脾脏边缘区淋巴瘤复发累及淋巴结。A,中等至大细胞围绕残留的反应性滤泡。B,高倍放大,细胞大小不一。C,总体而言,肿瘤的增殖指数低,紧邻反应性滤泡的细胞增殖指数稍高(Ki-67)

精华和陷阱

- NMZL属于排除性诊断,需要除外其他低级别B细胞淋巴瘤。
- 伴有显著单核样B细胞的NMZL(MALT型)在诊断时,需要仔细的临床评估以除外EMZL继发累及淋巴结。
- NMZL和LPL均可有浆样分化。
- NMZL含多种不同细胞类型——多形性细胞学。
- LPL的细胞类型少——单形性细胞学。
- NMZL伴滤泡殖入可能很像滤泡性淋巴瘤。
- "母"细胞或转化细胞的比例变化非常大,但不需要分级,也不推荐。
- 儿科型NMZL常为局限性Ⅰ期病变,可在切除病变淋巴结后,采取保守治疗。

（盛伟琪　陈　健　译）

参考文献

1. Berger F, Felman P, Thieblemont C, et al. Non-MALT marginal zone B-cell lymphomas: a description of clinical presentation and outcome in 124 patients. Blood. 2000;95:1950-1956.

2. Nathwani BN, Anderson JR, Armitage JO, et al. Marginal zone B-cell lymphoma: a clinical comparison of nodal and mucosa-associated lymphoid tissue types. Non-Hodgkin's Lymphoma Classification Project. J Clin Oncol. 1999;17:2486-2492.

3. Traverse-Glehen A, Felman P, Callet-Bauchu E, et al. A clinicopathological study of nodal marginal zone B-cell lymphoma. A report on 21 cases. Histopathology. 2006;48:162-173.

4. Oh SY, Ryoo BY, Kim WS, et al. Nodal marginal zone B-cell lymphoma: analysis of 36 cases. Clinical presentation and treatment outcomes of nodal marginal zone B-cell lymphoma. Ann Hematol. 2006;85:781-786.

5. Camacho FI, Algara P, Mollejo M, et al. Nodal marginal zone lymphoma: a heterogeneous tumor: a comprehensive analysis of a series of 27 cases. Am J Surg Pathol. 2003;27:762-771.

6. Arcaini L, Paulli M, Burcheri S, et al. Primary nodal marginal zone B-cell lymphoma: clinical features and prognostic assessment of a rare disease. Br J Haematol. 2007;136:301-304.

7. Zuckerman E, Zuckerman T, Levine AM, et al. Hepatitis C virus infection in patients with B-cell non-Hodgkin lymphoma. Ann Intern Med. 1997;127:423-428.

8. Arcaini L, Burcheri S, Rossi A, et al. Prevalence of HCV infection in non-

gastric marginal zone B-cell lymphoma of MALT. Ann Oncol. 2007；18：346-350.

9. Ascoli V，Lo Coco F，Artini M，et al. Extranodal lymphomas associated with hepatitis C virus infection. Am J Clin Pathol. 1998；109：600-609.

10. Morse HC 3rd，Kearney JF，Isaacson PG，et al. Cells of the marginal zone—origins，function and neoplasia. Leuk Res. 2001；25：169-178.

11. Hermine O，Lefrere F，Bronowicki JP，et al. Regression of splenic lymphoma with villous lymphocytes after treatment of hepatitis C virus infection. N Engl J Med. 2002；347：89-94.

12. Isaacson PG. Mucosa-associated lymphoid tissue lymphoma. Semin Hematol. 1999；36：139-147.

13. Shin S，Sheibani K，Fishleder A，et al. Monocytoid B-cell lymphoma in patients with Sjogren's syndrome：a clinicopathologic study of 13 patients. Hum Pathol. 1991；22：422-430.

14. Arcaini L，Lucioni M，Boveri E，Paulli M. Nodal marginal zone lymphoma：current knowledge and future directions of an heterogeneous disease. Eur J Haematol. 2009；83：165-174.

15. Martinez-Lopez A，Curiel-Olmo S，Mollejo M，Cereceda L，Martinez N，Montes-Moreno S，et al. MYD88（L265P）somatic mutation in marginal zone B-cell lymphoma. Am J Surg Pathol. 2015；39：644-651.

16. Hamadeh F，MacNamara SP，Aguilera NS，Swerdlow SH，Cook JR. MYD88 L265P mutation analysis helps define nodal lymphoplasmacytic lymphoma. Mod Pathol. 2015；28：564-574.

17. Campo E，Miquel R，Krenacs L，et al. Primary nodal marginal zone lymphomas of splenic and MALT type. Am J Surg Pathol. 1999；23：59-68.

18. van den Brand M，van Krieken JH. Recognizing nodal marginal zone lymphoma：recent advances and pitfalls. A systematic review. Haematologica. 2013；98：1003-1013.

19. Navarro-Roman L，Medeiros LJ，Kingma DW，et al. Malignant lymphomas of B-cell lineage with marked tissue eosinophilia. A report of five cases. Am J Surg Pathol. 1994；18：347-356.

20. Salama ME，Lossos IS，Warnke RA，Natkunam Y. Immunoarchitectural patterns in nodal marginal zone B-cell lymphoma：a study of 51 cases. Am J Clin Pathol. 2009；132：39-49.

21. Mollejo M，Lloret E，Menarguez J，et al. Lymph node involvement by splenic marginal zone lymphoma：morphological and immunohistochemical features. Am J Surg Pathol. 1997；21：772-780.

22. Naresh KN. Nodal marginal zone B-cell lymphoma with prominent follicular colonization—difficulties in diagnosis：a study of 15 cases. Histopathology. 2008；52：331-339.

23. Isaacson P，Wotherspoon A，Diss T，Pan L. Follicular colonization in B cell lymphoma of mucosa associated lymphoid tissue. Am J Surg Pathol. 1991；15：819-828.

24. Taddesse-Heath L，Pittaluga S，Sorbara L，et al. Marginal zone B-cell lymphoma in children and young adults. Am J Surg Pathol. 2003；27：522-531.

25. Karube K，Ohshima K，Tsuchiya T，et al. A "floral" variant of nodal marginal zone lymphoma. Hum Pathol. 2005；36：202-206.

26. Boveri E，Arcaini L，Merli M，et al. Bone marrow histology in marginal zone B-cell lymphomas：correlation with clinical parameters and flow cytometry in 120 patients. Ann Oncol. 2009；20：129-136.

27. Kojima M，Inagaki H，Motoori T，et al. Clinical implications of nodal marginal zone B-cell lymphoma among Japanese：study of 65 cases. Cancer Sci. 2007；98：44-49.

28. Nathwani BN，Mohrmann RL，Brynes RK，et al. Monocytoid B-cell lymphomas：an assessment of diagnostic criteria and a perspective on histogenesis. Hum Pathol. 1992；23：1061-1071.

29. Stein K，Hummel M，Korbjuhn P，et al. Monocytoid B cells are distinct from splenic marginal zone cells and commonly derive from unmutated naive B cells and less frequently from postgerminal center B cells by polyclonal transformation. Blood. 1999；94：2800-2808.

30. Martinez A，Pittaluga S，Rudelius M，et al. Expression of the interferon regulatory factor 8/ICSBP-1 in human reactive lymphoid tissues and B-cell lymphomas：a novel germinal center marker. Am J Surg Pathol. 2008；32：1190-1200.

31. Falini B，Fizzotti M，Pucciarini A，et al. A monoclonal antibody（MUM1p）detects expression of the MUM1/IRF4 protein in a subset of germinal center B cells，plasma cells，and activated T cells. Blood. 2000；95：2084-2092.

32. Kanellis G，Roncador G，Arribas A，Mollejo M，Montes-Moreno S，Maestre L，et al. Identification of MNDA as a new marker for nodal marginal zone lymphoma. Leukemia. 2009；23：1847-1857.

33. Bob R，Falini B，Marafioti T，Paterson JC，Pileri S，Stein H. Nodal reactive and neoplastic proliferation of monocytoid and marginal zone B cells：an immunoarchitectural and molecular study highlighting the relevance of IRTA1 and T-bet as positive markers. Histopathology. 2013；63：482-498.

34. Dierlamm J. Genetic abnormalities in marginal zone B-cell lymphoma. Haematologica. 2003；88：8-12.

35. Klein U，Dalla-Favera R. Germinal centres：role in B-cell physiology and malignancy. Nat Rev Immunol. 2008；8：22-33.

36. Conconi A，Bertoni F，Pedrini E，et al. Nodal marginal zone B-cell lymphomas may arise from different subsets of marginal zone B lymphocytes. Blood. 2001；98：781-786.

37. Marasca R，Vaccari P，Luppi M，et al. Immunoglobulin gene mutations and frequent use of VH1-69 and VH4-34 segments in hepatitis C virus-positive and hepatitis C virus-negative nodal marginal zone B-cell lymphoma. Am J Pathol. 2001；159：253-261.

38. Tierens A，Delabie J，Pittaluga S，et al. Mutation analysis of the rearranged immunoglobulin heavy chain genes of marginal zone cell lymphomas indicates an origin from different marginal zone B lymphocyte subsets. Blood. 1998；91：2381-2386.

39. Miranda RN，Cousar JB，Hammer RD，et al. Somatic mutation analysis of IgH variable regions reveals that tumor cells of most parafollicular（monocytoid）B-cell lymphoma，splenic marginal zone B-cell lymphoma，and some hairy cell leukemia are composed of memory B lymphocytes. Hum Pathol. 1999；30：306-312.

40. Quinn ER，Chan CH，Hadlock KG，et al. The B-cell receptor of a hepatitis C virus（HCV）-associated non-Hodgkin lymphoma binds the viral E2 envelope protein，implicating HCV in lymphomagenesis. Blood. 2001；98：3745-3749.

41. Brynes RK，Almaguer PD，Leathery KE，et al. Numerical cytogenetic abnormalities of chromosomes 3，7，and 12 in marginal zone B-cell lymphomas. Mod Pathol. 1996；9：995-1000.

42. Krijgsman O，Gonzalez P，Ponz OB，Roemer MG，Slot S，Broeks A，et al. Dissecting the gray zone between follicular lymphoma and marginal zone lymphoma using morphological and genetic features. Haematologica. 2013；98：1921-1929.

43. Aamot HV，Micci F，Holte H，et al. G-banding and molecular cytogenetic analyses of marginal zone lymphoma. Br J Haematol. 2005；130：

890-901.

44. Ferreira BI, Garcia JF, Suela J, et al. Comparative genome profiling across subtypes of low-grade B-cell lymphoma identifies type-specific and common aberrations that target genes with a role in B-cell neoplasia. Haematologica. 2008;93:670-679.

45. Kim WS, Honma K, Karnan S, et al. Genome-wide array-based comparative genomic hybridization of ocular marginal zone B cell lymphoma: comparison with pulmonary and nodal marginal zone B cell lymphoma. Genes Chromosomes Cancer. 2007;46:776-783.

46. Novak U, Rinaldi A, Kwee I, et al. The NF-κB negative regulator TN-FAIP3(A20) is inactivated by somatic mutations and genomic deletions in marginal zone lymphomas. Blood. 2009;113:4918-4921.

47. Arribas AJ, Campos-Martin Y, Gomez-Abad C, Algara P, Sanchez-Beato M, Rodriguez-Pinilla MS, et al. Nodal marginal zone lymphoma: gene expression and miRNA profiling identify diagnostic markers and potential therapeutic targets. Blood. 2012;119:e9-e21.

48. Tierens A, Delabie J, Michiels L, et al. Marginal-zone B cells in the human lymph node and spleen show somatic hypermutations and display clonal expansion. Blood. 1999;93:226-234.

49. Swerdlow SH, Campo E, Harris NL, et al. , eds. WHO Classification of Tumours of Haematopoietic and Lymphoid Tissues. 4th ed. Lyon, France:IARC Press;2008.

49a. Swerdlow SH, Campo E, Pileri SA, et al. The 2016 revision of the World Health Organization (WHO) classification of lymphoid neoplasms. Blood. 2016;127:2375-2390.

50. Elenitoba-Johnson KS, Kumar S, Lim MS, et al. Marginal zone B-cell lymphoma with monocytoid B-cell lymphocytes in pediatric patients without immunodeficiency. A report of two cases. Am J Clin Pathol. 1997;107:92-98.

51. Attygalle AD, Liu H, Shirali S, et al. Atypical marginal zone hyperplasia of mucosa-associated lymphoid tissue:a reactive condition of childhood showing immunoglobulin lambda light-chain restriction. Blood. 2004;104:3343-3348.

52. Kluin PM, Langerak AW, Beverdam-Vincent J, Geurts-Giele WR, Visser L, Rutgers B, et al. Paediatric nodal marginal zone B-cell lymphadenopathy of the neck:a *Haemophilus influenzae*-driven immune disorder? J Pathol. 2015;236:302-314.

53. Rizzo KA, Streubel B, Chott A, et al. Pediatric marginal zone B-cell lymphomas:analysis of histopathology, immunophenotype and genetic aberrations. Mod Pathol. 2008;21(suppl):271a.

54. Aqil B, Merritt BY, Elghetany MT, Kamdar KY, Lu XY, Curry CV. Childhood nodal marginal zone lymphoma with unusual clinicopathologic

and cytogenetic features for the pediatric variant:a case report. Pediatr Dev Pathol. 2015;18:167-171.

55. Braggio E, Keats JJ, Leleu X, et al. Identification of copy number abnormalities and inactivating mutations in two negative regulators of nuclear factor-κB signaling pathways in Waldenström's macroglobulinemia. Cancer Res. 2009;69:3579-3588.

56. van den Oord JJ, de Wolf-Peeters C, Desmet VJ. The marginal zone in the human reactive lymph node. Am J Clin Pathol. 1986;86:475-479.

57. Meda BA, Frost M, Newell J, et al. BCL-2 is consistently expressed in hyperplastic marginal zones of the spleen, abdominal lymph nodes, and ileal lymphoid tissue. Am J Surg Pathol. 2003;27:888-894.

58. Kojima M, Motoori T, Iijima M, et al. Florid monocytoid B-cell hyperplasia resembling B-cell lymphoma of mucosa-associated lymphoid nodal marginal zone tissue type. A histological and immunohistochemical study of four cases. Pathol Res Pract. 2006;202:877-882.

59. Nam-Cha SH, San-Millan B, Mollejo M, et al. Light-chain-restricted germinal centres in reactive lymphadenitis:report of eight cases. Histopathology. 2008;52:436-444.

60. Dorfman RF, Remington JS. Value of lymph-node biopsy in the diagnosis of acute acquired toxoplasmosis. N Engl J Med. 1973;289:878-881.

61. Rushin JM, Riordan GP, Heaton RB, et al. Cytomegalovirus-infected cells express Leu-M1 antigen. A potential source of diagnostic error. Am J Pathol. 1990;136:989-995.

62. Nathwani BN, Anderson JR, Armitage JO, et al. Clinical significance of follicular lymphoma with monocytoid B cells. Non-Hodgkin's Lymphoma Classification Project. Hum Pathol. 1999;30:263-268.

63. Karube K, Guo Y, Suzumiya J, et al. CD10⁻MUM1⁺ follicular lymphoma lacks BCL2 gene translocation and shows characteristic biologic and clinical features. Blood. 2007;109:3076-3079.

64. Karube K, Ying G, Tagawa H, et al. BCL6 gene amplification/3q27 gain is associated with unique clinicopathological characteristics among follicular lymphoma without BCL2 gene translocation. Mod Pathol. 2008;21:973-978.

65. Gradowski JF, Jaffe ES, Warnke RA, Pittaluga S, Surti U, Gole LA, et al. Follicular lymphomas with plasmacytic differentiation include two subtypes. Mod Pathol. 2010;23:71-79.

66. Bahler DW, Aguilera NS, Chen CC, et al. Histological and immunoglobulin VH gene analysis of interfollicular small lymphocytic lymphoma provides evidence for two types. Am J Pathol. 2000;157:1063-1070.

67. Matutes E, Oscier D, Montalban C, et al. Splenic marginal zone lymphoma proposals for a revision of diagnostic, staging and therapeutic criteria. Leukemia. 2008;22:487-495.

第 22 章

套细胞淋巴瘤

Elias Campo, Pedro Jares

22.1 定义

造血和淋巴组织 WHO 分类中将套细胞淋巴瘤(MCL)定义为:一种成熟 B 细胞肿瘤,一般由单形性小至中等淋巴细胞构成,核不规则,携带 11q13 易位,导致 cyclin D1 过表达。缺乏肿瘤性转化细胞(中心母细胞)、副免疫母细胞和假滤泡结构[1,1a]。

WHO 分类中的 MCL 包括 Kiel 分类中的中心细胞淋巴瘤[2],以及美国文献中描述的多种 B 细胞淋巴瘤,包括中间分化的淋巴细胞淋巴瘤[3]、中间性淋巴瘤[4]和套区淋巴瘤[5]。包括形态学、表型、遗传学和分子生物学在内的多学科研究促进了对 MCL 的认识和理解,对其他肿瘤的认识也是通过这种途径来完成的[6,7]。多数 MCL 的临床侵袭性非常强,少数患者通过现行的治疗方案可治愈,或获得长期存活。近年来认识到一部分肿瘤表现为惰性生物学行为[8]。这些肿瘤可能具有不同的生物学和病理学特征,患者可从不同于标准方案的治疗策略中获益。新的治疗策略为患者管理提供了新的思路,有望克服这种侵袭性淋巴瘤对传统治疗的抵抗[9]。

22.2 流行病学和临床表现

MCL 占所有非霍奇金淋巴瘤的 2.5%～10%,主要见于老年男性,男女比例 1.6:1～6.8:1,中位年龄约 60 岁(29～85 岁)(表 22.1)。年平均发病率估计为 0.42/10 万(0.38～0.49),其中男性为 0.7/10 万,女性为 0.2/10 万[10]。MCL 可见于伴有其他淋巴组织肿瘤的家族[11]。

超过 70% 患者为Ⅳ期疾病,临床表现包括全身淋巴结肿大和骨髓累及;少见巨大病变和 B 症状(见表 22.1)[1,12-18]。肝脾肿大相对常见,30%～60% 表现为巨脾。一些患者有显著的脾肿大,但外周淋巴结肿大轻微或无,这种表现常伴有外周血累及,与其他淋巴细胞白血病的鉴别可能困难[19,20]。

表 22.1　诊断时 MCL 的临床特征

特征	比例(范围)
中位年龄:60 岁(29~85)	—
男女比例 3:1(1.6:1~6.8:1)	—
累及部位全身淋巴结肿大	80(75~87)
骨髓	71(53~82)
脾(脾肿大)	51(27~59)
肝(肝肿大)	20(11~35)
胃肠道	16(9~24)
Waldeyer 环	9(2~18)
肺/胸膜	9(2~17)
外周血	39(24~53)
巨大病变(≥10cm)	18(5~22)
低体力状态	24(6~51)
B 症状	28(14~50)
乳酸脱氢酶升高	37(16~55)
β₂-微球蛋白升高	52(50~55)
Ⅲ~Ⅳ 期	81(72~89)

MCL 常见结外累及。但仅 4%~15% 患者仅有结外表现而无明显的淋巴结累及。10%~25% 患者有胃肠道浸润,可在诊断时即出现,或在病程的其他时间点出现。淋巴瘤样息肉病是 MCL 胃肠道浸润的特征性表现,患者的小肠和大肠可见多发性淋巴样息肉,临床可表现为腹痛和黑便[21]。胃肠道累及常无症状,也没有内镜可见的异常,这种镜下浸润一般不影响患者的临床处理[22]。诊断时约 1% 患者有中枢神经系统累及,提示预后不良[23,24],病变特征包括具有母细胞形态、乳酸脱氢酶升高、套细胞淋巴瘤国际预后指数(MIPI)高、广泛浸润其他结外部位、处于白血病期[23,24]。常累及的其他结外部位包括 Waldeyer 环、肺和胸膜(5%~20%)。少见部位包括皮肤、乳腺、软组织、甲状腺、唾液腺、外周神经、结膜和眼眶[12,18]。

诊断时外周血累及的发生率各家报道不一,这部分与所采用的疾病定义有关。诊断时行常规检查,20%~70% 患者可检测到白血病样累及。在缺乏淋巴细胞增多的情况下,外周血中也可能检测到非典型淋巴细胞[15],若采用流式细胞术检测,则几乎所有患者均可检测到[25]。疾病演化过程中也可能出现白血病样累及,可能提示疾病进展[26,27]。一些患者表现为类似急性白血病的极具侵袭性的白血病亚型,这些病例具有母细胞形态、复杂核型、偶有 8q24 异常和 *MYC* 重排,进展迅速,中位生存期仅 3 个月[28-30]。

一些患者有白血病期表现,但淋巴结累及轻微或无[19,20,31,32]。此临床表现可能对应于白血病型非淋巴结 MCL,这是一种新版 WHO 中刚认识到的特殊生物学亚型。患者可有长期的无症状性非典型淋巴细胞增多,携带 t(11;14),表达 cyclin D1,之后出现脾肿大,但无淋巴结散播。单纯脾切除而无需化疗,本病即可能获得长期控制。部分患者可能最终进展为侵袭性疾病,有或无淋巴结播散。

贫血和血小板减少见于 10%~40% 患者,乳酸脱氢酶和 β₂ 微球蛋白水平升高见于约 50% 患者。单克隆性血清成分见于 10%~30% 患者,常为低水平[1,18,33]。一些病例的血清内和瘤细胞表面的免疫球蛋白类型可能不同。MCL 患者发生第二种恶性肿瘤的风险显著升高,约见于 10% 患者,主要发生于皮肤和甲状腺,肿瘤类型包括 CLL、其他淋巴组织肿瘤和实体瘤[34]。

22.3　推测的细胞起源

MCL 的正常对应成分可能具有异质性,包括 CD5 阳性成熟 B 细胞的不同亚群。由于瘤细胞分布于套区,并表达碱性磷酸酶,早期研究认为肿瘤与初级滤泡内的细胞或次级滤泡的套区细胞相关[35]。MCL 的 CD5 表达水平极高,其强度类似胎儿 B 细胞,而成人滤泡的套细胞为低水平表达[36]。

多数 MCL 的免疫球蛋白可变区重链(IGHV)基因体细胞超突变少或无,支持 MCL 与生发中心前细胞相关。但 15%~40% 的 MCLS 病例存在体细胞超突变,提示这些肿瘤的起源细胞经历了生发中心过程。MCL 更常使用 IGHV4-34、IGHV321、IGHV1-8 和 IGHV3-23。白血病型非淋巴结 MCL 常有 IGHV 基因突变,生存期较长[19,37]。约 10% 的 MCLS 携带刻板型重链互补决定区 3(VH CDR3)序列,以及共有的 IGHV 基因突变,强烈提示抗原选择至少在部分 MCL 的发生中具有重要作用[38,39]。因此,MCL 可能起源于不同的 B 细胞亚型。无 IGHV 突变的病例可能起源于生发中心前细胞,其中部分肿瘤发生了抗原选择;高突变负荷的肿瘤起源于经历生发中心过程的细胞,而低突变负荷的肿瘤可能起源于边缘区,介于童贞细胞和生发中心细胞之间的中间细胞,或已表达活化诱导胞苷脱氨酶(AID)的过渡性 B 细胞[40,41]。

22.4　形态学

MCL 的结构和细胞学特征变化谱系比最初认识的要宽泛得多。虽然这些病理表现具有特征性,但一些形态变异型之间以及与其他非霍奇金淋巴瘤之间具有相似性,因此需要辅助检查来明确诊断(表 22.2)。

表 22.2　套细胞淋巴瘤的主要诊断特征

形态	描述
结构	套区模式、结节或弥漫
细胞学变异	
经典型	小至中等淋巴细胞单形性增生;核有浅裂,无核仁
母细胞型	中等细胞;核圆形,染色质细而分散;核仁不明显;核分裂指数极高
多形性型	中等至大细胞;核不规则,染色质分散;可有小核仁;核分裂指数高
小细胞型	小圆形淋巴细胞,染色质团块状;缺乏前淋巴细胞、副免疫母细胞和增殖中心
边缘区样	瘤细胞有淡染的宽阔胞质;核为典型表现,或母细胞样
其他特征	散在分布"粉色"组织细胞,无吞噬的凋亡小体(母细胞变异型偶有典型的"星空"现象)透明变性小血管

续表

形态	描述
免疫表型	表达 B 细胞标记, 共表达 CD5 和 CD43
	表达 Cyclin D1 和 SOX11
	常不表达 LEF1、CD10、BCL6 和 CD23
遗传学	t(11;14)(q13;q32)
	母细胞变异型具有复杂核型
	多形性和母细胞变异型为四倍体克隆

22.4.1　结构模式

MCL 累及的淋巴结结构常破坏,肿瘤可表现为 3 种生长方式:套区、结节或弥漫(图 22.1)。套区模式的特征是瘤细胞增生导致套区增宽,围绕反应性"裸"生发中心[5,13]。此模式的肿瘤中,淋巴结结构部分保留,与滤泡增生或套细胞增生的鉴别可能困难[42]。结节模式与弥漫模式常有移行,但罕见病例以结节状生长为主,形似滤泡性淋巴瘤[26]。但一些结节可为实性,没有残留生发中心的证据,代表初级滤泡对应的恶性成分。另一方面,结节模式也可能是瘤细胞广泛浸润或填塞原有生发中心而形成的。Cyclin D1 染色有助于识别早期的瘤细胞浸润或殖入反应性生发中心,这可能代表结节模式形成的早期阶段(图 22.2)。弥漫浸润更明显的病例也可能见到残留生发中心,但可能仅灶性存在。

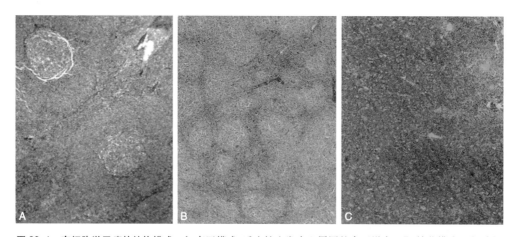

图 22.1　**套细胞淋巴瘤的结构模式**。A,套区模式:反应性生发中心周围的套区增宽。B,结节模式。C,弥漫模式

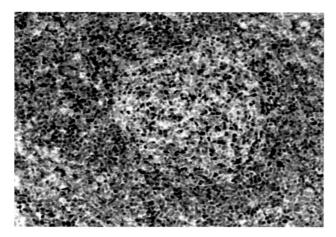

图 22.2　**Cyclin D1 表达**。瘤细胞增生导致套区扩大,并浸润反应性生发中心

22.4.2　细胞学变异

经典型(普通型或典型)MCL 的特征是胞质稀少的小至中等淋巴细胞单形性增生,核不规则,染色质致密、分布均匀,核仁不明显(图 22.3)。罕见或没有胞质丰富或核仁明显的大细胞;即使有,也可能是被瘤细胞破坏的生发中心内的反应性中心母细胞。偶见病例以核圆形的小淋巴细胞为主(见图 22.3),此型与慢性淋巴细胞白血病/小淋巴细胞淋巴瘤(CLL/SLL)的鉴别可能困难,但两者的鉴别很重要,MCL 缺乏增殖中

心或孤立的前淋巴细胞和副免疫母细胞。经典型和小细胞型 MCL 的增殖活性变化很大,但核分裂象一般<1-2/HPF。一些具有经典形态的病例具有相对较高的增殖指数,接近母细胞变异型,这些患者可能表现为侵袭性临床过程[43,44]。相对常见胞质嗜酸性的上皮样组织细胞散在分布,但一般没有充分形成的微小肉芽肿(图 22.4)。这些组织细胞一般不含有吞噬的凋亡小体。常可见具有典型特征的 FDC,核重叠,核膜纤细,染色质空泡状。一些病例散在透明变性的小血管。

更具侵袭性的 MCL 亚型包括母细胞变异型(由类似淋巴母细胞的单一细胞群构成)和多形性型(多形性更明显,由更大的细胞构成,形似 DLBCL)(见图 22.3)[45-47]。这些变异型可能代表形态学变化谱系的末端;不同亚型之间可能见到移行区域,一些肿瘤的细胞学表现非常不一致,多形性细胞区域与其他经典形态混杂在一起[47]。

母细胞型 MCL 的特征是淋巴细胞形态单一,中等大小,胞质稀少,核圆形,染色质细而分散,核仁不明显[46]。可类似淋巴母细胞淋巴瘤,或急性髓性白血病累及淋巴结。核分裂指数极高,核分裂象≥2~3 个/HPF。可能见到吞噬可染小体的组织细胞和"星空"现象。

多形性更显著,或具有大细胞形态的 MCL 在最初的 Kiel 分类中称为间变性中心细胞淋巴瘤,或中心细胞样型中心母细胞淋巴瘤[48,49]。肿瘤由更具异质性的大细胞构成,核卵圆形或不规则,可见核裂,染色质细而分散,可见小而清楚的核仁(见图 22.3)。核分裂指数高,但一般低于母细胞型。一些病例的

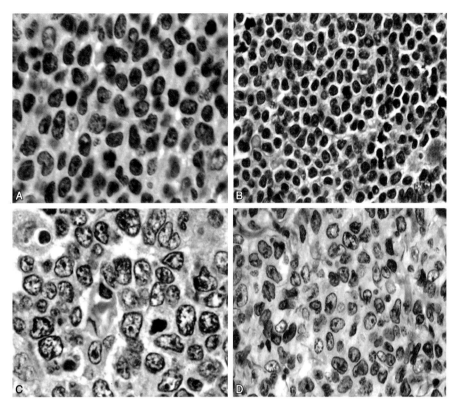

图22.3 **套细胞淋巴瘤的细胞学变异**。A,典型或经典型MCL,小至中等淋巴细胞,核不规则,染色质浓缩,胞质稀少。B,小细胞变异型MCL,由小淋巴细胞构成,核圆形。C,母细胞变异型,核圆形,染色质细而分散,核分裂多见。D,多形性变异型,由大细胞构成,核极不规则

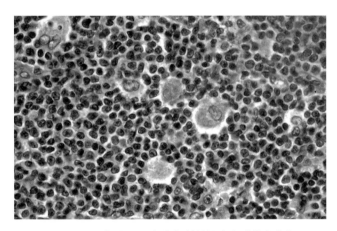

图22.4 经典型MCL,胞质嗜酸性的组织细胞散在分布

核分裂象表现为显著深染,提示染色体数量非常高,此表现常与四倍体克隆相关[50]。多形性MCL与大细胞淋巴瘤的鉴别可能困难,鉴别特征包括:可见核裂、染色质细而分散,核大而核仁相对较小,这些特征提示为套细胞起源。此型必须行辅助检查来确定诊断。白血病型MCL被描述为前淋巴细胞变异型MCL,可能实际上属于多形性MCL的白血病型表现[51-54]。

一些病例可能含有胞质更丰富且淡染的细胞,形似单核样B细胞,这些细胞多少不等(图22.5)[55]。这些细胞的核可呈母细胞样,或为经典形态,但胞质的怪异表现可能令人想到边缘区淋巴瘤或毛细胞白血病。一些病例的单核样细胞甚至可扩展至滤泡的边缘区,位于保存完好的套区外侧。CD5和cyc-

lin D1阳性是这些病例诊断的关键。

偶有一些MCL存在克隆相关性浆细胞成分,或一部分细胞出现淋巴浆细胞分化,包括出现Dutcher小体,可能与淋巴浆细胞淋巴瘤混淆(图22.6)[56-58]。这些肿瘤cyclin D1阳性,携带t(11;14),不表达SOX11,临床行为似乎更惰性(见后文)[57]。

22.4.3 骨髓和外周血

无论有无外周血累及,骨髓累及率为50%~91%[15,59,60],且骨髓穿刺活检的检出率比抽吸活检更高[61]。一些研究采用双侧活检,这可能是其骨髓累及检出率更高的原因[61]。浸润模式包括结节状浸润、间质性浸润和小梁旁浸润,多数病例的浸润灶由这些模式混合构成。仅表现为小梁旁聚集的病例罕见。一些病例可表现为弥漫浸润。骨髓浸润程度似乎与淋巴结的组织学亚型、结构或患者生存情况没有相关性[61]。包括cyclin D1和p27在内的免疫组化染色可用于骨髓活检标本的鉴别诊断,从而与其他小细胞淋巴瘤鉴别[60,62]。

外周血和骨髓抽吸标本中的细胞学表现类似活检标本中的形态学谱系(图22.7)。多数MCL的循环细胞由小至中等细胞混合构成,胞质稀少,核显著不规则,含网状染色质。一些细胞核可呈圆形,但染色质没有CLL的团块状表现。白血病性母细胞型MCL可类似急性白血病,细胞中等至大,核浆比高,染色质细而分散,核仁相对小或不明显。这些病例除CCND1易位之外,还可能有MYC重排[63,64]。许多研究报道,间变细胞非常大、且核仁显著的白血病性MCL可能对应于多形性MCL的

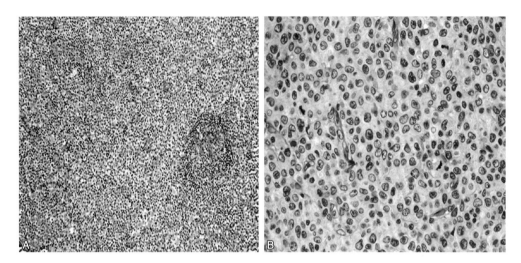

图 22.5　**套细胞淋巴瘤伴边缘区模式**。A,保存完全的套区周围可见边缘区扩大。B,边缘区内的细胞含丰富淡染胞质,类似单核样细胞

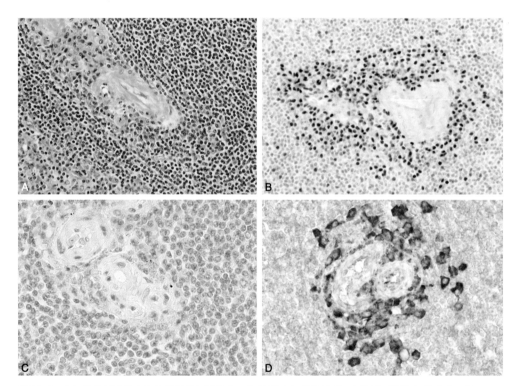

图 22.6　**套细胞淋巴瘤伴克隆相关性浆细胞分化**。A,脾脏套细胞淋巴瘤,血管周可见浆细胞分化。B,Cyclin D1 染色,浆细胞和小细胞成分均阳性。浆细胞着色更强。浆细胞不表达 λ(C),表达 κ(D)

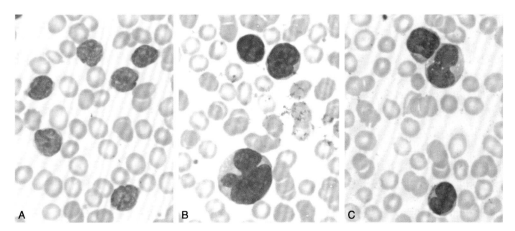

图22.7　外周血中白血病性 MCL 的细胞学表现。A,经典型,淋巴细胞小,核有浅凹或核裂,染色质致密,胞质稀少。B,母细胞型,由小的非典型细胞和大的多形性细胞构成,核不规则。C,另一些病例中,所有非典型细胞均更接近母细胞表现,染色质细而分散,核仁不明显(Giemsa 染色)

白血病期[51-53]。实际上,其中一些病例为超二倍体核型[51],与淋巴结多形性 MCL 相关[54]。以前诊断的携带 t(11;14)并过表达 cyclin D1 的 B 细胞幼淋巴细胞白血病,现在归入白血病性 MCL[65]。

22.4.4　脾脏

　　MCL 累及脾脏时,大体表现为泛发性微小结节,偶与血管周浸润有关。脾脏 MCL 与其他小细胞淋巴瘤的鉴别可能困难[66,67]。白髓增大,不同程度累及红髓。50%病例可见残留的"裸"生发中心。与其他部位一样,瘤细胞具有相似的单形性表现。有趣的是,一些病例中,结节周边可见边缘区样区域,其内的细胞含更加丰富淡染的胞质[67]。

22.4.5　胃肠道

　　淋巴瘤样息肉病是胃肠道 MCL 的一种常见表现,患者的小肠和大肠内可见多发淋巴样息肉(图22.8)。可伴有大的瘤块(常位于回盲部)和区域淋巴结肿大[21,68,69]。虽然这种临床病理表现相对具有特征性,但也可见于其他非霍奇金淋巴瘤,特别是滤泡性淋巴瘤和 MALT 型边缘区淋巴瘤[69,70]。检测 cyclin D1 有助于鉴别这些肿瘤[68]。MCL 累及胃肠道时,也可不形成肉眼可见的息肉[71]。这些病例常见的大体表现为表浅溃

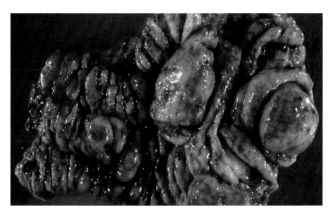

图22.8　套细胞淋巴瘤累及小肠,表现为多发性淋巴瘤样息肉病

疡、大的肿块,或黏膜弥漫增厚。多达92%的患者在常规胃肠镜检查时可发现 MCL 累及[22,72]。胃肠黏膜极常见的是仅有镜下浸润而无肉眼可见的病变,多达2/3的患者属于此类表现[22,72],但这种累及模式并不改变治疗策略[22]。一些病例中,瘤细胞浸润上皮可形成类似淋巴上皮病变样的结构,需要与边缘区淋巴瘤鉴别。提示 MCL 的特征包括:淋巴上皮样病变少,浸润细胞形态单一[71]。有趣的是,累及胃肠道的 MCL 和其他非霍奇金淋巴瘤表达整合素 $\alpha_4\beta_7$,这是一种归巢受体,与黏膜血管地址素细胞黏附分子1(MAdCAM-1)结合,后者选择性表达于黏膜的内皮细胞[73]。

22.4.6　组织学进展

　　连续活检研究显示,MCL 的组织学模式保持相对稳定[12,46,74]。在连续活检研究中,一些病例的残留生发中心和结节状结构消失,变成更为弥漫的浸润模式[12,74]。有趣的是,一些病例的组织学模式出现左右摇摆,疾病过程中,其组织学模式不断发生变化[14]。多数母细胞型 MCL 在第一次活检时即为此类型,约22%的经典型/小细胞型 MCL 在复发时进展为母细胞型,此现象在尸检时可能更常见[12,14,75]。另一方面,首次诊断为母细胞型的病例中,50%在复发时可转变为经典型。复发病例的增殖指数可能升高[75]。已证实一些病例从经典型转化为母细胞型的两个肿瘤具有克隆相关性[76]。一些肿瘤的进展与发生明显的白血病期有关[26,27]。

22.4.7　混合性套细胞淋巴瘤

　　少数病例在发生 MCL 的同一部位还伴有第二种恶性淋巴瘤,可为滤泡性淋巴瘤、CLL/SLL、脾脏和淋巴结边缘区淋巴瘤、浆细胞肿瘤和 Hodgkin 淋巴瘤[75]。两种成分可通过形态学和免疫表型得以区分。分子研究发现,多数病例具有不相关的克隆性重排,提示起源于不同的克隆,但 MCL 与第二种淋巴瘤也存在共同的克隆特异性 IGH 重排,提示单个恶性克隆发生了少见的进化,从而形成形态、表型和分子特征均不同的两种淋巴瘤[77]。

22.5　免疫表型

MCL 是一种成熟 B 细胞肿瘤，表达 B 细胞标记 CD19、CD20、CD22、PAX5 和 CD79a（见图 22.8，表 22.3）。常中度至强表达表面免疫球蛋白，常共表达 IgM 和 IgD，与其他 B 细胞淋巴瘤不同，更常表达 λ 轻链，而不是 κ 轻链（见表 22.3）。残留生发中心内含多克隆细胞。MCL 一个奇怪的特征是多数病例表达 T 细胞相关抗原 CD5（图 22.9）。但 MCL 也可不表达 CD5，主要见于小细胞型和 SOX11 阴性病例[37]。也常表达 CD43，但一般不表达其他 T 细胞抗原。流式细胞术检测，偶有散在病例表达 CD8[78] 和 CD7[79]。CD23 一般阴性，几乎所有 CLL/SLL 均阳性[80,81]。母细胞型 MCL 中的罕见病例可表达 CD23[81]，流式细胞术检测，许多 MCL 可弱表达 CD23[82]。CD10 和 BCL6 是两种生发中心细胞标记，MCL 一般阴性，但偶有阳性病例报道[83-85]。CD200 常表达于 CLL，多数 MCL 阴性[86]，但一部分具有惰性行为的白血病型非淋巴结 SOX11 阴性病例可能阳性[32]。LEF1 是一种与 WNT 通路相关的转录因子，CLL 的核阳性，但其他成熟小 B 细胞淋巴瘤不表达，包括 MCL，罕见 MCL 可表达，特别是母细胞型或多形性型。LEF1 表达于 T 细胞和一些大 B 细胞淋巴瘤，包括从小细胞转化而来者[87,88]。约 50% 病例中，至少一小部分细胞表达 IRF4[57]。浆细胞相关转录因子 BLIMP1 和 XBP1 可分别见于 50% 和 30% 病例，且在 SOX11 阴性 MCL 中更常表达。

表 22.3　小细胞淋巴瘤的免疫表型

诊断	Ig*	CD20	CD3	CD5	CD43	CD23	CD10	BCL6	Cyclin D1	LEF1	SOX11	IRF4/MUM1	Annexin A1
CLL	M/D	+	−	+	+	+	−			+	−	+/−†	−
MCL	M/D/λ	++	−	+	+	−		−/+	++	−	+#	+/−	
FL	M/G	++	−	−	−	−/+	+	+					
LPL	M	++	−	−/+	+	−	−/+	−				+	
MALT	M	++	−	−/+	−/+	−						+/−‡	
SMZL	M/D	++	−	−	−	−						+/−‡	
HCL	G/λ	++	−	−	−	−	−	−	+		+/−	−	+

*除特别注明的肿瘤以外，κ 链表达比 λ 链更常见。

†幼淋巴细胞和副免疫母细胞偶阳性。

‡浆样分化的细胞阳性。

#一些 MCL 不表达 SOX11，且具有特殊的临床和生物学特征。

CLL，慢性淋巴细胞白血病；FL，滤泡性淋巴瘤；HCL，毛细胞白血病；Ig，免疫球蛋白；LPL，淋巴浆细胞淋巴瘤；MALT，MALT 边缘区淋巴瘤；MCL，套细胞淋巴瘤；SLL，小淋巴细胞淋巴瘤；SMZL，脾脏边缘区淋巴瘤。

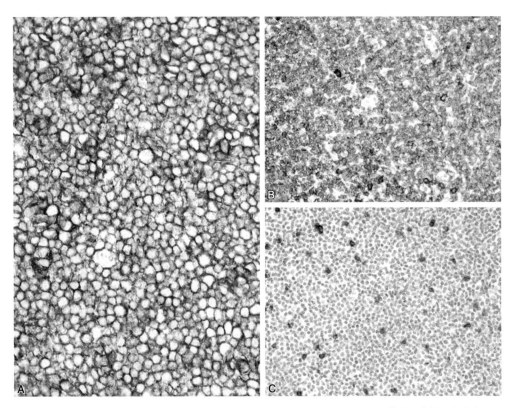

图 22.9　套细胞淋巴瘤的免疫表型。A，瘤细胞强表达 CD20。B，瘤细胞 CD5 阳性。C，散在反应性 T 细胞表达 CD3

cyclin D1 过表达是 MCL 恒定且高度特异的特征,对诊断非常有帮助(见图 22.2)[47,60,89]。当前可用的所有 cyclin D1 抗体均可获得一致的染色结果,包括鼠单抗[90]。骨髓环钻标本 cyclin D1 染色结果的判读要特别谨慎[91]。除免疫组化方法外,定量 RT-PCR 方法也可用于检测 cyclin D1 过表达,特别是在常规免疫组化技术应用有困难时,例如白血病性淋巴组织增殖性疾病,或细针抽吸标本[92]。cyclin D1 位于细胞核内,但不同病例或不同细胞之间的阳性强度有差异,这可能与 mRNA 和蛋白的稳定性等因素有关。组织细胞、内皮细胞和上皮细胞核也表达 cyclin D1,可作为阳性内对照。25% 的多发性骨髓瘤表达 cyclin D1,这些病例携带 T(11;14)、此基因扩增,或基因无明显的结构改变[93]。可检测到低水平 cyclin D1 的情况还见于毛细胞白血病[94,95],以及 CLL 增殖中心内的细胞,但均不伴有 t(11;14)。毛细胞白血病可能表达 SOX11,但 CLL 的增殖中心不表达[96,97]。脾脏边缘区淋巴瘤偶也可表达 cyclin D1[55]。但注意,上述这些肿瘤大多数情况下均不表达 cyclin D1[98]。约 1% 的 DLBCL 可表达 cyclin D1,阳性细胞数可达 80%,但这些病例没有 t(11;14),也不表达 SOX11[99]。

p27 是 cyclin 依赖激酶(CDK)的抑制子,免疫组化检测 p27 也有助于 MCL 的鉴别诊断。非霍奇金淋巴瘤中 p27 的表达常与增殖活性负相关,强表达于 CLL、滤泡性淋巴瘤和边缘区淋巴瘤,而在大细胞淋巴瘤中阴性或弱表达。MCL 中的 p27 表达与增殖指数不相关,经典型 MCL 阴性,或比混杂的 T 细胞更弱,而母细胞变异型阳性[100]。毛细胞白血病也阴性或极弱表达[62]。p27 在 MCL 和毛细胞白血病中出现这种奇特的表达方式的原因还不完全清楚(见后文),但这种着色模式有助于鉴别诊断[62]。

SOX11 是一种神经转录因子,大多数 MCL 核阳性,包括母细胞型、多形性型和 cyclin D1 阴性 MCL(图 22.10),但其他成熟 B 细胞淋巴瘤阴性(一些 Burkitt 淋巴瘤可弱阳性)。SOX11 阳性还见于 T/B 淋巴母细胞白血病/淋巴瘤[101,102]。SOX11 有数种克隆,不同克隆的敏感性和特异性稍有差异,MRQ-58 克隆(CellMarque,Rocklin,加利福尼亚)的特异性高,但不能识别 SOX11 低水平表达的肿瘤;CLO143 克隆(Atlas 抗体)的敏感性更高,但与 SOX4 有交叉反应,一些非 MCL 病例也可表达[103,104]。

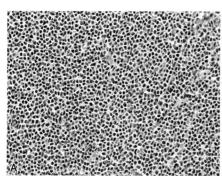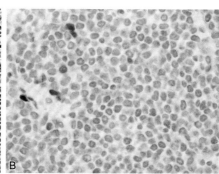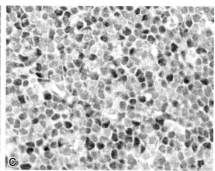

图 22.10　Cyclin D1 阴性套细胞淋巴瘤。A,肿瘤具有经典 MCL 的组织形态。B,cyclin D1 阴性。C,瘤细胞核强阳性表达 SOX11

Ki-67 染色有助于评估增殖活性,总体而言,经典型 MCL 的增殖指数低,母细胞型高[46,105],但一些具有经典形态的病例也可有相对较高的增殖指数[44]。

MCL 常可见显著的 FDC 网,弥漫性病例中 FDC 网的数量和分布变化比结节性病例更明显。结节性病例的 FDC 网有两种形式:致密的同心性 FDC 网,可能与殖入原有滤泡中心有关;疏松不规则的 FDC 网,可能是初级滤泡扩张形成的[106]。Cyclin D1 染色可能有助于识别瘤细胞早期浸润生发中心。

22.6　细胞遗传学

MCL 特征性的细胞遗传学改变是 t(11;14)(q13;q32),还报道了其他涉及 11q13 断点的易位,但均极少见[107]。采用传统细胞遗传学方法检测,此易位见于多达 65% 的 MCLs,然而 FISH 方法证实几乎所有 MCL 均存在此易位[108-110]。对于 CCND1 基因没有易位至 IGH 的病例,CCND1 断裂探针检测可得到阳性结果,而双色融合探针则阴性[58]。早期报道,T(11;14)可见于其他淋巴组织增殖性疾病,但其中大多数可能是被误诊的 MCL[7]。然而,此易位的确可见于 20% 的多发性骨髓瘤[7,111]。B 细胞幼淋巴细胞白血病的定义出现在认识 MCL 之前,其中携带 t(11;14)的病例多数被重新归入 MCL[112,113]。MCL 和多发性骨髓瘤中 t(11;14)的分子分析结果显示,两者的发病机制有所不同,MCL 存在 V-D-J 重组错误,而骨髓瘤存在类别重组错误[114]。此外,cyclin D1 基因扩增而无易位的现象可见于多发性骨髓瘤,但不见于 MCL[93]。

细胞遗传学研究方法,包括传统方法、FISH、比较基因组杂交、阵列分析等,发现 MCL 存在大量继发性染色体改变,所涉及的基因参与增殖、DNA 损伤和细胞存活途径(表 22.4)[63]。最常见的继发改变为 1p、6q、8p、9p、10p、11q、13 和 17p 缺失,以及 3q、7p、8q、12q 和 18q 获得。与经典型相比,母细胞型具有更为复杂的核型和更高水平的 DNA 扩增[28,50,115]。此外,一些染色体不平衡也更常见于母细胞型,例如 3q、7p 和 12q 获得,以及 17p 缺失。有趣的是,四倍体更常见于多形性型(80%)和母细胞型(36%),而经典型较少见(8%)[50]。8q24 改变偶见于极具侵袭性的母细胞型 MCL,包括 t(8;14)(q24;q32)[30,116]。最近的单核苷酸多态性分析发现,MCL 常见单亲二倍体,这可能是突变的肿瘤抑制基因失活后的替代机制,例如 TP53 和 17p21[117]。

表 22.4   套细胞淋巴瘤常见的染色体改变区域(比较基因组杂交和基因组阵列分析)

染色体区域*	频率/%	靶基因†	功能过程
获得			
3q26. 1-q26. 32	28~50	?	?
7p22. 1-p22. 3	8~31	?	?
8q24. 21	6~32	MYC	细胞生长、增殖、凋亡
10p12. 2-p12. 31	6~12	BMI1	细胞周期、DNA 损伤反应
11q13. 3-q21	4~14	CCND1	细胞周期
12q14	3~7	CDK4,MDM2	细胞周期、DNA 损伤反应、凋亡
13q31. 3	5~11	MIR17HG	细胞周期、凋亡
18q21. 33	18~55	BLC2	凋亡
丢失			
1p32. 3-p33	18~52	CDKN2C,FAF1	细胞周期、凋亡
2q13	3~17	‡BCL2L11	预凋亡
2q37. 1	15~33	SP100-SP140	DNA 损伤反应
6q23. 3	19~36	TNFAIP3	NF-κB 抑制子
6q25	19~36	LATS1	Hippo 信号通路
8p21. 3	17~34	MCPH1	DNA 损伤反应
9p21. 2	10~36	MOBKL2B	Hippo 信号通路
9p21. 3	10~36	CDKN2A,ARF1‡	细胞周期、DNA 损伤反应
9q22. 2-q22. 31	17~31	CDC14B,FANCC,GAS1	?
10p14-p13	18~28		
11q22. 3	11~57	ATM	DNA 损伤反应
13q13. 3-q34	25~70	DLEU1,DLEU2,RB1	细胞周期、凋亡
13q34	16~54	CUL4A,ING1	细胞周期、DNA 损伤反应
17p13	21~45	TP53	细胞周期、DNA 损伤反应
19p13. 3	10~24	MOBKL2A	Hippo 信号通路

*不同研究中,微小改变区稍有差异。

†已确定的基因用粗体表示。

‡证实为纯合子缺失。

22.7　分子特征

22.7.1　T(11;14)和 cyclin D1 表达

t(11;14)易位将 14 号染色体上的免疫球蛋白重链区与 11q13 的 BCL1(B 细胞淋巴瘤/白血病 1)并置。还发现了一些远离这些区域的断点。多数重排(30%~55%)发生于主要易位簇(MTC),10%~20%病例的断点位于其他远侧区。MTC 断点发生于 11 号染色体上约 80 个碱基对的较小区域,以及 14 号染色体上免疫球蛋白 JH 区之一的 5'区域,因此可通过 PCR 技术来检测此易位[118]。

CCND1 是此易位的靶基因,位于 BCL1 位点下游约 120kb 处。此基因与断点之间未发现其他转录单位。此易位发生于骨髓内 IGH 可变区 V(D)J 节段重组的前 B 细胞分化阶段。断

点序列分析结果显示,AID 参与了此易位的发生机制[119]。MCL 中罕见 CCND1 易位至免疫球蛋白轻链区[63]。

正常情况下,cyclin D1 不表达于淋巴细胞或髓系细胞,但 MCL 恒定表达,提示 cyclin D1 在 MCL 的发生中具有重要作用[47,89]。瘤细胞表达两种主要的 mRNA 转录本,大小分别为 4.5kb 和 1.5kb。这两种转录本均含有完整的基因编码区,不同之处在于 3'非转录区的长度。一些 MCL 表达 3'非转录区截短型转录本,这种转录本的稳定性更强,表达水平非常高,原因在于 3'区的 AUUUA 失稳序列丢失[47,89]。这些截短型 mRNA 是由于此基因的 3'区发生了第二种染色体重排或点突变[107,120-124]。CCND1 基因 3'区域发生的这些二次改变可能对疾病进展非常重要。一些肿瘤存在易位基因的等位子获得和扩增,这些肿瘤也高表达 cyclin D1[117]。4 号外显子的频发多态性可能产生有或无 5 号外显子的两种不同剪切形式,从而造成不同的表达形式,但似乎与 MCL 的发病机制无关[125-128]。

22.7.2　Cyclin D1 致癌机制

　　动物模型研究显示,与其他癌基因(MYC 和 RAS)相比,cyclin D1 的致癌活性较弱,但其转化机制还不完全清楚[129]。通过与 CDK4 和 CDK6 结合,cyclin D1 参与控制 G₁ 期,所形成的复合体导致视网膜母细胞瘤蛋白(RB)磷酸化,使之失去抑制细胞周期进行的活性,并导致重要转录因子的释放,这些转录因子参与调节细胞周期,例如 E2F[130]。偶有 MCL 的 RB1 因截短突变而失活,进一步证实此检查点在肿瘤的发生中具有重要作用[131]。

　　MCL 还可能存在 G₁ 晚期控制受损,以及 G₁ 期至 S 期相变控制受损。正常情况下,此步骤受 cyclin E-CDK2 复合物和 cy-clin 激酶抑制子 p27(CDKN1B)的调节。在经典型 MCL 中,p27 的免疫组化检测结果为阴性或弱阳性,但在母细胞型中阳性。CDKN1B 基因未发现结构改变,此蛋白低表达的原因可能是由于经蛋白酶途径的降解增多[132]和/或因 cyclin D1 过表达而被螯合,从而不能被抗体检测到[133]。在 G₁ 期末,p27 抑制 CDK2 与 cyclin E 形成复合物。cyclin D1 导致 p27 被降解或封闭,使复合物的活性得到释放,细胞周期得以继续进行[100]。上述研究成果均提示,cyclin D1 失调在 MCL 的发生中具有重要作用,可能的机制在于克服 RB 和 p27 的抑制效应(图 22.11)。除此之外,cyclin D1 还可能具有不依赖其催化功能的重要的癌基因潜能,包括作为多个基因的转录调节因子,或参与 DNA 损伤反应途径[134-136]。但尚不清楚这些机制是否参与 MCL 的发生。

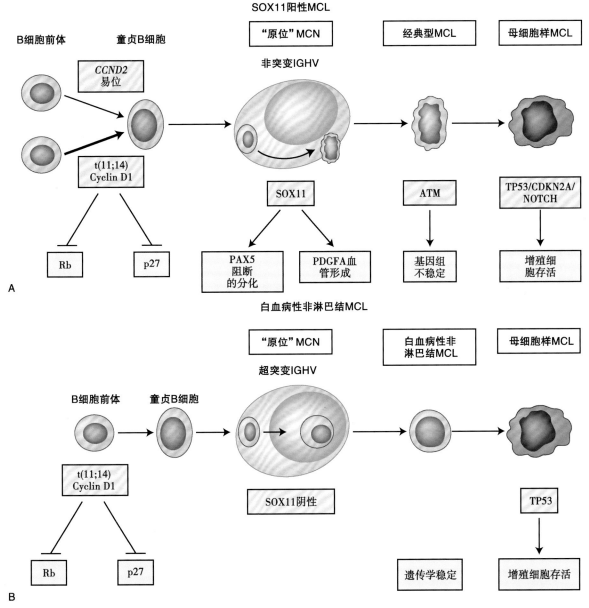

图 22.11　两型 MCL 推测的分子发生机制模式图,分别为 SOX11 阳性 MCL 和白血病型非淋巴结 SOX11 阴性 MCL 这两种亚型。两种亚型均为不成熟 B 细胞发生 t(11;14)易位,导致 cyclin D1 组成性失调,淋巴滤泡套区的肿瘤性 B 细胞发生早期扩增。罕见病例不发生 t(11;14)易位,而是发生 CCND2 易位,且 SOX11 阳性。A,SOX11 阳性 MCL 常含无突变的免疫球蛋白重链可变区(IGHV),可能起源于未受生发中心微环境影响的细胞。这些肿瘤获得频发 ATM 突变,后者促进其他遗传学改变的发生,并促进具有经典形态的 MCL 细胞扩增。细胞周期和细胞存活通路内基因的不稳定性增加,可导致形成更具侵袭性的亚型。B,白血病型非淋巴结 MCL 携带超突变的 IGHV,可能起源于有生发中心经历的细胞。这些肿瘤具有遗传学稳定性,长期处于白血病期,可能出现脾肿大。随后获得的其他遗传学改变可能导致疾病转化。MCN,套细胞肿瘤

22.7.3　SOX11 致癌机制

SOX11 是一种转录因子,在生理状态下参与神经发生。SOX11 在 MCL 中的差异性高表达最初是由基因表达谱研究发现的[137]。除一部分 Burkitt 淋巴瘤之外,其他所有成熟淋巴细胞肿瘤和 B 细胞淋巴瘤均不表达 SOX11,提示其与 MCL 的发生相关[101,102]。此外,SOX11 恒定表达于 cyclin D1 阴性 MCL,提示在这些肿瘤的发生中具有重要作用[138]。异种移植动物研究发现,SOX11 可促进 MCL 细胞生长,提示 SOX11 在 MCL 的发生中具有癌基因的作用[139]。SOX11 参与调节许多转录过程,包括 B 细胞分化、细胞增殖、凋亡和血管生成[140]。PAX5 是 SOX11 的直接靶基因之一,PAX5 是 B 细胞分化的主要调节因子,在成熟为浆细胞的过程中表达下调。SOX11 所致的强制性 PAX5 表达可能与 MCL 发生相关,其机制是阻断 B 细胞的终末分化。SOX11 还可能直接活化 PDGFA 来促进血管生成,从而增强肿瘤的侵袭性[141]。这些动物实验结果与人类 MCL 的临床和病理学发现具有良好相关性。一部分 SOX11 阴性 MCL 持续处于白血病阶段,但很长时间内没有淋巴结累及,这些肿瘤在新的 WHO 分类中被命名为白血病型非淋巴结 MCL[32,142,143]。这种生物学行为可能是由于 SOX11 阴性肿瘤的血管生成能力低于阳性肿瘤,而血管生成可能是肿瘤在组织内生长所必需的[141]。此外,浆细胞分化仅见于 SOX11 阴性 MCL,且 SOX11 阴性肿瘤中浆细胞转录因子 BLIMP1 和 XBP1 的阳性率显著高于 SOX11 阳性肿瘤[57]。

22.7.4　其他分子途径

cyclin D1 失调是 MCL 主要的致癌事件,遗传学和分子研究还发现了在疾病进展中具有重要作用的其他改变。这些机制涉及细胞周期失调、DNA 损伤反应和细胞存活通路等[144,145]。MCL 体细胞突变全基因组/全外显子测序(WGS,WES)研究证实了这些通路的相关性,并鉴定出可能具有临床和生物学行为相关性的新的突变基因[146-148]。

22.7.4.1　细胞周期失调

高增殖活性和临床侵袭性强的 MCL 携带两个主要调节途径的癌基因改变,这两个途径涉及细胞周期控制和衰老:CDKN2A-CDK4-RB1 和 ARF-MDM2-TP53。9p21 的 CDKN2A 位点纯合性缺失见于 20%~30% 的母细胞型,而在典型 MCL 中不足 5%[44,149,150]。此位点编码两个关键性调节因子:CDK4 抑制因子 p16,p53 调节因子 ARF。CDKN2A 缺失可能与 cyclin D1 失调协同作用,通过增加活化 cyclin D1-CDK4 复合物的数量,从而促进 G₁ 期至 S 期的相变。CDKN2 家族其他成员失活较少见,例如 CDKN2B 和 CDKN2C[117,151,152]。一些侵袭性母细胞型 MCL 存在 CDK4 扩增和 RB1 失活突变,进一步提示 G₁-S 期相变失调在 MCL 进展中具有重要作用[131,153]。

TP53 突变罕见发生于低增殖活化的经典型 MCL,但在高增殖活性的母细胞型 MCL 中的检出率达 30%,且常伴有 17p 缺失[154,155]。MDM2 过表达可能是 p53 失活的替代机制,可见于一小部分 MCL[156]。虽然 TP53 失活见于 CDKN2A 位点野生型 MCL,但可能伴有 CDK4 扩增或 RB1 缺失,提示由于 CDKN2A-CDK4-RB1 和 ARF-MDM2-TP53 通路失活,肿瘤细胞获

得选择优势[131,150,153]。

22.7.4.2　DNA 损伤反应途径

MCL 最常见的遗传改变之一是 11q22.3 缺失,其中包括运动失调性毛细血管扩张症突变(ATM)基因,后者在 DNA 损伤反应途径中具有重要作用[157]。40%~75% 的 MCLs 存在 ATM 突变[158-160],WES 分析证实 ATM 是 MCL 最常见的突变基因[146]。经典型 MCL 的 ATM 失活伴有大量染色体改变,提示此基因可能与这些肿瘤的染色体不稳定性有关[159]。偶有 MCL 患者携带 ATM 胚系突变[159,160]。CHK2 是 ATM 下游一个假定的肿瘤抑制基因,也可能通过蛋白表达下调和偶尔的胚系突变而参与 MCL 发生(见图 22.11)[161,162]。

22.7.4.3　细胞存活和其他途径

导致存活和凋亡机制失调的其他分子事件可能与 MCL 发生相关。MCL 细胞系和原发瘤已报道抗凋亡蛋白 BCL2 和 MCL1 扩增和过表达,以及预凋亡基因 BIM 纯合性缺失[117,163,164]。此外,Cyclin D1 本身似乎也可封闭预凋亡蛋白 BAX,从而促进 BCL2 的抗凋亡作用[165]。

MCL 还存在 NK-κB 组成性活化和此通路内其他基因的活化突变[146,166-169]。MCL 中 AKT 存活通路活化与 PTEN 表达缺失相关,特别是母细胞型[170,171]。下游 mTOR 通路活化可能使 MCL 细胞获得更高的增殖活性和更强的存活能力[172]。酪氨酸激酶 SYK 参与 B 细胞受体信号通路和 B 细胞内的 AKT 和 NF-κB 活化,一部分 MCL 内的 SYK 由于基因扩增而过表达[173]。MCL 内的 WNT 通路似乎发生组成性活化,并与细胞存活相关[174,175]。所有这些改变均是新药物的潜在治疗靶点。

约 5%~10% 的 MCLs 有 NOTCH1 和 NOTCH2 活化突变,常具有侵袭性[146,176]。MCL 还常发生影响染色体修饰基因的突变,例如 MLL2(14%)、WHSC1(10%)和 MEF2B(3%)。

罕见病例携带 MYC 易位,几乎均具有母细胞或多形性形态、白血病表现、复杂核型,临床行为极具侵袭性,生存期短(2~10 个月)[63]。母细胞型的 MYC 蛋白表达水平也高于经典型,且也与生存期缩短相关[177]。

22.8　多步骤发生与原位套细胞肿瘤

MCL 的发生可能存在不同的步骤,这些步骤多是偶然被发现的。这些改变具有不同的生物学意义,对此的理解对于调整患者的处理方式非常重要[178]。采用高敏感技术检测发现,8% 的健康个体的外周血中可检测到极低水平的 T(11;14)易位[179]。这些克隆可持续存在相当长时间,但极罕见发展为明确的淋巴瘤。一项观察发现,异基因移植术 12 年后,供者和受者同时发生起源于同一克隆的 MCL,提示这些克隆可最终发展为明确的淋巴瘤,其潜伏期可长达 12 年[180]。

健康个体无特殊异常的反应性淋巴组织中,套区内偶可检测到携带 T(11;14)的 cyclin D1 阳性细胞(图 22.12)[181]。这些病例称为原位 MCL,但其恶性潜能似乎极为有限,因此,为避免过度治疗,推荐命名为原位套细胞肿瘤(isMCN)。瘤细胞主要位于套区的内层,滤泡表现正常。cyclin D1 阳性细胞一般与阴性细胞混杂在一起,一些病例可完全取代套区,套区不扩张。

一些病例中,阳性细胞可见于滤泡中心内。此类病变并不常见,两项不同研究中,在 100 例以上反应性病变的连续检查中均未观察到[181,182]。进展为明确 MCL 的潜能未知,但风险很低。一项研究中,12 例病变仅 1 例在 4 年后进展为明确的 MCL[181]。回顾研究发现,MCL 患者在诊断的 2~15 年之前的反应性活检标本中存在 isMCN 或小的结外 MCL 浸润,提示 MCL 可有极长的潜伏期[182]。一些患者的原位病变位于远离 MCL 的不同淋巴结内[181,183]。一些 isMCN 患者可有克隆性淋巴细胞增多伴 cyclin D1 表达[181,184]。这些发现均不代表侵袭

性疾病,患者应采取保守处理。有趣的是,isMCN 还可伴发于其他淋巴组织肿瘤[181]。大多数原位病变表达 SOX11,阴性病例很少,提示原位阶段可能是 SOX11 阴性和阳性 MCL 的共同步骤[181,185]。治疗后完全消退的患者偶也可见到原位病变,提示套区微环境有可能帮助残留肿瘤细胞抵抗化疗[181]。isMCN 必须与 MCL 早期累及鉴别,后者可表现为套区生长模式。但后者的套区常扩大,完全被 cyclin D1 阳性细胞取代,瘤细胞可浸润滤泡间区。cyclin D1 阳性套区常背靠背排列,这种现象更常见于播散性疾病[181,182]。

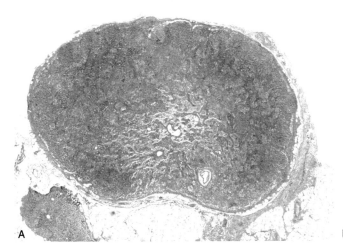
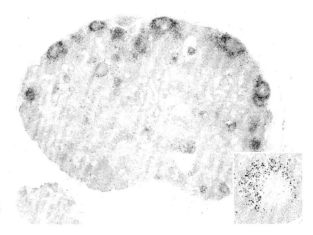

图 22.12 原位套细胞肿瘤。A,反应性淋巴结,缺乏套细胞扩增的形态学证据。**B**,cyclin D1 染色,反应性滤泡的套区可见阳性细胞,后者主要位于套区的内层,与阴性细胞混合(插图)

22.9 套细胞淋巴瘤变异型

22.9.1 白血病型非淋巴结套细胞淋巴瘤

早期研究发现,一部分 MCL 的临床行为更为惰性,患者临床表现为白血病型非淋巴结病变,一些患者有脾肿大[19,20]。之后的研究发现,这些肿瘤可归入一种特殊的 MCL 亚型。白血病型非淋巴结 MCL 的临床特征是患者处于白血病阶段,伴无症状性淋巴细胞增多,即使不治疗,亦可维持相当长一段时间。患者可出现脾肿大,脾切除可使疾病得到一段时间的控制[31,32,143]。本型常为小细胞形态,因此与 CLL 或其他小 B 细胞淋巴瘤鉴别困难。瘤细胞表达 CD200,约 1/3 不表达 CD5[32,37]。与普通的淋巴结 MCL 相比,本型多有 IGHV 突变、简单核型,除 T(11;14)之外的染色体改变极少[31,142]。尽管存在临床和生物学特征上的差异,但本型的全基因组表达谱更接近于普通的 MCL,而不是其他类型的白血病性淋巴组织肿瘤,支持本型是 MCL 的一种分子亚型[142]。但本型与原发性淋巴结 MCL 间的某些基因表达也有显著区别。一些在普通 MCL 中高表达的基因却在白血病型非淋巴结 MCL 中极低表达或不表达,包括 SOX11 和转录因子高迁移组的其他成员[142],此外,本型肿瘤中,与 DNA 损伤通路、肿瘤浸润和细胞黏附相关的基因下调表达[186]。数个独立研究组证实,具有惰性临床过程的 MCL 不表达 SOX11[31,32,142,143]。淋巴结 MCL 的基因表达谱更接近童贞 B 细胞,而非淋巴结肿瘤更接近记忆性 B 细胞和终末

分化的 B 细胞。一些 SOX11 阴性病例具有浆样分化的形态和表型特征[57,58,140]。全基因组测序研究也发现两型 MCL 的突变谱系也有一些差异。SOX11 阳性肿瘤常携带一些不见于 SOX11 阴性肿瘤的频发突变,包括 ATM、CDKN2A 和染色质修饰基因(MLL2、WHSC1 和 MEF2B),而 CCND1 突变和 TLR2 活化突变见于 SOX11 阴性肿瘤。有趣的是,两型肿瘤均有 TP53 突变,提示此突变是两者进展的共同机制[146]。TP53 突变是两者的预后不良因素[31]。一些研究认为 SOX11 阴性肿瘤预后更差,可能原因在于 SOX11 阴性组的 TP53 突变病例多于阳性组[187]。一些 SOX11 阴性肿瘤具有母细胞/多形性形态、TP53 突变和复杂核型,提示疾病进展。

白血病型非淋巴结 MCL 的临床和生物学特征不同于普通的 SOX11 阳性 MCL,提示这些肿瘤的发生存在两种主要的遗传学和分子途径(见图 22.11)。两种亚型的 t(11;14)均发生于骨髓阶段的不成熟 B 细胞,导致 cyclin D1 组成性失调,以及滤泡套区发生肿瘤性 B 细胞早期扩增。缺乏 t(11;14)的罕见病例携带 CCND2 易位,SOX11 阳性。G_1 期 cyclin 过表达可能刺激 MCL 的发生,其机制在于抵抗 RB 和 p27 的细胞周期抑制效应。SOX11 阳性 MCL 一般不发生 IGHV 突变,可能起源于没有经历生发中心微环境影响的细胞。SOX11 过表达可能促进之后的肿瘤发生,其机制在于通过强制 PAX5 表达并阻止其表达下调(这是浆细胞分化所必需的),从而阻止 B 细胞向终末分化。此外,SOX11 可促进血管生成因子 PDGFA 的表达,从而促进瘤细胞在组织内的浸润。频发的 ATM 突变促进发生额外的遗传学改变,增加基因组不稳定性,并进一步导致细胞周期

和细胞存活调节基因发生改变,从而形成更具侵袭性的 MCL 亚型。白血病型非淋巴结 MCL 携带超突变的 IGHV,可能起源于经历生发中心过程的细胞,这些肿瘤具有遗传学稳定性,白血病期持续相当长一段时间,患者可能出现脾肿大。随后获得的额外遗传学改变可导致肿瘤发生转化,例如 TP53 失活。

22.9.2　Cyclin D1 阴性套细胞淋巴瘤

MCL 表达谱分析发现,罕见肿瘤不表达 cyclin D1,不携带 t(11;14)易位,但其形态学、表型和全基因表达谱与普通的 MCL 没有区别(见图 22.11)[188]。一些病例可有套区模式或母细胞形态[138,189]。这些病例的临床表现类似于 cyclin D1 阳性病例,常有结内和结外累及,具有侵袭性生物学行为。Ki-67 指数与此类肿瘤的预后相关。遗传学改变检测到相似的继发遗传学改变[138]。所有这些发现均支持 cyclin D1 阳性和阴性肿瘤属于同一疾病。与 cyclin D1 阳性肿瘤相比,cyclin D1 阴性肿瘤可能高表达 cyclin D2,其中约 50% 携带 CCND2 易位,其伴侣基因主要是免疫球蛋白轻链基因,但一个大项研究未检测到 CCND3 易位[138]。临床工作中,cyclin D1 阴性 MCL 的诊断具有挑战性。一些小 B 细胞淋巴瘤的形态学和表型可能类似 MCL,例如边缘区淋巴瘤、滤泡性淋巴瘤和小淋巴细胞淋巴瘤。这些肿瘤的鉴别可能影响患者的治疗。免疫组化方法检测 cyclin D2 或 D3 可能没有帮助,因为其他类型淋巴瘤也可表达。cyclin D1 阴性肿瘤高表达 SOX11,这是一个相对可靠的鉴别指标(见图 22.10)[58,101,138]。此外,采用断裂探针 FISH 方法检测 CCND2 重排,或 qPCR 方法检测 CCND2 mRNA 水平升高,均有助于鉴别诊断[190]。

22.10　临床过程

多数 MCL 相对具有侵袭性的临床行为,对传统治疗方案有短期反应。不同研究的中位总生存期为 3~5 年(图 22.13)。总体评估发现,近年来患者的预后有所改善,特别是采用新支持治疗、免疫化疗和新治疗策略的患者[9,191]。采用传统化疗方案,仅 6%~35% 患者获得完全缓解,而采用新的强化治疗,此比例提高到 80% 以上[1,9,14]。以前的无病生存期很短,近年来也有所延长,特别是采用强化治疗的年轻患者[9]。但生存曲线并没有出现平台期(见图 22.13)。复发后,患者可出现持续数月的相对缓慢的临床过程,此期表现为淋巴结肿大,对化疗的抗性增加;之后是最终的加速期,疾病迅速进展。虽然母细胞型 MCL 的临床表现在最初时与经典型相似,但临床进展更迅速[1,192]。母细胞型 MCL 对治疗的反应很差,一般不能获得完全缓解。这些不能完全缓解的患者临床进展迅速,常因疾病进展而死亡。完全缓解患者的反应期一般很短,几乎所有患者均在 1 年内复发[192]。新的治疗策略是这些患者预后改善的希望。

22.10.1　惰性套细胞淋巴瘤

有研究发现,一部分 MCL 患者在诊断后不需要立即治疗,在相当长一段时间内可采取"观察等待"策略,且并不会影响患者的总体生存期[193,194]。虽然未对这些患者进行病理学和生物学特征的系统研究,但几个不同研究组的分析结果均提示,影响这种初期惰性行为的状态有几种。一些患者的分期低,或为原位肿瘤,或 MCL 表现为套区模式[187]。一些病例为增殖指数极低的普通 MCL[195],或为最近认识的白血病型非淋巴结 MCL。没有可靠的生物学指标来区分哪些患者需要立即治疗,哪些可以观察等待。因此,这些不同状态的病理特征需要结合患者的临床特征来综合分析,从而使患者得到最优的治疗方案。

22.11　预后参数

回顾性研究和少数前瞻性研究已经分析了 MCL 患者各种病理学、遗传学、分子和临床参数的预后意义[118,150,196]。

增殖活性的评估方法包括核分裂象计数、Ki-67 免疫组化染色或基因表达谱分析增殖标记等,各种研究成果均提示,增殖活性是 MCL 最重要的预后参数[195]。Ki-67 免疫染色结果为高增殖指数者的预后差,包括随机实验中采用免疫化疗和高剂量化疗方案者(图 22.14)[197]。除增殖活性之外,仅某些遗传学改变是独立的预后因素,例如 TP53 和 CDKN2A 失活,其他与

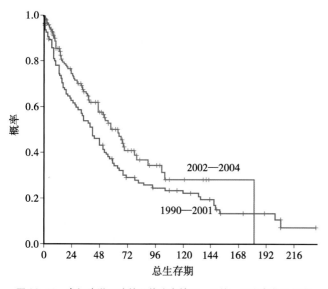

图 22.13　套细胞淋巴瘤的总体生存情况。虽然一些患者获得长期存活,但中位总生存期仍保持在 3~5 年。套细胞淋巴瘤没有生存"平台期",是其特征之一

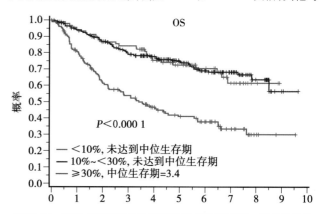

图 22.14　MCL 患者的总体生存期和 Ki-67 增殖指数。高剂量免疫化疗随机临床试验结果显示,与低增殖指数肿瘤相比,高增殖指数患者(>30%)预后更差。OS,总生存期

预后相关的大部分参数似乎都是增殖活性的替代标记[123,150,198]。虽然高增殖活性常见于母细胞形态,但经典形态的 MCL 也可具有高增殖活性,临床进展迅速。评估增殖活性最常用的方法是 Ki-67 免疫组化染色,但不同实验室间检测结果的可重复性并不令人满意。欧洲 MCL 网制定的指南中建议:仅评估淋巴活检标本;至少计数 5 个独立的高倍视野;避开残留生发中心、增殖热点和增生的 T 细胞[105]。套细胞淋巴瘤国际预后指数(MIPI)以临床参数为基础,Ki-67 增殖指数提高了 MIPI 结果的准确性,因此被包括在临床标准中,称为生物学-MIPI,或 MIPI(B)[195]。

套区模式更常见于局限性病例,患者的完全缓解率高,生存期更长。但多数研究发现,具有这种特殊模式的病例很少,因此,上述结论的说服力还不足[1,12,14]。母细胞型和多形性型的预后差,包括采用新治疗方案的随机实验结果[1,12,195,197]。母细胞型伴有与预后差相关的其他参数,例如高增殖活性[1]、细胞遗传学改变增多[115]和肿瘤抑制基因的分子改变[43,154,155,199]。

核型复杂者更具侵袭性[115,200]。特别是染色体数量获得;3q、12q 和 Xq 获得;9p、9q 和 17p 缺失等均与生存期缩短相关[115,198]。3q 获得、9q 缺失和 TP53、CDKN2A 失活者预后最差,且是独立于增殖活性的预后参数[150,198]。

MIPI 包括 4 个独立的预后因素:年龄、ECOG 评分、乳酸脱氢酶计数和白细胞计数。根据 MIPI 结果,可将 MCL 分为 3 组明显不同的预后组[201]。MIPI 的预后价值已经被随机实验证实。MIPI(B)中加入了 Ki-67 增殖指数,使预测能力进一步提高[195]。

22.12　治疗

由于近年来依据年龄和(特别是)适合度对患者进行分层管理,MCL 的治疗策略已经发生改变。一些患者在相当长时间内可采用"观察等待"策略。对于需要治疗的年轻适合患者,在以阿糖胞苷为基础的不同方案中加入免疫治疗(常结合自体移植来巩固效果),使患者生存情况得到显著改善,6 年无病生存率达到 70%。不能耐受这些方案的患者推荐低强度方案,包括免疫治疗联合不同化疗方案。复发患者缺乏标准治疗方案[9]。

对新治疗手段的渴求,以及对 MCL 细胞生物学理解的深入,引领人们研发出针对关键性生物学途径的治疗药物。这些药物包括蛋白体抑制剂(硼替佐米)、mTOR 抑制剂(坦西莫司)、免疫调节剂(来那度胺)和最近研发的 Bruton 酪氨酸激酶抑制剂 ibrutinib[9]。新药物正在进行各种实验和临床前研究,将给 MCL 患者带来新希望。这些新策略与其他治疗药物的结合,以及依据患者特异性生物学危险度的准确分层,将有可能改变患者的管理和预后。更加个性化的治疗需要更好地理解肿瘤的分子机制,以及研发更为精准有效的生物学预测模型[202]。

22.13　鉴别诊断

22.13.1　良性疾病

许多淋巴组织增生状态可类似 MCL。特别是反应性淋巴结或 Castleman 病中出现的初级淋巴滤泡扩大,可分别类似结节模式或套区模式的 MCL[42,203]。这些反应状态的淋巴细胞一般缺乏 MCL 所具有的核形不规则,淋巴结结构相对保留,临床表现为年轻患者的局限性淋巴结肿大。CD5 和 cyclin D1 阴性,以及缺乏单克隆性,可除外 MCL。

22.13.2　Cyclin D1 阴性 MCL

一些小 B 细胞淋巴瘤含不规则的细胞核,类似于 MCL,但 cyclin D1 阴性,此时的鉴别诊断很困难,可以分为 3 种情况:①传统的 MCL,由于免疫组化技术原因而导致 cyclin D1 阴性;②真正的 cyclin D1 阴性 MCL;③形态学和表型类似 MCL 的其他 B 细胞淋巴瘤。除外第一种情况的方法包括 FISH 方法检测 t(11;14)易位,或采用其他方法来评估 cyclin D1 表达情况,例如 qPCR。检测 SOX11 表达有助于 cyclin D1 阴性 MCL 的诊断。由单形性非典型细胞构成的小 B 细胞淋巴瘤应检测 SOX11,特别是 CD5 阳性者[101]。由于 MCL 的临床处理与其他肿瘤有明显不同,因此,cyclin D1 阴性 MCL 的诊断必须谨慎。当 cyclin D1 和 SOX11 均阴性时,应考虑其他小 B 细胞淋巴瘤。罕见的小 B 细胞淋巴瘤类似于 MCL,不表达这两种标记,但偶有 CCND1 或 CCND2 易位,这些病例的分类很困难,可考虑诊断为"小 B 细胞淋巴瘤,未分类"。

22.13.3　非典型白血病性淋巴样肿瘤

一些 MCL 可有非典型淋巴细胞增多,但后者缺乏 MCL 的形态(圆形细胞)或表型(CD5 阴性,CD23 阳性)。其中部分患者可有脾肿大而无周围淋巴结肿大,若未行外周血的细胞遗传学或分子检测,很难诊断[19]。应行 PCR 方法检测 cyclin D1 和 SOX11 表达以除外 MCL。以前诊断的 B 细胞幼淋巴细胞白血病伴 t(11;14)易位,现在归入 MCL,特别是多形性亚型[65,112]。

22.13.4　CLL/SLL

典型的慢性淋巴细胞白血病/小淋巴细胞淋巴瘤(CLL/SLL)与 MCL 具有独特的形态特征。但一些 CLL 可含有许多形态不规则的"裂"核淋巴细胞,从而类似于 MCL[204]。此外,淋巴结 CLL/SLL 可表现为围绕反应性次级滤泡的滤泡间生长方式。瘤细胞甚至可浸润套区,形成没有明显套区的"裸"生发中心,而此现象常见于 MCL。CLL/SLL 的典型特征是以含圆形核的小细胞为主,可见含中位核仁的幼淋巴细胞和副免疫母细胞,后者散在分布或形成小簇,这些特征几乎从不见于 MCL(表 22.5)。Cyclin D1 和 SOX11 阳性支持 MCL,LEF1 阳性支持 CLL/SLL(见表 22.3)。

表 22.5　**套细胞淋巴瘤的鉴别诊断**

肿瘤	混淆特征	MCL 变异型	提示 MCL 的特征*
CLL/SLL	滤泡间生长方式 "裸"生发中心 细胞含不规则的裂核	典型或小圆形细胞	缺乏幼淋巴细胞和副免疫母细胞 LEF1 阴性
FL	结节状模式弥漫性 FL	结节弥漫	单形性细胞群 核不规则程度轻缺乏中心母细胞 CD10、BCL6 和 LMO2 阴性

续表

肿瘤	混淆特征	MCL 变异型	提示 MCL 的特征*
MZL	透明细胞质边缘区模式	MZL 样	缺乏套区 单形性细胞群 无免疫母细胞或浆细胞染色质细而分散
DLBCL	CD5 阳性	多形性型	不规则核 染色质细而分散小核仁
急性白血病	母细胞样核急性白血病表现	母细胞型	一些病例必须依靠免疫表型检测 TdT 阴性

* 免疫表型方面,cyclin D1 和 SOX11 是最主要的鉴别特征。

CLL/SLL,慢性淋巴细胞白血病/小淋巴细胞淋巴瘤;FL,滤泡性淋巴瘤;DLBCL,弥漫大 B 细胞淋巴瘤;MCL,套细胞淋巴瘤;MZL,边缘区淋巴瘤。

22.13.5　滤泡性淋巴瘤

结节性 MCL 与滤泡性淋巴瘤的鉴别是最常遇到的问题(见表 22.5)。一些 MCL 表现为显著的结节状生长,形似滤泡性淋巴瘤,支持 MCL 的特征包括细胞形态单一,缺乏中心母细胞,核不规则程度稍不明显。但偶可见到来自残留生发中心的中心母细胞,可能导致诊断困难。免疫组化检测 CD5、cyclin D1、SOX11、CD10 和 BCL6 有助于诊断(见表 22.3)。弥漫模式的滤泡性淋巴瘤与弥漫性 MCL 的组织学鉴别也可能困难,但免疫表型检测可以帮助诊断。弥漫性 FL 存在少量中心母细胞,并具有典型的滤泡中心细胞表型,表达 CD10、BCL2和 BCL6[65]。

22.13.6　边缘区淋巴瘤

一些 MCL 细胞可含有相对丰富淡染的胞质,当伴有残留生发中心时,可类似边缘区淋巴瘤[55]。存在典型 MCL 区域,残留生发中心缺乏套细胞冠,提示为 MCL(见表 22.5)。但一些母细胞型 MCL 含有淡染胞质,围绕生发中心的瘤细胞可能更小,类似残留的套区。检测 MCL 的免疫表型和分子特征有助于诊断,包括 CD5、cyclin D1 和 SOX11 表达。MCL 具有侵袭性,可广泛播散,临床进展迅速,因此准确诊断很重要。一些以前描述的侵袭性 CD5 阳性边缘区淋巴瘤可能属于 MCL 的变异型[205]。

22.13.7　弥漫大 B 细胞淋巴瘤

多形性 MCL 有时会与 DLBCL 混淆(见表 22.5)。细胞体积更大,以及偶见核仁,可能提示诊断。但多形性 MCL 的核特征,包括不规则的裂核、染色质细而分散,大核与小核仁的不成比例,均提示为套细胞起源。CD5 和 cyclin D1 阳性支持 MCL。但 CD5 阳性的评估需要谨慎,因为一部分大 B 细胞淋巴瘤也可阳性[206]。同样的,1% 的 DLBCL 可出现大量 cyclin D1 阳性细胞,但这些病例不携带 t(11;14),也不表达 SOX11[99]。

22.13.8　急性白血病

母细胞性 MCL 可有白血病表现,侵袭性极强,类似急性髓性白血病或淋巴母细胞白血病(见表 22.5)。临床上,这些病例可能是先前的淋巴结病变发生了进展[192],也可以白血病为

首发表现[29]。母细胞性套细胞的细胞学特征包括高核浆比、核圆形伴细而分散的染色质、核仁小而不明显,可能类似髓系母细胞或淋巴母细胞。肿瘤表达典型的 MCL 表型,强表达成熟 B 细胞标记、表面免疫球蛋白、cyclin D1 和 CD5,不表达 CD34 和 TdT。细胞遗传学和分子检测可检测到 T(11;14)易位。

精华和陷阱

- MCL 的特征是小至中等淋巴细胞单形性增生,核不规则,具有成熟 B 细胞表型,表达 CD5,携带 t(11;14)易位,过表达 cyclin D1。
- MCL 的变异型包括小细胞、母细胞、多形性或边缘区样形态学变异型,可类似其他成熟 B 细胞肿瘤,例如慢性淋巴细胞白血病、急性白血病、弥漫大 B 细胞淋巴瘤或边缘区淋巴瘤。
- MCL 表型的特异性高,表达成熟 B 细胞标记和 CD5,不表达 CD23、BCL6 和 CD10。但一些病例有异常表型,包括不表达 CD5,或表达 CD23、CD10 或 BCL6。过表达 cyclin D1 和携带 T(11;14)是诊断的关键。
- 偶见 cyclin D1 阴性 MCL。SOX11 是 MCL 诊断的有用标记,包括 Cyclin D1 阴性 MCL。
- MCL 多有侵袭性。增殖活性是预测肿瘤行为最重要的生物学参数。
- 已发现一些 MCL 具有相对惰性的临床过程,延迟治疗并不会影响患者的预后。这些患者一般没有症状,常表现为白血病型非淋巴结病变。

(胡　丹　陈　刚　译)

参考文献

1. Bosch F, Lopez-Guillermo A, Campo E, et al. Mantle cell lymphoma: presenting features, response to therapy, and prognostic factors. Cancer. 1998; 82:567-575.

1a. Swerdlow SH, et al. The 2016 revision of the World Health Organization classification of lymphoid neoplasms. Blood. 2016;127:2375-2390.

2. Lennert K, Stein H, Kaiserling E. Cytological and functional criteria for the classification of malignant lymphomata. Br J Cancer. 1975;31(suppl 2):29-43.

3. Berard CW, Dorfman RF. Histopathology of malignant lymphomas. Clin Haematol. 1974;3:39-76.

4. Weisenburger DD, Nathwani BN, Diamond LW, et al. Malignant lymphoma, intermediate lymphocytic type: a clinicopathologic study of 42 cases. Cancer. 1981;48:1415-1425.

5. Weisenburger D, Kim H, Rappaport H. Mantle zone lymphoma: a follicular variant of intermediate lymphocytic lymphoma. Cancer. 1982; 49:1429-1438.

6. Campo E, Raffeld M, Jaffe ES. Mantle-cell lymphoma. Semin Hematol. 1999;36:115-127.

7. Raffeld M, Jaffe ES. Bcl-1, t(11;14), and mantle cell-derived lymphomas. Blood. 1991;78:259-263.

8. Jares P, Colomer D, Campo E. Molecular pathogenesis of mantle cell lymphoma. J Clin Invest. 2012;122:3416-3423.

9. Campo E, Rule S. Mantle cell lymphoma: evolving management strategies. Blood. 2015;125:48-55.

10. Andersen NS, Jensen MK, de Nully Brown P, Geisler CH. A Danish population-based analysis of 105 mantle cell lymphoma patients: incidences,

clinical features, response, survival and prognostic factors. Eur J Cancer. 2002;38;401-408.

11. Tort F, Camacho E, Bosch F, et al. Familial lymphoid neoplasms in patients with mantle cell lymphoma. Haematologica. 2004;89;314-319.

12. Argatoff LH, Connors JM, Klasa RJ, et al. Mantle cell lymphoma: a clinicopathologic study of 80 cases. Blood. 1997;89;2067-2078.

13. Majlis A, Pugh WC, Rodriguez MA, et al. Mantle cell lymphoma: correlation of clinical outcome and biologic features with three histologic variants. J Clin Oncol. 1997;15;1664-1671.

14. Norton AJ, Matthews J, Pappa V, et al. Mantle cell lymphoma: natural history defined in a serially biopsied population over a 20-year period. Ann Oncol. 1995;6;249-256.

15. Pittaluga S, Verhoef G, Criel A, et al. Prognostic significance of bone marrow trephine and peripheral blood smears in 55 patients with mantle cell lymphoma. Leuk Lymphoma. 1996;21;115-125.

16. Velders GA, Kluin-Nelemans JC, de Boer CJ, et al. Mantle-cell lymphoma: a population-based clinical study. J Clin Oncol. 1996; 14; 1269-1274.

17. Weisenburger DD, Armitage JO. Mantle cell lymphoma—an entity comes of age. Blood. 1996;87;4483-4494.

18. Samaha H, Dumontet C, Ketterer N, et al. Mantle cell lymphoma: a retrospective study of 121 cases. Leukemia. 1998;12;1281-1287.

19. Orchard J, Garand R, Davis Z, et al. A subset of t(11;14) lymphoma with mantle cell features displays mutated IgVH genes and includes patients with good prognosis, nonnodal disease. Blood. 2003; 101; 4975-4981.

20. Angelopoulou MK, Siakantariz MP, Vassilakopoulos TP, et al. The splenic form of mantle cell lymphoma. Eur J Haematol. 2002;68;12-21.

21. O'Briain DS, Kennedy MJ, Daly PA, et al. Multiple lymphomatous polyposis of the gastrointestinal tract. A clinicopathologically distinctive form of non-Hodgkin's lymphoma of B-cell centrocytic type. Am J Surg Pathol. 1989;13;691-699.

22. Romaguera JE, Medeiros LJ, Hagemeister FB, et al. Frequency of gastrointestinal involvement and its clinical significance in mantle cell lymphoma. Cancer. 2003;97;586-591.

23. Montserrat E, Bosch F, Lopez-Guillermo A, et al. CNS involvement in mantle-cell lymphoma. J Clin Oncol. 1996;14;941-944.

24. Cheah CY, George A, Giné E, et al. Central nervous system involvement in mantle cell lymphoma: clinical features, prognostic factors and outcomes from the European Mantle Cell Lymphoma Network. Ann Oncol. 2013;24;2119-2123.

25. Ferrer A, Salaverria I, Bosch F, et al. Leukemic involvement is a common feature in mantle cell lymphoma. Cancer. 2007;109;2473-2480.

26. Vadlamudi G, Lionetti KA, Greenberg S, Mehta K. Leukemic phase of mantle cell lymphoma: two case reports and review of the literature. Arch Pathol Lab Med. 1996;120;35-40.

27. Singleton TP, Anderson MM, Ross CW, Schnitzer B. Leukemic phase of mantle cell lymphoma, blastoid variant. Am J Clin Pathol. 1999; 111; 495-500.

28. Daniel M-T, Tigaud I, Flexor M-A, et al. Leukaemic non-Hodgkin's lymphomas with hyperdiploid cells and t(11;14)(q13;q32): a subtype of mantle cell lymphoma? Br J Haematol. 1995;90;77-84.

29. Viswanatha DS, Foucar K, Berry BR, et al. Blastic mantle cell leukemia: an unusual presentation of blastic mantle cell lymphoma. Mod Pathol. 2000;13;825-833.

30. Vaishampayan UN, Mohamed AN, Dugan MC, et al. Blastic mantle cell lymphoma associated with Burkitt-type translocation and hypodiploidy. Br J Haematol. 2001;115;66-68.

31. Royo C, Navarro A, Clot G, et al. Non-nodal type of mantle cell lymphoma is a specific biological and clinical subgroup of the disease. Leukemia. 2012;26;1895-1898.

32. Espinet B, Ferrer A, Bellosillo B, et al. Distinction between asymptomatic monoclonal B-cell lymphocytosis with cyclin D1 overexpression and mantle cell lymphoma: from molecular profiling to flow cytometry. Clin Cancer Res. 2014;20;1007-1019.

33. Preudhomme JL, Gombert J, Brizard A, et al. Serum Ig abnormalities in mantle cell lymphoma. Blood. 1997;90;894-895.

34. Shah BK, Khanal A. Second Primary Malignancies in Mantle Cell Lymphoma: A US Population-based Study. Anticancer Res. 2015; 35; 3437-3440.

35. Nanba K, Jaffe ES, Braylan RC, et al. Alkaline phosphatase-positive malignant lymphomas. A subset of B-cell lymphomas. Am J Clin Pathol. 1977;68;535-542.

36. Su W, Yeong KF, Spencer J. Immunohistochemical analysis of human CD5 positive B cells: mantle cells and mantle cell lymphoma are not equivalent in terms of CD5 expression. J Clin Pathol. 2000;53;395-397.

37. Navarro A, Clot G, Royo C, et al. Molecular subsets of mantle cell lymphoma defined by the IGHV mutational status and SOX11 expression have distinct biologic and clinical features. Cancer Res. 2012; 72; 5307-5316.

38. Hadzidimitriou A, Agathangelidis A, Darzentas N, et al. Is there a role for antigen selection in mantle cell lymphoma? Immunogenetic support from a series of 807 cases. Blood. 2011;118;3088-3095.

39. Xochelli A, Sutton LA, Agathangelidis A, et al. Molecular evidence for antigen drive in the natural history of mantle cell lymphoma. Am J Pathol. 2015;185;1740-1748.

40. Kolar GR, Mehta D, Pelayo R, et al. A novel human B cell subpopulation representing the initial germinal center population to express AID. Blood. 2007;109;2545-2552.

41. Sims GP, Ettinger R, Shirota Y, et al. Identification and characterization of circulating human transitional B cells. Blood. 2005;105;4390-4398.

42. Hunt JP, Chan JA, Samoszuk M, et al. Hyperplasia of mantle/marginal zone B cells with clear cytoplasm in peripheral lymph nodes. A clinicopathologic study of 35 cases. Am J Clin Pathol. 2001;116;550-559.

43. Pinyol M, Cobo F, Bea S, et al. p16(INK4a) gene inactivation by deletions, mutations, and hypermethylation is associated with transformed and aggressive variants of non-Hodgkin's lymphomas. Blood. 1998; 91; 2977-2984.

44. Dreyling MH, Bullinger L, Ott G, et al. Alterations of the cyclin D1/p16-pRB pathway in mantle cell lymphoma. Cancer Res. 1997; 57; 4608-4614.

45. Tiemann M, Schrader C, Klapper W, et al. Histopathology, cell proliferation indices and clinical outcome in 304 patients with mantle cell lymphoma(MCL): a clinicopathological study from the European MCL Network. Br J Haematol. 2005;131;29-38.

46. Lardelli P, Bookman MA, Sundeen J, et al. Lymphocytic lymphoma of intermediate differentiation: morphologic and immunophenotypic spectrum and clinical correlations. Am J Surg Pathol. 1990;14;752-763.

47. Bosch F, Jares P, Campo E, et al. PRAD-1/Cyclin D1 gene overexpression in chronic lymphoproliferative disorders: a highly specific marker of

mantle cell lymphoma. Blood. 1994;84:2726-2732.

48. Lennert K, Feller AC. Histopathology of Non-Hodgkin's Lymphomas. New-York:Springer-Verlag;1992.

49. Ott MM, Ott G, Porowski P, et al. The anaplastic variant of centrocytic lymphoma is marked by frequent rearrangements of the bcl-1 gene and high proliferation indices. Histopathology. 1994;24:329-334.

50. Ott G, Kalla J, Ott MM, et al. Blastoid variants of mantle cell lymphoma: frequent bcl-1 rearrangements at the major translocation cluster region and tetraploid chromosome clones. Blood. 1997;89:1421-1429.

51. Zoldan MC, Inghirami G, Masuda Y, et al. Large-cell variants of mantle cell lymphoma:cytologic characteristics and p53 anomalies may predict poor outcome. Br J Haematol. 1996;93:475-486.

52. Schlette E, Bueso-Ramos C, Giles F, et al. Mature B-cell leukemias with more than 55% prolymphocytes. A heterogeneous group that includes an unusual variant of mantle cell lymphoma. Am J Clin Pathol. 2001;115:571-581.

53. Dunphy CH, Perkins SL. Mantle cell leukemia, prolymphocytoid type:a rarely described form. Leuk Lymphoma. 2001;41:683-687.

54. Wong KF, So CC, Chan JK. Nucleolated variant of mantle cell lymphoma with leukemic manifestations mimicking prolymphocytic leukemia. Am J Clin Pathol. 2002;117:246-251.

55. Swerdlow SH, Zukerberg LR, Yang WI, et al. The morphologic spectrum of non-Hodgkin's lymphomas with BCL1/cyclin D1 gene rearrangements. Am J Surg Pathol. 1996;20:627-640.

56. Visco C, Hoeller S, Malik JT, et al. Molecular characteristics of mantle cell lymphoma presenting with clonal plasma cell component. Am J Surg Pathol. 2011;35:177-189.

57. Ribera-Cortada I, Martinez D, Amador V, et al. Plasma cell and terminal B-cell differentiation in mantle cell lymphoma mainly occur in the SOX11-negative subtype. Mod Pathol. 2015;28:1435-1447.

58. Sander B, Quintanilla-Martinez L, Ott G, et al. Mantle cell lymphoma—a spectrum of indolent to aggressive disease. Virchows Arch. 2016;468:245-257.

59. Wasman J, Rosenthal NS, Farhi DC. Mantle cell lymphoma. Morphologic findings in bone marrow involvement. Am J Clin Pathol. 1996;106:196-200.

60. Vasef MA, Medeiros LJ, Koo C, et al. Cyclin D1 immunohistochemical staining is useful in distinguishing mantle cell lymphoma from other low-grade B-cell neoplasms in bone marrow. Am J Clin Pathol. 1997;108:302-307.

61. Cohen PL, Kurtin PJ, Donovan KA, Hanson CA. Bone marrow and peripheral blood involvement in mantle cell lymphoma. Br J Haematol. 1998;101:302-310.

62. Kremer M, Dirnhofer S, Nickl A, et al. p27(Kip1) immunostaining for the differential diagnosis of small B-cell neoplasms in trephine bone marrow biopsies. Mod Pathol. 2001;14:1022-1029.

63. Royo C, Salaverria I, Hartmann EM, et al. The complex landscape of genetic alterations in mantle cell lymphoma. Semin Cancer Biol. 2011;21:322-334.

64. Hao S, Sanger W, Onciu M, et al. Mantle cell lymphoma with 8q24 chromosomal abnormalities:a report of 5 cases with blastoid features. Mod Pathol. 2002;15:1266-1272.

65. Swerdlow SH, Campo E, Harris NL, et al. WHO Classification of Tumours of Haematopoietic and Lymphoid Tissues. Lyon, France:IARC Press;2008.

66. Arber DA, Rappaport H, Weiss LM. Non-Hodgkin's lymphoproliferative disorders involving the spleen. Mod Pathol. 1997;10:18-32.

67. Piris MA, Mollejo M, Campo E, et al. A marginal zone pattern may be found in different varieties of non-Hodgkin's lymphoma:the morphology and immunohistology of splenic involvement by B-cell lymphomas simulating splenic marginal zone lymphoma. Histopathology. 1998;33:230-239.

68. Kumar S, Krenacs L, Otsuki T, et al. Bc1-1 rearrangement and cyclin D1 protein expression in multiple lymphomatous polyposis. Am J Clin Pathol. 1996;105:737-743.

69. Moynihan MJ, Bast MA, Chan WC, et al. Lymphomatous polyposis. A neoplasm of either follicular mantle or germinal center cell origin. Am J Surg Pathol. 1996;20:442-452.

70. Hashimoto Y, Nakamura N, Kuze T, et al. Multiple lymphomatous polyposis of the gastrointestinal tract is a heterogeneous group that includes mantle cell lymphoma and follicular lymphoma:analysis of somatic mutation of immunoglobulin heavy chain gene variable region. Hum Pathol. 1999;30:581-587.

71. Fraga M, Lloret E, Sanchez-Verde L, et al. Mucosal mantle cell(centrocytic)lymphomas. Histopathology. 1995;26:413-422.

72. Salar A, Juanpere N, Bellosillo B, et al. Gastrointestinal involvement in mantle cell lymphoma:a prospective clinic, endoscopic, and pathologic study. Am J Surg Pathol. 2006;30:1274-1280.

73. Drillenburg P, van der Voort R, Koopman G, et al. Preferential expression of the mucosal homing receptor integrin alpha 4 beta 7 in gastrointestinal non-Hodgkin's lymphomas. Am J Pathol. 1997;150:919-927.

74. Swerdlow SH, Habeshaw JA, Murray LJ, et al. Centrocytic lymphoma:a distinct clinicopathologic and immunologic entity. A multiparameter study of 18 cases at diagnosis and relapse. Am J Pathol. 1983;113:181-197.

75. Vogt N, Klapper W. Variability in morphology and cell proliferation in sequential biopsies of mantle cell lymphoma at diagnosis and relapse:clinical correlation and insights into disease progression. Histopathology. 2013;62:334-342.

76. Laszlo T, Matolcsy A. Blastic transformation of mantle cell lymphoma:genetic evidence for a clonal link between the two stages of the tumour. Histopathology. 1999;35:355-359.

77. Papathomas TG, Venizelos I, Dunphy CH, et al. Mantle cell lymphoma as a component of composite lymphoma:clinicopathologic parameters and biologic implications. Hum Pathol. 2012;43:467-480.

78. Hoffman DG, Tucker SJ, Emmanoulides C, et al. CD8-positive mantle cell lymphoma:a report of two cases. Am J Clin Pathol. 1998;109:689-694.

79. Kaleem Z, White G, Zutter MM. Aberrant expression of T-cell-associated antigens on B-cell non-Hodgkin lymphomas. Am J Clin Pathol. 2001;115:396-403.

80. Dorfman DM, Pinkus GS. Distinction between small lymphocytic and mantle cell lymphomas by immunoreactivity for CD23. Mod Pathol. 1994;7:326-330.

81. Kumar S, Green GA, Teruya-Feldstein J, et al. Use of CD23(BU38)on paraffin sections in the diagnosis of small lymphocytic lymphoma and mantle cell lymphoma. Mod Pathol. 1996;9:925-929.

82. Gong JZ, Lagoo AS, Peters D, et al. Value of CD23 determination by flow cytometry in differentiating mantle cell lymphoma from chronic lymphocytic leukemia/small lymphocytic lymphoma. Am J Clin Pathol. 2001;116:893-897.

83. Camacho FI, Garcia JF, Cigudosa JC, et al. Aberrant Bcl6 protein expression in mantle cell lymphoma. Am J Surg Pathol. 2004;28:1051-1056.

84. Bangerter M, Hildebrand A, Griesshammer M. Immunophenotypic analysis of simultaneous specimens from different sites from the same patient with malignant lymphoma. Cytopathology. 2001;12:168-176.

85. Zanetto U, Dong H, Huang Y, et al. Mantle cell lymphoma with aberrant expression of CD10. Histopathology. 2008;53:20-29.

86. Challagundla P, Medeiros LJ, Kanagal-Shamanna R, et al. Differential expression of CD200 in B-cell neoplasms by flow cytometry can assist in diagnosis, subclassification, and bone marrow staging. Am J Clin Pathol. 2014;142:837-844.

87. Tandon B, Peterson L, Gao J, et al. Nuclear overexpression of lymphoid-enhancer-binding factor 1 identifies chronic lymphocytic leukemia/small lymphocytic lymphoma in small B-cell lymphomas. Mod Pathol. 2011;24:1433-1443.

88. Menter T, Dirnhofer S, Tzankov A. LEF1: a highly specific marker for the diagnosis of chronic lymphocytic B cell leukaemia/small lymphocytic B cell lymphoma. J Clin Pathol. 2015;68:473-478.

89. de Boer CJ, van Krieken JHJM, Kluin-Nelemans HC, et al. Cyclin D1 messenger RNA overexpression as a marker for mantle cell lymphoma. Oncogene. 1995;10:1833-1840.

90. Cheuk W, Wong KO, Wong CS, Chan JK. Consistent immunostaining for cyclin D1 can be achieved on a routine basis using a newly available rabbit monoclonal antibody. Am J Surg Pathol. 2004;28:801-807.

91. Miranda RN, Briggs RC, Kinney MC, et al. Immunohistochemical detection of cyclin D1 using optimized conditions is highly specific for mantle cell lymphoma and hairy cell leukemia. Mod Pathol. 2000;13:1308-1314.

92. Suzuki R, Takemura K, Tsutsumi M, et al. Detection of cyclin D1 overexpression by real-time reverse-transcriptase-mediated quantitative polymerase chain reaction for the diagnosis of mantle cell lymphoma. Am J Pathol. 2001;159:425-429.

93. Hoechtlen-Vollmar W, Menzel G, Bartl R, et al. Amplification of cyclin D1 gene in multiple myeloma: clinical and prognostic relevance. Br J Haematol. 2000;109:30-38.

94. Bosch F, Campo E, Jares P, et al. Increased expression of the PRAD-1/CCND1 gene in hairy cell leukaemia. Br J Haematol. 1995;91:1025-1030.

95. de Boer CJ, Kluin-Nelemans JC, Dreef E, et al. Involvement of the CCND1 gene in hairy cell leukemia. Ann Oncol. 1996;7:251-256.

96. Chen YH, Gao J, Fan G, Peterson LC. Nuclear expression of sox11 is highly associated with mantle cell lymphoma but is independent of t(11;14)(q13;q32) in non-mantle cell B-cell neoplasms. Mod Pathol. 2010;23:105-112.

97. Gradowski JF, Sargent RL, Craig FE, et al. Chronic lymphocytic leukemia/small lymphocytic lymphoma with cyclin D1 positive proliferation centers do not have CCND1 translocations or gains and lack SOX11 expression. Am J Clin Pathol. 2012;138:132-139.

98. Savilo E, Campo E, Mollejo M, et al. Absence of cyclin D1 protein expression in splenic marginal zone lymphoma. Mod Pathol. 1998;11:601-606.

99. Hsiao SC, Cortada IR, Colomo L, et al. SOX11 is useful in differentiating cyclin D1-positive diffuse large B-cell lymphoma from mantle cell lymphoma. Histopathology. 2012;61:685-693.

100. Quintanilla-Martinez L, Thieblemont C, Fend F, et al. Mantle cell lym-

101. phomas lack expression of p27Kip1, a cyclin-dependent kinase inhibitor. Am J Pathol. 1998;153:175-182.

101. Mozos A, Royo C, Hartmann E, et al. SOX11 expression is highly specific for mantle cell lymphoma and identifies the cyclin D1 negative subtype. Haematologica. 2009;94:1555-1562.

102. Dictor M, Ek S, Sundberg M, et al. Strong lymphoid nuclear expression of SOX11 transcription factor defines lymphoblastic neoplasms, mantle cell lymphoma and Burkitt's lymphoma. Haematologica. 2009;94:1563-1568.

103. Soldini D, Valera A, Solé C, et al. Assessment of SOX11 expression in routine lymphoma tissue sections: characterization of new monoclonal antibodies for diagnosis of mantle cell lymphoma. Am J Surg Pathol. 2014;38:86-93.

104. Nakashima MO1, Durkin L, Bodo J, et al. Utility and diagnostic pitfalls of SOX11 monoclonal antibodies in mantle cell lymphoma and other lymphoproliferative disorders. Appl Immunohistochem Mol Morphol. 2014;22:720-727.

105. Klapper W, Hoster E, Determann O, et al. Ki-67 as a prognostic marker in mantle cell lymphoma-consensus guidelines of the pathology panel of the European MCL Network. J Hematop. 2009;2:103-111.

106. Zucca E, Stein H, Coiffier B. European Lymphoma Task Force(ELTF): report of the workshop on mantle cell lymphoma(MCL). Ann Oncol. 1994;5:507-511.

107. Komatsu H, Lida S, Yamamoto K, et al. A variant chromosome translocation at 11q13 identifying PRAD1/cyclin D1 as the bcl-1 gene. Blood. 1994;84:1226-1231.

108. Bigoni R, Negrini M, Veronese ML, et al. Characterization of t(11;14) translocation in mantle cell lymphoma by fluorescent in situ hybridization. Oncogene. 1996;13:797-802.

109. Monteil M, Callanan M, Dascalescu C, et al. Molecular diagnosis of t(11;14) in mantle cell lymphoma using two-colour interphase fluorescence in situ hybridization. Br J Haematol. 1996;93:656-660.

110. Vaandrager JW, Schuuring E, Zwikstra E, et al. Direct visualization of dispersed 11q13 chromosomal translocations in mantle cell lymphoma by multicolor DNA fiber fluorescence in situ hybridization. Blood. 1996;88:1177-1182.

111. de Boer CJ, van Krieken JH, Schuuring E, Kluin PM. Bcl-1/cyclin D1 in malignant lymphoma. Ann Oncol. 1997;8(suppl 2):109-117.

112. Ruchlemer R, Parry-Jones N, Brito-Babapulle V, et al. B-prolymphocytic leukaemia with t(11;14) revisited: a splenomegalic form of mantle cell lymphoma evolving with leukaemia. Br J Haematol. 2004;125:330-336.

113. van der Velden VH, Hoogeveen PG, de Ridder D, et al. B-cell prolymphocytic leukemia: a specific subgroup of mantle cell lymphoma. Blood. 2014;124:412-419.

114. Chesi M, Bergsagel PL, Brents LA, et al. Dysregulation of cyclin D1 by translocation into an IgH gamma switch region in two multiple myeloma cell lines. Blood. 1996;88:674-681.

115. Bea S, Ribas M, Hernandez JM, et al. Increased number of chromosomal imbalances and high-level DNA amplifications in mantle cell lymphoma are associated with blastoid variants. Blood. 1999;93:4365-4374.

116. Au WY, Horsman DE, Viswanatha DS, et al. 8q24 Translocations in blastic transformation of mantle cell lymphoma. Haematologica. 2000;85:1225-1227.

117. Bea S, Salaverria I, Armengol L, et al. Uniparental disomies, homozy-

gous deletions, amplifications and target genes in mantle cell lymphoma revealed by integrative high-resolution whole genome profiling. Blood. 2009;113:3059-3069.

118. Jares P, Campo E. Advances in the understanding of mantle cell lymphoma. Br J Haematol. 2008;142:149-165.

119. Greisman HA, Lu Z, Tsai AG, et al. IgH partner breakpoint sequences provide evidence that AID initiates t(11;14) and t(8;14) chromosomal breaks in mantle cell and Burkitt lymphomas. Blood. 2012; 120: 2864-2867.

120. de Boer CJ, Vaandrager JW, van Krieken JH, et al. Visualization of mono-allelic chromosomal aberrations 3′ and 5′ of the cyclin D1 gene in mantle cell lymphoma using DNA fiber fluorescence in situ hybridization. Oncogene. 1997;15:1599-1603.

121. Rimokh R, Berger F, Delsol G, et al. Detection of the chromosomal translocation t(11;14) by polymerase chain reaction in mantle cell lymphomas. Blood. 1994;83:1871-1875.

122. Wiestner A, Tehrani M, Chiorazzi M, et al. Point mutations and genomic deletions in CCND1 create stable truncated cyclin D1 mRNAs that are associated with increased proliferation rate and shorter survival. Blood. 2007;109:4599-4606.

123. Rosenwald A, Wright G, Wiestner A, et al. The proliferation gene expression signature is a quantitative integrator of oncogenic events that predicts survival in mantle cell lymphoma. Cancer Cell. 2003;3:185-197.

124. Slotta-Huspenina J1, Koch I, de Leval L, et al. The impact of cyclin D1 mRNA isoforms, morphology and p53 in mantle cell lymphoma: p53 alterations and blastoid morphology are strong predictors of a high proliferation index. Haematologica. 2012;97:1422-1430.

125. Knudsen KE, Diehl JA, Haiman CA, Knudsen ES. Cyclin D1: polymorphism, aberrant splicing and cancer risk. Oncogene. 2006; 25: 1620-1628.

126. Carrere N, Belaud-Rotureau MA, Dubus P, et al. The relative levels of cyclin D1a and D1b alternative transcripts in mantle cell lymphoma may depend more on sample origin than on CCND1 polymorphism. Haematologica. 2005;90:854-856.

127. Solomon DA, Wang Y, Fox SR, et al. Cyclin D1 splice variants. Differential effects on localization, RB phosphorylation, and cellular transformation. J Biol Chem. 2003;278:30339-30347.

128. Marzec M, Kasprzycka M, Lai R, et al. Mantle cell lymphoma cells express predominantly cyclin D1a isoform and are highly sensitive to selective inhibition of CDK4 kinase activity. Blood. 2006; 108: 1744-1750.

129. Hinds PH, Dowdy S, Eaton EN, et al. Function of a human cyclin gene as an oncogene. Proc Natl Acad Sci U S A. 1994;91:709-713.

130. Ewen ME, Sluss HK, Sherr CJ, et al. Functional interactions of the retinoblastoma protein with mammalian D-type cyclins. Cell. 1993; 73: 487-497.

131. Pinyol M, Bea S, Pla L, et al. Inactivation of RB1 in mantle-cell lymphoma detected by nonsense-mediated mRNA decay pathway inhibition and microarray analysis. Blood. 2007;109:5422-5429.

132. Chiarle R, Budel LM, Skolnik J, et al. Increased proteasome degradation of cyclin-dependent kinase inhibitor p27 associated with a decreased overall survival in mantle cell lymphoma. Blood. 2000;95:619-626.

133. Quintanilla-Martinez L, Davies-Hill T, Fend F, et al. Sequestration of p27Kip1 protein by cyclin D1 in typical and blastic variants of mantle cell lymphoma (MCL): implications for pathogenesis. Blood. 2003;

101:3181-3187.

134. Lamb J, Ramaswamy S, Ford HL, et al. A mechanism of cyclin D1 action encoded in the patterns of gene expression in human cancer. Cell. 2003;114:323-334.

135. Jirawatnotai S1, Hu Y, Michowski W, et al. A function for cyclin D1 in DNA repair uncovered by protein interactome analyses in human cancers. Nature. 2011;474:230-234.

136. Li Z1, Jiao X, Wang C, et al. Alternative cyclin D1 splice forms differentially regulate the DNA damage response. Cancer Res. 2010; 70: 8802-8811.

137. Ek S, Dictor M, Jerkeman M, et al. Nuclear expression of the non B-cell lineage Sox11 transcription factor identifies mantle cell lymphoma. Blood. 2008;111:800-805.

138. Salaverria I, Royo C, Carvajal-Cuenca A, et al. CCND2 rearrangements are the most frequent genetic events in cyclin D1(−) mantle cell lymphoma. Blood. 2013;121:1394-1402.

139. Ferrando AA. SOX11 is a mantle cell lymphoma oncogene. Blood. 2013;121:2169-2170.

140. Vegliante MC, Palomero J, Pérez-Galán P, et al. SOX11 regulates PAX5 expression and blocks terminal B-cell differentiation in aggressive mantle cell lymphoma. Blood. 2013;121:2175-2185.

141. Palomero J, Vegliante MC, Rodríguez ML, et al. SOX11 promotes tumor angiogenesis through transcriptional regulation of PDGFA in mantle cell lymphoma. Blood. 2014;124:2235-2247.

142. Fernández V, Salamero O, Espinet B, et al. Genomic and gene expression profiling defines indolent forms of mantle cell lymphoma. Cancer Res. 2010;70:1408-1418.

143. Ondrejka SL, Lai R, Smith SD, Hsi ED. Indolent mantle cell leukemia: a clinicopathological variant characterized by isolated lymphocytosis, interstitial bone marrow involvement, kappa light chain restriction, and good prognosis. Haematologica. 2011;96:1121-1127.

144. Jares P, Colomer D, Campo E. Genetic and molecular pathogenesis of mantle cell lymphoma: perspectives for new targeted therapeutics. Nat Rev Cancer. 2007;7:750-762.

145. Fernandez V, Hartmann E, Ott G, et al. Pathogenesis of mantle-cell lymphoma: all oncogenic roads lead to dysregulation of cell cycle and DNA damage response pathways. J Clin Oncol. 2005;23:6364-6369.

146. Beá S, Valdés-Mas R, Navarro A, et al. Landscape of somatic mutations and clonal evolution in mantle cell lymphoma. Proc Natl Acad Sci U S A. 2013; 110:18250-18255.

147. Zhang J, Jima D, Moffitt AB, et al. The genomic landscape of mantle cell lymphoma is related to the epigenetically determined chromatin state of normal B cells. Blood. 2014;123:2988-2996.

148. Meissner B, Kridel R, Lim RS, et al. The E3 ubiquitin ligase UBR5 is recurrently mutated in mantle cell lymphoma. Blood. 2013; 121: 3161-3164.

149. Pinyol M, Hernandez L, Cazorla M, et al. Deletions and loss of expression of p16INK4a and p21Waf1 genes are associated with aggressive variants of mantle cell lymphomas. Blood. 1997;89:272-280.

150. Delfau-Larue MH, Klapper W, Berger F, et al. High-dose cytarabine does not overcome the adverse prognostic value of CDKN2A and TP53 deletions in mantle cell lymphoma. Blood. 2015;126:604-611.

151. Williams ME, Whitefield M, Swerdlow SH. Analysis of the cyclin-dependent kinase inhibitors p18 and p19 in mantle-cell lymphoma and chronic lymphocytic leukemia. Ann Oncol. 1997;8(suppl 2):71-73.

152. Mestre-Escorihuela C, Rubio-Moscardo F, Richter JA, et al. Homozygous deletions localize novel tumor suppressor genes in B-cell lymphomas. Blood. 2007;109:271-280.

153. Hernandez L, Bea S, Pinyol M, et al. CDK4 and MDM2 gene alterations mainly occur in highly proliferative and aggressive mantle cell lymphomas with wild-type INK4a/ARF locus. Cancer Res. 2005; 65: 2199-2206.

154. Hernandez L, Fest T, Cazorla M, et al. p53 Gene mutations and protein overexpression are associated with aggressive variants of mantle cell lymphomas. Blood. 1996;87:3351-3359.

155. Greiner TC, Moynihan MJ, Chan WC, et al. p53 Mutations in mantle cell lymphoma are associated with variant cytology and predict a poor prognosis. Blood. 1996;87:4302-4310.

156. Hartmann E, Fernandez V, Stoecklein H, et al. Increased MDM2 expression is associated with inferior survival in mantle cell lymphoma, but not related to the MDM2 SNP309. Haematologica. 2007; 92: 574-575.

157. Stilgenbauer S, Winkler D, Ott G, et al. Molecular characterization of 11q deletions points to a pathogenic role of the ATM gene in mantle cell lymphoma. Blood. 1999;94:3262-3264.

158. Schaffner C, Idler I, Stilgenbauer S, et al. Mantle cell lymphoma is characterized by inactivation of the ATM gene. Proc Natl Acad Sci U S A. 2000;97:2773-2778.

159. Camacho E, Hernandez L, Hernandez S, et al. ATM gene inactivation in mantle cell lymphoma mainly occurs by truncating mutations and missense mutations involving the phosphatidylinositol-3 kinase domain and is associated with increasing numbers of chromosomal imbalances. Blood. 2002;99:238-244.

160. Fang NY, Greiner TC, Weisenburger DD, et al. Oligonucleotide microarrays demonstrate the highest frequency of ATM mutations in the mantle cell subtype of lymphoma. Proc Natl Acad Sci U S A. 2003;100:5372-5377.

161. Tort F, Hernandez S, Bea S, et al. CHK2-decreased protein expression and infrequent genetic alterations mainly occur in aggressive types of non-Hodgkin lymphomas. Blood. 2002;100:4602-4608.

162. Hangaishi A, Ogawa S, Qiao Y, et al. Mutations of Chk2 in primary hematopoietic neoplasms. Blood. 2002;99:3075-3077.

163. Tagawa H, Karnan S, Suzuki R, et al. Genome-wide array-based CGH for mantle cell lymphoma:identification of homozygous deletions of the proapoptotic gene BIM. Oncogene. 2005;24:1348-1358.

164. Khoury JD, Medeiros LJ, Rassidakis GZ, et al. Expression of Mcl-1 in mantle cell lymphoma is associated with high-grade morphology, a high proliferative state, and p53 overexpression. J Pathol. 2003;199:90-97.

165. Beltran E, Fresquet V, Martinez-Useros J, et al. A cyclin-D1 interaction with BAX underlies its oncogenic role and potential as a therapeutic target in mantle cell lymphoma. Proc Natl Acad Sci U S A. 2011;108: 12461-12466.

166. Pham LV, Tamayo AT, Yoshimura LC, et al. Inhibition of constitutive NF-kappa B activation in mantle cell lymphoma B cells leads to induction of cell cycle arrest and apoptosis. J Immunol. 2003;171:88-95.

167. Martinez N, Camacho FI, Algara P, et al. The molecular signature of mantle cell lymphoma reveals multiple signals favoring cell survival. Cancer Res. 2003;63:8226-8232.

168. Roue G, Perez-Galan P, Lopez-Guerra M, et al. Selective inhibition of IkappaB kinase sensitizes mantle cell lymphoma B cells to TRAIL by decreasing cellular FLIP level. J Immunol. 2007;178:1923-1930.

169. Rahal R, Frick M, Romero R, et al. Pharmacological and genomic profiling identifies NF-κB-targeted treatment strategies for mantle cell lymphoma. Nat Med. 2014;20:87-92.

170. Rizzatti EG, Falcao RP, Panepucci RA, et al. Gene expression profiling of mantle cell lymphoma cells reveals aberrant expression of genes from the PI3K-AKT, WNT and TGFbeta signalling pathways. Br J Haematol. 2005;130:516-526.

171. Rudelius M, Pittaluga S, Nishizuka S, et al. Constitutive activation of AKT contributes to the pathogenesis and survival of mantle cell lymphoma. Blood. 2006;108:1668-1676.

172. Peponi E, Drakos E, Reyes G, et al. Activation of mammalian target of rapamycin signaling promotes cell cycle progression and protects cells from apoptosis in mantle cell lymphoma. Am J Pathol. 2006;169:2171-2180.

173. Rinaldi A, Kwee I, Taborelli M, et al. Genomic and expression profiling identifies the B-cell associated tyrosine kinase Syk as a possible therapeutic target in mantle cell lymphoma. Br J Haematol. 2006; 132: 303-316.

174. Gelebart P, Anand M, Armanious H, et al. Constitutive activation of the Wnt canonical pathway in mantle cell lymphoma. Blood. 2008; 112: 5171-5179.

175. Enjuanes A, Albero R, Clot G, et al. Genome-wide methylation analyses identify a subset of mantle cell lymphoma with a high number of methylated CpGs and aggressive clinicopathological features. Int J Cancer. 2013;133:2852-2863.

176. Kridel R, Meissner B, Rogic S, et al. Whole transcriptome sequencing reveals recurrent NOTCH1 mutations in mantle cell lymphoma. Blood. 2012;119:1963-1971.

177. Choe JY, Yun JY, Na HY, et al. MYC overexpression correlates with MYC amplification or translocation, and is associated with poor prognosis in mantle cell lymphoma. Histopathology. 2015 Jun 22. doi: 10. 1111/his. 12760;[Epub ahead of print].

178. Karube K, Scarfò L, Campo E, Ghia P. Monoclonal B cell lymphocytosis and "in situ" lymphoma. Semin Cancer Biol. 2014;24:3-14.

179. Lecluse Y, Lebailly P, Roulland S, et al. t(11;14)-positive clones can persist over a long period of time in the peripheral blood of healthy individuals. Leukemia. 2009;23:1190-1193.

180. Christian B, Zhao W, Hamadani M, et al. Mantle cell lymphoma 12 years after allogeneic bone marrow transplantation occurring simultaneously in recipient and donor. J Clin Oncol. 2010;28:e629-e632.

181. Carvajal-Cuenca A, Sua LF, Silva NM, et al. In situ mantle cell lymphoma:clinical implications of an incidental finding with indolent clinical behavior. Haematologica. 2012;97:270-278.

182. Adam P, Schiefer AI, Prill S, et al. Incidence of preclinical manifestations of mantle cell lymphoma and mantle cell lymphoma in situ in reactive lymphoid tissues. Mod Pathol. 2012;25:1629-1636.

183. Sloan C, Xiong QB, Crivaro A, et al. Multifocal mantle cell lymphoma in situ in the setting of a composite lymphoma. Am J Clin Pathol. 2015; 143:274-282.

184. Nodit L, Bahler DW, Jacobs SA, et al. Indolent mantle cell lymphoma with nodal involvement and mutated immunoglobulin heavy chain genes. Hum Pathol. 2003;34:1030-1034.

185. Fend F, Cabecadas J, Gaulard P, et al. Early lesions in lymphoid neoplasia:Conclusions based on the Workshop of the XV. Meeting of the

European Association of Hematopathology and the Society of Hematopathology, in Uppsala, Sweden. J Hematop. 2012;5.

186. Del Giudice I, Messina M, Chiaretti S, et al. Behind the scenes of non-nodal MCL: downmodulation of genes involved in actin cytoskeleton organization, cell projection, cell adhesion, tumour invasion, TP53 pathway and mutated status of immunoglobulin heavy chain genes. Br J Haematol. 2012;156:601-611.

187. Nygren L, Baumgartner Wennerholm S, Klimkowska M, et al. Prognostic role of SOX11 in a population-based cohort of mantle cell lymphoma. Blood. 2012;119:4215-4223.

188. Fu K, Weisenburger DD, Greiner TC, et al. Cyclin D1-negative mantle cell lymphoma: a clinicopathologic study based on gene expression profiling. Blood. 2005;106:4315-4321.

189. Zeng W, Fu K, Quintanilla-Fend L, et al. Cyclin D1-negative blastoid mantle cell lymphoma identified by SOX11 expression. Am J Surg Pathol. 2012;36:214-219.

190. Quintanilla-Martinez L, Slotta-Huspenina J, Koch I, et al. Differential diagnosis of cyclin D2$^+$ mantle cell lymphoma based on fluorescence in situ hybridization and quantitative real-time-PCR. Haematologica. 2009;94:1595-1598.

191. Herrmann A, Hoster E, Zwingers T, et al. Improvement of overall survival in advanced stage mantle cell lymphoma. J Clin Oncol. 2009;27:511-518.

192. Bernard M, Gressin R, Lefrere F, et al. Blastic variant of mantle cell lymphoma: a rare but highly aggressive subtype. Leukemia. 2001;15:1785-1791.

193. Martin P, Chadburn A, Christos P, et al. Outcome of deferred initial therapy in mantle-cell lymphoma. J Clin Oncol. 2009;27:1209-1213.

194. Eve HE, Furtado MV, Hamon MD, Rule SA. Time to treatment does not influence overall survival in newly diagnosed mantle-cell lymphoma. J Clin Oncol. 2009;27:e189-e190.

195. Dreyling M, Ferrero S, Vogt N, Klapper W; European Mantle Cell Lymphoma Network. New paradigms in mantle cell lymphoma: is it time to risk-stratify treatment based on the proliferative signature? Clin Cancer Res. 2014;20:5194-5206.

196. Determann O, Hoster E, Ott G, et al. Ki-67 predicts outcome in advanced-stage mantle cell lymphoma patients treated with anti-CD20 immunochemotherapy: results from randomized trials of the European MCL Network and the German Low Grade Lymphoma Study Group. Blood. 2008;111:2385-2387.

197. Hoster E, Rosenwald A, Berger F, et al. Prognostic value of proliferation, cytology, and growth pattern in mantle cell lymphoma: results from randomized trials of the European MCL Network. (Abstract). Hematol Oncol. 2015;33(S1):100-180.

198. Salaverria I, Zettl A, Bea S, et al. Specific secondary genetic alterations in mantle cell lymphoma provide prognostic information independent of the gene expression-based proliferation signature. J Clin Oncol. 2007;25:1216-1222.

199. Pinyol M, Hernandez L, Martinez A, et al. INK4a/ARF locus alterations in human non-Hodgkin's lymphomas mainly occur in tumors with wild-type p53 gene. Am J Pathol. 2000;156:1987-1996.

200. Cuneo A, Bigoni R, Rigolin GM, et al. Cytogenetic profile of lymphoma of follicle mantle lineage: correlation with clinicobiologic features. Blood. 1999;93:1372-1380.

201. Hoster E, Dreyling M, Klapper W, et al. A new prognostic index (MIPI) for patients with advanced stage mantle cell lymphoma. Blood. 2007;111:558-565.

202. Dreyling M, Ferrero S. European Mantle Cell Lymphoma Network. Personalized medicine in lymphoma: is it worthwhile? The mantle cell lymphoma experience. Haematologica. 2015;100:706-708.

203. Menke DM, Tiemann M, Camoriano JK, et al. Diagnosis of Castleman's disease by identification of an immunophenotypically aberrant population of mantle zone B lymphocytes in paraffin-embedded lymph node biopsies. Am J Clin Pathol. 1996;105:268-276.

204. De Oliveira MS, Jaffe ES, Catovsky D. Leukaemic phase of mantle zone (intermediate) lymphoma: its characterisation in 11 cases. J Clin Pathol. 1989;42:962-972.

205. Traweek ST, Sheibani K, Winberg CD, et al. Monocytoid B-cell lymphoma: its evolution and relationship to other low-grade B-cell neoplasms. Blood. 1989;73:573-578.

206. Yamaguchi M, Seto M, Okamoto M, et al. De novo CD5$^+$ diffuse large B-cell lymphoma: a clinicopathologic study of 109 patients. Blood. 2002;99:815-821.

弥漫大 B 细胞淋巴瘤

Alexander C. L. Chan, John K. C. Chan

弥漫大 B 细胞淋巴瘤(DLBCL)是一种侵袭性淋巴瘤。与惰性(低级别)淋巴瘤不同,DLBCL 患者的生存曲线在最初的坡形下降之后有一个平台期,提示达到缓解的患者中,很多患者有治愈可能(图 23.1)。

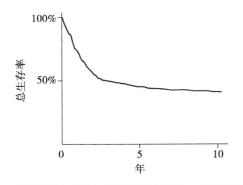

图 23.1　弥漫大 B 细胞淋巴瘤的理想生存曲线。最初的下降斜坡之后有一个平台期,提示部分患者可治愈

在以前的分类中,例如 Kiel 分类和工作分类[1,2],DLBCL 包括两种主要类型,分别是中心母细胞型(大无裂细胞)和免疫母细胞型淋巴瘤。由于两型的区分在观察者间和观察者自身的重复性很低,REAL 分类和 WHO 分类创造了 DLBCL 这个单一分类来包括上述两型淋巴瘤[3,4]。但已经认识到,从伴发的临床状态来看,DLBCL 是一组异质性疾病[4,5]。目前认识到许多临床病理变异型、独特亚型和独特疾病实体(框23.1),尽管这些病例在 DLBCL 中所占比例很小。除此之外

的病例在 2016 版 WHO 分类中被归入"DLBCL,非特指(DLBCL-NOS)"[5]。

框 23.1　弥漫大 B 细胞淋巴瘤的变异型和亚型

DLBCL,非特指
- 形态学变异型
  ○ 中心母细胞型
  ○ 免疫母细胞型
  ○ 间变型
  ○ 其他罕见变异型
- 分子亚型
  ○ 生发中心 B 细胞样(GCB)
  ○ 活化 B 细胞型

其他大 B 细胞淋巴瘤
- 富于 T 细胞/组织细胞的大 B 细胞淋巴瘤
- 原发性中枢神经系统 DLBCL(见第 61 章)
- 原发性皮肤 DLBCL,腿型(见第 20 章)
- EBV⁺DLBCL,NOS(见第 29 章)
- 大 B 细胞淋巴瘤伴 *IRF4* 重排(暂定类型)
- 原发性纵隔(胸腺)大 B 细胞淋巴瘤
- 血管内大 B 细胞淋巴瘤
- 慢性炎症相关性 DLBCL(见第 29 章)
- 淋巴瘤样肉芽肿病(见第 29 章)
- ALK⁺大 B 细胞淋巴瘤(见第 25 章)
- 浆母细胞淋巴瘤(见第 25 章)
- HHV8 阳性 DLBCL(见第 29 章)
- 原发性渗出性淋巴瘤(见第 29 章)

高级别 B 细胞淋巴瘤
- 高级别 B 细胞淋巴瘤,伴 *MYC* 和 *BCL2* 和/或 *BCL6* 重排
- 高级别 B 细胞淋巴瘤,NOS(见第 24 章)

特征介于 DLBCL 与经典型 Hodgkin 淋巴瘤之间的未分类 B 细胞淋巴瘤

ALK,间变性淋巴瘤激酶;EBV,EB 病毒。

23.1　定义

DLBCL 是由大或中等大小肿瘤性 B 细胞弥漫增生形成的肿瘤,核大小超过或等于组织细胞核,或是小淋巴细胞的 2 倍(图 23.2)[5]。不能归入确定亚型和实体的病例诊断为 DLBCL-NOS[6]。

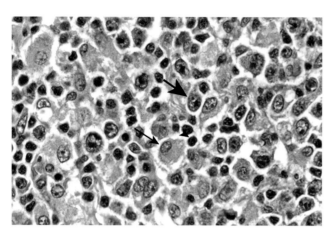

图 23.2　弥漫大 B 细胞淋巴瘤:核大小评估。本例混有大量组织细胞和淋巴细胞,间杂的组织细胞(含丰富嗜酸性胞质)可用作标尺来测量淋巴细胞的大小。淋巴瘤细胞(大箭号)被视作大细胞的原因是其细胞核比组织细胞核稍大(小箭号)。肿瘤细胞是小淋巴细胞(箭头)的两倍

23.2　流行病学

DLBCL 是最常见的非霍奇金淋巴瘤类型,根据一项国际多中心研究,DLBCL 占非霍奇金淋巴瘤的 31%[7]。不同人种和不同种族的发病率没有显著差异[8],但某些特殊亚型除外(见后文)。在某些地区,DLBCL 在非霍奇金淋巴瘤中所占比例比美国和欧洲高很多(>40%),例如亚洲,可能原因在于这些地区的滤泡性淋巴瘤发病率更低[9,10]。

患者平均年龄 64 岁[7],但任何年龄均可发病[11,12]。男性稍多,男女比例 1.2:1[7]。

23.3　病因学

多数 DLBCL 患者缺乏已知的基础性危险因素。少数见于先天性或获得性免疫缺陷患者,例如 HIV 感染、移植、甲氨蝶呤治疗类风湿性关节炎,以及氟达拉滨治疗低级别 B 细胞淋巴瘤(见第 55 章)[13,14],这些病例常伴有 EBV 感染。EBV 阳性 DLBCL 也可发生于血管免疫母细胞性 T 细胞淋巴瘤患者,这些患者有因 T 细胞淋巴瘤而导致的免疫功能障碍[15,16]。EBV 阳性 DLBCL-NOS(以前称为老年人 EBV 阳性 DLBCL)见于无明显免疫缺陷证据的患者,据信是衰老过程中免疫系统功能稍微减弱的结果(见第 29 章)[17,18]。

罕见的结外 DLBCL 伴发于慢性炎症或刺激,例如乳房切除术后淋巴瘤[19]、骨和皮肤的慢性化脓性炎症[20]、先前手术

和金属植入物[21,22]、长期类风湿性关节炎的关节旁软组织[23]和慢性脓胸[24]。这些病例中许多伴有 EBV 感染(Ⅲ型潜伏感染)[20,22,24],被视为独立疾病(慢性炎症相关性 DLBCL)(见第 29 章)[25]。

多数 DLBCLs 为原发肿瘤,一些病例由低级别淋巴瘤转化而来,例如滤泡性淋巴瘤、慢性淋巴细胞白血病-小淋巴细胞淋巴瘤、淋巴浆细胞淋巴瘤、边缘区淋巴瘤或结节性淋巴细胞为主型 Hodgkin 淋巴瘤(NLPHL)。一些 DLBCL 与经典型 Hodgkin 淋巴瘤同时或异时性发生[26]。

23.4　临床特征

多数患者表现为迅速增大的淋巴结或结外肿块。约 30% 病例位于结外,71% 在病程中有结外累及[27]。常见的原发性结外部位包括胃肠道(特别是胃)和 Waldeyer 环,但实际上可累及任何器官,包括皮肤、中枢神经系统、纵隔和骨[28]。特殊部位的结外病变,特别是位于皮肤和中枢神经系统者,具有独特的临床和生物学特征(见第 20、60、61 章)。

约半数患者分期低(Ⅰ-Ⅱ期),1/3 有 B 症状[27]。骨髓累及率为 16%[27,29],且骨髓病灶与原发灶的组织学可一致或不一致(见预后因素中的临床意义)。

23.5　形态学

肿瘤细胞弥漫浸润,受累淋巴结或组织的正常结构部分或完全破坏,常见凝固性坏死,常浸润周围组织(图 23.3 和图 23.4)。少数病例表现为滤泡间或窦内浸润模式(见图 23.3B,框 23.2)。罕见情况下,瘤细胞形成具有迷惑性的黏附结节,形似癌巢(见图 23.4B)。散在的组织细胞可吞噬细胞碎屑,从而形成星空现象(图 23.5)。可有硬化,特别是纵隔和腹膜后病例(图 23.6)[30]。淋巴结内可共存低级别淋巴瘤,例如滤泡性淋巴瘤、慢性淋巴细胞白血病(CLL)或 NLPHL(图 23.7)。

> **框 23.2　淋巴结内具有显著窦内生长模式的大细胞肿瘤的鉴别诊断**
>
> - 弥漫大 B 细胞淋巴瘤(DLBCL)
>   - 窦内 DLBCL,CD30+
>   - 微绒毛性 DLBCL
>   - ALK+大 B 细胞淋巴瘤
>   - DLBCL-NOS(少见)
> - 间变性大细胞淋巴瘤,ALK+
> - 间变性大细胞淋巴瘤,ALK-
> - 组织细胞肿瘤或瘤样病变
>   - Langerhans 细胞组织细胞增生症
>   - Rosai-Dorfman 病
>   - 组织细胞肉瘤(少见)
> - 转移性非淋巴造血系统肿瘤(例如黑色素瘤、癌、生殖细胞肿瘤)
>
> ALK,间变性淋巴瘤激酶;DLBCL,弥漫大 B 细胞淋巴瘤,NOS,非特指。

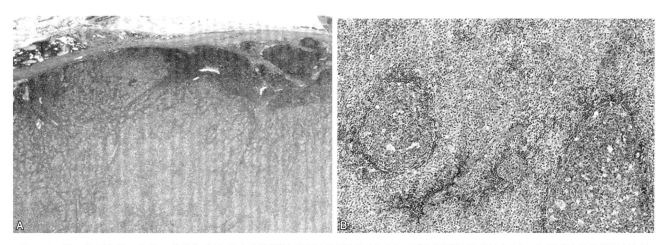

图 23.3　**淋巴结 DLBCL**。A,淋巴结结构破坏,肿瘤弥漫浸润,并累及结周组织(左上)。可见残留淋巴组织(右上)。B,肿瘤选择性累及滤泡间区,类似反应性淋巴组织增生。支持淋巴瘤诊断的特征包括反应性滤泡的套区侵蚀,以及滤泡间区单形性浸润

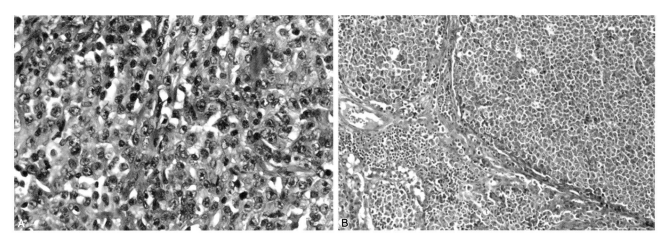

图 23.4　**淋巴结 DLBCL**。A,多数病例由弥漫浸润的无黏附性肿瘤细胞构成。B,瘤细胞有时形成与间质分界清楚的结节或细胞岛,因其假黏附表现而类似转移癌

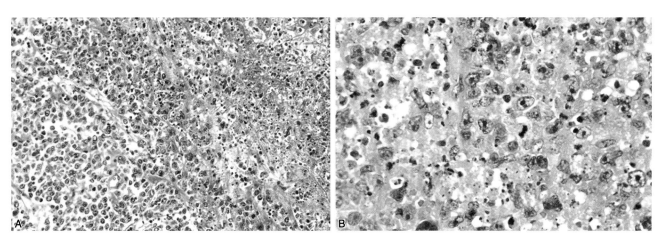

图 23.5　DLBCL。A,常见凝固性坏死(右)。B,瘤细胞间可有大量核碎片,形似 Kikuchi 淋巴结炎

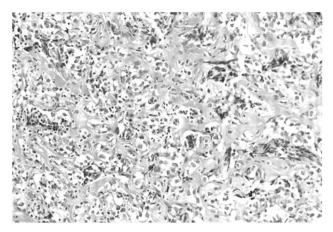

图 23.6　DLBCL 伴硬化。纤细的硬化带形成不规则的肿瘤内分隔。硬化区域内的瘤细胞常表现为胞质收缩，或有挤压假象

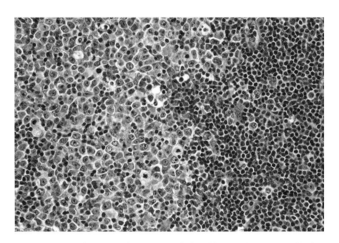

图 23.7　慢性淋巴细胞白血病患者发生的 DLBCL（Richter 综合征）。左侧可见弥漫成片的大细胞。右侧为先前存在的慢性淋巴细胞白血病区域，由单形性小淋巴细胞构成，表达 CD20、CD5 和 CD23（未显示），证实为肿瘤

结外病变除可形成肿块外，还常表现为间质性浸润，导致正常结构广泛分离和消失，例如胃腺体、唾液腺腺泡、曲细精管

和甲状腺滤泡（图 23.8）。瘤细胞可浸润上皮，常伴有黏膜溃疡。可伴 MALT 淋巴瘤成分。

细胞学观察，DLBCL 的细胞大或中等，具有中心母细胞（大无裂细胞）、免疫母细胞形态特征，或中间特征。中心母细胞核圆形至卵圆形、空泡状，可见多个靠近核膜的小核仁，含薄层环形嗜碱性胞质（图 23.9）；核可呈多叶状或成角（图 23.9B 和 C）[31]。免疫母细胞核圆形或卵圆形、空泡状，含单个大的中位核仁；含丰富的环状嗜碱性胞质（图 23.10）。免疫母细胞有时表现出浆样特征，核偏位，可见核旁凹陷。但肿瘤细胞的形态并不局限于这些经典表现，包括出现中心母细胞和免疫母细胞杂交特征、细胞巨大、以中等细胞为主、不规则的核褶皱、核拉长、大量胞质伴中心母细胞样核特征、透明胞质（图 23.11 和图 23.12）。

DLBCL 的细胞学分类比较主观。免疫母细胞数量超过 90% 者称为免疫母细胞变异型，不足 90% 者称为中心母细胞（大无裂细胞）变异型（图 23.13）[5]。但也可能难以判断瘤细胞是中心母细胞或免疫母细胞，多数 DLBCL 由两型细胞混合构成，或由具有中间特征的细胞构成。间变型的细胞含奇异的多形性核，常见多核，胞质丰富（图 23.14）[32,33]，因其细胞学多形性、黏附性生长或窦内浸润模式，也可类似于转移癌。间变型的生物学行为与普通的 DLBCL 没有差别[34]。偶有病例表现出浆样成熟，肿瘤内混有数量不等的成熟浆细胞样的肿瘤细胞（图 23.15）。

DLBCL 背景中可有数量不等的反应性细胞，例如小淋巴细胞（多为 T 细胞）、浆细胞、组织细胞和多形核细胞。有显著 T 细胞成分的病例常还伴有组织细胞，归入富于 T 细胞/组织细胞的大 B 细胞淋巴瘤（见后文）。罕见病例可见融合成小簇状的上皮样组织细胞，类似淋巴上皮样 T 细胞淋巴瘤（Lennert 淋巴瘤）（图 23.16）[35]。偶有病例以淋巴结梗死为首发表现（图 23.17）[36,37]。

表 23.1 列举了一些少见的或具有迷惑性组织学表现的形态学变异型（图 23.18~图 23.21）[38-51]。框 23.3 中归纳了 DLBCL 的临床、形态学、免疫表型和遗传学特征。

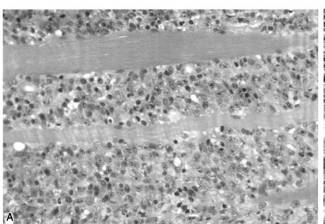

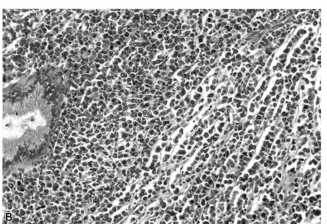

图 23.8　结外 DLBCL。A，间质内浸润分隔和破坏骨骼肌纤维。B，宫颈的纤维性间质内可见单行浸润模式

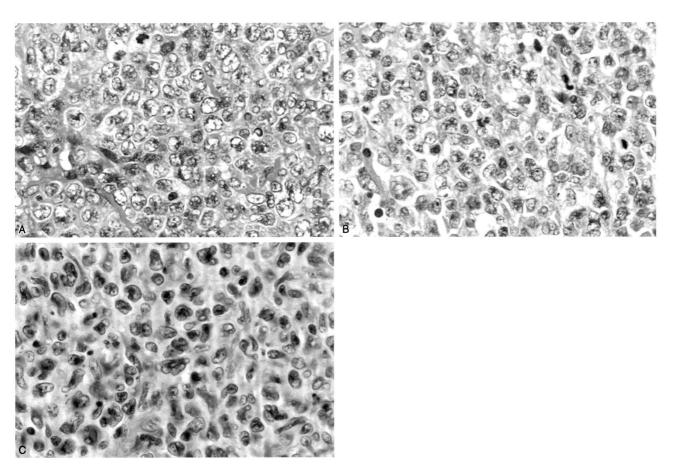

图 23.9　弥漫大 B 细胞淋巴瘤,中心母细胞(大无裂细胞)型。 本例几乎完全由中心母细胞构成。A,中心母细胞核圆形,染色质空泡状,可见多个靠近核膜的核仁,细胞含薄层环状胞质。B,许多细胞含多叶核,类似有几个花瓣的花朵。C,瘤细胞大,核成角或有裂。因核有褶皱,小核仁不清楚

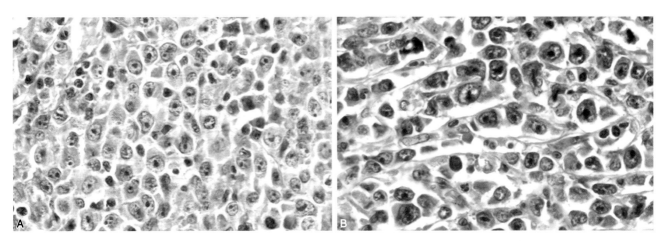

图 23.10　弥漫大 B 细胞淋巴瘤,免疫母细胞型。 A 和 B,所有大肿瘤细胞均含圆形至卵圆形核,显著的中位核仁,丰富的环状嗜碱性胞质

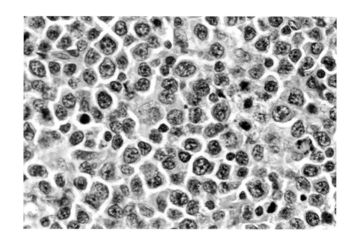

图 23.11 弥漫大 B 细胞淋巴瘤,由中等细胞
构成。以前可能诊断为小无裂细胞淋巴瘤,但
并不满足当前 Burkitt 或非典型性 Burkitt 淋巴
瘤的诊断标准

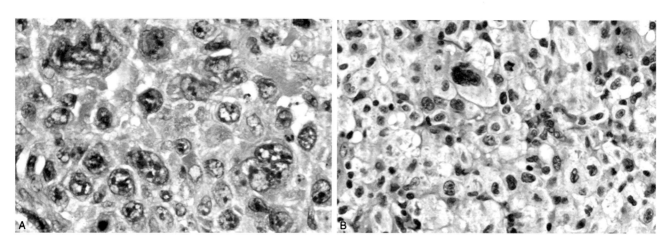

图 23.12 弥漫大 B 细胞淋巴瘤,细胞类型难以归类。A,细胞比普通的免疫母细胞或中心母细胞大很多,一些细胞巨大、奇异。B,本例的瘤细
胞含大量透明胞质

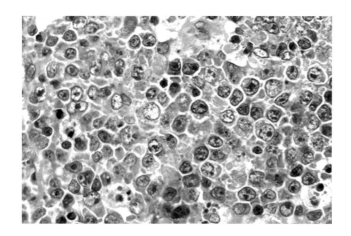

图 23.13 弥漫大 B 细胞淋巴瘤,中心母细胞
型。也可见到免疫母细胞;还可见到具有中间
特征的细胞

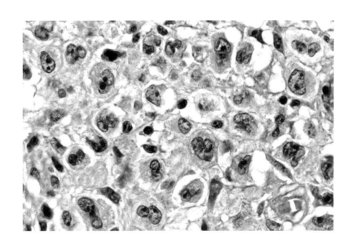

图 23.14　**弥漫大 B 细胞淋巴瘤,间变型。**瘤
细胞极大,核有凹痕或有不规则褶皱,胞质丰
富,类似于间变性大细胞淋巴瘤

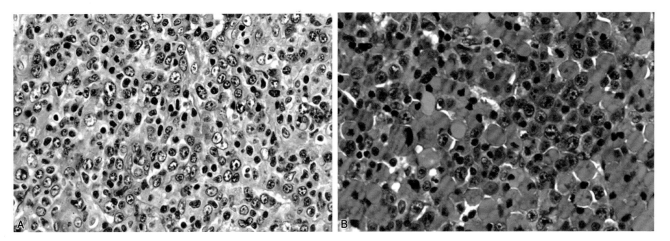

图 23.15　**弥漫大 B 细胞淋巴瘤伴浆样分化。A,**本例细胞逐渐过渡为浆母细胞和非典型浆细胞,形态表现类似多形性型移植后淋巴组织增殖
性疾病。**B,**本瘤的大细胞突然过渡为浆细胞,后者充满亮嗜伊红色小球(免疫球蛋白)

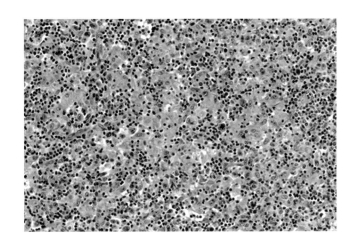

图 23.16　**弥漫大 B 细胞淋巴瘤,**散在许多小
簇状上皮样组织细胞,类似 Lennert(淋巴上皮
样)T 细胞淋巴瘤

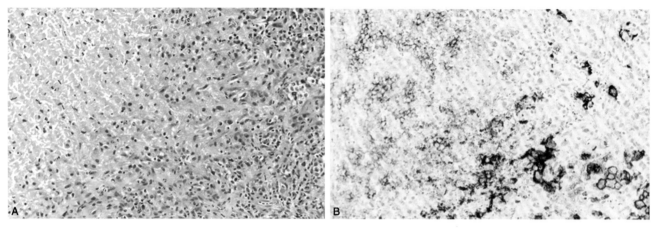

图 23.17　弥漫大 B 细胞淋巴瘤,表现为淋巴结梗死。A,整个淋巴结坏死,周围有环状纤维性肉芽组织。B,CD20 染色,坏死细胞仍保留此抗原(左)。坏死组织的 CD20 染色可能没有特异性,只有存活细胞的着色才可信。纤维性肉芽组织中的存活细胞着色更强(右)

表 23.1　弥漫大 B 细胞淋巴瘤(DLBCL)的罕见形态学变异

形态学变异	主要病理特征	需要鉴别的肿瘤
黏液样间质[39,40]	丰富的黏液样间质,瘤细胞片状、索状或单个散在分布	各种黏液样肉瘤,例如骨外黏液样软骨肉瘤、黏液纤维肉瘤
梭形细胞形态[41,42]	胶原牵拉或挤压导致瘤细胞呈梭形;好发于皮肤	各种梭形细胞肉瘤、梭形细胞癌、促结缔组织增生性黑色素瘤
印戒细胞形态[43,44]	瘤细胞含胞质空泡,可能原因在于免疫球蛋白聚集,或细胞膜再循环异常	印戒细胞癌、脂肪肉瘤
原纤维样基质或菊形团形成[45,46]	可见显著的原纤维样基质或菊形团形成;原纤维样物质由交指状胞质突起形成(因此富含膜物质),强表达淋巴细胞标记	神经源性肿瘤,例如神经母细胞瘤、原发性神经外胚层肿瘤
含丰富晶体的组织细胞[47]	瘤细胞间的组织细胞含有晶体化的免疫球蛋白	横纹肌肉瘤
显著的组织内嗜酸性粒细胞增多[48]	混有大量嗜酸性粒细胞	Hodgkin 淋巴瘤、外周 T 细胞淋巴瘤
微绒毛性 DLBCL[49,50]	超微结构观察可见大量微绒毛状突起,可有显著的窦内生长(框 23.2);CD20$^+$、CD30$^-$、EMA$^-$、CD56$^{+/-}$	间变性大细胞淋巴瘤(CD20$^-$,CD3$^{+/-}$,CD30$^+$,EMA$^{+/-}$,CD56$^{-/+}$)
窦内 CD30+DLBCL[51]	窦内生长(框 23.2);CD20$^+$、CD30$^+$、EMA$^{-/+}$、ALK$^-$	间变性大细胞淋巴瘤(CD20$^-$,CD3$^{+/-}$,EMA$^{+/-}$,ALK$^{+/-}$);微绒毛性 DLBCL(CD30$^-$);ALK$^+$ DLBCL(CD30$^-$,ALK$^+$);转移癌(CK$^+$);转移性黑色素瘤(S100$^+$)

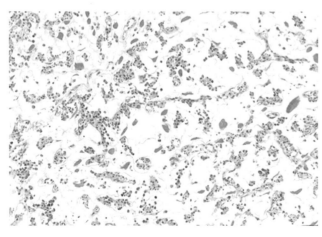

图 23.18　弥漫大 B 细胞淋巴瘤,伴丰富的黏液样间质,类似骨外黏液样软骨肉瘤

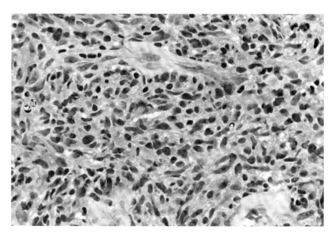

图 23.19　弥漫大 B 细胞淋巴瘤,梭形肿瘤细胞。核仁不明显,除非高倍镜下观察

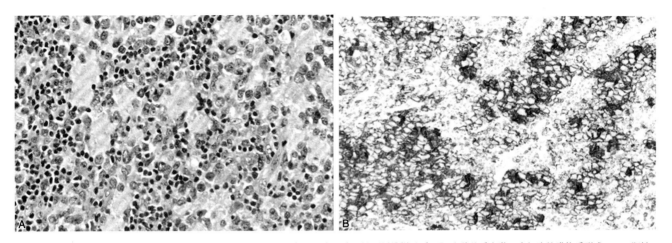

图 23.20　弥漫大 B 细胞淋巴瘤,伴原纤维样基质。A,瘤细胞大,伴有丰富的嗜酸性原纤维样基质。B,这种基质由淋巴瘤细胞的膜物质形成,CD20 阳性

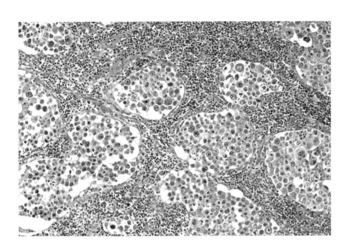

图 23.21　窦内 CD30 阳性 DLBCL。瘤细胞局限于扩张的淋巴窦内

框 23.3　弥漫大 B 细胞淋巴瘤的主要诊断特征

临床特征
- 中位年龄 64 岁
- 男性稍多

表现为生长迅速的淋巴结(70%)或结外肿块(30%)
- 1/3 患者有 B 症状
- 分期情况:Ⅰ期 25%、Ⅱ期 29%、Ⅲ期 13%、Ⅳ期 33%
- 治愈潜能:2/3 患者经标准化疗可完全消退,其中 2/3 长期随访无复发;过去的总体生存率为 46%,近年来,在化疗方案中加入利妥昔单抗,使生存率约提高了 20%

形态学
- 大至中等淋巴细胞弥漫增生,可与正常的中心母细胞或免疫母细胞无法区分,或有明显异型性,例如不规则的核褶皱、染色质粗糙、体积巨大,或奇异核
- 可伴有低级别淋巴瘤成分
- 从细胞形态方面可粗略分为中心母细胞型、免疫母细胞型和间变型
- 少见病例可有迷惑性表现,例如黏液样变、纤维素样基质、梭形细胞(见表 23.1)

免疫表型
- 广谱 B 细胞标记阳性,例如 CD20、CD22、CD79a、PAX5

表面或胞质免疫球蛋白阳性
- 约 60% 表达 BCL6
- 约 40% 表达 CD10

- 约 5%～10% 表达 CD5
- 约 15% 表达 CD30
- 约 25% 表达 CD43
- 约 50% 表达 BCL2
- Ki-67 指数>20%(中位 55%)
- 约 40% 表达 MYC

分子特征
- 免疫球蛋白基因克隆性重排
- 约 20% 携带 BCL2 重排
- 约 30% 携带 BCL6 重排
- 约 70% 携带 BCL6 突变
- 约 10% 携带 MYC 重排
- 常 EBV⁻,但免疫缺陷患者和少见的 EBV⁺ DLBCL-NOS 除外

分子亚型(细胞起源)
- GCB 型:基因表达具有生发中心 B 细胞的特征,约占所有 DLBCL 的 50%。预后好于 ABC 型。常见遗传学改变包括:BCL2 易位、REL 扩增、EZH2 突变、Gα13 途径内基因突变
- ABC 型:表达外周血 B 细胞体外活化过程中高表达的基因,约占所有 DLBCL 的 30%～40%。常见遗传学改变包括:NF-κB 通路的调节基因突变,导致 NF-κB 通路活化;B 细胞受体通路活化;MYD88 突变
- 未分类:不高水平表达 GCB 或 ABC 的特征基因

23.6　免疫表型

　　DLBCL 表达 CD45 和各种广谱 B 细胞标记,例如 CD20、CD22、CD79a 和 PAX5。但利妥昔单抗治疗后复发的肿瘤中,60% 不表达 CD20[52]。常表达单型表面或胞质免疫球蛋白(IgM>IgG>IgA)。不表达广谱 T 细胞标记,但极罕见病例可表达 CD3(图 23.22)[53]。

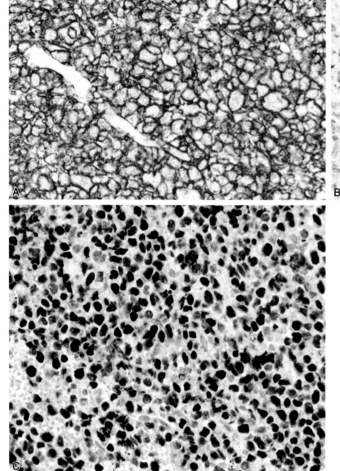

图 23.22　弥漫大 B 细胞淋巴瘤的免疫表型。A,大细胞膜强阳性表达 CD20。B,瘤细胞不表达 CD3,散在的反应性小 T 细胞阳性。C,本例的多数瘤细胞核阳性表达 BCL6。不同研究者所采用的阳性阈值不同,从 10%~60%瘤细胞阳性

20%~40%病例表达 CD10[54-63]。CD10 表达有助于识别 GCB 型 DLBCL,其表达常见于携带 t(14;18)易位的病例[64]。报道的 BCL6 阳性率差别很大,原因在于各个研究所采用的阳性标准有很大不同[54,56,61,65-69]。总体而言,当以大片瘤细胞阳性作为阳性标准时,约 60%病例表达 BCL6(图 23.22C)[69]。一些 DLBCL 表达生发中心后标记或浆细胞相关标记,例如 CD38、VS38 和 IRF4/MUM1,但 CD138 表达几乎仅见于有浆细胞分化证据的病例,例如浆母细胞淋巴瘤(见第 25 章)[61,70]。

MYC 蛋白的报道阳性率变化很大,从 12%到 65%(总体约 40%)[71-78],原因包括采用不同的阳性阈值(最常采用≥40%)、肿瘤异质性和是否计数弱阳性细胞[79]。MYC 蛋白表达与 MYC 重排没有必然的相关性[80,81];因此用于预测 MYC 重排的筛查的意义有限[73,82]。

约 50%病例表达 BCL2[61-63,83-89],且结内阳性率高于结外[90]。BCL2 的报道阳性率有差异,可能原因在于采用了不同的阳性阈值和不同的抗体[91]。DLBCL 中 BCL2 的表达与 BCL2 易位或扩增相关,但一些病例的 BCL2 易位与 BCL2 表达不一致,这可能与所用的抗体类型和 BCL2 磷酸化(而不是突变)有关[91,92]。

约 5%~10%病例表达 CD5(框 23.4)[54,93-98],尚不清楚原发性 CD5 阳性 DLBCL 是一种独立的临床病理实体,或仅仅是 DLBCL 的一种免疫表型变异型,与 CLL 或套细胞淋巴瘤不相关,与预后不良特征相关。患者中位年龄 60~70 岁[93,98]。原发性 CD5 阳性 DLBCL 可累及淋巴结和结外部位[93],具有侵袭

性临床特征:IPI 高评分的患者比例高、60%以上患者为Ⅲ或Ⅳ期、75%累及结外(骨髓最常见)。一部分患者有血管内大 B 细胞淋巴瘤(见后文)或位于脾脏[95,99,100]。其形态与 DLBCL-NOS 无法区分。多数病例具有中心母细胞形态,19%表现为血管内或窦内生长模式[93]。脾脏病变倾向局限于红髓[95]。已描述 4 种形态学变异型:普通-单形性型、富于巨细胞型、多形性型、免疫母细胞型[101]。一般不表达 CD10[93]。超过 80%病例表达 BCL2 和 BCL6[54]。

框 23.4　CD5 阳性弥漫大 B 细胞淋巴瘤的主要鉴别诊断

- 套细胞淋巴瘤,母细胞型或多形性型
- 慢性淋巴细胞白血病,副免疫母细胞变异型
- 慢性淋巴细胞白血病患者发生的 DLBCL(Richter 综合征)
- 血管内大 B 细胞淋巴瘤
- 脾脏 DLBCL
- 原发性 CD5[+] DLBCL

14%~25%病例表达活化标记 CD30,可部分或多数细胞阳性[102-104]。CD30 是潜在的治疗靶点[105]。约 25%病例表达 CD43[106,107]。一小部分 DLBCLs(约 2%)表达 Cyclin D1,常仅一部分细胞弱至中等着色[108-111]。这些病例不表达 CD5 和 SOX11,缺乏 CCND1 易位,但罕见病例除外[108-114]。

DLBCL 的 Ki-67 指数一般较高(>20%,但常<80%),一些病例接近 100%[115-119]。

23.7 遗传学

DLBCL 携带免疫球蛋白重链和轻链基因(IGH、IGK 和 IGL)克隆性重排,*TCR* 基因为胚系构型。免疫球蛋白重链可变区基因(IGHV)常发生超突变,一些病例有持续性体细胞突变[120,121]。

DLBCL 的发病机制很复杂,至少涉及两种不同途径:转化途径和原发途径。约 20% 的 DLBCL 因 t(14;18)(q32;q21)而出现 *BCL2* 重排,这是滤泡性淋巴瘤的标志[73,75,122-130]。这些病例可能由已知的或隐匿的滤泡性淋巴瘤转化而来,也可能没有先前的滤泡性淋巴瘤阶段,直接发展为 DLBCL。*BCL6* 和其他基因在原发途径中具有重要作用。*BCL6*(3q27)重排见于部分滤泡性淋巴瘤和约 30% 的 DLBCLs[75,124-126,130-133],此易位的伴侣基因可以是免疫球蛋白基因,最常见形式为 T(3;14)(q27;q32),也可以是其他基因。DLBCL 常见 *BCL6* 体细胞突变(73%),但与是否发生 *BCL6* 基因重排不相关[134,135]。*BCL6* 体细胞突变是细胞经历生发中心阶段的标志,因此可见于生发中心或生发中心后阶段 B 细胞发生的各种淋巴瘤,这与早期的研究结论明显不同,以前认为此突变仅见于 DLBCL 和滤泡性淋巴瘤[134,136-138]。*BCL6* 易位或突变导致 BCL6 蛋白持续表达,从而抑制分化和凋亡,导致细胞增殖[139]。

MYC(8q24)重排是 Burkitt 淋巴瘤的标志,也可见于约 10% 的 DLBCLs,最常见于 HIV 感染患者、儿科患者和结外病例[73,75,78,123-126,130,140-150]。此易位常是复杂遗传学改变的一部分,其伴侣基因可为 IG 基因或非 IG 基因[151,152]。*MYC* 重排病例中,约 40%~60% 为双打击/三重打击淋巴瘤,合并 *BCL2* 和/或 *BCL6* 重排,在 2016 版 WHO 分类中,将这些病例重新归类为"高级别 B 细胞淋巴瘤,伴 *BCL2* 和/或 *BCL6* 和 *MYC* 重排"(在高级别 B 细胞淋巴瘤-NOS 分类下)[73,75,123,124,126,130,143,145,146](见第 24 章)。*MYC* 和 *BCL2* 重排的双打击淋巴瘤更常见于 GCB 型 DLBCL[152]。除易位之外,MYC 拷贝数增加见于 7%~38% 的病例[75,147,153,154]。

TP53 突变和 p53 蛋白阳性分别见于 22% 和 40% 的 DLB-CLs,两者之间没有严格的相关性[122,155]。*TP53* 在 DLBCLs 发生中的作用未知,但可能与一些低级别淋巴瘤向高级别转化的病例有关[156-158]。

最近的研究采用二代测序技术对 DLBCL 进行了表观遗传学研究[159-162]。每个病例的编码基因组平均含 50 个基因改变[159,160],还发现一些以前认为与 DLBCL 发生无关的基因发生突变(图 23.23)。

DLBCL 很少与 EBV 相关(免疫功能正常患者中<10%),更常见于间变型和浆母细胞型,或老年患者(见第 25 和 29 章)[163,164]。但免疫抑制患者的 DLBCL 与 EBV 相关性强(第 55 章)。

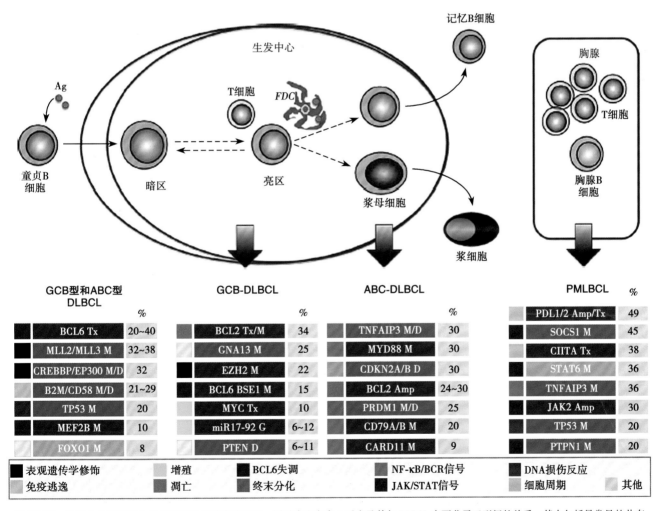

GCB型和ABC型 DLBCL	%	GCB-DLBCL	%	ABC-DLBCL	%	PMLBCL	%
						PDL1/2 Amp/Tx	49
BCL6 Tx	20~40	BCL2 Tx/M	34	TNFAIP3 M/D	30	SOCS1 M	45
MLL2/MLL3 M	32~38	GNA13 M	25	MYD88 M	30	CIITA Tx	38
CREBBP/EP300 M/D	32	EZH2 M	22	CDKN2A/B D	30	STAT6 M	36
B2M/CD58 M/D	21~29	BCL6 BSE1 M	15	BCL2 Amp	24~30	TNFAIP3 M	36
TP53 M	20	MYC Tx	10	PRDM1 M/D	25	JAK2 Amp	30
MEF2B M	10	miR17-92 G	6~12	CD79A/B M	20	TP53 M	20
FOXO1 M	8	PTEN D	6~11	CARD11 M	9	PTPN1 M	20

■ 表观遗传学修饰	增殖	■ BCL6失调	NF-κB/BCR信号	■ DNA损伤反应
免疫逃逸	凋亡	终末分化	■ JAK/STAT信号	细胞周期	其他

图 23.23 生发中心和弥漫大 B 细胞淋巴瘤的发病机制。 图示为生发中心反应及其与 DLBCL 主要分子亚型间的关系。其中包括最常见的共有遗传学改变和亚型特异性改变,不同颜色代表涉及的不同生物学途径。功能丢失为蓝色,功能获得为红色。ABC,活化 B 细胞;Ag,抗原;Amp,扩增;D,缺失;FDC,滤泡树突细胞;G,获得;GCB,生发中心 B 细胞;M,突变;PMLBCL,原发性纵隔大 B 细胞淋巴瘤;Tx,易位

23.8　分子亚型:GCB 与 ABC 型

DNA 微阵列基因表达谱研究发现,DLBCL 包括对应于 B 细胞分化的不同阶段(起源细胞,COO)的两组病例[165]:GCB 型,基因表达具有生发中心 B 细胞特征;活化 B 细胞(ABC)型,表达外周血 B 细胞体外活化过程中诱导的基因。据此将 DLBCL 分为 3 种分子亚型:GCB 型(50%)、ABC 型(30%~40%)和未分类型(15%~20%)[166]。GCB 型常有 12q12 获得,而 ABC 型常有 3 号染色体三体、3q 和 18q21-q22 获得、6q21-q22 丢失[167,168]。两型 DLBCL 常见的遗传学改变归纳于图 23.23[160]。BCL2 易位和 REL 扩增几乎仅见于 GCB 型,EZH2 突变和 Gα13 通路基因突变也很常见[64,160,166,169]。NF-κB 通路组成性活化是 ABC 型重要的发生机制,此通路活化有 3 种机制:①此通路的调节基因突变,包括正调节子(例如 TRAF3、TRAF5 和 MAP3K7)和负调节子(例如 TNFAIP3,也称 A20)[160,170,171];②B 细胞受体信号通路活化,例如经 CD79B、CARD11 和 CD79A 突变而活化[160,172];③MYD88 L265P 突变,此突变常见于淋巴浆细胞淋巴瘤,也可见于约 30%的 ABC 型 DLBCL[173]。也常见阻断终末分化的遗传学改变,例如 PRDM1 突变、缺失或转录抑制[160]。微小 RNA 表达谱分析发现,GCB 型与 ABC 型的特征明显不同,多数未分类型的微小 RNA 表达谱与 ABC 型非常相似[174]。虽然免疫母细胞型和多形性中心母细胞型(免疫母细胞数量增多,但<90%)更常见于 ABC 型,但也可见于 GCB 型。因此,分子亚型与组织学亚型没有严格的相关性[166]。

表 23.2　弥漫大 B 细胞淋巴瘤分为 GCB 型和 ABC 型或非 GCB 型的免疫表型标准

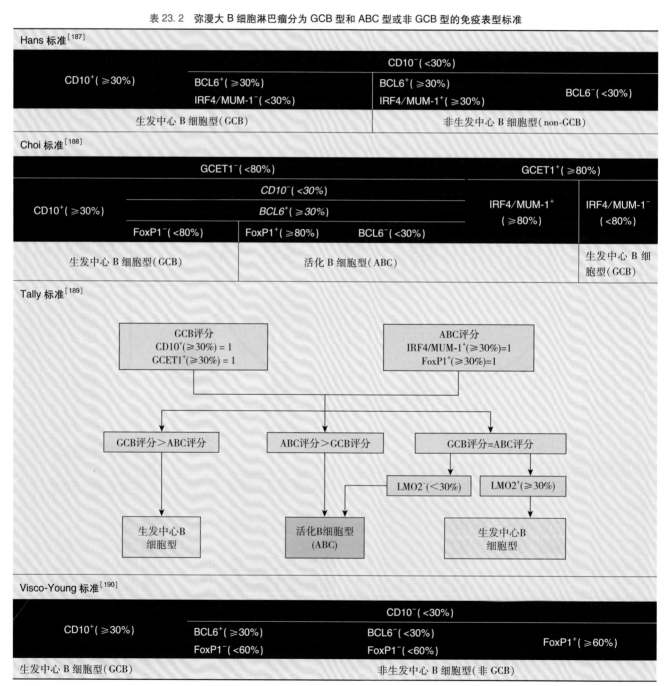

据报道,GCB 组的 5 年总体生存率明显优于 ABC 组,最初研究中分别为 76% 和 16%,更大样本的随访研究结果分别为 60% 和 35%(标准化疗方案)[165,166]。这种预后差别在利妥昔单抗时代仍然存在(利妥昔单抗加化疗),5 年总体生存率分别为 80% 和 50%[175]。除预后差别外,确定 DLBCL 的细胞起源对选择治疗靶点也很重要。例如,针对 ABC 型的药物正在进行临床试验来验证其效果,例如来那度胺(一种免疫调节剂)、硼替佐米(一种抑制 NF-κB 的蛋白酶体)和 Ibrutinib(抑制 B 细胞受体信号级联反应中的 Bruton 酪氨酸激酶)[176,177]。

由于微阵列方法检测基因表达谱存在对组织的要求高(新鲜或冰冻组织)、操作复杂和可重复性低等方面的问题,因此已研发出可用于福尔马林固定组织的多种分子技术,依据基因表达研究成果,通过分析有限的基因组合,从而区分 GCB 组和 ABC 组,并确定有预后意义的标记[178-183]。最有希望的技术可能是采用 NanoSstring 平台的 20 个基因 Lymph2Cx 分析,此技术非常稳定,实验室间的一致性也非常好[184-186]。

确定 DLBCL 细胞起源的免疫表型标准有多种,并据此将 DLBCL 区分为 GCB 型和 ABC 型(表 23.2)[187-190],但其结果与基因表达谱分析结果间的一致性还不足,在 75% ~ 90% 之间[183,186,189]。不同标准之间的一致性也有问题[191-193]。由于免疫表型方法不能识别未分类组,这些病例将会被"强迫"归入 GCB 组或 ABC/非 GCB 组。至少部分研究发现,在采用利妥昔单抗加化疗的患者中,依据免疫表型标准的 GCB 组与 GCB 组没有预后差异[183,191]。

23.9 推测的细胞起源

DLBCL 起源于生发中心阶段或生发中心后阶段的外周成熟 B 细胞。GCB 型有 IGHV 基因持续性体细胞超突变,而 ABC 型无持续性突变[194]。

原发性 CD5 阳性 DLBCL 中,存在 IGHV 体细胞超突变,伴低水平持续性超突变且不表达 CD10 者,约 80% 显示生发中心后 B 细胞分化[93,96,98,101,195-198]。

23.10 临床过程

虽然 DLBCL 是一种侵袭性肿瘤,未经治疗者常在 1~2 年内死亡,但有治愈潜能。生存曲线倾向于在 3 年后达到平台期,提示很大一部分患者被治愈(见图 23.1)[27]。历史上,DLBCL 采用联合化疗,标准方案为 CHOP 方案,包括环磷酰胺、羟基柔红霉素(多柔比星)、长春新碱和强的松,或在 CHOP 方案基础上稍作修改,肿块巨大或病变局限者辅以放疗。2/3 患者可获得完全缓解,但其中 1/3 最终复发。不能获得完全缓解或仅部分缓解者最终死于本病。报道的 5 年总体生存率为 46%,无失败生存率为 41%[7]。加用利妥昔单抗(R-CHOP)使总体生存率提高了约 20%[199-204]。正在研究针对特异性下调途径或分子的新靶向药物[176,177]。

与成人患者相比,儿科 DLBCL 患者的预后更好,3 年/5 年无病生存率约为 90%,一般采用与 Burkitt 淋巴瘤相似的积极治疗方案[205,206]。这种临床行为的差别至少部分与儿童 DLBCL 的不同生物学特征相关:更常为 GCB 型(约 80%)[207,208]、缺乏 BCL2 易位[207]、常有 MYC 重排(33%,与更为复杂的核型相关)[148]、约 30% 具有 Burkitt 淋巴瘤的分子特征[209]。采用严格的年龄阈值来确定治疗策略的做法已经受到挑战,因为治疗策略不能由年龄相关性生物学特征来确定[210]。利妥昔单抗对儿科患者的作用还需要验证[205,206]。

23.11 预后因素

DLBCL 的预后不良因素归纳于框 23.5。

框 23.5 弥漫大 B 细胞淋巴瘤的预后不良因素

临床因素
- IPI 评分高 *

形态学因素
- 免疫母细胞或浆母细胞形态

免疫组化因素
- 缺乏生发中心细胞表型(CD10⁻,BCL6⁻,LMO2⁻,或不同起源细胞表型)*
- 双重表达 MYC 和 BCL2 *
- CD5 阳性
- (Ki-67)高增殖指数(有争议)
- CD30 阴性
- CD43 阳性
- IRF4/MUM1 阳性 p53 阳性
- CD44s 阳性
- p14(ARF)核过表达
- 淋巴瘤细胞表达 cyclin D3≥50%
- cyclin D2 阳性
- 蛋白激酶 C-β 表达
- 肺阻力蛋白阳性
- survivin 阳性
- caspase 9 抑制表型
- HLA-DR 阴性
- 肿瘤内浸润性 T 细胞反应弱,特别是 CD4⁺或 FOXP3⁺T 细胞
- 肿瘤内浸润性粒酶 B⁺或 TIA-1⁺T 细胞数量多
- 缺乏 SPARC+间质细胞(对 ABC 组有意义)
- ALK 阳性(ALK⁺DLBCL,第 25 章)

分子因素
- 基因表达谱符合 ABC 型 *
- HGAL 低表达
- LMO2 低表达
- Redox 标记评分
- BCL2 重排
- 无 BCL2 重排
- 无 BCL6 突变
- BCL6 mRNA 水平低
- 非 IG/BCL6 融合
- MYC 基因重排,特别是 IG/MYC;MYC 获得或拷贝数增加
- TP53 突变
- 无 O⁶-甲基鸟嘌呤 DNA 甲基转移酶启动子超甲基化
- 3p11-p12 获得

* 最重要因素。

23.11.1 临床因素

国际预后指数（IPI）是可靠的预后预测指标（表23.3）[211]。高IPI评分与预后差相关：高危组的5年总体生存率为22%，而低危组为73%[7]。修正后的IPI以单个IPI因素重分配为基础，据报道，能更好地预测R-CHOP方案治疗患者的预后[212]。

表23.3 国际预后指数评分系统

预后因素（每条1分）
年龄>60岁
乳酸脱氢酶升高
体质差
分期高（Ⅲ和Ⅳ期）
>1个结外部位

风险评分				
0 1	2		3	4 5
低	中-低		中-高	高

23.11.2 形态学因素

部分（但非所有）研究发现，免疫母细胞淋巴瘤的预后稍差于中心母细胞淋巴瘤[213-219]。这些研究中，大多数均没有提供分类标准，导致结果不具有可重复性，这是研究中存在的最大问题。浆母细胞型的预后差（第25章）。

骨髓累及组织学不一致的DLBCL（即，骨髓累及灶为滤泡性淋巴瘤，而不是DLBCL）预后好于骨髓累及组织学一致的病例（即，骨髓累及灶为DLBCL）。前者的预后实际上近似无骨髓累及者[29,220-223]，但晚期复发率更高[224]。

23.11.3 免疫组化因素

许多研究发现，BCL2阳性、生发中心细胞标记阴性（CD10、BCL6、LMO2）者预后差[57,59,60,62,63,83-88,122,187,225-228]。CHOP方案中加入利妥昔单抗可逆转BCL2阳性和BCL6阴性的不利影响[199,229]，但BCL2阳性仍可能是GCB组的预后不良因素[128]。利妥昔单抗可改善GCB组和非GCB/ABC组的预后，但非GCB/ABC免疫表型仍是预后不良因素[188-190,230]。并非所有研究均证实GCB与非GCB/ABC免疫表型间具有显著的预后差异[231]，部分原因可能在于免疫组化检查结果的可重复性和准确性有限[186]。

在利妥昔单抗治疗时代，MYC蛋白表达与预后差相关[72,73,75,77]，这种预后不良影响伴有BCL2共表达（双阳性或双表达淋巴瘤）[71,74,76,78,81,149,232,233]。

原发性CD5阳性DLBCL的预后差于CD5阴性DLBCL（前者的5年生存率为34%~38%，后者为50%）[54,93,101]，且易于发生中枢神经系统复发[98,101]。R-CHOP方案可改善预后[198,234]，但CD5阳性仍是一个显著的预后不良因素[235]。

增殖指数的检测方法包括Ki-67免疫染色或其他方法，其预后意义还有争议。美国西南肿瘤组和其他两个研究组报道，

高增殖指数（>60%~80%）与预后差相关[119,236-239]。与之不同的是，至少有两个研究组得到相反的结果[117,227]。在利妥昔单抗时代，增殖指数的预后意义仍不一致[74,240,241]。

CD30阳性者预后更好，特别是GCB型和EBV阴性者[102,103]。CD43阳性者预后差，特别是非GCB型[106,107]。两个研究发现IRF4/MUM1阳性者预后差[187,242]，但另一项研究没有证实此结论[228]。一些研究发现，阳性表达p53、CD44s和CD44v6者预后差[83,87,243-246]。核过表达P14（ARF）与临床过程更具侵袭性相关，P14核过表达更常见于伴有肿瘤抑制基因TP53、CDKN2A和CDKN1B累积突变的病例[247]。cyclin D3高表达，以及cyclin D2和蛋白激酶C-β表达者预后差[110,248-251]，但cyclin D1表达并不代表预后差。肺阻力蛋白和survivin表达者预后更差，但此结果还需要验证[252,253]。免疫组化方法证实存在caspase 9抑制谱者对化疗的反应差[254]。HLA-DR阴性[236,255,256]、低水平肿瘤内浸润性T细胞反应（特别是CD4+T细胞或FOXP3+T调节细胞）[257-261]，以及大量粒酶B或TIA-1阳性的肿瘤内浸润性T细胞[262,263]与预后差相关。ABC组中，存在SPARC阳性间质细胞者预后好[264]，有人提出一个综合性免疫组化预后评估模型，其中包括GCB/非GCB免疫表型分组、SPARC阳性间质细胞和微血管密度[265]。ALK阳性病例属于独特的病变实体，预后差（第25章）[266]。

23.11.4 分子因素

基因表达谱研究发现，GCB组的预后优于ABC组[166,267]。HGAL或LMO2高表达者的总体生存期更好[267,268]。进一步分析研究数据发现，氧化还原标记评分（抗氧化剂防护酶表达减少，伴硫氧还蛋白系统功能增强）见于临床预后差的患者[269]。微小RNA基因表达谱被用于细胞起源分型，但单个微小RNA的预后意义还需要更多研究来确定[270]。

大多数（但非所有）研究发现BCL2或BCL6重排没有预后意义[73,75,86,88,123-131,271-277]。BCL6突变者预后好[277,278]。BCL6mRNA水平高者预后好[277,279]。

MYC重排与预后差相关，一些属于双打击/三重打击淋巴瘤（见第24章）[73,75,124,129,130,143,145-147,151,233,275,280]。MYC重排的预后影响可能受易位伴侣基因的调节（IG的预后比非IG的预后更差）[152]。MYC获得或拷贝数增加（包括扩增）也与预后差相关[75,147]，但也有研究得出不同结论[153]。

多变量分析发现，TP53突变者一般预后差，对预后的影响可能取决于突变类型[281-283]。DNA修复基因O6-甲基鸟嘌呤DNA甲基转移酶启动子超甲基化与预后良好相关[284]。比较基因组杂交研究发现，3p11-p12获得者预后差[167]。

23.12 鉴别诊断

一般情况下，DLBCL的诊断没有困难，通过免疫组化方法可较容易地完成诊断和鉴别诊断（表23.4）。DLBCL最困难的鉴别诊断是传染性单核细胞增多症。

表 23.4 弥漫大 B 细胞淋巴瘤的鉴别诊断

鉴别对象	支持鉴别对象的特征	支持 DLBCL 的特征
非淋巴造血系统恶性肿瘤	常为黏附性生长,但黑色素瘤的细胞簇内缺乏黏附性胞质常嗜酸性 CD45$^-$ 表达特异性标记(例如,癌表达 CK,黑色素瘤表达 S100 和 HMB45,精原细胞瘤表达 OCT3/4 和 CD117)	常为无黏附性的浸润性生长胞质常嫌色性或嗜碱性核分叶显著者支持淋巴瘤,而不是非淋巴造血系统肿瘤 CD45$^+$,CD20$^+$
T 细胞或 NK 细胞淋巴瘤	CD3$^+$,CD20$^-$ NK 细胞淋巴瘤 CD56$^+$ 间变性大细胞淋巴瘤 CD30$^+$、ALK$^{+/-}$	CD20$^+$、CD3$^-$
Burkitt 淋巴瘤	儿童和年轻人多见,星空现象 细胞中等大小,形态单一,细胞核和胞界镶嵌状 CD10$^+$(通常)、BCL2$^-$(通常)、Ki-67 近 100% *MYC* 重排 无 *BCL2* 和 *BCL6* 重排	成人多见,星空现象少见 中-大细胞,核大小和胞质量的变化更大 40%CD10$^+$、50% BCL2$^+$、Ki-67 常<80%(罕见病例可达 100%) 少见 MYC 重排 一部分病例有 *BCL2* 和 *BCL6* 重排
多形性型套细胞淋巴瘤	核仁一般不明显,少数细胞可有显著核仁染色质一般丰富、胞质一般稀少 常有典型的套细胞淋巴瘤区域 Cyclin D1$^+$、SOX11$^+$	一般有明显核仁 染色质常为空泡状 Cyclin D1$^-$、SOX11$^-$
副免疫母细胞变异型 CLL	副免疫母细胞中等大,大小和多形性均不如 DLBCL 混有幼淋巴细胞和小淋巴细胞 CD5$^+$(通常)	细胞大,多形性明显
间变性浆细胞瘤	可有多发性骨髓瘤病史 常有体积更小的肿瘤性浆细胞 CD20$^-$、CD138$^+$	几乎总是 CD20$^+$
髓系肉瘤	瘤细胞常中等大,有母细胞核特征胞质常嗜酸性,可有嗜酸性颗粒 可混有嗜酸性粒细胞 MPO$^+$、CD20$^-$	胞质常为嫌色性或嗜碱性,而不是嗜酸性 CD20$^+$、MPO$^-$
组织细胞肉瘤	瘤细胞更大,含丰富的嗜酸性胞质 CD68$^+$、CD163$^+$、CD20$^-$、CD3$^-$	胞质嫌色性或嗜碱性 CD20$^+$、CD68$^-$、CD163$^-$
CHL:结节硬化型的合胞体变异型或淋巴细胞消减型	常有显著的嗜酸性粒细胞 CD30$^+$、CD15$^{+/-}$、CD20$^-$ 或异质性阳性 OCT-2$^-$、BOB.1$^-$、>35%病例 EBV$^+$	CD20$^+$、免疫球蛋白$^+$、CD30$^{-/+}$、CD15OCT-2$^+$、BOB. 1$^+$ 除免疫抑制患者外,EBV 罕见阳性
旺炽反应性免疫母细胞增生(包括传染性单核细胞增多症)	组织结构至少部分保存 细胞构成多样:从免疫母细胞到浆母细胞再到浆细胞 大细胞没有明显的核非典型性 大细胞常包括 CD20$^+$B 细胞和 CD3$^+$T 细胞因成熟阶段不同,CD20$^+$细胞的着色强度常不同大淋巴细胞表达多型免疫球蛋白	大细胞相对单一,没有成熟为浆细胞的证据 大细胞常有多形性(例如巨大细胞、不规则核褶皱、颗粒状染色质),但非恒定 CD20 阳性强度一致 可有免疫球蛋白轻链限制
Kikuchi 淋巴结炎	淋巴结小(<2cm) 斑驳的核碎裂灶中含新月形组织细胞 浸润灶含 CD68$^+$组织细胞、浆样树突细胞和 CD8$^+$T 细胞 CD20$^+$B 细胞极少	大细胞 CD20$^+$
髓外造血系统肿瘤	大细胞是巨核细胞,而非肿瘤细胞可见正成红细胞簇	大细胞 CD20$^+$

弥漫性生长的非淋巴造血系统恶性肿瘤(例如癌、黑色素瘤和精原细胞瘤)容易与 DLBCL 混淆,反之亦然,DLBCL 也可出现奇怪的黏附性或结构性生长。提示淋巴瘤的组织学特征包括明显的浸润性生长、嫌色性或嗜碱性胞质,以及显著的核膜褶皱。非淋巴造血系统肿瘤恒定表达其相应的特异性标记,不表达 CD45。但罕见的 DLBCL 可表达上皮标记 CK 和 EMA,因此,综合分析形态学和免疫标记结果显得非常重要[285]。

T 细胞或 NK 细胞淋巴瘤也可由大的肿瘤性淋巴细胞构成,形态学表现与 DLBCL 无法区分,但谱系相关性标记物的免疫染色可容易地完成鉴别诊断。罕见的 CD3 阳性 DL-BCL 需要免疫球蛋白和 *TCR* 基因重排检测来确定细胞起源[53]。

由中等细胞构成的 DLBCL,特别是伴有许多凋亡小体和"星空"模式者,与 Burkitt 淋巴瘤的鉴别很困难。Burkitt 淋巴瘤的细胞一般更单一,常见铸型核,胞界清楚。当出现丰富胞质、CD10 阴性或 BCL2 阳性时,一般不可能是 Burkitt 淋巴瘤。Burkitt 淋巴瘤的增殖指数极高,接近 100%[286],比 DLBCL 更高,但罕见病例也可达到这种程度。*MYC* 重排是 Burkitt 淋巴瘤的特征,DLBCL 少(约 10%),且常是复杂遗传学改变的一部分[151]。重要的是,伴 *MYC* 重排的 DLBCL 的基因表达谱与不伴 *MYC* 重排者类似,不同于 Burkitt 淋巴瘤[151,287]。难以分类的交界性病例可诊断为"高级别 B 细胞淋巴瘤,非特指"(见第 24 章)[288]。

套细胞淋巴瘤的多形性变异型由大多形细胞构成,核有不规则褶皱,与 DLBCL 的鉴别可能困难(图 23.24)[289-293]。但常可见灶性典型的套细胞淋巴瘤区域,核仁一般不明显(但非恒定不变),核染色质丰富,胞质常少而淡染,cyclin D1 恒定阳性。少数 DLBCL 可表达 cyclin D1,但不表达 CD5 和 SOX11,一般没有 *CCND1* 易位[108-114]。

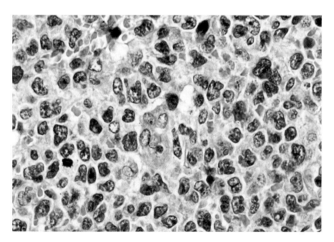

图 23.24   **多形性或母细胞性套细胞淋巴瘤**。瘤细胞中等至大,类似 DLBCL。Cyclin D1 染色有助于诊断

副免疫母细胞型 CLL 是一种侵袭性变异型,其特征为副免疫母细胞弥漫浸润,此型细胞一般见于增殖中心[294]。副免疫母细胞中等大小,比 DLBCL 细胞稍小。核呈空泡状,含单个中位核仁,胞质中等,弱嗜酸性,而不是嫌色性或嗜碱性(图

23.25)。此外,常混有幼淋巴细胞和小淋巴细胞,淋巴结被膜常保留,CD5 阳性[294]。

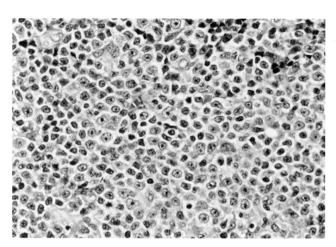

图 23.25   **慢性淋巴细胞白血病,副免疫母细胞变异型**。副免疫母细胞与免疫母细胞相比,体积更小,胞质更淡染。此外,常混有小淋巴细胞和幼淋巴细胞,这是 CLL 的特征

CD5 阳性肿瘤包括套细胞淋巴瘤的多形性变异型、CLL 的副免疫母细胞变异型,以及 CLL 发生的 DLBCL(Richter 综合征),均可类似原发性 CD5 阳性 DLBCL。前两者的鉴别在前文中已经介绍。Richter 综合征的特征是有已知的 CLL 病史,或活检标本中有 CLL 成分,表现为单形性小淋巴细胞浸润,混有幼淋巴细胞和副免疫母细胞,表型为广谱 B 细胞标记阳性、CD5 阳性、CD23 阳性。

一些浆细胞瘤可以有浆母细胞样或间变形态,类似 DL-BCL。有多发性骨髓瘤(MM)既往史,支持浆细胞瘤的诊断。肿瘤细胞通常是 CD20⁻,然而 DLBCL 几乎总是 CD20⁺,除了浆母细胞变异型和 ALK⁺变异型(见第 25 章)。

当出现胞质嗜酸性颗粒,或可见嗜酸性中幼粒细胞时,应怀疑髓系肉瘤(图 23.26)。免疫组化标记 MPO、溶菌酶、CD33、CD34 和 CD117 可明确诊断。

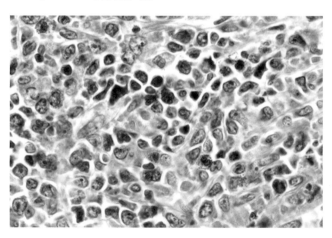

图 23.26   **髓系肉瘤,与 DLBCL 的鉴别很重要**。有助于正确诊断的线索包括:可见嗜酸性中幼粒细胞、胞质嗜酸性(可能见到胞质颗粒)而非嫌色性

组织细胞肉瘤的细胞常比 DLBCL 更大,最重要的是,胞质为嗜酸性,而非嫌色性或嗜碱性。免疫表型表达组织细胞标记(例如 CD68、CD163),不表达广谱 B、T 细胞标记和树突细胞标记。

经典型 Hodgkin 淋巴瘤中,结节硬化型的合胞体变异型或淋巴细胞消减型与 DLBCL 的鉴别可能困难。存在嗜酸性粒细胞者支持 Hodgkin 淋巴瘤,合胞体样结节硬化型几乎总是可见显著的凝固性坏死。CD20 一致强阳性和免疫球蛋白阳性者支持 DLBCL;CD20 阴性或异质性阳性、EBV-LMP1 阳性者支持 Hodgkin 淋巴瘤。B 细胞转录因子 Oct-2 和 BOB.1 免疫染色对诊断有帮助,Hodgkin 淋巴瘤常丢失表达其中之一(包括 CD20 阳性病例),而这两种标记在 DLBCL 均阳性。具有中间特征的病例(灰区淋巴瘤)诊断为"未分类 B 细胞淋巴瘤,特征介于 DLBCL 与经典型 Hodgkin 淋巴瘤之间"[见"原发性纵隔(胸腺)大 B 细胞淋巴瘤"]。

旺炽性反应性免疫母细胞增生可见于传染性单核细胞增多症、其他病毒感染(包括巨细胞病毒感染)、药物反应和疫苗接种反应等,淋巴结表现为正常结构部分破坏,可见许多大淋巴细胞浸润,极似 DLBCL(图 23.27)[295-297]。常见坏死,偶见 R-S 样细胞,特别是坏死灶周围。与 DLBCL 不同,可见到这些转化大细胞过渡和成熟为浆母细胞和浆细胞,没有明显核非典型性,例如核轮廓不规则,或核扭曲。免疫组化检查,传染性单核细胞增多症由 B、T 细胞混合构成,B 细胞为多型构成[295,298]。由于 B 细胞包括成熟阶段内的各种细胞,直至浆细胞,因此 CD20 异质性着色(后期的浆母细胞和浆细胞不表达)(图 23.28)。许多细胞表达 EBV-LMP1。综合形态学、临床表现和血清学结果,有助于正确诊断。

Kikuchi 淋巴结炎的淋巴结一般较小(<2cm)。淋巴结内可见斑片状非膨胀性核碎裂灶,常伴有许多大淋巴细胞。与 DLBCL 不同,这些增殖细胞为组织细胞(CD68 阳性、MPO 阳性)、浆样树突细胞(CD68、CD123 阳性,MPO 阴性)和细胞毒性 CD8 阳性 T 细胞,而 CD20 阳性 B 细胞极少[299,300]。一些组织细胞可见吞噬活动,核被挤压成新月形(新月形组织细胞)[301]。

一些髓外造血系统肿瘤由巨核细胞和红系、髓系不成熟前体细胞聚集构成,可类似 DLBCL。识别巨核细胞和正成红细胞有助于诊断(图 23.29)。

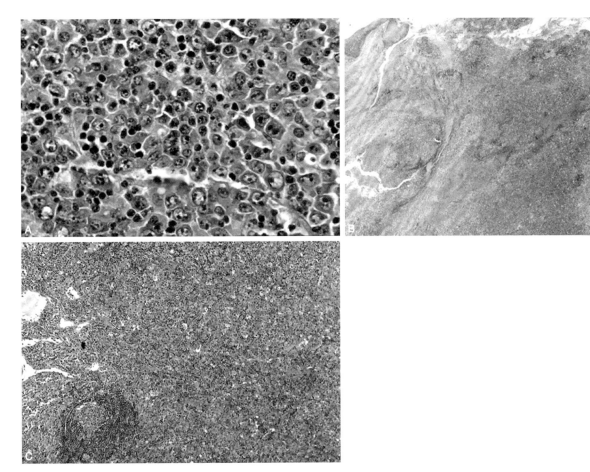

图 23.27　传染性单核细胞增多症。A,大细胞数量多,令人怀疑大细胞淋巴瘤。但这些大细胞缺乏明显的非典型性,可见过渡为浆母细胞和浆细胞。B,常累及扁桃体,常形成溃疡和坏死。C,诊断传染性单核细胞增多症的一个重要线索是正常结构部分保留。左侧可见淋巴窦和滤泡

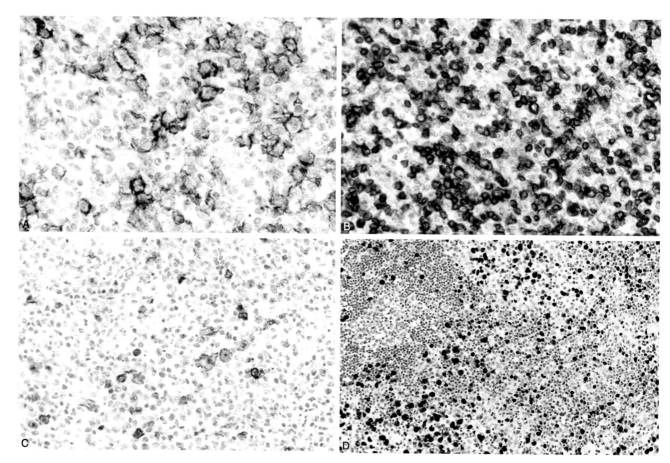

图23.28   传染性单核细胞增多症，免疫表型。A，常有许多 CD20 阳性细胞，大细胞异质性着色，提示一些大细胞是浆母细胞（阴性或弱阳性），免疫球蛋白染色显示 B 细胞为多型构成（未显示）。B，常见许多 CD3 阳性细胞，包括一些大细胞。C，部分细胞 EBV-LMP1 阳性。D，EBER 原位杂交，许多细胞阳性

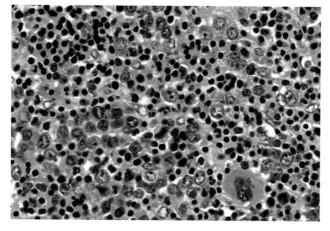

图23.29   髓外造血系统肿瘤。组织学表现可类似 DLBCL。诊断线索包括可见巨核细胞和幼红细胞岛，后者类似淋巴细胞（左上）。大细胞实际上是髓系和红系的未成熟细胞

23.13   其他大 B 细胞淋巴瘤

2016 版 WHO 分类中还包括其他大 B 细胞淋巴瘤（见框 23.1）[5]，其中的一部分在本章讨论，另一些请参见其他章节。

23.13.1   富于 T 细胞/组织细胞的大 B 细胞淋巴瘤

23.13.1.1   定义

富于 T 细胞/组织细胞的大 B 细胞淋巴瘤（THRLBCL）是 DLBCL 的一种变异型，伴有显著的反应性 T 细胞成分，常可见组织细胞[302-309]。还有争议的是：THRLBCL 是一种独立的临床病理亚型，或仅仅是一种形态学变异型[310,311]。淋巴瘤样肉芽肿病具有一些与 THRLBCL 相似的形态学和免疫表型特征，但是一种独立的疾病实体（第 29 章）。

23.13.1.2   流行病学

与 DLBCL-NOS 一样，THRLBCL 的中位年龄为 50 ~ 70 岁，也可见于儿童[312]。男性稍多，男女比例 1.7∶1[306,313]。

23.13.1.3   病因学

无明确病因。富含 T 细胞的原因可能与瘤细胞和组织细胞产生的 IL-4 有关[314]。瘤细胞数量相对较少的原因可能部分在于瘤细胞坏死，后者可能由细胞毒性 CD8 阳性 T 细胞介导[315]。

至少部分病例的发病机制与 NLPHL 相关[316-318]（见"遗传

学"部分)。一些患者先前有 NLPHL 病史[303],但这些病例常诊断为弥漫生长的 NLPHL,而不是 THRLBCL(即使两者从形态学上无法区分)。

23.13.1.4 临床特征

THRLBCL 主要累及淋巴结,但也可累及结外[313]。与 DL-BCL-NOS 相比,THRLBCL 更常为高分期(约 2/3 为 Ⅲ-Ⅳ期)[306,307,313],骨髓累及更常见(分别为 32%～62% 和 16%)(框 23.6)[27,313,319]。脾肿大更常见(25%)[313]。

23.13.1.5 形态学

淋巴结结构完全破坏,多种类型细胞弥漫浸润。肿瘤性大细胞不足所有细胞成分的 10%,单个散在分布,不聚集成簇或片状分布,背景为小淋巴细胞。灶性存在 NLPHL 的形态学或免疫表型证据者不能诊断为 THRLBCL。

大细胞可类似中心母细胞、免疫母细胞、中间形态细胞、含不规则核褶皱的多形性大细胞、LP(或 L&H)细胞或 R-S 细胞(图 23.30)。背景中的小淋巴细胞(反应性 T 细胞)可为正常表现,或稍有非典型性,包括体积稍大和核轻微褶皱(见图 23.30)。还可能出现数量不等的组织细胞、上皮样组织细胞、嗜酸性粒细胞和浆细胞。背景中常见纤细的梁状纤维化[311]。富于非上皮样组织细胞的病例中,浆细胞和嗜酸性粒细胞一般很少[308,320]。

框 23.6　THRLBCL 的主要诊断特征

定义
- 肿瘤性大 B 细胞单个散在分布,不聚集成簇或片状分布,背景为丰富的反应性 T 细胞,常伴有组织细胞
- 缺乏已知的 NLPHL 病史或可识别的 NLPHL 成分(灶性或不明显)

临床特征
- 年龄:老年人(50～70 岁)
- 男女比例 1.7:1
- 累及淋巴结或结外部位
- 诊断时分期高(2/3 为 Ⅲ～Ⅳ 期)
- 常见骨髓累及(60%)
- 预后:有争议,一些报道预后差,另一些报道与分期相同的普通型 DLBCL 没有差异

形态学
- 肿瘤性大 B 细胞散在弥漫浸润,形态类似中心母细胞、免疫母细胞、LP(L&H)细胞或 R-S 细胞
- 背景细胞为小 T 细胞(可有轻微非典型性),常伴组织细胞、浆细胞和嗜酸性粒细胞

免疫表型
- 大细胞:广谱 B 细胞标记[+],CD30[-],CD15[-],EMA[+/-],BCL6[+/-]
- 背景小细胞:CD3[+],CD8[+],TIA-1[+]
- 不应出现肿瘤性大 B 细胞位于小 B 细胞结节内或 FDC 网内的情况,否则应诊断为 NLPHL

分子特征
- 免疫球蛋白基因克隆性重排
- TCR 基因胚系构型
- EBV[-]

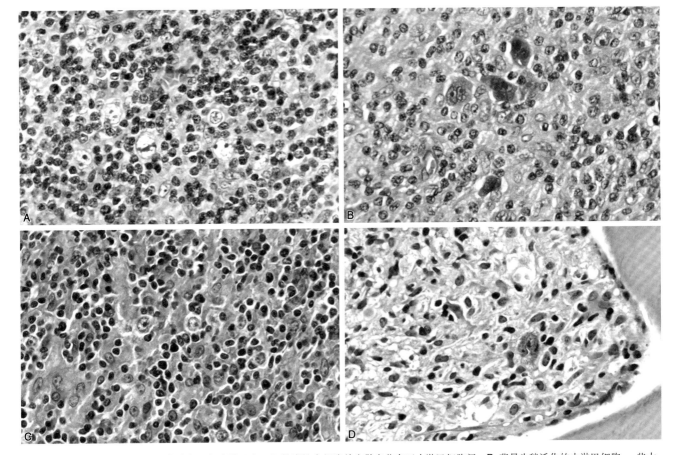

图 23.30　富于 T 细胞/组织细胞的大 B 细胞淋巴瘤。 A,肿瘤性大细胞单个散在分布于小淋巴细胞间。B,背景为稍活化的小淋巴细胞,一些大细胞类似 R-S 细胞。C,本例背景富于小 T 细胞和组织细胞。D,累及骨髓。小淋巴细胞和组织细胞背景中散在非典型大细胞

多数情况下,不同受累部位的组织学表现相似,但一些病例在病程中可能出现普通 DLBCL 的特征[321]。脾脏累及的特征是微结节状模式,微结节的构成与其他受累部位相同,缺乏滤泡树突细胞网[322]。THRLBCL 的主要诊断特征见框 23.6。

23.13.1.6 免疫表型

瘤细胞表达广谱 B 细胞标记,一些病例存在轻链限制(图23.31A)[304,306,323]。CD15 和 CD30 通常阳性[303,304,306,321,323-325]。

一项研究报道 CD30 阳性率高(达 40%),可能原因在于采用了敏感的抗原提取技术[320]。一般不表达 CD5 和 CD10[304,320]。40% 表达 BCL2,40% ~ 60% 表达 BCL6[316,320]。EMA 阳性率差异大,为 3% ~ 100%,总体阳性率为 30%[303,306,309,320,321,323,324]。

背景小细胞几乎均是 T 细胞(CD3 阳性),主要为 $CD8^+$、$TIA-1^+$ 细胞毒性表型(图 23.31B)[315]。与 NLPHL 不同,肿瘤性大细胞周围没有花环状滤泡 T 细胞(CD57 阳性、PD-1 阳性)围绕[326]。罕见反应性小 B 细胞[320]。与 NLPHL 不同,肿瘤性大 B 细胞间没有 CD21 阳性 FDC 网。

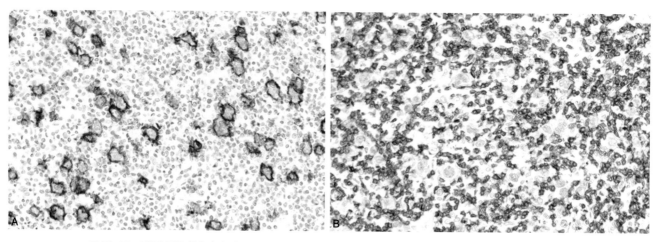

图 23.31 THRLBCL 的免疫表型。A,CD20 染色,散在大细胞阳性。B,CD3 染色,背景中可见大量小 T 细胞

23.13.1.7 遗传学

THRLBCL 有免疫球蛋白基因克隆性重排,TCR 基因为胚系构型[323,327-330]。一些病例有 IGHV 超突变和持续性体细胞突变[331,332]。25% 有 BCL2 重排[303,306]。

早期的瘤细胞显微切割比较基因组杂交研究发现,THRL-BCL 和 NLPHL 具有相似和各自独特的细胞遗传学特征[333],最近的比较基因组阵列杂交研究证实,2p16.1 获得和 2p11.2、9p11.2 丢失常见于 THRLBCL 和 NLPHL(包括 THRLBCL 样变异型),但 THRLBCL 的基因组异常数量高于 NLPHL[334]。瘤细胞显微切割基因表达谱研究发现,THRLBCL 和 NLPHL(包括THRLBCL 样变异型)没有明确的界限和恒定的差别[318]。依据基因表达谱研究成果,许多 THRLBCL 归入 DLBCL 的"宿主反应"亚组[335],其微环境不同于 NLPHL[336]。这些分子发现支持两者间存在关联,可能是同一疾病谱系中具有不同临床行为的两种疾病,其临床行为可能受肿瘤微环境差异的影响,这可能与患者的免疫状态有关[318,334]。

瘤细胞不表达 EBV。少数报道的 EBV 阳性病例[311,324,327,337-339]可能最好重新归入 EBV 阳性 DLBCL-NOS[302,340]。

23.13.1.8 推测的细胞起源

一些病例存在免疫球蛋白基因超突变和持续性体细胞突变,以及 BCL2 重排,支持起源于生发中心阶段细胞[331,332]。

23.13.1.9 临床过程

THRLBCL 是一种侵袭性肿瘤,早期报道的 3 年总体生存率为 46%[313]。预后差的原因可能在于诊断时分期高,之后的研究发现,当进行 IPI 配对研究时,THRLBCL 和 DLBCL-NOS 在化疗后的预后相近[341,342]。富于组织细胞者的预后可能更差[343],据报道,原发于皮肤者的预后可能更好[344]。

23.13.1.10 鉴别诊断

THRLBCL 主要的鉴别诊断及其鉴别特征见表 23.5。一些 THRLBCL 的大细胞类似于反应性免疫母细胞,导致与反应性淋巴组织增生鉴别困难。仔细观察,THRLBCL 中至少部分大细胞有明确的非典型性(例如核增大、不规则核褶皱),此外,孤立大细胞一致性散在分布于小淋巴细胞背景中的现象罕见于反应性改变。在反应性淋巴组织增生中,大淋巴细胞更常表现为斑片状聚集,并可见过渡为浆母细胞和浆细胞,由于 B 细胞处于不同成熟阶段,CD20 呈异质性着色,免疫球蛋白轻链染色无限制性表达。

经典型 Hodgkin 淋巴瘤的淋巴细胞丰富型和混合细胞型可类似 THRLBCL[309,345,346]。R-S 细胞不表达广谱 B 细胞标记,或呈异质性着色。常表达 CD30 和 CD15,更常见 EBV 阳性。

当 NLPHL 出现广泛的弥漫性生长时,在小 T 细胞背景中可见散在具有 B 细胞表型的大 LP(L&H)细胞,与 THRLBCL 无法区分[324]。NLPHL 患者更年轻(30 ~ 50 岁),多数患者(80% ~ 95%)为早期病变(Ⅰ 和 Ⅱ 期)[347]。组织学观察,至少灶性可见结节状结构,CD57 或 PD-1 染色可见滤泡 T 细胞呈花环状围绕肿瘤细胞[318,326]。结节内的小淋巴细胞主要是 B 细胞,而弥漫区域内主要是 T 细胞。这些 T 细胞不常表达 TIA-1[324]。如前文所述(见"遗传学"部分),最近的分子研究发现 NLPHL 和 THRLBCL 可能具有相关性。缺乏 FDC 网的结节性 T 细胞丰富病例是应归入 NLPHL 的一种变异型,还是伴 NLPHL 和 THRLBCL 交界特征的 B 细胞淋巴瘤,还需要进一步研究[348]。

表 23.5　THRLBCL、外周 T 细胞淋巴瘤、经典型 Hodgkin 淋巴瘤和结节性淋巴细胞为主型 Hodgkin 淋巴瘤的鉴别诊断

特征	THRLBCL	外周 T 细胞淋巴瘤	经典型 Hodgkin 淋巴瘤	NLPHL
好发年龄	50~70	60~70	双峰分布：10~30；>50	30~50
部位	结内或结外	结内或结外；常有结外累及	主要位于结内	主要位于结内
分期	67% 为晚期（Ⅲ和Ⅳ期）	80% 为晚期（Ⅲ和Ⅳ期）	50% 为晚期（Ⅲ和Ⅳ期）	10% 为晚期（Ⅲ和Ⅳ期）
大细胞形态	多种表现	多种表现；核常有不规则褶皱	R-S 细胞及其变异型	LP（L&H）细胞伴爆米花样核，常位于小淋巴细胞结节内
小细胞形态	反应性 T 细胞可类似小淋巴细胞，或轻微活化细胞	常为非典型淋巴细胞，可见中等至大细胞的连续变化	最常为非活化的小淋巴细胞	最常为非活化的小淋巴细胞
免疫表型	大细胞：CD20$^+$、CD30$^{-/+}$、CD15$^-$、OCT-2$^+$、BOB.1$^+$ 小细胞：CD3$^+$（许多 TIA-1$^+$）瘤细胞间缺乏 CD21$^+$FDC 网	大细胞和小细胞：CD3$^+$，可有散在 EBV$^+$ 大 B 细胞	大细胞：CD30$^+$、CD15$^{+/-}$、CD20$^{-/+}$（阳性时为异质性着色）、OCT-2$^-$、BOB.1 小细胞：CD3$^+$	大细胞：CD20$^+$、CD30$^-$、CD15$^-$、OCT-2$^+$、BOB.1$^+$ 小细胞：CD20$^+$ B 细胞位于结节内，CD57$^+$PD-1$^+$CD3$^+$ T 细胞花环状围绕 LP 细胞；弥漫区域含许多 CD3$^+$T 细胞，有时结节内也很丰富，常 TIA-1$^-$ 结节内可见 CD21$^+$FDC 网
基因型	免疫球蛋白基因克隆性重排 TCR 基因为胚系构型	TCR 基因克隆性重排 免疫球蛋白基因为胚系构型	免疫球蛋白基因克隆性重排或为胚系构型；TCR 基因胚系构型（全组织 DNA）	免疫球蛋白和 TCR 基因常为胚系构型（全组织 DNA）
EBV 相关性	不相关	少见，但一些病例可有 EBV$^+$ 大 B 细胞，特别是血管免疫母细胞性 T 细胞淋巴瘤	常见（约 40%，非白种人更高）	极罕见

THRLBCL 背景中的活化 T 细胞可有轻微非典型性，因此可能与外周 T 细胞淋巴瘤混淆。后者的 T 细胞非典型性更明显，且不同大小的细胞均有非典型性表现。浸润灶内的大细胞不形成明显不同的独特细胞类型，与较小的非典型细胞间有移行，这不同于 THRLBCL。免疫组化检查，大细胞表达广谱 T 细胞标记，不表达 B 细胞标记。注意，一些外周 T 细胞淋巴瘤可有反应性大 B 细胞增生，特别是血管免疫母细胞性 T 细胞淋巴瘤，这种增生常是由 EBV 驱动的[349-352]。结合形态学评估和免疫染色结果可以发现，虽然一些大非典型细胞表达 CD20，但多数中等大小的非典型细胞为 CD3 阳性、CD20 阴性。基因分型检测有助于疑难病例的诊断，THRLBCL 有免疫球蛋白基因重排[323,327-330]，而外周 T 细胞淋巴瘤为 TCR 基因重排。

淋巴瘤样肉芽肿病也表现为反应性 T 细胞背景中可见非典型大 B 细胞，但发生于结外（最常累及肺和皮肤），EBV 几乎总是阳性（第 29 章）。

23.13.2　原发性纵隔（胸腺）大 B 细胞淋巴瘤

23.13.2.1　定义

原发性纵隔（胸腺）大 B 细胞淋巴瘤（PMLBCL）是一种独特的 DLBCL 亚型，推测起源于胸腺 B 细胞。依据定义，诊断时肿瘤主体局限于前纵隔[3,353]。

23.13.2.2　流行病学

PMLBCL 占所有非霍奇金淋巴瘤的 2.4%[7,8]。多见于年轻人，中位年龄 37 岁[7,354-356]，儿童也可发病[357]。女性多见[7,354-356]，男女比例 1∶2。

23.13.2.3　病因学

未发现明确病因。本型淋巴瘤不会从胸腺 MALT 淋巴瘤基础上发生。

23.13.2.4　临床特征

患者表现为与前纵隔大肿块相关的症状，例如上腔静脉综合征、呼吸困难和胸痹[30,358-360]。罕见患者可无症状。肿瘤可浸润胸壁、胸骨、心包、胸膜和肺[359,361-364]。有时可有锁骨上淋巴结肿大。曾报道家族聚集性发病[365]。罕见情况下，PML-BCL 可发生于非纵隔部位，且无纵隔累及的证据[366,367]。

多数患者分期低，66% 为Ⅰ期和Ⅱ期[7]。骨髓累及少见（2%）[364]。与其他类型 DLBCL 不同，PMLBCL 尽管肿块巨大，但不伴有血清 β$_2$-微球蛋白水平升高[368]；这可能与 PMLBCL 不表达 HLA Ⅰ类分子有关[369]。血清乳酸脱氢酶水平常升高（76%）[364]。一例患者有血清 HCG 水平轻微升高[370]。

23.13.2.5　形态学

肿瘤表现为大或中等淋巴细胞弥漫浸润，细胞形态多样，可类似中心母细胞、免疫母细胞、间变细胞、未分类细胞或 R-S 样细胞。胞质常丰富，40% 病例表现为透明胞质（图 23.32，图 23.33A）[30,359,362,364,371-375]。一些病例的瘤细胞呈梭形（图 23.33B）。罕见病例存在明显的生发中心趋向性[376]。

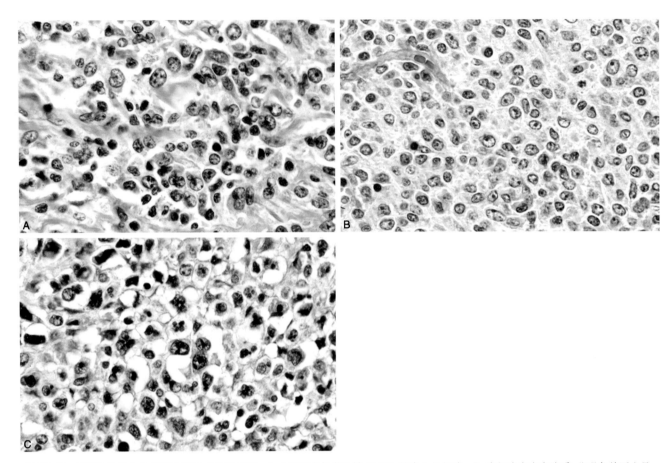

图 23.32 原发性纵隔大 B 细胞淋巴瘤:细胞学表现。A,大细胞类似淋巴结 DLBCL 的中心母细胞。B,瘤细胞含丰富胞质,此现象并不少见。C,常见多叶核和透明胞质

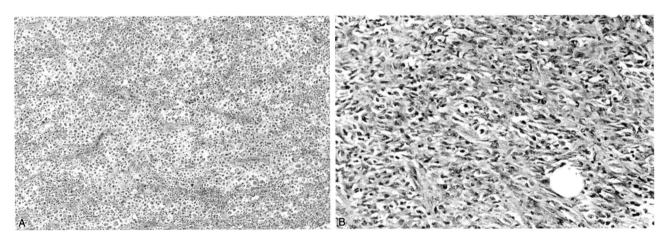

图 23.33 原发性纵隔大 B 细胞淋巴瘤:少见表现。A,胞质透明,可见纤维血管分隔,类似精原细胞瘤。B,有时表现为明显的梭形细胞形态

　　硬化常见,可表现为单个和群集瘤细胞周围的纤细胶原纤维("分隔"),或为宽大的致密胶原(图 23.34)[30,361,364]。偶见残留的胸腺上皮细胞,可萎缩、增生或囊性变(图 23.35)[362,377]。PMLBCL 的主要特征见框 23.7。

23.13.2.6　免疫表型

　　PMLBCL 表达广谱 B 细胞标记[361,372,375,378,379]。多数病例不表达表面或胞质免疫球蛋白,但表达 CD79a(一种与表面免疫球蛋白相关的异二聚体的组成部分)、免疫球蛋白反向激活因子 OCT-2 和 BOB.1[372,374,379-382]。PMLBCL 可检测到型别转换后免疫球蛋白重链的 mRNA[383],尚不清楚免疫球蛋白阴性表型的形成原因,可能与内含子的重链增强子下调有关[384]。肿瘤阴性或弱表达 MHC I 类和 II 类分子[385,386]。

　　PMLBCL 不表达 CD21,常表达 CD23(70%),类似于胸腺髓质的星状 B 细胞(图 23.36)[378-380,387-390]。CD10、BCL6 和 CD30 的阳性率分别约为 25%、60% 和 70%[382,391-393]。罕见病例表达 HCG[394]。

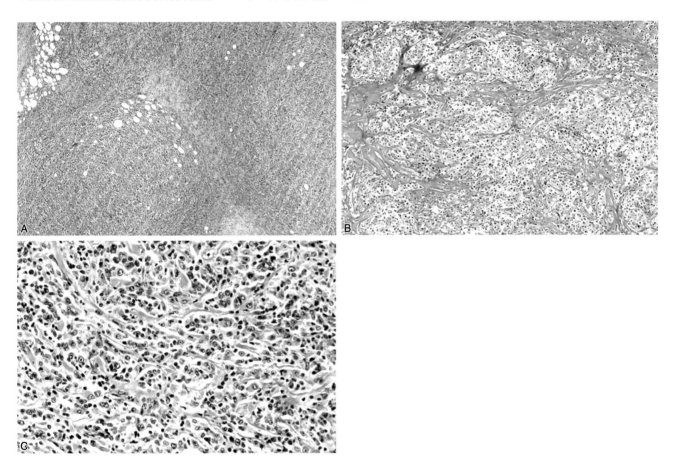

图 23.34　原发性纵隔大 B 细胞淋巴瘤:硬化模式。A,宽大的硬化带分隔肿瘤形成大结节。B,较细的硬化带分隔肿瘤形成小袋。C,肿瘤内可见纤细的胶原纤维

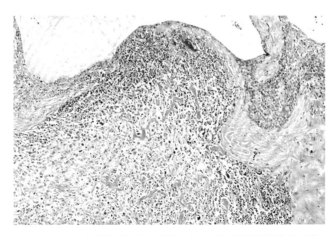

图 23.35　原发性纵隔大 B 细胞淋巴瘤。本例可见残留胸腺上皮增生和囊肿形成

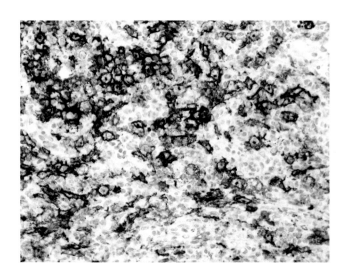

图 23.36　原发性纵隔大 B 细胞淋巴瘤。瘤细胞膜强表达 CD23。CD23 在 PMLBCL 的阳性率高

分子技术或免疫组化方法均证实，70%病例表达 MAL 基因（位于 2q），其他类型 DLBCL 罕见表达[395,396]。PMBCL 中阳性率高于 DLBCL-NOS 的标记物还包括 CD200（分别为 94% 和 7%）[397]、TNFAIP2（分别为 87% 和 4%）[398]、PD-L2（CD273）（分别为 72% 和 3%）[399]，以及同时核表达 REL 和胞质表达 TRAF1（分别为 53% 和 2%）[400]。

23.13.2.7　遗传学

PMLBCL 有免疫球蛋白重链和轻链基因克隆性重排，TCR 基因为胚系构型[401]。无 CCND1 或 BCL2 重排；仅约 5%病例有 BCL6 重排，多达 70%病例有 BCL6 突变[277,382,402,403]。偶有病例检测到 MYC 重排或点突变[403,404]。EBV 几乎总是阴性[364,403,404]。对于家族聚集性发病者，MLL 可能是候选的易感基因[365]。

PMLBCL 的基因表达谱独特，更接近经典型 Hodgkin 淋巴瘤，而不是 DLBCL-NOS[405,406]。比较基因组杂交检测到频发染色体获得，涉及 9p、12q 和 Xq[407,408]，比较基因组杂交阵列研究还发现其他染色体改变，包括 2p、7q 和 9q 获得，以及 1p 缺失[409,410]。9p 获得最常见，此区包括许多基因，例如 JAK2、PDL1、PDL2 和 SMARCA2[405,411]。

PMLBCL 的发病机制涉及 3 种通路：JAK-STAT 通路、NF-κB 信号通路和免疫赦免（见图 23.23）[386,412]。JAK-STAT 通路活化的原因包括：JAK2（9q24）扩增、STAT6 活化突变、SOCS1 缺失突变（此基因在正常情况可抑制 JAK 磷酸化，并降解磷酸化的 JAK）、PTPN1（负调节因子）失活突变[413-415]。NF-κB 信号通路组成性活化的原因包括：REL（2p16）扩增、TNFAIP3 破坏和等位基因突变（此基因编码 A20，后者是肿瘤抑制基因，通过与 RIP1、TRAF1 和 TRAF2 相互作用，从而抑制 NF-κB 信号下游与 TNF 受体的结合）、BCL10（1p22）扩增、MALT1（18q21）扩增[392,407,416,417]。免疫赦免的调节机制为 CIITA 基因（调控 MHC Ⅱ类分子转录调节因子）与各种基因伴侣结合，导致 MHC Ⅱ类分子表达减少，以及 PDL1 和 PDL2 基因扩增和异位（导致 PDL1 和 PDL2 过表达，与 T 淋巴细胞上的 PD1 结合，导致 T 细胞无反应性）[418]。

23.13.2.8　推测的细胞起源

由于肿瘤的特殊定位、常缺乏淋巴结受累，且一些病例可见残存胸腺组织，Addis 和 Isaacson 首先提出 PMLBCL 起源于胸腺 B 细胞[361]。随后在正常胸腺中发现一种独特的 CD21 阴性胸腺 B 细胞，这些细胞（特别是具有星状形态者）被视为 PMLBCL 的正常对应细胞[387,388,390]。

23.13.2.9　临床过程

标准治疗为多药化疗加利妥昔单抗，辅以放疗或否，治愈率为 50%~80%[412,419-426]。虽然早期文献报道，PMLBCL 的预后比普通 DLBCL 差，但最近的研究显示，两者的预后相似，或 PMLBCL 更好[7,364,425,427,428]。预后明显改善的原因可能在于采用了更加积极的化疗、辅助放疗，或加用利妥昔单抗[356,360,422,424,428-430]。儿童和青少年患者中，采用儿科治疗方案者的预后差于 DLBCL-NOS 患者,因此,此组患者应考虑采用成人组的治疗方案[431]。

与预后差相关的因素包括胸腔积液、心包积液、受累结外部位多、治疗后镓扫描阳性、血清乳酸脱氢酶水平高、低体力评分、高 IPI 评分[363,423,427,428,432],但并非所有研究均得出一致结论[425,433]。MHC Ⅱ 类分子基因丢失和蛋白表达丢失是预后不良因素[434]。

PMLBCL 在复发时倾向于扩散至少见结外部位,例如肾、中枢神经系统、肾上腺、肝、胰腺、胃肠道和卵巢[354,356,435,436],这种结外倾向性可能部分与其趋化因子受体表达谱有关,后者不同于 DLBCL-NOS 或经典型 Hodgkin 淋巴瘤[437]。

23.13.2.10 鉴别诊断

依据定义,PMLBCL 的主体位于前纵隔,因此需要除外其他结内或结外 DLBCL(DLBCL-NOS)继发累及纵隔。主要的鉴别诊断见表 23.6(参见"精华和陷阱")。

表 23.6 原发性纵隔大 B 细胞淋巴瘤的鉴别诊断

鉴别对象	支持鉴别对象的特征	支持 PMLBCL 的特征
DLBCL-NOS	伴有纵隔之外的病变	诊断时主要位于前纵隔 表达 CD23 或 MAL 常不表达免疫球蛋白
结节硬化性 HL,合抱体型	背景含许多嗜酸性粒细胞 致密片状大细胞内常见坏死 CD45⁻,CD30⁺,CD15⁺/⁻,广谱 B 细胞标记⁻/⁺(阳性时为异质性着色),OCT-2⁻,BOB.1⁻ >35%病例 EBV⁺	常见透明细胞变 CD45⁺,广谱 B 细胞⁺,CD30⁺/⁻,CD15⁻,OCT-2⁺,BOB.1⁺ EBV 几乎总是阴性
间变大细胞淋巴瘤	标志细胞 广谱 B 细胞⁻、广谱 T 细胞⁺/⁻ EMA⁺/⁻,ALK⁺/⁻ 细胞毒性标记⁺/⁻	硬化更常见 广谱 B 细胞⁺、广谱 T 细胞⁻ EMA⁻
纵隔精原细胞瘤	几乎仅见于男性核常为圆形 CD45⁻,OCT-3/4⁺,CD117⁺	虽然胞质可能透明,但核常有分叶或褶皱 CD45⁺,广谱 B 细胞⁺,CD117⁻
胸腺癌	黏附性生长;与间质分界清楚 可有鳞样或鳞状特征 CK⁺	虽然瘤细胞可有袋状结构,但至少灶性存在弥漫排列 CK⁻,CD20⁺
胸腺类癌	丰富的血管分隔瘤细胞巢可有菊形团 CK⁺、神经内分泌标记⁺	虽然瘤细胞可有袋状结构,但硬化区域内相对缺乏血管 CK⁻、CD45⁺、神经内分泌标记⁻

PMLBCL 最重要的鉴别对象为结节硬化型 Hodgkin 淋巴瘤。两者的相似之处包括:患者年轻、主要位于前纵隔、大肿瘤细胞、硬化。一些 PMLBCL 可表达 CD30,一些结节硬化型 HL 表达广谱 B 细胞标记,这导致鉴别诊断更加复杂。结节硬化型 HL 伴有慢性炎症背景,常富于嗜酸性粒细胞,瘤细胞表达 CD30 和 CD15,不表达 CD45。虽然 R-S 细胞可能表达广谱 B 细胞标记,但常为异质性着色,而 PMLBCL 为一致强阳性。R-S 细胞常不表达 OCT-2 和 BOB.1,PMLBCL 均阳性[382,438]。EBV 阳性者强烈支持结节硬化型 Hodgkin 淋巴瘤[439]。其他有助于结节硬化型 HL 与 PMLBCL 鉴别的标记物包括 Grb2(10% vs 98%)[440] 和 cyclinE(79% vs 0%)[441]。已描述两者的组合性病例或异时性病例[26,354,442,443],其中至少部分病例证实为同一克隆[443]。提示两者具有关联的证据还包括:两者的基因表达谱具有相似性[405,406];偶见 MAL 阳性结节硬化型 HL[396,444]。

具有中间特征的病例(纵隔灰区淋巴瘤)[445,446] 归类为特征介于 DLBCL 与经典型 HL 间的未分类 B 细胞淋巴瘤[447]。这些交界性病例包括:具有重叠组织学特征和过渡性免疫表型的病例;形态类似 PMLBCL,但表达 CD15 或 EBV⁺,不表达

CD20;具有结节硬化型 HL 形态,但一致强表达 CD20 和其他 B 细胞标记,不表达 CD15[447,448]。与 PMLBCL 一样,这些肿瘤也常见于年轻人(中位年龄 33 岁),但以男性为主,男女比例约 2:1[449]。偶见于儿童[450]。最常见的组织学表现是不同区域有不同的镜下表现,瘤细胞成片分布,类似中心母细胞、陷窝细胞或 Hodgkin 样细胞,背景为弥漫性纤维化间质。炎性浸润常较分散,常见凝固性坏死。这些交界性病变常表达 CD45、CD20、CD79a、OCT-2 和 BOB.1,还表达 Hodgkin 淋巴瘤标记 CD30 和 CD15。很多病例还表达 MAL[443]。甲基化谱研究发现,这些病例的表观遗传学特征介于经典型 HL 与 PMLBCL 间,与 DLBCL-NOS 有显著区别[451]。此组淋巴瘤存在涉及 2p16.1(REL/BC11A)、9p24.1(JAK2/PDL2)、16p13.13(CIITA) 和 8q24(MYC)的染色体改变,其中部分还见于纵隔灰区淋巴瘤之外的非纵隔病例,这些发现进一步支持此组淋巴瘤与经典型 HL 和 PMLBCL 间存在密切关系[452]。此组肿瘤的侵袭性强于 PMLBCL 或经典型 HL[447]。治疗方案还有争议,积极的多药化疗加利妥昔单抗已证实对部分病例有效,但总体预后仍比 PMLBCL 差[449]。

间变大细胞淋巴瘤与PMLBCL有一定相似性,包括存在许多大淋巴细胞和CD30阳性,但前者为T细胞表型(PAX5阴性),常表达细胞毒性标记,可能表达ALK[453]。

PMLBCL可表现为透明细胞呈袋状排列,类似于精原细胞瘤,但后者仅见于男性,核为圆形而非分叶核,表达CD117和OCT3/4,不表达CD45和广谱B细胞标记。

小活检标本可能还需要鉴别胸腺癌和神经内分泌肿瘤,这些肿瘤表达CK,不表达CD45和广谱B细胞标记。

23.13.3　血管内大B细胞淋巴瘤

23.13.3.1　定义

血管内大B细胞淋巴瘤(IVLBCL)又称血管内淋巴瘤病或嗜血管性淋巴瘤,是DLBCL的一种亚型,瘤细胞主要或完全位于血管腔内,外周血中无或极少见循环肿瘤细胞[454,455]。

23.13.3.2　流行病学

IVLBCL罕见,主要累及50~70岁老年人[456,457]。已报道的噬血细胞综合征相关变异型主要见于亚洲人群(见后文)。

23.13.3.3　病因学

无已知病因。瘤细胞倾向定位于血管腔内的原因可能部分在于不表达CD29(β₁-整合素)和CD54(ICAM-1),它们对淋巴细胞跨血管迁移很重要[458]。

23.13.3.4　临床特征

IVLBCL可累及任何器官,最常见于中枢神经系统、皮肤、肾、肺、肾上腺和肝[456,457,459]。患者常见表现包括发热、非局限性神经症状或皮肤病变。神经症状常很怪异,取决于血管阻塞所导致的多部位梗死。患者可有下述四种神经系统综合征的一种或多种表现:多灶性脑血管病变、脊髓和神经根病变、亚急性脑病、外周神经病或颅神经病[460]。皮肤表现没有特异性,最常表现为结节性皮下肿块或斑块,有或无出血[461]。可有显著

的毛细血管扩张表现,并可伴有溃疡形成。常累及躯干和肢体。局限于皮肤的患者罕见(皮肤变异型),似乎预后更好[459]。

少见表现包括间质性肺病[462]、肺小血管病[463]、肾上腺功能不全[464,465]、肾微小病变[466]、血栓性微血管病[467]和附睾肿块[468]。IVLBCL可见于多种活检标本,包括肾活检[469,470]、睾丸活检[471]、骨髓抽吸和穿刺活检[100]、神经和肌肉活检[472]或泪腺活检[473],也可在前列腺活检标本中偶然发现[474,475]。一些患者与自身免疫性疾病相关[457],例如AIDS患者[476,477]。IVLBCL可位于其他肿瘤内,例如血管瘤[478]、淋巴管瘤[479]、血管脂肪瘤[480]、脑膜瘤[481]、肾细胞癌[482]和Kaposi肉瘤[477]。一个极其罕见的病例报道中,一位实体器官供者的肿瘤传递给多个受者[483]。

组织学水平的骨髓累及不常见[457],外周血累及极罕见[484]。但PCR方法常在组织学阴性的骨髓标本中检测到免疫球蛋白基因重排,提示实际上很常见细微的骨髓累及[485]。

噬血细胞综合征相关变异型(也称亚洲变异型或恶性组织细胞样B细胞淋巴瘤)多见于亚洲(多为日本人)[486-491],西方国家少见[492-495]。患者年龄更大,表现为发热、肝脾肿大、噬血细胞综合征伴有贫血和血小板减少、骨髓累及和弥散性血管内凝血。常无淋巴结肿大、不形成肿块、无神经系统异常或皮肤病变。与EBV或HTLV-1没有相关性[486,490]。

23.13.3.5　形态学

组织学表现为小至中等血管腔内可见大或中等淋巴瘤细胞(图23.37)[457,496],呈中心母细胞样、免疫母细胞样或未分类表现。瘤细胞常填满管腔,但有时呈栅栏状沿腔缘排列,类似血管肉瘤(图23.38)。也可有迷惑性的黏附性表现,类似癌巢(图23.39)。瘤细胞可陷入机化的纤维素性血栓内,也可伴有显著的旺炽性内皮细胞增生。血管阻塞可导致组织梗死和出血(图23.40)。一些病例可有血管外成分[456,457,496]。

肿瘤成分一般很明显,但也可非常局限,组织学改变细微,只有依靠免疫组化染色才能识别。

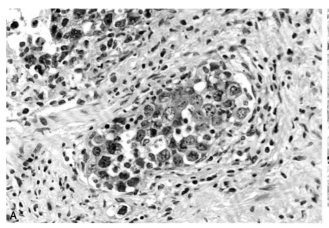
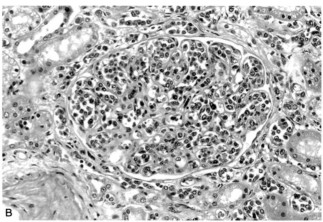

图23.37　**血管内大B细胞淋巴瘤**。A,瘤细胞无黏附性,位于中等大血管腔内。B,肾小球和肾实质内毛细血管扩张,其内充满瘤细胞

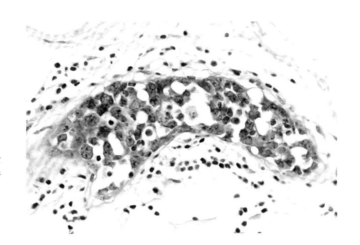

图 23.38 血管内大 B 细胞淋巴瘤,累及皮下组织。瘤细胞沿腔缘栅栏状排列,形似血管肉瘤

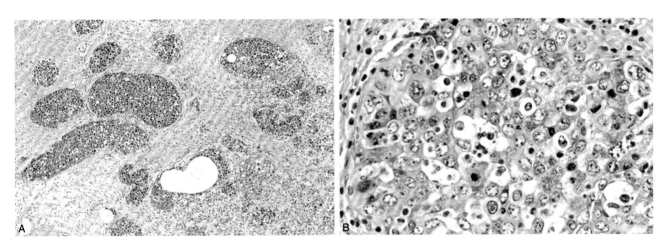

图 23.39 血管内大 B 细胞淋巴瘤,类似于癌。A,前列腺组织,瘤细胞阻塞血管腔,形似癌巢。B,细胞似有黏附性,可见腺样腔隙,类似高级别癌

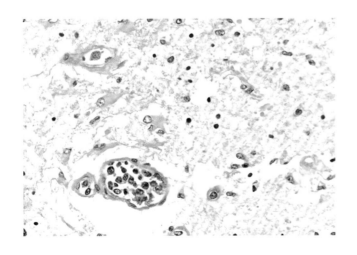

图 23.40 血管内大 B 细胞淋巴瘤,脑组织。血管内充满大淋巴瘤细胞。血管阻塞所致的缺血导致周围脑组织疏松

23.13.3.6 免疫表型

瘤细胞表达 CD45 和广谱 B 细胞标记(图 23.41)[456,496]。少数病例表达 CD5、CD10 和 BCL6(阳性率均为 22%)[99,100,456,479]。CD5 阳性表达与任何特异性临床特征均没有相关性。罕见病例可表达 MPO 或 CK[497,498]。噬血细胞综合征相关变异型的免疫表型同普通型 IVLBCL[488]。

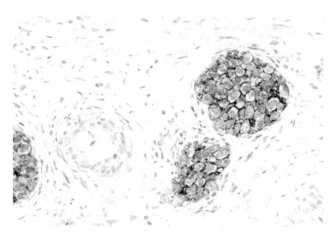

图 23.41 血管内大 B 细胞淋巴瘤。CD20 阳性

23.13.3.7 遗传学

IVLBCL 有免疫球蛋白基因克隆性重排[499,500]。无 BCL2 易位[456],但罕见病例有 BCL6 重排或 IGH/CCND1 易位[501,502]。噬血细胞综合征相关变异型有涉及 8p21、19q13、14q32 和 18 号染色体的异常[488,489]。

EBV 阴性[456],除非是 AIDS 患者[477]。伴有 HHV-8 共感染的患者可有类似原发性渗出性淋巴瘤的少见表现[503,504],已报道罕见的 HHV-8 阳性 EBV 阴性病例[505]。

23.13.3.8 推测的细胞起源

IVLBCL 起源于外周 B 细胞,主要为 Hans 分型的非生发中心免疫表型细胞[506]。

23.13.3.9 临床过程

早期文献中,IVLBCL 预后差,部分原因可能在于不能做出正确的生前诊断[457]。采用积极的联合化疗,患者可获得完全缓解和长期存活[459,507]。罕见的皮肤病例可表现为迁延的临床过程[459,508]。噬血细胞综合征相关变异型具有侵袭性,中位生存期仅 7 个月[488,506]。西方和亚洲研究均证实,加用利妥昔单抗可使预后得到显著改善[509-511]。

23.13.3.10 鉴别诊断

罕见的血管内淋巴瘤可为 T 细胞或 NK 细胞肿瘤[512-517],这些病例常与 EBV 有关[512,515-518]。具有 T 细胞表型的病例包括血管内 ALK 阳性间变大细胞淋巴瘤,或更为惰性的淋巴管内皮肤间变大细胞淋巴瘤/淋巴瘤样肉芽肿病(CD30 阳性淋巴组织增殖性疾病)[519]。真正的组织细胞系血管内肿瘤已有描

述[520,521]。这些病例均不能诊断为 IVLBCL。

急性白血病中可出现血管内母细胞聚集。母细胞常含精细染色质,髓系病变可能见到胞质颗粒。急性髓性白血病的母细胞常表达 MPO,不表达广谱 B、T 细胞标记;急性淋巴母细胞性白血病表达 TdT,以及广谱 B 细胞或 T 细胞标记。IVLBCL 不表达 TdT。

炎性组织(例如急性阑尾炎)周围的淋巴管腔内有时可充满反应性活化淋巴细胞。

癌症患者肿瘤扩散时,小淋巴管腔内可见到癌细胞簇,这些细胞有黏附性,CK 阳性、CD45 阴性。

精华和陷阱

弥漫大 B 细胞淋巴瘤
- 从形态学观察即可考虑 DLBCL 的诊断,但必须行免疫染色来证实,因为许多类型的淋巴瘤、白血病和非淋巴造血肿瘤可类似 DLBCL。多数情况下,CD20、CD3 染色即可满足诊断需要。
- 需要确定细胞起源(GCB 或 ABC/非 GCB 型),可采用分子检测或免疫组化染色(也可采用特殊方法)。
- 对于年轻患者,必须与反应性状态鉴别。当大细胞 CD20 异质性着色、混有许多大 T 细胞、累及 Waldeyer 环时,应考虑到反应性状态(特别是传染性单核细胞增多症)。
- 年轻患者还需要鉴别 Hodgkin 淋巴瘤、间变大细胞淋巴瘤和 Burkitt 淋巴瘤。
- 累及骨髓时,重要的是区分累及成分是大 B 细胞淋巴瘤,还是小细胞淋巴瘤/滤泡性淋巴瘤,前者预后更差。
- 若 DLBCL 表达 EBV,考虑为免疫抑制状态(例如移植后淋巴组织增殖性疾病、HIV 相关性淋巴瘤、可逆转性甲氨蝶呤相关性淋巴组织增殖性疾病)和 EBV 阳性 DLBCL-NOS。
- 若怀疑 DLBCL,但 CD20 阴性,可能与先前的利妥昔单抗治疗有关,也可能为 ALK 阳性大 B 细胞淋巴瘤、浆母细胞淋巴瘤和间变性浆母细胞瘤。需要检测其他 B 系标记,例如 CD79a、PAX5、CD22、免疫球蛋白、OCT-2 和 BOB.1。

原发性纵隔大 B 细胞淋巴瘤
- 年轻成年女性的前上纵隔肿块最可能是 PMLBCL 或结节硬化型 HL。年轻男性患者还可能是纵隔生殖细胞肿瘤和 T 淋巴母细胞淋巴瘤。
- CD30 表达对结节硬化型 HL 与 PMLBCL 的鉴别没有意义。需要综合组织学表现和免疫表型来明确诊断。如果具有中间特征(例如 CD30[+]、CD15[-]、CD20[+])、OCT-2[-]、BOB.1[-]、EBV-LMP1[+],支持诊断为结节硬化型 HL。具有中间特征的病例(纵隔灰区淋巴瘤)归类为特征介于 DLBCL 与经典型 HL 间的未分类 B 细胞淋巴瘤。

(陈 刚 译)

参考文献

1. Lennert K, Feller AC. High Grade Malignant Lymphoma of B-cell Type. Histopathology of Non-Hodgkin's Lymphoma. 2nd ed. Berlin: Springer-Verlag; 1990: 115-164.

2. The non-Hodgkin's Lymphoma Pathologic Classification Project Writing Committee. National Cancer Institute sponsored study of classifications of

non-Hodgkin's lymphomas; summary and description of a working formulation for clinical usage. The Non-Hodgkin's Lymphoma Pathologic Classification Project. Cancer. 1982;49:2112-2135.

3. Harris NL, Jaffe ES, Stein H, Banks PM, Chan JK, Cleary ML, Delsol G, De Wolf-Peeters C, Falini B, Gatter KC. A revised European-American classification of lymphoid neoplasms; a proposal from the International Lymphoma Study Group [see comments]. Blood. 1994;84:1361-1392.

4. Gatter KC, Warnke RA. Diffuse large B-cell lymphoma. In: Jaffe ES, Harris NL, Stein H, Vardiman JW, eds. Pathology and Genetics: Tumours of Haematopoietic and Lymphoid Tissues. WHO Classification of Tumours of Haematopoietic and Lymphoid Tissues. 3rd ed. Lyon, France: IARC Press; 2001:171-174.

5. Stein H, Warnke RA, Chan WC, Jaffe ES, Chan JKC, Gatter KC, Campo E. Diffuse large B-cell lymphoma, not otherwise specified. In: Swerdlow SH, Campo E, Harris NL, et al., eds. WHO Classification of Tumours of Haemotopoietic and Lymphoid Tissues. Revised 4th ed. Lyon, France: IARC Press; 2017.

6. Xie Y, Pittaluga S, Jaffe ES. The histological classification of diffuse large B-cell lymphomas. Semin Hematol. 2015;52:57-66.

7. The Non-Hodgkin's Lymphoma Classification Project. A clinical evaluation of the International Lymphoma Study Group classification of non-Hodgkin's lymphoma. Blood. 1997;89:3909-3918.

8. Anderson JR, Armitage JO, Weisenburger DD. Epidemiology of the non-Hodgkin's lymphomas; distributions of the major subtypes differ by geographic locations. Non-Hodgkin's Lymphoma Classification Project. Ann Oncol. 1998;9:717-720.

9. Ko YH, Kim CW, Park CS, Jang HK, Lee SS, Kim SH, Ree HJ, Lee JD, Kim SW, Huh JR. REAL classification of malignant lymphomas in the Republic of Korea; incidence of recently recognized entities and changes in clinicopathologic features. Hematolymphoreticular Study Group of the Korean Society of Pathologists. Revised European-American lymphoma. Cancer. 1998;83:806-812.

10. Chuang SS, Lin CN, Li CY. Malignant lymphoma in southern Taiwan according to the revised European-American classification of lymphoid neoplasms. Cancer. 2000;89:1586-1592.

11. Hutchison RE, Berard CW, Shuster JJ, Link MP, Pick TE, Murphy SB. B-cell lineage confers a favorable outcome among children and adolescents with large-cell lymphoma; a Pediatric Oncology Group study. J Clin Oncol. 1995;13:2023-2032.

12. Mora J, Filippa DA, Thaler HT, Polyak T, Cranor ML, Wollner N. Large cell non-Hodgkin lymphoma of childhood; Analysis of 78 consecutive patients enrolled in 2 consecutive protocols at the Memorial Sloan-Kettering Cancer Center. Cancer. 2000;88:186-197.

13. Kamel OW. Iatrogenic lymphoproliferative disorders in nontransplantation settings. Semin Diagn Pathol. 1997;14:27-34.

14. Abruzzo LV, Rosales CM, Medeiros LJ, Vega F, Luthra R, Manning JT, Keating MJ, Jones D. Epstein-Barr virus-positive B-cell lymphoproliferative disorders arising in immunodeficient patients previously treated with fludarabine for low-grade B-cell neoplasms. Am J Surg Pathol. 2002;26:630-636.

15. Abruzzo LV, Schmidt K, Weiss LM, Jaffe ES, Medeiros LJ, Sander CA, Raffeld M. B-cell lymphoma after angioimmunoblastic lymphadenopathy; a case with oligoclonal gene rearrangements associated with Epstein-Barr

virus. Blood. 1993;82:241-246.

16. Attygalle AD, Kyriakou C, Dupuis J, Grogg KL, Diss TC, Wotherspoon AC, Chuang SS, Cabecadas J, Isaacson PG, Du MQ, Gaulard P, Dogan A. Histologic evolution of angioimmunoblastic T-cell lymphoma in consecutive biopsies; clinical correlation and insights into natural history and disease progression. Am J Surg Pathol. 2007;31:1077-1088.

17. Oyama T, Ichimura K, Suzuki R, Suzumiya J, Ohshima K, Yatabe Y, Yokoi T, Kojima M, Kamiya Y, Taji H, Kagami Y, Ogura M, Saito H, Morishima Y, Nakamura S. Senile EBV+ B-cell lymphoproliferative disorders; a clinicopathologic study of 22 patients. Am J Surg Pathol. 2003; 27:16-26.

18. Nakamura S, Jaffe ES, Swerdlow SH. EBV positive diffuse large B-cell lymphoma of the elderly. In: Swerdlow SH, Campo E, Harris NL, Jaffe ES, Pileri SA, Stein H, Thiele J, Vardiman JW, eds. WHO Classification of Tumours of Haematopoietic and Lymphoid Tissues. 4th ed. Lyon, France: IARC Press; 2008:243-244.

19. d'Amore ES, Wick MR, Geisinger KR, Frizzera G. Primary malignant lymphoma arising in postmastectomy lymphedema. Another facet of the Stewart-Treves syndrome. Am J Surg Pathol. 1990;14:456-463.

20. Copie-Bergman C, Niedobitek G, Mangham DC, Selves J, Baloch K, Diss TC, Knowles DN, Delsol G, Isaacson PG. Epstein-Barr virus in B-cell lymphomas associated with chronic suppurative inflammation. J Pathol. 1997;183:287-292.

21. Radhi JM, Ibrahiem K, al-Tweigeri T. Soft tissue malignant lymphoma at sites of previous surgery. J Clin Pathol. 1998;51:629-632.

22. Cheuk W, Chan AC, Chan JK, Lau GT, Chan VN, Yiu HH. Metallic implant-associated lymphoma; a distinct subgroup of large B-cell lymphoma related to pyothorax-associated lymphoma? Am J Surg Pathol. 2005;29:832-836.

23. Goodlad JR, Hollowood K, Smith MA, Chan JK, Fletcher CD. Primary juxtaarticular soft tissue lymphoma arising in the vicinity of inflamed joints in patients with rheumatoid arthritis. Histopathology. 1999;34:199-204.

24. Aozasa K. Pyothorax-associated lymphoma. Int J Hematol. 1996;65:9-16.

25. Chan JKC, Aozasa K, Gaulard P. DLBCL associated with chronic inflammation. In: Swerdlow SH, Campo E, Harris NL, Jaffe ES, Pileri SA, Stein H, Thiele J, Vardiman JW, eds. WHO Classification of Tumours of Haematopoietic and Lymphoid Tissues. 4th ed. Lyon, France: IARC Press; 2008:245-246.

26. Casey TT, Cousar JB, Mangum M, Williams ME, Lee JT, Greer JP, Collins RD. Monomorphic lymphomas arising in patients with Hodgkin's disease. Correlation of morphologic, immunophenotypic, and molecular genetic findings in 12 cases. Am J Pathol. 1990;136:81-94.

27. Armitage JO, Weisenburger DD. New approach to classifying non-Hodgkin's lymphomas; clinical features of the major histologic subtypes. Non-Hodgkin's Lymphoma Classification Project. J Clin Oncol. 1998; 16:2780-2795.

28. Freeman C, Berg JW, Cutler SJ. Occurrence and prognosis of extranodal lymphomas. Cancer. 1972;29:252-260.

29. Sehn LH, Scott DW, Chhanabhai M, Berry B, Ruskova A, Berkahn L, Connors JM, Gascoyne RD. Impact of concordant and discordant bone marrow involvement on outcome in diffuse large B-cell lymphoma treated

with R-CHOP. J Clin Oncol. 2011;29:1452-1457.

30. Miller JB, Variakojis D, Bitran JD, Sweet DL, Kinzie JJ, Golomb HM, Ultmann JE. Diffuse histiocytic lymphoma with sclerosis: a clinicopathologic entity frequently causing superior venacaval obstruction. Cancer. 1981;47:748-756.

31. Hui PK, Feller AC, Lennert K. High-grade non-Hodgkin's lymphoma of B-cell type. I. *Histopathology*. Histopathology. 1988;12:127-143.

32. Stein H, Mason DY, Gerdes J, O'Connor N, Wainscoat J, Pallesen G, Gatter K, Falini B, Delsol G, Lemke H, et al. The expression of the Hodgkin's disease associated antigen Ki-1 in reactive and neoplastic lymphoid tissue; evidence that Reed-Sternberg cells and histiocytic malignancies are derived from activated lymphoid cells. Blood. 1985;66: 848-858.

33. Chan JK, Ng CS, Hui PK, Leung TW, Lo ES, Lau WH, McGuire LJ. Anaplastic large cell Ki-1 lymphoma. Delineation of two morphological types. Histopathology. 1989;15:11-34.

34. Haralambieva E, Pulford KA, Lamant L, Pileri S, Roncador G, Gatter KC, Delsol G, Mason DY. Anaplastic large-cell lymphomas of B-cell phenotype are anaplastic lymphoma kinase(ALK) negative and belong to the spectrum of diffuse large B-cell lymphomas. Br J Haematol. 2000;109: 584-591.

35. Kojima M, Nakamura S, Motoori T, Kurabayashi Y, Hosomura Y, Itoh H, Yoshida K, Suzuki R, Seto M, Koshikawa T, Suchi T, Joshita T. Centroblastic and centroblastic-centrocytic lymphomas associated with prominent epithelioid granulomatous response without plasma cell differentiation: a clinicopathologic study of 12 cases [see comments]. Hum Pathol. 1996;27:660-667.

36. Maurer R, Schmid U, Davies JD, Mahy NJ, Stansfeld AG, Lukes RJ. Lymph-node infarction and malignant lymphoma: a multicentre survey of European, English and American cases. Histopathology. 1986; 10: 571-588.

37. Cleary KR, Osborne BM, Butler JJ. Lymph node infarction foreshadowing malignant lymphoma. Am J Surg Pathol. 1982;6:435-442.

38. Warnke RA, Weiss LM, Chan JK, Cleary ML, Dorfman RF. Tumors of the Lymph Nodes and Spleen, Atlas of Tumor Pathology. 3rd series, Fascicle 14. Washington D. C.: Armed Forces Institute of Pathology;1995.

39. Tse CC, Chan JK, Yuen RW, Ng CS. Malignant lymphoma with myxoid stroma: a new pattern in need of recognition. Histopathology. 1991;18: 31-35.

40. Fung DT, Chan JK, Tse CC, Sze WM. Myxoid change in malignant lymphoma. Pathogenetic considerations. Arch Pathol Lab Med. 1992;116: 103-105.

41. Cerroni L, El-Shabrawi-Caelen L, Fink-Puches R, LeBoit PE, Kerl H. Cutaneous spindle-cell B-cell lymphoma: a morphologic variant of cutaneous large B-cell lymphoma. Am J Dermatopathol. 2000;22:299-304.

42. Nozawa Y, Wang J, Weiss LM, Kikuchi S, Hakozaki H, Abe M. Diffuse large B-cell lymphoma with spindle cell features. Histopathology. 2001; 38:177-178.

43. McCluggage WG, Bharucha H, el-Agnaf M, Toner PG. B cell signet-ring cell lymphoma of bone marrow. J Clin Pathol. 1995;48:275-278.

44. Talbot DC, Davies JH, Maclennan KA, Smith IE. Signet-ring cell lymphoma of bone marrow. J Clin Pathol. 1994;47:184-186.

45. Tsang WY, Chan JK, Tang SK, Tse CC, Cheung MM. Large cell lymphoma with fibrillary matrix. Histopathology. 1992;20:80-82.

46. Koo CH, Shin SS, Bracho F, Johnston WH, Rappaport H. Rosette-forming non-Hodgkin's lymphomas. Histopathology. 1996;29:557-563.

47. Thorson P, Hess JL. Transformation of monocytoid B-cell lymphoma to large cell lymphoma associated with crystal-storing histiocytes. Arch Pathol Lab Med. 2000;124:460-462.

48. Navarro-Roman L, Medeiros LJ, Kingma DW, Zarate-Osorno A, Nguyen V, Samoszuk M, Jaffe ES. Malignant lymphomas of B-cell lineage with marked tissue eosinophilia. A report of five cases. Am J Surg Pathol. 1994;18:347-356.

49. Kinney MC, Glick AD, Stein H, Collins RD. Comparison of anaplastic large cell Ki-1 lymphomas and microvillous lymphomas in their immunologic and ultrastructural features. Am J Surg Pathol. 1990; 14: 1047-1060.

50. Hammer RD, Vnencak-Jones CL, Manning SS, Glick AD, Kinney MC. Microvillous lymphomas are B-cell neoplasms that frequently express CD56. Mod Pathol. 1998;11:239-246.

51. Lai R, Medeiros LJ, Dabbagh L, Formenti KS, Coupland RW. Sinusoidal CD30-positive large B-cell lymphoma: a morphologic mimic of anaplastic large cell lymphoma. Mod Pathol. 2000;13:223-228.

52. Kennedy GA, Tey SK, Cobcroft R, Marlton P, Cull G, Grimmett K, Thomson D, Gill D. Incidence and nature of CD20-negative relapses following rituximab therapy in aggressive B-cell non-Hodgkin's lymphoma: a retrospective review. Br J Haematol. 2002;119:412-416.

53. Wang J, Chen C, Lau S, Raghavan RI, Rowsell EH, Said J, Weiss LM, Huang Q. CD3-positive large B-cell lymphoma. Am J Surg Pathol. 2009; 33:505-512.

54. Harada S, Suzuki R, Uehira K, Yatabe Y, Kagami Y, Ogura M, Suzuki H, Oyama A, Kodera Y, Ueda R, Morishima Y, Nakamura S, Seto M. Molecular and immunological dissection of diffuse large B cell lymphoma: $CD5^+$, and CD5-with $CD10^+$ groups may constitute clinically relevant subtypes. Leukemia. 1999;13:1441-1447.

55. Almasri NM, Iturraspe JA, Braylan RC. CD10 expression in follicular lymphoma and large cell lymphoma is different from that of reactive lymph node follicles. Arch Pathol Lab Med. 1998;122:539-544.

56. Dogan A, Bagdi E, Munson P, Isaacson PG. CD10 and BCL-6 expression in paraffin sections of normal lymphoid tissue and B-cell lymphomas. Am J Surg Pathol. 2000;24:846-852.

57. Ohshima K, Kawasaki C, Muta H, Muta K, Deyev V, Haraoka S, Suzumiya J, Podack ER, Kikuchi M. CD10 and Bcl10 expression in diffuse large B-cell lymphoma: CD10 is a marker of improved prognosis. Histopathology. 2001;39:156-162.

58. Fang JM, Finn WG, Hussong JW, Goolsby CL, Cubbon AR, Variakojis D. CD10 antigen expression correlates with the t(14;18)(q32;q21) major breakpoint region in diffuse large B-cell lymphoma. Mod Pathol. 1999;12:295-300.

59. Xu Y, McKenna RW, Molberg KH, Kroft SH. Clinicopathologic analysis of $CD10^+$ and CD10-diffuse large B-cell lymphoma. Identification of a high-risk subset with coexpression of CD10 and bcl-2. Am J Clin Pathol. 2001;116:183-190.

60. Uherova P, Ross CW, Schnitzer B, Singleton TP, Finn WG. The clinical significance of CD10 antigen expression in diffuse large B-cell lymphoma. Am J Clin Pathol. 2001;115:582-588.

61. King BE,Chen C,Locker J,Kant J,Okuyama K,Falini B,Swerdlow SH. Immunophenotypic and genotypic markers of follicular center cell neoplasia in diffuse large B-cell lymphomas. Mod Pathol. 2000; 13: 1219-1231.

62. Barrans SL,Carter I,Owen RG,Davies FE,Patmore RD,Haynes AP, Morgan GJ,Jack AS. Germinal center phenotype and bcl-2 expression combined with the International Prognostic Index improves patient risk stratification in diffuse large B-cell lymphoma. Blood. 2002; 99: 1136-1143.

63. Barrans SL,O'Connor SJ,Evans PA,Davies FE,Owen RG,Haynes AP, Morgan GJ,Jack AS. Rearrangement of the BCL6 locus at 3q27 is an independent poor prognostic factor in nodal diffuse large B-cell lymphoma. Br J Haematol. 2002;117:322-332.

64. Huang JZ,Sanger WG,Greiner TC,Staudt LM,Weisenburger DD,Pickering DL,Lynch JC,Armitage JO,Warnke RA,Alizadeh AA,Lossos IS, Levy R,Chan WC. The t(14;18) defines a unique subset of diffuse large B-cell lymphoma with a germinal center B-cell gene expression profile. Blood. 2002;99:2285-2290.

65. Onizuka T,Moriyama M,Yamochi T,Kuroda T,Kazama A,Kanazawa N, Sato K,Kato T,Ota H,Mori S. BCL-6 gene product,a 92-to 98-kD nuclear phosphoprotein,is highly expressed in germinal center B cells and their neoplastic counterparts. Blood. 1995;86:28-37.

66. Pittaluga S,Ayoubi TA,Wlodarska I,Stul M,Cassiman JJ,Mecucci C, Van Den Berghe H,Van De Ven WJ,De Wolf-Peeters C. BCL-6 expression in reactive lymphoid tissue and in B-cell non-Hodgkin's lymphomas. J Pathol. 1996;179:145-150.

67. Flenghi L,Bigerna B,Fizzotti M,Venturi S,Pasqualucci L,Pileri S,Ye BH,Gambacorta M,Pacini R,Baroni CD,Pescarmona E,Anagnostopoulos I,Stein H,Asdrubali G,Martelli MF,Pelicci PG,Dalla-Favera R, Falini B. Monoclonal antibodies PG-B6a and PG-B6p recognize,respectively,a highly conserved and a formol-resistant epitope on the human BCL-6 protein amino-terminal region. Am J Pathol. 1996; 148: 1543-1555.

68. Skinnider BF,Horsman DE,Dupuis B,Gascoyne RD. Bcl-6 and Bcl-2 protein expression in diffuse large B-cell lymphoma and follicular lymphoma:correlation with 3q27 and 18q21 chromosomal abnormalities. Hum Pathol. 1999;30:803-808.

69. Ree HJ,Yang WI,Kim CW,Huh J,Lee SS,Cho EY,Ko YH,Charney D. Coexpression of Bcl-6 and CD10 in diffuse large B-cell lymphomas: significance of Bcl-6 expression patterns in identifying germinal center B-cell lymphoma. Hum Pathol. 2001;32:954-962.

70. Falini B,Fizzotti M,Pucciarini A,Bigerna B,Marafioti T,Gambacorta M,Pacini R,Alunni C,Natali-Tanci L,Ugolini B,Sebastiani C,Cattoretti G,Pileri S,Dalla-Favera R,Stein H. A monoclonal antibody (MUM1p) detects expression of the MUM1/IRF4 protein in a subset of germinal center B cells,plasma cells,and activated T cells. Blood. 2000; 95:2084-2092.

71. Johnson NA,Slack GW,Savage KJ,Connors JM,Ben-Neriah S,Rogic S, Scott DW,Tan KL,Steidl C,Sehn LH,Chan WC,Iqbal J,Meyer PN,Lenz G,Wright G,Rimsza LM,Valentino C,Brunhoeber P,Grogan TM, Braziel RM,Cook JR,Tubbs RR,Weisenburger DD,Campo E,Rosenwald A,Ott G,Delabie J,Holcroft C,Jaffe ES,Staudt LM,Gascoyne RD. Concurrent expression of MYC and BCL2 in diffuse large B-cell lymphoma treated with rituximab plus cyclophosphamide, doxorubicin, vincristine,and prednisone. J Clin Oncol. 2012;30:3452-3459.

72. Kluk MJ,Chapuy B,Sinha P,Roy A,Dal Cin P,Neuberg DS,Monti S, Pinkus GS,Shipp MA,Rodig SJ. Immunohistochemical detection of MYC-driven diffuse large B-cell lymphomas. PLoS ONE. 2012;7:e33813.

73. Horn H,Ziepert M,Becher C,Barth TF,Bernd HW,Feller AC,Klapper W,Hummel M,Stein H,Hansmann ML,Schmelter C,Moller P,Cogliatti S,Pfreundschuh M,Schmitz N,Trumper L,Siebert R,Loeffler M,Rosenwald A,Ott G. MYC status in concert with BCL2 and BCL6 expression predicts outcome in diffuse large B-cell lymphoma. Blood. 2013; 121: 2253-2263.

74. Hu S,Xu-Monette ZY,Tzankov A,Green T,Wu L,Balasubramanyam A, Liu WM,Visco C,Li Y,Miranda RN,Montes-Moreno S,Dybkaer K, Chiu A,Orazi A,Zu Y,Bhagat G,Richards KL,Hsi ED,Choi WW,Zhao X,van Krieken JH,Huang Q,Huh J,Ai W,Ponzoni M,Ferreri AJ,Zhou F,Slack GW,Gascoyne RD,Tu M,Variakojis D,Chen W,Go RS,Piris MA,Moller MB,Medeiros LJ,Young KH. MYC/BCL2 protein coexpression contributes to the inferior survival of activated B-cell subtype of diffuse large B-cell lymphoma and demonstrates high-risk gene expression signatures:a report from The International DLBCL Rituximab-CHOP Consortium Program. Blood. 2013;121:4021-4031,quiz 4250.

75. Valera A,Lopez-Guillermo A,Cardesa-Salzmann T,Climent F,Gonzalez-Barca E,Mercadal S,Espinosa I,Novelli S,Briones J,Mate JL,Salamero O,Sancho JM,Arenillas L,Serrano S,Erill N,Martinez D,Castillo P, Rovira J,Martinez A,Campo E,Colomo L. MYC protein expression and genetic alterations have prognostic impact in patients with diffuse large B-cell lymphoma treated with immunochemotherapy. Haematologica. 2013;98:1554-1562.

76. Perry AM,Alvarado-Bernal Y,Laurini JA,Smith LM,Slack GW,Tan KL,Sehn LH,Fu K,Aoun P,Greiner TC,Chan WC,Bierman PJ,Bociek RG,Armitage JO,Vose JM,Gascoyne RD,Weisenburger DD. MYC and BCL2 protein expression predicts survival in patients with diffuse large B-cell lymphoma treated with rituximab. Br J Haematol. 2014; 165: 382-391.

77. Cook JR,Goldman B,Tubbs RR,Rimsza L,Leblanc M,Stiff P,Fisher R. Clinical significance of MYC expression and/or "high-grade" morphology in non-Burkitt,diffuse aggressive B-cell lymphomas:a SWOG S9704 correlative study. Am J Surg Pathol. 2014;38:494-501.

78. Yan LX,Liu YH,Luo DL,Zhang F,Cheng Y,Luo XL,Xu J,Cheng J, Zhuang HG. MYC expression in concert with BCL2 and BCL6 expression predicts outcome in Chinese patients with diffuse large B-cell lymphoma,not otherwise specified. PLoS ONE. 2014;9:e104068.

79. Mahmoud AZ,George TI,Czuchlewski DR,Zhang QY,Wilson CS,Sever CE,Bakhirev AG,Zhang D,Steidler NL,Reichard KK,Kang H,Foucar K,Vasef MA. Scoring of MYC protein expression in diffuse large B-cell lymphomas:concordance rate among hematopathologists. Mod Pathol. 2015;28:545-551.

80. Chisholm KM,Bangs CD,Bacchi CE,Kirsch HM,Cherry A,Natkunam Y. Expression Profiles of MYC Protein and MYC Gene Rearrangement in Lymphomas. Am J Surg Pathol. 2015;39:294-303.

81. Bellas C,Garcia D,Vicente Y,Kilany L,Abraira V,Navarro B,Provencio M,Martin P. Immunohistochemical and molecular characteristics with prognostic significance in diffuse large B-cell lymphoma. PLoS ONE.

2014;9:e98169.

82. Green TM,Nielsen O,de Stricker K,Xu-Monette ZY,Young KH,Moller MB. High levels of nuclear MYC protein predict the presence of MYC re-arrangement in diffuse large B-cell lymphoma. Am J Surg Pathol. 2012; 36:612-619.

83. Piris MA,Pezzella F,Martinez-Montero JC,Orradre JL,Villuendas R,Sanchez-Beato M,Cuena R,Cruz MA,Martinez B,Pezella F,et al. p53 and bcl-2 expression in high-grade B-cell lymphomas:correlation with survival time. Br J Cancer. 1994;69:337-341.

84. Tang SC,Visser L,Hepperle B,Hanson J,Poppema S. Clinical signifi-cance of bcl-2-MBR gene rearrangement and protein expression in dif-fuse large-cell non-Hodgkin's lymphoma:an analysis of 83 cases. J Clin Oncol. 1994;12:149-154.

85. Hermine O,Haioun C,Lepage E,d'Agay MF,Briere J,Lavignac C,Fil-let G,Salles G,Marolleau JP,Diebold J,Reyas F,Gaulard P. Prognostic significance of bcl-2 protein expression in aggressive non-Hodgkin's lymphoma. Groupe d'Etude des Lymphomes de l'Adulte(GELA). Blood. 1996;87:265-272.

86. Hill ME,MacLennan KA,Cunningham DC,Vaughan Hudson B,Burke M,Clarke P,Di Stefano F,Anderson L,Vaughan Hudson G,Mason D,Selby P,Linch DC. Prognostic significance of BCL-2 expression and bcl-2 major breakpoint region rearrangement in diffuse large cell non-Hodgkin's lymphoma:a British National Lymphoma Investigation Study. Blood. 1996;88:1046-1051.

87. Kramer MH,Hermans J,Parker J,Krol AD,Kluin-Nelemans JC,Haak HL,van Groningen K,van Krieken JH,de Jong D,Kluin PM. Clinical significance of bcl2 and p53 protein expression in diffuse large B-cell lymphoma:a population-based study. J Clin Oncol. 1996; 14: 2131-2138.

88. Gascoyne RD,Adomat SA,Krajewski S,Krajewska M,Horsman DE,Tolcher AW,O'Reilly SE,Hoskins P,Coldman AJ,Reed JC,Connors JM. Prognostic significance of Bcl-2 protein expression and Bcl-2 gene rearrangement in diffuse aggressive non-Hodgkin's lymphoma. Blood. 1997;90:244-251.

89. Rantanen S,Monni O,Joensuu H,Franssila K,Knuutila S. Causes and consequences of BCL2 overexpression in diffuse large B-cell lymphoma. Leuk Lymphoma. 2001;42:1089-1098.

90. Villuendas R,Piris MA,Orradre JL,Mollejo M,Rodriguez R,Morente M. Different bcl-2 protein expression in high-grade B-cell lymphomas de-rived from lymph node or mucosa-associated lymphoid tissue. Am J Pathol. 1991;139:989-993.

91. Kendrick SL,Redd L,Muranyi A,Henricksen LA,Stanislaw S,Smith LM,Perry AM,Fu K,Weisenburger DD,Rosenwald A,Ott G,Gascoyne RD,Jaffe ES,Campo E,Delabie J,Braziel RM,Cook JR,Tubbs RR,Staudt LM,Chan WC,Steidl C,Grogan TM,Rimsza LM. BCL2 antibod-ies targeted at different epitopes detect varying levels of protein expres-sion and correlate with frequent gene amplification in diffuse large B-cell lymphoma. Hum Pathol. 2014;45:2144-2153.

92. Schuetz JM,Johnson NA,Morin RD,Scott DW,Tan K,Ben-Nierah S,Boyle M,Slack GW,Marra MA,Connors JM,Brooks-Wilson AR,Gas-coyne RD. BCL2 mutations in diffuse large B-cell lymphoma. Leukemia. 2012;26:1383-1390.

93. Yamaguchi M,Seto M,Okamoto M,Ichinohasama R,Nakamura N,Yo-shino T,Suzumiya J,Murase T,Miura I,Akasaka T,Tamaru J,Suzuki R,Kagami Y,Hirano M,Morishima Y,Ueda R,Shiku H,Nakamura S. De novo CD5$^+$ diffuse large B-cell lymphoma:a clinicopathologic study of 109 patients. Blood. 2002;99:815-821.

94. Yamaguchi M,Ohno T,Oka K,Taniguchi M,Ito M,Kita K,Shiku H. De novo CD5-positive diffuse large B-cell lymphoma:clinical characteristics and therapeutic outcome. Br J Haematol. 1999;105:1133-1139.

95. Kroft SH,Howard MS,Picker LJ,Ansari MQ,Aquino DB,McKenna RW. De novo CD5$^+$ diffuse large B-cell lymphomas. A heterogeneous group containing an unusual form of splenic lymphoma. Am J Clin Pathol. 2000;114:523-533.

96. Nakamura N,Kuze T,Hashimoto Y,Hara Y,Hoshi S,Sasaki Y,Shiraka-wa A,Sato M,Abe M. Analysis of the immunoglobulin heavy chain gene variable region of CD5-positive and-negative diffuse large B cell lympho-ma. Leukemia. 2001;15:452-457.

97. Jain P,Fayad LE,Rosenwald A,Young KH,O'Brien S. Recent ad-vances in de novo CD5$^+$ diffuse large B cell lymphoma. Am J Hematol. 2013;88:798-802.

98. Xu-Monette ZY,Tu M,Jabbar KJ,Cao X,Tzankov A,Visco C,Cai Q,Montes-Moreno S,An Y,Dybkaer K,Chiu A,Orazi A,Zu Y,Bhagat G,Richards KL,Hsi ED,Choi WW,van Krieken JH,Huh J,Ponzoni M,Ferreri AJ,Zhao X,Moller MB,Farnen JP,Winter JN,Piris MA,Miran-da RN,Medeiros LJ,Young KH. Clinical and biological significance of de novo CD5$^+$ diffuse large B-cell lymphoma in Western countries. Onco-target. 2015;6:5615-5633.

99. Kanda M,Suzumiya J,Ohshima K,Tamura K,Kikuchi M. Intravascular large cell lymphoma:clinicopathological,immuno-histochemical and mo-lecular genetic studies. Leuk Lymphoma. 1999;34:569-580.

100. Estalilla OC,Koo CH,Brynes RK,Medeiros LJ. Intravascular large B-cell lymphoma. A report of five cases initially diagnosed by bone marrow biopsy. Am J Clin Pathol. 1999;112:248-255.

101. Yamaguchi M,Nakamura N,Suzuki R,Kagami Y,Okamoto M,Ichino-hasama R,Yoshino T,Suzumiya J,Murase T,Miura I,Ohshima K,Nishikori M,Tamaru J,Taniwaki M,Hirano M,Morishima Y,Ueda R,Shiku H,Nakamura S. De novo CD5$^+$ diffuse large B-cell lymphoma:results of a detailed clinicopathological review in 120 patients. Haema-tologica. 2008;93:1195-1202.

102. Hu S,Xu-Monette ZY,Balasubramanyam A,Manyam GC,Visco C,Tzankov A,Liu WM,Miranda RN,Zhang L,Montes-Moreno S,Dybkaer K,Chiu A,Orazi A,Zu Y,Bhagat G,Richards KL,Hsi ED,Choi WW,Han van Krieken J,Huang Q,Huh J,Ai W,Ponzoni M,Ferreri AJ,Zhao X,Winter JN,Zhang M,Li L,Moller MB,Piris MA,Li Y,Go RS,Wu L,Medeiros LJ,Young KH. CD30 expression defines a novel sub-group of diffuse large B-cell lymphoma with favorable prognosis and distinct gene expression signature:a report from the International DL-BCL Rituximab-CHOP Consortium Program Study. Blood. 2013;121:2715-2724.

103. Slack GW,Steidl C,Sehn LH,Gascoyne RD. CD30 expression in de novo diffuse large B-cell lymphoma:a population-based study from British Columbia. Br J Haematol. 2014;167:608-617.

104. Campuzano-Zuluaga G,Cioffi-Lavina M,Lossos IS,Chapman-Fredricks JR. Frequency and extent of CD30 expression in diffuse large B-cell lymphoma and its relation to clinical and biologic factors:a retrospec-

tive study of 167 cases. Leuk Lymphoma. 2013;54:2405-2411.

105. Vega F. Time to look for CD30 expression in diffuse large B-cell lymphomas, along the way to immunotherapy. Leuk Lymphoma. 2013;54:2341-2342.

106. Mitrovic Z, Iqbal J, Fu K, Smith LM, Bast M, Greiner TC, Aoun P, Armitage JO, Vose JM, Weisenburger DD, Chan WC. CD43 expression is associated with inferior survival in the non-germinal centre B-cell subgroup of diffuse large B-cell lymphoma. Br J Haematol. 2013;162:87-92.

107. Ma XB, Zheng Y, Yuan HP, Jiang J, Wang YP. CD43 expression in diffuse large B-cell lymphoma, not otherwise specified: CD43 is a marker of adverse prognosis. Hum Pathol. 2015;46:593-599.

108. Ehinger M, Linderoth J, Christensson B, Sander B, Cavallin-Stahl E. A subset of CD5-diffuse large B-cell lymphomas expresses nuclear cyclin D1 with aberrations at the CCND1 locus. Am J Clin Pathol. 2008;129:630-638.

109. Hsiao SC, Cortada IR, Colomo L, Ye H, Liu H, Kuo SY, Lin SH, Chang ST, Kuo TU, Campo E, Chuang SS. SOX11 is useful in differentiating cyclin D1-positive diffuse large B-cell lymphoma from mantle cell lymphoma. Histopathology. 2012;61:685-693.

110. Ok CY, Xu-Monette ZY, Tzankov A, O'Malley DP, Montes-Moreno S, Visco C, Moller MB, Dybkaer K, Orazi A, Zu Y, Bhagat G, Richards KL, Hsi ED, Han van Krieken J, Ponzoni M, Farnen JP, Piris MA, Winter JN, Medeiros LJ, Young KH. Prevalence and clinical implications of cyclin D1 expression in diffuse large B-cell lymphoma (DLBCL) treated with immunochemotherapy: a report from the International DLBCL Rituximab-CHOP Consortium Program. Cancer. 2014;120:1818-1829.

111. Vela-Chavez T, Adam P, Kremer M, Bink K, Bacon CM, Menon G, Ferry JA, Fend F, Jaffe ES, Quintanilla-Martinez L. Cyclin D1 positive diffuse large B-cell lymphoma is a post-germinal center-type lymphoma without alterations in the CCND1 gene locus. Leuk Lymphoma. 2011;52:458-466.

112. Rodriguez-Justo M, Huang Y, Ye H, Liu H, Chuang SS, Munson P, Prada-Puentes C, Kim I, Du MQ, Bacon CM. Cyclin D1-positive diffuse large B-cell lymphoma. Histopathology. 2008;52:900-903.

113. Al-Kawaaz M, Mathew S, Liu Y, Gomez ML, Chaviano F, Knowles DM, Orazi A, Tam W. Cyclin D1-Positive Diffuse Large B-Cell Lymphoma With IGH-CCND1 Translocation and BCL6 Rearrangement: A Report of Two Cases. Am J Clin Pathol. 2015;143:288-299.

114. Juskevicius D, Ruiz C, Dirnhofer S, Tzankov A. Clinical, morphologic, phenotypic, and genetic evidence of cyclin D1-positive diffuse large B-cell lymphomas with CYCLIN D1 gene rearrangements. Am J Surg Pathol. 2014;38:719-727.

115. Weiss LM, Strickler JG, Medeiros LJ, Gerdes J, Stein H, Warnke RA. Proliferative rates of non-Hodgkin's lymphomas as assessed by Ki-67 antibody. Hum Pathol. 1987;18:1155-1159.

116. Gerdes J, Dallenbach F, Lennert K, Lemke H, Stein H. Growth fractions in malignant non-Hodgkin's lymphomas (NHL) as determined in situ with the monoclonal antibody Ki-67. Hematol Oncol. 1984;2:365-371.

117. Hall PA, Richards MA, Gregory WM, d'Ardenne AJ, Lister TA, Stansfeld AG. The prognostic value of Ki67 immunostaining in non-Hodgkin's lymphoma. J Pathol. 1988;154:223-235.

118. Kreipe H, Wacker HH, Heidebrecht HJ, Haas K, Hauberg M, Tiemann M, Parwaresch R. Determination of the growth fraction in non-Hodgkin's lymphomas by monoclonal antibody Ki-S5 directed against a formalin-resistant epitope of the Ki-67 antigen. Am J Pathol. 1993;142:1689-1694.

119. Miller TP, Grogan TM, Dahlberg S, Spier CM, Braziel RM, Banks PM, Foucar K, Kjeldsberg CR, Levy N, Nathwani BN, et al. Prognostic significance of the Ki-67-associated proliferative antigen in aggressive non-Hodgkin's lymphomas: a prospective Southwest Oncology Group trial. Blood. 1994;83:1460-1466.

120. Kuppers R, Rajewsky K, Hansmann ML. Diffuse large cell lymphomas are derived from mature B cells carrying V region genes with a high load of somatic mutation and evidence of selection for antibody expression. Eur J Immunol. 1997;27:1398-1405.

121. Lossos IS, Okada CY, Tibshirani R, Warnke R, Vose JM, Greiner TC, Levy R. Molecular analysis of immunoglobulin genes in diffuse large B-cell lymphomas. Blood. 2000;95:1797-1803.

122. Gascoyne RD. Pathologic prognostic factors in diffuse aggressive non-Hodgkin's lymphoma. Hematol Oncol Clin North Am. 1997;11:847-862.

123. Visco C, Tzankov A, Xu-Monette ZY, Miranda RN, Tai YC, Li Y, Liu WM, d'Amore ES, Montes-Moreno S, Dybkaer K, Chiu A, Orazi A, Zu Y, Bhagat G, Wang HY, Dunphy CH, His ED, Zhao XF, Choi WW, Zhao X, van Krieken JH, Huang Q, Ai W, O'Neill S, Ponzoni M, Ferreri AJ, Kahl BS, Winter JN, Go RS, Dirnhofer S, Piris MA, Moller MB, Wu L, Medeiros LJ, Young KH. Patients with diffuse large B-cell lymphoma of germinal center origin with BCL2 translocations have poor outcome, irrespective of MYC status: a report from an International DLBCL rituximab-CHOP Consortium Program Study. Haematologica. 2013;98:255-263.

124. Akyurek N, Uner A, Benekli M, Barista I. Prognostic significance of MYC, BCL2, and BCL6 rearrangements in patients with diffuse large B-cell lymphoma treated with cyclophosphamide, doxorubicin, vincristine, and prednisone plus rituximab. Cancer. 2012;118:4173-4183.

125. Copie-Bergman C, Gaulard P, Leroy K, Briere J, Baia M, Jais JP, Salles GA, Berger F, Haioun C, Tilly H, Emile JF, Banham AH, Mounier N, Gisselbrecht C, Feugier P, Coiffier B, Molina TJ. Immuno-fluorescence in situ hybridization index predicts survival in patients with diffuse large B-cell lymphoma treated with R-CHOP: a GELA study. J Clin Oncol. 2009;27:5573-5579.

126. Tibiletti MG, Martin V, Bernasconi B, Del Curto B, Pecciarini L, Uccella S, Pruneri G, Ponzoni M, Mazzucchelli L, Martinelli G, Ferreri AJ, Pinotti G, Assanelli A, Scandurra M, Doglioni C, Zucca E, Capella C, Bertoni F. BCL2, BCL6, MYC, MALT 1, and BCL10 rearrangements in nodal diffuse large B-cell lymphomas: a multicenter evaluation of a new set of fluorescent in situ hybridization probes and correlation with clinical outcome. Hum Pathol. 2009;40:645-652.

127. Obermann EC, Csato M, Dirnhofer S, Tzankov A. BCL2 gene aberration as an IPI-independent marker for poor outcome in non-germinal-centre diffuse large B cell lymphoma. J Clin Pathol. 2009;62:903-907.

128. Iqbal J, Meyer PN, Smith LM, Johnson NA, Vose JM, Greiner TC, Connors JM, Staudt LM, Rimsza L, Jaffe E, Rosenwald A, Ott G, Delabie J, Campo E, Braziel RM, Cook JR, Tubbs RR, Gascoyne RD, Armitage

JO, Weisenburger DD, Chan WC. BCL2 predicts survival in germinal center B-cell-like diffuse large B-cell lymphoma treated with CHOP-like therapy and rituximab. Clin Cancer Res. 2011;17:7785-7795.

129. Kramer MH, Hermans J, Wijburg E, Philippo K, Geelen E, van Krieken JH, de Jong D, Maartense E, Schuuring E, Kluin PM. Clinical relevance of BCL2, BCL6, and MYC rearrangements in diffuse large B-cell lymphoma. Blood. 1998;92:3152-3162.

130. Barrans S, Crouch S, Smith A, Turner K, Owen R, Patmore R, Roman E, Jack A. Rearrangement of MYC is associated with poor prognosis in patients with diffuse large B-cell lymphoma treated in the era of rituximab. J Clin Oncol. 2010;28:3360-3365.

131. Bastard C, Deweindt C, Kerckaert JP, Lenormand B, Rossi A, Pezzella F, Fruchart C, Duval C, Monconduit M, Tilly H. LAZ3 rearrangements in non-Hodgkin's lymphoma: correlation with histology, immunophenotype, karyotype, and clinical outcome in 217 patients. Blood. 1994;83:2423-2427.

132. Lo Coco F, Ye BH, Lista F, Corradini P, Offit K, Knowles DM, Chaganti RS, Dalla-Favera R. Rearrangements of the BCL6 gene in diffuse large cell non-Hodgkin's lymphoma. Blood. 1994;83:1757-1759.

133. Otsuki T, Yano T, Clark HM, Bastard C, Kerckaert JP, Jaffe ES, Raffeld M. Analysis of LAZ3 (BCL-6) status in B-cell non-Hodgkin's lymphomas: results of rearrangement and gene expression studies and a mutational analysis of coding region sequences. Blood. 1995;85:2877-2884.

134. Migliazza A, Martinotti S, Chen W, Fusco C, Ye BH, Knowles DM, Offit K, Chaganti RS, Dalla-Favera R. Frequent somatic hypermutation of the 5' noncoding region of the BCL6 gene in B-cell lymphoma. Proc Natl Acad Sci U S A. 1995;92:12520-12524.

135. Capello D, Vitolo U, Pasqualucci L, Quattrone S, Migliaretti G, Fassone L, Ariatti C, Vivenza D, Gloghini A, Pastore C, Lanza C, Nomdedeu J, Botto B, Freilone R, Buonaiuto D, Zagonel V, Gallo E, Palestro G, Saglio G, Dalla-Favera R, Carbone A, Gaidano G. Distribution and pattern of BCL-6 mutations throughout the spectrum of B-cell neoplasia. Blood. 2000;95:651-659.

136. Pasqualucci L, Migliazza A, Fracchiolla N, William C, Neri A, Baldini L, Chaganti RS, Klein U, Kuppers R, Rajewsky K, Dalla-Favera R. BCL-6 mutations in normal germinal center B cells: evidence of somatic hypermutation acting outside Ig loci. Proc Natl Acad Sci U S A. 1998;95:11816-11821.

137. Shen HM, Peters A, Baron B, Zhu X, Storb U. Mutation of BCL-6 gene in normal B cells by the process of somatic hypermutation of Ig genes. Science. 1998;280:1750-1752.

138. Lossos IS, Levy R. Higher-grade transformation of follicle center lymphoma is associated with somatic mutation of the 5' noncoding regulatory region of the BCL-6 gene. Blood. 2000;96:635-639.

139. Dalla-Favera R. Molecular pathogenesis of human B cell lymphoma. J Clin Pathol. 2002;55:A24.

140. Ladanyi M, Offit K, Jhanwar SC, Filippa DA, Chaganti RS. MYC rearrangement and translocations involving band 8q24 in diffuse large cell lymphomas. Blood. 1991;77:1057-1063.

141. Kawasaki C, Ohshim K, Suzumiya J, Kanda M, Tsuchiya T, Tamura K, Kikuchi M. Rearrangements of bcl-1, bcl-2, bcl-6, and c-myc in diffuse large B-cell lymphomas. Leuk Lymphoma. 2001;42:1099-1106.

142. van Krieken JH, Raffeld M, Raghoebier S, Jaffe ES, van Ommen GJ, Kluin PM. Molecular genetics of gastrointestinal non-Hodgkin's lymphomas: unusual prevalence and pattern of c-myc rearrangements in aggressive lymphomas. Blood. 1990;76:797-800.

143. Tzankov A, Xu-Monette ZY, Gerhard M, Visco C, Dirnhofer S, Gisin N, Dybkaer K, Orazi A, Bhagat G, Richards KL, Hsi ED, Choi WW, van Krieken JH, Ponzoni M, Ferreri AJ, Ye Q, Winter JN, Farnen JP, Piris MA, Moller MB, You MJ, McDonnell T, Medeiros LJ, Young KH. Rearrangements of MYC gene facilitate risk stratification in diffuse large B-cell lymphoma patients treated with rituximab-CHOP. Mod Pathol. 2014;27:958-971.

144. Pedersen MO, Gang AO, Poulsen TS, Knudsen H, Lauritzen AF, Nielsen SL, Klausen TW, Norgaard P. MYC translocation partner gene determines survival of patients with large B-cell lymphoma with MYC-or double-hit MYC/BCL2 translocations. Eur J Haematol. 2014;92:42-48.

145. Caponetti GC, Dave BJ, Perry AM, Smith LM, Jain S, Meyer PN, Bast M, Bierman PJ, Bociek RG, Vose JM, Armitage JO, Aoun P, Fu K, Greiner TC, Chan WC, Sanger WG, Weisenburger DD. Isolated MYC cytogenetic abnormalities in diffuse large B-cell lymphoma do not predict an adverse clinical outcome. Leuk Lymphoma. 2015;1-8.

146. Savage KJ, Johnson NA, Ben-Neriah S, Connors JM, Sehn LH, Farinha P, Horsman DE, Gascoyne RD. MYC gene rearrangements are associated with a poor prognosis in diffuse large B-cell lymphoma patients treated with R-CHOP chemotherapy. Blood. 2009;114:3533-3537.

147. Yoon SO, Jeon YK, Paik JH, Kim WY, Kim YA, Kim JE, Kim CW. MYC translocation and an increased copy number predict poor prognosis in adult diffuse large B-cell lymphoma (DLBCL), especially in germinal centre-like B cell (GCB) type. Histopathology. 2008;53:205-217.

148. Poirel HA, Cairo MS, Heerema NA, Swansbury J, Auperin A, Launay E, Sanger WG, Talley P, Perkins SL, Raphael M, McCarthy K, Sposto R, Gerrard M, Bernheim A, Patte C. Specific cytogenetic abnormalities are associated with a significantly inferior outcome in children and adolescents with mature B-cell non-Hodgkin's lymphoma: results of the FAB/LMB 96 international study. Leukemia. 2009;23:323-331.

149. Karube K, Campo E. MYC alterations in diffuse large B-cell lymphomas. Semin Hematol. 2015;52:97-106.

150. Horn H, Staiger AM, Vohringer M, Hay U, Campo E, Rosenwald A, Ott G, Ott MM. Diffuse large B-cell lymphomas of immunoblastic type are a major reservoir for MYC-IGH translocations. Am J Surg Pathol. 2015;39:61-66.

151. Hummel M, Bentink S, Berger H, Klapper W, Wessendorf S, Barth TF, Bernd HW, Cogliatti SB, Dierlamm J, Feller AC, Hansmann ML, Haralambieva E, Harder L, Hasenclever D, Kuhn M, Lenze D, Lichter P, Martin-Subero JI, Moller P, Muller-Hermelink HK, Ott G, Parwaresch RM, Pott C, Rosenwald A, Rosolowski M, Schwaenen C, Sturzenhofecker B, Szczepanowski M, Trautmann H, Wacker HH, Spang R, Loeffler M, Trumper L, Stein H, Siebert R. A biologic definition of Burkitt's lymphoma from transcriptional and genomic profiling. N Engl J Med. 2006;354:2419-2430.

152. Copie-Bergman C, Cuilliere-Dartigues P, Baia M, Briere J, Delarue R, Canioni D, Salles G, Parrens M, Belhadj K, Fabiani B, Recher C, Petrella T, Ketterer N, Peyrade F, Haioun C, Nagel I, Siebert R, Jardin F,

Leroy K, Jais JP, Tilly H, Molina TJ, Gaulard P. MYC-IG rearrangements are negative predictors of survival in DLBCL patients treated with immunochemotherapy: a GELA/LYSA study. Blood. 2015.

153. Testoni M, Kwee I, Greiner TC, Montes-Moreno S, Vose J, Chan WC, Chiappella A, Baldini L, Ferreri AJ, Gaidano G, Mian M, Zucca E, Bertoni F. Gains of MYC locus and outcome in patients with diffuse large B-cell lymphoma treated with R-CHOP. Br J Haematol. 2011; 155: 274-277.

154. Stasik CJ, Nitta H, Zhang W, Mosher CH, Cook JR, Tubbs RR, Unger JM, Brooks TA, Persky DO, Wilkinson ST, Grogan TM, Rimsza LM. Increased MYC gene copy number correlates with increased mRNA levels in diffuse large B-cell lymphoma. Haematologica. 2010; 95: 597-603.

155. Ichikawa A. Prognostic and predictive significance of p53 mutation in aggressive B-cell lymphoma. Int J Hematol. 2000; 71: 211-220.

156. Lo Coco F, Gaidano G, Louie DC, Offit K, Chaganti RS, Dalla-Favera R. p53 mutations are associated with histologic transformation of follicular lymphoma. Blood. 1993; 82: 2289-2295.

157. Sander CA, Yano T, Clark HM, Harris C, Longo DL, Jaffe ES, Raffeld M. p53 mutation is associated with progression in follicular lymphomas. Blood. 1993; 82: 1994-2004.

158. Du M, Peng H, Singh N, Isaacson PG, Pan L. The accumulation of p53 abnormalities is associated with progression of mucosa-associated lymphoid tissue lymphoma. Blood. 1995; 86: 4587-4593.

159. Pasqualucci L, Trifonov V, Fabbri G, Ma J, Rossi D, Chiarenza A, Wells VA, Grunn A, Messina M, Elliot O, Chan J, Bhagat G, Chadburn A, Gaidano G, Mullighan CG, Rabadan R, Dalla-Favera R. Analysis of the coding genome of diffuse large B-cell lymphoma. Nat Genet. 2011; 43: 830-837.

160. Pasqualucci L, Dalla-Favera R. The genetic landscape of diffuse large B-cell lymphoma. Semin Hematol. 2015; 52: 67-76.

161. Morin RD, Mendez-Lago M, Mungall AJ, Goya R, Mungall KL, Corbett RD, Johnson NA, Severson TM, Chiu R, Field M, Jackman S, Krzywinski M, Scott DW, Trinh DL, Tamura-Wells J, Li S, Firme MR, Rogic S, Griffith M, Chan S, Yakovenko O, Meyer IM, Zhao EY, Smailus D, Moksa M, Chittaranjan S, Rimsza L, Brooks-Wilson A, Spinelli JJ, Ben-Neriah S, Meissner B, Woolcock B, Boyle M, McDonald H, Tam A, Zhao Y, Delaney A, Zeng T, Tse K, Butterfield Y, Birol I, Holt R, Schein J, Horsman DE, Moore R, Jones SJ, Connors JM, Hirst M, Gascoyne RD, Marra MA. Frequent mutation of histone-modifying genes in non-Hodgkin lymphoma. Nature. 2011; 476: 298-303.

162. Lohr JG, Stojanov P, Lawrence MS, Auclair D, Chapuy B, Sougnez C, Cruz-Gordillo P, Knoechel B, Asmann YW, Slager SL, Novak AJ, Dogan A, Ansell SM, Link BK, Zou L, Gould J, Saksena G, Stransky N, Rangel-Escareno C, Fernandez-Lopez JC, Hidalgo-Miranda A, Melendez-Zajgla J, Hernandez-Lemus E, Schwarz-Cruz y Celis A, Imaz-Rosshandler I, Ojesina AI, Jung J, Pedamallu CS, Lander ES, Habermann TM, Cerhan JR, Shipp MA, Getz G, Golub TR. Discovery and prioritization of somatic mutations in diffuse large B-cell lymphoma (DLBCL) by whole-exome sequencing. Proc Natl Acad Sci U S A. 2012; 109: 3879-3884.

163. Hummel M, Anagnostopoulos I, Korbjuhn P, Stein H. Epstein-Barr virus in B-cell non-Hodgkin's lymphomas: unexpected infection patterns and different infection incidence in low-and high-grade types. J Pathol. 1995; 175: 263-271.

164. Park S, Lee J, Ko YH, Han A, Jun HJ, Lee SC, Hwang IG, Park YH, Ahn JS, Jung CW, Kim K, Ahn YC, Kang WK, Park K, Kim WS. The impact of Epstein-Barr virus status on clinical outcome in diffuse large B-cell lymphoma. Blood. 2007; 110: 972-978.

165. Alizadeh AA, Eisen MB, Davis RE, Ma C, Lossos IS, Rosenwald A, Boldrick JC, Sabet H, Tran T, Yu X, Powell JI, Yang L, Marti GE, Moore T, Hudson J Jr, Lu L, Lewis DB, Tibshirani R, Sherlock G, Chan WC, Greiner TC, Weisenburger DD, Armitage JO, Warnke R, Staudt LM, et al. Distinct types of diffuse large B-cell lymphoma identified by gene expression profiling. Nature. 2000; 403: 503-511.

166. Rosenwald A, Wright G, Chan WC, Connors JM, Campo E, Fisher RI, Gascoyne RD, Muller-Hermelink HK, Smeland EB, Giltnane JM, Hurt EM, Zhao H, Averett L, Yang L, Wilson WH, Jaffe ES, Simon R, Klausner RD, Powell J, Duffey PL, Longo DL, Greiner TC, Weisenburger DD, Sanger WG, Dave BJ, Lynch JC, Vose J, Armitage JO, Montserrat E, Lopez-Guillermo A, Grogan TM, Miller TP, LeBlanc M, Ott G, Kvaloy S, Delabie J, Holte H, Krajci P, Stokke T, Staudt LM. The use of molecular profiling to predict survival after chemotherapy for diffuse large-B-cell lymphoma. N Engl J Med. 2002; 346: 1937-1947.

167. Bea S, Zettl A, Wright G, Salaverria I, Jehn P, Moreno V, Burek C, Ott G, Puig X, Yang L, Lopez-Guillermo A, Chan WC, Greiner TC, Weisenburger DD, Armitage JO, Gascoyne RD, Connors JM, Grogan TM, Braziel R, Fisher RI, Smeland EB, Kvaloy S, Holte H, Delabie J, Simon R, Powell J, Wilson WH, Jaffe ES, Montserrat E, Muller-Hermelink HK, Staudt LM, Campo E, Rosenwald A. Diffuse large B-cell lymphoma subgroups have distinct genetic profiles that influence tumor biology and improve gene-expression-based survival prediction. Blood. 2005; 106: 3183-3190.

168. Tagawa H, Suguro M, Tsuzuki S, Matsuo K, Karnan S, Ohshima K, Okamoto M, Morishima Y, Nakamura S, Seto M. Comparison of genome profiles for identification of distinct subgroups of diffuse large B-cell lymphoma. Blood. 2005; 106: 1770-1777.

169. Houldsworth J, Olshen AB, Cattoretti G, Donnelly GB, Teruya-Feldstein J, Qin J, Palanisamy N, Shen Y, Dyomina K, Petlakh M, Pan Q, Zelenetz AD, Dalla-Favera R, Chaganti RS. Relationship between REL amplification, REL function, and clinical and biologic features in diffuse large B-cell lymphomas. Blood. 2004; 103: 1862-1868.

170. Compagno M, Lim WK, Grunn A, Nandula SV, Brahmachary M, Shen Q, Bertoni F, Ponzoni M, Scandurra M, Califano A, Bhagat G, Chadburn A, Dalla-Favera R, Pasqualucci L. Mutations of multiple genes cause deregulation of NF-kappaB in diffuse large B-cell lymphoma. Nature. 2009; 459: 717-721.

171. Kato M, Sanada M, Kato I, Sato Y, Takita J, Takeuchi K, Niwa A, Chen Y, Nakazaki K, Nomoto J, Asakura Y, Muto S, Tamura A, Iio M, Akatsuka Y, Hayashi Y, Mori H, Igarashi T, Kurokawa M, Chiba S, Mori S, Ishikawa Y, Okamoto K, Tobinai K, Nakagama H, Nakahata T, Yoshino T, Kobayashi Y, Ogawa S. Frequent inactivation of A20 in B-cell lymphomas. Nature. 2009; 459: 712-716.

172. Davis RE, Ngo VN, Lenz G, Tolar P, Young RM, Romesser PB, Kohlhammer H, Lamy L, Zhao H, Yang Y, Xu W, Shaffer AL, Wright G, Xiao W, Powell J, Jiang JK, Thomas CJ, Rosenwald A, Ott G, Muller-Hermelink HK, Gascoyne RD, Connors JM, Johnson NA, Rimsza LM, Cam-

po E, Jaffe ES, Wilson WH, Delabie J, Smeland EB, Fisher RI, Braziel RM, Tubbs RR, Cook JR, Weisenburger DD, Chan WC, Pierce SK, Staudt LM. Chronic active B-cell-receptor signalling in diffuse large B-cell lymphoma. Nature. 2010;463:88-92.

173. Ngo VN, Young RM, Schmitz R, Jhavar S, Xiao W, Lim KH, Kohlhammer H, Xu W, Yang Y, Zhao H, Shaffer AL, Romesser P, Wright G, Powell J, Rosenwald A, Muller-Hermelink HK, Ott G, Gascoyne RD, Connors JM, Rimsza LM, Campo E, Jaffe ES, Delabie J, Smeland EB, Fisher RI, Braziel RM, Tubbs RR, Cook JR, Weisenburger DD, Chan WC, Staudt LM. Oncogenically active MYD88 mutations in human lymphoma. Nature. 2011;470:115-119.

174. Iqbal J, Shen Y, Huang X, Liu Y, Wake L, Liu C, Deffenbacher K, Lachel CM, Wang C, Rohr J, Guo S, Smith LM, Wright G, Bhagavathi S, Dybkaer K, Fu K, Greiner TC, Vose JM, Jaffe E, Rimsza L, Rosenwald A, Ott G, Delabie J, Campo E, Braziel RM, Cook JR, Tubbs RR, Armitage JO, Weisenburger DD, Staudt LM, Gascoyne RD, McKeithan TW, Chan WC. Global microRNA expression profiling uncovers molecular markers for classification and prognosis in aggressive B-cell lymphoma. Blood. 2015;125:1137-1145.

175. Lenz G, Wright G, Dave SS, Xiao W, Powell J, Zhao H, Xu W, Tan B, Goldschmidt N, Iqbal J, Vose J, Bast M, Fu K, Weisenburger DD, Greiner TC, Armitage JO, Kyle A, May L, Gascoyne RD, Connors JM, Troen G, Holte H, Kvaloy S, Dierickx D, Verhoef G, Delabie J, Smeland EB, Jares P, Martinez A, Lopez-Guillermo A, Montserrat E, Campo E, Braziel RM, Miller TP, Rimsza LM, Cook JR, Pohlman B, Sweetenham J, Tubbs RR, Fisher RI, Hartmann E, Rosenwald A, Ott G, Muller-Hermelink HK, Wrench D, Lister TA, Jaffe ES, Wilson WH, Chan WC, Staudt LM. Stromal gene signatures in large-B-cell lymphomas. N Engl J Med. 2008;359:2313-2323.

176. Nowakowski GS, Czuczman MS. ABC, GCB, and double-hit diffuse large b-cell lymphoma: does subtype make a difference in therapy selection? Am Soc Clin Oncol Educ Book. 2015;35 United States:e449-e457.

177. Mehta-Shah N, Younes A. Novel targeted therapies in diffuse large B-cell lymphoma. Semin Hematol. 2015;52:126-137.

178. Rimsza LM, Leblanc ML, Unger JM, Miller TP, Grogan TM, Persky DO, Martel RR, Sabalos CM, Seligmann B, Braziel RM, Campo E, Rosenwald A, Connors JM, Sehn LH, Johnson N, Gascoyne RD. Gene expression predicts overall survival in paraffin-embedded tissues of diffuse large B-cell lymphoma treated with R-CHOP. Blood. 2008;112:3425-3433.

179. Roberts RA, Sabalos CM, LeBlanc ML, Martel RR, Frutiger YM, Unger JM, Botros IW, Rounseville MP, Seligmann BE, Miller TP, Grogan TM, Rimsza LM. Quantitative nuclease protection assay in paraffin-embedded tissue replicates prognostic microarray gene expression in diffuse large-B-cell lymphoma. Lab Invest. 2007;87:979-997.

180. Rimsza LM, Wright G, Schwartz M, Chan WC, Jaffe ES, Gascoyne RD, Campo E, Rosenwald A, Ott G, Cook JR, Tubbs RR, Braziel RM, Delabie J, Miller TP, Staudt LM. Accurate classification of diffuse large B-cell lymphoma into germinal center and activated B-cell subtypes using a nuclease protection assay on formalin-fixed, paraffin-embedded tissues. Clin Cancer Res. 2011;17:3727-3732.

181. Collie AM, Nolling J, Divakar KM, Lin JJ, Carver P, Durkin LM, Hill BT, Smith MR, Radivoyevitch T, Kong LI, Daly T, Murugesan G, Guen-

ther-Johnson J, Dave SS, Manilich EA, Hsi ED. Molecular subtype classification of formalin-fixed, paraffin-embedded diffuse large B-cell lymphoma samples on the ICEPlex(R) system. Br J Haematol. 2014;167:281-285.

182. Xue X, Zeng N, Gao Z, Du MQ. Diffuse large B-cell lymphoma: subclassification by massive parallel quantitative RT-PCR. Lab Invest. 2015;95:113-120.

183. Barrans SL, Crouch S, Care MA, Worrillow L, Smith A, Patmore R, Westhead DR, Tooze R, Roman E, Jack AS. Whole genome expression profiling based on paraffin embedded tissue can be used to classify diffuse large B-cell lymphoma and predict clinical outcome. Br J Haematol. 2012;159:441-453.

184. Scott DW, Wright GW, Williams PM, Lih CJ, Walsh W, Jaffe ES, Rosenwald A, Campo E, Chan WC, Connors JM, Smeland EB, Mottok A, Braziel RM, Ott G, Delabie J, Tubbs RR, Cook JR, Weisenburger DD, Greiner TC, Glinsmann-Gibson BJ, Fu K, Staudt LM, Gascoyne RD, Rimsza LM. Determining cell-of-origin subtypes of diffuse large B-cell lymphoma using gene expression in formalin-fixed paraffin-embedded tissue. Blood. 2014;123:1214-1217.

185. Veldman-Jones MH, Lai Z, Wappett M, Harbron CG, Barrett JC, Harrington EA, Thress KS. Reproducible, Quantitative, and Flexible Molecular Subtyping of Clinical DLBCL Samples Using the NanoString nCounter System. Clin Cancer Res. 2015;21:2367-2378.

186. Scott DW. Cell-of-Origin in Diffuse Large B-Cell Lymphoma: Are the Assays Ready for the Clinic? Am Soc Clin Oncol Educ Book. 2015;35 United States:e458-e466.

187. Hans CP, Weisenburger DD, Greiner TC, Gascoyne RD, Delabie J, Ott G, Muller-Hermelink HK, Campo E, Braziel RM, Jaffe ES, Pan Z, Farinha P, Smith LM, Falini B, Banham AH, Rosenwald A, Staudt LM, Connors JM, Armitage JO, Chan WC. Confirmation of the molecular classification of diffuse large B-cell lymphoma by immunohistochemistry using a tissue microarray. Blood. 2004;103:275-282.

188. Choi WW, Weisenburger DD, Greiner TC, Piris MA, Banham AH, Delabie J, Braziel RM, Geng H, Iqbal J, Lenz G, Vose JM, Hans CP, Fu K, Smith LM, Li M, Liu Z, Gascoyne RD, Rosenwald A, Ott G, Rimsza LM, Campo E, Jaffe ES, Jaye DL, Staudt LM, Chan WC. A new immunostain algorithm classifies diffuse large B-cell lymphoma into molecular subtypes with high accuracy. Clin Cancer Res. 2009;15:5494-5502.

189. Meyer PN, Fu K, Greiner TC, Smith LM, Delabie J, Gascoyne RD, Ott G, Rosenwald A, Braziel RM, Campo E, Vose JM, Lenz G, Staudt LM, Chan WC, Weisenburger DD. Immunohistochemical methods for predicting cell of origin and survival in patients with diffuse large B-cell lymphoma treated with rituximab. J Clin Oncol. 2011;29:200-207.

190. Visco C, Li Y, Xu-Monette ZY, Miranda RN, Green TM, Tzankov A, Wen W, Liu WM, Kahl BS, d'Amore ES, Montes-Moreno S, Dybkaer K, Chiu A, Tam W, Orazi A, Zu Y, Bhagat G, Winter JN, Wang HY, O'Neill S, Dunphy CH, Hsi ED, Zhao XF, Go RS, Choi WW, Zhou F, Czader M, Tong J, Zhao X, van Krieken JH, Huang Q, Ai W, Etzell J, Ponzoni M, Ferreri AJ, Piris MA, Moller MB, Bueso-Ramos CE, Medeiros LJ, Wu L, Young KH. Comprehensive gene expression profiling and immunohistochemical studies support application of immunophenotypic algorithm for molecular subtype classification in diffuse large B-cell

lymphoma; a report from the International DLBCL Rituximab-CHOP Consortium Program Study. Leukemia. 2012;26;2103-2113.

191. Coutinho R, Clear AJ, Owen A, Wilson A, Matthews J, Lee A, Alvarez R, Gomes da Silva M, Cabecadas J, Calaminici M, Gribben JG. Poor concordance among nine immunohistochemistry classifiers of cell-of-origin for diffuse large B-cell lymphoma; implications for therapeutic strategies. Clin Cancer Res. 2013;19;6686-6695.

192. Culpin RE, Sieniawski M, Angus B, Menon GK, Proctor SJ, Milne P, McCabe K, Mainou-Fowler T. Prognostic significance of immunohistochemistry-based markers and algorithms in immunochemotherapy-treated diffuse large B cell lymphoma patients. Histopathology. 2013;63; 788-801.

193. Hwang HS, Park CS, Yoon DH, Suh C, Huh J. High concordance of gene expression profiling-correlated immunohistochemistry algorithms in diffuse large B-cell lymphoma, not otherwise specified. Am J Surg Pathol. 2014;38;1046-1057.

194. Lossos IS, Alizadeh AA, Eisen MB, Chan WC, Brown PO, Botstein D, Staudt LM, Levy R. Ongoing immunoglobulin somatic mutation in germinal center B cell-like but not in activated B cell-like diffuse large cell lymphomas. Proc Natl Acad Sci U S A. 2000;97;10209-10213.

195. Taniguchi M, Oka K, Hiasa A, Yamaguchi M, Ohno T, Kita K, Shiku H. De novo CD5$^+$ diffuse large B-cell lymphomas express VH genes with somatic mutation. Blood. 1998;91;1145-1151.

196. Kume M, Suzuki R, Yatabe Y, Kagami Y, Miura I, Miura AB, Morishima Y, Nakamura S, Seto M. Somatic hypermutations in the VH segment of immunoglobulin genes of CD5-positive diffuse large B-cell lymphomas. Jpn J Cancer Res. 1997;88;1087-1093.

197. Nakamura N, Hashimoto Y, Kuze T, Tasaki K, Sasaki Y, Sato M, Abe M. Analysis of the immunoglobulin heavy chain gene variable region of CD5-positive diffuse large B-cell lymphoma. Lab Invest. 1999;79;925-933.

198. Niitsu N, Okamoto M, Tamaru JI, Yoshino T, Nakamura N, Nakamura S, Ohshima K, Nakamine H, Hirano M. Clinicopathologic characteristics and treatment outcome of the addition of rituximab to chemotherapy for CD5-positive in comparison with CD5-negative diffuse large B-cell lymphoma. Ann Oncol. 2010;21;2069-2074.

199. Mounier N, Briere J, Gisselbrecht C, Emile JF, Lederlin P, Sebban C, Berger F, Bosly A, Morel P, Tilly H, Bouabdallah R, Reyes F, Gaulard P, Coiffier B. Rituximab plus CHOP(R-CHOP) overcomes bcl-2-associated resistance to chemotherapy in elderly patients with diffuse large B-cell lymphoma(DLBCL). Blood. 2003;101;4279-4284.

200. Coiffier B. Rituximab therapy in malignant lymphoma. Oncogene. 2007; 26;3603-3613.

201. Coiffier B, Lepage E, Briere J, Herbrecht R, Tilly H, Bouabdallah R, Morel P, Van Den Neste E, Salles G, Gaulard P, Reyes F, Lederlin P, Gisselbrecht C. CHOP chemotherapy plus rituximab compared with CHOP alone in elderly patients with diffuse large-B-cell lymphoma. N Engl J Med. 2002;346;235-242.

202. Feugier P, Van Hoof A, Sebban C, Solal-Celigny P, Bouabdallah R, Ferme C, Christian B, Lepage E, Tilly H, Morschhauser F, Gaulard P, Salles G, Bosly A, Gisselbrecht C, Reyes F, Coiffier B. Long-term results of the R-CHOP study in the treatment of elderly patients with diffuse large B-cell lymphoma; a study by the Groupe d' Etude des Lym-

phomes de l' Adulte. J Clin Oncol. 2005;23;4117-4126.

203. Sehn LH, Donaldson J, Chhanabhai M, Fitzgerald C, Gill K, Klasa R, MacPherson N, O'Reilly S, Spinelli JJ, Sutherland J, Wilson KS, Gascoyne RD, Connors JM. Introduction of combined CHOP plus rituximab therapy dramatically improved outcome of diffuse large B-cell lymphoma in British Columbia. J Clin Oncol. 2005;23;5027-5033.

204. Bachy E, Salles G. Treatment approach to newly diagnosed diffuse large B-cell lymphoma. Semin Hematol. 2015;52;107-118.

205. Reiter A, Klapper W. Recent advances in the understanding and management of diffuse large B-cell lymphoma in children. Br J Haematol. 2008;142;329-347.

206. El-Mallawany NK, Cairo MS. Advances in the diagnosis and treatment of childhood and adolescent B-cell non-Hodgkin lymphoma. Clin Adv Hematol Oncol. 2015;13;113-123.

207. Oschlies I, Klapper W, Zimmermann M, Krams M, Wacker HH, Burkhardt B, Harder L, Siebert R, Reiter A, Parwaresch R. Diffuse large B-cell lymphoma in pediatric patients belongs predominantly to the germinal-center type B-cell lymphomas; a clinicopathologic analysis of cases included in the German BFM(Berlin-Frankfurt-Munster) Multicenter Trial. Blood. 2006;107;4047-4052.

208. Miles RR, Raphael M, McCarthy K, Wotherspoon A, Lones MA, Terrier-Lacombe MJ, Patte C, Gerrard M, Auperin A, Sposto R, Davenport V, Cairo MS, Perkins SL. Pediatric diffuse large B-cell lymphoma demonstrates a high proliferation index, frequent c-Myc protein expression, and a high incidence of germinal center subtype; Report of the French-American-British(FAB) international study group. Pediatr Blood Cancer. 2008;51;369-374.

209. Klapper W, Szczepanowski M, Burkhardt B, Berger H, Rosolowski M, Bentink S, Schwaenen C, Wessendorf S, Spang R, Moller P, Hansmann ML, Bernd HW, Ott G, Hummel M, Stein H, Loeffler M, Trumper L, Zimmermann M, Reiter A, Siebert R. Molecular profiling of pediatric mature B-cell lymphoma treated in population-based prospective clinical trials. Blood. 2008;112;1374-1381.

210. Klapper W, Kreuz M, Kohler CW, Burkhardt B, Szczepanowski M, Salaverria I, Hummel M, Loeffler M, Pellissery S, Woessmann W, Schwanen C, Trumper L, Wessendorf S, Spang R, Hasenclever D, Siebert R. Patient age at diagnosis is associated with the molecular characteristics of diffuse large B-cell lymphoma. Blood. 2012;119;1882-1887.

211. The International Non-Hodgkin's Lymphoma Prognostic Factors Project. A predictive model for aggressive non-Hodgkin's lymphoma. N Engl J Med. 1993;329;987-994.

212. Sehn LH, Berry B, Chhanabhai M, Fitzgerald C, Gill K, Hoskins P, Klasa R, Savage KJ, Shenkier T, Sutherland J, Gascoyne RD, Connors JM. The revised International Prognostic Index(R-IPI) is a better predictor of outcome than the standard IPI for patients with diffuse large B-cell lymphoma treated with R-CHOP. Blood. 2007;109;1857-1861.

213. Engelhard M, Brittinger G, Huhn D, Gerhartz HH, Meusers P, Siegert W, Thiel E, Wilmanns W, Aydemir U, Bierwolf S, Griesser H, Tiemann M, Lennert K. Subclassification of diffuse large B-cell lymphomas according to the Kiel classification; distinction of centroblastic and immunoblastic lymphomas is a significant prognostic risk factor. Blood. 1997;89;2291-2297.

214. Baars JW, de Jong D, Willemse EM, Gras L, Dalesio O, v Heerde P,

Huygens PC, vd Lelie H, Kr vd Borne AE. Diffuse large B-cell non-Hodgkin lymphomas: the clinical relevance of histological subclassification. Br J Cancer. 1999;79:1770-1776.

215. Villela L, Lopez-Guillermo A, Montoto S, Rives S, Bosch F, Perales M, Ferrer A, Esteve J, Colomo L, Campo E, Montserrat E. Prognostic features and outcome in patients with diffuse large B-cell lymphoma who do not achieve a complete response to first-line regimens. Cancer. 2001;91:1557-1562.

216. Diebold J, Anderson JR, Armitage JO, Connors JM, Maclennan KA, Muller-Hermelink HK, Nathwani BN, Ullrich F, Weisenburger DD. Diffuse large B-cell lymphoma: a clinicopathologic analysis of 444 cases classified according to the updated Kiel classification. Leuk Lymphoma. 2002;43:97-104.

217. Nakamine H, Bagin RG, Vose JM, Bast MA, Bierman PJ, Armitage JO, Weisenburger DD. Prognostic significance of clinical and pathologic features in diffuse large B-cell lymphoma. Cancer. 1993; 71: 3130-3137.

218. Salar A, Fernandez de Sevilla A, Romagosa V, Domingo-Claros A, Gonzalez-Barca E, Pera J, Climent J, Granena A. Diffuse large B-cell lymphoma: is morphologic subdivision useful in clinical management? Eur J Haematol. 1998;60:202-208.

219. Kwak LW, Wilson M, Weiss LM, Horning SJ, Warnke RA, Dorfman RF. Clinical significance of morphologic subdivision in diffuse large cell lymphoma. Cancer. 1991;68:1988-1993.

220. Fisher DE, Jacobson JO, Ault KA, Harris NL. Diffuse large cell lymphoma with discordant bone marrow histology. Clinical features and biological implications [published erratum appears in Cancer 1990 Jan 1;65 (1):64]. Cancer. 1989;64:1879-1887.

221. Conlan MG, Bast M, Armitage JO, Weisenburger DD. Bone marrow involvement by non-Hodgkin's lymphoma: the clinical significance of morphologic discordance between the lymph node and bone marrow. Nebraska Lymphoma Study Group. J Clin Oncol. 1990;8:1163-1172.

222. Hodges GF, Lenhardt TM, Cotelingam JD. Bone marrow involvement in large-cell lymphoma. Prognostic implications of discordant disease. Am J Clin Pathol. 1994;101:305-311.

223. Chung R, Lai R, Wei P, Lee J, Hanson J, Belch AR, Turner AR, Reiman T. Concordant but not discordant bone marrow involvement in diffuse large B-cell lymphoma predicts a poor clinical outcome independent of the International Prognostic Index. Blood. 2007; 110: 1278-1282.

224. Robertson LE, Redman JR, Butler JJ, Osborne BM, Velasquez WS, McLaughlin P, Swan F, Rodriguez MA, Hagemeister FB, Fuller LM, et al. Discordant bone marrow involvement in diffuse large-cell lymphoma: a distinct clinical-pathologic entity associated with a continuous risk of relapse. J Clin Oncol. 1991;9:236-242.

225. Colomo L, Lopez-Guillermo A, Perales M, Rives S, Martinez A, Bosch F, Colomer D, Falini B, Montserrat E, Campo E. Clinical impact of the differentiation profile assessed by immunophenotyping in patients with diffuse large B-cell lymphoma. Blood. 2003;101:78-84.

226. Natkunam Y, Farinha P, Hsi ED, Hans CP, Tibshirani R, Sehn LH, Connors JM, Gratzinger D, Rosado M, Zhao S, Pohlman B, Wongchaowart N, Bast M, Avigdor A, Schiby G, Nagler A, Byrne GE, Levy R, Gascoyne RD, Lossos IS. LMO2 protein expression predicts survival in patients with diffuse large B-cell lymphoma treated with anthracycline-based chemotherapy with and without rituximab. J Clin Oncol. 2008; 26:447-454.

227. Wilson WH, Grossbard ML, Pittaluga S, Cole D, Pearson D, Drbohlav N, Steinberg SM, Little RF, Janik J, Gutierrez M, Raffeld M, Staudt L, Cheson BD, Longo DL, Harris N, Jaffe ES, Chabner BA, Wittes R, Balis F. Dose-adjusted EPOCH chemotherapy for untreated large B-cell lymphomas: a pharmacodynamic approach with high efficacy. Blood. 2002; 99:2685-2693.

228. Berglund M, Thunberg U, Amini RM, Book M, Roos G, Erlanson M, Linderoth J, Dictor M, Jerkeman M, Cavallin-Stahl E, Sundstrom C, Rehn-Eriksson S, Backlin C, Hagberg H, Rosenquist R, Enblad G. Evaluation of immunophenotype in diffuse large B-cell lymphoma and its impact on prognosis. Mod Pathol. 2005;18:1113-1120.

229. Winter JN, Weller EA, Horning SJ, Krajewska M, Variakojis D, Habermann TM, Fisher RI, Kurtin PJ, Macon WR, Chhanabhai M, Felgar RE, Hsi ED, Medeiros LJ, Weick JK, Reed JC, Gascoyne RD. Prognostic significance of Bcl-6 protein expression in DLBCL treated with CHOP or R-CHOP: a prospective correlative study. Blood. 2006;107: 4207-4213.

230. Fu K, Weisenburger DD, Choi WW, Perry KD, Smith LM, Shi X, Hans CP, Greiner TC, Bierman PJ, Bociek RG, Armitage JO, Chan WC, Vose JM. Addition of rituximab to standard chemotherapy improves the survival of both the germinal center B-cell-like and non-germinal center B-cell-like subtypes of diffuse large B-cell lymphoma. J Clin Oncol. 2008;26:4587-4594.

231. Read JA, Koff JL, Nastoupil LJ, Williams JN, Cohen JB, Flowers CR. Evaluating cell-of-origin subtype methods for predicting diffuse large B-cell lymphoma survival: a meta-analysis of gene expression profiling and immunohistochemistry algorithms. Clin Lymphoma Myeloma Leuk. 2014;14:460-467, e462.

232. Green TM, Young KH, Visco C, Xu-Monette ZY, Orazi A, Go RS, Nielsen O, Gadeberg OV, Mourits-Andersen T, Frederiksen M, Pedersen LM, Moller MB. Immunohistochemical double-hit score is a strong predictor of outcome in patients with diffuse large B-cell lymphoma treated with rituximab plus cyclophosphamide, doxorubicin, vincristine, and prednisone. J Clin Oncol. 2012;30:3460-3467.

233. Wang XJ, Medeiros LJ, Lin P, Yin CC, Hu S, Thompson MA, Li S. MYC cytogenetic status correlates with expression and has prognostic significance in patients with MYC/BCL2 Protein Double-positive Diffuse Large B-cell Lymphoma. Am J Surg Pathol. 2015;39:1250-1258.

234. Miyazaki K, Yamaguchi M, Suzuki R, Kobayashi Y, Maeshima AM, Niitsu N, Ennishi D, Tamaru JI, Ishizawa K, Kashimura M, Kagami Y, Sunami K, Yamane H, Nishikori M, Kosugi H, Yujiri T, Hyo R, Katayama N, Kinoshita T, Nakamura S. CD5-positive diffuse large B-cell lymphoma: a retrospective study in 337 patients treated by chemotherapy with or without rituximab. Ann Oncol. 2011;22:1601-1607.

235. Ennishi D, Takeuchi K, Yokoyama M, Asai H, Mishima Y, Terui Y, Takahashi S, Komatsu H, Ikeda K, Yamaguchi M, Suzuki R, Tanimoto M, Hatake K. CD5 expression is potentially predictive of poor outcome among biomarkers in patients with diffuse large B-cell lymphoma receiving rituximab plus CHOP therapy. Ann Oncol. 2008; 19:1921-1926.

236. Slymen DJ, Miller TP, Lippman SM, Spier CM, Kerrigan DP, Rybski JA, Rangel CS, Richter LC, Grogan TM. Immunobiologic factors predictive of clinical outcome in diffuse large-cell lymphoma. J Clin Oncol. 1990;8:986-993.

237. Grogan TM, Lippman SM, Spier CM, Slymen DJ, Rybski JA, Rangel CS, Richter LC, Miller TP. Independent prognostic significance of a nuclear proliferation antigen in diffuse large cell lymphomas as determined by the monoclonal antibody Ki-67. Blood. 1988;71:1157-1160.

238. Bauer KD, Merkel DE, Winter JN, Marder RJ, Hauck WW, Wallemark CB, Williams TJ, Variakojis D. Prognostic implications of ploidy and proliferative activity in diffuse large cell lymphomas. Cancer Res. 1986; 46:3173-3178.

239. Silvestrini R, Costa A, Boracchi P, Giardini R, Rilke F. Cell proliferation as a long-term prognostic factor in diffuse large-cell lymphomas. Int J Cancer. 1993;54:231-236.

240. Salles G, de Jong D, Xie W, Rosenwald A, Chhanabhai M, Gaulard P, Klapper W, Calaminici M, Sander B, Thorns C, Campo E, Molina T, Lee A, Pfreundschuh M, Horning S, Lister A, Sehn LH, Raemaekers J, Hagenbeek A, Gascoyne RD, Weller E. Prognostic significance of immunohistochemical biomarkers in diffuse large B-cell lymphoma: a study from the Lunenburg Lymphoma Biomarker Consortium. Blood. 2011;117:7070-7078.

241. Gaudio F, Giordano A, Perrone T, Pastore D, Curci P, Delia M, Napoli A, de Risi C, Spina A, Ricco R, Liso V, Specchia G. High Ki67 index and bulky disease remain significant adverse prognostic factors in patients with diffuse large B cell lymphoma before and after the introduction of rituximab. Acta Haematol. 2011;126:44-51.

242. Chang CC, McClintock S, Cleveland RP, Trzpuc T, Vesole DH, Logan B, Kajdacsy-Balla A, Perkins SL. Immunohistochemical expression patterns of germinal center and activation B-cell markers correlate with prognosis in diffuse large B-cell lymphoma. Am J Surg Pathol. 2004; 28:464-470.

243. Xie Y, Bulbul MA, Ji L, Inouye CM, Groshen SG, Tulpule A, O'Malley DP, Wang E, Siddiqi IN. p53 expression is a strong marker of inferior survival in de novo diffuse large B-cell lymphoma and may have enhanced negative effect with MYC coexpression: a single institutional clinicopathologic study. Am J Clin Pathol. 2014;141:593-604.

244. Drillenburg P, Wielenga VJ, Kramer MH, van Krieken JH, Kluin-Nelemans HC, Hermans J, Heisterkamp S, Noordijk EM, Kluin PM, Pals ST. CD44 expression predicts disease outcome in localized large B cell lymphoma. Leukemia. 1999;13:1448-1455.

245. Inagaki H, Banno S, Wakita A, Ueda R, Eimoto T. Prognostic significance of CD44v6 in diffuse large B-cell lymphoma. Mod Pathol. 1999; 12:546-552.

246. Wei X, Xu M, Wei Y, Huang F, Zhao T, Li X, Feng R, Ye BH. The addition of rituximab to CHOP therapy alters the prognostic significance of CD44 expression. J Hematol Oncol. 2014;7:34.

247. Sanchez-Aguilera A, Sanchez-Beato M, Garcia JF, Prieto I, Pollan M, Piris MA. p14(ARF) nuclear overexpression in aggressive B-cell lymphomas is a sensor of malfunction of the common tumor suppressor pathways. Blood. 2002;99:1411-1418.

248. Filipits M, Jaeger U, Pohl G, Stranzl T, Simonitsch I, Kaider A, Skrabs C, Pirker R. Cyclin D3 is a predictive and prognostic factor in diffuse large B-cell lymphoma. Clin Cancer Res. 2002;8:729-733.

249. Hans CP, Weisenburger DD, Greiner TC, Chan WC, Aoun P, Cochran GT, Pan Z, Smith LM, Lynch JC, Bociek RG, Bierman PJ, Vose JM, Armitage JO. Expression of PKC-beta or cyclin D2 predicts for inferior survival in diffuse large B-cell lymphoma. Mod Pathol. 2005; 18: 1377-1384.

250. Chaiwatanatorn K, Stamaratis G, Opeskin K, Firkin F, Nandurkar H. Protein kinase C-beta II expression in diffuse large B-cell lymphoma predicts for inferior outcome of anthracycline-based chemotherapy with and without rituximab. Leuk Lymphoma. 2009;50:1666-1675.

251. Riihijarvi S, Koivula S, Nyman H, Rydstrom K, Jerkeman M, Leppa S. Prognostic impact of protein kinase C beta II expression in R-CHOP-treated diffuse large B-cell lymphoma patients. Mod Pathol. 2010;23: 686-693.

252. Filipits M, Jaeger U, Simonitsch I, Chizzali-Bonfadin C, Heinzl H, Pirker R. Clinical relevance of the lung resistance protein in diffuse large B-cell lymphomas. Clin Cancer Res. 2000;6:3417-3423.

253. Adida C, Haioun C, Gaulard P, Lepage E, Morel P, Briere J, Dombret H, Reyes F, Diebold J, Gisselbrecht C, Salles G, Altieri DC, Molina TJ. Prognostic significance of survivin expression in diffuse large B-cell lymphomas. Blood. 2000;96:1921-1925.

254. Muris JJ, Cillessen SA, Vos W, van Houdt IS, Kummer JA, van Krieken JH, Jiwa NM, Jansen PM, Kluin-Nelemans HC, Ossenkoppele GJ, Gundy C, Meijer CJ, Oudejans JJ. Immunohistochemical profiling of caspase signaling pathways predicts clinical response to chemotherapy in primary nodal diffuse large B-cell lymphomas. Blood. 2005;105:2916-2923.

255. Miller TP, Lippman SM, Spier CM, Slymen DJ, Grogan TM. HLA-DR (Ia) immune phenotype predicts outcome for patients with diffuse large cell lymphoma. J Clin Invest. 1988;82:370-372.

256. Rimsza LM, Roberts RA, Campo E, Grogan TM, Bea S, Salaverria I, Zettl A, Rosenwald A, Ott G, Muller-Hermelink HK, Delabie J, Fisher RI, Unger JM, Leblanc M, Staudt LM, Jaffe ES, Gascoyne RD, Chan WC, Weisenburger DD, Greiner T, Braziel RM, Miller TP. Loss of major histocompatibility class II expression in non-immune-privileged site diffuse large B-cell lymphoma is highly coordinated and not due to chromosomal deletions. Blood. 2006;107:1101-1107.

257. Lippman SM, Spier CM, Miller TP, Slymen DJ, Rybski JA, Grogan TM. Tumor-infiltrating T-lymphocytes in B-cell diffuse large cell lymphoma related to disease course. Mod Pathol. 1990;3:361-367.

258. Xu Y, Kroft SH, McKenna RW, Aquino DB. Prognostic significance of tumour-infiltrating T lymphocytes and T-cell subsets in de novo diffuse large B-cell lymphoma: a multiparameter flow cytometry study. Br J Haematol. 2001;112:945-949.

259. Keane C, Gill D, Vari F, Cross D, Griffiths L, Gandhi M. CD4(+) tumor infiltrating lymphocytes are prognostic and independent of R-IPI in patients with DLBCL receiving R-CHOP chemo-immunotherapy. Am J Hematol. 2013;88:273-276.

260. Tzankov A, Meier C, Hirschmann P, Went P, Pileri SA, Dirnhofer S. Correlation of high numbers of intratumoral FOXP3+ regulatory T cells with improved survival in germinal center-like diffuse large B-cell lymphoma, follicular lymphoma and classical Hodgkin's lymphoma. Haematologica. 2008;93:193-200.

261. Lee NR, Song EK, Jang KY, Choi HN, Moon WS, Kwon K, Lee JH, Yim

CY, Kwak JY. Prognostic impact of tumor infiltrating FOXP3 positive regulatory T cells in diffuse large B-cell lymphoma at diagnosis. Leuk Lymphoma. 2008;49;247-256.

262. Muris JJ, Meijer CJ, Cillessen SA, Vos W, Kummer JA, Bladergroen BA, Bogman MJ, MacKenzie MA, Jiwa NM, Siegenbeek van Heukelom LH, Ossenkoppele GJ, Oudejans JJ. Prognostic significance of activated cytotoxic T-lymphocytes in primary nodal diffuse large B-cell lymphomas. Leukemia. 2004;18;589-596.

263. Hasselblom S, Sigurdadottir M, Hansson U, Nilsson-Ehle H, Ridell B, Andersson PO. The number of tumour-infiltrating TIA-1+ cytotoxic T cells but not FOXP3+ regulatory T cells predicts outcome in diffuse large B-cell lymphoma. Br J Haematol. 2007;137;364-373.

264. Meyer PN, Fu K, Greiner T, Smith L, Delabie J, Gascoyne R, Ott G, Rosenwald A, Braziel R, Campo E, Vose J, Lenz G, Staudt L, Chan W, Weisenburger DD. The stromal cell marker SPARC predicts for survival in patients with diffuse large B-cell lymphoma treated with rituximab. Am J Clin Pathol. 2011;135;54-61.

265. Perry AM, Cardesa-Salzmann TM, Meyer PN, Colomo L, Smith LM, Fu K, Greiner TC, Delabie J, Gascoyne RD, Rimsza L, Jaffe ES, Ott G, Rosenwald A, Braziel RM, Tubbs R, Cook JR, Staudt LM, Connors JM, Sehn LH, Vose JM, Lopez-Guillermo A, Campo E, Chan WC, Weisenburger DD. A new biologic prognostic model based on immunohistochemistry predicts survival in patients with diffuse large B-cell lymphoma. Blood. 2012;120;2290-2296.

266. Delsol G, Lamant L, Mariame B, Pulford K, Dastugue N, Brousset P, Rigal-Huguet F, al Saati T, Cerretti DP, Morris SW, Mason DY. A new subtype of large B-cell lymphoma expressing the ALK kinase and lacking the 2;5 translocation. Blood. 1997;89;1483-1490.

267. Alizadeh AA, Gentles AJ, Alencar AJ, Liu CL, Kohrt HE, Houot R, Goldstein MJ, Zhao S, Natkunam Y, Advani RH, Gascoyne RD, Briones J, Tibshirani RJ, Myklebust JH, Plevritis SK, Lossos IS, Levy R. Prediction of survival in diffuse large B-cell lymphoma based on the expression of 2 genes reflecting tumor and microenvironment. Blood. 2011;118;1350-1358.

268. Lossos IS, Alizadeh AA, Rajapaksa R, Tibshirani R, Levy R. HGAL is a novel interleukin-4-inducible gene that strongly predicts survival in diffuse large B-cell lymphoma. Blood. 2003;101;433-440.

269. Tome ME, Johnson DB, Rimsza LM, Roberts RA, Grogan TM, Miller TP, Oberley LW, Briehl MM. A redox signature score identifies diffuse large B-cell lymphoma patients with a poor prognosis. Blood. 2005;106;3594-3601.

270. Jorgensen LK, Poulsen MO, Laursen MB, Marques SC, Johnsen HE, Bogsted M, Dybkaer K. MicroRNAs as novel biomarkers in diffuse large B-cell lymphoma—a systematic review. Dan Med J. 2015;62.

271. Iqbal J, Sanger WG, Horsman DE, Rosenwald A, Pickering DL, Dave B, Dave S, Xiao L, Cao K, Zhu Q, Sherman S, Hans CP, Weisenburger DD, Greiner TC, Gascoyne RD, Ott G, Muller-Hermelink HK, Delabie J, Braziel RM, Jaffe ES, Campo E, Lynch JC, Connors JM, Vose JM, Armitage JO, Grogan TM, Staudt LM, Chan WC. BCL2 translocation defines a unique tumor subset within the germinal center B-cell-like diffuse large B-cell lymphoma. Am J Pathol. 2004;165;159-166.

272. Offit K, Koduru PR, Hollis R, Filippa D, Jhanwar SC, Clarkson BC, Chaganti RS. 18q21 rearrangement in diffuse large cell lymphoma;incidence and clinical significance. Br J Haematol. 1989;72;178-183.

273. Jacobson JO, Wilkes BM, Kwaiatkowski DJ, Medeiros LJ, Aisenberg AC, Harris NL. bcl-2 rearrangements in de novo diffuse large cell lymphoma. Association with distinctive clinical features. Cancer. 1993;72;231-236.

274. Offit K, Lo Coco F, Louie DC, Parsa NZ, Leung D, Portlock C, Ye BH, Lista F, Filippa DA, Rosenbaum A, et al. Rearrangement of the bcl-6 gene as a prognostic marker in diffuse large-cell lymphoma. N Engl J Med. 1994;331;74-80.

275. Vitolo U, Gaidano G, Botto B, Volpe G, Audisio E, Bertini M, Calvi R, Freilone R, Novero D, Orsucci L, Pastore C, Capello D, Parvis G, Sacco C, Zagonel V, Carbone A, Mazza U, Palestro G, Saglio G, Resegotti L. Rearrangements of bcl-6, bcl-2, c-myc and 6q deletion in B-diffuse large-cell lymphoma;clinical relevance in 71 patients. Ann Oncol. 1998;9;55-61.

276. Pescarmona E, De Sanctis V, Pistilli A, Pacchiarotti A, Martelli M, Guglielmi C, Mandelli F, Baroni CD, Le Coco F. Pathogenetic and clinical implications of Bcl-6 and Bcl-2 gene configuration in nodal diffuse large B-cell lymphomas. J Pathol. 1997;183;281-286.

277. Iqbal J, Greiner TC, Patel K, Dave BJ, Smith L, Ji J, Wright G, Sanger WG, Pickering DL, Jain S, Horsman DE, Shen Y, Fu K, Weisenburger DD, Hans CP, Campo E, Gascoyne RD, Rosenwald A, Jaffe ES, Delabie J, Rimsza L, Ott G, Muller-Hermelink HK, Connors JM, Vose JM, McKeithan T, Staudt LM, Chan WC. Distinctive patterns of BCL6 molecular alterations and their functional consequences in different subgroups of diffuse large B-cell lymphoma. Leukemia. 2007;21;2332-2343.

278. Vitolo U, Botto B, Capello D, Vivenza D, Zagonel V, Gloghini A, Novero D, Parvis G, Calvi R, Ariatti C, Milan I, Bertini M, Boccomini C, Freilone R, Pregno P, Orsucci L, Palestro G, Saglio G, Carbone A, Gallo E, Gaidano G. Point mutations of the BCL-6 gene;clinical and prognostic correlation in B-diffuse large cell lymphoma. Leukemia. 2002;16;268-275.

279. Lossos IS, Jones CD, Warnke R, Natkunam Y, Kaizer H, Zehnder JL, Tibshirani R, Levy R. Expression of a single gene, BCL-6, strongly predicts survival in patients with diffuse large B-cell lymphoma. Blood. 2001;98;945-951.

280. Akasaka T, Akasaka H, Ueda C, Yonetani N, Maesako Y, Shimizu H, Yamabe H, Fukuhara S, Uchiyama T, Ohno H. Molecular and clinical features of non-Burkitt's, diffuse large-cell lymphoma of B-cell type associated with the c-MYC/immunoglobulin heavy-chain fusion gene. J Clin Oncol. 2000;18;510-518.

281. Ichikawa A, Kinoshita T, Watanabe T, Kato H, Nagai H, Tsushita K, Saito H, Hotta T. Mutations of the p53 gene as a prognostic factor in aggressive B-cell lymphoma. N Engl J Med. 1997;337;529-534.

282. Young KH, Leroy K, Moller MB, Colleoni GW, Sanchez-Beato M, Kerbauy FR, Haioun C, Eickhoff JC, Young AH, Gaulard P, Piris MA, Oberley TD, Rehrauer WM, Kahl BS, Malter JS, Campo E, Delabie J, Gascoyne RD, Rosenwald A, Rimsza L, Huang J, Braziel RM, Jaffe ES, Wilson WH, Staudt LM, Vose JM, Chan WC, Weisenburger DD, Greiner TC. Structural profiles of TP53 gene mutations predict clinical outcome in diffuse large B-cell lymphoma;an international collaborative study. Blood. 2008;112;3088-3098.

283. Xu-Monette ZY, Wu L, Visco C, Tai YC, Tzankov A, Liu WM, Montes-

Moreno S, Dybkaer K, Chiu A, Orazi A, Zu Y, Bhagat G, Richards KL, Hsi ED, Zhao XF, Choi WW, Zhao X, van Krieken JH, Huang Q, Huh J, Ai W, Ponzoni M, Ferreri AJ, Zhou F, Kahl BS, Winter JN, Xu W, Li J, Go RS, Li Y, Piris MA, Moller MB, Miranda RN, Abruzzo LV, Medeiros LJ, Young KH. Mutational profile and prognostic significance of TP53 in diffuse large B-cell lymphoma patients treated with R-CHOP: report from an International DLBCL Rituximab-CHOP Consortium Program Study. Blood. 2012; 120: 3986-3996.

284. Esteller M, Gaidano G, Goodman SN, Zagonel V, Capello D, Botto B, Rossi D, Gloghini A, Vitolo U, Carbone A, Baylin SB, Herman JG. Hypermethylation of the DNA repair gene O（6）-methylguanine DNA methyltransferase and survival of patients with diffuse large B-cell lymphoma. J Natl Cancer Inst. 2002; 94: 26-32.

285. Lasota J, Hyjek E, Koo CH, Blonski J, Miettinen M. Cytokeratin-positive large-cell lymphomas of B-cell lineage. A study of five phenotypically unusual cases verified by polymerase chain reaction. Am J Surg Pathol. 1996; 20: 346-354.

286. Leoncini L, Raphael M, Stein H, Harris NL, Jaffe ES, Kluin P. Burkitt lymphoma. In: Swerdlow SH, Campo E, Harris NL, Jaffe ES, Pileri SA, Stein H, Thiele J, Vardiman JW, eds. WHO Classification of Tumours of Haematopoietic and Lymphoid Tissues. 4th ed. Lyon, France: IARC Press; 2008: 262-264.

287. Dave SS, Fu K, Wright GW, Lam LT, Kluin P, Boerma EJ, Greiner TC, Weisenburger DD, Rosenwald A, Ott G, Muller-Hermelink HK, Gascoyne RD, Delabie J, Rimsza LM, Braziel RM, Grogan TM, Campo E, Jaffe ES, Dave BJ, Sanger W, Bast M, Vose JM, Armitage JO, Connors JM, Smeland EB, Kvaloy S, Holte H, Fisher RI, Miller TP, Montserrat E, Wilson WH, Bahl M, Zhao H, Yang L, Powell J, Simon R, Chan WC, Staudt LM. Molecular diagnosis of Burkitt's lymphoma. N Engl J Med. 2006; 354: 2431-2442.

288. Kluin PM, Harris NL, Stein H, Leoncini L, Raphael M, Campo E, Jaffe ES. B-cell lymphoma, unclassifiable, with features intermediate between diffuse large B-cell lymphoma and Burkitt lymphoma. In: Swerdlow SH, Campo E, Harris NL, Jaffe ES, Pileri SA, Stein H, Thiele J, Vardiman JW, eds. WHO Classification of Tumours of Haematopoietic and Lymphoid Tissues. 4th ed. Lyon, France: IARC Press; 2008: 265-266.

289. Bernard M, Gressin R, Lefrere F, Drenou B, Branger B, Caulet-Maugendre S, Tass P, Brousse N, Valensi F, Milpied N, Voilat L, Sadoun A, Ghandour C, Hunault M, Leloup R, Mannone L, Hermine O, Lamy T. Blastic variant of mantle cell lymphoma: a rare but highly aggressive subtype. Leukemia. 2001; 15: 1785-1791.

290. Ott G, Kalla J, Hanke A, Muller JG, Rosenwald A, Katzenberger T, Kretschmar R, Kreipe H, Muller-Hermelink HK. The cytomorphological spectrum of mantle cell lymphoma is reflected by distinct biological features. Leuk Lymphoma. 1998; 32: 55-63.

291. Ott G, Kalla J, Ott MM, Schryen B, Katzenberger T, Muller JG, Muller-Hermelink HK. Blastoid variants of mantle cell lymphoma: frequent bcl-1 rearrangements at the major translocation cluster region and tetraploid chromosome clones. Blood. 1997; 89: 1421-1429.

292. Argatoff LH, Connors JM, Klasa RJ, Horsman DE, Gascoyne RD. Mantle cell lymphoma: a clinicopathologic study of 80 cases. Blood. 1997; 89: 2067-2078.

293. Zoldan MC, Inghirami G, Masuda Y, Vandekerckhove F, Raphael B,

Amorosi E, Hymes K, Frizzera G. Large-cell variants of mantle cell lymphoma: cytologic characteristics and p53 anomalies may predict poor outcome. Br J Haematol. 1996; 93: 475-486.

294. Pugh WC, Manning JT, Butler JJ. Paraimmunoblastic variant of small lymphocytic lymphoma/leukemia. Am J Surg Pathol. 1988; 12: 907-917.

295. Segal GH, Kjeldsberg CR, Smith GP, Perkins SL. CD30 antigen expression in florid immunoblastic proliferations. A clinicopathologic study of 14 cases. Am J Clin Pathol. 1994; 102: 292-298.

296. Childs CC, Parham DM, Berard CW. Infectious mononucleosis. The spectrum of morphologic changes simulating lymphoma in lymph nodes and tonsils. Am J Surg Pathol. 1987; 11: 122-132.

297. Strickler JG, Fedeli F, Horwitz CA, Copenhaver CM, Frizzera G. Infectious mononucleosis in lymphoid tissue. Histopathology, in situ hybridization, and differential diagnosis. Arch Pathol Lab Med. 1993; 117: 269-278.

298. Anagnostopoulos I, Hummel M, Kreschel C, Stein H. Morphology, immunophenotype, and distribution of latently and/or productively Epstein-Barr virus-infected cells in acute infectious mononucleosis: implications for the interindividual infection route of Epstein-Barr virus. Blood. 1995; 85: 744-750.

299. Kuo TT. Kikuchi's disease（histicytic necrotizing lymphadenitis）. A clinicopathologic study of 79 cases with an analysis of histologic subtypes, immunohistology, and DNA ploidy. Am J Surg Pathol. 1995; 19: 798-809.

300. Sumiyoshi Y, Kikuchi M, Takeshita M, Ohshima K, Masuda Y, Parwaresch MR. Immunohistologic studies of Kikuchi's disease. Hum Pathol. 1993; 24: 1114-1119.

301. Tsang WY, Chan JK, Ng CS. Kikuchi's lymphadenitis. A morphologic analysis of 75 cases with special reference to unusual features. Am J Surg Pathol. 1994; 18: 219-231.

302. De Wolf-Peeters C, Delabie J, Campo E, Jaffe ES, Delsol G. T-cell/histiocyte-rich large B-cell lymphoma. In: Swerdlow SH, Campo E, Harris NL, Jaffe ES, Pileri SA, Stein H, Thiele J, Vardiman JW, eds. WHO Classification of Tumours of Haematopoietic and Lymphoid Tissues. 4th ed. Lyon, France: IARC Press; 2008: 238-239.

303. De Jong D, Van Gorp J, Sie-Go D, Van Heerde P. T-cell rich B-cell non-Hodgkin's lymphoma: a progressed form of follicle centre cell lymphoma and lymphocyte predominance Hodgkin's disease [see comments]. Histopathology. 1996; 28: 15-24.

304. Ng CS, Chan JK, Hui PK, Lau WH. Large B-cell lymphomas with a high content of reactive T cells. Hum Pathol. 1989; 20: 1145-1154.

305. Ramsay AD, Smith WJ, Isaacson PG. T-cell-rich B-cell lymphoma. Am J Surg Pathol. 1988; 12: 433-443.

306. Krishnan J, Wallberg K, Frizzera G. T-cell-rich large B-cell lymphoma. A study of 30 cases, supporting its histologic heterogeneity and lack of clinical distinctiveness [see comments]. Am J Surg Pathol. 1994; 18: 455-465.

307. Rodriguez J, Pugh WC, Cabanillas F. T-cell-rich B-cell lymphoma. Blood. 1993; 82: 1586-1589.

308. Delabie J, Vandenberghe E, Kennes C, Verhoef G, Foschini MP, Stul M, Cassiman JJ, De Wolf-Peeters C. Histiocyte-rich B-cell lymphoma. A distinct clinicopathologic entity possibly related to lymphocyte pre-

dominant Hodgkin's disease, paragranuloma subtype. Am J Surg Pathol. 1992;16:37-48.

309. Chittal SM, Brousset P, Voigt JJ, Delsol G. Large B-cell lymphoma rich in T-cells and simulating Hodgkin's disease. Histopathology. 1991;19:211-220.

310. Achten R, Verhoef G, Vanuytsel L, De Wolf-Peeters C. T-cell/histiocyte-rich large B-cell lymphoma: a distinct clinicopathologic entity. J Clin Oncol. 2002;20:1269-1277.

311. Lim MS, Beaty M, Sorbara L, Cheng RZ, Pittaluga S, Raffeld M, Jaffe ES. T-cell/histiocyte-rich large B-cell lymphoma: a heterogeneous entity with derivation from germinal center B cells. Am J Surg Pathol. 2002;26:1458-1466.

312. Lones MA, Cairo MS, Perkins SL. T-cell-rich large B-cell lymphoma in children and adolescents: a clinicopathologic report of six cases from the Children's Cancer Group Study CCG-5961. Cancer. 2000;88:2378-2386.

313. Greer JP, Macon WR, Lamar RE, Wolff SN, Stein RS, Flexner JM, Collins RD, Cousar JB. T-cell-rich B-cell lymphomas: diagnosis and response to therapy of 44 patients. J Clin Oncol. 1995;13:1742-1750.

314. Macon WR, Cousar JB, Waldron JA Jr, Hsu SM. Interleukin-4 may contribute to the abundant T-cell reaction and paucity of neoplastic B cells in T-cell-rich B-cell lymphomas. Am J Pathol. 1992;141:1031-1036.

315. Felgar RE, Steward KR, Cousar JB, Macon WR. T-cell-rich large-B-cell lymphomas contain non-activated CD8$^+$ cytolytic T cells, show increased tumor cell apoptosis, and have lower Bcl-2 expression than diffuse large-B-cell lymphomas. Am J Pathol. 1998;153:1707-1715.

316. Kraus MD, Haley J. Lymphocyte predominance Hodgkin's disease: the use of bcl-6 and CD57 in diagnosis and differential diagnosis. Am J Surg Pathol. 2000;24:1068-1078.

317. Boudova L, Torlakovic E, Delabie J, Reimer P, Pfistner B, Wiedenmann S, Diehl V, Muller-Hermelink HK, Rudiger T. Nodular lymphocyte-predominant Hodgkin lymphoma with nodules resembling T-cell/histiocyte-rich B-cell lymphoma: differential diagnosis between nodular lymphocyte-predominant Hodgkin lymphoma and T-cell/histiocyte-rich B-cell lymphoma. Blood. 2003;102:3753-3758.

318. Hartmann S, Doring C, Jakobus C, Rengstl B, Newrzela S, Tousseyn T, Sagaert X, Ponzoni M, Facchetti F, de Wolf-Peeters C, Steidl C, Gascoyne R, Kuppers R, Hansmann ML. Nodular lymphocyte predominant hodgkin lymphoma and T cell/histiocyte rich large B cell lymphoma-endpoints of a spectrum of one disease? PLoS ONE. 2013;8:e78812.

319. Skinnider BF, Connors JM, Gascoyne RD. Bone marrow involvement in T-cell-rich B-cell lymphoma. Am J Clin Pathol. 1997;108:570-578.

320. Achten R, Verhoef G, Vanuytsel L, De Wolf-Peeters C. Histiocyte-rich, T-cell-rich B-cell lymphoma: a distinct diffuse large B-cell lymphoma subtype showing characteristic morphologic and immunophenotypic features. Histopathology. 2002;40:31-45.

321. Camilleri-Broet S, Molina T, Audouin J, Tourneau AL, Diebold J. Morphological variability of tumour cells in T-cell-rich B-cell lymphoma. A histopathological study of 14 cases. Virchows Arch. 1996;429:243-248.

322. Dogan A, Burke JS, Goteri G, Stitson RN, Wotherspoon AC, Isaacson PG. Micronodular T-cell/histiocyte-rich large B-cell lymphoma of the spleen: histology, immunophenotype, and differential diagnosis. Am J Surg Pathol. 2003;27:903-911.

323. Macon WR, Williams ME, Greer JP, Stein RS, Collins RD, Cousar JB. T-cell-rich B-cell lymphomas. A clinicopathologic study of 19 cases [see comments]. Am J Surg Pathol. 1992;16:351-363.

324. Rudiger T, Ott G, Ott MM, Muller-Deubert SM, Muller-Hermelink HK. Differential diagnosis between classic Hodgkin's lymphoma, T-cell-rich B-cell lymphoma, and paragranuloma by paraffin immunohistochemistry. Am J Surg Pathol. 1998;22:1184-1191.

325. Fraga M, Sanchez-Verde L, Forteza J, Garcia-Rivero A, Piris MA. T-cell/histiocyte-rich large B-cell lymphoma is a disseminated aggressive neoplasm: differential diagnosis from Hodgkin's lymphoma. Histopathology. 2002;41:216-229.

326. Nam-Cha SH, Roncador G, Sanchez-Verde L, Montes-Moreno S, Acevedo A, Dominguez-Franjo P, Piris MA. PD-1, a follicular T-cell marker useful for recognizing nodular lymphocyte-predominant Hodgkin lymphoma. Am J Surg Pathol. 2008;32:1252-1257.

327. Baddoura FK, Chan WC, Masih AS, Mitchell D, Sun NC, Weisenburger DD. T-cell-rich B-cell lymphoma. A clinicopathologic study of eight cases [see comments]. Am J Clin Pathol. 1995;103:65-75.

328. Katzin WE, Linden MD, Fishleder AJ, Tubbs RR. Immunophenotypic and genotypic characterization of diffuse mixed non-Hodgkin's lymphomas. Am J Pathol. 1989;135:615-621.

329. Medeiros LJ, Lardelli P, Stetler-Stevenson M, Longo DL, Jaffe ES. Genotypic analysis of diffuse, mixed cell lymphomas. Comparison with morphologic and immunophenotypic findings. Am J Clin Pathol. 1991;95:547-555.

330. Osborne BM, Butler JJ, Pugh WC. The value of immunophenotyping on paraffin sections in the identification of T-cell rich B-cell large-cell lymphomas: lineage confirmed by JH rearrangement. Am J Surg Pathol. 1990;14:933-938.

331. Hodges E, Hamid Y, Quin CT, Angus B, Wilkins BS, Wright DH, Smith JL. Molecular analysis reveals somatically mutated and unmutated clonal and oligoclonal B cells in T-cell-rich B-cell lymphoma. J Pathol. 2000;192:479-487.

332. Brauninger A, Kuppers R, Spieker T, Siebert R, Strickler JG, Schlegelberger B, Rajewsky K, Hansmann ML. Molecular analysis of single B cells from T-cell-rich B-cell lymphoma shows the derivation of the tumor cells from mutating germinal center B cells and exemplifies means by which immunoglobulin genes are modified in germinal center B cells. Blood. 1999;93:2679-2687.

333. Franke S, Wlodarska I, Maes B, Vandenberghe P, Achten R, Hagemeijer A, De Wolf-Peeters C. Comparative genomic hybridization pattern distinguishes T-cell/histiocyte-rich B-cell lymphoma from nodular lymphocyte predominance Hodgkin's lymphoma. Am J Pathol. 2002;161:1861-1867.

334. Hartmann S, Doring C, Vucic E, Chan FC, Ennishi D, Tousseyn T, de Wolf-Peeters C, Perner S, Wlodarska I, Steidl C, Gascoyne RD, Hansmann ML. Array comparative genomic hybridization reveals similarities between nodular lymphocyte predominant Hodgkin lymphoma and T cell/histiocyte rich large B cell lymphoma. Br J Haematol. 2015;169:415-422.

335. Monti S, Savage KJ, Kutok JL, Feuerhake F, Kurtin P, Mihm M, Wu B, Pasqualucci L, Neuberg D, Aguiar RC, Dal Cin P, Ladd C, Pinkus GS,

Salles G, Harris NL, Dalla-Favera R, Habermann TM, Aster JC, Golub TR, Shipp MA. Molecular profiling of diffuse large B-cell lymphoma identifies robust subtypes including one characterized by host inflammatory response. Blood. 2005;105:1851-1861.

336. Van Loo P, Tousseyn T, Vanhentenrijk V, Dierickx D, Malecka A, Vanden Bempt I, Verhoef G, Delabie J, Marynen P, Matthys P, De Wolf-Peeters C. T-cell/histiocyte-rich large B-cell lymphoma shows transcriptional features suggestive of a tolerogenic host immune response. Haematologica. 2010;95:440-448.

337. Loke SL, Ho F, Srivastava G, Fu KH, Leung B, Liang R. Clonal Epstein-Barr virus genome in T-cell-rich lymphomas of B or probable B lineage. Am J Pathol. 1992;140:981-989.

338. Mitterer M, Pescosta N, McQuain C, Gebert U, Oberkofler F, Coser P, Knecht H. Epstein-Barr virus related hemophagocytic syndrome in a T-cell rich B-cell lymphoma. Ann Oncol. 1999;10:231-234.

339. Chan JK, Tsang WY, Ng CS, Wong CS, Lo ES. A study of the association of Epstein-Barr virus with Burkitt's lymphoma occurring in a Chinese population. Histopathology. 1995;26:239-245.

340. Nicolae A, Pittaluga S, Abdullah S, Steinberg SM, Pham TA, Davies-Hill T, Xi L, Raffeld M, Jaffe ES. EBV-positive large B-cell lymphomas in young patients: a nodal lymphoma with evidence for a tolerogenic immune environment. Blood. 2015;126:863-872.

341. Bouabdallah R, Mounier N, Guettier C, Molina T, Ribrag V, Thieblemont C, Sonet A, Delmer A, Belhadj K, Gaulard P, Gisselbrecht C, Xerri L. T-cell/histiocyte-rich large B-cell lymphomas and classical diffuse large B-cell lymphomas have similar outcome after chemotherapy: a matched-control analysis. J Clin Oncol. 2003;21:1271-1277.

342. Kim YS, Ji JH, Ko YH, Kim SJ, Kim WS. Matched-pair analysis comparing the outcomes of T cell/histiocyte-rich large B cell lymphoma and diffuse large B cell lymphoma in patients treated with rituximab-CHOP. Acta Haematol. 2014;131:156-161.

343. Tousseyn T, De Wolf-Peeters C. T cell/histiocyte-rich large B-cell lymphoma: an update on its biology and classification. Virchows Arch. 2011;459:557-563.

344. Li S, Griffin CA, Mann RB, Borowitz MJ. Primary cutaneous T-cell-rich B-cell lymphoma: clinically distinct from its nodal counterpart? Mod Pathol. 2001;14:10-13.

345. McBride JA, Rodriguez J, Luthra R, Ordonez NG, Cabanillas F, Pugh WC. T-cell-rich B large-cell lymphoma simulating lymphocyte-rich Hodgkin's disease [see comments]. Am J Surg Pathol. 1996;20:193-201.

346. Stein H, Delsol G, Pileri S, Said J, Mann R, Poppema S, Jaffe ES, Swerdlow SH. Classical Hodgkin lymphoma. In: Jaffe ES, Harris NL, Stein H, Vardiman JW, eds. WHO Classification of Tumours of Haematopoietic and Lymphoid Tissues. 4th ed. Lyon, France: IARC Press; 2001: 244-253.

347. Stein H, Delsol G, Pileri S, Said J, Mann R, Poppema S, Swerdlow SH, Jaffe ES. Nodular lymphocyte predominant Hodgkin lymphoma. In: Jaffe ES, Harris NL, Stein H, Vardiman JW, eds. WHO Classification of Tumours of Haematopoietic and Lymphoid Tissues. 4th ed. Lyon, France: IARC Press; 2001:240-243.

348. Treetipsatit J, Metcalf RA, Warnke RA, Natkunam Y. Large B-cell lymphoma with T-cell-rich background and nodules lacking follicular dendritic cell meshworks: description of an insufficiently recognized variant. Hum Pathol. 2015;46:74-83.

349. Higgins JP, van de Rijn M, Jones CD, Zehnder JL, Warnke RA. Peripheral T-cell lymphoma complicated by a proliferation of large B cells. Am J Clin Pathol. 2000;114:236-247.

350. Zettl A, Lee SS, Rudiger T, Starostik P, Marino M, Kirchner T, Ott M, Muller-Hermelink HK, Ott G. Epstein-Barr virus-associated B-cell lymphoproliferative disorders in angloimmunoblastic T-cell lymphoma and peripheral T-cell lymphoma, unspecified. Am J Clin Pathol. 2002;117: 368-379.

351. Quintanilla-Martinez L, Fend F, Moguel LR, Spilove L, Beaty MW, Kingma DW, Raffeld M, Jaffe ES. Peripheral T-cell lymphoma with Reed-Sternberg-like cells of B-cell phenotype and genotype associated with Epstein-Barr virus infection. Am J Surg Pathol. 1999; 23: 1233-1240.

352. Ho JW, Ho FC, Chan AC, Liang RH, Srivastava G. Frequent detection of Epstein-Barr virus-infected B cells in peripheral T-cell lymphomas. J Pathol. 1998;185:79-85.

353. Gaulard P, Harris NL, Pileri SA, Kutok JL, Stein H, Kovrigina AM, Jaffe ES, Moller P. Primary mediastinal (thymic) large B-cell lymphoma. In: Swerdlow SH, Campo E, Harris NL, Jaffe ES, Pileri SA, Stein H, Thiele J, Vardiman JW, eds. WHO Classification of Tumours of Haematopoietic and Lymphoid Tissues. 4th ed. Lyon, France: IARC Press; 2008:250-251.

354. Perrone T, Frizzera G, Rosai J. Mediastinal diffuse large-cell lymphoma with sclerosis. A clinicopathologic study of 60 cases. Am J Surg Pathol. 1986;10:176-191.

355. Jacobson JO, Aisenberg AC, Lamarre L, Willett CG, Linggood RM, Miketic LM, Harris NL. Mediastinal large cell lymphoma. An uncommon subset of adult lymphoma curable with combined modality therapy. Cancer. 1988;62:1893-1898.

356. Todeschini G, Ambrosetti A, Meneghini V, Pizzolo G, Menestrina F, Chilosi M, Benedetti F, Veneri D, Cetto GL, Perona G. Mediastinal large-B-cell lymphoma with sclerosis: a clinical study of 21 patients. J Clin Oncol. 1990;8:804-808.

357. Lones MA, Perkins SL, Sposto R, Kadin ME, Kjeldsberg CR, Wilson JF, Cairo MS. Large-cell lymphoma arising in the mediastinum in children and adolescents is associated with an excellent outcome: a Children's Cancer Group report. J Clin Oncol. 2000;18:3845-3853.

358. Chim CS, Liang R, Chan AC, Kwong YL, Ho FC, Todd D. Primary B cell lymphoma of the mediastinum. Hematol Oncol. 1996;14:173-179.

359. Levitt LJ, Aisenberg AC, Harris NL, Linggood RM, Poppema S. Primary non-Hodgkin's lymphoma of the mediastinum. Cancer. 1982;50:2486-2492.

360. Lazzarino M, Orlandi E, Paulli M, Boveri E, Morra E, Brusamolino E, Kindl S, Rosso R, Astori C, Buonanno MC, et al. Primary mediastinal B-cell lymphoma with sclerosis: an aggressive tumor with distinctive clinical and pathologic features. J Clin Oncol. 1993;11:2306-2313.

361. Addis BJ, Isaacson PG. Large cell lymphoma of the mediastinum: a B-cell tumour of probable thymic origin. Histopathology. 1986; 10: 379-390.

362. Paulli M, Strater J, Gianelli U, Rousset MT, Gambacorta M, Orlandi E, Klersy C, Lavabre-Bertrand T, Morra E, Manegold C, Lazzarino M, Ma-

grini U, Moller P. Mediastinal B-cell lymphoma: a study of its histomorphologic spectrum based on 109 cases. Hum Pathol. 1999; 30: 178-187.

363. Lazzarino M, Orlandi E, Paulli M, Strater J, Klersy C, Gianelli U, Gargantini L, Rousset MT, Gambacorta M, Marra E, Lavabre-Bertrand T, Magrini U, Manegold C, Bernasconi C, Moller P. Treatment outcome and prognostic factors for primary mediastinal (thymic) B-cell lymphoma: a multicenter study of 106 patients. J Clin Oncol. 1997; 15: 1646-1653.

364. Cazals-Hatem D, Lepage E, Brice P, Ferrant A, d'Agay MF, Baumelou E, Briere J, Blanc M, Gaulard P, Biron P, Schlaifer D, Diebold J, Audouin J. Primary mediastinal large B-cell lymphoma. A clinicopathologic study of 141 cases compared with 916 nonmediastinal large B-cell lymphomas, a GELA (" Groupe d'Etude des Lymphomes de l'Adulte") study. Am J Surg Pathol. 1996; 20: 877-888.

365. Saarinen S, Kaasinen E, Karjalainen-Lindsberg ML, Vesanen K, Aavikko M, Katainen R, Taskinen M, Kytola S, Leppa S, Hietala M, Vahteristo P, Aaltonen LA. Primary mediastinal large B-cell lymphoma segregating in a family: exome sequencing identifies MLL as a candidate predisposition gene. Blood. 2013; 121: 3428-3430.

366. Yuan J, Wright G, Rosenwald A, Steidl C, Gascoyne RD, Connors JM, Mottok A, Weisenburger DD, Greiner TC, Fu K, Smith L, Rimsza LM, Jaffe ES, Campo E, Martinez A, Delabie J, Braziel RM, Cook JR, Ott G, Vose JM, Staudt LM, Chan WC. Identification of Primary Mediastinal Large B-cell Lymphoma at Nonmediastinal Sites by Gene Expression Profiling. Am J Surg Pathol. 2015; 39: 1322-1330.

367. Chen G, Yim AP, Ma L, Gaulard P, Chan JK. Primary pulmonary large B-cell lymphoma-mediastinal type? Histopathology. 2011; 58: 324-326.

368. Rodriguez J, Pugh WC, Romaguera JE, Luthra R, Hagemeister FB, McLaughlin P, Rodriguez MA, Swan F, Cabanillas F. Primary mediastinal large cell lymphoma is characterized by an inverted pattern of large tumoral mass and low beta 2 microglobulin levels in serum and frequently elevated levels of serum lactate dehydrogenase. Ann Oncol. 1994; 5: 847-849.

369. Lazzarino M, Orlandi E, Astori C, Paulli M, Magrini U, Bernasconi C. A low serum beta 2-microglobulin level despite bulky tumor is a characteristic feature of primary mediastinal (thymic) large B-cell lymphoma: implications for serologic staging. Eur J Haematol. 1996; 57: 331-333.

370. Tsai YF, Cho SF, Liu TC, Chang CS. Multiple extranodal organ involvement and increase of serum ss-HCG in a case of primary mediastinal large B-cell lymphoma. Kaohsiung J Med Sci. 2014; 30: 641-642.

371. Trump DL, Mann RB. Diffuse large cell and undifferentiated lymphomas with prominent mediastinal involvement. Cancer. 1982; 50: 277-282.

372. Yousem SA, Weiss LM, Warnke RA. Primary mediastinal non-Hodgkin's lymphomas: a morphologic and immunologic study of 19 cases. Am J Clin Pathol. 1985; 83: 676-680.

373. Lavabre-Bertrand T, Donadio D, Fegueux N, Jessueld D, Taib J, Charlier D, Rousset T, Emberger JM, Baldet P, Navarro M. A study of 15 cases of primary mediastinal lymphoma of B-cell type. Cancer. 1992; 69: 2561-2566.

374. Moller P, Lammler B, Eberlein-Gonska M, Feichter GE, Hofmann WJ, Schmitteckert H, Otto HF. Primary mediastinal clear cell lymphoma of

B-cell type. Virchows Arch A Pathol Anat Histopathol. 1986; 409: 79-92.

375. Davis RE, Dorfman RF, Warnke RA. Primary large-cell lymphoma of the thymus: a diffuse B-cell neoplasm presenting as primary mediastinal lymphoma. Hum Pathol. 1990; 21: 1262-1268.

376. Suster S. Large cell lymphoma of the mediastinum with marked tropism for germinal centers. Cancer. 1992; 69: 2910-2916.

377. Chan JK. Mediastinal large B-cell lymphoma: new evidence in support of its distinctive identity. Adv Anat Pathol. 2000; 7: 201-209.

378. Moller P, Moldenhauer G, Momburg F, Lammler B, Eberlein-Gonska M, Kiesel S, Dorken B. Mediastinal lymphoma of clear cell type is a tumor corresponding to terminal steps of B cell differentiation. Blood. 1987; 69: 1087-1095.

379. al-Sharabati M, Chittal S, Duga-Neulat I, Laurent G, Mazerolles C, al-Saati T, Brousset P, Delsol G. Primary anterior mediastinal B-cell lymphoma. A clinicopathologic and immunohistochemical study of 16 cases. Cancer. 1991; 67: 2579-2587.

380. Kanavaros P, Gaulard P, Charlotte F, Martin N, Ducos C, Lebezu M, Mason DY. Discordant expression of immunoglobulin and its associated molecule mb-1/CD79a is frequently found in mediastinal large B cell lymphomas. Am J Pathol. 1995; 146: 735-741.

381. Lamarre L, Jacobson JO, Aisenberg AC, Harris NL. Primary large cell lymphoma of the mediastinum. A histologic and immunophenotypic study of 29 cases. Am J Surg Pathol. 1989; 13: 730-739.

382. Pileri SA, Gaidano G, Zinzani PL, Falini B, Gaulard P, Zucca E, Pieri F, Berra E, Sabattini E, Ascani S, Piccioli M, Johnson PW, Giardini R, Pescarmona E, Novero D, Piccaluga PP, Marafioti T, Alonso MA, Cavalli F. Primary mediastinal B-cell lymphoma: high frequency of BCL-6 mutations and consistent expression of the transcription factors OCT-2, BOB. 1, and PU. 1 in the absence of immunoglobulins. Am J Pathol. 2003; 162: 243-253.

383. Leithauser F, Bauerle M, Huynh MQ, Moller P. Isotype-switched immunoglobulin genes with a high load of somatic hypermutation and lack of ongoing mutational activity are prevalent in mediastinal B-cell lymphoma. Blood. 2001; 98: 2762-2770.

384. Ritz O, Leithauser F, Hasel C, Bruderlein S, Ushmorov A, Moller P, Wirth T. Downregulation of internal enhancer activity contributes to abnormally low immunoglobulin expression in the MedB-1 mediastinal B-cell lymphoma cell line. J Pathol. 2005; 205: 336-348.

385. Moller P, Lammler B, Herrmann B, Otto HF, Moldenhauer G, Momburg F. The primary mediastinal clear cell lymphoma of B-cell type has variable defects in MHC antigen expression. Immunology. 1986; 59: 411-417.

386. Steidl C, Gascoyne RD. The molecular pathogenesis of primary mediastinal large B-cell lymphoma. Blood. 2011; 118: 2659-2669.

387. Isaacson PG, Norton AJ, Addis BJ. The human thymus contains a novel population of B lymphocytes. Lancet. 1987; 2: 1488-1491.

388. Hofmann WJ, Momburg F, Moller P, Otto HF. Intra-and extrathymic B cells in physiologic and pathologic conditions. Immunohistochemical study on normal thymus and lymphofollicular hyperplasia of the thymus. Virchows Arch A Pathol Anat Histopathol. 1988; 412: 431-442.

389. Moller P, Matthaei-Maurer DU, Hofmann WJ, Dorken B, Moldenhauer G. Immunophenotypic similarities of mediastinal clear-cell lymphoma

and sinusoidal(monocytoid)B cells. Int J Cancer. 1989;43:10-16.

390. Calaminici M,Piper K,Lee AM,Norton AJ. CD23 expression in mediastinal large B-cell lymphomas. Histopathology. 2004;45:619-624.

391. de Leval L,Ferry JA,Falini B,Shipp M,Harris NL. Expression of bcl-6 and CD10 in primary mediastinal large B-cell lymphoma:evidence for derivation from germinal center B cells? Am J Surg Pathol. 2001;25:1277-1282.

392. Palanisamy N,Abou-Elella AA,Chaganti SR,Houldsworth J,Offit K,Louie DC,Terayu-Feldstein J,Cigudosa JC,Rao PH,Sanger WG,Weisenburger DD,Chaganti RS. Similar patterns of genomic alterations characterize primary mediastinal large-B-cell lymphoma and diffuse large-B-cell lymphoma. Genes Chromosomes Cancer. 2002;33:114-122.

393. Higgins JP,Warnke RA. CD30 expression is common in mediastinal large B-cell lymphoma. Am J Clin Pathol. 1999;112:241-247.

394. Fraternali-Orcioni G,Falini B,Quaini F,Campo E,Piccioli M,Gamberi B,Pasquinelli G,Poggi S,Ascani S,Sabattini E,Pileri SA. Beta-HCG aberrant expression in primary mediastinal large B-cell lymphoma. Am J Surg Pathol. 1999;23:717-721.

395. Copie-Bergman C,Gaulard P,Maouche-Chretien L,Briere J,Haioun C,Alonso MA,Romeo PH,Leroy K. The MAL gene is expressed in primary mediastinal large B-cell lymphoma. Blood. 1999;94:3567-3575.

396. Copie-Bergman C,Plonquet A,Alonso MA,Boulland ML,Marquet J,Divine M,Moller P,Leroy K,Gaulard P. MAL expression in lymphoid cells:further evidence for MAL as a distinct molecular marker of primary mediastinal large B-cell lymphomas. Mod Pathol. 2002;15:1172-1180.

397. Dorfman DM,Shahsafaei A,Alonso MA. Utility of CD200 immunostaining in the diagnosis of primary mediastinal large B cell lymphoma:comparison with MAL,CD23,and other markers. Mod Pathol. 2012;25:1637-1643.

398. Kondratiev S,Duraisamy S,Unitt CL,Green MR,Pinkus GS,Shipp MA,Kutok JL,Drapkin RI,Rodig SJ. Aberrant expression of the dendritic cell marker TNFAIP2 by the malignant cells of Hodgkin lymphoma and primary mediastinal large B-cell lymphoma distinguishes these tumor types from morphologically and phenotypically similar lymphomas. Am J Surg Pathol. 2011;35:1531-1539.

399. Shi M,Roemer MG,Chapuy B,Liao X,Sun H,Pinkus GS,Shipp MA,Freeman GJ,Rodig SJ. Expression of programmed cell death 1 ligand 2 (PD-L2) is a distinguishing feature of primary mediastinal(thymic)large B-cell lymphoma and associated with PDCD1LG2 copy gain. Am J Surg Pathol. 2014;38:1715-1723.

400. Rodig SJ,Savage KJ,LaCasce AS,Weng AP,Harris NL,Shipp MA,Hsi ED,Gascoyne RD,Kutok JL. Expression of TRAF1 and nuclear c-Rel distinguishes primary mediastinal large cell lymphoma from other types of diffuse large B-cell lymphoma. Am J Surg Pathol. 2007;31:106-112.

401. Scarpa A,Bonetti F,Menestrina F,Menegazzi M,Chilosi M,Lestani M,Bovolenta C,Zamboni G,Fiore-Donati L. Mediastinal large-cell lymphoma with sclerosis. Genotypic analysis establishes its B nature. Virchows Arch A Pathol Anat Histopathol. 1987;412:17-21.

402. Scarpa A,Moore PS,Rigaud G,Inghirami G,Montresor M,Menegazzi M,Todeschini G,Menestrina F. Molecular features of primary mediastinal B-cell lymphoma:involvement of p16INK4A,p53 and c-myc. Br J Haematol. 1999;107:106-113.

403. Tsang P,Cesarman E,Chadburn A,Liu YF,Knowles DM. Molecular characterization of primary mediastinal B cell lymphoma. Am J Pathol. 1996;148:2017-2025.

404. Scarpa A,Borgato L,Chilosi M,Capelli P,Menestrina F,Bonetti F,Zamboni G,Pizzolo G,Hirohashi S,Fiore-Donati L. Evidence of c-myc gene abnormalities in mediastinal large B-cell lymphoma of young adult age. Blood. 1991;78:780-788.

405. Rosenwald A,Wright G,Leroy K,Yu X,Gaulard P,Gascoyne RD,Chan WC,Zhao T,Haioun C,Greiner TC,Weisenburger DD,Lynch JC,Vose J,Armitage JO,Smeland EB,Kvaloy S,Holte H,Delabie J,Campo E,Montserrat E,Lopez-Guillermo A,Ott G,Muller-Hermelink HK,Connors JM,Braziel R,Grogan TM,Fisher RI,Miller TP,LeBlanc M,Chiorazzi M,Zhao H,Yang L,Powell J,Wilson WH,Jaffe ES,Simon R,Klausner RD,Staudt LM. Molecular diagnosis of primary mediastinal B cell lymphoma identifies a clinically favorable subgroup of diffuse large B cell lymphoma related to hodgkin lymphoma. J Exp Med. 2003;198:851-862.

406. Savage KJ,Monti S,Kutok JL,Cattoretti G,Neuberg D,De Leval L,Kurtin P,Dal Cin P,Ladd C,Feuerhake F,Aguiar RC,Li S,Salles G,Berger F,Jing W,Pinkus GS,Habermann T,Dalla-Favera R,Harris NL,Aster JC,Golub TR,Shipp MA. The molecular signature of mediastinal large B-cell lymphoma differs from that of other diffuse large B-cell lymphomas and shares features with classical Hodgkin lymphoma. Blood. 2003;102:3871-3879.

407. Joos S,Otano-Joos MI,Ziegler S,Bruderlein S,du Manoir S,Bentz M,Moller P,Lichter P. Primary mediastinal(thymic)B-cell lymphoma is characterized by gains of chromosomal material including 9p and amplification of the REL gene. Blood. 1996;87:1571-1578.

408. Bentz M,Barth TF,Bruderlein S,Bock D,Schwerer MJ,Baudis M,Joos S,Viardot A,Feller AC,Muller-Hermelink HK,Lichter P,Dohner H,Moller P. Gain of chromosome arm 9p is characteristic of primary mediastinal B-cell lymphoma(MBL):comprehensive molecular cytogenetic analysis and presentation of a novel MBL cell line. Genes Chromosomes Cancer. 2001;30:393-401.

409. Kimm LR,deLeeuw RJ,Savage KJ,Rosenwald A,Campo E,Delabie J,Ott G,Muller-Hermelink HK,Jaffe ES,Rimsza LM,Weisenburger DD,Chan WC,Staudt LM,Connors JM,Gascoyne RD,Lam WL. Frequent occurrence of deletions in primary mediastinal B-cell lymphoma. Genes Chromosomes Cancer. 2007;46:1090-1097.

410. Wessendorf S,Barth TF,Viardot A,Mueller A,Kestler HA,Kohlhammer H,Lichter P,Bentz M,Dohner H,Moller P,Schwaenen C. Further delineation of chromosomal consensus regions in primary mediastinal B-cell lymphomas:an analysis of 37 tumor samples using high-resolution genomic profiling(array-CGH). Leukemia. 2007;21:2463-2469.

411. Green MR,Monti S,Rodig SJ,Juszczynski P,Currie T,O'Donnell E,Chapuy B,Takeyama K,Neuberg D,Golub TR,Kutok JL,Shipp MA. Integrative analysis reveals selective 9p24.1 amplification,increased PD-1 ligand expression,and further induction via JAK2 in nodular sclerosing Hodgkin lymphoma and primary mediastinal large B-cell lymphoma. Blood. 2010;116:3268-3277.

412. Dunleavy K,Steidl C. Emerging biological insights and novel treatment

strategies in primary mediastinal large B-cell lymphoma. Semin Hematol. 2015;52:119-125.

413. Schmitz R, Hansmann ML, Bohle V, Martin-Subero JI, Hartmann S, Mechtersheimer G, Klapper W, Vater I, Giefing M, Gesk S, Stanelle J, Siebert R, Kuppers R. TNFAIP3(A20) is a tumor suppressor gene in Hodgkin lymphoma and primary mediastinal B cell lymphoma. J Exp Med. 2009;206:981-989.

414. Gunawardana J, Chan FC, Telenius A, Woolcock B, Kridel R, Tan KL, Ben-Neriah S, Mottok A, Lim RS, Boyle M, Rogic S, Rimsza LM, Guiter C, Leroy K, Gaulard P, Haioun C, Marra MA, Savage KJ, Connors JM, Shah SP, Gascoyne RD, Steidl C. Recurrent somatic mutations of PTPN1 in primary mediastinal B cell lymphoma and Hodgkin lymphoma. Nat Genet. 2014;46:329-335.

415. Ritz O, Rommel K, Dorsch K, Kelsch E, Melzner J, Buck M, Leroy K, Papadopoulou V, Wagner S, Marienfeld R, Bruderlein S, Lennerz JK, Moller P. STAT6-mediated BCL6 repression in primary mediastinal B-cell lymphoma(PMBL). Oncotarget. 2009;4:1093-1102.

416. Weniger MA, Gesk S, Ehrlich S, Martin-Subero JI, Dyer MJ, Siebert R, Moller P, Barth TF. Gains of REL in primary mediastinal B-cell lymphoma coincide with nuclear accumulation of REL protein. Genes Chromosomes Cancer. 2007;46:406-415.

417. Moller P. Aggressive B-cell lymphomas of the mediastinum. (Abstr). J Clin Pathol. 2002;55:A15.

418. Twa DD, Chan FC, Ben-Neriah S, Woolcock BW, Mottok A, Tan KL, Slack GW, Gunawardana J, Lim RS, McPherson AW, Kridel R, Telenius A, Scott DW, Savage KJ, Shah SP, Gascoyne RD, Steidl C. Genomic rearrangements involving programmed death ligands are recurrent in primary mediastinal large B-cell lymphoma. Blood. 2014; 123: 2062-2065.

419. Sehn LH, Antin JH, Shulman LN, Mauch P, Elias A, Kadin ME, Wheeler C. Primary diffuse large B-cell lymphoma of the mediastinum: outcome following high-dose chemotherapy and autologous hematopoietic cell transplantation. Blood. 1998;91:717-723.

420. Zinzani PL, Martelli M, Bendandi M, De Renzo A, Zaccaria A, Pavone E, Bocchia M, Falini B, Gobbi M, Gherlinzoni F, Stefoni V, Tani M, Tura S. Primary mediastinal large B-cell lymphoma with sclerosis: a clinical study of 89 patients treated with MACOP-B chemotherapy and radiation therapy. Haematologica. 2001;86:187-191.

421. van Besien K, Kelta M, Bahaguna P. Primary mediastinal B-cell lymphoma: a review of pathology and management. J Clin Oncol. 2001;19: 1855-1864.

422. Fietz T, Knauf WU, Hanel M, Franke A, Freund M, Thiel E. Treatment of primary mediastinal large B cell lymphoma with an alternating chemotherapy regimen based on high-dose methotrexate. Ann Hematol. 2009;88:433-439.

423. Martelli M, Ferreri AJ, Johnson P. Primary mediastinal large B-cell lymphoma. Crit Rev Oncol Hematol. 2008;68:256-263.

424. De Sanctis V, Finolezzi E, Osti MF, Grapulin L, Alfo M, Pescarmona E, Berardi F, Natalino F, Moleti ML, Di Rocco A, Enrici RM, Foa R, Martelli M. MACOP-B and involved-field radiotherapy is an effective and safe therapy for primary mediastinal large B cell lymphoma. Int J Radiat Oncol Biol Phys. 2008;72:1154-1160.

425. Savage KJ, Al-Rajhi N, Voss N, Paltiel C, Klasa R, Gascoyne RD, Con-

nors JM. Favorable outcome of primary mediastinal large B-cell lymphoma in a single institution: the British Columbia experience. Ann Oncol. 2006;17:123-130.

426. Dunleavy K, Wilson WH. Primary mediastinal B-cell lymphoma and mediastinal gray zone lymphoma: do they require a unique therapeutic approach? Blood. 2014;125:33-39.

427. Abou-Elella AA, Weisenburger DD, Vose JM, Kollath JP, Lynch JC, Bast MA, Bierman PJ, Greiner TC, Chan WC, Armitage JO. Primary mediastinal large B-cell lymphoma: a clinicopathologic study of 43 patients from the Nebraska Lymphoma Study Group. J Clin Oncol. 1999; 17:784-790.

428. Zinzani PL, Martelli M, Bertini M, Gianni AM, Devizzi L, Federico M, Pangalis G, Michels J, Zucca E, Cantonetti M, Cortelazzo S, Wotherspoon A, Ferreri AJ, Zaja F, Lauria F, De Renzo A, Liberati MA, Falini B, Balzarotti M, Calderoni A, Zaccaria A, Gentilini P, Fattori PP, Pavone E, Angelopoulou MK, Alinari L, Brugiatelli M, Di Renzo N, Bonifazi F, Pileri SA, Cavalli F. Induction chemotherapy strategies for primary mediastinal large B-cell lymphoma with sclerosis: a retrospective multinational study on 426 previously untreated patients. Haematologica. 2002;87:1258-1264.

429. Bieri S, Roggero E, Zucca E, Bertoni F, Pianca S, Sanna P, Pedrinis E, Bernier J, Cavalli F. Primary mediastinal large B-cell lymphoma(PMLCL): the need for prospective controlled clinical trials. Leuk Lymphoma. 1999;35:139-146.

430. Dunleavy K, Pittaluga S, Maeda LS, Advani R, Chen CC, Hessler J, Steinberg SM, Grant C, Wright G, Varma G, Staudt LM, Jaffe ES, Wilson WH. Dose-adjusted EPOCH-rituximab therapy in primary mediastinal B-cell lymphoma. N Engl J Med. 2013;368:1408-1416.

431. Gerrard M, Waxman IM, Sposto R, Auperin A, Perkins SL, Goldman S, Harrison L, Pinkerton R, McCarthy K, Raphael M, Patte C, Cairo MS. Outcome and pathologic classification of children and adolescents with mediastinal large B-cell lymphoma treated with FAB/LMB96 mature B-NHL therapy. Blood. 2013;121:278-285.

432. Kirn D, Mauch P, Shaffer K, Pinkus G, Shipp MA, Kaplan WD, Tung N, Wheeler C, Beard CJ, Canellos GP, et al. Large-cell and immunoblastic lymphoma of the mediastinum: prognostic features and treatment outcome in 57 patients. J Clin Oncol. 1993;11:1336-1343.

433. Hamlin PA, Portlock CS, Straus DJ, Noy A, Singer A, Horwitz SM, Oconnor OA, Yahalom J, Zelenetz AD, Moskowitz CH. Primary mediastinal large B-cell lymphoma: optimal therapy and prognostic factor analysis in 141 consecutive patients treated at Memorial Sloan Kettering from 1980 to 1999. Br J Haematol. 2005;130:691-699.

434. Roberts RA, Wright G, Rosenwald AR, Jaramillo MA, Grogan TM, Miller TP, Frutiger Y, Chan WC, Gascoyne RD, Ott G, Muller-Hermelink HK, Staudt LM, Rimsza LM. Loss of major histocompatibility class II gene and protein expression in primary mediastinal large B cell lymphoma is highly coordinated and related to poor patient survival. Blood. 2006;108:311-318.

435. Menestrina F, Chilosi M, Bonetti F, Lestani M, Scarpa A, Novelli P, Doglioni C, Todeschini G, Ambrosetti A, Fiore-Donati L. Mediastinal large-cell lymphoma of B-type, with sclerosis: histopathological and immunohistochemical study of eight cases. Histopathology. 1986; 10: 589-600.

436. Bishop PC, Wilson WH, Pearson D, Janik J, Jaffe ES, Elwood PC. CNS involvement in primary mediastinal large B-cell lymphoma. J Clin Oncol. 1999;17:2479-2485.

437. Rehm A, Anagnostopoulos I, Gerlach K, Broemer M, Scheidereit C, Johrens K, Hubler M, Hetzer R, Stein H, Lipp M, Dorken B, Hopken UE. Identification of a chemokine receptor profile characteristic for mediastinal large B-cell lymphoma. Int J Cancer. 2009;125:2367-2374.

438. Re D, Muschen M, Ahmadi T, Wickenhauser C, Staratschek-Jox A, Holtick U, Diehl V, Wolf J. Oct-2 and Bob-1 deficiency in Hodgkin and Reed Sternberg cells. Cancer Res. 2001;61:2080-2084.

439. Stein H, von Wasielewski R, Poppema S, MacLennan KA. Guenova M. Nodular sclerosis classical Hodgkin lymphoma. In: Swerdlow SH, Campo E, Harris NL, Jaffe ES, Pileri SA, Stein H, Thiele J, Vardiman JW, eds. WHO Classification of Tumours of Haematopoietic and Lymphoid Tissues. 4th ed. Lyon, France: IARC Press; 2008; 330.

440. Miles RR, Mankey CC, Seiler CE 3rd, Smith LB, Teruya-Feldstein J, Hsi ED, Elenitoba-Johnson KS, Lim MS. Expression of Grb2 distinguishes classical Hodgkin lymphomas from primary mediastinal B-cell lymphomas and other diffuse large B-cell lymphomas. Hum Pathol. 2009;40:1731-1737.

441. Hoeller S, Zihler D, Zlobec I, Obermann EC, Pileri SA, Dirnhofer S, Tzankov A. BOB.1, CD79a and cyclin E are the most appropriate markers to discriminate classical Hodgkin's lymphoma from primary mediastinal large B-cell lymphoma. Histopathology. 2010;56:217-228.

442. Rudiger T, Jaffe ES, Delsol G, deWolf-Peeters C, Gascoyne RD, Georgii A, Harris NL, Kadin ME, MacLennan KA, Poppema S, Stein H, Weiss LE, Muller-Hermelink HK. Workshop report on Hodgkin's disease and related diseases('grey zone' lymphoma). Ann Oncol. 1998;9 Suppl 5: S31-S38.

443. Traverse-Glehen A, Pittaluga S, Gaulard P, Sorbara L, Alonso MA, Raffeld M, Jaffe ES. Mediastinal gray zone lymphoma: the missing link between classic Hodgkin's lymphoma and mediastinal large B-cell lymphoma. Am J Surg Pathol. 2005;29:1411-1421.

444. Hsi ED, Sup SJ, Alemany C, Tso E, Skacel M, Elson P, Alonso MA, Pohlman B. MAL is expressed in a subset of Hodgkin lymphoma and identifies a population of patients with poor prognosis. Am J Clin Pathol. 2006;125:776-782.

445. Garcia JF, Mollejo M, Fraga M, Forteza J, Muniesa JA, Perez-Guillermo M, Perez-Seoane C, Rivera T, Ortega P, Piris MA. Large B-cell lymphoma with Hodgkin's features. Histopathology. 2005;47:101-110.

446. Quintanilla-Martinez L, de Jong D, de Mascarel A, Hsi ED, Kluin P, Natkunam Y, Parrens M, Pileri S, Ott G. Gray zones around diffuse large B cell lymphoma. Conclusions based on the workshop of the XIV meeting of the European Association for Hematopathology and the Society of Hematopathology in Bordeaux, France. J Hematop. 2009; 2: 211-236.

447. Jaffe ES, Stein H, Swerdlow SH, Campo E, Pileri SA, Harris NL. B-cell lymphoma, unclassifiable, with features intermediate between diffuse large B-cell lymphoma and classical Hodgkin lymphoma. In: Swerdlow SH, Campo E, Harris NL, Jaffe ES, Pileri SA, Stein H, Thiele J, Vardiman JW, eds. WHO Classification of Tumours of Haematopoietic and Lymphoid Tissues. 4th ed. Lyon, France: IARC Press; 2008; 87-88.

448. Quintanilla-Martinez L, Fend F. Mediastinal gray zone lymphoma. Haematologica. 2011;96:496-499.

449. Wilson WH, Pittaluga S, Nicolae A, Camphausen K, Shovlin M, Steinberg SM, Roschewski M, Staudt LM, Jaffe ES, Dunleavy K. A prospective study of mediastinal gray-zone lymphoma. Blood. 2014; 124: 1563-1569.

450. Oschlies I, Burkhardt B, Salaverria I, Rosenwald A, d'Amore ES, Szczepanowski M, Koch K, Hansmann ML, Stein H, Moller P, Reiter A, Zimmermann M, Rosolen A, Siebert R, Jaffe ES, Klapper W. Clinical, pathological and genetic features of primary mediastinal large B-cell lymphomas and mediastinal gray zone lymphomas in children. Haematologica. 2011;96:262-268.

451. Eberle FC, Rodriguez-Canales J, Wei L, Hanson JC, Killian JK, Sun HW, Adams LG, Hewitt SM, Wilson WH, Pittaluga S, Meltzer PS, Staudt LM, Emmert-Buck MR, Jaffe ES. Methylation profiling of mediastinal gray zone lymphoma reveals a distinctive signature with elements shared by classical Hodgkin's lymphoma and primary mediastinal large B-cell lymphoma. Haematologica. 2011;96:558-566.

452. Eberle FC, Salaverria I, Steidl C, Summers TA Jr, Pittaluga S, Neriah SB, Rodriguez-Canales J, Xi L, Ylaya K, Liewehr D, Dunleavy K, Wilson WH, Hewitt SM, Raffeld M, Gascoyne RD, Siebert R, Jaffe ES. Gray zone lymphoma: chromosomal aberrations with immunophenotypic and clinical correlations. Mod Pathol. 2011;24:1586-1597.

453. Gonin J, Kadiri H, Bensaci S, Le Tourneau A, Molina TJ, Diebold J, Abdellouche DJ, Audouin J. Primary mediastinal anaplastic ALK-1-positive large-cell lymphoma of T/NK-cell type expressing CD20. Virchows Arch. 2007;450:355-358.

454. Nakamura S, Ponzoni M, Campo E. Intravascular large B-cell lymphoma. In: Swerdlow SH, Campo E, Harris NL, Jaffe ES, Pileri SA, Stein H, Thiele J, Vardiman JW, eds. WHO Classification of Tumours of Haematopoietic and Lymphoid Tissues. 4th ed. Lyon, France: IARC Press; 2008; 252-253.

455. Ponzoni M, Ferreri AJ, Campo E, Facchetti F, Mazzucchelli L, Yoshino T, Murase T, Pileri SA, Doglioni C, Zucca E, Cavalli F, Nakamura S. Definition, diagnosis, and management of intravascular large B-cell lymphoma: proposals and perspectives from an international consensus meeting. J Clin Oncol. 2007;25:3168-3173.

456. Yegappan S, Coupland R, Arber DA, Wang N, Miocinovic R, Tubbs RR, Hsi ED. Angiotropic lymphoma: an immunophenotypically and clinically heterogeneous lymphoma. Mod Pathol. 2001;14:1147-1156.

457. Wick MR, Mills SE, Scheithauer BW, Cooper PH, Davitz MA, Parkinson K. Reassessment of malignant "angioendotheliomatosis". Evidence in favor of its reclassification as "intravascular lymphomatosis". Am J Surg Pathol. 1986;10:112-123.

458. Ponzoni M, Arrigoni G, Gould VE, Del Curto B, Maggioni M, Scapinello A, Paolino S, Cassisa A, Patriarca C. Lack of CD 29 (beta1 integrin) and CD 54(ICAM-1) adhesion molecules in intravascular lymphomatosis. Hum Pathol. 2000;31:220-226.

459. Ferreri AJ, Campo E, Seymour JF, Willemze R, Ilariucci F, Ambrosetti A, Zucca E, Rossi G, Lopez-Guillermo A, Pavlovsky MA, Geerts ML, Candoni A, Lestani M, Asioli S, Milani M, Piris MA, Pileri S, Facchetti F, Cavalli F, Ponzoni M. Intravascular lymphoma: clinical presentation, natural history, management and prognostic factors in a series of 38 cases, with special emphasis on the "cutaneous variant". Br J Haematol.

2004；127：173-183.

460. Glass J，Hochberg FH，Miller DC. Intravascular lymphomatosis. A systemic disease with neurologic manifestations. Cancer. 1993；71：3156-3164.

461. Bhawan J. Angioendotheliomatosis proliferans systemisata：an angiotropic neoplasm of lymphoid origin. Semin Diagn Pathol. 1987；4：18-27.

462. Yousem SA，Colby TV. Intravascular lymphomatosis presenting in the lung. Cancer. 1990；65：349-353.

463. Evert M，Lehringer-Polzin M，Mobius W，Pfeifer U. Angiotropic large-cell lymphoma presenting as pulmonary small vessel occlusive disease. Hum Pathol. 2000；31：879-882.

464. Prayson RA，Segal GH，Stoler MH，Licata AA，Tubbs RR. Angiotropic large-cell lymphoma in a patient with adrenal insufficiency. Arch Pathol Lab Med. 1991；115：1039-1041.

465. Chu P，Costa J，Lachman MF. Angiotropic large cell lymphoma presenting as primary adrenal insufficiency. Hum Pathol. 1996；27：209-211.

466. D'Agati V，Sablay LB，Knowles DM，Walter L. Angiotropic large cell lymphoma（intravascular malignant lymphomatosis）of the kidney：presentation as minimal change disease. Hum Pathol. 1989；20：263-268.

467. Sill H，Hofler G，Kaufmann P，Horina J，Spuller E，Kleinert R，Beham-Schmid C. Angiotropic large cell lymphoma presenting as thrombotic microangiopathy（thrombotic thrombocytopenic purpura）. Cancer. 1995；75：1167-1170.

468. Ma X，Liu H. Intravascular large B-cell lymphoma originating in the left epididymis. Ann Hematol. 2011；90：107-108.

469. Axelsen RA，Laird PP，Horn M. Intravascular large cell lymphoma：diagnosis on renal biopsy. Pathology. 1991；23：241-243.

470. Agar JW，Gates PC，Vaughan SL，Machet D. Renal biopsy in angiotropic large cell lymphoma. Am J Kidney Dis. 1994；24：92-96.

471. Van Droogenbroeck J，Altintas S，Pollefliet C，Schroyens W，Berneman Z. Intravascular large B-cell lymphoma or intravascular lymphomatosis：report of a case diagnosed by testicle biopsy. Ann Hematol. 2001；80：316-318.

472. Prayson RA. Angiotropic large cell lymphoma：simultaneous peripheral nerve and skeletal muscle involvement. Pathology. 1996；28：25-27.

473. Lee BS，Frankfort BJ，Eberhart CG，Weinberg RS. Diagnosis of intravascular lymphoma by a novel biopsy site. Ophthalmology. 2011；118：586-590.

474. Ben-Ezra J，Sheibani K，Kendrick FE，Winberg CD，Rappaport H. Angiotropic large cell lymphoma of the prostate gland：an immunohistochemical study. Hum Pathol. 1986；17：964-967.

475. Banerjee SS，Harris M. Angiotropic lymphoma presenting in the prostate. Histopathology. 1988；12：667-670.

476. Dunphy CH. Primary cutaneous angiotropic large-cell lymphoma in a patient with acquired immunodeficiency syndrome. Arch Pathol Lab Med. 1995；119：757-759.

477. Hsiao CH，Su IJ，Hsieh SW，Huang SF，Tsai TF，Chen MY，How SW. Epstein-Barr virus-associated intravascular lymphomatosis within Kaposi's sarcoma in an AIDS patient. Am J Surg Pathol. 1999；23：482-487.

478. Rubin MA，Cossman J，Freter CE，Azumi N. Intravascular large cell lymphoma coexisting within hemangiomas of the skin. Am J Surg Pathol. 1997；21：860-864.

479. Khalidi HS，Brynes RK，Browne P，Koo CH，Battifora H，Medeiros LJ. Intravascular large B-cell lymphoma；the CD5 antigen is expressed by a subset of cases. Mod Pathol. 1998；11：983-988.

480. Smith ME，Stamatakos MD，Neuhauser TS. Intravascular lymphomatosis presenting within angiolipomas. Ann Diagn Pathol. 2001；5：103-106.

481. Muftah S，Xu Z，El Gaddafi W，Moulton R，Burns B，Woulfe J. Synchronous intravascular large B-cell lymphoma within meningioma. Neuropathology. 2012；32：77-81.

482. Wang BY，Strauchen JA，Rabinowitz D，Tillem SM，Unger PD. Renal cell carcinoma with intravascular lymphomatosis：a case report of unusual collision tumors with review of the literature. Arch Pathol Lab Med. 2001；125：1239-1241.

483. Dziewanowski K，Drozd R，Parczewski M，Klinke M. Multiorgan transplantation from a deceased donor with intravascular diffuse large B-cell lymphoma：transmission of the disease and results of treatment. Clin Transplant. 2014；28：1080-1083.

484. Emura I，Naito M，Wakabayashi M，Yoshizawa H，Arakawa M，Chou T. Detection of circulating tumor cells in a patient with intravascular lymphomatosis：a case study examined by the cytology method. Pathol Int. 1998；48：63-66.

485. DiGiuseppe JA，Hartmann DP，Freter C，Cossman J，Mann RB. Molecular detection of bone marrow involvement in intravascular lymphomatosis. Mod Pathol. 1997；10：33-37.

486. Murase T，Nakamura S，Tashiro K，Suchi T，Hiraga J，Hayasaki N，Kimura M，Murakami M，Mizoguchi Y，Suzuki T，Saito H. Malignant histiocytosis-like B-cell lymphoma，a distinct pathologic variant of intravascular lymphomatosis：a report of five cases and review of the literature. Br J Haematol. 1997；99：656-664.

487. Murase T，Nakamura S. An Asian variant of intravascular lymphomatosis：an updated review of malignant histiocytosis-like B-cell lymphoma. Leuk Lymphoma. 1999；33：459-473.

488. Murase T，Nakamura S，Kawauchi K，Matsuzaki H，Sakai C，Inaba T，Nasu K，Tashiro K，Suchi T，Saito H. An Asian variant of intravascular large B-cell lymphoma：clinical，pathological and cytogenetic approaches to diffuse large B-cell lymphoma associated with haemophagocytic syndrome. Br J Haematol. 2000；111：826-834.

489. Shimazaki C，Inaba T，Shimura K，Okamoto A，Takahashi R，Hirai H，Sudo Y，Ashihara E，Adachi Y，Murakami S，Saigo K，Fujita N，Nakagawa M. B-cell lymphoma associated with haemophagocytic syndrome：a clinical，immunological and cytogenetic study. Br J Haematol. 1999；104：672-679.

490. Ohno T，Miyake N，Hada S，Hirose Y，Imura A，Hori T，Uchiyama T，Saiga T，Mizumoto T，Furukawa H. Hemophagocytic syndrome in five patients with Epstein-Barr virus negative B-cell lymphoma. Cancer. 1998；82：1963-1972.

491. Cheng FY，Tsui WM，Yeung WT，Ip LS，Ng CS. Intravascular lymphomatosis：a case presenting with encephalomyelitis and reactive haemophagocytic syndrome diagnosed by renal biopsy. Histopathology. 1997；31：552-554.

492. Ferreri AJ，Dognini GP，Campo E，Willemze R，Seymour JF，Bairey O，Martelli M，De Renz AO，Doglioni C，Montalban C，Tedeschi A，Pavlovsky A，Morgan S，Uziel L，Ferracci M，Ascani S，Gianelli U，Patriarca C，Facchetti F，Dalla Libera A，Pertoldi B，Horvath B，Szomor A，Zucca E，Cavalli F，Ponzoni M. Variations in clinical presentation，fre-

quency of hemophagocytosis and clinical behavior of intravascular lymphoma diagnosed in different geographical regions. Haematologica. 2007;92:486-492.

493. Dufau JP, Le Tourneau A, Molina T, Le Houcq M, Claessens YE, Rio B, Delmer A, Diebold J. Intravascular large B-cell lymphoma with bone marrow involvement at presentation and haemophagocytic syndrome:two Western cases in favour of a specific variant. Histopathology. 2000;37: 509-512.

494. Terrier B, Aouba A, Vasiliu V, Charlier C, Delarue R, Buzyn A, Hermine O. Intravascular lymphoma associated with haemophagocytic syndrome:a very rare entity in western countries. Eur J Haematol. 2005; 75:341-345.

495. Fung KM, Chakrabarty JH, Kern WF, Magharyous H, Gehrs BC, Li S. Intravascular large B-cell lymphoma with hemophagocytic syndrome (Asian variant) in a Caucasian patient. Int J Clin Exp Pathol. 2012;5: 448-454.

496. Ferry JA, Harris NL, Picker LJ, Weinberg DS, Rosales RK, Tapia J, Richardson EP Jr. Intravascular lymphomatosis (malignant angioendotheliomatosis). A B-cell neoplasm expressing surface homing receptors. Mod Pathol. 1988;1:444-452.

497. Conlin PA, Orden MB, Hough TR, Morgan DL. Myeloperoxidase-positive intravascular large B-cell lymphoma. Arch Pathol Lab Med. 2001; 125:948-950.

498. Coulibaly B, Mesturoux L, Petit B, Magy L, Labrousse F. Intravascular large B-cell lymphoma presenting as cauda equina syndrome and showing aberrant cytokeratin expression:a diagnostic challenge. Pathology. 2014;46:241-244.

499. Otrakji CL, Voigt W, Amador A, Nadji M, Gregorios JB. Malignant angioendotheliomatosis-a true lymphoma:a case of intravascular malignant lymphomatosis studied by southern blot hybridization analysis. Hum Pathol. 1988;19:475-478.

500. Sleater JP, Segal GH, Scott MD, Masih AS. Intravascular (angiotropic) large cell lymphoma:determination of monoclonality by polymerase chain reaction on paraffin-embedded tissues. Mod Pathol. 1994;7:593-598.

501. Rashid R, Johnson RJ, Morris S, Dickinson H, Czyz J, O'Connor SJ, Owen RG. Intravascular large B-cell lymphoma associated with a near-tetraploid karyotype, rearrangement of BCL6, and a t(11;14)(q13; q32). Cancer Genet Cytogenet. 2006;171:101-104.

502. Cui J, Liu Q, Cheng Y, Chen S, Sun Q. An intravascular large B-cell lymphoma with a t(3;14)(q27;q32) translocation. J Clin Pathol. 2014;67:279-281.

503. Crane GM, Xian RR, Burns KH, Borowitz MJ, Duffield AS, Taube JM. Primary effusion lymphoma presenting as a cutaneous intravascular lymphoma. J Cutan Pathol. 2014;41:928-935.

504. Crane GM, Ambinder RF, Shirley CM, Fishman EK, Kasamon YL, Taube JM, Borowitz MJ, Duffield AS. HHV-8-positive and EBV-positive intravascular lymphoma:an unusual presentation of extracavitary primary effusion lymphoma. Am J Surg Pathol. 2014;38:426-432.

505. Ferry JA, Sohani AR, Longtine JA, Schwartz RA, Harris NL. HHV8-positive, EBV-positive Hodgkin lymphoma-like large B-cell lymphoma and HHV8-positive intravascular large B-cell lymphoma. Mod Pathol. 2009;22:618-626.

506. Murase T, Yamaguchi M, Suzuki R, Okamoto M, Sato Y, Tamaru J, Kojima M, Miura I, Mori N, Yoshino T, Nakamura S. Intravascular large B-cell lymphoma(IVLBCL):a clinicopathologic study of 96 cases with special reference to the immunophenotypic heterogeneity of CD5. Blood. 2007;109:478-485.

507. DiGiuseppe JA, Nelson WG, Seifter EJ, Boitnott JK, Mann RB. Intravascular lymphomatosis:a clinicopathologic study of 10 cases and assessment of response to chemotherapy. J Clin Oncol. 1994;12:2573-2579.

508. Chang A, Zic JA, Boyd AS. Intravascular large cell lymphoma:a patient with asymptomatic purpuric patches and a chronic clinical course. J Am Acad Dermatol. 1998;39:318-321.

509. Ferreri AJ, Dognini GP, Bairey O, Szomor A, Montalban C, Horvath B, Demeter J, Uziel L, Soffietti R, Seymour JF, Ambrosetti A, Willemze R, Martelli M, Rossi G, Candoni A, De Renzo A, Doglioni C, Zucca E, Cavalli F, Ponzoni M. The addition of rituximab to anthracycline-based chemotherapy significantly improves outcome in "Western" patients with intravascular large B-cell lymphoma. Br J Haematol. 2008;143: 253-257.

510. Shimada K, Matsue K, Yamamoto K, Murase T, Ichikawa N, Okamoto M, Niitsu N, Kosugi H, Tsukamoto N, Miwa H, Asaoku H, Kikuchi A, Matsumoto M, Saburi Y, Masaki Y, Yamaguchi M, Nakamura S, Naoe T, Kinoshita T. Retrospective analysis of intravascular large B-cell lymphoma treated with rituximab-containing chemotherapy as reported by the IVL study group in Japan. J Clin Oncol. 2008;26:3189-3195.

511. Hong JY, Kim HJ, Ko YH, Choi JY, Jung CW, Kim SJ, Kim WS. Clinical features and treatment outcomes of intravascular large B-cell lymphoma:a single-center experience in Korea. Acta Haematol. 2014;131: 18-27.

512. Au WY, Shek WH, Nicholls J, Tse KM, Todd D, Kwong YL. T-cell intravascular lymphomatosis(angiotropic large cell lymphoma):association with Epstein-Barr viral infection. Histopathology. 1997;31: 563-567.

513. Sepp N, Schuler G, Romani N, Geissler D, Gattringer C, Burg G, Bartram CR, Fritsch P. "Intravascular lymphomatosis" (angioendotheliomatosis):evidence for a T-cell origin in two cases. Hum Pathol. 1990; 21:1051-1058.

514. Sheibani K, Battifora H, Winberg CD, Burke JS, Ben-Ezra J, Ellinger GM, Quigley NJ, Fernandez BB, Morrow D, Rappaport H. Further evidence that "malignant angioendotheliomatosis" is an angiotropic large-cell lymphoma. N Engl J Med. 1986;314:943-948.

515. Cerroni L, Massone C, Kutzner H, Mentzel T, Umbert P, Kerl H. Intravascular large T-cell or NK-cell lymphoma:a rare variant of intravascular large cell lymphoma with frequent cytotoxic phenotype and association with Epstein-Barr virus infection. Am J Surg Pathol. 2008;32:891-898.

516. Wu H, Said JW, Ames ED, Chen C, McWhorter V, Chen P, Ghali V, Pinkus GS. First reported cases of intravascular large cell lymphoma of the NK cell type:clinical, histologic, immunophenotypic, and molecular features. Am J Clin Pathol. 2005;123:603-611.

517. Kuo TT, Chen MJ, Kuo MC. Cutaneous intravascular NK-cell lymphoma:report of a rare variant associated with Epstein-Barr virus. Am J Surg Pathol. 2006;30:1197-1201.

518. Au WY, Shek TW, Kwong YL. Epstein-Barr virus-related intravascular

lymphomatosis. Am J Surg Pathol. 2000;24:309-310.

519. Samols MA, Su A, Ra S, Cappel MA, Louissant A Jr, Knudson RA, Ketterling RP, Said J, Binder S, Harris NL, Feldman AL, Kim J, Kim YH, Gratzinger D. Intralymphatic cutaneous anaplastic large cell lymphoma/lymphomatoid papulosis: expanding the spectrum of CD30-positive lymphoproliferative disorders. Am J Surg Pathol. 2014;38:

1203-1211.

520. Snowden JA, Angel CA, Winfield DA, Pringle JH, West KP. Angiotropic lymphoma: report of a case with histiocytic features. J Clin Pathol. 1997;50:67-70.

521. O'Grady JT, Shahidullah H, Doherty VR, al-Nafussi A. Intravascular histiocytosis. Histopathology. 1994;24:265-268.

第 24 章

Burkitt 淋巴瘤及其相似病变

Randy D. Gascoyne，Reiner Siebert，Joseph M. Connors，Philip M. Kluin

本章内容

24.1　Burkitt 淋巴瘤

1958 年，DenisBurkitt 首先描述这种独特肿瘤的临床特征和地理分布，并引入结合化疗的新治疗方案[1,2]。因其贡献巨大，本病被命名为 Burkitt 淋巴瘤（BL）。最初描述的 BL 见于赤道非洲[3-6]和新几内亚[7]疟疾好发地区的儿童，表现为颌骨内快速生长的肿瘤。这种特殊的地方型 BL 与 EBV 相关，而在世界其他地区，BL 与 EBV 的相关性变化很大。BL 细胞系的体外研究对肿瘤遗传学和肿瘤生物学领域做出了巨大贡献，包括首次描述了 EBV，首次描述 B 细胞永生化对病毒的需求，以及确定 MYC 位点在 8 号染色体[8-10]。

多年来，此淋巴瘤的名称不断变更。Rappaport 分类中，BL 称为未分化淋巴瘤，Burkitt 型[11]。Lukes 和 Collins 将其归类为小无裂滤泡中心细胞淋巴瘤[12]。工作分类法以临床应用为目的，依据淋巴瘤的生存特征来分类，将 BL 归类为临床高级别淋巴瘤，小无裂细胞型。Rappaport 分类和工作分类将未分化或小无裂细胞淋巴瘤划分为 Burkitt 型和非 Burkitt 型[13]。急性白血病法-美-英（FAB）分类中包括一类 B 细胞急性淋巴母细胞白血病（ALL），也称 L3-ALL[14]，从其中的流式细胞术或细胞遗传

学特征介绍中可以发现，几乎所有 L3-ALL 实际上代表 BL 的白血病期。修订的 Kiel 分类将 BL 视为一种独立实体[15]。修订的欧美淋巴瘤（REAL）分类也同样认为 BL 是独立淋巴瘤亚型，但是 REAL 提出的分类方案中仍旧包括一个暂定分类：高级别 B 细胞淋巴瘤，Burkitt 样型，或 Burkitt 样淋巴瘤[16]。这个暂定分类是指一小部分难以区分 BL 和弥漫大 B 细胞淋巴瘤（DLBCL）的病例。这些所谓的灰区病例包括在 2008 版 WHO 的一个暂定分类中（特征介于 DLBCL 和 BL 之间的未分类 B 细胞淋巴瘤）[17-19]。在已更新的 2016 版 WHO 分类中，依据分子特征来进一步定义 BL，这样可以减少灰区或交界性病例的存在。尽管存在上述争议和一些交界性病变，但毫无疑问，BL 是一种独立的疾病实体，可分为三种独特的临床和流行病学亚型。

24.1.1　定义

WHO 分类将 BL 定义为一种高度侵袭性淋巴瘤，常发生于结外，或呈急性白血病表现[16,18,20,21]，肿瘤由单形性中等大 B 细胞构成，胞质嗜碱性，核分裂指数高。8 号染色体上 8q24 位点的 MYC 原癌基因易位是其恒定特征。EBV 感染率因不同的 BL 流行病学亚型而异（见下文；表 24.1）。

表 24.1　Burkitt 淋巴瘤、高级别 B 细胞淋巴瘤和弥漫大 B 细胞淋巴瘤的主要诊断要点

特征	BL	HGBL-DH	HGBL-NOS	DLBCL
结构	弥漫	弥漫,可有滤泡结构	弥漫,可有滤泡结构	弥漫+/-滤泡结构
星空现象	常见	可有	可有	常无
核分裂象	许多	多少不一	多少不一	多少不一
细胞形态	单一	DLBCL,介于 BL-DLBCL 间,母细胞样	介于 BL-DLBCL 间,母细胞样,无 DLBCL	不定
核	圆形或稍不规则	DLBCL-NOS 样,更为明显的多形性,不规则,卵圆形	BL 样,更为明显的多形性,不规则,卵圆形	中心母细胞为主
核大小	中等	大或中等	中等或不定	大
核仁	多个(2~5 个)中等大嗜碱性核仁	不定;母细胞的核仁不明显	不定;母细胞的核仁不明显	中心母细胞表现为 2 或 3 个靠近核膜的核仁;免疫母细胞含 1 或 2 个中位核仁
胞质	深嗜碱性;常含空泡;镶嵌状	不定;一般没有空泡;可能缺乏镶嵌状排列	不定;一般没有空泡;可能缺乏镶嵌状排列	不定;一般没有空泡或极少
CD10 表达	阳性	BCL2 断裂的 DH 阳性;BCL6 断裂的 DH 常阴性	不定	不定(40%~60%)
BCL6 表达	阳性	常阳性	常阳性	70%~80%阳性
BCL2 表达	阴性或弱阳性	BCL2 断裂的 DH 强阳性;BCL6 断裂的 DH 常阴性或弱阳性	不定	60%~70% 阳性,多为 ABC 型;GCB 型中,BCL2 重排者阳性
MYC 表达	大部分>80%	大部分>30%	未知	不定;如果有 MYC 重排,>30%
Ki-67 指数	>95%	不定,可能<50%	不定	不定
EBV-EBER	阳性(15%~30%)*	阴性或没有检测	阴性或没有检测	常阴性
细胞遗传学	t(8;14),T(2;8),或 t(8;22)	依据定义,60% 为 t(8;14) 或其变异型,表现为 8q24 和 18q21 或 3q27 断点;35%~40%为非 IG/MYC 易位	依据定义,无 DH;可有孤立的 8q24、3q27 或 18q21 断点,并伴有其他位点的获得或扩增	依据定义,无 DH;30% 为 3q27 断点,15%~20% 为 18q21 断点,5%~10% 为 8q24 断点
复杂性†	低;>50%仅有 t(8;14) 或其变异型	常复杂	常复杂	常复杂
其他分子特征	>50% 病例为活化 ID3 >> TCF3(双等位基因)突变	MYC-BCL2DH 和母细胞性病例常有 TP53 突变,可有 ID3 单等位基因突变	未研究	不同分子亚型(GCB 型和 ABC 型)具有不同突变形式,见第 23 章

*数据来自散发性 BL。

†复杂核型的定义为核型分析发现 3 个或以上的克隆性异常(包括 8q24 断点)。

HGBL-DH,高级别 B 细胞淋巴瘤伴 MYC 和 BCL2 和/或 BCL6 重排(双打击);HGBL-NOS,非特殊类型高级别 B 细胞淋巴瘤。

24.1.2　流行病学

　　BL 有 3 种临床亚型,它们的临床表现和原发肿瘤的解剖部位存在显著差异,形态学有细微的差别,分子遗传学和生物学特征有所差异[18]。

24.1.2.1　地方性 Burkitt 淋巴瘤

　　BL 在赤道非洲的疟疾好发带呈地方性流行,横跨西北部的塞内加尔和毛里塔尼亚,到东南部的坦桑尼亚和莫桑比亚,直至巴布亚新几内亚。撒哈拉以南非洲地区最易发生,这是因为该地区年降雨量多、气温高,与疟疾流行区分布一致[3,5]。城市居民很少患 BL。地方性 BL 主要发生于年幼儿童,发病高峰为 4~10 岁,男女比例为 2:1[22]。这个年龄段的肿瘤最常发生在结外,尤其是颌骨、面骨和眼眶。大部分地方性 BL 为 EBV 阳性,有独特的分子重排,包括 MYC 重排和 3 个免疫球蛋白(IG)基因的其中之一发生重排(表 24.2)。

表 24.2　Burkitt 淋巴瘤(BL)的遗传学特征

特征	地方性 BL	散发性 BL	AIDS 相关性 BL
t(8;14)(q24;q32)以 MYC 断点为主	MYC 的 5'(着丝粒)远端(Ⅲ类)	MYC 的外显子和内含子 1(Ⅰ类)和 MYC 的 5'(着丝粒)(Ⅱ类)	MYC 的外显子和内含子 1(Ⅰ类)
t(8;14)(q24;q32)以 IGH 断点为主	VDJ 区	转换区	转换区
IGH 体细胞突变	是	是	是
EBV 阳性	>90%	5%~30%	25%~40%

24.1.2.2 散发性 BurkitT 淋巴瘤

此型见于世界各地,主要发生于儿童和年轻成人[23,24]。约占儿童淋巴瘤的 30%~50%,但成人少见,因此仅占西欧和北美全部淋巴瘤的 1%~2%[25]。散发性 BL 的儿童高发年龄为 5~15 岁,2 岁以下罕见;成人患者中位年龄约 30 岁,但对 30 岁以后人群的发病率尚无一致意见;一些研究报道,散发性 BL 的发病率随年龄增长而稳步增加,直至 65 岁,或年龄分布呈现三峰模式[25-28],因此散发性 BL 偶可见于 65 岁以上患者。男女比例 2:1 至 5:1,男性好发的现象在儿童更明显,特别是发生于面骨和颌骨的病例[29]。大多数散发病例表现为腹部肿块,最常见于回盲部,少见累及颌骨和眼眶[26]。与地方性 BL 一样,散发性 BL 也可累及卵巢、肾和乳腺。乳腺受累常表现为双侧巨大肿块,与青春期、妊娠或哺乳相关[30]。EBV 感染率不足 30%,多数西方国家为 10%~20%[8]。散发性 BL 可见于流行区居民,这可能是一些流行区病例的症状不典型或缺乏 EBV 感染的原因。散发性 BL 的 IGH 和 MYC 基因的断点不同于地方性 BL(见"遗传学"部分,表 24.2 和图 24.9)。

24.1.2.3 免疫缺陷相关性 Burkitt 淋巴瘤

此型 BL 主要见于 HIV 感染者,约占所有 AIDS 相关淋巴瘤的 30%~40%,但近年来,AIDS 患者的 BL 相对发病率正在稳步下降,这可能与高效抗逆转录病毒治疗(HAART)的应用增多有关[31,32]。这些病例中,25%~40% 的 BL 细胞存在 EBV 感染[33]。许多病例有轻微非典型细胞学特征,常表现为浆样分化[34,35]。此型 BL 也可见于其他免疫缺陷状态,但不常见,包括先天性疾病,如 Duncan 病(SH2D1A 突变相关性 X 连锁淋巴组织增殖性疾病),以及医源性免疫抑制,如器官移植后的免疫抑制治疗[36]。

24.1.3 病因和发病机制

地方性 BL 的诱发因素包括幼童期 EBV 重度感染、慢性抗原刺激,以及因持续性疟疾感染而接受的免疫抑制治疗[9,37,38]。免疫缺陷相关性 BL 的诱发因素多为 HIV 感染[39,40]。其他辅助因素,如地方性 BL 患者的绿玉树暴露[41,42],以及成人和儿童的杀虫剂暴露[43]等,均有报道。

BL 发病机制中最恒定的因素是 MYC 原癌基因易位[44-47]。MYC 基因易位和突变的起源在后文的"遗传学"部分讨论。以前的文献报道,MYC 对 B 细胞有两个主要作用:促进细胞增殖和下调 HLA I 类分子的表达,从而使肿瘤细胞逃避宿主免疫控制[40,48]。之后的研究发现,MYC 过表达不仅可促进细胞增殖,还可促进凋亡[49]。最近的研究发现,MYC 的作用更为复杂(见"遗传学"部分)[50,51]。更重要的是,正常生发中心 B 细胞仅约 10% 表达 MYC[52],而免疫组化检查发现,BL 中几乎所有细胞均过表达 MYC,两者差异极大[53,54]。

虽然 BL 恒定过表达 MYC,但仅其本身并不足以诱导淋巴瘤的发生[55,56]。转基因小鼠过表达 MYC 可导致前 B 细胞多克隆性增生,但在 6~9 个月后仍未形成单克隆性肿瘤,因此几乎可以肯定,BL 的发生还需要其他基因参与。汇总这些数据

发现,虽然 MYC 对 BL 的发生非常重要,但可能仅仅是 BL 发生的一个初始事件,还需要额外的基因改变才能获得全部恶性表型。实际上,许多基因改变(见后文)共同作用以破坏 MYC 相关的凋亡信号,这些改变包括 MYC 突变、p53-MDM2-ARF 通路突变,以及 TCF3 及其抑制子 ID3 突变。

EBV 感染是 BL 发病机制中的另一个重要因素。EBV 是一种几乎无处不在的人类疱疹病毒,既可转化 B 细胞,也可以潜伏状态持续存在于这些细胞内。EBV 潜伏感染以 3 种不同的基因表达模式为特征[57,58]。I 型潜伏模式是 BL 的特征,所表达的病毒相关基因为 EBER-1、EBER-2 和 EBNA-1;II 型潜伏模式见于霍奇金淋巴瘤、外周 T 细胞淋巴瘤,以及 HIV 感染患者的原发性渗出性淋巴瘤,所表达的病毒相关基因为 EBER-1、EBER-2、EBNA-1、LMP-1、LMP-2A 和 LMP-2B;III 型潜伏模式见于移植后淋巴组织增生性疾病和淋巴母细胞系肿瘤,表达所有潜伏病毒基因,包括:EBER-1 和 EBER-2;EBNA-1、2、3A、3B 和 3C;LMP-1、2A 和 2B。

I 型潜伏模式见于绝大多数地方性 BL。但并非流行区的所有 BL 均伴有 EBV 感染,提示可能还有其他因素参与 BL 发病,例如 HIV 感染[59]。此外,赤道非洲地区周围的国家中,EBV 感染水平逐渐降低,直至散发性 BL 的水平(20%~30%)[9,60,61],这些结果同样表明 EBV 感染不是 BL 的必要条件。

大多数研究均表明存在单克隆感染事件,支持 EBV 是 BL 的一个重要致病因子。使用 EBV 末端重复序列探针检测发现,BL 细胞内的潜伏感染以游离型 DNA 形式存在,提示病毒感染发生在克隆性扩增之前[62,63]。同样的,连续性临床标本和对应细胞系的体外研究也证实 EBV 感染是后续事件[64]。关于 EBV 在 BL 发病机制中作用的理论主要有两种,均更多地注重于感染时间节点与癌基因 MYC 易位之间的关系。第一个假设是,EBV 感染导致 B 细胞多克隆性扩增,而有丝分裂活性的升高导致 MYC 重排异常的可能性增加。若真如此,则 EBV 在肿瘤发生中的作用可能仅仅是刺激细胞增殖、减少凋亡信号,或增加遗传不稳定性。所谓的"打带跑"模式是指病毒在完成细胞损伤后消失(或其致癌性基本丧失),此模式符合上述假设,也可以解释为何一些地方性 BL 不表达潜伏型 EBV 基因组。

第二个假设认为病毒感染发生于 MYC 易位之后。此理论更容易解释 BL 中 EBV 基因表达的 I 型潜伏模式,即仅表达 EBER-1、EBER-2、EBNA-1[58,64,66]。这种基因表达模式可能更有生存优势,可逃避免疫监视,因为 EBNA-1 不会诱发有效的细胞毒性 T 细胞反应[67]。另有数据表明,MYC 和 EBNA-1 可能协同作用,促进淋巴瘤的发生[67,68]。

流式细胞术和活化诱导胞苷脱氨酶(AID)高表达研究发现,慢性疟疾感染和外周血 EBV 负荷高与 B 细胞群转换相关,可促进流行区儿童的染色体断裂[69]。小鼠疟疾感染模型的研究结果也支持上述结论及其与 BL 发生的关系[70]。E2F1 过表达可能与 BL 的细胞周期异常有关[71]。尽管取得上述成果,但仍需进一步研究超高疟疾区、HIV 感染和 EBV 感染作为致病因子的确切作用。

24.1.4　临床特征

　　几乎所有 BL 患者均具有与瘤细胞极速增殖和大量凋亡相关的症状。可发生严重的肿瘤相关性急症，包括肠套叠、肠穿孔、输尿管梗阻和因椎旁肿块伴脊髓压迫而导致的截瘫，以及因肿瘤溶解而导致的代谢性急症[72]。无论何种亚型，中枢神经系统（CNS）受累均提示预后差[71]。不同的流行病学亚型具有一些独特的临床表现。

24.1.4.1　地方性 Burkitt 淋巴瘤

　　地方性 BL 大约 50% 发生在结外，多见于颌骨和眼眶，儿童病例尤其如此。5 岁以下儿童病例中，约 70% 累及这些部位，而 14 岁以上者仅 25%（图 24.1）[22,73,74]。其他受累部位包括末端回肠、盲肠、卵巢、肾和乳腺。

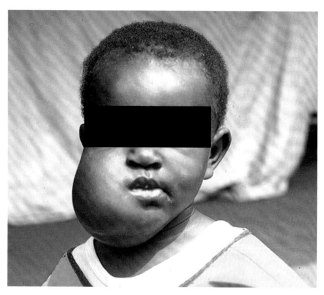

图 24.1　一个南美洲儿童下颌骨发生的典型的地方性 BL

　　BL 累及面骨时，可充满鼻窦或导致牙齿松动。颅神经受累常会导致眼眶出现肉眼可见的异常[75]。地方性 BL 罕见累及骨髓或呈急性白血病表现[22,74]。患者可主诉腹痛、腹胀或大便习惯改变。

24.1.4.2　散发性 Burkitt 淋巴瘤

　　散发性 BL 很少累及面部结构，尤其少见于颌骨[26]。80%~90% 患者累及腹内器官。最常累及回盲部，一些病例仅累及阑尾、升结肠或腹膜。其他发病部位包括卵巢、肾和乳腺。双侧乳腺受累与青春期、妊娠或哺乳相关。患者可出现胸腔积液。骨髓受累比地方性 BL 更常见，几乎所有死亡病例在疾病的某个时间点均会出现骨髓累及[26]。虽然在诊断时少见累及 CNS，但大多数散发性 BL 最终会发生 CNS 累及，除非在治愈性系统化疗的同时加入有效的 CNS 药物预防[76]。外周淋巴结受累仅见于 10%~15% 病例，成人较儿童更常见[26]。罕见 Waldeyer 环受累，更少见纵隔淋巴结受累。晚期患者或病变巨大的患者在外周血涂片中可能发现循环肿瘤细胞。诊断时骨髓累及 >25% 者仍应归入 BL。值得注意的是，免疫表型和遗传

学改变基本典型的 BL 中，极少数患者呈白血病临床表现伴广泛骨髓累及，却不伴有其他明显的结外病变[14,77]。

24.1.4.3　免疫缺陷相关性 Burkitt 淋巴瘤

　　BL 可能与原发性和获得性免疫缺陷相关，其中最重要的是 AIDS。以前的文献报道，AIDS 相关性淋巴瘤中约 1/3 是 BL[29]。HIV 感染者出现的 BL 属于 AIDS 界定范畴[31]。免疫缺陷相关性 BL 发生相关的因素包括：（1）年轻：10~19 岁间呈现双峰分布，此特征不见于其他 HIV 感染相关性淋巴瘤，特别是 EBV+ 免疫母细胞淋巴瘤；（2）CD4 细胞计数相对高或中等，实际上，BL 风险的 CD4 淋巴细胞计数峰值明显高于实验室诊断 AIDS 的阈值 200 个细胞/μL；（3）HIV 长期感染，特别是未接受 HAART 者[31,78]。AIDS 相关性 BL 在诊断时常已处于晚期，至少 70% 患者伴有 B 症状，身体状态差。淋巴结受累比地方性 BL 更常见，也常累及结外部位，包括胃肠道、骨髓或 CNS。预后取决于肿瘤负荷的大小和基础性免疫缺陷的严重程度。重要的预后不良因素包括：CD4 计数低、AIDS 出现于 BL 之前、身体状态差，以及淋巴瘤分期为Ⅳ期，尤其是累及 CNS 或骨髓者。在 HAART 广泛应用后，所有 AIDS 相关性淋巴瘤（包括 BL）的发病率均显著下降，此发现支持基础性免疫缺陷状态与 BL 具有相关性[79]。最近的报道着重强调，从治疗角度出发，需要区分 AIDS 相关性 BL 和 AIDS 相关性 DLBCL，因为基于 CHOP（环磷酰胺、阿霉素、长春新碱、泼尼松）的治疗方案对 AIDS 相关性 DLBCL 更有效[80,81]。但静脉滴注的化疗方案，如 EPOCH（依托泊苷、泼尼松、长春新碱、环磷酰胺、氟甲睾酮）联合利妥昔单抗，对所有 HIV 相关性侵袭性 B 细胞淋巴瘤都有很好疗效[82,83]。

24.1.5　分期

　　儿童地方性和散发性 BL 的分期依据 St. Jude 系统[84]。最近提出一个经过修订的国际儿童非霍奇金淋巴瘤分期系统[84a]。成人患者多采用传统的 Ann Arbor 方法和更新后的 Lugano 分类系统[84b]。30% 儿童病例表现为局限性病变。病变巨大或有外周血累及的患者常有血清乳酸脱氢酸或 β₂-微球蛋白升高，这些是肿瘤负荷的替代指标，在高增殖活性肿瘤中特征性升高。

24.1.6　形态学

24.1.6.1　经典型 Burkitt 淋巴瘤

　　几乎所有地方性 BL、大多数散发性 BL 以及许多 AIDS 相关性 BL 均具有相同的形态学特征，称为经典型[18]。经典型 BL 的低倍镜表现具有特征性，表现为弥漫性分布伴独特的"星空"现象，在保存良好的区域最容易观察到（图 24.2）。这"蚀蛾"样表现是由于许多良性巨噬细胞性组织细胞吞噬核碎片而形成的，碎片来自凋亡的 BL 细胞。可见大量核分裂象，增殖指数高，但同时可见许多发生凋亡的细胞，这导致肿瘤倍增时间比仅基于增殖指数计算的预期时间更长。极罕见病例可见滤泡样结构，但 BL 一般没真正的淋巴滤泡，也没有滤泡树突细胞存在的证据（CD21、CD23 或 CD35 免疫组化检测）。肿瘤浸润性淋巴细胞（T 细胞）一般很少。

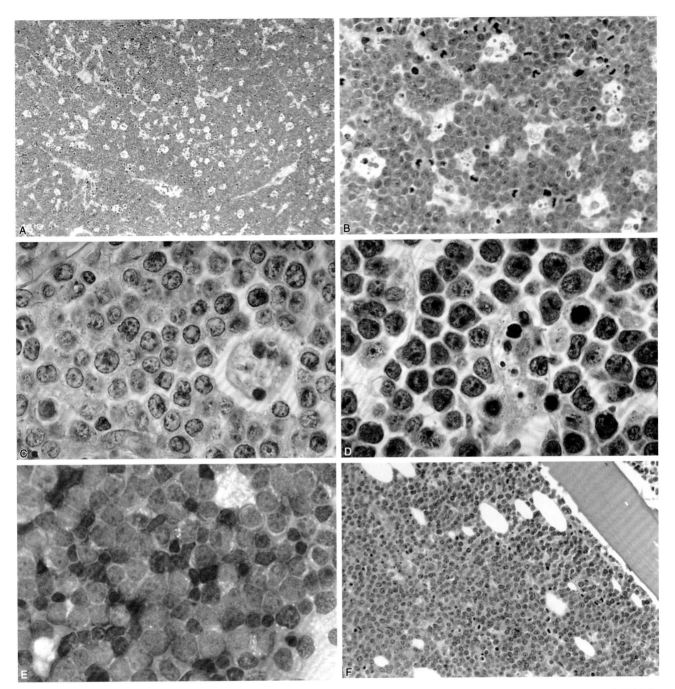

图 24.2 **经典型 Burkitt 淋巴瘤。A**,典型的星空现象,由大量吞噬核碎片的组织细胞形成。**B**,可见大量核分裂象。**C**,瘤细胞相对一致,核圆形或卵圆形,可见多个小核仁,仅有少量环状胞质。**D**,高倍放大,显示镶嵌状胞质。此特征在福尔马林固定的薄切片中显示最清楚。核形稍不规则。**E**,印片 Wright-Giemsa 染色,BL 细胞的胞质嗜碱性,可见胞质空泡。**F**,骨髓活检标本可见重度浸润

BL 细胞中等大,形态单一,相对一致。核大小与同一切片中的巨噬细胞核接近。瘤细胞常有黏附性表现。当细胞边界彼此邻接时,可形成所谓的镶嵌状胞质(见图 24.2),在福尔马林固定标本中,这种假象更具特征性。薄切片(2~3μm)中的细胞表现更为一致,镶嵌状胞质可能更加明显。瘤细胞核形态一致,圆形至卵圆形,染色质团块状,副染色质相对透明,可见 2~5 个小的偏位嗜碱性核仁(印片中更清楚)。采用 B5 固定时,核的表现可能不同,倾向于含单个显著的中位核仁。胞质中等,深嗜碱性,常含脂质空泡(见图 24.2)。这些空泡在淋巴

结印片或骨髓抽吸涂片中最清楚,此特征常见,但非恒定出现[85]。亲脂蛋白免疫组化染色也可显示这些空泡[86]。多核巨细胞少见,化疗后偶可见到。表 24.1 包括 BL 的典型诊断特征,并对比 DLBCL、双打击高级别 B 细胞淋巴瘤(HGBL-DH)和非特殊类型高级别 B 细胞淋巴瘤(HGBL-NOS)。

除固定剂外,其他一些因素也可影响形态学表现,例如肿瘤坏死和凋亡的程度、标本取出到固定的间隔时间、大体取材操作、固定时间,以及切片之后加热板的使用情况等。这些因素均可影响组织结构(黏附性、"星空"现象)、核的大小和外形、染色质分布

和核仁的位置。例如,肿瘤大量凋亡或广泛坏死时,可导致细胞核小、固缩、圆形,有时非常不规则,难以评估染色质和核仁的细节表现;固定不良可出现巨大核、核内空泡、异染色质和核仁沿核膜边缘分布,类似中心母细胞,从而形似 DLBCL,而非 BL。

24.1.6.2 变异型 Burkitt 淋巴瘤伴浆样形态

这是一种见于 HIV 感染患者的变异型(图 24.3)[34,35],细胞大小和外形稍有差异,组织学表现有轻微异质性。细胞核略偏位,核仁常表现为单个、居中,类似小的浆样免疫母细胞。罕见病例可有多核巨细胞。

24.1.6.3 其他形态学亚型

2008 版和最新的 2016 版 WHO 分类中,不再将非典型 BL 作为形态学亚型[18,87]。曾诊断为非典型 BL 的病例中,大部分的生物学行为和临床特征与经典型 BL 没有区别。因此,BL 的形态学谱系较以前的认知更广,出现一定程度的核不规则,或细胞大小和外形变化,仍可诊断为 BL。非典型形态在成人可能比儿童病例更常见,更常见于淋巴结病变。表现为非典型形态的 BL 仍具有典型 BL 的免疫表型和遗传学特征,包括:增殖指数>95%、BCL2 阴性或微弱表达、FISH 或经典的细胞遗传学检测方法证实 *MYC* 基因易位。很难对更早的文献进行评估,因为其中一些病例在形态学上与 DLBCL 有重叠,且缺乏足够

信息来确定这些病例是 BL 或是 DLBCL[16,38,88-93]。

少数经典型 BL 伴有明显的上皮样组织细胞反应[91]。肉芽肿性反应通常位于肿瘤周围,可能部分掩盖肿瘤(图 24.4)。有两篇报道发现,具有这种反应的病例全部表现为 EBV 阳性[94,95]。值得注意的是,大多数病例表现为局限性病变,常位于淋巴结,预后非常好。据推测,肉芽肿性反应是一种独特的宿主反应,可能与 EBV 相关抗原有关。

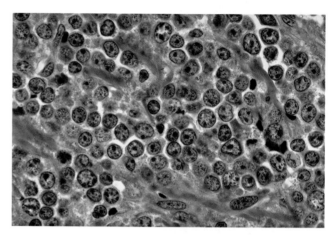

图 24.3 HIV 相关性 BL,伴轻微的浆样分化,许多细胞可见单个中位核仁

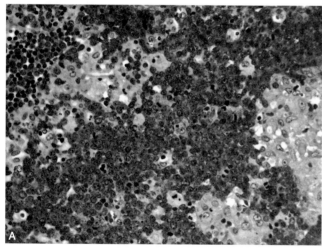
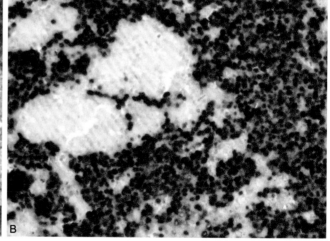

图 24.4 Burkitt 淋巴瘤伴显著的肉芽肿样反应。A,充分形成的上皮样肉芽肿与浸润的 BL 混合。邻近区域内可见肉芽肿融合并围绕肿瘤。B,EBER 原位杂交,瘤细胞阳性,肉芽肿阴性

24.1.7 免疫表型

经典型 BL 及其变异型的肿瘤细胞为成熟 B 细胞,表达 PAX5、CD19、CD20、CD22 和 CD79a[18]。表达 IgM,轻链限制性表达。如果不表达 IgM,则应考虑为前 B 淋巴母细胞淋巴瘤或 HGBL-DH(见后文)[96]。所有 BL 均表达 CD10 和 BLC6,提示为生发中心细胞起源(图 24.5)[97,98]。采用新研发的 MYC 单克隆抗体如 Y69 免疫组化检测发现,几乎所有 BL 均高表达,且至少阳性细胞比例>80%[54]。最重要的是,所有 BL 的增殖指数均接近 100%,提示所有细胞均处于增殖状态。增殖指数<95% 的病例不应诊断为 BL,除非存在可以解释此结果的组织

处理技术方面的问题[53]。可能有助于鉴别诊断的标记物还包括 BL 应阳性表达 TCL1 和 CD38,不表达 CD44[53,99]。最近发现,流式细胞术检测亮表达 CD38 与 *MYC* 重排相关,特别是同时表现为 CD23 阴性和 FMC7 阳性者[100]。注意,约半数 BL 异常性地出现 MUM1 和 FOXP1 弱表达,而这两个基因不表达于正常的生发中心 B 细胞[101]。BL 细胞不表达 CD5、CD23、cyclin D1 和 TdT。BCL2 阴性是其特征,但可能见到弱阳性表达的病例[102-104]。CD21 是补体 C3d 和 EBV 的受体,常表达于地方性 BL 的细胞表面[105,106]。散发性 BL 不表达 CD21,符合其 EBV 潜伏感染低的特点。缺乏宿主免疫反应是 BL 的特征之一,表现为肿瘤内(特别是中央区域)极少见 CD3+T 细胞。

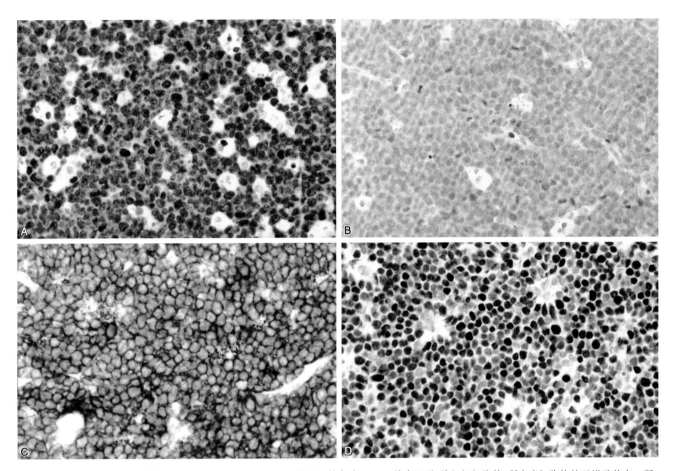

图 24.5　经典型 BL 中 Ki-67(A)、BCL2(B)、CD10(C)和 MYC(D)的表达。Ki-67 染色显示,除组织细胞外,所有瘤细胞均处于增殖状态。所有瘤细胞强表达 CD10 和 MYC,不表达 BCL2,切片中数个反应性小淋巴细胞阳性表达 BCL2

伴浆样分化的 HIV 相关性 BL 可表达单型胞质内免疫球蛋白[35]。与 AIDS 相关性中心母和免疫母细胞淋巴瘤不同,这些病例的表型为 CD10+ 和 BCL6+,缺乏 MUM1/IRF4 和 CD138(多配体蛋白聚糖)强表达[107,108]。虽然此变异型见于免疫缺陷患者,但 EBER 原位杂交检测发现,仅约 30% 病例为 EBV 阳性。与地方性 BL 相似,此型也不表达 LMP1,提示为 I 型潜伏模式(图 24.6,表 24.3)[107,109-111]。

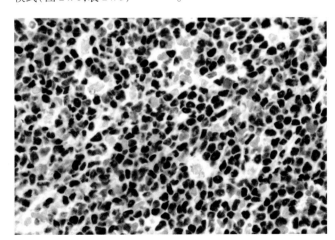

图 24.6　HIV 相关性 BL 伴潜伏型 EBV 感染。EBER 原位杂交阳性(棕色)

表 24.3　AIDS 相关性淋巴瘤的免疫表型和分子特征

特征	AIDS BL	AIDS DLBCL	AIDS IBL
EBV 感染(EBER 阳性)	30%	40%	90%
LMP-1	-	-	+
BCL6	+	+	-
IRF4/MUM-1	60% 弱阳性	部分阳性	+
CD138	-	-	+
MYC 基因重排	90%~100%	罕见	部分
BCL6 基因重排	-	20%	-
TP53 突变	60%	罕见	罕见

当 BL 表现为白血病形式时,母细胞具有与其他部位 BL 相同的成熟 B 细胞免疫表型,这不同于前 B-ALL(见表 24.5)。BL 表现为 CD10、BCL6 阳性,BCL2 阴性,增殖指数高,此免疫表型具有特征性,但并不特异,也可见于 DLBCL(图 24.7)。

24.1.8　基因表达谱

基因表达谱分析已证实 BL 具有特征性的分子标记,提示 BL 是一种与其他淋巴瘤(例如 DLBCL)不同的独立类型[103,112-114]。采用其他平台和方法的所有研究在 BL 的分子诊

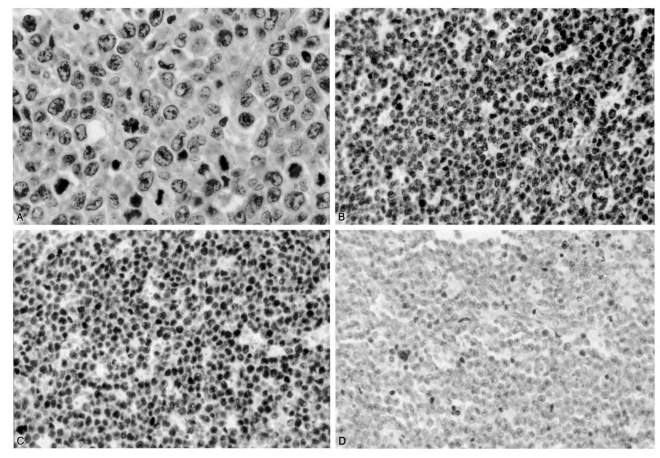

图 24.7　一例具有经典型 BL 免疫表型特征的 DLBCL。HE 切片可见多裂核(A),Ki-67 增殖指数为 100%(B),核强阳性表达 BCL6(C),不表达 BCL2(D)。反应性小淋巴细胞作为内对照,阳性表达 BCL2。瘤细胞还表达 CD10 和 CD43(未显示)。本例的 MYC 状态未知

断上取得了惊人的一致性[103,112,114,115]。因此,基因表达分类方法在不同研究数据间所获得的诊断结果很稳定,包括新鲜标本和福尔马林固定标本中萃取的 RNA 检测数据,这反映出 BL 具有生物学一致性。值得注意的是,儿童和成人 BL 没有可检测到的差异,仅检测到三种 BL 亚型之间,以及 EBV 阳性和阴性病例之间存在少量差异[113,115,116]。在德国的恶性淋巴瘤分子机制(MMML)研究中,多种检测方法均发现存在一组特殊的侵袭性成熟 B 细胞淋巴瘤(大部分为 DLBCL),这些病例不能明确归入分子型 BL 组或非分子型 BL 组(中间分子型病例)[103,117]。这些病例的一致特征是其基因表达谱"混乱",不能归入任何疾病组,因此不是一种独立的或统一的疾病实体。

RNA 萃取和微阵列分析的人力物力消耗巨大。最近,研究人员使用低密度基因表达数字技术成功地开发出基因表达分类仪,可常规应用于福尔马林固定、石蜡包埋的组织活检标本[104,118-120]。

24.1.9　遗传学

24.1.9.1　IG/MYC 易位

BL 的标记染色体发现于 1972 年[10],随后证实为 8q 和 14q 的相互易位[121]。T(8;14)(q24;q32)见于 75%~80% 病例,其变异型 t(8;22)(q24;q11)和 t(2;8)(p12;q24)少见(图

24.8)[44,65]。罕见病例表现为三重易位,例如 t(8;14;22),此时仍应诊断为 BL[122]。MYC 基因的鉴定在 1982 年完成[123,124]。

在分子水平,所有 BL 发生的易位均导致 MYC 基因与其中一个免疫球蛋白基因位点并置(图 24.9~图 24.11)。以前认为这些断点是前 B 细胞内错误的 RAG1/2 诱导性 VDJ 重组的结果。但之后的研究(特别是实验模型研究)发现,这些断点是 AID 介导的体细胞超突变或免疫球蛋白基因类型转换重组,以及 AID 诱导的 MYC 突变或断裂的结果[125-128]。当这些 DNA 双链在空间上接近的位置同时断裂时,容易发生修复错误和染色体易位[129]。

t(8;14)及其变异型导致完整的 MYC 基因与免疫球蛋白增强子并置,其结果是 MYC 在整个细胞周期内组成性表达,这不同于正常生发中心内的低表达。MYC 编码一个转录因子,其主要功能是作为一个转录激活因子,诱发大量与细胞行为有关的遗传学改变。MYC 被视为基因表达的放大器,也就是说,MYC 可促进在特定细胞内特异性转录的许多基因表达[130-133]。BL 的易位发生于生发中心 B 细胞,因此,MYC 可能增强生发中心 B 细胞型基因的表达[134],从而促进凋亡、增殖、代谢和血管生成[44,65,135-140]。MYC 还可通过活化 ARF-TP53 通路,或转换 BCL2 家族的预凋亡蛋白(如 BIM1),从而促进凋亡[141,142]。MYC 还直接参与 DNA 损伤的发生和双链 DNA 修复的断裂,其

有导致染色体异常增加的潜能[143,144]。

MYC 断点的位置取决于 IG 伙伴。T(8;14)的断点一般位于 *MYC* 基因座的着丝粒(5')部分。但 3 种流行病学亚型间存在结构差异,散发性和免疫缺陷相关性 BL 的断点大部分位于 MYC 内或其附近,而地方性 BL 的大多数断点散布于 MYC 上游数百 kb 之外(见图 24.8 和表 24.2)[44,64,145-148]。这种分布差异可以解释为何一些分离探针 FISH 检测不能发现断点。位于 14q32 的 IGH 断点通常发生于 J 段或 D 段的内含子增强子的 5',但在散发性或 HIV 相关性 BL,此断点多数位于其中一个转换区的内部或其附近。这种分布差异可以解释为何一些分离

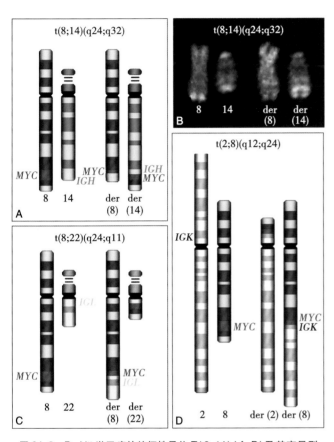

图 24.8 Burkitt 淋巴瘤的特征性易位 T(8;14)(A、B)及其变异型 T(8;22)(C)和 T(2;8)(D)的示意图。受累染色体采用不同颜色显示,红色为 8q24 的 MYC 位点。MYC 与 IG 位点并置,导致 *MYC* 基因活化。具有经典型 Burkitt 易位的淋巴瘤的部分核型分析(荧光 R带)可见正常和衍生的 8 号和 14 号染色体

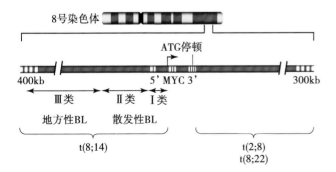

图 24.9 8q24 区的 MYC 位点(未按比例显示)。*MYC* 基因的 3 个外显子用黄色表示。不同断点区域的分布显示在图下方

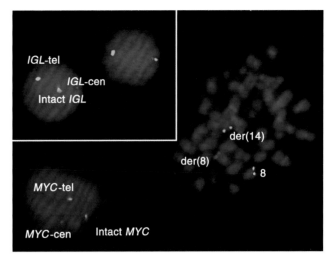

图 24.10 不同标记探针检测 MYC 断点(主图)和 IGL 断点(插图)。MYC 分离探针由 5' 探针构成,开始于 MYC 的 5' 末端上游不到 140kb 处,向着丝粒(红色)延伸 260kb。3' 探针从 MYC 的 3' 约 1MB 处开始,向末端着丝粒延伸约 400kB(LSIMYC 双色分离重排探针)。IGL 分离探针由不同标记的 BAC 克隆构成,检测 22q11 的 IGL 位点[163]。一个红色和一个绿色信号共表达,分别提示 *MYC* 和 IGL 位点完整。BL 的 *MYC* 和 IGL 基因位点的断点分别由 T(8;14)(主图)和 T(8;22)(插图)导致,分别用红色和绿色信号标识

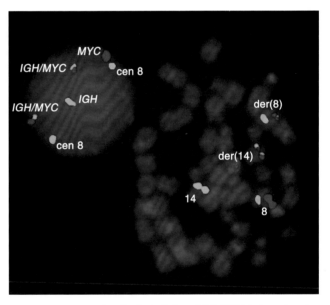

图 24.11 Burkitt 淋巴瘤,IGH/MYC 双融合探针检测 t(8;14)。这是一种 1.5Mb 的 IGH 混合探针(绿色),包括完整 IGH 位点的同源序列、IGH 位点 3' 末端上游约 300kb 的序列,以及一个 750kb 的 *MYC* 探针(红色),后者包括从 MYC 上游 400kb 处开始,结束于 MYC 的 3' 末端之上 350kb 处的一段区域。t(8;14)导致在 der(8)和 der(14)染色体上均出现融合信号,在完整的 8 号和 14 号分别可见单独的绿色和红色信号。检测 8 号染色体着丝粒的 α 卫星探针(粉色的伪彩)提示 8 号染色体出现多个拷贝(LSIIGH/MYC,CEP8 三色双融合易位探针)

探针 FISH 检测不能发现断点。位于 14q32 的 IGH 断点通常发生于 J 段或 D 段的内含子增强子的 5',但在散发性或 HIV 相关性 BL,此断点多数位于其中一个转换区的内部或其附近(见表 24.2)[125-127,149-153]。常检测到 VH 体细胞突变和部分进行性

突变[151,154-156]，以及 MYC 突变，后者特别常见于地方性 BL[46,153,157,158]。MYC 突变可有功能意义，包括 MYC 的转录、磷酸化或稳定性改变，以及与其他蛋白结合，如 BIM1。

t(8;14)是 BL 经典的易位形式，导致 MYC 易位至 14 号染色体的末端着丝粒部分，而 t(2;8)和 t(8;22)导致 MYC 分别与 IGK 和 IGL 基因并置，形成 8 号衍生染色体(见图 24.8 和图 24.10)，这两种类型的 8 号染色体断点位于 MYC 的 3'，分布于 MYC 末端着丝粒长达 2Mb 的区域内，导致一些 MYC 分离探针 FISH 检测不能发现断点(图 24.12)[142]。2 号和 22 号染色体断点通常分别位于 IGK 和 IGL 基因的 5'恒定区。

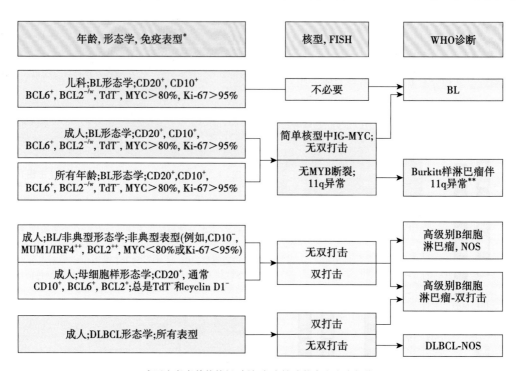

* 还应考虑其他特征，例如免疫缺陷状态和发病部位
** 暂定类型

图 24.12　具有类似 BL 形态特征的儿童和成人淋巴瘤的诊断方法。 此方法结合了标准的免疫组化和 FISH 检测。BCL，B 细胞淋巴瘤；DLBCL，弥漫大 B 细胞淋巴瘤；NOS，非特殊类型

24.1.9.2　BL 的其他分子遗传学改变

MYC 和 IG 基因易位是 BL 的主要致瘤事件。BL 常表现为简单核型，也就是说，除此之外，无其他可检测到的染色体异常，或非常少(表 24.4)[159,160]。最常见的继发性染色体异常(见于 44%病例)为染色体拷贝数获得，涉及 1q、7 号和 12 号染色体，以及染色体丢失，涉及 6q、13q32-34 和 17p。1q 获得似乎与缺乏其他重现性异常相关。充分治疗后复发的 BL 罕见，预后差，研究发现，这些病例在复发后，染色体复杂性迅速增加[161]。

表 24.4　Burkitt 淋巴瘤的继发性细胞遗传学改变*

改变	频率/%
Dup(1q)	17
+7	13
+12	7
Del(6)(q)	7
+3	6

* Boerma 等[159]和 Johansson 等[270]研究发现的最常见的重现性继发性染色体改变。

传统细胞遗传学研究发现少数 BL 存在染色体不平衡，此结果已被比较基因组杂交实验证实[162,163]。这些研究发现，儿童和成人的典型 BL 具有相同的染色体不平衡模式[115,164]。与上述研究一致的是，3 项全基因组/外显子测序研究也发现相对较少的基因突变。尤其是转录因子 3(TCF3，以前称为 E2A)通路中存在高频突变[59,165-167]。实际上，约35%~58%的散发性 BL 存在 TCF3 抑制子 ID3 的双等位基因静默突变，但地方性 BL 发生此突变的比例要低很多，另有 10%~25%病例中 TCF3 自身发生活化突变。TCF3 是正常中心母细胞内的一种重要因子，负责控制中心母细胞特异性基因表达程序[168]。此外，近 1/3 散发性 BL 存在 CCND3 活化突变，其中约 20%发生其抑制子 CDKN2A 的失功能性突变，而地方性 BL 几乎从不发生 CCND3 活化突变。CCND3 活化导致 G_1-S 相转变增加，细胞周期变得非常短，这是 BL 的特征之一。

BL 的其他突变涉及的基因还包括 MYC、TP53、GNA13 和 SMARCA4。SMARCA4 是染色体重建复合体 SNF/SWI 的组成部分，后者是基因转录活化所必需的，正常情况下被染色体修饰所抑制。SMARCA4 可与 BRCA1 结合，并可调节 CD44 的表达。GNA13、P2RY8 和 RHOA 突变也可能累及某种分子通路，促进生发中心 B 细胞存活，瘤细胞进入循环，扩散至骨髓，或疾病向晚期发展[169,170]。

24.1.9.3　*MYC* 易位是 Burkitt 淋巴瘤的特异性改变吗?

MYC 易位虽然是 BL 的特征之一,但毫无特异性。正如图 24.13 中所列举的一样,*MYC* 重排可见于许多原发性和转化性淋巴瘤,包括罕见的套细胞淋巴瘤、浆母细胞淋巴瘤和浆细胞骨髓瘤。MYC 重排见于约 5% ~ 15% 的新诊断的原发性 DLBCL,以及近 50% ~ 60% 的同时具有 DLBCL 和 BL 特征的淋巴瘤,后者在最新的 WHO 分类中称为高级别 B 细胞淋巴瘤(见后文)。

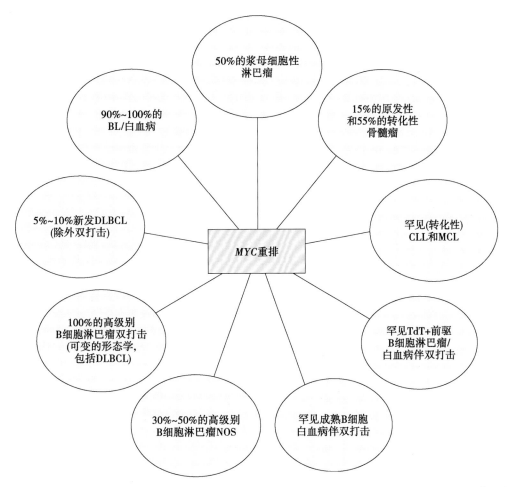

图 24.13　癌基因 MYC 的形态学和免疫表型特征示意图。 图中所示疾病均以 *MYC* 重排作为主要细胞遗传学改变,或与其他改变协同构成原发性淋巴瘤的核型。因此,*MYC* 改变可见于多种组织学类型,包括经典的 Burkitt 淋巴瘤、高级别 B 细胞淋巴瘤-双打击和高级别 B 细胞淋巴瘤非特殊类型,以及罕见的 TdT+淋巴母细胞淋巴瘤/白血病、一些缺乏 TdT 表达的成熟 B 细胞白血病等。MYC 易位还可作为继发改变,在肿瘤的后期出现(未显示),一般出现于组织学转化时。这种继发性 *MYC* 改变见于滤泡性淋巴瘤、套细胞淋巴瘤、慢性淋巴细胞白血病、骨髓瘤和伴绒毛淋巴细胞的脾脏淋巴瘤。DLBCL,弥漫大 B 细胞淋巴瘤

24.1.9.4　Burkitt 样淋巴瘤伴 11q 异常: 存在 MYC 断点阴性的 Burkitt 淋巴瘤吗?

仍存在争议的是:缺乏 *MYC* 易位或 IG/MYC 融合的典型 BL 是否真实存在。Hummel 等报道的罕见病例具有 BL 的基因表达特征,但缺乏 FISH 技术可检测到的 MYC 异常[103]。与之一致的是,FISH 或经典的核型分析发现,10% 的基本典型的 BL(包括儿童 BL)缺乏可检测到的 MYC 断点[159,171]。

Leucci 等报道了一系列 MYC 断点阴性但表达 MYC 的 BL 病例,这些病例有位于 11q 的 has-mir-34b 特异性失调,导致 MYC 过表达[172]。出于诊断目的,需要强调的是,现有用于检测遗传学改变的技术均可能遗漏 *MYC* 易位,包括细胞遗传学技术、FISH 和 PCR 方法。特别需要指出的是,FISH 技术也可能检测不到 IG 位点隐含插入 *MYC* 位点,以及 8q24 极远端的 5′ 和 3′ 断裂(见"遗传学"部分)[173,174]。

最近的一些研究发现一组淋巴瘤具有 BL 形态学表现,但缺乏 *MYC* 易位,其 11q 改变的特征是近端获得和末端着丝粒丢失,特别是 11q12/q13-q23/q24 的获得或扩增,以及染色体其余部分的丢失(11q23/q24-qter)。虽然 has-mir34b 位于这个区域内,但并未参与此改变[175]。这些肿瘤的基因表达同分子型 BL,但 MYC 表达水平显著低于经典型 BL[175-177]。具有这种 11q 异常的淋巴瘤的形态学表现变化更大,更常见于免疫缺陷患者、更常发生于淋巴结、核型比经典型 BL 更复杂、缺乏 BL 所具有的 1q 获得、MYC 蛋白和 RNA 相对低表达[175,177]。因此,尚不清楚这些病例是真正的 BL 变异型,还是应作为一种独立疾病来诊断。新的 WHO 分类中提出一个暂定分类来命名此类

病例，即 Burkitt 样淋巴瘤伴 11q 异常。这再一次提示 IG/MYC 阴性 BL 的诊断要慎重，只有在除缺乏 IG/MYC 融合之外的其他 BL 特征均具备时，才能做出诊断。

24.1.10 临床过程

BL 的治疗方法在不断地发展。BL 是第一种可被治愈的系统性恶性肿瘤[169]。在过去 40 年，尤其在儿童，渐强型化疗方案联合 CNS 药物预防带来越来越高的治愈率[74,178-180]。总体上，散发性 BL 的治疗效果最好，但这并不是由于不同类型的治愈可能性存在本质差异，而是由于地方性 BL 多见于医疗条件差的地方。AIDS 相关性 BL 常见于早期诊断为 AIDS 的患者，或是没有得到诊断和治疗的 AIDS 患者，即使应用 HAART，患者的免疫缺陷状态也只能得到部分性暂时性缓解[37,179,181,182]。

BL 患者应当尽可能使用为散发性 BL 制定的最有效的治疗方案，并且尽可能少做修改。地方性 BL 的治疗依然受到医疗资源紧张的限制，而且还需要尽量减少 AIDS 相关性 BL 患者机会感染的风险。

BL 治疗的基石是化疗，不断加强化疗强度和用药时间，以应对越来越大的肿瘤负荷。放疗不能提高治愈的可能性，因此应该取消，以免导致不必要的黏膜炎症或骨髓抑制，影响化疗效果。回盲部 BL 患者行手术切除可能对治疗有帮助，但必须确定不会出现并发症，后者可能会延迟使用化疗的时间[183,184]。

肿瘤巨大或广泛累及与细胞更新速度快有关，化疗可导致瘤细胞大量溶解，诱导发生代谢异常，例如血中的钾、磷酸、钙或尿酸水平升高，导致肾功能衰竭[185,186]。这些表现称为肿瘤溶解综合征，属于急症表现，需要大量液体、钾结合药物和降尿酸药物治疗，若这些方法均无效，只能选择血液透析。

腹部局限性 BL 采用局部切除加全身化疗，除此之外，几乎所有 BL 都容易累及 CNS。因此，除腹部局限性 BL 之外的所有患者均应给予 CNS 药物预防。头颅或颅脊椎照射仍不能充分预防 CNS 累及，全身性应用高剂量抗代谢药物如甲氨蝶呤和阿糖胞苷的效果可能低于硬膜内或更好的脑室内化疗[178,187]。全身性高强度化疗结合上述辅助治疗方法，包括切除腹部局限性病灶、预防和治疗肿瘤溶解综合征、CNS 药物预防，是治愈 BL 所必需的。

BL 标准的强化化疗方案的核心包括：环磷酰胺、长春新碱、泼尼松和高剂量甲氨蝶呤，并联合使用甲酰四氢叶酸[178,188-190]。一些方案还包括多柔比星、阿糖胞苷或依托泊苷。所有最成功的方案均包括全部 4 种核心药物，且至少加用一种其他药物，并强调化疗的剂量要足够，化疗周期之间的间期要尽可能最短[178,188,189]。新的研究成果表明，额外使用利妥昔单抗可能有效，并可能减少化疗周期[82]。

化疗的强度和持续时间（后者受影响稍小）取决于 BL 的病变程度。体积小的局限性病变，特别是可以完全切除的病变，短而强的方案可以取得极好的疗效[180,188,191-193]。更为广泛的淋巴结或其他软组织病变需要同样强度但持续时间更长的治疗。肿瘤巨大和累及骨髓、外周血或 CNS 者是最难治疗的，需要最强的治疗方案，本组的预后最差，尚不清楚高剂量化疗结合自体造血干细胞移植是否能改善预后[194-196]。

总之，采用结构化治疗方案可治愈大多数儿童和年轻成人 BL 患者，此方案内容包括：尽可能切除局限性病变、恰当的高

强度化疗、妥善处理肿瘤溶解综合征和 CNS 药物预防[197-201]。此方案在散发性 BL 患者中取得极大成功，在此基础上适当修改，即可应用于地方性和 AIDS 相关性 BL，虽然治愈率较低，但仍有机会[80,202-204]。

24.2 Burkitt 淋巴瘤和弥漫大 B 细胞淋巴瘤之外的高级别 B 细胞淋巴瘤

在 2008 年出版的第 4 版 WHO 分类中引入了一个暂定分类，即"特征介于 DLBCL 和 BL 之间的未分类 B 细胞淋巴瘤"[18]，也常称为未分类 DLBCL-BL[205-210]。此分类并不是用来定义一个新的疾病，其中包括的类型不止一种。已经认识到，一部分原发性淋巴瘤，可能还包括很大一部分转化的（滤泡性）淋巴瘤，其形态学和免疫表型特征具有介于典型 DLBCL 和经典型 BL 之间的中间性或交界性特征，其中许多病例存在 MYC 重排。

2016 年更新的 WHO 分类中，去除了未分类 DLBCL-BL 这一类型，取而代之的是两个新的分类：高级别 B 细胞淋巴瘤伴 MYC、BCL2 和/或 BCL6 重排，也称双打击高级别 B 细胞淋巴瘤（HGBL-DH）；非特殊类型高级别 B 细胞淋巴瘤（HGBL，NOS），缺乏双重或三重打击。

HGBL-DH 和 HGBL-NOS 患者多为老年人、疾病累及广泛、Ann Arbor 分期为Ⅲ或Ⅳ期伴骨髓累及，累及一个以上结外部位、乳酸脱氢酶水平升高[205,211-214]。此外，少见累及 BL 的好发部位，例如回盲部。有助于 BL、DLBCL 和 HGBL 鉴别诊断的特征见表 24.1。

24.2.1 高级别 B 细胞淋巴瘤伴 MYC、BCL2 和/或 BCL6 重排（双打击）

HGBL-DH 的双打击（或三重打击）被严格定义为存在 MYC、BLC2 和/或 BCL6 位点重排和断裂。因此，仅出现基因突变、低水平拷贝数增加或高水平扩增，但不伴有同时发生的断点和重排者，均不属于双打击或三重打击。这些基因的重排检测应使用传统的核型分析、FISH 或其他分子技术。本病的定义将重排之外的遗传学改变排除在外，原因在于不同的出版物对扩增和拷贝数增加的定义有差别，这一现象在许多研究报告中体现得非常明显。高水平扩增和易位或重排对生物学行为或临床过程可能具有相似的作用，低水平拷贝数增加的影响不明显[215-217]。

从形态学水平，HGBL-DH 包括如下组织学表现：

- 所有证实发生双打击的 DLBCL（图 24.14）；
- 形态学类型为未分类 DLBCL-BL 并发生双打击的肿瘤；和
- 具有母细胞形态，形似淋巴母细胞。这些病例的形态可类似母细胞性套细胞淋巴瘤（应为 cyclin D1 阳性）或 B 细胞淋巴母细胞淋巴瘤/白血病（应为 TdT 阳性，CD20 常阴性）。极为罕见的未发生转化的双打击滤泡性淋巴瘤不应归入此类[218]。
- 虽然在 WHO 分类中一般是指原发病例，但实际上约半数 HGBL-DH 患者有滤泡性淋巴瘤病史，或有同时发生滤泡性淋巴瘤的证据[92,219-229]。这样的病例应诊断为"HGBL-DH 伴 BCL2 和 MYC 重排，由滤泡性淋巴瘤转化而来"。

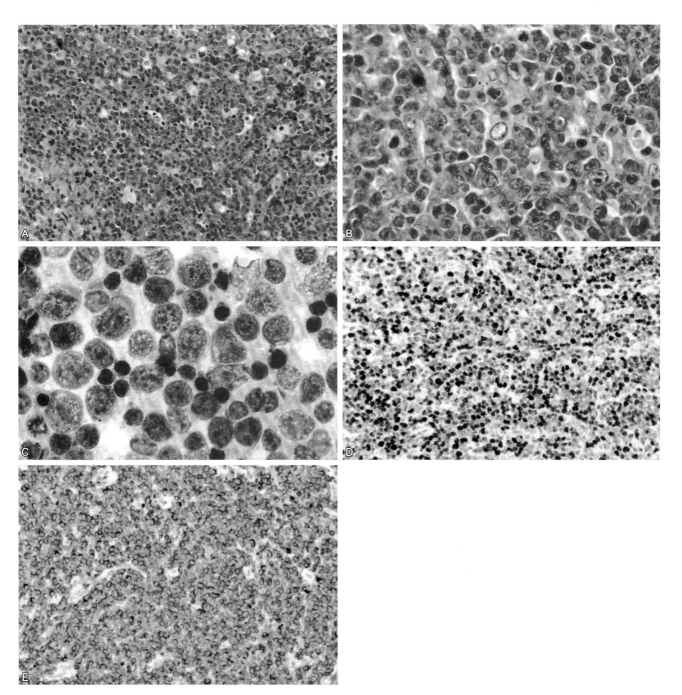

图 24.14　**高级别 B 细胞淋巴瘤-双打击，伴 *BCL2* 和 *MYC* 重排**。患者 4 年前确诊为滤泡性淋巴瘤 2 级，本次活检标本可见星空现象（A），但细胞核大小和外形的变化比经典型 Burkitt 淋巴瘤更明显（B）。印片观察缺乏胞质空泡（C）。Ki-67 增殖指数约 90%（D）。强表达 BCL2（E），这不同于经典型 Burkitt 淋巴瘤

　　HGBL-DH 还包括 *BCL6* 和 *MYC* 重排的病例，常合并 *BCL2* 重排（三重打击）[205,211,217,230-239]。据报道，仅 BCL6 和 MYC 断点阳性的淋巴瘤呈异质性形态学表现，基因表达以活化性 B 细胞（ABC）型占优势，常表达 IRF4/MUM1[233,240-243]。与 *MYC* 和 *BCL2* 重排双打击病例一样，三重打击的病例常阳性表达 CD10、BCL6 和 BCL2，半数表达 IRF4/MUM1。三重打击淋巴瘤的临床过程类似于伴 MYC 和 BCL2 重排的 HGBL-DH[239,242]。考虑到这种异质性，依据各自确切的基因构成来诊断这些淋巴瘤可能是最准确的办法，例如"BCL6 和 MYC 重排"。

　　免疫组化方法难以明确是否存在 MYC 断点。与 BL 一样，大多数发生 *MYC* 重排的淋巴瘤，以及 *MYC* 和 *BCL2* 重排的双打击淋巴瘤，均为生发中心 B 细胞型。然而，仅有 *MYC* 重排的淋巴瘤，特别是 *MYC* 和 *BCL6* 重排的双打击淋巴瘤，可能主要见于 ABC 型淋巴瘤[233,244]。Ki-67 免疫组化染色也曾用于识别伴 *MYC* 重排的病例，但与在 BL 中的应用相比，这并不是一个可靠的标记，许多淋巴瘤呈现迷惑性的低表达，增殖指数 <70%[212,244,245]。最后，MYC 的单克隆抗体 Y67 免疫组化检测可用于识别 *MYC* 重排的淋巴瘤，但与在 BL 中的应用不同，各

个文献中所使用的阳性阈值差别很大，从30%~70%，这影响了Y67的应用[246,247]。

在BL中，*MYC*总是与一个IG位点并置，最常见为14q32的IGH位点。因此，不累及任何IG位点的*MYC*重排可除外BL。相比之下，约40%的HGBL-DH病例的*MYC*断点与IG无关[103,159,205,237]。这些易位曾称为非IG/MYC易位，最常见为t(8;9)(q24;p13)和t(3;8)(q27;q24)[219,248-253]。t(8;9)将*MYC*并置于9p13，靠近*PAX5*基因，t(3;8)将*MYC*与3q27的*BCL6*基因并置。这些非IG/MYC易位的*MYC*断点多位于*MYC*的末端着丝粒处，类似于BL易位的轻链变异型。这些易位导致MYC表达失调的确切机制尚不清楚，但推测染色体结构中的调节子或启动子元件和局部变化可能与之有关。少数研究评估了这些非IG/MYC断点的临床意义，结果发现其预后相对优于发生IG/MYC断点的病例[219,243,251,254]。

大多数HGBL-DH表现为复杂核型，并发生其他一些可能具有生物学意义的分子改变，可进一步影响肿瘤的生物学行为。例如，二代测序研究发现，*MYC*和*BCL2*断点双打击的未分类DLBLC-BL常发生*TP53*突变，此现象不见于*MYC*和*BCL6*联合断裂的相似病例[255]。另有研究发现，BL所特有的*ID3*突变也可见于HGBL-DH，但与BL的双等位基因突变相比，*HGBL-DH*多为单等位基因突变[165,256,257]。

24.2.2　高级别B细胞淋巴瘤，非特殊类型

HGBL-NOS包括所有缺乏双（或三）重打击的"未分类DLBCL-BL"和母细胞性病例，罕见。此分类包括两种类型：类似BL，伴*MYC*重排和*BCL2*或*BCL6*获得或扩增；类似BL，伴

*BCL2*或*BCL6*重排，合并*MYC*获得或扩增。但基因扩增可伴有位点特异性重排。FISH检测发现，此现象可见于分离测定中，表现为一个信号可见于多个拷贝中，而其他不同颜色的信号表现为低拷贝或正常数量。

重要的是，发生*MYC*重排且具有DLBCL形态的病例，无论是否合并BCL2/8q21获得，均应诊断为DLBCL（并注明伴有*MYC*重排）。

最后，以前描述的"Burkitt样淋巴瘤，无*MYC*重排，伴11q染色体异常"是否应归入此类，或诊断为BL变异型，或应归入其他类型，目前尚有争议。重要的是，虽然这些病例具有支持其为BL变异型的特征，例如见于年幼儿童和免疫缺陷或移植后患者，但也存在其他不支持的特征，如MYC低表达和相对复杂的核型。因此，最新的WHO分类为这些病例提出了一个暂定分类。

24.3　Burkitt 淋巴瘤的其他鉴别诊断

从形态学的角度，BL和HGBL的鉴别诊断包括具有中等大细胞核的肿瘤谱系。大多数非造血细胞肿瘤（小蓝细胞肿瘤）通过仔细的形态学观察，结合常规的免疫标记组合，都可很容易地排除。表达CD45，不表达上皮标记或肉瘤相关标记，可使鉴别诊断范围缩小到造血系统肿瘤内。需要进一步鉴别的疾病包括经典型BL、HGBL-DH、HGBL-NOS、少见的DLBCL、淋巴母细胞淋巴瘤、一些髓系肉瘤、原发性外周T细胞淋巴瘤和母细胞样套细胞淋巴瘤[258,259]。有助于鉴别这些疾病的特征见表24.5。

表24.5　BL 的鉴别诊断特征

疾病类型	形态学	免疫表型	分子遗传学
Burkitt 淋巴瘤	细胞中等，核单形性，胞质嗜碱性伴空泡；非典型 BL：形态学变异	CD19⁺、CD20⁺、CD22⁺、CD33⁻、CD79a⁺、CD10⁺、BCL6⁺、CD5⁻、BCL2⁻/弱、IRF4/MUM1⁻/弱、TdT⁻、MPO⁻、CD43⁺/⁻、cyclin D1⁻	IG-MYC 融合；无 BCL2、BCL6 或 CCND1 重排；克隆性演变轻微（近二倍体）
髓系肉瘤	细胞中等，可为单形性；有时混有不成熟粒前体细胞和嗜酸性粒细胞	CD19⁻、CD20⁻/⁺、CD22⁺、CD79a⁻、CD10⁻、BCL6⁻、CD5⁻、BCL2⁻、TdT⁻/⁺、MPO⁺、CD33⁺/⁻、CD43⁺、cyclin D1⁻、CD15⁺/⁻、CD68⁻/⁺、chloroacetate⁺/⁻、lysozyme⁺/⁻、CD34⁻/⁺	无 MYC、BCL2 和 CCND1 重排；多数缺乏 IGH 克隆性；可能有白血病特异性易位或突变
T-LBL	细胞中等，核仁不明显，挤压假象，白血病浸润模式，少见星空现象	CD19⁻、CD20⁻、CD22⁻、CD79a⁻/⁺、CD10⁺/⁻、BCL6⁺/⁻、CD5⁺、TdT⁺、MPO⁻、CD33⁺/⁻、CD43⁻/⁺、cyclin D1⁻、CD1⁺、CD2⁺、CD7⁺、胞质型 CD3⁺、CD13⁺/⁻、CD33⁺/⁻	少见 MYC 重排；有 T-ALL 易位；可为超二倍体
B-LBL	细胞中等，核仁不明显，挤压假象，白血病浸润模式，少见星空现象	CD19⁺、CD20⁺/⁻、CD22⁺、CD79a⁺、CD10⁺/⁻、BCL6⁻、CD5⁻、TdT⁺、MPO⁻、CD33⁺/⁻、CD43⁺/⁻、cyclin D1⁻、CD1⁻、CD2⁻、CD7⁻、胞质型 CD3⁻、CD13⁻/⁺、CD33⁻/⁺	前 B-ALL 易位；可出现罕见的双打击病例伴 MYC 和 BCL2 重排；可为超二倍体
母细胞性套细胞淋巴瘤	细胞中等，核仁表现不一；少见星空现象和白血病浸润模式	CD19⁺、CD20⁺、CD22⁺、CD33⁻、CD79a⁺、CD10⁻、BCL6⁻、CD5⁺、BCL2⁺、TdT⁻、MPO⁻、CD43⁺、cyclin D1⁺	无 BCL2 重排；罕见 MYC 重排；>95% 病例出现 t(11;14)/CCND1 重排；常为近四倍体核型

ALL，急性淋巴母细胞白血病；LBL，淋巴母细胞淋巴瘤；MPO，骨髓过氧化物酶；TdT，末端脱氧核苷酸转移酶。

24.3.1　弥漫大 B 细胞淋巴瘤

除前述的 HGBL-DH 和 HGBL-NOS 外,还有一些 DLBCL 会出现与 BL 重叠的形态学特征。一些病例可有轻微的浆样特征,可表现为核更小,并存在胞质型免疫球蛋白。另一些病例的增殖活性非常高或出现星空现象。与 BL 一样,许多病例表达 CD10(和 BCL6)。强表达 BCL2、缺乏 CD10 表达或 BCL6 核表达、ki67 指数<95%、缺乏 IG/MYC 融合,可除外 BL。一些具有 BL 表型的原发性 DLBCL 可能发生 MYC 易位,且与 IGH 或其他免疫球蛋白位点共定位[89],当发生于儿童时,甚至可具有分子型 BL 的基因表达模式[115]。但其他分子研究发现,伴 MYC 易位的儿童和成人 DLBCL 发生 IGH 位点体细胞突变的比率更高,比较基因组杂交检测能发现更多的遗传学改变[89,257,260]。这些研究提示,传统的细胞遗传学技术和辅助诊断技术对上述疑难病例的诊断没有帮助。对 BL 诊断和鉴别诊断有帮助的特征见表 24.1 和表 24.5。

24.3.2　淋巴母细胞淋巴瘤

在某些紧急情况下仅能进行形态学评估时,淋巴母细胞淋巴瘤(LBL)和一些急性淋巴母细胞白血病(ALL)与 BL 的鉴别可能很困难。此时对外周血和骨髓的评估显得非常必要,因为即使仅有少量肿瘤细胞,也可迅速通过流式细胞术来进行免疫表型检测。低倍观察,LBL 常表现为具有白血病特征的单行浸润模式,且易见挤压假象,这些特征罕见于 BL。LBL 少见星空现象。LBL 细胞大小一致,核形稍不规则、常卷曲,染色质不成熟,呈非常细的颗粒状,核仁不明显,胞质稀少,这些特征均与 BL 不同。这些特征在印片或涂片中最清楚,制片速度也很快。免疫染色有助于 BL 与 LBL 的鉴别,其中最重要的是核 TdT 的表达情况。约 80%~85% 的成人 LBL 为 T 细胞型(呈 ALL 表现者所占比例低),其余 15%~20% 为前 B 细胞型。注意,一些标记物可在 BL、B 系和 T 系 LBL 中均阳性,例如 CD10 在几乎所有 B 系 LBL 中均阳性,但一些 T 系 LBL 也阳性,此外,BCL6 在 T-LBL 中的阳性率可达 50%[261]。

表达 TdT 的 B-LBL 中,罕见病例具有 BCL2 和 MYC 重排的双打击特征(在 WHO 分类中不属于 HGBL-DH)[221,226]。这种罕见的侵袭性白血病(常没有滤泡性淋巴瘤病史)已报道于青少年,年龄最小者为 15 岁[262,263]。

24.3.3　套细胞淋巴瘤

可用于石蜡包埋组织免疫组化检测的 Cyclin D1、SOX11 和 CD5 抗体的出现,促进了套细胞淋巴瘤(MCL)的诊断。需要与 BL 鉴别的 MCL 亚型包括具有多个显著核仁的多形性型或所谓的间变型 MCL,以及类似淋巴母细胞淋巴瘤/白血病的母细胞亚型[264,265]。这些病例可能不表达 CD5,弱表达 CD23,有时甚至表达 BCL6,这些异常表达情况进一步突显出 cyclin D1 染色的重要性。罕见情况下,MCL 的侵袭性转化可继发获得

MYC 重排,但不应诊断为 HGBL-DH[205,266,267]。

24.3.4　外周 T 细胞淋巴瘤,非特指

罕见的非特指外周 T 细胞淋巴瘤可表现为中等大瘤细胞弥漫浸润,形似 BL[258],但缺乏星空现象,不表达 B 细胞标记、TdT 和髓系标记物。肿瘤表达 T 细胞标记,部分还表达细胞毒性颗粒蛋白或 EBV 潜伏感染标记[87]。

24.3.5　髓系肉瘤

紧急情况下,髓系肉瘤的诊断可能很困难,特别是未考虑到此诊断,且不能立即行流式细胞术检测时。单核母细胞白血病/肉瘤的细胞类似 BL,但染色质一般更细而分散,胞质呈细颗粒状。偶见星空现象。可见窦内浸润或白血病样浸润(单行浸润模式)。混杂不成熟嗜酸性粒细胞具有提示意义。印片 Romanowsky 染色对诊断有帮助,可见嗜苯胺蓝性胞质颗粒,甚至 Auer 杆状小体。氯醋酸酯酶染色,约 75% 的粒细胞肉瘤阳性。对鉴别有帮助的免疫染色包括溶菌酶、CD33、MPO、CD15 和 CD68,粒细胞肉瘤均阳性,BL 均阴性[18,268]。CD43 没有意义,因为 35% 或以上的 BL 也可表达[269]。

24.3.6　Burkitt 淋巴瘤的实用诊断方法

如何及时地对成人 BL 患者做出诊断和鉴别诊断,是当前血液病理医师面临的一个重要的诊断挑战。这种鉴别在儿童病例的影响不明显,因为大多数侵袭性 B 细胞淋巴瘤的治疗方案均相似,治疗决策主要基于临床危险因素。经典型 BL 与 DLBCL 的分子重叠在儿童比在成人更显著,表现在儿童 DLBCL 常具有 MYC 基因断点、核型复杂性低、基因表达更接近"Burkitt"样等特点,研究者对此结论已经达成共识。

2016 版 WHO 分类定义的 HGBL-DH 和 HGBL-NOS 不发生于儿童,此外,实际上所有具有 BL 形态的病例均存在 IG/MYC 易位和低水平的细胞遗传学复杂性,因此,具有 BL 典型的形态学和免疫表型特征的儿童病例可能不需要 FISH 检测(出于质控的目的,以 FISH 检测结果来支持诊断也是合理的,见图 24.12)。

成人病例的诊断问题更复杂,准确区分 BL、DLBCL 和 HGBL 具有重要的治疗意义。无论发病年龄,真正的 BL 在恰当治疗后都有治愈可能。经典的细胞遗传学检测对诊断有帮助,因为经典型 BL 的特征是 IG/MYC 易位,少见额外的继发性核型异常。如果不能行传统细胞遗传学检测,即使病例具有典型的形态学表现和免疫表型(CD20+、CD10+、BCL6+、IRF4/MUM1-/弱、CD43+、p53+/-、BCL2+/-、Ki-67 指数>95%、MYC 着色>80%),仍应行 FISH 检测以证实 MYC 重排的存在,包括 MYC 分离探针和 IG/MYC 融合探针均应检测。出现任何非典型形态学或免疫表型特征,均必须行 MYC、BCL2 和 BCL6 的 FISH 检测,以除外 HGBL-DH 和 HGBL-NOS。

精华和陷阱

• 注意,固定或处理过程可导致细胞核稍不规则,细胞大小和外形有轻微变化,这些假象并不妨碍 BL 诊断。B5 固定时,细胞更小,含单个中位核仁。 • BL 可弱表达 BCL2。但对于所有存在疑问的病例,特别是非儿童病例,均应使用其他辅助技术来确定诊断。 • 许多双打击/双重易位病例的增殖指数(Ki-67)低于 BL。 • FISH 检测的阳性阈值低。 • 如果考虑 BL,且能进行细胞遗传学检测,则必须检测到 T(8;14)或其变异型易位。BL 偶见三重易位和隐含易位,需要 FISH 检测来进一步确认。 • 若满足经典型 BL 的其他所有条件,仅 MYC 的 FISH 检测阴性,这些病例仍归入 BL。	记住:变异型 Myc 易位需要细胞遗传学分析或位点特异性 FISH 研究,而不仅仅是 Myc 断点分析。 • 伴 MYC 易位的最常见的原发性淋巴瘤(地方性 BL 流行区之外)为 DLBCL,占所有原发性 DLBCL 的 5%~15%。这些病例中超过半数为双打击淋巴瘤,应诊断为 HGBL-DH。 • HGBL-DH 被严格定义为 MYC 和 BCL2 或 BCL6 重排,包括具有 DLBCL 形态的病例。不包括这些基因的其他分子异常(不伴 MYC 断点的突变、获得或扩增),也不包括其他基因的重排,如 CCND1。 • 双表达 MYC 和 BCL2 蛋白的淋巴瘤更常见,虽然预后也很差,但不能归入 HGBL-DH。 • 罕见的滤泡性淋巴瘤(无任何临床和病理转化证据)和前体淋巴母细胞淋巴瘤/白血病的双打击病例,不能归入 HGBL-DH。

（刘　勇　陈　健译）

参考文献

1. Burkitt D. A sarcoma involving the jaws in African children. Br J Surg. 1958;46:218-223.

2. Coakley D. Denis Burkitt and his contribution to haematology/oncology. Br J Haematol. 2006;135:17-25.

3. Burkitt D. Determining the climatic limitations of a children's cancer common in Africa. Br Med J. 1962;2:1019-1023.

4. Burkitt D. A lymphoma syndrome in African children. Ann R Coll Surg Engl. 1962;30:211-219.

5. Burkitt D. A children's cancer dependent on climatic factors. Nature. 1962;194:232-234.

6. Burkitt D. A tumour syndrome affecting children in tropical Africa. Postgrad Med J. 1962;38:71-79.

7. Booth K, Burkitt DP, Bassett DJ, Cooke RA, Biddulph J. Burkitt lymphoma in Papua, New Guinea. Br J Cancer. 1967;21:657-664.

8. Epstein MA, Achong BG, Barr YM. Virus particles in cultured lymphoblasts from Burkitt's lymphoma. Lancet. 1964;1:702-703.

9. Facer CA, Playfair JHL. Malaria, Epstein-Barr virus, and the genesis of lymphomas. Adv Cancer Res. 1989;53:33-72.

10. Manolov G, Manolova Y. Marker band in one chromosome 14 from Burkitt lymphoma. Nature. 1972;237:33-34.

11. Rappaport H. Tumors of the Hematopoietic System. Washington, DC: Armed Forces Institute of Pathology;1966.

12. Lukes RJ, Collins RD. Immunologic characterization of human malignant lymphomas. Cancer. 1974;34:1488-1503.

13. Hicks EB, Rappaport H, Winter WJ. Follicular lymphoma; a re-evaluation of its position in the scheme of malignant lymphoma, based on a survey of 253 cases. Cancer. 1956;9:792-821.

14. Bennett JM, Catovsky D, Daniel MT, et al. Proposals for the classification of the acute leukaemias. French-American-British (FAB) co-operative group. Br J Haematol. 1976;33:451-458.

15. Lennert K, Stein H, Kaiserling E. Cytological and functional criteria for the classification of malignant lymphomata. Br J Cancer Suppl. 1975;2:29-43.

16. Harris NL, Jaffe ES, Stein H, et al. A revised European-American classification of lymphoid neoplasms; a proposal from the International Lymphoma Study Group. Blood. 1994;84:1361-1392.

17. McClure RF, Remstein ED, Macon WR, et al. Adult B-cell lymphomas with Burkitt-like morphology are phenotypically and genotypically heterogeneous with aggressive clinical behavior. Am J Surg Pathol. 2005;29:1652-1660.

18. WHO Classification of Tumours of Haematopoietic and Lymphoid Tissues. Lyon, France: IARC Press;2008.

19. Haralambieva E, Boerma EJ, van Imhoff GW, et al. Clinical, immunophenotypic, and genetic analysis of adult lymphomas with morphologic features of Burkitt lymphoma. Am J Surg Pathol. 2005;29:1086-1094.

20. Harris NL, Jaffe ES, Diebold J, et al. World Health Organization classification of neoplastic disease of the hematopoietic and lymphoid tissues: report of the Clinical Advisory Committee meeting—Arlie House, Virginia, November 1997. J Clin Oncol. 1999;17:3835-3849.

21. Histopathological definition of Burkitt's tumour. Bull World Health Organ. 1969;40:601-607.

22. Burkitt DP. Epidemiology of Burkitt's lymphoma. Proc R Soc Med. 1971;64:909-910.

23. Wright DH. Burkitt's tumour in England. A comparison with childhood lymphosarcoma. Int J Cancer. 1966;1:503-514.

24. O'Conor GT, Rappaport H, Smith EB. Childhood lymphoma resembling "Burkitt tumor" in the United Sates. Cancer. 1965;18:411-417.

25. A clinical evaluation of the International Lymphoma Study Group classification of non-Hodgkin's lymphoma. The Non-Hodgkin's Lymphoma Classification Project. Blood. 1997;89:3909-3918.

26. Magrath IT, Sariban E. Clinical features of Burkitt's lymphoma in the USA. IARC Sci Publ. 1985;60:119-127.

27. Mbulaiteye SM, Anderson WF, Ferlay J, et al. Pediatric, elderly, and emerging adult-onset peaks in Burkitt's lymphoma incidence diagnosed in four continents, excluding Africa. Am J Hematol. 2012;87:573-578.

28. Mbulaiteye SM, Anderson WF, Bhatia K, et al. Trimodal age-specific incidence patterns for Burkitt lymphoma in the United States, 1973-2005. Int J Cancer. 2010;126:1732-1739.

29. Mbulaiteye SM, Biggar RJ, Bhatia K, Linet MS, Devesa SS. Sporadic childhood Burkitt lymphoma incidence in the United States during 1992-2005. Pediatr Blood Cancer. 2009;53:366-370.

30. Janbabai G, Kayedimajd S, Alian S, et al. Bilateral breast swelling in a 23-year-old woman with Burkitt lymphoma. J Res Med Sci. 2012;17:1188-1191.

31. Levine AM. Acquired immunodeficiency syndrome-related lymphoma.

Blood. 1992;80:8-20.

32. Lim ST, Karim R, Nathwani BN, et al. AIDS-related Burkitt's lymphoma versus diffuse large-cell lymphoma in the pre-highly active antiretroviral therapy(HAART) and HAART eras: significant differences in survival with standard chemotherapy. J Clin Oncol. 2005;23:4430-4438.

33. Carbone A, Gloghini A, Zanette I, Canal B, Volpe R. Demonstration of Epstein-Barr viral genomes by in situ hybridization in acquired immune deficiency syndrome-related high grade and anaplastic large cell CD30[+] lymphomas. Am J Clin Pathol. 1993;99:289-297.

34. Carbone A, Gloghini A, Gaidano G, et al. AIDS-related Burkitt's lymphoma. Morphologic and immunophenotypic study of biopsy specimens. Am J Clin Pathol. 1995;103:561-567.

35. Carbone A, Gaidano G, Gloghini A, et al. Morphologic patterns and molecular pathways of AIDS-related head and neck and other systemic lymphomas. Ann Otol Rhinol Laryngol. 1996;105:495-499.

36. Kaplan MA, Ferry JA, Harris NL, Jacobson JO. Clonal analysis of posttransplant lymphoproliferative disorders, using both episomal Epstein-Barr virus and immunoglobulin genes as markers. Am J Clin Pathol. 1994; 101:590-596.

37. Moormann AM, Snider CJ, Chelimo K. The company malaria keeps: how co-infection with Epstein-Barr virus leads to endemic Burkitt lymphoma. Curr Opin Infect Dis. 2011;24:435-441.

38. Wright DH. What is Burkitt's lymphoma? J Pathol. 1997;182: 125-127.

39. Bornkamm GW. Epstein-Barr virus and the pathogenesis of Burkitt's lymphoma: more questions than answers. Int J Cancer. 2009;124: 1745-1755.

40. Kelly GL, Rickinson AB. Burkitt lymphoma: revisiting the pathogenesis of a virus-associated malignancy. Hematology Am Soc Hematol Educ Program. 2007:277-284.

41. van den Bosch CA. Is endemic Burkitt's lymphoma an alliance between three infections and a tumour promoter? Lancet Oncol. 2004; 5: 738-746.

42. Osato T, Mizuno F, Imai S, et al. African Burkitt's lymphoma and an Epstein-Barr virus-enhancing plant Euphorbia tirucalli. Lancet. 1987; 1: 1257-1258.

43. Buckley JD, Meadows AT, Kadin ME, et al. Pesticide exposures in children with non-Hodgkin lymphoma. Cancer. 2000;89:2315-2321.

44. Boxer LM, Dang CV. Translocations involving c-myc and c-myc function. Oncogene. 2001;20:5595-5610.

45. Taub R, Moulding C, Battey J, et al. Activation and somatic mutation of the translocated c-myc gene in Burkitt lymphoma cells. Cell. 1984;36: 339-348.

46. Raffeld M, Yano T, Hoang AT, et al. Clustered mutations in the transcriptional activation domain of Myc in 8q24 translocated lymphomas and their functional consequences. Curr Top Microbiol Immunol. 1995;194: 265-272.

47. Lindstrom MS, Wiman KG. Role of genetic and epigenetic changes in Burkitt lymphoma. Semin Cancer Biol. 2002;12:381-387.

48. Andersson ML, Stam NJ, Klein G, Ploegh HL, Masucci MG. Aberrant expression of HLA class-I antigens in Burkitt lymphoma cells. Int J Cancer. 1991;47:544-550.

49. Bissonnette RP, Echeverri F, Mahboubi A, Green DR. Apoptotic cell

death induced by c-myc is inhibited by bcl-2. Nature. 1992; 359: 552-554.

50. Dang CV. c-Myc target genes involved in cell growth, apoptosis, and metabolism. Mol Cell Biol. 1999;19:1-11.

51. Dang CV, O'donnell KA, Zeller KI, et al. The c-Myc target gene network. Semin Cancer Biol. 2006;16:253-264.

52. Cattoretti G. MYC expression and distribution in normal mature lymphoid cells. J Pathol. 2013;229:430-440.

53. Naresh KN, Ibrahim HA, Lazzi S, et al. Diagnosis of Burkitt lymphoma using an algorithmic approach—applicable in both resource-poor and resource-rich countries. Br J Haematol. 2011;154:770-776.

54. Tapia G, Lopez R, Munoz-Marmol AM, et al. Immunohistochemical detection of MYC protein correlates with MYC gene status in aggressive B cell lymphomas. Histopathology. 2011;59:672-678.

55. Adams JM, Harris AW, Pinkert CA, et al. The c-myc oncogene driven by immunoglobulin enhancers induces lymphoid malignancy in transgenic mice. Nature. 1985;318:533-538.

56. Schmidt EV, Pattengale PK, Weir L, Leder P. Transgenic mice bearing the human c-myc gene activated by an immunoglobulin enhancer: a pre-B-cell lymphoma model. Proc Natl Acad Sci USA. 1988;85:6047-6051.

57. Knecht H, Berger C, Rothenberger S, Odermatt BF, Brousset P. The role of Epstein-Barr virus in neoplastic transformation. Oncology. 2001; 60: 289-302.

58. Young LS, Murray PG. Epstein-Barr virus and oncogenesis: from latent genes to tumours. Oncogene. 2003;22:5108-5121.

59. Abate F, Ambrosio MR, Mundo L, et al. Distinct viral and mutational spectrum of endemic Burkitt lymphoma. PLoS Pathog. 2015; 11:e1005158.

60. Gutierrez MI, Bhatia K, Barriga F, et al. Molecular epidemiology of Burkitt's lymphoma from South America: differences in breakpoint location and Epstein-Barr virus association from tumors in other world regions. Blood. 1992;79:3261-3266.

61. Anwar N, Kingma DW, Bloch AR, et al. The investigation of Epstein-Barr viral sequences in 41 cases of Burkitt's lymphoma from Egypt: epidemiologic correlations. Cancer. 1995;76:1245-1252.

62. Raab-Traub N, Flynn K. The structure of the termini of the Epstein-Barr virus as a marker of clonal cellular proliferation. Cell. 1986; 47: 883-889.

63. Brown NA, Liu CR, Wang YF, Garcia CR. B-cell lymphoproliferation and lymphomagenesis are associated with clonotypic intracellular terminal regions of the Epstein-Barr virus. J Virol. 1988;62:962-969.

64. Gutierrez MI, Bhatia K, Cherney B, et al. Intraclonal molecular heterogeneity suggests a hierarchy of pathogenetic events in Burkitt's lymphoma. Ann Oncol. 1997;8:987-994.

65. Hecht JL, Aster JC. Molecular biology of Burkitt's lymphoma. J Clin Oncol. 2000;18:3707-3721.

66. Gutierrez MI, Bhatia K, Magrath I. Replicative viral DNA in Epstein-Barr virus associated Burkitt's lymphoma biopsies. Leuk Res. 1993; 17: 285-289.

67. Drotar ME, Silva S, Barone E, et al. Epstein-Barr virus nuclear antigen-1 and Myc cooperate in lymphomagenesis. Int J Cancer. 2003; 106: 388-395.

68. Kennedy G, Komano J, Sugden B. Epstein-Barr virus provides a survival

factor to Burkitt's lymphomas. Proc Natl Acad Sci USA. 2003；100：14269-14274.

69. Wilmore JR，Asito AS，Wei C，et al. AID expression in peripheral blood of children living in a malaria holoendemic region is associated with changes in B cell subsets and Epstein-Barr virus. Int J Cancer. 2015；136：1371-1380.

70. Robbiani DF，Deroubaix S，Feldhahn N，et al. Plasmodium infection promotes genomic instability and AID-dependent B cell lymphoma. Cell. 2015；162：727-737.

71. Molina-Privado I，Rodriguez-Martinez M，Rebollo P，et al. E2F1 expression is deregulated and plays an oncogenic role in sporadic Burkitt's lymphoma. Cancer Res. 2009；69：4052-4058.

72. Blum KA，Lozanski G，Byrd JC. Adult Burkitt leukemia and lymphoma. Blood. 2004；104：3009-3020.

73. Wright DH. The epidemiology of Burkitt's tumor. Cancer Res. 1967；27：2424-2438.

74. Magrath IT. African Burkitt's lymphoma. History，biology，clinical features，and treatment. Am J Pediatr Hematol Oncol. 1991；13：222-246.

75. Ziegler JL，Bluming AZ，Morrow RH，Fass L，Carbone PP. Central nervous system involvement in Burkitt's lymphoma. Blood. 1970；36：718-728.

76. Sariban E，Edwards B，Janus C，Magrath I. Central nervous system involvement in American Burkitt's lymphoma. J Clin Oncol. 1983；1：677-681.

77. Hoelzer D，Ludwig WD，Thiel E，et al. Improved outcome in adult B-cell acute lymphoblastic leukemia. Blood. 1996；87：495-508.

78. Guech-Ongey M，Simard EP，Anderson WF，et al. AIDS-related Burkitt lymphoma in the United States：what do age and CD4 lymphocyte patterns tell us about etiology and/or biology？ Blood. 2010；116：5600-5604.

79. Kirk O，Pedersen C，Cozzi-Lepri A，et al. Non-Hodgkin lymphoma in HIV-infected patients in the era of highly active antiretroviral therapy. Blood. 2001；98：3406-3412.

80. Blinder VS，Chadburn A，Furman RR，Mathew S，Leonard JP. Improving outcomes for patients with Burkitt lymphoma and HIV. AIDS Patient Care STDS. 2008；22：175-187.

81. Barta SK，Xue X，Wang D，et al. Treatment factors affecting outcomes in HIV-associated non-Hodgkin lymphomas：a pooled analysis of 1546 patients. Blood. 2013；122：3251-3262.

82. Dunleavy K，Pittaluga S，Shovlin M，et al. Low-intensity therapy in adults with Burkitt's lymphoma. N Engl J Med. 2013；369：1915-1925.

83. Little RF，Pittaluga S，Grant N，et al. Highly effective treatment of acquired immunodeficiency syndrome-related lymphoma with dose-adjusted EPOCH：impact of antiretroviral therapy suspension and tumor biology. Blood. 2003；101：4653-4659.

84. Murphy SB. Classification，staging and end results of treatment of childhood non-Hodgkin's lymphomas：dissimilarities from lymphomas in adults. Semin Oncol. 1980；7：332-339.

84a. Rosolen A，et al. Revised International Pediatric Non-Hodgkin Lymphoma Staging System. J Clin Oncol. 2015；33：2112-2118.

84b. Cheson BD，et al. Recommendations for initial evaluation，staging，and response assessment of Hodgkin and non-Hodgkin lymphoma：the Lugano classification. J Clin Oncol. 2014；32：3059-3068.

85. Koo CH，Rappaport H，Sheibani K，et al. Imprint cytology of non-Hodgkin's lymphomas based on a study of 212 immunologically characterized cases：correlation of touch imprints with tissue sections. Hum Pathol. 1989；20（suppl 1）：1-138.

86. Ambrosio MR，Piccaluga PP，Ponzoni M，et al. The alteration of lipid metabolism in Burkitt lymphoma identifies a novel marker：adipophilin. PLoS ONE. 2012；7：e44315.

87. Jaffe ES，Harris NL，Stein H，Vardiman JW. Tumours of Haematopoietic and Lymphoid Tissues. Pathology and Genetics. Lyon，France：IARC Press；2001.

88. Sigaux F，Berger R，Bernheim A，et al. Malignant lymphomas with band 8q24 chromosome abnormality：a morphologic continuum extending from Burkitt's to immunoblastic lymphoma. Br J Haematol. 1984；57：393-405.

89. Nakamura N，Nakamine H，Tamaru J，et al. The distinction between Burkitt lymphoma and diffuse large B-cell lymphoma with c-myc rearrangement. Mod Pathol. 2002；15：771-776.

90. Braziel RM，Arber DA，Slovak ML，et al. The Burkitt-like lymphomas：a Southwest Oncology Group study delineating phenotypic，genotypic，and clinical features. Blood. 2001；97：3713-3720.

91. Grogan TM，Warnke RA，Kaplan HS. A comparative study of Burkitt's and non-Burkitt's "undifferentiated" malignant lymphoma：immunologic，cytochemical，ultrastructural，cytologic，histopathologic，clinical and cell culture features. Cancer. 1982；49：1817-1828.

92. Macpherson N，Lesack D，Klasa R，et al. Small noncleaved，non-Burkitt's （Burkitt-like）lymphoma：cytogenetics predict outcome and reflect clinical presentation. J Clin Oncol. 1999；17：1558-1567.

93. Akasaka T，Akasaka H，Ueda C，et al. Molecular and clinical features of non-Burkitt's，diffuse large-cell lymphoma of B-cell type associated with the c-MYC/immunoglobulin heavy-chain fusion gene. J Clin Oncol. 2000；18：510-518.

94. Haralambieva E，Rosati S，van Noesel C，et al. Florid granulomatous reaction in Epstein-Barr virus-positive nonendemic Burkitt lymphomas—report of four cases. Am J Surg Pathol. 2004；28：379-383.

95. Hollingsworth HC，Longo DL，Jaffe ES. Small noncleaved cell lymphoma associated with florid epithelioid granulomatous response. A clinicopathologic study of seven patients. Am J Surg Pathol. 1993；17：51-59.

96. Kramer MHH，Raghoebier S，Beverstock GC，et al. De novo acute B-cell leukemia with translocation t（14-18）—an entity with a poor prognosis. Leukemia. 1991；5：473-478.

97. Capello D，Vitolo U，Pasqualucci L，et al. Distribution and pattern of BCL-6 mutations throughout the spectrum of B-cell neoplasia. Blood. 2000；95：651-659.

98. Dogan A，Bagdi E，Munson P，Isaacson PG. CD10 and BCL-6 expression in paraffin sections of normal lymphoid tissue and B-cell lymphomas. Am J Surg Pathol. 2000；24：846-852.

99. Rodig SJ，Vergilio JA，Shahsafaei A，Dorfman DM. Characteristic expression patterns of TCL1，CD38，and CD44 identify aggressive lymphomas harboring a MYC translocation. Am J Surg Pathol. 2008；32：113-122.

100. Maleki A，Seegmiller AC，Uddin N，Karandikar NJ，Chen W. Bright CD38 expression is an indicator of MYC rearrangement. Leuk Lymphoma. 2009；50：1054-1057.

101. Gualco G，Queiroga EM，Weiss LM，et al. Frequent expression of multi-

ple myeloma 1/interferon regulatory factor 4 in Burkitt lymphoma. Hum Pathol. 2009;40:565-571.

102. Lai R, Arber DA, Chang KL, Wilson CS, Weiss LM. Frequency of bcl-2 expression in non-Hodgkin's lymphoma: a study of 778 cases with comparison of marginal zone lymphoma and monocytoid B-cell hyperplasia. Mod Pathol. 1998;11:864-869.

103. Hummel M, Bentink S, Berger H, et al. A biologic definition of Burkitt's lymphoma from transcriptional and genomic profiling. N Engl J Med. 2006;354:2419-2430.

104. Masque-Soler N, Szczepanowski M, Kohler CW, et al. Clinical and pathological features of Burkitt lymphoma showing expression of BCL2—an analysis including gene expression in formalin-fixed paraffin-embedded tissue. Br J Haematol. 2015;171:501-508.

105. Kuraya M, Yefenof E, Klein G, Klein E. Expression of the complement regulatory proteins CD21, CD55 and CD59 on Burkitt lymphoma lines: their role in sensitivity to human serum-mediated lysis. Eur J Immunol. 1992;22:1871-1876.

106. Carbone A, Dolcetti R, Gloghini A, et al. Immunophenotypic and molecular analyses of acquired immune deficiency syndrome-related and Epstein-Barr virus-associated lymphomas: a comparative study. Hum Pathol. 1996;27:133-146.

107. Carbone A, Gaidano G, Gloghini A, et al. BCL-6 protein expression in AIDS-related non-Hodgkin's lymphomas: inverse relationship with Epstein-Barr virus-encoded latent membrane protein-1 expression. Am J Pathol. 1997;150:155-165.

108. Gormley RP, Madan R, Dulau AE, et al. Germinal center and activated B-cell profiles separate Burkitt lymphoma and diffuse large B-cell lymphoma in AIDS and non-AIDS cases. Am J Clin Pathol. 2005;124:790-798.

109. Hamilton-Dutoit SJ, Rea D, Raphael M, et al. Epstein-Barr virus-latent gene expression and tumor cell phenotype in acquired immunodeficiency syndrome-related non-Hodgkin's lymphoma. Correlation of lymphoma phenotype with three distinct patterns of viral latency. Am J Pathol. 1993;143:1072-1085.

110. Carbone A, Gaidano G, Gloghini A, et al. Differential expression of BCL-6, CD138/syndecan-1, and Epstein-Barr virus-encoded latent membrane protein-1 identifies distinct histogenetic subsets of acquired immunodeficiency syndrome-related non-Hodgkin's lymphomas. Blood. 1998;91:747-755.

111. Gaidano G, Carbone A, Dalla-Favera R. Pathogenesis of AIDS-related lymphomas: molecular and histogenetic heterogeneity. Am J Pathol. 1998;152:623-630.

112. Dave SS, Fu K, Wright GW, et al. Molecular diagnosis of Burkitt's lymphoma. N Engl J Med. 2006;354:2431-2442.

113. Piccaluga PP, De FG, Kustagi M, et al. Gene expression analysis uncovers similarity and differences among Burkitt lymphoma subtypes. Blood. 2011;117:3596-3608.

114. Sha C, Barrans S, Care MA, et al. Transferring genomics to the clinic: distinguishing Burkitt and diffuse large B cell lymphomas. Genome Med. 2015;7:64.

115. Klapper W, Szczepanowski M, Burkhardt B, et al. Molecular profiling of pediatric mature B-cell lymphoma treated in population-based prospective clinical trials. Blood. 2008;112:1374-1381.

116. Navari M, Etebari M, De FG, et al. The presence of Epstein-Barr virus significantly impacts the transcriptional profile in immunodeficiency-associated Burkitt lymphoma. Front Microbiol. 2015;6:556.

117. Bentink S, Wessendorf S, Schwaenen C, et al. Pathway activation patterns in diffuse large B-cell lymphomas. Leukemia. 2008;22:1746-1754.

118. Carey CD, Gusenleitner D, Chapuy B, et al. Molecular classification of MYC-driven B-cell lymphomas by targeted gene expression profiling of fixed biopsy specimens. J Mol Diagn. 2015;17:19-30.

119. Masque-Soler N, Szczepanowski M, Kohler CW, Spang R, Klapper W. Molecular classification of mature aggressive B-cell lymphoma using digital multiplexed gene expression on formalin-fixed paraffin-embedded biopsy specimens. Blood. 2013;122:1985-1986.

120. Sun H, Savage KJ, Karsan A, et al. Outcome of patients with non-Hodgkin lymphomas with concurrent MYC and BCL2 rearrangements treated with CODOX-M/IVAC with rituximab followed by hematopoietic stem cell transplantation. Clin Lymphoma Myeloma Leuk. 2015;15:341-348.

121. Zech L, Haglund U, Nilsson K, Klein G. Characteristic chromosomal abnormalities in biopsies and lymphoid cell lines from patients with Burkitt and non-Burkitt lymphomas. Int J Cancer. 1976;17:47-56.

122. Knuutila S, Elonen E, Heinonen K, et al. Chromosome abnormalities in 16 Finnish patients with Burkitt's lymphoma or L3 acute lymphocytic leukemia. Cancer Genet Cytogenet. 1984;13:139-151.

123. Dalla-Favera R, Bregni M, Erikson J, et al. Human c-myc onc gene is located on the region of chromosome 8 that is translocated in Burkitt lymphoma cells. Proc Natl Acad Sci USA. 1982;79:7824-7827.

124. Taub R, Kirsch I, Morton C, et al. Translocation of the c-myc gene into the immunoglobulin heavy chain locus in human Burkitt lymphoma and murine plasmacytoma cells. Proc Natl Acad Sci USA. 1982;79:7837-7841.

125. Robbiani DF, Bothmer A, Callen E, et al. AID is required for the chromosomal breaks in c-myc that lead to c-myc/IgH translocations. Cell. 2008;135:1028-1038.

126. Janz S. Myc translocations in B cell and plasma cell neoplasms. DNA Repair(Amst). 2006;5:1213-1224.

127. Ramiro AR, Jankovic M, Eisenreich T, et al. AID is required for c-myc/IgH chromosome translocations in vivo. Cell. 2004;118:431-438.

128. Wang JH, Gostissa M, Yan CT, et al. Mechanisms promoting translocations in editing and switching peripheral B cells. Nature. 2009;460:231-236.

129. Gostissa M, Ranganath S, Bianco JM, Alt FW. Chromosomal location targets different MYC family gene members for oncogenic translocations. Proc Natl Acad Sci USA. 2009;106:2265-2270.

130. Lin CY, Loven J, Rahl PB, et al. Transcriptional amplification in tumor cells with elevated c-Myc. Cell. 2012;151:56-67.

131. Loven J, Orlando DA, Sigova AA, et al. Revisiting global gene expression analysis. Cell. 2012;151:476-482.

132. Sabo A, Kress TR, Pelizzola M, et al. Selective transcriptional regulation by Myc in cellular growth control and lymphomagenesis. Nature. 2014;511:488-492.

133. Nie Z, Hu G, Wei G, et al. c-Myc is a universal amplifier of expressed genes in lymphocytes and embryonic stem cells. Cell. 2012;151:

68-79.

134. Scheller H, Tobollik S, Kutzera A, et al. c-Myc overexpression promotes a germinal center-like program in Burkitt's lymphoma. Oncogene. 2010;29:888-897.

135. Willis TG, Dyer MJ. The role of immunoglobulin translocations in the pathogenesis of B-cell malignancies. Blood. 2000;96:808-822.

136. Milner AE, Johnson GD, Gregory CD. Prevention of programmed cell death in Burkitt lymphoma cell lines by bcl-2-dependent and-independent mechanisms. Int J Cancer. 1992;52:636-644.

137. Li Z, Van CS, Qu C, et al. A global transcriptional regulatory role for c-Myc in Burkitt's lymphoma cells. Proc Natl Acad Sci USA. 2003;100:8164-8169.

138. Mezquita P, Parghi SS, Brandvold KA, Ruddell A. Myc regulates VEGF production in B cells by stimulating initiation of VEGF mRNA translation. Oncogene. 2005;24:889-901.

139. Ruddell A, Mezquita P, Brandvold KA, Farr A, Iritani BM. B lymphocyte-specific c-Myc expression stimulates early and functional expansion of the vasculature and lymphatics during lymphomagenesis. Am J Pathol. 2003;163:2233-2245.

140. Shim H, Dolde C, Lewis BC, et al. c-Myc transactivation of LDH-A: implications for tumor metabolism and growth. Proc Natl Acad Sci USA. 1997;94:6658-6663.

141. Muthalagu N, Junttila MR, Wiese KE, et al. BIM is the primary mediator of MYC-induced apoptosis in multiple solid tissues. Cell Rep. 2014;8:1347-1353.

142. Hemann MT, Bric A, Teruya-Feldstein J, et al. Evasion of the p53 tumour surveillance network by tumour-derived MYC mutants. Nature. 2005;436:807-811.

143. Karlsson A, Deb-Basu D, Cherry A, et al. Defective double-strand DNA break repair and chromosomal translocations by MYC overexpression. Proc Natl Acad Sci USA. 2003;100:9974-9979.

144. Vafa O, Wade M, Kern S, et al. c-Myc can induce DNA damage, increase reactive oxygen species, and mitigate p53 function: a mechanism for oncogene-induced genetic instability. Mol Cell. 2002;9:1031-1044.

145. Zeidler R, Joos S, Delecluse H-J, et al. Breakpoints of Burkitt's lymphoma t(8;22) translocations map within a distance of 300 kb downstream of MYC. Genes Chromosomes Cancer. 1994;9:282-287.

146. Joos S, Haluska FG, Falk MH, et al. Mapping chromosomal breakpoints of Burkitt's t(8;14) translocations far upstream of c-myc. Cancer Res. 1992;52:6547-6552.

147. Joos S, Falk MH, Lichter P, et al. Variable breakpoints in Burkitt lymphoma cells with chromosomal t(8;14) translocation separate c-myc and the IgH locus up to several hundred kb. Hum Mol Genet. 1992;1:625-632.

148. Neri A, Barriga F, Knowles DM, Magrath IT, Dalla-Favera R. Different regions of the immunoglobulin heavy-chain locus are involved in chromosomal translocations in distinct pathogenetic forms of Burkitt lymphomas. Proc Natl Acad Sci USA. 1988;85:2748-2752.

149. Kuppers R, Dalla-Favera R. Mechanisms of chromosomal translocations in B cell lymphomas. Oncogene. 2001;20:5580-5594.

150. Guikema JE, de Boer C, Haralambieva E, et al. IGH switch breakpoints in Burkitt lymphoma: exclusive involvement of noncanonical class switch recombination. Genes Chromosomes Cancer. 2006;45:808-819.

151. Bellan C, Lazzi S, Hummel M, et al. Immunoglobulin gene analysis reveals 2 distinct cells of origin for EBV-positive and EBV-negative Burkitt lymphomas. Blood. 2005;106:1031-1036.

152. Dorsett Y, Robbiani DF, Jankovic M, et al. A role for AID in chromosome translocations between c-myc and the IgH variable region. J Exp Med. 2007;204:2225-2232.

153. Duquette ML, Pham P, Goodman MF, Maizels N. AID binds to transcription-induced structures in c-MYC that map to regions associated with translocation and hypermutation. Oncogene. 2005;24:5791-5798.

154. Chapman CJ, Zhou JX, Gregory C, Rickinson AB, Stevenson FK. VH and VL gene analysis in sporadic Burkitt's lymphoma shows somatic hypermutation, intraclonal heterogeneity, and a role for antigen selection. Blood. 1996;88:3562-3568.

155. Klein U, Klein G, Ehlin Henriksson B, Rajewsky K, Kuppers R. Burkitt's lymphoma is a malignancy of mature B cells expressing somatically mutated V region genes. Mol Med. 1995;1:495-505.

156. Tamaru J, Hummel M, Marafioti T, et al. Burkitt's lymphomas express VH genes with a moderate number of antigen-selected somatic mutations. Am J Pathol. 1995;147:1398-1407.

157. Pasqualucci L, Bhagat G, Jankovic M, et al. AID is required for germinal center-derived lymphomagenesis. Nat Genet. 2008;40:108-112.

158. Staszewski O, Baker RE, Ucher AJ, et al. Activation-induced cytidine deaminase induces reproducible DNA breaks at many non-Ig Loci in activated B cells. Mol Cell. 2011;41:232-242.

159. Boerma EG, Siebert R, Kluin PM, Baudis M. Translocations involving 8q24 in Burkitt lymphoma and other malignant lymphomas: a historical review of cytogenetics in the light of todays knowledge. Leukemia. 2009;23:225-234.

160. Poirel HA, Cairo MS, Heerema NA, et al. Specific cytogenetic abnormalities are associated with a significantly inferior outcome in children and adolescents with mature B-cell non-Hodgkin's lymphoma: results of the FAB/LMB 96 international study. Leukemia. 2009;23:323-331.

161. Aukema SM, Theil L, Rohde M, et al. Sequential karyotyping in Burkitt lymphoma reveals a linear clonal evolution with increase in karyotype complexity and a high frequency of recurrent secondary aberrations. Br J Haematol. 2015;170:814-825.

162. Garcia JL, Hernandez JM, Gutierrez NC, et al. Abnormalities on 1q and 7q are associated with poor outcome in sporadic Burkitt's lymphoma. A cytogenetic and comparative genomic hybridization study. Leukemia. 2003;17:2016-2024.

163. Barth TF, Muller S, Pawlita M, et al. Homogeneous immunophenotype and paucity of secondary genomic aberrations are distinctive features of endemic but not of sporadic Burkitt's lymphoma and diffuse large B-cell lymphoma with MYC rearrangement. J Pathol. 2004;203:940-945.

164. Salaverria I, Zettl A, Bea S, et al. Chromosomal alterations detected by comparative genomic hybridization in subgroups of gene expression-defined Burkitt's lymphoma. Haematologica. 2008;93:1327-1334.

165. Richter J, Schlesner M, Hoffmann S, et al. Recurrent mutation of the ID3 gene in Burkitt lymphoma identified by integrated genome, exome and transcriptome sequencing. Nat Genet. 2012;44:1316-1320.

166. Schmitz R, Young RM, Ceribelli M, et al. Burkitt lymphoma pathogenesis and therapeutic targets from structural and functional genomics. Nature. 2012;490:116-120.

167. Love C, Sun Z, Jima D, et al. The genetic landscape of mutations in Burkitt lymphoma. Nat Genet. 2012;44;1321-1325.

168. Schmitz R, Ceribelli M, Pittaluga S, Wright G, Staudt LM. Oncogenic mechanisms in Burkitt lymphoma. Cold Spring Harb Perspect Med. 2014;4;A014282.

169. Muppidi JR, Schmitz R, Green JA, et al. Loss of signalling via Gα13 in germinal centre B-cell-derived lymphoma. Nature. 2014;516;254-258.

170. Rohde M, Richter J, Schlesner M, et al. Recurrent RHOA mutations in pediatric Burkitt lymphoma treated according to the NHL-BFM protocols. Genes Chromosomes Cancer. 2014;53;911-916.

171. Haralambieva E, Schuuring E, Rosati S, et al. Interphase fluorescence in situ hybridization for detection of 8q24/MYC breakpoints on routine histologic sections; validation in Burkitt lymphomas from three geographic regions. Genes Chromosomes Cancer. 2004;40;10-18.

172. Leucci E, Cocco M, Onnis A, et al. MYC translocation-negative classical Burkitt lymphoma cases; an alternative pathogenetic mechanism involving miRNA deregulation. J Pathol. 2008;216;440-450.

173. May PC, Foot N, Dunn R, Geoghegan H, Neat MJ. Detection of cryptic and variant IGH-MYC rearrangements in high-grade non-Hodgkin's lymphoma by fluorescence in situ hybridization; implications for cytogenetic testing. Cancer Genet Cytogenet. 2010;198;71-75.

174. Einerson RR, Law ME, Blair HE, et al. Novel FISH probes designed to detect IGK-MYC and IGL-MYC rearrangements in B-cell lineage malignancy identify a new breakpoint cluster region designated BVR2. Leukemia. 2006;20;1790-1799.

175. Salaverria I, Martin-Guerrero I, Wagener R, et al. A recurrent 11q aberration pattern characterizes a subset of MYC-negative high-grade B-cell lymphomas resembling Burkitt lymphoma. Blood. 2014; 123; 1187-1198.

176. Pienkowska-Grela B, Rymkiewicz G, Grygalewicz B, et al. Partial trisomy 11, dup(11)(q23q13), as a defect characterizing lymphomas with Burkitt pathomorphology without MYC gene rearrangement. Med Oncol. 2011;28;1589-1595.

177. Ferreiro JF, Morscio J, Dierickx D, et al. Post-transplant molecularly defined Burkitt lymphomas are frequently MYC-negative and characterized by the 11q-gain/loss pattern. Haematologica. 2015; 100; e275-e279.

178. Sullivan MP, Ramirez I. Curability of Burkitt's lymphoma with high-dose cyclophosphamide-high-dose methotrexate therapy and intrathecal chemoprophylaxis. J Clin Oncol. 1985;3;627-636.

179. McMaster ML, Greer JP, Greco FA, et al. Effective treatment of small-noncleaved-cell lymphoma with high-intensity, brief-duration chemotherapy. J Clin Oncol. 1991;9;941-946.

180. Magrath I, Adde M, Shad A, et al. Adults and children with small non-cleaved-cell lymphoma have a similar excellent outcome when treated with the same chemotherapy regimen. J Clin Oncol. 1996;14;925-934.

181. Rodrigo JA, Hicks LK, Cheung MC, et al. HIV-associated Burkitt lymphoma; good efficacy and tolerance of intensive chemotherapy including CODOX-M/IVAC with or without rituximab in the HAART era. Adv Hematol. 2012;2012;735392.

182. Kaplan LD. HIV-associated lymphoma. Best Pract Res Clin Haematol. 2012;25;101-117.

183. Magrath IT, Lwanga S, Carswell W, Harrison N. Surgical reduction of tumour bulk in management of abdominal Burkitt's lymphoma. Br Med J. 1974;2;308-312.

184. LaQuaglia MP, Stolar CJ, Krailo M, et al. The role of surgery in abdominal non-Hodgkin's lymphoma; experience from the Childrens Cancer Study Group. J Pediatr Surg. 1992;27;230-235.

185. Cohen LF, Balow JE, Magrath IT, Poplack DG, Ziegler JL. Acute tumor lysis syndrome. A review of 37 patients with Burkitt's lymphoma. Am J Med. 1980;68;486-491.

186. Arseneau JC, Bagley CM, Anderson T, Canellos GP. Hyperkalaemia, a sequel to chemotherapy of Burkitt's lymphoma. Lancet. 1973;1;10-14.

187. Olweny CL, Atine I, Kaddu-Mukasa A, et al. Cerebrospinal irradiation of Burkitt's lymphoma. Failure in preventing central nervous system relapse. Acta Radiol Ther Phys Biol. 1977;16;225-231.

188. Patte C, Auperin A, Michon J, et al. The Societe Francaise d'Oncologie Pediatrique LMB89 protocol; highly effective multiagent chemotherapy tailored to the tumor burden and initial response in 561 unselected children with B-cell lymphomas and L3 leukemia. Blood. 2001; 97; 3370-3379.

189. Patte C, Philip T, Rodary C, et al. High survival rate in advanced-stage B-cell lymphomas and leukemias without CNS involvement with a short intensive polychemotherapy; results from the French Pediatric Oncology Society of a randomized trial of 216 children. J Clin Oncol. 1991;9; 123-132.

190. Philip T, Pinkerton R, Biron P, et al. Effective multiagent chemotherapy in children with advanced B-cell lymphoma; who remains the high risk patient? Br J Haematol. 1987;65;159-164.

191. Reiter A, Schrappe M, Parwaresch R, et al. Non-Hodgkin's lymphomas of childhood and adolescence; results of a treatment stratified for biologic subtypes and stage—a report of the Berlin-Frankfurt-Munster Group. J Clin Oncol. 1995;13;359-372.

192. Meadows AT, Sposto R, Jenkin RD, et al. Similar efficacy of 6 and 18 months of therapy with four drugs(COMP) for localized non-Hodgkin's lymphoma of children; a report from the Childrens Cancer Study Group. J Clin Oncol. 1989;7;92-99.

193. Link MP, Donaldson SS, Berard CW, Shuster JJ, Murphy SB. Results of treatment of childhood localized non-Hodgkin's lymphoma with combination chemotherapy with or without radiotherapy. N Engl J Med. 1990; 322;1169-1174.

194. Sweetenham JW, Pearce R, Taghipour G, et al. Adult Burkitt's and Burkitt-like non-Hodgkin's lymphoma—outcome for patients treated with high-dose therapy and autologous stem-cell transplantation in first remission or at relapse; results from the European Group for Blood and Marrow Transplantation. J Clin Oncol. 1996;14;2465-2472.

195. Ahmed SO, Sureda A, Aljurf M. The role of hematopoietic SCT in adult Burkitt lymphoma. Bone Marrow Transplant. 2013;48;617-629.

196. El-Mallawany NK, Cairo MS. Advances in the diagnosis and treatment of childhood and adolescent B-cell non-Hodgkin lymphoma. Clin Adv Hematol Oncol. 2015;13;113-123.

197. Mead GM, Barrans SL, Qian W, et al. A prospective clinicopathologic study of dose-modified CODOX-M/IVAC in patients with sporadic Burkitt lymphoma defined using cytogenetic and immunophenotypic criteria (MRC/NCRI LY10 trial). Blood. 2008;112;2248-2260.

198. Song KW, Barnett MJ, Gascoyne RD, et al. Haematopoietic stem cell

transplantation as primary therapy of sporadic adult Burkitt lymphoma. Br J Haematol. 2006;133:634-637.

199. van Imhoff GW, van der Holt B, MacKenzie MA, et al. Short intensive sequential therapy followed by autologous stem cell transplantation in adult Burkitt, Burkitt-like and lymphoblastic lymphoma. Leukemia. 2005;19:945-952.

200. Rizzieri DA, Johnson JL, Niedzwiecki D, et al. Intensive chemotherapy with and without cranial radiation for Burkitt leukemia and lymphoma: final results of Cancer and Leukemia Group B Study 9251. Cancer. 2004;100:1438-1448.

201. Thomas DA, O'Brien S, Faderl S, et al. Chemoimmunotherapy with a modified hyper-CVAD and rituximab regimen improves outcome in de novo Philadelphia chromosome-negative precursor B-lineage acute lymphoblastic leukemia. J Clin Oncol. 2010;28:3880-3889.

202. Mounier N, Spina M, Gisselbrecht C. Modern management of non-Hodgkin lymphoma in HIV-infected patients. Br J Haematol. 2007; 136:685-698.

203. Oriol A, Ribera JM, Bergua J, et al. High-dose chemotherapy and immunotherapy in adult Burkitt lymphoma: comparison of results in human immunodeficiency virus-infected and noninfected patients. Cancer. 2008;113:117-125.

204. Danilov AV, Pilichowska M, Danilova OV, Sprague KA. AIDS-related Burkitt lymphoma—a heterogeneous disease? Leuk Res. 2008;32: 1939-1941.

205. Aukema SM, Siebert R, Schuuring E, et al. Double-hit B-cell lymphomas. Blood. 2011;117:2319-2331.

206. Salaverria I, Siebert R. The gray zone between Burkitt's lymphoma and diffuse large B-cell lymphoma from a genetics perspective. J Clin Oncol. 2011;29:1835-1843.

207. Lin P, Dickason TJ, Fayad LE, et al. Prognostic value of MYC rearrangement in cases of B-cell lymphoma, unclassifiable, with features intermediate between diffuse large B-cell lymphoma and Burkitt lymphoma. Cancer. 2012;118:1566-1573.

208. Li S, Lin P, Fayad LE, et al. B-cell lymphomas with MYC/8q24 rearrangements and IGH@ BCL2/t(14;18)(q32;q21): an aggressive disease with heterogeneous histology, germinal center B-cell immunophenotype and poor outcome. Mod Pathol. 2012;25:145-156.

209. Hasserjian RP, Ott G, Elenitoba-Johnson KS, et al. Commentary on the WHO classification of tumors of lymphoid tissues(2008): "Gray zone" lymphomas overlapping with Burkitt lymphoma or classical Hodgkin lymphoma. J Hematop. 2009;2:89-95.

210. Carbone A, Gloghini A, Aiello A, Testi A, Cabras A. B-cell lymphomas with features intermediate between distinct pathologic entities. From pathogenesis to pathology. Hum Pathol. 2010;41:621-631.

211. Petrich AM, Nabhan C, Smith SM. MYC-associated and double-hit lymphomas: a review of pathobiology, prognosis, and therapeutic approaches. Cancer. 2014;120:3884-3895.

212. Sarkozy C, Traverse-Glehen A, Coiffier B. Double-hit and double-protein-expression lymphomas: aggressive and refractory lymphomas. Lancet Oncol. 2015;16:e555-e567.

213. Lindsley RC, LaCasce AS. Biology of double-hit B-cell lymphomas. Curr Opin Hematol. 2012;19:299-304.

214. Perry AM, Crockett D, Dave BJ, et al. B-cell lymphoma, unclassifiable, with features intermediate between diffuse large B-cell lymphoma and Burkitt lymphoma: study of 39 cases. Br J Haematol. 2013;162:40-49.

215. Valera A, Lopez-Guillermo A, Cardesa-Salzmann T, et al. MYC protein expression and genetic alterations have prognostic impact in patients with diffuse large B-cell lymphoma treated with immunochemotherapy. Haematologica. 2013;98:1554-1562.

216. Lu TX, Fan L, Wang L, et al. MYC or BCL2 copy number aberration is a strong predictor of outcome in patients with diffuse large B-cell lymphoma. Oncotarget. 2015;6:18374-18388.

217. Li S, Seegmiller AC, Lin P, et al. B-cell lymphomas with concurrent MYC and BCL2 abnormalities other than translocations behave similarly to MYC/BCL2 double-hit lymphomas. Mod Pathol. 2015;28:208-217.

218. Au WY, Horsman DE, Gascoyne RD, et al. The spectrum of lymphoma with 8q24 aberrations: a clinical, pathological and cytogenetic study of 87 consecutive cases. Leuk Lymphoma. 2004;45:519-528.

219. Johnson NA, Savage KJ, Ludkovski O, et al. Lymphomas with concurrent BCL2 and MYC translocations: the critical factors associated with survival. Blood. 2009;114:2273-2279.

220. Thangavelu M, Olopade O, Beckman E, et al. Clinical, morphologic, and cytogenetic characteristics of patients with lymphoid malignancies characterized by both t(14;18)(q32;q21) and t(8;14)(q24;q32) or t(8;22)(q24;q11). Genes Chromosomes Cancer. 1990;2:147-158.

221. deJong D, Voetdijk BMH, Beverstock GC, et al. Activation of the c-myc oncogene in a precursor-B-cell blast crisis of follicular lymphoma, presenting as composite lymphoma. N Engl J Med. 1988;318:1373-1378.

222. Donti E, Falini B, Pelicci PG, et al. Immunological and molecular studies in a case of follicular lymphoma with an extra chromosome 12 and t(2;8) translocation. Leukemia. 1988;2:41-44.

223. Wlodarska I, Mecucci C, De Wolf-Peeters C, et al. Two translocations: a follicular variant 2;18 and a Burkitt 8;14 in a small non cleaved non Hodgkin's lymphoma. Leuk Lymphoma. 1991;5:65-69.

224. Aventin A, Mecucci C, Guanyabens C, et al. Variant t(2;18) translocation in a Burkitt conversion of follicular lymphoma. Br J Haematol. 1990;74:367-369.

225. Carli MG, Cuneo A, Piva N, et al. Lymphoblastic lymphoma with primary splenic involvement and the classic 14;18 translocation. Cancer Genet Cytogenet. 1991;57:47-51.

226. Gauwerky CE, Hoxie J, Nowell PC, Croce CM. Pre-B-cell leukemia with a t(8;14) and a t(14;18) translocation is preceded by follicular lymphoma. Oncogene. 1988;2:431-435.

227. Gauwerky CE, Haluska FG, Tsujimoto Y, Nowell PC, Croce CM. Evolution of B-cell malignancy: pre-B-cell leukemia resulting from myc activation in a B-cell neoplasm with a rearranged bcl2 gene. Proc Natl Acad Sci USA. 1988;85:8548-8552.

228. Kroft SH, Domiati-Saad R, Finn WG, et al. Precursor B-lymphoblastic transformation of grade I follicle center lymphoma. Am J Clin Pathol. 2000;113:411-418.

229. Lee JT, Innes DJ Jr, Williams ME. Sequential bcl-2 and c-myc oncogene rearrangements associated with the clinical transformation of non-Hodgkin's lymphoma. J Clin Invest. 1989;84:1454-1459.

230. Lin P, Dickason TJ, Fayad LE, et al. Prognostic value of MYC rearrangement in cases of B-cell lymphoma, unclassifiable, with features intermediate between diffuse large B-cell lymphoma and Burkitt lympho-

ma. Cancer. 2012;118:1566-1573.

231. Li S,Lin P,Young KH,et al. MYC/BCL2 double-hit high-grade B-cell lymphoma. Adv Anat Pathol. 2013;20:315-326.

232. Wu D,Wood BL,Dorer R,Fromm JR. "Double-hit" mature B-cell lymphomas show a common immunophenotype by flow cytometry that includes decreased CD20 expression. Am J Clin Pathol. 2010;134:258-265.

233. Pillai RK,Sathanoori M,Van Oss SB,Swerdlow SH. Double-hit B-cell lymphomas with BCL6 and MYC translocations are aggressive,frequently extranodal lymphomas distinct from BCL2 double-hit B-cell lymphomas. Am J Surg Pathol. 2013;37:323-332.

234. Oki Y,Noorani M,Lin P,et al. Double hit lymphoma:the MD Anderson Cancer Center clinical experience. Br J Haematol. 2014;166:891-901.

235. Lin P,Medeiros LJ. The impact of MYC rearrangements and "double hit" abnormalities in diffuse large B-cell lymphoma. Curr Hematol Malig Rep. 2013;8:243-252.

236. Harrington AM,Olteanu H,Kroft SH,Eshoa C. The unique immunophenotype of double-hit lymphomas. Am J Clin Pathol. 2011;135:649-650.

237. Aukema SM,Kreuz M,Kohler CW,et al. Biological characterization of adult MYC-translocation-positive mature B-cell lymphomas other than molecular Burkitt lymphoma. Haematologica. 2014;99:726-735.

238. Barrans S,Crouch S,Smith A,et al. Rearrangement of MYC is associated with poor prognosis in patients with diffuse large B-cell lymphoma treated in the era of rituximab. J Clin Oncol. 2010;28:3360-3365.

239. Wang W,Hu S,Lu X,Young KH,Medeiros LJ. Triple-hit B-cell lymphoma with MYC, BCL2, and BCL6 translocations/rearrangements:clinicopathologic features of 11 cases. Am J Surg Pathol. 2015;39:1132-1139.

240. Turakhia SK,Hill BT,Dufresne SD,Nakashima MO,Cotta CV. Aggressive B-cell lymphomas with translocations involving BCL6 and MYC have distinct clinical-pathologic characteristics. Am J Clin Pathol. 2014;142:339-346.

241. Li S,Desai P,Lin P,et al. MYC/BCL6 double-hit lymphoma(DHL):a tumor associated with an aggressive clinical course and poor prognosis. Histopathology. 2015;[Epub ahead of print].

242. Landsburg DJ,Petrich AM,Abramson JS,et al. Impact of oncogene rearrangement patterns on outcomes in patients with double-hit non-Hodgkin lymphoma. Cancer. 2016;122:559-564.

243. Copie-Bergman C,Cuilliere-Dartigues P,Baia M,et al. MYC-IG rearrangements are negative predictors of survival in DLBCL patients treated with immunochemotherapy:a GELA/LYSA study. Blood. 2015;126:2466-2474.

244. Swerdlow SH. Diagnosis of 'double hit' diffuse large B-cell lymphoma and B-cell lymphoma,unclassifiable,with features intermediate between DLBCL and Burkitt lymphoma:when and how,FISH versus IHC. Hematology Am Soc Hematol Educ Program. 2014;2014:90-99.

245. Mationg-Kalaw E,Tan LH,Tay K,et al. Does the proliferation fraction help identify mature B cell lymphomas with double-and triple-hit translocations? Histopathology. 2012;61:1214-1218.

246. Agarwal R,Lade S,Liew D,et al. Role of immunohistochemistry in the era of genetic testing in MYC-positive aggressive B-cell lymphomas:a study of 209 cases. J Clin Pathol. 2016;69:266-720.

247. Green TM,Nielsen O,de Stricker K,et al. High levels of nuclear MYC protein predict the presence of MYC rearrangement in diffuse large B-cell lymphoma. Am J Surg Pathol. 2012;36:612-619.

248. Kanungo A,Medeiros LJ,Abruzzo LV,Lin P. Lymphoid neoplasms associated with concurrent t(14;18)and 8q24/c-MYC translocation generally have a poor prognosis. Mod Pathol. 2006;19:25-33.

249. Le Gouill S,Talmant P,Touzeau C,et al. The clinical presentation and prognosis of diffuse large B-cell lymphoma with t(14;18)and 8q24/c-MYC rearrangement. Haematologica. 2007;92:1335-1342.

250. Tomita N,Tokunaka M,Nakamura N,et al. Clinicopathological features of lymphoma/leukemia patients carrying both BCL2 and MYC translocations. Haematologica. 2009;94:935-943.

251. Bertrand P,Bastard C,Maingonnat C,et al. Mapping of MYC breakpoints in 8q24 rearrangements involving non-immunoglobulin partners in B-cell lymphomas. Leukemia. 2007;21:515-523.

252. Bertrand P,Maingonnat C,Picquenot JM,et al. Characterization of three t(3;8)(q27;q24)translocations from diffuse large B-cell lymphomas. Leukemia. 2008;22:1064-1067.

253. Sonoki T,Tatetsu H,Nagasaki A,Hata H. Molecular cloning of translocation breakpoint from der(8)t(3;8)(q27;q24)defines juxtaposition of downstream of C-MYC and upstream of BCL6. Int J Hematol. 2007;86:196-198.

254. Pedersen MO,Gang AO,Poulsen TS,et al. MYC translocation partner gene determines survival of patients with large B-cell lymphoma with MYC-or double-hit MYC/BCL2 translocations. Eur J Haematol. 2014;92:42-48.

255. Gebauer N,Bernard V,Gebauer W,et al. TP53 mutations are frequent events in double-hit B-cell lymphomas with MYC and BCL2 but not MYC and BCL6 translocations. Leuk Lymphoma. 2015;56:179-185.

256. Gebauer N,Bernard V,Feller AC,Merz H. ID3 mutations are recurrent events in double-hit B-cell lymphomas. Anticancer Res. 2013;33:4771-4778.

257. Momose S,Weissbach S,Pischimarov J,et al. The diagnostic gray zone between Burkitt lymphoma and diffuse large B-cell lymphoma is also a gray zone of the mutational spectrum. Leukemia. 2015;29:1789-1791.

258. Suchi T,Lennert K,Tu LY,et al. Histopathology and immunohistochemistry of peripheral T cell lymphomas:a proposal for their classification. J Clin Pathol. 1987;40:995-1015.

259. Pileri SA,Dirnhofer S,Went P,et al. Diffuse large B-cell lymphoma:one or more entities? Present controversies and possible tools for its subclassification. Histopathology. 2002;41:482-509.

260. Deffenbacher KE,Iqbal J,Sanger W,et al. Molecular distinctions between pediatric and adult mature B-cell non-Hodgkin lymphomas identified through genomic profiling. Blood. 2012;119:3757-3766.

261. Hyjek E,Chadburn A,Liu YF,Cesarman E,Knowles DM. BCL-6 protein is expressed in precursor T-cell lymphoblastic lymphoma and in prenatal and postnatal thymus. Blood. 2001;97:270-276.

262. Liu W,Hu S,Konopleva M,et al. De novo MYC and BCL2 double-hit b-cell precursor acute lymphoblastic leukemia(BCP-ALL)in pediatric and young adult patients associated with poor prognosis. Pediatr Hematol Oncol. 2015;32:535-547.

263. Dunphy CH,van Deventer HW,Carder KJ,Rao KW,Dent GA. Mature B-cell acute lymphoblastic leukemia with associated translocations(14;18)(q32;q21)and(8;9)(q24;p13). A Burkitt variant? Arch Pathol

Lab Med. 2003;127:610-613.

264. Ott G, Kalla J, Ott MM, et al. Blastoid variants of mantle cell lymphoma: frequent bcl-1 rearrangements at the major translocation cluster region and tetraploid chromosome clones. Blood. 1997;89:1421-1429.

265. Flenghi L, Bigerna B, Fizzotti M, et al. Monoclonal antibodies PG-B6a and PG-B6p recognize, respectively, a highly conserved and a formol-resistant epitope on the human BCL-6 protein amino-terminal region. Am J Pathol. 1996;148:1543-1555.

266. Au WY, Horsman DE, Viswanatha DS, et al. 8q24 translocations in blastic transformation of mantle cell lymphoma. Haematologica. 2000; 85:1225-1227.

267. Reddy K, Ansari-Lari M, Dipasquale B. Blastic mantle cell lymphoma with a Burkitt translocation. Leuk Lymphoma. 2008;49:740-750.

268. Hutchison RE, Finch C, Kepner J, et al. Burkitt lymphoma is immunophenotypically different from Burkitt-like lymphoma in young persons. Ann Oncol. 2000;11(suppl 1):35-38.

269. Lai R, Weiss LM, Chang KL, Arber DA. Frequency of CD43 expression in non-Hodgkin lymphoma. A survey of 742 cases and further characterization of rare CD43+ follicular lymphomas. Am J Clin Pathol. 1999; 111:488-494.

270. Johansson B, Mertens F, Mitelman F. Cytogenetic evolution patterns in non-Hodgkin's lymphoma. Blood. 1995;86:3905-3914.

浆母细胞肿瘤,除外浆细胞骨髓瘤

Elias Campo

本章描述两种侵袭性大 B 细胞淋巴瘤,瘤细胞体积大,具有显著的免疫母细胞或浆母细胞形态,并具有浆细胞的免疫表型。虽然两者具有相似的形态和免疫表型特征,但其中的浆母细胞淋巴瘤(PBL)见于不同类型的免疫缺陷疾病或高龄患者,大多数与 EBV 相关。第二种见于免疫功能正常患者,发病机制为多种易位导致的 ALK 活化。这些淋巴瘤的形态和免疫表型特征还可见于 HHV-8 相关性侵袭性淋巴瘤,将在第 29 章描述。这些肿瘤需要与位于谱系两端的其他肿瘤鉴别,例如弥漫大 B 细胞淋巴瘤和浆细胞肿瘤,这些鉴别诊断很重要,因为患者临床背景和治疗方案可能不同。

25.1　浆母细胞淋巴瘤

25.1.1　定义

浆母细胞淋巴瘤是一种弥漫性淋巴瘤,由具有免疫母细胞或浆细胞形态的大 B 细胞构成,表达浆细胞分化标记[1]。具有浆母细胞免疫表型的其他大 B 细胞淋巴瘤亚型不包括在本型中,例如 ALK 阳性大 B 细胞淋巴瘤和 HHV-8 相关性淋巴组织增殖性疾病。

Delecluse 等在 1997 首先引入浆母细胞淋巴瘤(PBL)一词,用于描述 HIV 感染患者的口腔和颌骨发生的一组弥漫大 B 细胞淋巴瘤[2],这些肿瘤具有免疫母细胞形态和浆细胞免疫表型。之后发现,PBL 可见于其他部位,以胃肠道黏膜最常见,并可见于其他免疫缺陷状态和高龄患者[3-5]。

25.1.2　流行病学

主要见于成年免疫缺陷患者,最常见于 HIV 感染,但也可见于医源性免疫抑制(移植和自身免疫疾病)。一些病例为无明显免疫缺陷病因的高龄老年患者,以及免疫缺陷儿童患者,后者主要为 HIV 感染[2,3,5-7]。与其他类型免疫缺陷患者相比,HIV 阳性患者一般更年轻[5]。

25.1.3　临床特征

临床常表现为头颈部结外组织的肿块,特别是口腔,少数位于鼻腔或鼻窦。其他常见部位包括胃肠道、软组织、皮肤、骨、肺和淋巴结(更少见)[3-5,8,9]。淋巴结病变更常见于移植后 PBL(30%),而 HIV 感染患者或高龄老年患者不足 10%[5]。CT 检查,30%患者可有播散性骨病变[10]。一些病例可有副蛋白[11]。75%的 HIV 阳性患者、50%的移植后患者和 25%的无明显免疫缺陷患者在诊断时表现为Ⅲ/Ⅳ期的播散性疾病,包括骨髓累及[3,5]。

PBL 预后差,3/4 以上患者在诊断后短期内死亡(中位间期 6～7 个月)[2-5]。一些报道如下因素与更长生存期相关:新的抗病毒治疗、免疫状态更好、支持治疗和化疗水平的提高。但并非所有研究均得出一致结论[5]。预后参数的评估也没得到一致结论。但两项研究发现,携带 MYC 易位者预后更差[5]。

25.1.4　病理学

PBL 有两种变异型:单形性 PBL 和 PBL 伴浆样分化。单形性 PBL 表现为弥漫性黏附性增生,瘤细胞呈免疫母细胞样,或为没有或仅轻微浆细胞分化形态的大细胞。PBL 伴浆样分化病例的细胞核更圆,染色质粗糙,核偏位,胞质丰富、嗜碱性,可见核旁凹陷(图 25.1)。一些病例具有两种变异型的中间特征。偶可见单型成熟浆细胞。单形性 PBL 核分裂活性高,含丰富凋亡小体,常见星空现象。肿瘤有时边界相对清楚,少见地图状坏死(图 25.2)。

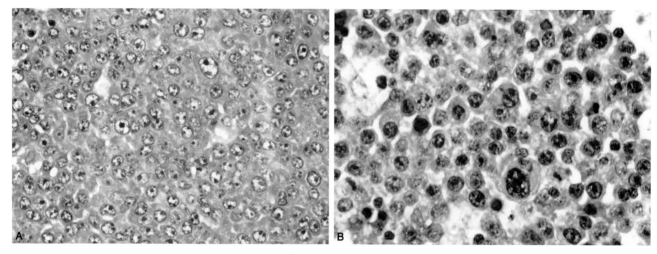

图 25.1　**浆母细胞淋巴瘤,细胞学变异。A,**单形性变异型,具有黏附性的免疫母细胞样大细胞。**B,**浆细胞变异型,细胞大,核大、偏位,染色质粗糙

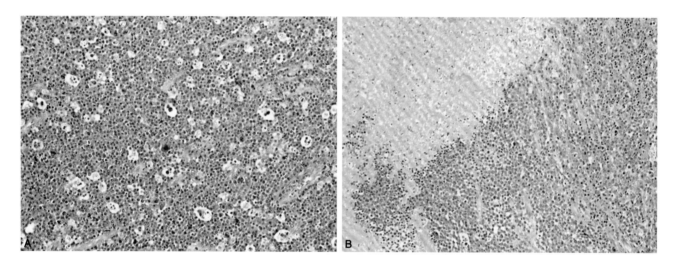

图 25.2　**浆母细胞淋巴瘤。A,**低倍镜下的星空现象,可类似 Burkitt 淋巴瘤。**B,**一些病例可有地图状坏死

PBL 的免疫表型同浆细胞,不表达 CD45、CD20 和 PAX5。约 40%病例不同程度表达 CD79。瘤细胞表达浆细胞相关标记和转录因子,例如 CD38、CD138、VS38c、IRF4/MUM1、BLIMP1 和 XBP1[12,13](图 25.3)。可不同程度表达胞质免疫球蛋白。一般不表达 BCL2 和 BCL6,20%病例表达 CD10。常表达 EMA,25%表达 CD56。Ki-67 指数>90%。浸润的反应性 T 细胞稀少[2-5,8]。

25.1.5　遗传特征

70%病例 EBV 阳性,常为Ⅰ型潜伏感染,偶有细胞表达 LMP1(图 25.4)。与 HIV 阴性病例相比,HIV 阳性病例更常为 EBV 阳性[5]。HHV-8 阴性[2-4,6]。

遗传学研究显示,PBL 常为复杂核型。*MYC* 易位约见于 50%病例,EBV 阳性病例(74%)比阴性病例(43%)更常见,且 *MYC* 易位与蛋白表达相关[13,14]。其重排的伴侣基因常为 IG 基因。MYC 表达于正常状态的分化终末阶段 B 细胞,受 BLIMP1 的抑制,后者是浆细胞分化所必需的转录因子[15]。因此,导致 MYC 活化的致癌机制可能是 PBL 发病的重要机制,MYC 活化可克服 BLIMP1 的抑制效应,使瘤细胞获得增殖和存活优势(图 25.5)[14]。

25.1.6　鉴别诊断

PBL 需要鉴别其他伴终末 B 细胞分化的大 B 细胞淋巴瘤,以及间变性/浆母细胞性浆细胞肿瘤,这些肿瘤具有相似的形态学和重叠的表型特征。PBL 缺乏具有浆样分化的较小肿瘤细胞,这不同于浆细胞瘤[2],但现已发现,一些 PBL 也可见到较小细胞[3,4]。CD56 阳性更常见于浆细胞瘤,但一些 PBL 也可阳性,因此对明确诊断没有帮助[3,8]。PBL 不表达 Cyclin D1,一部分浆细胞骨髓瘤可阳性。与间变性/浆母细胞性浆细胞肿瘤相比,如下特征支持 PBL:特殊的临床表现(免疫缺陷、累及口腔、无多发性骨髓瘤证据)、高增殖指数、常伴 EBV 感染。但一些 HIV 阳性的 PBL 患者可有与浆细胞肿瘤重叠的表现,例如溶骨性病变和单克隆性血清免疫球蛋白[11]。一些病例难以明确诊断,可以描述诊断为"浆母细胞淋巴瘤,特征介于 PBL 与间变性浆细胞肿瘤之间"。

PBL 可有类似 Burkitt 淋巴瘤的星空现象和高增殖指数,但 PBL 细胞更大,不表达 CD20;Burkitt 淋巴瘤不表达浆细胞标记。EBV 阳性时,可能需要鉴别 EBV 阳性的 DLBCLNOS[16],但后者表达成熟 B 细胞标记(一些细胞可能弱表达或不表达),且肿瘤内浸润的 T 细胞很丰富,这均不同于 PBL。

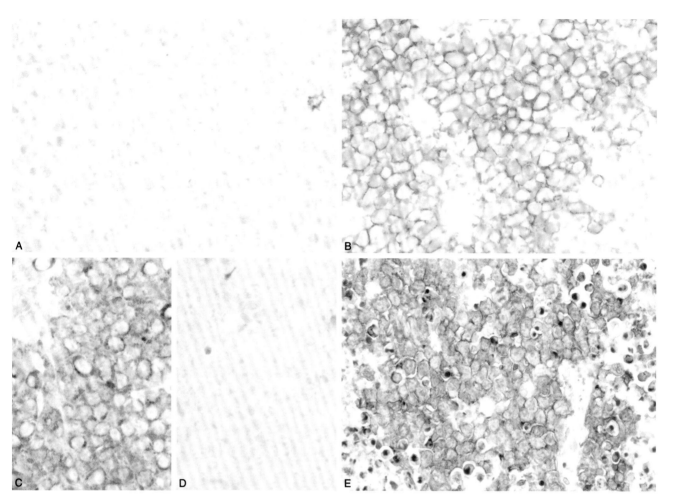

图 25.3 **浆母细胞淋巴瘤,免疫表型。** A,CD20 阴性。B,瘤细胞表达浆细胞相关标记 CD138。κ 轻链阳性(C),λ 轻链阴性(D)。E,常表达 EMA

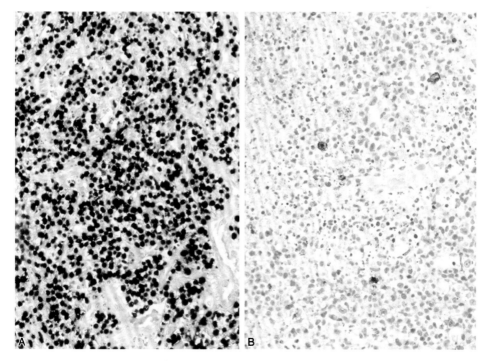

图 25.4 **浆母细胞淋巴瘤,EBV 表达。** A,EBER 原位杂交,几乎所有瘤细胞均阳性。B,LMP1 常阴性,或仅极少数细胞阳性

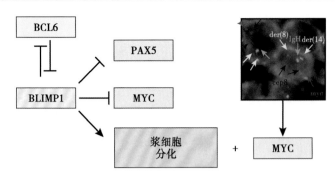

图 25.5　浆母细胞的分子机制。浆母细胞淋巴瘤表达浆细胞分化所需的转录因子 BLIMP1,后者可抑制 MYC。t(8;14) 易位导致的 *MYC* 活化可能是肿瘤发生的重要机制,可克服 BLIMP1 的抑制效应,使瘤细胞获得增殖和存活优势

一些 DLBCL-NOS 的形态可能类似 PBL,包括偏位核、嗜碱性胞质、强表达胞质型免疫球蛋白[17]。但与 PBL 不同的是,瘤细胞强表达 CD20、CD79a 和 PAX5,常有 TP53 改变。患者没有免疫缺陷,但预后仍很差。这样的病例最好诊断为 DLBCL-NOS 伴分泌特征。

HHV-8 相关性大 B 细胞淋巴瘤常具有浆母细胞特征[18-20]。但这些肿瘤属于不同疾病,不能诊断为 PBL(见第 29 章)。

罕见情况下,小 B 细胞淋巴瘤可转化为具有浆母细胞特征的大 B 细胞淋巴瘤,主要见于慢性淋巴细胞白血病和滤泡性淋巴瘤[21]。此现象可见于复发病例,或在诊断小细胞淋巴瘤的同时出现。IGHV 重排检测,或证实两者存在相似的遗传学改变,均可确定两者具有克隆相关性。这些病例与普通的 PBL 相似,但免疫缺陷与肿瘤没有相关性,也罕见 EBV 感染或 MYC 异位[21]。

25.2　ALK 阳性大 B 细胞淋巴瘤

25.2.1　定义

ALK 阳性大 B 细胞淋巴瘤(ALK+LBCL)最初由 Delsol 等于 1997 年描述[22],是一种少见的侵袭性 DLBCL 亚型,常具有免疫母细胞形态,表达浆细胞免疫表型,ALK 阳性。

25.2.2　流行病学

ALK+LBCL 极少见,不足所有 DLBCL 的 1%,主要见于年轻成人,中位年龄 43 岁,但其他年龄段也可发病(9~85 岁)。约 30% 病例见于儿童。男女比例 5:1[23,24]。

25.2.3　临床特征

多数患者表现为全身性淋巴结肿大,偶有病例表现为结外病变,包括鼻腔、胃肠道、肝、脾、软组织、皮肤和骨。与免疫抑制没有相关性。25% 病例可有骨髓浸润。多数(60%)患者分期高(Ⅲ 和 Ⅳ 期)。本病具有侵袭性,预后差,约半数患者在诊断后 1 年内死亡。5 年总体生存率仅 25%。病变局限者(Ⅰ 和

Ⅱ 期)的存活期显著延长[24]。

25.2.4　病理学

肿瘤由免疫母细胞样或浆母细胞样大细胞弥漫增生构成,细胞形态极为一致。核呈空泡状,常可见单个中位大核仁。胞质丰富、嗜碱性。可有多核细胞(图 25.6)。受累淋巴结常广泛破坏,多数病例可见或多或少的窦内生长模式(图 25.7)。瘤细胞可有极明显的黏附性生长,形似癌细胞的排列方式。可有灶性坏死[24]。

肿瘤不表达成熟 B 细胞标记 CD20、CD79a 和 PAX5,或仅极少数细胞阳性。瘤细胞表达 CD45(80%),常为弱阳性。还表达 EMA(100%)、IRF4(73%)、κ 或 λ 轻链(90%),最常伴随的重链为 IgA(见图 25.6)[24]。所有病例均弥漫表达浆细胞相关抗原 CD138、BLIMP1 和 XBP1(图 25.6)。CD30 常阴性,或局灶弱阳性(6%)。40% 表达 CD4,部分病例表达 CD57。其他 T 细胞标记阴性。罕见病例可表达 CK,因此可能与转移癌混淆,特别是肿瘤还表达 EMA[25]。所有病例均不表达 EBV 和 HHV-8[13,24]。

依据定义,肿瘤表达 ALK,常表现为胞质颗粒状着色,这种表达模式提示 ALK-CLTC(网格蛋白)易位(见图 25.6)。一些病例为 *ALK-NPM* 易位,表现为核和胞质阳性。其他不常见的 *ALK* 易位可表现为胞质均匀着色。这些不同的着色模式是由于融合伴侣蛋白的正常分布方式不同。因此,网格蛋白是一种胞质囊泡的膜蛋白,而 NPM 是胞质和核之间的穿梭蛋白[24]。

25.2.5　遗传特征

本瘤的特征是 *ALK* 活化易位,以 t(2;17)(p23;q23)最常见,导致 CLTC 与 *ALK* 融合[26,27]。罕见病例为 t(2;5)(p23;q35)(*NPM-ALK*)易位[28,29]。其他可与 *ALK* 融合的基因较少见,包括 SQSTM1 和 SEC31A 等[13,24]。本瘤为复杂核型。

ALK 是一种酪氨酸激酶受体,正常的 B、T 细胞不表达。*ALK* 重排导致融合后的癌基因表达上调,其中的 ALK 片段含催化域,融合伴侣提供二聚体化功能域,从而导致 ALK 无需配体即发生活化。ALK 的致癌机制包括 STAT3 通路活化,实验研究已观察到 ALK 阳性 LBCL 表达高水平的磷酸化 STAT3[13]。STAT3 的下游效应基因是 *BLIMP1*,后者促进浆细胞分化过程,本瘤恒定表达 BLIMP1。另一方面,STAT3 也上调 MYC 表达,后者在正常情况下受 BLIMP1 抑制。在没有基因易位或扩增的情况下,ALK 阳性 LBCL 还表达 MYC(图 25.8)[13]。小鼠模型研究发现,强制 B 细胞表达 ALK,可形成具有浆母细胞特征的大 B 细胞肿瘤,可能对应于人类的 ALK 阳性 LBCL[30]。

25.2.6　鉴别诊断

ALK 阳性 LBCL 需要鉴别 ALK 阳性间变大细胞淋巴瘤(T 细胞/空白表型)、浆母细胞淋巴瘤和伴窦内生长的 DLBCL-NOS。由于细胞呈黏附性生长、窦内浸润、缺乏成熟 B 细胞标记、偶可表达 CK,因此可能还需要鉴别黑色素瘤或转移癌。

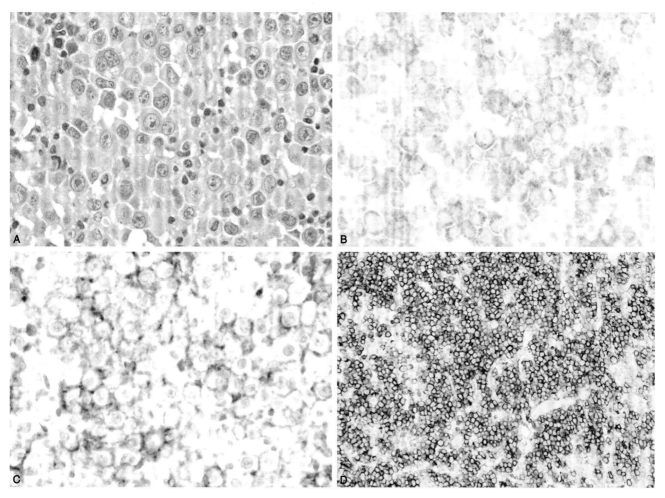

图 25.6　ALK 阳性大 B 细胞淋巴瘤。 A,瘤细胞大,有黏附性,具有免疫母细胞特征。B,ALK 表现为胞质颗粒状着色,提示 t(2;17)(p23;q23),后者导致 *ALK* 与 *CLTC*(网格蛋白)融合。C,瘤细胞表达 CD138。D,EMA 强阳性

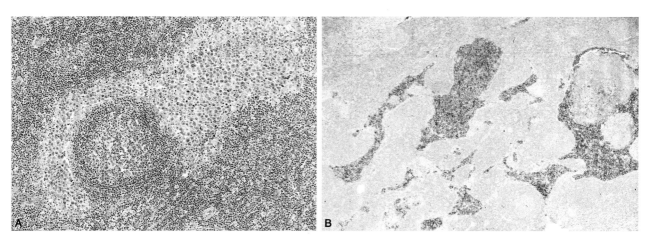

图 25.7　ALK 阳性大 B 细胞淋巴瘤。 A,窦内浸润。B,EMA 阳性

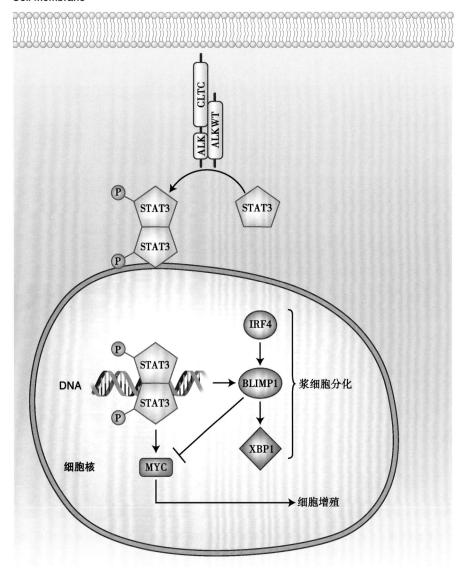

图 25.8 **ALK 阳性大 B 细胞淋巴瘤的发生机制。**肿瘤发生 ALK 活化

精华和陷阱

- 具有大细胞形态并表达浆细胞标记的 B 细胞肿瘤是一组异质性肿瘤。鉴别诊断需要结合病理特征和临床信息,并检测特殊标记,例如 EBV、HHV-8 或 ALK。
- 浆母细胞淋巴瘤常见于各种原因所致的免疫缺陷患者,也可见于免疫功能正常患者,后者常为老年患者。
- 浆母细胞淋巴瘤与伴间变/浆母细胞特征的浆细胞肿瘤的鉴别诊断依靠免疫缺陷病史、先前的浆细胞肿瘤病史或 EBV 感染。这些肿瘤有一些重叠特征,并不总是能明确诊断。
- DLBCL 中,具有浆细胞分化形态、并表达成熟 B 细胞标记(例如 CD20 或 PAX5)和强表达胞质免疫球蛋白的病例不能诊断为浆母细胞淋巴瘤。
- 淋巴结内表现为窦内浸润,并缺乏明确实体瘤病史的大细胞肿瘤,应考虑到 ALK 阳性 LBCL 的可能性。

(陈 健译)

参考文献

1. Stein H, Harris NL, Campo E. Plasmablastic lymphoma. In: Swerdlow SH, Campo E, Harris NL, et al., eds. WHO Classification of Tumours of Haematopoietic and Lymphoid Tissues. 4th ed. Lyon, France: IARC Press; 2008:256-257.

2. Delecluse HJ, Anagnostopoulos I, Dallenbach F, et al. Plasmablastic lymphomas of the oral cavity: a new entity associated with the human immunodeficiency virus infection. Blood. 1997; 89:1413-1420.

3. Colomo L, Loong F, Rives S, et al. Diffuse large B-cell lymphomas with plasmablastic differentiation represent a heterogeneous group of disease entities. Am J Surg Pathol. 2004; 28:736-747.

4. Dong HY, Scadden DT, de Leval L, et al. Plasmablastic lymphoma in HIV-positive patients: an aggressive Epstein-Barr virus-associated extramedullary

plasmacytic neoplasm. Am J Surg Pathol. 2005;29:1633-1641.

5. Castillo JJ, Bibas M, Miranda RN. The biology and treatment of plasmablastic lymphoma. Blood. 2015;125:2323-2330.

6. Carbone A, Gloghini A, Canzonieri V, et al. AIDS-related extranodal non-Hodgkin's lymphomas with plasma cell differentiation. Blood. 1997;90:1337-1338.

7. Borenstein J, Pezzella F, Gatter KC. Plasmablastic lymphomas may occur as post-transplant lymphoproliferative disorders. Histopathology. 2007;51:774-777.

8. Vega F, Chang CC, Medeiros LJ, et al. Plasmablastic lymphomas and plasmablastic plasma cell myelomas have nearly identical immunophenotypic profiles. Mod Pathol. 2005;18:806-815.

9. Chetty R, Hlatswayo N, Muc R, et al. Plasmablastic lymphoma in HIV+ patients:an expanding spectrum. Histopathology. 2003;42:605-609.

10. Teruya-Feldstein J, Chiao E, Filippa DA, Lin O, Comenzo R, Coleman M, Portlock C, Noy A. CD20-negative large-cell lymphoma with plasmablastic features:a clinically heterogenous spectrum in both HIV-positive and-negative patients. Ann Oncol. 2004;15:1673-1679.

11. Taddesse-Heath L, Meloni-Ehrig A, Scheerle J, Kelly JC, Jaffe ES. Plasmablastic lymphoma with MYC translocation:evidence for a common pathway in the generation of plasmablastic features. Mod Pathol. 2010;23:991-999.

12. Montes-Moreno S, Gonzalez-Medina AR, Rodriguez-Pinilla SM, et al. Aggressive large B-cell lymphoma with plasma cell differentiation:immunohistochemical characterization of plasmablastic lymphoma and diffuse large B-cell lymphoma with partial plasmablastic phenotype. Haematologica. 2010;95:1342-1349.

13. Valera A, Colomo L, Martínez A, et al. ALK-positive large B-cell lymphomas express a terminal B-cell differentiation program and activated STAT3 but lack MYC rearrangements. Mod Pathol. 2013;26:1329-1337.

14. Valera A, Balagué O, Colomo L, Martínez A, Delabie J, Taddesse-Heath L, Jaffe ES, Campo E. IG/MYC rearrangements are the main cytogenetic alteration in plasmablastic lymphomas. Am J Surg Pathol. 2010;34:1686-1694.

15. Ott G, Rosenwald A, Campo E. Understanding MYC-driven aggressive B-cell lymphomas:pathogenesis and classification. Blood. 2013;122:3884-3891.

16. Liu F, Asano N, Tatematsu A, et al. Plasmablastic lymphoma of the elderly:a clinicopathological comparison with age-related Epstein-Barr virus-associated B cell lymphoproliferative disorder. Histopathology. 2012;61:1183-1197.

17. Simonitsch-Klupp I, Hauser I, Ott G, et al. Diffuse large B-cell lymphomas with plasmablastic/plasmacytoid features are associated with TP53 deletions and poor clinical outcome. Leukemia. 2004;18:146-155.

18. Dupin N, Diss TL, Kellam P, et al. HHV-8 is associated with a plasmablastic variant of Castleman disease that is linked to HHV-8-positive plasmablastic lymphoma. Blood. 2000;95:1406-1412.

19. Oksenhendler E, Boulanger E, Galicier L, et al. High incidence of Kaposi sarcoma-associated herpesvirus-related non-Hodgkin lymphoma in patients with HIV infection and multicentric Castleman disease. Blood. 2002;99:2331-2336.

20. Du MQ, Liu H, Diss TC, et al. Kaposi sarcoma-associated herpesvirus infects monotypic(IgM lambda) but polyclonal naive B cells in Castleman disease and associated lymphoproliferative disorders. Blood. 2001;97:2130-2136.

21. Martinez D, Valera A, Perez NS, et al. Plasmablastic transformation of low-grade B-cell lymphomas:report on 6 cases. Am J Surg Pathol. 2013;37:272-281.

22. Delsol G, Lamant L, Mariame B, et al. A new subtype of large B-cell lymphoma expressing the ALK kinase and lacking the 2;5 translocation. Blood. 1997;89:1483-1490.

23. Delsol G, Campo E, Gascoyne R. ALK-positive large B-cell lymphoma. In:Swerdlow SH, Campo E, Harris NL, et al., eds. WHO Classification of Tumours of Haematopoietic and Lymphoid Tissues. 4th ed. Lyon, France:IARC Press;2008:254-255.

24. Laurent C, Do C, Gascoyne RD, Lamant L, Ysebaert L, Laurent G, Delsol G, Brousset P. Anaplastic lymphoma kinase-positive diffuse large B-cell lymphoma:a rare clinicopathologic entity with poor prognosis. J Clin Oncol. 2009;27:4211-4216.

25. Reichard KK, McKenna RW, Kroft SH. ALK-positive diffuse large B-cell lymphoma:report of four cases and review of the literature. Mod Pathol. 2007;20:310-319.

26. Gascoyne RD, Lamant L, Martin-Subero JI, et al. ALK-positive diffuse large B-cell lymphoma is associated with Clathrin-ALK rearrangements:report of 6 cases. Blood. 2003;102:2568-2573.

27. De Paepe P, Baens M, van Krieken H, et al. ALK activation by the CLTC-ALK fusion is a recurrent event in large B-cell lymphoma. Blood. 2003;102:2638-2641.

28. Adam P, Katzenberger T, Seeberger H, et al. A case of a diffuse large B-cell lymphoma of plasmablastic type associated with the t(2;5)(p23;q35)chromosome translocation. Am J Surg Pathol. 2003;27:1473-1476.

29. Onciu M, Behm FG, Downing JR, et al. ALK-positive plasmablastic B-cell lymphoma with expression of the NPM-ALK fusion transcript:report of 2 cases. Blood. 2003;102:2642-2644.

30. Chiarle R, Gong JZ, Guasparri I, Pesci A, Cai J, Liu J, Simmons WJ, Dhall G, Howes J, Piva R, Inghirami G. NPM-ALK transgenic mice spontaneously develop T-cell lymphomas and plasma cell tumors. Blood. 2003;101:1919-1927.

第 26 章

浆细胞肿瘤

Robert W. McKenna, Steven H. Kroft, Michael A. Linden

26.1　浆细胞肿瘤

26.1.1　定义

浆细胞肿瘤及其相关疾病是可产生免疫球蛋白(Ig)的浆细胞或淋巴细胞克隆性增生形成的疾病,这些细胞可合成和分泌单一类型 Ig 或单个 Ig 的一个多肽亚单位,血清或尿蛋白电泳表现为单克隆蛋白(M 蛋白)。这些免疫分泌性疾病可完全由浆细胞构成(浆细胞肿瘤),或由浆细胞和淋巴细胞混合构成,后者一般归入淋巴瘤,在本书的其他章节描述,本章仅讨论浆细胞肿瘤。多数浆细胞肿瘤表现为骨髓肿瘤,偶可位于髓外。

26.1.2　分类

造血和淋巴组织肿瘤 WHO 分类中的浆细胞肿瘤分类见框 26.1[1]。

框 26.1　浆细胞肿瘤 WHO 分类

意义不明非 IgM(浆细胞)单克隆丙种球蛋白病(MGUS)
浆细胞骨髓瘤
　　临床变异型:
　　　焖燃型(无症状性)骨髓瘤
　　　无分泌性骨髓瘤
　　　浆细胞白血病
浆细胞瘤
　　骨的孤立性浆细胞瘤
　　骨外(髓外)浆细胞瘤
单克隆免疫球蛋白沉积病
　　原发性淀粉样变性
　　系统性轻链和重链沉积病
浆细胞肿瘤伴副肿瘤综合征
　　POEM 综合征
　　TEMPI 综合征(暂定)

26.2 浆细胞骨髓瘤(多发性骨髓瘤)

26.2.1 定义

浆细胞骨髓瘤(PCM)是发生于骨髓的多灶性浆细胞肿瘤,常伴有血清或尿 M 蛋白[1]。几乎所有骨髓瘤均起源于骨髓,多数病例有播散性骨髓累及。可继发累及其他器官。骨髓瘤的诊断需要综合临床、形态、免疫学和影像学信息。临床行为从无症状性病变到高度侵袭性肿瘤。极少数骨髓瘤的主要临床发现为组织内异常 Ig 链病理性沉积[1]。

26.2.2 诊断标准

PCM 的常见发现为骨髓内异常浆细胞增多,或浆细胞瘤伴血清或尿 M 蛋白。常伴有骨病变。骨髓瘤国际工作组推荐的诊断标准见框 26.2[1,2,2a]。

框 26.2 浆细胞骨髓瘤的诊断标准
骨髓内克隆性浆细胞≥10%,或活检证实浆细胞瘤,并伴有如下骨髓瘤相关发现中的一条或多条: 　浆细胞增殖性疾病导致的终末器官损伤: 　　高钙血症:血清钙>0.25mmol/L 　　高于正常上限(>1mg/dL),或>2.75mmol/L(>11mg/dL) 　　肾功能不全:肌酸酐清除率<40mL/m,或血清肌酸酐>177μmol/L(>2mg/dL) 　　贫血:血红蛋白比正常下限低 20g/L 以上,或血红蛋白<100g/L 　　骨病变:X 线、CT 或 PET-CT 检查可见一个或多个溶骨性病变 　如下任意一个或多个恶性生物学标志: 　　骨髓克隆性浆细胞比例≥60% 　　累及:未受累血清游离轻链比≥100 　　MRI 检查可见≥1 个局限性病变

26.2.3 流行病学

PCM(及其变异型)是恶性免疫分泌性疾病的主要类型。骨髓瘤约占所有恶性肿瘤的 1%,占造血肿瘤的 10%~15%[3]。2015 年,美国新诊断 PCM 约 26 000 例,因骨髓瘤死亡约 11 000 例[4]。男性稍多,男女比例 1.1:1,非洲裔美国人的发病率是白人的两倍[3,4]。PCM 患者一级亲属的发病率升高 3.7 倍[5]。骨髓瘤不见于儿童,35 岁以下年轻成人罕见,其发病率随年龄而增加,约 90%病例>50 岁。中位诊断年龄 68~70 岁[3]。

26.2.4 病因学和发病机制

有毒物质和辐射暴露与 PCM 发病率增加有关[6,7]。慢性感染或其他疾病所致的慢性抗原刺激可能属于易感因素[7]。但多数骨髓瘤患者没有明确的暴露史或已知的慢性抗原刺激。

有证据表明,PCM 是早期造血细胞异常的结果,这些细胞处于 B 细胞发育的成熟阶段[8,9]。部分支持此观点的证据是:几乎所有骨髓瘤均存在单克隆性血淋巴细胞,后者的免疫表型和遗传特征均与骨髓内肿瘤性浆细胞存在相关性[9]。

PCM 分子遗传学研究的最新成果增强了我们对其发病机制的理解(见遗传学部分)。骨髓微环境对骨髓瘤的发生发展也很

重要[10,11]。影响骨髓瘤病理生理学的主要因素包括细胞因子、生长因子,以及肿瘤性浆细胞与骨髓间质细胞直接相互作用所带来的功能效应[11]。几项研究认为 IL-6 与 PCM 的发病机制相关[11]。IL-6 可支持骨髓瘤细胞的存活和扩增,其机制在于刺激细胞分裂、阻止凋亡。IL-6 与 IL1b、TNF-α 和其他细胞因子共同发挥破骨细胞活化作用,导致形成溶骨性病变,其中的机制很复杂,涉及 RANKL 通路[12]。这些细胞因子还可能影响造血。

26.2.5 临床特征

诊断时最常见的症状是背部或肢体的骨痛,与溶骨性病变或骨质疏松有关[3]。晚期病例可因椎体塌陷而导致身高减低。常见的主诉是虚弱和疲劳,常与贫血有关。一些患者有感染、出血,或与肾衰或高钙血症相关的症状。罕见病例因骨髓压迫或周围神经病所导致的神经症状而就诊[3]。无症状患者偶因蛋白电泳检查发现血清 M 蛋白而得以诊断。体格检查常无特异性发现,或无异常。最常见为面色苍白,其次为器官肿大。罕见形成可触及肿块的浆细胞瘤,但病理性骨折或浆细胞瘤部位可有触痛和肿胀。少数患者因浆细胞浸润或淀粉样变而导致组织肿块和器官肿大。罕见病例可形成紫癜,或因浆细胞浸润而形成皮肤病变[3]。

26.2.5.1 实验室检查

框 26.3 是骨髓瘤国际工作组推荐的可疑 PCM 患者诊断检查项目[2]。PCM 诊断的临床病理标准以这些研究所获得的数据为基础,这些数据也可提供重要的预后信息[2,3]。

框 26.3 浆细胞骨髓瘤的诊断检查项目
病史和体格检查 全血细胞计数和淋巴细胞分类 外周血涂片检查 血生化检查,包括钙和肌酐 血清蛋白电泳和免疫固定(IF) 免疫球蛋白比浊测量定量 尿分析 24 小时集尿电泳和 IF 骨髓抽吸和环钻活检 细胞遗传学 免疫表型 浆细胞标记指数 骨骼影像学检查 脊柱、盆骨、颅骨、肱骨和股骨 β2-微球蛋白、C-反应蛋白和乳酸脱氢酶 游离轻链检测

可疑 PCM 患者的评估必须检测血清和尿 M 蛋白,琼脂糖凝胶电泳是最好的方法[2],多数骨髓瘤患者通过血清琼脂糖凝胶电泳(SPE)可检测到 M 蛋白(图 26.1)。由于存在 M 蛋白,总免疫球蛋白常升高,但正常的多克隆免疫球蛋白常减少。当单克隆 Ig 水平低时,SPE 可能检测不到 M 蛋白,常见于分泌 IgD、IgE 或轻链的骨髓瘤;正常多克隆免疫球蛋白减少形成的低丙种球蛋白血症可能是唯一的 SPE 异常表现。所有怀疑 PCM 的患者均应行浓集尿标本的尿蛋白电泳(UPE)检查,以及 24 小时尿液采集标本的 Ig 定量检查(图 26.2)。一些没有

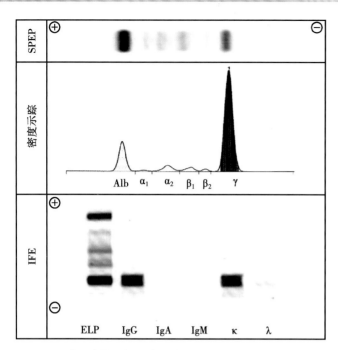

图 26.1　浆细胞骨髓瘤,65 岁男性患者血清蛋白电泳图(SPEP)。可见单个大的(8.1g/dL)M 蛋白峰(中图密度示踪内的阴影区)。免疫固定电泳(IFE)证实 M 蛋白为 IgGκ,位于电泳图(ELP)的 γ 区。骨髓抽吸标本中仅含 5% 的浆细胞,但可见溶骨性病变。患者有高黏滞综合征,对治疗耐受

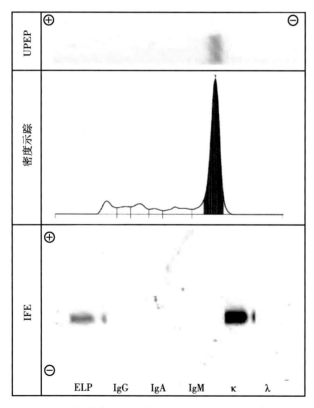

图 26.2　仅有轻链的浆细胞骨髓瘤,54 岁男性患者尿蛋白电泳图(UPEP)。患者右侧髋部疼痛,之前诊断过肺浆细胞瘤。影像学检查显示右耻骨支骨折和溶解性病变。从患者的 24 小时尿液标本(总蛋白,217mg/24h)取样(浓缩 100×),在其凝胶电泳图的 γ 区显示单一的 M 蛋白峰(140mg/24h)(中图密度示踪内的阴影区 1)。免疫荧光电泳(IFE)鉴定 M 蛋白为游离 kappa 轻链

血清 M 蛋白的患者可检测到单克隆轻链(Bence-Jones 蛋白,本周蛋白)。血清和尿免疫固定电泳是检测重链、轻链和少量 M 蛋白的金标准,可用于轻链淀粉样变、浆细胞瘤、重链病、轻链沉积病患者的检测,以及骨髓瘤患者治疗后随访(见图 26.1 和图 26.2)。免疫固定法对 M 蛋白的检测能力在血清为 0.02g/dL,尿为 0.004g/dL[2]。采用免疫固定电泳检查,约 97% 的骨髓瘤患者在血清或尿中可检测到 M 蛋白[2,3]。约 75% 患者的尿中存在单克隆轻链,其中近 2/3 为 κ 轻链。浓集尿标本免疫固定法检测到单克隆轻链的患者可能尿电泳检查阴性[2]。肾脏的近端小管可重吸收轻链,因此,肾功能状态对于尿中轻链的检测有影响。

血清游离轻链免疫测定是检测极少量单克隆轻链的敏感方法,其敏感性甚至超过 IFE[13]。血清游离轻链的定量检测和 κ/λ 比率检测可极好地预测疾病活动性[14]。血清游离轻链分析对浆细胞肿瘤患者的筛查和监测非常重要,特别是寡分泌性肿瘤患者,例如一些仅分泌轻链的骨髓瘤、淀粉样变、孤立性浆细胞瘤和以前诊断的无分泌性骨髓瘤中的大部分病例[14-16]。血清游离轻链的量和比率的基线值是浆细胞肿瘤重要的预后因素,包括 MGUS[15]。浆细胞肿瘤对治疗完全反应最有说服力的标准包括三个方面:血清游离轻链比率正常、IFE 检测显示 M 蛋白阴性、骨髓内没有克隆性浆细胞[15,17]。

骨髓瘤患者中,稍超过半数患者为 IgGM 蛋白,约 20% 为单克隆轻链[2]。其余 M 蛋白包括 IgD、IgE、IgM 和双克隆,均罕见。IFE 检测,<3% 病例为无分泌性骨髓瘤,但其中大多数行血清游离轻链分析时,可检测到少量单克隆轻链。表 26.1 中列举了几项骨髓瘤患者大样本研究中,各种 M 蛋白的平均检出率[3,10,18]。除 IgD 型骨髓瘤之外,其他所有免疫球蛋白类型的骨髓瘤中,κ 轻链比 λ 轻链更常见。血清 M 蛋白量少者不能检测到,多者可超过 10g/dL。IgG 骨髓瘤中 M 蛋白中位值约为 5g/dL,IgA 骨髓瘤为 3.5g/dL。有症状的骨髓瘤患者中,约 40% 病例的 M 蛋白<3g/dL[2]。仅分泌轻链的骨髓瘤病例中,血清 M 蛋白可能极少,甚至检测不到;24 小尿蛋白常为轻度至显著升高。

表 26.1　浆细胞骨髓瘤的单克隆免疫球蛋白

单克隆免疫球蛋白	病例所占比例/%
IgG	55
IgA	22
仅含轻链	18
IgD	约 2
双克隆	约 2
无分泌	约 2
IgE	约 1
IgM	约 1

诊断时约 2/3 患者有贫血表现[2,3]。红细胞指数分析常显示为正常红细胞性贫血或正色素性贫血。白细胞减少和血小板减少的发生率不足 20%,但随疾病进展,其发生率常升高[3]。

偶可有淋巴细胞增多或血小板增多。血沉常加快,与M蛋白水平大致相当。

近20%患者有高钙血症,1/5~1/3患者有肌酐升高[2]。半数以上患者有高尿酸血症[2,3]。晚期患者可有低白蛋白血症。

26.2.5.2　影像学检查

骨髓瘤诊断时,70%~85%病例影像学检查可见溶骨性病变、骨质疏松或骨折[2,3,19]。一些病例同时存在上述改变。最常累及椎骨、盆骨、头骨、肋骨、股骨和肱骨近端[20]。

CT、MRI和PET-CT检查对于浆细胞肿瘤患者的诊断和管理非常重要[20,21]。CT和MRI比传统的骨骼检查方法更敏感,可检测到传统技术显示不清楚的小的溶骨性病变[20,21]。症状性骨髓瘤患者的MRI表现具有预后意义。胸腰部MRI表现正常或仅灶性异常者的治疗反应和生存情况均更好[22]。MRI检查也有助于孤立性浆细胞瘤和焖燃型骨髓瘤的诊断(见后文)[21,23]。PET-CT是显示病变范围最好的方法,包括软组织肿瘤,也可能是治疗后评估疾病活动或静止的最好方法[20]。

26.2.5.3　血涂片和骨髓检查

血涂片中最显著的特征是"钱串"结构,后者与M蛋白的水平和类型相关(图26.3)。当M蛋白水平显著升高时,血涂片背景可呈弱紫红色。一些病例可有循环有核红细胞或幼白-幼红细胞反应。约15%病例的血涂片中可检见浆细胞,数量一般很少。晚期病例的血涂片中更常见浆细胞。显著的浆细胞增多见于浆细胞白血病,将在相应部分讨论。

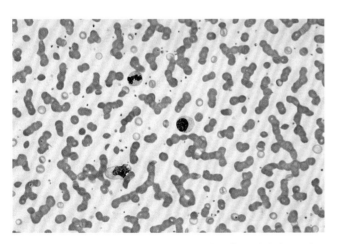

图26.3　钱串结构,血涂片。患者M蛋白水平高,血涂片中可见大量钱串结构。显著的钱串结构常提示为浆细胞疾病,但也可见于其他疾病(Wright-Giemsa染色)

骨髓检查是PCM最重要的诊断手段。几乎所有病例的诊断都要求行骨髓检查,包括有明确的临床、实验室和影像学证据的病例。骨髓检查还可提供预后信息,有助于随访患者的治疗反应,并可发现疾病复发。免疫表型分析、细胞遗传学检查和分子研究所用的标本主要来自骨髓。许多病例仅依据骨髓检查即可做出诊断[24]。骨髓瘤的形态学诊断标准参见框26.4。

框26.4　浆细胞肿瘤的形态学诊断标准

随机骨髓活检显示:
- 非典型浆细胞,超出反应性过程的形态学范畴
- 切片中可见浆细胞片状浸润
- 抽吸涂片或切片富于细胞,且几乎100%均是浆细胞
- 诊断意义稍低的标准包括:多核浆细胞、无血管周围聚集倾向

最好的评估手段是同时行骨髓抽吸涂片和环钻活检。许多病例可经其中任意方法得以诊断,但一些病例需要结合两种方法才能做出诊断。抽吸涂片中浆细胞的平均比例为20%~36%(图26.4)[3,18]。症状性骨髓瘤中,约5%病例的浆细胞数量<10%[2,18],可能原因包括骨髓抽吸效果欠佳,或因病变常局限,在骨髓内分布不均匀。肿瘤性浆细胞的形态学表现从具有成熟特征的正常形态,到缺乏浆细胞特征的母细胞形态。许多骨髓瘤的非典型特征表现在核和胞质两个方面。骨髓瘤细胞常比正常浆细胞大,但也可为正常大小,或更小。常含中等至丰富嗜碱性胞质。胞质改变多种多样,包括胞质边缘破损脱落、胞质空泡、颗粒和包涵体。多数病例的细胞核比正常浆细胞大,染色质不如后者致密;核仁不同程度显著。

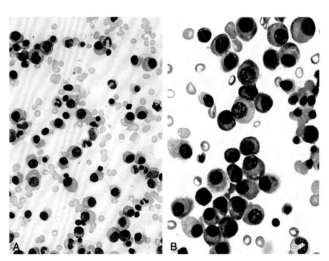

图26.4　浆细胞骨髓瘤,骨髓抽吸涂片。两位浆细胞骨髓瘤患者的骨髓抽吸涂片,显示中度非典型浆细胞重度浸润。A,骨髓涂片中含30%的浆细胞。B,本例的浆细胞超过50%。这两例均表现为骨髓内浆细胞显著增多,可据此诊断。两者的M蛋白均为IgGκ,>3.5g/dL(Wright-Giemsa染色)

骨髓瘤细胞可有多种类型的胞质和核内包涵体,并可导致胞质变形。骨髓瘤偶见胞质结晶,后者是成人Fanconi综合征的常见表现(图26.5和图26.6)[25],此综合征的轻链恒定为κ轻链,除Fanconi综合征外,胞质晶体的出现与骨髓瘤的免疫类型没有明显相关性。

罕见骨髓瘤病例可出现多个深染的胞质包涵体(图26.7),常见于大的多形性浆细胞。相对常见多个小的Rusell小体样胞质内和核内透明包涵体(图26.8)。与核内透明包涵体相比,Dutcher型核内包涵体着色淡,单个,一般体积大(图26.9)。一些病例的胞质包涵体类似Buhot浆细胞结构,后者见于黏多糖贮积症患者。少数病例可见吞噬性浆细胞;罕见病例有显著的噬红细胞现象[26]。

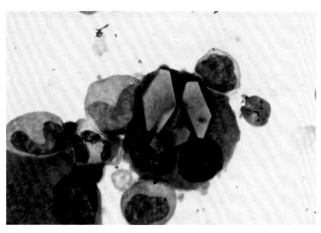

图 26.5　浆细胞骨髓瘤，胞质晶体。骨髓抽吸涂片，IgG 骨髓瘤，68 岁男性。一个大的双核浆细胞内含有大的胞质晶体（Wright-Giemsa 染色）

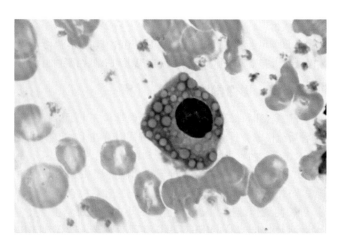

图 26.8　浆细胞骨髓瘤，胞质包涵体，浆细胞骨髓瘤患者骨髓抽吸涂片。一个浆细胞含有多个胞质内玻璃样包涵体（Russell 小体）（Wright-Giemsa 染色）

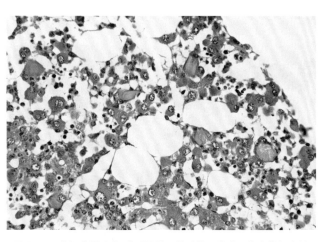

图 26.6　浆细胞骨髓瘤，胞质晶体。骨髓抽吸涂片。许多浆细胞的胞质内可见晶状包涵体（HE 染色）

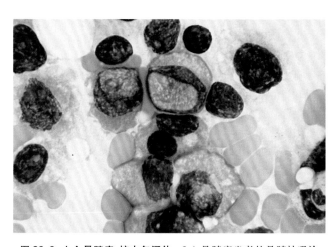

图 26.9　IgA 骨髓瘤，核内包涵体。IgA 骨髓瘤患者的骨髓抽吸涂片。两个浆细胞内可见大的核内包涵体（Dutcher 小体）（Wright-Gi-emsa 染色）

约 2% 骨髓瘤有显著的核分叶和卷曲[18,27]。一些病例中，这样的细胞与其他容易识别的浆细胞混杂分布，但另一些病例几乎完全由这样的细胞构成，可能难以识别为骨髓瘤细胞（图 26.10）。一些病例以小浆细胞为主，约 5% 病例中的浆细胞呈淋巴细胞样（图 26.11）。一项研究发现，具有淋巴细胞形态的骨髓瘤中，20% 为 IgD 骨髓瘤[18]。淋巴浆细胞形态与浆细胞 CD20 阳性、Cyclin D1 阳性和 t(11;14) 易位相关[28,29]。总体而言，试图将形态特征与单克隆性免疫球蛋白类型相关联的尝试已经失败，例外情况是一小部分 IgA 骨髓瘤表现为显著的多形性、大多核浆细胞、火焰浆细胞，以及胞质淡染、破损和胞质碎片（图 26.12）。约 20%IgA 骨髓瘤可见核内包涵体，其比例远高于其他免疫类型（见图 26.9）[18]。

依据细胞学特征，骨髓瘤可分为成熟细胞、中间细胞、不成熟细胞和浆母细胞型（图 26.13~图 26.16）[30]。浆母细胞骨髓瘤的中位生存期显著短于其他类型[30,31]。其他 3 种类型的生存期没有显著差异。其他分类方案中包括 3~6 种细胞学类型[32,33]。

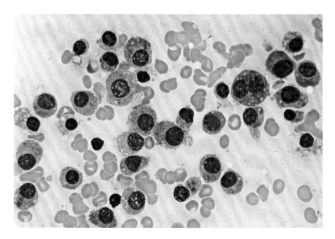

图 26.7　浆细胞骨髓瘤，胞质包涵体。肿瘤性浆细胞的胞质内含大量不规则的嗜酸性程度不等的包涵体（Wright-Giemsa 染色）

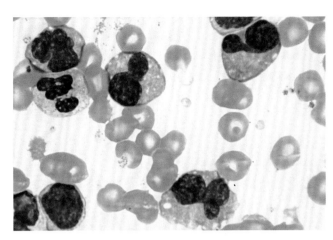

图 26.10　唯轻链骨髓瘤伴分叶核。轻链骨髓瘤患者的骨髓抽吸涂片。浆细胞核显著不规则、卷曲。本例的多数浆细胞均含分叶核或单核细胞样核。本型的瘤细胞很难被识别为浆细胞（Wright-Giemsa 染色）

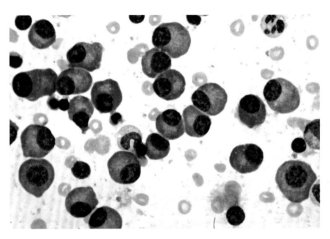

图 26.13　成熟型骨髓瘤。58 岁女性，浆细胞骨髓瘤广泛取代骨髓。肿瘤细胞的形态近似成熟浆细胞（Wright-Giemsa 染色）

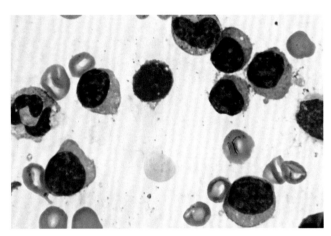

图 26.11　淋巴样骨髓瘤。72 岁男性，溶骨性病变患者，血清 M 蛋白 IgGλ 为 3.2g/dL。骨髓瘤细胞的形态符合浆样淋巴细胞（Wright-Giemsa 染色）

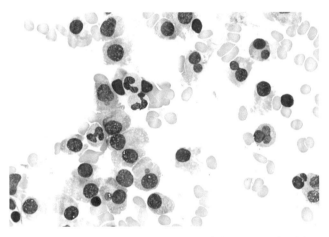

图 26.14　中间型骨髓瘤，抽吸涂片。骨髓瘤广泛浸润骨髓。瘤细胞形态介于成熟与不成熟型骨髓瘤之间。染色质稍分散，偶见小核仁；可见几个分叶核和一个双核细胞（Wright-Giemsa 染色）

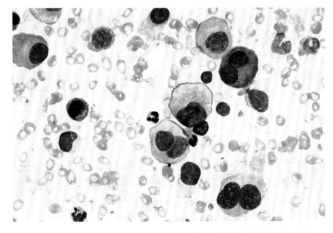

图 26.12　IgA 骨髓瘤。骨髓抽吸涂片中以大多形性浆细胞为主。大多数含丰富蓝染胞质，核浆比相对较低。可见数个大的双核细胞。其中一个浆细胞的胞质边界呈红色，另一个含浅粉色胞质。患者有大量血清 IgAM 蛋白

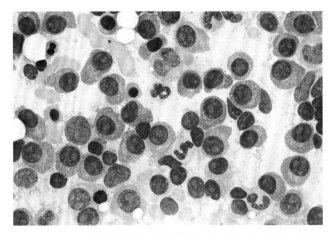

图 26.15　不成熟型骨髓瘤，骨髓抽吸标本。浆细胞不成熟，与图 26.13 相比，核仁明显，染色质不如后者致密。肿瘤广泛取代骨髓。本例患者的骨髓活检切片见图 26.20（Wright-Giemsa 染色）

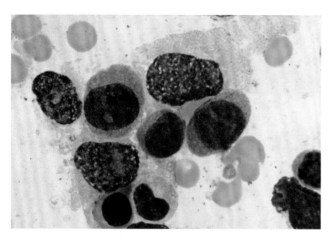

图 26.16 浆母细胞骨髓瘤,骨髓抽吸涂片。非典型浆细胞的核浆比高,染色质分散,可见小核仁。瘤细胞具有不成熟型至浆母细胞型骨髓瘤的特征。本例患者的骨髓活检切片见图 26.21(Wright-Giemsa 染色)

26.2.6 组织病理学

环钻活检标本的诊断意义常与标本的大小和数量直接相关。局灶性病变可能分布不规则,间距非常大。环钻标本中偶可仅有 1 个或 2 个小的骨髓瘤病灶,切片的其余区域或对侧髂后上嵴活检标本中没有浆细胞浸润证据。浆细胞浸润模式包括间质性浸润、局灶性浸润或弥漫浸润(图 26.17 ~ 图 26.19)[18,33,34]。骨髓浸润程度差异非常大,可为浆细胞稍增多,或完全取代骨髓。骨髓浸润模式与病变范围直接相关。间质性和灶性浸润模式中,常可见保留的正常造血组织。弥漫模式中,大部分骨髓组织被取代,造血组织显著减少。疾病早期为间质性浸润和局灶性浸润,晚期进展为弥漫浸润[33]。

依据骨髓环钻标本中骨髓瘤所占骨髓腔隙的比例,提出了一个分期系统[33]。所占比例<20% 为 I 期,20% ~ 50% 为 II 期,>50% 为 III 期。活检标本中的受累程度常可反映患者的总体肿瘤负荷。组织分期和临床分期与预后的相关性较好[33]。

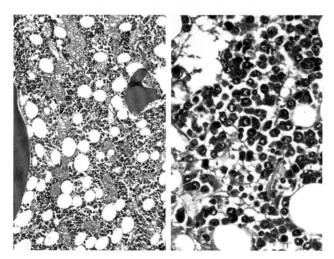

图 26.17 骨髓瘤间质性浸润伴灶性簇集,骨髓环钻标本,老年男性骨髓瘤患者。骨髓的总体结构保留,正常造血成分减少。高倍放大显示浆细胞成簇排列(HE 染色)

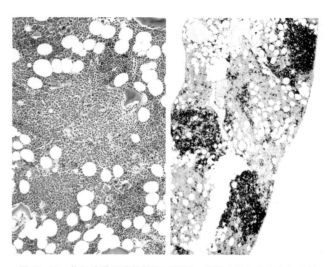

图 26.18 浆细胞骨髓瘤灶性累及骨髓。骨髓中散在分布浆细胞骨髓瘤病灶,病变之间的造血组织基本正常。λ 轻链染色显示病变以灶性分布为主

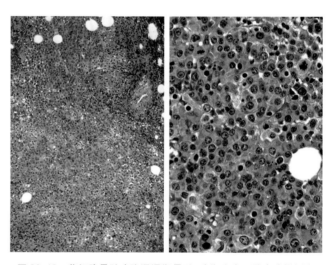

图 26.19 浆细胞骨髓瘤弥漫浸润骨髓,晚期患者。肿瘤弥漫浸润并广泛累及骨髓,见不到正常造血组织。瘤细胞为成熟型至中间型形态

环钻活检标本中,具有非典型浆细胞形态的骨髓瘤可能诊断困难(图 26.20~图 26.22)。诊断尤其困难的是浆母细胞骨髓瘤、由淋巴样浆细胞构成的病例、浆细胞含分叶核,或浆细胞有显著多形性的病例。抽吸涂片细胞学检查是这些病例诊断的关键。骨髓切片中,胞质内包涵体偶可成为浆细胞的显著特征。包涵体常位于体积大的浆细胞中,这些细胞因含晶体或小球而变形。PAS 染色,小球形包涵体可能强阳性。

约 10% 骨髓瘤的骨髓标本中可见网状纤维化或胶原纤维化[18,35,36],其中许多病例表现为广泛纤维化。仅分泌单克隆轻链的骨髓瘤中,出现纤维化的病例比例极高[36]。粗糙纤维化与骨髓弥漫浸润和疾病侵袭性相关[33,35]。

26.2.7 浆细胞骨髓瘤的临床变异型

WHO 分类中认识到 3 种变异型,其临床和/或病理生物学特征不同于典型的 PCM,包括:无分泌型骨髓瘤、焖燃型(无症状性)骨髓瘤和浆细胞白血病。

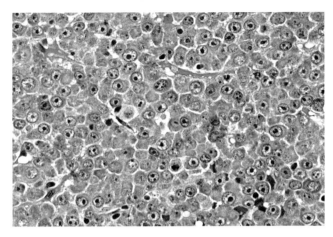

图 26.20　不成熟型浆细胞骨髓瘤，骨髓切片高倍放大。瘤细胞含大的空泡状核、嗜酸性大核仁和中等量嗜酸性胞质。本例患者的涂片标本见图 26.15

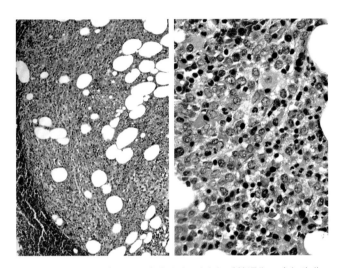

图 26.21　浆母细胞型浆细胞骨髓瘤，重度间质性浸润。瘤细胞分化差，核浆比高，染色质分散，部分可见小核仁。这种细胞特征类似母细胞或小蓝细胞肿瘤。本例患者的抽吸涂片标本见图 26.16

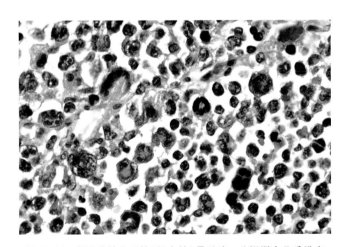

图 26.22　低分化的多形性（间变性）骨髓瘤。此视野中几乎没有骨髓瘤的细胞学证据。免疫组化染色，肿瘤表达 CD138，限制性表达 κ 轻链。IgG 血清 M 蛋白水平为 6.5g/dL。此型骨髓瘤需要鉴别多形态细胞构成的淋巴瘤和转移瘤，例如间变性癌和黑色素瘤

26.2.7.1　无分泌型浆细胞骨髓瘤

无分泌型骨髓瘤约占 PCM 的 3%[1,2]。肿瘤缺乏分泌免疫球蛋白的能力，免疫固定分析在血清或尿中检测不到 M 蛋白[37-39]。但约 2/3 患者有血清游离轻链水平升高，或游离轻链比例异常[40]。免疫组化检测，约 85% 病例可证实存在胞质内单克隆轻链。另 15% 病例不着色，提示不产生 Ig（无分泌型骨髓瘤）[2]。无分泌状态的形成机制可能涉及 Ig 轻链可变区获得性突变，或恒定区改变[41,42]。诊断时为分泌型骨髓瘤的患者在复发时可转变为无分泌型或寡分泌型。无分泌型骨髓瘤必须与罕见的 IgD 和 IgE 骨髓瘤鉴别，后者的血清 M 蛋白水平低，常规的免疫固定法可能检测不到。无分泌型骨髓瘤的细胞学、组织学、免疫表型和遗传特征与其他骨髓瘤相似。

无分泌型骨髓瘤的临床特征也与其他 PCM 相似，但肾功能不全和高钙血症的发生率较低，对正常多克隆 Ig 的影响更小[2,43]。治疗方案同其他 PCM。与其他骨髓瘤一样，无分泌型骨髓瘤患者的预后在过去十年里得到显著改善。一个大项研究发现，无分泌型骨髓瘤的生存情况比其他分泌型骨髓瘤更好[44]。血清游离轻链比率处于正常基线的患者与比率异常者相比，生存情况更好[44]。

26.2.7.2　焖燃型浆细胞骨髓瘤（无症状性骨髓瘤）

约 8%~14%PCM 患者在诊断时没有症状[45,46]。这些患者的骨髓内浆细胞 ≥10%，M 蛋白处于骨髓瘤水平，但缺乏相应的末稍器官损害（框 26.5）[1,2]。

框 26.5　焖燃型（无症状性）浆细胞骨髓瘤的诊断标准
兼有以下两条标准： 　　血清 M 蛋白（IgG 或 IgA）≥30g/L 或 24 小时尿 M 蛋白 ≥500mg 和/或 　　骨髓克隆性浆细胞占比 10%~60% 　　缺乏骨髓瘤的定义事件或淀粉样变

焖燃型骨髓瘤患者的中位血清 M 蛋白水平为 30g/L，大多数骨髓浆细胞为 10%~20%。约 70% 患者可检测到尿单克隆轻链，>80% 病例的多克隆 Ig 减少[3,45,48]。骨髓抽吸涂片中的浆细胞有非典型性，环钻活检切片可见浆细胞局灶浸润和/或间质性浸润[48]。免疫表型和遗传学与其他骨髓瘤相似。

与意义不明单克隆 γ 球蛋白病（MGUS）一样，焖燃型骨髓瘤可在相当长一段时间内保持稳定，但最终会进展为有症状的骨髓瘤[45,47-49]。一个大项研究报道，进展为症状性骨髓瘤或淀粉样变的累积可能性在 5 年为 51%、10 年为 66%，15 年为 73%，进展的中位时间为 4.8 年[45]。

依据血清 M 蛋白水平和骨髓中浆细胞的比例而制定的危险分层模型，将焖燃型骨髓瘤分为三个预后组。M 蛋白>3g/dL 且骨髓浆细胞>10% 者为进展高危组[45]。其他重要的进展危险因素包括：骨髓浆细胞比例高伴异常免疫表型、仅能被 MRI 检测到的骨病变、血清游离轻链比率异常、高风险基因表达谱（GEP）、存在循环浆细胞、IgA 同型、浆细胞增殖率高、多克隆 Ig 水平低[16,23,45,50,51]。

在过去,焖燃型骨髓瘤患者在出现骨髓瘤相关症状之前很少进行治疗,原因在于没有临床证据表明在转化为症状性骨髓瘤之前治疗可使患者获益。但最近研究发现,高危组在治疗后可能延迟进展为症状性骨髓瘤,且总体生存率提高[23,51,52]。一项研究中,将高危患者定义为骨髓浆细胞重度增多(>60%)、血清免疫球蛋白游离轻链比率重度异常(>100),伴仅能由现代影像技术检测到的多发骨病变[23],这些患者的治疗获益情况清楚表明,具有上述任何恶性生物学特征的无症状患者均应按症状性 PCM 处理[23,52]。

26.2.7.3　浆细胞白血病

浆细胞白血病是指血中肿瘤性浆细胞数量超过白细胞总数的 20%,或浆细胞绝对数>2×10⁹/L 的骨髓瘤[1,2]。肿瘤性浆细胞也常见于其他髓外部位,包括肝脏和脾脏、体腔积液和脑脊髓液。PCL 可为原发,初始诊断时即为白血病表现,或为继发,在骨髓瘤患者的病程中出现;约 60% ~ 70% 的 PCL 为原发[53]。原发性 PCL 是一种独特 PCM 亚型,其细胞遗传学和分子特征独特,具有侵袭性临床过程,缓解期和生存期均更短[54]。原发性 PCL 约占 PCM 的 2% ~ 4%[54-57]。继发性 PCL 属于白血病转化,先前诊断的 PCM 中,约 1% 转化为 PCL[53]。

其他类型骨髓瘤常见的临床和实验室异常中,许多也可见于 PCL,但后者有一些独特的特征:诊断时的中位年龄更年轻;更常见淋巴结肿大、器官肥大和肾衰;较少见溶骨性病变和骨痛[56]。80%PCL 患者有贫血,50%有血小板减少[56]。血涂片中常见有核红细胞。白细胞总数可能正常,但常升高,可高至 100×10⁹/L。所有类型的 M 蛋白均可见于 PCL,但唯轻链病例和 IgD 病例多于 IgG 或 IgA,罕见的 IgE 骨髓瘤约 20%发生 PCL[56,58]。

其他类型骨髓瘤的细胞形态多数可见于 PCL,但少见大细胞和多形性浆细胞。PCL 细胞形态从类似正常浆细胞,到几乎难以识别为浆细胞。多数情况下,瘤细胞比正常细胞小,胞质相对较少,可类似浆样淋巴细胞(图 26.23)[18]。具有这些特征的病例在血涂片检查时,与淋巴浆细胞淋巴瘤的鉴别可能困难。

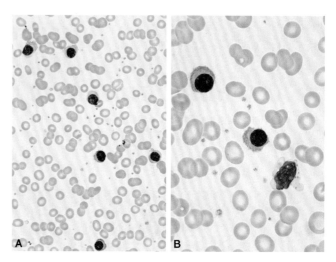

图 26.23　浆细胞白血病。A,血涂片,68 岁女性。白细胞总数稍升高,50%为浆细胞,多数体积小,与浆样淋巴细胞难以区分。弥漫浸润骨髓。本例的 M 蛋白仅为轻链。**B**,高倍放大,可见两个浆细胞和一个大颗粒淋巴细胞(Wright-Giemsa 染色)

PCL 的免疫表型与其他骨髓瘤基本相同,但更常表达 CD20,更少表达 CD56(约 80%病例阴性)(图 26.24)[54,56,59,60]。也较少表达 CD117 和 HLA-DR(见"免疫表型")。

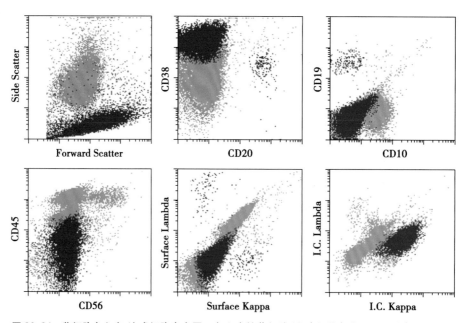

图 26.24　浆细胞白血病,流式细胞直方图。白血病性浆细胞(红色)强表达 CD38;不表达 CD20、CD19 和 CD10;部分弱表达 CD45。浆细胞缺乏表面轻链,但有胞质内(IC)κ 轻链限制。不表达 CD56,这不同于多数骨髓瘤,但却是 PCL 的特征。正常 B 细胞为蓝色

PCL 比其他类型更常见复杂核型,原发性和继发性 PCL 的高风险遗传学改变的发生率高于其他类型骨髓瘤[57],包括亚二倍体、del(13q)、del(17p)、t(14;16)、1q 扩增和 1p 缺失[54,57,61]。t(11;14)与 PCM 预后良好相关,更常见于原发性 PCL[57,62]。

PCL 的治疗同其他晚期骨髓瘤。与其他骨髓瘤相比,PCL 更具侵袭性,治疗反应更差,生存期更短[53,55-57]。继发性 PCL 的生存期比原发性 PCL 更短(分别为 1.3 个月和 11.2 个月)[62]。高风险遗传学改变的发生率高,但仅能部分解释 PCL 的预后差[54,57,61]。

26.2.8 免疫表型(流式细胞术)

最近的许多研究成果表明,流式细胞术对于浆细胞肿瘤的诊断和治疗后管理均非常重要。

26.2.8.1 正常和肿瘤性浆细胞的免疫表型特征

1. 正常浆细胞

浆细胞的免疫表型定义一般为亮表达 CD38。但 CD38 表达对浆细胞没有特异性,因为几乎所有骨髓内的有核细胞均不同程度表达 CD38,正常浆细胞的 CD38 表达水平高于其他正常造血细胞(图 26.25)[63-66]。浆细胞还表达 CD138,此标记的特异性更高,可与其他造血淋巴细胞鉴别[67-69]。正常骨髓浆细胞表达 CD19 和 CD45,不表达 CD20 和 CD56(见图 26.25)[64,68,70-74]。小部分正常骨髓浆细胞具有不同的表型特征[75-78]。一些抗原随成熟阶段而变化;成熟过程中,CD45 和 CD19 表达减少,CD138 表达增加[68,79,80]。骨髓中存在 CD19⁻CD45⁺正常浆细胞,推测是终末分化的永生细胞[78]。正常浆细胞的其他免疫表型特征包括亮表达 CD27 和 CD81,不表达 CD28、CD117 和 CD200[68,76,77,81,82]。正常浆细胞表达多型胞质免疫球蛋白,κ:λ 为 1:1~2:1,反应性浆细胞增生时,偶可高达 4:1。

2. 肿瘤性浆细胞

所有 PCM 的免疫表型均与正常浆细胞有差异(图 26.26)。与正常浆细胞一样,PCM 细胞表达 CD38 和 CD138,但一般 CD138 更亮,CD38 更暗(图 26.27)[68,75]。PCM 的 CD38 强度一般超过其他骨髓细胞,但偶可有明显重叠(图 26.28)。95% 不表达 CD19,60%~80% 表达 CD56[59,60,66-68,75,83-89]。报道 CD45 阳性率差异很大,为 18%~75%[67,73,75,83,85,90,91],可能原因包括技术因素(见后文)和生物学方面的原因。对于后一原因,浆细胞成熟过程中 CD45 减少,CD45 差异性表达是骨髓瘤的常见特征;CD45 表达最亮的浆细胞代表增殖成分[73,79,92]。因此,在疾病的不同阶段,或因治疗反应,CD45 的表达会出现差异。有报道已证实 PCM 中 CD45 的表达会随疾病进展而变化[93]。

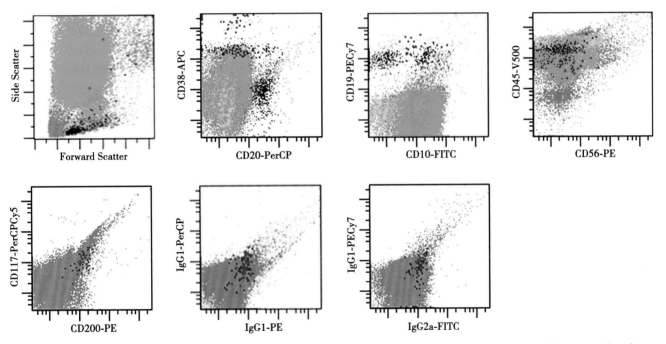

图 26.25 正常浆细胞的流式细胞直方图。 正常浆细胞(紫色)常定义为亮表达 CD38。虽然其他骨髓细胞可不同程度表达 CD38,但正常浆细胞的表达最亮。与其他正常骨髓成分不同,浆细胞常不形成致密的散射簇,在散射区内随机分布。正常骨髓瘤细胞主要阳性表达 CD19 和 CD45,多不表达 CD20 和 CD56。正常浆细胞不表达 CD117 和 CD200(第二排,第一图)。浆细胞常有高水平的自发荧光(第二排,第二、三图),因此需要设计一个含 CD38 的同型对照管,用以评估抗原阳性或阴性。例如,若与内在的成熟 B 细胞(深蓝色)或 T 细胞(黄色)相比,浆细胞可视为阳性表达 CD0,但若与同型对照管的浆细胞比较,则应视为阴性。直方图中还包括原始血细胞(黑色)、粒细胞(绿色)和单核细胞(淡蓝色)

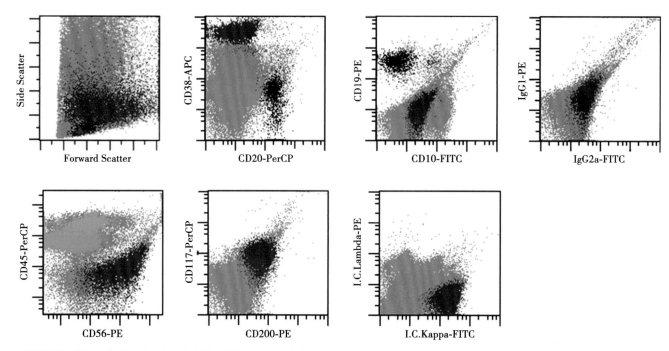

图 26.26 浆细胞骨髓瘤,流式细胞直方图。瘤细胞为红色,亮表达 CD38,异常缺失 CD19 表达。其他异常还包括表达 CD56、CD117 和 CD200,显著缺失 CD45 表达。浆细胞还显示胞质内 κ 轻链限制。图中还可见成熟 B 细胞(深蓝色)、原始血细胞(紫色)、粒细胞(绿色)和单核细胞(淡蓝色)

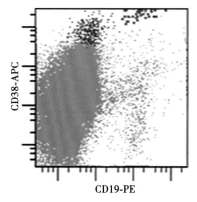

图 26.27 浆细胞骨髓瘤,流式细胞直方图。骨髓瘤细胞(红色)表达 CD38 弱于正常浆细胞(紫色),但仍强于其他骨髓细胞

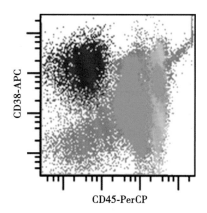

图 26.28 浆细胞骨髓瘤,流式细胞直方图。瘤细胞(红色)仅中度表达 CD38,与其他骨髓细胞的表达重叠(粒细胞,绿色;单核细胞,淡蓝色;T 细胞,黄色)。幸运的是,本例骨髓瘤不表达 CD45,可据此诊断

约 10%~20% 病例表达 CD20,30% 表达 CD117,60%~75% 表达 CD200[66-68,75,82,83,86,88,93-96]。CD28 阳性率为 16%~48%[66,68,75,83,97,98],造成这种差异的部分原因可能是 CD28 的表达随疾病分期升高而增加[97,98]。据报道,95% 病例的 CD81 表达弱于正常浆细胞(弱或阴性)[76]。半数病例不表达 CD27;晚期病例更常丢失 CD27 表达[68,99,100]。

26.2.8.2 技术问题

1. 检测技术概述

骨髓瘤流式细胞术评估中涉及大量技术问题,有可能使结果分析复杂化。首先,骨髓瘤细胞没有可预测的前向/侧向散射和 CD45/侧向散射(SS)模式,常不形成致密的细胞簇,其门控模式取决于抗原荧光参数,例如 CD38 和/或 CD138。其次,由于处理方法的原因,骨髓瘤细胞倾向于与其他类型细胞黏附在一起,特别是粒细胞,从而可能形成融合性光散射和抗原表达(例如 CD45 和 CD10)。这可能是 PCM 的 CD45 报道阳性率差异极大的原因之一。应根据 CD45/SS 模式来除外浆细胞/粒细胞双峰。另一个问题是浆细胞常有高水平的自发荧光,明显强于骨髓中其他细胞(见图 26.25 和图 26.26)[75]。因此,以内在细胞(例如淋巴细胞)作为阴性对照时,会导致对抗原表达情况的过高评估结果,这也是导致文献报道存在差异的原因之一。因此,推荐使用含 CD38 的同型对照管,以此为阈值来准确而特异地评估浆细胞的表达情况。最后,已经清楚地认识到,流式细胞术分析结果中的骨髓瘤细胞比抽吸涂片形态学评估中的要少,约减少60%~70%[101-104]。造成这种减少的最常见原因是"二次"骨髓抽吸所导致的血液稀释[71]。血液稀释也会造成其他

骨髓细胞减少(例如母细胞),但与之相比,浆细胞常不成比例地减少。一种解释是,与骨髓抽吸标本的颗粒部分相比,浆细胞较难分散于液性成分中,因此,在含颗粒成分较少的抽吸标本中,相对于其他细胞成分,浆细胞不成比例地减少[101]。PCM 的其他生理性或生物性特征也可能影响流式细胞术的检查结果[104]。

2. 微小残留病变的检测技术

微小残留病变(MRD)的检测在 PCM 患者的随访中越来越重要(见后文),流式细胞术被用于 MRD 检测[105,106]。由于骨髓瘤的 CD45 表达和光散射特征变化极大,因此需要选择特殊的抗原。应用最广泛的是 CD38,可满足多数病例的诊断。但对 MRD 检测,CD38 亮表达门控的敏感性和特异性均不足,原因包括 PCM 表达 CD38 较弱,且亮 CD38 区还可有非肿瘤性浆细胞、聚集物和碎片。因此,骨髓瘤 MRD 检测需要多个标记物。CD138 对浆细胞的敏感性和特异性可达 100%,因此是检测 MRD 的良好标记。但技术方面的原因可能妨碍最佳的 CD138 评估,包括克隆选择、裂解剂和冷冻操作[67]。串联使用

CD38 和 CD138 是一种有效的门控策略,可完成绝大多数病例的诊断[71,72]。如果条件允许,建议采用三参数门控(CD38、CD138 和 CD45),可使敏感性最大化[71,72]。

PCM 的 MRD 检测需要识别浆细胞的异常表型。有报道认为,联合使 CD19 和 CD56 的检出率超过 90%[71]。但研究发现,一些正常浆细胞具有 CD19 阴性、CD56 阳性表型,因此,使用 CD19 和 CD56 作为唯一依据的 MRD 诊断标准受到一定程度的质疑[76,78,107]。最佳的 MDR 评估需要综合评估多个抗原的异常表达模式(图 26.29)[71]。欧洲流式细胞学组(Euroflow-group)在 2012 年推荐将 CD19 和 CD56 作为一线标记,如果必要,再评估 CD27、CD28、CD81 和 CD117 的表达情况[108]。评估 CD200 可能对诊断也非常有帮助,但还需要进一步研究[82]。由于需要多个参数门控,并且需要评估多个抗原的异常表达,因此 PCMMRD 分析最好采用多色流式细胞术(≥6 色)[73,78,109,110]。值得注意的是,PCM 患者治疗后的免疫表型可有轻微变化,但对基于多抗原联合评估的诊断没有显著影响[93]。

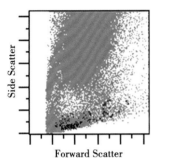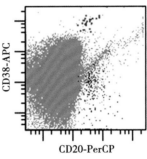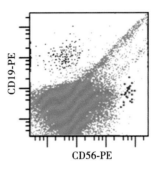

图 26.29 MRD 的流式细胞直方图。自体干细胞移植后行 MRD 分析,发现比例为 0.02% 的异常浆细胞(红色)。这些细胞一致性不表达 CD19,表达 CD56 和 CD20。并证实存在胞质内轻链限制(未显示)。图中的深蓝色细胞为成熟 B 细胞。

总体而言,MRD 检测技术敏感性的最低要求是 10^{-4}。欧洲骨髓瘤网络报告组[71]推荐,诊断 MRD 至少需要检测到 100 个异常浆细胞。因此,为达到敏感性为 10^{-4},单管分析中需要至少含有 1 百万个细胞。注意,此推荐意见并没有要求所有 100 个细胞均位于同一管中,只是要求所有管中的总数至少达到 100 个。如果采用多管分析,则平均每个管中的异常细胞数量可能很少,但仍能满足推荐意见的要求。

26.2.8.3 诊断问题

流式细胞术诊断 PCM 的依据是发现异常的克隆性浆细胞。流式细胞术不仅可独立完成 PCM 诊断,在一些病例的鉴别诊断中还可发挥决定性作用,见后述。

26.2.8.4 骨髓瘤的少见形态学变异

一些骨髓瘤从形态学上很难发现浆细胞分化证据,特别是间变型骨髓瘤,或具有显著淋巴样或淋巴浆细胞样形态特征的病例。流式细胞术检测特征性的免疫表型,有助于鉴别其他肿瘤。值得注意的是,表达 CD20 的 PCM 常具有淋巴浆细胞形态,诊断极具挑战性[28]。但 PCM 极罕见共表达 CD19 和 CD20(图 26.30)。

1. 旺炽反应性浆细胞增多症

虽然少见,但骨髓内反应性浆细胞增生有时可达到与 PCM 混淆的比例。与旺炽反应性骨髓浆细胞增多相关的疾病包括自身免疫性疾病[111]、癌[112]、Hodgkin 淋巴瘤[113]、药物诱导性粒细胞缺乏症[114]、HHV-8 相关性多中心性 Castleman 病[115]和 HIV[116]。旺炽反应性浆细胞增多症为正常浆细胞表型,表达多型胞质轻链,可与 PCM 鉴别。结合其他临床和实验室特征,并行免疫组化或原位杂交检测轻链,也可完成鉴别诊断。

2. 非霍奇金淋巴瘤伴显著浆细胞分化

多种非霍奇金淋巴瘤(NHL)的肿瘤细胞可显示浆细胞分化,最常见于边缘区淋巴瘤和淋巴浆细胞淋巴瘤。有时浆细胞可极为显著,类似于浆细胞瘤或骨髓瘤。鉴别诊断的关键是检测到与克隆性浆细胞相关的异常的克隆性 B 细胞群。当瘤细胞极少时,光镜和免疫组化方法很难观察到,甚至不可能。流式细胞术可检测到微量异常 B 细胞,非常适合鉴别诊断。此外,已描述了 NHL 与骨髓瘤中克隆性浆细胞的免疫表型特征。最有用的鉴别特征是,>90% 的伴浆细胞分化的淋巴瘤表达 CD19,而 PCM 极罕见阳性[117,118]。与 PCM 相比,NHL 中的克隆性浆细胞还更常表达 CD45 和表面免疫球蛋白,较少表达 CD56。

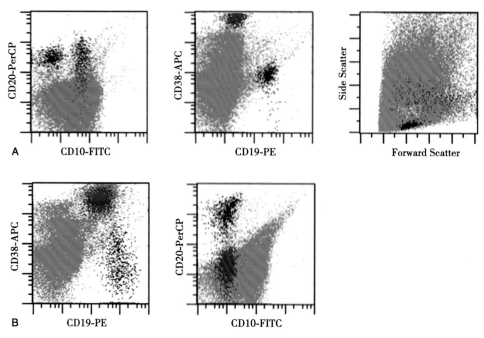

图 26.30   骨髓瘤与 B 细胞淋巴瘤的鉴别诊断特征,流式细胞直方图。A,PCM,浆细胞表达 CD20,可能与非霍奇金淋巴瘤混淆。但不表达 CD19(亮表达 CD38)有助于诊断。此外,这种光散射模式罕见于非霍奇金淋巴瘤。B,CD19 阳性的 PCM,瘤细胞不表达 CD20。PCM 极罕见共表达 CD19 和 CD20

26.2.8.5   遗传学异常的预测意义

多种免疫表型特征与骨髓瘤遗传学亚组具有相关性,包括:CD19、CD20 和 CD23 表达与 t(11;14)相关;CD28 表达与 17p 缺失和 t(4;14)相关;CD117 表达缺失与 13q 缺失、非超二倍体和 IGH 易位相关;CD117 和 CD56 表达与超二倍体相关;CD27 表达缺失与 t(4;14)和 t(14;16)相关[28,68,83,85,88,119]。从临床意义的角度来看,这些相关性缺乏足够的敏感性和/或特异性[71]。

26.2.8.6   预后问题

免疫表型定性特征

CD19 阳性、CD117 阴性、CD28 阳性、CD27 低表达和 CD200 阳性均与更具侵袭性相关,但当与细胞遗传学特征进行综合分析时,上述标记均不是独立的预后因素[82,83,94,100]。大量证据表明,CD56 表达没有预后意义,仅一项包括 70 个病例的研究认为 CD56 表达者预后差[59,83,84,89]。无论 CD56 对预后的影响如何,CD56 阴性骨髓瘤可能具有独有的特征,包括外周血累及、骨髓高肿瘤负荷、倾向形成髓外肿瘤、少见形成溶骨性病变[60,84,120]。一项目前为止最大样本的研究证实,CD45 表达没有预后意义[83]。但 Moreau 等回顾性研究 95 例患者发现,CD45 阴性者预后更差[90]。

26.2.8.7   诊断的定量问题

早已认识到,骨髓抽吸标本中骨髓瘤细胞的比例是骨髓瘤的预后因素之一,但在多变量分析时,此比例常没有意义。Paiva 等证实,在总体生存情况多变量分析中,流式细胞术浆细胞计数、患者年龄和高风险细胞遗传学异常均是显著的预测因素,而形态学水平的浆细胞计数没有意义[102]。

如前文所述,PCM 患者首次诊断时,骨髓中一般没有或仅有极少量正常浆细胞,但极少数病例骨髓中的正常/总浆细胞比例可>3%或>5%(不同研究采用的阈值不同)。Paiva 等最近发现,PCM 诊断时骨髓中正常浆细胞>5%者(14%病例)的无病生存率和总体生存率均更好,但结合细胞遗传学改变进行多变量分析时,此比例特征不具有显著意义[102]。

26.2.8.8   微小残留病变

已有许多研究关注于治疗后流式细胞术 MRD 定性检测(阳性或阴性)的预后意义,流式细胞术阴性是更有力的预后预测因素,优于免疫固定法证实的完全缓解,也优于游离轻链分析证实的缓解[87,121-123]。最近发现,随时间延长,MRD 对数下降值的流式细胞术定量检测是独立的预后因素[124]。

26.2.8.9   循环浆细胞

外周血中循环浆细胞的存在和/或数量是 PCM 的危险因素之一。Nowakowski 等发现,PCM 诊断时,外周血每 50 000 个单核细胞中的克隆性浆细胞超过 10 个,是总体生存率更差的独立预测因素[125]。同样的,Dingli 等发现,PCM 患者自体干细胞移植时,外周血中存在克隆性浆细胞是预后更差的独立预测因素[126]。

26.2.9   免疫表型(免疫组化)

免疫组化技术是流式细胞术的有益补充,当不能获得用于流式细胞术检测的标本,或标本内浆细胞数量不能满足检测需要时,可作为主要的免疫表型评估手段。免疫组化技术评估骨髓标本或其他组织标本中浆细胞肿瘤适用于如下情况:
- 定量评估骨髓标本中的浆细胞
- 证实单克隆性(vs. 多克隆性)浆细胞增生

- 识别骨髓瘤的少见形态学变异型
- 与其他肿瘤鉴别

　　制片欠佳或间质性分布于骨髓中时,浆细胞可能难以识别和定量。浆细胞相关标记免疫染色(例如 CD138、CD38、κ 和 λ)一般可清楚地显示浆细胞,有助于定量分析。

　　κ 和 λ 轻链免疫组化染色和原位杂交有助于识别浆细胞恶性增生,可与反应性浆细胞增多鉴别,例如结缔组织疾病、慢性肝病、慢性感染和转移瘤[2]。正常/反应性浆细胞和骨髓瘤细胞均富含胞质内免疫球蛋白,κ 或 λ 轻链染色强阳性。正常骨髓和反应性浆细胞增生中,κ 和 λ 染色为多克隆模式,κ 稍多(图 26.31)。骨髓瘤中的浆细胞为单克隆表达模式[2,127,128]。骨髓浆细胞的数量和 M 蛋白水平均与轻链比例没有显著相关性[129]。当骨髓浆细胞比例相对较低时,κ 和 λ 染色特别有帮助。抗原异常表达也对诊断有帮助,特别是 CD56 和 CD117。

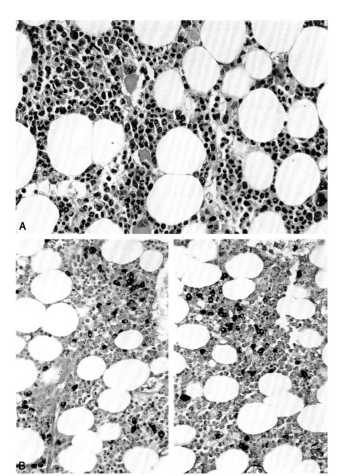

图 26.31　反应性骨髓浆细胞增多症。A,59 岁男性,胃肠道淋巴瘤,骨髓活检。骨髓抽吸标本中浆细胞比例为 10%。切片中浆细胞数量增多,多数为间质性散在分布,仅见数个小簇(HE 染色)。B,κ(左)和 λ(右)轻链染色证实为多克隆模式,符合反应性浆细胞增多

　　免疫组化染色对低分化骨髓瘤与淋巴瘤或转移性实体瘤的鉴别很重要。κ、λ 和 CD138 染色,结合其他肿瘤的特异性鉴别标记,常可明确诊断。判读低分化肿瘤中的 CD138 表达要谨慎。虽然 CD138 在正常造血细胞中特异性表达于浆细胞,但一些 B 细胞肿瘤和许多转移癌也可阳性[130]。对于一个可疑的低分化 PCM 病例,CD138 阳性还需要结合其他浆细胞标记,特别是 Ig 轻链染色。

26.2.10　遗传学

　　在过去的 20 年里,已经深入研究了浆细胞肿瘤的细胞遗传学和分子遗传学,使我们对这些肿瘤的发病机制有了更深刻的理解,对患者的诊断和管理也带来极大改变。遗传学改变是诊断时最重要的风险预测因子,也是最主要的风险分层因子。本节内容包括浆细胞肿瘤的遗传学特征、遗传学检测的推荐意见,以及 IMWG 推荐的分子遗传学分类。

　　PCM 的染色体异常包括数量和结构改变,包括三体、易位、染色体部分或整体缺失,以及部分重复;常见复杂遗传学改变。每条染色体的异常均有报道。PCM 有两组主要的遗传学异常:超二倍体(约 60%)和非超二倍体(约 40%)。非超二倍体具有结构性染色体异常,此组最常见的结构改变是涉及 14q32 的 IGH 易位,重现性易位的伴侣基因包括:cyclin D 易位——11q13(CCND1,15%)、12q13(CCND2,<1%)和 6p21(CCND3,2%);FGF-R3/MMSET 易位——4p16.3(15%);MAF 易位——16q23(CMAF,5%)、20q11(MAFB,2%)和 8q24(MAFA,<1%)[131-137]。超二倍体组缺乏重现性易位,具有奇数染色体三体,包括 3、5、7、9、11、15、19 和 21 号染色体[132,138-140]。超二倍体组与非超二倍体组的遗传学异常罕有重叠,但一些超二倍体组有涉及 14q32 的继发性非重现性易位。

　　IGH 易位和超二倍体可能是浆细胞肿瘤发生的早期事件,甚至可能是初始事件。cyclinD 基因(D1、D2、D3)之一失调是两个遗传学亚组的共有特征。基因表达谱(GEP)研究发现,几乎所有骨髓瘤均有一个或多个 cyclin 过表达[137,140,141]。直接或间质失调见于携带 CCNDD 或 MAF 易位的病例。MMSET/FG-FR3 易位骨髓瘤的机制还不清楚,这些病例的 CCND2 表达水平高。伴 11 号染色体三体的超二倍体骨髓瘤过表达 CCND1,或 CCND1 和 CCND2 均过表达。不伴 11 号染色体三体的超二倍体肿瘤最常过表达 CCND2,其发生机制的了解还不充分。

　　基于早期致癌事件,研究者依据易位(T)和 cyclin(C)D 的表达模式制定了浆细胞骨髓瘤的 TC 分组[1,141]。这些 TC 亚组代表独特的生物学实体,可能具有预后意义[1]。分子分类与 TC 分组相似,依据 GEP 研究中的肿瘤无监督聚类分析结果,将骨髓瘤分为 7 个独立组[142],但研究结果还未取得一致。另一些研究者依据 GEP 结果将骨髓瘤分为 10 个亚组[143]。

　　遗传事件是浆细胞肿瘤必要的起始因素,但尚不清楚为何一些患者从 MGUS 进展为症状性骨髓瘤,而另一些具有相同或相似遗传学异常的患者不会进展(见 MGUS 的遗传学部分)。MGUS 进展似乎必须有额外的致癌事件,但对后者的研究还不足。这些事件更倾向于涉及二级遗传异常。有几个遗传异常更常见于症状性骨髓瘤(与 MGUS 相比),因此可能成为疾病进展的标志。相对于 MGUS,如下遗传异常均更常见于症状性骨髓瘤:TP53(17p13)缺失或突变、IGH 或 IGL 易位、MYC 或 MYCN 易位、1p 丢失与 1q 获得、导致 NF-κB 通路活化的基因突变、CDKN2C 或 RB1 失活、KRAS 或 NRAS 活化突变、t(4;14)骨髓瘤的 FGFR3 突变[132,134,135,137,140,144-150]。

　　与骨髓微环境相关的因素在疾病进展中也具有重要作用。

细胞外基质蛋白、细胞因子、生长因子,以及肿瘤性浆细胞与骨髓间质细胞间相互作用的功能性后果等,均可对骨髓瘤带来病理生理学方面的影响[11]。

遗传学检测

许多年来,检测 PCM 遗传学异常和判断预后差异的标准方法一直是传统的核型分析。此技术现在仍是遗传学评估的重要组成部位,但敏感性相对较低。核型分析仅发现 30% ~ 40%病例存在异常。检出率低的原因有两个方面,一是许多骨髓瘤在体外的增殖率低,二是骨髓瘤的许多重要结构改变是隐藏的。尽管敏感性低,在 PCM 诊断时仍有必要行传统细胞遗传学分析。核型分析可发现许多异常,包括复杂改变,其中部分不能被 FISH 方法检测到。例如,一些患者发生具有重要预后意义的核型改变,如 13 号染色体缺失和超二倍体,但 FISH 方法可能检测不到具有风险性的异常。

所有骨髓瘤在诊断时均应行 FISH 检测。间期 FISH 技术不需要肿瘤性浆细胞在体外分裂,是检测遗传异常更为敏感的方法。FISH 方法证实,>90%的 PCM 存在遗传异常。一些传统核型分析方法可能遗漏的重要的隐藏性遗传异常也可被 FISH 方法检测到,例如 t(4;14)(p16;q32)FGFR3/IGH。FISH 技术已成为研究骨髓瘤患者风险分层的主要方法[131,132,134,138]。

FISH 方法一个重要的技术限制是骨髓中的克隆性浆细胞比例常很低,达不到 FISH 检测所需要的下限。推荐细胞拣选技术来浓集浆细胞,或胞质免疫球蛋白增强 FISH 检测,可显著提高阳性结果的检出率[131]。

GEP 是患者风险分层强有力的方法[142,143,151-154]。GEP 可区分高危组与低危组骨髓瘤,是识别高危 PCM 最敏感最特异的方法。不同研究组危险分层研究所采用的基因标记有重叠,也有差异,但均取得相似结论。采用 70 个与高风险相关的基因的危险分层模型(GEP70)已经得到充分验证[151,152]。另一些研究采用一种 15 基因模型,也证实有效[153]。虽然 GEP 在临床试验中具有重要作用,但在临床实践中的应用还有一些技术和逻辑问题需要解决[131]。

梅奥骨髓瘤分层和风险修正治疗(mSMART)是一个采用遗传特征作为主要标准的风险修正治疗方案(表 26.2)[155]。前述 3 种遗传学技术的数据均包含在内,但以 FISH 结果为主。3 个风险组的总体生存率有显著差异。

表 26.2 梅奥骨髓瘤分层和风险修正治疗

标准风险(60%)	中度风险(20%)	高风险(20%)
t(11;14)	t(4;14)	del(17p)
t(6;14)	del(13)	t(14;16)
超二倍体	亚二倍体	t(14;20)
其他所有		高风险 GEP
(OS=8~10 年)	(OS=4~5 年)	(OS=3 年)

国际骨髓瘤工作组的 PCM 分子遗传学分类和遗传学检测推荐意见归纳于框 26.6 和框 26.7[131]。

框 26.6 国际骨髓瘤工作组分子细胞遗传学分类

超二倍体(45%)
非超二倍体(40%)
    Cyclin D 易位(18%)
        t(11;14)(q13;q32)——16%
        t(6;14)(p25;q32)——2%
        t(12;14)(p13;q32)——<1%
    MMSET 易位(15%)
        t(4;14)(p16;q32)——15%
    MAF 易位(8%)
        t(14;16)(q32;q23)——5%
        t(14;20)(q32;q11)——2%
        t(8;14)(q24;q32)——1%
未分类(其他)(15%)

框 26.7 国际骨髓瘤工作组关于遗传学检测的推荐意见

FISH(浆细胞浓集标本或 CIg-FISH)
最小组合
    t(4;14)(p16;q32),t(14;16)(q32;q23),del(17p13)
更广泛的组合
    t(4;14)(p16;q32),del(13),倍体分类,1 号染色体异常
临床试验应当包括 GEP

26.2.11 鉴别诊断

浆细胞肿瘤最常见的鉴别诊断是早期骨髓瘤与 MGUS 或反应性骨髓浆细胞增多症鉴别。多数情况下,鉴别诊断并不困难,因为 MGUS 和反应性浆细胞增生缺乏骨髓瘤诊断所必需的临床和病理表现。但当 M 蛋白水平或骨髓浆细胞比例达到 MGUS 的上限时,与无症状性骨髓瘤的鉴别会出现问题。一些患者在首次评估时,不能区分早期骨髓瘤与 MGUS。对于诊断不明确的病例,必须密切观察,监测进展为明确恶性阶段的证据。

反应性骨髓浆细胞增多症(≥10%)可见于多种疾病,包括病毒感染、药物性免疫反应、自身免疫性疾病(例如类风湿性关节炎和红斑狼疮)和 AIDS。反应性浆细胞增多与骨髓瘤的区别在于多数情况下缺乏血清或尿 M 蛋白。浆细胞一般为成熟表现,骨髓切片 κ 和 λ 轻链染色证实为多克隆浆细胞(见图26.31)。系统性多克隆免疫母细胞增生是一种罕见的反应性浆细胞增生性疾病,与骨髓瘤的鉴别最困难[156],常表现为急性系统性疾病,患者有发热、淋巴结肿大和肝脾肿大,多数患者有贫血和血小板减少。常有自身免疫表现,白细胞计数一般升高,可见大量浆细胞、免疫母细胞和反应性淋巴细胞,一些病例有嗜酸性粒细胞和中性粒细胞(图 26.32)。骨髓重度浸润,可见大量免疫母细胞、浆细胞和反应性淋巴细胞(见图 26.32)。淋巴结和其他器官也可能受累。常有显著的多克隆丙种球蛋白血症,但没有 M 蛋白或骨病变。患者常对单独的激素治疗或化疗有反应,可使多克隆免疫母细胞增生完全消退。

骨髓瘤偶尔还需要鉴别伴显著浆细胞分化的淋巴瘤,例如淋巴浆细胞淋巴瘤、边缘区淋巴瘤、免疫母细胞性大细胞淋巴瘤,或浆母细胞淋巴瘤(图 26.33)。这些肿瘤的形态均可类似骨髓瘤,并可伴有 M 蛋白。多数情况下,伴浆细胞分化的淋巴

瘤发生于结外,且至少缺乏骨髓瘤的部分诊断标准。仔细观察,总可找到一些典型的淋巴瘤特征,免疫表型分析有可能发现克隆性淋巴细胞群[117,157]。免疫表型鉴别特征请参见前文中的流式细胞术部分,以及后文中骨外浆细胞瘤的鉴别诊断[117]。遗传学和分子检测对鉴别诊断也有帮助。

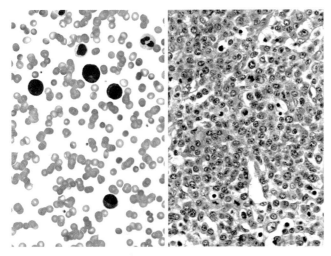

图 26.32　系统性多克隆免疫母细胞反应。中年女性患者,最近出现肾衰竭和高丙种球蛋白血症,血涂片和骨髓切片。血涂片中可见大量浆细胞、免疫母细胞和反应性淋巴细胞。骨髓高度富于细胞,可见簇状不成熟浆细胞和免疫母细胞。高丙种球蛋白血症为多克隆性。骨髓切片免疫组化染色证实为多克隆浆细胞和免疫母细胞增生。患者诊断为红斑狼疮。糖皮质激素治疗后,多克隆免疫母细胞反应迅速得以控制(Wright-Giemsa 染色和 HE 染色)

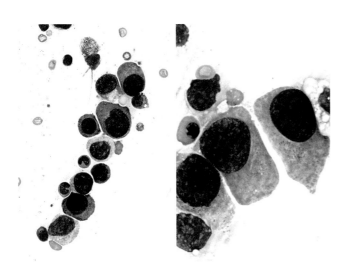

图 26.33　浆母细胞淋巴瘤累及骨髓。一例 AIDS 患者的骨髓抽吸涂片,低倍(左)和高倍(右)放大,可见许多大的肿瘤性浆母细胞,形态类似浆母细胞骨髓瘤或不成熟骨髓瘤。当诊断时有骨髓累及的病例,需要结合临床信息和免疫表型来鉴别骨髓瘤(右)。本例患者的原发病变位于直肠(Wright-Giemsa 染色)

由小淋巴细胞样浆细胞构成的骨髓瘤常表达 CD20,可类似淋巴浆细胞淋巴瘤,或类似伴显著浆细胞分化的边缘区淋巴瘤。可通过 Cyclin D1 表达和 t(11;14)重排检测完成鉴别[28,29]。浆母细胞淋巴瘤的临床表现常不同于浆母细胞骨髓瘤,常伴有 HIV 和 EBV 感染。对于临床表现不典型的病例,特

别是诊断时有骨髓累及者,可能难以明确区分这两种疾病[158]。

浆细胞白血病的浆细胞小,具有淋巴细胞样特征,与累及外周血的淋巴浆细胞淋巴瘤的鉴别尤为困难。结合临床表现、M 蛋白类型、骨髓检查、免疫表型和遗传学检测,有助于正确诊断。

一些转移瘤也可表现为溶骨性病变,并可出现类似骨髓瘤的形态表现。选择恰当的抗体组合进行免疫组化染色,有助于鉴别。

26.2.12　治疗和预后

26.2.12.1　治疗

PCM 治疗最关键的标准是器官或组织损害的表现,包括贫血、高钙血症、溶骨性病变、肾功能不全、高黏滞性、淀粉样变性或反复感染[2]。无症状性骨髓瘤患者在出现症状之前一般不需要治疗,除非伴有极高危特征。症状性 PCM 的传统初始治疗为烷化剂化疗,最常使用美法仑,并联用类固醇,最常为强的松。40%~60%患者对治疗有反应,但很少达到完全缓解。虽然这种治疗组合不再作为标准方案,但仍是新联合治疗方案的支柱成分,新的方案中还包括免疫调节剂和蛋白酶体抑制因子[51]。这些药物可显著提高完全反应率、延长进展时间、提高无病生存率和总体生存率[51]。

对于症状性骨髓瘤患者,首先需要考虑的问题之一是确定患者是否适合自体干细胞移植,主要的影响因素是患者年龄。不同机构所采用的年龄阈值有所不同,一般为 65~70 岁,一些机构的年龄范围更大。另一个需要考虑的因素是一般健康状态,以及肾、肝、心和肺的功能状态。如果确定患者适合移植,诱导治疗方案一般包括三种药物,其中常包括硼替佐米和地塞米松。第三种药物有变化,可能为沙立度胺、来那度胺或环磷酰胺[159]。一些临床试验中还采用了其他组合。诱导治疗之后的调节治疗常采用高剂量苯丙氨酸氮芥。自体干细胞移植后的巩固治疗方案类似诱导治疗。维持治疗一般采用沙立度胺或来那度胺,可延长反应时间和存活时间[159]。

联合化疗用于高龄患者、体弱患者,或其他不适合自体干细胞移植的患者。化疗方案以苯丙氨酸氮芥和强的松为核心,联合下述新药之一:硼替佐米、沙立度胺或来那度胺。从个体化治疗的角度出发,已制定了多种有效的药物组合[159]。与早期的化疗方案相比,这些新的方案提高了良好反应率、延迟了疾病进展时间,并提高了生存率[51]。

患者在治疗后需要监测随访,以发现疾病持续存在或复发的证据。监测治疗反应和检测复发的有效方法包括评估血清 β_2 微球蛋白水平、定期的血清和尿 M 蛋白定量评估、血清游离轻链分析和骨髓流式细胞术检查。骨髓浆细胞比例和影像学改变评估的准确性稍差。

26.2.12.2　预后

随新治疗方案的引入(见前文),PCM 患者的完全缓解率和总体生存率得到显著提高。一些报道显示,自体干细胞移植后的中位 5 年生存率达 80%,但骨髓瘤是一种进行性疾病,多数患者不能治愈[159]。许多高危型骨髓瘤的生存期仍不足 1 年。目前的总体生存期从不足 6 个月到 10 年以上,中位时间为 5.5 年[44]。

患者生存期的相关因素可在诊断时或初始治疗后进行评

估。患者年龄和总体健康状态(特别是肾功能)是重要的影响因素,可能影响对治疗方案的选择。高龄患者(>70岁),以及体弱伴低体力状态和合并其他疾病的患者预后差[160]。反应肿瘤负荷的临床分期、治疗反应和肿瘤的遗传特征(最重要)是决定预后的主要因素。多发性骨髓瘤国际分期系统能很好地预测生存期。此分期系统结合血清 β_2 微蛋白和血清白蛋白水平,定义了3个预后分期组,各组间的总体生存率有显著差异(表26.3)[161]。血清 β_2 微蛋白与肿瘤负荷和肾功能相关,血清白蛋白水平与肾功能和总体健康状态相关。

表 26.3 浆细胞骨髓瘤国际分期系统

分期	标准	中位生存期
I	血清 β_2 微球蛋白<3.5mg/L	62 个月
	血清白蛋白>3.5g	
II	不属于 I 期或 III 期*	44 个月
III	血清 β_2 微球蛋白>5.5mg/L	29 个月

* II 期分为两类:血清 β_2 微球蛋白<3.5mg/L,血清白蛋白<3.5g;血清 β_2 微球蛋白≥3.5mg/L 但<5.5mg/L,无论血清白蛋白水平。

微小残留病灶检测用于评估治疗反应,可较好地预测无病生存率和总体生存率(参见流式细胞术中对微小残留病灶的讨论)[123,162]。

遗传特征是预后的强有力预测因素,也是新诊断骨髓瘤患者分层的核心因素。遗传学风险分类列举于表 26.2[155]。浆细胞肿瘤的遗传学特征及其预后意义已在前文中讨论。

还有一些与预后相关的因素。与更具侵袭性相关的形态学特征包括浆母细胞型和间变型骨髓瘤,以及骨髓环钻标本显示广泛浸润者[31,33]。多克隆血清免疫球蛋白水平极低者,以及 IgA 型和唯轻链型骨髓瘤患者的治疗反应更差,生存期更短[3]。其他高风险因素还包括:C 反应蛋白高、乳酸脱氢酶水平高、浆细胞标记指数高和血清可溶性 IL-6 受体(sIL-6R)水平高[3,163,164]。

与预后差相关性最强的因素包括:血清 β_2 微球蛋白水平高、17p/TP53 缺失、涉及 MAF 易位的 t(14;16) 和 t(14;20)[131,161]。以 GEP70 或其他高危型方案进行的高危型 GEP 分组可能是最佳的独立预测因子[152]。

感染是骨髓瘤患者最常见的死亡原因,可能与多种因素相关,包括正常免疫球蛋白显著减少、肿瘤浸润骨髓导致粒细胞减少、化疗药物导致的免疫抑制。肾衰是许多病例的致死原因或促成因素。

26.3 意义不明单克隆丙种球蛋白病(MGUS)

26.3.1 定义

MGUS 是指患者的血清或尿中存在单克隆免疫球蛋白,但没有 PCM、淀粉样变、Waldenström 巨球蛋白血症或其他淋巴组织增殖性疾病,或其他任何可产生单克隆免疫球蛋白的疾病的证据。多数患者终其一生均不会发生恶性浆细胞肿瘤,但一小部分患者最终进展为恶性浆细胞肿瘤。

MGUS 包括两类:IgMMGUS 和非 IgMMGUS。非 IgMMGUS 约占85%,具有浆细胞特征,可能进展为恶性浆细胞肿瘤(PCM 或淀粉样变)。IgMMGUS 占15%,一般具有淋巴浆细胞特征,可进展为淋巴瘤、Waldenström 巨球蛋白血症,偶也进展为轻链淀粉样变。IgMMGUS 和非 IgMMGUS(IgG、IgA 和唯轻链型)属于不同的生物学和临床实体,两组唯一相似之处在于均可分泌 M 蛋白。两组间具有不同的遗传学基础,恶性进展的结局也不同。两组的对比见表 26.4[1,2,165-168]。非 IgMMGUS 的诊断标准见框 26.8。关于 MGUS 的讨论多数以非 IgMMGUS 为主,部分叙述中也包括 IgMMGUS 的内容。关于 IgMMGUS 的详细讨论参见"淋巴浆细胞淋巴瘤"一章。

表 26.4 IgMMGUS 与非 IgMMGUS 的区别[1,2,165-168,184]

非 IgMMGUS	IgMMGUS
浆细胞	淋巴浆细胞
骨髓瘤样遗传表型	缺乏骨髓瘤遗传表型;约50%病例有 MYD88 L265P 突变
进展率:1%/年	进展率:1.5%/年
进展为浆细胞骨髓瘤或原发性淀粉样变	进展为淋巴浆细胞淋巴瘤或其他淋巴组织增殖性疾病

框 26.8 非 IgMMGUS 的诊断标准

血清 M 蛋白(IgA 或 IgG)<30g/L

克隆性骨髓浆细胞<10%

无末梢器官损害(CRAB:高钙血症、肾功能不全、贫血、骨病变)或浆细胞增生性病变导致的淀粉样变

轻链 MGUS

游离轻链比例异常(<0.26 或>1.65)

受累游离轻链水平升高

IFE 检测无免疫球蛋白重链表达

24 小时尿 M 蛋白<500mg 克隆性浆细胞<10%

无末梢器官损害(CRAB)或淀粉样变

26.3.2 流行病学和病因学

MGUS 是最常见的单克隆丙种球蛋白病,50 岁以上人群的发病率约为3%,70 岁以上者超过5%[1,10,49,169-172]。非洲裔美国人 MGUS 的发病率是白人的2倍,与 PCM 的发病率基本相同[171,173]。至少60%的 MGUS 患者为男性[10,165,171-173]。

尚未发现与 MGUS 相关的任何病因,或与之相关的特殊疾病[171]。诊断时许多病例为高龄患者,因此常有基础性健康问题。已报道的基础性疾病包括心血管疾病、癌症、结缔组织病、皮肤病、内分泌疾病、肝病和神经系统疾病[165]。常在评估基础疾病时发现 M 蛋白。已报道在年轻的肾移植和自体骨髓移植患者中检测到暂时性寡克隆和单克隆丙种球蛋白病;与骨髓移植受者的移植物抗宿主病之间存在相关性[18,174]。

26.3.3 临床和实验室特征

患者没有与单克隆丙种球蛋白病相关的症状。除 M 蛋白和稍增多的骨髓浆细胞外,没有恒定的或特异的临床发现。MGUS 患者的异常实验室结果一般与共存的基础疾病有关。

MGUS 患者没有恶性浆细胞肿瘤的典型实验室和影像学异常。SPE 检查,多数患者存在 M 蛋白(图 26.34)。M 蛋白<30g/L,中位水平约为 5g/L[165]。M 蛋白水平极低者需要行免疫固定电泳检测(见图 26.34)。约 30% 患者的正常血清免疫球蛋白减少,多达 28% 患者的尿中有少量轻链(Bence-Jones 蛋白),且多数病例的尿蛋白<1g/24 小时[18,49,165]。报道的单克隆重链和轻链类型分布情况一般与免疫球蛋白产生细胞的正常数量分布相关,但 IgM 的频率不成比例增加。单克隆重链的分布情况如下:67%~75% 为 IgG,15% 为 IgM,10%~14% 为 IgA,2%~3% 为双克隆,罕见 IgDMGUS[175]。54%~63% 病例为 κ 轻链[2,165]。虽然许多研究没有提供相应数据,但多达 20% 病例仅有 Ig 轻链,且可仅能被血清游离轻链分析检测到(见框 26.8,轻链 MGUS 的诊断标准)[2a,10,169]。

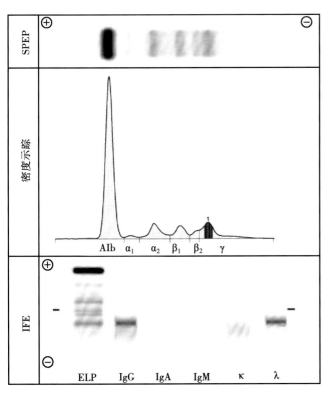

图 26.34　MGUS 患者血清电泳分析,73 岁男性。患者没有浆细胞疾病的临床、血液学或影像学证据,血清蛋白电泳模式(SPEP)可见持续存在的中度(0.4g/dL)M 蛋白单峰(密度示踪图中的阴影区 1)。免疫固定电泳(IFE)发现 M 蛋白为 IgGλ,位于电泳(ELP)分析中的 β2 区

26.3.4　血和骨髓特征

MGUS 没有特异性血液表现。M 蛋白水平较高者的钱串形成可能增多。血细胞计数异常或血涂片中的其他改变一般与共存疾病有关。

约半数 MGUS 患者的骨髓抽吸涂片中浆细胞轻度增多,但克隆性浆细胞<10%(中位比例 3%)[2,18]。浆细胞形态一般正常,但可有轻微改变,包括胞质包涵体和核仁。骨髓环钻标本中的细胞量一般正常。活检标本中的浆细胞浸润程度低。浆细胞可均匀散布于骨髓中,或形成小簇。浆细胞簇最常见于浆细胞比例升高的病例。

26.3.5　免疫表型

流式细胞术

相对正常浆细胞而言,MGUS 的肿瘤性浆细胞存在免疫表型异常,但在已发表研究数据中,MGUS 与 PCM 免疫表型差异的程度尚未达成一致。Pérez-Andrés 等发现,MGUS 浆细胞的 CD38 强度低于正常浆细胞,但高于骨髓瘤细胞[176],此结果未能被其他研究者证实[177]。Olteanu 等发现,MGUS 中 CD19 的阳性率(45%)高于骨髓瘤(3.1%),但其他研究发现两者的阳性率相似[75,76,177]。Tembhare 报道,MGUS 中 CD56 的阳性率(50%)低于骨髓瘤(80%),且阳性病例的阳性强度也更低,但未被其他研究证实[75,76,176,177]。一些研究发现,与骨髓瘤相比,MGUS 更常表达 CD45,但未被其他研究证实[76,91,177]。Ocqueteau 等发现,CD117 在 MGUS 和骨髓瘤中的阳性率相同,但另一些研究发现 MGUS 的阳性率更高(50%~70%)[75,96,178]。Robillard 等发现,CD28 在 MGUS 中(19%)的阳性率低于骨髓瘤(41%),但未被 Ocqueteau 等的研究证实[75,97]。据报道,CD200 在 MGUS 中的阳性率低于骨髓瘤[82]。MGUS 与正常浆细胞一样高表达 CD27,而骨髓瘤常低表达[99]。CD81 在 MGUS 和骨髓瘤中的表达水平相同[76]。

具有 MGUS 和焖燃型骨髓瘤交界特征的病例,流式细胞术分析可能有助于明确诊断。两者的免疫表型均不同于正常浆细胞。因此,当同时存在正常和异常浆细胞时,可从免疫表型分析中区分两者,并确定其比例。Ocqueteau 等分析正常浆细胞所占骨髓浆细胞总数的比例发现,98% 的 MGUS 中正常浆细胞比例>3%,而仅 1.5% 的骨髓瘤可达此比例,因此,骨髓中正常浆细胞比例是多变量分析中最有力的鉴别因素[75]。但 Paiva 等发现,14% 的 PCM 中正常浆细胞比例>5%[102],提示以 3% 为阈值会降低其鉴别诊断的准确性。需要注意的是,对于任意病例,无论有任何临床背景,均不能依据流式细胞术检测结果来直接区分 MGUS 与骨髓瘤。但正常浆细胞/骨髓浆细胞总数<5% 强烈提示 MGUS 和焖燃型骨髓瘤会发生进展[170]。

免疫组织化学 CD138 免疫组化染色有助于评估骨髓环钻标本中浆细胞的数量和分布。活检标本中,κ 和 λ 轻链限制的检测常很困难,原因在于克隆性浆细胞可能很少,并与正常浆细胞混杂分布[127,128]。但许多病例可证实存在单克隆细胞,表现为 κ 或 λ 轻链阳性细胞过多;轻链过多的比例低于 PCM[127-129]。一项大样本研究发现,以骨髓活检标本中 κ∶λ 比例≥16∶1 为标准,可鉴别几乎所有的骨髓瘤与 MGUS;另一些研究发现,以 8∶1 为标准也同样有效[127-129]。

26.3.6　遗传学

传统细胞遗传学分析罕见发现 MGUS 核型异常,但 FISH 检测发现,多数非 IgMMGUS 存在数量和/或结构异常[132,133,138,179]。这些异常与骨髓瘤相似,但特异性异常的频率有差别。约 40% 为超二倍体,三体情况与骨髓瘤相似[138]。近半数有 Ig 重链基因(14q32)易位;t(11;14)(q12;132)发生率为 15%~25%,t(4;14)(p16.3;q32)为 2%~9%,t(14;16)(q34;q23)为 1%~5%[133,179]。13q 缺失率为 40%~50%[132,165,179-181]。图像分析发现,>60% 的 MGUS 病例为非整倍体,其中多数经 FISH 检测证

实携带数量异常[182]。*KRAS* 和 *NRAS* 突变在 MGUS 中(~5%)不如骨髓瘤中(约 30%~40%)常见[144]。目前尚未发现 MGUS 的染色体异常与临床特征之间存在任何关联,也没有重现性遗传学改变或基因表达模式可区分 MGUS 与 PCM[179]。

非 IgMMGUS 的重现性细胞遗传学异常不见于 IgMMGUS。*MYD88* L265P 突变见于约 90% 的淋巴浆细胞淋巴瘤和 50% 的 IgMMGUS[183-185]。

26.3.7　鉴别诊断

MGUS 的鉴别诊断包括其他浆细胞和淋巴浆细胞增殖性疾病。诊断 MGUS 并除外焖燃型和症状性骨髓瘤、淀粉样变、Waldenström 巨球蛋白血症和其他 B 细胞淋巴组织增殖性疾病的基础是骨髓中克隆性浆细胞的比例、M 蛋白量和缺乏末梢器官损害。这些需要鉴别的免疫分泌性疾病的诊断标准和临床病理特征在本章的其他部分讨论。

26.3.8　临床过程、治疗和预后因素

26.3.8.1　临床过程

多数 MGUS 患者的临床过程稳定,M 蛋白不增加,也没有疾病进展的其他证据。极少数病例最终进展为浆细胞肿瘤或淋巴浆细胞肿瘤。年进展风险分析,轻链 MGUS 约为 0.3%,IgGMGUS 为 1%,IgA 和 IgMMGUS 为 1.5%[2a,49,165,186]。一项大样本研究中,27% 患者最终进展为恶性肿瘤,其中 69% 进展为症状性骨髓瘤,11% 为 Waldenström 巨球蛋白血症,12% 为原发性淀粉样变,8% 为其他 B 细胞增殖性疾病[165,187,188]。MGUS 诊断到进展的间隔时间为 1~32 年(中位 10.4 年)。精算分析发现,MGUS 进展为恶性肿瘤的转化率在 10 年为 17%,在 20 年时达 33%。恶性肿瘤可为逐渐转化,或在长时间的稳定间期后突然发生。另一项大样本研究中,MGUS 恶性转化的精确可能性在 5 年为 6%,10 年为 15%,20 年为 31%[189]。虽然美国 MGUS 患者的中位生存率仅稍低于可比人群,但疾病的进展风险不确定,甚至在 30 年后仍有进展风险[166,188]。

26.3.8.2　治疗

MGUS 不需要治疗,但有必要终生随访,以监测疾病进展的证据。对于低危组 MGUS(见"预后因素"),推荐在诊断后 6 个月时重新评估,之后每 2 年评估一次;对于其他危险组患者,推荐在诊断后 6 个月时重新评估,之后每 1 年评估一次[172,190]。

26.3.8.3　预后因素

M 蛋白的类型和大小,以及血清游离轻链比例,均是 MGUS 进展为恶性免疫分泌性疾病风险的显著预测因素[2,49,165,186,187,189-191]。一项研究发现,IgM 或 IgAMGUS 患者进展的风险高于 IgGMGUS,进展风险分别为 37%、32% 和 21%[166]。M 蛋白水平处于谱系上限的患者的进展风险也更高,血清 M 蛋白水平增加是预测疾病进展的可靠参数[189,192]。诊断时血清游离轻链比例异常患者的进展风险高于比例正常者[165,190]。以上述因素为基础,已经制定了预测 MGUS 进展的风险分层系统。低危组 MGUS 的 IgGM 蛋白<15g/dL,游离轻链比例正常;高危组的 IgA 或 IgMM 蛋白≥15g/dL,游离轻链比

例异常[190];中度危险组具有一个或两个高风险特征。

骨髓中,经流式细胞术证实具有异常表型的浆细胞所占比例具有意义。诊断时异常浆细胞显著增多者(一项研究的阈值为>90%,另一项研究为>95%)的进展风险显著升高[170,177]。显著的临床风险因素还包括 DNA 非整倍体和多克隆 Ig 水平下降[170]。

MGUS 的细胞遗传学异常与进展风险不相关,但一些不常见于 MGUS 的基因突变可能与进展有关,特别是 *RAS* 和 *TP53* 突变,以及 *MYC* 异常[144,147](见浆细胞骨髓的遗传学部分)。骨髓微环境可能参与了 MGUS 进展为 PCM 的转化过程[193,194]。

26.4　浆细胞瘤

26.4.1　骨的孤立性浆细胞瘤

26.4.1.1　定义和诊断标准

骨的孤立性浆细胞瘤是一种局限性肿瘤,由克隆性浆细胞构成,其细胞学、免疫表型和遗传学特征均类似于 PCM[1,2,195](图 26.35)。患者没有其他部位骨髓受累的证据,缺乏 PCM 的临床特征。孤立性浆细胞瘤的诊断标准见框 26.9[1,2,47,195]。约 5% 的孤立性浆细胞瘤患者会发生多发浆细胞瘤,可复发,但缺乏症状性 PCM 的其他特征[2]。

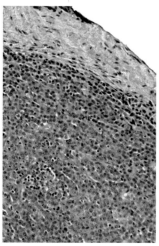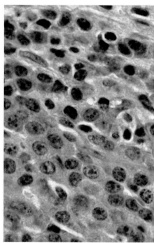

图 26.35　骨的孤立性浆细胞瘤。颅骨溶骨性病变活检标本,79 岁女性。影像学检查未发现其他病变。髂后嵴抽吸和环钻活检未发现浆细胞疾病证据。血清免疫固定电泳查见微量 IgGλM 蛋白。病变有纤维性边界,瘤细胞稍不成熟,染色质不如正常浆细胞致密,一些可见核仁(HE 染色)

框 26.9　孤立性浆细胞瘤的诊断标准

活检标本证实骨或软组织发生的孤立性病变由克隆性浆细胞构成

随机骨髓活检标本正常,无克隆性浆细胞证据

除孤立性病变外,体格检查、MRI 或 CT 均正常

缺乏浆细胞增殖性疾病所致的末梢器官损害(CRAB)

孤立性浆细胞瘤伴轻微骨髓受累的诊断标准:

　　除上述标准之外,随机骨髓活检中克隆性浆细胞<10%(常由流式细胞术检测证实)

流行病学　孤立性浆细胞瘤不足浆细胞肿瘤的 5%[1,2,196]。中位年龄 50~55 岁(比 PCM 患者年轻约 10 岁),65%~70% 患者为男性[2,47]。

26.4.1.2　临床特征

少数患者在因其他原因行影像学检查时偶然发现,多数患者表现为单发性无痛性骨病变或病理性骨折。累及软组织者可形成可触及的肿块[2,197]。可累及任意骨,但最常累及造血功能活跃的骨,例如脊柱、盆骨、肋骨、颅骨、锁骨、肩胛骨和股骨[47,198]。膝关节或肘关节之下的长骨罕见受累[2,197]。脊柱受累最常见(40%~50%);胸椎比腰椎或颈椎更常见[1,2]。椎骨受累患者可有脊髓或神经根压迫表现。X 平片检查表现为溶骨性病变,类似于 PCM 病变。MRI 和 PET/CT 等现代影像学技术可提高浆细胞肿瘤骨病变检测的敏感性。传统骨骼检查诊断的孤立性浆细胞瘤中,约 30% 患者在 MRI 检查时会发现额外的骨病变[21,199]。除孤立性浆细胞瘤之外,MRI 或 CT 检查不存在其他骨病变,这是当前诊断孤立性浆细胞瘤的必备条件(见"治疗、临床过程和预后")[2a,21,195,200]。

约半数患者可检测到血清或尿 M 蛋白,约半数患者的血清游离轻链比例异常[2,47,201,202]。M 蛋白水平远低于 PCM 患者,提示肿瘤负荷非常小。常规电泳分析可能检测不到微量 M 蛋白,因此,患者需行血清和尿的免疫固定检测。多数病例的未受累免疫球蛋白处于正常水平[47]。血细胞计数、肾功能检测和血清钙水平正常[2]。

形态学、免疫表型和遗传学　孤立性浆细胞瘤的形态学、免疫表型和遗传特征均类似 PCM(参见 PCM 的相应描述)。

26.4.1.3　鉴别诊断

孤立性浆细胞瘤需要鉴别其他孤立性溶骨性病变,包括多种转移癌、淋巴瘤、其他造血系统病变(例如 Langerhans 细胞组织细胞增生症)和罕见的原发性骨病变。确定诊断需要病变活检。组织切片中的浆细胞瘤容易识别,浆细胞分化极差者(例如浆母细胞性或间变性亚型)需要免疫组化染色来支持诊断。κ 和 λ 轻链免疫组化染色用于证实浆细胞的克隆性。浆细胞丰富的反应性病变缺乏轻链限制性。与 PCM 的区别在于本病为孤立性病变,没有其他部位病变的临床、病理或影像学证据。

26.4.1.4　治疗、临床过程和预后

孤立性浆细胞瘤的治疗方案为局部放疗。>90% 病例经充分放疗可获得长期局部控制[199]。多数患者的局部症状减轻。成功治疗肿瘤后,M 蛋白常显著减少,一小部分患者的 M 蛋白完全消失。诊断时 M 蛋白水平越低,治疗后 M 蛋白消失的可能性越大[200]。

1/2 至 2/3 患者在 2~10 年内发生额外的浆细胞瘤或 PCM[2,197,198,202,203]。疾病进展表现为新的骨病变、泛发性骨髓浆细胞增多和 M 蛋白水平升高[2,47,202,204,205]。约 1/3 患者的无病生存期超过 10 年[206]。许多 PCM 患者表现为相对惰性的临床过程[2]。

骨的孤立性浆细胞瘤进展为 PCM 的高风险因素包括骨髓内存在克隆性浆细胞(<10%)、治疗后 M 蛋白持续存在超过 1 年、血清游离轻链比例异常、单克隆性尿游离轻链、无形态学受累证据的骨髓中经流式细胞术检测到克隆性浆细胞[201,202,207,208]。伴任何上述特征的患者均有早期进展为症状性骨髓瘤的风险。

除浆细胞瘤之外,MRI 检测还发现隐匿性骨髓病变的患者进展为 PCM 的风险更高[200,209]。因此,MRI 或 CT 检测无其他骨病变是诊断本病的必备条件[21]。

26.4.2　骨外浆细胞瘤

26.4.2.1　定义

骨外(髓外)浆细胞瘤是骨髓以外组织发生的局限性浆细胞肿瘤。多数病例的生物学表现不同于骨的孤立性浆细胞瘤和 PCM。本病的确切起源还不清楚,研究发现,一些病例与边缘区淋巴瘤具有相关性[210]。

26.4.2.2　流行病学

骨外浆细胞瘤不足浆细胞肿瘤的 5%[211]。诊断时中位年龄约 55 岁,2/3 患者为男性[1]。

26.4.2.3　临床特征

骨外浆细胞瘤表现为局限性肿块。约 75% 发生于上呼吸道,包括鼻道、鼻窦、口咽和喉,还可见于各个解剖部位,包括淋巴结、唾液腺、甲状腺、乳腺、胃肠道、中枢神经系统和其他多个器官[195,211]。上呼吸道的浆细胞瘤约 15% 扩散至颈部淋巴结[212]。

患者症状一般与肿块效应有关。上呼吸道肿瘤患者可有鼻漏(流鼻涕)、鼻塞和鼻出血。约 20% 患者可检测到低水平 M 蛋白,最常见为 IgA[2]。不发生高钙血症、肾衰和贫血,影像学和形态学评估无骨髓累及证据。

26.4.2.4　形态学

本病的形态学与其他浆细胞肿瘤相似(图 26.36)[206]。

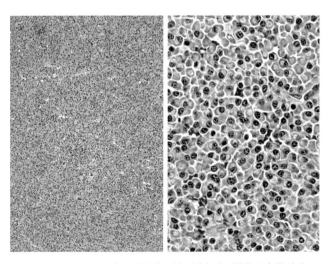

图 26.36　骨外浆细胞。 颈部淋巴结活检标本,低倍和高倍放大。14 岁女孩,狼疮患者,左颈部数个淋巴结肿大。浆细胞增生导致淋巴结结构弥漫破坏。浆细胞为成熟表现(HE 染色)

26.4.2.5 免疫表型和遗传学

骨外浆细胞瘤的免疫表型同其他浆细胞肿瘤。浆细胞具有克隆性,κ 和 λ 轻链免疫组化染色证实存在轻链限制(图26.37)。骨外浆细胞瘤的遗传学改变也类似其他浆细胞肿瘤,但研究不多[1]。

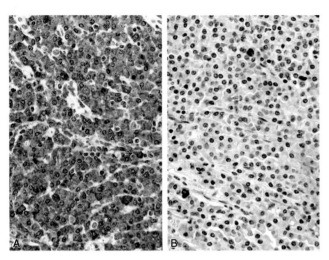

图 26.37 骨外浆细胞瘤。与图 26.36 为同一病例,λ(A) 和 κ(B) 染色证实存在轻链限制。几乎所有浆细胞均表达 λ,仅散在细胞表达 κ

26.4.2.6 鉴别诊断

骨外浆细胞瘤的鉴别诊断包括反应性浆细胞过度增生,以及伴显著浆细胞分化的淋巴瘤,特别是淋巴浆细胞淋巴瘤和边缘区淋巴瘤[206,210]。反应性浆细胞过度增生为多型浆细胞增生,可通过免疫组化染色或流式细胞术证实,因此与骨外浆细胞瘤的鉴别一般不困难。但与淋巴瘤的鉴别非常困难。

淋巴浆细胞淋巴瘤由克隆相关的浆细胞和淋巴细胞构成,常以淋巴细胞为主。多数情况下,与原发性浆细胞肿瘤容易区分,后者没有淋巴细胞成分。但一些淋巴浆细胞淋巴瘤中的浆细胞极为丰富,或者淋巴细胞具有少见的浆样形态,类似于浆细胞。如下特征有助于鉴别:淋巴浆细胞淋巴瘤表达 IgM,伴 IgMM 蛋白;而多数浆细胞瘤表达 IgA 或 IgG。最有帮助的是检测 MYD88 L265P 突变,此突变见于约 90% 的淋巴浆细胞淋巴瘤,不见于浆细胞瘤[183-185]。结内或结外边缘区淋巴瘤伴显著浆细胞分化时,可类似浆细胞瘤[183-185]。

淋巴结外边缘区淋巴瘤在浆细胞分化显著时,可类似浆细胞瘤。仔细寻找具有边缘区淋巴瘤典型特征的区域,以及流式细胞术证实克隆性淋巴细胞具有边缘区免疫表型,有助于诊断[117,210]。检测浆细胞的流式细胞免疫表型也可能有帮助。与原发性浆细胞肿瘤相比,淋巴瘤内的克隆性浆细胞更常表达 CD19(95% vs. 10%) 和 CD45(91% vs.41%),较少表达 CD56(33% vs.71%)[117]。一些病例不能明确区分骨外浆细胞瘤与边缘区淋巴瘤伴显著浆细胞分化。

26.4.2.7 治疗、临床过程和预后

骨外浆细胞瘤采用局部切除加放疗。约 1/4 患者出现局

限复发或扩散至区域淋巴结[198]。偶转移至远隔部位,约 15% 进展为症状性 PCM[198,213]。10 年无病生存率约为 70%[214]。

26.5 免疫球蛋白沉积病

免疫球蛋白沉积病有两种主要类型:原发性淀粉样变性、轻链/轻链和重链沉积病。此组疾病表现为单克隆性免疫球蛋白沉积于不同组织和器官,最终导致器官功能障碍。此沉积过程是免疫球蛋白沉积病的侵袭性表现形式,即使克隆性浆细胞负荷相对较小的病例也可见到。

26.5.1 原发性淀粉样变性

系统性淀粉样变性分为三种主要类型:原发性或轻链(AL)淀粉样变性、继发性(AA)淀粉样变性和家族性(AF)淀粉样变性。继发性和家族性淀粉样变性包括数种变异型,均不伴有浆细胞疾病或免疫球蛋白轻链,本章不深入讨论。此外,本章也不讨论与老化相关的局部淀粉样变性、内分泌性淀粉样变性,以及血液透析患者的 β_2 微球蛋白淀粉样变性。

定义原发性(轻链)淀粉样变性是一种浆细胞疾病,克隆性浆细胞产生原纤维样淀粉样蛋白(AL 淀粉样蛋白)。AL 淀粉样蛋白由完整的免疫球蛋白轻链或轻链片段构成,后者包括氨基端区(V 区)和部分恒定区[215]。一些病例同时含有完整轻链和轻链片段。多数轻链 V 区亚组具有潜在的淀粉样蛋白形态,但 AL 原纤维蛋白最常见的是 VλVI[215]。AL 淀粉样蛋白沉积于各种组织内,日积月累,可导致器官功能障碍[216]。多数 AL 淀粉样变性病例不满足骨髓瘤的诊断标准,但骨髓中有克隆性浆细胞中等程度增多。

26.5.1.1 流行病学

原发性淀粉样变性罕见,有少量关于其在美国发病率的研究报道。1970 年至 1989 年间,美国一个地区的年发病率约为 1/10 万[217,218]。在过去 50 年里,其发病率相对稳定。诊断时超过 95% 的患者年龄>40 岁,中位年龄为 64~70 岁,65%~70% 患者为男性[217,218]。约 20% 的 AL 淀粉样变性患者伴有骨髓瘤[2,3,217,219],其余的多数患者不满足骨髓瘤的诊断标准,但常有少量 M 蛋白,骨髓中有克隆性浆细胞中度增多。

26.5.1.2 临床特征

疲劳和体重减轻是最常见的临床表现[218]。一些病例的首发表现为紫癜(特别是眶周和面部)、骨痛、周围神经病和腕管综合征。与充血性心力衰竭、肾病综合征或吸收不良综合征相关的出血性表现和症状均相对常见[218]。25%~30% 患者有肝肿大,约 10% 患者表现为巨舌[218]。皮肤紫癜相对常见。水肿常见于伴有充血性心力衰竭或肾病综合征的患者。少见脾肿大和淋巴结肿大[218]。

26.5.1.3 实验室检查

蛋白电泳检查,约 50% 患者存在血清 M 蛋白,免疫固定检查的检出率超过 80%,而联合应用免疫固定和血清游离轻链比例分析,M 蛋白的检出率达 99%[216,218,220]。最常见的 M 蛋白是

IgG,之后依次为唯轻链、IgA、IgM 和 IgD[221,222]。70%病例的轻链为λ[218]。血清 M 蛋白中位水平为 1.4g/dL[216,218]。约 20%患者有低丙种球蛋白血症[218]。

标准尿液分析,诊断时超过 80%患者有蛋白尿。约 30%患者表现为肾病综合征或肾功能衰竭[218]。20%~25%病例的血清肌酐>2mg/dL[218]。偶见高钙血症,几乎均为骨髓瘤患者。少数患者有肝功能异常。

出血表现的原因可能是由于 X 因子与淀粉样蛋白结合而导致的 X 因子缺乏。出血的原因可能还包括维生素 K 依赖性凝血因子缺乏、纤维蛋白溶解、弥漫性血管内凝血和淀粉样蛋白沉积导致的血管完整性破坏[218]。

多数淀粉样变性患者的骨影像学检查正常。骨病变仅见于伴有骨髓瘤的淀粉样变性患者。

26.5.1.4 诊断

淀粉样变性的诊断需要在组织活检切片中观察到淀粉样蛋白沉积。淀粉样蛋白最常沉积于血管壁和基底膜,然后可扩大形成大片沉积物。HE 染色切片中,淀粉样蛋白表现为无定形的粉染蜡样物质,常有特征性碎裂假象。沉积物的边缘可有巨噬细胞和异物巨细胞。组织活检标本中最常用刚果红染色来证实淀粉样蛋白。刚果红染料与淀粉样蛋白结合,形成偏振光显微镜下特征性的苹果绿色双折光(图 26.38)[218,219]。罕见情况下可使用电镜检查来替代刚果红染色。电镜表现具有特异性,可用于确定诊断,由僵硬的线状无分支性原纤维聚集形成。原纤维宽 7-10nm,有空核心,长度不定[223-225]。原发性(AL)与继发性(AA)淀粉样变性的电镜表现没有恒定差别[225]。

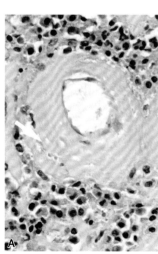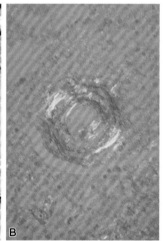

图 26.38 淀粉样变性累及骨髓。A,原发性淀粉样变性患者骨髓环钻活检标本。视野中央的血管壁因淀粉样蛋白沉积而增厚。血管周围也有淀粉样蛋白沉积,并可见大量浆细胞。B,刚果红染色,偏振光显微镜观察,可见典型的双折光

最常用于检测淀粉样蛋白的活检部位包括腹部皮下脂肪垫、骨髓和直肠[218,219]。当取材充分时,皮下脂肪抽吸和直肠活检对 AL 淀粉样变性的诊断率均可达 75%~80%[215,218,226]。约半数病例可经骨髓活检和皮肤活检得以诊断,而牙龈活检的诊断率较低[215,218,227]。90%以上病例可经肾活检得以诊断,但

此操作有并发症风险,一般没有必要进行。肝脏活检可诊断多数病例,但要尽量避免,因为可能发生出血性并发症。很多病例经心内膜心肌活检证实存在心脏受累[227]。

即使伴有血清或尿 M 蛋白,确定淀粉样蛋白的类型是轻链(AL)也是非常重要的。MGUS 或其他浆细胞增殖性疾病患者偶可出现 AA、AF 或其他类型淀粉样蛋白[228,229]。淀粉样变性的治疗针对基础病因进行,AL 淀粉样变性的治疗与其他类型淀粉样变性差异极大。确定淀粉样蛋白类型最有效的方法是从活检标本中行激光显微切割淀粉样沉积物,然后行质谱法分析,此技术的敏感性和特异性接近 100%[230],而组织化学和免疫组织化学的敏感性和特异性均较低。

26.5.1.5 血和骨髓表现

诊断时血细胞计数多正常,约 10%患者的血红蛋白水平低于 10g/dL。诊断时罕见白细胞减少和血小板减少,约 10%患者有血小板增多[218]。骨髓瘤相关的淀粉样变性患者更常见血细胞计数异常。血涂片表现一般不具特异性;M 蛋白水平高的患者可有钱串结构增多。偶有病例出现循环浆细胞,但大量循环浆细胞仅见于罕见的浆细胞白血病相关性淀粉样变性患者。

伴发骨髓瘤的淀粉样变性患者常可通过骨髓检查得以诊断,而非骨髓瘤病例中,可经此方法诊断的患者不足半数。许多病例的骨髓中淀粉样沉积很少,克隆性浆细胞的比例低,且常被背景中的多型浆细胞掩盖。尽管骨髓活检的诊断意义低于其他检测技术,但可疑淀粉样患者仍有必要常规行骨髓活检,此项技术容易实施,对许多病例有诊断意义,且是识别是否伴发骨髓瘤的必要方法。

AL 淀粉样变性患者在诊断时,60%病例的骨髓抽吸涂片中浆细胞少于 10%,中位比例为 8%[218]。浆细胞比例超过 20%的患者中,多数有明确的骨髓瘤。浆细胞的形态可能正常,也可表现为 PCM 相应的改变。常见于 μ 重链病的空泡化浆细胞也可出现[18]。骨髓中淀粉样沉积广泛的病例,其涂片中可能见到淡嗜酸性至嗜碱性的蛋白样物质,形成大小不一的团块(图 26.39)。

图 26.39 骨髓涂片中的淀粉样物。一位淀粉样变性患者的骨髓抽吸涂片。骨髓中有广泛淀粉样物沉积,涂片中形成大的团块(Wright-Giemsa 染色)

骨髓环钻活检的表现因人而异，一些患者没有可识别的异常，而另一些患者的骨髓被淀粉样物质广泛取代，或表现为骨髓瘤，浆细胞数量显著增多。最常见的是浆细胞数量轻度增多。如果活检标本中有足够大小的血管，特别是标本中有骨膜时，增厚的血管壁中有可能见到淀粉样物质。淀粉样物质沉积更为广泛时，沉积物可位于血管周，或与血管没有明确关系（图26.40）。偶见淀粉样物质取代大部分骨髓（图26.41）。

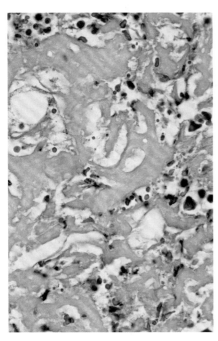

图26.40　淀粉样变性累及骨髓。 原发性淀粉样变性患者骨髓环钻活检标本。淀粉样物质广泛的间质性沉积于整个骨髓（HE染色）

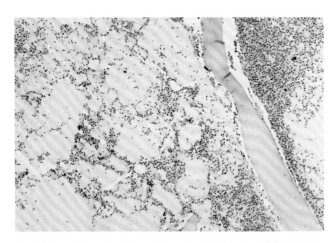

图26.41　淀粉样变性累及骨髓。 原发性淀粉样变性晚期患者，骨髓活检切片，显示淀粉样物质沉积广泛取代骨髓（HE染色）

免疫表型淀粉样变性中克隆性浆细胞的免疫表型同PCM和MGUS。骨髓活检标本中的浆细胞可表现为单克隆着色，当克隆很小而被正常浆细胞掩盖时，κ和λ免疫组化染色可呈现多克隆模式。无论有无骨髓瘤证据，大多数病例表现为单克隆模式[223,231,232]。单克隆性λ轻链阳性最常见。

26.5.1.6　细胞遗传学

原发性淀粉样变性的细胞遗传学重排改变与PCM相似，但t(11;14)更常见于淀粉样变性（分别为40%和15%）。其他常见的染色体异常包括13q14缺失和1q21获得[233,234]。

26.5.1.7　鉴别诊断

原发性（AL）淀粉样变性的鉴别诊断包括PCM伴淀粉样变性、其他类型淀粉样变性（例如AA和家族性淀粉样变性）、轻链和重链沉积病，罕见情况下还需要鉴别其他疾病。PCM伴淀粉样变性的诊断需要结合临床和实验室特征，包括蛋白电泳检查、影像学检查和骨髓中浆细胞定量。

临床表现和病史对AL与其他类型淀粉样变性的鉴别诊断很重要。针对不同类型淀粉样原纤维蛋白的抗体可用于免疫组化检查，对AA型淀粉样蛋白的识别尤为有用，但识别其他类型淀粉样蛋白最有效的方法是质谱分析[216,230]。刚果红染色或电镜检查可用于区分AL淀粉样变性与轻链和重链沉积病。

组织学观察，骨髓中广泛的血管外淀粉样沉积可类似脂肪浆液性萎缩（图26.42）。结合刚果红染色、临床病史和实验室检查，容易鉴别。

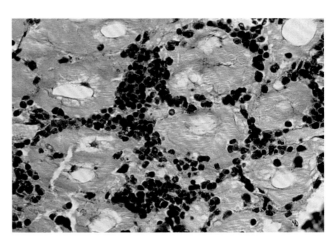

图26.42　脂肪浆液性萎缩类似淀粉样变性，骨髓活检。 高龄老年男性癌症患者，严重恶液质。切片中可见广泛脂肪浆液性萎缩，类似淀粉样变性，容易混淆（HE染色）

26.5.1.8　治疗

原发性淀粉样变性治疗的目的是消除或显著减少产生淀粉样蛋白的浆细胞，从而控制组织内淀粉样蛋白的产生和沉积。用于支持和保护器官功能的辅助治疗极为重要[216,235-237]。早期诊断是影响治疗效果的关键因素之一，可使逆转器官损害的机会增大，并提高患者对治疗的耐受力[235]。

原发性淀粉样变性的标准化疗方案由美法仑和地塞米松构成。可辅以新研发的免疫调节药沙立度胺和来那度胺，以及蛋白酶体抑制因子硼替佐米，可单独加入标准方案，也可以不同组合方式加入[237]。加入这些辅助药物后的治疗效果极佳，血液学和器官反应均很好。低分期患者对药物治疗反应好，通常会尝试自体干细胞移植，取决于患者的临床状态是否能耐受移植治疗[216,235-237]。

　　淀粉样沉积可导致充血性心力衰竭、肾衰竭和其他并发症,这些伴发疾病的治疗是有效治疗的重要组成部分。器官移植已成功治疗心脏或肾脏不可逆损伤患者,可提高生活质量,并延长生存期[235]。

26.5.1.9　预后

　　采用当前治疗方案,原发性淀粉样变性患者的生存期延长,生活质量提高,特别是早期诊断的低分期患者。高分期患者的预后仍旧很差[238]。决定预后的主要因素是心脏受累程度。与预后差相关的其他因素包括克隆性浆细胞达到骨髓瘤水平(>10%)、游离轻链基线水平高和 β_2 微球蛋白升高[235,238]。受累器官数量和血清尿酸水平也可能影响预后[222]。游离轻链水平加上两种心脏生物学标记,构成原发性淀粉样变性分期系统的基础[238]。依据这些参数的多少(0、1、2 或 3 个)分为四期。Ⅰ期和Ⅱ期患者的中位总体生存期分别为 94 个月和 40 个月,而Ⅲ期和Ⅳ期患者分别为 14 个月和 6 个月[238]。

　　原发性淀粉样变性患者最常见的死亡原因是淀粉样变性相关性心脏疾病。较少见的死亡原因包括肾衰竭、感染、出血、肠梗阻、肝衰竭和呼吸衰竭[239]。

26.5.2　系统性轻链和重链沉积病

26.5.2.1　定义

　　单克隆轻链和重链沉积病是指浆细胞肿瘤或罕见的淋巴浆细胞肿瘤分泌异常轻链和/或重链,后者沉积于组织内,导致器官功能障碍[1]。这种异常的轻链沉积物不形成淀粉样 β 折叠,也不与刚果红结合,且缺乏淀粉样 P 成分。本组疾病包括轻链沉积病(LCDD)、重链沉积病(HCDD)、轻链和重链沉积病(LHCDD),以 LCDD 最常见[215,231,240-248]。

26.5.2.2　流行病学

　　本组疾病极为罕见。患者诊断时中位年龄 56 岁(33~79 岁);60%~65% 为男性[215,241,244,247]。LCDD 常见于 PCM 患者(40%~65%),或 M 蛋白和骨髓中克隆性浆细胞处于 MGUS 水平的患者。一些病例为特发性,或与淋巴组织肿瘤相关[246,247]。

26.5.2.3　病理生理学

　　LCDD 和 HCDD 存在突变和缺失所致的 M 蛋白结构改变[215,241,244,246]。LCDD 的主要缺陷涉及免疫球蛋白轻链可变区的多个突变,伴 Vκ Ⅳ 型 κ 轻链过表达[215,241,246]。CH1 恒定区缺失是 HCDD 的关键事件,此突变的结果是与重链结合蛋白的结合失败,导致不成熟分泌。HCDD 的可变区也存在氨基酸取代,导致更易沉积于组织内[215,243,244]。

26.5.2.4　临床表现和实验室检查

　　患者症状与系统性免疫球蛋白沉积所致器官功能障碍有关。异常免疫球蛋白沉积在基底膜、弹力纤维和胶原纤维处最明显。最常累及肾脏。一项研究中,96% 的 LCDD 患者有肾脏表现,最常见为肾病综合征和/或肾衰[247,249]。LCDD 累及其他器官较少出现症状,还可累及的其他器官包括心脏(21%)、肝脏(19%)、周围神经系统(8%)和血管,偶可累及关节[247,250,251]。已报道弥漫性或结节状累及肺[250,252]。HCDD 最常见于 γ 重链沉积,但也可见到 α 重链沉积[253]。IgG3 或 IgG1 同种型 HCDD 与低补体血症相关,原因在于这些亚型最容易与补体结合[245,253]。85% 病例有 M 蛋白。

26.5.2.5　形态学

　　多数 LCDD 和 HCDD 均伴有 PCM,但一些病例的克隆性浆细胞负荷处于 MGUS 的范畴[247]。罕见病例为淋巴浆细胞淋巴瘤、边缘区淋巴瘤或慢性淋巴细胞白血病[254]。

　　多数轻链或重链沉积物见于肾活检标本,一些病例也可见于骨髓或其他组织标本。免疫球蛋白沉积物表现为无定形嗜酸性物质,不呈淀粉样或原纤维样,刚果红染色阴性。LCDD 的诊断依靠抗轻链抗体免疫荧光检查和电镜检查[247,248,253]。肾活检的典型光镜表现为结节性硬化性肾小球肾炎,轻链沉积物表现为肾小球和肾小管基底膜内的折射性嗜酸性物质。免疫荧光检查证实以 κ 轻链最常见。本病的诊断标志是单种免疫球蛋白沿肾小管基底膜外侧缘呈明显的线形带状沉积,轮廓光滑。电镜观察,沉积物为非纤丝形的粉状电子致密物,X 线衍射观察缺乏 β 折叠结构[1,247,248,253]。一些病例的内脏器官中,免疫球蛋白沉积物附近可能见到浆细胞,但较少见[246,250]。

26.5.2.6　免疫表型和遗传学

　　LCDD 以 κ 轻链为主(68%~80%),Vκ Ⅳ 可变区过表达,这不同于原发性淀粉样变性,后者以 λ 轻链为主,Vλ Ⅵ 可变区过表达[215,246,247]。骨髓切片轻链免疫组化染色,浆细胞可能存在 κ/λ 比率异常[231]。

　　关于 LCDD 和 HCDD 中浆细胞的遗传学信息很少,伴有 PCM 者的遗传学异常可能类似其他骨髓瘤,但发生率可能不同(见本节的病理生理学部分)。

26.5.2.7　鉴别诊断

　　LCDD 和 HCDD 主要与淀粉样变性鉴别。结合临床特征、刚果红和免疫荧光染色、电镜检查,以及异常免疫球蛋白沉积物的质谱分析,几乎所有病例均可得到正确诊断(见原发性淀粉样变性的鉴别诊断部分)。

26.5.2.8　治疗和预后

　　治疗的目的是消除或减少产生克隆性免疫球蛋白的浆细胞,从而控制组织内异常免疫球蛋白沉积(见原发性淀粉样变性的治疗和预后部分)。保护器官功能(特别是肾功能)的支持治疗是患者管理的重要组成部分[247,251]。对于一些 LCDD 患者而言,自体干细胞移植是控制疾病和逆转肾功能障碍的有效手段[255]。LCDD 的中位总体生存期约 4 年,患者存活率为 52%,肾功能保存率为 40%[247]。预后不良因素包括老年、PCM 和肾外轻链沉积[247,251]。

26.6　浆细胞肿瘤伴副肿瘤综合征

26.6.1　POEMS 综合征(骨硬化性骨髓瘤)

26.6.1.1　定义

POEMS 是一种常与骨硬化性浆细胞肿瘤相关的副肿瘤综合征,包括多神经病、器官肥大、内分泌病、单克隆丙种球蛋白病和皮肤病变[1,256-260]。还有其他数个常见特征,但未包括在 POEMS 中,这些特征包括:Castleman 病、视乳头水肿、水肿和浆液性渗出、血小板增多、红细胞增多和血管内皮生长因子(VEGF)升高[261]。多数患者不会出现上述所有表现,最近才明确 POEMS 诊断所必需的特征数量(框 26.10)[261]。

框 26.10　POEMS 综合征诊断标准

必备标准
多神经病
单克隆浆细胞增生性疾病
主要标准(具备一条)
Castleman 病
骨硬化性骨病变
VEGF 升高
次要标准(具备一条)
器官肥大
内分泌病
皮肤病变
视乳头水肿
血小板增多
血管外容量过负荷

26.6.1.2　流行病学、病因学和发病机制

POEMS 综合征罕见,估计约占浆细胞肿瘤的 1%~2%。男性稍多,男女比例 1.4:1,诊断时中位年龄约 50 岁[259]。许多病例报告来自亚洲[258]。

POEMS 的发病机制还不完全清楚,但调节因子改变所导致的促炎细胞因子失衡可能是重要因素之一。VEGF 水平显著升高在发病机制中的作用似乎尤其重要[262-264]。POEMS 综合征、骨硬化性骨髓瘤与 Castleman 病之间的病理生理学联系还不十分清楚。Castleman 病患者所发生的 POEMS 综合征中,少数与 HHV-8 相关[257,265,266]。

26.6.1.3　临床特征

POEMS 综合征罕见,并且临床所见非常复杂,因此常不能得到及时诊断。框 26.10 是 POEMS 综合征现行的诊断标准[261,267],分为必备标准、主要标准和次要标准。必备标准包括两条:慢性进行性多神经病,最常以一条运动神经病变为主;单克隆浆细胞增生伴 M 蛋白(IgG 或 IgA),>95% 的病例为 λ 轻链。M 蛋白水平一般较低(中位值 1.1g/dL)[259]。除必备标准外,至少还需要满足一条主要标准和一条次要标准,一般会满足多条标准。几乎所有病例均有血清和血浆 VEGF 水平显著升高,且 VEGF 水平与疾病活性相关[261,267]。约 95% 病例存在骨硬化性病变[259,261]。骨影像学检查发现,约半数病例为单发硬化性病变,1/3 病例有 3 个以上病变[259]。伴淋巴结肿大的

患者中,2/3 存在浆细胞型 Castleman 病,其中多数伴有克隆性浆细胞增生性疾病[259]。POEMS 综合征的 Castleman 变异型罕见,缺乏伴随的克隆性浆细胞增生,但伴有许多其他副肿瘤特征[261,266]。

POMES 是最初发现该病时 5 个疾病表现的首字母缩写,目前将其中 3 个归入次要标准中,但这三种表现均至少可见于半数病例。内分泌病可见于 2/3 以上病例,最常见于性腺功能减退或甲状腺疾病。皮肤病例也可见于 2/3 以上病例,最常为色素沉着过度和毛发过多,器官肥大至少见于半数病例[259,261,267]。其他次要标准包括血管外容量过负荷,表现为外周性水肿、腹水,或胸腔积液(30%~85%)、视乳头水肿(约 40%)、血小板增多(约 75%)或红细胞增多症(约 15%)。其他常见但非特异性的临床发现包括体重减轻、疲劳、骨痛和关节痛。高钙血症、肾功能不全和病理性骨折均相对常见于 PCM,但罕见于 POEMS 综合征。

26.6.1.4　形态学

POEMS 综合征患者的血涂片没有特异性改变。血细胞计数异常包括血小板增多(约见于 75% 的患者)和红细胞增多(约见于 12%~19% 的患者)[259-261,267]。一些患者血细胞计数正常,POEMS 综合征患者出现明显血细胞减少的频率低于 PCM 患者。

典型的骨髓改变为骨硬化性浆细胞瘤,单发或多发。由于病变很局限,因此可能必须行定向骨髓活检。浆细胞瘤中,骨小梁内常可见显著的骨硬化性改变(图 26.43~图 26.46)。常见小梁旁纤维化,伴有陷入其内的浆细胞,后者因结缔组织的挤压而拉长[1]。在远离骨硬化性浆细胞瘤区域进行的非定向活检标本中,骨髓细胞量常处于正常范围,但也可增多或减少。随机活检标本中的浆细胞中位值常低于 5%,但骨髓病变广泛患者中可超过 50%[260,268]。疾病播散患者的浆细胞可呈间质性分布,或形成小或大的细胞簇,这取决于细胞丰富程度。半数患者的骨髓活检标本中,可见到多型或单型浆细胞围绕的淋巴细胞聚集灶。另一个常见的表现是簇状巨核细胞增生,常伴有类似骨髓增生性肿瘤的非典型形态特征[268]。

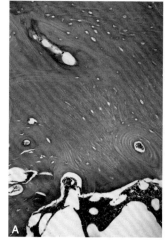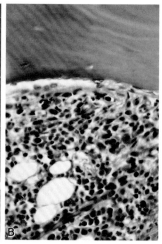

图 26.43　POEMS 综合征患者的骨硬化性病变。椎骨的骨硬化性病变活检,患者有多神经病和血清 IgAλM 蛋白。A,低倍放大,骨显著增厚。B,高倍放大,显示骨旁浆细胞增生,骨表面可见成骨细胞(HE 染色)

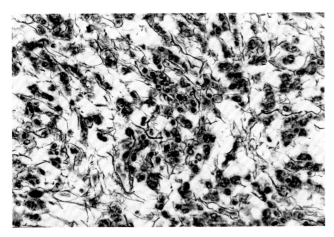

图 26.44 浆细胞病变的网状纤维染色，POEMS 综合征。网状纤维中度增多，波浪状围绕浆细胞簇（Wilder 网状纤维染色）

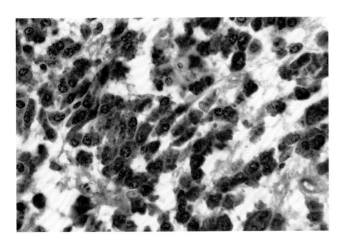

图 26.45 浆细胞病变，λ 轻链染色，POEMS 综合征。以 λ 轻链阳性浆细胞为主

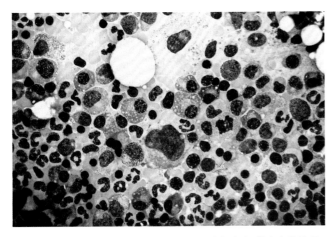

图 26.46 骨髓抽吸涂片，一例 POEMS 综合征患者，伴有多发骨硬化性病变。涂片显示浆细胞增多，相对成熟；许多细胞含有胞质空泡（Wright-Giemsa 染色）

26.6.1.5 免疫表型

骨髓抽吸标本流式细胞术检查或活检标本免疫组化检查发现，绝大多数病例存在单克隆浆细胞群（见图 26.45）[268]。多数情况下，这些单克隆细胞分布于多型浆细胞背景中。其他

浆细胞肿瘤常见的异常免疫表型也可见于 POEMS 综合征[268]。局限性病变的免疫组化染色可证实肿瘤性浆细胞表达胞质 IgA 或 IgG。>90% 病例存在 λ 轻链限制[259,260,268]。

26.6.1.6 细胞遗传学

重点关注 POEMS 综合征细胞遗传学改变的文献很少。这些研究报道的异常类似于 PCM，但发生率有一定程度差异[269,270]。一项研究发现低频的超二倍体和 14q32 异常，但 13 号单体的发生率同其他浆细胞肿瘤[269]。另一项研究发现，65% 的 POEMS 综合征病例的细胞遗传学改变与 PCM 相似[270]，包括 14q32 易位（45% 的病例）、t（11；14）（25%）和 T（4；14）（15%）。13q 缺失见于 25% 病例，1q21 扩增见于 20% 病例。未证实细胞遗传学异常与临床特征之间存在显著关系[270]。

鉴别诊断 POEMS 综合征的诊断通常很困难，原因在于本病罕见，且其副肿瘤表现可具有迷惑性。本病的诊断需要结合临床、实验室、影像学和活检信息。如果初诊时仅关注到任意单个副肿瘤表现，而没有注意到整个临床背景，可导致诊断延迟。在疾病早期，需要鉴别其他多神经病和单克隆性浆细胞疾病，特别是 MGUS、无症状性骨髓瘤和孤立性浆细胞瘤。若临床表现支持 POEMS 综合征，可采用影像学检查、VEGF 检测，以及定向或随机骨髓活检来确定诊断[261]。熟悉 POEMS 综合征的骨髓改变对诊断很重要。一些病例的随机骨髓活检可类似骨髓增生性肿瘤[268]。

26.6.1.7 治疗和预后

与孤立性骨浆细胞瘤一样，孤立性骨病变患者和随机骨髓活检标本中缺乏克隆性浆细胞的患者可采用放疗，症状改善可持续数月，一些病例似乎可治愈[261]。对于疾病播散的患者，需要采用包括辅助放疗在内的系统治疗，以缩小任何大的骨病变。POEMS 综合征的化疗药物同 PCM。自体造血干细胞移植也可作为选择之一[261,267,271]。

总体而言，POEMS 综合征的预后优于 PCM 或淀粉样变性。疾病缓慢进展，中位总体生存期可达 165 个月，60%～90% 患者存活 5 年或更长[257,259,267,271]。病变局限且适合放疗的患者预后最佳。与生存期缩短相关的临床因素包括：血管外液体负荷过度、杵状指、呼吸道症状和肺动脉高压[261,267]。已知的遗传学改变均与预后不相关[259,261]。最常见的死亡原因是心肺衰竭和感染[261]。

26.6.2 TEMPI 综合征

26.6.2.1 定义

TEMPI 综合征是一种新近描述的浆细胞肿瘤伴副肿瘤特征[272]。TEMPI 是如下疾病的首字母缩写：毛细胞血管扩张（Telangiectasias）、促红细胞生成素升高/红细胞增多（elevated Erythropoietin/Erythrocytosis）、单克隆丙种球蛋白病（Monoclonal gammopathy）、肾周液体聚集（Perinephric fluid collection）和肺内分流（Intrapulmonary shunting）。与 POEMS 综合征一样，TEMPI 综合征的表现与克隆性浆细胞增生及其 M 蛋白相关，其特殊的临床和实验室发现大部分不同于 POEMS 综合征。TEMPI 综合征作为一个暂定分类包括在 2016 年更新的造血和淋巴组织

肿瘤 WHO 分类中。

26.6.2.2　病因学和流行病学

TEMPI 综合征的病因学、发病机制和发病率均所知甚少。本病极罕见,到 2015 年为止,仅报道 11 例[272-277]。患者年龄 35~58 岁。男女均可发病。由于最近才得以描述,且常与其他疾病混淆,因此推测其发病率比报道的要更高一些。

26.6.2.3　临床和实验室特征

TEMPI 综合征起病隐匿,症状缓慢进展。红细胞增多为恒定特征,促红细胞生成素(EPO)稳步升高,直至显著升高。多数患者有毛细血管扩张,最显著部位包括面部、躯干、手臂和手。红细胞增多和毛细血管扩张一般先于肺内分流和缺氧之前出现。肾周液体聚集出现在肾与肾被膜之间,为清亮的浆液性液体,蛋白含量低。一些患者伴有静脉血栓或颅内出血[272]。所有患者均可检测到 M 蛋白,多为 IgGκ,但 IgGλ 和 IgAλ 也有个案报道[272,274,275,277]。1 例有血清游离轻链比例偏移[274]。VEGF 水平不增加,这不同于 POEMS 综合征[277]。

26.6.2.4　形态学

不能解释的红细胞增多或蛋白电泳异常患者常行骨髓检查。TEMPI 综合征患者缺乏特异性血或骨髓形态学改变,但常见因红系增生而导致的红细胞增多和骨髓细胞增多[277]。一位患者的红系和巨核系细胞有非典型性,另一些患者可见反应性淋巴样病变[277]。多数患者有 MGUS 水平(<10%)的骨髓内克隆性浆细胞。2 例患者的浆细胞>10%,1 例诊断为焖燃型骨髓瘤,但迄今尚无满足症状性 PCM 诊断标准的病例报道。常可见非典型性轻微的浆细胞;一例可见显著的胞质空泡[274,277]。

26.6.2.5　免疫表型特征和遗传学

还没有关于 TEMPI 综合征免疫表型和遗传学特征的详细报道。多数病例的浆细胞为 IgGκ 限制性。

26.6.2.6　鉴别诊断

TEMPI 综合征的鉴别诊断包括其他可导致红细胞增多的疾病(最常见为真红细胞增多症)和 POEMS 综合征。EPO 显著升高、缺乏 JAK2V617F 突变,可除外真红细胞增多症。导致继发性红细胞增多的疾病罕见,EPO 升高达 TEMPI 综合征的水平,结合临床表现,容易鉴别。伴红细胞增多和皮肤改变的 POEMS 综合征可部分类似 TEMPI 综合征。VEGF 水平升高是 POEMS 综合征的特征,不见于 TEMPI 综合征[277]。两者的其他鉴别特征见表 26.5。

表 26.5　TEMPI 综合征与 POEMS 综合征的关系

相似特征	区别
副肿瘤综合征	TEMPI 综合征缺乏诊断 POEMS
单克隆丙种球蛋白病是可能的	综合征诊断所需要的必要标
驱动因素	准和主要标准
血管外液体过负荷	无多发神经病
皮肤改变	无骨硬化性病变
红细胞增多	? Castleman,VEGF
针对浆细胞肿瘤的治疗反应	Ig 轻链不同
	POEMS——λ
	TEMPI——多为 κ

26.6.2.7　治疗和预后

TEMPI 综合征治疗的相关信息很少,多数病例的治疗目的是减少克隆性浆细胞和 M 蛋白。据报道,蛋白酶体抑制因子硼替佐米治疗可达到症状部分或完全缓解[273,274]。治疗反应良好的一个评价指标是 EPO 水平显著下降[277]。在硼替佐米方案后行自体干细胞移植,1 例获得完全缓解[277]。消除肿瘤性浆细胞克隆的治疗获得成功,提示克隆性浆细胞和 M 蛋白在 TEMPI 综合征的病理生理学机制中发挥关键性作用。

TEMPI 综合征是一种肿瘤负荷低的惰性浆细胞肿瘤,其症状与相应的副肿瘤表现相关。准确诊断,并在晚期症状出现之前尽早开始治疗,是成功治疗本病的关键。

精华和陷阱

精华
- 浆细胞肿瘤的诊断需要结合临床、形态学、影像学和实验室检查结果
- 血清和尿免疫固定电泳是检测单克隆免疫球蛋白重链和轻链,以及检测少量 M 蛋白的金标准
- 游离轻链分析对于检测微量 M 蛋白高度敏感。对患者监测非常重要,也是所有类型浆细胞肿瘤患者的一个重要的预后预测因素
- 免疫组化染色用于定量评估骨髓活检标本中的浆细胞,识别克隆性浆细胞增生,并与其他病变鉴别
- 流式细胞术可用于肿瘤性浆细胞克隆的初筛,以及监测微小残留病变
- 细胞遗传学和分子遗传学特征是浆细胞骨髓瘤最强的预后预测因子,所有病例均应行相应检测来评估危险分层
- 危险分层最高的焖燃型骨髓瘤患者可能从治疗中获益,包括延迟发展为症状性骨髓瘤、总体生存率提高
- MGUS 患者必须密切随访,以早期发现进展至恶性浆细胞肿瘤。M 蛋白的类型和水平,以及游离轻链比率,均与 MGUS 进展为恶性肿瘤显著相关
- 在诊断骨的孤立性浆细胞瘤之前,需要仔细全面检查,包括 MRI

- 识别淀粉样变性类型最有效的方法是激光显微切割淀粉样物,然后行质谱分析

陷阱
- 血清蛋白电泳(SPE)法可能检测不到低水平的单克隆免疫球蛋白(M 蛋白),此现象常见于 IgD、IgE 和唯轻链骨髓瘤。若未行游离轻链分析,可能漏诊
- 骨髓瘤的局限性病变在随机活检可能漏诊。诊断结果与标本大小和数量直接相关
- 若未行流式细胞术和免疫组化染色来检测免疫表型,低负荷病变可能漏诊
- 若未采用浆细胞富集技术(细胞拣选)或胞质免疫球蛋白增强 FISH,骨髓标本中浆细胞肿瘤的 FISH 检测可能失败
- 骨外浆细胞瘤可能难以与淋巴浆细胞淋巴瘤和伴显著浆细胞分化的边缘区淋巴瘤鉴别
- 骨髓标本中的淀粉样变性可能诊断困难。淀粉样沉积常少或无,浆细胞比例低,且形态可能正常
- 淀粉样变性的类型若诊断错误,可能误诊与 MGUS 不相关患者的原发性(AL)淀粉样变性,并导致不恰当的治疗
- 浆细胞肿瘤伴副肿瘤综合征具有迷惑性,可导致延误诊断。熟悉 POEMS 和 TEMPI 综合征的表现,才能考虑到这些疾病

(梅开勇　陈　健译)

参考文献

1. Swerdlow SH, Campo E, Harris NL, et al. WHO Classification of Tumours of Haemotopoietic and Lymphoid Tissues. Revised 4th ed. Lyon, France: IARC Press; 2017.

2. International Myeloma Working Group. Criteria for the classification of monoclonal gammopathies, multiple myeloma and related disorders: a report of the International Myeloma Working Group. Br J Haematol. 2003; 121: 749-757.

2a. Rajkumar SV, et al. International Myeloma Working Group updated criteria for the diagnosis of multiple myeloma. Lancet Oncol. 2014; 15: e538-e548.

3. Kyle RA, Gertz MA, Witzig TE, et al. Review of 1027 patients with newly diagnosed multiple myeloma. Mayo Clin Proc. 2003; 78: 21-33.

4. Siegel RL, Miller KD, Jemal A. Cancer statistics, 2015. CA Cancer J Clin. 2015; 65: 5-29.

5. Brown LM, Linet MS, Greenberg RS, et al. Multiple myeloma and family history of cancer among blacks and whites in the U.S. Cancer. 1999; 85: 2385-2390.

6. Lewis EB. Leukemia, multiple myeloma, and aplastic anemia in American radiologists. Science. 1963; 142: 1492-1494.

7. Linet MS, Harlow SD, McLaughlin JK. A case-control study of multiple myeloma in whites: chronic antigenic stimulation, occupation, and drug use. Cancer Res. 1987; 47: 2978-2981.

8. Barlogie B, Epstein J, Selvanayagam P, Alexanian R. Plasma cell myeloma—new biological insights and advances in therapy. Blood. 1989; 73: 865-879.

9. Pilarski LM, Jensen GS. Monoclonal circulating B cells in multiple myeloma. A continuously differentiating, possibly invasive, population as defined by expression of CD45 isoforms and adhesion molecules. Hematol Oncol Clin North Am. 1992; 6: 297-322.

10. Malpas JBD, Kyle R, Anderson K, eds. Myeloma: Biology, and Management. 3rd ed. Philadelphia: Saunders; 2004.

11. Mitsiades CS, McMillin DW, Klippel S, et al. The role of the bone marrow microenvironment in the pathophysiology of myeloma and its significance in the development of more effective therapies. Hematol Oncol Clin North Am. 2007; 21: 1007-1034, vii-viii.

12. Terpos E, Szydlo R, Apperley JF, et al. Soluble receptor activator of nuclear factor kappaB ligand-osteoprotegerin ratio predicts survival in multiple myeloma: proposal for a novel prognostic index. Blood. 2003; 102: 1064-1069.

13. Bradwell AR, Carr-Smith HD, Mead GP, et al. Highly sensitive, automated immunoassay for immunoglobulin free light chains in serum and urine. Clin Chem. 2001; 47: 673-680.

14. Mead GP, Carr-Smith HD, Drayson MT, Morgan GJ, Child JA, Bradwell AR. Serum free light chains for monitoring multiple myeloma. Br J Haematol. 2004; 126: 348-354.

15. Dispenzieri A, Kyle R, Merlini G, et al. International Myeloma Working Group guidelines for serum-free light chain analysis in multiple myeloma and related disorders. Leukemia. 2009; 23: 215-224.

16. Dispenzieri A, Kyle RA, Katzmann JA, et al. Immunoglobulin free light chain ratio is an independent risk factor for progression of smoldering (asymptomatic) multiple myeloma. Blood. 2008; 111: 785-789.

17. Durie BG, Harousseau JL, Miguel JS, et al. International uniform response criteria for multiple myeloma. Leukemia. 2006; 20: 1467-1473.

18. Reed M, McKenna RW, Bridges R, Parkin J, Frizzera G, Brunning RD. Morphologic manifestations of monoclonal gammopathies. Am J Clin Pathol. 1981; 76: 8-23.

19. Riccardi A, Gobbi PG, Ucci G, et al. Changing clinical presentation of multiple myeloma. Eur J Cancer. 1991; 27: 1401-1405.

20. Zamagni E, Cavo M. The role of imaging techniques in the management of multiple myeloma. Br J Haematol. 2012; 159: 499-513.

21. Dimopoulos M, Terpos E, Comenzo RL, et al. International myeloma working group consensus statement and guidelines regarding the current role of imaging techniques in the diagnosis and monitoring of multiple Myeloma. Leukemia. 2009; 23: 1545-1556.

22. Lecouvet FE, Vande Berg BC, Michaux L, et al. Stage III multiple myeloma: clinical and prognostic value of spinal bone marrow MR imaging. Radiology. 1998; 209: 653-660.

23. Dispenzieri A, Stewart AK, Chanan-Khan A, et al. Smoldering multiple myeloma requiring treatment: time for a new definition? Blood. 2013; 122: 4172-4181.

24. Dick FR. Plasma cell myeloma and related disorders with monoclonal gammopathy. In: Koepke JA, ed. Laboratory Hematology. New York: Churchill-Livingstone; 1984; 445-481.

25. Maldonado JE, Velosa JA, Kyle RA, Wagoner RD, Holley KE, Salassa RM. Fanconi syndrome in adults. A manifestation of a latent form of myeloma. Am J Med. 1975; 58: 354-364.

26. Fitchen JH, Lee S. Phagocytic myeloma cells. Am J Clin Pathol. 1979; 71: 722-723.

27. Zukerberg LR, Ferry JA, Conlon M, Harris NL. Plasma cell myeloma with cleaved, multilobated, and monocytoid nuclei. Am J Clin Pathol. 1990; 93: 657-661.

28. Robillard N, Avet-Loiseau H, Garand R, et al. CD20 is associated with a small mature plasma cell morphology and t(11; 14) in multiple myeloma. Blood. 2003; 102: 1070-1071.

29. Cook JR, Hsi ED, Worley S, Tubbs RR, Hussein M. Immunohistochemical analysis identifies two cyclin D1+ subsets of plasma cell myeloma, each associated with favorable survival. Am J Clin Pathol. 2006; 125: 615-624.

30. Greipp PR, Raymond NM, Kyle RA, O'Fallon WM. Multiple myeloma: significance of plasmablastic subtype in morphological classification. Blood. 1985; 65: 305-310.

31. Greipp PR, Leong T, Bennett JM, et al. Plasmablastic morphology—an independent prognostic factor with clinical and laboratory correlates: Eastern Cooperative Oncology Group (ECOG) myeloma trial E9486 report by the ECOG Myeloma Laboratory Group. Blood. 1998; 91: 2501-2507.

32. Carter A, Hocherman I, Linn S, Cohen Y, Tatarsky I. Prognostic significance of plasma cell morphology in multiple myeloma. Cancer. 1987; 60: 1060-1065.

33. Bartl R, Frisch B, Fateh-Moghadam A, Kettner G, Jaeger K, Sommerfeld W. Histologic classification and staging of multiple myeloma. A retrospective and prospective study of 674 cases. Am J Clin Pathol. 1987; 87: 342-355.

34. Brunning RD, McKenna RW. Plasma cell dyscrasias and related disorders. In: Atlas of Tumor Pathology. Washington, D.C.: Armed Forces Institute of Pathology; 1994; 362-367.

35. Subramanian R, Basu D, Dutta TK. Significance of bone marrow fibrosis

in multiple myeloma. Pathology. 2007;39:512-515.

36. Krzyzaniak RL, Buss DH, Cooper MR, Wells HB. Marrow fibrosis and multiple myeloma. Am J Clin Pathol. 1988;89:63-68.

37. Bosman C, Fusilli S, Bisceglia M, Musto P, Corsi A. Oncocytic nonsecretory multiple myeloma. A clinicopathologic study of a case and review of the literature. Acta Haematol. 1996;96:50-56.

38. Bourantas K. Nonsecretory multiple myeloma. Eur J Haematol. 1996;56:109-111.

39. Cavo M, Galieni P, Gobbi M, et al. Nonsecretory multiple myeloma. Presenting findings, clinical course and prognosis. Acta Haematol. 1985;74:27-30.

40. Drayson M, Tang LX, Drew R, Mead GP, Carr-Smith H, Bradwell AR. Serum free light-chain measurements for identifying and monitoring patients with nonsecretory multiple myeloma. Blood. 2001;97:2900-2902.

41. Dul JL, Argon Y. A single amino acid substitution in the variable region of the light chain specifically blocks immunoglobulin secretion. Proc Natl Acad Sci USA. 1990;87:8135-8139.

42. Coriu D, Weaver K, Schell M, et al. A molecular basis for nonsecretory myeloma. Blood. 2004;104:829-831.

43. Smith DB, Harris M, Gowland E, Chang J, Scarffe JH. Non-secretory multiple myeloma: a report of 13 cases with a review of the literature. Hematol Oncol. 1986;4:307-313.

44. Chawla SS, Kumar SK, Dispenzieri A, et al. Clinical course and prognosis of non-secretory multiple myeloma. Eur J Haematol. 2015;95:57-64.

45. Kyle RA, Remstein ED, Therneau TM, et al. Clinical course and prognosis of smoldering (asymptomatic) multiple myeloma. N Engl J Med. 2007;356:2582-2590.

46. Kristinsson SY, Holmberg E, Blimark C. Treatment for high-risk smoldering myeloma. N Engl J Med. 2013;369:1762-1763.

47. Dimopoulos MA, Moulopoulos LA, Maniatis A, Alexanian R. Solitary plasmacytoma of bone and asymptomatic multiple myeloma. Blood. 2000;96:2037-2044.

48. Kyle RA, Greipp PR. Smoldering multiple myeloma. N Engl J Med. 1980;302:1347-1349.

49. Kyle RA, Therneau TM, Rajkumar SV, et al. A long-term study of prognosis in monoclonal gammopathy of undetermined significance. N Engl J Med. 2002;346:564-569.

50. Dhodapkar MV, Sexton R, Waheed S, et al. Clinical, genomic, and imaging predictors of myeloma progression from asymptomatic monoclonal gammopathies(SWOG S0120). Blood. 2014;123:78-85.

51. Mateos MV, San Miguel JF. How should we treat newly diagnosed multiple myeloma patients? Hematology Am Soc Hematol Educ Program. 2013;2013:488-495.

52. Rajkumar SV, Landgren O, Mateos MV. Smoldering multiple myeloma. Blood. 2015;125:3069-3075.

53. Gonsalves WI, Rajkumar SV, Go RS, et al. Trends in survival of patients with primary plasma cell leukemia: a population-based analysis. Blood. 2014;124:907-912.

54. Fernández de Larrea C, Kyle RA, Durie BG, et al. Plasma cell leukemia: consensus statement on diagnostic requirements, response criteria and treatment recommendations by the International Myeloma Working Group. Leukemia. 2013;27:780-791.

55. Dimopoulos MA, Palumbo A, Delasalle KB, Alexanian R. Primary plasma cell leukaemia. Br J Haematol. 1994;88:754-759.

56. García-Sanz R, Orfão A, González M, et al. Primary plasma cell leukemia: clinical, immunophenotypic, DNA ploidy, and cytogenetic characteristics. Blood. 1999;93:1032-1037.

57. Avet-Loiseau H, Daviet A, Brigaudeau C, et al. Cytogenetic, interphase, and multicolor fluorescence in situ hybridization analyses in primary plasma cell leukemia: a study of 40 patients at diagnosis, on behalf of the Intergroupe Francophone du Myélome and the Groupe Français de Cytogénétique Hématologique. Blood. 2001;97:822-825.

58. Hegewisch S, Mainzer K, Braumann D. IgE myelomatosis. Presentation of a new case and summary of literature. Blut. 1987;55:55-60.

59. Sahara N, Takeshita A, Shigeno K, et al. Clinicopathological and prognostic characteristics of CD56-negative multiple myeloma. Br J Haematol. 2002;117:882-885.

60. Pellat-Deceunynck C, Barillé S, Jego G, et al. The absence of CD56 (NCAM) on malignant plasma cells is a hallmark of plasma cell leukemia and of a special subset of multiple myeloma. Leukemia. 1998;12:1977-1982.

61. Jimenez-Zepeda VH, Neme-Yunes Y, Braggio E. Chromosome abnormalities defined by conventional cytogenetics in plasma cell leukemia: what have we learned about its biology? Eur J Haematol. 2011;87:20-27.

62. Tiedemann RE, Gonzalez-Paz N, Kyle RA, et al. Genetic aberrations and survival in plasma cell leukemia. Leukemia. 2008;22:1044-1052.

63. Funaro A, Malavasi F. Human CD38, a surface receptor, an enzyme, an adhesion molecule and not a simple marker. J Biol Regul Homeost Agents. 1999;13:54-61.

64. Harada H, Kawano MM, Huang N, et al. Phenotypic difference of normal plasma cells from mature myeloma cells. Blood. 1993;81:2658-2663.

65. Terstappen LW, Johnsen S, Segers-Nolten IM, Loken MR. Identification and characterization of plasma cells in normal human bone marrow by high-resolution flow cytometry. Blood. 1990;76:1739-1747.

66. Almeida J, Orfao A, Ocqueteau M, et al. High-sensitive immunophenotyping and DNA ploidy studies for the investigation of minimal residual disease in multiple myeloma. Br J Haematol. 1999;107:121-131.

67. Lin P, Owens R, Tricot G, Wilson CS. Flow cytometric immunophenotypic analysis of 306 cases of multiple myeloma. Am J Clin Pathol. 2004;121:482-488.

68. Bataille R, Jego G, Robillard N, et al. The phenotype of normal, reactive and malignant plasma cells. Identification of "many and multiple myelomas" and of new targets for myeloma therapy. Haematologica. 2006;91:1234-1240.

69. Wijdenes J, Vooijs WC, Clément C, et al. A plasmocyte selective monoclonal antibody(B-B4) recognizes syndecan-1. Br J Haematol. 1996;94:318-323.

70. Kobayashi S, Hyo R, Amitani Y, et al. Four-color flow cytometric analysis of myeloma plasma cells. Am J Clin Pathol. 2006;126:908-915.

71. Rawstron AC, Orfao A, Beksac M, et al. Report of the European Myeloma Network on multiparametric flow cytometry in multiple myeloma and related disorders. Haematologica. 2008;93:431-438.

72. Gupta R, Bhaskar A, Kumar L, Sharma A, Jain P. Flow cytometric immunophenotyping and minimal residual disease analysis in multiple myeloma. Am J Clin Pathol. 2009;132:728-732.

73. Morice WG, Hanson CA, Kumar S, Frederick LA, Lesnick CE, Greipp PR. Novel multi-parameter flow cytometry sensitively detects phenotypically distinct plasma cell subsets in plasma cell proliferative disorders. Leukemia. 2007;21:2043-2046.

74. Cannizzo E, Carulli G, Del Vecchio L, et al. The role of CD19 and CD27

in the diagnosis of multiple myeloma by flow cytometry：a new statistical model. Am J Clin Pathol. 2012；137：377-386.

75. Ocqueteau M，Orfao A，Almeida J，et al. Immunophenotypic characterization of plasma cells from monoclonal gammopathy of undetermined significance patients. Implications for the differential diagnosis between MGUS and multiple myeloma. Am J Pathol. 1998；152：1655-1665.

76. Tembhare PR，Yuan CM，Venzon D，et al. Flow cytometric differentiation of abnormal and normal plasma cells in the bone marrow in patients with multiple myeloma and its precursor diseases. Leuk Res. 2014；38：371-376.

77. Pojero F，Casuccio A，Parrino MF，et al. Old and new immunophenotypic markers in multiple myeloma for discrimination of responding and relapsing patients：The importance of "normal" residual plasma cell analysis. Cytometry B Clin Cytom. 2015；88：165-182.

78. Peceliunas V，Janiulioniene A，Matuzeviciene R，Griskevicius L. Six color flow cytometry detects plasma cells expressing aberrant immunophenotype in bone marrow of healthy donors. Cytometry B Clin Cytom. 2011；80：318-323.

79. Pellat-Deceunynck C，Bataille R. Normal and malignant human plasma cells：proliferation，differentiation，and expansions in relation to CD45 expression. Blood Cells Mol Dis. 2004；32：293-301.

80. Medina F，Segundo C，Campos-Caro A，González-García I，Brieva JA. The heterogeneity shown by human plasma cells from tonsil，blood，and bone marrow reveals graded stages of increasing maturity，but local profiles of adhesion molecule expression. Blood. 2002；99：2154-2161.

81. Raja KR，Kovarova L，Hajek R. Review of phenotypic markers used in flow cytometric analysis of MGUS and MM，and applicability of flow cytometry in other plasma cell disorders. Br J Haematol. 2010；149：334-351.

82. Olteanu H，Harrington AM，Hari P，Kroft SH. CD200 expression in plasma cell myeloma. Br J Haematol. 2011；153：408-411.

83. Mateo G，Montalban MA，Vidriales MB，et al. Prognostic value of immunophenotyping in multiple myeloma：a study by the PETHEMA/GEM cooperative study groups on patients uniformly treated with high-dose therapy. J Clin Oncol. 2008；26：2737-2744.

84. Kraj M，Sokołowska U，Kopeć-Szlezak J，et al. Clinicopathological correlates of plasma cell CD56(NCAM) expression in multiple myeloma. Leuk Lymphoma. 2008；49：298-305.

85. Walters M，Olteanu H，Van Tuinen P，Kroft SH. CD23 expression in plasma cell myeloma is specific for abnormalities of chromosome 11，and is associated with primary plasma cell leukaemia in this cytogenetic subgroup. Br J Haematol. 2010；149：292-293.

86. Salama ME，Du S，Efimova O，et al. Neoplastic plasma cell aberrant antigen expression patterns and their association with genetic abnormalities. Leuk Lymphoma. 2015；56：426-433.

87. Paiva B，Gutiérrez NC，Chen X，et al. Clinical significance of CD81 expression by clonal plasma cells in high-risk smoldering and symptomatic multiple myeloma patients. Leukemia. 2012；26：1862-1869.

88. Pozdnyakova O，Morgan EA，Li B，Shahsafaei A，Dorfman DM. Patterns of expression of CD56 and CD117 on neoplastic plasma cells and association with genetically distinct subtypes of plasma cell myeloma. Leuk Lymphoma. 2012；53：1905-1910.

89. Chang H，Samiee S，Yi QL. Prognostic relevance of CD56 expression in multiple myeloma：a study including 107 cases treated with high-dose melphalan-based chemotherapy and autologous stem cell transplant. Leuk Lymphoma. 2006；47：43-47.

90. Moreau P，Robillard N，Avet-Loiseau H，et al. Patients with CD45 negative multiple myeloma receiving high-dose therapy have a shorter survival than those with CD45 positive multiple myeloma. Haematologica. 2004；89：547-551.

91. Kumar S，Rajkumar SV，Kimlinger T，Greipp PR，Witzig TE. CD45 expression by bone marrow plasma cells in multiple myeloma：clinical and biological correlations. Leukemia. 2005；19：1466-1470.

92. Robillard N，Pellat-Deceunynck C，Bataille R. Phenotypic characterization of the human myeloma cell growth fraction. Blood. 2005；105：4845-4848.

93. Spears MD，Olteanu H，Kroft SH，Harrington AM. The immunophenotypic stability of plasma cell myeloma by flow cytometry. Int J Lab Hematol. 2011；33：483-491.

94. Alapat D，Coviello-Malle J，Owens R，et al. Diagnostic usefulness and prognostic impact of CD200 expression in lymphoid malignancies and plasma cell myeloma. Am J Clin Pathol. 2012；137：93-100.

95. Douds JJ，Long DJ，Kim AS，Li S. Diagnostic and prognostic significance of CD200 expression and its stability in plasma cell myeloma. J Clin Pathol. 2014；67：792-796.

96. Bataille R，Pellat-Deceunynck C，Robillard N，Avet-Loiseau H，Harousseau JL，Moreau P. CD117(c-kit) is aberrantly expressed in a subset of MGUS and multiple myeloma with unexpectedly good prognosis. Leuk Res. 2008；32：379-382.

97. Robillard N，Jego G，Pellat-Deceunynck C，et al. CD28，a marker associated with tumoral expansion in multiple myeloma. Clin Cancer Res. 1998；4：1521-1526.

98. Pellat-Deceunynck C，Bataille R，Robillard N，et al. Expression of CD28 and CD40 in human myeloma cells：a comparative study with normal plasma cells. Blood. 1994；84：2597-2603.

99. Guikema JE，Hovenga S，Vellenga E，et al. CD27 is heterogeneously expressed in multiple myeloma：low CD27 expression in patients with high-risk disease. Br J Haematol. 2003；121：36-43.

100. Moreau P，Robillard N，Jégo G，et al. Lack of CD27 in myeloma delineates different presentation and outcome. Br J Haematol. 2006；132：168-170.

101. Nadav L，Katz BZ，Baron S，et al. Diverse niches within multiple myeloma bone marrow aspirates affect plasma cell enumeration. Br J Haematol. 2006；133：530-532.

102. Paiva B，Vidriales MB，Pérez JJ，et al. Multiparameter flow cytometry quantification of bone marrow plasma cells at diagnosis provides more prognostic information than morphological assessment in myeloma patients. Haematologica. 2009；94：1599-1602.

103. Smock KJ，Perkins SL，Bahler DW. Quantitation of plasma cells in bone marrow aspirates by flow cytometric analysis compared with morphologic assessment. Arch Pathol Lab Med. 2007；131：951-955.

104. Cogbill CH，Spears MD，vanTuinen P，Harrington AM，Olteanu H，Kroft SH. Morphologic and cytogenetic variables affect the flow cytometric recovery of plasma cell myeloma cells in bone marrow aspirates. Int J Lab Hematol. 2015；37：797-808.

105. Owen RG，Rawstron AC. Minimal residual disease monitoring in multiple myeloma：flow cytometry is the method of choice. Br J Haematol. 2005；128：732-733，author reply 733-734.

106. Mathis S，Chapuis N，Borgeot J，et al. Comparison of cross-platform flow cytometry minimal residual disease evaluation in multiple myeloma

using a common antibody combination and analysis strategy. Cytometry B Clin Cytom. 2015;88;101-109.

107. Liu D, Lin P, Hu Y, et al. Immunophenotypic heterogeneity of normal plasma cells:comparison with minimal residual plasma cell myeloma. J Clin Pathol. 2012;65;823-829.

108. van Dongen JJ, Lhermitte L, Böttcher S, et al. EuroFlow antibody panels for standardized n-dimensional flow cytometric immunophenotyping of normal, reactive and malignant leukocytes. Leukemia. 2012; 26: 1908-1975.

109. de Tute RM, Jack AS, Child JA, Morgan GJ, Owen RG, Rawstron AC. A single-tube six-colour flow cytometry screening assay for the detection of minimal residual disease in myeloma. Leukemia. 2007;21;2046-2049.

110. Marsee DK, Li B, Dorfman DM. Single tube, six-color flow cytometric analysis is a sensitive and cost-effective technique for assaying clonal plasma cells. Am J Clin Pathol. 2010;133;694-699.

111. Tanvetyanon T, Leighton JC. Severe anemia and marrow plasmacytosis as presentation of Sjögren's syndrome. Am J Hematol. 2002;69;233.

112. Tatsuno I, Nishikawa T, Sasano H, Shizawa S, Iwase H, Satoh S. Interleukin 6-producing gastric carcinoma with fever, hypergammaglobulinemia, and plasmacytosis in bone marrow. Gastroenterology. 1994;107: 543-547.

113. Kass L, Votaw ML. Eosinophilia and plasmacytosis of the bone marrow in Hodgkin's disease. Am J Clin Pathol. 1975;64;248-250.

114. Jamshidi K, Arlander T, Garcia MC, Windschitl HW, Swaim WR. Azulfidine agranulocytosis with bone marrow, megakaryocytosis, histiocytosis and plasmacytosis. Minn Med. 1972;55;545-548.

115. Bacon CM, Miller RF, Noursadeghi M, McNamara C, Du MQ, Dogan A. Pathology of bone marrow in human herpes virus-8(HHV8)-associated multicentric Castleman disease. Br J Haematol. 2004;127;585-591.

116. Turbat-Herrera EA, Hancock C, Cabello-Inchausti B, Herrera GA. Plasma cell hyperplasia and monoclonal paraproteinemia in human immunodeficiency virus-infected patients. Arch Pathol Lab Med. 1993;117: 497-501.

117. Seegmiller AC, Xu Y, McKenna RW, Karandikar NJ. Immunophenotypic differentiation between neoplastic plasma cells in mature B-cell lymphoma vs plasma cell myeloma. Am J Clin Pathol. 2007;127;176-181.

118. Rosado FG, Morice WG, He R, Howard MT, Timm M, McPhail ED. Immunophenotypic features by multiparameter flow cytometry can help distinguish low grade B-cell lymphomas with plasmacytic differentiation from plasma cell proliferative disorders with an unrelated clonal B-cell process. Br J Haematol. 2015;169;368-376.

119. Mateo G, Castellanos M, Rasillo A, et al. Genetic abnormalities and patterns of antigenic expression in multiple myeloma. Clin Cancer Res. 2005;11;3661-3667.

120. Rawstron A, Barrans S, Blythe D, et al. Distribution of myeloma plasma cells in peripheral blood and bone marrow correlates with CD56 expression. Br J Haematol. 1999;104;138-143.

121. Rawstron AC, Child JA, de Tute RM, et al. Minimal residual disease assessed by multiparameter flow cytometry in multiple myeloma: impact on outcome in the Medical Research Council Myeloma IX Study. J Clin Oncol. 2013;31;2540-2547.

122. Paiva B, Martinez-Lopez J, Vidriales MB, et al. Comparison of immunofixation, serum free light chain, and immunophenotyping for response evaluation and prognostication in multiple myeloma. J Clin Oncol. 2011;29;1627-1633.

123. Paiva B, Vidriales MB, Cerveró J, et al. Multiparameter flow cytometric remission is the most relevant prognostic factor for multiple myeloma patients who undergo autologous stem cell transplantation. Blood. 2008; 112;4017-4023.

124. Rawstron AC, Gregory WM, de Tute RM, et al. Minimal residual disease in myeloma by flow cytometry:independent prediction of survival benefit per log reduction. Blood. 2015;125;1932-1935.

125. Nowakowski GS, Witzig TE, Dingli D, et al. Circulating plasma cells detected by flow cytometry as a predictor of survival in 302 patients with newly diagnosed multiple myeloma. Blood. 2005;106;2276-2279.

126. Dingli D, Nowakowski GS, Dispenzieri A, et al. Flow cytometric detection of circulating myeloma cells before transplantation in patients with multiple myeloma:a simple risk stratification system. Blood. 2006;107: 3384-3388.

127. Peterson LC, Brown BA, Crosson JT, Mladenovic J. Application of the immunoperoxidase technic to bone marrow trephine biopsies in the classification of patients with monoclonal gammopathies. Am J Clin Pathol. 1986;85;688-693.

128. Wolf BC, Brady K, O'Murchadha MT, Neiman RS. An evaluation of immunohistologic stains for immunoglobulin light chains in bone marrow biopsies in benign and malignant plasma cell proliferations. Am J Clin Pathol. 1990;94;742-746.

129. Majumdar G, Grace RJ, Singh AK, Slater NG. The value of the bone marrow plasma cell cytoplasmic light chain ratio in differentiating between multiple myeloma and monoclonal gammopathy of undetermined significance. Leuk Lymphoma. 1992;8;491-493.

130. EE T, KN N, RD B. Bone Marrow Immunohistochemistry. Chicago, IL: ASCP Press;2009.

131. Fonseca R, Bergsagel PL, Drach J, et al. International Myeloma Working Group molecular classification of multiple myeloma: spotlight review. Leukemia. 2009;23;2210-2221.

132. Fonseca R, Barlogie B, Bataille R, et al. Genetics and cytogenetics of multiple myeloma:a workshop report. Cancer Res. 2004;64;1546-1558.

133. Avet-Loiseau H, Facon T, Grosbois B, et al. Oncogenesis of multiple myeloma:14q32 and 13q chromosomal abnormalities are not randomly distributed, but correlate with natural history, immunological features, and clinical presentation. Blood. 2002;99;2185-2191.

134. Avet-Loiseau H, Attal M, Moreau P, et al. Genetic abnormalities and survival in multiple myeloma:the experience of the Intergroupe Francophone du Myélome. Blood. 2007;109;3489-3495.

135. Kuehl WM, Bergsagel PL. Multiple myeloma:evolving genetic events and host interactions. Nat Rev Cancer. 2002;2;175-187.

136. Bergsagel PL, Kuehl WM. Chromosome translocations in multiple myeloma. Oncogene. 2001;20;5611-5622.

137. Bergsagel PL, Kuehl WM. Molecular pathogenesis and a consequent classification of multiple myeloma. J Clin Oncol. 2005;23;6333-6338.

138. Chng WJ, Van Wier SA, Ahmann GJ, et al. A validated FISH trisomy index demonstrates the hyperdiploid and nonhyperdiploid dichotomy in MGUS. Blood. 2005;106;2156-2161.

139. Chng WJ, Santana-Dávila R, Van Wier SA, et al. Prognostic factors for hyperdiploid-myeloma:effects of chromosome 13 deletions and IgH translocations. Leukemia. 2006;20;807-813.

140. Stewart AK, Bergsagel PL, Greipp PR, et al. A practical guide to defining high-risk myeloma for clinical trials, patient counseling and choice of therapy. Leukemia. 2007;21;529-534.

141. Bergsagel PL, Kuehl WM, Zhan F, Sawyer J, Barlogie B, Shaughnessy J. Cyclin D dysregulation: an early and unifying pathogenic event in multiple myeloma. Blood. 2005;106:296-303.

142. Zhan F, Huang Y, Colla S, et al. The molecular classification of multiple myeloma. Blood. 2006;108:2020-2028.

143. Broyl A, Hose D, Lokhorst H, et al. Gene expression profiling for molecular classification of multiple myeloma in newly diagnosed patients. Blood. 2010;116:2543-2553.

144. Rasmussen T, Kuehl M, Lodahl M, Johnsen HE, Dahl IM. Possible roles for activating RAS mutations in the MGUS to MM transition and in the intramedullary to extramedullary transition in some plasma cell tumors. Blood. 2005;105:317-323.

145. Chng WJ, Gonzalez-Paz N, Price-Troska T, et al. Clinical and biological significance of RAS mutations in multiple myeloma. Leukemia. 2008;22:2280-2284.

146. Hanamura I, Stewart JP, Huang Y, et al. Frequent gain of chromosome band 1q21 in plasma-cell dyscrasias detected by fluorescence in situ hybridization: incidence increases from MGUS to relapsed myeloma and is related to prognosis and disease progression following tandem stem-cell transplantation. Blood. 2006;108:1724-1732.

147. Shou Y, Martelli ML, Gabrea A, et al. Diverse karyotypic abnormalities of the c-myc locus associated with c-myc dysregulation and tumor progression in multiple myeloma. Proc Natl Acad Sci USA. 2000;97:228-233.

148. Dib A, Peterson TR, Raducha-Grace L, et al. Paradoxical expression of INK4c in proliferative multiple myeloma tumors: bi-allelic deletion vs increased expression. Cell Div. 2006;1:23.

149. Annunziata CM, Davis RE, Demchenko Y, et al. Frequent engagement of the classical and alternative NF-kappaB pathways by diverse genetic abnormalities in multiple myeloma. Cancer Cell. 2007;12:115-130.

150. Keats JJ, Fonseca R, Chesi M, et al. Promiscuous mutations activate the noncanonical NF-kappaB pathway in multiple myeloma. Cancer Cell. 2007;12:131-144.

151. Chng WJ, Kuehl WM, Bergsagel PL, Fonseca R. Translocation t(4;14) retains prognostic significance even in the setting of high-risk molecular signature. Leukemia. 2008;22:459-461.

152. Shaughnessy JD, Zhan F, Burington BE, et al. A validated gene expression model of high-risk multiple myeloma is defined by deregulated expression of genes mapping to chromosome 1. Blood. 2007;109:2276-2284.

153. Decaux O, Lodé L, Magrangeas F, et al. Prediction of survival in multiple myeloma based on gene expression profiles reveals cell cycle and chromosomal instability signatures in high-risk patients and hyperdiploid signatures in low-risk patients: a study of the Intergroupe Francophone du Myélome. J Clin Oncol. 2008;26:4798-4805.

154. Waheed S, Shaughnessy JD, van Rhee F, et al. International staging system and metaphase cytogenetic abnormalities in the era of gene expression profiling data in multiple myeloma treated with total therapy 2 and 3 protocols. Cancer. 2011;117:1001-1009.

155. Chesi M, Bergsagel PL. Molecular pathogenesis of multiple myeloma: basic and clinical updates. Int J Hematol. 2013;97:313-323.

156. Peterson LC, Kueck B, Arthur DC, Dedeker K, Brunning RD. Systemic polyclonal immunoblastic proliferations. Cancer. 1988;61:1350-1358.

157. Morice WG, Chen D, Kurtin PJ, Hanson CA, McPhail ED. Novel immunophenotypic features of marrow lymphoplasmacytic lymphoma and correlation with Waldenström's macroglobulinemia. Mod Pathol. 2009;22:807-816.

158. Taddesse-Heath L, Meloni-Ehrig A, Scheerle J, Kelly JC, Jaffe ES. Plasmablastic lymphoma with MYC translocation: evidence for a common pathway in the generation of plasmablastic features. Mod Pathol. 2010;23:991-999.

159. Moreau P, Attal M, Facon T. Frontline therapy of multiple myeloma. Blood. 2015;125:3076-3084.

160. Palumbo A, Bringhen S, Mateos MV, et al. Geriatric assessment predicts survival and toxicities in elderly myeloma patients: an International Myeloma Working Group report. Blood. 2015;125:2068-2074.

161. Greipp PR, San Miguel J, Durie BG, et al. International staging system for multiple myeloma. J Clin Oncol. 2005;23:3412-3420.

162. Paiva B, van Dongen JJ, Orfao A. New criteria for response assessment: role of minimal residual disease in multiple myeloma. Blood. 2015;125:3059-3068.

163. Bataille R, Boccadoro M, Klein B, Durie B, Pileri A. C-reactive protein and beta-2 microglobulin produce a simple and powerful myeloma staging system. Blood. 1992;80:733-737.

164. Greipp PR, Lust JA, O'Fallon WM, Katzmann JA, Witzig TE, Kyle RA. Plasma cell labeling index and beta 2-microglobulin predict survival independent of thymidine kinase and C-reactive protein in multiple myeloma. Blood. 1993;81:3382-3387.

165. Kyle RA, Rajkumar SV. Monoclonal gammopathy of undetermined significance. Br J Haematol. 2006;134:573-589.

166. Kyle RA, Rajkumar SV. Monoclonal gammopathies of undetermined significance: a review. Immunol Rev. 2003;194:112-139.

167. Baldini L, Goldaniga M, Guffanti A, et al. Immunoglobulin M monoclonal gammopathies of undetermined significance and indolent Waldenstrom's macroglobulinemia recognize the same determinants of evolution into symptomatic lymphoid disorders: proposal for a common prognostic scoring system. J Clin Oncol. 2005;23:4662-4668.

168. Kyle RA, Benson J, Larson D, et al. IgM monoclonal gammopathy of undetermined significance and smoldering Waldenström's macroglobulinemia. Clin Lymphoma Myeloma. 2009;9:17-18.

169. Katzmann J, et al. Monoclonal free light chains in sera from healthy individual: FLC MGUS (abstract). Clin Chem. 2003;49:pA24.

170. Perez-Persona E, Vidriales MB, Mateo G, et al. New criteria to identify risk of progression in monoclonal gammopathy of uncertain significance and smoldering multiple myeloma based on multiparameter flow cytometry analysis of bone marrow plasma cells. Blood. 2007;110:2586-2592.

171. Cohen HJ, Crawford J, Rao MK, Pieper CF, Currie MS. Racial differences in the prevalence of monoclonal gammopathy in a community-based sample of the elderly. Am J Med. 1998;104:439-444.

172. Kyle RA, Therneau TM, Rajkumar SV, et al. Prevalence of monoclonal gammopathy of undetermined significance. N Engl J Med. 2006;354:1362-1369.

173. Singh J, Dudley AW, Kulig KA. Increased incidence of monoclonal gammopathy of undetermined significance in blacks and its age-related differences with whites on the basis of a study of 397 men and one woman in a hospital setting. J Lab Clin Med. 1990;116:785-789.

174. Mitus AJ, Stein R, Rappeport JM, et al. Monoclonal and oligoclonal gammopathy after bone marrow transplantation. Blood. 1989;74:2764-2768.

175. O'Connor ML, Rice DT, Buss DH, Muss HB. Immunoglobulin D benign

monoclonal gammopathy. A case report. Cancer. 1991;68:611-616.

176. Pérez-Andrés M, Almeida J, Martín-Ayuso M, et al. Clonal plasma cells from monoclonal gammopathy of undetermined significance, multiple myeloma and plasma cell leukemia show different expression profiles of molecules involved in the interaction with the immunological bone marrow microenvironment. Leukemia. 2005;19:449-455.

177. Olteanu H, Wang HY, Chen W, McKenna RW, Karandikar NJ. Immunophenotypic studies of monoclonal gammopathy of undetermined significance. BMC Clin Pathol. 2008;8:13.

178. Schmidt-Hieber M, Pérez-Andrés M, Paiva B, et al. CD117 expression in gammopathies is associated with an altered maturation of the myeloid and lymphoid hematopoietic cell compartments and favorable disease features. Haematologica. 2011;96:328-332.

179. Fonseca R, Bailey RJ, Ahmann GJ, et al. Genomic abnormalities in monoclonal gammopathy of undetermined significance. Blood. 2002; 100:1417-1424.

180. Königsberg R, Ackermann J, Kaufmann H, et al. Deletions of chromosome 13q in monoclonal gammopathy of undetermined significance. Leukemia. 2000;14:1975-1979.

181. Kaufmann H, Ackermann J, Baldia C, et al. Both IGH translocations and chromosome 13q deletions are early events in monoclonal gammopathy of undetermined significance and do not evolve during transition to multiple myeloma. Leukemia. 2004;18:1879-1882.

182. Zandecki M, Obein V, Bernardi F, et al. Monoclonal gammopathy of undetermined significance: chromosome changes are a common finding within bone marrow plasma cells. Br J Haematol. 1995;90:693-696.

183. Treon SP, Xu L, Yang G, et al. MYD88 L265P somatic mutation in Waldenström's macroglobulinemia. N Engl J Med. 2012; 367: 826-833.

184. Treon SP, Hunter ZR. A new era for Waldenstrom macroglobulinemia: MYD88 L265P. Blood. 2013;121:4434-4436.

185. Poulain S, Roumier C, Decambron A, et al. MYD88 L265P mutation in Waldenstrom macroglobulinemia. Blood. 2013;121:4504-4511.

186. Kyle RA, Therneau TM, Rajkumar SV, et al. Long-term follow-up of IgM monoclonal gammopathy of undetermined significance. Blood. 2003;102:3759-3764.

187. Kyle RA, Rajkumar SV. Monoclonal gammopathy of undetermined significance and smouldering multiple myeloma: emphasis on risk factors for progression. Br J Haematol. 2007;139:730-743.

188. Kyle RA, Therneau TM, Rajkumar SV, Larson DR, Plevak MF, Melton LJ. Long-term follow-up of 241 patients with monoclonal gammopathy of undetermined significance: the original Mayo Clinic series 25 years later. Mayo Clin Proc. 2004;79:859-866.

189. Pasqualetti P, Festuccia V, Collacciani A, Casale R. The natural history of monoclonal gammopathy of undetermined significance. A 5-to 20-year follow-up of 263 cases. Acta Haematol. 1997;97:174-179.

190. Rajkumar SV, Kyle RA, Therneau TM, et al. Serum free light chain ratio is an independent risk factor for progression in monoclonal gammopathy of undetermined significance. Blood. 2005;106:812-817.

191. Turesson I, Kovalchik SA, Pfeiffer RM, et al. Monoclonal gammopathy of undetermined significance and risk of lymphoid and myeloid malignancies: 728 cases followed up to 30 years in Sweden. Blood. 2014; 123:338-345.

192. Bladé J. On the "significance" of monoclonal gammopathy of undetermined significance. Mayo Clin Proc. 2004;79:855-856.

193. Bianchi G, Munshi NC. Pathogenesis beyond the cancer clone(s) in multiple myeloma. Blood. 2015;125:3049-3058.

194. Rajkumar SV, Mesa RA, Fonseca R, et al. Bone marrow angiogenesis in 400 patients with monoclonal gammopathy of undetermined significance, multiple myeloma, and primary amyloidosis. Clin Cancer Res. 2002;8:2210-2216.

195. Soutar R, Lucraft H, Jackson G, et al. Guidelines on the diagnosis and management of solitary plasmacytoma of bone and solitary extramedullary plasmacytoma. Br J Haematol. 2004;124:717-726.

196. Shih LY, Dunn P, Leung WM, Chen WJ, Wang PN. Localised plasmacytomas in Taiwan: comparison between extramedullary plasmacytoma and solitary plasmacytoma of bone. Br J Cancer. 1995;71:128-133.

197. Delauche-Cavallier MC, Laredo JD, Wybier M, et al. Solitary plasmacytoma of the spine. Long-term clinical course. Cancer. 1988; 61: 1707-1714.

198. Wiltshaw E. The natural history of extramedullary plasmacytoma and its relation to solitary myeloma of bone and myelomatosis. Medicine(Baltimore). 1976;55:217-238.

199. Moulopoulos LA, Dimopoulos MA, Weber D, Fuller L, Libshitz HI, Alexanian R. Magnetic resonance imaging in the staging of solitary plasmacytoma of bone. J Clin Oncol. 1993;11:1311-1315.

200. Liebross RH, Ha CS, Cox JD, Weber D, Delasalle K, Alexanian R. Solitary bone plasmacytoma: outcome and prognostic factors following radiotherapy. Int J Radiat Oncol Biol Phys. 1998;41:1063-1067.

201. Dingli D, Kyle RA, Rajkumar SV, et al. Immunoglobulin free light chains and solitary plasmacytoma of bone. Blood. 2006;108:1979-1983.

202. Wilder RB, Ha CS, Cox JD, Weber D, Delasalle K, Alexanian R. Persistence of myeloma protein for more than one year after radiotherapy is an adverse prognostic factor in solitary plasmacytoma of bone. Cancer. 2002;94:1532-1537.

203. Holland J, Trenkner DA, Wasserman TH, Fineberg B. Plasmacytoma. Treatment results and conversion to myeloma. Cancer. 1992; 69: 1513-1517.

204. Galieni P, Cavo M, Avvisati G, et al. Solitary plasmacytoma of bone and extramedullary plasmacytoma: two different entities? Ann Oncol. 1995; 6:687-691.

205. Tsang RW, Gospodarowicz MK, Pintilie M, et al. Solitary plasmacytoma treated with radiotherapy: impact of tumor size on outcome. Int J Radiat Oncol Biol Phys. 2001;50:113-120.

206. Dimopoulos MA, Kiamouris C, Moulopoulos LA. Solitary plasmacytoma of bone and extramedullary plasmacytoma. Hematol Oncol Clin North Am. 1999;13:1249-1257.

207. Paiva B, Chandia M, Vidriales MB, et al. Multiparameter flow cytometry for staging of solitary bone plasmacytoma: new criteria for risk of progression to myeloma. Blood. 2014;124:1300-1303.

208. Hill QA, Rawstron AC, de Tute RM, Owen RG. Outcome prediction in plasmacytoma of bone: a risk model utilizing bone marrow flow cytometry and light-chain analysis. Blood. 2014;124:1296-1299.

209. Warsame R, Gertz MA, Lacy MQ, et al. Trends and outcomes of modern staging of solitary plasmacytoma of bone. Am J Hematol. 2012;87:647-651.

210. Hussong JW, Perkins SL, Schnitzer B, Hargreaves H, Frizzera G. Extramedullary plasmacytoma. A form of marginal zone cell lymphoma? Am J Clin Pathol. 1999;111:111-116.

211. Alexiou C, Kau RJ, Dietzfelbinger H, et al. Extramedullary plasmacyto-

ma：tumor occurrence and therapeutic concepts. Cancer. 1999；85：2305-2314.

212. Menke DM，Horny HP，Griesser H，et al. Primary lymph node plasmacytomas（plasmacytic lymphomas）. Am J Clin Pathol. 2001；115：119-126.

213. Chao MW，Gibbs P，Wirth A，Quong G，Guiney MJ，Liew KH. Radiotherapy in the management of solitary extramedullary plasmacytoma. Intern Med J. 2005；35：211-215.

214. Dimopoulos MA，Hamilos G. Solitary bone plasmacytoma and extramedullary plasmacytoma. Curr Treat Options Oncol. 2002；3：255-259.

215. Buxbaum J. Mechanisms of disease：monoclonal immunoglobulin deposition. Amyloidosis，light chain deposition disease，and light and heavy chain deposition disease. Hematol Oncol Clin North Am. 1992；6：323-346.

216. Forum GWGoUM，British Committee for Standards in Haematology BiSfH. Guidelines on the diagnosis and management of AL amyloidosis. Br J Haematol. 2004；125：681-700.

217. Kyle RA，Linos A，Beard CM，et al. Incidence and natural history of primary systemic amyloidosis in Olmsted County，Minnesota，1950 through 1989. Blood. 1992；79：1817-1822.

218. Kyle RA，Gertz MA. Primary systemic amyloidosis：clinical and laboratory features in 474 cases. Semin Hematol. 1995；32：45-59.

219. Serpell LC，Sunde M，Blake CC. The molecular basis of amyloidosis. Cell Mol Life Sci. 1997；53：871-887.

220. Katzmann JA，Abraham RS，Dispenzieri A，Lust JA，Kyle RA. Diagnostic performance of quantitative kappa and lambda free light chain assays in clinical practice. Clin Chem. 2005；51：878-881.

221. Wechalekar AD，Lachmann HJ，Goodman HJ，Bradwell A，Hawkins PN，Gillmore JD. AL amyloidosis associated with IgM paraproteinemia：clinical profile and treatment outcome. Blood. 2008；112：4009-4016.

222. Gertz MA. Immunoglobulin light chain amyloidosis：2013 update on diagnosis，prognosis，and treatment. Am J Hematol. 2013；88：416-425.

223. Feiner HD. Pathology of dysproteinemia：light chain amyloidosis，nonamyloid immunoglobulin deposition disease，cryoglobulinemia syndromes，and macroglobulinemia of Waldenström. Hum Pathol. 1988；19：1255-1272.

224. Glenner GG. Amyloid deposits and amyloidosis：the beta-fibrilloses（second of two parts）. N Engl J Med. 1980；302：1333-1343.

225. Kyle RA，Greipp PR. Amyloidosis（AL）. Clinical and laboratory features in 229 cases. Mayo Clin Proc. 1983；58：665-683.

226. Orfila C，Giraud P，Modesto A，Suc JM. Abdominal fat tissue aspirate in human amyloidosis：light，electron，and immunofluorescence microscopic studies. Hum Pathol. 1986；17：366-369.

227. Pellikka PA，Holmes DR，Edwards WD，Nishimura RA，Tajik AJ，Kyle RA. Endomyocardial biopsy in 30 patients with primary amyloidosis and suspected cardiac involvement. Arch Intern Med. 1988；148：662-666.

228. Lachmann HJ，Booth DR，Booth SE，et al. Misdiagnosis of hereditary amyloidosis as AL（primary）amyloidosis. N Engl J Med. 2002；346：1786-1791.

229. Comenzo RL，Zhou P，Fleisher M，Clark B，Teruya-Feldstein J. Seeking confidence in the diagnosis of systemic AL（Ig light-chain）amyloidosis：patients can have both monoclonal gammopathies and hereditary amyloid proteins. Blood. 2006；107：3489-3491.

230. Vrana JA，Gamez JD，Madden BJ，Theis JD，Bergen HR，Dogan A. Classification of amyloidosis by laser microdissection and mass spectrometry-based proteomic analysis in clinical biopsy specimens. Blood. 2009；114：4957-4959.

231. Wolf BC，Kumar A，Vera JC，Neiman RS. Bone marrow morphology and immunology in systemic amyloidosis. Am J Clin Pathol. 1986；86：84-88.

232. Wu SS，Brady K，Anderson JJ，et al. The predictive value of bone marrow morphologic characteristics and immunostaining in primary（AL）amyloidosis. Am J Clin Pathol. 1991；96：95-99.

233. Hayman SR，Bailey RJ，Jalal SM，et al. Translocations involving the immunoglobulin heavy-chain locus are possible early genetic events in patients with primary systemic amyloidosis. Blood. 2001；98：2266-2268.

234. Bochtler T，Hegenbart U，Cremer FW，et al. Evaluation of the cytogenetic aberration pattern in amyloid light chain amyloidosis as compared with monoclonal gammopathy of undetermined significance reveals common pathways of karyotypic instability. Blood. 2008；111：4700-4705.

235. Merlini G，Seldin DC，Gertz MA. Amyloidosis：pathogenesis and new therapeutic options. J Clin Oncol. 2011；29：1924-1933.

236. Merlini G，Wechalekar AD，Palladini G. Systemic light chain amyloidosis：an update for treating physicians. Blood. 2013；121：5124-5130.

237. Gertz MA，Buadi FK，Hayman SR. Treatment of immunoglobulin light chain（primary or AL）amyloidosis. Oncology（Williston Park）. 2011；25：620-626.

238. Kumar S，Dispenzieri A，Lacy MQ，et al. Revised prognostic staging system for light chain amyloidosis incorporating cardiac biomarkers and serum free light chain measurements. J Clin Oncol. 2012；30：989-995.

239. Kyle RA，Greipp PR，O'Fallon WM. Primary systemic amyloidosis：multivariate analysis for prognostic factors in 168 cases. Blood. 1986；68：220-224.

240. Randall RE，Williamson WC，Mullinax F，Tung MY，Still WJ. Manifestations of systemic light chain deposition. Am J Med. 1976；60：293-299.

241. Preud'homme JL，Aucouturier P，Touchard G，et al. Monoclonal immunoglobulin deposition disease（Randall type）. Relationship with structural abnormalities of immunoglobulin chains. Kidney Int. 1994；46：965-972.

242. Gallo G，Goñi F，Boctor F，et al. Light chain cardiomyopathy. Structural analysis of the light chain tissue deposits. Am J Pathol. 1996；148：1397-1406.

243. Aucouturier P，Khamlichi AA，Touchard G，et al. Brief report：heavy-chain deposition disease. N Engl J Med. 1993；329：1389-1393.

244. Kambham N，Markowitz GS，Appel GB，Kleiner MJ，Aucouturier P，D'agati VD. Heavy chain deposition disease：the disease spectrum. Am J Kidney Dis. 1999；33：954-962.

245. Herzenberg AM，Lien J，Magil AB. Monoclonal heavy chain（immunoglobulin G3）deposition disease：report of a case. Am J Kidney Dis. 1996；28：128-131.

246. Buxbaum J，Gallo G. Nonamyloidotic monoclonal immunoglobulin deposition disease. Light-chain，heavy-chain，and light-and heavy-chain deposition diseases. Hematol Oncol Clin North Am. 1999；13：1235-1248.

247. Pozzi C，D'Amico M，Fogazzi GB，et al. Light chain deposition disease with renal involvement：clinical characteristics and prognostic factors. Am J Kidney Dis. 2003；42：1154-1163.

248. Masai R，Wakui H，Togashi M，et al. Clinicopathological features and prognosis in immunoglobulin light and heavy chain deposition disease.

Clin Nephrol. 2009;71:9-20.

249. Dhodapkar MV, Merlini G, Solomon A. Biology and therapy of immuno-globulin deposition diseases. Hematol Oncol Clin North Am. 1997;11:89-110.

250. Bhargava P, Rushin JM, Rusnock EJ, et al. Pulmonary light chain deposition disease: report of five cases and review of the literature. Am J Surg Pathol. 2007;31:267-276.

251. Merlini G, Stone MJ. Dangerous small B-cell clones. Blood. 2006;108:2520-2530.

252. Rostagno A, Frizzera G, Ylagan L, Kumar A, Ghiso J, Gallo G. Tumoral non-amyloidotic monoclonal immunoglobulin light chain deposits('ag-gregoma'): presenting feature of B-cell dyscrasia in three cases with immunohistochemical and biochemical analyses. Br J Haematol. 2002;119:62-69.

253. Lin J, Markowitz GS, Valeri AM, et al. Renal monoclonal immunoglobu-lin deposition disease: the disease spectrum. J Am Soc Nephrol. 2001;12:1482-1492.

254. Went P, Ascani S, Strøm E, et al. Nodal marginal-zone lymphoma asso-ciated with monoclonal light-chain and heavy-chain deposition disease. Lancet Oncol. 2004;5:381-383.

255. Lorenz EC, Gertz MA, Fervenza FC, et al. Long-term outcome of autolo-gous stem cell transplantation in light chain deposition disease. Nephrol Dial Transplant. 2008;23:2052-2057.

256. Bardwick PA, Zvaifler NJ, Gill GN, Newman D, Greenway GD, Resnick DL. Plasma cell dyscrasia with polyneuropathy, organomegaly, endocri-nopathy, M protein, and skin changes: the POEMS syndrome. Report on two cases and a review of the literature. Medicine(Baltimore). 1980;59:311-322.

257. Miralles GD, O'Fallon JR, Talley NJ. Plasma-cell dyscrasia with poly-neuropathy. The spectrum of POEMS syndrome. N Engl J Med. 1992;327:1919-1923.

258. Nakanishi T, Sobue I, Toyokura Y, et al. The Crow-Fukase syndrome: a study of 102 cases in Japan. Neurology. 1984;34:712-720.

259. Dispenzieri A, Kyle RA, Lacy MQ, et al. POEMS syndrome: definitions and long-term outcome. Blood. 2003;101:2496-2506.

260. Soubrier MJ, Dubost JJ, Sauvezie BJ. POEMS syndrome: a study of 25 cases and a review of the literature. French Study Group on POEMS Syndrome. Am J Med. 1994;97:543-553.

261. Dispenzieri A. POEMS syndrome: 2014 update on diagnosis, risk-strati-fication, and management. Am J Hematol. 2014;89:214-223.

262. Watanabe O, Maruyama I, Arimura K, et al. Overproduction of vascular endothelial growth factor/vascular permeability factor is causative in

Crow-Fukase(POEMS) syndrome. Muscle Nerve. 1998;21:1390-1397.

263. Soubrier M, Dubost JJ, Serre AF, et al. Growth factors in POEMS syn-drome: evidence for a marked increase in circulating vascular endotheli-al growth factor. Arthritis Rheum. 1997;40:786-787.

264. Dyck PJ, Engelstad J, Dispenzieri A. Vascular endothelial growth factor and POEMS. Neurology. 2006;66:10-12.

265. Bélec L, Mohamed AS, Authier FJ, et al. Human herpesvirus 8 infection in patients with POEMS syndrome-associated multicentric Castleman's disease. Blood. 1999;93:3643-3653.

266. Dispenzieri A. Castleman disease. Cancer Treat Res. 2008;142:293-330.

267. Li J, Zhou DB. New advances in the diagnosis and treatment of POEMS syndrome. Br J Haematol. 2013;161:303-315.

268. Dao LN, Hanson CA, Dispenzieri A, Morice WG, Kurtin PJ, Hoyer JD. Bone marrow histopathology in POEMS syndrome: a distinctive combi-nation of plasma cell, lymphoid, and myeloid findings in 87 patients. Blood. 2011;117:6438-6444.

269. Bryce AH, Ketterling RP, Gertz MA, et al. A novel report of cig-FISH and cytogenetics in POEMS syndrome. Am J Hematol. 2008;83:840-841.

270. Kang WY, Shen KN, Duan MH, et al. 14q32 translocations and 13q14 deletions are common cytogenetic abnormalities in POEMS syndrome. Eur J Haematol. 2013;91:490-496.

271. D'Souza A, Lacy M, Gertz M, et al. Long-term outcomes after autolo-gous stem cell transplantation for patients with POEMS syndrome(os-teosclerotic myeloma): a single-center experience. Blood. 2012;120:56-62.

272. Sykes DB, Schroyens W, O'Connell C. The TEMPI syndrome—a novel multisystem disease. N Engl J Med. 2011;365:475-477.

273. Schroyens W, O'Connell C, Sykes DB. Complete and partial responses of the TEMPI syndrome to bortezomib. N Engl J Med. 2012;367:778-780.

274. Kwok M, Korde N, Landgren O. Bortezomib to treat the TEMPI syn-drome. N Engl J Med. 2012;366:1843-1845.

275. Mohammadi F, Wolverson MK, Bastani B. A new case of TEMPI syn-drome. Clin Kidney J. 2012;5:556-558.

276. Ryden AWK, Rodriguez R, Mahrer T. Too much blood: a case of the newly described TEMPI syndrome(meeting abstract). Chest. 2013;1:144.

277. Rosado FG, Oliveira JL, Sohani AR, et al. Bone marrow findings of the newly described TEMPI syndrome: when erythrocytosis and plasma cell dyscrasia coexist. Mod Pathol. 2015;28:367-372.

结节性淋巴细胞为主型霍奇金淋巴瘤

Andrew L. Feldman, Sibrand Poppema

27.1 定义

WHO 分类认可结节性淋巴细胞为主型霍奇金淋巴瘤(NLPHL)为一种独立的疾病类型。这反映了 NLPHL 与经典型霍奇金淋巴瘤(CHL)之间在组织学、流行病学、免疫学和遗传学方面存在明确及恒定的差异。NLPHL 是一种来源于生发中心(GC)B 细胞的惰性淋巴瘤,表现为结节状增殖性疾病,结节中含有少量肿瘤性中心母细胞,肿瘤细胞体积大,有多叶核,即所谓的爆米花细胞或淋巴细胞为主型细胞(LP 细胞,以前称为 L&H 细胞,全称为淋巴细胞性和/或组织细胞性变异型 RS 细胞)。结节中还有大量反应性淋巴细胞和组织细胞。

27.2 历史背景

自 1947 年以来,霍奇金淋巴瘤(HL)的分类方法有很多种[1]。Jackson 和 Parker[1]将这类疾病分为霍奇金副肉芽肿、霍奇金肉芽肿和霍奇金肉瘤三种类型。霍奇金肉芽肿以淋巴结正常结构消失、单个或少量 Hodgkin-Reed-Sternberg 细胞(HRS 细胞)散在分布于大量小淋巴细胞中为特征。Hicks

等[2]在一项滤泡性淋巴瘤(FL)的研究中,描述了霍奇金副肉芽肿的结节性变异型。

Lukes 和 Butler 在 1966 年提议将 HL 分为 6 个亚型[3]。随后,在 HL 分期的 Rye 会议上[4]将 Lukes 和 Butler 提出的 6 个亚型减少为 4 个亚型,即,将结节性和弥漫性淋巴组织细胞型合并为淋巴细胞为主型 CHL。在 90 年代之前 Rye 分类一直被广泛应用。

Poppema 等在 1979 年[5-7]发表了 3 篇文章,研究了淋巴细胞为主型结节性和弥漫性 CHL 的组织学、免疫表型和流行病学特点,表明 NLPHL 是一种独立的疾病类型。这些文章研究了 NLPHL 和生发中心进行性转化(PTGCs)之间的关系,并第一次证实了向 DLBCL 转化。同时认为 NLPHL 和弥漫性变异型(结节性副肉芽肿和弥漫性副肉芽肿)不向其他亚型转化。80 年代的临床研究发现 NLPHL 的免疫表型和临床经过与 CHL 存在差异。

后来国际淋巴瘤研究组修订的 REAL 分类进一步确定 NLPHL 和 CHL 之间的差异[8]。WHO 分类采用了 REAL 分类[9],并强调 NLPHL 在生物学行为上不同于 CHL。虽然 REAL 分类中的淋巴细胞丰富型 CHL(LRCHL)与 Rye 分类中的淋巴细胞为主型霍奇金淋巴瘤类似,都有大量的正常淋巴细胞,但是 LRCHL 的生物学行为和临床表现都更接近 CHL。Ashton-Key 等[10]描述了结节性 LRCHL,将其称为滤泡性霍奇金淋巴瘤。WHO 分类中包括结节性和弥漫性 LRCHL,将在第28 章详细讨论。

27.3　流行病学

在西方国家 NLPHL 占 HL 的 3%~8%[11-13]。旧文献中,多达半数病例是 LRCHL。NLPHL 可发生在各个年龄组,发病高峰是 40 岁,而结节硬化型 CHL(NSCHL)的发病高峰为 30 岁(图 27.1)[7,14]。NLPHL 发病率呈男性优势,男女之比为 2.4∶1,而 NSCHL 女性发病率稍高。单纯结节性病例与弥漫性区域为主的病例之间没有显著差异。

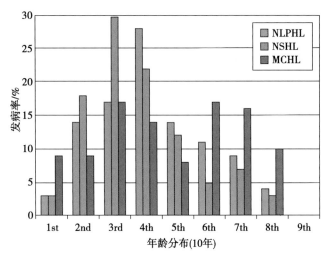

图 27.1　霍奇金淋巴瘤(HL)的年龄分布。结节性淋巴细胞为主型霍奇金淋巴瘤(NLPHL;n=206),结节硬化型经典型霍奇金淋巴瘤(NSCHL;n=398)和混合细胞型经典型霍奇金淋巴瘤(MCCHL;n=293),德国 Kiel 淋巴瘤研究中心,1978 年。显示 NLPHL 的发病高峰为 40 岁,而 NSCHL 的发病高峰为 30 岁

家族性 NLPHL 病例已有报道[15]。最近芬兰一项基于人群的研究表明 NLPHL 具有高度家族性风险[16]。NLPHL 患者一级亲属的标准化发病率为 19,而 CHL 为 5.3,非霍奇金淋巴瘤(NHL)为 1.9。与男性占优势的 NLPHL 相比,家族性NLPHL 对男性和女性的影响是相同的。NLPHL 家族性风险的潜在原因尚不清楚,可能包括遗传和环境因素,包括感染。

不同个体之间遗传变异可影响宿主对 HL 的免疫反应。在家族性 CHL 中发现了 KLHDC8B 基因的变异,但与家族性NLPHL 没有明确的相关性[17]。有大量研究提示 HLA Ⅱ型,特别是位于 HLA-DPB1 的等位基因(DPB1*0301 与易感性相关,DPB1*0201 与抗药性相关)与 HL 有关[18,19],但这些等位基因相对危险度比较小。Taylor 等[20]也发现 DPB1*2001 等位基因与 NLPHL 易感性有关。据报道,有 2 名 2 型 Hermansky-Pudlak综合征患儿存在 NLPHL,该综合征是一种与 AP3B1 突变相关的原发性免疫缺陷[21]。这些患者 NK 和 NK T 细胞亚群减少,提示效应细胞缺陷可能在 NLPHL 发病中起作用。位于 IL-6 启动子 174 位点的 C 等位基因拷贝数增加可降低年轻人发生 HL的风险[22]。而年轻成年 NLPHL 患者这一位点 G 等位基因拷

贝数显著增加[23]。已证实 NPAT 基因(一种与 ATM 基因相邻的基因,编码与细胞周期调节相关的核蛋白)的截断种系突变累及芬兰家族 NLPHL;在其他几名 HL 患者中发现了 NPAT 的另一种种系变异[24]。

有研究表明 HL 与感染因素有关[25,26],EBV 与多数 CHL亚型有关[27,28]。部分研究发现 EBV 阳性 NLPHL 病例,尤其在发展中国家[29-32],而其他研究仅发现阴性病例[33,34]。在文献中包括 LRCHL 病例[35],并且发展中国家常见早期 EBV 感染[31],可以解释一些研究系列中罕见的 EBV 阳性 NLPHL。最近有 2 项北美研究证实,存在真正的 EBV 阳性 LPHL[36,37]。包括 HHV6 在内的其他病毒也有研究[38],但未发现其与 NLPHL之间的联系。虽然发现 HIV 感染患者的 CHL 发生率增高,但并未发现其发生 NLPHL 的风险增高[39]。最近的研究数据表明,来自免疫球蛋白 D 阳性 NLPHL 的 B 细胞受体对莫拉西卡他菌有反应,表明在一些 NLPHL 中可能存在细菌发病机制[40]。

27.4　临床特征

患者常表现为长期的孤立性淋巴结肿大。以颈部淋巴结和腋窝淋巴结受累最多见,其次为腹股沟淋巴结。纵隔 NLPHL不常见(7%)[14,41]。结外最常见受累部位包括扁桃体、腮腺和软组织。晚期淋巴结病变常累及肝脏和脾脏。B 症状不常见,仅 10%患者出现 B 症状[14]。NLPHL 罕见累及骨髓(2.5%),并且与侵袭性临床过程和预后差有关。

NLPHL 通常表现为早期疾病,进展缓慢且标准化治疗效果良好。约 20%患者在就诊时表现为进展期[14]。复发率较高(≈21%),且与最初的临床分期无关,多灶性复发并不少见(27%)[14]。65%复发病例为局灶性,23%在不同部位复发,12%为系统性。

NLPHL 不向其他类型 HL 转化,但克隆相关性 NLPHL 和CHL 已有报道[5,42]。据报道,3%~14%病例转为 DLBCL[5,43,44]。少数情况下,NLPHL 和 DLBCL 在同一部位同时存在而形成复合性淋巴瘤[45,46]。向 DLBCL 转化的问题以及与 T 细胞/组织细胞丰富型 B 细胞淋巴瘤(THRLBCL)之间的关系将在下文进一步讨论。

27.5　形态学

在低倍镜下,淋巴结结构常完全破坏。在部分病例,淋巴结的外周残存一圈挤压的含有反应性滤泡的正常淋巴组织,通常与肿瘤组织界限清楚。Fan 等描述了 NLPHL 的 6 种免疫结构模式[47]:①经典的 B 细胞丰富的结节;②蕈行结节;③结节外含有大量 LP 细胞的结节;④T 细胞丰富的结节;⑤弥漫性THRLBCL 样结构;⑥弥漫性 B 细胞丰富的模式。应报告组织学模式,尤其是具有变异模式的病例。在同一活检标本中更常见混合性结构模式,而不是单一结构模式。在大结节内和结节外均可出现肿瘤细胞(图 27.2)[5,6]。在常规 HE 染色切片中通常易见滤泡树突细胞(FDC)构成的疏松结节,免疫组织化学能更清晰地显示这些结节。结节大小不一,但通常较大。在局部可为弥漫性,罕见的情况下,以弥漫性结构为主。

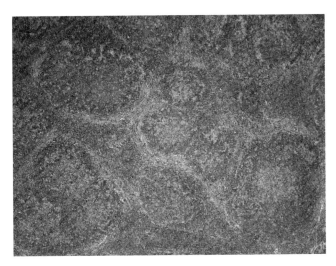

图 27.2　NLPHL。淋巴结的正常结构被小淋巴细胞为主的结节代替

结节中主要为小淋巴细胞,中间夹杂组织细胞和 LP 细胞,形成虫蚀状表现(图 27.3)。上皮样组织细胞的数量多少不一,一些病例以组织细胞为主。由于这一特点,最初将其命名为淋巴组织细胞型霍奇金病。在一些病例,上皮样组织细胞呈簇状环绕在结节周围(图 27.4)。

可观察到散在的 FDC 细胞核;在一些病例可见多核的 Warthin-Finkeldey 型巨细胞。它们很可能是 FDC 的多核巨细胞变异型(图 27.5)。在同一淋巴结内结节的细胞构成可变化:淋巴细胞为主的结节可与上皮样组织细胞为主的结节同时存在。

偶尔,仅有少量 LP 细胞,多数情况下,LP 细胞不难见到。在罕见的情况下,LP 细胞形成大的簇状分布,并且是一些结节的最主要细胞成分。这种变异型的临床意义不清。经典型 HRS 细胞对于诊断 NLPHL 不是必需的,但是类似经典型 HRS 细胞的肿瘤细胞并不像以前文献报道的那样少见[5,35]。若发现经典型 HRS 细胞,一定要仔细判断免疫组化结果排除结节型 LRCHL。然而,在一些 NLPHL 病例中,LP 细胞可能貌似经典型 HRS 细胞,但保留 LP 细胞的免疫表型。

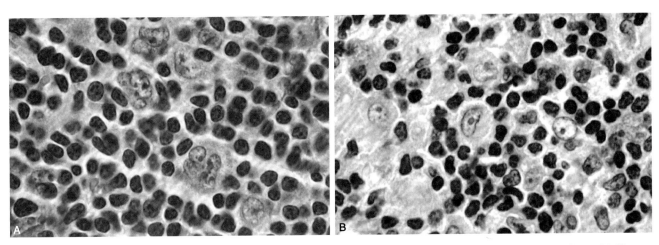

图 27.3　A,显示几个 LP 细胞,核呈分叶状,边缘可见少量胞质。B,可见数个胞质丰富的组织细胞。两种细胞周围都有小淋巴细胞围绕

图 27.4　有时 NLPHL 的结节周围可有成簇的上皮样组织细胞

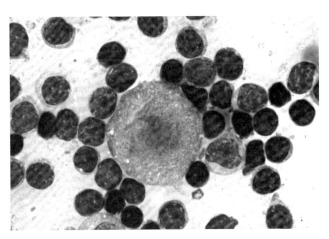

图 27.5　NLPHL。淋巴结印片,LP 周围由活化淋巴细胞围绕,形成花环结构

受压的结节间组织含有小淋巴细胞和高内皮静脉。浆细胞和嗜酸粒细胞稀少或缺乏是特征表现。在一些 NLPHL 病例中,特别是大的淋巴结肿物,有结节硬化性间质反应。因为部分病例有长期淋巴结肿大的病史,这可能代表 NLPHL 慢性组织反应。

27.5.1 LP 细胞

LP 细胞体积大,细胞核比正常中心母细胞胞核大(见图 27.5)。由于核呈复杂的分叶状,又称为爆米花细胞。核仁中等大小、嗜碱性,比经典型 HRS 细胞的核仁小。LP 细胞质相对稀少。在 Giemsa 染色组织切片和 Wright 染色印片或涂片中,LP 细胞含中等量嗜碱性胞质。

27.5.2 弥漫变异型 NLPHL(D-LPHL)

由于 D-LPHL(第 5 种 Fan 组织学模式)[47] 与 THRLBCL 之间的鉴别缺乏诊断标准和有效方法,人们怀疑实际上是否真正存在 D-NLPHL[48]。但很多 NLPHL 病例有弥漫性区域,且部分病例转化为弥漫性形态,这些支持 D-LPHL 的存在。因此原发性 D-LPHL 也可能存在[49]。结节外出现大量 LP 细胞提示向弥漫性 THRLBCL 样模式转化[47]。也有报道 NLPHL 之后发生 D-LPHL[50],应考虑为 NLPHL 的 THR-LBCL 样转化。

文献中没有 D-LPHL 的精确定义,可简单地定义为具有 NLPHL 的细胞学特征或免疫表型,但无结节状生长模式。欧洲淋巴瘤工作组的一项大宗 NLPHL 病例研究表明,只有 2% 病例没有结节状区域[51]。在 NLPHL 最大宗研究中,219 例中只有 7 例(3%)很像 THRLBCL,肿瘤细胞稀疏地分布于淋巴细胞背景中,不形成结节状生长方式[35]。

在开展免疫组织化学之前,旧文献中大多数弥漫性病例现在可证实 FDC 网,因而可纳入结节性病例,其他病例可能是 LRCHL。

NLPHL 的主要诊断特征总结于表 27.1。

表 27.1 结节性淋巴细胞为主型霍奇金淋巴瘤
(NLPHL)的主要诊断特征

特征	LP 细胞	背景细胞
形态	细胞核比中心母细胞大,多叶核,中等大小核仁,少量嗜碱性细胞质	滤泡以小淋巴细胞为主,有组织细胞和 LP 细胞;呈虫蚀状
免疫表型特征	CD45$^+$、CD20$^+$、CD15$^-$、CD30$^-$、BCL6$^+$、AID$^+$、BSAP$^+$、Oct-2$^+$、BOB.1$^+$、PU.1$^{+/-}$、MUM-1$^{+/-}$、T-bet$^{+/-}$、HGAL$^+$、BCL2$^-$、p53$^-$、CD10$^-$、CD138$^-$、EBV$^-$	主要为 CD4$^+$ T 细胞;CD4$^+$、c-Maf$^+$、CD57$^+$、PD-1$^+$T 细胞围绕在 LP 细胞周围形成花环;TIA-1$^+$/CD57$^+$T 细胞比例低
细胞遗传学和分子表现	Ig 基因克隆;基因突变;一半的病例有 BCL6 重排;未检测到 BCL2 易位	多克隆性 B 和 T 细胞

AID,活化诱导的胞苷嘧啶脱氨酶;HGAL,人生发中心相关淋巴瘤蛋白;NLPHL,结节性淋巴细胞为主型霍奇金淋巴瘤。

27.6 免疫表型

27.6.1 LP 细胞

27.6.1.1 淋巴细胞信号分子

与大多数 HRS 细胞不同,LP 细胞呈白细胞共同抗原(CD45)、CD45RA(KiB3)、CD45RB 和 CD45RC 染色阳性,但 CD45R0(UCHL1)染色阴性(表 27.2)[52,53]。在冰冻和石蜡组织中 NLPHL 稳定表达全 B 细胞标记如 CD20(图 27.6A)、CD22 和 CDw75[54-59]。其免疫表型不同于 CHL 中的 HRS 细胞,仅有部分 CHL 病例的部分肿瘤细胞表达 CD20[60,61]。CD79a 常阳性但表达强度不一[35]。LP 细胞常不表达 CD19[62]。LP 细胞也表达 CD40、CD70、CD80、CD86、HLA2 和 CD74(HLA2 的恒定链)[63,64]。除 CD27 的受体 CD70 外,所有的这些免疫标记都表达于正常 GC 中心母细胞。在正常 GC,CD70 仅在表达 IgD 的中心母细胞表达,散在分布于扁桃体的 GC。

CD30 染色通常阴性[73,107,108]。在少数病例,可见 LP 细胞呈弱的、胞质着色。NLPHL 来源的细胞系 DEV 也表达 CD30,但表达强度较 CHL 来源的细胞系要弱[109]。因此,表达 CD30 不能完全排除 NLPHL 的诊断[110]。相反,位于 B 细胞结节外滤泡旁的 CD30 强阳性免疫母细胞较常见,很可能是一个诊断陷阱[73]。LP 细胞通常呈 CD15 阴性,但是其他方面典型的病例中有一部分肿瘤细胞可表达 CD15[35]。

与典型 HRS 细胞不同,LP 细胞可产生 J 链。J 链是一种 15KD 的多肽,其重要作用是连接多聚体 Ig 分子的尾端(见图 27.6B)[66,67]。因为血清中没有 J 链,LP 细胞中的 J 链不可能是细胞吞噬作用或内吞作用的结果,而是 LP 细胞的产物,这为证明 LP 细胞是 B 细胞起源提供了首个确切证据。在石蜡切片中,LP 细胞很少表达胞质 IgG、IgM 和 IgA。然而,在部分病例,特别是发生在年轻男性颈部淋巴结的病例可强表达 IgD[111]。B 细胞表达的 Fc 受体同源物(FREB)是 IgG Fc 受体家族成员。主要表达于正常 GCB 细胞、套区细胞和大部分 NLPHL 病例[68]。活化诱导胞嘧啶核苷脱氨酶(AID)是 Ig 基因类开关重组和超突变不可缺少的。LP 细胞恒定表达 AID,这与 LP 细胞代表转化的 GCB 细胞并有高突变率相一致[69]。绝大多数 NLPHL 表达新研发的 GC 来源细胞的免疫标记,如 GCB 细胞表达的转录因子 1(GCET1)[70]、人类 GC 相关性淋巴瘤蛋白(HGAL-GCET2)[71]和开关相关蛋白-70(SWAP70)[72]。然而,不表达 GCB 细胞另一种标记 CD10[59]。

27.6.1.2 信号转导中间分子

在目前已知的跨膜接头蛋白中,LP 细胞仅表达非 T 细胞激活连接分子(NTAL),这与其他大多数 B 细胞及 B 细胞肿瘤类似[60]。这些连接分子在早期 B 细胞受体信号转导中起负调控作用。配体蛋白聚(SDC)是跨膜蛋白多糖,在细胞与细胞外基质及细胞与细胞之间的相关作用中起重要作用,它也调控受体的激活[112]。在造血细胞中,仅前体 B 细胞和浆细胞分化阶段表达 CD138(SDC1)[113]。LP 细胞呈 SDC1 阴性,符合 GCB 细胞起源[74,76]。

表27.2　淋巴细胞为主型细胞(LP细胞)表达的抗原

抗原	意义	结果
淋巴细胞信号分子		
CD45(LCA)	所有白细胞 酪氨酸磷酸酶活性	阳性[65]
CD45RA(KIB3)	B细胞,T细胞亚型,单核细胞	阳性[65]
CD45RB	胸腺细胞,T细胞	阳性
CD45RC	B细胞,CD8+T细胞	阳性
CD45RO(UCHL1)	胸腺细胞,单核细胞,巨噬细胞,颗粒细胞	阴性
CD20(L26)	B细胞(不是浆细胞)	≈100%阳性[54-58]
CDw75(LN1)	生发中心细胞	阳性[54-58]
CD79a(MB-1)	全B细胞	阳性,但比CD20低[35]
CD19	B细胞(不是浆细胞)	阴性[62]
CD40	B细胞,树突细胞,巨噬细胞	阳性[63]
CD70	活化B和T细胞,CD27的受体	阳性[63]
CD80	中心母细胞和APC细胞,CD28和CTLA-4的受体	阳性[63]
CD86	中心母细胞和APC细胞,CD28和CTLA-4的受体	阳性[63]
MHC II(TAL1B5)	通过向T细胞递呈多肽抗原而调控免疫反应	阳性
CD74(LN2)	B细胞,MHC II类分子的不变链	阳性
CD30(Ki-1/Ber-H2)	活化T和B细胞	一般阴性[35]
CD15(Leu M1)	髓系细胞	阴性[35]
J链	B细胞	≈60%阳性[66,67]
IgG,IgM,IgA,IgD	B细胞	不同程度阳性
Igκ,Igλ	B细胞	不同程度阳性
FREB	白细胞Fc受体家族,生发中心B细胞	阳性[68]
AID	对生发中心B细胞SHM和CSR是必需的	阳性[69]
GCET1	生发中心B细胞	阳性[71]
HGAL(GCET2)	生发中心B细胞	阳性[56]
SWAP70	B细胞,对Ig基因稳定区上游区域特异	阳性[72]
CD10	生发中心B细胞	阴性[73,74]
中间信号分子		
NTAL	接头蛋白,B细胞活化的接头	阳性[75]
CD138(SDC1)	生发中心后细胞,上皮细胞	阴性[76]
LYN激酶	B细胞内的信号分子	通常阴性[77]
JAK2	B细胞内的非受体性酪氨酸激酶	阳性[78]
转录因子和调控因子		
Oct-1	Ig基因的转录因子	阳性[79]

续表

抗原	意义	结果
Oct-2	Ig 基因的转录因子	阳性[79]
BOB.1	B 细胞对抗原的反应并形成生发中心	阳性[79]
BSAP/PAX5	B 细胞发育和分化	阳性[79]
ID2	E2A 和 PAX5 的负调控因子	阳性[80]
PU.1	Ig 基因的转录因子	不同程度阳性[81,82]
MUM-1	部分生发中心 B 细胞,浆细胞	不一致性阳性[83]
BCL6	生发中心细胞表达的转录因子	阳性[84]
BLIMP1	生发中心显示浆细胞分化的 B 细胞,浆细胞	阴性[85]
FOXP1	套区细胞,部分生发中心 B 细胞	阴性[86]
T-bet	Th2 细胞的发育,Ig 分子种类开关	一半病例阳性[87]
GATA3	Th2 细胞发育	阴性[87]
GATA2	红细胞发育	阴性[88]
c-Maf	Th2 细胞,组织特异性 IL-4 的表达	阴性[87]
NFATc1	自身稳定和分化	通常胞质阳性[89]
REL(c-Rel)	NF-κB 家族成员,抗凋亡活性,淋巴组织生成	阴性>>阳性[90]
RELA	NF-κB 家族成员,抗凋亡活性,淋巴组织生成	阳性[91]
BAFF-R(TNFRSF13C)	套区 B 细胞,部分生发中心 B 细胞	弱阳性或阴性[92]
JUNB	AP1 转录因子复合体的成分参与细胞增殖和凋亡	阴性[93]
细胞周期蛋白		
Ki-67(MKI67)	增殖标记	阳性
PCNA	增殖细胞	阳性[94]
TOP2A	细胞增殖标记	阳性[95]
肿瘤抑制和凋亡相关蛋白		
CASP3	参与 CD95 介导的细胞凋亡	阴性[96,97]
c-FLIP	诱导的细胞死亡竞争性负调控因子	阴性>>阳性[98]
p53	凋亡相关蛋白	阴性[99]
TP73L(p63)	部分生发中心 B 细胞	阴性[100]
BCL2	抑制细胞凋亡	阴性[33]
BAX	促进细胞凋亡	阳性[101]
A20	诱导 TNF 而抑制细胞凋亡	不同程度阳性[102]
TRAF1	CD30 信号途径的下游分子	阴性[90]
结构蛋白和黏附分子		
Vimentin	中间丝	阴性[103]
Fascin	肌动蛋白结合蛋白,树突细胞标记	阴性[104]
CD44H	介导白细胞的黏附	阴性[105]
EMA	上皮细胞,浆细胞	不同程度阳性[106,53]

　　AID,活化诱导的胞苷嘧啶脱氨酶;APC,抗原递呈细胞;AP1,活化蛋白 1;BAFF-R,B 细胞激活因子受体;CSR,种类开关重组;FREB,表达于 B 细胞的 Fc 受体同源物;GC,生发中心;GCET,生发中心 B 细胞表达的转录因子;HGAL,人类生发中心相关淋巴瘤蛋白;NFAT,活化 T 核因子;NF-κB,核转录因子-κB;NTAL,非 T 细胞活化接头;SHM,体细胞突变;SWAP70,开关相关蛋白 70;TOP2A,拓扑异构酶 Ⅱ a。

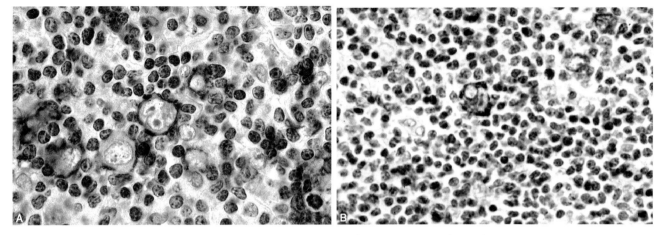

图 27.6 几个 LP 细胞 CD20 染色呈膜阳性(A),一个 LP 细胞 J 链染色呈胞质阳性(B)

大多数 CHL 表达酪氨酸激酶受体,而在 50% 的 NLPHL 检测不到其表达。在一项研究中,只有 30% 的 NLPHL 表达酪氨酸激酶受体 A,后者对记忆 B 细胞的存活是必需的[114]。JAK2 是一种细胞内非受体型酪氨酸激酶,它通过 JAK2/STAT 途径转导细胞因子介导的信号,大多数 NLPHL 表达 JAK2[78]。

27.6.1.3 转录因子和调节因子

B 细胞转录因子,如 PAX5、Oct-1、Oct-2 和 BOB.1,恒定地表达于 LP 细胞[79]。ID2 一致性地表达于 CHL 的 HRS 细胞,它使 E2A(可能还有 PAX5)失活,LP 细胞异常表达 ID2 并且可能与一些 B 细胞基因表达降低有关[80]。NLPHL 不同程度地表达 PU.1,但 CHL 和 THRLBCL 不表达 PU.1[81,82]。PU.1 在反应性巨噬细胞和髓系细胞的表达比 LP 细胞更强,而且 PU.1+ 组织细胞可能与 LP 细胞混淆。IRF4(MUM-1)和 PU.1 协同作用,作为淋巴细胞的转录调控因子[115]。与 LP 细胞不同程度地表达 PU.1 类似,IRF4 的表达也不恒定[83]。在反应性淋巴结中,反应性主要表达于浆细胞和 GC 亮区的少数 B 细胞[116]。在正常 GCB 细胞中,IRF4 的表达被 BCL6 阻断[117],因此,IRF4 和 BCL6 的表达是互相排斥的。在 LP 细胞中,BCL6 恒定表达,而 MUM-1 的表达不恒定[74,76]。BLIMP1(PRDM1)是一种转录抑制因子,它诱导 B 细胞向浆细胞分化[118],CHL 和 NLPHL 均不表达 BLIMP1[85]。

FOXP1 表达于正常活化 B 细胞[119,120] 和活化 B 细胞型 DLBCL[121],但不表达于 CHL 和 NLPHL[86]。T-bet(TBX21)表达于 Th1 CD4+T 细胞[122] 和一部分 T-NHL,T-bet 可能参与 B 细胞发育过程中的 Ig 类别转换[123]。在反应性淋巴组织中,绝大多数 B 细胞不表达 T-bet[124],但 NLPHL 和 CHL 的肿瘤细胞表达 T-bet[87]。LP 细胞不表达其他 T 细胞转录因子,如 GATA3、c-Maf 和 GATA2[87],因为 PU.1 抑制 GATA 转录因子的表达[125]。活化 T 细胞核因子(NFAT)调控 T 细胞向效应细胞分化,并在 B 细胞分化中调控正常的内环境稳定[126]。在正常情况下 NFATc1 位于细胞质中,当其去磷酸化而活化时转位到细胞核。在大多数病例,LP 细胞显示细胞质 NFATc1+,而部分病例可有细胞核染色,仅有少数 CHL 表达 NFATc1[89]。

核因子 κB(NF-κB)在炎症反应和免疫反应中起重要的调控作用,它可抑制细胞凋亡并在不同类型细胞的恶性转化

中起作用[127]。根据细胞受到刺激类型、刺激持续的时间和细胞周围环境的不同,NF-κB 家族成员 p50、p52、p65(RELA)、RELB 和 REL(c-Rel)以一种高度依赖于背景的方式形成不同的同源或异源二聚体。NF-κB 组成性活化参与了 CHL 中 HRS 细胞的增殖和存活[128]。NLPHL 一般不表达 REL[90],但恒定表达 p65[91]。大多数 B 细胞增殖性疾病(78%)表达 B 细胞激活因子受体(BAFF-R),这是选择性 NF-κB 激活途径所必需的[129]。NLPHL 呈 BAFF-R 阴性或弱阳性[92],提示在 LP 细胞中选择性 NF-κB 激活途径可能是失活的。转录因子的激活蛋白1(AP1)家族在调控细胞增殖、凋亡和恶性转化方面发挥作用。AP1 家族成员 JUNB 与 TNFRSF8(CD30)启动子结合,启动 CHL 中 CD30 表达[130],而 LP 细胞呈 JUNB- 和 CD30-[78]。

27.6.1.4 细胞周期蛋白

免疫染色显示 LP 细胞表达细胞增殖相关的核蛋白如 Ki-67 和细胞增殖核抗原,表明这些细胞处于细胞周期中[131]。拓扑异构酶 IIa(TOP2A)在转录过程中调控 DNA 的拓扑状态,是数种化疗药物的靶点,免疫组织化学显示其在 LP 细胞中高水平表达[95]。LP 细胞中高水平表达 TOP2A 的 NLPHL 患者,用 TOP2A 的抑制剂如阿霉素或表柔比星治疗预后较好。

27.6.1.5 肿瘤抑制基因和凋亡相关蛋白

与低级别的 NHL 类似,NLPHL 检测不到 Caspase 3,它在 CD95/Fas 介导的细胞凋亡中起重要作用[96,97]。C-FLIP 是 Fas 诱导的细胞凋亡竞争性负调控因子,其在 NLPHL 中表达率(32%)低于 CHL(81%)或 DLBCL(93%)[98]。与 CHL 相反,NLPHL 不表达 p53[99]。p53 家族成员 p63 调控细胞发育,也是候选肿瘤抑制基因[132,133]。部分 GCB 细胞和 NLPHL 表达 p63,但 CHL 不表达 p63[100]。抗凋亡 BCL2 和促凋亡 BAX 之间的平衡对诱导程序化细胞凋亡非常重要[134],LP 细胞不表达 BCL2,[33] 但恒定表达 BAX[101]。A20 和 TRAF1 是肿瘤坏死因子受体家族(TNFR)信号通路的两个抗凋亡成分,该通路受 CD30 刺激和诱导[102]。NLPHL 不同程度地表达 A20,但不表达 TRAF1[90,102]。因为大多数 NLPHL 不表达 CD30,提示 TNFR 家族的另一个成员(如 CD40)可能调控 A20 在 LP 细胞中的

表达[135]。

27.6.1.6 结构蛋白和黏附分子

Vimentin[103]和fascin[104]通常在经典HRS细胞中表达,但在LP细胞中不表达。所有CHL的肿瘤细胞显示强弱不等的细胞膜和高尔基体区CD44H染色,而NLPHL为阴性[105]。LP细胞可能表达EMA[53,106],通常只有少数肿瘤细胞阳性,并且许多病例阴性,因此诊断价值不大。

27.6.2 背景细胞

LP细胞通常分布于小B细胞背景中,这些小B细胞大多数起源于淋巴滤泡套区,并表达IgM和IgD[136,137]。它们也表达CD20、CD21、CD22和CD45RA,但不表达CD45RB(图27.7;表27.3)[5,54,56,58,84,124,137-141]。CD23的表达相对较强,这种现象也出现于PTGC。随着时间的推移,背景小B细胞减少,在多次复发的病例中背景小B细胞很少。

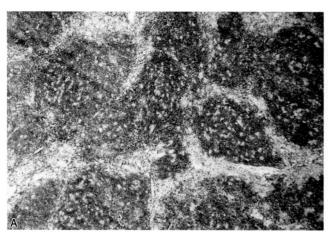
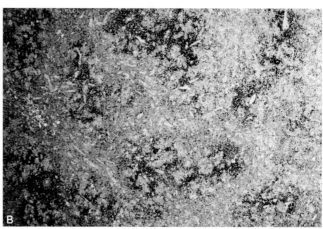

图27.7 NLPHL。免疫染色显示结节中大量小B细胞CD20(L26)阳性(A)另一病例中仅少量细胞阳性(B)

表27.3 结节性淋巴细胞为主型霍奇金淋巴瘤(NLPHL)背景细胞的抗原表达

抗原	意义	结果
背景T细胞		
CD2	T细胞,胸腺细胞,NK细胞	阳性[54,137]
CD3	T细胞,胸腺细胞	阳性[54,13]
CD4	Th和Tr细胞	阳性[58]
CD45RA	B细胞,初始T细胞,单核细胞	阴性[58]
CD45RO	B细胞亚型,T细胞亚型	阳性[58]
CD57	NK细胞,GC Th细胞	阳性[58]
PD1	生发中心T细胞	阳性[139]
CD69	早期活化标记	阳性[54,58]
CD134	早期活化标记	阳性
CD38	持续性活化标记	阴性
MHC II	通过向T细胞呈递多肽抗原而调控免疫反应	阴性[58]
CD25	活化T、B细胞和单核细胞IL-2R	阴性[58]
CD71	活化的白细胞,其功能为传递蛋白的受体	阴性[58]
CD40L	活化T细胞亚型CD40的配体	阳性[84]
TIA-1	细胞毒性T细胞和NK细胞	阴性或少数细胞阳性[140]
BCL6	生发中心Th细胞	阳性[141]
c-Maf	Th2细胞,负责组织特异性IL-4的表达	阳性[124]
T-bet	Th2细胞发育,Ig种类开关中起作用	主要为阴性[124]

抗原	意义	结果
GATA3	Th2 细胞发育	主要为阴性[124]
MUM-1	生发中心 B 细胞亚型,浆细胞	阳性
背景 B 细胞		
CD20(L26)	B 细胞(不是浆细胞)	阳性[54]
CD21	成熟 B 细胞,FDC	阳性
CD22	B 细胞(不是浆细胞)	阳性
CD23	套区 B 细胞,T 细胞,巨噬细胞,血小板,嗜酸粒细胞	阳性
CD45RA(KIB3)	B 细胞,T 细胞亚型,单核细胞	阳性[138]
CD45RB(MT3)	胸腺细胞,T 细胞	阴性[138]
IgM	套区和边缘区 B 细胞	阳性[5,54,56]
滤泡树突细胞网		
IgD	套区 B 细胞	阳性[5,54,56]
CD21	成熟 B 细胞,FDC	阳性[5,54]
CD35	FDC 标记,C3b 受体	阳性[5,54]
FDC	FDC 标记	阳性[5,54]
CD23	套区 B 细胞,T 细胞,巨噬细胞,血小板,嗜酸粒细胞	阴性[5,54]
CD21L(R4/23)	FDC 标记	阳性[5,54]

FDC,滤泡树突细胞;GC,生发中心。

NLPHL 结节中 T 细胞的数量变化很大,从很少到非常多[54]。一项流式细胞术分析显示,5 例 NLPHL 中 T 细胞平均数量占 61%[142]。随着时间发展,结节中 T 细胞的比例增高,复发病例 T 细胞比例更高。背景 T 细胞偶见细胞异型性,类似 PTCL,但仍保持正常 T 细胞表型,非单克隆性[143]。

NLPHL 中大部分 T 细胞具有独特的免疫表型:c-Maf[+]、CD2[+]、CD3[+]、CD4[+]、PD1[+]、CD57[+][54,124,137,139,144,145]。即使 T 细胞数量少,也围绕 LP 细胞形成特征性花环状或围巾状(图 27.8)[58]。正常情况下 CD4[+]CD57[+]T 细胞仅位于 GC,大多数局限于亮区(图 27.9)[146]。在 GC 反应的早期以小中心母细胞为主时,没有 CD4[+]CD57[+]T 细胞,此时以增殖性小中心母细胞为主。而且,GC 的边缘和套区交界处的圆环也没有 CD4[+]T 细胞。这些"圆环细胞"CD40L[+],并且不存在于 NLPHL 结节和 PTGC 中。与小 B 细胞类似,反应性 GC 的 CD4[+]CD57[+]T 细胞表达趋化因子受体 CXCR5,并且受 FDC 产生的趋化因子 CXCL13 的吸引。与滤泡外 T 细胞不同,CD4[+]CD57[+]T 细胞本身在活化时也产生大量的 CXCL13[147],并且基因表达谱符合调控性 T 细胞-1[142]。

大多数 NLPHL 含有 CD4[+]CD8[+]非肿瘤性成熟 T 细胞,占 T 细胞 10% ~ 38%;这些细胞代表活化的或反应性 T 细胞亚群,不应误认为 PTCL[148]。具有这种细胞群的 NLPHL 在临床、组织学及免疫组化特征方面与其他 NLPHL 没有差异。

FDC 主要位于大结节内,呈 CD21[+]和 CD35[+],而 CD23[-],类似套区 FDC 而非 GC(图 27.10)。它们也不表达 Ig 复合体。FDC 和 B 细胞之间的相互作用主要由 CD11a/CD18(LFA1)和 CD54(ICAM-1)信号路径所介导[149]。

27.6.3　弥漫变异型 NLPHL(D-LPHL)

类似于有结节的病变,D-LPHL 含有大量 LP 细胞,并表达全 B 细胞标记。然而,与典型 NLPHL 不同,D-LPHL 的小 B 细胞很少。主要细胞为 CD4[+]小 T 细胞,其中有相当一部分为 CD57[+]T 细胞,并围绕在 LP 细胞周围形成花环。当缺乏 CD57[+]细胞时,应考虑 THRLBCL 的诊断。与无结节的模式一致,CD21 染色未显示 FDC。

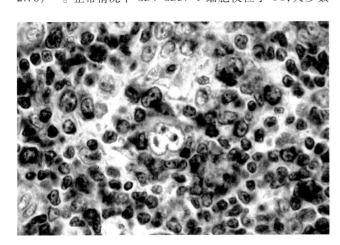

图 27.8　LP 细胞被几乎 CD57[+]T 细胞围绕形成完整的花环,这一区域还有几个其他 CD57[+]T 细胞。注意 CD57[+]淋巴细胞为细胞质点状阳性

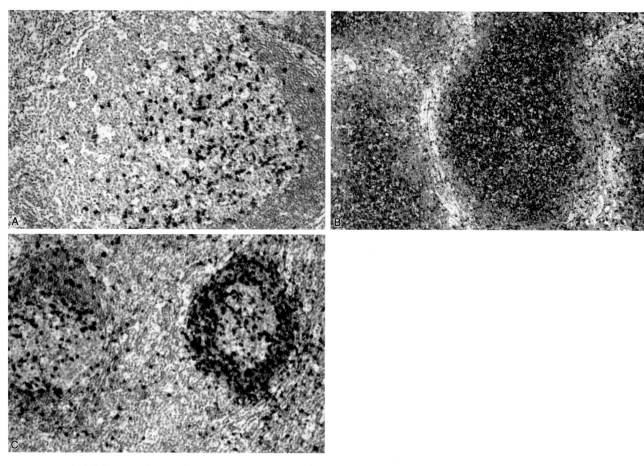

图 27.9　免疫染色显示正常的次级淋巴滤泡生发中心亮区 CD57⁺(A),生发中心进行性转化的淋巴滤泡阳性细胞数量增多(B),在生发中心进行性转化病例中形态正常的次级淋巴滤泡套区阳性细胞数量增加(C)

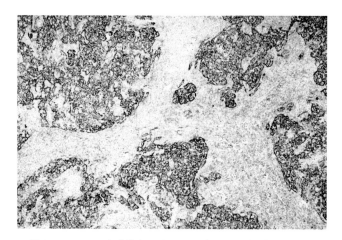

图 27.10　CD21 免疫染色显示 NLPHL 中疏松的滤泡树突细胞网

27.7　遗传学和分子学改变

27.7.1　细胞遗传学表现

NLPHL 的细胞遗传学资料很少。所有研究表明其具有复杂的染色体核型,有三个以上核型异常或结构异常,最常见的二倍体(46 到 49 染色体),但是在 CHL 常见的四倍体较少发生[150,151]。通过常规细胞遗传学方法发现,最有意义的是涉及 1、4、7、9 和 13 号染色体的不平衡[151]。相反,比较基因组杂交发现高水平的基因组不平衡性(平均每例 10.8),涉及除 19、22 和 Y 染色体外的所有染色体[152]。研究发现 36.8%~68.4%病例有 1、2q、3、4q、5q、6、8q、11q、12q 和 X 染色体获得性变化,17号染色体有缺失。6q 染色体拷贝数增加,而这一区域在 DLBCL 常缺失。细胞遗传学研究显示 NLPHL 来源细胞系 DEV 显示 48,XY,+X,t(3;7)(q13;p21)、der(3)t(3;14)(p14;q32)t(3;22)(q27;q11.2)、+12、der(14)t(3;14)(p14;q32)、der(22)t(3;22)(q27;q11.2)染色体核型[61]。

阵列比较基因组杂交(aCGH)发现在 17q24 染色体区发现 3-Mb 纯合性缺失[109]。然而,用免疫荧光染色 CD20 和 FISH(FICTION)相结合的方法,未能在 NLPHL 中证实 17q24 染色体缺失。尽管 Franke 等[152]研究发现 NLPHL 也存在 17 号染色体缺失,但尚不清楚 17q24 染色体缺失是否是 NLPHL 发病的重要原因。最近,另一项 aCGH 研究发现 NLPHL 和 THRLBCL 具有相似的拷贝数,尤其是 2p16.1(包括 REL)获得以及 2p11.2 和 9p11.2 缺失[153]。

间期 FISH 检测[154]和 FICTION 分析[155,156]发现约 50% NLPHL 病例中检测到 BCL6 基因的重现性重排。在 NLPHL 中,BCL6 畸变靶向 Ig 位点和非 Ig 位点上的异常,这与 DLBCL 相似[155,157]。NLPHL 衍生的细胞系 DEV 显示 BCL6 重排,并有一个断点位于 BCL6 替代断点区[109]。FICTION 分析 12 例 NLPHL,BCL6 替代断点区域没有断点,提示这种断点可能在原发性 NLPHL 中并不常见[109]。最近的一项研究表明,在缺乏

BCL6 重排的一部分 NLPHL 病例中,LP 细胞检测到 *BCL6* 的多个拷贝[156]。在少数病例中研究并检测到 *BCL2* 基因重排[158,159]。尚不清楚这种重排是发生在 LP 细胞,还是更可能在背景 B 细胞。由于 LP 细胞一般不表达 BCL2 蛋白,*BCL2* 易位可能在 NLPHL 的发病机制中不起作用。

27.7.2 免疫球蛋白和 T 细胞受体基因重排研究

与其他类型 HL 类似,NLPHL 的 LP 细胞数量稀少,研究困难。原位杂交检测 Igκ 或 Igλ mRNA 结果不一[160-162]。部分研究发现高比例的轻链限制性[161,162],而其他研究未能证实轻链 mRNA 的存在[160,163]。由于敏感度较低且 LP 细胞稀少,Southern 印迹法对 Ig 基因重排的价值有限[158,164]。PCR 研究总组织,结果矛盾[165-167],这种差异可能因 NLPHL 中有大量反应性 B 细胞而限制了 PCR 灵敏度。最近用显微切割法从单个患者肿瘤组织中获取多个 LP 细胞,进行 PCR 研究,证实了单克隆性 Ig 基因重排[168-170]。同一患者的多个肿瘤结节、多个淋巴结和多个蜡块均显示单克隆性。NLPHL 在克隆性重排基因片段中表现出持续性突变,在大多数病例中表现出克隆内多样性。持续性突变在正常情况下局限于 GCB 细胞。这与 Ig 基因序列被翻译为功能性膜 Ig 表达并接受抗原选择相一致。

有人对 2 例 NLPHL 中围绕瘤细胞形成花环 T 细胞进行了 TCR V-β 链基因表达谱研究[171]。未发现 V-β 受体基因表达的克隆限制性或选择性。Trumpe 等[172]对一例 NLPHL 的花环 T 细胞进行 TCR-γ 基因的单细胞分析,在两个独立实验中,7 个和 10 个不同的花环中发现了 TCR-γ 基因克隆性重排。如前所述,少数 NLPHL 病例可伴发 PTCL,但上述研究尚未得到其他研究的证实[46]。

27.7.3 突变和基因表达研究

与 DLBCL 和 CHL 类似,以下 4 个参与 B 细胞发育和分化的原癌基因编码信号转导和转录因子中 *PIM1*、*PAX5*、*RhoH*/*TTF* 和 *c-Myc*,至少有一个在 LP 细胞中发生体细胞突变,它们可能与 B 细胞淋巴瘤发生有关[173]。细胞因子信号抑制剂 (SOCS) 通过细胞因子诱导的 JAK/STAT 信号路径调控细胞增

殖、存活和凋亡,且在几种造血系统恶性肿瘤存在 JAK/STAT 信号途径的异常激活。50%的 NLPHL 存在体细胞或生殖细胞 *SOCS* 突变,然而并未观察到在骨髓增殖性疾病中常出现的 *JAK2* 基因外显子 12 的突变[78]。*SOCS1* 突变可能使 JAK2 高表达并激活 JAK2/STAT6 信号路径。*NFKBIA* 和 *TNFAIP3* 突变涉及 CHL 中的 NF-κB 活化,在 NLPHL 中很少见[174]。

微切割 LP 细胞的基因表达谱显示,NLPHL 与 CHL 和 THRLBCL 相似,包括组成性 NF-κB 激活[175]。原癌基因 *BIC* (B-细胞整合簇)或 pre-miR-155 和成熟 miR-155(现认为是一种肿瘤微小 RNA)[176]在 NLPHL 和 chl 中都呈高度表达[177,178]。Hartmann 等最近比较了来自 NLPHL、THRLBCL 样 NLPHL 和 THRLBCL 的微切割肿瘤细胞的基因表达特征[179]。重要的是,这些实体之间的基因特征没有显著差异。3 组肿瘤细胞均表达多种标记物,最显著的是 HIGD1A 和 BAT3,并被免疫组化证实。研究者认为,NLPHL 和 THRLBCL 可能代表同一疾病的一个谱系,不同临床和病理表现之间的差异可能与微环境和免疫状态有关,而不是肿瘤细胞本身的差异。这种假说得到了非显微切割样本基因表达谱研究的支持,该研究发现一段提示 THRLBCL 存在耐受性宿主免疫反应的特征序列,这个序列包括编码干扰素-γ、Toll 样受体、CCL8 和吲哚胺 2,3-二氧酶 (IDO) 的基因[180]。相反,NLPHL 显示出一种微环境特征序列,与滤泡增生很相似。

27.8 与生发中心进行性转化(PTGC)之间的关系

PTGC 是一种不明原因的良性滤泡增殖性病变。最常发生于 20 岁左右的男性。患者常表现为无症状的、孤立性颈部淋巴结肿大[181]。组织学上,PTGC 滤泡比正常的滤泡大很多,且套区增生并陷入 GC。PTGC 滤泡散在分布于增生性滤泡的背景中(图 27.11A)。其与 NLPHL 类似之处在于都形成结节,破坏 GC,小 B 细胞数量增加,中心母细胞散在分布;PTGC 在细胞学上和出现大量 T 细胞两方面都类似 NLPHL,包括 CD4+ CD57+ T 细胞。然而,PTGC 中 T 细胞是散在分布的,而在 NLPHL T 细胞成簇围绕着 LP 细胞[53]。PTGC 也可观察到显

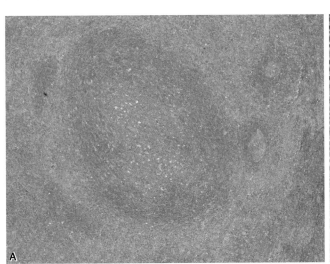
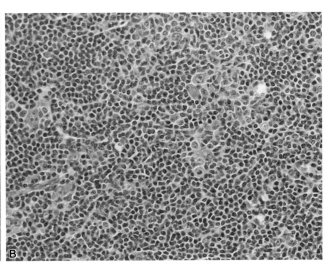

图 27.11 A,伴有滤泡增生和生发中心进行性转化的淋巴结。B,高倍镜下,可见大量的小淋巴细胞和少量中心母细胞

著的滤泡树突细胞和多核 Warthin-Finkeldey 型巨细胞。有关 PTGC 的免疫表型研究显示多克隆性 IgM[+]IgD[+] 淋巴细胞；滤泡树突细胞；且 CD4[+]CD57[+]、c-Maf[+][124] 和 CD4[+]CD8[+][148] T 细胞数目增加。事实上，PTGC 和 NLPHL 结节重要区别在于前者没有 LP 细胞但有包括中心母细胞在内的正常 GC 细胞(见图 27.11B)。

早期研究显示 PTGC 和 NLPHL 之间存在着联系[5]。可能会遇到两者联合发生的情况：PTGC 先发生随后发生 NLPHL，或者两者同时发生于不同的淋巴结。随后很多研究都证实了上述联系[182,183]。这种联系及两者在结构上的相似性提示 PTGC 可能是 NLPHL 的前期病变，或者 PTGC 和 NLPHL 是 B 细胞或 T 细胞缺陷而导致的滤泡中心异常反应。已有 PTGC 和不同类型免疫缺陷同时发生的报道[184]。重要的是目前尚无研究足以证明一个反应性滤泡增生中出现少量 PTGC 使 NLPHL 的发生危险增高。此外，PTGC 也不是克隆性增生疾病[185]。然而，需要重点指出的是有些病例由于缺乏 LP 细胞而排除了 NLPHL，但在后续检查中检出 NLPHL 的几率比较高。在 PTGC 出现融合性区域时，一定要仔细检查整个淋巴结排除局部区域 NLPHL。因缺乏 LP 细胞而排除了 NLPHL 诊断后，随后活检大概率发现 NLPHL。

27.8.1　鉴别诊断

PTGC 与 NLPHL 最根本的区别在于前者缺乏 LP 细胞及其变异型。扩张的淋巴滤泡中缺乏上皮样组织细胞，但可在滤泡周围形成项链样的反应性增生，有时在 NLPHL 可见到这种现象。NLPHL 时淋巴结的结构完全破坏，仅在淋巴结周围残留少量正常组织，与此相反 PTGC 不完全破坏淋巴结结构。事实上，几乎总是与旺炽性淋巴滤泡增生相关。综合应用全 B 和 T 细胞抗原，再结合形态学有助于将 NLPHL 与 PTGC 区别开[53]。CD20、BOB.1 和 Oct-2 免疫染色有助于显示 LP 细胞，特别是 Oct-2。CD3 和 CD57 免疫染色可显示 LP 细胞周围花环，而 PTGC 不然。

27.8.2　与自身免疫性淋巴组织增殖综合征之间的联系

自身免疫性淋巴组织增殖综合征(ALPS)是凋亡相关基因如 *FAS*、*FASL*、*CASP8* 和 *CASP10* 突变所引起的。结果 T 细胞和 B 细胞的内环境稳态被打破而发生多克隆性 T 细胞增生。TCRαβ 和/或 TCRγδ 阳性 T 细胞增生，缺乏 CD4 和 CD8(双阴性 T 细胞)。伴有 *FAS* 基因种系突变的个体发生 NHL(14 倍)和 HL(51 倍)的风险增高，特别是 NLPHL[186]。有两个 ALPS 家族发生 NLPHL 的报道。此外，ALPS 患者反应性淋巴结中可出现 PTGC[167]。CD57[+]T 细胞可能是它们之间一个联系者，在 NLPHL 和 PTGC 的结节中其数量增加，而且在 ALPS 其数量也增加。

27.9　向弥漫性大 B 细胞淋巴瘤的转化

3% ~ 14% 的 NLPHL 可进展为 DLBCL，提示可能存在进一步转化为 DLBCL 的 B 细胞克隆，很可能是 LP 细胞(图 27.12)[5,44,45,187,188]。在典型的 NLPHL 病例中可见到几乎全部

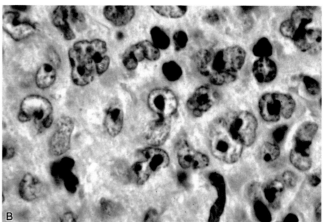

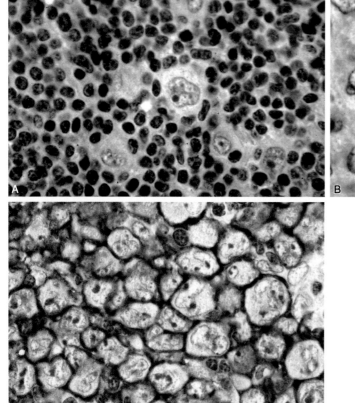

图 27.12　复合性淋巴瘤。NLPHL(A)向 DLBCL 转化(B)。DLBCL 细胞 CD20 染色阳性(C)

由 LP 细胞构成的结节,提示这可能是组织学进展的中间阶段。在其他病例中,同一解剖部位的 NLPHL 可伴有组织学典型的 DLBCL[189,190]。标准免疫组化分类,DLBCL 成分具有 GC 样或非 GC 样 B 细胞表型。Hansmann 等[191] 在 537 例 NLPHL 中发现 14 例向 DLBCL 转化(大约 3%)。LP 细胞和 DLBCL 细胞表达相同类型的 Ig 轻链 mRNA[192],PCR 研究和 IgH CDR III 序列研究支持这两种细胞存在克隆性相关[192-194]。NLPHL 和 NLPHL 相关性 DLBCL 中未发现 EBV 证据。Al-Mansour 等最近发现转化率为 14%,高于以前的研究[44]。尽管未评估 NLPHL 和 DLBCL 的克隆关系,但最迟在 NLPHL 后 20 年(转化的中间时间,8 年)发生转化,表明需要长期随访。NLPHL 诊断时脾脏受累的患者有更高的转化风险。

起源于 NLPHL 的 DLBCL 预后目前存在争议。文献中报道的病例少、随访时间有限并且治疗方法不同,难以得出明确的结论。在 Ohno 等[194] 研究中,两例起源于 NLPHL 的 DLBCL 具有侵袭性行为;而以前研究认为起源于 NLPHL 的 DLBCL 预后好,总生存率和无病生存率与原发性 NLPHL 类似[45,195]。最近研究发现起源于 NLPHL 的 DLBCL 预后与原发性 DLBCL 相似,应该用激进的治疗方案[194,196]。从利妥昔单抗时代获得的数据很少;在 Al-Mansour 等研究中,6/13 的患者接受利妥昔单抗治疗,所有 13 名患者的总生存率相对较好(10 年生存率 62%)[44]。

尽管已明确 NLPHL 可向 DLBCL 进展,但也有报道显示少数病例在 NLPHL 之前首先出现 DLBCL[47,197]。尚不清楚这些病例中的 DLBCL 和 NLPHL 是否存在克隆性相关。这些 DLBCL 呈惰性过程,且随后在相同部位发生 NLPHL,提示 DLBCL 和 NLPHL 具有相关性。也有罕见的 NLPHL 和非治疗相关性 PTCL 同时发生的报道[46,198]。这两种疾病可能没有克隆相关性,但 PTCL 的发生可能与 NLPHL 生发中心 T 细胞增殖紊乱有关。

27.10　与 T 细胞/组织细胞丰富型 B 细胞淋巴瘤(THRLBCL)之间的关系

具有 THRLBCL 特征的恶性淋巴瘤是 NLPHL 发生后形成的最常见 NHL[197]。THRLBCL 以肿瘤性大 B 细胞散在分布于反应性 T 细胞和组织细胞背景为特点[199]。在 WHO 分类中,THRLBCL 是 DLBCL 的一种亚型并且可能代表不只是单一的疾病类型(见第 23 章)。然而,THRLBCL 的形态与 NLPHL 的弥漫变异型非常相似。这样的病例中,NLPHL 和 THRLBCL 可能是一种疾病谱系的两个极端,或者 THRLBCL 是 NLPHL 恶性转化形式。目前尚不能区分原发性和继发性 THRLBCL。早期研究结果显示伴有 LP 细胞的 THRLBCL 可能与 NLPHL 相关(所谓的副肉芽肿样 THRLBCL)(图 27.13)[197,200,201]。此外,有研究者报道 NLPHL 和 THRLBCL 可为复合性淋巴瘤或同一家族的多个成员[197]。然而,一些发生于 NLPHL 之后的 THRLBCL 缺乏 LP 细胞。尽管 THRLBCL 的一些形态学特征与 NLPHL 一致,但是临床上大多数 THRLBCL 患者为进展期疾病[199,201]。单细胞研究显示 THRLBCL 的基因突变与 NLPHL 类似[202]。BCL6 在正常情况下表达于 GC 细胞,LP 细胞和 THRLBCL 肿瘤细胞也表达 BCL6。有人提出在鉴别诊断困难的情况下,IGH 和 IgK 的克隆性分析有助于鉴别诊断[203]。然而,由于 NLPHL 可进展为弥漫性 NLPHL 或转化为 DLBCL,这使得两者的鉴别诊断很不明确。CD79a 和 BCL2 的表达在 THRLBCL 中比 NLPHL 更常见[32,204]。THRLBCL 的肿瘤细胞通常呈 LSP1[+] 而 PU.1[-][81,82,200],但也例外[205];相反,LP 大多呈 LSP1[-] 和不同程度的 PU.1[+][82],绝大多数 NLPHL 表达 FREB,而 THRLBCL 不表达,这也有助于鉴别诊断[68]。T 细胞花环是 NLPHL 的典型特征,而 THRLBCL 很少形成花环(图 27.14)[124,139]。有人提出 NLPHL 扩张的 FDC 网有助于鉴别,但 NLPHL 弥漫区域缺乏 FDC 网。也有人提议,TIA-1[+] 或粒酶 B[+]T 细胞与 CD57[+]T 细胞的比例高支持 THRLBCL 的诊断,两者比例低则支持 NLPHL 的诊断[140,200];然而,严格的比例标准尚未确定。同样,存在 PD1[+] T 细胞玫瑰花结有助于区分 NLPHL 和 THRLBCL[206],但偶尔 THRLBCL 可能含有 PD1[+] T 细胞群[207]。

NLPHL 是否可转化为 THRLBCL,这一问题仍未解决。失去结节状生长方式和出现 CD57[+]T 细胞可能只是一种现象,而肿瘤性 B 细胞克隆的恶性潜能增加才是有意义的改变。LP 细胞可能进一步转化,LP 细胞和 THRLBCL 肿瘤细胞也可能具有共同的前体细胞,它们都经历一种独特的转化事件。单细胞显

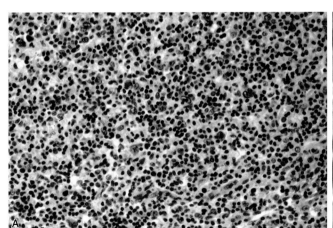
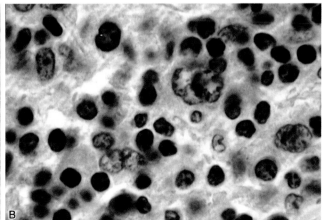

图 27.13　THRLBCL。A 和 B,THRLBCL 以小淋巴细胞为主(A),LP 细胞(B)

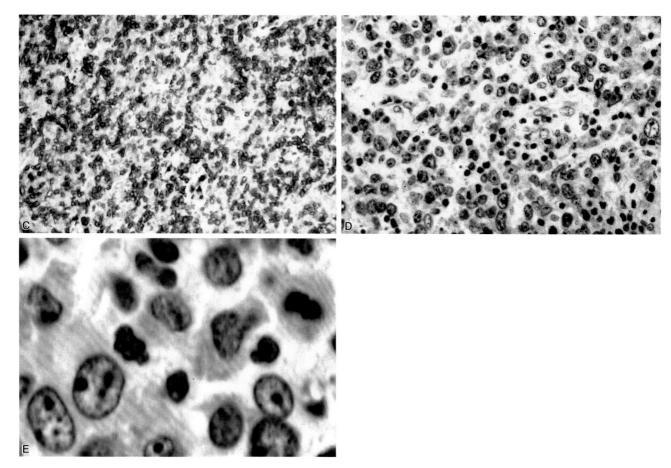

图 27.13(续)   C,小淋巴细胞 CD8 染色。D 和 E,3 个月后复发的淋巴瘤为 DLBCL

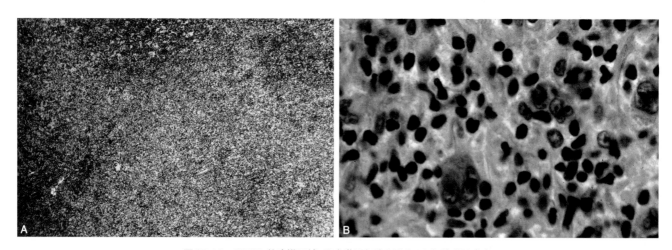

图 27.14   NLPHL 的弥漫区域,以小淋巴细胞(A)和 LP 细胞(B)为主

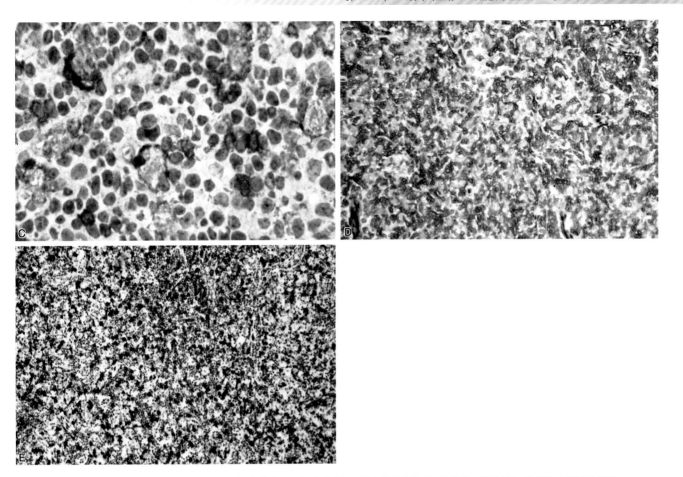

图 27.14(续)　CD22 染色阳性(C)。T 细胞多为 CD4[+]T 细胞(D),其中很多细胞 CD57 染色也阳性(E),包括形成花环的细胞

微切割并进行 CGH 研究,THRLBCL 中基因组失衡(每个肿瘤 5.6)明显小于 NLPHL(每个肿瘤 11.6)[152,208],提示不太可能从 NLPHL 直接转化为 THRLBCL。因此,具有 THRLBCL 特征的 NLPHL 发生进展或复发的生物学性质尚不清楚。WHO 分类第 4 版修订版中,这种情况的首选术语是 NLPHL 的 THRL-BCL 样转化[208a]。

27.11　其他鉴别诊断

27.11.1　非霍奇金淋巴瘤

NLPHL 在结构和细胞形态方面可能类似花型 FL,后者也出现大结节。在低级别 FL 中,中心细胞和数量不等的中心母细胞相混合,中心母细胞呈 CD45[+]和 CD20[+],某些病例中与 LP 细胞类似。然而,LP 特征性形态有助于 NLPHL 与 FL 的鉴别,LP 细胞为多叶细胞核、核膜纤细、核仁不明显。1 级 FL 中,所有肿瘤细胞都是细胞核轮廓不规则的有裂细胞、核染色质浓缩,而 NLPHL 的背景细胞的细胞核大多为圆形(但也可有不规则核)。免疫组化,FL 的肿瘤细胞为 CD10[+]单克隆性 B 细胞,这与 NLPHL 的 B 细胞不同。

偶有 NLPHL 可能显示非典型 T 细胞的背景,需要鉴别 PTCL NOS[143]。这些病例年龄更小,常累及颈淋巴结,而缺乏非典型 T 细胞的 NLPHL 并非如此。尽管存在细胞异型性,但这些病例的 T 细胞并未表现出全 T 细胞抗原的异常丢失或克隆性。这些病例应当与真正的组合性 NLPHL 和 PTCL 病例相区别[46,198]。

27.11.2　淋巴细胞丰富型经典型霍奇金淋巴瘤(LRCHL)

在没有免疫染色结果的情况下,LRCHL 与 NLPHL 形态非常形似[48]。在一项 426 例的研究中,115 例根据形态学诊断为 NLPHL 的病例,重新分类后诊断为 LRCHL(27%)[14,209,210]。在 HE 染色的组织切片中,LRCHL 特征为存在萎缩的 GC,不同于 NLPHL 扩张的巨滤泡。NLPHL 和 LRCHL 患者有相似的临床特征[210],但是 LRCHL 患者年龄更大一些[211]。现在认为免疫染色对鉴别 LRCHL 和 NL-PHL 是很必要的(表 27.4)。最重要的鉴别点在于 HRS 细胞的性质(图 27.15)。LRCHL 细胞有典型表型,稳定表达 CD30,常表达 CD15,40% 病例表达 EBER;只有部分病例的 HRS 表达 CD20[210]并且只表达于 HRS 细胞的一个亚群。Barghava 等报道,fascin 和 JUNB 染色对 LRCHL 高度敏感和特异,而 NLPHL 无一例表达[212]。PD1[+]T 细胞花环可能见于 LRCHL 的 HRS 细胞周围,并非 NLPHL 特有[206,207]。值得注意的是,据报道同一患者发生了一例克隆相关性 NL-PHL 和 CHL,表明这些实体可能比先前认为的更为密切相关,这是最近基因表达数据基础上的补充证据[42]。

表27.4　结节性淋巴细胞为主型霍奇金淋巴瘤(NLPHL)的鉴别诊断

疾病	形态学特征		免疫表型和分子特征	
	肿瘤细胞	背景细胞	肿瘤细胞	背景细胞
PTGC	无 LP 细胞,但有中心母细胞	套区和生发中心的界面被破坏 淋巴结的结构通常未被完全破坏,伴旺炽型滤泡增生	EMA 无反应	CD20$^+$或 CD30$^+$免疫母细胞,不规则的 CD20$^+$结节;CD57$^+$,PD1$^+$,c-Maf$^+$T 细胞,但没有显著的 T 细胞菊形团
LRCHL	经典的 HRS 细胞	弥漫性或结节性变异型	CD15$^+$,CD30$^+$,CD45$^-$,CD20$^{+/-}$,EMA$^-$,EBV$^+$(≈50%)	CD57$^-$,PD1$^+$,疏松的 CD21$^+$FDC 网
FL	小核裂细胞伴大中心母细胞	结节一般较小,结节中的淋巴细胞有异型性	CD20$^+$,CD10$^+$(60%),BCL2$^+$	通常有 BCL2 基因重排
THRLBCL	中心母细胞或免疫母细胞或爆米花细胞	不同的形态	CD20$^+$,EMA$^+$,CD15$^-$,CD30$^-$,LSP$^+$,FREB$^-$	背景中少数 B 细胞;无 CD57$^+$,PD1$^+$,c-Maf$^+$T 细胞菊形团;TIA-1$^+$/CD57$^+$T 细胞比例高

FL,滤泡性淋巴瘤;LRCHL,淋巴细胞丰富型经典型霍奇金淋巴瘤;LSP,白细胞特异性磷酸蛋白;PTGC,生发中心进行性转化;THRLBCL,T 细胞/组织细胞丰富型 B 细胞淋巴瘤。

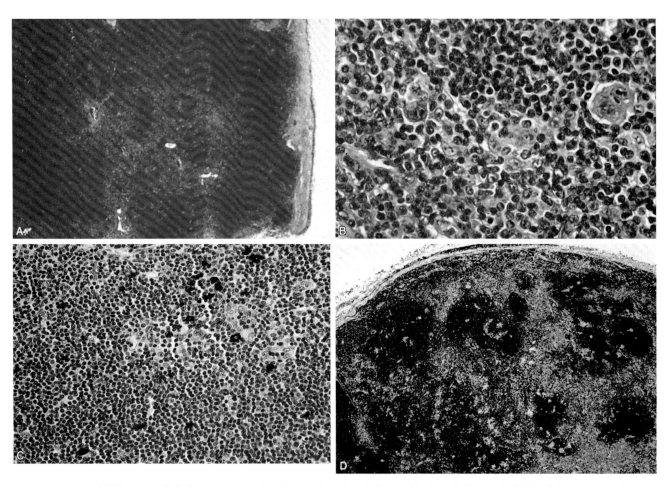

图 27.15　A,扁桃体 LRCHL,结节状生长方式。B,典型的 RS 细胞 C,仅有少数 CD57$^+$细胞,且没有在 RS 细胞周围形成花环。D,小淋巴细胞 CD20$^+$

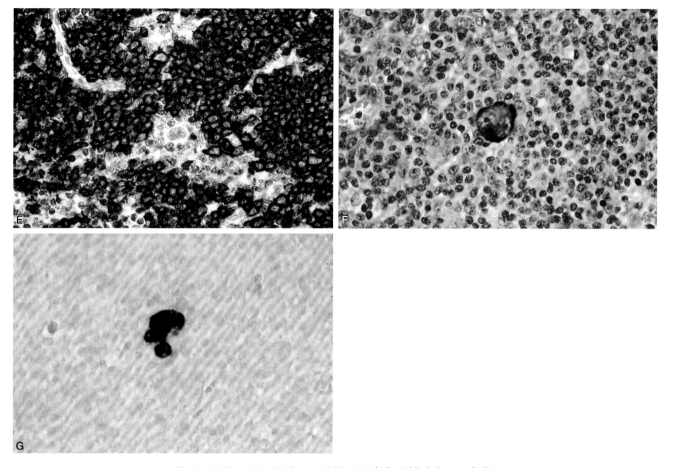

图 27.15(续)　而 RS 细胞 CD20⁻(E)，CD30⁺(F)，原位杂交 EBER⁺(G)

27.12　治疗

NLPHL 最佳治疗方案尚有争议。虽然部分ⅠA期患者在单纯切除淋巴结后完全缓解，但综合治疗的无瘤生存率为 90%，而随访观察只有 42%[213]。因此，不建议对ⅠA期 NLPHL 患者只进行观察。肿瘤累及区域的放疗有效，一般认为是ⅠA期 NLPHL 患者的标准化治疗。Chen 等报道，Ⅰ期或Ⅱ期患者单用放疗，效果良好，加用化疗并无明显获益[214]。利妥昔单抗(抗 CD20 抗体)对于未经治疗或复发的 NLPHL 具有良好疗效[215]。然而，Eichenauer 等报道，尽管ⅠA期 NLPHL 单用利妥昔单抗治疗 100% 有效，但复发率高达 25%(中位观测时间 43 个月)[216]。另外，利妥昔单抗可能选择 CD20⁻亚克隆，并可能导致 CD20⁻复发性淋巴瘤[217]。对于晚期 NLPHL，目前用于 B 细胞 NHL 治疗方案，如 R-CVP(利妥昔单抗、环磷酰胺、长春新碱、强的松)，R-CHOP[利妥昔单抗、环磷酰胺、羟基柔红霉素(阿霉素)、长春新碱、泼尼松]，或单独应用利妥昔单抗，这些方案都是合理的选择。ABVD(阿霉素、争光霉素、长春碱、氮烯唑胺)方案对于 CHL 很有效，但对晚期 NLPHL 疗效差，并且，脾脏受累与 ABVD 样治疗后的转化有关[218]。因此，从治疗角度，认为 NLPHL 更像 B 细胞淋巴瘤，而不是 CHL。

27.13　预后

由于 NLPHL 病理分期低，且有标准治疗方案，NLPHL 患者死亡率低；几乎所有的死亡都与心脏或继发性肿瘤有关[14,219]。NLPHL 的预后与肿瘤的分期、确诊时患者的年龄有关，存活率从 40%～99%[197]。Ⅰ期 NLPHL 患者的存活期几乎与一般人群相同。脾脏受累(ⅢS期)或Ⅳ期患者采用目前的治疗方案，预后较差。

Regula 等[50]比较了 73 例 NLPHL 和 D-LPHL 的临床过程。弥漫型病例很少复发，只有 2 例死于 HL。结节型病例复发率高，且与肿瘤的分期或治疗无关，平均分布，也可于初次治疗后 10 年复发。这些病例是在认识 LRCHL 之前诊断的，因此，可能包含了部分 CHL 而影响其临床结果。Bodis 等[220]报道弥漫型的缓解率远较结节型的缓解率高。在 Fan 等[47]描述的免疫结构中，THRLBCL 样弥漫区域的出现是预示肿瘤复发；然而，由于随访时间短患者无复发，上述结论有局限性。早期研究未发现结节性和弥漫性 NLPHL 复发率的差异[14,221-223]，尽管 2 例结节型病例发现肿瘤复发间隔时间很长。然而，Hartmann 等研究 423 例 NLPHL 发现，与组织学典型的病例核浆比，变异型组织学模式伴有更晚期疾病和更高复发率[224]。根据一种多参数模型进行预后评分，变异型组织学模式、低血清白蛋白和男性可将患者进行风险分层，用于预测无进展生存期和总生存期。

组织学上，绝大部分复发的病例仍为 NLPHL。重要的是尽管 NLPHL 在后期可复发,其临床经过仍为惰性临床经过。与较差预后相关的主要风险因子是肿瘤的高分期。

27.14 结论

NLPHL 是一种罕见的 GCB 细胞起源的淋巴瘤,在组织学、免疫表型、分子特征和临床表面等方面均不同于 CHL。然而,NLPHL 和 CHL 具有重要的共同特点:大量反应性淋巴细胞和少量转化淋巴细胞。虽然孤立性 PTGC 可能不是 NLPHL 的真正风险因素,但很多病例与 NLPHL 相关。NLPHL 向 DLBCL 转化相对常见;出现 LP 细胞增多的结节可能代表转化阶段。部分 NLPHL 伴发共存的 DLBCL,Ig 基因分析显示两者具有克隆性关系。临床上,虽然 NLPHL 经常复发,包括甚至在远隔部位复发,但是其预后仍然良好。然而,累及脾脏和骨髓的病例预后差。

几个有待解决的问题。CD4$^+$CD57$^+$T 细胞在 NLPHL 和 PTGC 的发病机制中有怎样的功能意义?向 DLBCL 转化的机制是什么?THRLBCL 是一种有独立生物学特征的疾病还是代表 NLPHL 的进展?从 NLPHL 到 THRLBCL 谱系中潜藏的分子遗传学异常是什么?需要长期的研究来解决这些问题。

精华和陷阱

- LP 细胞可能显示典型的 RS 细胞形态,但 NLPHL 诊断不需要这种表现,其免疫表型是 LP 细胞。
- NLPHL 背景中罕见嗜酸粒细胞、浆细胞和中性粒细胞。
- NLPHL 一般 EBV$^-$。
- PTGC 与 NLPHL 鉴别:一定要区分 CD20$^+$中心母细胞与 LP 细胞,中心母细胞周围没有 CD57$^+$T 细胞花环。
- PU.1$^+$组织细胞的形态学可能与 LP 细胞混淆。
- NLPHL 最有用的标记物是 CD20、Oct-2、IgD、CD3 和 PD-1(CD279)。
- 存在 CD4$^+$CD8$^+$T 细胞不应误诊为 T 细胞淋巴瘤。
- 具有 THRLBCL 类似特征的复发性 NLPHL,首选术语是 NLPHL 的 THRLBCL 样转化。

(郭双平 薛德彬 译)

参考文献

1. Jackson H, Parker F. Hodgkin's Disease and Allied Disorders. New York: Oxford University Press; 1947.

2. Hicks EB, Rappaport H, Winter WJ. Follicular lymphoma: a re-evaluation of its position in the scheme of malignant lymphoma, based on a survey of 253 cases. Cancer. 1956; 9: 792-821.

3. Lukes RJ, Butler JJ. The pathology and nomenclature of Hodgkin's disease. Cancer Res. 1966; 26: 1063-1083.

4. Rosenberg SA. Report of the committee on the staging of the Hodgkin's disease. Cancer Res. 1966; 26: 1310.

5. Poppema S, Kaiserling E, Lennert K. Hodgkin's disease with lymphocytic predominance, nodular type (nodular paragranuloma) and progressively transformed germinal centres—a cytohistological study. Histopathology. 1979; 3: 295-308.

6. Poppema S, Kaiserling E, Lennert K. Nodular paragranuloma and progressively transformed germinal centers. Ultrastructural and immunohistologic findings. Virchows Arch B Cell Pathol Incl Mol Pathol. 1979; 31: 211-225.

7. Poppema S, Kaiserling E, Lennert K. Epidemiology of nodular paragranuloma (Hodgkin's disease with lymphocytic predominance, nodular). J Cancer Res Clin Oncol. 1979; 95: 57-63.

8. Harris NL, Jaffe ES, Stein H, et al. A revised European-American classification of lymphoid neoplasms: a proposal from the International Lymphoma Study Group. Blood. 1994; 84: 1361-1392.

9. Jaffe ES, Harris NL, Diebold J, Muller-Hermelink HK. World Health Organization Classification of lymphomas: a work in progress. Ann Oncol. 1998; 9: S25-S30.

10. Ashton-Key M, Thorpe PA, Allen JP, Isaacson PG. Follicular Hodgkin's disease. Am J Surg Pathol. 1995; 19: 1294-1299.

11. Colby TV, Hoppe RT, Warnke RA. Hodgkin's disease: a clinicopathologic study of 659 cases. Cancer. 1982; 49: 1848-1858.

12. Chan WC. Cellular origin of nodular lymphocyte-predominant Hodgkin's lymphoma: immunophenotypic and molecular studies. Semin Hematol. 1999; 36: 242-252.

13. Bazzeh F, et al. Comparing adult and pediatric Hodgkin lymphoma in the Surveillance, Epidemiology and End Results Program, 1988-2005: an analysis of 21 734 cases. Leuk Lymphoma. 2010; 51: 2198-2207.

14. Diehl V, Sextro M, Franklin J, et al. Clinical presentation, course, and prognostic factors in lymphocyte-predominant Hodgkin's disease and lymphocyte-rich classical Hodgkin's disease: report from the European Task Force on Lymphoma Project on Lymphocyte-Predominant Hodgkin's Disease. J Clin Oncol. 1999; 17: 776-783.

15. Bauduer F, Vassallo J, Delsol G. BroussetClustering and anticipation for nodular lymphocyte predominance Hodgkin lymphoma within a French Basque kindred. Br J Haematol. 2005; 130: 648-649.

16. Saarinen S, et al. High familial risk in nodular lymphocyte-predominant Hodgkin lymphoma. J Clin Oncol. 2013; 31: 938-943.

17. Saarinen S, et al. Analysis of KLHDC8B in familial nodular lymphocyte predominant Hodgkin lymphoma. Br J Haematol. 2011; 154: 413-415.

18. Bodmer JG, Tonks S, Oza AM, et al. HLA-DP based resistance to Hodgkin's disease. Lancet. 1989; 1: 1455-1456.

19. Taylor GM, Gokhale DA, Crowther D, et al. Increased frequency of HLA-DPB1*0301 in Hodgkin's disease suggests that susceptibility is HVR-sequence and subtype-associated. Leukemia. 1996; 10: 854-859.

20. Taylor GM, Gokhale DA, Crowther D, et al. Further investigation of the role of HLA-DPB1 in adult Hodgkin's disease (HD) suggests an influence on susceptibility to different HD subtypes. Br J Cancer. 1999; 80: 1405-1411.

21. Lorenzi L, et al. Occurrence of nodular lymphocyte-predominant Hodgkin lymphoma in Hermansky-Pudlak type 2 syndrome is associated to natural killer and natural killer T cell defects. PLoS ONE. 2013; 8: e80131.

22. Cozen W, Gill PS, Ingles SA, et al. IL-6 levels and genotype are associated with risk of young adult Hodgkin lymphoma. Blood. 2004; 103: 3216-3221.

23. Cordano P, Lake A, Shield L, et al. Effect of IL-6 promoter polymorphism on incidence and outcome in Hodgkin's lymphoma. Br J Haematol. 2005; 128: 493-495.

24. Saarinen S, et al. Exome sequencing reveals germline NPAT mutation as a candidate risk factor for Hodgkin lymphoma. Blood. 2011; 118: 493-498.

25. Vianna NJ, Greenwald P, Davies JN. Nature of Hodgkin's disease agent.

Lancet. 1971;1;733-736.

26. Mauch PM, Kalish LA, Kadin M, et al. Patterns of presentation of Hodgkin disease. Implications for etiology and pathogenesis. Cancer. 1993;71;2062-2071.

27. Weiss LM, Movahed LA, Warnke RA, Sklar J. Detection of Epstein-Barr viral genomes in Reed-Sternberg cells of Hodgkin's disease. N Engl J Med. 1989;320;502-506.

28. Jarrett RF. Viruses and Hodgkin's disease. Leukemia. 1993;7;S78-S82.

29. Hummel M, Anagnostopoulos I, Dallenbach F, et al. EBV infection patterns in Hodgkin's disease and normal lymphoid tissue;expression and cellular localization of EBV gene products. Br J Haematol. 1992;82;689-694.

30. Vassallo J, Metze K, Traina F, et al. Expression of Epstein-Barr virus in classical Hodgkin's lymphomas in Brazilian adult patients. Haematologica. 2001;86;1227-1228.

31. Chang KC, Khen NT, Jones D, Su IJ. Epstein-Barr virus is associated with all histological subtypes of Hodgkin lymphoma in Vietnamese children with special emphasis on the entity of lymphocyte predominance subtype. Hum Pathol. 2005;36;747-755.

32. Murray PG, Young LS, Rowe M, Crocker J. Immunohistochemical demonstration of the Epstein-Barr virus-encoded latent membrane protein in paraffin sections of Hodgkin's disease. J Pathol. 1992;166;1-5.

33. Alkan S, Ross CW, Hanson CA, Schnitzer B. Epstein-Barr virus and bcl-2 protein overexpression are not detected in the neoplastic cells of nodular lymphocyte predominance Hodgkin's disease. Mod Pathol. 1995;8;544-547.

34. Weiss LM, Chen YY, Liu XF, Shibata D. Epstein-Barr virus and Hodgkin's disease. A correlative in situ hybridization and polymerase chain reaction study. Am J Pathol. 1991;139;1259-1265.

35. Anagnostopoulos I, Hansmann ML, Franssila K, et al. European Task Force on Lymphoma project on lymphocyte predominance Hodgkin disease;histologic and immunohistologic analysis of submitted cases reveals 2 types of Hodgkin disease with a nodular growth pattern and abundant lymphocytes. Blood. 2000;96;1889-1899.

36. Huppmann AR, et al. EBV may be expressed in the LP cells of nodular lymphocyte-predominant Hodgkin lymphoma(NLPHL) in both children and adults. Am J Surg Pathol. 2014;38;316-324.

37. Wang S, et al. Epstein-Barr virus-positive nodular lymphocyte predominant Hodgkin lymphoma. Ann Diagn Pathol. 2014;18;203-209.

38. Shiramizu B, Chang CW, Cairo MS. Absence of human herpesvirus-6 genome by polymerase chain reaction in children with Hodgkin disease;a Children's Cancer Group lymphoma biology study. J Pediatr Hematol Oncol. 2001;23;282-285.

39. Rapezzi D, Ugolini D, Ferraris AM, et al. Histological subtypes of Hodgkin's disease in the setting of HIV infection. Ann Hematol. 2001;80;340-344.

40. Hartmann S, et al. Involvement of Moraxella catarrhalis in the pathogenesis of Hodgkin lymphoma(nodular lymphocyte predominant type, IgD-positive). Hematol Oncol. 2015;33;150-151.

41. Hansmann ML, Zwingers T, Boske A, et al. Clinical features of nodular paragranuloma(Hodgkin's disease, lymphocyte predominance type, nodular). J Cancer Res Clin Oncol. 1984;108;321-330.

42. Song JY, et al. Coexisting and clonally identical classic Hodgkin lymphoma and nodular lymphocyte predominant Hodgkin lymphoma. Am J Surg Pathol. 2011;35;767-772.

43. Miettinen M, Franssila KO, Saxen E. Hodgkin's disease, lymphocytic predominance nodular. Increased risk for subsequent non-Hodgkin's lymphomas. Cancer. 1983;51;2293-2300.

44. Al-Mansour M, et al. Transformation to aggressive lymphoma in nodular lymphocyte-predominant Hodgkin's lymphoma. J Clin Oncol. 2010;28;793-799.

45. Sundeen JT, Cossman J, Jaffe ES. Lymphocyte predominant Hodgkin's disease nodular subtype with coexistent "large cell lymphoma." Histological progression or composite malignancy? Am J Surg Pathol. 1988;12;599-606.

46. Delabie J, Greiner TC, Chan WC, Weisenburger DD. Concurrent lymphocyte predominance Hodgkin's disease and T-cell lymphoma. A report of three cases. Am J Surg Pathol. 1996;20;355-362.

47. Fan Z, Natkunam Y, Bair E, et al. Characterization of variant patterns of nodular lymphocyte predominant Hodgkin lymphoma with immunohistologic and clinical correlation. Am J Surg Pathol. 2003;27;1346-1356.

48. von Wasielewski R, Werner M, Fischer R, et al. Lymphocyte-predominant Hodgkin's disease. An immunohistochemical analysis of 208 reviewed Hodgkin's disease cases from the German Hodgkin Study Group. Am J Pathol. 1997;150;793-803.

49. Poppema S. Lymphocyte-predominance Hodgkin's disease. Semin Diagn Pathol. 1992;9;257-264.

50. Regula DP Jr, Hoppe RT, Weiss LM. Nodular and diffuse types of lymphocyte predominance Hodgkin's disease. N Engl J Med. 1988;318;214-219.

51. Sextro M, Diehl V, Franklin J, et al. Lymphocyte predominant Hodgkin's disease—a workshop report. European Task Force on Lymphoma. Ann Oncol. 1996;7;61-65.

52. Agnarsson BA, Kadin ME. The immunophenotype of Reed-Sternberg cells. A study of 50 cases of Hodgkin's disease using fixed frozen tissues. Cancer. 1989;63;2083-2087.

53. Nguyen PL, Ferry JA, Harris NL. Progressive transformation of germinal centers and nodular lymphocyte predominance Hodgkin's disease;a comparative immunohistochemical study. Am J Surg Pathol. 1999;23;27-33.

54. Timens W, Visser L, Poppema S. Nodular lymphocyte predominance type of Hodgkin's disease is a germinal center lymphoma. Lab Invest. 1986;54;457-461.

55. Pinkus GS, Said JW. Hodgkin's disease, lymphocyte predominance type, nodular—a distinct entity? Unique staining profile for L&H variants of Reed-Sternberg cells defined by monoclonal antibodies to leukocyte common antigen, granulocyte-specific antigen, and B-cell-specific antigen. Am J Pathol. 1985;118;1-6.

56. Coles FB, Cartun RW, Pastuszak WT. Hodgkin's disease, lymphocyte-predominant type;immunoreactivity with B-cell antibodies. Mod Pathol. 1988;1;274-278.

57. Hansmann ML, Wacker HH, Radzun HJ. Paragranuloma is a variant of Hodgkin's disease with predominance of B-cells. Virchows Arch A Pathol Anat Histopathol. 1986;409;171-181.

58. Poppema S. The nature of the lymphocytes surrounding Reed-Sternberg cells in nodular lymphocyte predominance and in other types of Hodgkin's disease. Am J Pathol. 1989;135;351-357.

59. Torlakovic E, Torlakovic G. B-cell markers in lymphocyte predominance Hodgkin disease. Arch Pathol Lab Med. 2002;126;862-863.

60. Dorreen MS, Habeshaw JA, Stansfeld AG, et al. Characteristics of Sternberg-Reed, and related cells in Hodgkin's disease: an immunohistological study. Br J Cancer. 1984; 49: 465-476.

61. Poppema S, De Jong B, Atmosoerodjo J, et al. Morphologic, immunologic, enzyme histochemical and chromosomal analysis of a cell line derived from Hodgkin's disease. Evidence for a B-cell origin of Sternberg-Reed cells. Cancer. 1985; 55: 683-690.

62. Masir N, Marafioti T, Jones M, et al. Loss of CD19 expression in B-cell neoplasms. Histopathology. 2006; 48: 239-246.

63. Sherrod AE, Felder B, Levy N, et al. Immunohistologic identification of phenotypic antigens associated with Hodgkin and Reed-Sternberg cells. A paraffin section study. Cancer. 1986; 57: 2135-2140.

64. Poppema S, Visser L, De Jong B, et al. The typical Reed-Sternberg phenotype and Ig gene rearrangement of Hodgkin's disease derived cell line ZO indicating a B-cell origin. Recent Results Cancer Res. 1989; 117: 67-74.

65. Dorfman RF, Gatter KC, Pulford KA, Mason DY. An evaluation of the utility of anti-granulocyte and anti-leukocyte monoclonal antibodies in the diagnosis of Hodgkin's disease. Am J Pathol. 1986; 123: 508-519.

66. Poppema S. The diversity of the immunohistological staining pattern of Sternberg-Reed cells. J Histochem Cytochem. 1980; 28: 788-791.

67. Stein H, Hansmann ML, Lennert K, et al. Reed-Sternberg and Hodgkin cells in lymphocyte-predominant Hodgkin's disease of nodular subtype contain J chain. Am J Clin Pathol. 1986; 86: 292-297.

68. Masir N, Jones M, Pozzobon M, et al. Expression pattern of FCRL (FREB, FcRX) in normal and neoplastic human B cells. Br J Haematol. 2004; 127: 335-343.

69. Greiner A, Tobollik S, Buettner M, et al. Differential expression of activation-induced cytidine deaminase (AID) in nodular lymphocyte-predominant and classical Hodgkin lymphoma. J Pathol. 2005; 205: 541-547.

70. Montes-Moreno S, Roncador G, Maestre L, et al. Gcet1 (centerin), a highly restricted marker for a subset of germinal center-derived lymphomas. Blood. 2008; 111: 351-358.

71. Natkunam Y, Lossos IS, Taidi B, et al. Expression of the human germinal center-associated lymphoma (HGAL) protein, a new marker of germinal center B-cell derivation. Blood. 2005; 105: 3979-3986.

72. Heerema AE, Abbey NW, Weinstein M, Herndier BG. Expression of the diffuse B-cell lymphoma family molecule SWAP-70 in human B-cell neoplasms: immunohistochemical study of 86 cases. Appl Immunohistochem Mol Morphol. 2004; 12: 21-25.

73. Uherova P, Valdez R, Ross CW, et al. Nodular lymphocyte predominant Hodgkin lymphoma. An immunophenotypic reappraisal based on a single-institution experience. Am J Clin Pathol. 2003; 119: 192-198.

74. Dogan A, Bagdi E, Munson P, Isaacson PG. CD10 and BCL-6 expression in paraffin sections of normal lymphoid tissue and B-cell lymphomas. Am J Surg Pathol. 2000; 24: 846-852.

75. Tedoldi S, Paterson JC, Hansmann ML, et al. Transmembrane adaptor molecules: a new category of lymphoid-cell markers. Blood. 2006; 107: 213-221.

76. Carbone A, Gloghini A, Gaidano G, et al. Expression status of BCL-6 and syndecan-1 identifies distinct histogenetic subtypes of Hodgkin's disease. Blood. 1998; 92: 2220-2228.

77. Marafioti T, Pozzobon M, Hansmann ML, et al. Expression of intracellular signaling molecules in classical and lymphocyte predominance Hodgkin disease. Blood. 2004; 103: 188-193.

78. Mottok A, Renne C, Willenbrock K, et al. Somatic hypermutation of SOCS1 in lymphocyte-predominant Hodgkin lymphoma is accompanied by high JAK2 expression and activation of STAT6. Blood. 2007; 110: 3387-3390.

79. McCune RC, Syrbu SI, Vasef MA. Expression profiling of transcription factors Pax-5, Oct-1, Oct-2, BOB. 1, and PU. 1 in Hodgkin's and non-Hodgkin's lymphomas: a comparative study using high throughput tissue microarrays. Mod Pathol. 2006; 19: 1010-1018.

80. Renne C, Martin-Subero JI, Eickernjager M, et al. Aberrant expression of ID2, a suppressor of B-cell-specific gene expression, in Hodgkin's lymphoma. Am J Pathol. 2006; 169: 655-664.

81. Torlakovic E, Tierens A, Dang HD, Delabie J. The transcription factor PU. 1, necessary for B-cell development is expressed in lymphocyte predominance, but not classical Hodgkin's disease. Am J Pathol. 2001; 159: 1807-1814.

82. Marafioti T, Mancini C, Ascani S, et al. Leukocyte-specific phosphoprotein-1 and PU. 1: two useful markers for distinguishing T-cell-rich B-cell lymphoma from lymphocyte-predominant Hodgkin's disease. Haematologica. 2004; 89: 957-964.

83. Steimle-Grauer SA, Tinguely M, Seada L, et al. Expression patterns of transcription factors in progressively transformed germinal centers and Hodgkin lymphoma. Virchows Arch. 2003; 442: 284-293.

84. Falini B, Bigerna B, Pasqualucci L, et al. Distinctive expression pattern of the BCL-6 protein in nodular lymphocyte predominance Hodgkin's disease. Blood. 1996; 87: 465-471.

85. Cattoretti G, Angelin-Duclos C, Shaknovich R, et al. PRDM1/Blimp-1 is expressed in human B-lymphocytes committed to the plasma cell lineage. J Pathol. 2005; 206: 76-86.

86. Brown P, Marafioti T, Kusec R, Banham AH. The FOXP1 transcription factor is expressed in the majority of follicular lymphomas but is rarely expressed in classical and lymphocyte predominant Hodgkin's lymphoma. J Mol Histol. 2005; 36: 249-256.

87. Atayar C, Poppema S, Blokzijl T, et al. Expression of the T-Cell transcription factors, GATA-3 and T-bet, in the neoplastic cells of Hodgkin lymphomas. Am J Pathol. 2005; 166: 127-134.

88. Schneider EM, Torlakovic E, Stuhler A, et al. The early transcription factor GATA-2 is expressed in classical Hodgkin's lymphoma. J Pathol. 2004; 204: 538-545.

89. Marafioti T, Pozzobon M, Hansmann ML, et al. The NFATc1 transcription factor is widely expressed in white cells and translocates from the cytoplasm to the nucleus in a subset of human lymphomas. Br J Haematol. 2005; 128: 333-342.

90. Rodig SJ, Savage KJ, Nguyen V, et al. TRAF1 expression and c-Rel activation are useful adjuncts in distinguishing classical Hodgkin lymphoma from a subset of morphologically or immunophenotypically similar lymphomas. Am J Surg Pathol. 2005; 29: 196-203.

91. Izban KF, Ergin M, Huang Q, et al. Characterization of NF-kappaB expression in Hodgkin's disease: inhibition of constitutively expressed NF-kappaB results in spontaneous caspase-independent apoptosis in Hodgkin and Reed-Sternberg cells. Mod Pathol. 2001; 14: 297-310.

92. Rodig SJ, Shahsafaei A, Li B, et al. BAFF-R, the major B cell-activating factor receptor, is expressed on most mature B cells and B-cell lymphoproliferative disorders. Hum Pathol. 2005; 36: 1113-1119.

93. Rassidakis GZ, Thomaides A, Atwell C, et al. JunB expression is a common feature of CD30 + lymphomas and lymphomatoid papulosis. Mod

Pathol. 2005;18;1365-1370.

94. Schmid C, Sweeney E, Isaacson PG. Proliferating cell nuclear antigen (PCNA) expression in Hodgkin's disease. J Pathol. 1992;168;1-6.

95. Brown MS, Holden JA, Rahn MP, Perkins SL. Immunohistochemical staining for DNA topoisomerase IIa in Hodgkin's disease. Am J Clin Pathol. 1998;109;39-44.

96. Izban KF, Wrone-Smith T, Hsi ED, et al. Characterization of the interleukin-1beta-converting enzyme/ced-3-family protease, caspase-3/CPP32, in Hodgkin's disease; lack of caspase-3 expression in nodular lymphocyte predominance Hodgkin's disease. Am J Pathol. 1999;154;1439-1447.

97. Chhanabhai M, Krajewski S, Krajewska M, et al. Immunohistochemical analysis of interleukin-1beta-converting enzyme/Ced-3 family protease, CPP32/Yama/Caspase-3, in Hodgkin's disease. Blood. 1997;90;2451-2455.

98. Uherova P, Olson S, Thompson MA, et al. Expression of c-FLIP in classic and nodular lymphocyte-predominant Hodgkin lymphoma. Appl Immunohistochem Mol Morphol. 2004;12;105-110.

99. Lauritzen AF, Hou-Jensen K, Ralfkiaer E. P53 protein expression in Hodgkin's disease. APMIS. 1993;101;689-694.

100. Zamo A, Malpeli G, Scarpa A, et al. Expression of TP73L is a helpful diagnostic marker of primary mediastinal large B-cell lymphomas. Mod Pathol. 2005;18;1448-1453.

101. Rassidakis GZ, Medeiros LJ, McDonnell TJ, et al. BAX expression in Hodgkin and Reed-Sternberg cells of Hodgkin's disease; correlation with clinical outcome. Clin Cancer Res. 2002;8;488-493.

102. Durkop H, Hirsch B, Hahn C, et al. Differential expression and function of A20 and TRAF1 in Hodgkin lymphoma and anaplastic large cell lymphoma and their induction by CD30 stimulation. J Pathol. 2003;200;229-239.

103. Carbone A, Gloghini A, Volpe R, Boiocchi M. Anti-vimentin antibody reactivity with Reed-Sternberg cells of Hodgkin's disease. Virchows Arch A Pathol Anat Histopathol. 1990;417;43-48.

104. Pinkus GS, Pinkus JL, Langhoff E, et al. Fascin, a sensitive new marker for Reed-Sternberg cells of Hodgkin's disease. Evidence for a dendritic or B cell derivation? Am J Pathol. 1997;150;543-562.

105. Anwar F, Wood BL. CD44H and CD44V6 expression in different subtypes of Hodgkin lymphoma. Mod Pathol. 2000;13;1121-1127.

106. Delsol G, Gatter KC, Stein H, et al. Human lymphoid cells express epithelial membrane antigen. Implications for diagnosis of human neoplasms. Lancet. 1984;2;1124-1129.

107. Stein H, Mason DY, Gerdes J, et al. The expression of the Hodgkin's disease associated antigen Ki-1 in reactive and neoplastic lymphoid tissue; evidence that Reed-Sternberg cells and histiocytic malignancies are derived from activated lymphoid cells. Blood. 1985;66;848-858.

108. Chittal SM, Caveriviere P, Schwarting R, et al. Monoclonal antibodies in the diagnosis of Hodgkin's disease. The search for a rational panel. Am J Surg Pathol. 1988;12;9-21.

109. Atayar C, Kok K, Kluiver J, et al. BCL6 alternative breakpoint region break and homozygous deletion of 17q24 in the nodular lymphocyte predominance type of Hodgkin's lymphoma-derived cell line DEV. Hum Pathol. 2006;37;675-683.

110. Ranjan P, Naresh KN. CD30 expression in L&H cells of Hodgkin's disease, nodular lymphocyte predominant type. Histopathology. 2003;42;406-407.

111. Prakash S, Fountaine T, Raffeld M, et al. IgD positive L&H cells identify a unique subset of nodular lymphocyte predominant Hodgkin lymphoma. Am J Surg Pathol. 2006;30;585-592.

112. Woods A, Couchman JR. Syndecans; synergistic activators of cell adhesion. Trends Cell Biol. 1998;8;189-192.

113. Sanderson RD, Lalor P, Bernfield M. B lymphocytes express and lose syndecan at specific stages of differentiation. Cell Regul. 1989;1;27-35.

114. Renne C, Willenbrock K, Kuppers R, et al. Autocrine-and paracrine-activated receptor tyrosine kinases in classic Hodgkin lymphoma. Blood. 2005;105;4051-4059.

115. Yee AA, Yin P, Siderovski DP, et al. Cooperative interaction between the DNA-binding domains of PU. 1 and IRF4. J Mol Biol. 1998;279;1075-1083.

116. Tsuboi K, Iida S, Inagaki H, et al. MUM1/IRF4 expression as a frequent event in mature lymphoid malignancies. Leukemia. 2000;14;449-456.

117. Gupta S, Anthony A, Pernis AB. Stage-specific modulation of IFN-regulatory factor 4 function by Kruppel-type zinc finger proteins. J Immunol. 2001;166;6104-6111.

118. Shaffer AL, Lin KI, Kuo TC, et al. Blimp-1 orchestrates plasma cell differentiation by extinguishing the mature B cell gene expression program. Immunity. 2002;17;51-62.

119. Shaffer AL, Rosenwald A, Staudt LM. Lymphoid malignancies; the dark side of B-cell differentiation. Nat Rev Immunol. 2002;2;920-932.

120. Banham AH, Beasley N, Campo E, et al. The FOXP1 winged helix transcription factor is a novel candidate tumor suppressor gene on chromosome 3p. Cancer Res. 2001;61;8820-8829.

121. Barrans SL, Fenton JA, Banham A, et al. Strong expression of FOXP1 identifies a distinct subset of diffuse large B-cell lymphoma (DLBCL) patients with poor outcome. Blood. 2004;104;2933-2935.

122. Szabo SJ, Kim ST, Costa GL, et al. A novel transcription factor, T-bet, directs Th1 lineage commitment. Cell. 2000;100;655-669.

123. Peng SL, Szabo SJ, Glimcher LH. T-bet regulates IgG class switching and pathogenic autoantibody production. Proc Natl Acad Sci U S A. 2002;99;5545-5550.

124. Atayar C, van den BA, Blokzijl T, et al. Hodgkin's lymphoma associated T-cells exhibit a transcription factor profile consistent with distinct lymphoid compartments. J Clin Pathol. 2007;60;1092-1097.

125. Zhang P, Behre G, Pan J, et al. Negative cross-talk between hematopoietic regulators; GATA proteins repress PU. 1. Proc Natl Acad Sci U S A. 1999;96;8705-8710.

126. Peng SL, Gerth AJ, Ranger AM, Glimcher LH. NFATc1 and NFATc2 together control both T and B cell activation and differentiation. Immunity. 2001;14;13-20.

127. Bonizzi G, Karin M. The two NF-kappaB activation pathways and their role in innate and adaptive immunity. Trends Immunol. 2004;25;280-288.

128. Poppema S. Immunobiology and pathophysiology of Hodgkin lymphomas. Hematology Am Soc Hematol Educ Program. 2005;231-238.

129. Claudio E, Brown K, Park S, et al. BAFF-induced NEMO-independent processing of NF-kappa B2 in maturing B cells. Nat Immunol. 2002;3;958-965.

130. Mathas S, Hinz M, Anagnostopoulos I, et al. Aberrantly expressed c-Jun and JunB are a hallmark of Hodgkin lymphoma cells, stimulate prolifer-

ation and synergize with NF-kappa B. EMBO J. 2002;21:4104-4113.

131. Hell K,Lorenzen J,Hansmann ML,et al. Expression of the proliferating cell nuclear antigen in the different types of Hodgkin's disease. Am J Clin Pathol. 1993;99:598-603.

132. Yang A,Kaghad M,Wang Y,et al. p63,a p53 homolog at 3q27-29,encodes multiple products with transactivating,death-inducing,and dominant-negative activities. Mol Cell. 1998;2:305-316.

133. Moll UM,Slade N. p63 and p73:roles in development and tumor formation. Mol Cancer Res. 2004;2:371-386.

134. Korsmeyer SJ. BCL-2 gene family and the regulation of programmed cell death. Cancer Res. 1999;59:1693s-1700s.

135. Sarma V,Lin Z,Clark L,et al. Activation of the B-cell surface receptor CD40 induces A20,a novel zinc finger protein that inhibits apoptosis. J Biol Chem. 1995;270:12343-12346.

136. Abdulaziz Z,Mason DY,Stein H,et al. An immunohistological study of the cellular constituents of Hodgkin's disease using a monoclonal antibody panel. Histopathology. 1984;8:1-25.

137. Poppema S,Timens W,Visser L. Nodular lymphocyte predominance type of Hodgkin's disease is a B cell lymphoma. Adv Exp Med Biol. 1985;186:963-969.

138. Lai R,Visser L,Poppema S. Tissue distribution of restricted leukocyte common antigens. A comprehensive study with protein-and carbohydrate-specific CD45R antibodies. Lab Invest. 1991;64:844-854.

139. Dorfman DM,Brown JA,Shahsafaei A,Freeman GJ. Programmed death-1(PD-1) is a marker of germinal center-associated T cells and angioimmunoblastic T-cell lymphoma. Am J Surg Pathol. 2006;30:802-810.

140. Rudiger T,Ott G,Ott MM,et al. Differential diagnosis between classic Hodgkin's lymphoma,T-cell-rich B-cell lymphoma,and paragranuloma by paraffin immunohistochemistry. Am J Surg Pathol. 1998;22:1184-1191.

141. Kraus MD,Haley J. Lymphocyte predominance Hodgkin's disease:the use of bcl-6 and CD57 in diagnosis and differential diagnosis. Am J Surg Pathol. 2000;24:1068-1078.

142. Atayar C,Poppema S,Visser L,van den Berg A. Cytokine gene expression profile distinguishes CD4(+)/CD57(+)T cells of the nodular lymphocyte predominance type of Hodgkin's lymphoma from their tonsillar counterparts. J Pathol. 2005;208:423-430.

143. Sohani AR,et al. Nodular lymphocyte-predominant Hodgkin lymphoma with atypical T cells:a morphologic variant mimicking peripheral T-cell lymphoma. Am J Surg Pathol. 2011;35:1666-1678.

144. Hansmann ML,Fellbaum C,Hui PK,Zwingers T. Correlation of content of B cells and Leu7-positive cells with subtype and stage in lymphocyte predominance type Hodgkin's disease. J Cancer Res Clin Oncol. 1988;114:405-410.

145. Kamel OW,Gelb AB,Shibuya RB,Warnke RA. Leu 7(CD57) reactivity distinguishes nodular lymphocyte predominance Hodgkin's disease from nodular sclerosing Hodgkin's disease,T-cell-rich B-cell lymphoma and follicular lymphoma. Am J Pathol. 1993;142:541-546.

146. Bowen MB,Butch AW,Parvin CA,et al. Germinal center T cells are distinct helper-inducer T cells. Hum Immunol. 1991;31:67-75.

147. Kim CH,Lim HW,Kim JR,et al. Unique gene expression program of human germinal center T helper cells. Blood. 2004;104:1952-1960.

148. Rahemtullah A,Reichard KK,Preffer FI,et al. A double-positive CD4+CD8+T-cell population is commonly found in nodular lymphocyte predominant Hodgkin lymphoma. Am J Clin Pathol. 2006;126:805-814.

149. Koopman G,Parmentier HK,Schuurman HJ,et al. Adhesion of human B cells to follicular dendritic cells involves both the lymphocyte function-associated antigen 1/intercellular adhesion molecule 1 and very late antigen 4/vascular cell adhesion molecule 1 pathways. J Exp Med. 1991;173:1297-1304.

150. Haber MM,Liu J,Knowles DM,Inghirami G. Determination of the DNA content of the Reed-Sternberg cell of Hodgkin's disease by image analysis. Blood. 1992;80:2851-2857.

151. Stamatoullas A,Picquenot JM,Dumesnil C,et al. Conventional cytogenetics of nodular lymphocyte-predominant Hodgkin's lymphoma. Leukemia. 2007;21:2064-2067.

152. Franke S,Wlodarska I,Maes B,et al. Comparative genomic hybridization pattern distinguishes T-cell/histiocyte-rich B-cell lymphoma from nodular lymphocyte predominance Hodgkin's lymphoma. Am J Pathol. 2002;161:1861-1867.

153. Hartmann S,et al. Array comparative genomic hybridization reveals similarities between nodular lymphocyte predominant Hodgkin lymphoma and T cell/histiocyte rich large B cell lymphoma. Br J Haematol. 2015;169:415-422.

154. Wlodarska I,Nooyen P,Maes B,et al. Frequent occurrence of BCL6 rearrangements in nodular lymphocyte predominance Hodgkin lymphoma but not in classical Hodgkin lymphoma. Blood. 2003;101:706-710.

155. Renne C,Martin-Subero JI,Hansmann ML,Siebert R. Molecular cytogenetic analyses of immunoglobulin loci in nodular lymphocyte predominant Hodgkin's lymphoma reveal a recurrent IgH-BCL6 juxtaposition. J Mol Diagn. 2005;7:352-356.

156. Bakhirev AG,et al. Fluorescence immunophenotyping and interphase cytogenetics(FICTION) detects BCL6 abnormalities,including gene amplification,in most cases of nodular lymphocyte-predominant Hodgkin lymphoma. Arch Pathol Lab Med. 2014;138:538-542.

157. Wlodarska I,Stul M,Wolf-Peeters C,Hagemeijer A. Heterogeneity of BCL6 rearrangements in nodular lymphocyte predominant Hodgkin's lymphoma. Haematologica. 2004;89:965-972.

158. Said JW,Sassoon AF,Shintaku IP,et al. Absence of bcl-2 major breakpoint region and JH gene rearrangement in lymphocyte predominance Hodgkin's disease. Results of Southern blot analysis and polymerase chain reaction. Am J Pathol. 1991;138:261-264.

159. Algara P,Martinez P,Sanchez L,et al. Lymphocyte predominance Hodgkin's disease(nodular paragranuloma)—a bcl-2 negative germinal centre lymphoma. Histopathology. 1991;19:69-75.

160. Momose H,Chen YY,Ben Ezra J,Weiss LM. Nodular lymphocyte-predominant Hodgkin's disease:study of immunoglobulin light chain protein and mRNA expression. Hum Pathol. 1992;23:1115-1119.

161. Hell K,Pringle JH,Hansmann ML,et al. Demonstration of light chain mRNA in Hodgkin's disease. J Pathol. 1993;171:137-143.

162. Stoler MH,Nichols GE,Symbula M,Weiss LM. Lymphocyte predominance Hodgkin's disease. Evidence for a kappa light chain-restricted monotypic B-cell neoplasm. Am J Pathol. 1995;146:812-818.

163. Ruprai AK,Pringle JH,Angel CA,et al. Localization of immunoglobulin light chain mRNA expression in Hodgkin's disease by in situ hybridization. J Pathol. 1991;164:37-40.

164. Weiss LM. Gene analysis and Epstein-Barr viral genome studies of Hodgkin's disease. Int Rev Exp Pathol. 1992;33:165-184.

165. Tamaru J,Hummel M,Zemlin M,et al. Hodgkin's disease with a B-cell phenotype often shows a VDJ rearrangement and somatic mutations in

the VH genes. Blood. 1994;84;708-715.

166. Pan LX, Diss TC, Peng HZ, et al. Nodular lymphocyte predominance Hodgkin's disease;a monoclonal or polyclonal B-cell disorder? Blood. 1996;87;2428-2434.

167. Manzanal A, Santon A, Oliva H, Bellas C. Evaluation of clonal immunoglobulin heavy chain rearrangements in Hodgkin's disease using the polymerase chain reaction(PCR). Histopathology. 1995;27;21-25.

168. Ohno T, Stribley JA, Wu G, et al. Clonality in nodular lymphocyte-predominant Hodgkin's disease. N Engl J Med. 1997;337;459-465.

169. Marafioti T, Hummel M, Anagnostopoulos I, et al. Origin of nodular lymphocyte-predominant Hodgkin's disease from a clonal expansion of highly mutated germinal-center B cells. N Engl J Med. 1997;337;453-458.

170. Braeuninger A, Kuppers R, Strickler JG, et al. Hodgkin and Reed-Sternberg cells in lymphocyte predominant Hodgkin disease represent clonal populations of germinal center-derived tumor B cells. Proc Natl Acad Sci U S A. 1997;94;9337-9342.

171. Roers A, Montesinos-Rongen M, Hansmann ML, et al. Amplification of TCRbeta gene rearrangements from micromanipulated single cells; T cells rosetting around Hodgkin and Reed-Sternberg cells in Hodgkin's disease are polyclonal. Eur J Immunol. 1998;28;2424-2431.

172. Trumper L, Jung W, Daus H, et al. Assessment of clonality of rosetting T lymphocytes in Hodgkin's disease by single-cell polymerase chain reaction;detection of clonality in a polyclonal background in a case of lymphocyte predominance Hodgkin's disease. Ann Hematol. 2001;80;653-661.

173. Liso A, Capello D, Marafioti T, et al. Aberrant somatic hypermutation in tumor cells of nodular-lymphocyte-predominant and classic Hodgkin lymphoma. Blood. 2006;108;1013-1020.

174. Schumacher MA, et al. Mutations in the genes coding for the NF-kappaB regulating factors IkappaBalpha and A20 are uncommon in nodular lymphocyte-predominant Hodgkin's lymphoma. Haematologica. 2010;95;153-157.

175. Brune V, et al. Origin and pathogenesis of nodular lymphocyte-predominant Hodgkin lymphoma as revealed bfy global gene expression analysis. J Exp Med. 2008;205;2251-2268.

176. Tam W, Dahlberg JE. miR-155/BIC as an oncogenic microRNA. Genes Chromosomes Cancer. 2006;45;211-212.

177. van den Berg A, Kroesen BJ, Kooistra K, et al. High expression of B-cell receptor inducible gene BIC in all subtypes of Hodgkin lymphoma. Genes Chromosomes Cancer. 2003;37;20-28.

178. Kluiver J, Poppema S, de Jong D, et al. BIC and miR-155 are highly expressed in Hodgkin, primary mediastinal and diffuse large B cell lymphomas. J Pathol. 2005;207;243-249.

179. Hartmann S, et al. Nodular lymphocyte predominant Hodgkin lymphoma and T cell/histiocyte rich large B cell lymphoma—endpoints of a spectrum of one disease? PLoS ONE. 2013;8;e78812.

180. Van Loo P, et al. T-cell/histiocyte-rich large B-cell lymphoma shows transcriptional features suggestive of a tolerogenic host immune response. Haematologica. 2010;95;440-448.

181. Ferry JA, Zukerberg LR, Harris NL. Florid progressive transformation of germinal centers. A syndrome affecting young men, without early progression to nodular lymphocyte predominance Hodgkin's disease. Am J Surg Pathol. 1992;16;252-258.

182. Burns BF, Colby TV, Dorfman RF. Differential diagnostic features of nodular L&H Hodgkin's disease, including progressive transformation of germinal centers. Am J Surg Pathol. 1984;8;253-261.

183. Crossley B, Heryet A, Gatter KC. Does nodular lymphocyte predominant Hodgkin's disease arise from progressively transformed germinal centres? A case report with an unusually prolonged history. Histopathology. 1987;11;621-630.

184. Lim MS, Straus SE, Dale JK, et al. Pathological findings in human autoimmune lymphoproliferative syndrome. Am J Pathol. 1998;153;1541-1550.

185. Brauninger A, Yang W, Wacker HH, et al. B-cell development in progressively transformed germinal centers;similarities and differences compared with classical germinal centers and lymphocyte-predominant Hodgkin disease. Blood. 2001;97;714-719.

186. Poppema S, Maggio E, van den BA. Development of lymphoma in autoimmune lymphoproliferative syndrome (ALPS) and its relationship to Fas gene mutations. Leuk Lymphoma. 2004;45;423-431.

187. Biasoli I, et al. Nodular, lymphocyte-predominant Hodgkin lymphoma;a long-term study and analysis of transformation to diffuse large B-cell lymphoma in a cohort of 164 patients from the Adult Lymphoma Study Group. Cancer. 2010;116;631-639.

188. Jackson C, et al. Lymphocyte-predominant Hodgkin lymphoma-clinical features and treatment outcomes from a 30-year experience. Ann Oncol. 2010;21;2061-2068.

189. Hartmann S, et al. Diffuse large B cell lymphoma derived from nodular lymphocyte predominant Hodgkin lymphoma presents with variable histopathology. BMC Cancer. 2014;14;332.

190. Cotta CV, et al. Nodular lymphocyte predominant Hodgkin lymphoma and diffuse large B-cell lymphoma;a study of six cases concurrently involving the same site. Histopathology. 2011;59;1194-1203.

191. Hansmann ML, Stein H, Fellbaum C, et al. Nodular paragranuloma can transform into high-grade malignant lymphoma of B type. Hum Pathol. 1989;20;1169-1175.

192. Greiner TC, Gascoyne RD, Anderson ME, et al. Nodular lymphocyte-predominant Hodgkin's disease associated with large-cell lymphoma;analysis of Ig gene rearrangements by V-J polymerase chain reaction. Blood. 1996;88;657-666.

193. Wickert RS, Weisenburger DD, Tierens A, et al. Clonal relationship between lymphocytic predominance Hodgkin's disease and concurrent or subsequent large-cell lymphoma of B lineage. Blood. 1995;86;2312-2320.

194. Ohno T, Huang JZ, Wu G, et al. The tumor cells in nodular lymphocyte-predominant Hodgkin disease are clonally related to the large cell lymphoma occurring in the same individual. Direct demonstration by single cell analysis. Am J Clin Pathol. 2001;116;506-511.

195. Grossman DM, Hanson CA, Schnitzer B. Simultaneous lymphocyte predominant Hodgkin's disease and large-cell lymphoma. Am J Surg Pathol. 1991;15;668-676.

196. Huang JZ, Weisenburger DD, Vose JM, et al. Diffuse large B-cell lymphoma arising in nodular lymphocyte predominant Hodgkin lymphoma;a report of 21 cases from the Nebraska Lymphoma Study Group. Leuk Lymphoma. 2004;45;1551-1557.

197. Rudiger T, Gascoyne RD, Jaffe ES, et al. Workshop on the relationship between nodular lymphocyte predominant Hodgkin's lymphoma and T cell/histiocyte-rich B cell lymphoma. Ann Oncol. 2002;13;44-51.

198. Arevalo A, et al. Cytotoxic peripheral T cell lymphoma arising in a pa-

tient with nodular lymphocyte predominant Hodgkin lymphoma: a case report. J Hematop. 2010;3:23-28.

199. Macon WR, Williams ME, Greer JP, et al. T-cell-rich B-cell lymphomas. A clinicopathologic study of 19 cases. Am J Surg Pathol. 1992; 16:351-363.

200. Boudova L, Torlakovic E, Delabie J, et al. Nodular lymphocyte-predominant Hodgkin lymphoma with nodules resembling T-cell/ histiocyte-rich B-cell lymphoma: differential diagnosis between nodular lymphocyte-predominant Hodgkin lymphoma and T-cell/histiocyte-rich B-cell lymphoma. Blood. 2003;102:3753-3758.

201. Delabie J, Vandenberghe E, Kennes C, et al. Histiocyte-rich B-cell lymphoma. A distinct clinicopathologic entity possibly related to lymphocyte predominant Hodgkin's disease, paragranuloma subtype. Am J Surg Pathol. 1992;16:37-48.

202. Brauninger A, Kuppers R, Spieker T, et al. Molecular analysis of single B cells from T-cell-rich B-cell lymphoma shows the derivation of the tumor cells from mutating germinal center B cells and exemplifies means by which immunoglobulin genes are modified in germinal center B cells. Blood. 1999;93:2679-2687.

203. Osborne BM, Butler JJ, Pugh WC. The value of immunophenotyping on paraffin sections in the identification of T-cell rich B-cell large-cell lymphomas: lineage confirmed by JH rearrangement. Am J Surg Pathol. 1990;14:933-938.

204. Wang T, Lasota J, Hanau CA, Miettinen M. Bcl-2 oncoprotein is widespread in lymphoid tissue and lymphomas but its differential expression in benign versus malignant follicles and monocytoid B-cell proliferations is of diagnostic value. APMIS. 1995;103:655-662.

205. Loddenkemper C, Anagnostopoulos I, Hummel M, et al. Differential Emu enhancer activity and expression of BOB. 1/OBF. 1, Oct2, PU. 1, and immunoglobulin in reactive B-cell populations, B-cell non-Hodgkin lymphomas, and Hodgkin lymphomas. J Pathol. 2004;202:60-69.

206. Nam-Cha SH, et al. PD-1, a follicular T-cell marker useful for recognizing nodular lymphocyte-predominant Hodgkin lymphoma. Am J Surg Pathol. 2008;32:1252-1257.

207. Churchill HR, et al. Programmed death 1 expression in variant immunoarchitectural patterns of nodular lymphocyte predominant Hodgkin lymphoma: comparison with CD57 and lymphomas in the differential diagnosis. Hum Pathol. 2010;41:1726-1734.

208. Franke S, Wlodarska I, Maes B, et al. Lymphocyte predominance Hodgkin disease is characterized by recurrent genomic imbalances. Blood. 2001;97:1845-1853.

208a. Swerdlow SH, Campo E, Pileri SA, et al. The 2016 revision of the World Health Organization classification of lymphoid neoplasms. Blood. 2016;127:2375-2390.

209. Jaffe E, Harris NL, Stein H, Vardiman JW. Tumours of Haematopoietic and Lymphoid Tissues. World Health Organization Classification of Tumours Pathology and Genetics. Lyon, France: IARC Press;2001.

210. de Jong D, Bosq J, Maclennan KA, et al. Lymphocyte-rich classical Hodgkin lymphoma (LRCHL): clinico-pathological characteristics and outcome of a rare entity. Ann Oncol. 2006;17:141-145.

211. Shimabukuro-Vornhagen A, Haverkamp H, Engert A, et al. Lymphocyte-rich classical Hodgkin's lymphoma: clinical presentation and treatment outcome in 100 patients treated within German Hodgkin's Study Group trials. J Clin Oncol. 2005;23:5739-5745.

212. Bhargava P, et al. Utility of fascin and JunB in distinguishing nodular lymphocyte predominant from classical lymphocyte-rich Hodgkin lymphoma. Appl Immunohistochem Mol Morphol. 2010;18:16-23.

213. Engert A. Treatment of lymphocyte-predominant Hodgkin lymphoma. Ann Oncol. 2008;19:iv45-iv46.

214. Chen RC, et al. Early-stage, lymphocyte-predominant Hodgkin's lymphoma: patient outcomes from a large, single-institution series with long follow-up. J Clin Oncol. 2010;28:136-141.

215. Schulz H, Rehwald U, Morschhauser F, et al. Rituximab in relapsed lymphocyte-predominant Hodgkin lymphoma: long-term results of a phase 2 trial by the German Hodgkin Lymphoma Study Group (GHSG). Blood. 2008;111:109-111.

216. Eichenauer DA, et al. Phase 2 study of rituximab in newly diagnosed stage IA nodular lymphocyte-predominant Hodgkin lymphoma: a report from the German Hodgkin Study Group. Blood. 2011;118:4363-4365.

217. Pijuan L, Vicioso L, Bellosillo B, et al. CD20-negative T-cell-rich B-cell lymphoma as a progression of a nodular lymphocyte-predominant Hodgkin's lymphoma treated with rituximab: a molecular analysis using laser capture microdissection. Am J Surg Pathol. 2005;29:1399-1403.

218. Xing KH, et al. Advanced-stage nodular lymphocyte predominant Hodgkin lymphoma compared with classical Hodgkin lymphoma: a matched pair outcome analysis. Blood. 2014;123:3567-3573.

219. Smith A, et al. Lymphoma incidence, survival and prevalence 2004-2014: sub-type analyses from the UK's Haematological Malignancy Research Network. Br J Cancer. 2015;112:1575-1584.

220. Bodis S, Kraus MD, Pinkus G, et al. Clinical presentation and outcome in lymphocyte-predominant Hodgkin's disease. J Clin Oncol. 1997;15:3060-3066.

221. Borg-Grech A, Radford JA, Crowther D, et al. A comparative study of the nodular and diffuse variants of lymphocyte-predominant Hodgkin's disease. J Clin Oncol. 1989;7:1303-1309.

222. Tefferi A, Zellers RA, Banks PM, et al. Clinical correlates of distinct immunophenotypic and histologic subcategories of lymphocyte-predominance Hodgkin's disease. J Clin Oncol. 1990;8:1959-1965.

223. Crennan E, D'Costa I, Liew KH, et al. Lymphocyte predominant Hodgkin's disease: a clinicopathologic comparative study of histologic and immunophenotypic subtypes. Int J Radiat Oncol Biol Phys. 1995; 31:333-337.

224. Hartmann S, et al. The prognostic impact of variant histology in nodular lymphocyte-predominant Hodgkin lymphoma: a report from the German Hodgkin Study Group(GHSG). Blood. 2013;122:4246-4252.

第 28 章

经典型霍奇金淋巴瘤和相关病变

Falko Fend

28.1　定义

经典型霍奇金淋巴瘤(CHL)是一种来源于生发中心 B 细胞的克隆性恶性淋巴组织增殖疾病[1,2]。与大部分其他类型淋巴瘤相比,恶性肿瘤细胞通常只占全部受累组织细胞成分的一小部分(0.1%~2%)。CHL 的组织病理学诊断依据是在一定的炎症背景中识别诊断性 Reed-Sternberg(RS)细胞。虽然许多 CHL 病例基本可以仅根据形态学就可诊断,但当前的诊断标准包括了肿瘤细胞特征性免疫表型。大多数病例 RS 细胞及其变异型都表达 CD30 和 CD15,不表达白细胞共同抗原 CD45,并且谱系特异性淋巴标记物表现为不一致和异质性表达[3,4]。

28.2　分类

与非霍奇金淋巴瘤(NHL)相比,霍奇金淋巴瘤(HL)的分

类没有明显变化(框 28.1)。尽管 HL 肿瘤细胞的抗原表型和起源研究取得了明显的进展,但大多数病例的分类仍然参照 30 年前的 Rye 分类[5-7]。这强调了形态学对于正确诊断此类肿瘤的重要性。

框 28.1　霍奇金淋巴瘤(HL)分类

- 结节性淋巴细胞为主型霍奇金淋巴瘤(NLPHL)
- 经典型霍奇金淋巴瘤(CHL)
  - 结节硬化型经典型霍奇金淋巴瘤(NSCHL)
  - 淋巴细胞丰富型经典型霍奇金淋巴瘤(LRCHL)
  - 混合细胞型经典型霍奇金淋巴瘤(MCCHL)
  - 淋巴细胞消减型经典型霍奇金淋巴瘤(LDCHL)

文献来源:Swerdlow SH, Campo E, Harris NL, et al, eds. WHO Classification of Tumours of Haematopoietic and Lymphoid Tissues. Revised 4th ed. Lyon, France: IARC Press; 2017.

从霍奇金病(HD)到 HL,这个术语的变化首次在修订的欧美淋巴瘤(REAL)分类中提出[8],这反映了人们更好地理解了

这种淋巴组织增生的本质和组织发生。HL 到底是传染病、免疫性疾病还是肿瘤,这一问题争论数十年之后,放疗和联合化疗成功地用于治疗 HL,在实践中证明了其肿瘤本质。最终,单个分离的 RS 细胞的分子生物学研究进一步证实了 HL 的克隆性和 B 细胞起源,结合建立的真正 HL 细胞系,在其发病机理方面提出了重要的见解[1,2,9-11]。在诊断方面,最近 20 年已经阐明将 DLBCL 变异型从 CHL 中分开这一令人关注的问题,并认可介于这两种疾病实体之间、真正的生物学灰区病例,将其纳入 2008 年第 4 版 WHO 分类,即:特征介于 DLBCL 和 CHL 之间未分类 B 细胞淋巴瘤(未分类 DLBCL-CHL)[12]。另一方面,NLPHL 的定义更精确,并从 LRCHL 中分开,它在第 3 版 WHO 分类首次成为 CHL 的新亚型[4,13]。除了独特的炎症背景,目前将 CHL 现从其他 B 细胞肿瘤(包括 NLPHL)分开的依据是肿瘤细胞中 B 细胞转录程序的广泛丢失,如,大多数 B 细胞特异性转录因子和表面抗原的丢失或下调[2]。这一生物学关键特征有助于区分 CHL 及其相似实体。

28.3 流行病学

28.3.1 发病率

HL 约占所有恶性淋巴瘤的 15%~25%。按目前的诊断标准,大约 90%~95% 的 HL 属于 CHL,其余病例为 NLPHL。西方国家 HL 的每年发病率大约(2~4)/10 万。最近 10 年,老年人发病率有所下降,但是这可能主要是由于以前将部分 NHL 误诊为 HL。相比之下,年轻人 NSCHL 发病率有轻度增加。在发达的工业化国家 CHL 发病率比发展中国家要高[14-16]。

28.3.2 年龄和性别分布

在工业化国家,CHL 发病年龄呈双峰分布:第一个发病高峰发生在青壮年(15~35 岁),第二个发病高峰发生在 55 岁以上老人[17]。CHL 少见于儿童,但 3 岁以下幼儿例外。总体上,男女比例大约 1.5:1。在儿童和老年患者中以男性为主,但在青壮年发病高峰中,男女比例基本均衡,甚至女性稍多[15,17]。组织学亚型的分布随年龄而有所不同。NSCHL 主要发生在年轻人,尤其年轻女性,而 MCCHL 主要发生在儿童和老年人。发展中国家具有不同的流行病学模式:第一个发病高峰发生在儿童,以 MCCHL 为主,而年轻人没有发病高峰[15,16]。

年轻人 NSCHL 与较高的社会经济状况和较少的家庭成员相关,可能与延迟暴露于儿童常见病毒环境有关[18]。但也有矛盾的地方,青年患者 EBV⁺ 率最低,EBV 是目前已知的唯一与 CHL 相关的感染性因素。儿童和老年 CHL 患者经常有 EBV 感染,并与 HIV 感染有关[19-21]。

家族性 HL 病例常有报道,HL 患者的兄弟姐妹患此病的风险适当增高[15,17]。一项研究报道同卵双生双胞胎患 CHL 的风险明显增高[22]。在某些 HLA 类型中,CHL 的相对风险持续增高,但是增高幅度较弱[15]。有趣的是,HLA-A*02(参与对抗 EBV 潜伏蛋白的细胞毒性反应)携带者,在 EBV⁺CHL 患者中并不多[23]。

28.3.3 与免疫缺陷疾病的关系

具有某些类型免疫缺陷的患者发生 CHL 的风险有所增

加。HIV 感染者发生 CHL 的风险增加 6~20 倍。AIDS 情况下,CHL 主要表现为预后较差的组织学类型(MC 和 LD)和较高的临床分期,并且总是与 EBV 相关[24-26]。在高活性抗逆转录病毒治疗情况下,开始治疗后一个月,似乎 CHL 的发病率有所增加[21,27,28]。

实体器官和异体骨髓移植接受者患 CHL 的风险明显增高[29,30]。这些 CHL 发生在移植后晚期,几乎总是 EBV⁺,并且主要是混合细胞亚型。异体移植接受者 CHL 的临床表现和预后类似于非免疫功能低下患者(见后)[29,31]。

28.4 病因学:EBV

CHL 的病因仍是一个有争议的问题,但因其独特的流行病学特征和临床表现,长期以来一直怀疑病因与感染有关。在相当大比例的 CHL 肿瘤细胞中检测到 EBV,证实了感染因素的参与。但是也有一些 EBV⁻病例,这也证实了 EBV 不是疾病发生的必需因素,在阳性病例中也可能仅是一种辅助因子。

在发现 EBV 是传染性单核细胞增生症(IM)和地方性 BL 的病因之后,几篇论文都提出 EBV 可能与 CHL 有关。IM 累及的组织常常含有形态学上不易与 RS 细胞区别的细胞[32]。有 IM 病史的患者发生 CHL 的风险增加 3 倍,已经证实伴 CHL 的 IM 患者 EBV 抗体滴度增加或针对 EBV 感染的抗体反应模式发生改变[17,33]。EBV 参与 CHL 的直接证据由 Poppema 等首次报道[34],他们在慢性 EBV 感染患者淋巴结内用免疫组织化学方法检测到了 EBV 核抗原(EBNA),该患者淋巴结表现为"CHL 样"形态。随后,Southern 印迹分析法证实了 CHL 累及组织中存在单克隆性 EBV[35]。DNA 原位杂交证实了相当一部分病例的肿瘤细胞中确实存在 EBV 核酸[36]。目前,免疫组织化学方法检测 EBV 的 LMP-1 和非放射性原位杂交方法检测 EBER 是常规固定石蜡包埋组织中检测 EBV 的可行方法[37]。尽管 LMP-1 的免疫组织化学方法几乎也能得到相同的结果,但是 EBER 原位杂交仍然是最敏感的检测 EBV 的方法,他能检测到小的非编码 RNA 分子在病毒潜伏期大量表达。不推荐传统 PCR 技术,因为无法判断哪些细胞有感染。健康病毒携带者中,10^6 个 B 细胞中大约有 1~50 个潜伏感染 EBV。因此,一部分 PCR 阳性 CHL 病例,原位杂交显示 EBV 仅为潜伏感染,其他的小淋巴细胞非恶性克隆,并不表达 LMP-1[38]。EBV⁺CHL 的病毒基因表达为 2 型潜伏模式。除了 EBER 和 LMP-1,肿瘤细胞还表达 EBNA1、LMP-2A 和 LMP-2B,但不表达 EBNA2[39-43]。CHL 中 EBV 的潜伏状态受到严格控制,即使免疫抑制患者,通常也没有溶解性感染的证据[44]。EBV 在 HL 肿瘤细胞中呈克隆性,可由 EBV 基因组末端重复区的 Southern 印迹分析证实[45]。这表明感染发生在克隆扩增之前,并提示 EBV 在转化过程中具有直接作用。EBV 基因组以附加体(非整合性)的形式出现,并且每个感染的细胞含有多个拷贝[45]。在 EBV 相关的 HL 中,多个受累解剖部位的肿瘤细胞都有病毒感染,复发肿瘤的细胞也有 EBV 感染[46,47]。

28.4.1 感染的功能性结果

HL 中的肿瘤细胞 LMP-1 强表达,LMP-1 是唯一证实了的具有致瘤特性 EBV 病毒蛋白[48]。LMP-1 诱导感染细胞发生一系列表型改变,包括上调活化抗原和抗凋亡基因,以及诱导各种细胞因子;也可诱导生发中心内 B 细胞 RS 样表型[49,50]。LMP-1 通过组成性激活肿瘤坏死因子(TNF)受体,诱导多种下游效应,如,核因子 κB 和 JAK/STAT 信号通路的组成性激活,并上调抗凋亡基因[50]。值得注意的是,携带所谓的致残性 IgH 突变的 CHL 病例几乎都是 EBV+,强调了 EBV 相关基因在挽救 CHL 前体细胞免于凋亡中的重要性[2]。然而,在体外研究中,由 LMP-1 上调的基因在组织中的表达与 EBV 阳性之间没有明确的相关性,并且 HRS 细胞的基因表达很相似并且与 EBV 状态无关,表明 EBV 感染对 CHL 发病机制的主要影响可能在于疾病发展的早期阶段以及与免疫系统的相互作用[51,52]。

28.4.2　病毒株及其亚型

广泛存在两种 EBV 病毒株,A 型和 B 型(或 1 型和 2 型)。A 型 EBV 可更高效地转化淋巴细胞,可见于大多数非免疫抑制患者的 CHL 病例。B 型更常见于 HIV 相关的 CHL,但也发现拉丁美洲有更高发病率,说明病毒株流行的地理性差异可影响 EBV 相关淋巴瘤的分布[50,53-55]。

除了这两种病毒株,一些 EBV 基因组的变异型也有报道[54,56]。其中,LMP-1 基因羧基端部分缺失已受到极大的关注。尽管最初研究结果显示这种变异型在具有侵袭性形态特征的病例中发生率增加[56],但是进一步研究显示这种缺失变异型不与任何特殊的组织学特征或预后特征相关;它常发生于 EBV 相关的 CHL,这反映了其在同一地区健康携带者中的流行程度,但 HIV 相关 CHL 中可能有更高频率的缺失变异型[54,55,57-59]。需要注意的是,B 型 EBV 相关的 CHL 病例很多都含有 LMP-1 缺失,提示这种缺失对于较低毒性病毒株转化能力来说,可能很必要[54,55]。

28.4.2.1　EBV 相关性 CHL 的流行病学

非免疫抑制患者中 EBV 与 CHL 相关的几率受组织学亚型、发病年龄、地区性和种族起源的影响,社会经济因素可能也是影响因素[19,50,60-63]。大约 75% 的 MCCHL 病例呈 EBV+,而 NSCHL 中 EBV 阳性率仅 10% ~ 25%。LDCHL 和 LRCHL 所报道的 EBV+ 率各不相同,可能缘于诊断标准的差异[38-41,63,64]。然而,当采用严格的标准时,LDCHL 通常 EBV+。儿童和老年人更可能出现 EBV+ CHL,男性也是如此[61]。通常发展中国家 EBV 相关疾病的发病率较高,儿童病例几乎达到 100%[54,57,62]。IM 病史和 EBV 滴度低于诊断水平与 EBV+ 风险升高有关,但与 EBV- CHL 无关,更加支持 EBV 的致病作用[65,67]。

28.4.2.2　EBV 阴性经典型霍奇金淋巴瘤(EBV- CHL)

根据 EBV+ BL 细胞系的研究结果,有人提出一旦恶性克隆增殖不再需要病毒参与,病毒可能会在 CHL 恶性进展中丢失。一项研究发现,少数 EBER- CHL 中检测到缺陷的重组 EBV,但其他研究未发现支持"打了就跑"这一理论的证据[68,69]。对其他候选病毒的研究,如 HHV6 或 8,都未获得它们参与 CHL 发病机制的证据。

28.5　临床特征

临床上,大约 90% 的 CHL 病例首先出现在淋巴结,通常表现为缓慢生长的无痛性包块。颈部(75%)、腋窝和腹股沟淋巴结是最常受累的部位。无症状患者通常因常规胸片上出现纵隔包块而诊断。特殊器官受累可出现相应的症状,如上腔静脉综合征、骨痛或神经系统症状。常发生腹膜后淋巴结肿大和脾脏受累,而很少累及中轴外的淋巴结(肠系膜、胃周、肱骨内上髁、耳前、膝后窝淋巴结)[5,7,70]。CHL 累及骨髓相对罕见,根据近来的大宗病例报道,非免疫抑制患者发生率约 5%。累及膈肌两侧和出现 B 症状提示骨髓受累的风险较高[71]。

疾病的部位与组织学亚型有关。NSCHL 通常发生在膈肌上方,最常累及下颈部、锁骨上和纵隔淋巴结及其邻近结构。大约 50% 患者通常表现为肿大的纵隔阴影,出现纵隔巨大肿块(大于胸廓内径的 1/3)。脾脏和骨髓受累的病例分别为 10% 和 3%[3,70,72]。MCCHL 通常发现时即 Ⅲ 期或 Ⅳ 期,并伴有 B 症状。它常发生在膈肌下方或膈肌两侧都受累,脾脏受累占 30%,骨髓受累占 10%。巨大纵隔病变少见。LRCHL 最近才划分为一种独立的亚型,因此临床资料相对较少。在临床症状和疾病分布方面类似于 NLPHL。70% 的 LRCHL 患者表现为 Ⅰ 期或 Ⅱ 期,巨大的病变和 B 症状罕见[64,73]。LDCHL 较少见,并且诊断标准也发生了变化,其临床特征没有得到很好的描述。有报道,此病主要发生于老年人,并且分期较高,主要累及腹部器官和骨髓[74]。伴有 HIV 感染的 CHL 患者常表现为晚期疾病,并常累及不常见的部位[26]。骨髓浸润常见,偶尔表现为该病的首发表现[75]。

大约 30% ~ 40% 的 CHL 患者伴有 B 症状。尽管 B 症状更常见于疾病的晚期,但也可发生在早期阶段,可能要归因于肿瘤细胞产生的炎性细胞因子。所谓的周期性热型罕见。其他症状包括全身皮肤瘙痒,有时受累淋巴结饮酒后出现疼痛。

28.5.1　实验室检查

实验室检查结果大多呈非特异性,包括白细胞增高、红细胞沉降率升高和乳酸脱氢酶增高。大约 20% 患者可出现嗜酸粒细胞增多,疾病晚期可出现淋巴细胞减少。然而,大多数 CHL 患者各期均可出现明显的细胞介导的免疫缺陷[76]。早期阶段可检测到外周血 CD4+ 细胞减少。HL 患者 T 细胞表现为对 T 细胞有丝分裂原反应减弱和刺激作用生成的细胞因子减少。临床上,这种无反应性表现为感染易感性增加及缺乏结核菌素皮肤试验的反应活性。这些免疫异常是预先存在并且参与了疾病的发展,还是由于肿瘤细胞分泌免疫抑制性细胞因子而导致的一种继发现象,目前仍不清楚[77-79]。

28.5.2　结外表现

尽管 CHL 几乎总是表现为淋巴结部位的淋巴瘤,但是实际上身体的任何部位或器官在疾病过程中都可受累,少数情况下,可以表现为原发病变。尽管疾病晚期常可累及脾脏、骨髓、肝脏,但这些器官的单独受累仍然少见[5,70,80]。在纵隔病变中胸腺受累常见[81]。少数情况下,如果淋巴结病变不明显,影像学上 CHL 可类似胸腺的其他肿瘤,导致外科切除胸腺包块[82]。

受累的胸腺常发生囊性变。CHL 很少发生在黏膜相关淋巴组织,包括扁桃体和咽淋巴环(Waldeyer 环)[83,84]。除了肝脏,肺可能是最常受累的非淋巴器官,通常是纵隔疾病侵袭所致。原发于肺的 CHL 罕见[85]。同样原发于胃肠道的 CHL 也罕见。此外,早期报道的很多病例都可能是 NHL,如多型性大 B-NHL 或肠病型 T 细胞淋巴瘤。有趣的是,最初报道胃肠道原发性 CHL 与炎症性肠病病史或免疫抑制有关[86,87]。这些病例目前可能归入 EBV 淋巴组织增殖性疾病伴霍奇金样特征,特别是 EBV 相关黏膜皮肤溃疡[88]。已有报道显示许多结外部位发生原发性 CHL,主要是以个案的形式报道。尤其存在争议的器官就是皮肤,这是由于 CHL 和皮肤 CD30⁺ 淋巴组织增殖性疾病在形态学和免疫表型方面存在重叠,包括皮肤和淋巴瘤样丘疹病。只有少数具有充分证据的原发于皮肤的 CHL 病例报道[89,90]。CHL 累及中枢神经系统非常少见,但是也可以原发于中枢神经系统[91]。

28.5.3 分期

CHL 分期采用 Cotswolds 会议上修订的 Ann Arbor 分期标准[92,93]。这个分期包含了重要的预后信息,并为化疗提供了基础。CHL 的正确分期依赖于 HL 以一种高度可预测的方式经淋巴道播散,以逐步累及的方式累及邻近的淋巴结和其他器官[94,95]。

除了详细的临床病史、体格检查和实验室检查之外,HL 的分期还需要详细的影像学资料,包括胸片、胸部和腹部 CT。随着影像学技术的发展、脾脏切除的风险、化疗应用于许多早期患者,已经不再采用剖腹探查术取淋巴结进行分期。同样,淋巴管造影术也已很大程度上被 CT 取代。新的影像学技术,如氟脱氧葡萄糖正电子发射断层扫描(FDG-PET)及其与 CT(PET/CT)的结合,在诊断中起到了补充的作用,随访期间在诊断方面具有更大的敏感性和更高的特异性[96]。尽管无症状的早期患者很少累及骨髓,但是大多数患者仍然要进行环钻骨髓活检,这是因为这组患者中仍然有非常低的比例累及

骨髓[93,97,98]。

28.6 形态学

28.6.1 RS 细胞及其变异型

Reed-Sternberg 细胞(RS 细胞)是 CHL 的诊断细胞。经典 RS 细胞体积大(可达 100μm),含有 2 个或多个核或一个大的分叶核,这使得切片上呈多核表现。细胞核膜清楚,核染色质淡,可见单个嗜酸性病毒包涵体样的大核仁(图 28.1A、C 和 D)。胞质丰富,嗜双色性。单核变异型称为霍奇金细胞(图 28.1F)。它们的一些特点不同于免疫母细胞,如细胞体积较大;大而嗜酸的核仁,常有核周空晕;胞质更加嗜酸。很多病例中,经典诊断性 RS 细胞仅占肿瘤成分的一小部分,而单核细胞和其他变异型细胞占主要部分。常见退变的 RS 细胞和霍奇金细胞:胞质浓缩深染,核染色质浓集,即所谓的干尸细胞(图 28.1E)。HRS 样细胞及其变异型也可见于一系列其他疾病,因此不能据此诊断为 CHL[3]。

陷窝型 HRS 细胞是 NSCHL 的典型细胞。它表现为丰富的透亮至微嗜酸性胞质和圆形细胞边界清楚。胞核常呈分叶状,染色质粗。核仁小于经典 RS 细胞。由于收缩的人工假象,特别是在福尔马林固定的组织中,胞质常浓集到核周区域,呈蜘蛛网样向细胞膜延伸形成陷窝状空隙,这是这类细胞的特征(见图 28.1B)。淋巴细胞为主型 RS 细胞(LP 细胞,以前称为 L&H 细胞,或称爆米花细胞)是 NLPHL 的特征性细胞,但 LRCHL 也可见相似形态[64]。

28.6.2 组织学亚型

根据肿瘤细胞的形态、组织结构和反应性浸润成分的特征,目前 CHL 可分为 4 个亚型(表 28.1)[4]。两种最常见的亚型——NS 和 MC,定义明确,通常易于辨认;其他两种亚型——LR 和罕见的 LD,需常免疫组织化学来确定。

表 28.1 主要诊断特征:组织学

亚型	组织结构	肿瘤细胞	背景细胞
NS	结节状,同心圆状胶原纤维,坏死及微脓肿常见	胞质透亮的陷窝细胞,分叶核,典型 RS 细胞少见	嗜酸粒细胞及中性粒细胞常见,CD4⁺T 细胞,巨噬细胞,成纤维细胞
MC	弥漫性,残留滤泡少见;上皮样肉芽肿常见	典型双核或多核 RS 细胞及霍奇金细胞,陷窝细胞	淋巴细胞,嗜酸粒细胞,浆细胞,组织细胞
LD	弥漫性网状纤维组织增生或肿瘤细胞弥漫成片	数量不等的 RS 细胞;奇异、间变的肿瘤细胞常常成片	背景浸润细胞减少,成纤维细胞
LR	大多数呈结节状,生发中心萎缩;一些病例呈弥漫性滤泡间排列	少数典型 RS 细胞及其变异型细胞,可见 LP 细胞	大多数为小淋巴细胞(在结节型模式中见 B 细胞),上皮样组织细胞

LD,淋巴细胞消减型;LP,淋巴细胞为主;LR,淋巴细胞丰富型;MC,混合细胞型;NS,结节硬化型。

28.6.2.1 结节硬化型经典型霍奇金淋巴瘤(NSCHL)

这是最常见的 CHL 亚型,在西方国家大多数研究资料中占 50%~80%[15,99]。对有明显纤维化的典型病例大体上即可

考虑 NSCHL 的诊断。淋巴结质硬,切面由结缔组织束分割呈明显的白色或微黄色结节状。低倍镜下根据胶原束同心圆样围绕形成的细胞结节可考虑此诊断,此胶原束在偏光显微镜下成双折光性(图 28.2A)。因许多陷窝细胞的存在,结节常呈不规则的斑驳状表现,并可含有小片坏死和脓肿形成(图 28.2B)。

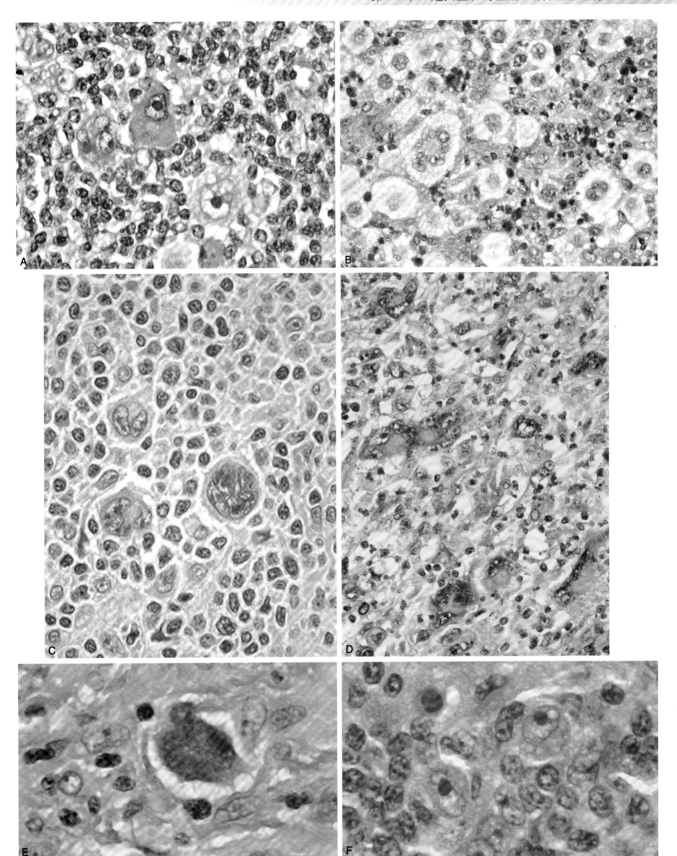

图 28.1 RS 细胞和霍奇金细胞的细胞学特征。A, MCCHL 中的经典 RS 细胞及其变异型: 嗜双色性胞质、核大、核质透亮、核仁巨大, 呈病毒包涵体样。B, 一例 NSCHL 中可见典型的陷窝细胞。注意: 纤细而有皱褶的核膜、不明显的核仁, 丰富而透亮并具有线样突起的胞质。C, MCCHL 中典型的 RS 细胞, 包括双核变异型。D, 2 级 NSCHL 中有时可见大量奇异形多核肿瘤细胞。E, 所谓的干尸 RS 细胞, 胞质浓集, 强嗜碱性。F, MCCHL 中两个经典单核霍奇金细胞

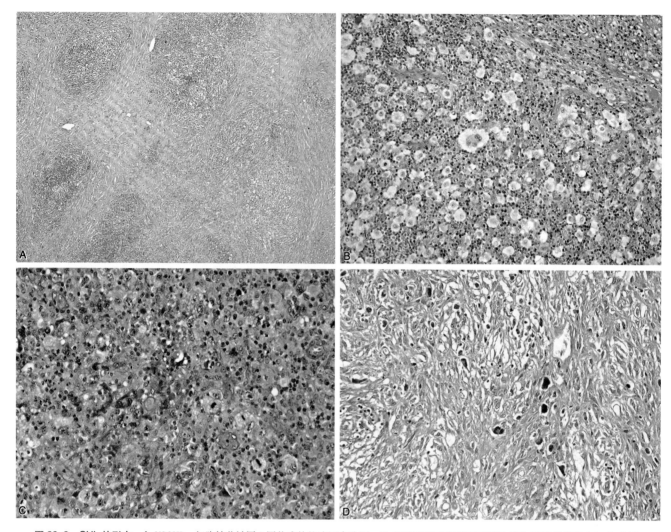

图 28.2 CHL 的形态。A,NSCHL。细胞结节被同心圆状成熟的胶原束分隔。**B,**细胞结节高倍镜下可见许多胞质透亮的陷窝细胞,混有淋巴细胞、中性粒细胞和嗜酸粒细胞。注意结节边缘的胶原束。**C,**2 级 NSCHL。肿瘤细胞融合呈片状,局部伴有间变特征,混杂有少量炎细胞。其形态与所谓的合体型 CHL 相符。**D,**LDCHL,弥漫性纤维化亚型。组织细胞和成纤维细胞稀少的背景中可见肿瘤性 RS 细胞和霍奇金细胞。此例缺乏结节和有序的胶原束

出现纤维化可视为 NSCHL 的特征,但其数量变化很大。淋巴结被膜和血管外膜结构的不连续增厚可能是胶原合成增加唯一的明确标志。另一极端表现,结节硬化可表现为结节几乎完全呈闭塞性纤维化,仅见少量的肿瘤细胞和反应性炎细胞[5,7,70]。这些病例可能诊断十分困难,尤其是小活检标本,例如纵隔包块粗针活检标本,因其含有很多纤维,通常表现为挤压的人工假象。

高倍镜下,易于识别陷窝细胞(见图 28.2B),这些细胞可散布于整个细胞结节,或呈簇状或呈实性片状;后者尤其多见于 2 级 NSCHL(见后)。典型 RS 细胞在 NSCHL 中少见,可能难于辨认。

每个病例和每个结节的反应性背景细胞成分各不相同。一些病例表现为小淋巴细胞为主,更多情况下是淋巴细胞、中性粒细胞、嗜酸粒细胞以及浆细胞和巨噬细胞混合存在。成纤维细胞在纤维化型病变中尤其常见。常见嗜酸粒细胞或中性粒细胞脓肿。坏死灶的边缘常可见成片的肿瘤细胞和组织细胞,有时会产生坏死性肉芽肿病变的可能性。

由于其形态学变化很大,有人为了预后这一目的根据组织

学特征提出 NSCHL 的亚分类。最著名和最广泛应用的方法是英国国家淋巴瘤调查组(BNLI)提出的二级分类法[100-102]。根据这一标准,NSCHL2 级为:①大于 25% 结节表现为多形性或网状淋巴细胞减少;②大于 80% 结节表现为纤维组织细胞型淋巴细胞消减;③大于 25% 结节表现为大量奇异型间变形态的 RS 细胞,无淋巴细胞消减(见图 28.1D 和图 28.2C)。如果按照这一标准,那么大约 15%～25% 病例可归为 2 级。以前很多 NSCHL2 级病例被归为 LDCHL。目前,具有 NSCHL 特征的病例更倾向划分到此亚型,如结节周边纤维化。从临床角度讲,分级不是必须进行的,但是分级应用于许多临床研究。然而,随着治疗的改善,分级的重要性可能会降低,这将消除预后的差异[103]。一些具有典型陷窝细胞的 CHL 病例,纤维化很少或缺失,有显著的淋巴细胞为主的结节状结构。这些病例被称为 NSCHL 的细胞期[5-7]。如今,其中一些病例归为 LRCHL 中[64,104]。英国国家淋巴瘤研究组(BNLI)的研究发现 NSCHL 成纤维细胞亚型具有诊断和预后意义[102]。其特征表现为成纤维细胞弥漫性增生,而无常规 NSCHL 中大量胶原沉积的特征。这些病例可误诊为间叶组织肿瘤,如恶性纤维组织细胞瘤。

合胞体变异型 NSCHL,也属于 2 级范畴,表现为肿瘤细胞成片、常伴坏死、肿瘤细胞多形性增加(图 28.2C)[105]。提出此亚型的主要意义在于该型有误诊的可能。

28.6.2.2　混合细胞型经典型霍奇金淋巴瘤(MCCHL)

这是 CHL 第二常见亚型,在西方国家占 20%~30%。淋巴结结构通常弥漫性破坏,虽然早期受累可表现为滤泡间的生长方式或残留部分结构,有时可见萎缩的生发中心。经典 HRS 细胞及其变异型常见且易于识别,通常均匀分散在整个淋巴结(图 28.3A)。陷窝细胞簇状出现应考虑结节硬化型细胞期的可能性。背景细胞包括小淋巴细胞、嗜酸粒细胞、浆细胞和组织细胞。淋巴细胞有时会出现核多形性但异型性不明显,应立即考虑到与 NHL 鉴别诊断,尤其是 PTCL(见后)。有些病例,有时被称为组织细胞丰富的 MCCHL,可出现大量的上皮样组织细胞簇(见图 28.3B)。这些病例需要与组织细胞丰富 NHL 的各种亚型区分开[106]。少数 CHL 病例表现为组织细胞过度增生,从而掩盖了淋巴细胞和肿瘤细胞。这些病例类似于组织细胞贮积病或炎性病变,需要用免疫染色识别肿瘤细胞,这些病例最好归为 CHL-U。淋巴结或受累淋巴结周围其他组织内出现非干酪样结节病样肉芽肿,不应与组织细胞丰富的 MCCHL 混淆[107]。尽管适当的染色可显示网状纤维弥漫性增生,但胶原纤维化的出现可排除 MCCHL 的诊断。同样,坏死也不是此亚型的特征。

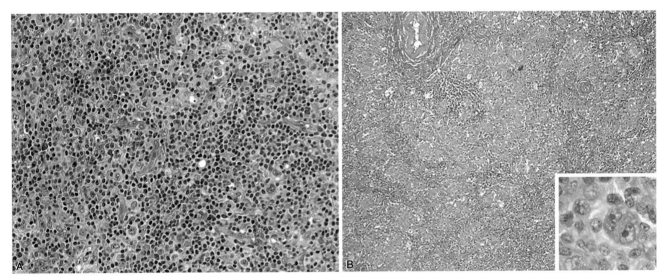

图 28.3　混合细胞型经典型霍奇金淋巴瘤(MCCHL)。A,淋巴结包含混合性细胞成分,包括淋巴细胞、浆细胞、嗜酸粒细胞、组织细胞和易辨认的 RS 细胞及其变异型。B,组织细胞丰富的 MCCHL,上皮样细胞肉芽肿融合成片,散在少量 RS 细胞(插图所示)。如果没有找到较为典型的 MCCHL 区域,还需要考虑伴有上皮样细胞肉芽肿的 NHL(如所谓的 Lennert 淋巴瘤),甚至是反应性疾病

虽然在 Rye 分类中所有不能归为任何其他类型的病例都分类到 MCCHL,但现在认为该病可能是一种真正的疾病类型,因特殊组织学特征不能进行分类的病例应该归为 CHL-U[4,8]。

28.6.2.3　淋巴细胞丰富型经典型霍奇金淋巴瘤(LRCHL)

这是一种新近定义的 CHL 亚型,其特征表现为小淋巴细胞为主的背景中可见少量经典 HRS 细胞[4,8]。欧洲淋巴瘤研究小组描述有两种生长方式:结节状生长方式(常见)和弥漫性生长方式(少见)[64]。

结节状变异型淋巴细胞丰富型经典型霍奇金淋巴瘤(结节状 LRCHL)表现为淋巴结结构部分保留,结节易于辨认,偶尔可见灶性发育良好的结节。结节由 B 细胞构成,常含有退化的偏心性生发中心,有时类似 Castleman 病的表现(图 28.4A 和 B)[108]。生发中心进行性转化并不是 LRCHL 的特征。上皮样细胞团,有时呈同心形排列,非常类似 NLPHL 的表现。其他炎细胞(如嗜酸粒细胞)非常少见。肿瘤细胞散在出现于扩大的套区,很少呈巢状或簇状。肿瘤细胞出现于 B 细胞滤泡套区的特殊位置,此型又被称为滤泡型霍奇金病[109,110]。大多数经典型病例可见 RS 细胞,但 RS 细胞可能很少(图 28.4E)。值得注意的是,具有 LP 细胞典型特征的细胞:核有皱褶或分叶、核仁不明显,这些细胞曾被认为是 NLPHL 的特征,但是它们也可出现于 LRCHL(见图 28.4C 和 D)[64]。因此,肿瘤细胞表达 CD30 和 CD15 的免疫表型是与 NLPHL 的鉴别关键(见图 28.4F)[64,104]。免疫组织化重要性的一个体现就是:大约 30% 以前诊断为 NLPHL 的病例经两个多中心研究被重新归类为 LRCHL,主要是根据免疫表型结果[64,104]。反应性背景由 IgM+ 和 IgD+ 小 B 细胞构成,为滤泡套区的特征(见图 28.4B)。适当的染色显示清晰膨胀的滤泡树突细胞网,并突显出浸润的结节状结构。肿瘤细胞常被 CD3+T 细胞环绕,与 NLPHL 不同,这些T 细胞不表达 CD57 和 PDCD1(CD279)。后两者是滤泡 T 细胞标记物[3,64,104,109-111]。

LRCHL 的第二种变异型表现为滤泡间或弥漫性生长方式[弥漫变异型淋巴细胞丰富型经典型霍奇金淋巴瘤(弥漫 LRCHL)],小淋巴细胞背景中可见典型的 RS 细胞,与结节型变异型相比,小淋巴细胞以 T 细胞为主。此型最初由 REAL 分类作为暂定实体[8]。B 细胞滤泡被挤压到一侧,少数情况下甚至缺失。过去,这样的病例描述为滤泡间霍奇金病[112]。

LRCHL 是否真正代表了一种生物学行为不同的 CHL 亚型,还是仅仅某些病例是 MCCHL 或 NSCHL 的早期阶段,目前

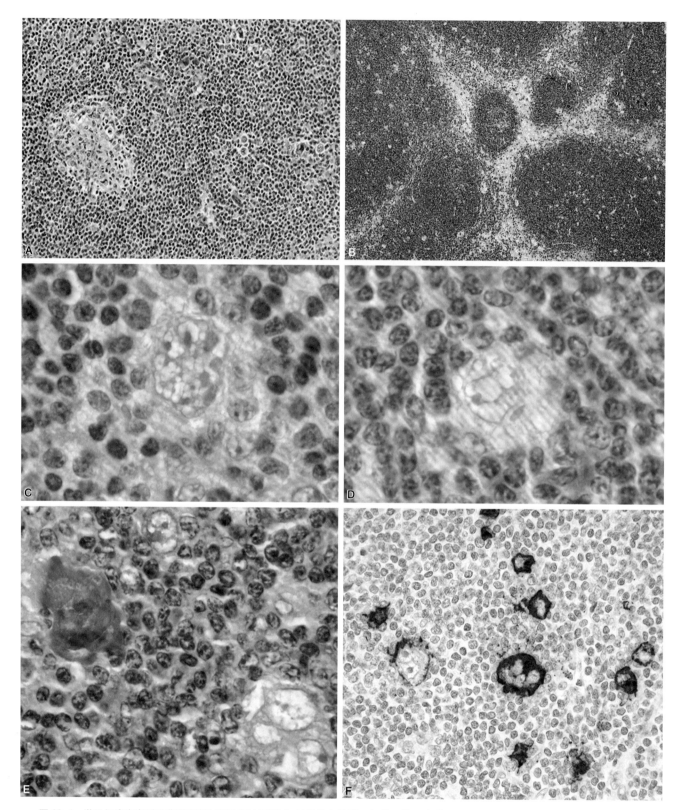

图 28.4   淋巴细胞丰富型经典型霍奇金淋巴瘤(LRCHL),结节状变异型。A,淋巴结以小淋巴细胞为主,呈结节状排列,常伴生发中心萎缩。这些 B 细胞结节膨胀的套区内可见肿瘤细胞。B,CD20 免疫染色显示以 B 细胞为主的结节状生长方式。C~E,LRCHL 肿瘤细胞形态学谱系:从经典 RS 细胞(E)至类似 NLPHL 的 LP 细胞(C 和 D)。F,CD15 免疫染色显示肿瘤细胞强阳性,包括典型双核 RS 细胞

仍不清楚。LRCHL 的临床特征似乎具有足够特征,可从 CHL 其他亚型相分开[73],但需要更多形态学谱系信息来增强其与其他亚型的差异[113]。

28.6.2.4 淋巴细胞消减型经典型霍奇金淋巴瘤 (LDCHL)

这是最少见的 CHL 亚型,最近的数据显示仅占 CHL 病例的 1%。早期研究中的许多病例可能为侵袭性 NHL,或者是目前分类中的 NSCHL 2 级[114]。最初的 Lukes 和 Butler 分类提及两种类型的 LDCHL(弥漫纤维化型和网状型),后来在 Rye 分类中被合并[6,7]。弥漫纤维化型表现为细胞浸润减少,伴杂乱的弥漫性网状纤维化和非典型细胞,包括 RS 细胞和稀疏的不同成分的背景细胞(见图 28.2D)。出现规则的胶原带应诊断为 NSCHL。网状型的特征表现为片状非典型细胞,其中包括许多奇异的间变性 RS 细胞。CHL 特征性免疫表型在排除大细胞淋巴瘤困难时非常有用,尤其是 ALCL[4,8]。

28.6.2.5 未分类经典型霍奇金淋巴瘤(CHL-U) 和少见形态学表现

所有不能明确归为这四种类型的 CHL 被命名为 CHL-U。小的活检标本或结外部位的活检、部分淋巴结受累、少见的组织学特征或技术处理较差的标本不能归入 CHL-U。常见 CHL 累及部分淋巴结,尤其是切除的外周较小淋巴结。浸润常位于 T 细胞背景的滤泡间区,并伴有残留的或萎缩的生发中心。滤泡间浸润方式常见于 LRCHL 类型[8,64,112]。CHL 的 RS 细胞可出现于单核样 B 细胞簇中,一小部分病例可伴有单核样 B 细胞反应[115,116]。少数情况下,RS 细胞及其变异型累及淋巴窦,类似 ALCL。

复发的 CHL 通常保留最初的组织学亚型,但可表现出形态学的进展,尤其是在先前治疗的部位,可出现肿瘤细胞数量和多形性增加[117]。这些病例有时被诊断为 LDCHL,但确定其组织学亚型应根据最初的治疗前活检。对怀疑 CHL 复发的患者,如果形态学及免疫表型都与诊断 CHL 的标准不符,那么应该考虑继发性肿瘤的可能性。同样,CHL 治疗后仍存在持续性包块,可进行再次活检。通常,只能见到透明变性瘢痕组织。只有形态学和免疫表型均为明确的 HRS 细胞,才能诊断为残余 CHL。

28.6.3 结外部位的诊断标准

结外器官诊断 CHL 的标准部分取决于患者是否有淋巴结部位已确立的 CHL 诊断。CHL 患者因分期需要而进行的肝脏和骨髓活检,如果出现混合细胞浸润,偶见非典型单核细胞,那么认为足以诊断 CHL 累及该部位,因为大多数小肿瘤灶缺乏诊断性 RS 细胞[118]。证实大细胞表达 CD30 和 CD15 可进一步支持诊断。在肝脏,浸润通常累及汇管区。在骨髓,网状纤维染色检测到局灶纤维化是骨髓受累的预兆,提示应进一步进行连续切片和免疫组织化学检查。

如前所述,纵隔病变常累及胸腺,而纵隔病变几乎都是 NSCHL。胸腺 CHL 可伴有显著的胸腺上皮反应性增生,其间混杂肿瘤细胞,并可发生上皮囊肿,有时可误诊为胸腺瘤或多房性炎症性胸腺囊肿[81,82]。病变取样标本增大和适当的免疫

组织化学检测可避免此类误诊。

相对于已知患有 CHL 的患者,在结外部位做出原发性 CHL 的诊断要非常谨慎,分型往往是不可能的。IE 期 CHL 极其少见,很多以前研究中的病例可能是类似 HL 的结外 NHL。因此,原发性结外 CHL 必须采用免疫组织化学证实,以除外形态学相似病变(见下文)。

28.7 免疫表型

由于 CHL 独有的特征,肿瘤细胞的表型和反应性背景细胞的抗原类型都具有诊断意义。尽管 CHL 的 4 个亚型具有显著的形态学多样性,但是肿瘤细胞的免疫表型却相当稳定。诊断相关的最重要抗原总结表 28.2。RS 细胞及其变异型表达多种活化相关抗原,包括 CD30[119,120]、CD25(IL-2 受体 α 链)[121]、CD40[122]、CD71(转铁蛋白受体)和 HLA-DR,以及通常在 T 淋巴细胞、粒细胞和滤泡树突状细胞等多种细胞类型上发现的抗原[3,4,77]。它们特征性地不表达白细胞共同抗原 CD45,并表现为不同程度和异质性表达某些 B 细胞标记,少数情况下为 T 细胞标记。由于肿瘤性 RS 细胞浸润于大量反应性背景中,CHL 的免疫表型很难评估,尤其是紧邻的非肿瘤细胞也表达的标记物,如 CD45 或 T 细胞标记物。另一个可能混淆的原因是 RS 细胞质摄入血清蛋白,如 Ig[123]。

表 28.2 主要诊断特点:表型和分子特征

	阳性	阴性
免疫表型	CD30(>90%)	CD45
	CD15(75%~85%)	CD43
	PAX5(BSAP)	EMA
	IRF4/MUM-1	CK
	Fascin	ALK1
	Vimentin	CD79a(罕见+)
	CD25	J 链
	HLA-DR(Ⅰa)	T 细胞标记(罕见+)
	CD40	BOB.1
	CD20(−/+)	Oct-2(−/+)
	LMP-1(20%~50%)	TIA-1 和粒酶 B(−/+)
基因型	通过单个细胞 PCR 检测,>95%病例存在 Ig 基因克隆性重排,但瘤组织分析则不一致。	
	20%~50%病例有克隆性 EBV 感染(MC>NS)	
	缺乏 t(14;18)、t(2;5)及其变异,如其他 NHL 一样特异性移位	
	复杂、多倍体核型	
	通过比较基因组织杂交方法发现 2p 重现性扩增	

CHL 最可靠和最常用标记物是 CD30 和 CD15。CD30 是细胞因子受体中的 TNF-神经生长因子(NGF)受体超家族的成员之一[124]。绝大多数 CHL(90%~96%)的 RS 细胞及其变异型表达 CD30[120,125-128]。表现为胞膜和胞质着色,核旁区域常见点状深染,对应于高尔基区(图 28.5A)。相反,NLPHL 的 LP 通常 CD30−,仅少数病例显示不均质弱阳性[64,104,129,130]。CD30 可表达于多种 NHL,最显著的是 ALCL[120,131,132],但也可表达于一部分 PTCL-NOS、淋巴瘤样丘疹病(LyP)以及某些大 B 细胞淋巴瘤[3,133]。一些非造血系统肿瘤常表达 CD30 抗原,如胚胎

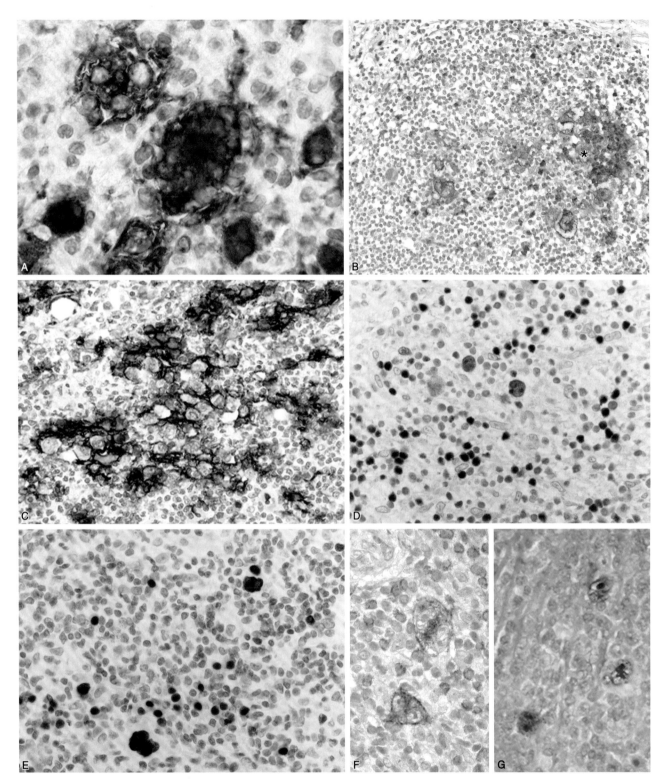

图 28.5　经典型霍奇金淋巴瘤(CHL)免疫表型。A,NSCHL 的 RS 细胞及其变异型强表达 CD30。B,NSCHL 表达 CD15。注意中性粒细胞阳性(星号所示)。C,一例典型 NSCHL 表达 CD20。注意其胞膜染色方式为变化不一、不完全着色。D,PAX5 在 CHL 中的表达。HRS 核阳性,表达强度通常弱于周围反应性细胞。E,MUM1/IRF4 在 CHL 中的表达。HRS 核强阳性,表达强度等同于邻近浆细胞。F,MCCHL 表达 EBV 的 LMP-1。G,EBV⁺CHL 肿瘤性大细胞核呈 EBER 强阳性

性癌[134,135]。反应性淋巴结滤泡周围免疫母细胞常常 CD30+,其染色特点比 HRS 更加多变,不应诊断为滤泡间区 HL[120]。通常,热抗原修复可获得较高的免疫组织化学敏感性,可明显增加表达"限制性"活性抗原(如 CD30)的疾病范围,因此,必须在形态学背景下仔细进行阳性判断。

可在石蜡切片上用 Leu M1 或其他抗体检测 CD15。CD15是一种晚期粒细胞生成抗原,可见于 75%~85% CHL,但显色可能弱于 CD30,并且仅有部分肿瘤细胞显色(见图 28.4F 和图 28.5B)[127,136-140]。其他显色方式类似 CD30。NSCHL 病例中 CD15+RS 细胞有时被大量粒细胞掩盖(见图 28.5B)。CD15 有助于鉴别 RS 细胞、CD30+反应性免疫母细胞或 RS 样细胞,如,在 IM 中后者通常呈 CD15-[32,141]。值得注意的例外情况是 CMV 感染细胞,它们可表达 CD15,并具有嗜酸性核内包涵体,类似霍奇金细胞[142]。除 CHL 外,其他肿瘤很少共同表达 CD15 和 CD30[131,143-145]。

CHL 起源于 B 细胞,部分 CHL 病例表达全 B 细胞标记物,主要是 CD20,这一点不足为奇[3,64,127,138,146]。据报道 CD20+RS 细胞可见于不足 20%~80% 病例[138](差异与技术因素有关),大多数报道介于 20%~40% 之间。抗原修复技术的提高是近年 CD20 表达明显增加的最可能的原因。与大多数 B 细胞淋巴瘤(主要是 T 细胞/组织细胞丰富型大 B 细胞淋巴瘤和 NLPHL)相比,CHL 通常表现为弱阳性,染色局限于一部分肿瘤细胞(见图 28.5C)。CHL 中 CD79a 少见阳性[64,147,148],J 链常不表达[64,149,150]。在几乎所有 CHL 病例的肿瘤细胞中表达的唯一 B 细胞限制性抗原是 PAX5/B 细胞特异性激活蛋白(BSAP),而其他的 B 细胞转录因子(如 Oct-2、BOB.1 和 PU.1)不表达或只有部分表达[151-156]。B 细胞转录因子和 B 细胞抗原的基因表达谱有助于鉴别诊断[153,157,158]。CHL 中 PAX5 表达(见图 28.5D)通常弱于反应性 B 细胞,而 BOB.1 和 Oct-2 均呈强阳性是很少见的现象,这时要考虑"特征介于 DLBCL 和 CHL 之间未分类 B 细胞淋巴瘤(未分类 DLBCL-CHL)"。IRF4/MUM1 是晚期 B 细胞分化的标志物,在 CHL 中通常呈核强阳性(见图 28.5E),但它也表达于 ALCL[159]。最近发现生发中心细胞标志物(LMO2)和人类生发中心相关淋巴瘤蛋白(HGAL)表达于部分 CHL 病例[160-162]。

部分病例中 RS 细胞可表达几种滤泡树突细胞相关抗原,其中包括 CD21 和中间丝 restin 和 fascin[163-166]。后者在 HL 肿瘤细胞中恒定强阳性,是诊断 HL 的有用标记物[166]。

几项研究用不同的方法避开周围 T 细胞的影响,发现少数 CHL 病例 RS 细胞表达多种 T 细胞抗原,如,CD3、CD4、CD45RO、CD43 和 TCRβ[121,167-170]。另外,大约 10%~20% 的 CHL 病例可见细胞毒分子(TIA-1、粒酶 B 或穿孔素)、激活的细胞毒性 T 细胞和 NK 细胞及其衍生肿瘤表达的抗原呈胞质着色[131,171,172],显色通常弱而不一致。真正 CHL 中的 HRS 细胞通常不表达 EMA 和 ALK-1 蛋白[72,131,173-175]。CD45- 这是 CHL 有用的诊断性标志,有助于鉴别各种 NHL 相似病变和 NL-PHL[137,140]。与其他类型肿瘤相似,HRS 细胞常不表达 HLA I类抗原,后者可能涉及免疫逃避机制[176]。

如前所述,大约 25%~50% 的 CHL 表达 EBV 的 LMP-1 蛋白,这取决于组织学亚型和患者的情况[39-41]。胞膜和胞质着色,通常全部或大多数肿瘤细胞阳性(见图 28.5F)。如果只有

RS 细胞(不是少数小淋巴细胞)呈核阳性(见图 28.5G),那么 EBER 原位杂交与 LMP-1 免疫组化结果吻合[37]。

在疾病过程中 RS 细胞的表型通常保持恒定。多个活检部位或同一患者复发组织的抗原表达很少发生较大变化,尤其采用抗原热修复方法[177]。

除结节型 LRCHL 外,CHL 背景中的反应性淋巴细胞以 T 细胞为主。大多表达 CD4,属于记忆性 T 细胞,表现出活化的迹象[178]。然而,其表型和细胞因子方面更像 TH2 细胞,表明 CHL 的炎症反应是对肿瘤的不充分反应[78,79]。肿瘤细胞周边的 T 细胞表达共刺激分子、CD30 和 CD40 配体,可能有助于 RS 细胞的存活[77,179]。CHL 患者细胞毒性 CD8+T 细胞数量很少,除非 HIV 感染患者。与 NLPHL 相比,CHL(包括结节型 LRCHL)中 CD57+T 细胞很少,这是一个有用的诊断标准[64,180,181]。结节型 LRCHL 特征地表现为 B 细胞滤泡为主伴套区扩大,树突细胞网清晰。相当比例的 CHL 其他亚型也可见残余的 B 细胞滤泡和滤泡树突细胞,主要是 NSCHL[182]。

28.8 遗传学和分子生物学表现

28.8.1 Ig 和 T 细胞受体基因

随着单细胞提取和分析技术的优化,绝大多数 CHL 病例已经证实了克隆性 Ig 重链基因重排,不管 B 细胞标记物是否表达,如 CD20[183-185]。只有少数 CHL 病例可表现为 T 细胞受体基因克隆性重排,恰巧在预先挑选的表达 T 抗原的病例中,提示其 T 细胞起源[168,186]。因为有些 PTCL 形态学和免疫表型都与 CHL 类似,把 T 细胞受体基因重排的病例归为 CHL 仍有争议[145]。令人惊讶的是,原发病例的分子生物学结果发现几乎一半已明确 CHL 来源的细胞系有 T 细胞表型和基因型[10]。

尽管出现 Ig 基因重排,但是同 NLPHL 相比,CHL 在 mRNA和蛋白水平缺乏 Ig 的表达[185,187]。有人提出 Ig 转录缺失的几个原因。一些 CHL 病例进行单细胞 PCR 分析,结果发现所谓重排的 Ig 重链基因的致残突变导致了过早终止密码子或者 Ig 启动区的突变,这些突变已有报道可终止 Ig 转录[1,188]。有趣的是,大多数致残突变的病例 EBV+,提示 EBV 在这些细胞存活中具有一定的作用[2]。相比之下,CHL 缺乏 B 细胞转录因子 Oct-2 和 PU.1 以及共激活因子 BOB.1/OBF.1 的表达,这些因子都是 Ig 基因转录不可缺少的[154-156]。不论其原因如何,Ig 基因转录的缺乏提示 CHL 中正常的细胞凋亡调控机制破坏,因为正常情况下 Ig 表达参与调节 B 细胞的存活。

尽管有关 CHL 的组织发生和克隆性有了很多研究进展,分子生物学技术在实际诊断中的作用仍然很小。在大块 CHL 组织提取物中,仅少数病例经 Southern 印迹分析或使用相同引物的 PCR 成功地检测到 B 细胞克隆,通常是微弱的克隆条带,反应的仅是少数肿瘤细胞[189]。较新的技术,如 BIOMED-2 引物组似乎可提高 CHL 克隆性检出率,但解释结果时需谨慎[190-192]。然而,经 PCR 或 Southern 印迹分析证实出现克隆性 B 细胞或 T 细胞,明确支持 NHL 的诊断而非 CHL,这有助于形态学上类似于 CHL 的 NHL 病例的诊断,如某些 PTCL,包括 ALCL 或伴有 RS 样细胞的低级别 B-NHL[131,193,194]。

28.8.2　细胞遗传学和分子遗传学

由于 CHL 的细胞成分复杂,体外培养 HRS 细胞很难生长,所以用全组织提取物进行细胞遗传学检查和分子遗传学研究很困难。应用 RS 细胞进行免疫表型鉴定结合 FISH 技术技术进行分子细胞遗传学研究,发现 100% CHL 病例存在染色体畸变和非整倍体[195]。CHL 中的易位有时涉及 14q32 上 IgH 基因位点,但 CHL 一般没有 NHL 中典型的重现性易位[196]。最初研究发现 CHL 存在 BCL2 重排或 NPM/ALK 转录物,但在随后使用原位杂交技术的研究中没有得到证实[197,198]。分离 HRS 细胞、随机基因组扩增后进行 CGH 研究,对染色质的获得和缺失进行定量分析,鉴定了重现性 2p、7p、9p 和 11q 获得以及 4q 和 11q 缺失[199-205]。2P13 扩增区含有 REL 癌基因,编码 Rel-A/NF-κB 复合物的一部分,后者在 CHL 表现为组成性激活[199,200,206]。进一步研究证实了 NF-κB 通路在 CHL 发病机制中的重要性,并发现其他染色体区域也包含了编码 NF-κB 通路的阳性或阴性调节因子的基因[205]。此外,在 CHL 中,NF-κB 抑制因子 IκBα、IκBε 和 A20(TNFAIP3)通常是突变的,尤其是在 EBV⁻病例[207,207-211]。HRS 细胞常见 9p24 区域扩增,此区含有 JAK2 基因和程序性死亡 1 配体基因 PD1L1 和 PD1L2[203,212]。此外,JAK/STAT 通路的负调节因子 SOCS1 和 PTPN1 也被 CHL 亚群的突变灭活[213,214]。一种重现性易位涉及 MHC Ⅱ类转录子 CIITA,在 15% CHL 和 38% 纵隔 B 细胞淋巴瘤中导致 MHC Ⅱ类表达下调[215]。虽然 RS 细胞常表达 p53 蛋白,但 p53 基因的突变是罕见的,其他被检测的肿瘤抑制基因同样如此[11,216,217]。

28.8.3　基因表达谱

最近,大规模的筛查方法已用于研究 CHL 来源的细胞系或 RS 细胞的表达谱,如互补 DNA 文库测序和互补 DNA 微阵列杂交[52,201,218-220]。尽管 CHL 可出现克隆性 IgH 基因重排,大多数 B 细胞抗原下调并缺乏 B 细胞特异性基因表达谱,这些可鉴别 CHL 和 B-NHL[9,219,221]。此表型某种程度上是由于 B 细胞特异性主要转录因子通过启动子区甲基化的表观遗传学沉默所造成[222]。此外,参与 T 细胞分化的基因(如 NOTCH1 和 GATA3)的表达下调可能进一步导致 B 细胞表型的丢失[223-225]。虽然缺乏功能性 B 细胞受体和 B 细胞程序,但是 CHL 肿瘤细胞的存活,说明凋亡通路明显失调,可以通过抗凋亡蛋白的表达得到证实,如 BCL2、BCLxL 和 c-FLIP[2,11,226]。因此,CHL 表达谱明显不同于大多数 B 细胞肿瘤,但纵隔 B 细胞淋巴瘤例外,此肿瘤的形态学、表型和基因表达与 CHL 有重叠(见下文)。有趣的是,微切割 HRS 细胞的基因表达谱不仅证实了 CHL 和其他 B 细胞肿瘤之间的深刻差异,而且也证明了真正的霍奇金细胞系和微切割 HRS 细胞在其标志特征上非常相似,但又显示出显著的转录差异,这可能表明炎症微环境在原发性病例中的重要性。研究还发现,HRS 细胞的 EBV 状态对其基因表达谱的影响有限,并根据 NOTCH1、MYC 和 IRF4/MUM1 的相对表达水平确定了 CHL 的两个分子亚群[52]。

28.8.4　活化通路和微环境的作用

CHL 一个主要的特征就是 NF-κB 的组成性激活[206,227]。

RS 细胞表达的 TNF-NGF 受体超家族成员(如 CD30、CD40)以及 LMP-1,接收信号并激活细胞内信号级联复合体(涉及 TRAF1 和 TRAF2 及其他分子),最终导致 NF-κB 激活。组成性激活的 Rel-A/NF-κB 复合体诱导多种基因转录,在 RS 细胞逃避凋亡、存活和增殖中发挥重要作用[206,228,229]。值得注意的是,在 EBV⁺和 EBV⁻病例中,组成性 NF-κB 激活的途径是不同的,因为在 EBV⁻病例中,影响 NF-κB 途径的基因(如 A20/TNFAIP3)具有较高频的基因改变[208,211]。

AK/STAT 通路的组成性激活是由遗传损伤、自分泌和旁分泌刺激以及多种受体酪氨酸激酶的异常激活引起的[11,203,212,230]。能够进一步下调活性的信号级联结构包括 Notch-1、PI3K/AKT 和 MAPK/ERK 通路[11]。强烈的炎症反应是 CHL 的典型表现,表明免疫通路异常参与了疾病的发生,并强调微环境的重要性[228,231]。作为处于恒定激活状态的淋巴样细胞,CHL 的肿瘤细胞通过分泌的细胞因子和趋化因子影响其周围环境,肿瘤细胞本身也与反应性细胞群进行相互作用[77,232]。RS 细胞或部分由反应性细胞所产生的物质有 TNF-α、TGF-β、IFN-γ、IL-5、IL-6、IL-8、IL-9、IL-10、IL-12 和 IL-13,以及嗜酸粒细胞趋化因子、胸腺和激活调节趋化因子(TARC)、巨噬细胞炎性蛋白(MIP1α)及其他[231,232]。大多数因子吸引和激活 Th2 细胞,并可能参与了局部抑制细胞毒性 T 细胞的作用[78,79,233,234]。IL-5 和嗜酸粒细胞趋化因子可能导致嗜酸粒细胞增多[231,235]。TGF-β 主要见于 NSCHL,具有免疫抑制作用,并诱导成纤维细胞增生和胶原形成,两者是此亚型的特征[236]。一些细胞因子的表达与疾病的 EBV 状态相关,如 IL-10[237]。分泌的细胞因子吸引和调节炎细胞浸润,并为肿瘤细胞提供生长和存活刺激因子,还可能是出现全身症状的原因之一。HRS 细胞除了分泌细胞因子并有利于免疫抑制微环境和下调 HLA Ⅰ类和Ⅱ类分子,还显示免疫逃避机制,包括过表达 Fas 配体(CD95L)、Galectin-1、PD1、PD1 配体 1 和 2,所有这些都降低 T 细胞反应的有效性[212,231,238-240]。

28.9　推测的细胞起源

通过单细胞分析方法研究大多数 CHL 病例,发现 Ig 基因出现克隆性重排和体细胞突变,这提示肿瘤来自生发中心不能诱导 Ig 转录的 B 细胞。然而,肿瘤细胞缺失 B 细胞基因表达谱这一本质强调了肿瘤细胞遗传学改变的总量,而不是肿瘤细胞的起源形成了它的表型和临床行为[11,219,220,228,229]。

28.10　临床过程和预后标记物

自从引入多重模式放疗和多模式化疗后,CHL 治疗是医学肿瘤学第一个真正的成功案例。本病的特征是发展缓慢,但是仍然无情地进展并累及其他器官,过去许多患者死于感染并发症。现在,患者总体的治愈率为 80%~90%。CHL 对放疗极其敏感,大多数早期(Ⅰ和ⅡA)患者经适当剂量放疗即可得到完全缓解[241]。然而,在过去数年中,治疗模式发生了转变,多模式治疗方法的使用也有所增加,这些方法结合了毒性较小的、简化的化疗方案和对早期疾病进行有限(涉及领域)的放疗或单独化疗[242,243]。这种方法的基本原理是在不影响良好治愈率的前提下减少放疗后期并发症的发病率[96,97,244]。多种药物化学治疗，如 ABVD(阿霉素+博莱霉素+长春新碱+氮烯唑胺)或较新的方案都是晚期 HL 主要的治疗方法。原发进展期患者或早期复发患者采用大剂量化疗联合自体干细胞移植效果良好，这样的患者采用传统化疗预后极差[245]。新的药物，特别是抗 CD30 抗体结合物 brentuximab 在难治性患者中也显示出显著疗效，预示着 CHL 靶向治疗的新纪元[246]。

尽管已取得高治愈率，然而治疗后并发症，尤其是继发性恶性肿瘤，值得重点关注。CHL 治愈的患者发生继发性肿瘤的风险明显增高，这也是长期存活患者死亡的主要原因[247,248]。尽管普通的实体肿瘤(如结肠癌、乳腺癌、肺癌等)是最常见的继发性恶性肿瘤，但是发病率最高的是急性非淋巴细胞白血病，主要是烷化剂的结果。根据最近一项数据的结果，CHL 后继发 NHL 的累积发病率约 1%，低于先前的研究结果[249,250]。多为 DLBCL，常位于结外部位[250,251]。通常继发性恶性肿瘤预后差。

过去数十年，与临床结果相关的临床特征和生物标志物被大量报道。分期是 CHL 最重要的单一预后因素，Ann Arbor Ⅰ期和Ⅱ期为早期疾病，Ⅲ期和Ⅳ期为晚期疾病。然而，一半以上伴有播散性病变的患者(Ⅳ期)可以达到完全缓解，并且其中一部分患者能够存活较长时间[96,244,245]。其他具有不良预后意义的临床参数有年龄、男性、纵隔巨大病变、肝脏受累、贫血、白细胞升高、淋巴细胞减少、低蛋白血症和乳酸脱氢酶升高[245,252,253]。对于晚期疾病，国际预后因子项目已经根据这些参数制定了一个预后评分，以确定具有进展高风险的患者[252]。骨髓受累本身与其他晚期患者相比并没有更差的预后[71]。较新的疾病活性指标有预后相关性，如可溶性 CD30、细胞因子或 Galectin-1 水平升高[77,226,231,232]。一个重要的新的预后因素是应用 FDG-PET 来评估化疗反应[254]。相比之下，NSCHL 的组织学亚型及组织学分级的重要性已经减弱。尽管最初 BNLI 对大量患者的研究发现 NSCHL2 级提示治疗反应不佳、复发的风险增加、总体生存率低[101,102]，但后来的研究出现不一致的结果[255-256]。最近比较数据显示，更新更有效的治疗倾向于消除预后的差异[103]。

除了形态学亚型，也分析了一些其他可能与预后相关的特征，包括：表达 CD15、CD20 和 BCL2，肿瘤的 EBV 状态，结果往往互相矛盾[158,231]。背景浸润性炎症细胞成分，包括 T 细胞亚群、巨噬细胞、嗜酸性粒细胞、肥大细胞、滤泡树突状细胞和 B 细胞，在许多研究中已被仔细观察。尽管活化细胞毒性 T 细胞数量的增加一直与预后较差相关，但评估微环境及其相关性的最佳方法仍是一个悬而未决的问题[158,231,257]。其他预后分层方法，如基因表达谱已确定一种巨噬细胞特定基因序列与不良预后相关，microRNA 分析或蛋白质组分析相关的特征尚未进入临床决策[96,158,258]。

28.11　相关病变和鉴别诊断

尽管大多数的 CHL 可根据形态学及免疫组织化学特征明确分类，但有时与各种亚型的 NHL、反应性病变，甚至是非造血系统肿瘤的鉴别可能有些困难。一些淋巴组织肿瘤的形态学和表型与 CHL 存在重叠，有时不可能完全区别开。尽管其中一些病变可能表现为介于 CHL 和 NHL 之间的交界性病变，即所谓的灰区淋巴瘤[259,260]，但是其他病变仅仅表现为形态学和/或表型的相似。大多数的 NHL 可含有 RS 样细胞，并可表现出类似 CHL 反应性炎症背景的生长方式。然而，免疫染色常可使这些病例背景中的肿瘤特征轻易地显现出来。此外，RS 样细胞也可出现在反应性病变中，甚至非淋巴细胞起源的肿瘤，这会导致诊断困难，尤其是小的活检标本。

28.11.1　特征介于 DLBCL 和 CHL 之间未分类 B 细胞淋巴瘤(灰区淋巴瘤)和原发性纵隔大 B 细胞淋巴瘤(PML-BCL)

鉴于 CHL 为 B 细胞起源，大 B 细胞淋巴瘤与 CHL 具有杂合特征也就不足为奇[261,262]。这些病例又称"灰区淋巴瘤"，在 2008 年第 4 版 WHO 分类中引入，作为暂定实体。与 CHL 和 PMLBDL 都不同，这些病例大多数起源于纵隔，多为男性。

原发性纵隔(胸腺)大 B 细胞淋巴瘤(PMLBCL)在临床和表型方面不同于 NHL，一般认为它起源于一种特化的胸腺 B 细胞。临床表现为巨大的纵隔病变，形态学特征为中-大母细胞呈弥漫性增生，常有透明胞质，有时类似陷窝细胞。很多病例出现致密的网状胶原纤维，而非同心状纤维化[263]。免疫组化，PMLBCL 表达全 B 标记物和 CD45，CD23 常阳性，CD30 常弱阳性，通常表达 BCL6 和 MUM1，但不表达 CD10 和 sIg。

纵隔灰区淋巴瘤(MGZL)通常表现为形态与免疫表型不一致，可能表现为两种方式。一些病例显示 NSCHL 的形态，但有保守的 B 细胞程序，多种 B 细胞标记物的表达增加，包括 CD20 和/或 CD79a 均匀的强表达，转录因子 BOB.1 和 OCT-2 常阳性，bcl6 表达不一，CD15 常表达缺失(图 28.6)。第二组病例表现为大细胞弥漫性增殖，除了表达 B 细胞标记物，也显示均匀的 CD30 强阳性，CD15 常阳性，或含有 EBV[260,262,264-266]。历史上，这些病例多纳入霍奇金样间变性大细胞淋巴瘤，现已废弃。有些肿瘤可有复合淋巴瘤特征，在同一活检的不同区域呈现形态学和免疫特征均为典型的 NSCHL 和 PMLBCL。这两种成分可以发生在不同的时间并被诊断，提示肿瘤克隆的表型是可塑的。这些复合或序列性肿瘤的诊断内容必须包括两种组织学成分；它们不应归入未分类 DLBCL-CHL。在分子水平上，PMLBCL、MGZL 和 CHL 的关系也很密切。在 CHL 和 PML-BCL 中，涉及 MHC 类转录因子 *CIITA* 的易位、癌基因 *REL* (2p15)和 *JAKk2* (9p24)的扩增都很常见，PMLBCL 的特征性 MAL 蛋白也表达于 CHL 的一个亚群，并且，PMLBCL 和 CHL 的基因表达谱显示高度相似性，如 B 细胞受体信号通路的下调。这与普通淋巴结 DLBCL 不同[199,220,264,267-269]。MGZL 的甲基化程度介于 CHL 和 PMLBCL 之间，进一步证明这两种淋巴瘤实体之间的生物学联系[270]。

然而，在实际工作中，除了这些罕见的病例外，根据组织学结构、细胞形态学和免疫表型，PMLBCL 和 CHL 之间的区别通常很容易(表 28.3)。单个标记物的异常表达通常不足以诊断为 MGZL[133]。

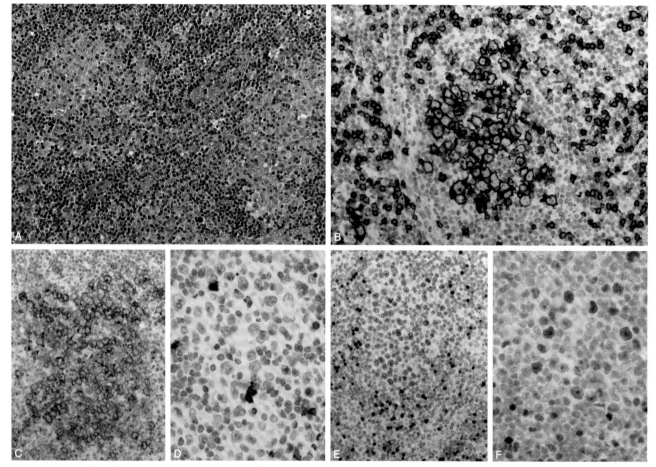

图 28.6　纵隔灰区淋巴瘤。A,大细胞形成较致密的结节,具有突出的核仁,类似于霍奇金细胞,混杂少数 RS 细胞和许多嗜酸性粒细胞和小淋巴细胞。CD20(**B**)和 CD30(**C**)呈一致强阳性。**D**,CD15 异质性表达,呈独特的核周显色模式。**E**,pax5 表达减弱。**F**,OCT-2 在肿瘤细胞中呈不一致阳性

表 28.3　CHL、NLPHL 与 THRLBCL 的鉴别诊断

	CHL	NLPHL	THRLBCL
结构	结节(NS 及 LR) 弥漫(MC)	结节	弥漫
肿瘤细胞	典型 RS 细胞 陷窝细胞(NS) LRCHL 偶见 LP 细胞	LP 细胞	大的异型性母细胞,也可有 RS 样细胞
表型	CD15$^+$, CD30$^+$, CD20$^{-/+}$, CD45$^-$, EMA$^-$, PAX5$^+$(弱), CD79a$^-$, J 链$^-$, Oct-2$^{-/+}$, EBV$^{+/-}$	CD20$^+$, CD79a$^+$, Oct-2$^+$, J 链$^+$, CD45$^+$, EMA$^{+/-}$, CD30^{-*}, CD15^{-*}, BOB. 1$^+$, EBV^{-*}	CD20$^+$, CD79a$^+$, EMA$^+$, CD45$^+$, 轻链限制性, CD30$^-$, CD15$^-$, EBV$^-$
背景	T 细胞(NS 及 MC) 小 B 细胞(LR 结节) FDC$^{+/-}$(LR,一些 NS)	B 细胞,CD57/PD-1$^+$细胞,FDC$^+$	T 细胞,无小 B 细胞,无 FDC,罕见 CD57/PD-1$^+$细胞
基因型 (全组织)	通常多克隆(B 和 T 细胞),少数为 B 细胞克隆	多克隆	常常为单克隆(B 细胞)

*据报道,罕见 NLPHL 病例表达 CD30、CD15 或 EBV 阳性。

　　临床上,MGZL 可引起局部症状,如上腔静脉综合征,并可扩散至锁骨上淋巴结、肺、脾和骨髓,像 PMLBCL 那样累及淋巴结外少见部位则很罕见。MGZL 的临床结局比 CHL 和 PML-BCL 更差[271,272]。治疗侵袭性 B 细胞淋巴瘤的方案最近在 MGZL 中成功应用[273]。

28.11.2　DLBCL 及其变异型

　　CHL 与普通 DLBCL 的鉴别通常较为简单,形态学就能鉴别,免疫组化容易证实,即使在普通的免疫母细胞或中心母细胞的背景中偶见 RS 样巨细胞的病例也是如此。但是,除了 PMLBCL,其他 DLBCL 亚型在组织学、表型和生物学方面可能与 CHL 重叠,这些亚型包括 THRLBCL 和 EBV$^+$ DL-BCL[13,194,259,261,274]。THRLBCL 是一种 DLBCL,其特征表现为反应性 T 细胞和组织细胞背景中有少量 B 细胞起源的体积大的母细胞。THRLBCL 通常呈弥漫性生长方式。有些肿瘤细胞可类似经典 RS 细胞,但 LP 样细胞更常见(图 28.7A)。肿瘤细胞

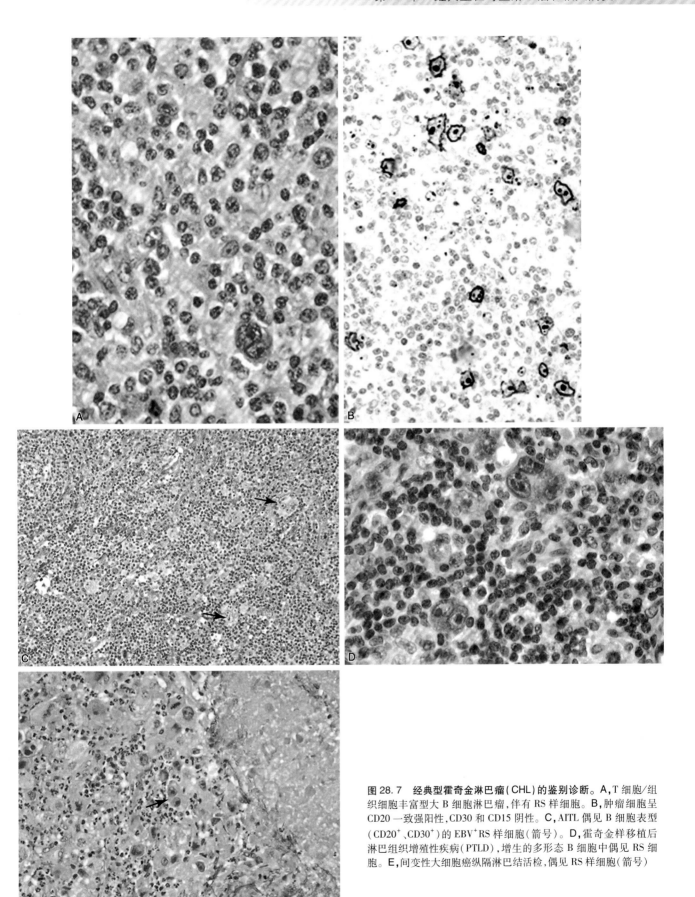

图 28.7　经典型霍奇金淋巴瘤(CHL)的鉴别诊断。A,T 细胞/组织细胞丰富型大 B 细胞淋巴瘤,伴有 RS 样细胞。B,肿瘤细胞呈 CD20 一致强阳性,CD30 和 CD15 阴性。C,AITL 偶见 B 细胞表型(CD20⁺、CD30⁺)的 EBV⁺RS 样细胞(箭号)。D,霍奇金样移植后淋巴组织增殖性疾病(PTLD),增生的多形态 B 细胞中偶见 RS 细胞。E,间变性大细胞癌纵隔淋巴结活检,偶见 RS 样细胞(箭号)

通常显示 CD20 和其他 B 细胞标记强阳性,也表达 BCL6(见图 28.7B);常表达 EMA,一般不表达 CD30 和 CD15(见表 28.3)[111]。极少数具有典型 RS 细胞和模棱两可表型的病例可能归入上文所述的未分类 DLBCL-CHL[13]。EBV+ DLBCL 的鉴别诊断见下文。

28.11.3　结节性淋巴细胞为主型霍奇金淋巴瘤(结节性副肉芽肿)

德国 HL 研究小组和欧洲淋巴瘤专责小组的研究已经细化了 CHL 和 NLPHL 鉴别的标准[12,64,104]。仅根据形态学,很多结节型 LRCHL 会误诊为 NLPHL。NLPHL 的特征表现为结节状结构,这种结节令人想起生发中心进行性转化,而 LRCHL 的结节由膨胀的滤泡套区构成,伴有残留的或萎缩的生发中心[64,109]。肿瘤细胞的形态在诊断中作用有限,因为两者均可出现 LP 细胞,因此免疫表型对鉴别诊断极为重要。CD20、CD79a、J 链和 B 细胞转录因子强而均一的表达以及 EMA 和 CD45 的表达支持 NLPHL 的诊断,而 LRCHL 肿瘤细胞通常 CD30+ 和 CD15+,并可有 EBV 感染[153]。NLPHL 中常可见少量 CD30+ 母细胞,这些细胞通常属于滤泡旁非肿瘤性免疫母细胞而非 LP 细胞[61],但少数典型 NLPHL 病例显示 CD30+ 肿瘤细胞[64,129,130]。值得注意的是,据报道,罕见的典型 NLPHL 出现肿瘤细胞的 EBV+ 或 CD15+[275-277]。两种疾病实体的背景细胞都是以 B 细胞为主并可见滤泡树突细胞网。然而,CD57+ T 细胞数量增多是 NLPHL 的特征,而 CHL 很少出现(见表 28.3)[64,104,180,181]。

28.11.4　间变性大细胞淋巴瘤(ALCL)

ALCL 与 CHL 有相似的形态学和表型,最初根据 CD30 强阳性来识别 ALCL[278]。ALCL 肿瘤细胞可类似于 RS 细胞或 RS 细胞的单核变异型,但通常比 CHL 肿瘤细胞小,并且胞核多呈豆状或马蹄形(标志细胞),而非霍奇金细胞的圆形核。此外,ALCL 通常呈片状黏附性生长并常累及淋巴窦,而 CHL 罕见此特征。免疫表型方面,T 细胞抗原、细胞毒分子、EMA、ALK-1 蛋白和 CD45 的表达支持 ALCL 的诊断,而 CD15、CD20 和 BSAP/PAX5 阳性则支持 CHL 的诊断(表 28.4)[131,132,152-154,173,174]。一般认为,出现克隆性 T 细胞重排或 t(2;5)可排除 CHL[131,197,198]。以前描述的霍奇金样 ALCL 是 REAL 分类的一个暂定类型,它的肿瘤细胞呈片状融合,有时累及淋巴窦,但它们有 NSCHL 的结构特征,如结节状生长方式和同心胶原束[8,280]。现在这些病例的大多数诊断为 2 级 NSCHL 或者 LDCHL。仅少数伴有结节状生长方式的 ALK+ ALCL 病例类似 NSCHL,采用免疫组织化学检查很容易做出诊断,因为它们不表达 PAX5 和 CD15,但可能表达 T 细胞标记物[281]。根据这些资料,霍奇金样 ALCL 类别已从 WHO 分类中删除[283]。

28.11.5　其他 NHL 亚型和复合性淋巴瘤

RS 样细胞可见于多种 B-NHL 和 T-NHL。B 细胞肿瘤中,RS 样细胞最常见于 CLL。大多数病例中,RS 样细胞呈单个或小簇状,位于形态学和表型(CD5+、CD20+、CD23+)典型的 CLL 背景中。它们常表达 CD30,有时也表达 CD15,可表达 CD20,常有 EBV 感染(EBER+、LMP-1+)[194,284,285]。这些病例可能表现为 CHL 的前驱病变,在 CLL 患者中 CHL 发病率增高,有时表

表 28.4　经典型霍奇金淋巴瘤(CHL)与间变性大细胞淋巴瘤(ALCL)的鉴别诊断

	CHL	ALCL
结构	结节或弥漫	弥漫或累及窦内
肿瘤细胞	陷窝细胞;典型 RS 细胞	单核细胞为主,“标志性”细胞,一些 RS 样细胞
表型	CD30+,CD15+,CD20−/+,LMP-1+/−,PAX5+,T 细胞标记阴性,ALK1−,EMA−	CD30+,CD15−/+,CD20−,CD4+,CD45+/−,LMP-1−,PAX5−,T 细胞标记常阳性,ALK1+/−,EMA+
基因型	通常为多克隆(B 和 T 细胞)	克隆性 T 细胞重排(80%~90%)

现为复合性淋巴瘤[194,284]。事实上,部分而非全部病例的单细胞 PCR 研究显示,两种成分之间存在克隆性关系[286,287]。这些病例以前称为霍奇金样 Richter 转化,常起源于携带 Ig 基因突变的 CLL,预后似乎优于普通的 Richter 综合征[288]。在氟达拉滨治疗后,观察到一些 EBV+病例,因此类似于免疫抑制患者的 EBV 相关 CHL 样 B 细胞淋巴组织增殖性疾病[289]。

伴 RS 样形态的转化 B 细胞,以及真正的复合性淋巴瘤(CHL 和 B-NHL 区域是分开的)也可见于其他 B-NHL 亚型,最常见的是 FL[194,290-293]。在部分病例中,分子研究显示它们存在共同的克隆起源[2,294]。

PTCL 通常表现为含有嗜酸粒细胞、中性粒细胞、浆细胞和组织细胞的多种类型的炎症细胞浸润背景,也可含有 RS 样巨细胞[193,295]。在部分肿瘤中,如,淋巴结 PTCL-NOS、转化性蕈样霉菌病和皮肤 CD30+ T 细胞淋巴组织增殖性疾病累及淋巴结,RS 样细胞共表达 CD30、CD15 和 T 细胞标记,它们可能代表恶性克隆的转化的细胞。它们细胞形态学通常形成连续谱系,从小到中等到体积大的母细胞[144,145,194,296]。相反,在 AITL 和 ATLL 中,RS 样细胞通常是 EBV 转化的非克隆性 B 细胞,可能是局部免疫失调的结果(见图 28.7C)[193,295,297]。在具有 RS 样巨细胞的 T-NHL 病例中,肿瘤性 T 细胞的背景细胞有时仅有轻微细胞异型性(如,滤泡性 T 细胞淋巴瘤),因此必须进行全面的免疫分型和分子检测[193,298]。

T-NHL 患者可发生真正的 CHL,最常见于蕈样霉菌病[194]。在最初的报道中,两种淋巴瘤具有共同的克隆性 T 细胞起源,可能代表了初始 T 细胞克隆的大细胞转化,但随后大多数研究证明这是两种不同克隆的肿瘤[194,299,300]。

28.11.6　免疫抑制患者 EBV 相关淋巴组织增殖性疾病

实体器官或骨髓移植受者,以及因各种自身免疫疾病接受免疫抑制治疗的患者,具有 EBV 引起的淋巴组织增殖性疾病的风险[301,302]。CHL 和 CHL 样淋巴组织增殖性疾病已列入 2008 年第 5 版 WHO 分类。后者由小到大淋巴样细胞组成,常有 RS 样细胞,形成多种细胞形态的增殖。真正的移植后 CHL 在形态学和免疫表型方面类似于散发性 CHL;前者发生在器官移植之后,免疫抑制撤除后通常没有反应[31]。形态学上,在

HL 样移植后淋巴组织增殖性疾病（PTLD）中，RS 样细胞是各个转化阶段淋巴细胞的连续谱系的一部分，而不是埋陷于反应性小淋巴细胞背景中（见图 28.7D）[303]。与 CHL 不同，它们通常共表达 CD30 和 CD20，但 CD15[-]，并且 EBV[+]（3 型潜伏期，表达 EBNA2）[301,302]。

老年人 EBV[+]DLBCL 是一种大 B 转化细胞的多形态增殖，常见 RS 样大细胞和地图状坏死区[274,304]。肿瘤细胞表达 B 细胞标记物，常 CD30[+]CD15[-]，常表达包含 LMP-1 和 EBNA2 在内的全系列 EBV 潜伏期产物，因此类似于 PTLD。此病似乎在亚洲国家更常见，一般认为是因为年老引起免疫系统退化的结果。与 CHL 不同，大多数病例发生在淋巴结外，预后差[305,306]。具有各种临床表现和不同恶性潜能的其他 EBV 相关淋巴组织增殖性疾病，如，EBV 相关黏膜皮肤溃疡，也常有 HRS 样细胞，与 CHL 鉴别依据包括：临床背景，存在多形态背景细胞群，通常共表达 B 细胞标记[88,307]。

28.11.7　反应性疾病

多种感染性和非感染性病因引起的反应性淋巴结病变可出现 RS 样细胞。IM 通常表现为旺炽性滤泡间区增生，至少部分保留淋巴结结构。副皮质区增生可能以大小不一的免疫母细胞为主，或表现为多种细胞的混合，伴有小淋巴细胞并散在类似 RS 细胞的双核母细胞。可出现坏死。为了避免误诊为 CHL，临床表现和血清学结果很关键。形态学上，母细胞的大小在一定范围内，并有明显的嗜碱性胞质，均提示反应性疾病[32]。IM 中的 HRS 样细胞可表达 CD30 和 LMP-1[308]，CD20 也常阳性，但不表达 CD15[141]。

病毒的或不明原因引起的其他淋巴结变偶尔可类似于 CHL，尤其是具有滤泡间生长方式的病例[309]。就像 IM，这些病例可有 CD30 的显著表达，并有不同程度的 B 细胞转录因子（如 pax5）的下调，但它们不表达 CD15，表达多克隆 Ig 轻链[310]。坏死性淋巴结炎，如，猫抓病或 Kikuchi 病，可类似于 NSCHL 中的坏死灶。但是，仔细观察形态学并进行免疫染色，可发现环绕坏死区的组织细胞中缺乏 RS 细胞。

28.11.8　非淋巴组织起源的肿瘤

很多非淋巴组织肿瘤的形态学可能类似 CHL，尤其是小活检标本。大多数情况下，免疫组织化学可解决问题。但要注意，有限的抗体组合会带来潜在陷阱。许多非造血系统肿瘤可表达 CD15 和 CD30，仅依靠某一种的阳性标记进行诊断是很危险的[135,143]。大细胞未分化癌或黑色素瘤的淋巴结转移可类似于合胞体型 NSCHL（见图 28.7E），分别用适当的细胞角蛋白或 S-100 蛋白和黑色素标记进行免疫染色，很容易鉴别。鼻咽未分化癌的形态学和临床表现都类似 CHL，因为该肿瘤常出现颈淋巴结转移，而原发肿瘤在临床上常不明显[311]。前纵隔出现包块时，性腺外生殖细胞肿瘤可类似于 NSCHL。精原细胞瘤的肿瘤细胞可类似于陷窝细胞，并且有时表现为伴有同心纤维化的结节状生长方式，但 PLAP（胎盘碱性磷酸酶）OCT-4 和 CD117 阳性解决问题。肉瘤的炎症变异型可含有 RS 样细胞，但通常不会成为主要的诊断问题。

精华和陷阱

- 诊断 CHL 需要在恰当的细胞背景中存在 HRS 细胞。
- 虽然 CD30 和 CD15 的表达对 CHL 具有较高特异性，但可能偶见于其他肿瘤，包括侵袭性 B 细胞和 T 细胞淋巴瘤。
- 在人口统计学和流行病学方面，NSCHL 与其他类型 CHL 明显不同，而 MCCHL 和 LDCHL 也有类似特点。
- LRCHL 常呈结节状生长，形态学最容易与 NLPHL 混淆。
- CHL 与其他 B 细胞淋巴瘤并存，包括复合性、同时性及异时性发生，这些现象首先提示 CHL 肿瘤细胞为 B 细胞起源。
- CHL 是一种 B 细胞肿瘤，B 细胞程序高度受抑。一些病例具有 CHL 形态学，B 细胞标记呈一致强阳性，应考虑未分类 B 细胞淋巴瘤/灰区淋巴瘤。

（王　哲　薛德彬 译）

参考文献

1. Kanzler H, Küppers R, Hansmann ML, Rajewsky K. Hodgkin and Reed-Sternberg cells in Hodgkin's disease represent the outgrowth of a dominant tumor clone derived from (crippled) germinal center B cells. J Exp Med. 1996;184:1495-1505.

2. Bräuninger A, Schmitz R, Bechtel D, et al. Molecular biology of Hodgkin's and Reed/Sternberg cells in Hodgkin's lymphoma. Int J Cancer. 2006;118:1853-1861.

3. Harris NL. Hodgkin's disease: classification and differential diagnosis. Mod Pathol. 1999;12:159-176.

4. Stein H, Delsol G, Pileri S, et al. Classical Hodgkin lymphoma. In: Swerdlow SH, Campo E, Harris NL, et al., eds. WHO Classification of Tumours of Hematopoietic and Lymphoid Tissues. Revised 4th ed. Lyon, France: IARC Press; 2017.

5. Lukes RJ, Butler JJ, Hicks EB. Natural history of Hodgkin's disease as related to its pathological picture. Cancer. 1966;19:317-344.

6. Lukes RJ, Craver L, Hall T, et al. Report of the nomenclature committee. Cancer Res. 1966;26:1311.

7. Lukes RJ, Butler JJ. The pathology and nomenclature of Hodgkin's disease. Cancer Res. 1966;26:1063-1083.

8. Harris NL, Jaffe ES, Stein H, et al. A revised European-American classification of lymphoid neoplasms: a proposal from the international lymphoma study group. Blood. 1994;84:1361-1392.

9. Re D, Thomas RK, Behringer K, Diehl V. From Hodgkin disease to Hodgkin lymphoma: biologic insights and therapeutic potential. Blood. 2005;105:4553-4560.

10. Drexler HG. Recent results on the biology of Hodgkin and Reed-Sternberg cells. II Continuous cell lines. Leuk Lymphoma. 1993;1-2:1-25.

11. Kuppers R, Engert A, Hansmann ML. Hodgkin lymphoma. J Clin Invest. 2012;122:3439-3447.

12. Jaffe ES, Stein H, Swerdlow SH, et al. B-cell lymphoma, unclassifiable, with features intermediate between diffuse large B-cell lymphoma and classical Hodgkin lymphoma. In: Swerdlow SH, Campo E, Harris NL, et al., eds. WHO Classification of Tumours of Hematopoietic and Lymphoid Tissues. Lyon, France: IARC Press; 2008:267-268.

13. Mason DY, Banks PM, Chan J, et al. Nodular lymphocyte predominance Hodgkin's disease. A distinct clinicopathological entity. Am J Surg Pathol. 1994;18:526-530.

14. Correa P, O'Conor GT. Epidemiologic patterns of Hodgkin's disease. Int

J Cancer. 1971;8:192-201.

15. Mueller NE, Grufferman S. The epidemiology of Hodgkin's disease. In: Mauch P, Armitage J, Diehl V, et al. , eds. Hodgkin's Disease. Philadelphia: Lippincott; 1999:61-77.

16. Thomas RK, Re D, Zander T, Wolf J, Diehl V. Epidemiology and etiology of Hodgkin's lymphoma. Ann Oncol. 2002;13:147-152.

17. Gutensohn N, Cole P. Epidemiology of Hodgkin's disease. Semin Oncol. 1980;7:92-102.

18. Gutensohn NM, Cole P. Childhood social environment and Hodgkin's disease. N Engl J Med. 1981;304:135-140.

19. Jarrett RF, Gallagher A, Jones DB, et al. Detection of Epstein-Barr virus genomes in Hodgkin's disease: relation to age. J Clin Pathol. 1991;44: 844-848.

20. Hessol NA, Katz MH, Liu JY, Buchbinder SP, Rubino CJ, Holmberg SD. Increased incidence of Hodgkin's disease in homosexual men with HIV infection. Ann Intern Med. 1992;117:309-311.

21. Bohlius J, Schmidlin K, Boue F, et al. HIV-1-related Hodgkin lymphoma in the era of combination antiretroviral therapy: incidence and evolution of CD4(+)T-cell lymphocytes. Blood. 2011;117:6100-6108.

22. Mack TM, Cozen W, Shibata D, et al. Concordance for Hodgkin's disease in identical twins suggesting genetic susceptibility to the young-adult form of the disease. N Engl J Med. 1995;332:413-418.

23. Niens M, Jarrett RF, Hepkema B, et al. HLA-A * 02 is associated with a reduced risk and HLA-A * 01 with an increased risk of developing EBV + Hodgkin lymphoma. Blood. 2007;110:3310-3315.

24. Audouin J, Diebold J, Pallesen G. Frequent expression of Epstein-Barr virus latent membrane protein-1 in tumour cells of Hodgkin's disease in HIV-positive patients. J Pathol. 1992;167:381-384.

25. Herndier BG, Sanches HC, Chang KL, et al. High prevalence of Epstein-Barr virus in the Reed-Sternberg cells of HIV-associated Hodgkin's disease. Am J Pathol. 1993;142:1073-1079.

26. Tirelli U, Errante D, Dolcetti R, et al. Hodgkin's disease and human immunodeficiency virus infection: clinicopathologic and virologic features of 114 patients from the Italian Cooperative Group on AIDS and Tumors. J Clin Oncol. 1995;13:1758-1767.

27. Franceschi S, Lise M, Clifford GM, et al. Changing patterns of cancer incidence in the early-and late-HAART periods: the Swiss HIV Cohort Study. Brit J Cancer. 2010;103:416-422.

28. Lanoy E, Rosenberg PS, Fily F, et al. HIV-associated Hodgkin lymphoma during the first months on combination antiretroviral therapy. Blood. 2011;118:44-49.

29. Rowlings PA, Curtis RE, Passweg JR, et al. Increased incidence of Hodgkin's disease after allogeneic bone marrow transplantation. J Clin Oncol. 1999;17:3122-3127.

30. Quinlan SC, Landgren O, Morton LM, Engels EA. Hodgkin Lymphoma Among US Solid Organ Transplant Recipients. Transplantation. 2010; 90:1011-1015.

31. Garnier J-L, Lebranchu Y, Dantal J, et al. Hodgkin's disease after transplantation. Transplantation. 1996;61:71-76.

32. Louissaint A, Ferry JA, Soupir CP, Hasserjian RP, Harris NL, Zukerberg LR. Infectious mononucleosis mimicking lymphoma: distinguishing morphological and immunophenotypic features. Mod Pathol. 2012;25:1149-1159.

33. Mueller N, Evans A, Harris N, et al. Hodgkin's disease and Epstein-Barr virus. Altered antibody pattern before diagnosis. N Engl J Med. 1989;

320:689-695.

34. Poppema S, van Imhoff G, Torensma R, Smit J. Lymphadenopathy morphologically consistent with Hodgkin's disease associated with Epstein-Barr virus infection. Am J Clin Pathol. 1985;84:385-390.

35. Weiss LM, Strickler JG, Warnke RA, et al. Epstein-Barr viral DNA in tissues of Hodgkin's disease. Am J Pathol. 1987;129:86-91.

36. Weiss LM, Movahed LA, Warnke RA, Sklar J. Detection of Epstein-Barr viral genomes in Reed-Sternberg cells of Hodgkin's disease. N Engl J Med. 1989;320:502-506.

37. Gulley ML, Glaser SL, Craig FE, et al. Guidelines for interpreting EBER in situ hybridization and LMP1 immunohistochemical tests for detecting Epstein-Barr virus in Hodgkin lymphoma. Am J Clin Pathol. 2002;117: 259-267.

38. Weiss LM, Chen Y-Y, Liu X-F, Shibata D. Epstein-Barr virus and Hodgkin's disease: a correlative in situ hybridization and polymerase chain reaction study. Am J Pathol. 1991;139:1259-1265.

39. Herbst H, Steinbrecher E, Niedobitek G, et al. Distribution and phenotype of Epstein-Barr virus-harboring cells in Hodgkin's disease. Blood. 1992;80:484-491.

40. Herbst H, Dallenbach F, Hummel M, et al. Epstein-Barr virus latent membrane protein expression in Hodgkin and Reed-Sternberg cells. Proc Natl Acad Sci U S A. 1991;88:4766-4770.

41. Pallesen G, Hamilton-Dutoit SJ, Rowe M, Young LS. Expression of Epstein-Barr virus latent gene products in tumour cells of Hodgkin's disease. Lancet. 1991;337:320-322.

42. Grasser FA, Murray PG, Kremmer E, et al. Monoclonal antibodies directed against the Epstein-Barr virus-encoded nuclear antigen 1 (EBNA1): immunohistologic detection of EBNA1 in the malignant cells of Hodgkin's disease. Blood. 1994;84:3792-3798.

43. Niedobitek G, Kremmer E, Herbst H, et al. Immunohistochemical detection of the Epstein-Barr virus-encoded latent membrane protein 2A in Hodgkin's disease and infectious mononucleosis. Blood. 1997;90:1664-1672.

44. Siebert JD, Ambinder RF, Napoli VM, et al. Human immunodeficiency virus-associated Hodgkin's disease contains latent, not replicative, Epstein-Barr virus. Hum Pathol. 1995;26:1191-1195.

45. Anagnostopoulos I, Herbst H, Niedobitek G, Stein H. Demonstration of monoclonal EBV genomes in Hodgkin's disease and Ki-1 positive anaplastic large cell lymphoma by combined Southern blot and in situ hybridization. Blood. 1989;74:810-816.

46. Vasef MA, Kamel OW, Chen Y-Y, et al. Detection of Epstein-Barr virus in multiple sites involved by Hodgkin's disease. Am J Pathol. 1995; 147:1408-1415.

47. Boiocchi M, Dolcetti R, De Re V, et al. Demonstration of a unique Epstein-Barr virus-positive cellular clone in metachronous multiple localization of Hodgkin's disease. Am J Pathol. 1993;142:33-38.

48. Wang D, Liebowitz D, Kieff E. An EBV membrane protein expressed in immortalized lymphocytes transforms established rodent cells. Cell. 1985;37:831-840.

49. Vockerodt M, Morgan SL, Kuo M, et al. The Epstein-Barr virus oncoprotein, latent membrane protein-1, reprograms germinal centre B cells towards a Hodgkin's Reed-Sternberg-like phenotype. J Pathol. 2008;216: 83-92.

50. Kapatai G, Murray P. Contribution of the Epstein Barr virus to the molecular pathogenesis of Hodgkin lymphoma. J Clin Pathol. 2007;60:1342-

1349.

51. Chetaille B, Bertucci F, Finetti P, et al. Molecular profiling of classical Hodgkin lymphoma tissues uncovers variations in the tumor microenvironment and correlations with EBV infection and outcome. Blood. 2009; 113:2765-3775.

52. Tiacci E, Doring C, Brune V, et al. Analyzing primary Hodgkin and Reed-Sternberg cells to capture the molecular and cellular pathogenesis of classical Hodgkin lymphoma. Blood. 2012;120:4609-4620.

53. Boyle MJ, Vasak E, Tschuchnigg M, et al. Subtypes of Epstein-Barr virus (EBV) in Hodgkin's disease: association between B-type EBV and immunocompromise. Blood. 1993;81:468-474.

54. Khanim F, Yao QY, Niedobitek G, et al. Analysis of Epstein-Barr virus gene polymorphisms in normal donors and in virus-associated tumors from different geographic locations. Blood. 1996;88:3491-3501.

55. Dirnhofer S, Angeles-Angeles A, Ortiz-Hidalgo C, et al. High prevalence of a 30-base pair deletion in the Epstein-Barr virus (EBV) latent membrane protein 1 gene and of strain type B EBV in Mexican classical Hodgkin's disease and reactive lymphoid tissue. Hum Pathol. 1999;30: 781-787.

56. Knecht H, Bachmann E, Brousset P, et al. Deletions within the LMP1 oncogene of Epstein-Barr virus are clustered in Hodgkin's disease and identical to those observed in nasopharyngeal carcinoma. Blood. 1993; 82:2937-2942.

57. Hayashi K, Chen WG, Chen YY, et al. Deletion of Epstein-Barr virus latent membrane protein 1 gene in United States and Brazilian Hodgkin's disease and reactive lymphoid tissue: high frequency of a 30-bp deletion. Hum Pathol. 1997;28:1408-1414.

58. Bellas C, Santon A, Manzanal A, et al. Pathological, immunological, and molecular features of Hodgkin's disease associated with HIV infection. Comparison with ordinary Hodgkin's disease. Am J Surg Pathol. 1996; 20:1520-1524.

59. Guidoboni M, Ponzoni M, Caggiari L, et al. Latent membrane protein 1 deletion mutants accumulate in Reed-Sternberg cells of human immunodeficiency virus-related Hodgkin's lymphoma. J Virol. 2005;79:2643-2649.

60. Armstrong AA, Alexander FE, Pinto Paes R, et al. Association of Epstein-Barr virus with pediatric Hodgkin's disease. Am J Pathol. 1993; 142:1683-1688.

61. Flavell KJ, Biddulph JP, Constandinou CM, et al. Variation in the frequency of Epstein-Barr virus-associated Hodgkin's disease with age. Leukemia. 2000;14:748-753.

62. Glaser SL, Lin RJ, Stewart SL, et al. Epstein-Barr virus-associated Hodgkin's disease: epidemiologic characteristics in international data. Int J Cancer. 1997;70:375-382.

63. Gulley ML, Eagan PA, Quintanilla-Martínez L, et al. Epstein-Barr virus DNA is abundant and monoclonal in the Reed-Sternberg cells of Hodgkin's disease: association with mixed cellularity subtype and Hispanic American ethnicity. Blood. 1994;83:1595-1602.

64. Anagnostopoulos I, Hansmann ML, Franssila K, et al. European Task Force on Lymphoma project on lymphocyte predominance Hodgkin disease: histologic and immunohistologic analysis of submitted cases reveals 2 types of Hodgkin disease with a nodular growth pattern and abundant lymphocytes. Blood. 2000;96:1889-1899.

65. Hjalgrim H, Askling J, Rostgaard K, et al. Characteristics of Hodgkin's lymphoma after infectious mononucleosis. N Engl J Med. 2003;349:

66. Hjalgrim H, Smedby KE, Rostgaard K, et al. Infectious mononucleosis, childhood social environment, and risk of Hodgkin lymphoma. Cancer Res. 2007;67:2382-2388.

67. Levin LI, Chang ET, Ambinder RF, et al. Atypical prediagnosis Epstein-Barr virus serology restricted to EBV-positive Hodgkin lymphoma. Blood. 2012;120:3750-3755.

68. Staratschek-Jox A, Kotkowski S, Belge G, et al. Detection of Epstein-Barr virus in Hodgkin-Reed-Sternberg cells. No evidence for the persistence of integrated viral fragments in latent membrane protein-1 negative classical Hodgkin's disease. Am J Pathol. 2000;156:209-216.

69. Gallagher A, Perry J, Freeland J, et al. Hodgkin lymphoma and Epstein-Barr virus (EBV): no evidence to support hit-and-run mechanism in cases classified as non-EBV-associated. Int J Cancer. 2003;104:624-630.

70. Colby TV, Hoppe RT, Warnke RA. Hodgkin's disease: a clinicopathologic study of 659 cases. Cancer. 1982;47:351-359.

71. Munker R, Hasenclever D, Brosteanu O, et al. Bone marrow involvement in Hodgkin's disease: an analysis of 135 consecutive cases. German Hodgkin's Lymphoma Study Group. J Clin Oncol. 1995;13:403-409.

72. Harris NL. Hodgkin's lymphomas: classification, diagnosis and grading. Semin Hematol. 1999;36:220-232.

73. Diehl V, Sextro M, Franklin J, et al. Clinical presentation, course, and prognostic factors in lymphocyte-predominant Hodgkin's disease and lymphocyte-rich classical Hodgkin's disease: report from the European Task Force on Lymphoma Project on lymphocyte-predominant Hodgkin's disease. J Clin Oncol. 1999;17:776-783.

74. Greer JP, Kinney MC, Cousar JB, et al. Lymphocyte-depleted Hodgkin's disease. Clinicopathologic review of 25 patients. Am J Med. 1986;81: 208-214.

75. Karcher DS. Clinically unsuspected Hodgkin disease presenting initially in the bone marrow of patients infected with the human immunodeficiency virus. Cancer. 1993;71:1235-1238.

76. Levy RA, Kaplan HS. Impaired lymphocyte function in untreated Hodgkin's disease. N Engl J Med. 1974;290:181-186.

77. Kadin ME. Hodgkin's disease: cell of origin, immunobiology, and pathogenesis. In: Knowles DM, ed. Neoplastic Hematopathology. Philadelphia: Lippincott; 2001:667-690.

78. Poppema S. Immunology of Hodgkin's disease. Baillieres Clin Hematol. 1996;9:447-457.

79. Poppema S, Potters M, Emmens R, et al. Immune reactions in classical Hodgkin's lymphoma. Semin Hematol. 1999;36:253-259.

80. Lukes RJ. Criteria for the involvement of lymph node, bone marrow, spleen and liver in Hodgkin's disease. Cancer Res. 1971;31:1755-1767.

81. Lindfors KK, Meyer JE, Dedrick CG, et al. Thymic cysts in mediastinal Hodgkin's disease. Radiology. 1985;156:37-41.

82. Krugmann J, Feichtinger H, Greil R, Fend F. Thymic Hodgkin's disease—a histological and immunohistochemical study of three cases. Pathol Res Pract. 1999;195:681-687.

83. Kapadia SB, Roman LN, Kingma DW, et al. Hodgkin's disease of Waldeyer's ring. Clinical and histoimmunophenotypic findings and association with Epstein-Barr virus in 16 cases. Am J Surg Pathol. 1995;19: 1431-1439.

84. Quiñones-Avila Mdel P, Gonzalez-Longoria AA, Admirand JH, Medeiros LJ. Hodgkin lymphoma involving Waldeyer ring: a clinicopathologic study

of 22 cases. Am J Clin Pathol. 2005;123:651-656.

85. Yousem SA, Weiss LM, Colby TV. Primary pulmonary Hodgkin's disease. A clinicopathologic study of 15 cases. Cancer. 1986;57:1217-1224.

86. Devaney K, Jaffe ES. The surgical pathology of gastrointestinal Hodgkin's disease. Am J Clin Pathol. 1991;95:794-801.

87. Kumar S, Fend F, Quintanilla-Martinez L, et al. Epstein-Barr virus-positive primary gastrointestinal Hodgkin's disease. Association with inflammatory bowel disease and immunosuppression. Am J Surg Pathol. 2000;24:66-73.

88. Dojcinov SD, Venkataraman G, Pittaluga S, et al. Age-related EBV-associated lymphoproliferative disorders in the Western population: a spectrum of reactive lymphoid hyperplasia and lymphoma. Blood. 2011;117:4726-4735.

89. Sioutsos N, Kerl H, Murphy SB, Kadin ME. Primary cutaneous Hodgkin's disease. Unique clinical, morphologic, and immunophenotypic findings. Am J Dermatopathol. 1994;16:2-8.

90. Kumar S, Kingma DW, Weiss WB, et al. Primary cutaneous Hodgkin's disease with evolution to systemic disease. Association with the Epstein-Barr virus. Am J Surg Pathol. 1996;20:754-759.

91. Gerstner ER, Abrey LE, Schiff D, et al. CNS Hodgkin lymphoma. Blood. 2008;112:1658-1661.

92. Carbone PP, Kaplan HS, Musshoff K, et al. Report of the committee on Hodgkin's disease staging classification. Cancer Res. 1971;31:1860-1861.

93. Lister TA, Crowther D, Sutcliffe SB, et al. Report of a committee convened to discuss the evaluation and staging of patients with Hodgkin's disease: Cotswolds meeting. J Clin Oncol. 1989;7:1630-1636.

94. Kaplan HS. Hodgkin's disease: unfolding concepts concerning its nature, management and prognosis. Cancer. 1980;45:2439-2474.

95. Rosenberg SA, Kaplan HS. Evidence for an orderly progression in the spread of Hodgkin's disease. Cancer Res. 1966;26:1225-1231.

96. Ansell SM. Hodgkin lymphoma: 2014 update on diagnosis, risk-stratification, and management. Am J Hematol. 2014;89:771-779.

97. Advani RH, Horning SJ. Treatment of early-stage Hodgkin's disease. Semin Hematol. 1999;36:270-281.

98. Richardson SE, Sudak J, Warbey V, Ramsay A, McNamara CJ. Routine bone marrow biopsy is not necessary in the staging of patients with classical Hodgkin lymphoma in the 18F-fluoro-2-deoxyglucose positron emission tomography era. Leuk Lymphoma. 2012;53:381-385.

99. MacMahon B. Epidemiology of Hodgkin's disease. Cancer Res. 1966;26:1189-1200.

100. Bennett MH, MacLennan KA, Easterling MJ, et al. The prognostic significance of cellular subtypes in nodular sclerosing Hodgkin's disease: an analysis of 271 non-laparotomised cases (BNLI report no. 22). Clin Radiol. 1983;34:497-501.

101. Haybittle JL, Hayhoe FG, Easterling MJ, et al. Review of British National Lymphoma Investigation studies of Hodgkin's disease and development of prognostic index. Lancet. 1985;1:967-972.

102. MacLennan KA, Bennett MH, Tu A, et al. Relationship of histopathologic features to survival and relapse in nodular sclerosing Hodgkin's disease. A study of 1659 patients. Cancer. 1989;64:1686-1693.

103. van Spronsen DJ, Vrints LW, Hofstra G, et al. Disappearance of prognostic significance of histopathological grading of nodular sclerosing Hodgkin's disease for unselected patients, 1972-92. Br J Haematol.

1997;96:322-327.

104. von Wasielewski R, Werner M, Fischer R, et al. Lymphocyte predominant Hodgkin's disease. An immunohistochemical analysis of 208 reviewed Hodgkin's disease cases from the German Hodgkin study group. Am J Pathol. 1997;150:793-803.

105. Strickler JG, Michie SA, Warnke RA, Dorfman RF. The "syncytial variant" of nodular sclerosing Hodgkin's disease. Am J Surg Pathol. 1986;10:470-477.

106. Patsouris E, Noel H, Lennert K. Cytohistologic and immunohistochemical findings in Hodgkin's disease, mixed cellularity type, with a high content of epithelioid cells. Am J Surg Pathol. 1989;13:1014-1022.

107. Kadin ME, Donaldson SS, Dorfman RF. Isolated granulomas in Hodgkin's disease. N Engl J Med. 1970;283:859-861.

108. Zarate-Osorno A, Medeiros LJ, Danon AD, Neiman RS. Hodgkin's disease with coexistent Castleman-like histologic features. A report of three cases. Arch Pathol Lab Med. 1994;118:270-274.

109. Ashton-Key M, Thorpe P, Allen JP, Isaacson PG. Follicular Hodgkin's disease. Am J Surg Pathol. 1995;19:1294-1299.

110. Kansal R, Singleton TP, Ross CW, et al. Follicular Hodgkin lymphoma. a histopathologic study. Am J Clin Pathol. 2002;117:29-35.

111. Rüdiger T, Ott G, Ott MM, et al. Differential diagnosis between classical Hodgkin's lymphoma, T-cell-rich B-cell lymphoma, and paragranuloma by paraffin immunohistochemistry. Am J Surg Pathol. 1998;22:1148-1191.

112. Doggett RS, Colby TV, Dorfman RF. Interfollicular Hodgkin's disease. Am J Surg Pathol. 1983;7:145-149.

113. de Jong D, Bosq J, MacLennan KA, et al. Lymphocyte-rich classical Hodgkin lymphoma (LRCHL): clinico-pathological characteristics and outcome of a rare entity. Ann Oncol. 2006;17:141-145.

114. Kant JA, Hubbard SM, Longo DL, et al. The pathologic and clinical heterogeneity of lymphocytic depletion Hodgkin's disease. J Clin Oncol. 1986;4:284-294.

115. Mohrmann RL, Nathwani BN, Brynes RK, Sheibani K. Hodgkin's disease occurring in monocytoid B-cell clusters. Am J Clin Pathol. 1991;95:802-808.

116. Plank L, Hansmann ML, Fischer R. Monocytoid B-cells occurring in Hodgkin's disease. Virchows Arch. 1994;424:321-326.

117. Colby TV, Warnke RA. The histology of the initial relapse of Hodgkin's disease. Cancer. 1980;45:289-292.

118. Rappaport H, Berard CW, Butler JJ, et al. Report of the Committee on Histopathological Criteria Contributing to Staging of Hodgkin's disease. Cancer Res. 1971;31:1862-1863.

119. Schwab U, Stein H, Gerdes J, et al. Production of a monoclonal antibody specific for Hodgkin and Reed-Sternberg cells of Hodgkin's disease and a subset of normal lymphoid cells. Nature. 1982;299:65-67.

120. Stein H, Mason DY, Gerdes J, et al. The expression of the Hodgkin's disease-associated antigen Ki-1 in reactive and neoplastic lymphoid tissue: evidence that Reed-Sternberg cells and histiocytic malignancies are derived from activated lymphoid cells. Blood. 1985;66:848-858.

121. Agnarsson BA, Kadin ME. The immunophenotype of Reed-Sternberg cells. A study of 50 cases of Hodgkin's disease using fixed frozen tissues. Cancer. 1989;63:2083-2087.

122. Gruss HJ, Hirschstein D, Wright B, et al. Expression and function of CD40 on Hodgkin and Reed-Sternberg cells and the possible relevance for Hodgkin's disease. Blood. 1994;84:2305-2314.

123. Kadin ME, Stites DP, Levy R, et al. Exogenous immunoglobulin and the macrophage origin of Reed-Sternberg cells in Hodgkin's disease. N Engl J Med. 1978;299:1208-1214.

124. Dürkop H, Latza U, Hummel M, et al. Molecular cloning and expression of a new member of the nerve growth factor receptor family that is characteristic for Hodgkin's disease. Cell. 1992;68:421-427.

125. Stein H, Gerdes J, Schwab U, et al. Identification of Hodgkin and Sternberg-Reed cells as a unique cell type derived from a newly-detected small-cell population. Int J Cancer. 1982;30:445-459.

126. Schwarting R, Gerdes J, Dürkop H, et al. BER-H2: a new anti-Ki-1 (CD30) monoclonal antibody directed at a formol-resistant epitope. Blood. 1989;74:1678.

127. von Wasielewski R, Mengel M, Fischer R, et al. Classical Hodgkin's disease: clinical impact of the immunophenotype. Am J Pathol. 1997;151:1123-1130.

128. Said JW. The immunohistochemistry of Hodgkin's disease. Semin Diagn Pathol. 1992;9:265-271.

129. Ranjan P, Naresh KN. CD30 expression in L&H cells of Hodgkin's disease, nodular lymphocyte predominant type. Histopathol. 2003;42:406-407.

130. Uherova P, Valdez R, Ross CW, Schnitzer B, Finn WG. Nodular lymphocyte predominant Hodgkin lymphoma. An immunophenotypic reappraisal based on a single-institution experience. Am J Clin Pathol. 2003;119:192-198.

131. Stein H, Foss H-D, Durkop H, et al. CD30+anaplastic large cell lymphoma: a review of its histopathologic, genetic, and clinical features. Blood. 2000;96:3681-3695.

132. Delsol G, Al Saati T, Gatter KC, et al. Coexpression of epithelial membrane antigen (EMA), Ki-1 and interleukin-2 receptor by anaplastic large cell lymphomas: diagnostic value in so-called malignant histiocytosis. Am J Pathol. 1988;130:59-70.

133. Higgins JP, Warnke RA. CD30 expression is common in mediastinal large B-cell lymphoma. Am J Clin Pathol. 1999;112:241-247.

134. Pallesen G, Hamilton-Dutoit SJ. Ki-1 (CD30) antigen is regularly expressed by tumor cells of embryonal carcinoma. Am J Pathol. 1988;133:1988.

135. Durkop H, Foss HD, Eitelbach F, et al. Expression of the CD30 antigen in non-lymphoid tissues and cells. J Pathol. 2000;190:613-618.

136. Stein H, Uchanska-Ziegler B, Gerdes J, et al. Hodgkin and Sternberg-Reed cells contain antigens specific to late cells of granulopoiesis. Int J Cancer. 1982;29:283-290.

137. Dorfman R, Gatter K, Pulford K, Mason D. An evaluation of the utility of anti-granulocyte and anti-leukocyte monoclonal antibodies in the diagnosis of Hodgkin's disease. Am J Pathol. 1986;123:508-519.

138. Zukerberg LR, Collins AB, Ferry JA, Harris NL. Coexpression of CD15 and CD20 by Reed-Sternberg cells in Hodgkin's disease. Am J Pathol. 1991;139:475-483.

139. Pinkus GS, Thomas P, Said J. Leu-M1—a marker for Reed-Sternberg cells in Hodgkin's disease. An immunoperoxidase study of paraffin-embedded tissues. Am J Pathol. 1985;119:244-252.

140. Hsu SM, Jaffe ES. Leu M1 and peanut agglutinin stain the neoplastic cells of Hodgkin's disease. Am J Clin Pathol. 1984;82:29-32.

141. Fellbaum C, Hansmann ML, Parwaresch MR, Lennert K. Monoclonal antibodies Ki-B3 and Leu-M1 discriminate giant cells of infectious mononucleosis and of Hodgkin's disease. Hum Pathol. 1988;19:1168-1173.

142. Rushin JM, Riordan GP, Heaton RB, et al. Cytomegalovirus-infected cells express Leu-M1 antigen. A potential source of diagnostic error. Am J Pathol. 1990;136:989-995.

143. Sheibani K, Battifora H, Burke JS, et al. Leu-M1 antigen in human neoplasms: an immunohistologic study of 400 cases. Am J Surg Pathol. 1986;10:227-236.

144. Wieczorek R, Burke JS, Knowles DM. Leu-M1 antigen expression in T-cell neoplasia. Am J Pathol. 1985;121:374-380.

145. Barry TS, Jaffe ES, Sorbara L, et al. Peripheral T-cell lymphomas expressing CD30 and CD15. Am J Surg Pathol. 2003;27:1513-1522.

146. Schmid C, Pan L, Diss T, Isaacson PG. Expression of B-cell antigens by Hodgkin's and Reed-Sternberg cells. Am J Pathol. 1991;139:701-707.

147. Chu PG, Arber DA. CD79: a review. Appl Immunohistochem Mol Morphol. 2001;9:97-106.

148. Kuzu I, Delsol G, Jones M, et al. Expression of the Ig-associated heterodimer (mb-1 and B29) in Hodgkin's disease. Histopathology. 1993;22:141-144.

149. Poppema S. The diversity of the immunohistological staining pattern of Reed-Sternberg cells. J Histochem Cytochem. 1980;28:788-791.

150. Stein H, Hansmann ML, Lennert K, et al. Reed-Sternberg and Hodgkin cells in lymphocyte-predominant Hodgkin's disease of nodular subtype contain J chain. Am J Clin Pathol. 1986;86:292-297.

151. Krenacs L, Himmelmann AW, Quintanilla-Martinez L, et al. Transcription factor B-cell-specific activator protein (BSAP) is differentially expressed in B cells and in subsets of B-cell lymphomas. Blood. 1998;92:1308-1316.

152. Foss HD, Reusch R, Demel G, et al. Frequent expression of the B-cell-specific activator protein in Reed-Sternberg cells of classical Hodgkin's disease provides further evidence for its B-cell origin. Blood. 1999;94:3108-3113.

153. Browne P, Petrosyan K, Hernandez A, Chan JA. The B-cell transcription factors BSAP, Oct-2, and BOB. 1 and the pan-B-cell markers CD20, CD22, and CD79a are useful in the differential diagnosis of classic Hodgkin lymphoma. Am J Clin Pathol. 2003;120:767-777.

154. Torlakovic E, Tierens A, Dang HD, Delabie J. The transcription factor PU. 1, necessary for B-cell development is expressed in lymphocyte predominance, but not classical Hodgkin's disease. Am J Pathol. 2001;159:1807-1814.

155. Stein H, Marafioti T, Foss H-D, et al. Down-regulation of BOB. 1/OBF. 1 and Oct 2 in classical Hodgkin disease but not in lymphocyte predominant Hodgkin disease correlates with immunoglobulin transcription. Blood. 2001;97:496-501.

156. Re D, Müschen M, Ahmadi T, et al. Oct-2 and Bob-1 deficiency in Hodgkin and Reed-Sternberg cells. Cancer Res. 2001;61:2080-2084.

157. Steimle-Grauer SA, Tinguely M, Seada L, Fellbaum C, Hansmann ML. Expression patterns of transcription factors in progressively transformed germinal centers and Hodgkin lymphoma. Virchows Arch. 2003;442:284-293.

158. King RL, Howard MT, Bagg A. Hodgkin lymphoma: pathology, pathogenesis, and a plethora of potential prognostic predictors. Adv Anat Pathol. 2014;21:12-25.

159. Carbone A, Gloghini A, Aldinucci D, et al. Expression pattern of MUM1/IRF4 in the spectrum of pathology of Hodgkin's disease. Br J

Haematol. 2002;117:366-372.

160. Natkunam Y, Hsi ED, Aoun P, et al. Expression of the human germinal center-associated lymphoma(HGAL)protein identifies a subset of classic Hodgkin lymphoma of germinal center derivation and improved survival. Blood. 2007;109:298-305.

161. Menter T, Gasser A, Juskevicius D, Dirnhofer S, Tzankov A. Diagnostic utility of the germinal center-associated markers GCET1, HGAL, and LMO2 in hematolymphoid neoplasms. Appl Immunohistochem Mol Morphol. 2015;23:491-498.

162. Agostinelli C, Paterson JC, Gupta R, et al. Detection of LIM domain only 2 (LMO2) in normal human tissues and haematopoietic and non-haematopoietic tumours using a newly developed rabbit monoclonal antibody. Histopathol. 2012;61:33-46.

163. Delsol G, Meggetto F, Brousset P, et al. Relation of follicular dendritic reticulum cells to Reed-Sternberg cells of Hodgkin's disease with emphasis on the expression of CD21 antigen. Am J Pathol. 1993;142:1729-1736.

164. Nakamura S, Nagahama M, Kagami Y, et al. Hodgkin's disease expressing follicular dendritic cell marker CD21 without any other B-cell marker: a clinicopathologic study of nine cases. Am J Surg Pathol. 1999;23:363-376.

165. Delabie J, Shipman R, Bruggen J, et al. Expression of the novel intermediate filament-associated protein restin in Hodgkin's disease and anaplastic large-cell lymphoma. Blood. 1992;80:2891-2896.

166. Pinkus GS, Pinkus JL, Langhoff E, et al. Fascin, a sensitive new marker for Reed-Sternberg cells of Hodgkin's disease. Evidence for a dendritic or B cell derivation? Am J Pathol. 1997;150:543-562.

167. Dallenbach FE, Stein H. Expression of T-cell receptor beta chain in Reed-Sternberg cells. Lancet. 1989;2:828-830.

168. Seitz V, Hummel M, Marafioti T, et al. Detection of clonal T-cell receptor gamma-chain rearrangements in Reed-Sternberg cells of classic Hodgkin's disease. Blood. 2000;95:3020-3024.

169. Kadin M, Muramoto L, Said J. Expression of T-cell antigens on Reed-Sternberg cells in a subset of patients with nodular sclerosing and mixed cellularity Hodgkin's disease. Am J Pathol. 1988;130:345-353.

170. Tzankov A, Bourgau C, Kaiser A, et al. Rare expression of T-cell markers in classical Hodgkin's lymphoma. Mod Pathol. 2005;18:1542-1549.

171. Krenacs L, Wellmann A, Sorbara L, et al. Cytotoxic cell antigen expression in anaplastic large cell lymphomas of T-and null-cell type and Hodgkin's disease: evidence for distinct cellular origin. Blood. 1997;89:980-988.

172. Oudejans JJ, Kummer JA, Jiwa M, et al. Granzyme B expression in Reed-Sternberg cells of Hodgkin's disease. Am J Pathol. 1996;148:233-240.

173. Pulford K, Lamant L, Morris SW, et al. Detection of anaplastic lymphoma kinase (ALK) and nucleolar protein nucleophosmin (NPM)-ALK proteins in normal and neoplastic cells with the monoclonal antibody ALK1. Blood. 1997;89:1394-1404.

174. Falini B, Bigerna B, Fizzotti M, et al. ALK expression defines a distinct group of T/null lymphomas("ALK lymphomas") with a wide morphological spectrum. Am J Pathol. 1998;153:875-886.

175. Benharroch D, Meguerian-Bedoyan Z, Lamant L, et al. ALK-positive lymphoma: a single disease with a broad spectrum of morphology. Blood. 1998;91:2076-2084.

176. Poppema S, Visser L. Absence of HLA class I expression by Reed-Sternberg cells. Am J Pathol. 1994;145:37-41.

177. Vasef MA, Alsabeh R, Medeiros LJ, Weiss LM. Immunophenotype of Reed-Sternberg and Hodgkin's cells in sequential biopsy specimens of Hodgkin's disease. A paraffin-section immunohistochemical study using the heat-induced epitope retrieval method. Am J Clin Pathol. 1997;108:54-59.

178. Poppema S, Bhan A, Reinherz E, et al. In situ immunologic characterization of cellular constituents in lymph nodes and spleens involved by Hodgkin's disease. Blood. 1982;59:226-232.

179. Carbone A, Gloghini A, Gruss HJ, Pinto A. CD40 ligand is constitutively expressed in a subset of T cell lymphomas and on the microenvironmental reactive T cells of follicular lymphomas and Hodgkin's disease. Am J Pathol. 1995;147:912-922.

180. Poppema S. The nature of the lymphocytes surrounding Reed-Sternberg cells in nodular lymphocyte predominance and in other types of Hodgkin's disease. Am J Pathol. 1989;135:351-357.

181. Kamel OW, Gelb AB, Shibuya RB, et al. Leu 7 (CD57) reactivity distinguishes nodular lymphocyte predominance Hodgkin's disease from nodular sclerosing Hodgkin's disease, T-cell-rich-B-cell lymphoma and follicular lymphoma. Am J Pathol. 1993;142:541-546.

182. Alavaikko MJ, Hansmann ML, Nebendahl C, et al. Follicular dendritic cells in Hodgkin's disease. Am J Clin Pathol. 1991;95:194-200.

183. Kuppers R, Rajewsky K, Zhao M, et al. Hodgkin disease: Hodgkin and Reed-Sternberg cells picked from histological sections show clonal immunoglobulin gene rearrangements and appear to be derived from B cells at various stages of development. Proc Natl Acad Sci U S A. 1994;91:10962-10966.

184. Kanzler H, Hansmann ML, Kapp U, et al. Molecular single cell analysis demonstrates the derivation of a peripheral blood-derived cell line (L1236) from the Hodgkin/Reed-Sternberg cells of a Hodgkin's lymphoma patient. Blood. 1996;87:3429-3436.

185. Marafioti T, Hummel M, Foss HD, et al. Hodgkin and Reed-Sternberg cells represent an expansion of a single clone originating from a germinal center B-cell with functional immunoglobulin gene rearrangements but defective immunoglobulin transcription. Blood. 2000; 95: 1443-1450.

186. Müschen M, Rajewski K, Braeuninger A, et al. Rare occurrence of classical Hodgkin's disease as a T-cell lymphoma. J Exp Med. 2000;191:387-394.

187. Hell K, Pringle JH, Hansmann ML, et al. Demonstration of light chain mRNA in Hodgkin's disease. J Pathol. 1993;171:137-143.

188. Theil J, Laumen H, Marafioti T, et al. Defective octamer-dependent transcription is responsible for silenced immunoglobulin transcription in Reed-Sternberg cells. Blood. 2001;97:3191-3196.

189. Weiss LM, Chang KL. Molecular biologic studies of Hodgkin's disease. Semin Diagn Pathol. 1992;9:272-278.

190. Chute DJ, Cousar JB, Mahadevan MS, et al. Detection of immunoglobulin heavy chain gene rearrangements in classic Hodgkin lymphoma using commercially available BIOMED-2 primers. Diagn Mol Pathol. 2008;17:65-72.

191. Tapia G, Sanz C, Mate JL, Munoz-Marmol AM, Ariza A. Improved clonality detection in Hodgkin lymphoma using the BIOMED-2-based heavy and kappa chain assay: a paraffin-embedded tissue study. Histopathol. 2012;60:768-773.

192. Burack WR, Laughlin TS, Friedberg JW, Spence JM, Rothberg PG. PCR assays detect B-lymphocyte clonality in formalin-fixed, paraffin-embedded specimens of classical Hodgkin lymphoma without microdissection. Am J Clin Pathol. 2010;134:104-111.

193. Quintanilla-Martinez L, Fend F, Rodriguez Moguel L, et al. Peripheral T-cell lymphoma with Reed-Sternberg-like cells of B-cell phenotype and genotype associated with Epstein-Barr virus infection. Am J Surg Pathol. 1999;23:1233-1240.

194. Jaffe ES, Muller-Hermelink HK. Relationship between Hodgkin's disease and non-Hodgkin's lymphomas. In: Mauch P, Armitage J, Diehl V, et al., eds. Hodgkin's Disease. Philadelphia: Lippincott; 1999:181-194.

195. Weber Mathiesen K, Deerberg J, Poetsch M, et al. Numerical chromosome aberrations are present within the CD30 + Hodgkin and Reed-Sternberg cells in 100% of analyzed cases of Hodgkin's disease. Blood. 1995;86:1464-1468.

196. Martin-Subero JI, Klapper W, Sotnikova A, et al. Chromosomal breakpoints affecting immunoglobulin loci are recurrent in Hodgkin and Reed-Sternberg cells of classical Hodgkin lymphoma. Cancer Res. 2006;66:10332-10338.

197. Lamant L, Meggetto F, al Saati T, et al. High incidence of the t(2;5)(p23;q35) translocation in anaplastic large cell lymphoma and its lack of detection in Hodgkin's disease. Comparison of cytogenetic analysis, reverse transcriptase-polymerase chain reaction, and P-80 immunostaining. Blood. 1996;87:284-291.

198. Wellmann A, Otsuki T, Vogelbruch M, et al. Analysis of the t(2;5)(p23;q35) translocation by reverse transcription-polymerase chain reaction in CD30 + anaplastic large-cell lymphomas, in other non-Hodgkin's lymphomas of T-cell phenotype, and in Hodgkin's disease. Blood. 1995;86:2321-2328.

199. Joos S, Menz CK, Wrobel G, et al. Classical Hodgkin lymphoma is characterized by recurrent copy number gains of the short arm of chromosome 2. Blood. 2002;99:1381-1387.

200. Martin-Subero JI, Gesk S, Harder L, et al. Recurrent involvement of the REL and BCL11A loci in classical Hodgkin lymphoma. Blood. 2002;99:1474-1477.

201. Steidl C, Diepstra A, Lee T, et al. Gene expression profiling of microdissected Hodgkin Reed-Sternberg cells correlates with treatment outcome in classical Hodgkin lymphoma. Blood. 2012;120:3530-3540.

202. Hartmann S, Martin-Subero JI, Gesk S, et al. Detection of genomic imbalances in microdissected Hodgkin and Reed-Sternberg cells of classical Hodgkin's lymphoma by array-based comparative genomic hybridization. Haematologica. 2008;93:1318-1326.

203. Joos S, Kupper M, Ohl S, et al. Genomic imbalances including amplification of the tyrosine kinase gene JAK2 in CD30+Hodgkin cells. Cancer Res. 2000;60:549-552.

204. Barth TF, Martin-Subero JI, Joos S, et al. Gains of 2p involving the REL locus correlate with nuclear c-Rel protein accumulation in neoplastic cells of classical Hodgkin lymphoma. Blood. 2003;101:3681-3686.

205. Steidl C, Telenius A, Shah SP, et al. Genome-wide copy number analysis of Hodgkin Reed-Sternberg cells identifies recurrent imbalances with correlations to treatment outcome. Blood. 2010;116:418-427.

206. Bargou RC, Emmerich F, Krappmann D, et al. Constitutive nuclear factor-kappaB-RelA activation is required for proliferation and survival of Hodgkin's disease tumor cells. J Clin Invest. 1997;100:2961-2969.

207. Jungnickel B, Staratschek-Jox A, Brauninger A, et al. Clonal deleterious mutations in the I kappa B alpha gene in the malignant cells in Hodgkin's lymphoma. J Exp Med. 2000;191:395-402.

208. Emmerich F, Meiser M, Hummel M, et al. Overexpression of I kappa B alpha without inhibition of NF-kappaB activity and mutations in the I kappa B alpha gene in Reed-Sternberg cells. Blood. 1999;94:3129-3134.

209. Emmerich F, Theurich S, Hummel M, et al. Inactivating I kappa B epsilon mutations in Hodgkin/Reed-Sternberg cells. J Pathol. 2003;201:413-420.

210. Kato M, Sanada M, Kato I, et al. Frequent inactivation of A20 in B-cell lymphomas. Nature. 2009;459:712-716.

211. Schmitz R, Hansmann ML, Bohle V, et al. TNFAIP3(A20) is a tumor suppressor gene in Hodgkin lymphoma and primary mediastinal B cell lymphoma. J Exp Med. 2009;206:981-989.

212. Green MR, Monti S, Rodig SJ, et al. Integrative analysis reveals selective 9p24.1 amplification, increased PD-1 ligand expression, and further induction via JAK2 in nodular sclerosing Hodgkin lymphoma and primary mediastinal large B-cell lymphoma. Blood. 2010;116:3268-3277.

213. Weniger MA, Melzner I, Menz CK, et al. Mutations of the tumor suppressor gene SOCS-1 in classical Hodgkin lymphoma are frequent and associated with nuclear phospho-STAT5 accumulation. Oncogene. 2006;25:2679-2684.

214. Gunawardana J, Chan FC, Telenius A, et al. Recurrent somatic mutations of PTPN1 in primary mediastinal B cell lymphoma and Hodgkin lymphoma. Nat Genet. 2014;46:329-335.

215. Steidl C, Shah SP, Woolcock BW, et al. MHC class II transactivator CIITA is a recurrent gene fusion partner in lymphoid cancers. Nature. 2011;471:377-381.

216. Inghirami G, Macri L, Rosati S, et al. The Reed-Sternberg cells of Hodgkin's disease are clonal. Proc Natl Acad Sci U S A. 1994;91:9842-9846.

217. Montesinos-Rongen M, Roers A, Kuppers R, et al. Mutation of the p53 gene is not a typical feature of Hodgkin and Reed-Sternberg cells in Hodgkin's disease. Blood. 1999;94:1755-1760.

218. Cossman J, Annunziata CM, Barash S, et al. Reed-Sternberg cell genome expression supports a B-cell lineage. Blood. 1999;94:411-416.

219. Schwering I, Brauninger A, Klein U, et al. Loss of the B-lineage-specific gene expression program in Hodgkin and Reed-Sternberg cells of Hodgkin lymphoma. Blood. 2003;101:1505-1512.

220. Savage KJ, Monti S, Kutok JL, et al. The molecular signature of mediastinal large B-cell lymphoma differs from that of other diffuse large B-cell lymphomas and shares features with classical Hodgkin lymphoma. Blood. 2003;102:3871-3879.

221. Mathas S, Janz M, Hummel F, et al. Intrinsic inhibition of transcription factor E2A by HLH proteins ABF-1 and Id2 mediates reprogramming of neoplastic B cells in Hodgkin lymphoma. Nat Immunol. 2006;7:207-215.

222. Ushmorov A, Leithauser F, Sakk O, et al. Epigenetic processes play a major role in B-cell-specific gene silencing in classical Hodgkin lymphoma. Blood. 2006;107:2493-2500.

223. Jundt F, Anagnostopoulos I, Forster R, Mathas S, Stein H, Dorken B. Activated Notch1 signaling promotes tumor cell proliferation and survival in Hodgkin and anaplastic large cell lymphoma. Blood. 2002;99:

3398-3403.

224. Atayar C, Poppema S, Blokzijl T, Harms G, Boot M, van den Berg A. Expression of the T-cell transcription factors, GATA-3 and T-bet, in the neoplastic cells of Hodgkin lymphomas. Am J Pathol. 2005; 166: 127-134.

225. Stanelle J, Doring C, Hansmann ML, Kuppers R. Mechanisms of aberrant GATA3 expression in classical Hodgkin lymphoma and its consequences for the cytokine profile of Hodgkin and Reed/Sternberg cells. Blood. 2010; 116: 4202-4211.

226. Hsi ED. Biologic features of Hodgkin lymphoma and the development of biologic prognostic factors in Hodgkin lymphoma: tumor and microenvironment. Leuk Lymphoma. 2008; 49: 1668-1680.

227. Hinz M, Löser P, Mathas S, et al. Constitutive NF-kappaB maintains high expression of a characteristic gene network, including CD40, CD86, and a set of antiapoptotic genes in Hodgkin/Reed-Sternberg cells. Blood. 2001; 97: 2798-2807.

228. Staudt LM. The molecular and cellular origins of Hodgkin's disease. J Exp Med. 2000; 191: 207-212.

229. Kuppers R. The biology of Hodgkin's lymphoma. Nat Rev Cancer. 2009; 9: 15-27.

230. Renne C, Willenbrock K, Kuppers R, et al. Autocrine-and paracrine-activated receptor tyrosine kinases in classic Hodgkin lymphoma. Blood. 2005; 105: 4051-4059.

231. Steidl C, Connors JM, Gascoyne RD. Molecular pathogenesis of Hodgkin's lymphoma: increasing evidence of the importance of the microenvironment. J Clin Oncol. 2011; 29: 1812-1826.

232. Skinnider BF, Tak MW. The role of cytokines in classical Hodgkin lymphoma. Blood. 2002; 99: 4283-4297.

233. van den Berg A, Visser L, Poppema S. High expression of the CC chemokine TARC in Reed-Sternberg cells. A possible explanation for the characteristic T-cell infiltrate in Hodgkin's lymphoma. Am J Pathol. 1999; 154: 1685-1691.

234. Marshall NA, Christie LE, Munro LR, et al. Immunosuppressive regulatory T cells are abundant in the reactive lymphocytes of Hodgkin lymphoma. Blood. 2004; 103: 1755-1762.

235. Teruya-Feldstein J, Jaffe ES, Burd PR, et al. Differential chemokine expression in tissues involved by Hodgkin's disease: direct correlation of eotaxin expression and tissue eosinophilia. Blood. 1999; 93: 2463-2470.

236. Kadin ME, Agnarsson BA, Ellingsworth LR, Newcom SR. Immunohistochemical evidence of a role for transforming growth factor beta in the pathogenesis of nodular sclerosing Hodgkin's disease. Am J Pathol. 1990; 136: 1209-1214.

237. Herbst H, Foss HD, Samol J, et al. Frequent expression of interleukin-10 by Epstein-Barr virus-harboring tumor cells of Hodgkin's disease. Blood. 1996; 87: 2918-2929.

238. Gandhi MK, Moll G, Smith C, et al. Galectin-1 mediated suppression of Epstein-Barr virus specific T-cell immunity in classic Hodgkin lymphoma. Blood. 2007; 110: 1326-1329.

239. Juszczynski P, Ouyang J, Monti S, et al. The AP1-dependent secretion of galectin-1 by Reed Sternberg cells fosters immune privilege in classical Hodgkin lymphoma. PNAS. 2007; 104: 13134-13139.

240. Verbeke CS, Wenthe U, Grobholz R, Zentgraf H. Fas ligand expression in Hodgkin lymphoma. Am J Surg Pathol. 2001; 25: 388-394.

241. Ng AK, Mauch P. Radiation therapy in Hodgkin's disease. Semin Hematol. 1999; 36: 290-302.

242. Meyer RM, Gospodarowicz MK, Connors JM, et al. ABVD alone versus radiation-based therapy in limited-stage Hodgkin's lymphoma. N Engl J Med. 2012; 366: 399-408.

243. Engert A, Plutschow A, Eich HT, et al. Reduced treatment intensity in patients with early-stage Hodgkin's lymphoma. N Engl J Med. 2010; 363: 640-652.

244. Canellos GP, Rosenberg SA, Friedberg JW, Lister TA, Devita VT. Treatment of Hodgkin lymphoma: a 50-year perspective. J Clin Oncol. 2014; 32: 163-168.

245. Engert A, Wolf J, Diehl V. Treatment of advanced Hodgkin's lymphoma: standard and experimental approaches. Semin Hematol. 1999; 36: 282-289.

246. Younes A, Gopal AK, Smith SE, et al. Results of a pivotal phase II study of brentuximab vedotin for patients with relapsed or refractory Hodgkin's lymphoma. J Clin Oncol. 2012; 30: 2183-2189.

247. van Leeuwen FE, Klokman WJ, Hagenbeek A, et al. Second cancer risk following Hodgkin's disease: a 20-year follow-up study. J Clin Oncol. 1994; 12: 312-325.

248. Abrahamsen JF, Andersen A, Hannisdal E, et al. Second malignancies after treatment of Hodgkin's disease: the influence of treatment, follow-up time, and age. J Clin Oncol. 1993; 11: 255-261.

249. Bennett MH, MacLennan KA, Vaughan Hudson G, Vaughan Hudson B. Non-Hodgkin's lymphoma arising in patients treated for Hodgkin's disease in the BNLI: a 20-year experience. British National Lymphoma Investigation. Ann Oncol. 1991; 2: 83-92.

250. Rueffer U, Josting A, Franklin J, et al. Non-Hodgkin's lymphoma after primary Hodgkin's disease in the German Hodgkin's Lymphoma Study Group: incidence, treatment, and prognosis. J Clin Oncol. 2001; 19: 2026-2032.

251. Zarate-Osorno A, Medeiros LJ, Longo DL, Jaffe ES. Non-Hodgkin's lymphomas arising in patients successfully treated for Hodgkin's disease. A clinical, histologic, and immunophenotypic study of 14 cases. Am J Surg Pathol. 1992; 16: 885-895.

252. Hasenclever D, Diehl V. A prognostic score for advanced Hodgkin's disease. International Prognostic Factors Project on Advanced Hodgkin's Disease. N Engl J Med. 1998; 339: 1506-1514.

253. Josting A, Franklin J, May M, et al. New prognostic score based on treatment outcome of patients with relapsed Hodgkin's lymphoma registered in the database of the German Hodgkin's Lymphoma Study Group. J Clin Oncol. 2002; 20: 221-230.

254. Juweid ME. Utility of positron emission tomography (PET) scanning in managing patients with Hodgkin lymphoma. Hematology Am Soc Hematol Educ Program. 2006; 259-265; 510-511.

255. Ferry JA, Linggood RM, Convery KM, et al. Hodgkin's disease, nodular sclerosis subtype. Implications of histologic subclassification. Cancer. 1993; 71: 457-463.

256. Hess JL, Bodis S, Pinkus G, et al. Histopathologic grading of nodular sclerosis Hodgkin's disease. Lack of prognostic significance in 254 surgically staged patients. Cancer. 1994; 74: 708-714.

257. Oudejans JJ, Jiwa NM, Kummer JA, et al. Activated cytotoxic T-cells as prognostic marker in Hodgkin's disease. Blood. 1997; 89: 1376-1382.

258. Steidl C, Lee T, Shah SP, et al. Tumor-associated macrophages and survival in classic Hodgkin's lymphoma. N Engl J Med. 2010; 362: 875-885.

259. Rüdiger T, Jaffe ES, Delsol G, et al. Workshop report on Hodgkin's disease and related disorders ("grey zone" lymphoma). Ann Oncol. 1998;9:31-38.

260. Traverse-Glehen A, Pittaluga S, Gaulard P, et al. Mediastinal gray zone lymphoma: the missing link between classical Hodgkin's lymphoma and mediastinal large B-cell lymphoma. Am J Surg Pathol. 2005;29: 1411-1421.

261. Quintanilla-Martinez L, de Jong D, de Mascarel A, et al. Gray zones around diffuse large B-cell lymphoma. Conclusions based on the workshop of the XIV meeting of the European Association of Hematopathology in Bordeaux, France. J Hematop. 2009;2:211-236.

262. Harris NL. Shades of gray between large B-cell lymphomas and Hodgkin lymphomas: differential diagnosis and biological implications. Mod Pathol. 2013;26:S57-S70.

263. Perrone T, Frizzera G, Rosai J. Mediastinal diffuse large cell lymphoma with sclerosis: a clinicopathologic analysis of 60 cases. Am J Surg Pathol. 1986;10:176-191.

264. Eberle FC, Salaverria I, Steidl C, et al. Gray zone lymphoma: chromosomal aberrations with immunophenotypic and clinical correlations. Mod Pathol. 2011;24:1586-1597.

265. Quintanilla-Martinez L, Fend F. Mediastinal gray zone lymphoma. Haematologica. 2011;96:496-499.

266. Eberle FC, Rodriguez-Canales J, Wei L, et al. Methylation profiling of mediastinal gray zone lymphoma reveals a distinctive signature with elements shared by classical Hodgkin's lymphoma and primary mediastinal large B-cell lymphoma. Haematologica. 2011;96:558-566.

267. Hsi ED, Sup SJ, Alemany C, et al. MAL is expressed in a subset of Hodgkin lymphoma and identifies a population of patients with poor prognosis. Am J Clin Pathol. 2006;125:776-782.

268. Rosenwald A, Wright G, Leroy K, et al. Molecular diagnosis of primary mediastinal B cell lymphoma identifies a clinically favorable subgroup of diffuse large B cell lymphoma related to Hodgkin lymphoma. J Exp Med. 2003;198:851-862.

269. Cazals-Hatem D, André M, Mounier N, et al. Pathologic and clinical features of 77 Hodgkin's lymphoma patients treated in a lymphoma protocol(LNH87). Am J Surg Pathol. 2001;25:297-306.

270. Enblad G, Sandvej K, Lennette E, et al. Lack of correlation between EBV serology and presence of EBV in the Hodgkin and Reed-Sternberg cells of patients with Hodgkin's disease. Int J Cancer. 1997;72:394-397.

271. Cazals-Hatem D, Lepage E, Brice P, et al. Primary mediastinal large B-cell lymphoma: a clinicopathologic study of 141 cases compared with 916 nonmediastinal large B-cell lymphomas, a GELA study. Am J Surg Pathol. 1996;20:877-888.

272. Wilson WH, Pittaluga S, Nicolae A, et al. A prospective study of mediastinal gray-zone lymphoma. Blood. 2014;124:1563-1569.

273. Dunleavy K, Pittaluga S, Maeda LS, et al. Dose-adjusted EPOCH-rituximab therapy in primary mediastinal B-cell lymphoma. N Engl J Med. 2013;368:1408-1416.

274. Adam P, Bonzheim I, Fend F, Quintanilla-Martinez L. Epstein-Barr virus-positive diffuse large B-cell lymphomas of the elderly. Adv Anat Pathol. 2011;18:349-355.

275. Nam-Cha SH, Montes-Moreno S, Salcedo MT, Sanjuan J, Garcia JF, Piris MA. Lymphocyte-rich classical Hodgkin's lymphoma: distinctive tumor and microenvironment markers. Mod Pathol. 2009;22:1006-

1015.

276. Venkataraman G, Raffeld M, Pittaluga S, Jaffe ES. CD15-expressing nodular lymphocyte-predominant Hodgkin lymphoma. Histopathol. 2011;58:803-805.

277. Huppmann AR, Nicolae A, Slack GW, et al. EBV may be expressed in the LP cells of nodular lymphocyte-predominant Hodgkin lymphoma (NLPHL) in both children and adults. Am J Surg Pathol. 2014;38: 316-324.

278. Leoncini L, Del Vecchio MT, Kraft R, et al. Hodgkin's disease and CD30-positive anaplastic large cell lymphomas—a continuous spectrum of malignant disorders. A quantitative morphometric and immunohistologic study. Am J Pathol. 1990;137:1047-1057.

279. Feldman AL, Law ME, Inwards DJ, Dogan A, McClure RF, Macon WR. PAX5-positive T-cell anaplastic large cell lymphomas associated with extra copies of the PAX5 gene locus. Mod Pathol. 2010;23:593-602.

280. Pileri S, Bocchia M, Baroni CD, et al. Anaplastic large cell lymphoma (CD30+/Ki-1+): results of a prospective clinico-pathological study of 69 cases. Br J Haematol. 1994;86:513-523.

281. Vassallo J, Lamant L, Brugieres L, et al. ALK-positive anaplastic large cell lymphoma mimicking nodular sclerosis Hodgkin's lymphoma: report of 10 cases. Am J Surg Pathol. 2006;30:223-229.

282. Deleted in review.

283. Harris NL, Jaffe ES, Diebold J, et al. World Health Organization Classification of Neoplastic Diseases of the Hematopoietic and Lymphoid Tissues: report of the Clinical Advisory Committee Meeting Airlie House, Virginia, November 1997. J Clin Oncol. 1999;17:3835-3849.

284. Williams J, Schned A, Cotelingam JD, Jaffe ES. Chronic lymphocytic leukemia with coexistent Hodgkin's disease. Implication for the origin of the Reed-Sternberg cell. Am J Surg Pathol. 1991;15:33-42.

285. Momose H, Jaffe ES, Shin SS, et al. Chronic lymphocytic leukemia/ small lymphocytic lymphoma with Reed-Sternberg-like cells and possible transformation to Hodgkin's disease. Mediation by Epstein-Barr virus. Am J Surg Pathol. 1992;16:859-867.

286. Kanzler H, Küppers R, Helmes S, et al. Hodgkin and Reed-Sternberg-like cells in B-cell chronic lymphocytic leukemia represent the outgrowth of single germinal-center B-cell-derived clones: potential precursors of Hodgkin and Reed-Sternberg cells in Hodgkin's disease. Blood. 2000;95:1023-1031.

287. Ohno T, Smir BN, Weisenburger DD, et al. Origin of the Hodgkin/Reed-Sternberg cells in chronic lymphocytic leukemia with "Hodgkin's transformation. Blood. 1998;91:1757-1761.

288. Mao ZR, Quintanilla-Martinez L, Raffeld M, et al. IgVH mutational status and clonality analysis of Richter's transformation: diffuse large B-cell lymphoma and Hodgkin lymphoma in association with B-cell chronic lymphocytic leukemia(B-CLL) represent 2 different pathways of disease evolution. Am J Surg Pathol. 2007;31:1605-1614.

289. Fong D, Kaiser A, Spizzo G, Gastl G, Tzankov A. Hodgkin's disease variant of Richter's syndrome in chronic lymphocytic leukaemia patients previously treated with fludarabine. Br J Haematol. 2005;129:199-205.

290. Gonzalez CL, Medeiros LJ, Jaffe ES. Composite lymphoma. A clinicopathologic analysis of nine patients with Hodgkin's disease and B-cell non-Hodgkin's lymphoma. Am J Clin Pathol. 1991;96:81-89.

291. Hansmann ML, Fellbaum C, Hui PK, Lennert K. Morphological and immunohistochemical investigation of non-Hodgkin's lymphoma combined

with Hodgkin's disease. Histopathology. 1989;15:35-48.

292. Jaffe ES, Zarate-Osorno A, Medeiros J. The interrelationship of Hodgkin's disease and non-Hodgkin's lymphomas—lessons learned from composite and sequential malignancies. Semin Diagn Pathol. 1992;9:297-303.

293. Kuppers R, Duhrsen U, Hansmann ML. Pathogenesis, diagnosis, and treatment of composite lymphomas. Lancet Oncol. 2014;15:e435-e446.

294. Bräuninger A, Hansmann M-L, Strickler JG, et al. Identification of common germinal-center B-cell precursors in two patients with both Hodgkin's disease and non-Hodgkin's lymphoma. N Engl J Med. 1999;340:1239-1247.

295. Oshima KSJ, Kato A, Tashiro K, Kikuchi M. Clonal HTLV-1-infected CD4+T-lymphocytes and non-clonal non-HTLV-1-infected giant cells in incipient ATLL with Hodgkin-like histologic features. Int J Cancer. 1997;72:592-598.

296. Eberle FC, Song JY, Xi L, et al. Nodal involvement by cutaneous CD30-positive T-cell lymphoma mimicking classical Hodgkin lymphoma. Am J Surg Pathol. 2012;36:716-725.

297. Nicolae A, Pittaluga S, Venkataraman G, et al. Peripheral T-cell lymphomas of follicular T-helper cell derivation with Hodgkin/Reed-Sternberg cells of B-cell lineage: both EBV-positive and EBV-negative variants exist. Am J Surg Pathol. 2013;37:816-826.

298. Moroch J, Copie-Bergman C, de Leval L, et al. Follicular peripheral T-cell lymphoma expands the spectrum of classical Hodgkin lymphoma mimics. Am J Surg Pathol. 2012;36:1636-1646.

299. Davis TH, Morton CC, Miller-Cassman R, et al. Hodgkin's disease, lymphomatoid papulosis, and cutaneous T-cell clone. N Engl J Med. 1992;326:1115-1122.

300. Kremer M, Sandherr M, Geist B, et al. EBV-negative Hodgkin's lymphoma following mycosis fungoides: evidence for distinct clonal origin. Mod Pathol. 2001;14:91-97.

301. Swerdlow SH. Post-transplant lymphoproliferative disorders: a morphologic, phenotypic and genotypic spectrum of disease. Histopathology. 1992;20:373-385.

302. Kamel OW, Weiss LM, van de Rijn M, et al. Hodgkin's disease and lymphoproliferations resembling Hodgkin's disease in patients receiving long-term low-dose methotrexate therapy. Am J Surg Pathol. 1996;20:1279-1287.

303. Pitman SD, Huang Q, Zuppan CW, et al. Hodgkin lymphoma-like posttransplant lymphoproliferative disorder(HL-like PTLD) simulates monomorphic B-cell PTLD both clinically and pathologically. Am J Surg Pathol. 2006;30:470-476.

304. Nakamura S, Jaffe ES, Swerdlow SH. EBV positive diffuse large B-cell lymphoma of the elderly. In: Swerdlow SH, Campo E, Harris NL, et al., eds. WHO Classification of Tumours of Hematopoietic and Lymphoid Tissues. Lyon, France: IARC Press; 2008:243-244.

305. Oyama T, Ichimura K, Suzuki R, et al. Senile EBV+B-cell lymphoproliferative disorders: a clinicopathologic study of 22 patients. Am J Surg Pathol. 2003;27:16-26.

306. Oyama T, Yamamoto K, Asano N, et al. Age-related EBV-associated B-cell lymphoproliferative disorders constitute a distinct clinicopathologic group: a study of 96 patients. Clin Cancer Res. 2007;13:5124-5132.

307. Dojcinov SD, Venkataraman G, Raffeld M, Pittaluga S, Jaffe ES. EBV positive mucocutaneous ulcer-a study of 26 cases associated with various sources of immunosuppression. Am J Surg Pathol. 2010;34:405-417.

308. Isaacson PG, Schmid C, Pan L, et al. Epstein-Barr virus latent membrane protein expression by Hodgkin and Reed-Sternberg-like cells in acute infectious mononucleosis. J Pathol. 1992;167:267-271.

309. Fellbaum C, Hansmann ML, Lennert K. Lymphadenitis mimicking Hodgkin's disease. Histopathology. 1988;12:253-262.

310. Treetipsatit J, Rimzsa L, Grogan T, Warnke RA, Natkunam Y. Variable Expression of B-cell Transcription Factors in Reactive Immunoblastic Proliferations: a Potential Mimic of Classical Hodgkin Lymphoma. Am J Surg Pathol. 2014;38:1655-1663.

311. Zarate-Osorno A, Jaffe ES, Medeiros LJ. Metastatic nasopharyngeal carcinoma initially presenting as cervical lymphadenopathy. A report of two cases that resembled Hodgkin's disease. Arch Pathol Lab Med. 1992;116:862-865.

第 29 章

病毒相关 B 细胞淋巴组织增殖性疾病

Stefania Pittaluga 和 Jonathan W. Said

　　病毒相关 B 细胞淋巴组织增殖性疾病是一个宽广的谱系，从反应性淋巴结炎到淋巴瘤不等。由于直接病毒作用和免疫系统介导的间接作用，反应性病变往往具有诊断挑战性，甚至貌似淋巴瘤。

　　本章重点介绍 γ-疱疹病毒，即 EBV 和卡波西肉瘤相关疱疹病毒（KSHV），它们分别又称为人类疱疹病毒 4（HHV-4）和人类疱疹病毒 8（HHV-8）。γ-疱疹病毒（EBV 和 KSHV）都能感染 B 淋巴细胞，造成潜伏性感染，通常不产生病毒后代，只表达有限数量的基因[1]。第 30 章讨论病毒相关 T 细胞和 NK 细胞淋巴组织增殖性疾病。

　　原发性或继发性免疫缺陷患者，发生 EBV 相关淋巴组织增殖性疾病/淋巴瘤的风险增加。风险增加似乎是由于免疫系统无法处理病毒感染，可能是由于 T 细胞、NK 细胞或 NKT 细胞的内在缺陷，也可能是由于免疫抑制疗法，如器官移植后（PTLD）。在原发性或继发性免疫缺陷背景下，EBV 相关淋巴组织增殖性疾病在第 54 章和第 55 章讨论。

　　已经明确定义的淋巴瘤实体，如，与 EBV 相关的伯基特淋巴瘤、经典霍奇金淋巴瘤和浆细胞性淋巴瘤，将在单独的章节中讨论。

　　EBV 相关淋巴组织增殖性疾病遍布全球。EBV 经口传播，多数人群在生后数年感染（5 岁时阳性率>90%）。儿童发生的原发性感染通常无症状，或表现为自限性病毒性疾病。在美国

等经济发达国家，原发性感染较少见于幼儿期（40%～65%），年轻成人发病时，症状可能更多，引起急性传染性单核细胞增多症（AIM）（35%～50%）。大多数 AIM 病例在几周内消退，无后遗症，部分患者表现为迁延的临床过程。有时难以区分迁延性 AIM 与慢性活动性 EBV 感染（CAEBV），需要结合临床病理学和 EBV 血清学，并反复检测病毒载量[2]。

29.1　B 细胞型慢性活动性 EBV 感染（CAEBV-B）

29.1.1　定义和背景

　　根据 Straus[3] 的最初描述，B 细胞型慢性活动性 EBV（CAEBV）是指一种慢性或持续性 EBV 感染，其特征包括：严重疾病持续 6 个月以上、EBV 滴度持续升高和 EBV 相关的器官损伤。根据西方的经验，一般认为在 B 细胞中存在持续性 EBV 活性。然而，后来 CAEBV 一词也用于识别亚洲患者出现的类似临床综合征，主要涉及 T 细胞和 NK 细胞的 EBV 感染[4,5]。

　　目前 CAEBV 定义为：①持续 6 个月以上的严重进行性疾病，通常伴有发热、淋巴结病和脾肿大，起病为原发性 EBV 感染，或 EBV 病毒衣壳抗原（VCA≥1：5 120）或早期抗原（EA≥

1∶640)的抗体滴度显著升高,或血液中 EBV DNA 水平显著升高;②淋巴细胞浸润组织(如淋巴结、肺、肝、中枢神经系统、骨髓、眼、皮肤);③受累组织中 EBV DNA、RNA 或蛋白质水平升高;④无任何其他免疫抑制情况。

根据这种定义,西方国家报道的 B 细胞型 CAEBV 病例很少。Kimura 等报告,日本诊断的 CAEBV 只有 3% 是 B 细胞型[6]。

29.1.2　临床特征

在美国,CAEBV-B 患者中位年龄为 23 岁,与 T/NK 细胞型 CAEBV(中位年龄 7 岁)相比,CAEBV-B 患者年龄更大。尽管症状相似,CAEBV-B 往往表现为淋巴结病和脾肿大;但也观察到发热、全血细胞减少和肝炎。与 T/NK 病例不同,这些患者发生进行性低丙种球蛋白血症,通常发生在疾病后期。有趣的是,CAEBV-B 患者也有少数 CD19⁺ 细胞和少量 NK 细胞和 T 细胞(CD4 和 CD8),提示可能存在涉及细胞免疫的遗传缺陷。通常参与 EBV 控制的基因,如 SAP、2B4、SLAM、NTB-A、XIAP、穿孔素和粒溶素,都应该进行突变筛查[7]。其他基因检测有时也能发现潜在的新遗传异常[8]。

CAEBV-B 中的细胞因子谱与 CAEBV-T/NK 中的细胞因子谱相似。两者都具有 Th1 依赖性(TNFα/INFγ)和 Th2 依赖性(IL6 和 IL10)细胞因子。然而,CAEBV-B 患者一般较少出现噬血细胞综合征(1/3 病例)[7]。

29.1.3　病理学

组织学上,淋巴结常表现为类似于多形态 PTLD 的特征,副皮质区扩大,大量免疫母细胞与浆细胞样分化细胞、浆细胞和少数霍奇金样细胞相混杂。EBV 原位杂交显示大量阳性 B 细胞,小至大细胞都有,主要分布于扩大的副皮质区。部分病例进行多次活检,可观察到向单形态 PTLD 样病变的组织学进展。63% 的受试病例有克隆性 Ig 重排[7]。

29.2　EBV⁺弥漫性大 B 细胞淋巴瘤(EBV⁺DLBCL)

29.2.1　定义和背景

EBV⁺DLBCL NOS 最初称为老年 EBV 相关 B 细胞淋巴组织增殖性疾病,在 2008 年第 4 版 WHO 分类中称为老年 EBV⁺DLBCL,是一种 EBV 相关克隆性 B 细胞增生,通常发生在 50 岁以上患者,没有任何已知的免疫缺陷或淋巴瘤病史[9]。随后的研究表明,EBV⁺DLBCL 并非局限于这个年龄组,也能影响没有潜在免疫缺陷或任何其他免疫抑制原因的年轻患者[10-17]。因此第 4 版修订版 WHO 采纳 EBV⁺DLBCL NOS 这一术语。

一般认为老年组(>80 岁)生理老化过程有关,处理病毒感染的能力降低。免疫衰老现象包括多种因素,涉及先天免疫反应和适应性免疫反应。在衰老过程中,多种复杂机制和因素参与免疫系统的重塑,包括:由于缺乏胸腺输出的童贞 T 细胞而导致 T 细胞稳态的变化,病毒特异性 CD8 阳性 T 细胞累积(含有特异性终身记忆细胞),这些细胞共同影响 T 细胞池的组成并降低其多样性[18]。

Oyama 等[19]最初描述,在老年人,EBV⁺淋巴组织增殖性疾病与多形态和单形态 PTLD 非常相似,常有节外表现,总体上呈侵袭性临床行为。EBV⁺细胞为 B 细胞系,常表达 CD30,但不表达 CD15。大多数病例有 2 型 EBV 潜伏期,3 型 EBV 潜伏期相对较少。大宗随访[20]证实,多形态或单形态病例的总体生存率相对差,低于 EBV⁻DLBCL。加上其他研究结果,2008 年 WHO 分类将老年 EBV⁺DLBCL 纳入临时实体。

根据定义,这一类别不包括其他明确的 EBV 相关疾病,如:淋巴瘤样肉芽肿病(LYG)、原发性渗出性淋巴瘤(PEL)、浆母细胞性淋巴瘤(PBL)和慢性炎症相关 DLBCL。

29.2.2　流行病学和病因学

最初报道的病例几乎只发生在日本和韩国[19-21],在其他地区(如拉丁美洲、欧洲、土耳其和美国)也有描述[10,11,14,22,23]。其发生率范围为 2%~14%,在欧洲发病率最低,在日本和拉丁美洲发病率最高[11,20,22]。

DLBCL 中的 EBV⁺率随着年龄而增加,90 岁以上患者 EBV⁺率最高(20%~30%)[24]。少数研究中,年轻患者 EBV⁺率为 6.7%~8%[14,15,17]。

29.2.3　临床特征

中位年龄 71 岁,男女比例 1.5∶1。伴或不伴淋巴结受累的淋巴结外表现很常见(50%~70%),常累及皮肤、肺、扁桃体和胃。根据回顾性研究,临床结局较差,中位总生存期为 24-36 个月[20,21],即使接受利妥昔单抗治疗和化疗也是如此[25,26]。不利的预后因素包括年老(>70 岁)、高 IPI 和非 GCB 表型。然而,尚未评估各种化疗方案的反应率,需要进行前瞻性试验。

较年轻患者(不同研究中≤45 岁或≤50 岁;中位年龄 23 岁)也显示男性优势,但与老年患者不同,较年轻患者几乎只表现为淋巴结疾病[17]。与老年患者相比,较年轻患者临床结局和治疗反应明显更好,大多数患者获得临床缓解[15,17]。

29.2.4　病理学

组织学上,淋巴结或结外部位显示异常的淋巴组织增生,导致原有结构破坏,常有明显坏死。浸润性大细胞的形态学特点可类似中心细胞、免疫母细胞、RS 样细胞、LP 样细胞和少量高度多形性细胞。可识别数种生长方式:一种是单一的大细胞成片分布,符合 DLBCL(单形态亚型)(图 29.1);另一种生长方式的特点是数量不等的大细胞位于丰富的反应性细胞背景中,背景细胞小淋巴细胞、组织细胞、上皮样组织细胞质细胞和少量嗜酸性粒细胞(Oyama 等[19]最初称为多形态亚型)(图 29.2)。组织学可能类似 THRLBCL,而肿瘤细胞类似免疫母细胞或 LP 细胞(图 29.3)。在其他病例下,肿瘤细胞很像 RS 细胞(图 29.4)。罕见类似于多形态 PTLD 的浆细胞样分化。

免疫表型,非典型大细胞常表达全 B 细胞标记物,罕见病例不表达 CD20,但仍然维持着强大的 B 细胞程序,表达 PAX5、OCT-2、BOB-1 和 CD79a(见图 29.1~图 29.4)。它们往往属于非 GCB 表型,不表达 CD10,常表达 IRF4/MUM-1,不同程度地表达 BCL-6。大多数报道病例呈 CD30⁺,往往 CD15⁻。一项研究中,25% 的病例呈 CD15⁺[25]。根据定义,非典型细胞呈 EBV⁺,大多数肿瘤细胞呈 EBER⁺;然而研究中采用了不同的截断值,几项研究中[10,11,21]截断值低至 20% 和 10%,令人怀疑这些病例中病毒是否具有重要的致病作用。LMP-1 在大多数病例中表达(94%),EBNA-2 在 1/3 病例中表达(28%)[20],符合潜伏期Ⅱ型为主。在较年轻患者中也观察到类似的表型[17]。肿瘤细胞经常表达 PD-L1,这种现象也见于 EBV⁺移植后 B 细胞增殖[17,27]。

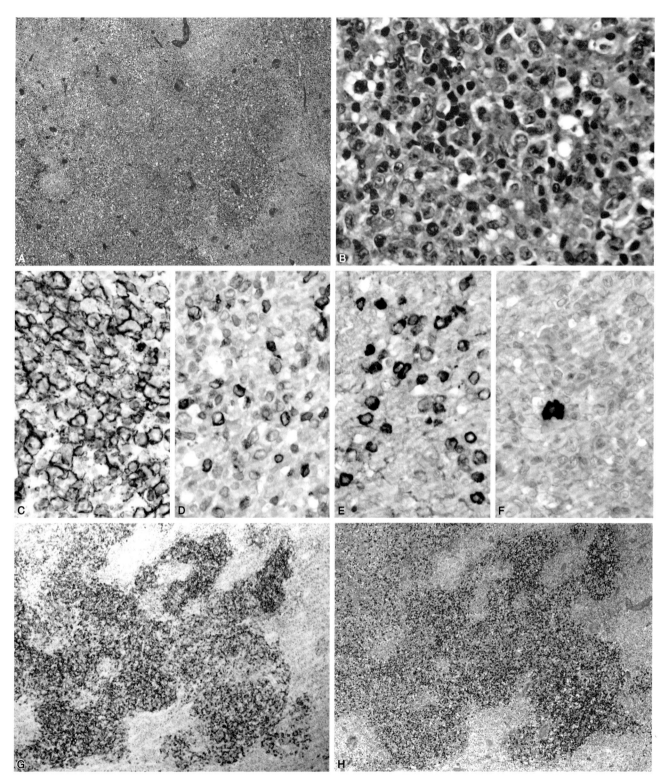

图 29.1　EBV⁺DLBCL,NOS。成片非典型大淋巴细胞和大面积坏死的(A 和 B)。CD20 一致强阳性(C),局灶性浆细胞分化(D,CD79a),以及轻链限制性(E,κ,F;λ)。非典型细胞呈弥漫性 CD30 表达(G),EBV 原位杂交的也呈弥漫性阳性(H)

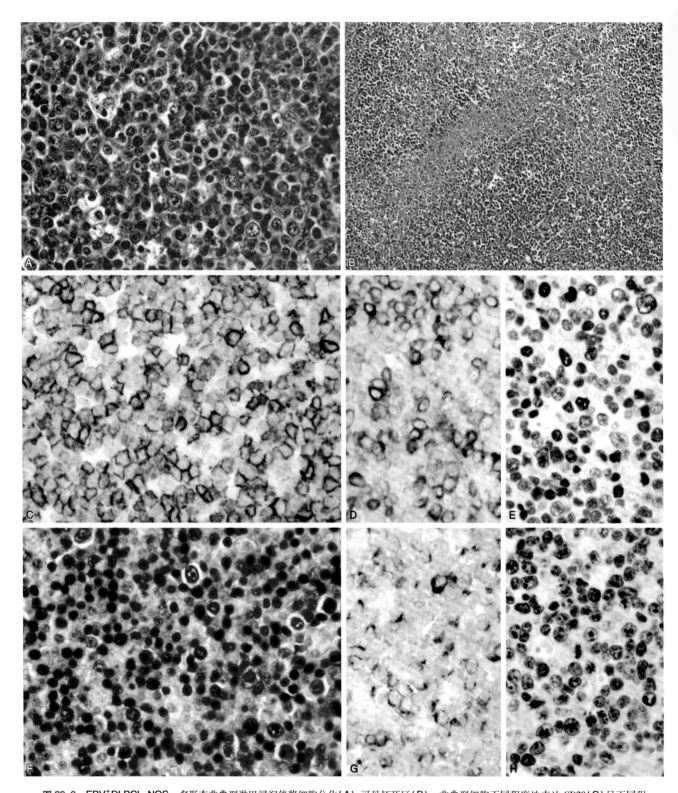

图 29.2 EBV⁺DLBCL，NOS。多形态非典型淋巴浸润伴浆细胞分化（A），可见坏死区（B）。非典型细胞不同程度地表达 CD20（C）呈不同程度的阳性，部分表达 CD79a（D），MUM1/IRF4 弥漫阳性（E）。EBV 编码的 RNA 探针原位杂交检测 EBV，90% 以上非典型细胞阳性（F），部分细胞呈 LMP 阳性（G）。总体上，MIB1 增殖指数高（H）

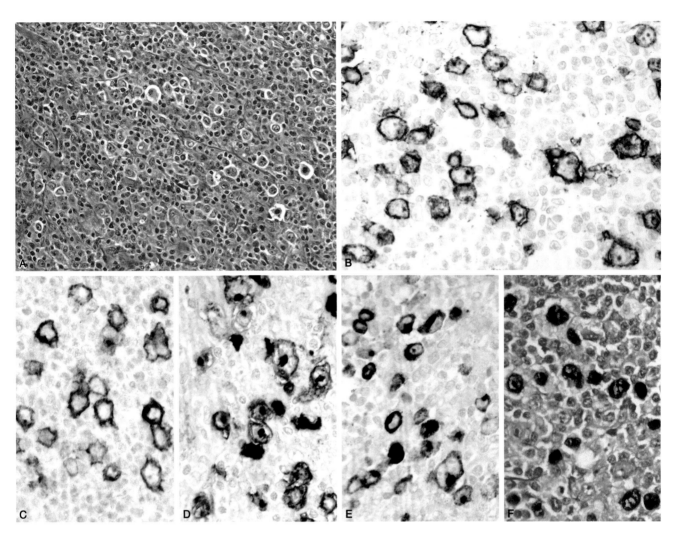

图 29.3　EBV^{+}DLBCL,NOS。A,非典型大细胞出现于组织细胞和小淋巴组织丰富的背景中,类似 THRLBCL。B,非典型大细胞呈 CD20 强阳性,背景中未见明显的小 B 细胞。这些细胞也表达 CD30(C)、CD15(D)、LMP(E)和 ERBR(F)

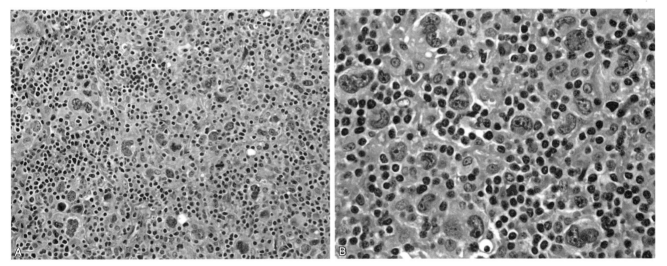

图 29.4　EBV^{+}DLBCL,NOS。A 和 B,非典型大细胞伴 RS 样细胞,位于组织细胞和小淋巴组织丰富的背景中

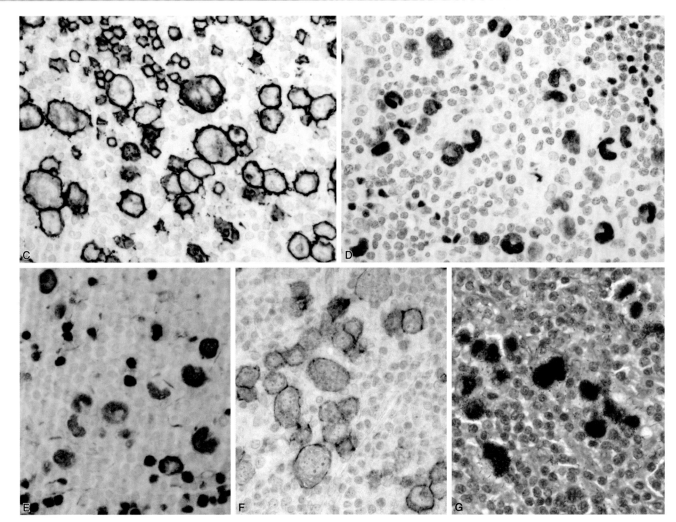

图 29.4(续)　这些细胞呈 CD20(C)和 OCT-2(D)一致性强阳性,PAX5 不一致阳性(E)但染色强度不如小 B 细胞。F 和 G,CD30 和 EBER 也呈阳性

PD-L1 与 PD-1 在 T 细胞上结合,可能导致一种免疫抑制环境,阻止免疫监视,即使是没有免疫抑制的患者也是如此。

在反应性背景中出现 RS 样细胞可能提示 CHL。与 CHL 相比,老年 EBV⁺DLBCL 更常见于结外部位,常见坏死;所有病例均表现出强大的 B 细胞程序,大多数病不表达 CD15[20,25]。较年轻患者更难诊断,因部分病例主要表现为淋巴结疾病并有霍奇金样特征。出现 RS 样细胞也可能常见于由 EBV 驱动的其他细胞增殖,特别免疫抑制患者。大约一半的受试病例检测到克隆性 Ig 基因重排。

29.3　EBV 黏膜皮肤溃疡

老年人中发现的一些 EBV⁺B 细胞增殖具有自限性,特征是出现黏膜皮肤溃疡,临床过程缓慢,自行消退率高[25]。这种现象很可能是由于局部免疫监测降低。类似病变也见于移植后患者[28]和医源性免疫抑制患者[25]。有趣的是,在检测了 EBV 病毒载量的病例中,外周血病毒载量低,进一步支持这种病变仅限于局部[28]。最初报道中,中位年龄 77 岁(范围 42~101 岁),女性多于男性[29]。

这些孤立性溃疡往往累及皮肤、口咽黏膜或胃肠道[28,29]。组织学上,它们有明显的界线,溃疡床上覆盖一层炎性浸润物,其中含有成簇的非典型大细胞,常有 HRS 样特征。在表型上,非典型大细胞不同程度地表达 CD20 且 CD30 强阳性,几乎一半病例呈 CD15 阳性,原位杂交检测 EBV 一致阳性。病变底部常有大量 T 细胞,使得这些溃疡呈现清晰的界限。45% 病例自发消退。所有有医源性免疫抑制和有效随访的患者对减轻免疫抑制都有反应(见第 55 章)。

29.4　慢性炎症相关性 DLBCL

29.4.1　定义

慢性炎症相关性 DLBCL 发生在长期慢性炎症的背景下,并与 EBV 相关。它通常涉及体腔或封闭腔隙(如囊肿)。脓胸相关淋巴瘤(PAL)是这种形式 DLBCL 的原型。

29.4.2　流行病学

PAL 是胸膜形成肿块的 EBV 相关 DLBCL,发生在长期感染(脓胸)的患者中,由人工气胸引起,用于治疗肺结核或结核性胸膜炎[30,31]。它是一种罕见的淋巴瘤,在日本较常见,因广泛使用人工气胸治疗肺结核,但在西方也有描述[32-34]。患者通常 70 多岁,男性占显著优势(男女比例 12.3:1)[30]。

29.4.3　病因学

PAL 总是 EBV[30,34-39]，呈潜伏期 III 型模式，表达 EBNA-2 和 LMP1[31,32,35,36,40,41]。推测慢性炎症可能提供一种局部致病菌环境，使 EBV[+] B 细胞增殖并经历恶性转化[35]。PAL 无 HHV-8 相关性，这与 PEL 不同[32,38]。

29.4.4　临床特征

患者有长期的慢性脓胸病史，可表现为胸痛、发热、咳嗽、呼吸困难或胸壁肿瘤。从感染开始到发生淋巴瘤的中位间隔时间为 37 年（20~64 年）[30,31]。预后差，总生存率仅为 20%~35%[30,31]；但分期及其他并发症对预后有影响。I 期患者单纯性手术切除可治愈[31]。

29.4.5　形态学和免疫表型

典型表现为非典型大淋巴细胞弥漫性增殖，与其他 DLBCL 无法区分（图 29.5）。细胞质可显示浆细胞样分化[32]。免疫组化，肿瘤细胞表达 CD45 和全 B 细胞标记物。IRF4/MUM1 和 CD13 通常也呈阳性，但缺乏 CD10 和 BCL6，这符合 GC 后或晚期 GC 表型[32]。偶尔出现双表型，即除了表达全 B 细胞标记物，也异常表达 T 细胞标记（CD2、CD3 或 CD4）[32]，但基因重排证实 B 细胞起源。

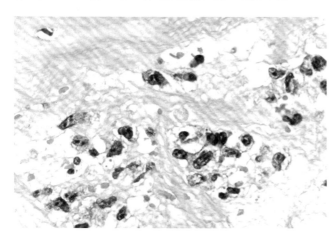

图 29.5　脓胸相关淋巴瘤（慢性炎症相关 DLBCL）。非典型大细胞埋陷于硬化性间质和纤维素中

29.4.6　遗传学

PAL 具有 Ig 基因重排，无持续性体细胞突变的证据[35,42]。PAL 基因组不稳定[43,44]，31% 脓胸相关 DLBCL 病例 A20 缺失[45]。基因表达谱与其他 DLBCL 不同，其中 IFI27 差异最显著[46]。71% 的病例检测到 TP53 突变，最常见于双嘧啶位点，34% 的病例检测到 myc 扩增[41]。

29.4.7　其他炎症相关淋巴瘤

EBV[+] 大细胞淋巴瘤也可能出现在其他慢性炎症或化脓性疾病中，包括骨髓炎、慢性皮肤溃疡、金属植入物、外科网片置换和封闭腔隙（如囊肿）[47-52]。慢性炎症发病或植入外源性物质至恶性淋巴瘤发生的时间间隔一般在 10 年以上。其中一些病例偶然发现于其他手术过程中，如睾丸假囊肿[51] 或卵巢囊性畸胎瘤[52]。这些相关发现可能生有重要的临床意义，并强调获得准确的临床病史非常重要，避免过度治疗。

29.5　淋巴瘤样肉芽肿病

29.5.1　定义和背景

淋巴瘤样肉芽肿病（LYG）最初由 Liebow[53] 等描述，为一种罕见的血管中心性和血管破坏性 EBV 相关淋巴组织增殖性疾病。Liebow 等发明了这个术语，以区分 Wegener 肉芽肿（WG）。两者在肺部具有相似的临床与放射学特点。他们认为 LYG 主要是血管破坏性疾病，并可进展为淋巴瘤[53]。

典型的浸润细胞是在 T 细胞为主的背景下散在分布 EBV[+] 非典型 B 细胞[54]。常见血管改变，伴淋巴细胞浸润血管壁及不同程度的坏死。根据 EBV[+] B 细胞的数量进行分级[9,55]。由于该病变以 T 细胞为主并且常有细胞异型性，最初认为它是 T 细胞淋巴瘤。Liebow 等[53] 首先推测 LYG 与 EBV 相关，并注意到 LYG 常有某些免疫缺陷疾病的特征。Katzenstein 和 Peiper 使用 PCR 技术首先报道 LYG 病变中存在 EBV[56]。Guinee 等[54,57] 用原位杂交技术显示出 EBV 定位于 B 细胞，但一些病例中 EBV[+] 细胞数量很少。目前，尚不确定 LYG 是一种独特的、罕见的临床病理实体，还是 EBV[+] B 细胞淋巴增生性疾病的一部分。

29.5.2　流行病学

多数大 LYG 发生于其他方面健康的个体，散发于原发和继发性免疫缺陷的患者。有报道 LYG 与 Wiskott-Aldrich 综合征、HIV 感染和 AIDS、人类 T 细胞白血病病毒（HTLV）感染，以及化疗和器官移植后医源性免疫缺陷有关。这些研究导致对没有潜在免疫缺陷的 LYG 受累个体也要进行免疫功能的评估。研究发现，对 EBV 体液免疫和细胞免疫均受损，提示 LYG 患者不能有效地控制 EBV 诱导的 B 细胞增殖[58]。

LYG 通常发生于成人，但有极少数发生于儿童的报道[59]。大多数情况下发生于 40~60 岁。男女之比为 2:1[60-62]。LYG 无种族倾向，这与 EBV[+] T 细胞和 NK 细胞淋巴增殖性疾病不同。

29.5.3　临床特征

肺是最易受累的器官，几乎所有患者都表现为肺受累症状，其他部位包括 CNS、皮肤、肝和肾[61,62]。淋巴结肿大、脾肿大和骨髓受累均不常见[61,62]。因此，如果报告淋巴结受累，则诊断可疑[62]。

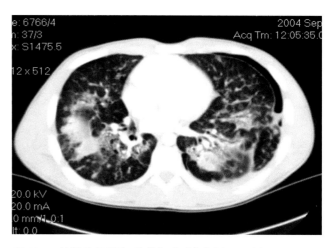

图 29.6　LYG 肺部 MRI。肺结节，有时伴中央坏死，最常见于下肺野

症状通常没有特异性(即咳嗽、呼吸困难或胸痛),并可能导致延误诊断。放射学检查,肺部病变以双肺为特征,结节大小不一,从数毫米至数厘米不等,偶尔伴空腔(图29.6)。病变大多双侧分布,最常中、下叶[61,62]。CNS受累的患者可能最初无症状,随着时间的推移,可能会出现精神错乱、痴呆、共济失调、偏瘫、癫痫或颅神经相关症状。脑部CT扫描可能显示异常,如肿块或多个皮质梗死;也可能是正常[63]。皮肤表现包括斑块、丘疹和结节[64](图29.7)。

几乎所有患者都有EBV暴露的血清学证据,但病毒载量的中位数通常较低[62],这与其他EBV驱动的淋巴组织增殖性疾病不同。

29.5.4　病理学

最典型的组织学特征见于肺结节。所有病变均以血管为中心,并伴有不同程度的血管侵犯和血管破坏。血管壁常见纤维素样坏死。浸润细胞包括多种形态,小淋巴细胞、组织细胞和非典型大淋巴细胞相混杂。即使出现浆细胞也不明显,而中性粒细胞、嗜酸性粒细胞、多核巨细胞或肉芽肿不出现。坏死较常见,程度不一。坏死呈梗死样和凝固性坏死,通常集中在受累血管上,含有核碎屑,但无中性粒细胞;这明显不同于WG的坏死病变(图29.8)[65]。

EBV⁺B细胞是LYG的特征,细胞大小不一,类似淋巴细胞或免疫母细胞,偶尔像HRS细胞。脑、肾和肝的病变类似于肺,而皮肤病变不同[64]。患者多表现为皮下或真皮结节,15%患者具有特异性更差的斑块样病变,后者呈真皮浅层皮肤附属器周围和血管周围淋巴细胞浸润,就像萎缩性硬化性苔藓。皮下病变类似淋巴组织细胞性脂膜炎,有或无多核巨细胞。部分病例可出现坏死。通常没有EBV⁺细胞。

LYG的分级取决于EBV⁺B细胞所占比例[9],有重要临床意义[55,66]。一般来说,1级和2级病变采用改善宿主免疫系统的策略,而3级病变需要化疗,对免疫调节疗法没有反应。1级

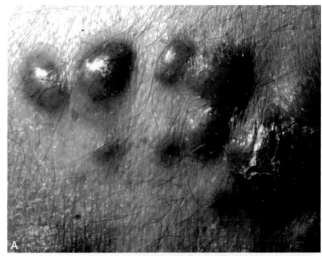

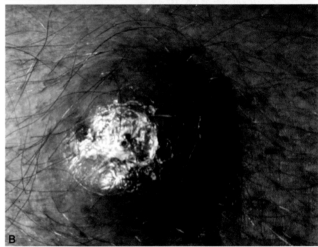

图29.7　LYG皮肤表现。常见丘疹结节性病变,较大结节可出现溃疡

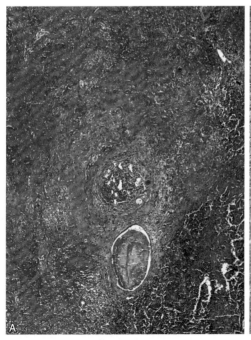

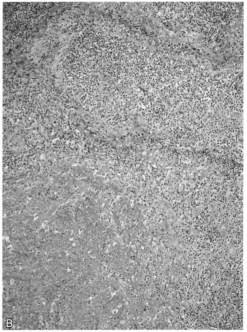

图29.8　LYG血管受累。A,坏死性结节常有堵塞的或破坏的血管,周围有致密淋巴细胞浸润。**B,**淋巴细胞浸润血管的中层和内膜。相邻的肺实质坏死

病变含有多种类型的淋巴细胞浸润,非典型大淋巴细胞很少,1/3 病例有局灶坏死[62];CD20 免疫染色有助于显示大细胞。通过 EBER 探针原位杂交,EBV+ 细胞<5/HPF。无 EBV+ 细胞的病例,诊断 LYG 应慎重,应出现密集的血管中心性 T 细胞浸润,并且临床高度怀疑。

2 级和 3 级病变不难诊断,容易识别 EBV+ 非典型大细胞,常有丰富的 T 细胞浸润。坏死比 1 级病变更常见。在同一结节内和不同结节之间,EBV+ 细胞的数量和分布有所变化。在 3 级病变中,非典型大细胞数量更多,可形成小簇聚集或更大聚集灶(图 29.9)。EBV+ 非典型大细胞形成一致的细胞群,缺乏丰富的 T 细胞组成的多形态背景,应归入 DLBCL,已超出 LYG 当前的定义范围。

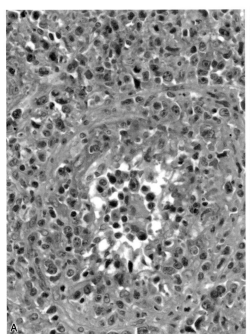
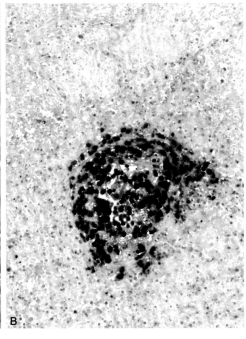

图 29.9　LYG 3 级病变。A,大淋巴细胞浸润并破坏血管。B,同一病例 EBER 原位杂交。存活的非典型细胞呈一致性 EBER +,大面积坏死区肿瘤无反应是由于 RNA 较难保存

表型方面,EBV+ 非典型大 B 细胞 CD20、PAX5 或 CD79a,可能 CD30+,但是 CD15— 有助于排除 CHL。大部分小淋巴细胞为 CD3+T 细胞,以 CD4+ 细胞为主,但也可出现 CD8+T 细胞。根据 LMP-1、EBNA-2 和 ZEBRA 的免疫组化表达,常见的 EBV 潜伏期模式是Ⅲ型[62]。通过分子技术检测 Ig 基因克隆性,2 级和 3 级病变比 1 级病变更明显,可能由于 1 级病变 EBV+ 细胞很少[62]。

LYG 的鉴别诊断包括肺的其他淋巴瘤、炎症及感染性疾病(框 29.1)。

框 29.1　淋巴瘤样肉芽肿(LYG)的鉴别诊断

移植后淋巴增殖性疾病(PTLD)
- B 细胞丰富,而不是 B 细胞稀少
- T 细胞相对减少
- 可有相似的凝固性坏死模式
- 医源性免疫抑制病史

经典型霍奇金淋巴瘤(CHL)
- Hodgkin-Reed-Sternberg(HRS)细胞出现于以淋巴细胞、组织细胞、浆细胞和嗜酸粒细胞所形成的背景中
- HRS 细胞可能 EBER+ 或 EBER-
- HRS 细胞 CD30+、CD15+、CD20+、PAX5+、CD79a-

慢性炎症相关性 DLBCL(脓胸相关的淋巴瘤,PAL)
- 胸膜病变,无原发性肺病变
- EBV+ 大 B 细胞伴少量炎症背景
- 肺结核或其他慢性感染致纤维化的病史

结外 NK 细胞/T 细胞淋巴瘤
- 淋巴细胞浸润伴明显坏死,可能类似 LYG
- EBV+,但不表达 B 细胞标记
- 表达 CD3、CD56 和细胞毒标记

外周 T 细胞淋巴瘤-非特指(PTCL-NOS)
- 成熟的异型 T 细胞浸润,CD4+ 或 CD8+
- T 细胞显示细胞异型性

- 克隆性 T 细胞受体基因重排阳性
- EBER+ 细胞缺乏或者罕见
- 常有淋巴结累及或系统性疾病的其他证据

肺的炎性假瘤
- 常为单发肺病变
- 混合性炎症细胞浸润,无细胞异型性
- 多克隆性浆细胞
- 常见纤维化,罕见坏死

Wegener 肉芽肿
- 栅栏状肉芽肿围绕地图样坏死区
- 炎性浸润含丰富的中性粒细胞,可形成微脓肿
- 纤维素样血管坏死少见
- 毛细血管炎是有用的诊断特征

过敏性脉管炎和肉芽肿(Churg-Strauss 综合征)
- 坏死性血管炎伴嗜酸粒细胞性肺炎
- 肉芽肿性炎伴巨细胞
- 淋巴细胞相对稀疏
- 慢性支气管哮喘

间质性肺炎
- 肺结构完整,无结节性病变
- 间质淋巴细胞、组织细胞、成纤维细胞浸润,符合原发病的类型[55]

29.6　KSHV/HHV-8 相关淋巴组织增殖性疾病

20 多年前,通过代表性差异分析(RDA)在卡波西肉瘤(KS)病变中首次发现了 KSHV,确定了 KSHV 特有的两个 DNA 序列(KS330-Bam 和 KS631-Bam)[67,68]。普通人群中血清流行率较低,但已证实一些少见的淋巴组织增殖性疾病与 KSHV 直接相关(框 29.2)。

框 29.2　与 KSHV 相关的淋巴组织增殖性疾病
嗜生发中心淋巴组织增殖性疾病(GLPD)
淋巴结卡波西肉瘤
多中心性 Castleman 病
HHV-8⁺弥漫性大 B 细胞淋巴瘤,NOS
原发性渗出性淋巴瘤
体腔外原发性渗出性淋巴瘤

29.6.1　多中心性 Castleman 病(MCD)

MCD 包括一组异质的系统性疾病,因细胞因子(特别是 IL-6)过度产生而导致的形态学良性的淋巴细胞增殖[69]。KSHV 在 HIV⁺ 和 HIV⁻ 患者中均与 MCD 相关[70,71],表现为 AIDS 背景下的 MCD 病例。一组患者表现为与 KSHV 无关的特发性 MCD,可能与细胞因子激活的替代机制有关。

在 HIV 患者的 MCD 病例中,KSHV 与性传播和卡普西肉瘤的发生具有强相关性[72]。发病机制可能与产生病毒性 IL-6 有关,其结构类似人 IL-6,使人 IL-6 和 IL-10 的功能失调[73,74]。MCD 最常见于老年患者,主要是男性,表现为淋巴结病和体质症状。伴有 MCD 的 AIDS 病患者可发生继发性恶性肿瘤,最常见的是 KS 和 NHL。

形态学

淋巴结显示不同程度的萎缩和透明血管滤泡,滤泡间血管增生,在滤泡间区有明显的浆细胞浸润。图 29.10 显示了一个萎缩滤泡,滤泡间区明显扩大并有特征性成片的成熟浆细胞。浆细胞蔓延至淋巴结髓质(图 29.11),常有细胞质包涵体(Russell 体)和晶体,提示高分泌状态。滤泡可出现洋葱皮结构和明显的穿透性细静脉,这是 Castleman 病的典型表现(图 29.12A 和 B)。MCD 总是具有 KSHV 感染的浆母细胞,主要与 GC 的套区有关(见图 29.12C 和 D)[75,76]。浆母细胞在重排的 Ig 基因中不含有体细胞突变,一般认为起源于 KSHV 感染的套区童贞 B 细胞。

免疫表型

KSHV RNA 存在于单型 IgM λ 浆母细胞中(见图 29.12D),通常为 CD20⁻ 和 CD138⁺。一般认为这些浆母细胞在

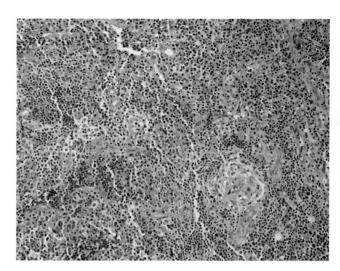

图 29.10　KSHV 相关 MCD 显示萎缩的滤泡,滤泡间区明显扩大,滤泡间区有成片成熟浆细胞是特征改变

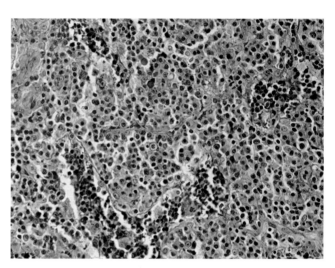

图 29.11　MCD,有成片成熟浆细胞蔓延至淋巴结髓质,常有细胞质包涵体(Russell 体)和晶体,提示高分泌状态

IL-6 信号通路激活后增殖[76]。单细胞分析表明,尽管具有轻链单型性,但它们仍然保持多克隆性。

浆母细胞可扩大形成簇状,曾称为微淋巴瘤,由成簇的感染 KSHV 的浆母细胞组成(图 29.13A 和 B)。这些浆细胞总是 λ 限制的,但可能多克隆或寡克隆(见图 29.13C)。可进展为明确的淋巴瘤,后者是单克隆。在 MCD 背景下发生的大 B 细胞淋巴瘤可能是 KSHV 感染浆母细胞的克隆性扩增。其特征是成片大细胞片,具有母细胞样核、突出的核仁和双染性细胞质(图 29.14A)。这些细胞不表达 CD45 和 CD20,表达 KSHV 潜伏相关核抗原(LANA)(见图 29.14B)和细胞质轻链 Ig(见图 29.14C)。在修订版 WHO 分类中,该实体的首选术语是 HHV-8⁺DLBCL,NOS。

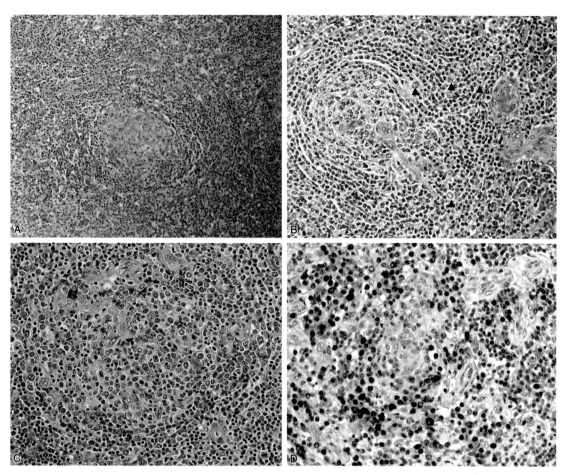

图 29.12　HIV 相关 MCD。A,典型的透明血管滤泡,有穿透性小静脉。**B,** Castleman 病的一个滤泡,有一条穿透的小静脉和扩大的套区,单个大的淋巴细胞或浆母细胞(箭头)。**C,** MCD 有许多浆细胞,包括成簇浆细胞。**D,**免疫染色,浆母细胞呈 HHV-8 潜伏期相关核抗原(LANA)阳性

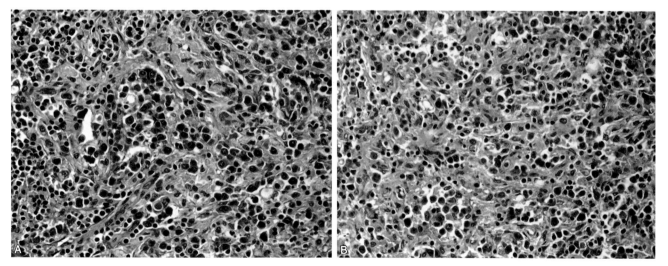

图 29.13　KSHV 相关 MCD 累及脾脏和淋巴结。脾出现大量的成簇浆母细胞(A)的簇状物中,浸润淋巴结(B)

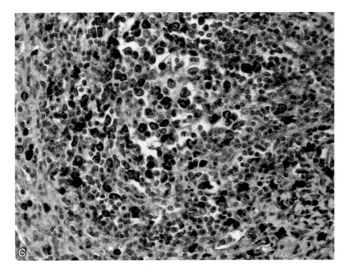

图 29.13(续)　这些浆细胞呈 λ 轻链限制性,但保持多克隆性(C)

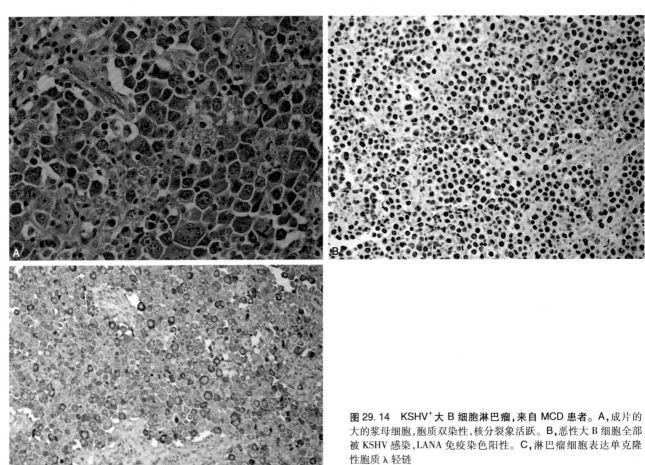

图 29.14　KSHV⁺大 B 细胞淋巴瘤,来自 MCD 患者。A,成片的大的浆母细胞,胞质双染性,核分裂象活跃。B,恶性大 B 细胞全部被 KSHV 感染,LANA 免疫染色阳性。C,淋巴瘤细胞表达单克隆性胞质 λ 轻链

29.6.2　原发性渗出性淋巴瘤(PEL)

定义

PEL 是一种独特的临床病理实体,表现为恶性渗出,通常累及胸腔、腹膜或心包腔。通过分子技术筛查一大组 HIV 相关淋巴瘤,首次证实 KSHV 与 PEL 之间的联系[77]。与 KS 病例相比,PEL 中 KSHV 序列的拷贝数显著增多。电镜检查发现肿瘤细胞核和胞质内由 100~115nm 衣壳和中心核组成的病毒颗粒(图 29.15A)[78-80]。福尔马林固定组织切片、免疫组织化学也能显示病毒,LANA 或其他病毒抗原(包括病毒 IL6)的抗体呈阳性(见图 29.15B)。

大多数 PEL 病例发生于成年男性 AIDS 病患者,同性恋是危险因素,但 PEL 病例也发生于其他情形和女性[78,81]。在骨

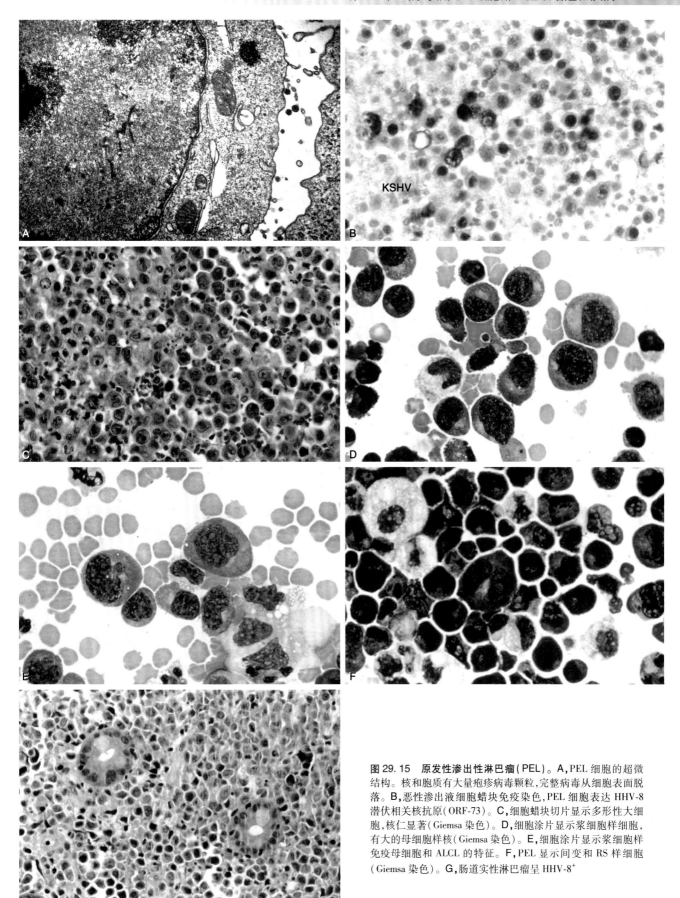

图 29.15　原发性渗出性淋巴瘤（PEL）。A,PEL 细胞的超微结构。核和胞质有大量疱疹病毒颗粒,完整病毒从细胞表面脱落。B,恶性渗出液细胞蜡块免疫染色,PEL 细胞表达 HHV-8 潜伏相关核抗原（ORF-73）。C,细胞蜡块切片显示多形性大细胞,核仁显著（Giemsa 染色）。D,细胞涂片显示浆细胞样细胞,有大的母细胞样核（Giemsa 染色）。E,细胞涂片显示浆细胞样免疫母细胞和 ALCL 的特征。F,PEL 显示间变和 RS 样细胞（Giemsa 染色）。G,肠道实性淋巴瘤呈 HHV-8[+]

髓移植后也可发生 KSHV 感染[82],和实性器官移植后发生的 PEL 病例也有报道[83]。

发病机制

HIV 相关 PEL 的风险组与 KS 相似,大约 1/3 PEL 患者可检测到 KS 病变[84]。KSHV 的血清阳性率远高于包括 PEL 在内的 KSHV 相关疾病的发病率,因此,包括免疫抑制在内的其他因素也参与了发病机制[85]。在 HIV 背景下发生的 PEL 总是与 EBV 相关,但 EBV 不是发病所必需[84,86-88]。在 HIV 阴性患者中发现罕见的 HHV-8 阳性和 EBV 阴性 PEL[78,89]。病毒 IIL-6 能促进细胞增殖和存活,并且促血管生成[90]。KSHV 基因组至少包含两种潜在的癌基因:一种是细胞型细胞周期蛋白 D,类似于参与套细胞淋巴瘤发病的 CCN1 癌基因,另一种与细胞 G 蛋白偶联受体(GCR)蛋白质家族同源[91]。蛋白组学分析,在 PEL 分泌物(细胞调节介质)中鉴定的蛋白质涉及炎症/免疫反应,具有潜在致病意义[92,93]。

临床特征

HIV 相关 PEL 往往发生在老年患者(50 岁以后),并发病阶段比伯基特淋巴瘤要晚一些。患者常有严重的免疫抑制(T 细胞<100/mm^3),大多数患者已有 AIDS 的表现,包括机会性感染。患者表现为淋巴瘤性积液(胸膜、心包或腹水),无实质肿块[81,84,94-97]。大多数患者的疾病局限于体腔,但可能会延伸至邻近器官,如肺、软组织、局部淋巴结和骨髓,可出现在起病初期或晚期疾病。预后差,大部分在诊断后 1 年内死亡。有证据表明,由于 T 细胞识别和杀灭效率低下,PEL 在体内很难控制[98]。

形态学

PEL 肿瘤细胞与 B 细胞免疫母细胞淋巴瘤和 ALCL 有相似之处,包括大细胞伴有多倍体和分叶核、突出核仁和丰富的两染性或浆细胞样胞质(见图 29.15C、D 和 E)。偶见多核 RS 样细胞(见图 29.15F)。相关实性肿瘤中的细胞形态学类似恶性积液。

免疫表型

PEL 具有独特的免疫表型,肿瘤细胞表达 CD45 和活化相关抗原,如 HLA-DR 和 CD30,但大多数 B 系细胞抗原(包括 CD20、CD19 和表面 Ig)不表达(表 29.1)。缺失 B 细胞抗原可能反映 B 细胞分化的终末阶段,如,PAX5、CD38 和 CD138 的表达缺失[99]。罕见的 KSHV 阳性淋巴瘤表达 T 细胞抗原,包括 CD3、CD2、CD5 和 CD7[80]。

表 29.1　PEL 的免疫表型

TdT(T 细胞和 B 细胞分化的前体阶段)	-
CD45(白细胞共同抗原)*	+(95%的病例)
B 细胞抗原(CD19,CD20,CD22)	-
PAX5	-
Ig	-(80%的病例)
T 细胞抗原(CD2,CD3,CD5,CD7)	-/+†
RS 细胞相关抗原(CD15)	-
活化抗原(HLA-DR,EMA,CD30,CD38,CD138,CD77)	+

*实性 PEL 病例(体腔外 KSHV 相关大 B 细胞淋巴瘤)较少表达 CD45,频繁表达 B 细胞抗原,包括 CD20 和 CD79a。

†罕见的双表型病例同时表达 T 细胞和 B 细胞抗原。

遗传学特征

具有 Ig 重链基因重排,少数病例兼有 Ig 和 T 细胞受体的基因重排[80]。在 PEL 中没有 MYC 参与,也缺乏 BCL6 基因重排和 RAS 癌基因或 TP53 肿瘤抑制基因突变[84]。细胞遗传学研究显示多个染色体异常[100],提示肿瘤转化可能是由于次级分子事件。

鉴别诊断

在没有肿瘤肿块的情况下,淋巴瘤表现为积液是少见现象,但并非所有病例都与 KSHV 有关[101]。据报道,在煤矿工人长期炎症后,以及在人工气胸或结核性胸膜炎后,胸膜腔发生 PAL[32,102]。它们没有 KSHV 相关性,但像 PEL 一样,它们由浆细胞样分化 B 细胞组成,并与 EBV 相关[103]。

与 KSHV 或 HIV 无关的基于 PEL 样积液的淋巴瘤偶见于老年患者,通常伴有慢性炎症或液体过载状态(如肝硬化)[104,105]。这些淋巴瘤多累及腹腔,预后比 PEL 好。其中约 1/3 病例显示 MYC 异常[106]。这些病例与 EBV⁺PAL 病例不同,通常有胸腹膜肿块。有时,伯基特淋巴瘤可能累及 HIV 患者的体腔,但这些病例有 MYC 基因重排,与 KSHV 无关。为诊断 PEL,需要结合临床、形态学和表型,并通过 PCR 或免疫染色证实 KSHV 相关性。

29.6.3　体腔外 PEL

罕见情况下,淋巴结发生等同于 PEL 的淋巴瘤(见图 29.15G),以实性肿块的形式出现于结外部位,如没有积液的胃肠道[99,107]。这些淋巴瘤在临床表现、与 HIV 相关性、形态和表型、与 EBV 共相关以及克隆性 Ig 基因重排等方面与典型 PEL 病例相似。在高达 25%的病例中,实性 KSHV 阳性淋巴瘤可能缺乏 CD45,但表达 B 细胞抗原的频率高于 PEL,包括 CD20、CD79a、CD138 和 Ig[99,107]。与 PEL 相似,这些病例可能存在 T 细胞标记物的异常表达,特别是 CD3,可能导致误诊。

与 PEL 相似,实性淋巴瘤具有间变性或免疫母细胞/浆细胞样形态,也可能类似 ALCL(见图 29.15)[108]。在某些病例中,可能有窦内浸润或血管腔浸润,因而貌似转移癌或 ALCL[109]。正如 PEL,缺失 B 细胞抗原可能与 B 细胞分化的终末期有关,如,pax5 表达缺失[99]。MYC、BCL2、CCND1 和 BCL6 无异常,且 EBV⁺。不同于其他出现浆母细胞形态的淋巴瘤,它们兼有 EBV 和 KSHV。与 PEL 相比,发生 KSHV⁺实性淋巴瘤的 HIV⁺患者免疫抑制程度可能更轻,生存率更高[99]。

29.6.4　嗜生发中心淋巴组织增殖性疾病(GLPD)

GLPD 的特征是发生在无 HIV 或其他免疫缺陷综合征病史的患者[110-112]。患者出现局部淋巴结病,放疗或化疗效果好[112]。尽管保留了淋巴结结构,但 GC 可能被大细胞不同程度地取代,大细胞有泡状核和明显核仁(图 29.16A 和 B)。这些细胞表现为从浆母细胞样特征到更明显的间变性形态。这些细胞不表达 CD45、CD20、CD138、BCL6 和 CD10,但 κ 或 λ 轻链染色呈单型性。尽管如此,Ig 基因重排呈多克隆或寡克隆模式[110]。而 MCD 中的浆细胞尽管呈多克隆性,但始终是 λ 限制性。GCB 细胞兼有 KSHV 和 EBV 感染(见图 29.16B 和 C)。

表 29.2 对比了 MCD、MCD 相关大 B 细胞淋巴瘤(MCD-LBCL)、PEL、体腔外 PEL 和 GLPD 的主要特征和表型。

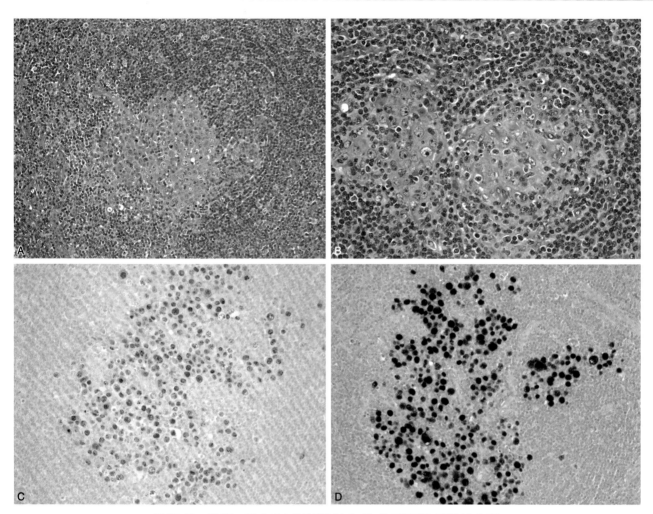

图 29.16 GLPD。GC 含有大的母细胞(A 和 B),呈 KSHV⁺ 和 EBV⁺(C 和 D)

表 29.2 MCD、MCD-LBCL*、PEL、体腔外 PEL 和 GLPD 的主要特征和表型

	MCD 和 MCD-LBCL	PEL 和体腔外 PEL	GLPD
临床表现	全身淋巴结病 脾肿大	PEL 渗出液;体腔外 PEL 实性肿瘤	局部淋巴结病
细胞起源	童贞 B 细胞,滤泡外浆母细胞	已穿过 GC 的终末期前 B 细胞	优先累及 GC 的 GCB 细胞/浆母细胞
EBER	-	+	+
全 B 细胞标记	-	PEL-,体腔外 PEL 多数病例-	-
Ig 表达	IgM λ	PEL-,25%体腔外 PEL 病例+	单型性 κ 或 λ;任何重链
Ig 基因重排	MCD 多克隆或寡克隆;淋巴瘤单克隆	单克隆	多克隆或寡克隆
PAX5	-	-	-
BCL6/CD10	-	-	-
PRDM1/BLIMP1	+	+	+
伴有 HIV	+	多数,非全部病例	-
预后	不一,明确淋巴瘤差	差	好

*伴 MCD 的大 B 细胞淋巴瘤在修订版 WHO 分类中优选术语为 HHV-8⁺DLBCL,NOS。
MCD,多中心性 Castleman 病;PEL,原发性渗液性淋巴瘤;LBCL,大 B 细胞淋巴瘤;GLPD,嗜生发中心淋巴组织增殖性疾病。
-,阴性;+,阳性。

29.6.5 KS累及淋巴结

即使没有皮肤病变，KS也可能累及淋巴结[72]。见第60章。

精华和陷阱

- 无论是否存在免疫缺陷，EBV相关淋巴组织增殖性疾病可能具有类似的、通常呈多态或浆母细胞样形态。
- EBV⁺DLBCL可发生在任何年龄，包括年轻患者，无明显的免疫缺陷特征。
- EBV⁺淋巴组织增殖性疾病可能具有异常表型，表达T细胞抗原和CD15。
- 任何累及皮肤或黏膜部位的EBV⁺淋巴组织增殖性疾病，鉴别诊断应包括黏膜皮肤溃疡。
- HRS样细胞常见于EBV相关淋巴组织增殖性疾病，可能与CHL难以鉴别。
- 诊断EBV相关淋巴组织增殖性疾病时，非典型细胞而不是背景细胞群应表达EBV。
- KSHV⁺淋巴组织增殖性疾病包括一个疾病谱系，包括GLPD、MCD（伴或不伴浆母细胞聚集）、HHV-8⁺PEL和体腔外PEL。
- GLPD与体腔外PEL具有某些相同特征，但缺乏Ig基因重排。
- MCD中浆母细胞是轻链限制的，所有病例都表达IgM λ；尽管呈轻链限制性，但仍是多克隆性。
- HHV-8 LANA染色对于鉴别PEL和体腔外PEL病例至关重要，因为其他淋巴瘤，包括出现积液的淋巴瘤，可能具有相似的形态。

（薛德彬 译）

参考文献

1. Cesarman E. Gammaherpesviruses and lymphoproliferative disorders. Annu Rev Pathol. 2014;9:349-372.

2. Cohen JI. Epstein-Barr virus infection. N Engl J Med. 2000;343:481-492.

3. Straus SE. Acute progressive Epstein-Barr virus infections. Annu Rev Med. 1992;43:437-449.

4. Okano M, Matsumoto S, et al. Severe chronic active Epstein-Barr virus infection syndrome. Clin Microbiol Rev. 1991;4:129-135.

5. Kimura HY, Hoshino Y, et al. Clinical and virologic characteristics of chronic active Epstein-Barr virus infection. Blood. 2001;98:280-286.

6. Kimura HT, Morishima T, et al. Prognostic factors for chronic active Epstein-Barr virus infection. J Infect Dis. 2003;187:527-533.

7. Cohen JI, Jaffe ES, et al. Characterization and treatment of chronic active Epstein-Barr virus disease: a 28-year experience in the United States. Blood. 2011;117:5835-5849.

8. Cohen JI, Niemela JE, Stoddard JL, et al. Late-onset severe chronic active EBV in a patient for five years with mutations in STXBP2(MUNC18-2) and PRF1(perforin 1). J Clin Immunol. 2015;35:445-448.

9. Swerdlow S, Campo HE, et al. WHO Classification of Tumours of Haematopoietic and Lymphoid Tissues. Lyon, France: IARC Press; 2008.

10. Hoeller S, Tzankov A, et al. Epstein-Barr virus-positive diffuse large B-cell lymphoma in elderly patients is rare in Western populations. Hum Pathol. 2010;41:352-357.

11. Beltran B, Castillo EJ, et al. EBV-positive diffuse large B-cell lymphoma of the elderly: a case series from Peru. Am J Hematol. 2011;86:663-667.

12. Wada N, Ikeda J, et al. Epstein-Barr virus in diffuse large B-cell lymphoma in immunocompetent patients in Japan is as low as in Western Countries. J Med Virol. 2011;83:317-321.

13. Cohen M, De Matteo E, et al. Epstein-Barr virus presence in pediatric diffuse large B-cell lymphoma reveals a particular association and latency patterns: analysis of viral role in tumor microenvironment. Int J Cancer. 2013;132:1572-1580.

14. Cohen M, Narbaitz M, et al. Epstein-Barr virus-positive diffuse large B-cell lymphoma association is not only restricted to elderly patients. Int J Cancer. 2014;135:2816-2824.

15. Hong JY, Yoon DH, et al. EBV-positive diffuse large B-cell lymphoma in young adults: is this a distinct disease entity? Ann Oncol. 2015;26:548-555.

16. Uccini S, Al-Jadiry MF, et al. Epstein-Barr virus-positive diffuse large B-cell lymphoma in children: a disease reminiscent of Epstein-Barr virus-positive diffuse large B-cell lymphoma of the elderly. Hum Pathol. 2015;46:716-724.

17. Nicolae A, Pittaluga S, Abdullah S, Steinberg SM, Pham TA, Davies-Hill T, Xi L, Raffeld M, Jaffe ES. EBV-positive large B-cell lymphomas in young patients: a nodal lymphoma with evidence for a tolerogenic immune environment. Blood. 2015;126:863-872.

18. Sansoni P, Vescovini R, et al. The immune system in extreme longevity. Exp Gerontol. 2008;43:61-65.

19. Oyama T, Ichimura K, et al. Senile EBV+B-cell lymphoproliferative disorders: a clinicopathologic study of 22 patients. Am J Surg Pathol. 2003;27:16-26.

20. Oyama T, Yamamoto K, et al. Age-related EBV-associated B-cell lymphoproliferative disorders constitute a distinct clinicopathologic group: a study of 96 patients. Clin Cancer Res. 2007;13:5124-5132.

21. Park S, Lee J, et al. The impact of Epstein-Barr virus status on clinical outcome in diffuse large B-cell lymphoma. Blood. 2007;110:972-978.

22. Hofscheier AA, Ponciano A, et al. Geographic variation in the prevalence of Epstein-Barr virus-positive diffuse large B-cell lymphoma of the elderly: a comparative analysis of a Mexican and a German population. Mod Pathol. 2011;24:1046-1054.

23. Ozsan N, Cagirgan S, et al. Epstein-Barr virus EBV positive diffuse large B cell lymphoma of the elderly-experience of a single center from Turkey. Pathol Res Pract. 2013;209:471-478.

24. Shimoyama Y, Yamamoto K, et al. Age-related Epstein-Barr virus-associated B-cell lymphoproliferative disorders: special references to lymphomas surrounding this newly recognized clinicopathologic disease. Cancer Sci. 2008;99:1085-1091.

25. Dojcinov SD, Venkataraman G, et al. Age-related EBV-associated lymphoproliferative disorders in the Western population: a spectrum of reactive lymphoid hyperplasia and lymphoma. Blood. 2011;117:4726-4735.

26. Sato AN, Nakamura N, et al. Clinical outcome of Epstein-Barr virus-positive diffuse large B-cell lymphoma of the elderly in the rituximab era. Cancer Sci. 2014;105:1170-1175.

27. Chen BJ, Chapuy B, Ouyang J, Sun HH, Roemer MG, Xu ML, Yu H, Fletcher CD, Freeman GJ, Shipp MA, Rodig SJ. PD-L1 expression is characteristic of a subset of aggressive B-cell lymphomas and virus-associated malignancies. Clin Cancer Res. 2013;19:3462-3473.

28. Hart M, Thakral B, et al. EBV-positive mucocutaneous ulcer in organ

transplant recipients: a localized indolent posttransplant lymphoproliferative disorder. Am J Surg Pathol. 2014;38:1522-1529.

29. Dojcinov SD, Venkataraman G, et al. EBV positive mucocutaneous ulcer—a study of 26 cases associated with various sources of immunosuppression. Am J Surg Pathol. 2010;34:405-417.

30. Nakatsuka S, Yao M, et al. Pyothorax-associated lymphoma: a review of 106 cases. J Clin Oncol. 2002;20:4255-4260.

31. Narimatsu H, Ota Y, et al. Clinicopathological features of pyothorax-associated lymphoma: a retrospective survey involving 98 patients. Ann Oncol. 2007;18:122-128.

32. Petitjean B, Jardin F, et al. Pyothorax-associated lymphoma: a peculiar clinicopathologic entity derived from B cells at late stage of differentiation and with occasional aberrant dual B-and T-cell phenotype. Am J Surg Pathol. 2002;26:724-732.

33. Androulaki A, Drakos E, et al. Pyothorax-associated lymphoma PAL: a western case with marked angiocentricity and review of the literature. Histopathology. 2004;44:69-76.

34. Aozasa K. Pyothorax-associated lymphoma. Int J Hematol. 1996;65:9-16.

35. Fukayama M, Ibuka T, et al. Epstein-Barr virus in pyothorax-associated pleural lymphoma. Am J Pathol. 1993;143:1044-1049.

36. Sasajima Y, Yamabe H, et al. High expression of the Epstein-Barr virus latent protein EB nuclear antigen-2 on pyothorax-associated lymphomas. Am J Pathol. 1993;143:1280-1285.

37. Martin A, Capron F, et al. Epstein-Barr virus-associated primary malignant lymphomas of the pleural cavity occurring in longstanding pleural chronic inflammation. Hum Pathol. 1994;25:1314-1318.

38. Cesarman E, Nador RG, et al. Kaposi's sarcoma-associated herpesvirus in non-AIDS related lymphomas occurring in body cavities. Am J Pathol. 1996;149:53-57.

39. Molinie V, Pouchot J, et al. Primary Epstein-Barr virus-related non-Hodgkin's lymphoma of the pleural cavity following long-standing tuberculous empyema. Arch Pathol Lab Med. 1996;120:288-291.

40. Taniere P, Manai A, et al. Pyothorax-associated lymphoma: relationship with Epstein-Barr virus, human herpes virus-8 and body cavity-based high grade lymphomas. Eur Respir J. 1998;11:779-783.

41. Yamato H, Ohshima K, et al. Evidence for local immunosuppression and demonstration of c-myc amplification in pyothorax-associated lymphoma. Histopathology. 2001;39:163-171.

42. Takakuwa T, Tresnasari K, et al. Cell origin of pyothorax-associated lymphoma: a lymphoma strongly associated with Epstein-Barr virus infection. Leukemia. 2008;22:620-627.

43. Ham MF, Takakuwa T, et al. Condensin mutations and abnormal chromosomal structures in pyothorax-associated lymphoma. Cancer Sci. 2007;98:1041-1047.

44. Tresnasari K, Takakuwa T, et al. Telomere dysfunction and inactivation of the p16INK4a/Rb pathway in pyothorax-associated lymphoma. Cancer Sci. 2007;98:978-984.

45. Ando M, Sato Y, et al. A20 TNFAIP3 deletion in Epstein-Barr virus-associated lymphoproliferative disorders/lymphomas. PLoS ONE. 2013;8:e56741.

46. Nishiu M, Tomita Y, et al. Distinct pattern of gene expression in pyothorax-associated lymphoma PAL, a lymphoma developing in long-standing inflammation. Cancer Sci. 2004;95:828-834.

47. Copic-Bergman C, Niedobitek G, et al. Epstein-Barr virus in B-cell lymphomas associated with chronic suppurative inflammation. J Pathol. 1997;183:287-292.

48. Cheuk W, Chan AC, et al. Metallic implant-associated lymphoma: a distinct subgroup of large B-cell lymphoma related to pyothorax-associated lymphoma? Am J Surg Pathol. 2005;29:832-836.

49. Fujimoto M, Haga H, et al. EBV-associated diffuse large B-cell lymphoma arising in the chest wall with surgical mesh implant. Pathol Int. 2008;58:668-671.

50. Loong F, Chan AC, et al. Diffuse large B-cell lymphoma associated with chronic inflammation as an incidental finding and new clinical scenarios. Mod Pathol. 2010;23:493-501.

51. Boroumand N, Ly TL, et al. Microscopic diffuse large B-cell lymphoma DLBCL occurring in pseudocysts: do these tumors belong to the category of DLBCL associated with chronic inflammation? Am J Surg Pathol. 2012;36:1074-1080.

52. Valli R, Froio E, et al. Diffuse large B-cell lymphoma occurring in an ovarian cystic teratoma: expanding the spectrum of large B-cell lymphoma associated with chronic inflammation. Hum Pathol. 2014;45:2507-2511.

53. Liebow AA, Carrington CR, et al. Lymphomatoid granulomatosis. Hum Pathol. 1972;3:457-558.

54. Guinee D, Jaffe JE, et al. Pulmonary lymphomatoid granulomatosis. Evidence for a proliferation of Epstein-Barr virus infected B-lymphocytes with a prominent T-cell component and vasculitis. Am J Surg Pathol. 1994;18:753-764.

55. Wilson WH, Kingma DW, et al. Association of lymphomatoid granulomatosis with Epstein-Barr viral infection of B lymphocytes and response to interferon-alpha 2b. Blood. 1996;87:4531-4537.

56. Katzenstein AL, Peiper SC. Detection of Epstein-Barr virus genomes in lymphomatoid granulomatosis: analysis of 29 cases by the polymerase chain reaction technique. Mod Pathol. 1990;3:435-441.

57. Guinee DG Jr, Perkins SL, Travis WD, Holden JA, Tripp SR, Koss MN. Proliferation and cellular phenotype in lymphomatoid granulomatosis: implications of a higher proliferation index in B cells. Am J Surg Pathol. 1998;22:1093-1100.

58. Sordillo PP, Epremian B, et al. Lymphomatoid granulomatosis: an analysis of clinical and immunologic characteristics. Cancer. 1982;49:2070-2076.

59. Tacke ZC, Eikelenboom MJ, et al. Childhood lymphomatoid granulomatosis: a report of 2 cases and review of the literature. J Pediatr Hematol Oncol. 2014;36:e416-e422.

60. Katzenstein AL, Carrington CB, et al. Lymphomatoid granulomatosis: a clinicopathologic study of 152 cases. Cancer. 1979;43:360-373.

61. Katzenstein AL, Doxtader E, et al. Lymphomatoid granulomatosis: insights gained over 4 decades. Am J Surg Pathol. 2010;34:e35-e48.

62. Song JY, Pittaluga S, et al. Lymphomatoid granulomatosis—a single institute experience: pathologic findings and clinical correlations. Am J Surg Pathol. 2015;39:141-156.

63. Patsalides AD, Atac G, et al. Lymphomatoid granulomatosis: abnormalities of the brain at MR imaging. Radiology. 2005;237:265-273.

64. Beaty MW, Toro J, et al. Cutaneous lymphomatoid granulomatosis: correlation of clinical and biologic features. Am J Surg Pathol. 2001;25:1111-1120.

65. Hoffman GS, Kerr GS, et al. Wegener granulomatosis: an analysis of 158 patients. Ann Intern Med. 1992;116:488-498.

66. Roschewski M, Wilson WH. Lymphomatoid granulomatosis. Cancer J. 2012;18:469-474.

67. Moore PS, Chang Y. Kaposi's sarcoma findings. Science. 1995;270:15.

68. Russo JJ, Bohenzky RA, et al. Nucleotide sequence of the Kaposi sarcoma-associated herpesvirus HHV8. Proc Natl Acad Sci U S A. 1996;9325:14862-14867.

69. Fajgenbaum DC, van Rhee F, et al. HHV-8-negative, idiopathic multicentric Castleman disease: novel insights into biology, pathogenesis, and therapy. Blood. 2014;123:2924-2933.

70. Karcher D, Alkan S. Herpes-like DNA sequences, AIDS-related tumors, and Castleman's disease. N Engl J Med. 1995;333:797-798, author reply 798-799.

71. Soulier J, Grollet L, et al. Kaposi's sarcoma-associated herpesvirus-like DNA sequences in multicentric Castleman's disease. Blood. 1995;86:1276-1280.

72. Harris NL. Hypervascular follicular hyperplasia and Kaposi's sarcoma in patients at risk for AIDS. N Engl J Med. 1984;310:462-463.

73. An JA, Lichtenstein K, et al. The Kaposi sarcoma-associated herpesvirus KSHV induces cellular interleukin 6 expression: role of the KSHV latency-associated nuclear antigen and the AP1 response element. Blood. 2002;99:649-654.

74. Uldrick TS, Polizzotto MN, et al. Recent advances in Kaposi sarcoma herpesvirus-associated multicentric Castleman disease. Curr Opin Oncol. 2012;24:495-505.

75. Dupin NT, Diss L, et al. HHV-8 is associated with a plasmablastic variant of Castleman disease that is linked to HHV-8-positive plasmablastic lymphoma. Blood. 2000;95:1406-1412.

76. Du M, Liu QH, et al. Kaposi sarcoma-associated herpesvirus infects monotypic IgM lambda but polyclonal naive B cells in Castleman disease and associated lymphoproliferative disorders. Blood. 2001;97:2130-2136.

77. Cesarman E, Chang Y, et al. Kaposi's sarcoma-associated herpesvirus-like DNA sequences in AIDS-related body-cavity-based lymphomas. N Engl J Med. 1995;332:1186-1191.

78. Said J, Tasaka WT, et al. Primary effusion lymphoma in women: report of two cases of Kaposi's sarcoma herpes virus-associated effusion-based lymphoma in human immunodeficiency virus-negative women. Blood. 1996;88:3124-3128.

79. Said J, Chien WK, et al. Ultrastructural characterization of human herpesvirus 8 Kaposi's sarcoma-associated herpesvirus in Kaposi's sarcoma lesions: electron microscopy permits distinction from cytomegalovirus CMV. J Pathol. 1997;182:273-281.

80. Said JW, Shintaku IP, et al. Herpesvirus 8 inclusions in primary effusion lymphoma: report of a unique case with T-cell phenotype. Arch Pathol Lab Med. 1999;123:257-260.

81. Green I, Espiritu E, et al. Primary lymphomatous effusions in AIDS: a morphological, immunophenotypic, and molecular study. Mod Pathol. 1995;8:39-45.

82. Gluckman E, Parquet N, et al. KS-associated herpesvirus-like DNA sequences after allogeneic bone-marrow transplantation. Lancet. 1995;346:1558-1559.

83. Jones D, Ballestas ME, et al. Primary-effusion lymphoma and Kaposi's sarcoma in a cardiac-transplant recipient. N Engl J Med. 1998;339:444-449.

84. Nador RG, Cesarman E, et al. Primary effusion lymphoma: a distinct clinicopathologic entity associated with the Kaposi's sarcoma-associated herpes virus. Blood. 1996;88:645-656.

85. Cannon M, Cesarman E. Kaposi's sarcoma-associated herpes virus and acquired immunodeficiency syndrome-related malignancy. Semin Oncol. 2000;27:409-419.

86. Teruya-Feldstein J, Zauber P, et al. Expression of human herpesvirus-8 oncogene and cytokine homologues in an HIV-seronegative patient with multicentric Castleman's disease and primary effusion lymphoma. Lab Invest. 1998;78:1637-1642.

87. Aoki Y, Jaffe ES, et al. Angiogenesis and hematopoiesis induced by Kaposi's sarcoma-associated herpesvirus-encoded interleukin-6. Blood. 1999;93:4034-4043.

88. Cobo F, Hernandez S, et al. Expression of potentially oncogenic HHV-8 genes in an EBV-negative primary effusion lymphoma occurring in an HIV-seronegative patient. J Pathol. 1999;189:288-293.

89. Song JY, Jaffe ES. HHV-8-positive but EBV-negative primary effusion lymphoma. Blood. 2013;12223:3712.

90. Chen D, Gao Y, et al. Human herpesvirus 8 interleukin-6 contributes to primary effusion lymphoma cell viability via suppression of proapoptotic cathepsin D, a cointeraction partner of vitamin K epoxide reductase complex subunit 1 variant 2. J Virol. 2014;88:1025-1038.

91. Cesarman E, Mesri EA, et al. Viral G protein-coupled receptor and Kaposi's sarcoma: a model of paracrine neoplasia? J Exp Med. 2000;191:417-422.

92. Carbone A, Volpi CC, et al. Extracavitary KSHV-positive solid lymphoma: a large B-cell lymphoma within the spectrum of primary effusion lymphoma. Am J Surg Pathol. 2013;37:1460-1461.

93. Gloghini A, Volpi CC, et al. Primary effusion lymphoma: secretome analysis reveals novel candidate biomarkers with potential pathogenetic significance. Am J Pathol. 2014;184:618-630.

94. Knowles DM, Chamulak GA, et al. Lymphoid neoplasia associated with the acquired immunodeficiency syndrome AIDS. The New York University Medical Center experience with 105 patients 1981-1986. Ann Intern Med. 1988;108:744-753.

95. Knowles DM, Inghirami G, et al. Molecular genetic analysis of three AIDS-associated neoplasms of uncertain lineage demonstrates their B-cell derivation and the possible pathogenetic role of the Epstein-Barr virus. Blood. 1989;73:792-799.

96. Walts AE, Shintaku IP, et al. Diagnosis of malignant lymphoma in effusions from patients with AIDS by gene rearrangement. Am J Clin Pathol. 1990;94:170-175.

97. Nador RG, Cesarman GE, et al. Herpes-like DNA sequences in a body-cavity-based lymphoma in an HIV-negative patient. N Engl J Med. 1995;333:943.

98. Sabbah S, Jagne YJ, et al. T-cell immunity to Kaposi sarcoma-associated herpesvirus: recognition of primary effusion lymphoma by LANA-specific CD4+T cells. Blood. 2012;119:2083-2092.

99. Chadburn A, Hyjek E, et al. KSHV-positive solid lymphomas represent an extra-cavitary variant of primary effusion lymphoma. Am J Surg Pathol. 2004;28:1401-1416.

100. Ansari MQ, Dawson DB, et al. Primary body cavity-based AIDS-related lymphomas. Am J Clin Pathol. 1996;105:221-229.

101. Hermine O, Michel M, et al. Body-cavity-based lymphoma in an HIV-seronegative patient without Kaposi's sarcoma-associated herpesvirus-like DNA sequences. N Engl J Med. 1996;334:272-273.

102. Nakamura S, Sasajima Y, et al. Ki-1 CD30 positive anaplastic large cell

lymphoma of T-cell phenotype developing in association with long-standing tuberculous pyothorax: report of a case with detection of Epstein-Barr virus genome in the tumor cells. Hum Pathol. 1995;26: 1382-1385.

103. Ohsawa M,Tomita Y,et al. Role of Epstein-Barr virus in pleural lymphomagenesis. Mod Pathol. 1995;8:848-853.

104. Rodriguez J, Romaguera JE, et al. Primary effusion lymphoma in an HIV-negative patient with no serologic evidence of Kaposi's sarcoma virus. Leuk Lymphoma. 2001;41:185-189.

105. Alexanian S, Said J, et al. KSHV/HHV8-negative effusion-based lymphoma,a distinct entity associated with fluid overload states. Am J Surg Pathol. 2013;372:241-249.

106. Kashiwagi T, Minagawa K, et al. HIV-negative, HHV-8-unrelated primary effusion lymphoma-like lymphoma with genotypic infidelity and c-MYC expression. Ann Hematol. 2014;93:1609-1610.

107. Pan ZG, Zhang QY, et al. Extracavitary KSHV-associated large B-cell lymphoma:a distinct entity or a subtype of primary effusion lymphoma?

Study of 9 cases and review of an additional 43 cases. Am J Surg Pathol. 2012;36:1129-1140.

108. Katano H,Sato Y,et al. Expression and localization of human herpesvirus 8-encoded proteins in primary effusion lymphoma,Kaposi's sarcoma,and multicentric Castleman's disease. Virology. 2000;269:335-344.

109. Courville EL,Sohani AR,Hasserjian RP,et al. Diverse clinicopathologic features in human herpesvirus 8-associated lymphomas lead to diagnostic problems. Am J Clin Pathol. 2014;142:816-829.

110. Du MQ,Diss TC,et al. KSHV-and EBV-associated germinotropic lymphoproliferative disorder. Blood. 2002;100:3415-3418.

111. D'Antonio A,Boscaino A,et al. KSHV-and EBV-associated germinotropic lymphoproliferative disorder:a rare lymphoproliferative disease of HIV patient with plasmablastic morphology,indolent course and favourable response to therapy. Leuk Lymphoma. 2007;48:1444-1447.

112. Oh J,Yoon H,et al. A case of successful management of HHV-8+EBV+ germinotropic lymphoproliferative disorder GLD. Int J Hematol. 2012; 95:107-111.

第 30 章

病毒相关 T 细胞和 NK 细胞肿瘤

Young Hyeh Ko, John K. C. Chan, Leticia Quintanilla-Martinez

Epstein-Barr 病毒(EBV)是一种广泛存在疱疹病毒,具有亲 B 细胞性。超过 90% 的人感染过 EBV,并持续终生。初次感染通常无症状,发生于早年。当有症状时,通常是一种自限性疾病,发生在青少年或青年成人,表现为急性传染性单核细胞增多症(IM)。IM 的特征包括:受感染 B 细胞呈多克隆性扩增,伴有细胞毒性 T 细胞反应,这是由抗原驱动的 CD8 阳性 T 细胞的寡克隆扩增。对 EBV 反应所产生的 CD8$^+$T 细胞的数量和质量对控制感染至关重要。在体内,除了感染 B 细胞、T 细胞和自然杀伤(NK)细胞,EBV 还能感染上皮细胞和间充质细胞。T 细胞和 NK 细胞受感染后,可导致几种与 EBV 相关的淋巴组织增殖性疾病(LPD),它们的疾病表现通常取决于 EBV 感染细胞的类型和宿主免疫状态。EBV$^+$T 细胞和 NK 细胞 LPD 包括了一系列具有广泛临床病理学谱的疾病实体。

慢性活动性 EBV(CAEBV)感染最初被描述为一种慢性或持续性 EBV 感染相关的疾病,在急性 EBV 感染后持续 6 个月以上,具有严重的 IM 样症状,EBV 滴度升高,并有器官损伤的证据,但没有潜在的免疫缺陷(见第 29 章)。最初认为 EBV 感染的目标是 B 细胞,但随后的研究表明,这种疾病与 T 细胞感染的相关性更强,而与 NK 细胞感染不太相关。文献中"T/NK 细胞慢性活性 EBV 感染"这个术语涵盖一个广泛的疾病谱系,包括系统性多克隆或单克隆病变(T 细胞;αβ 或 γδ 细胞,和 NK 细胞)和皮肤病变,后者又包括种痘水疱病样 T/NK LPD(通常是 T 细胞起源)和重度蚊虫叮咬超敏反应(通常是 NK 细胞起源)[1-5]。在修订版第 4 版 WHO 分类中,提议采用"种痘水疱病样 T/NK 淋巴增殖性疾病"这个术语,包括种痘水疱病(惰性型)和种痘水疱病样 T 细胞淋巴瘤[6,6a]。它们是同一疾病的连续阶段,不能根据临床或形态学特征可靠地分开。

儿童系统性 EBV$^+$T 细胞 LPD 是原发性 EBV 感染后发生的一种克隆性 EBV 感染 T 细胞增殖性疾病的暴发性形式。第 4 版 WHO 分类将儿童系统性 T 细胞 LPD 视为肿瘤;为了阐明这种疾病的侵袭性,在第 4 版修订版中,该术语改为系统性 EBV$^+$T 细胞淋巴瘤[6a]。系统性 EBV$^+$T 细胞淋巴瘤与侵袭性 NK 细胞白血病具有相似的临床和病理特征,但起源细胞系不同;前者是 T 细胞起源,后者是 NK 细胞起源。儿童 EBV 相关噬血细胞性淋巴组织细胞增多症(hemophagocytic lymphohistio-cytosis,HLH)是一种由 EBV 感染引起免疫反应失调而导致的过度炎症综合征,它非常难以鉴别,与其他类似病变常有交叉重叠的特征。尽管部分病例中已证实存在 EBV 感染的克隆性 T 细胞,但患者通常对治疗有反应,部分病例呈自限性过程,在急性期后可完全恢复。

在 2008 年 WHO 分类中,侵袭性 NK 细胞白血病和结外 NK/T 细胞淋巴瘤被认为是 EBV$^+$T 细胞或 NK 细胞淋巴瘤/白血病的原型。鼻型结外 NK/T 细胞淋巴瘤主要累及结外部位,主要累及上消化道呼吸道。主要累及淋巴结的 EBV$^+$细胞毒性 T 细胞或 NK 细胞淋巴瘤是罕见的,将在淋巴结 T/NK 细胞淋巴瘤的章节讨论。本章详细介绍所有这些疾病的临床病理特征(框 30.1)。

框 30.1　EBV 相关 T 细胞和 NK 细胞 LPD 的分类

EBV 相关炎症综合征
　　EBV 相关噬血细胞性淋巴组织细胞增多症
CAEBV 型 T/NK 细胞病
　　系统性 CAEBV
　　CAEBV 的皮肤形式
　　　　重度蚊虫叮咬超敏反应
　　　　种痘水疱病样 T/NK 细胞 LPD
恶性 T/NK 细胞疾病
　　儿童系统性 EBV$^+$T 细胞淋巴瘤(肿瘤性和暴发性,T 细胞)
　　侵袭性 NK 细胞白血病(肿瘤性和暴发性,NK 细胞)
　　结外 NK/T 细胞淋巴瘤,鼻型
　　淋巴结 T/NK 细胞淋巴瘤(暂定)

CAEBV,慢性活动性 EBV 感染;EBV,Epstein-Barr 病毒;LPD,淋巴组织增殖性疾病;NK,自然杀伤。

30.1　EBV 相关噬血细胞性淋巴组织细胞增多症

噬血细胞性淋巴组织细胞增多症(HLH)是一种临床病理综合征,包括免疫反应明显失调和高细胞因子血症。HLH 在临床上以发热、脾肿大和细胞减少为特征,并伴有噬血细胞增多症的组织学证据,这导致血清铁蛋白、乳酸脱氢酶和可溶性 CD25 的水平极高[7-9]。该病分为原发性(遗传)型[10]和继发性(获得性)型。继发性 HLH 发生于感染、风湿或恶性肿瘤等情形下[7-9]。EBV 相关 HLH 约占所有 HLH 的 40%[11,12],是最常见的继发性 HLH 类型。除了满足 HLH-2004 指南中的标准外,在血液或组织中检测到 EBV 也可以确定诊断[7,8,13]。EBV 相关 HLH 可能与基础疾病(如原发性 HLH、T/NK 细胞淋巴瘤/白血病、CAEBV 或儿童系统性 EBV$^+$T 细胞淋巴瘤)有关。然而,儿童 EBV 相关 HLH 通常发生在原发性 EBV 感染的背景下,无基础疾病[8,9,14](框 30.2)。

框 30.2　EBV 相关 HLH 的主要诊断特征

定义
- EBV 感染引起免疫反应失调而导致的过度炎症综合征

诊断标准
- 血液或组织中的高 EBV 负荷
- 符合 HLH 2004 指南:发热;脾肿大;外周血 3 个谱系中至少 2 个谱系的血细胞减少;高铁蛋白血症;高甘油三酯血症和/或低纤维蛋白原血症;骨髓、脾脏或淋巴结内的噬血现象;NK 细胞活性低或不存在;CD25 水平高。诊断需要 8 个标准中的 5 个

临床特征和行为
- 在亚洲流行
- 通常发生在无基础疾病的儿童(中位年龄 3.9 岁)原发性 EBV 感染情况下
- 通常是致命的,但根据 HLH 2004 治疗方案,90% 儿童可以得到有效控制
- 预后不良因素包括高胆红素血症、高铁蛋白血症或细胞遗传学异常

形态学
- 骨髓、肝脏和脾脏中吞噬血细胞的组织细胞增多
- 无异型性 EBER$^+$T 细胞浸润骨髓和肝窦

免疫表型和基因型
- EBV 主要位于 T 细胞
- 浸润 T 细胞表达 CD8 和粒酶 B
- 常见 EBV 感染 T 细胞呈现克隆性

30.1.1　流行病学

儿童 EBV 相关 HLH 罕见。大多数报道来自东亚,包括中国台湾[15]、日本[11]和韩国[12],但在西方国家也有描述,在墨西哥、中美洲和南美洲的土著人群中较常见[16,17]。在日本,每年诊断儿童 EBV 相关 HLH25 例。女性占优势,发病高峰在 1~2 岁[11]。患者的中位年龄为 3.9 岁[11,12]。成人病例的流行病学尚不清楚。

30.1.2　病理生理学

除传 IM 外,原发性 EBV 感染通常无症状。在 IM 中,EBV 感染 B 细胞,可触发细胞毒性 T 细胞反应。在 EBV 相关 HLH 中,EBV 主要感染 CD8[+]T 细胞,并导致细胞因子风暴(cytokine storm),促炎症因子和 Th1 细胞因子释放(包括 TNFα 和 IFNγ),导致组织细胞和巨噬细胞的二次活化。IFN-γ 在巨噬细胞活化和吞噬血细胞中起着关键作用[14,18]。TNF-α 可诱导类似于 HLH 的病理过程,包括脂肪肝、高甘油血症和骨髓抑制。亚洲儿童 EBV 相关 HLH 的特殊患病率表明,潜在的遗传因素导致了 EBV 相关免疫反应失调。最近的一项细胞因子基因多态性研究表明,在 EBV 相关 HLH 患者中,TGF-β1 密码子 10C 等位基因的频率明显升高[19]。

30.1.3　临床特征

EBV 相关 HLH 是一种系统性疾病,通常首先持续发热,对抗生素无效[20]。EBV 相关 HLH 患者表现为血细胞减少,肝功能不全、肝脾肿大和噬血现象。也可能发生凝血障碍、胸腔积液/腹水和中枢神经系统疾病。有时可见甘油三酯或铁蛋白水平增高,纤维蛋白原水平减低、NK 细胞毒性减低或缺失,和可溶性 CD25 增高。外周血 EBV 病毒载量高,与疾病活动密切相关。血清学显示,一些患者 VCA-IgM 升高,表明原发性 EBV 感染,但其他患者有病毒抗体,表明过去感染或再活化[20]。

30.1.4　形态学

在 EBV 相关 HLH 患者中,除了髓系细胞和红系细胞外,骨髓还显示噬血细胞性组织细胞和多少不等的 EBV[+]T 细胞(图 30.1)。肝活检显示 Kupffer 细胞增生,门静脉和窦内小 T 细胞轻度浸润,吞噬组织细胞窦内浸润。由于早期组织学变化很小,HE 染色可能无法检测到有诊断意义的异常。EBER 原位杂交可显示骨髓和肝窦中的 EBER[+]细胞。

30.1.5　免疫表型与遗传学

浸润骨髓和肝脏的细胞是表达 CD8 和粒酶 B 的细胞毒性 T 细胞,少数情况下是 NK 细胞[17,21]。在外周血中,流式细胞术可能显示 CD8[+]T 细胞亚群显著增加,CD5 下调[20]。最好使用能检测 CD8[+]T 细胞亚群的分子方法来测定 EBV,可检测到生物标本(如血清、骨髓或淋巴结)中 EBV 基因组 DNA 或 EBV 编码 RNA(EBER)的存在[12]。也可观察到 EBV 感染 T 细胞的克隆性[21]。

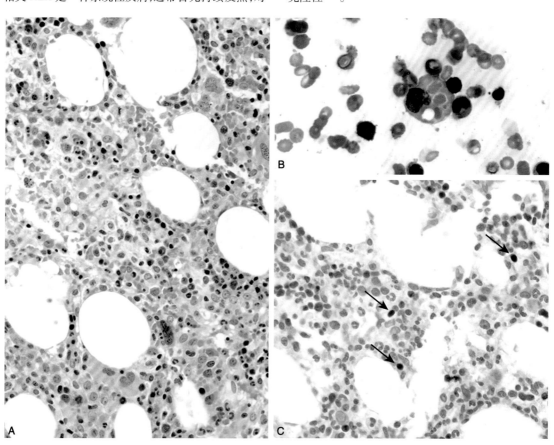

图 30.1　EBV 相关 HLH。A,骨髓显示细胞量增多,造血细胞正常,有许多组织细胞。B,穿刺涂片显示吞噬红细胞现象。C,EBER 原位杂交显示几个 EBV[+]小淋巴细胞,无异型性

30.1.6　假设的起源细胞

假设的起源细胞是 EBV 感染的 CD8⁺ 细胞毒性 T 细胞,罕见情况下是 NK 细胞[17,21]。

30.1.7　临床病程及预后因素

EBV 相关 HLH 是一种异质性疾病,其症状从轻微到严重不等。过去,有相当一部分患者死于细胞因子风暴,或疾病进展为 CAEBV 或儿童 EBV⁺ 系统性 T 细胞淋巴瘤[10,12,22]。随着联合治疗的发展,使用包括依托泊苷、地塞米松和环孢菌素 A 在内的联合治疗,90% 以上无基础疾病的儿童 EBV 相关 HLH 可以有效地控制。而其他 10% 的患者往往死于暴发性疾病[21]。诊断时出现高胆红素血症、高铁素血症或细胞遗传学异常的患者的预后明显较差。诊断时出现克隆性与不良预后无关,但克隆性改变可能是儿童 EBV 相关 HLH 疾病活动的良好标志[21,23]。

30.1.8　鉴别诊断

在诊断 EBV 相关 HLH 后,应排除与本病相关的潜在免疫缺陷疾病(见第 54 章)。T/NK 细胞白血病/淋巴瘤的浸润性 EBV⁺ 细胞有明显的异型性。CAEBV 的 EBV⁺ 细胞呈良性。抗-EBV 抗体滴度异常升高和与慢性 EBV 感染相关的长期临床病史有助于鉴别诊断。儿童 EBV 相关 HLH 和系统性 EBV⁺ T 细胞淋巴瘤在临床表现和病理变化上有明显的重叠[24]。由于 EBV 相关 HLH 与克隆性 T 细胞群有关,这两种疾病往往很难区分。与 EBV 感染相关的原发性 HLH 可通过基因检测和家族史排除。

30.2　T 细胞或 NK 细胞型 CAEBV,系统性

30.2.1　定义

慢性活动性 EBV(CAEBV)感染是一种系统性 EBV⁺ 多克隆、寡克隆或常为单克隆性 T 细胞或 NK 细胞 LPD,临床严重不同程度取决于宿主免疫反应和 EBV 因素。最初定义为持续 6 个月以上的严重疾病,其表现包括:①最早表现为初次 EBV 感染或与 EBV 抗体滴度明显异常有关,例如:抗 EBV 衣壳抗原(VCA)IgG≥5 120,抗 EBV 早期抗原 IgG≥640,或抗 EBV 核抗原(EBNA)<2;②显示重要器官受累的组织学证据,如间质性肺炎、骨髓增生低下、葡萄膜炎、淋巴结炎、持续性肝炎或脾肿大;③受感染的组织出现 EBV RNA 或蛋白质的增加[25]。Kimura 等[5] 提出了修订 CAEBV 诊断标准,要求 EBV 相关疾病或症状持续时间超过 3 个月,外周血单核细胞或组织中 RNA 中的 EBV DNA(大于 102.5 拷贝/mg EBV DNA)增加,或 EBV 抗体水平严重异常。在 CAEBV 的最初描述中,没有指定感染的细胞系,但从那时起,CAEBV 几乎一直与 EBV 感染的 T 细胞或 NK 细胞的增殖有关。大多数系统性 EBV⁺ 多克隆或寡克隆性 T 细胞或 NK 细胞 LPD 病例具有外周血和组织中病毒高载量以及间歇性或慢性传染性单核细胞增生症(IM)样特征——发热、淋巴结肿大和肝脾肿大(发生在没有任何已知的免疫缺陷的患者,初次病毒感染后至少 3 个月)[5,25,26]。很少发生 B

细胞起源的 CAEBV。慢性持续性 IM 是一种较为常见的疾病,其中 EBV⁺ B 细胞数量持续超过急性感染期,伴有与 IM 相关的持续临床症状[26]。由于 CAEBV 这个术语不能特指 EBV 感染的细胞系,最近的一项国际报告建议将其加上感染细胞系:T 细胞、NK 细胞或 B 细胞(框 30.3)[27]。

框 30.3　T/NK 细胞慢性活动性 EBV 感染(CAEBV-T/NK)的主要诊断特点

定义
- CAEBV-T/NK 是一种系统性 EBV⁺ 多克隆、寡克隆或常为单克隆性 T 细胞或 NK 细胞 LPD

诊断标准
- 外周血或组织中的高病毒载量
- 间歇性或持续性 IM 样症状,至少持续 3 个月,如发热、淋巴结肿大、肝脾肿大
- 无已知免疫缺陷

临床特点
- 多见于亚洲和拉丁美洲
- 大多数患者是儿童或年轻成人(平均年龄 11.3 岁;范围为 9 个月至 53 岁)
- 常伴 HV 或重度蚊虫叮咬超敏反应
- 抗 EBV VCA-IgG 和早期抗原 IgG 的高抗体滴度
- 预后不良因素:迟发性起病(8 岁以上起病)、血小板减少、T 细胞感染 EBV
- 死亡原因:HPS、多器官功能衰竭、T 细胞或 NK 细胞恶性肿瘤

形态学
- 副皮质增生的多变性
- 多种类型的炎症细胞浸润,伴肉芽肿及灶性坏死
- 浸润淋巴细胞没有明显异型性
- 浸润肝窦的小淋巴细胞无异型性

免疫表型和遗传学
- EBV 主要存在于 T 细胞和 NK 细胞
- EBV 终端重复:多克隆、寡克隆或单克隆
- T 细胞受体基因重排:多克隆

CAEBV,慢性活动性 EBV 感染;HPS,噬血细胞综合征;HV,种痘水疱病;VCA,病毒衣壳抗原。

30.2.2　流行病学

CAEBV-T/NK 具有明显的种族倾向,大部分病例报道均来自亚洲(包括日本[1,28,29]、韩国[30,31] 和中国[32])和拉丁美洲[33]。很少发生于白种人和黑种人[34-37]。

30.2.3　病理生理学

儿童期初次感染 EBV,可能会引起青春期和青年期引起 IM。在首次 EBV 感染阶段,正常情况下是由 EBV 特异性细胞毒性 T 细胞(CTL)反应来控制,EBV 通过细胞表面受体 CD21 感染 B 细胞。

EBV 的异常激活和复制是伴随着被感染细胞的增殖和克隆性增生,在 CAEBV-T/NK 的病理发生方面发挥着关键作用。在这种情况下,不同于典型 IM,T 细胞或 NK 细胞是 EBV 的主要靶目标,并且涉及多器官系统的增殖。T 细胞和 NK 细胞通常缺乏 EBV 受体 CD21,但是,偶尔在 IM 患者的咽、扁桃体中可以发现 EBV 感染的 T 细胞和 NK 细胞[38]。正常外周 T 细胞表达低水平的 CD21[39],而且 NK 细胞可以通过突触传递从 B

细胞中获得 CD21[40]，从而在初次感染阶段让 EBV 结合到 T 或者 NK 细胞上。大多数 CAEBV-T/NK 的患者没有一致的免疫学异常，但有报道在一些 CAEBV-T/NK 患者中，NK 细胞活性降低[41]和 EBV 特异性 CTL 活性受损[42]，其他报道发现有少量的 CMV 特异性 CTL[43]和全部 T 细胞功能障碍[44]。

CAEBV-T/NK、EBV 感染 T 细胞或 NK 细胞的患者，表达有限数量的 EBV 相关抗原，包括 EBNA1、LMP-1 和 LMP-2[45]，但不表达 EBNA2、3A、3B 或 LP。有趣的是，EBNA1 和 LMP1 的抗原性低于其他 EBNA 蛋白[46]。这些研究结果表明，EBV 感染的 T 细胞和 NK 细胞通过降低抗原呈递和可能其他的免疫调节因子来逃避免疫系统的攻击。宿主中，有利于 CAEBV-T/NK 发展的因素还不明确，但是，CAEBV-T/NK 及相关疾病中的种族倾向，提示在免疫反应相关基因中的遗传多态性可能在疾病进展方面发挥作用[47]。

CAEBV-T/NK 几乎总是伴随着不同程度的淋巴组织增生。EBV 感染的 T 细胞或 NK 细胞的增殖和转化取决于 EBV 因子和宿主免疫。

30.2.4　临床特点

CAEBV-T/NK 是一种儿童疾病，但也可见于青壮年，少数情况下可见于中年和老年人（见框 30.3）[5,29,30]。平均发病年龄 11.3 岁，范围 9 个月~53 岁，男女比例为 1：1[5]。症状通常包括长期或间歇性发热（93%）、肝肿大（79%）、脾肿大（73%）、血小板减少（45%）、贫血（44%）和淋巴结肿大（40%）。皮肤表现很常见，包括重度蚊虫叮咬超敏反应（33%）、皮疹（26%）和 HV（10%）[5,26,27]。危及生命的并发症包括：噬血细胞综合征（HPS）、间质性肺炎、恶性淋巴瘤、冠状动脉瘤、CNS 受累和肠穿孔[5,26]。多数患者有 EBV VCA IgG 和早期抗原抗体的高抗体滴度，而且往往具有抗 VCA 和早期抗原的 IgA 抗体[29]。所有患者中，血液 EBV DNA 水平升高，与临床的严重程度密切相关[26]。

30.2.5　形态学

一般情况下，CAEBV-T/NK 感染组织中没有提示肿瘤性淋巴组织增殖的变化（图 30.2）。淋巴结显示多种组织学改变，包括副皮质区增生、多种类型和多克隆性淋巴组织增生、大量的 EBER+ 细胞，并伴有其他多种炎症细胞浸润，包括浆细胞和组织细胞。可能出现坏死性肉芽肿。肝门部或窦内，可见无异型小淋巴细胞浸润[29]。在一些伴有 HPS 的病例中，在骨髓、肝脏和皮肤组织内可以见到组织细胞增生伴吞噬红细胞现象。在单克隆 CAEBV-T/NK 病例中，浸润细胞往往具有轻微的细胞异型性，并含有较高比例的 EBV+ 细胞。

30.2.6　免疫表型

浸润组织和外周循环血中的 EBV+ 细胞免疫表型存在很大变化，包括 αβT 细胞、γδT 细胞、CD4+ T 细胞、CD8+ T 细胞、NK 细胞或者这些细胞的混合（见图 30.2）。许多细胞表达细胞毒分子，如 TIA-1、穿孔素和粒酶 B。少数情况下可以见到 EBV 感染的 B 细胞（框 29.2）[29,45]。

30.2.7　遗传学

通过末端重复序列分析证实 EBV 呈多克隆、寡克隆或单克隆性。T 细胞受体基因重排也呈多克隆、寡克隆或单克隆。至今，在 CAEBV-T/NK 中未发现特殊的染色体异常，但进展为单克隆 T 细胞或 NK 细胞 LPD 的病例，显示出复杂的染色体异常[26]。一则病例报道有穿孔素基因突变[48]。

30.2.8　分级

CAEBV 患者的增殖细胞通常缺乏恶性肿瘤的组织学证据，根据转化阶段的不同，可以是多克隆、少克隆或单克隆[49]。Ohshima 等[29]提出了 CAEBV 疾病的三级分类。A1 类是多形态 LPD 伴 EBV 感染 T 细胞或 NK 细胞的多克隆增殖。A2 类是多形态 LPD 伴多克隆 T 细胞或 NK 细胞增殖。A3 类是单克隆 T 细胞或 NK 细胞呈单形态 LPD。根据 2008 年 WHO 分类，A3 归入 EBV+ 系统性 T 细胞淋巴瘤、结外 NK/T 细胞淋巴瘤或侵袭性 NK 细胞白血病。

30.2.9　推测的细胞起源

可能起源于细胞毒性 T 细胞或 NK 细胞。

30.2.10　预后和预测因素

CAEBV-T/NK 的预后多变。有些患者表现为惰性临床过程，许多患者死于本病。这个病变过程中，T 细胞或 NK 细胞可能从多克隆演变为单克隆增殖，并最终进展为明显的恶性淋巴瘤[1,50]。主要死亡原因是 HPS、多器官功能衰竭和 T/NK 细胞恶性肿瘤。中位生存期为 78 个月。年龄较大（8 岁以上）才起病的 CAEBV-T/NK 患者，出现血小板减少和 T 细胞感染时，患者预后较差[5,26,29]。EBV 单克隆性本身与死亡率增加无关[5]。CAEBV-T 患者常有高热、淋巴结肿大、肝脾肿大和高滴度的 EBV 特异性抗体，而且疾病进展特别迅速。相反，CAEBV-NK 患者往往有蚊虫叮咬超敏反应、皮疹和高水平的 IgE，但不一定有 EBV 特异性抗体滴度的升高[45]。CAEBV-T 患者 5 年生存率是 59%，而 CAEBV-NK 生存率是 87%[5]。偶尔发生霍奇金淋巴瘤样 LPD[51,52]。

30.2.11　鉴别诊断

由于 CAEBV-T/NK 中的浸润细胞并不典型，很容易漏诊。在适当的临床表现中，借助 EBER 原位杂交可以很好地认识本病。

系统性 EBV+ 细胞淋巴瘤或其他 EBV+T 细胞和 NK 细胞淋巴瘤，必须与 CAEBV-T/NK 区别。系统性 EBV+ T 细胞淋巴瘤表现为急性暴发病。伴有单克隆细胞群的 CAEBV-T/NK 通常是一种迁延性疾病，患者在 EBV 相关症状出现数月和数年的后才被诊断出来。临床病史对鉴别诊断很重要（框 30.4）。

框 30.4　诊断 CAEBV-T/NK 和相关疾病的推荐试验

- EBER 原位杂交
- CD3、CD20、CD4、CD8 和 CD56 免疫染色
- 细胞毒性标记物免疫染色：TIA-1、粒酶 B、穿孔素
- 外周血病毒载量
- EBV 抗体滴度
- EBV 终端重复分析
- T 细胞受体基因重排

CAEBV，慢性活动性 EBV 感染；EBER，EBV 编码 RNA；EBV，Epstein-Barr 病毒；NK，自然杀伤。

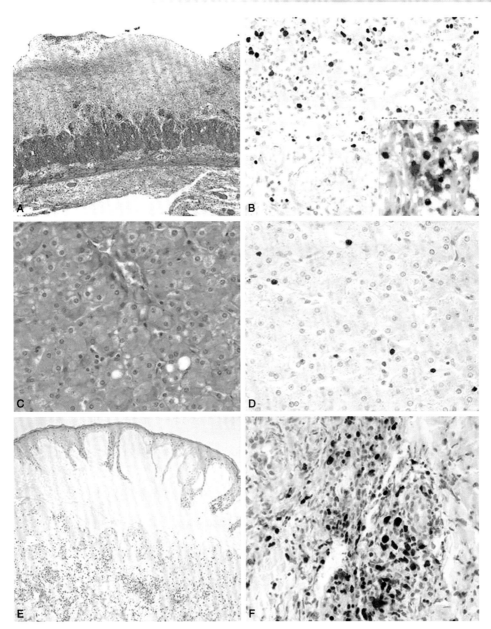

图 30.2　CAEBV-T/NK。A,5 岁男孩因发热、反复肠穿孔、肝功能异常、面部和颈部皮疹、NK 淋巴细胞增多症入院治疗 2 年。肠切除标本显示肉芽组织伴小淋巴细胞和中性粒细胞浸润。B,淋巴细胞呈 EBER⁺和 CD3⁺(插图)。C,肝活检,组织学变化非常轻微。D,肝窦内 EBV⁺小淋巴细胞。E,皮肤活检,基底层上大泡和血管周围炎性浸润。F,血管周围淋巴细胞多呈 EBER⁺

30.3　重度蚊虫叮咬超敏反应

30.3.1　定义

重度蚊虫叮咬超敏反应是一种慢性 EBV 感染的皮肤表现,特征是局部皮肤出现剧烈症状,包括蚊虫叮咬、疫苗接种或注射后的红斑、大疱、溃疡、瘢痕形成和全身症状,如发热、淋巴结肿大和肝功能不全[33,34]。它与 CAEBV-T/NK 和儿童侵袭性 NK 细胞白血病的发生密切相关(框 30.5)。

30.3.2　流行病学

重度蚊虫叮咬超敏反应非常少见。大多数病例报道来自日本[53,55-58],少数病例来自中国台湾[59,60]、韩国[61,62] 和墨西哥[63]。

30.3.3　病理生理学

　　重度蚊虫叮咬超敏反应不是一种简单的超敏反应性疾病，而是 NK 细胞系 CAEBV 的皮肤表现[64]。CD4+T 细胞对蚊子涎腺提取物具有抗原特异性，对其刺激产生增殖反应[65]。当蚊子抗原特异性 CD4+ 细胞与携带 EBV 的 NK 细胞共同培养时，EBV 被激活，而且 NK 细胞表达 EBV 裂解周期抗原。EBV 潜伏感染的 NK 细胞活化以及随后发生的 CTL 反应，似乎在重度蚊虫叮咬超敏反应患者的皮肤损伤和全身症状的发病机制中发挥了关键作用[66,67]。携带 EBV 的 NK 细胞可能是前驱肿瘤细胞，通过潜伏 EBV 基因的致癌影响，可能导致后续发展为明确的 NK 细胞淋巴瘤/白血病。事实上，通过末端重复序列分析证实 EBV 感染的 NK 细胞往往是寡克隆或单克隆[53]。

30.3.4　临床特点

　　大多数患者在 20 岁前起病，中位年龄 6.7 岁[68]。蚊虫叮咬部位的皮肤病变典型表现为红斑和大疱，随后溃烂坏死，最终形成瘢痕愈合（图 30.3）。最常见的全身症状包括发热和不适。可能会出现血尿、蛋白尿、便血、贫血或低蛋白血症等实验室表现。全身症状恢复后，患者直到下一次蚊虫叮咬才出现症状。部分患者接种疫苗可能会在注射部位引起类似皮肤反应[68]。患者表现出血清 IgE 高水平，外周血 EBV 高载量和外周血 NK 细胞增多（80% 患者）[53]。

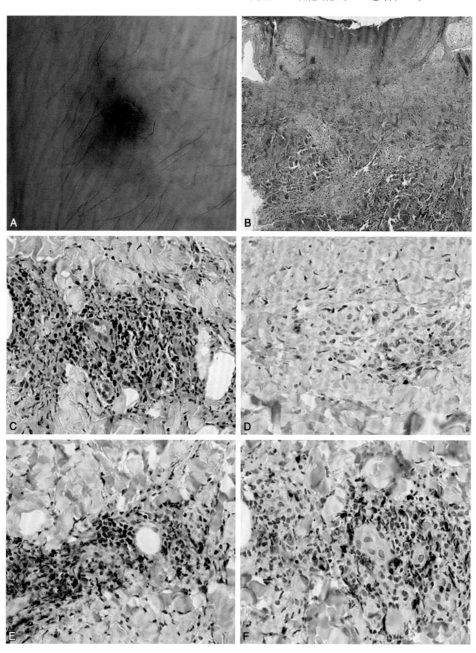

图 30.3　重度蚊虫叮咬超敏反应。A，蚊子叮咬部位的皮肤表皮坏死和溃疡。B，皮肤显示表皮坏死。真皮深层的血管表现为血管炎改变，伴纤维素样坏死和纤维素性血栓。C，许多血管周围细胞呈 EBER+。D，血管周围散在 CD56+ 细胞。E，许多血管周围细胞呈 CD4+。F，部分细胞 CD8+

重度蚊虫叮咬超敏反应患者的并发症通常包括 CAEBV-T/NK、NK/T 细胞淋巴瘤/白血病和 HPS[58,68,69]。重度蚊虫叮咬超敏反应有时是克隆性 EBV+ NK 细胞增殖性疾病的首发表现[53]。

30.3.5 形态学

重度蚊虫叮咬的皮肤表现为表皮坏死和溃疡。真皮层水肿和中性粒细胞浸润,可见核碎片和红细胞外渗,病灶中心的小血管呈纤维素样坏死(见图 29.3)。小淋巴细胞以围血管生长模式从真皮蔓延、浸润到皮下组织。

30.3.6 免疫表型和遗传学

浸润性淋巴细胞为 CD4+T 细胞、CD8+T 细胞和表达细胞毒分子的 NK 细胞。EBV+ 细胞占少部分,约占 3%~10% 的浸润淋巴细胞。在缺乏 NK 细胞增多的皮肤组织中可能检测不到 EBV+ 细胞,但在外周血中检测到病毒高载量[70]。

30.3.7 推测的细胞起源

NK 细胞可能是起源细胞。

30.3.8 预后

临床过程变化多端。部分患者为迁延性和惰性疾病进程,可能并发 CAEBV-T/NK 或 HV 样 T/NK 细胞 LPD。半数患者死于 HPS 或侵袭性 NK 细胞白血病/淋巴瘤[68]。在极少数情况下,CAEBV-T/NK 患者进展为单克隆 B 细胞增殖或 HL 样 B 细胞 LPD,提示 EBV 以多系细胞为靶点[52]。

30.4 种痘水疱病样淋巴组织增殖性疾病(HV 样 LPD)

30.4.1 定义

种痘水疱病(HV)样 LPD 是一种儿童慢性 EBV+LPD 的皮肤病变,具有进展为系统性淋巴瘤的风险。它是 CAEBV 的皮肤形式之一。文献中最初称为 HV 或 HV 样发疹,是 EBV 相关多克隆或单克隆性 NK/T 细胞 LPD 的一种罕见皮肤表现,特征表现为儿童期出现发疱性光化性皮肤病,愈合后形成牛痘样瘢痕。根据临床特点分为两种类型(表 30.1)。经典型是一种自限性疾病,表现为阳光暴露区域形成水疱,呈良性过程,青春期或成年后缓解[71,72]。严重型往往表现出更广泛的皮损,全身表现包括发热、肝肿大、血清学异常和外周血 NK 细胞增多。严重型 HV 往往进展为 EBV 相关 NK 细胞或 T 细胞恶性肿瘤[72]。

另一方面,具有严重临床表现的类似皮肤病变有不同的名称,包括:水疱样皮肤 T 细胞淋巴瘤[73]、水肿瘢痕性脉管脂膜炎[63]、EBV 相关 LPD 表现为面部复发性坏死性丘疹样病变[74]、儿童血管中心性皮肤 T 细胞淋巴瘤(水疱样淋巴瘤)[75]。2008 年 WHO 分类认可 HV 样 T 细胞淋巴瘤,这是一种 EBV 相关克隆性皮肤 T 细胞 LPD,其特征是复发性水疱丘疹性暴发,主要发生于面部和手臂。严重型 HV 和 HV 样 T 细胞淋巴瘤在组织学、克隆性和临床表现上有明显的重叠。经典

型 HV、严重型 HV 和 HV 样 T 细胞淋巴瘤构成了一个连续的疾病谱系,提议使用"HV 样 LPD"作为涵盖整个临床病理谱系的总称[6]。

表 30.1 HV 样 LPD 的主要诊断特点

特点	HV 样 LPD	
	经典型	严重型/HV 样 TCL
流行病学	全球	亚洲和拉丁美洲
皮肤病变	阳光显露	阳光显露或非暴露
	水疱丘疹	水疱丘疹和溃疡;面部水肿
光诱发	一般+	可变
组织病理学	表皮水疱	表皮水疱和溃疡
	真皮浅层淋巴细胞浸润	真皮深层和皮下淋巴细胞浸润
		不同程度细胞异型性
表型	细胞毒性 CD4+ 或 CD8+T 细胞	细胞毒性 CD8+ 或 CD4+T 细胞或 KK 细胞
EBER+ 细胞	5%~50% 淋巴细胞	5%~50% 淋巴细胞
T 细胞受体	多克隆	单克隆
全身症状*	常无	常有
抗 EBV 抗体	往往正常	往往异常
外周血 EBV DNA 载量	略高	高
伴随疾病	常无	CAEBV-T/NK 重度蚊虫叮咬超敏反应 HPS(少见)
预后	防光照可缓解 罕见进展为严重型和皮肤 TCL	2 年生存率<50%

*发热,转氨酶升高,淋巴结病。
CAEBV,慢性活动性 EBV 感染;HPS,噬血细胞综合征;HV,种痘水疱病;TCL,T 细胞淋巴瘤;LPD,淋巴组织增殖性疾病。

30.4.2 流行病学

经典型 HV 全球均可发生,与种族无关[71,73]。通常为散发疾病,但也有同卵双胞胎和兄弟姐妹的家族性病例报告[77]。严重型 HV 和 HV 样 T 细胞淋巴瘤主要见于亚洲和拉丁美洲,包括日本[2,76,78]、韩国[79,80]、中国[81-83,84]、墨西哥[63,75]、秘鲁[73]和危地马拉[85],西方国家很少见[86]。

30.4.3 病理生理学

经典型 HV 的病因不明,虽然曾提过可能为一种内源性皮肤自身抗原对紫外线辐射诱导的迟发型超敏反应[87]。在儿童经典型 HV 的浸润皮肤内检测到潜伏 EBV 感染,因而深入理解了 HV 的发病机制以及经典型与严重型 HV 之间的关系。在亚洲[76,88,89]和印度[90]儿童的严重型和经典型 HV 中,均已检测到 EBV。一项日本的研究报告中,与正常健康人相比,经典型 HV 患者也表现为外周血单个核细胞 EBV DNA 水平略有升高,

但是,严重型 HV 患者 EBV DNA 水平明显增加,并有 NK 淋巴细胞增生和其他并发症[72]。这些临床观察表明,HV 样 LPD 代表 CAEBV-T/NK 的皮肤表现,临床严重程度的差异取决于宿主免疫。

西方国家并没有很好地研究经典型 HV 的 EBV 状态,但一项研究报道了一名经典型 HV 的法国患者,皮肤出现 EBV 感染的细胞[72]。其他罕见的 EBV+ 病例发生于白种人儿童(作者个人交流)。在亚裔人中,严重型 HV 的高发病率可能受患者的遗传背景影响,可能与 HLA 的类型、环境因素和因为早期暴露于 EBV 感染的免疫耐受性有关[91]。

30.4.4 临床特点

30.4.4.1 经典型种痘水疱病

经典型 HV 通常发生于 10 岁以下儿童,也可少见于年轻成年人[71]。季节性暴发,通常发生在春季或夏季[71,74]。皮肤病变特点是在阳光暴露的面部和手臂出现反复发作的水疱和结痂,愈合后通常呈牛痘样瘢痕(图 30.4)。日光暴露为诱因,少见诱因为反复接受广谱紫外线 A 或更为少见的紫外线 B 照射[92]。

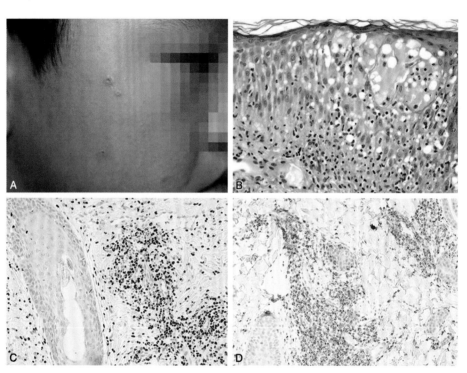

图 30.4 种痘水疱病(HV),经典型。A,4 岁男孩面部水疱丘疹伴牛痘样瘢痕。B,皮肤呈表皮网状变性,导致海绵状水泡形成。真皮含有血管旁和皮肤附件旁淋巴细胞浸润。C,血管周浸润细胞呈 EBV+。D,大部分淋巴细胞呈 TIA-1+

30.4.4.2 严重型种痘水疱病和 HV 样 T 细胞淋巴瘤

大多数患者为儿童[73,81,83],部分病例发生于年轻成人[80]。文献中罕见病例为老年人[93]。不同于经典型 HV,严重型 HV 的皮损可以发生在阳光照射和未照射的部位,穿防晒衣服也很难预防。皮肤病变严重,导致毁容(图 30.5)。患者表现为坏死性水疱丘疹、结节或面部肿胀,可以多年复发[63,73,74,94]。患者常出现发热、乏力,伴有淋巴结病、肝脾肿大、转氨酶升高、乳酸脱氢酶升高[73]、外周血中大颗粒淋巴细胞增多[80]。以春夏季病情加重、秋冬季病情缓解为特征。有些患者对昆虫或蚊子叮咬过敏[63]。

30.4.5 形态学

HV 组织学特征是表皮网状变性,导致海绵水肿形成。真皮层出现血管和附属器周围淋巴细胞浸润。经典型 HV 中的浸润细胞无异型性。严重型 HV 和 HV 样 T 细胞淋巴瘤的组织学变化类似于经典型 HV,但真皮浸润往往更加广而深,达到皮下组织。浸润细胞显示不同程度的异型性,通常由非典型淋巴细胞组成,细胞核增大和深染,常伴有血管中心性和附件周围聚集,以及间隔性或小叶性脂膜炎。可混合反应性组织细胞。

30.4.6 免疫表型和遗传学

在经典型 HV 中,大多数浸润细胞为 CD4+ 或 CD8+ T 细胞[95];NK 细胞罕见[96]。大多数细胞表达细胞毒分子,如 TIA-1 和粒酶 B。皮肤浸润细胞的 TCR 基因重排通常是多克隆,但也可能单克隆[94]。在严重型 HV 和 HV 样淋巴瘤中,皮肤浸润细胞由 EBV+ 或 EBV- 细胞组成,这些 T 细胞主要是克隆性 CD8+ CTL[73,81],少数是 CD4+ 细胞[83]。可有不同数量的 CD30+ 细胞[75]。在大多数病例中,T 细胞的表型是 αβT 细胞,少数病例为 γδT 细胞[97]。NK 细胞表型罕见,但伴有严重蚊虫叮咬超敏反应的病例可表现为 NK 细胞表型[6,85,97]。EBV+ 淋巴细胞数量多少不等[76,94],春夏季增多;在秋冬季缓解期,EBV+ 细胞极少。含 EBV 的细胞不表达 LMP-1。HV 样 T/NK LPD 患者外

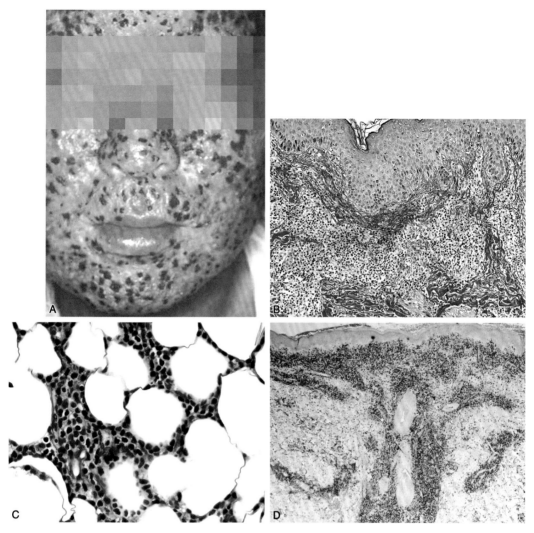

图 30.5　HV 样 TCL。A,24 岁男性,连续 6 年面部反复出现坏死性水疱丘疹,最终进展为系统性 EBV+T 细胞淋巴瘤。B,小-中等淋巴细胞浸润真皮。C,浸润至皮下组织。D,几乎所有的淋巴细胞呈 EBER+

周血中单克隆 EBV+γδT 细胞数量增加[97-99]。

30.4.7　推测的细胞起源

可能起源于归巢到皮肤的 CTL,偶尔为 NK 细胞。

30.4.8　预后

多数经典型 HV 患者可以自然缓解,一些患者通过防晒治愈,但有少数患者防晒后仍然复发[71]。经典型 HV 很少随着年龄进展为严重型,而且很少最后发展到皮肤 EBV+NK 细胞或 T 细胞淋巴瘤[72,78]。严重型 HV 往往伴有 CAEBV-T/NK[100]、外周血 NK 细胞增多、重度蚊虫叮咬超敏反应和病毒相关性 HPS[3,72]。大约半数严重型 HV 患者发病后 2~14 年,皮肤或其他器官进展为 EBV 相关 NK/T 细胞淋巴瘤,根据 2008 年 WHO 分类,这些病例应列入 HV 样 TCL[2,4,27,74,80]。不良预后因素包括随着年龄增长没有自发缓解、严重的面部和嘴唇肿胀、全身并发症(如高热和肝功能损害)、致密淋巴细胞浸润中含有异型细胞、EBV+细胞增加、重度蚊虫叮咬超敏反应和提示 CAEBV 的异常 EBV 抗体滴度[72]。接受化疗或放化疗的患者,部分缓解率为 30%。败血症和肝衰竭是主要死因[73]。

30.4.9　鉴别诊断

严重型 HV 和 HV 样 TCL 的主要鉴别诊断是皮肤 NK/T 细胞淋巴瘤和皮下脂膜炎样 T 细胞淋巴瘤(SPTCL)。因为某些病例可能是 T 细胞起源,很难与结外 NK/T 细胞淋巴瘤鉴别。特征性复发性丘疹水疱样支持诊断 HV-TCL,而不是鼻型结外 NK/T 细胞淋巴瘤。

SPTCL 表现为深部皮下结节,而不是丘疹水疱样皮肤病变,而且总是 EBV-[101,102]。临床表现可能与原发性皮肤 γδT 细胞淋巴瘤相似,可累及真皮、表皮及皮下;表皮溃烂。原发性皮肤 γδT 细胞淋巴瘤亦呈 EBV-[103,104]。

30.5　系统性 EBV+T 细胞淋巴瘤

30.5.1　定义

儿童和年轻成人系统性 EBV+T 细胞淋巴瘤是一种暴发性疾病,特点为活化的 EBV+CTL 呈克隆性增殖。可发生于原发性急性 EBV 感染后不久,或罕见于 CAEBV-T/NK 临床背景。

通常临床进展快速,伴多器官衰竭、败血症和死亡。几乎总是出现 HPS。

30.5.2 流行病学

儿童系统性 EBV[+]T 细胞淋巴瘤主要发生于亚洲和拉丁美洲,几乎总是伴有暴发性 HPS。曾有多种命名,包括:致死性 EBV 相关 HPS[105]、暴发性 EBV[+]T 细胞淋巴瘤[82]、类似组织细胞髓质网状细胞增生症的儿童暴发性 HPS[107],和致命性噬血细胞淋巴组织细胞增生症[108]。在认识到侵袭性临床行为后,在修订版第 4 版 WHO 分类中采纳"系统性 EBV[+]T 细胞淋巴瘤"这一术语,即先前的"系统性 EBV[+]T 细胞 LPD"。病例报道主要来自中国台湾[107,109,110]和日本[105,111],少数来自韩国[112]和墨西哥[106]。本病常发生于幼儿[113]和年轻成人[113]。

在 CAEBV-T/NK 临床过程中进展为系统性 EBV[+]T 细胞淋巴瘤主要由日本报道[1,50],少数由韩国[114]和西方国家报道[36]。它们主要发生于青少年[1,114]、幼儿和成人[1]。没有性别差异。

30.5.3 病理生理学

暴发性临床进程的 HPS 是儿童系统性 EBV[+]T 细胞淋巴瘤的特征性临床表现。T 细胞因 EBV 感染而激活,分泌 Th1 细胞因子,如肿瘤坏死因子-α(TNF-α)和干扰素-γ,这些因子随后激活巨噬细胞[115]。EBV 的 LMP 1 激活转录因子核因子-κB 和 JNK(c Jun 氨基末端激酶),不仅提供了 LMP 1 诱导的细胞增殖和转化的分子机制,而且在 HPS 的细胞因子环境中通过下调 TNF-α 受体 1,抵抗 TNF-α 介导的细胞凋亡[116,117]。

30.5.4 临床特点

系统性 EBV[+]T 细胞淋巴瘤患者在初次 EBV 感染之后,通常表现为急性发作的发热和全身不适,提示急性病毒性呼吸道疾病。在 1~3 周内,出现肝脾肿大、肝功能不全、全血细胞减少、皮疹和 CNS 症状。淋巴结病少见。该病通常并发噬血综合征、凝血障碍、败血症和多器官衰竭[109]。EBV 血清学往往异常,抗 VCA IgG[+],但抗 VCA IgM 抗体低或缺失[24,106]。这些病例 EBV 血清学数据可能误导诊断,它并不提示急性原发性或活动性感染。

最近秘鲁报道了一种可能相关的疾病,但主要表现为儿童淋巴结病和高乳酸脱氢酶(LDH)水平[118]。除了发热、体重减轻和肝脾肿大的急性发作病史,还有外周、纵隔和腹腔淋巴结病。该疾病进展迅速,导致所有患者死亡,平均生存期为 7 个月(1 至 13 个月)。

CAEBV-T/NK 患者发生的系统性 EBV[+]T 细胞淋巴瘤,在 CAEBV-T/NK 发病后中位间隔时间为 35 个月(范围 3-264 月)。在发展为 T 细胞淋巴瘤之前,患者间断或持续地经历几个月或几年不明原因的高热、全身淋巴结肿大或肝功能异常或 HV 样皮疹[1,112]。与原发病的患者相比,这些患者的临床过程变化更大,但大多数患者最终死于该病。

30.5.5 形态学

系统性 EBV[+]T 细胞淋巴瘤患者,在骨髓、脾脏和肝脏中,最显著的组织学变化是组织细胞增生和明显的噬血现象,伴小 T 细胞数量显著增加。肝脏表现为汇管区和窦内轻度至大量小淋巴细胞浸润,伴细胞内和毛细胆管内胆汁淤积、脂肪变性及灶性坏死。脾显示白髓消减,窦内显著的小淋巴细胞浸润。淋巴结结构保存,窦开放,B 细胞区消减,皮质旁区扩大,显示轻微至显著的相对一致的小、中或大淋巴细胞浸润,核深染,核形不规则。越到疾病晚期,淋巴结消减越明显。可见上皮样组织细胞、小肉芽肿或坏死。EBV[+] 淋巴细胞的细胞异型性程度不一,而许多病例的细胞学形态特别温和(图 30.6)。临床表现严重并出现噬血细胞现象往往令人警惕这种 LPD 的险恶性质。

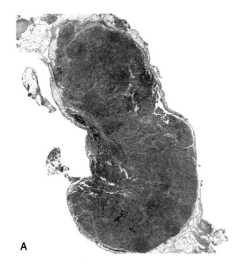
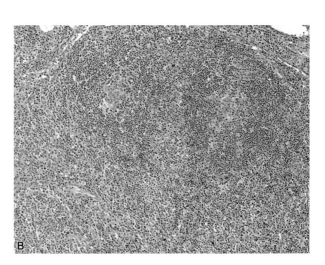

图 30.6 儿童系统性 EBV[+]T 细胞淋巴瘤。A,小淋巴结的结构相对保存。B,生发中心消减,滤泡间区扩大

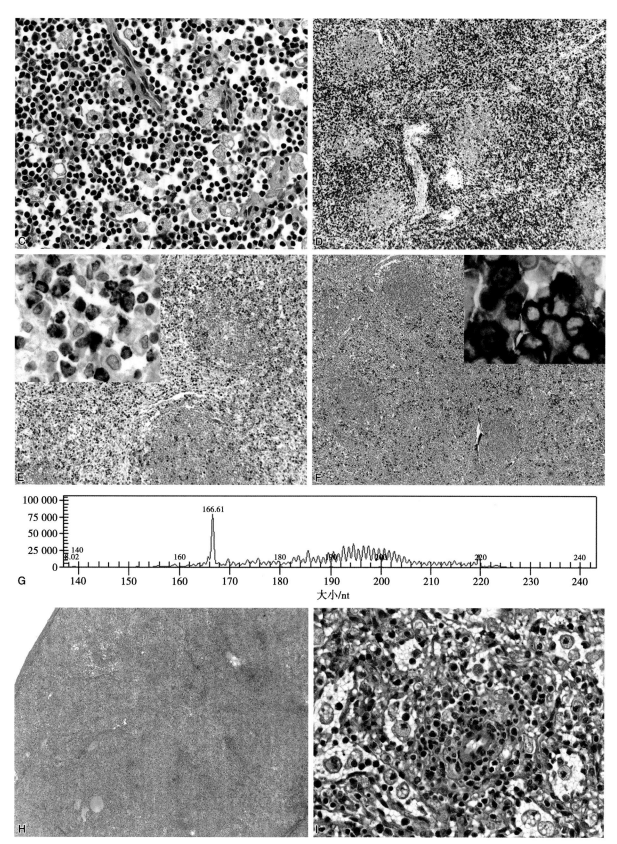

图 30.6(续)　C,大量组织细胞呈噬血现象,混杂无异性小淋巴细胞。D,CD8 染色突出显示滤泡间区小淋巴细胞浸润。E 和 F,CD8⁺细胞也呈 TIA1⁺ 和 EBER⁺。注意,双重染色显示只有部分 CD8⁺细胞(棕色)也是 EBER⁺(黑色)(插图)。G,*TCRG* 基因重排显示 166 个碱基对形成的单克隆主峰。H,脾白髓消减,红髓扩大。I,脾脏显示明显的噬血现象和极少数无异型性淋巴细胞

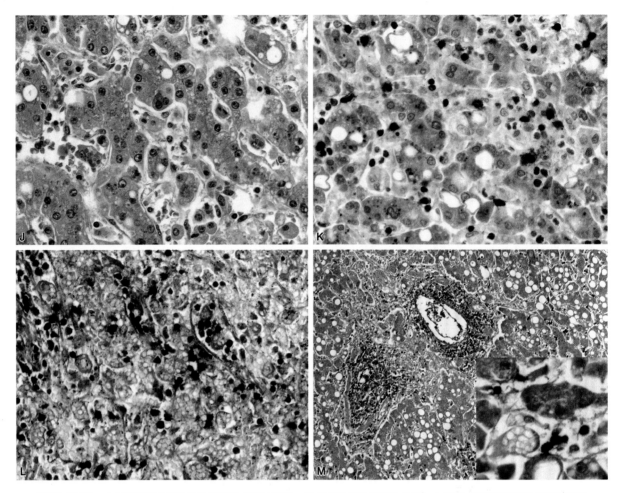

图 30.6(续)　J,肝显示窦内轻微的淋巴浸润,伴噬血现象。K,浸润性淋巴细胞为 CD8[+]。L 和 M,脾和肝均发现 EBER[+]细胞

在诊断 CAEBV-T/NK 后发生的 EBV[+]系统性 T 细胞淋巴瘤呈现不同程度的细胞异型性;然而,它类似原发性 EBV 感染后系统性疾病。

30.5.6　免疫表型和遗传学

原发性系统性 EBV[+]T 细胞淋巴瘤的浸润细胞主要是 CD8[+]细胞毒性 αβT 细胞[106,112]。这些细胞 CD2[+]、CD3[+]、TIA-1[+]、粒酶 B[+]和 CD56[-]。由 CAEBV-T/NK 感染后形成的病例,表现为更加异质性表型,大多数 CD4[+][36,50,106],或 CD4[+]和 CD8[+]混合,或 CD8[+][1]。

末端重复序列分析 EBV 呈克隆性[119]。EBER[+]细胞为轻度异型的小淋巴细胞和异型性明显的细胞。总体上,EBER[+]细胞少于浸润性 CD8[+]细胞。EBER 原位杂交和免疫组化证实 EBV 感染 T 细胞。分子检测 TCRG 基因显示单克隆性 T 细胞增殖[106]。

30.5.7　推测的细胞起源

多数病例可能起源于细胞毒性 CD8[+],罕见病例可能为 CD4[+]T 细胞。

30.5.8　临床过程和预后因素

初次 EBV 感染后出现的系统性 EBV[+]T 细胞淋巴瘤具有暴发性临床过程,所有患者在诊断几天至几个月内死亡。迅速进展的临床过程类似于侵袭性 NK 细胞白血病。极少数病例报告,在异体造血干细胞移植(HLH-94 方案)后,依托泊苷和地塞米松方案有反应[118,120]。

CAEBV-T/NK 后形成的系统性 EBV[+]T 细胞淋巴瘤可能具有更迁延的临床过程,但大部分患者在 1 年内死于该疾病。死亡原因通常是 DIC、多器官功能衰竭和败血症[1]。

30.5.9　鉴别诊断

无论新发病例还是 CAEBV-T/NK 后发生,系统性 EBV[+]T 细胞淋巴瘤无或仅有轻微细胞异型性。这就导致诊断问题,仅根据形态学,可能与系统 CAEBV 难以区分。EBER 原位杂交和克隆性分析并非总是有助于鉴别,因为系统 CAEBV 病例也可能显示克隆性 T 细胞增殖[121,122]。为避免误诊,临床信息非常重要。系统 CAEBV 表现表现为迁延的临床过程,部分患者存活多年,无疾病进展[5,121]。

从暴发性临床表现来看,侵袭性 NK 细胞白血病很像幼儿系统性 EBV[+]T 细胞的 LPD,增殖细胞中存在 EBV 和系统性 HPS。然而,侵袭性 NK 细胞白血病更多见于成年人(通常是年轻成人),肿瘤细胞表达 NK 细胞标志,包括 CD56,无克隆性 T 细胞受体基因重排[120,123]。

30.6 结外 NK/T 细胞淋巴瘤,鼻型

30.6.1 定义

结外 NK/T 细胞淋巴瘤是一组结外淋巴瘤,具有宽广的细胞学谱系,其特征包括常见坏死、血管中心性生长、细胞毒表型并与 EBV 强相关(框 30.6)[124,125]。因为鼻腔是最常见累及部位和原发部位,也是该病首要特征,因此诊断此淋巴瘤时常用"鼻型"加以限定[124-126]。大多数病例为 NK 细胞,少数病例为 T 细胞[127]。

框 30.6 结外 NK/T 细胞淋巴瘤的主要诊断特征

临床特征和生物学行为
- 好发于亚洲和南美洲
- 年龄:成人(中位年龄 53 岁)
- 性别:男>女
- 好发部位:鼻腔、上呼吸消化道其他部位、皮肤、胃肠道、睾丸、软组织
- 表现:坏死、溃疡或肿块形成
- 分期:鼻部病例常为早期(约 70% 为Ⅰ/Ⅱ期),鼻外病例分期高(约 80% 为Ⅲ/Ⅳ期)
- 预后:侵袭性,预后差,大多数病例全身播散并且总体上对普通化疗耐药

形态学
- 常见明显的溃疡和组织坏死
- 常见血管中心性和血管破坏性生长
- 肿瘤细胞形态多样(小、中、大细胞或混合细胞),常混杂凋亡小体和炎细胞。小细胞为主的病例与反应性淋巴细胞浸润难以区别,通常需要免疫染色(如 CD56 和 TIA-1)和 EBER 原位杂交协助诊断

免疫表型和基因型
- 大多数病例:CD3ε⁺、表面 CD3⁻、CD56⁻、细胞毒分子⁺、EBER⁻
- CD56⁻亚型:CD3ε⁺、表面 CD3⁻/⁻、CD56⁻、细胞毒分子⁻、EBER⁺
- TCR 基因常为种系构型

EBV,Epstein-Barr 病毒;NK,自然杀伤。

30.6.2 流行病学

结外 NK/T 细胞淋巴瘤在亚洲、墨西哥和南美发病率较高,在这些人群中约占所有 NHL 的 6%,而西方人群发病率不到 1.5%[128-131]。在成熟 T 细胞和 NK 细胞淋巴瘤中,该病约占亚洲病例的 22.4%(高达 44%),而在北美和欧洲仅占 4.3%~5.1%[132]。在亚洲和北美的鼻原发性淋巴瘤中,该病是最常见类型[133-136]。

此病几乎总是发生于成人,中位年龄为 44~54 岁。男女比例为 2:1~3:1[129,133,137-142]。

30.6.3 病因学

除了上述种族因素,EBV 似乎在结外 NK/T 细胞淋巴瘤的发生中具有重要的病原学作用。EBV 几乎见于所有病例[128,137,143-152],文献中仅有罕见病例为 EBV⁻[153]。

部分病例发生在肾移植患者,提示医源性免疫抑制可能促进此型淋巴瘤的发生[154-156]。有零星报道,该病发生于乳房假体植入[157]、通过胎盘传播[158],家族性病例可能与杀虫剂暴露

有关[159]。

儿童或年轻成人发病前可能发生过 CAEBV-T/NK,如重度蚊虫叮咬超敏反应症[160,161]。

30.6.4 临床特征

30.6.4.1 鼻 NK/T 细胞淋巴瘤(上呼吸消化道结外 NK/T 细胞淋巴瘤)

鼻 NK/T 细胞淋巴瘤发生在鼻腔、鼻咽或上呼吸消化道,导致进行性毁损和溃疡形成(所谓面部中线毁损性疾病)或肿块造成的堵塞症状。肿瘤经常播散至邻近解剖结构,如鼻旁窦、眼眶、口腔、上颚和口咽,并且典型表现为侵蚀骨组织[162]。大多数患者就诊时为早期病变(约 70% 为Ⅰ期和Ⅱ期)[133,138,139,163,164]。10%~16% 患者有骨髓侵犯[141,165]。

30.6.4.2 鼻外 NK/T 细胞淋巴瘤

鼻外 NK/T 细胞淋巴瘤较鼻 NK/T 细胞淋巴瘤少见[129,138]。常见累及部位包括皮肤、胃肠道、睾丸和软组织;这些部位也是鼻 NK/T 细胞淋巴瘤疾病过程中易于播散的部位[129,137,138,166-178]。有人认为鼻外 NK/T 细胞淋巴瘤的大多数病例其实是隐匿性鼻 NK/T 细胞淋巴瘤的播散,只是在最初的分期检查时没有发现鼻受累[139,179]。

患者多为晚期肿瘤(Ⅲ或Ⅳ期),多个部位受累[137,138,142,177]。全身症状常见,如发热、不适和体重减轻。血清乳酸脱氢酶常升高,常发生贫血[138]。患者通常体能状态差[138,177]。皮肤病变表现为多个结节或斑块,常有溃疡形成伴中央坏死,最常见于肢体[137,178]。肠病变通常表现为穿孔或胃肠道出血,败血症是常见并发症[180,181]。睾丸或软组织受累常表现为肿块。

血管内 NK/T 细胞淋巴瘤的罕见病例已有报道,涉及皮肤和中枢神经系统等部位[182-185]。尚不清楚这是一种少见表现还是结外 NK/T 细胞淋巴瘤的一种独特亚型。

30.6.5 形态学

30.6.5.1 一般特征

受累组织常有溃疡和坏死,但并不总是如此(图 30.7)。可见密集的淋巴瘤细胞弥漫性浸润(见图 30.7B)[124,129]。不同病例的细胞成分有所不同;小、中、大细胞均可成为主要成分,或小中大细胞混合,但中等细胞为主的病例最为常见。小细胞型常见不规则核皱褶、成角和核扭曲,染色质密集、核仁不明显,少量至中等的淡染胞质,环绕细胞核(图 30.8),有时类似小淋巴细胞(见图 30.8C)[129,186,187]。中等大小细胞核呈圆形或有不规则核皱褶,染色质呈颗粒状,核仁小,胞质含量中等,淡染至透明(图 30.9)。大细胞核呈圆形或皱褶,空泡状或颗粒性染色质,有明显核仁(图 30.10)。偶尔大细胞表现为间变形态(图 30.11)。核分裂象非常丰富,即使小细胞为主的病变也是如此。常有散在分布的凋亡小体,游离或被巨噬细胞吞噬(图 30.12A)。常带状地图样坏死,其中可见坏死细胞残影和核碎屑混合于纤维素性血性渗出液中(图 30.12B)。

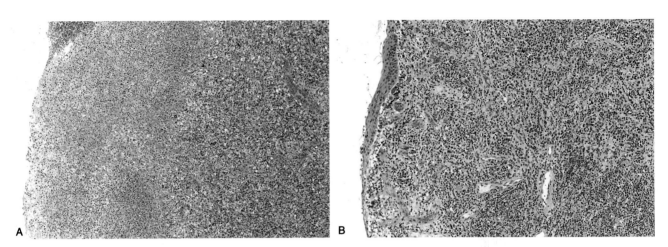

图 30.7   鼻 NK/T 细胞淋巴瘤。A,黏膜大面积溃疡和坏死(左侧视野)。B,此例中,黏膜完整,淋巴细胞密集浸润

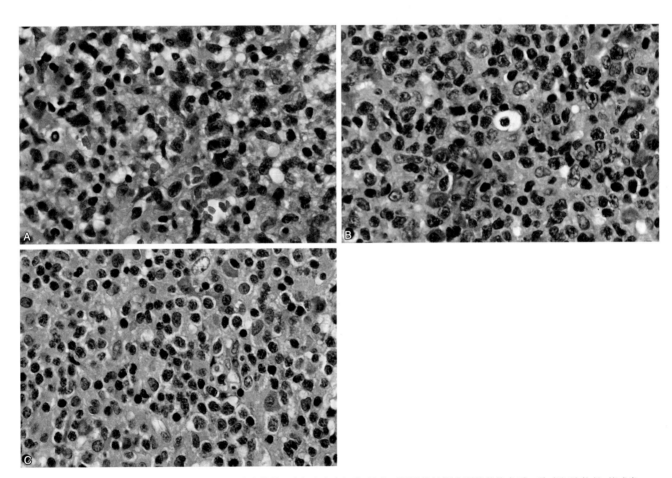

图 30.8   NK/T 细胞淋巴瘤,小细胞为主。A,大多数淋巴瘤细胞为小细胞,具有不规则核皱褶和颗粒状染色质。许多细胞拉长、核成角。B,小淋巴细胞显示不规则核皱褶,但大多数保持近似圆形的完整轮廓。C,淋巴瘤细胞类似于正常小淋巴细胞

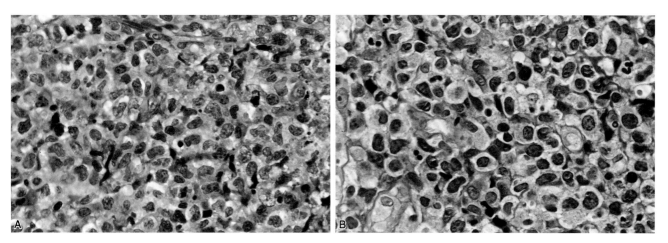

图 30.9　NK/T 细胞淋巴瘤,中等大小细胞为主。A,中等大小细胞表现为不规则核皱褶,胞质稀少。注意混杂其间的凋亡小体。B,中等大小淋巴瘤细胞具有中等量透明胞质

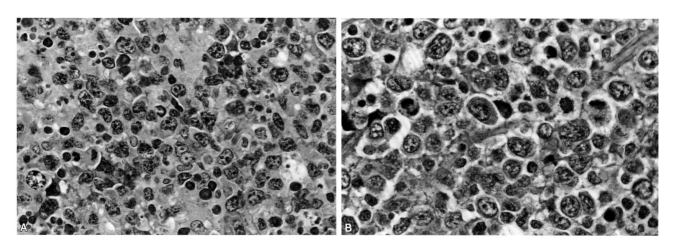

图 30.10　NK/T 细胞淋巴瘤,大细胞为主。A,大细胞核仁明显,混杂较多凋亡小体。B,该例细胞更大。单从形态上难以区分 DLBCL

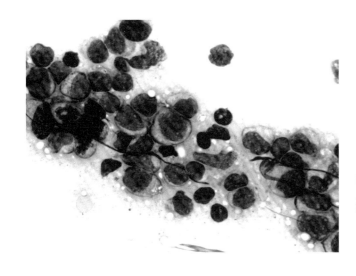

图 30.11　NK/T 细胞淋巴瘤,为主。Giemsa 染色的印片,显示胞质淡染的中等大小细胞。部分细胞含有少量细小的嗜天青颗粒(含有细胞毒分子)

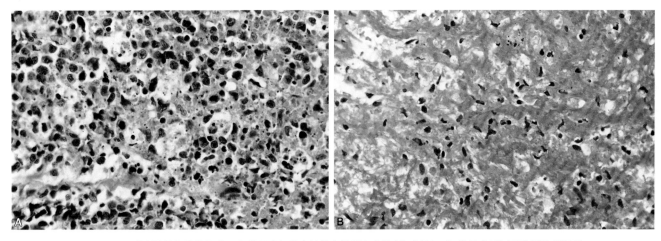

图 30.12　鼻 NK/T 细胞淋巴瘤。A，淋巴瘤细胞之间见大量凋亡小体（核碎屑）。B，常见广泛坏死伴纤维素沉积

据报道 25%～100% 病例呈现血管中心性生长，即肿瘤细胞围绕血管生长，浸润并破坏血管壁（图 30.13）[129,139,140,142,188]。其发生率较低可能是由于活检标本较小、取材有限所致。即使没有淋巴瘤细胞浸润，血管也常有纤维素性坏死、弹力层断裂和血栓形成（见图 30.13C）。坏死和血管损害令人联想到其他 EBV 相关 LPD，如淋巴瘤样肉芽肿病（LYG）；推测这些特征是由 EBV 诱导的单核因子和趋化因子所介导，如 Mig 和 IP-10[189]。

某些病例，背景富于炎细胞，包括小淋巴细胞、浆细胞、组织细胞和中性粒细胞，甚至掩盖淋巴瘤细胞（图 30.14）。然而，嗜酸性粒细胞少见。

30.6.5.2　特殊部位的特征

在上呼吸消化道，黏膜腺体常被淋巴瘤细胞推挤、毁坏。一些黏膜腺体表现为胞质空亮，这是细胞损伤的一种表现（图 30.15）。表面上皮可被淋巴瘤细胞浸润，或鳞状上皮化生和假上皮瘤样增生活跃，伴鳞状上皮脚不规则下延和细胞核轻度异

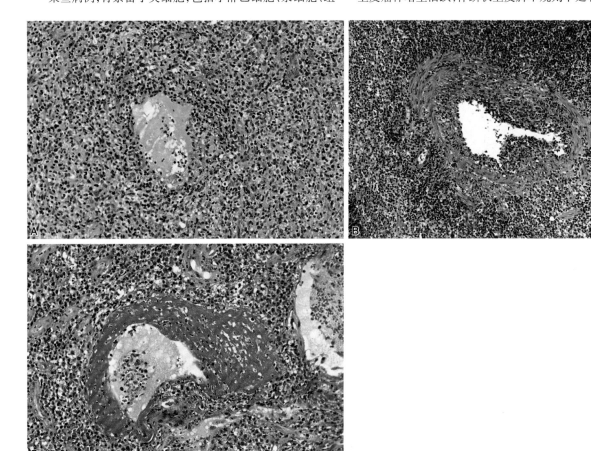

图 30.13　鼻 NK/T 细胞淋巴瘤的血管改变。A，血管壁布满淋巴瘤细胞。此即血管中心性生长，血管壁内肿瘤细胞密度远远高于周围受累组织。B，这个血管除了血管周围和血管壁内有密集的淋巴瘤细胞浸润外，还有血管内膜浸润。此即血管中心性生长。C，血管壁有纤维素样物质沉积

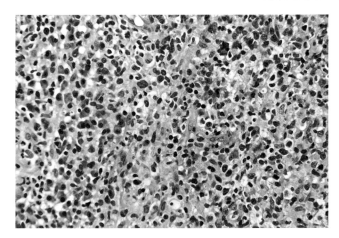

图 30.14 **鼻 NK/T 细胞淋巴瘤**。浸润细胞常有多种类型,混杂许多急性和慢性炎症细胞

型性,貌似鳞状细胞癌(图 30.16)[124,129,190-192]。

在皮肤,表现为血管周围和附属器周围淋巴瘤细胞浸润,或在真皮中层和深层弥漫浸润,伴或不伴皮下组织受累(图 30.17)。常见凝固性坏死和溃疡。与原发性皮肤 NK/T 细胞淋巴瘤相比,播散至皮肤的鼻 NK/T 细胞淋巴瘤更常见侵犯上皮组织[193,194]。在皮下组织,淋巴瘤细胞渗透于脂肪细胞之间,形成脂膜炎样形态(图 30.18)。淋巴瘤细胞可围绕脂肪空泡呈栅栏状排列,并且常见脂肪坏死[137,178,195]。

在胃肠道,浸润性淋巴瘤细胞通常穿透肠壁全层。也常见广泛的凝固性坏死、深溃疡和穿孔(图 30.19)[137,176,180,181,196]。

在睾丸,致密的淋巴瘤细胞成片浸润间质组织,常伴血管破坏和坏死[166]。曲细精管消失、萎缩,或被淋巴瘤细胞浸润(图 30.20)。

在软组织,表现为渗透性浸润、骨骼肌纤维显著破坏以及神经侵犯(图 30.21)。有时肌纤维呈凝絮状坏死,淋巴瘤细胞浸润细胞质,或单个细胞脱落而残留空隙[174]。

30.6.6 分级

NK/T 细胞淋巴瘤的细胞学分级属于可选项,因为其预后意义有争议[133,141,142,197,198]。国际外周 T 细胞淋巴瘤项目组最近报道,鼻 NK/T 细胞淋巴瘤出现 40% 以上的转化细胞预示整体生存情况较差,但鼻外 NK/T 细胞淋巴瘤并非如此[138]。

30.6.7 免疫表型

该病典型免疫表型:CD2[+]、表面 CD3[-]、胞质 CD3ε[+] 和 CD56[+],但少数病例可能例外,例如不表达胞质 CD3ε 或 CD56(表 30.2,精华和陷阱,图 30.22)[126,138-142,153,199-202]。通常 CD43[+] 和 CD45RO[+],偶尔不同程度地表达 CD7。其他 T 细胞相关抗原很少表达,例如 CD4、CD5 和 CD8(见表 30.2)[129,137,138,200,203-206]。少数病例 TCRαβ 和 TCRγδ[139,142,207]。罕见病例异常表达 CD20[208]。

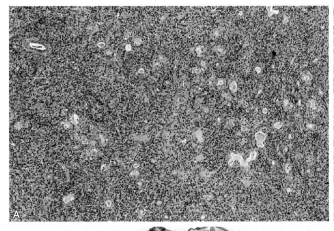

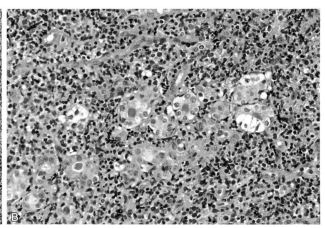

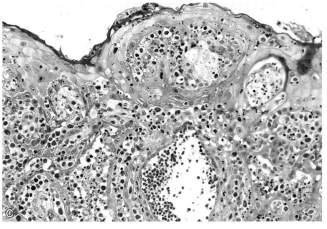

图 30.15 **鼻 NK/T 细胞淋巴瘤**。A,鼻黏膜常常因致密的淋巴样浸润而分隔、膨胀。正常黏膜腺体应为小叶状结构,因淋巴瘤浸润,腺体被推开。B,淋巴瘤浸润间质,导致黏膜腺体相互分开,腺体呈透明细胞改变,为常见现象(可能是细胞损伤的表现)。C,此例,表面上皮呈鳞状化生,并有淋巴瘤细胞浸润

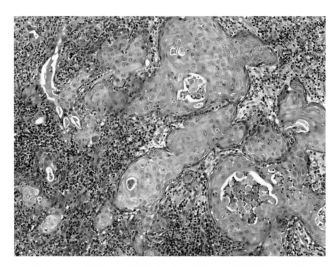

图 30.16 **鼻 NK/T 细胞淋巴瘤。**此例伴旺炽性假上皮瘤样
增生,貌似鳞状细胞癌

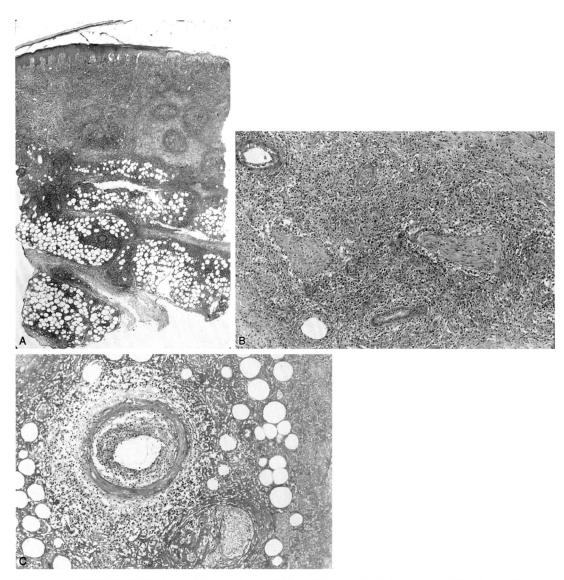

图 30.17 **皮肤 NK/T 细胞淋巴瘤。**A,真皮和皮下组织均受累,有特征性坏死灶(右上方)。B,大量淋巴瘤细胞浸润真皮,
并侵犯神经。C,皮下组织明显坏死,呈血管中心性/血管破坏性生长

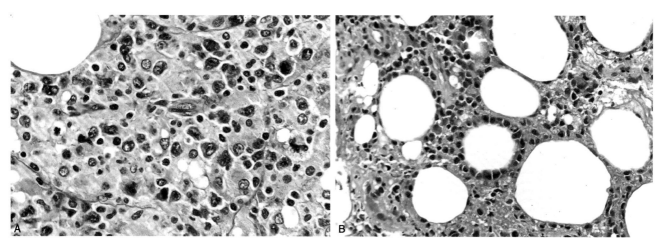

图 30.18　皮肤 NK/T 细胞淋巴瘤累及皮下组织。A,非典型小、中、大细胞混合性浸润皮下组织。B,淋巴瘤细胞呈花边样浸润并围绕脂肪空泡,假冒 SPTCL

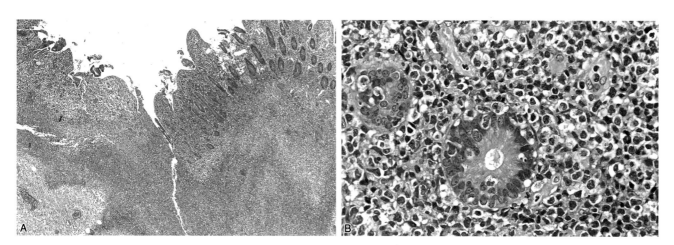

图 30.19　胃肠道原发性 NK/T 细胞淋巴瘤。A,淋巴瘤浸润回肠,可见坏死、溃疡和穿孔。B,致密的、胞质透明的淋巴瘤细胞浸润直肠黏膜。隐窝上皮也被浸润

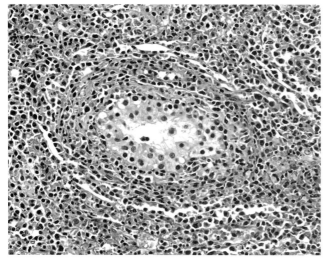

图 30.20　睾丸原发性 NK/T 细胞淋巴瘤。密集的淋巴瘤细胞浸润,曲细精管明显消失。视野中央可见一小管,由于淋巴瘤细胞浸润,其基底膜呈多层

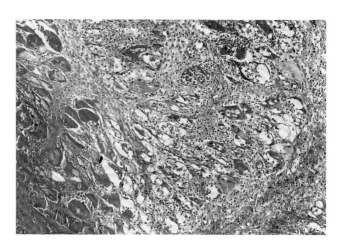

图 30.21　软组织原发性 NK/T 细胞淋巴瘤。淋巴瘤浸润间质,伴显著坏死和破坏骨骼肌纤维

表 30.2 正常 NK 细胞和 NK 细胞肿瘤的免疫表型

	NK 细胞(阳性细胞%)[*]	结外 NK/T 细胞淋巴瘤(阳性例数%)[†*]	侵袭性 NK 细胞白血病(阳性例数%)[‡]
T 细胞相关标记			
CD2	70~90	80~96	97
表面 CD3	0	0	3
胞质 CD3ε	>95	71~100	64
CD4	0	0~29	0
CD5	0	0~27 [§]	2
CD7	80~90	14~63	59
CD8	30~40	3~33	15
NK 细胞相关标记			
CD16	80~90	0~68	44
CD56	>90	58~100	98
CD57	50~60	1	6
细胞毒分子标记			
TIA-1,粒酶 B,穿孔素	>95	78~100	100
NK 细胞受体			
CD94-NKG2	>95	75	100
KIR	>95	25~43	33~100
CD161	>95	0	17

[*] 见参考文献 209。

[†] 见参考文献 129,137-141,153,200,203-205。

[‡] 见参考文献 137,164,203,210-218。

[§] NK 细胞系通常 CD5⁻,但细胞毒性 T 细胞系可能阳性。

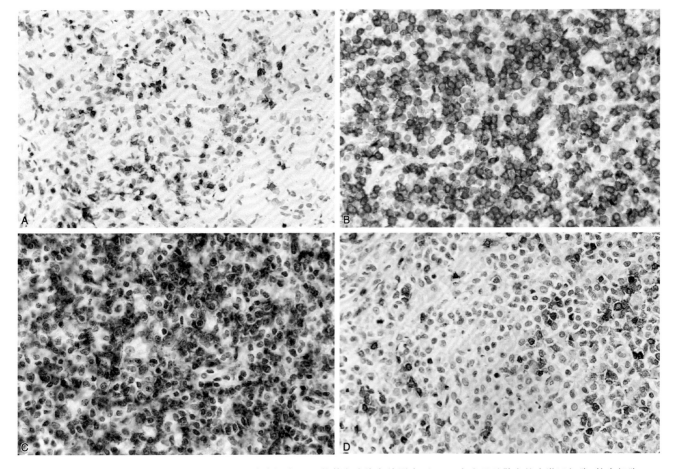

图 30.22 鼻 NK/T 细胞淋巴瘤的免疫组化。A,冰冻切片 Leu4 抗体免疫染色检测表面 CD3,突出显示散在的小淋巴细胞;较大细胞。B,石蜡切片胞质 CD3ε 免疫染色,可见弥漫成片的阳性细胞。C,CD56⁺。D,CD5⁻。散在阳性细胞是混杂的反应性 T 细胞

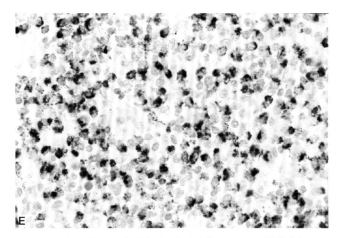

图 30.22(续) E,大量细胞呈细胞毒分子 TIA-1 颗粒状着色

唯一恒定表达的 NK 细胞标记是 CD56;通常 CD16⁻,CD57⁻(见表 30.2,图 30.22C)。大多数病例,CD56 在不同累及部位和复发部位中均能恒定表达。然而,某些 CD56⁺ 病例在复发后呈 CD56⁻,反之亦然。细胞毒分子通常阳性,例如 TIA-1、粒酶 B 和穿孔素[129,146,152,219]。它们通常介导此型淋巴瘤中常见的组织损伤和细胞凋亡[220,221]。

与正常 NK 细胞相似,此型淋巴瘤通常也表达 Fas(CD95)和 Fas 配体(CD178)[222,223]。推测 Fas-Fas 配体系统在肿瘤细胞凋亡和血管受损方面起作用。部分病例表达 HLA-DR(约 40%)和 CD25(15%~35%)[129,142,200]。20%~40% 病例呈 CD30⁺,尤其在富于大细胞的病例,但通常为局灶弱阳性表达[138,140,141,153,224],其预后意义有争议[224,225]。常见核表达 MATK[124,226]。

Ki-67 高增殖指数(>50%),即使小细胞为主的病例也是如此[129,139]。部分研究表明 Ki-67 高增殖指数(截断值范围 60%~70%)与预后较差相关,另一研究中 Ki-67 指数大于 50% 预示鼻 NK/T 细胞淋巴瘤的整体生存情况差,而鼻外 NK/T 细胞淋巴瘤不然[138,141,227-229]。

大多数 NK/T 细胞淋巴瘤表达 NK 受体 CD94/NGK2,但只有部分病例表达 KIR[203-205]。NK 受体对 NK/T 细胞淋巴瘤并非特异,它们也表达于部分细胞毒性 T 细胞淋巴瘤和肝脾 T 细胞淋巴瘤。然而,通过流式细胞术检测 KIR、CD94 和 NKG2A 抗体的表达偏差,可提示单克隆性 NK 细胞增生[230]。

CD56 阴性亚型

CD56⁻但 CD3ε⁺、细胞毒分子⁺、EBV⁺ 表型的鼻淋巴瘤也归入鼻 NK/T 细胞淋巴瘤[124,231]。其中有些病例可能是 CD56 表达丢失的 NK 细胞淋巴瘤,而其他病例可能是细胞毒性 T 细胞淋巴瘤[223,232,233]。CD56⁻与 CD56⁺NK/T 细胞淋巴瘤在临床特征和形态学上不能区分[138]。CD3ε⁺、CD56⁻、细胞毒分子⁻、EBV⁻ 表型的鼻淋巴瘤应诊断为外周 T 细胞淋巴瘤,非特指(PTCL-NOS)。

30.6.8 遗传学和分子检测

多数病例中 TCR 和 Ig 基因是种系构型。10%~40% 病例表现克隆性 TCR 基因重排;它们可能是细胞毒性 T 细胞淋巴瘤而非 NK 细胞淋巴瘤[107,108,129,135,138-142,147,152,202,206]。

几乎所有病例均与 EBV 相关(图 30.23)[129,138,153,234]。为慎重起见,至少要求鼻外病例呈 EBV⁺ 才能明确诊断,因为许多类型 PTCL 与本病在形态和免疫表型上有交叉重叠,但几乎总是 EBV⁻。罕见病例在播散后 EBV 转为阴性[235]。EBV 在肿瘤细胞中以克隆性游离形式存在,表现为 2 型潜伏模式(见精华与陷阱)[140,146,236,237]。通常为 A 亚型 EBV,伴高频率的 LMP-1 基因上 30 个碱基对缺失[140,146,236,237]。外周全血或血浆 EBV DNA 水平通常升高,滴度增高与疾病广泛、治疗反应差和生存期缩短相关[238-242]。治疗后 EBV DNA 下降到无法检测到的水平,与良好的预后相关[243]。

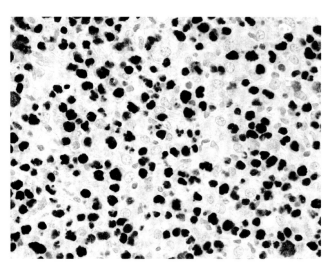

图 30.23 鼻 NK/T 细胞淋巴瘤。原位杂交显示大多数淋巴瘤细胞核呈 EBER⁺

所有结外 NK/T 细胞淋巴瘤的基因表达谱基本相似,与 NK 或细胞毒性 T 细胞系无关,支持当前的分类将这两个细胞系的肿瘤合并为同一淋巴瘤类别[244,245]。有趣的是,非肝脾 γδT 细胞淋巴瘤也显示出非常相似的基因表达谱[244,245]。

JAK-STAT 信号通路的激活似乎在 NK/T 细胞淋巴瘤的发病机制中起着关键作用。在 0%~35% 的病例中发现了 JAK3 激活突变[246-249]。此外,无论是否存在突变,在 31%~87% 的病例中发现了 Tyr980 处的 JAK3 磷酸化(激活)[246,248]。尽管仅在 6% 病例中发现了 STAT3 和 STAT5B 激活突变[250],但在大约 90% 的病例中发现了 Tyr70 处 STAT3 磷酸化(激活)[245,251]。有人认为,由于单等位基因缺失或启动子超甲基化,受体型酪氨酸蛋白磷酸酶 κ(PTPRK)低表达,其编码基因位于常被删除的

6q 区,可能导致 STAT3 活化,因为 PTPRK 正常情况下从 phos-pho-PTPRK 去磷酸化[252]。VEGFR、PDGFR、AKT、NOTCH-1 和极光激酶 A 信号通路也可能参与发病[244,253,254]。

结外 NK/T 细胞淋巴瘤中发现了复杂的染色体异常[187,255-258]。最常见的基因组改变是 6q21-q25 缺失(约 50%)、1q21-q44 获得(约 50%)和 17p11.2-p13.3 缺失(约 40%)[244,245,253,254,259]。尚未确定特异性染色体易位[260-262]。在 6q21 区常见缺失,已鉴定出几种低水平转录的候选抑癌基因(PRDM1、ATG5、AIM1、HACE1 和 FOXO3)[254,263,264]。PRMD1 错义突变和超甲基化[264,265]和 FOXO3 错义突变[131]均有报道。HACE1 的致病作用存在争议[266-268]。

45%~86% 的 NK/T 细胞淋巴瘤存在 p53 过表达,24%~62% 病例发现 TP53 基因突变[269-271]。已经发现 p53 突变与大细胞形态和就诊时处于疾病晚期有关[272]。CTNNB1、RAS、KIT 和 FAS 基因的突变率分别占病例数的 16%~30%、5%~14%、5%~71% 和 50%~60%,但意义不明[254,271]。

30.6.9 推测的细胞起源

在大多数病例中,正常对应细胞可能是活化的成熟 NK 细胞,其他病例可能是细胞毒性 T 淋巴细胞[203,245]。

在淋巴瘤中,没有标准可以绝对地区分真正的 NK 细胞和细胞毒性 T 细胞谱系。一种方法是结合 TCR 表达和 TCR 基因重排来确定细胞系[139]。αβ 和 γδTCR 蛋白表达缺失,加上缺乏克隆性 TCR 基因重排,提示 NK 细胞系。表达 TCR 蛋白(无论 TCR 基因重排状态),或 TCR 蛋白表达缺失但存在克隆性 TCR 基因重排,提示 T 细胞系。该方法可能受限于 TCR 免疫组化的敏感性、部分 T 细胞淋巴瘤中 TCR 表达可能丢失,以及 PCR 检测 TCR 基因重排可能出现假阴性结果[127]。总体上,大约 85% 的鼻 NK/T 细胞淋巴瘤是 NK/T 细胞系,而只有约 50% 的鼻外淋巴瘤是 NK 细胞系[139,178,207]。然而,区分 NK 和细胞毒性 T 细胞系并不具有预后意义[139]。

30.6.10 临床过程

尽管鼻 NK/T 细胞淋巴瘤通常表现为局灶病变,但常常发生多个部位的播散,在疾病的早期和晚期均可发生[133,273]。某些患者并发噬血细胞综合征(HPS)[274,275]。放疗(>50Gy)是成功治愈的唯一最重要手段,可以单独放疗或先放疗后化疗[141,207,276-283]。治疗总体反应率是 60%~83%,5 年生存率为 40%~78%。虽然初次治疗反应率高,但是常常复发,复发率为 17%~77%[284,285],据报道最常见复发率为 50%[273,286]。少数病例达到惰性甚至自发消退,这种病例是否可以通过低 Ki67 指数来预测,尚未明确[287,288]。Ⅲ/Ⅳ 期疾病选择化疗[289],据报道化疗后放疗改善生存[290]。基于蒽环类的化疗方案,如 CHOP 方案(环磷酰胺、表柔比星、长春新碱和泼尼松)疗效差,晚期疾病的 5 年生存率仅约 10%[133,138,282,291],这可能由于肿瘤细胞频繁表达多药耐药基因(P-糖蛋白)[292]。最近报道,应用 DeVIC 方案(地塞米松、依托泊苷、异磷酰胺和卡铂),以及包括左旋天冬酰胺酶和/或吉西他滨的方案,如 SMILE(地塞米松、甲氨蝶呤、左旋门冬酰胺酶和依托泊苷)和 GOLD(依托泊苷,奥沙利铂,左旋天冬酰胺酶和地塞米松)取得了较好疗效[282,293-298]。大剂量化疗加上自体或异体干细胞支持疗法是另一种治疗选择,但是生存获益情况有待进一步证实[299-305]。

鼻外 NK/T 细胞淋巴瘤常为晚期疾病,或就诊时为早期病变的少数患者发生早期播散。化疗是主要治疗手段,但疗效不佳。这种高度侵袭性淋巴瘤的长期生存率小于 10%,中位生存期仅 4.3 个月[133,137,138,141,177,306]。然而,罕见原发性皮肤 NK/T 细胞淋巴瘤可能表现为迁延的或消长的临床过程,甚至自发消退[129,194,307]。

30.6.11 鉴别诊断

主要鉴别诊断列于表 30.3。主要由大淋巴细胞构成的病变,很容易识别其肿瘤性本质;问题是区分弥漫大 B 细胞淋巴瘤(DLBCL)和非淋巴造血恶性肿瘤,通过免疫组化常常迎刃而解。

主要由小细胞或混合细胞组成的病变,可能很难区分反应性病变或炎症性病变(见表 28.3)。在结外部位,正常小淋巴细胞常有轻度异型性,具有轻微的核增大和不规则核皱褶;因此与 NK/T 细胞淋巴瘤中的肿瘤性小细胞在形态上有所重叠(图 30.24 和图 30.25)。出现以下部分或全部形态特征支持淋巴瘤的诊断:①肿瘤细胞密集浸润导致黏膜腺体的分离或破坏;②明显的组织坏死和溃疡;③血管侵犯;④在小细胞为主的淋巴样浸润灶中出现核分裂;⑤透明细胞;⑥具有不规则核的中等大小非典型细胞形成显著的细胞群(图 30.26)。免疫组化显示大片细胞群或成片细胞呈 CD3ε⁺ 和 CD56⁺ 可证实诊断。如果浸润细胞呈 CD3ε⁺、CD56⁻、TIA-1⁺ 以及原位杂交 EBER⁺ 也支持该诊断。治疗后活检组织的评估参见"精华和陷阱"(图 30.27)。

表 30.3 结外 NK/T 细胞淋巴瘤的鉴别诊断

疾病	支持诊断该病的特征	支持诊断结外 NK/T 细胞淋巴瘤的特征
反应性淋巴组织增生	混合性淋巴细胞、非膨胀性非破坏性浸润 无明确的细胞异型性 免疫染色,CD20⁺ B 细胞形成的结节状细胞团被大量 CD3⁺ CD56⁻ 的 T 细胞分隔 EBER⁻	密集、膨胀性浸润导致黏膜腺体扭曲变形或破坏 溃疡和组织坏死 出现非典型细胞:中等大小细胞、透明细胞或细胞核明显不规则 小细胞为主的病变中核分裂象易见 血管中心性和血管破坏性生长 CD3ε⁺CD56⁺ 或 CD3ε⁺CD56⁻TIA-1⁺EBV⁺
Wegener 肉芽肿	好发于白种人 抗中性粒细胞质抗体⁺ 累及肾和肺 无明确细胞异型性 伴多核巨细胞的肉芽肿形成 坏死区外微脓肿或嗜酸性粒细胞 EBV⁻	好发于亚洲人或拉丁美洲人 出现非典型细胞 通常不形成肉芽肿 急性炎细胞通常局限于溃疡周围 EBV⁺

续表

疾病	支持诊断该病的特征	支持诊断结外 NK/T 细胞淋巴瘤的特征
淋巴瘤样肉芽肿病（LYG）	主要累及肺；有时累及脑、皮肤和肾 非典型肿瘤性大细胞为 CD20⁺CD3⁻B 细胞；背景富于反应性 T 细胞	亚洲人和拉丁美洲人好发（LYG 极罕见） 最常见于鼻窦区；极少累及肺 CD3ε⁺，CD20⁻
皮下脂膜炎样 T 细胞淋巴瘤（SPTCL）	临床上只有皮下结节 几乎总是累及皮下组织，极少累及真皮 血管中心性生长少见 sCD3⁺，通常 CD8⁺和 CD56⁻，αβ-TCR⁺ EBV⁻	皮肤结节，常见于多个部位，常有其他部位病变 除了皮下组织，几乎总有真皮累及 常见血管中心性和血管破坏性生长 sCD3⁻，通常 CD8⁻和 CD56⁺ EBV⁺
原发性皮肤 γδT 细胞淋巴瘤	γδ-TCR⁺（根据定义） 几乎所有病例克隆性 TCR 基因重排 EBV⁻（罕见例外）	很少表达 γδ-TCR 很少克隆性 TCR 基因重排 EBV⁺
母细胞性浆细胞样树突细胞肿瘤（旧称母细胞性 NK 细胞淋巴瘤）	形态单一、中等大小的母细胞浸润，核膜薄，染色质纤细，形态学提示白血病细胞浸润；核通常圆形或卵圆形 血管浸润和坏死少见 CD56⁺、CD4⁺、CD123⁺、TdT⁺/⁻，通常 CD3ε⁻ EBV⁻	浸润性淋巴瘤细胞形态单一，或为大小不等的混合性细胞；常有不规则核皱褶，染色质较丰富 血管浸润和坏死显著 通常 CD56⁺、CD4⁻、CD123⁻、TdT⁻、通常 CD3ε⁺ EBV⁺
鳞状细胞癌	常有深部浸润 表面上皮异型增生或原位癌改变	鳞状上皮增生（假上皮瘤样增生）仅限于黏膜表面区域 无促纤维增生性反应 非典型鳞状上皮角之间出现非典型淋巴样细胞

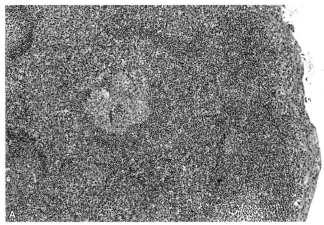
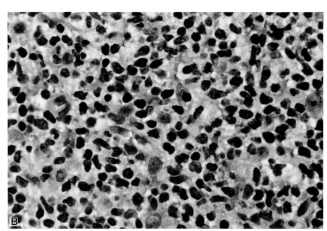

图 30.24　**鼻咽黏膜淋巴组织反应性增生。A**，黏膜富于淋巴细胞，可见反应性淋巴滤泡。B，仔细检查滤泡间区可见小淋巴样细胞通常比小淋巴细胞轻度增大并出现核皱褶。因此，黏膜反应性淋巴样细胞与 NK/T 细胞淋巴瘤的肿瘤细胞在细胞形态上有重叠（与图 30.8 比较）

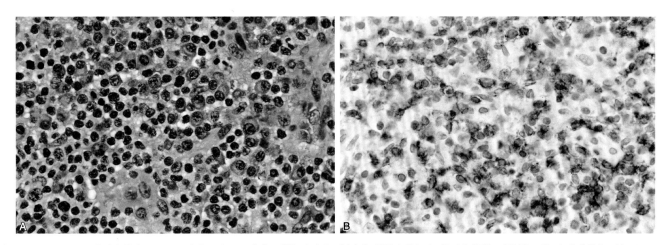

图 30.25　**很难诊断的鼻 NK/T 细胞淋巴瘤。A**，小淋巴样细胞为主，核圆形，并混有浆细胞，提示良性淋巴样浸润。然而，其他特征则提示为淋巴瘤，如溃疡和黏膜腺体消失（未显示）。B，免疫组化标记显示出许多 CD56⁺（且 CD3ε⁺）细胞，支持鼻 NK/T 细胞淋巴瘤的诊断。在正常或反应性黏膜，不会出现这样大量的 CD56⁺细胞

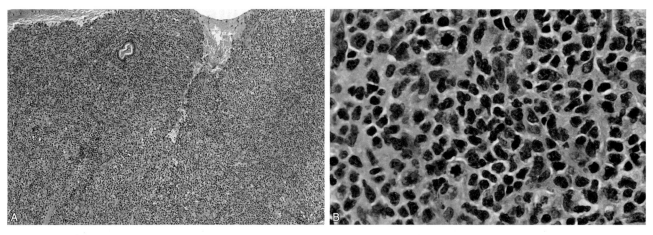

图 30.26　鼻 NK/T 细胞淋巴瘤的组织学特征支持淋巴瘤的诊断而不是反应性淋巴组织增生。A,广泛而密集的淋巴样细胞浸润,黏膜腺体缺失。B,淋巴样细胞具有明确的细胞异型性支持淋巴瘤诊断。与图 30.24 相比,细胞略大,有更加不规则的核皱褶。在小淋巴样细胞浸润灶中易见核分裂是支持淋巴瘤诊断的另一特征

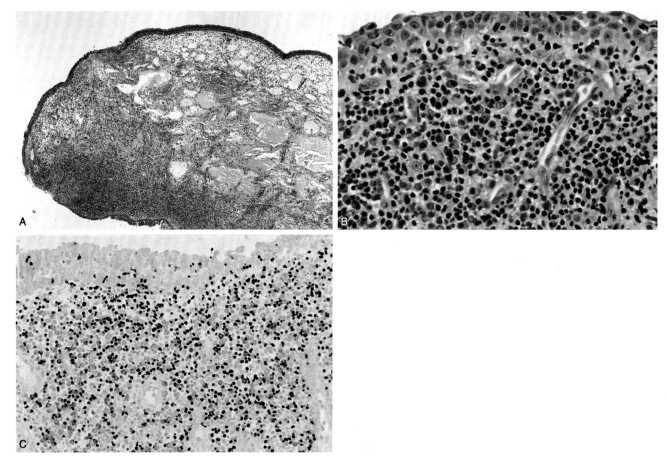

图 30.27　鼻 NK/T 细胞淋巴瘤,治疗后活检。A,鼻黏膜大部分区域内细胞稀少。B,在细胞较多区域,浆细胞与小淋巴样细胞混合存在,提示良性淋巴浸润。C,大量 EBER+细胞出乎意料,表明肿瘤残留

Wegener 肉芽肿是上呼吸道的一种破坏性疾病,与鼻 NK/T 细胞淋巴瘤有许多共同形态学特征,如混合性炎细胞浸润、溃疡、坏死、血管炎或血管炎样病变。同样,上述区分 NK/T 细胞淋巴瘤与反应性或炎症性病变的特征也适用于本病的鉴别。

LYG 是结外 T 细胞丰富的大 B 细胞 LPD 的一种特殊类型,几乎总是与 EBV 相关[308-310]。非典型细胞表达 B 细胞标记,不表达 NK/T 标记。

原发性皮肤 γδT 细胞淋巴瘤的形态学和免疫表型与 NK/T 细胞淋巴瘤有所重叠,包括常表达细胞毒性标记和 CD56,但缺乏 EBV[127]。然而,当某个皮肤 T 细胞淋巴瘤呈 γδT+ 和 EBV+ 时,也会造成分类难题,既可能是结外 NK/T 细胞淋巴瘤,也可能是原发性皮肤 γδT 细胞淋巴瘤中 EBV 罕见复发[127,311,312]。

鼻咽 HSV 感染可能假冒鼻 NK/T 细胞淋巴瘤,因为该病变表现为肿块形成、致密淋巴样浸润伴坏死以及淋巴样细胞表达

$CD56^{[313]}$。出现散在的疱疹病毒包涵体、无血管浸润、浸润的 T 细胞表达 CD4、无 EBV 感染以及无 TCR 基因重排,都支持 HSV 感染而非 NK/T 细胞淋巴瘤。

NK 细胞性肠病(淋巴瘤样胃病)是一种自限性、假恶性的 NK 细胞增殖,累及胃肠道的单个或多个部位[314-316]。患者无症状或有模糊的胃肠道症状。内窥镜检查显示浅表隆起的小病变(约 1cm)或溃疡,常伴有出血和水肿。病变表现为自发消退、持续或复发。活检显示黏膜扩张,非典型中等大小淋巴细胞浸润,细胞核呈锯齿状或不规则折叠。部分淋巴细胞含有明显的嗜酸性颗粒。非典型淋巴细胞表现为 NK 细胞免疫表型($CD3^+$、$CD5^-$、$CD56^+$,细胞毒性标志物阳性)。与结外 NK/T 细胞淋巴瘤相比,支持 NK 细胞性肠病的特征如下:①病变较小、较表浅,界限相对局限;②通常无血管侵犯或坏死;③细胞呈 $EBER^-$。

30.7 侵袭性 NK 细胞白血病

30.7.1 定义

侵袭性 NK 细胞白血病也称为侵袭性 NK 细胞白血病/淋巴瘤,是一种原发于外周血和骨髓的 NK 细胞肿瘤,呈暴发性临床过程(框 30.7)[210,317,318]。通常命名为白血病/淋巴瘤,是因为与普通的白血病相比,该病的肿瘤细胞可以散在分布于外周血和骨髓。

框 30.7 侵袭性 NK 细胞白血病的主要诊断特征

临床特征和行为
- 好发于亚洲人
- 年龄:青少年至中年(平均 39 岁)
- 性别:男 = 女
- 表现:患者表现为发热、全身症状、肝脾肿大、全身淋巴结肿大,有时有出血倾向
- 呈暴发性病程,伴全血细胞减少、凝血障碍和多脏器衰竭,常在几周内死亡

形态学
- 外周血或骨髓涂片:极少量至大量 LGL,其中许多细胞有异型性(如不规则核皱褶,细胞体积非常大)或不成熟(如染色质透亮,核仁明显)
- 受累组织:常为密集的、形态单一的中等大小淋巴样细胞呈渗透性浸润伴明显凋亡;常见血管中心性生长和坏死

免疫表型和基因型
- $CD3\varepsilon^+$、表面 $CD3^-$、$CD56^+$、$CD16^{+/-}$、$CD57^-$、细胞毒分子$^+$
- 大多数病例 EBV^+
- TCR 基因种系构型

这种肿瘤与结外 NK/T 细胞淋巴瘤有很多相似之处,例如出现嗜苯胺蓝颗粒、免疫表型($CD2^+$、表面 $CD3^-$、$CD56^+$)、基因型(种系 TCR 基因)、与 EBV 强相关,以及好发于亚洲人群。然而,临床特征却大不相同。侵袭性 NK 细胞白血病主要影响年轻人,预后差。

30.7.2 流行病学和病因学

此病在亚洲人群发生率远高于白种人[211],提示种族因素是该病的易感因素。它与 EBV 强相关[137,209,212-214,319-321]。罕见病例可能由 CAEBV-T/NK[322,323,188]、鼻淋巴瘤[324]或 NK 细胞慢性 LPD 演进而来[325]。后面这些侵袭性 NK 细胞白血病呈 EBV^-。

患者主要是青少年或年轻成人,但也可累及较年长患者。平均年龄 39 岁[137,164,203,210-218,326]。无性别倾向。

30.7.3 临床特征

典型表现为发热、肝脾肿大、淋巴结肿大以及白血病血象[137,164,203,210-218,326]。皮肤结节少见,但有些患者可有非特异性皮疹。患者通常病情严重,某些病例可合并 HPS[191,192]。血清乳酸脱氢酶和循环 Fas 配体水平明显升高[326,327]。有人推测肿瘤细胞大量脱落 FAS 配体可能导致侵袭性 NK 细胞白血病中常见的多器官衰竭。Fas 配体与 Fas 结合后启动凋亡,而多种正常细胞表达 Fas,结果导致大量正常细胞凋亡。

30.7.4 形态学

外周血中的白血病细胞数量变化较大,可稀少或丰富,占淋巴细胞 5% 以下到 80% 以上。某一具体病例中,肿瘤细胞在形态上通常表现为一个谱系,可出现从貌似正常的 LGL 到不成熟非典型 LGL(图 30.28)。这些细胞具有圆形核和凝缩的染色质,或有轻度核皱褶的较大胞核。某些病例核仁明显。胞质含量中等至丰富,弱嗜碱性,有数量不等的细小嗜苯胺蓝颗粒,偶尔为粗颗粒。骨髓中,肿瘤细胞占全部有核细胞 6% ~ 92%[218],受累模式从弥漫性间质浸润至细微的斑片状浸润(图 30.29)[26]。

组织切片可见肿瘤细胞弥漫性、破坏性和渗透性浸润,细胞形态单一,细胞核圆形或不规则,染色质相当凝缩,胞质少至中等,环绕细胞核,淡染或嗜双色性。常见散在的凋亡小体和带状细胞死亡(图 30.30)。也常见血管浸润或血管破坏[13,25]。

30.7.5 免疫表型和分子检测

免疫表型与结外 NK/T 细胞淋巴瘤相同,呈 $CD2^+$、表面 CD3/$Leu4^-$、胞质 $CD3\varepsilon^+$、$CD56^+$ 和细胞毒性标记物$^+$,但大约半数病例表达 CD16(图 30.31)。通常 $CD57^-$(见表 30.2)[137,138,164,203,210-217]。无 TCR 基因重排。

据报道,总体上 90% 病例 EBV^+[137,209,212,213,218,319,320,326,328]。EBV^- 病例的临床病理特征与 EBV^+ 病例相似,但尚不清楚临床结果是否相似[244,329]。

先前的比较基因组杂交研究曾经提示侵袭性 NK 细胞白血病与结外 NK/T 细胞淋巴瘤的遗传学改变相似,例如 3p-、6q-、11q-和 12q-[187,255]。新近的阵列比较基因组杂交研究发现两种疾病之间存在明显差别[258]。例如,侵袭性 NK 细胞白血病常见 7p-、17p-和 1q+,而结外 NK/T 细胞淋巴瘤不然。后者常见 6q-而前者不然。

30.7.6 临床过程

该病几乎全部致死,中位生存期仅 58 天[218]。大多患者在发病后的数天至数周内死亡。常表现为并发凝血病、出血和多器官衰竭。化疗效果差[328]。有骨髓移植成功的极少数病例,但是该病总会复发[137,164,210,211,214,218,303,326,330,331]。

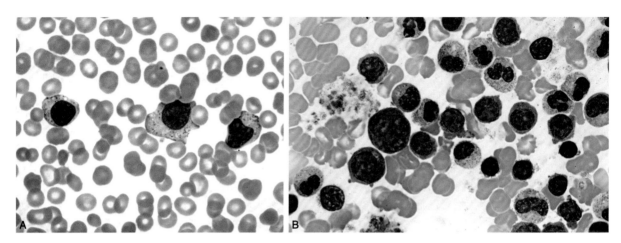

图 30.28 侵袭性 NK 细胞白血病。A,外周血涂片,可见非典型 LGL。视野中央的细胞可见核仁。B,血沉棕黄层涂片显示大量淋巴样细胞具有不成熟核染色质、明显的核仁和胞质颗粒。混有不成熟的粒系细胞

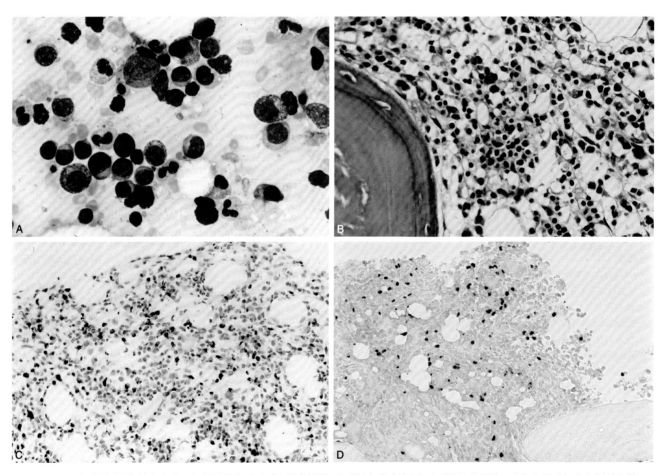

图 30.29 侵袭性 NK 细胞白血病。A,骨髓涂片,白血病细胞核圆形、胞质轻度嗜碱并有细小嗜苯胺蓝颗粒。它们在髓系细胞之间单个散在或形成小团。B,骨髓活检,很难识别白血病细胞的微小间质浸润。C,细胞毒分子(如 TIA-1)的免疫染色很容易识别散在的白血病细胞。D,同样,EBER 原位杂交也能突出显示白血病细胞

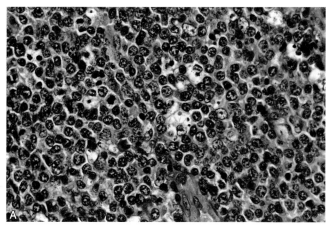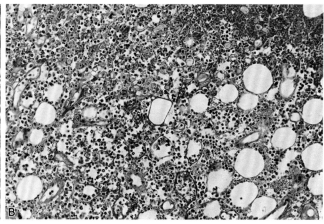

图 30.30　**侵袭性 NK 细胞白血病。A,**淋巴结显示形态单一、中等大小、圆形核的细胞浸润。混有很多凋亡小体。因肿瘤细胞与浆细胞样树突细胞在组织学上相似,因此要与 Kikuchi 病(组织细胞坏死性淋巴结炎)鉴别。**B,**心包组织被肿瘤细胞浸润,伴坏死和许多凋亡小体

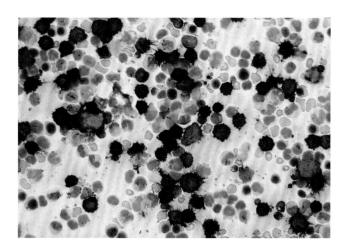

图 30.31　**侵袭性 NK 细胞白血病的免疫细胞化学。**骨髓涂片,非典型细胞呈 CD56 膜着色

30.7.7　鉴别诊断

侵袭性 NK 细胞白血病必须与更常见的 T 细胞大颗粒淋巴细胞白血病(T-LGLL)鉴别,后者 EBV⁻且通常表现为惰性临床过程[217,332]。T-LGLL 患者年龄偏大(平均年龄 55~65 岁),常表现为感染、肝脾肿大以及纯红细胞再生障碍或中性粒细胞减少;也可以伴发风湿性关节炎。尽管 T-LGLL 和侵袭性 NK 细胞白血病都特征性地表现为外周血出现嗜苯胺蓝的淋巴样细胞,但前者的细胞没有异型性或不成熟表现,而后者恰恰相反。T-LGLL 呈表面 CD3⁺、CD4⁻、CD8⁺表型以及 TCR 基因重排;通常 CD56⁻。

NK 细胞慢性 LPD 在临床和形态学上都类似于 T-LGLL,区别在于前者呈表面 CD3⁻、CD56⁺/⁻表型和种系 TCR 基因[209,332-336]。它与侵袭性 NK 细胞白血病区别在于以下特征:惰性临床过程、无肝脾肿大、LGL 无异型性、常表达 CD16 和 CD57、与 EBV 无关以及约 1/3 病例出现 STAT3 突变[209,217,337]。

因外周血和骨髓中肿瘤细胞数量可能很少,所以侵袭性 NK 细胞白血病与晚期结外 NK/T 细胞淋巴瘤可能难以鉴别,但二者可能仅仅是字面上的差异。

侵袭性 NK 细胞白血病的临床表现和病理学与儿童系统性 T 细胞 LPD 具有相似性。然而,它罕见于儿童,并非总是伴有暴发性 HPS,CD56⁺,无 TCR 基因重排。

30.8　EBV⁺淋巴结 NK/T 细胞淋巴瘤

30.8.1　定义

EBV⁺淋巴结 T/NK 细胞淋巴瘤是一种原发性淋巴结 EBV⁺细胞毒性 T 细胞淋巴瘤或 NK 细胞淋巴瘤。它在 WHO 分类中还不是独立实体,而是作为 PTCL-NOS 的 EBV⁺变异体。除鼻腔外,肿瘤可累及有限数量的结外器官,但主要瘤体位于淋巴结内。需排除鼻型结外 NK/T 细胞淋巴瘤、侵袭性 NK 细胞白血病以及来自 EBV⁻成熟 T 细胞淋巴瘤的转化淋巴瘤(框 30.8)。

框 30.8　淋巴结 T/NK 细胞淋巴瘤的主要诊断特征

定义

- 原发性淋巴结 EBV⁺细胞毒性 T 细胞或 NK 细胞淋巴瘤

诊断标准

- 淋巴结出现细胞毒性 T 细胞或 NK 细胞淋巴瘤
- 几乎所有肿瘤细胞呈 EBV+
- 无鼻部病变
- 可能累及数量有限的结外器官

临床特征和行为

- 大多数患者为老年人(中位年龄 62 岁)
- 临床晚期(88%病例为Ⅲ/Ⅳ期)
- 侵袭性临床过程(中位生存期 4 个月)
- 死亡原因:败血性休克或疾病进展

形态学

- 可变细胞形态
- 较常见的是中心母细胞样,通常间变性,或浆细胞样
- 可观察到 RS 细胞样双核大细胞或多核巨细胞

免疫表型和基因型

- 主要由细胞毒性 T 细胞,罕见病例由 NK 细胞组成
- 通常为 CD3+,CD8+,βF-1+,细胞毒性颗粒+
- 少数病例显示 γδT 细胞表型
- 绝大多数肿瘤细胞 EBER⁺
- T 细胞受体基因重排:通常单克隆性

EBV,Epstein-Barr 病毒;NK,自然杀伤。

30.8.2　流行病学

原发性淋巴结 T/NK 细胞淋巴瘤罕见[137]。地区分布与其他类型 EBV 相关 T/NK 细胞淋巴瘤/白血病相似。到目前为止,报告的病例少于 100 例,主要来自日本[338,339]、中国香港[340]和朝鲜[341,342]。在一项研究中,EBV+ 淋巴结 T/NK 细胞淋巴瘤占所有淋巴结 PTCL-NOS 的 10%[341]。

30.8.3　病原学

EBV 能感染几乎所有肿瘤细胞,似乎在 EBV+ 淋巴结 T/NK 细胞淋巴瘤的发病机制中发挥重要作用。尽管没有明确的免疫缺陷证据,但患者常为老年人,并有其他相关病毒感染史,如,乙型肝炎和丙型肝炎,或糖尿病[341],提示这些患者的免疫功能受损,从而导致病毒持续存在。T 细胞或 NK 细胞的持续性 EBV 感染,以及免疫功能受损的老年患者的免疫反应改变,可能导致 EBV 感染细胞的恶性转化。

30.8.4　临床特征

患者的平均年龄为 62 岁,但 31% 患者年龄小于 50 岁。男女比例为 2∶1。88% 患者为 Ⅲ 或 Ⅳ 期。患者可能有贫血

(64%)、血小板减少(50%)、低密度脂蛋白升高(77%)或噬血现象(22%)。77% 患者有 B 症状[341-344]。患者主要是淋巴结疾病,没有鼻部病变。淋巴结外器官受累可能有限,包括肝(35%)、脾(46%)和骨髓(27%)[343,344]。

30.8.5　形态学

淋巴结表现为多种形态的小-中等大小细胞的弥漫性浸润,通常为中-大细胞。细胞形态学多变,较常见中心母细胞样,通常间变,或浆细胞样[342-344](图 30.32)。肿瘤细胞核圆形或不规则,深染,常有明显核仁。经常发现多形性淋巴细胞伴 RS 细胞样大双核或多核巨细胞[341]。一些病例显示广泛坏死、许多凋亡小体和血管中心生长模式,正如鼻型 NK/T 细胞淋巴瘤所见。常伴有小淋巴细胞、浆细胞和肉芽肿组成的炎症浸润[341]。

30.8.6　免疫表型与遗传学

根据 TCR 基因的重排和 TCR 蛋白的表达,大多数淋巴结 T/NK 细胞淋巴瘤病例含有细胞毒性 T 细胞[341,343]。NK 细胞非常少见[339,340]。淋巴结 T/NK 细胞淋巴瘤的典型免疫表型为 CD3+、CD8+、TIA-1+ 和粒酶 B+,但少数病例 CD4+。与鼻型 NK/

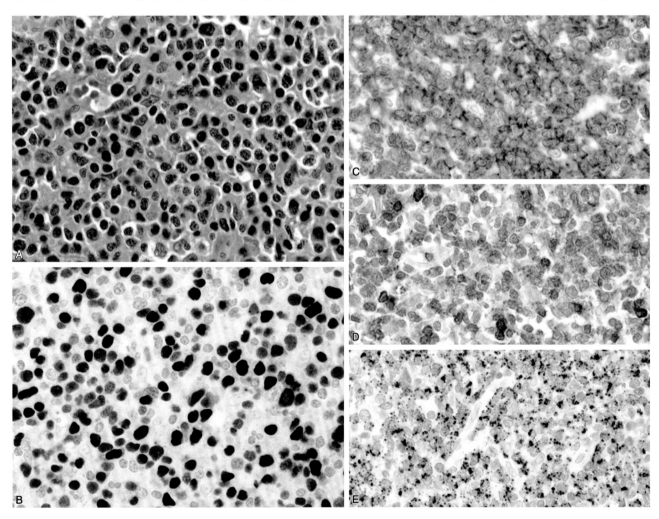

图 30.32　淋巴结 T/NK 细胞淋巴瘤。A,淋巴结被相对单一的中-大型多形性肿瘤细胞浸润。B,绝大多数肿瘤细胞呈 EBER+。肿瘤细胞也呈 CD8+(C)、betaF-1+(D)和 TIA-1+(E)

T 细胞淋巴瘤不同,很少 CD56⁺。TCR 染色显示 TCR bF1 表达率 58%,TCRγ 表达率 13%,TCR 沉默型占 29%[344]。TCR 沉默型特征性高表达 CD30。与鼻型 T/NK 细胞淋巴瘤一样,几乎所有的肿瘤细胞呈 EBER⁺[341]。

淋巴结 T/NK 细胞淋巴瘤的遗传学改变尚无报道。用 mRNA 微阵列进行基因表达研究,与正常反应性淋巴结相比,EBV⁺淋巴结 T/NK 细胞淋巴瘤中基因不同,它在免疫反应、防御反应、细胞间信号转导和膜信号转导等方面更为丰富。与细胞毒性活性相关的基因大部分上调[341]。

30.8.7 预后

EBV⁺淋巴结 T/NK 细胞淋巴瘤表现为侵袭性临床过程,平均生存期仅为 4 个月[341,343,344]。预后与鼻腔外的鼻型结外 NK/T 细胞淋巴瘤相似[343,344]。死亡原因包括败血性休克或疾病进展[341]。

30.8.8 鉴别诊断

淋巴结外 NK/T 细胞淋巴瘤在最初发现时可累及淋巴结受累,见于 30% 的鼻淋巴瘤和 70% 的鼻外淋巴瘤[306]。EBV⁺淋巴结 T/NK 细胞淋巴瘤倾向于显示中心母细胞样和 RS 细胞样双核或多核巨细胞,这一特征少见于结外 NK/T 细胞淋巴瘤[343,344]。在结外 NK/T 细胞淋巴瘤中,CD4⁻CD8⁻CD56⁺ 免疫表型最常见,而结外 NK/T 细胞淋巴瘤通常表达 CD8,但不表达 CD4 和 CD56[341,343,344]。尽管存在这些差异,这两种疾病在组织学和免疫表型上表现出明显的重叠。必须结合临床并检查鼻腔,以排除淋巴结外 NK/T 细胞淋巴瘤。

侵袭性 NK 细胞白血病和 NK 细胞系的 EBV⁺淋巴结 T/NK 细胞淋巴瘤具有显著的病理和临床相似性。侵袭性 NK 细胞白血病的特征是恶性 NK 细胞的系统性增殖,累及骨髓、脾和肝。据报道,就诊时 20%~26% 病例累及淋巴结[329,345],但主要累及淋巴结的淋巴瘤特征很少见[340]。文献中,极少数淋巴结 NK 细胞淋巴瘤病例使用了"侵袭性 NK 细胞淋巴瘤"或"侵袭性 NK 细胞白血病的淋巴结特征"术语[346]。以前认为这些病例是侵袭性 NK 细胞白血病的非白血病对应形式,但实际上它们似乎与淋巴结 T/NK 细胞淋巴瘤相对应。

T 细胞淋巴瘤中的 EBV 感染也可见于其他成熟 T 细胞淋巴瘤,包括血管免疫母细胞性 T 细胞淋巴瘤和外周 T 细胞淋巴瘤,非特殊类型。与结内 T/NK 细胞淋巴瘤中 EBV 感染肿瘤性 T 细胞不同,在 AITL 与 PTCL-U 中,EBV 基因组主要在非肿瘤性 B 细胞中发现,尽管其也可能在 T 细胞或裸细胞中被检出[347]。EBV⁺PTCL 可以来自低级别 EBV⁻T 细胞淋巴瘤的继发性转化[348]。明确的恶性 T 细胞克隆发生继发性 EBV 感染可在体内发生,并可能导致侵袭性转化[349]。排除这种转化淋巴瘤后,才能诊断 EBV⁺淋巴结 T/NK 细胞淋巴瘤。

精华和陷阱

儿童 EBV⁺LPD

- 正确诊断儿童 EBV⁺LPD 需要整合临床、免疫表型、基因型和形态学特征。
- EBV 相关 HLH 是一种由 EBV 感染引起的免疫反应失调和高细胞因子血症而导致的高炎症性综合征。
- CAEBV-T/NK 包括多种临床综合征,具有不同侵袭性。
- HV 样 NK 细胞 LPD 和重度蚊虫叮咬超敏反应是皮肤的 EBV 相关 T 细胞和 NK 细胞增殖,其中细胞因子和趋化因子将 EBV 感染细胞归集到炎症部位,导致特征性症状。
- HV 样 NK 细胞 LPD 包括 HV 和 HV 样 T 细胞淋巴瘤,它们是同一疾病的不同临床谱系。
- 儿童系统性 EBV⁺T 细胞 LPD 可能在细胞学上类似于良性,但其具有侵袭性临床过程。

结外 NK/T 细胞淋巴瘤

- 结外 NK/T 细胞淋巴瘤的表面 CD3⁻和细胞质 CD3ε⁺ 之间的差异,可以通过细胞质中仅存在 CD3 亚单位而无完全组装的 CD3 分子来解释,用表面 CD3 抗体(如 LEU4 和 T3)可证实这个问题。

CD56 对 NK/T 细胞淋巴瘤的特异性

- CD56 表达不是 NK/T 细胞淋巴瘤所特有,它也表达于一些外周 T 细胞淋巴瘤(特别是表达 γδ-TCR 的淋巴瘤)、AML、骨髓瘤、小细胞神经内分泌癌、横纹肌肉瘤和其他一些肿瘤。
- 淋巴结外 NK/T 细胞淋巴瘤的诊断不应仅根据 CD56 表达,而应辅以其他白细胞标记物(如 CD3ε 和 CD2)的阳性免疫染色。

结外 NK/T 细胞淋巴瘤 EBV 检测方法的选择

- 研究结外 NK/T 细胞淋巴瘤中 EBV 的首选和最敏感的方法是 EBER 原位杂交。
- EBV LMP-1 的免疫色可能是弱阳性或阴性,因此不能可靠地用于这种淋巴瘤的诊断。
- Southern blot 技术灵敏度有限,而且需要新鲜或冷冻组织。
- EBV 的 PCR 技术高度敏感,但价值有限,因为即使存在极少背景 EBV⁺淋巴细胞也能产生阳性结果。

鼻 NK/T 细胞淋巴瘤治疗后活检的评估

- 由于鼻腔易进行活检,因此对鼻 NK/T 细胞淋巴瘤患者进行治疗后活检以确定是否存在残留淋巴瘤是相当常见的做法。
- 对于主要由大细胞组成的淋巴瘤,或者如果明显存在密集的非典型淋巴细胞,很容易识别残留肿瘤。
- 在大多数病例中,黏膜会变得细胞稀少。散在的残留淋巴瘤细胞隐藏在小淋巴细胞之间,或小细胞型残留淋巴瘤,很难单独通过形态学评估来识别。因此,谨慎的做法是采用 CD56 免疫染色和 EBER 原位杂交以寻找残留肿瘤细胞。阳性细胞必须至少聚集成簇,或与非典型细胞学相关,才能考虑残留淋巴瘤。由于在正常鼻黏膜或鼻咽黏膜中可以观察到少量的阳性细胞,因此仅存在孤立的或三个成团细胞应考虑为无法明确诊断。
- 复发时,原发性淋巴瘤的细胞学特征通常保持不变,但有时可能发生改变,如,从小-中等大小细胞变为大细胞,反之亦然。在治疗后或复发性淋巴瘤中,CD56 的表达偶尔会减少甚至消失。

(薛德彬 译)

参考文献

1. Suzuki K, Ohshima K, Karube K, et al. Clinicopathological states of Epstein-Barr virus-associated T/NK-cell lymphoproliferative disorders (severe chronic active EBV infection) of children and young adults. Int J Oncol. 2004;24:1165-1174.

2. Iwatsuki K, Ohtsuka M, Akiba H, Kaneko F. Atypical hydroa vacciniforme in childhood: from a smoldering stage to Epstein-Barr virus-associated lymphoid malignancy. J Am Acad Dermatol. 1999;40(2 Pt 1):283-284.

3. Tokura Y, Ishihara S, Ohshima K, et al. Severe mosquito bite hypersensitivity, natural killer cell leukaemia, latent or chronic active Epstein-Barr virus infection and hydroa vacciniforme-like eruption. Br J Dermatol. 1998;138:905-906.

4. Quintanilla-Martinez L, Kimura H, Jaffe E. EBV-positive T-cell lymphoproliferative disorders of childhood. In: Swerdlow S, Campo E, Harris N, et al. , eds. WHO Classification of Tumours of Haematopoietic and Lymphoid Tissues. Lyon, France: IARC Press;2008:278-280.

5. Kimura H, Morishima T, Kanegane H, et al. Prognostic factors for chronic active Epstein-Barr virus infection. J Infect Dis. 2003;187:527-533.

6. Quintanilla-Martinez L, Ridaura C, Nagl F, et al. Hydroa vacciniforme-like lymphoma: a chronic EBV+lymphoproliferative disorder with risk to develop a systemic lymphoma. Blood. 2013;122:3101-3110.

6a. Swerdlow SH, Campo E, Pileri SA, et al. The 2016 revision of the World Health Organization classification of lymphoid neoplasms. Blood. 2016; 127:2375-2390.

7. Henter JI, Elinder G, Ost A. Diagnostic guidelines for hemophagocytic lymphohistiocytosis. The FHL Study Group of the Histiocyte Society. Semin Oncol. 1991;18:29-33.

8. Henter JI, Horne A, Arico M, et al. HLH-2004: diagnostic and therapeutic guidelines for hemophagocytic lymphohistiocytosis. Pediatr Blood Cancer. 2007;48:124-131.

9. Janka GE, Lehmberg K. Hemophagocytic syndromes—an update. Blood Rev. 2014;28:135-142.

10. Janka GE. Familial hemophagocytic lymphohistiocytosis. Eur J Pediatr. 1983;140:221-230.

11. Ishii E, Ohga S, Imashuku S, et al. Nationwide survey of hemophagocytic lymphohistiocytosis in Japan. Int J Hematol. 2007;86:58-65.

12. Koh KN, Im HJ, Chung NG, the Korea Histiocytosis Working Party, et al. Clinical features, genetics, and outcome of pediatric patients with hemophagocytic lymphohistiocytosis in Korea: report of a nationwide survey from Korea Histiocytosis Working Party. Eur J Haematol. 2015;94:51-59.

13. Imashuku S. Treatment of Epstein-Barr virus-related hemophagocytic lymphohistiocytosis(EBV-HLH); update 2010. J Pediatr Hematol Oncol. 2011;33:35-39.

14. Chandrakasan S, Filipovich AH. Hemophagocytic lymphohistiocytosis: advances in pathophysiology, diagnosis, and treatment. J Pediatr. 2013; 163:1253-1259.

15. Chen JS, Lin KH, Lin DT, Chen RL, Jou ST, Su IJ. Longitudinal observation and outcome of nonfamilial childhood haemophagocytic syndrome receiving etoposide-containing regimens. Br J Haematol. 1998;103:756-762.

16. Eakle JF, Bressoud PF. Hemophagocytic syndrome following Epstein-Barr virus infection: a case report and literature review. J Ky Med Assoc. 2000;98:161-165.

17. Fox CP, Shannon-Lowe C, Gothard P, et al. Epstein-Barr virus-associated hemophagocytic lymphohistiocytosis in adults characterized by high viral genome load within circulating natural killer cells. Clin Infect Dis. 2010; 51:66-69.

18. Maakaroun NR, Moanna A, Jacob JT, Albrecht H. Viral infections associated with haemophagocytic syndrome. Rev Med Virol. 2010;20:93-105.

19. Hatta K, Morimoto A, Ishii E, et al. Association of transforming growth factor-beta1 gene polymorphism in the development of Epstein-Barr virus-related hematologic diseases. Haematologica. 2007;92:1470-1474.

20. Imashuku S. Clinical features and treatment strategies of Epstein-Barr virus-associated hemophagocytic lymphohistiocytosis. Crit Rev Oncol Hematol. 2002;44:259-272.

21. Kogawa K, Sato H, Asano T, et al. Prognostic factors of Epstein-Barr virus-associated hemophagocytic lymphohistiocytosis in children: report of the Japan Histiocytosis Study Group. Pediatr Blood Cancer. 2014;61: 1257-1262.

22. Chuang HC, Lay JD, Hsieh WC, Su IJ. Pathogenesis and mechanism of disease progression from hemophagocytic lymphohistiocytosis to Epstein-Barr virus-associated T-cell lymphoma: nuclear factor-kappa B pathway as a potential therapeutic target. Cancer Sci. 2007;98:1281-1287.

23. Matsuda K, Nakazawa Y, Yanagisawa R, Honda T, Ishii E, Koike K. Detection of T-cell receptor gene rearrangement in children with Epstein-Barr virus-associated hemophagocytic lymphohistiocytosis using the BIOMED-2 multiplex polymerase chain reaction combined with GeneScan analysis. Clin Chim Acta. 2011;412:1554-1558.

24. Smith MC, Cohen DN, Greig B, et al. The ambiguous boundary between EBV-related hemophagocytic lymphohistiocytosis and systemic EBV-driven T-cell lymphoproliferative disorder. Int J Clin Exp Pathol. 2014; 7:5738-5749.

25. Straus SE. The chronic mononucleosis syndrome. J Infect Dis. 1988;157: 405-412.

26. Kimura H, Hoshino Y, Kanegane H, et al. Clinical and virologic characteristics of chronic active Epstein-Barr virus infection. Blood. 2001;98: 280-286.

27. Cohen JI, Kimura H, Nakamura S, et al. Epstein-Barr Virus Associated Lymphoproliferative Disease in Non-Immunocompromised Hosts. Status Report and Summary of an International Meeting. Bethesda: NIH; September 8-9, 2008. Ann Oncol. 2009;20:1472-1482.

28. Okano M, Matsumoto S, Osato T, et al. Severe chronic active Epstein-Barr virus infection syndrome. Clin Microbiol Rev. 1991;4:129-135.

29. Ohshima K, Kimura H, Yoshino T, et al. Proposed categorization of pathological states of EBV-associated T/natural killer-cell lymphoproliferative disorder(LPD) in children and young adults: overlap with chronic active EBV infection and infantile fulminant EBV T-LPD. Pathol Int. 2008;58: 209-217.

30. Hong M, Ko YH, Yoo KH, et al. EBV-positive T/NK-cell lymphoproliferative disease of childhood. Korean J Pathol. 2013;47:137-147.

31. Cho EY, Kim KH, Kim WS, et al. The spectrum of Epstein-Barr virus-associated lymphoproliferative disease in Korea: incidence of disease entities by age groups. J Korean Med Sci. 2008;23:185-192.

32. Liu Y, Tang SQ, Liu LZ, et al. Characteristics of chronic active Epstein-Barr virus infection-associated hematological disorders in children. Zhongguo Shi Yan Xue Ye Xue Za Zhi. 2008;16:574-578.

33. Pacheco SE, Gottschalk SM, Gresik MV, et al. Chronic active Epstein-Barr virus infection of natural killer cells presenting as severe skin reaction to mosquito bites. J Allergy Clin Immunol. 2005;116:470-472.

34. Schwarzmann F, von Baehr R, Jager M, et al. A case of severe chronic active infection with Epstein-Barr virus: immunologic deficiencies associated with a lytic virus strain. Clin Infect Dis. 1999;29:626-631.

35. Sonke GS, Ludwig I, van Oosten H, et al. Poor outcomes of chronic active Epstein-Barr virus infection and hemophagocytic lymphohistiocytosis in non-Japanese adult patients. Clin Infect Dis. 2008;47:105-108.

36. Jones JF, Shurin S, Abramowsky C, et al. T-cell lymphomas containing Epstein-Barr viral DNA in patients with chronic Epstein-Barr virus infec-

tions. N Engl J Med. 1988;318:733-741.

37. Roth DE, Jones A, Smith L, et al. Severe chronic active Epstein-Barr virus infection mimicking steroid-dependent inflammatory bowel disease. Pediatr Infect Dis J. 2005;24:261-264.

38. Hudnall SD, Ge Y, Wei L, et al. Distribution and phenotype of Epstein-Barr virus-infected cells in human pharyngeal tonsils. Mod Pathol. 2005; 18:519-527.

39. Fischer E, Delibrias C, Kazatchkine MD. Expression of CR2 (the C3dg/EBV receptor, CD21) on normal human peripheral blood T lymphocytes. J Immunol. 1991;146:865-869.

40. Tabiasco J, Vercellone A, Meggetto F, et al. Acquisition of viral receptor by NK cells through immunological synapse. J Immunol. 2003;170: 5993-5998.

41. Aoukaty A, Lee IF, Wu J, Tan R. Chronic active Epstein-Barr virus infection associated with low expression of leukocyte-associated immunoglobulin-like receptor-1 (LAIR-1) on natural killer cells. J Clin Immunol. 2003;23:141-145.

42. Tsuge I, Morishima T, Kimura H, et al. Impaired cytotoxic T lymphocyte response to Epstein-Barr virus-infected NK cells in patients with severe chronic active EBV infection. J Med Virol. 2001;64:141-148.

43. Sugaya N, Kimura H, Hara S, et al. Quantitative analysis of Epstein-Barr virus (EBV)-specific CD8+T cells in patients with chronic active EBV infection. J Infect Dis. 2004;190:985-988.

44. Tosato G, Straus S, Henle W, et al. Characteristic T cell dysfunction in patients with chronic active Epstein-Barr virus infection (chronic infectious mononucleosis). J Immunol. 1985;134:3082-3088.

45. Kimura H, Hoshino Y, Hara S, et al. Differences between T cell-type and natural killer cell-type chronic active Epstein-Barr virus infection. J Infect Dis. 2005;191:531-539.

46. Imai S, Sugiura M, Oikawa O, et al. Epstein-Barr virus (EBV)-carrying and -expressing T-cell lines established from severe chronic active EBV infection. Blood. 1996;87:1446-1457.

47. Kimura H. Pathogenesis of chronic active Epstein-Barr virus infection: is this an infectious disease, lymphoproliferative disorder, or immunodeficiency? Rev Med Virol. 2006;16:251-261.

48. Katano H, Ali MA, Patera AC, et al. Chronic active Epstein-Barr virus infection associated with mutations in perforin that impair its maturation. Blood. 2004;103:1244-1252.

49. Ohshima K, Suzumiya J, Sugihara M, Nagafuchi S, Ohga S, Kikuchi M. Clinicopathological study of severe chronic active Epstein-Barr virus infection that developed in association with lymphoproliferative disorder and/or hemophagocytic syndrome. Pathol Int. 1998;48:934-943.

50. Kanegane H, Bhatia K, Gutierrez M, et al. A syndrome of peripheral blood T-cell infection with Epstein-Barr virus (EBV) followed by EBV-positive T-cell lymphoma. Blood. 1998;9:2085-2091.

51. Tamayose K, Egashira M, Sugimoto K, et al. Epstein-Barr virus-positive Hodgkin's lymphoma in a patient with chronic active Epstein-Barr virus infection. Int J Hematol. 2004;80:199-200.

52. Park S, Bahng S, Kim EK, et al. Hodgkin's lymphoma arising in a patient with hypersensitivity to mosquito bites: a case report. J Clin Oncol. 2010;28:e148-e150.

53. Ishihara S, Ohshima K, Tokura Y, et al. Hypersensitivity to mosquito bites conceals clonal lymphoproliferation of Epstein-Barr viral DNA-positive natural killer cells. Jpn J Cancer Res. 1997;88:82-87.

54. Kawa K, Okamura T, Yagi K, et al. Mosquito allergy and Epstein-Barr virus-associated T/natural killer-cell lymphoproliferative disease. Blood. 2001;98:3173-3174.

55. Hidano A, Kawakami M, Yago A. Hypersensitivity to mosquito bite and malignant histiocytosis. Jpn J Exp Med. 1982;52:303-306.

56. Tokura Y, Tamura Y, Takigawa M, et al. Severe hypersensitivity to mosquito bites associated with natural killer cell lymphocytosis. Arch Dermatol. 1990;126:362-368.

57. Ohsawa T, Morimura T, Hagari Y, et al. A case of exaggerated mosquito-bite hypersensitivity with Epstein-Barr virus-positive inflammatory cells in the bite lesion. Acta Derm Venereol. 2001;81:360-363.

58. Ishihara S, Okada S, Wakiguchi H, et al. Chronic active Epstein-Barr virus infection in children in Japan. Acta Paediatr. 1995;84:1271-1275.

59. Tsai WC, Luo SF, Liaw SJ, Kuo TT. Mosquito bite allergies terminating as hemophagocytic histiocytosis: report of a case. Taiwan Yi Xue Hui Za Zhi. 1989;88:639-642.

60. Fan PC, Chang HN. Hypersensitivity to mosquito bite: a case report. Gaoxiong Yi Xue Ke Xue Za Zhi. 1995;11:420-424.

61. Chung JS, Shin HJ, Lee EY, Cho GJ. Hypersensitivity to mosquito bites associated with natural killer cell-derived large granular lymphocyte lymphocytosis: a case report in Korea. Korean J Intern Med. 2003;18:50-52.

62. Cho JH, Kim HS, Ko YH, Park CS. Epstein-Barr virus infected natural killer cell lymphoma in a patient with hypersensitivity to mosquito bite. J Infect. 2006;52:e173-e176.

63. Ruiz-Maldonado R, Parrilla FM, Orozco-Covarrubias ML, et al. Edematous, scarring vasculitic panniculitis: a new multisystemic disease with malignant potential. J Am Acad Dermatol. 1995;32:37-44.

64. Ishihara S, Yabuta R, Tokura Y, Ohshima K, Tagawa S. Hypersensitivity to mosquito bites is not an allergic disease, but an Epstein-Barr virus-associated lymphoproliferative disease. Int J Hematol. 2000;72:223-228.

65. Asada H, Saito-Katsuragi M, Niizeki H, et al. Mosquito salivary gland extracts induce EBV-infected NK cell oncogenesis via CD4 T cells in patients with hypersensitivity to mosquito bites. J Invest Dermatol. 2005; 125:956-961.

66. Asada H. Hypersensitivity to mosquito bites: a unique pathogenic mechanism linking Epstein-Barr virus infection, allergy and oncogenesis. J Dermatol Sci. 2007;45:153-160.

67. Tokura Y, Matsuoka H, Koga C, et al. Enhanced T-cell response to mosquito extracts by NK cells in hypersensitivity to mosquito bites associated with EBV infection and NK cell lymphocytosis. Cancer Sci. 2005;96: 519-526.

68. Tokura Y, Ishihara S, Tagawa S, et al. Hypersensitivity to mosquito bites as the primary clinical manifestation of a juvenile type of Epstein-Barr virus-associated natural killer cell leukemia/lymphoma. J Am Acad Dermatol. 2001;45:569-578.

69. Kase S, Adachi H, Osaki M, et al. Epstein-Barr virus-infected malignant T/NK-cell lymphoma in a patient with hypersensitivity to mosquito bites. Int J Surg Pathol. 2004;12:265-272.

70. Konuma T, Uchimaru K, Sekine R, et al. Atypical hypersensitivity to mosquito bites without natural killer cell proliferative disease in an adult patient. Int J Hematol. 2005;82:441-444.

71. Gupta G, Man I, Kemmett D. Hydroa vacciniforme: a clinical and follow-up study of 17 cases. J Am Acad Dermatol. 2000;42(2 Pt 1):208-213.

72. Iwatsuki K, Satoh M, Yamamoto T, et al. Pathogenic link between hydroa vacciniforme and Epstein-Barr virus-associated hematologic disorders.

Arch Dermatol. 2006;142;587-595.

73. Barrionuevo C, Anderson VM, Zevallos-Giampietri E, et al. Hydroa-like cutaneous T-cell lymphoma: a clinicopathologic and molecular genetic study of 16 pediatric cases from Peru. Appl Immunohistochem Mol Morphol. 2002;10;7-14.

74. Cho KH, Kim CW, Lee DY, et al. An Epstein-Barr virus-associated lymphoproliferative lesion of the skin presenting as recurrent necrotic papulovesicles of the face. Br J Dermatol. 1996;134;791-796.

75. Magana M, Sangueza P, Gil-Beristain J, et al. Angiocentric cutaneous T-cell lymphoma of childhood(hydroa-like lymphoma): a distinctive type of cutaneous T-cell lymphoma. J Am Acad Dermatol. 1998;38;574-579.

76. Iwatsuki K, Xu Z, Takata M, et al. The association of latent Epstein-Barr virus infection with hydroa vacciniforme. Br J Dermatol. 1999;140;715-721.

77. Gupta G, Mohamed M, Kemmett D. Familial hydroa vacciniforme. Br J Dermatol. 1999;140;124-126.

78. Oono T, Arata J, Masuda T, Ohtsuki Y. Coexistence of hydroa vacciniforme and malignant lymphoma. Arch Dermatol. 1986;122;1306-1309.

79. Hann SK, Im S, Park YK, Lee S. Hydroa vacciniforme with unusually severe scar formation: diagnosis by repetitive UVA phototesting. J Am Acad Dermatol. 1991;25(2 Pt 2);401-403.

80. Cho KH, Kim CW, Heo DS, et al. Epstein-Barr virus-associated peripheral T-cell lymphoma in adults with hydroa vacciniforme-like lesions. Clin Exp Dermatol. 2001;26;242-247.

81. Chen HH, Hsiao CH, Chiu HC. Hydroa vacciniforme-like primary cutaneous CD8-positive T-cell lymphoma. Br J Dermatol. 2002; 147; 587-591.

82. Feng S, Jin P, Zeng X. Hydroa vacciniforme-like primary cutaneous CD8-positive T-cell lymphoma. Eur J Dermatol. 2008;18;364-365.

83. Wu YH, Chen HC, Hsiao PF, et al. Hydroa vacciniforme-like Epstein-Barr virus-associated monoclonal T-lymphoproliferative disorder in a child. Int J Dermatol. 2007;46;1081-1086.

84. Gu H, Chang B, Qian H, Li G. A clinical study on severe hydroa vacciniforme. Chin Med J. 1996;109;645-647.

85. Doeden K, Molina-Kirsch H, Perez E, et al. Hydroa-like lymphoma with CD56 expression. J Cutan Pathol. 2008;35;488-494.

86. Steger GG, Dittrich C, Honigsmann H, Moser K. Permanent cure of hydroa vacciniforme after chemotherapy for Hodgkin's disease. Br J Dermatol. 1988;119;684-685.

87. Schiff M, Jillson OF. Photoskin tests in hydroa vacciniforme. Arch Dermatol. 1960;82;812-816.

88. Ohtsuka T, Okita H, Otsuka S, et al. Hydroa vacciniforme with latent Epstein-Barr virus infection. Br J Dermatol. 2001;145;509-510.

89. Huh SY, Choi M, Cho KH. A Case of Epstein-Barr Virus-associated Hydroa Vacciniforme. Ann Dermatol. 2009;21;209-212.

90. Jeng BH, Margolis TP, Chandra NS, McCalmont TH. Ocular findings as a presenting sign of hydroa vacciniforme. Br J Ophthalmol. 2004;88;1478-1479.

91. Iwatsuki K, Xu Z, Ohtsuka M, Kaneko F. Cutaneous lymphoproliferative disorders associated with Epstein-Barr virus infection: a clinical overview. J Dermatol Sci. 2000;22;181-195.

92. Leroy D, Dompmartin A, Michel M, et al. Factors influencing the photoreproduction of hydroa vacciniforme lesions. Photodermatol Photoimmunol Photomed. 1997;13;98-102.

93. Nomura H, Egami S, Kasai H, et al. An elderly patient with chronic active Epstein-Barr virus infection with severe hydroa vacciniforme-like eruptions associated with αβT-cell proliferation. J Dermatol. 2014; 41; 360-362.

94. Cho KH, Lee SH, Kim CW, et al. Epstein-Barr virus-associated lymphoproliferative lesions presenting as a hydroa vacciniforme-like eruption: an analysis of six cases. Br J Dermatol. 2004;151;372-380.

95. Morizane S, Suzuki D, Tsuji K, et al. The role of CD4 and CD8 cytotoxic T lymphocytes in the formation of viral vesicles. Br J Dermatol. 2005; 153;981-986.

96. Demachi A, Nagata H, Morio T, et al. Characterization of Epstein-Barr virus (EBV)-positive NK cells isolated from hydroa vacciniforme-like eruptions. Microbiol Immunol. 2003;47;543-552.

97. Hirai Y, Yamamoto T, Kimura H, et al. Hydroa vacciniforme is associated with increased numbers of Epstein-Barr virus-infected γδT cells. J Invest Dermatol. 2012;132;1401-1408.

98. Kimura H, Miyake K, Yamauchi Y, et al. Identification of Epstein-Barr virus(EBV)-infected lymphocyte subtypes by flow cytometric in situ hybridization in EBV-associated lymphoproliferative diseases. J Infect Dis. 2009;200;1078-1087.

99. Kimura H, Ito Y, Kawabe S, et al. EBV-associated T/NK-cell lymphoproliferative diseases in nonimmunocompromised hosts: prospective analysis of 108 cases. Blood. 2012;119;673-686.

100. Katagiri Y, Mitsuhashi Y, Kondo S, et al. Hydroa vacciniforme-like eruptions in a patient with chronic active EB virus infection. J Dermatol. 2003;30;400-404.

101. Kumar S, Krenacs L, Medeiros J, et al. Subcutaneous panniculitic T-cell lymphoma is a tumor of cytotoxic T lymphocytes. Hum Pathol. 1998; 29;397-403.

102. Willemze R, Jansen PM, Cerroni L, et al. Subcutaneous panniculitis-like T-cell lymphoma: definition, classification, and prognostic factors: an EORTC Cutaneous Lymphoma Group Study of 83 cases. Blood. 2008;111;838-845.

103. Toro JR, Beaty M, Sorbara L, et al. Gamma delta T-cell lymphoma of the skin: a clinical, microscopic, and molecular study. Arch Dermatol. 2000;136;1024-1032.

104. Arnulf B, Copie-Bergman C, Delfau-Larue MH, et al. Nonhepatosplenic gamma delta T-cell lymphoma: a subset of cytotoxic lymphomas with mucosal or skin localization. Blood. 1998;91;1723-1731.

105. Kikuta H, Sakiyama Y, Matsumoto S, et al. Fatal Epstein-Barr virus-associated hemophagocytic syndrome. Blood. 1993;82;3259-3264.

106. Quintanilla-Martinez L, Kumar S, Fend F, et al. Fulminant EBV+T-cell lymphoproliferative disorder following acute/chronic EBV infection: a distinct clinicopathologic syndrome. Blood. 2000;96;443-451.

107. Chen RL, Su IJ, Lin KH, et al. Fulminant childhood hemophagocytic syndrome mimicking histiocytic medullary reticulosis. An atypical form of Epstein-Barr virus infection. Am J Clin Pathol. 1991;96;171-176.

108. Imashuku S, Ueda I, Kusunose S, et al. Fatal hemophagocytic lymphohistiocytosis with clonal and granular T cell proliferation in an infant. Acta Haematol. 2003;110;217-219.

109. Su IJ, Lin DT, Hsieh HC, et al. Fatal primary Epstein-Barr virus infection masquerading as histiocytic medullary reticulosis in young children in Taiwan. Hematol Pathol. 1990;4;189-195.

110. Lin KH, Su IJ, Chen RL, et al. Peripheral T-cell lymphoma in childhood: a report of five cases in Taiwan. Med Pediatr Oncol. 1994;23; 26-35.

111. Kitazawa Y, Saito F, Nomura S, et al. A case of hemophagocytic lymphohistiocytosis after the primary Epstein-Barr virus infection. Clin Appl Thromb Hemost. 2007;13:323-328.

112. Park S, Kim K, Kim WS, et al. Systemic EBV+T-cell lymphoma in elderly patients:comparison with children and young adult patients. Virchows Arch. 2008;453:155-163.

113. Su IJ, Wang CH, Cheng AL, Chen RL. Hemophagocytic syndrome in Epstein-Barr virus-associated T-lymphoproliferative disorders:disease spectrum, pathogenesis, and management. Leuk Lymphoma. 1995;19:401-406.

114. Cho HS, Kim IS, Park HC, et al. A case of severe chronic active Epstein-Barr virus infection with T-cell lymphoproliferative disorder. Korean J Intern Med. 2004;19:124-127.

115. Lay JD, Tsao CJ, Chen JY, et al. Upregulation of tumor necrosis factor-alpha gene by Epstein-Barr virus and activation of macrophages in Epstein-Barr virus-infected T cells in the pathogenesis of hemophagocytic syndrome. J Clin Invest. 1997;100:1969-1979.

116. Chuang HC, Lay JD, Chuang SE, et al. Epstein-Barr virus(EBV) latent membrane protein-1 down-regulates tumor necrosis factor-alpha (TNF-alpha) receptor-1 and confers resistance to TNF-alpha-induced apoptosis in T cells:implication for the progression to T-cell lymphoma in EBV-associated hemophagocytic syndrome. Am J Pathol. 2007;170:1607-1617.

117. Chuang HC, Lay JD, Hsieh WC, Su IJ. Pathogenesis and mechanism of disease progression from hemophagocytic lymphohistiocytosis to Epstein-Barr virus-associated T-cell lymphoma:nuclear factor-kappa B pathway as a potential therapeutic target. Cancer Sci. 2007;98:1281-1287.

118. Rodriguez-Pinilla SM, Barrionuevo C, Garcia J, et al. Epstein-Barr virus-positive systemic NK/T-cell lymphomas in children:report of six cases. Histopathology. 2011;59:1183-1193.

119. Su IJ, Hsu YH, Lin MT, et al. Epstein-Barr virus-containing T-cell lymphoma presents with hemophagocytic syndrome mimicking malignant histiocytosis. Cancer. 1993;72:2019-2027.

120. Attygalle AD, Cabecadas J, Gaulard P, et al. Peripheral T-cell and NK-cell lymphomas and their mimics:taking a step forward-report on the lymphoma workshop of the XVIth meeting of the European Association for Haematopathology and the Society for Hematopathology. Histopathology. 2014;64:171-199.

121. Richter J, Quintanilla-Martinez L, Bienemann K, et al. An unusual presentation of a common infection. Infection. 2013;41:565-569.

122. Fujiwara S, Kimura K, Imadome K, et al. Current research on chronic active Epstein-Barr virus infection in Japan. Pediatr Int. 2014;56:159-166.

123. Chan J, Jaffe E, Ralfkiaer E, Ko Y. Aggressive NK-cell leukemia. In: Swerdlow S, Campo E, Harris N, et al., eds. WHO Classification of Tumours of Haematopoietic and Lymphoid Tissues. Lyon, France:IARC Press;2008:276-277.

124. Chan JKC, Jaffe ES, Ralfkiaer E. Extranodal NK/T-cell lymphoma, nasal type. In: Jaffe ES, Harris NL, Stein H, et al., eds. Pathology and Genetics, Tumours of Haematopoietic and Lymphoid Tissues. WHO Classification of Tumours of Haematopoietic and Lymphoid Tissues. Lyon, France:IARC Press;2001:204-207.

125. Chan JKC, Quintanilla-Martinez L, Ferry JA, et al. Extranodal NK/T-cell lymphoma, nasal-type. In: Swerdlow SH, Campo E, Harris NL, et al., eds. WHO Classification of Tumours of Haematopoietic and Lymphoid Tissues. 4th ed. Lyon, France:IARC Press;2008:285-288.

126. Ng CS, Chan JK, Lo ST. Expression of natural killer cell markers in non-Hodgkin's lymphomas. Hum Pathol. 1987;18:1257-1262.

127. Swerdlow SH, Jaffe ES, Brousset P, et al. Cytotoxic T-cell and NK-cell lymphomas:current questions and controversies. Am J Surg Pathol. 2014;38:e60-e71.

128. Arber DA, Weiss LM, Albujar PF, et al. Nasal lymphomas in Peru. High incidence of T-cell immunophenotype and Epstein-Barr virus infection [see comments]. Am J Surg Pathol. 1993;17:392-399.

129. Chan JK. Natural killer cell neoplasms. Anat Pathol. 1998;3:77-145.

130. Lymphoma Study Group of Japanese Pathologists. The World Health Organization Classification of malignant lymphomas in Japan:incidence of recently recognized entities. Pathol Int. 2000;50:696-702.

131. Au WY, Ma SK, Chim CS, et al. Clinicopathologic features and treatment outcome of mature T-cell and natural killer-cell lymphomas diagnosed according to the World Health Organization classification scheme:a single center experience of 10 years. Ann Oncol. 2005;16:206-214.

132. Armitage J, Vose J, Weisenburger D. International peripheral T-cell and natural killer/T-cell lymphoma study:pathology findings and clinical outcomes. J Clin Oncol. 2008;26:4124-4130.

133. Cheung MM, Chan JK, Lau WH, et al. Primary non-Hodgkin's lymphoma of the nose and nasopharynx:clinical features, tumor immunophenotype, and treatment outcome in 113 patients. J Clin Oncol. 1998;16:70-77.

134. Ko YH, Ree HJ, Kim WS, et al. Clinicopathologic and genotypic study of extranodal nasal-type natural killer/T-cell lymphoma and natural killer precursor lymphoma among Koreans. Cancer. 2000;89:2106-2116.

135. Nakamura S, Katoh E, Koshikawa T, et al. Clinicopathologic study of nasal T/NK-cell lymphoma among the Japanese. Pathol Int. 1997;47:38-53.

136. Altemani A, Barbosa AC, Kulka M, et al. Characteristics of nasal T/NK-cell lymphoma among Brazilians. Neoplasma. 2002;49:55-60.

137. Chan JK, Sin VC, Wong KF, et al. Nonnasal lymphoma expressing the natural killer cell marker CD56:a clinicopathologic study of 49 cases of an uncommon aggressive neoplasm. Blood. 1997;89:4501-4513.

138. Au WY, Weisenburger DD, Intragumtornchai T, et al. Clinical differences between nasal and extranasal NK/T-cell lymphoma:a study of 136 cases from the International Peripheral T-cell Lymphoma Project. Blood. 2009;113:3931-3937.

139. Jhuang JY, Chang ST, Weng SF, et al. Extranodal natural killer/T-cell lymphoma, nasal type in Taiwan:a relatively higher frequency of T-cell lineage and poor survival for extranasal tumors. Hum Pathol. 2015;46:313-321.

140. Gualco G, Domeny-Duarte P, Chioato L, et al. Clinicopathologic and molecular features of 122 Brazilian cases of nodal and extranodal NK/T-cell lymphoma, nasal type, with EBV subtyping analysis. Am J Surg Pathol. 2011;35:1195-1203.

141. Li S, Feng X, Li T, et al. Extranodal NK/T-cell lymphoma, nasal type:a report of 73 cases at MD Anderson Cancer Center. Am J Surg Pathol. 2013;37:14-23.

142. Pongpruttipan T, Sukpanichnant S, Assanasen T, et al. Extranodal NK/T-cell lymphoma, nasal type, includes cases of natural killer cell and alphabeta, gammadelta, and alphabeta/gammadelta T-cell origin:a comprehensive clinicopathologic and phenotypic study. Am J Surg

Pathol. 2012；36：481-499.

143. Weiss LM，Chang KL. Association with the Epstein-Barr virus with hematolymphoid neoplasm. Adv Anat Pathol. 1996；3：1-15.

144. Jaffe ES. Nasal and nasal-type T/NK cell lymphoma：a unique form of lymphoma associated with the Epstein-Barr virus［comment］. Histopathology. 1995；27：581-583.

145. Chan JK，Yip TT，Tsang WY，et al. Detection of Epstein-Barr viral RNA in malignant lymphomas of the upper aerodigestive tract. Am J Surg Pathol. 1994；18：938-946.

146. Elenitoba-Johnson KS，Zarate-Osorno A，Meneses A，et al. Cytotoxic granular protein expression，Epstein-Barr virus strain type，and latent membrane protein-1 oncogene deletions in nasal T-lymphocyte/natural killer cell lymphomas from Mexico. Mod Pathol. 1998；11：754-761.

147. Ho FC，Srivastava G，Loke SL，et al. Presence of Epstein-Barr virus DNA in nasal lymphomas of B and 'T' cell type. Hematol Oncol. 1990；8：271-281.

148. Kanavaros P，Briere J，Lescs MC，et al. Epstein-Barr virus in non-Hodgkin's lymphomas of the upper respiratory tract：association with sinonasal localization and expression of NK and/or T-cell antigens by tumour cells. J Pathol. 1996；178：297-302.

149. Tomita Y，Ohsawa M，Qiu K，et al. Epstein-Barr virus in lymphoproliferative diseases in the sino-nasal region：close association with CD56+immunophenotype and polymorphic-reticulosis morphology. Int J Cancer. 1997；70：9-13.

150. Tsang WY，Chan JK，Yip TT，et al. In situ localization of Epstein-Barr virus encoded RNA in non-nasal/nasopharyngeal CD56-positive and CD56-negative T-cell lymphomas. Hum Pathol. 1994；25：758-765.

151. van Gorp J，Weiping L，Jacobse K，et al. Epstein-Barr virus in nasal T-cell lymphomas（polymorphic reticulosis/midline malignant reticulosis）in western China. J Pathol. 1994；173：81-87.

152. Gaal K，Sun NC，Hernandez AM，et al. Sinonasal NK/T-cell lymphomas in the United States. Am J Surg Pathol. 2000；24：1511-1517.

153. Schwartz EJ，Molina-Kirsch H，Zhao S，et al. Immunohistochemical characterization of nasal-type extranodal NK/T-cell lymphoma using a tissue microarray：an analysis of 84 cases. Am J Clin Pathol. 2008；130：343-351.

154. Kwong YL，Lam CC，Chan TM. Post-transplantation lymphoproliferative disease of natural killer cell lineage：a clinicopathological and molecular analysis. Br J Haematol. 2000；110：197-202.

155. Stadlmann S，Fend F，Moser P，et al. Epstein-Barr virus-associated extranodal NK/T-cell lymphoma，nasal type of the hypopharynx，in a renal allograft recipient：case report and review of literature. Hum Pathol. 2001；32：1264-1268.

156. Hoshida Y，Hongyo T，Nakatsuka S，et al. Gene mutations in lymphoproliferative disorders of T and NK/T cell phenotypes developing in renal transplant patients. Lab Invest. 2002；82：257-264.

157. Aladily TN，Nathwani BN，Miranda RN，et al. Extranodal NK/T-cell lymphoma，nasal type，arising in association with saline breast implant：expanding the spectrum of breast implant-associated lymphomas. Am J Surg Pathol. 2012；36：1729-1734.

158. Catlin EA，Roberts JD Jr，Erana R，et al. Transplacental transmission of natural-killer-cell lymphoma. N Engl J Med. 1999；341：85-91.

159. Kojya S，Matsumura J，Ting L，et al. Familial nasal NK/T-cell lymphoma and pesticide use. Am J Hematol. 2001；66：145-147.

160. Nitta Y，Iwatsuki K，Kimura H，et al. Fatal natural killer cell lymphoma arising in a patient with a crop of Epstein-Barr virus-associated disorders. Eur J Dermatol. 2005；15：503-506.

161. Ohshima K，Kimura H，Yoshino T，et al. Proposed categorization of pathological states of EBV-associated T/natural killer-cell lymphoproliferative disorder（LPD）in children and young adults：overlap with chronic active EBV infection and infantile fulminant EBV T-LPD. Pathol Int. 2008；58：209-217.

162. Liang R. Nasal T/NK-cell lymphoma. In：Canellos GP，Lister TA，Young BD，eds. The Lymphomas. 2nd ed. Philadelphia：Saunders Elsevier；2006：451-455.

163. Liang R，Todd D，Chan TK，et al. Nasal lymphoma. A retrospective analysis of 60 cases. Cancer. 1990；66：2205-2209.

164. Kwong YL，Chan AC，Liang R，et al. CD56＋NK lymphomas：clinicopathological features and prognosis. Br J Haematol. 1997；97：821-829.

165. Wong KF，Chan JK，Cheung MM，et al. Bone marrow involvement by nasal NK cell lymphoma at diagnosis is uncommon. Am J Clin Pathol. 2001；115：266-270.

166. Chan JK，Tsang WY，Lau WH，et al. Aggressive T/natural killer cell lymphoma presenting as testicular tumor. Cancer. 1996；77：1198-1205.

167. Chan JK，Tsang WY，Hui PK，et al. T-and T/natural killer-cell lymphomas of the salivary gland：a clinicopathologic，immunohistochemical and molecular study of six cases. Hum Pathol. 1997；28：238-245.

168. Wong KF，Chan JK，Ng CS，et al. CD56（NKH1）-positive hematolymphoid malignancies：an aggressive neoplasm featuring frequent cutaneous/mucosal involvement，cytoplasmic azurophilic granules，and angiocentricity. Hum Pathol. 1992；23：798-804.

169. Wong KF，Chan JK，Ng CS. CD56（NCAM）-positive malignant lymphoma. Leuk Lymphoma. 1994；14：29-36.

170. Takeshita M，Kimura N，Suzumiya J，et al. Angiocentric lymphoma with granulomatous panniculitis in the skin expressing natural killer cell and large granular T-cell phenotypes. Virchows Arch. 1994；425：499-504.

171. Misago N，Ohshima K，Aiura S，et al. Primary cutaneous T-cell lymphoma with an angiocentric growth pattern：association with Epstein-Barr virus. Br J Dermatol. 1996；135：638-643.

172. Katoh A，Ohshima K，Kanda M，et al. Gastrointestinal T cell lymphoma：predominant cytotoxic phenotypes，including alpha/beta，gamma/delta T cell and natural killer cells. Leuk Lymphoma. 2000；39：97-111.

173. Abe Y，Muta K，Ohshima K，et al. Subcutaneous panniculitis by Epstein-Barr virus-infected natural killer（NK）cell proliferation terminating in aggressive subcutaneous NK cell lymphoma. Am J Hematol. 2000；64：221-225.

174. Goodlad JR，Fletcher CDM，Chan JKC，et al. Primary soft tissue lymphoma：an analysis of 37 cases.（Abstr）. J Pathol. 1996；179（suppl）：42A.

175. Miyamoto T，Yoshino T，Takehisa T，et al. Cutaneous presentation of nasal/nasal type T/NK cell lymphoma：clinicopathological findings of four cases. Br J Dermatol. 1998；139：481-487.

176. Zhang YC，Sha Z，Yu JB，et al. Gastric involvement of extranodal NK/T-cell lymphoma，nasal type：a report of 3 cases with literature review. Int J Surg Pathol. 2008；16：450-454.

177. Kim TM，Lee SY，Jeon YK，et al. Clinical heterogeneity of extranodal NK/T-cell lymphoma，nasal type：a national survey of the Korean Cancer Study Group. Ann Oncol. 2008；19：1477-1484.

178. Takata K，Hong ME，Sitthinamsuwan P，et al. Primary cutaneous NK/T-

cell lymphoma, nasal type and CD56-positive peripheral T-cell lymphoma: a cellular lineage and clinicopathologic study of 60 patients from Asia. Am J Surg Pathol. 2015;39:1-12.

179. Shet T, Suryawanshi P, Epari S, et al. Extranodal natural killer/T cell lymphomas with extranasal disease in non-endemic regions are disseminated or have nasal primary: a study of 84 cases from India. Leuk Lymphoma. 2014;55:2748-2753.

180. Kim SJ, Jung HA, Chuang SS, et al. Extranodal natural killer/T-cell lymphoma involving the gastrointestinal tract: analysis of clinical features and outcomes from the Asia Lymphoma Study Group. J Hematol Oncol. 2013;6:86.

181. Jiang M, Chen X, Yi Z, et al. Prognostic characteristics of gastrointestinal tract NK/T-cell lymphoma: an analysis of 47 patients in China. J Clin Gastroenterol. 2013;47:e74-e79.

182. Liu Y, Zhang W, An J, et al. Cutaneous intravascular natural killer-cell lymphoma: a case report and review of the literature. Am J Clin Pathol. 2014;142:243-247.

183. Xie J, Zhou X, Zhang X, et al. Primary intravascular natural killer/T cell lymphoma of the central nervous system. Leuk Lymphoma. 2015; 56:1154-1156.

184. Nakamichi N, Fukuhara S, Aozasa K, et al. NK-cell intravascular lymphomatosis-a mini-review. Eur J Haematol. 2008;81:1-7.

185. Kuo TT, Chen MJ, Kuo MC. Cutaneous intravascular NK-cell lymphoma: report of a rare variant associated with Epstein-Barr virus. Am J Surg Pathol. 2006;30:1197-1201.

186. Chinen K, Kaneko Y, Izumo T, et al. Nasal natural killer cell/t-cell lymphoma showing cellular morphology mimicking normal lymphocytes. Arch Pathol Lab Med. 2002;126:602-605.

187. Siu LL, Chan JK, Kwong YL. Natural killer cell malignancies: clinicopathologic and molecular features. Histol Histopathol. 2002; 17: 539-554.

188. Jaffe ES, Chan JK, Su IJ, et al. Report of the Workshop on nasal and related extranodal angiocentric T/natural killer cell lymphomas: definitions, differential diagnosis, and epidemiology. Am J Surg Pathol. 1996; 20:103-111.

189. Teruya-Feldstein J, Jaffe ES, Burd PR, et al. The role of Mig, the monokine induced by interferon-gamma, and IP-10, the interferon-gamma-inducible protein-10, in tissue necrosis and vascular damage associated with Epstein-Barr virus-positive lymphoproliferative disease. Blood. 1997;90:4099-4105.

190. Krasne DL, Warnke RA, Weiss LM. Malignant lymphoma presenting as pseudoepitheliomatous hyperplasia. A report of two cases. Am J Surg Pathol. 1988;12:835-842.

191. Eichel BS, Harrison EG Jr, Devine KD, et al. Primary lymphoma of the nose including a relationship to lethal midline granuloma. Am J Surg. 1966;112:597-605.

192. Ling YH, Zhu CM, Wen SH, et al. Pseudoepitheliomatous hyperplasia mimicking invasive squamous cell carcinoma in extranodal NK/T cell lymphoma: a report of 34 cases. Histopathology. 2015;67:404-409.

193. Chan JK, Sin VC, Ng CS, et al. Cutaneous relapse of nasal T-cell lymphoma clinically mimicking erythema multiforme. Pathology. 1989;21: 164-168.

194. Chang SE, Yoon GS, Huh J, et al. Comparison of primary and secondary cutaneous CD56+NK/T cell lymphomas. Appl Immunohistochem Mol Morphol. 2002;10:163-170.

195. Natkunam Y, Smoller BR, Zehnder JL, et al. Aggressive cutaneous NK and NK-like T-cell lymphomas: clinicopathologic, immunohistochemical, and molecular analyses of 12 cases. Am J Surg Pathol. 1999;23: 571-581.

196. Chim CS, Au WY, Shek TW, et al. Primary CD56 positive lymphomas of the gastrointestinal tract. Cancer. 2001;91:525-533.

197. Ho FC, Choy D, Loke SL, et al. Polymorphic reticulosis and conventional lymphomas of the nose and upper aerodigestive tract: a clinicopathologic study of 70 cases, and immunophenotypic studies of 16 cases. Hum Pathol. 1990;21:1041-1050.

198. Barrionuevo C, Zaharia M, Martinez MT, et al. Extranodal NK/T-cell lymphoma, nasal type: study of clinicopathologic and prognosis factors in a series of 78 cases from Peru. Appl Immunohistochem Mol Morphol. 2007;15:38-44.

199. Chan JK, Ng CS, Lau WH, et al. Most nasal/nasopharyngeal lymphomas are peripheral T-cell neoplasms. Am J Surg Pathol. 1987;11:418-429.

200. Chan JKC, Ng CS, Tsang WY. Nasal/nasopharyngeal lymphomas: an immunohistochemical analysis of 57 cases on frozen tissues (abstract). Mod Pathol. 1993;6:87A.

201. Petrella T, Delfau-Larue MH, Caillot D, et al. Nasopharyngeal lymphomas: further evidence for a natural killer cell origin. Hum Pathol. 1996; 27:827-833.

202. Ohno T, Yamaguchi M, Oka K, et al. Frequent expression of CD3 epsilon in CD3(Leu 4)-negative nasal T-cell lymphomas. Leukemia. 1995; 9:44-52.

203. Mori KL, Egashira M, Oshimi K. Differentiation stage of natural killer cell-lineage lymphoproliferative disorders based on phenotypic analysis. Br J Haematol. 2001;115:225-228.

204. Haedicke W, Ho FC, Chott A, et al. Expression of CD94/NKG2A and killer immunoglobulin-like receptors in NK cells and a subset of extranodal cytotoxic T-cell lymphomas. Blood. 2000;95:3628-3630.

205. Dukers DF, Vermeer MH, Jaspars LH, et al. Expression of killer cell inhibitory receptors is restricted to true NK cell lymphomas and a subset of intestinal enteropathy-type T cell lymphomas with a cytotoxic phenotype. J Clin Pathol. 2001;54:224-228.

206. Emile JF, Boulland ML, Haioun C, et al. CD5-CD56+T-cell receptor silent peripheral T-cell lymphomas are natural killer cell lymphomas. Blood. 1996;87:1466-1473.

207. Yamaguchi M, Takata K, Yoshino T, et al. Prognostic biomarkers in patients with localized natural killer/T-cell lymphoma treated with concurrent chemoradiotherapy. Cancer Sci. 2014;105:1435-1441.

208. Hasserjian RP, Harris NL. NK-cell lymphomas and leukemias: a spectrum of tumors with variable manifestations and immunophenotype. Am J Clin Pathol. 2007;127:860-868.

209. Oshimi K. Lymphoproliferative disorders of natural killer cells. Int J Hematol. 1996;63:279-290.

210. Imamura N, Kusunoki Y, Kawa-Ha K, et al. Aggressive natural killer cell leukaemia/lymphoma: report of four cases and review of the literature. Possible existence of a new clinical entity originating from the third lineage of lymphoid cells. Br J Haematol. 1990;75:49-59.

211. Kwong YL, Wong KF, Chan LC, et al. Large granular lymphocyte leukemia. A study of nine cases in a Chinese population. Am J Clin Pathol. 1995;103:76-81.

212. Hart DN, Baker BW, Inglis MJ, et al. Epstein-Barr viral DNA in acute large granular lymphocyte (natural killer) leukemic cells [see com-

ments]. Blood. 1992;79:2116-2123.

213. Shimodaira S, Ishida F, Kobayashi H, et al. The detection of clonal proliferation in granular lymphocyte-proliferative disorders of natural killer cell lineage. Br J Haematol. 1995;90:578-584.

214. Mori N, Yamashita Y, Tsuzuki T, et al. Lymphomatous features of aggressive NK cell leukaemia/lymphoma with massive necrosis, haemophagocytosis and EB virus infection. Histopathology. 2000;37:363-371.

215. Chou WC, Chiang IP, Tang JL, et al. Clonal disease of natural killer large granular lymphocytes in Taiwan. Br J Haematol. 1998;103:1124-1128.

216. Engellenner W, Golightly M. Large granular lymphocyte leukemia. Lab Med. 1991;22:454-456.

217. Oshimi K, Yamada O, Kaneko T, et al. Laboratory findings and clinical courses of 33 patients with granular lymphocyte-proliferative disorders. Leukemia. 1993;7:782-788.

218. Suzuki R, Suzumiya J, Nakamura S, et al. Aggressive natural killer-cell leukemia revisited: large granular lymphocyte leukemia of cytotoxic NK cells. Leukemia. 2004;18:763-770.

219. Mori N, Yatabe Y, Oka K, et al. Expression of perforin in nasal lymphoma. Additional evidence of its natural killer cell derivation. Am J Pathol. 1996;149:699-705.

220. Ng CS, Lo ST, Chan JK, et al. CD56+putative natural killer cell lymphomas: production of cytolytic effectors and related proteins mediating tumor cell apoptosis? Hum Pathol. 1997;28:1276-1282.

221. Takeshita M, Yamamoto M, Kikuchi M, et al. Angiodestruction and tissue necrosis of skin-involving CD56+NK/T-cell lymphoma are influenced by expression of cell adhesion molecules and cytotoxic granule and apoptosis-related proteins. Am J Clin Pathol. 2000;113:201-211.

222. Ng CS, Lo ST, Chan JK. Peripheral T and putative natural killer cell lymphomas commonly coexpress CD95 and CD95 ligand. Hum Pathol. 1999;30:48-53.

223. Ohshima K, Suzumiya J, Shimazaki K, et al. Nasal T/NK cell lymphomas commonly express perforin and Fas ligand: important mediators of tissue damage. Histopathology. 1997;31:444-450.

224. Kim WY, Nam SJ, Kim S, et al. Prognostic implications of CD30 expression in extranodal natural killer/T-cell lymphoma according to treatment modalities. Leuk Lymphoma. 2015;56:1778-1786.

225. Li P, Jiang L, Zhang X, et al. CD30 expression is a novel prognostic indicator in extranodal natural killer/T-cell lymphoma, nasal type. BMC Cancer. 2014;14:890.

226. Tan SY, Ooi AS, Ang MK, et al. Nuclear expression of MATK is a novel marker of type II enteropathy-associated T-cell lymphoma. Leukemia. 2011;25:555-557.

227. Kim SJ, Kim BS, Choi CW, et al. Ki-67 expression is predictive of prognosis in patients with stage I/II extranodal NK/T-cell lymphoma, nasal type. Ann Oncol. 2007;18:1382-1387.

228. Jiang L, Li P, Wang H, et al. Prognostic significance of Ki-67 antigen expression in extranodal natural killer/T-cell lymphoma, nasal type. Med Oncol. 2014;31:218.

229. Kim TM, Kim DW, Kang YK, et al. A phase II study of ifosfamide, methotrexate, etoposide, and prednisolone for previously untreated stage I/II extranodal natural killer/T-cell lymphoma, nasal type: a multicenter trial of the Korean Cancer Study Group. Oncologist. 2014;19:1129-1130.

230. Sawada A, Sato E, Koyama M, et al. NK-cell repertoire is feasible for diagnosing Epstein-Barr virus-infected NK-cell lymphoproliferative disease and evaluating the treatment effect. Am J Hematol. 2006;81:576-581.

231. Cuadra-Garcia I, Proulx GM, Wu CL, et al. Sinonasal lymphoma: a clinicopathologic analysis of 58 cases from the Massachusetts General Hospital. Am J Surg Pathol. 1999;23:1356-1369.

232. Kanavaros P, Lescs MC, Briere J, et al. Nasal T-cell lymphoma: a clinicopathologic entity associated with peculiar phenotype and with Epstein-Barr virus. Blood. 1993;81:2688-2695.

233. Nagata H, Konno A, Kimura N, et al. Characterization of novel natural killer(NK)-cell and gammadelta T-cell lines established from primary lesions of nasal T/NK-cell lymphomas associated with the Epstein-Barr virus. Blood. 2001;97:708-713.

234. Martin AR, Chan WC, Perry DA, et al. Aggressive natural killer cell lymphoma of the small intestine. Mod Pathol. 1995;8:467-472.

235. Teo WL, Tan SY. Loss of Epstein-Barr virus-encoded RNA expression in cutaneous dissemination of natural killer/T-cell lymphoma. J Clin Oncol. 2011;29:e342-e343.

236. Chiang AK, Wong KY, Liang AC, et al. Comparative analysis of Epstein-Barr virus gene polymorphisms in nasal T/NK-cell lymphomas and normal nasal tissues: implications on virus strain selection in malignancy. Int J Cancer. 1999;80:356-364.

237. Suzumiya J, Ohshima K, Takeshita M, et al. Nasal lymphomas in Japan: a high prevalence of Epstein-Barr virus type A and deletion within the latent membrane protein gene. Leuk Lymphoma. 1999;35:567-578.

238. Lei KI, Chan LY, Chan WY, et al. Diagnostic and prognostic implications of circulating cell-free Epstein-Barr virus DNA in natural killer/T-cell lymphoma. Clin Cancer Res. 2002;8:29-34.

239. Au WY, Pang A, Choy C, et al. Quantification of circulating Epstein-Barr virus(EBV)DNA in the diagnosis and monitoring of natural killer cell and EBV-positive lymphomas in immunocompetent patients. Blood. 2004;104:243-249.

240. Ito Y, Kimura H, Maeda Y, et al. Pretreatment EBV-DNA copy number is predictive of response and toxicities to SMILE chemotherapy for extranodal NK/T-cell lymphoma, nasal type. Clin Cancer Res. 2012;18:4183-4190.

241. Wang ZY, Liu QF, Wang H, et al. Clinical implications of plasma Epstein-Barr virus DNA in early-stage extranodal nasal-type NK/T-cell lymphoma patients receiving primary radiotherapy. Blood. 2012;120:2003-2010.

242. Suzuki R, Yamaguchi M, Izutsu K, et al. Prospective measurement of Epstein-Barr virus-DNA in plasma and peripheral blood mononuclear cells of extranodal NK/T-cell lymphoma, nasal type. Blood. 2011;118:6018-6022.

243. Kwong YL, Pang AW, Leung AY, et al. Quantification of circulating Epstein-Barr virus DNA in NK/T-cell lymphoma treated with the SMILE protocol: diagnostic and prognostic significance. Leukemia. 2014;28:865-870.

244. Iqbal J, Weisenburger DD, Chowdhury A, et al. Natural killer cell lymphoma shares strikingly similar molecular features with a group of non-hepatosplenic gammadelta T-cell lymphoma and is highly sensitive to a novel aurora kinase A inhibitor in vitro. Leukemia. 2011;25:348-358.

245. Huang Y, de Reynies A, de Leval L, et al. Gene expression profiling identifies emerging oncogenic pathways operating in extranodal NK/T-cell lymphoma, nasal type. Blood. 2010;115:1226-1237.

246. Bouchekioua A, Scourzic L, de Wever O, et al. JAK3 deregulation by activating mutations confers invasive growth advantage in extranodal nasal-type natural killer cell lymphoma. Leukemia. 2014;28:338-348.

247. Koo GC, Tan SY, Tang T, et al. Janus kinase 3-activating mutations identified in natural killer/T-cell lymphoma. Cancer Discov. 2012;2:591-597.

248. Guo Y, Arakawa F, Miyoshi H, et al. Activated janus kinase 3 expression not by activating mutations identified in natural killer/T-cell lymphoma. Pathol Int. 2014;64:263-266.

249. Kimura H, Karube K, Ito Y, et al. Rare occurrence of JAK3 mutations in natural killer cell neoplasms in Japan. Leuk Lymphoma. 2014;55:962-963.

250. Küçük C, Jiang B, Hu X, et al. Activating mutations of STAT5B and STAT3 in lymphomas derived from γδ-T or NK cells. Nat Commun. 2015;6:6025.

251. Coppo P, Gouilleux-Gruart V, Huang Y, et al. STAT3 transcription factor is constitutively activated and is oncogenic in nasal-type NK/T-cell lymphoma. Leukemia. 2009;23:1667-1678.

252. Chen YW, Guo T, Shen L, et al. Receptor-type tyrosine-protein phosphatase kappa directly targets STAT3 activation for tumor suppression in nasal NK/T-cell lymphoma. Blood. 2015;125:1589-1600.

253. Schmitt C, Sako N, Bagot M, et al. Extranodal NK/T-cell lymphoma:toward the identification of clinical molecular targets. J Biomed Biotechnol. 2011;2011:790871.

254. Huang Y, de Leval L, Gaulard P. Molecular underpinning of extranodal NK/T-cell lymphoma. Best Pract Res Clin Haematol. 2013;26:57-74.

255. Wong KF, Zhang YM, Chan JK. Cytogenetic abnormalities in natural killer cell lymphoma/leukaemia-is there a consistent pattern? Leuk Lymphoma. 1999;34:241-250.

256. Tien HF, Su IJ, Tang JL, et al. Clonal chromosomal abnormalities as direct evidence for clonality in nasal T/natural killer cell lymphomas. Br J Haematol. 1997;97:621-625.

257. Ko YH, Choi KE, Han JH, et al. Comparative genomic hybridization study of nasal-type NK/T-cell lymphoma. Cytometry. 2001;46:85-91.

258. Nakashima Y, Tagawa H, Suzuki R, et al. Genome-wide array-based comparative genomic hybridization of natural killer cell lymphoma/leukemia:different genomic alteration patterns of aggressive NK-cell leukemia and extranodal Nk/T-cell lymphoma, nasal type. Genes Chromosomes Cancer. 2005;44:247-255.

259. Yoon J, Ko YH. Deletion mapping of the long arm of chromosome 6 in peripheral T and NK cell lymphomas. Leuk Lymphoma. 2003;44:2077-2082.

260. Wong N, Wong KF, Chan JK, et al. Chromosomal translocations are common in natural killer-cell lymphoma/leukemia as shown by spectral karyotyping. Hum Pathol. 2000;31:771-774.

261. MacLeod RAF, Nagel S, Kaufmann M, et al. Multicolor-FISH analysis of a natural killer cell line(NK-92). Leuk Res. 2002;26:1027-1033.

262. Wong KF. Genetic changes in natural killer cell neoplasms(commentary). Leuk Res. 2002;26:977-978.

263. Karube K, Nakagawa M, Tsuzuki S, et al. Identification of FOXO3 and PRDM1 as tumor-suppressor gene candidates in NK-cell neoplasms by genomic and functional analyses. Blood. 2011;118:3195-3204.

264. Iqbal J, Kucuk C, Deleeuw RJ, et al. Genomic analyses reveal global functional alterations that promote tumor growth and novel tumor suppressor genes in natural killer-cell malignancies. Leukemia. 2009;23:1139-1151.

265. Küçük C, Iqbal J, Hu X, et al. PRDM1 is a tumor suppressor gene in natural killer cell malignancies. Proc Natl Acad Sci U S A. 2011;108:20119-20124.

266. Küçük C, Hu X, Iqbal J, et al. HACE1 is a tumor suppressor gene candidate in natural killer cell neoplasms. Am J Pathol. 2013;182:49-55.

267. Küçük C, Hu X, McKeithan T, et al. Lack of Evidence that HACE1 Is Not a Tumor Suppressor Gene in NKTCL:To the Editor-in-Chief. Am J Pathol. 2015;185:1167-1168.

268. Sako N, Dessirier V, Bagot M, et al. HACE1, a potential tumor suppressor gene on 6q21, is not involved in extranodal natural killer/T-cell lymphoma pathophysiology. Am J Pathol. 2014;184:2899-2907.

269. Li T, Hongyo T, Syaifudin M, et al. Mutations of the p53 gene in nasal NK/T-cell lymphoma. Lab Invest. 2000;80:493-499.

270. Quintanilla-Martinez L, Franklin JL, Guerrero I, et al. Histological and immunophenotypic profile of nasal NK/T cell lymphomas from Peru:high prevalence of p53 overexpression. Hum Pathol. 1999;30:849-855.

271. Hongyo T, Hoshida Y, Nakatsuka S, et al. p53, K-ras, c-kit and beta-catenin gene mutations in sinonasal NK/T-cell lymphoma in Korea and Japan. Oncol Rep. 2005;13:265-271.

272. Quintanilla-Martinez L, Kremer M, Keller G, et al. p53 Mutations in nasal natural killer/T-cell lymphoma from Mexico:association with large cell morphology and advanced disease. Am J Pathol. 2001;159:2095-2105.

273. Cheung MM, Chan JK, Lau WH, et al. Early stage nasal NK/T-cell lymphoma:clinical outcome, prognostic factors, and the effect of treatment modality. Int J Radiat Oncol Biol Phys. 2002;54:182-190.

274. Ng CS, Chan JK, Cheng PN, et al. Nasal T-cell lymphoma associated with hemophagocytic syndrome. Cancer. 1986;58:67-71.

275. Takahashi N, Miura I, Chubachi A, et al. A clinicopathological study of 20 patients with T/natural killer(NK)-cell lymphoma-associated hemophagocytic syndrome with special reference to nasal and nasal-type NK/T-cell lymphoma. Int J Hematol. 2001;74:303-308.

276. Oshimi K. Leukemia and lymphoma of natural killer lineage cells. Int J Hematol. 2003;78:18-23.

277. Kwong YL. Natural killer-cell malignancies:diagnosis and treatment. Leukemia. 2005;19:2186-2194.

278. Li YX, Yao B, Jin J, et al. Radiotherapy as primary treatment for stage IE and IIE nasal natural killer/T-cell lymphoma. J Clin Oncol. 2006;24:181-189.

279. Ribrag V, Ell Hajj M, Janot F, et al. Early locoregional high-dose radiotherapy is associated with long-term disease control in localized primary angiocentric lymphoma of the nose and nasopharynx. Leukemia. 2001;15:1123-1126.

280. Huang MJ, Jiang Y, Liu WP, et al. Early or up-front radiotherapy improved survival of localized extranodal NK/T-cell lymphoma, nasal-type in the upper aerodigestive tract. Int J Radiat Oncol Biol Phys. 2008;70:166-174.

281. Chauchet A, Michallet AS, Berger F, et al. Complete remission after first-line radio-chemotherapy as predictor of survival in extranodal NK/T cell lymphoma. J Hematol Oncol. 2012;5:27.

282. Chaudhary RK, Bhatt VR, Vose JM. Management of extranodal natural killer/t-cell lymphoma, nasal type. Clin Lymphoma Myeloma Leuk. 2015;15:245-252.

283. Zang J, Li C, Luo SQ, et al. Early radiotherapy has an essential role for improving survival in patients with stage I-II nasal-type of NK/T cell lymphoma treated with L-asparaginase-containing chemotherapy-a single institution experience. Ann Hematol. 2015;94:583-591.

284. You JY, Chi KH, Yang MH, et al. Radiation therapy versus chemotherapy as initial treatment for localized nasal natural killer(NK)/T-cell lymphoma:a single institute survey in Taiwan. Ann Oncol. 2004;15:618-625.

285. Koom WS, Chung EJ, Yang WI, et al. Angiocentric T-cell and NK/T-cell lymphomas:radiotherapeutic viewpoints. Int J Radiat Oncol Biol Phys. 2004;59:1127-1137.

286. Kim GE, Cho JH, Yang WI, et al. Angiocentric lymphoma of the head and neck:patterns of systemic failure after radiation treatment. J Clin Oncol. 2000;18:54-63.

287. Jiang QP, Liu SY, Yang YX, et al. CD20-positive NK/T-cell lymphoma with indolent clinical course:report of case and review of literature. Diagn Pathol. 2012;7:133.

288. Kim SJ, Park Y, Kim BS, et al. Extranodal natural killer/T-cell lymphoma with long-term survival and repeated relapses:does it indicate the presence of indolent subtype? Korean J Hematol. 2012;47:202-206.

289. Cheung MM, Chan JK, Wong KF. Natural killer cell neoplasms:a distinctive group of highly aggressive lymphomas/leukemias. Semin Hematol. 2003;40:221-232.

290. Bi XW, Jiang WQ, Zhang WW, et al. Treatment outcome of patients with advanced stage natural killer/T-cell lymphoma:elucidating the effects of asparaginase and postchemotherapeutic radiotherapy. Ann Hematol. 2015;94:1175-1184.

291. Liang R, Todd D, Chan TK, et al. Treatment outcome and prognostic factors for primary nasal lymphoma. J Clin Oncol. 1995;13:666-670.

292. Egashira M, Kawamata N, Sugimoto K, et al. P-glycoprotein expression on normal and abnormally expanded natural killer cells and inhibition of P-glycoprotein function by cyclosporin A and its analogue, PSC833. Blood. 1999;93:599-606.

293. Yamaguchi M, Shoko O, Yoshihito N. Treatment outcome of nasal NK-cell lymphoma:a report of 12 consecutively diagnosed cases and a review of the literature. J Clin Exp Hematopathol. 2001;41:93-99.

294. Nagafuji K, Fujisaki T, Arima F, et al. L-asparaginase induced durable remission of relapsed nasal NK/T-cell lymphoma after autologous peripheral blood stem cell transplantation. Int J Hematol. 2001;74:447-450.

295. Jaccard A, Petit B, Girault S, et al. L-Asparaginase-based treatment of 15 western patients with extranodal NK/T-cell lymphoma and leukemia and a review of the literature. Ann Oncol. 2009;20:110-116.

296. Guo HQ, Liu L, Wang XF, et al. Efficacy of gemcitabine combined with oxaliplatin, L-asparaginase and dexamethasone in patients with newly-diagnosed extranodal NK/T-cell lymphoma. Mol Clin Oncol. 2014;2:1172-1176.

297. Kim SJ, Park S, Kang ES, et al. Induction treatment with SMILE and consolidation with autologous stem cell transplantation for newly diagnosed stage IV extranodal natural killer/T-cell lymphoma patients. Ann Hematol. 2015;94:71-78.

298. Kwong YL, Kim WS, Lim ST, et al. SMILE for natural killer/T-cell lymphoma:analysis of safety and efficacy from the Asia Lymphoma Study Group. Blood. 2012;120:2973-2980.

299. Liang R, Chen F, Lee CK, et al. Autologous bone marrow transplantation for primary nasal T/NK cell lymphoma. Bone Marrow Transplant. 1997;19:91-93.

300. Au WY, Lie AK, Liang R, et al. Autologous stem cell transplantation for nasal NK/T-cell lymphoma:a progress report on its value. Ann Oncol. 2003;14:1673-1676.

301. Murashige N, Kami M, Kishi Y, et al. Allogeneic haematopoietic stem cell transplantation as a promising treatment for natural killer-cell neoplasms. Br J Haematol. 2005;130:561-567.

302. Kim HJ, Bang SM, Lee J, et al. High-dose chemotherapy with autologous stem cell transplantation in extranodal NK/T-cell lymphoma:a retrospective comparison with non-transplantation cases. Bone Marrow Transplant. 2006;37:819-824.

303. Suzuki R, Suzumiya J, Nakamura S, et al. Hematopoietic stem cell transplantation for natural killer-cell lineage neoplasms. Bone Marrow Transplant. 2006;37:425-431.

304. Wang CB, Bai H, Xi R, et al. Curative efficacy for nasal type extranodal NK/T-cell lymphoma by autologous peripheral blood stem cell transplantation after sequencing chemotherapy and radiotherapy. Zhongguo Shi Yan Xue Ye Xue Za Zhi. 2013;21:1477-1481.

305. Tse E, Chan TS, Koh LP, et al. Allogeneic haematopoietic SCT for natural killer/T-cell lymphoma:a multicentre analysis from the Asia Lymphoma Study Group. Bone Marrow Transplant. 2014;49:902-906.

306. Jo JC, Yoon DH, Kim S, et al. Clinical features and prognostic model for extranasal NK/T-cell lymphoma. Eur J Haematol. 2012;89:103-110.

307. Isobe Y, Aritaka N, Sasaki M, et al. Spontaneous regression of natural killer cell lymphoma. J Clin Pathol. 2009;62:647-650.

308. Guinee D, Jaffe E, Kingma D. Pulmonary lymphomatoid granulomatosis:evidence of Epstein-Barr virus infected B-lymphocytes with a predominant T-cell component and vasculitis. Am J Surg Pathol. 1994;18:753-764.

309. Myers JL, Kurtin PJ, Katzenstein AL, et al. Lymphomatoid granulomatosis. Evidence of immunophenotypic diversity and relationship to Epstein-Barr virus infection. Am J Surg Pathol. 1995;19:1300-1312.

310. Wilson WH, Kingma DW, Raffeld M, et al. Association of lymphomatoid granulomatosis with Epstein-Barr viral infection of B lymphocytes and response to interferon-alpha 2b. Blood. 1996;87:4531-4537.

311. Guitart J, Weisenburger DD, Subtil A, et al. Cutaneous gammadelta T-cell lymphomas:a spectrum of presentations with overlap with other cytotoxic lymphomas. Am J Surg Pathol. 2012;36:1656-1665.

312. Yu WW, Hsieh PP, Chuang SS. Cutaneous EBV-positive gammadelta T-cell lymphoma vs. extranodal NK/T-cell lymphoma:a case report and literature review. J Cutan Pathol. 2013;40:310-316.

313. Taddesse-Heath L, Feldman JI, Fahle GA, et al. Florid CD4+, CD56+T-cell infiltrate associated with Herpes simplex infection simulating nasal NK-/T-cell lymphoma. Mod Pathol. 2003;16:166-172.

314. Vega F, Chang CC, Schwartz MR, et al. Atypical NK-cell proliferation of the gastrointestinal tract in a patient with antigliadin antibodies but not celiac disease. Am J Surg Pathol. 2006;30:539-544.

315. Takeuchi K, Yokoyama M, Ishizawa S, et al. Lymphomatoid gastropathy:a distinct clinicopathologic entity of self-limited pseudomalignant NK-cell proliferation. Blood. 2010;116:5631-5637.

316. Mansoor A, Pittaluga S, Beck PL, et al. NK-cell enteropathy:a benign NK-cell lymphoproliferative disease mimicking intestinal lymphoma:clinicopathologic features and follow-up in a unique case series. Blood. 2010;117:1447-1452.

317. Chan JKC, Wong KF, Jaffe ES, et al. Aggressive NK-cell leukemia. In: Jaffe ES, Harris NL, Stein H, et al., eds. Pathology and Genetics, Tumours of Haematopoietic and Lymphoid Tissues. WHO Classification of Tumours of Haematopoietic and Lymphoid Tissues. Lyon, France: IARC Press; 2001: 198-200.

318. Chan JKC, Jaffe ES, Ralfkiaer E, et al. Aggressive NK-cell leukaemia. In: Swerdlow SH, Campo E, Harris NL, et al., eds. WHO Classification of Tumours of Haematopoietic and Lymphoid Tissues. 4th ed. Lyon, France: IARC Press; 2008: 276-277.

319. Gelb AB, van de Rijn M, Regula DP Jr, et al. Epstein-Barr virus-associated natural killer-large granular lymphocyte leukemia. Hum Pathol. 1994; 25: 953-960.

320. Kawa-Ha K, Ishihara S, Ninomiya T, et al. CD3-negative lymphoproliferative disease of granular lymphocytes containing Epstein-Barr viral DNA. J Clin Invest. 1989; 84: 51-55.

321. Murdock J, Jaffe ES, Wilson WH, et al. Aggressive natural killer cell leukemia/lymphoma: case report, use of telesynergy and review of the literature. Leuk Lymphoma. 2004; 45: 1269-1273.

322. Ishihara S, Ohshima K, Tokura Y, et al. Hypersensitivity to mosquito bites conceals clonal lymphoproliferation of Epstein-Barr viral DNA-positive natural killer cells. Jpn J Cancer Res. 1997; 88: 82-87.

323. Ishihara S, Yabuta R, Tokura Y, et al. Hypersensitivity to mosquito bites is not an allergic disease, but an Epstein-Barr virus-associated lymphoproliferative disease. Int J Hematol. 2000; 72: 223-228.

324. Soler J, Bordes R, Ortuno F, et al. Aggressive natural killer cell leukaemia/lymphoma in two patients with lethal midline granuloma. Br J Haematol. 1994; 86: 659-662.

325. Ohno Y, Amakawa R, Fukuhara S, et al. Acute transformation of chronic large granular lymphocyte leukemia associated with additional chromosome abnormality. Cancer. 1989; 64: 63-67.

326. Song SY, Kim WS, Ko YH, et al. Aggressive natural killer cell leukemia: clinical features and treatment outcome. Haematologica. 2002; 87: 1343-1345.

327. Okuda T, Sakamoto S, Deguchi T, et al. Hemophagocytic syndrome associated with aggressive natural killer cell leukemia. Am J Hematol. 1991; 38: 321-323.

328. Ryder J, Wang X, Bao L, et al. Aggressive natural killer cell leukemia: report of a Chinese series and review of the literature. Int J Hematol. 2007; 85: 18-25.

329. Ko YH, Park S, Kim K, et al. Aggressive natural killer cell leukemia: is Epstein-Barr virus negativity an indicator of a favorable prognosis? Acta Haematol. 2008; 120: 199-206.

330. Ito T, Makishima H, Nakazawa H, et al. Promising approach for aggressive NK cell leukaemia with allogeneic haematopoietic cell transplantation. Eur J Haematol. 2008; 81: 107-111.

331. Boysen AK, Jensen P, Johansen P, et al. Treatment of aggressive NK-cell leukemia: a case report and review of the literature. Case Rep Hematol. 2011; 2011: 818469.

332. Loughran TP Jr. Clonal diseases of large granular lymphocytes. Blood. 1993; 82: 1-14.

333. Rabbani GR, Phyliky RL, Tefferi A. A long-term study of patients with chronic natural killer cell lymphocytosis. Br J Haematol. 1999; 106: 960-966.

334. Tefferi A, Li CY, Witzig TE, et al. Chronic natural killer cell lymphocy-
tosis: a descriptive clinical study. Blood. 1994; 84: 2721-2725.

335. Tefferi A. Chronic natural killer cell lymphocytosis. Leuk Lymphoma. 1996; 20: 245-248.

336. Villamor N, Morice WG, Chan WC, et al. Chronic lymphoproliferative disorders of NK cells. In: Swerdlow SH, Campo E, Harris NL, et al., eds. WHO Classification of Tumours of Haematopoietic and Lymphoid Tissues. 4th ed. Lyon, France: IARC Press; 2008: 274-275.

337. Jerez A, Clemente MJ, Makishima H, et al. STAT3 mutations unify the pathogenesis of chronic lymphoproliferative disorders of NK cells and T-cell large granular lymphocyte leukemia. Blood. 2012; 120: 3048-3057.

338. Kagami Y, Sobue R, Ito N, et al. Cytotoxic large T-cell lymphoma with fulminant clinical course, CD8+ and CD56-phenotype, and its relation to Epstein-Barr virus: a report of two cases. Int J Hematol. 1999; 70: 105-111.

339. Takahashi E, Asano N, Li C, et al. Nodal T/NK-cell lymphoma of nasal type: a clinicopathological study of six cases. Histopathology. 2008; 52: 585-596.

340. Chim CS, Ma ES, Loong F, Kwong YL. Diagnostic cues for natural killer cell lymphoma: primary nodal presentation and the role of in situ hybridisation for Epstein-Barr virus encoded early small RNA in detecting occult bone marrow involvement. J Clin Pathol. 2005; 58: 443-445.

341. Ha SY, Sung J, Ju H, et al. Epstein-Barr virus-positive nodal peripheral T cell lymphomas: clinicopathologic and gene expression profiling study. Pathol Res Pract. 2013; 209: 448-454.

342. Jeon YK, Kim JH, Sung JY, Han JH, Ko YH. Hematopathology Study Group of the Korean Society of Pathologists. Epstein-Barr virus-positive nodal T/NK-cell lymphoma: an analysis of 15 cases with distinct clinicopathological features. Hum Pathol. 2015; 46: 981-990.

343. Kato S, Takahashi E, Asano N, et al. Nodal cytotoxic molecule (CM)-positive Epstein-Barr virus (EBV)-associated peripheral T cell lymphoma (PTCL): a clinicopathological study of 26 cases. Histopathology. 2012; 61: 186-199.

344. Kato S, Nakamura S. T-cell receptor (TCR) phenotype of nodal Epstein-Barr virus (EBV)-positive cytotoxic T-cell lymphoma (CTL): a clinicopathologic study of 39 cases. Am J Surg Pathol. 2015; 39: 462-471.

345. Ishida F, Ko YH, Kim WS, et al. Aggressive natural killer cell leukemia: therapeutic potential of l-asparaginase and allogeneic hematopoietic stem cell transplantation. Cancer Sci. 2012; 103: 1079-1083.

346. Mori N, Yamashita Y, Tsuzuki T, et al. Lymphomatous features of aggressive NK cell leukaemia/lymphoma with massive necrosis, haemophagocytosis and EB virus infection. Histopathology. 2000; 37: 363-371.

347. Dupuis J, Emile JF, Mounier N, et al. Prognostic significance of Epstein-Barr virus in nodal peripheral T-cell lymphoma, unspecified: A Groupe d'Etude des Lymphomes de l'Adulte (GELA) study. Blood. 2006; 108: 4163-4169.

348. Kagami Y, Suzuki R, Taji H, et al. Nodal cytotoxic lymphoma spectrum: a clinicopathologic study of 66 patients. Am J Surg Pathol. 1999; 23: 1184-1200.

349. Langer R, Geissinger E, Rüdiger T, et al. Peripheral T-cell lymphoma with progression to a clonally related, Epstein Barr virus+, cytotoxic aggressive T-cell lymphoma: evidence for secondary EBV infection of an established malignant T-cell clone. Am J Surg Pathol. 2010; 34: 1382-1387.

第 31 章

T 细胞和 NK 细胞大颗粒淋巴细胞增殖

William G. Morice II

31.1 历史和分类

最早关于 T 细胞大颗粒淋巴细胞白血病(T-LGL)的详细研究出现于 20 世纪 70 年代到 80 年代早期[1-3]。这些文献中描述了一种与中性粒细胞减少和贫血相关的疾病,患者循环内颗粒淋巴细胞成比例绝对性增多,这些细胞可与 T 细胞抗血清起反应,正常情况下仅占外周血淋巴细胞的 10%~20%。研究还发现,从超微结构水平来看,这些病变细胞的胞质颗粒与其对应正常细胞的颗粒相同(并行微管阵列);可形成绵羊红细胞花环,提示为 T 细胞起源(目前的识别方法为 CD2 阳性);表达 Fc 受体。根据上述发现,此疾病被命名为大颗粒淋巴细胞白血病。需要注意的是,早期文献中关于本病的命名很多,包括 CD8 阳性 T 细胞慢性淋巴细胞白血病和 T-γ 淋巴组织增殖性疾病等。

从 20 世纪 80 年代后期到 90 年代,我们对大颗粒淋巴细胞白血病的理解取得长足进步,认识到细胞毒性 T 细胞和自然杀伤(NK)细胞是不同的淋巴细胞亚群,随多色流式细胞免疫表型分析技术的出现,使识别和区分临床标本中的各种细胞类型成为可能[4,5]。T-LGL 的命名在这个时期得到广泛认可,其主要的定义内容包括:具有 CD8 阳性 T 细胞表型的颗粒淋巴细胞增多;异常表达 NK 细胞系相关抗原 CD16 和 CD57;克隆性 T 细胞,表现为存在克隆性 T 细胞受体基因重排。满足这些标准的病例表现为中性粒细胞减少,一般为惰性临床过程。这个时期还发现,一些病例中增多的颗粒淋巴细胞具有 NK 细胞表型,CD3 阴性、CD16 阳性、CD56 阳性。这样的病例难以诊断为大颗粒淋巴细胞白血病,但当时缺乏技术手段来证实 NK 细胞免疫表型异常,且难以评估 NK 细胞的克隆性(这些细胞缺乏 T 细胞受体基因重排)[6]。正是由于这些原因,在当时 NK 细胞大颗粒淋巴细胞白血病(NK-LGL)的诊断要求患者具有更为严重的临床异常,以区分可能的反应性 NK 细胞增多症[7]。这也是早期报道中 NK-LGL 比 T-LGL 更具侵袭性原因[8]。

最近的研究取得了更大进展,提高了我们识别 T 细胞和 NK 细胞起源的慢性淋巴组织增殖性疾病的能力,也发现了一些可能的发病机制,包括鉴定出一个 MHC- I 受体新家族及其相关蛋白,表达于 NK 细胞和一部分细胞毒性 T 细胞(被称为自然细胞毒性受体,NCR)[9-11]。通过新技术的应用,现已认识到 T-LGL 起源于记忆性细胞毒性 T 细胞,伴不同程度血细胞减少,临床一般表现为惰性过程[12]。也描述了一种具有相似临床和实验室检查特征(包括克隆性替代标记物)的 NK 细胞类似病变。目前所称的 NK 细胞慢性淋巴组织增殖性疾病(CLPD-NK)与早期描述的 NK-LGL 完全不同,后者可能包括更具侵袭性的恶性 NK 细胞疾病,请参见本书相应部分[12]。

31.2 定义

T-LGL 被定义为外周血中含胞质颗粒的细胞毒性 T 细胞克隆性或寡克隆性增生。常伴有血细胞减少,但非恒定出现,也不包括在定义中。虽然循环颗粒细胞升高是 T-LGL 的典型特征,但将 LGL 绝对数作为诊断标准的做法已经过时。早期的定义中,采用 LGL 绝对数 $>2 \times 10^9/L$ 为标准[5],但之后发现一些真正的 T-LGL 达不到这个阈值,现在已经认识到,多达 1/3 病例的 LGL 绝对数 $<1 \times 10^9/L$[13]。因此,尽管大多数病例的颗粒淋巴细胞超过循环淋巴细胞的 50%,但 LGL 绝对数不再作为定义标准。

T-LGL 的瘤细胞为 CD8 阳性的 αβ 型 T 细胞,罕见病例为 CD4 阳性或 γδ 型[14,15]。几乎所有病例均具有异常表型,共表达 NK 细胞相关抗原 CD16 和/或 CD57 被视为病理性表达,但对 T-LGL 不特异[16,17]。绝大多数 T-LGL 的 T 细胞克隆性可经 T 细胞受体基因重排或 V-β 流式细胞术证实[18,19]。虽然 T-

LGL 的本质为寡克隆性疾病，但并非所有病例均可证实其克隆性。对于不能证实克隆性病例，推荐治疗 6 个月至 1 年后重复检测，然后再谨慎地做出明确诊断。

CLPD-NK 也定义为外周血颗粒淋巴细胞增多（一些病例也伴有血细胞减少），但流式细胞术证实瘤细胞为 NK 细胞系[20]。与 T-LGL 一样，CLPD-NK 患者的外周血淋巴细胞以大颗粒淋巴细胞为主，虽然其绝对数常仅为轻度升高，但一般比 T-LGL 要高一些[21]。NK 细胞异常免疫表型是 CLPD-NK 的特征之一，但研究结果并不一致，可能原因在于许多临床实验室常规使用的 NK 细胞表型标记有限，研究发现，当采用包括 NCR 抗体在内的大量 NK 细胞标记进行检测时，所有病例均可证实存在异常表型[17,22]。克隆性分析显示，CLPD-NK 中的 NK 细胞缺乏 T 细胞受体基因重排，因此在本病的常规诊断或疾病定义中不包括此基因的评估。CLPD-NK 缺乏易于评估的克隆性标记，因此其诊断更强调病程持续 6 个月至 1 年。与 T-LGL 一样，本病常伴有血细胞减少，但此特征并不包括在疾病定义中。

骨髓免疫组化检测，75% 或更多的 T-LGL 和 CLPD-NK 病例可检测到窦内细胞毒性细胞浸润[23,24]。最近研究证实，T-LGL 和 CLPD-NK 均有约 50% 病例发生 STAT3 突变[25]。因此，虽然这些特征对 T-LGL 或 CLPD-NK 均不具有特异性，但仍可作为两者的诊断特征。

31.3　病因学和流行病学

虽然尚未发现独特的致病因素或倾向因素，但抗原刺激被视为 T-LGL 和 CLPD-NK 的主要病因。p21 和 p24 是 HTLV-1 的包被蛋白，血清学研究已证实，30% 或更多的 T-LGL 和 CLPD-NK 患者没有检测到 HTLV-1 或 HTLV-2 病毒 DNA，但却存在针对 p21 和 p24 的抗体，此结果提示 HTLV 相关病毒与某些病例的发生相关[26,27]。T-LGL 患者 TCR β 链可变区基因分析在不同病例间，以及单个病例的寡克隆性扩增内，均发现相似的克隆表型，还发现 TCR Vβ 13.1 区的使用不成比例地增多，后者在 CMV 感染时出现反应性生理性扩增。这些数据进一步提示病毒感染是 T-LGL 的潜在致病因素[28,29]。T-LGL 与其他淋巴造血系统肿瘤具有相关性，提示细胞毒性 T 细胞的其他刺激可能也参与了 T-LGL 发生[30]。

CMV 感染可导致 NK 细胞表达的杀伤细胞免疫球蛋白样受体（KIR）寡克隆性扩增，活化形式的 KIR 对病毒感染导致的生理反应非常重要[31,32]。CLPD-NK 中存在不成比例的 KIR 单元型，后者在活化型中很丰富，且 CLPD-NK 常有活化型 KIR 表达和 KIR 基因抑制子表观遗传性失活[33]。这些数据表明，病毒感染可能也是 CLPD-NK 的一个重要致病因素。CLPD-NK 还与其他细胞免疫刺激相关，例如其他肿瘤，但这些因素的作用似乎达不到 T-LGL 的程度。

T-LGL 和 CLPD-NK 的流行病学相似，均罕见，T-LGL 不足所有成熟淋巴细胞白血病的 5%，而 CLPD-NK 的发病率约为 T-LGL 的 1/3[34,35]。但两者的发病率可能被低估，这些数据并没有反映实际情况，因为只有临床高度怀疑，并进行综合性实验室评估，才能做出正确诊断。

T-LGL 和 CLPD-NK 见于成人，中位年龄 50～60 岁。青少年和年轻成人仅有散在病例报道。两者的发病无性别差异，也与 EBV 不相关。虽然一些研究认为 T-LGL 可能稍多见于亚洲人群，但均未发现显著的地域或种族倾向性[36]。

31.4　临床特征

T-LGL 与自身免疫现象和自身免疫疾病的相关性极强。虽然不同研究的估计数据有差异，但可信度较高的是 30% 以上 T-LGL 患者有与免疫活性相关的异常血清学结果，例如多克隆高丙种球蛋白血症、类风湿因子阳性或 ANA 阳性[35,37,38]。约 20% T-LGL 患者伴有类风湿性关节炎。许多其他自身免疫性疾病也与 T-LGL 相关，但更少见，包括系统性红斑狼疮、慢性炎性肠病和 Sjögren 综合征。

除与自身免疫性疾病相关外，T-LGL 还有一些稍不常见的与其他慢性血液系统疾病相关的特征，见于 10%～20% 病例。其中最常见的是 B 细胞淋巴组织增殖性疾病，其中大多数具有慢性淋巴细胞白血病的免疫表型，患者可能伴有这种白血病，但更常见为亚临床状态的单克隆性 B 淋巴细胞增多症[30]。已证实与 T-LGL 相关的其他血液系统疾病包括浆细胞增殖性疾病（包括意义不明的单克隆性 γ 球蛋白病）、霍奇金淋巴瘤、慢性髓单核细胞白血病和毛细胞白血病[39,40]。

最后，已有异体肾移植和骨髓移植患者发生 T-LGL 的个案报道[41,42]。这些病例的确切性质尚不清楚，但在异体移植、HIV 感染和某些药物治疗（包括达沙替尼治疗慢性髓性白血病）患者中已证实存在克隆多样性受限的反应性 CD8+ T 细胞扩增，且其表型与 T-LGL 相似[43-46]。因此，很难确定这些病例是真正的淋巴组织增殖性疾病，还是克隆多样性受限的反应性过程。

CLPD-NK 也与自身免疫性疾病和其他血液系统恶性肿瘤相关[21]，这种相关性不如 T-LGL 明显，但至少 25% 的患者伴有自身免疫性疾病，仅散在病例伴有其他克隆性淋巴造血系统疾病，包括浆细胞增殖性疾病和霍奇金淋巴瘤。

总体而言，T-LGL 和 CLPD-NK 均不伴有 B 症状或显著的临床症状[35,47]。患者表现为血细胞减少相关性疾病的症状或体征（中性粒细胞减少引起的感染、贫血导致的乏力和劳力性呼吸困难），有些病例在评估无症状性淋巴细胞增多时得以确诊。主要的临床表现为器官巨大，特别是脾肿大。T-LGL 和 CLPD-NK 患者脾肿大的发生率报道不一，一些研究中，T-LGL 患者的发生率高达 50%，CLPD-NK 患者的发生率 >90%[5,37]。但这种高发生率仅见于早期文献，可能原因有两个方面：高肿瘤负荷的病例更容易诊断；研究对象中包括了一些其他类型疾病。在较新的文献中，约 20%～30% T-LGL 发生脾肿大，稍低于 CLPD-NK[21,34,35]。T-LGL 和 CLPD-NK 也可伴有肝肿大，早期文献中的发生率同样更高。总体而言，肝肿大大约见于 10% 的 T-LGL 和 CLPD-NK 患者。虽然肝肿大很少伴有肝功能异常，但推测 LGL 患者器官肿大的原因是器官浸润[48]。某些病例可能出现轻微淋巴结肿大。显著的淋巴结肿大或髓外累及不是本病的特征，如果出现，需要考虑其他可能。

31.5　形态学和实验室检查

外周血中 T-LGL 和 CLPD-NK 的细胞学表现一致，细胞核小,不规则程度极轻,胞质丰富淡染,含明显或不明显的嗜苯胺蓝颗粒。最早依据这些特征来识别 LGL,当时的诊断标准是颗粒淋巴细胞绝对数>2×10⁹/L[5]。但在临床实践中,这些"大颗粒淋巴细胞"病变的胞质增大程度和颗粒表现均变化非常大,

有时甚至难以分辨淋巴细胞内的颗粒。因此,颗粒淋巴细胞绝对数不再包含在诊断标准中,但在缺乏颗粒淋巴细胞明显增多的情况下,LGL 的诊断要求具备两个条件:临床高度怀疑、流式细胞免疫表型综合分析结果支持[49](表 31.1)。

表 31.1 T 细胞大颗粒淋巴细胞白血病和 NK 细胞慢性淋巴组织增殖性疾病的主要和次要诊断标准

T 细胞大颗粒淋巴细胞白血病	
主要标准	• 流式细胞术免疫表型分析显示,超过 50% 的外周血或骨髓呈表面 CD3 阳性的 T 细胞具有以下两种或多种*: • CD8 阳性(可能弱阳性) • CD16 或 CD57 的一致性表达(>75% 的细胞呈阳性) • CD5 表达缺失(部分或完全) • 一种或多种 KIR(CD158a、CD158b 和 CD158e)的一致性表达† • 呈单一 CD8 阳性和一种或多种细胞毒性标志物(TIA-1、粒酶 B、粒酶 M 或穿孔素)阳性的细胞毒性淋巴细胞在骨髓窦内浸润或脾脏浸润† • 流式细胞术检测到 TCR Vβ 表达,或分子遗传学检测到 T 细胞受体基因重排,证实 T 细胞克隆性 • 外显子 20 或 21 中的 STAT-3 基因突变
次要标准	• 外周血颗粒淋巴细胞(形态学)>2×10⁹/L,或 CD8 阳性 T 细胞(流式细胞术)>总淋巴细胞的 80% • 上述细胞群持续时间超过 6 个月,无法解释 • 阳性类风湿因子、ANA 或多克隆高丙种球蛋白血症 • 原因不明的中性粒细胞减少症(<1.8×10⁹/L)和/或贫血(<10g/dL) • 外周血 NK 细胞绝对计数<0.1×10⁹/L 或<淋巴细胞总数的 5% • 编码 SH2 结构域的外显子中的 STAT-5B 基因突变
NK 细胞慢性淋巴组织增殖性疾病	
主要标准	• 流式细胞术免疫表型分析显示 CD16 阳性、CD3 阴性 NK 细胞占总外周血或骨髓淋巴细胞的 50% 以上,并具有以下一种或多种*: • CD56 表达缺失 • 一致性 CD8 表达(>75% 的细胞呈阳性),可能是弱阳性 • CD2 表达缺失 • 强烈、一致性 CD94 表达,伴或不伴 NKG2A 表达 • 一种或多种 KIR(CD158a、CD158b 和 CD158e)的一致性表达 • KIR(CD158a、CD158b 和 CD158e)完全不表达 • 呈单一 CD8 阳性和一种或多种细胞毒性标志物(TIA-1、粒酶 B、粒酶 M 或穿孔素)阳性的细胞毒性淋巴细胞在骨髓窦内浸润或脾脏浸润† • 外显子 20 或 21 中的 STAT-3 基因突变
次要标准	• 外周血颗粒淋巴细胞(形态学)或 NK 细胞(流式细胞术),超过总淋巴细胞的 2×10⁹/L 或 80% • 上述细胞群持续时间超过 6 个月,无法解释 • 原因不明的中性粒细胞减少症(<1.8×10⁹/L)和/或贫血(<10g/dL) • CD7 表达减少

如果存在 3 个或更多主要标准,或至少存在 2 个主要标准加 2 个或更多次要标准,则可以诊断 T 细胞大颗粒淋巴细胞白血病或 NK 细胞慢性淋巴组织增殖性疾病。

*需要流式细胞术免疫分型来区分 T-LGL 和 CLPD-NK。如果不进行这些研究,并且满足 T-LGL 或 CLPD-NK 的其他诊断标准,则应考虑诊断"大颗粒淋巴细胞疾病,无法进一步分类",特别是因为克隆性 T 细胞受体基因重排的存在并不总是证明谱系保真度。还要注意的是,在正常 γδT 细胞中可以看到一致性 CD16 表达和 CD5 表达缺失;然而,这些细胞不应超过总 T 细胞池的 50%。正常 γδT 细胞未见 KIR 的一致性表达,其表达是异常的标志。

†细胞毒性淋巴样浸润骨髓窦,使骨髓窦扩张或破坏结构破坏,以及异常 T 细胞一致性表达多种 KIR 抗原,应考虑肝脾 T 细胞淋巴瘤的可能性。如果存在 3 个主要标准,或存在两个主要标准加两个或更多次要标准,则可以诊断 CLPD-NK。

从细胞形态学水平不能区分 T-LGL 和 CLPD-NK。如果观察到颗粒淋巴细胞属于细胞谱系变化的一部分,强烈支持为反应性过程,但没有任何单独的形态学特征可用于这些疾病与正常细胞毒性淋巴细胞增多的区分。需要注意的是,T-LGL 和 CLPD-NK 均缺乏显著的细胞学非典型性和恶性特征,如果出现这样的表现,强烈提示为细胞毒性淋巴细胞起源的其他类型恶性疾病的白血病期,例如侵袭性 NK 细胞白血病。

T-LGL 和 CLPD-NK 的骨髓抽吸涂片和活检标本中均很难

识别异常淋巴细胞[23,24,50]。骨髓抽吸涂片中,胞质常收缩,导致难以评估是否存在颗粒。骨髓血凝块和活检的 HE 染色切片中见不到胞质颗粒,同时由于细胞核形态温和,瘤细胞呈间质性浸润,导致几乎不可能识别肿瘤细胞。因此,骨髓抽吸涂片和活检对 T-LGL 和 CLPD-NK 的诊断没有帮助。

由于缺乏独特的细胞学或形态学特征,流式细胞免疫表型分析成为 T-LGL 和 CLPD-NK 诊断的基础,这也可能是与其他疾病鉴别的唯一方法[20]。

　　流式细胞术检测,所有 T-LGL 均表达 CD3(常表达 TCR αβ 异二聚体)。绝大多数 T-LGL 有广谱 T 细胞抗原表达异常,80%病例 CD5 表达减弱,或部分或完全丢失;CD7 表达减弱或丢失的概率相当。<20%病例 CD2 表达减弱,极罕见 CD3 表达异常[17,51]。

　　虽然 T-LGL 常有 CD5 和 CD7 表达异常,但不具有特异性,因为反应性 CD8 阳性细胞也出现其中 1 个或 2 个表达减弱[52,53]。异常表达 NK 细胞相关抗原是 T-LGL 的特征,评估此

特征是 T-LGL 的诊断关键。传统的 NK 细胞抗原包括 CD16 和 CD57,常表达于 T-LGL,CD16 阳性率为 80%,CD57 阳性率>90%(图 31.1)[13,54]。CD57 还表达于正常记忆性 T 细胞。T-LGL 的 CD57 表达模式为同质性阳性,具有特征性,但此模式仅见于不足半数病例[17,55,56]。T-LGL 少见表达 CD56,阳性率<20%。有报道 CD56 阳性 T-LGL 具有侵袭性,但这些病例可能是其他常表达 CD56 的细胞毒性 T 细胞恶性疾病累及外周血,例如肝脾 T 细胞淋巴瘤[57-59]。

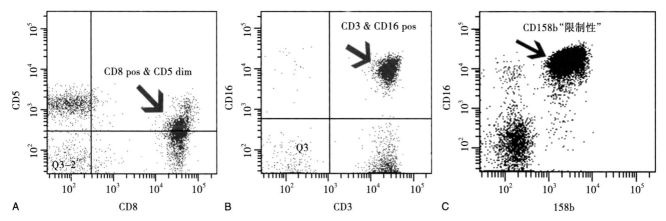

图 31-1　T 细胞大颗粒淋巴细胞白血病(T-LGL)的流式细胞术免疫表型分析。A,在 T-LGL 病例中,流式细胞术显示 CD3 阳性 T 细胞与 CD16 共表达。B,这些 T 细胞为 CD8 阳性,CD5 的表达略有减少。C,KIR 表达分析显示这些细胞一致性表达 CD158b 亚型;不表达 CD158a 和 CD158e(未提供图片)。这种 KIR 表达模式大致类似于 B 细胞限制性免疫球蛋白轻链表达,并与 LGL 疾病中的克隆性密切相关

　　流式细胞术评估 NCR 表达,特别是 KIRs CD158a、CD158b 和 CD158e,对 T-LGL 的诊断具有重要的支持作用[17,22,51,60]。异常 T 细胞同质性表达一个或多个 KIR,提示存在 T 细胞克隆,约见于 1/3 病例(见图 31.1)。大多数 T-LGL 表达单个 KIR 亚型,最多见为 CD158b,少数病例(<10%)表达 2 种 KIR 亚型。一致表达全部 3 种 KIR 亚型是肝脾 T 细胞淋巴瘤的特征,可借助流式细胞术检测与 T-LGL 鉴别[61]。CD94 是 NCR 家族的另一成员,表达于半数 T-LGL,常与 NKG2A 联合表达。

　　极少部分(<5%)T-LGL 为 γδ T 细胞系[15,62]。虽然这些病例的特征类似于 CD8 阳性的 αβ 系 T-LGL,但需要注意的是,许多 T-LGL 相关的表型,包括 CD5 表达减弱和 CD16 共表达,也见于正常 γδ T 细胞,特别是表达 V-δ 2 的细胞[63]。因此,评估 KIR 对确定 γδ T 细胞异常表型特别有帮助,可用于确定 γδ T 细胞系 T-LGL 的诊断。这些研究成果在诊断 T-LGL 的其他少见变异型(例如 CD4 阳性病例)时也有意义,因为 NK 抗原表达模式既可确定诊断,又可用于排除其他诊断,例如 T 细胞幼淋巴细胞白血病和 HTLV-1 相关性淋巴组织增殖性疾病[14,64,65]。

　　流式细胞术常用的 NK 细胞标记包括 CD2、CD7、CD8、CD16 和 CD56,在 CLPD-NK 中,这些抗体均有不同程度异常表达[17,20,47]。正常 NK 细胞的 CD7 表达比正常 T 细胞更强,而约半数 CLPD-NK 表达 CD7,但比 T 细胞更弱。一些 CLPD-NK 可完全不表达 CD7,但很少见。正常外周血中,约 1/3 的 NK 细胞表达 CD8,但 20% CLPD-NK 出现异常的 CD8 一致阳性。也可能出现 CD8 表达缺失,但由于正常 NK 细胞的 CD8 表达水平相对较低,因此很难将此作为特征来诊断 CLPD-NK。罕见 CD2 表达减弱(依据定义,这些细胞不表达 CD3),未见 CD5 阳性的 CLPD-NK。理论上,若出现 CD5 表达,则很难区分 CD5 阳性的

CLPD-NK 和 CD3 阴性的 T-LGL。

　　约 50% 的 CLPD-NK 出现 CD56 部分或完全丢失(图 31.2)。有趣的是,CD56 阳性和阴性的 CLPD-NK 具有不同表型,CD56 阴性者的 CD16 表达更强,倾向于 KIR 阳性,而 CD56 阳性者的 CD16 表达稍弱(与前者对比),倾向于 KIR 阴性[66]。

　　相比 T-LGL,NCR 表达的评估对 CLPD-NK 的诊断更有帮助。这主要是因为正常外周血和骨髓中的 NK 细胞总是一定程度地表达 KIRs CD158a、CD158b 和 CD158e[9,11,67]。因此,与 T 细胞不同(不恒定表达 KIR),KIR 表达完全缺失或同质性表达(一个或多个抗原)均提示 NK 细胞异常,几乎所有 CLPD-NK 均存在这两种异常表达的其中之一[17,22,60,68]。如前所述,同质性(即,限制性)KIR 表达主要见于 CD56 阴性的 CLPD-NK(60%),而大部分(70%)CD56 阳性 CLPD-NK 完全不表达 KIR(见图 31.2)。80% KIR 阳性的 CLPD-NK 仅表达单型 KIR,最常为 CD158a,但原因尚不清楚。<10% CLPD-NK 存在 KIR 不确定表达模式,虽然阳性,但非同质性表达单个或多个 KIR 抗原,这种表达模式仅见于 CD56 呈一定程度阳性的病例,这些病例的诊断依靠其他特征。抑制性 MHC 受体复合物 CD94/NKG2A 异二聚体表达于外周血或骨髓中的一部分正常 NK 细胞。异常的一致性 CD94/NKG2A 强阳性是一些 CLPD-NK 的特征(见图 31.2)[69]。这种异常表达见于几乎所有 CD56 阳性 CLPD-NK 和约 50%的 CD56 阴性 CLPD-NK,并倾向出现于缺乏 KIR 表达的病例,但这种现象与同质性 KIR 表达并非相互排斥[66]。

　　这些大颗粒淋巴细胞疾病累及骨髓的组织学改变在常规切片中难以识别,可借助免疫组织化学染色来显示异常细胞,这也是有助于诊断的辅助方法。最有价值的抗原包括 CD8、细胞毒性颗粒蛋白 TIA-1 和粒酶 B,针对这些抗原的抗体用于

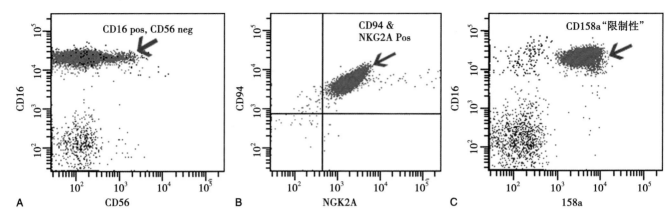

图 31-2　NK 细胞慢性淋巴组织增殖性疾病（CLPD-NK）的流式细胞术免疫表型分析。A，在 CLPD-NK 病例中，流式细胞术显示表型为 CD16 阳性的 NK 细胞异常减少表达至不表达 CD56。B，CD94/NKG2A 异二聚体的一致性表达也存在。这种 CD94/NKG2A 表达模式有助于区分 CLPD-NK 细胞和反应性 NK 细胞，并且往往在 CD56 阳性的 CLPD-NK 细胞中更常见，尽管在 CD56 缺失的病例中也可以看到，如本例。C，本例还显示 KIR CD158 的一致性表达；未表达 CD158b 和 CD158e（未提供图片）。这种 KIR 表达的"限制性"模式等同于 T 细胞大颗粒淋巴细胞白血病的克隆性病例中所见的模式

识别细胞毒性淋巴细胞。仅有骨髓内细胞毒性淋巴细胞增多并不足以与反应性状态鉴别。具有诊断意义的表现是这些细胞线状排列（提示窦内浸润）或形成大的间质内细胞簇（8 个或更多细胞）（图 31.3）[24]。这两种特征检出率的高低与所采用的抗体有关，CD8 和 TIA-1 免疫染色的检出率约为 80%，粒酶 B 约为 50%。外周血颗粒淋巴细胞绝对数较低的病例（<1.0×10⁹/L）也可能观察到上述特征，但仅见于其中 2/3 的病例。

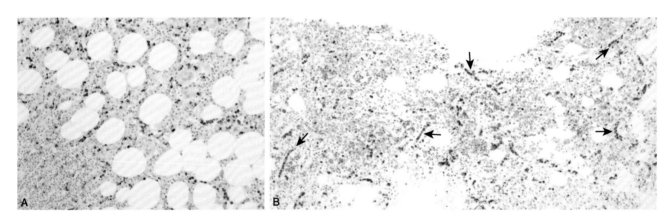

图 31-3　大颗粒淋巴细胞疾病的骨髓免疫组织化学。骨髓使用细胞毒性颗粒蛋白 TIA-1 和粒酶 B 进行免疫组织化学检测，显示 T 细胞大颗粒淋巴细胞白血病（A，TIA-I 抗体）和 NK 细胞慢性淋巴组织增生性疾病（B，粒酶 B 的抗体）中存在疾病相关的窦内浸润

当考虑使用免疫组化方法来证实大颗粒淋巴细胞疾病时，有一些需要牢记的重要的注意事项。最重要的一点，此方法不能区分 CLPD-NK 和 T-LGL，即使 CLPD-NK 可能 CD3 阳性，因为细胞毒性 T 细胞和 NK 细胞均缺乏谱系特异性免疫组化抗体[23,70]。此外，免疫组化结果可能难以解读，因为并非所有病例均表达 CD8 或粒酶 B，骨髓中 TIA-1 的染色结果也难以判读，因为正常粒细胞也阳性。因此，当 TIA-1 用于本病的骨髓标本检测时，需要调整为骨髓特异性抗体滴度。最后，另一些疾病具有相似的免疫表型特征和骨髓浸润模式，主要是肝脾 T 细胞淋巴瘤[71,72]。仔细的形态学观察有助于鉴别，肝脾 T 细胞淋巴瘤不仅可浸润血窦，还可导致血窦扩张和变形，而 T-LGL 仅表现为窦内浸润，不伴血窦异常扩张。

31.6　遗传学和分子特征

T-LGL 和 CLPD-NK 有报道的细胞遗传学异常包括 6q 异常，以及涉及 7 号和 14 号染色体上 T 细胞受体基因位点的插入和倒置异位[73-75]。但未检测到重现性细胞遗传学异常。此外，具有细胞遗传学异常的病例主要见于早期文献，因此不能除外这些病例实际上是其他疾病的可能性。总体而言，目前认为 T-LGL 和 CLPD-NK 极罕见细胞遗传学异常。

T 细胞克隆性是一种已被广泛接受并用于 T-LGL 定义的分子遗传学异常。多种方法可用于证实 T 细胞克隆性。临床实践中最常用的是 T 细胞受体 β 和 γ 基因重排的 PCR 扩增法（T-PCR），以及流式细胞术评估 T 细胞受体 β 链 V 区家族（TCR V-β 流式）。绝大多数病例可经这两种方法来证实 T 细胞克隆性[18,19,34]。但有人提出疑问，在不能证实 T 细胞克隆性的情况下，是否能考虑 T-LGL 的诊断。这个问题很难回答，因为大多数出版物中的研究内容均要求存在克隆性，但仔细回顾文献可以发现，一些 T-LGL 不能证实存在 T 细胞克隆性。

使用 TCR β 链光谱分析法或 TCR V-β 流式法等克隆频率比较技术来分析 T-LGL 的 T 细胞"克隆性"发现，T-LGL 缺乏其

他 T 细胞白血病(如 T 细胞幼淋巴细胞白血病)所具有的克隆异质性[18,19]。此外,单个 T-LGL 病例的系列分析发现,不同"亚克隆"的分布和比例常随时间而变化[76]。汇总数据发现,T-LGL 最常表现为一种细胞毒性 T 细胞的寡克隆性疾病,这可能是所有病例在 PCR 和 Southern 印迹法检测时不能证实克隆性的原因。需要牢记 T-LGL 的"寡克隆"本质,因为其主要鉴别诊断为反应性细胞毒性 T 细胞增多,后者可具有相似的限制性亚克隆分布。

综上所述,仅 T 细胞克隆性的存在与否,既不能排除也不能肯定 T-LGL 的诊断。T 细胞受体基因重排检测对于评估 CLPD-NK 的可能性没有帮助,因为 NK 细胞不具有重排的 TCR 基因(或其他抗原受体基因)。TCR 基因重排检测的意义非常有限,因此人们正在寻找可验证大颗粒淋巴细胞疾病克隆性的其他潜在遗传学标记。

全基因组突变分析发现,约 1/3 至 1/2 的 T-LGL 和 CLPD-NK 病例存在 STAT3 突变[25,77]。这些疾病存在大量 STAT3 突变,均发生于外显子 20 和 21,此区编码 STAT3 蛋白的 SRC 同源区 2(SH2 域)。此外,一小部分 T-LGL 可发生 STAT5b 突变(<5%),同样影响 SH2 域,这种突变仅见于缺乏 STAT3 突变的病例[78,79]。总体而言,突变可导致这些转录因子的构成性二聚化和活化。T-LGL 的 STAT3 突变与更需要治疗、甲氨蝶呤反应性和纯红细胞再生障碍相关。STAT5b 突变与更具侵袭性和致死性临床过程相关。

31.6.1　推测的细胞起源和发病机制

T-LGL 的表型和基因表达模式与正常记忆性 CD8 阳性 T 细胞高度相似,因此可确定 T-LGL 属于此类型细胞病变[28,80]。此外,包括 TCR β 链可变区异常分布在内的许多特征均提示 T-LGL 发生之前存在持续性细胞刺激[81]。在分析 CLPD-NK 时要注意,有两种正常的 NK 细胞亚群(或亚型):NK1 细胞,强表达 CD56,弱表达 CD16、低水平表达 NCR;NK2 细胞,弱表达 CD56,强表达 CD16,高水平表达 NCR[82]。NK1 细胞主要通过产生细胞因子来发挥作用,而 NK2 细胞主要通过细胞毒性来发挥作用。在刺激和细胞因子暴露下(例如 IL-12),NK1 细胞可转化为 NK2 细胞。CD56 阳性和阴性的 CLPD-NK 可能分别起源于 NK1 和 NK2 细胞。有趣的是,与 CD56 阳性的 CLPD-NK 相比,血细胞减少和其他典型见于 T-LGL 的特征更常见于 CD56 阴性者。因此,对于 T-LGL 和 CLPD-NK 而言,慢性细胞刺激可能是发病机制中关键性的第一步,但这些刺激的确切性质尚不清楚。

如果持续性细胞刺激伴某些克隆型的选择性富集是这些大颗粒淋巴细胞疾病的发病机制中关键性的第一步,则同等重要的关键性第二步就是这些克隆在活化诱导细胞死亡的正常环境中存活下来。T-LGL 中异常细胞的这种存活能力可能部分归因于 NCR 表达。在正常细胞毒性 T 细胞反应过程中,发生 T 细胞库生理性限制和细胞毒性 T 细胞表达 NCR 的等量增多。这些 T 细胞表达的 NCR 具有双重作用,一是阻止不适当的自身反应性,二是通过抑制活化诱导细胞死亡来延长细胞存活[83,84]。相比之下,T-LGL 中的这种正常免疫反应被改变,出现显著的寡克隆性或克隆性 T 细胞库限制,NK 相关抗原异常高表达,包括 NCR。

关于 NK 细胞如何获得 NCR 表达,以及 NCR 如何导致细胞毒性功能升高的假设很多,但 NCR 表达与 CLPD-NK 发病机制的关系还不是很清楚[9,85]。CLPD-NK 倾向于表达活化型 KIR 亚型,而其抑制型的表达倾向于表观遗传性静默,这种倾向性提示这些受体可能与疾病的发生相关[60,86,87]。CLPD-NK 的持续性细胞扩增可能还有其他机制参与,一份个案报道发现血清 IL-12 水平超常升高[88]。汇总越来越多的证据发现,在 CLPD-NK 中,NK 细胞与树突细胞的相互作用可能是发病机制中的主要因素,这种相互作用受 NCR 和 MHC 相互作用的调节[89]。

大量研究数据提示,细胞信号级联放大被干扰是 T-LGL 和 CLPD-NK 细胞异常存活的重要因素。其中最重要的证据可能是 STAT3 和 STAT5 基因突变,两种疾病均有部分病例发生这两种突变。此外,研究已证实,即使是缺乏这些突变的病例,受 JAK/STAT 通路调控的基因也会出现表达上调[90]。已发现 T-LGL 存在其他调节细胞存活的通路异常,这些通路主要通过调节 BCL2 家族蛋白来发挥作用,包括 MAP 激酶通路和鞘脂通路[91-93]。

异常颗粒淋巴细胞具有抑制或破坏正常造血的能力,这种能力是与疾病临床症状相关性最强的因素,但其确切机制仍不清楚。许多研究认为可能涉及 Fas-Fas 配体间的相互作用,并通过可溶性 Fas 来发挥作用[54,94-96]。此外,已有研究证实,T-LGL 和 CLPD-NK 中的异常细胞能够杀死人类正常造血细胞[88,97]。这些数据表明,大颗粒淋巴细胞疾病可通过体液途径和细胞途径来发挥致细胞病变效应。

31.7　治疗和预后

从临床角度来看,T-LGL 和 CLPD-NK 的治疗策略是相同的,影响治疗方案的主要因素是伴或不伴疾病相关性血细胞减少[98]。如果不伴血细胞减少,患者可能不需要特殊处理。当患者出现如下异常时需要治疗:显著的中性粒细胞减少(绝对数<0.5×10⁹/L)、中性粒细胞中度减少伴反复感染、有症状或依赖输血的贫血。治疗方案为甲氨蝶呤或环磷酰胺单药治疗,或在治疗初期联用糖皮质激素。治疗反应的评估方式为标准化计数,应在治疗的第一个 6 个月内进行。可行脾切除,但未证实能获得持久反应[99]。少数研究认为嘌呤类似物(例如氟达拉滨)对 T-LGL 有效。曾使用抗 CD52 单抗(阿仑单抗)治疗,但仅半数病例有反应,这种治疗反应性的差异可能与 CD52 表达水平的不同有关[100]。考虑到疾病敏感性的差异和药物毒性(治疗导致的免疫抑制),抗 CD52 单抗作为二线药物,用于甲氨蝶呤或环磷酰胺耐药的患者。

在制定 T-LGL 和 CLPD-NK 患者的治疗方案时,首先需要考虑的是避免治疗相关性并发症,因为这是两种惰性疾病,病程很长,症状轻微,致死率低。在某一时间点需要治疗的患者比例各家报道不一,大样本长期随访研究发现,绝大多数 T-LGL 患者终将出现有症状的血细胞减少。如前文所述,大多数 CD56 阴性 CLPD-NK 患者需要治疗,而大多数 CD56 阳性者不需要。但由于缺乏大样本 CLPD-NK 病例研究数据,因此很难准确判断有多少 CLPD-NK 患者最终会发展到需要治疗的程度。

大多数病例为惰性病程,但已报道少数 T-LGL 和 CLPD-NK 病例具有侵袭性,类似于其他细胞毒性 T/NK 细胞恶性疾病。侵袭性 T-LGL 病例与 CD56 阳性表型相关,提示这些病例可能是更常表达 CD56 的其他类型 T 细胞疾病,例如肝脾 T 细胞淋巴瘤[72,101]。同样的,侵袭性 CLPD-NK 更常见于更年长的成人,提示其中许多病例可能是之后才被认识的疾病,例如侵袭性 NK 细胞白血病。因此,高度恶性的 T-LGL 和 CLPD-NK 病例,无论是作为一种诊断,还是作为疾病进展的表现,均极为罕见,也很难依据已认识的病理特征来预测[102]。

31.8　鉴别诊断

　　T-LGL 和 CLPD-NK 的鉴别诊断包括一个谱系,一端为反应性细胞毒性 T 细胞和 NK 细胞增多,另一端为可累及外周血的高度侵袭性细胞毒性 T 细胞和 NK 细胞肿瘤,例如肝脾 T 细胞淋巴瘤和结外 NK/T 细胞淋巴瘤。从临床角度,这些惰性颗粒淋巴组织增殖性疾病与更具侵袭性的疾病非常容易鉴别。但这种鉴别对病理医师可能更具挑战性,因为这些恶性疾病的细胞学特征并不总是与其临床侵袭性相关。出现破坏性组织浸润不是 T-LGL 或 CLPD-NK 的特征,应该考虑其他诊断。检测到克隆性细胞遗传学异常也应考虑其他诊断。从免疫表型方面来看,异常细胞表达多个 KIR 抗原有助于 T-LGL 与肝脾 T 细胞淋巴瘤的鉴别。侵袭性 NK 细胞白血病/淋巴瘤的流式细胞免疫表型还不完全确定,因此也缺乏与 CLPD-NK 鉴别的表型特征,组织切片检测 EBV 对两者的鉴别非常关键,因为 CLPD-NK 与 EBV 不相关,而几乎所有侵袭性 NK 细胞白血病和结外 NK/T 细胞淋巴瘤均与 EBV 相关。

　　更困难的是与反应性 T 细胞和 NK 细胞增多鉴别,因为这些大颗粒淋巴细胞疾病的发生是由于细胞毒性免疫反应。熟悉本章描述的所有病理内容显得非常重要。当颗粒淋巴细胞增多伴不能解释的血细胞减少时,广泛评估和除外其他可能的病因,并结合典型的临床特征,有助于这些疾病的鉴别。

精华和陷阱

精华

- T-LGL 与 CLPD-NK 的鉴别只能依靠流式细胞免疫表型分析。两者的外周血和骨髓形态学表现相同。
- T-LGL 和 CLPD-NK 的临床处理方案相同,因此从治疗角度来看,两者的鉴别并不重要。
- 颗粒淋巴组织增殖性疾病的骨髓累及需要免疫组化方法来证实。
- 虽然外周血中颗粒淋巴细胞常超过所有淋巴细胞的 50%,但并不是所有 T-LGL 或 CLPD-NK 均会出现外周血颗粒淋巴细胞绝对数升高。
- 细胞毒性淋巴组织增殖性疾病浸润导致骨髓血窦扩张和/或变形,提示为侵袭性疾病,例如肝脾 T 细胞淋巴瘤。
- 细胞毒性 T 细胞表达多个 KIR,提示为肝脾 T 细胞淋巴瘤。

陷阱

- 反应性颗粒淋巴细胞增多可见于多种伴发血细胞减少的疾病,包括骨髓增生异常和病毒感染。
- 克隆性 TCR 基因重排可见于多种与 T 细胞库限制性相关的情况,包括病毒感染和正常老化。因此,在缺乏支持 T-LGL 诊断的病理特征时,克隆性 TCR 基因重排不具有诊断特异性。
- 分别具有 T-LGL 和 CLPD-NK 表型特征的小的 T 细胞和 NK 细胞群也可见于无症状的正常成人。
- T-LGL 和肝脾 T 细胞淋巴瘤可具有相同的外周血和骨髓表现。

(陈　刚　译)

参考文献

1. Lille I, Desplaces A, Meeus L, Saracino RT, Brouet JC. Thymus-derived proliferating lymphocytes in chronic lymphocytic leukaemia. Lancet. 1973;2:263-264.

2. McKenna RW, Arthur DC, Gajl-Peczalska KJ, Flynn P, Brunning RD. Granulated T cell lymphocytosis with neutropenia:malignant or benign chronic lymphoproliferative disorder? Blood. 1985;66:259-266.

3. McKenna RW, Parkin J, Kersey JH, Gajl-Peczalska KJ, Peterson L, Brunning RD. Chronic lymphoproliferative disorder with unusual clinical, morphologic,ultrastructural and membrane surface marker characteristics. Am J Med. 1977;62:588-596.

4. Lanier LL, Le AM, Phillips JH, Warner NL, Babcock GF. Subpopulations of human natural killer cells defined by expression of the Leu-7(HNK-1) and Leu-11(NK-15)antigens. J Immunol. 1983;131:1789-1796.

5. Loughran TP Jr. Clonal diseases of large granular lymphocytes.[see comment]. Blood. 1993;82:1-14.

6. Nash R, McSweeney P, Zambello R, Semenzato G, Loughran TP Jr. Clonal studies of CD3-lymphoproliferative disease of granular lymphocytes. Blood. 1993;81:2363-2368.

7. Pandolfi F, Loughran TP Jr, Starkebaum G, et al. Clinical course and prognosis of the lymphoproliferative disease of granular lymphocytes. A multicenter study. Cancer. 1990;65:341-348.

8. Sheridan W, Winton EF, Chan WC, et al. Leukemia of non-T lineage natural killer cells. Blood. 1988;72:1701-1707.

9. Anfossi N, Andre P, Guia S, et al. Human NK cell education by inhibitory receptors for MHC class I. Immunity. 2006;25:331-342.

10. Lanier LL. NK cell receptors. Annu Rev Immunol. 1998;16:359-393.[Epub 1998/05/23].

11. Long EO. Negative signaling by inhibitory receptors:the NK cell paradigm. Immunol Rev. 2008;224:70-84.

12. Swerdlow SH, Campo E, Harris NL, eds. WHO Classification of Tumours of Haematopoietic and Lymphoid Tissues. 4th ed. Lyon, France:IARC Press;2008.

13. Semenzato G, Zambello R, Starkebaum G, Oshimi K, Loughran TP Jr. The lymphoproliferative disease of granular lymphocytes:updated criteria for diagnosis. Blood. 1997;89:256-260.

14. Lima M, Almeida J, Dos Anjos Teixeira M, et al. TCRalphabeta+/CD4+ large granular lymphocytosis:a new clonal T-cell lymphoproliferative disorder. Am J Pathol. 2003;163:763-771.

15. Sandberg Y, Almeida J, Gonzalez M, et al. TCRgammadelta+large granular lymphocyte leukemias reflect the spectrum of normal antigen-selected TCRgammadelta+T-cells. Leukemia. 2006;20:505-513.

16. Cady FM, Morice WG. Flow cytometric assessment of T-cell chronic lymphoproliferative disorders. Clin Lab Med. 2007;27:513-532,vi.

17. Morice WG, Kurtin PJ, Leibson PJ, Tefferi A, Hanson CA. Demonstration of aberrant T-cell and natural killer-cell antigen expression in all cases of granular lymphocytic leukaemia. Br J Haematol. 2003;120:1026-1036.

18. Lima M, Almeida J, Santos AH, et al. Immunophenotypic analysis of the TCR-Vbeta repertoire in 98 persistent expansions of CD3(+)/TCR-alphabeta(+)large granular lymphocytes:utility in assessing clonality and insights into the pathogenesis of the disease. Am J Pathol. 2001;159:1861-1868.

19. Morice WG, Kimlinger T, Katzmann JA, et al. Flow cytometric assessment

of TCR-Vbeta expression in the evaluation of peripheral blood involvement by T-cell lymphoproliferative disorders: a comparison with conventional T-cell immunophenotyping and molecular genetic techniques. Am J Clin Pathol. 2004; 121: 373-383.

20. Morice WG. The immunophenotypic attributes of NK cells and NK-cell lineage lymphoproliferative disorders. Am J Clin Pathol. 2007; 127: 881-886.

21. Neben MA, Morice WG, Tefferi A. Clinical features in T-cell vs. natural killer-cell variants of large granular lymphocyte leukemia. Eur J Haematol. 2003; 71: 263-265.

22. Hoffmann T, De Libero G, Colonna M, et al. Natural killer-type receptors for HLA class I antigens are clonally expressed in lymphoproliferative disorders of natural killer and T-cell type. Br J Haematol. 2000; 110: 525-536.

23. Morice WG, Jevremovic D, Hanson CA. The expression of the novel cytotoxic protein granzyme M by large granular lymphocytic leukaemias of both T-cell and NK-cell lineage: an unexpected finding with implications regarding the pathobiology of these disorders. Br J Haematol. 2007; 137: 237-239.

24. Morice WG, Kurtin PJ, Tefferi A, Hanson CA. Distinct bone marrow findings in T-cell granular lymphocytic leukemia revealed by paraffin section immunoperoxidase stains for CD8, TIA-1, and granzyme B. Blood. 2002; 99: 268-274.

25. Jerez A, Clemente MJ, Makishima H, et al. STAT3 mutations unify the pathogenesis of chronic lymphoproliferative disorders of NK cells and T-cell large granular lymphocyte leukemia. Blood. 2012; 120: 3048-3057.

26. Sokol L, Agrawal D, Loughran TP Jr. Characterization of HTLV envelope seroreactivity in large granular lymphocyte leukemia. Leuk Res. 2005; 29: 381-387.

27. Loughran TP Jr, Hadlock KG, Yang Q, et al. Seroreactivity to an envelope protein of human T-cell leukemia/lymphoma virus in patients with CD3-(natural killer) lymphoproliferative disease of granular lymphocytes. Blood. 1997; 90: 1977-1981.

28. Clemente MJ, Przychodzen B, Jerez A, et al. Deep sequencing of the T-cell receptor repertoire in CD8 + T-large granular lymphocyte leukemia identifies signature landscapes. Blood. 2013; 122: 4077-4085.

29. Zambello R, Trentin L, Facco M, et al. Analysis of the T cell receptor in the lymphoproliferative disease of granular lymphocytes: superantigen activation of clonal CD3 + granular lymphocytes. Cancer Res. 1995; 55: 6140-6145.

30. Howard MT, Bejanyan N, Maciejewski JP, Hsi ED. T/NK large granular lymphocyte leukemia and coexisting monoclonal B-cell lymphocytosis-like proliferations. An unrecognized and frequent association. Am J Clin Pathol. 2010; 133: 936-941.

31. Beziat V, Liu LL, Malmberg JA, et al. NK cell responses to cytomegalovirus infection lead to stable imprints in the human KIR repertoire and involve activating KIRs. Blood. 2013; 121: 2678-2688.

32. Khakoo SI, Carrington M. KIR and disease: a model system or system of models? Immunol Rev. 2006; 214: 186-201.

33. Gattazzo C, Teramo A, Miorin M, et al. Lack of expression of inhibitory KIR3DL1 receptor in patients with natural killer cell-type lymphoproliferative disease of granular lymphocytes. Haematologica. 2010; 95: 1722-1729.

34. Bareau B, Rey J, Hamidou M, et al. Analysis of a French cohort of patients with large granular lymphocyte leukemia: a report on 229 cases.

Haematologica. 2010; 95: 1534-1541.

35. Lamy T, Loughran TP Jr. Clinical features of large granular lymphocyte leukemia. Semin Hematol. 2003; 40: 185-195.

36. Kwong YL, Wong KF, Chan LC, et al. The spectrum of chronic lymphoproliferative disorders in Chinese people. An analysis of 64 cases. Cancer. 1994; 74: 174-181.

37. Loughran TP Jr, Starkebaum G. Large granular lymphocyte leukemia. Report of 38 cases and review of the literature. Medicine (Baltimore). 1987; 66: 397-405.

38. Loughran TP Jr, Starkebaum G. Clinical features in large granular lymphocytic leukemia. Blood. 1987; 69: 1786.

39. Marolleau JP, Henni T, Gaulard P, et al. Hairy cell leukemia associated with large granular lymphocyte leukemia: immunologic and genomic study, effect of interferon treatment. Blood. 1988; 72: 655-660.

40. Song S. A case report: concurrent chronic myelomonocytic leukemia and T-cell large granular lymphocytic leukemia-type clonal proliferation as detected by multiparametric flow cytometry. Cytometry B Clin Cytom. 2011; 80: 126-129.

41. Gentile TC, Hadlock KG, Uner AH, et al. Large granular lymphocyte leukaemia occurring after renal transplantation. Br J Haematol. 1998; 101: 507-512.

42. Gill H, Ip AH, Leung R, et al. Indolent T-cell large granular lymphocyte leukaemia after haematopoietic SCT: a clinicopathologic and molecular analysis. Bone Marrow Transplant. 2012; 47: 952-956.

43. Kim DH, Kamel-Reid S, Chang H, et al. Natural killer or natural killer/T cell lineage large granular lymphocytosis associated with dasatinib therapy for Philadelphia chromosome positive leukemia. Haematologica. 2009; 94: 135-139.

44. Kreutzman A, Juvonen V, Kairisto V, et al. Mono/oligoclonal T and NK cells are common in chronic myeloid leukemia patients at diagnosis and expand during dasatinib therapy. Blood. 2010; 116: 772-782.

45. Mustjoki S, Ekblom M, Arstila TP, et al. Clonal expansion of T/NK-cells during tyrosine kinase inhibitor dasatinib therapy. Leukemia. 2009; 23: 1398-1405.

46. Pulik M, Lionnet F, Genet P, Petitdidier C, Jary L, Fourcade C. CD3+ CD8+CD56-clonal large granular lymphocyte leukaemia and HIV infection. Br J Haematol. 1997; 98: 444-445.

47. Morice WG, Leibson PJ, Tefferi A. Natural killer cells and the syndrome of chronic natural killer cell lymphocytosis. Leuk Lymphoma. 2001; 41: 277-284.

48. Agnarsson BA, Loughran TP Jr, Starkebaum G, Kadin ME. The pathology of large granular lymphocyte leukemia. Hum Pathol. 1989; 20: 643-651.

49. Swerdlow SH, Campo E, Harris NL, eds. WHO Classification of Tumours of Haematopoietic and Lymphoid Tissues. 4th ed. Lyon, France: IARC Press; 2008.

50. Osuji N, Beiske K, Randen U, et al. Characteristic appearances of the bone marrow in T-cell large granular lymphocyte leukaemia. Histopathology. 2007; 50: 547-554.

51. Lundell R, Hartung L, Hill S, Perkins SL, Bahler DW. T-cell large granular lymphocyte leukemias have multiple phenotypic abnormalities involving pan-T-cell antigens and receptors for MHC molecules. Am J Clin Pathol. 2005; 124: 937-946.

52. Gorczyca W, Weisberger J, Liu Z, et al. An approach to diagnosis of T-cell lymphoproliferative disorders by flow cytometry. Cytometry. 2002; 50: 177-190. [Epub 2002/07/13].

53. Weisberger J, Cornfield D, Gorczyca W, Liu Z. Down-regulation of pan-T-cell antigens, particularly CD7, in acute infectious mononucleosis. Am J Clin Pathol. 2003;120:49-55.

54. Lamy T, Loughran TP Jr. Current concepts: large granular lymphocyte leukemia. Blood Rev. 1999;13:230-240.

55. Dolstra H, Preijers F, Van de Wiel-van Kemenade E, Schattenberg A, Galama J, de Witte T. Expansion of CD8+CD57+T cells after allogeneic BMT is related with a low incidence of relapse and with cytomegalovirus infection. Br J Haematol. 1995;90:300-307.

56. Mollet L, Fautrel B, Leblond V, et al. Leukemic CD3+LGL share functional properties with their CD8+CD57+cell counterpart expanded after BMT. Leukemia. 1999;13:230-240.

57. Belhadj K, Reyes F, Farcet JP, et al. Hepatosplenic gammadelta T-cell lymphoma is a rare clinicopathologic entity with poor outcome: report on a series of 21 patients. Blood. 2003;102:4261-4269.

58. Emile JF, Boulland ML, Haioun C, et al. CD5-CD56+T-cell receptor silent peripheral T-cell lymphomas are natural killer cell lymphomas. Blood. 1996;87:1466-1473.

59. Emile JF, Gaulard P. CD56 lymphomas. Am J Surg Pathol. 1996;20:252-253.

60. Epling-Burnette PK, Painter JS, Chaurasia P, et al. Dysregulated NK receptor expression in patients with lymphoproliferative disease of granular lymphocytes. Blood. 2004;103:3431-3439.

61. Morice WG, Macon WR, Dogan A, Hanson CA, Kurtin PJ. NK-cell-associated receptor expression in hepatosplenic T-cell lymphoma, insights into pathogenesis. Leukemia. 2006;20:883-886.

62. Bourgault-Rouxel AS, Loughran TP Jr, Zambello R, et al. Clinical spectrum of gammadelta+T cell LGL leukemia: analysis of 20 cases. Leuk Res. 2008;32:45-48.

63. Roden AC, Morice WG, Hanson CA. Immunophenotypic attributes of benign peripheral blood gammadelta T cells and conditions associated with their increase. Arch Pathol Lab Med. 2008;132:1774-1780.

64. Saez-Borderias A, Romo N, Ruiz-Cabello F, et al. Natural killer cell receptor expression reflects the role of human cytomegalovirus in the pathogenesis of a subset of CD4+T-cell large granular lymphocytosis. Hum Immunol. 2011;72:226-228.

65. Olteanu H, Karandikar NJ, Eshoa C, Kroft SH. Laboratory findings in CD4(+) large granular lymphocytoses. Int J Lab Hematol. 2010;32(1 Pt 1):e9-e16.

66. Morice WG, Jevremovic D, Olteanu H, et al. Chronic lymphoproliferative disorder of natural killer cells: a distinct entity with subtypes correlating with normal natural killer cell subsets. Leukemia. 2010;24:881-884.

67. Pascal V, Schleinitz N, Brunet C, et al. Comparative analysis of NK cell subset distribution in normal and lymphoproliferative disease of granular lymphocyte conditions. Eur J Immunol. 2004;34:2930-2940.

68. Zambello R, Falco M, Della Chiesa M, et al. Expression and function of KIR and natural cytotoxicity receptors in NK-type lymphoproliferative diseases of granular lymphocytes. Blood. 2003;102:1797-1805.

69. Warren HS, Christiansen FT, Witt CS. Functional inhibitory human leucocyte antigen class I receptors on natural killer(NK) cells in patients with chronic NK lymphocytosis. Br J Haematol. 2003;121:793-804.

70. Chan JK, Tsang WY, Pau MY. Discordant CD3 expression in lymphomas when studied on frozen and paraffin sections. Hum Pathol. 1995;26:1139-1143.

71. Dogan A, Morice WG. Bone marrow histopathology in peripheral T-cell lymphomas. Br J Haematol. 2004;127:140-154.

72. Farcet JP, Gaulard P, Marolleau JP, et al. Hepatosplenic T-cell lymphoma: sinusal/sinusoidal localization of malignant cells expressing the T-cell receptor gamma delta. Blood. 1990;75:2213-2219.

73. Man C, Au WY, Pang A, Kwong YL. Deletion 6q as a recurrent chromosomal aberration in T-cell large granular lymphocyte leukemia. Cancer Genet Cytogenet. 2002;139:71-74.

74. Wong KF, Chan JC, Liu HS, Man C, Kwong YL. Chromosomal abnormalities in T-cell large granular lymphocyte leukaemia: report of two cases and review of the literature. Br J Haematol. 2002;116:598-600.

75. Wong N, Wong KF, Chan JK, Johnson PJ. Chromosomal translocations are common in natural killer-cell lymphoma/leukemia as shown by spectral karyotyping. Hum Pathol. 2000;31:771-774.

76. Clemente MJ, Wlodarski MW, Makishima H, et al. Clonal drift demonstrates unexpected dynamics of the T-cell repertoire in T-large granular lymphocyte leukemia. Blood. 2011;118:4384-4393.

77. Koskela HL, Eldfors S, Ellonen P, et al. Somatic STAT3 mutations in large granular lymphocytic leukemia. N Engl J Med. 2012;366:1905-1913.

78. Andersson EI, Rajala HL, Eldfors S, et al. Novel somatic mutations in large granular lymphocytic leukemia affecting the STAT-pathway and T-cell activation. Blood Cancer J. 2013;3:e168.

79. Rajala HL, Eldfors S, Kuusanmaki H, et al. Discovery of somatic STAT5b mutations in large granular lymphocytic leukemia. Blood. 2013;121:4541-4550.

80. Wlodarski MW, Nearman Z, Jankowska A, et al. Phenotypic differences between healthy effector CTL and leukemic LGL cells support the notion of antigen-triggered clonal transformation in T-LGL leukemia. J Leukoc Biol. 2008;83:589-601.

81. Wlodarski MW, O'Keefe C, Howe EC, et al. Pathologic clonal cytotoxic T-cell responses: nonrandom nature of the T-cell-receptor restriction in large granular lymphocyte leukemia. Blood. 2005;106:2769-2780.

82. Caligiuri MA. Human natural killer cells. Blood. 2008;112:461-469.

83. Ugolini S, Vivier E. Regulation of T cell function by NK cell receptors for classical MHC class I molecules. Curr Opin Immunol. 2000;12:295-300.

84. Vivier E, Anfossi N. Inhibitory NK-cell receptors on T cells: witness of the past, actors of the future. Nat Rev Immunol. 2004;4:190-198.

85. Thielens A, Vivier E, Romagne F. NK cell MHC class I specific receptors (KIR): from biology to clinical intervention. Curr Opin Immunol. 2012;24:239-245.

86. Scquizzato E, Teramo A, Miorin M, et al. Genotypic evaluation of killer immunoglobulin-like receptors in NK-type lymphoproliferative disease of granular lymphocytes. Leukemia. 2007;21:1060-1069.

87. Zambello R, Teramo A, Barila G, Gattazzo C, Semenzato G. Activating KIRs in Chronic Lymphoproliferative disorder of NK Cells: protection from viruses and disease induction? Front Immunol. 2014;5:72.

88. Morice WG, Neff J, Kwan J. Gaining insights into chronic natural killer cell leukemias through extensive characterization of an individual case. Mayo Clin Proc. 2011;86:1247-1248.

89. Balsamo M, Zambello R, Teramo A, et al. Analysis of NK cell/DC interaction in NK-type lymphoproliferative disease of granular lymphocytes (LDGL): role of DNAM-1 and NKp30. Exp Hematol. 2009;37:1167-1175.

90. Teramo A, Gattazzo C, Passeri F, et al. Intrinsic and extrinsic mecha-

nisms contribute to maintain the JAK/STAT pathway aberrantly activated in T-type large granular lymphocyte leukemia. Blood. 2013;121:3843-3854,S1.

91. Epling-Burnette PK,Bai F,Wei S,et al. ERK couples chronic survival of NK cells to constitutively activated Ras in lymphoproliferative disease of granular lymphocytes(LDGL). Oncogene. 2004;23:9220-9229.

92. Schade AE,Powers JJ,Wlodarski MW,Maciejewski JP. Phosphatidyli-nositol-3-phosphate kinase pathway activation protects leukemic large granular lymphocytes from undergoing homeostatic apoptosis. Blood. 2006;107:4834-4840.

93. Shah MV,Zhang R,Irby R,et al. Molecular profiling of LGL leukemia reveals role of sphingolipid signaling in survival of cytotoxic lympho-cytes. Blood. 2008;112:770-781.

94. Lamy T,Bauer FA,Liu JH,et al. Clinicopathological features of aggres-sive large granular lymphocyte leukaemia resemble Fas ligand transgenic mice. Br J Haematol. 2000;108:717-723.

95. Lamy T,Liu JH,Landowski TH,Dalton WS,Loughran TP Jr. Dysregula-tion of CD95/CD95 ligand-apoptotic pathway in CD3(+)large granular lymphocyte leukemia. Blood. 1998;92:4771-4777.

96. Liu JH,Wei S,Lamy T,et al. Blockade of Fas-dependent apoptosis by soluble Fas in LGL leukemia. Blood. 2002;100:1449-1453.

97. Handgretinger R,Geiselhart A,Moris A,et al. Pure red-cell aplasia asso-ciated with clonal expansion of granular lymphocytes expressing killer-cell inhibitory receptors. N Engl J Med. 1999;340:278-284.

98. Lamy T,Loughran TP Jr. How I treat LGL leukemia. Blood. 2011;117:2764-2774.

99. Loughran TP Jr,Starkebaum G,Clark E,Wallace P,Kadin ME. Evalua-tion of splenectomy in large granular lymphocyte leukaemia. Br J Haema-tol. 1987;67:135-140.

100. Mohan SR,Clemente MJ,Afable M,et al. Therapeutic implications of variable expression of CD52 on clonal cytotoxic T cells in CD8+large granular lymphocyte leukemia. Haematologica. 2009;94:1407-1414.

101. Macon WR,Williams ME,Greer JP,et al. Natural killer-like T-cell lymphomas:aggressive lymphomas of T-large granular lymphocytes. Blood. 1996;87:1474-1483.

102. Matutes E,Wotherspoon AC,Parker NE,Osuji N,Isaacson PG,Ca-tovsky D. Transformation of T-cell large granular lymphocyte leukaemia into a high-grade large T-cell lymphoma. Br J Haematol. 2001;115:801-806.

第 32 章

T 细胞幼淋巴细胞白血病

Anna Porwit

本章内容

32.1 定义

T 细胞幼淋细胞白血病(T-PLL)是一种侵袭性疾病,特征是具有胸腺后表型的小-中等淋巴细胞增生,常累及血液、骨髓、淋巴结、脾脏和皮肤[1,2,2a]。本病最早由 Catovsky 等[3] 描述,作者报道一个特殊病例,其细胞学特征类似 B 细胞幼淋巴细胞白血病(B-PLL)、但可与绵羊红细胞结合(E-花环试验阳性)。1986 年,Matutes 等详细对比了 29 例 T-PLL 和 33 例 B-PLL 的形态学和临床特征,并确定 T-PLL 具有成熟 T 细胞表型[4],1987 年,同一研究组发现 T-PLL 与 inv(14)(q11q32)和 8q 三体具有相关性[5]。

32.2 流行病学

T-PLL 约占所有 T 细胞疾病的 2%~3%,但在呈白血病表现的成熟 T 细胞性恶性肿瘤中,T-PLL 所占比例达 1/3[6,7]。本病主要发生在老年人(中位年龄 61 岁),男性多见(男女比例约为 2:1)[7]。共济失调性毛细血管扩张症患者的发病率增加,这是一种 11q22-23 杂合性丢失(ATM 基因突变)所导致的常染色体隐性遗传病[8],共济失调性毛细血管扩张症患者发生 T-PLL 的年龄更小(26~43 岁)[9]。已报道一例儿童散发病例[10]。

32.3 临床表现

大多数 T-PLL 患者表现为全身症状,包括出汗、乏力、体重减轻或发热[7,11-13]。从出现症状到诊断的中位间隔时间为 2 个月。大多数患者的白细胞计数升高(72% 患者 >100×10^9/L),有时伴极度淋巴细胞增多症,以及脾肿大(79%)、淋巴结肿大(46%)和肝肿大(39%)[11,14-16]。诊断时 1/4 患者有皮肤病变,主要表现为斑丘疹、结节或者(更少见的)红皮病[11,17-19]。15%~30% 患者(主要是白细胞计数高的患者)会发生浆膜腔积液,可

在诊断时即存在,或在疾病后期出现[11,12,14]。中枢神经系统(CNS)受累罕见[11,14]。30%~50% 的患者表现为贫血(血红蛋白 <100g/L)或血小板减少(<100×10^9/L),或两者兼有[7,11,14]。通常没有中性粒细胞减少或单核细胞减少。常见高尿酸血症和乳酸脱氢酶水平升高。其他肝功能检测指标可轻度升高,而血清免疫球蛋白和肾生化均正常[11,14]。尽管大多数西方 T-PLL 患者血清中检测不到人 T 淋巴细胞白血病病毒 1 型(HTLV)1 型和 2 型,但在一些日本患者的 DNA 样本中有 HTLV-1 TAX 序列[20,21]。曾报道过一例 EBV 阳性的 T-PLL[22]。

32.4 形态学

外周血中典型的 T-PLL 细胞为中等淋巴细胞,核浆比高,胞质深嗜碱性,不含胞质颗粒,常见胞质突起(框 32.1;

框 32.1 T 细胞幼淋细胞白血病的主要特征

形态学
- 外周血细胞形态
- 普通型:淋巴细胞中等大小,核圆形或不规则,染色质中度浓缩,明显的中位核仁,胞质丰富、嗜碱性,有胞质突起,无胞质颗粒
- 小细胞型:小淋巴细胞,核圆形或轻度不规则,粗块状染色质,核仁不明显,胞质稀少、嗜碱性
- 骨髓组织形态学:淋巴细胞弥漫成片,取代正常骨髓结构;少见弥漫间质性浸润或结节状浸润并部分保持原有结构。

免疫表型
- CD2^+、CD3^+、CD5^+;通常 CD7 强^+;TCRαβ
- CD4^+/CD8^-(最常见);CD4^+/CD8^+ 或 CD4^-/CD8^+(少见)
- TCL1^+、CD26^+(经常)
- NK 相关标记(CD16、CD56、CD57)阴性
- 细胞毒性颗粒分子(TIA-1、粒酶 B)阴性

遗传学
- TRB、TRG 基因重排
- 在 inv(14)(q11q32.1)或 t(14:14)(q11:q32.1)中的 TCL1α/β 重排
- 在 t(X:14)(28:q11)中的 MTCP1 重排
- 8 号染色体三体或 iso8q
- 11q23 上的 ATM 突变
- IL2RG、JAK1/3 和 STAT5B 功能获得性突变
- EZH2、FBXW10 和 CHEK2 缺失突变

NK,自然杀伤;TCR,T 细胞受体;TIA-1,T 细胞限制性胞内抗原-1。

图 32.1A）。超微结构观察可见大量核糖体、多聚核糖体和粗面内质网，这是胞质嗜碱性的原因[4,11,14,18]。核常不规则，有许多短凹痕，染色质中度浓缩，核仁显著。α-萘醋酸酯酶细胞化学染色，瘤细胞呈特征性的点状着色[23]。

大约20%病例的瘤细胞更小，核圆形，虽然电镜检查易见核仁，但光镜下难以发现（图 32.1B）[4]。一些文献将这种病例称为 T-PLL 的"小细胞变异型"。由于临床和细胞遗传学特征相似，这两种 T-PLL 亚型可能属于同一类别[12,24]。关于 T 细胞慢性淋巴细胞白血病的文献中，大部分病例的形态学、免疫表型和染色体改变都符合典型的小细胞变异型 T-PLL[25-28]。罕见病例可出现类似成人 T 细胞白血病/淋巴瘤的多叶核。另一些病例出现 Sézary 综合征样的脑回状核，这些病例在以前被诊断为 Sézary 细胞白血病[18,29]。

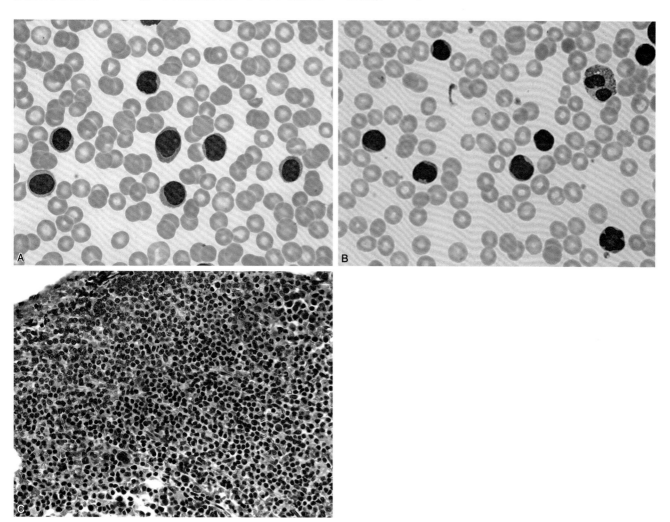

图 32.1　A,典型 T-PLL 的外周血淋巴细胞。B,小细胞变异型,核形中度不规则。C,骨髓结构破坏,T-PLL 弥漫浸润

骨髓环钻活检标本常表现为细胞量增多,从轻度细胞增多到骨髓完全被"填满"。浸润有两种表现,可为结节状或间质性浸润,白血病细胞仅占骨髓内细胞的一部分;也可为弥漫浸润,骨髓内细胞主要是白血病细胞（图 32.1C）[23]。某些病例的外周血和骨髓受累程度不一致,外周血白细胞显著增多,但骨髓仅轻微受累。常有轻度纤维化,表现为网状纤维密度增加。在骨髓环钻活检切片中,T-PLL 细胞小至中等,相对较圆,很难与其他慢性淋巴细胞增殖性疾病鉴别。典型的细胞学特征在骨髓印片或涂片中最清楚,瘤细胞的表现与外周血中的相似[30]。

淋巴结表现为白血病细胞弥漫性浸润,主要位于滤泡间区,但也可能完全取代正常结构（图 32.2A）。可能残存生发中心[31]。在石蜡切片中,白血病细胞中等大小,形态相当单一。核分裂象易见,Ki-67（MIB-1）增殖指数高（通常 30%~60%）

（图 32.2B）。典型特征包括核仁显著和胞质丰富,在淋巴结印片或细针穿刺涂片中更明显（图 32.2C）。

Osuji 等描述了 T-PLL 累及脾脏的形态学特点[32]。脾脏增大,T-PLL 细胞浸润红髓（髓窦和髓索）和白髓（滤泡）（图 32.2D）。髓窦和髓索的原有结构保留。可见明显的血管侵犯和纤维小梁浸润,并可穿过脾包膜浸润至脾周脂肪组织。肝脏的 T-PLL 浸润一般限于汇管区,伴不同程度汇管区扩张和肝窦累及[31]。T-PLL 可出现在汇管区血管内。

皮肤浸润通常仅限于真皮（图 32.2E）,有时可延伸至皮下脂肪组织。罕见病例可见亲表皮现象或形成皮下肿块[17,33,34]。瘤细胞浸润常见于毛细血管和皮肤附属器周围。血管周围不同程度间质水肿,伴轻微内皮损伤和少量红细胞渗出。大多数皮肤浸润灶内的瘤细胞核呈圆形,罕见病例可有 Sézary 样细

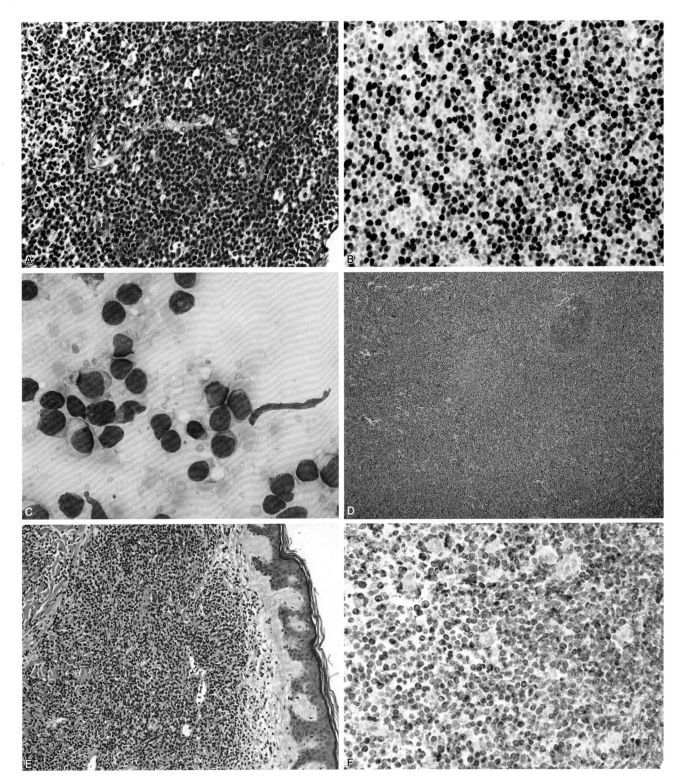

图 32.2   A,淋巴结粗针穿刺活检,T-PLL 弥漫浸润。B,Ki-67 免疫染色,增殖指数高(约60%)。C,淋巴结细针穿刺涂片,肿瘤细胞有显著核仁和丰富胞质。D,T-PLL 弥漫浸润,破坏脾脏红髓。E,严重的皮肤浸润,主要累及真皮和皮下软组织,特点是表皮未受累。F,BCL2 免疫染色,T-PLL 细胞一致性强阳性

胞。一些病例的皮肤病变进展为高级别皮肤 CD30[+] 大细胞淋巴瘤，但其染色体改变与血液中的 T-PLL 细胞一致[35]。眼球受累罕见，表现为全葡萄膜炎、视网膜脱离或结膜血管周浸润[36,37]。

T-PLL 累及其他髓外部位的形态学改变在文献中报道极少[31]。一例 T-PLL 患者的支气管活检标本中，支气管黏膜内发现白血病细胞小灶性聚集。另一例 T-PLL 患者结肠镜检查发现浅表性溃疡，显微镜检查发现固有层内浸润，但无淋巴上皮病变。

32.5 免疫表型

流式细胞术检测，几乎所有 T-PLL 病例都呈 CD7 阳性，通常为强阳性。白血病细胞表达胞质型 CD3，但约 20% 不表达胞膜型 CD3。大多数病例强表达 CD45，但罕见病例可阴性或弱阳性。常表达 CD2、CD5、CD43 和 CD26。大多数病例由同质性肿瘤细胞群构成，但少数病例由数个亚群构成。约 60% 病例为 CD4[+]CD8[-] 表型，其余为 CD4[+]CD8[+] 表型（15%~25%）或

CD4[-]CD8[+] 表型（10%~15%）（图 32.3）[11-14,38]。罕见病例表现为胞膜型 CD3 阴性、CD45 表达低于正常、共表达 CD4/CD8，需要与 T 淋巴母细胞白血病鉴别，但 T-PLL 不表达 TdT、CD1a、CD34 或 CD10。T-PLL 不表达 CD34 和髓系标记，但 CD117 偶可阳性[38]。不表达 NK 细胞标记（CD56、CD57、CD16）或细胞毒性标记 TIA-1，即使在 CD8[+] 病例也是如此。但一些病例可表达穿孔素。不同程度表达 T 细胞活化标记，如 CD25、CD38 和 HLA-DR[11-14,38]。已报道两例 CD103 阳性的 T-PLL，但无 CD103 表达的大宗研究[39]。

免疫组化检查，60%~80% 病例表达 TCL1（图 32.4）[31,32,40]。不表达 CD30、TRAP、ALK-1、BCL6 和 BCL3[13,14,32,41]。BCL2 表达的数据未见报道，但我们发现 BCL2 呈强阳性（图 32.2F）。没有关于 ZAP-70 表达的大宗研究，但一些病例可阳性[42]。

Garand 等研究发现，与侵袭性 T-PLL 相比，最初表现为惰性病程的 T-PLL 通常不表达 CD45RO 和 CD38[12]。与正常 B 和 T 细胞或 B-CLL 相比，T-PLL 细胞表达 CD52 强度更高，这可能是抗 CD52 治疗有效的原因[43]。

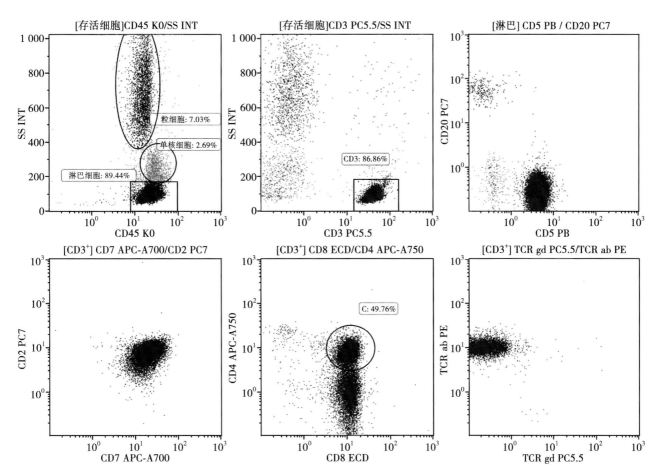

图 32.3 T-PLL 流式细胞术结果。一例 55 岁男性患者血液标本的 10 色流式细胞术检测[92]。CD45/SCC 散点图（左上）显示标本中包括 7% 的粒细胞、2.7% 的单核细胞和 89% 的淋巴细胞。CD3[+] T 细胞（紫点）占血细胞的 89.6%，其散射特征类似 B 细胞（CD20[+] 的蓝点）。CD3[+] 细胞表达 CD2、CD7、CD5、CD8 和 TCRα/β，49% 细胞具有异常表型（CD8[强+]，CD4[弱+/-]）。白血病细胞不表达 CD25、CD56、CD57、CD30、CD1a 和 CD10（未显示）

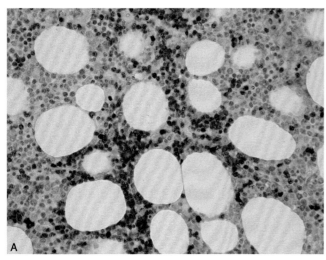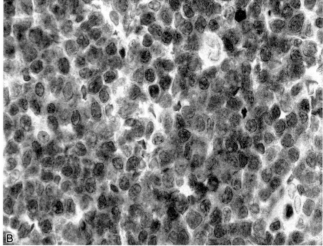

图 32.4　T-PLL 浸润骨髓（A）和淋巴结（B），TCL1 免疫染色，核和胞质均强阳性表达

32.6　遗传学及分子表现

大多数病例的 TRA 和 TRB 基因均发生重排[12,44]，但一些病例仅有 TRG/TRD 重排[31,45,46]。流式细胞术检测到 TCR β 链可变（V）区的病理性限制[47]。

细胞遗传学研究发现 T-PLL 重现性染色体异常。在 90% 病例中，Xq28（MTCP1）或 14q32.1（TCL1A 和 TCL1B）参与了 14q11 的 TCRA/D 的易位或倒置[5,48-51]，但这些异常在日本 T-PLL 患者中的发生频率可能要低一些[52,53]。TCL1A 和 MTCP1 的部分氨基酸或核苷酸序列具有相似性（41% 相同，61% 相似）[54]。TCL1B 是该家族的第三个成员，与 TCL1A 的结构和表达也相似。TCL1B 定位于 14q32.1[55]。在 T-PLL 中，这 3 个基因并置于 14q11 的 α-δ 位点，并被活化和过表达。高密度单核苷酸多态性（SNP）阵列检测发现，癌基因 TCL 存在频发拷贝数突变[56]。TCL1A 编码一个主要位于胞质的蛋白，分子量为 14kD，淋巴细胞的核内也有少量分布[57]。TCL1 蛋白可结合 D3 磷酸肌醇调节激酶 AKT1，增强其活性，促进其运输到细胞核内[55]。在 T-PLL 中，T 细胞受体（TCR）刺激导致 TCL1、AKT 和酪氨酸激酶迅速募集至膜相关活化复合物[40]。同样的，TCL1 蛋白表达可抑制 ERK 通路，伴随或导致 PCKθ 活化受阻，从而抑制 T-PLL 细胞和 SUP-T11 细胞（TCL1 驱动的 T 细胞白血病细胞系）的活化诱导细胞死亡和生长停滞[58]。

免疫组化研究发现，TCL1 正常表达于早期的 T 祖细胞和 B 系淋巴细胞（祖细胞和成熟淋巴细胞，特别是套区细胞），成熟 T 细胞不表达[57,59]。T-PLL 明确表达 TCL1（见图 32.4），但其他胸腺后 T 细胞淋巴瘤不表达，包括皮肤 T 细胞淋巴组织增殖性疾病[13,60]。许多 B 细胞肿瘤胞质和核阳性表达 TCL1，但伴浆细胞分化的肿瘤多不表达，例如边缘区淋巴瘤、MALT 淋巴瘤和浆细胞瘤[57,60]。B 细胞肿瘤不发生 TCL1 重排，但检测到与 TCL1 启动子内 TATA 盒相邻的 Not I 位点甲基化缺失，此为 TCL1 的替代活化机制[61]。T 细胞过表达 TCL1 或 MTCP1 基因的转基因小鼠可发生成熟 T 细胞白血病[62]。在幼鼠中已经观察到前白血病 T 细胞群，并在 15 个月时形成 T 细胞白血病，大部分表型为 CD4⁻/CD8⁺[63]。

大多数 T-PLL 中涉及 14 号染色体的改变都伴有其他复杂的异常。频繁报道的 8 号染色体不平衡重排主要是 8q 三体；8p 单体，例如 i（8）（q10）；以及 t（8；8）（p12;q11）或涉及 8p 与其他染色体伴侣的易位[51,64]。8 号染色体上常发生断裂的基因为 PLEKHA2、NBS1、NOV 和 MYST3[56]。尽管未曾描述 MYC 重排，但流式细胞术检测已发现 c-MYC 蛋白过表达[65]。因此，MYC 拷贝数增加可能是导致瘤细胞具有增殖优势的继发异常。

FISH 或杂合性丢失检测已发现 T-PLL 存在 11 号染色体异常，包括 11q21-q23 重现性缺失。几乎所有散发性 T-PLL 均存在 11q21-q23 的 ATM 双等位基因失活（错义突变），提示 ATM 具有肿瘤抑制基因功能[66,67]。共济失调毛细血管扩张症（AT）是一种罕见的家族性隐性遗传病，包括进行性神经系统疾病、免疫缺陷综合征和染色体不稳定性，ATM 基因截断突变是 AT 主要的发病机制。在 AT 患者发生 T-PLL 的数年之前，即可能存在具有 14q11 异常的小克隆（AT 克隆性增殖）[9]。具有完整 AT 样表型的基因敲除小鼠恒定发生不成熟 T 细胞胸腺淋巴瘤（CD3⁻、CD4⁺、CD8⁺），后者伴有 V（D）J 重组[68]。骨髓移植可逆转 ATM 缺陷性造血，从而阻止基因敲除小鼠形成上述恶性肿瘤[69]。有人提出，Atm 和 Tcl1 蛋白形成的复合物可增强 IκBα 磷酸化和泛素化，继而活化 NF-κB 通路[70]。SNP 阵列分析在 11 号染色体的常见缺失区内检测到重现性少量缺失靶点 miRNA 34b/c，以及转录因子 ETS1 和 FL1[56]。

杂合性缺失、FISH 或传统细胞遗传学检测到的其他异常包括 12p13 缺失；涉及 5p、6q、13q14.3 或 17p 的缺失或易位；以及 22 号染色体单体[5,51,56,71,72]。动物模型实验发现，编码 p27KIP1 蛋白的 CDKN1B 基因是 12p13 缺失的候选靶基因，此基因的缺失导致 CDKNIB 单倍体不足[73]。13q14.3 缺失基因图谱分析发现，RB-1 基因末端着丝粒的 D13S25 区是 13q14.3 最频繁的缺失标记[74]。一项研究发现，13 例 T-PLL 患者中有 5 例存在 TP53 等位点缺失，但直接测序均未发现 TP53 突变，其中 7 例有 p53 过表达，提示 p53 蛋白的累积存在非突变机制[75]。

上述遗传学异常中，大部分已被比较基因组杂交检测证实,应用此方法发现,几乎所有病例都具有异常基因谱,其中数种频发异常见于所有 T-PLL 病例[76,77]。染色体异常的数量与形态学特征或临床过程均不相关。联合应用基于 SNP 的基因作图和全基因表达谱分析发现,在 T-PLL 中,参与调节转录、核小体组装、翻译和细胞周期控制的数个基因上调表达,例如 Nijmegen 染色体断裂综合征 1(*NBS1*)、*TCF7L*、*CCNB2*、*CCNB1*、*CCNG2*、*PFAS*、*PAICS*、*HIST1H2AE*、*HIST1H2B*、*HIST1H4G*、*ELF4EBP1* 和 *ELL3*,而参与预凋亡的基因下调表达,例如 *FAS*、*CASP1*、*CASP4*、*CASP8*、*STK17A* 和 *TRAIL*[78]。

最近的全基因组测序和全外显子测序研究发现,76% 的 T-PLL 病例存在主要呈相互排斥性出现的基因突变,涉及 *IL2RG*、*JAK1*、*JAK3* 或 *STAT5B*[79]。另一项研究还发现高频 *JAK3* 突变[80]。白血病细胞胞质和核的 pSTAT5 表达增加,提示 STAT5 信号高度活化,后者可增强不依赖细胞因子的细胞增殖[79]。此外,还检测到 *EZH2*、*FBXW10* 和 *CHEK2* 基因缺失突变[79]。

以年龄配对的健康人群为对照,研究发现,T-PLL 细胞的端粒长度值均低于对照组 T 细胞端粒长度的第一个百分位,且 T-PLL 细胞的端粒末端转移酶水平很高[81]。

32.7　推测的细胞起源

T-PLL 的细胞起源尚不清楚,但免疫表型和 TCR 基因重排研究提示可能是具有胸腺后表型的 T 细胞。p13MTCP1 表达受 CD2 调节序列控制的转基因小鼠中,胸腺和脾脏过表达 p13MTCP1,研究发现,这种转基因小鼠的 T-PLL 样白血病的发病率很高。CD2-p13MTCP1 小鼠在出现淋巴细胞增多的很长时间之前,脾脏和肝脏内即可检测到克隆性 T 细胞群,这表明 *MTCP1* 的致瘤活性特异性作用于 T 细胞分化过程中某个尚不清楚的特定阶段[82,83]。

32.8　临床过程

T-PLL 通常呈侵袭性临床过程,诊断后疾病进展,中位生存期为 7~8 个月。治疗反应差,或者短暂缓解后早期复发[7,11]。法国一项大型研究和数例个案报道中,约 1/3 患者最初表现为惰性临床过程、低而稳定的白细胞增多、无贫血或血小板减少,也没有脾肿大或皮肤改变[12,84,85]。这些病例的形态学和细胞遗传学特征类似于侵袭性病例。稳定期的中位持续时间为 33 个月(6~103 个月),但有 7 例超过 5 年,有 1 例存活 15 年[11,67]。疾病进展后表现为侵袭性临床过程。

32.9　治疗

只有很少的 T-PLL 患者对烷化剂单药治疗有反应。大约 30% 患者使用联合化疗可达到短期缓解[7-9],如 CHOP 方案(环磷酰胺、羟基柔红霉素、安可平[长春新碱]、泼尼松)[11,14,15]。喷司他丁治疗的效果更好,总体有效率为 40%,完全缓解率为 12%,中位时间 6 个月[86]。表现为稳定性淋巴细胞增多的无症状患者或许可以采用密切观察的方法,直至疾病进展。到目前

为止,治疗反应最好的方案是人源化抗 CD52 单克隆抗体[阿仑单抗(Campath-1H)]治疗[7,87-89]。对阿仑单抗治疗的反应可能是最重要的预后预测因子[7]。治疗反应慢的患者可在阿仑单抗的基础上加用喷司他丁[7]。长期随访发现,所有阿仑单抗治疗患者均会复发[89],因此,所有对治疗有反应的患者均应考虑使用异体 HSCT 巩固[7,90](图 32.5)。自体 HSCT 可能有益,但不能治愈[91]。

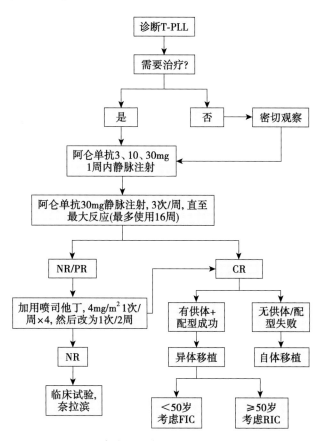

图 32.5　T 细胞幼淋细胞白血病(T-PLL)的治疗策略。CR,完全反应;FIC,全剂量调节;NR,无反应;PR,部分反应;RIC,减量调节

32.10　鉴别诊断

利用流式细胞术免疫表型分析或石蜡切片免疫染色检测,B-PLL 与 T-PLL 的鉴别非常简单,因为 B-PLL 为单克隆性 B 细胞,流式细胞术检测时表达 CD19 和 CD20,并具有轻链限制性,免疫组化检测表达 PAX5、CD20 和 CD79a,而 T-PLL 为 T 细胞表型(见前文)。同样,T 细胞急性淋巴细胞白血病表达 TdT 或 CD1a,很容易与 T-PLL 相鉴别。T-PLL 与其他成熟 T 细胞白血病/淋巴瘤(例如成人 T 细胞白血病/淋巴瘤、蕈样霉菌病-Sézary 综合征、大颗粒淋巴细胞白血病和肝脾 T 细胞淋巴瘤)的鉴别诊断更具挑战性,原因在于这些疾病的形态学高度重叠,免疫表型部分重叠(特别是在使用有限的抗体组合时)。外周 T 细胞淋巴瘤也可能呈白血病表现,已报道一些病例的外周血细胞学和免疫表型特征符合 T-PLL,但淋巴结形态符合大细胞 T 细胞淋巴瘤[28]。有助于正确诊断的主要鉴别特征总结于表 32.1 和"精华和陷阱"中。

表 32.1　T 细胞幼淋细胞白血病的鉴别诊断

	T-PLL	ATLL	MF-SS	LGLL	HSTCL	PTCL
淋巴细胞增多	显著（常 > 100×10⁹/L）	显著	轻到中度	轻度（常 < 15 × 10⁹/L）	无*	罕见
外周血形态学	幼淋巴细胞（最常见），小淋巴细胞，脑回状	多形性核，多分叶（"花细胞"）	脑回状核	嗜天青大颗粒（胞质）	中等大小	中等至大细胞
骨髓浸润模式	弥漫性（通常），间质性,结节性	斑片状,稀疏（罕见弥漫性）	骨髓中少见；小灶或间质性,嗜酸性粒细胞增多	间质性（小簇），窦内	窦内,间质性	间质性或结节性
肝脾肿大	常见	不定	罕见*	常见	常见	不定
淋巴结肿大	不定	常见	常见	罕见	罕见	常见
皮肤	不定（真皮浸润）	常见	常见	–	–	罕见
浆膜腔积液	>30%,常为胸水	罕见	罕见	罕见	罕见	罕见
免疫表型	CD4⁺/CD8⁻（通常）；CD4⁺/CD8⁺,CD4⁻/CD8⁺	CD4⁺/CD8⁻	CD4⁺/CD8⁻	CD4⁻/CD8⁺（通常）;CD4⁺/CD8⁻,CD4⁺/CD8⁺	CD4⁻/CD8⁻	CD4⁺/CD8⁻（通常）；CD4⁻/CD8⁻,CD4⁻/CD8⁺
	TCRαβ	TCRαβ	TCRαβ	TCRαβ	TCRγδ（通常）；TCRαβ（罕见）	TCRαβ（常见）
	CD5⁺,CD7⁺	CD5⁺,通常 CD7⁻	CD5⁺,通常 CD7⁻	CD7 不定	CD5⁻,CD7 不定	CD5 和 CD7 均不定
	CD26⁺	CD26⁻,CD25⁺	CD26⁻	CD26⁻	CD26⁻	CD26⁻（常见）
	NK 标记阴性,细胞毒标记阴性,TCL1⁺	细胞毒标记阴性	细胞毒标记阴性	CD57⁺,细胞毒标记阳性,CD56⁺/⁻	CD16⁺,CD56⁺,TIA⁺,穿孔素阴性	细胞毒标记一般阴性
临床过程	侵袭性	常呈侵袭性	慢性	惰性	侵袭性	侵袭性
病毒学	–	HTLV-1	–	–	–	–
遗传学	14q32.1（TCL1,TCL1β）、Xq28（MTCP1）重排,8 号染色体三体或 iso8q,11q23（ATM）	HTLV-1 克隆性整合	复杂核型,没有独特异常	没有独特异常	iso7q,8 号染色体三体	复杂核型,没有独特异常

* 疾病后期可能出现。

ATLL,成人 T 细胞白血病/淋巴瘤；HSTCL,肝脾 T 细胞淋巴瘤；HTLV-1,人 T 淋巴细胞白血病病毒 1 型；LGLL,大颗粒淋巴细胞白血病；MF-SS,蕈样霉菌病-Sézary 综合征；NK,自然杀伤；PTCL,外周 T 细胞淋巴瘤；TCR,T 细胞受体；TIA-1,T 细胞限制性胞内抗原-1；T-PLL,T 细胞幼淋细胞白血病。

精华和陷阱

- 外周血淋巴细胞增多,通常超过 100×10⁹/L,部分病例为极度的淋巴细胞过多。
- 肿瘤细胞具有不同的细胞学特点,但在某个具体病例,细胞形态通常高度一致。
- 形态学亚型没有特殊的遗传学异常和免疫表型。
- 与肿瘤的细胞形态特点、骨髓浸润模式或免疫表型相比,TCL1 蛋白（或其功能类似物）过表达和某些临床特点（如淋巴细胞计数显著升高）具有更高的诊断特异性。但 TCL1 表达并不是诊断所必需的。
- 即使是 CD8⁺病例,肿瘤细胞也不表达细胞毒性颗粒分子。
- 脾脏浸润模式具有特征性,表现为红髓和白髓均受累,正常脾脏结构破坏。

（陈　健译）

参考文献

1. Catovsky D, Ralfkiaer E, Müller-Hermelink K. T-cell prolymphocytic leukemia. In：Jaffe ES, Harris NL, Stein H, et al. , eds. Pathology and Genetics：WHO Classification of Tumours of Haematopoietic and Lymphoid Tissues. Lyon, France：IARC Press；2001：195-196.

2. Catovsky D, Müller-Hermelink K, Ralfkiaer E. T-cell prolymphocytic leukemia. In：Swerdlow S, Campo E, Harris NL, Vardiman JW, Thiele J, Jaffe ES, et al. , eds. WHO Classification of Tumours of Haematopoietic and Lymphoid Tissues. Lyon, France：IARC Press；2008：270-271.

2a. Matutes E, Müller-Hermelink HK, Catovsky D. T-cell prolymphocytic leukemia. In：Swerdlow S, Campo E, Harris NL, et al. , eds. WHO Classification of Tumours of Haematopoietic and Lymphoid Tissues. Revised

4th ed. Lyon, France: IARC Press; 2017.

3. Catovsky D, Galetto J, Okos A, Galton DA, Wiltshaw E, Stathopoulos G. Prolymphocytic leukaemia of B and T cell type. Lancet. 1973; 2: 232-234.

4. Matutes E, Garcia TJ, O'Brien M, Catovsky D. The morphological spectrum of T-prolymphocytic leukaemia. Br J Haematol. 1986; 64: 111-124.

5. Brito-Babapulle V, Pomfret M, Matutes E, Catovsky D. Cytogenetic studies on prolymphocytic leukemia. II. T cell prolymphocytic leukemia. Blood. 1987; 70: 926-931.

6. Bartlett NL, Longo DL. T-small lymphocyte disorders. Semin Hematol. 1999; 36: 164-170.

7. Dearden C. How I treat prolymphocytic leukemia. Blood. 2012; 120: 538-551.

8. Gumy-Pause F, Wacker P, Sappino AP. ATM gene and lymphoid malignancies. Leukemia. 2004; 18: 238-242.

9. Taylor AM, Metcalfe JA, Thick J, Mak YF. Leukemia and lymphoma in ataxia telangiectasia. Blood. 1996; 87: 423-438.

10. Bellone M, Svensson AM, Zaslav AL, Spitzer S, Golightly M, Celiker M, et al. Pediatric T-cell prolymphocytic leukemia with an isolated 12(p13) deletion and aberrant CD117 expression. Exp Hematol Oncol. 2012; 1: 7.

11. Matutes E, Brito-Babapulle V, Swansbury J, Ellis J, Morilla R, Dearden C, et al. Clinical and laboratory features of 78 cases of T-prolymphocytic leukemia. Blood. 1991; 78: 3269-3274.

12. Garand R, Goasguen J, Brizard A, Buisine J, Charpentier A, Claisse JF, et al. Indolent course as a relatively frequent presentation in T-prolymphocytic leukaemia. Groupe Francais d'Hematologie Cellulaire. Br J Haematol. 1998; 103: 488-494.

13. Herling M, Khoury JD, Washington LT, Duvic M, Keating MJ, Jones D. A systematic approach to diagnosis of mature T-cell leukemias reveals heterogeneity among WHO categories. Blood. 2004; 104: 328-335.

14. Matutes E. T-cell Prolymphocytic Leukemia. Cancer Control. 1998; 5: 19-24.

15. Krishnan B, Matutes E, Dearden C. Prolymphocytic leukemias. Semin Oncol. 2006; 33: 257-263.

16. Berz D, Freeman NJ. Extreme hyperlymphocytosis. J Clin Oncol. 2008; 26: 674-675.

17. Mallett RB, Matutes E, Catovsky D, Maclennan K, Mortimer PS, Holden CA. Cutaneous infiltration in T-cell prolymphocytic leukaemia. Br J Dermatol. 1995; 132: 263-266.

18. Pawson R, Matutes E, Brito-Babapulle V, Maljaie H, Hedges M, Mercieca J, et al. Sezary cell leukaemia: a distinct T cell disorder or a variant form of T prolymphocytic leukaemia? Leukemia. 1997; 11: 1009-1013.

19. Ventre MO, Bacelieri RE, Lazarchick J, Pollack RB, Metcalf JS. Cutaneous presentation of T-cell prolymphocytic leukemia. Cutis. 2013; 91: 87-91.

20. Pawson R, Schulz T, Matutes E, Catovsky D. Absence of HTLV-I/II in T-prolymphocytic leukaemia. Br J Haematol. 1998; 102: 872-873.

21. Kojima K, Hara M, Sawada T, Miyata A, Saito H, Matsuo Y, et al. Human T-lymphotropic virus type I provirus and T-cell prolymphocytic leukemia. Leuk Lymphoma. 2000; 38: 381-386.

22. Lan K, Murakami M, Choudhuri T, Tsai DE, Schuster SJ, Wasik MA, et al. Detection of Epstein-Barr virus in T-cell prolymphocytic leukemia cells in vitro. J Clin Virol. 2008; 43: 260-265.

23. Crockard A, Chalmers D, Matutes E, Catovsky D. Cytochemistry of acid hydrolases in chronic B-and T-cell leukemias. Am J Clin Pathol. 1982; 78: 437-444.

24. Matutes E, Catovsky D. Similarities between T-cell chronic lymphocytic leukemia and the small-cell variant of T-prolymphocytic leukemia. Blood. 1996; 87: 3520-3521.

25. Catovsky D, Matutes E, Brito-Babapulle V. Is T-cell CLL a disease entity? Br J Haematol. 1996; 94: 580.

26. Hoyer JD, Ross CW, Li CY, Witzig TE, Gascoyne RD, Dewald GW, et al. True T-cell chronic lymphocytic leukemia: a morphologic and immunophenotypic study of 25 cases. Blood. 1995; 86: 1163-1169.

27. Wong KF, Chan JK, Sin VC. T-cell form of chronic lymphocytic leukaemia: a reaffirmation of its existence. Br J Haematol. 1996; 93: 157-159.

28. Foucar K, Mature T. cell leukemias including T-prolymphocytic leukemia, adult T-cell leukemia/lymphoma, and Sezary syndrome. Am J Clin Pathol. 2007; 127: 496-510.

29. Dogan A, Morice WG. Bone marrow histopathology in peripheral T-cell lymphomas. Br J Haematol. 2004; 127: 140-154.

30. Brunning RD, McKenna RW. AFIP Atlas of Tumor Pathology. Washington, DC: ARP Press; 1994.

31. Valbuena JR, Herling M, Admirand JH, Padula A, Jones D, Medeiros LJ. T-cell prolymphocytic leukemia involving extramedullary sites. Am J Clin Pathol. 2005; 123: 456-464.

32. Osuji N, Matutes E, Catovsky D, Lampert I, Wotherspoon A. Histopathology of the spleen in T-cell large granular lymphocyte leukemia and T-cell prolymphocytic leukemia: a comparative review. Am J Surg Pathol. 2005; 29: 935-941.

33. Herling M, Valbuena JR, Jones D, Medeiros LJ. Skin involvement in T-cell prolymphocytic leukemia. J Am Acad Dermatol. 2007; 57: 533-534.

34. Magro CM, Morrison CD, Heerema N, Porcu P, Sroa N, Deng AC. T-cell prolymphocytic leukemia: an aggressive T cell malignancy with frequent cutaneous tropism. J Am Acad Dermatol. 2006; 55: 467-477.

35. Assaf C, Hummel M, Dippel E, Schwartz S, Geilen CC, Harder L, et al. Common clonal T-cell origin in a patient with T-prolymphocytic leukemia and associated cutaneous T-cell lymphomas. Br J Haematol. 2003; 120: 488-491.

36. Dhar-Munshi S, Alton P, Ayliffe WH. Masquerade syndrome: T-cell prolymphocytic leukemia presenting as panuveitis. Am J Ophthalmol. 2001; 132: 275-277.

37. Lee SS, Robinson MR, Morris JC, Mirtsching BC, Shen D, Chan CC. Conjunctival involvement with T-cell prolymphocytic leukemia: report of a case and review of the literature. Surv Ophthalmol. 2004; 49: 525-536.

38. Chen X, Cherian S. Immunophenotypic characterization of T-cell prolymphocytic leukemia. Am J Clin Pathol. 2013; 140: 727-735.

39. Delgado J, Bustos JG, Jimenez MC, Quevedo E, Hernandez-Navarro F. Are activation markers (CD25, CD38 and CD103) predictive of sensitivity to purine analogues in patients with T-cell prolymphocytic leukemia and other lymphoproliferative disorders? Leuk Lymphoma. 2002; 43: 2331-2334.

40. Herling M, Patel KA, Teitell MA, Konopleva M, Ravandi F, Kobayashi R, et al. High TCL1 expression and intact T-cell receptor signaling define a hyperproliferative subset of T-cell prolymphocytic leukemia. Blood. 2008; 111: 328-337.

41. Canoz O, Rassidakis GZ, Admirand JH, Medeiros LJ. Immunohistochemical detection of BCL-3 in lymphoid neoplasms: a survey of 353 cases. Mod Pathol. 2004; 17: 911-917.

42. Admirand JH, Rassidakis GZ, Abruzzo LV, Valbuena JR, Jones D, Me-

deiros LJ. Immunohistochemical detection of ZAP-70 in 341 cases of non-Hodgkin and Hodgkin lymphoma. Mod Pathol. 2004;17:954-961.

43. Ginaldi L, De MM, Matutes E, Farahat N, Morilla R, Dyer MJ, et al. Levels of expression of CD52 in normal and leukemic B and T cells:correlation with in vivo therapeutic responses to Campath-1H. Leuk Res. 1998; 22:185-191.

44. Foroni L, Foldi J, Matutes E, Catovsky D, O'Connor NJ, Baer R, et al. Alpha, beta and gamma T-cell receptor genes:rearrangements correlate with haematological phenotype in T cell leukaemias. Br J Haematol. 1987;67:307-318.

45. Sugimoto T, Imoto S, Matsuo Y, Kojima K, Yasukawa M, Murayama T, et al. T-cell receptor gammadelta T-cell leukemia with the morphology of T-cell prolymphocytic leukemia and a postthymic immunophenotype. Ann Hematol. 2001;80:749-751.

46. Toyota S, Nakamura N, Dan K. Small cell variant of T-cell prolymphocytic leukemia with a gammadelta immunophenotype. Int J Hematol. 2005; 81:66-68.

47. Beck RC, Stahl S, O'Keefe CL, Maciejewski JP, Theil KS, Hsi ED. Detection of mature T-cell leukemias by flow cytometry using anti-T-cell receptor V beta antibodies. Am J Clin Pathol. 2003;120:785-794.

48. Maljaei SH, Brito-Babapulle V, Hiorns LR, Catovsky D. Abnormalities of chromosomes 8,11,14, and X in T-prolymphocytic leukemia studied by fluorescence in situ hybridization. Cancer Genet Cytogenet. 1998;103: 110-116.

49. Pekarsky Y, Hallas C, Isobe M, Russo G, Croce CM. Abnormalities at 14q32. 1 in T cell malignancies involve two oncogenes. Proc Natl Acad Sci U S A. 1999;96:2949-2951.

50. Fisch P, Forster A, Sherrington PD, Dyer MJ, Rabbitts TH. The chromosomal translocation t(X;14)(q28;q11) in T-cell pro-lymphocytic leukaemia breaks within one gene and activates another. Oncogene. 1993; 8:3271-3276.

51. Delgado P, Starshak P, Rao N, Tirado CA. A Comprehensive Update on Molecular and Cytogenetic Abnormalities in T-cell Prolymphocytic Leukemia(T-pll). J Assoc Genet Technol. 2012;38:193-198.

52. Kojima K, Kobayashi H, Imoto S, Nakagawa T, Matsui T, Kawachi Y, et al. 14q11 abnormality and trisomy 8q are not common in Japanese T-cell prolymphocytic leukemia. Int J Hematol. 1998;68:291-296.

53. Yokohama A, Saitoh A, Nakahashi H, Mitsui T, Koiso H, Kim Y, et al. TCL1A gene involvement in T-cell prolymphocytic leukemia in Japanese patients. Int J Hematol. 2012;95:77-85.

54. Thick J, Metcalfe JA, Mak YF, Beatty D, Minegishi M, Dyer MJ, et al. Expression of either the TCL1 oncogene, or transcripts from its homologue MTCP1/c6. 1B, in leukaemic and non-leukaemic T cells from ataxia telangiectasia patients. Oncogene. 1996;12:379-386.

55. Pekarsky Y, Koval A, Hallas C, Bichi R, Tresini M, Malstrom S, et al. Tcl1 enhances Akt kinase activity and mediates its nuclear translocation. Proc Natl Acad Sci U S A. 2000;97:3028-3033.

56. Nowak D, Le TE, Stern MH, Kawamata N, Akagi T, Dyer MJ, et al. Molecular allelokaryotyping of T-cell prolymphocytic leukemia cells with high density single nucleotide polymorphism arrays identifies novel common genomic lesions and acquired uniparental disomy. Haematologica. 2009;94:518-527.

57. Narducci MG, Pescarmona E, Lazzeri C, Signoretti S, Lavinia AM, Remotti D, et al. Regulation of TCL1 expression in B-and T-cell lymphomas and reactive lymphoid tissues. Cancer Res. 2000;60:2095-2100.

58. Despouy G, Joiner M, Le TE, Weil R, Stern MH. The TCL1 oncoprotein inhibits activation-induced cell death by impairing PKCtheta and ERK pathways. Blood. 2007;110:4406-4416.

59. Narducci MG, Stoppacciaro A, Imada K, Uchiyama T, Virgilio L, Lazzeri C, et al. TCL1 is overexpressed in patients affected by adult T-cell leukemias. Cancer Res. 1997;57:5452-5456.

60. Roos J, Hennig I, Schwaller J, Zbaren J, Dummer R, Burg G, et al. Expression of TCL1 in hematologic disorders. Pathobiology. 2001;69:59-66.

61. Yuille MR, Condie A, Stone EM, Wilsher J, Bradshaw PS, Brooks L, et al. TCL1 is activated by chromosomal rearrangement or by hypomethylation. Genes Chromosomes Cancer. 2001;30:336-341.

62. Virgilio L, Lazzeri C, Bichi R, Nibu K, Narducci MG, Russo G, et al. Deregulated expression of TCL1 causes T cell leukemia in mice. Proc Natl Acad Sci U S A. 1998;95:3885-3889.

63. Stern MH. Transgenic models of T-cell prolymphocytic leukaemia. Haematologica. 1999;84(suppl EHA-4):64-66.

64. Mossafa H, Brizard A, Huret JL, Brizard F, Lessard M, Guilhot F, et al. Trisomy 8q due to i(8q)or der t(8;8)is a frequent lesion in T-prolymphocytic leukaemia:four new cases and a review of the literature. Br J Haematol. 1994;86:780-785.

65. Maljaie SH, Brito-Babapulle V, Matutes E, Hiorns LR, De Schouwer PJ, Catovsky D. Expression of c-myc oncoprotein in chronic T cell leukemias. Leukemia. 1995;9:1694-1699.

66. Yuille MA, Coignet LJ. The ataxia telangiectasia gene in familial and sporadic cancer. Recent Results Cancer Res. 1998;154:156-173.

67. Stoppa-Lyonnet D, Soulier J, Lauge A, Dastot H, Garand R, Sigaux F, et al. Inactivation of the ATM gene in T-cell prolymphocytic leukemias. Blood. 1998;91:3920-3926.

68. Liyanage M, Weaver Z, Barlow C, Coleman A, Pankratz DG, Anderson S, et al. Abnormal rearrangement within the alpha/delta T-cell receptor locus in lymphomas from Atm-deficient mice. Blood. 2000; 96: 1940-1946.

69. Bagley J, Cortes ML, Breakefield XO, Iacomini J. Bone marrow transplantation restores immune system function and prevents lymphoma in Atm-deficient mice. Blood. 2004;104:572-578.

70. Gaudio E, Spizzo R, Paduano F, Luo Z, Efanov A, Palamarchuk A, et al. Tcl1 interacts with Atm and enhances NF-kappaB activation in hematologic malignancies. Blood. 2012;119:180-187.

71. Hetet G, Dastot H, Baens M, Brizard A, Sigaux F, Grandchamp B, et al. Recurrent molecular deletion of the 12p13 region, centromeric to ETV6/ TEL, in T-cell prolymphocytic leukemia. Hematol J. 2000;1:42-47.

72. Rosenwald A, Ott G, Krumdiek AK, Dreyling MH, Katzenberger T, Kalla J, et al. A biological role for deletions in chromosomal band 13q14 in mantle cell and peripheral t-cell lymphomas? Genes Chromosomes Cancer. 1999;26:210-214.

73. Le TE, Despouy G, Pierron G, Gaye N, Joiner M, Bellanger D, et al. Haploinsufficiency of CDKN1B contributes to leukemogenesis in T-cell prolymphocytic leukemia. Blood. 2008;111:2321-2328.

74. Brito-Babapulle V, Baou M, Matutes E, Morilla R, Atkinson S, Catovsky D. Deletions of D13S25, D13S319 and RB-1 mapping to 13q14. 3 in T-cell prolymphocytic leukemia. Br J Haematol. 2001;114:327-332.

75. Brito-Babapulle V, Hamoudi R, Matutes E, Watson S, Kaczmarek P, Maljaie H, et al. p53 allele deletion and protein accumulation occurs in the absence of p53 gene mutation in T-prolymphocytic leukaemia and Sezary

syndrome. Br J Haematol. 2000;110:180-187.

76. Costa D, Queralt R, Aymerich M, Carrio A, Rozman M, Vallespi T, et al. High levels of chromosomal imbalances in typical and small-cell variants of T-cell prolymphocytic leukemia. Cancer Genet Cytogenet. 2003;147: 36-43.

77. Soulier J, Pierron G, Vecchione D, Garand R, Brizard F, Sigaux F, et al. A complex pattern of recurrent chromosomal losses and gains in T-cell prolymphocytic leukemia. Genes Chromosomes Cancer. 2001; 31: 248-254.

78. Durig J, Bug S, Klein-Hitpass L, Boes T, Jons T, tin-Subero JI, et al. Combined single nucleotide polymorphism-based genomic mapping and global gene expression profiling identifies novel chromosomal imbalances, mechanisms and candidate genes important in the pathogenesis of T-cell prolymphocytic leukemia with inv(q11q32). Leukemia. 2007;21: 2153-2163.

79. Kiel MJ, Velusamy T, Rolland D, Sahasrabuddhe AA, Chung F, Bailey NG, et al. Integrated genomic sequencing reveals mutational landscape of T-cell prolymphocytic leukemia. Blood. 2014;124:1460-1472.

80. Bergmann AK, Schneppenheim S, Seifert M, Betts MJ, Haake A, Lopez C, et al. Recurrent mutation of JAK3 in T-cell prolymphocytic leukemia. Genes Chromosomes Cancer. 2014;53:309-316.

81. Roth A, Durig J, Himmelreich H, Bug S, Siebert R, Duhrsen U, et al. Short telomeres and high telomerase activity in T-cell prolymphocytic leukemia. Leukemia. 2007;21:2456-2462.

82. Stern MH, Soulier J, Rosenzwajg M, Nakahara K, Canki-Klain N, Aurias A, et al. MTCP-1: a novel gene on the human chromosome Xq28 translocated to the T cell receptor alpha/delta locus in mature T cell proliferations. Oncogene. 1993;8:2475-2483.

83. Gritti C, Dastot H, Soulier J, Janin A, Daniel MT, Madani A, et al. Transgenic mice for MTCP1 develop T-cell prolymphocytic leukemia. Blood. 1998;92:368-373.

84. Kameoka J, Takahashi N, Noji H, Murai K, Tajima K, Kameoka Y, et al. T-cell prolymphocytic leukemia in Japan: is it a variant? Int J Hematol. 2012;95:660-667.

85. Cavazzini F, Cuneo A, Bardi A, Castoldi G. Indolent T-cell prolymphocytic leukemia: a case report and a review of the literature. Am J Hematol. 2003;74:145-147.

86. Mercieca J, Matutes E, Dearden C, Maclennan K, Catovsky D. The role of pentostatin in the treatment of T-cell malignancies: analysis of response rate in 145 patients according to disease subtype. J Clin Oncol. 1994; 12:2588-2593.

87. Dearden C. B-and T-cell prolymphocytic leukemia: antibody approaches. Hematology Am Soc Hematol Educ Program. 2012;2012:645-651.

88. Dearden CE, Khot A, Else M, Hamblin M, Grand E, Roy A, et al. Alemtuzumab therapy in T-cell prolymphocytic leukemia: comparing efficacy in a series treated intravenously and a study piloting the subcutaneous route. Blood. 2011;118:5799-5802.

89. Dearden CE, Matutes E, Cazin B, Tjonnfjord GE, Parreira A, Nomdedeu B, et al. High remission rate in T-cell prolymphocytic leukemia with CAMPATH-1H. Blood. 2001;98:1721-1726.

90. Wiktor-Jedrzejczak W, Dearden C, de Wreede L, van Biezen A, Brinch L, Leblond V, Brune M, Volin L, Kazmi M, Nagler A, Schetelig J, de Witte T, Dreger P, EBMT Chronic Leukemia Working Party. Hematopoietic stem cell transplantation in T-prolymphocytic leukemia: a retrospective study from the European Group for Blood and Marrow Transplantation and the Royal Marsden Consortium. Leukemia. 2012;26:972-976.

91. Krishnan B, Else M, Tjonnfjord GE, Cazin B, Carney D, Carter J, et al. Stem cell transplantation after alemtuzumab in T-cell prolymphocytic leukaemia results in longer survival than after alemtuzumab alone: a multicentre retrospective study. Br J Haematol. 2010;149:907-910.

92. Porwit A. Immunophenotyping of selected hematologic disorders—focus on lymphoproliferative disorders with more than one malignant cell population. Int J Lab Hematol. 2013;35:275-282.

第 33 章

成人 T 细胞白血病/淋巴瘤

Tadashi Yoshino, Elaine S. Jaffe

33.1　定义

　　成人 T 细胞白血病/淋巴瘤(ATLL)是一种成熟 T 细胞肿瘤,病因与人类亲细胞病毒 1(HTLV-1;也称为人类 T 细胞白血病病毒)有关。这是首次证实逆转录病毒引起人类肿瘤[1-3]。该病起源于成熟 CD4$^+$T 细胞,多数患者存在广泛的白血病样或淋巴瘤样分布的播散性疾病[4]。特征之一为肿瘤细胞核显著多形性,称为花样细胞[5,6]。由于具有独特的临床和病理学特征,在确认 HTLV-1 为致病因子之前,就已经认可 ATLL 为一种疾病实体[7]。

33.2　流行病学

　　ATLL 是世界上数个地域的一种地方性疾病,尤其在日本西南部、加勒比海地区、中非部分地区和伊朗[8-11]。该病的分布与 HTLV-1 在人群中流行地区密切相关:血清学监测显示,该病起源于非洲,传播到太平洋中南部诸岛及亚洲,后来又传播到北美及南美[12](框 33.1;图 33.1)。该病有较长潜伏期,通常发生于幼年接触病毒的人群。与完全分化成熟的淋巴细胞相比,脐带血淋巴细胞更易感染而发生转化[13]。主要的传播途径有 3 种:母婴传播,主要通过母乳;性传播;以及通过血液和血制品传播。病毒并不能通过新鲜冷冻血浆传播,传播需要存活的 HTLV-1 感染细胞[14]。该病在日本被首次报道,成人发病率从一些地区的 0.2% 至高发地区的 13%[10]。携带者在成年期的累积风险为 2.5%,在 70 岁之前累积风险持续增加。大多数病例为成人(中位年龄 55 岁),男女发病比例为1.5∶1。

框 33.1　成人 T 细胞白血病/淋巴瘤(ATLL)主要的诊断特点

流行病学
- 与 HTLV-1 流行区域密切相关
- ATLL 风险与围产期或婴幼儿期感染 HTLV-1 密切相关

临床特点
- 急性型和淋巴瘤样型 ATLL 是高度侵袭性
- 慢性型和闷燃型 ATLL 具有迁延性临床病程

形态学
- 肿瘤细胞形态多样,包括分叶状细胞伴核深染、转化细胞或母细胞伴圆形或卵圆形核

免疫表型
- CD3$^+$,CD4$^+$,CD25$^+$,CD7$^-$,αβT 细胞,FOXP3$^{+/-}$
- 在 ATLL 初期,背景中存在 EBV$^+$B 细胞,类似 Hodgkin 细胞

分子及遗传学特点
- 克隆性 T 细胞受体基因重排
- *HTLV-1* 克隆性整合
- *TAX* 基因在病毒癌基因发生中起主要作用

ATLL,成人 T 细胞白血病/淋巴瘤;EBV,Epstein-Barr 病毒;HTLV-1,人类亲细胞病毒 1。

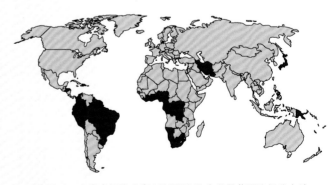

图 33.1　人类亲细胞病毒 1(HTLV-1)在世界范围流行分布地图。红色区域人群发病率比流行区域高出 2%

在西方,大多数患者来自加勒比海地区,黑人比白人的发病率高[8]。其他流行区域包括中美和南美,尤其是巴西和厄瓜多尔。不同地区或种族与疾病的不同模式有关,西方国家大多数病例表现为淋巴瘤而非白血病[15]。目前还不完全清楚遗传因素如何影响 HTLV-1 携带者形成 ATLL。至少有两项研究表明,人类白细胞抗原(HLA)单倍型与感染个体的 ATLL 的进展相关[12,16]。

除 ATLL 外,该病毒还与其他疾病有关。儿童感染或许与免疫缺陷有关,表现为感染性皮炎[17]。HTLV-1 相关性脊髓病(HAM),也称为热带麻痹性瘫痪(TSP),是伴有神经症状和脱髓鞘的系统性疾病[18]。一般认为该病是免疫介导的炎症性疾病,在一定程度上类似于多发性硬化症[19]。HAM/TSP 患者常通过输血而感染,很少发展为 ATLL。除了乏力和肌肉痉挛的神经症状外,HAM/TSP 患者可表现为葡萄膜炎、关节炎、多发性肌炎、类似干燥综合征的角膜结膜炎性干燥和肺炎。

33.3 临床特征

目前确认了几种临床变异型:急性型、淋巴瘤样型、慢性型和闷燃型(表 33.1)[6]。几乎所有患者就诊时都存在进展期疾病(Ⅳ期),Ann Arbor 分期对判断预后帮助不大。大多数急性型表现为白血病期特征,常伴白细胞计数显著升高、皮疹以和全身淋巴结肿大。常见高钙血症,伴或不伴溶骨性病变(图 33.2)。急性 ATLL 患者存在系统性疾病伴肝脾肿大、全身症状、乳酸脱氢酶升高,以及可溶性 IL-2 受体明显升高,后者是独立的预后因素[20]。任何器官系统都可能明显浸润,包括

CNS[21]。常见白细胞和嗜酸性粒细胞增多。骨髓表现为增生活跃,伴髓系细胞增生。尽管表现为临床Ⅳ期以及外周血侵犯,但可能缺乏骨髓侵犯。许多患者存在 T 细胞相关性免疫缺陷,常有机会性感染,大多数为卡氏肺囊虫和粪类圆线虫(图 33.3)[22]。也可能增加病毒感染的风险,包括 CMV 和带状疱疹病毒。

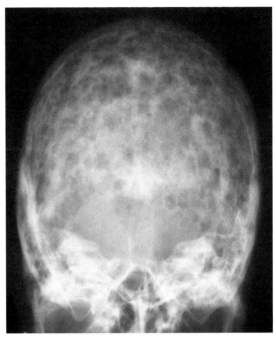

图 33.2 急性 ATLL 患者的颅骨影像学显示多发性溶骨性病变

表 33.1 日本淋巴瘤协作组定义的成人 T 细胞白血病/淋巴瘤(ATLL)临床亚型比较

特点	闷燃型	慢性型	急性型	淋巴瘤样型
淋巴细胞增多	无	轻度增多>$4×10^9$/L	增多	无
TCR PCR	有时单克隆	单克隆	单克隆	单克隆
LDH 升高	无	轻微	有	有
高钙血症	无	无	有	不定
皮肤病变	红斑样皮疹	皮疹,丘疹	不定,>50%	不定,>50%
淋巴结肿大	无	轻度	通常存在	有
肝脾肿大	无	轻度	通常存在	常常存在
骨髓浸润	无	无	或许存在	无
中位生存期(年)	>2	2	<1	<1
形态学	小淋巴细胞 轻度异型性	轻度异型性 有时可见花样细胞	明显异型性 分叶状及母细胞型	明显异型性 分叶状及母细胞型

LDH,乳酸脱氢酶;PCR,聚合酶链反应。

淋巴瘤样 ATLL 特征是淋巴结肿大明显,外周血不受累。大多数患者存在进展期疾病,类似急性型。然而,高钙血症少见。淋巴瘤型多见于西方国家。表现为淋巴结肿大的患者在疾病过程中可发展为外周血侵犯[23]。淋巴瘤样型和急性型具有相似的生存率,通常少于 1 年。

慢性 ATLL 与皮肤疾病有关,通常表现为脱屑性皮疹(图 33.4)。尽管存在淋巴细胞绝对计数增多,血液内非典型淋巴

细胞数量不多。如果存在花样细胞,提示侵袭性临床过程[24,25]。高钙血症缺乏。患者可表现为肝脾肿大,但临床过程通常为惰性,中位生存期约为 2 年。

闷燃型 ATLL 白细胞计数正常,少于 5% 循环肿瘤细胞。患者通常存在皮肤或肺病变,但无高钙血症。应当无淋巴结肿大。患者可从慢性型或闷燃型进展为急性型危象。

皮肤是外周血以外最常见侵犯部位,超过 50% 患者存在皮

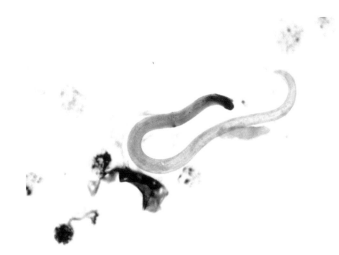

图 33.3　急性 ATLL 和弥漫性类圆线虫病患者支气管肺泡灌洗标本。显示一个幼虫虫体

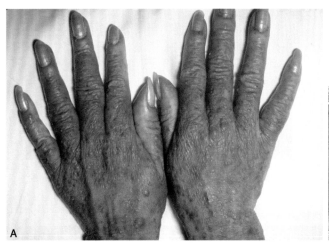

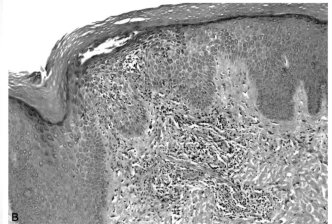

图 33.4　慢性成人 T 细胞白血病/淋巴瘤(ATLL)。A,皮肤显示鳞屑及角化过度。B,同一患者的皮肤活检显示真皮由无明显异型性小淋巴细胞组成的淋巴细胞浸润

肤疾病[26-28]。皮肤病变临床表现多样,可表现为脱屑性皮疹、斑块或结节,大结节可表现为溃疡(图 33.5)[29]。伴斑块和结节的更广泛的皮肤病变,似乎与侵袭性更强有关。循环肿瘤细胞数量并不与骨髓侵犯程度相关,提示循环细胞源自其他器官,例如皮肤。其他部位的临床相关疾病包括胃肠道、肺、肝和 CNS,都可引起临床症状[21,30]。心脏也可受累,通常为疾病终末期[31]。

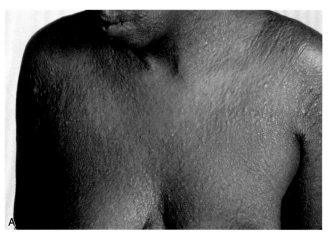

图 33.5　ATLL 的皮肤表现,包括脱屑性皮疹(A)

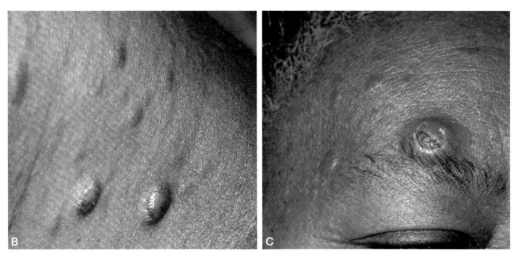

图 33.5（续）　斑块（B）或溃疡性大结节（C）

33.4　形态学

ATLL 的细胞形态非常多样。然而,某些细胞特点具有高度特征性而且可提示诊断,即使未对 HTLV-1 进行检测也是如此[32]。这些细胞特点在外周血最明显(图 33.6)。大多数患者在临床发病过程中的某个时间点表现为白血病,但发病时可能没有明显的外周血受累。

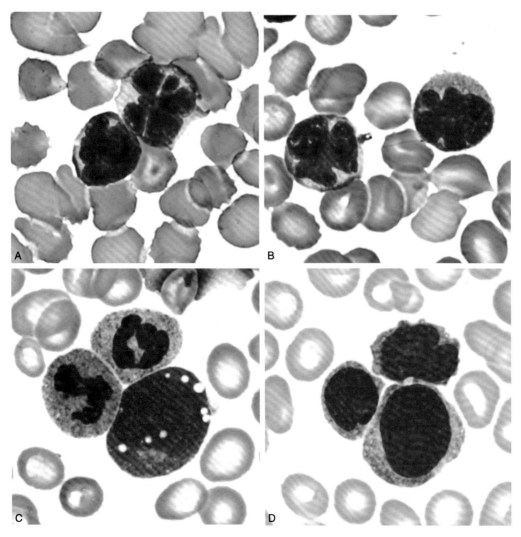

图 33.6　**成人 T 细胞白血病/淋巴瘤的外周血表现。**花样细胞伴显著多叶核（A 和 B）是最常见形态,但也可见母细胞样细胞（C）或核较圆（D）

外周血肿瘤细胞呈明显的多叶状,称为花样细胞,因为核叶呈花瓣样[5,6,23]。染色质致密,染色质通常深染,但花样细胞通常无明显核仁。胞质嗜碱性,可见胞质空泡。嗜碱性胞质和染色质深染有助于区分 ATLL 与 Sézary 综合征(SS)。此外,SS 细胞核形态的不规则程度更轻微,呈典型脑回样,未分离形成核叶。

细胞学特点在急性型非常明显。慢性型和闷燃型的外周血非典型细胞相对少见,细胞学异型性不太明显[33,34]。

大多数患者表现为淋巴结受累。淋巴结结构通常弥漫性破坏。与白血病浸润方式一致,在某些情况下淋巴窦可保存,含有类似外周血的肿瘤细胞(图 33.7)。白血病患者淋巴窦保留更常见。浸润的肿瘤细胞形态学多样。与外周血的花样细胞一样,小的多形性淋巴样细胞可占多数或夹杂大转化细胞(图 33.8)。转化细胞有空泡状核,常有多个嗜酸性或嗜碱性

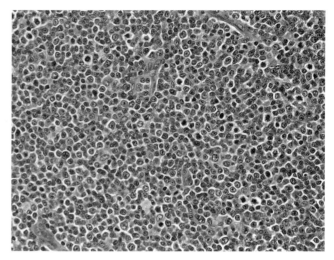

图 33.8　成人 T 细胞白血病/淋巴瘤(ATLL)的淋巴结。淋巴结内小的多形性淋巴细胞可以夹杂较大的母细胞样细胞,核呈空泡状,有明显核仁

核仁。转化细胞可相对单一,核圆形或卵圆形,类似弥漫大 B 细胞淋巴瘤(DLBCL)(图 33.9)。转化细胞也可能具有多形性核特征。可出现伴扭曲或脑回样核的巨细胞。虽然病理学家熟知 ATLL 细胞学形态的多样性非常重要,但肿瘤细胞的大小或形状通常不影响临床经过[21]。

一些 ATLL 初期患者,如闷燃型,淋巴结可表现为霍奇金淋巴瘤(HL)样组织学特点(图 33.10)[35,36]。在 WHO 造血和淋巴组织肿瘤分类中,WHO 将这种模式视为形态学变异型[37],而且与侵袭性较弱有关[38]。

受累的淋巴结表现为副皮质区扩张,伴小-中等淋巴细胞弥漫性浸润,细胞核轻度不规则,核仁不明显,胞质稀少。其中可见 RS 样细胞和伴分叶状核或扭曲核的巨细胞。这些细胞为 EBV+B 细胞,表达 CD30 和 CD15。这一变异型通常在数月内

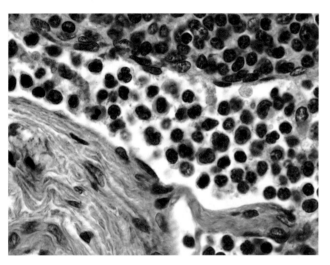

图 33.7　成人 T 细胞白血病/淋巴瘤(ATLL)的淋巴结。淋巴结的白血病期,扩张的淋巴窦内可见非典型细胞

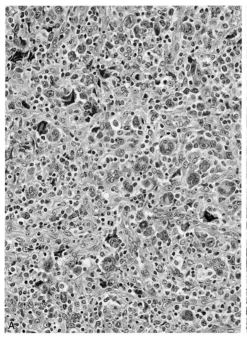
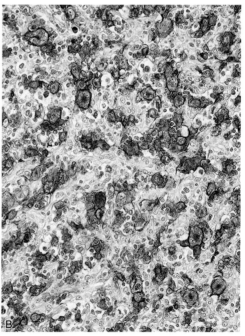

图 33.9　成人 T 细胞白血病/淋巴瘤(ATLL)的淋巴结。A,这个病例细胞以母细胞样特点为主。如果未做免疫组化,形态类似 DLBCL。B,也可见巨细胞伴多形性核及 CD30+(免疫过氧化物酶苏木素复染)

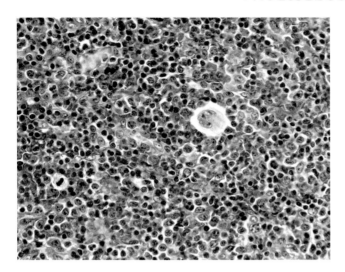

图 33.10 成人 T 细胞白血病/淋巴瘤(ATLL)初期患者的淋巴结。可见类似 HRS 细胞的细胞,很像经典型霍奇金淋巴瘤(CHL)。霍奇金样细胞是 EBV⁺转化 B 细胞,背景中含有 HTLV-1 T 细胞

进展为明显疾病。早期肿瘤性 HTLV-1 阳性细胞数量少,而且实际上 T 细胞增生或许为非克隆性。因此,在某些方面,ATLL 的早期形式可能是肿瘤前疾病。或者,HTLV-1 感染的 T 细胞数量还不足以通过 PCR 检测来判断 T 细胞受体基因重排。EBV⁺B 细胞的增生被认为继发于 ATLL 患者的免疫缺陷。类似的 RS 样细胞也见于外周 T 细胞淋巴瘤(PTCL)的其他类型,以血管免疫母细胞性 T 细胞淋巴瘤(AITL)最常见[39]。

超过 50%患者可见皮肤侵犯。真皮浅层常有非典型淋巴细胞浸润,伴亲表皮现象(图 33.11)[26]。常见 Pautrier 微脓肿[23]。然而,与 SS 或蕈样霉菌病(MF)相比,肿瘤浸润通常形态一致并且相对聚集,无大量组织细胞或嗜酸性粒细胞。皮肤病变通常以较小的肿瘤细胞为主。闷燃型及慢性型,细胞异型性可能轻

微,表皮可表现为不同程度的角化过度、角化不全。皮肤病变的临床表现和组织学形态多样,可能类似炎症性病变[40]。

骨髓受累通常不明显。骨髓可含有斑片状非典型淋巴细胞浸润。然而,即便可见明显的淋巴细胞增多,骨髓浸润程度也比预期轻。与高钙血症吻合的表现包括常有骨质吸收和破骨活动(图 33.12)[41]。骨小梁显示骨骼重建,一些患者即使缺乏肿瘤浸润骨骼也可见溶骨性病变(图 33.13)[21]。

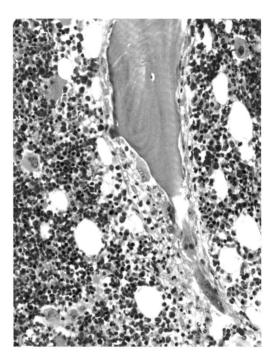

图 33.12 成人 T 细胞白血病/淋巴瘤(ATLL)的骨髓粗针穿刺活检。骨髓腔显示髓系细胞增生,无可辨认的肿瘤细胞。然而,骨小梁显示骨骼重建及破骨细胞增多

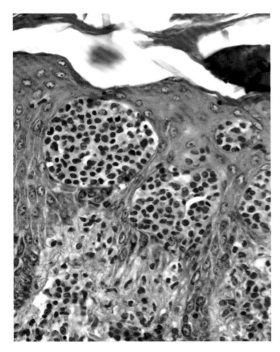

图 33.11 成人 T 细胞白血病/淋巴瘤(ATLL)的皮肤活检标本。有明显的亲表皮性,伴表皮浸润

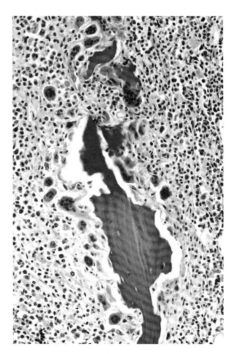

图 33.13 成人 T 细胞白血病/淋巴瘤(ATLL)的溶骨性病变。骨小梁周围见大量破骨细胞

其他经常受累部位包括肺及脑脊液。与白血病期相关的肺浸润通常为斑片状及间质性浸润,无肿瘤结节形成。罕见心脏受累报道,通常伴随肺受累(图33.14)[31]。

累及CNS通常表现为脑膜浸润,无结节性实质性病变。脑

脊液细胞涂片可检测出肿瘤细胞。然而,有报道形成脑实质肿块的罕见病例[42]。CNS受累几乎总是与播散性系统性病变有关,但也有局限于CNS受累的罕见病例[25]。

尽管ATLL无正式的细胞学分级系统,慢性及闷燃型ATLL的肿瘤细胞通常异型性轻微,或许与更惰性临床过程一致。

33.5 免疫表型

不管细胞学亚型如何,肿瘤细胞是CD4+ αβT细胞,强阳性表达白介素-2受体(IL-2R,或CD25)的α链(图33.15)[43]。血清内也可检测出高浓度的可溶解性IL-2R,而且与疾病活动有关[44]。CD7几乎总是不表达,但通常表达CD3及其他成熟T细胞抗原(CD2、CD5)。CD52通常阳性,并且抗CD52人源性抗体(阿妥单抗[Campath])已用于临床治疗。体积较大的母细胞样细胞可表达CD30,也是抗体治疗的靶点(布伦妥昔单抗维多汀)。CC趋化因子受体4(CCR4)通常表达,与皮肤受累及预后不良密切相关[45]。抗CCR4抗体(mogamulizumab)具有治疗效果[46]。由于多种PTCL具有CD3+、CD4+、CD7-的免疫表型,ATLL最具特征是CD25强阳性。采用增强抗原修复的技术,可在福尔马林固定、石蜡包埋的组织切片中检测CD25[47]。由于其强阳性表达,CD25已成为免疫治疗的靶点[48]。最近研究表明ATLL细胞或许是调节性T细胞(Treg)[48,49]。一项研究中,68%病例至少某些肿瘤细胞呈FOXP3阳性,但通常只有少数细胞阳性。没有其他T细胞淋巴瘤亚型表达这种Treg特征性转录因子,它与CD25和CD4结合。这一发现帮助解释与ATLL相关的免疫缺陷。FOXP3阳性病例似乎是低级别,存在较少的细胞遗传学改变[50]。

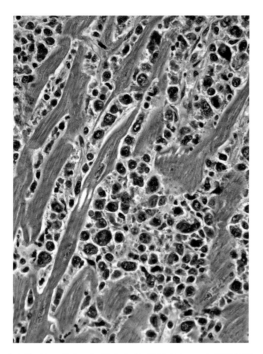

图33.14 成人T细胞白血病/淋巴瘤(ATLL)累及心脏

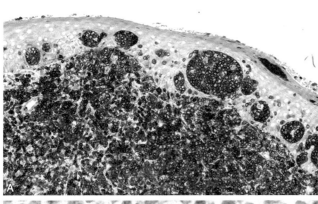

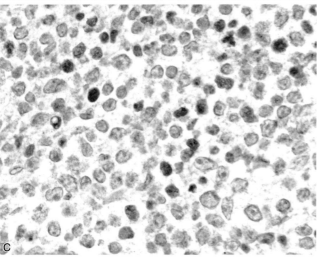

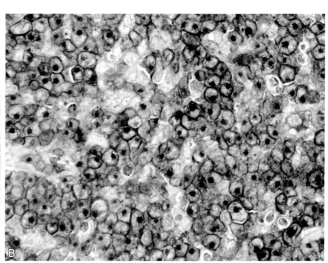

图33.15 成人T细胞白血病/淋巴瘤(ATLL)的免疫组化。A,皮肤活检显示表皮和真皮层CD3阳性淋巴细胞。B,肿瘤细胞显示细胞膜和高尔基区CD25强阳性。C,肿瘤细胞亚群FOXP3阳性,大的非典型细胞阴性

33.6　遗传学、分子表现和 HTLV-1 的作用

ATLL 是一种成熟 T 细胞恶性病变，伴克隆性 T 细胞受体基因重排。急性型或淋巴瘤样 ATLL 患者，在其所有侵犯的部位存在优势单克隆的证据。HTLV-1 携带者并不显示 T 细胞克隆占优势，但或许存在寡克隆性 T 细胞增生。IL-2R 的高表达促进这些细胞在体内及体外对细胞因子的反应而促进生长[51]。相似地，闷燃型或慢性 ATLL 的早期，可存在一种以上的 T 细胞克隆，疾病进展时出现优势克隆[52]。

HTLV-1 前病毒 DNA 克隆性整合到肿瘤性 T 细胞内[35]。ATLL 初期或疾病早期的患者可存在缺陷性或部分病毒整合性 T 细胞克隆[53]。由于唯一整合的部位产生一明显的条带，Southern 杂交技术对检测这些克隆非常有帮助[54]。PCR 技术检测 HTLV-1 序列可对外周血内病毒负荷进行量化评估[55,56]。HAM/TSP 患者无克隆性 HTLV-1 病毒整合的循环 T 细胞。然而，与涉及 HAM/TSP 对 HTLV-1 的异常免疫反应一致的是存在克隆性和寡克隆性 T 细胞群直接对抗病毒[57]。

HTLV-1 是最早被证实的一种导致恶性转化的人类逆转录病毒[1]。该病毒包括 gag、pol 和 env 结构基因和一个位于 3' 末端 pX 区，编码调节蛋白 TAX 和 REX 等。病毒基因 TAX 在 HTLV-1 引起白血病的发病中起关键作用。TAX 蛋白是一病毒长末端重复序列的转录激活因子。TAX 能通过转录活化下调不同的细胞基因，导致信号转导激活[58]，下调细胞周期[3]，引起基因不稳定，从而导致多种细胞遗传学异常[59,60]。TAX 自身是癌基因，可转化人类 T 细胞和啮齿动物的成纤维细胞[58]。

TAX 通过数个信号转导通路起作用，包括 NF-κB、CREB/ATF 家族（亮氨酸拉链蛋白）、血清反应因子和 AP-1 家族[61]。TAX 能直接结合数个 NF-κB 家族成员中的蛋白[62]。TAX 也能与抑制 NF-κB 的蛋白结合，提供一 NF-κB 的激活机制。

此外，TAX 能使 p53 失活。因此，尽管大多数 ATLL 病例无 p53 突变或缺失，p53 可直接通过 TAX 而失活[63]。这促使基因组不稳定，进而导致其他基因异常。TAX 也可抑制细胞调节因子 CDKN2A，促使 HTLV-1 感染的细胞持续增殖[62]。

TAX 在 IL-2 及 IL-5 介导的效应中起作用。IL-2R 的 α 链是第一个通过 TAX 上调的基因[64]。TAX 上调 IL-2 及 IL-15 的表达，IL-15 是一与 IL-2 相对的、提供一个 HTLV-1 感染细胞自分泌循环的机制[65]。IL-15 通过 IL-2R 的 β 和 γ 链来传递信号。TAX 也上调 ATLL 细胞的 IL-15Rα[65]。其他的细胞基因可通过 TAX 激活，例如 IL-6；这一活性或许与 ATLL 特征性高钙血症有关，是通过促进甲状旁腺素样物质的分泌，导致破骨细胞活化[66,67]。ATLL 的高钙血症可在 TAX 转基因小鼠内得到复制[68]。NF-κB 的活性似乎也在破骨细胞活化因子产生中起作用[67]。最后，ATLL 细胞表达 RANK 配体，促进前体造血细胞分化为破骨细胞[14,69]。

TAX 似乎在 ATL 白血病发病机制中起重要作用，在培养的肿瘤细胞中也存在，但是该基因并非总是表达于原代 ATL 细胞。相反，在原代 ATL 细胞中总是检测到 HTLV-1 bZIP 因子（HBZ），并影响肿瘤发生的多个途径[70]。HZB 增强 TGF-β 信号转导，通过抑制 C/EBPα 信号转导来支持 ATL 细胞增殖[71]，

通过减弱 FoxO3a 的功能来抑制细胞凋亡[72]，通过调控 Wnt 通路来支持 ATL 细胞的增殖和迁移[73]。TAX 和 HBZ 之间的关系很有趣；HBZ 参与抑制 TAX 介导的病毒基因转录，HBZ 特异性抑制 NF-κB 驱动的转录[74]。在 HBZ/TAX 双转基因小鼠中的发现进一步支持 HBZ 在淋巴瘤发生中的作用[75]。异常的 CpG 甲基化似乎也影响淋巴瘤的发生[76]。

ATLL 细胞存在多数复合结构性细胞遗传学异常，影响每条染色体的配对。无重现性细胞遗传学改变，然而，对作出诊断却有帮助[77,78]。结构性异常最常见于 6 号染色体。伴 6 号染色体缺失的 6 个患者，存在 q11、q13、q16q23、q21q23、q22q24 和 q23q24 条带的断裂点，6q 染色体异常似乎与更具侵袭性临床过程有关[77]。大约 10% 病例存在易位，涉及 T 细胞受体位于 14q11 的 αΔ 基因[79]。应用比较基因组交研究证实了遗传学改变的多样性及频繁性[80]。不同的遗传学改变见于急性型及淋巴瘤样 ATLL，提示这两种变异型发病或许是不同的分子途径。细胞遗传学异常的复杂性可能是通过 TAX 大规模检测所介导[58,81,82]。TAX 损伤 DNA 修复机制并抑制一种涉及碱基剪除修复的酶（DNA 聚合酶 β）表达。TAX 也抑制核苷剪切修复，这在紫外线放射诱导损伤修复起关键作用。

最近应用基因表达谱研究证实了一种抑制凋亡的基因 BIRC5（survivin）的过表达[83]。BIRC5 的抗凋亡功能也在 ATLL 细胞的化疗耐药起作用。

因此，尽管 HTLV-1 感染并不直接导致 T 细胞恶性转化，但可通过不同的机制来促进肿瘤性转化的发展，这些机制包括刺激 T 细胞增生、通过凋亡途径抑制 T 细胞死亡、下调 DNA 修复机制、促进染色体的不稳定性以及激活信号转导通路。TAX 基因在多数以上这些机制中起作用。

33.7　假定的细胞起源

ATLL 细胞是 αβT 细胞，与 Treg 细胞最相近。Treg 细胞在调节免疫应答，尤其是免疫抑制方面起主要作用。Treg 细胞在胸腺内功能发育需要转录因子 FOXP3[84]，具有 CD3+、CD4+、CD25+ 的表型。虽然 FOXP3 并非在所有 ATLL 病例均表达，在某些情况下仍可表达[48,49]。

33.8　临床过程

急性型和淋巴瘤样 ATLL 具有侵袭性临床过程，中位生存期少于 1 年，4 年生存期仅占 5%[85]。若未经任何治疗，大多数患者死于数周至数月内；即便采取治疗，多数患者生存期仍然很短[6,21,86]。如前所述，肿瘤表达 survivin 在化疗药物耐药中起作用[83]。急性 ATLL 的主要预后指标包括临床表现状态、乳酸脱氢酶高、年龄（超过 40 岁）、发病部位 3 个以上和高钙血症[87]。其他影响预后的因素包括血小板减少、嗜酸性粒细胞增多和骨髓侵犯。与更强侵袭性临床过程有关的分子改变包括 p16 基因缺失[88]和 p53 突变[89]。

慢性型或闷燃型 ATLL 患者临床过程更长，但其中位生存期仍然少于 5 年。评价慢性型 ATLL 的预后因素包括乳酸脱氢酶高、白蛋白低和血尿素氮水平高[87]。慢性期 p16 基因缺失也是不良预后因素，通过比较基因组杂交检测基因缺失与预后

不良有关[88,90]。分子变化也表明发生了从慢性期发展为急性期改变[91]。

　　常规的化疗药物(基于阿霉素)大部分无效,促使了其他药物的研究,如去氧考福霉素(喷司他丁),但其疗效有限[92]。更强的大剂量化疗和骨髓移植已经用于有限数量的患者。治疗相关的死亡率非常高,限制了这一方案的使用[93]。由于ATLL是一逆转录病毒引起,推测药物作用涉及其他逆转录病毒,如HIV。首次使用齐多夫定(AZT)及α-干扰素提示有些疗效[94,95],但在随后研究中未得到重复[96]。然而,这一药物在闷燃型或慢性ATLL患者可起作用[87]。另一项研究,联合使用砷剂及α-干扰素,提示可下调TAX[97]。这一方案的疗效尚未在临床试验中得到证实。使用基于单克隆抗体治疗方法直接对抗在ATLL中高表达的IL-2R可取得良好的疗效。不管是未结合或用钇标记90[43,98]的人源性抗tac在慢性型或闷燃型ATLL患者中疗效最好。其他分子靶向治疗,如抗CCR4和异体干细胞移植,具有治疗前景[99,100]。由于ATLL预后差,临床上采取了大量的措施预防易感人群的感染来控制ATLL。

33.9 鉴别诊断

　　急性型及淋巴瘤样ATLL的鉴别诊断不同于慢性型或闷燃型(表33.2)。急性ATLL具有特殊临床表现,包括高钙血症和全身性疾病,通常能够提示诊断。而表现为淋巴瘤并且无高钙血症时可能较难诊断。ATLL细胞的免疫表型相对特异,因此,恶性T细胞联合表达CD3、CD4和CD25高度提示为ATLL。CD25可表达于其他B细胞及T细胞恶性病变,包括毛细胞白血病(HCL)[101]、CHL[102]和间变性大细胞淋巴瘤-ALK阳性(ALK+ALCL)[47];然而,表达B细胞表型则容易排除前两个诊断。虽然ALCL通常呈CD25阳性,但CD3常常阴性。ALCL呈CD30强阳性,但ATLL通常仅有少数CD30+细胞。血清学检测HTLV-1抗体或PCR检测HTLV-1病毒序列可明确诊断。

表33.2 成人T细胞白血病/淋巴瘤(ATLL)的鉴别诊断

诊断	克隆性 TCR	HTLV-1 整合	CD25	花样 细胞
ATLL	+	+	++	+
MF	+	−	−	−
T-PLL	+	−	−	−
ALCL	+	−	++	−
PTCL-NOS	+	−	−/+	−

ALCL,间变性大细胞淋巴瘤;HTLV-1,人嗜细胞病毒1;MF,蕈样霉菌病;PTCL-NOS,外周T细胞淋巴瘤-非特指;TCR,T细胞受体;T-PLL,T细胞幼淋细胞白血病。

　　为协助ATLL流行病学分析,提出了一个评分系统[32]。以下临床特征每一项计为1分:高钙血症、皮肤疾病以及白血病期,以下实验室标准每项计为2分:T细胞表型、HTLV-1或HTLV-2血清学阳性、肿瘤细胞表达CD25、分子水平检测出

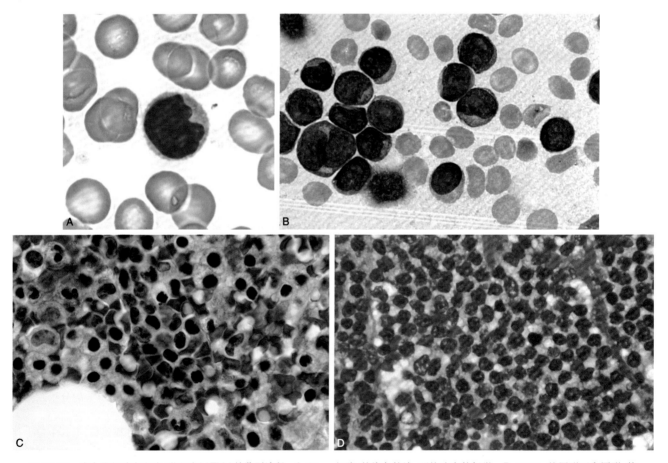

图33.16 成人T细胞白血病/淋巴瘤(ATLL)的鉴别诊断。A,Sézary细胞,核染色较浅,而核改变较轻微。B,T-PLL,核圆形至卵圆形,核仁明显。C,T-PLL,骨髓弥漫性浸润,而ATLL仅有轻微浸润。D,淋巴结T-PLL,核圆形至轻度不规则,可见中央小核仁

HTLV-1 或 HTLV-2 序列。评分为 5 分或 5 分以上强烈提示诊断 ATLL。必须牢记，来自流行地域的患者血清学 HTLV-1 阳性，但可发展为其他类型淋巴瘤，不依赖病毒阳性。因此，证实病毒整合至肿瘤细胞内是诊断 ATLL 的最有力指征。

慢性型或闷燃型 ATLL 的鉴别诊断更多样化，包括 MF、其他皮肤 T 细胞淋巴瘤、慢性皮炎和 T 细胞幼淋巴细胞白血病（T-PLL）。ATLL 可表现为伴 Pautrier 微脓肿的亲表皮现象，类似 MF。与 MF 不同，ATLL 的皮肤病变通常缺乏炎症背景，而是有丰富的肿瘤细胞。确实，第一例 HTLV-1 患者呈局限性病变，被认为 MF 的侵袭性类型[1]。外周血内 Sézary 细胞核染色较少，核呈脑回样而非多叶状核（图 33.16）。一些研究提示，皮肤 T 细胞淋巴瘤的部分病例中，血液内可检测出 HTLV-1 序列，使得鉴别诊断更加复杂[103]。随后的研究基本上排除了 HTLV-1 在 MF 或 SS 中的发病作用[104]。

T-PLL 呈 CD4$^+$ 或 CD8$^+$，但通常 CD25$^-$。与 ATLL 细胞不同，通常 CD7$^+$，细胞典型形态为核圆形或轻度不规则形，缺乏 ATLL 细胞的明显核不规则。T-PLL 骨髓活检通常显示广泛浸润，然而 ATLL 的骨髓侵犯程度低于预期并且与淋巴细胞增生的程度不相称。骨髓似乎不是 ATLL 细胞增殖的部位。

HTLV-2 是与 HTLV-1 相关的逆转录病毒。尚不清楚 HTLV-2 与任何一种白血病或淋巴瘤相关[105]。分子检测 HTLV-1 序列也检测 HTLV-2，因此有必要排除某些病例 HTLV-2 感染。HTLV-2 最常见于静脉注射用药者。其临床结局与 HAM/TSP 临床表现相关。

精华和陷阱

- 人类亲细胞病毒 1(HTLV-1) 血清阳性并不能确定诊断成人 T 细胞白血病/淋巴瘤（ATLL）。来自 HTLV-1 流行地域的患者可有 HTLV-1 抗体。
- ATLL 具有宽广的细胞形态学谱系。大多数细胞学变异型并无临床意义。
- 霍奇金样 ATLL 可能类似经典型霍奇金淋巴瘤（CHL）。它代表 ATLL 的初期形式，其中 HTLV-1 感染细胞稀少。霍奇金样细胞为 EBV 阳性 B 细胞。
- 闷燃型及慢性 ATLL 可能类似慢性皮炎。

（梅开勇　殷宪刚　译）

参考文献

1. Poiesz B, Ruscetti F, Gazdar A. Detection and isolation of type C retrovirus particles from fresh and cultured lymphocytes of a patient with cutaneous T-cell lymphoma. Proc Natl Acad Sci U S A. 1980;77:7415-7419.

2. Gallo RC, Kalyanaraman VS, Sarngadharan MG, et al. Association of the human type C retrovirus with a subset of adult T-cell cancers. Cancer Res. 1983;43:3892-3899.

3. Yoshida M. Discovery of HTLV-1, the first human retrovirus, its unique regulatory mechanisms, and insights into pathogenesis. Oncogene. 2005;24:5931-5937.

4. Takatsuki K. Adult T-cell leukemia. Intern Med. 1995;34:947-952.

5. Hanaoka M, Sasaki M, Matsumoto H, et al. Adult T cell leukemia. Histological classification and characteristics. Acta Pathol Jpn. 1979;29:723-738.

6. Shimoyama M. Diagnostic criteria and classification of clinical subtypes of adult T-cell leukaemia-lymphoma. A report from the Lymphoma Study Group(1984-87). Br J Haematol. 1991;79:428-437.

7. Uchiyama T, Yodoi J, Sagawa K, et al. Adult T-cell leukemia: clinical and hematologic features of 16 cases. Blood. 1977;50:481-492.

8. Blattner WA, Kalyanaraman VS, Robert-Guroff M, et al. The human type-C retrovirus, HTLV, in blacks from the Caribbean region, and relationship to adult T-cell leukemia/lymphoma. Int J Cancer. 1982;30:257-264.

9. Pombo De Oliveira MS, Loureiro P, Bittencourt A, et al. Geographic diversity of adult T-cell leukemia/lymphoma in Brazil. The Brazilian ATLL Study Group. Int J Cancer. 1999;83:291-298.

10. Tajima K. The 4th nation-wide study of adult T-cell leukemia/lymphoma (ATL) in Japan: estimates of risk of ATL and its geographical and clinical features. The T-and B-cell Malignancy Study Group. Int J Cancer. 1990;45:237-243.

11. Catovsky D, Greaves MF, Rose M, et al. Adult T-cell lymphoma-leukaemia in blacks from the West Indies. Lancet. 1982;1:639-643.

12. Sonoda S, Li HC, Tajima K. Ethnoepidemiology of HTLV-1 related diseases: ethnic determinants of HTLV-1 susceptibility and its worldwide dispersal. Cancer Sci. 2011;102:295-301.

13. Miyoshi I, Kubonishi I, Sumida M, et al. A novel T-cell line derived from adult T-cell leukemia. Gann. 1980;71:155-156.

14. Taylor GP, Matsuoka M. Natural history of adult T-cell leukemia/lymphoma and approaches to therapy. Oncogene. 2005;24:6047-6057.

15. Levine PH, Manns A, Jaffe ES, et al. The effect of ethnic differences on the pattern of HTLV-1-associated T-cell leukemia/lymphoma(HATL) in the United States. Int J Cancer. 1994;56:177-181.

16. Yashiki S, Fujiyoshi T, Arima N, et al. HLA-A * 26, HLA-B * 4002, HLA-B * 4006, and HLA-B * 4801 alleles predispose to adult T cell leukemia: the limited recognition of HTLV type 1 tax peptide anchor motifs and epitopes to generate anti-HTLV type 1 tax CD8+cytotoxic T lymphocytes. AIDS Res Hum Retroviruses. 2001;17:1047-1061.

17. LaGrenade L, Hanchard B, Fletcher V, et al. Infective dermatitis of Jamaican children: a marker for HTLV-1 infection. Lancet. 1990;336:1345-1347.

18. Goncalves DU, Proietti FA, Barbosa-Stancioli EF, et al. HTLV-1-associated myelopathy/tropical spastic paraparesis(HAM/TSP) inflammatory network. Inflamm Allergy Drug Targets. 2008;7:98-107.

19. Takenouchi N, Yao K, Jacobson S. Immunopathogensis of HTLV-1 associated neurologic disease: molecular, histopathologic, and immunologic approaches. Front Biosci. 2004;9:2527-2539.

20. Katsuya H, Yamanaka T, Ishitsuka K, et al. Prognostic index for acute- and lymphoma-type adult T-cell leukemia/lymphoma. J Clin Oncol. 2012;30:1635-1640.

21. Bunn PA Jr, Schechter GP, Jaffe E, et al. Clinical course of retrovirus-associated adult T-cell lymphoma in the United States. N Engl J Med. 1983;309:257-264.

22. Verdonck K, Gonzalez E, Van Dooren S, et al. Human T-lymphotropic virus 1: recent knowledge about an ancient infection. Lancet Infect Dis. 2007;7:266-281.

23. Jaffe ES, Blattner WA, Blayney DW, et al. The pathologic spectrum of adult T-cell leukemia/lymphoma in the United States. Am J Surg Pathol. 1984;8:263-275.

24. Ohshima K. Pathological features of diseases associated with human T-cell leukemia virus type I. Cancer Sci. 2007;98:772-778.

25. Tsukasaki K, Imaizumi Y, Tawara M, et al. Diversity of leukaemic cell

morphology in ATL correlates with prognostic factors, aberrant immuno-phenotype and defective HTLV-1 genotype. Br J Haematol. 1999; 105: 369-375.

26. Whittaker SJ, Ng YL, Rustin M, et al. HTLV-1-associated cutaneous disease: a clinicopathological and molecular study of patients from the UK. Br J Dermatol. 1993; 128: 483-492.

27. Fujihara K, Goldman B, Oseroff AR, et al. HTLV-associated diseases: human retroviral infection and cutaneous T-cell lymphomas. Immunol Invest. 1997; 26: 231-242.

28. Setoyama M, Katahira Y, Kanzaki T. Clinicopathologic analysis of 124 cases of adult T-cell leukemia/lymphoma with cutaneous manifestations: the smouldering type with skin manifestations has a poorer prognosis than previously thought. J Dermatol. 1999; 26: 785-790.

29. Yamaguchi T, Ohshima K, Karube K, et al. Clinicopathological features of cutaneous lesions of adult T-cell leukaemia/lymphoma. Br J Dermatol. 2005; 152: 76-81.

30. Blayney DW, Jaffe ES, Blattner WA, et al. The human T-cell leukemia/lymphoma virus associated with American adult T-cell leukemia/lymphoma. Blood. 1983; 62: 401-405.

31. O' Mahony D, Debnath I, Janik J, et al. Cardiac involvement with human T-cell lymphotrophic virus type-1-associated adult T-cell leukemia/lymphoma: the NIH experience. Leuk Lymphoma. 2008; 49: 439-446.

32. Levine PH, Cleghorn F, Manns A, et al. Adult T-cell leukemia/lymphoma: a working point-score classification for epidemiological studies. Int J Cancer. 1994; 59: 491-493.

33. Kawano F, Yamaguchi K, Nishimura H, et al. Variation in the clinical courses of adult T-cell leukemia. Cancer. 1985; 55: 851-856.

34. Yamaguchi K, Nishimura H, Kohrogi H, et al. A proposal for smoldering adult T-cell leukemia: a clinicopathologic study of five cases. Blood. 1983; 62: 758-766.

35. Ohshima K, Suzumiya J, Kato A, et al. Clonal HTLV-1-infected CD4+T-lymphocytes and non-clonal non-HTLV-1-infected giant cells in incipient ATLL with Hodgkin-like histologic features. Int J Cancer. 1997; 72: 592-598.

36. Duggan D, Ehrlich G, Davey F, et al. HTLV-1 induced lymphoma mimicking Hodgkin's disease. Diagnosis by polymerase chain reaction amplification of specific HTLV-1 sequences in tumor DNA. Blood. 1988; 71: 1027-1032.

37. Swerdlow SH, Campo E, Harris NL, et al. WHO Classification of Tumours of Haematopoietic and Lymphoid Tissues. 4th ed. Lyon, France: IARC Press; 2008.

38. Ohshima K, Suzumiya J, Sato K, et al. Survival of patients with HTLV-1-associated lymph node lesions. J Pathol. 1999; 189: 539-545.

39. Quintanilla-Martinez L, Fend F, Moguel LR, et al. Peripheral T-cell lymphoma with Reed-Sternberg-like cells of B-cell phenotype and genotype associated with Epstein-Barr virus infection. Am J Surg Pathol. 1999; 23: 1233-1240.

40. Ohtani T, Deguchi M, Aiba S. Erythema multiforme-like lesions associated with lesional infiltration of tumor cells occurring with adult T-cell lymphoma/leukemia. Int J Dermatol. 2008; 47: 390-392.

41. Yamaguchi K. Human T-lymphotropic virus type I in Japan. Lancet. 1994; 343: 213-216.

42. Kawasaki C, Ikeda H, Fukumoto T. Cerebral mass lesions associated with adult T-cell leukemia/lymphoma. Int J Hematol. 1995; 61: 97-102.

43. Waldmann TA, White JD, Goldman CK, et al. The interleukin-2 receptor: a target for monoclonal antibody treatment of human T-cell lymphotrophic virus I-induced adult T-cell leukemia. Blood. 1993; 82: 1701-1712.

44. Marcon L, Rubin LA, Kurman CC, et al. Elevated serum levels of soluble Tac peptide in adult T-cell leukemia: correlation with clinical status during chemotherapy. Ann Intern Med. 1988; 109: 274-279.

45. Ishida T, Utsunomiya A, Iida S, et al. Clinical significance of CCR4 expression in adult T-cell leukemia/lymphoma: its close association with skin involvement and unfavorable outcome. Clin Cancer Res. 2003; 9: 3625-3634.

46. Ishida T, Joh T, Uike N, et al. Defucosylated anti-CCR4 monoclonal antibody(KW-0761) for relapsed adult T-cell leukemia-lymphoma: a multicenter phase II study. J Clin Oncol. 2012; 30: 837-842.

47. Janik JE, Morris JC, Pittaluga S, et al. Elevated serum-soluble interleukin-2 receptor levels in patients with anaplastic large cell lymphoma. Blood. 2004; 104: 3355-3357.

48. Karube K, Ohshima K, Tsuchiya T, et al. Expression of FoxP3, a key molecule in CD4CD25 regulatory T cells, in adult T-cell leukaemia/lymphoma cells. Br J Haematol. 2004; 126: 81-84.

49. Roncador G, Garcia JF, Garcia JF, et al. FOXP3, a selective marker for a subset of adult T-cell leukaemia/lymphoma. Leukemia. 2005; 19: 2247-2253.

50. Karube K, Aoki R, Sugita Y, et al. The relationship of FOXP3 expression and clinicopathological characteristics in adult T-cell leukemia/lymphoma. Mod Pathol. 2008; 21: 617-625.

51. Etoh K, Tamiya S, Yamaguchi K, et al. Persistent clonal proliferation of human T-lymphotropic virus type I-infected cells in vivo. Cancer Res. 1997; 57: 4862-4867.

52. Hata T, Fujimoto T, Tsushima H, et al. Multi-clonal expansion of unique human T-lymphotropic virus type-I-infected T cells with high growth potential in response to interleukin-2 in prodromal phase of adult T cell leukemia. Leukemia. 1999; 13: 215-221.

53. Tsukasaki K, Tsushima H, Yamamura M, et al. Integration patterns of HTLV-1 provirus in relation to the clinical course of ATL: frequent clonal change at crisis from indolent disease. Blood. 1997; 89: 948-956.

54. Kamihira S, Sugahara K, Tsuruda K, et al. Proviral status of HTLV-1 integrated into the host genomic DNA of adult T-cell leukemia cells. Clin Lab Haematol. 2005; 27: 235-241.

55. Estes MC, Sevall JS. Multiplex PCR using real time DNA amplification for the rapid detection and quantitation of HTLV I or II. Mol Cell Probes. 2003; 17: 59-68.

56. Lee TH, Chafets DM, Busch MP, Murphy EL. Quantitation of HTLV-1 and II proviral load using real-time quantitative PCR with SYBR Green chemistry. J Clin Virol. 2004; 31: 275-282.

57. Muraro PA, Wandinger KP, Bielekova B, et al. Molecular tracking of antigen-specific T cell clones in neurological immune-mediated disorders. Brain. 2003; 126: 20-31.

58. Grassmann R, Aboud M, Jeang KT. Molecular mechanisms of cellular transformation by HTLV-1 Tax. Oncogene. 2005; 24: 5976-5985.

59. Lemoine FJ, Marriott SJ. Genomic instability driven by the human T-cell leukemia virus type I(HTLV-1) oncoprotein, Tax. Oncogene. 2002; 21: 7230-7234.

60. Marriott SJ, Semmes OJ. Impact of HTLV-1 Tax on cell cycle progression and the cellular DNA damage repair response. Oncogene. 2005; 24: 5986-5995.

61. Azran I, Schavinsky-Khrapunsky Y, Aboud M. Role of Tax protein in human T-cell leukemia virus type-I leukemogenicity. Retrovirology. 2004; 1:20.

62. Franchini G. Molecular mechanisms of human T-cell leukemia/lymphotropic virus type I infection. Blood. 1995;86:3619-3639.

63. Tabakin-Fix Y, Azran I, Schavinsky-Khrapunsky Y, et al. Functional inactivation of p53 by human T-cell leukemia virus type 1 Tax protein: mechanisms and clinical implications. Carcinogenesis. 2006;27:673-681.

64. Ballard DW, Bohnlein E, Lowenthal JW, et al. HTLV-1 tax induces cellular proteins that activate the kappa B element in the IL-2 receptor alpha gene. Science. 1988;241:1652-1655.

65. Azimi N, Brown K, Bamford RN, et al. Human T cell lymphotropic virus type I Tax protein trans-activates interleukin 15 gene transcription through an NF-kappaB site. Proc Natl Acad Sci U S A. 1998;95:2452-2457.

66. Kiyokawa T, Yamaguchi K, Takeya M, et al. Hypercalcemia and osteoclast proliferation in adult T-cell leukemia. Cancer. 1987;59:1187-1191.

67. Nosaka K, Miyamoto T, Sakai T, et al. Mechanism of hypercalcemia in adult T-cell leukemia: overexpression of receptor activator of nuclear factor kappaB ligand on adult T-cell leukemia cells. Blood. 2002;99:634-640.

68. Gao L, Deng H, Zhao H, et al. HTLV-1 Tax transgenic mice develop spontaneous osteolytic bone metastases prevented by osteoclast inhibition. Blood. 2005;106:4294-4302.

69. Arai F, Miyamoto T, Ohneda O, et al. Commitment and differentiation of osteoclast precursor cells by the sequential expression of c-Fms and receptor activator of nuclear factor kappaB(RANK) receptors. J Exp Med. 1999;190:1741-1754.

70. Zhao T, Matsuoka M. HBZ and its roles in HTLV-1 oncogenesis. Front Microbiol. 2012;3:247.

71. Miura M, Yasunaga J, Tanabe J, et al. Characterization of simian T-cell leukemia virus type 1 in naturally infected Japanese macaques as a model of HTLV-1 infection. Retrovirology. 2013;10:118.

72. Tanaka-Nakanishi A, Yasunaga J, Takai K, Matsuoka M. HTLV-1 bZIP factor suppresses apoptosis by attenuating the function of FoxO3a and altering its localization. Cancer Res. 2014;74:188-200.

73. Ma G, Yasunaga J, Fan J, Yanagawa S, Matsuoka M. HTLV-1 bZIP factor dysregulates the Wnt pathways to support proliferation and migration of adult T-cell leukemia cells. Oncogene. 2013;32:4222-4230.

74. Zhao T, Yasunaga J, Satou Y, et al. Human T-cell leukemia virus type 1 bZIP factor selectively suppresses the classical pathway of NF-kappaB. Blood. 2009;113:2755-2764.

75. Zhao T, Satou Y, Matsuoka M. Development of T cell lymphoma in HTLV-1 bZIP factor and Tax double transgenic mice. Arch Virol. 2014; 159:1849-1856.

76. Sato H, Oka T, Shinnou Y, et al. Multi-step aberrant CpG island hypermethylation is associated with the progression of adult T-cell leukemia/lymphoma. Am J Pathol. 2010;176:402-415.

77. Whang-Peng J, Bunn PA, Knutsen T, et al. Cytogenetic studies in human T-cell lymphoma virus (HTLV)-positive leukemia-lymphoma in the United States. J Natl Cancer Inst. 1985;74:357-369.

78. Itoyama A, Chaganti RSK, Yamada Y, et al. Cytogenetic analysis and clinical significance in adult T-cell leukemia/lymphoma: a study of 50 cases from the human T-cell leukemia virus type-1 endemic area, Nagasaki. Blood. 2001;97:3612-3620.

79. Haider S, Hayakawa K, Itoyama T, et al. TCR variable gene involvement in chromosome inversion between 14q11 and 14q24 in adult T-cell leukemia. J Hum Genet. 2006;51:326-334.

80. Oshiro A, Tagawa H, Ohshima K, et al. Identification of subtype-specific genomic alterations in aggressive adult T-cell leukemia/lymphoma. Blood. 2006;107:4500-4507.

81. Liang MH, Geisbert T, Yao Y, et al. Human T-lymphotropic virus type 1 oncoprotein tax promotes S-phase entry but blocks mitosis. J Virol. 2002; 76:4022-4033.

82. Liu B, Liang MH, Kuo YL, et al. Human T-lymphotropic virus type 1 oncoprotein tax promotes unscheduled degradation of Pds1p/securin and Clb2p/cyclin B1 and causes chromosomal instability. Mol Cell Biol. 2003;23:5269-5281.

83. Pise-Masison CA, Radonovich M, Dohoney K, et al. Gene expression profiling of ATL patients: compilation of disease-related genes and evidence for TCF4 involvement in BIRC5 gene expression and cell viability. Blood. 2009;113:4016-4026.

84. Raimondi G, Turner MS, Thomson AW, Morel PA. Naturally occurring regulatory T cells: recent insights in health and disease. Crit Rev Immunol. 2007;27:61-95.

85. Hermine O, Wattel E, Gessain A, Bazarbachi A. Adult T cell leukaemia—a review of established and new treatments. Biodrugs. 1998;10:447-462.

86. International peripheral T-cell and natural killer/T-cell lymphoma study: pathology findings and clinical outcomes. J Clin Oncol. 2008;26:4124-4130.

87. Tsukasaki K, Hermine O, Bazarbachi A, et al. Definition, prognostic factors, treatment, and response criteria of adult T-cell leukemia-lymphoma: a proposal from an international consensus meeting. J Clin Oncol. 2009; 27:453-459.

88. Yamada Y, Hatta Y, Murata K, et al. Deletions of p15 and/or p16 genes as a poor-prognosis factor in adult T-cell leukemia. J Clin Oncol. 1997; 15:1778-1785.

89. Tawara M, Hogerzeil SJ, Yamada Y, et al. Impact of p53 aberration on the progression of adult T-cell leukemia/lymphoma. Cancer Lett. 2006; 234:249-255.

90. Tsukasaki K, Lohr D, Sugahara K, et al. Comparative genomic hybridization analysis of Japanese B-cell chronic lymphocytic leukemia: correlation with clinical course. Leuk Lymphoma. 2006;47:261-266.

91. Tsukasaki K, Krebs J, Nagai K, et al. Comparative genomic hybridization analysis in adult T-cell leukemia/lymphoma: correlation with clinical course. Blood. 2001;97:3875-3881.

92. Tsukasaki K, Tobinai K, Shimoyama M, et al. Deoxycoformycin-containing combination chemotherapy for adult T-cell leukemia-lymphoma: Japan Clinical Oncology Group Study(JCOG9109). Int J Hematol. 2003; 77:164-170.

93. Tsukasaki K, Maeda T, Arimura K, et al. Poor outcome of autologous stem cell transplantation for adult T cell leukemia/lymphoma: a case report and review of the literature. Bone Marrow Transplant. 1999;23:87-89.

94. Gill PS, Harrington W Jr, Kaplan MH, et al. Treatment of adult T-cell leukemia-lymphoma with a combination of interferon alfa and zidovudine. N Engl J Med. 1995;332:1744-1748.

95. Hermine O, Bouscary D, Gessain A, et al. Brief report: treatment of adult

T-cell leukemia-lymphoma with zidovudine and interferon alfa. N Engl J Med. 1995;332:1749-1751.

96. White JD,Wharfe G,Stewart DM,et al. The combination of zidovudine and interferon alpha-2B in the treatment of adult T-cell leukemia/lymphoma. Leuk Lymphoma. 2001;40:287-294.

97. El-Sabban ME,Nasr R,Dbaibo G,et al. Arsenic-interferon-alpha-triggered apoptosis in HTLV-1 transformed cells is associated with Tax down-regulation and reversal of NF-kappa B activation. Blood. 2000;96:2849-2855.

98. Waldmann TA,White JD,Carrasquillo JA,et al. Radioimmunotherapy of interleukin-2R alpha-expressing adult T-cell leukemia with yttrium-90-labeled anti-tac. Blood. 1995;86:4063-4075.

99. Ishida T,Hishizawa M,Kato K,et al. Allogeneic hematopoietic stem cell transplantation for adult T-cell leukemia-lymphoma with special emphasis on preconditioning regimen:a nationwide retrospective study. Blood. 2012;120:1734-1741.

100. Nakamura T,Oku E,Nomura K,et al. Unrelated cord blood transplantation for patients with adult T-cell leukemia/lymphoma:experience at a single institute. Int J Hematol. 2012;96:657-663.

101. Hsu SM,Yank K,Jaffe ES. Hairy cell leukemia:a B cell neoplasm with a unique antigenic phenotype. Am J Clin Pathol. 1983;80:421-428.

102. Hsu SM,Tseng CK,Hsu PL. Expression of p55(Tac)interleukin-2 receptor(IL-2R),but not p75 IL-2R,in cultured H-RS cells and H-RS cells in tissues. Am J Pathol. 1990;136:735-744.

103. Zucker-Franklin D. The role of human T cell lymphotropic virus type I Tax in the development of cutaneous T cell lymphoma. In:Edelson RL, DeVita VT,eds. Cutaneous T Cell Lymphoma:Basic and Clinically Relevant Biology. New York:NYAS;2001:86-96.

104. Burmeister T,Schwartz S,Hummel M,et al. No genetic evidence for involvement of Deltaretroviruses in adult patients with precursor and mature T-cell neoplasms. Retrovirology. 2007;4:11.

105. Roucoux DF,Murphy EL. The epidemiology and disease outcomes of human T-lymphotropic virus type II. AIDS Rev. 2004;6:144-154.

肝脾 T 细胞淋巴瘤

Philippe Gaulard

34.1　定义

肝脾 T 细胞淋巴瘤(HSTL)是一种侵袭性结外淋巴瘤,特征包括肝脾发病、无淋巴结肿大以及预后差。肿瘤因非活化细胞毒性 T 细胞(CTL)增殖所致,细胞形态单一、中等大小,在脾脏、肝脏和骨髓内表现为独特的窦内浸润方式。本病与重现性细胞遗传学等臂染色体 7q 异常有关,具有独特的分子印记,并有频繁的 *STAT5B* 突变。大多数病例起源于 γδT 细胞亚群,γδT 细胞表型曾经是本病定义的一部分,最初在 REAL 中命名为肝脾 γδT 细胞淋巴瘤[1]。最近描述了呈现 αβ 表型的相似病例,因此在最新版 WHO 分类中推荐命名为 HSTL[2]。

34.2　流行病学

HSTL 罕见,西方和亚洲国家均有报道[3-7]。占所有外周 T 细胞淋巴瘤(PTCL)的 1%～2%[8,9]。然而,由于本病可能假冒其他疾病,并且有时难以确定诊断,其发病率或许被低估。在某些情况下,用常规标本来评估 γδT 细胞表型也有困难。HSTL 特点是好发于年轻成人,男性为主,中位发病年龄 35 岁左右[3-7,10]。青少年和儿童病例也有报道[11-15]。然而,HSTL 并不局限于这些人群,也可以发生在女性和老年人。

34.3　病因学

据报道,许多病例发生于以前有免疫学症状或有缺陷病史

的患者,尤其是实质器官移植后接受长期免疫抑制治疗的患者[4,16-22]。一般认为这种情形下发生的 HSTL 是宿主起源的迟发性移植后淋巴组织增殖性疾病(PTLD)[2,19]。偶见病例继发于急性髓系白血病(AML)或 EBV 阳性淋巴组织增殖性疾病(EBV+LPD)、恶性疟疾[4,21,23]或妊娠期[24]。最近报道了几例发生于硫唑嘌呤治疗后 Crohn 病患者[24]。使用抗肿瘤坏死因子药物英夫利昔单抗和硫唑嘌呤可增加炎症性肠病患者发生 HSTL 的风险,尤其是儿童患者[25-27]。其他病例报道见于接受 TNF-α 抑制剂和免疫调节剂治疗的牛皮癣或类风湿性关节炎患者[28]。从上述现象和正常 γδT 细胞的功能属性来看,可以推测:在免疫缺陷情况下,长期慢性抗原刺激对本病发生可能起一定的作用。例如,肾异体移植患者的外周血内可见 γδT 细胞增生[29],体外培养可见人 γδT 细胞显示对不同的白细胞抗原分子同种异体反应[30]。也发现了英夫利昔单抗能诱导 Crohn 病 γδ-T 细胞的克隆性增生[31]。

迄今为止,未见本病与人类亲细胞病毒(HTLV)-1 或 HTLV-2、人类免疫缺陷病毒(HIV)、人类疱疹病毒(HHV)8 或丙型肝炎病毒(HCV)相关的报道。有一例报道患者 HHV6 阳性[32],另一例患者细小病毒感染[33]。除了伴有转化的细胞学特点的罕见病例之外,大多数病例未显示 EBV 相关性[4,10,34]。

34.4　临床特点

本病主要发生于年轻成人,表现为脾脏显著肿大,肝脏通

常肿大,但无淋巴结肿大。大多数患者有 B 症状,包括乏力、发热以及体重减轻,伴腹部疼痛,可能是继发于显著脾肿大[3-5,35]。

通常表现为血小板减少,大约半数患者伴有贫血或白细胞减少。据报道少数病例表现为特发性血小板减少性紫癜[3,36],或以 Coombs 阴性溶血性贫血为首发症状[11]。发病极少表现为明显的白血病图像,淋巴细胞增多也少见。然而,如果仔细观察血涂片,可发现某些患者具有一小群非典型淋巴细胞[4,22,37]。偶尔伴有噬血细胞综合征(HPS)[4,15]。发病时并非总是检出肝功能异常。

CT 显示纵隔及腹膜后淋巴结不肿大。本据笔者经验,由于骨髓侵犯(见后),所有患者均为 Ann Arbor Ⅳ 期。血清乳酸脱氢酶常常升高,体能状况评分>1。因此,根据年龄调整的国际预后指数,大多数患者存在 2~3 个不利的危险因素而成为高危组[4]。

34.5　形态学

34.5.1　大体观察

脾肿大(重量通常 1 000~3 500g),呈均质状,未见大体病变。切面呈均质状、紫红色。脾门淋巴结不增大。

34.5.2　组织学

HSTL 的诊断依据是组织病理学和免疫组化检测。过去通常通过脾脏或肝脏活检而诊断。脾切除时可明确诊断,很少通过骨髓活检诊断。目前认为骨髓组织学表现具有高度特异性,因此建议采取骨髓活检作为诊断方法,从而避免诊断性脾脏切除术。此外,为了确定 γδT 细胞受体表达(TCRγδ),推荐骨髓细胞悬液流式细胞术,针对 TCRγ 的单克隆抗体检测石蜡标本也是可行的[38]。肿瘤细胞为单形性、中等大小。位于肝窦、脾脏红髓的脾索和脾窦以及骨髓窦内。

34.5.2.1　脾脏

脾脏累及方式以弥漫性浸润红髓为特征,保留髓窦和髓索结构,白髓显著减少或完全消失(图 34.1A)。红髓包含或轻或重的致密浸润,通常由形态单一、中等大小的淋巴细胞组成,核圆形至卵圆形,或核轻度不规则,染色质略微稀疏,核仁不明显。胞质淡染、稀少,涂片或印片显示嗜天青颗粒。核分裂罕见。偶见某种程度的细胞多形性[22]。非典型细胞位于脾索内,而红髓的髓窦内非典型细胞的数量在不同病例之间变化较大(图 34.1B)。脾窦扩张,其内充满成片的肿瘤细胞。可混有少数小淋巴细胞,但浆细胞罕见。可能存在大量组织细胞。罕见病例发病时或在疾病过程中显示噬血细胞现象。

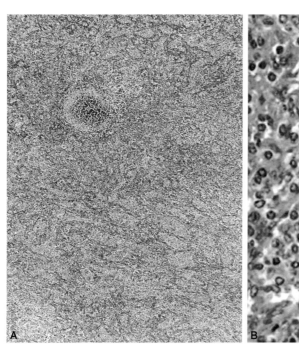
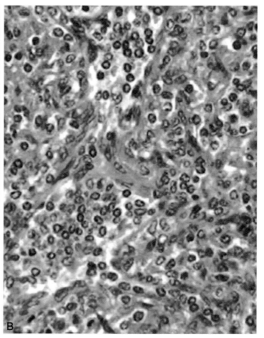

图 34.1　肝脾 T 细胞淋巴瘤(HSTL),脾脏组织病理学。A,低倍,示红髓扩张,仅有少量萎缩的白髓结节。B,高倍,示中等大小的肿瘤性淋巴细胞浸润脾索及脾窦

34.5.2.2　脾门淋巴结

尽管脾门淋巴结通常无明显肿大,但可累及淋巴窦或窦旁区域,而不破坏正常淋巴结结构[4,35,39]。

34.5.2.3　肝

肿瘤常常累及肝脏。发病时半数以上患者可导致肝肿大

而无肿瘤结节。所有病例肝脏浸润均为窦内浸润方式(图 34.2),可导致假性紫癜肝病[40]。可见肝门或肝门旁轻度淋巴瘤样浸润,但不明显。

34.5.2.4　骨髓

最初文献报道,大约 2/3 病例可见骨髓受累。事实上,当结合组织学和免疫组化方法仔细检查骨髓活检组织时,几乎所

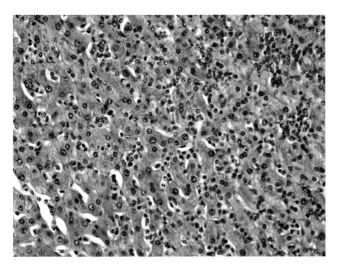

图 34.2　肝脾 T 细胞淋巴瘤(HSTL),肝脏组织病理学。肿瘤细胞浸润主要见于肝窦内

有病例都存在骨髓累及[4,22,37,41,42]。肿瘤细胞选择性浸润并扩散至骨髓髓窦,这一特点具有高度特异性,因此也是非常有用的诊断标准。骨髓活检标本最初诊断通常表现为增生活跃伴三系增生,可能误诊为骨髓增生异常综合征(MDS)或骨髓增殖综合征。骨髓浸润的淋巴瘤细胞是稀疏分散的,病变通常轻微,在常规 HE 染色切片难以辨认;通常需要免疫组化来证实。小-中等非典型淋巴细胞形成单行排列或细胞团,全部表现为窦内浸润或以窦内浸润为主,髓窦扩张程度或轻或重,这种模式通过 CD3 免疫组化染色显得非常明显(图34.3)[4,22,35,47,41,42]。证实 CD3$^+$、CD5$^-$、TIA1$^+$ 表型加上典型的骨髓窦内分布,对 HSTL 而言,这种特征即使不算特有也非常具有特异性。

此外,仔细检查骨髓穿刺涂片可能发现少数非典型淋巴细胞群,有时描述为母细胞样细胞,或有毛细胞样突起[43],某些情况下可含有细腻的胞质颗粒。通过流式细胞仪检查骨髓穿刺标本可发现大多数病例具有特征性 γδ 表型。

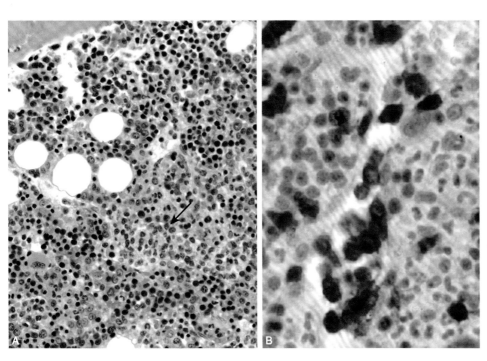

图 34.3　肝脾 T 细胞淋巴瘤(HSTL),骨髓组织病理学。A,骨髓增殖活跃。箭头示中等淋巴细胞形成窦内浸润。B,CD3 染色,突出显示窦内浸润

34.5.2.5　细胞学变异

总体而言,不同患者之间细胞学差异很小。肿瘤细胞通常为形态单一的小-中等淋巴细胞。诊断时偶见细胞学变异(如:母细胞样或多形性中-大细胞),但更常见于疾病进展期[4,17,44,45]。变异者显示类似于经典型病例的组织分布。然而,在疾病晚期,骨髓累及的方式除了窦内浸润还倾向于形成更广泛的弥漫性浸润和间质性浸润并且扩散至窦外;此外,肿瘤细胞变得更大(图 34.4)。

图 34.4　随着疾病进展,骨髓累及更致密,肿瘤细胞更大,伴母细胞样特征。注意存在少数噬红细胞的组织细胞

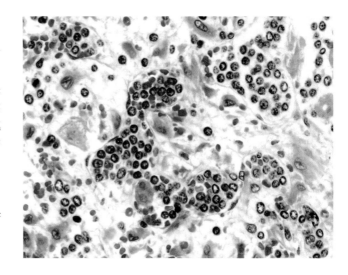

34.6 免疫表型

在石蜡切片上,所有病例显示 CD3⁺ T 细胞表型,B 细胞相关标记阴性。通常 T 细胞抗原表达模式为 CD3⁺、CD2⁺、CD5⁻、CD7⁺/⁻ 和 CD4⁻/CD8⁻,更罕见的是 CD4⁻/CD8⁺(图 34.5)。大多数病例表达 CD56 自然杀伤细胞(NK)相关标记,但 CD57⁻ 可表达 CD16。所有病例具有细胞毒表型(图 34.5),如图所示颗粒样胞质呈 TIA-1 阳性;通常为非活化型,因为绝大多数病例

不表达其他细胞毒分子(粒酶 B 和穿孔素)[35,46]。只有少数病例具有细胞毒活性及 CD52 表达[47]。HSTL 不表达 CD25 和 CD30 活化抗原。表达杀伤 Ig 样受体(KIR),CD94/NKG2A 表达程度稍弱,这两者似乎是共同特征(见下文)[48,49]。用常规固定、石蜡包埋组织检测,大多数病例表达 TCRγδ,即 βF1⁻/TCRγ⁺表型[38]。绝大多数但非所有病例,γδ 型 HSTL 似乎起源于 γδT 细胞亚群,它们存在 Vδ1 基因重排,可通过分子检测及 δTCS-1 抗体染色证实[4,50-52]。γδ 型 HSTL 表达丝氨酸蛋白酶粒酶 M,这种现象符合天然免疫系统相关淋巴细胞起源[53]。

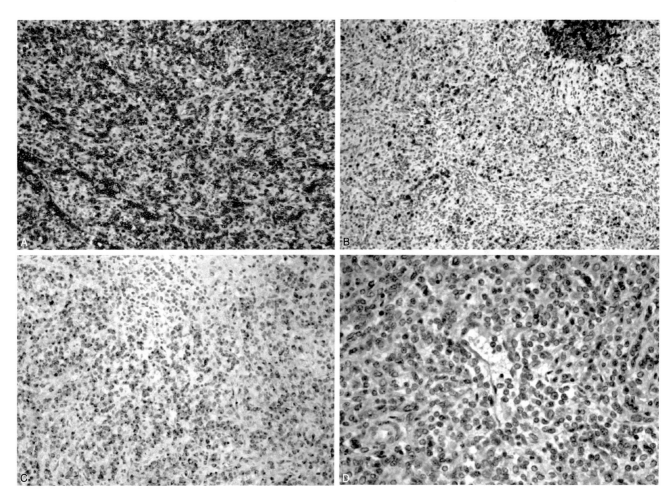

图 34.5 HSTL 的免疫表型特点是 CD3⁺(A)和 CD5⁻(B),只有散在分布的反应性 CD5⁺淋巴细胞。肿瘤细胞具有非活化细胞毒表型,表达 TIA-1(C),不表达粒酶 B(D)

最近报道了 TCRαβ 表型 HSTL 的病例(βF1⁺/TCRδ⁻)[11,22,42,54-56]。根据相似的临床病理学和细胞遗传学特点,还有相似的分子印记,这些病例被认为是更常见的 γδ 型 HSTL 的一种变异型[2,56]。TCRαβ 型 HSTL 似乎更常见于女性,αβ 型和 γδ 型 HSTL 似乎都是预后不良[55]。

虽然可以通过石蜡包埋组织用单克隆抗体检测 γ 或 δ 链表达来研究 αβ 或 γδT 细胞起源,但还是强烈推荐使用流式细胞术分析骨髓抽吸涂片,这样可以进行完整的免疫表型分析和细胞遗传学研究。

34.7 细胞遗传学和分子学

34.7.1 分子检测

不管 γδ 或 αβ 表型,HSTL 通过常规 PCR 显示 TCRγ 基因克隆性重排。Southern 杂交或 PCR 分析证实 TCRδ 链重排[4,51,52],通常为双等位基因,与 γδT 细胞表型一致。据报道,部分 γδ 型病例显示 β 链的无效重排,这种重排也见于正常 γδT 细胞[51]。除了 γ 链的克隆性重排,αβ 型病例显示 TCRB 链基因克隆性重排[11,55]。

最近的基因表达谱研究显示,HSTL 基因印记不同于其

他 T 细胞淋巴瘤,尤其以编码 KIR 分子的基因过表达为特征[56-58]。有趣的是,αβ 型 HSTL 的基因印记与 γδ 型相似[56]。此外,基因表达谱研究显示,参与细胞转运的鞘氨醇-1-磷酸酶受体 5 有高表达,这可能解释了大多数未达到明显白血病阶段时的 HSTL,呈特有的窦内浸润生长模式的原因。HSTL 细胞系对 SYK 抑制剂的敏感性也证实了 SYK 过表达,为探索 SYK 抑制剂作为新的治疗方案提供了理论依据[56]。

34.7.2　细胞遗传学和分子遗传学

在传统细胞遗传学及 FISH 分析中,50%～70% γδ 型 HSTL 存在 7q 等臂染色体(i[7,q10])(图 34.6)[12,15,17,22,35,49,59-64]。这一偶尔存在的唯一核型异常提示在疾病的发生过程中起主要作用。除了 8 号染色体三体和 Y 染色体缺失之外,进展期病例还发现 7q 信号的数量增多,提示在疾病演进过程中

i(7)(q10)染色体成倍增加[59]。最近有报道了一条涉及 TCRγ(7p14.1)和 TCRβ(7q32)的环状 7 号染色体形成[63]。有趣的是,i(7)(q10)也见于 αβ 型病例[11,22,42,44,54,55],为 γδ 和 αβ 型病例代表同一疾病实体的不同变异型提供了进一步的证据。i(7)(q10)的生物学意义尚不明确,但在 7q22 定位的共同区域与多个基因表达增加有关,包括多耐药基因 ABCB1[63]。尽管 i(7)(q10)与 HSTL 之间存在相关性,这种异常现象并非 HSTL 所特有,等臂染色体 7q 见于 AML、淋巴母细胞白血病(ALL)、骨髓增生异常综合征(MDS)、Wilms 瘤,也有报道见于极少数结外鼻型 NK/T 细胞淋巴瘤和 ALCL 的病例[65]。最近,测序的研究发现,γδHSTCL 存在高频 STAT5B 及低频 STAT3 突变[64,66]。尽管这些致癌突变的功能作用尚未阐明,但其可能在发病机制中具有重要意义,新 STAT5 抑制剂亦可能会成为一种新的治疗方法。

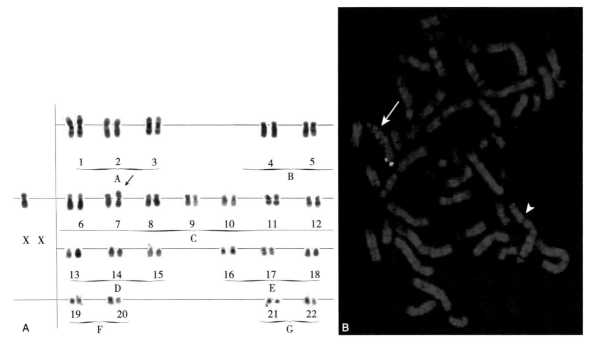

图 34.6　肝脾 γδT 细胞淋巴瘤(HSTL)的细胞遗传学。A,箭号代表 7q(i[7,q10])等臂染色体核型。B,i(7)(q10)FISH 探针检测异常中期的例子,7p(绿色),7q(红色)。箭号及箭头各自显示正常 7 号染色体和 i(7)(q10)。显示 i(7)(q10)相关的 7p 信号缺失和 7q 信号获得

34.7.3　EBV 检测

采用 EBER 探针的原位杂交方法,在伴转化细胞学特点的异常病例中检测出相关的 EBV,提示 EBV 可能为继发性事件[4,30,31]。

34.8　假定的细胞起源

对应的正常细胞尚未明确。HSTL 被认为起源于一群未成熟的、非活化 CTL,大部分为 γδ,倾向于脾脏红髓的归巢细胞[61,62]。与脾脏内正常 γδT 细胞一致的主要是 Vδ1,大多数 γδ 型 HSTL 起源于 Vδ1 亚群[4,45,46,48]。

有人认为 αβ 和 γδ 型均起源于 NK/T 细胞,NK/T 细胞与

αβ 和 γδT 细胞亚群有相似的细胞特性,包括存在粒酶 M 和表达 KIR 分子。这些细胞与 NK 细胞一起参与天然免疫系统[4,49]。在这一方面,两种 HSTL 变异型通常都表达多种 KIR 异构体,后者是不是记忆 T 细胞的特征(它正常表达单个 KIR),CD94 低表达也是反常现象[44]。由于长期慢性抗原刺激诱导 KIR 表达,表达多种 KIR 异构体或许提示 HSTL 存在长期慢性抗原刺激,并且可能与本病的发生有关[44]。

34.9　临床过程

治疗方法多种多样,包括激素、烷化剂、包含蒽环类的 CHOP 样方案(环磷酰胺,羟基柔红霉素,长春新碱,泼尼松)、嘌呤类化疗方案,以及自体和异体造血干细胞移植(此外还有

诊断性脾切除术）。总体上,本病具有高度侵袭性临床经过,长期生存者极少[3,4,68,69]。在一项大宗研究中,HSTL 是风险程度最高的 PTCL 亚型[70]。罕见患者在侵袭性较强疾病之前有一段时间的惰性期[22,71]。大多数(60%~70%)患者对首次使用 CHOP 样化疗方案有效。然而,这些患者早期就复发。在一项包括 21 例的研究中,中位生存期为 16 个月,即使许多病例采用巩固或高剂量强化治疗和干细胞移植,仅 2 名患者分别有 42 个月和 52 个月的完全缓解[4]。这与 Falchook 等报告的结果类似[68]。因此,能治愈大部分其他侵袭性淋巴瘤(如 DLBCL)的治疗策略对 HSTL 无效,并且尚无有效治疗方法。据报道,上述两个长期生存的患者接受铂-阿糖胞苷诱导化疗,联合化疗被视为对 HSTL 患者潜在有效[4]。总的来说,有研究数据支持早期使用高剂量的非 CHOP 诱导方案和干细胞移植巩固疗法,尤其是同种异体干细胞移植,可能会提高 HSTL 患者的生存率[4,72]。最近,有个案报道,通常随访较短,提示硼替佐米、α-干扰素、阿妥单抗或异体骨髓移植治疗有效[13,73-75]。2-脱氧考福霉素也提示为有效药物[71,75-78],通过体外选择性对肿瘤性 γδT 细胞的细胞毒性效应的试验而得到支持[76]。

疾病复发或进展发生于最初累及的部位(如脾脏,如果未切除脾脏;骨髓;肝脏),但不引起淋巴肿大,因此,体现了肿瘤细胞的特殊归巢效应。据报道少数患者以明显白血病期表现为主[4]。血细胞减少,尤其是血小板减少,似乎与疾病的活动性一致[4,35]。极少数病例疾病复发时也可累及其他结外部位,如皮肤、黏膜和脑膜。疾病过程中常见细胞学进展,形成细胞较大的淋巴瘤,伴有轻度多形性或母细胞样形态。疾病进展过程中,表型可以发生改变,如 TCRγδ 丢失,形成"TCR 沉默"表型(βF1⁻/TCR-δ1⁻)[44]。

34.10　鉴别诊断

HSTL 的主要诊断特征见框 34.1。鉴别诊断包括表现为肝脾疾病以及浸润脾脏红髓的其他淋巴瘤。其中主要为 T 或 NK 细胞肿瘤,如侵袭性 NK 细胞淋巴瘤/白血病和 T 细胞大颗粒淋巴细胞白血病(T-LGLL)。在 B 细胞肿瘤中,必须排除毛细胞白血病(HCL)和脾脏边缘区淋巴瘤(SMZL)。主要诊断标准总结于表 34.1。正如上文所述,普通的骨髓增生可能导致误诊为 MDS 或 MPN。

框 34.1　肝脾 T 细胞淋巴瘤(HSTL)的主要诊断特征

- 侵袭性疾病,B 症状
- 脾肿大(巨大),无结节
- 肝大
- 无淋巴结肿大
- 血小板减少
- 常常贫血、白细胞减少
- 无淋巴细胞增多
- 形态一致,小-中等细胞
- 骨髓、脾和肝受累,呈窦内浸润方式
- CD3⁺,CD5⁻,CD4⁻/CD8⁻,CD56⁺/⁻ 表型
- 非活化细胞毒表型(TIA-1⁺,粒酶 B⁻)
- 缺乏 EBV
- 7q 等臂染色体(50%~70%)
- STAT5B 突变(30%)

表 34.1　肝脾 T 细胞淋巴瘤(HSTL)的鉴别诊断:主要鉴别特征

淋巴瘤类型	临床特点	细胞学	细胞类型	表型	细胞毒表型	骨髓浸润	脾	肝	遗传学
HSTL	脾肿大,B 症状,细胞减少	中等大小,形态一致	Tγδ (>Tαβ)	CD3⁺,CD5⁻,CD4⁻/CD8⁻,CD56⁺	非活化型(TIA-1⁺,GrB⁻)	增生活跃,窦内浸润	红髓(索和窦)	窦内(为主)	7q 等臂染色体±三体 8 STAT5B 突变
侵袭性 NK 细胞白血病	B 症状,脾肿大,HPS,白血病,细胞减少	中-大	NK (>Tαβ)	CD3e⁺,CD5⁻,CD56⁺,CD4⁻/CD8⁻	活化型(TIA-1⁺,GrB⁺)	组织细胞+噬血现象,间质性,弥漫性	红髓,轻微,血管壁	窦内和门部	6q 缺失,EBV 相关
T-LGLL	惰性,中性粒细胞减少,自身免疫表现	淋巴细胞伴嗜天青大颗粒	Tαβ (>Tγδ)	CD3⁺,CD8⁺,CD57⁺	活化型(TIA-1⁺,GrB⁺)	间质性±窦内,弥漫性±结节性(常轻微),成熟停滞	红髓,轻微	窦内和门部	STAT3 突变
脾弥漫红髓小 B 细胞淋巴瘤	脾肿大(轻微),轻度淋巴细胞增多	小淋巴细胞±微绒毛	B	CD20⁺,CD5⁻,CD25⁻,CD103⁻	—	窦内浸润,有时形成结节	红髓(脾窦和脾索)	窦内和门部	7q31 缺失
HCL	脾肿大,血细胞减少	毛细胞	B	CD20⁺,CD25⁺,CD103⁺	—	致密,弥漫性白血病性纤维化	红髓(窦和索),红细胞湖	窦(为主)	BRAF 突变

EBV,Epstein-Barr 病毒;GrB,粒酶 B;HPS,噬血细胞综合征;NK,自然杀伤;SMZL,脾脏边缘区淋巴瘤;T-LGLL,T 细胞大颗粒细胞白血病;HCL,毛细胞白血病。

34.10.1　侵袭性 NK 细胞淋巴瘤/白血病

侵袭性 NK 细胞淋巴瘤/白血病代表 HSTL 的主要鉴别诊断。两种疾病通常均表现为伴 B 症状的肝脾疾病,而且呈侵袭性临床经过。主要的区别包括白血病样图像、NK 细胞起源(有活化细胞毒表型,粒酶 B 和穿孔素阳性)以及缺乏 TCR 表达。

侵袭性 NK 细胞白血病与 EBV 相关,存在典型和暴发性临床经过[2,7,79]。形态学可有某些重叠特点,二者均可表现为中-大肿瘤细胞浸润脾脏红髓和肝窦。在脾脏,肿瘤细胞密度可能较低,血管壁常见肿瘤细胞浸润[79]。然而,依笔者经验,形态学最大区别是骨髓浸润模式,NK 细胞白血病为弥漫性和间质性浸润,通常少见或无窦内浸润。

34.10.2　T 细胞大颗粒淋巴细胞白血病(T-LGLL)

T-LGLL 是一种慢性、惰性淋巴组织增殖性疾病(LPD),临床表现和实验室检测与 HSTL 明显不同[2,80]。事实上,大多数患者无症状或存在不同严重程度的中性粒细胞减少、贫血或血小板减少、自身免疫性疾病相关的症状。T-LGLL 也可表现为特征性白血病图像,由于伴嗜天青颗粒的细胞溶解性淋巴细胞克隆性增殖,白细胞计数轻-中度升高,常有 CD3+、CD8+、CD57+、TCRαβ+ 表型[2,81]。T-LGLL 呈现频繁的 *STAT3* 突变[82]。很少需要组织病理学进行诊断。T-LGLL 或许显示与 HSTL 在肿瘤细胞的分布方式上(局限于脾脏红髓和肝窦内)存在部分重叠的特点。然而,T-LGLL 肿瘤细胞具有更成熟的淋巴细胞表现,染色质致密,以及 CD8+、通常 CD57+ 并表达粒酶 B+。骨髓活检,T-LGLL 表现为轻微的、弥漫性间质浸润并与造血细胞混杂,窦内浸润轻微(非主要)[81,83],常伴有淋巴细胞结节和成熟停滞。值得注意是,据报道存在 γδT 细胞表型的 T-LGLL 病例[2,22]。

34.10.3　其他 γδT 细胞淋巴瘤

证实 γδT 细胞表型对诊断 HSTL 无特异性。事实上,一部分 T 淋巴母细胞淋巴瘤(T-LBL)、罕见 T-LGLL 和少数结外细胞毒性 T 细胞淋巴瘤也是 γδ 起源[5,10,22,38,84-86]。已证实 γδT 细胞淋巴瘤起初可在不同的黏膜组织发病,如鼻咽部、小肠和皮肤[22,38,84-86]。这一发现与正常 γδ 细胞常见于一些上皮和黏膜内一致[67],其功能特性是作为成熟和活化 CTL。因此,非肝脾 γδT 细胞淋巴瘤组成一种活化细胞毒性 T 细胞淋巴瘤亚型,主要位于结外。部分病例可能归入其他疾病实体,如、鼻型 NK/T 细胞淋巴瘤或 2 型肠病相关 T 细胞淋巴瘤(EATL),提示起病部位和功能特性或许比准确的表型更重要[38,84]。然而,重要的是,γδ 表型在皮肤 T 细胞淋巴瘤具有预后意义。因此,建议原发性皮肤 γδT 细胞淋巴瘤单独列出[2,10,86]。虽然一些临床和形态学特点让人想起皮下脂膜炎样 T 细胞淋巴瘤(SPTCL),但 SPTCL 必须局限于 αβ 表型的病例。原发性皮肤 γδT 细胞淋巴瘤常有真皮浸润,通常 CD4−/CD8− 和 CD56−,预后差,5 年平均生存期大约 15 个月[2,10,22,85,86]。

34.10.4　毛细胞白血病(HCL)和脾弥漫红髓小 B 细胞淋巴瘤

在 B 细胞淋巴瘤中,根据肝脾表现、类似于脾脏红髓和肝脏内肿瘤细胞的分布方式,只有 HCL 和一些原发性脾脏 B 细胞淋巴瘤才纳入 HSTL 鉴别诊断。然而,除了其在血涂片上特殊的细胞学表现及 CD25+、CD103+、CD68+ B 细胞表型之外,HCL 在骨髓内致密的、弥漫性间质内白血病样浸润方式、无窦内浸润及其明显的网状纤维增生方面有明显不同[2]。

在脾边缘区(B 细胞)淋巴瘤的部分病例中以及脾弥漫红髓小 B 细胞淋巴瘤暂定实体中,骨髓活检可显示非典型小淋巴细胞呈窦性浸润,也可伴有间质性浸润和结节性浸润[2,84]。这些脾小 B 细胞淋巴瘤显示 B 细胞表型且通常为惰性临床表现,可与 HSTL 可明确区分。

总之,肿瘤细胞选择性局限于骨髓髓窦内浸润是 HSTL 的一个特点,与之相反,大多数其他 B、T 和 NK 细胞 LPD 累及骨髓的特点为致密间质性浸润且通常形成小梁旁结节。常规骨髓活检标本证实浸润细胞呈 CD3+、CD5−、CD8−、TIA-1+、粒酶 B− 表型,强烈支持 HSTL 的诊断。注意,HSTL 是侵袭性疾病,必须与良性的外周血 γδT 增殖相区分,后者可见于多种情形,如感染和炎症或自身免疫疾病[87]。

精华和陷阱

- 肝脾 T 细胞淋巴瘤(HSTL)临床表现不像典型的淋巴瘤。它表现为许多系统性疾病的共同症状:
  - 不明原因的乏力、发热和脾肿大
  - 无明显的肿瘤综合征(包括无淋巴肿大)
  - 血小板减少和贫血,这种表现偶尔误认为特发性血小板减少性紫癜或 Coombs 阴性溶血性贫血
- 诊断依据是仔细检查骨髓活检(±骨髓穿刺)
  - 寻找特征性、恒定出现的窦内浸润(单行排列,细胞不形成大的聚集灶)。
  - 骨髓通常增殖活跃,此时难以识别特征性窦内浸润(不要误诊为骨髓增殖性疾病或骨髓异常增生性疾病)。
  - CD20 和 CD3 免疫染色能更好地识别窦内浸润,推荐用于不明原因的脾肿大患者;淋巴细胞呈骨髓窦内浸润模式是 HSTL(CD3+)和 SMZL(CD20+)的特点。
  - 骨髓穿刺涂片有助于识别少量非典型淋巴细胞,尤其是适用于流式细胞术进行广泛的免疫表型分析。
- 诊断不再需要脾切除术。
- 推荐证明 γδT 细胞起源,但不是绝对需要。在脾肿大时,它对 HSTL 非常特异。然而,罕见的 αβ 型 HSTL 病例已有报道。因此,必须结合免疫、形态和临床进行诊断。
  - HSTL 的非典型特征包括:某些病例起初呈惰性期、细胞多形性(中/大细胞)、Granzyme B 显色(部分)和疾病后期可能有循环肿瘤细胞(复发)。
  - 疑难病例需要整合临床、病理和表型数据。

（梅开勇　殷宪刚　译）

参考文献

1. Harris NL, Jaffe ES, Stein H, et al. A revised European-American classification of lymphoid neoplasms: a proposal from the International Lymphoma Study Group. Blood. 1994;84:1361-1392.

2. Swerdlow SH, Campo E, Harris NL, et al., eds. WHO Classification of Tumours of Haematopoietic and Lymphoid Tissues. Revised 4th ed. Lyon, France: IARC Press; 2017.

3. Weidmann E. Hepatosplenic T cell lymphoma. A review on 45 cases since the first report describing the disease as a distinct lymphoma entity in 1990. Leukemia. 2000;14:991-997.

4. Belhadj K, Reyes F, Farcet JP, et al. Hepatosplenic γδ T-cell lymphoma is a rare clinicopathologic entity with poor outcome: report on a series of 21 patients. Blood. 2003;102:4261-4269.

5. Gaulard P, Belhadj K, Reyes F. γδ T-cell lymphomas. Semin Hematol. 2003;40;233-243.

6. Wei SZ, Liu TH, Wang DT, et al. Hepatosplenic gammadelta T-cell lymphoma. World J Gastroenterol. 2005;11;3729-3734.

7. Lu CL, Tang Y, Yang QP, et al. Hepatosplenic T-cell lymphoma; clinicopathologic, immunophenotypic, and molecular characterization of 17 Chinese cases. Hum Pathol. 2011;42;1965-1978.

8. Vose J, Armitage J, Weisenburger D, International TCLP. International peripheral T-cell and natural killer/T-cell lymphoma study; pathology findings and clinical outcomes. J Clin Oncol. 2008;26;4124-4130.

9. de Leval L, Parrens M, Le Bras F, et al. Angioimmunoblastic T-cell lymphoma is the most common T-cell lymphoma in two distinct French information data sets. Haematologica. 2015;100;e361-e364.

10. Jaffe ES, Nicolae A, Pittaluga S. Peripheral T-cell and NK-cell lymphomas in the WHO classification; pearls and pitfalls. Mod Pathol. 2013;26 Suppl 1;S71-S87.

11. Lai R, Larratt LM, Etches W, et al. Hepatosplenic T-cell lymphoma of alpha beta lineage in a 16-year-old boy presenting with hemolytic anemia and thrombocytopenia. Am J Surg Pathol. 2000;24;459-463.

12. Rossbach HC, Chamizo W, Dumont DP, et al. Hepatosplenic gamma/delta T-cell lymphoma with isochromosome 7q, translocation t(7;21), and tetrasomy 8 in a 9-year-old girl. J Pediatr Hematol Oncol. 2002;24;154-157.

13. Domm JA, Thompson M, Kuttesch JF, et al. Allogeneic bone marrow transplantation for chemotherapy-refractory hepatosplenic gamma delta T-cell lymphoma; case report and review of the literature. Pediatr Hematol Oncol. 2005;11;607-610.

14. Thayu M, Markowitz JE, Mamula P, et al. Hepatosplenic T-cell lymphoma in an adolescent patient after immunomodulator and biologic therapy for Crohn disease. J Pediatr Gastroenterol Nutr. 2005;40;220-222.

15. Chin M, Mugishima H, Takamura M, et al. Hemophagocytic syndrome and hepatosplenic gamma delta T-cell lymphoma with isochromosome 7q and 8 trisomy. J Pediatr Hematol Oncol. 2004;26;375-378.

16. Ross CW, Schnitzer B, Sheldon S, et al. Gamma/delta T-cell post-transplantation lymphoproliferative disorder primarily in the spleen. Am J Clin Pathol. 1994;102;310-315.

17. François A, Lesesve JF, Stamatoullas A, et al. Hepatosplenic γδ T-cell lymphoma; a report of two cases in immunocompromised patients, associated with isochromosome 7q. Am J Surg Pathol. 1997;21;781-790.

18. Kahn WA, Yu L, Eisenbrey AB, et al. Hepatosplenic gamma/delta T-cell lymphoma in immunocompromised patients. Report of two cases and review of the literature. Am J Clin Pathol. 2001;116;41-50.

19. Wu H, Wasik MA, Przybylski G, et al. Hepatosplenic gamma-delta T-cell lymphoma as a late-onset posttransplant lymphoproliferative disorder in renal transplant recipients. Am J Clin Pathol. 2000;113;487-496.

20. Roelandt PR, Maertens J, et al. Hepatosplenic gammadelta T-cell lymphoma after liver transplantation; report of the first 2 cases and review of the literature. Liver Transpl. 2009;15;686-692.

21. Kraus MD, Crawford DF, Kaleem Z, et al. T gamma/delta hepatosplenic lymphoma in a heart transplant patient after an Epstein-Barr virus positive lymphoproliferative disorder; a case report. Cancer. 1998;82;983-992.

22. Attygalle AD, Cabeçadas J, Gaulard P, et al. Peripheral T-cell and NK-cell lymphomas and their mimics; taking a step forward—report on the lymphoma workshop of the XVIth meeting of the European Association for Haematopathology and the Society for Hematopathology. Histopathology. 2014;64;171-199.

23. Weidmann E, Hinz T, Klein S, et al. Cytotoxic hepatosplenic γ/δ T cell lymphoma following acute myeloid leukemia bearing two distinct gamma chains of the T-cell receptor. Biologic and clinical features. Haematologica. 2000;85;1024-1031.

24. Niitsu N, Kohri M, Togano T, et al. Development of hepatosplenic gamma delta T-cell lymphoma with pancytopenia during early pregnancy; a case report and review of the literature. Eur J Haematol. 2004;73;367-371.

25. Mackey AC, Grenn L, Liang L-C, et al. Hepatosplenic T cell lymphoma associated with infliximab in young patients treated for inflammatory bowel disease. J Pediatr Gastroenterol Nutr. 2007;44;165-167.

26. Rosh JR, Gross T, Mamula P, et al. Hepatosplenic T-cell lymphoma in adolescents and young adults with Crohn's disease; a cautionary tale? Inflamm Bowel Dis. 2007;13;1024-1030.

27. Deepak P, Sifuentes H, Sherid M, Stobaugh D, Sadozai Y, Ehrenpreis ED. T-cell non-Hodgkin's lymphomas reported to the FDA AERS with tumor necrosis factor-alpha (TNF-α) inhibitors; results of the REFURBISH study. Am J Gastroenterol. 2013;108;99-105.

28. Subramaniam K, Yeung D, Grimpen F, et al. Hepatosplenic T-cell lymphoma, immunosuppressive agents and biologicals; what are the risks? Intern Med J. 2014;44;287-290.

29. Volk HD, Reinke P, Neuhaus K, et al. Expansion of a CD3+4-8-TCR alpha/beta-T lymphocyte population in renal allograft recipients. Transplantation. 1989;47;556-558.

30. Flament C, Benmerah A, Bonneville M, et al. Human TCR-gamma/delta alloreactive response to HLA-DR molecules. Comparison with response of TCR-alpha/beta. J Immunol. 1994;153;2890-2904.

31. Kelsen J, Dige A, Schwindt H, D'Amore F, Pedersen FS, Agnholt J, Christensen LA, Dahlerup JF, Hvas CL. Infliximab induces clonal expansion of γδ-T cells in Crohn's disease; a predictor of lymphoma risk? PLoS ONE. 2011;6;e17890.

32. Lin WC, Moore JO, Mann KP, et al. Post-transplant CD8+gamma delta T-cell lymphoma associated with human herpes virus-6 infection. Leuk Lymphoma. 1999;33;377-384.

33. Haque SA, Xiang Y, Ozdemirli M, Shad A, Kallakury B. A seventeen-year-old female with hepatosplenic T-cell lymphoma associated with parvoviral infection. Pediatr Rep. 2010;2;e11.

34. Ohshima K, Haraoka S, Kosaka M, et al. Hepatosplenic γδ T-cell lymphoma; relation to Epstein-Barr virus and activated cytotoxic molecules. Histopathology. 1998;36;127-135.

35. Cooke CB, Krenacs L, Stetler STE, et al. Hepatosplenic T-cell lymphoma; a distinct clinicopathologic entity of cytotoxic gamma delta T-cell origin. Blood. 1996;88;4265-4274.

36. Garderet L, Aoudjhane M, Bonte H, et al. Immune thrombocytopenic purpura; first symptom of gamma/delta T-cell lymphoma. Am J Med. 2001;111;242-243.

37. Vega F, Medeiros LJ, Bueso-Ramos C, et al. Hepatosplenic gamma/delta T-cell lymphoma in bone marrow. A sinusoidal neoplasm with blastic cytologic features. Am J Clin Pathol. 2001;116;410-419.

38. Garcia-Herrera A, Song JY, Chuang SS, et al. Nonhepatosplenic γδ T-cell lymphomas represent a spectrum of aggressive cytotoxic T-cell lymphomas with a mainly extranodal presentation. Am J Surg Pathol. 2011;35;1214-1225.

39. Charton-Bain MC, Brousset P, Bouabdallal R, et al. Variation in the his-

tological pattern of nodal involvement by gamma/delta T-cell lymphoma. Histopathology. 2000;36:233-239.

40. Gaulard P, Zafrani ES, Mavier P, et al. Peripheral T-cell lymphoma presenting as predominant liver disease. A report of 3 cases. Hepatology. 1986;6:864-868.

41. Gaulard P, Kanavaros P, Farcet JP, et al. Bone marrow histologic and immunohistochemical findings in peripheral T-cell lymphomas. A study of 38 cases. Hum Pathol. 1991;22:331-338.

42. Vega F, Medeiros LJ, Gaulard P. Hepatosplenic and other gamma delta T-cell lymphomas. Am J Clin Pathol. 2007;127:869-880.

43. Ahluwalia J, Sachdeva MU. Unusual hairy cell projections in hepatosplenic T-cell non-Hodgkin lymphoma. Blood. 2013;121:1676.

44. Farcet JP, Gaulard P, Marolleau JP, et al. Hepatosplenic T-cell lymphoma: sinusoidal-sinusoidal localization of malignant cells expressing the T cell receptor γδ. Blood. 1990;75:2213-2219.

45. Mastovich S, Ratech H, Warnke RE, et al. Hepatosplenic T-cell lymphoma: an unusual case of a gamma delta T-cell lymphoma with a blast-like terminal transformation. Hum Pathol. 1994;25:102-108.

46. Boulland ML, Kanavaros P, Wechsler J, et al. Cytotoxic protein expression in natural killer cell lymphomas and in αβ and γδ peripheral T-cell lymphomas. J Pathol. 1997;183:432-439.

47. Jiang L, Yuan CM, Hubacheck J, et al. Variable CD52 expression in mature T cell and NK cell malignancies: implications for alemtuzumab therapy. Br J Haematol. 2009;145:173-179.

48. Haedicke W, Ho FCS, Chott A, et al. Expression of CD94/NKG2A and killer immunoglobulin-like receptors in NK cells and a subset of extranodal cytotoxic T-cell lymphomas. Blood. 2000;95:3628-3630.

49. Morice WG, Macon WR, Dogan A, et al. NK-cell-associated receptor expression in hepatosplenic T-cell lymphoma, insights into pathogenesis. Leukemia. 2006;20:883-886.

50. Gaulard P, Bourquelot P, Kanavaros P, et al. Expression of the αβ and γδ T cell receptors in 57 cases of peripheral T cell lymphomas. Identification of a subset of γδ T cell lymphomas. Am J Pathol. 1990;137:617-628.

51. Kanavaros P, Farcet JP, Gaulard P, et al. Recombinative events of the T-cell antigen receptor δ gene in peripheral T-cell lymphomas. J Clin Invest. 1991;87:666-672.

52. Przybylski G, Wu H, Macon WR, et al. Hepatosplenic and subcutaneous panniculitis-like γ/δ T cell lymphomas are derived from different Vδ subsets of γ/δ T lymphocytes. J Mol Diagn. 2000;2:11-19.

53. Krenacs L, Smyth MJ, Bagdi E, et al. The serine protease granzyme M is preferentially expressed in NK-cell, gamma delta T-cell, and intestinal T-cell lymphomas: evidence of origin from lymphocytes involved in innate immunity. Blood. 2003;101:3590-3593.

54. Suarez F, Wlodarska I, Rigal-Huguet F, et al. Hepatosplenic αβ T-cell lymphoma: an unusual case with clinical, histologic and cytogenetic features of γδ hepatosplenic T-cell lymphoma. Am J Surg Pathol. 2000;24:1027-1032.

55. Macon WR, Levy NB, Kurtin PJ, et al. Hepatosplenic alpha beta T-cell lymphomas: a report of 14 cases and comparison with hepatosplenic gamma delta T-cell lymphomas. Am J Surg Pathol. 2001;25:285-296.

56. Travert M, Huang Y, de Leval L, et al. Molecular features of hepatosplenic T-cell lymphoma unravels potential novel therapeutic targets. Blood. 2012;119:5795-5806.

57. Miyazaki K, Yamaguchi M, Imai H, et al. Gene expression profiling of peripheral T-cell lymphoma including gamma delta T-cell lymphoma. Blood. 2009;113:1071-1074.

58. Iqbal J, Weisenburger DD, Greiner TC, et al. Molecular signatures to improve diagnosis in peripheral T-cell lymphoma and prognostication in angioimmunoblastic T-cell lymphoma. Blood. 2010;115:1026-1036.

59. Wlodarska I, Martin-Garcia N, Achten R, et al. FISH study of chromosome 7 alterations in hepatosplenic T-cell lymphoma: isochromosome 7q is a common abnormality which accumulates in forms with features of cytologic progression. Genes Chromosomes Cancer. 2002;33:243-251.

60. Wang CC, Tien HF, Lin MT, et al. Consistent presence of isochromosome 7q in hepatosplenic T γ/δ lymphoma: a new cytogenetic clinicopathologic entity. Genes Chromosomes Cancer. 1995;12:161-164.

61. Alonsozana EL, Stambert J, Kumar D, et al. Isochromosome 7q: the primary cytogenetic abnormality in hepatosplenic gamma-delta T cell lymphoma. Leukemia. 1997;11:1367-1372.

62. Jonveaux P, Daniel MT, Martel V, et al. Isochromosome 7q and trisomy 8 are consistent primary, non-random chromosomal abnormalities associated with hepatosplenic T γ/δ lymphoma. Leukemia. 1996;10:1453-1455.

63. Finalet Ferreiro J, Rouhigharabaei L, Urbankova H, et al. Integrative genomic and transcriptomic analysis identified candidate genes implicated in the pathogenesis of hepatosplenic T-cell lymphoma. PLoS ONE. 2014;9:e102977.

64. Nicolae A, Xi L, Pittaluga S, et al. Frequent STAT5B mutations in γδ hepatosplenic T-cell lymphomas. Leukemia. 2014;28:2244-2248.

65. Feldman AL, Law M, Grogg KL, et al. Incidence of TCR and TCL1 gene translocations and isochromosome 7q in peripheral T-cell lymphomas using fluorescence in situ hybridization. Am J Clin Pathol. 2008;130:178-185.

66. Kucuk C, Jiang B, Hu X, et al. Activating mutations of STAT5B and STAT3 in lymphomas derived from gammadelta-T or NK cells. Nat Commun. 2015;6:6025.

67. Bordessoule D, Gaulard P, Mason DY. Preferential localisation of human lymphocytes bearing γδ T-cell receptors to the red pulp of the spleen. J Clin Pathol. 1990;43:461-464.

68. Falchook GS, Vega F, et al. Hepatosplenic gamma-delta T-cell lymphoma: clinicopathological features and treatment. Ann Oncol. 2009;20:1080-1085.

69. Armitage JO. The aggressive peripheral T-cell lymphomas. Am J Hematol. 2015;90:665-673.

70. Petrich AM, Helenowski IB, Bryan LJ, Rozell SA, Galamaga R, Nabhan C. Factors predicting survival in peripheral T-cell lymphoma in the USA: a population-based analysis of 8802 patients in the modern era. Br J Haematol. 2015;168:708-718.

71. Bennett M, Matutes E, Gaulard P. Hepatosplenic T cell lymphoma responsive to 2'-deoxycoformycin therapy. Am J Hematol. 2010;85:727-729.

72. Voss MH, Lunning MA, Maragulia JC, et al. Intensive induction chemotherapy followed by early high-dose therapy and hematopoietic stem cell transplantation results in improved outcome for patients with hepatosplenic T-cell lymphoma: a single institution experience. Clin Lymphoma Myeloma Leuk. 2013;13:8-14.

73. Otrock ZK, Hatoum HA, Salem ZM, et al. Long-term remission in a patient with hepatosplenic gamma delta T cell lymphoma treated with bortezomib and high-dose CHOP-like chemotherapy followed by autologous

peripheral stem cell transplantation. Ann Hematol. 2008;87:1023-1024.

74. Humphreys MR, Cino M, Quirt I, et al. Long-term survival in two patients with hepatosplenic T cell lymphoma treated with interferon-alpha. Leuk Lymphoma. 2008;49:1420-1423.

75. Jaeger G, Bauer F, Brezinschek R, et al. Hepatosplenic gamma delta T-cell lymphoma successfully treated with a combination of alemtuzumab and cladribine. Ann Oncol. 2008;19:1025-1026.

76. Aldinucci D, Poletto D, Zagonel V, et al. In vitro and in vivo effects of 2'-deoxycoformycin(pentostatin) on tumour cells from human gammadelta+T-cell malignancies. Br J Haematol. 2000;110:188-196.

77. Corazzelli G, Capobianco G, Russo F, et al. Pentostatin (2'-deoxycoformycin) for the treatment of hepatosplenic gamma delta T-cell lymphomas. Haematologica. 2005;90:ECR14.

78. Gopcsa L, Banyai A, Tamaska J, et al. Hepatosplenic gamma delta T-cell lymphoma with leukemic phase successfully treated with 2-chlorodeoxyadenosine. Haematologia(Budap). 2002;32:519-527.

79. Chan JK. Splenic involvement by peripheral T-cell and NK-cell neoplasms. Semin Diagn Pathol. 2003;20:105-120.

80. Poullot E, Zambello R, Leblanc F, et al. Chronic natural killer lymphoproliferative disorders:characteristics of an international cohort of 70 patients. Ann Oncol. 2014;25:2030-2035.

81. Morice WG, Kurtin PJ, Hanson CA. Distinct bone marrow findings in T-cell granular lymphocytic leukemia revealed by paraffin section immunoperoxidase stains for CD8, TIA-1, and granzyme B. Blood. 2002;99:268-274.

82. Koskela HL, Eldfors S, Ellonen P, et al. Somatic STAT3 mutations in large granular lymphocytic leukemia. N Engl J Med. 2012;366:1905-1913.

83. Costes V, Duchayne E, Taib J, et al. Intrasinusoidal bone marrow infiltration:a common growth pattern for different lymphoma subtypes. Br J Haematol. 2002;119:916-922.

84. Arnulf B, Copie-Bergman C, Delfau-Larue MH, et al. Nonhepatosplenic γδ T-cell lymphoma:a subset of cytotoxic lymphomas with mucosal or skin localization. Blood. 1998;91:1723-1731.

85. Tripodo C, Iannitto E, et al. Gamma-delta T-cell lymphomas. Nat Rev Clin Oncol. 2009;6:707-717.

86. Willemze R, Jaffe ES, Burg G, et al. WHO-EORTC classification for cutaneous lymphomas. Blood. 2005;105:3768-3785.

87. Kelsen J, Dige A, Christensen M, D'Amore F, Iversen L. Frequency and clonality of peripheral γδ T cells in psoriasis patients receiving antitumour necrosis factor-α therapy. Clin Exp Immunol. 2014;177:142-148.

外周 T 细胞淋巴瘤-非特指

Laurence de Leval

35.1 定义

1994 年修订的 REAL 分类[1]提出外周 T 细胞淋巴瘤-非特异性,2008 年 WHO 分类将其命名为外周 T 细胞淋巴瘤-非特指(PTCL-NOS),期望将来有更为规范的表述或者亚分类[2]。它包含了所有成熟 T 细胞肿瘤,这些肿瘤缺乏特异性特征,而这些特征足以将其划分到 WHO 分类所描述的胸腺后 T 细胞淋巴瘤/白血病中更为明确的亚型中[2]。因此,在诊断 PTCL-NOS 之前必须排除其他类型的 T 细胞淋巴瘤。这组肿瘤不太可能仅构成一种疾病实体,最近的基因表达谱分析研究和免疫组化替代标记已经能够识别具有预后相关性的亚型,例如 Th1/Th2 细胞亚群衍生而来的亚型[2a]。

35.2 流行病学

总体来说 PTCL-NOS 少见,但在世界范围内,约占非皮肤 PTCL 的 30%[3]。与亚洲相比,它们在北美和欧洲较为常见,而亚洲的 PTCL 其他亚型(人类嗜 T 细胞病毒 1 相关性和 EBV 相关性 NK/T 细胞肿瘤)更为普遍。在北美,据报道它们约占 PTCL 的 35%[3]。根据法国淋巴瘤登记处近年来的一项分析,

PTCL-NOS 占病例数的 27%,在非皮肤性 PTCL 中仅次于血管免疫母细胞性 T 细胞淋巴瘤(AITL)(36%)[4]。

该病(或该类疾病)病因不明。有报道显示,少数病例与其他临床病症相关。例如,嗜酸性粒细胞增多综合征的淋巴组织增殖变异型与产生 IL-5 的 T 细胞克隆性增殖相关,患者具有增高的 T 细胞淋巴瘤的患病风险[5,6]。有几篇文献报道,单例或小组病例 B 细胞慢性淋巴细胞白血病(B-CLL)患者进展为 EBV⁻PTCL,这些患者通常具有活化的细胞毒性免疫表型,在研究的病例中近一半的病例存在间变性大细胞淋巴瘤(ALCL)或 PTCL-NOS。这些患者 B-CLL 和 PCTL 的诊断间隔平均为 5 年[7-9]。个别伴 B-CLL 的亚型含有克隆性增生的循环 T 细胞,这些 T 细胞具有大颗粒淋巴细胞(LGL)形态,这种亚型可能是少数患者发展成细胞毒性 PTCL 的前驱病变[7]。

35.3 临床特征

该病的诊断通常见于老年人,中位年龄 60 岁,但包括儿童在内的所有年龄段均可发病。在大多数文献中男性占优势[10,11]。

大多数患者累及淋巴结,但任何部位都可能受累。实

际上,淋巴结和一个或多个结外部位同时受累很常见。与侵袭性 B 细胞淋巴瘤相比,形成大肿块的病变少见。大多数(约 70%)患者在诊断时即为晚期播散性疾病(Ⅲ 期或 Ⅳ期),伴骨髓、肝、脾、胃肠道或者其他结外部位浸润,皮肤常受累。

40%~60%病例出现系统性症状,身体状况差及乳酸脱氢酶水平升高,约 50%~70%患者具有中-高风险的国际预后指数(IPI)[11]。已经提出了 PTCL-NOS 的其他预后模型,但没有一个明显优于 IPI[12]。少数患者就诊时出现外周血嗜酸性粒细胞增多、贫血和血小板减少[11,13-16]。已报道少数病例可发生噬血细胞综合征(HPS),这常与快速致死的临床过程相关,但它通常与 T 细胞或 NK 细胞淋巴瘤有关,EBV 阳性[17]。

35.4 形态学

35.4.1 淋巴结

PTCL-NOS 形态学谱系极其广泛。最为常见的淋巴结受累模式为弥漫性,但是某些病例表现为滤泡间区或副皮质区浸润(图 35.1)。细胞学典型地表现为多形性(肿瘤细胞形态变化多端),大多数病例混杂有小细胞和大细胞(图 35.2)。多数病例主要由中等大小或大细胞构成,这些细具有不规则的细

核、明显的核仁和大量核分裂[1,18,19]。其他病例,如小细胞多形性 T 细胞淋巴瘤,主要由具有不规则细胞核的异型性小细胞构成[20]。对于主要由小细胞构成的肿瘤,不规则的细胞核轮廓有助于提示浸润细胞的肿瘤性本质。在某些病例中,细胞具有透亮胞质,可出现 Reed-Sternberg(RS)样细胞。通常高内皮小静脉增生,分枝状血管丰富。多数病例具有多种类型的细胞成分,并混有反应性细胞,包括小淋巴细胞、嗜酸性粒细胞、组织细胞、B 细胞和浆细胞。复发病例,肿瘤倾向于保持与受累淋巴结相似的形态学特征和模式,但是某些病例以组织学进展为特征,大细胞数量增加[21]。

35.4.2 骨髓和结外受累

PTCL-NOS 累及骨髓相对常见,报道占 20%~30%的病例。骨髓受累可呈弥漫性、富于细胞并广泛取代正常造血组织,很少呈局灶性且通常位于非骨小梁旁区。如同淋巴结病变,细胞形态谱系宽;浸润细胞常为多形性并伴随明显血管增生、网状纤维增生,混有反应性炎细胞[22,23]。

脾脏浸润(图 35.3,A 和 B)的形式有单个或多个分散的病变、微结节模式或弥漫性红髓和白髓实质受累。肿瘤细胞多位于 T 细胞依赖区,如动脉周围淋巴鞘和边缘区[24]。肝内可有门静脉、小叶或窦状浸润。PTCL-NOS 可以首先表现为皮肤病变,系统性 PTCL-NOS 也可累及皮肤。几种暂定类型的原发性

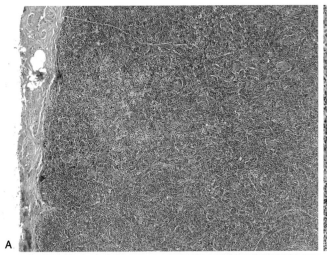

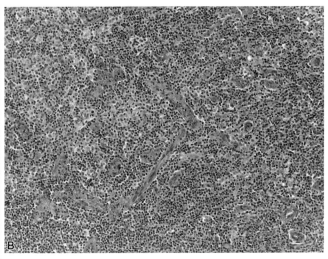

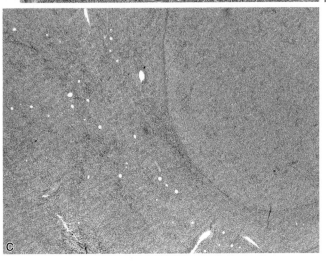

图 35.1　PTCL-NOS,淋巴结受累模式。A,该病例以淋巴结弥漫性受累为特征。B,毛细血管后微静脉明显。C,增生的淋巴细胞浸润结外组织,皮质窦消失。这种现象在 AITL 中少见

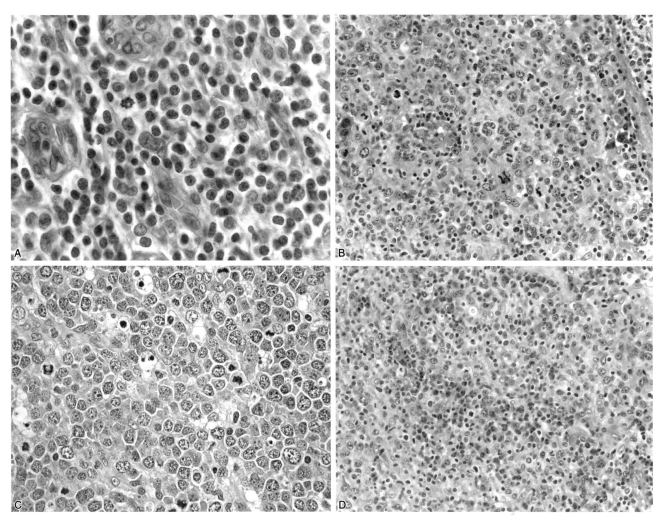

图 35.2　PTCL-NOS 的细胞学谱系。A,PTCL-NOS 主要由小细胞构成,散在转化的大细胞;注意核分裂和核形不规则。B,PTCL-NOS 由多形性中-大细胞构成,偶见 RS 样细胞。C,PTCL-NOS,单形性大细胞型。D,嗜酸性粒细胞增生是常见特征,可以很明显,正如本例所见

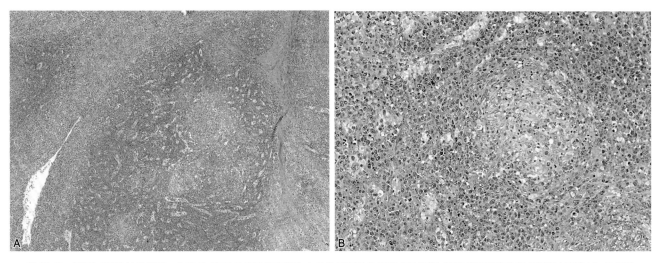

图 35.3　PTCL-NOS 结外受累。A 和 B,脾受累的特征表现为小动脉周围淋巴细胞成片浸润、结节状浸润和弥漫性浸润红髓(A);结节性浸润包括组织细胞丰富的背景,并有大的非典型肿瘤性淋巴细胞(B)

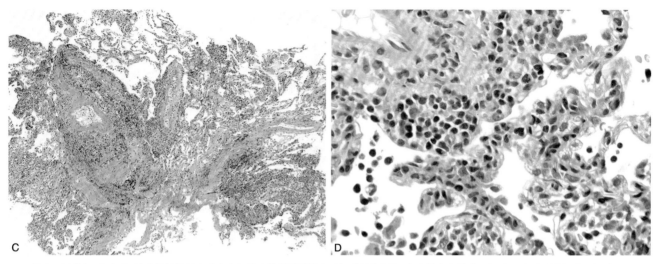

图 35.3(续) C 和 D,肺受累的特征表现为支气管血管周围浸润和肺间质浸润(C);由中等大小的淋巴细胞组成,细胞核深染不规则(D)

皮肤 T 细胞淋巴瘤将在第 41 章讨论。皮肤浸润模式变化多样,可呈弥漫性、结节状或条带样,并可见血管中心性生长[25]。亲表皮现象是蕈样霉菌病(MF)和 Sézary 综合征(SS)较为特异的特征,但也可见于其他类型肿瘤。其他器官或内脏受累的模式也是多变的;例如,肺浸润可呈间质性分布,使支气管血管壁和肺泡隔增厚(图 35.3,C 和 D)。

35.4.3 分级

过去提出根据优势肿瘤细胞群的形态和大小将 PTCL-NOS 分层,将小细胞肿瘤归入低级别,混合性中-大细胞肿瘤归入高级别[19,26]。然而,多数的 PTCL-NOS,无论其组织学和细胞学特征如何均表现为侵袭性过程;因此,这些肿瘤的分级没有得到普遍推广和认可[2,15]。

35.5 变异型

3 种形态学变异型已经被 2008 年 WHO 分类所采纳。其中,淋巴上皮样变异型和 T 区变异型在 Kiel 分类时期就已经提出并被

认定为独立的疾病[19]。滤泡变异型是后来认识的[27],本章不讨论,因为很明显,这种特殊的 PTCL 可能类似滤泡性淋巴瘤、边缘区淋巴瘤、生发中心进行性转化,或甚至结节性霍奇金淋巴瘤,具有强的 T 滤泡辅助细胞(T$_{FH}$)免疫表型,临床、生物学和病理学特征与 AITL 有重叠。因此,滤泡性 PTCL 现在被认为是结节性 T$_{FH}$ 起源淋巴瘤谱系的一部分,而不是 PTCL-NOS 的一种变异型[28,29]。

淋巴上皮样变异型罕见,而 T 区变异型更罕见[11,30,31]。很难识别这些变异型的特异性特征及其不同于其他 PTCL-NOS 的形态,并受观察者之间和观察者内变化的影响。然而,病理医师熟悉这些变异型是有用的,因为它们经常与其他类型淋巴瘤和反应性病变相混淆。

35.5.1 PTCL-NOS 淋巴上皮样变异型(Lennert 淋巴瘤)

淋巴上皮样变异型最初由 Lennert 于 1952 年描述,作为霍奇金病的一种变异型(称为 Lennert 淋巴瘤),特征表现为明显的反应性上皮样组织细胞散在浸润,更为典型者形成小簇状(图 35.4)[32]。大多数组织细胞只有单个核,但偶尔可见多核

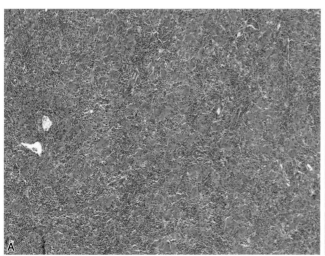

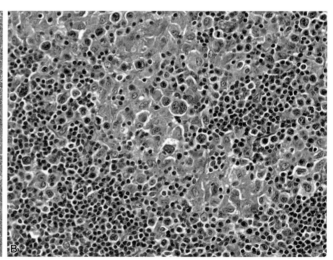

图 35.4 Lennert 淋巴瘤。A,弥漫性结内病变,主要由粉染的上皮样组织细胞浸润,形成模糊结节或肉芽肿样外观。B,淋巴瘤细胞多为小细胞,少数为较大细胞,有时伴 RS 细胞样形态

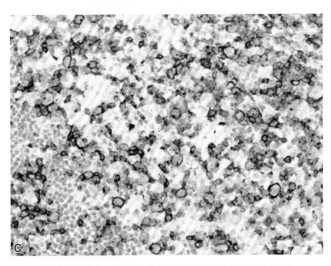

图 35.4(续)　C,CD2 免疫染色突显出小细胞和大细胞

的组织细胞。这些细胞可以非常丰富以致于掩盖了肿瘤细胞,肿瘤细胞是小的、非典型 T 细胞,仅表现为轻度核形不规则[19]。可以是弥漫性浸润,也可以是滤泡间区生长。除了非典型的小细胞外,还可以出现中等大小细胞或大细胞,也可见一些透亮细胞。也常见 RS 样细胞、嗜酸性粒细胞和浆细胞[33]。相对于其他类型的 PTCL-NOS,淋巴上皮样变异型更倾向局限于淋巴结,结外受累少见[34],总体上预后较好。

35.5.2　PTCL-NOS T 区变异型

T 区变异型的特征是结构保留,有时可见增生的 B 细胞滤泡,滤泡间区见淋巴瘤累及(图 35.5)[19]。肿瘤细胞由仅有轻度异型小-中等 T 细胞构成,混有多种反应性细胞(嗜酸性粒细胞、浆细胞和组织细胞)。可见透明细胞,偶尔也可见母细胞。该病与反应性病变的鉴别非常困难,经常需要进一步分析 TCR

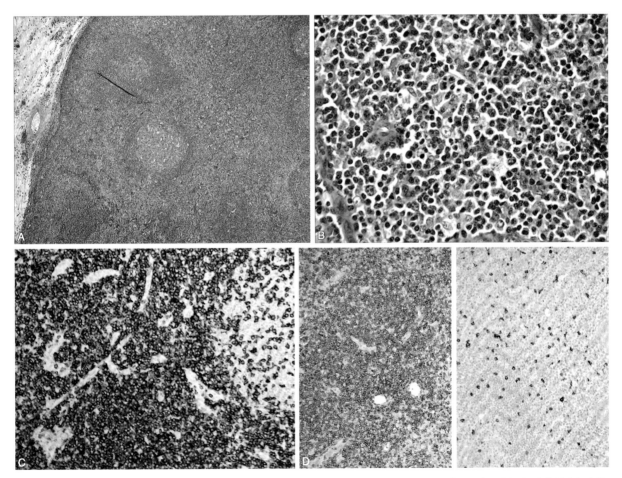

图 35.5　PTCL-NOS,T 区变异型。A,非典型淋巴细胞浸润副皮质区,而不累及滤泡。B,大多数淋巴细胞是小细胞,胞核具有轻度异型性。C,CD3 染色突显出淋巴细胞胞核不规则。D,淋巴细胞 CD4+(左),仅混有少量 CD8+淋巴细胞(右)

基因。抗原丢失的异常表型有助于诊断。其中一些病例也可能表达 T_{FH} 表型,并将被归入 T_{FH} 起源的淋巴结淋巴瘤这一大组,其中包括 AITL。

35.6　免疫表型

35.6.1　一般特征

全 T 细胞相关抗原(CD3、CD2、CD5、CD7)阳性,但是也经常遇到丢失一种或几种标记(最常见的是 CD5 或 CD7)的异常 T 细胞表型(图 35.6)[35,36]。多数病例单一表达 CD4,少数 CD8[+],但是,相当部分肿瘤细胞两者均阴性,罕见情况下出现双阳性[35-37]。CD4 或 CD8 的表达是否与预后相关目前仍不清楚,但是,有人提出 CD4[+] 病例倾向预后较好,而双阴免疫表型可能与预后不良有关[36,37]。超过 85% 病例,肿瘤细胞表达 TCRαβ(TCRβF1[+]),少数病例或为 γδ 起源或二者均阴性(TCR 沉默)[36,38,39]。

CD20 及其他 B 细胞标记抗体常能勾勒出少量反应性 B 细胞。此外,少数 PTCL-NOS(≤5%)表达 CD20(图 35.7)这一点已经通过流式细胞术或免疫染色得到证实。CD20 的染色强度弱于正常 B 细胞,并且分布局限于肿瘤细胞亚群,后者同时表达全 T 细胞抗原。目前尚不清楚 PTCL-NOS 中 CD20 的表达是反映了这些细胞起源于发生了转化的 CD20 弱阳性 T 细胞亚群,还是 CD20 的表达仅仅是肿瘤性 T 细胞增殖活化的一个标记物。这与形态学特征无关,疾病累及部位也不同。CD20[+] PTCL-NOS 多发生在老年男性,多数病例呈侵袭性过程。少数 PTCL-NOS 病例可表达其他 B 细胞标记(CD19、CD79a、PAX5),但是共表达其中数种标记物是例外情形[40-43]。

超过 50% 病例可检测到 EBV,这与低生存率有关[44]。原位杂交结果发现,多数病例仅少数细胞阳性,并且阳性细胞主要是背景 B 细胞;少见情况下,多少不一的肿瘤细胞含有这种病毒。

35.6.2　细胞毒性 PTCL-NOS

细胞毒性免疫表型定义为表达一个至数个细胞毒颗粒相关抗原;其中最常见的常规免疫组化检测的标记物 T 细胞内抗原-1(TIA-1),它表达于静止的和活化的细胞毒性 T 细胞;以及穿孔素和颗粒酶 B,一般认为在活化时表达。除了 PTCL-NOS 的淋巴上皮样变型(PTCL-NOS 的亚型之一)外,在不同系列研究中 15%~30% 的病例具有细胞毒性特征[36,37,45-47]。它们似乎

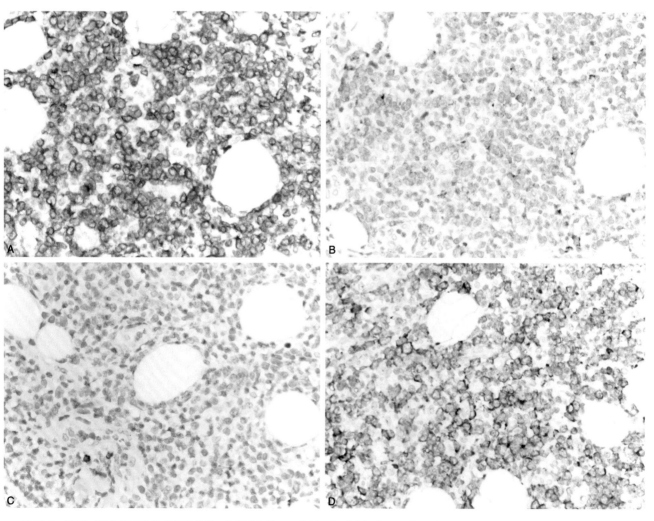

图 35.6　PTCL-NOS,异常表达 T 细胞抗原。A,肿瘤细胞 CD3 阳性。B,肿瘤细胞 CD2 表达明显减少。C,肿瘤细胞 CD5[-]。D,肿瘤细胞异质性表达 CD7

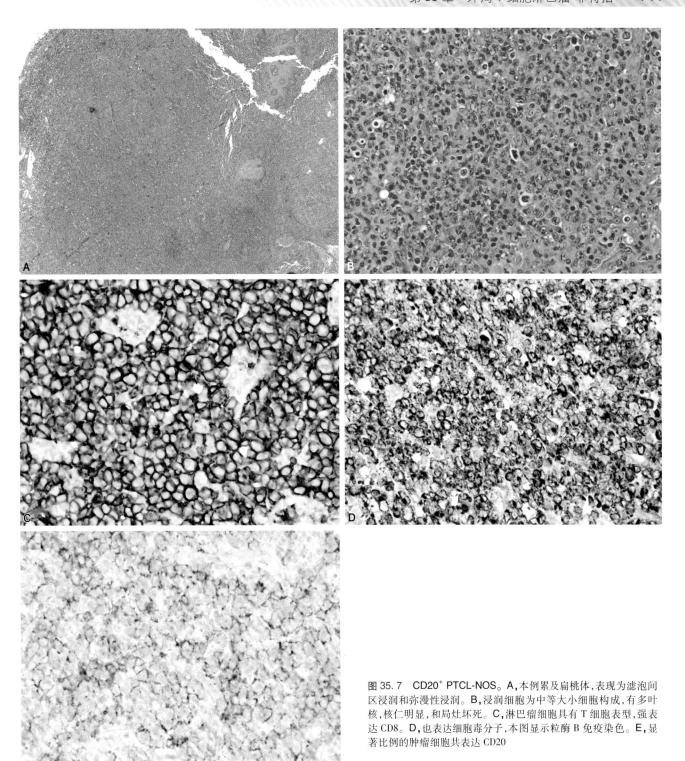

图 35.7 CD20⁺ PTCL-NOS。A,本例累及扁桃体,表现为滤泡间区浸润和弥漫性浸润。B,浸润细胞为中等大小细胞构成,有多叶核,核仁明显,和局灶坏死。C,淋巴瘤细胞具有 T 细胞表型,强表达 CD8。D,也表达细胞毒分子,本图显示粒酶 B 免疫染色。E,显著比例的肿瘤细胞共表达 CD20

在亚洲更为常见。免疫染色的程度和强度可能因检测的标记物而异,但通常在大多数肿瘤细胞中至少有一种表现出明显的阳性。大多数细胞毒性 PTCL-NOS 具有活化的细胞毒表型,但有些病例可能只有 TIA-1 阳性,而有些病例可能在缺乏 TIA 的情况下表达颗粒酶 B 或穿孔素。细胞毒性 PTCL-NOS 倾向于 CD8⁺,但也有 CD4⁺ 或 CD4⁻CD8⁻ 双阴性的病例[37,47]。大多数细胞毒性 PTCL-NOS 起源于 Tαβ,少数病例起源于 Tγδ。CD56 罕见表达,而其阳性表达常见于结外病例[37,47,48]。与非细胞毒性 PTCL-NOS 相比,细胞毒性特征与提示预后差的临床参数评分较高相关,并与总体生存率较低相关[47]。一个可能的例外是 Lennert 淋巴瘤,预后可能较好[33,37,46]。

一组结节性 CD8⁺ 细胞毒性 T 细胞淋巴瘤由较大的细胞组成,伴或不伴 EBV 感染,表现为大片坏死或凋亡,并有弥漫性血管内凝血或噬血细胞综合征,呈侵袭性或暴发性病程[46,49,50]。这种病例与系统性 EBV⁺ T 细胞淋巴瘤重叠,后者主要见于亚洲儿童(见第 30 章)。

最近亚洲的一些报道描述了 EBV⁺结内细胞毒性 PTCL 的特有的临床病理特征[51-54]。这些淋巴瘤罕见。EBV⁺结内细胞毒性 PTCL 患者中位年龄大于 60 岁,易出现播散性疾病,全身性淋巴结肿大、肝脾常受累、B 症状常见、高 IPI 指数。其他结外部位如黏膜和皮肤的受累少见。肿瘤细胞多形性不常见,常由中心母细胞样大细胞组成(图 35.8)。有报道显示,马蹄形或肾形

核的肿瘤细胞是细胞毒性 EBV⁺PTCL 的一个特殊特征。少数病例可观察到坏死。EBV⁺结内细胞毒性淋巴瘤的 TCR 克隆性重排,TCRαβ 表达比 TCRγδ[55] 更常见,通常 CD8⁺,而 CD56 很少表达。罕见的病例似乎是真正的 NK 细胞起源(分子分析显示 TCR 表达沉默,无单克隆 TCR)。预后非常好。其临床和病理特征与结外 NK/T 细胞淋巴瘤的其他亚型均有一定差异,是否能

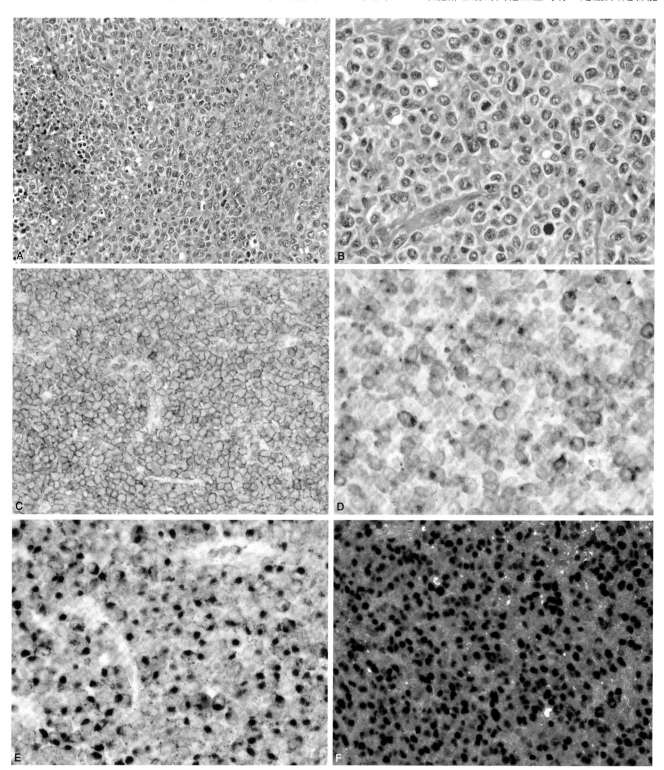

图 35.8　EBV⁺细胞毒性 PTCL-NOS。A,这例淋巴瘤由弥漫成片的大细胞组成,伴有小灶坏死。B,淋巴瘤细胞呈中心母细胞样形态,可见大量核分裂象。C-E,淋巴瘤细胞 CD8⁺(C),穿孔素⁺(D),粒酶 B⁺(E)。F,EBER 显示大多数细胞 EBV⁺

够成为PTCL的一个独特的实体或亚型尚存争议[56]。

35.6.3 细胞分化的免疫学标记物

有人尝试将PTCL-NOS与正常T细胞分化的发育阶段联系起来。在PTCL-NOS中,与童贞、活化T细胞以及记忆T细胞相关的抗原表达具有异质性;一类CD4⁺PTCL-NOS对应于中枢记忆细胞表型(CD45RA⁻/CD45RO⁺/CD27⁻),提示起源于非效应T细胞[57,58]。

早期的研究表明,根据免疫表达谱,即Th1(CXCR3、CCR5、CD134/OX40、CD69)或Th2(CCR4、CXCR4、ST2L)相关标记物,可将PTCL-NOS分成不同亚类[59-62]。据报道,表达CXCR3、CCR5或ST2L的患者,预后优于不表达者[62,63],且通过CCR4、CCR3或CXCR3表达所定义的PTCL-NOS亚型无重叠,预后有显著差异[63]。然而,由于这些标记物不能用于常规实践和技术上的困难,通常需要新鲜冷冻组织,使得评估这些标记物受到限制。

最近基因表达谱研究发现,PTCL-NOS有两个亚群,与之前的假设一致,其特征是高表达GATA3或TBX21转录因子(分别是Th2和Th1分化通路的主调控因子)以及不同预后相关的下游靶基因[64]。有趣的是,这些发现可以通过免疫组织化学证实;高表达GATA3(>50%的细胞)或TBX21/T-bet(>40%的

细胞)为特征的PTCL-NOS亚型基本上不重叠,两组独立的PTCL-NOS患者,高表达GATA3组预后明显更差[64,65]。

PTCL-NOS一般不表达转录因子FOXP3,它是调节性T细胞的标志物[66]。PTCL-NOS常不表达BCL6、CD10和滤泡辅助T细胞标记物(BCL6、CXCL13、PD-1、SAP),它们是AITL的典型标记。然而,重要的是这些标记物对T_FH谱系分化没有完全特异性,它们可能偶尔表达于PTCL-NOS(图35.9)[67]。一些病例可有更广泛的T_FH免疫表型,因此需要鉴别AITL。目前认为这些病例与AITL密切相关,将在第36章进行讨论。

35.6.4 CD30表达

活化标记物CD30经常不同程度地表达于少数肿瘤细胞,但也可能广泛表达,尤其是大细胞变异型[37,47,68,69]。鉴于CD30⁺肿瘤靶向抗体药物结合布伦妥昔单抗维多丁治疗的可能性,这一特点具有临床意义。在未经选择的141例PTCL-NOS病例中,专门检测CD30的表达,发现58%的病例至少有5%的CD30阳性肿瘤细胞,23%的病例广泛阳性(50%或更多的肿瘤细胞)[70]。该研究中,对于CD30在PTCL中的表达,免疫组化是有价值的工具,染色结果与源于基因表达谱的mRNA转录量有很好的相关性。CD30在淋巴瘤肿瘤细胞中表达比例越高,

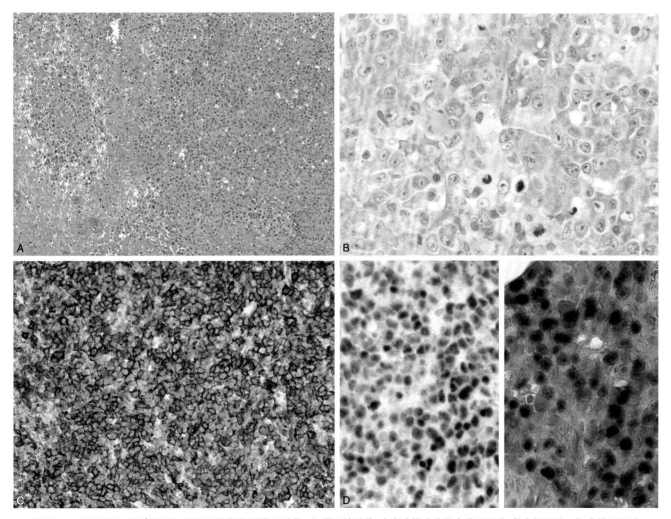

图35.9 老年男性,EBV⁺DLBCL掩盖了潜藏的PTCL-NOS。A,淋巴结活检,含有弥漫成片的大淋巴细胞,伴有坏死灶。B,大淋巴细胞呈中心母细胞或免疫母细胞形态,核分裂象易见。C,CD20⁺。D,PAX5⁺和EBV⁺(原位杂交)。该例最初诊断为EBV⁺DLBCL,但患者治疗后复发,重新活检显示细胞毒性PTCL-NOS

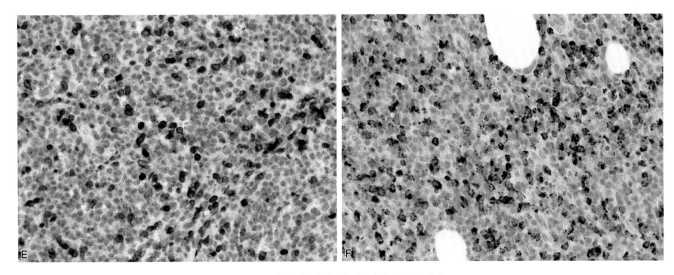

图35.9(续) E,粒酶B$^+$。F,克隆性 TCR 重排

其染色强度就越强,以上特征、染色范围及强度都与肿瘤细胞较大有关。偶尔可见大量肿瘤细胞强表达 CD30,但根据定义,不表达 ALK。与 ALK$^-$ALCL 的鉴别可能具有挑战性,但需要特征性标志细胞、黏附性生长模式、强而一致 CD30

染色的支持[29]。已经有报道,部分 PTCL-NOS 共表达 CD30 和 CD15(通常是 CHL 相关表型),包括形态上含有 RS 样细胞的病例,类似 CHL(图 35.10)[71]。表达 CD15 提示预后不佳[36,71]。

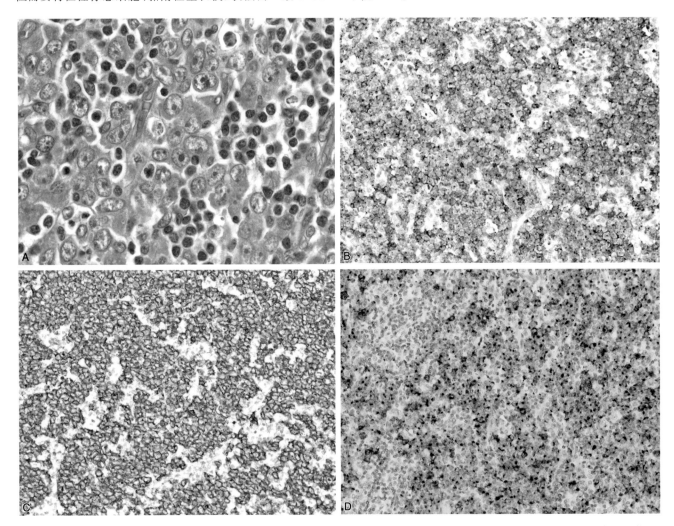

图 35.10 PTCL-NOS,CD30 和 CD15 表达。A,该肿瘤表现为单形性大细胞形态,由大的免疫母细胞样细胞组成,核分裂指数高。B,淋巴瘤细胞呈 CD2$^+$。C,强而弥漫性 CD30$^+$。D,大多数共表达 CD15,表现为核旁点状和膜阳性模式

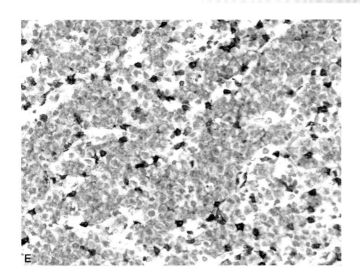

图 35.10（续）　E,CD8 弱表达。粒酶 B、EMA 和 ALK 阴性

35.6.5　异常 B 细胞扩增

近年来,人们越来越认识到 PTCL 可能伴有异常的 B 细胞扩增,尤其是血管免疫母细胞型 PTCL,也包括 NOS。PTCL-NOS 存在非典型大 B 细胞,有时类似于 HRS 细胞,类似 CHL[44,72-74]。这些 HRS 细胞通常 EBV+,B 细胞抗原表达水平可能降低;它们几乎总是 CD30+,也常 CD15+（至少局部）（图 35.11）[75]。B 细胞扩增的严重程度不一,可能很广泛,从孤立

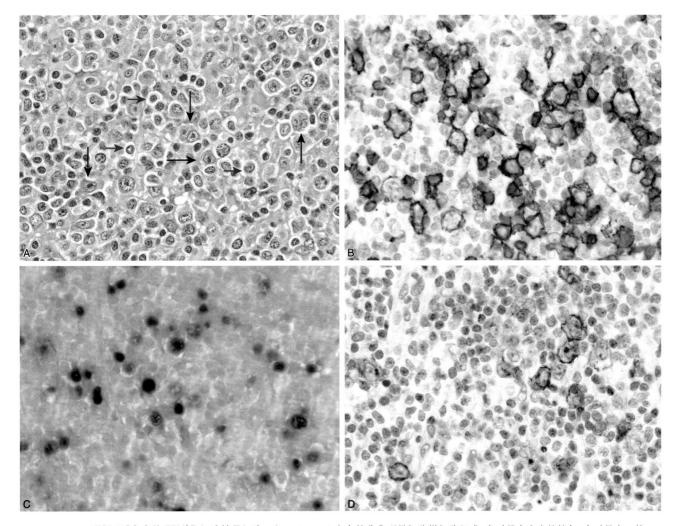

图 35.11　PTCL-NOS 中的 EBV+ B 细胞性母细胞。A,PTCL-NOS 由大的非典型母细胞样细胞组成,有时具有突出的核仁,有时具有双核（黑色箭头）;肿瘤成分以中等大小的淋巴细胞为代表,胞质透明（蓝色箭头）。B～D,CD20 染色,大的母细胞和一些较小的细胞均为阳性（B）;原位杂交显示 B 细胞性母细胞呈 EBV+（C）和 CD30+（D）

的或小簇活化的 B 细胞到融合成片的转化 B 细胞,甚至可能部分掩盖肿瘤细胞[76,77]。在这种情况下,需要考虑与弥漫性大 B 细胞淋巴瘤的鉴别诊断(见图 35.9)。

此外,最近报道了与 PTCL-NOS 相关的 EBV 阴性的克隆性或单型 B 细胞增殖伴浆细胞分化,其范围从浆细胞瘤到 B 细胞肿瘤伴浆样或浆母细胞分化[78],细胞成分可能在治疗后消退或消失,也可能在后续活检中增多。伴有 EBV 阴性克隆 B 细胞扩增的 PTCL-NOS 患者往往容易复发,病情进展迅速。许多这样的淋巴瘤常表达 T_FH 表型。

35.7   遗传学

35.7.1   抗原受体基因

多数病例证实有克隆性 TCR 基因重排。应用 BIOMED-2 多重方案,针对 TCRβ 和 TCRγ 靶基因的克隆性检出率超过 90%,当两者位点均检测时,克隆性检出率甚至达到 100%[79]。据报道,数量不等(高达 1/3)的病例同时检出克隆性或寡克隆性 IGH 基因重排,通常但不总是与 EBV[+] 细胞或形态上有 B 细胞扩增证据有关[80]。

35.7.2   基因表达谱

与正常 T 细胞相比,PTCL-NOS 似乎更接近于活化 T 细胞而不是静止 T 细胞,其特征为增殖、凋亡、细胞黏附和基质重塑相关基因的下调,这些特征也见于其他恶性肿瘤[81]。作为一组疾病,PTCL-NOS 需要鉴别 PTCL 的其他特殊亚型(尤其是 AITL 和 ALCL),但有不同程度的重叠[81,82]。PTCL-NOS 具有分子学异质性,不同研究描述了不同亚型:有人根据与 CD4[+] 或 CD8[+]T 细胞相关的基因标记分类,但是令人意外的是这种分类与免疫表型无关[81];也有人根据与 NF-κB 路径相关基因的表达进行分类,其过表达与良好预后相关[83];还有人根据增殖指数分类,这与不良预后相关[84];最近根据 Th1 或 Th2 辅助性 T 亚群的基因特征分类(见上文)[64]。

PTCL-NOS 持续过表达 FDGFRα mRNA,似乎提供了有前景的靶向治疗途径[81,85]。活化磷酸化的肿瘤细胞常过表达酪氨酸激酶,这可能是自分泌环的结果;它参与介导肿瘤细胞增殖,体外初步研究表明,PTCL-NOS 可能对伊马替尼的抑制作用敏感[81,86,87]。

35.7.3   遗传学异常

传统细胞遗传学方法发现了不同数量和结构异常的多种克隆性畸变[88-90]。3 体似乎常见于淋巴上皮样变异型[89]。复杂核型与大细胞形态[89]和预后差有关[91]。

几乎所有的病例都存在基因失衡,其中基因获得较常见。应用比较基因组杂交技术[91-93],基因获得常见于染色体 7q[94]、8q[93]、17q 和 22q,缺失常见于染色体 4q、5q、6q、9p、10q、12q 和 13q。Zettl 等[92]证实一组结内细胞毒性 CD5[+] PTCL-NOS 与染色体 5q、10q,和 12q 缺失及预后良好相关。已经证实少数基因位点的改变与下调基因表达有关,一些基因已经引起关注。例如,已经发现 7q 位点的获得靶向作用与周期依赖激酶 6 有关[94]、8q 位点的获得参与 MYC 定位[93]、9p21 缺失与周期依赖激酶的两个抑制子表达降低有关、7p22 的获得与 CARMA1 水平升高有关,后者参与核因子-κB 的活化[95]。

已经报道了少数 PTCL-NOS 发生涉及 TCR 基因位点(多数为 14q11.2 上 TCRα/δ 位点)的染色体断裂,但是仅在个别病例中证实了易位配体[91,96-98]。t(14;19)(q11;q13)易位涉及脊髓灰质炎病毒受体相关 2 基因(PVRL2),从而诱导 PVRL2 和 BCL3 mRNA 的过表达[99,100]。最近 3 例 PTCL-NOS 证实了多发性骨髓瘤原癌基因-1/干扰素调节因子-4(IRF4)是涉及 TCRα 基因参与 t(6;14)(p25;q11.2)染色体易位的伙伴基因,这 3 例临床侵袭性细胞毒性 PTCL-NOS 累及骨髓和皮肤或者表现为巨脾(图 35.12)[101,102]。在不到 10% 的 PTCL-NOS 和 ALK[-] 的 ALCL 一个亚型中检测发现,TP63 重排编码融合蛋白与 ΔNp63 同源,p63 显性失活突变抑制了 P53 通路。这些 TP63 重排与侵袭性临床过程和预后不良有关[103]。

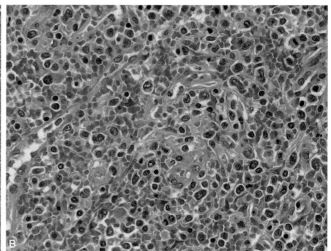

图 35.12   PTCL-NOS 累及脾脏,伴 t(6;14)(p25;q11.2)。A,保留白髓和红髓的结构,淋巴瘤细胞弥漫性浸润红髓,并殖入白髓外层。B,淋巴瘤细胞大而多形

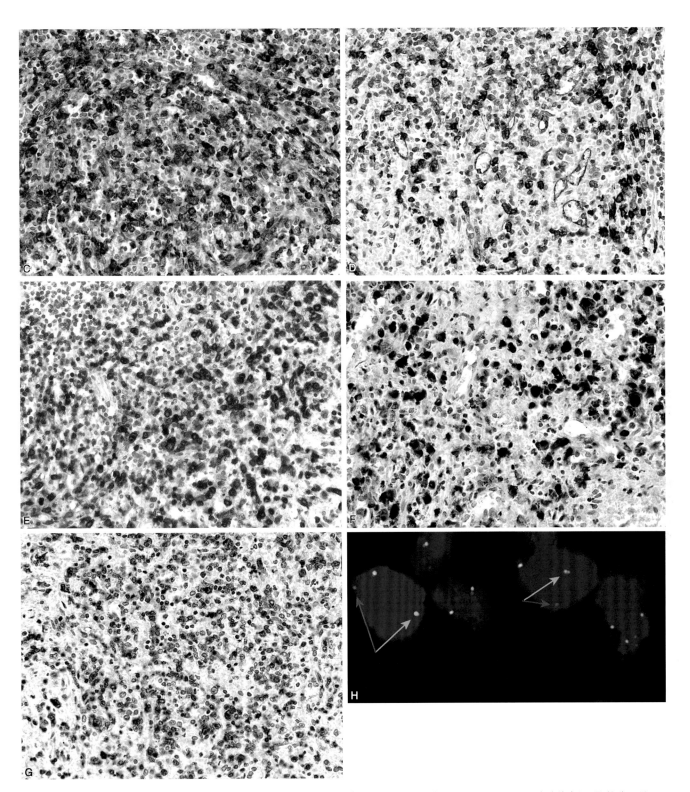

图 35.12(续)　C,淋巴瘤细胞呈强 CD4$^+$。D,淋巴瘤细胞呈部分 CD8$^+$。E,淋巴瘤细胞表达 TCRα/β 亚型(βF1 免疫染色)。F,粒酶 B 呈胞质颗粒性强阳性。G,尽管淋巴瘤细胞具有明显的细胞毒性,但 PD1 也呈阳性;这说明 PD1 表达不是 TFH 免疫表型的特异性指标。H,用跨越 6p25 处 IRF4 位点的探针进行分离荧光原位杂交分析,显示淋巴瘤细胞的大核中有一个红色、一个绿色和一个黄色信号,表明 IRF4 重排

在约 15% 的 PTCL-NOS 病例中发现,磷脂酶 C-γ1 频发突变基因(*PLCG1*)编码一种蛋白质 p. Ser345Phe(S354F)的改变,影响了蛋白质的催化结构域,增加了其活性,并与较低的生存率、肿瘤细胞的 CD30 表达及 NF-κB 通路的激活标记相关[104]。这种突变最初在皮肤 T 细胞淋巴瘤中发现[105],在 AITL 中也存在较小的比例(12%)。AITL 的基因高频突变,如 RHOA 和 TET2,也存在于一小部分 PTCL-NOS 病例中,并与 T_{FH} 样特征相关。

35.8　预后和预测因子

这些淋巴瘤大多数表现为侵袭性行为,以治疗反应差和经常复发为特征。根据最新国际调查显示 PTCL-NOS 5 年总体生存率约为 30%,标准化 IPI 分层分析患者有助于预测结果[10,11]。意大利研究小组提出了基于 4 个可变量的新的预后指数:患者年龄、身体状态、乳酸脱氢酶水平和骨髓受累情况,对于 PTCL-NOS 患者来说,这个新的预后指数可能比 IPI 更合适[106],但其应用并未在其他研究中得到证实[12]。除了临床因素,已经证实了几个病理学和生物学特征具有预后意义(总结于表 35.1)。

表 35.1　可能有预后意义的 PTCL-NOS 病理学特征

特征	有利	不利
形态学	小细胞	中等-大细胞
	淋巴上皮样变异型	
	T 区变异型	
免疫表型	CD4⁺	CD8⁺ 或 CD4⁻/CD8⁻
	表达 CXCR3、CCR5、或 ST2(L)	表达 CCR4
		表达 GATA3
	TBX21/T-bet 表达	表达细胞毒分子
		共表达 CD20
		表达 p53 和 BCL2 家族成员
EBV	阴性	阳性
		t(6;14)(p25;q11.2)易位
		TP63 重排
细胞遗传学		复杂核型
分子	NF-κB 途径活化	增殖印记
	TBX21 印记	*GATA3* 印记

35.9　鉴别诊断

PTCL-NOS 主要的诊断特征总结于表 35.2。正如上文强调,PTCL-NOS 是排除性诊断,在排除 PTCL 的特殊类型之后才能诊断。当遇到淋巴结肿瘤时,与 AITL 的鉴别可能很困难(见 36 章)。除此之外,碰到特殊情况应该想到更多特殊的鉴别诊断。

表 35.2　PTCL-NOS 的主要诊断特征

标准	特征
淋巴增生模式	弥漫性累及淋巴结
	高内皮静脉增生(与 AITL 相关)
	变异型:淋巴上皮样,T 区,滤泡性
细胞特征	多形性或单形性细胞浸润,小到大细胞
	淋巴样细胞核不规则伴有或不伴有透明细胞胞质
	背景见嗜酸性粒细胞、组织细胞和浆细胞浸润
免疫表型	肿瘤性 T 细胞:CD3⁺,CD4⁺>CD8⁺,TCRαβ⁺
	异常 T 细胞免疫表型
	细胞毒分子,不常见
分子遗传学	90%~100% 病例出现单克隆 TCR 基因重排
	单克隆或寡克隆 IgH 基因重排也可见
细胞遗传学	频繁复杂的克隆性染色体异常
	少见的重现性易位(TCR,*IRF4*,*TP63*)
EBV	在多数病例中检测到-多数为 B 细胞,肿瘤细胞少见

EBV,Epstein-Barr 病毒;IgH,免疫球蛋白重链;TCR,T 细胞受体。

35.9.1　PTCL-NOS 与反应性淋巴组织增生

主要由小 T 细胞组成的 PTCL-NOS 易与反应性病变混淆。这主要涉及到 T 区淋巴瘤和淋巴上皮样(Lennert)淋巴瘤。正确诊断通常建立在仔细的形态学和免疫组织学的检测基础之上:淋巴瘤病例一般出现较大程度的结构紊乱、增生的淋巴组织侵犯结外和细胞异型性,并有异常的 T 细胞免疫表型。正式的诊断评估一般需要进行克隆性检测。在儿童人群,自身免疫性淋巴组织增殖综合征(一种原发性免疫疾病,原因是 *FAS/FASL* 突变导致缺陷性凋亡)的特点是双阴性 CD4⁻CD8⁻ 成熟 T 细胞数量扩增,淋巴结副皮质区扩大,且伴有表型异常,因而类似于 PTCL[107]。临床环境相关的自身免疫性血细胞减少症通常发生于儿童,循环淋巴细胞伴异常的双阴性免疫表型是提示正确诊断的线索。坏死性淋巴组织细胞性淋巴结炎(Kikuchi 病)中副皮质区扩增,含有活化的细胞毒性 T 细胞以及非典型的组织细胞,易与 PTCL 混淆[108,109]。

35.9.2　PTCL-NOS 伴 RS 样细胞

PTCL-NOS 常见 HRS 样形态的大淋巴细胞。这些细胞可以部分出现肿瘤性克隆,也可以是 EBV⁺非肿瘤性 B 细胞;免疫染色可能呈 CD30⁺,甚至偶尔同时呈 CD30⁺和 CD15⁺。这些结果都提示以下鉴别诊断:CHL、反应性 EBV⁺淋巴组织增生(传染性单核细胞增生症,IM)、T 细胞/组织细胞丰富型大 B 细胞淋巴瘤(THRLBCL)和 AITL(表 35.3)。

35.9.3　CHL 伴异常 T 细胞抗原表达

CHL 的 HRS 细胞存在异常的 T 细胞抗原表达,与 CD30⁺PTCL 的鉴别诊断可能具有一定的挑战性[110]。在 T 细胞抗原中,CD4、CD2 和 CD3 是最常见的异常表达的抗原。一个有用的发现是 HRS 细胞呈 PAX5⁺,见于大多数病例。具有这种异常的大多数 CHL 为结节硬化亚型,通常为高级别(2 级)。T 细胞抗原表达似乎提示不良预后(表 35.4;见第 28 章)。

表 35.3 PTCL-NOS 伴 HRS 样细胞的鉴别诊断

	PTCL-NOS 伴 HRS 样细胞		CHL	反应性 EBV$^+$淋巴组织增生	THRLBCL	AITL
HRS 样细胞	T 细胞	B 细胞	B 细胞	B 细胞	B 细胞	B 细胞
	EBV$^{-/+}$	EBV$^{+/-}$	EBV$^{+/-}$	EBV$^+$	EBV$^-$	EBV$^+$
	CD30$^{+/-}$	CD30$^+$	CD30$^+$	CD30$^+$	CD30$^-$	CD30$^+$
	CD15$^{-/+}$	CD15$^{+/-}$	CD15$^{+/-}$	CD15$^-$	CD15$^-$	CD15$^{-/+}$
	肿瘤性	反应性	肿瘤性	反应性	肿瘤性	反应性
T 细胞	多形性,异型性 CD4$^+$,CD8$^+$,或其他		小细胞,无异型性, CD4$^+$>CD8$^+$	小和大细胞,通常无异型性 CD8$^+$>CD4$^+$	小细胞,无异型性, CD4$^+$和 CD8$^+$	异型性,中等大透明细胞 TFH 表型
上皮样组织细胞	数量不等		数量不等	无	丰富	数量不等
嗜酸性粒细胞,浆细胞	数量不等		有	通常很少	缺乏	有
单克隆 TCR 基因重排	有		缺乏	缺乏	缺乏	有
单克隆 IG 基因重排	可有		通常缺乏	缺乏	有	可有

AITL,血管免疫母细胞性 T 细胞淋巴瘤;CHL,经典型霍奇金淋巴瘤;IG,免疫球蛋白;THRLBCL,T 细胞/组织细胞丰富型大 B 细胞淋巴瘤;HRS,Hodgkin-Reed-Sternberg;PTCL-NOS,外周 T 细胞淋巴瘤-非特指;TCR,T 细胞受体。

35.9.4 淋巴上皮样（Lennert）变异型 PTCL-NOS

这种变异型需要鉴别多种具有显著的上皮样组织细胞浸润的病变:反应性肉芽肿、混合细胞型 CHL[111]、THRLBCL、伴大量上皮样细胞的淋巴浆细胞淋巴瘤（LPL）[112],以及伴大量上皮样细胞的 AITL[113]。事实上,最近对 Lennert 个人收集的病例的重新评估显示,许多先前被归类为淋巴上皮样/Lennert 淋巴瘤的病例实际上是组织细胞丰富型 PTCL 伴 T$_{FH}$ 免疫表型[114,115]。

35.9.5 CD30$^+$PTCL-NOS

PTCL-NOS 偶尔呈现大多数肿瘤细胞强而一致性表达 CD30;大多数情况下,与 ALK$^-$ALCL 的鉴别诚然是最大的挑战。两者的区分具有临床意义,因为 ALK$^-$ALCL 可能比 PTCL-NOS 预后好[116]。WHO 分类中推荐的严格方法是将 ALK$^-$ALCL 定义为在形态学和免疫表型上与 ALK$^+$ALCL 相似的淋巴瘤。2012 年欧洲血液病理学协会的研讨会总结中提出的标准:①存在"标志细胞";②黏附性结构;③CD30 强表达;此外,还要求存在以下标准:T 细胞表面抗原表达减少,EMA 阳性,细胞毒性表型,窦内浸润[29]。最近报道,*DUSP22* 重排与 ALK$^-$ALCL 相关,而在 PTCL-NOS 中没有发现,可能有助于诊断[117]。

表 35.4 CD30$^+$PTCL-NOS 的鉴别诊断

	CD30$^+$PTCL-NOS	ALK$^-$ALCL	CHL
肿瘤细胞	多为大细胞 单型性或多型性 RS 样细胞±	标志细胞	RS 细胞
生长模式	弥漫性	黏附性生长,窦内	多样
嗜酸性粒细胞,浆细胞	不等	通常缺乏	有
CD30	+	+	+
CD15	$-/+$	$-$	$+/-$
B 细胞抗原	通常$-$,罕见 CD20$^+$	通常$-$,罕见 PAX5$^+$	CD20$^{-/+}$,PAX5$^{弱+}$
T 细胞抗原	$+/-$	$-/+$	$-/+$
TCR	αβ>γδ	缺陷	缺乏
细胞毒分子	$-/+$	+	$-$
EMA	$-/+$	$+/-$	$-$
EBV	可有	缺乏	可有
单克隆 TCR 基因重排	有	有	缺乏
单克隆 IG 基因重排	可有	缺乏	通常缺乏

ALCL,间变性大细胞淋巴瘤;CHL,经典型霍奇金淋巴瘤;PTCL-NOS,外周 T 细胞淋巴瘤-非特指。

精华和陷阱

- 由于肿瘤背景有丰富的组织细胞和其他炎症细胞浸润，PTCL-NOS 可能误诊为反应性增生；辨认淋巴细胞异型性是认识恶性本质的线索。
- 异常的 T 细胞免疫表型通常提示恶性，并且大多数 PTCL-NOS 存在这种异常。
- PTCL-NOS 出现细胞毒表型和原位杂交 EBV⁺ 是不利预后因素。
- 出现 CD30 强阳性而 ALK⁻ 时，需考虑 PTCL-NOS 与 ALK⁻ ALCL 的鉴别。

（陈林莺　殷宪刚　译）

参考文献

1. Harris NL, Jaffe ES, Stein H, et al. A revised European-American classification of lymphoid neoplasms：a proposal from the International Lymphoma Study Group. Blood. 1994；84：1361-1392.

2. Swerdlow S, Campo E, Harris N, et al. WHO Classification of Tumours of Haematopoietic and Lymphoid Tissues. Lyon, France：IARC Press；2008.

2a. Swerdlow SH, Campo E, Pileri SA, et al. The 2016 revision of the World Health Organization classification of lymphoid neoplasms. Blood. 2016；127：2375-2390.

3. Vose J, Armitage J, Weisenburger D. International T-Cell Lymphoma Project. International peripheral T-cell and natural killer/T-cell lymphoma study：pathology findings and clinical outcomes. J Clin Oncol. 2008；26：4124-4130.

4. de Leval L, Parrens M, Le Bras F, Jais JP, Fataccioli V, Martin A, et al. Angioimmunoblastic T-cell lymphoma is the most common T-cell lymphoma in two distinct French information data sets. Haematologica. 2015；100：e361-e364.

5. Ravoet M, Sibille C, Roufosse F, et al. 6q- is an early and persistent chromosomal aberration in CD3⁻ CD4⁺ T-cell clones associated with the lymphocytic variant of hypereosinophilic syndrome. Haematologica. 2005；90：753-765.

6. Roufosse F, Cogan E, Goldman M. Lymphocytic variant hypereosinophilic syndromes. Immunol Allergy Clin North Am. 2007；27：389-413.

7. Martinez A, Pittaluga S, Villamor N, et al. Clonal T-cell populations and increased risk for cytotoxic T-cell lymphomas in B-CLL patients：clinicopathologic observations and molecular analysis. Am J Surg Pathol. 2004；28：849-858.

8. Boyer DF, Lindeman NI, Harris NL, Ferry JA. Peripheral T-cell lymphomas with cytotoxic phenotype in patients with chronic lymphocytic leukemia/small lymphocytic lymphoma. Am J Surg Pathol. 2014；38：279-288.

9. Mant S, Taylor G, Dutton D, Butler A, Browett P, Ganly P. Development of T-cell lymphomas with an activated cytotoxic immunophenotype, including anaplastic large cell lymphomas, in patients with chronic lymphocytic leukemia：a series of six cases. Leuk Lymphoma. 2015；56：774-778.

10. Armitage J, Vose J, Weisenburger D. International peripheral T-cell and natural killer/T-cell lymphoma study：pathology findings and clinical outcomes. J Clin Oncol. 2008；26：4124-4130.

11. Weisenburger DD, Savage KJ, Harris NL, et al. Peripheral T-cell lymphoma, not otherwise specified：a report of 340 cases from the International Peripheral T-cell Lymphoma Project. Blood. 2011；117：3402-3408.

12. Gutierrez-Garcia G, Garcia-Herrera A, Cardesa T, Martinez A, Villamor N, Ghita G, et al. Comparison of four prognostic scores in peripheral T-cell lymphoma. Ann Oncol. 2011；22：397-404.

13. Lopez-Guillermo A, Cid J, Salar A, et al. Peripheral T-cell lymphomas：initial features, natural history, and prognostic factors in a series of 174 patients diagnosed according to the R. E. A. L. Classification. Ann Oncol. 1998；9：849-855.

14. Savage KJ, Chhanabhai M, Gascoyne RD, Connors JM. Characterization of peripheral T-cell lymphomas in a single North American institution by the WHO classification. Ann Oncol. 2004；15：1467-1475.

15. Gisselbrecht C, Gaulard P, Lepage E, et al. Prognostic significance of T-cell phenotype in aggressive non-Hodgkin's lymphomas. Groupe d'Etudes des Lymphomes de l'Adulte(GELA). Blood. 1998；92：76-82.

16. Savage KJ, Ferreri AJ, Zinzani PL, Pileri SA. Peripheral T-cell lymphoma-not otherwise specified. Crit Rev Oncol Hematol. 2011；79：321-329.

17. Tong H, Ren Y, Liu H, et al. Clinical characteristics of T-cell lymphoma associated with hemophagocytic syndrome：comparison of T-cell lymphoma with and without hemophagocytic syndrome. Leuk Lymphoma. 2008；49：81-87.

18. Ralfkiaer E, Muller-Hermelink H, Jaffe E. Peripheral T-cell lymphoma, unspecified. In：Vardiman J, ed. Pathology and Genetics of Tumours of Haematopoietic and Lymphoid Tissues. Lyon, France：IARC Press；2001. 227-229.

19. Suchi T, Lennert K, Tu L-Y. Histopathology and immunohistochemistry of peripheral T-cell lymphomas：a proposal for their classification. J Clin Pathol. 1987；40：995-1015.

20. Siegert W, Nerl C, Engelhard M, et al. Peripheral T-cell non-Hodgkin's lymphomas of low malignancy：prospective study of 25 patients with pleomorphic small cell lymphoma, lymphoepithelioid cell (Lennert's) lymphoma and T-zone lymphoma. The Kiel Lymphoma Study Group. Br J Haematol. 1994；87：529-534.

21. Jones D, Weissmann DJ, Kraus MD, Hasserjian RP, Shahsafaei A, Dorfman DM. Recurrences in nodal T-cell lymphoma. Changes in histologic appearance and immunophenotype over the course of disease. Am J Clin Pathol. 2000；114：438-447.

22. Hanson CA, Brunning RD, Gajl-Peczalska KJ, Frizzera G, McKenna RW. Bone marrow manifestations of peripheral T-cell lymphoma. A study of 30 cases. Am J Clin Pathol. 1986；86：449-460.

23. Dogan A, Morice WG. Bone marrow histopathology in peripheral T-cell lymphomas. Br J Haematol. 2004；127：140-154.

24. Chan JK. Splenic involvement by peripheral T-cell and NK-cell neoplasms. Semin Diagn Pathol. 2003；20：105-120.

25. Bekkenk MW, Vermeer MH, Jansen PM, et al. Peripheral T-cell lymphomas unspecified presenting in the skin：analysis of prognostic factors in a group of 82 patients. Blood. 2003；102：2213-2219.

26. Harris NL, Jaffe ES, Stein H, et al. A revised European-American classification of lymphoid neoplasms：a proposal from the International Lymphoma Study Group. Blood. 1994；84：1361-1392.

27. de Leval L, Savilo E, Longtine J, Ferry JA, Harris NL. Peripheral T-cell lymphoma with follicular involvement and a CD4⁺/bcl-6⁺ phenotype. Am J Surg Pathol. 2001；25：395-400.

28. Huang Y, Moreau A, Dupuis J, et al. Peripheral T-cell lymphomas with a follicular growth pattern are derived from follicular helper T cells(TFH) and may show overlapping features with angioimmunoblastic T-cell lymphomas. Am J Surg Pathol. 2009；33：682-690.

29. Attygalle AD, Cabecadas J, Gaulard P, et al. Peripheral T-cell and NK-cell lymphomas and their mimics；taking a step forward—report on the

lymphoma workshop of the XVIth meeting of the European Association for Haematopathology and the Society for Hematopathology. Histopathology. 2014;64:171-199.

30. Chott A, Augustin I, Wra F, Hanak H, Ohlinger W, Radaszkiewicz T. Peripheral T-cell lymphomas—a clinicopathologic study of 75 cases. Hum Pathol. 1990;21:1117-1125.

31. Rudiger T, Weisenburger DD, Anderson JR, et al. Peripheral T-cell lymphoma(excluding anaplastic large-cell lymphoma):results from the Non-Hodgkin's Lymphoma Classification Project. Ann Oncol. 2002;13:140-149.

32. Patsouris E, Noel H, Lennert K. Histological and immunohistological findings in lymphoepithelioid cell lymphoma(Lennert's lymphoma). Am J Surg Pathol. 1988;12:341-350.

33. Yamashita Y, Nakamura S, Kagami Y, et al. Lennert's lymphoma:a variant of cytotoxic T-cell lymphoma? Am J Surg Pathol. 2000;24:1627-1633.

34. Patsouris E, Engelhard M, Zwingers T, Lennert K. Lymphoepithelioid cell lymphoma(Lennert's lymphoma):clinical features derived from analysis of 108 cases. Br J Haematol. 1993;84:346-348.

35. Hastrup N, Ralfkiaer E, Pallesen G. Aberrant phenotypes in peripheral T cell lymphomas. J Clin Pathol. 1989;42:398-402.

36. Went P, Agostinelli C, Gallamini A, et al. Marker expression in peripheral T-cell lymphoma:a proposed clinical-pathologic prognostic score. J Clin Oncol. 2006;24:2472-2479.

37. Geissinger E, Odenwald T, Lee SS, et al. Nodal peripheral T-cell lymphomas and, in particular, their lymphoepithelioid(Lennert's) variant are often derived from CD8[+] cytotoxic T-cells. Virchows Arch. 2004;445:334-343.

38. Gaulard P, Bourquelot P, Kanavaros P, et al. Expression of the alpha/beta and gamma/delta T-cell receptors in 57 cases of peripheral T-cell lymphomas. Identification of a subset of gamma/delta T-cell lymphomas. Am J Pathol. 1990;137:617-628.

39. Bonzheim I, Geissinger E, Roth S, et al. Anaplastic large cell lymphomas lack the expression of T-cell receptor molecules or molecules of proximal T-cell receptor signaling. Blood. 2004;104:3358-3360.

40. Yao X, Teruya-Feldstein J, Raffeld M, Sorbara L, Jaffe ES. Peripheral T-cell lymphoma with aberrant expression of CD79a and CD20:a diagnostic pitfall. Mod Pathol. 2001;14:105-110.

41. Rahemtullah A, Longtine JA, Harris NL, et al. CD20[+] T-cell lymphoma:clinicopathologic analysis of 9 cases and a review of the literature. Am J Surg Pathol. 2008;32:1593-1607.

42. Rizzo K, Stetler-Stevenson M, Wilson W, Yuan CM. Novel CD19 expression in a peripheral T cell lymphoma:a flow cytometry case report with morphologic correlation. Cytometry B Clin Cytom. 2009;76:142-149.

43. Tzankov AS, Went PT, Munst S, Papadopoulos T, Jundt G, Dirnhofer SR. Rare expression of BSAP(PAX-5) in mature T-cell lymphomas. Mod Pathol. 2007;20:632-637.

44. Dupuis J, Emile JF, Mounier N, et al. Prognostic significance of Epstein-Barr virus in nodal peripheral T-cell lymphoma, unspecified:a Groupe d'Etude des Lymphomes de l'Adulte(GELA) study. Blood. 2006;108:4163-4169.

45. Boulland ML, Kanavaros P, Wechsler J, Casiraghi O, Gaulard P. Cytotoxic protein expression in natural killer cell lymphomas and in alpha beta and gamma delta peripheral T-cell lymphomas. J Pathol. 1997;183:432-439.

46. Kagami Y, Suzuki R, Taji H, et al. Nodal cytotoxic lymphoma spectrum:a clinicopathologic study of 66 patients. Am J Surg Pathol. 1999;23:1184-1200.

47. Asano N, Suzuki R, Kagami Y, et al. Clinicopathologic and prognostic significance of cytotoxic molecule expression in nodal peripheral T-cell lymphoma, unspecified. Am J Surg Pathol. 2005;29:1284-1293.

48. Kern WF, Spier CM, Hanneman EH, Miller TP, Matzner M, Grogan TM. Neural cell adhesion molecule-positive peripheral T-cell lymphoma:a rare variant with a propensity for unusual sites of involvement. Blood. 1992;79:2432-2437.

49. Kagami Y, Sobue R, Ito N, et al. Cytotoxic large T-cell lymphoma with fulminant clinical course, CD8[+] and CD56[-] phenotype, and its relation to Epstein-Barr virus:a report of two cases. Int J Hematol. 1999;70:105-111.

50. Mukai HY, Hasegawa Y, Kojima H, et al. Nodal CD8 positive cytotoxic T-cell lymphoma:a distinct clinicopathological entity. Mod Pathol. 2002;15:1131-1139.

51. Ohshima K, Suzumiya J, Sugihara M, et al. Clinical, immunohistochemical and phenotypic features of aggressive nodal cytotoxic lymphomas, including alpha/beta, gamma/delta T-cell and natural killer cell types. Virchows Arch. 1999;435:92-100.

52. Kato S, Takahashi E, Asano N, et al. Nodal cytotoxic molecule(CM)-positive Epstein-Barr virus(EBV)-associated peripheral T cell lymphoma(PTCL):a clinicopathological study of 26 cases. Histopathology. 2012;61:186-199.

53. Asano N, Kato S, Nakamura S. Epstein-Barr virus-associated natural killer/T-cell lymphomas. Best Pract Res Clin Haematol. 2013;26:15-21.

54. Jeon YK, Kim JH, Sung JY, Han JH, Ko YH; Hematopathology Study Group of the Korean Society of Pathologists. Epstein-Barr virus-positive nodal T/NK-cell lymphoma:an analysis of 15 cases with distinct clinicopathological features. Hum Pathol. 2015;46:981-990.

55. Kato S, Asano N, Miyata-Takata T, et al. T-cell receptor(TCR) phenotype of nodal Epstein-Barr virus(EBV)-positive cytotoxic T-cell lymphoma(CTL):a clinicopathologic study of 39 cases. Am J Surg Pathol. 2015;39:462-471.

56. Chuang SS. In situ hybridisation for Epstein-Barr virus as a differential diagnostic tool for T-and natural killer/T-cell lymphomas in non-immunocompromised patients. Pathology. 2014;46:581-591.

57. Geissinger E, Bonzheim I, Krenacs L, et al. Nodal peripheral T-cell lymphomas correspond to distinct mature T-cell populations. J Pathol. 2006;210:172-180.

58. Rudiger T, Geissinger E, Muller-Hermelink HK. "Normal counterparts" of nodal peripheral T-cell lymphoma. Hematol Oncol. 2006;24:175-180.

59. Jones D, O'Hara C, Kraus MD, et al. Expression pattern of T-cell-associated chemokine receptors and their chemokines correlates with specific subtypes of T-cell non-Hodgkin lymphoma. Blood. 2000;96:685-690.

60. Dorfman DM, Shahsafaei A. CD69 expression correlates with expression of other markers of Th1 T cell differentiation in peripheral T cell lymphomas. Hum Pathol. 2002;33:330-334.

61. Weng AP, Shahsafaei A, Dorfman DM. CXCR4/CD184 immunoreactivity in T-cell non-Hodgkin lymphomas with an overall Th1[-] Th2[+] immunophenotype. Am J Clin Pathol. 2003;119:424-430.

62. Tsuchiya T, Ohshima K, Karube K, et al. Th1, Th2, and activated T-cell marker and clinical prognosis in peripheral T-cell lymphoma, unspeci-

fied：comparison with AILD，ALCL，lymphoblastic lymphoma，and ATLL. Blood. 2004；103；236-241.

63. Ohshima K，Karube K，Kawano R，et al. Classification of distinct sub-types of peripheral T-cell lymphoma unspecified，identified by chemo-kine and chemokine receptor expression；analysis of prognosis. Int J On-col. 2004；25；605-613.

64. Iqbal J，Wright G，Wang C，et al. Gene expression signatures delineate biological and prognostic subgroups in peripheral T-cell lymphoma. Blood. 2014；123；2915-2923.

65. Wang T，Feldman AL，Wada DA，et al. GATA-3 expression identifies a high-risk subset of PTCL，NOS with distinct molecular and clinical fea-tures. Blood. 2014；123；3007-3015.

66. Bonzheim I，Geissinger E，Tinguely M，et al. Evaluation of FoxP3 expres-sion in peripheral T-cell lymphoma. Am J Clin Pathol. 2008；130；613-619.

67. Gaulard P，de Leval L. Follicular helper T cells；implications in neoplas-tic hematopathology. Semin Diagn Pathol. 2011；28；202-213.

68. Jones D，Fletcher CD，Pulford K，Shahsafaei A，Dorfman DM. The T-cell activation markers CD30 and OX40/CD134 are expressed in nonoverlap-ping subsets of peripheral T-cell lymphoma. Blood. 1999；93；3487-3493.

69. Sabattini E，Pizzi M，Tabanelli V，et al. CD30 expression in peripheral T-cell lymphomas. Haematologica. 2013；98；e81-e82.

70. Bossard C，Dobay MP，Parrens M，Lamant L，Missiaglia E，Haioun C，et al. Immunohistochemistry as a valuable tool to assess CD30 expression in peripheral T-cell lymphomas；high correlation with mRNA levels. Blood. 2014；124；2983-2986.

71. Barry TS，Jaffe ES，Sorbara L，Raffeld M，Pittaluga S. Peripheral T-cell lymphomas expressing CD30 and CD15. Am J Surg Pathol. 2003；27；1513-1522.

72. Anagnostopoulos I，Hummel M，Tiemann M，Korbjuhn P，Parwaresch MR，Stein H. Frequent presence of latent Epstein-Barr virus infection in lymphoepithelioid cell lymphoma（Lennert's lymphoma）. Histopatholo-gy. 1994；25；331-337.

73. d'Amore F，Johansen P，Houmand A，Weisenburger DD，Mortensen LS. Epstein-Barr virus genome in non-Hodgkin's lymphomas occurring in immunocompetent patients；highest prevalence in nonlymphoblastic T-cell lymphoma and correlation with a poor prognosis. Danish Lymphoma Study Group，LYFO. Blood. 1996；87；1045-1055.

74. Quintanilla-Martinez L，Fend F，Moguel LR，et al. Peripheral T-cell lym-phoma with Reed-Sternberg-like cells of B-cell phenotype and genotype associated with Epstein-Barr virus infection. Am J Surg Pathol. 1999；23；1233-1240.

75. Nicolae A，Pittaluga S，Venkataraman G，et al. Peripheral T-cell lympho-mas of follicular T-helper cell derivation with Hodgkin/Reed-Sternberg cells of B-cell lineage；both EBV-positive and EBV-negative variants ex-ist. Am J Surg Pathol. 2013；37；816-826.

76. Higgins JP，van de Rijn M，Jones CD，Zehnder JL，Warnke RA. Periph-eral T-cell lymphoma complicated by a proliferation of large B cells. Am J Clin Pathol. 2000；114；236-247.

77. Zettl A，Lee SS，Rudiger T，et al. Epstein-Barr virus-associated B-cell lymphoproliferative disorders in angioimmunoblastic T-cell lymphoma and peripheral T-cell lymphoma，unspecified. Am J Clin Pathol. 2002；117；368-379.

78. Balague O，Martinez A，Colomo L，et al. Epstein-Barr virus negative clon-al plasma cell proliferations and lymphomas in peripheral T-cell lympho-mas；a phenomenon with distinctive clinicopathologic features. Am J Surg Pathol. 2007；31；1310-1322.

79. van Krieken JH，Langerak AW，Macintyre EA，et al. Improved reliability of lymphoma diagnostics via PCR-based clonality testing；report of the BIOMED-2 Concerted Action BHM4-CT98-3936. Leukemia. 2007；21；201-206.

80. Tan BT，Warnke RA，Arber DA. The frequency of B-and T-cell gene re-arrangements and Epstein-Barr virus in T-cell lymphomas；a comparison between angioimmunoblastic T-cell lymphoma and peripheral T-cell lym-phoma，unspecified with and without associated B-cell proliferations. J Mol Diagn. 2006；8；466-475，quiz 527.

81. Piccaluga PP，Agostinelli C，Califano A，et al. Gene expression analysis of peripheral T cell lymphoma，unspecified，reveals distinct profiles and new potential therapeutic targets. J Clin Invest. 2007；117；823-834.

82. Ballester B，Ramuz O，Gisselbrecht C，et al. Gene expression profiling identifies molecular subgroups among nodal peripheral T-cell lympho-mas. Oncogene. 2006；25；1560-1570.

83. Martinez-Delgado B，Cuadros M，Honrado E，et al. Differential expression of NF-κB pathway genes among peripheral T-cell lymphomas. Leukemia. 2005；19；2254-2263.

84. Cuadros M，Dave SS，Jaffe ES，et al. Identification of a proliferation sig-nature related to survival in nodal peripheral T-cell lymphomas. J Clin Oncol. 2007；25；3321-3329.

85. Mahadevan D，Spier C，Della Croce K，et al. Transcript profiling in pe-ripheral T-cell lymphoma，not otherwise specified，and diffuse large B-cell lymphoma identifies distinct tumor profile signatures. Mol Cancer Ther. 2005；4；1867-1879.

86. Piccaluga PP，Agostinelli C，Zinzani PL，Baccarani M，Dalla Favera R，Pileri SA. Expression of platelet-derived growth factor receptor alpha in peripheral T-cell lymphoma not otherwise specified. Lancet Oncol. 2005；6；440.

87. Piccaluga PP，Rossi M，Agostinelli C，et al. Platelet-derived growth factor alpha mediates the proliferation of peripheral T-cell lymphoma cells via an autocrine regulatory pathway. Leukemia. 2014；28；1687-1697.

88. Inwards DJ，Habermann TM，Banks PM，Colgan JP，Dewald GW. Cytoge-netic findings in 21 cases of peripheral T-cell lymphoma. Am J Hematol. 1990；35；88-95.

89. Schlegelberger B，Himmler A，Godde E，Grote W，Feller AC，Lennert K. Cytogenetic findings in peripheral T-cell lymphomas as a basis for distin-guishing low-grade and high-grade lymphomas. Blood. 1994；83；505-511.

90. Lepretre S，Buchonnet G，Stamatoullas A，et al. Chromosome abnormali-ties in peripheral T-cell lymphoma. Cancer Genet Cytogenet. 2000；117；71-79.

91. Nelson M，Horsman DE，Weisenburger DD，et al. Cytogenetic abnormali-ties and clinical correlations in peripheral T-cell lymphoma. Br J Haema-tol. 2008；141；461-469.

92. Zettl A，Rudiger T，Konrad MA，et al. Genomic profiling of peripheral T-cell lymphoma，unspecified，and anaplastic large T-cell lymphoma delin-eates novel recurrent chromosomal alterations. Am J Pathol. 2004；164；1837-1848.

93. Thorns C，Bastian B，Pinkel D，et al. Chromosomal aberrations in angio-immunoblastic T-cell lymphoma and peripheral T-cell lymphoma unspec-ified；a matrix-based CGH approach. Genes Chromosomes Cancer. 2007；

46:37-44.

94. Nagel S,Leich E,Quentmeier H,et al. Amplification at 7q22 targets cyclin-dependent kinase 6 in T-cell lymphoma. Leukemia. 2008;22;387-392.

95. Fujiwara SI,Yamashita Y,Nakamura N,et al. High-resolution analysis of chromosome copy number alterations in angioimmunoblastic T-cell lymphoma and peripheral T-cell lymphoma,unspecified,with single nucleotide polymorphism-typing microarrays. Leukemia. 2008;22:1891-1898.

96. Gesk S,Martin-Subero JI,Harder L,et al. Molecular cytogenetic detection of chromosomal breakpoints in T-cell receptor gene loci. Leukemia. 2003;17:738-745.

97. Leich E,Haralambieva E,Zettl A,et al. Tissue microarray-based screening for chromosomal breakpoints affecting the T-cell receptor gene loci in mature T-cell lymphomas. J Pathol. 2007;213:99-105.

98. Feldman AL,Law M,Grogg KL,et al. Incidence of TCR and TCL1 gene translocations and isochromosome 7q in peripheral T-cell lymphomas using fluorescence in situ hybridization. Am J Clin Pathol. 2008;130:178-185.

99. Martin-Subero JI,Wlodarska I,Bastard C,et al. Chromosomal rearrangements involving the BCL3 locus are recurrent in classical Hodgkin and peripheral T-cell lymphoma. Blood. 2006;108:401-402,author reply 402-403.

100. Almire C,Bertrand P,Ruminy P,et al. PVRL2 is translocated to the TRA@ locus in t(14;19)(q11;q13)-positive peripheral T-cell lymphomas. Genes Chromosomes Cancer. 2007;46:1011-1018.

101. Feldman AL,Law M,Remstein ED,et al. Recurrent translocations involving the IRF4 oncogene locus in peripheral T-cell lymphomas. Leukemia. 2009;23:574-580.

102. Somja J,Bisig B,Bonnet C,Herens C,Siebert R,de Leval L. Peripheral T-cell lymphoma with t(6;14)(p25;q11.2) translocation presenting with massive splenomegaly. Virchows Arch. 2014;464:735-741.

103. Vasmatzis G,Johnson SH,Knudson RA,et al. Genome-wide analysis reveals recurrent structural abnormalities of TP63 and other p53-related genes in peripheral T-cell lymphomas. Blood. 2012;120:2280-2289.

104. Manso R,Rodriguez-Pinilla SM,Gonzalez-Rincon J,et al. Recurrent presence of the PLCG1 S345F mutation in nodal peripheral T-cell lymphomas. Haematologica. 2015;100:e25-e27.

105. Vaque JP,Gomez-Lopez G,Monsalvez V,et al. PLCG1 mutations in cutaneous T-cell lymphomas. Blood. 2014;123:2034-2043.

106. Gallamini A,Stelitano C,Calvi R,et al. Peripheral T-cell lymphoma unspecified(PTCL-U):a new prognostic model from a retrospective multicentric clinical study. Blood. 2004;103:2474-2479.

107. Lim MS,Straus SE,Dale JK,et al. Pathological findings in human autoimmune lymphoproliferative syndrome [in process citation]. Am J Pathol. 1998;153:1541-1550.

108. Kuo TT. Kikuchi's disease(histiocytic necrotizing lymphadenitis). A clinicopathologic study of 79 cases with an analysis of histologic subtypes,immunohistology,and DNA ploidy. Am J Surg Pathol. 1995;19:798-809.

109. Menasce LP,Banerjee SS,Edmondson D,Harris M. Histiocytic necrotizing lymphadenitis(Kikuchi-Fujimoto disease):continuing diagnostic difficulties. Histopathology. 1998;33:248-254.

110. Venkataraman G,Song JY,Tzankov A,Dirnhofer S,Heinze G,Kohl M, et al. Aberrant T-cell antigen expression in classical Hodgkin lymphoma is associated with decreased event-free survival and overall survival. Blood. 2013;121:1795-1804.

111. Patsouris E,Noel H,Lennert K. Cytohistologic and immunohistochemical findings in Hodgkin's disease,mixed cellularity type,with a high content of epithelioid cells. Am J Surg Pathol. 1989;13:1014-1022.

112. Patsouris E,Noel H,Lennert K. Lymphoplasmacytic/lymphoplasmacytoid immunocytoma with a high content of epithelioid cells:histologic and immunohistochemical findings. Am J Surg Pathol. 1990;14:660-670.

113. Patsouris E,Noel H,Lennert K. Angioimmunoblastic lymphadenopathy-type of T-cell lymphoma with a high content of epithelioid cells. Histopathology and comparison with lymphoepithelioid cell lymphoma. Am J Surg Pathol. 1989;13:262-275.

114. Agostinelli C,Hartmann S,Klapper W,et al. Peripheral T cell lymphomas with follicular T helper phenotype:a new basket or a distinct entity? Revising Karl Lennert's personal archive. Histopathology. 2011; 59:679-691.

115. Hartmann S,Agostinelli C,Klapper W,et al. Revising the historical collection of epithelioid cell-rich lymphomas of the Kiel Lymph Node Registry:what is Lennert's lymphoma nowadays? Histopathology. 2011; 59:1173-1182.

116. Savage KJ,Harris NL,Vose JM,et al. ALK-negative anaplastic large-cell lymphoma(ALCL) is clinically and immunophenotypically different from both ALK-positive ALCL and peripheral T-cell lymphoma,not otherwise specified:report from the International Peripheral T-Cell Lymphoma Project. Blood. 2008;111:5496-5504.

117. Feldman AL,Dogan A,Smith DI,et al. Discovery of recurrent t(6;7)(p25.3;q32.3) translocations in ALK-negative anaplastic large cell lymphomas by massively parallel genomic sequencing. Blood. 2011; 117:915-919.

第 36 章

血管免疫母细胞性 T 细胞淋巴瘤

Leticia Quintanilla-Martinez, German Ott

36.1　定义

　　血管免疫母细胞性 T 细胞淋巴瘤（AITL）是一种系统性淋巴组织增殖性疾病（LPD），以全身淋巴结肿大、肝脾肿大、全身症状、皮疹、贫血和多克隆性高 γ 球蛋白血症为特点。组织学上，淋巴结结构破坏，浸润细胞含有多种类型，包括淋巴细胞、浆细胞、嗜酸性粒细胞、组织细胞和免疫母细胞。此疾病的特征是高内皮小静脉的分支状增生和滤泡树突细胞（FDC）弥漫性增生，滤泡和生发中心通常消失[1,2]。最初，认为 AITL 是一种形态学特点表现为淋巴组织不典型增生的异常免疫反应，伴有进展为淋巴瘤的高危性[3-5]。但是，随后的基因重排研究显示在大多数病例中有 T 细胞受体基因的克隆性重排[6-8]；因此，现认为 AITL 是生发中心滤泡辅助性 T 细胞（T_{FH}）起源的外周 T 细胞淋巴瘤（PTCL）的原型。过去常用于描述 AITL 的名称包括：伴有异常蛋白血症的血管免疫母细胞性淋巴结病（AILD）[4]、免疫母细胞性淋巴结病[3]、淋巴粒细胞性肉芽肿 X 和 AILD 型 T 细胞淋巴瘤[9]。在 REAL 分类中，此病命名为 AITL[10,11]。

36.2　流行病学

　　AITL 约占非霍奇金淋巴瘤（NHL）的 1%~2%。AITL 是世界上第二常见的 PTCL 特异性亚型，在欧洲（占病例的 29%）[12]比北美或亚洲更常见，后者的患病率约为 16%~

18%[13]。AITL 好发于中老年人，发病高峰年龄是五六十岁，年轻成人少见但也可发生[14]。发病的男女比例为 1:1，但也有的研究显示男性略占优势[8,15,16]。

36.3　病因学

　　AITL 的病因不明。最初认为药物的应用（抗生素最常见）可引发此病，或在传染病之后可发生此病，这些提示 AITL 是一种异常免疫反应的表现[17]。后来有一些研究探测 EBV 在 AITL 发生中的机制。通过原位杂交，在 AITL 累及的淋巴结中，有 80%~96% 可检查到 EBV[16,18,19]。在大多数病例，EBV 感染的细胞是转化的 B 细胞，仅在比较老的文献中罕见报道了 T 细胞被 EBV 感染[19]。在 AITL 患者的淋巴结中，每 10~500 个 B 细胞中有一个被感染[20]。相反，在健康的 EBV 携带者，每 10^6~10^7 个细胞中有 1 个细胞携带 EBV 病毒。尽管 EBV 在多种淋巴瘤中有明显的致瘤作用，目前认为 EBV 感染并非 AITL 的致病因素。EBV 感染很可能只是肿瘤过程中特征性出现免疫缺陷状态的反映，尽管有人设想 EBV 可直接驱动 T 细胞增生[21]。

36.4　滤泡辅助性 T 细胞

　　T_{FH} 细胞是位于生发中心的效应性辅助 T 细胞的一个独特亚型，在生发中心反应过程中专门为 B 细胞提供帮助。T_{FH} 细胞促进 B 细胞活化、免疫球蛋白类别转化重组和体细胞高频突变,最终产生高亲和力的浆细胞和记忆性 B 细胞[22]。T_{FH} 的分化依赖于转录抑制因子 BCL6 和 CXCR5 的表达,在 T 细胞启动后不久和生发中心形成之前,在 T 区和滤泡边界(T:B 边界)的 T 细胞中首先检测到了 CXCR5 的表达[23-25]。BCL6 在 T 细胞中的表达可下调 CCR7 和上调 CXCR5,诱导共刺激因子(ICOS)、程序性死亡 1(PD1)、白细胞介素(IL)-21R 和 IL-6R。在 T 细胞通过抗原递呈树突状细胞启动时,ICOS 的表达在 T_{FH} 分化初始阶段似乎也起着重要作用[26]。这些 CD4 阳性、CXCR5 阳性、BCL6 阳性的 T 细胞,即所谓的前 T_{FH} 细胞,是启动生发中心和滤泡外抗体反应所必需的[25]。T_{FH} 特异性分泌谱,包括 IL-21、CXCL13 趋化因子及其受体 CXCR5,对 T_{FH} 细胞在生发中心的募集和定位至关重要。CXCR5 使 T_{FH} 细胞迁移到 B 细胞滤泡中富含 CXCL13 的区域。一旦 T_{FH} 细胞定位于生发中心,它们就会上调 PD1、IL-21、CD84 和 ICOS 的表达。这些标记物是 T_{FH} 细胞的特征,通过流式细胞术或常规福尔马林固定组织的免疫组化检测,可用于临床诊断。

36.5　临床特征

　　AITL 是具有独特的临床表现的淋巴瘤,其临床特征常常提示可疑为此病。大多数患者出现全身浅表淋巴结肿大,肝脾肿大和显著全身症状,包括发热、体重减轻和常伴有瘙痒的皮疹[14,15]。1/3 患者出现水肿,特别是在上肢末端和面部;可出现胸腔积液、关节炎和腹水。多克隆性高 γ 球蛋白血症和 Coombs 阳性溶血性贫血也常出现。通常有骨髓累及。大约 30% 患者出现嗜酸性粒细胞增多,10% 患者出现浆细胞增生症。实验室检查显示出现冷凝集素、循环免疫复合物、抗平滑肌和抗核抗体、类风湿因子阳性和冷球蛋白。并发常见的和机会性微生物感染使疾病的发展变得更为复杂。针对 AITL 患者的最佳治疗方案未达成共识[27]。患者最初对类固醇或温和的细胞毒性化疗可能有反应,但常常发生疾病进展。起源自 T_{FH} 细胞解释了 AITL 的许多独特的临床特征,包括高 γ 球蛋白血症、自身免疫现象和克隆性 B 细胞增殖,这表明恶性 T_{FH} 细胞与正常细胞一样可以刺激 B 细胞增殖。

36.6　形态学

　　与其他 PTCL 相比,AITL 累及淋巴结时呈现独特的形态学特征(框 36.1)[28,29]。在低倍镜下,淋巴结结构通常破坏。副皮质区或滤泡间区有多种类型的浸润细胞,包括小-中等淋巴细胞,混有中性粒细胞、嗜酸性粒细胞、浆细胞、成纤维细胞样树突细胞、组织细胞和上皮样细胞(图 36.1)。有时肿瘤性 T 细胞通过形态学易于辨认。在这些病例中,浸润的不典型细胞特点是核圆形或不规则,胞质宽,透明,细胞膜清晰(透明细胞)(图 36.2A)。细胞的不典型性虽然常可观察到,但这不是诊断的首要条件(图 36.2B)。不典型 T 细胞的数量变化很大,可以从小灶性到大的融合片状,有时要与外周 T 细胞淋巴瘤-非特指(PTCL-NOS)鉴别。值得注意的是可出现中-大的嗜碱性 B 细胞性母细胞,有时这些细胞类似于霍奇金细胞(图 36.3)[4,17,30]。

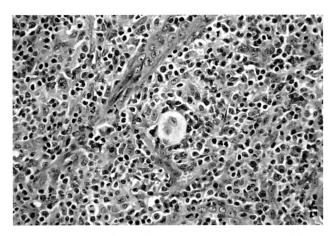

图 36.1　血管免疫母细胞性 T 细胞淋巴瘤(AITL),典型形态学。多种类型的小-中等胞质透明的淋巴细胞组成的浸润,混有嗜酸性粒细胞、浆细胞、成纤维细胞样树突细胞、组织细胞和上皮样细胞

　　在绝大多数病例中,残留的滤泡外出现具有 FDC 表型细胞的显著增生,典型地包绕高内皮小静脉(HEV)。有时,残留的滤泡中可见位于中心的洋葱样 FDC 网,呈现"燃烬"的外观(图 36.4)。在不太明显的病例,只有应用针对 CD21、CD23 或 CD35 抗原的抗体,通过免疫染色才能识别 FDC 的增生。另一个诊断性特征是浸润范围超过淋巴结被膜,扩展至淋巴结周围脂肪,但常常不累及皮质淋巴窦,似乎瘤细胞跨越淋巴窦扩展至结外(图 36.5)。出现大量、常常分支状的毛细血管后高

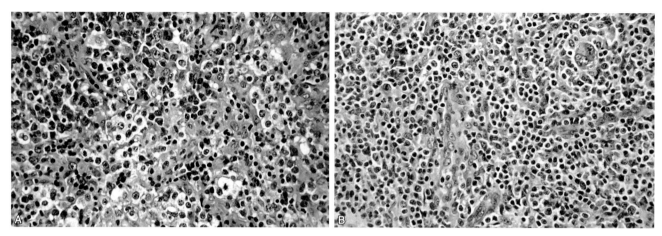

图 36.2 血管免疫母细胞性 T 细胞淋巴瘤（AITL），肿瘤细胞的细胞学谱系。A，浸润的不典型细胞特点是核不规则，胞质宽、透明，细胞膜清晰（透明细胞）。B，肿瘤细胞小至中等大，无不典型性，呈透明胞质。注意有一个 RS 样细胞

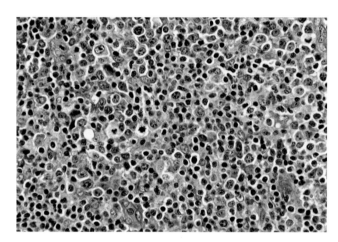

图 36.3 大的 B 细胞性母细胞。在肿瘤性 T 细胞中混杂有中-大的嗜碱性 B 细胞性母细胞，一些可和霍奇金细胞相似

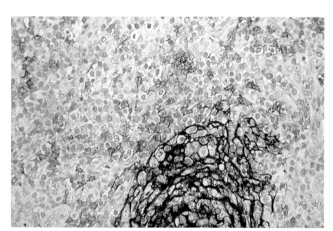

图 36.4 CD21 染色突显出 FDC。显示出一个"燃烬"的生发中心，滤泡树突网呈洋葱样。注意在滤泡外有 CD21+ 树突细胞增生

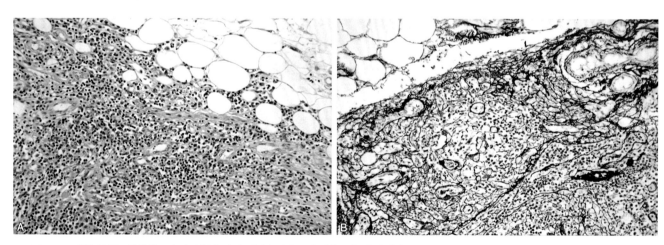

图 36.5 浸润扩展至被膜外。A，脂肪浸润，但似乎瘤细胞越过皮质淋巴窦，使皮质淋巴窦得以保存。B，Gomori 染色突显出开放的皮质淋巴窦，这是 AITL 的一个诊断性特征

内皮静脉增生是一个主要特征,在淋巴结周围浸润中也可见到。显示高内皮静脉的最佳方式是银染,如 Gomori 银浸染,或 PAS 染色,可显示显著的血管结构和血管壁增厚、玻璃样变性基底膜(图 36.6)[9]。在对 AITL 最初的描述中,缺乏反应性增生的 B 细胞滤泡是此病的一个典型特征。但是,现在认为 AITL 有 3 种主要的结构模式[31-33]。在模式 1 中(20%病例)淋巴结结构保存,可见增生的生发中心(图 36.7A)。模式 2(30%病例)的特点是丧失正常结构,可见衰竭的滤泡或"燃烬"的生发中心(图 36.7B 和 C)。在模式 3(50%病例)中,淋巴结正常结构完全破坏,没有 B 细胞滤泡。随着疾病的进展,同一患者的连续活检标本显示了从模式 1 向模式 3 的转化,因而这些模式似乎代表了疾病不同阶段的形态学[31,32,34]。

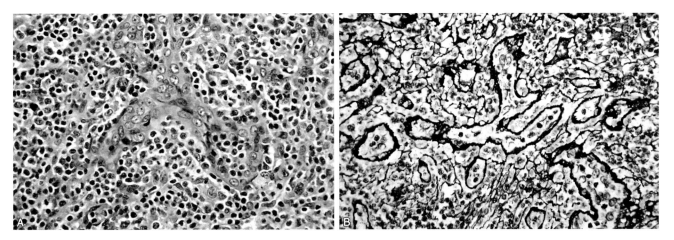

图 36.6　A,分支状的高内皮小静脉。B,Gomori 染色突显出分支状的高内皮小静脉,这是 AITL 的一个典型表现

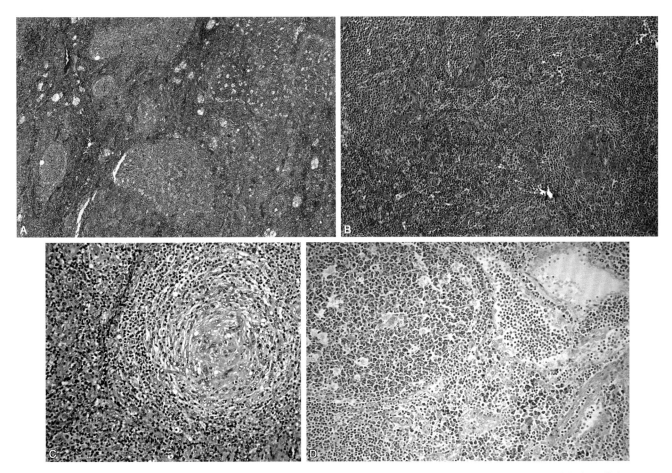

图 36.7　血管免疫母细胞性 T 细胞淋巴瘤(AITL),组织学模式。A,早期病例可见缺乏套区的增生滤泡和扩张的副皮质区(模式 1)。B,具有"燃烬"的生发中心的病例,这和 Castleman 病相似,还有副皮质区扩张和分支状高内皮静脉的增生(模式 2)。C,高倍镜下见衰竭萎缩的滤泡伴明显的 FDC 增生(模式 2)。D,Giemsa 染色显示缺乏套区的增生滤泡和扩张的副皮质区(模式 1)

36.7　组织学变异型及相关病变

36.7.1　增生的生发中心

少见情况下,可能在疾病早期阶段,此时的形态学非常难以诊断,可见结构良好(增生)的生发中心,伴有不明显的套区,有时境界不清(图 36.7D)[31]。仅在淋巴结的滤泡间区和被膜周围区域可见特异性形态学改变。由于有增生的血管和有时出现不典型 T 细胞,这些病例还是很引人注意的。CD21⁺FDC 网扩张非常有助于诊断(图 36.8A),但此时这个特征完全缺乏或很不明显[32]。在生发中心的外缘和副皮质区区存在 CD4⁺(图 36.8B)、同时异常表达 CD10、BCL6 或 PD1 的 T 细胞,这认为是一个重要的诊断特征(图 36.8C 和 D)[32]。如果怀疑是处于早期阶段的病例,应该有 T 细胞的克隆性增生,临床特征也应该和诊断相符合。通过连续活检,一部分病例可以显示进展为淋巴结结构破坏的典型 AITL[31,35]。

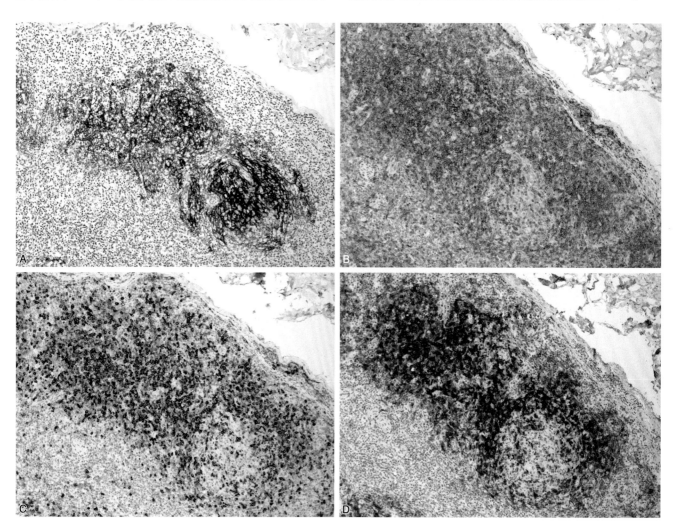

图 36.8　具有增生生发中心和衰竭滤泡的血管免疫母细胞性 T 细胞淋巴瘤(AITL)(模式 1 和模式 2)。A,扩张的 CD21⁺FDC 网从衰竭、萎缩的滤泡扩展出来。B,CD4⁺T 细胞环绕衰竭的滤泡,并位于 CD21⁺FDC 网中。C,CD4⁺T 细胞强表达 CD10。注意衰竭的滤泡不表达 CD10。D,同种细胞表达 PD1

36.7.2　大量上皮样细胞反应

一些 AITL 病例混杂有大量上皮样细胞,使得诊断性形态学特征不明显(图 36.9A)。Patsouris 等认为[36],诊断 AITL 有赖于出现分支的血管和增生的 FDC 网,而富于上皮样细胞的经典型霍奇金淋巴瘤(含有典型 HRS 细胞)和 PTCL-NOS 的淋巴上皮样变异型(Lennert 淋巴瘤)则没有这些特征。

36.7.3　成片的小至大的肿瘤性 T 细胞("肿瘤细胞丰富")

一些病例中肿瘤性 T 细胞占显著优势,小或中-大的细胞呈片状,使得 AITL 中炎症性背景这个常见特征变得不明显(图 36.9B)。尽管还没有确定明确的标准,如果具有诊断性特征(如血管增生、淋巴结周围浸润、FDC 增生),我们倾向将这类病例归为 AITL 的高级别变异型。但有时 PTCL-NOS 和 AITL 有相似之处,二者之间似乎存在交叉重叠。由于缺乏这方面研究的文献报道,尚不清楚 AITL 是否能发展为由形态一致的大的转化 T 细胞组成的 PTCL-NOS。最近提出肿瘤细胞丰富型 AITL 这个术语,用于缺乏 WHO 标准但具有 T_FH 表型的病例,以及至少有 AITL 的形态学特征之一,如 FDC 增生或 HEV 增生[37]。然而,将某个病例归入 AITL 的最低标准尚未定义。

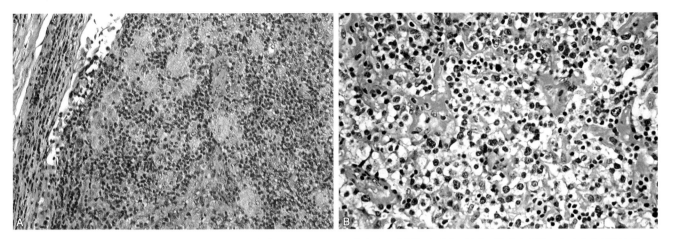

图 36.9　血管免疫母细胞性 T 细胞淋巴瘤(AITL)的诊断陷阱。A,AITL 伴大量上皮样细胞反应。注意开放的皮质淋巴窦这个典型的诊断特征。B,AITL 伴片状分布的大的肿瘤性 T 细胞

36.7.4　滤泡性外周 T 细胞淋巴瘤(PTCL-F)

这是一种罕见的 PTCL-NOS 变异型,主要表现滤泡或滤泡周围生长模式,强表达 T_{FH} 标记物,但缺乏 AITL 典型的多种类型细胞弥漫性浸润和扩张的血管(图 36.10)[38]。PTCL-F 是 AITL 的变异型还是其早期表现,或是一种不同的疾病实体,目前尚不清楚。然而,类似于 PTCL-F 的肿瘤可能复发,复发的病变归入 AITL,反之亦然。据报道,涉及 ITK 和 SYK 酪氨酸激酶基因的染色体易位 t(5;9)(q33;q22)约占 PTCL-F 病例的 20%[39]。ITK-SYK 融合转录在体内外均具有转化的特性[40]。最近,在 AITL 病例中发现了同样的易位,进一步支持这些肿瘤之间的密切关系[41]。PTCL-F 比 AITL 更常表达 BCL6,可能是因为肿瘤细胞位于滤泡内。部分病例呈 CD10+。

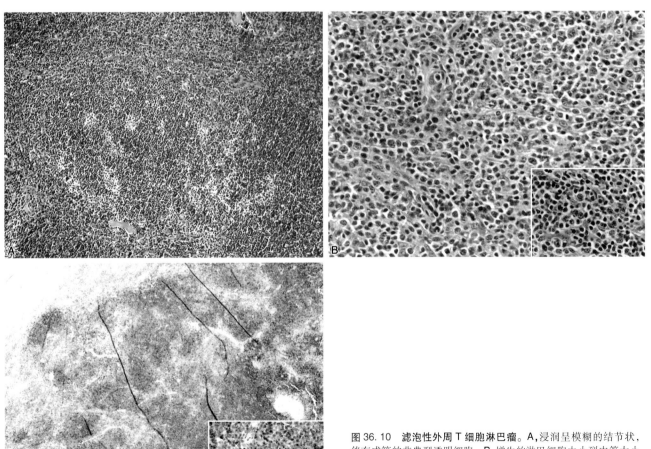

图 36.10　滤泡性外周 T 细胞淋巴瘤。A,浸润呈模糊的结节状,伴有成簇的非典型透明细胞。B,增生的淋巴细胞由小到中等大小的淋巴细胞组成,胞质淡染。C,肿瘤细胞表达 T_{FH} 标记 CXCL13

36.7.5　T_FH 来源的其他淋巴瘤

T_FH 表型可见于其他类型的淋巴结 T 细胞淋巴瘤,但缺乏 ATIL 的所有组织学特征。考虑某一淋巴瘤是 T 滤泡辅助(T_FH)起源,要求至少表达该细胞系标记物中的两到 3 种。遗传学研究发现(见下文),在这些肿瘤中,许多肿瘤与 AITL 具有相同的遗传学改变,但 *IDH2* 突变似乎对 AITL 更特异、更相关[42,43]。遗传学特征和免疫表型的这种重叠,令人质疑 AITL 的最低标准到底是什么。未来的研究可能会解决这个问题。在修订的第四版 WHO 分类中,在认可其共同的表型和基因型特征的情况下,将 T_FH 起源的淋巴结 T 细胞淋巴瘤归为一类。然而,AITL 仍然认可为独立的疾病实体。在某些病例中,区分 AITL 和其他淋巴结 T_FH 起源的淋巴瘤具有挑战性,也许可以诊断为类似于 AITL 的 PTCL。

36.7.6　B 细胞淋巴组织增生或 B 细胞淋巴瘤

已有明确的证据显示 AITL 可发生大 B 细胞淋巴瘤。可在初诊时就存在大 B 细胞淋巴瘤,或随时间而发展为大 B 细胞淋巴瘤[44-46]。疾病相关性免疫缺陷和化疗进一步引起免疫抑制,可促进 EBV 感染,而 EBV 感染似乎在大多数病例中触发 B 细胞增殖。近来的文献报道提示 AITL 中的 EBV 相关 B 细胞淋巴组织增生形成一个变化谱系[47-49]。在这些其他方面很典型的 AITL 中,组织学上的特点是出现大的 EBV⁺ B 母细胞(图 36.11A)。这些母细胞可为免疫母细胞样,或类似霍奇金细胞;可局灶聚集或弥漫散在,或融合成片并与 DLBCL 难以区分[48]。这些 B 母细胞通常呈 EBER⁺,CD20⁺,CD30⁺,CD15⁻,LMP-1⁺/⁻(图 36.11B~D)。

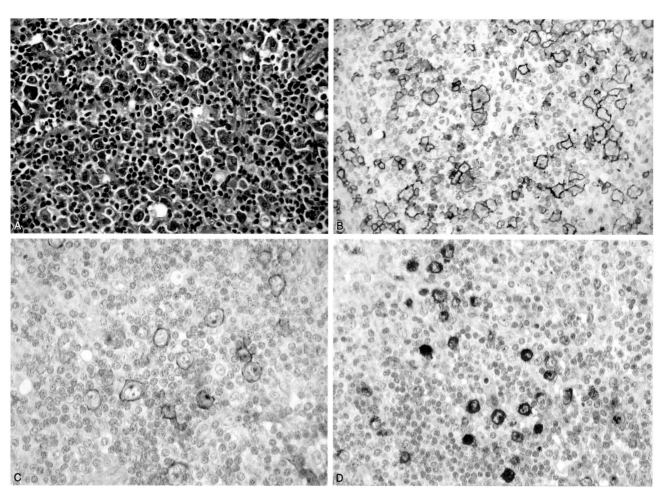

图 36.11　伴 B 细胞淋巴组织增生的血管免疫母细胞性 T 细胞淋巴瘤(AITL)。A,伴 B 细胞性母细胞增生、而其他方面典型的 AITL 病例。B 细胞可与中心母细胞、免疫母细胞或霍奇金细胞相似。B,CD20 染色显示 AITL 中的 B 细胞形态谱系。C,B 细胞表达 CD30。D,B 细胞性母细胞 EBV 的 LMP-1⁺

AITL 常有多克隆性浆细胞增多和多克隆性高 γ 球蛋白血症。然而也有报道,罕见的 AITL 病例伴单克隆性浆细胞群[9]。在某些病例中,浆细胞的生长非常广泛,可能部分掩盖或广泛掩盖了潜藏的 T 细胞肿瘤[50]。

36.7.7　RS 样细胞

其他方面典型的 AITL 病例,罕见典型的 HRS 细胞,并有

典型的 CHL 免疫表型特征(CD20⁺/⁻、CD30⁺、CD15⁺、EBV⁺)(图 36.12)[35]。这些 HRS 样细胞在大多数病例中呈 EBV⁺,罕见 EBV⁻[51]。与 CHL 相比,分子学研究发现这些病例有克隆性 TCRG 重排,显微切割 HRS 样细胞的 Ig 重链基因呈寡克隆模式。初步的数据提示这些患者没有进展为 CHL 的高风险。

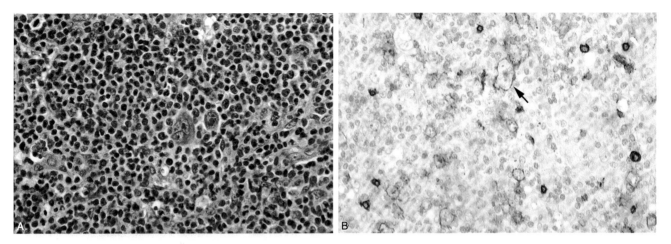

图 36.12 伴 RS 样细胞的血管免疫母细胞性 T 细胞淋巴瘤(AITL)。A,显示 RS 样细胞。注意周围的肿瘤性 T 细胞仅有轻微的不典型性。B,RS 样细胞 CD20⁺(箭头)

36.8 免疫表型

浸润的淋巴细胞主要是 T 细胞(CD3⁺ 和 CD5⁺),常有混合的 CD4 和 CD8 细胞。多数病例以 CD4⁺ 细胞为主[8,52],但部分病例中也可能 CD8⁺ 细胞占优势[53]。然而,近年研究显示 AITL 肿瘤细胞群对应于 CD4⁺T 细胞(图 36.13A)[32,54]。与其他类型的 T 细胞淋巴瘤相比,AITL 很少丢失全 T 抗原表达。可见数量不等的 B 细胞(CD20⁺、CD79a⁺),有时形成滤泡样聚集灶。通常为小细胞,但可以体积变大和活化,特别是发生 EBV 感染时。免疫母细胞可以是裸表型、T 细胞表型或更为常见 B 细胞表型,并常表达 CD30。30%~50%病例可表达 EBV 的 LMP1,

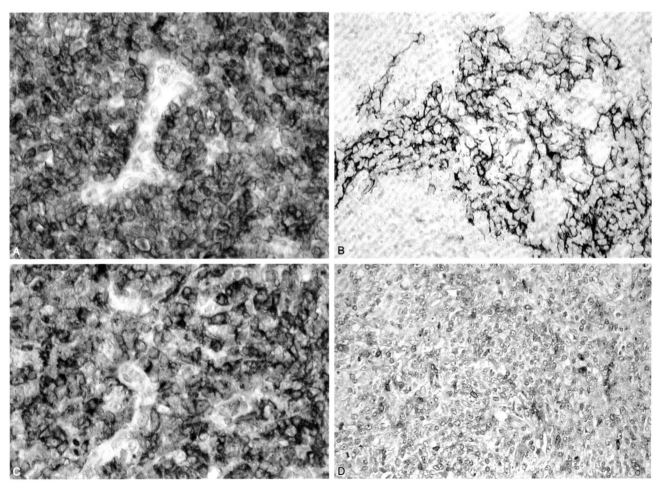

图 36.13 血管免疫母细胞性 T 细胞淋巴瘤(AITL)的特征性免疫表型。A,肿瘤性 T 细胞 CD4⁺。B,CD21 显示 FDC 显著增生,包绕高内皮小静脉。C,此病例中的瘤细胞强而一致地表达 CD10。D,CD10 仅在少数瘤细胞中表达

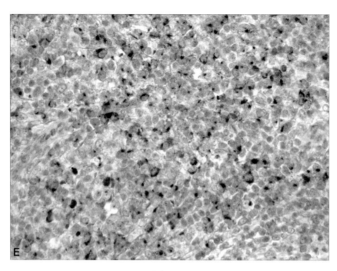

图 36.13(续) E,肿瘤性 T 细胞强表达 CXCL13

但 EBER 检测更为敏感[19]。

FDC 增殖是 AITL 的诊断性标志,免疫染色很容易显示。CD21 和/或 CD23 染色可突显出排列紊乱的、大的扩张 FDC 网,在大多数病例中通常包绕 HEV(图 36.13B)。这种具有树突状形态的 CD21+ 细胞的本质尚未完全清楚。这种异常的 FDC 增生以 HEV 为中心,在该病的早期组织学阶段常与 B 细胞滤泡有关。有人推测这种 CD21+ 细胞不是真正的 FDC,而是活化的成纤维细胞性网织细胞上调表达 CD21 抗原[55]。成纤维细胞性网织细胞和 FDC 均起源于间充质,而不是造血干细胞起源[56,57]。因此,这种特征性和具有诊断意义的 CD21+ 细胞的组织发生尚不完全清楚,可能由两类细胞组成。

最近发现在大多数 AITL 病例(80%~90%)中,肿瘤细胞表达 CD10,除 CD4 外有时共表达 BCL6,与 T_{FH} 细胞相似[32,58]。异常表达 CD10 似乎是 AITL 肿瘤性 T 细胞的特征,在大多数病例中,CD10+ 细胞对应 HE 染色中的透明细胞(图 36.13C)。而且,仅 10%~20% 的 PTCL-NOS 病例可见 CD10+ 细胞,在 ALCL、其他 PTCL-NOS 和淋巴组织反应性增生中没有 CD10+ T 细胞[59,60]。尽管 CD10 在不同病例中的表达有所不同,但常常表达弱,不一

致,而且仅限于一小部分瘤细胞(图 36.13D),大多为透明细胞和环绕在残留滤泡周围的瘤细胞。大多数 AITL 病例(86%)及绝大多数瘤细胞(>80%)强表达 CXCL13(见图 36.13E)。表达 CD10、BCL6 和 CXCL13 是诊断 AITL 的重要辅助手段,并且为 AITL 起源于 T_{FH} 提供了更多证据[59,61]。与其他 B 细胞或 T 细胞相比,T_{FH} 细胞也高表达 CD28 家族成员 ICOS[62]。通过免疫组化已经证实,在大多数 AITL 病例中表达其他正常 T_{FH} 细胞标记,包括 CXCR5、CD154、PD1 和 SLAM-相关蛋白(SAP)[63,64]。然而,诊断 AITL 或 T_{FH} 起源的淋巴瘤不能依靠一个单一标记。总的来说,PD1 和 ICOS 比 CXCL13、BCL6 或 CD10 更敏感,而 CXCL13、BCL6 或 CD10 在识别肿瘤 T_{FH} 细胞方面更特异。相反,建议至少表达 3 种 T_{FH} 标记物方可确定 T_{FH} 起源的肿瘤细胞。弥漫性 CD4+ 肿瘤 T 细胞并不少见(图 36.14A),其中只有嵌入 FDC 网的肿瘤细胞表达 T_{FH} 相关标记物(图 36.14B-F),提示生发中心微环境是 T_{FH} 完整表型的必要条件。尽管表达 T_{FH} 标记是 AITL 的特点,近年一组研究显示,28% 的 PTCL-NOS 表达至少 2 个 T_{FH} 标记,并呈现某些 AITL 样特征,这提示 AITL 的形态学谱系可能比以前认为的更为宽广,AITL 和 PTCL-NOS 鉴别的标准可能过于严格[65]。

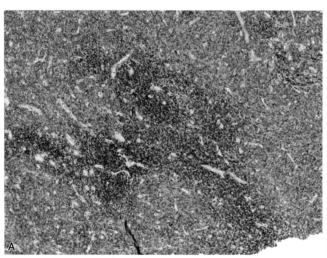
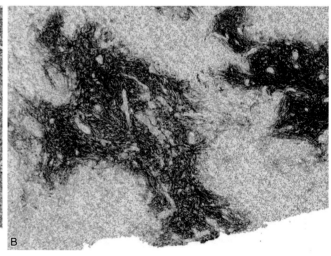

图 36.14 血管免疫母细胞性 T 细胞淋巴瘤(AITL)的特征性免疫表型。A,CD4+ 肿瘤性 T 细胞弥漫性浸润。注意,FDC 网中的 CD4 表达较强。B,CD23 显示 FDC 显著增生,包绕高内皮小静脉

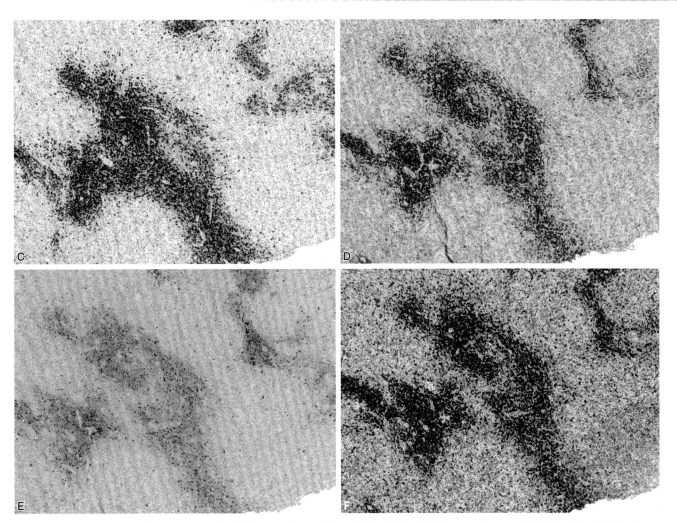

图 36.14（续）　C,CD10 仅表达于 FDC 网中的细胞。D,与 CD10 阳性对应的细胞只有少数表达 PD1。E,FDC 网内的肿瘤性 T 细胞强表达 CXCL13。F,ICOS 也有类似的表达

36.9　遗传学

自从 19 世纪 70 年代对 AITL 的早期描述,由于分子技术的应用,对 AITL 生物学的理解已经取得重要进展。应用 Southern 印迹分析或聚合酶链反应证明 75% 病例中有 T 细胞的克隆性增生伴 TCR 基因重排,从而支持在大多数病例中,AITL 是一种 PTCL[6-8,28]。值得注意的是,在发病时或随着疾病的进展,25%~30% 病例在发生 *TCRB* 或 *TCRG* 基因重排的同时,可发生 Ig 重链(IGH)或轻链基因的重排[34]。此外,一小组具有 AITL 形态的病例(7%)只有 IgH 重链基因的克隆性重排。IgH 重链重排认为是 EBV 感染的 B 细胞克隆性增生的表现,后者在 AITL 累及的淋巴结中常常出现[18]。EBV 主要存在于 AITL 中的 2 种 B 细胞类型:类似记忆 B 细胞的细胞,其发生克隆性增生的倾向相对较低;类似生发中心 B 细胞的细胞,受到驱动可发生显著增生,并且可在克隆性增生过程中获得体细胞突变,而无功能性 B 细胞受体(Ig-缺陷或"禁止"克隆)选择[66]。而且,已有报道由于疾病本身的免疫缺陷或治疗后暂时的免疫系统抑制,EBV 永生性 B 细胞克隆可发生 DLBCL[44,48]。

细胞遗传学研究已经发现 AITL 有明确的染色体异常模式[67]。最常见的细胞遗传学异常是 3 号染色体三体,5 号染色体三体和附加的 X 染色体。联合经典的中期细胞遗传学和间期细胞遗传学,发现 89% 的 AITL 病例具有异常的染色体克隆[68]。AITL 显示有大量细胞遗传学上非相关性克隆和核型完全不同的单个细胞。这是一个独特的现象,因为在普通型淋巴瘤中,非相关性染色体克隆或寡克隆是异常的现象(47% AITL:0.6% 普通型淋巴瘤)。细胞遗传学研究显示这些克隆可随时间出现或消失,可出现新的克隆[9,67]。这些发现的意义尚不明确。但是,基于这些结果,以前的[69]和更近期的[16]研究认为 AITL 很可能最初是对抗原刺激的异常免疫反应,涉及 T 和 B 细胞并可能引发多个增生性克隆(寡克隆)。其中的一些克隆可自发性消退,一些可进展和转化为恶性克隆。尽管目前的观点认为 AITL 从一开始就是一种 PTCL,但一些 AITL 病例出现具有连续谱系的不典型性和寡克隆细胞增生,这可能和完全发展为恶性淋巴瘤以前的前驱病变或肿瘤前病变相对应。

报道有 11%~25% 的 AITL 病例缺乏克隆性 TCR 或细胞遗传学异常,其本质尚不清楚。近来认为这些病例可能代表了疾病的早期阶段,仅有微量寡克隆 T 细胞群。一项研究对单个 T

细胞行淋巴细胞受体基因重排的单靶扩增,证实肿瘤细胞为 CD4$^+$T 细胞表型[54]。但是,在全组织 DNA 分析中未探测到克隆性 TCR 重排的病例,即使通过单细胞分析,作者也未能发现少量的克隆性 T 细胞群。因此,即使应用单个细胞的分子学分析,也尚不清楚这些病例代表一种淋巴瘤前状态,还是从一开始就是恶性淋巴瘤。

基因表达谱研究表明,AITL 来源于 T$_{FH}$ 细胞,在 AITL 中,与细胞形态、细胞内信号转导和促进血管生成相关的基因(如 VEGF)过表达[70-73]。后一发现使两种现象相联系,一种与 AITL 的经典形态学有关,分枝状血管是典型发现,另一种与临床观察有关,难治性 AITL 患者对抗血管成药物有反应,如贝伐单抗、沙利度胺或来那度胺[74,75]。另一有趣的发现是,14%~20%的 PTCL-NOS 病例表达 AITL 的特征性基因表达谱,这就提出了这些病例是否可能代表 AITL 向 PTCL-NOS 的组织学进展的问题[70,72,73]。虽然缺乏 AITL 的定义标准,但这些病例具有 T$_{FH}$ 表型,有些病例显示 FDC 增生。已提出肿瘤细胞丰富型 AITL 这一术语,用于这些病例[37]。这些发现再次表明,AITL 的形态学谱系可能比以前认为的更广泛。

最近发现在 AITL 中存在 TET2(47%~82%)、DNMT3A(33%)和 IDH2(20%~30%)基因的高频体细胞突变[42,76,77]。这些基因参与表观遗传学调控,这意味着甲基化和乙酰化的改变是 AITL 发生和发展的关键事件。多达 70%的 AITL 病例存在 RHOA 基因突变,最常见于 GTP 结合域,导致缬氨酸取代甘氨酸残基蛋白 17(p. Gly17Val),进一步阐明了 AITL 的突变现象[43,78,79]。RHOA 的主要功能是促进细胞的运动和黏附,而在 T 细胞中,RHOA 是调节跨细胞迁移所必需的[80]。RHOA 功能的丧失被认为改变了 T$_{FH}$ 细胞的运动性和趋化性,驱动 T$_{FH}$ 细胞进入滤泡环境,在滤泡环境中,它们被保留并暴露于不同的信号,最终促使淋巴瘤形成[81,82]。据报道在一组 PTCL-NOS 病例中检测了 TET2、RHOA 和 DNMT3A 基因突变[42,43,78]。有趣的是,通过基因表达谱和免疫表型分析[42],TET2 突变在具有 T$_{FH}$ 特征的 PTCL-NOS 病例中被优先识别,进一步支持了肿瘤细胞丰富的 AITL 亚型的概念。伴有 IDH2 突变的 AITL 病例显示出独特的基因表达谱,增加 H3K27me3 和 DNA 基因启动子的超甲基化[83]。

36.10 临床过程及预后

大多数 AITL 患者的临床过程以快速进展为特征;但是也可发生自发性缓解[14,15]。中位生存期少于 3 年。死亡的主要原因不是淋巴瘤的进展,而是感染并发症,这使得应用化疗治疗 AITL 格外困难。由于除感染并发症外,还有免疫缺陷和 T 细胞功能异常,在罕见病例中患者可发生 EBV$^+$克隆性扩增,导致 EBV$^+$DLBCL[18,44]。临床过程似乎与发病时全身症状(即,皮疹,皮肤瘙痒,水肿,腹水)的程度有关。由于 90%AITL 患者在发病时处于 Ⅲ 或 Ⅳ 期,对大多数患者而言,分期对预测患者的预后没有太大作用。

淋巴结外最常累及的部位是骨髓和皮肤。在许多患者,皮疹是一个常见的特征。在一些皮肤受累的病例可显示 AITL 的典型表型,异常表达 CD10[84]。也可发现和淋巴结病变一致的克隆性 T 细胞基因重排[85]。但是,不可能仅用皮肤活检来做出 AITL 的初始诊断。

骨髓累及的特点是出现非小梁旁的淋巴细胞聚集,含有多种类型的细胞成分,类似淋巴结病变。CD10 的异常表达有助于诊断[86]。通过流式细胞术可在外周血中检测出循环性 CD10$^+$T 细胞[58,87,88]。

AITL 可以出现显著的脾肿大,但是脾脏切除没有特征性。因此,通过脾脏通常不能做出诊断。由于 AITL 通常是一种全身性疾病,在其他受累部位(包括肝和肺),可出现特征性浸润灶。

36.11 鉴别诊断

尽管 AITL 的组织病理特征已经得以完善的描述,但与不典型 T 区增生(副皮质区增生)和 PTCL-NOS 之间有大量形态学交叉(表 36.1)[9,29]。不典型 T 区增生常常和病毒感染或继发于自身免疫疾病的高免疫反应相关。诊断 T 区不典型增生的一个重要线索是淋巴结结构保存,存在滤泡和生发中心,缺乏异常的 FDC 增生。副皮质区增生,可见由中等大小及小淋巴细胞组成的混合性浸润,细胞无异型性。常出现大量浆细胞、免疫母细胞和活化的淋巴细胞,与 AITL 的细胞成分相似,这种情况并不少见。免疫表型分析显示为 CD4 和 CD8 混合性群体,有散在 CD20$^+$细胞和数量不等 CD25$^+$及 CD30$^+$细胞。检测不到 TCR 重排。而且,CD10$^+$细胞仅局限于滤泡。

鉴别 AITL 和 PTCL-NOS,尤其是 T 区变异型是很困难的。这两种疾病的细胞成分可以相似,包括出现轻微异型或无异型的小-中等细胞,以及由嗜酸性粒细胞、浆细胞和上皮样组织细胞组成的多种类型的炎症细胞背景。两种疾病都可出现显著的 HEV,灶性透明细胞,和散在 Hodgkin-Reed-Sternberg(HRS)样细胞。支持诊断 AITL 的形态学特征为开放的、通常扩张的外周皮质淋巴窦,CD21 染色显示出增生的 FDC 网,和显著分支的内皮小静脉。近来认为出现 CD10$^+$、BCL6$^+$、CXCL13$^+$、ICOS$^+$、PD1$^+$T 细胞是 AITL 的特异性表现,但在 PTCL-NOS 中也可出现[32,59,61,64,65]。偶尔出现大量 EBV$^+$B 细胞,其中一些具有 HRS 样特点,可与霍奇金淋巴瘤(HL)相似[35]。大多数病例中,这些细胞具有 HRS 细胞的表型(CD15$^+$、CD30$^+$、CD20$^+$)并且负载 EBV(EBER 与 LMP-1)[51]。由于许多 AITL 病例的 T 细胞在细胞学上仅有轻度异型性,与经典型霍奇金淋巴瘤(CHL)的鉴别很困难。但分子学研究显示 AITL 有 TCRγ 链基因的克隆性重排,这与 CHL 不同。最后,由于 AITL 经常出现随机散在分布的 B 免疫母细胞,鉴别诊断也应包括 T 细胞/组织细胞丰富型 DLBCL(THRLBCL)。在 THRLBCL 中多种类型的炎症细胞背景不如 AITL 明显,也没有扩张的 FDC,B 母细胞通常 CD30$^-$及 EBV$^-$。分子生物学分析显示有单克隆性 IGH 基因重排,而检测不到 TCR 基因重排。

表 36.1　血管免疫母细胞性 T 细胞淋巴瘤（AITL）的鉴别诊断

特征	AITL	T 区不典型增生	PTCL-NOS	CHL
淋巴结结构	通常破坏	保存	通常破坏	通常破坏
透明细胞	有	无	经常有	无
FDC 增生	有	无	无	无
HEV	有	无	有时有	无
HRS 细胞	很少有，为 B 细胞表型	无	很少有，为 T 细胞表型	有，为 B 细胞表型
免疫表型	CD4$^+$，CD10$^+$，PD1$^+$，ICOS$^+$，CXCL13$^+$，BCL6$^+$ CD21$^+$FDC，EBV$^+$B 母细胞	混合性 CD4/CD8 散在 CD20$^+$细胞 数量不等的 CD30$^+$细胞	CD4＞CD8，抗原丢失（CD7、CD5）	CD15$^+$，CD30$^+$，CD20$^{-/+}$，LMP-1$^{+/-}$
基因型	TCR 和 IgH 基因重排 寡克隆模式 *TET2*、*RHOA*、*DNMT3A* 和 *IDI2* 基因频繁突变	无重排 无突变	TCR 基因重排 一组病例罕见 *TET2*、*RHOA*、*DNMT3A* 和 *IDI2* 基因突变	多克隆 HRS 细胞有 IgH 基因重排

　+，几乎总是阳性；-/+，可以阳性，但通常为阴性；+/-，可以阴性，但通常为阳性。

　HEV，高内皮小静脉；IgH，Ig 重链；TCR，T 细胞受体；AITL，血管免疫母细胞性 T 细胞淋巴瘤；CHL，经典型霍奇金淋巴瘤；FDC，滤泡树突细胞；HRS，Hodgkin-Reed-Sternberg；PTCL-NOS，外周 T 细胞淋巴瘤-非特指。

精华和陷阱

- AITL 的临床表现是重要的诊断特征——极少表现为局限性淋巴结肿大。
- 尽管视为 T 细胞淋巴瘤，受累淋巴结中几乎总是出现 B 细胞或浆细胞增生。
- 早期可出现反应性滤泡增生，类似于反应性病变。
- 高度特异性组织学特征包括：
  - 显著的分支状毛细血管后高内皮小静脉
  - 浸润范围超越淋巴结被膜进入淋巴结周围脂肪，但扩张的皮质淋巴窦常不受累及
- 最有助于诊断的常规免疫标记物是滤泡外树突细胞和 T 细胞分别异常表达 CD21 和 CD10。
- 几乎总是存在 EBV$^+$ B 细胞，并可演进为 EBV$^+$ DLBCL，或类似 CHL。

（郑媛媛　殷宪刚　译）

参考文献

1. Swerdlow SH, Campo E, Pileri SA, et al. The 2016 revision of the World Health Organization classification of lymphoid neoplasms. Blood. 2016；127：2375-2390.

2. Dogan A, Gaulard P, Jaffe ES, et al. Angioimmunoblastic T-cell lymphoma. In：Swerdlow SH, Campo E, Jaffe ES, et al.，eds. WHO Classification of Tumours of Haematopoietic and Lymphoid Tissues. Lyon, France：IARC Press；2008：309-311.

3. Lukes RJ, Tindle BH. Immunoblastic lymphadenopathy：a hyperimmune entity resembling Hodgkin's disease. N Engl J Med. 1975；292：1-8.

4. Frizzera G, Moran EM, Rappaport H. Angio-immunoblastic lymphadenopathy with dysproteinaemia. Lancet. 1974；1：1070-1073.

5. Nathwani BN, Rappaport H, Moran EM, et al. Malignant lymphoma arising in angioimmunoblastic lymphadenopathy. Cancer. 1978；41：578-606.

6. Weiss LN, Strickler JG, Dorfman RF, et al. Clonal T-cell populations in angioimmunoblastic lymphadenopathy and angioimmunoblastic lymphadenopathy-like lymphoma. Am J Pathol. 1986；122：392-397.

7. O'Connor NTJ, Crick JA, Wainscoat JS, et al. Evidence for monoclonal T lymphocyte proliferation in angioimmunoblastic lymphadenopathy. J Clin Pathol. 1986；39：1229-1232.

8. Feller AC, Griesser H, Schilling CV, et al. Clonal gene rearrangement patterns correlate with immunophenotype and clinical paramenters in patients with angioimmunoblastic lymphadenopathy. Am J Pathol. 1988；133：549-556.

9. Lennert K, Feller AC. T-cell Lymphoma of AILD-Type（Lymphogranulomatosis X）. In：Histopathologie der Non-Hodgkin-Lymphome. Berlin, Germany：Springer Verlag；1990：186-199.

10. Harris NL, Jaffe ES, Stein H, et al. A revised European-American classification of lymphoid neoplasms：a proposal from the International Lymphoma Study Group. Blood. 1994；84：1361-1392.

11. Jaffe ES, Krenacs L, Raffeld M. Classification of T-cell and NK-cell neoplasms based on the REAL classification. Ann Oncol. 1997；8（suppl 2）：S17-S24.

12. de Leval L, Parrens M, Le Bras F, et al. Angioimmunoblastic T-cell lymphoma is the most common T-cell lymphoma in two distinct French information data sets. Haematologica. 2015；100：e361-e364.

13. Vose J, Armitage J, Weisenburger D. International peripheral T-cell and natural killer/T-cell lymphoma study：pathology findings and clinical outcomes. J Clin Oncol. 2008；26：4124-4130.

14. Siegert W, Nerl C, Agathe A, et al. Angioimmunoblastic lymphadenopathy（AILD）-type T-cell lymphoma：prognostic impact of clinical observations and laboratory findings at presentation. The Kiel Lymphoma Study Group. Ann Oncol. 1995；6：659-664.

15. Lopez-Guillermo A, Cid J, Salar A, et al. Peripheral T-cell lymphomas：initial features, natural history, and prognostic factors in a series of 174 patients diagnosed according to the REAL classification. Ann Oncol. 1998；9：849-855.

16. Smith JL, Hodges E, Quin CT, et al. Frequent T and B cell oligoclones in histologically and immunophenotypically characterized angioimmunoblastic lymphadenopathy. Am J Pathol. 2000；156：661-669.

17. Frizzera G, Moran EM, Rappaport H. Angio-immunoblastic lymphadenopathy. Diagnosis and clinical course. Am J Med. 1975；59：803-810.

18. Weiss LM, Jaffe ES, Liu XF, et al. Detection and localization of Epstein-Barr viral genomes in angioimmunoblastic lymphadenopathy and angioimmunoblastic lymphadenopathy-like lymphoma. Blood. 1992;79:1789-1795.

19. Anagnostopoulos I, Hummel M, Finn T, et al. Heterogeneous Epstein-Barr virus infection patterns in peripheral T-cell lymphoma of angioimmunoblastic lymphadenopathy type. Blood. 1992;80:1804-1812.

20. Wagner HJ, Bein G, Bitsch A, Kirchner H. Detection and quantification of latently infected B lymphocytes in Epstein-Barr virus-seropositive, healthy individuals by polymerase chain reaction. J Clin Microbiol. 1992;30:2826-2829.

21. Dunleavy K, Wilson WH, Jaffe ES. Angioimmunoblastic T cell lymphoma: pathobiological insights and clinical implications. Curr Opin Hematol. 2007;14:348-353.

22. Ramiscal RR, Vinuesa CG. T-cell subsets in the germinal center. Immunol Rev. 2013;252:146-155.

23. Kerfoot SM, Yaari G, Patel JR, et al. Germinal center B cell and T follicular helper cell development initiates in the interfollicular zone. Immunity. 2011;34:947-960.

24. Kitano M, Moriyama S, Ando Y, et al. Bcl6 protein expression shapes pre-germinal center B cell dynamics and follicular helper T cell heterogeneity. Immunity. 2011;34:961-972.

25. Lee SK, Rigby RJ, Zotos D, et al. B cell priming for extrafollicular antibody responses requires Bcl-6 expression by T cells. J Exp Med. 2011;208:1377-1388.

26. Choi Y, Kageyama SR, Eto D, et al. ICOS receptor instructs T follicular helper cell versus effector cell differentiation via induction of the transcriptional repressor Bcl6. Immunity. 2011;34:932-946.

27. Siegert W, Agthe A, Griesser H, et al. Treatment of angioimmunoblastic lymphadenopathy (AILD)-type T-cell lymphoma using prednisone with or without the COPBLAM/IMVP-16 regimen. A multicenter study. Kiel Lymphoma Study Group. Ann Intern Med. 1992;117:364-370.

28. Frizzera G, Kaneko Y, Sakurai M. Angioimmunoblastic lymphadenopathy and related disorders: a retrospective look in search of definitions. Leukemia. 1989;3:1-5.

29. Nakamura S, Suchi T. A clinicopathologic study of node-based, low-grade, peripheral T-cell lymphoma. Cancer. 1990;67:2565-2578.

30. Knecht H, Schwarze EW, Lennert K. Histological, immunological and autopsy findings in lymphogranulomatosis X (including angio-immunoblastic lymphadenopathy). Virchows Arch (A). 1985;406:105-124.

31. Ree HJ, Kadin ME, Kikuchi M, et al. Angioimmunoblastic lymphoma (AILD-type T-cell lymphoma) with hyperplastic germinal centers. Am J Surg Pathol. 1998;22:643-655.

32. Attygalle A, Al-Jehani R, Diss TC, et al. Neoplastic T-cells in angioimmunoblastic T-cell lymphoma express CD10. Blood. 2002;99:627-633.

33. Dogan A, Attygalle AD, Kyriakou C. Angioimmunoblastic T-cell lymphoma. (*Review*). Br J Haematol. 2003;121:681-691.

34. Attygalle AD, Kyriakou C, Dupuis J, et al. Histologic evolution of angioimmunoblastic T-cell lymphoma in consecutive biopsies: clinical correlation and insights into natural history and disease progression. Am J Surg Pathol. 2007;31:1077-1088.

35. Quintanilla-Martinez L, Jaffe ES, et al. Peripheral T-cell lymphoma with Reed-Sternberg-like cells of B-cell phenotype and genotype associated with Epstein-Barr virus infection. Am J Surg Pathol. 1999;23:1233-1240.

36. Patsouris E, Noel H, Lennert K. Angioimmunoblastic lymphadenopathy-type of T-cell lymphoma with a high content of epithelioid cells. Histopathology and comparison with lymphoepithelioid cell lymphoma. Am J Surg Pathol. 1989;13:262-275.

37. Attygale AD, Cabecadas J, Gaulard P, et al. Peripheral T-cell and NK-cell lymphomas and their mimics: taking a step forward—report on the lymphoma workshop of the XVIth meeting of the European Association for Haematopathology and the Society of Hematopathology. Histopathology. 2014:171-199.

38. Huang YA, Moreau A, Dupuis J, et al. Peripheral T-cell lymphomas with a follicular growth pattern are derived from follicular helper T cells (TFH) and may show overlapping features with angioimmunoblastic T-cell lymphomas. Am J Surg Pathol. 2009;33:682-690.

39. Streubel B, Vinatzer U, Willheim M, et al. Novel t(5;9)(q33;q22) fuses ITK to SYK in unspecified peripheral T-cell lymphoma. Leukemia. 2006;20:313-318.

40. Pechloff K, Holch J, Ferch U, et al. The fusion kinase ITK-SYK mimics a T cell receptor signal and drives oncogenesis in conditional mouse models of peripheral T cell lymphoma. J Exp Med. 2010;207:1031-1044.

41. Attygalle, AD, Feldman AL, Dogan A. ITK/SYK translocation in angioimmunoblastic T-cell lymphoma. Am J Surg Pathol. 2013; 37: 1456-1457.

42. Lemonnier F, Couronne L, Parrens M et al. Recurrent TET2 mutations in peripheral T-cell lymphomas correlate with TFH-like features and adverse clinical parameters. Blood. 2012;120:1466-1469.

43. Sakata-Yanagimoto M, Enami T, Yoshida K, et al. Somatic RHOA mutation in angioimmunoblastic T cell lymphoma. Nat Genet. 2014;46:171-175.

44. Abruzzo LV, Schmidt K, Jaffe ES, et al. B-cell lymphoma after angioimmunoblastic lymphadenopathy: a case with oligoclonal gene rearrangements associated with Epstein-Barr virus. Blood. 1993;82:241-246.

45. Matsue K, Itoh M, Tsukuda K, et al. Development of Epstein-Barr virus-associated B cell lymphoma after intensive treatment of patients with angioimmunoblastic lymphadenopathy with dysproteinemia. Int J Hematol. 1998;67:319-329.

46. Knecht H, Martius F, Bachmann E, et al. A deletion mutant of the LMP1 oncogene of Epstein-Barr virus is associated with evolution of angioimmunoblastic lymphadenopathy into B immunoblastic lymphoma. Leukemia. 1995;9:458-465.

47. Higgins JP, van de Rijn M, Jones CD, et al. Peripheral T-cell lymphoma complicated by a proliferation of large B cells. Am J Clin Pathol. 2000;114:236-247.

48. Zettl AS, Ott M, Ott G, et al. Epstein-Barr virus-associated B-cell lymphoproliferative disorders in angioimmunoblastic T-cell lymphoma and peripheral T-cell lymphoma, unspecified. Am J Clin Pathol. 2002;117:368-379.

49. Lome-Maldonado C, Canioni D, Hermine O, et al. Angioimmunoblastic T-cell lymphoma (AILD-TL) rich in large B cells and associated with Epstein-Barr virus infection. A different subtype of AILD-TL? Leukemia. 2002;10:2134-2141.

50. Huppmann AR, Roullet MR, Jaffe ES. Angioimmunoblastic T-cell lym-

phoma partially obscured by an Epstein-Barr virus-negative clonal plasma cell proliferation. J Clin Oncol. 2013;31;e28-e30.

51. Nicolae A, Pittaluga S, Venkataraman G, et al. Peripheral T-cell lymphomas of follicular T-helper cell derivation with Hodgkin/Reed-Sternberg cells of B-cell lineage;both EBV-positive and EBV-negative variants exist. Am J Surg Pathol. 2013;37;816-826.

52. Namikawa R, Suchi T, Ueda R, et al. Phenotyping of proliferating lymphocytes in angioimmunoblastic lymphadenopathy and related lesions by the double immunoenzymatic staining technique. Am J Pathol. 1987;127;279-287.

53. Watanabe S, Sato Y, Shimoyama M. Immunoblastic lymphadenopathy, angioimmunoblastic lymphadenopathy, and IBL-like T-cell lymphoma;a spectrum of T-cell neoplasia. Cancer. 1986;58;2224-2232.

54. Willenbrock K, Roers A, Seidl C, et al. Analysis of T-cell subpopulations in T-cell non Hodgkin's lymphoma of angioimmunoblastic lymphadenopathy with dysproteinemia type by single target gene amplification of T cell receptor-β gene rearrangements. Am J Pathol. 2001;158;1851-1857.

55. Jones D, Jorgensen JL, Shahsafaei A, Dorfman DM. Characteristic proliferations of reticular and dendritic cells in angioimmunoblastic lymphoma. Am J Surg Pathol. 1998;22;956-964.

56. Gretz JE, Kaldjian EP, Anderson AO, Shaw S. Sophisticated strategies for information encounter in the lymph node;the reticular network as a conduit of soluble information and a highway for cell traffic. J Immunol. 1996;157;495-499.

57. Balogh P, Fisi V, Szakal AK. Fibroblastic reticular cells of the peripheral lymphoid organs;unique features of a ubiquitous cell type. Mol Immunol. 2008;46;1-7.

58. Yuan CM, Vergilio JA, Zhao XF, et al. CD10 and BCL6 expression in the diagnosis of angioimmunoblastic T-cell lymphoma;utility of detecting CD10+T cells by flow cytometry. Hum Pathol. 2005;36;784-791.

59. Dupuis J, Boye K, Martin N, et al. Expression of CXCL13 by neoplastic cells in angioimmunoblastic T-cell lymphoma(AITL). A new diagnostic marker providing evidence that AITL derives from follicular helper T cells. Am J Surg Pathol. 2006;30;490-494.

60. Reichard KK, Schwartz EJ, Higgins JP, et al. CD10 expression in peripheral T-cell lymphomas complicated by a proliferation of large B-cells. Mod Pathol. 2006;19;337-343.

61. Grogg KJ, Attygalle AD, Macon WR, et al. Angioimmunoblastic T-cell lymphoma;a neoplasm of germinal-center T-helper cells? Blood. 2005;106;1501-1502.

62. Marafioti T, Paterson JC, Ballabio E, et al. The inducible T-cell co-stimulator molecule is expressed on subsets of T cells and is a new marker of lymphomas of T follicular helper cell-derivation. Haematologica. 2010;95;432-439.

63. Krenacs L, Schaerli P, Kis G, Bagdi E. Phenotype of neoplastic cells in angioimmunoblastic T-cell lymphoma is consistent with activated follicular B helper T cells. Blood. 2006;108;1110-1111.

64. Roncador G, Garcia Verdes-Montenegro JF, Tedoldi S, et al. Expression of two markers of germinal center T-cells(SAP and PD-1)in angioimmunoblastic T-cell lymphoma. Haematologica. 2007;92;1059-1066.

65. Rodriguez-Pinilla SM, Atienza L, Murillo C, et al. Peripheral T-cell lymphoma with follicular T-cell markers. Am J Surg Pathol. 2008;32;1787-1799.

66. Bräuninger A, Spieker T, Willenbrock K, et al. Survival and clonal expansion of mutating "forbidden"(immunoglobulin receptor-deficient)Epstein-Barr virus-infected B cells in angioimmunoblastic T cell lymphoma. J Exp Med. 2001;194;927-940.

67. Kaneko Y, Maseki N, Sakurai M, et al. Characteristic karyotypic pattern in T-cell lymphoproliferative disorders with reactive "angioimmunoblastic lymphadenopathy with dysproteinemia-type" features. Blood. 1988;72;413-421.

68. Schlegelberger B, Zhang Y, Weber-Matthiesen K, Grote W. Detection of aberrant clones in nearly all cases of angioimmunoblastic lymphadenopathy with dysproteinemia-type T-cell lymphoma by combined interphase and metaphase cytogenetics. Blood. 1994;84;2640-2648.

69. Lipford EH, Smith HR, Jaffe ES, et al. Clonality of angioimmunoblastic lymphadenopathy and implications for its evolution to malignant lymphoma. J Clin Invest. 1987;79;637-642.

70. de Leval L, Rickman DS, Thielen C, et al. The gene expression profile of nodal peripheral T-cell lymphoma demonstrates a molecular link between angiommunoblastic T-cell lymphoma(AILT)and follicular helper T (TFH)cells. Blood. 2007;109;4952-4963.

71. Piccaluga PP, Agostinelli C, Califano A, et al. Gene expression analysis of angioimmunoblastic lymphoma indicates derivation from T follicular helper cells and vascular endothelial growth factor deregulation. Cancer Res. 2007;67;10703-10710.

72. Iqbal J, Weisenburger DD, Greiner TC, et al. Molecular signatures to improve diagnosis in peripheral T-cell lymphoma and prognostication in angioimmunoblastic T-cell lymphoma. Blood. 2010;115;1026-1036.

73. Iqbal J, Wright G, Wang C, et al. Gene expression signatures delineate biological and prognostic subgroups in peripheral T-cell lymphoma. Blood. 2014;123;2915-2923.

74. Bruns I, Fox F, Reinecke P, et al. Complete remission in a patient with relapsed angioimmunoblastic T-cell lymphoma following treatment with bevacizumab. Leukemia. 2005;19;1993-1995.

75. Dogan A, Ngu LS, Ng SH, et al. Pathology and clinical features of angioimmunoblastic T-cell lymphoma after successful treatment with thalidomide. Leukemia. 2005;19;873-875.

76. Odejide O, Weigert O, Lane AA, et al. A targeted mutational landscape of angioimmunoblastic T-cell lymphoma. Blood. 2014;123;1293-1296.

77. Cairns RA, Iqbal J, Lemonnier F, et al. IDH2 mutations are frequent in angioimmunoblastic T-cell lymphoma. Blood. 2012;119;1901-1903.

78. Palomero T, Couronne L, Khiabanian H, et al. Recurrent mutations in epigenetic regulators, RHOA and FYN kinase in peripheral T cell lymphomas. Nat Genet. 2014;46;166-170.

79. Yoo HY, Sung MK, Lee SH, et al. A recurrent inactivating mutation in RHOA GTPase in angioimmunoblastic T cell lymphoma. Nat Genet. 2014;46;371-375.

80. Heasman SJ, Carlin LM, Cox S, et al. Coordinated RhoA signaling at the leading edge and uropod is required for T cell transendothelial migration. J Cell Biol. 2010;190;553-563.

81. Vega FM, Fruhwirth G, Ng T, et al. RhoA and RhoC have distinct roles in migration and invasion by acting through different targets. J Cell Biol. 2011;193;655-665.

82. Ahearne MJ, Allchin RL, Fox CP, Wagner SD. Follicular helper T-cells;

expanding roles in T-cell lymphoma and targets for treatment. Br J Haematol. 2014;166;326-335.

83. Wang C,McKeithan TW,Gong Q, et al. IDH2R172 mutaions define a unique group of patients with angioimmunoblastic T-cell lymphoma. Blood. 2015;126;1741-1752.

84. Attygalle A,Kyriakou C,Dupuis J,et al. Histologic evolution of angioim-munoblastic T-cell lymphoma in consecutive biopsies;clinical correlation and insights into natural history and disease progression. Am J Surg Pathol. 2007;31;1077-1088.

85. Martel P,Laroche L,Courville P,et al. Cutaneous involvement in pa-tients with angioimmunoblastic lymphadenopathy with dysproteinemia;a clinical,immunohistological,and molecular analysis. Arch Dermatol. 2000;136;881-886.

86. Attygalle AD,Diss TC,Munson P,et al. CD10 expression in extranodal dissemination of angioimmunoblastic T-cell lymphoma. Am J Surg Pathol. 2004;28;54-61.

87. Baseggio L,Berger F,Morel D,et al. Identification of circulating CD10 positive T cells in angioimmunoblastic T-cell lymphoma. Leukemia. 2006;20;296-303.

88. Stacchini A,Demurtas A,Aliberti S,et al. The usefulness of flow cyto-metric CD10 detection in the differential diagnosis of peripheral T-cell lymphomas. Am J Clin Pathol. 2007;128;854-864.

第 37 章

间变性大细胞淋巴瘤，ALK 阳性和 ALK 阴性

Laurence Lamant-Rochaix，Andrew L. Feldman，Georges Delsol，Pierre Brousset

37.1　定义和背景

在明显由大细胞构成的多种造血组织肿瘤中，Stein 等[1]发现其中一类肿瘤表现为具有奇异型大细胞的形态学特征、明显的窦内浸润方式并且表达 Ki-1（现指 CD30）。因其强表达 Ki-1 而称为 Ki-1 淋巴瘤[1]。由于缺乏严格的形态学标准，一些肿瘤仅凭含有 CD30+ 大细胞而简单地诊断为 Ki-1 淋巴瘤，无论是 B 细胞、T 细胞或者是裸细胞表型。后来，Ki-1 淋巴瘤这一名词被间变性大细胞淋巴瘤（ALCL）所取代。虽然间变的定义还没有取得明确的共识并且有些病例由小-中等肿瘤细胞构成，但是大多数分类系统还是采用了 ALCL 这一名词。后来发现相当一部分 ALCL 与 t（2；5）（p23；q35）易位有关[2]。一个主要的进展就是克隆了这个易位[3]并且生产了检测这个基因产

物的 ALK 抗体[4]。由此，ALCL 被分为两类：ALK+ ALCL 和 ALK− ALCL。在 2001 年第 3 版 WHO 分类中，ALK+ ALCL 和 ALK− ALCL 视为一种疾病，定义为一种通常由胞质丰富、常为马蹄形的大而多形性细胞核的肿瘤细胞构成的淋巴瘤[5]。这些细胞 CD30+，大多数病例表达细胞毒分子[6,7]和 EMA[8]。显然 ALCL 相对一致性地表达 ALK，然而具有相似形态学和免疫表型但不表达 ALK 的病例具有较大的异质性。ALK− ALCL 也不同于外周 T 细胞淋巴瘤-非特指（PTCL-NOS），一些 PTCL-NOS 存在不同数量的 CD30+ 细胞。目前认为 ALK+ ALCL 和 ALK− ALCL 是不同的疾病。乳腺假体相关性 ALCL（iALCL）也不表达 ALK 蛋白，是最近发现的一个独特的变型，将在稍后讨论。ALK+ 和 ALK− 原发性系统性 ALCL 都必须与原发性皮肤 ALCL 及其他具有间变特征或者表达 CD30 的 T 细胞或 B 细胞淋巴瘤亚型相鉴别[9]。

37.2　间变性大细胞淋巴瘤-ALK 阳性 （ALK⁺ALCL）

37.2.1　流行病学

ALCL 约占非霍奇金淋巴瘤（NHL）的 5%，儿童淋巴瘤的 10%～30%[10]。ALK⁺ ALCL 大多不超过 30 岁，男性略占优势[11,12]。

37.2.2　病因学

已经证实了不存在致病因素。然而，有人观察到罕见病例与近期蚊虫叮咬有关[13,14]。个别病例发生在 HIV⁺ 患者或者实体器官移植后患者[15]。这些情形不太可能发挥主要的致病作用，异常的细胞因子产物可能会促进发病。

37.2.3　临床特征

大多数系统性 ALCL（70%）表现为进展期（Ⅲ、Ⅳ 期）疾病，伴有外周或腹腔淋巴结肿大，通常伴结外及骨髓受累[10,12]。

患者通常表现为 B 症状（75%），尤其是高热[10,12,16]。已经报道了几个病例表现为白血病症状[17-19]。

原发性系统性 ALK⁺ ALCL 常累及淋巴结及结外部位。结外部位通常包括皮肤（26%）、骨（14%）、软组织（15%）、肺（11%）和肝脏（8%）[10,12,16]。已有报道视网膜浸润而导致失明和胎盘受累[20]。很少累及消化道和 CNS。然而，也观察到个别 ALCL 病例原发于胃、膀胱或 CNS[21]（作者未发表的观察）。纵隔的发生率低于霍奇金淋巴瘤（HL）。骨髓受累的检出率在仅用 HE 染色时大约为 10%，但是当采用免疫染色标记 CD30、EMA 或者 ALK 时（图 37.1），检出率明显提高（30%）[22]。这是因为骨髓受累通常不明显，仅有少量散在的肿瘤细胞，常规方法很难检测到。大多数患者都有抗核磷蛋白（NPM）-ALK 蛋白的循环抗体，并且这些抗体可以在已明显完全缓解的患者中持续存在[23]。

37.2.4　形态学

ALCL 的形态学特征谱比最初描述时更宽[1]，从小细胞肿瘤（很多病理医师可能误认为 PTCL-NOS）到非常大的细胞为主的肿瘤[11]。

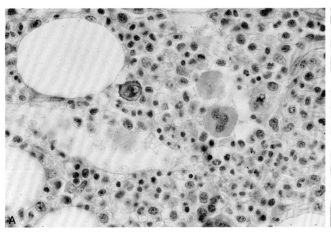
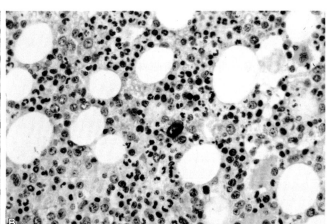

图 37.1　尽管常规组织病理检测手段显示骨髓活检未受累，但是免疫染色显示散在的恶性肿瘤细胞 CD30/Ber-H2（A）和 ALK1 抗体强阳性（B）

ALK⁺ALCL 表现为宽广的形态学谱系[11,24-28]。然而，所有病例都含有数量不等的具有偏位马蹄铁样或肾形核的大细胞，核周常有嗜酸性区域。这些细胞称为标志细胞（图 37.2A），因为它们出现在所有形态学模式中[11]。尽管典型的标志细胞是大细胞，但是较小细胞也可出现相似的细胞特征，并且这些细胞也支持该诊断[11]。由于切片的切面原因，一些细胞可出现为胞质包涵体。但是，这些不是真正的包涵体，而是核膜内陷的表现。具有这些特征的细胞被称为面包圈细胞（见图 37.2A）[29,30]。部分病例细胞核圆形至卵圆形，细胞形态相当单一（见图 37.7A）。

与其他淋巴瘤相比，肿瘤细胞具有更丰富的胞质。胞质可以呈透明、嗜碱性或者嗜酸性。在淋巴结印片上，这些细胞表现为空泡状胞质（图 37.2B）。多个细胞核可形成花环样结构，类似于 RS 细胞。核染色质通常细块状或散在分布，伴多个小的嗜碱性核仁。明显包涵体样的核仁相对少见，这有助于与 HL 鉴别[31]。

ALCL 具有非常宽的细胞学形态谱[11,31,32]。2008 年 WHO 分类认可 5 种形态学模式[33]。

37.2.4.1　普通型 ALCL

普通型 ALCL（70%）较早的描述是明显由具有标志细胞特征的多形性大细胞构成。也可出现较单一、卵圆形胞核的肿瘤细胞，这些细胞或作为肿瘤的主要成分，或与多形性较明显的细胞混合存在。少数情况下可见恶性肿瘤细胞吞噬红细胞。当淋巴结结构仅仅是部分破坏的时候，肿瘤特征性地呈窦内生长方式，似转移性肿瘤（图 37.3）。肿瘤细胞也可出现在副皮质区，通常呈黏附性生长（图 37.4）。

37.2.4.2　淋巴组织细胞型 ALCL

淋巴组织细胞型 ALCL（10%）的特征是肿瘤细胞混于大量的组织细胞中。（图 37.5A 至 C）[11,26,34,35]。组织细胞可以掩盖肿瘤细胞，肿瘤细胞通常小于普通型的肿瘤细胞（图

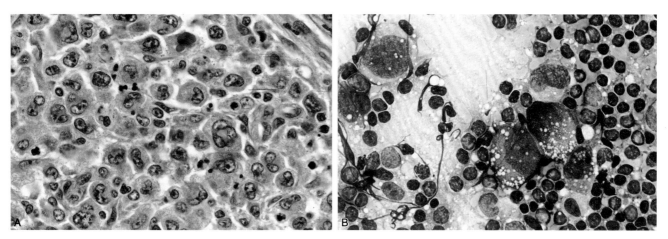

图 37.2　普通型间变性大细胞淋巴瘤（ALCL）。A，主要由大细胞组成，伴不规则细胞核。注意大的标志细胞具有偏位肾形核。这个视野可见一个"面包圈"细胞。B，淋巴结印片显示具有空泡状胞质的淋巴瘤细胞

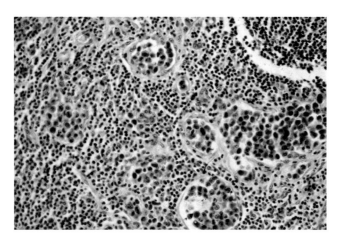

图 37.3　普通型间变性大细胞淋巴瘤（ALCL）的一般特征。
一些病例呈明显的窦内生长方式，貌似转移性肿瘤

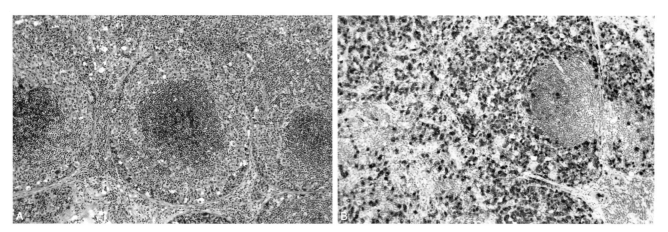

图 37.4　普通型间变性大细胞淋巴瘤（ALCL）。A，典型病例，明显的滤泡周围及副皮质区生长方式，HE 染色。B，ALK1 染色

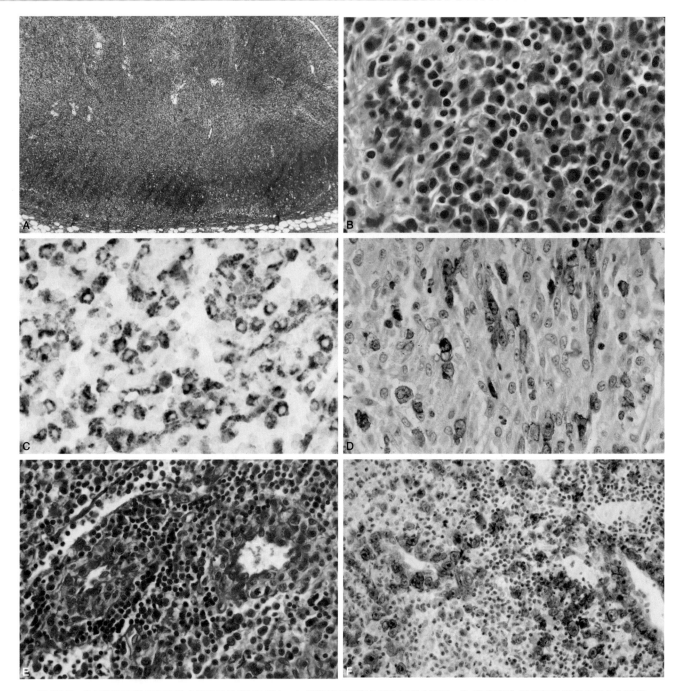

图 37.5　淋巴组织细胞型间变性大细胞淋巴瘤（ALCL）。A,低倍镜下浸润主要位于副皮质区。B,高倍镜下,肿瘤细胞混有大量的非肿瘤性组织细胞。肿瘤细胞可以极其稀少,HE 染色很难发现。C,CD68/KP1（棕色）和 ALK1（蓝色）的免疫组化双染,证实片状分布的肿瘤细胞(染色为蓝色细胞核)。D,CD30 染色显示恶性细胞大小不同,部分呈成纤维细胞样形态。E 和 F,肿瘤细胞特征性地簇状围绕血管,抗体 CD30 免疫染色可以显示出来。这种围血管的模式也可见于小细胞型 ALCL

37.5D）。肿瘤细胞常呈簇状分布于血管周围,这可以通过抗体 CD30（图 37.5E 和 F）、ALK 或者细胞毒分子的免疫染色显示出来。偶尔,组织细胞表现为吞噬红细胞。典型的组织细胞具有细颗粒状嗜酸性胞质和小圆形且一致的细胞核。无肉芽肿形成,无成簇的上皮样细胞(可见于 PTCL-NOS 的淋巴上皮样细胞变异型)。

37.2.4.3　小细胞型 ALCL

小细胞型 ALCL（10%）主要由小至中等大小肿瘤细胞构

成,细胞核不规则(图 37.6A 至 C)[11,25,29]。然而,不同病例形态特征不同,具有圆形胞核和透明胞质的细胞（"煎蛋"细胞)可以是主要成分。标志细胞总是出现并且通常围绕血管(图 37.6D)[11]。常有淋巴结周围结缔组织的广泛浸润。常规检查方法常将 ALCL 的这个形态学变异型误诊为 PTCL-NOS。当累及血管的时候,在涂片标本上可能使人想起花样细胞的非典型细胞[17,18]。很有可能小细胞型和淋巴组织细胞型是密切相关的[9,30]。

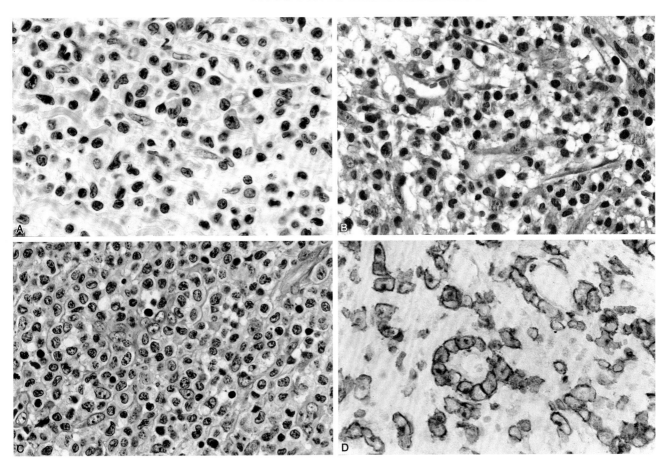

图 37.6　小细胞型间变性大细胞淋巴瘤(ALCL)。A 和 B,明显由具有不规则细胞核的小细胞构成,伴散在分布的具有肾形核的标志细胞。C,这个病例显示具有透亮胞质的小细胞("煎蛋"细胞)。D,大多数病例中,肿瘤细胞围绕血管,CD30 染色可突显出这种模式。注意大细胞 CD30 强阳性,而小至中等大小的恶性细胞仅仅是弱阳性

37.2.4.4　霍奇金样型 ALCL

ALCL 霍奇金样型(1%～3%)形态学特征与结节硬化性 CHL 相似[36]。这些病例表现为模糊的结节样纤维化伴被膜增厚、一定数量的肿瘤细胞类似于经典 RS 细胞、伴标志细胞(图 37.7E)。过去,很多具有类似特征的肿瘤都被认为是霍奇金样 ALCL。然而,现在大多数这样的病例都被命名为 ALK⁻ ALCL,更可能是经典型霍奇金淋巴瘤(CHL)的霍奇金细胞丰富变异型,或者是所谓的灰区淋巴瘤——特征介于 DLBCL 和 CHL 之间的不能分类的 B 细胞淋巴瘤[30,37]。必需强调的是 CD30⁺ 淋巴瘤,无论伴或不伴窦内生长方式,除非 ALK⁺,否则都不能诊断为霍奇金样型 ALCL。在 ALK⁻ 病例中,其他免疫表型和分子研究常有助于分类,以确定它们是侵袭性 B 细胞淋巴瘤还是 T 细胞淋巴瘤,包括 2008 年 WHO 分类中的"特征介于 DLBCL 和 CHL 之间的不能分类的 B 细胞淋巴瘤"[38]。

37.2.4.5　复合型 ALCL

复合型 ALCL 约占病例的 10%～20%。这些病例在一个淋巴结活检中具有一种以上形态学特征。此外,部分病例复发时再次活检可能表现为不同于最初的形态学特征,提示 ALCL 的形态学类型仅仅是同一疾病的变异型[11,25]。

37.2.4.6　其他组织学类型

尽管其他组织学模式在 WHO 分类中没有作为一个独立的类型列举出来,但可存在。这些常常造成诊断困难。包括巨细胞丰富型 ALCL(图 37.7B)、肉瘤样型 ALCL(图 37.7C)和印戒样型 ALCL(图 37.7D)。一些 ALCL 与转移性恶性肿瘤相似,在致密的纤维化中有黏附性肿瘤细胞浸润(图 37.7F)。一些 ALCL 可以表现为明显水肿样或黏液样背景,可为局灶或贯穿整张组织切片(图 37.7G)。具有这种形态学表现的肿瘤曾作为细胞减少型 ALCL 报道[39]。可见"星空"样表现,低倍镜下提示 Burkitt 淋巴瘤(BL)。

37.2.5　免疫表型

根据定义,所有的 ALCL 均为 CD30⁺。实际上,大多数病例 CD30 染色显示肿瘤细胞膜和高尔基区强阳性(图 37.8A)。在小细胞型中,可见大细胞 CD30 免疫染色强阳性,较小的肿瘤细胞仅仅是弱阳性甚至是阴性[11]。在淋巴组织细胞型和小细胞型中,CD30 强阳性也是出现在较大的肿瘤细胞,常围绕血管呈簇状分布(图 37.5F 和图 37.6D)[11]。大多数 ALCL 呈 EMA 阳性[8,11]。EMA 的染色模式通常与 CD30 相似,但在某些病例中仅仅是部分肿瘤细胞阳性(图 37.8B)。

大多数 ALCL 表达一个或多个 T 细胞或 NK 抗原[10,11,40]。然而,由于几个全 T 抗原的丢失,部分病例可以表现为裸细胞表型。因为没有其他特征可以区别 T 细胞及裸细胞表型的病例,因此 T/裸细胞 ALCL 被认为是同一种疾病[11,41]。应用最广的全 T 细胞标记物 CD3 在 75% 以上病例中失表达[11]。这种丢

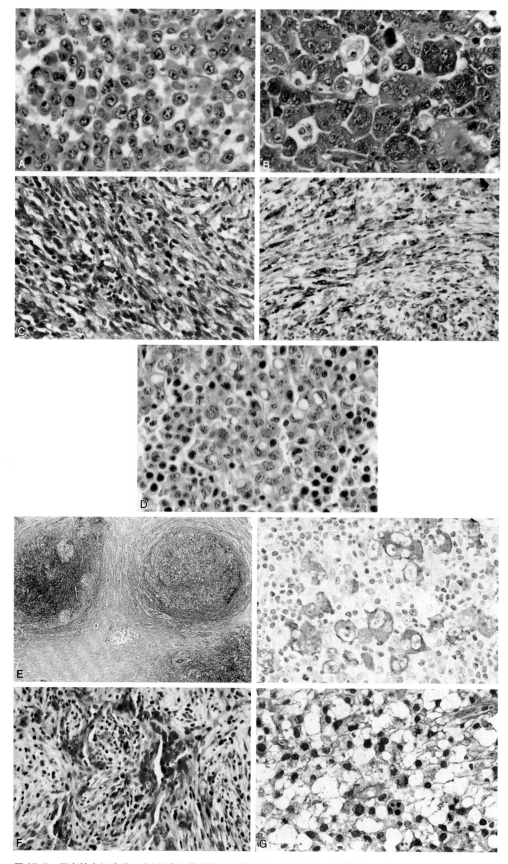

图 37.7　间变性大细胞淋巴瘤（ALCL）的其他组织学分型。所有这些病例均为 ALK⁺。A, ALCL 表现为具有
圆形胞核的单一形态大细胞。B, ALCL 由多形性巨细胞构成。C, ALCL, 伴肉瘤样特征（左：HE 染色；右：CD30
染色）。D, ALCL, 富于"印戒"细胞。E, ALCL, 似结节硬化性 CHL（左：HE 染色；右：ALK 染色）。具有这种形
态学表现的 ALCL 病例极其少见。F, ALCL, 似转移性恶性肿瘤。G, ALCL 伴水肿样间质。这种形态的肿瘤曾
作为细胞减少型 ALCL 报道

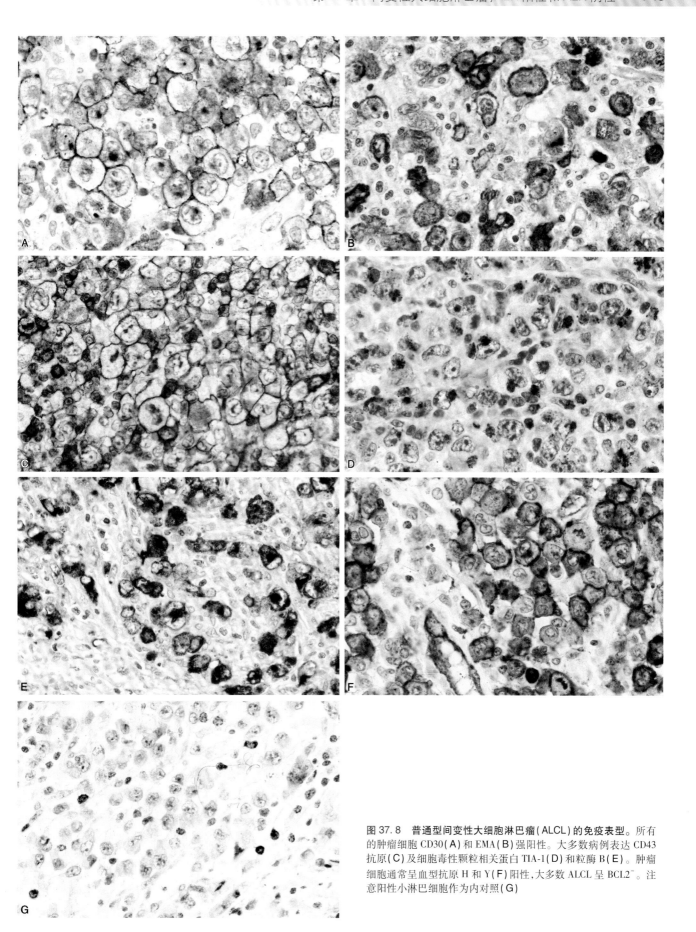

图 37.8　普通型间变性大细胞淋巴瘤(ALCL)的免疫表型。所有的肿瘤细胞 CD30(A)和 EMA(B)强阳性。大多数病例表达 CD43抗原(C)及细胞毒性颗粒相关蛋白 TIA-1(D)和粒酶 B(E)。肿瘤细胞通常呈血型抗原 H 和 Y(F)阳性,大多数 ALCL 呈 BCL2⁻。注意阳性小淋巴细胞作为内对照(G)

失 CD3 的倾向也见于 ALK⁻ ALCL。CD5 和 CD7 也常呈阴性表达。CD2 和 CD4 相对有用一些,在一些病例中呈阳性表达。CD43 在 2/3 以上的病例中都有表达,但是这个抗原缺乏谱系的特异性(图 37.8C)。此外,大多数病例细胞毒性相关性抗原 TIA-1、粒酶 B 和穿孔素阳性(图 37.8D 和 E)[6,7]。CD8 通常阴性,但是也存在少数 CD8⁺病例。少数病例 CD68/KP1⁺,但是不表达 CD68/PGM1。

肿瘤细胞不同程度地表达 CD45 和 CD45RO,但是 CD25 强阳性[8]。有报道显示血型抗原 H 和 Y(用抗体 BNH 检测)出现在 50% 以上的病例(图 37.8F)[42]。CD15 很少表达,即使出现,也仅见于少数肿瘤细胞[11]。ALCL 始终不表达 EBV[43](即,EBER 和 LMP-1)。一项应用微阵列技术检测 ALCL 中新基因表达情况的研究结果显示 clusterin 异常表达于所有系统

性 ALCL 病例,但在原发性皮肤 ALCL 中不表达[44]。大多数 ALK⁺ ALCL 不表达 BCL2(图 37.8G)[45]。其他很多抗原在 ALCL 中都有表达,但是没有诊断价值。包括 CD56[46-48]、SHP1 磷酸酶[49]、BCL6、C/EBPβ、serpinA1[50,51]、髓系相关抗原 CD13 和 CD33[52] 和 p63[53]。

ALK 着色部位可以是胞质、胞核和核仁,也可以局限在胞质,或者更少见的胞膜(图 37.9)。在造血组织肿瘤中,ALK 表达对 ALCL 几乎是特异的,因为除了大脑[54]中的少数细胞外,人类出生后所有的正常组织都不表达 ALK;除 ALK⁺DLBCL(图 37.11)[55]和幼年性 ALK⁺组织细胞增生症[56]外,它不表达于除 ALCL 外的血液肿瘤。注意,小细胞型和淋巴组织细胞型的 ALK 染色在较小程度上局限于散在的大细胞。然而,不进行核复染的 ALK 染色呈现出大量小细胞核着色。

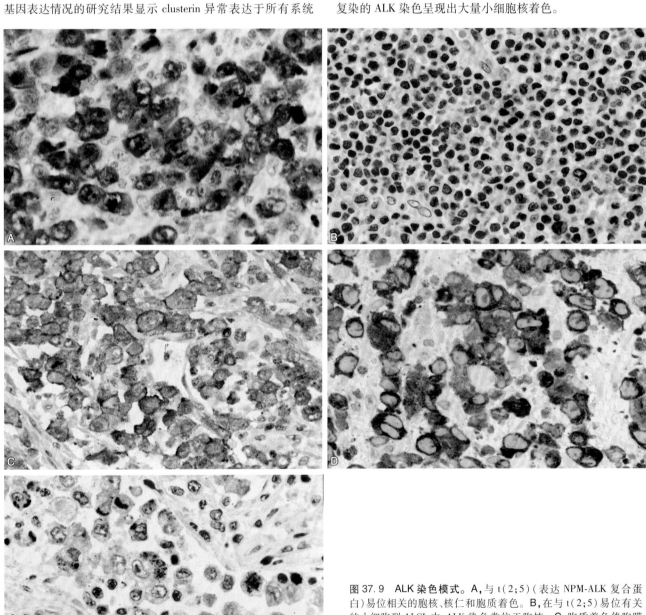

图 37.9 ALK 染色模式。A,与 t(2;5)(表达 NPM-ALK 复合蛋白)易位相关的胞核、核仁和胞质着色。B,在与 t(2;5)易位有关的小细胞型 ALCL 中,ALK 染色常位于胞核。C,胞质着色伴胞膜着色,与 t(1;2)易位相关(表达 TPM3-ALK 复合蛋白)。D,弥漫胞质着色,与 inv(2)(p23q35)相关(表达 ATIC-ALK)。E,细颗粒状胞质着色,与 t(2;17)易位相关(表达 CLTC-ALK 复合蛋白)

37.2.6 遗传学和分子改变

大约 90% ALCL 表现为 T 细胞受体基因克隆性重排，无论它们是否表达 T 细胞抗原[6]。大多数 ALCL 与 t(2;5)(p23;q35) 的相互易位有关，即位于 5q35 编码 NPM（核相关性磷蛋白）的基因与位于 2p23 编码 ALK（酪氨酸激酶受体）的基因融合[3,57]。识别细胞内 ALK 蛋白的多克隆和单克隆抗体与 NPM-ALK 蛋白及全长 ALK 蛋白相互作用，但是正常淋巴细胞不表达全长 ALK；因此，抗 ALK 的免疫染色可以用来检测携带 t(2;5) 易位的 ALCL 病例[3,54,58]。然而，也存在 ALK 和其他位于 1、2、3、17、19、22 号染色体上的配体基因的变异易位（表 37.1）[38,59-67]。ALK 表达上调的所有结果都依赖易位，因此着色的分布存在差别。经典的 t(2;5) 易位导致 ALK 阳性部位在核仁、胞核和胞质（图 37.9A 和 B）[68]。在不同的易位中，通常仅见胞质着色（图 37.9C～E）。在 t(2;5)(p23;q35) 中，特有的胞质、胞核和核仁着色可以用野生型 NPM 和 NPM-ALK 融合蛋白形成二聚体来解释。野生型 NPM 可提供胞核定位的信号，借此 NPM-ALK 蛋白可以进入胞核[68,69]。在 NPM 的 N 末端二聚体形成位点形成的 NPM-ALK 同源二聚体模拟配体结合使 ALK 催化结构域发生激活（例如：ALK 酪氨酸激酶结构域的自身磷酸化作用），这参与了肿瘤的发生。

已经发现除了 t(2;5) 易位之外，涉及 *ALK* 基因的 p23 至少有 11 种不同的易位。ALK 基因的所有的易位都是由基因的启动子区域控制的，后者持续表达在淋巴瘤细胞中，因此 *ALK* 基因表达。最常见的变异易位是 t(1;2)(q25;p23)[60,61]，即 1 号染色体的 *TPM3* 基因（编码非肌球蛋白）[60]在 ALK 的催化结构域发生融合。然而，在与 t(1;2) 易位相关且表达 TPM3-ALK 蛋白（104kD）的病例中，ALK 着色位于肿瘤细胞的胞质，并且实际上几乎所有的病例在胞膜上都有较强的着色（图 37.9C）[54,60]。这种染色模式可见于 15%～20% ALK⁺ALCL 病例。已知原肌球蛋白形成二聚体的 α 螺旋结构可以诱导嵌合

性 TPM3-ALK 蛋白二聚体形成和 ALK 催化结构域的激活（例如：ALK 蛋白的自身磷酸化作用）[60]。t(2;3)(p23;q11)[59,61] 和 inv(2)(p23q35)[63,64] 易位与 ALK 融合的基因被鉴定（图 37.9D）。分子量分别为 85 和 97KD（TFG-ALK 短和 TFG-ALK 长）两种不同融合蛋白与 t(2;3)(p23;q11) 相关，后者涉及到 TFG（*TRK* 融合基因）[59]。Inv(2)(p23q35) 涉及到 *ATIC* 基因（以前被称作 pur-H），该基因编码 5-氨基咪唑-4-氨甲酰-核苷酸转甲酰酶-IMP 环水解酶（ATIC），该基因在嘌呤的生物合成路径中起到关键作用[63]。在 TFG-ALK⁺ 和 ATIC-ALK⁺ ALCL 中，ALK 染色局限于细胞质，呈弥漫性分布[59,63]。

罕见 ALCL 病例呈现胞质内 ALK 颗粒状阳性这种独特的模式（图 37.9E）[62]。在这些病例中，*ALK* 基因与 *CLTC* 基因融合，*CLTC* 基因编码网格蛋白重多肽（CLTC），后者是被覆囊泡的主要结构蛋白。融合基因的序列提示这些肿瘤在 17q11-qter 和 2p23 断裂点上存在相互易位。由于 CLTC-ALK 蛋白参与了囊泡表面网格蛋白衣的形成，因此在 CLTC-ALK⁺ ALCL 病例中，杂合蛋白中的网格蛋白重多肽产生了胞质内颗粒状阳性模式。此外，网格蛋白衣的形成过程类似于配体结合；这使 ALK 蛋白 C-末端结构域发生自磷酸化作用，该作用可能参与了肿瘤的形成[62]。在一个报道中，一例 ALCL 发现了一个 ALK 新的融合基因（*MSN-ALK* 融合蛋白）：位于染色体 Xq11-12 上的膜突蛋白（*MSN*）基因，该病例 ALK 表现为独特的膜着色模式[70]。这种独特的膜着色模式可能是由于膜突蛋白 N-末端结构域与细胞膜相关性蛋白结合。在这个病例中，ALK 的断裂点不同于已描述的其他易位，而是发生在编码 ALK 蛋白近膜的外显子序列。最近描述的 C-末端 TRAF 结构域 *TRAF1-ALK* 融合编码的部分（但不是全部）负责 TRAF1 的寡聚化。因此，TRAF1-ALK 的潜在二聚化和功能有待进一步研究[67]。

最近报道了双着丝粒(2;4)(p23;q33)的易位，还未证实是否为 ALK 的配体[71]。

表 37.1 形成融合基因的 ALK⁺ 淋巴瘤遗传学的异常

染色体异常	ALK 配体	ALK 杂合蛋白的分子量	ALK 染色模式	百分比/%*
t(2;5)(p23;q35)	*NPM*	80	胞核，弥漫胞质内	84
t(1;2)(q25;p23)	*TPM3*	104	弥漫胞质内伴周边增强	13
inv(2)(p23q35)	*ATIC*	96	弥漫胞质内	1
t(2;3)(p23;q11)	*TFGX*长	113	弥漫胞质内	<1
	*TFG*长	97	弥漫胞质内	
	*TFG*短	85	弥漫胞质内	
t(2;17)(p23;q23)	*CLTC*	250	胞质内颗粒状	<1
t(2;X)(p23;q11-12)	*MSN*	125	胞膜着色	<1
t(2;19)(p23;p13.1)	*TPM4*	95	弥漫胞质内	<1
t(2;22)(p23;q11.2)	*MYH9*	220	弥漫胞质内	<1
t(2;17)(p23;q25)	*ALO17*	ND	弥漫胞质内	<1
t(2;9)(p23;q33)	*TRAF1*	<80	弥漫胞质内	<1
其他†	?	?	胞核或胞质	<1

ND，未确定。

* 一组未发表的 270 例 ALK⁺ALCL 中这些变异体的百分比。

† 未发表的一组 270 例 ALK⁺ALCL 病例。

37.2.7　临床过程和预后因素

ALK[+]ALCL 患者 5 年生存率从 70%~80% 不等,而 ALK[-] 患者不到 50%[72]。ALK[+]ALCL 患者复发不少见(30% 的病例),但通常对化疗仍然敏感[73]。国际预后指数在预示结果方面具有一定价值,尽管与其他类型淋巴瘤相比价值较小[28,74]。总体而言,在多元分析中,三个预后因素仍具有意义:纵隔累及、内脏累及(界定为肺脏、肝脏或脾脏累及)和皮肤病变[16]。一项重要的预后因子是 ALK[+],在北美、欧洲和日本的研究中,这都是与良好预后相关的[4,74,75]。ALK[+] 对 40 岁以上患者似乎尤为重要,对 40 岁以下患者的无进展生存率和总体生存率没有影响[76]。在 NPM-ALK[+] 肿瘤和那些 ALK 易位但是配体不是 NPM 的变异易位的肿瘤中,并没有发现它们之间存在差别[75]。至少在儿童 ALK[+]ALCL 中,小细胞和/或淋巴组织细胞形态学特征对预后价值较低[77]。就诊时在骨髓和外周血中进行定量 PCR 检测 NPM-ALK 的微小播散性疾病,并在治疗过程中发现早期阳性的微小残留疾病,可识别出有复发风险的患者[78,79]。这可能与疾病的免疫控制失调有关,部分反映在与预后负相关的抗 ALK 抗体效价上[80]。

37.3　间变性大细胞淋巴瘤,ALK 阴性 (ALK[-]ALCL)

与 ALK[+]ALCL 相比,ALK[-]ALCL 的特征不那么明显。对于那些形态学和表型特征都符合 ALCL 但 ALK[-] 的肿瘤,尚无明确的表型或分子标记作为严格诊断标准的基础。对于临床过程,ALK[+]ALCL 的侵袭性通常不如 ALK[-]ALCL,提示后者代表不同的、可能异质性疾病实体。然而,也有临床数据提示 ALK[-]ALCL 的预后优于 PTCL-NOS[73]。2008 年 WHO 分类修订版将 ALK[-]ALCL 认定为独立的疾病实体[80a]。最近的一份研讨会报告强调了 ALK[-]ALCL 的关键诊断特征,及其与 CD30[+]PTCL-NOS 的区别[81]。

37.3.1　定义

在 2008 年 WHO 分类中,ALK[-]ALCL 是暂定类型[82],但修订版删除其暂定状态[80a]。关键的诊断特征是与 ALK[+]ALCL 无法区分的形态学表现,具有标志细胞,呈黏附性生长模式,和强而一致的 CD30[+][81]。理想但非必要的特征是 T 细胞标记物部分丢失、细胞毒性表型、表达 EMA 和窦性生长。

37.3.2　流行病学

与 ALK[+]ALCL 不同,ALK[-]ALCL 的发病高峰是成年人 (40~65 岁)[10,83],无明显性别优势。有报道称个别发生在女性病例有硅胶乳腺假体植入病史[84]。这些肿瘤通常发生在血清肿的腔隙内,这种病例似乎预后极好,扩散风险低。它们可能构成一种独特的疾病实体(见下文)[85]。

37.3.3　临床特征

患者表现为外周或腹腔淋巴结肿大或者结外肿瘤;然而,与 ALK[+]ALCL 相比,结外受累少见[10]。累及皮肤的病例必须与原发性皮肤 ALCL 鉴别;一个仅累及皮肤的病变,很可能的诊断是原发性皮肤 ALCL。偶有病例累及上呼吸消化道黏膜部位。这些病例也需要临床分期,因为这些黏膜部位病变的表现更像原发性皮肤 ALCL,不像系统性 ALCL[86,87]。

37.3.4　形态学

与 ALK[+]ALCL 相似,ALK[-]ALCL 也表现为一个宽的形态学谱系。单就形态学方面而言,一些病例与普通型 ALCL 极其类似,标志细胞通常呈窦内生长方式(图 37.10A)。其他病例包含较多具有高核质比的多形性细胞(图 37.10B 和 C)[5,28,31,88]。形态学特征提示是侵袭性 CHL(2 级结节硬化型经典型或淋巴细胞消减型),但是免疫表型不支持后者。需要指出的是,符合小细胞型 ALCL 的病例还没有在 WHO 分类中提出,因为没有免疫表型和分子标记物能将 ALK[-]ALCL 和 CD30[+]PTCL-NOS 鉴别开来。

37.3.5　免疫表型

除了一致表达 CD30,一半以上病例表达一种或多种 T 细胞标记物。CD3 染色阳性比在 ALK[+]ALCL 更常见。相当一部分病例 CD2[+] 和 CD4[+],然而 CD8[+] 病例少见。正如 ALK[+]ALCL,常丢失一种或多种 T 细胞标记物。在裸细胞表型病例中,必须排除肿瘤细胞丰富的 CHL。在这种病例中,PAX5 非常有用,因为几乎所有的 CHL 和灰区淋巴瘤都表达 PAX5。然而,ALCL 偶尔也可能表达 PAX5,模棱两可的病例应当进行分子研究[89]。与 ALK[+]ALCL 不同,EMA 表达变化不定。一些病理医师只有在形态学典型和共表达 CD30 和 EMA 的情况下才倾向诊断 ALK[-]ALCL。相当大比例的病例表达细胞毒性相关性标记物,如 TIA-1、粒酶 B 和穿孔素。然而,有趣的是,大多数具有 DUSP22 重排的 ALK[-]ALCL(见下文)不表达细胞毒性标记物,但具有 ALCL 的其他典型特征(图 37.11)[90]。ALK[-]ALCL 总是 EBV[-](即,EBER 和 LMP-1)[43]。

37.3.6　遗传学和分子改变

不管是否表达 T 细胞抗原,大多数病例 T 细胞受体基因克隆性重排。一些研究结果显示 ALK[-]ALCL 在染色体缺失或获得上倾向不同于 PTCL-NOS 和 ALK[+]ALCL[91,92]。最近一项研究中,ALK[-]ALCL 伴复杂染色体异常的患者,整体生存率明显缩短[93]。据报道,在 ALK[-]ALCL 中,位于 6p25.3 的 DUSP22-IRF4(称为 DUSP22 重排)(图 37.11F)或位于 3q28 的 TP63 的重现性重排分为 30% 和 8%[90,94,95]。前者与双特异性磷酸酶基因 DUSP22[94] 的表达降低有关。最常见的重排是 t(6;7)(p25.3;q32.3)易位,见于 45% 的病例,与 7q32.3 上 MIR29 簇集的微小 RNA 的下调有关。TP63 重排最常发生于 TBL1XR1 基因的 inv(3)(q26q28)易位,导致融合蛋白表达,与致癌 DNp63 亚型具有同源性。DUSP22 和 TP63 重排对 ALCL 没有特异性,尚未用于诊断;但有显著的预后相关性(见下文)。ALK[-]ALCL 的分子印记还包括 CCR7、CNTFR、IL22 和 IL21 基因的过表达,但是没有明确它们和这些肿瘤有关的潜在致瘤机制[50]。此外,这些结果没有提供明确的证据以判定 ALK[-]ALCL 与 ALK[+]ALCL 及 PTCL-NOS 的关系,哪一个更密切[50,96,97]。最近的基因表达谱研究表明,ALK[-]ALCL 和 PTCL,NOS 具有不同的分子印记,只要检测 3 个基因(TNFRSF8、BATF3 和 TMOD1)就可能可以鉴别[98,99]。

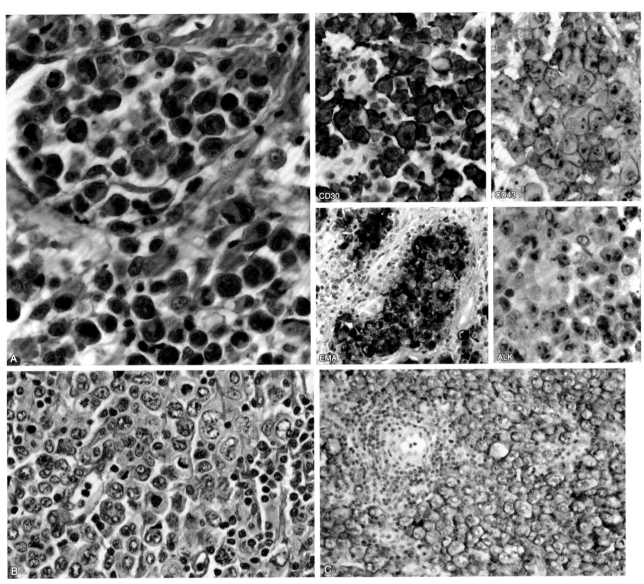

图 37.10　A,ALK⁻ALCL 形态学和免疫表型特征与 ALK⁺ALCL 非常接近。ALK 染色经重复两次后证实是阴性。大量标志细胞窦内生长。免疫表型大多与 ALK⁺ALCL 类似,表达 CD30、EMA、穿孔素、CD43 和 CD2。B 和 C,ALK⁻ALCL 包含更多核质比高的多形性细胞,CD30 强阳性。B 中显示病例为 T 表型(CD3⁺和 CD4⁺),但是 EMA⁻

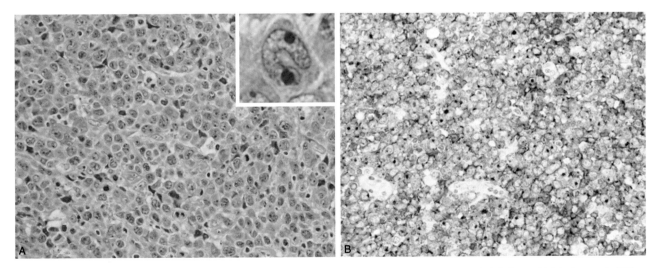

图 37.11　ALK⁻ALCL 伴 *DUSP22* 基因重排。A,淋巴结显示具有特征性马蹄形核(插图)的标志细胞成片分布。B,肿瘤细胞 CD30⁺,呈膜和高尔基染色

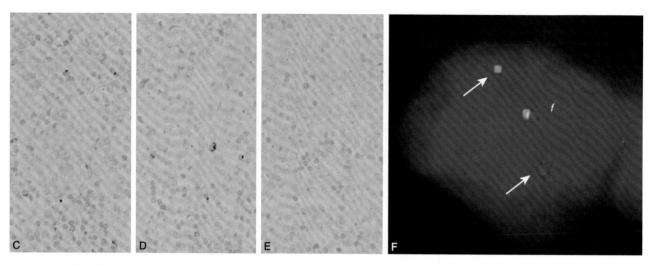

图 37.11(续)　携带这种基因重排的病例,通常细胞毒蛋白阴性(C,TIA-1;D,粒酶 B)和 ALK¯(E)。F,6p25.3 上 DUSP22-IRF4 位点的分离探针 FISH 显示一个正常的等位基因融合信号(F),另一个异常的等位基因红绿信号分离(箭头)

37.3.7　临床过程和预后因素

总体上,与 ALK⁺ALCL 相比,ALK¯ALCL 常规治疗的临床结局较差[100]。最近 Savage 等[74]报道,ALK¯ALCL 的 5 年生存率只有 49%,而 ALK⁺ALCL 为 70%。此外,高表达 CD30 的 PTCL-NOS 与 ALK¯ALCL 的组织学鉴别很难,且预后更差,5 年生存率只有 19%。然而,最近的数据表明,ALK¯ALCL 的预后差异很大,取决于遗传学亚型[90]。DUSP22 重排的 ALK¯ALCL 患者,5 年总生存率为 90%,与 ALK⁺ALCL 相似。TP63 重排的 ALK¯ALCL 患者,5 年总生存率只有 17%,而缺乏 ALK、DUSP22 和 TP63 重排的 ALCL 患者的 5 年总生存率为 42%。

37.4　乳腺假体相关性 ALCL(iALCL)

37.4.1　定义

首例乳腺假体相关性 ALK¯ALCL(iALCL)病例由 Keech 和 Creech 于 1997 年报道[101]。随后也有个案报道,但直到最近才成为一种独特的临床病理实体[84,85,102,103]。

37.4.2　病因学

至今未发现明确的致病因素。植入硅胶与植入盐水的患者之间没有区别,植入硅胶的原因也没有区别(例如:重建和整容手术)[104]。然而,这些植入物似乎大部分有纹理,易破裂。有人推测 iALCL 可能是机体对硅酮产生免疫反应的结果[85]。

37.4.3　流行病学

发生 iALCL 的风险非常低。De Jong 等[84]估计,在假体手术女性中,发病风险为 1~3 人/100 万。2011 年,美国食品和药物管理局(FDA)总共发现了 60 例潜在病例。自 2010 年以来,在法国淋巴病理网中,每年观察到 3~4 例新病例,涉及 34 万名假体手术女性。有趣的是,iALCL 是最常见的乳腺 T 细胞淋巴瘤(法国淋巴病理网未发表数据)。

37.4.4　临床特征

患者平均年龄为 50 岁(范围 28~87 岁),从植入乳房到诊断 ALCL 的平均间隔时间为 10 年(范围 1~32 年)[85,102,105]。可将患者分为两个亚组:①大多数患者存在血清肿,血清肿是临床术语,用于识别乳腺假体周围积液情况,为 Ⅰ 期疾病[84,85,105,106];②10%~35% 的患者可触及肿块,但一般局限于乳腺或伴有腋窝淋巴结病变(Ⅱ 期);Ⅳ 期疾病罕见[84,105,106]。一些患者表现为乳腺肿块伴血清肿[104]。

37.4.5　形态学

组织病理学检查显示两种截然不同的生长方式。在血清肿患者中,肿瘤细胞生长局限于纤维包膜("原位"iALCL)(图 37.12A)。但恶性细胞在包膜内侧的分布通常不均一。事实上,内侧是富细胞区域,而其他一些区域只有纤维组织,几乎没有细胞。增生的肿瘤细胞主要由大小不一的多形性大细胞组成,只能提示大细胞淋巴瘤,但可能观察到散在的标志细胞(图 37.12B)。一些肿瘤细胞被包裹在纤维蛋白样物中。值得注意的是在血清肿的细胞悬液中可检出肿瘤细胞。表现为肿块的患者,具有更明显的异质性增殖,可浸润周围组织("浸润性"iALCL)。它们由大的间变性细胞成片或成簇组成,伴有大量嗜酸性粒细胞。在某些病例中,在富含嗜酸性粒细胞的背景中存在大量 RS 样细胞,可能高度提示 CHL(霍奇金样特征)(个人观点)(图 37.12C)[85,105]。浸润性 iALCL 可出现坏死和/或硬化[105]。偶尔在同一病例中可同时观察到两种形态模式(即原位 iALCL 和浸润性 iALCL)。此时除了局限于纤维包膜内的增殖,还有局部膨胀性增殖,侵犯周围组织(见图 37.12,D)。这种情形提示,局限于包膜的病变(原位 iALCL)随着时间的推移可能进展为侵犯周围组织的病变(浸润性 iALCL)。

37.4.6　免疫表型

恶性细胞呈强 CD30⁺,CD30 染色更容易观察恶性细胞沿包膜内侧分布(图 37.12,D)[85]。EMA 也呈不同程度阳性[85,103]。在大多数病例中,肿瘤细胞具有 T 细胞表型,表达一

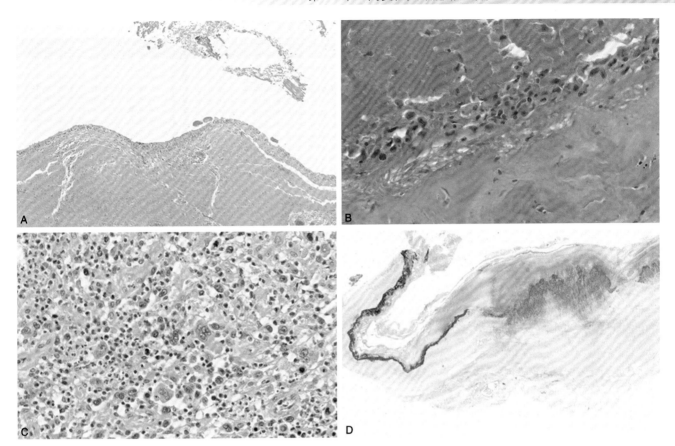

图 37.12　**乳腺假体相关性 ALCL(iALCL)**。A,假体周围出现血清肿的患者,ALCL 局限于纤维包膜。B,高倍镜显示大而多形性细胞,并有极少标志细胞。C,表现为肿块的患者,肿瘤浸润包膜和胸肌。高倍镜显示一群多形性非黏附性细胞。正如 ALCL,可见一些非典型细胞核呈花冠样或肾形。也可见 RS 样细胞,并有大量嗜酸性粒细胞,可能貌似霍奇金淋巴瘤。D,偶见两种形态模式(即,原位 iALCL 和浸润性 iALCL)。CD30/Ber-H2 免疫染色显示局限于纤维包膜的增殖和侵犯周围组织的局灶膨胀性增殖

个或多个 T 细胞标志物(CD2、CD3、CD4、CD43) 和细胞毒性相关标志物(TIA-1、粒酶 B 和/或穿孔素) [85,103,104]。约 1/3 病例呈 CD45/LCA[+[104]]。ALK- iALCL 总是 EBV-(EBER 和 LMP1) [85,103]。值得注意的是,只有一例乳腺假体相关淋巴瘤呈 EBV+,但这一特殊病例被诊断为结外 NK/T 细胞淋巴瘤[107]。所有报告病例中均为 ALK-。如果 ALK+,必须怀疑系统性 ALK+ALCL 继发性累及乳腺。

37.4.7　遗传学和分子改变

在大多数病例中,TCR 基因呈克隆性重排[85,104,108]。分子分析,ALK 基因重排呈阴性。已建立 ALK- iALCL 细胞系,并发现部分或完全性三体,但尚未发现特征性染色体异常[109]。

37.4.8　临床过程和预后因素

总体上,所有局限于包膜内的患者(IE 期) 行包膜切除术和假体清除术,几乎所有患者均健康存活,无复发或系统性疾病[85,104,108]。因此,"原位" ALK-iALCL 可视为惰性 T 细胞淋巴增殖性疾病,一般具有良好的临床病程[85,102,103]。考虑到血清肿和包膜内增殖的患者预后好,这一亚组乳腺假体相关的 ALCL 与其他 CD30+淋巴增殖性疾病如原发性皮肤 ALCL 相似[103-105]。相比之下,有肿块的患者(浸润性 iALCL)可有较强的侵袭性临床过程[102,104-106]。

37.5　ALCL 的鉴别诊断

即使大多数 ALCL 的形态特征都支持诊断,但是如果没有免疫组化也不能完全确定就是这个诊断。一个主要的进展就是 ALK1 和 ALKc 抗体的产品化[26,53]。对于一些形态不典型的 ALK+ALCL 病例,这些抗体具有关键的诊断价值。ALK- ALCL 诊断较困难,因为缺乏特异性标记物。因此,所有由大细胞构成并表达 CD30 的肿瘤都需要与之进行鉴别诊断(表 37.2)。

37.5.1　普通型 ALCL

普通型 ALCL 在儿童中容易识别。在成人,主要的鉴别诊断是转移性恶性肿瘤,因为大多数病例都表现为窦内生长模式。然而,未分化癌通常表达 CK 和 EMA,而 CD30-。有很少的癌 CD30 弱阳性。转移性恶性黑色素瘤也可以类似 ALCL,但是这些肿瘤大多呈 S-100+、HMB45+、PNL2+、EMA-/+ 和 CD30-,然而,罕见的 CD30+ 病例也有报道[110]。胚胎性癌表达 CD30,但是形态学上不同于 ALCL[111]。鉴别诊断的最大难点是那些明显由大细胞构成,有时浸润淋巴窦的 ALK-PTCL-NOS。这些肿瘤中的一部分呈 CD30 强阳性,EMA 也可能阳性[112]。与大多数 ALCL 不同,这些肿瘤通常 CD3 强阳性,也可以表达 BCL2 蛋白。然而,PTCL-NOS 和 ALK- ALCL 不能完全区别开,血液病理医师对于那些形态和表型接近倾向 ALK+ALCL 的病例倾

表 37.2 ALCL 的鉴别诊断

疾病	肿瘤细胞表型	注释
普通型 ALCL	CD30$^+$、EMA$^+$、ALK$^+$（85%）、CD45$^{-/+}$、CD3$^{-/+}$、CD43$^+$、CD2$^{-/+}$、CD4$^{-/+}$、CD5$^{-/+}$、CD7$^{-/+}$、CD8$^{-/+}$、细胞毒分子$^{-/+}$、BCL2$^-$（大多数病例）	窦内生长模式 标志细胞
转移性恶性肿瘤		
癌	CK$^+$、EMA$^+$、CD30$^-$、CD45$^-$	少数病例 CD30$^+$
恶性黑色素瘤	S-100$^+$、EMA$^{-/+}$、HMB45$^+$、PNL2$^+$、CD45$^-$	有报道显示 CD30 弱着色
PTCL-NOS 伴明显大细胞	CD30$^{-/+}$、EMA$^{-/+}$、ALK$^-$、CD3$^+$、CD2$^+$、CD4$^{-/+}$、CD5$^{-/+}$、CD7$^{-/+}$、CD8$^{-/+}$、细胞毒分子$^{-/+}$、BCL2$^+$	少数病例伴窦内生长模式和多形性细胞
DLBCL		
ALK$^+$DLBCL	CD30$^-$、EMA$^+$、ALK$^+$、CD20/CD79a$^-$、胞质 IgA	窦内生长模式 免疫母细胞或浆母细胞 全长 ALK
DLBCL，间变型	CD30$^{-/+}$、EMA$^{-/+}$、ALK$^-$、CD20/CD79a$^+$	部分病例呈窦内生长模式但是 ALK$^-$
组织细胞肉瘤	CD30$^-$、EMA$^-$、ALK$^-$、CD68$^+$、CD163$^+$、溶菌酶$^+$	
淋巴组织细胞型 ALCL	CD30$^+$、EMA$^+$、ALK$^+$、CD68$^-$、CD45$^{-/+}$、CD3$^{-/+}$、CD43$^+$、CD2$^{-/+}$、CD4$^{-/+}$、CD5$^{-/+}$、CD7$^{-/+}$、CD8$^{-/+}$、细胞毒分子$^{-/+}$	也可出现窦内生长模式，但是所有病例都可见围血管生长模式 仅是反应性组织细胞 CD68$^+$
组织细胞丰富的淋巴结炎	CD30$^-$、EMA$^-$、ALK$^-$	少数免疫母细胞 CD30$^+$ 无围血管生长模式
小细胞型 ALCL	CD30$^+$、EMA$^+$、ALK$^+$、CD45$^{-/+}$、CD3$^+$（大多数病例）、CD43$^+$、CD2$^{+/-}$、CD4$^{+/-}$、CD5$^{+/-}$、CD7$^{+/-}$、CD8$^{+/-}$、细胞毒分子$^+$	可无窦内生长模式，但是所有病例都可见围血管生长模式 ALK 着色局限于胞核
PTCL-NOS 伴小-中等细胞	CD30$^{-/+}$、EMA$^{-/+}$、ALK$^-$、CD45$^{+/-}$、CD3$^+$（大多数病例）、CD43$^+$、CD2$^{-/+}$、CD4$^{-/+}$、CD5$^{-/+}$、CD7$^{-/+}$、CD8$^{-/+}$、细胞毒分子$^{-/+}$	可出现散在 CD30$^+$ 细胞，但是没有围血管生长模式
ALCL，其他	CD30$^+$、EMA$^+$、ALK$^+$、CD45$^{-/+}$、CD3$^{-/+}$、CD43$^+$、CD2$^{-/+}$、CD4$^{-/+}$、CD5$^{-/+}$、CD7$^{-/+}$、CD8$^{-/+}$、细胞毒分子$^{-/+}$、BCL2$^-$（大多数病例）	窦内生长模式 标志细胞 少数 ALK$^+$ALCL 可出现 CD15$^+$核旁点着色
CHL	CD30$^+$、EMA$^-$、CD15$^{+/-}$、ALK$^-$、CD45$^-$、CD3$^-$、PAX5$^+$、CD43$^-$、CD20$^{-/+}$（异质性着色）、EBV/LMP-1$^{+/-}$（60%）、BCL2 不定	少数窦内生长模式 无围血管生长模式
炎性肌纤维母细胞瘤	CD30$^-$、EMA$^-$、ALK$^+$（胞质）	ALCL 伴肉瘤样形态总是出现 CD30$^+$，EMA$^+$，和 ALK$^+$
横纹肌肉瘤	CD30$^-$、EMA$^-$、ALK$^{-/+}$（胞质）、desmin$^+$	少数横纹肌肉瘤病例可出现少数细胞 CD30 和 EMA 阳性

向诊断为 ALK$^-$ALCL[82]。需要指出的是，结外鼻型 NK/T 细胞淋巴瘤和 EATL，部分肿瘤细胞可异常表达 CD30[9]。具有间变形态的 DLBCL 也可以表现为 ALCL 的形态特征，包括窦内生长模式及表型特征（CD30 阳性）。与 ALCL 不同，这些肿瘤表达几个 B 细胞抗原，无 t(2;5)[113]。然而，少数 DLBCL 表现为明显的窦内生长模式，可以类似于 ALCL。

主要有两类肿瘤值得注意。第一个就是 ALK$^+$大 B 细胞淋巴瘤，现在认为它是一个独立的疾病[55]。形态学上，这类肿瘤由单形性大的浆母细胞或免疫母细胞样细胞构成，有中位大核仁，倾向浸及淋巴窦（图 37.13A 和 B）。低倍镜下，这类肿瘤类似于 ALCL，但是它们不表达 CD30。这些淋巴瘤 EMA 强表达

（图 37.13C），这与 ALCL 相同，但是也有一个轻链型的胞质内 Ig（通常为 IgA）。通常不表达谱系相关的白血病抗原（CD3、CD20、CD79a），一些病例异常表达 CD4 和 CD57。这些肿瘤弱表达白细胞共同抗原 CD45，甚至可以是阴性。个别病例 CK$^+$，此外，EMA$^+$，CD45 弱阳性或阴性，这些容易误诊为癌。淋巴细胞特征性地强表达 ALK。大多数病例着色位于胞质并呈颗粒状，提示与 CLTC-ALK 蛋白相关[33,114]。ALK$^+$DLBCL 典型地表现为侵袭性临床过程。其他表现为窦内生长模式的淋巴瘤 CD30 可阴性，如所谓的微绒毛淋巴瘤，可阳性[115,116]。然而，这些肿瘤通过免疫组化相对容易识别，因为表达 B 细胞抗原（CD20 和 CD79a），并且 ALK$^-$。

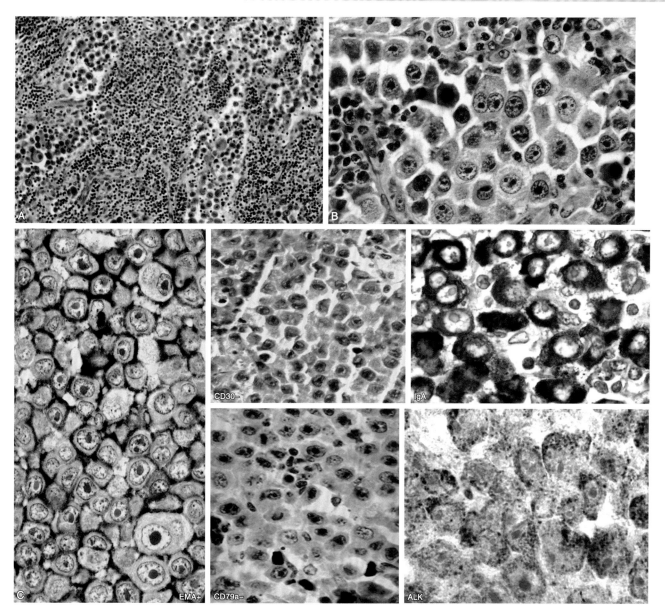

图 37.13　ALK⁺DLBCL 表现为窦内生长模式(A),伴有大的免疫母细胞或者浆母细胞(B)。复合图(C)显示淋巴瘤细胞 EMA 强阳性,CD30 和 B 细胞相关抗原(包括 CD79a)阴性,通常 IgA⁺,胞质内 ALK 颗粒状阳性

值得注意的第二个类型肿瘤是极其少见的组织细胞肿瘤。一个报道研究了 900 多例淋巴瘤,其中仅有 4 例是真性组织细胞肿瘤[117]。组织细胞肉瘤通常由大细胞构成,伴中等或丰富胞质,多形性细胞核并有明显核仁。形态上表现为恶性细胞 CD68(KP1 和 PGM1)和 CD163、巨噬细胞相关抗原及溶菌酶阳性。与正常组织细胞和巨噬细胞一样,真性组织细胞肉瘤也表达 CD4,但是其他 T 和 B 细胞标记物阴性。这些细胞 CD1a 和 PS100 阴性。识别出这些肿瘤很重要,因为大多数病例预后较差。类似的形态学和表型特征可见于原单核细胞白血病,仅通过临床表现就可与组织细胞肉瘤鉴别(如骨髓受累)。少数侵袭性肥大细胞增生症可由类似于标志细胞的大细胞构成,并表达 CD30 抗原。它们表达 CD117,CD4 和 CD68 抗原。酸性甲苯胺蓝可显示出特征性异染性颗粒,但是在恶性病例中,颗粒可稀疏。肥大细胞 Tryptase 免疫染色是较为有用的诊断方法[118]。

37.5.2　淋巴组织细胞型 ALCL

淋巴组织细胞型 ALCL 极难识别,常被误诊为组织细胞丰富的淋巴结炎。必需时刻谨记这些病变中淋巴结结构破坏,这在反应性病变中很少见。像前面描述的那样,肿瘤细胞很难识别,因为它们被大量反应性组织细胞所掩盖,同时伴有数量不等的浆细胞。诊断的关键是使用 CD30 及 ALK 抗体进行免疫染色,这可以凸显出散在于组织细胞间的肿瘤细胞,典型地围绕血管[11,119]。

37.5.3　小细胞型 ALCL

小细胞型 ALCL 常被误诊为 PTCL-NOS。可见标志细胞,但是在小至中等大小的细胞中很难识别。尽管大多小至中等大小的淋巴瘤细胞是恶性,它们通常表达弱表达 CD30 和 EMA,这使得诊断更加困难。通过比较,大细胞强表达 CD30 和

ALK,并围绕血管。像前面指出的那样,WHO 分类还没有接受小细胞变异型 ALK⁻ALCL 这一分型,因此具有这些形态特征的 T 表型的增殖性疾病必需诊断为 PTCL-NOS。

37.5.4 霍奇金样型 ALCL

霍奇金样型 ALCL 病例存在,但是很少见,类似于结节硬化型经典型霍奇金淋巴瘤(NSCHL)。诊断必需 ALK 染色阳性[36]。霍奇金样型 ALK⁻ALCL 的诊断必须排除肿瘤细胞丰富的 CHL。我们建议符合这样条件的病例才能诊断为霍奇金样 ALK⁻ALCL,即形态学特征与 HL 符合及具有 ALCL 的抗原表达特征:CD30、EMA、CD3(或其他 T 细胞抗原)及 CD43 阳性,EBV 相关标记物(LMP-1 和 EBER)及 B 细胞抗原(PAX5、CD20、CD79a)阴性。在一些 CHL 病例中可出现异常 T 细胞抗原表达,这使得鉴别诊断更加困难[120]。我们怀疑 Mann 等[121]描述的一些中性粒细胞丰富的 ALCL 事实上是 CHL。新近报道显示 p63 蛋白的表达对于鉴别 ALK⁻ALCL 和 CHL(p63⁻)有诊断价值[53]。

37.5.5 肉瘤样型 ALCL

肉瘤样型 ALCL 可以类似于软组织肿瘤累及淋巴结,甚至是 Kaposi 肉瘤(KS)。然而,在肉瘤型的 ALCL 中,至少在一些区域可以见到典型的 ALCL 特征。因为 ALCL 可发生在软组织或者骨组织,因此在儿童或者年轻人必须排除软组织肉瘤。像

后面提到的那样,鉴别诊断是复杂的,因为 ALK 蛋白可以表达在横纹肌肉瘤及 ALK⁺炎性肌纤维母细胞瘤。

37.5.6 ALK⁺非淋巴组织肿瘤

ALK⁺非淋巴瘤肿瘤造成了诊断的困难。总体来说,ALK 表达高度提示 ALCL。然而,最初 Morris 等[3]报道了横纹肌肉瘤偶尔表达全长 ALK 蛋白(200KD)(图 37.14A 和 B)。一些炎性肌纤维母细胞瘤也与 ALK 2p23 的基因重排有关(图 37.14C 和 D)。最近,Chan 等[56]提出了幼儿 ALK⁺组织细胞增生症这样一个新的疾病。这个报道中有 3 个病例,1 个初生婴儿和两个 3 个月女孩,都表现为一般状况差及肝脾肿大。肝活检显示窦内见大的组织细胞浸润,有时伴空泡状胞质。这些组织细胞与组织细胞标记物及 ALK 蛋白发生免疫反应。其中一个病例分子分析结果显示 TPM3-ALK 融合。一个患者有皮肤浸润,形态上似幼年性黄色肉芽肿。作者得出结论:ALK⁺组织细胞增生症是一个独特的组织细胞增殖性疾病,典型地表现为进展缓慢,但是在活动期可有生命危险。

一些神经母细胞瘤也表达全长 ALK 蛋白,但是与 ALCL 相比,着色较弱[122]。最近,在家族性神经母细胞瘤中报道了 ALK 结构域的体细胞和干细胞突变[123]。也有报道显示 ALK 在非小细胞肺癌的一个亚型中有表达,与 EML4-ALK 融合基因转化相关[124,125]。

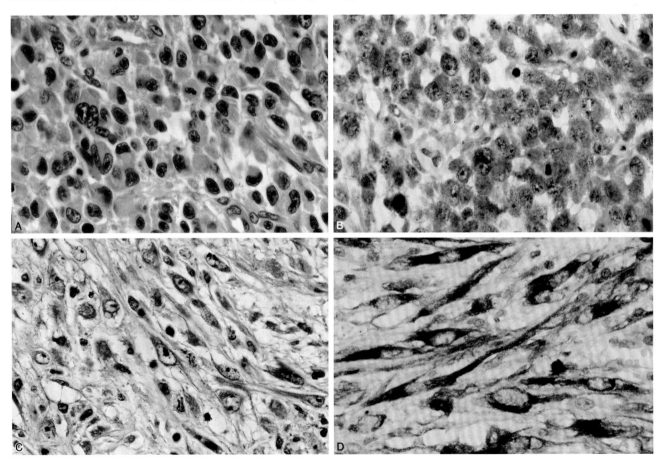

图 37.14 少数软组织肿瘤可表达 ALK,但是 CD30⁻。A 和 B,横纹肌肉瘤全长 ALK 蛋白阳性(A,HE 染色;B,ALK 染色),肿瘤 desmin 强阳性。C 和 D,炎性肌纤维母细胞瘤 ALK 蛋白强阳性(C,HE 染色;D,ALK 染色)。肿瘤常表达 TPM4-ALK 蛋白

37.5.7 原发性皮肤 CD30⁺T 细胞淋巴组织增殖性疾病

系统性 ALCL 累及皮肤可造成与其他 CD30⁺T 细胞淋巴组织增殖性疾病(LPD)诊断上的混乱(见 40 章)。原发性皮肤 CD30⁺T 细胞 LPD 有 3 种类型[9]：ALCL，原发性皮肤型；淋巴瘤样丘疹病；交界性病变，指的是淋巴瘤样丘疹病，弥漫大细胞型(一些研究中的 C 型)。这些疾病之间的鉴别有时很困难，要求结合组织学、临床和免疫表型特征。EMA 表达不同，但是 ALK 蛋白在这些 LPD 中总是不表达。需要指出的是最近报道了原发性皮肤的 ALK⁺ALCL 病例[126,127]。

37.5.8 乳腺假体相关的 ALK⁻ALCL

根据定义，iALCL 的诊断仅限于具有独特临床背景的患者。必须排除系统性 ALK⁻ALCL 继发性累及乳腺。伴有 CD30⁺大细胞的 PTCL-NOS 累及乳腺也可能是诊断困难的原因。一些报告为 ALK⁻iALCL 病例似乎与后者相对应。事实上，最困难的鉴别诊断是某些 ALK⁻iALCL 病例伴有 RS 样细胞，并有嗜酸性粒细胞丰富的背景，此时必须排除 CHL。罕见的 ALK⁻iALCL 病例呈 CD15⁺，因此更难诊断(个人观察)[104]。然而，综合考虑临床背景(即，乳腺假体)、乳腺原发性 CHL 即使存在也极罕见以及非典型细胞的表型(CD30⁺、EMA⁺/⁻、T 细胞表型和 PAX5⁻)，可以排除霍奇金淋巴瘤[85]。

精华和陷阱

- 注意 ALK⁺ALCL 表现为一个宽广的形态特征谱系。应当毫不犹豫进行 ALK 染色。
- 抗 ALK 单克隆抗体是可靠的，通常呈现鲜明的染色结果而无任何背景。相反，多克隆抗体往往与多种肿瘤细胞意外地发生交叉反应。因此，使用多抗时，要仔细观察是肿瘤细胞 ALK⁺，而不是背景着色。在这些病例中，内皮细胞和纤维细胞通常显示同样的假阳性着色。
- 当肿瘤的形态学和免疫表型特征高度提示普通型 ALK⁺ALCL(即，CD30⁺、EMA⁺)但 ALK⁻时，建议在作出 ALK⁻ALCL 诊断前重复染色(最好采用两种不同的抗 ALK 抗体)。
- 一些 B5 固定液固定的活检标本可能很难进行 ALK 染色。
- 肿瘤细胞丰富的 CHL 在 CD15⁻时往往误诊为 ALK⁻ALCL。要牢记 15%~25% CHL 呈 CD15⁻。加染 CD20 和 CD79a(30%病例中部分 RS 细胞阳性)、PAX5 和 EBER 原位杂交可能有用。ALK⁻ALCL 总是 EBV⁻。
- 除了 CHL 之外，可出现 CD30 强阳性的疾病包括：PTCL-NOS；一些结外 T 细胞淋巴瘤，如结外 NK/T 细胞淋巴瘤-鼻型和肠病相关 T 细胞淋巴瘤(EATL)；肥大细胞增生症；一些 DLBCL；以及一些非淋巴组织肿瘤，如胚胎癌、恶性黑色素瘤和一些未分化癌。

(石 岩 殷宪刚 译)

参考文献

1. Stein H, Mason DY, Gerdes J, et al. The expression of the Hodgkin's disease associated antigen Ki-1 in reactive and neoplastic lymphoid tissue: evidence that Reed-Sternberg cells and histiocytic malignancies are derived from activated lymphoid cells. Blood. 1985;66:848-858.

2. Mason DY, Bastard C, Rimokh R, et al. CD30-positive large cell lymphomas ("Ki-1 lymphoma") are associated with a chromosomal translocation involving 5q35. Br J Haematol. 1990;74:161-168.

3. Morris SW, Kirstein MN, Valentine MB, et al. Fusion of a kinase gene, ALK, to a nucleolar protein gene, NPM, in non-Hodgkin's lymphoma. Science. 1994;263:1281-1284.

4. Shiota M, Nakamura S, Ichinohasama R, et al. Anaplastic large cell lymphomas expressing the novel chimeric protein p80NPM/ALK: a distinct clinicopathologic entity. Blood. 1995;86:1954-1960.

5. Delsol G, Ralfkiaer E, Stein H, et al. Anaplastic large cell lymphoma. In: Jaffe ES, Harris NL, Stein H, Vardiman JW, eds. Pathology and Genetics of Tumors of Haematopoietic and Lymphoid Tissues. Lyon, France: IARC Press;2001:230-235.

6. Foss HD, Anagnostopoulos I, Araujo I, et al. Anaplastic large-cell lymphomas of T-cell and null-cell phenotype express cytotoxic molecules. Blood. 1996;88:4005-4011.

7. Krenacs L, Wellmann A, Sorbara L, et al. Cytotoxic cell antigen expression in anaplastic large cell lymphomas of T-and null-cell type and Hodgkin's disease: evidence for distinct cellular origin. Blood. 1997;89:980-989.

8. Delsol G, Al Saati T, Gatter KC, et al. Coexpression of epithelial membrane antigen (EMA), Ki-1, and interleukin-2 receptor by anaplastic large cell lymphomas. Diagnostic value in so-called malignant histiocytosis. Am J Pathol. 1988;130:59-70.

9. Jaffe ES, Harris NL, Stein H, Vardiman JW, eds. WHO Classification of Tumors of Haematopoietic and Lymphoid Tissues. Lyon, France: IARC Press;2001.

10. Stein H, Foss HD, Durkop H, et al. CD30+anaplastic large cell lymphoma: a review of its histopathologic, genetic, and clinical features. Blood. 2000;96:3681-3695.

11. Benharroch D, Meguerian-Bedoyan Z, Lamant L, et al. ALK-positive lymphoma: a single disease with a broad spectrum of morphology. Blood. 1998;91:2076-2084.

12. Brugieres L, Deley MC, Pacquement H, et al. CD30+ anaplastic large-cell lymphoma in children: analysis of 82 patients enrolled in two consecutive studies of the French Society of Pediatric Oncology. Blood. 1998;92:3591-3598.

13. Piccaluga PP, Ascani S, Fraternali Orcioni G, et al. Anaplastic lymphoma kinase expression as a marker of malignancy. Application to a case of anaplastic large cell lymphoma with huge granulomatous reaction. Haematologica. 2000;85:978-981.

14. Lamant L, Pileri S, Sabattini E, Brugieres L, et al. Cutaneous presentation of ALK-positive anaplastic large cell lymphoma following insect bites: evidence for an association in 5 cases. Haematologica. 2010;95:449-455.

15. Costes-Martineau V, Delfour C, Obled S, et al. Anaplastic lymphoma kinase (ALK) protein-expressing lymphoma after liver transplantation: case report and literature review. J Clin Pathol. 2002;55:868-871.

16. Le Deley MC, Reiter A, Williams D, et al. Prognostic factors in childhood anaplastic large cell lymphoma: results of a large European intergroup study. Blood. 2008;111:1560-1566.

17. Bayle C, Charpentier A, Duchayne E, et al. Leukaemic presentation of small cell variant anaplastic large cell lymphoma: report of four cases. Br J Haematol. 1999;104:680-688.

18. Chhanabhai M, Britten C, Klasa R, Gascoyne RD. t(2;5) positive lymphoma with peripheral blood involvement. Leuk Lymphoma. 1998;28:

415-422.

19. Takahashi D, Nagatoshi Y, Nagayama J, et al. Anaplastic large cell lymphoma in leukemic presentation: a case report and a review of the literature. J Pediatr Hematol Oncol. 2008; 30: 696-700.

20. Meguerian-Bedoyan Z, Lamant L, Hopfner C, et al. Anaplastic large cell lymphoma of maternal origin involving the placenta: case report and literature survey. Am J Surg Pathol. 1997; 21: 1236-1241.

21. Gomez-Roman JJ, Cobo ML, Val-Bernal JF. Anaplastic lymphoma kinase-positive anaplastic large cell lymphoma presenting as a bladder neoplasm. Pathol Int. 2008; 58: 249-252.

22. Fraga M, Brousset P, Schlaifer D, et al. Bone marrow involvement in anaplastic large cell lymphoma. Immunohistochemical detection of minimal disease and its prognostic significance. Am J Clin Pathol. 1995; 103: 82-89.

23. Pulford K, Falini B, Banham AH, et al. Immune response to the ALK oncogenic tyrosine kinase in patients with anaplastic large-cell lymphoma. Blood. 2000; 96: 1605-1607.

24. Chan JK, Buchanan R, Fletcher CD. Sarcomatoid variant of anaplastic large-cell Ki-1 lymphoma. Am J Surg Pathol. 1990; 14: 983-988.

25. Kinney MC, Collins RD, Greer JP, et al. A small-cell-predominant variant of primary Ki-1(CD30)+T-cell lymphoma. Am J Surg Pathol. 1993; 17: 859-868.

26. Pileri SA, Pulford K, Mori S, et al. Frequent expression of the NPM-ALK chimeric fusion protein in anaplastic large-cell lymphoma, lympho-histiocytic type. Am J Pathol. 1997; 150: 1207-1211.

27. Falini B, Bigerna B, Fizzotti M, et al. ALK expression defines a distinct group of T/null lymphomas ("ALK lymphomas") with a wide morphological spectrum. Am J Pathol. 1998; 153: 875-886.

28. Falini B, Pileri S, Zinzani PL, et al. ALK+lymphoma: clinico-pathological findings and outcome. Blood. 1999; 93: 2697-2706.

29. Jaffe ES. Malignant Histiocytosis and True Histiocytic Lymphomas. Philadelphia: Saunders; 1995.

30. Jaffe ES. Anaplastic large cell lymphoma: the shifting sands of diagnostic hematopathology. Mod Pathol. 2001; 14: 219-228.

31. Nakamura S, Shiota M, Nakagawa A, et al. Anaplastic large cell lymphoma: a distinct molecular pathologic entity: a reappraisal with special reference to p80 (NPM/ALK) expression. Am J Surg Pathol. 1997; 21: 1420-1432.

32. Hodges KB, Collins RD, Greer JP, et al. Transformation of the small cell variant Ki-1+lymphoma to anaplastic large cell lymphoma: pathologic and clinical features. Am J Surg Pathol. 1999; 23: 49-58.

33. Delsol G, Jaffe ES, Falini B, et al. Anaplastic large cell lymphoma (ALCL), ALK-positive. In: Swerdlow SH, Campo E, Harris NL, et al., eds. WHO Classification of Tumours of Haematopoietic and Lymphoid Tissues. 4th ed. Lyon, France: IARC Press; 2008: 312-316.

34. Pileri S, Falini B, Delsol G, et al. Lymphohistiocytic T-cell lymphoma (anaplastic large cell lymphoma CD30+/Ki-1+with a high content of reactive histiocytes). Histopathology. 1990; 16: 383-391.

35. Klapper W, Bohm M, Siebert R, Lennert K. Morphological variability of lymphohistiocytic variant of anaplastic large cell lymphoma (former lymphohistiocytic lymphoma according to the Kiel classification). Virchows Arch. 2008; 452: 599-605.

36. Vassallo J, Lamant L, Brugieres L, et al. ALK-positive anaplastic large cell lymphoma mimicking nodular sclerosis Hodgkin's lymphoma: report of 10 cases. Am J Surg Pathol. 2006; 30: 223-229.

37. Traverse-Glehen A, Pittaluga S, Gaulard P, et al. Mediastinal gray zone lymphoma: the missing link between classic Hodgkin's lymphoma and mediastinal large B-cell lymphoma. Am J Surg Pathol. 2005; 29: 1411-1421.

38. Jaffe ES, Stein H, Swerdlow SH, et al. B-cell lymphoma, unclassifiable, with features intermediate between diffuse large B-cell lymphoma and classical Hodgkin lymphoma. In: Swerdlow SH, Campo E, Harris NL, et al., eds. WHO Classification of Tumours of Haematopoietic and Lymphoid Tissues. 4th ed. Lyon, France: IARC Press; 2008: 267-268.

39. Cheuk W, Hill RW, Bacchi C, et al. Hypocellular anaplastic large cell lymphoma mimicking inflammatory lesions of lymph nodes. Am J Surg Pathol. 2000; 24: 1537-1543.

40. Meech SJ, McGavran L, Odom LF, et al. Unusual childhood extramedullary hematologic malignancy with natural killer cell properties that contains tropomyosin 4-anaplastic lymphoma kinase gene fusion. Blood. 2001; 98: 1209-1216.

41. Harris NL, Jaffe ES, Stein H, et al. A revised European-American classification of lymphoid neoplasms: a proposal from the International Lymphoma Study Group. Blood. 1994; 84: 1361-1392.

42. Delsol G, Blancher A, al Saati T, et al. Antibody BNH9 detects red blood cell-related antigens on anaplastic large cell (CD30+) lymphomas. Br J Cancer. 1991; 64: 321-326.

43. Brousset P, Rochaix P, Chittal S, et al. High incidence of Epstein-Barr virus detection in Hodgkin's disease and absence of detection in anaplastic large-cell lymphoma in children. Histopathology. 1993; 23: 189-191.

44. Wellmann A, Thieblemont C, Pittaluga S, et al. Detection of differentially expressed genes in lymphomas using cDNA arrays: identification of clusterin as a new diagnostic marker for anaplastic large-cell lymphomas. Blood. 2000; 96: 398-404.

45. Villalva C, Bougrine F, Delsol G, Brousset P. Bcl-2 expression in anaplastic large cell lymphoma. Am J Pathol. 2001; 158: 1889-1890.

46. Dunphy CH, DeMello DE, Gale GB. Pediatric CD56+anaplastic large cell lymphoma: a review of the literature. Arch Pathol Lab Med. 2006; 130: 1859-1864.

47. d'Amore ES, Menin A, Bonoldi E, et al. Anaplastic large cell lymphomas: a study of 75 pediatric patients. Pediatr Dev Pathol. 2007; 10: 181-191.

48. Nasr MR, Laver JH, Chang M, Hutchison RE. Expression of anaplastic lymphoma kinase, tyrosine-phosphorylated STAT3, and associated factors in pediatric anaplastic large cell lymphoma: a report from the Children's Oncology Group. Am J Clin Pathol. 2007; 127: 770-778.

49. Honorat JF, Ragab A, Lamant L, et al. SHP1 tyrosine phosphatase negatively regulates NPM-ALK tyrosine kinase signaling. Blood. 2006; 107: 4130-4138.

50. Lamant L, de Reynies A, Duplantier MM, et al. Gene-expression profiling of systemic anaplastic large-cell lymphoma reveals differences based on ALK status and two distinct morphologic ALK+subtypes. Blood. 2007; 109: 2156-2164.

51. Duplantier MM, Lamant L, Sabourdy F, et al. Serpin A1 is overexpressed in ALK+anaplastic large cell lymphoma and its expression correlates with extranodal dissemination. Leukemia. 2006; 20: 1848-1854.

52. Bovio IM, Allan RW. The expression of myeloid antigens CD13 and/or CD33 is a marker of ALK+anaplastic large cell lymphomas. Am J Clin Pathol. 2008; 130: 628-634.

53. Gualco G, Weiss LM, Bacchi CE. Expression of p63 in anaplastic large cell lymphoma but not in classical Hodgkin's lymphoma. Hum Pathol. 2008;39:1505-1510.

54. Pulford K, Lamant L, Morris SW, et al. Detection of anaplastic lymphoma kinase(ALK) and nucleolar protein nucleophosmin(NPM)-ALK proteins in normal and neoplastic cells with the monoclonal antibody ALK1. Blood. 1997;89:1394-1404.

55. Delsol G, Lamant L, Mariame B, et al. A new subtype of large B-cell lymphoma expressing the ALK kinase and lacking the 2;5 translocation. Blood. 1997;89:1483-1490.

56. Chan JK, Lamant L, Algar E, et al. ALK+histiocytosis: a novel type of systemic histiocytic proliferative disorder of early infancy. Blood. 2008; 112:2965-2968.

57. Duyster J, Bai RY, Morris SW. Translocations involving anaplastic lymphoma kinase(ALK). Oncogene. 2001;20:5623-5637.

58. Lamant L, Meggetto F, al Saati T, et al. High incidence of the t(2;5) (p23;q35)translocation in anaplastic large cell lymphoma and its lack of detection in Hodgkin's disease. Comparison of cytogenetic analysis, reverse transcriptase-polymerase chain reaction, and P-80 immunostaining. Blood. 1996;87:284-291.

59. Hernandez L, Pinyol M, Hernandez S, et al. TRK-fused gene(TFG) is a new partner of ALK in anaplastic large cell lymphoma producing two structurally different TFG-ALK translocations. Blood. 1999; 94: 3265-3268.

60. Lamant L, Dastugue N, Pulford K, et al. A new fusion gene TPM3-ALK in anaplastic large cell lymphoma created by a(1;2)(q25;p23)translocation. Blood. 1999;93:3088-3095.

61. Rosenwald A, Ott G, Pulford K, et al. t(1;2)(q21;p23) and t(2;3) (p23;q21): two novel variant translocations of the t(2;5)(p23;q35) in anaplastic large cell lymphoma. Blood. 1999;94:362-364.

62. Touriol C, Greenland C, Lamant L, et al. Further demonstration of the diversity of chromosomal changes involving 2p23 in ALK-positive lymphoma: 2 cases expressing ALK kinase fused to CLTCL(clathrin chain polypeptide-like). Blood. 2000;95:3204-3207.

63. Trinei M, Lanfrancone L, Campo E, et al. A new variant anaplastic lymphoma kinase(ALK)-fusion protein(ATIC-ALK)in a case of ALK-positive anaplastic large cell lymphoma. Cancer Res. 2000;60:793-798.

64. Wlodarska I, De Wolf-Peeters C, Falini B, et al. The cryptic inv(2) (p23q35)defines a new molecular genetic subtype of ALK-positive anaplastic large-cell lymphoma. Blood. 1998;92:2688-2695.

65. Chiarle R, Voena C, Ambrogio C, et al. The anaplastic lymphoma kinase in the pathogenesis of cancer. Nat Rev Cancer. 2008;8:11-23.

66. Lamant L, Gascoyne RD, Duplantier MM, et al. Non-muscle myosin heavy chain(MYH9): a new partner fused to ALK in anaplastic large cell lymphoma. Genes Chromosomes Cancer. 2003;37:427-432.

67. Feldman AL, Vasmatzis G, Asmann YW, et al. Novel TRAF1-ALK fusion identified by deep RNA sequencing of anaplastic large cell lymphoma. Genes Chromosomes Cancer. 2013;52:1097-1102.

68. Mason DY, Pulford KA, Bischof D, et al. Nucleolar localization of the nucleophosmin-anaplastic lymphoma kinase is not required for malignant transformation. Cancer Res. 1998;58:1057-1062.

69. Bischof D, Pulford K, Mason DY, Morris SW. Role of the nucleophosmin (NPM) portion of the non-Hodgkin's lymphoma-associated NPM-anaplastic lymphoma kinase fusion protein in oncogenesis. Mol Cell Biol. 1997;17:2312-2325.

70. Tort F, Pinyol M, Pulford K, et al. Molecular characterization of a new ALK translocation involving moesin(MSN-ALK) in anaplastic large cell lymphoma. Lab Invest. 2001;81:419-426.

71. Niitsu N, Kohri M, Hayama M, et al. ALK-positive anaplastic large cell lymphoma with dic(2;4)(p23;q33). Leuk Res. 2009;33:e23-e25.

72. Gascoyne RD, Aoun P, Wu D, et al. Prognostic significance of anaplastic lymphoma kinase(ALK) protein expression in adults with anaplastic large cell lymphoma. Blood. 1999;93:3913-3921.

73. Falini B, Pulford K, Pucciarini A, et al. Lymphomas expressing ALK fusion protein(s)other than NPM-ALK. Blood. 1999;94:3509-3515.

74. Savage KJ, Harris NL, Vose JM, et al. ALK− anaplastic large-cell lymphoma is clinically and immunophenotypically different from both ALK+ ALCL and peripheral T-cell lymphoma, not otherwise specified: report from the International Peripheral T-Cell Lymphoma Project. Blood. 2008;111:5496-5504.

75. Brugieres L, Quartier P, Le Deley MC, et al. Relapses of childhood anaplastic large-cell lymphoma: treatment results in a series of 41 children—a report from the French Society of Pediatric Oncology. Ann Oncol. 2000;11:53-58.

76. Sibon D, Fournier M, Brière J, et al. Long-term outcome of adults with systemic anaplastic large-cell lymphoma treated within the Groupe d'Etude des Lymphomes de l'Adulte trials. J Clin Oncol. 2012;30: 3939-3946.

77. Lamant L, McCarthy K, d'Amore E, et al. Prognostic impact of morphologic and phenotypic features of childhood ALK-positive anaplastic large-cell lymphoma: results of the ALCL99 study. J Clin Oncol. 2011;29: 4669-4676.

78. Damm-Welk C, Busch K, Burkhardt B, et al. Prognostic significance of circulating tumor cells in bone marrow or peripheral blood as detected by qualitative and quantitative PCR in pediatric NPM-ALK-positive anaplastic large-cell lymphoma. Blood. 2007;110:670-677.

79. Damm-Welk C, Mussolin L, Zimmermann M, et al. Early assessment of minimal residual disease identifies patients at very high relapse risk in NPM-ALK-positive anaplastic large-cell lymphoma. Blood. 2014; 123: 334-337.

80. Ait-Tahar K, Damm-Welk C, Burkhardt B, et al. Correlation of the autoantibody response to the ALK oncoantigen in pediatric anaplastic lymphoma kinase-positive anaplastic large cell lymphoma with tumor dissemination and relapse risk. Blood. 2010;115:3314-3319.

80a. Swerdlow SH, Campo E, Pileri SA, et al. The 2016 revision of the World Health Organization classification of lymphoid neoplasms. Blood. 2016; 127:2375-2390.

81. Attygalle AD, Cabecadas J, et al. Peripheral T-cell and NK-cell lymphomas and their mimics: taking a step forward—report on the lymphoma workshop of the XVIth meeting of the European Association for Haematopathology and the Society for Hematopathology. Histopathology. 2014; 64:171-199.

82. Mason DY, Campo E, Harris NL, et al. Anaplastic large cell lymphoma (ALCL), ALK-negative. In: Swerdlow SH, Campo E, Harris NL, et al., eds. WHO Classification of Tumours of Haematopoietic and Lymphoid Tissues. 4th ed. Lyon, France: IARC Press;2008:317-319.

83. Falini B. Anaplastic large cell lymphoma: pathological, molecular and clinical features. Br J Haematol. 2001;114:741-760.

84. de Jong D, Vasmel WL, de Boer JP, et al. Anaplastic large-cell lymphoma in women with breast implants. JAMA. 2008;300:2030-2035.

85. Roden AC, Macon WR, Keeney GL, et al. Seroma-associated primary anaplastic large-cell lymphoma adjacent to breast implants: an indolent T-cell lymphoproliferative disorder. Mod Pathol. 2008;21:455-463.

86. Sciallis AP, Law ME, Inwards DJ, et al. Mucosal CD30-positive T-cell lymphoproliferations of the head and neck show a clinicopathologic spectrum similar to cutaneous CD30-positive T-cell lymphoproliferative disorders. Mod Pathol. 2012;25:983-992.

87. Wang W, Caie Y, Sheng W, et al. The spectrum of primary mucosal CD30-positive T-cell lymphoproliferative disorders of the head and neck. Oral Surg Oral Med Oral Pathol Oral Radiol. 2014;117:96-104.

88. Pittaluga S, Wiodarska I, Pulford K, et al. The monoclonal antibody ALK1 identifies a distinct morphological subtype of anaplastic large cell lymphoma associated with 2p23/ALK rearrangements. Am J Pathol. 1997;151:343-351.

89. Feldman AL, Law ME, Inwards DJ, et al. PAX5-positive T-cell anaplastic large cell lymphomas associated with extra copies of the PAX5 gene locus. Mod Pathol. 2010;23:593-602.

90. Parrilla Castellar ER, Jaffe ES, Said JW, et al. ALK-negative anaplastic large cell lymphoma is a genetically heterogeneous disease with widely disparate clinical outcomes. Blood. 2014;124:1473-1480.

91. Zettl A, Rudiger T, Konrad MA, et al. Genomic profiling of peripheral T-cell lymphoma, unspecified, and anaplastic large T-cell lymphoma delineates novel recurrent chromosomal alterations. Am J Pathol. 2004;164:1837-1848.

92. Salaverria I, Bea S, Lopez-Guillermo A, et al. Genomic profiling reveals different genetic aberrations in systemic ALK-positive and ALK-negative anaplastic large cell lymphomas. Br J Haematol. 2008;140:516-526.

93. Nelson M, Horsman DE, Weisenburger DD, et al. Cytogenetic abnormalities and clinical correlations in peripheral T-cell lymphoma. Br J Haematol. 2008;141:461-469.

94. Feldman AL, Dogan A, Smith DI, et al. Massively parallel mate pair DNA library sequencing for translocation discovery recurrent t(6,7)(p25 3,q32 3)translocations in ALK negative anaplastic large cell lymphomas. Blood. 2010;116:278.

95. Vasmatzis G, Johnson SH, Knudson RA, et al. Genome-wide analysis reveals recurrent structural abnormalities of TP63 and other p53-related genes in peripheral T-cell lymphomas. Blood. 2012;120:2280-2289.

96. Thompson MA, Stumph J, Henrickson SE, et al. Differential gene expression in anaplastic lymphoma kinase-positive and anaplastic lymphoma kinase-negative anaplastic large cell lymphomas. Hum Pathol. 2005;36:494-504.

97. Ballester B, Ramuz O, Gisselbrecht C, et al. Gene expression profiling identifies molecular subgroups among nodal peripheral T-cell lymphomas. Oncogene. 2006;25:1560-1570.

98. Iqbal J, Wright G, Wang C, et al. Gene expression signatures delineate biological and prognostic subgroups in peripheral T-cell lymphoma. Blood. 2014;123:2915-2923.

99. Agnelli L, Mereu E, Pellegrino E, et al. Identification of a 3-gene model as a powerful diagnostic tool for the recognition of ALK-negative anaplastic large-cell lymphoma. Blood. 2012;120:1274-1281.

100. ten Berge RL, de Bruin PC, Oudejans JJ, et al. ALK-negative anaplastic large-cell lymphoma demonstrates similar poor prognosis to peripheral T-cell lymphoma, unspecified. Histopathology. 2003;43:462-469.

101. Keech JA Jr, Creech BJ. Anaplastic T-cell lymphoma in proximity to a saline-filled breast implant. Plast Reconstr Surg. 1997;100:554-555.

102. Lazzeri D, Agostini T, Bocci G, et al. ALK-1-negative anaplastic large cell lymphoma associated with breast implants: a new clinical entity. Clin Breast Cancer. 2011;11:283-296.

103. Taylor CR, Siddiqi IN, Brody GS. Anaplastic large cell lymphoma occurring in association with breast implants: review of pathologic and immunohistochemical features in 103 cases. Appl Immunohistochem Mol Morphol. 2013;21:13-20.

104. Aladily TN, Medeiros LJ, Amin MB, et al. Anaplastic large cell lymphoma associated with breast implants: a report of 13 cases. Am J Surg Pathol. 2012;36:1000-1008.

105. Miranda RN, Aladily TN, Prince HM, et al. Breast implant-associated anaplastic large-cell lymphoma: long-term follow-up of 60 patients. J Clin Oncol. 2014;32:114-120.

106. Story SK, Schowalter MK. Geskin LJ. Breast implant-associated ALCL: a unique entity in the spectrum of CD30+ lymphoproliferative disorders. Oncologist. 2013;18:301-307.

107. Aladily TN, Nathwani BN, Miranda RN, et al. Extranodal NK/T-cell lymphoma, nasal type, arising in association with saline breast implant: expanding the spectrum of breast implant-associated lymphomas. Am J Surg Pathol. 2012;36:1729-1734.

108. Miranda RN, Lin L, Talwalkar SS, et al. Anaplastic large cell lymphoma involving the breast: a clinicopathologic study of 6 cases and review of the literature. Arch Pathol Lab Med. 2009;133:1383-1390.

109. Lechner MG, Megiel C, Church CH, et al. Survival signals and targets for therapy in breast implant-associated ALK-anaplastic large cell lymphoma. Clin Cancer Res. 2012;18:4549-4559.

110. Polski JM, Janney CG. Ber-H2(CD30)immunohistochemical staining in malignant melanoma. Mod Pathol. 1999;12:903-906.

111. Pallesen G, Hamilton-Dutoit SJ. Ki-1(CD30)antigen is regularly expressed by tumor cells of embryonal carcinoma. Am J Pathol. 1988;133:446-450.

112. Delsol G, Gatter KC, Stein H, et al. Human lymphoid cells express epithelial membrane antigen. Implications for diagnosis of human neoplasms. Lancet. 1984;2:1124-1129.

113. Haralambieva E, Pulford KA, Lamant L, et al. Anaplastic large-cell lymphomas of B-cell phenotype are anaplastic lymphoma kinase(ALK) negative and belong to the spectrum of diffuse large B-cell lymphomas. Br J Haematol. 2000;109:584-591.

114. Gascoyne RD, Lamant L, Martin-Subero JI, et al. ALK-positive diffuse large B-cell lymphoma is associated with Clathrin-ALK rearrangements: report of 6 cases. Blood. 2003;102:2568-2573.

115. Hammer RD, Vnencak-Jones CL, Manning SS, et al. Microvillous lymphomas are B-cell neoplasms that frequently express CD56. Mod Pathol. 1998;11:239-246.

116. Lai R, Medeiros LJ, Dabbagh L, et al. Sinusoidal CD30-positive large B-cell lymphoma: a morphologic mimic of anaplastic large cell lymphoma. Mod Pathol. 2000;13:223-228.

117. Ralfkiaer E, Delsol G, O'Connor NT, et al. Malignant lymphomas of true histiocytic origin. A clinical, histological, immunophenotypic and genotypic study. J Pathol. 1990;160:9-17.

118. Li WV, Kapadia SB, Sonmez-Alpan E, Swerdlow SH. Immunohistochemical characterization of mast cell disease in paraffin sections using tryptase, CD68, myeloperoxidase, lysozyme, and CD20 antibodies. Mod Pathol. 1996;9:982-988.

119. Chan JK. The perivascular cuff of large lymphoid cells: a clue to diagno-

sis of anaplastic large cell lymphoma. Int J Surg Pathol. 2000;8:153-156.

120. Tzankov A,Bourgau C,Kaiser A,et al. Rare expression of T-cell markers in classical Hodgkin's lymphoma. Mod Pathol. 2005;18:1542-1549.

121. Mann KP,Hall B,Kamino H,et al. Neutrophil-rich,Ki-1-positive anaplastic large-cell malignant lymphoma. Am J Surg Pathol. 1995;19:407-416.

122. Lamant L,Pulford K,Bischof D,et al. Expression of the ALK tyrosine kinase gene in neuroblastoma. Am J Pathol. 2000;156:1711-1721.

123. Janoueix-Lerosey I,Lequin D,Brugieres L,et al. Somatic and germline activating mutations of the ALK kinase receptor in neuroblastoma. Nature. 2008;455:967-970.

124. Soda M,Choi YL,Enomoto M,et al. Identification of the transforming EML4-ALK fusion gene in non-small-cell lung cancer. Nature. 2007;448:561-566.

125. Inamura K,Takeuchi K,Togashi Y,et al. EML4-ALK fusion is linked to histological characteristics in a subset of lung cancers. J Thorac Oncol. 2008;3:13-17.

126. Kadin ME,Pinkus JL,Pinkus GS,et al. Primary cutaneous ALCL with phosphorylated/activated cytoplasmic ALK and novel phenotype:EMA/MUC1+, cutaneous lymphocyte antigen negative. Am J Surg Pathol. 2008;32:1421-1426.

127. Oschlies I,Lisfeld J,Lamant L,et al. ALK-positive anaplastic large cell lymphoma limited to the skin:clinical,histopathological and molecular analysis of 6 pediatric cases. A report from the ALCL99 study. Haematologica. 2013;98:50-56.

第 38 章

肠病相关 T 细胞淋巴瘤和其他肠道原发性 T 细胞淋巴瘤

Govind Bhagat，Peter G. Isaacson

本章内容

38.1　肠病相关 T 细胞淋巴瘤(Ⅰ型,经典型)

吸收不良和肠道淋巴瘤之间的关系首次报道于 1937[1],认为淋巴瘤造成吸收不良。1962 年,Gough 等[2]发现肠道淋巴瘤是乳糜泻或谷蛋白敏感性肠病的并发症。1978 年 Isaacson 和 Wright[3]将腹泻相关淋巴瘤作为一个独立实体,最初认为它是一种恶性组织细胞增生症。以后,Isaacson 等[4]发现肿瘤细胞是 T 细胞。2008 年 WHO 分类把这种淋巴瘤亚型归类为肠病相关 T 细胞淋巴瘤(EATL)Ⅰ型[5]或经典型 EATL。在 2016 年修订的 WHO 分类中,直接命名为 EATL[5a]。

38.1.1　定义

EATL 是一种起源于上皮内淋巴细胞(IEL)的肿瘤,呈现不同程度的细胞多形性,背景中常有多种类型细胞。

38.1.2　流行病学

EATL 是肠道原发性 T 细胞淋巴瘤最常见的亚型(66%~80%)[6,7]。然而它是一种罕见的淋巴瘤,在西方国家,其占比不到 NHL 的 1%,不到原发性胃肠道淋巴瘤的 5%,约占外周 T 细胞淋巴瘤(PTCL)的 5%[7,8]。EATL 特征性地发生在 50~70 岁,更年轻患者也有报道[7,9-12]。在部分报道中,男性略多于女性(1.04~2.8∶1)。绝大部分(即使不是所有)ETAL 患者存在乳糜泻相关 HLADQA1*0501,DQB1*0201(HLA-DQ2)基因型[13]。EATL 较常见于乳糜泻高发地区,如欧洲(EATL 发病率为 0.5/100 万~1.4/100 万)[10,11,14],美国(EATL 发病率 0.16/100 万)[15]。尽管大多数西方国家的乳糜泻发病率相似,但北欧裔个体(以及某些欧洲国家)中 EATL 发病率较高的原因尚不清楚。EATL 在远东等地区几乎不存在,他们缺乏对乳糜泻易感的等位基因。老年人 EATL 发病率在增加[11,15],在欧洲 60~69 岁人群发病率为 29.2/10 万,在美国 60 岁以上人群发病率为 0.5/100 万。乳糜泻人群发病率为（2.2～19）/100万[16-19]。据报道，乳糜泻（和疱疹样皮炎）患者发生 NHL（包括 EATL）的相对风险变化范围很大（3～100），基于人群的研究提供了更可靠（更低）估计[16,20-24]。根据最近的研究，EATL 在高风险人群中发病率（≤1%）可能远远低于以前的估计[20]。

38.1.3　病因学

EATL 是公认的乳糜泻并发症[25,26]，乳糜泻是一种常见的自身免疫性疾病（在世界大多数地区发病率为 1%），有多种的肠内和肠外表现，发生在对含谷蛋白的谷物（如小麦、大麦和黑麦）不耐受的遗传易感个体中[27]。在对 EATL 患者的回顾性研究中，38%～100% 患者诊断为乳糜泻；这种差异可能是由于数据不完整或纳入了非 EATL 病例[7,9-12]。EATL 与乳糜泻相关的证据包括乳糜泻患者与 EATL 患者有相同的 HLA 类型[13]，以及 EATL 患者有谷蛋白敏感症[25]，通过无谷蛋白饮食可防止乳糜泻患者发展成淋巴瘤[17,20,28]；在开始无谷蛋白饮食后，淋巴瘤风险逐渐降低[22]。在 53% 病例中观察到（相对于 21% 的单纯性乳糜泻）HLA-DQ2 等位基因的纯合性，可能是 EATL 发生的风险因素[29]。

在确诊为 EATL 之前，20%～73% 患者已诊断为乳糜泻[9,10,12,30]。短暂的"成人发病"乳糜泻史通常早于 EATL，但它可能发生在长期患病的人身上，从诊断乳糜泻到 EATL 之间的平均时间从 46.8 个月到 10 年不等[6,9,20,31]。10%～58% 病例同时诊断了乳糜泻和 EATL，多达 1/3 病例因肠梗阻或穿孔手术而发现[9,10,12,32]，偶尔在尸检时诊断 EATL[9,10]。有时，EATL 可能只出现在与乳糜泻相关的肠外疾病的患者中，如疱疹样皮炎[16,23,24]。乳糜泻的胃肠道症状与小肠黏膜损伤程度无关[33]，超过 50% 患者可能无症状[34]。因此，某些 EATL 患者可能一生都对谷蛋白过敏，尽管他们"沉默"或"隐匿"。与这种假设一致的是部分病例没有吸收不良的病史；然而，当肿块切除时，在邻近未受累的小肠黏膜中发现空肠绒毛萎缩和隐窝增生。部分病例乳糜泻仅表现为 IEL 的增加，少数情况下，空肠

表现为近似正常。研究显示空肠黏膜在"潜伏"乳糜泻中可以表现正常[35]，这一发现为之前 EATL 与乳糜泻之间密切相关的争论提供了解释。

38.1.4　临床表现

EATL 最常见的表现是腹痛（65%～100%）和反复发生谷蛋白不敏感的吸收不良或腹泻（40%～70%），这些患者以前身体健康，或有成人（或儿童）乳糜泻病史，先前对无谷蛋白饮食有反应[7,9,10,12,30,32,36,37]。其他症状包括体重减轻（50%～80%），因肠穿孔引起的急腹症（25%～50%）、出血、厌食、疲劳、早期饱腹感，或因肠梗阻引起的恶心或呕吐[7,9,10,12,30,32,36,37]。可观察到鱼鳞癣皮疹以及杵状指。除体重减轻外，不到 1/3 患者有 B 症状[12,30,32]。症状持续时间从 1 周到 5 年不等[12]，在一项研究中，59% 患者在确诊 EATL 前症状持续时间不到 3 个月[10]。

在 90%～96% 的"从头发生的"EATL[7,9,10] 患者中发现小肠受累，最常见的是在空肠[12]。先前患有难治性 Ⅱ 型腹泻病（RCD Ⅱ，见下文；表 38.1）的 EATL 小肠受累的频率较低（65%）[9]。涉及不同小肠段的多灶性病变占 32%～54%，溃疡或狭窄占 51%，肿块病变占 32%[9,12]。第二常见的胃肠道部位是大肠和胃。EATL 可能偶尔出现在肠外部位（如皮肤、淋巴结、脾脏或中枢神经系统）[7,9,38]，通常发生于 RCD Ⅱ 的病例，因 RCD Ⅱ 中异常的 IEL 播散到肠外部位[9,39,40]。EATL 的常见播散部位包括腹腔内淋巴结（35%）、骨髓（3%～18%）、肺和纵隔淋巴结（5%～16%）、肝（2%～8%）和皮肤（5%）[7,9,10]。多种研究中使用了不同的分期系统[7,9,10,12]，文献中 43%～90% 病例在诊断时为高分期疾病。东部肿瘤合作组（ECOG）主分高于 1 的患者占 88%，许多患者体质不佳[10,12]。25%～62% 患者乳酸脱氢酶水平升高，76%～88% 患者血清白蛋白浓度降低，54%～91% 患者血红蛋白水平降低[7,9,10,12]。超过 1/3 患者出现白细胞计数、肾功能检查、血沉、C 反应蛋白水平、碱性磷酸酶水平异常[7,10,12]。16%～40% 的病例可能出现噬血细胞综合征[9]。

表 38.1　难治性乳糜泻（Ⅰ型和Ⅱ型）和 EATL 的病理、分子和生物学特征

	难治性乳糜泻Ⅰ型	难治性乳糜泻Ⅱ型	EATL
黏膜	绒毛萎缩,隐窝增生	绒毛萎缩,隐窝增生	绒毛萎缩,隐窝增生
IEL 数量	增多	增多	增多
IEL 形态	正常	正常*	非典型性/多形性
IEL 免疫表型	sCD3+,cytCD3+,CD8+, sTCRαβ+,CD5(可变)+,CD30-	sCD3-,cytCD3+,CD8-, sTCRαβ-,CD5-,CD30-	sCD3-/+,cytCD3+,CD8+/-,sTCRαβ-, CD5-,CD30+/-
TCRγδ IEL†	增多	减少	减少
TCR 基因重排	多克隆	单克隆	单克隆
肿瘤细胞浸润固有层	无	有(高达50%病例)	有
外周血受累	无	有(44%～60%)	有
转变为 EATL(4～6 年)	3%～14%	30%～52%	

*IEL 在少数病例可有非典型性。

†非肿瘤性（反应性）TCRγδIEL。

EATL,肠病相关 T 细胞淋巴瘤；IEL,上皮内淋巴细胞；s,表面；cyt,胞质；TCR,T 细胞受体。

38.1.5　病理学

38.1.5.1　大体观察

肿瘤可形成溃疡性结节、斑块、狭窄，或较少见的大肿块（图38.1）。未受累的黏膜可能较薄，黏膜皱褶消失。肠系膜常被浸润，且肠系膜淋巴结常被累及。有时有明显的小的肉眼

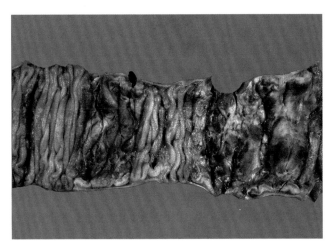

图38.1　来自EATL患者切除的空肠，表现为多发溃疡性肿瘤

证据表明淋巴瘤是位于肠道而不是位于肠系膜淋巴结。

38.1.5.2　组织病理学

在不同病例之间以及在同一病例中，EATL的组织学特征存在明显的差异（图38.2）。一般包括多种类型的浸润细胞，如大量炎症细胞，特别是嗜酸性粒细胞和浆细胞，其数量之多可能掩盖肿瘤性淋巴细胞（图38.2）。40%病例可见大细胞或间变特征[9]。在部分病例中，肿瘤细胞可以呈单形性，有明显的中位核仁（免疫母细胞形态）。血管中心性和血管侵犯导致血管破坏的情况并不少见，大部分病例可见坏死灶。组织细胞增多，常与肿瘤细胞混合，并可能出现肉芽肿，易与Crohn病混淆。黏膜和黏膜下血管增多偶尔成为显著特征。肿瘤细胞在上皮内扩散可能非常明显；但部分病例中上皮内只有单个散在的非典型淋巴细胞（图38.3）。

远离肿瘤部位小肠黏膜的组织学在EATL的诊断方面是重要的考虑因素。在大多数情况下，与乳糜泻的病理变化相同，包括绒毛萎缩和隐窝增生，固有层淋巴浆细胞浸润，IEL增多（图38.4）。正如单纯性乳糜泻，近端黏膜的变化最大，而远端正常，因此远端空肠和回肠有可能表现为正常形态。部分病例中黏膜变化并不严重。

延伸至黏膜下层的许多浅表溃疡常发生在远离淋巴瘤的黏膜。这些溃疡包含小淋巴细胞和浆细胞的炎性浸润，表面覆

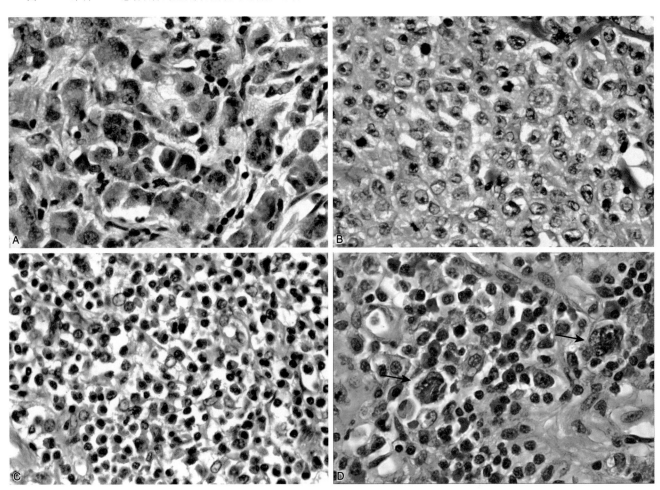

图38.2　EATL的组织学形态。A，多形性大细胞组成的典型病例。B，肿瘤细胞为免疫母细胞。C，大量炎症浸润，主要为嗜酸性粒细胞，几乎掩盖了肿瘤细胞。D，散在的多核肿瘤细胞，位于浆细胞丰富的炎性浸润背景中

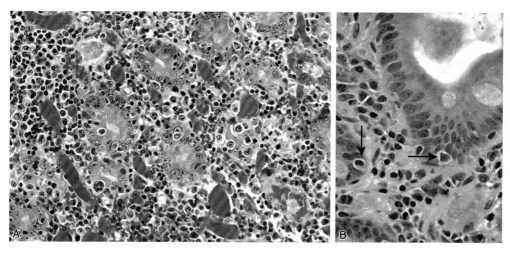

图 38.3 EATL 在小肠黏膜上皮内扩散。A,在浸润性肿瘤上方,上皮内可见大量的、体积大的、上皮内肿瘤细胞。B,在缺乏明显淋巴瘤的小肠活检标本中,可见极少的、体积大的、非典型 IEL

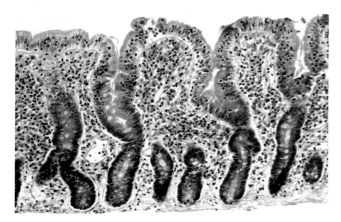

图 38.4 EATL,远离淋巴瘤的小肠黏膜表现为绒毛萎缩、隐窝增生和 IEL 增多

盖一层急性炎性渗出物(图 38.5)。溃疡复发将会导致瘢痕形成,伴肠腔狭窄和黏膜结构变形,以及加剧黏膜肌层的破坏,并产生与溃疡相关的细胞系的腺体增生[41],以前叫做假幽门腺

化生(图 38.6)。

38.1.5.3 淋巴结受累

肠系膜(或其他)淋巴结受累的模式主要是浸润淋巴窦或副皮质,或两者都受累(图 38.7)。远离 EATL 的淋巴结在没有形态学上可识别的肿瘤细胞浸润的情况下可显示不同程度的坏死(图 38.8)。腹腔(和腹腔外)淋巴结可能出现一系列变化,从淋巴细胞耗竭、纤维化到淋巴结溶解、淋巴液替代(图 38.8),称为淋巴结空穴化[42,43]。有时这些淋巴结会钙化。长期未经治疗或乳糜泻患者也可观察到类似的淋巴结改变,通常伴有脾萎缩[43-45]。肿瘤(或非肿瘤)性细胞毒上皮内 T 细胞向淋巴结迁徙,造成淋巴管和血管损伤,以及其他因素对淋巴结成分的杀伤,可能是淋巴结破坏的原因。

38.1.6 免疫组化

在大部分 EATL 病例中,肿瘤性淋巴细胞表达 CD103、CD3(胞质)、CD7、TIA-1、穿孔素和粒酶 B。它们通常不表达 CD5、CD4、CD8 和 CD56。与 RCD Ⅱ 相似,许多 EATL 不表达表面和胞质 TCR(图 38.9)。然而这些免疫表型物质不恒定。在大约 25% 的病例中可检测到胞质 TCRβ 链(βF1)的表达[6,46]。也有

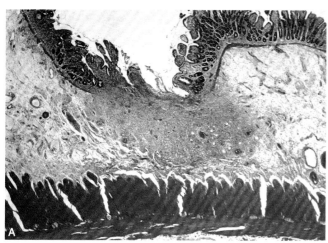

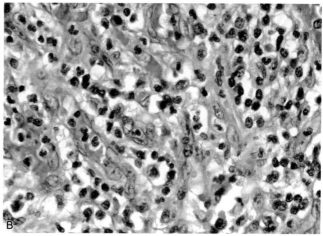

图 38.5 A,EATL,黏膜浅溃疡。相似病变也可见于溃疡性结肠炎。B,高倍镜下,溃疡底部显示肉芽组织,无淋巴瘤证据

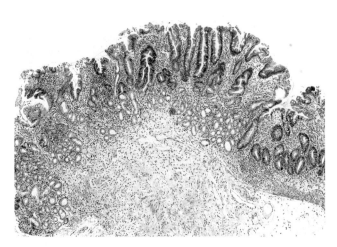

图 38.6　EATL,非淋巴瘤部位的小肠黏膜,显示愈合的溃疡。可见黏膜肌层破坏,黏膜层和黏膜下层纤维化,肠隐窝出现溃疡相关性化生

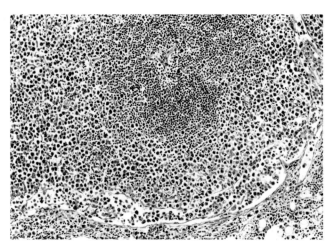

图 38.7　EATL 播散至肠系膜淋巴结

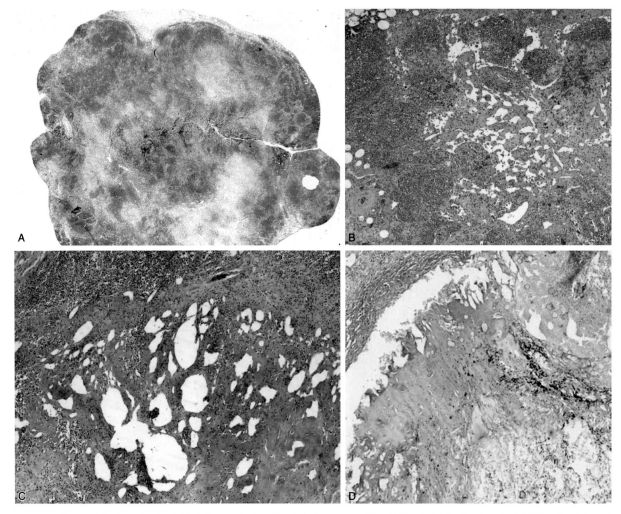

图 38.8　淋巴结改变,但无明显的 EATL 证据。A,肠系膜淋巴结内多灶坏死,无肿瘤性淋巴细胞浸润的证据。B,网膜淋巴结,副皮质区淋巴细胞耗竭。C,淋巴结纤维化(三色染色)。D,假性囊肿形成伴淋巴液积聚-"淋巴结空穴化"(三色染色)

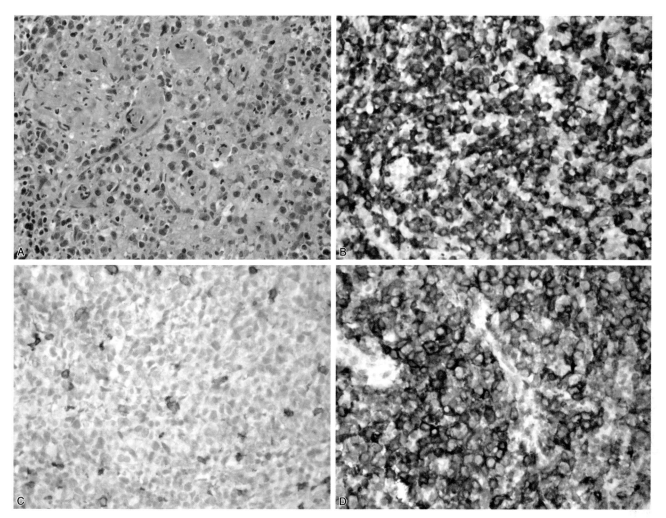

图38.9　A,EATL显示血管中心性和血管破坏。B,肿瘤细胞表达CD3。C,肿瘤细胞不表达CD8。D,几乎所有细胞显示CD30强表达

报道部分病例表达 TCRγ 链（图 38.10）[47,48]。这可能提示一部分 EATL 病例起源于 TCRγδT 细胞或细胞系失真。总体上19%~30%的 EATL 病例表达 CD8[6,9,46]，与 RCD Ⅱ无关的病例表达较高（50%）[9]。少数病例中，肿瘤细胞不表达 CD3、穿孔素或 CD103[9,40,49]。在不同的细胞形态变异型中 CD30 表达率不同，几乎所有显示大细胞形态的 EATL 通常都是 CD30+（见图38.9）[9]。尽管这些肿瘤可能类似间变性大细胞淋巴瘤，但EATL 呈 ALK 阴性，除非极罕见的病例。EATL 呈 EBV−，但可能混杂 EBV+ 淋巴细胞。几乎所有病例均显示 Ki67 增殖指数升高（>50%）。在缺乏肿块病变的情况下，免疫组织化学有助于检测单个散在的肿瘤细胞；也可以在邻近 EATL 的小肠黏膜绒毛结构显得正常时，识别 IEL 增多，作为乳糜泻的证据（图38.11）。未受累小肠黏膜 IEL 的免疫表型在"从头发生的"EATL 中可能是正常的，但在大多数发生于 RCD Ⅱ 之前的病例，IEL 呈现异常表型（见下文；见表38.1）。

38.1.7　临床过程

　　EATL 的临床病程不佳，中位生存期为 7 个月，1 年和 5 年总生存率分别为 31%~39% 和 0%~59%[9,12,30,32,37,50]。预后因素尚未确定。与无 RCD Ⅱ 病史的患者（5 年生存率59%）相比，先前有此病史的 EATL 患者常见营养不良，可能是其 5 年生存率

（0%~8%）明显降低的原因[9,50]。大多数病例不适合手术切除，因为涉及多个肠段并播散至肠系膜淋巴结以外。大多数化疗方案通常无效，只能暂时缓解[51]。据报道，强化化疗后自体干细胞移植的疗效较好（5 年总生存率和无进展生存率分别为 60% 和 52%）。死因通常为 EATL、营养不良或感染性并发症[9]。

38.1.8　发病机制

38.1.8.1　假定细胞的起源

　　根据共同的免疫表型特性，包括整合素 $\alpha_E\beta_7$（HML-1,CD103）表达，推测 EATL 起源于上皮内 T 细胞[9,52]。IEL 包括表型异质性 T 细胞群和其他先天性淋巴细胞[53-60]。许多 EATL可能来自胸腺起源的上皮内 T 细胞的肿瘤转化，这种 T 细胞具有 TCRβ 基因重排，表达 CD8αβ 异二聚体（CD8αβ）和 TCRαβ，并有 MHC-I 限制性。这些淋巴细胞称为传统的、a 型或诱导的肠 IEL，占人类小肠 IEL 总数的 80%[61,62]。它们具有潜在的细胞毒（TIA-1+、穿孔素−、粒酶 B−）[63,64]，并在抗原刺激下迁徙到肠道[65]。T 细胞 γδ 链基因重排（TCRγδ）占 IEL 的 15%，而不是 TCRβ 链未见重排。大多数病例呈"双阴性"（CD4−CD8−）表型[56,66]。研究表明，一组 EATL 也可能起源于 TCRγδT 细胞；然而，目前尚不清楚这种病例的发生率[47,48]。

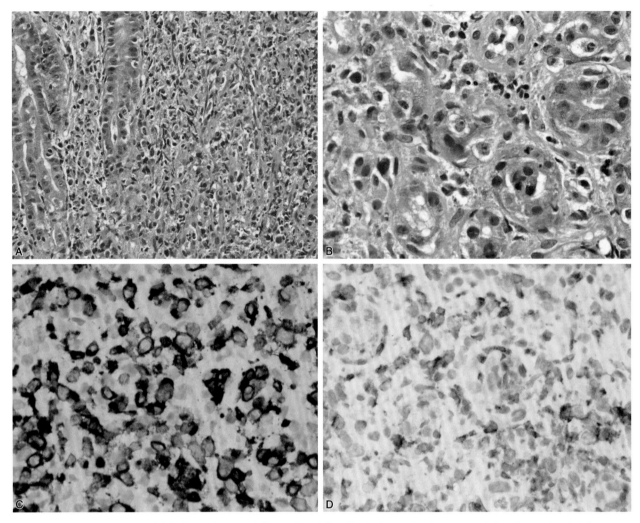

图 38.10 **EATL 累及胃**。A,肿瘤性淋巴细胞破坏胃腺体。B,大的非典型淋巴细胞浸润腺上皮。C,CD3 免疫组化显示多形性大淋巴细胞浸润。D,TCRγ 免疫组化显示一些肿瘤细胞呈弱表达。流式细胞术不表达 CD8 或表面 CD3 和 TCR,PCR 分析检出克隆性 TCRβ 重排

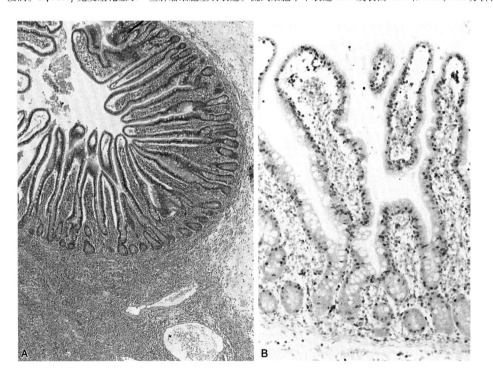

图 38.11 A,EATL 覆盖的黏膜由完好的绒毛组成。B,高倍镜下,绒毛 CD3 免疫染色显示 IEL 增多

38.1.8.2 分子分析和遗传学异常

PCR 分析 TCRβ 或 γ 链基因重排,发向几乎所有的 EATL 具有克隆性 TCR 基因重排[9,46,67]。

超过 80% 的 EATL 病例存在染色体 9q31.3-qter 区的部分性扩增,此区包括已知的原癌基因(如 NOTCH1、ABL1、VAV),或存在 16q12.1 缺失,而少数病例在 3q27 存在等位基因失衡[68-71]。其他重现性改变包括 1q、5q、7q 的获得和 8p、9p、13q 的缺失,其他原发性肠 T 细胞淋巴瘤相比,EATL 更常见前两种改变(表 38.2)[69,71]。18% 的 EATL 病例检测到 9p 缺失,56% 病例观察到靶向细胞周期抑制剂 CDKN2A/B 的 9p21 位点杂合性缺失,而导致 p16 蛋白表达缺失[49,69]。23% 的 EATL 病例存在 17p12-p13.2 区域缺失,此区域含有 TP53 抑癌基因,但 75% 病例中可见异常的核 p53 表达,这提示其功能异常[49,68]。高比例的 EATL(69%)表现出微卫星不稳定性[71]。

表 38.2 EATL 和 MEITL 的病理与遗传特征

	EATL	MEITL
发病率	66%~80%	20%~34%
形态	可变的,常有多种细胞类型	单形性小细胞
免疫表型		
CD8	阴性(19%~30%阳性)*	阳性(12%~31%阴性)
CD56	阴性	阳性(6%~13%阴性)
HLA-Diff-Quik2/-Diff-Quik8	90%阳性	30%~40%阳性†
遗传学		
+9q31.3 或 -16q12.1	86%	83%
+1q32.2-q41	73%	27%
+5q34-q35.2	80%	20%
+8q24(MYC)	27%	73%

*CD8 在“从头发生的”EATL 中的表达频率可能较高(50%)。
†与正常白人的频率相对应。

38.2 难治性乳糜泻(RCD)

一些乳糜泻患者可能会在无谷蛋白饮食后一段时间失去反应,或一开始就没有反应,这种情况与高发病率和死亡率有关,称为难治性腹泻或难治性乳糜泻(RCD)[72]。

在 1991 年至 2001 年间,一些研究人员发现 RCD 与一种相关疾病(即,溃疡性空肠炎,见图 38.5)[73] 和 EATL[36,46,67,74-77] 之间存在关联。虽然完整黏膜的组织学特征与未治疗的乳糜泻难以区分,但一些 RCD 病例的肠 IEL 表现出异常表型(见下文;见表 38.1)。PCR 分析 TCR 基因重排,从活检标本或纯化 IEL(有或没有测序扩增)进行 DNA 提取,在这些病例中,克隆 T 细胞检出率很高,在溃疡和完整的黏膜以及共存或后来的 EATL 样本中观察到相同的克隆[36,46,67,74,76-78]。这些特征导致有人认为 RCD 是上皮内 T 淋巴细胞的低级别淋巴瘤或隐匿性 EATL[75,76]。

乳糜泻特异性抗肌内膜或抗麦胶抗体的存在,以及其他乳糜泻的特征,包括之前对谷蛋白撤退或 HLADQA1 * 0501 和 DQB1 * 0201 单倍型的反应,阐明了乳糜泻和难治性腹泻之间的关系[36]。

38.2.1 定义和分类

RCD 定义为尽管严格的无谷蛋白饮食超过 6~12 个月,仍有持续的胃肠道症状和异常的小肠黏膜结构伴 IEL 增多[79]。RCD 的诊断需要排除某些与乳糜泻相关的疾病(如胰腺功能不全、细菌过度生长、显微镜下结肠炎、淋巴瘤)及其他小肠疾病(如各种常见的免疫缺陷、自身免疫性肠病、药物相关损伤)。如果诊断时对无谷蛋白饮食没有反应,RCD 可能是原发性;如果对无谷蛋白饮食最初有反应而后来发展为顽固性,RCD 可能是继发性。临床病理和生物学研究表明 RCD 是一种异质性疾病[40,50,80,81]。

目前,根据免疫表型和分子标准将 RCD 分为两型(见表 38.1):Ⅰ型,IEL 表型正常(即表达 CD8,TCR 基因重排分析检出多克隆产物);Ⅱ型,IEL 免疫表型异常(即,CD8 和表面 TCR 表达缺失,TCR 基因重排克隆性 T 细胞群)[82]。这种二分法有实用价值,但也有局限性(例如,对于异常 IEL 的百分比和克隆性的定义标准,尚未制定公认的临界值),而且它不能涵盖 RCD Ⅱ 的全部谱系(如 CD8⁺ RCD Ⅱ 病例)。

38.2.2 流行病学

RCD 及其亚型的真实发病率未知,因为大多数研究都是在专业中心进行的,诊断标准也各不相同。美国和欧洲的研究报道,RCD 在乳糜泻患者发病率分布范围较大(1.5%~10%)[80,81,83-85]。溃疡性空肠炎在很多情况下是 RCD Ⅱ 的表现,在英国乳糜泻患者发病率为 0.7%[86]。然而,芬兰的一项流行病学调查显示,RCD 是一种罕见的乳糜泻并发症,在乳糜泻患者中发病率为 0.31%,在普通人群中发病率为 0.002%[45]。大多数研究中,RCD Ⅰ 高频发生(占全部 RCD 病例的 68%~80%)[40,45,50,80,81,87],而更高比例的女性为 RCD Ⅰ 和 Ⅱ(分别占全部病例的 69%~78% 和 58%~60%),男性 RCD Ⅱ 的发病率高于单纯性乳糜泻。

38.2.3 病因学

与 EATL 相似,食用谷蛋白的时间和剂量似乎是 RCD 的风险因素,因为 HLA-DQ2 的纯合子在 44%~67% 的 RCD Ⅱ 和 25%~40% 的 RCD Ⅰ 病例中都存在[29,40],而且大多数 RCD 患者年龄在 50 岁以上[40,45,80]。环境因素,特别是感染,可能与易患 RCD 有关,但目前缺乏确凿的证据[40,88,89]。

38.2.4 临床表现

与 RCD Ⅱ 患者(50%)[40] 相比,RCD Ⅰ 患者(70%)更容易出现无谷蛋白饮食的继发性顽固性病变。RCD Ⅱ(60%~70%)和 RCD Ⅰ(30%)患者出现症状的频率(和严重程度)高于单纯性乳糜泻患者[40,45,80]。RCD Ⅱ 患者严重营养不良(体重指数<18),高达 90% 表现为蛋白丢失性肠病或血清蛋白水平低[40,45,80]。在内镜检查中,在 RCD Ⅱ 患者中经常观察到广泛的肠溃疡(70%)或狭窄,而黏膜异常在 RCD Ⅰ 患者中较少

见（<30%），且较轻[40]。在 RCD Ⅱ 患者中，异常 IEL 的系统性播散占很高比例（44%～60%），因此有肠外症状或病变（如皮肤病变；见表 38.1）[39,40,90]。

38.2.5　组织病理学

RCD Ⅰ 或 Ⅱ 的小肠组织学特征通常与未治疗的乳糜泻相似（图 38.12 和图 38.13）。在缺乏任何治疗的情况下，与 RCD Ⅰ 相比，RCD Ⅱ（部分或全部）的绒毛萎缩程度通常更为严重。IEL 明显增多，但 IEL 通常缺乏明显的细胞异型性。IEL 有时会深入 RCD Ⅱ 的隐窝（图 38.13），相比之下，在单纯的乳糜泻和 RCD Ⅰ 中，它们大多局限于绒毛隐窝单元的表浅区域。虽然难以辨别，但在固有层，特别是邻近的隐窝中，可见轻度斑片状淋巴细胞增多或小簇聚集（图 38.13）。此外，异常 IEL 可广泛分布于胃肠道，从胃到肛门[36,39,40]。因此，需要意识到，从以前的 RCD Ⅱ 演进而来的 EATL 可以发生在小肠以外的部位。

RCD Ⅰ 或 RCD Ⅱ 患者偶尔可能出现溃疡性黏膜伴不同程度的慢性炎症和相对稀少的 IEL（溃疡性空肠炎；见图 38.5）[36,67,74]，一组 RCD Ⅰ 病例可以显示胶原性吸收障碍或胶原性乳糜泻的特征[77,91]。

38.2.6　免疫表型和分子分析

在疑似 RCD 病例中，小肠活检标本的 IEL 表型最好通过多参数流式细胞术来评估，因为这种方式比免疫组化更敏感，可以同时检测多个抗原，并且可以区分表面抗原和胞质抗原的表达。类似于单纯的乳糜泻，在 RCD 中超过 90% 的 IEL 表达 CD103（HML-1）或 $\alpha_E\beta_7$ 整合素，后者是 E-cadherin 受体[92,93]。

在 RCD Ⅰ 中，大多数 IEL 表达表面 CD3（sCD3）、CD8 和 TCRαβ（见图 38.12 和表 38.1）[94]。CD5 的表达与正常小肠 IEL 相似，但表达强度可变[95]。可观察到某些激活自然杀伤（NK）细胞的受体（如 CD94/NKG2C）上调[40]，上皮内 TCRγδ+ T 细胞通常增多[96]。

在 RCD Ⅱ 中，更多 IEL（>20% 至几乎 100%）不表达 sCD3、CD5 和表面 TCR，但表达细胞内 CD3ε。其他 T 细胞抗原也可能下调或丢失。CD8 的免疫组化表达常缺失（见图 38.13 和表 38.1）[36,74]。然而，CD8+ 病例已有报道[47,97-99]，流式细胞术能检出 CD8 的表达，见于多达 1/3 的 RCD Ⅱ 病例中小部分异常 IEL[98]。部分 RCD Ⅱ 病例中，IEL 显示胞质 TCRβ（βF1）链[76,97,98,100]，大多数病例呈现活化的 NK 细胞受体谱（如 NKG2D、NKp44 和 NKp46）[78,101]。与 EATL 不同，RCD Ⅱ 中的 IEL 通常不显示高于正常 IEL 的增殖指数（Ki67 或增殖细胞核抗原染色）[89,95]。出现 CD30+ IEL 应该注意临床未取到 EATL 的可能性，因为 RCD Ⅱ 中的 IEL 不表达 CD30[97]。虽然异常淋巴细胞主要是 IEL，但它们可见于大约一半的 RCD Ⅱ 病例固有层内超过 20% 的淋巴细胞[90]。

小肠活检标本的免疫组织化学染色已用于评估异常 IEL 和 RCD 分类。大多数研究都使用 <50% 的 CD8+ IEL 作为临界值将福尔马林固定石蜡包埋的活检标本归类为 RCD Ⅱ[36,39,80,81]。尽管免疫组织化学方法实用、快速、经济有效，但有局限性和潜在陷阱。该方法不能确定表面 CD3 和 TCR 表达的缺失。在乳糜泻（和 RCD Ⅰ）患者的活检标本中，TCRγδ+ IEL 显著增多并以 CD8- 为主的情况并不少见，在缺乏 TCRγ 染色时可能误认为表型异常的 IEL[77]。此外，可能会漏诊 CD8+ RCD Ⅱ 病例。文献中 RCD Ⅱ 病例的发生率和临床结局的差异可能与所用疾病分类的不同方法有关。有时通过流式细胞术诊断 RCD Ⅱ 也存在挑战，因为存在的其他 IEL 亚型，它们的表型类似异常的 IEL 表型（CD103+、sCD3-、cytCD3ε+、CD5-、

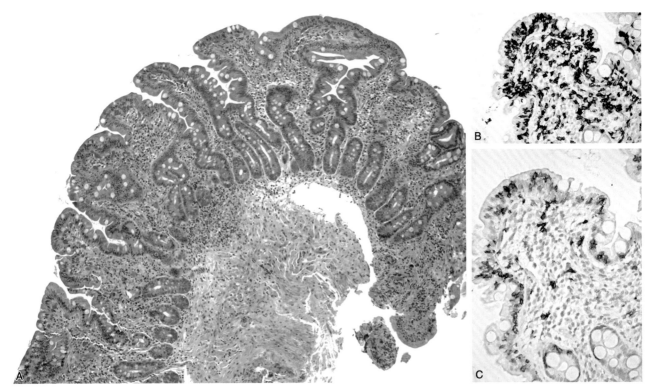

图 38.12　难治性乳糜泻Ⅰ型。A，小肠黏膜显示部分绒毛萎缩，隐窝增生，IEL 增多。B，IEL 表达 CD3。C，大多数 IEL 也表达 CD8

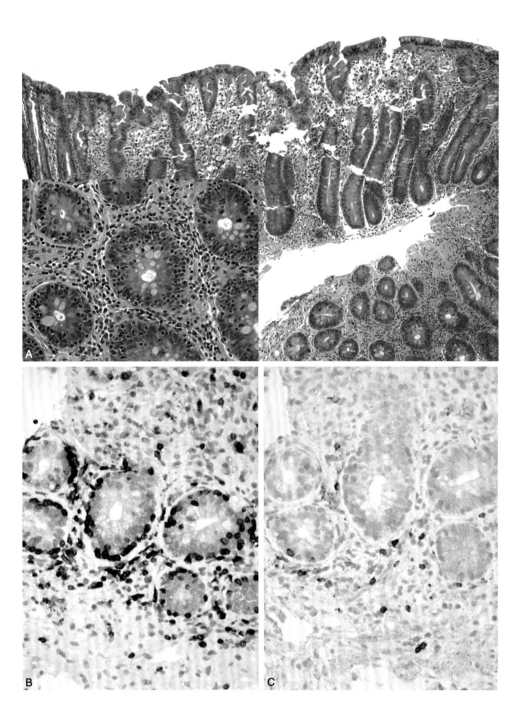

图 38.13　难治性乳糜泻 Ⅱ 型。A,小肠黏膜显示全绒毛萎缩,隐窝增生,IEL 增多(插图:淋巴细胞向隐窝上皮内延伸)。B,IEL 表达 CD3(注意固有层相邻隐窝内 CD3⁺ 淋巴细胞的小簇)。C,几乎所有 IEL 和大部分隐窝周围、固有层内淋巴细胞均为 CD8 阴性

CD8⁻),如先天的淋巴细胞和不成熟 T 细胞,但这些细胞通常不超过 IEL 的 20%[56,58,59]。因此,流式细胞术评估 IEL 表型和 TCR 基因重排分析都推荐用于 RCD 的适当分类。

　　通过 PCR 分析 TCRβ 和 γ 基因重排,在 RCD Ⅰ 中检出多克隆性产物(图 38.14;见表 38.1),而在几乎所有 RCD Ⅱ 病例中检出克隆性(或寡克隆性)TCR 基因重排(图 38.15,C;见表 38.1)[9,36,40,46,76,77,80,85,99]。在相当数量的病例中,RCD Ⅱ 与同时发生或随后发生的 EATL 之间也能确定克隆相关性

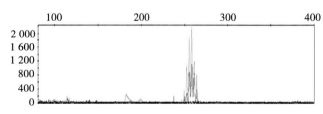

图 38.14　乳糜泻 Ⅰ 型患者小肠活检样本,荧光 PCR 分析 TCRβ 基因重排和毛细管凝胶电泳显示多克隆性产物

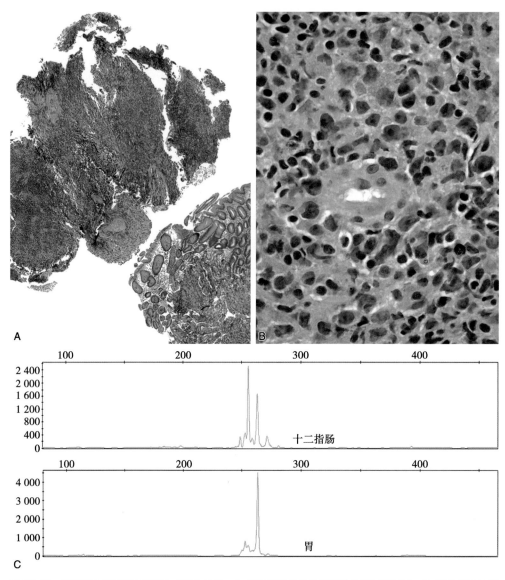

图 38.15　**胃的难治性乳糜泻Ⅱ型向 EATL 转化**。A,胃黏膜呈致密的破坏性淋巴细胞浸润。B,肿瘤性淋巴细胞大而多形。C,荧光 PCR 分析 TCRβ 基因重排和毛细管凝胶电泳显示,两个十二指肠肿瘤性 T 细胞克隆之一的胃播散和转化

(图 38.15,C)[9,67,76,77,99]。尽管认为许多 RCD Ⅱ病例是起源于 TCRαβ IEL,评估 TCR 基因重排和基因表达谱的研究都表明,一些 RCD Ⅱ病例可能起源于其他 IEL 亚群,包括 TCRγδ T 细胞,也可能起源于不成熟 T-NK 前体细胞,这些起源细胞的成熟阶段可能影响肠外播散和转化成 EATL 的风险[95,102]。TCR 基因重排模式和/或不同 TCR 基因[95]缺失的异质性是否代表谱系或发育阶段相关的变化,或是否为肿瘤转化过程中获得改变的结果,仍有待确定。

38.2.7　临床过程

RCD Ⅱ患者的 5 年存活率(44%~58%)明显低于 RCD Ⅰ的患者(80%~96%),这归因于更严重的营养不良和发展为 EATL 的风险更高(4~6 年 RCD Ⅱ相对风险为 30%~52%,RCD Ⅰ为 3%~14%;见表 38.1)[40,45,50,80]。RCD Ⅰ患者私下摄入谷蛋白则不能获益于免疫调节药物治疗[79,103]。从 RCD Ⅰ向 RCD Ⅱ的进展只有少数病例报道,这可能体现对持续性症状的患者进

行了更好或更积极的无谷蛋白饮食的疾病管理[87]。RCD Ⅱ患者的治疗具有挑战性,因为目前用于 EATL 的化疗和骨髓移植方案无法根除异常 IEL 克隆[79,104]。

38.2.8　发病机制

RCD Ⅰ的发病机制似乎是多因素的。在大多数病例中,私下、低水平或无意中摄入谷蛋白可能是维持肠道炎症的原因[105],在某些病例中,可能存在谷蛋白驱动并转变为自身免疫反应[89]。在少数情况下,炎症的原因无法确定。RCD Ⅱ是炎症相关淋巴组织增生性疾病的原型,IEL 的持续激活可能是早期致病事件[88,89]。通过肠系膜淋巴结和黏膜固有层的抗原递呈细胞 CD4+辅助 T 细胞递呈脱去酰胺基的谷蛋白(醇溶蛋白)肽,有助于启动和维持乳糜泻的适应性免疫反应,通过 Th1 细胞因子的分泌和诱导抗组织型转谷氨酰胺酶(和肌内膜)抗体导致黏膜损伤[106]。然而,IL-15 可能通过激活先天 IEL 而介导上皮细胞的许多变化。IL-15 表达失调可促使 IEL 增生,并通

过破坏肠内免疫稳态(RCD Ⅱ的一个关键特征)促进肠上皮细胞的肿瘤转化[101,107-110]。

目前对 RCD Ⅱ 的遗传变化或在 RCD Ⅱ 向 EATL 转化过程中所获得的异常情况了解甚少。细胞遗传学检测,RCD Ⅱ 的染色体 1q22-q44 区存在重现性三倍体,提示在 EATL 演化过程的早期获得了染色体 1q 异常[40,68,69,71,111]。在没有 9p21 染色体杂合性缺失的情况下,40% 的溃疡性空肠炎病例中 p16 蛋白缺失。在没有 TP53 分子病变的情况下,有 57% 的病例中检测到 p53 呈异常核表达[49]。这些观察提示早期关键细胞周期调控和肿瘤抑制基因的失调;然而,其潜在机制尚不清楚,也不清楚未能检测到这些基因的分子变化是否反映了采样问题。

38.3　单形性亲上皮性肠道 T 细胞淋巴瘤(MEITL)

在广泛开展免疫分型之前,认为由均一的小圆形淋巴细胞组成的罕见原发性肠道淋巴瘤代表 EATL 的细胞形态学变异型,因为它们伴有未受累黏膜的绒毛萎缩、隐窝增生和 IEL 增多。1992 年,Chott 等[112]提出,至少存在一种原发性肠 PTCL 亚型,表现出与 EATL 相似的结构和浸润模式,但缺乏肠病表现。随后发现,这种侵袭性变异型的肿瘤细胞免疫表型(CD3+、CD8+、CD56+)不同于 NK 细胞淋巴瘤和大多数 EATL 病例[6]。虽然它与 EATL 有一些共同的临床特征和遗传特性,但也存在明显的差异[6,68]。此型肠道 T 细胞淋巴瘤在 2008 年 WHO 分类归入 EATL Ⅱ型[5]。随后来自亚洲的研究证实该病与乳糜泻无关[113-115],并在 2010 年消化系统肿瘤 WHO 分类中将其更名为 CD56+ 单形性肠道 T 细胞淋巴瘤[116]。最近更多的研究已经证实,这种肿瘤存在并不少见的表型变异,尤其是 CD8 和 CD56 的表达,并发现不同比例的病例为 TCRγδ 细胞系[48,117-121]。根据这些观察,在 2016 年修订的 WHO 分类中,此型淋巴瘤被命名为单形性亲上皮性肠道 T 细胞淋巴瘤(MEITL)[5a]。

38.3.1　定义

MEITL 是一种起源于 IEL 的肿瘤,特征是小到中等大小的淋巴细胞,通常仅有轻微的细胞多形性。

38.3.2　流行病学

MEITL 比 EATL 的地理分布更广泛,在欧洲和美国[6,7],MEITL 在原发性肠道 T 细胞淋巴瘤中占比高达 34%,在亚洲[117,118],几乎所有的原发性肠道 T 细胞淋巴瘤都是 MEITL。与 EATL 类似,它是一种罕见肿瘤,在西方和亚洲 PTCL 病例中占比分别不到 5% 和 1.9%。它通常发生在 50~60 岁;然而,与 EATL 类似,MEITL 也可发生于更年轻患者[48,117,118]。男性多于女性(男:妇为 1.9:1~2.6:1)[48,117,118]。目前尚不清楚 MEITL 的真实发生率和流行率。

38.3.3　病因学

MEITL 的病因尚不清楚。文献中具有乳糜泻或"组织学肠病"临床病史的比例不一致[6,7,48,117-119],在西方的病例,HLA-DQ2/DQ8 等位基因的频率反映了正常比例(30%~40%)[68,106],来自欧洲和亚洲的一系列典型病例与乳糜泻无关

(即,无消化或吸收不良)[6,48,117,118],乳糜泻的血清学检查(抗组织谷氨酰胺转氨酶和抗肌内抗体)均为阴性[6,118]。一些个体的孤立性大肠疾病的发生也支持其独特的发病机制[117]。在未受累的 MEITL 患者小肠黏膜中,具有异常表型的 IEL 增多并不少见(见下文)。然而,该病尚未发现与 RCD Ⅱ 类似的先有惰性前驱阶段[48,49,117-119]。

38.3.4　临床表现

50% 的病例表现为急性。常见的体征和症状包括穿孔(34%~69%)、腹痛(31%~59%)、体重减轻(28%~42%)、腹泻(21%~45%)、肿胀或阻塞(5%~22%)和出血(10%)[6,48,117-119]。42% 患者有 B 症状[117]。小肠是淋巴瘤最常见的原发部位(80%~84%)[48,117,118],73% 的病例累及空肠,27% 累及回肠[6,118]。并发胃和大肠疾病分别占 5% 和 10%~28%[48,117,118],多灶性疾病占 20%~58%,多累及空肠和回肠[6,48,117,119]。小肠受累者,无论有无大肠受累,都有更严重的病变,而那些孤立的大肠受累者(10%~18%)似乎多为局限性疾病[117,118]。疾病的播散部位包括腹腔淋巴结或腹股沟淋巴结(44%)、网膜或肠系膜(22%)、腹部或盆腔器官(11%)、肺(8%)、颈部淋巴结(6%)和骨髓(5%),偶见中枢神经系统受累[48,117,118]。诊断时疾病的范围因研究而异,23%~73% 的病例报道为高分期疾病[117-119]。多数患者(75%)体质良好(≤1),但 84% 乳酸脱氢酶水平升高,与 EATL 相似,高比例病例出现低蛋白血症(67%)或低血清蛋白浓度(90%)[17,119]。

38.3.5　病理学

38.3.5.1　大体表现

与 EATL 类似,MEITL 可表现为单发或多发肿瘤,可表现为中央溃疡,有时伴有渗出物。在某些情况下,表面黏膜可能出现结节。狭窄较少见。肿瘤附近的黏膜皱褶常扩大或肿胀,固有肌层常薄而伸展。肉眼可见的肠系膜和腹部淋巴结受累并不少见。

38.3.5.2　组织病理学

肿瘤性淋巴细胞呈小至中等大小,核小,细腻的颗粒状染色质,核仁不明显或有小核仁,胞质淡粉色或透明(单核细胞样)。在某个具体的肿瘤中,细胞大小通常很少或没有变化,但在不同的病例中可能会有变化。大多数淋巴瘤有一个中央"肿瘤区",其特征是肿瘤细胞呈致密的、弥漫性跨壁浸润,伴有隐窝破坏和频繁溃疡(图 38.16)。"周围区"主要为淋巴瘤的黏膜浸润,表现为非典型淋巴细胞明显的亲上皮现象,不同程度的绒毛萎缩和隐窝增生(图 38.17)。相邻或较远的"IEL 区"(43%~100% 的病例),表现为正常的绒毛结构或轻度绒毛萎缩,增多的 IEL 细胞缺乏细胞异型性(核小而深染)[6,48,68,117-119]。慢性炎症细胞和坏死少见;然而,在黏膜溃疡附近可见局灶纤维化和坏死[48,118]。

38.3.6　免疫组织化学

MEITL 具有独特的细胞毒免疫表型,肿瘤细胞表达 CD3、CD8、CD56(见图 38.16)和 TIA-1,但与 EATL 相似,几乎都缺乏

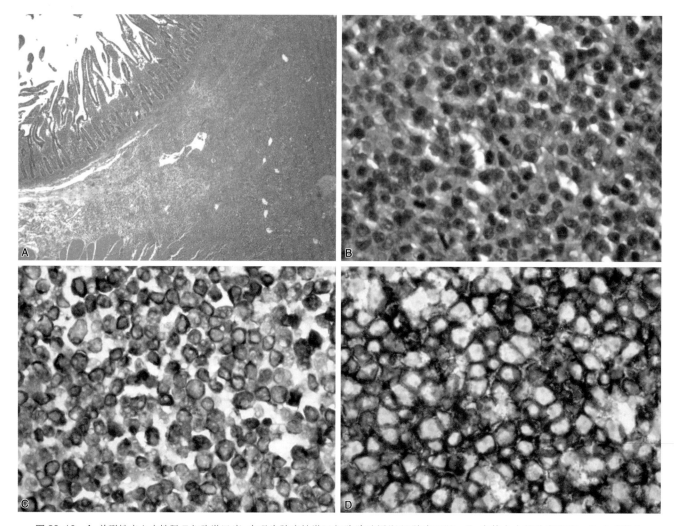

图 38.16   A，单形性亲上皮性肠 T 细胞淋巴瘤，表现为肿瘤性淋巴细胞跨壁浸润（"肿瘤区"）。B，中等大小的肿瘤细胞。C，大多数为 CD8 阳性。D，大部分呈 CD56 强表达

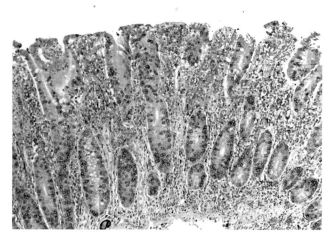

图 38.17   单形性亲上皮性肠 T 细胞淋巴瘤的周围区，表现为绒毛萎缩、隐窝增生和 IEL 增多（棕色），其中许多表达 CD56（蓝色）

CD5 的表达（表 38.3）。少数病例（9%）可能共表达 CD4 和 CD8[117]。与 EATL 不同，77% 的 MEITL 表达二聚体 CD8α（CD8αα）[118]。在诊断时或复发时，研究发现肿瘤性淋巴细胞表达 T 细胞抗原的比例（或全部）的可变性[48,117-119,122]。值得注意

的是，在 12%～31% 和 6%～13% 的病例中，CD8 和 CD56 缺失（两者都缺失的病例高达 11%），而 2%～6% 的病例呈 TIA-1⁻[48,117-119]。据报道，54%～78% 的病例不表达 βF1[6,117,118,122,123]，23%～78% 的肿瘤表达 TCRγ，提示 TCRγδ 细胞系[48,117,118]；通过流式细胞术，其中一些病例可能缺乏表面 TCR 表达，但显示胞质 TCRγ 的表达（图 38.18）。不同数量的病例（6%～33%）显示"TCR 沉默"，βF1 和 TCRγ 表达都缺失[48,117,118]，而 4%～17% 的病例观察到共表达 TCRβ 和 TCRγ（谱系失真）[48,118]。最近报道，巨核细胞相关酪氨酸激酶为 MEITL 的一种新标志物，表达于 87% 的病例[118]，11%～24% 的病例可能出现 CD20 异常表达[48,118]。CD103 表达频率未知；然而，CD103⁺ 和 CD103⁻ 两种病例都有描述[6]。63% 的病例表达粒酶 B[118]，而 CD30 和 EMA 通常阴性。少数病例（9%）有 EBV 感染的证据，但目前尚不确定是否有部分（或全部）此类病例为原发性肠道结外 NK/T 细胞淋巴瘤-鼻型[6,117,123]。肿瘤细胞 Ki67 增殖指数升高（30%～95%）[48]。

周围区或远处的 IEL 可能显示与肿瘤相似的免疫表型（见图 38.17）。然而，在一项研究中，这些位置的 IEL 分别有 18% 和 29% 的病例缺乏 CD8 或 CD56 的表达[48]。在多达 65% 的病例中，黏膜肿瘤细胞和 IEL 之间存在可变或差异的抗原表达[48,114,118]。与黏膜浸润相反，上皮内成分呈 Ki67 低增殖指数（<10%）[48]。

表 38.3　EATL 和其他肠道 T 细胞淋巴瘤的鉴别诊断

	EATL	MEITL	胃肠道惰性 T 细胞 LPD	结外 NK/T 细胞淋巴瘤，鼻型	ALCL
形态	多形性大细胞	单形性小或中等细胞	单形性小细胞	多形性小-中等细胞	多形性大细胞
表型	CD3$^+$,CD4$^-$/CD8$^{-/+}$	CD3$^+$,CD4$^-$,CD8$^+$,CD56$^+$	CD3$^+$,CD4$^+$ 或 CD8$^+$,或 CD4$^-$CD8$^-$	CD3$^{+/-}$,CD4$^-$,CD8$^-$,CD56$^+$	CD3$^{-/+}$,CD8$^-$,CD4$^+$,CD30$^+$
TCR 重排	克隆性	克隆性	克隆性	种系	克隆性
黏膜	绒毛萎缩	绒毛萎缩	正常/绒毛萎缩	受累区域的绒毛萎缩	正常
IEL	CD4$^-$/8$^{-/+}$ 增多	CD8$^+$ 增多	正常/局灶 CD4$^+$ 或 CD8$^+$ 增加	受累区域 CD4$^-$/CD8$^-$ 增加	正常
EBV	−	−	−	+	−

ALCL，间变性大细胞淋巴瘤；EATL，肠病相关 T 细胞淋巴瘤；IEL，上皮内 T 淋巴细胞；MEITL，单形性亲上皮肠道 T 细胞淋巴瘤；LPD，淋巴组织增殖性疾病。

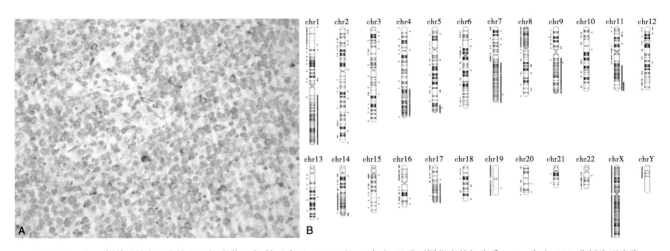

图 38.18　A，一例单形性亲上皮性肠 T 细胞淋巴瘤，缺乏表面 TCRαβ 和 γδ 表达，显示不同程度的细胞质 TCRγ 表达；PCR 分析发现克隆性 TCRγ 基因重排；没有观察到克隆性 TCRβ 基因重排。B，单核苷酸多态性阵列分析显示复杂的基因组畸变，表示染色体区获得（蓝色）和缺失（红色）。在 EATL 中也可以观察到类似的变化（见表 38.2）

38.3.7　临床过程

与 EATL 相似，MEITL 患者的临床结局较差，中位生存期为 7 个月[117,118]。据报道，1 年和 5 年总生存率分别为 36%~39% 和 32%[48,117,119]。该病的预后因素尚未明确。然而，初始治疗有反应与更好的总生存率和无进展生存率相关，体质状态好（≤1）与更好的总体生存率相关[117]。与单纯手术相比，化疗与更高的总体反应相关。无论是否接受手术切除，接受化疗的患者，总有效率和完全有效率分别为 46% 和 16%~38%[117,118]。关于强化化疗后自体骨髓移植的有限数据似乎很有前景，一些个体长期存活（>5 年）[48,117,118]。

38.3.8　发病机制

38.3.8.1　假定细胞的起源

现在已知 MEITL 来自上皮内 TCRαβ 或 TCRγδT 细胞。与 EATL 相比，大多数 MEITL 表达 CD8α 二聚体（CD8αα），不论 TCRαβ 还是 TCRγδ 起源[118]。

CD8αα$^+$TCRαβ$^+$ 和 CD8αα$^+$TCRγδ$^+$ IEL 的个体发生，也称为非常规 b 型或天然 IEL，人类尚未阐明[61,62]。胸腺似乎是小鼠天然 IEL 的主要来源。天然 IEL 的亚型，特别是 TCRγδT 细

胞，可能起源于胸腺外[124]，在一定条件下，表达 CD8αα（CD103）可以通过传统 CD8αβT 细胞（"诱导" CD8ααIEL）获得[125,126]。CD8ααT 细胞亚型的维持或发生依赖于多种转录因子（TBET、RUNX3、MYC）和细胞因子（IL-15、IL-27 和转化生长因子 β1）[127-130]。

基于 CD56 几乎恒定表达，推测 MEITL 可能来自肠道 CD56$^+$IEL 亚群。人类小肠 CD3$^+$CD56$^+$淋巴细胞是数量较少的异质性细胞群，包括 NK-T 细胞和稳定的 NK-T 细胞，约占全部 IEL 的 10%[54,57,59,131]。"NK-T 细胞"一词广泛用于表达 NK 细胞受体的多种 T 细胞，包括 CD56$^+$亚群。小肠 CD56$^+$T 细胞的发育和功能特性尚不清楚。在肠炎症状态下[132]，多种上皮内 T 细胞亚型的 CD56 表达下调或丢失，并诱导多种 T 细胞活化[133]。这些观察结果，加上 CD56 在淋巴瘤中的表达及其与 IEL 克隆性之间都存在较大变化[48,114,118]，都不支持 LEITL 起源于特定的 CD56$^+$IEL 亚群。有趣的是，尽管分泌 Th1 和炎症细胞因子，CD56$^+$小肠 T 细胞是非增殖的，且缺乏明显的细胞毒，这意味着具有免疫调节功能[134]。

特定感染、免疫或饮食因素是否导致选择性上皮内固有淋巴细胞的优先活化或增殖，并在 MEITL 的启动过程中发挥作用，仍有待确定。由于缺乏功能性研究，也不清楚 CD8αα$^+$（或 CD8αβ$^+$）和 CD56$^+$TCRαβ 或 TCRγδ IEL 的调节功能在肿瘤性

转化中是否保存或改变。

38.3.8.2　分子分析及遗传异常

在 91% ~ 95% 的 MEITL 检测到克隆性 TCR 基因重排[117,118,123]。在有限的病例分析中，肿瘤与缺乏异型性的远端 IEL 之间建立了克隆关系[114,118]。

MEITL 检测到的基因组变化与 EATL 相似（见图 38.18 和表 38.2），但某些畸变的频率不同[68]。虽然在 9q 染色体上发现了频繁的节段性扩增或 16q 染色体缺失，但在 1q 和 5q 染色体上获得的节段性扩增较少[68,135]。与 EATL 相比，MEITL 中 8q24（CMYC）的获得更为频繁，见于 29% ~ 70% 的病例（表 38.2）[68,118]，在少数淋巴瘤中可见涉及 CMYC 的易位[118]。

38.4　肠 T 细胞淋巴瘤，非特指（ITCL-NOS）

多种 PTCL 可继发性累及胃肠道，并与肠 T 细胞淋巴瘤特定亚型表现出重叠的组织病理学和表型特征（见表 38.3）。有时，尽管使用了敏感的成像方法，仍难确定这些肿瘤的原发部位。罕见情况下，一些结外或结外部位发生的特征性 PTCL（如结外 NK/T 细胞淋巴瘤-鼻型、ALCL）也可能发生于胃肠道（见表 38.3）[113,123,136]。ITCL-NOS 的诊断，本质上是一种排除性诊断，应根据临床、形态学和表型标准，不能被归为任何当前公认的实体的侵袭性原发性肠内 T/NK 细胞淋巴瘤[5]。然而，对于缺乏足够的临床信息、组织取样或免疫表型特征的病例，这种命名可能是合适的。ITCL-NOS 可表现为局限性疾病或弥漫性累及胃肠道，细胞形态学可能不同，但大多数病例未显示明显的亲上皮性[47]。虽然许多病例呈现细胞毒表型，但并非总能确定细胞系，因为这些淋巴瘤可能缺乏 TCR 表达（TCR 沉默），少数病例可能显示 EBV 感染的证据[47]。ITCL-NOS 的病例，根据我们对临床、形态、表型谱发展的理解，可能会重新分类到特定类别的肠道 T 细胞淋巴瘤（如将肠 TCRγδT 细胞淋巴瘤重新归入 MEITL）[120,137]。

38.5　胃肠道惰性 NK 细胞和 T 细胞淋巴组织增殖性疾病

在胃肠道，小淋巴细胞在黏膜内浸润应考虑胃肠道原发性惰性 NK 细胞或 T 细胞淋巴组织增殖性疾病（LPD）的可能性（见表 38.3）。这些 LPD 很难与炎症性疾病和侵袭性原发性肠道 T 细胞淋巴瘤以及发生于或累及胃肠道的结外 NK/T 细胞淋巴瘤相区分（见表 38.3）。为了获得适当的诊断，详细的临床病史和临床表现信息是必要的。

38.5.1　NK 细胞肠病

2006 年，Vega 等[138]首次报道了一种累及胃肠道的惰性 NK 细胞 LPD。随后，日本[139]和美国[140]的系列病例报道和个例报道[141,142]证实了这个疾病的临床和病理谱系，称为淋巴瘤样胃病或 NK 细胞肠病。发病年龄范围广（27 ~ 75 岁），较常见于 40 ~ 60 岁，青少年病例也有报道[139-141]。这些患者没有乳糜泻或炎症性肠病的病史。在日本患者中只发现胃受累[139]，但

来自美国的 Mansoor 等[140]报道的一系列病例中，该病影响胃肠道的不同部位。在内镜检查中，通常观察到浅表黏膜溃疡或糜烂。显微镜检查显示固有层增生，伴中-大细胞浸润，有圆形、椭圆形或不规则的细胞核，染色质细腻，核仁不明显，中等量淡染的胞质（组织细胞样外观）。多少不等的细胞中可见嗜酸性胞质颗粒。周围存在组织细胞、浆细胞、嗜酸性细胞和淋巴细胞的浸润。可见散在的凋亡细胞，但在没有溃疡的情况下少见坏死，未见血管中心性或血管破坏。可见腺体替代或破坏，但新上皮性很少或不存在，隐窝增生和绒毛萎缩不明显[139,140]。非典型细胞具有 EBV⁻ 细胞毒 NK 细胞表型（cCD3⁺，sCD3⁻，CD5⁻，CD4⁻/CD8⁻，CD56⁺，TIA-1⁺，粒酶 B⁺，TCR⁻），不表达 T 细胞或 NK-T 细胞亚型标记（TCRαβ，TCRγδ，CD16，CD161，CD158，TCRVα24）。Ki67 增殖指数低（<30%），所有报道病例都缺乏克隆性 TCRγ 基因重排。

临床过程不一致，大多数患者会自发消退，偶尔复发。不建议化疗。NK 细胞肠病的病因尚不清楚。缺乏系统性病变提示局部触发的炎症或免疫反应，而不是肿瘤。因此，在修订的 WHO 分类中未将其列入肿瘤。

38.6　胃肠道惰性 T 细胞淋巴组织增殖性疾病

胃肠道惰性 T 细胞 LPD 是 2016 年修订的 WHO 分类中的一个临时实体[5a]，1994 年由 Carbonnel 等首次描述，随后他们报告了一系列 CD4⁺ 病例[143]。随后的病例报道[144-150]和系列研究[151-153]证实了 CD4⁺、CD8⁺ 和偶见的 CD4⁻CD8⁻ 惰性 T 细胞 LPD 的存在（图 38.19；见表 38.3）。惰性 T 细胞 LPD 也是较常见于 40 ~ 60 岁，但据报道年龄范围很广（15 ~ 77 岁）[143,151-153]。没有性别差异。腹痛、慢性腹泻和体重减轻是常见的症状。

该病最常发生在小肠，但胃肠道的所有部位都可能受累。内镜下黏膜呈镶嵌状，黏膜皱襞消失，有结节形成。在此处或其他位置可见红斑、浅溃疡、糜烂或多个小息肉[143,151-153]。

组织病理学检查，病变累及黏膜，偶尔累及黏膜下，表现为非破坏性 EBV⁻ 克隆性淋巴细胞浸润，由小-中等大小淋巴细胞组成，仅有轻微细胞异型性。可见斑片状嗜酸性粒细胞和散在的上皮样肉芽肿[143]。CD8⁺T 细胞 LPD 表现为一种潜在的细胞毒表型（TIA-1⁺，粒酶 B⁻，穿孔素⁻），类似于耳部 CD8⁺T 细胞 LPD[154]。CD4⁺ 病例可能起源于固有层辅助 T 细胞，与原发性皮肤 CD4⁺ 小-中等大小多形性 T 细胞淋巴瘤有一定相似之处[155,156]。然而，胃肠道惰性 CD4⁺ T 细胞 LPD 缺乏滤泡辅助 T 或调节性 T 细胞来源的证据[150,151]。大多数 CD4⁺ T 细胞 LPD 缺乏 CD103 表达，但已有 CD103⁺ 病例报道；虽然未见报道，但 CD8⁺ T 细胞 LPD 中也有 CD103 表达（个人观察）。两种亚型都表达 TCRαβ，Ki67 增殖指数低（<5%）。大多数患者情况良好，但在许多情况下，该病在化疗后持续或复发。外周血受累不常见。罕见病例可显示进展伴有肠道外受累[143,151]。所有病例均显示克隆性 TCR 基因重排。传统细胞遗传学或更高分辨率的基因组分析显示，在几乎所有检测的 CD4⁺ T 细胞 LPD 病例中都存在非重现性染色体异常[143,151,153,157]。与 T 细胞大颗粒淋巴细胞白血病不同，CD8⁺ LPD 中未检测到 STAT3 突变，但未研究潜在的细胞遗传学或遗传学异常[152]。胃肠道惰性 T

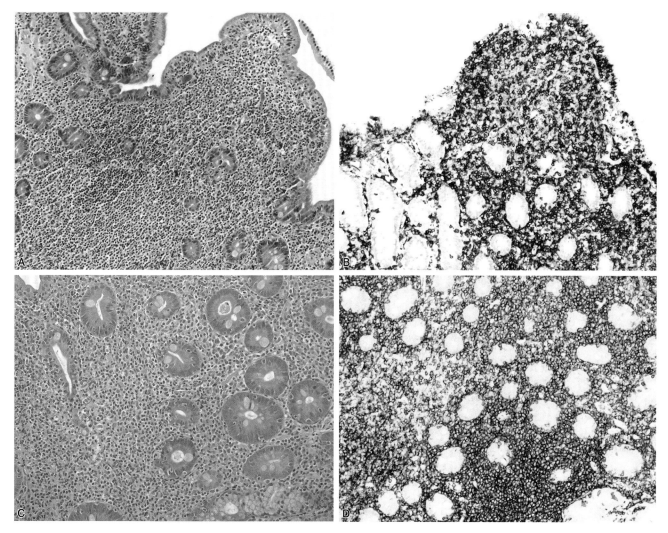

图38.19 **胃肠道惰性淋巴组织增殖性疾病。A,**空肠固有层可见以小淋巴细胞为主的致密浸润,局部浸润绒毛和隐窝上皮。**B,**肿瘤性淋巴细胞表达CD8。**C,**另一例显示十二指肠固有层小淋巴细胞浸润,并浸润隐窝上皮浸润。**D,**此例淋巴细胞表达CD4

细胞LPD的病因尚不清楚。在一些个体中存在感染和自身免疫性疾病,表明至少在一个亚群中免疫功能发生了改变[153]。

精华和陷阱

- 在西方国家,EATL是最常见(但不是唯一)的肠道T细胞淋巴瘤。
- EATL是乳糜泻的罕见并发症,似乎主要局限于北欧人群。
- 单形性亲上皮性肠T细胞淋巴瘤具有广泛的地理分布,构成一种独特亚型,与乳糜泻无关。
- 胃肠道惰性淋巴组织增殖性疾病是一种罕见的克隆性疾病,可能与炎症性疾病或其他侵袭性肠道T细胞淋巴瘤相混淆。
- 肠道T细胞淋巴瘤的正确分类需要获知临床表现,综合考虑细胞形态学特征与全面的免疫表型和分子分析结果。

（陈燕坪 殷宪刚 译）

参考文献

1. Fairlie NH, Mackie FP. The clinical and biochemical syndrome of lymphadenoma and allied disease involving the mesenteric lymph nodes. BMJ. 1937;1:3792-3980.

2. Gough KR, Read AE, Naish JM. Intestinal reticulosis as a complication of idiopathic steatorrhoea. Gut. 1962;3:232-239.

3. Isaacson P, Wright DH. Intestinal lymphoma associated with malabsorption. Lancet. 1978;1:67-70.

4. Isaacson PG, O'Connor NTG, Spencer J, et al. Malignant histiocytosis of the intestine: a T-cell lymphoma. Lancet. 1985;2:688-700.

5. Swerdlow SH, Campo E, Harris NL, et al, eds. World Health Organization Classification of Tumors of Haematopoietic and Lymphoid Tissues. Lyon, France: IARC; 2008.

5a. Swerdlow SH, Campo E, Pileri SA, et al. The 2016 revision of the World Health Organization classification of lymphoid neoplasms. Blood. 2016; 127:2375-2390.

6. Chott A, Haedicke W, Mosberger I, et al. Most CD56+ intestinal lymphomas are CD8+CD5− T-cell lymphomas of monomorphic small to medium size histology. Am J Pathol. 1998;153:1483-1499.

7. Delabie J, Holte H, Vose JM, et al. Enteropathy-associated T-cell lymphoma: clinical and histological findings from the international peripheral T-cell lymphoma project. Blood. 2011;118:148-155.

8. A clinical evaluation of the International Lymphoma Study Group classification of non-Hodgkin's lymphoma. The Non-Hodgkin's Lymphoma Classification Project. Blood. 1997;89:3909-3918.

9. Malamut G, Chandesris O, Verkarre V, et al. Enteropathy associated T cell lymphoma in celiac disease: a large retrospective study. Dig Liver Dis. 2013; 45: 377-384.

10. Sieniawski M, Angamuthu N, Boyd K, et al. Evaluation of enteropathy-associated T-cell lymphoma comparing standard therapies with a novel regimen including autologous stem cell transplantation. Blood. 2010; 115: 3664-3670.

11. Verbeek WH, Van De Water JM, Al-Toma A, et al. Incidence of enteropathy-associated T-cell lymphoma: a nation-wide study of a population-based registry in The Netherlands. Scand J Gastroenterol. 2008; 43: 1322-1328.

12. Gale J, Simmonds PD, Mead GM, et al. Enteropathy-type intestinal T-cell lymphoma: clinical features and treatment of 31 patients in a single center. J Clin Oncol. 2000; 18: 795-803.

13. Howell WM, Leung ST, Jones DB, et al. HLA-DRB, -DQA, and-DQB polymorphism in celiac disease and enteropathy-associated T-cell lymphoma. Common features and additional risk factors for malignancy. Hum Immunol. 1995; 43: 29-37.

14. Catassi C, Bearzi I, Holmes GK. Association of celiac disease and intestinal lymphomas and other cancers. Gastroenterology. 2005; 128: S79-S86.

15. Sharaiha RZ, Lebwohl B, Reimers L, et al. Increasing incidence of enteropathy-associated T-cell lymphoma in the United States, 1973-2008. Cancer. 2012; 118: 3786-3792.

16. Askling J, Linet M, Gridley G, et al. Cancer incidence in a population-based cohort of individuals hospitalized with celiac disease or dermatitis herpetiformis. Gastroenterology. 2002; 123: 1428-1435.

17. Corrao G, Corazza GR, Bagnardi V, et al. Mortality in patients with coeliac disease and their relatives: a cohort study. Lancet. 2001; 358: 356-361.

18. Cottone M, Termini A, Oliva L, et al. Mortality and causes of death in celiac disease in a Mediterranean area. Dig Dis Sci. 1999; 44: 2538-2541.

19. Gao Y, Kristinsson SY, Goldin LR, et al. Increased risk for non-Hodgkin lymphoma in individuals with celiac disease and a potential familial association. Gastroenterology. 2009; 136: 91-98.

20. Holmes GKT, Prior P, Lane MR, et al. Malignancy in coeliac disease—effect of a gluten-free diet. Gut. 1989; 30: 333-338.

21. Catassi C, Fabiani E, Corrao G, et al. Risk of non-Hodgkin lymphoma in celiac disease. JAMA. 2002; 287: 1413-1419.

22. Green PH, Fleischauer AT, Bhagat G, et al. Risk of malignancy in patients with celiac disease. Am J Med. 2003; 115: 191-195.

23. Leonard JN, Tucker WF, Fry JS, et al. Increased incidence of malignancy in dermatitis herpetiformis. Br Med J (Clin Res Ed). 1983; 286: 16-18.

24. Sigurgeirsson B, Agnarsson BA, Lindelöf B. Risk of lymphoma in patients with dermatitis herpetiformis. BMJ. 1994; 308: 13-15.

25. O'Farrelly C, Feighery C, O'Briain DS, et al. Humoral response to wheat protein in patients with coeliac disease and enteropathy associated T cell lymphoma. BMJ. 1986; 293: 908-910.

26. Swinson CM, Slavin G, Coles EC, Booth CC. Coeliac disease and malignancy. Lancet. 1983; 1: 111-115.

27. Green PH, Cellier C. Celiac disease. N Engl J Med. 2007; 357: 1731-1743.

28. Silano M, Volta U, Vincenzi AD, et al. Effect of a gluten-free diet on the risk of enteropathy-associated T-cell lymphoma in celiac disease. Dig Dis Sci. 2008; 53: 972-976.

29. Al-Toma A, Goerres MS, Meijer JW, et al. Human leukocyte antigen-DQ2 homozygosity and the development of refractory celiac disease and enteropathy-associated T-cell lymphoma. Clin Gastroenterol Hepatol. 2006; 4: 315-319.

30. Novakovic BJ, Novakovic S, Frkovic-Grazio S. A single-center report on clinical features and treatment response in patients with intestinal T cell non-Hodgkin's lymphomas. Oncol Rep. 2006; 16: 191-195.

31. Ilyas M, Niedobitek G, Agathanggelou A, et al. Non-Hodgkin's lymphoma, coeliac disease, and Epstein-Barr virus: a study of 13 cases of enteropathy-associated T-and B-cell lymphoma. J Pathol. 1995; 177: 115-122.

32. Daum S, Ullrich R, Heise W, et al. Intestinal non-Hodgkin's lymphoma: a multicenter prospective clinical study from the German Study Group on Intestinal non-Hodgkin's Lymphoma. J Clin Oncol. 2003; 21: 2740-2746.

33. Brar P, Kwon GY, Egbuna II, et al. Lack of correlation of degree of villous atrophy with severity of clinical presentation of coeliac disease. Dig Liver Dis. 2007; 39: 26-29, discussion 30-32.

34. Fasano A, Catassi C. Current approaches to diagnosis and treatment of celiac disease: an evolving spectrum. Gastroenterology. 2001; 120: 636-651.

35. O'Mahony S, Vestey JP, Ferguson A. Similarities in intestinal humoral immunity in dermatitis herpetiformis without enteropathy and in coeliac disease. Lancet. 1990; 335: 1487-1490.

36. Cellier C, Delabesse E, Helmer C, et al. Refractory sprue, coeliac disease, and enteropathy-associated T-cell lymphoma. French Coeliac Disease Study Group. Lancet. 2000; 356: 203-208.

37. Egan LJ, Walsh SV, Stevens FM, et al. Celiac-associated lymphoma. A single institution experience of 30 cases in the combination chemotherapy era. J Clin Gastroenterol. 1995; 21: 123-129.

38. Berman EL, Zauber NP, Rickert RR, et al. Enteropathy-associated T cell lymphoma with brain involvement. J Clin Gastroenterol. 1998; 26: 337-341.

39. Verkarre V, Asnafi V, Lecomte T, et al. Refractory coeliac sprue is a diffuse gastrointestinal disease. Gut. 2003; 52: 205-211.

40. Malamut G, Afchain P, Verkarre V, et al. Presentation and long-term follow-up of refractory celiac disease: comparison of type I with type II. Gastroenterology. 2009; 136: 81-90.

41. Wright NA, Pike C, Elia G. Induction of a novel epidermal growth factor-secreting cell lineage by mucosal ulceration in human gastrointestinal stem cells. Nature. 1990; 343: 82-85.

42. Howat AJ, McPhie JL, Smith DA, et al. Cavitation of mesenteric lymph nodes: a rare complication of coeliac disease, associated with a poor outcome. Histopathology. 1995; 27: 349-354.

43. Matuchansky C, Colin R, Hemet J, et al. Cavitation of mesenteric lymph nodes, splenic atrophy, and a flat small intestinal mucosa. Report of six cases. Gastroenterology. 1984; 87: 606-614.

44. Keller CE, Gamboa ET, Hays AP, et al. Fatal CNS vasculopathy in a patient with refractory celiac disease and lymph node cavitation. Virchows Arch. 2006; 448: 209-213.

45. Ilus T, Kaukinen K, Virta LJ, et al. Refractory coeliac disease in a country with a high prevalence of clinically-diagnosed coeliac disease. Aliment Pharmacol Ther. 2014; 39: 418-425.

46. Murray A, Cuevas D, Jones B, Wright DH. Study of the immunohistochemistry and T-cell clonality of enteropathy-associated T-cell lymphoma. Am J Pathol. 1995; 146: 509-519.

47. Attygalle AD, Cabeçadas J, Gaulard P, et al. Peripheral T-cell and NK-cell lymphomas and their mimics; taking a step forward—report on the lymphoma workshop of the XVIth meeting of the European Association for Haematopathology and the Society for Hematopathology. Histopathology. 2014;64;171-199.

48. Chan JK, Chan AC, Cheuk W, et al. Type II enteropathy-associated T-cell lymphoma; a distinct aggressive lymphoma with frequent γδ T-cell receptor expression. Am J Surg Pathol. 2011;35;1557-1569.

49. Obermann EC, Diss TC, Hamoudi RA, et al. Loss of heterozygosity at chromosome 9p21 is a frequent finding in enteropathy-type T-cell lymphoma. J Pathol. 2004;202;252-262.

50. Al-Toma A, Verbeek WH, Hadithi M, et al. Survival in refractory coeliac disease and enteropathy-associated T-cell lymphoma; retrospective evaluation of single-centre experience. Gut. 2007;56;1373-1378.

51. Sieniawski MK, Lennard AL. Enteropathy-associated T-cell lymphoma; epidemiology, clinical features, and current treatment strategies. Curr Hematol Malig Rep. 2011;6;231-240.

52. Spencer J, Cerf-Bensussan N, Jarry A, et al. Enteropathy-associated T-cell lymphoma(malignant histiocytosis of the intestine) is recognized by a monoclonal antibody(HML1) that defines a membrane molecule on human mucosal lymphocytes. Am J Pathol. 1988;132;1-5.

53. Russell GJ, Winter HS, Fox VL, Bhan AK. Lymphocytes bearing the γδ T-cell receptor in normal human intestine and celiac disease. Hum Pathol. 1991;22;690-694.

54. Lundqvist C, Vladimir B, Hammarstrom S, et al. Intraepithelial lymphocytes. Evidence for regional specialization and extrathymic T-cell maturation in the human gut epithelium. Int Immunol. 1995;7;1473-1487.

55. Spencer J, Isaacson PG, Diss TC, MacDonald TT. Expression of disulfide-linked and non-disulfide-linked forms of the T-cell receptor γδ heterodimer in human intestinal intraepithelial lymphocytes. Eur J Immunol. 1989;19;1335-1338.

56. Jarry A, Cerf-Bensussan N, Brousse N, et al. Subsets of CD3+(T cell receptor alpha/beta or gamma/delta) and CD3- lymphocytes isolated from normal human gut epithelium display phenotypical features different from their counterparts in peripheral blood. Eur J Immunol. 1990;20;1097-1103.

57. Calleja S, Vivas S, Santiuste M, et al. Dynamics of non-conventional intraepithelial lymphocytes—NK, NKT, and γδ T—in celiac disease; relationship with age, diet, and histopathology. Dig Dis Sci. 2011;56;2042-2049.

58. Eiras P, Leon F, Camarero C, et al. Intestinal intraepithelial lymphocytes contain a CD3- CD7+ subset expressing natural killer markers and a singular pattern of adhesion molecules. Scand J Immunol. 2000;52;1-6.

59. León F, Roldán E, Sanchez L, et al. Human small-intestinal epithelium contains functional natural killer lymphocytes. Gastroenterology. 2003; 125;345-356.

60. Spencer J, MacDonald TT, Diss TC, et al. Changes in intraepithelial lymphocyte subpopulations in coeliac disease and enteropathy associated T cell lymphoma(malignant histiocytosis of the intestine). Gut. 1989;30; 339-346.

61. van Wijk F, Cheroutre H. Intestinal T cells; facing the mucosal immune dilemma with synergy and diversity. Semin Immunol. 2009;21;130-138.

62. Lambolez F, Mayans S, Cheroutre H. Lymphocytes; Intraepithelial. May 2013. Available at; <http;//www. els. net>.

63. Chott A, Gerdes D, Spooner A, et al. Intraepithelial lymphocytes in normal human intestine do not express proteins associated with cytolytic function. Am J Pathol. 1997;151;435-442.

64. Memeo L, Jhang J, Hibshoosh H, et al. Duodenal intraepithelial lymphocytosis with normal villous architecture; common occurrence in H. pylori gastritis. Mod Pathol. 2005;18;1134-1144.

65. Johansson-Lindbom B, Agace WW. Generation of gut-homing T cells and their localization to the small intestinal mucosa. Immunol Rev. 2007; 215;226-242.

66. Abuzakouk M, Carton J, Feighery C, et al. CD4+CD8+ and CD8alpha+beta- T lymphocytes in human small intestinal lamina propria. Eur J Gastroenterol Hepatol. 1998;10;325-329.

67. Ashton-Key M, Diss TC, Pan LX, et al. Molecular analysis of T-cell clonality in ulcerative jejunitis and enteropathy-associated T-cell lymphoma. Am J Pathol. 1997;151;493-498.

68. Deleeuw RJ, Zettl A, Klinker E, et al. Whole-genome analysis and HLA genotyping of enteropathy-type T-cell lymphoma reveals 2 distinct lymphoma subtypes. Gastroenterology. 2007;132;1902-1911.

69. Zettl A, Ott G, Makulik A, et al. Chromosomal gains at 9q characterize enteropathy-type T-cell lymphoma. Am J Pathol. 2002;161;1635-1645.

70. Cejkova P, Zettl A, Baumgärtner AK, et al. Amplification of NOTCH1 and ABL1 gene loci is a frequent aberration in enteropathy-type T-cell lymphoma. Virchows Arch. 2005;446;416-420.

71. Baumgärtner AK, Zettl A, Chott A, et al. High frequency of genetic aberrations in enteropathy-type T-cell lymphoma. Lab Invest. 2003;83;1509-1516.

72. Trier JS. Celiac sprue. N Engl J Med. 1991;325;1709-1714.

73. Jewell DP. Ulcerative enteritis. BMJ. 1983;287;1740.

74. Bagdi E, Diss TC, Munson P, Isaacson PG. Mucosal intraepithelial lymphocytes in enteropathy-associated T-cell lymphoma, ulcerative jejunitis, and refractory celiac disease constitute a neoplastic population. Blood. 1999;94;260-264.

75. Wright DH, Jones DB, Clark H, et al. Is adult-onset coeliac disease due to a low-grade lymphoma of intraepithelial T lymphocytes? Lancet. 1991; 337;1373-1374.

76. Carbonnel F, Grollet-Bioul L, Brouet JC, et al. Are complicated forms of celiac disease cryptic T-cell lymphomas? Blood. 1998;92;3879-3886.

77. Daum S, Weiss D, Hummel M, et al. Frequency of clonal intraepithelial T lymphocyte proliferations in enteropathy-type intestinal T cell lymphoma, coeliac disease, and refractory sprue. Gut. 2001;49;804-812.

78. Cellier C, Patey N, Mauvieux L, et al. Abnormal intestinal intraepithelial lymphocytes in refractory sprue. Gastroenterology. 1998;114;471-481.

79. Rubio-Tapia A, Murray JA. Classification and management of refractory coeliac disease. Gut. 2010;59;547-557.

80. Rubio-Tapia A, Kelly DG, Lahr BD, et al. Clinical staging and survival in refractory celiac disease; a single center experience. Gastroenterology. 2009;136;99-107.

81. Roshan B, Leffler DA, Jamma S, et al. The incidence and clinical spectrum of refractory celiac disease in a North American referral center. Am J Gastroenterol. 2011;106;923-928.

82. Daum S, Cellier C, Mulder CJ. Refractory coeliac disease. Best Pract Res Clin Gastroenterol. 2005;19;413-424.

83. Leffler DA, Dennis M, Hyett B, et al. Etiologies and predictors of diagnosis in nonresponsive celiac disease. Clin Gastroenterol Hepatol. 2007;5; 445-450.

84. O' Mahony S, Howdle PD, Losowsky MS. Review article; management of

patients with non-responsive coeliac disease. Aliment Pharmacol Ther. 1996;10:671-680.

85. Arguelles-Grande C, Brar P, Green PH, Bhagat G. Immunohistochemical and T-cell receptor gene rearrangement analyses as predictors of morbidity and mortality in refractory celiac disease. J Clin Gastroenterol. 2013; 47:593-601.

86. West J. Celiac disease and its complications: a time traveller's perspective. Gastroenterology. 2009;136:32-34.

87. Daum S, Ipczynski R, Schumann M, et al. High rates of complications and substantial mortality in both types of refractory sprue. Eur J Gastroenterol Hepatol. 2009;21:66-70.

88. Meresse B, Malamut G, Cerf-Bensussan N. Celiac disease: an immunological jigsaw. Immunity. 2012;36:907-919.

89. Malamut G, Meresse B, Cellier C, Cerf-Bensussan N. Refractory celiac disease: from bench to bedside. Semin Immunopathol. 2012; 34: 601-613.

90. Verbeek WH, von Blomberg BM, Coupe VM, et al. Aberrant T-lymphocytes in refractory coeliac disease are not strictly confined to a small intestinal intraepithelial localization. Cytometry B Clin Cytom. 2009;76: 367-374.

91. Vakiani E, Arguelles-Grande C, Mansukhani MM, et al. Collagenous sprue is not always associated with dismal outcomes: a clinicopathological study of 19 patients. Mod Pathol. 2010;23:12-26.

92. Cerf-Bensussan N, Jarry A, Brousse N, et al. A monoclonal antibody (HML-1) defining a novel membrane molecule present on human intestinal lymphocytes. Eur J Immunol. 1987;17:1279-1285.

93. Cepek KL, Shaw SK, Parker CM, et al. Adhesion between epithelial cells and T lymphocytes mediated by E-cadherin and the alpha E beta 7 integrin. Nature. 1994;372:190-193.

94. Verbeek WH, Goerres MS, von Blomberg BM, et al. Flow cytometric determination of aberrant intra-epithelial lymphocytes predicts T-cell lymphoma development more accurately than T-cell clonality analysis in refractory celiac disease. Clin Immunol. 2008;126:48-56.

95. Tack GJ, van Wanrooij RL, Langerak AW, et al. Origin and immunophenotype of aberrant IEL in RCDII patients. Mol Immunol. 2012;50:262-270.

96. Verbeek WH, von Blomberg BM, Scholten PE, et al. The presence of small intestinal intraepithelial gamma/delta T-lymphocytes is inversely correlated with lymphoma development in refractory celiac disease. Am J Gastroenterol. 2008;103:3152-3158.

97. Farstad IN, Johansen FE, Vlatkovic L, et al. Heterogeneity of intraepithelial lymphocytes in refractory sprue: potential implications of CD30 expression. Gut. 2002;51:372-378.

98. Cerf-Bensussan N, Brousse N, Cellier C. From hyperplasia to T cell lymphoma. Gut. 2002;51:304-305.

99. de Mascarel A, Belleannée G, Stanislas S, et al. Mucosal intraepithelial T-lymphocytes in refractory celiac disease: a neoplastic population with a variable CD8 phenotype. Am J Surg Pathol. 2008;32:744-751.

100. Tjon JM, Verbeek WH, Kooy-Winkelaar YM, et al. Defective synthesis or association of T-cell receptor chains underlies loss of surface T-cell receptor-CD3 expression in enteropathy-associated T-cell lymphoma. Blood. 2008;112:5103-5110.

101. Hue S, Mention JJ, Monteiro RC, et al. A direct role for NKG2D/MICA interaction in villous atrophy during celiac disease. Immunity. 2004; 21:367-377.

102. Schmitz F, Tjon JM, Lai Y, et al. Identification of a potential physiological precursor of aberrant cells in refractory coeliac disease type II. Gut. 2013;62:509-519.

103. Brar P, Lee S, Lewis S, et al. Budesonide in the treatment of refractory celiac disease. Am J Gastroenterol. 2007;102:2265-2269.

104. Malamut G, Cellier C. Refractory coeliac disease. Curr Opin Oncol. 2013;25:445-451.

105. Hollon JR, Cureton PA, Martin ML, et al. Trace gluten contamination may play a role in mucosal and clinical recovery in a subgroup of diet-adherent non-responsive celiac disease patients. BMC Gastroenterol. 2013;13:40.

106. Abadie V, Sollid LM, Barreiro LB, Jabri B. Integration of genetic and immunological insights into a model of celiac disease pathogenesis. Annu Rev Immunol. 2011;29:493-525.

107. Meresse B, Chen Z, Ciszewski C, et al. Coordinated induction by IL15 of a TCR-independent NKG2D signaling pathway converts CTL into lymphokine-activated killer cells in celiac disease. Immunity. 2004;21: 357-366.

108. Abadie V, Jabri B. IL-15: a central regulator of celiac disease immunopathology. Immunol Rev. 2014;260:221-234.

109. Mention JJ, Ben Ahmed M, Begue B, et al. Interleukin 15: a key to disrupted intraepithelial lymphocyte homeostasis and lymphomagenesis in celiac disease. Gastroenterology. 2003;125:730-745.

110. Maiuri L, Ciacci C, Auricchio S, et al. Interleukin 15 mediates epithelial changes in celiac disease. Gastroenterology. 2000;119:996-1006.

111. Verkarre V, Romana SP, Cellier C, et al. Recurrent partial trisomy 1q22-q44 in clonal intraepithelial lymphocytes in refractory celiac sprue. Gastroenterology. 2003;125:40-46.

112. Chott A, Dragosics B, Radaszkiewicz T. Peripheral T-cell lymphomas of the intestine. Am J Pathol. 1992;141:1361-1371.

113. Tung CL, Hsieh PP, Chang JH, et al. Intestinal T-cell and natural killer-cell lymphomas in Taiwan with special emphasis on 2 distinct cellular types: natural killer-like cytotoxic T-cell and true natural killer cell. Hum Pathol. 2008;39:1018-1025.

114. Chuang SS, Liao YL, Liu H, et al. The phenotype of intraepithelial lymphocytes in Taiwanese enteropathy-associated T-cell lymphoma is distinct from that in the West. Histopathology. 2008;53:234-236.

115. Akiyama T, Okino T, Konishi H, et al. CD8[+], CD56[+] (natural killer-like) T-cell lymphoma involving the small intestine with no evidence of enteropathy: clinicopathology and molecular study of five Japanese patients. Pathol Int. 2008;58:626-634.

116. Bosman FT, Carneiro F, Hruban RH, Theise ND, eds. WHO Classification of Tumours of the Digestive System. 4th ed. Lyon, France: IARC; 2010.

117. Tse E, Gill H, Loong F, et al. Type II enteropathy-associated T-cell lymphoma: a multicenter analysis from the Asia Lymphoma Study Group. Am J Hematol. 2012;87:663-668.

118. Tan SY, Chuang SS, Tang T, et al. Type II EATL (epitheliotropic intestinal T-cell lymphoma): a neoplasm of intra-epithelial T-cells with predominant CD8$\alpha\alpha$ phenotype. Leukemia. 2013;27:1688-1696.

119. Kikuma K, Yamada K, Nakamura S, et al. Detailed clinicopathological characteristics and possible lymphomagenesis of type II intestinal enteropathy-associated T-cell lymphoma in Japan. Hum Pathol. 2014;45: 1276-1284.

120. Garcia-Herrera A, Song JY, Chuang SS, et al. Nonhepatosplenic ? d

T-cell lymphomas represent a spectrum of aggressive cytotoxic T-cell lymphomas with a mainly extranodal presentation. Am J Surg Pathol. 2011;35:1214-1225.

121. Wilson AL, Swerdlow SH, Przybylski GK, et al. Intestinal γδ T-cell lymphomas are most frequently of type II enteropathy-associated T-cell type. Hum Pathol. 2013;44:1131-1145.

122. Takeshita M, Nakamura S, Kikuma K, et al. Pathological and immunohistological findings and genetic aberrations of intestinal enteropathy-associated T cell lymphoma in Japan. Histopathology. 2011;58:395-407.

123. Chuang SS, Chang ST, Chuang WY, et al. NK-cell lineage predicts poor survival in primary intestinal NK-cell and T-cell lymphomas. Am J Surg Pathol. 2009;33:1230-1240.

124. Guy-Grand D, Cerf-Bensussan N, Malissen B, et al. Two gut intraepithelial CD8⁺ lymphocyte populations with different T cell receptors: a role for the gut epithelium in T cell differentiation. J Exp Med. 1991;173:471-481.

125. Reis BS, Rogoz A, Costa-Pinto FA, et al. Mutual expression of the transcription factors Runx3 and ThPOK regulates intestinal CD4⁺T cell immunity. Nat Immunol. 2013;14:271-280.

126. Cheroutre H, Lambolez F. Doubting the TCR coreceptor function of CD8alphaalpha. Immunity. 2008;28:149-159.

127. Jiang W, Ferrero I, Laurenti E, et al. c-Myc controls the development of CD8αα TCRαβ intestinal intraepithelial lymphocytes from thymic precursors by regulating IL-15-dependent survival. Blood. 2010;115:4431-4438.

128. Reis BS, Hoytema van Konijnenburg DP, Grivennikov SI, Mucida D. Transcription factor T-bet regulates intraepithelial lymphocyte functional maturation. Immunity. 2014;41:244-256.

129. Klose CS, Blatz K, d'Hargues Y, et al. The transcription factor T-bet is induced by IL-15 and thymic agonist selection and controls CD8αα⁺ intraepithelial lymphocyte development. Immunity. 2014;41:230-243.

130. Konkel JE, Maruyama T, Carpenter AC, et al. Control of the development of CD8αα⁺ intestinal intraepithelial lymphocytes by TGF-β. Nat Immunol. 2011;12:312-319.

131. Iiai T, Watanabe H, Suda T, et al. CD161⁺ T(NT)cells exist predominantly in human intestinal epithelium as well as in liver. Clin Exp Immunol. 2002;129:92-98.

132. Dunne MR, Elliott L, Hussey S, et al. Persistent changes in circulating and intestinal γδ T cell subsets, invariant natural killer T cells and mucosal-associated invariant T cells in children and adults with coeliac disease. PLoS ONE. 2013;8:e76008.

133. Kelly-Rogers J, Madrigal-Estebas L, O'Connor T, Doherty DG. Activation-induced expression of CD56 by T cells is associated with a reprogramming of cytolytic activity and cytokine secretion profile in vitro. Hum Immunol. 2006;67:863-873.

134. Cohavy O, Targan SR. CD56 marks an effector T cell subset in the human intestine. J Immunol. 2007;178:5524-5532.

135. Ko YH, Karnan S, Kim KM, et al. Enteropathy-associated T-cell lymphoma—a clinicopathologic and array comparative genomic hybridization study. Hum Pathol. 2010;41:1231-1237.

136. Carey MJ, Medeiros LJ, Roepke JE, et al. Primary anaplastic large cell lymphoma of the small intestine. Am J Clin Pathol. 1999;112:696-701.

137. Arnulf B, Copie-Bergman C, Delfau-Larue MH, et al. Nonhepatosplenic

gamma delta T-cell lymphoma: a subset of cytotoxic lymphomas with mucosal or skin localization. Blood. 1998;91:1723-1731.

138. Vega F, Chang CC, Schwartz MR, et al. Atypical NK-cell proliferation of the gastrointestinal tract in a patient with antigliadin antibodies but not celiac disease. Am J Surg Pathol. 2006;30:539-544.

139. Takeuchi K, Yokoyama M, Ishizawa S, et al. Lymphomatoid gastropathy: a distinct clinicopathologic entity of self-limited pseudomalignant NK-cell proliferation. Blood. 2010;116:5631-5637.

140. Mansoor A, Pittaluga S, Beck PL, et al. NK-cell enteropathy: a benign NK-cell lymphoproliferative disease mimicking intestinal lymphoma: clinicopathologic features and follow-up in a unique case series. Blood. 2011;117:1447-1452.

141. Koh J, Go H, Lee WA, Jeon YK. Benign indolent CD56-positive NK-cell lymphoproliferative lesion involving gastrointestinal tract in an adolescent. Korean J Pathol. 2014;48:73-76.

142. McElroy MK, Read WL, Harmon GS, Weidner N. A unique case of an indolent CD56-positive T-cell lymphoproliferative disorder of the gastrointestinal tract: a lesion potentially misdiagnosed as natural killer/T-cell lymphoma. Ann Diagn Pathol. 2011;15:370-375.

143. Carbonnel F, d'Almagne H, Lavergne A, et al. The clinicopathological features of extensive small intestinal CD4 T cell infiltration. Gut. 1999;45:662-667.

144. Svrcek M, Garderet L, Sebbagh V, et al. Small intestinal CD4⁺ T-cell lymphoma: a rare distinctive clinicopathological entity associated with prolonged survival. Virchows Arch. 2007;451:1091-1093.

145. Zivny J, Banner BF, Agrawal S, et al. CD4⁺T-cell lymphoproliferative disorder of the gut clinically mimicking celiac sprue. Dig Dis Sci. 2004;49:551-555.

146. Egawa N, Fukayama M, Kawaguchi K, et al. Relapsing oral and colonic ulcers with monoclonal T-cell infiltration. A low grade mucosal T-lymphoproliferative disease of the digestive tract. Cancer. 1995;75:1728-1733.

147. Hirakawa K, Fuchigami T, Nakamura S, et al. Primary gastrointestinal T-cell lymphoma resembling multiple lymphomatous polyposis. Gastroenterology. 1996;111:778-782.

148. Ranheim EA, Jones C, Zehnder JL, et al. Spontaneously relapsing clonal, mucosal cytotoxic T-cell lymphoproliferative disorder: case report and review of the literature. Am J Surg Pathol. 2000;24:296-301.

149. Leventaki V, Manning JT Jr, Luthra R, et al. Indolent peripheral T-cell lymphoma involving the gastrointestinal tract. Hum Pathol. 2014;45:421-426.

150. Sena Teixeira Mendes L, Attygalle AD, Cunningham D, et al. CD4-positive small T-cell lymphoma of the intestine presenting with severe bile-acid malabsorption: a supportive symptom control approach. Br J Haematol. 2014;167:265-269.

151. Margolskee E, Jobanputra V, Lewis SK, et al. Indolent small intestinal CD4⁺T-cell lymphoma is a distinct entity with unique biologic and clinical features. PLoS ONE. 2013;8:e68343.

152. Perry AM, Warnke RA, Hu Q, et al. Indolent T-cell lymphoproliferative disease of the gastrointestinal tract. Blood. 2013;122:3599-3606.

153. Malamut G, Meresse B, Kaltenbach S, et al. Small intestinal CD4⁺T-cell lymphoma is a heterogenous entity with common pathology features. Clin Gastroenterol Hepatol. 2014;12:599-608. e1.

154. Petrella T, Maubec E, Cornillet-Lefebvre P, et al. Indolent CD8-positive lymphoid proliferation of the ear: a distinct primary cutaneous T-cell

lymphoma? Am J Surg Pathol. 2007;31:1887-1892.

155. Grogg KL, Jung S, Erickson LA, et al. Primary cutaneous CD4-positive small/medium-sized pleomorphic T-cell lymphoma:a clonal T-cell lymphoproliferative disorder with indolent behavior. Mod Pathol. 2008;21:708-715.

156. Rodríguez Pinilla SM, Roncador G, Rodríguez-Peralto JL, et al. Primary cutaneous CD4$^+$ small/medium-sized pleomorphic T-cell lymphoma expresses follicular T-cell markers. Am J Surg Pathol. 2009;33:81-90.

157. Laâbi Y, Gras MP, Carbonnel F, et al. A new gene, BCM, on chromosome 16 is fused to the interleukin 2 gene by a t(4;16)(q26;p13) translocation in a malignant T cell lymphoma. EMBO J. 1992;11:3897-3904.

蕈样霉菌病和 Sézary 综合征

Philip E. LeBoit, Laura B. Pincus

　　蕈样霉菌病(MF)和 Sézary 综合征(SS)是肿瘤性 T 细胞浸润皮肤和侵入外周血循环的两种密切相关的疾病。两种疾病都属于肿瘤,典型地具有成熟性辅助 T 细胞表型和侵表皮倾向。对个体患者来说,在某一时间点可能表现为散在的皮肤病变,而在另一时间点则表现为伴有循环肿瘤细胞的红皮病,因此有人提议将其看作同一疾病并称为皮肤 T 细胞淋巴瘤[1]。然而,还有一些具有不同临床病理特征的其他类型的皮肤 T 细胞淋巴瘤[2],使得这一术语模糊不清而被废弃。例如,皮肤可以是间变性大 T 细胞淋巴瘤的唯一病变部位。

　　本章论述 MF 及其多种变异型和 SS,其他原发性皮肤 T 细胞淋巴组织增殖性病变在另外章节论述。

39.1　蕈样霉菌病(MF)

39.1.1　定义

　　蕈样霉菌病(MF)是一种 T 细胞淋巴瘤,在早期阶段淋巴细胞浸润表皮,产生平坦、常伴有少量鳞屑的皮损(斑片);最终,部分患者淋巴细胞获得在真皮内(形成斑块和结节)增殖的能力。少数患者在疾病过程中发生内脏受累。大部分 MF 病例为辅助性 T 细胞表型,但也可能出现临床和组织病理学完全相同的由抑制性 T 细胞,或者甚至是 B 细胞浸润形成的病变。虽然未被所有同道认可,但作者认为,一个患者的皮肤病变由斑片进展到斑块和肿瘤这样一个临

床过程就确定了其是不是 MF,而不是由特异性免疫表型所决定。如果患者患有由亲表皮性 CD8$^+$T 细胞形成的惰性皮肤斑片,将其称为 MF 并无不妥。的确,在许多医学中心,免疫表型检测并不常规进行,而且患者治疗效果非常好。然而,MF 不能用于由逆转录人 T 细胞病毒 1(HTLV-1)感染引起的疾病,尽管在某些病例其具有相似的临床和病理学表现;这种情况应称为成人 T 细胞白血病/淋巴瘤。MF 的主要诊断特征列于框 39.1。

框 39.1　蕈样霉菌病(MF)的主要诊断特征

临床表现

斑片期:覆盖细小鳞屑的斑片,通常在光保护部位,直径超过 5cm

斑块期:与斑片的位置和大小相同,但随着硬结和隆起,病变增厚

肿瘤期:直径至少 1cm 的实性结节,通常在斑片和斑块基础上形成

组织病理学特征

斑片期:从血管周围疏松的淋巴细胞浸润到带状浸润,不同程度地浸润表皮和不同程度不同的细胞异型性

斑块期:浸润更致密,进入真皮网状层

肿瘤期:弥漫浸润,蔓延至整个真皮网状层

免疫组化特征

最常见的免疫表型是 βF1$^+$、CD3$^+$、CD4$^+$和 CD8$^-$,典型疾病可有表达差异,意义不大

基因型

通常为克隆性,但单用基于 PCR 的技术检测 γ 链或 γ 链加 β 链的基因重排检测并非必需

39.1.2 流行病学

MF 大多发生于中老年人。然而,随着临床和病理医生对其早期病变的认识更加深入,越来越多的年轻患者甚至是儿童患者被诊断出来。MF 在某一人群中的发病率明显受到一些因素的影响,包括皮肤病医生的多少、对本病的关注和认识,以及对诊断标准的掌握。一项有趣的观察显示,在 20 世纪 80 年代早期 MF 的发病率迅速上升[3],这与 Sanchez 和 Ackerman 对斑片期病变诊断标准的描述相一致[4]。随着其论文的发表,许多病理医生开始根据淋巴细胞浸润诊断 MF,而这些病变以前可能被认为是斑块状副银屑病或者是炎性病变如棘层水肿性皮炎。在美国,MF 发病率的升高似乎反映了对早期斑片期病变检测和诊断的提高。

39.1.3 病因学

许多研究者试图将 MF 与环境暴露关联起来,但没有成功。对确定普通炎性皮肤病如特应性皮炎、慢性过敏性接触性皮炎和银屑病是否引起 MF 的研究也因几个因素而受到质疑。临床上 MF 的早期皮肤斑片可能与这些疾病相似,如一位患者在患 MF 之前有 20 年"特应性皮炎"病史,但其很可能是 MF 的斑片病变而没有被认识到。MF 的早期斑片期病变在显微镜下可能与多种炎性病变相似,因此即使是"活检证实"的银屑病也可能根本不是此病。

有几项研究对 MF 细胞内是否存在病毒进行了探究。在 1970 年代,研究兴趣集中在应用电子显微镜鉴定 MF 皮肤活检标本中有无病毒颗粒[5]。近来,研究兴趣已经集中在引起成人 T 细胞白血病/淋巴瘤的逆转录病毒 HTLV-1 在 MF 中的可能作用[6]。一项初步研究似乎确定了在 MF 细胞内有部分病毒转录物,但进一步的研究在大多数病例中并未证实此点。另一项感染相关理论认为 MF 是对细菌超抗原的异常反应[7]。

39.1.4 临床特征

MF 主要由疾病早期的临床特征所定义。该定义必需的初始表现是平坦的、鳞屑状病灶,称为斑片。这些初始病变出现在皮肤最避光的区域——男女两性臀部和腹股沟以及女性乳房。病变可不同程度地表现为细小皱纹、轻微的红斑、毛细血管扩张以及色素脱失或沉着。皮肤斑片一般很轻微,患者常常在某个时间段未察觉,患者及其医生都可能把这些病变误认为是皮肤干燥或特应性皮炎。斑片一般呈圆形或卵圆形,有时可呈手指状或指突状(图 39.1),大小从 1cm 至 15cm 以上不等。

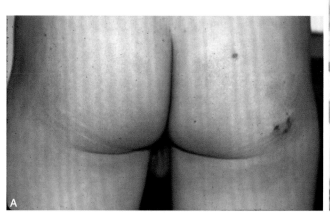
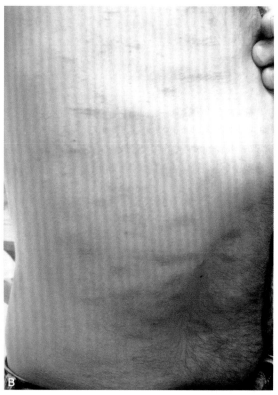

图 39.1 蕈样霉菌病(MF)的皮肤斑片常发生于双层衣服遮盖的区域,而且当暴露在光照下病变可能消退。A,经典的斑片常常是手掌大小或更大。B,所谓的 MF 指突状病变是因为其斑片呈指状,常沿皮肤正常张力线伸展

有些临床医生将 MF 斑片期的小斑片(小于成人的一个手掌)称为小斑块型副银屑病,而更大病变则称为大斑块型副银屑病。他们认为 MF 一开始是可以消退的炎性病变,因而常使用副银屑病这个诊断术语。如此命名是基于法国皮肤病学家 Brocq 在 19 世纪后期和 20 世纪早期的工作,他设想在银屑病、湿疹、脂溢性皮炎、现在已知的各种急性及慢性苔藓样糠疹和

MF 之间有一个复杂的关系[8]。而我们的观点是,副银屑病这个术语在科学上是无意义的,尽管可能有某些功能上的用途,因为它只不过是对"我不知道这是不是 MF 的早期斑片病变"的速记。无论如何,应该用清楚的语言对这种困难病例做更恰当的表述。如此混杂的使用术语使得一些皮肤病医生习惯于将属于炎性疾病的苔藓样糠疹也称为副银屑病。

MF 可呈指突状或指状斑片病变,可单独存在或与普通的 MF 病变共同存在。有学者推断以前的指突状皮肤病实际上是 MF 的一种类型[9]。因为仅有指突状病变的患者预后极佳,并且组织学所见常不明显,有人对将指突状皮肤病患者诊断为 MF 表示质疑[10]。直到最近才有第一篇关于一例指突状皮肤病患者发展为一般 MF 的报道,提示至少要认识到此类患者具有不同的预后[11]。

部分患者有先前存在的 MF 斑片,其他患者声称从来没有斑片,其病变区皮肤可能变薄、起皱并形成色素脱失或沉着的斑点而明显,这些表现被称为皮肤异色病或血管性萎缩性皮肤异色病,似乎是 MF 斑片期消退的表现。

绝大部分 MF 患者就诊时皮肤斑片病变仅累及少部分皮肤,证明其为惰性过程,最多只是影响美观,即使不治疗也是如此。其中少部分患者可出现播散性斑片。

MF 斑块通常位于与斑片相同的位置,但与斑片不同的是,斑块是隆起的。MF 的斑块病变通常高出皮肤,呈红到棕红色鳞屑状,常为中央干净的多环状(图 39.2A),有时形成溃疡,但比结节或肿瘤性病变少见。

MF 的肿块常为隆起性结节,外形光滑,常形成溃疡(图 39.2B)。临床上无法区分其他皮肤淋巴瘤形成的结节或肿块。然而,肿块几乎总是发生于先前存在的 MF 斑片或斑块,因此,临床上仔细检查以评估同时发生的斑片和斑块,可能有助于区分 MF 或其他皮肤淋巴瘤。肿块有时呈蘑菇样外形,因此 Alibert 称为 MF[12]。

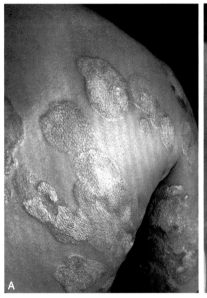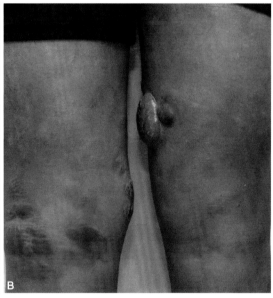

图 39.2 A,MF 的斑块常表现为多环状外观。B,肿瘤明显高出皮面,通常发生于或邻近先前存在的 MF 斑片或斑块

39.1.5 形态学

MF 的组织学表现变异非常大,尤其是斑片期病变。反映了在早期病变可能有大量非肿瘤细胞成分,通过细胞毒和细胞因子产物发挥作用,但对其作用方式尚不清楚。

MF 早期斑片的淋巴细胞形态学特征并无异常,可能类似于炎症性皮肤疾病中的淋巴细胞。实际上,研究显示仅有 4%(27/745)的早期 MF 活检标本具有表皮内非典型淋巴细胞[13]。因此,鉴别一张切片是否确实是 MF 或可能是 MF,要注意观察淋巴细胞浸润的组织病理学模式,而不是鉴定非典型淋巴细胞。

MF 最早期斑片的特征是小淋巴细胞围绕在浅层小静脉周围,有些散在分布于真皮乳头间质,表皮内只有很少的淋巴细胞(图 39.3)。在部分病例中,当 MF 的细胞进入表皮,通常引起棘层水肿或角质细胞间水肿,棘层水肿的程度一般比在炎性皮肤病时进入表皮同样数量淋巴细胞所见到的水肿轻。MF 细胞殖入表皮的这种倾向被称为亲表皮性(epidermotropism),该术语也用于描述表皮内只有轻微棘层水肿伴多量淋巴细胞的病变区域。细胞外渗(exocytosis)描述的是炎细胞向表皮内的

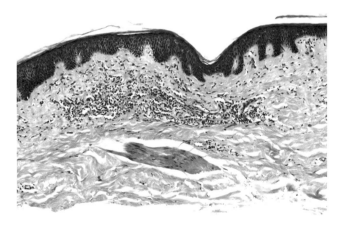

图 39.3 MF 早期斑片病变的特征呈银屑病样苔藓样模式,小淋巴细胞在真皮乳头内呈带状分布而仅有少量位于表皮内,本例不可能作出明确诊断

迁移,是一个更加中性的术语。亲表皮性这个术语预先假定了最终的诊断,如果 MF 的诊断还不确定,最好避免使用。

在早期斑片期,MF 通常不能被明确识别。随着斑片的进展,真皮乳头逐渐纤维化。正常真皮乳头的胶原束通常纤细且

排列随意,而此时纤维变得粗大,有时就像是"粉红色意大利宽面条"。同时,皮角开始伸长,但通常很轻且很平,其基底部仍保持圆形,与许多界面性皮炎不同。淋巴细胞可能位于表皮的基底层,伴有轻微的空泡变性和少量坏死的角质细胞[14]。

真皮乳头的淋巴细胞浸润常变为带状,至少是灶性。基底部呈圆形伸长的表皮突加上带状的淋巴细胞浸润被称为银屑病样苔藓样模式;如果还伴有棘层水肿,则称为棘层水肿性银屑病样苔藓样模式。如果淋巴细胞作为宿主对肿瘤破坏角质细胞的反应而占据表皮突,表皮可变薄且基底变平坦,被称为萎缩性苔藓样模式。当遇到这3种病变模式时应引起病理医生的注意鉴别是不是MF的病变,因为只有少数炎症性皮肤病具有这些病变模式(框39.2)。

随着MF在真皮乳头内的浸润变得致密和呈带状,细胞核的异型性也开始显现(图39.4)。斑片期MF的细胞核略大于炎症时的淋巴细胞,核形不规则-即所谓的脑回状淋巴细胞(图39.5)。需要提醒的是,如果将核异型作为鉴别MF斑片性病变和炎性病变诊断标准的话,对核异型的识别必须是准确无误的。其实如果在油镜下长时间观察淋巴细胞核,许多病理医生都会确认它们有异型。

有些MF的斑片性病变以表皮萎缩为特征,与之一致,病灶呈斑片状苔藓样淋巴细胞浸润。真皮乳头常呈明显纤维化并含有扩张的毛细血管和噬黑色素细胞,与血管性萎缩性皮肤异色病临床表现相似。对这些萎缩的斑片期病变,要在表皮内找到足够多的淋巴细胞以排除伴有萎缩性苔藓样模式的炎性疾病可能是很困难的(框39.2)。

在MF斑块中,淋巴细胞蔓延至真皮网状层,淋巴细胞不仅出现在血管周围而且也散布于网状的真皮胶原束之间(图39.6)。这些发生在表皮下和真皮乳头的病变显示了前面所描述的MF斑片病变充分发展的结果。虽然早期斑片病变中核异型淋巴细胞很少,但在后期增多,而且在斑块病变异型淋巴细胞在浸润细胞中几乎总是占明显比例。同样,被称为Pautrier微脓肿的淋巴细胞在表皮内的聚集,在斑片性病变中极少见,但在斑块性病变中则为常见现象(有趣的是,这个对诊断MF有鉴别性特征并非由Pautrier发现而是Darier发现的[15])。斑片期非典型淋巴细胞的胞质稀少而不规则,有时呈脑回状淋巴细胞。相反,在斑块中,许多致病性淋巴细胞呈大空泡状核、大核仁,胞质明显可见。并且,不同于斑片缺乏嗜酸性粒细胞和浆细胞,而斑块和肿瘤性病变多见这些细胞。随着病变从斑片向斑块转变,细胞因子产物从Th1向Th2样产物转变,可能导致了上述差异。

MF结节或肿瘤性病变的临床特征是由于淋巴细胞的结节性或弥漫性浸润并取代真皮网状层而产生的(图39.7)。大细胞转化,定义为超过25%的浸润细胞为大细胞,可发生于MF的肿瘤性病变[16]。其形态从大圆形或略微椭圆形、空泡状核,胞质稀少,到大的椭圆形空泡状核并有大核仁,富于胞质,类似于ALCL的细胞。这种转化通常发生在疾病进展期并可能对

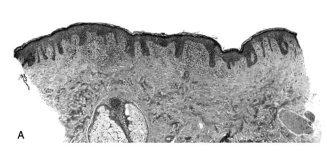

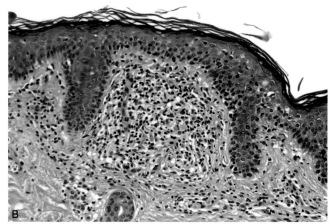

图39.4　A,MF晚期斑片性病变,也伴有银屑病样苔藓样模式。B,此病灶内(与图39.3不同)有多量淋巴细胞浸润表皮,仅有轻微的棘层水肿。表皮内淋巴细胞比真皮内的细胞核稍大且深染

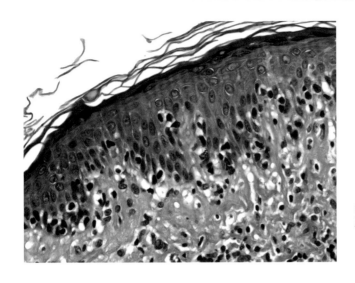

图 39.5　MF 斑片性病变表皮内的淋巴细胞胞质稀少、核大深染,细胞周围有小空晕

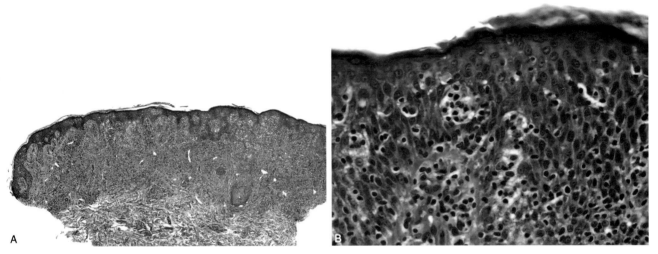

图 39.6　A,斑块期 MF 特征性浸润真皮网状层的浅层。B,此例中,也可见到表皮内明显的淋巴细胞聚集(Pautrier 微脓肿)

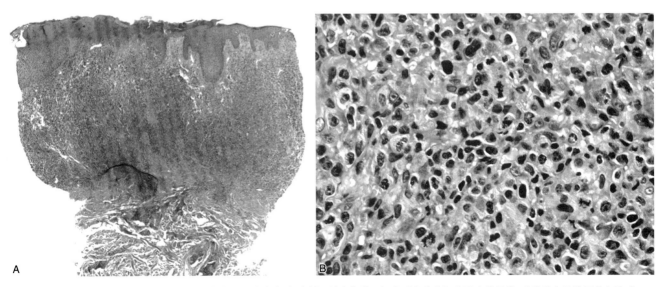

图 39.7　A,MF 肿瘤,弥漫浸润真皮。肿瘤有时形成溃疡,如本例。肿瘤期淋巴细胞可有多种细胞形态学异常,通常以大的脑回状细胞或具有大空泡状核的细胞为主。B,淋巴细胞常有明显异型性和大量核分裂象

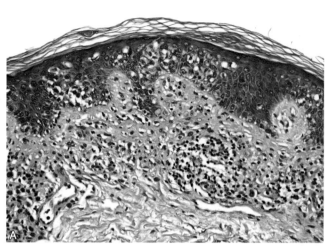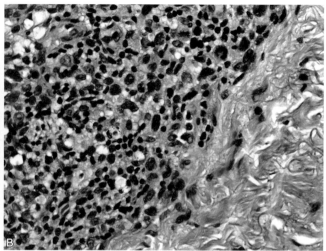

图39.8　A,MF 薄斑块伴大细胞转化。B,虽然浸润细胞少于图 39.6 斑块病变,但很多淋巴细胞具有大空泡状核并有显著核仁

预后有不利影响。然而,大细胞转化也可偶见于斑块和斑片,尽管比肿瘤性病变少见(图 39.8)[17,18]。

间变性大细胞可以成为主要成分,以至于需要临床确定在其他部位是否有斑片或斑块性病变,以此与 ALCL 进行鉴别。虽然在斑片和斑块期病变淋巴细胞浸润于表皮内,但有些 MF 的肿瘤性病变表皮内可完全没有淋巴细胞浸润。在 MF 发展的过程中,淋巴细胞增生对表皮环境失去了依赖,同时获得了对内脏器官的浸润能力。

39.1.6　分级

皮肤活检对于 MF 的诊断很关键,但从组织学切片中能收集到的预后信息很少。临床检查能确定一个患者是否有斑片、斑块或肿瘤性病变(但存在一些陷阱,例如将粉刺误认为是结节性病变)。多数研究认为,MF 斑块和肿瘤性病变中出现转化淋巴细胞对生存具有不利影响[17,18]。然而最近发现少数患者有组织学上转化的证据但呈惰性临床过程[19]。

39.1.7　免疫表型

在大部分病例中,MF 的细胞是成熟性辅助 T 细胞,具有 βF1+、CD3+、CD4+、CD8− 表型。斑片性病变的肿瘤性细胞通常表达全套正常 T 细胞抗原,如 CD2 和 CD5,但可能不表达 CD7[20]。有些文献称为 CD7"丢失",而另一些观点认为 MF 是正常即存在(仅占少数)CD7− 辅助 T 细胞的肿瘤性扩增。但在皮肤中大量 CD3+、CD4+、CD7− 细胞浸润对于 MF 是否具有诊断性还存在争论,因为即使其具有科学依据,但作为诊断标准还有一些实际障碍。例如,对 CD7 最可靠的染色是冰冻切片,但对观察形态学特征较难。也有针对石蜡包埋切片的商业化 CD7 抗体[21],有些研究者已发表的结果认为可能对诊断有帮助。但福尔马林固定时间超过 24 小时似乎能使 CD7 染色消失,这使得实验室在接收门诊患者标本时有技术上的困难,此为该项技术的弱点。另外,在 MF 的很多斑片性病变中肿瘤细胞数量并不多,这使得对细胞表型的评价比较困难。

如前言所述,根据临床和常规组织病理学检查似乎确诊的 MF 患者可能存在免疫表型的变异型,包括 CD8+ 甚至是 CD56+ 免疫表型。此种情况的多少依赖于对病例使用这些抗体检测的多少。CD8+ 病例通常具有细胞毒免疫表型,CD56+ 病例较少见并可能有几个不同的免疫表型,包括 CD4+ 甚和 CD8+[22]。

MF 的斑块和肿瘤性病变常有其他一些变异如 CD5、CD2 甚至是 CD3 表达减少。当这一些现象出现的时候,常规手段即可得出诊断。伴有 TIA-1 和粒酶 B 表达的细胞毒表型可能存在于晚期病变[23]。

CD30 是在霍奇金淋巴瘤(HL)和间变性大细胞淋巴瘤(ALCL)的肿瘤细胞表达的一种抗原,但其并非特异性,在感染和炎症情况下受到抗原刺激的淋巴细胞也可以表达。CD30+ 细胞可存在于 MF 的一些斑块性病变中,但其主要存在于具有间变性大细胞的肿瘤中。在 MF 斑片性病变中检测到 CD30 的表达似乎并没有预后意义[24]。然而,当 CD30 在经历大细胞转化的病变淋巴细胞上表达时,似乎确实具有预后意义,因为一项研究表明,与 CD30 不表达相比,CD30 表达者生存率提高[19]。

程序性死亡 1(PD-1)是 CD28/CTLA-1 受体家族的一员,在抑制 T 细胞活性中起着重要作用[25]。研究显示,PD-1 在 MF 病变淋巴细胞中的表达不一致;一些报道中 PD-1 表达率较高(斑块和斑块 40%,肿瘤 60%)[26],而其他报道中表达率较低(斑块和斑块 13%,肿瘤 14%)[27]。

39.1.8　遗传学特征

MF 细胞经历 T 细胞受体基因重排。过去使用 Southern 印迹技术检测新鲜或冰冻标本的克隆性,最近使用基于 PCR 的技术检测石蜡包埋组织。最初,大多数机构使用针对 γ 链基因的引物。基于 PCR 技术进行基因型分析比 Southern 印迹技术更敏感,至少能检出 1% 克隆性细胞。这是其局限性之一,盲目使用具有明显的风险,可能导致将各种不同的炎性皮肤病误诊为 MF。因此,多种改进的 PCR 技术用于增强其特异性。例如,最近一项经过改良的 PCR 技术能检测 T 细胞受体的 β 链基因,其可能更为特异,但对炎性皮肤病和不同的皮肤淋巴瘤仅有少量应用此项技术的研究[28]。因此,对于临床上和显微镜下疑似 MF 的病例,正确应用 PCR 是非常重要的。下一代测序可能是一种将来用于确定克隆性的技术。

关于导致 MF 发展的 T 细胞突变,一项使用大规模平行测序的研究发现,在皮肤 T 细胞淋巴瘤患者的亚群中,存在 PL-

CG1 的功能获得性突变[29]。许多研究已经丰富了皮肤 T 细胞淋巴瘤遗传基础的信息(见下文"Sézary 综合征")。

39.1.9　推测的细胞起源

大多数 MF 斑片性病变为 CD3+、CD4+、CD8− 表型,因此细胞起源最可能是外周血中与之相似的淋巴细胞亚群,这些细胞属于活化的成熟性辅助 T 细胞。近来,已经注意到 T 调节细胞在几个炎性皮肤病和 MF 中的作用,这些细胞 CD25 和 FOXP3 阳性,可能在 MF 中发挥作用,但是否有其来源仍有待于进一步研究[30]。

39.1.10　临床过程

1980 年以前的大多数文献适用 MF 斑块和肿瘤,因为在此之前斑片期还没有被广泛地认识。许多早期研究报告了 MF 患者预后不佳,最近其死亡率下降[31]似乎是由于早期发现而不是更好的治疗。

目前的研究表明,MF 斑片性病变常常表现为惰性疾病,可以持续好多年;如果病变局限于身体表面的 10% 以下,患者寿命常不受影响[32]。范围较广的斑片性病变更可能向斑块和肿瘤性病变以及内脏性病变发展,患有播散性斑块、肿瘤或两者都有的患者可发展为内脏病变,表现为淋巴结肿大、肝脾肿大或其他器官的浸润,后者可能只有在活检或尸检时才被发现。然而,影响最严重的是免疫系统,虽然 MF 患者的外周血辅助性 T 细胞计数可几乎正常或偏高,但伴有进展期病变的患者功能性 T 辅助细胞的数量常常降低。血液中的这些细胞可能是肿瘤细胞,对感染不能有效反应。在终末期,MF 患者死于免疫缺陷[33]。

39.1.11　鉴别诊断

有许多在临床、病理或两者都与 MF 相似的炎症性皮肤病变,MF 的鉴别诊断知识对识别斑片期病变非常重要;而更加晚期的病变则比较易于识别。

与 MF 斑片期病变相似的皮肤病表现为伴有轻微炎症的皮肤斑点或斑片、鳞屑状病变,包括棘层水肿性皮炎,如过敏性接触性或钱币状皮炎;玫瑰糠疹;界面性皮炎,如苔藓样药疹。棘层水肿性皮炎通常呈血管周围浸润而不是真皮浅层的带状浸润,以及棘层水肿明显而淋巴细胞不多。一个有帮助的特征是在有些病例出现嗜酸性粒细胞,MF 早期斑片性病变极少有嗜酸性粒细

胞[34]。虽然棘层水肿性皮炎可能完全缺乏嗜酸性粒细胞,但很多病例在真皮和(如果仔细观察)表皮都有嗜酸性粒细胞。

棘层水肿性皮炎所具有的一个陷阱是在表皮内出现浅染的单个核细胞聚集灶(图 39.9),这些由 Langerhans 细胞及其前体单个核细胞组成的聚集灶具有杂合性成分[35],其细胞胞质浅染,胞核呈肾形空泡状。真正的 MF Pautrier 微脓肿或聚集灶是以淋巴细胞为主的密集排列的聚集灶,其细胞胞质稀少,核较所谓的 Langerhans 细胞脓疱的细胞核深染。另一个线索是聚集灶的形状,真正的 Pautrier 微脓肿呈圆形,而棘层水肿性皮炎的聚集灶常呈花瓶状,在表皮表面呈反转的唇状[35]。少数病例需要免疫组化染色对 Pautrier 微脓肿和 Langerhans 细胞脓疱进行鉴别,前者大部分细胞 CD3 染色阳性,后者细胞对 CD1a 或 CD68 染色阳性。在每一个 Pautrier 微脓肿的中心通常会见到 CD1a+ Langerhans 细胞。

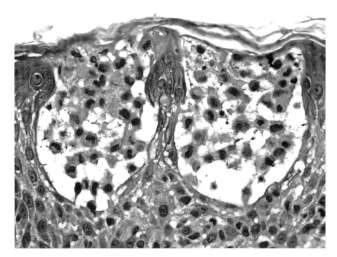

图 39.9　棘层水肿性皮炎的 Langerhans 细胞花瓶状小结

界面性皮炎是指因淋巴细胞浸润使真皮表皮连接处变模糊,临床上包括一组不同疾病。淋巴细胞浸润造成的病变包括空泡变性、表皮突变形(呈锯齿状或完全退缩)、细胞毒对角质细胞的损伤、表皮内可见角化不良细胞以及当其下降进入真皮乳头时形成的胶样小体。MF 一般都会存在小灶性此类病变,在单一患者的所有病灶中此类病变很少成为主要特征,尽管有罕见的变异型可发生此类变化(图 39.10)[36]。因而,对此必须

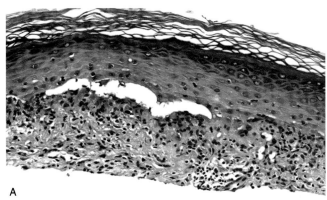

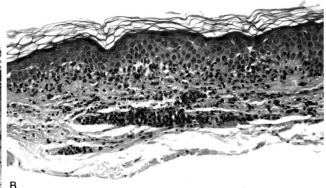

图 39.10　A,MF 苔藓样变异型容易误诊为界面性皮炎。真皮表皮连接处可出现裂缝,并且可见颗粒层增厚的楔形灶,类似于平坦苔藓。B,更具有特征性另一个病变区域

强调,MF 患者的一次活检可能显示有界面性形态,如果临床怀疑 MF 就必需多次取样。如果病理医生对平坦苔藓、苔藓样药疹、苔藓样角化病、甚至是红斑狼疮的致密浸润病灶不熟悉,就可能因此类病变表皮下部多量淋巴细胞而将其误诊为 MF。苔藓样角化病因其可能以在表皮内出现较多淋巴细胞为特征而对诊断具有特殊挑战性[37]。

有几个炎性疾病能引起银屑病样苔藓样模式或银屑病样苔藓样棘层水肿模式-MF 斑片性病变中最常见的模式。在有些病例淋巴细胞甚至位于表皮的基底细胞层呈线性排列("串珠状"),没有像在大多数界面性皮炎中所见到的同样程度的空泡变性或同样数量坏死的角质细胞。幸运的是,很多此类疾病在临床上与 MF 并不相似。例如,条纹状苔藓引起沿 Blaschko 线呈线状排列的丘疹,与成人相比,该病更常见于儿童和青少年[38]。硬化萎缩性苔藓有一个炎症期可能与 MF 相似,但单独的 MF 病灶基本上不会发生在外阴皮肤。就此点来说,生殖器外的硬化性苔藓可能出现问题,特别是面对一个薄的刮切的活检标本[39]。

伴有银屑病样苔藓样模式的最易混淆的疾病是一组被称为持久性色素性紫癜性皮炎的病变[40,41]。此类疾病通常累及腿部,产生红至铁锈色或金棕色斑点、丘疹,有时为斑块。病变由淋巴细胞浸润所致,并可导致红细胞从小静脉内漏出至真皮。随着时间推移,噬铁细胞积聚。有两种病变类型-Gougerot和 Blum 苔藓样紫癜及金黄色苔藓-具有致密、带状淋巴细胞浸润,有时在纤维化增厚的真皮乳头内浸润(图 39.11)。由于MF 病变可变成紫癜样,因此持久性色素性紫癜性皮炎的苔藓样变异型可具有紫癜性 MF 的所有特征,除外显著细胞异型或亲表皮现象(在持久性色素性紫癜性皮炎中,淋巴细胞可出于基底层,但通常不会殖入棘层上部)。在此情况下,持久性色素性紫癜性皮炎可出现真皮乳头水肿,此点可能具有组织病理学鉴别意义,因为 MF 真皮乳头通常不水肿。

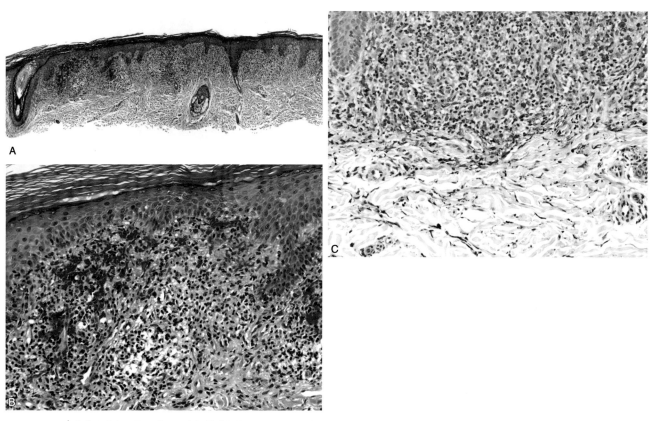

图 39.11 苔藓样紫癜可能因其银屑病样苔藓样模式而与 MF 相似(A)。常出现许多外渗的红细胞(B),导致了噬铁细胞的沉积,可用 Perls 染色显示(C)

MF 和持久性色素性紫癜性皮炎两者组织形态的极其相似是否意味着其具有生物学相关性,目前还没有答案。北美报道的首批金黄色苔藓病例中有一例经证实为 MF[42]。使用基于 PCR 的方法,可在很多持久性色素性紫癜性皮炎病例中检出克隆性,因此对于两者的区别用处不大。临床表现-病灶主要位于腿部还是播散性-可能比组织病理和免疫组化染色结果更有帮助。临床显示典型的金黄色苔藓患者没有进展为 MF 的明显倾向,尽管在大约一半的病例发现有克隆性[43]。

尽管只有很少的儿童患 MF,但在诊断该病时有几个陷阱。儿童的 MF 似乎不成比例地导致色素缺失[44];所谓的色素减少性 MF 可能被误诊为白癜风、白色糠疹及慢性苔藓样糠疹,反之亦然。白癜风病灶通常呈对称性分布(与 MF 病灶的分布不同),具有累及曲侧皮肤的倾向。问题是当活检标本取自病灶边缘时,特别是所谓的三色白癜风,可以在基底层的角质细胞间特征性出现较多淋巴细胞。病灶中心的重复活检应该能显示出缺乏淋巴细胞浸润伴黑色素细胞缺失。白色糠疹属于棘层水肿性皮炎,具有苍白、略呈鳞屑状的病灶,淋巴细胞呈表浅浸润伴轻度棘层水肿。浸润的淋巴细胞并不沿着表皮真皮结合部排列,也不比真皮内的淋巴细胞大。真皮乳头应显示水肿而不是纤维化。慢性苔藓样糠疹属于界面性皮炎,应表现为表皮真皮交界处空泡变性伴有单个坏死角质细胞,并伴有广泛的表层角化不良。

青年人的环状苔藓样皮炎[45]呈大而环状的病灶,并有表皮突基底部淋巴细胞簇状聚集的倾向,因此可能与 MF 相似。虽然簇状淋巴细胞聚集灶的范围与 MF 的相似,但表皮突的形状明显不同。青年型环状苔藓样皮炎的皮角基底部呈方形,并且基底层细胞呈鳞状而不是立方形。对该病研究的唯一大系列数据显示没有克隆性 T 细胞群存在,免疫组化染色通常显示为 CD8[+]和细胞毒性反应[46]。

MF 的萎缩性或皮肤异色病性斑片期病变与因界面性皮炎而使表皮变薄的几种病变有相似之处(图 39.12),这些病变包括平坦苔藓的萎缩变异型(少见情况下,萎缩的苔藓样药疹)、异色性皮肌炎、汗孔角化病的萎缩中心病灶(一种异常的角质细胞克隆离心性迁移,有时遗留萎缩),以及偶尔持久性色素性紫癜性皮炎的萎缩病灶,另外皮肤异色病的其他少见类型如先天性 Rothmund-Thomson 综合征[47]和先天性角化不良。相似的组织病理学变化也可产生于缺乏色素的退化的黑色素瘤和退化的 Bowen 病、浅表基底细胞癌以及日光性黑子(所谓的平坦苔藓样角化病)。所有这些病变,以及 MF 的萎缩性斑片,均为宿主淋巴细胞对肿瘤破坏表皮突角质细胞的反应,从而导致表皮萎缩。除非表皮的基底层有较多淋巴细胞,要区别萎缩性MF 和上述这些病变也许是不可能的,这可能需要较为广泛的活检取材。

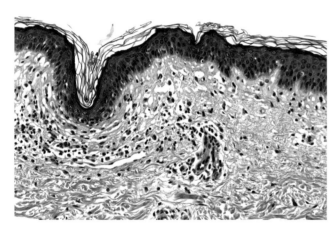

图 39.12　MF 的萎缩性斑片期病变,表皮内常常只有非常少的淋巴细胞,从而导致特别的诊断困难,尤其是较小的活检标本

另一个与 MF 相似的重要病变是淋巴瘤样过敏性接触性皮炎[48]。在这一罕见的过敏性接触性皮炎类型中,有比正常多得多的淋巴细胞被吸引到表皮;有时淋巴细胞还有细胞异型性。尽管区别一般的棘层水肿性皮炎和 MF 不用依赖临床信息通常也是可能的,但在某些淋巴瘤样接触性皮炎临床病史却是关键的。

药物性皮炎也可能与 MF 的斑片性病变相似。苯妥英可引起系统性疾病,表现为淋巴结肿大伴有类似 MF 的皮疹,也可能没有任何系统性症状,对做出该诊断临床病史是关键。另外一些能引起过敏反应的药物也可能形成与 MF 斑片性病变相似的病变,甚至是指突状的病变[49]。

对 MF 的斑块期和肿瘤期病变来说,与之相似的绝大部分病变是其他类型淋巴瘤而不是炎性病变,但有一个例外是最近描述的间质型 MF[50]。与一般的斑块期病变相比,间质型 MF表皮和真皮乳头内只有很少淋巴细胞。其显著特征是在真皮网状层内的胶原束之间发现条索状淋巴细胞浸润。临床上,可能与局限性硬皮病或环形肉芽肿的某些发暗的病灶相似,与硬皮病很难区分。

如果不依赖临床检查,要区别 MF 的肿瘤性病变和其他类型的 T 细胞淋巴瘤也许是不可能的。PTCL NOS 的浸润可局限于皮肤或伴有全身性病变[51],浸润主要发生在真皮。由于有些 PTCL 的淋巴细胞可浸润表皮,如果一个病理医生没有临床知识,就不可能区别 MF 的斑块或肿瘤性病变与 PTCL NOS 的结节。只有在患者身体的其他部位出现斑片性病变时才能区别这些病变。当 MF 的肿瘤性病变内间变性大细胞成为主要成分并且弥漫表达 CD30,则与 ALCL 极相似,但患者的预后更差。同样的,临床检查是关键。

有一个原发性皮肤淋巴瘤的变异型,称为 CD4[+]小/中 T 细胞淋巴瘤,与 MF 鉴别非常困难。通常,该淋巴瘤在表皮内只有极少量的淋巴细胞,需要鉴别的是伴有少量表皮浸润和以小细胞为主的 MF 的肿瘤性病变。在此情况下会出现较多数量的 B 细胞,这是由于滤泡中心 T 细胞的增生[52-54]。原发性皮肤的 CD4[+]小/中 T 细胞淋巴瘤通常表现为单一斑块或结节,虽然也可以出现一个以上。在做出诊断之前必须进行全身皮肤的检查。与 MF 的肿瘤期相比,其预后良好。

39.1.12　变异型

MF 瘤细胞对皮肤不同成分的各种效应、宿主炎症细胞对肿瘤细胞的应答效应以及细胞因子、趋化因子对微环境的扰乱等都说明 MF 病灶在临床表现和显微镜下会有很大差异。MF 的瘤细胞通常具有亲表皮性,但也可能浸润其他部位。

39.1.12.1　嗜毛囊性蕈样霉菌病

毛囊可成为 MF 细胞的吸附体(图 39.13A)。组织学评估,其病变特征是毛囊周围不同密度的淋巴细胞浸润,以及,值得注意的是,嗜酸性粒细胞的浸润、毛囊上皮内的淋巴细胞浸润、角质细胞之间增宽间隙内的黏液,以及被过度角化填塞的毛囊口。毛囊间的表皮通常不被累及,并且大部分淋巴细胞比较小,很难直接诊断淋巴瘤。这种反应有时并不总是伴有外根鞘中角质细胞之间的黏多糖积累(图 39.13B)。结果导致外根鞘细胞间隙扩张。在优良的 HE 切片中,黏蛋白呈微小的嗜碱性颗粒。扩张下相邻的角质细胞通常拉长,相连的棘突似乎也拉长。在某些病例中,淋巴细胞不浸润上皮,只根据细胞学异型性程度也不足以诊断 MF。尽管如此,由毛囊中心斑块组成的广泛的极度聚集可能最好归类为嗜毛囊性 MF。

临床上,这种变异与寻常型 MF 呈现不同的分布。病变通常位于头部、颈部和上躯干,而不是双层衣服区域。临床上病变常为红色斑片和斑块伴毛囊突起斑块,明显瘙痒,常伴有脱发。也可出现小的毛囊性丘疹。这些毛囊性丘疹在临床上可能类似毛囊角化或其他毛囊性疾病,如毛囊扁平苔藓。尽管早期研究表明,这些患者的预后不如寻常型 MF[55-57],后来的系列研究表明,预后可能并不那么差[58]。

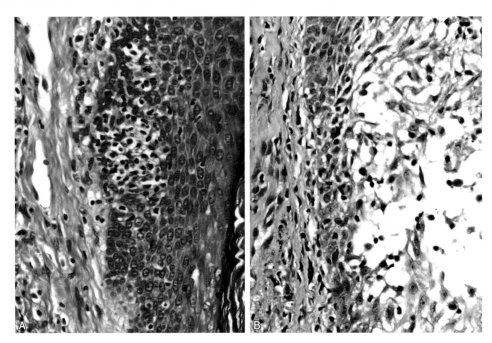

图 39.13 A,嗜毛囊性 MF,淋巴细胞可以聚集在毛囊上皮而不是表皮。B,在嗜毛囊性 MF 的部分病例中,因黏液蓄积,角质细胞之间的间隙显著增宽

尽管上文提到受累毛囊内可能出现黏液,但应注意,毛囊内粘液对嗜毛囊性 MF 并不特异,也可见于偶然发现或寻常型 MF(通常在斑块或肿瘤期)或黏液性水肿脱发。黏液性水肿脱发这个术语最初用于一种被认为是炎症反应疾病(即,不是淋巴瘤),脱发斑块出现在年轻人的生发皮肤上,黏液积聚在受累毛囊中。一些研究表明,黏液性脱发和嗜毛囊性 MF 之间可能无法区分,黏液性脱发实际上可能是一种惰性 MF[59,60]。此外,对 T 细胞受体基因重排的研究发现,在特发性黏液性水肿脱发和 MF 伴毛囊黏液中,数量相同的病例存在克隆性细胞群。然而,黏液性脱发与 MF 之间的关系仍有争议。

39.1.12.2 伴有囊肿和粉刺的蕈样霉菌病

有些嗜毛囊性 MF 患者,伴有或不伴有毛囊黏蛋白病,其病灶形成大的粉刺甚至是毛囊囊肿[61,62]。其可能因 MF 浸润而导致毛囊漏斗部的闭塞,该并发症是破坏性但可能是对治疗的反应。其与嗜毛囊性 MF 的预后相同。

39.1.12.3 大疱性蕈样霉菌病

在此少见变异型,MF 的细胞取代了基底的角质细胞,以至于表皮真皮之间的连接被损坏,轻微的受力即可导致临床可见的囊泡。检查非囊泡区皮肤通常可以做出诊断[63]。

39.1.12.4 嗜汗管性蕈样霉菌病

在一些低级别 B 细胞淋巴瘤,如边缘区淋巴瘤(MZL)(尽管不是发生在皮肤),上皮肌上皮岛的形成是淋巴瘤细胞嗜分泌腺体的一个例子。有些 MF 患者除了真皮和上皮,在小汗腺分泌腺管周围也有致密的淋巴细胞浸润(图 39.14)[64,65]。MF 一个更加单纯的亲汗管性变异型患者也具有亲毛囊性浸润,最初被描述为伴有秃发的汗管淋巴样增生[66]。皮肤病变常常呈小丘疹样,可能伴有无汗症。大部分作者认为其为 MF 的一个

变异型而不是炎性病变[67]。该变异型非常少见,以至于尚不确定其预后是否与更加常见的类型有所不同,但是在发表于 2004 年之前的一篇 15 例的综述认为其生物学行为似乎没有明显不同[68]。

39.1.12.5 Paget 样网状细胞增生症

尽管在大疱性和亲汗管性变异型淋巴细胞倾向于浸润皮肤附件上皮而不是表皮,但在 Paget 样网状细胞增生症淋巴细胞明显被吸引到表皮。受累皮肤通常位于肢端,因而临床上病变呈位于手或脚部的疣状、过度角化的斑块(图 39.15)。本病最初是由 Woringer 和 Kolopp 描述的发生于两个儿童的病例;后来的报道强调与寻常型 MF 相比其发生于较年轻的患者,另一个不同是其绝大多数病例都不发生播散,因为其表现为孤立性斑块。

组织病理学特征是疣状表皮增生,伴有淋巴细胞浸润,淋巴细胞具有细胞异型性并在表皮内明显增多(图 39.16)[69]。免疫表型包括 CD4+ 或 CD8+ T 细胞。与寻常型 MF 相比,本病具有更明显的 CD30+ 倾向,但大多数病例并不表达 CD30。另外,某些病例不表达 CD45[70]。其预后比一般的 MF 要好得多,经过局部治疗,如病灶切除或放疗,很多患者获得了持久性缓解。

MF 的 Ketron-Goodman 变异型是使用 Paget 样网状细胞增生症这一名称的另一变异型,其具有显著的亲表皮性和播散性病变。有些病例呈 CD4- CD8-(原始 T 细胞)表型[63]。这些病例目前大多数重新归类为原发性皮肤 CD8+ 侵袭性嗜表皮性 T 细胞淋巴瘤,有时称为 Berti 淋巴瘤[72]。

孤立性 MF

虽然 Paget 样网状细胞增生症是通常发生在肢端皮肤的孤立性 MF,但在 MF 的典型分布区域(即,双层衣服区),MF 偶尔也表现为一种孤立性病变[73]。这种病例最好视为 MF 的孤立

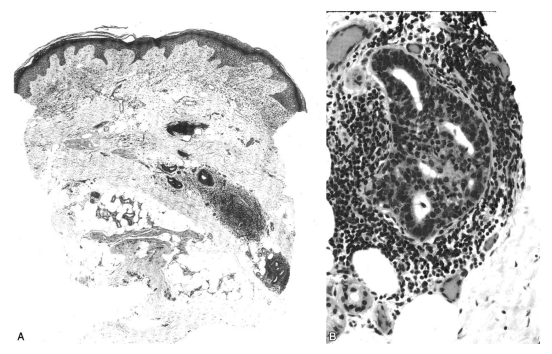

图 39.14　A,亲汗管性 MF 的特征是在小汗腺分泌腺管周围致密的淋巴细胞浸润。B,可能有上皮和肌上皮细胞增生,与上皮肌上皮岛相似

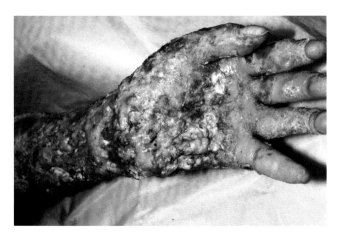

图 39.15　Woringer-Kolopp 病或 Paget 样网状细胞增生症,表现为肢端皮肤的疣状斑块

性亚型。大多数报告没有显示这些患者出现更广泛的病变[74]。

39.1.12.6　肉芽肿性蕈样霉菌病

有很多淋巴瘤,包括皮肤的和淋巴结的,可出现以组织细胞为主的病灶。MF 的斑块性和肿瘤性病变在真皮网状层可出现这种病灶,可从排列松散的组织细胞群到散在的巨细胞到形态完好的肉芽肿性小结(图 39.17)。但外观上肉芽肿性 MF 的斑块性和肿瘤性病变通常没有特别之处。

在起初对肉芽肿性 MF 的描述中,作者们注意到患者比预期的存活期要长。14 年后,这些患者仍然活着,并且已患肉芽肿性 MF 接近 30 年[75]。但肉芽肿性 MF 的预后比普通型 MF 要好得多的结论并没有被另外一些研究证实[76,77]。MF 中的肉芽肿样浸润可能有不同的原因:可能是淋巴细胞吸引了组织

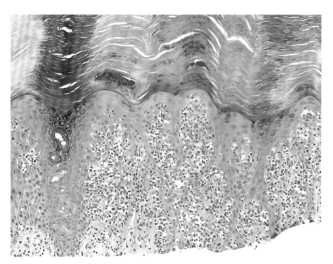

图 39.16　Paget 样网状细胞增生症的组织病理学特征包括疣状表皮增生伴有表皮淋巴细胞浸润,与在普通型 MF 见到的相似或更明显

细胞,巨细胞可能因弹力纤维作为抗原而出现(与日光损伤皮肤引起的许多炎性病变中的光化性肉芽肿相似),或者从毛囊泄漏的角蛋白或黏蛋白,都可能引起肉芽肿性反应。在对于此变异型的预后得出肯定的结论之前似乎还需要更谨慎的数据分析。

39.1.12.7　肉芽肿性皮肤松弛症

肉芽肿性皮肤松弛症是一个特殊病变,是由于亲表皮性 T 细胞淋巴瘤的瘤细胞吸引组织细胞造成弹性组织的消化并导致大囊状皮肤皱褶的形成。受累患者通常较 MF 患者年轻,大部分病例始发于成年早期,腋窝和腹股沟是常见受累部位(图

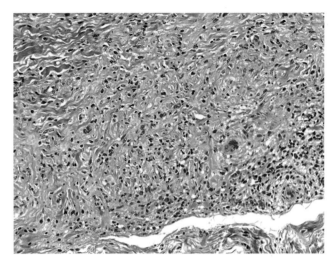

图 39.17　肉芽肿性 MF 临床上没有特殊,但组织病理学特征显示有很多组织细胞,有时是多核巨细胞,伴有分散的真皮内淋巴细胞浸润

39.18)。据报道有几例 HL 患者出现肉芽肿性皮肤松弛症[78,79]。然而,不能确定这些进展为内脏器官病变的伴有肉芽肿性皮肤松弛症的淋巴瘤患者是真正的 HL 还是大 T 细胞淋巴瘤,因为按照当前标准当时所报道的病例检查得并不完全。

　　肉芽肿性皮肤松弛症的最显著的组织病理学特征是真皮和皮下小叶被结核样肉芽肿累及-成群的组织细胞和巨细胞被小淋巴细胞围绕并浸润[80-82]。小结倾向于分散存在,间距规则并遍布淋巴细胞浸润(图 39.19)。在特殊染色切片有时可看到巨细胞内含有弹力纤维,提示它们与病变中发生的弹性组织消化有关并导致独特的皮肤下垂皱褶。

　　只有对表皮和真皮乳头进行检查,才能判断肉芽肿性皮肤松弛症是否与 MF 相关。的确,只有活检标本表浅部分的改变

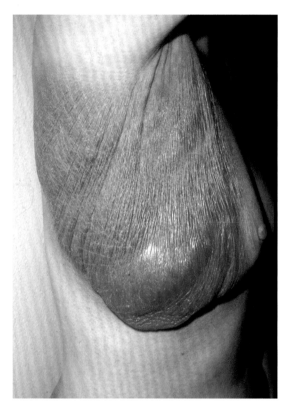

图 39.18　肉芽肿性皮肤松弛症典型地表现为腋窝和腹股沟的下垂性肿块

才可能具有 MF 的病变特征。虽然只在少数病例做过免疫表型研究,但其显示为 CD4[+]、CD7[-] 表型的 T 细胞群,与 MF 相同。在几乎所有被检测过的病例中,基因重排检测均显示为克隆性。

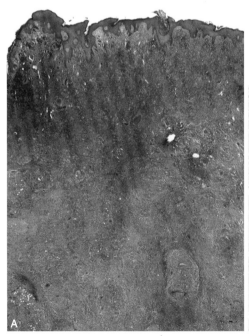

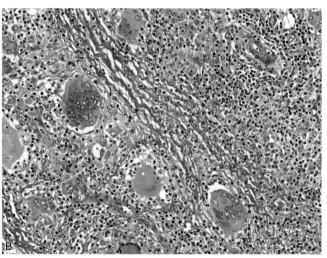

图 39.19　肉芽肿性皮肤松弛症通常显示遍布真皮的致密小淋巴细胞弥漫性浸润(A),具有与在 MF 所见相似的表皮浸润以及大的组织细胞性巨细胞吞噬弹性组织(B)

39.2 Sézary 综合征(SS)

39.2.1 定义

本病特征包括外周血 Sézary 细胞(具有异常卷曲核的淋巴细胞;图 39.20)、红皮病(皮肤弥漫性发红;图 39.21)和淋巴结肿大。尽管以前认为 SS 是 MF 的白血病形式[83],但最近研究表明,在这两种疾病中,分子表型不同[84,85]。因此,目前认为它们很可能是单独的不同的疾病。

图 39.20 外周血涂片中的 Sézary 细胞,自从克隆性研究和流式细胞术应用后,光镜下识别这些细胞不再重要

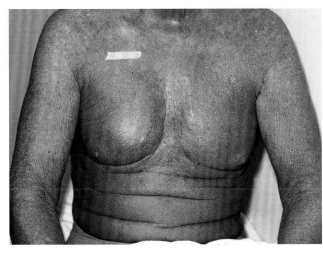

图 39.21 SS 表现为红皮病-弥漫性皮肤发红。红皮病这一术语常被临床医生过度使用;其应该用于融合性红斑而不是广泛性红斑性病灶

尽管过去曾使用光镜评估外周血的 Sézary 细胞,但此后的研究证明了这种方法的局限性。特别是描述了一种在外周血涂片上无法检测到的 Sézary 细胞的小细胞变异型[86]。此外,在实验条件下,证明正常静息淋巴细胞能够获得 Sézary 细胞表型[87]。最后,有时,形态学上良性皮肤肿瘤中也可检测到类似的淋巴细胞[88]。由于这些原因,目前大多数医疗中心都采用替代方法来评估 SS 累及血液的可能性。特别是,流式细胞术

与基因型分析相结合用于评估血液中是否存在 Sézary 细胞,并且已经公布了诊断血液中 SS 需要满足的标准。具体来说,这些标准规定,必须在血液中检出 T 细胞克隆,同时流式细胞仪显示 CD4/CD8 比率大于 10∶1,或 40% 以上的病变淋巴细胞失表达 CD7,或 30% 以上的病变淋巴细胞失表达 CD26[89]。

39.2.2 流行病学

与 MF 相同,SS 也是一个中老年疾病,但我们医院发现 20 多岁的较年轻患者偶可发病。如果定义严格(要求真正的红皮病而不只是分散的病灶),本病远比 MF 少见。

39.2.3 病因学

SS 还没有已知的风险因子。由于是合并 MF,与 HTLV-1 的关系被提出但还远未得到证实。

39.2.4 免疫表型特征

大多数 SS 病例与 MF 相似,也是由呈 CD3+、CD4+、CD8−、CD7− 免疫表型的成熟性辅助 T 细胞组成的肿瘤。流式细胞术检测外周血发现该优势表型时支持 SS 诊断,尤其是呈克隆性时。必须记住,皮肤活检中 CD4/CD8 比例提高并不具有诊断特异性[90]。患者的免疫表型非常稳定,因而流式细胞术可用于检测对治疗的反应[91]。

39.2.5 基因型特征

很久以前就知道 SS 是克隆性 T 细胞增生[92]。由于在 SS 患者的一些皮肤活检标本中不能检测到克隆性 T 细胞群,并且根据 SS 的定义,血液中必须存在 T 细胞的克隆群,因此在血液中检出克隆性 T 细胞群能证明 SS 的克隆性,而不是皮肤标本。SS 可检测出染色体异常,但没有哪一个异常是优势改变[93]。最近的 NGS 研究表明,JAK-STAT(JAK3,STAT3)和 TCR(PLCG1,CD28,TNFR1F1B)途径、RHOA,TP53 和表观遗传调控因子的突变频率很高。其中一些变化也存在于类真菌病中[93a,93b,93c,93d]。

假想起源细胞

SS 似乎是中枢记忆 T 细胞的恶性疾病,因为已证实病变细胞表达 CCR7、L-选择素和 CD27,这些标记物通常由中枢记忆 T 细胞表达[94]。

39.2.6 临床特征

SS 突出的临床特征-红皮病、手掌和脚掌的过度角化及淋巴结肿大-是由 Sézary 和 Bouvrain 在其原始报道中首先记录的(图 39.21)。红皮病是一个临床征象,表现为全身皮肤变红,有时呈鳞屑状,又被称为"红人"。淋巴瘤导致的红皮病,皮肤也可能变成苍白色,但部分病例并非如此。除了 SS 还有许多其他原因引起的红皮病,但如果出现在中老年人应注意包括淋巴瘤在内的鉴别诊断。手掌和脚掌的过度角化导致皮肤发红、鳞屑状,有时呈龟裂状。指甲可能脱落或营养不良。SS 患者常出现全身性淋巴结肿大。

39.2.7 组织病理学特征

SS 的诊断性活检标本与 MF 斑片期或斑块期的最终活检

标本具有相同的特征。尤其是常有致密的淋巴细胞呈带状浸润,其中一些淋巴细胞显示嗜表皮性。部分淋巴细胞可能很大,但部分病例中不出现细胞异型性。尽管如此,进行皮肤活检作为诊断 SS 的一种方法可能令人失望,因为主要发现可能是海绵水肿(图 39.22)。事实上,一项研究表明,只有 60% 的病例出现 SS 的诊断结果[95]。因此,缺乏诊断活检并不排除 SS。如果临床上重点考虑 SS,那么应该像前面讨论的那样,通过流式细胞术评估外周血是否存在克隆性或异常免疫表型。如果这些检查结果符合诊断标准,则应将患者归类为具有 SS 伴非诊断性皮肤活检。

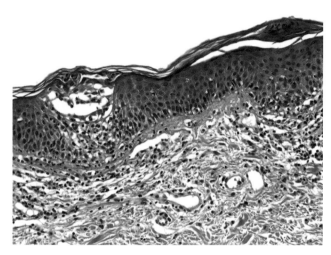

图 39.22　SS 的组织病理学所见常常不足以诊断。此例中,如果不知道临床和外周血结果,提示直接诊断的线索是棘层水肿过于严重

39.2.8　鉴别诊断

由于很多炎性疾病可以引起红皮病,而且在很多 SS 患者活检标本中缺乏诊断性改变,因此在处理红皮病的鉴别诊断时应十分小心。红皮病最常见的原因包括银屑病、毛发红糠疹、全身性过敏性接触性皮炎和药物性皮炎。有些患者的红皮病可自然消退,其原因不明。一般来说,炎性皮肤病引起的红皮病的组织病理学特征如下所述。

红皮病型银屑病的表现与银屑病的早期斑片相似而与充分发展的斑块期病变不同。表皮突轻微伸长;角质细胞胞质淡染;水肿的真皮乳头内有明显可见的扩张、扭曲的血管,甚至可触及表皮层的底面。可以出现角化不全的小丘,伴有或不伴有中性粒细胞。

毛发红糠疹与银屑病有很多相同特征,但皮肤呈弥漫性橘红色。手掌和脚掌受累的患者常因角化物而增厚,就像是巴西棕榈蜡。毛发红糠疹的活检标本常显示轻度的银屑病样表皮增生,即表皮表面呈轻微波浪状,并呈含有散在点状角化不全的板层状过度角化。

红皮病性过敏性接触性皮炎表现为对接触性过敏原的全身性反应。其本质特征是一个一般性棘层水肿性皮炎。与一般性过敏性接触性皮炎相比,可能在真皮乳头会有较多炎细胞浸润直到形成带状模式。

红皮病性药物性皮炎有不同的组织病理学表现,包括那些在棘层水肿性皮炎、界面性皮炎或少见的银屑病性皮炎中所见到的改变。

精华和陷阱

> **早期 MF 的诊断**
>
> - 最好在斑片期诊断,但可能对生存没有影响。
> - MF 的过诊断可对患者产生情绪上的伤害。
> - 免疫表型通常不是必需的,也不提供预后信息。
> - 只有临床和病理都像 MF 时,遗传学检测对证实诊断才是有益的。
> - 炎性皮肤病种类繁多,许多疾病的临床和病理都可能类似 MF。除非组织病理学表现非常明确,否则最好与有经验的临床医生合作来确立 MF 的诊断。

(孟　斌　薛德彬　译)

参考文献

1. Berger CL, Warburton D, Raafat J, et al. Cutaneous T-cell lymphoma: neoplasm of T cells with helper activity. Blood. 1979;53:642-651.
2. Willemze R, Jaffe E, Burg G, et al. WHO-EORTC classification for primary cutaneous lymphoma. Blood. 2005;105:3768-3785.
3. Weinstock MA, Horm JW. Mycosis fungoides in the United States. Increasing incidence and descriptive epidemiology. JAMA. 1988;260:42-46.
4. Sanchez JL, Ackerman AB. The patch stage of mycosis fungoides. Criteria for histologic diagnosis. Am J Dermatopathol. 1979;1:5-26.
5. Fullbrandt U, Meissner K, Löning T, Jännner M. A second look at intraepithelial Langerhans cells in mycosis fungoides and related disorders. Ultrastructural study with special reference to Langerhans granules and viruslike particles. Virchows Arch A Pathol Anat Histopathol. 1983;402:47-60.
6. Shohat M, Hodack E, Hanning H, et al. Evidence for the cofactor role of human T-cell lymphotropic virus type 1 in mycosis fungoides and Sézary syndrome. Br J Dermatol. 1999;141:44-49.
7. Jackow CM, Papadopoulos E, Nelson B, et al. Association of erythrodermic cutaneous T-cell lymphoma, superantigen-positive Staphylococcus aureus, and oligoclonal T-cell receptor V beta gene expansion. Blood. 1997;89:32-40.
8. Pautrier LM. The man behind the eponym. Jean Louis Brocq (1856-1928). Am J Dermatopathol. 1986;8:79-82.
9. King-Ismael D, Ackerman AB. Guttate parapsoriasis/digitate dermatosis (small plaque parapsoriasis) is mycosis fungoides. Am J Dermatopathol. 1992;14:518-530, discussion 531-535.
10. Burg G, Dummer R. Small plaque(digitate) parapsoriasis is an "abortive cutaneous T-cell lymphoma" and is not mycosis fungoides. Arch Dermatol. 1995;131:336-338.
11. Belousova IE, Vanacek T, Samtsov AV, et al. A patient with clinicopathologic features of small plaque parapsoriasis presenting later with plaque-stage mycosis fungoides: report of a case and comparative retrospective study of 27 cases of "nonprogressive" small plaque parapsoriasis. J Am Acad Dermatol. 2008;59:474-482.
12. Lessin SR. Alibert lymphoma: renaming mycosis fungoides. Arch Dermatol. 2009;145:209-210.
13. Massone C, Kodama K, Kerl H, Cerroni L. Histopathologic features of early(patch) lesions of mycosis fungoides: a morphologic study on 745

biopsy specimens from 427 patients. Am J Surg Pathol. 2005;29:550-560.

14. Nickoloff BJ. Light-microscopic assessment of 100 patients with patch/plaque-stage mycosis fungoides. Am J Dermatopathol. 1988; 10:469-477.

15. Cribier BJ. The myth of Pautrier's microabscesses. J Am Acad Dermatol. 2003;48:796-797,author reply 797.

16. Salhany KE, Cousar JB, Greer JP, et al. Transformation of cutaneous T cell lymphoma to large cell lymphoma. A clinicopathologic and immunologic study. Am J Pathol. 1988;132:265-277.

17. Vergier B, de Muret A, Beylot-Barry M, et al. Transformation of mycosis fungoides:clinicopathological and prognostic features of 45 cases. French Study Group of Cutaneous Lymphomas. Blood. 2000;95:2212-2218.

18. Diamandidou E, Colome-Grimmer M, Fayad L, et al. Transformation of mycosis fungoides/Sézary syndrome:clinical characteristics and prognosis. Blood. 1998;92:1150-1159.

19. Benner MF, Jansen PM, Vermeer MH, et al. Prognostic factors in transformed mycosis fungoides:a retrospective analysis of 100 cases. Blood. 2012;119:1643-1649.

20. Wood GS, Abel EA, Hoppe RT, Warnke RA. Leu-8 and Leu-9 antigen phenotypes:immunologic criteria for the distinction of mycosis fungoides from cutaneous inflammation. J Am Acad Dermatol. 1986; 14:1006-1013.

21. Murphy M, Fullen D, Carlson JA. Low CD7 expression in benign and malignant cutaneous lymphocytic infiltrates:experience with an antibody reactive with paraffin-embedded tissue. Am J Dermatopathol. 2002;24:6-16.

22. Horst BA, Kasper R, LeBoit PE. CD4[+],CD56[+] mycosis fungoides:case report and review of the literature. Am J Dermatopathol. 2009;31:74-76.

23. Vermeer MH, Geelen FA, Kummer JA, et al. Expression of cytotoxic proteins by neoplastic T cells in mycosis fungoides increases with progression from plaque stage to tumor stage disease. Am J Pathol. 1999;154:1203-1210.

24. Wu H, Telang GH, Lessin SR, Vonderheid EC. Mycosis fungoides with CD30-positive cells in the epidermis. Am J Dermatopathol. 2000; 22:212-216.

25. Riley JL, June CH. The CD28 family:a T-cell rheostat for therapeutic control of T-cell activation. Blood. 2005;105:13-21.

26. Wada DA, Wilcox RA, Harrington SM, et al. Programmed death 1 is expressed in cutaneous infiltrates of mycosis fungoides and Sézary syndrome. Am J Hematol. 2011;86:325-327.

27. Cetinözman F, Jansen PM, Vermeer MH, et al. Differential expression of programmed death-1(PD-1)in Sézary syndrome and mycosis fungoides. Arch Dermatol. 2012;148:1379-1385.

28. Plaza JA, Morrison C, Magro CM. Assessment of TCR-beta clonality in a diverse group of cutaneous T-cell infiltrates. J Cutan Pathol. 2008;35:358-365.

29. Vaqué JP, Gómez-López G, Monsálvez V, et al. PLCG1 mutations in cutaneous T-cell lymphomas. Blood. 2014;123:2034-2043.

30. Fujimura T, Okuyama R, Ito Y, Aiba S. Profiles of Foxp3[+] regulatory T cells in eczematous dermatitis, psoriasis vulgaris and mycosis fungoides. Br J Dermatol. 2008;158:1256-1263.

31. Weinstock MA, Gardstein B. Twenty-year trends in the reported incidence of mycosis fungoides and associated mortality. Am J Public Health. 1999;89:1240-1244.

32. Kim YH, Liu HL, Mraz-Gernhard S, et al. Long-term outcome of 525 patients with mycosis fungoides and Sézary syndrome:clinical prognostic factors and risk for disease progression. Arch Dermatol. 2003;139:857-866.

33. Yawalkar N, Ferenczi K, Jones DA, et al. Profound loss of T-cell receptor repertoire complexity in cutaneous T-cell lymphoma. Blood. 2003;102:4059-4066.

34. Dalton SR, Chandler WM, Abuzeid M, et al. Eosinophils in mycosis fungoides:an uncommon finding in the patch and plaque stages. Am J Dermatopathol. 2012;34:586-591.

35. Candiago E, Marocolo D, Manganoni MA, et al. Nonlymphoid intraepidermal mononuclear cell collections(pseudo-Pautrier abscesses):a morphologic and immunophenotypical characterization. Am J Dermatopathol. 2000;22:1-6.

36. Guitart J, Peduto M, Caro WA, Roenigk HH. Lichenoid changes in mycosis fungoides. J Am Acad Dermatol. 1997;36(Pt 1):417-422.

37. Al-Hoqail IA, Crawford RI. Benign lichenoid keratoses with histologic features of mycosis fungoides:clinicopathologic description of a clinically significant histologic pattern. J Cutan Pathol. 2002;29:291-294.

38. Gianotti R, Restano L, Grimalt R, et al. Lichen striatus—a chameleon:an histopathological and immunohistological study of forty-one cases. J Cutan Pathol. 1995;22:18-22.

39. Citarella L, Massone C, Kerl H, Cerroni L. Lichen sclerosus with histopathologic features simulating early mycosis fungoides. Am J Dermatopathol. 2003;25:463-465.

40. Toro JR, Sander CA, LeBoit PE. Persistent pigmented purpuric dermatitis and mycosis fungoides:simulant, precursor, or both? A study by light microscopy and molecular methods. Am J Dermatopathol. 1997; 19:108-118.

41. Crowson AN, Magro CM, Zahorchak R. Atypical pigmentary purpura:a clinical, histopathologic, and genotypic study. Hum Pathol. 1999; 30:1004-1012.

42. Waisman M. Lichen aureus. Int J Dermatol. 1985;24:645-646.

43. Fink-Puches R, Wolf P, Kerl H, Cerroni L. Lichen aureus:clinicopathologic features, natural history, and relationship to mycosis fungoides. Arch Dermatol. 2008;144:1169-1173.

44. Ben-Amitai D, Michael D, Feinmesser M, Hodak E. Juvenile mycosis fungoides diagnosed before 18 years of age. Acta Derm Venereol. 2003;83:451-456.

45. Annessi G, Paradisi M, Angelo C, et al. Annular lichenoid dermatitis of youth. J Am Acad Dermatol. 2003;49:1029-1036.

46. Kleikamp S, Kutzner H, Frosch PJ. Annular lichenoid dermatitis of youth—a further case in a 12-year-old girl. J Dtsch Dermatol Ges. 2008;6:653-656.

47. Wang LL, Levy ML, Lewis RA, et al. Clinical manifestations in a cohort of 41 Rothmund-Thomson syndrome patients. Am J Med Genet. 2001;102:11-17.

48. Evans AV, Banerjee P, McFadden JP, Calonje E. Lymphomatoid contact dermatitis to para-tertyl-butyl phenol resin. Clin Exp Dermatol. 2003;28:272-273.

49. Mutasim DF. Lymphomatoid drug eruption mimicking digitate dermatosis:cross reactivity between two drugs that suppress angiotensin II function. Am J Dermatopathol. 2003;25:331-334.

50. Su LD, Kim YH, LeBoit PE, et al. Interstitial mycosis fungoides, a variant

of mycosis fungoides resembling granuloma annulare and inflammatory morphea. J Cutan Pathol. 2002;29:135-141.

51. Bekkenk MW, Vermeer MH, Jansen PM, et al. Peripheral T-cell lymphomas unspecified presenting in the skin: analysis of prognostic factors in a group of 82 patients. Blood. 2003;102:2213-2219.

52. Rodriguez Pinilla SM, Roncador G, Rodríguez-Peralto JL, et al. Primary cutaneous CD4$^+$ small/medium-sized pleomorphic T-cell lymphoma expresses follicular T-cell markers. Am J Surg Pathol. 2009;33:81-90.

53. Garcia-Herrera A, Colomo L, Camós M, et al. Primary cutaneous small/medium CD4$^+$ T-cell lymphomas: a heterogeneous group of tumors with different clinicopathologic features and outcome. J Clin Oncol. 2008;26:3364-3371.

54. Grogg KL, Jung S, Erickson LA, et al. Primary cutaneous CD4-positive small/medium-sized pleomorphic T-cell lymphoma: a clonal T-cell lymphoproliferative disorder with indolent behavior. Mod Pathol. 2008;21:708-715.

55. van Doorn R, Scheffer E, Willemze R. Follicular mycosis fungoides, a distinct disease entity with or without associated follicular mucinosis: a clinicopathologic and follow-up study of 51 patients. Arch Dermatol. 2002;138:191-198.

56. Gerami P, Rosen S, Kuzel T, et al. Folliculotropic mycosis fungoides: an aggressive variant of cutaneous T-cell lymphoma. Arch Dermatol. 2008;144:738-746.

57. Gerami P, Guitart J. The spectrum of histopathologic and immunohistochemical findings in folliculotropic mycosis fungoides. Am J Surg Pathol. 2007;31:1430-1438.

58. Muniesa C, Estrach T, Pujol RM, et al. Folliculotropic mycosis fungoides: clinicopathological features and outcome in a series of 20 cases. J Am Acad Dermatol. 2010;62:418-426.

59. Brown HA, Gibson LE, Pujol RM, et al. Primary follicular mucinosis: long-term follow-up of patients younger than 40 years with and without clonal T-cell receptor gene rearrangement. J Am Acad Dermatol. 2002;47:856-862.

60. Cerroni L, Fink-Puches R, Bäck B, Kerl H. Follicular mucinosis: a critical reappraisal of clinicopathologic features and association with mycosis fungoides and Sézary syndrome. Arch Dermatol. 2002;138:182-189.

61. Fraser-Andrews E, Ashton R, Russell-Jones R. Pilotropic mycosis fungoides presenting with multiple cysts, comedones and alopecia. Br J Dermatol. 1999;140:141-144.

62. van de Kerkhof PC. Follicular cysts and hyperkeratoses in early mycosis fungoides. Int J Dermatol. 1998;37:696-698.

63. Bowman PH, Hogan DJ, Sanusi ID. Mycosis fungoides bullosa: report of a case and review of the literature. J Am Acad Dermatol. 2001;45:934-939.

64. Hitchcock MG, Burchette JL Jr, Olsen EA, et al. Eccrine gland infiltration by mycosis fungoides. Am J Dermatopathol. 1996;18:447-453.

65. Pileri A, Facchetti F, Rutten A, et al. Syringotropic mycosis fungoides: a rare variant of the disease with peculiar clinicopathologic features. Am J Surg Pathol. 2011;35:100-109.

66. Vakilzadeh F, Brocker EB. Syringolymphoid hyperplasia with alopecia. Br J Dermatol. 1984;110:95-101.

67. Burg G, Schmockel C. Syringolymphoid hyperplasia with alopecia—a syringotropic cutaneous T-cell lymphoma? Dermatology. 1992;184:306-307.

68. Thein M, Ravat F, Orchard G, et al. Syringotropic cutaneous T-cell lymphoma: an immunophenotypic and genotypic study of five cases. Br J Dermatol. 2004;151:216-226.

69. Haghighi B, Smoller BR, LeBoit PE, et al. Pagetoid reticulosis (Woringer-Kolopp disease): an immunophenotypic, molecular, and clinicopathologic study. Mod Pathol. 2000;13:502-510.

70. Sterry W, Hauschild A. Loss of leucocyte common antigen (CD45) on atypical lymphocytes in the localized but not disseminated type of pagetoid reticulosis. Br J Dermatol. 1991;125:238-242.

71. Nakada T, Sueki H, Iijima M. Disseminated pagetoid reticulosis (Ketron-Goodman disease): six-year follow-up. J Am Acad Dermatol. 2002;47 (suppl 2):S183-S186.

72. Berti E, Tomasini D, Vermeer MH, et al. Primary cutaneous CD8-positive epidermotropic cytotoxic T cell lymphomas. A distinct clinicopathological entity with an aggressive clinical behavior. Am J Pathol. 1999;155:483-492.

73. Cerroni L, Fink-Puches R, El-Shabrawi-Caelen L, et al. Solitary skin lesions with histopathologic features of early mycosis fungoides. Am J Dermatopathol. 1999;21:518-524.

74. Heald PW, Glusac EJ. Unilesional cutaneous T-cell lymphoma: clinical features, therapy, and follow-up of 10 patients with a treatment-responsive mycosis fungoides variant. J Am Acad Dermatol. 2000;42(Pt 1):283-285.

75. Flaxman BA, Koumans JA, Ackerman AB. Granulomatous mycosis fungoides. A 14-year follow-up of a case. Am J Dermatopathol. 1983;5:145-151.

76. LeBoit PE, Zackheim HS, White CR Jr. Granulomatous variants of cutaneous T-cell lymphoma. The histopathology of granulomatous mycosis fungoides and granulomatous slack skin. Am J Surg Pathol. 1988;12:83-95.

77. Kempf W, Ostheeren-Michaelis S, Paulli M, et al. Granulomatous mycosis fungoides and granulomatous slack skin: a multicenter study of the Cutaneous Lymphoma Histopathology Task Force Group of the European Organization for Research and Treatment of Cancer (EORTC). Arch Dermatol. 2008;144:1609-1617.

78. Convit J, Kerdel F, Goihman M, et al. Progressive, atrophying, chronic granulomatous dermohypodermitis. Autoimmune disease? Arch Dermatol. 1973;107:271-274.

79. Noto G, Pravatà G, Miceli S, Aricò M. Granulomatous slack skin: report of a case associated with Hodgkin's disease and a review of the literature. Br J Dermatol. 1994;131:275-279.

80. Ackerman AB, ed. Granulomatous Slack Skin. Histologic Diagnosis of Inflammatory Skin Diseases. Philadelphia: Lea & Febiger; 1978:483-485.

81. LeBoit PE, Beckstead JH, Bond B, et al. Granulomatous slack skin: clonal rearrangement of the T-cell receptor beta gene is evidence for the lymphoproliferative nature of a cutaneous elastolytic disorder. J Invest Dermatol. 1987;89:183-186.

82. van Haselen CW, Toonstra J, van der Putte SJ, et al. Granulomatous slack skin. Report of three patients with an updated review of the literature. Dermatology. 1998;196:382-391.

83. Lutzner MA, Edelson R, Schein P, et al. Cutaneous T-cell lymphoma: the Sézary syndrome, mycosis fungoides and related disorders. Ann Intern Med. 1975;65:367.

84. van Doorn R, van Kester MS, Dijkman R, et al. Oncogenomic analysis of mycosis fungoides reveals major differences with Sézary syndrome. Blood. 2009;113:127-136.

85. Vermeer MH, van Doorn R, Dijkman R, et al. Novel and highly recurrent chromosomal alterations in Sézary syndrome. Cancer Res. 2008; 68: 2689-2698.

86. Lutzner MA, Emerit I, Durepaire R, et al. Cytogenetic, cytophotometric, and ultrastructural study of large cerebriform cells of the Sézary syndrome and description of a small-cell variant. J Natl Cancer Inst. 1973; 50: 1145-1162.

87. Reinhold U, Herpertz M, Kukel S, et al. Induction of nuclear contour irregularity during T-cell activation via the T-cell receptor/CD3 complex and CD2 antigens in the presence of phorbol esters. Blood. 1994; 83: 703-706.

88. Duncan SC, Winkelmann RK. Circulating Sézary cells in hospitalized dermatology patients. Br J Dermatol. 1978; 99: 171-178.

89. Olsen E, Vonderheid E, Pimpinelli N, et al. Revisions to the staging and classification of mycosis fungoides and Sézary syndrome: a proposal of the International Society for Cutaneous Lymphomas (ISCL) and the cutaneous lymphoma task force of the European Organization of Research and Treatment of Cancer (EORTC). Blood. 2007; 110: 1713-1722.

90. Balfour EM, Glusac EJ, Heald P, et al. Sézary syndrome: cutaneous immunoperoxidase double-labeling technique demonstrates CD4/CD8 ratio non-specificity. J Cutan Pathol. 2003; 30: 437-442.

91. Washington LT, Huh YO, Powers LC, et al. A stable aberrant immunophenotype characterizes nearly all cases of cutaneous T-cell lymphoma in blood and can be used to monitor response to therapy. BMC Clin Pathol. 2002; 2: 5.

92. Waldmann TA, Davis MM, Bongiovanni KF, Korsmeyer SJ. Rearrangements of genes for the antigen receptor on T cells as markers of lineage and clonality in human lymphoid neoplasms. N Engl J Med. 1985; 313: 776-783.

93. Mao X, Lillington D, Scarisbrick JJ, et al. Molecular cytogenetic analysis of cutaneous T-cell lymphomas: identification of common genetic alterations in Sézary syndrome and mycosis fungoides. Br J Dermatol. 2002; 147: 464-475.

93a. Kiel MJ, et al. Genomic analyses reveal recurrent mutations in epigenetic modifiers and the JAK-STAT pathway in Sézary syndrome. Nat Commun. 2015; 29: 8470.

93b. Choi J, et al. Genomic landscape of cutaneous T cell lymphoma. Nat Genet. 2015; 47: 1011-1019.

93c. Ungewickell A, et al. Genomic analysis of mycosis fungoides and Sézary syndrome identifies recurrent alterations in TNFR2. Nat Genet. 2015; 47: 1056-1060.

93d. da Silva Almeida AC, et al. The mutational landscape of cutaneous T cell lymphoma and Sézary syndrome. Nat Genet. 2015; 47: 1465-1470.

94. Cambell JJ, Clark RA, Watanabe R, et al. Sézary syndrome and mycosis fungoides arise from distinct T-cell subsets: a biologic rationale for their distinct clinical behaviors. Blood. 2010; 116: 767-771.

95. Trotter MJ, Whittaker SJ, Orchard GE, et al. Cutaneous histopathology of Sézary syndrome: a study of 41 cases with a proven circulating T-cell clone. J Cutan Pathol. 1997; 24: 286-291.

第 40 章

原发性皮肤 CD30 阳性 T 细胞淋巴组织增殖性疾病

Marshall E. Kadin，Werner Kempf

40.1　定义

WHO 2008 认可的原发性皮肤 CD30 阳性淋巴组织增殖性疾病(CD30⁺LPD)有 3 种类型:原发性皮肤间变性大细胞淋巴瘤(C-ALCL)、淋巴瘤样丘疹病(LyP)和交界性病变。这些疾病代表了一个连续的病变谱系,某些情况下在临床表现或组织学形态上没有明显的界线[1-3]。LyP 表现为多次复发,常常有中心性坏死,丘疹结节直径达 2cm,罕见溃疡;病变通常在 4~6 周自发消退,偶尔留下色素沉着或色素脱失性瘢痕[4,5]。C-ALCL 常表现为一至数个直径大于 2cm 的肿瘤或厚斑块,常常是局限性,但偶尔多中心性[2,5,6]。原发性 C-ALCL 常常形成溃疡。这些肿瘤在诊断时或复发时病变部分地或完全地消退的发生率达 42%[7]。偶尔,LyP 和 C-ALCL 无法区分,即使综合临床病理信息也是如此。这些病变称为交界性病变。交界性病变的大小、临床表现和组织学上均处于中间状态,如果不治疗通常持续数个月(图 40.1;表 40.1)[8]。

表 40.1　CD30⁺ 原发性皮肤淋巴组织增殖性疾病的主要鉴别特征

	LyP	C-ALCL	交界性病变
临床	伴有中心性坏死的丘疹丛;多在数周内自发消退	一至数个,常位于溃疡性结节或肿瘤;偶尔部分消退	中等大小的结节(1~2cm);缓慢消退的趋势
组织学	多种组织学类型(A~E) 早期病变伴有真皮浅层围血管浸润 血管内中性粒细胞 异型大细胞散在并围血管聚集,周围中性粒细胞围绕 充分进展的病变呈楔形浸润	密集的真皮内浸润,一般不累及表皮; 部分异型淋巴细胞可能有胞外分泌作用;病变延伸至皮下并常累及皮下组织 大的异型细胞融合成片 炎症细胞局限于周围,但中性粒细胞丰富型有大量中性粒细胞	簇状或片状的异型大细胞通常局限于真皮,但有时灶性浸润至皮下 炎症细胞混杂其中 常常呈系列谱系的脑回状细胞和大的 RS 样细胞
免疫表型	CD30⁺,CD4⁺,LCA⁺,TIA-1⁺,CD4⁺少见	CD30⁺,CD4⁺,LCA⁺,TIA-1⁺	CD30⁺,CD4⁺,LCA⁺,TIA-1⁺
遗传学	缺乏 t(2;5) 二倍体或非整倍体 TCR 基因分析呈多克隆、寡克隆或单克隆 *IRF4/DUSP22* 易位见于 LyP 少数亚型	缺乏 t(2;5) 罕见胞质 ALK 染色* 复杂的非整倍体核型 TCR 分析呈克隆性 *IRF4/DUSP22* 易位见于 1/3 病例	缺乏 t(2;5) 没有细胞遗传学数据 TCR 分析呈克隆性

*应该区别原发性皮肤 ALK⁺ALCL 的罕见病例,尤其是儿童,不应视为 CD30⁺原发性皮肤淋巴组织增殖性疾病谱系的一部分[100]。

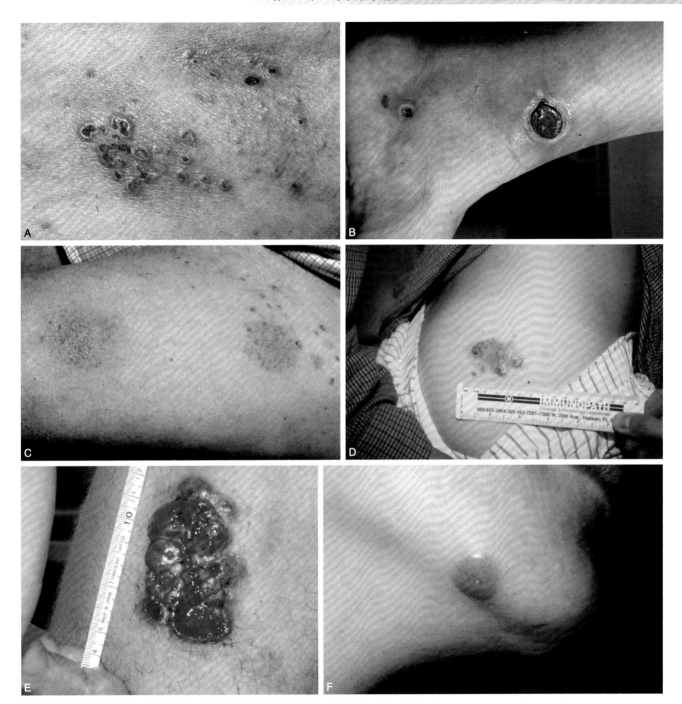

图 40.1　皮肤 CD30⁺淋巴组织增殖性疾病(CD30⁺ LPD)的临床表现。A,在不同自然消退期的 LyP 的簇状病变,伴有中央坏死。B,血管侵袭性 LyP E 型引起的焦痂。C,LyP 与 MF 并存。D,多个独立病变合并形成 C-ALCL。E,C-ALCL 的多发性聚集性肿瘤。F,交界性病变的中间型表现,没有观察到消退

在诊断时,原发性皮肤 CD30⁺T 细胞 LPD 存在于皮肤而不伴有结外表现至少 6 个月[7]。这些病变必需区分系统性 ALCL 继发性皮肤、其他皮肤淋巴瘤例(如 MF 或 SS)的进展等。继发性 CD30⁺皮肤病变通常比原发性皮肤 CD30⁺LPD 预后差[7,9]。

40.2　流行病学

尽管 10 岁以下儿童和 80 岁以上老人可发生 LyP,但其发病高峰 40~50 岁[10,11]。文献中男女比例 3∶2[7,9,12-20]。C-ALCL 的男女比例是 2.5∶1,可以发生在儿童,因此,并不是所有儿童

C-ALCL 都被视为系统性 ALCL 的继发表现[23]。缺乏 ALK 表达者更倾向于 C-ALCL(见后)。

我们的 LyP 登记数据表明患者诊断年龄呈现有趣的双峰分布。19 岁以下患者多为男性,而≥19 岁患者多为女性。完成问卷调查的 85 位 LyP 患者中 10 位有免疫性甲状腺炎[10]。所有甲状腺炎患者均为 20 岁以上女性,且没有一例发展为恶性淋巴瘤。在此队列中甲状腺炎发生率(11%)明显高于美国的一般人群(791.7/10 万;$P<0.0001$)。35 位在儿童期(18 岁以下)发生 LyP 的患者中 2/3 有过敏性体质,远高于预期的流行程度(相对危险度 3.1;95% 可信区间 2.2~4.3)[10]。Fletcher

等[21]报道的 4 例原发性皮肤 CD30⁺ LPD(1 例 LyP, 3 例 C-ALCL)年轻成人患者均在儿童早期就伴有活动性遗传过敏性皮炎。这些来自于不同医学中心的结果显示了原发性皮肤 CD30⁺LPD 和过敏有关,要确定两者之间是否存在因果关系还需要进一步的研究。

LyP 和其他淋巴瘤的显著相关发生于 10% 至高达 62% 患者[22]。最常见的淋巴瘤是蕈样霉菌病(MF)、霍奇金淋巴瘤(HL)和 ALCL[7,13,16,23-31]。一个病例对照研究显示,57 位 LyP 患者中,3 人患 HL、3 人患非霍奇金淋巴瘤(NHL)、10 人患 MF,4 人患非淋巴系统恶性肿瘤(1 人患脑肿瘤、2 人患肺癌、1 人患乳腺癌)[17]。此外,其中 4 位患者在罹患 LyP 之前的 8-40 年曾接受过放射治疗,而 67 位年龄和性别匹配的对照者无一曾有放疗史或淋巴系统或非淋巴系统恶性肿瘤。荷兰的一个研究发现,118 位 LyP 患者中 23 位(19%)患有淋巴瘤(11 人患 MF,10 人患皮肤 ALCL,2 人患 HL)[7]。除了淋巴瘤之外,我们对 LyP 病例对照研究中的 57 名患者前瞻性随访揭示该组患者罹患非淋巴瘤性恶性肿瘤的频率很高(10/57,18%)。随访 8.5 年,这群患者发生淋巴瘤和非淋巴瘤性恶性肿瘤的相对风险度分别为 13(95% 可信区间 2.2～44)和 3.1(95% 可信区间 1.206~6.47)[18]。这些患者发生恶性肿瘤的易感因素是未知的。基于少数病例的研究提示可能的危险因素包括 LyP 的患病年龄或患病年限[10,30]、男性[31]、组织学亚型以及 LyP 中 CD30⁺细胞表达 fascin[32]。例如,荷兰的研究者发现,C 型 LyP 的患者发展为恶性淋巴瘤的风险增加,而 7 位纯 B 型病变的患者没有一例患上或发展为恶性淋巴瘤[31]。MF 或 HL 的临床表现可在 LyP 之前、之后或同时出现。而几乎所有的病例,LyP 病变都在 C-ALCL 之前发生[31]。

40.3   病因学

LyP 和 C-ALCL 的病因未知。最初认为是病毒起源,但是没有证实[33-36]。原发性皮肤病变或从 CD30⁺皮肤淋巴瘤获得的细胞株中未检测人类 T 细胞白血病病毒 1(HTLV-1)、HHV(6、7 和 8)或 EBV[37-39]。

CD30 表达是 LyP 和 C-ALCL 的标志[40-42]。CD30 是一种"后期的"活化抗原,在体外淋巴细胞活化 72 小时后的表达量最大[43]。CD30 与其自然配体 CD30L(CD156)结合后能够导致持续的增殖、细胞周期阻滞或凋亡,取决于靶细胞、分化状态以及环境的刺激信号[44-47]。CD30 与来自 LyP 的克隆性 ALCL 细胞株交联,导致核因子-κB(NF-κB)和 ERK/MAP 激酶上调,促进淋巴细胞存活和增殖[48]。CD30 活化还增强了 FLICE 样抑制蛋白的表达,后者防止淋巴细胞发生由 Fas/CD95 诱导的细胞凋亡[49]。我们的研究表明 CD30 转录水平由遗传所决定,导致部分人对 CD30⁺ LPD(包括原发性皮肤 LPD)更易感或更不易感[50]。这或许可以解释 LyP 患者进展为 HL 和 ALCL 的风险增加。LyP 患者同时患淋巴瘤和非淋巴系统恶性肿瘤风险也大大增加,提示有一种尚未明确的、并不局限于淋巴细胞的遗传缺陷[18]。

40.4   临床特征

LyP 病变表现为小的自愈性丘疹,经常伴有中心坏死(图

40.1A)。偶尔,LyP 侵犯血管导致大的焦痂型病变[51](图 40.1B)。患者可能出现瘙痒,少数情况下发热或其他系统性症状。LyP 病变通常表现为簇状,且在身体的同一区域复发。有少数患者,组织学为典型的 LyP,出现持续暴发的丘疹结节,形成边界清楚的区域,相当于局限性斑块期 MF(图 40.1C)[52],也称为持续聚集 LyP。四肢和躯干、尤其是臀部最常受累;少见脸、手掌、脚底和生殖器区域受累,罕见发生于黏膜[53-55]。这些临床观察结果增加了从表皮角质形成细胞或者 Langerhans 细胞释放的细胞因子或趋化因子有助于 LyP 发展的可能性。

LyP 病变呈丛状出现,通常有长时间无病变的间隔。许多患者在经历新病变进展的同时其他的病变也在消退,病变可一直持续。LyP 病变常常在原先的部位复发。在一些妇女,LyP 病变似乎受月经周期调节或在怀孕期间进展[56]。LyP 病变可以融合成一个或多个大的病变,与 C-ALCL 难以鉴别(图 40.1D)。其他部分患者在一个或几个病变逐步生长形成 C-ALCL 之前可以没有 LyP 病变(图 40.1E)。大的病变往往出现中心溃疡,甚至在 2 至 3 个月后发生某种程度的自发性消退。交界性病变,则无法明确区分 C-ALCL 和 LyP(图 40.1F);但是,大多数患者经过随访可明确病变类型。

可出现区域淋巴结肿大,并可能表示局部肿瘤细胞播散(图 40.2)。预后似乎不受区域淋巴结肿大影响[7]。区域淋巴结肿大,还可以表示是皮肤病性淋巴结病。原发性皮肤 CD30⁺LPD 没有建立分期系统;用于 MF 的分期系统是不适合的。

荷兰皮肤淋巴瘤组[57]提出了一种新的 C-ALCL 患者 TNM 分类系统。57 例腿部受累患者的 5 年疾病特异性生存率显著下降(76% 对 96%)[57]。

如果疲劳、发热、体重下降、盗汗或骨痛等全身症状加重,提示 LyP 并发系统性淋巴瘤的可能性增加。对于这些患者,应进行更广泛的胸部和腹部影像学分段检查。腹部或胸内淋巴结肿大应高度怀疑恶性淋巴瘤。作者曾报道几例从 LyP 进展为系统性 CD30⁺ALCL 的患者骨病变(图 40.3)。

C-ALCL 通常表现为孤立的或成组的肿瘤或厚斑块,很少现为多中心肿瘤。对于无症状的 LyP 或临床局限的原发性 C-ALCL 不必要进行广泛的分期检查。由于骨髓累及发生率低,也不推荐骨髓活检[58]。对于不复杂的原发性皮肤 CD30⁺LPD 患者,外周血 Sézary 细胞计数或流式细胞术没有提示作用。推荐进行胸部 X 线检查以排除无症状的纵隔淋巴结肿大,后者是 HL 的特点之一。重要的是,LyP 病变对霍奇金淋巴瘤的治疗通常没有一致的反应[59]。荷兰皮肤淋巴瘤组已经制订了针对皮肤 CD30⁺LPD 患者的处理建议摘要[7]。欧洲癌症研究与治疗组织、国际皮肤淋巴瘤学会和美国皮肤淋巴瘤联合会已详细报告了关于原发性皮肤 CD30⁺ LPD 管理和治疗的最新共识建议[60]。

形成持续性斑片、斑块或鳞片状红斑病变、脱发或指甲萎缩可能提示 MF 并发 LyP(图 40.1E)。这时将需要使用系统治疗方法(例如补骨脂素与紫外线 A 或紫外线 B、局部氮芥或卡氮芥、蓓萨罗丁(bexarotene)、全身皮肤电子束治疗、体外光免疫治疗等),取决于疾病的分期。

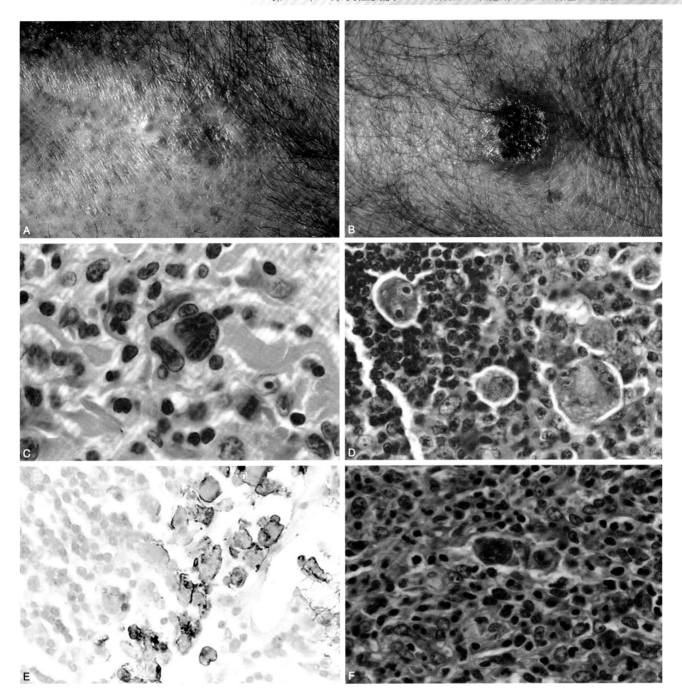

图 40.2 CD30$^+$T 细胞增殖性疾病(CD30$^+$LPD)和淋巴结恶性淋巴瘤。A,LyP 的簇状病变。B,形成溃疡的皮肤 ALCL。C,皮肤的 ALCL。D,同时存在于淋巴结内的 RS 细胞或 RS 样细胞。E,肿瘤细胞 CD15 染色。F,另一位 LyP 患者,淋巴结内怪异的多核细胞被嗜酸性粒细胞包围。这种情况下增加了 HL 与 ALCL 的鉴别困难

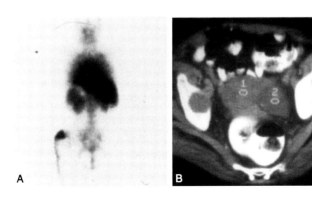

图 40.3 两例继发于淋巴瘤样丘疹病的皮肤 ALCL 患者的骨病变。A,骨扫描显示右髂骨的活性增加。B,第二个患者 CT 扫描显示在髂骨有一个大的、圆形的溶骨性病变

40.5　形态学

　　LyP 的形态表现取决于病变活检时的阶段(图 40.4)。早期病变表现主要为血管周围和真皮浅层的异型淋巴样细胞聚集,被数量不等的炎症细胞所围绕(图 40.4A)。血管腔内中性粒细胞聚集几乎是 LyP 的恒定特征(图 40.4B)。数量不等的中性粒细胞、嗜酸性粒细胞、组织细胞和小淋巴细胞围绕在大

的异型细胞周围。极少至大量的中性粒细胞常常侵入表皮,形成 LyP 病变的脓疱(图 40.4C)。浆细胞通常并不突出。充分进展的或者晚期的病变往往呈楔形,有时扩展到真皮深层,多数病例很少或没有皮下组织受累(图 40.4D)。异型细胞可浸润毛囊和汗腺。其他与 LyP 相关的不常见的病理形态表现,包括毛囊黏液增多症[61]、汗腺鳞状上皮化生[62]、血管中心性/血管破坏性[51,63],以及带状而不是楔形分布的淋巴细胞[12]。异型细胞通常聚集成团,并可在血管腔内找到。

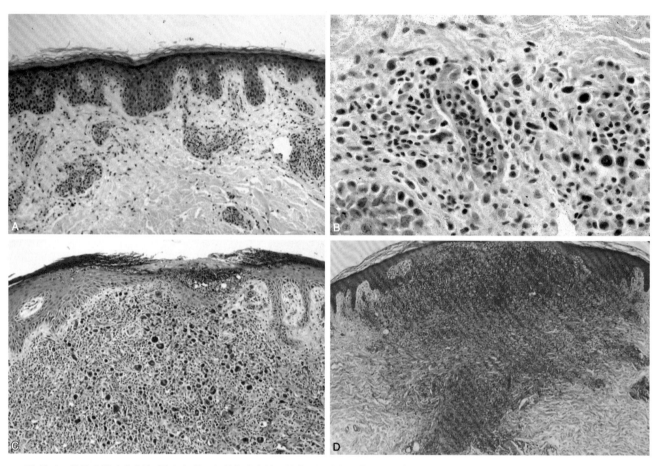

　　图 40.4　淋巴瘤样丘疹病(LyP)组织学。A,早期病变异型的淋巴细胞在血管周围聚集。B,LyP 的表皮侵蚀和散在的间变细胞。C,LyP 中表皮溃疡和散在的间变性细胞。D,典型的楔形病变

　　LyP 包括 6 种主要组织学类型,部分特征有重叠(表 40.2,图 40.5)[3,5,7,51,64-66]。A 型可能类似于 HL,因为存在大的、具有突出且往往嗜酸性核仁的 RS 样细胞(图 40.5A)。这些细胞周围围绕数量不等的炎症细胞(图 40.5B)。某些病变中的异型细胞类似于免疫母细胞,具有嗜双色性到嗜碱性胞质,核稍偏位,核仁突出但通常不是巨大核仁。部分病例中,LyP A 型细胞具有浆细胞样形态,以前未见报道(图 40.5C)。这可能是一个区别于苔藓糠疹的特征。当异型大细胞聚集或成片局限于真皮层,而炎性细胞相对较少时,该病变被归到 C 型 LyP(图 40.5D)。B 型病变类似于 MF,小-中等大小异型淋巴细胞侵犯表皮(图 40.5E)。主要成分是单个核的细胞,核形不规则,有时呈脑回状核,没有明显的核仁。核分裂少见。亲表皮常见。中性粒细胞和其他炎症细胞不多。关于 B 型 LyP 是否为 MF 的其中一个丘疹样变异型仍存在争议[67]。与 LyP 病变相反,MF 中的丘疹性病变不会自发消退。LyP 病变中包含从脑回状

细胞到大的免疫母细胞或 RS 样细胞、同时伴有大量的炎症细胞这种情况并不少见,使其与炎症性皮肤病变的区分非常困难。这些病变可归到 A/B 型,以提示是杂合或混合的组织学形态[5,25,68,69]。同一患者同一时点可观察到不同的组织学类型[12]。

　　最近发现了其他组织学类型,如 LyP D 型和 E 型以及6p25.3 重排的遗传变异型。D 型 LyP 的特征是 CD30+ 异型淋巴细胞的侵犯表皮,表达 CD8,而 B 型 LyP 表现为 CD4+ 表型(图 40.5F)。由于明显的嗜表皮现象,特别是由于免疫表型,LyP D 型在组织学上容易误诊为原发性皮肤 CD8+ 侵袭性嗜表皮性细胞毒性 T 细胞淋巴瘤(pcCD8+AECTCL)[65]。LyP E 型的特征是中等大小为主的 CD30+ 且通常 CD8+ 异型淋巴细胞浸润血管,导致坏死和焦痂样溃疡[51](图 40.1B 和图 40.5G)。它类似其他血管中心性和血管破坏性淋巴瘤,如鼻型结外 NK/T 细胞淋巴瘤、皮肤 γδT 细胞淋巴瘤。E 型 LyP 的异型淋巴细

表 40.2 淋巴瘤样丘疹病(LyP)组织学亚型比较

	A 型	B 型	C 型	D 型	E 型
生长方式	真皮,楔形浸润	侵犯表皮	真皮,结节,或楔形	侵犯表皮 CD8⁺CD30⁺	侵犯血管
细胞学	免疫母细胞,有时 RS 样细胞	脑回状细胞	免疫母细胞,有时是系列谱系的脑回状细胞和免疫母细胞	小-中等大小多形性细胞	中等大小多形性细胞
炎症细胞	大量	不常见	极少到中等量	极少至中等	极少至中等
核分裂	常见	不常见	常见	不常见	不常见
临床消退	4~6 周	8 周	缓慢而不完全	4~8 周	长达 4 个月

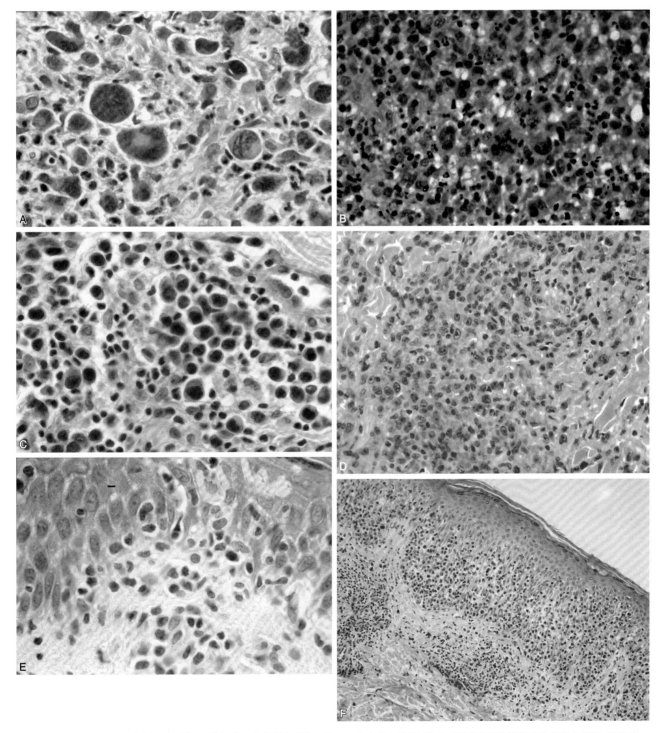

图 40.5 A,LyP A 型,炎症细胞围绕 RS 样细胞。存在凋亡小体。B,LyP 中大量中性粒细胞和嗜酸性粒细胞围绕少数异型大细胞,异常核分裂象。C,浆细胞样 LyP 细胞。D,LyP C 型,真皮内成片大细胞。E,LyP B 型,嗜表皮性脑样小细胞。F,LyP D 型,表皮内 Paget 样浸润

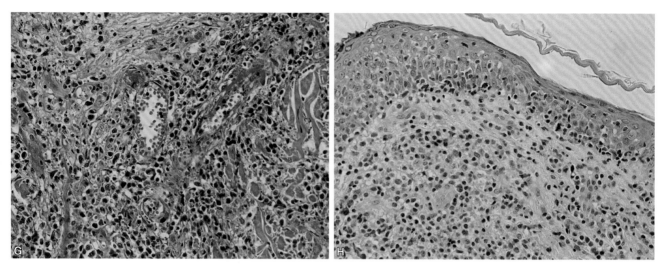

图 40.5(续) G,LyP E 型,淋巴细胞浸润血管。H,携带 6p25.3 基因重排的 LyP。注意双相形态,不规则小淋巴细胞侵犯表皮,真皮内混合性较大细胞,核透亮

胞浸润血管壁,但不像 ALCL 淋巴管内变异型在血管腔内积聚。具有 6p25.3 重排的 LyP 具有独特的双相特征,即,既有表皮内小-中等大小异型淋巴细胞(嗜表皮性),又有真皮内由较大细胞组成的真皮结节成分(嗜真皮性),后者较大细胞可能侵犯皮肤附件[66](图 40.5H)。

C-ALCL 表现为广泛的真皮浸润,通常不累及表皮,几乎完全由间变的大细胞构成(图 40.6A)。深部病变通常延伸到皮下图(图 40.6B)。炎症细胞少于 LyP,往往几乎没有炎细胞,或局限于病变的边缘。而中性粒细胞丰富型 C-ALCL 是一个例外[70,71]。脉管内亚型 C-ALCL 罕见,含有淋巴管内聚集的

CD30⁺T 细胞,预后极好[72]。

在 LyP 和 C-ALCL 中,异型大细胞常见核分裂(图 40.6C)。数个研究提示在 LyP 中凋亡细胞所占比率高。LyP 的细胞凋亡指数(12.5%)显著高于 CD30⁺大 T 细胞淋巴瘤(3.1%)[73],LyP 中的凋亡率高可能部分是由于 BCL2 低表达[74,75]和促凋亡蛋白 BAX 高表达所致[76]。原发性皮肤 CD30⁺LPD 中的 CD30⁺细胞表达死亡受体凋亡通路介导物 FADD 和切割蛋白酶片段 3(cleaved caspase-3)的比例比系统性 ALCL 显著增高[77]。由于 CD30 介导的 c-FLIP 过度表达,C-ALCL 细胞对死亡配体肿瘤坏死因子 α、CD25 和 TRAIL 诱导的凋亡具有抵抗力。阻断 CD30

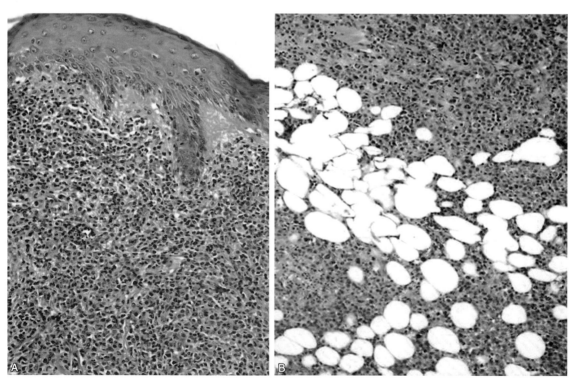

图 40.6 CD30⁺皮肤间变性大细胞淋巴瘤(C-ALCL)的组织学。A,淋巴瘤细胞在真皮内密集浸润,有境界带,不累及表皮。B,淋巴瘤延伸至皮下组织

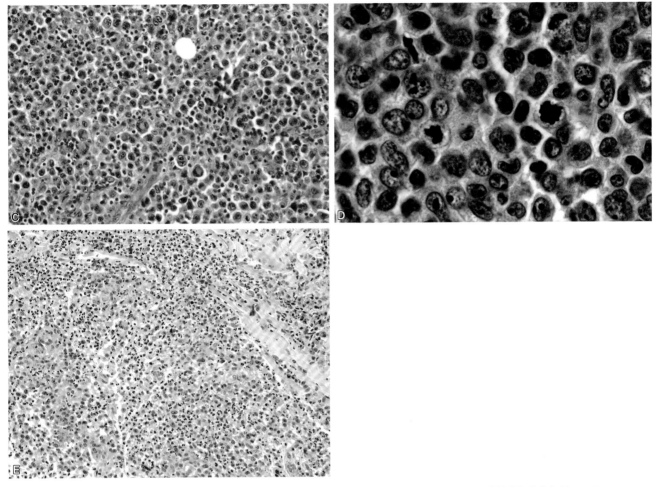

图 40.6（续）　C,C-ALCL 中,中性粒细胞围绕着大的间变细胞。D,形态多样、间变的大细胞。E,中性粒细胞丰富型 C-ALCL

导致 C-ALCL 细胞中的 NF-κB 介导的 c-FLIP 上调,从而增强了对 CD95 介导凋亡的抵抗[78]。在 LyP 消退期,免疫组织化学可检测到 CD30 及其配体的结合[79]。

交界性病变包括广泛的浸润或成片的异型细胞,局灶浸润至皮下组织,造成难以区分 C 型 LyP 和 C-ALCL。

目前尚不清楚 LyP 累及淋巴结是否真的存在,也不清楚是否应视为淋巴结 ALCL 或霍奇金淋巴瘤,即,在 LyP 背景下发生的第二种淋巴肿瘤。在原发性 C-ALCL 中,扩散到局部淋巴结的发生率不到 10% 患者,与预后受损无关。组织学评估,皮肤 CD30⁺T 细胞淋巴瘤累及淋巴结的特征是大的 CD30⁺ 多形性或间变性肿瘤细胞的黏附性浸润,但罕见病例可能与类似 CHL[80]。

40.6　免疫表型

LyP 中的异型大细胞通常表现为活化 T 辅助细胞的免疫表型,表达 CD4 和淋巴细胞活化抗原,如 CD30、CD25、CD71 和 HLA-DR[40-42]。其他 T 细胞抗原(如 CD3、CD2、CD5 和 CD7)常不表达,形成 CD30⁺T 细胞淋巴组织增殖性疾病的特征性异常 T 细胞表型(图 40.7)[81]。一项研究中,10%~50%病例中异型大细胞出现 NK 细胞表型[12],但在其他研究中 18 个病例并非如此[82]。除 B 型外,所有 Lyp 组织学类型均可见 CD30⁺异型淋巴细胞表达 CD8。根据定义,CD8 在所有 Lyp D 型病例中均有表达,常见于 Lyp E 型(70%的病例),也常见于儿童期 Lyp 中[12,51]。在 Lyp 和 C-Alcl 中观察到 IRF4/MUM1 的表达,没有疾病特异性。此外,IRF4/MUM1 的表达与 FISH 分离探针检测到的潜在 IRF4 易位无关[83,84]。最近报道 3 例 CD30⁺肿瘤细胞异常表达 PAX5,但需要进一步的研究来证实[85]。

大多数病例中,异型细胞表达细胞毒分子,包括 TIA-1、粒酶 B 和穿孔素[86](图 40.7)。ALK⁻,CD45 特征性表达,大多数 LyP 病例不表达 CD15。LyP 和 ALCL 未发现 EBV(EBER,LMP1)[87]。上述表达谱有助于 LyP 和 ALCL 与 HL 的鉴别[88]。C-ALCL 也显示活化 T 细胞表型,常常表达细胞毒分子。在 LyP 中,CD30 在大细胞的表达必须至少 75%[89]。相比于系统性 ALCL,C-ALCL 通常不表达 EMA 和 ALK[90,91]。极少数 C-ALCL 病例表达胞质型 ALK[92](图 40.8)。通常表达同源盒基因 HOXC5[93]。

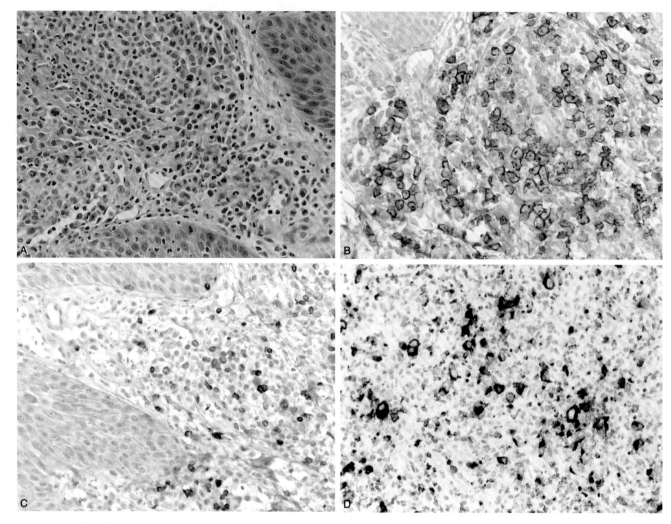

图 40.7　CD30⁺皮肤淋巴细胞增殖性疾病(CD30⁺LPD)的免疫组化染色。A,LyP A 型,HE 染色,示异型大细胞和炎症。B,几乎所有异型细胞都表达 CD30。C,LyP,小 T 细胞表达 CD3 而异型细胞不表达。LyP 异型大细胞常见 T 细胞抗原的异常表达。D,LyP 异型大细胞表达粒酶 B

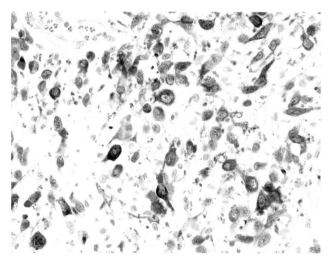

图 40.8　胞质型 ALK 在皮肤间变性大细胞淋巴瘤(ALCL)表达。注意肿瘤细胞核不着色。本病例被证实 ALK 是活化的(磷酸化)

40.7　分子和遗传学结果

　　DNA 细胞光度测定已经表明 LyP 可以是二倍体、超四倍体或非整倍体。Willemze 等研究者发现,非整倍体与 A 型的组织学有关[13,94,95]。LyP 消退期病变的细胞经遗传学研究证实,可以是正常核型或者 7 号、10 号和 12 号染色体存在数量与结构异常。没有发现 t(2;5)(p23;q35)易位[96]。已经证实所有的 C-ALCL 病例均有多种复杂的核型异常[97]。而 t(2;5)易位仅发生于极少数的 C-ALCL[98,99],但这些病例也可能与儿科患者所观察到的原发性皮肤 ALK 阳性 ALCL 的罕见亚型有关[100]。巢式聚合酶链反应(PCR)和原位杂交证实有病例存在核磷蛋白-ALK RNA 转录[101],但是在 ALK 蛋白表达水平没有证据,所以致病意义不明确。

　　比较基因组杂交证实 C-ALCL 存在多个染色体不平衡[102]。最常见的原癌基因扩增区域包括 CTSB(8p22)、RAF1(3p25)、REL(2p12p12)和 JUNB(19p13.2)。在 C-ALCL 和 LyP 中已经免疫组化染色证实 JUNB 扩增[102,103]。据报道,部分 C-

ALCL 病例中,9p21-22 的等位基因缺失导致 *CDKN2A* 肿瘤抑制基因失活[104]。

部分 LyP[66] 和 C-ALCL[83] 发生涉及 *IRF4/DUSP22* 的 6p25.3 易位。这些易位见于 20% ~ 57% 的 C-ALCL 和部分 ALK[+] 系统性 ALCL。携带 *IRF4/DUSP22* 易位或 6p25.3 重排的 C-ALCL 和 LyP 病例的组织学特征相似,包括异型中-大淋巴细胞弥漫性或结节性浸润真皮和异型小淋巴细胞侵犯表皮[105]。

几乎所有的 C-ALCL 和大多数 LyP 单个病变都可以检测到 T 细胞受体(TCR)-β 或 γ 链基因克隆性重排[23-26,106-108]。LyP 的克隆性重排发生率从 20% 到 100% 不等,取决于所用的方法和组织(新鲜或存档),多个部位可检出不同的克隆性 T 细胞群。因此,未检出 T 细胞克隆性并不否定 LyP 的诊断。Geisser 等[109] 分析存档组织(即,福尔马林固定石蜡包埋组织)发现 20% ~ 70% 病变存在克隆性 T 细胞。Chott 等[25] 使用更为敏感的 PCR 方法,发现 9/11 名患者检测到优势 T 细胞克隆。有几个患者不同组织学类型的 LyP 病变中检测到同一克隆。对 LyP 的 CD30[+] 细胞进行单细胞分析,证实 11 位受检患者中每个人的都是单克隆性[110]。一个患者从 LyP 进展到 C-ALCL,其所有病变中都检测到同一优势克隆。但是,另一个研究发现克隆性细胞是其中的 CD30[-] CD3[+] 小细胞[111]。Humme 等[112] 利用 TCRγ 链聚合酶链反应和 β 链可变区中互补决定区 3(CDR3)扫描谱型分析,在 36/43(84%) 的皮肤样本和 35/83(42%) 的血液样本中能检出克隆性 T 细胞群。比较皮肤及血液证明是不同的 T 细胞克隆,提示皮肤及血液中的克隆性 T 细胞无相关性。此外,CDR3 扫描谱型分析显示血液中的是一群抗原限制性 T 细胞克隆,提示 T 细胞受未知抗原的刺激。因此,LyP 中克隆性细胞的确切性质仍不一致;然而,现有证据提示 CD30[+] 细胞为克隆性。

由 LyP 患者发展成相关的 T 细胞淋巴瘤时经常检测到优势 T 细胞克隆[23-25,113-116]。最后,似乎 C-ALCL 是由 T 细胞的增殖随着时间的推移从多克隆到寡克隆、最终变成单克隆演变而来的[117]。

40.8 推测的细胞起源

LyP 和 C-ALCL 起源于活化的并表达细胞毒分子的 T 辅助细胞(CD4[+])[40-42,81]。我们最近研究发现,部分 LyP 起源于 γδT 细胞[118]。体外研究发现这些细胞的细胞因子谱系明显属于 Mosmann 分类中的 Th2 类型[119]。肿瘤细胞分泌 IL4、IL-6 和 IL10,不分泌 INFγ 或 IL2。这与 CD30[+] T 细胞的常见功能谱相一致[120]。LyP 细胞的 Th2 谱系证明利用 γ-干扰素治疗原发性皮肤 CD30[+] LPD 是合理的[121]。另一方面,LyP 和 C-ALCL 中的 CD30[+] 细胞可以有一个表型(CD4[+]、CD25[high]、CD45RO[+]、TGF-β[+])与其诱导调节性 T 细胞的作用相一致,可抑制 CD25[-] T 细胞的增殖和产生细胞因子,至少部分地通过抑制性细胞因子 TGF-β 来起作用[122]。自然调节 T 细胞的抑制活性[123] 需要细胞接触和由粒酶 B 介导,这是 LyP 中的 CD30[+] 细胞所具备的[86]。与自然调节 T 细胞相比,LyP 和 C-ALCL 中的 CD30[+] 细胞缺乏 *FOXP3* 基因,但肿瘤内浸润性淋巴细胞表达 *FOXP3* 基因[124]。最近,与假癌性增生相关的原发性皮肤 CD30[+] LPD 的一个亚群与 CD30[+] 细胞中检测到的 Th17 细胞因子 IL-17 和 IL-

22 相关[125]。CD30[+] 细胞的可变功能表型可能是众所周知的 CD4[+] T 淋巴细胞可塑性所致,CD4[+] T 淋巴细胞受局部微环境和表观遗传因素影响[126,127]。

40.9 临床过程

在正确诊断 LyP 之前,常有较长时间的延误。LyP 通常是慢性进程,伴有无病变的间歇期。许多患者的 LyP 是一种终身疾病。部分患者,尤其是儿童,这种疾病可自发消退[128]。LyP 大多数患者不需要治疗,至少在初期不需要立即治疗。如果病损多,导致有碍美观的瘢痕,或出现在脸上、手上或其他影响美观的部位,用 PUVA 或低剂量口服甲氨蝶呤(由 10 至 25 毫克/周开始)治疗是最有效的;90% 患者用甲氨蝶呤治疗达到病变大为减少的效果[129]。PUVA 加速皮肤的光老化,并增加患皮肤癌的危险[130]。Bexarotene 是 RXR(X 维甲酸受体),口服或凝胶外用选择性维甲酸可减少 LyP 病变数量或缩短病变持续时间[131]。高效类固醇激素局部应用极少获益。这些疗法可抑制 LyP,但病变有可能在停止治疗时再次发生。重要的是,治疗不会防止 LyP 发展为恶性淋巴瘤,尤其是 MF 或 HL,但可能抑制进展到 C-ALCL。目前没有明确的肿瘤进展的危险因素[7]。但是,淋巴细胞生长抑制细胞因子 TGF-β 受体的突变[132-134]、*BCL2* 基因的高表达[74],以及细胞骨架蛋白 fascin 的表达[132] 与 LyP 进展到 C-ALCL 相关联。

从 LyP 进展到 C-ALCL 似乎与对 CD30 信号的反应改变有关。虽然 CD30L 在消退的 CD30[+] 皮损表达量增加[79],但从 LyP 进展而来的 C-ALCL 细胞株中的 CD30 阻断导致细胞增殖增加,与 NFκB 激活有关[48]。阻断 CD30 所致的细胞周期抑制剂 CDKN1A(p21) 上调和非磷酸化状态的 Rb(视网膜母细胞瘤) 蛋白积累,可导致 NPM-ALK[+] 细胞株(如 Karpas299) 生长受限[46,47]。因此 CD30 信号在 LyP 和 ALCL 的生物学中发挥着重要作用。

对于无法手术切除的非消退期复合性 LyP 或 C-ALCL 以及较大 ALCL 病变,X 线照射皮肤病变治疗有效[7,60]。通常建议在进行照射之前有 2 ~ 3 个月的观察期,因为部分病变可自然消退。联合化疗对 LyP 或局限性 C-ALCL 不起作用。多灶性 C-ALCL 的最佳治疗方案仍未制定。在专家观点的证据水平,推荐甲氨蝶呤[60]。CHOP 方案对多灶性 C-ALCL 有效,对扩散至皮肤以外的病例也是必需的[7,9,60]。抗 CD30 抗体结合的细胞毒性药物,如 Brentuximab vedotin,已批准用于系统性 ALCL 和 HL,目前在皮肤 CD30[+] LPD 以及其他具有可变 CD30 表达的皮肤 T 细胞淋巴瘤中进行了研究[135]。

C-ALCL 的复发部位是不可预知的,可能是局部或远处的皮肤。皮肤外播散往往是骨骼受累(见图 40.3)[114]。最常见是累及大块皮损附近的区域淋巴结。C-ALCL 或 HL 患者在最初的系统性治疗之后,可以和 LyP 一起复发[60,68]。

医生容易对 LyP 和 C-ALCL 进行过度的治疗[60,68]。这是由于高级别的组织病理学形态、伴有许多多大的异型细胞和核分裂比率高;频繁的临床复发;和大多数临床医生不熟悉这种疾病的自然史。因为诊断了复发性高级别淋巴瘤,许多临床医生使用了系统性、甚至高剂量的过度化疗和外周血干细胞移植或骨髓移植。遗憾的是,这种积极的方法疗效并不佳,且因为可产生不必要的毒性,尤其是如果患者发展为皮肤外淋巴瘤,会有碍将来的治疗，所以应该避免使用。原发性皮肤 CD30⁺LPD 患者最差的预后因素是皮肤外播散[7,9]。自然消退与良好的预后相关[9]。

40.10　鉴别诊断

数种肿瘤和非肿瘤性病变在临床和组织学上可类似于原发性皮肤 CD30⁺LPD（表 40.3）。

40.10.1　系统性间变性大细胞淋巴瘤（ALCL）

40% 系统性 ALCL 伴有结外病变，而皮肤是最常见的结外受累部位[136-138]。系统性 ALCL 的继发性皮肤病变和 C-ALCL 在组织学上类似甚至完全相同。倾向于原发性 C-ALCL 的临床特点是自然消退，皮肤病变局限，缺乏淋巴结肿大和年龄在 30 岁以上。倾向于 C-ALCL 的病理及免疫表型特征是表皮和真皮浅层中脑回状细胞浸润，缺乏 t(2;5)，缺乏 ALK 染色或罕见病例具有磷酸化/活化的胞质 ALK 但无明显易位[92]，缺乏 EMA 染色[140]，表达皮肤淋巴细胞抗原[140]。无任何系统性累及的儿科患者观察到一种 ALK⁺ 原发性 C-ALCL，局部治疗可控制病情[100]。结合临床、组织学和免疫表型特征通常可鉴别系统性 ALCL 的皮肤病变和原发性 C-ALCL，在最终诊断中分期非常重要。

表 40.3　原发性皮肤 CD30⁺ 淋巴增殖性疾病（CD30⁺LPD）的鉴别诊断特征

	系统性 ALCL	HL	MF	苔藓样糠疹	节肢动物叮咬	疖疮
临床特征	全身淋巴结肿大；缺乏自然消退	疾病进展期通常有多灶淋巴结肿大、脾脏大；在原发性皮肤 HL 为深部肿瘤	鳞屑、红斑或斑块，缺乏中心性坏死；可发生自然消退，引起弓形病变	年纪较轻；中心性出血；与淋巴瘤无关	暴露史	瘙痒，对林丹试剂（Kwell）治疗有反应
组织病理学和免疫表型	缺乏亲表皮和脑回状细胞	经典的 RS 细胞；CD15⁺、LCA⁻、EBV⁺	脑回状细胞，亲表皮现象；缺乏炎症细胞和 RS 样细胞	角质细胞坏死；红细胞外溢；缺乏 RS 样细胞	细穿孔，可能找到昆虫部件；多种类型的炎症细胞；可能存在 CD30⁺ 细胞	组织切片中存在螨虫；存在 CD30⁺ 细胞和 B 细胞
遗传学	ALK 重排；克隆性 TCR	三倍体和四倍体；无 ALK 重排；除外罕见病例，无 TCR 基因克隆性	缺乏 t(2;5)；复杂核型；所有病例 TCR 克隆性或寡克隆性	二倍体；没有染色体异常；高达 50% 病例 TCR 基因克隆性	没有异常；多克隆性 TCL 基因	没有异常；多克隆性 TCL 基因

ALCL，间变性大细胞淋巴瘤；HL，霍奇金淋巴瘤；LCA，白细胞共同抗原（CD45）。

40.10.2　系统性霍奇金淋巴瘤（HL）

HL 可以累及皮肤成为继发部位。这通常是区域淋巴结直接梗阻的后果，而且只在疾病进展期、HL 的诊断是很明确的时候发生[141]。继发性 HL 的皮肤病变最常出现在躯干。LyP 患者发生 HL 的频率增加，并且可以出现在 LyP 的临床表现之前或之后[23,31,141]。LyP 可以在化疗成功的 HL 之后存在或复发，但没有已知的不良预后意义；因此，鉴别 LyP 和皮肤 HL 具有临床重要性[141]。临床上，LyP 病变可消退，但继发性 HL 则不会。LyP 表达 CD45 和 T 细胞抗原，缺乏 CD15 和 EBV 相关抗原，可以用来区别于 HL[40,88,142]。

40.10.3　原发性皮肤霍奇金淋巴瘤（HL）

原发性皮肤 HL 极罕见，通常表现为发生于四肢或躯干上的孤立性或多发性真皮深层肿瘤[82,142]。皮肤病变包含经典的 RS 细胞，表达 CD15⁺、CD45⁻ 免疫表型，并可能是 EBV 相关抗原阳性（如 LMP-1）[142]。在诊断原发性皮肤 HL 之前，必须考虑诊断 EBV+黏膜溃疡[142a]。原发性皮肤 HL 的病变不会消退。原发性皮肤 HL 患者似乎具有显著的发生淋巴结 HL 的风险[82,142]。

40.10.4　蕈样霉菌病（MF）

MF 可以发生在 LyP 之前，之后，或同时发生[24,25,31,113,116]。MF 病损通常呈鳞片状、红斑或块状，很容易与 LyP 区别。但是，MF 也可以表现为与 LyP 非常相似的小丘疹性病变（称为丘疹型 MF）[67,143]。如果组织学特征类似 MF 且外观呈丘疹鳞屑状，无论是持续发病还是自发性消退，MF 的可能性超过 B 型 LyP[67]。MF 形态学上可以很容易与 A 型 LyP 鉴别，前者缺乏 RS 样细胞和中性粒细胞。然而，转化或肿瘤阶段的 MF 可出现类似于 LyP C 型和 ALCL 的 CD30⁺ 大肿瘤细胞且黏附成片。LyP D 型的 Paget 样病变可能与 MF 相似，但 CD8 和 CD30 的优势表达以及丘疹性病变倾向于 LyP D 型[65]。

40.10.5　苔藓样糠疹

急性痘疮样苔藓样糠疹（PLEVA）无论是从临床上还是组织学（图 40.9）上都是可以与 LyP 鉴别的[144-146]。PLEVA 往往发生于 30 岁以下，经常是不复发，一般与进展为恶性淋巴瘤的风险增加无关[147]。然而，法国的一项研究报告表明，分别有 29% 和 80% 的 LyP 和 MF 儿童在发病前出现慢性苔藓样糠疹[148]。

类似于 LyP，多数 PLEVA 病例可以检测到 T 细胞克

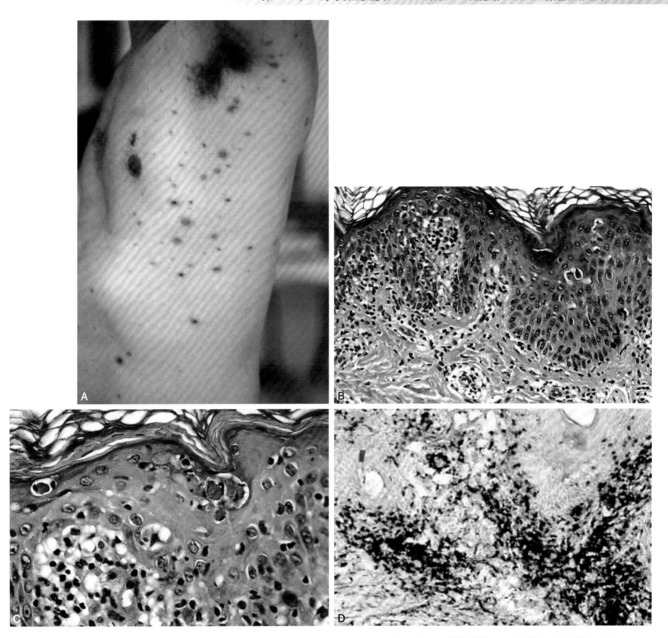

图 40.9　急性痘疮样苔藓样糠疹。A,胸部的中央坏死性病变临床照片。B,组织学上表现为苔藓样淋巴细胞浸润。C,角化细胞坏死。D,CD8⁺细胞为主

隆[149]。但是,PLEVA 缺乏 A 型 LyP 中大的、异型的 RS 样细胞,并且极少中性粒细胞和或嗜酸性粒细胞。PLEVA 表现为个别的角化细胞破坏,伴有局灶角化细胞坏死及红细胞外溢。PLEVA 缺乏 LyP 特有的血管内中性粒细胞。PLEVA 中的狼疮样淋巴细胞浸润通常缺乏 LyP 常见的 CD30⁺细胞,且以 CD8⁺细胞为主,而 LyP 是以 CD4⁺细胞为主[150]。然而,Kempf 等报告了类似 LyP 的含有 CD30⁺细胞的罕见 PLEVA 病例[146]。在检测的 4/10 例中发现了细小病毒 B19 的 DNA,提示该病毒可能与这种 PLEVA 有关。慢性苔藓样糠疹在临床上与 LyP 的鉴别更加困难。但是,缺乏大的、异型的 RS 样细胞、中性粒细胞和嗜酸性粒细胞则倾向于慢性苔藓样糠疹。

40.10.6　节肢动物叮咬

在临床和组织学上,LyP 可与节肢动物叮咬相混淆。有一个报道发现在节肢动物叮咬缺乏 CD30⁺细胞[151],但这一发现未得到证实[152]。临床病史和随访对于鉴别诊断原发性皮肤 CD30⁺LPD 和节肢动物叮咬是必要的。生殖器区域的结节性疥疮临床上可类似于 LyP。疥疮病变通常包含 CD30⁺免疫母细胞,周围围绕着炎症细胞,通常是嗜酸性粒细胞[153]。主要区别是疥疮可找到令人厌恶的螨虫(图 40.10)。用分子工具检测克隆 T 细胞是支持 LyP 和排除炎症性疾病(如节肢动物咬伤)证据。

40.10.7　其他伴有 CD30⁺大细胞的皮肤病变

其他几种含有大量 CD30⁺细胞的皮肤疾病要与皮肤 CD30⁺LPD 进行鉴别。包括过敏性皮炎、传染性软疣、单纯疱疹感染、水痘-带状疱疹、结核病、挤奶者结节、利什曼病、梅毒、淋巴瘤样型药疹和水疱病样淋巴瘤[154-159]。在大多数情况下,根据临床病史、体格检查和实验室检查可以得到正确的诊断。

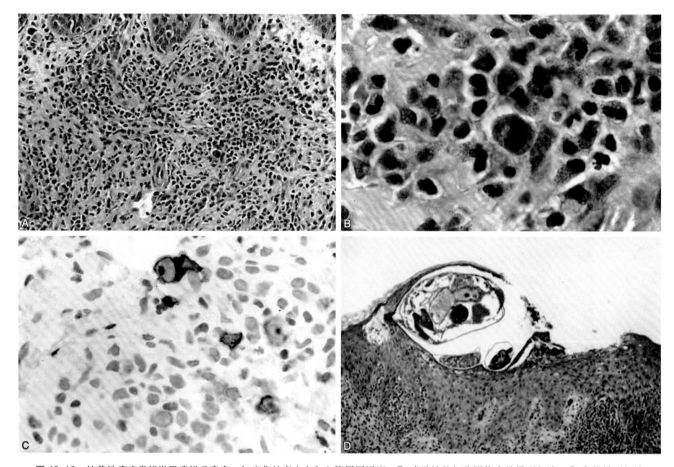

图 40.10　结节性疥疮类似淋巴瘤样丘疹病。A,密集的真皮内和血管周围浸润。B,嗜酸性粒细胞围绕大的异型细胞。C,大的异型细胞 CD30 染色。D,陷入表皮内的螨虫(人疥螨)

精华和陷阱

- 淋巴瘤样丘疹病(LyP)和原发性皮肤间变性大细胞淋巴瘤(C-ALCL)可共同存在,可能代表一种连续的病变。
- 检测到克隆性并不提示淋巴瘤,这种现象可见于 LyP 和苔藓样糠疹。
- 组织学区分 LyP 和淋巴瘤可能极难,必须结合临床。看到患者后,通常容易诊断。
- 正确诊断 LyP 非常重要,可避免过度治疗。
- LyP 不表达 ALK 表达,C-ALCL 罕见表达 ALK。当存在 ALK 表达时通常局限于细胞质,有助于区分系统性 ALCL 的继发性皮肤病变。
- 在 LyP 和原发性 C-ALCL 亚群中发现 *IRF4/DUSP22* 位点的易位。这些病例的组织学特征是:小-中等大小细胞侵犯表皮和中-大细胞形成真皮结节。
- LyP 和 C-ALCL 可以发生在儿童,部分 ALK⁺ ALCL 可以表现为孤立性皮肤病变(6 个月以上没有系统性疾病的证据)。
- 儿童生殖器类似 LyP 的病变要考虑到疥疮。
- 真皮乳头水肿在 LyP 很明显,可以区分 PLEVA。
- 在缺乏皮肤外病变的情况下,允许 CD30⁺皮肤病变自然消退的时间长达 3 个月。
- 低剂量甲氨蝶呤治疗耐受性好而且对之前没有肝疾病的 LyP 患者有效率达 90%以上。糖皮质激素的局部应用可能会导致个别病变的消退。
- 抑制 LyP 通常是暂时的,不能预防其发展为 MF 或 HL。
- 组织学鉴别 C-ALCL 和系统性 ALCL 可能很难。缺乏 EMA 和 ALK 表达并表达皮肤淋巴细胞抗原则倾向于 C-ALCL。
- 对于 CD30⁺原发性皮肤 LPD 患者,累及区域淋巴结一般与侵袭性病变无关。

（罗东兰　薛德彬　译）

参考文献

1. Kadin ME. The spectrum of Ki-1⁺ cutaneous lymphomas. In: van Vloten WA, Willemze R, Lange-Vejlsgaard G, eds. Current Problems in Dermatology. Farmington, CT: Karger; 1990; 132-143.

2. Willemze R, Beljaards RC. Spectrum of primary cutaneous CD30(Ki-1)-positive lymphoproliferative disorders. A proposal for classification and guidelines for management and treatment. J Am Acad Dermatol. 1993; 28: 973-980.

3. Kempf W. Cutaneous CD30-positive lymphoproliferative disorders. Surg Pathol Clin. 2014; 7: 203-228.

4. Macaulay WL. Lymphomatoid papulosis: a continuing self-healing eruption; clinically benign-histologically malignant. Arch Dermatol. 1968; 97: 23.

5. Drews R, Samel A, Kadin ME. Lymphomatoid papulosis and anaplastic large cell lymphomas of the skin. Semin Cutan Med Surg. 2000; 19: 109-117.

6. Beljaards RC, Meijer CHLM, Scheffer E, et al. Prognostic significance of CD30(Ki-1/Ber-H2) expression in primary cutaneous large-cell lymphomas of T-cell origin. A clinicopathologic and immunohistochemical study in 20 patients. Am J Pathol. 1989; 135: 1169-1178.

7. Bekkenk MW, Geelen FA, van Voorst Vader PC, et al. Primary and secondary cutaneous CD30⁺ lymphoproliferative disorders: a report from the Dutch Cutaneous Lymphoma Group on the long-term follow-up data of 219

patients and guidelines for diagnosis and treatment. Blood. 2000；95：3653-3661.

8. Demierre MF，Goldberg LJ，Kadin ME，Koh HK. Is it lymphoma or lymphomatoid papulosis？ J Am Acad Dermatol. 1997；36：765-772.

9. Paulli M，Berti E，Rosso R，et al. CD30/Ki-1-positive lymphoproliferative disorders of the skin—clinicopathologic correlation and statistical analysis of 86 cases：a multicentric study from the European Organization for Research and Treatment of Cancer Cutaneous Lymphoma Project Group. J Clin Oncol. 1995；13：1343-1354.

10. Nijsten T，Curiel-Lewandrowski C，Kadin ME. Lymphomatoid papulosis in children：a retrospective cohort study of 35 cases. Arch Dermatol. 2004；140：306-312.

11. Gomez M，Kadin M，Njisten T，et al. Increased prevalence of autoimmune thyroiditis in lymphomatoid papulosis patients. J Am Acad Dermatol. 2007；56.

12. El Shabrawi-Caelen L，Kerl H，Cerroni L. Lymphomatoid papulosis：reappraisal of clinicopathologic presentation and classification into subtypes A，B，and C. Arch Dermatol. 2004；140：441-447.

13. el-Azhary RA，Gibson LE，Kurtin PJ，et al. Lymphomatoid papulosis：a clinical and histopathologic review of 53 cases with leukocyte immunophenotyping，DNA flow cytometry，and T-cell receptor gene rearrangement studies. J Am Acad Dermatol. 1994；30：210-218.

14. Liu HL，Hoppe RT，Kohler S，et al. CD30[+] cutaneous lymphoproliferative disorders：the Stanford experience in lymphomatoid papulosis and primary cutaneous anaplastic large cell lymphoma. J Am Acad Dermatol. 2003；49：1049-1058.

15. Christensen HK，Thomsen K，Vejlsgaard GL. Lymphomatoid papulosis：a follow-up study of 41 patients. Semin Dermatol. 1994；13：197-201.

16. Sanchez NP，Pittelkow MR，Muller SA，et al. The clinicopathologic spectrum of lymphomatoid papulosis：study of 31 cases. J Am Acad Dermatol. 1983；8：81-94.

17. Wang HH，Lach L，Kadin ME. Epidemiology of lymphomatoid papulosis. Cancer. 1992；70：2951-2957.

18. Wang HH，Myers T，Kadin ME，et al. Increased risk of lymphoid and nonlymphoid malignancies in patients with lymphomatoid papulosis. Cancer. 1999；86：1240-1245.

19. Tomaszewsk MM，Luptoon FP，Krishnan J，May DL. A comparison of clinical，morphological and immunohistochemical features of lymphomatoid papulosis and primary cutaneous CD30（Ki-1）-positive anaplastic large cell lymphoma. J Cutan Pathol. 1995；22：310-318.

20. Vergier B，Beylot-Barry M，Pulford K，et al. Statistical evaluation of diagnostic and prognostic features of CD30[+] cutaneous lymphoproliferative disorders：a clinicopathologic study of 65 cases. Am J Surg Pathol. 1998；22：1192-1202.

21. Fletcher CL，Orchard GE，Hubbard V，et al. CD30[+] cutaneous lymphoma in association with atopic eczema. Arch Dermatol. 2004；140：449-454.

22. Gan EY，Tang MB，Tan SH. Lymphomatoid papulosis：is a second lymphoma commoner among East Asians？ Clin Exp Dermatol. 2012；37：118-121.

23. Davis TH，Morton CC，Miller-Cassman R，Balk SP，Kadin ME. Hodgkin's disease，lymphomatoid papulosis，and cutaneous T cell lymphoma derived from a common T-cell clone. N Engl J Med. 1992；326：1115-1122.

24. Basarab T，Fraser-Edwards EA，Orchard G，et al. Lymphomatoid papulosis in association with mycosis fungoides：a study of 15 cases. J Am Acad Dermatol. 1998；139：630-638.

25. Chott A，Vonderheid EC，Olbricht S，Miao NN，Balk SP，Kadin ME. The same dominant T cell clone is present in multiple regressing lesions and associated T cell lymphomas of patients with lymphomatoid papulosis. J Invest Dermatol. 1996；106：696-700.

26. Harrington DS，Braddock SW，Blocher KS，et al. Lymphomatoid papulosis and progression to T cell lymphoma：an immunophenotypic and genotypic study. J Am Acad Dermatol. 1989；21：951-957.

27. Kadin ME. Common activated T-cell origin of lymphomatoid papulosis，mycosis fungoides，and some types of Hodgkin's disease. Lancet. 1985；2：864-865.

28. Kaudewitz P，Stein H，Plewig G，et al. Hodgkin's disease followed by lymphomatoid papulosis：immunophenotypic evidence for a close relationship between Hodgkin's disease and lymphomatoid papulosis. J Am Acad Dermatol. 1990；22：999-1006.

29. Kaudewitz P，Herbst H，Anagnostopoulos I，et al. Lymphomatoid papulosis followed by large-cell lymphoma：immunophenotypical and genotypical analysis. Br J Dermatol. 1991；124：465-469.

30. Cabanillas F，Armitage J，Pugh WC，et al. Lymphomatoid papulosis：a T-cell dyscrasia with a propensity to transform into malignant lymphoma. Ann Intern Med. 1995；122：210-217.

31. Beljaards RC，Willemze R. The prognosis of patients with lymphomatoid papulosis associated with malignant lymphomas. Br J Dermatol. 1992；126：596-602.

32. Kempf W，Levi E，Kamarashev J，et al. Fascin expression in CD30-positive cutaneous lymphoproliferative disorders. J Cutan Pathol. 2002；29：295-300.

33. Sanguez OP，Galloway G，Eagan PA，et al. Absence of Epstein-Barr virus in lymphomatoid papulosis：an immunohistochemical and in situ hybridization study. Arch Dermatol. 1996；132：279-282.

34. Sandbank M，Feuerman EJ. Lymphomatoid papulosis：an electron microscopic study of the acute and healing stages with demonstration of paramyxovirus-like particles. Acta Derm Venereol. 1972；52：337-345.

35. Kadin ME，Vonderheid EC，Weiss LM. Absence of Epstein-Barr viral RNA in lymphomatoid papulosis. J Pathol. 1993；170：145-148.

36. Kim YC，Yang WI，Lee MG，et al. Epstein-Barr virus in CD30 anaplastic large cell lymphoma involving the skin and lymphomatoid papulosis in South Korea. Int J Dermatol. 2006；45：1312-1316.

37. Anagnostopoulos I，Hummel M，Kaudewitz P，et al. Detection of HTLV-I proviral sequences in CD30[+] large cell cutaneous T-cell lymphomas. Am J Pathol. 1990；137：1317-1322.

38. Kempf W，Kadin ME，Dvorak AM，et al. Endogenous retroviral elements，but not exogenous retroviruses，are detected in CD30-positive lymphoproliferative disorders of the skin. Carcinogenesis. 2003；24：301-306.

39. Kempf W，Kadin ME，Kutzner H，et al. Lymphomatoid papulosis and human herpesviruses—a PCR-based evaluation for the presence of human herpesvirus 6，7 and 8 related herpesviruses. J Cutan Pathol. 2001；28：29-33.

40. Kadin M，Nasu K，Sako D，et al. Lymphomatoid papulosis. A cutaneous proliferation of activated helper T cells expressing Hodgkin's disease-associated antigens. Am J Pathol. 1985；119：315-325.

41. Kaudewitz P，Stein H，Burg G，et al. Atypical cells in lymphomatoid papulosis express the Hodgkin cell-associated antigen Ki-1. J Invest Dermatol. 1986；86：350-354.

42. Ralfkiaer E，Stein H，Lange-Wantzin G，et al. Lymphomatoid papulosis：characterization of skin infiltrates with monoclonal antibodies. Am J Clin

Pathol. 1985;84:587-593.

43. Chadburn A, Inghirami G, Knowles DM. T-cell activation-associated antigen expression by neoplastic T-cells. Hematol Pathol. 1992;6:131-141.

44. Gruss HJ, Boiani N, Williams DE, et al. Pleiotropic effects of the CD30 ligand on CD30-expressing cells and lymphoma cell lines. Blood. 1994;83:2045-2056.

45. Kadin ME. Regulation of CD30 antigen expression and its potential significance for human disease. Am J Pathol. 2000;156:1479-1484.

46. Levi E, Pfeifer WM, Kadin ME. CD30-activation-mediated growth inhibition of anaplastic large-cell lymphoma cell lines: apoptosis or cell-cycle arrest? Blood. 2001;98:1630-1632.

47. Hubinger G, Muller E, Scheffrahn I, et al. CD30-mediated cell cycle arrest associated with induced expression of p21(CIP1/WAF1) in the anaplastic large cell lymphoma cell line Karpas 299. Oncogene. 2001;20:590-598.

48. Levi E, Wang Z, Petrogiannis-Haliotis T, et al. Distinct effects of CD30 and Fas signaling in cutaneous anaplastic lymphomas: a possible mechanism for disease progression. J Invest Dermatol. 2000;115:1034-1040.

49. Braun FK, Hirsch B, Al-Yacoub N, et al. Resistance of cutaneous anaplastic large-cell lymphoma cells to apoptosis by death ligands is enhanced by CD30-mediated overexpression of c-FLIP. J Invest Dermatol. 2010;130:826-840.

50. Franchina M, Kadin ME, Abraham LJ. Polymorphism of the CD30 promoter microsatellite repressive element is associated with development of primary cutaneous lymphoproliferative disorders. Cancer Epidemiol Biomarkers Prev. 2005;14:1322-1325.

51. Kempf W, Kazakov DV, Schaerer L, et al. Angioinvasive lymphomatoid papulosis: a new variant simulating aggressive lymphomas. Am J Surg Pathol. 2013;37:1-13.

52. Heald P, Subtil A, Breneman D, Wilson LD. Persistent agmination of lymphomatoid papulosis: an equivalent of limited plaque mycosis fungoides type of cutaneous T-cell lymphoma. J Am Acad Dermatol. 2007;57:1005-1011.

53. Fretzin MH, Fretzin S, Fretzin D. A papulonecrotic eruption in a young man. Lymphomatoid papulosis. Arch Dermatol. 1997;133:1453-1456.

54. Chimenti S, Fargnoli MC, Pacifico A, Peris K. Mucosal involvement in a patient with lymphomatoid papulosis. J Am Acad Dermatol. 2001;44:339-341.

55. Kato N, Tomita Y, Yoshida K, Hisai H. Involvement of the tongue by lymphomatoid papulosis. Am J Dermatopathol. 1998;20:522-526.

56. Yamamoto O, Tajiri M, Asahi M. Lymphomatoid papulosis associated with pregnancy. Clin Exp Dermatol. 1997;22:141-143.

57. Benner MF, Willemze R. Applicability and prognostic value of the new TNM classification system in 135 patients with primary cutaneous anaplastic large cell lymphoma. Arch Dermatol. 2009;145:1399-1404.

58. Benner MF, Willemze R. Bone marrow examination has limited value in the staging of patients with an anaplastic large cell lymphoma first presenting in the skin. Retrospective analysis of 107 patients. Br J Dermatol. 2008;159:1148-1151.

59. Zackheim HS, Le Boit PE, Gordon BL, Glassberg AB. Lymphomatoid papulosis followed by Hodgkin's lymphoma: differential response to therapy. Arch Dermatol. 1993;129:86-91.

60. Kempf W, Pfaltz K, Vermeer MH, et al. EORTC, ISCL, and USCLC consensus recommendations for the treatment of primary cutaneous CD30-positive lymphoproliferative disorders: lymphomatous papulosis and primary cutaneous anaplastic large-cell lymphoma. Blood. 2011;118:4024-4036.

61. Atkins KA, Dahlem MM, Kohler S. A case of lymphomatoid papulosis with prominent myxoid change resembling a mesenchymal neoplasm. Am J Dermatopathol. 2003;25:62-65.

62. Crowson AN, Baschinsky DY, Kovatich A, Magro C. Granulomatous eccrinotropic lymphomatoid papulosis. Am J Clin Pathol. 2003;119:731-739.

63. Wu WM, Tsai HJ. Lymphomatoid papulosis histopathologically simulating angiocentric and cytotoxic T-cell lymphoma: a case report. Am J Dermatopathol. 2004;26:133-135.

64. Willemze R, Kerl H, Sterry W, et al. EORTC classification for primary cutaneous lymphomas: a proposal from the Cutaneous Lymphoma Study Group of the European Organization for Research and Treatment of Cancer. Blood. 1997;90:354-371.

65. Saggini A, Gulia A, Argenyi Z, Fink-Puches R, et al. A variant of lymphomatoid papulosis simulating primary cutaneous aggressive epidermotropic CD8[+] cytotoxic T-cell lymphoma. Description of 9 cases. Am J Surg Pathol. 2010;34:1168-1175.

66. Karai LJ, Kadin ME, Hsi ED, et al. Chromosomal rearrangements of 6p25.3 define a new subtype of lymphomatoid papulosis. Am J Surg Pathol. 2013;37:1173-1181.

67. Vonderheid EC, Kadin ME. Papular mycosis fungoides: a variant of mycosis fungoides or lymphomatoid papulosis? J Am Acad Dermatol. 2006;55:177-180.

68. Kadin ME. Current management of primary cutaneous CD30[+] T-cell lymphoproliferative disorders. Oncology. 2009;23:1158-1164.

69. Droc C, Cualing HD, Kadin ME. Need for an improved molecular/genetic classification for CD30[+] lymphomas involving the skin. Cancer Control. 2007;14:124-132.

70. Burg G, Kempf W, Kazakov D, et al. Pyogenic large T-cell lymphoma of the skin, CD30[+]: clinicopathologic study and review of the literature. Br J Dermatol. 2003;148:580-586.

71. Mann KP, Hall B, Kamino H, et al. Neutrophil-rich, Ki-1-positive anaplastic large-cell malignant lymphoma. Am J Surg Pathol. 1995;19:407-416.

72. Samols MA, Su A, Ra S, et al. Intralymphatic cutaneous anaplastic large cell lymphoma/lymphomatoid papulosis: expanding the spectrum of CD30-positive lymphoproliferative disorders. Am J Surg Pathol. 2014;38:1203-1211.

73. Kikuchi A, Nishikawa T. Apoptotic and proliferating cells in cutaneous lymphoproliferative diseases. Arch Dermatol. 1997;133:829-833.

74. Paulli M, Berti E, Boveri E, et al. Cutaneous CD30[+] lymphoproliferative disorders: expression of bcl-2 and proteins of the tumor necrosis factor receptor superfamily. Hum Pathol. 1998;29:1223-1230.

75. Nevala H, Karenko L, Vakeva L, Ranki A. Proapoptotic and antiapoptotic markers in cutaneous T-cell lymphoma skin infiltrates and lymphomatoid papulosis. Br J Dermatol. 2001;145:928-937.

76. Greisser J, Doebbeling U, Roos M, et al. Apoptosis in CD30-positive lymphoproliferative disorders of the skin. Exp Dermatol. 2005;14:380-385.

77. Clarke LE, Bayerl MG, Bruggeman RD, et al. Death receptor apoptosis signaling mediated by FADD in CD30-positive lymphoproliferative disorders involving the skin. Am J Surg Pathol. 2005;29:452-459.

78. Braun FK, Hirsch B, Al-Yacoub N. Resistance of cutaneous anaplastic large-cell lymphoma cells to apoptosis by death ligands is enhanced by

CD30-mediated overexpression of c-FLIP. J Invest Dermatol. 2010;130: 826-840.

79. Mori M, Manuelli C, Pimpinelli N, et al. CD30-CD30 ligand interaction in primary cutaneous CD30+T-cell lymphomas:a clue to the pathophysiology of clinical regression. Blood. 1999;94:3077-3083.

80. Eberle FC, et al. Nodal involvement by cutaneous CD30-positive T-cell lymphoma mimicking classical Hodgkin lymphoma. Am J Surg Pathol. 2012;36:716-725.

81. Geissinger E, Sadler P, Roth S, et al. Disturbed expression of the T-cell receptor/CD3 complex and associated signaling molecules in CD30+ T-cell lymphoproliferations. Haematologica. 2010;95:1697-1704.

82. Harvell J, Vaseghi M, Natkunam Y, et al. Large atypical cells of lymphomatoid papulosis are CD56-negative:a study of 18 cases. J Cutan Pathol. 2002;29:88-92.

83. Wada DA, Law ME, Hsi ED, et al. Specificity of IRF4 translocations for primary cutaneous anaplastic large cell lymphoma:a multicenter study of 204 skin biopsies. Mod Pathol. 2011;24:596-605.

84. Kiran T, et al. The significance of MUM1/IRF4 protein expression and IRF4 translocation of CD30+ cutaneous T-cell lymphoproliferative disorders:a study of 53 cases. Leuk Res. 2013;37:396-400.

85. Hagiwara M, et al. Primary cutaneous CD30 positive T-cell lymphoproliferative disorders with aberrant expression of PAX5:report of three cases. Pathol Int. 2012;62:264-270.

86. Kummer JA, Vermeer MH, Dukers D, et al. Most primary cutaneous CD30-positive lymphoproliferative disorders have a CD4-positive cytotoxic T-cell phenotype. J Invest Dermatol. 1997;109:636-640.

87. Kadin ME, Vonderheid EC, Weiss LM. Absence of Epstein-Barr viral RNA in lymphomatoid papulosis. J Pathol. 1993;170:145-148.

88. Sioutos N, Kerl H, Murphy SB, Kadin ME. Primary cutaneous Hodgkin's disease. Unique clinical, morphologic, and immunophenotypic findings. Am J Dermatopathol. 1994;16:2-8.

89. Beljaards RC, Kaudewitz P, Berti E, Gianotti R, Neumann C, Rosso R, Paulli M, Meijer CJ, Willemze R. Primary cutaneous CD30-positive large cell lymphoma:definition of a new type of cutaneous lymphoma with a favorable prognosis. A European Multicenter Study of 47 patients. Cancer. 1993;71:2097-2104.

90. de Bruin PC, Beljaards RC, van Heerde P, et al. Differences in clinical behaviour and immunophenotype between primary cutaneous and primary nodal anaplastic large cell lymphoma of T-cell or null cell phenotype. Histopathology. 1993;23:127-135.

91. ten Berge RL, Snijdewint FG, von Mensdorff-Pouilly S, et al. MUC1 (EMA) is preferentially expressed by ALK positive anaplastic large cell lymphoma, in the normally glycosylated or only partly hypoglycosylated form. J Clin Pathol. 2001;54:933-939.

92. Kadin ME, Pinkus JL, Pinkus GS, et al. Primary cutaneous ALCL with phosphorylated/activated cytoplasmic ALK and novel phenotype:EMA/MUC1+, cutaneous lymphocyte antigen negative. Am J Surg Pathol. 2008;32:1421-1426.

93. Bijl JJ, Rieger E, van Oostveen JW, et al. HOXC4, HOXC5, and HOXC6 expression in primary cutaneous lymphoid tissues. High expression of HOXC5 in anaplastic large-cell lymphomas. Am J Pathol. 1997;151:1067-1074.

94. Espinoza CG, Erkman-Balis B, Fenske NA. Lymphomatoid papulosis:a premalignant disorder. J Am Acad Dermatol. 1985;13:736-743.

95. Willemze R, van Vloten WA, Scheffer E. The clinical and histological

96. Peters K, Knoll JH, Kadin ME. Cytogenetic findings in regressing skin lesions of lymphomatoid papulosis. Cancer Genet Cytogenet. 1995;80:13-16.

97. Ott G, Katzenberger T, Siebert R, et al. Chromosomal abnormalities in nodal and extranodal CD30+ anaplastic large cell lymphomas:infrequent detection of the t(2;5) in extranodal lymphomas. Genes Chromosomes Cancer. 1998;22:114-121.

98. Gould JW, Eppes RB, Gilliam AC, et al. Solitary primary cutaneous CD30+ large cell lymphoma of natural killer phenotype bearing the t(2;5)(p23;q35) translocation and presenting in a child. Am J Dermatopathol. 2000;22:422-428.

99. DeCoteau J, Butmarc JR, Kinney MC, Kadin ME. The t(2;5) chromosomal translocation is not a common feature of primary cutaneous CD30+ lymphoproliferative disorders:comparison with anaplastic large-cell lymphoma of nodal origin. Blood. 1996;87:3437.

100. Oschlies I, Lisfeld J, Lamant L, Nakazawa A, d'Amore ES, Hansson U, Hebeda K, Simonitsch-Klupp I, Maldyk J, Müllauer L, Tinguely M, Stücker M, Ledeley MC, Siebert R, Reiter A, Brugières L, Klapper W, Woessmann W. ALK-positive anaplastic large cell lymphoma limited to the skin:clinical, histopathological and molecular analysis of 6 pediatric cases. A report from the ALCL99 study. Haematologica. 2013;98:50-56.

101. Beylot-Barry M, Lamant L, Vergier B, et al. Detection of t(2;5)(p23;q35) translocation by reverse transcriptase polymerase chain reaction and in situ hybridization in CD30-positive primary cutaneous lymphoma and lymphomatoid papulosis. Am J Pathol. 1996;149:483-492.

102. Mao X, Orchard G, Lillington DM, et al. Amplification and overexpression of JUNB is associated with primary cutaneous T-cell lymphomas. Blood. 2003;101:1513-1519.

103. Rassidakis GZ, Thomaides A, Atwell C, et al. JunB expression is a common feature of CD30+ lymphomas and lymphomatoid papulosis. Mod Pathol. 2005;18:1365-1370.

104. Boni R, Xin H, Kamarashev J, et al. Allelic deletion at 9p21-22 in primary cutaneous CD30+ large cell lymphoma. J Invest Dermatol. 2000;115:1104-1107.

105. Onaindia A, Montes-Moreno S, Rodríguez-Pinilla SM, et al. Primary cutaneous anaplastic large cell lymphomas with 6p25.3 rearrangement exhibit peculiar histological features. Histopathology. 2015;66:846-855.

106. Weiss LM, Wood GS, Trela M, et al. Clonal T-cell populations in lymphomatoid papulosis:evidence of a lymphoproliferative origin for a clinically benign disease. N Engl J Med. 1986;315:475-479.

107. Kadin ME, Vonderheid EC, Sako D, et al. Clonal composition of T cells in lymphomatoid papulosis. Am J Pathol. 1987;126:13-17.

108. Whittaker S, Smith N, Jones RR, Luzzatto L. Analysis of beta, gamma, and delta T-cell receptor genes in lymphomatoid papulosis:cellular basis of two distinct histologic subsets. J Invest Dermatol. 1991;96:786-791.

109. Greisser J, Palmedo G, Sander C, et al. Detection of clonal rearrangement of T-cell receptor genes in the diagnosis of primary cutaneous CD30 lymphoproliferative disorders. J Cutan Pathol. 2006;33:711-715.

110. Steinhoff M, Hummel M, Anagnostopoulos I, et al. Single cell analysis of CD30+ cells in lymphomatoid papulosis demonstrates a common T-cell

spectrum of lymphomatoid papulosis. Br J Dermatol. 1982;107:131-144.

origin. Blood. 2002;100:578-584.

111. Gellrich S, Wernicke M, Wilks A, et al. The cell infiltrate in lymphomatoid papulosis comprises a mixture of polyclonal large atypical cells (CD30-positive) and smaller monoclonal T cells (CD30-negative). J Invest Dermatol. 2004;122:859-861.

112. Humme D, Lukowsky A, Steinhoff M, et al. Dominance of nonmalignant T-cell clones and distortion of the TCR repertoire in the peripheral blood of patients with cutaneous CD30+ lymphoproliferative disorders. J Invest Dermatol. 2009;129:89-98.

113. Wood GS, Crooks CF, Uluer AZ. Lymphomatoid papulosis and associated cutaneous lymphoproliferative disorders exhibit a common clonal origin. J Invest Dermatol. 1995;105:51-55.

114. Volkenandt M, Bertino JR, Kadin ME, et al. Molecular evidence for a clonal relationship between lymphomatoid papulosis and Ki-1 positive large cell anaplastic lymphoma. J Dermatol Sci. 1993;6:121-126.

115. McCarty MJ, Vukelja SJ, Sausville EA, et al. Lymphomatoid papulosis associated with Ki-1-positive anaplastic large cell lymphoma. A report of two cases and a review of the literature. Cancer. 1994;74:3051-3058.

116. Zackheim HS, Jones C, Leboit PE, et al. Lymphomatoid papulosis associated with mycosis fungoides:a study of 21 patients including analyses for clonality. J Am Acad Dermatol. 2003;49:620-623.

117. Gellrich S, Wilks A, Lukowsky A, et al. T cell receptor-gamma gene analysis of CD30+ large atypical individual cells in CD30+ large primary cutaneous T cell lymphomas. J Invest Dermatol. 2003;120:670-675.

118. Martinez-Escala ME, Sidiropoulos M, Deonizio J, Gerami P, Kadin ME, Guitart J. γδ T-cell-rich variants of pityriasis lichenoides and lymphomatoid papulosis:benign cutaneous disorders to be distinguished from aggressive cutaneous γδ T-cell lymphomas. Br J Dermatol. 2015;172:372-379.

119. Mosmann TR, Cherwinski H, Bond MW, et al. Two types of murine helper T cell clone. I. Definition according to profiles of lymphokine activities and secreted proteins. J Immunol. 1986;136:2348-2357.

120. Del Prete G, De Carli M, Almerigogna F, et al. Preferential expression of CD30 by human CD4+T cells producing Th2-type cytokines. FASEB J. 1995;9:81-86.

121. Yagi H, Tokura Y, Furukawa F, Takigawa M. Th2 cytokine mRNA expression in primary cutaneous CD30-positive lymphoproliferative disorders:successful treatment with recombinant interferon-gamma. J Invest Dermatol. 1996;107:827-832.

122. Beissert S, Schwarz A, Schwarz T. Regulatory T cells. J Invest Dermatol. 2006;126:15-24.

123. Gondek DC, Lu LF, Quezada SA, et al. Cutting edge:contact-mediated suppression by CD4+CD25+regulatory cells involves a granzyme B-dependent, perforin-independent mechanism. J Immunol. 2005; 174:1783-1786.

124. Gjerdrum LM, Woetmann A, Odum N, et al. FOXP3 positive regulatory T-cells in cutaneous and systemic CD30 positive T-cell lymphoproliferations. Eur J Haematol. 2008;80:483-489.

125. Guitart J, Martinez-Escala ME, Deonizio J, Gerami P, Kadin ME. CD30+ cutaneous lymphoproliferative disorders with pseudocarcinomatous hyperplasia are associated with a T-helper-17 cytokine profile and infiltrating granulocytes. J Am Acad Dermatol. 2015;72:508-515.

126. Zhou L, Chong MM, Littman DR. Plasticity of CD4+T cell lineage differentiation. Immunity. 2009;30:646-655.

127. Muranski P, Restifo NP. Essentials of Th17 cell commitment and plasticity. Blood. 2013;121:2402-2414.

128. Zirbel GM, Gellis SE, Kadin ME, Esterly NB. Lymphomatoid papulosis in children. J Am Acad Dermatol. 1995;33:741-748.

129. Vonderheid EC, Sajjadian A, Kadin ME. Methotrexate is effective therapy for lymphomatoid papulosis and other primary cutaneous CD30-positive lymphoproliferative diseases. J Am Acad Dermatol. 1996;34:470-481.

130. Wolf P, Cohen PR, Duvic M. Ambivalent response of lymphomatoid papulosis treated with 8-methoxypsoralen and UVA. J Am Acad Dermatol. 1994;30:1018-1020.

131. Krathen RA, Ward S, Duvic M. Bexarotene is a new treatment option for lymphomatoid papulosis. Dermatology. 2003;206:142-147.

132. Knaus PI, Lindemann D, DeCoteau JF, et al. A dominant inhibitory mutant of the type II transforming growth factor β receptor in the malignant progression of a cutaneous T-cell lymphoma. Mol Cell Biol. 1996;16:3480-3489.

133. Kadin ME, Levi E, Kempf W. Progression of lymphomatoid papulosis to systemic lymphoma is associated with escape from growth inhibition by transforming growth factor-beta and CD30 ligand. Ann N Y Acad Sci. 2001;941:59-68.

134. Schiemann WP, Pfeifer WM, Kadin ME, et al. A deletion in the gene for transforming growth factor beta type I receptor abolishes growth regulation by transforming growth factor beta in a cutaneous T-cell lymphoma. Blood. 1999;94:2854-2861.

135. Younes A, Bartlett NL, Leonard JP, et al. Brentuximab vedotin(SGN-35)for relapsed CD30-positive lymphomas. N Engl J Med. 2010;363:1812-1821.

136. Kadin M, Sako E, Berliner N, et al. Childhood Ki-1 lymphoma presenting with skin lesions and peripheral lymphadenopathy. Blood. 1986;68:1042-1049.

137. Reiter A. Diagnosis and treatment of childhood non-Hodgkin lymphoma. Hematology Am Soc Hematol Educ Program. 2007;2007:285-296.

138. Le Deley MC, Reiter A, Williams D, et al. Prognostic factors in childhood anaplastic large cell lymphoma:results of a large European intergroup study. Blood. 2008;111:1560-1566.

139. Deleted in review.

140. Magro CM, Crowson AN, Morrison C, et al. CD8+ lymphomatoid papulosis and its differential diagnosis. Am J Clin Pathol. 2006;125:490-501.

141. White RM, Patterson JW. Cutaneous involvement in Hodgkin's disease. Cancer. 1985;55:1136-1145.

142. Kumar S, Kingma DW, Weiss WB, et al. Primary cutaneous Hodgkin's disease with evolution to systemic disease. Association with the Epstein-Barr virus. Am J Surg Pathol. 1996;20:754-759.

142a. Dojcinov SD, Venkataraman G, Raffeld M, Pittaluga S, Jaffe ES. EBV positive mucocutaneous ulcer—a study of 26 cases associated with various sources of immunosuppression. Am J Surg Pathol. 2010;34:405-417.

143. Kodama K, Fink-Puches R, Massone C, et al. Papular mycosis fungoides:a new clinical variant of early mycosis fungoides. J Am Acad Dermatol. 2005;52:694-698.

144. Wood GS, Strickler J, Abel E, et al. Immunohistology of pityriasis lichenoides et varioliformis acuta and pityriasis lichenoides chronica. Evidence for their relationship with lymphomatoid papulosis. J Am Acad

Dermatol. 1987;16:559-570.

145. Black M. Lymphomatoid papulosis and pityriasis lichenoides：are they related？ Br J Dermatol. 1982;106:717-721.

146. Kempf W, Karsakov DV, Palmedo G, et al. Pityriasis lichenoides et varioliformis acuta with numerous CD30⁺ cells：a variant mimicking lymphomatoid papulosis and other cutaneous lymphomas. A clinicopathologic, immunohistochemical, and molecular biological study of 13 cases. Am J Surg Pathol. 2012;36:1021-1029.

147. Gelmetti C, Rigoni C, Alessi E, Ermacora E, Berti E, Caputo R. Pityriasis lichenoides in children：a long-term follow-up of eighty-nine cases. J Am Acad Dermatol. 1990;23:473-478.

148. Boccara O, Blanche S, de Prost Y, Brousse N, Bodemer C, Fraitag S. Cutaneous hematologic disorders in children. Pediatr Blood Cancer. 2012;58:226-232.

149. Dereure O, Levi E, Kadin ME. T cell clonality in pityriasis lichenoides et varioliformis acuta. Arch Dermatol. 2000;136:1483-1486.

150. Varga FJ, Vonderheid EC, Olbricht SM, Kadin ME. Immunohistochemical distinction of lymphomatoid papulosis and pityriasis et varioliformis acuta. Am J Pathol. 1990;136:979-987.

151. Smoller BR, Longacre TA, Warnke RA. Ki-1 (CD30) expression in differentiation of lymphomatoid papulosis from arthropod bite reactions. Mod Pathol. 1992;5:492-496.

152. Cepeda LT, Pieretti M, Chapman SF, Horenstein MG. CD30-positive atypical lymphoid cells in common non-neoplastic cutaneous infiltrates rich in neutrophils and eosinophils. Am J Surg Pathol. 2003;27:912-918.

153. Gallardo F, Barranco C, Toll A, Pujol RM. CD30 antigen expression in cutaneous inflammatory infiltrates of scabies：a dynamic immunophenotypic pattern that should be distinguished from lymphomatoid papulosis. J Cutan Pathol. 2002;29:368-373.

154. Leinweber B, Kerl H, Cerroni L. Histopathologic features of cutaneous herpes virus infections (herpes simplex, herpes varicella/zoster)：a broad spectrum of presentations with common pseudolymphomatous aspects. Am J Surg Pathol. 2006;30:50-58.

155. Massi D, Trotta M, Franchi A, et al. Atypical CD30⁺ cutaneous lymphoid proliferation in a patient with tuberculosis infection. Am J Dermatopathol. 2004;26:234-236.

156. Doeden K, Molina-Kirsch H, Perez E, et al. Hydroa-like lymphoma with CD56 expression. J Cutan Pathol. 2008;35:488-494.

157. Moreno-Ramirez D, Garcia-Escudero A, Rios-Martin JJ, et al. Cutaneous pseudolymphoma in association with molluscum contagiosum in an elderly patient. J Cutan Pathol. 2003;30:473-475.

158. Werner B, Massone C, Kerl H, Cerroni L. Large CD30-positive cells in benign, atypical lymphoid infiltrates of the skin. J Cutan Pathol. 2008;35:1100-1107.

159. Oflazoglu E, Simpson EL, Takiguchi R, et al. CD30 expression on CD1a⁺ and CD8⁺ cells in atopic dermatitis and correlation with disease severity. Eur J Dermatol. 2008;18:41-49.

第 41 章

原发性皮肤 T 细胞淋巴瘤：罕见亚型

Lorenzo Cerroni

皮肤 T 细胞淋巴瘤（CTCL）主要包括蕈样霉菌病（MF）及其变异型、皮肤 CD30⁺淋巴组织增殖性疾病，以及其他罕见亚型，后者可能诊断困难，治疗也具有挑战性。其中一些罕见类型与 MF 的临床病理学特征存在重叠，在病史和临床信息不充分的情况下，与 MF 的鉴别非常困难，甚至不可能。即使已进行大量表型和遗传学研究，但少数病例仍难以明确分类，因此，对于这样的病例实行考虑性诊断是很有必要的。

亲表皮性对任何皮肤淋巴瘤都没有诊断意义，可见于各种 CTCL 亚型和罕见的皮肤 B 细胞淋巴瘤。显著的单个淋巴细胞亲表皮性（派杰样亲表皮性）常见于一些 MF（派杰样网状细胞增多症、细胞毒性型 MF）和皮肤细胞毒性 NK/T 细胞淋巴瘤

[原发性皮肤 γδT 细胞淋巴瘤（pcγδTCL）、皮肤侵袭性嗜表皮性 CD8⁺NK/T 细胞淋巴瘤-鼻型（cENKTCL-NT）]。

显著累及皮下脂肪伴脂肪细胞"套"并不仅见于皮下脂膜炎样 T 细胞淋巴瘤（SPTCL），还是其他类型 CTCL 的一个特征，特别是 pcγδTCL 和 cENKTCL-NT。

虽然 EBV 常与 cENKTCL-NT 相关，但罕见情况下也可见于其他类型 CTCL。只有在其他临床病理特征均符合的情况下，才能用于 cENKTCL-NT 的诊断。

细胞毒性表型是一组侵袭性 CTCL 的特征，但几乎所有类型 CTCL 均可出现细胞毒性肿瘤细胞，因此，细胞毒性表型并不具有诊断（或预后）意义。具有细胞毒性表型的皮肤 NK/T 细胞淋巴瘤的组织病理学鉴别诊断特征见表 41.1。

表 41.1　　具有细胞毒性表型的皮肤 NK/T 细胞淋巴瘤的组织病理学鉴别诊断特征

	pcγδTCL	cENKTCL-NT	pcAECD8CTCL	SPTCL	MF-C	LyP-D	cALCL	cPTCL-NOS	pcACD8TCL
派杰样亲表皮性	+/-	-(+)	+	-	+	+	-(+)	-	-
皮下脂膜炎样浸润	+	+	-	+	-	-	-	-	-
CD4								+	
CD8	-/+	-	+	+	+	+	+/-	-/+	+
CD30	-	-	-	-	-	+	+	-	
EBV	-(+)			-(+)					
αβ 表型	-	-/+	+	+	+	+	+	+	+
γδ 表型	+	(+)	-	-	-(+)	-(+)	-	-	-
TCR 克隆性重排	+	-/+	+	+	+	+	+	+	+

cALCL，皮肤间变性大细胞淋巴瘤；cENKTCL-NT，皮肤结外 NK/T 细胞淋巴瘤-鼻型；cPTCL-NOS，皮肤外周 T 细胞淋巴瘤，非特指；LyP-D，淋巴瘤样丘疹病-D 型；MF-C，蕈样霉菌病，细胞毒性型；pcACD8TCL，原发性皮肤末梢 CD8⁺T 细胞淋巴瘤；pcAECD8CTCL，原发性皮肤侵袭性嗜表皮性 CD8⁺细胞毒性 T 细胞淋巴瘤；pcγδTCL，原发性皮肤 γδT 细胞淋巴瘤；SPTCL，皮下脂膜炎样 T 细胞淋巴瘤；TCR-R，T 细胞受体基因重排。

各种罕见类型 CTCL 的细胞形态学特征存在变化，且与临床结局没有相关性（即，某一具体类型的小细胞或大细胞变异型具有相同的生物学行为）。此外，所有这些类型的瘤细胞均具有相似的形态学表现（以小、中或大细胞为主，核常有多形性）。因此，细胞形态学特征不具有诊断和分类特异性，也不能用于评估预后。

41.1　原发性皮肤侵袭性嗜表皮性 CD8⁺细胞毒性 T 细胞淋巴瘤

41.1.1　定义

一种由 CD8⁺细胞毒性 T 淋巴细胞构成的皮肤淋巴瘤，以显著的嗜表皮性为特征，表现为侵袭性临床过程[1-4]。过去将本病诊断为侵袭性 MF（d'emblée 型 MF 肿瘤）或泛发性派杰样网状细胞增多症（Ketron-Goodman 型）。

41.1.2　流行病学

本病见于成人，男性稍多。仅报道一例儿童病例[5]。

41.1.3　病因学

未知。

41.1.4　临床特征

患者表现为局限性或更为常见的泛发性皮肤丘疹、斑块和肿块，表面常有溃疡形成（图 41.1）。常累及黏膜区域。在诊断本病之前，必须要先排除 MF 或淋巴瘤样丘疹病。

41.1.5　形态学

组织学表现为淋巴细胞斑块样、结节状或弥漫浸润，伴显著的亲表皮性（图 41.2。）显著的亲表皮性可表现为所谓的派杰样浸润，但在一些病例可能非常不明显，甚至见不到，特别是晚期病例。因此，缺乏亲表皮性淋巴细胞并不能完全除外本病。有可能出现海绵水肿或表皮下水疱。常浸润和破坏皮肤

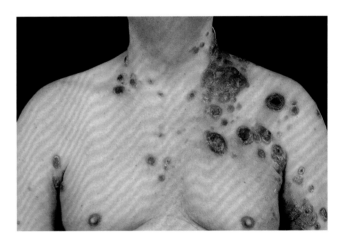

图 41.1　原发性皮肤侵袭性嗜表皮性 CD8⁺细胞毒性 T 细胞淋巴瘤。部分溃疡性丘疹、斑块和肿块

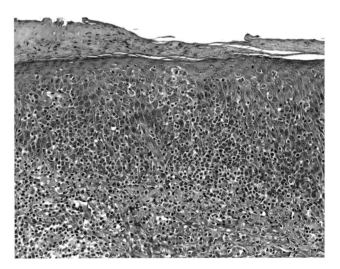

图 41.2　原发性皮肤侵袭性嗜表皮性 CD8⁺细胞毒性 T 细胞淋巴瘤。显著的（派杰样）亲表皮病变

附属器，但少见血管中心性生长和血管破坏。细胞形态不一，可为小、中或大的多形性细胞。

41.1.6　免疫表型

瘤细胞具有特征性免疫表型（βF1+、TCRγ-、CD2-/+、CD3+、CD4-、CD5-/+、CD7+、CD8+、TIA-1+、粒酶 B+、CD30-、CD45Ra+、CD45RO-、CD56-）（图 41.3），但可能不表达广谱 T 细胞标记。EBV 阴性。

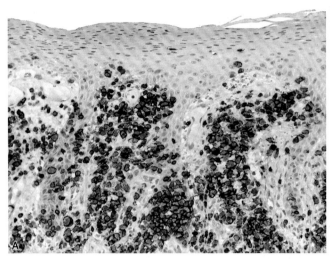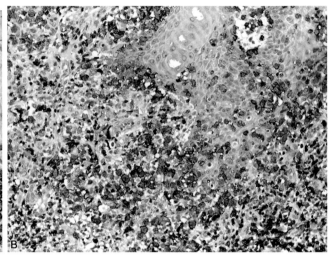

图 41.3　原发性皮肤侵袭性嗜表皮性 CD8+细胞毒性 T 细胞淋巴瘤。强阳性表达 CD8(A)和 βF1(B)

41.1.7　遗传学

本病有 TCR 基因单克隆性重排。比较基因组杂交发现，染色体获得（特别是 3、7、8、11、17、18 和 22 号染色体）比丢失（常见于 9p21，提示 p16 与肿瘤发生有关）更常见。

41.1.8　临床过程

本病预后差，5 年估计生存率为 0%。常转移至肺、睾丸和中枢神经系统。

41.1.9　鉴别诊断

与 CD8+MF 和 D 型淋巴瘤样丘疹病的鉴别主要依靠临床表现和生物学行为。与 MF 的区别在于本病最初表现为泛发性丘疹和肿块。D 型淋巴瘤样丘疹病的特征是典型的"此消彼长"的丘疹和小结节[6]。

临床表现为种痘水疱病、且与 EBV 相关的儿童病例最好归入种痘水疱病样 T 细胞淋巴瘤。CD8+T 细胞淋巴瘤伴广泛皮下累及者应归入 SPTCL。与皮肤 γδT 细胞淋巴瘤的区别在于表达 TCR αβ，不表达 γδ。原发性皮肤末梢 CD8+T 细胞淋巴瘤的特征是真皮浸润，缺乏亲表皮性组织学表现，临床表现为孤立性非溃疡性病变（最常见于耳和面部）。

41.2　原发性皮肤 γδT 细胞淋巴瘤

41.2.1　定义

原发性皮肤 γδT 细胞淋巴瘤（pcγδTCL）是一种特异性累及皮肤的细胞毒性 γδT 细胞肿瘤[1,2]。本病的特征与其他类型 CTCL 有重叠，特别是 MF、SPTCL 和原发性皮肤侵袭性嗜表皮性 CD8+细胞毒性 T 细胞淋巴瘤。过去将本病诊断为侵袭性 MF（d'emblée 型 MF 肿瘤）、泛发性派杰样网状细胞增多症

（Ketron-Goodman 型），或皮下 T 细胞淋巴瘤。

γδ 表型并不是 pcγδTCL 的独有特征，还可见于几种皮肤（和皮肤外）淋巴瘤，包括 MF[7]。

41.2.2　流行病学

本病见于成人，男女发病率相同。已有儿童病例报道[8]。

41.2.3　病因学

未知。

41.2.4　临床特征

患者表现为局限性或泛发性斑疹、丘疹和肿块，常形成溃疡，临床特征与晚期 MF 没有区别（图 41.4）。一些患者的病变局限于下肢。可有皮下肿块。常累及黏膜部位。大多数患者有乳酸脱氢酶升高[9]，但罕见累及骨髓。常伴发噬血细胞综合征。一项研究中，约 1/4 患者伴有免疫缺陷疾病[9]，使用依那西普治疗类风湿性关节炎期间发生的 pcγδTCL 已有报道[10]。

除皮肤和肝脾病例外，γδ T 细胞淋巴瘤还可见于淋巴结和其他结外部位[11]，分期检查时要注意到这一点。

41.2.5　形态学

组织学表现为淋巴细胞弥漫增生（图 41.5），常显著累及皮下组织（图 41.6A）。亲表皮性病变的表现不一，可能很明显（派杰样亲表皮性，图 41.6B）。亲表皮性病变可类似 MF 中所见，但与 MF 不同的是，本病并不少见表皮内水疱和显著的真皮乳头水肿。常见血管中心生长和血管破坏（图 41.7）。有时可见肿瘤上方的表皮坏死。细胞形态不一（小、中或大的多形性细胞），与预后不相关。

伴噬血细胞综合征者的典型特征是出现吞噬肿瘤性淋巴细胞或其他血细胞的大的巨噬细胞（图 41.8）。

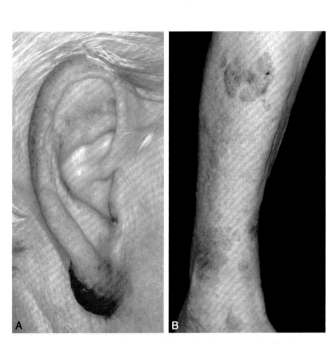

图 41.4　原发性皮肤 γδT 细胞淋巴瘤。同时出现的耳部溃疡性肿块(A)和小腿浸润性斑片和斑块(B)。后一种表现与 MF 无法区分

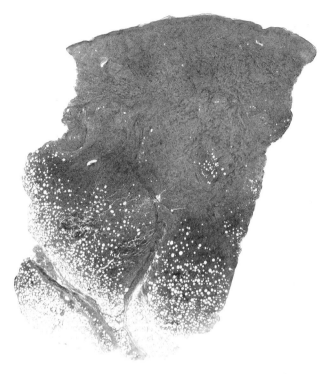

图 41.5　原发性皮肤 γδT 细胞淋巴瘤。致密淋巴细胞弥漫浸润整个真皮层,并累及皮下组织

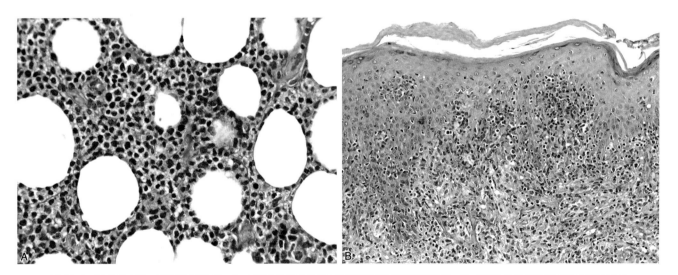

图 41.6　原发性皮肤 γδT 细胞淋巴瘤。A,皮下累及模式类似皮下脂膜炎样 T 细胞淋巴瘤。B,多形性淋巴细胞构成的亲表皮病变

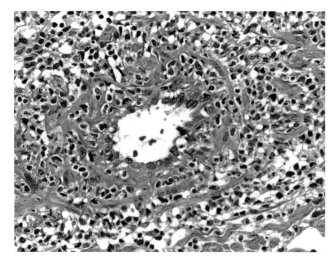

图 41.7　原发性皮肤 γδT 细胞淋巴瘤。嗜血管性生长的淋巴细胞,核中等大,有显著多形性

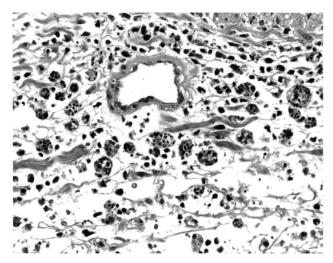

图 41.8　原发性皮肤 γδT 细胞淋巴瘤。组织细胞具有噬血细胞综合征的特点

41.2.6　免疫表型

免疫组化检测证实表达 TCRγ 是诊断本病的必要条件(图 41.9)。事实上,缺乏 αβ 表达并不一定代表 γδ 分化,因为"TCR 静默"(空白细胞)病例同时不表达 αβ 和 γδ [11]。肿瘤性淋巴细胞的免疫表型具有特征性(TCRγ[+]、βF1[−]、CD3[+]、CD4[−]、CD8[−/+]、TIA-1[+]、CD56[+]、CD57[−])。可能丢失一些广谱 T 细胞标记。

肿瘤细胞 EBV 阴性。罕见的 CTCL 病例具有 γδ 表型,同时 EBV 阳性,这些病例的分类尚有争议[9,12,13]。正如前面提到的,皮肤侵袭性细胞毒性淋巴瘤存在一些重叠特征,一些病例的归类存在主观性。

41.2.7　遗传学

本病存在 TCR 基因单克隆性重排。(皮肤和皮肤外)γδT 细胞淋巴瘤的分子表达谱不同于 αβT 细胞淋巴瘤,前者过表达 NK 细胞相关分子,例如杀伤细胞免疫球蛋白样受体(KIR)基因(*KIR3DL1*、*KIR2DL2* 和 *KIR2DL4*)和杀伤细胞凝集素样受体

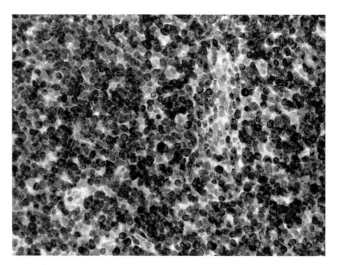

图 41.9　原发性皮肤 γδT 细胞淋巴瘤。强阳性表达 TCRγ

基因(*KLRC1*、*KLRC2* 和 *KLRC4*)[14]。肝脾 γδT 细胞淋巴瘤的分子表达谱不同于其他部位病变,包括皮肤[14]。

41.2.8　临床过程

本病预后差,罕见病例可有更长的临床过程。由于 MF 可表现为 γδ 细胞毒性表型,因此,文献报道的表现为惰性过程的 pcγδTCL 中,至少部分病例可能是 MF。

41.2.9　鉴别诊断

pcγδTCL 累及表皮和真皮,而 SPTCL 只累及皮下组织。罕见的 MF 可具有 γδT 细胞表型,但临床表现和行为与本病不同。与 MF 不同,pcγδTCL 患者在疾病初期即表现为生长迅速的斑疹、丘疹和肿块。与原发性皮肤侵袭性嗜表皮性 CD8[+]T 细胞淋巴瘤的区别在于肿瘤细胞具有 γδ 表型。与皮肤 cENK-TCL-NT 从形态学上无法区分,两者均表现为相似的表皮和真皮显著受累。存在 γδ 表型提示 pcγδTCL,而 EBV 阳性强烈提示 cENKTCL-NT。

41.3　皮下脂膜炎样 T 细胞淋巴瘤

41.3.1　定义

皮下脂膜炎样 T 细胞淋巴瘤(SPTCL)是一种仅累及皮下脂肪的 αβ CD8[+] 细胞毒性 T 细胞淋巴瘤,组织学特征类似小叶性脂膜炎[1,15]。SPTCL 在以前被诊断为恶性组织细胞增多症或组织细胞性噬细胞性脂膜炎。以前分类中的 Weber-Christian 脂膜炎可能也属于 SPTCL。

以前分类中,SPTCL 还包括具有 γδT 细胞表型的病例,这些病例可能更应该归入 pcγδTCL。因此,TCR αβ 阳性是诊断 SPTCL 的必备条件。SPTCL 的诊断标准发生了很大变化,在复习文献时必须注意这一点。

41.3.2　流行病学

本病见于成人,男女均可发病,常有长短不等的脂膜炎病史,特别是红斑狼疮性脂膜炎(LEP)。已有儿童病例报道[16]。

包括伴噬血细胞综合征的侵袭性儿童病例[17]。

41.3.3　病因学

SPTCL 的病因未知。一部分患者伴有自身免疫性疾病，特别是红斑狼疮[18]。还可见于接受免疫调节剂治疗的患者[19]和心脏移植后的免疫抑制患者[20]。

CCL5 是 C-趋化因子受体 5 的配体，后者表达于脂肪细胞。一项研究发现，肿瘤性淋巴细胞表达 CCL5，这可能是肿瘤性 T 淋巴细胞对脂肪组织有趋向性的原因[21]。

41.3.4　临床特征

患者临床表现为孤立性或多发性、浸润性、皮下（脂膜炎样）斑块或肿块，常累及肢体（图 41.10）。一般没有皮肤溃疡。单个病变可能部分或完全自发消退。

约 20% 患者有自身免疫性疾病史，特别是红斑狼疮，患者可表现出抗核抗体和其他抗体阳性、血液学改变、肾脏改变和皮损处免疫荧光实验阳性[18]。一小部分患者有伴随症状，例如发热、乏力、疲劳和体重减轻。噬血细胞综合征可于疾病晚期出现，罕见病例为首发表现，并可致死[18]。但噬血细胞综合征更常见于 pcγδTCL 和 cENKTCL-NT。

41.3.5　形态学

组织学观察，SPTCL 表现为小、中和大（罕见）的多形性淋巴细胞呈致密的结节状或弥漫性浸润，病变局限于皮下脂肪组织，组织学模式同小叶性脂膜炎（图 41.11A）。皮下脂肪以外的区域几乎从不出现簇状瘤细胞，从不出现亲表皮性病变。皮下脂肪内的肿瘤细胞小簇状排列，或环状围绕单个脂肪细胞（所谓的脂肪细胞套，图 41.11B）。常有非常明显的坏死，有时甚至导致见不到典型的组织学特征，坏死常伴有明显的组织细胞浸润，常形成肉芽肿。坏死显著且伴有继发性退行性变的病例可能难以明确诊断。少见血

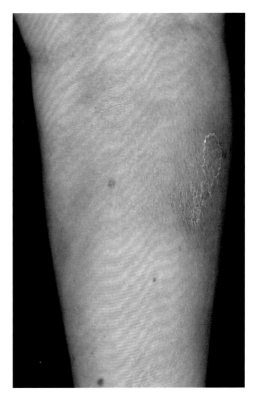

图 41.10　皮下脂膜炎样 T 细胞淋巴瘤。大的边界不清的皮下浸润性斑块（脂膜炎样）

管中心分布或血管破坏。

虽然脂肪细胞套是 SPTCL 的一个典型组织学特征，但此现象可见于几乎所有可显著累及皮下脂肪的淋巴瘤（T、B 细胞淋巴瘤均可），还可见于反应性皮下浸润[22]。

罕见病例在同一活检标本中同时具有 SPTCL 和 LEP 的特征，让人不得不思考这些病例应该如何准确归类，以及两者的关系如何[23]。

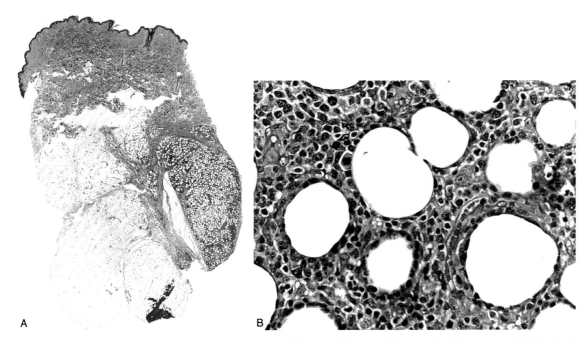

图 41.11　皮下脂膜炎样 T 细胞淋巴瘤。A，以小叶性脂膜炎样模式广泛累及皮下脂肪。B，多形性淋巴细胞构成的脂肪细胞套

41.3.6   免疫表型

SPTCL 具有 αβ T 抑制细胞表型（βF1⁺，TCRγ⁻，CD3⁺，CD4⁻，CD8⁺，TIA-1⁺，CD30⁻，CD56⁻，图 41.12A～C）。βF1 的表达可能部分缺失，尤其是复发病例，但一般至少有部分细胞表达，TCRγ 阴性有助于这些病例的诊断。增殖细胞标记有助于观察肿瘤细胞的分布方式（小簇状和围绕脂肪细胞）（图 41.12D）。

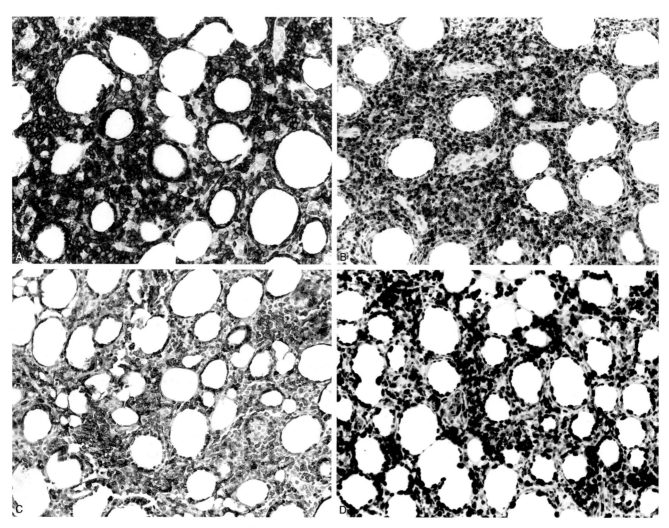

图 41.12   皮下脂膜炎样 T 细胞淋巴瘤。免疫组化检查，瘤细胞表达 CD8(A)、粒酶 B(B) 和 βF1(C)。脂肪细胞周围的淋巴细胞 Ki-67 增殖指数高(D)

极罕见病例中检测到 EBV[24]，这些患者应检查是否存在免疫抑制（医源性或非医源性）。

41.3.7   遗传学

分子分析发现，大多数 SPTCL 存在单克隆性 TCR 基因重排。瘤细胞数量少，导致遗传学研究难以进行，相应的数据非常有限（也未经证实）。一项包括 9 例患者的研究检测到的染色体获得涉及 2q 和 4q，染色体丢失涉及 1pter、2pter、10qter、11qter、12qter，以及 16、19、20 和 22 号染色体[25]。同一研究中，杂合性丢失和 FISH 检测发现，近半数病例发生 NAV3 等位子突变[25]。

41.3.8   临床过程

SPTCL 是一种预后良好的惰性淋巴瘤，5 年总体生存率 >80%[18]。出现噬血细胞综合征提示预后差[18]。一项研究认为，血管趋向性的出现提示预后更差[26]。

41.3.9   鉴别诊断

SPTCL 与 LEP（图 41.13）的鉴别在某些病例是不可能的，有人认为这两种疾病属于脂膜炎性 T 细胞恶液质谱系的两端[27]。存在簇状 CD123⁺ 浆样树突细胞支持 LEP（图 41.13E）[28]，而出现小片状分布的多形性 CD8⁺ 细胞毒性 T 细胞伴高增殖指数者，提示为 SPTCL。LEP 和 SPTCL 一般缺乏表皮改变，但两者共存的情况下可能见到。浆细胞常见于 LEP 的炎性浸润灶内（图 41.13D），但不见于 SPTCL（一些儿童病例可能会有[16]）。LEP 的另一个典型特征是 B 细胞结节状聚集，有时形成小的生发中心（图 41.13A 和 B），此特征不见于 SPTCL。LEP 的 Ki-67 增殖指数低于 SPTCL，脂肪细胞周围仅散在阳性细胞（图 41.13F）。检测到 TCR 基因克隆性重排强烈提示 SPTCL。SPTCL 与 LEP 的组织病理学鉴别诊断特征见表 41.2。

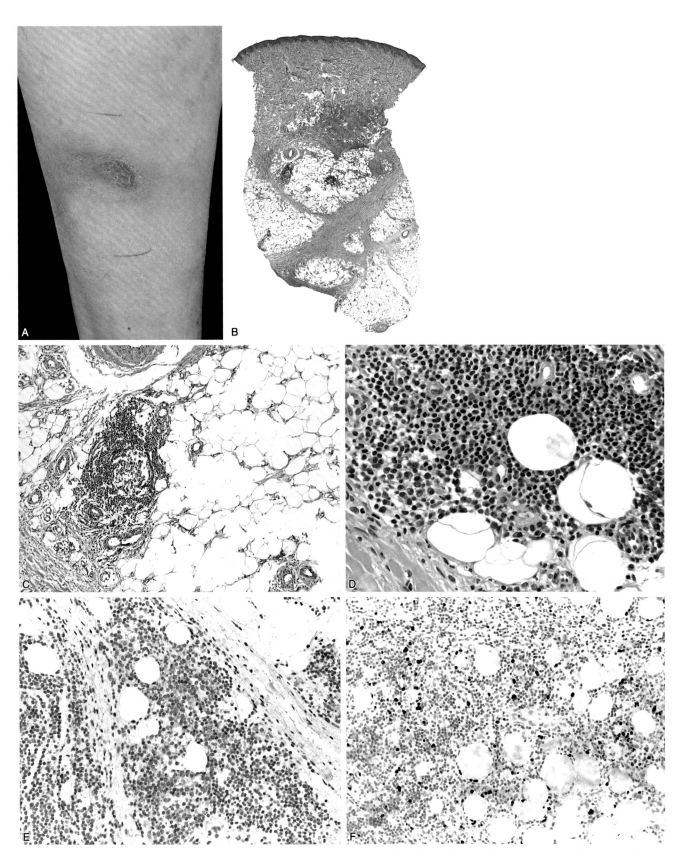

图 41.13 **红斑狼疮性脂膜炎**。A,边界不清的皮下浸润性斑块。B,小叶性脂膜炎样组织学特征。C,伴生发中心形成的 B 细胞聚集。D,浸润灶内可见数个浆细胞。E,簇状分布 CD123+浆样树突细胞。F,增殖指数低(Ki-67 染色)

表 41.2　SPTCL 与 LEP 的组织病理学鉴别诊断特征

	SPTCL	LEP
基底层空泡化	-(+)	-(+)
小叶性脂膜炎样模式	+	+
脂肪细胞套	+	-/+
界面性皮炎	-/+	-/+
表皮受累	-	+/-
退变(脂肪坏死、肉芽肿反应)	+	+
黏液沉积	-/+	+
非典型 CD8+ 细胞簇	+	-
B 细胞结节	-	+
浆细胞	-	+
浆样树突细胞簇(CD123+)	-	+
高增殖指数(Ki-67)	+	-

LEP,红斑狼疮性脂膜炎;SPTCL,皮下脂膜炎样 T 细胞淋巴瘤。

罕见的 MF 可表现为皮下病变,但为 CD4+ 表型,而非 SPTCT 的 CD8+ 表型。在 SPTCL 与 pcγδTCL 的鉴别诊断中,出现如下特征支持 pcγδTCL:累及真皮或表皮(常有显著的亲表皮病变)、γδ 和 CD56 阳性、αβ 阴性。cENKTCL-NT 的特征是显著累及真皮(常为 NK 细胞表型)、CD56 阳性、EBV 阳性、缺乏单克隆性 TCR 基因重排(但具有 T 细胞表型的病例除外)。SPTCL 还需要鉴别皮下间变性大细胞淋巴瘤(ALCL)。此型皮肤 ALCL 的特征是可见强阳性表达 CD30 和 CD4 的大多形性细胞或间变细胞。

41.4　皮肤 CD4+ 小/中 T 细胞淋巴组织增殖性疾病

41.4.1　定义

一种以真皮内小至中等 T 辅助淋巴细胞增生为特征的肿瘤,有时累及皮下脂肪[1,2]。从 1995 年 Friedmann 等首次描述[29]开始,这种淋巴组织增殖性疾病就一直是争论和解读的焦点,目前对于皮肤 CD4+ 小/中 T 细胞淋巴组织增殖性疾病是否存在、如何定义、是否是一种独立的疾病实体,均未达成共识。具有相似临床病理特征的病例曾被命名为特发性假性 T 细胞淋巴瘤;假淋巴瘤样毛囊炎;皮肤淋巴组织增生;孤立性淋巴瘤样丘疹、结节或肿瘤;原发性皮肤毛囊 T 辅助细胞淋巴瘤;原发性皮肤外周 T 细胞淋巴瘤,未分类;单克隆性非典型 T 细胞增生;意义不明的多形性小/中 T 细胞结节[1]。此外,非特指外周 T 细胞淋巴瘤的侵袭性皮肤病变从组织病理学和表型上与本病均可能无法区分,另一方面,一些报道的"侵袭性"皮肤 CD4+ 小/中 T 细胞淋巴瘤可能实际上是非特指外周 T 细胞淋巴瘤。

依据目前的认知程度,尚不清楚皮肤 CD4+ 小/中 T 细胞淋巴组织增殖性疾病是属于 CTCL 的一种亚型、或是一种淋巴瘤前驱病变、或是一种完全良性的反应性状态(假性淋巴瘤)。文献报道的大多数病例均表现为头颈部孤立性病变,这样的病例预后都非常好,因此可能不应诊断为淋巴瘤。

41.4.2　流行病学

本病见于成人或老年人,无明确性别差异。儿童可能发病,但极罕见[30]。

41.4.3　病因学

未知。

41.4.4　临床特征

患者常表现为头颈部或上肢孤立性红色或紫色肿块(图 41.14)。文献报道可多发,但其中许多病例可能是其他疾病(可能是非特指外周 T 细胞淋巴瘤)。少见溃疡形成。切开活检后偶可自发消退。

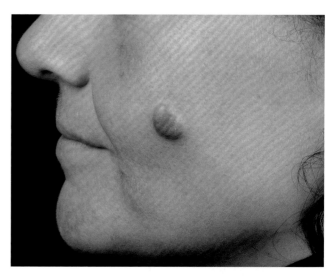

图 41.14　皮肤 CD4+ 小/中 T 细胞淋巴组织增殖性疾病。颊部孤立性红斑性肿块

41.4.5　形态学

CD4+ 小/中 T 细胞淋巴组织增殖性疾病的组织学特征是整个真皮层可见致密的结节状或弥漫性淋巴细胞浸润,常累及皮下脂肪的浅表部分(图 41.15A)。瘤细胞主要为小至中等淋巴细胞,核有多形性(图 41.15B)。大细胞所占比例不超过瘤细胞的 30%。一般缺乏亲表皮病变,如存在显著的亲表皮性,则可除外本病。常混有许多反应细胞,包括淋巴细胞、组织细胞、嗜酸性粒细胞,有时可见浆细胞。部分病例可见肉芽肿反应。B 细胞结节内可有反应性生发中心。

41.4.6　免疫表型

瘤细胞具有 αβ T 辅助细胞表型(CD3+、CD4+、CD5+、CD8-、TIA-1-、βF1+、TCRγ-,图 41.16A 和 B),有时可丢失广谱 T 细胞标记。CD30 阴性或仅少数细胞阳性。常见多少不等的反应性大 B 细胞浸润(图 41.16C)。增殖指数一般较高(图 41.16D)。肿瘤细胞可表达 PD1 和其他 T 滤泡辅助 T_{FH} 淋巴细胞标记(图 41.16E)[31,32],但目前仍不清楚有多少 CD4+ 小/中 T 细胞淋巴瘤具有完全的 T_{FH} 表型。

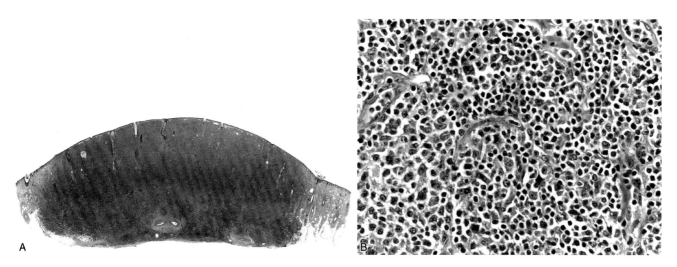

图 41.15　皮肤 CD4$^+$小/中 T 细胞淋巴组织增殖性疾病。A,致密淋巴细胞结节状浸润真皮和皮下脂肪。B,主要为小至中等淋巴细胞

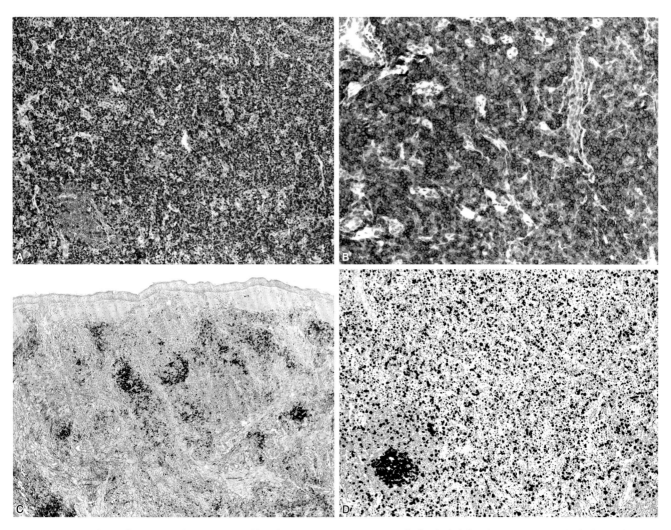

图 41.16　皮肤 CD4$^+$小/中 T 细胞淋巴组织增殖性疾病。以 CD3(A)和 CD4(B)阳性淋巴细胞为主。C,可见一些 B 细胞,部分形成小结节(CD20 染色)。D,增殖指数高。一个反应性生发中心强阳性(Ki-67 染色)

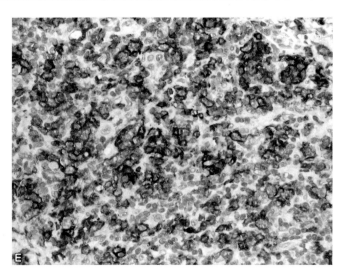

图 41.16(续)　E,大多数 T 细胞表达 PD-1

41.4.7　遗传学

TCR 基因重排的分子分析显示,大多数病例存在单克隆性 T 淋巴细胞群。未发现特异性遗传学异常。

41.4.8　临床过程

CD4[+]小/中 T 细胞淋巴瘤的诊断和分类均较困难,因此也难以评估其预后。2016 版 WHO 分类认为其预后极好[32a]。表现为孤立性病变的患者预后最好[30,33-38],表现为疾病进展的病例几乎均为多发病变[39]。病变局限于腿部的病例可能更具侵袭性[40]。

41.4.9　鉴别诊断

原发性皮肤末梢 CD8[+]T 细胞淋巴瘤与本病的临床表现可能难以区分,但其形态学更单一,阳性表达 CD8 和细胞毒性分子。皮肤非特指外周 T 细胞淋巴瘤的特征是病变多发、异常表型更多,虽然表达 CD4,但许多病例还表达细胞毒性标记。在缺乏临床信息的情况下,与 MF 的鉴别可能困难,但 MF 中很少见到反应性细胞。

正如前文中提到的,与反应性状态的鉴别有时非常困难,甚至不可能。有理由相信,至少部分病例(尤其是头颈部孤立性病变)具有良性生物学行为。

41.5　其他类型皮肤 T 细胞淋巴瘤

皮肤 T 细胞淋巴瘤除上述 4 种类型外,还存在其他一些类型,简述如下:

41.5.1　原发性皮肤末梢 CD8[+]T 细胞淋巴瘤

Petrella 等报道一种耳部的惰性 CD8[+] 淋巴组织增殖,后续报道还可见于面部[41-45]。尚不清楚这种奇怪的皮肤细胞毒性淋巴组织增殖是一种反应性过程(假性淋巴瘤),或是皮肤 CD4[+]小/中 T 细胞淋巴组织增殖性疾病的变异型,或是一种独立的 CTCL 亚型。2016 版 WHO 分类将其暂定为“原发性皮肤末梢 CD8[+]T 细胞淋巴瘤”。大多数病例位于头颈部区域,罕见病例位于面部以外区域[46]。病变的分布和临床表现类似于皮肤 CD4[+]小/中 T 细胞淋巴组织增殖性疾病的孤立性变异型,形态学特征也与之相似,但形态更单一(即,淋巴细胞的核有多形性,但浸润灶中主要为淋巴细胞,少见反应性细胞,图41.17A)。病变局限于真皮,有时累及皮下组织。缺乏亲表皮性。大多数淋巴细胞表达 CD8 和细胞毒性蛋白(图 41.17B),常见不同数量的反应性细胞(T、B 淋巴细胞和组织细胞)。

需要与原发性皮肤侵袭性嗜表皮性 CD8[+]细胞毒性 T 淋巴瘤鉴别,两者为完全独立的疾病,具有不同的临床表现和生物学行为。存在显著的亲表皮病变可除外发生于耳部的惰性 CD8[+]淋巴组织增殖。原发性皮肤末梢 CD8[+]T 细胞淋巴瘤的预后非常好,不会进展为系统性淋巴瘤。

41.5.2　原发性皮肤 T 滤泡辅助细胞淋巴瘤和皮肤血管免疫母细胞性 T 细胞淋巴瘤

在过去数年里,发现一种以 T_{FH} 淋巴细胞增生为特征、且不同于血管免疫母细胞性 T 淋巴瘤(AITL)的 CTCL 亚型[31,32]。其中部分病例曾被归类为皮肤 CD4[+]小/中 T 细胞淋巴瘤伴 T_{FH} 表型[32]。结内 AITL 可继发累及皮肤,这些病例的组织病理学和表型特征可能难以确切归类[47]。T_{FH} 表型的特征是至少表达 3 种 T_{FH} 淋巴细胞标记(PD-1、ICOS、CXCL-13、CD10 和 Bcl-6),但无论这些标记的表达情况如何,均不代表肿瘤细胞具有 T_{FH} 分化。结内 AITL 继发累及皮肤的病例中,部分(而非全部)EBV 阳性,这取决于原有的结内病变,这种情况下出现的 EBV[+]肿瘤性 T_{FH} 淋巴细胞强烈提示为 AITL 的皮肤表现。此外,T_{FH} 表型也可见于普通类型的 CTCL,例如 MF 或 Sézary 综合征[48]。目前尚不清楚原发性皮肤 T_{FH} 细胞淋巴瘤是否是 CTCL 的一种独立类型。

41.5.3　皮肤血管内大 NK/T 细胞淋巴瘤

大多数血管内大细胞淋巴瘤为 B 细胞表型,极罕见病例为 T 细胞或 NK 细胞表型[49-52]。与血管内大 B 细胞淋巴瘤相比,血管内大 NK/T 细胞淋巴瘤(IVLNKTCL)常与 EBV 感染

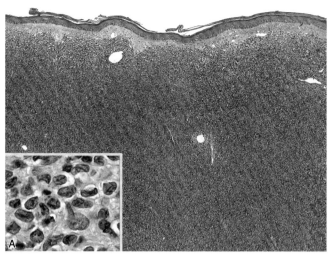
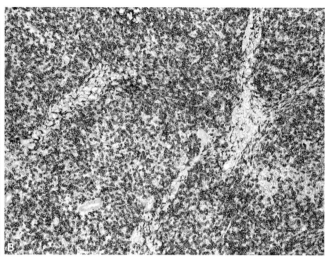

图 41.17　原发性皮肤末梢 CD8+T 细胞淋巴瘤。A,真皮层见致密的单形性淋巴细胞浸润,表皮不受累,其下可见 Grenz 带。瘤细胞核有多形性(插图)。B,大部分细胞表达 CD8

有关[49,50]。

　　IVLNKTCL 见于老年成人,但已有一例先天性病例报道[53]。患者表现为边界不清的硬结(脂膜炎样病变),伴不同程度毛细血管扩张。常见神经系统症状,提示累及中枢神经系统。病变累及真皮和皮下组织,表现为扩张血管内可见大淋巴细胞增生。不累及淋巴管。瘤细胞大,胞质稀少,常有显著核仁。瘤细胞表达 CD2、CD3 和细胞毒性蛋白,常不表达 CD5。绝大多数表达 CD56,常不表达 βF1。无 TCRγ 相关数据。虽然大多数病例具有细胞毒性 NK/T 表型,但一些病例为 T 辅助细胞或 CD30+ 表型,提示 IVLNKTCL 可能是一种具有相对异质性表型的肿瘤[49]。TCR 基因重排的分子分析发现,近 1/3 病例具有单克隆性(阴性病例可能具有 NK 细胞表型)。IVLNKTCL 极具侵袭性。与累及 2 个或更多个器官的患者相比,仅累及一个器官的患者预后稍好。

　　IVLNKTCL 与更常见的血管内大 B 细胞淋巴瘤的鉴别可借助表型检测来完成。IVLNKTCL 还需要与一些良性病变鉴别,例如淋巴管内组织细胞增多症和淋巴管内 T 淋巴母细胞良性增殖。淋巴管内组织细胞增多症的特征是扩张的淋巴管内 CD68+ 组织细胞增生[1]。淋巴管内 T 淋巴母细胞良性增殖见于外伤部位的皮肤、或血管瘤内、子宫内膜息肉内或阑尾炎病灶内[54-59],与 IVLNKTCL 不同,这种病变的大 T 细胞增生位于淋巴管内,而不是血管内,且血管外的炎性浸润灶内也可见大淋巴细胞。IVLNKTCL 还应与淋巴管内 CD30+ ALCL 鉴别,后者代表皮肤或结内 ALCL 淋巴管扩散,表现为惰性临床过程[1,60],且淋巴管内病灶附近的皮肤或区域淋巴结内常伴有典型的ALCL。瘤细胞表达 CD3、CD4 和 CD30。常不表达细胞毒性蛋白,与 EBV 的相关性未见报道。不表达 ALK-1。与 IVLNKTCL 的主要鉴别点在于瘤细胞位于淋巴管内,而不是血管内。已报道罕见的真正的 CD30+IVLNKTCL 伴侵袭性过程[49,61],提示确定所累及脉管的性质(血管或淋巴管)对诊断非常关键。淋巴管可能表达 CD31 和 CD34,因此,所有脉管内淋巴组织增殖性疾病均应行 podoplanin 染色。

　　本书的其他章节还描述了另外 3 种罕见的皮肤 NK/T 细胞瘤,即种痘水疱病样淋巴组织增殖性疾病、皮肤结外 NK/T

细胞淋巴瘤-鼻型和成人 T 细胞白血病/淋巴瘤。

精华和陷阱

- 亲表皮性常见于各种类型的皮肤淋巴瘤;亲表皮性显著的病变常具有细胞毒性表型,完整的表型分析是准确归类的关键。溃疡边缘显著的亲表皮性病变,伴肿瘤细胞楔形围绕坏死灶,是皮肤间变性大细胞淋巴瘤相对常见的特征。
- 皮下(小叶性脂膜炎样)累及也常见于各种类型的皮肤淋巴瘤。显著坏死常掩盖细胞毒性淋巴瘤的特异性改变,但皮下 MF 和皮下 B 细胞淋巴瘤缺乏显著坏死。
- 血管中心性生长或血管破坏是常见于不同类型(T、B 表型)皮肤淋巴瘤的又一特征。一些皮肤弥漫大 B 细胞淋巴瘤的血管内浸润由大细胞和混合的许多细胞毒性 T 细胞构成,容易误诊或漏诊。
- 过去的淋巴瘤分类主要依据肿瘤性淋巴细胞的形态,但细胞形态在皮肤 NK/T 细胞淋巴瘤的诊断、分类或预后中并不具有决定性作用。
- 表现为混合细胞浸润的病例中,Ki-67 染色有助于识别增生细胞。虽然反应性淋巴细胞也可表达 Ki-67,但此染色有助于更好地分析浸润的结构模式。Ki-67 联合 T、B 抗原双染可能更有帮助。
- 告诫临床医师,不要将活检标本置于纱布上;皮肤标本会极为快速地出现干枯假象,特别是小的钻取标本。

（陈　健译）

参考文献

1. Cerroni L. Skin Lymphomas. The Illustrated Guide. 4th ed. Oxford：Wiley-Blackwell；2014.

2. Gaulard P，Berti E，Willemze R，et al. Primary cutaneous CD8 positive aggressive epidermotropic cytotoxic T-cell lymphoma. In：Swerdlow SH，Campo E，Harris NL，et al.，eds. WHO Classification of Tumours of Haematopoietic and Lymphoid Tissues. Revised 4th ed. Lyon，France：IARC Press；2017.

3. Berti E，Tomasini D，Vermeer MH，et al. Primary cutaneous CD8-positive epidermotropic cytotoxic T cell lymphomas. A distinct clinicopathological entity with an aggressive clinical behaviour. Am J Pathol. 1999；155：483-

492.

4. Robson A, Assaf C, Bagot M, et al. Aggressive epidermotropic cutaneous CD8⁺lymphoma: a cutaneous lymphoma with distinct clinical and pathological features. Report of an EORTC Cutaneous Lymphoma Task Force Workshop. Histopathology. 2015;67:425-441.

5. Kikuchi Y, Kashii Y, Gunji Y, et al. Six-year-old girl with primary cutaneous aggressive epidermotropic CD8⁺T-cell lymphoma. Pediatr Int. 2011;53:393-396.

6. Saggini A, Gulia A, Argenyi Z, et al. A variant of lymphomatoid papulosis simulating primary cutaneous aggressive epidermotropic CD8⁺ cytotoxic T-cell lymphoma. Description of 9 cases. Am J Surg Pathol. 2010;34:1168-1175.

7. Rodrlguez-Pinilla SM, Ortiz-Romero PL, Monsalvez V, et al. TCR-gamma expression in primary cutaneous T-cell lymphomas. Am J Surg Pathol. 2013;37:375-384.

8. Boccara O, Blanche S, de Prost Y, et al. Cutaneous hematologic disorders in children. Pediatr Blood Cancer. 2012;58:226-232.

9. Guitart J, Weisenburger DD, Subtil A, et al. Cutaneous gamma/delta T-cell lymphomas. A spectrum of presentations with overlap with other cytotoxic lymphomas. Am J Surg Pathol. 2012;36:1656-1665.

10. Koens L, Senff NJ, Vermeer MH, et al. Cutaneous gamma/delta T-cell lymphoma during treatment with etanercept for rheumatoid arthritis. Acta Derm Venereol. 2009;89:653-654.

11. Garcia-Herrera A, Song JY, Chuang SS, et al. Nonhepatosplenic γδ T-cell lymphomas represent a spectrum of aggressive cytotoxic T-cell lymphomas with a mainly extranodal presentation. Am J Surg Pathol. 2011;35:1214-1225.

12. Schieke SM, Sharaf MA, Lerner A, et al. Primary cutaneous CD56 positive lymphoma: a diagnostic conundrum in an unusual case of lymphoma. J Cutan Pathol. 2012;39:540-544.

13. Yu WW, Hsieh PP, Chuang SS. Cutaneous EBV-positive γδ T-cell lymphoma vs. extranodal NK/T-cell lymphoma: a case report and literature review. J Cutan Pathol. 2013;40:310-316.

14. Miyazaki K, Yamaguchi M, Imai H, et al. Gene expression profiling of peripheral T-cell lymphoma including gamma-delta T-cell lymphoma. Blood. 2009;113:1071-1074.

15. Jaffe ES, Gaulard P, Cerroni L. Subcutaneous panniculitis-like T-cell lymphoma. In: Swerdlow SH, Campo E, Harris NL, et al., eds. WHO Classification of Tumours of Haematopoietic and Lymphoid Tissues. Revised 4th ed. Lyon, France: IARC Press;2017.

16. Huppmann AR, Xi L, Raffeld M, et al. Subcutaneous panniculitis-like T-cell lymphoma in the pediatric age group: a lymphoma of low malignant potential. Pediatr Blood Cancer. 2013;60:1165-1170.

17. Koh MJA, Sadarangani SP, Chan YC, et al. Aggressive subcutaneous panniculitis-like T-cell lymphoma with hemophagocytosis in two children (subcutaneous panniculitis-like T-cell lymphoma). J Am Acad Dermatol. 2009;61:875-881.

18. Willemze R, Jansen PM, Cerroni L, et al. Subcutaneous panniculitis-like T-cell lymphoma: definition, classification, and prognostic factors: an EORTC Cutaneous Lymphoma Group Study of 83 cases. Blood. 2008;111:838-845.

19. Michot C, Costes V, Gerard-Dran D, et al. Subcutaneous panniculitis-like T-cell lymphoma in a patient receiving etanercept for rheumatoid arthritis. Br J Dermatol. 2009;160:889-890.

20. Bragman SG, Yeaney GA, Greig BW, et al. Subcutaneous panniculitic T-cell lymphoma in a cardiac allograft recipient. J Cutan Pathol. 2005;32:366-370.

21. Magro CM, Wang X. CCL5 expression in panniculitic T-cell dyscrasias and its potential role in adipocyte tropism. Am J Dermatopathol. 2013;35:332-337.

22. Lozzi GP, Massone C, Citarella L, et al. Rimming of adipocytes by neoplastic lymphocytes. A histopathologic feature not restricted to subcutaneous T-cell lymphoma. Am J Dermatopathol. 2006;28:9-12.

23. Bosisio F, Boi S, Caputo V, et al. Lobular panniculitic infiltrates with overlapping histopathologic features of lupus panniculitis(lupus profundus) and subcutaneous T-cell lymphoma: a conceptual and practical dilemma. Am J Surg Pathol. 2015;39:206-211.

24. Soylui S, Gul U, Kilic A, et al. A case with an indolent course of subcutaneous panniculitis-like T-cell lymphoma demonstrating Epstein-Barr virus positivity and simulating dermatitis artefacta. Am J Clin Dermatol. 2010;11:147-150.

25. Hahtola S, Burghart E, Jeskanen L, et al. Clinicopathological characterization and genomic aberrations in subcutaneous panniculitis-like T-cell lymphoma. J Invest Dermatol. 2008;128:2304-2309.

26. Kong YY, Dai B, Kong JC, et al. Subcutaneous panniculitis-like T-cell lymphoma. A clinicopathologic, immunophenotypic, and molecular study of 22 Asian cases according to WHO-EORTC classification. Am J Surg Pathol. 2008;32:1495-1502.

27. Magro CM, Crowson AN, Kovatich AJ, Burns F. Lupus profundus, indeterminate lymphocytic lobular panniculitis and subcutaneous T-cell lymphoma: a spectrum of subcuticular T-cell lymphoid dyscrasia. J Cutan Pathol. 2001;28:235-247.

28. Liau JY, Chuang SS, Chu CA, et al. The presence of clusters of plasmacytoid dendritic cells is a helpful feature for differentiating lupus panniculitis from subcutaneous panniculitis-like T-cell lymphoma. Histopathology. 2013;62:1057-1066.

29. Friedmann D, Wechsler J, Delfan MH, et al. Primary cutaneous pleomorphic small T-cell lymphoma: a review of 11 cases. Arch Dermatol. 1995;131:1009-1015.

30. Baum CL, Link BK, Neppalli VT, et al. Reappraisal of the provisional entity primary cutaneous CD4⁺ small/medium pleomorphic T-cell lymphoma: a series of 10 adult and pediatric patients and review of the literature. J Am Acad Dermatol. 2011;65:739-748.

31. Battistella M, Beylot-Barry M, Bachelez H, et al. Primary cutaneous follicular helper T-cell lymphoma. Arch Dermatol. 2012;148:832-839.

32. Rodriguez-Pinilla SM, Roncador G, Rodriguez-Peralto JJ, et al. Primary cutaneous CD4⁺ small/medium-sized pleomorphic T-cell lymphoma expresses follicular T-cell markers. Am J Surg Pathol. 2009;33:81-90.

32a. Gaulard P, Berti E, Willemze R, et al. Primary cutaneous CD4 positive small/medium T-cell lymphoproliferative disorder. In: Swerdlow SH, Campo E, Harris NL, et al., eds. WHO Classification of Tumours of Haematopoietic and Lymphoid Tissues. Revised 4th ed. Lyon, France: IARC Press;2017.

33. Grogg KL, Jung S, Erickson LA, et al. Primary cutaneous CD4-positive small/medium-sized pleomorphic T-cell lymphoma: a clonal T-cell lymphoproliferative disorder with indolent behavior. Mod Pathol. 2008;21:708-715.

34. Beltraminelli H, Leinweber B, Kerl H, Cerroni L. Primary cutaneous CD4⁺ small/medium-sized pleomorphic T cell lymphoma: a cutaneous nodular proliferation of pleomorphic T lymphocytes of undetermined sig-

nificance? A study of 136 cases. Am J Dermatopathol. 2009;31:317-322.

35. von den Driesch P, Coors EA. Localized cutaneous small to medium-sized pleomorphic T-cell lymphoma：a report of 3 cases stable for years. J Am Acad Dermatol. 2002;46:531-535.

36. Sterry W, Siebel A, Mielke V. HTLV-I-negative pleomorphic T-cell lymphoma of the skin：the clinicopathological correlations and natural history of 15 patients. Br J Dermatol. 1992;126:456-462.

37. Bekkenk MW, Vermeer MH, Jansen PM, et al. Peripheral T-cell lymphomas unspecified presenting in the skin：analysis of prognostic factors in a group of 82 patients. Blood. 2003;102:2213-2219.

38. Fink-Puches R, Zenahlik P, Bäck B, et al. Primary cutaneous lymphomas：applicability of current classification schemes（European Organization for Research and Treatment of Cancer, World Health Organization）based on clinicopathologic features observed in a large group of patients. Blood. 2002;99:800-805.

39. Garcia-Herrera A, Colomo L, Camos M, et al. Primary cutaneous small/medium CD4 T-cell lymphomas：a heterogeneous group of tumors with different clinicopathologic features and outcome. J Clin Oncol. 2008;26:1-11.

40. Poligone B, Wilson LD, Subtil A, Heald P. Primary cutaneous T-cell lymphoma localized to the lower leg：a distinct, locally aggressive cutaneous T-cell lymphoma. Arch Dermatol. 2009;145:677-682.

41. Petrella T, Maubec E, Cornillet-Lefebvre P, et al. Indolent CD8-positive lymphoid proliferation of the ear. A distinct primary cutaneous T-cell lymphoma? Am J Surg Pathol. 2007;31:1887-1892.

42. Suchak R, O'Connor S, McNamara C, et al. Indolent CD8-positive lymphoid proliferation on the face：part of the spectrum of primary cutaneous small-/medium-sized pleomorphic T-cell lymphoma or a distinct entity? J Cutan Pathol. 2010;37:977-981.

43. Beltraminelli H, Müllegger R, Cerroni L. Indolent CD8⁺ lymphoid proliferation of the ear：a phenotypic variant of the small-medium pleomorphic cutaneous T-cell lymphoma? Report of three cases. J Cutan Pathol. 2010;37:81-84.

44. Kempf W, Kazakov DV, Cozzio A, et al. Primary cutaneous CD8⁺ small-to medium-sized lymphoproliferative disorder in extrafacial sites：clinicopathologic features and concept on their classification. Am J Dermatopathol. 2013;35:159-166.

45. Greenblatt D, Ally M, Child F, et al. Indolent CD8⁺ lymphoid proliferation of acral sites：a clinicopathologic study of six patients with some atypical features. J Cutan Pathol. 2013;40:248-258.

46. Geraud C, Goerdt S, Klemke CD. Primary cutaneous CD8⁺ small/medium-sized pleomorphic T-cell lymphoma, ear-type：a unique cutaneous T-cell lymphoma with a favourable prognosis. Br J Dermatol. 2011;164:456-458.

47. Botros N, Cerroni L, Shawwa A, et al. Cutaneous manifestations of angioimmunoblastic T-cell lymphoma：clinical and pathological characteristics. Am J Dermatopathol. 2015;37:274-283.

48. Meyerson HJ, Awadallah A, Pavlidakey P, et al. Follicular center helper T-cell（TFH）marker positive mycosis fungoides/Sézary syndrome. Mod Pathol. 2013;26:32-43.

49. Cerroni L, Massone C, Kutzner H, et al. Intravascular large T-cell or NK-cell lymphoma. A rare variant of intravascular large cell lymphoma with frequent cytotoxic phenotype and association with Epstein-Barr virus infection. Am J Surg Pathol. 2008;32:891-898.

50. Nakamichi N, Fukuhara S, Aozasa K, Morii E. NK-cell intravascular lymphomatosis—a mini-review. Eur J Haematol. 2008;81:1-7.

51. Gleason BC, Brinster NK, Granter SR, et al. Intravascular cytotoxic T-cell lymphoma：a case report and review of the literature. J Am Acad Dermatol. 2008;58:290-294.

52. Kuo TT, Chen MJ, Kuo M. Cutaneous intravascular NK-cell lymphoma：report of a rare variant associated with Epstein-Barr virus. Am J Surg Pathol. 2006;30:1197-1201.

53. Tateyama H, Eimoto T, Tada T, et al. Congenital angiotropic lymphoma（intravascular lymphomatosis）of the T-cell type. Cancer. 1991;67:2131-2136.

54. Bryant A, Lawton H, Al-Talib R, et al. Intravascular proliferation of reactive lymphoid blasts mimicking intravascular lymphoma—a diagnostic pitfall. Histopathology. 2007;51:401-402.

55. Baum CL, Stone MS, Liu V. Atypical intravascular CD30⁺ T-cell proliferation following trauma in a healthy 17-year-old male：first reported case of a potential diagnostic pitfall and literature review. J Cutan Pathol. 2009;36:350-354.

56. Ardighieri L, Lonardi S, Vermi W, et al. Intralymphatic atypical T-cell proliferation in a cutaneous hemangioma. J Cutan Pathol. 2010;37:497-503.

57. Cesinaro AM, Luca RB. Atypical lymphoid proliferation in capillary hemangioma：a finding related to bacterial infection? J Cutan Pathol. 2010;37:1021-1022.

58. Riveiro-Falkenbach E, Fernandez-Figueras MT, Rodriguez-Peralto JL. Benign atypical intravascular CD30⁺ T-cell proliferation：a reactive condition mimicking intravascular lymphoma. Am J Dermatopathol. 2013;35:143-150.

59. Lee S, Ogilvie RT, Dupre M, et al. Intravascular lymphocytosis in acute appendicitis：potential mimicry of chronic lymphocytic leukaemia. Histopathology. 2009;55:660-664.

60. Samols MA, Su A, Ra S, et al. Intralymphatic cutaneous anaplastic large cell lymphoma/lymphomatoid papulosis expanding the spectrum of CD30-positive lymphoproliferative disorders. Am J Surg Pathol. 2014;38:1203-1211.

61. Takahashi E, Kajimoto K, Fukatsu T, et al. Intravascular large T-cell lymphoma：a case report of CD30-positive and ALK-negative anaplastic type with cytotoxic molecule expression. Virchows Arch. 2005;447:1000-1006.

第 42 章

前体 B 和 T 细胞肿瘤

Amy S. Duffield, Frederick Karl Racke, Michael J. Borowitz

42.1 前体淋巴系肿瘤的分类

前体淋巴系肿瘤包括 B 细胞或 T 细胞起源的急性淋巴母细胞白血病(ALL)和淋巴母细胞淋巴瘤(LBL)。大多数 ALL 起源于前体 B 细胞,而大多数 LBL 具有 T 细胞表型。总体而言,前体 B 细胞 ALL 和 LBL 在生物学上视为等同;前体 T 细胞 ALL 和 LBL 也是如此。淋巴瘤和白血病的区分多少有些武断。如果有明显的外周血或骨髓浸润,称为 ALL;如果肿瘤原发于髓外而外周血或骨髓很少或没有被累及,建议诊断为 LBL。按照惯例,区分 LBL 和 ALL 的阈值是外周血或骨髓中浸润的母细胞≥25%,当然这种区别只有很少的临床或生物学意义。但是,前体 B 细胞肿瘤在生物学和临床上有别于前体 T 细胞肿瘤。下面将分别讨论这两种肿瘤。另外,诊断 ALL 本身就表明肿瘤起源于前体淋巴细胞,因此现在认为在诊断名词前加上"前体细胞"是多余的,应直接诊断为 B 细胞 ALL 和 T 细胞 ALL。

42.2 B 淋巴母细胞白血病/淋巴瘤(B-ALL/LBL)

42.2.1 定义

B-ALL/LBL 是具有早期 B 细胞分化特征的克隆性前体造血细胞肿瘤,其特点在于形态学分化不明显的不成熟母细胞的迅速增生。诊断本病一般需要检测免疫表型以证实 B 细胞抗原表达。例如 95% 以上病例表达 CD19 和 HLA-DR[1]。而且,几乎所有病例都有 Ig 重链基因的克隆性重排[2,3]。

42.2.2 流行病学

ALL 是儿童最常见的恶性肿瘤。占儿童白血病的 80%,仅占成人急性白血病的 20%。大多数发生在 6 岁以下儿童,并且多为 B-ALL[4]。2~5 岁间的高峰发病率约为 4/10 万~5/10 万,然后随年龄的增加而减少,50 岁以后又轻度增加。白种人和西班牙裔比黑人多见,并且西班牙裔儿童 ALL 发病率较高[5,6],并且复发率也高于白种儿童[7]。B-LBL 比 T-LBL 少见,仅占 LBL 的 10%[8]。B-LBL 也是年轻人易患,大多数病例小于 20 岁[9,10]。

42.2.3 病因学

B/T-ALL 的病因学尚不清楚。许多研究提示产前发生的遗传学改变会促进白血病的发生,另外的研究证实至少有一部分宫内起源的婴幼儿 ALL 存在克隆性特异的抗原受体基因重排[11,12]。而且,在单卵双胞胎的 B-ALL 中证实了相同的白血病特异性染色体易位和抗原受体基因重排[13]。然而,这些发现被认为是发生在一对双胞胎中的体细胞突变,并通过子宫内循环而互相影响,并不是体质性遗传疾病。易患 ALL 的遗传和环境因素还不明确,但一些因素,如电离辐射、某些遗传病(如唐氏综合征、共济失调性毛细血管扩张症)已经证实与 ALL 的发生有关[14,15]。最近的研究还表明,包括 *GATA3*、*ARID5B*、*IKZF1*、*CEBPE* 和 *CDKN2A/B* 在内的多个基因的单核苷酸多态性(SNP)与 B-ALL 的易感性有关[16,17]。这些患者的预后相对较差,青少年和年轻人的比例不相称。其中一个 SNP(rs3824662)在拉美裔中更为常见[18],并认为这是该组患者预后比白人差的部分原因。然而,真正的家族性 ALL 罕见,这些家系具有 *PAX5*、*ETV6* 和 *TP53* 突变[18a,18b,18c]。化疗后发生的 ALL 罕见,这种病例常有染色体 11q23 上 *MLL* 基因(现称为 *KMT2A*)的重排或扩增[19,20]。

42.2.4　临床特征

典型 B-ALL 的临床表现(框 42.1)与正常骨髓被白血病性母细胞取代所继发的全血细胞减少相关。具体的临床表现包括贫血所致的乏力、面色苍白,血小板减少所致的皮肤瘀斑、青紫,以及粒细胞减少所致的发热。重要的是 ALL 患者的外周血细胞计数可以降低、可以正常,也可以升高。因此,如果出现不能解释的全血减少,应行骨髓检查以排除白血病的可能。此外,诊断时也可见肝脾肿大或淋巴结肿大,可能会出现白血病浸润所致的器官功能不全。骨痛或关节痛常见,尤其是儿童患者。其原因在于白血病细胞的髓外生长。B-LBL 通常累及皮肤或淋巴结,伴有或不伴外周血或骨髓受累[9,21]。与 T-LBL 相比,B-LBL 极少累及纵隔。

框 42.1　淋巴母细胞白血病(ALL)的主要临床和诊断特征

- 骨髓或外周血 20% 或以上的淋巴母细胞*
- 免疫表型证实为早期 B 细胞(80%)或早期 T(20%)细胞分化
- 缺乏髓系分化
- 贫血、血小板减少和粒细胞减少(常见)
- 临床特征:乏力、出血、骨痛、发热、淋巴结肿大、器官肿大和中枢神经系统受累

*考虑 ALL 而不是 LBL 的传统阈值是外周血或骨髓中母细胞 ≥25%。这对一些治疗方案的制定来说很重要。

42.2.5　形态学

外周血或骨髓形态学检查是 ALL 诊断的一个重要部分。B-ALL 的母细胞可为异质性。过去的分类系统试图根据细胞学形态(包括核质比、核仁多少、核膜轮廓、细胞大小等)来区分亚型。但是,除了将较为成熟的 Burkitt 白血病/淋巴瘤(过去视为 ALL-L3)从 B-ALL 中区分出来之外,再单纯根据形态学进行亚分类的预后意义不大,而且不如免疫表型、细胞遗传学和分子亚分类。然而,识别淋巴母细胞仍然是正确诊断的重要开始。在外周血或骨髓涂片上,淋巴母细胞可以是核质比高的小圆细胞,具有致密的染色质和模糊的核仁;也可以是具有不等量灰蓝色或蓝色胞质、核形不规则、染色质分散、核仁模糊或清晰的大细胞。可见胞质空泡,但这一特点并不一定提示 Burkitt 白血病/淋巴瘤。

B-ALL 曾描述过以下数种形态学变异型。第一种,即所谓的手镜形细胞白血病,其独特的形态学特征是不对称的胞质突起(伪足),突起通常位于中央凹陷的细胞核的顶端[22,23]。尽管引起这种不寻常的形态学特征的原因尚不清楚,但研究提示伪足可能由免疫复合物聚集形成[22,23]。手镜形细胞的出现并不一定预示某种 ALL 的特定亚型,也没有确切的独立预后意义。第二种,较为少见的形态学变异型是颗粒细胞 ALL。这种亚型的母细胞具有嗜天青胞质颗粒,颗粒不含 MPO,但是含有酸性磷酸酶或酸性酯酶活性,提示其为溶酶体来源[24]。流式细胞术分析,这些病例可能不显示含有大量颗粒的骨髓原始细胞时出现的直角侧散射增加。罕见 B-ALL 病例可出现外周血嗜酸性粒细胞增多,以至于掩盖淋巴母细胞,使其难以辨认。尽管嗜酸性粒细胞不是肿瘤细胞克隆的一部分,但是伴有嗜酸性粒细胞增多的 ALL 患者常常会出现嗜酸性粒细胞脱颗粒的毒性反应,尤其是表现为心脏疾病。这种不寻常的临床表现常常与异常的 t(5;14)(q31-33;q32)染色体易位有关,该易位涉及白介素-3(*IL3*)基因和 14 号染色体上的 Ig 重链(IgH)基因[25-27]。

B-ALL 和 B-LBL 的组织病理学改变无法区分,两者不同之处在于受累组织的分布部位不同。ALL 的骨髓几乎总是有核细胞增多,由不成熟细胞弥漫浸润,取代正常骨髓组织(图 42.1)。高倍镜下观察到的形态学异质性与细胞涂片所看到的相似,可以是染色质细、核仁模糊的小的母细胞,也可以是异质性更明显的核仁不规则、胞质更丰富的细胞。偶尔,伴有可染小体巨噬细胞的浸润,形成"星空"现象。但是,与 BL 不同,其中可染小体巨噬细胞通常并不丰富,可以仅仅为局灶性。B-ALL 常累及一些重要脏器,如肝、脾脏、肾、性腺和中枢神经系统。当髓外发生淋巴母细胞肿瘤而外周血或骨髓中母细胞少于 25%,则诊断 B-LBL。髓外最常见的发生部位是皮肤或骨,其次是淋巴结,并且常常表现为副皮质区受累、淋巴滤泡保留。在肝脏通常累及肝窦,而脾脏则是红髓受累。

42.2.6　免疫表型

B-ALL 是基于 B 细胞分化而定义的。骨髓中存在数量不等的正常前体 B 细胞。这些前体细胞在向正常 B 细胞分化过程中,按照正常的模式表达 B 细胞抗原。相反,B-ALL 总是具有异常的抗原表达模式,不符合正常 B 细胞分化,从而可以区分恶性和反应性前体 B 细胞[28]。几乎所有的 B-ALL 病例呈 CD19+、胞质 CD79a+、TdT+ 和 HLA-DR+。CD10 表达于大多数而不是所有病例。表面 CD22 呈恒定的弱表达。通常不同程度地表达 CD20,但单个病例可能完全不表达到中等强度一致表达。胞质 CD22 对 B-ALL 非常敏感,但也表达于 AML[29],并且 CD19 和 TdT 可能弱表达。CD79a 被视为 B-ALL 敏感且特异的标记,但也表达于部分 T-ALL/LBL 病例[30]。PAX5 比 CD79a 特异,但也表达于一些 AML 病例[31]。尽管 Ig 重链基因重排发生于相对较早的 B 细胞分化阶段,分子检测也能在 B-ALL 中检出克隆性重排,但不表达 sIg。

其他抗原标记也有助于确定 B-ALL,特别是适用于区分正常和白血病前体细胞的标记,包括 CD24、CD34 和 CD9,它们都表达于大多数病例[1,32]。应当注意,在 B 细胞肿瘤中,CD34 唯一表达于淋巴母细胞病变,对这些病变的正确分类具有特殊意义。TdT 表达对未成熟 B 淋巴细胞性病变也具有特

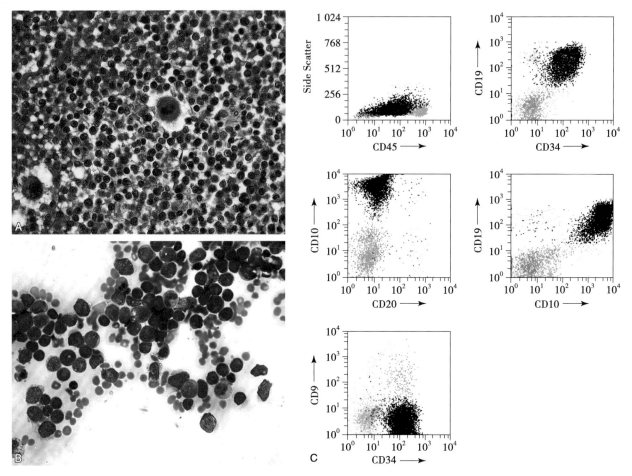

图 42.1 B-ALL。A,骨髓活检,不成熟淋巴母细胞群呈间质性浸润骨髓。**B**,骨髓穿刺涂片,不成熟母细胞增多。**C**,多参数流式细胞术显示母细胞呈 CD19[+]、CD34[+]、CD10[+]、CD9[-] 和 CD20[-],此表型符与儿童 ALL 伴 t(12;21)高度相关

征性,但文献中它也罕见表达于未分类 DLBCL-BL[33,34]。约 10%~20%B-ALL 不表达 CD45,其余病例通常表现出相当大的表达差异[35,36]。CD99,通常作为 Ewing 肉瘤标志,也表达于大多数 TdT[+]造血肿瘤[37-39]。因此,CD99[+]CD45[-]并不排除 LBL。最后,10%~15% 儿童[40] 和 25% 成人[41,42] B-ALL 表达髓系抗原(包括 CD13、CD33 和 CD15)。然而,B-ALL 极罕见表达髓系母细胞相关抗原 CD117,CD117[+]应促使考虑 B/髓系混合表型急性白血病(MPAL)[43]。B-ALL 常规评估骨髓过氧化物酶(MPO)的表达可能会产生问题,因为 B-ALL 典型病例偶尔低水平表达 MPO[44],如果不符合其他诊断标准则不应诊断为 MPAL。

几种特定的 B-ALL 临床亚型则具有独特的免疫表型。一些病例与特定的具有临床意义的分子或细胞遗传学改变相关(表 42.1)。例如,前体 B-ALL 表达胞质 Igμ 重链而不表达表面 Ig,因而与其他 B-ALL 不同[45]。约 25% 前体 B-ALL 携带特有的 t(1;19)易位,详见下文。过渡性前体 B-ALL 是另一种独特的免疫学亚型,其分化特征地介于前体 B-ALL 和 Burkitt 白细胞/淋巴瘤之间。在过渡性前体 B-ALL 中,表达表面 Igμ 重链,但不表达 Ig 轻链[46]。该肿瘤缺乏 Burkitt 白血病/淋巴瘤的典型 L3 形态,也没有涉及 MYC 原癌基因的易位。它也可以表达不成熟标记 CD34 和 TdT,它们通常不表达于更加成熟的 B 细胞白血病。这类肿瘤必须与 Burkitt 白血病/淋巴瘤区分开来,因为它们对 ALL 型的治疗反应好。另外,无 L3 形态的 ALL 罕见同时表达 Ig 重链和轻链而缺乏 Burkitt 白血病/淋巴瘤特征性 MYC 基因易位。对这组罕见病例尚无系统性研究,在实际工作中,对这类患者的治疗类似于其他 B-ALL。

42.2.7 遗传学和分子研究

几乎所有的 B-ALL 都有 Ig 重链基因重排[3]。但是,Ig 重链基因重排也可以发生于 T-ALL 和 AML,从而制约了该检测对细胞系的判定作用。Ig 轻链重排也可以发生,且对判定 B 细胞分化来说更为特异[47,48]。与其他更为成熟的 B 细胞淋巴增殖性病变不同,B-ALL 所发生的活化原癌基因的易位很少涉及 Ig 基因位点。

WHO 分类日益重视根据特异性遗传学异常结合特定表型和临床行为来定义 B-ALL,第 4 版修订版 WHO 分类整合了上述大多数信息(框 42.2)。风险分层可用于确定哪些患者采用低强度治疗就可能治愈,以避免激进治疗的并发症,同时也可用于确定哪些患者需要激进治疗。而且,正如已经成为典范的 BCR-ABL1,一些遗传学异常可以为特异性靶向治疗提供线索。因此,对这些常见的、重现性染色体和分子异常采取个体化考虑是有益的。

表 42.1 淋巴母细胞白血病(ALL)的主要分子和免疫表型特征

亚型	分子改变	免疫表型*
前体 B-ALL 伴 11q23 易位	MLL 融合蛋白,获得转录活性	CD19$^+$,CD22$^+$,CD79a$^+$,TdT$^+$,CD9$^+$,**CD10$^-$**,**CD24$^-$**,**CD15/65$^+$**
前体 B-ALL 伴 t(12;21)	ETV6-RUNX1(TEL-AML1)融合蛋白,表达 RUNX1 转录子	CD19$^+$,CD22$^+$,CD79a$^+$,CD10$^+$,TdT$^+$,CD34$^+$,CD20$^{+/-}$,**CD9$^-$**
前体 B-ALL 伴 t(9;22)	BCR-ABL1 融合蛋白,导致异常的酪氨酸激酶活性	CD19$^+$,CD22$^+$,CD79a$^+$,CD10$^+$,TdT$^+$,CD34$^+$,CD20$^{+/-}$,**CD9$^+$**
前体 B-ALL 伴 t(1;19)	转录因子 TCF3(E2A)和 PBX1 的癌基因融合蛋白	CD19$^+$,CD22$^+$,CD79a$^+$,CD10$^+$,TdT$^+$,**CD34$^-$**,CD20$^{+/-}$,**CD9$^+$**
BCR-ABL 样前体 B-ALL	细胞因子受体和信号基因(CRLF2,ABL1,JAK2,PDGFRB,EPOR,IKZF1)的改变	
前体 B-ALL 伴 iAMP21	21 号染色体的染色体内扩增,至少有 4 拷贝 RUNX1	
亚二倍体前体 B-ALL	近单倍体:ras 和受体酪氨酸激酶突变 低二倍体:TP53 和 RB1 突变	
早期前体 T-ALL	类似于 AML 的突变谱,包括 DNMT3A,JAK3,RUNX1,FLT3	CD7$^+$,cCD3$^+$,CD5^{弱},CD1a$^-$,CD8$^-$,CD34$^{+/-}$,CD117$^{+/-}$,CD33$^{+/-}$,CD13$^{+/-}$,MPO$^-$
早幼前体 T-ALL†	原癌基因转录因子 LYL1 的异常过表达	CD4$^-$,CD8$^-$,cCD3$^+$,CD34$^+$,TdT$^+$
早期皮质 T-ALL	原癌基因转录因子 TLX1(HOX11)的异常过表达	CD4$^+$,CD8$^+$,cCD3$^+$,CD1a$^+$,CD10$^+$,TdT$^+$
晚期皮质 T-ALL	原癌基因转录因子 TAL1 的异常过表达	CD4$^+$,CD8$^+$,cCD3 高表达,TCRα/β$^+$
髓质 T-ALL	未知	CD4$^+$或 CD8$^+$,sCD3$^+$,TCRα/β$^+$,CD1a$^-$

c,胞质;s,表面。

* 黑体表示特定分子改变的免疫表型特征。

† 分子和免疫表型的相互关系。

框 42.2 淋巴母细胞白血病(ALL)分类

- B-淋巴母细胞白血病/淋巴瘤(B-ALL/LBL)伴重现性遗传学异常
  - t(9;22)(q34;q11.2);BCR-ABL1
  - t(v;11q23);KMT2A 重排
  - t(12;21)(p13;q22);ETV6-RUNX1(TEL-AML1)
  - t(5;14)(q31;q32);IL3-IgH 重链
  - t(1;19)(q23;p13.3);TCF3-PBX1(E2A-PBX1)
  - 超二倍体 ALL(>50 条染色体)
  - 亚二倍体 ALL(<46 条染色体)
    近单倍体
    低亚二倍体
    近二倍体
  - 21 号染色体的染色体内扩增
  - B-ALL/LBL,BCR-ABL1 样
  - B-ALL/LBL,非特指(B-ALL/LBL-NOS)
- T-淋巴母细胞白血病/淋巴瘤(T-ALL/LBL)
  - T-淋巴母细胞白血病/淋巴瘤,非特指(T-ALL/LBL-NOS)
  - 早期前体 ALL

From Swerdlow SH, Campo E, Harris NL, et al, eds. WHO Classification of Tumours of Haematopoietic, Lymphoid Tissues. Revised 4th ed. Lyon, France: IARC Press;2017.

42.2.7.1 染色体定量异常

长期以来,已经知道儿童 ALL 中 50 条染色体以上的超二倍体(有时称为高超倍体)提示对治疗有持久反应。这类患者约占所有儿童 ALL 的 25%,常有其他预后好的特征,包括外周血细胞计数较低、年龄介于 2~10 岁[49,50]。超二倍体是一个独立的正性预后指标,它提示预后好,无论外周血细胞计数是否正常[51]。与超二倍体相关的良好预后是由于特殊染色体的增加,涉及 4 号、10 号和 17 号染色体的三体都提示最好的预后[52,53]。缺乏这些有利的染色体三体的超二倍体患者则预后不佳。具有 47~50 条染色体的超二倍体儿童 ALL 患者占病例数的 10%~15%,预后差[49]。

也可见亚二倍体,其发生常常是因为一条染色体的丢失、不平衡易位,或者双着丝粒染色体的形成。与高二倍体不同,亚二倍体通常提示预后差。二倍体患者分为 3 组:高二倍体为 40~45 条染色体,亚二倍体为 33~39 条染色体,近单倍体为 23~29 条染色体。具有 44~45 条染色体的高二倍体作为近二倍体的一个独立类别,因为这些患者不具有 44 条染色体以下患者的不良预后特征。亚二倍体组伴有 TP53 和 RB1[54]的功能缺失性突变,可视为李-凡综合征的一种形式,因为这些患者常有 TP53 种系突变[55]。相反,近单倍体 ALL 伴有另一组不同的突变,特别是 RAS 和受体酪氨酸激酶信号通路的突变[56]。

最近鉴定了 B-ALL 的一个特殊亚群,21 号染色体(iAMP21)的一个拷贝发生染色体内扩增,在异常染色体上少有 4 个 RUNX1 拷贝[58]。iAMP21 也与其他特征性细胞遗传学异常有关,包括 X 染色体的获得、7 号染色体的丢失或缺失,以及 ETV6 和 RB1 缺失。这些病例约占 B-ALL 的 2%,往往累及较大儿童,诊断时常有低白细胞计数。FISH 检测 RUNX1 容易可靠地检测到这种异常,而识别这些患者至关重要,因为如果

不使用加化疗方案,则 iAMP21 与预后不良有关[58]。

基于微阵列的技术不断进步,检测拷贝数变化和杂合子丢失具有高度敏感性。利用这项技术,发现不同 B-ALL 遗传学亚型的拷贝数改变频率有显著差异。例如,KMT2A(MLL)重排的 B-ALL 具有较少的拷贝数变化,而 ETV6-RUNX1 阳性和 BCR-ABL1 阳性 ALL 平均有 6 个或更多拷贝数变化[54]。如果 B-ALL 细胞不能在培养基中生长,难以识别中期核型,仍可使用微阵列技术检测拷贝数变化。

42.2.7.2　染色体结构的定性异常

已经发现大量与 B-ALL 相关的特征明确的染色体易位。在儿童患者,最常见的分子异常是 t(12;21)(p13;q22)。该染色体改变见于约 25% 儿童患者,仅见于 3% 成人患者[59]。这一易位产生 ETS 家族转录因子 ETV6(TEL)和核心结合因子复合体 RUNX1(AML1)的 DNA 结合亚单位之间异常融合蛋白。这两种转录因子对造血过程来说是必需的[60,61]。最近报道将 ETV6-RUNX1 融合蛋白转导小鼠造血干细胞可以诱导 ALL[62]。重要的是,由于常规的核型分析会遗漏平衡隐形易位,因此检测这种易位需要 FISH 或 RT-PCR 等专门技术[63]。有趣的是,发生这种易位的 B-ALL 常常具有特征性免疫表型:表达 CD34,部分表达 CD20,特别是很少表达或不表达 CD9[64]。患儿出现 t(12;21)易位提示无瘤生存率的提高[65],但部分研究认为他们发生晚期复发的风险增高[66]。虽然这一论点目前尚在争议中,但是在先后数年发病的单卵双胞胎白血病患者中检测到不寻常的克隆相同的 t(12;21)提示 t(12;21)可能是白血病发生过程中的早期事件[11],同时也提出了一个有趣的问题,那就是是否晚期复发是来自于静止白血病前体细胞的新的第二个白血病。

在成人,最常见的染色体异常是 t(9;22)(q34;q11)或费城(Ph)染色体。约 25% 成人 B-ALL 和 3%~5% 儿童患者发生这种易位[59],它涉及 9 号染色体上的 ABL1 基因和 22 染色体上的鸟嘌呤三磷酸核苷结合蛋白 BCR。融合蛋白具有异常的酪氨酸激酶活性,导致细胞增生、存活和失去黏附性[67]。尽管 BCR-ABL1 融合蛋白也见于慢性髓系白血病(CML),但是约 70%BCR-ABL1+ALL 表达的蛋白只有 190kD,而不是 CML 中的典型的 210kD,提示 BCR 基因对融合蛋白的影响较小[68]。对儿童[69,70]和成人[71]患者,费城染色体阳性提示预后差。

在 B-ALL 中也观察到涉及 11q23 的重现性染色体异常,并有预后意义[72]。其中最常见的是 t(4;11)(q21;q23)。这类白血病常常包括染色体 4q21,也包括染色体 11q23 与染色体 1p32 或 19p13 的易位。引起的分子的改变涉及白血病 KMT2A(MLL)基因的异常调节。伴有 t(4;11)的 ALL 易发生于婴儿,常常表现为白细胞计数增高、器官肿大和中枢神经系统受累,预后差。这类淋巴母细胞白血病具有独特的免疫表型,与其他 B-ALL 不同,特征性地表达 CD19,但不表达 CD10 和 CD24[73]。它们倾向于共表达髓系抗原 CD15 和 CD65[74],提示混合细胞系白血病。基因表达谱研究表明,KMT2A(MLL)白血病不同于其他 B-ALL 和 AML,支持将其作为一种独特的白血病病种[75]。虽然 t(4;11)白血病预后差,但其他伙伴基因与 KMT2A(MLL)融合的白血病是否具有同样差的预后,尚有争议。

如前述,t(1;19)(q23;p13)与前体 B-ALL 相关,并且明显少见于不伴胞质 Igμ 链表达的 B-ALL。它在转录因子 TCF3(又称 E2A)与 PBX1 之间产生一种强致癌性融合蛋白。携带 TCF3-PBX1 易位的前体 B-ALL 呈现特征性免疫表型:表达 CD19、CD10 和同源性 CD9,部分表达 CD20,完全不表达 CD34[76]。尽管 t(1;19)一度被视为预后差的指标,但是目前的强化治疗,其预后比得上那些相似风险的病例[77,78]。

42.2.8　分子异常

使用多种高度敏感性技术也发现 B-ALL 中的重现性遗传学异常,这些技术包括:单核苷酸多态性阵列、基因组 DNA 测序和基因表达谱分析。超过 60% 的 B-ALL 检出与 B 细胞分化相关的基因异常[79],频繁累及的基因为淋巴转录因子,如 PAX5、IKZF1 和 EBF1。有趣的是,几乎所有的 pH+ B-ALL 都有 IKZF1 缺失[79];此外,IKZF1 缺失可见于 BCR-ABL1- 病例,且预后差[80],但是否具有独立预后意义,尚未明确。携带 BCR-ABL1 的 B-ALL 具有激活激酶信号通路的特征性基因序列[80]。这种基因序列也见于无 BCR-ABL1 但在其他细胞因子受体或激酶基因(包括 ABL1、ABL2、CRLF2、JAK2、PDGFRB 和 EPOR)中有改变的 B-ALL[81-83]。在这些所谓的 BCR-ABL1 样 B-ALL 中,许多病例也有 IKZF1 缺失。BCR-ABL1 样 B-ALL 约占所有 B-ALL 的 10%~25%,发生率随年龄而增加。这些病例在用标准化疗方案治疗时预后差,但用激酶抑制剂的靶向治疗可能有反应[84-87]。目前还没有标准方法来检测 BCR-ABL1 样 B-ALL。有 CRLF2 重排的病例过表达 CRLF2 蛋白,不仅可以通过 PCR 和 FISH 鉴定,而且可以通过流式细胞仪鉴定。目前已研发了检测激酶基因重排全家族的常规 FISH 方法和多重 PCR 方法,但尚未广泛应用。

42.2.9　正常对应细胞

B-ALL 的正常对应细胞是骨髓内的正常前体 B 细胞(原始血细胞),在儿童容易见到,随着年龄的增加而减少。然而,原始血细胞的含量变化很大,尤其是在造血重建的过程中。原始血细胞拥有一种明显可以重复的抗原表达模式,从而与 ALL 区分开来。最早期的原始血细胞弱表达 CD45(低直角光散射)、CD19、CD10、CD34、CD38 和 TdT。这些细胞不表达 CD20 和表面 Ig,弱表达 CD22。随着细胞的成熟表达 CD20,而 CD34 和 CD10 等早期抗原丢失。由于正常前体 B 细胞抗原表达模式是正常的,多参数流式细胞术在大多数病例中能可靠地区分正常细胞与白血病前体细胞[88]。

42.2.10　临床过程

总体上,儿童 B-ALL 已成为高治愈率疾病,而成人 B-ALL 仍然预后较差。儿童和成人使用酪氨酸激酶抑制剂治疗 BCR-ABL1 阳性的 ALL,取得了较好疗效[89,90]。其他最新的有希望的治疗策略包括:对年轻成人使用儿童化疗[91];使用改进的标准化疗方案,如 PEG-天冬酰胺酶;以及使用包括利妥昔单抗和抗 CD22 单抗在内的免疫治疗[92];最新的双特异性抗体治疗[93,94];或嵌合抗原受体(CAR)T 细胞治疗[95,96]。

B-ALL 的预后与一些逐渐明确的遗传学和分子异常的出现或缺失相关。具有 ETV6-RUNX1 易位或多于 50 条染色体的儿童患者,长期无病生存率可达 85% 或更高。然而,携带分子病变,如 BCR-ABL1 样 ALL 或 t(4;11)的患者,长期无病生存率不到 30%。引起这些亚型不同临床过程的原因目前尚不得而知。但是,这些新的分子和细胞生物学的进展有助于个性化的靶向治疗。ETV6-RUNX1 对正常 RUNX1(AML1)转录的抑制效应也可能通过组蛋白脱乙酰基酶的小分子抑制剂所逆转[97,98]。

尽管不断发现新的预后相关性遗传学风险因素,早期治疗反应仍是最重要的预后因素。在诱导过程中,患者在多长时间内能快速消除有组织学证据的病变,可预测长期结局[99],但出现低于形态学检测水平的微小残留病灶(MRD)甚至是更强力的预后因素[100-102],并且这些检测结果对 ALL 患者的风险分层和管理具有极为重要的意义。有证据表明,特别是儿童患者,在诱导过程的末期,MRD 的阈值低至 0.01%,可区分治愈率高的患者和复发率高的患者[100]。可用流式细胞术或 PCR 检测 MRD[101]。PCR 还能用于寻找独特的融合转录,能在低达百万个细胞中寻找到一个白血病细胞。但是,这种技术只能用于一个 ALL 亚型。针对抗原受体基因的 PCR 较为繁琐和昂贵,因为需要合成患者特异性探针或引物,但能够在 90% 以上的病例中从 10 万细胞中检测到 1 个细胞的 MRD。二代测序[103]更敏感,容易建立标准化检测。流式细胞术的敏感性为在 95% 病例中从 1 万细胞中检测到 1 个细胞。

最近,用药物基因组学来解释患者对治疗反应性的多样性,引起了相当兴趣。硫嘌呤甲基转移酶基因的多态性显著影响硫嘌呤的毒性,检测其多态性可用于调整白血病患者的剂量[104]。大剂量阿糖胞苷对 KMT2A-AFF1(又称 MLL-AF4)白血病的敏感性增加,与转运阿糖胞苷的 ENT1 表达增加有关[105]。最近研究表明,有机阴离子转运体基因 SLCO1B1 的多态性会影响甲氨蝶呤的清除率[106],这有助于鉴别有甲氨蝶呤毒性风险的患者。编码一些涉及药物代谢和分子转运的酶的基因可能不仅指导治疗方案而且可以预测 ALL 发生的风险度,例如在叶酸代谢酶方面,亚甲基四氢叶酸还原酶的多态性与 ALL 发生风险度的降低相关[107]。对药物代谢性酶的多态性进一步了解将无一例外地帮助了解涉及 ALL 发生和治疗的因素。

42.2.11　鉴别诊断

一般来说,鉴别诊断包括具有母细胞样形态的多种造血组织肿瘤,以及少数未分化或原始非造血组织肿瘤(表 42.2)。区别这些肿瘤常常需要免疫表型分析。

表 42.2　淋巴母细胞白血病(ALL)的鉴别诊断

肿瘤	区分特征
AML 伴微分化	髓系表型
不明细胞系白血病	共表达髓系和淋巴样抗原,或者具有髓系和淋巴样分化
CML 的淋巴系母细胞急变/危象	既往 CML 病史,Ph$^+$
CLL	致密的核染色质,成熟 B 细胞表型
幼淋巴细胞白血病(PLL)	核质比低,核仁明显,成熟 B 细胞表型
母细胞样 MCL	成熟 B 细胞表型,t(11;14),表达 Cyclin D1
大 B 细胞淋巴瘤	大细胞,成熟 B 细胞表型
Burkitt 淋巴瘤/白血病	核仁更为明显;明显嗜碱的胞质;成熟 B 细胞表型,t(8;14)
小圆蓝细胞肿瘤(包括 Ewing 肉瘤、神经母细胞瘤、胚胎性横纹肌肉瘤、髓母细胞瘤)	黏附生长,不表达淋巴样标记
正常前体 B 细胞(原始血细胞)的反应性增生	核仁不明显或无核仁,B 细胞分化过程中正常的抗原获得谱系

AML,急性髓系白血病;CLL,慢性淋巴细胞白血病;CML,慢性髓系白血病;MCL,套细胞淋巴瘤。

42.3　T 淋巴母细胞白血病/淋巴瘤(T-ALL/LBL)

42.3.1　定义

正如前体 B 细胞肿瘤一样,T 细胞淋巴母细胞肿瘤是克隆性造血干细胞肿瘤,但是其特征为不成熟的 T 细胞表型而不是 B 细胞表型。实际工作中,诊断 T 细胞淋巴母细胞肿瘤必须明确其 T 细胞抗原的表达。形态学上,T-ALL 和 T-LBL 无法区分,均由大小不定、染色质细腻而分散、核仁不清的母细胞构成。与 B 细胞病变相比,T-淋巴母细胞肿瘤的母细胞的大小和核形态具有更大异质性,但相当重叠。正如前体 B 细胞肿瘤,T-ALL 和 T-LBL 之间的区别更多是根据惯例而不是生物学差异,既有循环原始细胞和肿块的患者,许多治疗方案使用骨髓原始细胞大于 25% 的作为下限来定义 T-ALL。

42.3.2　流行病学

也许是因为胸腺是正常 T 细胞发生的主要器官,大多数 T-LBL 发生于纵隔。T-淋巴母细胞肿瘤仅占儿童 ALL 的 15%,但是大约占所有 LBL 的 90%。LBL 较多见于年长的儿童,约占所有儿童 NHL 的 1/3,在成人病例中仅占少数。T-ALL 和 T-LBL 都是多见于男性。

42.3.3　病因学

尽管已知 T-淋巴母细胞病变的特异性遗传学改变,但是其潜在的病因学未知。

42.3.4　临床特征

T-ALL 患者表现为典型的高荷瘤状态,包括外周血白血病计数的增高(>5 万/μL)、器官肿大和浅表淋巴结肿大。T-ALL 患儿较 B-ALL 年长。在 ALL 中,出现纵隔肿块高度提示其为 T 细胞表型。尽管 T-ALL 患者较少出现白细胞减少,但是与 B-ALL 患者相似,常常表现为贫血、全血细胞减少、器官肿大和骨痛。

T-LBL 的进展期或巨大肿块也呈现为高荷瘤状态。在纵隔受累的患者,肿块常常非常大,以至于压迫相邻的解剖器官。因此,临床症状包括气道受压所致的呼吸困难、食管受压所致的吞咽困难,或上腔静脉综合征。胸膜或心包渗出也可以引起肺功能或心功能受损。

42.3.5 形态学

　　正如前体 B 细胞病变,T-ALL 和 T-LBL 的形态学特征是相同的。而且要单纯从形态学上区分 T 细胞和 B 细胞病变也是不可能的。细胞学上,淋巴母细胞可以是核质比高、染色质相对致密、核仁不清的、小的、圆的母细胞,也可以是具有中等量灰蓝色到蓝色胞质、核形不规则、染色质分散、核仁清晰且多少

不等的大细胞(图 42.2)。偶尔可见胞质空泡。T 淋巴母细胞通常比 B 淋巴母细胞表现为细胞学异质性更明显和核更扭曲;然而,核扭曲形态没有表型、分子或临床相关性。组织学上,T-LBL 呈弥漫性浸润方式,偶尔在淋巴结呈滤泡间浸润模式,但是更多的时候是弥漫性取代淋巴结的结构(图 42.3)。肿瘤常常浸润被膜及周围脂肪组织。T-LBL 具有高增殖活性伴大量核分裂。肿瘤细胞的快速生长和可染小体巨噬细胞形成“星空”现象,但是模式极少像 BL 那样成为病变的主体。

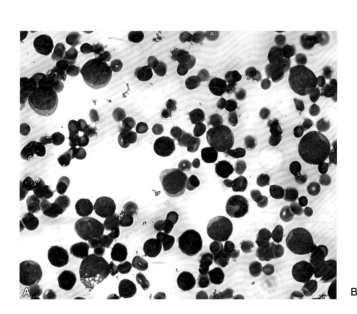

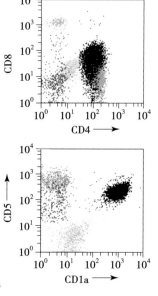

图 42.2　T-ALL。A,骨髓穿刺涂片,显示大小不一的异质性母细胞为主的母细胞群。B,多参数流式细胞术,显示表达 CD4、CD8、CD1a 和 CD5 的异常 T 细胞群(黑色),也可见残存的正常 CD4$^+$ T 细胞(绿色)和 CD8$^+$ T 细胞(黄色)

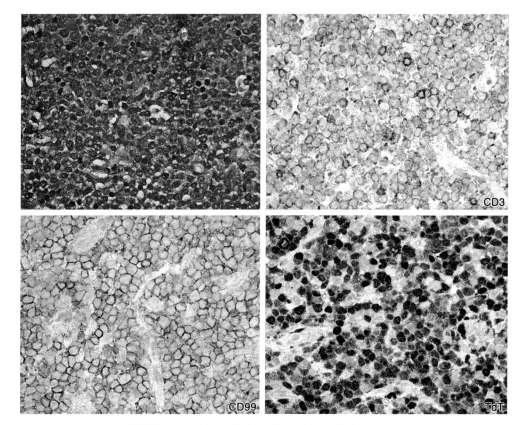

图 42.3　T-LBL。纵隔肿块,显示染色质分散的恶性淋巴母细胞。肿瘤细胞表达 CD3、CD99 和 TdT

42.3.6　免疫表型

虽然对正常 T 细胞成熟过程的相关表型变化的理解有助于了解肿瘤性前体 T 细胞的表型，但是前体 T 细胞肿瘤能够以任何组合形式表达与 T 细胞分化、成熟相关的标记。常见的淋巴祖细胞表达 TdT、CD34 和 HLA-DR。其他早期标记包括 CD7 和 CD2，CD7 也见于一些髓系前体细胞[108]，CD2 也见于前体树突细胞[109]。然而，一般认为胞质 CD3 是 T 细胞系定向分化的第一确定标记。早期的前体 T 细胞首先进入胸腺皮髓质交界处，然后到达外层的皮质获得 CD5 和 CD1 表型、失去 HLA-DR 抗原，这些细胞即是所谓的不表达 CD4 和 CD8 的双阴胸腺细胞。在这个时期，T 细胞受体仍然保持种系构型。继而，发生以 δ、γ、β、α 链为序的 TCR 基因重排，从而使得功能性 TCR 形成并通过阳性和阴性选择进行胸腺训练。常见的胸腺细胞即代表大多数的胸腺淋巴细胞。CD4 和 CD8 双阳的胸腺细胞如成功结合 MHC- Ⅰ 即为 CD8+ T 细胞，而结合 MHC- Ⅱ 者则为 CD4+ T 细胞。TdT 持续表达于整个皮质的胸腺细胞，当胸腺细胞进入髓质成熟期后即丢失 TdT。由于前体 T 细胞肿瘤与其正常胸腺对应细胞相似，认识到胸腺细胞独特的抗原表达的正常模式有助于认识 T-ALL。例如，正常情况下胸腺外的 T 细胞不会表达 TdT 和 CD1a，一旦表达则提示其为异常细胞。

大多数 T-LBL 的表型类似晚期皮质胸腺表型，表达胞质 CD3、TDT 和 CD4 和 CD8。重要的是，几乎所有前体 T 细胞肿瘤都有异常的抗原表达模式，从而将其与正常的胸腺细胞区分开来。这些变化包括丢失全 T 细胞标志物、异常共表达 B 细胞抗原（CD24、CD9、CD21）或髓系抗原（CD13、CD33）。一些 T-ALL 病例的免疫表型比 T-LBL 更原始，也许是更早期胸腺细胞，甚至是骨髓前体细胞。这些病例通过其独特的免疫表型进行鉴定：CD1a 阴性、CD8 阴性、CD5 阴性或弱阳性，并表达干细胞抗原或髓系抗原，包括 CD13、CD33 和/或 CD117[110,111]。这些病例称为早期 T 细胞前体（ETP）ALL。这些病例大多数也表达 TdT[112]。ETP ALL 也恒定表达 CD7，似乎是对 T-ALL 最敏感的抗原；然而，正如上文所述，CD7 频繁表达于 AML，包括一些 MPO- AML 病例[113]。CD135（FLT3 受体）是另一种表达于 TCR 重排之前的非常早期的正常前体 T 细胞，并且也表达于 ETP ALL[114,115]。ETP ALL 与 T/髓系混合表型急性白血病具有许多共同特征，但根据定义，ETP ALL 不表达 MPO。对 ALL 患者的临床研究最初表明，ETP ALL 患者的预后特别差[110]；然而，最近使用强化治疗的研究表明，ETP ALL 患者的诱导失败率明显较高，但 ETP 和非 ETP T-ALL 之间的总生存率相似[111]。

部分病例可能难以明确区分 AML 和 T-ALL。90% 以上 T-ALL 表达 TdT，而 AML 病例最高表达率只有 20%，因此 TdT 强阳性倾向 T-ALL[116]。HLA-DR 可能有，因其几乎表达于所有的 CD7+ AML 但只表达于少数 T-ALL。CD1a、表面 CD3 和 CD8 等 T 细胞抗原具有高度特异性，但是只有不到一半病例表达。在所有标记中，胞质 CD3 似乎是最可靠的 T 细胞标记，而且表达于几乎所有的前体 T 细胞肿瘤；大部分病例呈强阳性，但弱阳性也不能完全排除 AML。

42.3.7　遗传学和分子研究发现

如前所述，在正常 T 细胞发生过程中，TCR 基因位点发生有序的重排，首先是 δ 链，接着是 γ 和 β 链；最后，如果 γ 和 β 链没有发生重排，则发生 TCRα（TRA）重排。前体 T 细胞肿瘤常常发生相应的 TCR 基因重排，正是体现了上述过程。这样，最原始的 T-ALL 可能没有重排的 TCR 基因或仅有 TCRγ（TRG）重排。除了具有最成熟表型的肿瘤之外，TRA 通常维持种系构型。尽管 TCR 重排是 T 细胞发育过程中至关重要的一步，但在分子水平存在显著的谱系失真。B-ALL 常见 TCR 重排。前体 T 细胞肿瘤中 IGH 位点重排较少见，而 IGL 位点重排几乎从未观察到。

除了证实 TCR 基因重排之外，前体 T 细胞肿瘤中不断发现多种非随机性染色体易位。前体 B 细胞肿瘤极少涉及 Ig 基因位点，这些染色体易位常常涉及 7 号和 14 号染色体 TCR 基因位点，这与前体 T 细胞肿瘤不同[117]。大多数重排涉及转录因子，提示这些因子的中断或不适当调节会导致血液肿瘤发生。这些转录因子中有许多能被其他形式的易位机制所异常调节。特别是前体 T 细胞肿瘤常见的一种靶向因子 SCL（或 TAL1），过表达于大约 60% T-ALL。大约 3% 病例的 1 号和 14 号染色体有明显的细胞遗传学易位[118]，大约 25% 病例的 TAL 15′UTR（非翻译区）发生中间缺失[119]。奇怪的是，TAL1 作为红细胞和巨核细胞发育的重要因子，在淋巴细胞的正常分化中并不表达[120]。在 T-ALL 相关染色体易位中确定的其他转录因子包括同源框蛋白 TLX1（HOX11）、潜在转录调节蛋白 rhombotin 1 和 2、MYC 及其他。除了累及转录因子之外，涉及 1p34 和 7q34 的染色体易位还将 SRC 家族蛋白酪氨酸激酶 LCK 置于 TCRβ 增强子的附近[121]。LCK 似乎对胸腺发生很重要；转基因小鼠过表达 LCK 会诱发淋巴细胞恶性肿瘤，包括胸腺肿瘤[122]。NUP214-ABL1 融合往往存在于外膜，传统细胞遗传学方法通常检测不到，可导致酪氨酸激酶的组成性激活，据报道 4%~6% 成人 T-ALL 发生 NUP214-ABL1 融合[123]。最后，少数 T-ALL 发生 T(9;22)，但其中一些病例也可能是 CLL 的一种少见的 T 淋巴细胞性急变[124,125]。细胞遗传学分析也表明，6q 染色体杂合性丢失与较差的临床结局有关[126]。

微阵列分析也揭示了一些 T 细胞淋巴瘤的分子致病因素。Ferrando 等[127]用寡核苷酸芯片研究表明 5 种 T 细胞原癌基因转录因子常常在 T-ALL 中异常表达。而且，与正常胸腺发生的特定阶段相关的特有的原癌基因如果过表达则可能预示临床结局。例如，与早期皮质胸腺细胞相关的 TLX1 提示较其他 T-ALL 好的临床过程[127,128]。这与该 T 细胞发育阶段丢失抗调亡基因（如 BCL2）相关。此外，TLX1 突变也与 NOTCH1 突变密切相关，且所有携带 NOTCH1 突变的 T-ALL 往往预后良好[129]。然而，相关的同源框蛋白 TLX3（HOX11L2）似乎并不提示良好预后，实际上恰恰可能提示预后较差，但仍有争议[130,131]。同样地，不良预后与 TAL1 和 LYL1 的过表达有关，两者分别类似晚期皮质和早幼 T 细胞阶段。这些分子病变与免疫表型和 T 细胞成熟阶段之间关系见表 42.1。

最近，已经表明 T-ALL 的一个主要亚群的致病因素包括 NOTCH1 基因的突变[132,133]。虽然有报道罕见病例发生涉及 NOTCH1 基因的 t(7;9) 易位，但是 NOTCH1 的点突变、插入和缺失都可以引起信号转导的增加。这些改变见于一半以上 T-ALL，包括上文提到的所有分子亚型[133]，这也提示这些突变在肿瘤的发生中发挥中心性作用。有趣的是，与这些突变有关的

NOTCH1 信号的增加依赖 γ 分泌酶活性下调[132]，提示 γ 分泌酶抑制子可能在 T-ALL 的治疗中发挥作用。

尽管在许多 T-ALL 中发现 NOTCH1 突变，但 ETP T-ALL 的特征是缺乏 NOTCH1 突变。相反，ETP T-ALL 的许多突变更像髓系肿瘤特征，并有类似于正常造血干细胞和髓系白血病干细胞的全面转录谱[134]。ETP T-ALL 中的突变包括 FLT3（ITD 和 D835）、DNMT3A、WT1、JAK1、JAK3 和 RUNX1 中的突变。此外，ETP T-ALL 具有较低频率的克隆性 TCR 重排，一项研究中 59% 的 ETP 病例缺乏克隆性 TCR 重排[135]。ETP T-ALL 的分子支持合免疫表型，提示这些肿瘤起源于早期造血祖细胞或干细胞。

T-ALL 和 T-LBL 在免疫表型、核型、比较基因组杂交或突变研究方面没有可重复的差异，但最近有报道称，与 ETP T-ALL 相比，T-LBL 中 BCL2、S1PR1 和 ICAM1 都上调[136]。因为 S1PR1 和 ICAM1 参与同型细胞黏附，其上调可能是 T-LBL 形成实体肿块的原因。已经发现了一种罕见且独特的 T-LBL 的综合征，该综合征与组织中或外周血中嗜酸性粒细胞增多相关，抑或同时伴随或继而发生髓系肿瘤[137]。常常与涉及染色体 8p11 上的成纤维细胞生长因子受体-1（FGFR1）基因相关。更多的时候，发生涉及 ZMYM2（ZNF198）基因的 t(8;13)(p11;q12)。ZMYM2 位于 13 号染色体上，编码具有锌指相关结构域的蛋白[138]。该融合基因可导致 FGFR1 相关酪氨酸激酶的活化（见第 50 章）。

42.3.8　正常对应细胞

一般认为，T-ALL/LBL 的正常对应细胞是起源于骨髓源性造血干细胞、迁移至胸腺并发育的前体 T 细胞。如前述，这些前体细胞具有独特的抗原表达模式以清楚地将其与更为成熟的胸腺外 T 细胞区分开来。

42.3.9　临床过程

总体而言，T-ALL 患儿的临床过程比 B-ALL 的更具有侵袭性[139,140]，部分原因是具有一些高风险临床特征。T-ALL 更易发生于年长的儿童，且外周血白细胞计数较高，中枢神经系统受累的发生率也较高。许多医疗中心认为无论传统的风险因素如何，T-ALL 都更具有侵袭性。实际上，成人 T-ALL 预后可能比 B-ALL 好，可能是因为成人 B-ALL 中 pH+ 阳性率较高。

与 B-ALL 不同，T-ALL 目前还没有根据上文描述的任何遗传学定义的病变进行亚分类。部分原因是这些遗传学病变缺乏明确的预后意义，而且常规诊断技术只能识别其中少数病例。今后广泛使用测序研究可能会识别临床上重要的 T-ALL 亚群。尽管多认为 ETP 是一种独特的生物学实体，并且很容易通过常规检测而诊断，在适当的强化治疗方面并没有明显的预后意义，因此，并非必须将其与其他类型 T-ALL 区分。诊断时即使发现 T-LBL 微小骨髓疾病，其预后也比无微小疾病者差[141]。T-ALL 中 MRD 也有重要预后意义；然而，现有数据表明 T-ALL 的治疗反应比 B-ALL 慢，因此，与诱导治疗末期相比，在更晚时间点检测 MRD 的预后相关性更强[142]。

大多数 LBL 患者都是晚期，出现 B 症状和 LDH 水平升高。与 T-ALL 不同，T-LBL 外周血一般无异常，推测是由于未累及

骨髓。LBL 累及骨髓或睾丸与中枢神经系统受累密切相关。历史上一直认为 LBL 对标准的淋巴瘤治疗反应差。由于 T-ALL 和 LBL 具有很多相似性，大多数 T-LBL 采用 ALL 样治疗方案，临床结局明显改善[143]，部分原因是 LBL 分期较早。研究发现，成人 T-LBL 也能获益于 ALL 型治疗[144]。鉴于未接受 ALL 型治疗的患者具有高频的中枢神经系统复发，另外一种重要的治疗策略就是中枢神经系统预防。由于局部复发也是治疗失败的重要提示，包括纵隔在内的放疗可能对预防复发有用，尤其是成人患者。

虽然强化的 ALL 型治疗似乎改善了 T-LBL 预后，但预测缓解或生存的生物学特征仍然不明，风险分层很大程度上取决于疾病分期和首次治疗反应。诸如正电子 CT 之类的新诊断方式在风险分层中也可能有用。

42.3.10　鉴别诊断

T/B-ALL 或 LBL 与其他肿瘤的区别（见表 42.2 和表 42.3）通常取决于免疫表型分析，一般不难诊断。罕见情况下，异位胸腺做流式细胞检查，如果发现前体 T 细胞肿瘤具有异常免疫表型，则有助于诊断[145]。纵隔发生的 T-LBL 有时会与胸腺瘤组织学相混淆，免疫组化检测并错误判读胸腺 T 细胞免疫表型可导致误诊，CK 染色有助于避免这种诊断陷阱。如果纵隔肿块做流式细胞检查，不能识别胸腺瘤中胸腺细胞成熟的正常模式，特别可能导致误诊。

表 42.3　淋巴母细胞淋巴瘤（LBL）的鉴别诊断

肿瘤	区分特征
髓系肉瘤	胞质较明显，嗜酸性髓细胞，髓系表型
淋巴细胞性胸腺瘤	可见异常的 CK+ 胸腺上皮细胞
小淋巴细胞淋巴瘤	致密的核染色质，成熟 B 细胞表型
套细胞淋巴瘤，母细胞变异型	成熟 B 细胞表型，t(11;14)，表达 Cyclin D1
大 B 细胞淋巴瘤	大细胞，更加明显的核仁，成熟 B 细胞表型
Burkitt 淋巴瘤	更加明显的核仁，细胞边界清楚，成熟 B 细胞表型，t(8;14)
小圆蓝细胞肿瘤（包括 Ewing 肉瘤，神经母细胞瘤，胚胎性横纹肌肉瘤，髓母细胞瘤）	黏附生长，不表达淋巴标记
异位胸腺	核仁不明显或无核仁，T 细胞分化过程中正常的抗原获得谱系，正常上皮
惰性 T 淋巴母细胞增生	胸腺外累及，结构保留伴滤泡间扩大

区分 T-ALL/LBL 与良性疾病也很重要。在 B-ALL 病例，最重要的是排除正常的正常前体 B 细胞（原始血细胞）；这就需要全面了解流式细胞术所见的免疫表型模式。在 T-LBL 病例中，需要注意的一种重要情形是所谓的惰性 T 淋巴母细胞增生[146,147]。它通常累及头颈部淋巴结，表型正常 T 淋巴母细胞呈显著的皮质旁扩大，不破坏淋巴结的结构。由于这种罕见的实体不需要治疗，正确诊断至关重要。

42.4　结论

前体淋巴系肿瘤是侵袭性肿瘤,需要立即诊断和治疗。经过适当的强化治疗,这些肿瘤可能治愈,尤其是儿科患者。无疑,越是深入了解淋巴母细胞肿瘤的生物学,越是有助于风险评估和靶向治疗的开发,从而开展个性化治疗。

精华和陷阱:淋巴母细胞白血病(ALL)的诊断

精华

- 前体 B 细胞肿瘤一般表现为白血病,前体 T 细胞肿瘤一般表现为淋巴瘤;后者如果表现为白血病,则有广泛的组织受累。ALL 患者的纵隔肿块几乎总是前体 T 细胞肿瘤。
- 前体淋巴系肿瘤重现了正常前体淋巴系成熟过程的某些特征。然而,由于正常前体细胞的抗原获得具有可重复性,几乎所有的肿瘤细胞群都能可靠地通过多参数流式细胞术将其与正常前体细胞区分。
- 对于 B-ALL,患儿出现超二倍体或 ETV6-RUNX1 融合提示预后良好,而 BCR-ABL1 融合或 MLL 重排则提示预后不良。新认识的 BCR-ABL1 样 ALL 预后也差。
- LBL 累及骨髓和睾丸与中枢神经系统受累相关。

陷阱

- 前体淋巴系肿瘤可能 CD45⁺和 CD99⁻,此表型不能区分 Ewing 肉瘤。加上其他淋巴系标志物和 TdT 可能有助于区分。
- CD79a 常作为 B 细胞标志物,可能偶尔表达于 T 细胞肿瘤,包括前体 T 细胞肿瘤。
- 表达髓系抗原(如 CD13,CD33 和 CD15)常见于 B-ALL,这并不意味着肿瘤具有双表型(见第 43 章)。
- 形态学不提示 Burkitt 淋巴瘤/白血病或没有 MYC 易位,表达克隆性 sIg 轻链并不排除 B-ALL 的诊断。
- 骨髓中出现 CD19⁺CD10⁺细胞,即使数量很多,也不是诊断 B-ALL 所必需的,因为这些细胞需要与正常前体 B 细胞(原始血细胞)相区分。
- ETV6-RUNX1 易位几乎总是细胞遗传学隐性,需要 FISH、RT-PCR 来检测隐性易位。

（张文燕　薛德彬　译）

参考文献

1. Borowitz MJ. Immunologic markers in childhood acute lymphoblastic leukemia. Hematol Oncol Clin North Am. 1990;4;743-765.

2. Korsmeyer SJ, Hieter PA, Ravetch JV, et al. Developmental hierarchy of immunoglobulin gene rearrangements in human leukemic pre-B-cells. Proc Natl Acad Sci U S A. 1981;78;7096-7100.

3. Korsmeyer SJ, Arnold A, Bakhshi A, et al. Immunoglobulin gene rearrangement and cell surface antigen expression in acute lymphocytic leukemias of T cell and B cell precursor origins. J Clin Invest. 1983;71;301-313.

4. Sandler DP, Ross JA. Epidemiology of acute leukemia in children and adults. Semin Oncol. 1997;24;3-16.

5. Yamamoto JF, Goodman MT. Patterns of leukemia incidence in the United States by subtype and demographic characteristics, 1997-2002. Cancer Causes Control. 2008;19;379-390.

6. Goggins WB, Lo FF. Racial and ethnic disparities in survival of US children with acute lymphoblastic leukemia: evidence from the SEER database 1988-2008. Cancer Causes Control. 2012;23;737-743.

7. Yang JJ, Cheng C, Devidas M, et al. Ancestry and pharmacogenomics of relapse in acute lymphoblastic leukemia. Nat Genet. 2011;43;237-241.

8. Borowitz MJ, Croker BP, Metzgar RS. Lymphoblastic lymphoma with the phenotype of common acute lymphoblastic leukemia. Am J Clin Pathol. 1983;79;387-391.

9. Lin P, Jones D, Dorfman DM, Medeiros LJ. Precursor B-cell lymphoblastic lymphoma: a predominantly extranodal tumor with low propensity for leukemic involvement. Am J Surg Pathol. 2000;24;1480-1490.

10. Maitra A, McKenna RW, Weinberg AG, et al. Precursor B-cell lymphoblastic lymphoma. A study of nine cases lacking blood and bone marrow involvement and review of the literature. Am J Clin Pathol. 2001;115;868-875.

11. Gale KB, Ford AM, Repp R, et al. Backtracking leukemia to birth: identification of clonotypic gene fusion sequences in neonatal blood spots. Proc Natl Acad Sci U S A. 1997;94;13950-13954.

12. Yagi T, Hibi S, Tabata Y, et al. Detection of clonotypic IGH and TCR rearrangements in the neonatal blood spots of infants and children with B-cell precursor acute lymphoblastic leukemia. Blood. 2000;96;264-268.

13. Ford AM, Bennett CA, Price CM, et al. Fetal origins of the TEL-AML1 fusion gene in identical twins with leukemia. Proc Natl Acad Sci U S A. 1998;95;4584-4588.

14. Pui CH, Raimondi SC, Borowitz MJ, et al. Immunophenotypes and karyotypes of leukemic cells in children with Down syndrome and acute lymphoblastic leukemia. J Clin Oncol. 1993;11;1361-1367.

15. Peterson RD, Funkhouser JD, Tuck-Muller CM, Gatti RA. Cancer susceptibility in ataxia-telangiectasia. Leukemia. 1992;6(suppl 1);8-13.

16. Perez-Andreu V, Roberts KG, Xu H, et al. A genome-wide association study of susceptibility to acute lymphoblastic leukemia in adolescents and young adults. Blood. 2015;125;680-686.

17. Migliorini G, Fiege B, Hosking FJ, et al. Variation at 10p12.2 and 10p14 influences risk of childhood B-cell acute lymphoblastic leukemia and phenotype. Blood. 2013;122;3298-3307.

18. Walsh KM, de Smith AJ, Chokkalingam AP, et al. GATA3 risk alleles are associated with ancestral components in Hispanic children with ALL. Blood. 2013;122;3385-3387.

18a. Shah S, et al. A recurrent germline PAX5 mutation confers susceptibility to pre-B cell acute lymphoblastic leukemia. Nat Genet. 2013;45;1226-1231.

18b. Noetzli L, et al. Germline mutations in ETV6 are associated with thrombocytopenia, red cell macrocytosis and predisposition to lymphoblastic leukemia. Nat Genet. 2015;47;535-538.

18c. Powell BC, et al. Identification of TP53 as an acute lymphocytic leukemia susceptibility gene through exome sequencing. Pediatr Blood Cancer. 2013;60;E1-E3.

19. Andersen MK, Christiansen DH, Jensen BA, et al. Therapy-related acute lymphoblastic leukaemia with MLL rearrangements following DNA topoisomerase II inhibitors, an increasing problem: report on two new cases and review of the literature since 1992. Br J Haematol. 2001;114;539-543.

20. Racke F, Cole C, Walker A, et al. Therapy-related pro-B Cell acute lymphoblastic leukemia: report of two patients with MLL amplification. Cancer Genet. 2012;205;653-656.

21. Hussein S, Pinkney K, Jobanputra V, et al. CD19-negative B-lymphoblastic leukemia associated with hypercalcemia, lytic bone lesions and

aleukemic presentation. Leuk Lymphoma. 2015;56:1533-1537.

22. Glassy EF,Sun NC,Okun DB. Hand-mirror cell leukemia. Report of nine cases and a review of the literature. Am J Clin Pathol. 1980;74:651-656.

23. Schumacher HR,Perlin E,Klos JR,et al. Hand-mirror cell leukemia,a new clinical and morphological variant. Am J Clin Pathol. 1977;68:531-534.

24. Cerezo L,Shuster JJ,Pullen DJ,et al. Laboratory correlates and prognostic significance of granular acute lymphoblastic leukemia in children. A Pediatric Oncology Group study. Am J Clin Pathol. 1991;95:526-531.

25. Hogan TF,Koss W,Murgo AJ,et al. Acute lymphoblastic leukemia with chromosomal 5;14 translocation and hypereosinophilia:case report and literature review. J Clin Oncol. 1987;5:382-390.

26. Grimaldi JC,Meeker TC. The t(5;14) chromosomal translocation in a case of acute lymphocytic leukemia joins the interleukin-3 gene to the immunoglobulin heavy chain gene. Blood. 1989;73:2081-2085.

27. Wilson F,Tefferi A. Acute lymphocytic leukemia with eosinophilia:two case reports and a literature review. Leuk Lymphoma. 2005;46:1045-1050.

28. Weir EG,Cowan K,LeBeau P,Borowitz MJ. A limited antibody panel can distinguish B-precursor acute lymphoblastic leukemia from normal B precursors with four color flow cytometry:implications for residual disease detection. Leukemia. 1999;13:558-567.

29. Boue DR,LeBien TW. Expression and structure of CD22 in acute leukemia. Blood. 1988;71:1480-1486.

30. Pilozzi E,Muller-Hermelink HK,Falini B,et al. Gene rearrangements in T-cell lymphoblastic lymphoma. J Pathol. 1999;188:267-270.

31. Tiacci E,Pileri S,Orleth A,et al. PAX5 expression in acute leukemias:higher B-lineage specificity than CD79a and selective association with t(8;21)-acute myelogenous leukemia. Cancer Res. 2004;64:7399-7404.

32. Borowitz MJ,Shuster JJ,Civin CI,et al. Prognostic significance of CD34 expression in childhood B-precursor acute lymphocytic leukemia:a Pediatric Oncology Group study. J Clin Oncol. 1990;8:1389-1398.

33. Kaplan A,Samad A,Dolan MM,et al. Follicular lymphoma transformed to "double-hit" B lymphoblastic lymphoma presenting in the peritoneal fluid. Diagn Cytopathol. 2013;41:986-990.

34. Navid F,Mosijczuk AD,Head DR,et al. Acute lymphoblastic leukemia with the(8;14)(q24;q32) translocation and FAB L3 morphology associated with a B-precursor immunophenotype:the Pediatric Oncology Group experience. Leukemia. 1999;13:135-141.

35. Behm FG,Raimondi SC,Schell MJ,et al. Lack of CD45 antigen on blast cells in childhood acute lymphoblastic leukemia is associated with chromosomal hyperdiploidy and other favorable prognostic features. Blood. 1992;79:1011-1016.

36. Borowitz MJ,Shuster J,Carroll AJ,et al. Prognostic significance of fluorescence intensity of surface marker expression in childhood B-precursor acute lymphoblastic leukemia. A Pediatric Oncology Group study. Blood. 1997;89:3960-3966.

37. Ozdemirli M,Fanburg-Smith JC,Hartmann DP,et al. Differentiating lymphoblastic lymphoma and Ewing's sarcoma:lymphocyte markers and gene rearrangement. Mod Pathol. 2001;14:1175-1182.

38. Lucas DR,Bentley G,Dan ME,et al. Ewing sarcoma vs lymphoblastic lymphoma. A comparative immunohistochemical study. Am J Clin Pathol. 2001;115:11-17.

39. Robertson PB,Neiman RS,Worapongpaiboon S,et al. 013(CD99) Positivity in hematologic proliferations correlates with TdT positivity. Mod Pathol. 1997;10:277-282.

40. Hurwitz CA,Loken MR,Graham ML,et al. Asynchronous antigen expression in B lineage acute lymphoblastic leukemia. Blood. 1988;72:299-307.

41. Sobol RE,Mick R,Royston I,et al. Clinical importance of myeloid antigen expression in adult acute lymphoblastic leukemia. N Engl J Med. 1987;316:1111-1117.

42. Boldt DH,Kopecky KJ,Head D,et al. Expression of myeloid antigens by blast cells in acute lymphoblastic leukemia of adults. The Southwest Oncology Group experience. Leukemia. 1994;8:2118-2126.

43. Bene MC,Bernier M,Casasnovas RO,et al. The reliability and specificity of c-kit for the diagnosis of acute myeloid leukemias and undifferentiated leukemias. The European Group for the Immunological Classification of Leukemias(EGIL). Blood. 1998;92:596-599.

44. Rytting ME,Kantarjian H,Albitar M. Acute lymphoblastic leukemia with Burkitt-like morphologic features and high myeloperoxidase activity. Am J Clin Pathol. 2009;132:182-185.

45. Vogler LB,Crist WM,Bockman DE,et al. Pre-B-cell leukemia. A new phenotype of childhood lymphoblastic leukemia. N Engl J Med. 1978;298:872-878.

46. Koehler M,Behm FG,Shuster J,et al. Transitional pre-B-cell acute lymphoblastic leukemia of childhood is associated with favorable prognostic clinical features and an excellent outcome:a Pediatric Oncology Group study. Leukemia. 1993;7:2064-2068.

47. Arnold A,Cossman J,Bakhshi A,et al. Immunoglobulin-gene rearrangements as unique clonal markers in human lymphoid neoplasms. N Engl J Med. 1983;309:1593-1599.

48. Cleary ML,Chao J,Warnke R,Sklar J. Immunoglobulin gene rearrangement as a diagnostic criterion of B-cell lymphoma. Proc Natl Acad Sci U S A. 1984;81:593-597.

49. Raimondi SC. Current status of cytogenetic research in childhood acute lymphoblastic leukemia. Blood. 1993;81:2237-2251.

50. Williams DL,Tsiatis A,Brodeur GM,et al. Prognostic importance of chromosome number in 136 untreated children with acute lymphoblastic leukemia. Blood. 1982;60:864-871.

51. Kalwinsky DK,Roberson P,Dahl G,et al. Clinical relevance of lymphoblast biological features in children with acute lymphoblastic leukemia. J Clin Oncol. 1985;3:477-484.

52. Harris MB,Shuster JJ,Carroll A,et al. Trisomy of leukemic cell chromosomes 4 and 10 identifies children with B-progenitor cell acute lymphoblastic leukemia with a very low risk of treatment failure:a Pediatric Oncology Group study. Blood. 1992;79:3316-3324.

53. Heerema NA,Sather HN,Sensel MG,et al. Prognostic impact of trisomies of chromosomes 10,17,and 5 among children with acute lymphoblastic leukemia and high hyperdiploidy(>50 chromosomes). J Clin Oncol. 2000;18:1876-1887.

54. Mullighan CG. Molecular genetics of B-precursor acute lymphoblastic leukemia. J Clin Invest. 2012;122:3407-3415.

55. Holmfeldt L,Wei L,Diaz-Flores E,et al. The genomic landscape of hypodiploid acute lymphoblastic leukemia. Nat Genet. 2013;45:242-252.

56. Mühlbacher V,Zenger M,Schnittger S,et al. Acute lymphoblastic leukemia with low hypodiploid/near triploid karyotype is a specific clinical entity and exhibits a very high TP53 mutation frequency of 93%. Genes

Chromosomes Cancer. 2014;53;524-536.

57. Heerema NA, Nachman JB, Sather HN, et al. Hypodiploidy with less than 45 chromosomes confers adverse risk in childhood acute lymphoblastic leukemia;a report from the Children's Cancer Group. Blood. 1999;94;4036-4045.

58. Harrison CJ, Moorman AV, Schwab C, et al. An international study of intrachromosomal amplification of chromosome 21 (iAMP21):cytogenetic characterization and outcome. Leukemia. 2014;28;1015-1021.

59. Faderl S, Kantarjian HM, Talpaz M, Estrov Z. Clinical significance of cytogenetic abnormalities in adult acute lymphoblastic leukemia. Blood. 1998;91;3995-4019.

60. Okuda T, van Deursen J, Hiebert SW, et al. AML1, the target of multiple chromosomal translocations in human leukemia, is essential for normal fetal liver hematopoiesis. Cell. 1996;84;321-330.

61. Wang LC, Swat W, Fujiwara Y, et al. The TEL/ETV6 gene is required specifically for hematopoiesis in the bone marrow. Genes Dev. 1998;12;2392-2402.

62. Bernardin F, Yang Y, Cleaves R, et al. TEL-AML1, expressed from t(12;21) in human acute lymphocytic leukemia, induces acute leukemia in mice. Cancer Res. 2002;62;3904-3908.

63. Douet-Guilbert N, Morel F, Le Bris MJ, et al. A fluorescence in situ hybridization study of TEL-AML1 fusion gene in B-cell acute lymphoblastic leukemia(1984-2001). Cancer Genet Cytogenet. 2003;144;143-147.

64. Borowitz MJ, Rubnitz J, Nash M, et al. Surface antigen phenotype can predict TEL-AML1 rearrangement in childhood B-precursor ALL;a Pediatric Oncology Group study. Leukemia. 1998;12;1764-1770.

65. Schultz KR, Pullen DJ, Sather HN, et al. Risk-and response-based classification of childhood B-precursor acute lymphoblastic leukemia;a combined analysis of prognostic markers from the Pediatric Oncology Group (POG)and Children's Cancer Group(CCG). Blood. 2007;109;926-935.

66. Loh ML, Rubnitz JE. TEL/AML1-positive pediatric leukemia;prognostic significance and therapeutic approaches. Curr Opin Hematol. 2002;9;345-352.

67. Wertheim JA, Miller JP, Xu L, et al. The biology of chronic myelogenous leukemia;mouse models and cell adhesion. Oncogene. 2002;21;8612-8628.

68. Melo JV. The molecular biology of chronic myeloid leukaemia. Leukemia. 1996;10;751-756.

69. Uckun FM, Nachman JB, Sather HN, et al. Clinical significance of Philadelphia chromosome positive pediatric acute lymphoblastic leukemia in the context of contemporary intensive therapies;a report from the Children's Cancer Group. Cancer. 1998;83;2030-2039.

70. Arico M, Valsecchi MG, Camitta B, et al. Outcome of treatment in children with Philadelphia chromosome-positive acute lymphoblastic leukemia. N Engl J Med. 2000;342;998-1006.

71. Wetzler M, Dodge RK, Mrozek K, et al. Prospective karyotype analysis in adult acute lymphoblastic leukemia;the Cancer and Leukemia Group B experience. Blood. 1999;93;3983-3993.

72. Behm FG, Raimondi SC, Frestedt JL, et al. Rearrangement of the MLL gene confers a poor prognosis in childhood acute lymphoblastic leukemia, regardless of presenting age. Blood. 1996;87;2870-2877.

73. Parkin JL, Arthur DC, Abramson CS, et al. Acute leukemia associated with the t(4;11) chromosome rearrangement;ultrastructural and immunologic characteristics. Blood. 1982;60;1321-1331.

74. Pui CH, Rubnitz JE, Hancock ML, et al. Reappraisal of the clinical and biologic significance of myeloid-associated antigen expression in childhood acute lymphoblastic leukemia. J Clin Oncol. 1998;16;3768-3773.

75. Armstrong SA, Staunton JE, Silverman LB, et al. MLL translocations specify a distinct gene expression profile that distinguishes a unique leukemia. Nat Genet. 2002;30;41-47.

76. Borowitz MJ, Hunger SP, Carroll AJ, et al. Predictability of the t(1;19) (q23;p13) from surface antigen phenotype;implications for screening cases of childhood acute lymphoblastic leukemia for molecular analysis;a Pediatric Oncology Group study. Blood. 1993;82;1086-1091.

77. Rivera GK, Raimondi SC, Hancock ML, et al. Improved outcome in childhood acute lymphoblastic leukaemia with reinforced early treatment and rotational combination chemotherapy. Lancet. 1991;337;61-66.

78. Pui CH, Raimondi SC, Hancock ML, et al. Immunologic, cytogenetic, and clinical characterization of childhood acute lymphoblastic leukemia with the t(1;19)(q23;p13)or its derivative. J Clin Oncol. 1994;12;2601-2606.

79. Mullighan CG, Miller CB, Radtke I, et al. BCR-ABL1 lymphoblastic leukaemia is characterized by the deletion of Ikaros. Nature. 2008;453;110-114.

80. Mullighan CG, Su X, Zhang J, et al. Deletion of IKZF1 and prognosis in acute lymphoblastic leukemia. N Engl J Med. 2009;360;470-480.

81. Den Boer ML, van Slegtenhorst M, De Menezes RX, et al. A subtype of childhood acute lymphoblastic leukaemia with poor treatment outcome;a genome-wide classification study. Lancet Oncol. 2009;10;125-134.

82. Harvey RC, Mullighan CG, Wang X, et al. Identification of novel cluster groups in pediatric high-risk B-precursor acute lymphoblastic leukemia with gene expression profiling;correlation with genome-wide DNA copy number alterations, clinical characteristics, and outcome. Blood. 2010;116;4874-4884.

83. Roberts KG, Morin RD, Zhang J, et al. Genetic alterations activating kinase and cytokine receptor signaling in high-risk acute lymphoblastic leukemia. Cancer Cell. 2012;22;153-166.

84. Roberts KG, Li Y, Payne-Turner D, et al. Targetable kinase-activating lesions in Ph-like acute lymphoblastic leukemia. N Engl J Med. 2014;371;1005-1015.

85. Lengline E, Beldjord K, Dombret H, et al. Successful tyrosine kinase inhibitor therapy in a refractory B-cell precursor acute lymphoblastic leukemia with EBF1-PDGFRB fusion. Haematologica. 2013;98;e146-e148.

86. Weston BW, Hayden MA, Roberts KG, et al. Tyrosine kinase inhibitor therapy induces remission in a patient with refractory EBF1-PDGFRB-positive acute lymphoblastic leukemia. J Clin Oncol. 2013;31;e413-e416.

87. Harvey RC, Mullighan CG, Chen IM, et al. Rearrangement of CRLF2 is associated with mutation of JAK kinases, alteration of IKZF1, Hispanic/Latino ethnicity, and a poor outcome in pediatric B-progenitor acute lymphoblastic leukemia. Blood. 2010;115;5312-5321.

88. McKenna RW, Washington LT, Aquino DB, et al. Immunophenotypic analysis of hematogones (B-lymphocyte precursors) in 662 consecutive bone marrow specimens by 4-color flow cytometry. Blood. 2001;98;2498-2507.

89. Ravandi F, Kebriaei P. Philadelphia chromosome-positive acute lymphoblastic leukemia. Hematol Oncol Clin North Am. 2009;23;1043-1063.

90. Schultz KR, Carroll A, Heerema NA, et al. Long-term follow-up of ima-

tinib in pediatric Philadelphia chromosome-positive acute lymphoblastic leukemia: Children's Oncology Group Study AALL0031. Leukemia. 2014;28:1467-1471.

91. Stock W. Adolescents and young adults with acute lymphoblastic leukemia. Hematology Am Soc Hematol Educ Program. 2010;2010:21-29.

92. Ribera JM. Advances in acute lymphoblastic leukemia in adults. Curr Opin Oncol. 2011;23:692-699.

93. Topp MS, Gokbuget N, Zugmaier G, et al. Long-term follow-up of hematologic relapse-free survival in a phase 2 study of blinatumomab in patients with MRD in B-lineage ALL. Blood. 2012;120:5185-5187.

94. Topp MS, Kufer P, Gokbuget N, et al. Targeted therapy with the T-cell-engaging antibody blinatumomab of chemotherapy-refractory minimal residual disease in B-lineage acute lymphoblastic leukemia patients results in high response rate and prolonged leukemia-free survival. J Clin Oncol. 2011;29:2493-2498.

95. Brentjens RJ, Davila ML, Riviere I, et al. CD19-targeted T cells rapidly induce molecular remissions in adults with chemotherapy-refractory acute lymphoblastic leukemia. Sci Transl Med. 2013;5:177ra38.

96. Grupp SA, Kalos M, Barrett D, et al. Chimeric antigen receptor-modified T cells for acute lymphoid leukemia. N Engl J Med. 2013;368:1509-1518.

97. Zelent A, Greaves M, Enver T. Role of the TEL-AML1 fusion gene in the molecular pathogenesis of childhood acute lymphoblastic leukaemia. Oncogene. 2004;23:4275-4283.

98. Fenrick R, Amann JM, Lutterbach B, et al. Both TEL and AML-1 contribute repression domains to the t(12;21) fusion protein. Mol Cell Biol. 1999;19:6566-6574.

99. Gaynon PS, Desai AA, Bostrom BC, et al. Early response to therapy and outcome in childhood acute lymphoblastic leukemia: a review. Cancer. 1997;80:1717-1726.

100. Coustan-Smith E, Sancho J, Behm FG, et al. Prognostic importance of measuring early clearance of leukemic cells by flow cytometry in childhood acute lymphoblastic leukemia. Blood. 2002;100:52-58.

101. Conter V, Bartram CR, Valsecchi MG, et al. Molecular response to treatment redefines all prognostic factors in children and adolescents with B-cell precursor acute lymphoblastic leukemia: results in 3184 patients of the AIEOP-BFM ALL 2000 study. Blood. 2010;115:3206-3214.

102. Borowitz MJ, Devidas M, Hunger SP, et al. Clinical significance of minimal residual disease in childhood acute lymphoblastic leukemia and its relationship to other prognostic factors: a Children's Oncology Group study. Blood. 2008;111:5477-5485.

103. Ladetto M, Brüggemann M, Monitillo L, et al. Next-generation sequencing and real-time quantitative PCR for minimal residual disease detection in B-cell disorders. Leukemia. 2014;28:1299-1307.

104. McLeod HL1, Krynetski EY, Relling MV, et al. Genetic polymorphism of thiopurine methyltransferase and its clinical relevance for childhood acute lymphoblastic leukemia. Leukemia. 2000;14:567-572.

105. Stam RW, den Boer ML, Meijerink JP, et al. Differential mRNA expression of Ara-C-metabolizing enzymes explains Ara-C sensitivity in MLL gene-rearranged infant acute lymphoblastic leukemia. Blood. 2003;101:1270-1276.

106. Ramsey LB, Panetta JC, Smith C, et al. Genome-wide study of methotrexate clearance replicates SLCO1B1. Blood. 2013;121:898-904.

107. Wiemels JL, Smith RN, Taylor GM, et al. Methylenetetrahydrofolate reductase(MTHFR) polymorphisms and risk of molecularly defined subtypes of childhood acute leukemia. Proc Natl Acad Sci U S A. 2001;98:4004-4009.

108. Sempowski GD, Lee DM, Kaufman RE, Haynes BF. Structure and function of the CD7 molecule. Crit Rev Immunol. 1999;19:331-348.

109. Di Pucchio T, Lapenta C, Santini SM, et al. CD2+/CD14+monocytes rapidly differentiate into CD83+dendritic cells. Eur J Immunol. 2003;33:358-367.

110. Coustan-Smith E, Mullighan CG, Onciu M, et al. Early T-cell precursor leukaemia: a subtype of very high-risk acute lymphoblastic leukaemia. Lancet Oncol. 2009;10:147-156.

111. Wood BL, Winter SS, Dunsmore KP, et al. T-lymphoblastic leukemia (T-ALL) shows excellent outcome, lack of significance of the early thymic precursor(ETP) immunophenotype, and validation of the prognostic value of end-induction minimal residual disease(MRD) in Children's Oncology Group(COG) Study AALL0434. Abstract, ASH Annual Meeting and Exposition, Dec 7, 2014.

112. Zhou Y, Fan X, Routbort M, et al. Absence of terminal deoxynucleotidyl transferase expression identifies a subset of high-risk adult T-lymphoblastic leukemia/lymphoma. Mod Pathol. 2013;26:1338-1345.

113. Kotylo PK, Seo IS, Smith FO, et al. Flow cytometric immunophenotypic characterization of pediatric and adult minimally differentiated acute myeloid leukemia(AML-M0). Am J Clin Pathol. 2000;113:193-200.

114. Sperling C, Schwartz S, Buchner T, et al. Expression of the stem cell factor receptor C-KIT(CD117) in acute leukemias. Haematologica. 1997;82:617-621.

115. Bertho JM, Chapel A, Loilleux S, et al. CD135(Flk2/Flt3) expression by human thymocytes delineates a possible role of FLT3-ligand in T-cell precursor proliferation and differentiation. Scand J Immunol. 2000;52:53-61.

116. Patel JL, Smith LM, Anderson J, et al. The immunophenotype of T-lymphoblastic lymphoma in children and adolescents: a Children's Oncology Group report. Br J Haematol. 2012;159:454-461.

117. Raimondi SC, Behm FG, Roberson PK, et al. Cytogenetics of childhood T-cell leukemia. Blood. 1988;72:1560-1566.

118. Carroll AJ, Crist WM, Link MP, et al. The t(1;14)(p34;q11) is nonrandom and restricted to T-cell acute lymphoblastic leukemia: a Pediatric Oncology Group study. Blood. 1990;76:1220-1224.

119. Bash RO, Crist WM, Shuster JJ, et al. Clinical features and outcome of T-cell acute lymphoblastic leukemia in childhood with respect to alterations at the TAL1 locus: a Pediatric Oncology Group study. Blood. 1993;81:2110-2117.

120. Hall MA, Curtis DJ, Metcalf D, et al. The critical regulator of embryonic hematopoiesis, SCL, is vital in the adult for megakaryopoiesis, erythropoiesis, and lineage choice in CFU-S12. Proc Natl Acad Sci U S A. 2003;100:992-997.

121. Tycko B, Smith SD, Sklar J. Chromosomal translocations joining LCK and TCRB loci in human T cell leukemia. J Exp Med. 1991;174:867-873.

122. Abraham KM, Levin SD, Marth JD, et al. Thymic tumorigenesis induced by overexpression of p56lck. Proc Natl Acad Sci U S A. 1991;88:3977-3981.

123. Burmeister T, Gokbuget N, Reinhardt R, et al. NUP214-ABL1 in adult T-ALL: the GMALL study group experience. Blood. 2006;108:3556-3559.

124. Raanani P, Trakhtenbrot L, Rechavi G, et al. Philadelphia-chromosome-

positive T-lymphoblastic leukemia;acute leukemia or chronic myeloge-nous leukemia blastic crisis. Acta Haematol. 2005;113:181-189.

125. Zhang M,Lu J,Wang X,Cen J,Fan G,Hu S. Early precursor T-lym-phoblastic leukaemia/lymphoma arising from paediatric chronic myeloid leukaemia—unusual lymph node blast crisis. Br J Haematol. 2013; 161:136-139.

126. Bonn BR,Rohde M,Zimmermann M,et al. Incidence and prognostic relevance of genetic variations in T-cell lymphoblastic lymphoma in childhood and adolescence. Blood. 2013;121:3153-3160.

127. Ferrando AA,Neuberg DS,Staunton J,et al. Gene expression signatures define novel oncogenic pathways in T cell acute lymphoblastic leukemi-a. Cancer Cell. 2002;1:75-87.

128. Ferrando AA,Neuberg DS,Dodge RK,et al. Prognostic importance of TLX1(HOX11)oncogene expression in adults with T-cell acute lym-phoblastic leukaemia. Lancet. 2004;363:535-536.

129. Asnafi V,Buzyn A,Le NS,et al. NOTCH1FBXW7 mutation identifies a large subgroup with favorable outcome in adult T-cell acute lymphoblas-tic leukemia(T-ALL):a Group for Research on Adult Acute Lympho-blastic Leukemia(GRAALL)study. Blood. 2009;113:3918-3924.

130. Ballerini P,Blaise A,Busson-Le Coniat M,et al. HOX11L2 expression defines a clinical subtype of pediatric T-ALL associated with poor prog-nosis. Blood. 2002;100:991-997.

131. Cave H,Suciu S,Preudhomme C,et al. Clinical significance of HOX11L2 expression linked to t(5;14)(q35;q32),of HOX11 ex-pression,and of SIL-TAL fusion in childhood T-cell malignancies:re-sults of EORTC studies 58881 and 58951. Blood. 2004;103:442-450.

132. Weng AP,Ferrando AA,Lee W,et al. Activating mutations of NOTCH1 in human T cell acute lymphoblastic leukemia. Science. 2004;306: 269-271.

133. Pear WS,Aster JC. T cell acute lymphoblastic leukemia/lymphoma:a human cancer commonly associated with aberrant NOTCH1 signaling. Curr Opin Hematol. 2004;11:426-433.

134. Zhang J,Ding L,Holmfeldt L,et al. The genetic basis of early T-cell precursor acute lymphoblastic leukaemia. Nature. 2012;481:157-163.

135. Neumann M,Coskun E,Fransecky L,et al. FLT3 mutations in early T-cell precursor ALL characterize a stem cell like leukemia and imply the clinical use of tyrosine kinase inhibitors. PLoS ONE. 2013;8: e53190.

136. Feng H,Stachura DL,White RM,et al. T-lymphoblastic lymphoma cells express high levels of BCL2,S1P1,and ICAM1,leading to a blockade of tumor cell intravasation. Cancer Cell. 2010;18:353-366.

137. Abruzzo LV,Jaffe ES,Cotelingam JD,et al. T-cell lymphoblastic lym-phoma with eosinophilia associated with subsequent myeloid malignan-cy. Am J Surg Pathol. 1992;16:236-245.

138. Reiter A,Sohal J,Kulkarni S,et al. Consistent fusion of ZNF198 to the fibroblast growth factor receptor-1 in the t(8;13)(p11;q12)myelopro-liferative syndrome. Blood. 1998;92:1735-1742.

139. Shuster JJ,Falletta JM,Pullen DJ,et al. Prognostic factors in childhood T-cell acute lymphoblastic leukemia:a Pediatric Oncology Group stud-y. Blood. 1990;75:166-173.

140. Dowell BL,Borowitz MJ,Boyett JM,et al. Immunologic and clinicopath-ologic features of common acute lymphoblastic leukemia antigen-posi-tive childhood T-cell leukemia. A Pediatric Oncology Group study. Cancer. 1987;59:2020-2026.

141. Coustan-Smith E,Sandlund JT,Perkins SL,et al. Minimal disseminated disease in childhood T-cell lymphoblastic lymphoma:a report from the children's oncology group. J Clin Oncol. 2009;27:3533-3539.

142. Lauten M,Möricke A,Beier R,et al. Prediction of outcome by early bone marrow response in childhood acute lymphoblastic leukemia trea-ted in the ALL-BFM 95 trial:differential effects in precursor B-cell and T-cell leukemia. Haematologica. 2012;97:1048-1056.

143. Patte C,Kalifa C,Flamant F,et al. Results of the LMT81 protocol,a modified LSA2L2 protocol with high dose methotrexate,on 84 children with non-B-cell(lymphoblastic)lymphoma. Med Pediatr Oncol. 1992; 20:105-113.

144. Slater DE,Mertelsmann R,Koziner B,et al. Lymphoblastic lymphoma in adults. J Clin Oncol. 1986;4:57-67.

145. Tunkel DE,Erozan YS,Weir EG. Ectopic cervical thymic tissue:diag-nosis by fine needle aspiration. Arch Pathol Lab Med. 2001;125:278-281.

146. Ohgami RS,Arber DA,Zehnder JL,et al. Indolent T-lymphoblastic pro-liferation(iT-LBP):a review of clinical and pathologic features and distinction from malignant T-lymphoblastic lymphoma. Adv Anat Pathol. 2013;20:137-140.

147. Ohgami RS,Sendamarai AK,Atwater SK,Liedtke M,Fleming MD,Nat-kunam Y,Warnke RA. Indolent T-lymphoblastic proliferation with dis-seminated multinodal involvement and partial CD33 expression. Am J Surg Pathol. 2014;38:1298-1304.

第 43 章

不明细胞系急性白血病

Edward G. Weir, Michael J. Borowitze

标准的急性白血病的分类指标包括骨髓样本的形态学、细胞化学和免疫表型,以确定适当的治疗和预后[1-4]。基于这些分类标准,大多数急性白血病病例都能明确地归入髓系或 B 或 T 细胞淋巴系。但是,有一小部分异质性白血病亚型细胞起源不能清楚地确定其为髓系抑或淋巴系。尽管现在免疫表型分析的技术手段很精密,但是仍然缺乏广为接受的识别和定义这类白血病的特异性标准,因而也制约了我们对其生物学的认识和标准治疗方案的制定。

历史上这类白血病有许多不同的名称,包括未分化白血病、双表型白血病、混合细胞系白血病和杂合白血病等。按照惯例,目前最常用的是 WHO 2008 所推荐的不明细胞系急性白血病(ALAL)这一名称[5]。本章我们将讨论不同类型 ALAL 的诊断要点和临床特征,重点集中在其免疫表型上。

43.1 定义

ALAL 分成两大类。第一类由母细胞组成,具有原始的或造血潜能的"干细胞"表型,不表达细胞系分化的定义性特征。这些具有原始表型的急性白血病常称为急性未分化白血病(AUL)。其他 ALAL 病例呈多样性抗原表达,与两系或罕见的三系分化相关,现称为混合表型急性白血病(MPAL)。

MPAL 命名令人混乱,曾用命名包括:混合细胞系或双表型白血病、杂合白血病、双相白血病和双系白血病。MPAL 的表型特征变化很大,有两种典型的 MPAL 形式。第一种形式具有一种占优势的母细胞群并表达该细胞系抗原,同时表达不确定细胞系的抗原;历史上称为双表型白血病。第二种形式具有一种以上的母细胞群,每种母细胞群呈现明确的、细胞系特异性分化模式;传统上被称为双系白血病,提示存在两种不同的母细胞成分。实际上,这两种形式是较为极端的例外情形;大

多数 MPAL 病例表现为重叠的双表型和双系白血病特征,它们的区分是武断而且困难的,因此,目前将具有双表型或双系特征的急性白血病合并为 MPAL。2016 年出版的 WHO 分类中,ALAL 的分类见框 43.1。

43.2 流行病学和病因学

总体上,ALAL 在所有急性白血病中不到 3%[6-10]。可以发生于任何年龄,伴有 t(9;22)者多见于成人而非儿童,伴有 MLL 重排者最常见于婴幼儿[11]。病因不明,正如大多数白血病,环境毒素和放射性暴露可能致病。

43.3 临床特征

正如其他类型的白血病,ALAL 临床症状常常是骨髓衰竭

的表现,包括贫血、白细胞减少和血小板减少,分别引起乏力、感染和出血。白细胞计数常升高,所报道的病例都有多少不一的循环母细胞[12-13]。也有病例报道,T/髓系 MPAL 同时累及骨髓和淋巴结[16,17]。

43.4　急性未分化白血病(AUL)

ALAL 不伴分化或 AUL 的诊断越来越少。早期研究中都是将 AUL 从髓系和淋巴系白血病中区分出来,提示 AUL 占所有白血病的 4%~5%[13,18,19],而最近报道其相对的发生率不足 1%[4,6,7,12,20]。报道频率的变化主要是由于采用了更严格的分类标准,并采用越来越全面的免疫表型分析,从而能够识别白血病的少见形式,如,向嗜碱性粒细胞或树突细胞方向分化的早期细胞系。

AUL 以一种显著的、一致的母细胞为特征,并缺乏任何与特异性分化模式相关的形态学特点。细胞小到中等,一般为圆形核,核仁突出,胞质少。总是缺乏髓系特异性 Auer 杆状小体或粗糙的胞质颗粒,极罕见异常核形。根据定义,细胞化学检测,小于(通常远远少于)3%母细胞的胞质呈 MPO 或苏丹黑 B 阳性,非特异性酯酶、PAS 和酸性磷酸酶染色均阴性。免疫表型标准并没有特异性,通常包括:表达干细胞标志物 CD34;不同程度地表达其他前体造血细胞抗原,如 CD38、HLA-DR 和 CD45,甚至也表达 CD7;不表达以下淋巴系或髓系限制性标志物:CD79a,胞质 CD22,CD19,胞质 CD3 或表面 CD3,以及 MPO(图 43.1)。AUL 可表达单独一种非特异性髓系或淋巴系相关标志物,如 CD13、CD33、CD15、CD14、CD64、CD20、CD2、CD5 和 CD10,但不会共同表达第二种相同细胞系的抗原。甚至可能表达 TdT。很低强度表达的抗体会产生问题,然而,总体而言,仅有单独的甚至较特异性标志物的弱表达,如 CD19,并不能排除 AUL 的诊断。

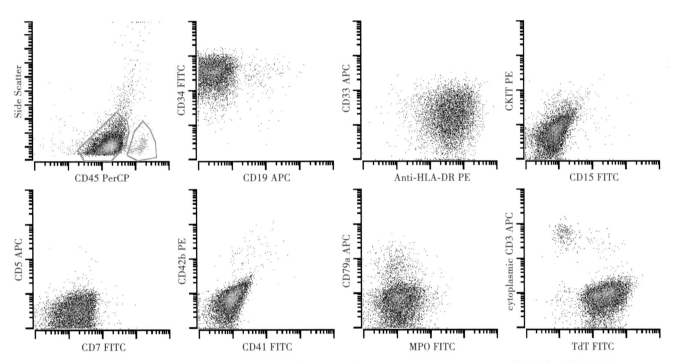

图 43.1　急性未分化白血病。母细胞(红色)形成一个离散的细胞群,表达 CD34、HLA-DR 和 TDT,CD33 非常弱,但不表达髓系(MPO、CD117)、T 细胞系(CD7、CD5、CCD3)或 B 细胞系(CD19、CD79A)分化标志物。它们也缺乏巨核细胞标志物(CD41 和 CD42B)

常见的诊断挑战是区分 AUL 和微分化 AML,但可能没有临床意义,因为两者对传统化疗的反应都很差[13,21]。在这种情况下,CD117(c-kit)的表达有助于识别髓系[6,21-23]。CD117 加上 CD13 和/或 CD33 的表达提示髓系定向分化,应排除 AUL 的诊断[21]。然而,CD117 也可见于一些前体 T-LBL[20,24,25],因此 CD117 表达本身不能认为髓系特异性[20]。

未分化白血病的生物学意义目前知之甚少。虽然尚未发现与 AUL 相关的特异性细胞遗传学改变,但大多数病例的特征是克隆性染色体异常的异质性混合,部分病例具有复杂核型[12,13,26]。值得注意的是,具有复杂核型的 AUL 病例可有符合 AML-MRC 的细胞遗传学结果,这种诊断应优先于 AUL 的诊断。AUL 基因表达谱的一项研究发现,它们往往表现出与白血病预后不良相关的几个基因的相对过度表达,包括 *BAALC*、*ERG* 和 *MN1*[27]。而且,一些白血病亚型具有克隆性非特异性 Ig 重链基因重排[28]。AUL 的治疗常常是采用髓系白血病的治疗方案,一组短期的研究报道其中位生存率低、预后差[13],而另外的报道则显示清髓系治疗后可获得较高的长期缓解率[12,27,28]。

43.5　混合表型急性白血病(MPAL)

与 AUL 不同,MPAL 的诊断适用于具有以下特征的 ALAL 病例:母细胞显示免疫表型分化的证据,但是所表达一组抗原组合无法明确归入一个细胞系。诊断基于全面的免疫表型分析,实际上大多数是建立在流式细胞分析的基础上。几项大宗急性白血病研究报道,MPAL 的相对发生率范围介于小于 0.5%~8%之间[6,7,15,29,30]。由于很少研究采用 WHO 定义,真正的发生率难以确定。

43.5.1　诊断标准

几乎所有 MPAL 病例都表达 CD45 和早期造血标志物（CD34、CD38 和/或 HLA-DR）。TdT 通常阳性，但不恒定。最常见的分化模式是母细胞共表达髓系和 B 细胞抗原，或共表达髓系和 T 细胞抗原[14,15,29-31]；这些病例分别称为 B/髓系白血病和 T/髓系白血病。罕见病例共表达 B 细胞和 T 细胞抗原，以及三系分化抗原[11,15,29,30,32]。

由于许多淋巴系和髓系抗原相对缺乏特异性，所以髓系抗原阳性 ALL 和淋巴系抗原阳性 AML 并不少见。早已认识到过度诊断双系白血病的问题。很明显，这一诊断最好用于因出现与一个以上细胞系相关的多重抗原表达而细胞系不明确的病例。为了解决这种不确定性，EGIL 首次提议采用评分系统，根据推测的细胞系特异性程度对不同的抗原表达赋值[2,33]。尽管这个评分系统有助于建立标准化分类方法，但有一些局限性。首先，评分所用的抗体越来越多，不使用完整的抗体组合就不能分类。其次，一些抗原的相对权重也有问题。例如，在 EGIL 评分系统中，认为胞质 CD79a 对 B-ALL 具有高度特异性，实际上它在相当比例的 T-ALL 中也呈阳性[34]。最后，该评分系统不能反映抗原表达的强度，而表达强度又是决定细胞系相对特异性一个重要因素[35]。

由于这些原因，WHO 2008 提出用诊断流程图来取代该评分系统。诊断流程图根据更少的、更特异的标志物来定义 MPAL[5]。其中，T 细胞系的定义依据是表面或胞质 CD3 表达，如果是胞质 CD3 表达则要求表达强度接近正常 T 细胞（图 43.2）。B 细胞系不能这么简单地定义，要求 CD19 和其他 B 细胞相关标志物中的一种呈强阳性，或 CD19 弱阳性加其他 B 细胞相关标志物之中的两种呈强阳性；其他 B 细胞相关标志物包括 CD79a、胞质 CD22、CD10 或 PAX5[36]。髓系主要依据 MPO 表达来定义，较少见情况下依据 MPO⁻ 单核细胞分化模式。虽然 MPO 阳性不要求特异性阈值，但是有必要明确 MPO 表达于白血病细胞而不仅仅是残存的正常母细胞，也要明确有限的 MPO 表达并非由于非特异性染色。定义 MPAL 细胞系属性的 WHO 标准见表 43.1。MPAL 的 WHO 2008 标准刻意地比 EGIL 系统更严格，也比诊断单一细胞系急性白血病的标准更严格。例如，MPO⁻ AML 已广为人知，如果表达其他髓系相关抗原则容易识别；然而，在不表达 MPO 的前提下共表达同样的髓系相关抗原，如果其他方面为典型 ALL，则应考虑 ALL 伴髓系抗原表达。同样可以理解，一个病例组合表达的标志物难以归属于单一细胞系，但是又不符合 MPAL 或 AUL 的标准。那么这样的病例最好归为不能分类的急性白血病。最近的一项儿童混合细胞白血病的临床研究采用的即是类似于 WHO 2008 的严格定义[28]。

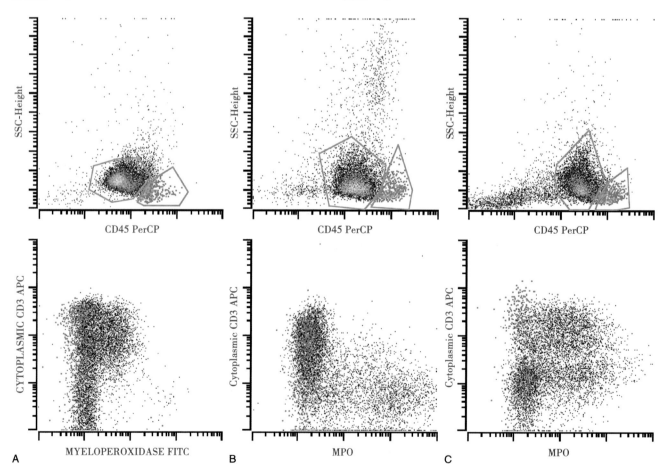

图 43.2　3 个不同的 T/髓系 MPAL 病例，显示 cCD3 和 MPO 的不同表达模式。在所有病例中，母细胞呈红色，残留的正常淋巴细胞呈绿色。A，几乎所有的母细胞共表达 MPO 与 CCD3。B，MPO 和 CCD3 主要表达于离散的细胞群。C，表达模式更复杂，有 cCD3 阳性/共表达 MPO 的大量母细胞，以及 MPO⁺cCD3⁻ 或 MPO⁻cCD3⁻ 的母细胞，但 CCD3⁺MPO⁻ 的母细胞很少

表 43.1　混合表型急性白血病(MPAL)
单个母细胞群细胞系的定义要求

细胞系	要求
髓系	流式细胞术、免疫组织化学或细胞化学证实 MPO 或 单核细胞分化——至少下述两项:非特异性酯酶、CD11c、CD14、CD36、CD64、溶酶体酶
T 细胞	胞质型 CD3:母细胞强表达,达到背景正常 T 细胞的染色强度; 或表面 CD3(罕见于 MPAL);或免疫组化表达 CD3
B 细胞	要求多种抗原表达 强表达 CD19 以及至少表达以下 1 种:CD79a、胞质CD22、CD10、PAX5(免疫组化) 或 弱表达 CD19 以及至少强表达以下 2 种:CD79a、PAX5、胞质型 CD22、CD10 不表达 CD19 以及至少强表达以下 3 种:CD79a、胞质CD22、CD10、PAX5(免疫组化)

　　实际上,当真正的双系 ALL 病例存在截然不同的髓系和淋巴系母细胞群时,最容易诊断 MPAL(图 43.3)。应当注意,两个细胞系的母细胞总数不得少于骨髓或外周血细胞的 20%,这样才能满足急性白血病的诊断,但其中一个细胞群(或罕见两个细胞群)可能少于 20%。其中一个细胞群可以少到什么程度,并且仍然可以称为 MPAL,并没有严格的下限。然而,其中一个细胞系中只有<5%的细胞出现时,诊断应小心,特别是在 ALL 未完全取代骨髓的一些病例中,可以看到少量残留的正常髓系细胞。在双细胞群病例中,抗原表达的严格要求(如 MPO、强表达 cCD3)不适用,前提是每个细胞群独立地满足

ALL 或 AML 的标准[37-39]。

　　在 MPAL 不能分解成截然不同的分化系母细胞群时,更重要的是应用上述的更严格细胞系鉴定标准。但要注意,免疫表型[40-43]或基因表达[40,41,44]研究观察到少数 B-LBL 病例表达 MPO。这一发现的临床意义尚无详细研究,但其中许多病例似乎对 ALL 治疗方法有效[45]。因此,如果在均质性母细胞群中弱表达或一致表达 MPO 是髓系分化的唯一证据,则诊断 B/髓系 MPAL 应慎重。即使一个母细胞群在大多数方面似乎都呈均质性,实际情况往往是仍有一些细胞大小和/或抗原表达的异质性,提示不同细胞群具有不同的分化方向。例如,在表达 MPO(可变)、CD19/CD79a 和 CD117 的 B/髓系白血病病例中,CD79a 较强阳性细胞的光散射可能较小并表达 TDT,而较暗的、较高散射细胞表达 MPO 和 CD117(图 43.4)。因此,仔细的多参数流式细胞术分析有助于确诊困难病例。

　　最后,MPAL 的诊断仅限于新发的急性白血病。许多 CML 病例可转化为混合性母细胞急变伴髓系和淋巴系成分;这种病例不应归入 MPAL,应为继发白血病伴混合表型,因为它们在临床上定义为骨髓基础疾病的进展。起源于 MDS 或化疗后发生的急性白血病可能偶尔符合 MPAL 标准,最好考虑为继发于基础疾病。此外,AML 的某些遗传学亚型可表现为类似于淋巴系和髓系混合表型的免疫表型特征。但是,这里所定义的 MPAL 排除了这类白血病,尤其是具有重现性 AML 相关易位 t(8;21)、t(15;17) 和 inv(16) 的病例。同样,伴有 FGFR1 突变的白血病也不应归入 MPAL,尽管其常常同时表达 T 细胞抗原和髓系分化。

　　在诊断时归入双表型或双系白血病的病例,在复发时可能只表达其中一种细胞系。在治疗后经历"细胞系转换"的一些急性白血病实际上可能是 MPAL 病例,在诊断时其中一个细胞

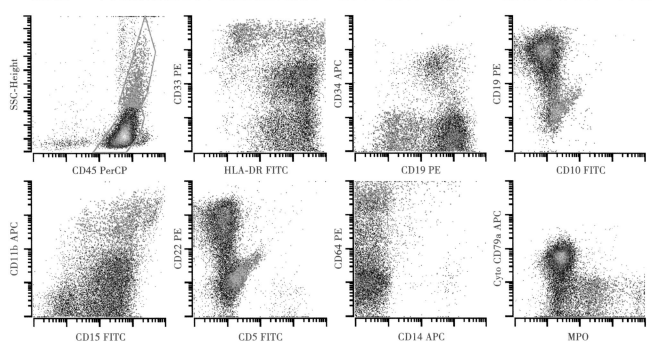

图 43.3　B/髓系 MPAL 显示两个截然不同的白血病母细胞群。淋巴系群(红色)表达 CD19 和 CD79A,部分表达 CD34 和 CD22,并且CD15+。绿色细胞群呈强 CD33+、CD64+ 和 CD11b+,但 CD14 缺乏和 HLA-DR 部分缺失提示这是显示单核细胞分化的异常细胞群,而不只是混入的正常单核细胞。尽管绿色(单核细胞)细胞群呈 MPO+,但本例 MPO 表达对于 MPAL 的诊断不是必要的,因为有两个截然不同的母细胞群,即使 MPO 不表达,绿色细胞群本身也满足单核细胞白血病的标准。这种模式通常与 KMT2A(MLL)易位有关

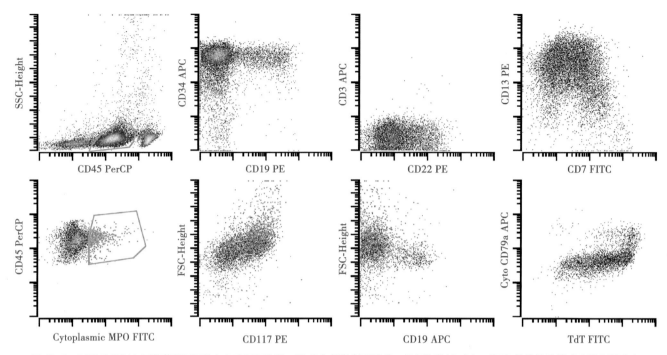

图 43.4　B/髓系 MPAL 不伴截然不同的白血病母细胞群。CD45 与侧散射显示单一母细胞群(红色)。然而,其他显示模式表明向髓系和淋巴系方向分化的异质性细胞群,但不能清楚地辨认分开的、不连续的细胞群。母细胞相对均匀地表达 CD34,但少数细胞表达 B 标志物 CD19 和 CD22,还有少数 MPO+亚群(绿色)。然而需要注意,在前散射上,MPO+细胞稍增大,更可能表达髓系标志物 CD117 和缺乏 CD19,而最亮的 TDT 阳性细胞(蓝色)是那些表达 B 相关标志物 CD79a 的细胞

系仅有少数母细胞存在,但在诊断时未被发现。

43.5.2　形态学

MPAL 常表现为两群母细胞(图 43.5),一般通过免疫分型就能将其分为不同的细胞群。特征表现为细胞学形态截然不同的两种细胞群,大的髓系母细胞群混合较小的淋巴系母细胞群。髓系母细胞常有丰富胞质且含颗粒,常有明显的单核细胞特征,如,蓝灰色胞质和深的核皱褶。髓系母细胞具有相应的髓系表型,免疫组化表达 MPO 或单核细胞抗原,细胞化学呈MPO、SBB 或非特异性酯酶阳性。淋巴系母细胞的特征是具有

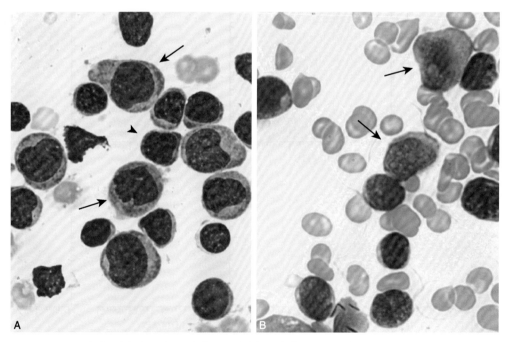

图 43.5　双系混合表型急性白血病的形态学。A,骨髓涂片,高倍显示双形态母细胞群。许多母细胞体积大、胞质丰富、核折叠,染色质呈纤细网状、核仁突出(箭号);其他母细胞较小、核质比高、染色质呈更粗糙的颗粒状(箭头)。B,骨髓涂片 MPO 染色,显示大的髓系母细胞呈胞质阳性(箭号),较小的淋巴系母细胞呈阴性。流式细胞术证实后者呈淋巴系表型

高核质比并可能显示手镜形态;并且缺乏髓系特异性细胞化学反应。

MPAL 的其他病例可能只有一种明显的母细胞群,呈一致的形态学并缺乏成熟的特点。仍有其他细胞群可能在形态学和细胞化学方面显示粒细胞系或单核细胞系分化,即母细胞具有不同程度的丰富胞质,伴或不伴胞质颗粒,不同程度地表达 MPO、SBB 和非特异性酯酶。淋巴系成分可能被忽视,并误认为分化不太好的髓系母细胞的亚群,仅在免疫分型时明显。在 MPAL 伴髓系成分的病例中,髓系成分出现早幼粒细胞、巨核细胞或红系分化的现象一般观察不到。

43.5.3 细胞遗传学

没有一种染色体畸变与 MPAL 特别相关,许多病例核型正常。某些高频发生的克隆性异常已纳入 WHO 分类,包括 t(9;22)(q34.1;q11.2) BCR-ABL1 易位和变异型易位,后者涉及 11q23.3 上的 KMT2A(MLL)基因,以 t(4;11)(q21;q23.3) KMT2A-AFF1(AF4)最常见[15,29,30,37,39,46]。这两种在 B/髓系 MPAL 中极其常见,如果不是唯一的也是最常见的[39]。在携带 t(9;22)的病例中,p190 融合转录物比 p210 更常见,检测到 p210 转录物应促使考虑 CLL 危象。而且,在携带 t(9;22)的 MPAL 病例中,B 淋巴系成分表达 CD10,而在携带 t(4;11)的 MPAL 病例中则不表达 CD10。此外,在携带 t(4;11)的 MPAL 中,淋巴系和髓系母细胞群通常(但并非总是)彼此明显不同,与 t(4;11)相关的髓系成分通常不表达 MPO 并有单核细胞分化模式(见图 43.3)[37]。尽管其他染色体异常的发生频率不足以纳入 WHO 分类,但常见复杂核型[15,29,30,39,47]。

相当比例的 MPAL 病例显示 IGH 或 TCR 基因的重排或缺失[31]。然而,由于这些克隆性重排可见于某些 AML 病例,因此不能作为淋巴系分化的证据,并且,在缺乏前述免疫表型时,不能用于确定 EARL 的诊断[31]。据报道,在 MPAL 中,与 ALL 发病相关的几个基因也发生突变或缺失,这些基因包括:IDH1、CEBPA、TP53、IKZF1、EZH2、ASXL1、ETV6、NOTCH1、TET2、CDKN2A、MEF2C、BTG1、BCOR、EBF1、KRAS、LEF1、MBNL1、PBX3 和 RUNX1[48,49]。

43.5.4 预后

作为一组疾病,MPAL 预后不良,几乎与形态和免疫表型无关[50]。多因素分析表明,临床预后与患者年龄和细胞遗传学特征呈强相关。总体上,儿童的缓解率高于成人,11 号染色体结构异常,尤其是 t(9;22)易位,与不利总体生存率相关[11,15,30,51]。然而,最近一项研究表明,根据 2008 年 WHO 分类的定义,成人 MPAL 患者的临床结局实际上类似 ALL 患者,并且略优于 AML 患者[52]。另一方面,52 名 MPAL 患儿的生存率低于 ALL,但类似 AML[53]。

AUL 或 MPAL 没有标准的治疗方案。通常使用对淋巴系和髓系白血病有效的药物进行组合治疗。但有几项研究发现,与 ALL 治疗方法相比,单用 AML 治疗方法的反应率较低[11,27,54,55]。一项儿科研究指出,在 AML 疗法失败后,许多 T/髓系白血病患儿对 ALL 疗法有反应[53]。也有零星报道,淋巴系成分对 AML 疗法产生耐受,也有相反报道[56,57]。尽管一项研究报道,如果不考虑年龄,携带 t(9;22)的 MPAL 没有无病生

存者且临床结局更差[30],这是在酪氨酸激酶抑制剂(TKI)疗法之前。最近的研究表明,将 TKI 纳入 t(9;22)MPAL 患者的治疗方案中取得了一些成功[58-60]。大多数成人 MPAL 患者在治疗之后进行造血细胞移植[54]。

43.6 其他不明家族白血病

部分白血病病例会表达一些抗原模式,但分化程度不可能足以诊断 AUL,也不符合 MPAL 的严格标准。其中许多病例可能存在不同谱系相对特异性抗原的弱表达,如 CD19、MPO 或胞质 CD3,或其他组合,如 CD117、CD13 和 CD33,无 MPO 但有 CD19 强表达,也不表达其他淋巴系分化标志物。尽管其中一些病例实际上可能是 MPAL,其他病例可能代表跨细胞系非特异性抗原表达,但很难将其全部适当分类。这类病例最好归入不明细胞系急性白血病,非特指,或简单地报告为未分类急性白血病。

43.7 结论

总之,不明细胞系白血病少见,常表现为侵袭性临床进程,许多研究显示生存率低于 AML 和 ALL。AUL 的形态和免疫表型类似于微分化 AML,需要全面、细致的流式细胞术评估以准确诊断。虽然大多数病例的特征是染色体异常,但是其细胞遗传学变化多端,缺乏具有预后意义的核型。MPAL 可能发生于具有髓系和淋巴系分化潜能的多能祖细胞。这些白血病中可能遇见的重现性细胞遗传学异常包括 t(9;22)(q34.1;q11.2)和涉及 11q23.3 的异位。ALAL 尚无标准化治疗,部分原因是该病罕见,缺乏前瞻性试验。然而,通过流式细胞术仔细分析肿瘤细胞的免疫表型,结合细胞遗传学,可以将其恰当分类,优化患者管理。

精华和陷阱

精华
- ALAL 的诊断依据是全面的免疫分型,流式细胞术分析最有实用价值。
- ALAL 不伴分化(即 AUL)表达原始的白细胞系抗原或全白细胞系抗原,如 CD34、CD38、CD45 和 HLA-DR,但不表达淋巴系或髓系的特异抗原。
- 微分化(MPO⁻)AML 与 AUL 的不同在于,前者至少表达两种,通常表达更多种髓系相关标志物(如 CD13、CD15、CD33、CD64、CD117)。
- MPAL 的诊断依据是存在两种不同的母细胞群,每种母细胞群显示截然不同的细胞系特异性表型,或单个的母细胞群所表达标志物的特异性超过一种细胞系。

陷阱
- 双形母细胞并非 MPAL 所特有,也可见于 AML 伴粒系和单核系特征,偶见于 ALL。
- 髓系抗原阳性 ALL 和淋巴系抗原阳性 AML 并不少见,不能等同于 MPAL。
- TdT 和 CD7 是原始造血细胞抗原,并不提示淋巴系定向分化。
- IgH 基因和 TCR 基因的克隆性重排没有细胞系特异性。

(张文燕 薛德彬 译)

参考文献

1. Bennett JM, Catovsky D, Daniel MT, et al. Proposed revised criteria for the classification of acute myeloid leukemia: a report of the French-American-British Cooperative group. Ann Intern Med. 1985;103:620-625.

2. Cheson BD, Cassileth PA, Head DR, et al. Report of the National Cancer Institute-sponsored workshop on definitions of diagnosis and response in acute myeloid leukemia. J Clin Oncol. 1990;8:813-819.

3. Weir EG, Borowitz MJ. Flow cytometry in the diagnosis of acute leukemia. Semin Hematol. 2001;38:124-138.

4. Bene MC, Castoldi G, Knapp W, et al. Proposals for the immunologic classification of acute leukemias. European Group for the Immunologic Characterization of Leukemias(EGIL). Leukemia. 1995;9:1783-1786.

5. Arber DA, Orazi A, Hasserjian R, et al. The 2016 revision to the World Health Organization classification of myeloid neoplasms and acute leukemia. Blood. 2016;127:2391-2405.

6. Thalhammer-Scherrer R, Mitterbauer G, Simonitsch I, et al. The immunophenotype of 325 adult acute leukemias. Am J Clin Pathol. 2002;117:380-389.

7. Kaleem Z, Crawford E, Pathan MH, et al. Flow cytometric analysis of acute leukemias. Diagnostic utility and critical analysis of data. Arch Pathol Lab Med. 2003;127:42-48.

8. Weinberg OK, Arber DA. Mixed-phenotype acute leukemia: historical overview and a new definition. Leukemia. 2010;24:1844-1851.

9. Al-Seraihy AS, Owaidah TM, Ayas M, et al. Clinical characteristics and outcome of children with biphenotypic acute leukemia. Haematologica. 2009;94:1682-1690.

10. van den Ancker W, Terwijn M, Westers TM, et al. Acute leukemias of ambiguous lineage: diagnostic consequences of the WHO2008 classification. Leukemia. 2010;24:1392-1396.

11. Matutes E, Pickl WF, Van't Veer M, et al. Mixed-phenotype acute leukemia: clinical and laboratory features and outcome in 100 patients defined according to the WHO 2008 classification. Blood. 2011;117:3163-3167.

12. Cuneo A, Ferrant A, Michaux JL, et al. Cytogenetic and clinicobiologic features of acute leukemia with stem cell phenotype: study of nine cases. Cancer Genet Cytogenet. 1996;92:31-36.

13. Brito-Babapulle F, Pullon H, Layton DM, et al. Clinicopathologic features of acute undifferentiated leukemia with a stem cell phenotype. Br J Haematol. 1990;76:210-214.

14. Zomas A, Modak S, Pinkerton R, et al. Childhood biphenotypic leukemia: six-year experience from a single centre [abstract]. Br J Haematol. 1995;90:67.

15. LeGrand O, Perrot JY, Simonin G, et al. Adult biphenotypic acute leukemia: an entity with poor prognosis which is related to unfavourable cytogenetics and P-glycoprotein over-expression. Br J Haematol. 1998;100:147-155.

16. Carneiro Borba C, de Lourdes Chauffaille M, Saeed Sanabani S, et al. Simultaneous occurrence of biphenotypic T cell/myeloid lesions involving t(12;13)(p13;q14) in a pediatric patient. Acta Haematol. 2012;127:165-169.

17. Rahman K, George S, Tewari A, Mehta A. Mixed phenotypic acute leukemia with two immunophenotypically distinct blast populations: report of an unusual case. Cytometry B Clin Cytom. 2013;84:198-201.

18. Van't Veer MB. The diagnosis of acute leukemia with undifferentiated or minimally differentiated blasts. Ann Hematol. 1992;64:161-165.

19. Matutes E, Pombo de Oliveira M, Foroni L, et al. The role of ultrastructural cytochemistry and monoclonal antibodies in clarifying the nature of undifferentiated cells in acute leukemia. Br J Haematol. 1988;69:205-211.

20. Bene MC, Bernier M, Casasnovas RO, et al. The reliability and specificity of c-kit for the diagnosis of acute myeloid leukemias and undifferentiated leukemias. Blood. 1998;92:596-599.

21. Bene MC, Bernier M, Casasnovas RO, et al. Acute myeloid leukemia M0: haematologic, immunophenotypic and cytogenetic characteristics and their prognostic significance: an analysis in 241 patients. Br J Haematol. 2001;113:737-745.

22. Muroi K, Amemiya Y, Miura Y. Specificity of CD117 expression in the diagnosis of acute myeloid leukemia. Leukemia. 1996;10:1048.

23. Reuss-Borst MA, Buhring HJ, Schmidt H, Muller CA. AML: immunophenotypic heterogeneity and prognostic significance of c-kit expression. Leukemia. 1994;8:258-263.

24. Nishii K, Kita K, Miwa H, et al. c-kit Gene expression in CD7-positive acute lymphoblastic leukemia: close correlation with myeloid-associated antigens. Leukemia. 1992;6:662-668.

25. Knapp W, Strobl H, Majdic O. Flow cytometric analysis of cell surface and intracellular antigens in leukemia diagnosis. Cytometry. 1994;18:187-198.

26. LeMaistre A, Childs CA, Hirsch-Ginsberg C, et al. Heterogeneity in acute undifferentiated leukemia. Hematol Pathol. 1988;2:79-80.

27. Heesch S, Neumann M, Schwartz S, et al. Acute leukemias of ambiguous lineage in adults: molecular and clinical characterization. Ann Hematol. 2013;92:747-758.

28. Campana D, Hansen-Hagge TE, Matutes E, et al. Phenotypic, genotypic, cytochemical and ultrastructural characterization of acute undifferentiated leukemia. Leukemia. 1990;4:620-624.

29. Carbonell F, Swansbury J, Min T, et al. Cytogenetic findings in acute biphenotypic leukaemia. Leukemia. 1996;10:1283-1287.

30. Killick S, Matutes E, Powles RL, et al. Outcome of biphenotypic acute leukemia. Haematologica. 1999;84:699-706.

31. Buccheri V, Matutes E, Dyer MJS, Catovsky D. Lineage commitment in biphenotypic acute leukemia. Leukemia. 1993;7:919-927.

32. Naghashpour M, Lancet J, Moscinski L, Zhang L. Mixed phenotype acute leukemia with t(11;19)(q23;p13.3)/ MLL-MLLT1(ENL), B/T-lymphoid type: a first case report. Am J Hematol. 2010;85:451-454.

33. Matutes E, Morilla R, Farahat N, et al. Definition of acute biphenotypic leukemia. Haematologica. 1997;82:64-66.

34. Hashimoto M, Yamashita Y, Mori N. Immunohistochemical detection of CD79a expression in precursor T cell lymphoblastic lymphoma/leukemias. J Pathol. 2002;197:341-347.

35. Paietta E, Racevskis J, Bennett JM, Wiernik PH. Differential expression of terminal transferase(TdT) in acute lymphocytic leukaemia expressing myeloid antigens and TdT-positive acute myeloid leukaemia as compared to myeloid antigen-negative acute lymphocytic leukaemia. Br J Haematol. 1993;84:416-422.

36. Desouki MM, Post GR, Cherry D, Lazarchick J. PAX-5: a valuable immunohistochemical marker in the differential diagnosis of lymphoid neoplasms. Clin Med Res. 2010;8:84-88.

37. Hayashi Y, Sugita K, Nakazawa S, et al. Karyotypic patterns in acute

mixed lineage leukemia. Leukemia. 1990;4:121-126.

38. Mirro J,Kitchingman GR,Williams DL,et al. Mixed lineage leukemia: the implications for hematopoietic differentiation. Blood. 1986;68:597-599.

39. Weir EG,Ansari-Lari MA,Batista DAS,et al. Acute bilineal leukemia:a rare disease with poor outcome. Leukemia. 2007;21:2264-2270.

40. Rytting ME,Kantarjian H,Albitar M. Acute lymphoblastic leukemia with Burkitt-like morphologic features and high myeloperoxidase activity. Am J Clin Pathol. 2009;132:182-185.

41. Arber DA,Snyder DS,Fine M,et al. Myeloperoxidase immunoreactivity in adult acute lymphoblastic leukemia. Am J Clin Pathol. 2001;116:25-33.

42. Leong CF,Kalaichelvi AV,Cheong SK,Hamidah NH,Rahman J,Sivagengei K. Comparison of myeloperoxidase detection by flow cytometry using two different clones of monoclonal antibodies. Malays J Pathol. 2004;26:111-116.

43. Nakase K,Sartor M,Bradstock K. Detection of myeloperoxidase by flow cytometry in acute leukemia. Cytometry. 1998;34:198-202.

44. Ferrari S,Mariano MT,Tagliafico E,Sarti M,Ceccherelli G,Selleri L,Merli F,Narni F,Donelli A,Torelli G. Myeloperoxidase gene expression in blast cells with a lymphoid phenotype in cases of acute lymphoblastic leukemia. Blood. 1988;72:873-876.

45. Steiner M,Attarbaschi A,Dworzak M,Strobl H,Pickl W,Kornmüller R,Haas O,Gadner H,Mann G. Cytochemically myeloperoxidase positive childhood acute leukemia with lymphoblastic morphology treated as lymphoblastic leukemia. J Pediatr Hematol Oncol. 2010;32:e4-e7.

46. Cuneo A,Ferrant A,Michaux JL,et al. Philadelphia chromosome-positive acute myeloid leukemia: cytoimmunologic and cytogenetic features. Haematologica. 1996;81:423-427.

47. Manola KN. Cytogenetic abnormalities in acute leukaemia of ambiguous lineage:an overview. Br J Haematol. 2013;163:24-39.

48. Ma Q,Tong Y,Jin J,Lou Y. Mixed T/myeloid phenotype acute leukemia with rare variants of IDH1 and CEBPA. Leuk Lymphoma. 2013;54:2568-2570.

49. Yan L,Ping N,Zhu M,et al. Clinical,immunophenotypic,cytogenetic,and molecular genetic features in 117 adult patients with mixed-pheno-type acute leukemia defined by WHO-2008 classification. Haematologica. 2012;97:1708-1712.

50. Zhang C,Zhang X,Chen XH,et al. Features and clinical outcomes in 40 patients with mixed-lineage acute leukemia in a single center. Hematology. 2013;18:309-314.

51. Weinberg OK,Seetharam M,Ren L,et al. Mixed phenotype acute leukemia:a study of 61 cases using World Health Organization and European Group for the Immunological Classification of Leukaemias criteria. Am J Clin Pathol. 2014;142:803-808.

52. Shi R,Munker R. Survival of patients with mixed phenotype acute leukemias:a large population-based study. Leuk Res. 2015;39:606-616.

53. Rubnitz JE,Onciu M,Pounds S,et al. Acute mixed lineage leukemia in children: the experience of St Jude Children's Research Hospital. Blood. 2009;113:5083-5089.

54. Wolach O,Stone RM. How I treat mixed-phenotype acute leukemia. Blood. 2015;125:2477-2485.

55. Steensma DP. Oddballs:acute leukemias of mixed phenotype and ambiguous origin. Hematol Oncol Clin North Am. 2011;25:1235-1253.

56. Bellido M,Martino R,Aventin A,et al. Leukemic relapse as T-cell acute lymphoblastic leukemia in a patient with acute myeloid leukemia and a minor T-cell clone at diagnosis. Haematologica. 2000;85:1083-2086.

57. Miura M,Yachie A,Hashimoto I,et al. Coexistence of lymphoblastic and monoblastic populations with identical mixed lineage leukemia gene rearrangements and shared immunoglobulin heavy chain rearrangements in leukemia developed in utero. J Pediatr Hematol Oncol. 2000;22:81-85.

58. Kawajiri C,Tanaka H,Hashimoto S,et al. Successful treatment of Philadelphia chromosome-positive mixed phenotype acute leukemia by appropriate alternation of second-generation tyrosine kinase inhibitors according to BCR-ABL1 mutation status. Int J Hematol. 2014;99:513-518.

59. Shimizu H,Yokohama A,Hatsumi N,et al. Philadelphia chromosome-positive mixed phenotype acute leukemia in the imatinib era. Eur J Haematol. 2014;93:297-301.

60. Wang Y,Gu M,Mi Y,et al. Clinical characteristics and outcomes of mixed phenotype acute leukemia with Philadelphia chromosome positive and/or bcr-abl positive in adult. Int J Hematol. 2011;94:552-555.

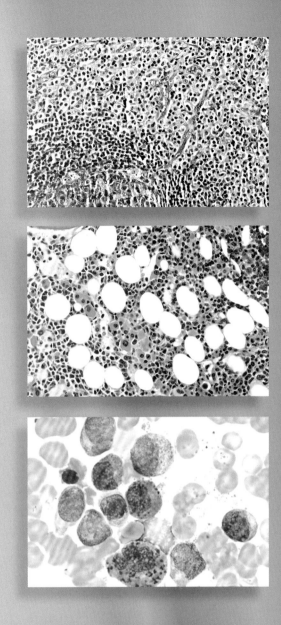

第四篇

髓系肿瘤

髓系肿瘤的分类原则

Daniel A. Arber，James W. Vardiman

本书使用 2016 年修订的第 4 版 WHO 分类[1,2]。前文已叙述 WHO 分类原则[3,4]，达成这一分类共识的过程见第 13 章。简言之，该分类是基于临床、形态学、免疫学、遗传学和其他的生物学特性相结合来界定特异性疾病实体——类似于一个由临床医生和病理医生合作来对可疑的髓系肿瘤患者完成诊断的逻辑思维过程。上述每个学科门类的诊断价值各不相同，取决于某一具体病例。只有熟悉分类体系和每个疾病实体的诊断标准，才能选择恰当的研究方法，从而快速地得出准确的诊断。现以 CML 的分类为例，阐述 WHO 分类方法。CML 具有其独特的临床和形态学特征，并有特定的遗传基因缺陷——*BCR-ABL1* 融合基因。后者导致酪氨酸蛋白激酶的活性增强，通过与不同的细胞途径相互作用而影响肿瘤细胞的增殖、存活和分化。这种异常蛋白导致了白血病的产生，但同时它也是治疗的靶点，从而能让无数患者的生命得到延长[5]。但不能根据任何单一诊断指标来诊断 CML。其他髓系白血病的临床表现及形态学可以类似 CML；*BCR-ABL1* 融合基因不仅见于 CML，也见于某些新发 de novo 淋巴母细胞白血病（ALL）、AML 和混合表型急性白血病。因此，CML 是通过整合各种相关信息来达成诊断的完美模型。此外，CML 仍有未明之处，有待于进一步研究（见第 47 章）。

由于对肿瘤细胞的遗传学基础和寻找药物治疗靶点的分子学研究与日俱增，因此越来越多的遗传学和分子学数据被纳入诊断方法或命名分类之中。WHO 2001 不仅首次囊括了各种广泛使用的分类系统，CML 和某些 AML 亚型都将遗传学信息作为诊断标准[6]。WHO 2008 发行时，人们发现在髓系肿瘤的亚类或亚类的某些特定疾病中发现一些重要的遗传学异常。此后，发现了更多与髓系肿瘤相关的遗传学和表观遗传事件，使用这些数据进行分类和预测更具挑战性。在某些病例下，如涉及 *PDGFRA* 或 *PDGFRB* 基因重排的恶性嗜酸性粒细胞增生

症，这种遗传缺陷（加上形态学和临床表现）是命名疾病和选择具体靶向治疗的主要标准（见第 50 章）。在其他病例下，如 *BCR-ABL1*⁻ MPN 通常但并不总是与 *JAK2* V617F 突变相关，这种遗传缺陷的存在是将髓系增殖性疾病诊断为肿瘤的一个客观标准。另外，还需要其他标准来定义与 *JAK2* 突变相关的特异性疾病，并且将这些特异性疾病与具有相同突变的其他 MPN 分开（见第 47 章）。因此，尽管 WHO 2016 整合了更多的遗传学异常，但对髓系肿瘤的分类来说，采用多学科的分类方法仍然是必要的。这种多学科的分类方法成功地确定了许多不同的疾病。仅仅依靠形态学或临床特征来确定这些疾病的分类是不够的，特别是髓系肿瘤的诊断和分类。许多病例的完整诊断往往需要结合所有的研究结果，补充修改初始的病理报告后才能够建立正确的诊断。

WHO 分类方案中确认的新的疾病实体和对旧的疾病实体制定的新诊断标准主要是基于已发表的并且已被广泛引用和承认的临床和基础科学研究。然而，为了收纳最近发表的尚未"成熟"的资料，有些疾病则被定义为"暂定实体"。这些新近被描述或有某些特征的疾病在临床或学术上具有重要意义，它们应该被考虑在分类之中，但需要进一步研究以澄清其意义。以前一些临时实体已在新版中被细化，并被合并为完整的实体，它们的存在强调了肿瘤的分类不是一成不变的。

44.1 髓系肿瘤的评估

髓系肿瘤是一种严重的、往往危及生命的疾病，其诊断需要临床医生和病理医生一起仔细评估临床表现、形态学、免疫表型和遗传学结果。但是在日常工作中，往往会在没有充分的

临床资料和实验室检查,特别是在标本量不充分的情况下做出诊断。正确的血液和骨髓标本的收集和处理方法在第3章中有详尽的叙述,框44.1强调了在评估怀疑有髓系肿瘤患者的标本时需要注意的额外事项。一个可以遵循的经验法则是,形态学仍然是所有髓系肿瘤诊断的关键,即使对那些有特定遗传缺陷或免疫表型特征的髓系肿瘤也是一样。如果没有足够的标本作形态学检查,应重新获取标本。

框44.1 髓系肿瘤的评估

标本的要求

- 疑为髓系肿瘤,在任何最终治疗前获取的外周血和骨髓标本。
- Wright-Giemsa染色或类似染色的外周血和细胞量充足的骨髓穿刺涂片或印片。
- 如果可行的话,所有病例行骨髓活检,获取骨皮质组织条至少长1.5cm,并且穿刺角度正确。
- 要有细胞遗传学分析所需的骨髓标本,如果有指征还要做流式细胞学检测,以及冻存标本用于分子遗传学研究。分子遗传学研究应该基于最初的染色体分型研究、临床表现、形态学和免疫分型的结果。

外周血和骨髓标本中原始细胞的评估

- 光镜检测外周血涂片和细胞量充足的骨髓穿刺涂片中原始细胞的百分比。
- 在诊断急性髓系白血病(AML)或原始细胞转化时,原粒细胞、原单核细胞、幼单核细胞、原巨核细胞(不包含发育异常的巨核细胞)都应作为原始细胞进行计数。在急性早幼粒细胞白血病(APL)中,异常的早幼粒细胞视为"等同于原始细胞"。
- 原始红细胞不计为原始细胞,除非在罕见的"纯型"急性红系白血病中。
- 不建议用流式细胞仪评估CD34阳性细胞来代替光镜检查,因为并非所有的原始细胞都表达CD34。标本的处理过程中也可能造成人为误差,这些都可能导致对原始细胞百分比的错误评估。
- 如果骨髓穿刺不满意,或存在骨髓纤维化,如果原始细胞CD34阳性,用免疫组化方法在骨髓活检标本中检测CD34也有帮助。

原始细胞的系别评估

- 建议使用多参数流式细胞仪(至少3种颜色),所选用的抗体组合应足以确定细胞系和肿瘤异常抗原的表达。
- 细胞化学,特别是髓过氧化物酶和非特异性酯酶染色可能会有帮助,例如对急性髓系白血病-非特指(AML-NOS)。但并非对所有病例都重要。
- 骨髓活检的免疫组化可能会有帮助,现在有很多抗体可用于识别髓系和淋巴系抗原。

遗传学特征的评估

- 首次诊断时,骨髓活检应进行全面的细胞遗传学分析。
- 其他研究方法,如荧光原位杂交(FISH)或逆转录聚合酶链反应,应当根据临床表现、实验室检查和形态学发现而确定是否需要。
- *BCR-ABL1*基因突变阴性的MPN应检测*JAK2*基因突变,如有指征,随后应检测CALR和MPL。
- AML的新病例应检测*NPM1*、*CEBPA*和*FLT3*-ITD基因突变,更大的检测项目组合可能会成为大多数髓系肿瘤的评估标准。

资料的关联和报告

- 所有资料都应当整合到一份符合WHO诊断分类的报告中。

WHO诊断标准适用于疑为血液系统肿瘤在最终治疗(包括生长因子治疗)之前的外周血或骨髓标本。形态学、细胞化学和免疫表型的特征可用来确定肿瘤细胞的分化谱系和评估其成熟程度。评估原始细胞的百分比对髓系肿瘤分类和判断其进展仍然有用。髓系肿瘤的血液或骨髓中原始细胞≥20%时,如果原发则考虑AML;如果发生于先前诊断的骨髓增生异常综合征(MDS)或骨髓增生异常/骨髓增殖性肿瘤(MDS/MPN)则考虑演化为AML;或先前诊断的MPN发生母细胞转化。此外,任何数量的原始细胞持续增加通常都与疾病的进展相关。尽可能计数原始细胞的百分比,采用Wright-Giemsa染色或类似染色,从外周血涂片白细胞分类计数(200个细胞),从细胞丰富的骨髓穿刺涂片对所有有核骨髓细胞分类计数(500个细胞)。原始细胞的定义使用MDS形态学国际工作组提议的标准[7],见框44.1[6]。在日常工作中,不应该用流式细胞仪检测CD34⁺原始细胞的百分比来代替光镜检查,因为并非所有的白血病原始细胞都表达CD34,而且血液稀释和标本处理过程会产生假象,导致错误结果。然而,如果流式细胞仪检测到的CD34⁺细胞数量比形态学评估检测高,那就需要重新评估这两种检测样本来解决这一矛盾。重新评估偶尔会发现被误认为淋巴细胞的小原始细胞;或可能发现红系增生,由于流式标本裂解红细胞而导致CD34⁺细胞计数错误地增高。对于急性白血病来说,多参数流式细胞仪(至少三色,目前常用更多色)的CD45与侧向散射检测是确定原始细胞谱系的可选方法,并且能检测异常抗原表达和监测疾病。图44.1显示正常髓系细胞分化的不同阶段的抗原表达。这些抗原可以用流式细胞仪检测,也可以用骨髓活检标本的免疫组化检测。然而,肿瘤性髓系细胞中成熟相关抗原的不同步表达的情形并不少见,这种情况下最好用流式细胞仪分析来确定[8]。

并非每个髓系肿瘤患者都需要骨髓环钻活检诊断,特别是体质异常虚弱者或几乎没有可选的治疗方案者,但是充足的骨髓活检标本确实能够对骨髓细胞量、细胞分布、间质改变、各个细胞系成熟模式以及治疗后残留疾病提供最准确的评估。此外,骨髓活检可用免疫组化检测抗原,尤其是当骨髓穿刺涂片的细胞较少时[9]。

全面的骨髓细胞遗传学分析在最初诊断时是必不可少的,它可以确定一个基线核型。此后,建议重复分析,以便评估治疗效果或检测遗传学变化。根据最初的核型结果以及临床表现、形态学和免疫表型的结果来确定是否需要其他遗传学检测。在某些情况下,逆转录聚合酶链反应或荧光原位杂交(FISH)可检测到常规细胞遗传学的异常或者一些不被常规染色体检测方法检测的亚微观异常,例如在与嗜酸性粒细胞相关的一些髓系肿瘤中检测到*FIP1L1-PDGFRA*的重排[10],或者在常规细胞遗传学检查5%~10%费城染色体阴性的CML病例中检测*BCR-ABL1*的融合。在紧急情况下,如急性早幼粒细胞白血病(APL)中,在等待常规细胞遗传学结果的同时,分子研究检测*PML-RARA*融合基因在临床上也是非常重要的。此外,基因突变越来越多地被认为是髓系肿瘤的

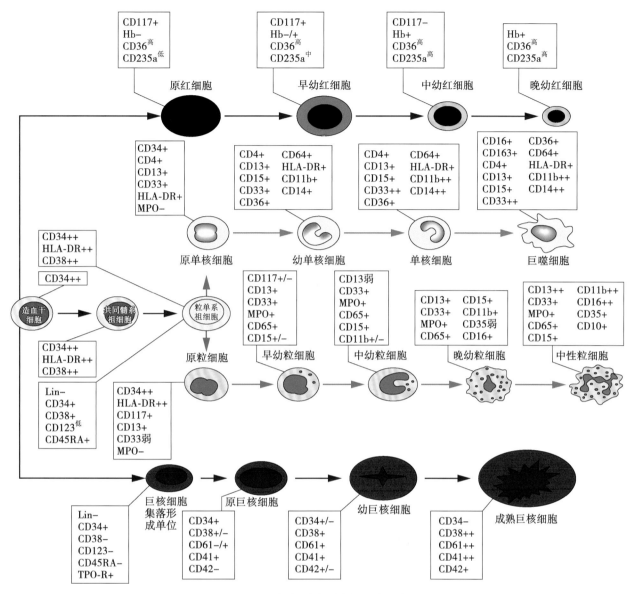

图 44.1 正常髓系分化不同阶段的抗原表达

诊断及预后的重要标志(后面的章节中会有详述)。这些突变包括:MPN 中的 *JAK2*、*MPL* 和 *KIT* [11-18] 基因突变,MDS/MPN 中的 *ASXL1*、*TET2*、*NRAS*、*KRAS*、*NF1*、*RUNX1* 和 *PTPN11* 基因突变[19-26],AML 中的 *NPM1*、*CEBPA*、*FLT3*、*RUNX1*、*DNMT3A*、*KIT*、*WT1*、*KMT2A* 等许多基因突变[27-32],MDS 中的 *ASXL1*、*TP53*、*EZH2*、*ETV6* 和 *RUNX1* 基因突变[33],在唐氏综合征相关骨髓增殖症中 *GATA1* 基因突变[34]。在一些病例中,如果有怀疑某种特定的肿瘤,对诊断标本的评估应首先进行突变分析。例如,在怀疑 *BCR-ABL1* 阴性的 MPN 时,检测到 JAK2 V617F 突变可以证实骨髓细胞克隆性增生。在其他病例中,可以冷冻保存一部分血液或骨髓标本,以便将来根据形态学发现、临床表现和细胞遗传学结果来指导后续的检测项目。然而,基因项目的组合检测日益普及,并且其预先检测可能很快会成为所有新的白血病样本的医疗标准。此外,一些基因的等位基因负荷(如 FLT3 内部串联重复)具有预后意义,在这些病例中,等位基因

比率的检测与该基因是否突变同样重要[35]。虽然基因的过度表达和低表达可能会影响一些髓系肿瘤的预后[28],但是用定量逆转录聚合酶链反应(除在定量分析 *BCR-ABL1* 融合基因的转录产物来监测 CML 患者外)来检测基因含量,在目前的日常工作中是不实际的。同样,基因表达阵列目前也没有常规使用。

44.2 WHO 分类

髓系肿瘤的 WHO 分类见框 44.2。"髓系"的定义包括属于粒细胞系(中性粒细胞、嗜酸性粒细胞、嗜碱性粒细胞)、单核细胞/巨噬细胞系、红细胞系、巨核细胞系和肥大细胞系的所有细胞。

总体上,髓系肿瘤分为两大类①即使有分化,也只有最低限度的分化,称为某种前体细胞(原始细胞)肿瘤,如 AML;

框 44.2　髓系肿瘤 WHO 分类（2016）

骨髓增殖性肿瘤（MPN）

BCR-ABL1 阳性慢性髓系白血病（BCR-ABL1+CML）

慢性中性粒细胞白血病（CNL）

真性红细胞增生症（PV）

原发性骨髓纤维化（PMF）

原发性血小板增生症（ET）

慢性嗜酸性粒细胞白血病-非特指（CEL-NOS）

骨髓增殖性肿瘤-不能分类（MPN-U）

肥大细胞增生症（MCD）

皮肤肥大细胞增生症

系统性肥大细胞增生症

肥大细胞肉瘤

髓系/淋巴系肿瘤伴嗜酸性粒细胞增多和 PDGFRA、PDGFRB 或 FGFR1 异常

髓系/淋巴系肿瘤伴 PDGFRA 重排

髓系/淋巴系肿瘤伴 PDGFRB 重排

髓系/淋巴系肿瘤伴 FGFR1 重排

髓系/淋巴系肿瘤伴 PCM1-JAK2

骨髓增生异常/骨髓增殖性肿瘤（MDS/MPN）

慢性粒-单核细胞白血病（CMML）

慢性粒-单核细胞白血病 0

慢性粒-单核细胞白血病 1

慢性粒-单核细胞白血病 2

BCR-ABL1 阴性不典型慢性髓系白血病（BCR-ABL1⁻aCML）

幼年性粒-单核细胞白血病（JMML）

骨髓增生异常/骨髓增殖性肿瘤伴环形铁粒幼细胞和血小板增生症（RARS-T）

骨髓增生异常/骨髓增殖性肿瘤-不能分类（MDS/MPN-U）

骨髓增生异常综合征/肿瘤（MDS）

骨髓增生异常综合征伴单系发育异常

骨髓增生异常综合征伴环形铁粒幼细胞

骨髓增生异常综合征伴环形铁粒幼细胞和单系发育异常

骨髓增生异常综合征伴环形铁粒幼细胞和多系发育异常

骨髓增生异常综合征伴多系发育异常

骨髓增生异常综合征伴原始细胞增多

骨髓增生异常综合征伴原始细胞增多 1

骨髓增生异常综合征伴原始细胞增多 2

骨髓增生异常综合征伴孤立性 5q 缺失

骨髓增生异常综合征-不能分类（MDS-U）

儿童骨髓增生异常综合征

儿童难治性血细胞减少（RCC）

髓系肿瘤伴种系易感性

急性髓系白血病（AML）和相关前驱肿瘤

AML 伴重现性遗传学异常

AML 伴 t（8;21）（q22;q22.1）;*RUNX1-RUNX1T1*

AML 伴 inv（16）（p13.1q22）或 t（16;16）（p13.1;q22）;*CBFB-MYH11*

急性早幼粒细胞白血病（APL）伴 t（15;17）（q22,q12）;*PML-RARA*

AML 伴 t（9;11）（p21.3,q23.3）;*KMT2A-MALT3*

AML 伴 t（6;9）（p23,q34.1）;*DEK-NUP214*

AML 伴 inv（3）（q21.3q26.2）或 t（3;3）（q21.3;q26.2）;*GATA2, MECOM（EVI1）*

AML（原巨核细胞）伴 t（1;22）（p13.3;q13.1）;*RBM15-MKL1*

AML 伴 BCR-ABL1

AML 伴基因突变

AML 伴突变性 *NPM1*

AML 伴 *CEBPA* 双等位基因突变

AML 伴突变性 RUNX1

AML 伴骨髓增生异常相关改变（AML-MRC）

治疗相关的髓系肿瘤

急性髓系白血病-非特指（AML-NOS）

AML 伴微分化

AML 不伴成熟

AML 伴成熟

急性粒-单核细胞白血病（AMML）

急性原单核细胞和单核细胞白血病

急性红系白血病

急性原巨核细胞白血病

急性嗜碱性粒细胞白血病

急性全髓增殖症伴骨髓纤维化（APMF）

髓系肉瘤

唐氏综合征相关髓系增殖性疾病

一过性髓系异常造血伴唐氏综合征

唐氏综合征相关髓系白血病

不明细胞系急性白血病

急性未分化白血病

混合表型急性白血病伴 t（9;22）（q34.1;q11.2）;*BCR-ABL1*

混合表型急性白血病伴 t（v;11q23.3）;*KMT2A* 重排

混合表型急性白血病,B/髓系,非特指

混合表型急性白血病,T/髓系,非特指

混合表型急性白血病,非特指,罕见型

不明细胞系急性白血病,非特指

斜体指暂定实体。

②有成熟现象的髓系肿瘤,不论有效或无效的髓系分化。每组都包括临床和疾病分类学方面相关的数种疾病实体,根据 WHO 分类原则进行界定。表 44.1 列出了髓系肿瘤的主要分类及其诊断特点。每种疾病将在后续章节详细介绍,本章简述一些有关分类的理念,以及与以往分类有所不同的主要变化。

44.2.1　骨髓增殖性肿瘤

在以往的 MPN 分类中[6],检测到费城染色体或 *BCR-ABL1* 融合基因就可以证实 CML 的诊断。*BCR-ABL1* 阴性 MPN 亚型包括 PV、PMF 和 ET,使用比较复杂的分类方法（包括非特异性临床及实验室特征）试图区分 MPN 各个亚型,并与可能貌似 MPN 的反应性骨髓增生相区分[36]。然而,在 2005 年发现几乎所有的 PV 病例都有 JAK2 V617F 基因和类似基因的突变,尽管 50% 的 ET 和 PMF 患者中也存在上述突变,这一发现革命性地改变并简化了这些肿瘤的诊断标准[11,12,37-39]。从那时起,许多 JAK2 阴性 MPN 病例中检出了 *MPL* 突变和更常见的 *CALR* 突变[15,17,18,40]。虽然这些活化的突变对 MPN 并无诊断特异性,但是通过检测可以将疑难病例确认为克隆性病变,因而节省了许多用于区别 MPN 和骨髓反应性增生的诊断步骤。可惜,没

表 44.1　髓系肿瘤：主要分类和诊断特征

疾病	基本发病机制	血细胞计数	BM 细胞量	BM 原始细胞/%	成熟	细胞形态/发育异常	造血作用	器官肿大
MPN	PTK 相关的信号转导通路激活，导致过度增生，调亡减少	不定，通常一个或多个髓系增生	通常增加，但 ET 多为正常	慢性期 <10	存在	粒细胞和红细胞前体相对正常，巨核细胞异常（从 CML 较小到 PMF 多形性和奇异核直至 ET 非常大）	有效	常见
髓系/淋巴系肿瘤伴 Eo 和 *PDGFRA*，*PDGFRB* 或伴 *FGFR1* 重排，或伴 *PCM1-JAK2*	酪氨酸激酶受体组成性激活，导致转导通路激活和过度增殖	嗜酸性粒细胞 ≥1.5 × 10^9/L	增加	<20*	存在	在疾病慢性期，在首次出现嗜酸性粒细胞增多的患者中相对正常	有效造血	常见
MDS	遗传学，表遗传学异常，导致增生伴异常成熟和早期调亡	一个或多个髓系细胞减少	增加，偶尔正常，罕见减低	<20	存在	一系或多系发育异常	无效造血	少见
MDS/MPN	信号通路激活（常为 RAS）伴其他合并病变，导致 MDS 样特点	不定，WBC 计数常增多，通常有贫血，血小板计数不定	增加	<20	存在	通常是一个或多个细胞系的发育异常；JMML 通常仅有轻微发育异常	依细胞系而不同	常见
AML	遗传学异常导致成熟受损，兼有其他合并异常，导致肿瘤性克隆增殖和存活	WBC 计数不定，常有贫血和血小板减少	通常增加	≥20，除外某些具有特殊细胞遗传学异常的病例	不定，但通常轻微	原始细胞可有各种髓系特征，并可能与一个或多个细胞系发育异常相关	有效或无效	少见

* 有 *FGFR1* 重排的患者，大约 50% 最初表现为 T 淋巴母细胞或少见的 B 淋巴母细胞白血病/淋巴瘤（ALL/LBL）。极少数 *PDGFRA* 基因重排的患者可能最初表现为 ALL/LBL。

AML，急性髓系白血病；BM，骨髓；CML，慢性粒细胞白血病；Eo，嗜酸性粒细胞增多；ET，原发性血小板增多症；JMML，幼年性粒-单核细胞白血病；MDS，骨髓增生异常综合征；MPN，骨髓增殖性肿瘤；PMF，原发性骨髓纤维化；PTK，酪氨酸蛋白激酶；WBC，白细胞。

有突变的 PMF 和 ET 病例,有时仍然难以区分肿瘤性和反应性增生,因为没有 JAK2 V617F 突变或类似突变并不排除 MPN 的可能性。此外,即使存在基因突变,也不能区分 MPN 的亚型,所以还需要其他诊断标准。旧分类中,组织病理学和形态学特征在 MPN 的诊断和各种亚型的区分中只有次要作用,而血液学数据或临床信息则更为重要。但是最近十年中,MPN 亚型相关的组织学特征得到了更深入更广泛的认识,因此这些组织学特性在 WHO 2008 中也成为诊断指标。因此,目前 MPN 的诊断策略包括临床表现、血液学检测、遗传学和组织学的数据,从而将各种亚型准确地诊断和分类。毫无疑问,随着我们对 MPN 发病机制的进一步了解,这些标准在不久的将来还会修订。

44.2.2　髓系和淋巴系肿瘤伴嗜酸性粒细胞增多和 PDGFRA、PDGFRB 或 FGFR1 重排,或伴 PCM1-JAK2

某些髓系肿瘤伴有嗜酸性粒细胞增多,包括以前所谓的慢性嗜酸性粒细胞白血病(CEL)或高嗜酸性粒细胞综合征,是由于血小板衍生生长因子受体(PDGFR)的 α 或 β 亚单位的异常编码并导致其激活。PDGFRB 的重排首先在诊断为慢性粒-单核细胞白血病(CMML)伴嗜酸性粒细胞增多或 CEL 患者中被发现[41-44],而 PDGFRA 基因重排也是首先在 CEL 或者是在以前被认为是高嗜酸性粒细胞综合征的病例中发现的[10]。在骨髓增殖性疾病伴嗜酸性粒细胞显著增多,如 8p11.2 相关的骨髓增殖综合征中,还发现 FGFR1 基因的重排[45]。然而,携带 FGFR1 基因重排的患者最初可有 T-或 B-淋巴母细胞白血病/淋巴瘤(ALL/LBL)伴显著嗜酸性粒细胞浸润组织,然后发展为髓系肿瘤伴嗜酸性粒细胞增多,或反之亦然[45,46]。极少数携带 PDGFRA 基因重排的患者早期可有淋巴母细胞淋巴瘤伴嗜酸性粒细胞增多[47]。已经描述了导致类似的临床病症的其他基因融合,最显著的是 PCM1-JAK2[48]。这组临床和形态学表现均不相同的疾病,如 CMML 伴嗜酸性粒细胞增多、CEL、ALL/LBL 伴嗜酸性粒细胞增多,需要根据遗传学异常进行单独分类,而不是分散在多个不同的类别中。“髓系和淋巴系肿瘤伴嗜酸性粒细胞增多和 PDGFRA、PDGFRB 或 FGFR1 重排,或伴 PCM1-JAK2”这一新亚类似乎能强调携带 PDGFRA 和 PDGFRB(不是 FGFR1)基因重排的患者在临床上可以用酪氨酸激酶抑制剂伊马替尼来治疗(见第 50 章)。

44.2.3　骨髓增生异常/骨髓增殖性肿瘤(MDS/MPN)

WHO 2001 中首次引入了骨髓增生异常/骨髓增殖性肿瘤(MDS/MPN)的分类,包括在临床表现、实验室检查和形态学上都与 MDS 和 MPN 重叠的髓系肿瘤。在这个类别中的大多数疾病有白细胞增多、贫血或血小板减少症,以及程度不等的形态学上的异常。这组疾病包括慢性粒-单核细胞白血病(CMML)、不典型慢性髓系白血病(aCML)、幼年性粒-单核细胞白血病(JMML)和 MDS/MPN 无法分类中的一个较新的实体:如难治性贫血伴环形铁粒幼细胞和血小板增多(现命名为 MDS/MPN 伴环形铁粒幼细胞和血小板增多;MDS/MPN-RS-T)。MDS/MPN-RS-T 的许多病例具有 JAK2 或其他 MPN 相关基因

的突变,以及 SF3B1 基因突变,这些突变常见于 MDS 伴环形铁粒幼细胞[49],支持该病为混合性骨髓增生异常/骨髓增殖的特征。CMML 和 aCML 的少数病例发现 JAK2 V617F 突变[38,39,50],但在检测过基因突变的 CMML 和 aCML 病例中,多发生其他基因突变[51-53]。超过 80% 的 JMML 患者发现 PTPN11、NRAS、KRAS、CBL 或 NF1 基因的互斥突变,这些基因编码依赖 RAS 信号通路的信号蛋白质[19,21,54]。大约 30%~40% 的 CMML 和 aCML 患者中也有 NRAS 或 KRAS 基因突变[22-24,55]。目前还没有令人信服的证据表明应将 MDS/MPN 实体重新分类为 MDS 或 MPN,在修订版中仍然保留混合性 MDS/MPN 肿瘤这一分类。

44.2.4　骨髓增生异常综合征(MDS)

大多数骨髓增生异常综合征(MDS)病例很容易识别:患者一般年龄较大,血细胞减少,外周血和骨髓具有增生异常(dysplasia*)的形态学表现,伴或不伴血液或骨髓中原始细胞数量的增加。近 50% 病例在诊断时有细胞遗传学异常,其特征是通过染色体丢失或表观遗传学现象导致遗传物质丢失,即使只检测较少基因突变项目也能发现一半以上病例具有基因突变[33]。通过评估发育异常的细胞系、准确计数血液和骨髓中原始细胞的数量,大多数 MDS 病例很容易进一步分类,这种分类方法在本质上是一种分级系统。尽管如此,对诊断医师来说,MDS 仍然是髓系肿瘤中最具有挑战性的诊断之一。特别是临床表现和实验室检查表明有 MDS 而形态学上无法确定;或者由于营养缺乏、药物、毒素、生长因子治疗、炎症或感染引起的类似于 MDS 的继发性或短暂性增生异常,或由于骨髓细胞减少和骨髓纤维化而掩盖了潜在的疾病[9,56-59]。WHO 分类继续提供 MDS 的最低形态学诊断标准,把有限的基因突变研究纳入分类中,当检测到 SF3B1 突变时,检测到 5%~15% 的环形铁粒幼细胞就可以诊断 MDS;SF3B1 是这种预后良好的疾病最常见的突变基因[60]。然而,要注意修订版中 MDS 术语的重大改变[61]。以前版本使用的术语是难治性贫血,在罕见的病例中患者表现为其他血细胞减少而不是贫血,修订版将这种变化多端的类别改称为骨髓增生异常综合征。

WHO 2008 引入一个新的暂定实体,并在 2016 年修订版予以保留,即儿童难治性血细胞减少,适用于血细胞减少、多种细胞系发育异常、血液中原始细胞少于 2% 和骨髓中原始细胞少于 5% 的 MDS 儿科患者。儿童期其他所有 MDS 的分类和成人相同。

44.2.5　急性髓系白血病(AML)

WHO 2001 开启了正式将遗传学异常纳入 AML 诊断标准的大门。遗传学上的缺陷,主要是涉及转录因子相关的染色体易位以及具有特征性形态学和临床特点,形成了临床、病理学和遗传学分类的主要依据。在 2016 年修订版之前,人们已经接受了在许多 AML 病例中存在多基因遗传病变——不仅包括显微镜下检测到的染色体重排或染色体数目的异常,而且还包括亚微观的基因突变——它们协同作用形成白血病,并且影响

---

* 血液科一般称为增生异常、发育异常或病态造血,而病理科一般称为异型增生。

白血病的形态学和临床特点。那些通常编码影响髓细胞分化和成熟的重要转录因子基因的重排或突变，如 *RUNX1*、*RARA* 或 *NPM1*，可能导致白血病细胞的成熟受损，而参与信号转导通路基因的突变，如 *FLT3*、*JAK2*、*RAS* 和 *KIT*，可能是肿瘤克隆的增生和存活所必需[62]。现在可以理解，基因突变甚至比简单的两类分类法更复杂，并且 AML 发生许多协同突变[32]。这些异常合并存在时，通常能导致那些具有独特临床表现、形态学以及患者生存特征的白血病。最初通过重点观察 AML 患者在细胞遗传学方面的最大亚群（具有正常核型），发现了基因突变在白血病中的作用，于是出现了对该亚群的全新理解和亚分类[27]。然而，基因突变在 AML 的其他遗传性学类型中也很重要，目前发现基因突变似乎对全部 AML 类型都有检测指征[32,63]。

AML 的分类方法演示了在一组疾病中如何通过不同特点来界定某一疾病实体。例如，有复发性遗传学异常的 AML，形态学和遗传学的特点是分类的关键；在急性髓系白血病伴骨髓增生异常相关改变（AML-MRC）中，形态学、临床病史和细胞遗传学的特点在疾病的诊断中同等重要；在治疗相关的髓系肿瘤中，化疗药物治疗的病史是定义该疾病的最终决定因素。急性髓系白血病-非特指（AML-NOS）主要由形态学来确定，没有明显的临床、免疫学或遗传性疾病的特性。与弥漫大 B 细胞淋巴瘤-非特指（DLBCL-NOS）和外周 T 细胞淋巴瘤-非特指（PTCL-NOS）相似，"AML-NOS"代表具有不同特征的一组疾病。随着我们不断深入地认识这一疾病，这类亚型的疾病种类将继续减少，而其他新的和特定的 AML 亚型会逐步产生。

44.2.6　系别不明的急性白血病（ALAL）

系别不明的急性白血病（ALAL）虽然不是真正的髓系肿瘤，但诊断方法类似髓系肿瘤，也需要把形态学特征与细胞遗传学、分子遗传学和免疫表型的特征相结合。特别是 WHO 2008 定义了混合表型急性白血病的诊断标准，现在被称为混合表型急性白血病（MPAL）。根据定义，MPAL 这个遗传类别强调 *BCR-ABL1* 和 *KMT2A* 基因易位在生物学上和临床上的重要性，可能比单用免疫分型更好地定义临床疾病实体的特征（见第 43 章）。

44.2.7　髓系肿瘤伴种系易感性

WHO 2016 的主要增补是关于髓系肿瘤种系易感性（见第 46 章）。这些患者可能有血小板减少症，可进展为髓系肿瘤，也可能有新发生的 AML 或 MDS[64]。尽管这些患者的许多种系突变类似于其他 AML 或 MDS 患者中偶尔获得的突变，但检测到种系突变就要对患者的家庭成员进行筛查，因为他们都是这些肿瘤的易感者。

44.3　结论

本书到达读者手中时，可能已经发表了髓系肿瘤的许多新信息，甚至可能已经认识到新的疾病实体。为了在实践中以及在临床试验和实验室调查数据的评估中继续发挥作用，任何分类都必须不断回顾和更新。同样，新的信息需要"成熟"，并且需要通过大量的研究来证明，以便被广泛接受并融入日常实践。因此，尽管我们急切地等待本书讨论的髓系肿瘤的新数据，但也希望 WHO 分类原则能够经受时间的考验。

致谢

作者感谢 James W. Vardiman，本章第 1 版的合著者。

（侯　军　薛德彬　译）

参考文献

1. Swerdlow SH, Campo E, Harris NL, et al. , eds. WHO Classification of Tumours of Haematopoietic and Lymphoid Tissues. *Revised 4th ed.* Lyon, France: IARC Press; 2017.
2. Swerdlow SH, et al. WHO Classification of Tumours of Haematopoietic and Lymphoid Tissues. Lyon, France: IARC Press; 2008.
3. Harris NL, et al. A revised European-American classification of lymphoid neoplasms: a proposal from the International Lymphoma Study Group. Blood. 1994; 84: 1361-1392.
4. Vardiman JW, et al. The 2008 revision of the WHO classification of myeloid neoplasms and acute leukemia: rationale and important changes. Blood. 2009; 114: 937-951.
5. Hochhaus A, et al. Six-year follow-up of patients receiving imatinib for the first-line treatment of chronic myeloid leukemia. Leukemia. 2009; 23: 1054-1061.
6. Jaffe ES, et al. , eds. Pathology and Genetics of Tumours of Haematopoietic and Lymphoid Tissues. World Health Organization Classification of Tumours. Lyon, France: IARC Press; 2001.
7. Mufti GJ, et al. Diagnosis and classification of myelodysplastic syndrome: International Working Group on Morphology of myelodysplastic syndrome (IWGM-MDS) consensus proposals for the definition and enumeration of myeloblasts and ring sideroblasts. Haematologica. 2008; 93: 1712-1717.
8. Stetler-Stevenson M, et al. Diagnostic utility of flow cytometric immunophenotyping in myelodysplastic syndrome. Blood. 2001; 98: 979-987.
9. Orazi A, et al. Hypoplastic myelodysplastic syndromes can be distinguished from acquired aplastic anemia by CD34 and PCNA immunostaining bone marrow biopsy specimens. Am J Clin Pathol. 1997; 107: 268-274.
10. Cools J, et al. A tyrosine kinase created by fusion of the PDGFRA and FIP1L1 genes as a therapeutic target of imatinib in idiopathic hypereosinophilic syndrome. N Engl J Med. 2003; 348: 1201-1214.
11. James C, et al. A unique clonal JAK2 mutation leading to constitutive signalling causes polycythaemia vera. Nature. 2005; 434: 1144-1148.
12. Kralovics R, et al. A gain-of-function mutation of JAK2 in myeloproliferative disorders. N Engl J Med. 2005; 352: 1779-1790.
13. Levine RL, et al. Activating mutation in the tyrosine kinase JAK2 in polycythemia vera, essential thrombocythemia, and myeloid metaplasia with myelofibrosis. Cancer Cell. 2005; 7: 387-397.
14. Tefferi A, Lasho TL, Gilliland G. JAK2 mutations in myeloproliferative disorders. N Engl J Med. 2005; 353: 1416-1417, author reply 1416-1417.
15. Pardanani AD, et al. MPL515 mutations in myeloproliferative and other myeloid disorders: a study of 1182 patients. Blood. 2006; 108: 3472-3476.
16. Pardanani A, Akin C, Valent P. Pathogenesis, clinical features, and treatment advances in mastocytosis. Best Pract Res Clin Haematol. 2006; 19: 595-615.
17. Klampfl T, et al. Somatic mutations of calreticulin in myeloproliferative neoplasms. N Engl J Med. 2013; 369: 2379-2390.

18. Nangalia J, et al. Somatic CALR mutations in myeloproliferative neoplasms with nonmutated JAK2. N Engl J Med. 2013; 369; 2391-2405.

19. Loh ML, et al. Mutations in PTPN11 implicate the SHP-2 phosphatase in leukemogenesis. Blood. 2004; 103; 2325-2331.

20. Stephens K, et al. Interstitial uniparental isodisomy at clustered breakpoint intervals is a frequent mechanism of NF1 inactivation in myeloid malignancies. Blood. 2006; 108; 1684-1689.

21. Tartaglia M, et al. Somatic mutations in PTPN11 in juvenile myelomonocytic leukemia, myelodysplastic syndromes and acute myeloid leukemia. Nat Genet. 2003; 34; 148-150.

22. Willman CL. Molecular genetic features of myelodysplastic syndromes (MDS). Leukemia. 1998; 12 (suppl 1); S2-S6.

23. Hirsch-Ginsberg C, et al. RAS mutations are rare events in Philadelphia chromosome-negative/bcr gene rearrangement-negative chronic myelogenous leukemia, but are prevalent in chronic myelomonocytic leukemia. Blood. 1990; 76; 1214-1219.

24. Padua RA, et al. RAS mutations in myelodysplasia detected by amplification, oligonucleotide hybridization, and transformation. Leukemia. 1988; 2; 503-510.

25. Cervera N, et al. Gene mutations differently impact the prognosis of the myelodysplastic and myeloproliferative classes of chronic myelomonocytic leukemia. Am J Hematol. 2014; 89; 604-609.

26. Perez B, et al. Genetic typing of CBL, ASXL1, RUNX1, TET2 and JAK2 in juvenile myelomonocytic leukaemia reveals a genetic profile distinct from chronic myelomonocytic leukaemia. Br J Haematol. 2010; 151; 460-468.

27. Mrozek K, Bloomfield CD. Chromosome aberrations, gene mutations and expression changes, and prognosis in adult acute myeloid leukemia. Hematology Am Soc Hematol Educ Program. 2006; 169-177.

28. Mrozek K, et al. Clinical relevance of mutations and gene-expression changes in adult acute myeloid leukemia with normal cytogenetics; are we ready for a prognostically prioritized molecular classification? Blood. 2007; 109; 431-448.

29. Paschka P, et al. Adverse prognostic significance of KIT mutations in adult acute myeloid leukemia with inv(16) and t(8; 21); a Cancer and Leukemia Group B Study. J Clin Oncol. 2006; 24; 3904-3911.

30. Falini B, et al. Cytoplasmic nucleophosmin in acute myelogenous leukemia with a normal karyotype. N Engl J Med. 2005; 352; 254-266.

31. Dohner K, et al. Mutant nucleophosmin(NPM1) predicts favorable prognosis in younger adults with acute myeloid leukemia and normal cytogenetics; interaction with other gene mutations. Blood. 2005; 106; 3740-3746.

32. Cancer Genome Atlas Research Network. Genomic and epigenomic landscapes of adult de novo acute myeloid leukemia. N Engl J Med. 2013; 368; 2059-2074.

33. Bejar R, et al. Clinical effect of point mutations in myelodysplastic syndromes. N Engl J Med. 2011; 364; 2496-2506.

34. Greene ME, et al. Mutations in GATA1 in both transient myeloproliferative disorder and acute megakaryoblastic leukemia of Down syndrome. Blood Cells Mol Dis. 2003; 31; 351-356.

35. Pratz KW, et al. FLT3-mutant allelic burden and clinical status are predictive of response to FLT3 inhibitors in AML. Blood. 2010; 115; 1425-1432.

36. Berlin NI. Diagnosis and classification of the polycythemias. Semin Hematol. 1975; 12; 339-351.

37. Baxter EJ, et al. Acquired mutation of the tyrosine kinase JAK2 in human myeloproliferative disorders. Lancet. 2005; 365; 1054-1061.

38. Levine RL, et al. The JAK2V617F activating mutation occurs in chronic myelomonocytic leukemia and acute myeloid leukemia, but not in acute lymphoblastic leukemia or chronic lymphocytic leukemia. Blood. 2005; 106; 3377-3379.

39. Jones AV, et al. Widespread occurrence of the JAK2 V617F mutation in chronic myeloproliferative disorders. Blood. 2005; 106; 2162-2168.

40. Pikman Y, et al. MPLW515L is a novel somatic activating mutation in myelofibrosis with myeloid metaplasia. PLoS Med. 2006; 3; e270.

41. Golub TR, et al. Fusion of PDGF receptor beta to a novel ets-like gene, tel, in chronic myelomonocytic leukemia with t(5; 12) chromosomal translocation. Cell. 1994; 77; 307-316.

42. Keene P, et al. Abnormalities of chromosome 12p13 and malignant proliferation of eosinophils; a nonrandom association. Br J Haematol. 1987; 67; 25-31.

43. Bain BJ, Fletcher SH. Chronic eosinophilic leukemias and the myeloproliferative variant of the hypereosinophilic syndrome. Immunol Allergy Clin North Am. 2007; 27; 377-388.

44. Steer EJ, Cross NC. Myeloproliferative disorders with translocations of chromosome 5q31-35; role of the platelet-derived growth factor receptor beta. Acta Haematol. 2002; 107; 113-122.

45. Macdonald D, Reiter A, Cross NC. The 8p11 myeloproliferative syndrome; a distinct clinical entity caused by constitutive activation of FGFR1. Acta Haematol. 2002; 107; 101-107.

46. Abruzzo LV, et al. T-cell lymphoblastic lymphoma with eosinophilia associated with subsequent myeloid malignancy. Am J Surg Pathol. 1992; 16; 236-245.

47. Metzgeroth G, et al. Recurrent finding of the FIP1L1-PDGFRA fusion gene in eosinophilia-associated acute myeloid leukemia and lymphoblastic T-cell lymphoma. Leukemia. 2007; 21; 1183-1188.

48. Reiter A, et al. The t(8; 9)(p22; p24) is a recurrent abnormality in chronic and acute leukemia that fuses PCM1 to JAK2. Cancer Res. 2005; 65; 2662-2667.

49. Malcovati L, Cazzola M. Refractory anemia with ring sideroblasts. Best Pract Res Clin Haematol. 2013; 26; 377-385.

50. Steensma DP, et al. The JAK2 V617F activating tyrosine kinase mutation is an infrequent event in both "atypical" myeloproliferative disorders and myelodysplastic syndromes. Blood. 2005; 106; 1207-1209.

51. Mughal TI, et al. An International MDS/MPN Working Group's perspective and recommendations on molecular pathogenesis, diagnosis and clinical characterization of myelodysplastic/myeloproliferative neoplasms. Haematologica. 2015; 100; 1117-1130.

52. Itzykson R, et al. Prognostic score including gene mutations in chronic myelomonocytic leukemia. J Clin Oncol. 2013; 31; 2428-2436.

53. Wang SA, et al. Atypical chronic myeloid leukemia is clinically distinct from unclassifiable myelodysplastic/myeloproliferative neoplasms. Blood. 2014; 123; 2645-2651.

54. Stieglitz E, et al. The genomic landscape of juvenile myelomonocytic leukemia. Nat Genet. 2015; 47; 1326-1333.

55. Sugimoto K, et al. Mutations of the p53 gene in myelodysplastic syndrome (MDS) and MDS-derived leukemia. Blood. 1993; 81; 3022-3026.

56. Vardiman JW. Hematopathological concepts and controversies in the diagnosis and classification of myelodysplastic syndromes. Hematology Am Soc Hematol Educ Program. 2006; 199-204.

57. Bowen D,et al. Guidelines for the diagnosis and therapy of adult myelo-dysplastic syndromes. Br J Haematol. 2003;120:187-200.

58. Kennedy GA,et al. Neutrophil dysplasia characterised by a pseudo-Pelg-er-Huët anomaly occurring with the use of mycophenolate mofetil and ganciclovir following renal transplantation:a report of five cases. Patholo-gy. 2002;34:263-266.

59. Brunning RD,McKenna RW. Tumors of the Bone Marrow. Washington, DC:Armed Forces Institute of Pathology;1994.

60. Malcovati L,et al. SF3B1 mutation identifies a distinct subset of myelo-dysplastic syndrome with ring sideroblasts. Blood. 2015;126:233-241.

61. Arber DA, Hasserjian RP. Reclassifying myelodysplastic syndromes: what's where in the new WHO and why. Hematology Am Soc Hematol Educ Program. 2015;2015:294-298.

62. Kelly LM,Gilliland DG. Genetics of myeloid leukemias. Annu Rev Ge-nomics Hum Genet. 2002;3:179-198.

63. Devillier R, et al. Acute myeloid leukemia with myelodysplasia-related changes are characterized by a specific molecular pattern with high fre-quency of ASXL1 mutations. Am J Hematol. 2012;87:659-662.

64. West AH,Godley LA,Churpek JE. Familial myelodysplastic syndrome/ acute leukemia syndromes:a review and utility for translational investiga-tions. Ann N Y Acad Sci. 2014;1310:111-118.

第 45 章

骨髓增生异常综合征

Robert P. Hasserjian, David R. Head

　　骨髓增生异常综合征(MDS)是一组疾病,特征为进行性外周血细胞减少和造血细胞的增生异常形态学。MDS 主要影响老年人,但任何年龄皆可发病。MDS 是一种克隆性造血肿瘤,具有不同的表型,部分表现为获得性遗传突变的各种组合。然而,其病因和发病机制仍然很不清楚,限制了对其诊断、分类、个体患者的预后和制定最佳的个体治疗方案。一些 MDS 亚类的特点是遗传不稳定性,并表现出随着时间而逐渐进展的遗传学变化和逐渐加重的临床疾病,最终进展为侵袭性疾病,即急性髓系白血病(AML),这些患者多死于骨髓衰竭的并发症。较惰性的 MDS 亚类特点是稳定的非进展性疾病,罕见进展为 AML。区分这些 MDS 亚类显然是非常重要的,因为其临床行为和治疗方案不同,并促进我们对其生物学特征的深入理解;然而,目前尚无理想的检测方法可以充分预测 MDS 的临床行为。

45.1　发病率

　　MDS 常发生于男性,男女比接近 2:1,但一种亚类[骨髓增生异常综合征伴单纯性 5q 缺失,简称 5q 综合征或 del(5q)]常累及女性。其发病率随年龄而快速增长,40 岁后开始明显上升,中位年龄约 76 岁(图 45.1)[1-11]。儿童和年轻成人的发病率似乎介于(0.05~0.2)/10 万/年[12,15],在 70 岁前累积发病率超过 25/10 万/年,在 80 岁上超过 36/10 万/年[4,5,7-9,12-15]。然而,在解读流行病学数据时有几个注意事项。MDS(特别是低级别亚型)可能难以诊断。旧文献中,有些 MDS 与其他疾病混淆[16]。许多老年患者因推测 MDS 而进行支持治疗,并没有明确诊断。过去曾有争议,MDS 是否真性肿瘤,许多国家的癌症流行病学登记中心未记录 MDS 病例。随着期望寿命延长,老年人口增加,可以预见,MDS 患者的绝对例数量和中位年龄都将上升。

　　大约一半 AML 病例(包括绝大部分老年 AML)发生在先前的 MDS 之后,或有潜在 MDS 的形态学或遗传学证据。矛盾的是,对 MDS 患者的人口学研究表明,10%~40% 最终进展为 AML。

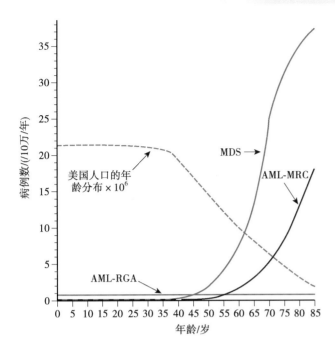

图 45.1　风险人群的 MDS 发病率与年龄。这些曲线是近似估计。基于人口发病率的数据不足以描述 MDS 和 AML-MRC 曲线之间的确切关系。原发性急性髓系白血病（DN-AML）曲线斜率的精确度是不确定的；一些数据表明，轻微上升的曲线斜率与年龄的增加有关

45.2　临床特征

　　MDS 的症状和体征通常与单系或多系外周血细胞减少的有关：贫血（虚弱、脸色苍白、疲乏），血小板减少（瘀斑、出血），或中性粒细胞减少（反复感染）[17-20]。偶有患者在例行的外周血检查时发现无症状的血细胞减少，或因为其他原因检查外周血或骨髓时发现原始细胞增多、增生异常形态学或克隆性细胞遗传学异常。

45.3　实验室特征

45.3.1　外周血检查参数

　　MDS 患者常有贫血，多为正细胞性或大细胞性贫血，平均红细胞体积中位数为 97fL。<10% MDS 患者为小细胞性贫血，其中部分病例为获得性 α 地中海贫血[21]。红细胞分布宽度常增加，有时出现两种红细胞群：一种是正细胞或小细胞低色素红细胞，另一种是大细胞性红细胞[17,19,20]；需要结合输血史来解释这些结果。可能表现为孤立性贫血，也可并存中性粒细胞减少或血小板减少[22]。偶尔表现为仅有中性粒细胞减少或血小板减少[23]。血细胞减少的严重程度有所不同，未治疗患者通常是持续性和进行性。在 MDS 中网织红细胞计数通常低下，但在部分患者中有时也可能假性升高，这是由于循环红细胞中胞质核糖体物质（嗜碱性点彩）异常保留，而不是红细胞数实际增加[24,25]。这种现象可能会导致与溶血性贫血的混淆。

45.3.2　外周血和骨髓的镜下特点

　　在 MDS 中，虽然外周血细胞减少[26-29]，但相对于年龄，通常是骨髓增生活跃[31-34]。少见骨髓增生正常，10%～15%病例相对于年龄骨髓增生低下（所谓增生低下 MDS，见下文）。在儿童 MDS、既往再生障碍性贫血和治疗相关 MDS 中，增生低下更常见[30-34]。MDS 中的"增生异常（dysplasia）"一词表示骨髓和外周血中血液细胞的一些少见的异常形态学特征（表 45.1，图 45.2~图 45.4）。增生异常形态学虽然不是 MDS 的诊断性特征，却是诊断所需的重要特征之一。有些特征在外周血成熟细胞中最容易观察到，如大的或有异常颗粒的血小板、嗜碱点彩红细胞和畸形红细胞，以及中性粒细胞的假 Pelger-Huët 异常和胞质颗粒稀少。其他特征见于前体细胞，在骨髓标本最明显。不成熟的前体造血细胞（有核红细胞、不成熟粒细胞、巨核细胞核、单个核的巨核细胞）可见于 MDS 患者外周血循环，并且可有与骨髓中相同的异常形态。在高级别 MDS 中，骨髓原始细胞增多，并可见于外周血循环，但在骨髓和外周血有核细胞中通常<20%。原始细胞通常是原粒细胞，少数病例呈单核细胞分化和巨核细胞分化。MDS 偶见 Auer 杆状小体；如果出现，常提示高级别 MDS（见下文"MDS 伴过多原始细胞 MDS"）[35-40]。

　　有经验的观察者都能一致同意骨髓样本出现的显著异型性[41]，但是，对异型特征进行量化必然存在观察者之间差异，原因包括：有些异型特征非常细微，观察者经验及其他人体变量，单个异型特征具有不同意义和主观权重，以及抽样中的高斯变化[42]。WHO 分类建议，某一细胞系中至少 10%细胞显示异型特征才能认为有意义[38,39]。然而，如上文所述，考虑到异

表 45.1　MDS 的增生异常形态学特征

细胞系	外周血	骨髓
红细胞和红系前体细胞	红细胞大小不等和异形红细胞增多症* 双红细胞群 嗜碱点彩 铁粒幼细胞	四叶草核和变型，核出芽 巨幼细胞改变 多核细胞改变 前体红细胞空泡化 核间桥 核固缩 前体细胞的血红蛋白不均匀 Howell-Jolly 小体 PAS 阳性前体红细胞 环形铁粒幼细胞，或含大或多个铁颗粒的异常铁粒幼细胞
粒细胞和前体细胞	获得性（假性）Pelger-Huët 异常 颗粒减少 过度分叶 环状核	巨幼细胞改变 颗粒减少 MPO 缺乏 幼稚前体细胞异常定位† 核浆发育不平衡 假性 Chédiak-Higashi 颗粒
血小板和巨核细胞	大，空泡状，或低颗粒性血小板	小单核的巨核细胞 含多个小核的大巨核细胞 分叶少的巨核细胞 核深染的大巨核细胞

*可能会出现许多异常形式，包括卵形红细胞、椭圆形红细胞、泪滴状红细胞、靶形红细胞和红细胞碎片。

†在正常骨髓中，不成熟粒系前体细胞位于骨小梁旁和血管旁。在 MDS，它们可能会异常定位于骨髓腔的中央，因此称为"不成熟前体细胞的异常定位"。

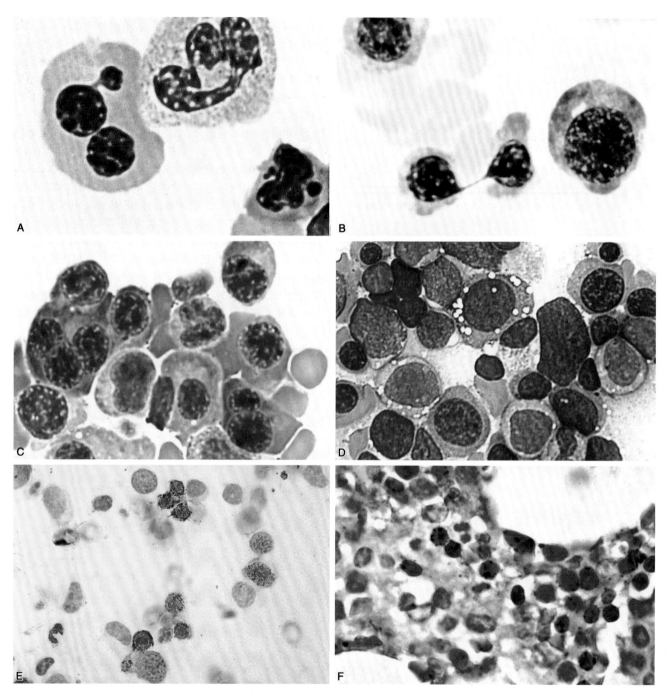

图 45.2　MDS 骨髓穿刺涂片中红系前体细胞的增生异常特征。A,红系前体细胞的异常核分叶。B,红系前体细胞的核间桥(注意到桥基的尖核)。C,红系前体细胞的多核化和巨幼细胞变化。D,幼红细胞含有胞质空泡。E 和 F,骨髓穿刺涂片(E)和骨髓小粒切片中的环形铁粒幼细胞(普鲁士蓝染色)

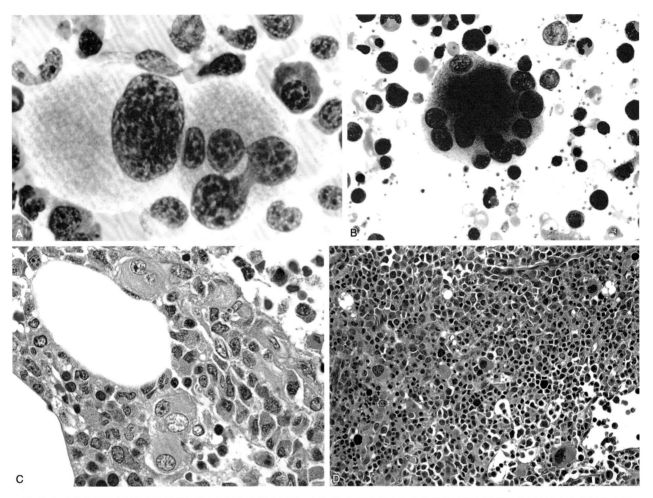

图 45.3 MDS 骨髓穿刺涂片和活检切片中巨核细胞增生异常。A 和 B,骨髓穿刺涂片中异常核特征包括单叶核(A)和多个分开的小核(B)。C,骨髓活检标本中单叶的小巨核细胞。D,5q 综合征,特征性巨核细胞形态学,显示大量小到中等大小的巨核细胞,核圆;也有相对的红系增生低下

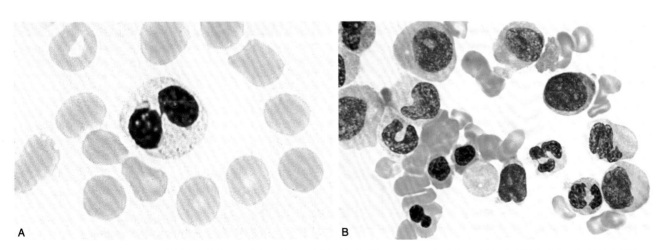

图 45.4 MDS 外周血和骨髓穿刺涂片中粒细胞增生异常。A,外周血涂片,假 Pelger-Huët 细胞伴双叶核,胞质颗粒减少。B,骨髓穿刺涂片,粒细胞发育不平衡和核分叶少。

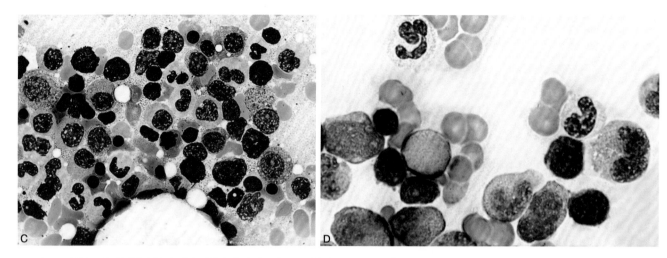

图45.4(续) C,骨髓穿刺涂片,粒细胞核的分叶明显减少和颗粒减少。D,骨髓穿刺涂片,MPO⁻粒细胞(黄色为阳性)(MPO 染色,Giemsa 复染)

常特征评分具有主观性,应该 WHO 建议时必须小心。此外,无 MDS 的正常人可能会出现异型特征,并且,在非 MDS 疾病导致的继发性血细胞减少患者中更常见[41,43-45]。

45.3.3 髓外表现

粒细胞肉瘤或髓系肉瘤(绿色瘤)是原粒细胞聚集在骨髓外组织而形成的肿块性病变。粒细胞肉瘤可发生于 MDS 患者;如果组织学证实,则考虑为 AML 转化,即使骨髓不成熟粒系细胞计数<20%。器官肿大和皮肤浸润(包括 Sweet 综合征)在 MDS 中也有过描述[46,47]。

鉴于目前在旧文献中有些 MDS 现已被归类为骨髓增生异常/骨髓增殖性肿瘤(MDS/MPN)和低原始细胞计数的 AML,而组织浸润和器官肿大也常常出现在这些情况下,所以对上述报道都必须谨慎对待[20]。然而,在少数明确的 MDS 病例中确实存在组织的髓系细胞浸润。如果在这种情况下组织的髓系细胞浸润主要由原始细胞组成,则应诊断为进展到 AML-MRC。

45.3.4 流式细胞学异常

MDS 造血细胞在抗原表达和成熟模式方面具有重现性定量和定性异常,可通过多参数流式细胞免疫分型进行检测。包括原始细胞数量和表型的异常,成熟髓细胞的表型和光散射特性,红细胞和单核细胞的表型,成熟过程中髓细胞和单核细胞的成熟模式。在最常评估的造血细胞系(原始细胞、成熟过程中的髓系细胞和单核细胞)中,主要的流式细胞学异常见表 45.2[63,287]。这些异常与形态学异常和细胞遗传学异常的类型和程度相关[48],能预测独立于其他已知的危险因素的预后[49-51],能预测某些疗法的反应(如生长因子和低甲基化试剂)[52,53],并且能用于 MDS 生物学和发病机制的研究[54-57]。尽管大量研究已证实表型异常,但流式细胞术用于诊断 MDS 的最佳优先级仍有争议。在典型 MDS 中出现的髓系和单核细胞系成熟模式中的一些异常也可见于反应性疾病,如 HIV 感染、骨髓再生或自身免疫疾病[58]。一些异常抗原表达模式在临床实验室难以实施[59,60]。相反,在原始细胞成分中观察到的表型异常,如原始血细胞减少,表达改变(CD45、CD34、CD117、CD33、CD13 或 CD38),以及淋巴系抗原(如 CD2、CD5、CD7 或

CD56)的异常表达,似乎对 MDS 更为特异[61]。实施 MDS 流式细胞术评估需要有足够的病例量和经验,才能进行实验室认证。理想情况下,应当使用公认的检测项目组合,并观察多个同时出现的异常,才能提示 MDS 的诊断[62,63]。欧洲白血病网工作组 MDS 流式细胞术的最新指南建议,或遵循有限的 Ogata 评分组合,或遵循更全面的 EuroFlow 组合;至少应在两种细胞成分中观察到 3 项异常结果;流式细胞术结果应始终与形态学、细胞遗传学和任何分子遗传学结果相结合,一起纳入诊断报告。总体上,对于可疑 MDS,最好把流式细胞的免疫分型作为有帮助的辅助检查,用于支持形态学和临床特征可疑的 MDS 的诊断,特别是当形态学不理想或不明确,且无细胞遗传学异常时[64-66]。相反,正常流式细胞术结果可以促使进一步检查导致细胞减少的非 MDS 原因。然而,如果缺乏其他标准,流式细胞术结果不应单独用于诊断 MDS,也不应使用阴性流式细胞术结果来明确排除 MDS 的可能性。

表 45.2 MDS 中流式细胞术检出的原始细胞、髓系细胞和单核细胞异常

细胞群	MDS 中的异常
CD34⁺原始细胞	数量增多(不同定义为>2%或≥3%)
	CD19⁺原始血细胞减少(≤5%所有 CD34⁺细胞)
	CD45 和侧散射改变
	CD13、CD11b 或 CD33 表达增加
	CD38 或 HLA-DR 表达减少
	CD15、CD64 或 CD65 不表达或表达明显减少
	异常表达 CD2、CD5、CD7 或 CD56
成熟过程中的髓系细胞	相对于淋巴细胞的侧散射降低
	CD45 表达减少
	CD36、CD117 或 HLA-DR 表达增加
	CD11b、CD13、CD15 和 CD16 表达的异常模式
	中性粒细胞 CD10 表达缺失
	异常表达 CD34、CD19、CD5、CD56 或 CD7
单核细胞	CD45/侧散射降低
	CD11b、HLA-DR 或 CD14 表达减少
	CD64 表达改变
	异常表达 CD34、CD16、CD36、CD5、CD56(亮)、CD2 或 CD7

45.3.5 遗传学异常

异常 MDS 造血的重要标志之一是 MDS 干细胞发生的重现性遗传学异常（RGA）。这些遗传学异常可表现为总染色体改变（通过常规核型或荧光原位杂交检测）、较小的染色体缺失或获得（通过单核苷酸多态性阵列检测或通过测序预测的拷贝数异常），或特定基因的突变。在 MDS 中的这些 RGA 具有几个重要含义：①它们通常有助于确定诊断；②某些特定的异常定义了 MDS 中特定的疾病类型；③许多 RGA 提供了关键的预后信息，其中一些异常影响了特定疗法的反应。每个方面都将在单独的章节中讨论。

在诊断时，50%～60% MDS 患者具有细胞遗传学异常。MDS 中典型的重现性克隆性细胞遗传学异常见框 45.1[39,67-69]。在已明确的遗传学异常中，大部分是大段染色体的缺失或获得，以-7、5q-或-5 和+8 最为常见。染色体材料的缺失或丢失也可能由于不平衡易位[70]。可以推测，这些缺失或复制会引起重要基因的功能缺失或获得，但大多数异常基因的功能不明。重现性染色体易位也可见于少数 MDS 病例（框 45.1）[68,67,69,114]。这些细胞遗传学异常多为继发性，随着疾病的时间推移和遗传学进展，核型异常可能复杂性增加或消失[71,72]。

框 45.1 MDS 的重现性细胞遗传学异常

染色体材料的获得或缺失（较常见）
-7 或 del(7q)
-5 或 del(5q)
+8*
+21，-21
-17，i(17q)，或 17p 不平衡易位
-20 或 del(20q)*
del(11q)
-Y*
del(9q)
+6
del(12p)或 12p 不平衡易位
-13 或 del(13q)
其他易位和倒置（较少见）
t(3;3)(q21;q26)、inv3(q21q26)、t(3;21)(q26;q22)，以及其他 3q21 和 3q26 易位
t(1;7)(p11;p11)
t(2;11)(p21;q23)
t(11;16)(q23;p13)
t(6;9)(p23;q34)
t(2;11)(p21;q23)

---

*尽管 MDS 常见 del(20q)、+8 和-Y 异常，但不是 MDS 定义性异常，也不能单独用于诊断 MDS。

几十年来，细胞遗传学对 MDS 诊断和预后的影响已广为人知，但直到最近，由于测序技术的迅速发展，MDS 突变的重要性才变得明显。已经鉴定出 40 多个基因的重现性突变，72%～90% 的 MDS 患者至少发现一个获得性遗传学异常，明显高于常规核型所检测的异常。表 45.3 列出了最常见的突变基因[203-205,239,263-265]。这些常见的突变基因可分为几个功能大类。影响剪接体复合物中蛋白质的突变是 MDS 中最常见的突变

表 45.3 MDS 患者造血细胞重现性体细胞突变，与 AA 和健康老人比较

	MDS 中突变率	AA 中突变率	>70 岁健康人突变率
任何突变占比	72%～90%	36%	5%～10%
突变中位数/人（有突变者）	3	1	1
剪接因子基因			
SF3B1	15%～32%		0.1%～0.2%
SRSF2	10%～17%	1%	<0.1%
U2AF1	7%～12%	1%	<0.1%
ZRSR2	3%～11%	1%	
PRPF8	1%～4%	<1%	
DNA 甲基化基因			
TET2	20%～32%	1%～2%	0.3%～0.4%
DNMT3A	5%～13%	6%～12%	1.5%～2%
IDH1/IDH2	4%～10%	<1%	<0.1%
组蛋白修饰基因			
ASXL1	11%～23%	6%	0.3%～0.4%
EZH2	5%～12%	<1%	
KDM6A(UTX)	1%		
转录因子			
RUNX1	8%～15%	1%～2%	
SETBP1	2%～5%	0.5%～2%	
ETV6	2%～5%		
BCOR/BCORL	4%	7%～10%	<0.1%
MECOM(EVI1)	1%～2%		
黏附复合体基因			
STAG1/STAG2	4%～7%	1%	
信号基因			
NRAS/KRAS	5%～10%	<1%	
CSNK1A1	7%		
CBL	2%～5%	<1%	<0.1%
JAK2	2%～5%	0～2%	0.2%
GNAS		0.5%～2%	<0.1%
FLT3	1%～4%		
肿瘤抑制基因			
TP53	5%～10%	1%～1.5%	<0.1%

之一，该复合物控制 RNA 剪接，从而影响全基因表达。在超过 50% 的 MDS 病例中发现了剪接体复合物基因突变，并且往往相互排斥[73]。控制 DNA 甲基化或组蛋白修饰的基因发生突变，进而影响基因表达的表观遗传调控，也是 MDS 常见的改变。

其他常见的突变基因包括编码造血转录因子、信号蛋白(如酪氨酸激酶)、肿瘤抑制因子 p53 和内聚素复合物的基因,这些基因控制姐妹染色单体的内聚、DNA 修复和转录调控。

关于 MDS 中测序结果的解读,必须提出几个要点:

(1)直到最近才能对大量基因进行深度测序,数据不断积累,因此有关突变的预后和治疗反应影响的数据仍然不成熟。

(2) MDS 突变是复杂的和动态的,常有多个基因突变(如剪接体基因加表观遗传调节基因),并且不是随机事件,但彼此之间的相关性仍未理解。此外,一些突变可能只存在于肿瘤细胞的一个亚克隆中,并且在疾病过程中这些亚克隆的相对比例可能发生变化[74]。

(3)与 MDS 中相同的突变可发生在明显健康的个体(所谓不确定潜能的克隆性造血,CHIP,见下文),因此存在 MDS 相关突变并不表明存在 MDS[21]。

(4)家族性 MDS 的罕见病例可能携带 MDS 相关基因的遗传性种系突变。通过检测非 MDS 患者组织的突变,可以发现这种潜在的种系突变。

45.3.5.1　遗传学异常在 MDS 诊断中的作用

根据 2008 年 WHO 分类,出现任何定义性 MDS 细胞遗传学异常(见框 45.1),足以确定血细胞减少患者的 MDS 诊断,即使缺乏明显的增生异常也是如此。但不包括某些细胞遗传学异常[+8、del(20q)和-Y],因为它们可见于正常老年人或非 MDS 导致血细胞减少,如再生障碍性贫血或免疫性血小板减少症[75-77]。最近的数据表明,+15(通常伴有-Y)是另一种非特异性细胞遗传学异常,它不一定提示 MDS[78]。近期化疗后恢复期或接受酪氨酸激酶治疗后,可能会出现短暂的细胞遗传学异常,它在这种情况下也不适用于诊断 MDS[79,80]。再生障碍性贫血、部分骨髓衰竭综合征和巨幼细胞性贫血均可发生 MDS 型细胞遗传学异常,然后消退[81-84]。同样,在罕见的获得性-7 患儿中,细胞遗传学异常自发消退为正常核型,随后也没有 MDS 或血液学疾病的证据[85,86]。

几项研究在高达 20% 健康老年人的血细胞中发现获得性点突变,其血细胞计数正常,并且没有任何疾病的证据(所谓 CHIP,见下文)。这些突变涉及 MDS 和其他髓系肿瘤中经常突变的基因(ASXL1、TP53、JAK2、SF3B1、TET2、DNMT3A),突变等位基因的比例较高(10%~20% 或更高),通常与 MDS 患者相似。因此,在目前,在没有其他诊断标准的情况下,即使是在细胞减少的患者中,单凭 MDS 型突变不能确定 MDS 的诊断。需要进一步研究,以确定特定的突变组合、高等位基因负荷或临床背景(如患者的年龄和血细胞减少程度)是否最终有助于建立基于突变的 MDS 诊断标准[21]。

45.3.5.2　遗传学异常在 MDS 分类中的作用

在 2008 年 WHO 分类中,定义 MDS 实体的唯一特异性遗传学异常是 del(5q);表明这种异常(孤立存在并缺乏原始细胞增多的 MDS 病例)与特定疾病表型、对特定疗法的反应和良好预后之间具有强相关性(见下文“5q 综合征”)。最近已证实 del(5q)在这种 MDS 亚型发病机制中发挥关键作用,在最原始的 MDS 干细胞中检测到 del(5q),在获得任何其他突变之前,

del(5q)也是明显的基础事件[87]。最近发现一个影响 RNA 剪接的基因突变(SF3B1)与环形铁铁粒幼细胞存在强相关性。与 del(5q)相似,SF3B1 突变似乎是发病机制中的早期事件。与其他 MDS 相比,携带 SF3B1 突变的病例的表达基因明显不同,且预后较好[88-91]。因此,在 2016 年更新版 WHO 分类中,SF3B1 突变有助于识别 MDS 伴环形铁粒幼细胞(见下文“MDS 伴环形铁粒幼细胞”)。最后,一种复杂的核型(3 个或更多独立的细胞遗传学异常)常显示 5 号或 7 号染色体上的染色体材料丢失和 TP53 突变,在治疗相关 MDS 中比在新发疾病中更常见,并且可以作为治疗相关的 MDS 的线索。

45.3.5.3　遗传学异常在 MDS 预后中的作用

已明确特定的细胞遗传学异常会强力影响 MDS 预后,因此核型异常是 MDS 风险分层方案的基石(见表 45.6)。单个突变也与 MDS 的临床结局有强相关性,并且突变数据的增加提高了现有风险分层方案对预测 MDS 预后的能力[92,93]。在最常见的突变基因中,ASXL1、CBL、DNMT3A、ETV6、EZH2、NRAS、RUNX1、SRSF2 和 TP53 的突变与 MDS 的不利预后相关,而 SF3B1 突变与有利预后相关。最近的研究还表明,某些突变(如 TET2 和 DNMT3A)会影响 MDS 患者对低甲基化药物的治疗反应[94],而 TP53 突变与 MDS 的 del(5q)叠加则预示来那度胺的疗效较差。在所有类型的 MDS 中,即使是干细胞移植(SCT)患者,TP53 突变也会带来特别差的预后,而 SCT 是 MDS 的唯一治愈方法[95]。合理使用突变分析来预测 MDS 需要敏感的测序技术,因为即使是低水平突变(如 TP53)也可能扩增并导致治疗耐受[96],次敏感检测方法可能遗漏这种小的亚克隆,如 Sanger 测序法。

45.3.6　其他生物学异常和评估

45.3.6.1　造血细胞的功能丧失

据报道,MDS 患者丧失造血细胞的多种功能(或功能异常)。有些特征可能有一定的诊断价值,如前体中性粒细胞中 MPO 功能丧失或红系前体细胞中铁在线粒体中的累积(环形铁粒幼细胞)[27]。一些特征可能具有临床意义,如中性粒细胞杀菌能力丧失[97-99]、红细胞获得性丙酮酸激酶缺乏[100,101]和血小板止血功能丧失[102]。其他特征可能导致诊断混淆,如并发阵发性夜间血红蛋白尿克隆[103-105]、假性网织红细胞增多[24,25]、血红蛋白 F 增多[106]、血型抗原表达的变化[107],以及获得性 α 地中海贫血[108,109](见下文“鉴别诊断”)。MDS 患者的部分异常可能与重要临床异常相关,如溶血。导致功能丧失性异常的原因不明,可能是特异性体细胞基因突变或转录时表观遗传学沉默的结果。例如,MDS 相关 α 地中海贫血似乎是由 ATRX 基因的获得性体细胞突变引起的,该基因下调 α-珠蛋白的产生[110]。

45.3.6.2　凋亡和细胞周期分析

大量报道使用各种检测方法发现 MDS 患者细胞凋亡的增加,如 MDS 骨髓中 DNA 消化协同爆发比体外对照组骨髓提前数小时[55-57]。在体外研究中发现强 DNA 梯状结构,表明骨髓细胞从正常环境中移除可能触发并协调实际的细胞死亡,其意

义不明。奇怪的是，部分 MDS 患者过表达抗凋亡蛋白 BCL2[111]。细胞周期分析主要是基于 DNA 含量的体外研究，发现在一些 MDS 患者中 S 期和 G2 期的细胞增加，而其他研究认为这些数据等同于 MDS 骨髓的增殖增加[55,57,112,113]。不同报道中数据不一致，凋亡和细胞周期目前未用于诊断 MDS。

45.4　诊断

　　MDS 很难准确诊断，因为病因和发病机制不明，且没有足够特异性和敏感性诊断测试方法。用于确定 MDS 诊断的信息包括外周血计数(最好获知任何细胞减少的持续时间)、外周血和骨髓形态学检查以识别增生异常，流式细胞术识别免疫表型异常，骨髓核型和越来越广泛使用的测序技术以检测突变。然而，这些异常或继发于潜在的基础疾病，或对 MDS 完全没有特异性。没有一项特征或检测技术具有足够的敏感性或特异性可用于明确诊断 MDS。由于这些限制以及许多临床情形都可能类似 MDS，必需结合临床病理信息并整合多种诊断策略，这对准确、可靠的诊断是至关重要的。对一些老年患者或体质差的患者，只能接受支持治疗，可能不必要确定特异性诊断。然而，在年轻患者需要改进治疗方案，也就需要准确的诊断和分类，很明显这是至关重要的。

　　MDS 的最低诊断标准见框 45.2[114]。应用这些诊断标准时，必须结合每个患者的临床背景，因为其中许多异常表现也可见于其他情形。外周血异常应当至少持续几个星期，并且，如果此后进行骨髓取样检查，则增生异常应持续存在或更严重。如果只出现单系增生异常，没有原始细胞增多并且核型正常，建议 6 个月后再次骨髓取样检查，以便在明确诊断 MDS 之前记录持续性增生异常和细胞减少[115]。

框 45.2　MDS 的最低诊断标准

- 持续性不明原因贫血、中性粒细胞减少或血小板减少。如果血细胞减少持续时间超过 6 个月且无法解释，但血红蛋白水平通常 < 10g/dl，中性粒细胞绝对计数 < 1.8×10^9/l，或血小板水平 < 100 × 10^9/l，则细胞减少水平可能较低(低于每个机构的参考值下限)。

和

- 至少有以下两项：
  - 红系、粒系、巨核系具有增生异常形态学，至少累及一个细胞系的 10% 细胞
  - 造血细胞获得性克隆性 MDS 相关细胞遗传学异常(见框 45.1)并且缺乏新发 AML 定义性细胞遗传学异常 t(15;17)、inv(16)/t(16;16) 或 t(8;21)
  - 原始细胞增多(≥ 5% 骨髓细胞)，排除使用外源性生长因子或损伤后一过性骨髓恢复

　　对于潜在可能的 MDS 病例，最基本的必要检查包括：全血细胞计数和白细胞分类计数，外周血涂片检查，Wright-Giemsa 染色的骨髓穿刺涂片，HE 染色的骨髓活检切片，铁染色的骨髓穿刺涂片以评估环形铁粒幼细胞，以及全面的骨髓核型分析。如果核型检查失败或标本量不足(少于 20 个间期细胞)[116]，FISH 检测 MDS 的常见异常可能有帮助；但如果少于 20 个间期细胞，也可能无法获取更多有价值的信息[117,118]。应当用骨髓穿刺涂片做铁染色，不能用骨髓活检标本，因为活检标本脱钙

会导致铁流失；有些情况下，用未脱钙的石蜡包埋骨髓小粒切片做铁染色，也能识别环形铁粒幼细胞。在部分 MDS 病例中，网状纤维染色可显示网状纤维增多，有助于确定 MDS 诊断，因为导致血细胞减少的反应性疾病很少具有显著的网状纤维化。活检切片 CD34 免疫染色可能显示远离骨小梁的不成熟粒系细胞呈异常聚集(所谓不成熟前体细胞的异常定位)，这种现象提示 MDS，即使原始细胞总体上不增多也是如此[119]。活检切片做巨核细胞标志物(如 CD61 或 CD42b)免疫染色有助于识别小的、增生异常的巨核细胞，它在常规组织学检查时可能被忽视。临床检查也重要，有助于排除代谢异常引起的貌似 MDS 的血细胞减少，包括维生素 B_{12}、叶酸、维生素 B_6 和铜缺乏。流式细胞仪检测阵发性夜间血红蛋白尿克隆、中性粒细胞的微生物杀灭能力受损、血小板功能异常以及造血细胞的其他获得性功能异常，在 MDS 和非肿瘤性疾病中均可见到，一般不用于诊断 MDS。

45.5　分类

45.5.1　MDS 相关疾病与原发性 AML

　　在临床实践中，髓系肿瘤最关键的鉴别诊断不是区分 MDS 与 AML，而是区分原发性急性髓系白血病(DN-AML)与 MDS 和 MDS 相关 AML(WHO 分类称为 AML 伴骨髓增生异常相关改变，AML-MRC)[6,38,39]。目前，高级别 MDS 的治疗方法通常类似 AML-MRC，异体 SCT 一般是唯一有可能治愈的选择。DN-AML 加强化疗可诱导长期完全缓解，特别是具有特定 AML-RGA 病例。在耐受诱导化疗方面，DN-AML 优于 MDS 相关疾病，然而，这可能是部分由于 DN-AML 患者较年轻。目前，MDS 相关疾病与 DN-AML 的区分是基于病史、细胞遗传学、分子遗传学和形态学(增生异常背景)。此外，较年轻和更快速的临床表现(之前无细胞减少)是 DN-AML 的线索，而不是 MDS 相关疾病[120](见图 45.1)。深入理解 AML-MRC 与 DN-AML 的遗传学基础，有望建立更客观的诊断方法来区分它们[121]。

45.5.2　MDS 的总体生物学亚型

　　MDS 的生物学行为变化多端，从遗传学和临床表现稳定的疾病到侵袭性疾病，后者获得越来越复杂的遗传学异常并迅速进展为严重的骨髓衰竭和全血细胞减少症或 AML-MRC[71,72,122]。总体上，MDS 相关疾病可分为三大生物学类型：低级别 MDS、高级别 MDS 和 AML-MRC。

45.5.2.1　低级别 MDS

　　与高级别 MDS 相比，低级别具有较长的中位生存期(6 ~ 8 年或更长)、向 AML-MRC 进展率较低(< 10%)、显示增生异常形态的细胞系较局限、外周血和骨髓中髓系原始细胞所占比例较低[18,35,38,39,114,123-127]。目前，根据 WHO 分类，低级别和高级别 MDS 的区分依据是骨髓和外周血中原始细胞的比例；其他临床分级系统包括血细胞减少、细胞遗传学数据和输血依赖性。随着我们不断深入理解 MDS 生物学，并且越来越多地结合了分子遗传特征，低级和高级 MDS、高级 MDS 和 AML-MRC 的区分标准将不断完善。

45.5.2.2　高级别 MDS

在综合治疗方向方面,高级别 MDS 和 AML-MRC 的区分通常不如 MDS 相关疾病和 DN-AML 区分那么重要。然而,高级别 MDS 和 AML-MRC 间也有一些生物学差异,治疗方案有所不同,临床试验也要求分开处理高级别 MDS 和 AML,不管 AML 是新发还是 MDS 相关。历史上,高级别 MDS 和 AML-MRC 区分是基于骨髓和外周血原始细胞计数。先前 FAB 版 AML 分类中,AML 阈值定义为 30%,MDS 骨髓原始细胞计数 20% ~ 30% 称为 RAEB-T[35]。在 WHO 2001 中,区分 MDS 与 AML-MRC 的阈值下调为 20%,取消 RAEB-T 诊断类别,合并入 AML 中[38,39,124]。这种改变在文献中产生了讨论和分歧[128-130],重点是根据原始细胞比例这个单一指标来区分 AML-MRC 与 MDS 具有不确定性[131,132]。

高级别 MDS 与 AML 的另一种区别方法不太强调原始细胞计数,而是更强调其他疾病特征。其根据是疾病特点不同。MDS 是一种骨髓衰竭综合征,特征是无效造血,而 AML 由于原始细胞增殖失控。原始细胞核形态可以发生在 DNA 快速复制之外的情形;如转基因小鼠模型敲除组蛋白脱乙酰基酶会产生原始细胞核形态,但没有细胞增殖[133,134]。MDS 常见分散染色质而细胞质成熟,似乎呈现核浆不同步,即使无细胞增殖也是如此。这种情况下,某些 MDS 病例的原始细胞占比达 20% ~ 30%,这仍然像 MDS,临床表现主要是骨髓衰竭和血细胞减少;而其他患者的生物学行为却类似 AML,表现为血液和骨髓中原始细胞迅速增殖。这种区分有重要的临床后果,因为 AML 的治疗原则是用药物阻止细胞增殖,对 MDS 这样的骨髓衰竭综合征疗效较差。单独一次骨髓检查或许不能可靠地区分进行性增殖或较稳定的骨髓衰竭综合征,但连续骨髓检查可以区分(图 45.5);如果骨髓原始细胞计数保持相对稳定或随着时间缓慢上升并超过 20% 阈值,这种病例可能继续表现为 MDS,然而,如果原始细胞计数突然增多,疾病进程可能转化为增殖状态,最好考虑为 AML。这种观念已被国家癌症综合网 MDS 指南采纳,骨髓原始细胞占 20% ~ 30%、临床表现稳定并至少持续 2 个月的患者,可考虑为 MDS 或 AML,并用于治疗试验(http://www. nccn. org/ professionals/physician_gls/f_guidelines. asp)。原始细胞计数低(20% 到 29%)的新发 AML 病例,其生物学行为呈相对惰性,普遍缺乏高度增殖的特征,类似于高级别 MDS,这一现象强调了目前 WHO 分类中用 20% 截断值来定义 AML 是主观的[135]。

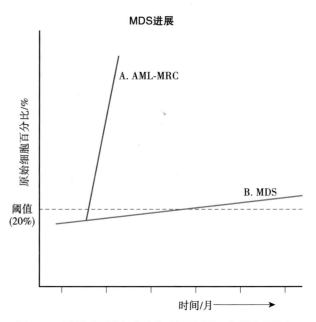

图 45.5　MDS 中原始细胞随着时间而进展。如果在原始细胞百分比快速上升(A),疾病已经转化为 AML-MRC。相反,如果原始细胞百分比缓慢上升数月(B)并超过 20% 的阈值,其生物学较可能接近持续性 MDS;然而,根据新片 WHO 分类,这种情形下如果单独一次观察到原始细胞百分比≥20%,则考虑 AML-MRC 转化[130,131]

45.5.3　WHO 分类

1976 年,FAB 工作组提议将以前混乱的 MDS 命名予以标准化,并在 2018 年修订[35,130,131,136]。FAB 将 MDS 分为 5 类:难治性贫血(RA)、难治性贫血伴环形铁粒幼红细胞(RARS)、难治性贫血伴原始细胞增多(RAEB)、难治性贫血伴原始细胞增多的转化型(RAEB-T)和慢性粒-单核细胞白血病(CMML)。FAB 分类用标准化报告来整合这些疾病的相关信息,从而可以采取确定方法比较患者的治疗方案。FAB 分类的后续修订版被 2001 年第 3 版 WHO 分类采纳[38],2008 年第 4 版 WHO 分类予以保留,略有更新[39,114,123,124,126,127,137],并在 2016 年修订版中再次更新(表 45.4)[288,289]。这次更新包括术语改变,以避免在疾病名称中提及特定的血细胞减少(如贫血)。目前,修订后术语反映了增生异常的程度、环形铁粒幼细胞和任何原始细胞增加,这仍然是 MDS 分类的基石。

表 45.4　WHO 分类中 MDS 分类

第 4 版修订版(2016)分类名称	2008 分类名称	特征
MDS 伴单系增生异常(MDS-SLD)	难治性血细胞减少伴单系发育异常(RCUD)	单系或两系血细胞减少,单系发育异常,骨髓原始细胞<5%,外周原始细胞<1%,无 Auer 杆状小体,环形铁粒幼细胞<15%
MDS 伴环形铁粒幼细胞(MDS-RS)		
MDS 伴环形铁粒幼细胞和单系增生异常(MDS-RS-SLD)	难治性贫血伴环形铁粒幼红细胞(RARS)	贫血,仅红系发育异常,骨髓原始细胞<5%,外周原始细胞<1%,无 Auer 杆状小体,环形铁粒幼细胞≥15% 或有 SF3B1 突变且环形铁粒幼细胞≥5%,无外周原始细胞
MDS 伴环形铁粒幼细胞和多系增生异常(MDS-RS-MLD)	难治性贫血伴多系增生异常和环形铁粒幼细胞(RCMD-RS)	血细胞减少,多系发育异常,骨髓原始细胞<5%,<1%,外周原始细胞<1%,无 Auer 杆状小体,环形铁粒幼细胞≥15% 或有 SF3B1 突变且环形铁粒幼细胞≥5%

续表

第 4 版修订版(2016)分类名称	2008 分类名称	特征
MDS 伴多系增生异常(MDS-MLD)	难治性血细胞减少伴多系发育异常(RCMD)	血细胞减少,多系发育异常,骨髓原始细胞<5%,外周原始细胞<1%,无 Auer 杆状小体,环形铁粒幼细胞<15%
MDS 伴原始细胞增多(MDS-EB-1,MDS-EB-2)	难治性贫血伴原始细胞增多(RAEB-1,RAEB-2)	血细胞减少,单系或多系发育异常 MDS-EB-1:外周原始细胞 2%~5% 和/或骨髓原始细胞 5%~9%,无 Auer 杆状小体 MDS-EB-2:外周原始细胞 5%~19%,骨髓原始细胞 10%~19%,和/或 Auer 杆状小体
MDS 伴单纯性 5q 缺失(5q 综合征)	相同	贫血,血小板往往正常或增高,骨髓原始细胞<5%,外周原始细胞<1%,无 Auer 杆状小体 少核叶巨核细胞或正常 del(5q)为孤立性异常或有另一种细胞遗传学异常[除外单体 7 或 del(7q)]
MDS-不能分类(MDS-U)	相同	全血细胞减少,多系发育异常,骨髓原始细胞<5%,外周原始细胞<1%,无 Auer 杆状小体 单系或多系细胞减少,单系或多系细胞增生异常,骨髓原始细胞<5%,无 Auer 杆状小体,两次不同场合检查外周原始细胞<1% 血细胞减少,任何系细胞增生异常<10%,骨髓原始细胞<5%,外周原始细胞<1%,无 Auer 杆状小体,MDS 定义性细胞遗传学异常(见框 45.1)
儿童难治性血细胞减少(RCC;暂定分类)	相同	血细胞减少,多系细胞发育异常,骨髓原始细胞<5%,外周原始细胞<2%,无 Auer 杆状小体
治疗相关 MDS	相同	导致 DNA 损伤的化疗药或骨髓受电离辐射放射治疗后任何形态学亚型的 MDS

外周血单核细胞≥1×10^9/L 提示 CML,其他方面可能具有任何 MDS 亚型的相似特征。

用于区分 MDS 与 AML-MRC 的原始细胞阈值仍为 20%。最初 FAB 分类法中,将红系前体细胞排除在原始细胞计数之外,当红系原始细胞超过骨髓细胞的 50% 时,诊断为 AEL。WHO 分类已删除这部分内容。因此,目前在所有 MDS 和 AML 病例中,骨髓原始细胞计数全部来自有核细胞,与红细胞百分比无关。即使骨髓原始细胞百分比小于 20%,细胞遗传学异常 inv(16)/t(16;16)、t(15;17) 和 t(8;21) 仍定义为新发 AML。

45.5.3.1　MDS 伴单系增生异常(旧称:难治性血细胞减少伴单系增生异常)

在第 4 版修订版 WHO 分类中,该分类中的 MDS 病例仅有一个细胞系存在增生异常形态学,缺乏原始细胞增多或大量环形铁粒幼细胞。疾病名称中删除"血细胞减少"和"贫血",因为 MDS 伴单系增生异常(MDS-SLD)被定义为单系或双系血细胞减少,并且只有单系的显著增生异常(至少 10%),这通常与减少的血细胞系不一致[138,139]。多数 MDS-SLD 病例出现贫血和孤立性红系增生异常。尽管 MDS-SLD 中也允许双细胞减少,但单系增生异常和全血细胞减少的病例被归入未分类 MDS(MDS-U),因为它们的侵袭性行为似乎更强,更接近多系增生异常的 MDS 病例[138,140]。当严格遵循 WHO 定义的标准时,MDS-SLD 具有惰性的临床病程,中位生存期为 5.5~6 年,白血病进展低于 5%,在部分研究中其生存期接近同龄人[18,122,141-143]。在 MDS-SLD 患者中,诊断时发现细胞遗传学异常的频率高达 50%,往往是简单的异常。考虑到 MDS 中增生异常形态学和细胞减少的表现都是高度可变的,这些特征符合一种疾病模型,即 MDS-SLD 是惰性的、相对稳定的疾病过程[144]。然而,少数患者有进展性疾病并最终成为 AML-MRC,尽管最初表现为明显的低级别疾病。外周血计数快速下降和外周血出现原始细胞是疾病可能意外进展的线索。在诊断时识别特定的高风险突变或细胞遗传学异常(见下文)也有助于预测侵袭性更强的行为。MDS-SLD 通常采用支持治疗,除非进展为侵袭性更强的疾病亚型。目前还不确定这些患者是否获益于预先接受更激进的治疗,但大多数数据表明,在 MDS-SLD 等低级别 MDS 亚型中,延迟治疗没有损害[145,146]。

45.5.3.2　MDS 伴环形铁粒幼红细胞(旧称:难治性贫血伴环形铁粒幼红细胞、难治性贫血伴多系增生异常和环形铁粒幼红细胞)

MDS 伴环形铁粒幼红细胞(MDS-RS)病例除了铁染色发现环形铁粒幼细胞,其他方面类似 MDS-SLD(多数病例有红系增生异常和贫血)和 MDS 伴多系增生异常(MDS-MLD)(见下文)[38,123]。在所有髓系肿瘤中,存在环形铁粒幼细胞与剪接体基因 SF3B1 突变密切相关,该突变具有良好的预后,并与 MDS 中高度差异的基因表达有关[116]。在大多数发生 SF3B1 突变的 MDS 病例中,环形铁粒幼细胞至少占红细胞的 15%;极少数病例存在环形铁粒幼细胞,但小于所有红系细胞的 15%。只有

1%～2% 的 *SF3B1* 突变 MDS 病例全缺乏环形铁粒幼细胞[88,90,147]。因此，MDS-RS 病例现在包括低级别 MDS 伴有 *SF3B1* 突变和少达 5% 环形铁粒幼细胞，或伴有至少 15% 环状铁粒幼细胞和不论 *SF3B1* 突变状态。尽管普遍认为 15% 的环形铁粒幼细胞截断值具有主观性，并且来自 FAB 分类的旧研究，但最近已证实这其实是最佳截断值，有助于区分 MDS 与非 MDS 导致的环形铁粒幼细胞，后者通常具有较低的环形铁粒幼细胞百分比[41]。重要的是，血液或骨髓存在原始细胞增多排除了 MDS-RS 的诊断，这些病例视为 MDS-U 或 MDS 伴原始细胞增多（MDS-EB），取决于特定的原始细胞百分比。MDS-RS 常在外周血中有双形红细胞分布，包括正细胞或小细胞性低色素细胞群和大细胞群[35]。伴单系增生异常的 MDS-RS 病例（MDS-RS-SLD）基本上相当于 2008 年 WHO 分类中难治性贫血伴环形铁粒幼细胞（RARS）。根据定义，这种病例存在红系细胞增生异常，因此其他任何细胞系的增生异常代表多系异常，归入 MDS-RS 伴多系增生异常（MDS-RS-MLD）。

与 MDS-SLD 患者相比，MDS-RS-SLD 患者的生存率相似或更长，接近同龄人，且 AML 进展率很低（<5%）[122,141,142,148]。MDS-RS 伴多系增生异常患者的预后不如单系增生异常患者，这可能是预后良好的 *SF3B1* 突变率较低而 *TP53* 和 *ASXL1* 突变率较高的体现[90]。

45.5.3.3　MDS 伴多系增生异常（旧称：难治性血细胞减少伴多系增生异常）

MDS-MLD 是最常见的 MDS 亚型之一，包括无原始细胞增多但有多系增生异常和任何数量血细胞减少的病例[38,114]。MDS-MLD 的预后明显不如 MDS-SLD 或 MDS-RS-SLD，即使只有一种血细胞减少也是如此[122,141,144,149-151]。因此，单系细胞减少但有两或三系增生异常的病例应诊断为 MDS-MLD，这一点非常重要。但一些研究显示，MDS-MLD 和 MDS-SLD 的区分具有显著的观察者之间差异[152]。预后处于中间状态，中位生存期为 2.5～3 年，AML 总体进展率为 10%～11%[122,141,142]。值得注意的是，大多数患者死于进行性外周细胞减少，而不是白血病进展。大约 50% 患者存在细胞遗传学异常，并且往往比 MDS-SLD 或 MDS-RS 更频繁，但没有特异性或定义性细胞遗传学异常[122,153]。

45.5.3.4　MDS 伴原始细胞增多（旧称：难治性贫血伴原始细胞增多）

在第 4 版修订版 WHO 分类中，MDS 伴原始细胞增多（RMDS-EB）的定义基本上保持不变，只是目前原始细胞计数总是包括全部有核骨髓细胞（包括非肿瘤性淋巴细胞和浆细胞），即使红系成分为主也是如此。因此，以前根据 2008 年 WHO 分类归入"AEL，红系/髓系亚型"的大多数病例，如果原始细胞占非红系细胞的 20% 或更多，但不到全部有核细胞的 20%，目前按修订版 WHO 分类归入 MDS-EB。这种改变是因为在 AEL 中计数原始细胞占据非红系细胞比例的方法是主观而且复杂的，并不总是能预测临床上侵袭性疾病[154,155]。此外，AEL 细胞遗传学和突变特征更接近 MDS，而不是新发 AML[156,157]。

MDS-EB 可见任何数量的血细胞减少、任何程度的增生异

常形态学和可变的细胞遗传学异常，但在骨髓中表现出原始细胞增多；少数病例骨髓中的原始细胞可能少于 5%，但在血液增多，或可能出现 Auer 杆状小体，这种病例仍然归入 MDS-EB[35,38,40,158]。血液稀释或涂片染色不佳时，活检切片 CD34 免疫染色可能有助于发现该病例中原始细胞增多；有些学者主张在所有 MDS 病例中常规进行 CD34 染色并估计骨髓活检切片中的原始细胞[159]。在大多数 MDS 病例中 CD117 也能染原始细胞，但结果较难解释，因早期红系细胞、早幼粒细胞和肥大细胞也显色，故难以计数骨髓原始细胞。根据骨髓和血液中特定的截断值、是否存在 Auer 杆状小体，将 MDS-EB 分层（MDS-EB-1 和 MDS-EB-2）（见表 45.4）[38,122,124,144,150,153]。MDS-EB-1 和 MDS-EB-2 的中位生存期分别约为 16 个月和 9 个月。大约 25% MDS-EB-1 和 33% MDS-EB-2 患者进展为 AML；与 MDS-MLD 一样，大多数患者死于骨髓衰竭并发症。与 MDS-SLD 或 MDS-RS 相比，MDS-EB 中的克隆性细胞遗传学异常更频繁，更常见复杂的或高风险核型异常。部分 MDS-EB 病例携带 *DF3B1* 突变，这种情况下该突变似乎不像低级别 MDS 那样具有良好的预后。

45.5.3.5　MDS 伴单纯性 5q 缺失

本病是一种单独的 MDS 亚型，预后非常好[38,125,141,142,149,160]。与大多数 MDS 不同，本病具有女性优势。患者通常表现为大细胞性贫血，伴有巨幼细胞样红细胞生成、正常粒系生成和中性粒细胞计数，血小板正常或增多，而血小板增多是由于骨髓中单核巨核细胞明显增多。如果核型存在 del(5q)，则可能存在环形铁粒幼细胞，不要错误分类为 MDS-RS。粒细胞增生异常通常轻微或不存在，并且血液或骨髓中无原始细胞增多[161,162]。根据上述定义，本病生存情况非常好，向较高级别 MDS 或 AML 的进展率低。重要的是，患者通常对沙利度胺类似物来那度胺有很好的治疗反应，因此这种分类有治疗意义[122,141,142]。然而，与其他低级别 MDS 亚型一样，少数病例表现为较强的侵袭性，可能进展为 AML。特别是 *TP53* 突变见于高达 20% 病例，与白血病进展风险增加和来那度胺疗效差有关[96]。可通过测序或 p53 免疫染色来检测 *TP53* 突变。相反，最近有研究表明，如果存在其他一种（但不是两个或更多）细胞遗传学异常，则本病预后良好[163,164]。因此，在第 4 版修订版 WHO 分类中，本病允许有另一种细胞遗传学异常［除外单体 7 或 del(7q)］。

45.5.3.6　MDS. 未分类（MDS-U）

与字面意义相反，这个 MDS 类别不是"废纸篓"，并非将不能分类的病例都扔进其中，而是适用于符合以下 3 种特定类别的罕见案例[126]：

（1）有些病例在其他方面可归入 MDS-SLD、MDS-MLD、5q 综合征或 MDS-RS，但外周血中只有 1% 的原始细胞。为了确保这种特殊检测数值的可重复性，必须在两个单独的场合分别检测到 1% 的原始细胞。

（2）其他方面可归入 MDS-SLD、MDS-MLD 的病例，但全血细胞减少（血红蛋白<10g/dl，中性粒细胞绝对计数<1.8×

10^9/L，血小板<$100×10^9$/L）。

（3）具有典型 MDS 的血细胞减少和细胞遗传学异常，但任何细胞系都缺乏足够的（至少 10%）增生异常。

这些是完全不同的亚组，只是不能被适当地归入其他 MDS 类别才被合并在一起。最常见的 MDS-U 类型似乎是那些有细胞遗传学异常但无足够的增生异常的病例。对这种病例，最重要的是排除其他髓系（或非髓系）肿瘤，它们可能携带与 MDS 相同的细胞遗传学异常。如果出现于所有中期，则必须排除体细胞遗传学异常。骨髓原始细胞少于 5% 和外周血原始细胞少于 1% 的 MDS-U 病例，其预后似乎不如无循环原始细胞的低级别 MDS，其预后与 MDS-EB-1 相似[165]。

45.5.3.7　儿童 MDS，包括儿童难治性血细胞减少和家族性髓系肿瘤

MDS 罕见于儿童，并且与成人不同[166]。大多数儿童 MDS 病例有多系增生异常。MDS-RS 罕见于儿童，如果患儿检出环形铁粒幼细胞，则必须排除 Pearson 综合征[167]。儿童无 5q 综合征；若有 del(5q)，则常有其他核型异常[168]。在儿科实践中未广泛接受使用 20% 原始细胞阈值来区分 MDS 和 AML，因为具有 20%~30% 原始细胞的儿科患者（除某些 AML-RGA 亚型外），其临床过程更像 MDS，而不是 AML；其临床表现总体上保持稳定，临床表现与细胞减少更相关，与加速性原始细胞增殖关系不大[166]。因此，基于成人的 MDS 分类方法不太适合儿童 MDS，2003 年一个工作组提出修订的儿童 MDS 分类[166]。该方案被纳入 2008 年 WHO 分类的 MDS 分类，并在第 4 版修订版予以保留[127,169]。主要的儿科 MDS 实体是儿童难治性细胞减少（RCC），它与 MDS-MLD 相似，但 RCC 更常见骨髓增生低下。除了 RCC 和唐氏综合征相关髓系白血病（见下文），儿童发生的其他 MDS 的分类方法类似成人。正如成人 MDS，排除非肿瘤性类似病变非常重要。由于儿童 MDS 常出现增生低下，可能很难区分再生障碍性贫血。尽管应用 RCC 诊断标准通常可以准确区分[30]，但在某些病例中可能需要延长观察，才能区分 RCC 和再生障碍性贫血。

儿童 MDS 常发生于先天性综合征、获得性骨髓衰竭状态（再生障碍性贫血）或之前接受细胞毒性化疗或放疗的背景下。与儿童 MDS 相关的先天性综合征包括：Fanconi 贫血、唐氏综合征、严重先天性中性粒细胞减少症（Kostmann 综合征）、Shwachman-Diamond 综合征、先天性角化不良、无巨核细胞性血小板减少症、家族性单体 7 或 5q- 和 Bloom 综合征[170-172]。先天性综合征演变而来的 MDS 可能明显不同于新发疾病。例如，在唐氏综合征中出现的 MDS 和 AML 对细胞毒性化疗都有较好的反应，在第 4 版修订版 WHO 分类中，这两种疾病一起归入唐氏综合征相关髓系白血病[169,173,174]。Fanconi 贫血患者可能对异体移植的准备方案特别敏感。非常重要的是，在诊断小儿 MDS 时，必须注意 MDS 是原发还是继发性，因为这可能影响治疗决策和改变临床结局。如果可选择 SCT 作为治疗方案，则家族性背景下发生的 MDS 也可能影响家庭成员是否能作为捐赠者。重要的是，一些成人 MDS 患者也容易发生家族性体细胞突变，并增加骨髓系恶性肿瘤的风险，这在临床实践中可能被低估。

对于任何 MDS 患者，无论是儿童还是成人，都必须仔细询问，以发现存在血细胞减少症个人史或家族史的任何可能性，因为这可能是易感综合征的线索[175,176]。

45.5.3.8　治疗相关的 MDS

在 WHO 分类中，本病与治疗相关的 AML 归入一组，因为它们往往具有相似的不利预后，不论原始细胞计数如何[148,177]。本病主要发生于接触导致 DNA 交联的化疗剂（烷化剂、铂类衍生物、亚硝基脲类）或电离辐射之后[178-182]。其致病机制不明；一般认为 DNA 损伤导致 MDS 相关癌基因突变，但最近的数据表明，细胞毒性影响骨髓环境，可能会促进已存在 TP53 突变或其他突变的克隆的扩增[183]。最早在治疗后 6 个月或 1 年出现临床疾病，多在潜伏 2 年或更久才发病，具有相对特征性；高峰发病期为治疗后 5~6 年。患者通常表现为血细胞减少和类似于非治疗相关 MDS 的增生异常形态学，骨髓比非治疗相关 MDS 更常见增生低下。常有环形铁粒幼细胞，但也可能是治疗后一过性表现[184]。细胞遗传学异常，尤其是涉及 5 号和 7 号染色体的异常，在治疗相关 MDS 中比新发疾病更常见，90% 以上治病相关 MDS 发现异常核型[185]。患者可有任何 MDS 亚型的临床特征，无论临床表现如何，一般预后不良，血细胞减少较快恶化并进展为 AML，生存期比新发 MDS 短暂[186]。

45.5.4　预后评分系统

为了提高个体患者预测疾病病程的能力，由治疗 MDS 的临床专家组成的国际 MDS 研究小组于 1997 年发表了 MDS 国际预后评分系统（IPSS）[153]。最初使用较少的预后参数，包括骨髓原始细胞百分比、3 级核型异常和细胞减少的数量[187]（表 45.5 和表 45.6）。改良国际预后评分系统（IPSS-R）比 IPSS 复杂，它使用更多原始细胞数量进行分层、5 级而不是 3 级核型并对每个细胞系的细胞减少进行更详细的评估。组合信息产生 5 个风险组，而不是以前的 3 个风险组[187]（表 45.7），并根据患者的年龄进一步修正。另外还有 4 个次要参数（躯体状况、血清铁蛋白、血清乳酸脱氢酶、血清 β_2 微球蛋白），不在总体评分系统中。重要的是，在标准的 200 个细胞中进行分类计数，并将 2%~5% 的原始细胞计数范围作为一项新参数，纳入 IPSS-R。而手工计数骨髓原始细胞百分比具有很高的变异系数，因此，该原始细胞阈值可能对个体患者缺少可重复性[152]。然而，IPSS-R 已广泛用于临床实践，并成为治疗决策的基础，似乎可以预测诊断时的临床结局，也可以动态预测较晚期观察到的患者的临床结局[188,189]。评分很高或很低时，该系统最可靠，其预后很差或很好，而中间评分不太可靠。包含次要 IPRS-R 参数（血清乳酸脱氢酶和血清铁蛋白）可改善中间评分患者的风险分层[190,191]。IPSS-R 方案也适用于治疗相关 MDS 患者的风险分层，少数患者具有低 IPSS-R 风险评分，预后较好[186]。通过合并骨髓原始细胞百分比，IPSS-R 方案与 WHO 的 MDS 分类有些重叠；但是，与 WHO 分类不同，IPSS 和 IPSS-R 均未包括环形铁粒幼细胞或增生异常细胞系的数量[38]。另一种基于 WHO 分类的预后评分系统使用核型风险、WHO 疾病亚型和输血需求来识别预后不同的 5 个风险组[146]。

表 45.5 IPSS-R:MDS 的预后参数

预后参数	每个参数的分值						
	0	0.5	1	1.5	2	3	4
细胞遗传学*	很好	—	好	—	中	差	很差
骨髓原始细胞	≤2%	—	>2%~<5%	—	5%~10%	>10%	—
血红蛋白(g/dL)	≥10	—	8~<10	<8	—	—	—
血小板(×10³/μL)	≥100	50~<100	<50	—	—	—	—
中性粒细胞绝对计数(×10³/μL)	≥0.8	<0.8	—	—	—	—	—

* 根据 IPSS-R 细胞遗传学评分系统。见表 45.6。

表 45.6 IPSS-R:细胞遗传学评分系统

预后亚组	细胞遗传学异常	中位生存期*
很好	−Y,del(11q)	5.4 年
好	正常,del(5q),del(12p),del(20q),包括 del(5q) 在内的 2 个	4.8 年
中	del(7q),+8,+19,i(17q),其他任何一个或独立于克隆的 2 个	2.7 年
差	−7,inv(3)/t(3q)/del(3q),包括−7/del(7q) 在内的 2 个,复杂(3 个异常)	1.5 年
很差	复杂(3 个异常)	0.7 年

* 未接受改变疾病状况的治疗。

表 45.7 IPSS-R:MDS 预后风险组

风险组	风险组分值(见表 45.5)	每个风险组中患者占比	中位生存期*
很低	≤1.5	19%	8.8 年
低	>1.5~3	38%	5.3 年
中	>3~4.5	20%	3.0 年
高	>4.5~6	13%	1.6 年
很高	>6	10%	0.8 年

* 未接受改变疾病状况的治疗。

45.5.5 其他考虑因素

45.5.5.1 增生低下 MDS

尽管存在血细胞减少,大多数 MDS 病例表现为骨髓增生活跃,表明疾病的本质是无效造血。然而,10%~15% 成人 MDS 病例(儿童的比例更高)具有相对于年龄的骨髓增生低下[32,34,192,193]。增生低下 MDS 病例的临床行为往往取决于原始细胞百分比,这与其他 MDS 亚型相似。部分研究认为,MDS 中骨髓增生低下和低 IPSS 评分是独立的有利预后参数[194,195]。再生障碍性贫血通常是自身免疫疾病导致造血干细胞的破坏,由于再生障碍性贫血可有轻度增生异常形态学,甚至有类似 MDS 的一过性克隆性细胞遗传学异常,有时难以区分这两种疾病(见下文鉴别诊断部分)[33,81-83]。有趣的是,增生低下 MDS 可能比高增生性 MDS 对免疫抑制治疗的反应更好,提示它与再生障碍性贫血可能有病因方面的相关性[196-199]。然而,较年轻 MDS 患者发现骨髓增生低下应怀疑遗传易感综合征,他们

可能不会获益于免疫抑制疗法[200]。在第 4 版及其修订版 WHO 分类中,增生低下 MDS 不是一种特定的疾病亚型;它有助于识别这组 MDS 病例,必须与其他骨髓增生低下状态仔细区分。值得注意的是,有些 AML 患者可能存在骨髓增生低下。必须对穿刺涂片进行仔细的原始细胞计数,以区分增生低下 MDS-EB 和低增生性 AML;活检切片 CD34 染色也有助于区分[33]。

45.5.5.2 红系为主 MDS

以红系为主(≥50% 红系成分)的 MDS 病例占所有 MDS 的 15% 左右。与其他 MDS 相比,其高风险细胞遗传学异常的发生率更高;它们也更频繁地与治疗相关[201]。这种病例不是特定的 MDS 亚型,常归入 MDS-MLD、MDS-SLD、或 MDS-RS[201]。然而,根据第 4 版修订版 WHO 分类对原始细胞计数的要求,许多以前被诊断为 AEL、小于 20% 原始细胞的病例现在归入 MDS-EB。因此,目前红系为主 MDS 很可能包括新分类中更多的 MDS-EB 病例。无论不成熟髓系细胞是否增多,区分红细胞为主的 MDS 与纯红细胞白血病都是至关重要的,前者红系成分增多,增生异常,但完全成熟,后者红系成熟停顿,不成熟红系细胞增殖。纯红细胞白血病是一种高度侵袭性 AML 亚型,生存期很短,常见高度复杂核型[202]。一些研究表明,不成熟红系细胞增多但不够纯红细胞白血病的标准时,红细胞为主的 MDS 患者具有较强的侵略性临床过程[203]。然而,WHO 分类并不要求对 MDS 中不成熟红系细胞计数,部分原因是不成熟红系细胞的数量和红系左移可能受到代谢缺陷和外源性生长因子的影响。

45.5.5.3 MDS 伴 3q26 异常

携带 t(3;3)(q21;q26)、inv(3)(q21q26) 和其他 3q26 细胞遗传学异常的 MDS 往往有巨核细胞增生异常和小板计数增加,快速进展为 AML,预后差[204-207]。MDS 伴 3q26 异常的临床过程类似于 AML 伴 3q26 异常,原始细胞百分比似乎不影响疾病过程[208]。这些细胞遗传学异常使位于 3q26 的 MECOM (EVI1) 失调。MECOM 基因是 GATA1 的拮抗剂,它阻止 GATA1 对造血细胞分化的影响,导致成熟停顿,这是 MDS 进展为 AML 的特征事件。虽然 t(3;3)(q21;q26)/inv(3)(q21q26) 决定了一种特殊的 AML-RGA 亚型,但在第 4 版修订版 WHO 分类中,这些染色体异常并不能定义为 AML。因此,携带这些细胞遗传学异常、骨髓和血液原始细胞少于 20% 的病例归入 MDS(根据原始细胞计数和形态学异常增生程度进一步分成亚

类），尽管其预后类似 AML 伴 t(3;3)/inv(3)。

45.5.5.4　MDS 伴 17p 异常

携带染色体 17p 异常的 MDS 患者表现为粒细胞中明显的假性 Pelger-Huët 异常或核单叶化[209,210]。细胞遗传学异常是多种多样的，包括 17p 缺失、17q 等臂染色体，涉及 17P（常伴 5 号染色体）的不平衡易位或双中心点易位。这些病例中统一的分子遗传学异常似乎是 TP53 基因的一份拷贝发生缺失或失活，但 17q 等臂染色体患者通常缺乏 TP53 突变[211]。患者对治疗耐受，生存短暂。在 WHO 分类中，染色体 17p 异常并不能决定一种特殊的 MDS 亚型。许多病例有单核细胞增多或不成熟髓系细胞增多，归入 MDS/MPN，如 CMML，或 BCR-ABL1 阴性非典型 CML。

45.5.5.5　MDS 伴纤维化

MDS 可发生轻-中度、偶见明显的网状纤维化[212,213]。纤维化病例不是特殊 MDS 亚型，其分类标准同其他 MDS。然而，显著的网状纤维化（WHO 骨髓纤维化分级方案 3 级分类中的 2 级或 3 级）代表不利预后，并且独立于核型风险、WHO 亚型或 IPSS-R 评分[214]。许多纤维化病例有原始细胞增多，因此归入 MDS-EB。骨髓穿刺时，因纤维化而无法获取有效标本（所谓干抽），增加诊断难度。因此，骨髓穿刺涂片上原始细胞计数或流式细胞检查可能受到明显影响，需要仔细分析骨髓活检切片来估算原始细胞计数。这种情况下，CD34 免疫染色有助于显示可能增多的原始细胞。CD61 免疫染色有也助于发现纤维化 MDS 中常见的微小巨核细胞。如果骨髓穿刺发生干抽或呈针状，应当常规进行骨髓活检标本接触印片的 Wright Giemsa 染色，通常可以获得准确的原始细胞计数。

纤维化 MDS 可能类似于原发性骨髓纤维化（PMF）、其他慢性骨髓增殖性肿瘤伴纤维化和急性原巨核细胞白血病。其鉴别诊断见下文。

45.6　鉴别诊断

在 MDS 诊断中，临床医生和病理医生面临的最大挑战之一是鉴别多种肿瘤性和非肿瘤性疾病，它们都可能导致血细胞减少。作为 MDS 主要的、定义性形态学发现，增生异常可见于多种非肿瘤性血细胞减少和几种非 MDS 髓系肿瘤。航行在 MDS 类似疾病的雷区，需要考虑所有可获得的诊断信息，并在接近假定的 MDS 诊断时保持开放的心态。MDS 鉴别诊断的特殊情形见下文。

45.6.1　巨幼细胞性贫血

本病可有红系增生异常特征，很像 MDS[27,29]。它是一种容易治疗的非肿瘤疾病，因此，在诊断评估时必须排除 MDS 的可能性。本病以巨幼细胞改变为主，而增生异常不明显；相反，MDS 中巨幼细胞样改变通常不如本病明显。MDS 罕见粒系细胞呈巨幼细胞样改变（巨杆状核和巨晚幼粒细胞），但本病常见明显的红系改变伴粒系细胞的巨幼细胞样改变。本病偶有一过性克隆性细胞遗传学变化（例如 7q-），可能增加鉴别诊断的难度[84]。当一个病例的鉴别诊断包括本病时，拟诊断 MDS 之

前应该检测血清维生素 B$_{12}$ 以及血清和叶酸水平。检测甲基丙二酸水平是维生素 B$_{12}$ 缺乏症的敏感指标，可能有助于识别临界性病例。

45.6.2　化疗引起的增生异常及血细胞减少

许多化疗药物可以引起增生异常、巨幼细胞样改变或明显的巨幼细胞形态，并导致外周血细胞减少。如果中性粒细胞减少症患者接受过 G-CSF 辅助治疗，导致骨髓或血液中的原始细胞百分比呈一过性上升，那么这些异常改变可能类似 MDS，甚至偶尔类似 AML。非常显著的巨幼细胞改变见于叶酸拮抗剂（如甲氨蝶呤）和直接干扰 DNA 合成的药物（如抗代谢药物羟基脲和 5-氟尿嘧啶）治疗后。化疗后早期恢复期可以导致原始细胞呈一过性、爆发性、再生性增多，很像高级别 MDS 或 AML。不同个体对特定化疗药物的反应变化很大，部分原因取决于细胞防御基因和药物转运蛋白（如 MDR1）的多态性。因此，一些患者即使接受标准化疗剂量，也能导致长期血细胞减少、骨髓增生低下和形态学改变，从而类似 MDS[215-218]。单独一次骨髓检查可能无法区别延长的化疗效应或新出现的治疗相关 MDS；流式细胞术检测 MDS 相关免疫表型异常可能有助于区分[219]。细胞遗传学检查如果发现 MDS 相关克隆性异常，如 -7 或 del(5q)，可能有助于区分，但通常必须通过临床随访、监测外周血计数，必要时重复骨髓检查，才能解决这种鉴别诊断难题。特别值得注意的是，2% 急性早幼粒细胞白血病（APL）患者联合应用 ATRA/蒽环类药物治疗后，出现治疗相关 MDS 或 AML，具有典型的增生异常形态学和 MDS 型细胞遗传学异常，缺乏原有白血病的 T(15;17) 异常[220]。

45.6.3　MDS 相关 AML 化疗后骨髓恢复

AML-MRC 化疗后，骨髓造血通常为克隆性，并有持久性血细胞减少和增生异常形态学，尽管骨髓原始细胞百分比少于 5% 也是如此。克隆性细胞遗传学异常和潜在的基因突变，特别是 TET2 和 DNMT3A，可能作为抵抗化疗的前体白血病干细胞群持续存在[221,222]。如果在 AML-MRC 治疗后，形态学增生异常持续存在，且原始细胞介于 5%~19% 范围内，则符合复发性或残留性 AML 的诊断标准，但也可能代表疾病向 MDS-EB 的逆转。细胞遗传学或分子遗传学检查的作用有限，因为 MDS 和 AML-MRC 有共同的细胞遗传学异常。因此，持续性增生异常形态学和遗传学异常表明疾病持续，但可能需要结合临床和随访来确定疾病生物学更接近背景 MDS 还是更接近复发性 AML-MRC；然而，这两种可能性都提示总体临床结局不利，两者的最佳治疗方案可能不同。

45.6.4　急性骨髓损伤或 SCT 后骨髓恢复

急性骨髓损伤后（如化疗、毒素、感染或少数未知原因所致），在骨髓恢复期，血液或骨髓中可有一过性原始细胞增多，伴增生异常形态学（特别是红系，偶为巨核细胞系）。识别血液中粒系左移和中毒颗粒可能提示骨髓恢复，而不是高级别 MDS 伴循环原始细胞；相反，MDS 通常是低颗粒的循环粒细胞，很少出现中毒颗粒。清髓性 SCT 后，植入的供者骨髓也可能出现类似的变化。SCT 后也可见巨核细胞增多和轻度巨幼细胞样改变，可持续数月或数年。这种现象会使 SCT 后骨髓样本的细胞形

态学更难评估，但不应过度解读为新发 MDS 或持续性 MDS。对供者骨髓进行分子嵌合研究，通常可以解决这些形态学判读的问题。自体 SCT 后可发生真正的 MDS。这些病例大多数是治疗相关 MDS，这是由于患者因原发性恶性疾病而接受化疗或放疗，或 SCT 的准备方案所致[223,224]。

45.6.5　AML 伴 RGA 和原始细胞计数低

骨髓样本的细胞遗传学对所有 MDS 和 AML 的评估都是至关重要的，其中一例就是识别原始细胞计数低的 AML 伴 RGA（AML-RGA）[225]。AML-RGA 的遗传病理学与 MDS 无关，只考虑骨髓原始细胞计数可能误诊。MDS 和 AML-MRC 的发病率随着年龄呈指数级增加（提示进行性、多步骤发病机制，见图 45.1）[3,6]；而 AML-RGA 终生保持接近平坦的发病率，并且遗传学简单，除了定义性遗传学异常，无其他遗传学异常或极少。正确诊断 AML-RGA 至关重要，即使原始细胞百分比少于 20% 也是如此，因为一旦误诊为 MDS 就会延误有治愈可能的化疗。怀疑原始细胞计数低的 AML-RGA 而不是 MDS 的线索包括：AML 伴 t（15；17）中常见的早幼粒细胞伴 Auer 杆状小体；AML 伴 inv（16）/t（16；16）中异常嗜酸性粒细胞伴混合嗜酸-嗜碱性粒细胞和单核原始细胞形态；以入 AML 伴 t（8；21）中原始细胞伴"三文鱼色"胞质、纤细颗粒和 Auer 杆状小体。与 MDS 相比，这些 AML-RGA 实体往往发生于较年轻人群，但也可见于老人[6]。

45.6.6　非 MDS 异常造血

确诊 MDS 需要满足诊断标准：在持续性和不明原因血细胞减少的情况下，存在增生异常、原始细胞增多（5%~19%）和/或 MDS 定义性细胞遗传学异常。个体可能出现血液学异常，符合 MDS 的部分而不是所有定义性特征，这种现象不足为奇。在大多数情况下，这些异常会自发消退并发现非 MDS 病因，或在短期随访后迅速进展并可诊断为 MDS。然而，罕见病例尽管延长随访时间（>6 个月）和广泛的临床检查，这些异常仍然存在。最近对这些病例的 3 种命名在表 45.8 中进行总结和比较[21]。

表 45.8　孤立性细胞减少、增生异常或造血细胞遗传异常的疾病实体的定义性特征

命名	血细胞减少	增生异常（任何细胞系≥10%）	定义性细胞遗传学异常（见框 45.1）	体细胞克隆性遗传学异常（突变）
意义不明的特发性血细胞减少（ICUS）	有（>6 月）	无	无	有*或无
不确定潜能的克隆性造血（CHIP）	有*或无	无	无	有
意义不明的特发性增生异常（IDUS）	无	有	有或无	有或无

*兼有血细胞减少和克隆体细胞遗传异常，同时符合 ICU 和 CHIP 标准的病例有时被称为意义不明的克隆性血细胞减少（CCUS）。

意义不明的特发性血细胞减少（ICUS）

如果具有持续的（>6 个月）、显著的和无法解释的血细胞减少，但缺乏 MDS 定义性增生异常、原始细胞增多或细胞遗传学异常，则归入 ICUS 类别。诊断 ICUS 需要进行骨髓检查，因为必须检测到任何细胞系都没有明显的增生异常或原始细胞增多，并且完整的骨髓核型检查也没有 MDS 相关细胞遗传学异常[119,226]。建议对 ICUS 患者定期进行血细胞计数，如果细胞减少明显恶化并且仍无法解释，应重复进行骨髓检查。随着时间的推移，一些患者会进展成真正 MDS 或另一种髓系肿瘤。流式细胞学异常和最近发现的突变（见下文 CHIP 部分）可能有助于预测 ICUS 进展为 MDS 或 AML 的可能性[227]。

意义不明的特发性增生异常（IDUS）

血细胞减少是 MDS 的一个必要条件，因此，无论出于何种原因接受骨髓检查的患者，在一个或多个细胞系中出现明显的增生异常但没有任何血细胞减少（至少观察 6 个月），即使发现细胞遗传学异常，也不能诊断为 MDS。在这种情况下，重要的是考虑其他髓系和非髓系肿瘤，特别是 MDS/MPN 实体，它们可有增生异常但无明显的血细胞减少。浆细胞性骨髓瘤和一些骨髓淋巴瘤可引起骨髓造血成分的反应性增生异常改变。最后，造血成分的继发性增生异常可见于多种非肿瘤性疾病，包括：感染和自身免疫性疾病，以及药物、毒素和代谢缺陷，如前所述。事实上，正如 ICUS 患者在随访中常进展为 MDS 或 AML，IDUS 患者随后常发现肿瘤性疾病，它们通常是除 MDS 以外的肿瘤，如 MPN、AML 或 MDS/MPN 重叠病[228]。

不确定潜能的克隆性造血（CHIP）

尽管历史上认为细胞遗传学异常足以诊断血细胞减少症患者的 MDS，但对于基因突变或小拷贝数异常，这一点并不适用。我们很容易假设，如果血细胞减少患者具有 MDS 型突变证实的克隆性造血，则为 MDS。然而，在无 MDS 的正常人血液中发现了 MDS 类突变和基因拷贝数异常。每个个体都有大约 1 万个自我更新的造血干细胞，随着个体年龄的增长，这些干细胞逐渐积累突变（估计每个干细胞每十年大约有 1.3 个体细胞突变）[229]。大多数突变的"包袱"代表了非致病性突变，即所谓路过突变，但有些突变影响了关键基因，即赋予干细胞生长优势（驱动突变）并允许其压制未变异的相邻基因。最终，通过外周血白细胞测序可以检测到这一扩增的、突变的干细胞群的分化后代。最近提出的 CHIP 类别包括那些具有可检测到的遗传学异常但没有已知的、可诊断的血液疾病。提议最小变异等位基因分数 2% 作为 CHIP 的阈值，因为大多数（如果不是所有的）个体很可能携带少量造血细胞的突变并可通过日益敏感的测序技术检测到[21]。在 65 岁或 70 岁以上老人中，CHIP 发生率约 5%~10%；90 岁以上老人约 18.4%；而 40 岁以下罕见[230-232]。与无 CHIP 的年龄匹配对照组相比，有 CHIP 的个体

随后发生血液学恶性肿瘤的风险轻度增加,但每年只有 0.5%~1% 左右。有趣的是,这些个体也面临着增加的非血液肿瘤死亡风险。发现有 CHIP 的个体应该如何管理,目前尚不清楚,但目前不考虑肿瘤,也不需要治疗。

45.6.7 HIV 感染骨髓增生异常

HIVAIDS 患者可能会有外周血细胞减少,骨髓检查通常发现增生异常形态学,特别是红系和巨核细胞系,可能貌似 MDS[27,29]。尽管有增生异常形态学,血细胞减少的 HIV 感染患者没有 MDS 型细胞遗传学异常,其增生异常形态学的原因不明。用于治疗 HIV 感染的一些抗病毒药物也可能引起血细胞减少和增生异常形态学,但这些异常也可能在抗病毒治疗前就存在。

45.6.8 大颗粒淋巴细胞白血病(LGLL)

大多数淋巴性白血病表现为明显的淋巴细胞增多,与此相反,大颗粒淋巴细胞(LGL)白血病患者通常表现为血细胞减少,但无或轻微淋巴细胞增多,因此可能类似 MDS。更复杂的是,LGLL 中成熟的造血细胞可能出现反应性增生异常,骨髓活检样本中的肿瘤性 T 细胞浸润可能很轻微;相反,MDS 中可能存在反应性淋巴聚集。一般来说,LGLL 患者主要表现为中性粒细胞减少,而 MDS 常见贫血。在 LGLL 中,流式细胞术可识别免疫表型异常的 CD8+CD57+T 细胞群,血液或骨髓的 PCR 检测可发现克隆性 T 细胞受体重排[233]。在骨髓活检查样本中,LGLL 的肿瘤性 T 细胞呈间质性浸润模式,常见窦内浸润模式,最好用细胞毒性标志物(如穿孔素或颗粒酶)免疫染色来显示;而 MDS 中任何增加的淋巴细胞通常形成非小梁旁聚集。事实上,MDS 和 LGLL 可能同时发生,并且在 MDS 患者中发现了典型 LGLL 所具有的 STAT3 突变和克隆性 T 细胞群[234,235]。因此某些病例很难区分 LGLL 和 MDS 伴克隆性 T 细胞群。对于这种病例,密切的临床随访(或免疫抑制试验性治疗)可能是最谨慎的方法。

45.6.9 先天性红细胞生成障碍性贫血(CDA)

MDS 可出现核间桥、巨幼细胞样造血、多核的红系原始细胞等红系增生异常的表现,因而貌似 CDA[236-240]。MDS 偶尔还会有酸溶血试验阳性(Ham test),这是 2 型 CDA 的特征表现[103]。鉴别诊断很重要,因为治疗和预后极不相同。最实用的鉴别要点是 MDS 较常见而 CDA 很罕见。1 型和 2 型 CDA 常见于童年或青春期患者;但是,即使是婴儿和儿童,MDS 发生率也远远高于 CDA。因此,在诊断 CDA 之前一定要仔细排除 MDS。对较年长患者,鉴别诊断更重要,因为 CDA 随着年龄增长而更加少见。在 CDA 中,增生异常形态学和血细胞减少仅限于红系。如果出现中性粒细胞减少、血小板减少,或粒系或巨核细胞系出现增生异常,则强力提示 MDS。细胞遗传学检查和序贯临床观察有助于诊断;疾病随时间而进展则更支持 MDS 的诊断。

45.6.10 非 MDS 相关铁粒幼细胞性贫血

骨髓中形成环形铁粒幼细胞的最常见原因是 MDS,但其他多种疾病也有环形铁粒幼细胞。酗酒抑制血红素合成的多个步骤,导致线粒体内铁蓄积,形成环形铁粒幼细胞。由酗酒导致的营养不良可同时产生巨细胞样造血,急性酒精中毒也可导致红系前体细胞的空泡化,这些改变均可见于 MDS[241,242]。形成环形铁粒幼细胞的其他可逆性原因包括:抗结核药物(特别是异烟肼)[243]、严重铜缺乏或锌中毒(见下文)[244]和青霉胺治疗[245]。

造成铁粒幼细胞贫血的先天性因素很多,包括 X-连锁(最常见)、常染色体和线粒体遗传的方式[246,247]。不同于 MDS 常见的大细胞贫血先天性病例为小细胞低色素性贫血,外源性吡哆醇治疗可能有效;患者可同时存在铁负荷增多。Pearson 综合征是一种线粒体病,特征表现为难治性铁粒幼细胞贫血、骨髓红系前体细胞空泡化和胰腺外分泌功能障碍。Pearson 综合征为线粒体遗传模式,婴儿期发病。具有环形铁粒幼细胞的其他线粒体病也有报道,环形铁粒幼红细胞还可见于红细胞原卟啉病。所有这些先天性疾病都罕见,在大部分病例中,血细胞减少和形态学异常仅限于红系。

45.6.11 铜缺乏和锌中毒

铜(和硒)缺乏及锌中毒导致的铜缺乏[248]可导致全血细胞减少和骨髓增生异常形态学,很像 MDS[137,249]。红系前体细胞空泡化现象可能很突出,并有前体细胞空泡化和中性粒细胞减少。患者通常是早产儿;或长期胃肠外静脉营养支持、胃切除术后、营养不良体质或正在接受铜螯合治疗[250-252]。如果不纠正这些金属元素的异常,患者可能会出现渐进性不可逆转的颈椎和胸椎脊髓束的 Waller 变性[137]。叶酸和维生素 B12 治疗后,血液学数据可能会改善,但不能阻止神经系统异常的进展。因此准确诊断和早期治疗对防止不可逆神经损伤是非常重要的,并避免误诊 MDS 而误治。

45.6.12 砷中毒

三氧化二砷现用于治疗急性早幼粒细胞白血病(APL),对 MDS 等其他疾病的治疗作用也在研究中。三氧化二砷可以引起显著的骨髓增生异常形态学,特别是红系前体细胞,因此类似 MDS 中红系增生异常[27,253]。

45.6.13 慢性病毒感染

EBV、疱疹病毒和 CMV 感染可引起骨髓增生活跃和增生异常形态学[254,255]。慢性微小病毒 B19 感染也可能类似 MDS 的表现(如果把巨幼红细胞当成增生异常细胞)。部分 MDS 可能表现为纯红细胞再障,因此在这种情形下,MDS 和微小病毒感染都要进入鉴别诊断[256,257]。微小病毒感染引起的形态学异常通常只限于红系。

45.6.14 原发性骨髓纤维化(PMF)

MDS 骨髓常见轻度网状纤维化,可能是增生异常的前体细胞释放间质组织生长因子所致,其发病机制类似于 PMF[212,213]。MDS 中骨髓显著纤维化可能与 PMF 混淆。尽管两者都有涉及多能骨髓祖细胞的获得性克隆性遗传学异常,但其区分具有重要的临床后果,因为临床过程和治疗方法都不同。高级别 MDS 是一种渐进性疾病,常进展为 AML-MRC,生存期较短。相比之下,PMF 中位生存期很长,向 AML 进展率低。MDS 少见脾肿大,出现任何髓外造血则支持 PMF 而不是 MDS 的诊断。外周血涂片出现幼红幼粒细胞增多伴大量有核红细胞、泪滴状红细胞和粒细胞核左移,较支持 PMF,尽管幼红幼粒细胞增多也可见于伴有纤维化的 MDS。明显的嗜酸性粒细胞增多和嗜碱性粒细胞增多是一些 MPN 的特征,而 MDS 少见。PMF 骨髓常见异常的巨核细胞簇集,呈增大、深染的球状核,而 MDS 中巨核细胞通常较小,核叶少,核呈圆形而不是扇贝形。显著的网状纤维变性、成熟的胶原纤维变性(三色染色显示骨髓基质)和骨硬化较常见于 PMF 晚期,而 MDS 少见。PMF 的细胞遗传学异常(13q−、20q−、+8 和染色体 1、5、7、9 和 21 的异常)与 MDS 有很大重叠[258,259]。然而,80%~90% PMF 患者具有 JAK2、MPL 或 CALR 突变,而 MDS 罕见,即使纤维化 MDS 也罕见[41,260-262]。真性红细胞增多症晚期和 CML 也可有骨髓纤维化,但临床病史和遗传学研究(JAK2、MPL、CALR 和 BCR-ABL1 分析)通常能可靠地区分这些实体。

45.6.15　急性原巨核细胞白血病

这是一种罕见的 AML 亚型,除了原巨核细胞外,常有骨髓纤维化和巨核细胞增生异常等特征[26,27,29,148]。成人病例常从 MDS 演变而来,或有增生异常的造血背景,因此可能很像 MDS 伴纤维化。区分 MDS 和 AML-MRC 的原则,即原始细胞百分比,在此同样适用。

45.6.16　MDS/MPN

即使使用外源性骨髓生长因子,大多数 MDS 伴中性粒细胞减少症患者不能对感染产生显著的白细胞反应,但一些具有重叠感染或炎症疾病的 MDS 患者可能发生白血病样反应,类似 MDS/MPN。白血病样反应可以包括类似 CMML 的单核细胞增多症,或类似 BCR-ABL1 阴性 aCML 的核左移粒细胞[263]。更复杂的是,一些 MDS 患者随后形成了类似 CMML 的单核细胞增多症,这似乎代表 MDS 的一种疾病进展类型[264]。认识到这些可能性很重要,因为 MDS 患者中性粒细胞功能障碍,容易发生感染性并发症,并且 MDS 患者白血病样反应的治疗和预后完全不同于 MDS/MPN 实体。出现已知的感染性或炎症性临床过程应怀疑白血病样反应,针对潜在疾病的治疗应能消除白血病样反应,并恢复 MDS 的外周血计数。相反,在诊断时(不归因于潜在的感染或炎症过程)发现任何髓系肿瘤的持续性白细胞增多($\geq 13 \times 10^9/L$)和单核细胞绝对计数增多($\geq 1 \times 10^9/L$)排除 MDS,应归入 MDS/MPN 或 MPN,即使出现其他细胞系的细胞减少也是如此。

45.6.17　再生障碍性贫血(AA)

AA 可有造血祖细胞的增生异常形态学,也可有类似 MDS 的细胞遗传学异常[31,32,34,82,83]。MDS 与 AA 的关系复杂,尚未完全理解。有些 AA 进展为 MDS,相反,有些 MDS 有骨髓增生低下,因此增生低下 MDS 和 AA 难以区分。最近,在大约 1/3 的 AA 患者中发现体细胞突变,这些突变基因也常见于 MDS,如 BCOR/BCORL、DNMT3A 和 ASXL1(见表 45.3)[265]。在 MDS 中增生异常特征往往比 AA 更为明显,并且细胞减少的程度与骨髓增生低下的程度不相称。持续性克隆性细胞遗传学异常

强力支持 MDS。在某些病例中如果不能明确区分增生低下 MDS 和 AA,除了临床随访外,CD34 免疫染色有助于区分,因为在 AA 中 CD34⁺细胞从未增加,而在大多数增生低下的 MDS 中明显增加[33]。MDS 和 AA 均可发生糖基磷脂酰肌醇(GPI)-锚定蛋白(阵发性夜间血红蛋白尿的特征)丢失的细胞呈克隆性增殖。

45.6.18　阵发性睡眠性血红蛋白尿(PNH)

PNH 和 MDS 之间的关系仍不清楚。MDS 患者可能会出现阳性 Ham 试验(酸溶血)测试,类似真正的 PNH 病例[32,34,103]。MDS 患者也可有骨髓增生低下因而类似 PNH[33,34],少数 PNH 患者进展为 MDS(高达 5%)或 AML(1%)[288-268]。有人假设,已获得多种突变的 MDS 患者,继发性获得 PIGA 功能的纯合性丧失。PIgA 基因的功能是造血细胞将 GPI 锚定在细胞膜蛋白(PNH 的分子异常)[172-269]。另一种解释是,PNH 异常克隆首先因自身免疫攻击而选择性施压于干细胞,随着时间推移而演进为 MDS[270]。如果其他诊断标准符合 MDS,那么,无论 Ham 试验阳性还是流式细胞术因 GPI 锚定蛋白缺失而诊断 PNH,都不排除 MDS 的诊断,即使临床上存在明显的 PNH 表现也是如此。如果 PNH 患者发生显著的骨髓增生异常或 MDS 型克隆性细胞遗传学异常,则强力支持向 MDS 演进。

45.7　致病因子

很多因素和疾病与 MDS 发病率增加的有关。遗传性异常包括 Fanconi 贫血、严重的先天性嗜中性白细胞减少症(Kostmann 氏综合征)、Shwachman-Diamond 综合征、先天性角化不良、无巨核细胞性血小板减少、家族性单体 7 或 5q−、其他家族性 MDS 和 Bloom 综合征[170]。虽然这些疾病最终有助于发现 MDS 发病机制,但其与 MDS 病因之间的关系仍然不明。在唐氏综合征中,MDS 和 AML 的发病率明显增加,但是,与其他临床背景下发生的 MDS 相比,唐氏综合征中 MDS 的临床行为和基础生物学根本不同,因此唐氏综合征相关髓系肿瘤与非综合征性 MDS 可能关系无关联;甚至唐氏综合征相关疾病中增生异常形态学也与其他 MDS 略有不同[271]。在家族性单体 7 和家族性 5q−,致病缺陷似乎位于受累染色体[272,273]。

AA 和 MDS 的关系也不清楚,但相对大比例的 AA 患者以后会进展为 MDS 或 AML,并且免疫抑制治疗对 AA 和部分 MDS 病例均有效,提示两者发病机制至少是部分相关的。

暴露于各种有害物质(电离辐射、导致 DNA 交联损伤的物质、苯、其他溶剂和石油化工产品、农业或畜牧化学品、吸烟、发剂)与 MDS 和 AML 的发病率增加有关。其中一些(烷化剂)呈强相关,除了可能的随机性 DNA 损伤,致病原因似乎是双链 DNA 断裂。最近,有人提出,细胞毒性疗法可能不是通过 DNA 损伤而引起异常克隆,而是可能促进已有的低水平突变干细胞克隆的扩增[183]。

45.8　发病机制

MDS 起源于异常造血干细胞的克隆性增殖。一般认为,干细胞获得基础性遗传学异常(或多种协同异常更常见),使其具

有生长优势,分化后代进行性取代正常造血。该致病模型得到大多数 MDS 病例中重现性突变和核型异常的支持,这些突变可追溯到最原始的、自我更新的多能造血干细胞,它们携带最初的促生长突变[87]。未来的 MDS 治疗应针对 MDS 干细胞,但由于它们处于静止状态,很难被靶向治疗,而目前的治疗方法很少能治愈。

大多数 MDS 病例不是携带一种而是同时携带多种遗传学异常,其相互作用复杂,不易理解。用两个实例说明特定 MDS 亚型的基因型-表型相关性。在 MDS 伴单纯性 5q 综合征病例中,推测染色体缺失区域中有一个或多个抑癌基因缺失。编码核糖体结构蛋白的 PRS14 基因的单倍不足(haploinsufficiency)似乎导致该疾病表型,可能通过 p53 途径激活;在小鼠模型中,PRS14 的单倍不足是该疾病表型特征(巨核细胞增多和红系减少)的主要原因[274]。染色体缺失区域有两个微小 RNA(miR-145 和 miR-146a)缺失,也可能导致该疾病特有的巨核细胞异常和血小板增多[275]。MDS-RS 患者常有剪接体复合基因 SF3B1 突变。该突变与环形铁粒幼细胞之间的直接联系尚未确定,有证据表明 ABCB7 和其他参与线粒体铁代谢的基因产物的差异剪接可能是环形铁粒幼细胞形成的基础[276-278]。然而,关于 SF3B1 单倍不足是否产生 MDS-RS 表型,小鼠模型中的数据不一致[279,280]。

最近对骨髓微环境促进 MDS 发病的研究兴趣正在增加。在 MDS 患者的细胞因子(如 TNFα 和 IL-32)和向 CD34+ 干细胞发送信号的基质细胞中发现了许多异常[281]。也有证据表明,所谓的龛(造血干细胞的定居部位,由周围细胞、细胞外基质和可溶性因子支持)可能在髓系肿瘤中发生改变,促进 MDS 干细胞生长和自我更新,其后代细胞超过正常干细胞[282]。Schwachman-Diamond 综合征具有突变的 SBDS 基因,编码的蛋白质是骨祖细胞构建干细胞龛所必需的[283,284]。在一些小鼠模型中,操控骨祖细胞可诱导 MDS[285]。成骨细胞中 β-catenin 异常表达与激活的 Notch 信号相关,也与 MDS 的发病机制有关[286]。目前尚不清楚这些基质异常如何与 MDS 干细胞中的遗传异常相协同,从而产生疾病表型;在 10%~20% 的 MDS 病例中未检测到造血细胞突变,有人推测微环境异常可能特别重要。

许多报道注意,在 MDS 患者的造血前体细胞中,凋亡和细胞周期明显增加,因此提出一种疾病模型:成熟细胞从骨髓释放之前因凋亡机制受损而导致高度增殖[55-57]。然而,凋亡和高增殖模型无法解释遗传学不稳定性,也不能解释大多数 MDS 病例固有的白血病进展,以及 MDS 的各种临床和形态学表现。最近确定表明,某些 MDS 病例的突变逐渐累积,可能导致定向分化的前体细胞获得自我更新的特性,最终随着疾病进展为急性白血病而成熟停顿[87]。携带相同基因异常的 MDS 病例,有些一开始就经历这种不利进展,而其他病例的遗传学和临床表现保持稳定多年,其原因不明。

45.9　结论

MDS 是一组难以理解的疾病,以克隆性突变造血为特征;突变谱和骨髓微环境对每一种独特疾病表型的作用很复杂,仍然难以确定。尽管不断研发新的诊断工具,但目前 MDS 的诊断仍然基于继发性疾病的特征,即:血细胞减少和增生异常形态学,这些特征都缺乏诊断特异性。然而,由于特定疾病亚型具有预后和治疗意义,正确诊断并识别 MDS 亚型仍然很重要。MDS 的鉴别诊断困难,鉴别范围广泛,其中一些只能通过临床随访而接受或排除诊断。进一步研究遗传学异常的特征及其在疾病发病机制中的作用,有望提高诊断能力,最终阐明这组具有重要的临床和生物学意义的神秘疾病。

精华和陷阱

- 良好的骨髓样本(骨髓活检穿刺涂片或接触印片、活检切片、涂片或印片的铁染色)和全面的相关检测(外周血涂片、完整的血细胞计数和分类计数,骨髓细胞遗传学)对 MDS 的正确诊断和分类十分重要。流式细胞术识别重现性免疫表型异常,针对一组关键基因进行测序以识别突变,也有助于诊断。
- MDS 的大多数特征(血细胞减少、增生异常形态学、遗传学异常和流式细胞术异常)没有诊断特异性也不是诊断的必要条件。理想情况下,应出现多种异常以支持诊断。根据传统和实际情形,在没有血细胞减少时,一般不诊断 MDS。
- 低级别 MDS 亚型可能呈非进行性病程,生存情况接近同龄人。
- 高级别 MDS 亚型,如果不进行 SCT,通常呈进行性病程并致死,无论是否进展为 AML 都是如此。大多数患者实际上死于 MDS 并发症,而不是 AML 进展。
- MDS 的鉴别诊断非常广泛,在作出明确诊断之前,必须小心地排除其他可能的非 MDS 实体。

（聂兴草　薛德彬　译）

参考文献

1. Surveillance and Mortality Data 1973 to 1977. Washington, DC: US Department of Health and Human Services; 1980.

2. Forty-five Years of Cancer Incidence in Connecticut, 1935-79. Washington, DC: US Government Printing Office; 1986:84-85.

3. Aul C, Gattermann N, Schneider W. Age-related incidence and other epidemiological aspects of myelodysplastic syndromes. Br J Haematol. 1992; 82:358-367.

4. Cartwright RA, McNally RJQ, Rowland DJ, Thomas J. The Descriptive Epidemiology of Leukaemia and Related Conditions in Parts of the United Kingdom, 1984-1993. London: Leukemia Research Fund; 1997.

5. Germing U, Strupp C, Kundgen A, et al. No increase in age-specific incidence of myelodysplastic syndromes. Haematologica. 2004; 89:905-910.

6. Head DR. Revised classification of acute myeloid leukemia. Leukemia. 1996; 10:1826-1831.

7. Radlund A, Thiede T, Hansen S, Carlsson M, Engquist L. Incidence of myelodysplastic syndromes in a Swedish population. Eur J Haematol. 1995; 54:153-156.

8. Schoch C, Schnittger S, Kern W, Dugas M, Hiddemann W, Haferlach T. Acute myeloid leukemia with recurring chromosome abnormalities as defined by the WHO-classification: incidence of subgroups, additional genetic abnormalities, FAB subtypes and age distribution in an unselected series of 1,897 patients with acute myeloid leukemia. Haematologica. 2003; 88:351-352.

9. Smith MT, Linet MS, Morgan GJ. Causative agents in the etiology of myelodysplastic syndromes and the acute myeloid leukemias. In: Bennett JM, ed. The Myelodysplastic Syndromes, Pathobiology and Clinical Manage-

ment. New York: Marcel Dekker; 2002: 29-63.

10. Ma X, Does M, Raza A, Mayne ST. Myelodysplastic syndromes: incidence and survival in the United States. Cancer. 2007; 109: 1536-1542.

11. Stevens RG. Age and risk of acute leukemia. J Natl Cancer Inst. 1986; 76: 845-848.

12. Hasle H, Kerndrup G, Jacobsen BB. Childhood myelodysplastic syndrome in Denmark: incidence and predisposing conditions. Leukemia. 1995; 9: 1569-1572.

13. Hasle H, Wadsworth LD, Massing BG, McBride M, Schultz KR. A population-based study of childhood myelodysplastic syndrome in British Columbia, Canada. Br J Haematol. 1999; 106: 1027-1032.

14. Passmore SJ, Chessells JM, Kempski H, Hann IM, Brownbill PA, Stiller CA. Paediatric myelodysplastic syndromes and juvenile myelomonocytic leukaemia in the UK: a population-based study of incidence and survival. Br J Haematol. 2003; 121: 758-767.

15. Rollison DE, Howlader N, Smith MT, et al. Epidemiology of myelodysplastic syndromes and chronic myeloproliferative disorders in the United States, 2001-2004, using data from the NAACCR and SEER programs. Blood. 2008; 112: 45-52.

16. Williamson PJ, Kruger AR, Reynolds PJ, Hamblin TJ, Oscier DG. Establishing the incidence of myelodysplastic syndrome. Br J Haematol. 1994; 87: 743-745.

17. Beris P. Primary clonal myelodysplastic syndromes. Semin Hematol. 1989; 26: 216-233.

18. Foucar K, Langdon RM 2nd, Armitage JO, Olson DB, Carroll TJ Jr. Myelodysplastic syndromes. A clinical and pathologic analysis of 109 cases. Cancer. 1985; 56: 553-561.

19. Koeffler HP. Myelodysplastic syndromes (preleukemia). Semin Hematol. 1986; 23: 284-299.

20. Layton DM, Mufti GJ. Myelodysplastic syndromes: their history, evolution and relation to acute myeloid leukaemia. Blut. 1986; 53: 423-436.

21. Steensma DP, Bejar R, Jaiswal S, et al. Clonal hematopoiesis of indeterminate potential and its distinction from myelodysplastic syndromes. Blood. 2015; 126: 9-16.

22. Gyan E, Dreyfus F, Fenaux P. Refractory thrombocytopenia and neutropenia: a diagnostic challenge. Mediterr J Hematol Infect Dis. 2015; 7: e2015018.

23. Marinier DE, Mesa H, Rawal A, Gupta P. Refractory cytopenias with unilineage dysplasia: a retrospective analysis of refractory neutropenia and refractory thrombocytopenia. Leuk Lymphoma. 2010; 51: 1923-1926.

24. Hertenstein B, Kurrle E, Redenbacher M, Arnold R, Heimpel H. Pseudoreticulocytosis in a patient with myelodysplasia. Ann Hematol. 1993; 67: 127-128.

25. Tulliez M, Testa U, Rochant H, et al. Reticulocytosis, hypochromia, and microcytosis: an unusual presentation of the preleukemic syndrome. Blood. 1982; 59: 293-299.

26. Brunning RD, McKenna RW. Atlas of Tumor Pathology: Tumors of the Bone Marrow. Washington, DC: Armed Forces Institute of Pathology; 1994.

27. Foucar K. Bone Marrow Pathology. 2nd ed. Chicago: ASCP; 2001.

28. Kouides PA, Bennett JM. Morphology and classification of myelodysplastic syndromes. Hematol Oncol Clin North Am. 1992; 6: 485-499.

29. Naeim F. Atlas of Bone Marrow and Blood Pathology. Philadelphia: WB Saunders; 2001.

30. Baumann I, Fuhrer M, Behrendt S, et al. Morphological differentiation of severe aplastic anaemia from hypocellular refractory cytopenia of childhood: reproducibility of histopathological diagnostic criteria. Histopathology. 2012; 61: 10-17.

31. de Planque MM, Kluin-Nelemans HC, van Krieken HJ, et al. Evolution of acquired severe aplastic anaemia to myelodysplasia and subsequent leukaemia in adults. Br J Haematol. 1988; 70: 55-62.

32. Nand S, Godwin JE. Hypoplastic myelodysplastic syndrome. Cancer. 1988; 62: 958-964.

33. Orazi A, Albitar M, Heerema NA, Haskins S, Neiman RS. Hypoplastic myelodysplastic syndromes can be distinguished from acquired aplastic anemia by CD34 and PCNA immunostaining of bone marrow biopsy specimens. Am J Clin Pathol. 1997; 107: 268-274.

34. Yoshida Y, Oguma S, Uchino H, Maekawa T. Refractory myelodysplastic anaemias with hypocellular bone marrow. J Clin Pathol. 1988; 41: 763-767.

35. Bennett JM, Catovsky D, Daniel MT, et al. Proposals for the classification of the myelodysplastic syndromes. Br J Haematol. 1982; 51: 189-199.

36. Seymour JF, Estey EH. The contribution of Auer rods to the classification and prognosis of myelodysplastic syndromes. Leuk Lymphoma. 1995; 17: 79-85.

37. Seymour JF, Estey EH. The prognostic significance of Auer rods in myelodysplasia. Br J Haematol. 1993; 85: 67-76.

38. Brunning RD, Bennett JM, Flandrin G, et al. Myelodysplastic syndromes. In: Jaffe EJ, Harris N, Stein H, Vardiman JW, eds. World Health Organization Classification of Tumours: Pathology and Genetics of Tumours of Haematopoietic and Lymphoid Tissues. Lyon, France: IARC Press; 2001: 61-73.

39. Brunning RD, Orazi A, Germing U, et al. Myelodysplastic syndromes/neoplasms, overview. In: Swerdlow SH, Campo E, Harris NL, Jaffe ES, Piler SA, Stein H, et al., eds. WHO Classification of Tumours of Haematopoietic and Lymphoid Tissues. Lyon, France: IARC Press; 2008: 88-93.

40. Willis MS, McKenna RW, Peterson LC, Coad JE, Kroft SH. Low blast count myeloid disorders with Auer rods: a clinicopathologic analysis of 9 cases. Am J Clin Pathol. 2005; 124: 191-198.

41. Della Porta MG, Travaglino E, Boveri E, et al. Minimal morphological criteria for defining bone marrow dysplasia: a basis for clinical implementation of WHO classification of myelodysplastic syndromes. Leukemia. 2014; 29: 66-75.

42. Senent L, Arenillas L, Luno E, Ruiz JC, Sanz G, Florensa L. Reproducibility of the World Health Organization 2008 criteria for myelodysplastic syndromes. Haematologica. 2013; 98: 568-575.

43. Bain BJ. The bone marrow aspirate of healthy subjects. Br J Haematol. 1996; 94: 206-209.

44. Parmentier S, Schetelig J, Lorenz K, et al. Assessment of dysplastic hematopoiesis: lessons from healthy bone marrow donors. Haematologica. 2012; 97: 723-730.

45. Steensma DP. Dysplasia has a differential diagnosis: distinguishing genuine myelodysplastic syndromes (MDS) from mimics, imitators, copycats and impostors. Curr Hematol Malig Rep. 2012; 7: 310-320.

46. Cohen PR, Talpaz M, Kurzrock R. Malignancy-associated Sweet's syndrome: review of the world literature. J Clin Oncol. 1988; 6: 1887-1897.

47. da Silva MA, Moriarty A, Schultz S, Tricot G. Extramedullary disease in myelodysplastic syndromes. Am J Med. 1988; 85: 589-590.

48. Kussick SJ, Fromm JR, Rossini A, et al. Four-color flow cytometry shows strong concordance with bone marrow morphology and cytogenetics in the

evaluation for myelodysplasia. Am J Clin Pathol. 2005;124:170-181.

49. Kern W, Haferlach C, Schnittger S, Haferlach T. Clinical utility of multiparameter flow cytometry in the diagnosis of 1013 patients with suspected myelodysplastic syndrome: correlation to cytomorphology, cytogenetics, and clinical data. Cancer. 2010;116:4549-4563.

50. van de Loosdrecht AA, Ireland R, Kern W, et al. Rationale for the clinical application of flow cytometry in patients with myelodysplastic syndromes: position paper of an International Consortium and the European LeukemiaNet Working Group. Leuk Lymphoma. 2012;54:472-475.

51. Wells DA, Benesch M, Loken MR, et al. Myeloid and monocytic dyspoiesis as determined by flow cytometric scoring in myelodysplastic syndrome correlates with the IPSS and with outcome after hematopoietic stem cell transplantation. Blood. 2003;102:394-403.

52. Alhan C, Westers TM, van der Helm LH, et al. Absence of aberrant myeloid progenitors by flow cytometry is associated with favorable response to azacitidine in higher risk myelodysplastic syndromes. Cytometry B Clin Cytom. 2014;86:207-215.

53. Westers TM, Alhan C, Chamuleau ME, et al. Aberrant immunophenotype of blasts in myelodysplastic syndromes is a clinically relevant biomarker in predicting response to growth factor treatment. Blood. 2010;115:1779-1784.

54. Briggs RC, Shults KE, Flye LA, et al. Dysregulated human myeloid nuclear differentiation antigen expression in myelodysplastic syndromes: evidence for a role in apoptosis. Cancer Res. 2006;66:4645-4651.

55. Parker JE, Mufti GJ, Rasool F, Mijovic A, Devereux S, Pagliuca A. The role of apoptosis, proliferation, and the Bcl-2-related proteins in the myelodysplastic syndromes and acute myeloid leukemia secondary to MDS. Blood. 2000;96:3932-3938.

56. Raza A, Gezer S, Mundle S, et al. Apoptosis in bone marrow biopsy samples involving stromal and hematopoietic cells in 50 patients with myelodysplastic syndromes. Blood. 1995;86:268-276.

57. Raza A, Mundle S, Iftikhar A, et al. Simultaneous assessment of cell kinetics and programmed cell death in bone marrow biopsies of myelodysplastics reveals extensive apoptosis as the probable basis for ineffective hematopoiesis. Am J Hematol. 1995;48:143-154.

58. Stachurski D, Smith BR, Pozdnyakova O, et al. Flow cytometric analysis of myelomonocytic cells by a pattern recognition approach is sensitive and specific in diagnosing myelodysplastic syndrome and related marrow diseases: emphasis on a global evaluation and recognition of diagnostic pitfalls. Leuk Res. 2008;32:215-224.

59. Bellos F, Alpermann T, Gouberman E, et al. Evaluation of flow cytometric assessment of myeloid nuclear differentiation antigen expression as a diagnostic marker for myelodysplastic syndromes in a series of 269 patients. Cytometry B Clin Cytom. 2012;82:295-304.

60. McClintock-Treep SA, Briggs RC, Shults KE, et al. Quantitative assessment of myeloid nuclear differentiation antigen distinguishes myelodysplastic syndrome from normal bone marrow. Am J Clin Pathol. 2011;135:380-385.

61. Ogata K, Kishikawa Y, Satoh C, Tamura H, Dan K, Hayashi A. Diagnostic application of flow cytometric characteristics of CD34+ cells in low-grade myelodysplastic syndromes. Blood. 2006;108:1037-1044.

62. van de Loosdrecht AA, Alhan C, Bene MC, et al. Standardization of flow cytometry in myelodysplastic syndromes: report from the first European LeukemiaNet working conference on flow cytometry in myelodysplastic syndromes. Haematologica. 2009;94:1124-1134.

63. Westers TM, Ireland R, Kern W, et al. Standardization of flow cytometry in myelodysplastic syndromes: a report from an international consortium and the European LeukemiaNet Working Group. Leukemia. 2012;26:1730-1741.

64. Kern W, Haferlach C, Schnittger S, Alpermann T, Haferlach T. Serial assessment of suspected myelodysplastic syndromes: significance of flow cytometric findings validated by cytomorphology, cytogenetics, and molecular genetics. Haematologica. 2013;98:201-207.

65. Ogata K, Della Porta MG, Malcovati L, et al. Diagnostic utility of flow cytometry in low-grade myelodysplastic syndromes: a prospective validation study. Haematologica. 2009;94:1066-1074.

66. Truong F, Smith BR, Stachurski D, et al. The utility of flow cytometric immunophenotyping in cytopenic patients with a non-diagnostic bone marrow: a prospective study. Leuk Res. 2009;33:1039-1046.

67. Vallespi T, Imbert M, Mecucci C, Preudhomme C, Fenaux P. Diagnosis, classification, and cytogenetics of myelodysplastic syndromes. Haematologica. 1998;83:258-275.

68. Olney HJ, Le Beau MM. The cytogenetics and molecular biology of myelodysplastic syndromes. In: Bennett JM, ed. The Myelodysplastic Syndromes, Pathobiology and Clinical Management. New York: Marcel Dekker;2002:89-119.

69. Raimondi SC. Cytogenetics in MDS. In: Lopes LF, Hasle H, eds. Myelodysplastic and Myeloproliferative Disorders in Children. Sao Paulo: Le Mar;2003:119-161.

70. Pedersen-Bjergaard J, Philip P. Cytogenetic characteristics of therapy-related acute nonlymphocytic leukaemia, preleukaemia and acute myeloproliferative syndrome: correlation with clinical data for 61 consecutive cases. Br J Haematol. 1987;66:199-207.

71. Raskind WH, Tirumali N, Jacobson R, Singer J, Fialkow PJ. Evidence for a multistep pathogenesis of a myelodysplastic syndrome. Blood. 1984;63:1318-1323.

72. Tomonaga M, Tomonaga Y, Kusano M, Ichimaru M. Sequential karyotypic evolutions and bone marrow aplasia preceding acute myelomonocytic transformation from myelodysplastic syndrome. Br J Haematol. 1984;58:53-60.

73. Yoshida K, Sanada M, Shiraishi Y, et al. Frequent pathway mutations of splicing machinery in myelodysplasia. Nature. 2011;478:64-69.

74. Walter MJ, Shen D, Ding L, et al. Clonal architecture of secondary acute myeloid leukemia. N Engl J Med. 2012;366:1090-1098.

75. Gupta V, Brooker C, Tooze JA, et al. Clinical relevance of cytogenetic abnormalities at diagnosis of acquired aplastic anaemia in adults. Br J Haematol. 2006;134:95-99.

76. Jacobs KB, Yeager M, Zhou W, et al. Detectable clonal mosaicism and its relationship to aging and cancer. Nat Genet. 2012;44:651-658.

77. Soupir CP, Vergilio JA, Kelly E, Dal Cin P, Kuter D, Hasserjian RP. Identification of del(20q) in a subset of patients diagnosed with idiopathic thrombocytopenic purpura. Br J Haematol. 2009;144:800-802.

78. Hanson CA, Steensma DP, Hodnefield JM, et al. Isolated trisomy 15: a clonal chromosome abnormality in bone marrow with doubtful hematologic significance. Am J Clin Pathol. 2008;129:478-485.

79. Jabbour E, Kantarjian HM, Abruzzo LV, et al. Chromosomal abnormalities in Philadelphia chromosome negative metaphases appearing during imatinib mesylate therapy in patients with newly diagnosed chronic myeloid leukemia in chronic phase. Blood. 2007;110:2991-2995.

80. Tang G, Wang SA, Lu V, et al. Clinically silent clonal cytogenetic abnor-

malities arising in patients treated for lymphoid neoplasms. Leuk Res. 2014;38:896-900.

81. Alter BP, Scalise A, McCombs J, Najfeld V. Clonal chromosomal abnormalities in Fanconi's anaemia:what do they really mean? Br J Haematol. 1993;85:627-630.

82. Appelbaum FR, Barrall J, Storb R, et al. Clonal cytogenetic abnormalities in patients with otherwise typical aplastic anemia. Exp Hematol. 1987; 15:1134-1139.

83. Mikhailova N, Sessarego M, Fugazza G, et al. Cytogenetic abnormalities in patients with severe aplastic anemia. Haematologica. 1996;81:418-422.

84. Wollman MR, Penchansky L, Shekhter-Levin S. Transient 7q- in association with megaloblastic anemia due to dietary folate and vitamin B_{12} deficiency. J Pediatr Hematol Oncol. 1996;18:162-165.

85. Benaim E, Hvizdala EV, Papenhausen P, Moscinski LC. Spontaneous remission in monosomy 7 myelodysplastic syndrome. Br J Haematol. 1995; 89:947-948.

86. Chitambar CR, Robinson WA, Glode LM. Familial leukemia and aplastic anemia associated with monosomy 7. Am J Med. 1983;75:756-762.

87. Woll PS, Kjallquist U, Chowdhury O, et al. Myelodysplastic syndromes are propagated by rare and distinct human cancer stem cells in vivo. Cancer Cell. 2014;25:794-808.

88. Cazzola M, Rossi M, Malcovati L. Biologic and clinical significance of somatic mutations of SF3B1 in myeloid and lymphoid neoplasms. Blood. 2012;121:260-269.

89. Gerstung M, Pellagatti A, Malcovati L, et al. Combining gene mutation with gene expression data improves outcome prediction in myelodysplastic syndromes. Nat Commun. 2015;6:5901.

90. Malcovati L, Karimi M, Papaemmanuil E, et al. SF3B1 mutation identifies a distinct subset of myelodysplastic syndrome with ring sideroblasts. Blood. 2015;126:233-241.

91. Papaemmanuil E, Cazzola M, Boultwood J, et al. Somatic SF3B1 mutation in myelodysplasia with ring sideroblasts. N Engl J Med. 2011;365:1384-1395.

92. Bejar R. Clinical and genetic predictors of prognosis in myelodysplastic syndromes. Haematologica. 2014;99:956-964.

93. Bejar R, Stevenson K, Abdel-Wahab O, et al. Clinical effect of point mutations in myelodysplastic syndromes. N Engl J Med. 2011;364:2496-2506.

94. Traina F, Visconte V, Elson P, et al. Impact of molecular mutations on treatment response to DNMT inhibitors in myelodysplasia and related neoplasms. Leukemia. 2013;28:78-87.

95. Bejar R, Stevenson KE, Caughey B, et al. Somatic mutations predict poor outcome in patients with myelodysplastic syndrome after hematopoietic stem-cell transplantation. J Clin Oncol. 2014;32:2691-2698.

96. Jadersten M, Saft L, Smith A, et al. TP53 mutations in low-risk myelodysplastic syndromes withdel(5q)predict disease progression. J Clin Oncol. 2011;29:1971-1979.

97. Boogaerts MA, Nelissen V, Roelant C, Goossens W. Blood neutrophil function in primary myelodysplastic syndromes. Br J Haematol. 1983; 55:217-227.

98. Ruutu P, Ruutu T, Repo H, et al. Defective neutrophil migration in monosomy-7. Blood. 1981;58:739-745.

99. Ruutu P, Ruutu T, Vuopio P, Kosunen TU, dela Chapelle A. Function of neutrophils in preleukaemia. Scand J Haematol. 1977;18:317-325.

100. Kornberg A, Goldfarb A. Preleukemia manifested by hemolytic anemia with pyruvate-kinase deficiency. Arch Intern Med. 1986;146:785-786.

101. Lintula R. Red cell enzymes in myelodysplastic syndromes:a review. Scand J Haematol Suppl. 1986;45:56-59.

102. Rasi V, Lintula R. Platelet function in the myelodysplastic syndromes. Scand J Haematol Suppl. 1986;45:71-73.

103. Hauptmann G, Sondag D, Lang JM, Oberling F. False positive acidified serum test in a preleukemic dyserythropoiesis. Acta Haematol. 1978; 59:73-79.

104. Wang SA, Pozdnyakova O, Jorgensen JL, et al. Detection of paroxysmal nocturnal hemoglobinuria clones in patients with myelodysplastic syndromes and related bone marrow diseases, with emphasis on diagnostic pitfalls and caveats. Haematologica. 2009;94:29-37.

105. Mannelli F, Bencini S, Peruzzi B, et al. A systematic analysis of bone marrow cells by flow cytometry defines a specific phenotypic profile beyond GPI deficiency in paroxysmal nocturnal hemoglobinuria. Cytometry B Clin Cytom. 2013;84:71-81.

106. Craig JE, Sampietro M, Oscier DG, Contreras M, Thein S. Myelodysplastic syndrome with karyotype abnormality is associated with elevated F-cell production. Br J Haematol. 1996;93:601-605.

107. Lopez M, Bonnet-Gajdos M, Reviron M, Janvier D, Huet M, Salmon C. An acute leukaemia augured before clinical signs by blood group antigen abnormalities and low levels of A and H blood group transferase activities in erythrocytes. Br J Haematol. 1986;63:535-539.

108. Anagnou NP, Ley TJ, Chesbro B, et al. Acquired alpha-thalassemia in preleukemia is due to decreased expression of all four alpha-globin genes. Proc Natl Acad Sci U S A. 1983;80:6051-6055.

109. Steensma DP, Higgs DR, Fisher CA, Gibbons RJ. Acquired somatic ATRX mutations in myelodysplastic syndrome associated with alpha thalassemia(ATMDS)convey a more severe hematologic phenotype than germline ATRX mutations. Blood. 2004;103:2019-2026.

110. Nelson ME, Thurmes PJ, Hoyer JD, Steensma DP. A novel 5' ATRX mutation with splicing consequences in acquired alpha thalassemia-myelodysplastic syndrome. Haematologica. 2005;90:1463-1470.

111. Lepelley P, Soenen V, Preudhomme C, Merlat A, Cosson A, Fenaux P. bcl-2 expression in myelodysplastic syndromes and its correlation with hematological features, p53 mutations and prognosis. Leukemia. 1995; 9:726-730.

112. Montecucco C, Riccardi A, Traversi E, Giordano P, Mazzini G, Ascari E. Proliferative activity of bone marrow cells in primary dysmyelopoietic (preleukemic)syndromes. Cancer. 1983;52:1190-1195.

113. Peters SW, Clark RE, Hoy TG, Jacobs A. DNA content and cell cycle analysis of bone marrow cells in myelodysplastic syndromes(MDS). Br J Haematol. 1986;62:239-245.

114. Brunning RD, Hasserjian RP, Porwit A, et al. Refractory cytopenia with unilineage dysplasia. In:Swerdlow SH, Campo E, Harris NL, Jaffe ES, Pileri SA, Stein H, eds. WHO Classification of Tumours of Haematopoietic and Lymphoid Tissues. Lyon, France:IARC Press;2008:94-95.

115. Vardiman JW, Thiele J, Arber DA, et al. The 2008 revision of the World Health Organization (WHO) classification of myeloid neoplasms and acute leukemia:rationale and important changes. Blood. 2009;114:937-951.

116. Malcovati L, Hellstrom-Lindberg E, Bowen D, et al. Diagnosis and treatment of primary myelodysplastic syndromes in adults:recommendations from the European LeukemiaNet. Blood. 2013;122:2943-2964.

117. Seegmiller AC, Wasserman A, Kim AS, et al. Limited utility of fluorescence in situ hybridization for common abnormalities of myelodysplastic syndrome at first presentation and follow-up of myeloid neoplasms. Leuk Lymphoma. 2013;55:601-605.

118. Yang W, Stotler B, Sevilla DW, et al. FISH analysis in addition to G-band karyotyping;utility in evaluation of myelodysplastic syndromes? Leuk Res. 2010;34:420-425.

119. Valent P, Horny HP, Bennett JM, et al. Definitions and standards in the diagnosis and treatment of the myelodysplastic syndromes;consensus statements and report from a working conference. Leuk Res. 2007;31:727-736.

120. Huck A, Pozdnyakova O, Brunner A, Higgins JM, Fathi AT, Hasserjian RP. Prior cytopenia predicts worse clinical outcome in acute myeloid leukemia. Leuk Res. 2015;39:1034-1040.

121. Lindsley RC, Mar BG, Mazzola E, et al. Acute myeloid leukemia ontogeny is defined by distinct somatic mutations. Blood. 2014;125:1367-1376.

122. Germing U, Gattermann N, Strupp C, Aivado M, Aul C. Validation of the WHO proposals for a new classification of primary myelodysplastic syndromes;a retrospective analysis of 1600 patients. Leuk Res. 2000;24:983-992.

123. Hasserjian R, Gattermann N, Bennett JM, Brunning RD, Thiele J. Refractory anaemia with ring sideroblasts. In:Swerdlow SH, Campo E, Harris NL, Jaffe ES, Pileri S, Stein H, et al. , eds. WHO Classification of Tumours of Haematopoietic and Lymphoid Tissues. Lyon, France:IARC Press;2008:96-97.

124. Orazi A, Brunning RD, Hasserjian R, Germing U, Thiele J. Refractory anaemia with excess blasts. In:Swerdlow SH, Campo E, Harris NL, Jaffe ES, Pileri S, Stein H, et al. , eds. WHO Classification of Tumours of Haematopoietic and Lymphoid Tissues. Lyon, France:IARC Press;2008:100-101.

125. Hasserjian R, Le Beau MM, List AF, Bennett JM, Thiele J. Myelodysplastic syndrome with isolateddel(5q). In:Swerdlow SH, Campo E, Harris NL, Jaffe ES, Pileri S, Stein H, et al. , eds. WHO Classification of Tumours of Haematopoietic and Lymphoid Tissues. Lyon, France:IARC Press;2008:102.

126. Orazi A, Brunning RD, Baumann I, Hasserjian R. Myelodysplastic syndrome, unclassifiable. In:Swerdlow SH, Campo E, Harris NL, Jaffe ES, Pileri S, Stein H, et al. , eds. WHO Classification of Tumours of Haematopoietic and Lymphoid Tissues. Lyon, France:IARC Press;2008:103.

127. Baumann I, Niemeyer CA, Bennett JM, Shannon S. Childhood myelodysplastic syndrome. In:Swerdlow SH, Campo E, Harris NL, Jaffe ES, Pileri S, Stein H, et al. , eds. WHO Classification of Tumours of Haematopoietic and Lymphoid Tissues. Lyon, France:IARC Press;2008:104-107.

128. Bennett JM, Bloomfield CD, Brunning RD, et al. Reply;problematic WHO reclassification of myelodysplastic syndrome. J Clin Oncol. 2000;18:3449-3451.

129. Greenberg P, Anderson J, de Witte T, et al. Problematic WHO reclassification of myelodysplastic syndromes. Members of the International MDS Study Group. J Clin Oncol. 2000;18:3447-3452.

130. Head D. Reply;problematic WHO reclassification of myelodysplastic syndrome. J Clin Oncol. 2000;18:3451-3452.

131. Head DR. Proposed changes in the definitions of acute myeloid leukemia and myelodysplastic syndrome;are they helpful? Curr Opin Oncol. 2002;14:19-23.

132. Gale RP, Bennett JM. Are myelodysplastic syndromes and acute myeloid leukemia one disease? Leuk Res. 2009;33:351-354.

133. Bhaskara S, Chyla BJ, Amann JM, et al. Deletion of histone deacetylase 3 reveals critical roles in S phase progression and DNA damage control. Mol Cell. 2008;30:61-72.

134. Knutson SK, Chyla BJ, Amann JM, Bhaskara S, Huppert SS, Hiebert SW. Liver-specific deletion of histone deacetylase 3 disrupts metabolic transcriptional networks. EMBO J. 2008;27:1017-1028.

135. Hasserjian RP, Campigotto F, Klepeis V, et al. De novo acute myeloid leukemia with 20-29% blasts is less aggressive than acute myeloid leukemia with>/ = 30% blasts in older adults;a Bone Marrow Pathology Group study. Am J Hematol. 2014;89:E193-E199.

136. Bennett JM, Catovsky D, Daniel MT, et al. Proposals for the classification of the acute leukaemias. French-American-British(FAB) co-operative group. Br J Haematol. 1976;33:451-458.

137. Prodan CI, Holland NR, Wisdom PJ, Burstein SA, Bottomley SS. CNS demyelination associated with copper deficiency and hyperzincemia. Neurology. 2002;59:1453-1456.

138. Germing U, Strupp C, Giagounidis A, et al. Evaluation of dysplasia through detailed cytomorphology in 3156 patients from the Dusseldorf Registry on myelodysplastic syndromes. Leuk Res. 2012;36:727-734.

139. Maassen A, Strupp C, Giagounidis A, et al. Validation and proposals for a refinement of the WHO 2008 classification of myelodysplastic syndromes without excess of blasts. Leuk Res. 2013;37:64-70.

140. Verburgh E, Achten R, Louw VJ, et al. A new disease categorization of low-grade myelodysplastic syndromes based on the expression of cytopenia and dysplasia in one versus more than one lineage improves on the WHO classification. Leukemia. 2007;21:668-677.

141. Germing U, Strupp C, Kuendgen A, et al. Prospective validation of the WHO proposals for the classification of myelodysplastic syndromes. Haematologica. 2006;91:1596-1604.

142. Malcovati L, Porta MG, Pascutto C, et al. Prognostic factors and life expectancy in myelodysplastic syndromes classified according to WHO criteria;a basis for clinical decision making. J Clin Oncol. 2005;23:7594-7603.

143. Sashida G, Takaku TI, Shoji N, et al. Clinico-hematologic features of myelodysplastic syndrome presenting as isolated thrombocytopenia;an entity with a relatively favorable prognosis. Leuk Lymphoma. 2003;44:653-658.

144. Cermak J, Michalova K, Brezinova J, Zemanova Z. A prognostic impact of separation of refractory cytopenia with multilineage dysplasia and 5q− syndrome from refractory anemia in primary myelodysplastic syndrome. Leuk Res. 2003;27:221-229.

145. Cutler CS, Lee SJ, Greenberg P, et al. A decision analysis of allogeneic bone marrow transplantation for the myelodysplastic syndromes;delayed transplantation for low-risk myelodysplasia is associated with improved outcome. Blood. 2004;104:579-585.

146. Malcovati L, Germing U, Kuendgen A, et al. Time-dependent prognostic scoring system for predicting survival and leukemic evolution in myelodysplastic syndromes. J Clin Oncol. 2007;25:3503-3510.

147. Patnaik MM, Hanson CA, Sulai NH, et al. Prognostic irrelevance of ring sideroblast percentage in World Health Organization-defined myelodysplastic syndromes without excess blasts. Blood. 2012;119:5674-5677.

148. Brunning RD, Matutes E, Harris NL, et al. Acute myeloid leukemias.

In：Jaffe EJ，Harris N，Stein H，Vardiman JW，eds. World Health Organization Classification of Tumours：Pathology and Genetics of Tumours of Haematopoietic and Lymphoid Tissues. Lyon，France：IARC Press；2001；75-105.

149. Germing U，Gattermann N，Aivado M，Hildebrandt B，Aul C. Two types of acquired idiopathic sideroblastic anaemia(AISA)：a time-tested distinction. Br J Haematol. 2000；108：724-728.

150. Howe RB，Porwit-MacDonald A，Wanat R，Tehranchi R，Hellstrom-Lindberg E. The WHO classification of MDS does make a difference. Blood. 2004；103：3265-3270.

151. Lee JH，Shin YR，Lee JS，et al. Application of different prognostic scoring systems and comparison of the FAB and WHO classifications in Korean patients with myelodysplastic syndrome. Leukemia. 2003；17：305-313.

152. Font P，Loscertales J，Soto C，et al. Interobserver variance in myelodysplastic syndromes with less than 5% bone marrow blasts：unilineage vs. multilineage dysplasia and reproducibility of the threshold of 2% blasts. Ann Hematol. 2015；94：565-573.

153. Greenberg P，Cox C，LeBeau MM，et al. International scoring system for evaluating prognosis in myelodysplastic syndromes. Blood. 1997；89：2079-2088.

154. Bacher U，Haferlach C，Alpermann T，Kern W，Schnittger S，Haferlach T. Comparison of genetic and clinical aspects in patients with acute myeloid leukemia and myelodysplastic syndromes all with more than 50% of bone marrow erythropoietic cells. Haematologica. 2011；96：1284-1292.

155. Hasserjian RP，Zuo Z，Garcia C，et al. Acute erythroid leukemia：a reassessment using criteria refined in the 2008 WHO classification. Blood. 2009；115：1985-1992.

156. Grossmann V，Bacher U，Haferlach C，et al. Acute erythroid leukemia (AEL)can be separated into distinct prognostic subsets based on cytogenetic and molecular genetic characteristics. Leukemia. 2013；27：1940-1943.

157. Zuo Z，Medeiros LJ，Chen Z，et al. Acute myeloid leukemia(AML)with erythroid predominance exhibits clinical and molecular characteristics that differ from other types of AML. PLoS ONE. 2012；7：e41485.

158. Amin HM，Yang Y，Shen Y，et al. Having a higher blast percentage in circulation than bone marrow：clinical implications in myelodysplastic syndrome and acute lymphoid and myeloid leukemias. Leukemia. 2005；19：1567-1572.

159. Valent P，Orazi A，Busche G，et al. Standards and impact of hematopathology in myelodysplastic syndromes(MDS). Oncotarget. 2010；1：483-496.

160. Nimer SD，Golde DW. The 5q− abnormality. Blood. 1987；70：1705-1712.

161. Geyer JT，Verma S，Mathew S，et al. Bone marrow morphology predicts additional chromosomal abnormalities in patients with myelodysplastic syndrome with del(5q). Hum Pathol. 2012；44：346-356.

162. Chen D，Hoyer JD，Ketterling RP，et al. Dysgranulopoiesis is an independent adverse prognostic factor in chronic myeloid disorders with an isolated interstitial deletion of chromosome 5q. Leukemia. 2009；23：796-800.

163. Mallo M，Cervera J，Schanz J，et al. Impact of adjunct cytogenetic abnormalities for prognostic stratification in patients with myelodysplastic syndrome and deletion 5q. Leukemia. 2010；25：110-120.

164. Schanz J，Tuchler H，Sole F，et al. New comprehensive cytogenetic scoring system for primary myelodysplastic syndromes(MDS) and oligoblastic acute myeloid leukemia after MDS derived from an international database merge. J Clin Oncol. 2012；30：820-829.

165. Knipp S，Strupp C，Gattermann N，et al. Presence of peripheral blasts in refractory anemia and refractory cytopenia with multilineage dysplasia predicts an unfavourable outcome. Leuk Res. 2008；32：33-37.

166. Hasle H，Niemeyer CM，Chessells JM，et al. A pediatric approach to the WHO classification of myelodysplastic and myeloproliferative diseases. Leukemia. 2003；17：277-282.

167. Chan GC，Head DR，Wang WC. Refractory anemia with ringed sideroblasts in children：two diseases with a similar phenotype？ J Pediatr Hematol Oncol. 1999；21：418-423.

168. Antillon F，Raimondi SC，Fairman J，et al. 5q− in a child with refractory anemia with excess blasts：similarities to 5q− syndrome in adults. Cancer Genet Cytogenet. 1998；105：119-122.

169. Baumann I，Niemeyer CA，Brunning RD，Arber DA，Prowit A. Myeloid proliferations related to Down syndrome. In：Swerdlow SH，Campo E，Harris NL，Jaffe ES，Pileri S，Stein H，et al.，eds. WHO Classification of Tumours of Haematopoietic and Lymphoid Tissues. Lyon，France：IARC Press；2008；142-144.

170. Freedman MH. Congenital marrow failure syndromes and malignant hematopoietic transformation. Oncologist. 1996；1：354-360.

171. Yoshimi A，Niemeyer C，Baumann I，et al. High incidence of Fanconi anaemia in patients with a morphological picture consistent with refractory cytopenia of childhood. Br J Haematol. 2013；160：109-111.

172. Seif AE. Pediatric leukemia predisposition syndromes：clues to understanding leukemogenesis. Cancer Genet. 2011；204：227-244.

173. Ravindranath Y，Abella E，Krischer JP，et al. Acute myeloid leukemia (AML)in Down's syndrome is highly responsive to chemotherapy：experience on Pediatric Oncology Group AML Study 8498. Blood. 1992；80：2210-2214.

174. Creutzig U，Ritter J，Vormoor J，et al. Myelodysplasia and acute myelogenous leukemia in Down's syndrome. A report of 40 children of the AML-BFM Study Group. Leukemia. 1996；10：1677-1686.

175. West AH，Godley LA，Churpek JE. Familial myelodysplastic syndrome/ acute leukemia syndromes：a review and utility for translational investigations. Ann N Y Acad Sci. 2014；1310：111-118.

176. Zhang MY，Churpek JE，Keel SB，et al. Germline ETV6 mutations in familial thrombocytopenia and hematologic malignancy. Nat Genet. 2015；47：180-185.

177. Vardiman JW，Arber DA，Brunning RD，et al. Therapy-related myeloid neoplasms. In：Swerdlow SH，Campo E，Harris NL，Jaffe ES，Pileri S，Stein H，et al.，eds. WHO Classification of Tumours of Haematopoietic and Lymphoid Tissues. Lyon，France：IARC Press；2008；127-129.

178. Dann EJ，Rowe JM. Biology and therapy of secondary leukaemias. Best Pract Res Clin Haematol. 2001；14：119-137.

179. Kantarjian HM，Keating MJ，Walters RS，et al. Therapy-related leukemia and myelodysplastic syndrome：clinical，cytogenetic，and prognostic features. J Clin Oncol. 1986；4：1748-1757.

180. Le Beau MM，Albain KS，Larson RA，et al. Clinical and cytogenetic correlations in 63 patients with therapy-related myelodysplastic syndromes and acute nonlymphocytic leukemia：further evidence for characteristic abnormalities of chromosomes no. 5 and 7. J Clin Oncol. 1986；4：325-345.

181. Michels SD, McKenna RW, Arthur DC, Brunning RD. Therapy-related acute myeloid leukemia and myelodysplastic syndrome: a clinical and morphologic study of 65 cases. Blood. 1985;65:1364-1372.

182. Smith SM, Le Beau MM, Huo D, et al. Clinical-cytogenetic associations in 306 patients with therapy-related myelodysplasia and myeloid leukemia: the University of Chicago series. Blood. 2003;102:43-52.

183. Wong TN, Ramsingh G, Young AL, et al. Role of TP53 mutations in the origin and evolution of therapy-related acute myeloid leukaemia. Nature. 2015;518:552-555.

184. Ok CY, Medeiros LJ, Hu Y, Bueso-Ramos CE, Wang SA. Transient/reversible ring sideroblasts in bone marrow of patients post cytotoxic therapies for primary malignancies. Leuk Res. 2011;35:1605-1610.

185. Zhou Y, Tang G, Medeiros LJ, et al. Therapy-related myeloid neoplasms following fludarabine, cyclophosphamide, and rituximab (FCR) treatment in patients with chronic lymphocytic leukemia/small lymphocytic lymphoma. Mod Pathol. 2012;25:237-245.

186. Ok CY, Hasserjian RP, Fox PS, et al. Application of the international prognostic scoring system-revised in therapy-related myelodysplastic syndromes and oligoblastic acute myeloid leukemia. Leukemia. 2013;28:185-189.

187. Greenberg PL, Tuechler H, Schanz J, et al. Revised international prognostic scoring system for myelodysplastic syndromes. Blood. 2012;120:2454-2465.

188. Mishra A, Corrales-Yepez M, Ali NA, et al. Validation of the revised International Prognostic Scoring System in treated patients with myelodysplastic syndromes. Am J Hematol. 2013;88:566-570.

189. Neukirchen J, Lauseker M, Blum S, et al. Validation of the revised international prognostic scoring system (IPSS-R) in patients with myelodysplastic syndrome: a multicenter study. Leuk Res. 2013;38:57-64.

190. Greenberg PL, Attar E, Bennett JM, et al. Myelodysplastic syndromes: clinical practice guidelines in oncology. J Natl Compr Canc Netw. 2013;11:838-874.

191. Sperr WR, Kundi M, Wimazal F, et al. Proposed score for survival of patients with myelodysplastic syndromes. Eur J Clin Invest. 2013;43:1120-1128.

192. Marisavljevic D, Cemerikic V, Rolovic Z, Boskovic D, Colovic M. Hypocellular myelodysplastic syndromes: clinical and biological significance. Med Oncol. 2005;22:169-175.

193. Tuzuner N, Cox C, Rowe JM, Watrous D, Bennett JM. Hypocellular myelodysplastic syndromes (MDS): new proposals. Br J Haematol. 1995;91:612-617.

194. Huang TC, Ko BS, Tang JL, et al. Comparison of hypoplastic myelodysplastic syndrome (MDS) with normo-/hypercellular MDS by International Prognostic Scoring System, cytogenetic and genetic studies. Leukemia. 2008;22:544-550.

195. Yue G, Hao S, Fadare O, et al. Hypocellularity in myelodysplastic syndrome is an independent factor which predicts a favorable outcome. Leuk Res. 2008;32:553-558.

196. Biesma DH, van den Tweel JG, Verdonck LF. Immunosuppressive therapy for hypoplastic myelodysplastic syndrome. Cancer. 1997;79:1548-1551.

197. Molldrem JJ, Caples M, Mavroudis D, Plante M, Young NS, Barrett AJ. Antithymocyte globulin for patients with myelodysplastic syndrome. Br J Haematol. 1997;99:699-705.

198. Lim ZY, Killick S, Germing U, et al. Low IPSS score and bone marrow hypocellularity in MDS patients predict hematological responses to antithymocyte globulin. Leukemia. 2007;21:1436-1441.

199. Sloand EM, Wu CO, Greenberg P, Young N, Barrett J. Factors affecting response and survival in patients with myelodysplasia treated with immunosuppressive therapy. J Clin Oncol. 2008;26:2505-2511.

200. Babushok DV, Bessler M. Genetic predisposition syndromes: when should they be considered in the work-up of MDS? Best Pract Res Clin Haematol. 2015;28:55-68.

201. Wang SA, Tang G, Fadare O, et al. Erythroid-predominant myelodysplastic syndromes: enumeration of blasts from nonerythroid rather than total marrow cells provides superior risk stratification. Mod Pathol. 2008;21:1394-1402.

202. Liu W, Hasserjian RP, Hu Y, et al. Pure erythroid leukemia: a reassessment of the entity using the 2008 World Health Organization classification. Mod Pathol. 2010;24:375-383.

203. Mazzella FM, Kowal-Vern A, Shrit MA, et al. Acute erythroleukemia: evaluation of 48 cases with reference to classification, cell proliferation, cytogenetics, and prognosis. Am J Clin Pathol. 1998;110:590-598.

204. Heim S, Mitelman F. Acute nonlymphocytic leukemia, and myelodysplastic syndromes. In: Cancer Cytogenetics. New York: Alan R. Liss; 1989:65-140.

205. Knapp RH, Dewald GW, Pierre RV. Cytogenetic studies in 174 consecutive patients with preleukemic or myelodysplastic syndromes. Mayo Clin Proc. 1985;60:507-516.

206. Magenis RE, Yoshitomi M, Smith L, Bagby GC Jr. Cytogenetic studies on marrow cells from patients with the preleukemic syndrome. In: Bagby GC Jr, ed. The Preleukemic Syndrome (Hemopoietic Dysplasia). Boca Raton, FL: CRC Press; 1985:103-126.

207. Morishita K, Parganas E, William CL, et al. Activation of EVI1 gene expression in human acute myelogenous leukemias by translocations spanning 300-400 kilobases on chromosome band 3q26. Proc Natl Acad Sci U S A. 1992;89:3937-3941.

208. Rogers HJ, Vardiman JW, Anastasi J, et al. Complex or monosomal karyotype and not blast percentage is associated with poor survival in acute myeloid leukemia and myelodysplastic syndrome patients with inv(3)(q21q26.2)/t(3;3)(q21;q26.2): a Bone Marrow Pathology Group study. Haematologica. 2014;99:821-829.

209. Misawa S, Horiike S. TP53 mutations in myelodysplastic syndrome. Leuk Lymphoma. 1996;23:417-422.

210. Padua RA, Guinn BA, Al-Sabah AI, et al. RAS, FMS and p53 mutations and poor clinical outcome in myelodysplasias: a 10-year follow-up. Leukemia. 1998;12:887-892.

211. Kanagal-Shamanna R, Bueso-Ramos CE, Barkoh B, et al. Myeloid neoplasms with isolated isochromosome 17q represent a clinicopathologic entity associated with myelodysplastic/myeloproliferative features, a high risk of leukemic transformation, and wild-type TP53. Cancer. 2012;118:2879-2888.

212. Imbert M, Nguyen D, Sultan C. Myelodysplastic syndromes (MDS) and acute myeloid leukemias (AML) with myelofibrosis. Leuk Res. 1992;16:51-54.

213. Lambertenghi-Deliliers G, Orazi A, Luksch R, Annaloro C, Soligo D. Myelodysplastic syndrome with increased marrow fibrosis: a distinct clinico-pathological entity. Br J Haematol. 1991;78:161-166.

214. Fu B, Jaso JM, Sargent RL, et al. Bone marrow fibrosis in patients with primary myelodysplastic syndromes has prognostic value using current

therapies and new risk stratification systems. Mod Pathol. 2013;27: 681-689.

215. Davies SM,Robison LL,Buckley JD,Radloff GA,Ross JA,Perentesis JP. Glutathione S-transferase polymorphisms in children with myeloid leukemia:a Children's Cancer Group study. Cancer Epidemiol Biomarkers Prev. 2000;9:563-566.

216. Kishi S,Yang W,Boureau B,et al. Effects of prednisone and genetic polymorphisms on etoposide disposition in children with acute lymphoblastic leukemia. Blood. 2004;103:67-72.

217. Larson RA,Wang Y,Banerjee M,et al. Prevalence of the inactivating609C→T polymorphism in the NAD(P)H:quinone oxidoreductase (NQO1)gene in patients with primary and therapy-related myeloid leukemia. Blood. 1999;94:803-807.

218. Pui CH,Relling MV,Evans WE. Role of pharmacogenomics and pharmacodynamics in the treatment of acute lymphoblastic leukaemia. Best Pract Res Clin Haematol. 2002;15:741-756.

219. Tang G,Jorgensen LJ,Zhou Y,et al. Multi-color CD34$^+$ progenitor-focused flow cytometric assay in evaluation of myelodysplastic syndromes in patients with post cancer therapy cytopenia. Leuk Res. 2012;36: 974-981.

220. Montesinos P,Gonzalez JD,Gonzalez J,et al. Therapy-related myeloid neoplasms in patients with acute promyelocytic leukemia treated with all-trans-retinoic acid and anthracycline-based chemotherapy. J Clin Oncol. 2010;28:3872-3879.

221. Ploen GG,Nederby L,Guldberg P,et al. Persistence of DNMT3A mutations at long-term remission in adult patients with AML. Br J Haematol. 2014;167:478-486.

222. Shlush LI,Zandi S,Mitchell A,et al. Identification of pre-leukaemic haematopoietic stem cells in acute leukaemia. Nature. 2014;506:328-333.

223. Krishnan A,Bhatia S,Slovak ML,et al. Predictors of therapy-related leukemia and myelodysplasia following autologous transplantation for lymphoma:an assessment of risk factors. Blood. 2000;95:1588-1593.

224. Pedersen-Bjergaard J,Andersen MK,Christiansen DH. Therapy-related acute myeloid leukemia and myelodysplasia after high-dose chemotherapy and autologous stem cell transplantation. Blood. 2000;95:3273-3279.

225. Chan GC,Wang WC,Raimondi SC,et al. Myelodysplastic syndrome in children:differentiation from acute myeloid leukemia with a low blast count. Leukemia. 1997;11:206-211.

226. Valent P,Bain BJ,Bennett JM,et al. Idiopathic cytopenia of undetermined significance(ICUS)and idiopathic dysplasia of uncertain significance(IDUS), and their distinction from low risk MDS. Leuk Res. 2012;36:1-5.

227. Ando K,Tanaka Y,Hashimoto Y,et al. PNH-phenotype cells in patients with idiopathic cytopenia of undetermined significance(ICUS) with megakaryocytic hypoplasia and thrombocytopenia. Br J Haematol. 2010;150:705-707.

228. Valent P,Jager E,Mitterbauer-Hohendanner G,et al. Idiopathic bone marrow dysplasia of unknown significance(IDUS):definition,pathogenesis,follow up,and prognosis. Am J Cancer Res. 2011;1:531-541.

229. Welch JS,Ley TJ,Link DC,et al. The origin and evolution of mutations in acute myeloid leukemia. Cell. 2012;150:264-278.

230. Xie M,Lu C,Wang J,et al. Age-related mutations associated with clonal hematopoietic expansion and malignancies. Nat Med. 2014;20:1472-1478.

231. Genovese G,Kahler AK,Handsaker RE,et al. Clonal hematopoiesis and blood-cancer risk inferred from blood DNA sequence. N Engl J Med. 2014;371:2477-2487.

232. Jaiswal S,Fontanillas P,Flannick J,et al. Age-related clonal hematopoiesis associated with adverse outcomes. N Engl J Med. 2014;371: 2488-2498.

233. Ohgami RS,Ohgami JK,Pereira IT,Gitana G,Zehnder JL,Arber DA. Refining the diagnosis of T-cell large granular lymphocytic leukemia by combining distinct patterns of antigen expression with T-cell clonality studies. Leukemia. 2011;25:1439-1443.

234. Huh YO,Medeiros LJ,Ravandi F,Konoplev S,Jorgensen JL,Miranda RN. T-cell large granular lymphocyte leukemia associated with myelodysplastic syndrome:a clinicopathologic study of nine cases. Am J Clin Pathol. 2009;131:347-356.

235. Jerez A,Clemente MJ,Makishima H,et al. STAT3 mutations indicate the presence of subclinical T-cell clones in a subset of aplastic anemia and myelodysplastic syndrome patients. Blood. 2013;122:2453-2459.

236. Crookston JH,Crookston MC,Burnie KL,et al. Hereditary erythroblastic multinuclearity associated with a positive acidified-serum test:a type of congenital dyserythropoietic anaemia. Br J Haematol. 1969;17:11-26.

237. Lewis SM,Nelson DA,Pitcher CS. Clinical and ultrastructural aspects of congenital dyserythropoietic anaemia type I. Br J Haematol. 1972; 23:113-119.

238. Maeda K,Saeed SM,Rebuck JW,Monto RW. Type I dyserythropoietic anemia. A 30-year follow-up. Am J Clin Pathol. 1980;73:433-438.

239. Marks PW,Mitus AJ. Congenital dyserythropoietic anemias. Am J Hematol. 1996;51:55-63.

240. Wolff JA,Von Hofe FH. Familial erythroid multinuclearity. Blood. 1951;6:1274-1283.

241. Hines JD. Reversible megaloblastic and sideroblastic marrow abnormalities in alcoholic patients. Br J Haematol. 1969;16:87-101.

242. Hines JD,Cowan DH. Studies on the pathogenesis of alcohol-induced sideroblastic bone-marrow abnormalities. N Engl J Med. 1970;283: 441-446.

243. Sharp RA,Lowe JG,Johnston RN. Anti-tuberculous drugs and sideroblastic anaemia. Br J Clin Pract. 1990;44:706-707.

244. Beck EA,Ziegler G,Schmid R,Ludin H. Reversible sideroblastic anemia caused by chloramphenicol. Acta Haematol. 1967;38:1-10.

245. Kandola L,Swannell AJ,Hunter A. Acquired sideroblastic anaemia associated with penicillamine therapy for rheumatoid arthritis. Ann Rheum Dis. 1995;54:529-530.

246. Nusbaum NJ. Concise review:genetic bases for sideroblastic anemia. Am J Hematol. 1991;37:41-44.

247. Pearson HA,Lobel JS,Kocoshis SA,et al. A new syndrome of refractory sideroblastic anemia with vacuolization of marrow precursors and exocrine pancreatic dysfunction. J Pediatr. 1979;95:976-984.

248. Ramadurai J,Shapiro C,Kozloff M,Telfer M. Zinc abuse and sideroblastic anemia. Am J Hematol. 1993;42:227-228.

249. Gregg XT,Reddy V,Prchal JT. Copper deficiency masquerading as myelodysplastic syndrome. Blood. 2002;100:1493-1495.

250. Ashkenazi A,Levin S,Djaldetti M,Fishel E,Benvenisti D. The syndrome of neonatal copper deficiency. Pediatrics. 1973;52:525-533.

251. Condamine L,Hermine O,Alvin P,Levine M,Rey C,Courtecuisse V. Acquired sideroblastic anaemia during treatment of Wilson's disease

with triethylene tetramine dihydrochloride. Br J Haematol. 1993;83; 166-168.

252. Dunlap WM, James GW 3rd, Hume DM. Anemia and neutropenia caused by copper deficiency. Ann Intern Med. 1974;80;470-476.

253. Rezuke WN, Anderson C, Pastuszak WT, Conway SR, Firshein SI. Arsenic intoxication presenting as a myelodysplastic syndrome; a case report. Am J Hematol. 1991;36;291-293.

254. Herrod HG, Dow LW, Sullivan JL. Persistent Epstein-Barr virus infection mimicking juvenile chronic myelogenous leukemia; immunologic and hematologic studies. Blood. 1983;61;1098-1104.

255. Kirby MA, Weitzman S, Freedman MH. Juvenile chronic myelogenous leukemia;differentiation from infantile cytomegalovirus infection. Am J Pediatr Hematol Oncol. 1990;12;292-296.

256. Hasle H, Kerndrup G, Jacobsen BB, Heegaard ED, Hornsleth A, Lillevang ST. Chronic parvovirus infection mimicking myelodysplastic syndrome in a child with subclinical immunodeficiency. Am J Pediatr Hematol Oncol. 1994;16;329-333.

257. Wang SA, Yue G, Hutchinson L, et al. Myelodysplastic syndrome with pure red cell aplasia shows characteristic clinicopathological features and clonal T-cell expansion. Br J Haematol. 2007;138;271-275.

258. Demory JL, Dupriez B, Fenaux P, et al. Cytogenetic studies and their prognostic significance in agnogenic myeloid metaplasia;a report on 47 cases. Blood. 1988;72;855-859.

259. Reilly JT, Snowden JA, Spearing RL, et al. Cytogenetic abnormalities and their prognostic significance in idiopathic myelofibrosis;a study of 106 cases. Br J Haematol. 1997;98;96-102.

260. Levine RL, Wadleigh M, Cools J, et al. Activating mutation in the tyrosine kinase JAK2 in polycythemia vera, essential thrombocythemia, and myeloid metaplasia with myelofibrosis. Cancer Cell. 2005;7;387-397.

261. Nelson ME, Steensma DP. JAK2 V617F in myeloid disorders;what do we know now, and where are we headed? Leuk Lymphoma. 2006;47; 177-194.

262. Ohyashiki K, Aota Y, Akahane D, et al. The JAK2 V617F tyrosine kinase mutation in myelodysplastic syndromes(MDS) developing myelofibrosis indicates the myeloproliferative nature in a subset of MDS patients. Leukemia. 2005;19;2359-2360.

263. Head DR, DiFiore KC. Leukemoid myelomonocytosis, a reactive pattern in myelodysplastic syndrome. Blood. 1985;66;17a.

264. Wang SA, Galili N, Cerny J, et al. Chronic myelomonocytic leukemia evolving from preexisting myelodysplasia shares many features with de novo disease. Am J Clin Pathol. 2006;126;789-797.

265. Yoshizato T, Dumitriu B, Hosokawa K, et al. Somatic mutations and clonal hematopoiesis in aplastic anemia. N Engl J Med. 2015;373;35-47.

266. Hillmen P, Lewis SM, Bessler M, Luzzatto L, Dacie JV. Natural history of paroxysmal nocturnal hemoglobinuria. N Engl J Med. 1995;333; 1253-1258.

267. Jenkins DE Jr, Hartmann RC. Paroxysmal nocturnal hemoglobinuria terminating in acute myeloblastic leukemia. Blood. 1969;33;274-282.

268. Socie G, Mary JY, de Gramont A, et al. Paroxysmal nocturnal haemoglobinuria;long-term follow-up and prognostic factors. French Society of Haematology. Lancet. 1996;348;573-577.

269. Takeda J, Miyata T, Kawagoe K, et al. Deficiency of the GPI anchor caused by a somatic mutation of the PIG-A gene in paroxysmal nocturnal hemoglobinuria. Cell. 1993;73;703-711.

270. Bagby GC, Meyers G. Bone marrow failure as a risk factor for clonal evolution;prospects for leukemia prevention. Hematology Am Soc Hematol Educ Program. 2007;40-46.

271. Mast K, Taub J, Mosse CA, et al. Morphology of myeloid leukemia of Down syndrome. Mod Pathol. 2013;26(suppl);345A.

272. Gao Q, Horwitz M, Roulston D, et al. Susceptibility gene for familial acute myeloid leukemia associated with loss of 5q and/or 7q is not localized on the commonly deleted portion of 5q. Genes Chromosomes Cancer. 2000;28;164-172.

273. Minelli A, Maserati E, Giudici G, et al. Familial partial monosomy 7 and myelodysplasia;different parental origin of the monosomy 7 suggests action of a mutator gene. Cancer Genet Cytogenet. 2001;124;147-151.

274. Ebert BL, Pretz J, Bosco J, et al. Identification of RPS14 as a 5q− syndrome gene by RNA interference screen. Nature. 2008;451;335-339.

275. Starczynowski DT, Kuchenbauer F, Argiropoulos B, et al. Identification of miR-145 and miR-146a as mediators of the 5q− syndrome phenotype. Nat Med. 2010;16;49-58.

276. del Rey M, Benito R, Fontanillo C, et al. Deregulation of genes related to iron and mitochondrial metabolism in refractory anemia with ring sideroblasts. PLoS ONE. 2015;10;e0126555.

277. Dolatshad H, Pellagatti A, Fernandez-Mercado M, et al. Disruption of SF3B1 results in deregulated expression and splicing of key genes and pathways in myelodysplastic syndrome hematopoietic stem and progenitor cells. Leukemia. 2015;29;1092-1103.

278. Nikpour M, Scharenberg C, Liu A, et al. The transporter ABCB7 is a mediator of the phenotype of acquired refractory anemia with ring sideroblasts. Leukemia. 2013;27;889-896.

279. Visconte V, Rogers HJ, Singh J, et al. SF3B1 haploinsufficiency leads to formation of ring sideroblasts in myelodysplastic syndromes. Blood. 2012;120;3173-3186.

280. Wang C, Sashida G, Saraya A, et al. Depletion of Sf3b1 impairs proliferative capacity of hematopoietic stem cells but is not sufficient to induce myelodysplasia. Blood. 2014;123;3336-3343.

281. Marcondes AM, Ramakrishnan A, Deeg HJ. Myeloid malignancies and the marrow microenvironment; some recent studies in patients with MDS. Curr Cancer Ther Rev. 2009;5;310-314.

282. Bulycheva E, Rauner M, Medyouf H, et al. Myelodysplasia is in the niche;novel concepts and emerging therapies. Leukemia. 2015;29; 259-268.

283. Boocock GR, Morrison JA, Popovic M, et al. Mutations in SBDS are associated with Shwachman-Diamond syndrome. Nat Genet. 2003;33;97-101.

284. Head DR. A mechanistic pathogenetic model of myelodysplastic syndrome(MDS), separating MDS into 2 groups of disease. Hypotheses Life Sci. 2011;1;38-45.

285. Raaijmakers MH, Mukherjee S, Guo S, et al. Bone progenitor dysfunction induces myelodysplasia and secondary leukaemia. Nature. 2010; 464;852-857.

286. Kode A, Manavalan JS, Mosialou I, et al. Leukaemogenesis induced by an activating beta-catenin mutation in osteoblasts. Nature. 2014;506; 240-244.

287. Porwit A, van de Loosdrecht AA, Bettelheim P, et al. Revisiting guidelines for integration of flow cytometry results in the WHO classification of myelodysplastic syndromes-proposal from the International/European LeukemiaNet Working Group for Flow Cytometry in MDS. Leukemia.

2014;28:1793-1798.

288. Swerdlow SH,Berger F,Pileri SA,Harris NL,Jaffe ES,Stein H. Lymphoplasmacytic lymphoma. In:Swerdlow SH,Campo E,Harris NL,Jaffe ES,Pileri S,Stein H,et al. ,eds. WHO Classification of Tumours of Haematopoietic and Lymphoid Tissues. Lyon,France:IARC Press;

2008:194-195.

289. Arber DA,Orazi A,Hasserjian R,et al. The 2016 revision to the World Health Organization classification of myeloid neoplasms and acute leukemia. Blood. 2016;127:2391-2405.

急性髓系白血病

Daniel A. Arber

急性髓系白血病(AML)是一组异质性疾病,它代表骨髓起源的不成熟非淋巴细胞的克隆性增殖,常累及骨髓和外周血,也可出现在骨髓外组织。如果不治疗,AML 呈现侵袭性临床过程。AML 传统上根据外周血和骨髓中原始细胞的最小数值来区分其他髓系肿瘤。虽然大多数 AML 都是这样诊断的,但是目前有几种特殊类型的 AML 可以不依据原始细胞的计数来诊断。

FAB 最初根据形态学和细胞化学特征确定了一些白血病亚型,包括免疫表型和电子显微镜在内的其他研究结果更加细化了某些亚型的特征[1-4]。FAB 分类将 AML 定义为:在所有骨髓细胞或所有非红系前体细胞中,原始细胞计数≥30%。虽然随后提出的其他分类系统结合了更综合性免疫表型分析和/或细胞遗传学分析[5-8],但 FAB 分类仍然是主要分类系统并被很

多病理医师和血液病医师沿用多年。FAB 分类的命名仍然有用,但目前认为它已经过时了,因为它无法准确地识别许多预后不同的疾病类型。

2001 年 WHO 分类中 AML 分类在 FAB 分类基础上新增了一些研究发现,如包括治疗相关性疾病的意义、重现性细胞遗传学异常的意义以及 AML 中非原始细胞多系增生异常的可能意义[9],这些改变体现了 Head[10] 提出的 DN-AML 和 MDR-AML 的概念(见第 46 章)。2016 年修订版 WHO 分类中 AML 分类(框 46.1)进一步扩充和完善了 2001 版首次引入并在 2008 版扩充过的分类[11]。2016 年 WHO 分类是目前最新的 AML 分类,鼓励血液病医师和病理医师使用这个新系统,避免使用特异性较差的 FAB 分类命名系统或其他分类系统。

框 46.1　2016 年 WHO 分类中 AML 分类

- AML 伴 RGA
  - AML 伴 t(8;21)(q22;q22.1);*RUNX1-RUNX1T1*
  - AML 伴 inv(16)(p13.1q22) 或 t(16;16)(p13.1;q22);*CBFB-MYH11*
  - APL 伴 PML-RARA
  - AML 伴 t(9;11)(p21.3;q23.3);*KMT2A-MLLT3*
  - AML 伴 t(6;9)(p23;q34.1);*DEK-NUP214*
  - AML 伴 inv(3)(q21.2q26.2) 或 t(3;3)(q21.3;q26.2);*GATA2,MECOM/EVI1*
  - AML(原巨核细胞)伴 t(1;22)(p13.3;q13.1);*RBM15-MKL1*
  - 暂定类型:AML 伴 BCR-ABL1
- AML 伴基因突变
  - AML 伴 *NPM1* 突变
  - AML 伴 *CEBPA* 突变
  - 暂定实体:AML 伴 *RUNX1* 突变
- AML 伴骨髓增生异常改变(AML-MRC)
- 治疗相关髓系肿瘤
- AML-非特指(AML-NOS)
  - AML 伴微分化
  - AML 不伴成熟
  - AML 伴成熟
  - 急性粒-单核细胞白血病(AMML)
  - 急性原单核细胞/急性单核细胞白血病
  - 急性红系白血病
  - 急性原巨核细胞白血病
  - 急性嗜碱性粒细胞细胞白血病
  - 急性全髓增殖症伴骨髓纤维化(APMF)
- 髓系肉瘤
- 唐氏综合征相关的髓系增殖性疾病
  - 唐氏综合征相关的一过性髓系异常造血
  - 唐氏综合征相关的髓系白血病

From Swerdlow SH, Campo E, Harris NL, et al, eds. WHO Classification of Tumours of Haematopoietic and Lymphoid Tissues. Revised 4th ed. Lyon, France: IARC Press; 2017.

46.1　流行病学

AML 年发病率大约为 3.5 例/10 万,诊断中位年龄 67 岁,男性略多。AML 的发病率随着年龄而增加,约 6% 病例发生在儿童和 20 岁以下成人,50% 以上病例≥65 岁[12]。

46.2　病因学

AML 的病因不明,尤其是儿童和年轻成人的发病。AML 的一些亚组起源于先前存在的 MDS 或继发于先前的其他非白血病疾病的治疗后。白血病较常见于已有潜在遗传学异常的患者,包括现已认可的 Fanconi 贫血、唐氏综合征和家族性 AML[13]。

46.3　临床特征

AML 患者通常表现为贫血和血小板减少的相关症状,包括疲劳或出血;以及白细胞功能障碍相关的表现,如感染。也可出现髓外肿瘤,似乎在儿童白血病中更常见。

46.4　形态学

大多数 AML 病例中骨髓原粒细胞明显增多,这些原始细胞也可出现在外周血中[14-18]。可出现多种原始细胞的形态学改变,某些改变可提示 AML 的特殊类型,然而大多数 AML 类型都有一些共同特征,例如原始细胞呈不成熟的核染色质,其特征为缺乏染色质的凝集并出现核仁。原始粒细胞的细胞核可呈圆形或有核凹陷。原粒细胞中,胞质颗粒多少不一。在 Wright 染色的涂片中可以识别胞质颗粒,并没有系别特异性。出现融合的颗粒并形成杆状的胞质内小体(Auer 杆状小体)被认为是髓系特异性标志。原单核细胞呈现一个形态学范围,从圆形细胞核、中等量嗜碱胞质伴或不伴空泡的细胞到相似的不成熟染色质、核折叠更明显类似成熟单核细胞的中间细胞(幼单核细胞)。骨髓和外周血中非原始细胞的形态学特征也很重要,将在特异性疾病类型的章节中详细讨论。

46.5　细胞化学

过去广泛使用细胞化学染色方法来鉴别 FAB 分类中 AML 的亚型,这些方法现在已经大部分被免疫表型分析所替代,不再是诊断多数 AML 所必需的方法。然而,部分细胞化学染色,包括 MPO(或较陈旧涂片苏丹黑 B 染色)和非特异性酯酶染色,有助于一些特定病例的鉴别。非常强的 MPO 反应对于鉴别急性早幼粒细胞白血病(APL)或单核细胞白血病很有帮助,细胞化学染色有助对 AML-NOS(见下文)的进一步分型。

46.6　免疫表型

目前所有急性白血病病例都要进行免疫表型分析,以鉴别髓系或淋巴系。最好使用多参数流式细胞仪分析 CD45/侧散射门控,能快速检测大量抗原[19,20]。免疫表型分析通常有助于 AML 各种亚型的进一步分类[21],其具体特征见下文和第 5 章。另外,在诊断时流式细胞免疫表型分析能辨别白血病细胞抗原表达的异常模式,有助于治疗后标本寻找的微小残留病灶。

46.7　遗传学

核型分析对所有 AML 病例都很重要,其结果在目前白血病的分类中起主要作用[22-24]。多种基因的突变分析对于确定许多白血病亚型的预后也是必需的。几乎所有病例都要评估 *FLT3* 突变,特别是对于内部串联复制(ITD)。此外,大多数病例应检测 *NPM1*、*CEBPA* 和 *RUNX1* 突变,前两者最常见于正常核型 AML[25]。在 AML 伴 t(8;21)(q22;q22.1)(*RUNX1-RUNX1T1*)和 AML 伴 inv(16)(p13.1q22) 或 t(16;16)(p13.1;q22)(*CBFB-MYH11*)的病例中,评估 *KIT* 突变也有价值[26]。现已发现许多其他突变对 AML 有预后意义,并且越来越地进入下一代测序的检测项目组合[28]。与这些突变相关的特定亚组将按特定的基因类别进行讨论。

46.8　预后

AML 的 5 年生存率介于 20%~25% 之间,但不同类型有差异[12]。

46.9　AML 伴 RGA

在 2016 年 WHO 分类中，AML 伴重现性遗传学异常（RGA）是一个广泛的大类，目前包括 11 种实体，涉及 8 种特定平衡细胞遗传学异常或基因融合和 3 种特定突变[15]。许多伴有特定的 RGA 的白血病除了具有特定的细胞遗传学和分子遗传学发现外，都有其独特形态学、临床和预后特征[21,24]。最常见的平衡异常是 t(8;21)(q22;q22.1)、inv(16)(p13.1q22)、t(16;16)(p13.1;q22)，PML-RARA 最常见的原因是 t(15;17)(q24.1;q21.2)和 t(9;11)(p22.3;q23.3)。WHO 分类中代表独立临床病理类型的少见平衡遗传学异常，如下：t(6;9)(p23;q34.1)、inv(3)(q21.3;q26.2)或 t(3;3)(q21.3;q26.2)和 t(1;22)(p13.3;q13.1)，以及 BCR-ABL1。复发性 AML 还有许多其他平衡异常[29]，但这种病例少见，目前未认可独立临床病理实体。

46.9.1　AML 伴 t(8;21)(q22;q22.1)（RUNX1-RUNX1T1）

本病具有独特的形态学和免疫表型，并与特定细胞遗传学异常密切相关（框 46.2）[30-32]，本病在成人和儿童均常见，约占 AML 的 8%。虽然在外周血和骨髓中均可见到原始细胞，但形态学特征在骨髓中更加独特。骨髓中原始细胞有胞质空晕，偶尔可见 Auer 杆状小体，或较大的橙红色颗粒（图 46.1）。丰富的胞质颗粒提示可能是早幼粒细胞增生，但这些有颗粒的细胞是肿瘤细胞，属于原始细胞。成熟过程的中性粒细胞常有发育异常特征，细胞核异型性明显；背景中常见嗜酸性粒细胞增多，但嗜酸性粒细胞没有形态异常。骨髓活检常常显示有核细胞增多，有成片出现的未成熟细胞。骨髓切片中，细胞含有丰富的胞质和颗粒，可能形成核左移的印象，而无明确的原始细胞增多。明确的原始细胞特征在骨髓穿刺涂片中最明显，原始细胞体积较大，并有髓系成熟的背景。FAB M2 AML 仅仅表现为异质性髓系成熟，相比之下，本病特征更加独特。有些病例可出现髓外疾病（髓系肉瘤），特别是儿童。

框 46.2　AML 伴 t(8;21)(q22;q22.1)(RUNX1-RUNX1T1)的主要特征

- 原始细胞核周有空晕，颗粒丰富，粉红色大颗粒或橙红色颗粒
- 髓系原始细胞表达 CD34 和 CD19
- 白细胞计数<20×10⁹/L 并且没有 KIT 突变时，预后较好

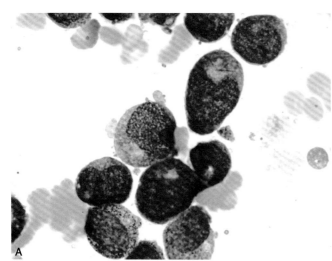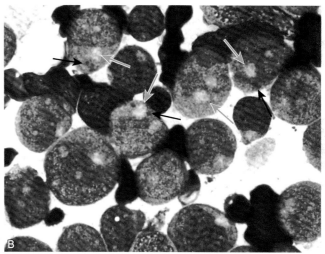

图 46.1　AML 伴 t(8;21)(q22;q22.1)，RUNX1-RUNX1T1。A，原始细胞包含数量不等的颗粒，提示细胞较成熟。一个原始细胞含有细的 Auer 杆状小体。B，核周空晕（绿箭头）和粉红色大颗粒（黑箭头）是这型 AML 的特征性表现

免疫表型，原始细胞表达 CD34，通常强表达 CD13 和 HLA-DR，不同程度表达 CD33。细胞化学或流式细胞学技术很容易检测到 MPO。细胞相关抗原 CD19（弱）在大多数病例中可有异常表达，许多病例还表达 CD56[30,31,33]。部分研究提示，CD56 表达与复发风险升高相关[34]。免疫组化检测，频繁表达 PAX5，部分病例可表达 CD79a[35]。

核型分析很容易检测到 t(8;21)(q22;q22.1)易位，易位导致 21 号染色体 q22 上的 RUNX1（也称核心结合因子 α 和 AML1）和 8 号染色体 q22.1 上的 RUNX1T1（也称 ETO）相互融合。融合损害了核心结合因子（它有 α 和 β 两个亚单位）的调节正常造血的功能[36]；伴 inv(16)(p13.1q22)或 t(16;16)(p13.1;q22)(CBFB-MYH11)的 AML 损害了核心结合因子中的 β 亚单位，所以这两类白血病通常称为"核心结合因子白血

病"。核心结合因子白血病在儿童和成人预后都较好[37]，特别是缓解后经过几个周期的大剂量阿糖胞苷（HiDAC）治疗的患者。伴 t(8;21)的 AML，如果诊断时外周血白细胞计数大于 20×10⁹/L，临床过程可能呈中度危险，此种患者如在首次缓解后进行异基因造血细胞移植，效果较好。KIT 突变在核心结合因子白血病中很常见（20%~25%）[26]。在成人，KIT 基因的突变如果发生在第 8 和 17 外显子则预后较差。在儿童，目前还不清楚是否也有类似的预后影响，也不清楚发生 KIT 突变的 t(8;21)AML 是否获益于首次缓解后进行的异基因造血细胞移植。核心结合因子白血病中 FLT3 突变少见。部分 AML 伴 t(8;21)(q22;q22.1)患者也可发生 KRAS、NRAS、ASXL1 和 ASXL2 突变[38,39]。70% 以上 AML 伴 t(8;21)患者可携带其他细胞遗传学异常，最常见的是性染色体缺失或 9 号

染色体长臂的部分缺失[del(9q)]。一般来说,这种病例出现其他细胞遗传学异常与预后无关。治疗后用 RT-PCR 技术可以检测到没有临床疾病时的 *RUNX1-RUNX1T1* 转录产物。在缓解期,在一些干细胞、成熟的单核细胞和造血祖细胞内也可检测到转录产物的 mRNA。检测到低水平的融合基因的转录产物,其意义并不明确。使用定量 RT-PCR 方法,监测 *RUNX1-RUNX1T1* 的转录产物,在微小残留病的监测中更有意义[40]。

本病的鉴别诊断包括 APL、混合表型急性白血病、MDS 以及包括使用生长因子所引起的再生性改变。与本病相比,APL 的原始细胞核更加折叠,胞质颗粒比本病更纤细。免疫表型可鉴别这两类白血病,APL 常缺乏 CD34、HLA-DR 和 CD19,而本病通常表达这些标志物。尽管本病表达 B 细胞相关抗原,但不能认为是混合表型的急性白血病,如果本病的形态学特征明确,并且免疫表型表达髓系抗原、CD34 及 CD19,在考虑诊断为混合细胞表型白血病之前,一定要明确是否有 t(8;21)易位。少数情况下,本病的原始细胞比例在诊断时不足 20%,这些病例虽然符合难治性贫血伴原始细胞增多(RAEB)的诊断标准,如果治疗得当,其临床行为仍与本病相似,所以这类病例应归入本病,而不是 MDS。如果患者正处于化疗后恢复期,或使用了粒细胞或粒-单核细胞集落刺激因子治疗,骨髓可呈现早幼粒细胞增殖,出现类似本病中伴有核周空晕的早幼粒细胞。这些反应性增生不含 Auer 杆状小体,通常也不会表现出明确的橙红色或粉红色的大颗粒。外周血中,中性粒细胞内常有毒性颗粒并伴有反应性早幼粒细胞增生,而 AML 中通常没有这些现象。最后,反应性早幼粒细胞通常是 CD34⁻,不表达 CD19,这些特征均有助于鉴别诊断。对于曾诊断为本病、治疗后并正在接受生长因子治疗的患者,这种鉴别诊断尤其困难。在这种情况下,细胞遗传学的相关检测很有帮助。此外,停止使用生长因子 2 周后,应重复骨髓活检,以便明确这种细胞的增殖是代表再生的早幼粒细胞(随着时间的推移变成熟)还是白血病细胞增生(持续不变)。

46.9.2　AML 伴 inv(16)(p13.1q22)或 t(16;16)(p13.1;q22);(*CBFB-MYH11*)

本病占成人白血病的 10% 以下,约占儿童白血病的 6%。inv(16)(p13.1q22)是 16 号染色体臂间倒置所致,基因的断裂连接点在 16q22 和 16p13 之间[41],16q22 编码核心结合因子(CBFB)的 β 亚单位,16p13 编码平滑肌肌球蛋白重链基因(*MYH11*)。存在这种基因异常即可诊断为 AML,不论原始细胞计数为多少。AML 伴 inv(16)的骨髓形态特征为急性粒-单细胞白血病伴异常嗜酸性粒细胞(FAB 分类中的 AML M4EO)(框 46.3)[42]。外周血和骨髓中可见到典型的原粒细胞、原单核细胞、幼单核细胞和成熟单核细胞,并且伴有骨髓中病态或异常嗜酸性粒细胞增多(图 46.2)。异常嗜酸性粒细胞内含有丰富的,体积较大,形状不规则的嗜碱颗粒。然而,这些细胞可能与形态正常的嗜酸性粒细胞混合,并且在外周血中通常检测不到。流式细胞分析揭示多群细胞,包括表达 CD34 和/或 CD117 的不成熟原始细胞群,以及粒细胞分化群(表达 CD13、CD33、CD15 和 MPO)或单核细胞分化群(表达 CD4、CD11b、CD11c、CD14、CD64、CD36 和溶菌酶)。原始细胞群中 CD2 的异常表达可见于一部分病例[43,44],但不是此型 AML 的特异表现。

| 框 46.3 | AML 伴 inv(16)(p13.1q22)或 t(16;16)(p13.1;q22)(*CBFB-MYH11*)的主要特征 |

- 原始细胞具有粒-单核细胞的特征
- 异常的嗜酸性粒细胞含有嗜碱大颗粒
- 缺乏 *KIT* 突变的患者预后好

据报道,在本病中髓外疾病的发生率比其他大多数类型的白血病高 50% 之多,淋巴结肿大和肝肿大尤其常见。髓细胞肉瘤可能在骨髓受累之前就存在,或同时与白血病出现。一些研究者曾报道,这种白血病中枢神经系统复发率高并伴有脑内的髓细胞增殖。此型 AML 与伴 t(8;21)AML 一样,预后一般良好(见上文)[45,46]。*KIT* 突变见于约 30% 病例,特别是据报道外

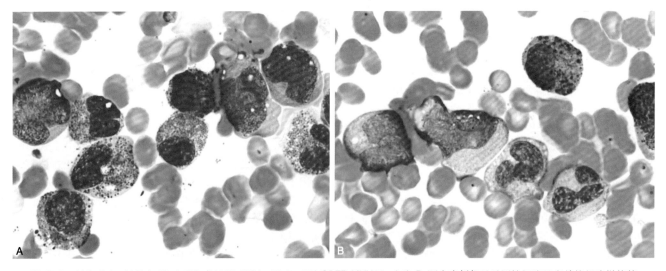

图 46.2　AML 伴 inv(16)(p13.1q22)或 t(16;16)(p13.1;q22)*CBFB-MYH11*。A 和 B,两个病例都显示原始细胞具有单核细胞样核特征和丰富的胞质。一例(A)显示大量的前体嗜酸性粒细胞,其中一些细胞含有特征性嗜碱大颗粒。另一例(B)仅显示一个异常的嗜酸性粒细胞

显子 8 突变对成人患者预后不利[26]。22 号三体提示有利预后，而 8 号三体和 FLT3 的酪氨酸激酶结构域突变提示不利预后[38,47]。使用 RT-PCR 检测 *CBFB-MYH11* 转录水平在治疗后呈缓慢下降，在完全缓解早期转录水平检测仍可能会持续阳性[48]。分子遗传学缓解是有可能，并与长期缓解呈正相关。

本病的鉴别诊断包括 AML-NOS 中的 AMML、MDS 和反应性单核细胞增多。在本病的少数病例中，异常的嗜酸细胞非常少甚至缺乏，只有当染色体核型分析明确时，才可诊断。inv(16)(p13.1q22) 常常很细微，常规核型分析可能漏诊，从而增加诊断难度。因此，如果发现异常的嗜酸性粒细胞并怀疑本病时，应告知做染色体核型分析的实验室，实验室在报告染色体核型 inv(16)(p13.1q22) 或 t(16;16)(p13.1;q22) 呈阴性之前，应加做其他检查如 FISH。AML 伴有形态正常的嗜酸性粒细胞增多是一种非特异性发现，不足以诊断本病。本病有些患者可伴有大量嗜酸性粒细胞，其中至少有一些是异常的；也可见大量的单核细胞，致使骨髓原始细胞计数低于 20%，这种情况不应被视为 MDS 或慢性粒-单核细胞白血病(CMML)，如果检测到 inv(16)(p13.1q22) 或 t(16;16)(p13.1;q22)，应诊断为 AML。最后，反应性单核细胞增多不会出现原始细胞、幼单核细胞和异常嗜酸性粒细胞增多，染色体核型异常是 AML 的最有用的鉴别诊断指标。

46.9.3　APL 伴 PML-RARA

APL 约占 AML 的 5%~8%，通常起病急，最常见于青壮年，很少发生在 10 岁之前的儿童，60 岁以后发病率逐渐减少，器官肿大很罕见。因为本病常发生危及生命的 DIC，故及时诊断非常重要。t(15;17)(q24.1;q21.2) 易位导致 15 号染色体上的早幼粒细胞基因(*PML*)和 17 号染色体上的维甲酸受体基因(*RARA*)相互融合。原始细胞对蒽环类为主的化疗方案高度敏感，对全反式维甲酸(ATRA)和三氧化二砷的治疗有不同程度的分化反应[49,50]。

有两种较常见的形态学亚型。多颗粒型或典型 APL 占本病的 60%~70%，常伴有白细胞计数减少(框 46.4)。少颗粒型

框 46.4　APL 伴 PML-RARA 的主要特征

- 多颗粒型显示丰富的胞质颗粒和成束的 Auer 杆状小体
- 典型髓系免疫表型，并且不表达 CD34，弱表达或不表达 HLA-DR
- 少颗粒型显示不明显的颗粒，细胞核扭曲折叠，常表达 CD34
- 通常有 DIC 的临床表现
- FLT3 阴性病例预后好，采用包括全反式维甲酸和三氧化二砷的联合化疗

或小颗粒型常伴有白细胞增多，循环血中可见大量的异常早幼粒细胞[51,52]。这两种类型的细胞均有异常肾形核或双叶核，这些核特征是诊断要点。在多颗粒型 APL 中，异常早幼粒细胞可见多量红色或紫色的胞质颗粒(图 46.3A)，颗粒往往较粗大，比正常中性粒细胞的颗粒染色深，由于胞质颗粒密集，致使核浆分界不清。在某些病例中，很大比例的白血病细胞可出现多颗粒的嗜碱胞质。有报道高达 90% 多颗粒型患者可见到 Auer 杆状小体，Auer 杆状小体数量很多并且相互交织，个别细胞的胞质内可见由 Auer 杆状小体样的物质组成的体积较大的球形包涵体。在大多数病例中，典型的原粒细胞数量较少，很少达到 20%，异常早幼粒细胞可视为诊断 APL 的原始细胞。在 APL 小颗粒型中，白血病细胞质内颗粒稀疏纤细，细胞核明显不规则(图 46.3B)。出现双叶核或蝴蝶形核，应高度怀疑小颗粒型。与典型的多颗粒型 APL 相比，小颗粒型含很多 Auer 杆状小体的胞细不多。两种亚型中 MPO 和苏丹黑 B 均呈强阳性。

多颗粒型 APL 流式分析表明，此群细胞侧向角散射增加，不表达 HLA-DR 和 CD34，强表达 CD33 和胞质 MPO，不同程度表达 CD13[53,54]。小颗粒型同样表达 CD13、CD33 和 MPO，但 HLA-DR 和 CD34 表达很弱。HLA-DR 和 CD34 阴性免疫表型不是 APL 的特异表现[55]；也可见于一些细胞遗传学正常的未分化的 AML。APL 一般不表达 CD15，两个亚型均表达 CD117，多数病例还表达 CD64，所以要避免将小颗粒型 APL 误诊为有单核细胞分化的 AML。小颗粒型 APL 常见 CD2 异常表达[56]，

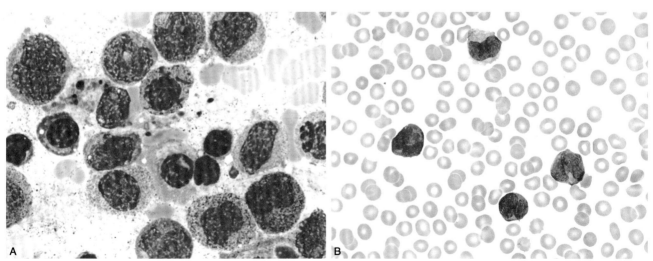

图 46.3　APL 伴 *PML-RARA*。A，骨髓穿刺涂片显示早幼粒细胞增多，核折叠、大量胞质颗粒的原始细胞也增多，这是多颗粒型 APL 的特点。注意图中上部一个原始细胞内的 Auer 杆状小体。B，另一例外周血中原始细胞呈双叶核，不太明显的胞质颗粒，这是少颗粒型 APL 的特点

并与 *FLT3*-ITD 突变相关[57]。据报道,15%~20% 的 APL 表达 CD56。部分研究中,表达 CD56 的病例,完全缓解期短,总生存率差[58,59]。

APL 的最佳定义是 *PML-RARA* 融合,即使隐性也是如此,因此疾病名称也不再包括核型。据报道,15 号染色体 q24.1 带上的 *PML* 基因有 3 个断裂区域,其中两个产生长转录片段,第 3 个产生短转录片段,短转录片段在小颗粒型更常见[60]。细胞遗传学、FISH、RT-PCR 都是检测 *PML-RARA* 融合基因的可靠方法。FISH、RT-PCR 和免疫荧光检测 PML 蛋白核微斑点的分布是方便快捷的诊断方法[61]。RT-PCR 可以识别 PML-RARA 的异构体,所以它是监测微小残留病变唯一的方法[62]。*PML-RARA* 融合蛋白阻断了髓系细胞的分化,采用全反式维甲酸(ATRA)或三氧化二砷治疗可以克服这些阻断。ATRA 作用于融合蛋白中的 RARA,而三氧化二砷作用于 PML,这些药物促使细胞成熟和凋亡。大多数病例单独使用 ATRA 就可缓解,但多数复发。因此,使用 ATRA 后或 ATRA 治疗同时,应给予标准诱导化疗并高剂量的蒽环类抗生素。完全缓解的成人患者,预后也优于其他任何类型的 AML。对于 APL,快速诊断和早期治疗是关键。由于高风险的早期死亡率和较高的治愈率,所以如果临床资料、形态学、流式细胞术以及快速的分子病理学检测结果都提示 APL 的诊断,不必等待遗传学的结果,应马上开始治疗。

FLT3 突变在 APL 中很常见[63-65],约见于 40% 患者,大部分是 ITD 突变。APL 中的 *FLT3* 突变与小颗粒型、外周血中高白细胞计数,以及 *PML* 基因中第 3 断裂点(短转录片段)有非常密切的关系。在一项回顾性研究中,有 *FLT3* 突变的患者在诱导化疗期间有较高的死亡率,但复发率和 5 年整体生存率并没有明显差别。目前使用 ATRA 与三氧化二砷联合治疗,尚不清楚历史上 APL 中各种预后因素的意义。

在诱导化疗之后的几周内,非典型早幼粒细胞仍可在骨髓中持续存在,FISH、RT-PCR 或核型分析也都可检测到 *PML-RARA* 融合基因。这些并不意味着疾病耐药,诱导后通过 RT-PCR 检测 *PML-RARA* 融合基因并不影响随后的临床结果,然而,在完全缓解后检测到 *PML-RARA* 融合基因强烈预示着复发的危险。

APL 多颗粒型的鉴别诊断包括早幼粒阶段成熟停滞的粒细胞缺乏症,仔细观察,通常可以迅速发现不同。在粒细胞缺乏症的患者,血小板计数和血红蛋白水平平均正常,骨髓增生并不活跃,早幼粒细胞的细胞核没有肿瘤性特征,无 Auer 杆状小体。免疫表型的鉴别诊断包括 HLA-DR⁻CD34⁻ 的 AML,通常是 AML 不分化型。APL 有异常的“蝴蝶”样细胞核和异常胞质颗粒,而 HLA-DR⁻CD34⁻ 不分化型 AML,一般细胞核呈“鱼口”样畸形或呈口杯状核包涵体(图 46.4)。小颗粒型 APL 与伴有单核细胞分化的 AML 很相似,细胞核都呈折叠状,但 APL 细胞化学染色 MPO 强阳性,流式细胞分析也可区别两者。在难以鉴别的病例,需要使用快速的 FISH 和 RT-PCR 检测 *PML-RARA* 融合基因,但大多数病例治疗不能延缓,不需等待分子遗传学证实。

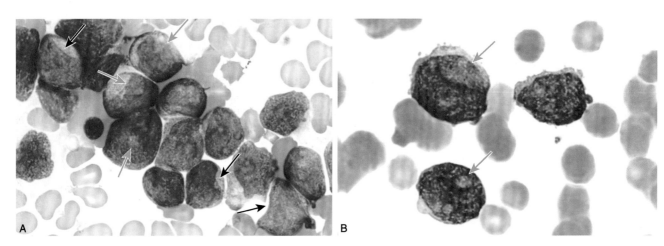

图 46.4　APL 显示杯状核内包涵体。A 和 B,一侧的核凹陷非常明显(黑箭头);从另一角度看,它们似乎是淡染的大核仁(绿箭头)。据报道,这些特征与 *FLT3* 或 *NPM1* 突变有关

46.9.4　APL 伴变异性 *RARA* 易位

少见情况下,虽有许多早幼粒细胞白血病的临床、形态学和免疫表型的特征,但遗传学易位发生变异,只涉及 17 号染色体上 *RARA* 基因,不涉及 15 号染色体的 *PML* 基因[66-68]。表 46.1 显示了最常见的伙伴基因。t(11;17)(q23.1;q21.2)(*ZBTB16-RARA* 融合基因;曾被称为 *PLZF-RARA* 融合基因)是研究最完善的易位。形态学上,与多颗粒型和少颗粒型 APL 不同的是,大多数原始细胞的核呈圆形或椭圆形(图 46.5),通常无 Auer 杆状小体,可见双叶中性粒细胞。有变异型易位的患者往往有 DIC 病史,识别这些病例很重要,因为尽管这些病例有许多典型 APL 的特征,但其中一些变型,包括伴有 *ZBTB16-RARA* 融合基因的病例,对 ATRA 治疗无效。

表 46.1　APL 伴变异型 *RARA* 易位的常见伙伴基因易位

染色体区域	累及的基因(曾用名)	预期 ATRA 的效果
11q23.2	*ZBTB16*(*PLZF*)	耐药
11q13.4	*NUMA1*	可能有效
5q35.1	*NPM1*	可能有效
17q11.2	*STAT5B*	耐药

ATRA,全反式维甲酸。

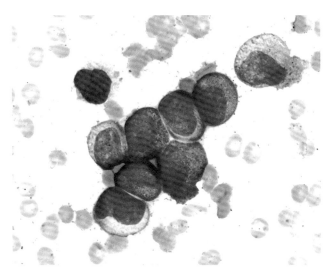

图 46.5　APL 伴 t(11;17)(q23.1;q21.2)，*ZBTB16-RARA*。这种罕见 APL 有丰富的胞质颗粒，类似较常见的 APL 伴 PML-RARA。然而，本病的原始细胞核多为圆形或椭圆形，而不是 APL 伴 PML-RARA 的双叶核

46.9.5　AML 伴 t(9;11)(p21.3;q23.3)(*KMT2A-MLLT3*)

涉及 11q23.3 上 *KMT2A* 基因(旧称 *MLL* 基因)易位的白血病约占 AML 的 6%，与 70 多个不同的伙伴基因有关[69-72]。除 DN-AML 外，*KMT2A* 重排常见于治疗相关髓系增殖、ALL 和 ALAL。在 2008 年 WHO 分类中，AML 伴 RGA 限于 11q23.3 易位病例，特指 AML 伴 t(9;11)(p21.3;q23.3)，这在 2016 年 WHO 分类中没有改变。本病常发生于儿童，预后中等(框 46.5)[73]。这类患者可出现 DIC，或浸润牙龈和皮肤的髓外疾病。原始细胞常有单核细胞或粒-单核细胞的形态特征，但这些细胞偶尔也会缺乏分化(图 46.6)。形态学上由大多数原单核细胞和幼单核细胞组成的病例，细胞化学染色 MPO 通常是阴性。在儿童，本病表达 CD33、CD4、CD65 和 HLA-DR，很少表达或不表达 CD13、CD14 和 CD34[74]。在成人，本病常显示为单核细胞的形态分化，可表达多个单核细胞相关抗原，包括 CD14、CD64、CD11b、表面 CD11c 和 CD4。CD34 往往是阴性，CD117 和 CD56 不同程度表达[75]。

框 46.5　AML 伴 t(9;11)(p21.3;q23.3)(*KMT2A-MLLT3*)的主要特征
• 通常发生在儿童
• 单核细胞样的原始细胞多见
• 中间预后

伴有除 t(9;11)(p21.3;q23.3)之外的 11q23 平衡易位的 AML 应诊断为 AML-NOS，并且诊断报告要注明这种易位。例外的病例有：发生在细胞毒治疗后的病例，应诊断为治疗相关的白血病；伴有与 MDS 有关的遗传学异常如 t(11;16)(q23.3;p13.3)和 t(2;11)(p21;q23.3)的病例，应诊断为 AML-MRC。在 DN-AML 中，*KMT2A* 基因的另一个常见易位是 t(11;19)(q23.3;p13.1)(*KMT2A-ELL* 融合基因)。表 46.2 列出了 AML 中较常见的 *KMT2A* 基因易位，以及它们出现的相对频率和常

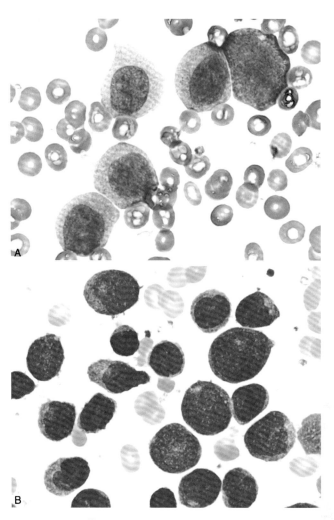

图 46.6　AML 伴 t(9;11)(p21.3;q23.3)，*MLLT3-KMT2A*。形态学表现变化不一。A，这例显示丰富的嗜碱胞质，提示单核细胞分化。B，这例显示原始细胞具有原粒细胞的形态，其中部分细胞中有颗粒成。虽然粒-单核细胞或单核细胞的特征最常见于本病，但不是这种易位所特有的形态学特征

见的形态学特征。t(4;11)(q21.3;q23.3)易位最常见于 ALL 和 ALAL 中。*KIT* 突变或 *FLT3*-ITD 突变在伴有 11q23.3 易位的 AML 中罕见。本病大约 20% 有 *FLT3* 基因活化环状区域的点突变，但这些突变没有明确的预后意义。本病儿童患者预后中等，但 11q23.3 易位涉及其他伙伴染色体的儿童白血病一般预后差。据报道，*MECOM*(*EVI1*)基因的过表达见于多个变形性 11q23.3 易位，这种病例预后很差[76]。一些数据表明，MECOM+ AML 伴 *KMT2A* 易位的生物学不同于 MECOM- 病例[77,78]。

表 46.2　AML 中 *KMT2A* 基因的常见伙伴基因易位

染色体区域	累及的基因(曾用名)	*KMT2A* 易位 AML 中的频率/%
9p22	*MLLT3*(*AF9*)	27~34
10p12	*MLLT10*(*AF10*)	13~18
19p13.1	*ELL*	11~18
6q27	*MLLT4*(*AF6*)	10~16
19p13.3	*MLLT1*(*ENL*)	5~8

本病的鉴别诊断包括各种 AML-NOS、治疗相关 AML 以及混合表型急性白血病。用形态学和免疫表型等特征不能鉴别出 AML-NOS 或治疗相关 AML。确切的诊断必须依靠细胞遗传学的检查结果和先前临床治疗的病史。伴 KMT2A 重排且符合混合表型急性白血病的免疫表型标准的病例应称为伴 KMT2A 的混合表型 AML,但是出现 t(9;11)(p21.3;q23.3)必须清楚说明,因为这种遗传学异常要比混合表型有更最重要的预后意义。

46.9.6　AML 伴 t(6;9)(p23;q34.1)(DEK-NUP214)

本病是罕见类型白血病,约占儿童和成人白血病的 1%[79-82]。成人中位年龄 35 岁。据报道,这种易位可见于 DN-AML 和起源于 MDS 的 AML,少见于治疗相关的 AML。本病大多数病例曾经归入 2001 版分类中的 AML 伴有多系增生异常,符合多种 AML 的形态学诊断标准,除外 APL(框 46.6)。与其他类型的白血病相比,本病成人患者的白细胞计数较低,儿童患者的贫血较严重。本病的原始细胞显示单核细胞的特征,偶尔可见 Auer 杆状小体。外周血涂片中成熟红细胞大小不一,可见有核红细胞,中性粒细胞胞质颗粒减少,也可见到颗粒减少的血小板。骨髓中常有残留的髓系成熟,表现为增生异常的成熟形式。红系增生伴异常红系造血也常见,有些病例可见环形铁粒幼细胞。体积小、分叶少的巨核细胞也可见到(图46.7)。作为一种独特的疾病类型,本病常见这些增生异常特征,也应该如此诊断,而不应诊断为特异性较低的 AML-MRC。本病患者大约有一半出现嗜碱性粒细胞增多(骨髓或外周血 >2%),是本病独有的特征。流式细胞分析表明,典型的原始细胞表达 CD46、CD13、CD33、HLA-DR 和胞质内 MPO,不同程度地表达 CD34、CD15 和 CD11c。用流式细胞分析或免疫组化染色,部分患者 TdT 可呈阳性[82]。本病常见 FLT3-ITD 突变[80,82,83],据报道突变率为 70%~80%。本病患者大多数可获得完全缓解,但常规化疗的生存率很差。与其他高危型 AML 一样,患者可获益于异基因造血细胞移植。目前还不清楚本病预后差是否与 FLT3 状态无关[83]。一些研究表明,监测 DEK-NUP214 分子状态对患者管理有一定意义[84]。在携带 t(6;9)(p23;q34.1)的患者中,血液或骨髓中原始细胞比例可能不到20%;目前还没有足够的证据确保这种情况可以诊断为 AML,而是应诊断为 MDS,但应密切观察是否进展为明显的急性白血病。

本病的鉴别诊断包括 AML-MRC、CML 急变和罕见的 AML 伴 t(9;22)(q34.1;q11.2),已被 2016 年 WHO 分类正式认可。正如前面所述,发现 t(6;9)(p23;q34.1)就不诊断 AML-MRC,

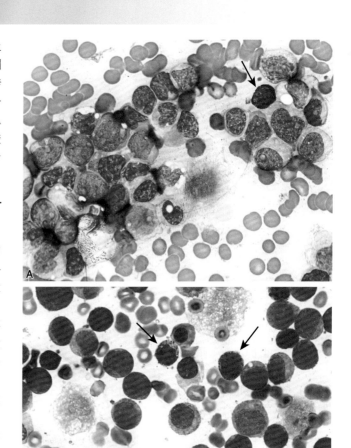

图 46.7　AML 伴 t(6;9)(p23;q34.1),DEK-NUP214。原始细胞的形态学有所变化,但往往混有嗜碱性粒细胞(箭号)。A,原始细胞具有单核细胞的特征。B,显示原粒细胞不伴成熟和红系前体细胞

因为 AML 伴 t(6;9)(p23;q34.1)是更特异的诊断。虽然 AML 少见嗜碱性粒细胞增多并且是诊断本病的一条线索,但嗜碱性粒细胞增多常见于 CML 急变,先前有 CML 病史则更提示 CML 急变,而不是本病。嗜碱性粒细胞增多也罕见于 DN-AML 伴 t(9;22)(q34.1;q11.2)。AML 伴 t(9;22)(q34.1;q11.2)似较少见多系增生异常,但通常只需要细胞遗传学检查就能鉴别。

46.9.7　AML 伴 inv(3)(q21.3q26.2)或 t(3;3)(q21.3;q26.2)(GATA2, MECOM/EVI1)

本病最常见于成人,儿童罕见,只有个别病例报道,常与 7 号单体有关。本病诊断时中位年龄 56 岁,比成人普通白血病的平均 63 岁年轻一些。本病占成人白血病的 1%~2%,可以原发也可以继发于 MDS[85-87]。若按 WHO 2001 标准,大多数病例可归入 AML 伴多系增生异常,并符合多种 AML 的形态学诊断标准,除外 APL。通常表现为贫血,血小板正常或升高,这与其他 AML 类型中血小板通常减低形成对比(框 46.7)。有些患者肝脾肿大。除原始细胞外,外周血可出现增生异常的特

框 46.6　AML 伴 t(6;9)(p23;q34.1)(DEK-NUP214)的主要特征

- 原始细胞的形态无特异性
- 常有红系增生和造血异常
- 常见嗜碱性粒细胞增多
- 常与 FLT3 突变有关
- 一般预后差

征,包括粒细胞核呈现粒细胞胞质内颗粒减少伴假 Pelger-Huët 样改变,出现颗粒减少的大血小板。裸核的巨核细胞在外周血中也可见到。骨髓中的原始细胞可呈现多种形态,包括未分化的粒系原始细胞、具有粒系和单核系混合形态特征的原始细胞的原巨核细胞样分化的原始细胞。MPO 的活性常减低。巨核细胞的数量往往正常或增多,常有小的单叶或双叶核,以及其他一些发育异常特征。常见异常红系造血和髓系异常造血(图46.8)。骨髓活检显示骨髓增生减低,少数伴有骨髓纤维化。流式细胞分析在这种 AML 中作用有限,通常表达 CD34、CD13、CD33 和 HLA-DR,部分病例异常表达 CD7[88-90],有巨核细胞分化的病例可表达 CD41 和 CD61。

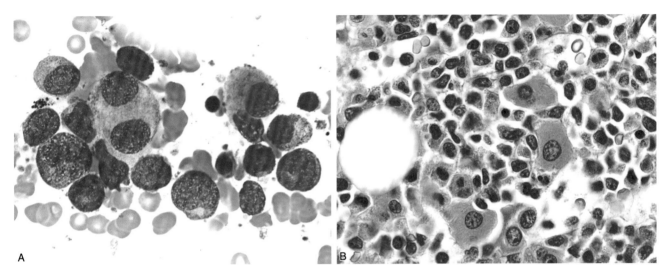

图 46.8　AML 伴 inv(3)(q21.3q26.2)或 t(3;3)(q21.3;q26.2),*GATA2,MECOM*。A,本病常见原始细胞增多伴单叶和双叶巨核细胞。B,在骨髓活检切片中,可见巨核细胞的核分叶明显减少

包括本病在内的多种 AML 异常表达 MECOM(旧称 *EVI1*),这是独立于 3q26.2 易位的不利预后指标[91]。常规细胞遗传学检测不易发现 3q26.2 易位,但可用 FISH 检测。inv(3)(q21.3q26.2)或 t(3;3)(q21.3;q26.2)将远端 *GATA2* 增强子重置,激活 *MECOM* 表达。这种易位或倒置也同时导致 *GATA2* 单倍体功能不全[92,93]。据报道本病有 75% 出现继发性核型异常[86],MDS 相关的异常核型最常见,包括-7、-5q 和复杂的核型异常。据报道,激活 RAS/受体酪氨酸激酶信号通路的突变见于 98% 病例,这些病例携带 *NRAS*(27%)、*PTPN11*(20%)、*FLT3*(13%)、*KRA*(11%)、*NF1*(9%)、*CBL*(7%)和 *KIT*(2%)突变,*GATA2*(15%)、*RUNX1*(12%)和 *SF3B1*(27%,通常与 *GATA2* 一起)突变也很常见[94]。

本病患者预后差,一般生存期短[95,96],并且预后似乎独立于 *FLT3*-ITD 状态,但病例罕见,数据有限。存在复杂核型或 7号单体则预后更差[96]。60 岁以上似乎是总体生存差的一个独立危险因素。能够耐受异基因造血细胞移植的患者可能获益,但其他研究没有生存优势[86,97]。就像携带 t(6;9)(p23;q34.1)的部分患者,携带 inv(3)(q21.3q26.2)或 t(3;3)(q21.3;q26.2)的部分患者原始细胞不到 20%,最近发现这种病例预后相似,预后独立于原始细胞计数[96],但所有病例对传统 AML 治疗方案的反应差。

本病的鉴别诊断包括 AML-MRC、原巨核细胞型 AML-NOS、AML 伴 t(1;22)(p13.3;q13.1)和唐氏综合征髓系增殖。缺乏唐综合征显然排除了最后一种可能性。如有 inv(3)(q21.3q26.2)或 t(3;3)(q21.3;q26.2),则优先诊断级高于 AML-MRC 或 AML-NOS,所以核型分析就能解决鉴别问题。患者年龄和核型有助于区分 AML 伴 t(1;22)(p13.3;q13.1),它常见于儿童,而本病主要为成人。

46.9.8　AML(原巨核细胞)伴 t(1;22)(p13.3;q13.1)(*RBM15-MKL1*)

本病是白血病的罕见类型,几乎只发生于婴儿(框46.8)[98,99],中位诊断年龄为 4 个月,80% 病例在一岁内确诊。部分病例为先天性[100]。本病约占儿童髓系白血病的 1% 或更少,女孩居多,临床表现类似实体肿瘤,有肝脾肿大或骨骼病变(双侧对称的骨膜炎和溶骨性病变)。一些病例表现为髓细胞肉瘤,没有累及骨髓的证据。全血细胞计数显示贫血和血小板减少,外周血和骨髓的原始细胞表现为典型的原巨核细胞,中等量胞质,无颗粒,可见泡样胞质突起或血小板出芽。核染色质比原始粒系细胞更浓染,核分叶少见(图 46.9)。骨髓穿刺常因纤维化而呈骨髓稀释或无骨髓小粒。常见微小巨核细胞,但无多系增生异常。骨髓活检或者髓外实体瘤活检显示,在纤维化的背景中有成簇的巨核细胞。只有很少病例有流式免疫

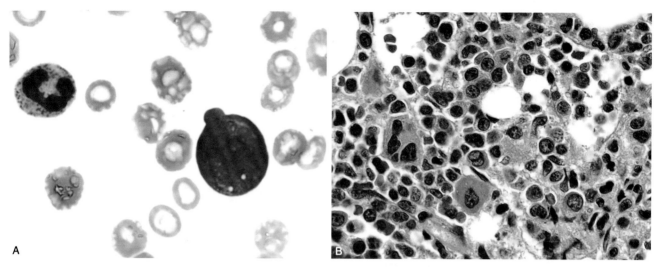

图46.9　AML(巨核细胞)伴t(1;22)(p13.3;q13.1)。A,骨髓穿刺混血,原始细胞很少,显示嗜碱胞质及胞质出芽。B,环钻活检显示原始细胞和异型巨核细胞

表型的报道。与 AML 伴巨核形态的其他病例相似,CD46 和 CD34 呈阴性,髓系抗原 CD13、CD33 和 HLA-DR 的表达不一致,常表达巨核细胞相关抗原 CD41 和 CD61,部分病例可表达 CD56。免疫组化研究发现,巨核细胞不表达 CD46,通常表达 CD43。巨核细胞分化的标志物血管性血友病因子(Ⅷ因子相关抗原)可呈阳性。额外的复杂核型异常常见于年龄超过 6 个月的患者。由于本病很罕见,目前还不清楚 FLT3 突变的频率。在一项儿童 AML 的研究中(不包括唐氏综合征患者),呈现原巨核细胞形态的病例都没有 FLT3-ITD 突变,但一例有激活环域点突变。虽然 RBM15-MKL1 在白血病中的作用仍不清楚,但这种融合基因可调节染色质的重组、HOX 诱导的分化和细胞外信号转导通路以及赋予抗增殖作用[101,102]。

由于上述困难,这些患者的诊断可能会延误。文献中,本病预后不一。部分研究表明,患者对强化 AML 治疗方案的反应良好[103],其他研究发现这是高危疾病,比儿科其他急性原巨核细胞白血病的预后差[104,105]。外周血或骨髓中原始细胞计数通常>20%。在原始细胞计数较低的情况下,应进行详细的临床检查,以发现可以诊断 AML 的髓外疾病。在缺乏髓外疾病的情况下,应进行密切的临床随访,以确定 AML 的演进。

本病的鉴别诊断包括一些有巨核细胞特征的其他 AML,包括唐氏综合征髓系增殖;只能通过临床病史和核型分析进行辨别。然而,多系增生异常通常在其他类型的原巨核细胞白血病中存在,但本病不存在。鉴别诊断还包括其他的儿童小蓝圆细胞肿瘤,本病的骨髓活检或髓外病变都可表现为有黏附性巢状小圆细胞,提示儿童的实体瘤,某些病例会误诊为神经原始细胞瘤或肝原始细胞瘤。特别是髓系肉瘤的病例,在细胞遗传学检测揭示 t(1;22)(p13.3;q13.1)之前,诊断可能不明。

46.9.9　AML 伴 BCR-ABL1

尽管携带 BCR-ABL1 的大多数原始细胞增殖性疾病通常是由 t(9;22)(q34;q11.2)导致的,它们代表 CML 急变、ALL 或混合表型急性白血病,但也可发生罕见的 DN-AML 伴 BCR-ABL1,目前归入 2016 年 WHO 分类中的暂定实体(框 46.9)。本病罕见,在所有 AML 中<1%,可能有男性优势[106-109]。对于某个具

体病例,本病很难区分 CML 急变,也很难排除在诊断 AML 之前存在隐匿性慢性期 CML,或排除 AML 治疗后的隐匿性慢性期 CML,而这些都是至关重要的诊断问题。与 CML 急变相比,本病似乎少见脾肿大和嗜碱性粒细胞增多,仅有轻微的骨髓增生低下。这些病例符合多种 AML 亚型,除外 APL。在本病中,骨髓平均细胞量少于 CML 急变(80% vs 95%~100%),并且,小巨核细胞也少于 CML 急变[106,108,109]。免疫表型,本病原始细胞呈非特异性表达 CD13、CD33 和 CD34,往往异常表达 CD19、CD7 和 TDT[106,108]。

> **框46.9　急性髓系白血病伴 BCR-ABL1 的主要特征**
> - 必须区别于慢性髓细胞白血病的髓细胞性白血病
> - 可能受益于酪氨酸激酶抑制剂治疗和造血细胞移植

虽然本病大多数病例显示(9;22)(q34.1;q11.2),但可能为隐藏性易位。所有病例有 BCR-ABL1 融合,通常是 p210 转录。大多数病例还有其他细胞遗传学异常,包括复杂核型、7 号三体或 8 号三体[106,108,109]。本病可见 AML 相关突变,特别 NPM1 和-ITD 突变,而 CML 急变缺乏这些突变,因这些突变相对少见而帮助不大[109]。IKZF1 和 CDKN2A 缺失及 IGH 和 TRG 基因内的隐匿缺失有助于区分本病和 CML 急变[110]。这种检测手段未来可能有助于区分这两种实体[110]。

虽然罕见,本病似乎对传统的 AML 治疗方案或对单用酪氨酸激酶抑制剂治疗不敏感[106]。然而,酪氨酸激酶抑制剂治疗后进行异基因造血细胞移植可能改善生存[111-113]。

46.9.10　其他 AML 伴 RGA

尽管 2008 年和 2016 年 WHO 分类增加了细胞遗传学疾病类别的数量,在 AML 发生的 RGA 中,仍有很多发生于没有纳入 WHO 分类。有两种疾病值得进一步讨论。

AML 伴 t(3;5)(q25;q35.1)(MLF1-NPM1)也是一种罕见亚型,可能不到 AML 的 1%[114,115]。具有这种细胞遗传学异常的髓系增殖可能表现为 MDS,或表现为多种 AML 形态亚型。在新版 WHO 分类中,本病属于 AML-MRC(图 46.10)。与其他类型的 AML-MRC 相比,本病较常见于年轻男性。在大多数病

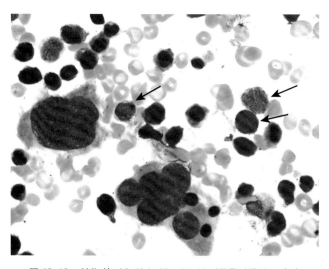

图 46.10 AML 伴 t(3;5)(q25;q35.1),*MLF1-NPM1*。本病特征为多系增生异常。此例显示旺炽性红系增生,超过有核细胞的 50%,伴有增生异常巨核细胞和散在的原粒细胞(箭号)。它符合红系白血病(红系/粒系型)的标准,超过 20% 非红系细胞为原粒细胞

例中,t(3;5)是唯一的细胞遗传学异常,但本病的协同突变知之甚少。易位似乎导致细胞质表达 NPM 蛋白,类似于 AML 伴 *NPN1* 突变(见下文)[116],但侵袭性更强。有趣的是,易位导致核表达 MLF1 蛋白(正常是细胞质表达),这种变化似乎导致 TP53 不稳定,可能解释了这些罕见病例的侵袭性行为比 AML 伴 *NPM1* 突变病例更强[117]。患者在治疗后往往早期复发,可能获益于早期造血细胞移植[118]。

AML 伴 t(8;16)(p11.2;p13.3)(*KAT6A-CREBBP*)最常伴有治疗相关疾病,常有嗜红细胞现象,原始细胞表现为粒-单核细胞或单核细胞的特征(图 46.11)[119-121]。这种 AML 在成人和儿童均可发生,可以是先天性、新发的或治疗相关性疾病。先天性病例通常病变局限在皮肤,几天后可自发缓解[122]。大约 40% 病例伴有 DIC[121] 并可有早幼粒细胞增多,貌似 APL[123]。治疗相关的 AML 伴 t(8;16)可发生于烷化剂或拓扑异构酶 II 抑制剂治疗后,通常潜伏期短。基因表达谱和微小 RNA 模式研究表明,这种 AML 过表达 RET 和 PRL,并有独特的 HOX 基因表达模式[124,125]。AML 伴 t(8;16)的总体预后不一致,但治疗后发生的 AML 预后差,应归入治疗相关 AML。

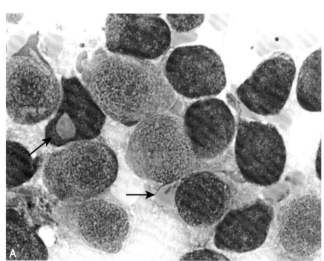 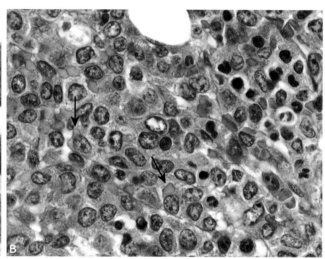

图 46.11 AML 伴 t(8;16)(p11.2;p13.3),*KAT6A-CREBB*。本病特点是原始细胞显示嗜红细胞现象(箭号),可见于骨髓穿刺涂片(A)或活检切片(B)

46.10 AML 伴基因突变

遗传学改变在 AML 中的作用已有广泛的专题研究。最初的研究焦点主要是正常核型 AML 中的突变[15,18,25,126,127],最近扩展到所有 AML 类型,研究重点也扩展到遗传学和表观遗传学改变[28,128,129]。最初将突变分为两种类型。1 型(I 类)突变影响增殖或生存优势但不影响分化[130]。这往往是白血病发生过程中的晚期事件,一般被视为预后指标。受体酪氨酸激酶突变是 AML 常见的 1 型突变。*FLT3* 和 *KIT* 突变是最常见的临床相关的 1 型异常,用于 AML 分层。*FLT3* 表达于造血祖细胞,结合配体而活化,或 *FLT3* 突变引起组成性激活,最终导致细胞增殖和存活。所谓 2 型(或 II 类)突变损害造血细胞分化和随后的程序性细胞死亡(凋亡)[130]。一般认为这些突变是 AML 发生的主要遗传学事件,是疾病定义性异常,不是简单的预后因素。上文讨论过,许多基因融合涉及 AML 伴重现性细胞遗传

学异常,它们属于 2 型。此外,CCAAT/增强子结合蛋白 α(*CEBPA*)、*RUNX1*,可能包括核磷素(*NPM1*)突变,也是 2 型。*NPM1* 和 *CEBPA* 突变往往发生于细胞遗传学正常 AML,通过它们来定义这种独特的临床生物学实体,在缺乏 *FLT3* 基因异常的情况下预后良好。在 WHO 分类中,2 型易位和突变定义了一些特定疾病类型。目前已了解,AML 中有两类以上突变[28],并非所有的"疾病定义性"突变都是最初的遗传事件[131,132],而且大多数 AML 病例有一种以上突变(所谓协同突变)[128,133]。表 46.3 总结了 AML 中较常见的突变。

FLT3、*KIT* 和许多新近发现的其他突变都不能界定特定 AML 类别,因为它们可见于上文讨论的许多诊断类别。*FLT3* 异常包括 ITD 突变和酪氨酸激酶结构域的点突变/近膜域突变[134]。对于大多数 AML 类型,*FLT3*-ITD 突变与较短缓解期和较短总生存期相关。*KIT* 突变似乎与核心结合因子白血病的临床最相关[26],尤其是成年 AML 伴 t(8;21)(q22;q22.1)患者。因此,不同 AML 亚型携带的各种协同突变放在本章相应

表 46.3　AML 中的重现性基因突变

基因	分子背景	其他临床和病理学特征
NPM1	核仁磷酸蛋白（NPM1）蛋白；功能是携带 TCTG 插入突变的核蛋白伴侣，导致核信号转导的最常见改变	在没有 FLT3-ITD 的情况下预后好；原始细胞可显示杯状核
FLT3	受体酪氨酸激酶；在近结构域中发现内部串联重复突变或点突变，并导致激活	预后差；原始细胞也能显示杯状核
CEBPA	CCAAT/增强子结合蛋白 α（CEBPA）转录因子两个最常见突变是 N 末端和 C 端的移码突变	双等位基因突变的预后好；单等位基因突变无预后意义
KIT	受体酪氨酸激酶，在 D816 的激酶域中经常发生突变	在 AML 伴 t（8;21）（q22;q22）（RUNX1-RUNXT1）或 AML 伴 inv（16）（p13.1q22）或 t（16;16）（p13.1;q22）（cbfb-myh11）中可能突变最常见 KIT 突变 D816 对伊马替尼无反应
黏附基因（STAG1，STAG2，SMC1A，SMC3，and RAD21）	姐妹染色单体分离相关基因	总体而言，5%~10% 的 AML 发生突变，但与唐氏综合征相关的 AML 超过 50%
WT1	Wilms 肿瘤蛋白（WT1），锌指转录因子	临床意义不确定
JAK2	Janus 激酶 2（JAK2），骨髓增殖性肿瘤中常突变的非受体酪氨酸激酶突变导致激活，与上游细胞因子信号无关	新发 AML 中罕见与 AML 伴 t（8;21）（q22;q22）（RUNX1-RUNXT1）或 AML 伴 inv（16）或（p13.1q22）或 t（16;16）（13.1;q22）（CBFB-MYH11）有关
NRAS	膜相关信号转导 GTPase；激活突变增加细胞增殖和减少凋亡	突变可能不会影响临床预后
U2AF1	剪接体复合体的组成成分突变导致髓系分化和增殖相关基因的异常剪接	突变导致预后不良，并与多系发育不良有关
TP53	肿瘤抑制蛋白；失活性点突变，与复杂核型和治疗相关的 AML 相关的插入缺失	与预后不良相关的突变
DNMT3A	失活点突变最常见于氨基酸 D882	在一些研究中，突变与预后不良相关，但其他研究中未发现预后影响
KMT2A	组蛋白甲基转移酶，以前称为 MLL，也与 RUNX1 相互作用以影响细胞功能突变通常是部分串联重复	预后影响仍在研究中，但可能导致较差的预后
TET2	参与 DNA 的羟甲基化以逆转甲基化对 DNA 的影响	突变影响仍在研究中；一些研究指出预后较差
IDH1 和 IDH2	异柠檬酸脱氢酶 1 和 2 是在三羧酸循环中将异柠檬酸转化为 α-酮戊二酸的酶突变导致 2-羟基戊二酸的产生，它抑制 DNA 的羟甲基化	突变的预后尚不清楚；使用 IDH 靶向抑制剂的临床试验正在进行中
ASXL1	附加性梳样 1（ASXL1）是一种染色质结合蛋白，可能参与组蛋白甲基化	在一些研究中，突变与预后不良和 AML 伴骨髓发育不良相关改变有关
EZH2	zeste 同源物 2 增强子（EZH2）是 PRC2 复合物的催化组分，对三甲基化组蛋白尾部起作用	在 AML 中很少突变，但在一些研究中与预后不良有关

Modified from Ohgami RS, Arber DA. The diagnostic and clinical impact of genetics and epigenetics in acute myeloid leukemia. Int J Lab Hematol. 2015;37（Suppl 1）: 122-132.

的疾病中讨论。

虽然在诊断时染色体易位提供了最有意义的预后信息，但仍有 40%~50% 成人白血病为正常核型。在细胞遗传学正常的 AML 中，大约 1/3 病例出现 FLT3 突变。其形态学囊括所有 AML 亚型的形态学谱系，其中最常见的是无分化型的 AML。这种 AML 的原粒细胞常表达 CD7。具有杯状的核凹陷，不表达 CD34 和 HLA-DR，强表达 CD123（见图 46.4）[135,136]。一些学者将 AML 伴杯状核凹陷视为独立实体，但这种形态学特征也见于携带 NPM1 突变的病例。

细胞遗传学正常的 AML 并有 FLT3 突变的患者，最佳治疗方法还不清楚。一些研究表明，在首次缓解期异基因造血细胞移植可以获益，但其他研究未发现移植可改善生存。小分子 FLT3 抑制剂联合化疗目前正在研究中[137]。

大多数 AML 相关突变对于 AML 的初始诊断不是必需的，但这些突变组合的检测工具日益普及，将成为 AML 的常规检查。突变研究不仅提供重要的预后信息，而且识别 AML 新疗法的潜在靶点[138]。因此，病理医生必须了解与特定疾病实体相关的各种突变。同样，一些与 AML 相关的基因突变是种系突变,对于家族成员的筛查也很重要。如上所述,一些较常见突变与特定疾病实体相关;这些突变和其他突变总结在框 46.10 中。

46.10.1　AML 伴 *NPM1* 突变

本病具有女性优势,大约见于 50% 正常核型成人 AML 和 20% 正常核型儿童 AML[139-143]。外显子 12 的 *NPM1* 突变最好用 PCR 方法检测,但可用免疫组化识别 *NPM1* 胞质内异位进行替代。本病大约 40% 也有 *FLT3*-ITD 突变。在细胞遗传学正常 AML 患者中,若无 *FLT3*-ITD 突变,则 *NPM1* 突变提示有利预后,类似于核心结合因子白血病。存在 *FLT3*-ITD 突变似乎抵消了这种作用,因此,必须同时检测这两种突变。*NPM1* 突变很少与 RGA 相关。

本病大多数病例显示单核细胞分化。儿童病例最常表现为粒系原始细胞分化伴或不伴分化,或显示粒单核细胞分化。红系白血病伴 *NPM1* 突变罕见于儿童。成人病例以 CD34⁻ 为主。表现为非单核细胞形态的病例就是那里显示杯状核内陷并缺乏 CD34 和 HLA-DR 表达的病例(见图 46.4)[135,136]。大约 1/4 新发病例显示出多系增生异常,即使常有正常核型也是如此。这些病例在 2008 年 WHO 分类中视为 AML-MRC,但在这种情况下出现造血异常似乎不影响预后[144,145],2016 年 WHO 分类允许这种病例诊断本病。这种 AML 类型的特点是高表达 CD33;常表达 CD117、CD123 和 CD110;通常低表达 CD13[146]。通常 HLA-DR⁻。本病可能具有不成熟髓系免疫表型或单核细胞系免疫表型(CD36⁺CD64⁺CD14⁺)[147]。尽管少见,CD34⁺ 病例也有发生,预后更差[148,149]。

NPM1 基因位于染色体 5q35.1,编码分子伴侣蛋白,使分子从细胞核进入细胞质;此外还有许多功能,包括生物合成核糖体、中心体复制和调节 ARF-TP53 的肿瘤抑制通路[150,151]。12 外显子突变影响核磷蛋白 C-末端的氨基酸组成,产生出核输送的模序,导致核磷蛋白进入细胞质。*NPM1* 基因是多种类型白血病和淋巴瘤染色体易位的伙伴基因,这些易位基因产物的异常调节产物似乎导致肿瘤发生,而正常产物似乎兼有致癌和抑癌两种功能。*NPM1* 通常位于核仁。*NPM1* 突变使得核磷蛋白异常定位于胞质,可用免疫组化检测。然而,*NPM1* 和 *FLT3*-ITD 这两种突变状态都需要评估,目前还没有免疫表型

方法可检测 *FLT3* 突变。因此,许多实验室进行多重 PCR 检测,以评估新发 AML 病例中两个基因的突变状态,这就不需要免疫组化[152,153]。

本病 5%~15% 病例显示包括 +8 和 del(9q)在内的染色体异常[154]。这些核型异常似乎不影响预后,del(9q)以前是 AML-MRC 的一种定义性异常,现在认为不足以诊断 AML-MRC。本病很少携带其他与 MDS 相关核型异常,但如果存在,就不再诊断为本病。

本病常见继发性突变。除 *FLT3*-ITD 突变外,*DNMT3A*、*IDH1*、*KRAS/NRAS* 和黏附复合体基因的突变相对常见[28]。

尽管 *NPM1* 突变是一种疾病定义性损伤,但它通常是白血病发生的晚期事件,通常继发于表观遗传修饰物(如 *DNMT3A*、*TET2*、*IDH1* 和 *IDH*)的突变[131,132,155]。本病显示独特的基因表达谱,特征是 *HOX* 基因上调[156,157],这与其他 AML 类型(包括 AML 伴 *KMT2A* 易位)不同[158]。本病也具有独特的微小 RNA 特征[159]。

若无 *FLT3*-ITD 突变,本病通常预后好。然而,个别病例同时携带 *NPM1*、*FLT3*-ITD 和 *DNMT3A* 突变,预后特别差[160]。

46.10.2　AML 伴 *CEBPA* 突变

CEBPA 是一个肿瘤抑制基因,位于染色体 19q13.1,编码诱导分化的转录因子,从而影响粒细胞分化以及多种生物程序,如肺的发育、脂肪细胞形成和糖代谢[161]。*CEBPA* 基因可通过多种机制失活,包括 t(8;21)AML 易位后形成融合蛋白 RUNX1-RUNX1T1 导致转录抑制和表观遗传学修饰。细胞遗传学正常的成人 AML 患者中,约 13% 可检测到 *CEBPA* 基因点突变,细胞遗传学正常的儿童 AML 患者中,约 17%~20% 患者可检测到 *CEBPA* 基因点突变[162-164]。只有这种双等位基因突变才有预后意义,其在儿童和成人 AML 患者中发生率为 4%~9%[165-169]。已报道有超过 100 种不同的非静默突变。这种突变位置的范围很广泛,使用常规方法检测这种突变很复杂,但目前检测已广泛使用[170]。突变通常会导致合成一个较小的显性负构体,这种异构体会抑制野生型蛋白的功能。*NPM1* 和 *FLT3*-ITD 突变常有关联,而本病较少见 *FLT3* 异常。在 AML 中,*CEBPA* 突变的预后意义与双等位基因突变关,也与缺乏 *FLT3* 突变和不利细胞遗传学异常有关[165,166,171,172]。若无这些不良预后因素,本病预后良好,异基因造血细胞移植获益不大。

本病的原粒细胞形态学亚型中,AML 伴分化或不分化型最常见,AML 伴粒-单核细胞或单核细胞分化较光见,红系白血病或原巨核细胞白血病未见报道。*CEBPA* 突变罕见于治疗相关 AML,一旦出现,应相应地诊断为治疗相关 AML,并注解检测到 *CEBPA* 突变。与 AML 伴 NPM1 突变相似,本病多达 26% 病例可有多系增生异常[173],但不影响预后。若既往不存在 MDS 或 MDS 相关细胞遗传学异常,那这些病例不再视为 AML-MRC。本病的原始细胞无特异性免疫表型,但原粒细胞常异常表达 CD7,不表达其他 T 细胞系标志物[174,175]。本病 70% 以上病例为正常核型,约 10% 病例有单个核型异常,只有极少病例为复杂核型。*FLT3*-ITD 突变发于 5%~9% 病例,*GATA2* 突变发于 39% 病例[176,177]。

CEBPA 的种系突变也可发生,并与家族综合征有关[13,178]。

因此,一旦诊断了本病,就要考虑种系 DNA 筛查和家族史研究。

46.10.3　AML 伴 *RUNX1* 突变

本病是 2016 年 WHO 分类中的暂定实体,定义为一种 DN-AML,不符合 WHO 分类中任何其他 AML 类型(尤其是治疗相关 AML 和 AML-MRC)的标准。这种突变的发生率为 4% ~ 16%,但它也与先前 MDS、辐射暴露或化疗有关,以及伴有不能定性为本病的其他表现。它往往发生在较年长成人,没有明确的性别优势。高达 65% 老年 AML 伴微分化患者可有这种突变,但它可能发生在大多数其他类型 AML 中,除外 APL。本病没有特异性免疫表型。大多数是 RUNX1 单等位基因突变,涉及由外显子 3~5 表示的 Runt 同源结构域或包含外显子 6~8 的转录激活结构域。它们是最常见的移码突变或错义突变[179-182]。常见核型异常,包括单体 7 或 del(7q)(通常与先前的烷基化剂有关)、8 号三体和 13 号三体[179,182-184]。若有 MDS 相关细胞遗传学异常或先前治疗史,应分别归入 AML-MRC 或治疗相关髓系肿瘤。特定 WHO 类别中的 RGA 很少伴有 *RUNX1* 突变,若有,则诊断优先级高于本病。*RUNX1* 突变常有协同突变,通常涉及 *ASXL1*、*KMT2A*-PTD、*FLT3*-ITD、*IDH1*[R132]、*IDH2*[R140] 和 *IDH2*[R172][179-182]。

在许多研究中,AML 中的 *RUNX1* 突变预示总生存率较差[179-182],*RUNX1* 和 *ASXL1* 联合突变则预后特别差[185]。同种异体造血细胞移植可改善生存[180]。与 *CEBPA* 突变相似,本病部分患者携带该基因的种系突变,一旦检测到 *RUNX1* 突变,应进行种系基因筛查或仔细研究其家族史。受累的家庭成员可有常染色体显性血小板减少症和血小板密集颗粒储存池缺乏症,以及 AML 或 MDS 进展风险增加[178,186]。

46.11　AML 伴骨髓增生异常相关改变(AML-MRC)

2008 年 WHO 分类修订了 2001 年 WHO 分类中的 AML 伴多系增生异常,试图更准确地描述其临床生物学特征[16,187]。AML 伴多系增生异常往往有低危细胞遗传学异常,与细胞遗传学无关的形态学改变的意义还有争论[24,188-192]。2008 年 WHO 分类修订并扩充了这个类别,称为 AML-MRC(框 46.11)。此后的研究阐明了多系发育不良的意义,在没有 *NPM1* 或 *CEBPA* 双等位基因突变的情况下,证实了其重要性,2016 年 WHO 分类已纳入这些发现(框 46.12)。目前 AML-MRC 包括以下任何一种情形:AML 起源于先前 MDS 或 MDS/MPN;AML 伴特定 MDS 相关细胞遗传学异常;AML 伴多系增生异常但无 *NPM1* 或 *CEBPA* 双等位基因突变(框 46.12;表 46.4)。并排除携带一种 WHO 分类中 RGA 或治疗相关髓系肿瘤。

框 46.11　AML 伴骨髓增生异常相关改变(AML-MRC)的主要特征

- 多见于老年患者
- 可以继发于骨髓增生异常,也可以原发
- 骨髓增生异常改变常见于 ≥50% 两系细胞中
- 一般预后差

框 46.12　AML 伴骨髓增生异常相关改变的诊断标准

- 外周血或骨髓出现 ≥20% 原始细胞

并且

- 具有以下任何一条
  - 既往有 MDS 病史
  - MDS 相关的细胞遗传学异常(见表 46.4)
  - 多系增生异常

并且

- 缺乏下列两者
  - 先前细胞毒治疗过非相关疾病
  - AML 伴 RGA 中描述的重现性细胞遗传学异常

表 46.4　当外周血或骨髓中原始细胞 ≥20% 时,足以诊断 AML 伴骨髓增生异常相关改变(AML-MRC)的细胞遗传学异常

复杂核型*	
不平衡异常	**平衡异常**
	t(11;16)(q23.3;p13.3)
−7/del(7q)	t(3;21)(q26.2;q22.1)
del(5q)/t(5q)	t(1;3)(p26.3;q21.2)
i(17q)/t(17p)	t(2;11)(p21;q23.3)
−13/del(13q)	t(5;12)(q32;p13.2)
del(11q)	t(5;7)(q32;q11.2)
del(12p)/t(12p)	t(5;17)(q32;p13.2)
idic(X)(q13)	t(5;10)(q32;q21)
	t(3;5)(q25.3;q35.1)

*3 个或更多不相关的异常,这些异常中不包括 AML 伴 RGA 的各个亚组(这些病例应归入适当的细胞遗传学亚组)。

AML-MRC 较常见于老年患者,但可见于任何年龄[193,194]。旧文献中,其发病率占所有 AML 的 25% ~ 30%。然而,以新的诊断标准,AML-MRC 诊断率占所有成人 AML 的 50%。原始细胞计数不一,但在外周血或骨髓中原始细胞必须 ≥20%。为满足 AML-MRC 的形态学标准,必须有证据表明,在两系或更多系中,≥50% 发育中细胞具有明显增生异常(图 46.12)。AML-MRC 病例常有 AML 伴成熟的特征,或有 AMML 的特征,但 AML 不伴成熟和 AEL 也可出现多系增生异常。许多少见的低增生性 AML 有多系增生异常,可能是由低增生性 MDS 演进而来。低增生性 AML 和 MDS 的定义是骨髓细胞量低于 30%(60 岁以上患者<20%),但它们在 WHO 分类中不是独立的疾病实体。

AML-MRC 没有特异性免疫表型[16,193]。一般来说,原始细胞呈 CD34+、CD117+ 并表达广谱髓系标志物 CD13 和 CD33。可能异常表达 CD7、CD10 和 CD56。形态学提示单核细胞分化的病例通常表达 CD4 和 CD14。据报道,表达 CD11b 和 CD14 伴有不利预后和高危细胞遗传学异常[195-198]。5 号和 7 号染色体异常的病例,除 CD34+ 外还“异常”表达 TdT 和 CD7。据报道,AML 伴多系增生异常还有较细微的免疫表型改变,如低表达 HLA-DR、CD38、CD117 和 CD135[199]。

MDS 相关染色体异常通常是高危改变。在儿童 AML 中,7 号单体的预后特别差[200]。虽然 MDS 常见 8 号三体、del(20q)

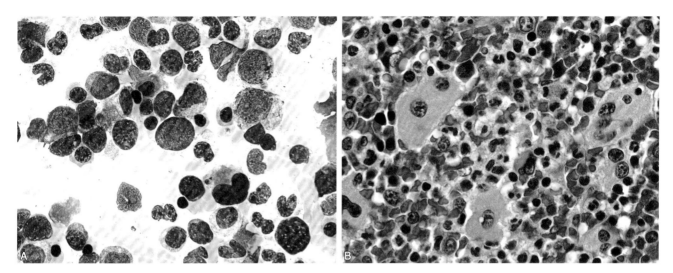

图 46.12 **AML 伴骨髓增生异常相关改变**。本病要求骨髓或外周血中原始细胞≥20%而且至少有两系≥50%细胞增生异常才符合形态学诊断标准。增生异常改变在穿刺涂片中易于观察(A),但巨核细胞的增生异常往往在活检切片中很明显(B)。在穿刺涂片中(A),可见少颗粒中性粒细胞伴异常核分叶,核轮廓不规则的红系前体细胞,以及体积小、分叶少的巨核细胞与原始细胞混杂在一起

和 Y 染色体缺失在,但单有这些染色体异常不足以诊断 AML-MRC。同样值得注意的是,del(9q)以前归入但目前不再归入 AML-MRC 定义性异常,因为它在 AML 伴 NPM1 突变和 CEBPA 双等位基因突变的病例中频率出现,没有明显的预后意义[165,176]。复杂核型指≥3 种不相关的克隆性异常,是公认的不利预后因素[201]。导致遗传物质缺失的不平衡结构异常是最常见异常[202]。最常见的复杂核型构成是(递减顺序)5q、7q、17p、18q 和 12p 的缺失。染色体材料的获得较少见,常涉及 8q、21q 或 11q 染色体。最近有一种所谓的单体核型能提示 AML 的不利预后[203],但这种核型的定义有争议,大多数单体核型患者符合 AML-MRC 的其他标准[204]。因此,单体核型不是 MRC 的定义性标准。

对 AML-MRC 有诊断价值的 MDS 相关细胞遗传学异常包括多种平衡易位。几乎所有这些重排均可见于治疗相关髓系增殖。如果患者因其他肿瘤有过细胞毒治疗的病史,那么应诊断为治疗相关 AML,而不是 AML-MRC。其中 4 种易位涉及 5q32,该位点上 PDGFRB 通常活化。已批准伊马替尼用于治涉及 5q32 易位的 MDS 和 CMML,但伊马替尼对 AML-MRC 伴这种重排的疗效还不清楚。其他 2 种重排涉及 3q26.2(MECOM 位点)和 3q21.4(GATA2 位点),两者均涉及 AML 伴 RGA 中的 inv(3)(q21.3q26.2)或 t(3;3)(q21.3;q26.2)相关(见上文)。另 2 种重排涉及 11q23.3 上的 KMT2A 位点,它们应诊断为 AML-MRC(MDS 相关细胞遗传学异常),而不是 AML 伴 11q23.3 重排[这种 AML 目前仅限于 t(9;11)]。最后一种重排 t(3;5)(q25;q35.1)可能代表 AML 中一种独特的遗传异常,上文已讨论。大多数携带 NPM1 或 CEBPA 双等位基因突变的患者都是新发病例,没有 MDS 相关细胞遗传学异常,因此不应归入 AML-MRC。然而,AML-MRC 较常见的其他突变,包括 U2AF1、ASXL1 和 TP53 突变,发生频率似乎高于 AML-NOS。TP53 突变几乎总是伴有复杂核型,在预后普遍不利的这组病例中,TP53 突变可能提示预后更差[133,205,206]。

AML-MRC 通常预后不良,但某种程度上取决于个体因素。原始细胞计数低和多系增生异常(原始细胞为 20%~29%)的患者,其临床行为更像 MDS[207],特别是儿童,疾病进展较缓慢。携带 MDS 相关细胞遗传学异常的患者,预后总是较差;这些患者中超过一半病例检测不到多系增生异常。与多系增生异常但无细胞遗传学异常的患者相比,这些患者预后更差[190,192],大多数研究中包括有助于预后组,目前应归入正常核型组中的 AML 伴 NPM1 突变或 AML 伴 CEBPA 双等位基因突变。在缺乏这些异常时,多系增生异常本身仍然预后差[145]。因此,形态学特征在临床上仍有用,因为具有正常核型或中度风险核型和多系增生异常的患者,其预后比 AML-NOS 更差[145,193,208]。另外,出现单体核型或过表达 MECOM 基因可能预后特别差[203,209]。

AML-MRC 的鉴别诊断包括 MDS、AML 伴 RGA 的多种类别和 AML-NOS。骨髓穿刺涂片原始细胞计数可区分 AML-MRC 和 MDS,原始细胞≥20% 为 AML,<20% 则为 MDS。不应根据流式细胞免疫分型来进行原始细胞计数,因为有许多潜在问题,包括门控、细胞溶解和细胞保存,都会导致不同于人工计数的结果。骨髓纤维化病例,可能需要用骨髓活检 CD34 染色来估算原始细胞,要知道并非所有原粒细胞都表达 CD34。AML 伴 RGA,特别是 inv(3)(q21.3q26.2)或 t(3;3)(q21.3;q26.2)和 t(6;9)(p23;q34),通常符合 AML-MRC 的诊断标准,但应诊断为更加特异的细胞遗传学疾病类型。AML-MRC 诊断应优先于 AML-NOS。

46.12 治疗相关髓系肿瘤

治疗相关髓系肿瘤包括细胞毒治疗和放疗后发生的 AML、MDS 和 MDS/MPN(框 46.13)[17,210]。它们约占 AML 的 10% 和 MDS 的 20%,属于化疗引起的晚期致命并发症。尽管可以根据骨髓和外周血中原始细胞计数进一步分型,但由于它们具有相似的临床行为并且似乎独立于原始细胞计数,因此将它们作为单一疾病实体。20 世纪 70 年代末,开始认识治疗相关髓系肿瘤,这时化疗后癌症患者的实际存活时间第一次可以长到发生本病。首先涉及烷化剂,潜伏期 5~7 年,并有与化疗周期数相

关的量效关系。单用放疗或与联合放化疗,也增加治疗相关髓系肿瘤的发病风险,但局部放疗的致病作用受到质疑[211]。在明确的治疗相关 AML 出现之前,可以先有骨髓增生异常阶段,持续从数月到数年。拓扑异构酶Ⅱ抑制剂导致不同的综合征,在治疗后 1~3 年形成明确的治疗相关 AML,一般不经过骨髓增生异常阶段。现在公认的可引起治疗相关髓系肿瘤的其他治疗方法包括造血细胞移植和氟达拉滨化疗。高达 70% 治疗相关疾病患者有原发性实体肿瘤,乳腺癌最常见,约 30% 患者有血液恶性肿瘤[212,123]。少数患者由于非肿瘤性疾病接受细胞毒治疗。为什么有些患者易发病,而其他患者接受类似的治疗方案却不发病,这是目前研究的问题。部分患者有遗传易感性,是由于感知 DNA 损伤或修复基因的突变(如 BRCA1 或 TP53),或由于基因多态性,因而影响药物代谢或转运或 DNA 修复机制[214-218]。

框 46.13　治疗相关的 AML 的主要特征

- 短潜伏期的病例通常与拓扑异构酶Ⅱ抑制剂治疗相关,可有 KMT2A 或 RUNX1 基因的异常,也可能不会出现增生异常改变
- 潜伏期较长的病例多与烷化剂的化疗、5 号和 7 号染色体的缺失、复杂核型和骨髓增生异常期有关
- 这两种类型预后一般都较差

有较长潜伏期的病例,通常表现为血细胞减少和多系增生异常(图 46.13)。常出现典型的 MDS 相关的形态学改变,如巨幼红细胞和异形红细胞以及异常分叶的低颗粒中性粒细胞。骨髓可以增生活跃、正常或增生低下,也可伴有纤维化。常见三系增生异常并且很显著,红系可显示巨幼样成熟、多核或异常核轮廓;环形铁粒幼细胞易见。巨核细胞常体积小、核分叶少或核叶间隔远的异常形态。原始细胞计数多少不一,在最初诊断时,大约一半治疗相关 MDS 患者原始细胞不足 5%。无论原始细胞计数多少,预后都很差,所以这种病例不应该归入 MDS 特殊亚型,而是简单地诊断为治疗相关 MDS[219]。少数治疗相关疾病的患者会有 MDS/MPN 的特点,这种病例目前仍归入治疗相关髓系肿瘤。治疗相关疾病没有特异性免疫表型,并

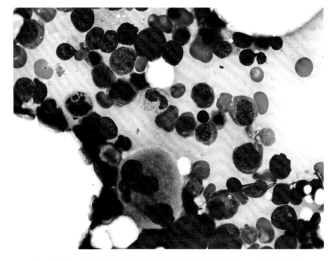

图 46.13　烷化剂化疗后引发的治疗相关 AML。 出现多系增生异常是其特征,类似 AML-MRC。然而,先前有治疗病史,使这种病例归入治疗相关髓系肿瘤

与 AML-MRC 重叠。原始细胞通常 CD34+,并表达 CD13 和 CD33。表达 CD7 和 CD56 者也不少见。治疗相关髓系肿瘤的细胞遗传学特征表明,潜伏期较长的病例类似 AML-MRC;常有染色体丢失(多为 5 号和 7 号染色体)和 TP53 突变,并且常发生在复杂核型病例中[220]。除 TP53 外的其他基因突变,包括 TET2、PTPN11、IDH1、IDH2、NRAS 和 FLT3,在治疗相关髓系肿瘤中也有报道,但其临床意义尚不清楚[221-223]。

潜伏期较短的病例占治疗相关髓系肿瘤的 20%~30%。潜伏期较短的病例常有涉及 11q23 位点的 KMT2A 或 21q22 位点的 RUNX1 的染色体平衡易位[220,224,225]。形态学特征类似无增生异常形态的 DN-AML(图 46.14)[226]。它们通常显示的形态特征为 AML 伴成熟、急性粒-单细胞白血病和急性单核细胞白血病。部分短潜伏期的治疗相关 AML 的染色体核型与 DN-AML 完全相同,包括一些预后很好的类别,类似核心结合因子白血病或 APL[224,227]。与多数治疗相关 AML(预后不良)的情况相反,一些研究表明伴 t(15;17) 或 INV(16) 的病例可能与初发的有此核型的 AML 预后类似,然而,一项研究表明治疗相关的核心结合因子 AML 与原发的核心结合因子 AML 相比,存活率明显下降[228]。

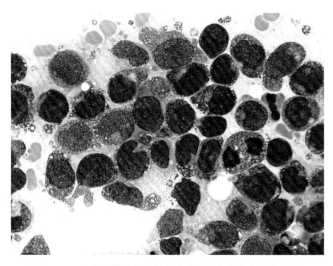

图 46.14　拓扑异构酶Ⅱ抑制剂治疗后发生的治疗相关 AML。 这个病例有涉及 KMT2A 基因的 11q23.3 易位,原始细胞显示单核细胞的特征,没有增生异常的背景,典型的治疗相关疾病伴有这种细胞遗传学异常

治疗相关髓系肿瘤的预后一般较差,文献报道整体存活率不到 10%[210]。由于前期化疗药物剂量限制性毒性,以及肿瘤细胞耐药机制的活化,使治疗出现困难。无论原始细胞计数如何,复杂核型、5 号或 7 号染色体单体或 TP53 突变的患者预后尤其差,中位生存期都不到 1 年。这种疾病中很少有 NPM1 基因或 CEBPA 突变的报道[220,229,230]。但最近的一项研究发现,51 例治疗相关 AML 患者中,7 例患者发现有 NPM1 突变,这些病例均与 FLT3 突变有关,多数为正常染色体核型,与典型的 NPM1 突变的 AML 更类似。这些突变在治疗相关的 AML 中的预后意义尚不清楚,不排除并存新发白血病的可能性。治疗相关髓系肿瘤患者的治疗选择是有限的,因为这类患者治疗相关的死亡率高、失败率高,以及有治疗反应者易早期复发。

治疗相关髓系肿瘤的鉴别诊断主要是相应的原发性疾病,

包括各种类型的 AML-NOS 和 MDS/MPN,以及各种非治疗相关的 MDS 和 AML-MRC。先前因肿瘤或非肿瘤疾病,有接受细胞毒性治疗或放疗病史的患者,如发生 AML,要优先考虑本病。所有这种病例应考虑为治疗相关的肿瘤,尽管形态学或细胞遗传学特征与其他疾病的种类有相似之处。当作为治疗相关肿瘤的疾病发生时,归类为较传统的 MDS 的具体亚型是不恰当的。

46.13 急性髓系白血病-非特指(AML-NOS)

不符合 AML 伴 RGA、AML-MRC、治疗相关髓系肿瘤或唐氏综合征伴髓系肿瘤定义的 AML 都应该归类为 AML-NOS[14]。在 2018 年 WHO 分类中有许多 AML-NOS 亚型,但大多数病例缺乏特定细胞遗传学或特殊临床特征,不属于某种特殊类型,只能称为形态学亚型。由于这些形态学亚型缺乏临床或生物学意义[24,231,232],不必要将 AML-NOS 区分形态学亚型。但红系白血病和急性全髓增生症伴骨髓纤维化例外,这是由于它们的定义标准不同。大多数 AML-NOS 的形态学亚型是根据以前 FAB 标准定义的[2]。唯一不同的是骨髓原始细胞计数,现在认为骨髓中出现 20% 原始细胞就足以诊断为急性白血病(与 FAB 分类 30% 标准不同)。由于流式细胞免疫表型分析已成为常规的检测手段,细胞化学研究在 AML-NOS 分型中已非必需,但细胞化学对一些特定的病例可能会提供一些有用的信息。

有关 AML-NOS 亚型的临床和细胞遗传学的研究数据很少。以前的流行病学研究和 FAB 亚型临床相关性研究是没有帮助的,因为很多 FAB 类型包含了许多其他的 AML 亚型,这些亚型现已被视为独立的疾病实体。AML-NOS 约占成人 AML 的 40%,发病年龄比 AML-MRC 年轻,预后中等[193]。这一类别包括许多正常核型的 AML,突变分析可能是最具有预后意义的预测标记。伴 NPM1 基因或 CEBPA 双等位基因突变的病例应归在 AML 伴 NPM1 突变或 AML 伴 CEBPA 双等位基因突变,而不是 AML-NOS。虽然 AML-NOS 病例不需要区分形态学亚型,但这些病例中基因突变谱可能有助于判断预后。

46.13.1 AML 伴微分化

微分化型 AML 是指骨髓中原始细胞 ≥ 20%,这类原始细胞缺乏向髓系分化的细胞学和细胞化学证据,但有髓系免疫表型的证据。这类原始细胞缺乏颗粒,没有 Auer 杆状小体,可能同原始淋巴细胞相混淆。细胞化学染色,MPO、苏丹黑 B(阳性率<3%)和非特异性酯酶(<20%)均为阴性,但有 MPO 表达的免疫表型证据。流式细胞分析表明,原始细胞表达 CD34、CD38 和 HLA-DR,一般还表达 CD13、CD33 或 CD117。但通常缺乏单核细胞或一些髓系抗原的表达,如 CD15、CD11b、CD14 或 CD64。可表达 CD7、CD19 和 TdT,但原始细胞不表达明确的 B 或细胞相关的抗原,如 CD79a、CD22 和 CD3。根据旧诊断标准,有文献报道部分病例有 RUNX1(AML1)突变和 ETV6 突变或缺失[233,234],伴 RUNX1 突变的新发病例目前应归入 WHO 暂定实体 AML 伴 RUNX1 突变。

46.13.2 AML 不伴成熟

无成熟型 AML 是指骨髓中原始细胞 ≥ 20%,这类原始细胞细胞化学染色、MPO 或苏丹黑 B 阳性,非特异性酯酶阴性(<20%)。另外,除红系之外的骨髓细胞中,原始细胞必须 ≥ 90%。原始细胞一般颗粒稀疏,Auer 杆状小体少见,但有这些特征也不排除此诊断。在没有免疫表型分析和细胞化学染色的情况下,可能被误认为淋巴原始细胞增殖性疾病。原始细胞表达髓系相关抗原,但没有特异的免疫表型。

46.13.3 AML 伴成熟

成熟型 AML 可能是 AML-NOS 中最常见的形态学类型,它的细胞化学特征与无成熟型 AML 相同,骨髓的原始细胞 ≥ 20%;然而不同的是,在骨髓非红系细胞中>10% 向早幼粒胞或更成熟粒细胞分化。原始细胞一般显示胞质内颗粒或 Auer 杆状小体,但没有特异的细胞遗传学异常或特异的免疫表型。

46.13.4 急性粒-单核细胞白血病(AMML)

AMML 是指骨髓中原粒细胞、原单核细胞和幼单核细胞的总数 ≥ 20%。骨髓中 20% ~ 79% 细胞为单核细胞系,通常非特异性酯酶染色阳性。然而,当细胞形态学明显为单核细胞分化时,从诊断角度来讲,没必要做细胞化学染色。外周血中可出现大量单核细胞,可能类似 MDS/MPN,特殊是 CMML。骨髓的原始细胞由不同比例的粒系和单核细胞样分化的细胞组成。区分 AMML 与 AML 伴成熟的主要标准是伴有单核细胞特征的肿瘤细胞的比例,一般必须 ≥ 20%。AMML 的免疫表型通常反映白血病细胞双向分化的模式。一些原始细胞表达典型的粒系抗原标记,而另一些表达单核细胞抗原,包括 CD14 和 CD64。

仔细辨别骨髓中幼稚单核细胞和异常单核细胞是区别 AMML 和 CMML 的关键[18]。在 AMML 中,幼稚单核细胞染色质纤细,核仁不明显,细胞核有轻微的折叠,这些形态反映了这类细胞不成熟。相反,在 CMML 中,不成熟形态的异常单核细胞有深染的染色质,细胞核的折叠明显,细胞核轮廓凹凸不平。对于一个新诊断病例,用外周血涂片区分 CMML 和 AMML 几乎是不可能的。结合骨髓检查结果为诊断所必需,因为 AMML 中不成熟细胞更容易在骨髓中见到。因为幼稚单核细胞通常缺乏 CD34 的表达,目前尚无可靠的、有鉴别意义的免疫表型。

46.13.5 急性原单核细胞白血病和急性单核细胞白血病

这两种疾病中,骨髓中不成熟细胞(原单核细胞或幼单核细胞)≥ 20%,并且形态学(图 46.15)、细胞化学或免疫表型证实 ≥ 80% 骨髓细胞具有单核细胞特征。可通过单核细胞的成熟程度进一步分型,如果 ≥ 80% 细胞是不成熟原始细胞(原单核细胞),则为急性原单核细胞白血病;如果有单核细胞成熟的证据,且原单核细胞不超过 80%,则为急性单核细胞白血病。原单核细胞体积大,胞质丰富,呈不同程度的嗜碱性,常常含有纤细的、过氧化物酶阴性嗜天青颗粒或空泡。无 Auer 杆状小体。核呈圆形,染色质呈网状,有一个或多个明显的核仁。原单核细胞非特异性酯酶染色阳性而 MPO 染色为阴性。急性单核细胞白血病中的白血病细胞有较为明显的单核细胞分化和成熟的细胞学证据,核染色质纤细,呈特征的折叠或脑回状的外观。幼稚单核细胞的胞质嗜碱比原单核细胞弱,胞质内含有

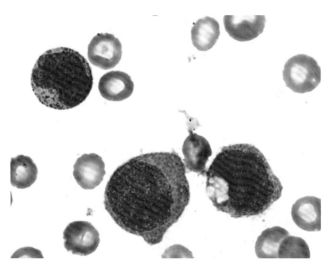

图 46.15　急性单核细胞白血病。原始细胞核呈圆形,或呈单核细胞样折叠,有胞质空泡。图 46.14 的白血病也有单核细胞的特征,但之前的治疗病史使其不能归入 AML-NOS

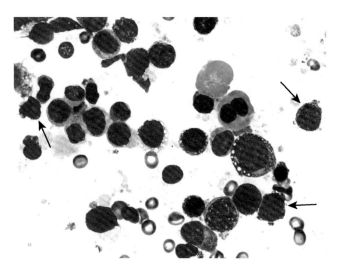

图 46.16　髓系为主型粒系增生异常综合征,以前诊断为急性红系白血病。大多数细胞是增生异常的红系前体细胞,伴有散在的原粒细胞(箭号)。原粒细胞在全部有核细胞中<20%,但在非红系细胞中>20%。这种病例目前诊断为粒系增生异常综合征,而不是 AML

数目不等的嗜天青颗粒,幼稚单核细胞通常非特异性酯酶反应呈阳性;部分病例 MPO 弱表达。

　　两者免疫表型特征为表达单核细胞分化抗原,但表达模式不一。它们通常都不表达 CD34 但表达 CD117。它们通常表达HLA-DR、CD13 和 CD33(强阳性),并表达 CD15 和 CD65。典型病例至少表达两个单核细胞分化的抗原标记,包括 CD14、CD4、CD11b、CD11c、CD64、CD68、CD36、溶菌酶和 CD163。异常表达CD7 和 CD56 也很常见。MPO 在急性单核细胞白血病中表达弱,免疫组化可表达 CD68 和溶菌酶,但相对特异性差。CD163似乎是单核细胞系最特异的标记,但其敏感性差。

　　急性原单核细胞和急性单核细胞白血病常伴有器官肿大、淋巴结肿大以及髓外组织的浸润。相当多的病例首发表现为髓外组织浸润。尽管这些看似独特的临床特点,但诊断为急性单核或急性原单核细胞白血病并没有特殊的预后意义[231]。

46.13.6　急性红系白血病(AEL)

　　AEL 主要由红系细胞组成,其当前定义不包括原粒细胞增多。历史上认可红系白血病有两种亚型,并纳入 2008 年 WHO分类,但 2016 年 WHO 分类中仅有一种,即纯型红系白血病(框46.14)[235]。

框 46.14　急性红系白血病的主要特征
• 纯型红系白血病中原粒细胞并没有增多,但有>80%的红系细胞并且≥30%是早幼红细胞
• 必须鉴别治疗相关髓系肿瘤
• 罕见,侵袭性临床过程

　　以前的红系/粒系型白血病名称已废除,改为 AML-NOS;根据定义,骨髓全部有核细胞中 ≥50% 是红系前体细胞,其余细胞(非红系细胞)中 ≥20% 是原粒细胞(图 46.16;参见图46.10)。符合这些标准的大多数患者表现为全血细胞减少和外周血有核红细胞。骨髓中主要细胞是幼红细胞。红系增生和异常红系造血很明显,特征表现为红系核发育异常,包括巨幼样

改变和核碎裂。幼红细胞可有胞质空泡,PAS 染色呈阳性。常有明显的全骨髓增殖,并伴有明显的巨核细胞和血小板的异常。当两系或多系超过 50%细胞出现增生异常,并且骨髓全部有核细胞中粒系原始细胞 ≥20%时,这种病例应根据多系增生异常的原因而归入 AML-MRC。当骨髓和外周血的原始细胞百分比低于 20%时,根据总的原始细胞计数,这些病例现在归入 MDS。

　　红系白血病中目前仅保留的 AML-NOS 类别仅限于罕见的纯型红系白血病。这种病例中,红系细胞是急性白血病的唯一的明显成分;没有明显的原粒细胞成分。肿瘤细胞主要或全部由原红细和早幼红细胞组成(图 46.17)。这些细胞必须占骨髓成分的 80%以上,幼红细胞至少占骨髓细胞的 30%。流式细胞检查,幼红细胞通常呈 CD34⁻、HLA-DR⁻,不表达粒系相关抗原。更幼稚的红系祖细胞可呈 CD36⁺。一些病例也可表达巨

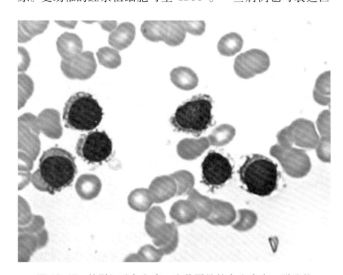

图 46.17　纯型红系白血病。这种罕见的白血病由一群纯的不成熟的红系细胞组成,有胞质空泡,无原始细胞的增殖。这些细胞在外周血和骨髓细胞中>80%,并表达红系细胞相关标志物血红蛋白和糖蛋白

核细胞的标志物,如 CD41 和 CD61,这种病例可能无法区分是红系还是巨核细胞系起源[236]。E-cadherin 染色可能有助于定量分析较幼稚的红系细胞[237]。

红系白血病、AML-MRC 和 MDS 常有明显的重叠,但排除红系/粒系亚型后,能消除与 AML-MRC 的某些混淆。这些疾病常见 MDS 相关的细胞遗传学异常和多系增生异常。有人提出红系白血病的其他类型,即骨髓包含 ≥30% 原粒细胞和 ≥30% 红系前体细胞[238],但这类疾病最好归入其他类别,如 AML-MRC。纯型红系白血病必须与其他几种有明显异常红系造血的非肿瘤性疾病相鉴别,这些疾病包括由于维生素 B12 或叶酸缺乏所致的巨幼细胞性贫血、砷等重金属中毒、药物反应、先天性异常红系造血和外源性使用促红细胞生成素。

46.13.7　急性原巨核细胞白血病

本病定义为骨髓原始细胞 ≥20%,其中至少 50% 是原巨核细胞,并且不符合以下疾病的诊断标准:唐氏综合征的髓系肿瘤、AML 伴 t(1;22)(p13.3;q13.1)、AML 伴 t(3;3)(q21.3;q26) 或 inv(3)(q21.3;q6) 或 AML-MRC[14,103,239]。使用这个标准,AML-NOS 中的急性原巨核细胞白血病罕见。在外周血和骨髓涂片中,原巨核细胞体积中等偏大,核浆比例增大,核染色质致密,均匀,核仁明显程度不一,胞质稀少或中等量,可有胞质空泡。胞质边界通常不规则,偶有类似于血小板出芽的突起。有时可见原巨核细胞向微小巨核细胞过渡的巨核细胞形态。有些病例,大部分白血病细胞由小淋巴样原始细胞组成。由于常有骨髓纤维化,骨髓穿刺涂片可能很难获得。环钻活检切片可显示穿刺涂片未见的巨核细胞分化的形态学证据。

确定巨核细胞系来源不能只根据形态学特征,必须应用免疫表型分析、电镜和超微组化研究来支持诊断[3]。较分化的原巨核细胞可通过存在清晰的细胞膜和电镜下"牛眼"样颗粒而识别。超微结构下,过氧化物酶反应见于原巨核细胞的核膜和内质网,而颗粒和高尔基体无反应。超微结构下过氧化物酶反应的这种定位模式,使原巨核细胞可区别于原粒细胞,是最早出现的可识别的原巨核细胞的特征性改变。流式细胞分析表明,原巨核细胞不表达 MPO,可呈 CD45⁻、CD34⁻ 和 HLA-DR⁻,不同程度地表达 CD13 和 CD33,可异常表达 CD7。流式细胞术或免疫组化法进行免疫分型,通常使用针对巨核细胞的抗体,如 CD41 和 CD61 抗体,具有诊断意义。由于存在骨髓纤维化,细胞遗传学结果可能难以获得。

46.13.8　急性嗜碱性粒细胞白血病

本病极罕见,骨髓原始细胞 ≥20% 并呈明显的嗜碱性粒胞分化。文献中一般依据嗜碱原始细胞颗粒的形态学特征或仅根据电镜检测到嗜碱细胞的超微结构特征而诊断(图 46.18)[240-242]。电镜诊断标准存在问题,因为电镜检查并非急性白血病的常规诊断手段。原始细胞可类似于 AML 无分化型,MPO 和苏丹黑 B 染色阴性。流式细胞分析,它们不表达 CD117(肥大细胞白血病除外),不同程度地表达 CD34 和 HLA-DR,常表达 CD13 和 CD33,原始细胞通常呈 CD123 和 CD11b 阳性[243,244]。表达 CD203c 但不表达 CD117 对嗜碱性粒细胞系

很有特异性[243]。在大多数病例中没有发现一致的染色体异常,但复发性 t(X;6)(p11.2;q23.3)MYB-GATA1 似乎发生在急性嗜碱性白血病患儿中[245,246]。其他报道的急性嗜碱性白血病细胞遗传学异常包括 t(3;6)(q21;p21) 和涉及 12p 的异常[247,248]。其他伴有嗜碱细胞增多的 AML 必须除外,包括 AML 伴 t(6;9)(p23;q34.1)、AML 伴 BCR-ABL1 和 CML 急变。

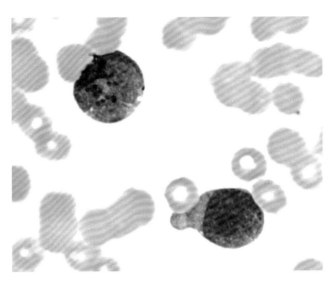

图 46.18　急性嗜碱性粒细胞白血病。 增生的原始细胞中,很多含有嗜碱颗粒。患者没有 CML 的病史,也不符合其他类型 AML 的诊断标准,因此诊断为急性嗜碱性粒细胞白血病

46.13.9　急性全髓增殖症伴骨髓纤维化(APMF)

APMF 是一种罕见疾病,也是 AML-NOS 的亚型之一,这种疾病常发生于全血细胞少、没有脾肿大的成人(框 46.15)[249-251]。骨髓纤维化伴全骨髓增殖,通常累及不成熟粒系细胞、巨核细胞和红系细胞(图 46.19)。由于穿刺涂片困难和全髓增殖,骨髓原始粒细胞通常难以计数,但大多数病例骨髓原始细胞 ≥20%。APMF 的鉴别诊断包括原发性骨髓纤维化(PMF)和其他晚期阶段的骨髓增殖性肿瘤(MPN)、急性原巨核细胞白血病、AML-MRC,MDS 伴骨髓纤维化以及伴骨髓纤维化的其他肿瘤,后者包括各种转移性肿瘤。无脾肿大可以排除许多 MPN。AML-MRC 可能难以排除,因为很难获合格骨髓涂片用于形态学和细胞遗传学研究,但 AML-MRC 的诊断应优先于 APMF。APMF 与急性原巨核细胞白血病的区别要点为 APMF 中的原始细胞常表达 CD34,并且所有三系不成熟的细胞增殖,而不仅仅是原巨核细胞。APMF 临床过程呈侵袭性,与 MDS 伴幼稚细胞增多的和骨髓纤维化相比,APMF 临床起病较突然,伴发热和骨痛;然而,有些病例无法与骨髓增生异常伴骨髓纤维化区分[252]。

框 46.15　急性全髓增殖症伴骨髓纤维化(APMF)的主要特征

- 发生于全血细胞减少症的成人,不伴有脾大
- 骨髓纤维化,不成熟的髓系细胞(原始细胞)、红系前体细胞和不成熟巨核细胞均增多(全骨髓增殖)
- 临床进展迅速

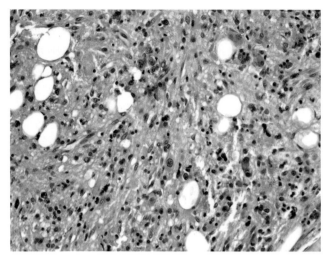

图46.19 急性全髓增殖症伴骨髓纤维化（APMF）。骨髓明显纤维化，掺杂不成熟细胞，包括原始粒细胞，增生异常且不成熟的巨核细胞，红系前体细胞。患者缺乏脾肿大和其他一些骨髓增殖性肿瘤的特征

46.14 唐氏综合征相关的髓系增殖性疾病

唐氏综合征患者发生 ALL 和 AML 的风险均增大。唐氏综合征婴儿和儿童的骨髓和外周血中常有髓系细胞增生，其中一些病例符合 AML 的诊断标准[253]。由于这些髓系细胞增殖的独特性，WHO 2008 将其独立分类[254]。唐氏综合征新生儿大约有 10% 患者有一过性骨髓增殖性疾病，与急性白血病无法区别，称为一过性髓系异常造血（TAM）。大多数病例可自发缓解。在出生后的前 4 年，唐氏综合征患儿具有发生急性原巨核细胞白血病的高度风险。这种 AML 常继发于 TAM，并且在许多方面，如免疫表型、细胞遗传学等都与 TAM 的原始细胞相同。5 岁后，ALL 与 AML 的比例恢复到正常儿童人群的比例，但唐氏综合征儿童仍有较高发展为急性白血病的风险。TAM

和唐氏综合征相关的髓系白血病均与胚胎期发生的巨核细胞转录因子 GATA1 的突变有关[255]。

46.14.1 一过性髓系异常造血

TAM 发生于新生儿；诊断时中位发病年龄为 3～7 天[256,257]。大多数患者外周血出现白细胞增多和原始细胞增多[258]。原始细胞的形态学特征类似其他疾病中的原巨核细胞，包括出现嗜碱胞质伴或不伴粗糙嗜碱颗粒，胞质可见突起（图 46.20）。红细胞和血小板的指标变化不一，接近正常值的中间水平。可见骨髓成分的发育异常改变。流式细胞分析表明，TAM 的原始细胞通常表达中等程度的 CD46 和 HLA-DR，表达髓系抗原 CD33 伴或不伴 CD13，以及表达 CD38、CD117 和 CD34[259,260]，往往异常表达 CD7、CD56，并有巨核细胞分化的证据，如表达 CD41、CD61 及 CD71。克隆性细胞遗传学异常主要是 21 号染色体三体，然而非克隆性异常也常见。GATA1 和 JAK3 的突变在 TAM 中均常见[261-264]。

肝功能异常是 TAM 预后差的指标，患者常显示肝肿大。临床上严重的肝脏疾病表现为高胆红素血症伴或不伴转氨酶升高。活检可显示胆汁淤积、肝脏纤维化（汇管区和肝窦周边）、胆管萎缩、不同程度的肝细胞坏死以及多少不等的髓外造血。一些病例显示很多幼稚巨核细胞；而其他病例可能只有很少单个核细胞。这取决于骨髓增生状态和活检时 TAM 的发展状况（在 TAM 原始细胞计数增高时还是于 TAM 缓解之后）。严重围产期疾病的患者可能有其他器官（包括胰腺和肾脏）的纤维化。纤维化的确切原因尚不清楚，但与循环血中的炎性细胞因子有关，如 IL-1β、TNF-α、IFN-γ 或 PDGF[265,266]。TAM 引起的各种全身性皮肤受累已有报道，包括出现血管周围未成熟细胞浸润的丘疹病变[267]，以及红斑性黄斑丘疹病变和硬化性皮下结节[268]。

只有一部分患者因高黏滞血症、原始细胞计数大于 10 万/μL、器官肿大影响呼吸、肾功能不全、DIC 等原因必须进行干预。根据危险程度分为 3 组：低危组，没有可触及的肝肿大或肝功能障碍（占 38%，总生存期 92%±8%）；中危组，有肝肿大和非

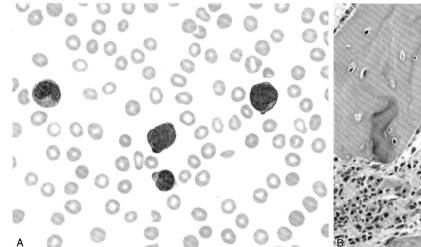

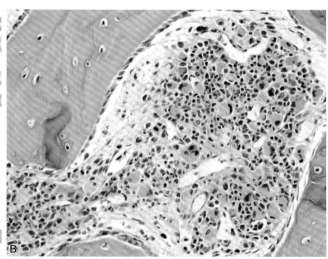

图46.20 唐氏综合征婴儿发生的一过性髓系异常造血。A，唐氏综合征患儿外周血的原始细胞，原始细胞显示嗜碱胞质和胞质空泡，表达 CD41 和 CD61，符合原巨核细胞。B，骨髓活检显示未成熟细胞和巨核细胞为主

危及生命的肝功能障碍(占 40%,总生存期 82%±11%);高危组,白细胞计数大于 10 万/μL 或有因 TAM 所致的危及生命的心肺功能的代偿(占 21%,总生存期 49%±20%)。据报道,TAM 中位缓解时间为 46 天。10%~30%患者后期出现髓系细胞增殖,包括一些用低剂量化疗的患者[256,257]。

46.14.2 唐氏综合征相关的髓系白血病

唐氏综合征相关的 AML 一般出现在 3 岁以内,一般经过了迁延的 MDS 样阶段[269]。原始细胞占 5%~20%病例和有典型 AML 的病例,其临床和生物学行为相似,因此他们往往采用类似的治疗方案。急性原巨核细胞白血病是其最常见亚型,研究表明,几乎所有 4 岁以下唐氏综合征相关 AML 都是急性原巨核细胞白血病。

唐氏综合征相关 AML 中的原始细胞常常聚积在外周血、骨髓、肝脏和脾脏中,一般呈原巨核细胞的特征,见上文所述(图 46.21)。异常红系造血往往很明显,在外周血中表现为红细胞大小不等,在骨髓中表现为巨幼样改变、核轮廓异常和多叶核。流式细胞分析,原始细胞的免疫表型与 TAM 相似,只有少数可能的不同[259,261]。AML 的原始细胞较一致地表达 CD13 和 CD11b,较少表达 CD34(TAM 中 93%,AML 中 50%)并且可能较少表达 HLA-DR。另外,AML 常常有除 21 号三体以外的克隆性核型异常;包括 1 号和 8 号染色体完全或部分的三体,这些克隆性异常多见于 MDS 相关的非唐氏综合征的患者。唐氏综合征相关 AML 的预后比非唐氏综合征 AML 的预后要好得多,尤其是使用了大剂量阿糖胞苷治疗后。然而,5 岁以上患者的预后与非唐氏综合征患者相似[270]。年龄是一个重要的预后指标,即使在更年幼的儿童都是如此。0~2 岁儿童的无病生存率为 86%;2~4 岁为 70%;4 岁以上为 28%[270]。尽管唐氏综合征的 TAM 和髓系白血病都有 GATA1 突变,但这种情况下髓系白血病似乎是由 GATA1 突变 TAM 克隆获得附加突变而引起的。相关的附加突变包括 CTCF、EZH2、Kansl1、JAK2、JAK3、MPL、SH2B3 和 RAS 通路基因[271-274]。

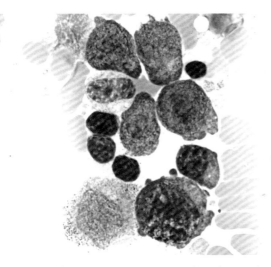

图 46.21 唐氏综合征相关的 AML(原巨核细胞)。骨髓显示异常红系前体细胞和具有原巨核细胞系特征的原始细胞。虽然这些特征类似图 46.20,但根据患儿的年龄和临床特征,诊断为急性白血病而不是一过性髓系异常造血

46.15 髓系肉瘤

髓系肉瘤是指髓系原始细胞在髓外增殖,可同时发生骨髓的髓系肿瘤,但也可单独发生[275-279]。有些病例,髓系肉瘤可能预示着疾病治疗后的复发;而其他病例可能是发生急性白血病的最初迹象。在成人中,大约 1/3 髓系肉瘤与骨髓疾病(包括 AML、MDS、MPN 和 MDS/MPN)同时发生,1/3 患者先前有髓细胞肿瘤的病史。髓系肉瘤定义为,髓系原始细胞浸润并破坏原有的组织结构。同义词包括绿色瘤、粒细胞肉瘤和髓外髓系肿瘤。无论骨髓或外周血的状态如何,出现髓系肉瘤必须诊断为 AML。最常见发病部位是皮肤、黏膜组织、眼眶、中枢神经系统、淋巴结、骨骼、性腺和其他内脏器官。髓系肉瘤常见于小儿白血病,大约占病例的 10%[280],但成人的真正发病率未知。儿童的发病频率可能与 t(8;21)、inv(16)和 11q23.3 易位的亚型有关,因为这些 AML 在年轻患者中相对较为常见。

过去,髓系肉瘤根据原始细胞的成熟程度分为 3 个亚型:原始细胞型、不成熟型和分化型[279,281]。现在认为区分亚型没有意义,但它对识别粒系原始细胞的形态学变化很有帮助。髓系肉瘤不是白血病的一种类型,而是 AML 的一种表现。就像骨髓 AML 一样,应尽一切努力对髓系肉瘤细胞遗传学和免疫表型进行分析。并发骨髓或外周血累及的患者,很容易分类。但原发疾病局限于髓细胞肉瘤的患者,精确分类可能有困难。这种情况下,需要重复活检或细针穿刺,以便获得穿刺涂片和新鲜组织以进行流式细胞学免疫表型分析、细胞遗传学和分子遗传学的研究,从而得出 AML 的适当分型[282]。

髓系肉瘤的原粒细胞常表现为成片的单个核细胞,在淋巴结则出现在滤泡间区(图 46.22)。原始细胞可混杂有成熟粒细胞、红系前体细胞或巨核细胞,这些都提示不成熟细胞群属于髓系(图 46.22A)。嗜酸中幼粒细胞在成熟细胞群中最容易识别。虽然它们只出现在少数髓系肉瘤中,但其出现与原始粒细胞群高度相关。原始细胞核呈圆形至折叠核,染色质纤细,点彩状染色质的特征通常比大 B 细胞淋巴瘤更明显。流式细胞免疫表型分析表明,髓细胞肉瘤不表达 T 系或 B 系淋巴细胞的特异性标记,表达粒系或粒-单核细胞的标记,如 CD13、CD33、MPO、CD14 或 CD64。然而,与其他部位的 AML 一样,异常表达淋巴系别的抗原也很常见,使用相当多的一组抗体对精确辨别系别来源很有帮助。石蜡切片可种类较少,然而,不表达特异性 B 系或 T 系的标记但表达 MPO 或单核细胞特异性标志物 CD163 等,对诊断髓系肉瘤是很特异的。其他常表达的标记有 CD43、溶菌酶和 CD68,但系别特异性差。只有大约一半病例表达 CD34,而 CD117 的表达更常见[283]。最近研发了针对石蜡标本的 CD33 抗体,将有助于髓系肉瘤的诊断[284]。巨核细胞系来源的病例,特别是婴儿 AML 伴 t(1;22)(p13.3;q13.1)的髓外肿瘤,罕见。因为 MPO 呈阴性,石蜡切片中 CD41 和 CD61 的表达有助于确定诊断。血管性血友病因子和 LAT(T 细胞的活化连接物因子)是较不特异的巨核细胞系的标志物。除了 B 和 T 细胞标志物的异常表达之外,极少数病例可能表达 CD30 甚至角蛋白。

髓系肉瘤的表现可以有所变化,近 1/4 儿童 AML 伴 t(8;

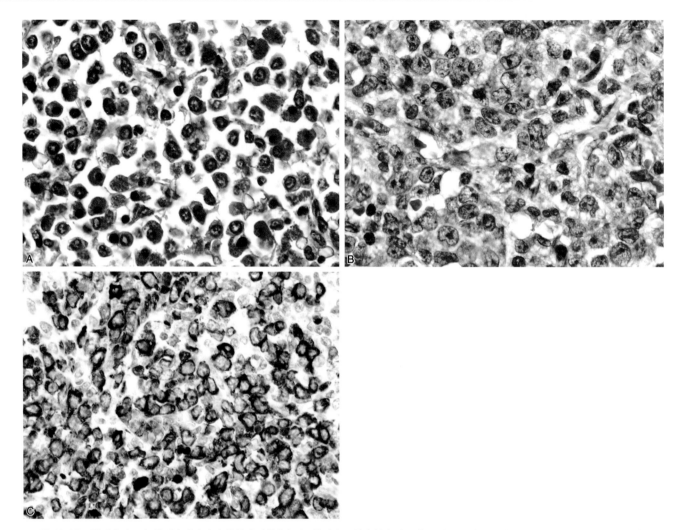

图 46.22   髓系肉瘤。A,髓系肉瘤中夹杂前体嗜酸性粒细胞,提示这些单个核细胞可能是髓系细胞。**B,**较不分化的肿瘤细胞增殖,类似弥漫性大 B 细胞淋巴瘤,细胞有明显核仁,部分染色质透亮。**C,**与大 B 细胞淋巴瘤细胞相比,这种细胞的染色质更纤细,更重要的是 MPO 免疫染色阳性

21)(q22;q22.1)可出现髓系肉瘤[285,286]。头颈部、眼眶、颅骨和中枢神经系统的髓系肉瘤是这型白血病最常见的发病部位。少量(约 10%)成人 AML 伴 t(8;21)可出现髓系肉瘤[285],但不局限于头颈部发病。在儿科患者中,皮肤浸润(皮肤白血病)往往倾向于年龄较小的患者(中位年龄 2.6 岁)。皮肤病变最常与 11q23.3 易位和 16 号染色体异常有关,此时最常见粒-单核细胞形态。一种独特和罕见皮肤肿瘤似乎代表着一种先天白血病,髓系肉瘤出现在出生后第一周,呈多发的皮肤病变("蓝莓松饼"样的婴儿)。有些婴儿病变只是局限于皮肤,这种病例倾向于自发缓解,有时在几天内缓解。这种病例最常见的细胞遗传学异常是 t(8;16)(p11.2;q13.3)(*KAT6A-CREBBP*)[122],与噬血细胞综合征和治疗相关的疾病有关,在成人预后较差(见上文)。由于化疗对新生儿的毒性太大,有些报道建议,对局限于皮肤的先天性髓系肉瘤、没有全身表现和全血细胞减少并且没有淋巴结受累的患者应进行仔细观察。一些伴 t(8;16)的自发缓解的病例可以复发。在自发缓解后复发的病例,保留化疗可能是适当的[287],以免婴儿过度使用不必要的毒性药物。与婴儿 t(8;16)AML 相比,出现 11q23.3 易位者往往预后较差。

髓系肉瘤的临床重要意义仍不清楚,但受累部位可能影响临床结局。据报道,盆腔和泌尿生殖器官、眼、性腺和胃肠黏膜的孤立性病例存活率有所提高[288]。除了自限性先天性髓系肉瘤,在这个大剂量阿糖胞苷治疗的时代,髓系肉瘤是否有特别的预后意义还不明确,特别在这些病例按现有的危险度分组之后[285,289]。低剂量放疗对危及生命或危及器官(例如眼眶)髓系肉瘤的紧急治疗是有益的。但是在常规治疗中,放疗的使用并没有明显的指征。可能适用造血细胞移植,特别是在疾病早期出现骨髓肉瘤的患者[282,290,291]。

髓系肉瘤的鉴别诊断主要针对淋巴瘤,尤其是 DLBCL、淋巴原始细胞淋巴瘤(LBL)、原始细胞样 MCL 和 Burkitt 淋巴瘤,仅靠形态学来鉴别是很困难的。纤细的核染色质和大量核分裂象有助于区分大 B 细胞淋巴瘤,后者常有明显核仁和透亮染色质。夹杂有核红细胞、巨核细胞和嗜酸中幼粒细胞提示髓系肉瘤的可能性。免疫表型对于诊断髓系肉瘤是必不可少的,那些被怀疑是淋巴瘤但缺乏 B 或细胞标记者,尤其是只表达 CD43 的肿瘤,必须进一步寻找髓细胞肉瘤的证据。异常 B 系标记表达,特别是 CD19 和 PAX5,在 AML 伴 t(8;21)(q22;q22.1)中可能会将髓系肉瘤误诊断为 B 细胞淋巴瘤。一部分

APL 和伴 inv（16）（p13.1q22）或 AML 伴 t（16；16）（p13.1；q22）的病例会异常表达 T 细胞相关抗原 CD2,可能误诊为 T 细胞淋巴瘤。在髓系肉瘤中,CD7 和 CD56 异常表达也很常见,但这两个标记,没有一个可以单独诊断 T 细胞或 NK 细胞起源的恶性肿瘤。罕见的婴儿 AML（巨核细胞）伴 t（1；22）（p13.3；q13.1）的髓外肿瘤（见上文）常表现为成簇的细胞,易与婴儿的小蓝圆细胞肿瘤相混淆。石蜡组织检测 CD41 和 CD61 有助于诊断,特征为 MPO⁻。血管性血友病因子（vWF）和 LAT（T 细胞活化的连接子）是巨核细胞系标志物,但不特异较低。如果不知道这种肿瘤的特点并且未检测巨核细胞标志物,很可能漏诊。

其他鉴别诊断包括髓外部位散在的不成熟髓系细胞的浸润。髓系肉瘤的诊断应只限于形成占位性病变的肿瘤。AML 的患者可能在多个部位有白血病细胞的浸润,但并没有形成肿块,没有破坏正常组织的结构,这种情况下不应被视为髓系肉瘤。接受生长因子治疗的患者,可能在各个组织中有左移的粒细胞浸润,但未形成肿块,这种情况也不应诊断为髓系肉瘤。同样,皮肤的成熟粒细胞浸润必须与真皮的髓系肉瘤区别开。Sweet 综合征[292],也称为急性发热性中性粒细胞皮肤病,可发生在 AML 患者,但这并不代表髓外白血病细胞的浸润。Sweet 综合征表现为明显的成熟中性粒细胞浸润和真皮水肿,与皮肤不成熟髓细胞浸润所致的髓系肉瘤不同。Sweet 综合征常随着 AML 的治疗缓解,应用系统性糖皮质激素治疗对局部病变也有效。

46.16 AML 的综合诊断方法

AML 的正确诊断和恰当分类需要综合各种检查方法[293],包括形态学、免疫表型、细胞遗传学和分子遗传学。这些综合的诊断结果最好完整地呈现在单独一份最终病理报告中。这份报告还要再补充上细胞遗传学研究的结果,并根据其结果做出必要的修正。虽然形态学和免疫表型可以提供特定细胞遗传学异常的线索,细胞遗传学或分子遗传学的证实是必不可少的。单独根据上述任何一种方法而诊断 AML,都非常困难并且可能是错误的。骨髓原始细胞计数没有达到 20% 的一些病例,如果有重现性细胞遗传学异常,现在认为急性白血病。如果诊断医师无法获得恰当的细胞遗传学研究结果,这种病例很可能漏诊。同样,骨髓中含有大量红系前体细胞的样本,流式细胞分析时可能会导致错误的原始细胞计数,这些病例很可能会被过度诊断为 AML。具有 RGA 的 AML,如 t（8；21）（q22；q22.1）AML,如果仅根据流式细胞分析做出诊断,可能被误诊为混合表型急性白血病。

虽然诊断 AML 所需的各种研究在不同的实验室进行,但病理医师必须斟酌所有诊断数据,将它们整合在一份最终诊断报告中,并解释不同研究的诊断价值。图 46.23 演示了综合诊断方法的流程图。这种综合方法额外增加了病理诊断报告的复杂性,但它提供了最有临床价值的诊断。根据这种诊断,可以选择恰当的治疗,并可找到监测微小残留疾病的标记,从而

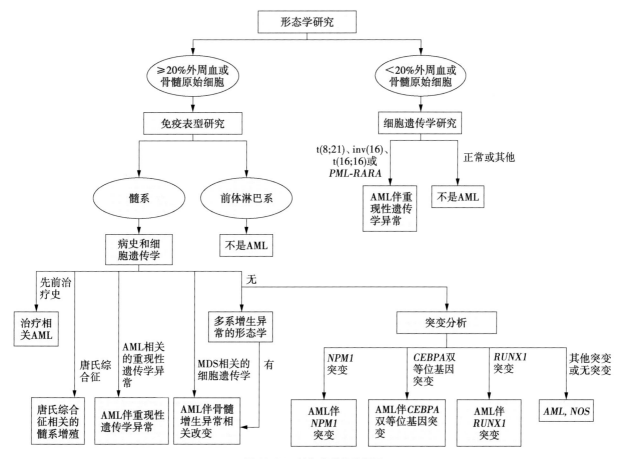

图 46.23 AML 分类的流程图

使患者得到更合理的治疗。

精华和陷阱

- 仍然需要在骨髓穿刺涂片上手工计数原始细胞，这种方法优于流式细胞学或其他原始细胞计数的方法。
- 在骨髓纤维化中，免疫组化计数原始细胞是有用的。
- 多种因素可导致流式细胞学和免疫组化的方法低估骨髓原始细胞的数量，原因之一是并非所有原始细胞都表达 CD34。
- 与细胞遗传学实验室的密切沟通是必不可少的，以提醒工作人员可能出现的微小异常，如 INV（16）（p13.1q22）。
- 折叠、扭曲的原始细胞核并且没有其他单核细胞分化的特征时，应想到少颗粒 APL。
- 少颗粒 APL 通常弱表达 CD34。
- AML 伴单核细胞特征可能类似慢性粒-单核细胞白血病（CMML），所以骨髓检查是诊断所必需的。
- 髓外单个核细胞增殖混杂嗜酸中幼粒细胞、红系前体细胞或巨核细胞，应注意髓系肉瘤的可能性。
- 基因突变谱即使不能改变诊断，也能增加 AML 的预后意义。

（张培红 薛德彬 译）

参考文献

1. Bennett JM, Catovsky D, Daniel MT, et al. Proposal for the recognition of minimally differentiated acute myeloid leukaemia (AML-M0). Br J Haematol. 1991; 78: 325-329.

2. Bennett JM, Catovsky D, Daniel MT, et al. Proposed revised criteria for the classification of acute myeloid leukemia. A report of the French-American-British Cooperative Group. Ann Intern Med. 1985; 103: 626-629.

3. Bennett JM, Catovsky D, Daniel MT, et al. Criteria for the diagnosis of acute leukemia of megakaryocytic lineage (M7). A report of the French-American-British cooperative group. Ann Intern Med. 1985; 103: 460-462.

4. Bennett JM, Catovsky D, Daniel MT, et al. Proposals for the classification of the acute leukemias. Br J Haematol. 1976; 33: 451-458.

5. Second MIC Cooperative Study Group. Morphologic, immunologic, and cytogenetic (MIC) working classification of the acute myeloid leukemias. Report of the Workshop held in Leuven, Belgium, September 15-17, 1986. Cancer Genetics Cytogenet. 1988; 30: 1-15.

6. First MIC Cooperative Study Group. Morphologic, immunologic and cytogenetic (MIC) working classification of acute lymphoblastic leukemias. Report of the workshop held in Leuven, Belguim, April 22-23, 1985. Cancer Genetics Cytogenet. 1986; 23: 189-197.

7. Bene MC, Castoldi G, Knapp W, et al. Proposal for the immunologic classification of acute leukemias. Leukemia. 1995; 9: 1783-1786.

8. European Group for the Immunological Classification of Leukaemias. The value of c-kit in the diagnosis of biphenotypic acute leukemia. Leukemia. 1998; 12: 2038.

9. Jaffe ES, Harris NL, Stein H, Vardiman JW. Tumors of Haematopoietic and Lymphoid Tissues. Lyon, France: IARC Press; 2001.

10. Head DR. Revised classification of acute myeloid leukemia. Leukemia. 1996; 10: 1826-1831.

11. Swerdlow SH, Campo E, Harris NL, et al. WHO Classification of Tumours of Haematopoietic and Lymphoid Tissues. Lyon, France: IARC Press; 2008.

12. Horner MJ, Ries LAG, Krapcho M, et al. SEER Cancer Statistics Re-view, 1975-2006. Bethesda, MD: National Cancer Institute; 2009.

13. West AH, Godley LA, Churpek JE. Familial myelodysplastic syndrome/acute leukemia syndromes: a review and utility for translational investigations. Ann N Y Acad Sci. 2014; 1310: 111-118.

14. Arber DA, Brunning RD, Orazi A, et al. Acute myeloid leukaemia, not otherwise specified. In: Swerdlow SH, Campo E, Harris NL, et al., eds. WHO Classification of Tumours of Haematopoietic and Lymphoid Tissues. Lyon, France: IARC Press; 2008: 130-139.

15. Arber DA, Brunning RD, Le Beau MM, et al. Acute myeloid leukaemia with recurrent genetic abnormalities. In: Swerdlow SH, Campo E, Harris NL, et al., eds. WHO Classification of Tumours of Haematopoietic and Lymphoid Tissues. Lyon, France: IARC Press; 2008: 110-123.

16. Arber DA, Brunning RD, Orazi A, et al. Acute myeloid leukemia with myelodysplasia-related changes. In: Swerdlow SH, Campo E, Harris NL, et al., eds. Who Classification of Tumours of Haematopoietic and Lymphoid Tissues. Lyon, France: IARC Press; 2008: 124-126.

17. Vardiman JW, Arber DA, Brunning RD, et al. Therapy-related myeloid neoplasms. In: Swerdlow SH, Campo E, Harris NL, et al., eds. WHO Classification of Tumours of Haematopoietic and Lymphoid Tissues. Lyon, France: IARC Press; 2008: 127-129.

18. Vardiman JW, Brunning RD, Arber DA, et al. Introduction and overview of the classification of the myeloid neoplasms. In: Swerdlow SH, Campo E, Harris NL, et al., eds. WHO Classification of Tumours of Haematopoietic and Lymphoid Tissues. Lyon, France: IARC Press; 2008: 18-30.

19. Craig FE, Foon KA. Flow cytometric immunophenotyping for hematologic neoplasms. Blood. 2008; 111: 3941-3967.

20. Khalidi HS, Medeiros LJ, Chang KL, Brynes RK, Slovak M, Arber DA. The immunophenotype of adult acute myeloid leukemia: high frequency of lymphoid antigen expression and comparison of immunophenotype, French-American-British classification, and karyotypic abnormalities. Am J Clin Pathol. 1998; 109: 211-220.

21. Arber DA, Carter NH, Ikle D, Slovak ML. Value of combined morphologic, cytochemical, and immunophenotypic features in predicting recurrent cytogenetic abnormalities in acute myeloid leukemia. Hum Pathol. 2003; 34: 479-483.

22. Mrozek K, Bloomfield CD. Clinical significance of the most common chromosome translocations in adult acute myeloid leukemia. J Natl Cancer Inst Monogr. 2008; 39: 52-57.

23. Mrozek K, Heerema NA, Bloomfield CD. Cytogenetics in acute leukemia. Blood Rev. 2004; 18: 115-136.

24. Arber DA, Stein AS, Carter NH, Ikle D, Forman SJ, Slovak ML. Prognostic impact of acute myeloid leukemia classification. Importance of detection of recurring cytogenetic abnormalities and multilineage dysplasia on survival. Am J Clin Pathol. 2003; 119: 672-680.

25. Baldus CD, Mrozek K, Marcucci G, Bloomfield CD. Clinical outcome of de novo acute myeloid leukaemia patients with normal cytogenetics is affected by molecular genetic alterations: a concise review. Br J Haematol. 2007; 137: 387-400.

26. Paschka P, Marcucci G, Ruppert AS, et al. Adverse prognostic significance of KIT mutations in adult acute myeloid leukemia with inv (16) and t (8; 21): a Cancer and Leukemia Group B Study. J Clin Oncol. 2006; 24: 3904-3911.

27. Deleted in review.

28. Cancer Genome Atlas Research Network. Genomic and epigenomic landscapes of adult de novo acute myeloid leukemia. N Engl J Med. 2013;

368:2059-2074.

29. Grimwade D, Hills RK, Moorman AV, et al. Refinement of cytogenetic classification in acute myeloid leukemia: determination of prognostic significance of rare recurring chromosomal abnormalities among 5876 younger adult patients treated in the United Kingdom Medical Research Council trials. Blood. 2010;116:354-365.

30. Kita K, Nakase K, Miwa H, et al. Phenotypical characteristics of acute myelocytic leukemia associated with the t(8;21)(q22;q22) chromosomal abnormality: frequent expression of immature B-cell antigen CD19 together with stem cell antigen CD34. Blood. 1992;80:470-477.

31. Hurwitz CA, Raimondi SC, Head D, et al. Distinctive immunophenotypic features of t(8;21)(q22;q22) acute myeloblastic leukemia in children. Blood. 1992;80:3182-3188.

32. Byrd JC, Dodge RK, Carroll A, et al. Patients with t(8;21)(q22;q22) and acute myeloid leukemia have superior failure-free and overall survival when repetitive cycles of high-dose cytarabine are administered. J Clin Oncol. 1999;17:3767-3775.

33. Baer MR, Stewart CC, Lawrence D, et al. Expression of the neural cell adhesion molecule CD56 is associated with short remission duration and survival in acute myeloid leukemia with t(8;21)(q22;q22). Blood. 1997;90:1643-1648.

34. Iriyama N, Hatta Y, Takeuchi J, et al. CD56 expression is an independent prognostic factor for relapse in acute myeloid leukemia with t(8;21). Leuk Res. 2013;37:1021-1026.

35. Tiacci E, Pileri S, Orleth A, et al. PAX5 expression in acute leukemias: higher B-lineage specificity than CD79a and selective association with t(8;21)-acute myelogenous leukemia. Cancer Res. 2004;64:7399-7404.

36. Peterson LF, Zhang DE. The 8;21 translocation in leukemogenesis. Oncogene. 2004;23:4255-4262.

37. Dohner H, Estey EH, Amadori S, et al. Diagnosis and management of acute myeloid leukemia in adults: recommendations from an international expert panel, on behalf of the European LeukemiaNet. Blood. 2010;115:453-474.

38. Paschka P, Dohner K. Core-binding factor acute myeloid leukemia: can we improve on HiDAC consolidation? Hematology Am Soc Hematol Educ Program. 2013;2013:209-219.

39. Micol JB, Duployez N, Boissel N, et al. Frequent ASXL2 mutations in acute myeloid leukemia patients with t(8;21)/RUNX1-RUNX1T1 chromosomal translocations. Blood. 2014;124:1445-1449.

40. Tobal K, Newton J, Macheta M, et al. Molecular quantitation of minimal residual disease in acute myeloid leukemia with t(8;21) can identify patients in durable remission and predict clinical relapse. Blood. 2000;95:815-819.

41. Shigesada K, van de Sluis B, Liu PP. Mechanism of leukemogenesis by the inv(16) chimeric gene CBFB/PEBP2B-MHY11. Oncogene. 2004;23:4297-4307.

42. LeBeau MM, Larson RA, Bitter MA, Vardiman JW, Golomb HM, Rowley JD. Association of an inversion of chromosome 16 and abnormal marrow eosinophils in acute myelomonocytic leukemia. N Engl J Med. 1983;309:630-636.

43. Adriaansen HJ, te Boekhorst PA, Hagemeijer AM, van der Schoot CE, Delwel HR, van Dongen JJ. Acute myeloid leukemia M4 with bone marrow eosinophilia(M4Eo) and inv(16)(p13q22) exhibits a specific immunophenotype with CD2 expression. Blood. 1993;81:3043-3051.

44. Paietta E, Wiernik PH, Andersen J, Bennett J, Yunis J. Acute myeloid leukemia M4 with inv(16)(p13q22) exhibits a specific immunophenotype with CD2 expression. Blood. 1993;82:2595.

45. Delaunay J, Vey N, Leblanc T, et al. Prognosis of inv(16)/t(16;16) acute myeloid leukemia(AML): a survey of 110 cases from the French AML Intergroup. Blood. 2003;102:462-469.

46. Larson RA, Williams SF, Le Beau MM, Bitter MA, Vardiman JW, Rowley JD. Acute myelomonocytic leukemia with abnormal eosinophils and inv(16) or t(16;16) has a favorable prognosis. Blood. 1986;68:1242-1249.

47. Paschka P, Du J, Schlenk RF, et al. Secondary genetic lesions in acute myeloid leukemia with inv(16) or t(16;16): a study of the German-Austrian AML Study Group(AMLSG). Blood. 2013;121:170-177.

48. Buonamici S, Ottaviani E, Testoni N, et al. Real-time quantitation of minimal residual disease in inv(16)-positive acute myeloid leukemia may indicate risk for clinical relapse and may identify patients in a curable state. Blood. 2002;99:443-449.

49. Wang ZY, Chen Z. Acute promyelocytic leukemia: from highly fatal to highly curable. Blood. 2008;111:2505-2515.

50. Burnett AK, Russell NH, Hills RK, et al. Arsenic trioxide and all-*trans* retinoic acid treatment for acute promyelocytic leukaemia in all risk groups(AML17): results of a randomised, controlled, phase 3 trial. Lancet Oncol. 2015;16:1295-1305.

51. Golomb HM, Rowley JD, Vardiman JW, Testa JR, Butler A. "Microgranular" acute promyelocytic leukemia: a distinct clinical, ultrastructural, and cytogenetic entity. Blood. 1980;55:253-259.

52. McKenna RW, Parkin J, Bloomfield CD, Sundberg RD, Brunning RD. Acute promyelocytic leukaemia: a study of 39 cases with identification of a hyperbasophilic microgranular variant. Br J Haematol. 1982;50:201-214.

53. CD15 and CD13 expression in acute myeloblastic leukemia is highly characteristic of the presence of PML-RARalpha gene rearrangements. Haematologica. 1999;84:405-412.

54. Paietta E, Goloubeva O, Neuberg D, et al. A surrogate marker profile for PML/RAR alpha expressing acute promyelocytic leukemia and the association of immunophenotypic markers with morphologic and molecular subtypes. Cytometry B Clin Cytom. 2004;59:1-9.

55. Wetzler M, McElwain BK, Stewart CC, et al. HLA-DR antigen-negative acute myeloid leukemia. Leukemia. 2003;17:707-715.

56. Lin P, Hao S, Medeiros LJ, et al. Expression of CD2 in acute promyelocytic leukemia correlates with short form of PML-RAR alpha transcripts and poorer prognosis. Am J Clin Pathol. 2004;121:402-407.

57. Takenokuchi M, Kawano S, Nakamachi Y, et al. FLT3/ITD associated with an immature immunophenotype in PML-RARalpha leukemia. Hematol Rep. 2012;4:e22.

58. Ferrara F, Morabito F, Martino B, et al. CD56 expression is an indicator of poor clinical outcome in patients with acute promyelocytic leukemia treated with simultaneous all-*trans*-retinoic acid and chemotherapy. J Clin Oncol. 2000;18:1295-1300.

59. Breccia M, Loglisci G, Loglisci MG, et al. FLT3-ITD confers poor prognosis in patients with acute promyelocytic leukemia treated with AIDA protocols: long-term follow-up analysis. Haematologica. 2013;98:e161-e163.

60. Lo-Coco F, Ammatuna E. The biology of acute promyelocytic leukemia and its impact on diagnosis and treatment. Hematology Am Soc Hematol

Educ Program. 2006;514;156-161.

61. Villamor N,Costa D,Aymerich M,et al. Rapid diagnosis of acute promyelocytic leukemia by analyzing the immunocytochemical pattern of the PML protein with the monoclonal antibody PG-M3. Am J Clin Pathol. 2000;114;786-792.

62. Grimwade D,Jovanovic JV,Hills RK,et al. Prospective minimal residual disease monitoring to predict relapse of acute promyelocytic leukemia and to direct pre-emptive arsenic trioxide therapy. J Clin Oncol. 2009; 27;3650-3658.

63. Gale RE,Hills R,Pizzey AR,et al. Relationship between FLT3 mutation status,biologic characteristics,and response to targeted therapy in acute promyelocytic leukemia. Blood. 2005;106;3768-3776.

64. Callens C,Chevret S,Cayuela JM,et al. Prognostic implication of FLT3 and Ras gene mutations in patients with acute promyelocytic leukemia (APL):a retrospective study from the European APL Group. Leukemia. 2005;19;1153-1160.

65. Kuchenbauer F,Schoch C,Kern W,Hiddemann W,Haferlach T,Schnittger S. Impact of FLT3 mutations and promyelocytic leukaemia-breakpoint on clinical characteristics and prognosis in acute promyelocytic leukaemia. Br J Haematol. 2005;130;196-202.

66. Zelent A,Guidez F,Melnick A,Waxman S,Licht JD. Translocations of the RARalpha gene in acute promyelocytic leukemia. Oncogene. 2001; 20;7186-7203.

67. Sirulnik A,Melnick A,Zelent A,Licht JD. Molecular pathogenesis of acute promyelocytic leukaemia and APL variants. Best Pract Res Clin Haematol. 2003;16;387-408.

68. Sainty D,Liso V,Cantu-Rajnoldi A,et al. A new morphologic classification system for acute promyelocytic leukemia distinguishes cases with underlying PLZF/RARA gene rearrangements. Blood. 2000; 96; 1287-1296.

69. Forestier E,Heim S,Blennow E,et al. Cytogenetic abnormalities in childhood acute myeloid leukaemia:a Nordic series comprising all children enrolled in the NOPHO-93-AML trial between 1993 and 2001. Br J Haematol. 2003;121;566-577.

70. Byrd JC,Mrozek K,Dodge RK,et al. Pretreatment cytogenetic abnormalities are predictive of induction success,cumulative incidence of relapse, and overall survival in adult patients with de novo acute myeloid leukemia:results from Cancer and Leukemia Group B(CALGB 8461). Blood. 2002;100;4325-4336.

71. Meyer C,Kowarz E,Hofmann J,et al. New insights to the MLL recombinome of acute leukemias. Leukemia. 2009;23;1490-1499.

72. Meyer C,Hofmann J,Burmeister T,et al. The MLL recombinome of acute leukemias in 2013. Leukemia. 2013;27;2165-2176.

73. Rubnitz JE,Raimondi SC,Tong X,et al. Favorable impact of the t(9; 11)in childhood acute myeloid leukemia. J Clin Oncol. 2002;20;2302-2309.

74. Creutzig U,Harbott J,Sperling C,et al. Clinical significance of surface antigen expression in children with acute myeloid leukemia:results of study AML-BFM-87. Blood. 1995;86;3097-3108.

75. Munoz L,Nomdedeu JF,Villamor N,et al. Acute myeloid leukemia with MLL rearrangements:clinicobiological features,prognostic impact and value of flow cytometry in the detection of residual leukemic cells. Leukemia. 2003;17;76-82.

76. Barjesteh van Waalwijk van Doorn-Khosrovani S,Erpelinck C,van Putten WL,et al. High EVI1 expression predicts poor survival in acute myeloid leukemia:a study of 319 de novo AML patients. Blood. 2003; 101;837-845.

77. Bindels EM,Havermans M,Lugthart S,et al. EVI1 is critical for the pathogenesis of a subset of MLL-AF9-rearranged AMLs. Blood. 2012; 119;5838-5849.

78. Groschel S,Schlenk RF,Engelmann J,et al. Deregulated expression of EVI1 defines a poor prognostic subset of MLL-rearranged acute myeloid leukemias:a study of the German-Austrian Acute Myeloid Leukemia Study Group and the Dutch-Belgian-Swiss HOVON/SAKK Cooperative Group. J Clin Oncol. 2013;31;95-103.

79. Slovak ML,Gundacker H,Bloomfield CD,et al. A retrospective study of 69 patients with t(6;9)(p23;q34)AML emphasizes the need for a prospective,multicenter initiative for rare 'poor prognosis' myeloid malignancies. Leukemia. 2006;20;1295-1297.

80. Oyarzo MP,Lin P,Glassman A,Bueso-Ramos CE,Luthra R,Medeiros LJ. Acute myeloid leukemia with t(6;9)(p23;q34)is associated with dysplasia and a high frequency of flt3 gene mutations. Am J Clin Pathol. 2004;122;348-358.

81. Alsabeh R,Brynes RK,Slovak ML,Arber DA. Acute myeloid leukemia with t(6;9)(p23;q34). Association with myelodysplasia,basophilia, and initial CD34 negative immunophenotype. Am J Clin Pathol. 1997; 107;430-437.

82. Chi Y,Lindgren V,Quigley S,Gaitonde S. Acute myelogenous leukemia with t(6;9)(p23;q34)and marrow basophilia:an overview. Arch Pathol Lab Med. 2008;132;1835-1837.

83. Tarlock K,Alonzo TA,Moraleda PP,et al. Acute myeloid leukaemia (AML) with t(6;9)(p23;q34) is associated with poor outcome in childhood AML regardless of FLT3-ITD status:a report from the Children's Oncology Group. Br J Haematol. 2014;166;254-259.

84. Garcon L,Libura M,Delabesse E,et al. DEK-CAN molecular monitoring of myeloid malignancies could aid therapeutic stratification. Leukemia. 2005;19;1338-1344.

85. Sweet DL,Golomb HM,Rowley JD,Vardiman JW. Acute myelogenous leukemia and thrombocythemia associated with an abnormality of chromosome no. 3. Cancer Genet Cytogenet. 1979;1;33-37.

86. Secker-Walker LM,Mehta A,Bain B. Abnormalities of 3q21 and 3q26 in myeloid malignancy:a United Kingdom Cancer Cytogenetic Group study. Br J Haematol. 1995;91;490-501.

87. Grigg AP,Gascoyne RD,Phillips GL,Horsman DE. Clinical,haematological and cytogenetic features in 24 patients with structural rearrangements of the Q arm of chromosome 3. Br J Haematol. 1993;83;158-165.

88. Shi G,Weh HJ,Duhrsen U,Zeller W,Hossfeld DK. Chromosomal abnormality inv(3)(q21q26)associated with multilineage hematopoietic progenitor cells in hematopoietic malignancies. Cancer Genet Cytogenet. 1997;96;58-63.

89. Raya JM,Martin-Santos T,Luno E,et al. Acute myeloid leukemia with inv(3)(q21q26. 2)or t(3;3)(q21;q26. 2):clinical and biological features and comparison with other acute myeloid leukemias with cytogenetic aberrations involving long arm of chromosome 3. Hematology. 2015;1607845415Y0000000003.

90. Medeiros BC,Kohrt HE,Arber DA,et al. Immunophenotypic features of acute myeloid leukemia with inv(3)(q21q26. 2)/t(3;3)(q21;q26. 2). Leuk Res. 2010;34;594-597.

91. Nucifora G,Laricchia-Robbio L,Senyuk V. EVI1 and hematopoietic dis-

orders;history and perspectives. Gene. 2006;368:1-11.

92. Groschel S, Sanders MA, Hoogenboezem R, et al. A single oncogenic enhancer rearrangement causes concomitant EVI1 and GATA2 deregulation in leukemia. Cell. 2014;157:369-381.

93. Yamazaki H, Suzuki M, Otsuki A, et al. A remote GATA2 hematopoietic enhancer drives leukemogenesis in inv(3)(q21;q26) by activating EVI1 expression. Cancer Cell. 2014;25:415-427.

94. Groschel S, Sanders MA, Hoogenboezem R, et al. Mutational spectrum of myeloid malignancies with inv(3)/t(3;3) reveals a predominant involvement of RAS/RTK signaling pathways. Blood. 2015;125:133-139.

95. Lugthart S, Groschel S, Beverloo HB, et al. Clinical, molecular, and prognostic significance of WHO type inv(3)(q21q26.2)/t(3;3)(q21; q26.2) and various other 3q abnormalities in acute myeloid leukemia. J Clin Oncol. 2010;28:3890-3898.

96. Rogers HJ, Vardiman JW, Anastasi J, et al. Complex or monosomal karyotype and not blast percentage is associated with poor survival in acute myeloid leukemia and myelodysplastic syndrome patients with inv(3) (q21q26.2)/t(3;3)(q21;q26.2):a Bone Marrow Pathology Group study. Haematologica. 2014;99:821-829.

97. Reiter E, Greinix H, Rabitsch W, et al. Low curative potential of bone marrow transplantation for highly aggressive acute myelogenous leukemia with inversion inv(3)(q21q26) or homologous translocation t(3;3) (q21;q26). Ann Hematol. 2000;79:374-377.

98. Bernstein J, Dastugue N, Haas OA, et al. Nineteen cases of the t(1;22) (p13;q13)acute megakaryoblastic leukaemia of infants/children and a review of 39 cases;report from a t(1;22)study group. Leukemia. 2000; 14:216-218.

99. Carroll A, Civin C, Schneider N, et al. The t(1;22)(p13;q13)is non-random and restricted to infants with acute megakaryoblastic leukemia;a Pediatric Oncology Group Study. Blood. 1991;78:748-752.

100. Bain BJ, Chakravorty S, Ancliff P. Congenital acute megakaryoblastic leukemia. Am J Hematol. 2015;90:963.

101. Mercher T, Coniat MB, Monni R, et al. Involvement of a human gene related to the *Drosophila spen* gene in the recurrent t(1;22)translocation of acute megakaryocytic leukemia. Proc Natl Acad Sci USA. 2001;98: 5776-5779.

102. Descot A, Rex-Haffner M, Courtois G, et al. OTT-MAL is a deregulated activator of serum response factor-dependent gene expression. Mol Cell Biol. 2008;28:6171-6181.

103. Duchayne E, Fenneteau O, Pages MP, et al. Acute megakaryoblastic leukaemia;a national clinical and biological study of 53 adult and childhood cases by the Groupe Francais d'Hematologie Cellulaire(GFHC). Leuk Lymphoma. 2003;44:49-58.

104. Inaba H, Zhou Y, Abla O, et al. Heterogeneous cytogenetic subgroups and outcomes in childhood acute megakaryoblastic leukemia;a retrospective international study. Blood. 2015;126:1575-1584.

105. Schweitzer J, Zimmermann M, Rasche M, et al. Improved outcome of pediatric patients with acute megakaryoblastic leukemia in the AML-BFM 04 trial. Ann Hematol. 2015;94:1327-1336.

106. Soupir CP, Vergilio JA, Dal Cin P, et al. Philadelphia chromosome-positive acute myeloid leukemia;a rare aggressive leukemia with clinicopathologic features distinct from chronic myeloid leukemia in myeloid blast crisis. Am J Clin Pathol. 2007;127:642-650.

107. Keung YK, Beaty M, Powell BL, Molnar I, Buss D, Pettenati M. Philadelphia chromosome positive myelodysplastic syndrome and acute myeloid leukemia-retrospective study and review of literature. Leuk Res. 2004;28:579-586.

108. Paietta E, Racevskis J, Bennett JM, et al. Biologic heterogeneity inPhiladelphia chromosome-positive acute leukemia with myeloid morphology;the Eastern Cooperative Oncology Group experience. Leukemia. 1998;12:1881-1885.

109. Konoplev S, Yin CC, Kornblau SM, et al. Molecular characterization of de novo Philadelphia chromosome-positive acute myeloid leukemia. Leuk Lymphoma. 2013;54:138-144.

110. Nacheva EP, Grace CD, Brazma D, et al. Does BCR/ABL1 positive acute myeloid leukaemia exist？ Br J Haematol. 2013;161:541-550.

111. Fei XH, Wu SL, Sun RJ, et al. Clinical analysis of 12 cases of acute myeloid leukemia with Ph chromosome and BCR-ABL positive. Zhongguo Shi Yan Xue Ye Xue Za Zhi. 2012;20:545-548.

112. Bhatt VR, Akhtari M, Bociek RG, et al. Allogeneic stem cell transplantation for Philadelphia chromosome-positive acute myeloid leukemia. J Natl Compr Canc Netw. 2014;12:963-968.

113. Cai W, He X, Chen S, et al. Clinical and laboratory characteristics of 12 Ph/BCR-ABL positive acute myeloid leukemia patients. Zhonghua Xue Ye Xue Za Zhi. 2015;36:398-402.

114. Arber DA, Chang KL, Lyda MH, Bedell V, Spielberger R, Slovak ML. Detection of NPM/MLF1 fusion in t(3;5)-positive acute myeloid leukemia and myelodysplasia. Hum Pathol. 2003;34:809-813.

115. Raimondi SC, Dube ID, Valentine MB, et al. Clinicopathologic manifestations and breakpoints of the t(3;5)in patients with acute nonlymphocytic leukemia. Leukemia. 1989;3:42-47.

116. Lee WH, Salek-Ardakani S, Pandolfi PP, Brady HJ, de Boer J, Williams O. NPM-MLF1 synergizes with Npm haploinsufficiency to enhance myeloid progenitor activity. Leukemia. 2012;26:1110-1112.

117. Yoneda-Kato N, Kato JY. Shuttling imbalance of MLF1 results in p53 instability and increases susceptibility to oncogenic transformation. Mol Cell Biol. 2008;28:422-434.

118. Lim G, Choi JR, Kim MJ, et al. Detection of t(3;5) and NPM1/MLF1 rearrangement in an elderly patient with acute myeloid leukemia;clinical and laboratory study with review of the literature. Cancer Genet Cytogenet. 2010;199:101-109.

119. Haferlach T, Kohlmann A, Klein HU, et al. AML with translocation t(8;16)(p11;p13)demonstrates unique cytomorphological, cytogenetic, molecular and prognostic features. Leukemia. 2009;23:934-943.

120. Stark B, Resnitzky P, Jeison M, et al. A distinct subtype of M4/M5 acute myeloblastic leukemia(AML)associated with t(8:16)(p11: p13), in a patient with the variant t(8;19)(p11;q13)-case report and review of the literature. Leuk Res. 1995;19:367-379.

121. Gervais C, Murati A, Helias C, et al. Acute myeloid leukaemia with 8p11(MYST3)rearrangement;an integrated cytologic, cytogenetic and molecular study by the Groupe Francophone de Cytogénétique Hématologique. Leukemia. 2008;22:1567-1575.

122. Wong KF, Yuen HL, Siu LL, Pang A, Kwong YL. t(8;16)(p11;p13) predisposes to a transient but potentially recurring neonatal leukemia. Hum Pathol. 2008;39:1702-1707.

123. Diab A, Zickl L, Abdel-Wahab O, et al. Acute myeloid leukemia with translocation t(8;16)presents with features which mimic acute promyelocytic leukemia and is associated with poor prognosis. Leuk Res. 2013; 37:32-36.

124. Camos M, Esteve J, Jares P, et al. Gene expression profiling of acute

myeloid leukemia with translocation t(8;16)(p11;p13) and MYST3-CREBBP rearrangement reveals a distinctive signature with a specific pattern of HOX gene expression. Cancer Res. 2006;66:6947-6954.

125. Diaz-Beya M,Navarro A,Ferrer G,et al. Acute myeloid leukemia with translocation(8;16)(p11;p13) and MYST3-CREBBP rearrangement harbors a distinctive microRNA signature targeting RET proto-oncogene. Leukemia. 2013;27:595-603.

126. Vardiman JW,Thiele J,Arber DA,et al. The 2008 revision of the WHO classification of myeloid neoplasms and acute leukemia:rationale and important changes. Blood. 2009;114:937-951.

127. Schlenk RF,Dohner K. Impact of new prognostic markers in treatment decisions in acute myeloid leukemia. Curr Opin Hematol. 2009;16:98-104.

128. Abdel-Wahab O,Levine RL. Mutations in epigenetic modifiers in the pathogenesis and therapy of acute myeloid leukemia. Blood. 2013;121:3563-3572.

129. Ohgami RS,Arber DA. The diagnostic and clinical impact of genetics and epigenetics in acute myeloid leukemia. Int J Lab Hematol. 2015;37(suppl 1):122-132.

130. Kelly LM,Gilliland DG. Genetics of myeloid leukemias. Annu Rev Genomics Hum Genet. 2002;3:179-198.

131. Shlush LI,Zandi S,Mitchell A,et al. Identification of pre-leukaemic haematopoietic stem cells in acute leukaemia. Nature. 2014;506:328-333.

132. Corces-Zimmerman MR,Hong WJ,Weissman IL,Medeiros BC,Majeti R. Preleukemic mutations in human acute myeloid leukemia affect epigenetic regulators and persist in remission. Proc Natl Acad Sci USA. 2014;111:2548-2553.

133. Ohgami RS,Ma L,Merker JD,et al. Next-generation sequencing of acute myeloid leukemia identifies the significance of TP53,U2AF1,ASXL1,and TET2 mutations. Mod Pathol. 2015;28:706-714.

134. Panagiotis DK,Rosemary EG,David CL. Flt3 mutations and leukaemia. Br J Haematol. 2003;122:523-538.

135. Kussick SJ,Stirewalt DL,Yi HS,et al. A distinctive nuclear morphology in acute myeloid leukemia is strongly associated with loss of HLA-DR expression and FLT3 internal tandem duplication. Leukemia. 2004;18:1591-1598.

136. Chen W,Rassidakis GZ,Li J,et al. High frequency of NPM1 gene mutations in acute myeloid leukemia with prominent nuclear invaginations ("cuplike" nuclei). Blood. 2006;108:1783-1784.

137. Tam WF,Gary GD. Can FLT3 inhibitors overcome resistance in AML? Best Pract Res Clin Haematol. 2008;21:13-20.

138. Kadia TM,Ravandi F,Cortes J,Kantarjian H. New drugs in acute myeloid leukemia. Ann Oncol. 2016 Jan 22;[Epub ahead of print].

139. Falini B,Nicoletti I,Martelli MF,Mecucci C. Acute myeloid leukemia carrying cytoplasmic/mutated nucleophosmin(NPMc⁺ AML):biologic and clinical features. Blood. 2007;109:874-885.

140. Thiede C,Koch S,Creutzig E,et al. Prevalence and prognostic impact of NPM1 mutations in 1485 adult patients with acute myeloid leukemia (AML). Blood. 2006;107:4011-4020.

141. Dohner K,Schlenk RF,Habdank M,et al. Mutant nucleophosmin (NPM1)predicts favorable prognosis in younger adults with acute myeloid leukemia and normal cytogenetics:interaction with other gene mutations. Blood. 2005;106:3740-3746.

142. Suzuki T,Kiyoi H,Ozeki K,et al. Clinical characteristics and prognostic implications of NPM1 mutations in acute myeloid leukemia. Blood. 2005;106:2854-2861.

143. Hollink IH,Zwaan CM,Zimmermann M,et al. Favorable prognostic impact of NPM1 gene mutations in childhood acute myeloid leukemia, with emphasis on cytogenetically normal AML. Leukemia. 2009;23:262-270.

144. Falini B,Macijewski K,Weiss T,et al. Multilineage dysplasia has no impact on biologic,clinicopathologic,and prognostic features of AML with mutated nucleophosmin(NPM1). Blood. 2010;115:3776-3786.

145. Diaz-Beya M,Rozman M,Pratcorona M,et al. The prognostic value of multilineage dysplasia in de novo acute myeloid leukemia patients with intermediate-risk cytogenetics is dependent on NPM1 mutational status. Blood. 2010;116:6147-6148.

146. Nomdedeu J,Bussaglia E,Villamor N,et al. Immunophenotype of acute myeloid leukemia with NPM mutations:prognostic impact of the leukemic compartment size. Leuk Res. 2011;35:163-168.

147. Liu YR,Zhu HH,Ruan GR,et al. NPM1-mutated acute myeloid leukemia of monocytic or myeloid origin exhibit distinct immunophenotypes. Leuk Res. 2013;37:737-741.

148. Chen CY,Chou WC,Tsay W,et al. Hierarchical cluster analysis of immunophenotype classify AML patients with NPM1 gene mutation into two groups with distinct prognosis. BMC Cancer. 2013;13:107.

149. Dang H,Chen Y,Kamel-Reid S,Brandwein J,Chang H. CD34 expression predicts an adverse outcome in patients with NPM1-positive acute myeloid leukemia. Hum Pathol. 2013;44:2038-2046.

150. Okuwaki M. The structure and functions of NPM1/Nucleophsmin/B23, a multifunctional nucleolar acidic protein. J Biochem. 2008;143:441-448.

151. Bolli N,Nicoletti I,De Marco MF,et al. Born to be exported:COOH-terminal nuclear export signals of different strength ensure cytoplasmic accumulation of nucleophosmin leukemic mutants. Cancer Res. 2007;67:6230-6237.

152. Noguera NI,Ammatuna E,Zangrilli D,et al. Simultaneous detection of NPM1 and FLT3-ITD mutations by capillary electrophoresis in acute myeloid leukemia. Leukemia. 2005;19:1479-1482.

153. Huang Q,Chen W,Gaal KK,Slovak ML,Stein A,Weiss LM. A rapid, one step assay for simultaneous detection of FLT3/ITD and NPM1 mutations in AML with normal cytogenetics. Br J Haematol. 2008;142:489-492.

154. Haferlach C,Mecucci C,Schnittger S,et al. AML with mutated NPM1 carrying a normal or aberrant karyotype show overlapping biologic,pathologic,immunophenotypic,and prognostic features. Blood. 2009;114:3024-3032.

155. Kronke J,Bullinger L,Teleanu V,et al. Clonal evolution in relapsed NPM1-mutated acute myeloid leukemia. Blood. 2013;122:100-108.

156. Alcalay M,Tiacci E,Bergomas R,et al. Acute myeloid leukemia bearing cytoplasmic nucleophosmin(NPMc⁺ AML) shows a distinct gene expression profile characterized by up-regulation of genes involved in stem-cell maintenance. Blood. 2005;106:899-902.

157. Verhaak RG,Goudswaard CS,van Putten W,et al. Mutations in nucleophosmin(NPM1) in acute myeloid leukemia(AML):association with other gene abnormalities and previously established gene expression signatures and their favorable prognostic significance. Blood. 2005;106:3747-3754.

158. Mullighan CG,Kennedy A,Zhou X,et al. Pediatric acute myeloid leu-

kemia with NPM1 mutations is characterized by a gene expression profile with dysregulated HOX gene expression distinct from MLL-rearranged leukemias. Leukemia. 2007;21;2000-2009.

159. Garzon R, Garofalo M, Martelli MP, et al. Distinctive microRNA signature of acute myeloid leukemia bearing cytoplasmic mutated nucleophosmin. Proc Natl Acad SciUSA. 2008;105;3945-3950.

160. Loghavi S, Zuo Z, Ravandi F, et al. Clinical features of de novo acute myeloid leukemia with concurrent DNMT3A, FLT3 and NPM1 mutations. J Hematol Oncol. 2014;7;74.

161. Koschmieder S, Halmos B, Levantini E, Tenen DG. Dysregulation of the C/EBPalpha differentiation pathway in human cancer. J Clin Oncol. 2009;27;619-628.

162. Ho PA, Alonzo TA, Gerbing RB, et al. Prevalence and prognostic implications of CEBPA mutations in pediatric acute myeloid leukemia (AML):a report from the Children's Oncology Group. Blood. 2009;113;6558-6566.

163. Preudhomme C, Sagot C, Boissel N, et al. Favorable prognostic significance of CEBPA mutations in patients with de novo acute myeloid leukemia:a study from the Acute Leukemia French Association(ALFA). Blood. 2002;100;2717-2723.

164. Pabst T, Mueller BU, Zhang P, et al. Dominant-negative mutations of CEBPA, encoding CCAAT/enhancer binding protein-alpha(C/EBPalpha), in acute myeloid leukemia. Nat Genet. 2001;27;263-270.

165. Wouters BJ, Lowenberg B, Erpelinck-Verschueren CA, van Putten WL, Valk PJ, Delwel R. Double CEBPA mutations, but not single CEBPA mutations, define a subgroup of acute myeloid leukemia with a distinctive gene expression profile that is uniquely associated with a favorable outcome. Blood. 2009;113;3088-3091.

166. Pabst T, Eyholzer M, Fos J, Mueller BU. Heterogeneity within AML with CEBPA mutations;only CEBPA double mutations, but not single CEBPA mutations are associated with favourable prognosis. Br J Cancer. 2009;100;1343-1346.

167. Green CL, Koo KK, Hills RK, Burnett AK, Linch DC, Gale RE. Prognostic significance of CEBPA mutations in a large cohort of younger adult patients with acute myeloid leukemia:impact of double CEBPA mutations and the interaction with FLT3 and NPM1 mutations. J Clin Oncol. 2010;28;2739-2747.

168. Hollink IH, van den Heuvel-Eibrink MM, Arentsen-Peters ST, et al. Characterization of CEBPA mutations and promoter hypermethylation in pediatric acute myeloid leukemia. Haematologica. 2011;96;384-392.

169. Taskesen E, Bullinger L, Corbacioglu A, et al. Prognostic impact, concurrent genetic mutations, and gene expression features of AML with CEBPA mutations in a cohort of 1182 cytogenetically normal AML patients:further evidence for CEBPA double mutant AML as a distinctive disease entity. Blood. 2011;117;2469-2475.

170. Ahn JY, Seo K, Weinberg O, Boyd SD, Arber DA. A comparison of two methods for screening CEBPA mutations in patients with acute myeloid leukemia. J Mol Diagn. 2009;11;319-323.

171. Renneville A, Boissel N, Gachard N, et al. The favorable impact of CEBPA mutations in patients with acute myeloid leukemia is only observed in the absence of associated cytogenetic abnormalities and FLT3 internal duplication. Blood. 2009;113;5090-5093.

172. Barjesteh van Waalwijk van Doorn-Khosrovani S, Erpelinck C, Meijer J, et al. Biallelic mutations in the CEBPA gene and low CEBPA expression levels as prognostic markers in intermediate-risk AML. Hematol J.

2003;4;31-40.

173. Bacher U, Schnittger S, Macijewski K, et al. Multilineage dysplasia does not influence prognosis in CEBPA-mutated AML, supporting the WHO proposal to classify these patients as a unique entity. Blood. 2012;119;4719-4722.

174. Iriyama N, Asou N, Miyazaki Y, et al. Normal karyotype acute myeloid leukemia with the CD7+ CD15+ CD34+ HLA-DR+ immunophenotype is a clinically distinct entity with a favorable outcome. Ann Hematol. 2014;93;957-963.

175. Hou HA, Lin LI, Chen CY, Tien HF. Reply to 'Heterogeneity within AML with CEBPA mutations;only CEBPA double mutations, but not single CEBPA mutations are associated with favorable prognosis. Br J Cancer. 2009;101;738-740.

176. Schlenk RF, Taskesen E, van Norden Y, et al. The value of allogeneic and autologous hematopoietic stem cell transplantation in prognostically favorable acute myeloid leukemia with double mutant CEBPA. Blood. 2013;122;1576-1582.

177. Greif PA, Dufour A, Konstandin NP, et al. GATA2 zinc finger 1 mutations associated with biallelic CEBPA mutations define a unique genetic entity of acute myeloid leukemia. Blood. 2012;120;395-403.

178. Godley LA. Inherited predisposition to acute myeloid leukemia. Semin Hematol. 2014;51;306-321.

179. Schnittger S, Dicker F, Kern W, et al. RUNX1 mutations are frequent in de novo AML with noncomplex karyotype and confer an unfavorable prognosis. Blood. 2011;117;2348-2357.

180. Tang JL, Hou HA, Chen CY, et al. AML1/RUNX1 mutations in 470 adult patients with de novo acute myeloid leukemia;prognostic implication and interaction with other gene alterations. Blood. 2009;114;5352-5361.

181. Mendler JH, Maharry K, Radmacher MD, et al. RUNX1 mutations are associated with poor outcome in younger and older patients with cytogenetically normal acute myeloid leukemia and with distinct gene and microRNA expression signatures. J Clin Oncol. 2012;30;3109-3118.

182. Gaidzik VI, Bullinger L, Schlenk RF, et al. RUNX1 mutations in acute myeloid leukemia:results from a comprehensive genetic and clinical analysis from the AML study group. J Clin Oncol. 2011;29;1364-1372.

183. Christiansen DH, Andersen MK, Pedersen-Bjergaard J. Mutations of AML1 are common in therapy-related myelodysplasia following therapy with alkylating agents and are significantly associated with deletion or loss of chromosome arm 7q and with subsequent leukemic transformation. Blood. 2004;104;1474-1481.

184. Dicker F, Haferlach C, Kern W, Haferlach T, Schnittger S. Trisomy 13 is strongly associated with AML1/RUNX1 mutations and increased FLT3 expression in acute myeloid leukemia. Blood. 2007;110;1308-1316.

185. Paschka P, Schlenk RF, Gaidzik VI, et al. ASXL1 mutations in younger adult patients with acute myeloid leukemia:a study by the German-Austrian Acute Myeloid Leukemia Study Group. Haematologica. 2015;100;324-330.

186. Ganly P, Walker LC, Morris CM. Familial mutations of the transcription factor RUNX1(AML1, CBFA2) predispose to acute myeloid leukemia. Leuk Lymphoma. 2004;45;1-10.

187. Brunning RD, Bennett J, Matutes E, et al. Acute myeloid leukemias. In; Jaffe ES, Harris NL, Stein H, Vardiman JW, eds. Tumors of Haemato-

poietic and Lymphoid Tissues. Lyon, France: IARC Press; 2001: 75-107.

188. Wakui M, Kuriyama K, Miyazaki Y, et al. Diagnosis of acute myeloid leukemia according to the WHO classification in the Japan Adult Leukemia Study Group AML-97 protocol. Int J Hematol. 2008; 87: 144-151.

189. Miyazaki Y, Kuriyama K, Miyawaki S, et al. Cytogenetic heterogeneity of acute myeloid leukaemia (AML) with trilineage dysplasia: Japan Adult Leukaemia Study Group-AML 92 study. Br J Haematol. 2003; 120: 56-62.

190. Haferlach T, Schoch C, Loffler H, et al. Morphologic dysplasia in de novo acute myeloid leukemia(AML) is related to unfavorable cytogenetics but has no independent prognostic relevance under the conditions of intensive induction therapy: results of a multiparameter analysis from the German AML Cooperative Group studies. J Clin Oncol. 2003; 21: 256-265.

191. Yanada M, Suzuki M, Kawashima K, et al. Long-term outcomes for unselected patients with acute myeloid leukemia categorized according to the World Health Organization classification: a single-center experience. Eur J Haematol. 2005; 74: 418-423.

192. Wandt H, Schakel U, Kroschinsky F, et al. MLD according to the WHO classification in AML has no correlation with age and no independent prognostic relevance as analyzed in 1766 patients. Blood. 2008; 111: 1855-1861.

193. Weinberg OK, Seetharam M, Ren L, et al. Clinical characterization of acute myeloid leukemia with myelodysplasia-related changes as defined by the 2008 WHO classification system. Blood. 2009; 113: 1906-1908.

194. Davis KL, Marina N, Arber DA, et al. Pediatric acute myeloid leukemia as classified using 2008 WHO criteria: a single-center experience. Am J Clin Pathol. 2013; 139: 818-825.

195. Li X, Li J, Du W, et al. Relevance of immunophenotypes to prognostic subgroups of age, WBC, platelet count, and cytogenetics in de novo acute myeloid leukemia. APMIS. 2011; 119: 76-84.

196. Chen MH, Atenafu E, Craddock KJ, Brandwein J, Chang H. CD11b expression correlates with monosomal karyotype and predicts an extremely poor prognosis in cytogenetically unfavorable acute myeloid leukemia. Leuk Res. 2013; 37: 122-128.

197. Junca J, Garcia-Caro M, Granada I, et al. Correlation of CD11b and CD56 expression in adult acute myeloid leukemia with cytogenetic risk groups and prognosis. Ann Hematol. 2014; 93: 1483-1489.

198. Choi Y, Lee JH, Kim SD, et al. Prognostic implications of CD14 positivity in acute myeloid leukemia arising from myelodysplastic syndrome. Int J Hematol. 2013; 97: 246-255.

199. Miesner M, Haferlach C, Bacher U, et al. Multilineage dysplasia(MLD) in acute myeloid leukemia(AML) correlates with MDS-related cytogenetic abnormalities and a prior history of MDS or MDS/MPN but has no independent prognostic relevance: a comparison of 408 cases classified as "AML not otherwise specified"(AML-NOS) or "AML with myelodysplasia-related changes"(AML-MRC). Blood. 2010; 116: 2742-2751.

200. Hasle H, Alonzo TA, Auvrignon A, et al. Monosomy 7 and deletion 7q in children and adolescents with acute myeloid leukemia: an international retrospective study. Blood. 2007; 109: 4641-4647.

201. Schoch C, Kern W, Kohlmann A, Hiddemann W, Schnittger S, Haferlach T. Acute myeloid leukemia with a complex aberrant karyotype is a distinct biological entity characterized by genomic imbalances and a specific gene expression profile. Genes Chromosomes Cancer. 2005; 43: 227-238.

202. Schoch C, Haferlach T, Bursch S, et al. Loss of genetic material is more common than gain in acute myeloid leukemia with complex aberrant karyotype: a detailed analysis of 125 cases using conventional chromosome analysis and fluorescence in situ hybridization including 24-color FISH. Genes Chromosomes Cancer. 2002; 35: 20-29.

203. Breems DA, van Putten WL, De Greef GE, et al. Monosomal karyotype in acute myeloid leukemia: a better indicator of poor prognosis than a complex karyotype. J Clin Oncol. 2008; 26: 4791-4797.

204. Weinberg OK, Ohgami RS, Ma L, et al. Acute myeloid leukemia with monosomal karyotype: morphologic, immunophenotypic, and molecular findings. Am J Clin Pathol. 2014; 142: 190-195.

205. Devillier R, Gelsi-Boyer V, Brecqueville M, et al. Acute myeloid leukemia with myelodysplasia-related changes are characterized by a specific molecular pattern with high frequency of ASXL1 mutations. Am J Hematol. 2012; 87: 659-662.

206. Devillier R, Mansat-De Mas V, Gelsi-Boyer V, et al. Role of ASXL1 and TP53 mutations in the molecular classification and prognosis of acute myeloid leukemias with myelodysplasia-related changes. Oncotarget. 2015; 6: 8388-8396.

207. Hasserjian RP, Campigotto F, Klepeis V, et al. De novo acute myeloid leukemia with 20-29% blasts is less aggressive than acute myeloid leukemia with >/ = 30% blasts in older adults: a Bone Marrow Pathology Group study. Am J Hematol. 2014; 89: E193-E199.

208. Rozman M, Navarro JT, Arenillas L, et al. Multilineage dysplasia is associated with a poorer prognosis in patients with de novo acute myeloid leukemia with intermediate-risk cytogenetics and wild-type NPM1. Ann Hematol. 2014; 93: 1695-1703.

209. Lugthart S, van Drunen E, van Norden Y, et al. High EVI1 levels predict adverse outcome in acute myeloid leukemia: prevalence of EVI1 overexpression and chromosome 3q26 abnormalities underestimated. Blood. 2008; 111: 4329-4337.

210. Mauritzson N, Albin M, Rylander L, et al. Pooled analysis of clinical and cytogenetic features in treatment-related and de novo adult acute myeloid leukemia and myelodysplastic syndromes based on a consecutive series of 761 patients analyzed 1976-1993 and on 5098 unselected cases reported in the literature 1974-2001. Leukemia. 2002; 16: 2366-2378.

211. Nardi V, Winkfield KM, Ok CY, et al. Acute myeloid leukemia and myelodysplastic syndromes after radiation therapy are similar to de novo disease and differ from other therapy-related myeloid neoplasms. J Clin Oncol. 2012; 30: 2340-2347.

212. Granfeldt Ostgard LS, Medeiros BC, Sengelov H, et al. Epidemiology and clinical significance of secondary and therapy-related acute myeloid leukemia: a national population-based cohort study. J Clin Oncol. 2015; 33: 3641-3649.

213. Morton LM, Dores GM, Tucker MA, et al. Evolving risk of therapy-related acute myeloid leukemia following cancer chemotherapy among adults in the United States, 1975-2008. Blood. 2013; 121: 2996-3004.

214. Link DC, Schuettpelz LG, Shen D, et al. Identification of a novel TP53 cancer susceptibility mutation through whole-genome sequencing of a patient with therapy-related AML. JAMA. 2011; 305: 1568-1576.

215. Larson RA, Wang Y, Banerjee M, et al. Prevalence of the inactivating

609C→T polymorphism in the NAD（P）H：quinone oxidoreductase（NQO1）gene in patients with primary and therapy-related myeloid leukemia. Blood. 1999；94：803-807.

216. Allan JM，Wild CP，Rollinson S，et al. Polymorphism in glutathione S-transferase P1 is associated with susceptibility to chemotherapy-induced leukemia. Proc Natl Acad Sci USA. 2001；98：11592-11597.

217. Guillem VM，Collado M，Terol MJ，et al. Role of MTHFR（677，1298）haplotype in the risk of developing secondary leukemia after treatment of breast cancer and hematological malignancies. Leukemia. 2007；21：1413-1422.

218. Churpek JE，Marquez R，Neistadt B，et al. Inherited mutations in cancer susceptibility genes are common among survivors of breast cancer who develop therapy-related leukemia. Cancer. 2016；122：304-311.

219. Singh ZN，Huo D，Anastasi J，et al. Therapy-related myelodysplastic syndrome：morphologic subclassification may not be clinically relevant. Am J Clin Pathol. 2007；127：197-205.

220. Pedersen-Bjergaard J，Andersen MK，Andersen MT，Christiansen DH. Genetics of therapy-related myelodysplasia and acute myeloid leukemia. Leukemia. 2008；22：240-248.

221. Shih AH，Chung SS，Dolezal EK，et al. Mutational analysis of therapy-related myelodysplastic syndromes and acute myelogenous leukemia. Haematologica. 2013；98：908-912.

222. Wong TN，Ramsingh G，Young AL，et al. Role of TP53 mutations in the origin and evolution of therapy-related acute myeloid leukaemia. Nature. 2015；518：552-555.

223. Ok CY，Patel KP，Garcia-Manero G，et al. Mutational profiling of therapy-related myelodysplastic syndromes and acute myeloid leukemia by next generation sequencing，a comparison with de novo diseases. Leuk Res. 2015；39：348-354.

224. Rowley JD，Olney HJ. International workshop on the relationship of prior therapy to balanced chromosome aberrations in therapy-related myelodysplastic syndromes and acute leukemia：overview report. Genes Chromosomes Cancer. 2002；33：331-345.

225. Bloomfield CD，Archer KJ，Mrozek K，et al. 11q23 balanced chromosome aberrations in treatment-related myelodysplastic syndromes and acute leukemia：report from an International Workshop. Genes Chromosomes Cancer. 2002；33：362-378.

226. Arber DA，Slovak ML，Popplewell L，Bedell V，Ikle D，Rowley JD. Therapy-related acute myeloid leukemia/myelodysplasia with balanced 21q22 translocations. Am J Clin Pathol. 2002；117：306-313.

227. Andersen MK，Larson RA，Mauritzson N，Schnittger S，Jhanwar SC，Pedersen-Bjergaard J. Balanced chromosome abnormalities inv（16）and t（15；17）in therapy-related myelodysplastic syndromes and acute leukemia：report from an international workshop. Genes Chromosomes Cancer. 2002；33：395-400.

228. Borthakur G，Lin E，Jain N，et al. Survival is poorer in patients with secondary core-binding factor acute myelogenous leukemia compared with de novo core-binding factor leukemia. Cancer. 2009；115：3217-3221.

229. Pedersen-Bjergaard J，Christiansen DH，Desta F，Andersen MK. Alternative genetic pathways and cooperating genetic abnormalities in the pathogenesis of therapy-related myelodysplasia and acute myeloid leukemia. Leukemia. 2006；20：1943-1949.

230. Andersen MT，Andersen MK，Christiansen DH，Pedersen-Bjergaard J. NPM1 mutations in therapy-related acute myeloid leukemia with uncharacteristic features. Leukemia. 2008；22：951-955.

231. Tallman MS，Kim HT，Paietta E，et al. Acute monocytic leukemia（French-American-British classification M5）does not have a worse prognosis than other subtypes of acute myeloid leukemia：a report from the Eastern Cooperative Oncology Group. J Clin Oncol. 2004；22：1276-1286.

232. Walter RB，Othus M，Burnett AK，et al. Significance of FAB subclassification of "acute myeloid leukemia，NOS" in the 2008 WHO classification：analysis of 5848 newly diagnosed patients. Blood. 2013；121：2424-2431.

233. Roumier C，Eclache V，Imbert M，et al. M0 AML，clinical and biologic features of the disease，including AML1 gene mutations：a report of 59 cases by the Groupe Français d'Hématologie Cellulaire（GFHC）and the Groupe Français de Cytogénétique Hématologique（GFCH）. Blood. 2003；101：1277-1283.

234. Silva FP，Morolli B，Storlazzi CT，et al. ETV6 mutations and loss in AML-M0. Leukemia. 2008；22：1639-1643.

235. Liu W，Hasserjian RP，Hu Y，et al. Pure erythroid leukemia：a reassessment of the entity using the 2008 World Health Organization classification. Mod Pathol. 2011；24：375-383.

236. Linari S，Vannucchi AM，Ciolli S，et al. Coexpression of erythroid and megakaryocytic genes in acute erythroblastic（FAB M6）and megakaryoblastic（FAB M7）leukaemias. Br J Haematol. 1998；102：1335-1337.

237. Ohgami RS，Chisholm KM，Ma L，Arber DA. E-cadherin is a specific marker for erythroid differentiation and has utility，in combination with CD117 and CD34，for enumerating myeloblasts in hematopoietic neoplasms. Am J Clin Pathol. 2014；141：656-664.

238. Kowal-Vern A，Mazzella FM，Cotelingam JD，Shrit MA，Rector JT，Schumacher HR. Diagnosis and characterization of acute erythroleukemia subsets by determining the percentages of myeloblasts and proerythroblasts in 69 cases. Am J Hematol. 2000；65：5-13.

239. Pagano L，Pulsoni A，Vignetti M，et al. Acute megakaryoblastic leukemia：experience of GIMEMA trials. Leukemia. 2002；16：1622-1626.

240. Shvidel L，Shaft D，Stark B，Shtalrid M，Berrebi A，Resnitzky P. Acute basophilic leukaemia：eight unsuspected new cases diagnosed by electron microscopy. Br J Haematol. 2003；120：774-781.

241. Peterson LC，Parkin JL，Arthur DC，Brunning RD. Acute basophilic leukemia. A clinical，morphologic，and cytogenetic study of eight cases. Am J Clin Pathol. 1991；96：160-170.

242. Wick MR，Li CY，Pierre RV. Acute nonlymphocytic leukemia with basophilic differentiation. Blood. 1982；60：38-45.

243. Staal-Viliare A，Latger-Cannard V，Didion J，et al. CD203c⁺/CD117⁻，an useful phenotype profile for acute basophilic leukaemia diagnosis in cases of undifferentiated blasts. Leuk Lymphoma. 2007；48：439-441.

244. Lichtman MA，Segel GB. Uncommon phenotypes of acute myelogenous leukemia：basophilic，mast cell，eosinophilic，and myeloid dendritic cell subtypes：a review. Blood Cells Mol Dis. 2005；35：370-383.

245. Dastugue N，Duchayne E，Kuhlein E，et al. Acute basophilic leukaemia and translocation t（X；6）（p11；q23）. Br J Haematol. 1997；98：170-176.

246. Quelen C，Lippert E，Struski S，et al. Identification of a transforming MYB-GATA1 fusion gene in acute basophilic leukaemia：a new entity in male infants. Blood. 2011；117：5719-5722.

247. Hoyle CF，Sherrington P，Hayhoe FG. Translocation（3；6）（q21；p21）in acute myeloid leukemia with abnormal thrombopoiesis and basophil-

ia. Cancer Genet Cytogenet. 1988;30;261-267.

248. Hoyle CF,Sherrington PD,Fischer P,Hayhoe FG. Basophils in acute myeloid leukaemia. J Clin Pathol. 1989;42;785-792.

249. Orazi A,O'Malley DP,Jiang J,et al. Acute panmyelosis with myelofibrosis;an entity distinct from acute megakaryoblastic leukemia. Mod Pathol. 2005;18;603-614.

250. Hruban RH,Kuhajda FP,Mann RB. Acute myelofibrosis. Immunohistochemical study of four cases and comparison with acute megakaryocytic leukemia. Am J Clin Pathol. 1987;88;578-588.

251. Bearman RM,Pangalis GA,Rappaport H. Acute("malignant")myelosclerosis. Cancer. 1979;43;279-293.

252. Sultan C,Sigaux F,Imbert M,Reyes F. Acute myelodysplasia with myelofibrosis;a report of eight cases. Br J Haematol. 1981;49;11-16.

253. Creutzig U,Ritter J,Vormoor J,et al. Myelodysplasia and acute myelogenous leukemia in Down's syndrome. A report of 40 children of the AML-BFM Study Group. Leukemia. 1996;10;1677-1686.

254. Baumann I,Niemeyer CM,Brunning RD,Arber DA,Porwit A. Myeloid proliferations related to Down syndrome. In;Swerdlow SH,Campo E,Harris NL,et al. ,eds. WHO Classification of Tumors of Haematopoietic and Lymphoid Tissues. Lyon,France;IARC Press;2008;142-144.

255. Chou ST,Opalinska JB,Yao Y,et al. Trisomy 21 enhances human fetal erythro-megakaryocytic development. Blood. 2008;112;4503-4506.

256. Sharma M,Alonzo TA,Sorrell A,et al. Uniform approach better defines natural history of transient myeloproliferative disorder(TMD)in Down syndrome(DS)neonates;outcomes from Children's Oncology Group(COG)Study A2971. Blood. 2006;108;376a.

257. Roy A,Roberts I,Vyas P. Biology and management of transient abnormal myelopoiesis(TAM)in children with Down syndrome. Semin Fetal Neonatal Med. 2012;17;196-201.

258. Massey GV,Zipursky A,Chang MN,et al. A prospective study of the natural history of transient leukemia(TL)in neonates with Down syndrome(DS);Children's Oncology Group(COG)study POG-9481. Blood. 2006;107;4606-4613.

259. Karandikar NJ,Aquino DB,McKenna RW,Kroft SH. Transient myeloproliferative disorder and acute myeloid leukemia in Down syndrome. An immunophenotypic analysis. Am J Clin Pathol. 2001;116;204-210.

260. Langebrake C,Creutzig U,Reinhardt D. Immunophenotype of Down syndrome acute myeloid leukemia and transient myeloproliferative disease differs significantly from other diseases with morphologically identical or similar blasts. Klin Padiatr. 2005;217;126-134.

261. De Vita S,Mulligan C,McElwaine S,et al. Loss-of-function JAK3 mutations in TMD and AMKL of Down syndrome. Br J Haematol. 2007;137;337-341.

262. Tunstall-Pedoe O,Roy A,Karadimitris A,et al. Abnormalities in the myeloid progenitor compartment in Down syndrome fetal liver precede acquisition of GATA1 mutations. Blood. 2008;112;4507-4511.

263. Pine SR,Guo Q,Yin C,Jayabose S,Druschel CM,Sandoval C. Incidence and clinical implications of GATA1 mutations in newborns with Down syndrome. Blood. 2007;110;2128-2131.

264. Toki T,Kanezaki R,Kobayashi E,et al. Naturally occurring oncogenic GATA1 mutants with internal deletions in transient abnormal myelopoiesis in Down syndrome. Blood. 2013;121;3181-3184.

265. Ogawa J,Kanegane H,Tsuneyama K,et al. Platelet-derived growth factor may be associated with fibrosis in a Down syndrome patient with transient myeloproliferative disorder. Eur J Haematol. 2008;81;58-64.

266. Shimada A,Hayashi Y,Ogasawara M,et al. Pro-inflammatory cytokinemia is frequently found in Down syndrome patients with hematological disorders. Leuk Res. 2007;31;1199-1203.

267. Krawczyk J,McDermott M,Irvine AD,O'Marcaigh A,Storey L,Smith O. Skin involvement in Down syndrome transient abnormal myelopoiesis. Br J Haematol. 2012;157;280.

268. Winckworth LC,Chonat S,Uthaya S. Cutaneous lesions in transient abnormal myelopoiesis. J Paediatr Child Health. 2012;48;184-185.

269. Lange BJ,Kobrinsky N,Barnard DR,et al. Distinctive demography,biology,and outcome of acute myeloid leukemia and myelodysplastic syndrome in children with Down syndrome;Children's Cancer Group Studies 2861 and 2891. Blood. 1998;91;608-615.

270. Gamis AS,Woods WG,Alonzo TA,et al. Increased age at diagnosis has a significantly negative effect on outcome in children with Down syndrome and acute myeloid leukemia;a report from the Children's Cancer Group Study 2891. J Clin Oncol. 2003;21;3415-3422.

271. Norton A,Fisher C,Liu H,et al. Analysis of JAK3,JAK2,and C-MPL mutations in transient myeloproliferative disorder and myeloid leukemia of Down syndrome blasts in children with Down syndrome. Blood. 2007;110;1077-1079.

272. Sato T,Toki T,Kanezaki R,et al. Functional analysis of JAK3 mutations in transient myeloproliferative disorder and acute megakaryoblastic leukaemia accompanying Down syndrome. Br J Haematol. 2008;141;681-688.

273. Kanezaki R,Toki T,Terui K,et al. Down syndrome and GATA1 mutations in transient abnormal myeloproliferative disorder;mutation classes correlate with progression to myeloid leukemia. Blood. 2010;116;4631-4638.

274. Yoshida K,Toki T,Okuno Y,et al. The landscape of somatic mutations in Down syndrome-related myeloid disorders. Nat Genet. 2013;45;1293-1299.

275. Pileri SA,Orazi A,Falini B. Myeloid sarcoma. In;Swerdlow SH,Campo E,Harris NL,et al. ,eds. WHO Classification of Tumours of Hematopoietic and Lymphoid Tissues. Lyon,France;IARC Press;2008;140-141.

276. Neiman RS,Barcos M,Berard C,et al. Granulocytic sarcoma;a clinicopathologic study of 61 biopsied cases. Cancer. 1981;48;1426-1437.

277. Pileri SA,Ascani S,Cox MC,et al. Myeloid sarcoma;clinico-pathologic,phenotypic and cytogenetic analysis of 92 adult patients. Leukemia. 2007;21;340-350.

278. Meis JM,Butler JJ,Osborne BM,Manning JT. Granulocytic sarcoma in nonleukemic patients. Cancer. 1986;58;2697-2709.

279. Traweek ST,Arber DA,Rappaport H,Brynes RK. Extramedullary myeloid cell tumors. An immunohistochemical and morphologic study of 28 cases. Am J Surg Pathol. 1993;17;1011-1019.

280. Dusenbery KE,Howells WB,Arthur DC,et al. Extramedullary leukemia in children with newly diagnosed acute myeloid leukemia;a report from the Children's Cancer Group. J Pediatr Hematol Oncol. 2003;25;760-768.

281. Brunning RD,Matutes E,Flandrin G,et al. Acute myeloid leukaemia not otherwise categorized. In;Jaffe ES,Harris NL,Stein H,Vardiman JW,eds. World Health Organization Classification of Tumours;Pathology and Genetics of Tumours of Haematopoietic and Lymphoid Tissues. Lyon,France;IARC Press;2001;91-105.

282. Yilmaz AF,Saydam G,Sahin F,Baran Y. Granulocytic sarcoma;a sys-

tematic review. Am J Blood Res. 2013;3:265-270.

283. Klco JM,Welch JS,Nguyen TT,et al. State of the art in myeloid sarcoma. Int J Lab Hematol. 2011;33:555-565.

284. Hoyer JD,Grogg KL,Hanson CA,Gamez JD,Dogan A. CD33 detection by immunohistochemistry in paraffin-embedded tissues:a new antibody shows excellent specificity and sensitivity for cells of myelomonocytic lineage. Am J Clin Pathol. 2008;129:316-323.

285. Byrd JC,Weiss RB,Arthur DC,et al. Extramedullary leukemia adversely affects hematologic complete remission rate and overall survival in patients with t(8;21)(q22;q22):results from Cancer and Leukemia Group B 8461. J Clin Oncol. 1997;15:466-475.

286. Rubnitz JE,Raimondi SC,Halbert AR,et al. Characteristics and outcome of t(8;21)-positive childhood acute myeloid leukemia:a single institution's experience. Leukemia. 2002;16:2072-2077.

287. D'Orazio JA,Pulliam JF,Moscow JA. Spontaneous resolution of a single lesion of myeloid leukemia cutis in an infant:case report and discussion. Pediatr Hematol Oncol. 2008;25:457-468.

288. Movassaghian M,Brunner AM,Blonquist TM,et al. Presentation and outcomes among patients with isolated myeloid sarcoma:a Surveillance, Epidemiology,and End Results database analysis. Leuk Lymphoma. 2015;56:1698-1703.

289. Tsimberidou AM,Kantarjian HM,Wen S,et al. Myeloid sarcoma is associated with superior event-free survival and overall survival compared with acute myeloid leukemia. Cancer. 2008;113:1370-1378.

290. Bakst RL,Tallman MS,Douer D,Yahalom J. How I treat extramedullary acute myeloid leukemia. Blood. 2011;118:3785-3793.

291. Chevallier P,Mohty M,Lioure B,et al. Allogeneic hematopoietic stem-cell transplantation for myeloid sarcoma:a retrospective study from the SFGM-TC. J Clin Oncol. 2008;26:4940-4943.

292. Cohen PR,Kurzrock R. Sweet's syndrome revisited:a review of disease concepts. Int J Dermatol. 2003;42:761-778.

293. Ohgami RS,Arber DA. Challenges in consolidated reporting of hematopoietic neoplasms. Surg Pathol Clin. 2013;6:795-806.

第 47 章

骨髓增殖性肿瘤

James W. Vardiman

47.1 定义

骨髓增殖性肿瘤(MPN)包括一组克隆性造血系统疾病,以髓系(红系、粒系或巨核系)中的一系或多系细胞增殖为特征。最初,骨髓呈有效增殖,肿瘤细胞分化成熟,导致外周血中成熟粒细胞、红细胞和血小板数量增加。由于血细胞在肝脾内过度淤积和/或髓外造血(EMH),常导致肝脾肿大。虽然起病隐匿,但 MPN 中的每个实体均可进展为骨髓衰竭,其原因包括骨髓纤维化、无效造血、急性期转化,或以上事件的任意组合。疾病进展常伴有遗传学演进。框 47.1 为 WHO 分类中 MPN 分类。

1951 年,William Dameshek[1]首次提出 MPN 实体是相互关联的,并指出:在慢性髓系白血病(CML)、真性红细胞增多症(PV)、原发性血小板增多症(ET)和原发性骨髓纤维化(PMF)中,红系、粒系和巨核系细胞一起增殖,尽管其比例不同,这是

框 47.1 骨髓增殖性肿瘤(MPN)的 WHO 分类

- 慢性髓系白血病(CML),BCR-ABL1[+]
- 慢性中性粒细胞白血病(CNL)
- 真性红细胞增多症(PV)
- 原发性骨髓纤维化(PMF)
- 原发性血小板增多症(ET)
- 慢性嗜酸性粒细胞白血病-非特指(CEL-NOS)[*]
- 骨髓增殖性肿瘤-不能分类(MPN-U)

[*]见第 50 章。

FromSwerdlow SH, Campo E, Harris NL, et al, eds. WHO Classification of Tumours of Haematopoietic and Lymphoid Tissues. Revised 4th ed. Lyon, France : IARC Press ; 2017.

对一些未知"髓系刺激因子"的反应。由于具有重叠的临床和实验室特征(发病隐袭、骨髓增生活跃、肝脾肿大、进展为骨髓纤维化和急变),将这些疾病统一纳入单个家族是合理的。此后将近 65 年,许多科学和临床研究都支持他的理论。虽然

MPN 命名和定义略有改变,但已证明 MPN 是起源于骨髓多能干细胞的克隆性肿瘤[2-5],在大多数病例中"未知髓系刺激因子"是酪氨酸激酶(TK)或相关蛋白,它们涉及信号转导通路,由于它们的编码基因发生重排或突变而导致组成性激活[6,7]。

47.2　病因和发病机制

大多数 MPN 的病因不明。电离辐射后发生的 CML、PV 和 PMF 已有报道,但除了广岛和长崎原子弹爆炸后的 CML 病例,文献记载的病例罕见[8-11]。大多数 MPN 为散发性,但遗传易感性也有描述。MPN 患者的亲属发生 PV、EF 或 PMF 风险升高,据报道许多家族有多名成员受累[12-15]。在某些家族中,遗传模式为常染色体显性,外显率不完全;而在其他家族中,遗传模式不明确。据报道,种系中特定基因的单核苷酸多态性易于获得一些体细胞突变,这对 MPN 发病机制很重要。在获得性体细胞 *JAK2* V617F 突变相关的散发性 MPN 中,最著名的易感因素是种系 *JAK2* 46/1 单倍型,这可能是 PV、ET 和 PMF 具有家族易感性的原因。然而,这种单倍型较常见,大多数携带者不发生 MPN[16]。

虽然尚未全面理解 MPN 的细胞缺陷,但已发现大量特异性遗传学异常与发病机制有关。Fialkow 等的早期研究作出了巨大贡献,他们评估了来自 CML 杂合子妇女的粒细胞和红细胞在 X 连锁葡萄糖-6-磷酸脱氢酶位点上的 A 和 B 同工酶的克隆性[2]。因 X 染色体随机失活,来自每名妇女的培养成纤维细胞具有同工酶 A 和 B;但她们的粒细胞和红细胞只有一种同工酶(或 A 或 B,但无 A 和 B),这表明它们是单个细胞的后代(即克隆起源)。随后使用细胞遗传学和分子技术进行的研究证实了这一观察结果,并揭示了在 CML 中,所有的髓系(中性粒细胞、嗜酸性粒细胞、嗜碱性粒细胞、单核细胞、巨噬细胞、红细胞、巨核细胞和肥大细胞)以及一些 B、T 和 NK 淋巴细胞都起源于异常造血干细胞。随后证实 PV、ET 和 PMF 具有类似结果[3,17]。与之相反,骨髓成纤维细胞是多克隆性,这意味着通常伴随 MPN 的骨髓纤维化是反应性的,并且是由骨髓中肿瘤细胞或非肿瘤细胞的细胞因子刺激成纤维细胞所致[17,18]。

另一项早期重大发现来自体外培养系统,在没有外源促红细胞生成素(EPO)的作用下,PV 患者骨髓的单个核细胞可产生红系集落,而正常志愿者的骨髓细胞则不然。不仅 PV 患者的骨髓标本可以培养获得这些"内源性红系集落形成细胞",ET 和 PMF 患者也是如此[19,20]。根据这些观察结果可以预测,PV、ET 和 PMF 对自主细胞增殖的刺激即使不相同也可能相似,并将注意力集中在生长因子信号和转导途径的缺陷上,作为可能的致病机制。

47.2.1　MPN 的"驱动"基因异常

1960 年,一项重大突破揭开了 MPN 发病机制。Nowell 和 Hungerfor 描述了 CML 的染色体异常,即费城(Ph)染色体[21](图 47.1)。起初认为它是由于 22 号染色体长臂的遗传物质丢失所致,后来 Rowley 发现它是由于 9 号和 22 号染色体的遗传物质相互易位,即 t(9;22)(q34.1;q11.2)[22]。该易位使 22 号染色体上的 *BCR* 基因和 9 号染色体上的 *ABL1* 基因发生融合,异常的 *BCR-ABL1* 融合基因编码 BCR-ABL1 嵌合蛋白,最终,来自 *ABL1* 基因易位的 TK 被组成性激活[23-26](图 47.2 和图

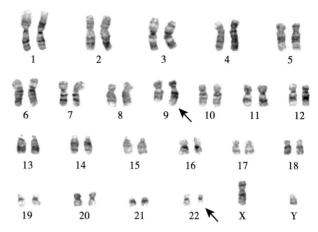

图 47.1　**核型分析显示 Ph 染色体**。9q34 和 22q11.2(箭号)之间的遗传物质易位产生 Ph 染色体 der(22q)

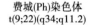

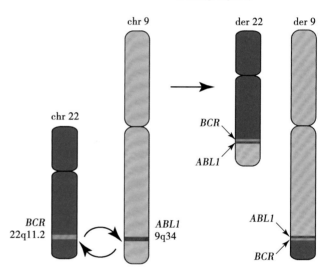

图 47.2　**Ph 染色体的形成原理**。Ph 染色体 der(22q)来自 9 号染色体 q34 区一部分 *ABL1* 基因和 22 号染色体 q11.2 区 *BCR* 基因的相互易位。相应地,部分 *BCR* 易位到 9 号染色体 ABL1 区。在 5%~10% 慢性髓系白血病(CML)患者中,隐匿性或复杂性重排导致 *BCR-ABL1* 融合基因,尽管常规细胞遗传学检测不到 Ph 染色体

47.3)。动物实验已证实 BCR-ABL1 蛋白是触发 CML 的充分必要条件[27,28]。组成性激活的 TK 导致 BCR-ABL1 蛋白的自身磷酸化,后者进而使该蛋白上其他部位磷酸化,从而激活下游信号通路的网络,包括 JAK/STAT、PI3K-AKT、RAS/MEK、mTOR、Src 激酶和 BCL2/BCL-XL,等(图 47.4),最终导致不依赖生长因子、抑制细胞死亡和自噬以及细胞黏附缺陷[29-31]。实质上,BCR-ABL1 通过控制主要细胞途径来促进白血病状态。理解 CML 异常信号通路的相关分子事件之后,设计和合成了针对并抑制 BCR-ABL1 的 TK 活性的小分子靶向药物。伊马替尼是第一个临床上使用的 TK 抑制剂(TKI)。它与三磷酸腺苷竞争结合到 BCR-ABL1 激酶域,并阻止在 BCR-ABL1 底物上酪氨酸残基的磷酸化。它在大多数患者中诱导缓解的能力进一步证明了 BCR-ABL1 在 CML 发病机制中的核心作用[32]。然而,最近研究表明,大部分 CML 白血病干细胞处理静止期,其生存可能不依赖 BCR-ABL1 激酶活性[33,34]。

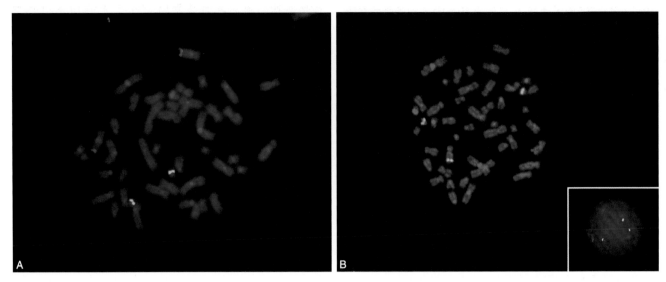

图 47.3　双色双融合 FISH 探针检测 t(9;22)(q34.1;q11.2)易位。正常细胞分裂中期(A)、CML 患者分裂中期细胞(B)和分裂间期细胞(插图)。ABL1 和 BCR 探针分别标有橙色和绿色荧光。在正常细胞中(A)有两个橙色信号代表 9q34 上的 ABL1 基因,两个绿色信号代表 22q11.2 上的 BCR 基因;而在白血病细胞中(B),检测到一个橙色信号(正常 9q34)、一个绿色信号(正常 22q11.2)和两个橙色-绿色(黄色)融合信号代表 der(9q)和 der(22q)

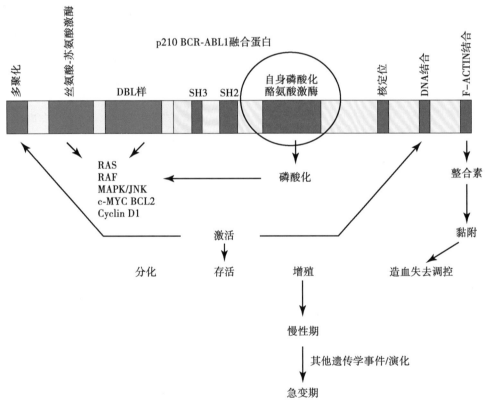

图 47.4　22 号染色体上 BCR-ABL1 融合基因产生 BCR-ABL1 融合蛋白。BCR-ABL1 融合蛋白拥有组成性激活的酪氨酸激酶(TK),后者位于 ABL1 编码的结构域。组成性激活的 TK 在 CML 发病中起关键作用,导致癌蛋白其他位点自身磷酸化,成为参与细胞分化、存活、增殖、细胞黏附和调节造血功能的细胞蛋白的磷酸化位点

以嗜酸性粒细胞和肥大细胞增多的髓系肿瘤为研究对象,进一步证实了信号转导蛋白的组成性激活在髓系细胞自主增殖中的作用。位于染色体 4q12 的 PDGFRA 基因编码 TK 受体血小板衍生生长因子受体-α(PDGFRA),位于 5q33 的 PDGFRB 基因编码 TK 受体血小板衍生生长因子受体-β(PDGFRB)。15% 原发性嗜酸性粒细胞增多患者检测到这两个基因的重排[35-38]。在这些病例中,基因重排分别导致相应生长因子受体的组成性激活,并导致嗜酸性粒细胞不依赖于生长因子刺激的自主增殖。此外,另一种 MPN 样肿瘤,肥大细胞疾病(MCD),与 KIT 基因活化突变有关。该突变导致 TK 受体 KIT 产生不依赖配体的活化[39,40]。

鉴于组成性激活的 TK 或 TK 受体在 CML、MCD 和肿瘤性嗜酸性粒细胞增殖的发病机制中的作用,编码信号转导途径相关蛋白的遗传异常最终会参与 BCR-ABL1 阴性 MPN

PV、ET 和 PMF 的驱动突变,这并不令人惊讶。迄今已发现 5 种相互排斥的突变,这些基因编码的蛋白质直接或间接激活 JAK-STAT 通路下游信号并导致骨髓增殖。这些突变包括 Janus 2 激酶基因 *AK2* V617F 和 *JAK2* 外显子 12[41-44]、骨髓增殖性白血病病毒癌基因 *MPL*[45] 和钙网蛋白基因(*CALR*)[46,47]。此外,最近在慢性中性粒细胞白血病(CNL)中发现了集落刺激因子 3 受体(*CSF3R*)基因的激活突变[48](表 47.1)。

表 47.1　MPN 中遗传学异常的近似频率

异常	染色体	CML,CP/%	PV/%	ET/%	PMF/%	CNL/%
MPN 特异性"驱动"异常,影响细胞因子信号						
Ph 染色体	t(9;22)(q34.1;q11.2)	95 *	0	0	0	0
BCR-ABL1	t(9;22)(q34.1;q11.2)	100	0	0	0	0
JAK2 V617F	9p24	0	95~97	50~60	55~60	罕见
JAK2 外显子 12 突变	9p24	0	2~3	罕见	罕见	0
CALR 外显子 9 突变	19p13.2	0	罕见	25	25	0
MPL 外显子 10 突变	1p34	0	罕见	3~5	5~10	0
CSF3R T6181	1p35	0	0	0	0	80

* 在 5%~10% 的 CML 患者中,隐匿性或复杂性重排导致 *BCR-ABL1* 融合,尽管核型分析检测不到 Ph 染色体。
数据来自参考文献 7、54 和 66。
罕见:<3%。

JAK 激酶对细胞因子信号和信号转导是必不可少的。缺乏内在激酶活性的 I 型同型二聚体细胞因子受体,通过与 JAK 激酶的关联而发挥作用(图 47.5)。JAK2 蛋白是唯一与 EPO 受体(EPOR)相关的 JAK 激酶,但它也与促血小板生成素(TPO)受体(MPL)和粒细胞集落刺激因子受体(GCSFR)等相关联[49,50]。正常情况下,细胞因子受体与其配体结合,导致受体二聚体形成,随后发生受体和 JAK2 自身磷酸化和转磷酸化。激活的 JAK2 受体复合物使底物分子被招募和磷酸化,这些分子包括信号转导因子和转录激活因子(STAT)蛋白,最终导致目标基因在细胞核内转录(图 47.5)[41,43]。*JAK2* V617F 突变

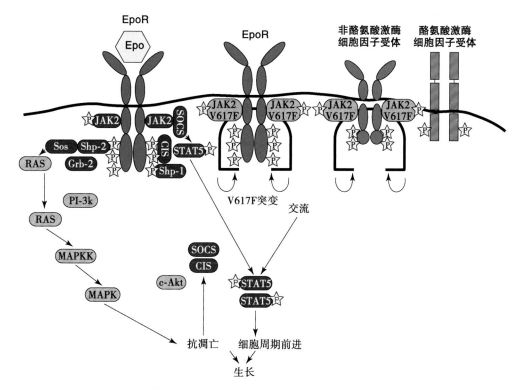

图 47.5　JAK2 与细胞因子受体之间的相互作用是 MPN 发病机制的关键。图示同源二聚体红细胞生成素受体 EPOR(绿色);另一与 JAK2 相关的同源二聚体非酪氨酸激酶细胞因子受体,如 MPL 或粒细胞集落刺激因子受体(蓝色);和酪氨酸激酶细胞因子受体,如血小板衍生生长因子受体(橙色)。在正常红系前体细胞中,如图左侧所示,当 EPO 与 EPOR 相结合形成活化的受体二聚体时,JAK2 被激活。活化的 JAK2 招募各种磷酸化信号蛋白,包括 STAT5,依次磷酸化和活化的蛋白又激活一系列蛋白,最终导致细胞增殖和抑制凋亡。抑制蛋白,如细胞因子信号抑制剂(SOCS),也被活化的受体招募,以调节活化程度。在有 *JAK2* V617F 突变的疾病中,JAK2 被激活(右侧第二个绿色的受体,活化的 JAK2 为橘红色),即使在没有 EPO 时,也看引起 EPOR 磷酸化和下游蛋白活化。同样地,其他用 JAK2 作活化激酶的细胞因子受体,例如 MPL,也可发生同样的病变。虽然不同活化受体之间可能相互交流,但 JAK2 不会激活酪氨酸激酶细胞因子受体蛋白如 PDGFR

是一种获得性体细胞突变,见于携带者所有髓系和一些 B 和 T 淋巴细胞[51]。V617F 突变发生于该基因外显子 14,影响一个结构域(JH2),后者缺乏激酶活性,而是活性 JAK2 激酶域的负调节器。V617F 突变导致抑制性 JH2 结构域的功能丧失,从而获得 JAK2 TK 活性的功能,即,JAK2 被组成性激活并持续诱导 JAK-STAT 信号[52]。据报道,JAK2 外显子 12 突变具有类似的功能[53]。JAK2 V617F 见于 96% 左右的 PV 患者、55%~60% 的 PMF 病例和 50%~60% 的 ET 患者(表 47.1),它在这些疾病中可视为驱动突变。突变的 JAK2 外显子 12 见于 3% 的 PV 患者,但罕见于 PMF 或 ET[7,54]。

正常情况下,巨核细胞增殖和成熟由 TPO 调节,TPO 与细胞因子受体 MPL 结合,通过 JAK-STAT 途径诱导信号转导。MPL 第 10 外显子获得功能突变(编码 MPL 的基因)后,通过激活 JAK-STAT 导致不依赖性细胞因子的生长。最常见的 MPL 突变是 MPL W515L/K,见于 3% 左右的 ET 患者和 7%~10% 的 PMF 患者,但在 PV 中即使有也很罕见[55,56]。

最近,对 MPN 患者样本的全外显子测序显示 CALR 外显子 9 的体细胞突变,该基因编码 calreticulin,它是一种多功能钙结合蛋白伴侣,主要定位于内质网[46,47]。该突变是碱基对插入或缺失,它们都导致移码至相同的选择性阅读框和突变蛋白上一种新的 C 端肽。80% 以上的 CALR 突变是两种主要的变异型突变。1 型是 52-碱基对删除,2 型是 5-碱基对插入。突变蛋白在 MPN 发病机制中的作用尚不清楚,可能增强 JAK-STAT 信号转导。大约 20%~25% 的 ET 患者有 CALR 突变,PMF 也有类似的突变率;而 PV 很少见。最近研究表明,2 型 LALR 突变可影响 PMN 的临床表现;与 1 型相比,2 型突变与 ET 中血小板计数较高和 PMF 中生存时间较短有关[57,58]。

CSF3R 激活突变位于 1p34.3 号染色体,编码 CSF3R,据报道它是 CNL 的驱动突变,也是 MDS/MPN 中 BCR-ABL1 阴性非典型 CML(aCML)偶见病例的驱动突变[48,59-61]。CSF3R 的细胞外结构域包括一个膜近端区,对粒细胞增殖很重要,而细胞质区对粒细胞分化和功能的调节很重要。该突变与 CNL 和一些 AC-ML 病例相关。CSF3R T6181 是膜近端区域的一种激活突变,产生受体二聚体,导致不依赖于配体的 JAK-STAT 通路激活[48,62]。有趣的是,编码 CSF3R 胞质末端的突变大约见于严重先天性中性粒细胞减少症 40% 的病例,它并不具有进展为白血病的内在倾向。然而,接受生长因子 GCSF 治疗的严重先天性中性粒细胞减少症患者,具有发生 AML 的风险;如果发生白血病,通常与 CSF3R 的第二突变有关,这种现象与 CNL 中所见相同[62]。

47.2.2　MPN 的相关突变、细胞遗传学异常和致病机制

除了与 MPN 相关的主要驱动基因异常外,全外显子/基因组研究还揭示了影响 MPN 许多细胞途径的基因突变。这些突变并非 MPN 特有,也不限于 MPN,但可能与驱动突变协同并影响疾病表型和预后。最常见的受累基因是那些重要的表观遗传调控基因(TET2、ASXL1、EZH2、IDH1、IDH2、DNMT3A)、RNA 剪接基因(SF3B1、SRSF2、SETBP1、SF3B1)或转录机制基因(TP53、IKZF1、NFE2、CUX1)[7,54,63-67]。这些基因突变不是相互排斥的,并且肿瘤细胞可以同时存在一个以上基因突变。其突变率取决于 MPN 亚型和疾病阶段;进展期往往更常见。疾病过程中也常出现新的核型异常,提示预后更差。最后,许多 BCR-ABL 阴性 MPN(尤其是 PMF)具有炎症成分,这是由于肿瘤细胞和非肿瘤细胞产生和释放了大量的细胞因子,这些细胞因子产生临床表现和病理发现,但导致这种异常细胞因子环境的原因仍不清楚[68]。

47.3　*BCR-ABL1* 阳性慢性髓系白血病 (*BCR-ABL1*⁺ CML)

慢性髓系白血病(CML)的年发病率在 10 万人中仅有 1 或 2 例[69,70],但它是研究最彻底的造血系统肿瘤之一。它起源于异常造血干细胞(白血病干细胞),特征为 t(9;22)(q34.1;q11.2)染色体易位,导致 Ph 染色体,后者含有 *BCR-ABL1* 融合基因。CML 恒定出现该融合基因,它编码一种异常的肿瘤蛋白(BCR-ABL1),后者具有组成性激活的 TK 活性,是 CML 发病机制的核心[21,22]。粒细胞是主要的增殖成分,但所有髓系和一些淋巴系以及内皮细胞都携带 *BCR-ABL1*[2,71]。未经治疗的 CML 自然史为两阶段或三阶段:最初为惰性慢性期(CP),随后为加速期(AP)、急变期(BP)或兼有 AP 和 BP。阻断 BCR-ABL1 TK 活性的 TKI 显著提高生存率,因此,CML 发病率在未来 20~30 年内不断上升,预计将超过 CLL、AML 和 ALL 的总和[72,73]。

47.3.1　诊断

诊断 CML 需要在恰当的临床和实验室检查背景下检测 Ph 染色体或 *BCR-ABL1*[74]。NCCN 指南推荐,除了完整的临床病史和体格检查,检查环节应包括全血细胞计数和白细胞(WBC)分类计数以及化学检查[75]。必须做骨髓穿刺,用于全面的核型分析和形态学评估,以确定疾病分期。骨髓活检虽然经常有用,但并非必需,除非外周血检查结果不典型或无法获得骨髓穿刺标本。此外,必须做 FISH 检测 *BCR-ABL1* 融合基因和 RT-PCR 检测 BCR-ABL1 转录的基线水平,用于疾病监测。框 47.2 中列出了 CML CP 的主要表现。

框 47.2　慢性期 *BCR-ABL1*⁺ CML 的常见特征

年发病率
- 在 10 万人中仅有 1 或 2 例

年龄
- 任何年龄,儿童罕见;中位年龄 65 岁

临床表现
- 疲乏
- 体重减轻
- 发热
- 脾肿大
- 近 50% 患者初诊时无症状

外周血
- 白细胞增多
- 血小板正常或增多
- 常有贫血
- 可见粒细胞成熟谱系,形成"髓系肿胀"
- 外周血原始细胞通常 <2%
- 嗜碱性粒细胞绝对数增多
- 无明显增生异常

骨髓
- 骨髓增生活跃
- 粒红比例增大
- 原始细胞一般 <5%,总是 <10%
- 围绕骨小梁的未成熟粒细胞形成增宽的袖套
- 成熟的粒细胞谱,有髓系肿胀,但无增生异常
- 巨核细胞数目正常或增多,但"侏儒型"巨核细胞
- 网状纤维正常至中度增多

细胞遗传学
- 100% 患者有 Ph 染色体或 *BCR-ABL1* 融合基因

47.3.2　临床表现

诊断时中位年龄为 65 岁,但可发生于任何年龄,包括儿童期[69,76,77]。据报道,在经济水平较低的地区,发病年龄较低[70]。男性略占优势。大多数 CML 患者诊断时处于 CP,起病隐匿。近 50% 患者初诊时没有症状,在常规体检时因 WBC 计数异常而发现患病[69,78]。出现症状时,可有疲乏、不适、体重减轻、盗汗和贫血相关症状。约 50% 患者触及脾肿大,可伴有早饱症状,有些患者还出现肝肿大。少见明显的淋巴结肿大,一旦发现,应考虑淋巴结活检以排除淋巴结内急变。5% 患者初诊时即为 AP 或 BP,先前没有发现 CP[69]。

47.3.3　实验室检查

47.3.3.1　外周血,慢性期

CML CP 外周血显示白细胞增多(范围 $12 \times 10^9/L \sim 1\,000 \times 10^9/L$;中位数约为 $80 \times 10^9/L$)[69,78,79]。然而,儿童 WBC 计数通常更高(中位数约为 $250 \times 10^9/L$)[76,77]。白细胞增多表现为不同成熟阶段的中性粒细胞增多,以中幼粒细胞和分叶核粒细胞增多为主(图 47.6)。没有明显的增生异常[84]。通常原始细胞不到所有 WBC 的 2%。绝对计数,常见嗜碱性粒细胞增多和嗜酸性粒细胞增多。尽管单核细胞绝对计数可能增多($>1 \times 10^9/L$),但其比例通常 <3%[69,79,80]。大多数病例血小板计数轻中度升高;10%~15% 患者超过 $1\,000 \times 10^9/L$[82]。少见显著的血小板减少。常见贫血,但只有少数患者初诊时血红蛋白低于 10g/dL[82]。偶有患者不符合典型表现,并可能提示不同的诊断,如 WBC 正常或轻微升高,但血小板明显增多,类似 ET[81,82];或白细胞增多几乎全部由分叶核中性粒细胞组成,类似 CNL[83];某些病例单核细胞显著增多,类似 CMML[84]。这些少见的 CML 表现往往与 BCR-ABL1 融合蛋白的大小差异有关,因 *BCR* 基因中不同的断点所致[85](见遗传学部分)。

47.3.3.2　骨髓,慢性期

外周血检查加上分子遗传学(FISH、PCR)检测 *BCR-ABL1* 通常具有诊断意义,但骨髓穿刺涂片是必不可少的,可为全面的核型分析和骨髓形态学评估提供满意标本,以判断疾病分期。骨髓活检并非每个病例诊断所必需,但如果外周血检查结果不典型或未能做骨髓穿刺,就需要获取骨髓活检标本。

未治疗的 CML CP,骨髓标本增生活跃,因显著的粒细胞增殖(图 47.7)。与外周血相同,粒细胞显示成熟模式,中幼粒细胞和分叶核粒细胞明显增多[86,87]。没有明显的增生异常[87](图 47.8)。原始细胞通常小于骨髓细胞的 5%;≥10% 提示疾病进展[74]。红系前体细胞占比减少,但显示正常成熟。嗜碱性粒细胞和嗜酸性粒细胞通常很显著。由于细胞更新和细胞负荷的增多,导致磷脂释放过多,常见类似于戈谢(Gaucher)细胞的组织细胞或"海蓝"组织细胞(图 47.9)。这些"假戈谢"组织细胞携带 *BCR-ABL1*,因为它们是受累白血病干细胞的后代[88]。巨核细胞可正常或数量减少,但有 40%~50% 病例出现明显的巨核细胞增殖(图 47.10)。在 CP,巨核细胞通常体积较小,核分叶少("侏儒型巨核细胞")[89]。然而,它们并非真正的"微小巨核细胞",后者见于 MDS。在 CML 中发现大量 MDS 样微小巨核细胞应警惕疾病进展。

骨髓活检中,常见 5~10 层厚的不成熟粒细胞围绕骨小梁分布(图 47.11),而正常骨髓只有 2~3 层[86,89]。沿着小梁向小梁之间的空隙中央,显示粒细胞成熟过程。紧邻骨质,可见少量原始细胞,并散在分布于成熟过程中的细胞之间,尽管中幼粒细胞局灶聚集并不少见,但 CP 没有大片成簇的原始细胞。诊断时 30%~40% 活检标本可见中重度网状纤维化,有时伴随巨核细胞增多和脾肿大[90,91]。在 TKI 时代之前,初诊 CML 时网状纤维化提示预后差,但目前其意义不太清楚。据报道,在接受 TKI 治疗的患者,骨髓纤维化对预后没有实质性影响,除非有疾病进展的证据[92,93]。

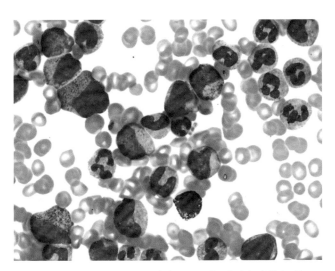

图 47.6　CML 患者外周血涂片。显示明显的白细胞增多,伴有中性粒细胞成熟谱系,以中幼粒细胞和分叶核细胞为主。总是有嗜碱性粒细胞绝对数增多

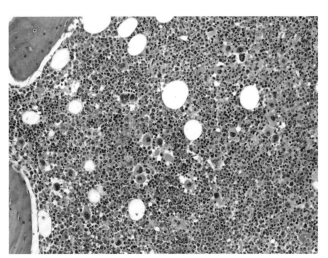

图 47.7　CML 慢性期。骨髓增生活跃。图示粒系增殖,伴有小的红系细胞岛散在分布,巨核细胞数目增多,许多巨核细胞呈"侏儒型"

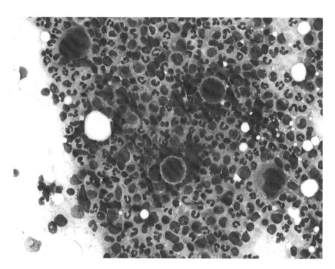

图 47.8 CML 慢性期患者的骨髓穿刺涂片

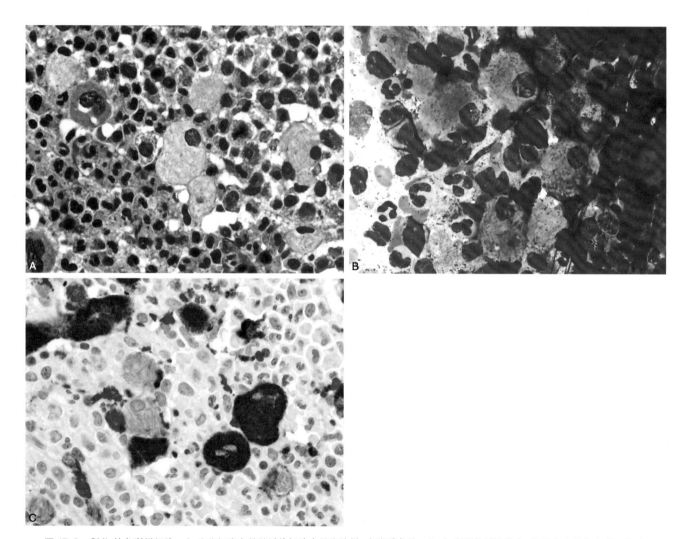

图 47.9 CML 的戈谢样细胞。A,这些细胞在骨髓活检切片中呈泡沫样,有胞质条纹。B,在骨髓穿刺涂片中,胞质含有蓝色色素。C,免疫组化双标 CD68(粉红色)和 CD61(棕色)突出显示戈谢细胞样组织细胞和小的巨核细胞

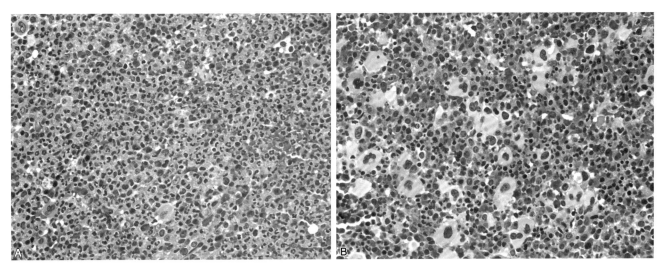

图 47.10　慢性髓系白血病（CML）中的巨核细胞数量各不相同。从粒细胞增殖为主和少量巨核细胞（A）到巨核细胞（B）显著增加。以前有些分类方案根据巨核细胞数对 CML 进行亚分类，但在伊马替尼治疗的时代，亚分类的意义不明

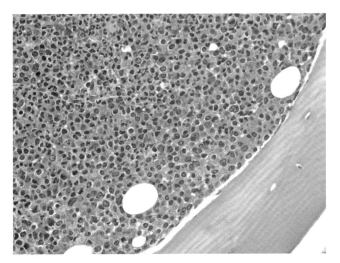

图 47.11　在 CML 中，环绕小梁周围的未成熟粒细胞增厚，从正常的 2～3 层细胞增厚到 ≥5 层细胞，在小梁之间的成熟细胞至骨的距离增大

　　粒细胞免疫分型对 CML CP 的诊断几乎没有帮助，但有报道，在血液或骨髓中 CD34$^+$ 细胞共表达 CD7 提示预后不利，而缺乏任何异常标志物（如 CD7、CD56 或 CD11b）的正常 CD34$^+$ 干细胞群则预测 TKI 的治疗反应较好[94-96]。

47.3.3.3　髓外组织

　　在 CML CP，不同程度的脾肿大是由于粒细胞浸润红髓脾索所致。相似浸润可见于肝窦，偶见于淋巴结。在 CP，髓外浸润的粒细胞由不成熟和成熟粒细胞混合组成；出现任何明显的核左移、原始细胞百分比增多（≥10%）提示疾病的进展和转化。在 BP（≥20% 原始细胞），任何髓外组织均可被浸润，但脾脏、肝脏、淋巴结、皮肤和软组织的受累最为常见[86,97]。在 CML 中，无论血液和骨髓表现如何，临床上发现任何髓外部位浸润的疾病过程都应当进一步检查，以排除 BP。

47.3.3.4　遗传学

　　所有 CML 患者均有 t（9；22）（q34.1；q11.2）异常，导致 BCR-ABL1 融合基因[22,31,98]。在 90%～95% 病例，常规核型分析能识别这种染色体相互易位，即 Ph 染色体，der（22）t（9；22）。其余患者的染色体重排可能较复杂（涉及一个或多个其他染色体）或隐匿，常规细胞遗传学检测不到，但 FISH 或 RT-PCR 可以检测[31]。这种融合基因是 CML 发病的充分必要条件，它通过多个信号转导途径发挥组成性激活而致病（见发病机制）。

　　Ph 染色体并非 CML 特有，它可见于 15%～30% 成人 B-ALL 和 5% 儿童 B-ALL，也可见于某些混合表型急性白血病和 AML 罕见病例。BCR 基因的断裂点位置（图 47.12）决定了本病的临床表现[85]。在 95% CML 病例和 25%～30% Ph$^+$ ALL 病例中，BCR 断裂点位于主要断裂点簇集区，它跨越 12～16 号外显子，并产生一种异常的融合蛋白，即 p210。罕见情况下，BCR 断裂点位于 μ 断裂点簇集区，它跨越 17～20 号外显子，产生一种较大蛋白质，即 p230。携带 p230 的患者，通常表现为外周血中性粒细胞显著增多或血小板增多[83]。出现在次要断裂点簇集区的断裂点产生一种较短的融合蛋白（p190），通常与 Ph$^+$ ALL 有关，但大多数 CML 患者也能检测到少量短 p190 融合蛋白，因 BCR 基因的剪切改变所致[85,99]。罕见 CML 病例发现短 p190 融合蛋白并且单核细胞增多，类似 CMML[84]。然而，携带 p230 或 190 的 CML 病例仍有 CML 的其他特征，如嗜碱性粒细胞增多和出现侏儒型巨核细胞。

　　在外周血或骨髓中，虽然 FISH 或 PCR 检测可发现 BCR-ABL1 融合，但诊断必须进行全面的核型分析。Ph 染色体常常是诊断时唯一的细胞遗传学异常，但此克隆也可以出现其他染色体异常。如果诊断时出现除 Ph 染色体外的其他"主要常规"核型异常（+8、+19、等臂染色体 17q 和额外 Ph 染色体），应考虑患者处于 AP。如果后续标本发现上述异常及其他任何染色体异常，则提示疾病进展[100]。

　　涉及表观遗传调控、翻译机制或 RNA 剪接的基因突变在 CML-CP 的意义尚不清楚，部分原因是迄今为止对 CP 患者中此类突变的研究相对较少。在迄今为止报道的几个系列中，一些新诊断的 CML 患者中存在 ASXL1、DNMT3A、RUNX1 和 TET2 突变，但它们对疾病特征的影响尚不清楚。然而，在罕见病例中，ph$^+$ 和 ph$^-$ 克隆同时发现突变，提示可能在获得 BCR-ABL1 之前发生了上述突变[63-65]。

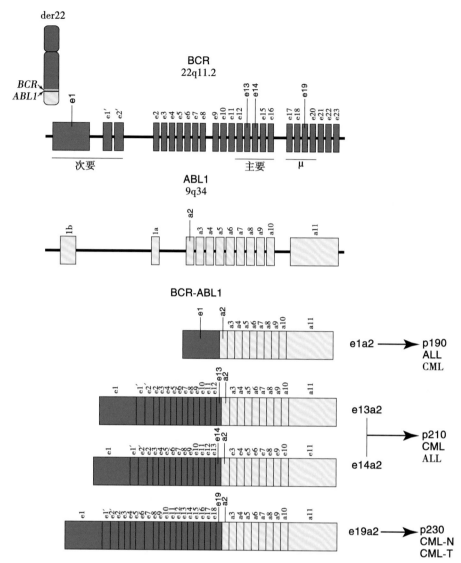

图 47.12 *BCR* 基因(蓝色)和 *ABL1* 基因(淡黄色)及其在 t(9;22)(q34.1;q11.2)中的断裂点。*ABL1* 基因断裂点一般位于外显子 2a 的上游,介于 1a 与 1b 之间或 1a 和 2a 之间。*BCR* 基因的断裂点不固定,可发生在次要断裂点簇集区,产生 *e1a2* 融合基因;或在主要断裂点簇集区,产生 *e13a2* 或 *e14a2* 融合基因;或在 μ 断裂点簇集区,产生 *e19a2* 融合基因。这些不同断裂点产生与疾病表型相关的大小不同的融合蛋白。几乎所有 CML 的断裂点出现在主要断裂点簇集区,产生 p210 蛋白;p210 也可见于少数 Ph⁺ ALL。次要断裂点产生 *e1a2* 融合基因和 p190 蛋白,见于 50% 的 Ph⁺ ALL 及罕见 CML,通常伴有单核细胞增多,类似 CMML。μ 断裂点产生 p230 蛋白,这种 CML 常表现为中性粒细胞增多(CML-N)或血小板增多(CML-T)。

在那些进展为 AP 或 BP 的患者中,随着额外的染色体和亚微观遗传畸变的发生和积累,遗传格局发生了显著变化,从而破坏成熟并导致不受控制的增殖。

47.3.4 疾病进展

未进行有效治疗的 CML 患者,疾病终将进展。在部分病例中,进展的特点是血液学参数和临床状态(即 AP)呈进行性、持续性恶化,可能导致死亡或进一步演变为明显的 BP。其他患者直接从 CP 进展为 BP,其特征是血液或骨髓中原始细胞 ≥20%,或骨髓外部位出现原始细胞增殖。疾病进展总是伴有额外的遗传学异常。

确定疾病进展很重要,但 CP、AP 和 BP 的临床表现和形态学特征并无明显分界,不同研究之间对这些分期的定义参数也不统一。此外,AP 和 BP 的基因表达谱相似,在临床或形态学

发现为明显进展的证据之前,CP 晚期或 AP 早期已有基因表达谱改变[101]。重要的是,在接受 TKI 治疗的患者中,20%~30% 患者由于 *BCR-ABL1* 中获得突变,影响 TK 结合域,从而改变了癌蛋白的结合部位,使 TKI 无效[102-104]。迄今报告超过 90 种突变导致 TKI 抵抗。少数情况下,携带 *BCR-ABL1* 扩增或 SH3-SH2 结构域突变的白血病细胞亚克隆导致疾病进展,或不依赖 *BCR-ABL1* 的信号通路可能发生遗传学变化[105,106]。在 TK 结构域突变或 *BCR-ABL1* 扩增的 CP 患者中,增加 TKI 剂量或更换新一代 TKI 可避免或逆转疾病进展。这种方法通常不适用于晚期疾病,其中近 80% 病例可能有一个或多个 TK 结构域突变。有证据表明,静止期白血病干细胞群具有 TKI 抵抗力,并且不依赖于 BCR-ABL1 激酶活性来维持生存,理论上,这可能是 BP 时对 TKI 抵抗的原因,但目前尚未证实。此外,BP 可能来自比白血病干细胞进一步分化的祖细胞[31,107]。

导致 AP 或 BP 进展的遗传事件在很大程度上是未知的,尽管近 80% 的晚期疾病患者有额外的染色体异常,包括 +8,i(17q),+19 和额外的 Ph 染色体,这表明额外的遗传"袭击"可能会诱导疾病进展[86,108]。在疾病进展阶段突变或异常表达的常见基因包括 TP53、DNMT3A、EZH2、RB1、MYC、NRAS/KRAS、EVI1、RUNX1、ASXL1、CBL 和 p16INK4a 等[63,64,109],但它们在疾病进展中的确切作用尚不清楚。

47.3.4.1 加速期

第 4 版 WHO 分类建议,如果出现以下任何一项,则诊断为 AP:持续性或进行性白细胞计数超过 $10×10^9$/L;持续性或进行性脾肿大,对治疗无反应;持续性血小板增多超过 $1\ 000×10^9$/L,不受治疗者控制;持续性血小板减少小于 $100×10^9$/L,与治疗无关;克隆性细胞遗传学演进,定义为携带 Ph 染色体加额外细胞遗传学变化的细胞;外周血中 ≥20% 嗜碱性粒细胞;血液或骨髓中 10%～19% 原始细胞[110]。这些标准对进展性疾病仍有价值,但基于 TKI 时代之前研究所得的数据,如果加上 TKI 反应之类的其他参数,其用途可能增强[111]。在修订版 WHO 标准中,除了上述血液学和细胞遗传学参数外,首次 TKI 未获得血液学完全缓解、对连续使用两种 TKI 有任何程度的抵抗和发生 2 个 BCR-ABL1 点突变,都被暂定为 AP 的指标,但仍需更多公开数据来证实"暂定"TKI 相关标准。此外,如果在初次诊断 CML 时,核型分析发现除 Ph 染色体外的其他主要途径染色体异常(+8、+19,等臂染色体 17q,额外 Ph 染色体、复杂核型或 3q26.2 异常),应考虑患者处于 AP[112](框 47.3)。

框 47.3 *BCR-ABL1*⁺ CML 加速期的 WHO 诊断标准建议

当出现下列一项或多项血液学/细胞遗传学标准或 TKI 反应标准时,可诊断为加速期

血液学标准*	临时响应 TKI 标准
• 持续性或进行性白血病细胞增多(>$10×10^9$/L)	• 对一线 TKI 的血液学耐受(或对一线 TKI 未获得完全血液学缓解§)
• 持续性或进行性脾肿大,治疗无效	或
• 持续性血小板增多(>$1\ 000×10^9$/L),治疗无效	• 耐受两个序列 TKI 的任何血液学、细胞遗传学或分子学指标
• 持续性血小板减少(<$100×10^9$/L),与治疗无关	或
• 外周血中嗜碱性粒细胞 ≥20%	• 在 TKI 治疗期间 *BCR-ABL1* 发生 ≥2 种突变
• 外周血或骨髓中原始粒细胞占 10%～19%†‡	
• 诊断时 Ph⁺ 细胞中其他克隆性染色体异常,包括"主要途径"异常(第二 Ph,8 号三体,等位染色体 17q,19 号三体),复杂核型,或 3q26.2 异常	
• 治疗过程中 Ph⁺ 细胞发生任何新的克隆性染色体异常	

*活检标本中大簇或成片的小而异常巨核细胞可视为加速期的推定证据,这些发现通常与表中一个或多个标准相关。

†在血液或骨髓中发现真正的淋巴母细胞,即使少于 10%,也应引起对淋巴母细胞转化可能性的急迫关注,并需要进一步的临床和遗传学研究。

‡血液或骨髓中 ≥20% 原始细胞或髓外部位原始细胞呈浸润性增殖是 CML BP 期。

§完全血液学缓解:白细胞计数<$10×10^9$/L,血小板计数<$450×10^9$/L,分类计数未成熟粒细胞,脾脏不可触及。

AP 患者的骨髓标本可能显示不同的骨髓增殖状态,粒系及其他髓系细胞可有增生异常特征[87,97]。在穿刺涂片或活检切片中可见髓系原始细胞增多(10%～19%)(图 47.13 和图 47.14),CD34 免疫组化染色阳性[113]。有时可见很多巨核细胞簇,包括真正的微型巨核细胞,可类似 MDS 所见。通常伴随显著的网状纤维化或胶原纤维化[74]。AP 可能有淋巴母细胞,但一些数据表明,血液或骨髓中出现任何数量的真正的淋巴母细胞都应注意即将发生淋巴母细胞急变,因为据报道淋巴母细胞 BP 有时会突然发作,通常缺乏先前的 AP[114,115]。

47.3.4.2 急变期(BP)

CML 急变期的 WHO 标准包括:外周血白细胞或骨髓有核细胞中原始细胞 ≥20%;髓外原始细胞增殖并且破坏原有组织结构(框 47.3)。此外,如果骨髓中原始细胞呈局灶性聚集但占据了相当明显的骨髓区域(如整个小梁间空隙),可推测性诊断 BP,即使其余骨髓区域呈 CP 表现也是如此[74]。一些学者使用血液或骨髓 ≥30% 原始细胞作为 BP 诊断诊断标准,这两种标准都能识别预后非常差的患者。

尚不清楚 BP 是起源于白血病干细胞还是起源于分化程度更高的祖细胞,尽管有证据支持后一种观点[31,107]。在大多数 BP 病例中,母细胞为髓系(中性粒细胞、单核细胞、巨核细胞、嗜碱性粒细胞、嗜酸性粒细胞、红细胞或上述任意组合)(图 47.15);但是 20%～30% 病例由淋巴母细胞组成,通常来自 B 细胞,但 T 细胞和 NK 细胞转化的病例也有报道[117-120](图 47.16)。随后也可发生淋巴母细胞和骨髓母细胞性急变。原始细胞的起源常有明显的形态学表现,但有时原始细胞呈原始表型的或异质性形态,混合表型也很常见;因此,推荐使用多参数流式细胞仪进行免疫表型分析。在髓系 BP 中,原始细胞可呈强、弱或无 MPO 活性,但表达一种或多种与粒细胞、单核细胞、巨核细胞或红细胞分化相关的抗原(如 CD33、CD13、CD14、CD11c、CD11b、CD117、CD15、CD41、CD61、糖蛋白 A 或 C)。然而,在许多髓系起源的病例中,原始细胞也表达一种或多种淋巴系相关抗原。大多数淋巴母细胞病例是前体 B 细胞起源,除了表达 B 细胞相关抗原(CD19、CD10、CD79a、PAX5、CD20)外,少数病例也表达 T 细胞相关抗原(CD3、CD2、CD5、CD4、CD8、CD7)[117,119,121]。在 B 细胞和 T 细胞起源的 BP 中,常见表达一种或多种髓系相关抗原。最近一项研究发现,在 TKI 时代,少见的免疫表型和原始细胞类型(如嗜碱性粒细胞、巨核细胞)的发生率增加[122]。

罕见的髓系 BP 病例具有细胞遗传学异常,其中包括 AML 相关的特异性重现性染色体重排,如 inv(16)(p13.1q22) 或 t(16;16)(p13.2;q22),并与 Ph 染色体共存于同一细胞中(见图 47.15)。这些染色体异常在 AML 中通常提示有利预后,但在上述病例中它们如果与 Ph 染色体并存,则不再提示有利预后[123]。

47.3.5 治疗、疾病监测和预后

针对 BCL-ABL1 融合蛋白的组成性激活 TK 结构域而研发的 TKI 是一项重大进步,显著改善了 CML 患者的生存情况和

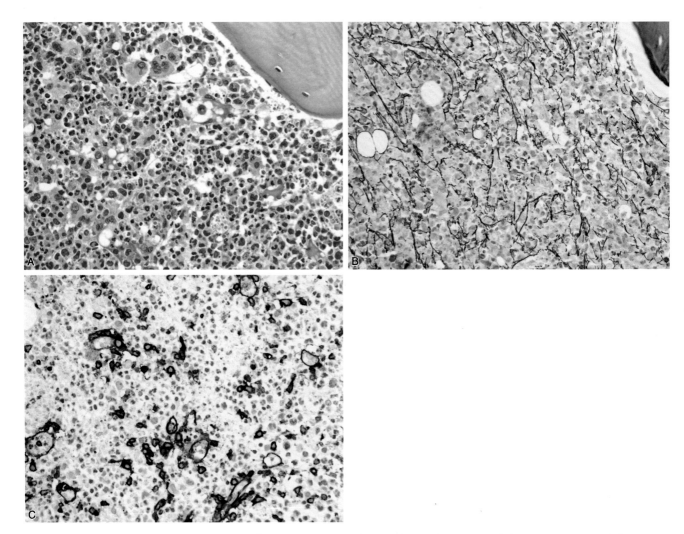

图 47.13　CML,加速期。患者 5 年前诊断为 Ph⁺CML,血细胞减少,原始细胞 12%。骨髓活检显示骨髓增生活跃(A),网状纤维化(B)。CD34 免疫染色显示原始细胞多于 HE 切片所见(C)

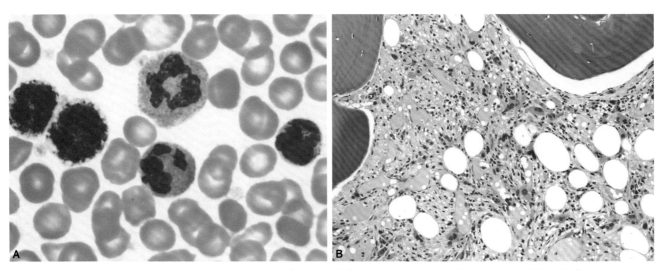

图 47.14　CML,加速期。A,这名 CML 患者外周血中嗜碱性粒细胞增多,超过 20%。B,骨髓活检显示明显的纤维化和非典型巨核细胞增殖

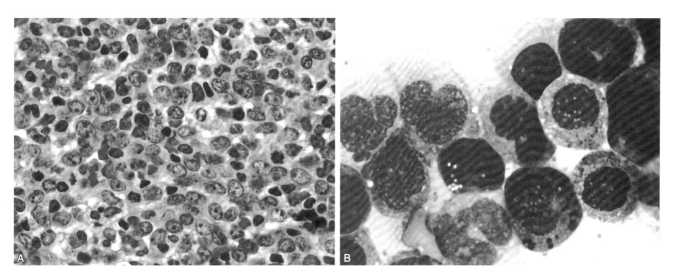

图 47.15　CML 髓系急变期。A,骨髓活检显示成片的原始细胞掺杂着一些嗜酸性粒细胞。B,骨髓穿刺涂片含有异常嗜酸性粒细胞和单核细胞。这个患者的白血病细胞有 t(9;22)(q34.1;q11.2) 和 inv(16)(p13.1q22)

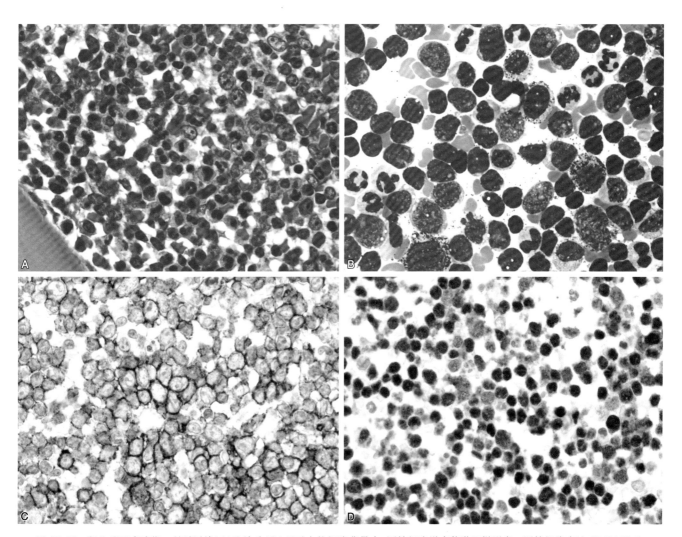

图 47.16　CML 淋系急变期。骨髓活检(A)和涂片(B)显示在粒细胞背景中,原始细胞增多伴淋巴样形态。原始细胞表达 CD19(C) 和 TdT(D),这例患者 8 年前诊断为 BCR-ABL1^{+}CML

生活质量[32,124]。2015 年,接受 TKI 治疗的 CML 患者,5 年生存率为 90%,10 年生存率超过 80%。相比之下,20 世纪 80 年代用布苏芬治疗的患者,5 年生存率为 38%,10 年生存率为 11%;20 世纪 90 年代用干扰素 α 治疗的患者,5 年生存率为 60%~70%,10 年生存率为 60%[125](图 47.17)。现在,大多数新诊断的 CML 患者,如果用 TKI 疗法治疗,其预期寿命接近正

常人群。虽然目前,唯一有文献记载的可治愈方法是异基因造血细胞移植,但确定哪些患者可能治愈并停用 TKI 的研究仍在进行中[126,127]。目前 CML 治疗仍然存在重大挑战。例如,尽管诊断后 5 年的 BP 发生率已从使用烷基化剂治疗患者的 61% 下降到使用 TKI 治疗患者的 5% 以下,但确实出现 BP 的患者,其存活率仍然很低[116]。

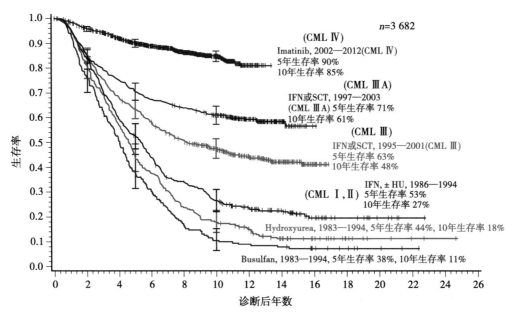

图 47.17　CML 随时间推移的生存率。德国 CML 研究组 1983—2012 年共有 3 682 名患者参加临床研究,数据更新于 2014 年

TKI 治疗成功的关键是定期和持续评估患者的血液学、细胞遗传学和分子状态,以检测表明药物失效或耐药性的变化。框 47.4[128] 概述了目前所采用的方法,但 TKI 治疗反应的定义和监测间隔的建议在未来可能会有所改变。一般来说,根据对 TKI 的反应,建议每 3 个月进行一次血液学和遗传学监测。接受 TKI 治疗的患者,血液和骨髓样本的形态学特征反映了治疗反应导致的细胞遗传学和分子事件的变化(图 47.18)。通常在 3~6 个月内白细胞计数正常化,骨髓增生状态恢复正常且形

态相对正常[129]。尽管形态特征不够敏感,不足以反映 BCR-ABL1 融合蛋白负荷的早期增加(通常提示耐药),但在接受 TKI 治疗患者的随访标本中,持续出现或重现任何显示 CML 的形态特征应注意耐药的可能性,并促使进一步评估细胞遗传学或分子状态。在目前的 TKI 治疗时代,最重要的预后指标是血液学、细胞遗传学和分子水平的治疗反应。然而,根据实验室和临床结果制定的 SOKAL 和 EUTOS 风险评分仍然有效;低风险评分的患者对 TKI 治疗的反应明显优于高评分的患者[130]。

框 47.4　CML 一线 TKI 治疗的最佳反应

完全血液学缓解

3 个月
　　BCR-ABL1<10%(IS)
　　和/或
　　PCyR(Ph⁺≤35%)

6 个月
　　BCR-ABL1<1%(IS)
　　和/或
　　CCyR(Ph⁺0)

12 个月
　　MR³·⁰ 或 MMR(BCR-ABL1<0.1%)(IS)

完全血液学缓解:白细胞计数<10×10⁹/L,血小板计数<450×10⁹/L,分类计数无未成熟粒细胞,脾脏不可触及。

细胞遗传学缓解(CyR)
　　完全(CCyR):无 Ph⁺ 中期分裂细胞或间期 FISH 检测<1% BCR-ABL1⁺核
　　部分(PCyR):Ph⁺ 中期分裂细胞 1%~35%
　　轻微(mCyR):Ph⁺ 中期分裂细胞 36%~95%
　　无:Ph+ 中期分裂细胞>95%

分子学缓解(MR)
　　MR⁴·⁵:BCR-ABL1≤0.003%(国际范围)
　　MR⁴·⁰:BCR-ABL1<0.01%(国际范围)
　　MR³·⁰(主要 MR,MMR):BCR-ABL1<0.1%(国际范围)

From Baccarani M,Castagnetti F,Gugliotta G,Palandri F,Rosti G. Treatment recommendations for chronic myeloid leukemia. *Mediterr J Hematol Infect Dis*. 2014;6:e2014005.

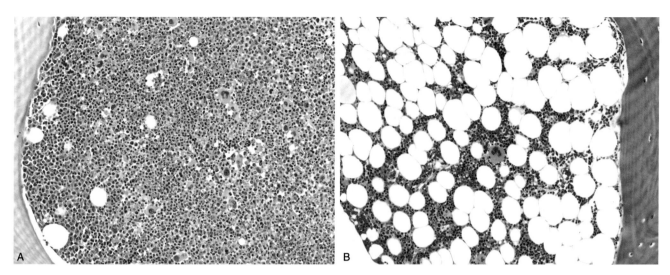

图 47.18　TKI 治疗前后骨髓活检。Ph⁺CML 患者初诊时的骨髓活检（A），使用伊马替尼治疗后 12 个月后重复活检（B），患者此时已经取得完全的血液学和细胞遗传学缓解。注意初诊时骨髓中的小巨核细胞和缓解后恢复正常大小的巨核细胞

47.3.6　鉴别诊断

47.3.6.1　慢性期

CML CP 的鉴别诊断包括反应性白细胞增多；髓系肿瘤伴显著的嗜酸性粒细胞增多；非特殊型（CEL-NOS）；MDS/MPN，包括 CMML、BCR-ABL1⁻ aCML 和幼年性粒-单核细胞白血病（JMML）；CNL；BCR-ABL1⁻ MPN。这些肿瘤都没有 Ph 染色体或 BCR-ABL1 融合基因。如果原以为某个病例是 CML，但缺乏遗传学诊断指标，则可能要考虑其他诊断。此处考虑的每种疾病都在本书中相应章节有详细描述，下文和表 47.2 简述可能与 CML CP 重叠的特征。

根据临床病史或导致外周血异常的证据（潜在感染、炎症性疾病和非髓系肿瘤），通常能够区分反应性粒细胞增多和类白反应与 CML，但仔细检查外周血涂片往往是区分反应性粒细胞增多和 CML 的最有价值的工具。反应性粒细胞增多没有 CML 所特有的嗜碱性粒细胞增多和髓系肿胀[79]，而 CML 极少见反应性粒细胞增多所常见的毒性颗粒和胞质空泡。然而，一旦出现无法解释的持续性中性粒细胞增多，则必须采用遗传学检测以排除 CML，因为 CML（尤其是变异型 p230 融合蛋白的 CML）可能最初表现为成熟型中性粒细胞为主并且仅有轻微的粒细胞不成熟[83,85]。

表 47.2　CML 及其鉴别诊断疾病的主要特征比较

特征	BCR-ABL1⁺ CML CP	CNL	CMML-0,-1,-2	BCR-ABL1⁻ aCML
Ph 染色体	约 95%	0	0	0
BCR-ABL1 融合基因	100%	0	0	0
主要增殖细胞成分	粒系，巨核系	粒系	单核，粒系	粒系
单核细胞	常<3%	<1×10⁹/L	≥1×10⁹/L；>10%	<1×10⁹/L；<10%
嗜碱性粒细胞	>2%	<2%	<2%	<2%
增生异常	无或轻微	无，"毒性"改变常见	常见于一系或多系	总是有粒系增生异常，常有三系增生异常
原始细胞（外周血）	<10%	<1%	CMML-0:<2% CMML-1:2%~4% CMML-2:5%~19%	<20%
不成熟粒系细胞（外周血）	常>20%	<10%	常<20%	10%~20%
巨核细胞	一般正常或增多，"侏儒型"，偶尔轻度减少	正常或增多，形态正常	减少、正常或偶尔增多，形态可变但常有增生异常	正常、减少或偶尔增多，常有增生异常

aCML，不典型慢性髓系白血病；CMML，慢性粒-单核细胞白血病；CNL，慢性中性粒细胞白血病。

嗜酸细胞增多的大多数病例继发于炎症性疾病（包括过敏和过敏性疾病、自身免疫反应）、感染（尤其是浸润组织的寄生虫）或非髓性肿瘤，其中反应性或肿瘤性 T 细胞或其他炎性细胞分泌促嗜酸细胞增殖的细胞因子。然而，许多髓系疾病伴有嗜酸性粒细胞增多（>1 500/uL），其中的嗜酸性粒细胞属于肿瘤性克隆[131]。这些疾病包括髓系肿瘤伴 PDFGRA、PDGFRB 或 FGFR1 异常；非特殊型慢性嗜酸性粒细胞白血病和 CML[132,133]。前两种疾病详见第 50 章，但一些 CML 病例的嗜酸性粒细胞绝对计数超过 1 500/uL，应包括在鉴别诊断中。对于任何原因不明的嗜酸细胞增多症，应立即进行适当的遗传学

研究,包括 BCR-ABL1 分析。嗜酸性粒细胞释放阳离子蛋白,可导致广泛的组织损伤,特别是心血管、肺或中枢神经系统,因此早期诊断和治疗嗜酸性粒细胞增多是必要的。

属于 MDS/MPN 的疾病包括 CMML、aCML 和 JMML,它们的一些临床和形态学特征与 BCR-ABL1+ CML 重叠。CMML 的特点是外周血单核细胞增多(单核细胞计数≥1 000/μL 和单核细胞百分比≥10%),一个或多个髓系出现增生异常,外周血和骨髓中原始细胞计数<20%[61]。无 Ph 染色体或 BCR-ABL1 融合基因。"单核细胞百分比≥10%"这项规定对于区分 CMML 和 CML 很重要。如果 CML 患者白细胞计数为 100×10⁹/L 和 1%单核细胞,就会导致单核细胞计数 1 000/uL,但 CML 患者外周血中单核细胞百分比极少≥10%。另一方面,CMML 骨髓中常有明显的粒细胞增殖,也可出现小而增生异常的巨核细胞并类似 CML 所特有的侏儒型巨核细胞。另外,这两种疾病常见脾肿大。因此,CMML 和 CML 可能混淆。还有,罕见 CML 病例携带 BCR-ABL1 融合蛋白 p190,具有单核细胞增多,很像 CMML[84]。因此,考虑为 CMML 的所有患者都应进行核型分析、FISH 或 RT-PCR 检测以排除 CML。BCR-ABL1⁻不典型慢性髓系白血病(aCML)并非字面上所谓的不典型类型 CML[80]。aCML 没有 BCR-ABL1 融合基因;与 BCR-ABL1+ CML 不同,aCML 中的粒系细胞显示增生异常,没有明显的嗜碱性粒细胞增多,常见血小板减少。骨髓中常有明显的多系增生异常。虽然 aCML 没有定义性遗传学异常,但少数病例携带 CSF3R T6181 突变,此突变也常见于大多数 CNL 病例[59]。JMML 是一种儿童疾病;90%以上病例在 4 岁之前确诊。患者没有 Ph 染色体或 BCR-ABL1 融合基因,但近 80% 儿童显示 NRAS、KRAS、NF1、CBL 或 PTNP11 突变,这些突变均导致 NRAS 信号网络的破坏[134]。外周血检查表现为白细胞增多,单核细胞≥1 000/μL,伴有数量不一的未成熟粒细胞和有核红细胞。JMML 骨髓增生活跃,主要呈粒系增殖,但单核系也增殖。

47.3.6.2 髓系和淋巴系急变

如果患者已有 CML 病史,则 CML BP 的鉴别诊断并不难。但是,少数 CML 患者初诊时即为 BP,与 CML BP 和新发 Ph⁺ ALL、Ph⁺混合表型急性白血病或 Ph⁺ AML 之间的鉴别几乎不可能。如果外周血或骨髓中显示粒系细胞增背景中的原始细胞,并出现核左移、髓系肿胀、嗜碱性粒细胞绝对计数增多或侏儒型巨核细胞,则 CML CP 的可能性最大。然而,如果缺乏这些特征,并且外周血和骨髓中以原始细胞为主,则诊断较为困难。如果检测到 p190 融合蛋白,则强力支持新发 Ph⁺ ALL[85]。然而,主要断裂点簇集区并不能解决问题;因为少数明显的原发 Ph⁺ ALL 可有 p210 融合蛋白。在一项详细的研究中,检查了儿童 Ph⁺ B-ALL 病例中含有 BCR-ABL1 融合基因的细胞形态,在某些病例中只有淋巴母细胞含有该融合基因,而在其他病例中,髓系和淋巴母细胞都是 BCR-ABL1⁺。在后一组病例中,一些患者在治疗后出现 CML CP 图像,提示致病细胞系可能比 CML 更局限于 Ph⁺ ALL[135]。是否存在新发 Ph⁺ AML 仍有争议,但最近的数据表明,这些病例可以通过 TCR 和 IGH 基因中的缺失来识别,通常伴有 IKZF1 和 CDNK1A/B 的缺失,这些特征有助于区分新发白血病和 CML BP[136]。

47.4 慢性中性粒细胞白血病(CNL)

CNL 是一种罕见的 MPN,其特征是外周血持续性中性粒

细胞增多和骨髓中性粒细胞增殖并偏向成熟形式[61]。常见肝脾肿大,因脾和肝中白血病浸润所致。近年来,大多数 CNL 患者发现编码 CSF3R(外显子 14)基因的近膜端区域存在点突变,该基因编码融合蛋白[48]。这些突变导致 JAK/STAT 信号的组成性激活,并成为异常粒细胞增殖的驱动因素。检测到 CSF3R 突变有助于区分 CNL 与反应性白细胞增多,两者非常相似。没有 Ph 染色体或 BCR-ABL1 融合基因;明显的中性粒细胞增多伴 BCR-ABL1 融合蛋白(包括 p230)的病例,应归入 CML,而不是 CNL[83,85]。

47.4.1 诊断

尽管文献中报道了大约 200 例 CNL,但一项综述发现,其中只有不到一半病例符合 WHO 分类中的 CNL 标准[137]。因为太少见,其诊断可能有疑问;其形态学与感染、炎症及其他髓系肿瘤相重叠;直到最近,CNL 的中性粒细胞仍缺乏克隆性证据。因此,以前的 CNL 标准在很大程度上是排除性诊断;应排除由于造血或非造血肿瘤释放异常细胞因子所致的类白血病反应、其他 MPN 和中性粒细胞增多。此外,近 30% 的 CNL 报道病例并存浆细胞肿瘤[138,139];目前认为其中大多数病例为肿瘤性浆细胞释放 G-CSF 导致的反应性中性粒细胞增多,而不是 CNL。然而,仍有少数 CNL 病例伴有浆细胞异常,且浆细胞为克隆性;因此,CNL 与浆细胞肿瘤之间的关系仍不清楚[140,141]。

诊断 CNL 的 WHO 标准见框 47.5。尽管发现 CSF3R T6181 或其他 CSF3R 活化突变是确定中性粒细胞克隆性增殖的主要步骤,但这些突变并非见于所有 CNL 病例,也不是 CNL 特有;它们偶见于 aCML 和先天性中性粒细胞增多背景下发生的 AML[48,59,142]。因此,必需综合临床病史、血液学数据、血液和骨髓形态学、细胞遗传学和分子遗传学数据才能作出 CNL 的最终诊断。

框 47.5　CNL 的 WHO 诊断标准
1. 外周血白细胞增多,白细胞计数≥25×10⁹/L 　　分叶核加杆状核粒细胞>80% 　　中性粒细胞前体(早幼、中幼和晚幼粒)<10% 　　髓系原始细胞罕见 　　单核细胞计数<1×10⁹/L 　　无粒细胞生成障碍 2. 存在 CSF3R T6181 或其他激活的 CSF3R 突变 　　或 　　在没有 CSFR3R 突变的情况下,持续性中性粒细胞增多(至少 3 个月)和未发现生理性或反应性中性粒细胞增多的原因,包括没有浆细胞肿瘤,或如果有,通过细胞遗传学或分子研究证明髓系细胞的克隆性 3. 骨髓增生活跃 　　中性粒细胞百分比增大 　　在骨髓有核细胞中原始粒细胞<5% 　　中性粒细胞成熟正常,或核左移 　　巨核细胞正常 4. 不符合其他髓系肿瘤 WHO 标准 　　尤其是无 BCR-ABL1;无 PDGFRA、PDGFRB 或 FGFR1 重排;无 PCM1-JAK2、ETV6-JAK2 或 BCR-JAK2 诊断 CNL 必须满足所有标准

From Swerdlow SH, Campo E, Harris NL, et al, eds. WHO Classification of Tumours of Haematopoietic and Lymphoid Tissues. Revised 4th ed. Lyon, France: IARC Press; 2017.

47.4.2　临床表现

CNL 常见于 60 多岁成人,据报道可见于所有年龄,男性略占优势[137,143,144]。许多患者无症状,只是在常规体检时发现外周血白细胞增多,但其他患者可有疲劳、瘙痒或痛风等症状[139,144]。体格检查最常见的异常为脾肿大,也可出现肝肿大,但淋巴结肿大少见[139,145,146]。约 30% 患者有出血倾向[143,147]。

47.4.3　实验室检查

47.4.3.1　外周血

白细胞计数≥25×10⁹/L(中位数 50×10⁹/L)。在白细胞总数中,分叶核和杆状核中性粒细胞占比≥80%,而早幼、中幼和晚幼粒细胞总是少于白细胞总数的 10%(图 47.19)[139,146]。诊断时外周血几乎从未观察到原始细胞[130]。单核细胞<1×10⁹/L,绝对计数无嗜碱性粒细胞增多或嗜酸性粒细胞增多[139,143]。常

见轻-中度贫血。血小板计数往往正常,罕见重度血小板减少或重度血小板增多。部分病例可有血小板功能异常,但文献中多数患者没有评估血小板缺陷。

47.4.3.2　骨髓

CNL 骨髓活检显示与年龄不符的增生活跃,并显示中性粒细胞增殖。通常粒红比例≥20∶1(图 47.19)。诊断时骨髓中原始细胞和早幼粒细胞的百分比并不增多,但中幼、晚幼、杆状核和分叶核粒细胞的百分比增多[137,148]。骨髓中性粒细胞通常类似外周血。重要的是,粒细胞或其他任何髓系细胞无明显的增生异常。一般未见嗜酸性粒细胞和嗜碱性粒细胞。红系前体细胞的百分比通常减少,但形态正常。巨核细胞形态也正常,但部分病例可有轻度的巨核细胞增殖[143,145]。罕见网状纤维化。鉴于文献报道中性粒细胞增多与浆细胞异常有关,在准备诊断 CNL 之前,所有病例均应高度重视骨髓浆细胞。如果存在异常浆细胞或克隆性浆细胞,在诊断 CNL 前应证实中性粒细胞的克隆性。

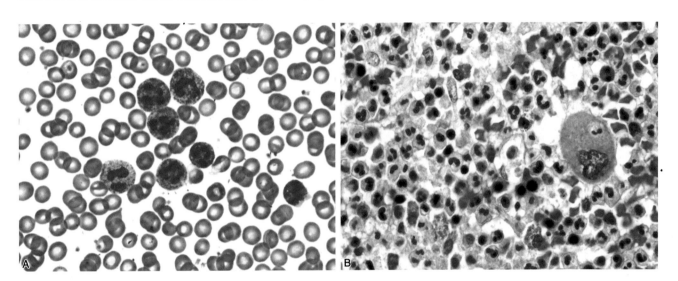

图 47.19　慢性中性粒细胞白血病(CNL)。A,外周血以分叶核粒细胞为主,胞质可见毒性颗粒。B,活检显示相似的核左移。此患者中性粒细胞增多,无潜在疾病可以解释,而且出现脾肿大

47.4.3.3　髓外组织

中性粒细胞浸润导致肝脾肿大。脾浸润方式呈典型的白血病模式,即肿瘤细胞浸润脾脏红髓的髓索和窦,在肝中浸润肝窦和/或汇管区[143,145]。

47.4.3.4　遗传学

接近 25% 患者在诊断时符合 WHO 标准并有细胞遗传学异常,而其他 10% 患者在疾病演进过程中出现细胞遗传学异常[146]。这些异常并非 CNL 特有,但有助于证实中性粒细胞增多为肿瘤性。最常见异常包括 +8、+9、+21、del(20q) 和 del(11q)。无 Ph 染色体或 BCR-ABL1 融合基因,特别是无 BCR-ABL1 融合蛋白 p230,p230 可见于 CML 伴显著中性粒细胞增多或血小板增多,但未见于 CNL[83,85]。

已报道 CNL 有重现性体细胞突变。与 CNL 最相关的突变是位于染色体 1p34.3 上的 CSF3R T6181 激活性点突变,该突

变编码跨膜受体融合蛋白[48,59,60,62]。在 CNL 中,该突变位于膜近端(细胞外结构域),导致受体二聚体化和 JAK/STAT 通路的组成性激活;因此,可认为它是驱动突变。CSF3R 有两个相似但少见的激活点突变,即 T615A 和 T640N,具有相似的作用。在 WHO 定义的 CNL 病例中,CSF3R 突变率为 80%,其中 30%~50% 与突变的 SETBP1 和/或 ASXL1 相关[149]。据报道,这预示着预后更差。然而,这些突变并非 CNL 特有,在少数 aCML 病例中也有报道,因此诊断时必须仔细评估形态学。影响胞质结构域的 CSF3R 截短突变发生于 30%~40% 的先天性中性粒细胞减少患者[48]。有趣的是,经过长期 G-CSF 治疗,先天性中性粒细胞减少症患者也可能在膜近端区域发生突变并演变为 AML[48,62]。据报道,偶有 CNL 患者兼有 JAK2 V617F 和 CALR 突变[146]。

47.4.4　疾病的进展和预后

CNL 呈进行性病程,但生存期多变,其范围从不到 1 年至

20 年以上[137,139]。疾病的加速进展常与中性粒细胞进行性增多、贫血加重和血小板减少有关。据报道部分患者出现 MDS 特征,可能难以区分 BCR-ABL1-aCML。实际上,有人质疑伴有 *CSF3R* 突变的 aCML 病例是否代表 CNL 的进展形式[59]。10%~15%的 CNL 病例可发生急变转化[139,143]。在不成比例的患者中,颅内出血是死亡原因之一。这可能是潜在的血液凝固异常或血小板异常的表现,也可能与疾病进展所致的血小板减少或针对进展期的治疗有关[148]。

47.4.5　鉴别诊断

CNL 的鉴别诊断包括反应性中性粒细胞增多及其他髓系增殖性疾病伴显著中性粒细胞成分。感染和炎症导致的反应性中性粒细胞增多可通过临床病史和其他实验室检查而证实,但反应性中性粒细胞增多与 CNL 的外周血或骨髓检查可能未见任何有意义的形态学差异。血涂片上缗钱状红细胞可能提示潜在的浆细胞病变,这种病例应检查血液中是否存在异常 Ig 并检查骨髓以寻找异常浆细胞群。有些上皮性肿瘤和肉瘤可以分泌细胞因子,刺激中性粒细胞产生,所以也必须排除非造血系统肿瘤[129,153,154]。存在浆细胞病变或其他潜在肿瘤时,不要诊断 CNL,除非中性粒细胞有明确的克隆性证据,如出现 *CSF3R* 突变。CNL 的其他鉴别诊断包括 *BCR-ABL1*[+] CML 伴 BCR-ABL1 融合蛋白 p230[84]、*BCR-ABL1*[−] aCML、CMML 和儿童 JMML。这些肿瘤的鉴别要点见表 47.2。

47.5　真性红细胞增多症(PV)

正常情况下,红细胞生成受精细调节,以产生恰好适量的红细胞为组织供氧。组织缺氧导致 EPO 生成增加,EPO 是红细胞生成的主要调节因子。EPO 与红系祖细胞上 EPOR 结合,EPOR 形成二聚体,相关的 JAK2 激酶发生磷酸化,然后激活下游的效应因子(包括 JAK/STAT 通路),并刺激红系前体细胞增殖和减少凋亡(见图 47.5)[150,151]。EPOR 和 JAK2 信号的下调是由蛋白质酪氨酸磷酸酶(如 SHP-1)、细胞因子信号的抑制因子和激活通路的其他抑制因子介导的[152]。EPO 由肾小管周围细胞合成,由缺氧反应产生的转录因子家族调节,这些转录因子称为缺氧诱导因子(HIF)[157,158]。HIF、氧、含有脯氨酰羟化酶结构域(PhD)的酶和 von Hippel-Lindau 肿瘤抑制蛋白(VHL)之间相互作用,使氧浓度达到正常,则 HIF 被降解。低氧时,HIF 降解减慢,EPO 合成增加。EPOR 合成或 JAK/STAT 信号通路发生的任何紊乱都会导致红细胞产生过多或过少[151]。

红细胞增多症指每单位体积血液中红细胞数量增多,通常定义为血红蛋白(Hb)、红细胞压积(Hct)或红细胞容量超过正常年龄、性别和种族标准的两个标准差以上[153]。红细胞增多症有很多原因(框 47.6),通常是红细胞总量"真正的"增加,但偶尔由于血浆量减少导致血液浓缩也可引起"相对的"或"假的"红细胞增多症。真正的红细胞增多症可以原发,由于红系祖细胞内在异常而对正常增殖调节因子高度敏感(或不依赖);也可以继发,由于组织缺氧引起适当的生理性 EPO 增加或由于各种肿瘤导致不恰当的 EPO 分泌。原发和继发的红细胞增

多症可以是先天性或获得性(框 47.6)[151,154]。

框 47.6　红细胞增多症的原因

"真正的"原发性红细胞增多症
- 先天性:原发性家族性先天性红细胞增多症
- 获得性:真性红细胞增多症(PV)

"真正的"继发性红细胞增多症
- 先天性
  - *VHL* 突变,包括 Chuvash 红细胞增多症
  - 2,3-二磷酸甘油变位酶缺乏
  - 高氧亲和血红蛋白
  - 先天性高铁血红蛋白血症
  - 低氧诱导因子 2α 基因突变
  - 脯氨酰羟化酶区域 2 突变
- 获得性
  - 适当的生理性低氧反应:心脏、肺、肾和肝疾病;一氧化碳中毒;睡眠呼吸暂停;肾动脉狭窄;吸烟引起的 PV;肾移植后*
  - 不恰当的促红细胞生成素生成:小脑血管母细胞瘤、子宫肌瘤、嗜铬细胞瘤、肾细胞癌、肝癌、脑膜瘤、甲状旁腺腺瘤

相对的或"假的"红细胞增多症
- 由于脱水或其他原因引起的急性或一过性血液浓缩,红细胞总量并没有增加,所以不是真正的红细胞增多症

---

*肾移植后 PV 的原因不明;在某些病例,可能是由于患者原有的肾脏长期慢性缺血引起内源性促红细胞生成素增多,加上红系前体对 EPO 的高度敏感。

PV 是一种获得性、原发性真性红细胞增多症,特征是不再依赖于调控红系造血的正常机制而导致的红细胞产生增多。几乎所有 PV 患者都有获得性功能性体细胞突变,涉及 Janus 2 激酶基因、*JAK2* V617F 或较少见的功能上类似于 *JAK2* 外显子 12 的突变[41-44,155]。这些突变编码组成性激活的 JAK2 激酶,结合并激活非 TK 细胞因子受体,如 EPOR(见图 47.5)[49,50]。*JAK2* 突变起源于造血干细胞[50];由于 JAK2 激酶不仅结合 EPOR 而且结合其他非 TK 受体(包括 G-CSFR 和 MPL),因此粒细胞和巨核细胞也携带这种突变而自主增殖,导致外周血和骨髓发生"全髓增殖"[51]。

PV 一般分两期:多血期,Hb、Hct 和红细胞容量增多;和"耗竭"期(多血期后骨髓纤维化期,post-PVMF),全血细胞减少(包括贫血)、无效造血、骨髓纤维化并常有骨质硬化、EMH 和脾亢。PV 的自然进展也包括演进为急性白血病或 BP 期,但发病率低,其中部分患者先有一段时期的骨髓增生异常[156-159]。

47.5.1　诊断

PV 的诊断需要整合临床和实验室数据、满意的外周血涂片和骨髓活检标本的组织学结果。几乎所有的 PV 病例(95%)都显示 *JAK2* V617F 突变,但这种突变也可见于 ET 和 PMF,少见于其他髓系肿瘤[7],因此必须仔细考虑临床和形态学参数,才能正确诊断。有时,在 PV 中呈现的症状或实验室结果提示其他 MPN,如因显著的血小板增多而类似 ET,但 HB 和 HCT 值不够 PV 的诊断标准。对于这种病例,组织学可能非常有价值,因为某些病例中骨髓组织学显示 PV 特征而不是 ET,并且可诊断为"戴着假面具的"PV[160-163]。最近,修订版 WHO 分类向下修正了诊断 PV 所需的最低 Hb 和 Hct 水平,使部分但不是全部"戴着假面具的"PV 病例可符合新的诊断标准,见框 47.7[156]。

诊断需要两个主要标准加一个次要标准，或主要标准中的第一条加两个次要标准：

主要标准
- 男性 Hb>16.5g/dL，女性 Hb>16g/dL；或男性 Hct>49%，女性 Hct>48%；或红细胞总数增多*
- 骨髓活检显示与年龄不符的骨髓增生活跃伴三系增殖（全髓增殖），包括明显的红系、粒系和巨核系增殖伴多种形态的成熟巨核细胞（大小差异）
- 存在 JAK2 V617F 或 JAK2 外显子 12 突变

次要标准
- 血清促红细胞生成素水平低于正常

诊断 PV 需要满足所有 3 个主要标准或前两个主要标准和次要标准†

---

* 超过平均正常预测值的 25%。

† 如果存在主要标准 3 和次要标准，男性持续的绝对红细胞增多和 Hb>18.5g/dL（Hct 55.5%）或女性 Hb>16.5g/dL（Hct 49.5%），则可能不需要进行骨髓活检。

47.5.2　多血期的临床表现

PV 罕见，西方国家的年发病率约为（1~3）/10 万人；亚洲发病率更低[164,165]。男性略占优势。患者年龄常为 60 多岁；20 岁以下患者罕见报道[166,167]。PV 的主要症状是红细胞容量增多引起的血管异常，包括高血压、血栓形成和出血，这也是致病和致死的主要原因。头痛、眩晕、感觉异常、出现视觉盲点和红斑性下肢肿痛往往是由于微血管血栓，但血栓也可累及大动脉或大静脉并发生致命事件[157,168-170]。在 10%~15% 病例中，这些症状早于足以诊断 PV 的血液学参数异常，但分子研究会发现 JAK2 V617。脾静脉血栓或 Budd-Chiari 综合征也应警惕 MPN（包括 PV）的可能性，即使常规血液学数据无明显异常或不够诊断 PV 标准时也是如此[171,172]。其他症状包括疲劳、水源性瘙痒、痛风和胃肠道症状[165,166]。最突出的体征包括多血质（高达 80% 病例）、触及脾肿大（70% 病例）和肝肿大（40%~50% 病例）[168-169]。

47.5.3　多血期的实验室检查

47.5.3.1　外周血

外周血主要表现为 Hb、Hct 和红细胞计数均增加（见框 47.7）[156]。红细胞指数一般正常，除非患者缺铁；缺铁患者平均红细胞体积和平均红细胞血红蛋白浓度可降低，血涂片中红细胞呈小细胞低色素性[173]。超过 60% 病例因中性粒细胞增多而导致白细胞计数增多，至少 50% 病例常有显著的血小板增多。中性粒细胞可显示轻度核左移，但多血期极少见原始细胞，也没有幼稚粒红系细胞。常见嗜碱性粒细胞中度增多（图 47.20）。

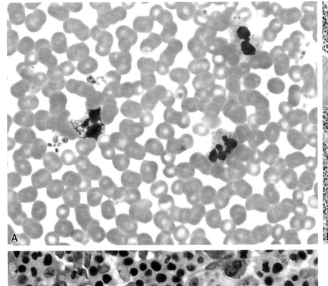
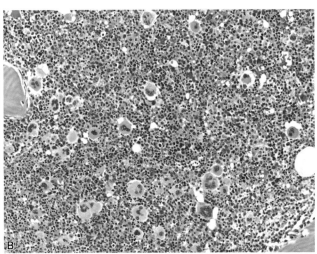
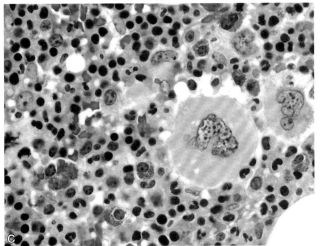

图 47.20　真性红细胞增多症（PV）。A，外周血以中性粒细胞轻度增多和嗜碱性粒细胞偶尔增多为特征；B，骨髓活检显示骨髓增生活跃；C，仔细检查显示全髓增殖。注意巨核细胞大小不一，但总体而言，缺乏高度异型性或怪异形

47.5.3.2 骨髓

多血期骨髓活检显示与年龄不符的骨髓增生活跃,红系、粒系和巨核系细胞增殖为(全髓增生,图47.20)。皮质骨下骨髓呈明显的增生活跃,而正常情况下呈增生低下[156]。红系造血显著,常表现为红系细胞岛扩大,并显示正常成熟的红系形态。粒系可显示核左移,但原始细胞百分比不增加,也没有显著增生异常。巨核细胞数量明显增多。巨核细胞大小不一,大多数呈轻-中度增大。部分巨核细胞核可能巨大且不规则折叠,但总体上罕见显著的细胞异型性、奇异形或生成障碍。巨核细胞有时在骨小梁旁形成松散的细胞簇,但PMF特有的巨大致密细胞簇在PV中少见[89,156]。约20%患者就诊时呈现网状纤维增多,但罕见斑片状胶原纤维化;后者预示快速进展为骨髓纤维化且预后差[174]。少数患者显示少量反应性淋巴滤泡[175]。骨髓穿刺涂片一般能体现上述改变,但具有诊断价值的形态学特征不如骨髓活检切片中容易辨认。大多数病例铁染色呈阴性。携带JAK2基因外显子12突变的PV患者与携带JAK2 V617F突变的患者,临床特征相似,但前者骨髓通常以红系增殖为主,粒系和巨核细胞增殖较轻[53]。

47.5.3.3 髓外组织

多血期脾肿大是由于脾窦和脾索中红细胞淤积,EMH即使有也很轻微。类似的改变也可见于肝窦[176]。

47.5.3.4 遗传学

超过95%的PV患者携带JAK2 V617F突变,其余病例大多数携带JAK2基因外显子12突变。罕见病例未见这两种JAK2突变。据报道,在这种PV病例中活化突变包括LMK突变,LMK是编码膜结合接头蛋白的基因,通常是JAK2信号的负调节因子;以及很少见的MPL突变,MPL编码TPO受体[7,66]。JAK2 V617F突变并非PV特有,还可见于50%~60%的ET和PMF,偶见于MDS/MPN和极少数AML。是什么因素决定某个患者的疾病表型还不清楚,但宿主的遗传学背景和等位基因的突变量可能是重要的影响因素。与携带这种突变的其他MPN相比,分裂重组产生的JAK2 V617F纯合子在PV中更常见[66,167]。除了JAK2突变,少数患者还发现涉及表观遗传学修饰的突变,包括TET2、IDH1/2、DNMT3A和ASXL1,但其致病作用和预后仍然不明[7,66]。大约10%~20%患者在诊断时发现核型异常,其中最常见异常为+8、9、del(20q)、del(13q)和del(9p);有时,8号三体和9号三体可同时出现[173,177]。随着疾病进展,遗传学异常的发生率和数量逐渐增多。

47.5.3.5 其他实验室检查

PV患者血清EPO水平升高,相反,PV患者血清EPO水平通常减低。因此,EPO水平是一项重要指标,应尽早检查这个诊断项目。然而,正常EPO水平并不绝对排除PV或继发性红细胞增多症[178]。异常血小板功能,例如血小板对肾上腺素或二磷酸腺苷诱导的原发或继发性聚集反应减弱,或兼有这两种异常,常见于PV患者,但是这种异常与出血或血栓形成之间的相关性并不明显。如血小板计数≥1 000×10⁹/L,患者可发生获得性von Willebrand综合征,其特征为von Willebrand因子功能

活性降低,可用胶原结合活性和利托新辅助因子活性进行检测[179]。这种缺陷易发生出血事件,可解释PV患者血小板计数很高却特别容易发生出血。然而血小板计数和血栓形成之间并没有直接关联[179,180]。

47.5.4 疾病进展和预后

如不治疗,PV患者通常在1~2年内死于血栓形成或出血。静脉切开放血术加阿司匹林是最常用的治疗方法;但如果患者血栓形成的风险增加,也可用减少细胞的治疗方法[157]。在最近对1 500多名PV患者的研究中,整个队列的中位生存时间为14.1年,低于年龄和性别配对的对照人群[181]。诊断时年龄较大(>61岁)、白细胞增多(>10.5×10⁹/L)、有静脉血栓形成史和核型异常是最重要的不良预后因素;年龄较大和白细胞增多的患者中位生存时间约为9年,而没有白细胞增多的年轻患者中位生存时间为23年[181]。因为大多数患者死于血栓或出血事件,风险分层的目的主要用于评估这些并发症的风险。动脉和静脉血栓形成的主要危险因素是既往有血栓事件病史,但高血压也可预测动脉血栓形成和老年患者的静脉血栓形成[157]。PV出血通常是血小板极端增多(>1 000×10⁹/L)的结果,导致获得性von Willebrand综合征,并有阿司匹林引起出血的风险[182]。

在PV后期,红细胞生成逐渐减少,红细胞容量变成正常,骨髓中的全髓增生变成骨髓衰竭和贫血,这就是所谓的耗竭期。另外还有两种疾病进展形式,即post-PVMF和AML。

47.5.4.1 多血期后骨髓纤维化(post-PVMF)

PV患者初诊10~15年后形成这种进展性并发症,通常也是PV的终末期并发症,在存活20年以上患者中,其发生率大约20%或更多[158,183]。诊断时具有骨髓网状纤维化预示其发生率较高[174]。post-PVMF特征包括贫血、血片中出现幼稚粒红系细胞、异形红细胞伴泪滴形红细胞、骨髓纤维化和EMH导致的脾肿大[161](框47.8)。骨髓增生程度不一,显示明显的网状纤维化,常伴有胶原纤维化和骨质硬化(图47.21)。骨髓中粒系和红系造血减少,特别是红系。常出现成簇的、大小不一的巨核细胞,核深染、怪异,占据骨髓的主要成分。髓窦常扩张,含有造血前体细胞和巨核细胞[156,184]。脾窦和脾索有EMH,导致外周血幼稚粒红系细胞增多。肝脏也可见类似的EMH。大约80%~90%的post-PVMF患者显示异常核型[159]。

框47.8 post-PVMF的WHO诊断标准

必需标准

1. 以前诊断过WHO定义的PV
2. 骨髓纤维化2~3级(共0~3级)*

附加标准(需要两个)

1. 贫血†,或红细胞增多不再需要用放血术(无细胞减少疗法)或细胞减少疗法
2. 外周血涂片查见粒红系原始细胞
3. 脾肿大逐渐加重,定义为可触及脾肿大从基线(距左肋缘的距离)增加超过5cm,或新出现可触及脾肿大
4. 出现3种体质症状中的1种以上:6个月内体重减轻10%以上,盗汗,不明原因发热(>37.5℃)

*或0~4级的3~4级。
†低于适当年龄、性别、性别和海拔的参考范围。

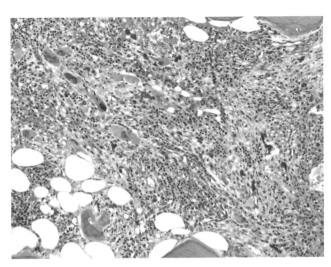

图 47.21 多血期后骨髓纤维化(post-PVMF)。 患者大约有 15 年 PV 病史,最近发现贫血,外周血有幼稚粒红系细胞,脾脏进行性肿大。骨髓活检标本显示骨髓衰竭和网状纤维增生以及异常巨核细胞

47.5.4.2 急性白血病/骨髓增生异常期

骨髓增生异常期(MDS 期)和急性白血病罕见,通常为 PV 的晚期事件。单用放血术治疗的 PV 患者,其发生率为 1%~2%,也可作为 PV 自然病程中的发生率[159]。这些疾病的发生风险似乎与患者年龄(老年患者风险高)和现在已经很少使用的细胞毒制剂(如烷化剂和[32]P)治疗有关。几乎所有病例中,急性白血病都是髓系(AML),并且通常先有一段 MDS 期。Post-PVMF 也可发生 AML 转化。这种病例中,因纤维化使穿刺涂片取材困难,可用活检标本染 CD34 来检测原始细胞。血液或骨髓中>10% 原始细胞或出现 MDS 特征一般预示加速期转化或 MDS;如原始细胞≥20%,则诊断为急性白血病[156]。几乎所有进展为 MDS 或 AML 的患者都显示核型进展,常出现复杂的染色体异常。然而,转化期原始细胞可能不携带 *JAK2* V617F 突变,令人猜测其转化可能是来自 *JAK2* 突变之前的克隆[185]。

47.5.5 鉴别诊断

红细胞增多症的不同原因见框 47.6。实际工作中遇见的大多数病例为原发性或继发性获得性红细胞增多症。血清 EPO 水平和 *JAK2* V617F 基因检测,无疑是诊断 PV 及其鉴别诊断的关键。

47.5.5.1 原发性红细胞增多症,获得性和先天性

PV 是唯一的获得性原发性红细胞增多症。只有一种原发性先天性红细胞增多症的研究比较全面,即家族性先天性红细胞增多症。它是 *EPOR* 突变引起的罕见疾病,一般为常染色体显性遗传[186,187]。迄今发现 23 个不同突变可导致 EPOR 在细胞质中部分被截断,从而失去了 SHP-1 结合位点。正常情况下 SHP-1 下调 EPO 介导的 *JAK2/STAT5* 通路活性。此结构域的丢失在本质上是活化突变,导致红系前体细胞对 EPO 高度敏感[151],而血清 EPO 水平低或正常。患者有红细胞增多症,但无粒细胞和血小板增多。患者通常没有症状,但易发心血管疾病。*EPOR* 突变只占家族性原发性先天性红细胞增多症的一小部分,大多数患者的病因还不清楚[187]。部分家族具有获得 *JAK2* 体细胞突变的遗传易感性,患者易发 PV 或其他 MPN。这种病例不应视为先天性红细胞增多症,而是家族性原发性获得性 PV。

47.5.5.2 继发性红细胞增多症,获得性和先天性

大多数红细胞增多症是获得性,是缺氧诱导的继发性红细胞增多症(见框 47.6)。最常见病因包括慢性阻塞性肺疾病、右向左心肺分流、睡眠呼吸暂停和影响肾血流量的肾疾病[151,154]。在高海拔地区,组织缺氧可通过增加血红蛋白含量来补偿大气氧含量低。吸烟者引起的 PV,部分原因是慢性一氧化碳中毒导致组织缺氧引起血红蛋白反应,另一部分是由于尼古丁通过其利尿作用降低血浆量所致。

EPO 异常产生是继发性红细胞增多症的原因之一,经常被忽视。据报道,有些肿瘤可产生 EPO,包括小脑血管母细胞瘤、子宫肌瘤、嗜铬细胞瘤、肝细胞腺瘤和脑膜瘤[151,154]。为提高运动竞技能力而服用外源性 EPO,也可导致红细胞增多症;雄激素有相似作用。肾移植后红细胞增多症的原因不明,据报道10%~15%肾脏移植接受者在术后 6~24 个月发生本病,但发生率逐渐下降,归因于移植后使用免疫抑制剂[188]。

年轻患者和伴有正常或升高的血清 EPO 水平的终身红细胞增多症患者,应首先考虑先天性继发性红细胞增多症。它们分为两大类:异常血氧亲和力或涉及氧感应 EPO 合成途径中的基因突变。据报道具有异常血红蛋白氧解离曲线的 Hb 变异超过 90 种,氧亲和力高的 Hb(高氧亲和力血红蛋白)不能迅速释放氧到组织中,使氧解离曲线左移,P_{50} 降低,导致组织缺氧,进而使 EPO 水平升高,继发红细胞增多症。虽然有些高氧亲和力的 Hb 变异可通过电泳技术检测,但大部分还不能。因此,当怀疑存在 Hb 变异时,可以进行 P_{50} 检测。与此类似但罕见的一种继发红细胞增多症疾病,是由于 2,3-二酸变位酶(2,3-BPG)缺乏所致[151,189]。

编码氧传感通路蛋白的基因和调节 EPO 合成的基因如发生突变,不会导致氧解离曲线异常,此类患者具有正常 P_{50}。Chuvash PV 是这类疾病中最常见的疾病。它属于遗传性红细胞增多症性疾病,常见于俄罗斯的 Chuvash 地区,起源于 von-Hippel-Lindau(*VHL*)基因突变。具体来说,HIF(HIF-α)的 α 亚单位,是 EPO 合成的转录因子;它通过氧、VHL 以及包含 PhD 的酶间协同效应而被降解。*VHL* 突变产生的 VHL 蛋白,不能与 HIF-α 绑定,从而干扰了转录因子的降解,引起 EPO 生成增加。对 HIF-α(*PhD2*)降解有很重要作用的 PhD 酶基因突变和编码 HIFα 异构体(*HIF-2α*)的基因突变也会导致类似的结果。携带这些基因突变的患者可能出现红细胞增多症和高血清 EPO,因此属于"继发性"[159,190]。

47.6 原发性骨髓纤维化(PMF)

骨髓纤维化是指骨髓中纤细的网状纤维数量和密度增

多,形成不连续的线条状网络结构。正常情况下,骨髓纤维为造血细胞提供了支架结构。网状纤维增多程度不一,从局灶性松散分布但基本上连续的纤维网,至弥漫性密集分布的胶原纤维化和骨质硬化。网状纤维化和胶原纤维化是骨髓对各种损害和疾病的非特异性继发性反应,由骨髓间质细胞和骨髓造血细胞(包括巨核细胞、T 细胞和单核-巨噬细胞系起源的细胞)释放的多种因子介导[191,192]。累及骨髓的感染和炎症常伴有网状纤维化,而明显的胶原纤维化较常见于肿瘤性疾病,如癌或淋巴瘤累及骨髓时[193]。但是,将近一半骨髓纤维化病例与髓系肿瘤相关,特别是 MPN[194]。任何 MPN 都发生骨髓纤维化,特别是疾病进展期;但 PMF 与 MPN 最相关。

PMF 的主要特征是粒系和巨核系细胞增殖,伴骨髓网状纤维逐渐增多和胶原纤维化,进而促进脾、肝等器官 EMH[195]。虽然粒系和巨核系细胞是主要增殖细胞,但所有髓系细胞、B 细胞和部分 T 细胞都起源于肿瘤性克隆[196]。相反,成纤维细胞并非克隆性。纤维化和骨质硬化是继发性反应,原因是异常释放的生长因子和促纤维性细胞因子,包括血小板衍生生长因子和转化生长因子 β。这些因子由异常的巨核细胞和血小板合成、组装并释放[191,192,197,198]。由于内皮生长因子血清水平升高,脾脏和骨髓还有明显的新血管生成。PMF 还有其他多种生长因子升高,包括巨噬细胞炎性蛋白1β、金属蛋白酶组织抑制因子、胰岛素样生长结合因子 2 和肿瘤坏死因子 α1。因此,形态学和部分临床特征不仅与骨髓中肿瘤细胞的血液学影响相关,而且与其释放的炎性细胞因子相关[198-200]。

大约 50% 的 PMF 病例携带 JAK2 V617F 突变,30% 病例有 CALR 突变,5%~10% 有 MPL 突变。其余 10%~15% 病例的驱动突变不明,称为三阴性 PMF[46,47,201]。

PMF 分两期:①纤维化前期(prePMF)特征是外周血中明显的血小板增多和骨髓增生活跃伴粒系增殖和非典型巨核细胞增殖,无或仅有轻微的网状纤维化,即使有 EMH 也很轻微;②纤维化期的特点为骨髓增生程度不一伴网状纤维化或胶原纤维化,常有骨质硬化,因 EMH 而肝脾明显增大,和外周血中幼稚粒红系细胞。从 prePMF 到纤维化期循序渐进逐步进展[195,202]。

prePMF 直到最近才被充分研究并被承认为 PMF 的早期。以前许多 prePMF 病例被诊断为 ET,因为 prePMF 常见血液中血小板增多和骨髓中巨核细胞增多。因此,在接受 WHO 指南之前的研究中,PMF 和 ET 的预后和生存与近期研究很不一致[200,202-204]。

47.6.1　诊断

prePMF 和纤维化期的诊断标准见框 47.9[195]。诊断时的临床和形态学表现取决于疾病的发展阶段。在 prePMF 诊断的患者常有明显的血小板增多,如果不仔细检查骨髓活检标本,易误诊为 ET[202,204]。纤维化期诊断的患者常有贫血、外周血中

幼稚粒红系细胞增多和脾肿大。尽管发现 JAK2 V617F 或突变的 CALR 或 MPL 有助于确定 MPN 的诊断,它们都不是 PMF 特有。因此,必须结合临床、实验室、形态学和遗传学特征才能获得准确的诊断。

框 47.9　prePMF 和明确 PMF 的 WHO 诊断标准

prePMF

主要标准

1. 巨核细胞增生和非典型性,无网状纤维化>1 级*,伴年龄调节的骨髓细胞增多、粒细胞增生,常伴有红细胞生成减少

2. 不符合世卫组织 BCR-ABL1+CML、PV、ET、MDS 或任何其他骨髓肿瘤标准

3. 存在 JAK2、CALR 或 MPL 突变,或在没有这些突变的情况下,存在另一个克隆标记[†] 或无轻微反应性骨髓网纤维化[‡]

次要标准

在两次连续测定中确认以下至少一项:

a. 非共病性贫血

b. 白细胞增多≥11.0×10⁹/L

c. 可触及脾肿大

d. 低密度脂蛋白升高到正常上限以上,供机构参考。

诊断 prePMF 需要满足所有 3 个主要标准,再加上满足次要标准要求

明确 PMF

主要标准

1. 巨核细胞增殖及异型性*,通常伴有网状纤维增多或胶原纤维增多;或,虽没有明显的网状纤维增多,巨核细胞改变必须伴有以粒系细胞增殖为特点的骨髓增生活跃,并且红系造血常减少(即纤维化前多细胞阶段)

2. 不符合真性红细胞增多症(PV)[†]、BCR-ABL1 阳性慢性髓系白血病(BCR-ABL1⁺CML)[‡]、骨髓增生异常综合征(MDS)[§] 或其他髓系疾病的 WHO 诊断标准

3. 有 JAK2 V617F 突变或其他克隆性标记(例如 MPL W515K/L);或,虽缺乏克隆标记,但也没有证据表明骨髓纤维化是继发于感染、自身免疫性疾病或其他慢性炎性疾病、毛细胞白血病(HCL)或其他淋巴肿瘤、转移性恶性肿瘤或中毒性(慢性)骨髓疾病[‖]

次要标准

至少出现以下之一,两次连续检测证实:

a. 白细胞计数≥11.0×10⁹/L

b. 外周血幼稚粒红系细胞(幼稚粒细胞和有核红细胞)增多[¶]

c. 血清乳酸脱氢酶升高[¶]

d. 贫血

e. 可触及的脾肿大[¶]

诊断需符合所有 3 条主要标准和 2 条次要标准

---

*巨核细胞小大不一,核/质比例异常,细胞核深染,呈球形或不规则折叠,密集成簇。

[†]在血清铁蛋白降低时,铁替代治疗不能使血红蛋白增加到 PV 的水平。根据血红蛋白及红细胞压积水平排除 PV,不需要检测红细胞容量。

[‡]要求无 BCR-ABL1。

[§]要求无红系和粒系的异常造血。

[‖]具有反应性骨髓纤维化并不排除 PMF;如果符合其他标准应考虑 PMF。

[¶]异常程度可以为临界到明显。

47.6.2 临床表现

据估计 PMF 的年发病率范围为（0.5～1.5)/10 万人[201,202]，但可能低估，因为 PMF 的流行病学数据来自认可 prePMF 之前且常被误诊为 ET[205,206]。两性发生率相等。诊断时中位年龄 60～70 岁，不到 10%患者小于 40 岁。虽有儿童 PMF 的报道，但极罕见，应全力排除可能类似 PMF 的其他疾病[167]。据报道，在近亲家庭中有一部分儿童早期发生骨髓纤维化并累及该家庭中一个以上儿童，提示有些儿童病例可能是遗传的[207]。

PMF 通常起病隐匿，25%患者没有明显症状，在常规血细胞计数时发现贫血或血小板明显增多而发现该病。有症状的患者可出现非特异性体质症状，如体重减轻、盗汗和低热，或因大量细胞因子的异常翻译而导致的自身免疫相关表现，其他患者可有血栓形成或出血事件，因血小板明显增多和获得性 von Willerbrand 综合征所致[69,197,198,204]。prePMF 起初没有肝脾肿大症状。进展至 PMF 纤维化期，贫血相关症状变得明显。EMH 引起脾肿大，可非常明显，导致早饱、腹部不适或由脾梗死导致的急性腹痛[200]。50%以上患者有肝肿大，部分由 EMH 引起，部分因门静脉高压所致，腹水和静脉曲张破裂出血是常见并发症。prePMF 向纤维化期是逐渐进展的，可出现介于疾病的两个阶段之间的症状和体征[195,202]。

47.6.3 实验室检查

47.6.3.1 外周血

prePMF 通常特征表现为：中度贫血，轻度白细胞增多，中-重度血小板增多（平均计数 962×10⁹/L；范围 104×10⁹/L～3 215×10⁹/L)[202,203]。外周血涂片最显著的发现是血小板增多（图 47.22A）。中性粒细胞轻度增多伴核左移，但早期罕见原粒细胞、有核红细胞和泪滴样红细胞。随着疾病进展，血液学参数逐渐恶化。与 prePMF 相比，纤维化期贫血更严重，血小板计数更少。明显 PMF 期患者的典型表现为幼稚粒红系细胞增多、大量泪滴样红细胞和奇异形异常血小板，这些表现在纤维化期变得明显，主要由于 EMH 部位（尤其是脾）异常释放的不成熟异常细胞所致（图 47.22B)[195]。纤维化期常见轻度白细胞增多，随着纤维化加剧，骨髓衰竭变得更明显，可发生严重的白细胞减少。此时常见外周血中巨核细胞核及其碎片。在纤维化期，外周血涂片中可见原始细胞，偶尔可占白细胞计数的 5%或更多。然而，在这种情况下，应仔细监测，以确定是否进展至 AP 或急性白血病。据报道单核细胞计数超过 1×10⁹/L 预示着 AP。外周血原始细胞占 10%～19%提示进展为 AP，≥20%足以诊断 BP[195,200,208]。

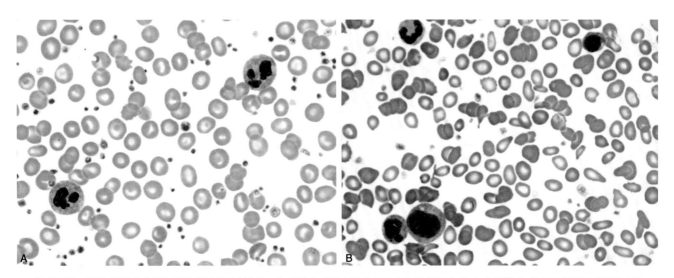

图 47.22 PMF，纤维化前期和纤维化期外周血涂片。 A，纤维化前期血涂片显示中性粒细胞增多、血小板增多，但是红细胞改变轻微（其骨髓改变见图 47.24)。B，纤维化期血涂片显示幼稚细胞增多、红细胞明显异常、包括许多泪滴样红细胞（其骨髓改变见图 47.26)

47.6.3.2 骨髓

骨髓活检对诊断 PMF 是必不可少的。活检目的是评估骨髓增生程度、不同髓系细胞的相对数量及其成熟程度、巨核细胞形态学和纤维化程度和数量；这些指标对确定诊断和疾病进展都很关键。骨髓活检标本应进行网状纤维染色，尽量使用标准化统一检测方法以避免技术性误差，骨髓网状纤维含量评估应使用可重复性半定量分级系统（表 47.3；图 47.23)[193]。CD34、CD105 或其他内皮细胞标志物免疫染色可以提供血管新生的补充信息，CD34 染色比常规切片更容易显示原始细胞。骨髓穿刺涂片有助于评估肿瘤细胞成熟程度。

prePMF 骨髓增生活跃，中性粒细胞和非典型巨核细胞增多，但大多数病例红系造血减少，有时出现核左移（图 47.24）。

表 47.3 骨髓纤维化半定量分级标准

分级	特征
MF-0	散在的线条状网状纤维，不相互交叉，符合正常骨髓
MF-1	网状纤维形成疏松的网格，有许多交叉，在血管周围特别明显
MF-2	网状纤维增多、密集、弥漫性分布，广泛交叉，局灶出现胶原纤维束或局灶骨质硬化
MF-3	网状纤维增多、密集、弥漫性分布，广泛交叉，出现粗大胶原纤维束，常伴骨质硬化

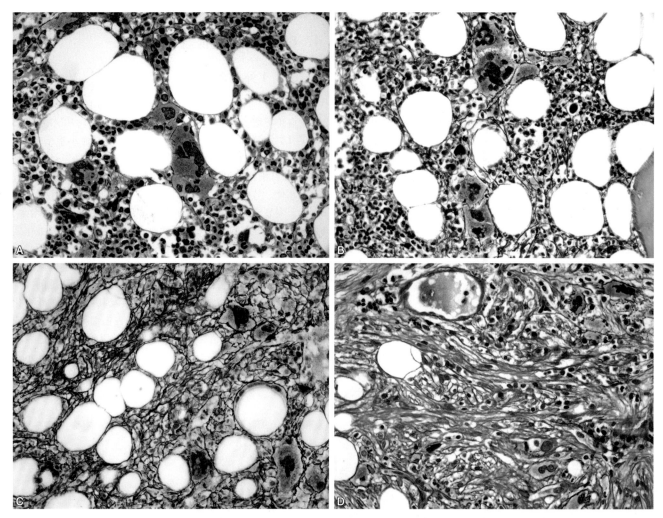

图 47.23 骨髓纤维化半定量分级。A,MF-0 级;B,MF-1 级;C,MF-2 级;D,MF-3 级。分级描述表 47.2

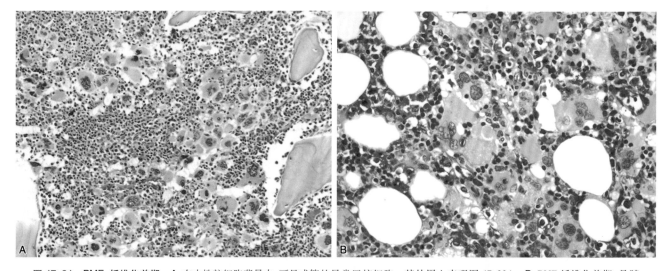

图 47.24 PMF,纤维化前期。A,在中性粒细胞背景中,可见成簇的异常巨核细胞。其外周血表现图 47.23A。B,PMF 纤维化前期,骨髓中大量的中性粒细胞,用萘酚-ASD-CAE 染色,更易观察

虽然粒系也可出现核左移,但中性粒细胞主要介于杆状核至分叶核细胞阶段。原粒细胞百分比不增多。巨核细胞的形态和空间分布均明显异常,这一关键特征有助于区分 PMF 及其他 MPN。PMF 中巨核细胞的形态学异型性比其他 MPN 更明显。巨核细胞表现体积从小到大、核/质比例异常、无序分布,并出现圆胖的、云朵样或气球样核分叶。通常核深染,也可见大量裸核。总之,PMF 中的巨核细胞有多形性和奇异形,即使在早期阶段也是如此。正是由于存在这种异常巨核细胞形态学结合中性粒细胞显著增殖的背景,才能将 prePMF 与 ET,两者极易混淆(图 47.25)[202,209,210]。prePMF 网状纤维的数量和厚度

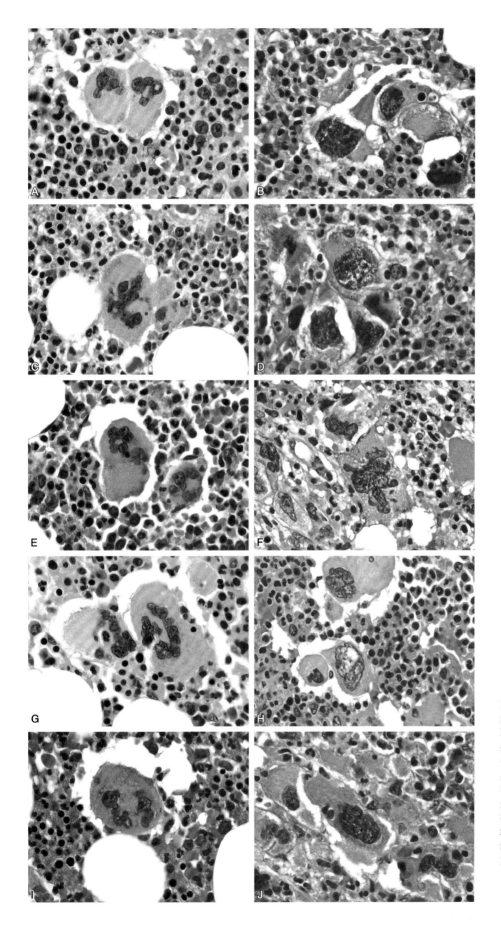

图 47.25　PMF、prePMF 和 ET 中的巨核细胞。ET 和纤维化前期-PMF 在临床和实验室特征上有重叠。虽然巨核细胞形态不能作为单一的诊断标准,但两者的巨核细胞具有完全不同的形态。A、C、E、G 和 I,ET 的巨核细胞,大部分(但不是全部)巨核细胞显示胞质丰富,核分叶增多。B、D、F、H 和 J,PMF 纤维化前期巨核细胞,大多数巨核细胞显示异常的核/质比例以及粗大的"云朵样",总体形态怪异

变化不一,但除了血管周围的局灶性区域,一般并不增加。CD34 染色可以证实 prePMF 血管增多,但通常无成簇的或明显增多的原始细胞。

随着 prePMF 进展为纤维化期,骨髓增生低下,有时骨髓中正常造血几乎耗竭。骨髓中网状纤维化更明显,甚至出现明显的胶原纤维化。造血细胞岛由疏松结缔组织区域或脂肪或致密纤维化所分隔。骨髓血窦通常明显扩张,其中含有巨核细胞及其他不成熟造血细胞,这种现象未见于正常骨髓。纤维化期,异型巨核细胞通常是骨髓中优势细胞,可形成较大的细胞簇或成片分布。此时可见新骨生成和骨质硬化(图 47.26)[195]。

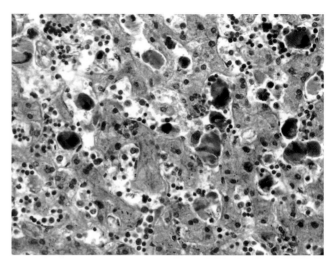

图 47.27　PMF 患者,肝脏显示髓外造血。请注意肝窦充满造血细胞、巨核细胞尤为突出

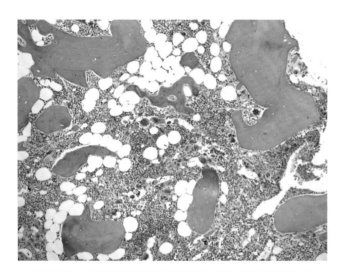

图 47.26　原发性骨髓纤维,纤维化期。活检显示成簇的异型巨核细胞,其中一些出现在扩张的血窦内,并有骨质硬化。其外周血表现见图 47.23B

骨髓或血液中原始细胞占 10%~19% 应提示 PMF 加速期;如 ≥20%,应诊断为 AML 转化[195]。偶尔,患者可表现为明确的 AML,并有纤维化背景和类似 PMF 的异型巨核细胞。这种病例最好诊断为 AML,并注明可能起源于 PMF 或其他 MPN。

47.6.3.3　髓外组织

许多在外周血观察到的形态学异常均可累及骨髓。这些异常包括泪滴样红细胞和幼稚粒红系细胞增多,是 EMH 部位向血液异常释放的造血细胞所致。最常见 EMH 部位为脾和肝,但任何器官均可受累,包括肾、乳腺、肾上腺、淋巴结、硬脑膜和其他软组织。在脾中,因红髓扩大,脾小梁增宽,脾窦内三系造血细胞(图 47.27)。红髓髓索可出现纤维化,或含有不成熟粒细胞,而髓窦内红系前体细胞较明显。髓索和髓窦内均可见巨核细胞明显且常有细胞学异型性[211]。肝窦也显示 EMH,但也常见肝纤维化和硬化,它们在门静脉高压的发病机制中起重要作用。髓外组织也可能是转化为 AML(BP 期)的部位。PMF 患者的任何髓外病变,都应考虑与髓系肉瘤的鉴别诊断。

在 PMF 中,各个 EMH 部位的肿瘤细胞可能来自骨髓的造血干细胞和前体细胞[176]。骨髓中血窦结构因周围网状纤维化而扭曲破坏,使得不成熟性增殖性骨髓细胞进入血窦,从而出现于外周血中。不管什么机制,与其他 MPN 和正常对照组相比,PMF 患者外周血中 CD34+ 细胞明显增多,脾中也可出现 CD34+ 细胞[212]。

47.6.3.4　遗传学

PMF 无特征性遗传学标志物。大约 50%~60% 的 PMF 患者可携带 JAK2 V617F,25%~30% 患者有 LALR 突变,5%~10% 患者有 MPL 突变;这些遗传学异常是互相排斥的[7,200,213]。其余病例没有目前已知的 MPN 特异性突变,称为三阴性,即驱动突变未知。CALR 突变一般发生于较年轻患者,血小板计数较高,并且,1 型 CALR 突变的预后较好,而三阴性患者生存情况较差[201]。此外,据报道,累及 TET2、SRSF2、EZH2、CBL、IDH1/2 和 DNMT3A 的突变见于 3%~10% 的患者,而 ASXL1 突变率为 20%~30%。这些突变可能影响 PMF 的不同表型特征,包括预后;如 ASXL1 和 SRSF2 对生存情况有不利影响,特别是 CALR 阴性病例[201,213]。

核型异常见于 40%~50% 的 PMF 患者。PMF 最常见异常包括 del(20q)、del(13q)、+8、+9 和 1q 染色体异常。复杂核型大约见于 15% 病例[214]。经历白血病转化的患者,超过 90% 有细胞遗传学异常,这些异常多为复杂核型,累及 5 或 7 号染色体。

47.6.4　疾病进展和预后

PMF 的自然病程是进行性骨髓纤维化及骨髓衰竭。除了严重贫血、白细胞减少和血小板减少,还可出现其他严重的并发症。脾脏越来越大,不仅导致疼痛和不适,也会加重全血细胞减少、门静脉高压和分解代谢加快[13]。偶尔脾切除术可以使病情缓解,但大多数患者会出现明显的肝肿大。在初诊 PMF 3 年(中位数)后,5%~20% 病例可发生髓系原始细胞转化,这种患者往往对治疗反应差。转化几乎总伴有染色体核型的进展[202]。

PMF 患者生存情况取决于诊断时疾病阶段和不利预后参数的数量。不利因素包括年龄>65 岁、血红蛋白<10g/dl、白细胞计数>25×109/l、外周血原始细胞≥1%、体质症状、不利的核型[复杂核型、单一异常或包括+8、-7/7q-、i(17q)、inv(3)、-5/del(5q)、12p-或 11q23.3 重排在内的两种异常]、输血依赖

和血小板计数<100×10⁹/L。根据这些参数提出了多种评分系统来预测生存，其中最广泛使用的是动态国际预后评分系统 P（DIPSS-P），该系统使用 0、1、2 或 3，和≥4 个参数来定义 4 个风险组，中位生存时间从低风险组（0 个不利参数）的 15.4 年到高风险组的 1.3 年（≥4 个不利参数）[215]。据报道，在最初诊断时 Hb<10g/dl 且血液原始细胞>1%，早期白血病转化的风险显著增加；有这两个参数的患者在诊断后 45 个月发生白血病转化，而没有这两个参数的患者为 269 个月[216]。最近研究表明突变分析提供了额外的预后信息；如有 CALR+/ASXL1-的患者存活时间最长，而 CALR-/ASXL1+患者预后最差。此外，EZH、IDH1/2、SRSF2 和 ASXL1 的突变显著降低生存和无白血病生存[67,200]。

47.6.5　鉴别诊断

PMF 的鉴别诊断取决于疾病初诊时所处的阶段。在 prePMF 患者中，外周血显示明显的血小板增多，鉴别诊断包括血小板计数增多的其他 MPN，包括 CML、PV 和 ET；MDS/MPN 难治性贫血伴环形铁粒幼细胞和血小板增多症（MDS/MPN-RS-T）；以及通过释放炎性细胞因子引起血小板增多的多种非髓系肿瘤和炎性疾病。尽管临床病史、体格检查和进一步实验室检测可能揭示某些炎症相关病例的原因，并且检测 BCR-ABL1 融合基因可诊断 CML 相关的血小板增多，但通常需要检查骨髓活检来区分 prePMF、PV、ET 和 MDS/MPN-RS-T。与 prePMF 中主要在中性粒细胞背景下发现的紧密聚集的高度非典型巨核细胞相比，PV 的巨核细胞通常在骨髓中更分散，大小不同但形态学无高度非典型，主要位于红系前体背景下[156]。ET 的巨核细胞均匀增大，核深裂（"鹿角状"），但不紧密聚集，骨髓缺乏 prePMF 中富含中性粒细胞的背景[217]。在 MDS/MPN-RS-T 中，形态学有所变化。巨核细胞通常增大，与 BCR-ABL1⁻MPN 相似；但与 MPN 相比，MDS/MPN-RS-T 显示巨幼性红细胞生成障碍，环形铁粒幼细胞占红细胞前体≥15%[61]。近 60%的 MDS/MPN-RS-T 病例携带 JAK2 V617F，少数（<5%）病例有 CALR 或 MPL 两者之一的突变，因此仅突变分析不足以区分这些疾病实体[218,219]。

PMF 纤维化期的鉴别诊断包括 post-PVMF 和 post-ETMF；是否能够可靠地这些疾病实体是有争议的；部分学者指出 PV、PMF 和 ET 纤维化期的巨核细胞保持与增殖期疾病类似的形态学，而其他人未能发现这种区分方法[220,221]。与其他髓系肿瘤、转移瘤甚至炎症性疾病的鉴别也可能存在问题（表 47.4 和表 47.5）。

表 47.4　prePMF 和 ET 的比较

特征	PMF 纤维化前期	原发性血小板增多症
白细胞计数	不定，往往升高	多为正常，偶尔轻度升高
血小板计数	一般≥450×10⁹/L，有时正常或降低	总是≥450×10⁹/L
骨髓细胞量	增多	正常或增多，罕见减少
主要增殖细胞	巨核细胞，粒细胞	巨核细胞
巨核细胞形态	≥3 个巨核细胞形成疏松或紧密的簇，细胞大小不一，核/质比例异常，呈"云朵样"粗大核、裸核；常常很怪异	散在分布或疏松的簇，体积大或巨大，胞质丰富，核分叶增多；怪异形巨核细胞罕见
遗传学结果	约 50%患者携带 JAK2 V617F；约 5%患者携带 MPL W515L/K	约 50%患者携带 JAK2 V617F；约 1%患者携带 MPL W515L/K

表 47.5　常有骨髓纤维化的髓系肿瘤的比较

特征	BCR-ABL1⁺CML	PMF 纤维化期	MDS-纤维化期	APMF
BCR-ABL1 融合基因	100%	0	0	0
白细胞计数	升高	升高；正常；或降低	降低；罕见正常	降低
骨髓原始细胞	CP：<9% AP：10%~19% BP：≥20%	<20%	<20%	≥20%
巨核细胞形态	小"侏儒型"	大小不一，从小到大，异型性；怪异形；核/质比例异常；成簇分布	体积小，增生异常的巨核细胞，散在、成簇或成片	小而异常的巨核细胞为主，也有大而异常形态，巨核原始细胞常见
异常粒系造血	CP：轻微 AP/BP：可有	很少；当疾病转化时可以出现	通常明显	通常明显
异常红系造血	CP：轻微 AP/BP：可有	很少	通常明显	通常明显

AP，加速期；APMF，急性全髓增殖伴骨髓纤维化；BP，急变期；CML，慢性髓系白血病；CP，慢性期；MDS-F，MDS 伴骨髓纤维化；PMF，原发性骨髓纤维化。

需要考虑与纤维化 PMF 鉴别的其他髓系肿瘤包括急性全髓增殖伴骨髓纤维化，它是一种 AML 亚型，常有多系增生异常、小而增生异常的巨核细胞和外周血骨髓中原始细胞≥20%[222]。也包括 MDS 伴骨髓纤维化，它不是独立的疾病实体，这个术语用于具有明显骨髓纤维化的 5%~10% MDS 病例[223]。大多数 MDS 伴纤维化病例与高级别 MDS 相关，有小而增生异常的巨核细胞，应采用 WHO 分类的 MDS 分类。

最后，自身免疫性骨髓纤维化偶尔类似 PMF。这种炎症性疾病的特征是弥漫性网状纤维化伴明确的自身免疫性疾病，如类风湿性关节炎、系统性狼疮或自身免疫性溶血性贫血，或在没有明显自身免疫性疾病的情况下，抗核抗体、类风湿因子滴度升高，或直接抗球蛋白试验结果阳性。尽管可能存在弥漫性网状纤维化，但通常轻微，伴有 T、B 或混合性 T 和 B 淋巴细胞聚集或非小梁旁间质浸润，且多克隆浆细胞数量增多，通常位于血管周围。虽然常见红系和巨核系增生，但巨核细胞形态正常[224]。

47.7 原发性血小板增多症（ET）

血小板增多是常见的血液学异常，颇具诊断挑战。它可见于感染和炎症性疾病，但也可见于非血液肿瘤和血液肿瘤，包括任何 MPN[225]。而 ET 是主要累及巨核系的 MPN，其特点为外周血持续性血小板增多（≥450×10⁹/L）；骨髓中大而成熟的巨核细胞增多；和血栓形成或出血事件[217]。50%~60% ET 患者携带 JAK2 V617F 突变，25%~30% 患者有 CALR 突变，3%~5% 患者有 MPL W515K/L 突变。这些突变相互排斥，导致刺激巨核细胞增殖和血小板生产的通路发生组成性激活。但是，其余 5%~10% ET 患者（三阴性）中巨核细胞增殖的潜在驱动基因还不清楚[7,46,47]。

巨核细胞起源于造血干细胞，后者产生早期髓系祖细胞。红系和巨核系来自共同的巨-红祖细胞，它进一步分化为巨核系和红系，部分由于转录因子 GATA1 的驱动，以及转录因子 PU.1 下调，这两种因素促进巨核系发育并抑制红系成熟[226,227]。巨核细胞的增殖和成熟非常复杂，其特点包括 DNA 的核内复制、胞质成熟和扩殖，以及释放巨核细胞的胞质碎片（血小板）进入血循环[226]。TPO 在血小板生成中起关键作用。在肝脏中生产的 TPO，可与巨核细胞和血小板表面受体 MPL 相结合。循环血中 TPO 的水平，受 TPO-MPL 复合物水平的调节；当巨核细胞和血小板总量增加时，由于 TPO 与 MPL 结合，血中 TPO 水平下降。随着血小板离开循环，MPL-TPO 复合物被破坏，TPO 水平增加以刺激产生更多血小板[226,227]。TPO 和 MPL 结合，导致 MPL 构象改变，激活绑定在 MPL 胞质结构域中的 JAK 激酶，启动 STAT5、PI3K 和 MAPK 信号通路，进而刺激巨核细胞增殖、核内复制及其总量增多。携带 JAK2 V617F、CCALR 或 MPL 突变的 ET 患者，这些通路被组成性激活，使巨核细胞的增殖和血小板的产生不依赖 TPO 或对 TPO 高度敏感[7,46,47,54,55,228]。

47.7.1 诊断

诊断 ET 的 WHO 标准见框 47.10。存在突变的 JAK2 V617F、CALR 或 MPL 可区分反应性血小板增多症，但不能区分 MPN PV 或 PMF，两者在诊断时常有显著的血小板增多。由于每种肿瘤都有不同的临床特征和临床结局，其区分很重要，主要依赖于骨髓活检标本的形态学评估[157,217]。重要的是，最初根据血小板计数怀疑为 ET 的病例中，大约 5%~10% 的病例也可能 Hb 水平升高，其数值与 PV 诊断参数相重叠。其中部分病例中，骨髓形态支持 PV 而不是 ET，这些病例为"戴着假面具的" PV[229,230]。在最近修订 WHO 分类的 PV 标准中，下调了诊断 PV 的 Hb 水平下限，男性降为 16.5g/dl，女性降为 16.0g/dl（或 Hct 男性 49% 和女性 48%）[156]。这些修正值将使以前考虑为隐蔽性 PV 的大多数 PV 病例与具有高 Hb 值的真性 ET 相区别，然而这些病例强调必需仔细评估骨髓形态以确认这些疾病实体的诊断[157,160,162,229]。

框 47.10　ET 的 WHO 诊断标准

诊断需要符合下列所有条件

- 血小板计数持续≥450×10⁹/L[*]
- 骨髓活检标本显示巨核系增殖为主，巨核细胞体积大而成熟；粒系和红系没有明显增多或核左移现象
- 不符合 WHO 分类中有关真性红细胞增多症（PV）[†]、原发性骨髓纤维化（PMF）[‡]、BCR-ABL1 阳性慢性髓系白血病（BCR-ABL1⁺ CML）[§]、骨髓增生异常综合征（MDS）[‖] 以及其他髓系肿瘤的诊断标准
- 存在 JAK2 V617F 或其他克隆性标记；或虽然缺乏 JAK2 V617F 但也没有反应性血小板增多的证据[¶]

[*] 检查期间持续增多
[†] 在血清铁蛋白降低时，铁替代治疗不能使血红蛋白增加到 PV 的水平。根据血红蛋白及红细胞压积水平来排除 PV；不需要测量红细胞容量。
[‡] 无相关的网状纤维增生、胶原纤维增生、外周血幼稚红系细胞增多，也没有骨髓有核细胞显著增多伴有 PMF 典型的巨核细胞形态（从小到大的巨核细胞、异常的核/质比例、深染的球形核或不规则折叠的核，并且密集成簇。
[§] 无 BCR-ABL1 融合基因。
[‖] 无异常红系造血和异常粒系造血。
[¶] 反应性血小板增多的原因可包括缺铁、脾切除、手术、感染、炎症、结缔组织疾病、转移癌及淋巴细胞增殖性疾病。但是，如果符合前 3 项诊断标准，存在反应性血小板增多相关的疾病并不排除 ET。

47.7.2 临床表现

ET 是一种罕见疾病，估计年发病率为（0.5~1.8）/10 万人[164,231]。本病可发生于任何年龄，但多为 50~60 岁；第二个发病高峰为 30 岁左右[232-233]。

30%~50% 的 ET 患者无症状，常规体检或因其他疾病检查时发现血细胞计数异常[232,234]。若有症状，常与血栓或出血事件相关。重大和有时致命的栓塞事件包括卒中、心肌梗死、深静脉血栓形成（包括内脏静脉血栓形成）和外周动脉血栓。然而，微循环紊乱相关症状也常见，包括头痛、视力模糊和头晕。红褐变（脚趾和手指远端缺血引起的发红灼痛）是微循环血栓形成的另一种表现。出血比血栓形成少见，多为血小板计数超过 1 000×10⁹/L 的患者，出现获得性 von Willebrand 综合征[234]。出血最可能发生在消化系统，但也有血尿和黏膜皮肤出血[232]。根据 WHO 标准，在诊断为 ET 的患者中有 15%~20% 发现脾肿大[235]。根据是否存在 JAK2 V617F 或 CALR 突变，临床发现存在差异；携带 JAK2 V617F 的 ET 患者往往年龄稍大，更有可能出现脾肿大[57]。

47.7.3　实验室检查

47.7.3.1　外周血

血象中是最明显的异常是血小板增多，范围从 $450×10^9/L$ 到 $2\,000×10^9/L$ 以上[200,229]。显微镜下检查，血小板大小不等，可以非常小或非常大。血小板可有异型性，包括低颗粒、增大或奇异形，但少见（图 47.28）。白细胞计数和白细胞分类一般正常，有时白细胞轻度增多，一般无不成熟粒细胞，嗜碱性粒细胞即使有也很少[209,217,235]。红细胞一般正常，除非明显贫血而呈小细胞低色素性，缺乏明显的大小不一或异型，无泪滴样红细胞。无幼稚红白细胞增多。据报道，与携带 JAK2 突变患者相比，携带 CALR 突变患者具有较低 Hb 水平和较高血小板计数[57]。

47.7.3.2　骨髓

ET 诊断及其与 prePMF、PV、其他 MPN、髓系肿瘤伴血小板增多和反应性血小板增多的区分，骨髓活检是必不可少的[217,236,237]。ET 患者骨髓增生程度不一，但一般正常或相对于年龄呈轻微增生（图 47.28）。活检切片中最明显的异常是巨核细胞体积增大和数量增多，在骨髓中疏松成簇但更常见散在分布。以增大或巨大的巨核细胞为主，胞质丰富、成熟，深度核分叶或过度核分叶，有时呈"鹿角状"。prePMF/PMF 中所见的紧密簇集的巨核细胞、奇异形和高度异型的巨核细胞，在 ET 中少见；如果这类巨核细胞较多，应警惕 ET 诊断是否可靠（见图 47.25）。多数病例中粒红比例正常，但如有近期出血，可能会有某种程度的红系增殖。粒系增殖少见，如果出现，应怀疑 ET 的诊断[217,236]。原始细胞数量不增多，也没有髓系增生异常。网状纤维一般正常或仅有轻微增多，但无胶原纤维化。

骨髓穿刺涂片的信息量不如骨髓活检。涂片中巨核细胞通常巨大，伴有大量血小板。有时可见骨髓细胞的穿过现象（emperipolesis），但无特异性，可见于正常骨髓标本的正常巨核细胞。

47.7.3.3　髓外组织

初诊时脾肿大不常见；如果出现，多数是由于血小板在脾脏内的聚集和隔离（sequestration）所致。EMH 无或轻微[221]。

47.7.3.4　遗传学

近 50% 的 ET 患者携带 JAK2 V617 突变，25%~30% 患者携带 CALR 突变，3%~5% 患者携带 MPL 突变[66,157]。这些突变互相排斥，任一突变都证实血小板增多的本质是肿瘤性，但它们并非 ET 特有，也可见于其他 MPN，缺乏它们也不排除 ET。除了这些驱动突变，可出现重现性但非特异性突变，涉及表观遗传学调控的基因，如 TET2、ASXL1、IDH1/2 或 DNMT3A[7,66]。不到 10% 的 ET 患者在诊断时有细胞遗传学异常，其中 del(20q) 和 8 号三体最常见；但不特异，可见于任何髓系肿瘤；但它们证实了巨核细胞增殖的克隆性[238]。当 ET 进展为急性白血病时，细胞遗传学异常和其他遗传学突变更常见。血小板增多时，一些特异性细胞遗传学缺陷可排除 ET。如果仅有 del(5q) 异常，应诊断为 MDS 伴血小板增多而不是 ET；如果有 t(3;3)(q21;q26.2) 或 inv(3)(q21q26.2) 提示 MDS 或 AML，而不是 ET；检测到 Ph 染色体或 BCR-ABL1 融合基因提示 CML，而不是 ET。上述每种疾病都有特征性巨核细胞形态，不同于 ET 中巨大、过度分叶的巨核细胞。

47.7.4　疾病进展和预后

ET 的自然病程呈惰性，经过长期无症状的间隔期之后发生出血和血栓事件。根据 WHO 标准（排除 prePMF）诊断的 ET 患者，诊断后的总体中位生存时间约为 20 年，诊断时 60 岁以下患者总体中位生存时间超过 30 年[157]。与性别和年龄配对的正常人群相比，ET 的生存时间略低。据报道，预测不利生存的危险因素包括 ≥60、白细胞计数 $>11×10^9/L$ 和既往血栓形成史[235]。用于治疗 ET 目的的大多数风险分层模型都是针对血栓和出血事件的风险预测。预测动脉血栓形成的因素包括年龄 >于 60 岁；既往血栓形成史；心血管危险因素，如高血压、糖尿病和吸烟；白细胞计数 $>11×10^9/L$。静脉血栓形成的主要预

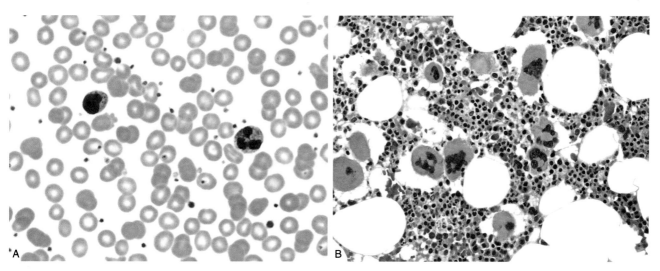

图 47.28　ET,42 岁女性。A,外周血中除血小板增多（$800×10^9/L$）外,基础上无明显异常；B,骨髓活检显示细胞量正常,但体积大、分叶多的巨核细胞数量增多

测因素是男性性别[157]。据报道,与携带 JAK2 突变的患者相比,携带 CALR 突变的患者发生血栓的风险较低[57]。出血事件的发生率增多的情形见于血小板计数明显升高的患者,通常高于 1 000×10⁹/L,或既往有出血史;服用阿司匹林的患者也有增加的风险[204]。

在 ET 中,10 年时 ET 后骨髓纤维化的累积概率约为 4%,15 年时约为 9%。据报道,诊断时纤维化转化的风险因素包括老年人、贫血、骨髓增生活跃和网状纤维化[239]。

据报道,WHO 的 ET 患者 10 年时患 AML 的风险小于 1%,15 年时风险小于 2%[239]。贫血、血小板极度增多和诊断时白细胞计数较高会增加白血病转化的风险。过去,由于使用烷化剂治疗血小板增多症,AML 发病率要高得多。最近常用羟基脲控制血小板计数;这种药物似乎对白血病的影响很小[157]。

47.7.5 鉴别诊断

血小板增多是常见的血液学异常,与广泛的造血和非造血肿瘤、炎症和自身免疫疾病、感染和缺铁有关(框 47.11)。即使大多数血小板计数 ≥1 000×10⁹/L 的病例,也通常是由于反应性巨核细胞增生所致[225]。在血小板明显增多的 MPN 中,ET 是大多数临床医生和病理医生最关注的;但 CML、PV 和 prePMF 也显示出明显的血小板增多,血小板计数有时>1 000×10⁹/L,每种都比 ET 更常见。

框 47.11 血小板增多的可能原因(血小板计数>450×10⁹/L)
继发性(反应性)血小板增多症
• 感染
• 炎症和自身免疫性疾病
• 失血、出血
• 慢性缺铁
• 脾切除术后
• 脾功能减退
• 外伤(特别是脑损伤)
• 术后程序
• 肿瘤(非造血和非骨髓造血)
• 骨髓再生,化疗后反弹
骨髓瘤相关
• 骨髓增生性肿瘤
• 慢性髓系白血病,BCR-ABL1 阳性
• 真性红细胞增多症
• 原发性骨髓纤维化
• 原发性血小板增多症
• t(3;3)(q21.3;q26.2) 或 inv(3)(q21.3q26.2) 急性髓系白血病
• 骨髓增生异常综合征伴孤立 del(5q) 异常
• 骨髓增生异常/骨髓增生性肿瘤伴环形铁粒细胞和血小板增多 (MDS/MPN-RS-T)

由于髓系肿瘤比反应性血小板增多更容易并发血栓形成或出血,因此确定明显血小板增多的原因可能具有一定的临床紧迫性。临床病史、体检结果、外周血涂片检查和一些辅助实验室研究通常足以区分反应性和肿瘤性血小板增多。慢性血小板增多史、既往出血或血栓性事件和脾大支持 MPN,而缺乏上述表现加上潜在炎症性疾病(如 C 反应蛋白升高或非造血肿瘤)的任何临床或实验室证据支持反应性血小板增多。然

而,如果血小板增多的潜在原因不明显,则应从血液或骨髓样本中对 JAK2 V617F、CALR 和 MPL 突变以及 BCR-ABL1 融合基因进行研究,并且检查骨髓是否存在 MPN 或任何其他可以解释血小板增多的造血或非造血肿瘤(框 47.11)。

除 ET 外,最常见的与血小板增多相关的髓系肿瘤包括 PV 多血期、PMF 纤维化前期和 CML。这些疾病中的每一种都在本章前面的章节和表格中进行了描述;图 47.25 说明了区分 prePMF 和 ET 的特征形态,它们有时很难区分。一些 CML 病例,特别是具有 p230 癌蛋白病例,最初可以显示明显的血小板增多和轻微的白细胞增多,因此应始终进行细胞遗传学或分子遗传学研究以排除 BCR-ABL1 融合基因和 CML 作为血小板增多的原因[85]。另一个诊断问题是 MDS/MPN-RS-T。它类似于 ET。其特征是血小板计数 ≥450×10⁹/L,骨髓中有巨核细胞增殖,其形态与 MPN 相似。此外,近一半病例携带 JAK2 V617F 突变。然而,MDS/MPN-RS-T 显示无效的红细胞增殖、红细胞生成障碍和环形铁粒幼细胞,后者占红系前体细胞 ≥15%,这些特征不支持 MPN。有明显的贫血。MDS 或 AML 少见血小板计数升高,但在某些特定情况下,血小板计数可能显著升高。MDS 伴仅有 del(5q) 异常与 MDS 或 AML 伴 t(3;3)(q21.3;q26.2) 或 inv(3)(q21.3;q26.2) 常有血小板增多。MDS 伴 del(5q) 病例的特点是巨核细胞一般小于正常,并伴有巨核细胞核低分叶,而 ET 的巨核细胞呈过度分叶。MDS 和 AML 伴 t(3;3) 或 inv(3) 患者的特征是微小巨核细胞的增殖。

血小板增多在 AML 或 MDS 中少见。但在某些特殊情况下,血小板计数可以明显升高。MDS 伴单一 del(5q) 以及 MDS 或 AML 伴 t(3;3)(q21;q26.2) 或 inv(3)(q21q26.2) 常有血小板增多。与 ET 中多分叶核的巨核细胞相比,MDS 伴 del(5q) 的巨核细胞核分叶少。MDS 或 AML 伴 t(3;3) 或 inv(3) 的巨核细胞以微小巨核细胞为特征。

47.8 髓系增殖性肿瘤,未分类(MPN-U)

MPN-U 的命名只适用于有明确 MPN 的临床病史、实验室检查结果和形态学特征,但又不符合任何一种 MPN 具体类型的诊断标准或具有与两种或多种 MPN 类别相重叠的特征[61](框 47.12)。多数病例属以下 3 种情况之一:①早期 PV、PMF 或 ET,其临床、实验室和形态学表现尚未充分形成;②具有骨髓纤维化、骨质硬化的进展期 MPN,或向更侵袭期转化并掩盖基础疾病的诊断;③患者有明确的 MPN 证据,但并存炎症、代谢性疾病或肿瘤性疾病并掩盖基础疾病的临床或形态学分类的诊断性特征。如果分类所必需的实验室数据不完整或从未获得,或骨髓标本数量或质量不满意从而无法全面评估;或患者先前接受过生长因子治疗,则不应诊断为 MPN-U。在这些情况下,应描述形态学特征并建议进一步补充准确诊断和分类所必需的临床和实验室信息。出现 BCR-ABL1 融合基因或 PDG-FRA、PDGFRB 或 FGFR1 或 PCM1-JAK2 重排,可排除 MPN-U。尽管 JAK2 V617F、CALR 和 CSF3R 突变最常见于 MPN,但也可以见于其他髓系肿瘤,如果其他数据不支持则不能作为诊断 MPN-U 的唯一诊断证据[46]。

MPN-U 的诊断标准（必须满足所有 3 个标准）

1. MPN 的特点
2. 未满足世卫组织任何其他 MPN、骨髓增生异常综合征[*]、骨髓增生异常/骨髓增生性疾病[*] 或 BCR-ABL1 阳性慢性髓系白血病的标准
3. 证明 *JAK2*、*CALR* 或 *MPL* 突变与 MPN 相关

   或

   在没有这些突变的情况下，存在另一个克隆标记[†]

   或

   在没有克隆标记的情况下，没有证据表明骨髓纤维化继发于感染、自身免疫紊乱或其他慢性炎症、毛细胞白血病或其他淋巴肿瘤、转移性恶性肿瘤或毒性（慢性）脊髓病

[*] 必须排除以前任何治疗的影响、严重的合并症以及疾病过程自然进展过程中的变化。

[†] 在没有 3 种主要克隆突变的情况下，寻找其他与骨髓肿瘤相关的突变（如 *ASXL1*、*EZH2*、*TET2*、*IDH1/IDH2*、*SRSF2*、*SF3B1*）可能有助于确认疑似 MPN-U 的克隆性质。

如果某个病例的特征不符合任一明确的 MPN，那么必须慎重考虑它根本不是 MPN 的可能性。必须时刻牢记各种炎症和感染可引起反应性骨髓改变，特别是在考虑诊断 CNL 和 CEL 时。骨髓纤维化伴骨质硬化也可见于一些炎症和肿瘤疾病，包括慢性骨髓炎、Paget 病、代谢性骨病、骨质硬化性骨髓瘤、毛细胞白血病（HCL）、转移癌和恶性淋巴瘤。

当诊断 MPN-U 时，报告中应注明不能作出更确切诊断的原因。如果根据实验室、临床和形态学表现排除了一个或几个具体的 MPN，也要注明。还应推荐可用于澄清诊断的其他检查，即便是建议间隔适当时间后重复同样的检查。同时，特别是与主管患者治疗的临床医师交流讨论很重要。送病例会诊可能会得到诊断结果，或至少可以证实即使经验更丰富的专家也不能明确分类。

精华和陷阱

- 诊断 MPN 必须获得可靠的临床和实验室信息。理想情况下，主管患者的临床医师应当与病理医师共同阅片和讨论。
- 准确诊断 MPN 必须获得制备优良的外周血涂片、骨髓穿刺涂片或接触印片、满意的骨髓活检标本。
- MPN 的治疗和预后取决于准确的诊断。PV、prePMF 和 ET 可能具有相似的症状和遗传学发现；例如，均可表现为血小板显著增多和 JAK2 V617F。骨髓组织学是 BCR-ABL1⁻ MPN 正确诊断的"金标准"。
- 虽然 CML 常有典型表现，但也可能具有少见表现并与其他 MPN 或反应性疾病相重叠。如类似 CNL 的嗜中性粒细胞明显增多或类似 ET 的血小板增多。应记住这一点，并进行适当的细胞遗传学和分子遗传学检测。
- 巨核细胞形态和分布对于区分 BCR-ABL1⁻ MPN 实体 PV、ET 和 PMF 很重要，但骨髓的总体环境，包括背景细胞和骨髓基质，以及临床历史、遗传学和实验室数据也很重要。换言之，不要仅仅停留在巨核细胞的形态上。
- MPN-U 不适用于标本量不足从而无法全面评估或临床和实验室检查不完善情况。这些病例应在报告中指出还需要什么标本或哪项检查才能确诊。

（张培红　薛德彬　译）

参考文献

1. Dameshek W. Some speculations on the myeloproliferative syndromes. Blood. 1951;6:372-375.
2. Fialkow PJ, Gartler SM, Yoshida A. Clonal origin of chronic myelocytic leukemia in man. Proc Natl Acad Sci USA. 1967;58:1468-1471.
3. Adamson JW, Fialkow PJ, Murphy S, Prchal JF, Steinmann L. Polycythemia vera: stem-cell and probable clonal origin of the disease. N Engl J Med. 1976;295:913-916.
4. el Kassar N, Hetet G, Li Y, Briere J, Grandchamp B. Clonal analysis of haemopoietic cells in essential thrombocythaemia. Br J Haematol. 1995;90:131-137.
5. Tsukamoto N, Morita K, Maehara T, et al. Clonality in chronic myeloproliferative disorders defined by X-chromosome linked probes: demonstration of heterogeneity in lineage involvement. Br J Haematol. 1994;86:253-258.
6. De Keersmaecker K, Cools J. Chronic myeloproliferative disorders: a tyrosine kinase tale. Leukemia. 2006;20:200-205.
7. Tefferi A, Pardanani A. Myeloproliferative neoplasms: a contemporary review. JAMA Oncol. 2015;1:97-105.
8. Bizzozero OJ Jr, Johnson KG, Ciocco A. Radiation-related leukemia in Hiroshima and Nagasaki, 1946-1964. I. Distribution, incidence and appearance time. N Engl J Med. 1966;274:1095-1101.
9. Caldwell GG, Kelley DB, Heath CW Jr, Zack M. Polycythemia vera among participants of a nuclear weapons test. JAMA. 1984;252:662-664.
10. Corso A, Lazzarino M, Morra E, et al. Chronic myelogenous leukemia and exposure to ionizing radiation—a retrospective study of 443 patients. Ann Hematol. 1995;70:79-82.
11. Finch SC. Radiation-induced leukemia: lessons from history. Best Pract Res Clin Haematol. 2007;20:109-118.
12. Landgren O, Goldin LR, Kristinsson SY, Helgadottir EA, Samuelsson J, Bjorkholm M. Increased risks of polycythemia vera, essential thrombocythemia, and myelofibrosis among 24,577 first-degree relatives of 11,039 patients with myeloproliferative neoplasms in Sweden. Blood. 2008;112:2199-2204.
13. Olcaydu D, Harutyunyan A, Jager R, et al. A common JAK2 haplotype confers susceptibility to myeloproliferative neoplasms. Nat Genet. 2009;41:450-454.
14. Ranjan A, Penninga E, Jelsig AM, Hasselbalch HC, Bjerrum OW. Inheritance of the chronic myeloproliferative neoplasms. A systematic review. Clin Genet. 2013;83:99-107.
15. Jones AV, Kreil S, Zoi K, et al. Widespread occurrence of the JAK2 V617F mutation in chronic myeloproliferative disorders. Blood. 2005;106:2162-2168.
16. Braunstein EM, Moliterno AR. Back to biology: new insights on inheritance in myeloproliferative disorders. Curr Hematol Malig Rep. 2014;9:311-318.
17. Jacobson RJ, Salo A, Fialkow PJ. Agnogenic myeloid metaplasia: a clonal proliferation of hematopoietic stem cells with secondary myelofibrosis. Blood. 1978;51:189-194.
18. Barosi G, Gale RP. Bone marrow fibrosis in myeloproliferative neoplasms-associated myelofibrosis: deconstructing a myth? Leuk Res. 2011;35:

563-565.

19. Zanjani ED, Lutton JD, Hoffman R, Wasserman LR. Erythroid colony formation by polycythemia vera bone marrow in vitro. Dependence on erythropoietin. J Clin Invest. 1977;59:841-848.

20. Lutton JD, Levere RD. Endogenous erythroid colony formation by peripheral blood mononuclear cells from patients with myelofibrosis and polycythemia vera. Acta Haematol. 1979;62:94-99.

21. Nowell PC, Hungerford DA. Chromosome studies on normal and leukemic human leukocytes. J Natl Cancer Inst. 1960;25:85-109.

22. Rowley JD. A new consistent chromosomal abnormality in chronic myelogenous leukaemia identified by quinacrine fluorescence and Giemsa staining [Letter]. Nature. 1973;243:290-293.

23. de Klein A, van Kessel AG, Grosveld G, et al. A cellular oncogene is translocated to thePhiladelphia chromosome in chronic myelocytic leukaemia. Nature. 1982;300:765-767.

24. Groffen J, Stephenson JR, Heisterkamp N, de Klein A, Bartram CR, Grosveld G. Philadelphia chromosomal breakpoints are clustered within a limited region, bcr, on chromosome 22. Cell. 1984;36:93-99.

25. Heisterkamp N, Stam K, Groffen J, de Klein A, Grosveld G. Structural organization of the bcr gene and its role in the Ph' translocation. Nature. 1985;315:758-761.

26. Shtivelman E, Lifshitz B, Gale RP, Canaani E. Fused transcript of abl and bcr genes in chronic myelogenous leukaemia. Nature. 1985;315:550-554.

27. Kelliher MA, McLaughlin J, Witte ON, Rosenberg N. Induction of a chronic myelogenous leukemia-like syndrome in mice with v-abl and BCR/ABL. Proc Natl Acad Sci USA. 1990;87:6649-6653.

28. Daley GQ, Van Etten RA, Baltimore D. Induction of chronic myelogenous leukemia in mice by the P210bcr/abl gene of thePhiladelphia chromosome. Science. 1990;247:824-830.

29. Cea M, Cagnetta A, Nencioni A, Gobbi M, Patrone F. New insights into biology of chronic myeloid leukemia: implications in therapy. Curr Cancer Drug Targets. 2013;13:711-723.

30. Verfaillie CM. Biology of chronic myelogenous leukemia. Hematol Oncol Clin North Am. 1998;12:1-29.

31. Chereda B, Melo JV. Natural course and biology of CML. Ann Hematol. 2015;94(suppl 2):S107-S121.

32. Druker BJ, Tamura S, Buchdunger E, et al. Effects of a selective inhibitor of the Abl tyrosine kinase on the growth of Bcr-Abl positive cells. Nat Med. 1996;2:561-566.

33. Corbin AS, Agarwal A, Loriaux M, Cortes J, Deininger MW, Druker BJ. Human chronic myeloid leukemia stem cells are insensitive to imatinib despite inhibition of BCR-ABL activity. J Clin Invest. 2011;121:396-409.

34. Hamilton A, Helgason GV, Schemionek M, et al. Chronic myeloid leukemia stem cells are not dependent on Bcr-Abl kinase activity for their survival. Blood. 2012;119:1501-1510.

35. Golub TR, Barker GF, Lovett M, Gilliland DG. Fusion of PDGF receptor beta to a novel ets-like gene, tel, in chronic myelomonocytic leukemia with t(5;12) chromosomal translocation. Cell. 1994;77:307-316.

36. Ross TS, Bernard OA, Berger R, Gilliland DG. Fusion of Huntingtin interacting protein 1 to platelet-derived growth factor beta receptor(PDGFbetaR) in chronic myelomonocytic leukemia with t(5;7)(q33;q11. 2).

Blood. 1998;91:4419-4426.

37. Magnusson MK, Meade KE, Brown KE, et al. Rabaptin-5 is a novel fusion partner to platelet-derived growth factor beta receptor in chronic myelomonocytic leukemia. Blood. 2001;98:2518-2525.

38. Cools J, DeAngelo DJ, Gotlib J, et al. A tyrosine kinase created by fusion of the PDGFRA and FIP1L1 genes as a therapeutic target of imatinib in idiopathic hypereosinophilic syndrome. N Engl J Med. 2003;348:1201-1214.

39. Longley BJ, Tyrrell L, Lu SZ, et al. Somatic c-KIT activating mutation in urticaria pigmentosa and aggressive mastocytosis: establishment of clonality in a human mast cell neoplasm. Nat Genet. 1996;12:312-314.

40. Akin C, Fumo G, Yavuz AS, Lipsky PE, Neckers L, Metcalfe DD. A novel form of mastocytosis associated with a transmembrane c-kit mutation and response to imatinib. Blood. 2004;103:3222-3225.

41. James C, Ugo V, Le Couedic JP, et al. A unique clonal JAK2 mutation leading to constitutive signalling causes polycythaemia vera. Nature. 2005;434:1144-1148.

42. Baxter EJ, Scott LM, Campbell PJ, et al. Acquired mutation of the tyrosine kinase JAK2 in human myeloproliferative disorders. Lancet. 2005;365:1054-1061.

43. Kralovics R, Passamonti F, Buser AS, et al. A gain-of-function mutation of JAK2 in myeloproliferative disorders. N Engl J Med. 2005;352:1779-1790.

44. Levine RL, Wadleigh M, Cools J, et al. Activating mutation in the tyrosine kinase JAK2 in polycythemia vera, essential thrombocythemia, and myeloid metaplasia with myelofibrosis. Cancer Cell. 2005;7:387-397.

45. Pardanani A, Tefferi A. Targeting myeloproliferative neoplasms with JAK inhibitors. Curr Opin Hematol. 2011;18:105-110.

46. Klampfl T, Gisslinger H, Harutyunyan AS, et al. Somatic mutations of calreticulin in myeloproliferative neoplasms. N Engl J Med. 2013;369:2379-2390.

47. Nangalia J, Massie CE, Baxter EJ, et al. Somatic CALR mutations in myeloproliferative neoplasms with nonmutated JAK2. N Engl J Med. 2013;369:2391-2405.

48. Maxson JE, Gotlib J, Pollyea DA, et al. Oncogenic CSF3R mutations in chronic neutrophilic leukemia and atypical CML. N Engl J Med. 2013;368:1781-1790.

49. Lu X, Levine R, Tong W, et al. Expression of a homodimeric type I cytokine receptor is required for JAK2V617F-mediated transformation. Proc Natl Acad Sci USA. 2005;102:18962-18967.

50. Vainchenker W, Dusa A, Constantinescu SN. JAKs in pathology: role of Janus kinases in hematopoietic malignancies and immunodeficiencies. Semin Cell Dev Biol. 2008;19:385-393.

51. Delhommeau F, Dupont S, Tonetti C, et al. Evidence that the JAK2 G1849T(V617F) mutation occurs in a lymphomyeloid progenitor in polycythemia vera and idiopathic myelofibrosis. Blood. 2007;109:71-77.

52. Saharinen P, Takaluoma K, Silvennoinen O. Regulation of the Jak2 tyrosine kinase by its pseudokinase domain. Mol Cell Biol. 2000;20:3387-3395.

53. Scott LM, Tong W, Levine RL, et al. JAK2 exon 12 mutations in polycythemia vera and idiopathic erythrocytosis. N Engl J Med. 2007;356:459-468.

54. Langabeer SE, Andrikovics H, Asp J, et al. Molecular diagnostics of my-

eloproliferative neoplasms. Eur J Haematol. 2015;95:270-279.

55. Pardanani AD,Levine RL,Lasho T,et al. MPL515 mutations in myelo-proliferative and other myeloid disorders:a study of 1182 patients. Blood. 2006;108:3472-3476.

56. Vannucchi AM,Antonioli E,Guglielmelli P,et al. Characteristics and clinical correlates of MPL 515W>L/K mutation in essential thrombocy-themia. Blood. 2008;112:844-847.

57. Rumi E,Pietra D,Ferretti V,et al. JAK2 or CALR mutation status de-fines subtypes of essential thrombocythemia with substantially different clinical course and outcomes. Blood. 2014;123:1544-1551.

58. Tefferi A,Lasho TL,Tischer A,et al. The prognostic advantage of calreti-culin mutations in myelofibrosis might be confined to type 1 or type 1-like CALR variants. Blood. 2014;124:2465-2466.

59. Gotlib J,Maxson JE,George TI,Tyner JW. The new genetics of chronic neutrophilic leukemia and atypical CML:implications for diagnosis and treatment. Blood. 2013;122:1707-1711.

60. Pardanani A,Lasho TL,Laborde RR,et al. CSF3R T618I is a highly prevalent and specific mutation in chronic neutrophilic leukemia. Leuke-mia. 2013;27:1870-1873.

61. Swerdlow SH,Campo E,Harris NL,et al. ,eds. WHO Classification of Tumours of Haematopoietic and Lymphoid Tissues. Lyon,France:IARC Press;2008.

62. Dao KH,Tyner JW. What's different about atypical CML and chronic neutrophilic leukemia? Hematology Am Soc Hematol Educ Program. 2015;2015:264-271.

63. Makishima H,Jankowska AM,McDevitt MA,et al. CBL,CBLB,TET2,ASXL1,and IDH1/2 mutations and additional chromosomal aberrations constitute molecular events in chronic myelogenous leukemia. Blood. 2011;117:e198-e206.

64. Schmidt M,Rinke J,Schafer V,et al. Molecular-defined clonal evolution in patients with chronic myeloid leukemia independent of the BCR-ABL status. Leukemia. 2014;28:2292-2299.

65. Soverini S,de Benedittis C,Mancini M,Martinelli G. Mutations in the BCR-ABL1 kinase domain and elsewhere in chronic myeloid leukemia. Clin Lymphoma Myeloma Leuk. 2015;15(suppl):S120-S128.

66. Milosevic JD,Kralovics R. Genetic and epigenetic alterations of myelo-proliferative disorders. Int J Hematol. 2013;97:183-197.

67. Rampal R,Levine RL. A primer on genomic and epigenomic alterations in the myeloproliferative neoplasms. Best Pract Res Clin Haematol. 2014;27:83-93.

68. Hermouet S. Pathogenesis of myeloproliferative neoplasms:more than mutations. Exp Hematol. 2015;43:993-994.

69. Hoffmann VS,Baccarani M,Hasford J,et al. The EUTOS population-based registry:incidence and clinical characteristics of 2904 CML pa-tients in 20 European countries. Leukemia. 2015;29:1336-1343.

70. Mendizabal AM,Garcia-Gonzalez P,Levine PH. Regional variations in age at diagnosis and overall survival among patients with chronic myeloid leukemia from low and middle income countries. Cancer Epidemiol. 2013;37:247-254.

71. Gunsilius E,Duba HC,Petzer AL,et al. Evidence from a leukaemia model for maintenance of vascular endothelium by bone-marrow-derived endothelial cells. Lancet. 2000;355:1688-1691.

72. Huang X,Cortes J,Kantarjian H. Estimations of the increasing preva-

lence and plateau prevalence of chronic myeloid leukemia in the era of tyrosine kinase inhibitor therapy. Cancer. 2012;118:3123-3127.

73. Oehler VG. Update on current monitoring recommendations in chronic myeloid leukemia:practical points for clinical practice. Hematology Am Soc Hematol Educ Program. 2013;2013:176-183.

74. Vardiman J,Melo JV,Baccarani M,Thiele J. Chronic myelogenous leu-kemia. In:Swerdlow SH,Campo E,Harris NL,et al. ,eds. WHO Classifi-cation of Tumours of Haematopoietic and Lymphoid Tissues. Lyon,France:IARC Press;2008.

75. O'Brien S,Radich JP,Abboud CN,et al. Chronic myelogenous leukemia,version 1. 2015. J Natl Compr Canc Netw. 2014;12:1590-1610.

76. Millot F,Traore P,Guilhot J,et al. Clinical and biological features at di-agnosis in 40 children with chronic myeloid leukemia. Pediatrics. 2005;116:140-143.

77. Suttorp M,Eckardt L,Tauer JT,Millot F. Management of chronic myeloid leukemia in childhood. Curr Hematol Malig Rep. 2012;7:116-124.

78. Savage DG,Szydlo RM,Goldman JM. Clinical features at diagnosis in 430 patients with chronic myeloid leukaemia seen at a referral centre over a 16-year period. Br J Haematol. 1997;96:111-116.

79. Spiers AS,Bain BJ,Turner JE. The peripheral blood in chronic granulo-cytic leukaemia. Study of 50 untreated Philadelphia-positive cases. Scand J Haematol. 1977;18:25-38.

80. Bennett JM,Catovsky D,Daniel MT,et al. The chronic myeloid leukae-mias:guidelines for distinguishing chronic granulocytic,atypical chronic myeloid,and chronic myelomonocytic leukaemia. Proposals by the French-American-British Cooperative Leukaemia Group. Br J Haematol. 1994;87:746-754.

81. Cervantes F,Urbano-Ispizua A,Villamor N,et al. Ph-positive chronic myeloid leukemia mimicking essential thrombocythemia and terminating into megakaryoblastic blast crisis:report of two cases with molecular studies. Leukemia. 1993;7:327-330.

82. Sora F,Autore F,Chiusolo P,et al. Extreme thrombocytosis in chronic myeloid leukemia in the era of tyrosine kinase inhibitors. Leuk Lympho-ma. 2014;55:2958-2960.

83. Pane F,Frigeri F,Sindona M,et al. Neutrophilic-chronic myeloid leuke-mia:a distinct disease with a specific molecular marker(BCR/ABL with C3/A2 junction). Blood. 1996;88:2410-2414.

84. Melo JV,Myint H,Galton DA,Goldman JM. P190BCR-ABL chronic my-eloid leukaemia:the missing link with chronic myelomonocytic leukaemia? Leukemia. 1994;8:208-211.

85. Melo JV. The diversity of BCR-ABL fusion proteins and their relationship to leukemia phenotype. Blood. 1996;88:2375-2384.

86. Cotta CV,Bueso-Ramos CE. New insights into the pathobiology and treatment of chronic myelogenous leukemia. Ann Diagn Pathol. 2007;11:68-78.

87. Xu Y,Dolan MM,Nguyen PL. Diagnostic significance of detecting dys-granulopoiesis in chronic myeloid leukemia. Am J Clin Pathol. 2003;120:778-784.

88. Anastasi J,Musvee T,Roulston D,Domer PH,Larson RA,Vardiman JW. Pseudo-Gaucher histiocytes identified up to 1 year after transplanta-tion for CML are BCR/ABL-positive. Leukemia. 1998;12:233-237.

89. Thiele J,Kvasnicka HM,Vardiman J. Bone marrow histopathology in the diagnosis of chronic myeloproliferative disorders:a forgotten pearl. Best

Pract Res Clin Haematol. 2006;19:413-437.

90. Buhr T, Choritz H, Georgii A. The impact of megakaryocyte proliferation of the evolution of myelofibrosis. Histological follow-up study in 186 patients with chronic myeloid leukaemia. Virchows Arch A Pathol Anat Histopathol. 1992;420:473-478.

91. Thiele J, Kvasnicka HM, Fischer R. Bone marrow histopathology in chronic myelogenous leukemia(CML)-evaluation of distinctive features with clinical impact. Histol Histopathol. 1999;14:1241-1256.

92. Dekmezian R, Kantarjian HM, Keating MJ, Talpaz M, McCredie KB, Freireich EJ. The relevance of reticulin stain-measured fibrosis at diagnosis in chronic myelogenous leukemia. Cancer. 1987;59:1739-1743.

93. Kantarjian HM, Bueso-Ramos CE, Talpaz M, et al. The degree of bone marrow fibrosis in chronic myelogenous leukemia is not a prognostic factor with imatinib mesylate therapy. Leuk Lymphoma. 2005;46:993-997.

94. Kosugi N, Ebihara Y, Nakahata T, Saisho H, Asano S, Tojo A. CD34$^+$ CD7$^+$ leukemic progenitor cells may be involved in maintenance and clonal evolution of chronic myeloid leukemia. Clin Cancer Res. 2005; 11:505-511.

95. Yong AS, Szydlo RM, Goldman JM, Apperley JF, Melo JV. Molecular profiling of CD34$^+$ cells identifies low expression of CD7, along with high expression of proteinase 3 or elastase, as predictors of longer survival in patients with CML. Blood. 2006;107:205-212.

96. Rogers SL, Zhao Y, Jiang X, Eaves CJ, Mager DL, Rouhi A. Expression of the leukemic prognostic marker CD7 is linked to epigenetic modifications in chronic myeloid leukemia. Mol Cancer. 2010;9:41.

97. Muehleck SD, McKenna RW, Arthur DC, Parkin JL, Brunning RD. Transformation of chronic myelogenous leukemia: clinical, morphologic, and cytogenetic features. Am J Clin Pathol. 1984;82:1-14.

98. Bartram CR, de Klein A, Hagemeijer A, et al. Translocation of c-abl oncogene correlates with the presence of a Philadelphia chromosome in chronic myelocytic leukaemia. Nature. 1983;306:277-280.

99. van Rhee F, Hochhaus A, Lin F, Melo JV, Goldman JM, Cross NC. p190 BCR-ABL mRNA is expressed at low levels in p210-positive chronic myeloid and acute lymphoblastic leukemias. Blood. 1996;87:5213-5217.

100. Fabarius A, Kalmanti L, Dietz CT, et al. Impact of unbalanced minor route versus major route karyotypes at diagnosis on prognosis of CML. Ann Hematol. 2015;94:2015-2024.

101. Radich JP, Dai H, Mao M, et al. Gene expression changes associated with progression and response in chronic myeloid leukemia. Proc Natl Acad SciUSA. 2006;103:2794-2799.

102. Deininger MW. Diagnosing and managing advanced chronic myeloid leukemia. Am Soc Clin Oncol Educ Book. 2015;e381-e388.

103. Jabbour EJ, Hughes TP, Cortes JE, Kantarjian HM, Hochhaus A. Potential mechanisms of disease progression and management of advanced-phase chronic myeloid leukemia. Leuk Lymphoma. 2014; 55: 1451-1462.

104. Soverini S, Branford S, Nicolini FE, et al. Implications of BCR-ABL1 kinase domain-mediated resistance in chronic myeloid leukemia. Leuk Res. 2014;38:10-20.

105. Hochhaus A, Ernst T, Eigendorff E, La Rosee P. Causes of resistance and treatment choices of second-and third-line treatment in chronic myelogenous leukemia patients. Ann Hematol. 2015;94(suppl 2):S133-S140.

106. Vaidya S, Vundinti BR, Shanmukhaiah C, Chakrabarti P, Ghosh K. Evolution of BCR/ABL gene mutation in CML is time dependent and dependent on the pressure exerted by tyrosine kinase inhibitor. PLoS ONE. 2015;10:e0114828.

107. Michor F. Chronic myeloid leukemia blast crisis arises from progenitors. Stem Cells. 2007;25:1114-1118.

108. Garcia-Manero G, Faderl S, O'Brien S, Cortes J, Talpaz M, Kantarjian HM. Chronic myelogenous leukemia: a review and update of therapeutic strategies. Cancer. 2003;98:437-457.

109. Goldman JM, Melo JV. BCR-ABL in chronic myelogenous leukemia—how does it work? Acta Haematol. 2008;119:212-217.

110. Vardiman JW, Thiele J, Arber DA, et al. The 2008 revision of the World Health Organization (WHO) classification of myeloid neoplasms and acute leukemia: rationale and important changes. Blood. 2009; 114: 937-951.

111. Hanfstein B, Muller MC, Hochhaus A. Response-related predictors of survival in CML. Ann Hematol. 2015;94(suppl 2):S227-S239.

111a. Swerdlow SH, Campo E, Harris NL, et al., eds. WHO Classification of Tumours of Haemotopoietic and Lymphoid Tissues. Revised 4th ed. Lyon, France: IARC Press; 2017.

112. Fabarius A, Leitner A, Hochhaus A, et al. Impact of additional cytogenetic aberrations at diagnosis on prognosis of CML: long-term observation of 1151 patients from the randomized CML Study IV. Blood. 2011; 118:6760-6768.

113. Orazi A, Neiman RS, Cualing H, Heerema NA, John K. CD34 immunostaining of bone marrow biopsy specimens is a reliable way to classify the phases of chronic myeloid leukemia. Am J Clin Pathol. 1994;101:426-428.

114. El Rassi F, Bergsagel JD, Arellano M, et al. Predicting early blast transformation in chronic-phase chronic myeloid leukemia: is immunophenotyping the missing link? Cancer. 2015;121:872-875.

115. Kantarjian H, O'Brien S, Cortes J, et al. Sudden onset of the blastic phase of chronic myelogenous leukemia: patterns and implications. Cancer. 2003;98:81-85.

116. Hehlmann R. How I treat CML blast crisis. Blood. 2012;120:737-747.

117. Khalidi HS, Brynes RK, Medeiros LJ, et al. The immunophenotype of blast transformation of chronic myelogenous leukemia: a high frequency of mixed lineage phenotype in "lymphoid" blasts and a comparison of morphologic, immunophenotypic, and molecular findings. Mod Pathol. 1998;11:1211-1221.

118. Nair C, Chopra H, Shinde S, et al. Immunophenotype and ultrastructural studies in blast crisis of chronic myeloid leukemia. Leuk Lymphoma. 1995;19:309-313.

119. Reid AG, De Melo VA, Elderfield K, et al. Phenotype of blasts in chronic myeloid leukemia in blastic phase-analysis of bone marrow trephine biopsies and correlation with cytogenetics. Leuk Res. 2009; 33: 418-425.

120. Warzynski MJ, White C, Golightly MG, et al. Natural killer lymphocyte blast crisis of chronic myelogenous leukemia. Am J Hematol. 1989;32: 279-286.

121. Saikia T, Advani S, Dasgupta A, et al. Characterisation of blast cells during blastic phase of chronic myeloid leukaemia by immunophenotyping-experience in 60 patients. Leuk Res. 1988;12:499-506.

122. Shi Y, Rand AJ, Crow JH, Moore JO, Lagoo AS. Blast phase in chronic myelogenous leukemia is skewed toward unusual blast types in patients treated with tyrosine kinase inhibitors: a comparative study of 67 cases. Am J Clin Pathol. 2015; 143: 105-119.

123. Wu Y, Slovak ML, Snyder DS, Arber DA. Coexistence of inversion 16 and thePhiladelphia chromosome in acute and chronic myeloid leukemias: report of six cases and review of literature. Am J Clin Pathol. 2006; 125: 260-266.

124. Druker BJ, Guilhot F, O'Brien SG, et al. Five-year follow-up of patients receiving imatinib for chronic myeloid leukemia. N Engl J Med. 2006; 355: 2408-2417.

125. Hehlmann R. CML—where do we stand in 2015? Ann Hematol. 2015; 94(suppl 2): S103-S105.

126. Mahon FX, Rea D, Guilhot J, et al. Discontinuation of imatinib in patients with chronic myeloid leukaemia who have maintained complete molecular remission for at least 2 years: the prospective, multicentre Stop Imatinib(STIM) trial. Lancet Oncol. 2010; 11: 1029-1035.

127. Mahon FX. Discontinuation of tyrosine kinase therapy in CML. Ann Hematol. 2015; 94(suppl 2): S187-S193.

128. Baccarani M, Castagnetti F, Gugliotta G, Palandri F, Rosti G. Treatment recommendations for chronic myeloid leukemia. Mediterr J Hematol Infect Dis. 2014; 6: e2014005.

129. Frater JL, Tallman MS, Variakojis D, et al. Chronic myeloid leukemia following therapy with imatinib mesylate(Gleevec). Bone marrow histopathology and correlation with genetic status. Am J Clin Pathol. 2003; 119: 833-841.

130. Francis J, Dubashi B, Sundaram R, Pradhan SC, Chandrasekaran A. Influence of Sokal, Hasford, EUTOS scores and pharmacogenetic factors on the complete cytogenetic response at 1 year in chronic myeloid leukemia patients treated with imatinib. Med Oncol. 2015; 32: 213.

131. Bain BJ, Gilliland DG, Vardiman JW, Horny HP. Chronic eosinophilic leukaemia, not otherwise specified. In: Swerdlow SH, Campo E, Harris NL, et al. , eds. WHO Classification of Tumours of Haematopoietic and Lymphoid Tissues. Lyon, France: IARC Press; 2008.

132. Gotlib J. Eosinophilic myeloid disorders: new classification and novel therapeutic strategies. Curr Opin Hematol. 2010; 17: 117-124.

133. Valent P, Gleich GJ, Reiter A, et al. Pathogenesis and classification of eosinophil disorders: a review of recent developments in the field. Expert Rev Hematol. 2012; 5: 157-176.

134. Chang TY, Dvorak CC, Loh ML. Bedside to bench in juvenile myelomonocytic leukemia: insights into leukemogenesis from a rare pediatric leukemia. Blood. 2014; 124: 2487-2497.

135. Anastasi J, Feng J, Dickstein JI, et al. Lineage involvement by BCR/ABL in Ph+ lymphoblastic leukemias: chronic myelogenous leukemia presenting in lymphoid blast vs Ph+ acute lymphoblastic leukemia. Leukemia. 1996; 10: 795-802.

136. Nacheva EP, Grace CD, Brazma D, et al. Does BCR/ABL1 positive acute myeloid leukaemia exist? Br J Haematol. 2013; 161: 541-550.

137. Elliott MA, Hanson CA, Dewald GW, Smoley SA, Lasho TL, Tefferi A. WHO-defined chronic neutrophilic leukemia: a long-term analysis of 12 cases and a critical review of the literature. Leukemia. 2005; 19: 313-317.

138. Bain BJ, Ahmad S. Chronic neutrophilic leukaemia and plasma cell-related neutrophilic leukaemoid reactions. Br J Haematol. 2015; 171: 400-410.

139. Uppal G, Gong J. Chronic neutrophilic leukaemia. J Clin Pathol. 2015; 68: 680-684.

140. Blombery P, Kothari J, Yong K, Allen C, Gale RE, Khwaja A. Plasma cell neoplasm associated chronic neutrophilic leukemia with membrane proximal and truncating CSF3R mutations. Leuk Lymphoma. 2014; 55: 1661-1662.

141. Nedeljkovic M, He S, Szer J, Juneja S. Chronic neutrophilia associated with myeloma: is it clonal? Leuk Lymphoma. 2014; 55: 439-440.

142. Sano H, Ohki K, Park MJ, et al. CSF3R and CALR mutations in paediatric myeloid disorders and the association of CSF3R mutations with translocations, including t(8;21). Br J Haematol. 2015; 170: 391-397.

143. Bohm J, Schaefer HE. Chronic neutrophilic leukaemia: 14 new cases of an uncommon myeloproliferative disease. J Clin Pathol. 2002; 55: 862-864.

144. Elliott MA. Chronic neutrophilic leukemia and chronic myelomonocytic leukemia: WHO defined. Best Pract Res Clin Haematol. 2006; 19: 571-593.

145. You W, Weisbrot IM. Chronic neutrophilic leukemia. Report of two cases and review of the literature. Am J Clin Pathol. 1979; 72: 233-242.

146. Elliott MA, Tefferi A. Chronic neutrophilic leukemia 2014: update on diagnosis, molecular genetics, and management. Am J Hematol. 2014; 89: 651-658.

147. Shigekiyo T, Miyagi J, Chohraku M, et al. Bleeding tendency in chronic neutrophilic leukemia. Int J Hematol. 2008; 88: 240-242.

148. Zittoun R, Rea D, Ngoc LH, Ramond S. Chronic neutrophilic leukemia. A study of four cases. Ann Hematol. 1994; 68: 55-60.

149. Elliott MA, Pardanani A, Hanson CA, et al. ASXL1 mutations are frequent and prognostically detrimental in CSF3R-mutated chronic neutrophilic leukemia. Am J Hematol. 2015; 90: 653-656.

150. Constantinescu SN, Ghaffari S, Lodish HF. The erythropoietin receptor: structure, activation and intracellular signal transduction. Trends Endocrinol Metab. 1999; 10: 18-23.

151. Patnaik MM, Tefferi A. The complete evaluation of erythrocytosis: congenital and acquired. Leukemia. 2009; 23: 834-844.

152. Wormald S, Hilton DJ. Inhibitors of cytokine signal transduction. J Biol Chem. 2004; 279: 821-824.

153. Hollowell JG, van Assendelft OW, Gunter EW, et al. Hematological and iron-related analytes—reference data for persons aged 1 year and over: United States, 1988-94. Vital Health Stat 11. 2005; 247: 1-156.

154. Kremyanskaya M, Mascarenhas J, Hoffman R. Why does my patient have erythrocytosis? Hematol Oncol Clin North Am. 2012; 26: 267-283, vii-viii.

155. Scott LM, Campbell PJ, Baxter EJ, et al. The V617F JAK2 mutation is uncommon in cancers and in myeloid malignancies other than the classic myeloproliferative disorders. Blood. 2005; 106: 2920-2921.

156. Thiele J, Kvasnicka H, Orazi A, Tefferi A, Birgegard G. Polycythemia vera. In: Swerdlow SH, Campo E, Harris NL, et al. , eds. WHO Classification of Tumours of Haematopoietic and Lymphoid Tissues. 4th ed. Lyon, France: IARC Press; 2008.

157. Tefferi A, Barbui T. Polycythemia vera and essential thrombocythemia: 2015 update on diagnosis, risk-stratification and management. Am J He-

matol. 2015;90:162-173.

158. Cerquozzi S, Tefferi A. Blast transformation and fibrotic progression in polycythemia vera and essential thrombocythemia:a literature review of incidence and risk factors. Blood Cancer J. 2015;5:e366.

159. Finazzi G, Caruso V, Marchioli R, et al. Acute leukemia in polycythemia vera:an analysis of 1638 patients enrolled in a prospective observational study. Blood. 2005;105:2664-2670.

160. Gianelli U, Iurlo A, Vener C, et al. The significance of bone marrow biopsy and JAK2V617F mutation in the differential diagnosis between the "early" prepolycythemic phase of polycythemia vera and essential thrombocythemia. Am J Clin Pathol. 2008;130:336-342.

161. Silver RT, Chow W, Orazi A, Arles SP, Goldsmith SJ. Evaluation of WHO criteria for diagnosis of polycythemia vera:a prospective analysis. Blood. 2013;122:1881-1886.

162. Barbui T, Thiele J, Carobbio A, et al. Discriminating between essential thrombocythemia and masked polycythemia vera in JAK2 mutated patients. Am J Hematol. 2014;89:588-590.

163. Barbui T, Thiele J, Carobbio A, et al. Masked polycythemia vera diagnosed according to WHO and BCSH classification. Am J Hematol. 2014;89:199-202.

164. Johansson P. Epidemiology of the myeloproliferative disorders polycythemia vera and essential thrombocythemia. Semin Thromb Hemost. 2006;32:171-173.

165. Titmarsh GJ, Duncombe AS, McMullin MF, et al. How common are myeloproliferative neoplasms? A systematic review and meta-analysis. Am J Hematol. 2014;89:581-587.

166. Passamonti F, Malabarba L, Orlandi E, et al. Polycythemia vera in young patients:a study on the long-term risk of thrombosis, myelofibrosis and leukemia. Haematologica. 2003;88:13-18.

167. Hofmann I. Myeloproliferative neoplasms in children. J Hematop. 2015;8:143-157.

168. Polycythemia vera:the natural history of 1213 patients followed for 20 years. Gruppo Italiano Studio Policitemia. Ann Intern Med. 1995;123:656-664.

169. Bilgrami S, Greenberg BR. Polycythemia rubra vera. Semin Oncol. 1995;22:307-326.

170. Marchioli R, Finazzi G, Landolfi R, et al. Vascular and neoplastic risk in a large cohort of patients with polycythemia vera. J Clin Oncol. 2005;23:2224-2232.

171. Kiladjian JJ, Cervantes F, Leebeek FW, et al. The impact of JAK2 and MPL mutations on diagnosis and prognosis of splanchnic vein thrombosis:a report on 241 cases. Blood. 2008;111:4922-4929.

172. Primignani M, Barosi G, Bergamaschi G, et al. Role of the JAK2 mutation in the diagnosis of chronic myeloproliferative disorders in splanchnic vein thrombosis. Hepatology. 2006;44:1528-1534.

173. McMullin MF, Bareford D, Campbell P, et al. Guidelines for the diagnosis, investigation and management of polycythaemia/erythrocytosis. Br J Haematol. 2005;130:174-195.

174. Barbui T, Thiele J, Passamonti F, et al. Initial bone marrow reticulin fibrosis in polycythemia vera exerts an impact on clinical outcome. Blood. 2012;119:2239-2241.

175. Thiele J, Kvasnicka HM. Diagnostic impact of bone marrow histopathology in polycythemia vera(PV). Histol Histopathol. 2005;20:317-328.

176. Wolf BC, Banks PM, Mann RB, Neiman RS. Splenic hematopoiesis in polycythemia vera. A morphologic and immunohistologic study. Am J Clin Pathol. 1988;89:69-75.

177. Andrieux JL, Demory JL. Karyotype and molecular cytogenetic studies in polycythemia vera. Curr Hematol Rep. 2005;4:224-229.

178. Spivak JL. Polycythemia vera:myths, mechanisms, and management. Blood. 2002;100:4272-4290.

179. Harrison CN. Platelets and thrombosis in myeloproliferative diseases. Hematology Am Soc Hematol Educ Program. 2005;409-415.

180. Elliott MA, Tefferi A. Thrombosis and haemorrhage in polycythaemia vera and essential thrombocythaemia. Br J Haematol. 2005;128:275-290.

181. Tefferi A, Rumi E, Finazzi G, et al. Survival and prognosis among 1545 patients with contemporary polycythemia vera:an international study. Leukemia. 2013;27:1874-1881.

182. McMahon B, Stein BL. Thrombotic and bleeding complications in classical myeloproliferative neoplasms. Semin Thromb Hemost. 2013;39:101-111.

183. Najean Y, Dresch C, Rain JD. The very-long-term course of polycythaemia:a complement to the previously published data of the Polycythaemia Vera Study Group. Br J Haematol. 1994;86:233-235.

184. Thiele J, Kvasnicka HM, Orazi A. Bone marrow histopathology in myeloproliferative disorders—current diagnostic approach. Semin Hematol. 2005;42:184-195.

185. Theocharides A, Boissinot M, Girodon F, et al. Leukemic blasts in transformed JAK2-V617F-positive myeloproliferative disorders are frequently negative for the JAK2-V617F mutation. Blood. 2007;110:375-379.

186. Cario H, Schwarz K, Debatin KM, Kohne E. Congenital erythrocytosis and polycythemia vera in childhood and adolescence. Klin Padiatr. 2004;216:157-162.

187. Gordeuk VR, Stockton DW, Prchal JT. Congenital polycythemias/erythrocytoses. Haematologica. 2005;90:109-116.

188. Almonte M, Velasquez-Jones L, Valverde S, Carleton B, Medeiros M. Post-renal transplant erythrocytosis:a case report. Pediatr Transplant. 2015;19:E7-E10.

189. McMullin MF. The classification and diagnosis of erythrocytosis. Int J Lab Hematol. 2008;30:447-459.

190. Ang SO, Chen H, Gordeuk VR, et al. Endemic polycythemia in Russia:mutation in the VHL gene. Blood Cells Mol Dis. 2002;28:57-62.

191. Martyre MC, Le Bousse-Kerdiles MC, Romquin N, et al. Elevated levels of basic fibroblast growth factor in megakaryocytes and platelets from patients with idiopathic myelofibrosis. Br J Haematol. 1997;97:441-448.

192. Kuter DJ, Bain B, Mufti G, Bagg A, Hasserjian RP. Bone marrow fibrosis:pathophysiology and clinical significance of increased bone marrow stromal fibres. Br J Haematol. 2007;139:351-362.

193. Gianelli U, Vener C, Bossi A, et al. The European Consensus on grading of bone marrow fibrosis allows a better prognostication of patients with primary myelofibrosis. Mod Pathol. 2012;25:1193-1202.

194. Frisch B, Bartl R. Biopsy Interpretation of Bone and Bone Marrow:Histology and Immunohistology in Paraffin and Plastic. London:Oxford University Press;1999.

195. Thiele J, Kvasnicka H, Tefferi A, Barosi G, Orazi A, Vardiman J. Prima-

ry myelofibrosis. In：Swerdlow SH，Campo E，Harris NL，et al.，eds. WHO Classification of Tumours of the Hematopoietic and Lymphoid Tissues. 4th ed. Lyon，France：IARC Press；2008.

196. Pardanani A，Lasho TL，Finke C，et al. Extending Jak2V617F and MplW515 mutation analysis to single hematopoietic colonies and B and T lymphocytes. Stem Cells. 2007；25：2358-2362.

197. Ho CL，Lasho TL，Butterfield JH，Tefferi A. Global cytokine analysis in myeloproliferative disorders. Leuk Res. 2007；31：1389-1392.

198. Tefferi A. Primary myelofibrosis and its paraneoplastic stromal effects. Haematologica. 2007；92：577-579.

199. Ho CL，Arora B，Hoyer JD，Wellik LE，Mesa RA，Tefferi A. Bone marrow expression of vascular endothelial growth factor in myelofibrosis with myeloid metaplasia. Eur J Haematol. 2005；74：35-39.

200. Tefferi A. Primary myelofibrosis：2014 update on diagnosis，risk-stratification，and management. Am J Hematol. 2014；89：915-925.

201. Tefferi A，Lasho TL，Finke CM，et al. CALR vs JAK2 vs MPL-mutated or triple-negative myelofibrosis：clinical，cytogenetic and molecular comparisons. Leukemia. 2014；28：1472-1477.

202. Thiele J，Kvasnicka HM，Boeltken B，Zankovich R，Diehl V，Fischer R. Initial（prefibrotic）stages of idiopathic（primary）myelofibrosis（IMF）—a clinicopathological study. Leukemia. 1999；13：1741-1748.

203. Tefferi A，Thiele J，Orazi A，et al. Proposals and rationale for revision of the World Health Organization diagnostic criteria for polycythemia vera，essential thrombocythemia，and primary myelofibrosis：recommendations from an ad hoc international expert panel. Blood. 2007；110：1092-1097.

204. Finazzi G，Carobbio A，Thiele J，et al. Incidence and risk factors for bleeding in 1104 patients with essential thrombocythemia or prefibrotic myelofibrosis diagnosed according to the 2008 WHO criteria. Leukemia. 2012；26：716-719.

205. Mesa RA，Silverstein MN，Jacobsen SJ，Wollan PC，Tefferi A. Population-based incidence and survival figures in essential thrombocythemia and agnogenic myeloid metaplasia：an Olmsted County Study，1976-1995. Am J Hematol. 1999；61：10-15.

206. Tefferi A. Myelofibrosis with myeloid metaplasia. N Engl J Med. 2000；342：1255-1265.

207. Sheikha A. Fatal familial infantile myelofibrosis. J Pediatr Hematol Oncol. 2004；26：164-168.

208. Boiocchi L，Espinal-Witter R，Geyer JT，et al. Development of monocytosis in patients with primary myelofibrosis indicates an accelerated phase of the disease. Mod Pathol. 2013；26：204-212.

209. Thiele J，Kvasnicka HM. Chronic myeloproliferative disorders with thrombocythemia：a comparative study of two classification systems（PVSG，WHO）on 839 patients. Ann Hematol. 2003；82：148-152.

210. Barbui T，Thiele J，Vannucchi AM，Tefferi A. Problems and pitfalls regarding WHO-defined diagnosis of early／prefibrotic primary myelofibrosis versus essential thrombocythemia. Leukemia. 2013；27：1953-1958.

211. Prakash S，Hoffman R，Barouk S，Wang YL，Knowles DM，Orazi A. Splenic extramedullary hematopoietic proliferation in Philadelphia chromosome-negative myeloproliferative neoplasms：heterogeneous morphology and cytological composition. Mod Pathol. 2012；25：815-827.

212. Thiele J，Kvasnicka HM，Czieslick C. CD34[+] progenitor cells in idiopathic（primary）myelofibrosis：a comparative quantification between spleen and bone marrow tissue. Ann Hematol. 2002；81：86-89.

213. Vannucchi AM，Lasho TL，Guglielmelli P，et al. Mutations and prognosis in primary myelofibrosis. Leukemia. 2013；27：1861-1869.

214. Wassie E，Finke C，Gangat N，et al. A compendium of cytogenetic abnormalities in myelofibrosis：molecular and phenotypic correlates in 826 patients. Br J Haematol. 2015；169：71-76.

215. Gangat N，Caramazza D，Vaidya R，et al. DIPSS plus：a refined Dynamic International Prognostic Scoring System for primary myelofibrosis that incorporates prognostic information from karyotype，platelet count，and transfusion status. J Clin Oncol. 2011；29：392-397.

216. Rago A，Latagliata R，Montanaro M，et al. Hemoglobin levels and circulating blasts are two easily evaluable diagnostic parameters highly predictive of leukemic transformation in primary myelofibrosis. Leuk Res. 2015；39：314-317.

217. Thiele J，Kvasnicka H，Orazi A，Tefferi A，Gisslinger B. Essential thrombocythaemia. In：Swerdlow SH，Campo E，Harris NL，et al.，eds. WHO Classification of Tumours of Haematopoietic and Lymphoid Tissues. 4th ed. Lyon，France：IARC Press；2008.

218. Broseus J，Alpermann T，Wulfert M，et al. Age，JAK2（V617F）and SF3B1 mutations are the main predicting factors for survival in refractory anaemia with ring sideroblasts and marked thrombocytosis. Leukemia. 2013；27：1826-1831.

219. Patnaik MM，Tefferi A. Refractory anemia with ring sideroblasts and RARS with thrombocytosis. Am J Hematol. 2015；90：549-559.

220. Boiocchi L，Mathew S，Gianelli U，et al. Morphologic and cytogenetic differences between post-polycythemic myelofibrosis and primary myelofibrosis in fibrotic stage. Mod Pathol. 2013；In press.

221. Sangle N，Cook J，Perkins S，et al. Myelofibrotic transformations of polycythemia vera and essential thrombocythemia are morphologically，biologically，and prognostically indistinguishable from primary myelofibrosis. Appl Immunohistochem Mol Morphol. 2014；22：663-668.

222. Orazi A，O'Malley DP，Jiang J，et al. Acute panmyelosis with myelofibrosis：an entity distinct from acute megakaryoblastic leukemia. Mod Pathol. 2005；18：603-614.

223. Steensma DP，Hanson CA，Letendre L，Tefferi A. Myelodysplasia with fibrosis：a distinct entity? Leuk Res. 2001；25：829-838.

224. Vergara-Lluri ME，Piatek CI，Pullarkat V，et al. Autoimmune myelofibrosis：an update on morphologic features in 29 cases and review of the literature. Hum Pathol. 2014；45：2183-2191.

225. Buss DH，O'Connor ML，Woodruff RD，Richards F 2nd，Brockschmidt JK. Bone marrow and peripheral blood findings in patients with extreme thrombocytosis. A report of 63 cases. Arch Pathol Lab Med. 1991；115：475-480.

226. Deutsch VR，Tomer A. Megakaryocyte development and platelet production. Br J Haematol. 2006；134：453-466.

227. Kaushansky K. Historical review：megakaryopoiesis and thrombopoiesis. Blood. 2008；111：981-986.

228. Skoda RC，Duek A，Grisouard J. Pathogenesis of myeloproliferative neoplasms. Exp Hematol. 2015；43：599-608.

229. Barbui T，Thiele J，Kvasnicka HM，Carobbio A，Vannucchi AM，Tefferi A. Essential thrombocythemia with high hemoglobin levels according to the revised WHO classification. Leukemia. 2014；28：2092-2094.

230. Barbui T，Thiele J，Gisslinger H，et al. Masked polycythemia vera

(mPV): results of an international study. Am J Hematol. 2014;89:52-54.

231. Deadmond MA, Smith-Gagen JA. Changing incidence of myeloproliferative neoplasms: trends and subgroup risk profiles in the USA, 1973-2011. J Cancer Res Clin Oncol. 2015;141:2131-2138.

232. Finazzi G, Harrison C. Essential thrombocythemia. Semin Hematol. 2005;42:230-238.

233. McIntyre KJ, Hoagland HC, Silverstein MN, Petitt RM. Essential thrombocythemia in young adults. Mayo Clin Proc. 1991;66:149-154.

234. Harrison CN, Green AR. Essential thrombocythaemia. Best Pract Res Clin Haematol. 2006;19:439-453.

235. Passamonti F, Thiele J, Girodon F, et al. A prognostic model to predict survival in 867 World Health Organization-defined essential thrombocythemia at diagnosis: a study by the International Working Group on Myelofibrosis Research and Treatment. Blood. 2012;120:1197-1201.

236. Thiele J, Kvasnicka HM, Schmitt-Graeff A, Zankovich R, Diehl V. Follow-up examinations including sequential bone marrow biopsies in essential thrombocythemia(ET): a retrospective clinicopathological study of 120 patients. Am J Hematol. 2002;70:283-291.

237. Gianelli U, Bossi A, Cortinovis I, et al. Reproducibility of the WHO histological criteria for the diagnosis of Philadelphia chromosome-negative myeloproliferative neoplasms. Mod Pathol. 2014;27:814-822.

238. Gangat N, Tefferi A, Thanarajasingam G, et al. Cytogenetic abnormalities in essential thrombocythemia: prevalence and prognostic significance. Eur J Haematol. 2009;83:17-21.

239. Barbui T, Thiele J, Passamonti F, et al. Survival and disease progression in essential thrombocythemia are significantly influenced by accurate morphologic diagnosis: an international study. J Clin Oncol. 2011;29:3179-3184.

第 48 章

骨髓增生异常/骨髓增殖性肿瘤

Elizabeth M. Hyjek, James W. Vardiman

骨髓增生异常/骨髓增殖性肿瘤(MDS/MPN)为克隆性髓系疾病。初诊时,具有某些支持诊断为骨髓增生异常综合征(MDS)的临床、实验室或形态学特点,如持续性血细胞减少和累及一系或多系髓系细胞的增生异常。然而,同时表现出更贴近于骨髓增殖性肿瘤(MPN)的其他特点,如脾肿大、中性粒细胞增多、单核细胞增多或血小板增多。换言之,这些肿瘤在临床、血液学和形态学上与 MDS 和 MPN 重叠[1,2]。具有 *BCR-ABL1* 融合基因或 *PDGFRA*、*PDGFRB* 和 *FGFR1* 或 *PCM1-JAK2* 重排排除 MDS/MPN。

大多数 MDS/MPN 病例因髓系细胞(至少一系)增殖而增生活跃。诊断时原始细胞(包括"等同于原始细胞"的幼单核细胞)在外周血白细胞中<20%,并且在骨髓有核细胞中<20%。与 MDS 和 MPN 相似,这些肿瘤可进展为骨髓衰竭或转化为急性髓系白血病(AML)。

尽管临床、形态学和实验室表现为从 MDS 到 MPN 的连续变化,但大多数病例 MDS/MPN 病例通常存在独特的形态学特点,包括新认识的分子遗传学病变和突变,可以纳入以下修订版 WHO 分类所定义的 4 种独特亚型之一(框 48.1):慢性粒-单核细胞白血病(CMML);*BCR-ABL1* 阴性不典型慢性髓系白血病(*BCR-ABL1⁻* aCML);骨髓增生异常/骨髓增殖性肿瘤伴环形铁粒幼细胞和血小板增多(MDS/MPN-RS-T),这是前版 WHO 分类中的暂定实体难治性贫血伴环形铁粒幼细胞和血小板增多(RARS-T);和幼年性粒-单核细胞白血病(JMML)。WHO 分类体系中还包括骨髓增生异常/骨髓增殖性肿瘤-未分类(MDS/MPN-U)。

框 48.1 MDS/MPN 的 WHO 分类

- 慢性粒-单核细胞白血病(CMML)
- *BCR-ABL1* 阴性不典型慢性髓系白血病(*BCR-ABL1⁻* aCML)
- 骨髓增生异常/骨髓增殖性肿瘤伴环形铁粒幼细胞和血小板增多(MDS/MPN-RS-T)
- 幼年性粒-单核细胞白血病(JMML)
- 骨髓增生异常/骨髓增生性肿瘤,未分类(MDS/MPN-U)

Updated from Swerdlow SH, Campo E, Harris NL, et al, eds. *WHO Classification of Tumours of Haematopoietic and Lymphoid Tissues*. Revised 4th ed. Lyon, France: IARC Press; 2017.

48.1 病因与发病机制

MDS/MPN 中多数病例病因未明,对发病机制尚无明确的认识。少数病例与前期的细胞毒药物治疗有关,因此应归入治疗相关性髓系肿瘤。其余病例,尽管无目前可确认的任何

MDS/MPN 亚型所特有的细胞遗传学或分子遗传学异常,但逐渐积累起来的资料提示这些病例有相似的分子学改变。

过去,最受关注的是基因点突变编码的涉及 RAS/RAF/MAPK 信号转导通路中的蛋白。最近,分子学技术不断进步,包括单核苷酸多态性芯片(SNP-A)核型分析、阵列比较基因组杂交和二代测序技术对候选基因直接测序揭示了 MDS/MPN 中获得性单亲二倍体(aUPD)出乎意料地高发,也确认了这些肿瘤中先前未曾怀疑的重现性基因改变。此外,这些研究发现这些肿瘤中相当大的重叠且极为复杂[3-21]。

据报道 20% ~ 60% 的 CMML 和不典型慢性髓系白血病(aCML)患者具有活化的 NRAS 或 KRAS 突变[6,8-10]。近来文献报道了 CMML 中的 RUNX1 基因的突变与重排常伴有 RAS 突变。由此推测 RAS 信号转导通路的改变驱动了骨髓增殖,而 RUNX1 突变或类似改变导致异常的细胞发育和形态异常[3]。据报道少数 CMML 患者具有 FLT3 内部串联重复突变[11];还报道了相当大比例的 CMML 患者中存在 PTPN11 基因突变(见下文)[3,6]。尽管文献中 3% ~ 13% 的 CMML 和 0 ~ 19% 的 aCML 有 JAK2 V617F 基因突变,但目前尚不清楚是否所有报道的病例均满足 WHO 诊断标准[12-15]。

传统的细胞遗传学和单核苷酸多态性阵列(SNP-A)显示 70% 的 MDS/MPN 患者有染色体异常[22]。其中大多数是非整倍体(8 号三体,7 号单体)或缺失(del 7q,del 13q,del 20q),而少数患者具有涉及不同酪氨酸激酶融合基因的相互易位[8]。

MDS/MPN 中的大多数突变基因分为 4 个功能类:信号、表观遗传、剪接和转录[23]。

信号突变导致增殖和抗凋亡途径的异常激活,正常情况下通常由生长因子诱导。除了酪氨酸激酶基因融合外,在集落刺激因子 3 受体(CSF3R)、下游细胞因子受体信号中间产物(JAK2、NRAS、KEAS)和信号途径的负调节因子(PTPN11、CBL、NF1)中也有突变[24-27]。约 85% 的 JMML 存在涉及 RAS 途径的突变,并成为 JMML 的定义性特征。50% 的 CMML 检测到信号突变(包括 NRAS 或 KEAS 的激活突变),见于 20% ~ 60% 的 CMML 和 aCML 患者[6,28-30],并骨髓增殖表型有关,在体外对粒细胞-巨噬细胞集落刺激因子(GM-CSF)的敏感性增强[31]。高达 80% 的 MDS/MPN-RS-T 患者有 JAK2 V617F 突变和激活 JAK-STAT 信号或 MPL 突变[32]。此外,最近在一小部分 CMML 患者中发现了新型体细胞失活 NOTCH 途径突变。在小鼠中,造血干细胞中 NOTCH 信号的失活导致粒-单核系祖细胞的异常积累、髓外造血和 CMML 样疾病,这与人类疾病具有相似性[33]。

编码表观遗传调控因子和剪接体机制的基因突变在 MDS/MPN 中很常见[9-16,34]。最常见的突变基因是 TET2 和 ASXL1,其次是 SRSF2、IDH1/2、EZH2、SUZ12、EED 和 UTX[14]。约 50% 的 CMML 患者有涉及 SRSF2 的突变,另有 20% 的患者的突变涉及其他剪接体基因 SF3B1、U2AF35、U2AF65 和 SF3A1[12,13,17,18]。此外,72% 的 MDS/MPN-RS-T 患者存在 SF3B1 突变[19,35]。这些 SF3B1 突变并不总是相互排斥的,可能伴有 DNMT3A、JAK2、ASXL1 和 TET2 突变。从功能上讲,尽管其在恶性转化中的确切作用尚不清楚,但破坏 SF3B1 功能导致形成环状铁粒幼细胞体[36]。

在模型系统中对突变型 U2AF35[36] 的研究表明,mRNA 监控通路的剪接诱导整体受损和生长受损。然而,尚不清楚这种突变的关键效应是具有全面影响还是只损害少数基因。

在 15% ~ 40% 的 CMML 患者中发生 RUNX1 基因突变,常伴有 RAS 突变,有人认为 RAS 信号转导途径的改变驱动了骨髓增生,而 RUNX1 突变或类似异常导致异常的细胞发育和增生异常[3,37]。RUNX1 编码核心结合因子 α(CBFα),对造血的定向分化起着决定性作用。

NPM1 和 TP53 突变在 MDS/MPN 中不常见[38]。当在 CMML 中检测到 NPM1 突变时,通常在 CMML-2 中,应排除具有单核细胞分化的 AML 诊断。证实为 CMML 伴 NPM1 突变的病例似乎有进展为 AML 的高度风险,需要积极的临床干预,尤其是突变负荷较高的患者[39]。

SET 结合蛋白 1 基因(SETBP1)是最近新发现的一种癌基因,其突变见于 25% 的 aCML 病例,少见于其他 MDS/MPN(包括 CMML 和 JMML),并与不良预后相关[20,21]。SETBP1 位于染色体 18q21.1,编码 SET 结合蛋白 1。在 Schinzel-Giedion 综合征(一种罕见的先天性疾病,以智力迟钝、面部特征和多种先天性畸形为特征)中,已报道了导致蛋白质变化的相同核苷酸改变,主要影响 858 ~ 871 残基[40]。SETBP1 的过度表达也与 7 号染色体畸变和 AML 预后不良有关[41],并通过激活 Hoxa9 和 Hoxa10 向小鼠髓系祖细胞提供自我更新能力[42]。

据报道,少数 CMML 患者有 FLT3 内部串联重复突变[43] 和 PTPN11 的突变,后者见于相当比例的 JMML 病例(见下文)[3,6]。尽管文献中 JAK2 V617F 突变见于 3% ~ 13% 的 CMML 病例和 0 ~ 19% 的 aCML 病例,但不清楚所有报道病例是否符合 WHO 诊断标准[44-47]。

尽管 JMML 远比 CMML 少见,但对其发病机制的分子事件已有深入理解。JMML 发病机制的主要见解在很大程度上得益于发现了与一组遗传综合征相关的基因突变,这些遗传综合征是由影响 RAS/RAF/MAPK 通路的种系突变引起的。这些突变诱导该通路的病理性激活,因此将这些疾病归为一组,称为神经-心脏-面部-皮肤综合征或 RAS 病,它们具有共同的临床特征,包括髓系肿瘤的发病倾向[48-50]。这些疾病中最常见和最熟知的是神经纤维瘤病 1 型(NF1),伴有 NF1 突变;以及 Noonan 综合征(NS),由 PTPN11 突变引起。JMML 发病机制的一个重要的早期线索是认识到 JMML 造血祖细胞对 GM-CSF 而不是其他生长因子表现出明显的过度敏感[51,52]。因为没有证据表明 JMML 中的 GM-CSF 受体异常,所以有理由认为从 GM-CSF 受体向细胞核的信号转导途径失去调控,注意力集中在受体与其配体结合激活的下游通路上。认识到对 GM-CSF 过度敏感,且 JMML 部分病例和 NF1 相关,便将注意力直接集中到 RAS 信号通路[53,54]。NF1 患儿好发 JMML 或其他髓系疾病(发病风险比无 NF1 儿童高达 500 倍)[30]。由于某种未知原因,这种风险随着年龄的增长而降低,并在成年后消失。遗传性 NF1 患者缺乏 NF1 基因的两个等位基因之一,该基因编码神经纤维蛋白,一种鸟苷三磷酸酶激活蛋白,通过将活性 RAS-鸟苷三磷酸水解为活性 RAS-鸟苷二磷酸来下调 RAS 途径(图 48.1)。约 10% ~ 25% 的 JMML 患儿(其中许多缺乏 NF1 临床表型)获得了另一种野生型 NF1 等位基因的第二次打击,该等位基因总是通过 aUPD 使突变基因被复制,在家族性病例中使正常亲代等位基因缺失[55,56],导致神经纤维蛋白完全丧失,不能抑制 RAS

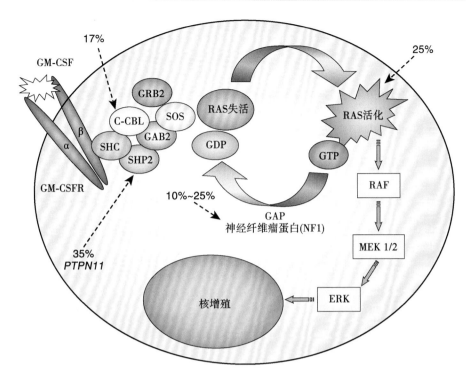

图 48.1　RAS/MAPK 信号途径的示意图。 在 JMML 中鉴定了编码该途径中几种蛋白质的体细胞突变基因,包括 *PTPN11*、*NRAS*、*KRAS*、*NF1* 和 *CBL*。值得注意的是,*PTPN11*(编码 SHP2 蛋白的基因)和 *KRAS* 的种系突变可能导致 Noonan 综合征,而 *NF1* 的种系突变则导致神经纤维瘤病 1

信号通路[30,54]。研究显示,高达 25% 的 JMML 患者有 *NRAS* 或 *KRAS* 的激活点突变,导致活性 RAS-鸟苷三磷酸增加[57,58]。这些突变在很大程度上与 NF1 异常是相互排斥的[59]。尽管只有很少 NS 患者伴发 JMML,*PTPN11* 的体细胞突变是 JMML 中最常见的分子病变,发生在没有 NS 临床特征的儿童中,这种情况与 NF1 异常类似[60,61]。与这种疾病相关的基因是 *PTPN11*,它编码蛋白酪氨酸磷酸酶 SHP2,是调节 RAS 通路的另一重要蛋白(见图 48.1)。*PTPN11* 突变在很大程度上与突变的 *NF1*、*KRAS* 和 *NRAS* 相互排斥[59]。

最近,在另外 10% ~ 17% 的 JMML 病例中发现了 Casitas B-谱系淋巴瘤(CBL)突变的纯合子突变[62,63]。大多数 JMML 患者的初始 CBL 病变是作为种系事件发生的,或以常染色体显性方式遗传,或为自发发生的,与 NF1 和 NS 相似[64]。几乎在所有 JMML 和 CBL 突变的患者中,突变等位基因通过 AUPD 复制,导致野生型肿瘤抑制等位基因的丢失和致癌突变的获得。

CBL 是一种 E3 泛素连接酶,可标记激活的受体和非受体酪氨酸激酶及其他蛋白,使其通过泛素化降解,但它也保留重要的衔接功能[65]。已提出 CBL 驱动肿瘤发生的多种机制,提示突变 CBL 和其他 CBL 蛋白具有显性负调节功能,并通过激活受体和不再泛素化的非受体酪氨酸激酶而获得功能[66]。在携带纯合性 CBL 突变的 JMML 患者中观察到一个显著而重要的现象是,作为种系事件出现的疾病具有高度自发缓解率[64,67,68]。

因存在 *NF1*、*NRAS*、*KRAS*、*PTPN11* 和 *CBL*(RAS 途径突变)突变,大多数 JMML 患者可进行分子诊断,并认识到异常 RAS 信号使 NF、NS 和其他 RAS 病与 JMML 和一过性 JMML 样疾病相联系。目前普遍认为,JMML 本质上是一种超活性 RAS 信号疾病,在 85% 以上的病例中发现 *NF1*、*NRAS*、*KRAS*、*PTPN11* 和

CBL 基因的体细胞突变(在某些情况下与种系突变相叠加)[48,50,59]。

尽管传统上认为 RAS 通路异常主要代表相互排斥的事件[48],最近的一项全外显子测序研究在很大比例的 JMML 患者(11.0%)中确定了 *NRAS*、*KRAS*、*PTPN11*、*CBL* 和 *NF1* 的共存突变。

尽管异常 RAS 通路信号具有关键性致病作用,但少部分(约 15%)JMML 病例没有 RAS 通路突变的证据。

与 CMML 相比,JMML 的特点是缺乏基因突变。最近,全外显子测序研究已经在大约 15% 的 JMML 患者中确定了 *SET-BP1* 和 *JAK3* 的继发性突变。现认为这些突变与疾病的进展有关,并且与不良的临床结果有关[69]。然而,随后的一项研究中,使用液滴数字聚合酶链反应,检测到大多数复发性 JMML 患者存在亚克隆 *SETBP1* 突变,但它们低于传统的深度测序平台的检测极限值。这表明它们存在于疾病深化的早期,并证实了它们与不利临床结果的相关性[70]。最近,大规模的全外显子测序研究发现,除典型 *NF1*、*KRAS*、*NRAS*、*PTPN11* 和 *CBL-ALT* 外,RAS 途径中的其他基因也发生了突变。这些突变除 RAS/MAPK 途径外,还包括参与信号转导的基因(*RRAS*、*RRAS2*、*SH2B3*、*STEBP1*)、转录因子(*GATA2*、*RUNX*、*ASXL1*)、剪接机械(*ZRSR2*)、多梳抑制复合物 2(*PRC2*)和甲基化(*MNMT3A*)的重现性突变,扩大了我们对 JMML 突变谱的认识[59]。

MDS/MPN-RS-T 的特征包括巨核细胞增生伴血小板增多和贫血伴环形铁粒幼细胞,在 2008 年第 4 版 WHO 分类中作为 MDS/MPN 类别中的一个暂定实体,称为 RARS-T。然而,最近,特别是在发现它与 *SF3B1* 突变的强相关性并且常常同时发生 *JAK2* V617F、*MPL* 或 *CALR* 突变后,目前更新版 WHO 分类认为

它是一个独特的"重叠"MDS/MPN,强调其重叠特征,以区别于不同的MDS-RARS,并更名为MDS/MPN-RS-T。

高达50%的MDS/MPN-RS-T病例伴有JAK2突变[71-75],而MPL或CALR突变较少见。因此,在部分病例中,发现了可解释MDS/MPN-RS-T增殖成分的基因异常。然而,迄今为止使用体内培养系统研究了少数MDS/MPN-RS-T病例,细胞不会形成内源性增殖性克隆,正如在携带JAK2或MPL W515L突变的MPN中所预期的那样。相反,它们形成类似于MDS中发现的小克隆,提示出现了一个或多个其他遗传缺陷,导致细胞增生异常[73,76]。如前所述,最近在72%的MDS/MPN-RS-T患者中检测到了SF3B1突变[19,35]。最近的研究表明SF3B1在造血干细胞的调节中起着重要作用,但SF3B1单倍不足本身并不与MDS-RS相关[77]。

总之,分子技术的最新进展和在髓系肿瘤新基因分类中发现的重现性体细胞基因突变导致了对MDS/MPN发病机制和可能导致MDS/MPN表型合并或重叠的失调途径的深刻认识。信号转导途径异常(NRAS和KRAS、CBL、JAK2和CSF3R)可能导致骨髓增殖特征,而MDS样突变(如剪接体复合物或转录因子RUNX1的突变)可能导致骨髓增生异常特征和成熟受损。然而,与CMML高度相关的其他基因突变组合,如SRSF2和TET2,与骨髓增殖无明显相关性。同样,JMML在很大程度上与RAS途径的改变有关,除了RAS途径外,最近才发现表观遗传、剪接、多梳抑制复合物2和转录基因的突变;然而JMML的特点是骨髓增殖和骨髓增生异常。这表明,尽管MDS/MPN中的某些基因组合可能解释这些肿瘤的MDS/MPN特征,但基因改变不太可能解释MDS/MPN表型在孤立状态下的主要融合。深入了解突变组合的下游后果及其与骨髓微环境的相互作用以及表观遗传机制,对于了解这类髓系肿瘤的发病机制和独特的临床行为至关重要[78]。

48.2　慢性粒-单核细胞白血病(CMML)

CMML的主要特点是外周血单核细胞绝对计数增多(>1×10^9/L),在白细胞中≥10%(框48.2)。包括幼单核细胞(一般认为等同于原始细胞)在内的原始细胞在外周血细胞中<20%,并且在骨髓有核细胞中<20%[79]。必须排除反应性单核细胞增多;并排除髓系增殖伴BCR-ABL1融合基因或伴PDGFRA、PDGFRB或FGFR1和PCM1-JAK2重排后才能诊断CMML。尽管外周血单核细胞绝对计数增多是诊断的必需条件,但其他的血液学参数却有显著差别。部分患者除了单核细胞增多,由于显著的中性粒细胞增多而导致白细胞计数升高,而其他患者由于中性粒细胞减少而导致白细胞计数正常甚至减少。在部分病例中,骨髓增生异常极其轻微,而其他病例中髓系呈显著的增生异常改变。然而,即使不存在确切的骨髓增生异常,如果满足其他诊断条件,并且造血细胞中存在诊断所必需的克隆性细胞遗传学异常或分子遗传学异常,或如果单核细胞增多持续至少3个月并排除单核细胞增多的其他病因,仍可以诊断CMML。以前诊断为MDS或MPN的罕见患者表现出向CMML样表型演变[80,81]。

CMML的临床和形态特征变化多端,从骨髓增生异常为主到骨髓增殖为主,形成一个谱系。有些学者建议按白细胞计数

将CMML分为两个亚型:骨髓增生异常型CMML,白细胞数<13×10^9/L;骨髓增殖型CMML,白细胞数≥13×10^9/L[82]。骨髓增生异常型CMML可能会随着疾病进展并获得驱动增殖的突变而进展为骨髓增殖型CMML[83]。尽管过去有争议,但将CMML细分为上述两个亚型似乎是合理的,两者之间累积的临床和分子差异,尤其是与RAS/MAPK通路异常相关的差异,都支持这种分型[83-86]。

WHO未根据白细胞计数对CMML分型,因为包括幼单核细胞在内的原始细胞百分比确实影响预后,因此,2008年WJO分类根据外周血和骨髓中原始细胞加幼单核细胞的比例将CMML分为两类:CMML-1和CMML-2(见框48.2)[87,88]。然而,最近一项对CMML患者的大宗研究表明,在CMML-1组中,骨髓原始细胞少于5%和外周血原始细胞少于2%的患者比CMML-1和CMML-2组有更长的中位生存期和更低的AML进展风险,这表明将骨髓原始细胞少于5%的CMML-0亚组单独分开是合理的[85]。

框48.2　慢性粒-单核细胞白血病(CMML)的WHO诊断标准

1. 外周血单核细胞持续增多>1.0×10^9/L且≥白细胞的10%
2. 不符合WHO关于BCR-ABL1$^+$CML、PMF、PV或ET的标准
3. 无PDGFRA、PDGFRB、FGFR1或PCM1-JAK2重排(伴有嗜酸性粒细胞增多的病例要特别加以排除)
4. 外周血和骨髓中原始细胞<20%*
5. 一系或多系髓系细胞增生异常;若无骨髓增生异常或者轻微,当符合其他诊断标准并且具备以下条件时仍可诊断为CMML:
   a. 造血细胞中存在获得性克隆性细胞遗传学或分子遗传学异常†,或
   b. 单核细胞增多至少已持续3个月,和
   c. 排除了引起单核细胞增多的其他所有病因
6. CMML-0:若外周血中包括幼单核细胞在内的原始细胞<2%和骨髓中<5%时诊断为CMML-0
   CMML-1:若外周血中包括幼单核细胞在内的原始细胞占2%~4%,骨髓中占5%~9%,并且符合诊断标准中的1~5项,诊断为CMML-1。
   CMML-2:若外周血中包括幼单核细胞在内的原始细胞占5%~9%或骨髓中占10%~19%;或者,外周血或骨髓中可见Auer杆状小体并且血液和骨髓中原始细胞<20%;并且,符合诊断标准中的1~5项,诊断为CMML-2。
   CMML-0或-1或-2伴嗜酸性粒细胞增多:若符合CMML-0或CMML-1或CMML-2的诊断标准,嗜酸性粒细胞数≥1.5×10^9/L且符合包括第3项在内的上述5项诊断标准,则诊断为本病。

---

*原始细胞包括原粒细胞、原单核细胞和幼单核细胞。见正文和图48.3。
†在适当的临床环境中,存在CMML相关的基因突变(如TET2、SRSF2、ASXL1、SETBP1)可用于支持诊断。然而,一些突变可能与年龄有关,也可能存在于亚克隆中。因此,解释这些遗传学结果时必须谨慎。

Updated from Swerdlow SH,Campo E,Harris NL,et al,eds. *WHO Classification of Tumours of Haematopoietic and Lymphoid Tissues*. Revised 4th ed. Lyon,France:IARC Press;2017.

修订版WHO分类采纳了这些研究发现。以前使用的CMML-1类别被分成两个新的亚类:CMML-0和CMML-1。因此,目前建议,根据血液和骨髓中发现的原始细胞(加幼单核细胞)数量,将CMML进一步分为3个亚类,如下:

　CMML-0:血液中原始细胞<2%;骨髓中原始细胞<5%
　CMML-1:血液中原始细胞占2%~4%;骨髓中原始细胞占

5%~9%

CMML-2:血液中原始细胞占 5%~19%;骨髓中原始细胞占 10%~19%;或不考虑原始细胞加前体细胞计数而存在 Auer 杆状小体

此外,有些 CMML 病例表现为嗜酸性粒细胞增多。这些病例应总是查找 PDGFRA、PDGFRB、FGFR1 或 PCM1-JAK2 异常的证据;若发现任何上述异常,该病例就应重新归入髓系肿瘤伴嗜酸性粒细胞增多和特定基因重排。若无上述异常并且嗜酸性粒细胞数≥1.5×10⁹/L,则诊断为 CMML 伴嗜酸性粒细胞增多较为恰当。

48.2.1 临床表现

总体上,成人年发病率约 0.5/10 万,60 岁以上患者年发病率约为 3/10 万[2]。男性较女性多见。最常见症状包括发热、感染或出血(多达 30% 病例)以及血栓并发症(10%~15% 病例);有些患者因脾肿大而出现早饱,可能是最初的主诉[89]。自身免疫性疾病,包括血管炎综合征、关节炎或典型的结缔组织病,见于近 10% 病例[90]。30%~40% 病例出现肝脾肿大。白细胞数增多者肝脾肿大更明显,也更可能有淋巴结肿大和白血病性皮肤浸润[89,91]。

48.2.2 实验室检查

48.2.2.1 外周血

文献中强调了 CMML 白细胞计数变化较大。白细胞计数范围为(2~500)×10⁹/L,中位数常在 10×10⁹/L~20×10⁹/L 之间[91-93]。血小板常轻度减少(80×10⁹/L~100×10⁹/L),但也有报道血小板减少,范围 1~700×10⁹/L。贫血常为轻度,但血红蛋白可低至 5g/dL[89,91-93]。

按照定义,所有病例都有单核细胞增多。文献报道的单核细胞绝对数从 1×10⁹/L 到 200×10⁹/L 以上[89,93]。但大多数病例的单核细胞数<5×10⁹/L。单核细胞占白细胞的 10% 以上[82]。这个比例很重要,因为一些疾病如 BCR-ABL1 阳性慢性髓系白血病(BCR-ABL1⁺CML),诊断时单核细胞分类计数仅占 1%~2%,但其绝对数却显著增高。CMML 外周血中单核细胞为典型的成熟型,仅有轻微形态学异常(图 48.2);但可出现异常颗粒、少见的核分叶和纤细的核染色质[94]。后者最好称为"异常"单核细胞,用于描述形态学异型性和稍许不成熟而又缺乏幼单核细胞特点的单核细胞(图 48.3)。幼单核细胞在 CMML 中被认为等同于原始细胞[1],细胞核扭曲折叠更精巧、染色质细腻、核仁小而不明显,细胞质呈细颗粒样。原粒细胞和/或原单核细胞增多可导致原始细胞增多。原单核细胞体积大,胞质丰富,可含有少数空泡或细颗粒;蕾丝状精致的染色质,一个或多个核仁(图 48.3)。原单核细胞与幼单核细胞形成连续的形态谱系,可能难以区分,分类时将两者合并计数。原粒细胞、原单核细胞和幼单核细胞与更为成熟的"异常"单核细胞和正常单核细胞的区分,对于 CMML 和 AML 的鉴别诊断非常重要。若原始细胞(原粒细胞、原单核细胞和幼单核细胞)占外周血白细胞的 5%~19% 或占骨髓有核细胞的 10%~19%,则诊断为 CMML-2;若外周血与骨髓中原始细胞≥20% 则诊断

为 AML[29]。若外周血与骨髓中原始细胞<20%,即使发现 Auer 杆状小体也诊断为 CMML-2。

中性粒细胞计数范围可从<0.5×10⁹/L 到接近 200×10⁹/L,但通常正常或仅中度增多。诊断时前体中性粒细胞(早幼粒细胞、中幼粒细胞和晚幼粒细胞)一般在外周血白细胞中<10%[82]。外周血见到粒细胞生成障碍,包括分叶少或异常分叶的核或胞质颗粒少,但程度轻微,只占很少患者[95]。通常认为,与白细胞计数较低的患者相比,计数较高的患者具有较轻的粒细胞生成障碍,但有些学者报道其严重程度与白细胞计数之间没有显著关系[91]。可有轻度嗜碱性粒细胞增多,通常<2%。也可见嗜酸性粒细胞增多,若细胞数持续性>1.5×10⁹/L,可诊断为 CMML 伴嗜酸性粒细胞增多[79]。所有这类病例,都应检测 PDGFRA、PDGFRB、FGFR1 和 PCM1-JAK2 重排;发现任何上述重排之一则排除 CMML。这种病例应归入髓系肿瘤伴嗜酸性粒细胞增多和 PDGFRA、PDGFRB、FGFR1 或 PCM1-JAK2 异常。

48.2.2.2 骨髓

75% 以上病例的骨髓活检显示骨髓增生活跃(图 48.4),但增生正常甚至增生低下者也可见到[92,96,97]。粒系增殖常常是骨髓活检中最为显著的特点,粒红比例明显增大(图 48.4);但是红系前体细胞通常容易识别,甚至有些病例数量增多。巨核细胞数可增多、正常或减少。多达 75% 病例有微小巨核细胞或异常核分叶的巨核细胞[95,96],但有些病例也可见到增大的巨核细胞。CMML 中巨核细胞簇少见。

诊断 CMML 时所需的骨髓中单核细胞数从未确定过,文献中报道的单核细胞比例差异很大。若骨髓活检标本固定充分,进行薄切片,染色良好,则可观察单核细胞的增殖(图 48.4B)。活检标本行免疫组化染色,如 CD14、CD68R 和 CD163 染色,可有助于识别单核细胞(图 48.4)[95,96,98],但根据我们的经验,外周血与骨髓穿刺涂片的非特异性酯酶细胞化学染色更为可靠(图 48.5 和图 48.6)。如果有原始细胞增多,在活检切片中则容易被发现。活检标本 CD34 染色可有助于评估原始细胞比例(图 48.7),但原单核细胞或幼单核细胞可不表达 CD34;因此,

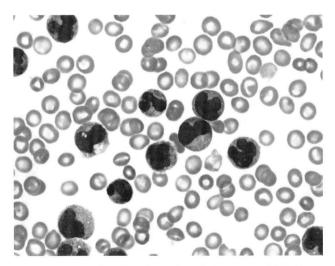

图 48.2　慢性粒-单核细胞白血病-1 型(CMML-1)。外周血涂片示白细胞计数轻度升高,单核细胞绝对计数增多及中性粒细胞系轻微的增生异常

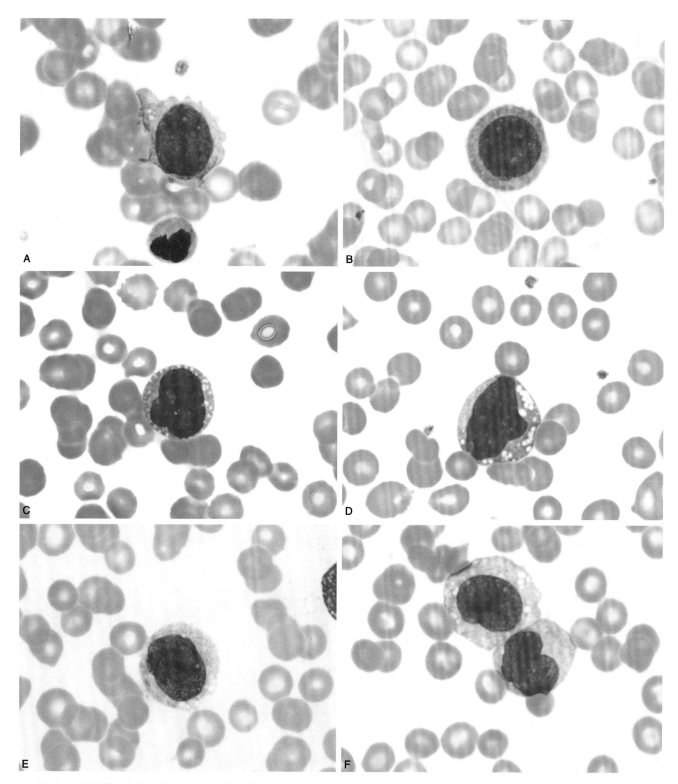

图48.3　原单核细胞、幼单核细胞和异常单核细胞。A~D,原单核细胞体积大,核圆或卵圆形,可轻度不规则,蕾丝状染色质,一个或多个不同程度的明显核仁,中等至丰富的细胞质,可含有少量胞质空泡或细颗粒。E~H,幼单核细胞核更为不规则且轻度折叠,染色质细腻,核仁不明显,中等量至丰富的细颗粒状胞质,可含有少量空泡

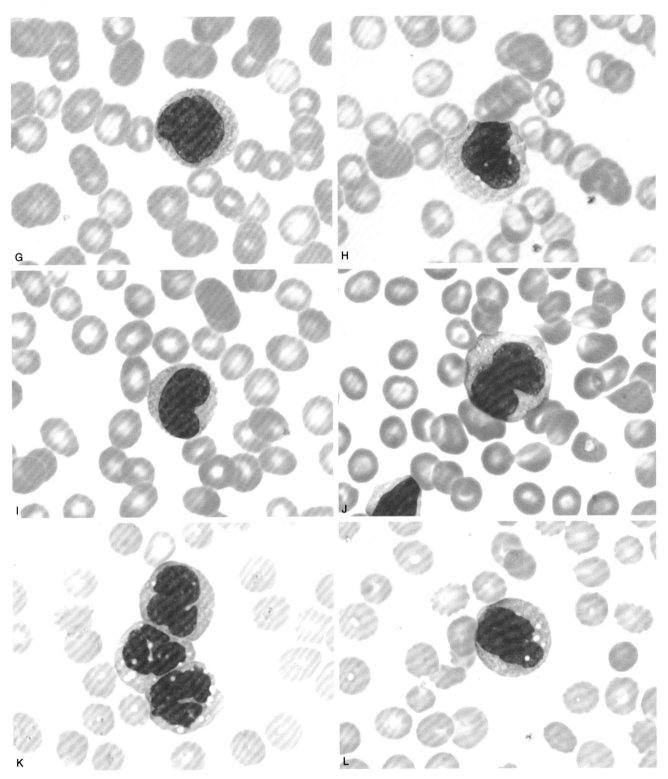

图 48.3(续)　I~L,CMML 中不成熟的异常单核细胞。然而,这些异常单核细胞具有更为浓密的核染色质;形态异常、不规则或折叠的细胞核以及丰富的灰蓝色的细胞质,伴有较多的胞质颗粒以及常为较多的胞质空泡

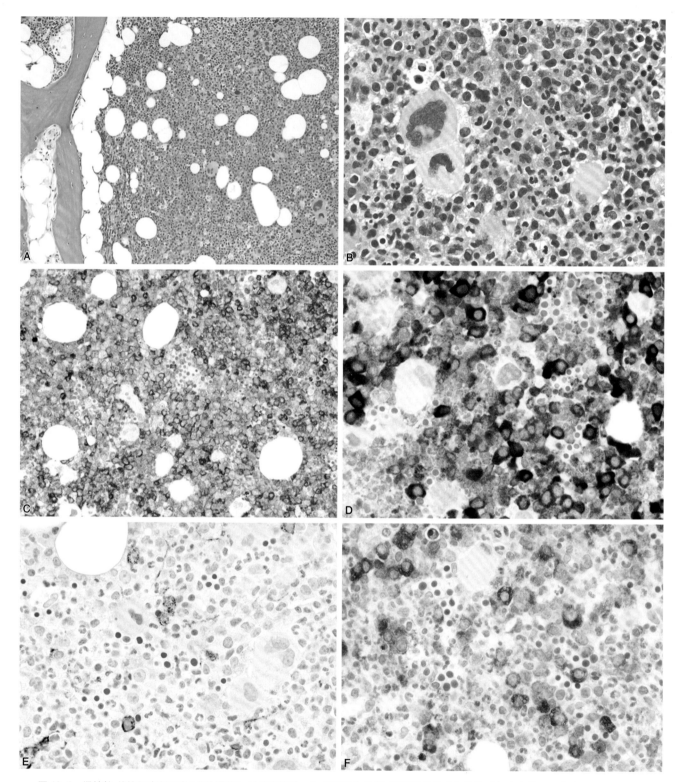

图 48.4　**慢性粒-单核细胞白血病-1 型（CMML-1）骨髓活检。**A，骨髓增生活跃，伴明显的粒系与单核系细胞成分以及大小不一的巨核细胞。B，高倍，胞核折叠的单核细胞散在分布于粒细胞之中，体积大的巨核细胞较易识别。尚可见明显的红系成分。免疫组化 CD33（C）和溶菌酶（D）染色分别突出显示粒系与单核系细胞成分。E，免疫组化 CD34 染色仅偶见 CD34⁺不成熟的单个核细胞。F，免疫组化 MPO 染色显示大量不成熟与成熟过程中的粒系细胞

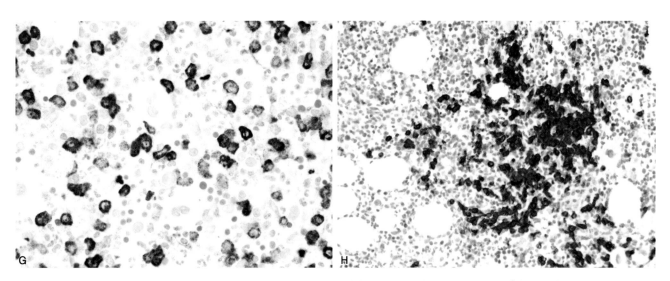

图 48.4(续)　G,CD14 染色示增多的单核细胞。H,免疫组化 CD123 染色突出骨髓活检标本中一个 CD123⁺浆细胞样树突细胞的结节

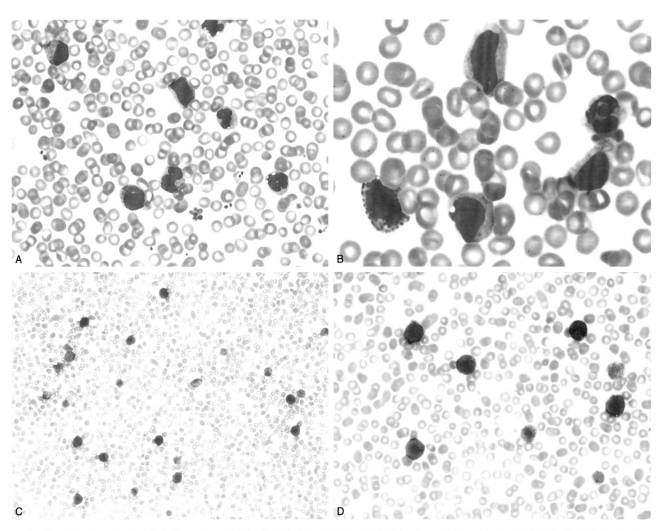

图 48.5　**慢性粒-单核细胞白血病-2 型(CMML-2)**。A 与 B,外周血涂片示不成熟粒细胞、循环中的原始细胞和单核细胞。C 与 D,经酯酶联合染色更易于观察单核细胞成分:萘酚-ASD-CAE 反应联合萘酚丁酸酯酶(单核细胞呈棕色;中性粒细胞呈蓝色)

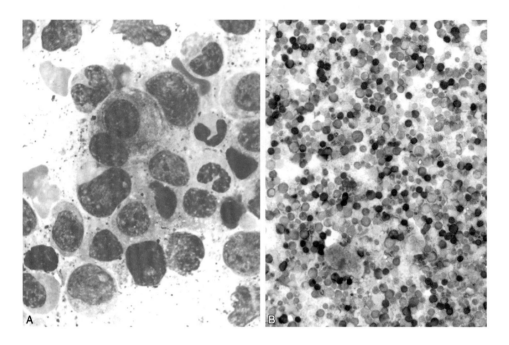

图 48.6　慢性粒-单核细胞白血病-2 型（CMML-2）。A,骨髓穿刺涂片示单核细胞和粒细胞成分,散在分布的原始细胞,并见一个增生异常的巨核细胞。B,骨髓中单核细胞与粒细胞成分通过联合酯酶染色更易于观察:萘酚-ASD-CAE 反应联合萘酚丁酸酯酶(单核细胞呈棕色;中性粒细胞呈蓝色)

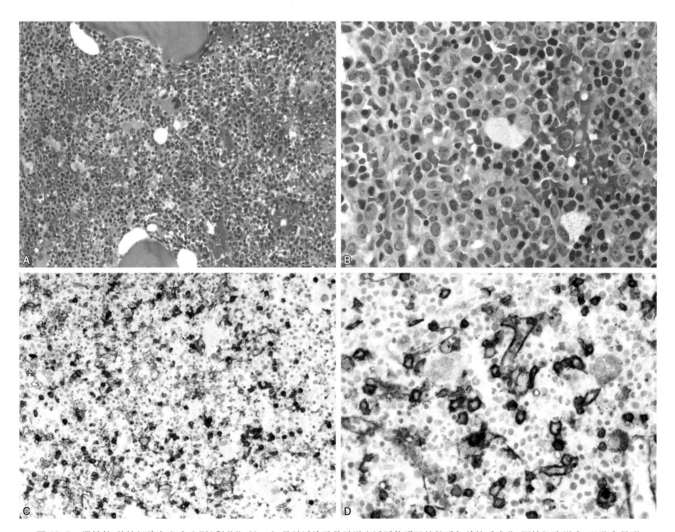

图 48.7　慢性粒-单核细胞白血病-2 型(CMML-2)。A,骨髓活检示骨髓增生活跃伴明显的粒系与单核系成分,原始细胞增多,以及大量形态学各异的巨核细胞,包括增生异常的巨核细胞。B,高倍,不成熟细胞和原始细胞的增多更易于观察,可见明显的红系细胞成分。C,免疫组化 CD14 染色示单核细胞增多,散布于骨髓中。D,免疫组化 CD34 染色示 CD34$^+$原始细胞增多

不应过度依赖 CD34[+] 细胞数,必需仔细观察形态学。据报道,多达20%病例(甚至更高比例的 CMML-2 病例)的活检标本中可见不同大小的分化成熟的浆细胞样树突细胞形成结节(图48.4)[95]。多数 CMML 病例网状纤维轻度增多,30%~60%病例(特别是 CMML-2)可表现为明显增多[96,99]。也可见到淋巴细胞数量增多与淋巴细胞小结[96]。

满意的骨髓穿刺涂片是评估原粒细胞、原单核细胞、幼单核细胞和单核细胞数量以及观察不同系别细胞增生异常的最好材料。α 萘酚醋酸酯酶或 α 萘酚丁酸酯酶细胞化学染色检测单核细胞,单用或联合使用萘酚-ASD-CAE,后者主要标记中性粒细胞,强烈推荐在考虑 CMML 的诊断时使用(图48.6)。常有异常粒系造血,骨髓穿刺涂片较外周血涂片更为常见。异常红系造血,特别是巨幼样变或环形铁粒幼细胞,大约见于25%病例。骨髓活检中描述的异常巨核细胞形态在穿刺涂片中也能见到。

48.2.2.3 髓外组织

常见脾脏增大,由于白血病性粒-单核细胞浸润脾脏(红髓为主)所致(图48.8)[79]。部分 CMML 患者脾脏切除标本中可见三系髓外造血,可见大量泡沫样巨噬细胞。脾脏切除多是为

了缓解血小板减少(实验性治疗)[100]。有些学者报告 CMML 患者的高死亡率和发病率与脾切除有关[100]。少数患者可出现淋巴结肿大。这些病例应该做淋巴结活检,因为患者可能会出现髓外转化的急性白血病。罕见的 CMML 病例中在切除的脾脏或淋巴结标本中可能会见到浆细胞样树突细胞肿瘤性增殖,与骨髓中所见相同[101,102]。

48.2.2.4 免疫表型

流式细胞学分析示白血病细胞表达粒-单核细胞标记,如 CD33 和 CD13;不同程度地表达 CD14、CD36 和 CD64[79,103]。CMML 中的单核细胞常有两个或多个抗原的异常表达,包括过表达 CD56;异常表达 CD2;低表达 HLA-DR、CD14、CD11c、CD13、CD15、CD64 或 CD36[103-105]。这些表型异常中的一部分,如低表达 CD14,可能反映单核细胞的不成熟。最近报道,CMML 患者循环血中典型的 CD14[+]/CD16[-] 单核细胞比例的特征性增加[109]。成熟过程中的中性粒细胞也可出现异常表型特点,如成熟相关抗原表达的不同步或异常散射光特性。CD34[+] 细胞数增多或出现异常免疫表型的原始细胞群预示发生 AML 转化;但是,如前所述,CD34 并非总能检测出 AML 转化,因为不成熟单核细胞一般不表达 CD34[105,110]。

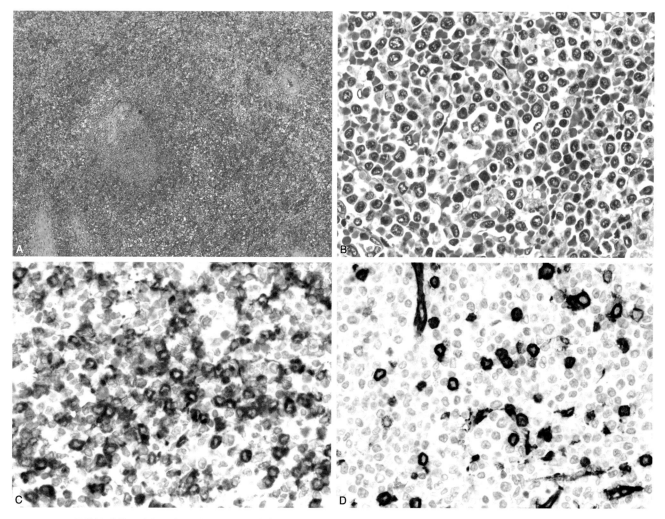

图 48.8 慢性粒-单核细胞白血病-2 型(CMML-2)脾脏标本。A,脾脏红髓呈白血病样浸润并累及白髓。B,浸润的细胞包括原始细胞、不成熟粒细胞和单核细胞。C,免疫组化 CD14 染色突出显著单核细胞成分。D,免疫组化 CD34 染色示 CD34[+] 原始细胞增多

目前,一种8~10色多参数流式细胞术方法,结合精心设计的抗体组合,可以全面检测单核细胞谱系成熟阶段的特征,从CD34⁺前体细胞(早期单核定向祖细胞)到晚期成熟单核细胞,以及中性粒细胞成熟路径,从髓系原始细胞到成熟的多核中性粒细胞[111,112]。此外,在许多CMML患者中,检测到与MDS患者相似的原始细胞、单核细胞和粒细胞成分的异常抗原表达[113-115]。因此,使用全面的抗体组合,检测与疾病进展相关的表型异常和治疗后异常的消退,可能有助于CMML的诊断和随访[116]。

骨髓活检组织切片免疫组化可与骨髓细胞组织结构联系起来评估各细胞成分,这有助于区分CMML及其他MPN以及反应性病变(图48.7)。包括不成熟型和原始细胞在内的粒细胞与单核细胞表达CD33,可用石蜡包埋标本检测[117]。溶菌酶免疫组化染色有助于突出粒系与单核系成分,但是CD33或溶菌酶均不能区分两者。CD33或溶菌酶与CAE细胞化学染色联合应用便于识别单核细胞,单核细胞为CD33和溶菌酶阳性,但CAE阴性;相反,粒细胞为CD33、溶菌酶和CAE阳性。其他标记,如CD68(KP1)、CD68R(PG-M1)、CD11b、CD11c、CD14、CD16、CD56、CD117、CD163以及HLA-DR都有助于评估CMML中的粒细胞与单核细胞成分。有些学者认为若上述一些抗体联合应用,染色的模式可有助于CMML、aCML和CML的鉴别诊断[95,96,118]。CMML(特别是CMML-2)伴有的浆细胞样树突细胞结节可用CD123染色识别[119]。此外,这些结节也表达反应性浆细胞样树突状细胞正常表达的抗原,如CD2AP、CD4、CD43、CD45RA、CD68/CD68R、CD303、BCL11和粒酶B等[120-122]。在罕见病例中,浆细胞样树突状细胞异常表达其他抗原,如CD2、CD5、CD7、CD10、CD13、CD14、CD15、CD33或CD56。它们总是呈Ki67低增殖指数。免疫标记CD61或CD42b可突出显示异常的巨核细胞[95]。血型糖蛋白C(Glycophorin C)免疫组化染色有助于显示红系前体细胞。

48.2.2.5　细胞遗传学

CMML无特定的细胞遗传学异常。异常核型仅见于20%~40%病例,据报道最常见的重现性异常包括+8、−7、−5、del(12p)、del(20q)以及复杂核型[89,91,123,124]。涉及11q23.3上的KMT2A(MLL)异常在CMML中不常见。若存在,应特别小心地排除AML。

有些学者提出白血病细胞核型为iso(17q)的患者为独特的MDS/MPN亚型,特点为显著的Pelger-Huët样细胞以及外周血中性粒细胞胞质空泡形成(图48.9),常伴有骨髓纤维化、巨

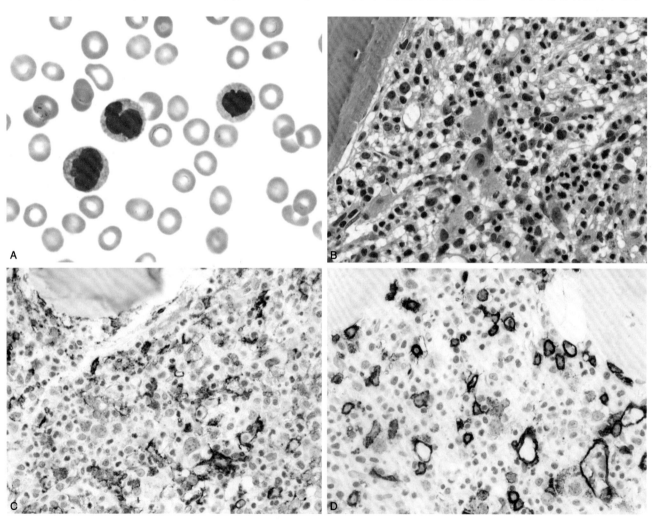

图48.9　等臂染色体17q(iso17q)。A,许多伴有i(17q)的患者单核细胞绝对值增多,有异常的单核细胞和增生异常的粒细胞,表现为Pelger-Huët样细胞核,染色质浓密,胞质颗粒减少。B,骨髓活检示粒系增殖伴明显的增生异常和巨核细胞生成异常。C,免疫组化CD14染色突出显示增多的单核细胞成分。D,免疫组化CD34染色示增多的CD34⁺原始细胞

核细胞生成异常,预后通常较差[56,125]。但是几乎所有病例的单核细胞绝对值都增多,符合 CMML 的诊断标准,但偶有病例可能会符合 aCML 或 MDS/MPN-U。目前使用的几种预后系统包括细胞遗传学结果[84,124,126]。

CMML 患者常见体细胞突变,最常见的是 *ASXL1*(35%~40%)、*TET2*(50%~60%)、*SRSF2*(40%~50%)、*RUNX1*(15%)、*NRAS*(11%)和 *CBL*(10%)。其他突变,包括 *JAK2* V617F、*EZH2* 和 *SETBP1*,在不到 10% 的病例中发生频率较低[23,38,127]。总的来说,大约 90% 的 CMML 患者表现出一个或多个突变,*TET2* 和 *SRSF2* 的同时突变似乎对 CMML 高度特异[12,38,128]。

ASXL1 无义或移码(但不是错义)突变为致病性突变,与侵袭性疾病行为相关,并与核型和临床病理参数一起纳入预后评分系统[38,84,124,126,129]。

CMML 患者中的 *SETBP1* 突变与较高白细胞计数、较高频髓外疾病、较高频 *ASXL1* 突变、较低频 *TET2* 突变以及不良预后相关,提示它们是 *SETBP1* 突变 CMML 中独特的协同分子事件[127]。

在疑难病例中,尤其是在具有正常核型的 CMML 中,检测致病性突变有助于诊断,但应始终与形态学和免疫表型结果结合,并在适当的临床环境中使用。突变不能作为肿瘤发生的唯一证据,因为这些突变中的一部分可以发生于健康人,随着年龄的增长,其发生率明显增加,这就是所谓的不确定潜能的克隆性造血[130,131]。

48.2.2.6 其他实验室检查

血清溶菌酶水平通常升高且与外周血中单核细胞增多的程度相平行。多克隆性高 γ 球蛋白血症见于 50%~60% 病例,偶尔可看到单克隆蛋白[132,133]。在一项研究中,无前期输血史的患者中约 20% 病例 Coombs 实验阳性[133]。

48.2.3 鉴别诊断

CMML 的诊断有时很困难,特别是当增生异常轻微、单核细胞轻度增多、无细胞遗传学异常以及单核细胞增多的时限不详时。CMML 鉴别诊断需要考虑的其他疾病见框 48.3。

框 48.3 慢性粒-单核细胞白血病(CMML)的鉴别诊断

- 反应性单核细胞增多伴以下情形:
  - 感染(结核、梅毒、亚急性细菌性心内膜炎)
  - 自身免疫性疾病(类风湿性关节炎、系统性红斑狼疮、溃疡性结肠炎、多动脉炎)
  - 结节病
  - 恶性肿瘤(霍奇金淋巴瘤、B 和 T 细胞淋巴瘤、癌)
- *BCR-ABL1*⁺ CML
- 髓系/淋巴系肿瘤伴 *PDGFRA*、*PDGFRB*、*FGFR1* 或 *PCM1-JAK2* 重排
- BCR-ABL1 阴性不典型慢性髓系白血病(*BCR-ABL1*⁻ aCML)
- 急性粒-单核细胞白血病和急性单核细胞白血病
- BCR-ABL1 阴性骨髓增殖性肿瘤(例如原发性骨髓纤维化伴单核细胞增多)
- 骨髓增生异常综合征(MDS)

48.2.3.1 反应性单核细胞增多

单核细胞绝对数增多是 CMML 的标志,但无特异性,可见于多种炎症和造血、非造血系统肿瘤,所有这些疾病在诊断 CMML 之前都应考虑并予以排除。病毒、真菌、原虫、立克次体和细菌感染常伴有单核细胞增多,自身免疫性疾病以及其他慢性炎症性疾病也是如此。单核细胞增多也常见于淋巴瘤患者,尤其是霍奇金淋巴瘤(HL),但也可见于其他造血与非造血系统恶性肿瘤。鉴别反应性单核细胞增多与 CMML 的最重要步骤,就是细心研究病史,查找潜在炎症或恶性疾病的证据,仔细查体确定是否有脏器肿大(支持 CMML),观察外周血涂片是否有增生异常的、形态学异常的或不成熟的单核细胞。如发现淋巴瘤细胞,则支持其他诊断。考虑这些之后,如仍认为有可能是 CMML,就应做骨髓检查和适当的遗传学检查以证实诊断。外周血或骨髓单核细胞的流式细胞学检查可提供有价值的信息。发现多个异常,如同一细胞上过表达 CD56 和低表达髓系抗原,都支持 CMML 的诊断[103]。然而,反应性单核细胞也可有异常表型。需要进一步研究来确定特殊的异常免疫表型组合是否为 CMML 所特异。仔细研究许多病例后发现反应性单核细胞增多较 CMML 更为常见。若外周血与骨髓中无增生异常或仅有轻微增生异常,且无髓系相关的核型异常或其他能明确界定发病过程的遗传学异常,最好先做出一个描述性诊断,直到经过 3~6 个月的观察以明确单核细胞增多为持续性且无其他潜在的病因之后,再做出一个确切的诊断[79]。

48.2.3.2 急性粒-单核细胞白血病与急性单核细胞白血病

CMML,特别是 CMML-2 的鉴别诊断中必须包括急性白血病。骨髓穿刺和活检在鉴别诊断中很关键,这是因为原始细胞与幼单核细胞通常在骨髓中比外周血更为显著。即便是骨髓标本,原始细胞的分布也可能无规律,同时检查骨髓活检和骨髓穿刺标本可提供最有价值的信息。此外,区分单核细胞、异常(不成熟)单核细胞、幼单核细胞和原始细胞有时很困难[1],而有些 AML 病例与 CMML-2 的鉴别也是很有挑战性。若外周血或骨髓中原始细胞加幼单核细胞的比例≥20%,则诊断为 AML 而不是 CMML。更困难的问题是在考虑 CMML 诊断的情况下发现 *NPM1* 突变。这种情况偶见于 CMML-2,建议密切随访和采取积极的临床干预,因为 *NPM1* 突变通常作为与 AML 相关的突变。

48.2.3.3 *BCR-ABL1* 阳性慢性髓系白血病(*BCR-ABL1*⁺ CML)

BCR-ABL1⁺ CML 与 CMML 的区分需要依靠形态学结合细胞遗传学与分子遗传学检查:CML 中有 *BCR-ABL1* 融合基因,而 CMML 不应有此基因。罕见的 CML 病例,BCR 断裂点位于次要断裂点簇区域,导致 p190 融合蛋白的产生,该蛋白较典型 CML 病例中的 P210 蛋白的分子量小。P190 蛋白通常伴随于 Ph⁺ALL,但偶有伴此断裂点的病例初期可为 CML 慢性期,表现为单核细胞数增多,类似于 CMML(图 48.10)[134]。因此,一旦考虑 CMML 的诊断就应进行细胞遗传学与遗传学检查以确定是否有 *BCR-ABL1* 融合基因的存在。

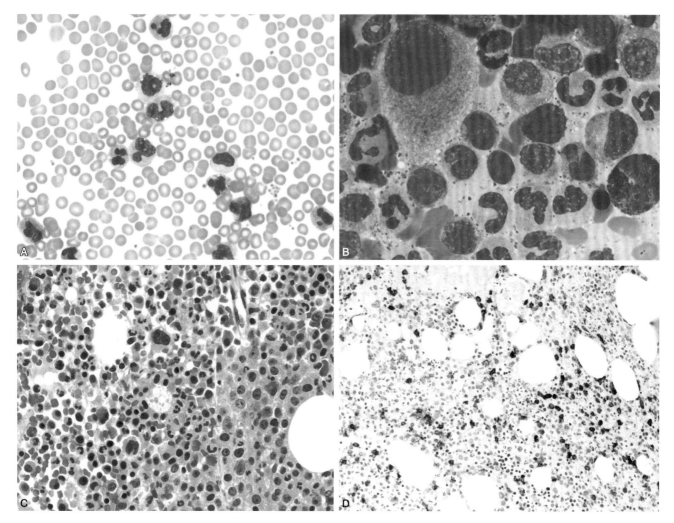

图 48.10　*BCR-ABL1* 阳性慢性髓系白血病(*BCR-ABL1*⁺CML)(伴 p190 融合蛋白)类似于慢性粒-单核细胞白血病(CMML)。A,外周血涂片示白细胞增多伴单核细胞增多,循环中各成熟阶段的粒细胞,以及嗜碱性粒细胞增多。骨髓穿刺涂片(B)和骨髓活检(C)示单核细胞增多伴粒系增殖和小而分叶少的巨核细胞。D,免疫组化 CD14 染色突出显示增多的单核细胞

48.2.3.4　髓系肿瘤伴嗜酸性粒细胞增多与 PDGFRB 重排

最初报道的 *PDGFRB* 重排病例和后续报道的部分病例具有 CMML 伴嗜酸性粒细胞增多的特征。但是,在修订版 WHO 分类中,如果出现这种重排以及 *PDGFRA*、*FGFR1* 或 *PCM1-JAK1* 重排,就排除 CMML 诊断;这种病例按照涉及的特定基因进行分类。

48.2.3.5　不典型慢性髓系白血病,BCR-ABL1 阴性(*BCR-ABL1*⁻ aCML)

下文将详细讨论。简言之,aCML 与 CMML 有许多相似之处,可通过外周血单核细胞比例(aCML 中偶尔超过 2%~4% 但总是<10%)以及 aCML 中更为严重的粒系增生异常进行区分[2,82,91,135]。对于疑难病例,利用非特异性酯酶细胞化学染色检测外周血和骨髓中的单核细胞是非常有价值的。由于 aCML 的预后非常差,因此与 CMML 的区分十分重要。存在 *BCR-ABL1* 融合基因则排除 aCML 与 CMML 的诊断。

48.2.3.6　*BCR-ABL1* 阴性骨髓增殖性肿瘤(*BCR-ABL1*⁻ MPN)伴单核细胞增多

多达 15% 的 PMF 患者出现单核细胞增多,一项研究表明,单核细胞增多是一个独立的预后差的因素,特别是对于年轻患者而言[136]。由于 CMML 可伴有明显的网状纤维增生[99],它与 PMF 及其他 MPN 的鉴别可能会有困难。这种病例骨髓活检发现簇状分布的多形性、怪异的巨核细胞,胞体大小不等,胞核异常增大可能是最有助于鉴别的特征;密集成簇的怪异巨核细胞在 CMML 中罕见。

48.2.3.7　骨髓增生异常综合征(MDS)

白细胞计数正常甚至减少和显著增生异常的 CMML 病例可能很难与 MDS 鉴别,特别是难治性血细胞少伴多系增生异常(RCMD)或难治性贫血伴原始细胞增多(RAEB)鉴别。如前所述,有些学者把这样的病例称为骨髓增生异常型 CMML[82],但该命名在一些研究中未被证实具有临床意义[91]。虽然与 MDS 有相似之处,若谨慎使用 WHO 诊断标准,发现单核细胞增多>1.0×10⁹/L,足以诊断为 CMML 而不是 MDS。

48.2.4　预后、预后因素和进展

考虑到 CMML 的临床、形态学与生物学特性均变化多端，就不会对文献中生存期差异很大感到奇怪。尽管多个系列中报道的中位生存期为 20~40 个月，但就个体而言，生存期为 1 个月至 120 个月以上。预后不良的因素包括血小板减少（<100×10^9/L）、脾肿大、重度贫血（血红蛋白<12g/dl）、外周血出现不成熟粒细胞（≥1%）、血清乳酸脱氢酶>700U/L、淋巴细胞绝对计数≥2.5×10^9/L、骨髓原始细胞>10% 以及异常核型[87,88,91,137,138]。然而，在大多数研究中，血液和骨髓原始细胞的百分比是决定生存率的最重要因素，加上不利核型、高白细胞计数和造血功能不全，这些不利因素已纳入 CMML 预后评分系统中[84]。

最近的研究评估了 CMML 携带的分子病变的预后意义，ASXL1 无义或移码（但不是错义）致病性突变在 CMML 中频繁出现（40%），是独立的不利预后因素，与核型和临床病理参数一起纳入 CMML 中预后评分系统[38,84,124,126]。CMML 转化为 AML 的发生率为 20%~30%；更多的病例则死于其他合并症（例如感染），并且没有转化的证据。

48.3　*BCR-ABL1* 阴性不典型慢性髓系白血病（*BCR-ABL1^-* aCML）

该命名很不恰当，它根本不是 *BCR-ABL1^+* CML 的一种不典型表现形式。这两种疾病之间存在显著差别（表 48.1）[82,135,139]。重要的是，aCML 无 Ph 染色体或 *BCR-ABL1* 融合基因，aCML 患者对于伊马替尼治疗无效。并且，尽管 aCML 确实有骨髓增殖的特点，包括白细胞增多和脾肿大，但其特征为显著的粒系增生异常并且常常是多系增生异常。迄今为止大多数系列报道为侵袭性临床病程[139,140]。由于具有骨髓增殖与骨髓增生异常的特征，因此将 aCML 归入 MDS/MPN 这一大类中比较恰当。aCML 的定义性特征见框 48.4。

表 48.1　慢性髓系白血病（CML）、慢性粒-单核细胞白血病（CMML）与不典型慢性髓系白血病（aCML）的鉴别特征

特征	CML, *BCR-ABL1^+*	CMML	aCML, *BCR-ABL1^-*
外周血或骨髓中的增生异常	粒细胞与红系前体细胞轻微；特征是"侏儒"巨核细胞	各系不一，粒细胞与红系前体细胞呈轻微至显著。骨髓中常有异常/增生异常的巨核细胞	显著的粒系增生异常；红系与巨核系增生异常也常见
外周血中的不成熟粒细胞	诊断时几乎总是有；特征是"髓系肿胀"	不一；诊断时常无大量不成熟粒细胞	诊断时不成熟粒细胞≥10%
外周血中原始细胞（原始细胞+幼单核细胞）	CP 通常 <2%，≥10% 提示为 AP；≥20% 提示为 BP	诊断时通常 <5%，≥5% 提示 CMML-2；≥20% 为 AML	不一；通常<5%，总是<20%
骨髓中原始细胞（原始细胞+幼单核细胞）	CP 通常 <5%，≥10% 提示为 AP；≥20% 为 BP	通常 <5%，10%~19% 提示 CMML-2；≥20% 为 AML	通常<5%，总是<20%
外周血中单核细胞	在白细胞中通常<3%	绝对数>1×10^9/L 并且在白细胞中≥10%	在白细胞中<10%；绝对通常 <1×10^9/L
外周血中嗜碱性粒细胞	几乎总是>2%	通常<2%	通常<2%
BCR-ABL1	总是有	从未有	从未有
PDGFRA、*PDGFRB* 或 *FGFR1* 重排	无	无	无
JAK2 V617F	罕见，但据报道与 *BCR-ABL1* 合并存在	罕见，<15%病例	即便有也罕见

AML，急性髓系白血病；AP，加速期；BP，急变期；CP，慢性期。

框 48.4　BCR-ABL1 阴性不典型慢性髓系白血病（*BCR-ABL1^-* aCML）的 WHO 诊断标准

- 外周血白细胞增多 ≥13×10^9/L，由于中性粒细胞及其前体细胞（早、中、晚幼粒细胞）增多≥白细胞数的 10%
- 异常粒系造血，可能包括异常的染色质粗块
- 无或轻微的嗜碱性粒细胞绝对数增多；嗜碱性粒细胞在外周血白细胞中通常<2%
- 无或轻微的单核细胞绝对数增多；单核细胞在外周血白细胞中<10%

- 骨髓增生活跃伴粒系增殖和粒系增生异常，伴或不伴红系和巨核系的增生异常
- 外周血和骨髓中原始细胞<20%
- 无 Ph 染色体或 *BCR-ABL1* 融合基因
- 无 *PDGFRA*、*PDGFRB*、*FGFR1* 或 *PCM1-JAK2* 重排的证据
- 不符合 BCR-ABL1^+ CML、PMF、PV 或 ET 的标准*

*MPN 病例，特别是那些处于加速期的病例或多血期后或原发性血小板后的骨髓纤维化，如有中性粒细胞，可能类似 aCML。MPN 既往史、骨髓中存在 MPN 特征以及 MPN 相关突变（*JAK2*、*CALR* 或 *MPL*）往往排除 aCML。相反，存在 *SETBP1* 或 *ETNK1* 突变支持 aCML。ACML 少见 *CSF3R* 突变，如果检测到，应进行仔细的形态学检查，排除 CNL 或其他髓系肿瘤的可能性。

Updated from Swerdlow SH, Campo E, Harris NL, et al, eds. *WHO Classification of Tumours of Haematopoietic and Lymphoid Tissues.* Revised 4th ed. Lyon, France: IARC Press; 2017.

48.3.1　临床表现

虽然有很多报道描述了 aCML,但仅少数遵循了先由 FAB 制定、后被 WHO 分类所采纳的诊断标准[82,135,141],因此,aCML 的临床表现资料有限。多数病例发病年龄为 70~80 岁左右,但年轻人也可发病[140,142]。男女比例为小于 1L1 到 2.5L1 之间。贫血或血小板少相关症状最为常见,但主要的不适通常与脾肿大有关[140]。

48.3.2　实验室检查

48.3.2.1　外周血

白细胞数总是>13×10⁹/L,中位数范围(35~96)×10⁹/L,一些患者白细胞数>300×10⁹/L[139,140,142]。

血小板减少常见,可为重度减少,但血小板也可增多。通常有贫血。明显的异常粒系造血在外周血涂片中最为突出(图 48.11)。许多中性粒细胞具有颗粒少的细胞质、异常分叶的细胞核或异常块状核染色质,通常占大多数。不成熟中性粒细胞(早幼粒细胞、中幼粒细胞、晚幼粒细胞)占白细胞的 10%~

20%或更高,但原始细胞比例通常<5%而且总是<20%。多数病例嗜碱性粒细胞在白细胞中≤2%[82,139,142]。细致的单核细胞计数很重要,因为它是 aCML 与 CMML 区分的关键特征。aCML 中可有轻度单核细胞绝对值增多,但单核细胞比例总是<10%。异常红系造血的证据,如巨大卵圆形细胞常可见到。

48.3.2.2　骨髓

骨髓增生活跃,粒系增殖为主(图 48.11)。原始细胞数可轻度增多,但在骨髓有核细胞中总是<20%;活检切片的 CD34 染色可有助于识别原始细胞。与外周血涂片相同,粒系增生异常往往很明显,在骨髓穿刺涂片中可以见到,甚至在活检切片中也可观察到(图 48.11)。一些学者发现 aCML 的红系生成比 BCR-ABL1⁺CML 更为活跃[82,92],而其他学者则报道红系生成减低[140,142]。异常红系造血见于 50%以上病例。巨核细胞数量各异,但多数病例表现为某种程度上的巨核细胞增生异常,与 MDS 中所见类似,出现小巨核细胞伴有异常的、分叶少的细胞核。一些病例诊断时可见增多的网状纤维,且随着病程的延长而变得更加明显。

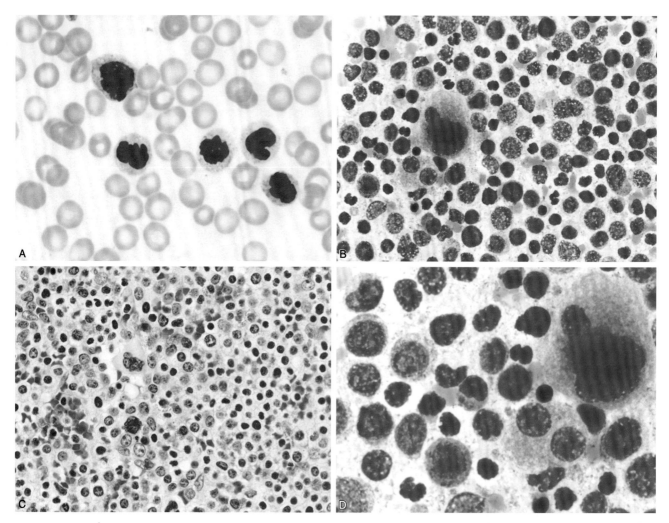

图 48.11　**不典型慢性髓系白血病(aCML)**。**A**,外周血涂片示白细胞数升高,伴有显著的粒系增生异常和不成熟粒细胞。**B**,骨髓穿刺涂片示粒系与巨核系增生异常。**C**,骨髓活检由于粒系增殖伴增生异常和巨核生成异常而致增生活跃。胞质透明的细胞为增生异常的粒细胞伴有明显的假 Pelger-Huët 改变。**D**,高倍,更利于观察粒系与巨核系增生异常

强烈建议进行骨髓非特异性酯酶细胞化学染色,单独或与 CAE 联合应用以评估单核细胞的比例,这样可有助于区分 aCML 与 CMML。骨髓活检标本的免疫组化染色可能也会有所帮助(见下文),但往往不如细胞化学染色敏感。

多数报道为异常染色体粗块综合征的病例可认为是 aCML 的变异型[143-145]。这些病例的特点为外周血与骨髓中出现高比例的中性粒细胞与前体细胞,伴有明显的核染色质粗块(图 48.12)。

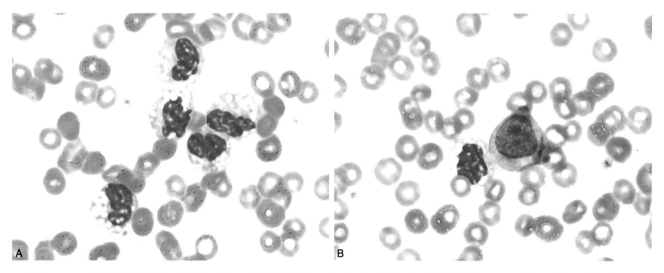

图 48.12　不典型慢性髓系白血病,*BCR-ABL1* 阴性(*BCR-ABL1⁻* aCML),"异常染色质团块综合征"变异型。A 与 B,外周血涂片示明显的粒系增生异常,伴有异常分叶的核,粗块状染色质和不成熟中性粒细胞

48.3.2.3　髓外组织

aCML 的病例常有肝脾肿大[142],但缺乏详尽描述。然而,预计其累及模式类似其他髓系疾病:主要侵犯脾脏红髓和肝脏的肝窦与门脉周围。

48.3.2.4　免疫表型

没有特异的免疫表型。预计多参数流式细胞学检测可能与 MPN 和 MDS 相似,即原粒细胞和成熟过程中粒细胞的成熟抗原呈不同步表达[146]。由于中性粒细胞及其前体细胞胞质颗粒少而出现异常的直角光散射特性。正如对 MDS,多参数流式细胞术也可以为 aCML 患者提供独立的预后信息[114,146,148]。

48.3.2.5　细胞遗传学

多达 80% 的 aCML 患者有核型异常。最常见的染色体异常包括 8 号三体和 del(20q),但涉及 12、13、14 和 17 号染色体的缺失也可见到[2,140]。罕见的是,具有等臂染色体 17q 的患者表现为类似 aCML 的特征,但大多数患者符合 CMML 的诊断标准。一些伴有 t(8;9)(p22;p24.1)、*PCM1-JAK2* 染色体重排的病例诊断为 aCML,但由于这些病例中通常存在嗜酸性粒细胞增多,目前归入髓系肿瘤伴 *PCM1-JAK2* 突变[149]。伴有 *PDGFR* 或 *FGFR1* 重排的病例也要从本病中排除。尽管 aCML 中有 *JAK2* V617F 突变[44],但在一项严格运用 WHO aCML 诊断标准的研究中,没有病例检测出突变的 *JAK2* 基因[47]。旧文献中 *NRAS* 或 *KRAS* 突变见于 30%~40% 病例[6,28]。

最近,大规模平行测序技术已经确定了 *SETBP1* 中重现性体细胞突变,这些突变与白细胞计数升高、*TET2* 突变频率较低以及不良预后有关[20]。随后的研究证实了 *SETBP1* 突变与 aCML 和侵袭性临床行为之间的相关性[23,150]。全外显子测序

显示 aCML 患者存在 *ETNK1* 重现性体细胞突变[151]。据报道,aCML 患者罕见 *CSF3R* 突变。

48.3.3　鉴别诊断

48.3.3.1　慢性粒-单核细胞白血病(CMML)

CMML 与 aCML 的主要区别点在于外周血中单核细胞的比例(CMML≥10%,而 aCML<10%)以及 aCML 中多数病例具有更为严重的增生异常。形态学以及报道的中位生存期的差别表明 CMML 与 aCML 为生物学上独立的疾病实体。但实际工作中,偶有病例的区分是武断的,没有足以让人信服的证据。

48.3.3.2　*BCR-ABL1* 阳性慢性髓系白血病(*BCR-ABL1⁺* CML)

顾名思义,*BCR-ABL1⁺* CML 具有 aCML 中不存在的 Ph 染色体或 *BCR-ABL1* 融合基因;疑为两者中任何一个诊断时,都应进行恰当的细胞遗传学或分子遗传学检查。通常情况下,形态学即可区分两者;CML 慢性期增生异常通常轻微而 aCML 却显著。两者都可出现嗜碱性粒细胞增多,但在 aCML 外周血中通常<2% 而 CML 通常>2%。然而,CML 的加速期可能与 aCML 难以区分,这是由于当 CML 脱离慢性期发生进展时,增生异常会较为明显。然而,这些病例都要有细胞遗传学或分子遗传学检查。

48.3.3.3　骨髓增生性肿瘤,*BCR-ABL1* 阴性(慢性中性粒细胞白血病、真性红细胞增多症、原发性骨髓纤维化、原发性血小板增多症)

MPN 病例,特别是加速期和多血期后或原发性血小板增

多后骨髓纤维化的病例,可以类似 aCML。MPN 既往史、骨髓中存在 MPN 相关特征以及 MPN 相关突变(*JAK2*、*CALR* 或 *MPL*)往往能排除 aCML。相反,*SETBP1* 或 *ETNK1* 突变支持 aCML 的诊断是。aCML 少见 *CSF3R* 突变,如果检测到,应进行仔细的形态学检查,排除 CNL 或其他髓样肿瘤的可能性。

48.3.3.4　骨髓增生异常综合征(MDS)

尽管 aCML 中的增生异常与 MDS 中相似,但 aCML 中的白细胞增多在 MDS 中是不存在的。

48.3.4　预后和预后因素

文献报道的有限病例难以阐明本病的预后,但多数患者似乎预后很差,中位生存期为 11~25 个月。通常认为年龄大于 65 岁、女性、白细胞数大于 50×10^9/L、严重贫血以及血小板少是不良预后特征。接受骨髓移植的患者预后可能会获益。15% ~ 40% 病例进展为 AML,其余病例死于骨髓衰竭[140,142]。

48.4　骨髓增生异常/骨髓增殖性肿瘤伴环形铁粒幼细胞和血小板增多(MDS/MPN-RS-T)

在以前的 WHO 髓系肿瘤分类中,该实体归入 MDS/MPN-U 这个暂定实体[152]。在修订版 WHO 分类中不再视为"暂定"或"不可分类"。诊断标准见框 48.5。

框 48.5　骨髓增生异常/骨髓增殖性肿瘤伴环形铁粒幼细胞和血小板增多(MDS/MPN-RS-T)的 WHO 诊断标准

- 贫血伴红系增生异常伴或不伴多系增生异常,外周血环形铁粒幼细胞 ≥15% * 且原始细胞<1%,且骨髓原始细胞<5%
- 持续性血小板增多,血小板 ≥450×10^9/L
- 存在 *SF3B1* 突变,或者,在没有 *SF3B1* 突变的情况下,没有近期细胞毒性治疗或生长因子治疗的病史可以解释骨髓增生异常/骨髓增生特征†
- 没有 *BCR-ABL1* 融合基因;没有 *PDGFRA*、*PDGFRB* 或 *FGFR1* 或 *PCM1-JAK2* 的重排;没有孤立性 del(5q)、t(3;3)(q21.3;q26.2)或 inv(3)(q21.3q26.2)
- 以前没有 MPN、MDS(MDS-RS 除外)或其他类型的 MDS/MPN 的病史

*即使检测到 *SF3B1* 突变,也需要骨髓红系前体的环形铁粒幼细胞 ≥15%。

†存在 *SF3B1* 突变加上 *JAK2* V617F、*CALR* 或 *MPL* 基因的共同突变,强力支持 MDS/MPN-RS-T 的诊断。

Tumours of Haematopoietic and Lymphoid Tissues. Revised 4th ed. Lyon, France: IARC Press; 2017.

最初提议的 RARS-T 包括:难治性贫血伴环形铁粒幼细胞(RARS)的临床和形态学特征,现称为 MDS 伴环形铁粒幼细胞(MDS-RS);以及显著血小板增多伴异常巨核细胞,类似于 BCR-ABL1⁻MPN 所见的特征。在检测的病例中,高达 50% 的病例发现 *JAK2* V617F 突变,或发现较少见的涉及 *MPL* W515K/L 或 *CALR* 的异常[7,155],支持 MDS/MPN-RS-T 的髓系增殖成分[72-76,153,154]。

发现 *BCR-ABL1* 融合基因或 *PDGFRA*、*PDGFRB* 或 *FGFR1* 重排,则排除该诊断,存在孤立性 del(5q)、t(3;3)(q21.3;q26.2)或 inv(3)(q21.3q26.2)也是如此。

48.4.1　临床表现

MDS/MPN-RS-T 的发病率未知,似乎罕见。据报道,诊断时的中位年龄为 74 岁,略高于 MPN(如原发性血小板增多),女性稍占优势[156,157]。患者可能出现与难治性贫血(通常很严重)或血小板过多有关的症状,表现为出血或血栓形成;许多患者的症状与这两种异常都有关。大约 40% 的病例有脾肿大,也可能发生肝肿大[158]。

48.4.2　实验室发现

48.4.2.1　血液

白细胞计数一般正常到轻度升高,没有原始细胞。中性粒细胞无增生异常。红细胞常表现为 MDS-RS 所观察到的典型双相型模式(图 48.13)。血小板计数至少为 450×10^9/L[152]。

48.4.2.2　骨髓

骨髓活检显示骨髓增生活跃,巨核细胞数量增加,许多巨核细胞增大,具有与原发性血小板增多或原发性骨髓纤维化相似的特征(图 48.13)[2,152]。通常以红细胞生成为主,并有增生异常,这些特征在骨髓穿刺涂片中最容易观察。至少 15% 的红系前体细胞是环形铁粒幼细胞,可在穿刺涂片用铁染色来显示。

48.4.2.3　免疫表型

MDS/MPN-RS-T 无特异性免疫表型特征。

48.4.2.4　细胞遗传学与遗传学

MDS/MPN-RS-T 无特异性核型异常。大多数患者具有正常的细胞遗传学,但部位病例发现 8、del(12p)和 del(13q)三体。如前所述,近 50% 有 *JAK2* V617F 突变,少数患者有 *MPL* W515K/L 突变。如前所述,最近观察到高频的 *SF3B1* 突变(66.7%~86.5%),通常与 *JAK2* V617F 同时发生,而很少与 *MPL* W515 或 *CALR* 突变同时发生[157,159-162]。高频的 *SF3B1* 突变加上突变等位基因高负荷表明,MDS/MPN-RS-T 具有 MDS 特征相关的 *SF3B1* 突变(环形铁粒幼细胞)和骨髓增生特征相关的 MPN 突变形成的突变组合,它们共同致病,并支持这一实体的真正重叠性质。因此,尽管 MDS/MPN-RS-T 的诊断不需要检测 *SF3B1* 突变,但存在这些突变更支持该诊断,并且似乎具有预后意义(见下文)。

48.4.3　鉴别诊断

骨髓增生异常综合征伴环状铁粒细胞(MDS-RS)

MDS-RS 常见血小板计数轻微升高,可能与 MDS/MPN-RS-T 混淆[163]。诊断时必须遵守 WHO 的所有标准,特别是要求 MDS/MPN-RS-T 中的巨核细胞类似于原发性血小板增多或原

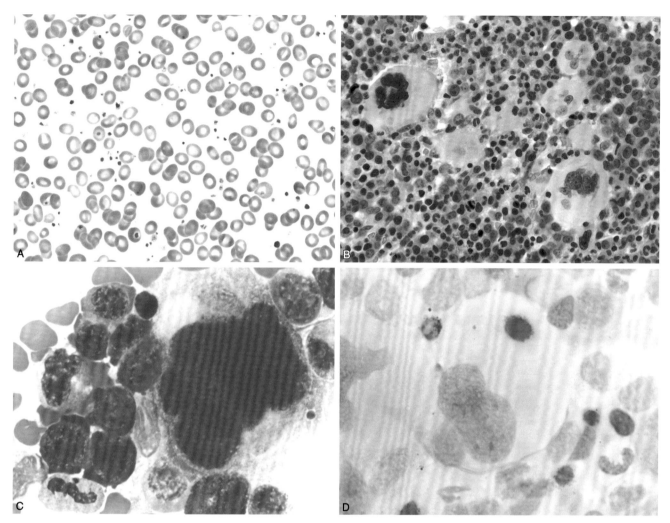

图 48.13　**骨髓增生异常/骨髓增殖性肿瘤伴环形铁粒幼细胞和血小板增多（MDS/MPN-RS-T）**。A,83 岁男性患者,重度贫血,血小板 1 048×10⁹/L,外周血涂片示异常的大细胞低色素性红细胞和明显增多的大小不等的血小板。B,同一患者的骨髓活检,骨髓增生活跃,红系与巨核系显著增殖,异常红系造血。巨核细胞体积大并呈簇状分布。一些巨核细胞核深染。C,该患者骨髓穿刺涂片,巨幼样变的红系前体细胞和非典型巨核细胞很明显。D,大多数红系前体细胞为环形铁粒幼细胞

发性骨髓纤维化时发现的巨核细胞。在 MDS-RS 中没有这种巨核细胞。

骨髓增殖性肿瘤伴环形铁粒幼细胞（MPN-RS）

随着 MPN 疾病演进,可能出现环形铁粒幼细胞,但 MPN 最初阶段很少见[153]。因此,发现环形铁粒幼细胞伴有血小板增多和不典型巨核细胞,不足以诊断 MDS/MPN-RS-T。除此之外,红系前体细胞必须显示形态学增生异常和无效红系造血的证据,而且不能有 MPN 或其他髓系肿瘤的既往史[152]。

48.4.4　预后和预后因素

总体上,文献中 MDS/MPN-RS-T 患者的预后优于其他 MDS/MPN,其中一项研究的生存期范围为 5~233 个月[72],另一研究的中位生存期为 88 个月[75]。然而,MDS/MPN-RS-T 患者的预后不如原发性血小板增多,后者如果处理得当,寿命可能接近正常[2]。

最近在欧洲进行的一项协作性回顾性多中心研究,包括总共 200 例,性别和年龄标准化,证实了早期研究的结果,并证明

MDS/MPN-RS-T 患者的生存期显著低于原发性血小板增多症,但比 RARS 更长。因此,从临床、生物学和预后的角度来看,区分这些疾病是很重要的[156]。

此外,最近的另一项研究报道,在 MDS/MPN-RS-T 患者中,年龄、*JAK2* V617F 和 *SF3B1* 突变是主要的独立预后因素。*SF3B1* 突变患者的中位生存期高于 SF3B1 非突变患者(分别为 6.9 和 3.3 年;*P*=0.003)。*JAK2* 突变是改善预后的独立因素。在多变量分析中,年龄大于 80 岁的患者、*SF3B1* 野生型和 *JAK2* 野生型是预后较差的独立因素。根据这 3 个参数,建立了 MDS/MPN-RS-T 的预后评分,以确定两个风险组,即高风险组和低风险组,中位生存期分别为 1.6 年和 8.0 年,这 MDS/MPN-RS-T 评分与预后相关性的基础[157]。

48.5　幼年性粒-单核细胞白血病（JMML）

JMML 是一种发生于幼儿的克隆性造血系统肿瘤,特点是以粒系与单核系细胞增殖为主。然而,由于本病起源于多能干细胞,红系与巨核系的异常也常见到。原始细胞加幼单核细胞

占外周血白细胞和骨髓有核细胞的20%以下。如前所述,异常的RAS信号通路为大多数JMML病例(85%)的发病机制,导致祖细胞对GM-CSF高度敏感,后者是JMML的根本特征。最近,对JMML患者的$CD38^{暗}/CD14^+/CD33^+$细胞进行了磷酸化流式细胞术分析,结果表明,在低剂量GM-CSF作用下,STAT5高磷酸化具有独特的表型模式。从而研发了一种基于流式细胞术的信号分析方法,用于测量JMML中粒-单核细胞祖细胞对GM-CSF的超敏反应,该方法被认证为JMML的诊断工具,具有潜在的治疗意义[164,165]。

以前JMML被称为幼年性慢性髓系白血病。这一术语导致JMML与罕见、但确实可发生于儿童的$BCR-ABL1^+$CML之间有些混乱。与CML相反,JMML的白血病细胞无Ph染色体和$BCR-ABL1$融合基因。另外,有些伴有7号染色体单体的儿童被单独诊断为7号染色体单体综合征。这些儿童中的许多表现与JMML相重叠,这些病例若符合诊断标准(见框48.6)就应归入JMML。

框48.6　幼年性粒-单核细胞白血病(JMML)的诊断标准

Ⅰ. 临床和血液学特征(必须满足所有4个特征)
- 外周血单核细胞计数≥1×10^9/L
- 血液和骨髓中的原始细胞百分比<20%
- 脾肿大
- 无Ph染色体($BCR-ABL1$重排)

Ⅱ. 肿瘤学研究(只要1项)
- $PTPN11^*$或$KRAS^*$或$NRAS^*$的体细胞突变[†]
- 临床诊断NF1或$NF1$种系突变
- CBL种系突变和CBL杂合性缺失[‡]

Ⅲ. 以下仅适用于没有任何肿瘤遗传学参数的患者(占总数的10%),除了Ⅰ项列出的临床和血液学特征外,还必须满足以下至少2项标准:
- 单体7或任何其他染色体异常
- HbF相对于年龄增高
- 外周血涂片上髓系或红系前体细胞
- 克隆分析中自发性生长或GM-CSF超敏反应
- $STAT5$的超磷酸化

---

[*] 需要排除种系突变(提示Noonan综合征)。

[†] 极少数患者具有$NRAS$突变和HbF正常。

[‡] CBL种系突变和杂合性缺失的患者。偶有杂合性剪接位点突变的病例。

Modified from Locatelli F, Niemeyer CM. How I treat juvenile myelomonocytic leukemia. Blood. 2015;125;1083-1090.

48.5.1　临床表现

JMML的年发病率在0~14岁儿童中仅占1.3/百万[166,167]。75%以上病例在3岁以前确诊,95%在6岁之前确诊,诊断时中位年龄为2岁。男孩发病约为女孩的2倍[10]。约10%儿童病例伴有NF1。为数极少的NS儿童可罹患JMML。

苍白、发育停滞和食欲减低是父母报告的常见症状。许多患者具有类似于急性或亚急性感染的体质性症状[30,168-171],但这些通常与白血病细胞浸润不同组织有关。发热,常合并支气管炎或扁桃体炎的症状,见于≥50%初诊患者。由白血病细胞浸润所致的斑丘疹通常累犯面部,见于40%~50%患者。

10%~15%的JMML患者也可有NF1的临床表现[30,169],包括牛奶咖啡斑和皮肤神经纤维瘤。肝脾肿大几乎总是存在,淋巴结肿大见于多达80%病例[171]。少数患者表现为胃肠道症状,包括难治性腹泻,系白血病细胞浸润肠道所致[172]。评价JMML患者时,应细心寻找可能合并的遗传性疾病(即,NF1、NS或CBL突变相关综合征)的特征。

48.5.2　实验室检查

48.5.2.1　外周血

外周血检查对于JMML的诊断是必要的,通常比骨髓检查更有意义(图48.14)。特征性改变包括中度白细胞增多、单核细胞增多、偶见不成熟中性粒细胞、罕见原始细胞、少数有核红细胞和血小板减少[30,168,169,171]。但是患者之间存在相当大的差异。报道的白细胞中位数为$(25\sim35)\times10^9$/L,但变动范围10×10^9/L到罕见的100×10^9/L以上。中性粒细胞,包括少数不成熟细胞在内,常占白细胞的大多数,而单核细胞增多是恒定存在的,可变动于1×10^9/L至大于60×10^9/L之间;诊断JMML所需的单核细胞数至少为1×10^9/L[167]。诊断时原始细胞加幼单核细胞通常小于白细胞的5%并且总是小于20%。通常可见正常成熟红细胞,但一些儿童,特别是伴有7号染色体单体者,呈巨细胞性表现。获得性地中海贫血伴小红细胞症在一些儿童中有所报道[173]。常见有核红细胞。至少75%患者有血小板减少,有些患者可能较严重。

48.5.2.2　骨髓

通常难以确定婴儿是否存在骨髓增生活跃,然而大多数研究发现骨髓活检与骨髓穿刺标本相对于年龄呈骨髓增生活跃(图48.14)。多数病例中粒红比例增大,但可变动于小于1∶1到大于50∶1之间[168]。原始细胞与幼单核细胞通常<5%骨髓细胞并且总是<20%。单核细胞可能难以发现,特别是若只观察Wright染色穿刺涂片或HE染色的骨髓活检切片。骨髓穿刺涂片非特异性酯酶染色或骨髓活检标本CD68或CD14染色可以增进对于单核细胞的识别。即便存在增生异常也极其轻微,但文献报道过假Pelger-Huët中性粒细胞和胞质颗粒少的中性粒细胞[169]。不存在Auer杆状小体。红系前体细胞可呈巨幼样改变。巨核细胞数量常减少,但巨核细胞的增生异常不常见。

48.5.2.3　髓外组织

临床上见到的肝脏肿大由白血病细胞浸润所致。白血病细胞浸润脾脏红髓,压迫并湮没白髓(图48.15)。肝脏活检常见门脉系统与肝窦受浸润。皮肤的表层与浅层常受粒-单核细胞的浸润。肺部症状系粒-单核细胞浸润所致,有时会并发感染,这在JMML中是很常见的(图48.15)。白血病细胞从支气管周淋巴管和肺泡毛细血管播散进入肺泡间隔和肺泡[174]。

48.5.2.4　免疫表型

JMML表达粒-单核细胞抗原,但无特征性免疫表型异常。

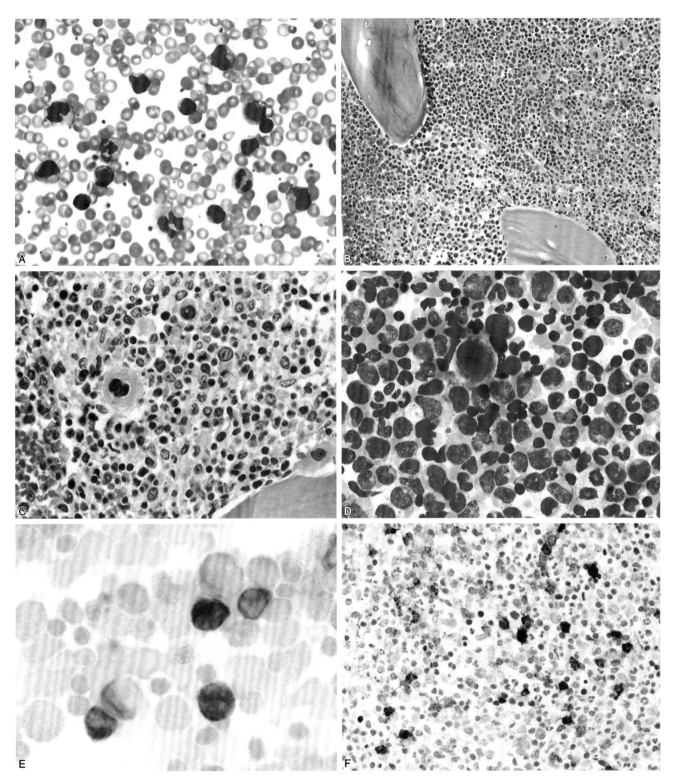

图 48.14　幼年性粒-单核细胞白血病（JMML）。A，外周血涂片示单核细胞增多，伴有异常单核细胞和不成熟粒细胞。B，骨髓增生活跃，粒系增殖，巨核细胞轻度减少。C，高倍，可见散在的单核细胞混杂于粒细胞中；然而，单核细胞群是难以发现的。原始细胞无明显增多。D，骨髓穿刺涂片反映了骨髓中的改变，显示粒系增殖与单核细胞增多。E，α 萘酚醋酸酯酶与萘酚-ASD-CAE 反应联合应用对于识别粒细胞成分（蓝色）和单核细胞成分（棕色）很有意义。F，单核细胞成分也可通过 CD14 免疫组化染色显示。

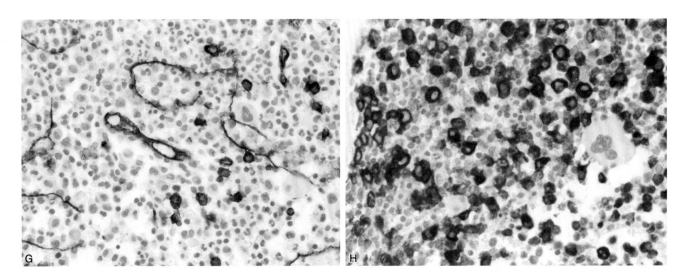

图 48.14（续）   G,CD34 免疫组化染色示少数 CD34⁺原始细胞,并突出显示扩张的骨髓血窦,窦内充满可以进入髓外部位的白血病细胞。H,MPO 免疫组化染色突出显示粒细胞成分

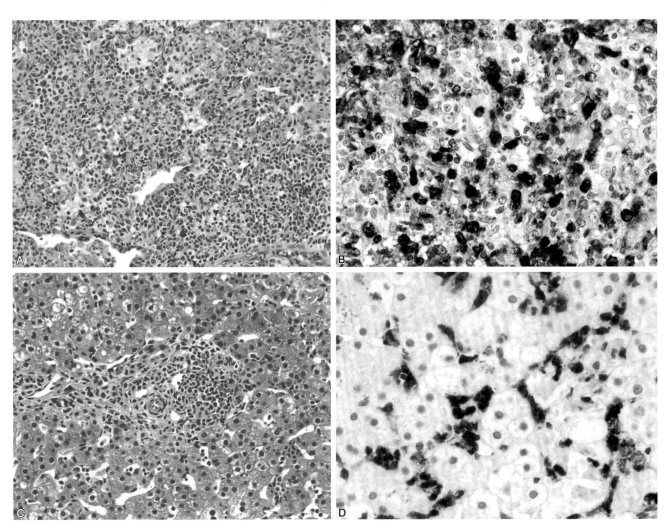

图 48.15   幼年性粒-单核细胞白血病(JMML),髓外组织。A,白血病细胞呈间质型浸润肺脏。B,溶菌酶免疫组化染色突出显示浸润的粒系细胞与单核细胞成分。C,白血病细胞浸润肝脏的门脉区和肝窦。D,溶菌酶免疫组化染色突出显示肝窦中的白血病细胞。

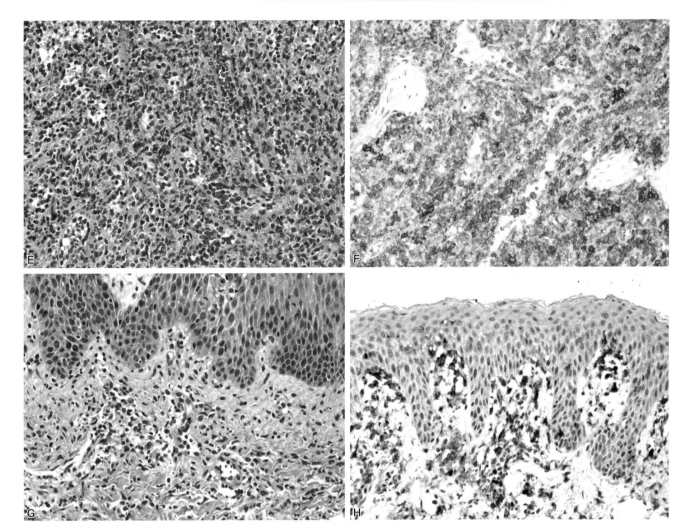

图 48.15（续）　E,白血病细胞浸润脾脏红髓。F,CD33 免疫组化染色突出显示脾索与脾窦中的白血病细胞。G,在皮肤中,白血病细胞浸润至血管旁和表皮下。H,CD33 免疫组化染色突出显示真皮中的白血病细胞浸润,局灶向表皮延伸

组织切片中单核细胞成分可通过 CD14、CD11b、CD68R 或溶菌酶的表达来检测。

48.5.2.5　细胞遗传学和遗传学

无 Ph 染色体或 BCR-ABL1 融合基因。JMML 中没有常见的重现性细胞遗传学异常,正常核型见于 40%～70% 患者[30,171]。7 号染色体单体、del(7q)或其他 7 号染色体的异常见于约 25% 病例[30,175]。

多达 85% 的病例有 5 个基因(PTPN11、NRAS、KRAS、CBL 和 NF1)之一发生驱动性分子改变,突变后导致异常 RAS 信号转导。PTPN11 中的杂合性体细胞功能获得突变是最常见的变化,大约发生于 35% 的患者[176,177]。在密码子 12、13 和 61 中致瘤性杂合性体细胞 NRA 和 KRA 突变占 JMML 病例的 20%～25%[59,178,179]。携带种系 CBL 突变的 JMML 儿童约占 15%[64,68]。突变通常是通过 aUPD 形成的 CBL 复制突变,导致连接体或环指结构域(外显子 8 和 9)中的错义改变[62,63,68]。有时在 CBL 相关 JMML 中发现杂合子种系剪接位点 CBL 突变。约 10% 的 JMML 患儿存在 CBL1 种系突变。

48.5.2.6　遗传易感性

如前所述,RAS 病(因 RAS 异常导致的疾病)或神经-心脏-面部-皮肤综合征是由 RAS/RAF/MAPK 通路基因的种系突变引起的一组常染色体显性疾病。这些突变导致通路的病理性激活,并具有共同的临床特征,如面部畸形、心脏缺陷、生长减少、可变的认知缺陷、外胚层和骨骼异常以及对恶性肿瘤的易感性,包括 JMML 倾向[48-50,180,181]。JMML 发病风险增加的 RAS 病包括 3 种主要综合征:NF1、CBL 突变相关综合征和 NS。

NF1 是具有 RAS 通路种系突变的第一种综合征;它可以在儿童早期表现为咖啡斑、皮肤神经纤维瘤、视神经通路肿瘤和骨病变[182]。NF1 患儿发生 JMML 的风险比无 NF1 儿童高 500 倍[183]。部分儿童以 JMML 为 NF 的首发表现[59]。

具有 CBL 突变相关综合征的患儿表现出广泛的表型变异性,部分与 NS 重叠,其特征包括具有较高频率的神经学特征、易患 JMML 和较低频率的心脏缺陷、生长减少和隐睾症[64,184,185]。在携带种系 CBL 突变的儿童中,JMML 的易感性很高;但患者数量太少,无法进行准确的风险评估[185]。

NS 是最常见的 RAS 病,在每 1 000～2 500 个新生儿中发生 1 例[49,186]。临床特征包括独特的面部畸形、先天性心脏缺陷、出生后生长减少、可变的认知缺陷和其他器官的各种异常的不

同程度相关性[187]。NS 具有遗传异质性,*PTPN11*、*SOS1*、*RAF1*、*KRAS*、*NRAS* 和 *BRAF* 的突变约占病例的 75%,其中约一半病例检测到 *PTPN11* 突变[186-188]。高达 10% 的 NS 儿童在婴儿早期患有一过性骨髓增殖性疾病[186,189]。

大多数 NS/MPN 患儿都有种系突变,预测其功能获得性血液学效应低于携带体细胞 *PTPN11* 突变的 JMML 患儿[26]。约 10% 的 NS/MPN 患儿获得克隆染色体异常并发展为 JMML[49]。

48.5.2.7 其他实验室检查

多数 JMML 患者的血红蛋白 F 水平高于相应年龄的对照值;但是,7 号染色体单体患者同正常核型或其他细胞遗传学异常的 JMML 儿童相比,血红蛋白 F 水平更可能正常或仅为轻度升高[168]。半数以上 JMML 患者具有意义未明的多克隆性高γ球蛋白血症。自身抗体和直接 Coombs 实验阳性见于多达 25% 病例。髓系祖细胞对 GM-CSF 的高度敏感性是 JMML 的特征。遗憾的是,只有少数实验室可以检测祖细胞对 GM-CSF 反应,如前所述,基于磷酸流式细胞术的信号分析,可以用来测量 GM-CSF 的超敏反应并用于诊断 JMML[164]。

48.5.3 鉴别诊断

JMML 的诊断对临床和病理工学者而言可能具有挑战性。尽管多数病例可见细胞增殖的肿瘤性本质,有些病例初期症状类似于感染或系统性炎症,细心检查外周血涂片常常为诊断 JMML 提供最初的线索。

48.5.3.1 感染

JMML 的临床与形态学表现可与种种感染性疾病相似,包括 EBV、CMV 和人类疱疹病毒 6 型感染[170,190]。但是,必须考虑到 JMML 患者也可能同时伴随感染从而造成混淆。血清学检查示 JMML 儿童与正常婴幼儿具有相似的普遍存在的 CMV、EBV 和疱疹病毒 1 型抗体。存在克隆性染色体异常或其他遗传学缺陷,如 *NRAS* 突变,将会证实病程的本质为肿瘤性。

48.5.3.2 其他髓系疾病

相比于 JMML,成人型 *BCR-ABL1*+ CML 在儿童中更为少见,特别是 5 岁以下的儿童。然而,一旦考虑 JMML 的诊断时就应进行细胞遗传学与分子遗传学检查以排除该病的可能。与 JMML 相反,成人型 MDS 通常发生于 5 岁以上儿童且通常伴有白细胞减少而不是白细胞增多。MDS 中累及两系或三系髓系细胞的增生异常通常更为明显,同 JMML 相比,脾肿大的发生率也较低[168,171]。据报道,儿童 MDS 较儿童 JMML 的细胞遗传学异常的发生率高。7 号染色体单体可见于儿童 MDS 和 AML,但在 JMML 中也常见到;因此,伴有 7 号染色体单体患者的诊断依赖于临床、实验室和形态学表现而不能只靠核型确定[191]。AML 与 JMML 的区分是根据外周血与骨髓中包括幼单核细胞在内的原始细胞的比例。诊断时,JMML 的原始细胞 <20%,而在急性白血病中包括幼单核细胞在内的原始细胞 ≥20%[167]。

48.5.4 预后和预后因素

JMML 的预后不一致。据报道,一些患者可自发改善,特别是 1 岁以下伴有 *PTPN11* 突变的儿童;遗憾的是,大多数患者疾病会发生进展[30]。具有体细胞 *PTPN11* 突变或 NF1 的 JMML 患儿,如果不治疗,通常快速致死。标准的化疗方案通常无效,异体造血细胞移植(HCT)是唯一治愈的方法。非异体 HCT 患儿的中位生存期约为 1 年。即便如此,许多患者(或许为 30%~40%)移植后复发。预后较差的主要临床因素包括:年龄>2 岁、血小板数<100×10^9/L 和胎儿血红蛋白>15%;大约有 10%~15% 的 JMML 患者可进展为 AML。也有报道罕见的病例转化为 B-ALL[167,169,192,193]。

携带 *KRAS* 或 *NRAS* 突变的 JMML 通常以侵袭性疾病过程和早期需要 HCT 为特征。少数携带 *RAS* 突变的儿童在缺乏治疗的情况下长期存活,因此不需要 HCT。临床上,这些儿童的 Hb F 水平较低,血小板计数正常至轻度下降,且无亚克隆突变[48,59]。此外,JMML 与 *KRAS* 和 *NRAS* 突变以及 RAS 相关的自身免疫性白细胞增殖性疾病(RALD)之间存在相互作用。与大多数 JMML 和 RAS 突变的患者相比,RALD 患者的临床过程比较缓慢[194]。

大多数携带种系 *CBL* 突变的患儿在 *CBL* 位点持续存在 aUPD 的情况下,会经历 JNNL 的自发消退。有时,会发生继发性遗传学改变,导致侵袭性临床病程[48]。

值得注意的是,最近在 JMML 中进行的一项全外显子测序研究表明,诊断时出现的体细胞变化的数量似乎是临床结果的主要决定因素[59]。

只有 10%~15% 的患者发生了 JMML 向明显 AML 的转化;也有报道,罕见病例演进为 B 淋巴母细胞白血病[195]。

48.6 骨髓增生异常/骨髓增殖性肿瘤-不能分类(MDS/MPN-U)

当患者表现出的特点不易纳入任何现有的疾病亚类时,该病即为未分类的骨髓增生异常/骨髓增殖性肿瘤(MDS/MPN-U)。然而,只有经过必要的临床、形态学、免疫表型和遗传学检查以确定疾病确实不符合一个明确的种类时,使用 MDS/MPN-U 这一术语才是合理的。若要诊断 MDS/MPN-U,疾病首先要符合 MDS/MPN 的诊断标准,即,初诊时疾病的临床、形态学和实验室发现有 MDS 和 MPN 的特点;但该病例又不符合 CMML、aCML、MDS/MPN-RS-T 或 JMML 的诊断标准。发现有 *BCR-ABL1* 融合基因或有 *PDGFRA*、*PDGFRB* 或 *FGFR1* 重排则排除 MDS/MPN-U。重要的是不能将 MDS/MPN-U 用于之前已确诊的经过治疗或疾病进展而出现增生异常特点的 MPN。但是,对于一些以前在 MPN 慢性期未被确认而最初以 MPN 转化期伴增生异常就诊的患者而言,诊断为 MDS/MPN-U 可能是恰当的。若不能确认潜在的 MPN,MDS/MPN-U 这一名称可能比较恰当。若患者在初诊之前,接受过生长因子或细胞毒药物的治疗,则必须做额外的临床和实验室检测以证实增生异常或增殖的特点与治疗无关。

精华和陷阱

- 反应性单核细胞增多远比慢性粒-单核细胞白血病（CMML）常见。
- 若无明显的髓系增生异常、无克隆性髓系相关的细胞遗传学异常，并且无原始细胞明显增多；并且若单核细胞增多的期限未知或小于 3 个月，最好先观察以确定单核细胞增多是否为持续性并且无其他引起单核细胞增多的病因，然后再诊断 CMML。
- 骨髓增生异常/骨髓增殖性肿瘤（MDS/MPN）中出现嗜酸性粒细胞增多应当总是要考虑到 *PDGFRA*、*PDGFRB*、*FGFR1* 或 *PCM1-JAK2* 的重排。
- *BCR-ABL1* 阳性慢性髓系白血病（*BCR-ABL1*⁺ CML）伴 p190 蛋白可表现为单核细胞增多并与 CMML 类似；诊断 CMML 之前进行遗传学检查是必要的。
- 不典型慢性髓系白血病（aCML）不仅仅是慢性髓系白血病（CML）的一种少见形式。
- 一些难治性贫血伴环形铁粒幼细胞（RARS）病例的血小板计数较高；诊断难治性贫血伴环形铁粒幼细胞和血小板增生（RARS-T）时应按 RARS-T 的全部标准，包括存在异常原发性血小板增生（ET）样或原发性骨髓纤维化（PMF）样巨核细胞。

（刘恩彬　薛德彬　译）

参考文献

1. Arber DA, Orazi A, Hasserjian RP, et al. Introduction and overview of the classification of the myeloid neoplasms. In: Swerdlow SH, Campo E, Harris NL, et al., eds. WHO Classification of Tumours of Haematopoietic and Lymphoid Tissues. Revised 4th ed. Lyon, France: IARC Press; 2017.

2. Orazi A, Germing U. The myelodysplastic/myeloproliferative neoplasms: myeloproliferative diseases with dysplastic features. Leukemia. 2008; 22: 1308-1319.

3. Gelsi-Boyer V, Trouplin V, Adelaide J, et al. Genome profiling of chronic myelomonocytic leukemia: frequent alterations of RAS and RUNX1 genes. BMC Cancer. 2008; 8: 299.

4. Dunbar AJ, Gondek LP, O'Keefe CL, et al. 250K Single nucleotide polymorphism array karyotyping identifies acquired uniparental disomy and homozygous mutations, including novel missense substitutions of c-Cbl, in myeloid malignancies. Cancer Res. 2008; 68: 10349-10357.

5. Tuna M, Knuutila S, Mills GB. Uniparental disomy in cancer. Trends Mol Med. 2009; 15: 120-128.

6. Tyner JW, Loriaux MM, Erickson H, et al. High-throughput mutational screen of the tyrosine kinome in chronic myelomonocytic leukemia. Leukemia. 2009; 23: 406-409.

7. Szpurka H, Gondek LP, Mohan SR, et al. UPD1p indicates the presence of MPL W515L mutation in RARS-T, a mechanism analogous to UPD9p and JAK2 V617F mutation. Leukemia. 2009; 23: 610-614.

8. Cazzola M, et al. Myelodysplastic/myeloproliferative neoplasms. Hematology Am Soc Hematol Educ Program. 2011; 2011: 264-272.

9. Shih AH, et al. The role of mutations in epigenetic regulators in myeloid malignancies. Nat Rev Cancer. 2012; 12: 599-612.

10. Abdel Wahab O, et al. ASXL1 mutations promote myeloid transformation through loss of PRC2-mediated gene repression. Cancer Cell. 2012; 22: 180-193.

11. Jankowska AM, et al. Mutational spectrum analysis of chronic myelomonocytic leukemia includes genes associated with epigenetic regulation: UTX, EXH2, and DNMT3A. Blood. 2011; 118: 3932-3941.

12. Meggendorfer M, et al. SRSF2 mutations in 275 cases of chronic myelomonocytic leukemia (CMML). Blood. 2012; 120: 3080-3088.

13. Makishima H, et al. Mutations in the spliceosome machinery: a novel and ubiquitous pathway in leukemogenesis. Blood. 2012; 119: 3203-3210.

14. Gelsi-Boyer V, et al. Mutations of polycomb-associated gene ASXL1 in myelodysplastic syndromes and chronic myelomonocytic leukemia. Br J Haematol. 2009; 145: 788-800.

15. Kosmider O, et al. TET2 gene mutation is a frequent and adverse event in chronic myelomonocytic leukemia. Haematologica. 2009; 94: 1676-1681.

16. Smith AE, et al. Next-generation sequencing of the TET2 gene in 255 MDS and CMML patients reveals low-abundance mutant clones with early origin, but indicates no definite prognostic value. Blood. 2010; 116: 3923-3932.

17. Kar SA, et al. Spliceosomal gene mutations are frequent events in the diverse mutational spectrum of chronic myelomonocytic leukemia but largely absent in juvenile myelomonocytic leukemia. Haematologica. 2013; 98: 107-113.

18. Przychodzien B, et al. Patterns of missplicing due to somatic U2AF1 mutations in myeloid neoplasms. Blood. 2013; 122: 999-1006.

19. Papaemmanuil E, et al. Somatic SF3B1 mutation in myelodysplasia with ring sideroblasts. N Engl J Med. 2011; 365: 1384-1395.

20. Piazza R, et al. Recurrent SETBP1 mutations in atypical chronic myeloid leukemia. Nat Genet. 2013; 45: 18-24.

21. Patnaik MM, et al. Prognostic interaction between ASXL1 and TET2 in chronic myelomonocytic leukemia. Blood Cancer J. 2016; 6: e385.

22. Tiu RV. Prognostic impact of SNP array karyotyping in MDS and related myeloid malignancies. Blood. 2011; 117: 4552-4560.

23. Mughal TI, et al. An International MDS/MPN Working Group's perspective and recommendations on molecular pathogenesis, diagnosis and clinical characterization of myelodysplastic/myeloproliferative neoplasms. Haematologica. 2015; 100: 1117-1130.

24. Jones AV, et al. Widespread occurrence of the JAK2 V617F mutations in chronic myeloproliferative disorders. Blood. 2005; 106: 2162-2168.

25. Maxson JE, et al. Oncogenic CSF3R mutations in chronic neutrophilic leukemia and atypical CML. N Engl J Med. 2013; 368: 1781-1790.

26. Kratz CP, et al. The mutational spectrum of PTPN11 in juvenile myelomonocytic leukemia and Noonan syndrome/myeloproliferative disease. Blood. 2005; 106: 2183-2185.

27. Grand FH, et al. Frequent CBL mutations associated with 11q acquired uniparental disomy in myeloproliferative neoplasms. Blood. 2009; 113: 6182-6192.

28. Hirsch-Ginsberg C, LeMaistre AC, Kantarjian H, et al. RAS mutations are rare events in Philadelphia chromosome-negative/bcr gene rearrangement-negative chronic myelogenous leukemia, but are prevalent in chronic myelomonocytic leukemia. Blood. 1990; 76: 1214-1219.

29. Padua RA, Guinn BA, Al-Sabah AI, et al. RAS, FMS and p53 mutations and poor clinical outcome in myelodysplasias: a 10-year follow-up. Leukemia. 1998; 12: 887-892.

30. Emanuel PD. Juvenile myelomonocytic leukemia and chronic myelomonocytic leukemia. Leukemia. 2008; 22: 1335-1342.

31. Wang J. Endogenous oncogenic Nras mutation promotes aberrant GM-CSF signaling in granulocytic/monocytic precursors in a murine model of CMML. Blood. 2010; 116: 5991-6002.

32. Sattler M. The thrombopoietin receptor c-MPL activated JAK2 and TYK2 tyrosine kinases. Exp Hematol. 1995; 23: 1040-1048.

33. Kinakis A. A novel tumor-suppressor function for the Notch pathway in myeloid leukaemia. Nature. 2011;473:230-233.

34. Abdel-Wahab O. Genetic characterization of TET1,TET2 and TET3 alterations in myeloid malignancies. Blood. 2009;114:144-147.

35. Visconte V. SF3B1, a splicing factor is frequently mutated in RARS. Leukemia. 2012;26:542-545.

36. Yoshida K. Frequent pathway mutations of splicing machinery in myelodysplasia. Nature. 2011;478:64-69.

37. Gelsi-Boyer V. Genome profiling of CMML:frequent alterations of RAS and RUNX1 genes. BMC Cancer. 2008;8:299.

38. Itzykson R. Prognostic score including gene mutations in CMML. J Clin Oncol. 2013;31:2428-2436.

39. Peng J. Chronic myelomonocytic leukemia with nucleophosmin(NPM1) mutation. Eur J Haematol. 2016;96:65-71.

40. Hoischen A, et al. De novo mutations of SETBP1 cause Schinzel-Giedion syndrome. Nat Genet. 2010;42:483-485.

41. Cristobal I, et al. SETBP1 overexpression is a novel leukemogenic mechanism that predicts adverse outcome in elderly patients with acute myeloid leukemia. Blood. 2010;115:615-625.

42. Oakley K, et al. Setbp1 promotes the self-renewal of murine myeloid progenitors via activation of Hoxa9 and Hoxa10. Blood. 2012;119:6099-6108.

43. Lee BH, Tothova Z, Levine RL, et al. FLT3 mutations confer enhanced proliferation and survival properties to multipotent progenitors in a murine model of chronic myelomonocytic leukemia. Cancer Cell. 2007;12:367-380.

44. Jones AV, Kreil S, Zoi K, et al. Widespread occurrence of the JAK2 V617F mutation in chronic myeloproliferative disorders. Blood. 2005;106:2162-2168.

45. Levine RL, Loriaux M, Huntly BJ, et al. The JAK2 V617F activating mutation occurs in chronic myelomonocytic leukemia and acute myeloid leukemia, but not in acute lymphoblastic leukemia or chronic lymphocytic leukemia. Blood. 2005;106:3377-3379.

46. Steensma DP, Dewald GW, Lasho TL, et al. The JAK2 V617F activating tyrosine kinase mutation is an infrequent event in both "atypical" myeloproliferative disorders and myelodysplastic syndromes. Blood. 2005;106:1207-1209.

47. Fend F, Horn T, Koch I, et al. Atypical chronic myeloid leukemia as defined in the WHO classification is a JAK2 V617F negative neoplasm. Leuk Res. 2008;32:1931-1935.

48. Locatelli F, Niemeyer CM. How I treat juvenile myelomonocytic leukemia. Blood. 2015;125:1083-1090.

49. Niemeyer CM. RAS diseases in children. Haematologica. 2014;99:1653-1662.

50. Chang TY. Bedside to bench in JMML:insights into leukemogenesis from a rare pediatric leukemia. Blood. 2014;124:2487-2497.

51. Emanuel PD, Bates LJ, Zhu SW, et al. The role of monocyte-derived hemopoietic growth factors in the regulation of myeloproliferation in juvenile chronic myelogenous leukemia. Exp Hematol. 1991;19:1017-1024.

52. Emanuel PD, Bates LJ, Castleberry RP, et al. Selective hypersensitivity to granulocyte-macrophage colony-stimulating factor by juvenile chronic myeloid leukemia hematopoietic progenitors. Blood. 1991;77:925-929.

53. Shannon KM, O'Connell P, Martin GA, et al. Loss of the normal NF1 allele from the bone marrow of children with type 1 neurofibromatosis and malignant myeloid disorders. N Engl J Med. 1994;330:597-601.

54. Side LE, Emanuel PD, Taylor B, et al. Mutations of the NF1 gene in children with juvenile myelomonocytic leukemia without clinical evidence of neurofibromatosis, type 1. Blood. 1998;92:267-272.

55. Shannon KM. Loss of the normal NF1 allele from the bone marrow of children with type 1 neurofibromatosis and malignant myeloid disorders. N Engl J Med. 1994;330:597-601.

56. Miles DK. Patterns of hematopoietic lineage involvement in children with neurofibromatosis type 1 and malignant myeloid disorders. Blood. 1996;88:4314-4320.

57. Miyauchi J, Asada M, Sasaki M, et al. Mutations of the N-ras gene in juvenile chronic myelogenous leukemia. Blood. 1994;83:2248-2254.

58. Lauchle JO, Braun BS, Loh ML, Shannon K. Inherited predispositions and hyperactive Ras in myeloid leukemogenesis. Pediatr Blood Cancer. 2006;46:579-585.

59. Stieglitz E, et al. The genomic landscape of JMML. Nat Genet. 2015;47:1326-1333.

60. Tartaglia M, Niemeyer CM, Fragale A, et al. Somatic mutations in PTPN11 in juvenile myelomonocytic leukemia, myelodysplastic syndromes and acute myeloid leukemia. Nat Genet. 2003;34:148-150.

61. Loh ML, Vattikuti S, Schubert S, et al. Mutations in PTPN11 implicate the SHP-2 phosphatase in leukemogenesis. Blood. 2004;103:2325-2331.

62. Loh ML, et al. Mutations in CBL occur frequently in juvenile myelomonocytic leukemia. Blood. 2009;114:1859-1863.

63. Muramatsu H, et al. Mutations of E3 ubiquitin ligase c-Cbl but not Tet2 mutations are pathogenic in juvenile myelomonocytic leukemia. Blood. 2010;115:1969-1975.

64. Niemeyer CM. Germline CBL mutations cause developmental abnormalities and predispose to juvenile myelomonocytic leukemia. Nat Genet. 2010;42:794-800.

65. Schmidt MH. The Cbl interactome and its functions. Nat Rev Mol Cell Biol. 2005;6:907-918.

66. Nadeau S. Oncogenic signaling by leukemia-associated mutant cbl proteins. Biochem Anal Biochem. 2012;Suppl 6.

67. Matsuda K. Spontaneous improvement of hematologic abnormalities in patients having juvenile myelomonocytic leukemia with specific RAS mutations. Blood. 2007;109:5477-5480.

68. Perez B. Germline mutations of the CBL gene define a new genetic syndrome with predisposition to JMML. J Med Genet. 2010;47:686-691.

69. Sakaguchi H, Okuno Y, Muramatsu H, et al. Exome sequencing identifies secondary mutations of SETBP1 and JAK3 in juvenile myelomonocytic leukemia. Nat Genet. 2013;45:937-941.

70. Stieglitz E, Troup CB, Gelston LC, et al. Subclonal mutations in SETBP1 confer a poor prognosis in juvenile myelomonocytic leukemia. Blood. 2015;125:516-524.

71. Hellstrom-Lindberg E. Myelodysplastic syndromes:an historical perspective. Hematology Am Soc Hematol Educ Program. 2008;42.

72. Gattermann N, Billiet J, Kronenwett R, et al. High frequency of the JAK2 V617F mutation in patients with thrombocytosis(platelet count >600× 10^9/L) and ringed sideroblasts more than 15% considered as MDS/MPD, unclassifiable. Blood. 2007;109:1334-1335.

73. Remacha AF, Nomdedeu JF, Puget G, et al. Occurrence of the JAK2 V617F mutation in the WHO provisional entity:myelodysplastic/myeloproliferative disease, unclassifiable-refractory anemia with ringed sideroblasts associated with marked thrombocytosis. Haematologica. 2006;91:

719-720.

74. Szpurka H, Tiu R, Murugesan G, et al. Refractory anemia with ringed sideroblasts associated with marked thrombocytosis (RARS-T), another myeloproliferative condition characterized by JAK2 V617F mutation. Blood. 2006;108:2173-2181.

75. Wang SA, Hasserjian RP, Loew JM, et al. Refractory anemia with ringed sideroblasts associated with marked thrombocytosis harbors JAK2 mutation and shows overlapping myeloproliferative and myelodysplastic features. Leukemia. 2006;20:1641-1644.

76. Boissinot M, Garand R, Hamidou M, Hermouet S. The JAK2-V617F mutation and essential thrombocythemia features in a subset of patients with refractory anemia with ring sideroblasts (RARS). Blood. 2006;108:1781-1782.

77. Matsunawa M, et al. Haploinsufficiency of Sf3b1 leads to compromised stem cell functions but not to myelodysplasia. Leukemia. 2014;28:1844-1850.

78. Padron E. Surveying the landscape of MDS/MPN research: overlap among the overlap syndromes? Hematology Am Soc Hematol Educ Program. 2015;2015:349-354.

79. Orazi A, Bennett JM, Germing U, et al. Chronic myelomonocytic leukaemia. In: Swerdlow SH, Campo E, Harris NL, et al. , eds. WHO Classification of Tumours of Haematopoietic and Lymphoid Tissues. Revised 4th ed. Lyon, France: IARC Press; 2017.

80. Wang SA, et al. Chronic myelomonocytic leukemia evolving from preexisting myelodysplasia shares many features with de novo disease. Am J Clin Pathol. 2006;126:789-797.

81. Boiocchi L. Development of monocytosis in patients with primary myelofibrosis indicated and accelerated phase of the disease. Mod Pathol. 2013;26:204-212.

82. Bennett JM, Catovsky D, Daniel MT, et al. The chronic myeloid leukaemias: guidelines for distinguishing chronic granulocytic, atypical chronic myeloid, and chronic myelomonocytic leukaemia. Proposals by the French-American-British Cooperative Leukaemia Group. Br J Haematol. 1994;87:746-754.

83. Ricci C, et al. RAS mutations contribute to evolution of CMML to the proliferative variant. Clin Cancer Res. 2010;16:2246-2256.

84. Such E. Development and validation of prognostic scoring system for patients with CMML. Blood. 2013;121:3005-3015.

85. Schuler E. Refined medullary blast and WBC count based classification of CMML. Leuk Res. 2014;38:1413-1419.

86. Cervera N. Gene mutations differently impact the prognosis of myelodysplastic and myeloproliferative classes of CMML. Am J Hematol. 2014;89:604-609.

87. Beran M, Wen S, Shen Y, et al. Prognostic factors and risk assessment in chronic myelomonocytic leukemia: validation study of the MD Anderson Prognostic Scoring System. Leuk Lymphoma. 2007;48:1150-1160.

88. Germing U, Strupp C, Knipp S, et al. Chronic myelomonocytic leukemia in the light of the WHO proposals. Haematologica. 2007;92:974-977.

89. Onida F, Kantarjian HM, Smith TL, et al. Prognostic factors and scoring systems in chronic myelomonocytic leukemia: a retrospective analysis of 213 patients. Blood. 2002;99:840-849.

90. Saif MW, Hopkins JL, Gore SD. Autoimmune phenomena in patients with myelodysplastic syndromes and chronic myelomonocytic leukemia. Leuk Lymphoma. 2002;43:2083-2092.

91. Germing U, Gattermann N, Minning H, et al. Problems in the classification of CMML-dysplastic versus proliferative type. Leuk Res. 1998;22:871-878.

92. Michaux JL, Martiat P. Chronic myelomonocytic leukaemia (CMML)—a myelodysplastic or myeloproliferative syndrome? Leuk Lymphoma. 1993;9:35-41.

93. Martiat P, Michaux JL, Rodhain J. Philadelphia-negative (Ph⁻) chronic myeloid leukemia (CML): comparison with Ph⁺ CML and chronic myelomonocytic leukemia. The Groupe Francais de Cytogenetique Hematologique. Blood. 1991;78:205-211.

94. Kouides PA, Bennett JM. Morphology and classification of the myelodysplastic syndromes and their pathologic variants. Semin Hematol. 1996;33:95-110.

95. Orazi A, Chiu R, O'Malley DP, et al. Chronic myelomonocytic leukemia: the role of bone marrow biopsy immunohistology. Mod Pathol. 2006;19:1536-1545.

96. Ngo NT, Lampert IA, Naresh KN. Bone marrow trephine morphology and immunohistochemical findings in chronic myelomonocytic leukaemia. Br J Haematol. 2008;141:771-781.

97. Orazi A. Histopathology in the diagnosis and classification of acute myeloid leukemia, myelodysplastic syndromes, and myelodysplastic/myeloproliferative diseases. Pathobiology. 2007;74:97-114.

98. Rollins-Raval MA. The value of immunohistochemistry for CD14, CD123, CD33, myeloperoxidase and CD68R in the diagnosis of acute and chronic myelomonocytic leukaemias. Histopathology. 2012;60:933-942.

99. Maschek H, Georgii A, Kaloutsi V, et al. Myelofibrosis in primary myelodysplastic syndromes: a retrospective study of 352 patients. Eur J Haematol. 1992;48:208-214.

100. Steensma DP, Tefferi A, Li CY. Splenic histopathological patterns in chronic myelomonocytic leukemia with clinical correlations: reinforcement of the heterogeneity of the syndrome. Leuk Res. 2003;27:775-782.

101. Baddoura FK, Hanson C, Chan WC. Plasmacytoid monocyte proliferation associated with myeloproliferative disorders. Cancer. 1992;69:1457-1467.

102. Harris NL, Demirjian Z. Plasmacytoid T-zone cell proliferation in a patient with chronic myelomonocytic leukemia. Histologic and immunohistologic characterization. Am J Surg Pathol. 1991;15:87-95.

103. Xu Y, McKenna RW, Karandikar NJ, et al. Flow cytometric analysis of monocytes as a tool for distinguishing chronic myelomonocytic leukemia from reactive monocytosis. Am J Clin Pathol. 2005;124:799-806.

104. Lacronique-Gazaille C, Chaury MP, Le Guyader A, et al. A simple method for detection of major phenotypic abnormalities in myelodysplastic syndromes: expression of CD56 in CMML. Haematologica. 2007;92:859-860.

105. Subira D, Font P, Villalon L, et al. Immunophenotype in chronic myelomonocytic leukemia: is it closer to myelodysplastic syndromes or to myeloproliferative disorders? Transl Res. 2008;151:240-245.

106. Deleted in review.

107. Deleted in review.

108. Deleted in review.

109. Selimoglu-Buet D. Characteristic repartition of monocyte subsets as a diagnostic signature of chronic myelomonocytic leukemia. Blood. 2015;125:3618-3626.

110. Kussick SJ, Wood BL. Using 4-color flow cytometry to identify abnormal

myeloid population. Arch Pathol Lab Med. 2003;127:1140-1147.

111. Matarraz S, et al. Introduction to the diagnosis and classification of monocytic-lineage leukemias by flow cytometry. Cytometry B Clin Cytom. 2015 Aug 18. [Epub ahead of print].

112. van Dongen JJM. EuroFlow panels for standardized n-dimensional flow cytometry immunophenotyping of normal, reactive and malignant leukocytes. Leukemia. 2012;26:1908-1975.

113. Westers TM, et al. Standardization of flow cytometry in MDS, a report from the International consortium and the European LeuekmiaNet Working Group. Leukemia. 2012;26:1730-1741.

114. Porwit A. Revisiting guidelines for integration of flow cytometry results in the WHO classification of MDS-proposal from the International/European LeukemiaNet Working Group for Flow Cytometry in MDS. Leukemia. 2014;28:1793-1798.

115. Porwit A. Is there a role for flow cytometry in the evaluation of patients with MDS? Curr Hematol Malig Rep. 2015;10:309-317.

116. Shen Q, et al. Flow cytometry immunophenotypic findings in CMML and its utility in monitoring treatment response. Eur J Haematol. 2014;95:168-176.

117. Hoyer JD, Grogg KL, Hanson CA, et al. CD33 detection by immunohistochemistry in paraffin-embedded tissues: a new antibody shows excellent specificity and sensitivity for cells of myelomonocytic lineage. Am J Clin Pathol. 2008;129:316-323.

118. Qubaja M, Marmey B, Le Tourneau A, et al. The detection of CD14 and CD16 in paraffin-embedded bone marrow biopsies is useful for the diagnosis of chronic myelomonocytic leukemia. Virchows Arch. 2009;454:411-419.

119. Baddoura FK. Plasmacytoid monocytic proliferation associated with myeloproliferative disorders. Cancer. 1992;69:1457-1467.

120. Marafioti T. Novel markers of normal and neoplastic human plasmacytoid dendritic cells. Blood. 2008;111:3778-3792.

121. Dargent JL. Tumor-forming plasmacytoid dendritic cells associated with myeloid neoplasms. J Cutan Pathol. 2015;43:280-286.

122. Boiocchi L. BDCA-2(CD303): a highly specific marker for normal and neoplastic plasmacytoid dendritic cells. Blood. 2013;122:296-297.

123. Chronic myelomonocytic leukemia: single entity or heterogeneous disorder? A prospective multicenter study of 100 patients. Groupe Francais de Cytogenetique Hematologique. Cancer Genet Cytogenet. 1991;55:57-65.

124. Tang G, et al. Cytogenetic risk stratification of 417 patients with CMML from a single institution. Am J Hematol. 2014;89:813-818.

125. McClure RF, Dewald GW, Hoyer JD, Hanson CA. Isolated isochromosome 17q: a distinct type of mixed myeloproliferative disorder/myelodysplastic syndrome with an aggressive clinical course. Br J Haematol. 1999;106:445-454.

126. Such E, et al. Cytogenetic risk stratification in CMML. Haematologica. 2011;96:375-383.

127. Damm F, Itzykson R, Kosmider O, et al. SETBP1 mutations in 658 patients with myelodysplastic syndromes, chronic myelomonocytic leukemia and secondary acute myeloid leukemias. Leukemia. 2013;27:1401-1403.

128. Itzykson R, et al. Clonal architecture of CMML. Blood. 2013;121:2186-2198.

129. Savona MR, et al. An international consortium proposal of uniform response criteria for myelodysplastic/myeloproliferative neoplasms(MDS/MPN)in adults. Blood. 2015;125:1857-1865.

130. Jaiswal S, et al. Age-related clonal hematopoiesis associated with adverse outcomes. N Engl J Med. 2014;371:2488-2498.

131. Genovese G, et al. Clonal hematopoiesis and blood-cancer risk inferred form blood DNA sequence. N Engl J Med. 2014;371:2477-2487.

132. Fenaux P, Jouet JP, Zandecki M, et al. Chronic and subacute myelomonocytic leukaemia in the adult: a report of 60 cases with special reference to prognostic factors. Br J Haematol. 1987;65:101-106.

133. Solal-Celigny P, Desaint B, Herrera A, et al. Chronic myelomonocytic leukemia according to FAB classification: analysis of 35 cases. Blood. 1984;63:634-638.

134. Melo JV, Myint H, Galton DA, Goldman JM. P190BCR-ABL chronic myeloid leukaemia: the missing link with chronic myelomonocytic leukaemia? Leukemia. 1994;8:208-211.

135. Orazi A, Bennett JM, Bain BJ, et al. Atypical chronic myeloid leukaemia, BCR-ABL1 negative. In: Swerdlow SH, Campo E, Harris NL, et al., eds. WHO Classification of Tumours of Haematopoietic and Lymphoid Tissues. Revised 4th ed. Lyon, France: IARC Press; 2017.

136. Elliott MA, Verstovsek S, Dingli D, et al. Monocytosis is an adverse prognostic factor for survival in younger patients with primary myelofibrosis. Leuk Res. 2007;31:1503-1509.

137. Germing U, Kundgen A, Gattermann N. Risk assessment in chronic myelomonocytic leukemia (CMML). Leuk Lymphoma. 2004;45:1311-1318.

138. Fenaux P, Beuscart R, Lai JL, et al. Prognostic factors in adult chronic myelomonocytic leukemia: an analysis of 107 cases. J Clin Oncol. 1988;6:1417-1424.

139. Shepherd PC, Ganesan TS, Galton DA. Haematological classification of the chronic myeloid leukaemias. Baillieres Clin Haematol. 1987;1:887-906.

140. Hernandez JM, del Canizo MC, Cuneo A, et al. Clinical, hematological and cytogenetic characteristics of atypical chronic myeloid leukemia. Ann Oncol. 2000;11:441-444.

141. Wang SA, Hasserjian RP, Fox PS, et al. Atypical chronic myeloid leukemia is clinically distinct from unclassifiable myelodysplastic/myeloproliferative neoplasms. Blood. 2014;123:2645-2651.

142. Breccia M, Biondo F, Latagliata R, et al. Identification of risk factors in atypical chronic myeloid leukemia. Haematologica. 2006;91:1566-1568.

143. Felman P, Bryon PA, Gentilhomme O, et al. The syndrome of abnormal chromatin clumping in leucocytes: a myelodysplastic disorder with proliferative features? Br J Haematol. 1988;70:49-54.

144. Invernizzi R, Custodi P, de Fazio P, et al. The syndrome of abnormal chromatin clumping in leucocytes: clinical and biological study of a case. Haematologica. 1990;75:532-536.

145. Brizard A, Huret JL, Lamotte F, et al. Three cases of myelodysplastic-myeloproliferative disorder with abnormal chromatin clumping in granulocytes. Br J Haematol. 1989;72:294-295.

146. Kussick SJ, Wood BL. Four-color flow cytometry identifies virtually all cytogenetically abnormal bone marrow samples in the workup of non-CML myeloproliferative disorders. Am J Clin Pathol. 2003;120:854-865.

147. Deleted in review.

148. Kern W, et al. Multiparameter flow cytometry provides independent prognostic information in patients with suspected MDS, a study of 804

patients. Cytometry B Clin Cytom. 2015;88:154-164.

149. Bousquet M, Quelen C, De Mas V, et al. The t(8;9)(p22;p24)translocation in atypical chronic myeloid leukaemia yields a new PCM1-JAK2 fusion gene. Oncogene. 2005;24:7248-7252.

150. Meggendorfer M, et al. SETBP1 mutations occur in 9% of MDS/MPN and 4% of MPN cases and are strongly associated with aCML, monosomy 7, isochromosome(17)(q10), ASXL1, and CBL mutations. Leukemia. 2013;27:1852-1860.

151. Gambacorti-Passerini CB, et al. Recurrent ETNK1 mutations in atypical chronic myeloid leukemia. Blood. 2015;125:499-503.

152. Orazi A, Bennett JM, Bain BJ, et al. Myelodysplastic/myeloproliferative neoplasm, unclassifiable. In:Swerdlow SH, Campo E, Harris NL, et al. , eds. WHO Classification of Tumours of the Haematopoietic and Lymphoid Tissues. Revised 4th ed. Lyon, France:IARC Press;2017.

153. Schmitt-Graeff A, Thiele J, Zuk I, Kvasnicka HM. Essential thrombocythemia with ringed sideroblasts:a heterogeneous spectrum of diseases, but not a distinct entity. Haematologica. 2002;87:392-399.

154. Raya JM, Arenillas L, Domingo A, et al. Refractory anemia with ringed sideroblasts associated with thrombocytosis:comparative analysis of marked with non-marked thrombocytosis, and relationship with JAK2 V617F mutational status. Int J Hematol. 2008;88:387-395.

155. Schnittger S, Bacher U, Haferlach C, et al. Detection of an MPLW515 mutation in a case with features of both essential thrombocythemia and refractory anemia with ringed sideroblasts and thrombocytosis. Leukemia. 2008;22:453-455.

156. Broseus J, et al. Clinical features and course of refractory anemia with ring sideroblasts associated with marked thrombocytosis. Haematologica. 2012;97:1036-1041.

157. Broseus J, et al. Age, JAK2(V617F) and SF3B1 mutations are the main predicting factor for survival in refractory anaemia with ring sideroblasts and marked thrombocytosis. Leukemia. 2013;27:1826-1831.

158. Szpurka H, et al. Spectrum of mutations in RARS-T patients includes Tet2 and ASXL1 mutations. Leuk Res. 2010;34:969-973.

159. Malcovati L, et al. Clinical significance of SF3B1 mutations in MDS and MDS/MPN. Blood. 2011;118:6239-6246.

160. Jeromin S, et al. High frequencies of SF3B1 and JAK2 mutations in refractory anemia with ring sideroblasts associated with marked thrombocytosis strengthen the assignment to the category of MDS. MPN. Haematologica. 2013;98:e15-e17.

161. Malcovati L, Cazzola M. Refractory anemia with ring sideroblasts. Best Pract Res Clin Haematol. 2013;26:377-385.

162. Malcovati L, et al. Molecular and clinical features of refractory anemia with ring sideroblasts associated with marked thrombocytosis. Blood. 2009;114:3538-3545.

163. Hellstrom-Lindberg E, Cazzola M. The role of JAK2 mutations in RARS and other MDS. Hematology Am Soc Hematol Educ Program. 2008;52-59.

164. Kotecha N, et al. Single-cell profiling identifies aberrant STAT5 activation in myeloid malignancies with specific clinical and biological correlated. Cancer Cell. 2008;14:335-343.

165. Hasegawa D, et al. Validation of flow cytometric phospho-STAT5 as a diagnostic tool for juvenile myelomonocytic leukemia. Blood Cancer J. 2013;3:e160.

166. Hasle H. Myelodysplastic syndromes in childhood—classification, epidemiology, and treatment. Leuk Lymphoma. 1994;13:11-26.

167. Baumann I, Bennett JM, Niemeyer CM, et al. Juvenile myelomonocytic leukaemia. In:Swerdlow SH, Campo E, Harris NL, et al. , eds. WHO Classification of Tumours of Haematopoietic and Lymphoid Tissues. Revised 4th ed. Lyon, France:IARC Press;2017.

168. Niemeyer CM, Arico M, Basso G, et al. Chronic myelomonocytic leukemia in childhood:a retrospective analysis of 110 cases. European Working Group on Myelodysplastic Syndromes in Childhood(EWOG-MDS). Blood. 1997;89:3534-3543.

169. Arico M, Biondi A, Pui CH. Juvenile myelomonocytic leukemia. Blood. 1997;90:479-488.

170. Pinkel D. Differentiating juvenile myelomonocytic leukemia from infectious disease. Blood. 1998;91:365-367.

171. Luna-Fineman S, Shannon KM, Atwater SK, et al. Myelodysplastic and myeloproliferative disorders of childhood:a study of 167 patients. Blood. 1999;93:459-466.

172. Urs L, Stevens L, Kahwash SB. Leukemia presenting as solid tumors:report of four pediatric cases and review of the literature. Pediatr Dev Pathol. 2008;11:370-376.

173. Honig GR, Suarez CR, Vida LN, et al. Juvenile myelomonocytic leukemia(JMML) with the hematologic phenotype of severe beta thalassemia. Am J Hematol. 1998;58:67-71.

174. Hess JL, Zutter MM, Castleberry RP, Emanuel PD. Juvenile chronic myelogenous leukemia. Am J Clin Pathol. 1996;105:238-248.

175. Luna-Fineman S, Shannon KM, Lange BJ. Childhood monosomy 7:epidemiology, biology, and mechanistic implications. Blood. 1995;85:1985-1999.

176. Loh M, et al. Mutations in PTPN11 implicate SHP-2 phosphatases in leukemogenesis. Blood. 2004;103:2325-2331.

177. Tartaglia M, et al. Somatic mutations in PTPN11 in juvenile myelomonocytic leukemia, myelodysplastic syndromes and acute myeloid leukemia. Nat Genet. 2003;34:148-150.

178. Flotho C, et al. RAS mutations and clonality analysis in children with JMML. Leukemia. 1999;13:32-37.

179. Lauchle JO, et al. Inherited predispositions and hyperactive Ras in myeloid leukemogenesis. Pediatr Blood Cancer. 2006;46:579-585.

180. Rauen KA. The RASopathies. Annu Rev Genomics Hum Genet. 2013;14:355-369.

181. Kratz CP, et al. Cancer spectrum and frequency among children with Noonan, Costello, and cardio-facio-cutaneous syndromes. Br J Cancer. 2015;112:1392-1397.

182. Ratner N, Miller SJ. A RASopathy gene commonly mutated in cancer:the neurofibromatosis type 1 tumor supressor. Nat Rev Cancer. 2015;15:290-301.

183. Emanuel PD. Juvenile myelomonocytic leukemia and chronic myelomonocytic leukemia. Leukemia. 2008;22:1335-1342.

184. Strullu M, et al. Juvenile myelomonocytic leukaemia and Noonan syndrome. J Med Genet. 2014;51:689-697.

185. Martinelli S, et al. Molecular diversity and associated phenotypic spectrum of germline CBL mutations. Hum Mutat. 2015;36:787-796.

186. Rauen KA. Proceedings from the 2009 genetic syndromes of the Ras/MAPK pathway:from bedside to bench and back. Am J Med Genet A. 2010;152A:4-24.

187. Tartaglia M, et al. Noonan syndrome and clinically related disorders. Best Pract Res Clin Endocrinol Metab. 2011;25:161-179.

188. Cordeddu V, et al. Activating mutations affecting the Dbl homology do-

main of SOS2 cause Noonan syndrome. Hum Mutat. 2015;36:1080-1087.

189. Bader-Meunier B,et al. Occurrence of myeloproliferative disorder in patients with Noonan syndrome. J Pediatr. 1997;130:885-889.

190. Herrod HG,Dow LW,Sullivan JL. Persistent Epstein-Barr virus infection mimicking juvenile chronic myelogenous leukemia: immunologic and hematologic studies. Blood. 1983;61:1098-1104.

191. Hasle H,Arico M,Basso G,et al. Myelodysplastic syndrome,juvenile myelomonocytic leukemia,and acute myeloid leukemia associated with complete or partial monosomy 7. European Working Group on Myelodysplastic Syndromes in Childhood (EWOG-MDS). Leukemia. 1999;13:376-385.

192. Niemeyer CM,et al. Chronic myelomonocytic leukemia in childhood:a retrospective analysis of 110 cases. European Working Group on Myelodysplastic Syndromes in Childhood (EWOG-MDS). Blood. 1997;89:3534-3543.

193. Passmore SJ,et al. Pediatric myelodysplasia:a study of 68 children and a new prognostic scoring system. Blood. 1995;85:1742-1750.

194. Calvo KR,et al. JMML and RALD(Ras-associated autoimmune leukoproliferative disorder):common genetic etiology yet clinically distinct entities. Blood. 2015;125:2753-2758.

195. Lau RC,Squire J,Brisson L,et al. Lymphoid blast crisis of B-lineage phenotype with monosomy 7 in a patient with juvenile chronic myelogenous leukemia(JCML). Leukemia. 1994;8:903-908.

第 49 章

肥大细胞增生症

Tracy I. George，Karl Sotlar，Peter Valent 和 Hans-Peter Horny

色素性荨麻疹(UP)是皮肤肥大细胞增生症(CM)的最常见亚型,最早于 19 世纪描述,10 年之后,Paul Ehrlich 将肥大细胞(MC)定义为结缔组织内的异染性细胞[1,2]。1949 年,组织学检查首次证实肥大细胞增生症累及脏器[3]。此后出现了许多描述肥大细胞增生症的名称,这些名称现已废弃,不应继续使用(例如泛发性肥大细胞增生症、恶性肥大细胞增生症、非白血病性或亚急性嗜碱性肥大细胞瘤或白血病、UP 伴骨累及或者伴系统性病变、骨髓嗜酸性纤维组织细胞病变)[4-10]。肥大细胞增生症的分类系统有多种[11-13]。在过去 20 年里获得许多重大发现,这些发现不仅有助于更好地理解肥大细胞增生症演化的病理生理进程,还使本组病的分类更加清晰。Kitamura 等[14]使用动物模型证明 MC 起源于造血干细胞。之后,其他物种(包括人类)的 MC 也被证实起源于造血干细胞。汇总大量组织学和细胞学研究成果得出三项重大发现:骨髓是继皮肤之后的人类肥大细胞增多症第二常见的累及部位;MC 的组化特征与髓系细胞极为相似;系统性肥大细胞增生症(SM)常伴发(非 MC)髓系肿瘤[15-18]。已证实人类 MC 分化受干细胞因子的影响,后者也称 MC 生长因子,可与酪氨酸激酶 KIT(CD117)结合,并证实 MC 起源于骨髓 CD34+ 和 KIT+ 干细胞[19-22]。可用于肥大细胞增生症诊断的免疫组化标志物包括 tryptase、CD2、CD25 和 CD30[23-28]。检测 SM 组织浸润灶内的 MC 发现,原癌基因 KIT 的某些区域存在重现性活化体细胞点突变,特别是 KIT D816V[29-31]。综合上述研究成果可以得出如下结论:SM 是一种骨髓起源的髓系肿瘤,临床表现和形态学谱系异常广泛。2000 年,奥地利维也纳召开的肥大细胞增生症工作会议上提出了肥大细胞增生症的分类方案[32],本章采用在此基础上更新的共识分类。此分类被 2001 版 WHO 分类采用,2008 版分类中稍作修改[33,34]。2007 年至 2015 年间,共识工作组对肥大细胞增生症的标准和分类进行了改进,引入治疗反应标准,并建立了用于 MC 活化综合征诊断和分类的定义和标准,此综合征见于肥大细胞增生症和其他基础性疾病患者[35,36]。这些改进内容也包括在修订后的 2017 版 WHO 分类中。

49.1　定义

肥大细胞增生症以各个器官内 MC 异常聚集为特征。肥大细胞增生症包括两种主要类型:皮肤肥大细胞增生症(CM),仅累及皮肤;系统性肥大细胞增多症(SM),定义要求至少累及一个皮肤外器官,最常见于骨髓。CM 和 SM 包含一系列异质性疾病,这些疾病分布于各种血液疾病之间(框 49.1),从见于儿童的良性和退化性孤立性肥大细胞瘤,到主要见于成人的侵袭性 MC 白血病。虽然所有的 SM 变异型和大部分成人 CM 都是真性肿瘤,但不清楚儿童 UP 是否为真性肿瘤,原因在于约 50% 病例在青春期时症状自发消退,且并非所有 CM 病例均有 KIT 突变。

框 49.1 肥大细胞增生症 WHO 分类

皮肤肥大细胞增生症(CM)
系统性肥大细胞增生症
    惰性系统性肥大细胞增生症(ISM)*
    焖燃型系统性肥大细胞增生症(SSM)*
    系统性肥大细胞增生症合并伴发性造血系统肿瘤(SM-AHN)†
    侵袭性系统性肥大细胞增生症(ASM)*
肥大细胞白血病(MCL)
肥大细胞肉瘤(MCS)

  * 这些亚型的完整诊断中要求描述 B 和 C 发现的相关内容(见正文),首次组织诊断时可能并不能获得全部信息。

  † 此分类相当于以前描述的系统性肥大细胞增生症合并伴发性单克隆性非肥大细胞系疾病(SM-AHNMD)。两者可作为同义词使用。

  From Swerdlow SH, Campo E, Harris NL, et al. WHO Classification of Tumours of Haematopoietic and Lymphoid Tissues. Revised 4th ed. Lyon, France: IARC Press; 2017.

49.2 概述

肥大细胞增生症可见于任何年龄,其症状异常多变。UP 是最常见的 CM 变异型,红棕色斑疹和丘疹因摩擦或搔抓而红肿(Darier 征)对 UP 最具特征性,但此特征也常见于惰性 SM(ISM)[37]。另一方面,缺乏皮肤病变也不能除外 SM。与 CM 相比,大多数 SM 患者血清纤溶酶(tryptase)水平升高,tryptase 几乎仅由正常和肿瘤性 MC 产生,因此可用于监测 SM 患者[38]。晚期 SM 患者可有显著肝脾肿大、全身性淋巴结肿大、腹水、体重减轻和吸收不良症状,罕见病例有大的溶骨性病变[39]。一部分 SM 患者合并有伴发性造血系统肿瘤(AHN),多见于侵袭性 SM(ASM)患者,这些 AHN 病变可能掩盖组织切片中的肥大细胞病变。肥大细胞增生症确定性诊断的唯一方法是组织标本(特别是骨髓)的组织病理学分析,包括免疫染色检测 tryptase、KIT/CD117 和 CD25。仅有临床和血清学检查结果,不能做出诊断[40-42]。

49.3 流行病学和病因学

肥大细胞增生症罕见,SM 更罕见。肥大细胞白血病(MCL)是最罕见的人类白血病类型之一,到目前为止,诊断明确的 MCL 仅约 70 例[43-48]。肥大细胞增生症的确切发病率未知,与其他罕见的造血系统疾病一样,其发病率的高低与临床医师和病理医师的经验有关。男性稍多见。肥大细胞增生症有两个高发年龄段,一是 1 岁以内,这是大多数 UP 的发病年龄,二是成年期,年龄峰值在 40~60 岁,大多数 SM 发生于这个年龄段。不伴皮肤累及的 ISM 中,许多病变可能未被发现,或仅偶然发现(隐匿性 SM)。

肥大细胞增生症的病因未知。已报道罕见的家族性病例。

49.4 推测的细胞起源和正常对应细胞

健康组织中,MC 的表型更接近髓系细胞,而不是淋巴细胞。但 SM 中的 MC 常表达淋巴细胞标记,例如 CD2、CD25 或 CD30[24-28]。但无论如何,任何亚型的 SM 均被视为一种髓系肿瘤,起源于 CD34+ 造血干细胞或 MC 定向前体细胞。CM 的细胞起源也被认为是一种 CD34+ 前体细胞,尚不清楚这些浸润皮肤的细胞来自哪个器官。但即使不完全满足 SM 诊断标准,至少部分 CM 患者存在骨髓累及[37]。

嗜碱性粒细胞和 MC 的形态学存在相当大的重叠,但也有明显的差别。两者均是唯一含胞质内异染性颗粒的髓系细胞,因此可用某些特定染色方法显示,例如 Giemsa 染色和甲苯胺蓝染色。成熟 MC 不进入循环,主要位于血管周结缔组织内。MC 的估计寿命为数月,其分化和成熟均发生于髓外部位[49,50]。与 MC 不同,嗜碱性粒细胞在骨髓内分化,成熟后进入循环,最终迁入血管周组织。嗜碱性粒细胞的估计寿命仅为数天,明显短于 MC(数月至数年)[51]。骨髓涂片中很容易区分成熟 MC 和嗜碱性粒细胞,但肿瘤性异染性细胞(包括异染性母细胞或未成熟肥大细胞)可有显著非典型性,导致几乎不可能从形态学上区分嗜碱性粒细胞和肿瘤性 MC。与 MC 不同,嗜碱性粒细胞的异染性颗粒为水溶性颗粒,因此,在常规处理的组织切片中,正常、反应性或肿瘤性嗜碱性粒细胞均见不到胞质颗粒。目前已有可用于识别福尔马林固定、石蜡包埋组织中嗜碱性粒细胞的特异性单克隆抗体:2D7 和 BB1[52,53]。MC 和嗜碱性粒细胞最重要的表型差异见表 49.1。

表 49.1 肥大细胞和嗜碱性粒细胞主要的表型特征区别*

标记	肥大细胞	嗜碱性粒细胞
异染性/Giemsa 染色	++/+++	–†
CAE	++/+++	–
tryptase	+++	–/+/++†
chymase	++/+	–
CD2	++§	–
CD9	+	++‖
CD25	+++§	+‖
CD34	–	–
CD45	+++	+++
CD68	++	–
CD117(KIT)	+++/++	–
2D7	–	++/+++
BB1	–	++/+++

  * 组织常规处理方法(福尔马林固定)中的组织学差别,包括骨髓环钻活检标本。临床实践中常规用于流式细胞免疫表型分析的标志物包括:CD2、CD9、CD25、CD34、CD45 和 CD117。流式细胞术 CD9 表达于正常嗜碱性粒细胞,而 CD25 在正常嗜碱性粒细胞中弱表达。

  † 与涂片中的表现不同,切片中嗜碱性粒细胞没有异染颗粒。

  ‡ 表达不一致,仅表达于肿瘤状态(常为慢性髓性白血病)。

  § 仅表达于肿瘤状态(肥大细胞增生症);与免疫组化染色相比,流式细胞术能更敏感地检测 CD2 在肥大细胞的表达。

  ‖ 流式细胞术检查,正常嗜碱性粒细胞表达 CD9,弱表达 CD25。

  +++ 强表达(几乎所有细胞强阳性);++,中度表达(大多数细胞中度阳性);+弱表达(少数细胞弱阳性);–,无特异性着色。

  CAE,萘酚 AS-D 氯醋酯酶。

49.5 遗传学和分子特征

KIT 原癌基因的多种突变和其他遗传异常可导致不依赖

干细胞因子的 KIT 活化和 KIT 下游通路活化[54]。Furitsu 等首先从 HMC-1 细胞（来自 MCL 患者）中检测到 *KIT* D816V 点突变[29]。肥大细胞增生症患者中检测到的突变大多数簇集于外显子 11 和 17，以 *KIT* D816V 突变最常见。罕见病例的突变可发生于外显子 8、9 和 10（表 49.2）[29,31,45,55-63]。绝大多数肥大细胞增生症发生的突变为体细胞突变。这些突变可能仅见于 MC 及其前体细胞，也可见于多系细胞。突变累及多系造血细胞常见于更具侵袭性的 SM 亚型，例如焖燃型 SM（SSM）、SM-AHM 和 ASM[60,64]。胚系突变极为罕见，仅见于少数家族性病例[55,58,61,65-67]。除 *KIT* D816V 突变外，还可发生其他涉及密码子 816 的功能获得性突变（D816Y、D816H 和 D816F，后者代表 D816V 和 D816Y 联合突变）[61]。有趣的是，非 D816V 密码子 816 突变在 CM 中比 SM 中更常见，而 D816F 突变目前仅发现于 CM[31,61]。

表 49.2　肥大细胞增生症中的 *KIT* 突变

外显子	突变	功能	频率/%	疾病	参考文献
8	del D419	未知	<5	家族性 SM	57
9	K509I	未知	<5	家族性 SM	58
10	F522C	激活	<5	SM	59
10	A533D	激活	<5	家族性 CM	60
11	V559I	激活	<5	ASM	61
11	V560G	激活	<5	ISM、MCL	27、53
17	R815K	未知	<5	儿童 UP	29
17	D816V	激活	>90	成人 SM	62
17	D816Y	激活	<5	SM	63
17	D816H	未知	<5	SM-AML	64
17	D816F	激活	<5	SM	63
17	I817V	未知	<5	WDSM	62
17	insV815_I816	未知	<5	SM	62
17	D820G	未知	<5	ASM	65
17	E839K	失活	<5	UP	63

AML，急性髓系白血病；ASM，侵袭性系统性肥大细胞增生症；CM，皮肤肥大细胞增生症；ISM，惰性系统性肥大细胞增生症；MCL，肥大细胞白血病；SM，系统性肥大细胞增生症；UP，色素性荨麻疹；WDSM，高分化系统性肥大细胞增生症。

From Orfao A, Garcia-Montero AC, Sanchez L, Escribano L. Recent advances in the understanding of mastocytosis: the role of KIT mutations. Br J Haematol. 2007; 138: 12.

由于 *KIT* D816V 突变可见于 >80% 的 SM 患者和 30%～40% 的 CM 患者，因此 SM 和 CM 均被视为造血系统肿瘤[26,31,60]。在 WHO 分类中，*KIT* 密码子 816 活化突变被定义为肥大细胞增生症诊断的次要标准（框 49.2）[32-34]。多种方法被用于检测 *KIT* 突变，包括限制片断长度多态性分析、直接测序、肽核酸介导的 PCR 夹和熔点分析，以及各种等位基因特异性 PCR 技术等[31,68-71]。细胞分选或显微切割技术可富集 MC，从而提高 *KIT* 突变检测的敏感性[30]。值得注意的是，虽然外周血中一般检测不到 MC，但运用敏感性高的方法，在大多数 SM 患者的外周血白细胞中可检测到 *KIT* D816V 突变[72]。肥大细胞增生症欧洲协助网络（ECNM）推荐 MC 肿瘤中 *KIT* 突变分析可用于 SM 患者的诊断和随访[73]。

框 49.2　肥大细胞增生症的诊断标准

肥大细胞增生症的诊断要求：满足主要标准和至少 1 个次要标准，或至少满足 3 个次要标准（不需要主要标准）：

主要标准

● 骨髓或其他皮肤外组织或器官检测到多灶性、致密（密集）浸润的肥大细胞

次要标准

● 活检切片中 <25% 肥大细胞为梭形或具有非典型形态学，或在骨髓涂片中 >25% 肥大细胞不成熟或有非典型性

● *KIT* D816V 活化点突变

● 除表达常规的肥大细胞抗原外，还表达 CD25（或 CD2）

● 血清 tryptase 水平持续升高（>20ng/mL）

高分化 SM（WDSM）是具有独特形态学特征的罕见 SM 类型，一般缺乏密码子 816 突变，但伴 CD25+ 非典型 MC 显著增多，此特征还见于伴嗜酸性粒细胞增多的骨髓增生性肿瘤（MPN）患者所发生的 *FIP1L1-PDGFRA* 阳性肥大细胞增生症。一例 WDSM 完全由富含大量颗粒的圆形 CD25- MC 构成，其中检测到跨膜 *KIT* F522C 突变[57]。

49.6　细胞学和组织学诊断

仅依靠骨髓涂片来诊断肥大细胞增生症是很困难的，因为涂片中的 MC 数量非常少，即使骨髓环钻标本中可见显著 MC 浸润的病例也是如此。骨髓抽吸标本中 MC 数量少的原因有两个方面：致密组织浸润伴有显著的网状纤维化或胶原化；病变主要呈局灶性浸润。但骨髓抽吸涂片对 SM 的诊断、分期和分级都非常重要。正常情况下，MC 所占比例不足所有骨髓有核细胞的 0.1%[25]。涂片中仅偶见 MC 数量增多（图 49.1 和图 49.2）。ISM 患者骨髓涂片中 MC 数量仅轻微增多，所占比例从 0.1% 到约 2%[74]。少数病例的骨髓涂片 MC 数量显著增多，这与预后和最终诊断相关。当 MC 比例 >20% 时，应诊断为 MCL。大多数 ASM 患者的骨髓涂片 MC 比例在 1%～5% 之间。MC 比例在 5%～19% 之间的 ASM 预后差，因为其中许多会进展为 MCL，评估小组将这些患者归为转化性 ASM（ASM-t）。

MC 的异型性程度差异非常大，这在 MCL 中体现得最明显。总的来说，SM 患者骨髓涂片中可识别的 MC 类型包括：异染性母细胞（不成熟 MC）、Ⅰ 型非典型 MC（梭形）、Ⅱ 型非典型 MC（幼肥大细胞）和典型的成熟 MC（颗粒完好的圆形细胞，细胞核圆形居中）。

Ⅰ 型非典型 MC 的诊断标准如下[75]：

（1）颗粒稀少伴异染性颗粒减少。颗粒极少的 MC 甚至在碱性染料（如 Giemsa 或甲苯胺蓝）染色时表现为非异染性。

（2）细胞核卵圆形，核偏位。

（3）细胞呈梭形。常见于 SM，偶见于 MC 反应性增生。

如果满足上述 3 个标准中的 2 个或 3 个，该细胞应该称为 Ⅰ 型非典型 MC。如果 MC 细胞核为双叶或多叶，必须称为 Ⅱ 型非典型 MC，或幼肥大细胞。

当出现循环内 MC 时，应怀疑是罕见的 MCL。这些患者的循环内 MC 常有不同程度异型性。MC 可能有易于识别的强异染色性，或异型性明显，异染性颗粒少，偶呈母细胞样（图 49.3）。MCL 的诊断标准为骨髓涂片中 MC 比例超过所有有核

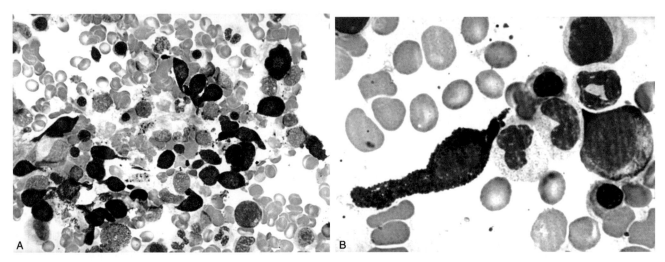

图 49.1　惰性系统性肥大细胞增生症:骨髓涂片。A,本例可见异常增多的大量强异染性圆形或梭形肥大细胞,核中位,有轻度多形性,无明显核仁。B,高倍放大,梭形肥大细胞比正常造血细胞前体大

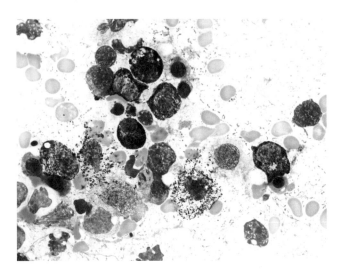

图 49.2　侵袭性系统性肥大细胞增生症:骨髓涂片。本例可见大量肥大细胞,与图 49.1 相比,本例肥大细胞所含的颗粒更少

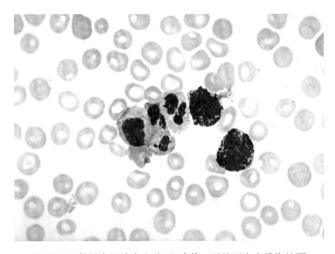

图 49.3　粒肥大细胞白血病:血涂片。可见两个含异染性颗粒的非典型细胞。仅从形态学不能确定这些细胞的来源(肥大细胞或嗜碱性粒细胞)。同一患者的骨髓切片中 tryptase 阳性和 CD117 阳性细胞显著增多(图 49.13),因此推测这些循环细胞是非典型肥大细胞

细胞的 20%。典型 MCL 患者的循环 MC 所占比例超过血中白细胞的 10%(图 49.4)。如果 MC 超过骨髓有核细胞的 20%,但外周血中 MC 比例不足白细胞的 10%,应诊断为 MCL 的非白血病变异型[32]。这两种情况下都可能存在 AHN(MCL-AHN)。最近,评估小组还将 MCL 区分为急性型和慢性型[35]。慢性型 MCL 极罕见。急性型 MCL 患者存在 SM 导致的器官损伤(一个或多个 C 发现),慢性型缺乏器官损伤。慢性型 MCL 患者存在长达数月甚至数年的稳定期,但大多数患者最终会进展为急性型 MCL 或 MCL-AHN。数个慢性 MCL 患者表现为分化非常好的 MC 形态,甚至存在一个 WDSM 阶段。

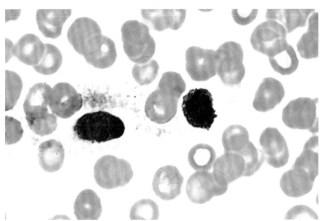

图 49.4　肥大细胞白血病:血涂片。循环血内可见含许多异染颗粒的多形性肥大细胞,核圆形,这不同于嗜碱性粒细胞

49.6.1　组织学

组织学评估对肥大细胞增生症的诊断和分型非常重要[32,76,77]。大多数病例可通过髂嵴骨髓环钻活检标本的组织学评估而得以确诊[78,79]。组织学检查必须包括 tryptase、KIT/CD117 和 CD25 抗体的免疫组化染色[80]。tryptase 染色不仅能够容易而可靠地评估 MC 数量,还有利于评估骨髓中 MC 的浸润模式,甚至可检测到非常小的 MC 致密浸润灶(图 49.5~图49.7)。CD25 表达于肿瘤性 MC,而不表达于正常或反应性

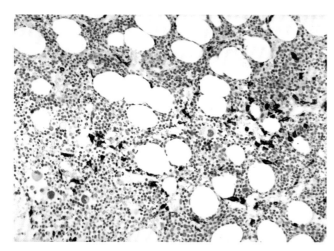

图 49.5　一名皮肤肥大细胞增生症患者的骨髓活检。骨髓细胞量稍增多，Tryptase 免疫染色发现肥大细胞增多，分布松散。可见一些小的肥大细胞簇，但缺乏致密浸润。依据定义，不能诊断为惰性系统性肥大细胞增生症。本例的这种弥漫性浸润模式（间质性浸润）也可见于反应性状态（肥大细胞增生）和系统性肥大细胞增生症。

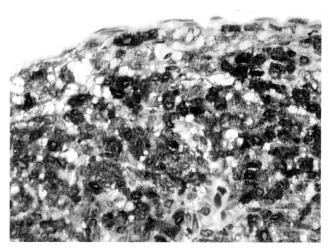

图 49.7　肥大细胞白血病：骨髓活检。（与图 49.5 和图 49.6 比较）弥漫性-致密浸润模式几乎仅见于肥大细胞白血病（tryptase 染色）。肥大细胞强表达 tryptase（典型的颗粒状胞质着色）。未见梭形肥大细胞，脂肪细胞和正常血细胞前体几乎完全消失。

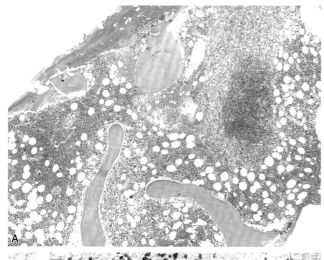

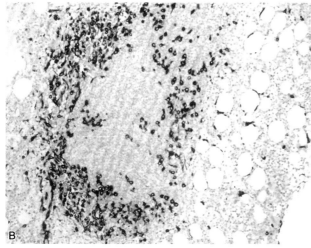

图 49.6　惰性系统性肥大细胞增生症：骨髓活检。A，骨髓细胞量稍增多，造血功能正常，肥大细胞聚集灶内混有淋巴细胞。B，围绕淋巴细胞的肥大细胞强表达 tryptase。大多数肥大细胞呈梭形，弥漫浸润区域的肥大细胞数量不增多（对比图 49.5）。患者有 UP 的皮肤病变。

MC，因此 CD25 染色有助于 SM 诊断。CD2 表达也属于 MC 的异常表型[81]，但流式细胞术检测比免疫组化方法更容易观察到。

最近发现，CD30 可作为肿瘤性 MC 新的异常标志物[27,28]。肿瘤性 MC 常强阳性表达 CD30，尤其是晚期 SM 病例。但 CD30 表达对 ASM 或 MCL 不具有特异性，还表达于一些 ISM，甚至 WDSM。CD30 表达可用流式细胞术或免疫组化方法检测。

根据 tryptase⁺MC 的数量和位置，定义了 4 种主要的骨髓浸润类型[82]。

（1）局灶浸润，表现为播散性或多灶性致密 MC 浸润。这是 ISM 和 SM-AHN 常见的浸润模式。

（2）弥漫性-间质性浸润，伴松散分布的 MC 增加。仅有弥漫性-间质性浸润模式一般提示 MC 反应性增生，但是也可见于 CM 患者的骨髓标本。

（3）弥漫性-致密浸润，伴原有骨髓成分完全消失。常见于 MCL，也可见于 SSM 和 ASM 晚期。

（4）混合性浸润（局灶浸润和弥漫性-间质性浸润）。这种模式常见于 ASM 和 MCL，常伴有骨髓衰竭的临床表现，但也可见于一部分 ISM 患者，最有代表性的就是所谓的焖燃型。

形态学测量技术已经发现，无论何种类型的肥大细胞增生症，弥漫性-间质性浸润灶中的 MC 数量均多于反应性状态[42]。需要着重强调的是，必须至少存在一个由 15 个以上 MC 构成的密集或致密浸润灶，这是诊断肥大细胞增生症的关键所在[32]。此标准适用于骨髓及髓外器官，例如脾脏、淋巴结或者胃肠道。

49.6.2　免疫表型

所有反应性和肿瘤性 MC 都表达 tryptase（胞质内颗粒状着色）和 KIT/CD117（细胞膜环形着色）（图 49.8）[40-42]。一个重要的例外情况是胃肠道 SM 在 tryptase 免疫组化染色时表达更多变[83]。MC 同时表达 tryptase 和 KIT，这明显不同于嗜碱性粒

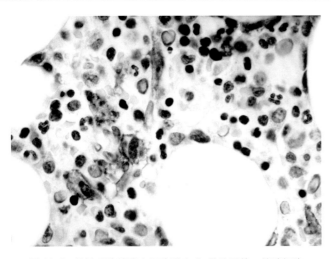

图 49.8　惰性系统性肥大细胞增生症：骨髓活检。骨髓细胞量稍增多，肥大细胞显著增多，CD117 呈典型的环状膜阳性

细胞。肿瘤性嗜碱性粒细胞可能产生少量 tryptase，一般见于慢性髓系白血病（CML），但从不表达 KIT[84]。流式细胞术分析，肥大细胞增生症的肿瘤性 MC 表达 CD2 和 CD25，而正常和反应性 MC 一般不表达[26,29]。约 50% 病例骨髓浸润灶中的 MC 表达 CD2，但相对较弱，而浸润灶周围或其内混杂的 T 细胞强阳性[81]。几乎所有 SM 均表达 CD25，此标记有助于明确诊断。但注意，一些不能诊断为 SM 的病例中的 MC 可表达 CD25，例如慢性炎症、MPN 伴嗜酸性粒细胞增多（MPN-eo，包括与 PDG-FRA、PDGFRB 或 FGFR1 相关的髓系肿瘤）和慢性嗜酸性粒细胞白血病（CEL）。MPN-eo 的 CD25+ MC 具有特征性，一些病例的 MC 也可形成灶性浸润，这些病例最终诊断为 SM-MPN-eo[85]。但大多数 MPN-eo 中的 MC 排列疏松，不足以诊断 SM（这些 MC 缺乏 KIT D816V 突变）。正常和反应性骨髓中的淋巴细胞罕见表达 CD25，巨核细胞常弱表达 CD25，这两种细胞的表达方式均明显不同于 MC，因此，若需要证实是否存在表达 CD25 的非典型 MC，骨髓是非常理想的组织[26]。难以识别髓外组织中的 CD25+ MC，特别是含大量淋巴细胞的组织，例如黏膜层、淋巴结和脾。MC 还可表达一些常用的巨噬细胞相关性抗体，特别是 CD68[86]。肿瘤性 MC 可能表达 CD30[27,28] 和 PG-M1/CD68r[87]。MC 还表达其他一些抗原，例如 CD45、VEGF 和 chymase（糜蛋白酶），后者是一种高度特异但敏感性稍差的 MC 相关蛋白酶[88,89]。肥大细胞增生症常用的诊断标志物见表 49.3。

从肿瘤的角度，肥大细胞增生症需要鉴别的对象包括：伴有 MC 分化特征、但不完全满足肥大细胞增生症诊断标准的髓系白血病，包括 tryptase 阳性急性髓系白血病（AML）、粒肥大细胞白血病；原发性和继发性嗜碱性粒细胞性白血病（嗜碱性粒细胞分化显著的 CML）[90]。与正常或反应性 MC 不同，非典型 MC 可表现为核形不规则，有时含双叶核，从而类似于单核细胞或粒细胞，因此有时与嗜碱性粒细胞难以区分[75]。联合应用少量标志物即可明确区分 MC 与嗜碱性粒细胞，例如萘酚 AS-D 氯醋酯酶（CAE）、tryptase、KIT 和 2D7 或 BB1。正常和肿瘤性 MC 表达 CAE、tryptase 和 KIT，不表达 2D7 或 BB1，嗜碱性粒细胞不表达 CAE 和 KIT，表达 2D7，可能少量表达 trypatse，特别是 CML 中的嗜碱性粒细胞[74,84]。

表 49.3　用于肥大细胞增生症诊断的敏感性和特异性抗原和标记*

抗原/标记	特异性		敏感性
	MC	SM	
异染性	++	−	++
CAE	++	−	++
tryptase	+++	−	+++
chymase	+++	−	++
CD2		+++†	+
CD9	+	−	+++
CD14			
CD25		+++†	+++
CD30		+	+
CD45			++
CD68	+	−	+++
CD73	+	+	
CD117（KIT）	+		+++
HDC			++
VEGF	−	−	++

* 用于常规处理的组织，包括脱钙的骨髓环钻活检标本。

† 对 SM 内的 MC 高度特异；正常或反应性 MC 不表达

+++，特异性高；++，特异性中等；+，特异性低；−，缺乏特异性。

CAE，萘酚 AS-D 氯醋酯酶；HDC，组氨酸脱羧酶；MC 肥大细胞；SM，系统性肥大细胞增生症；VEGF，血管内皮生长因子。

49.6.3　组织病理学

本节将描述不同器官中肥大细胞增生症组织浸润的组织病理学表现（框 49.3）。

框 49.3　肥大细胞增生症组织浸润相关的组织病理学表现*

- 网状纤维化
- 血管生成
- 胶原纤维化
- 骨硬化（骨髓）
- 嗜酸性粒细胞增多
- 淋巴细胞增多
- 浆细胞增多

* 按频率递减的顺序排列。

49.6.3.1　骨髓

几乎所有 SM 均累及骨髓[11,78,79,82,91,92]，因此，肥大细胞增生症的确定性诊断常依据髂嵴环钻活检标本的组织病理学评估结果。典型的组织学表现为多灶性或弥散性浸润，常位于血管周或小梁旁，表现为由混合细胞构成的肉芽肿样浸润灶。浸润灶的细胞构成变化极大，但从诊断的角度，MC 是其中最重要的成分。MC 为圆形或梭形，形成黏附性细胞群，位于浸润灶的中央或周边。反应性淋巴细胞成分可能非常明显，甚至令人怀疑低级别非霍奇金淋巴瘤[91]。淋巴浆细胞瘤中，以及慢性淋巴细胞白血病的结节状浸润灶中，常伴显著的反应性 MC 增多,这也会导致诊断困难[93,94]。罕见 SM 病例可伴有慢性淋巴细胞白血病[95]。致密 MC 浸润灶附近出现淋巴细胞聚集的现象常见于 ISM 的骨髓浸润,但罕见于 ASM 和 MCL。肥大细胞增生症的组织浸润灶内或其周围几乎总伴有嗜酸性粒细胞、浆细胞、组织细胞和成纤维细胞样细胞增多。致密的 MC 浸润灶是肥大细胞增生症的组织学标志,内含有致密的网状纤维网。病程长的 SM 会出现胶原纤维化,tryptase 免疫染色有助于除外原发性骨髓纤维化。小梁旁 MC 浸润几乎总会导致骨硬化,但为显著的局灶性分布。最后,致密的 MC 浸润灶几乎总是伴有显著的新血管生成,表现为毛细血管型小血管增多。这些对致密 MC 浸润具有高度特异性的微结构改变与某些 MC 介质有关,例如成纤维细胞生长因子、tryptase、chymase、VEGF、趋化因子和白细胞介素[96]。MC 浸润灶的数量和大小差异极大,与疾病亚型的相关性不强。但与 ISM 相比,SSM 和 ASM 的浸润灶常更多、更大,有时可相互融合。与之相对应,大多数 ISM 的造血功能基本正常,而 ASM 的造血功能显著降低,常伴有与骨髓衰竭和血细胞减少相关的临床表现。MCL 的识别更容易,骨髓因弥漫性致密浸润而极度富于细胞,脂肪细胞和正常造血前体细胞显著减少,网状纤维仅轻至中度增多。SM-AHN 的诊断尤

为困难,其致密 MC 浸润灶非常小,可能被伴随的造血系统恶性肿瘤掩盖,只能依靠 tryptase 免疫染色来识别[97]。一些 SM-AHN 中,AHN 成分是伴 *JAK2* V617F 活化点突变的原发性骨髓纤维化,对于这样的病例,单细胞显微切割可检测到两种成分各自的活化点突变(即 *KIT* D816V 和 *JAK2* V617F)[64]。

49.6.3.2　脾脏

除纤维性被膜外,正常和反应性脾组织中几乎没有 MC,因此,异染性细胞增多,特别是 MC 形成黏附性细胞团或大的浸润灶,可作为脾脏肥大细胞增生症的特征性表现[98-100]。脾脏浸润的程度差异非常大,可非常明显,伴显著脾肿大(>1 000g)。MC 浸润可主要累及红髓或白髓,但更常均匀分布于两种成分内(图 49.9)。与骨髓浸润一样,脾脏的 MC 浸润常呈肉芽肿样表现,导致首先考虑为组织细胞或网状细胞肿瘤,特别是 MC 有非典型性、异染性颗粒几乎看不到的病例。SM 伴有造血系统疾病时,很容易漏诊,若不行 tryptase 免疫染色,几乎不可能确诊。这样的病例行 CD25 染色可确诊为 SM,即使其他器官未受累。孤立性脾脏肥大细胞增生症罕见,但确有少数病例主要累及脾脏,伴脾肿大和脾功能亢进相关的临

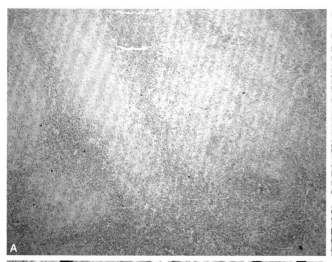
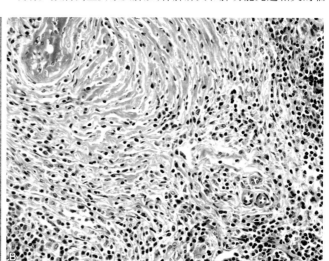
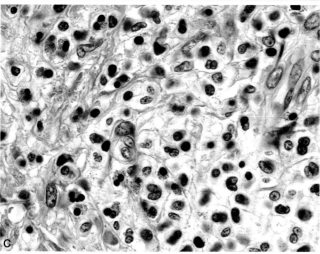

图 49.9　**系统性肥大细胞增生症的脾脏表现**。A,脾脏斑片状纤维化,红髓内和邻近白髓处可见肥大细胞聚集。B,纤维化区域可见梭形和圆形肥大细胞浸润,混有嗜酸性粒细胞。C,红髓内可见胞质丰富的圆形肥大细胞聚集,混有嗜酸性粒细胞。浸润的肥大细胞表达 Kit、tryptase 和 CD25(未显示)。

床表现[101]，这些病例的骨髓累及可能非常轻微，仅能通过免疫组化染色来证实。这就强调一个事实，肥大细胞增生症与其他恶性肿瘤一样，不能根据某个器官的浸润程度而对其他器官组织做出明确的结论。与骨髓浸润一样，脾脏 MC 浸润总伴有网状纤维增加，在病程后期出现胶原纤维化。也常出现嗜酸性粒细胞和浆细胞反应性增多。

49.6.3.3　肝脏

SM 的肝脏累及率可能比单纯依靠临床检查而推测的更高[102-106]。即使患者没有显著肝肿大并且肝酶水平正常，显微镜观察也可能发现汇管区周围或肝窦内小的 MC 浸润灶。由于正常或反应性状态下的肝窦内不存在 MC，因此这些发现可作为肥大细胞增生症累及肝脏的证据（图 49.10）。几乎所有病例均主要累及汇管区，并导致汇管区纤维性增宽。因此，肥大细胞增生症累及肝脏时，常伴有肝纤维化，有时出现门脉高压症状，特别是 ASM 和 MCL 患者。本病不会导致肝硬化，因此不能将肝硬化视为 MC 浸润的结果。与其他组织一样，必须行 tryptase 和 CD25 免疫染色以评估浸润的 MC 数量，从而明确诊断。汇管区 MC 浸润可能伴随大量淋巴细胞，因此少数病例可能首先怀疑是低级别恶性淋巴瘤累及肝脏。

49.6.3.4　淋巴结

淋巴结浸润见于约半数 SM 患者，其发生率低于骨髓、脾脏和肝脏[100,104,107]。虽然一部分晚期 SM 患者伴有腹部淋巴结肿大，但外周淋巴结受累罕见。组织学观察，增大淋巴结几乎总是存在 MC 浸润，但浸润灶可能非常小，导致难以识别。SM 罕见全身淋巴结肿大，一般与焖燃型或侵袭性临床过程相关，有时伴嗜酸性粒细胞增多。这种罕见的 ASM 亚型曾被描述为"淋巴结病性肥大细胞增生症伴嗜酸性粒细胞增多"[108]。正常和反应性状态下（非特异性淋巴结炎）的淋巴结常含大量 MC，主要位于淋巴窦内，因此很难确定或除外肥大细胞增生症累及淋巴结。最有价值的是 MC 的数量和分布。副皮质区或髓质内出现致密 MC 浸润可作为肥大细胞增生症累及淋巴结的证据（图 49.11）。浸润灶通常很小，仅在 tryptase 免疫染色时才能观察到。CD25 染色可证实存在肿瘤性 MC，有助于诊断。淋巴窦内松散分布大量 MC 不仅可见于肥大细胞增生症，也可见于反应性状态（例如浸润癌的引流淋巴结）。对于已确诊的肥大细胞增生症患者，淋巴窦内 MC 显著增多，即使不存

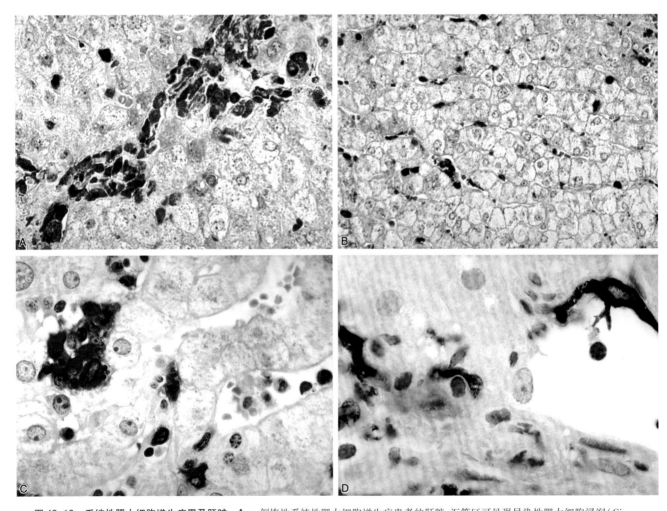

图 49.10　系统性肥大细胞增生症累及肝脏。A，一例惰性系统性肥大细胞增生症患者的肝脏，汇管区可见强异染性肥大细胞浸润（Giemsa 染色）。**B**，同一病例，基本正常的肝组织中，肝窦内可见松散分布的肥大细胞。虽然缺乏致密浸润，但这种表现仍应诊断为肥大细胞增生症累及肝脏。**C**，同一病例高倍放大，多形性肥大细胞强阳性表达 CAE，不表达 MPO（未显示）。**D**，tryptase 免疫染色，可见一些罕见的星状肥大细胞，类似于内皮细胞

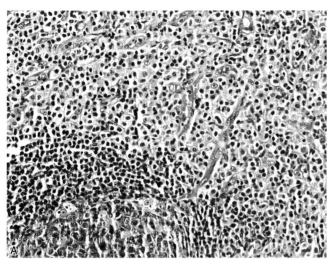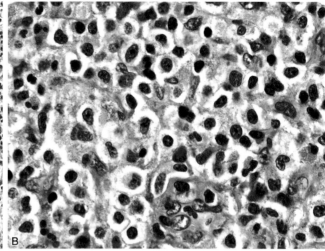

图 49.11　**系统性肥大细胞增生症累及淋巴结。A,**异染性肥大细胞弥漫浸润并部分破坏淋巴结副皮质区。这是长期皮肤肥大细胞增生症（UP）患者肿大淋巴结的典型组织学改变,提示发展为惰性系统性肥大细胞增生症。**B,**同一病例高倍放大,肥大细胞含丰富的颗粒状或透明胞质,混有嗜酸性粒细胞

在致密浸润,也应视为淋巴结受累。与其他组织一样,淋巴结受累常伴有网状纤维化,甚至胶原纤维化,但并不恒定出现嗜酸性粒细胞增多、浆细胞增多和淋巴滤泡增生。

49.6.3.5　胃肠道

　　胃肠道(GI)黏膜炎症常伴有反应性 MC 增多,分布松散(MC 增生),而 SM 患者常有 GI 症状。因此,即使行免疫组化染色,仍难以确定是否是肥大细胞增生症累及 GI[83,109-111]。CD117 和 CD25 免疫组化染色可用于判断 MC 的数量,并可识别 MC 小团或致密浸润。在判读 CD25 染色结果时要特别小心,因为一些淋巴细胞也阳性。SM 累及 GI 时,tryptase 在 MC 的表达常减弱,且不一致[83]。黏膜内致密 MC 浸润相对罕见,但与骨髓和其他组织一样,是肥大细胞增生症累及的组织学标志(图 49.12)。这种致密 MC 浸润常位于固有层深层,紧邻黏膜肌层。SM 累及在小肠和大肠比胃更常见。令人惊讶的是,一项研究发现,与单纯的 UP 患者和正常对照组相比,SM 患者的黏膜内 MC 数量减少,且不表达 CD25[112]。然而,研究一例伴发慢性淋巴细胞白血病的 SM 患者发现,局灶受累的十二指肠黏膜内 MC 表达 CD25,而其胃黏膜内反应性增生的 MC 不表达 CD25,也不形成致密浸润[95]。tryptase、CD25 和 CD117 免疫组化染色,结合 *KIT* D816V 突变分子检测,从 200 例嗜酸性黏膜炎病例(多为嗜酸性肠炎和结肠炎)中发现 5 例肥大细胞增生症(H-P. H.,未发表研究,2009 年),由此可知,一小部分被诊断为嗜酸性黏膜炎的患者实际为肥大细胞增生症。依据组织形态特征和浸润模式,SM 累及 GI 可表现为几种不同形式:

- MC 疏松散在,表达 CD25 或者携带 *KIT* D816V 突变(通常见于已知的 SM 患者)。此形式不完全满足肥大细胞增生症累及黏膜的诊断标准,可初步诊断为单克隆性 MC 活化综合征。
- 弥散性结节状(肉芽肿样)致密 MC 浸润(对比其他器官的检查结果,尤其是骨髓)。如果 MC 表达 CD25 或者携带 *KIT* D816V 突变,则满足肥大细胞增生症累及黏膜的诊断标准。
- 上皮下 MC 致密带状浸润(仅见于 GI 黏膜)。如果 MC 表达

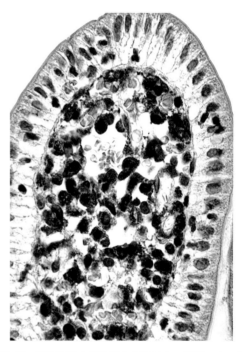

图 49.12　**系统性肥大细胞增生症累及十二指肠。**十二指肠黏膜固有层可见轻度多形性的肥大细胞浸润,CAE 强阳性。患者主诉为腹泻。本例患者还有骨髓轻微的局灶性累及,因此可诊断为惰性系统性肥大细胞增生症。黏膜上皮完整,不含肥大细胞

CD25 或者携带 *KIT* D816V 突变,则满足肥大细胞增生症累及黏膜的诊断标准。

- 弥漫性-致密 MC 浸润扭曲原有隐窝结构,与炎症性肠病相似。若 MC 表达 CD25 或者证实 *KIT* D816V 突变,可以诊断肥大细胞增生症。
- 肉瘤样破坏性增长(仅有一例报道)。参照诊断标准,不应诊断为 SM。

49.6.3.6　皮肤

　　无论发病年龄,CM 患者的组织病理学表现变化多样,但一

般与病变的大体表现有良好的相关性[37,113,114]。整个真皮层内播散性血管周围和附属器周围 MC 浸润是最常见的皮肤改变,与斑丘疹型 CM(MPCM)相关。MC 常含丰富的胞质内颗粒,因此异染性强。病程长的病变呈红褐色,这是由于表皮基底层因黑色素增多而出现显著的色素沉着过度。罕见情况下,真皮内可出现噬黑素细胞增多。CM 几乎总有网状纤维和胶原纤维增多。多数病例有嗜酸性粒细胞和淋巴细胞轻度或中度增多。在肥大细胞瘤和罕见的结节状或斑块型 MPCM 中,纤维性增厚的真皮层内可见带状或片状分布的强异染性圆形 MC,但在以前所称的毛细血管扩张型 CM[持久斑疹性毛细管扩张(TMEP)]中,MC 增多可能极不明显,仅通过 tryptase 免疫染色才能观察到。TMEP 包括在 UP/MP 亚型中,不再视为一种特殊亚型。在这些亚型中,MC 常呈梭形,聚集于真皮的上1/3。在罕见的红皮病型 CM 中,表皮下结缔组织中可见几乎完全由 MC 构成的带状浸润。与其他受累组织不同,在临床和组织学诊断的 UP 病例中,CD2 或 CD25 的表达不一,因此,CD2 和 CD25 阴性不像在其他(皮肤外)组织中那样有诊断价值。

49.7 鉴别诊断

肥大细胞增生症需要鉴别的主要疾病概括于表 49.4 和表 49.5。首要问题是认识 MC 增生,神经源性实体瘤和造血系统恶性肿瘤可有明显的 MC 增生,特别是淋巴浆细胞淋巴瘤和慢性淋巴细胞白血病[115]。但即使反应性增生非常明显,也不会出现致密浸润,后者仅见于少数干细胞因子介导的MC 增生[116]。因此,仔细寻找至少由 15 个细胞构成的致密浸润是鉴别诊断的关键。许多 ISM 病例的致密浸润灶内常混有较多小淋巴细胞,有时形成滤泡样结构,此时与低级别非霍奇金淋巴瘤累及骨髓的鉴别较困难[94,95]。髓系肿瘤患者的骨髓和外周血中偶见非典型 MC 显著增多,有时呈母细胞样,这种情况更常见于骨髓增生异常综合征和骨髓增生异常综合征/骨髓增生性肿瘤,最好视为伴 MC 分化,必须与真正的肥大细胞增生症鉴别。如果骨髓涂片或外周血中的非典型异染

表 49.4 肥大细胞增生症的鉴别诊断

诊断	定义
肥大细胞增生	非肿瘤性局部或系统性肥大细胞增生
髓系肿瘤伴肥大细胞分化但缺乏 SM 标准	MDS、MPN 或 AML 伴肿瘤性非典型肥大细胞局灶增多,尤其是粒肥大细胞白血病
tryptase 阳性 AML 或 AML,伴 *KIT* D816V 突变	AML 伴 tryptase 异常表达,但没有 MC 致密浸润或 SM 的其他标准
肥大细胞增生症(肥大细胞瘤)	CM 的典型皮损,满足 SM 的标准,或局限性肥大细胞肿瘤

AML,急性髓系白血病;CM,皮肤肥大细胞增生症;MDS,骨髓增生异常综合征;MPN,骨髓增生性肿瘤;SM,系统性肥大细胞增生症。

表 49.5 肥大细胞增生症亚型的鉴别诊断

亚型	鉴别诊断
CM	ISM
ISM	MCH,MCAS,BMM,SSM,WDSM
SM-AHN	tryptase 阳性 AML,MML,SSM,ASM
ASM	SSM,非白血病性 MCL,淋巴瘤*
MCL	MML,ASM,慢性嗜碱性粒细胞白血病
MCS	高级别肉瘤,髓系肉瘤,肥大细胞瘤

*仅限于淋巴结结病性肥大细胞增生症伴嗜酸性粒细胞增多。
AML,急性髓系白血病;ASM,侵袭性系统性肥大细胞增生症;BMM,孤立性骨髓肥大细胞增生症;CM,皮肤肥大细胞增生症;ISM,惰性系统性肥大细胞增生症;MCH,肥大细胞增生;MCL,肥大细胞白血病;MCS,肥大细胞肉瘤;MCAS,肥大细胞活化综合征;MML,粒肥大细胞白血病;SM-AHN,系统性肥大细胞增生症合并伴发性造血系统肿瘤;SSM,焖燃型系统性肥大细胞增生症;WDSM,高分化系统性肥大细胞增生症。

性细胞比例 >10%,称为粒肥大细胞白血病是恰当的(图49.13)[117]。含 tryptase 阳性母细胞的 AML 可诊断为 tryptase 阳性 AML,常属于 FAB 分类的 M0 或 M1 亚型(图 49.14)。免疫组化结果与血清 tryptase 水平升高一致,有时血清 tryptase 水平极高,甚至超过侵袭性肥大细胞增生症患者的水平[118],但这些病例不能诊断为肥大细胞增生症,除非满足 SM 的诊断标准(SM-AML)。骨髓中 tryptase 阳性致密圆形细胞浸润(TROCI-bm)是一个现象描述性名称,在骨髓环钻标本评估中常规使用tryptase 免疫组化染色时,是一个重要的诊断关键点。依据定义,TROCI-bm 可局灶性或弥漫性分布,表现为完全由圆形(而非梭形)细胞构成的致密浸润灶[119]。TROCI-bm 的鉴别诊断包括 6 种不同的但都很罕见的造血系统肿瘤(tryptase 阳性AML、MCL、SM、粒肥大细胞白血病、急性和慢性嗜碱性粒细胞白血病),只能依靠一组针对 MC 和嗜碱性粒细胞的抗体才能鉴别,例如 KIT(CD117)、CD25、2D7 和 BB1。BB1 和 2D7 只表达于嗜碱性粒细胞,在 CML 背景下出现局灶性 TROCI-bm,提示继发嗜碱性粒细胞白血病,表明疾病进展[52,53]。TROCI-bm 共表达 KIT 和 CD25 提示 SM,TROCI-bm 表达 KIT,不表达CD25,提示为 WDSW[57]。弥漫性 TROCI-bm 中的 tryptase 阳性细胞共表达 CD34,提示粒肥大细胞白血病或 tryptase 阳性 AML。

如果未行 tryptase 和 KIT 免疫组化染色,需要鉴别更多的反应性和肿瘤性疾病。对于骨髓环钻活检标本,最重要的鉴别诊断是肉芽肿性疾病、组织细胞增多症、骨髓纤维化、血管免疫母细胞性 T 细胞淋巴瘤和霍奇金淋巴瘤。SM-AHN 病例的造血系统肿瘤常是组织学图像中的主要成分,可能掩盖小的 MC 浸润灶[97]。诊断肥大细胞增生症的主要线索是注意骨髓中的成纤维细胞样梭形细胞簇,这是 SM 的主要组织学标志。其他造血系统肿瘤极罕见梭形细胞,但有可能见于网状细胞肉瘤和浆细胞骨髓瘤。极罕见梭形细胞实体瘤(肉瘤)浸润或转移至骨髓。表达 KIT 的胃肠道间质瘤(GIST)可能是唯一的鉴别难点,但尚无 GIST 累及骨髓的报道。

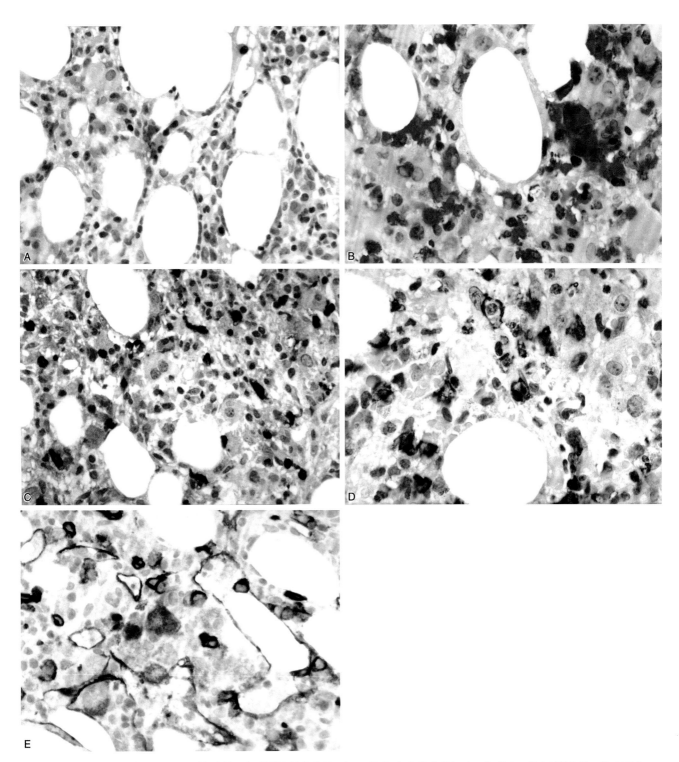

图 49.13　**粒肥大细胞白血病**。骨髓细胞量正常,伴增生异常表现。**A**,HE 染色,组织学表现相对一致,散在一些小巨核细胞。**B**,CAE 染色,清楚显示非典型中性粒细胞生成,伴核左移。**C**,tryptase 染色,圆形和梭形肥大细胞强阳性,数量明显增多,但不形成致密浸润。**D**,CD117 染色阳性,提示增生细胞为肥大细胞,而非嗜碱性粒细胞。**E**,CD34⁺干细胞或母细胞也显著增多,但缺乏致密浸润。CD34⁺细胞占所有骨髓有核细胞的 5%~10%,提示为骨髓增生异常综合征、难治性贫血伴原始细胞过多-1。此患者还检测到少量循环肥大细胞,符合典型的粒肥大细胞白血病特征,因此不能诊断为肥大细胞增生症或肥大细胞白血病(对比图 49.3)

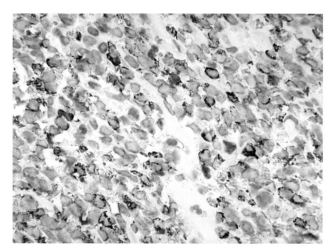

图 49.14 慢性髓系白血病的 tryptase 阳性髓系母细胞危象。大多数母细胞的胞质局灶性强阳性表达 tryptase。这些细胞还表达 CD117

49.8 分类

下文逐一描述 2017 版 WHO 分类中肥大细胞增生症的所有亚型(框 49.1)[32,33]。不同类型之间可能存在过渡，确切诊断可能依赖于检测技术的准确性[120]。向更高级别分类转化(例如从 ISM 到 ASM)的发生率未知。对于 CM 成人患者，必须通过仔细地骨髓组织学评估来除外 ISM，包括应用 tryptase 和 CD25 免疫组化染色。极少数 ASM 患者的骨髓浸润极为广泛，需要鉴别非白血病性 MCL 和 SM-AHN 伴隐匿性 AHN。表 49.5 总结了疾病分类和鉴别诊断需要考虑的主要疾病和状态。由于大多数儿童病例为单纯的 CM[121]，这些患者是否应用骨髓活检还有争议，现在不推荐这种操作，除非有系统性或侵袭性疾病的临床或实验室征象。曾有报道儿童肥大细胞增生症患者存在骨髓组织学异常表现，但此项研究中的患者病情稳定，不发生进展[122]。

49.8.1 皮肤肥大细胞增生症

49.8.1.1 定义

CM 是真皮内 MC 聚集所导致的疾病，伴有典型临床表现，常为 UP 的播散性斑丘疹。诊断 CM 的前提是不伴有系统性疾病，特别是不伴有造血系统异常、无肝脾肿大、无淋巴结肿大。骨髓或其他皮肤外组织不能存在致密 MC 浸润。但 CM 患者可能存在 1 个或 2 个 SM 次要标准。大多数 ISM 患者的皮肤病变在临床和组织学方面均与单纯的 CM 难以区别。

49.8.1.2 流行病学

CM 是最常见的 MC 疾病亚型，所占比例超过 MC 疾病的 80%，特别是儿童(幼年性 CM)。但若对肥大细胞增生症患者分期，特别是结合恰当的骨髓环钻标本评估，包括免疫组化染色(例如 tryptase 和 CD25)和分子分析 *KIT* 密码子 816 突变，SM 的发病率明显增加。

49.8.1.3 临床特征

CM 有 3 种主要的临床类型：

(1) 斑丘疹性皮肤肥大细胞增生症(MPCM)，也称 UP，最常见，表现为播散性红褐色斑疹或丘疹。

(2) 弥漫性 CM，极罕见，几乎仅见于年幼儿童。

(3) 皮肤肥大细胞瘤，罕见，常为单发，几乎仅见于儿童，有自发消退倾向。

几个研究组最近在共识会议上提出，TMEP 不应做为 CM 的特殊类型，应归入 MPCM 亚型中。曾观察到皮肤的原发性肥大细胞肉瘤(MCS)，位于头皮，多次复发，首次发病时骨髓浸润轻微，不伴明显的 MCL(H-P. H.，未发表观察结果，2008 年)。

49.8.1.4 形态学

MPCM 的典型特征是 MC 成熟，多为圆形至卵圆形，强异染性，主要分散聚集在真皮内的小血管和附属器周围(图 49.15)。缺乏显著的亲表皮病变。罕见 MC 融合成簇。弥漫

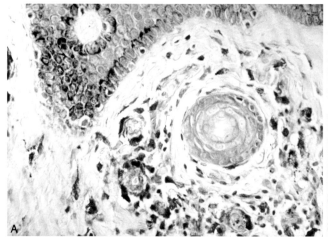
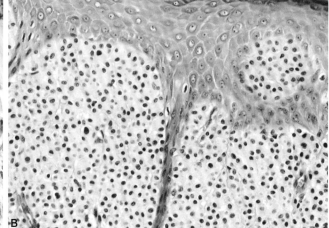

图 49.15 皮肤肥大细胞增生症(CM)。A，长期 UP 患者皮肤活检标本，Giemsa 染色。异染性肥大细胞主要聚集于血管周围和附属器周围，不形成大的浸润灶。表皮基底层色素沉着过多，导致病变呈典型的红褐色。B，一例儿童肥大细胞瘤患者的皮肤活检切片，HE 染色。真皮内可见片状分布的肥大细胞，多形性轻微

性 CM 表现为表皮下弥漫性带状 MC 浸润。肥大细胞瘤表现为结节状致密浸润,被覆上皮完整、隆起。

49.8.1.5　免疫表型

所有 CM 病例的 MC 均表达 tryptase 和 KIT(CD117),但 CD25 的表达情况差异明显。与 SM 中的 MC 不同,CM 中的 MC 常还表达 chymase,但不具有诊断意义。T 细胞抗原 CD2 在 CM 中的阳性率未知。

49.8.1.6　推测的细胞起源

推测起源于定向的 MC 前体细胞。

49.8.1.7　临床过程

CM 通常表现为一种良性皮肤疾病,很大一部分幼年病例会自发消退。到目前为止,尚不清楚是何种因素导致 UP 持续至成年期。CM 患者中,表现为小的单形性皮肤病变者倾向于病变持续至成年期,有数个病例最终发展为 SM,而表现为多形性(大小不等)病变者,常在青春期间或之前消退。与之相一致的是,这种多形性病变仅见于儿童,而几乎所有成人患者均表现为小的单形性病变。肥大细胞瘤常因疑诊为痣而被切除。弥漫性 CM 患者可发生 MC 大量脱颗粒,从而引发严重的介质综合征和休克,可致死。

49.8.1.8　鉴别诊断

由于皮肤病变典型(包括 Darier 征),MPCM 极少漏诊。组织病理学特征极具特异性。若 MC 表达 CD25、存在 *KIT* D816V 突变,且血清 tryptase 持续升高,则更可能是 ISM,而不是单纯的 CM。当成年患者出现上述特征时,需要恰当的分期评估,包括组织学评估骨髓活检标本。如果没有经过恰当染色(例如 Giemsa、甲苯胺蓝、tryptase),肥大细胞瘤可能会误诊为富于细胞的其他肿瘤,甚至恶性肿瘤。

49.8.2　惰性系统性肥大细胞增生症

49.8.2.1　定义

ISM 被定义为满足 SM 的最低诊断标准(至少一个主要标准和一个次要标准,或至少三个次要标准)但不能诊断为更具侵袭性亚型。从组织病理学的角度来看,至少一个皮肤外器官可见多灶性 MC 浸润,常见于骨髓。大多数患者有 UP 的典型皮肤病变。但现在发现越来越多的 ISM 患者没有皮肤病变。累及淋巴结、肝、脾或 GI 黏膜比侵袭性或白血病性 SM 少见。依据定义,不出现侵袭性疾病的表现(器官肿大伴器官衰竭,或"C 表现")、MCL(循环 MC 或骨髓涂片中 MC 显著增多)或 AHN。

49.8.2.2　流行病学

ISM 是最常见的 SM 亚型,其发病率可能远超系统性 MC 疾病所有其他定义类型的总和。

49.8.2.3　临床特征

由于大多数 ISM 均有皮肤累及,因此其临床表现为典型的皮肤病变,但也可有 MC 活化导致的显著的介质综合征。对于伴有复发性过敏性发作的患者,可诊断为过敏症伴肥大细胞活化综合征。几乎所有患者的血清 tryptase 水平均超过 20ng/ml。通常没有脏器肿大(肝脾肿大或淋巴结肿大),除非患者发生 SSM。

49.8.2.4　形态学

ISM 累及骨髓的特征是多灶性致密 MC 浸润,常位于小梁旁(图 49.16 和图 49.17)。MC 可为圆形或梭形,后者更常见于晚期病例。大多数病例的浸润程度很低,不超过切片面积的 10%。脂肪细胞分布正常。未受累骨髓部位的造血功能正常。常见轻微的骨髓反应性改变,包括含铁血黄素沉积、嗜酸性粒细胞增多、淋巴细胞增多和浆细胞增多。网状纤维和胶原纤维增多仅限于致密 MC 浸润灶。紧邻致密 MC 浸润灶的部位可以发生轻微骨硬化。ISM 常见骨小梁增厚。

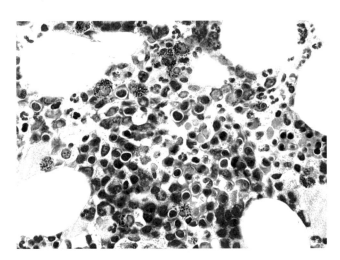

图 49.16　**肥大细胞增生**。骨髓细胞量稍增多,红系造血明显,异染性肥大细胞增生,分布松散,不形成致密浸润。仅依靠此发现不能诊断惰性系统性肥大细胞增生症,即使患者有已知的皮肤肥大细胞增生症和血清 tryptase 水平升高。本例表现为弥漫性间质浸润,是增生状态的典型表现(肥大细胞增生)

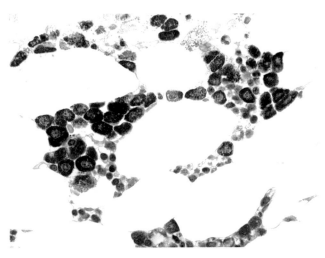

图 49.17　**惰性系统性肥大细胞增生症**。骨髓细胞量减少,强异染性肥大细胞局灶性增多。已知患者有 UP,因此诊断为惰性系统性肥大细胞增生症(对比图 49.16)。细胞量减少的骨髓标本中很少见到肥大细胞浸润

49.8.2.5　免疫表型

Tryptase 免疫染色对 ISM 的诊断非常重要,可识别非常小的致密 MC 浸润灶。肿瘤性 MC 几乎总是共表达 KIT 和 CD25,一部分病例还表达 CD2。但一些罕见的 WDSM 不表达 CD25 和 CD2。ISM 常见灶性淋巴细胞聚集,紧邻致密 MC 浸润灶,由几乎等比例的 CD20$^+$B 细胞和 CD3$^+$T 细胞构成,其他 SM 类型罕见灶性淋巴细胞聚集。共表达 tryptase 和 chymase 的 MC (MC$_{TC}$)在 ISM 和 CM 相对多见,但是在 ASM 和 MCL 相对罕见。ASM 和 MCL 主要为 MC$_T$ 型。一小部分 ISM 患者发生多系受累,这些患者容易进展为高级别 SM。

49.8.2.6　推测的细胞起源

推测起源于 CD34$^+$造血干细胞。

49.8.2.7　临床过程

ISM 常表现为良性过程。与普通人群相比,患者伴发髓系肿瘤或高级别 SM 的风险略有增加。

49.8.2.8　变异亚型和鉴别诊断

孤立性骨髓肥大细胞增生症(BMM)是一种组织学表现不同于 ISM 的 SM 亚型,缺乏皮肤累及和 SM 的临床表现,尤其是常没有血清 tryptase 水平升高。以前诊断的"嗜酸性纤维组织细胞性骨髓病变"大部分属于孤立性 BMM[9]。生前几乎不可能确诊孤立性 BMM。另一个需要强调的重点是,大多数 ASM 和 MCL 患者也缺乏皮肤病变。因此,区分高级别 SM(ASM/MCL)和 BMM 显得非常重要。BMM 缺乏 C 发现,血清 tryptase 水平低,而 ASM 血清 tryptase 水平显著升高,有 C 发现。

SSM 最初被视为 ISM 的变异亚型,推测其生物学行为介于 ISM 和 ASM 之间,存在至少 2 个 B 发现,但没有 C 发现和 AHN。SSM 的骨髓浸润程度超过切片面积的 30%,高于典型的 ISM,有时可见造血细胞轻度增生异常。几乎所有 SSM 患者均有血清 tryptase 水平显著升高[123,124]。2007 年共识小组更新的 SM 分类中,将 SSM 定义为一种独立的 SM 亚型,此观点已被广泛接受。换而言之,SSM 是 SM 的一种独立分类。

WDSM 的特征是由高度富含颗粒的圆形 MC 形成多灶性浸润,不表达 CD25,缺乏 KIT D816V 突变。一例报道发现 KIT F522P 跨膜点突变,此突变与伊马替尼耐药不相关[57]。WDSM 的形态特征也可见于 ISM(常为 BMM)和 SSM 患者,甚至 MCL 患者。高分化形态可能提示预后良好,因此,在后面这些类型的诊断中应对高分化形态进行描述,但不能作为一个独立的 SM 类型。

49.8.3　系统性肥大细胞增生症合并伴发性造血系统肿瘤

49.8.3.1　定义

SM-AHN 又称 SM 合并克隆性非 MC 系造血系统疾病(SM-AHNMD),只有同时存在 SM 的多灶性组织浸润和 AHN 组织学证据的情况下才能诊断。合并的恶性肿瘤可能掩盖 SM 的组织学和细胞学特征,因此 SM-AHN 的诊断可能非常困难。一些病例表现为广泛致密性骨髓浸润,初看非常像单纯的 ASM 或 MCL,这些病例 AHN 的诊断和分型可能只能依靠血液检测。一些患者在首次骨髓活检标本检查时诊断为 SM-AHN,但在数年后的第二次活检标本中,SM 广泛浸润骨髓,导致见不到 AHN 成分。SM-AHN 中的 AHN 成分包括下列疾病:MDS、AML、CML、MPN、MDS/MPN(典型者为粒单核细胞白血病)、非霍奇金淋巴瘤和浆细胞骨髓瘤。

49.8.3.2　流行病学

SM-AHN 是 SM 第二常见的亚型,但其真正的发病率可能被低估,因为合并的造血系统恶性肿瘤常占优势,SM 成分可能被忽略。一些病例在接受 AML 治疗后,SM 成分才被发现,只能回顾性诊断为 SM-AML[125-127]。这样的病例也被称为隐匿性肥大细胞增生症,但必须与隐匿性 SM 的其他变异型区分开。我们将隐匿性 SM 主要用于如下罕见病例:在诊断 SM 之前,首次组织(例如淋巴结)活检标本中存在 KIT 活化点突变,但缺乏肥大细胞增生症的形态学证据,之后的组织活检证实为 SM[124]。

49.8.3.3　临床特征

临床特征主要取决于合并的非 MC 系造血系统肿瘤,因此常疑诊为髓系或淋巴系恶性肿瘤。ISM 中常见的 MPCM 皮肤病变在 SM-AHN 中一般缺乏[128-130]。

49.8.3.4　形态学

骨髓中 SM-AHN 的组织学表现差异很大,主要取决于 AHN 的类型(图 49.18)。除合并非霍奇金淋巴瘤或浆细胞骨髓瘤的病例外,骨髓几乎总是高度富于细胞,脂肪细胞几乎完全消失。除 SM 的多灶性致密 MC 浸润外,还需要存在 AHN 的典型组织学表现,包括 MDS 或 MPN、急性白血病,或更罕见的淋巴瘤、淋巴母细胞白血病或浆细胞骨髓瘤[131-136]。以 AHN 形式出现的淋巴组织增殖性疾病罕见,但已报道两例浆细胞骨髓瘤[137,138]。一例尸检证实的孤立性 BMM 合并有髓系肉瘤,但

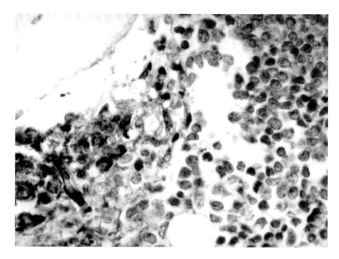

图 49.18　系统性肥大细胞增生症合并伴发的造血系统肿瘤。 急性髓系白血病患者 tryptase 免疫染色,小梁旁局灶性浸润的肥大细胞强阳性,提示存在伴发的系统性肥大细胞增生症。只有依靠免疫组化染色才能明确区分这两种不同的肿瘤细胞群

不能明确诊断为 MCS[139]。少数单纯的 CM 也可合并造血系统恶性肿瘤[140]，我们认为这些病例不能诊断为 SM 或 SM-AHN，只是一种巧合。毛细胞白血病与 SM 合并的诊断最为困难，因为肿瘤性 B 细胞也强阳性表达 CD25，这与肿瘤性 MC 的表型重叠[141]。

尤其需要重点强调的是 SM 还可合并如下 3 种疾病：嗜酸性粒细胞增多综合征（HES）、慢性嗜酸性粒细胞白血病-非特指（CEL-NOS）和 MPN-eo 伴 PDGFRA、PDGFRB 或 FGFR1 突变。合并 MPN-eo 时，出现 CD25 阳性的松散分布的 MC 并不足以诊断 SM-AHN，除非出现致密 MC 浸润，或其他 2 个 SM 次要标准[142-146]。换而言之，只有同时满足 SM 的 WHO 标准，和 HES、CEL 或 MPN-eo 的 WHO 标准，才能分别诊断为 SM-HES、SM-CEL 或 SM-MPNE-eo。对于 HES，还需要证实存在特异性器官肿大（肺、心、皮肤等），原因在于 SM 也可伴有嗜酸性粒细胞增多，大部分为轻至中度增多，但不伴有 HES 或 CEL 相关性器官肿大。与其他大多数 SM-AHN 不同，合并 MPN-eo 的病例缺乏 KIT D816V 突变。合并原发性骨髓纤维化的病例同时存在 KIT D816V 和 JAK2 V617F 突变（后者对 MPN 高度特异），其中一些病例的 MC 同时发生这两种活化点突变[64]。

49.8.3.5　免疫表型

在怀疑 SM-AHN 的病例，typtase 和 CD25 免疫染色即可满足诊断需要。由于 SM-AHN 中的 MC 并不总是表达 chymase，因此其中主要的 MC 亚型可定义为 MC$_T$。SM 成分为 ISM 的大多数病例中，MC 不表达或仅弱表达 CD30（免疫组化染色）。

49.8.3.6　推测的细胞起源

推测起源于多潜能 CD34$^+$造血干细胞。

49.8.3.7　临床过程

大多数病例的临床过程和预后主要取决于 AHN，而不是 SM。但许多合并 AHN 的 SM 成分为 ASM，因此，两种成分均必须依据 WHO 标准来诊断。

49.8.3.8　鉴别诊断

SM-AHN 必须与非 MC 髓系肿瘤伴 MC 分化特征（例如 tryptase 阳性 AML），或显著累及 MC 系的 MDS/AML 鉴别，后者见于粒肥大细胞白血病[117,147-149]。AML 的 MC 分化表现为形态学不具特征性的母细胞表达 tryptase，有时成簇分布，但不形成 SM 典型的局灶性 MC 浸润。粒肥大细胞白血病表现为 tryptase 阳性的异染性细胞（异染性母细胞）弥漫性、不均一性增多，异型性常很明显，可能表达 CD34（MC 从不表达）。与 tryptase 阳性的 AML 一样，粒肥大细胞白血病也缺乏局灶性致密 MC 浸润。

49.8.4　侵袭性系统性肥大细胞增生症

49.8.4.1　定义

ASM 是罕见的 SM 亚型，具有高级别造血系统肿瘤的临床特征和 MC 浸润导致的多器官损害表现（C 发现），常累及骨髓和肝脏（C 发现）。

49.8.4.2　流行病学

ASM 比 ISM 和 SM-AHN 少得多，但确切发病率未知。ASM 是一种罕见而独特的 SM 亚型，约占所有病例的 5%。

49.8.4.3　临床特征

ASM 表现为侵袭性临床过程，这是由于 MC 显著浸润多个器官和组织造成的，包括骨髓、肝脏、脾脏、胃肠道黏膜和骨。通常见不到典型的（UP 样）皮肤病变。所谓的 C 发现包括：总 MC 负荷高、相应器官肿大（常为肝肿大）、器官功能受损的表现（例如血细胞减少、腹水、吸收不良、骨质溶解）[150-152]。血清 tryptase 水平儿乎总是明显升高。

49.8.4.4　形态学

骨髓富于细胞，MC 有异型性、颗粒少、无异染性、常呈梭形，局灶性或弥漫性浸润。但部分细胞可能相当不成熟。血细胞前体可有轻度异型性，或出现骨髓增生表现。可有 AHN 成分，在 ASM 治疗后可能变得更明显。ASM 可分为两组，一组不伴有进展，另一组为 ASM-t，有进展为 MCL 的证据。ASM-t 患者骨髓涂片中的 MC 比例增加至 5% 或更高，当达到 20% 后，应诊断为 MCL。

ASM 有一种独特的变异型，其临床特征类似系统性恶性淋巴瘤，曾被描述为淋巴结病性肥大细胞增生症伴嗜酸性粒细胞增多。与经典的 ASM 相比，这种疾病伴有全身淋巴结肿大和血中嗜酸性粒细胞显著增多[108]。

49.8.4.5　免疫表型

ASM 中的 MC 恒定表达 tryptase，共表达 CD25 和 KIT（CD117）。很多病例的 MC 也表达 CD2。但 chymase 表达相对罕见，某个特定病例的所有 MC 可能都不表达。因此，ASM 中 MC 的主要免疫表型为 MC$_T$。最近的数据显示，相当多病例中的 MC 表达 CD30。

49.8.4.6　推测的细胞起源

推测起源于 MC 定向的 CD34$^+$造血干细胞。

49.8.4.7　临床过程

ASM 的预后比 ISM 更差，但儿乎不可能预测个体患者的生存期。如前文所述，ASM-t 患者的预后非常差，常在一段时间后进展为 MCL，并在出现严重骨髓功能不全或肝功能不全的数月或数年内死亡。血清 tryptase 水平通常显著升高。

49.8.4.8　鉴别诊断

ASM 必须与 SSM（缺乏 C 表现）、SM-AHN 和非白血病性 MCL（骨髓涂片 MC 计数<20% 时支持 ASM）鉴别。当骨髓 MC 比例为 20% 或更高时，仅依靠骨髓组织学不可能鉴别 ASM 与非白血病性 MCL，对于这样的病例，必须行骨髓涂片或印片检查，在制片良好且易于计数和分类的区域，依据恰当的形态学标准来计数 MC。

49.8.5 肥大细胞白血病

49.8.5.1 定义

MCL 是一种高度恶性肿瘤,表现为骨髓和血中异型 MC 显著增多(骨髓:>骨髓涂片有核细胞的 20%;外周血:典型病例 MC 比例>白细胞的 10%)。如果循环 MC 不足所有白细胞的 10%,应诊断为非白血病性 MCL。

49.8.5.2 流行病学

MCL 罕见,可能是人类白血病最罕见的类型。到目前为止,诊断明确的 MCL 仅约 70 例[43-48,153-155]。

49.8.5.3 临床特征

MCL 患者常具有急性白血病表现,包括显著的血细胞减少。如果缺乏这些表现,也没有 SM 相关器官损害的其他证据,但满足 MCL 的诊断标准,这样的病例应诊断为慢性 MCL。缺乏 MPCM 典型的皮肤病变,但偶见播散性白血病性皮肤浸润。由于 MC 负荷大,血清 tryptase 水平显著升高,甚至极高,并可出现介质相关症状,包括发作性潮红。大多数 MCL 患者确诊后 1 年内死亡。慢性 MCL 的生存期更长一些[156]。

49.8.5.4 形态学

与大多数急性白血病一样,MCL 的骨髓常表现为弥漫性-致密浸润模式的致密瘤细胞浸润,脂肪细胞和正常血细胞前体几乎完全消失(图 49.19)。大多数病例的骨髓和血涂片中可见大量高度异型 MC,常常为圆形。MC 常颗粒稀少,具有不成熟母细胞样形态,含单核样或甚至分叶状核(异染性母细胞)。罕见病例的 MC 具有成熟形态,核圆形,胞质含丰富的异染性颗粒。

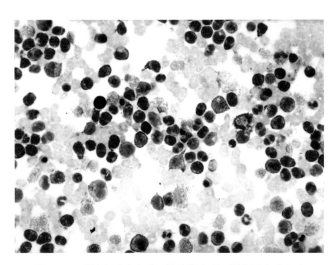

图 49.19 肥大细胞白血病。骨髓涂片,异型性肥大细胞极度增多,异染性颗粒多少不等。肥大细胞所占比例超过有核细胞的 90%。循环内也可见大量肥大细胞(对比图 49.4)

49.8.5.5 免疫表型

MCL 肿瘤细胞表达 tryptase、CD25 和 KIT[157]。与 SM 所有其他类型的肿瘤性 MC 一样,这些肿瘤细胞也可能共表达 CD2,但 CD2 阴性更常见。MCL 中的 MC 常表达 CD30。

49.8.5.6 推测的细胞起源

推测起源于 MC 定向的 CD34+造血干细胞。

49.8.5.7 临床过程

MCL 的诊断标准和分类已经更新[35],依据有无 C 发现,分为急性和慢性 MCL。原发性与继发性 MCL 应该区分开,后者有已知的 MC 肿瘤病史。急性 MCL 几乎总是具有侵袭性,中位生存期只有 6 个月左右。但也有例外,少数患者在联合化疗和干细胞移植后完全缓解,并获得长期存活。

49.8.5.8 鉴别诊断

鉴别诊断包括嗜碱性粒细胞白血病、SM-AHN 和粒肥大细胞白血病。MCL 的非白血病变异型必须与 ASM 鉴别,方法为骨髓涂片检查。

49.8.6 肥大细胞肉瘤

49.8.6.1 定义

MCS 甚至比 MCL 更罕见。高度异型性 MC 呈局灶性肉瘤样破坏性增长,最初没有播散性或全身性临床表现。

49.8.6.2 流行病学

诊断明确的 MCS 相关报道极少[158-166]。有趣的是,发病部位并不是肥大细胞增生症常累及的淋巴网状组织,而是喉、结肠、硬脑膜、颅骨、胫骨、子宫、小肠、内唇、骨盆和踝关节的皮肤/软组织。但一例 MCL 累及头皮,免疫组化检测发现轻微骨髓浸润(H-P. H.,未发表观察结果,2008)。

49.8.6.3 临床特征

MCS 为局部生长,临床表现缺乏特异性。根据少量病例描述,MCS 可继发播散和白血病转化,此时与 MCL 无法区分。

49.8.6.4 形态学

MCS 是 MC 疾病谱系中最具侵袭性的肿瘤之一,以少颗粒的异型瘤细胞为特征,常含奇异核,核仁显著,初看类似高级别肉瘤(图 49.20)。这些细胞的形态仅依稀类似于其他类型肥大细胞增生症的细胞。

49.8.6.5 免疫表型

肿瘤细胞表达 tryptase 和 KIT(CD117)。

49.8.6.6 推测的细胞起源

推测起源于 MC 定向的前体细胞。

49.8.6.7 临床过程

已报道的 10 例 MCS 中,6 例具有高度侵袭性。终末期病例类似 MCL。存活时间很短。发病后存活的 4 例患者中,一例喉部原发的女性 MCS 患者在放疗和化疗后存活超过 3 年。

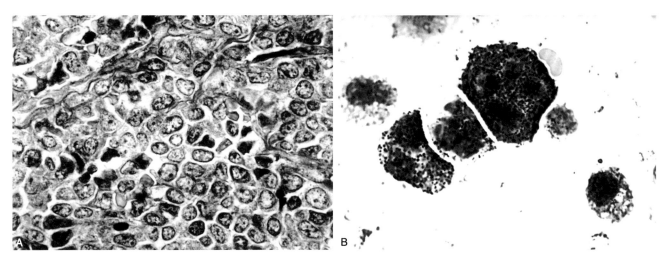

图49.20　肥大细胞肉瘤。 A,组织学表现为富于细胞的多形性肿瘤,促结缔组织反应轻微。即使在Giemsa染色后仔细观察,仍找不到异染性颗粒。诊断肥大细胞肉瘤的依据是大多数瘤细胞强阳性表达CAE、CD117和tryptase。B,印片细胞学也可用于诊断。印片中的瘤细胞有多形性,有时为多核,胞质内含丰富的异染性颗粒。常规处理的标本中见不到颗粒,可能原因在于水溶性。正常嗜碱性粒细胞的颗粒是水溶性的,高度恶性肥大细胞肿瘤的颗粒可能也是如此(肥大细胞白血病和肥大细胞肉瘤)

49.8.6.8　鉴别诊断

鉴别诊断包括所有高度恶性(3级)圆细胞软组织肉瘤、粒细胞肉瘤和皮肤外(良性)肥大细胞瘤。粒细胞肉瘤远比MCS常见,是鉴别诊断的难点,两者均表达CAE,但MCS表达tryptase,这不同于粒细胞肉瘤。皮肤外肥大细胞瘤由单形性圆形的高分化细胞构成,异染性强,容易与MCS鉴别。纤维性肥大细胞肿瘤极为罕见,鉴别诊断中也应该加以考虑[167]。

49.8.7　皮肤外肥大细胞瘤

49.8.7.1　定义

ECM是一种良性局限性肿瘤,由成熟形态的MC组成,没有系统性累及的征象。2017版WHO分类中不包括ECM,但本书仍在这里讨论。

49.8.7.2　流行病学

与CM一样,ECM极为罕见,且几乎仅见于肺[168-171]。

49.8.7.3　临床特征

肺ECM的临床特征同胸内肿瘤的表现,肉眼检查或临床体征都不具有特异性。

49.8.7.4　形态学

与MCS不同,ECM由相对单形性的圆形MC构成,异染性强,采用Giemsa或甲苯胺蓝等碱性染料可非常容易地识别肿瘤细胞。

49.8.7.5　免疫表型

相关的免疫表型未见报道,但可以预料肿瘤细胞表达tryptase和KIT(CD117)。

49.8.7.6　推测的细胞起源

推测起源于MC定向的前体细胞。

49.8.7.7　临床过程

本病为良性肿瘤,手术切除后可治愈。无进展为侵袭性疾病伴全身转移的报道。

49.8.7.8　鉴别诊断

ECM的主要鉴别诊断是SM。SM更为常见,因此只有在仔细、全面检查邻近组织,明确排除所有其他SM标准后,才能诊断ECM。某些情况下,血液病理医生在做出最终诊断之前,可能要求其他器官活检(检测是否存在第二个浸润灶)。ECM由成片高分化异染性MC组成,因此很容易与MCS或软组织肉瘤鉴别。在HE染色切片中,MC可能具有浆细胞样外观,类似浆细胞肉芽肿。

精华和陷阱

精华

- 内脏器官中(例如骨髓或脾脏)多灶性致密肥大细胞浸润,是系统性肥大细胞增生症的主要诊断标准。
- 肥大细胞呈梭形、共表达CD25,或存在 *KIT* D816V活化点突变,强烈提示为系统性肥大细胞增生症。
- 最常见的肥大细胞增生症亚型(皮肤肥大细胞增生症和惰性系统性肥大细胞增生症)常表现为良性临床过程。
- 系统性肥大细胞增生症合并伴发性造血系统肿瘤属于独特的造血系统肿瘤。

陷阱

- 肥大细胞增生症必须与多种造血系统疾病鉴别,特别是粒肥大细胞重叠综合征(tryptase阳性AML、粒肥大细胞白血病、嗜酸性粒细胞白血病和慢性嗜碱性粒细胞白血病)。
- 反应性和肿瘤状态下的肥大细胞常共表达tryptase和CD117(KIT);仅表达Tryptase(肿瘤性嗜碱性粒细胞)或仅表达CD117(造血干细胞)者不能称为肥大细胞。
- 黏膜层tryptase免疫染色可能容易导致假阳性结果,从而误诊为肥大细胞增生症;因此,对于怀疑肥大细胞增生症伴黏膜浸润的所有病例,强烈建议联合使用tryptase、CD117和CD25。

(陈　健译)

参考文献

1. Nettleship E, Tay W. Rare forms of urticaria. BMJ. 1869;2:323.

2. Ehrlich P. Beiträge zur Kenntnis der granulierten Bindegewebszellen und der eosinophilen Leukozyten. Arch Anat Physiol. 1879;3:166.

3. Ellis JM. Urticaria pigmentosa. A report of a case with autopsy. AMA Arch Pathol. 1949;48:426.

4. Berke M, Ley DCH. Generalized mastocytosis. Can Med Assoc J. 1963;89:770.

5. Torrey E, Simpson K, Wilbur S, et al. Malignant mastocytosis with circulating mast cells. Am J Hematol. 1990;34:383.

6. Baghestanian M, Bankl HC, Sillaber C, et al. A case of malignant mastocytosis with circulating mast cell precursors: biologic and phenotypic characterization of the malignant clone. Leukemia. 1996;10:159.

7. Sagher F, Liban E, Ungar H, Schorr S. Urticaria pigmentosa with bone involvement. Mast cell aggregates in bones and myelosclerosis found at autopsy in a case of monocytic leukaemia. J Invest Dermatol. 1956;27:355.

8. Lerner MR, Lerner AB. Urticaria pigmentosa with systemic lesions and otosclerosis. Arch Dermatol. 1960;81:203.

9. Rywlin AM, Hoffman EP, Ortega RS. Eosinophilic fibrohistiocytic lesion of bone marrow: a distinctive new morphologic finding, probably related to drug hypersensitivity. Blood. 1972;40:464.

10. TeVelde J, Visman FJFE, Leenheers-Binnendijk L, et al. The eosinophilic fibrohistiocytic lesion of the bone marrow. A mast cellular lesion in bone disease. Virchows Arch A Pathol Anat Histol. 1978;377:277.

11. Horny H-P, Parwaresch MR, Lennert K. Bone marrow findings in systemic mastocytosis. Hum Pathol. 1985;16:808.

12. Travis WD, Li C-Y, Bergstralh EJ, et al. Systemic mast cell disease. Analysis of 58 cases and literature review. Medicine (Baltimore). 1988;67:345.

13. Metcalfe DD. Classification and diagnosis of mastocytosis: current status. J Invest Dermatol. 1991;96:45S.

14. Kitamura Y, Yokoyama M, Matsuda H, et al. Spleen colony forming cells as common precursor for tissue mast cells and granulocytes. Nature. 1981;291:159.

15. Leder L-D. Über die selektive fermentzytochemische Darstellung von neutrophilen myeloischen Zellen und Gewebsmastzellen im Paraffinschnitt. Klin Wochenschr. 1964;42:553.

16. Horny H-P, Ruck M, Wehrmann M, Kaiserling E. Blood findings in generalized mastocytosis: evidence of frequent simultaneous occurrence of myeloproliferative disorders. Br J Haematol. 1990;76:186.

17. LeTourneau A, Gaulard P, D'Agay FM, et al. Primary thrombocythemia associated with systemic mastocytosis: a report of five cases. Br J Haematol. 1991;79:84.

18. Sperr WR, Horny H-P, Lechner K, Valent P. Clinical and biological diversity of leukemias occurring in patients with mastocytosis. Leuk Lymphoma. 2000;37:473.

19. Mitsui H, Furitsu T, Dvorak AM, et al. Development of human mast cells from umbilical cord blood cells by recombinant human and murine stem cell factor, c-kit ligand. Proc Natl Acad Sci U S A. 1993;90:735.

20. Valent P, Spanblöchl E, Sperr WR, et al. Induction of differentiation of human mast cells from bone marrow and peripheral blood mononuclear cells by recombinant human stem cell factor (SCF)/kit ligand (KL) in long term culture. Blood. 1992;80:2237.

21. Kirshenbaum AS, Kessler SW, Goff JP, Metcalfe DD. Demonstration of the origin of human mast cells from CD34$^+$ bone marrow progenitor cells. J Immunol. 1991;146:1410.

22. Kirshenbaum AS, Goff JP, Semere T, et al. Demonstration that human mast cells arise from a progenitor cell population that is CD34$^+$, c-kit$^+$, and expresses aminopeptidase N (CD13). Blood. 1999;94:2333.

23. Schwartz LB, Sakai K, Bradford TR, et al. The alpha form of human tryptase is the predominant type present in blood at baseline in normal subjects and is elevated in those with systemic mastocytosis. J Clin Invest. 1995;96:2702.

24. Orfao A, Escribano L, Villarrubia J, et al. Flow cytometric analysis of mast cells from normal and pathological human bone marrow samples. Identification and enumeration. Am J Pathol. 1996;149:1493.

25. Escribano L, Orfao A, Villarrubia J, et al. Immunophenotypic characterization of human bone marrow mast cells. A flow cytometric study of normal and pathologic bone marrow samples. Anal Cell Pathol. 1998;16:151.

26. Sotlar K, Horny H-P, Simonitsch I, et al. CD25 indicates the neoplastic phenotype of mast cells: a novel immunohistochemical marker for the diagnosis of systemic mastocytosis (SM) on routinely processed bone marrow biopsy specimens. Am J Surg Pathol. 2004;28:1319.

27. Valent P, Sotlar K, Horny HP. Aberrant expression of CD30 in aggressive systemic mastocytosis and mast cell leukemia: a differential diagnosis to consider in aggressive hematopoietic CD30-positive neoplasms. Leuk Lymphoma. 2011;42:740.

28. Morgado JM, Perbellini O, Johnson RC, et al. CD30 expression by bone marrow mast cells from different diagnostic variants of systemic mastocytosis. Histopathology. 2013;63:780.

29. Furitsu T, Tsujimura T, Tono T, et al. Identification of mutations in the coding sequence of the proto-oncogene c-kit in a human mast cell leukemia cell line causing ligand-independent activation of c-kit product. J Clin Invest. 1993;92:1736.

30. Sotlar K, Marafioti T, Griesser H, et al. Detection of c-kit mutation Asp-816-Val in microdissected bone marrow infiltrates in a case of systemic mastocytosis associated with chronic myelomonocytic leukemia. Mol Pathol. 2000;53:188.

31. Sotlar K, Escribano L, Landt O, et al. One-step detection of c-kit point mutations using peptide nucleic acid-mediated polymerase chain reaction clamping and hybridization probes. Am J Pathol. 2003;162:737.

32. Valent P, Horny HP, Escribano L, et al. Diagnostic criteria and classification of mastocytosis: a consensus proposal. Leuk Res. 2001;25:603.

33. Valent P, Horny H-P, Li CY, et al. Mastocytosis (mast cell disease). In: Jaffe ES, Harris NL, Stein H, Vardiman JW, eds. World Health Organization (WHO) Classification of Tumours. Pathology and Genetics. Tumours of Haematopoietic and Lymphoid Tissues. Vol. 1. Lyon, France: IARC Press;2001:291.

34. Horny H-P, Metcalfe DD, Bennett JM, et al. Mastocytosis (mast cell disease). In: Swerdlow SH, Campo E, Harris NL, et al, eds. WHO Classification of Tumours of Haematopoietic and Lymphoid Tissues. Vol. 1. Lyon, France: IARC Press;2008:54.

35. Valent P, Sotlar K, Sperr WR, et al. Refined diagnostic criteria and classification of mast cell leukemia (MCL) and myelomastocytic leukemia (MML): a consensus proposal. Ann Oncol. 2014;25:1691.

36. Gotlib J, Pardanani A, Akin C, et al. International Working Group-Myeloproliferative Neoplasms Research and Treatment & European Compe-

tence Network on Mastocytosis consensus response criteria in advanced systemic mastocytosis. Blood. 2013;121;2393.

37. Berezowska S, Flaig MJ, Rueff F, et al. Adult-onset mastocytosis in the skin is highly suggestive of systemic mastocytosis. Mod Pathol. 2014;27: 19.

38. Khantawatana S, Carias R, Arnaout R, et al. The potential clinical utility of serum alpha-protryptase levels. J Allergy Clin Immunol. 1999;103: 1092.

39. Mican JM, Di-Biseeglie AM, Fong TL, et al. Hepatic involvement in mastocytosis; clinicopathologic correlations in 41 cases. Hepatology. 1995; 122;1163.

40. Hughes DM, Kurtin PJ, Hanson CA, Li C-Y. Identification of normal and neoplastic mast cells by immunohistochemical demonstration of tryptase in paraffin sections. J Surg Pathol. 1995;1;87.

41. Li WV, Kapadia SB, Sonmez-Alpan E, Swerdlow SH. Immunohistochemical characterization of mast cell disease in paraffin sections using tryptase, CD68, myeloperoxidase, lysozyme and CD20 antibodies. Mod Pathol. 1996;9;982.

42. Horny H-P, Sillaber C, Menke D, et al. Diagnostic utility of staining for tryptase in patients with mastocytosis. Am J Surg Pathol. 1998;22;1132.

43. Efrati P, Klajman A, Spitz H. Mast cell leukaemia? Malignant mastocytosis with leukaemia-like manifestations. Blood. 1957;12;869.

44. Friedman BI, Will JJ, Freiman DG, Braunstein H. Tissue mast cell leukaemia. Blood. 1958;13;70.

45. Clancy RL, Gauldie J, Vallieres M, et al. An approach to immunotherapy using antibody to IgE in mast cell leukemia. Cancer. 1976;37;693.

46. Coser P, Quaglino D, DePasquale A, et al. Cytobiological and clinical aspects of tissue mast cell leukaemia. Br J Haematol. 1980;45;5.

47. Dalton R, Chan L, Batten E, Eridani S. Mast cell leukaemia; evidence for bone marrow origin of the pathological clone. Br J Haematol. 1986;64: 397.

48. Georgin-Lavialle S, Lhermitte L, Dubreuil P, et al. Mast cell leukemia. Blood. 2013;121;1285.

49. Parwaresch MR. The Human Blood Basophil. New York; Springer;1976.

50. Kimura Y, Kasugai T, Arizono N, Matsuda H. Development of mast cells and basophils; processes and regulation mechanisms. Am J Med Sci. 1993;306;185.

51. Födinger M, Fritsch G, Winkler K, et al. Origin of human mast cells; development from transplanted hematopoietic stem cells after allogeneic bone marrow transplantation. Blood. 1994;84;2954.

52. Agis H, Krauth MT, Mosberger I, et al. Enumeration and immunohistochemical characterisation of bone marrow basophils in myeloproliferative disorders using the basophil specific monoclonal antibody 2D7. J Clin Pathol. 2006;59;396.

53. Agis H, Krauth MT, Böhm A, et al. Identification of basogranulin(BB1) as a novel immunohistochemical marker of basophils in normal bone marrow and patients with myeloproliferative disorders. Am J Clin Pathol. 2006;125;273.

54. Kitamura Y, Tsujimura T, Jippo T, et al. Regulation of development, survival and neoplastic growth of mast cells through the c-kit receptor. Int Arch Allergy Immunol. 1995;107;54.

55. Hartmann K, Wardelmann E, Ma Y, et al. Novel germline mutation of KIT associated with familial gastrointestinal stromal tumors and mastocytosis. Gastroenterology. 2005;129;1042.

56. Zhang LY, Smith ML, Schultheis B, et al. A novel K509I mutation of KIT identified in familial mastocytosis—in vitro and in vivo responsiveness to imatinib therapy. Leuk Res. 2006;30;373.

57. Akin C, Fumo G, Akif S, et al. A novel form of mastocytosis associated with a transmembrane c-kit mutation and response to imatinib. Blood. 2004;103;3222.

58. Tang X, Boxer M, Drummond A, et al. A germline mutation in KIT in familial diffuse cutaneous mastocytosis. J Med Genet. 2004;41;e88.

59. Nakagomi N, Hirota S. Juxtamembrane-type c-kit gene mutation found in aggressive systemic mastocytosis induces imatinib-resistant constitutive KIT activation. Lab Invest. 2007;87;365.

60. Garcia-Montero AC, Jara-Acevedo M, Teodosio C, et al. KIT mutation in mast cells and other bone marrow hematopoietic cell lineages in systemic mast cell disorders; a prospective study of the Spanish Network on Mastocytosis(REMA) in a series of 113 patients. Blood. 2006;108;2366.

61. Longley BJ, Metcalfe DD, Tharp M, et al. Activating and dominant inactivating c-KIT catalytic domain mutations in distinct clinical forms of human mastocytosis. Proc Natl Acad Sci U S A. 1999;96;1609.

62. Pullarkat VA, Bueso-Ramos C, Lai R, et al. Systemic mastocytosis with associated clonal hematological non-mast-cell lineage disease; analysis of clinicopathologic features and activating c-kit mutations. Am J Hematol. 2003;73;12.

63. Pignon JM, Giraudier S, Duquesnoy P, et al. A new c-kit mutation in a case of aggressive mast cell disease. Br J Haematol. 1997;96;374.

64. Sotlar K, Bache A, Stellmacher F, et al. Systemic mastocytosis associated with chronic idiopathic myelofibrosis; a distinct subtype of systemic mastocytosis associated with a clonal hematological non-mast cell lineage disorder carrying the activating point mutations KITD816V and JAK2V617F. J Mol Diagn. 2008;10;58.

65. Pollard WL, Beachkofsky TM, Kobayashi TT. Novel R634W c-kit mutation identified in familial mastocytosis. Pediatr Dermatol. 2015;32;267.

66. de Melo Campos P, Machado-Net JA, Scopim-Ribeiro R, et al. Familial systemic mastocytosis with germline KIT K509I mutation is sensitive to treatment with imatinib, dasatinib and PKC412. Leuk Res. 2014;38: 1245.

67. Wang HK, Lin ZM, Zhang J, Yin JH, Yang Y. A new germline mutation in KIT associated with diffuse cutaneous mastocytosis in a Chinese family. Clin Exp Dermatol. 2014;39;146.

68. Nagata H, Worobec AS, Oh CK, et al. Identification of a point mutation in the catalytic domain of the protooncogene c-kit in peripheral blood mononuclear cells of patients who have mastocytosis with an associated hematologic disorder. Proc Natl Acad Sci U S A. 1995;92;10560.

69. Fritsche-Polanz R, Jordan JH, Feix A, et al. Mutation analysis of C-KIT in patients with myelodysplastic syndromes without mastocytosis and cases of systemic mastocytosis. Br J Haematol. 2001;113;357.

70. Tan A, Westerman D, McArthur GA, et al. Sensitive detection of KIT D816V in patients with mastocytosis. Clin Chem. 2006;52;2250.

71. Schumacher JA, Elenitoba-Johnson KS, Lim MS. Detection of the c-kit D816V mutation in systemic mastocytosis by allele-specific PCR. J Clin Pathol. 2008;61;109.

72. Kristensen T, Vestergaard H, Bindslev-Jensen C, et al. Sensitive KIT D816V mutation analysis of blood as a diagnostic test in mastocytosis. Am J Hematol. 2014;89;493.

73. Arock M, Sotlar K, Akin C, et al. KIT mutation analysis in mast cell neoplasms; recommendation of the European Competence Network on Mastocytosis. Leukemia. 2015;29;1223-1232.

74. Agis H, Füreder W, Bankl HC, et al. Comparative immunophenotype analysis of human mast cells, blood basophils and monocytes. Immunology. 1996;87:535.

75. Sperr WR, Escribano L, Jordan JH, et al. Morphologic properties of neoplastic mast cells: delineation of stages of maturation and implication for cytological grading of mastocytosis. Leuk Res. 2001;25:590.

76. Valent P, Akin C, Sperr WR, et al. Diagnosis and treatment of systemic mastocytosis: state of the art. Br J Haematol. 2003;122:695.

77. Valent P, Ghannadan M, Akin C, et al. On the way to targeted therapy of mast cell neoplasms: identification of molecular targets in neoplastic mast cells and evaluation of arising treatment concepts. Eur J Clin Invest. 2004;34:41.

78. Parwaresch MR, Horny H-P, Lennert K. Tissue mast cells in health and disease. Pathol Res Pract. 1985;179:439.

79. Horny H-P, Ruck P, Kröber S, Kaiserling E. Systemic mast cell disease (mastocytosis): general aspects and histopathological diagnosis. Histol Histopathol. 1997;12:1081.

80. Horny H-P, Valent P. Diagnosis of mastocytosis: general histopathological aspects, morphological criteria, and immunohistochemical findings. Leuk Res. 2001;25:543.

81. Jordan JH, Walchshofer S, Jurecka W, et al. Immunohistochemical properties of bone marrow mast cells in systemic mastocytosis: evidence for expression of CD2, CD117/Kit, and bcl-x$_L$. Hum Pathol. 2001;32:545.

82. Krokowski M, Sotlar K, Krauth M-T, et al. Delineation of patterns of bone marrow mast cell infiltration in systemic mastocytosis: value of CD25, correlation with subvariations of the disease and separation from mast cell hyperplasia. Am J Clin Pathol. 2005;124:560.

83. Doyle LA, Sepehr GJ, Hamilton MJ, et al. A clinicopathologic study of 24 cases of systemic mastocytosis involving the gastrointestinal tract and assessment of mucosa mast cell density in irritable bowel syndrome and asymptomatic patients. Am J Surg Pathol. 2014;38:832.

84. Samorapoompichit P, Kiener HP, Schernthaner GH, et al. Detection of tryptase in cytoplasmic granules of basophils in patients with chronic myeloid leukemia and other myeloid neoplasms. Blood. 2001;98:2580.

85. Savage N, George TI, Gotlib J. Myeloid neoplasms associated with eosinophilia and rearrangement of PDGFRA, PDGFRB, and FGFR1: a review. Int J Lab Hematol. 2013;35:491.

86. Horny H-P, Schaumburg-Lever G, Bolz S, et al. Use of monoclonal antibody KP1 for identifying normal and neoplastic human mast cells. J Clin Pathol. 1990;43:719.

87. Horny H-P, Ruck P, Xiao J-C, Kaiserling E. Immunoreactivity of normal and neoplastic human tissue mast cells with macrophage-associated antibodies, with special reference to the recently developed monoclonal antibody PG-M1. Hum Pathol. 1993;24:355.

88. Horny H-P, Reimann O, Kaiserling E. Immunoreactivity of normal and neoplastic human tissue mast cells. Am J Clin Pathol. 1987;89:335.

89. Horny H-P, Greschniok A, Jordan J-H, et al. Chymase-expressing bone marrow mast cells in mastocytosis and myelodysplastic syndromes: an immunohistochemical and morphometric study. J Clin Pathol. 2003;56:103.

90. Denburg JA, Browman G. The Hamilton Chronic Myeloid Leukemia Study Group. Prognostic implications of basophil differentiation in chronic myeloid leukemia. Am J Hematol. 1982;27:110.

91. Horny H-P, Kaiserling E. Lymphoid cells and tissue mast cells of bone marrow lesions in systemic mastocytosis: a histological and immunohisto-logical study. Br J Haematol. 1987;69:449.

92. Parker RI. Hematologic aspects of mastocytosis. I. Bone marrow pathology in adult and pediatric systemic mast cell disease. J Invest Dermatol. 1991;96:47S.

93. Yoo D, Lessin LS, Jensen WN. Bone marrow mast cells in lymphoproliferative disorders. Ann Intern Med. 1978;88:753.

94. Horny H-P, Lange K, Sotlar K, Valent P. Increase of bone marrow lymphocytes in systemic mastocytosis: reactive lymphocytosis or malignant lymphoma? Immunohistochemical and molecular findings on routinely processed bone marrow biopsy specimens. J Clin Pathol. 2003;56:575.

95. Horny H-P, Sotlar K, Stellmacher F, et al. An unusual case of systemic mastocytosis with associated chronic lymphocytic leukemia. J Clin Pathol. 2006;59:264.

96. Wimazal F, Jordan JH, Sperr WR, et al. Increased angiogenesis in the bone marrow of patients with systemic mastocytosis. Am J Pathol. 2002;160:1639.

97. Horny H-P, Sotlar K, Sperr WR, Valent P. Systemic mastocytosis with associated clonal haematological non-mast cell lineage disease (SM-AHN-MD): a histopathological challenge. J Clin Pathol. 2004;57:604.

98. Diebold J, Riviere O, Gosselin B, et al. Different patterns of spleen involvement in systemic and malignant mastocytosis. A histopathological and immunohistochemical study of three cases. Virchows Arch A Pathol Anat Histopathol. 1991;419:273.

99. Horny H-P, Ruck M, Kaiserling E. Spleen findings in generalized mastocytosis. A clinicopathologic study. Cancer. 1992;70:459.

100. Travis WD, Li C-Y. Pathology of the lymph node and spleen in systemic mast cell disease. Mod Pathol. 1988;1:4.

101. Wimazal F, Schwarzmeier J, Sotlar K, et al. Splenic mastocytosis: report of two cases and detection of the transforming somatic c-kit mutation D816V. Leuk Lymphoma. 2004;45:723.

102. Yam LT, Chan CH, Li C-Y. Hepatic involvement in systemic mast cell disease. Am J Med. 1986;80:819.

103. Horny H-P, Kaiserling E, Campbell M, et al. Liver findings in generalized mastocytosis. A clinicopathologic study. Cancer. 1989;63:532.

104. Metcalfe DD. The liver, spleen, and lymph nodes in mastocytosis. J Invest Dermatol. 1991;96:45S.

105. Mican JM, Di-Bisceglie AM, Fong TL, et al. Hepatic involvement in mastocytosis: clinicopathologic correlations in 41 cases. Hepatology. 1995;22:1163.

106. Kyriakou D, Kouroumalis E, Konsolas J, et al. Systemic mastocytosis: a rare cause of noncirrhotic portal hypertension simulating autoimmune cholangitis—report of four cases. Am J Gastroenterol. 1998;93:106.

107. Horny H-P, Kaiserling E, Parwaresch MR, Lennert K. Lymph node findings in generalized mastocytosis. Histopathology. 1992;21:439.

108. Frieri M, Linn N, Schweitzer M, et al. Lymphadenopathic mastocytosis with eosinophilia and biclonal gammopathy. J Allergy Clin Immunol. 1990;86:126.

109. Cherner JA, Jensen RT, Dubois A, et al. Gastrointestinal dysfunction in systemic mastocytosis. A prospective study. Gastroenterology. 1988;95:657.

110. Miner PB Jr. The role of the mast cell in clinical gastrointestinal disease with special reference to systemic mastocytosis. J Invest Dermatol. 1991;96:40S.

111. Jensen RT. Gastrointestinal abnormalities and involvement in systemic mastocytosis. Hematol Oncol Clin North Am. 2000;14:579.

112. Siegert SI, Diebold J, Ludolph-Hauser D, Lohrs U. Are gastrointestinal mucosal mast cells increased in patients with systemic mastocytosis? Am J Clin Pathol. 2004;122:566.

113. Nickel WR. Urticaria pigmentosa: a consideration of various manifestations. Arch Dermatol. 1963;76:476.

114. Wolff K, Komar M, Petzelbauer P. Clinical and histopathological aspects of cutaneous mastocytosis. Leuk Res. 2001;25:519.

115. Prokocimer M, Polliack A. Increased bone marrow mast cells in preleukemic syndromes, acute leukemia, and lymphoproliferative disorders. Am J Clin Pathol. 1981;75:34.

116. Yoo D, Lessin LS. Bone marrow mast cell content in preleukemic syndrome. Am J Med. 1982;76:539.

117. Horny HP, Sotlar K, Reiter A, Valent P. Myelomastocytic leukemia: histopathological features, diagnostic criteria and differential diagnosis. Expert Rev Hematol. 2014;7:431.

118. Sperr WR, Jordan JH, Baghestanian M, et al. Expression of mast cell tryptase by myeloblasts in a group of patients with acute myeloid leukemia. Blood. 2001;98:2200.

119. Horny H-P, Sotlar K, Stellmacher F, et al. The tryptase-positive compact round cell infiltrate of the bone marrow (TROCI-bm): a novel histopathological finding requiring the application of lineage-specific markers. J Clin Pathol. 2006;59:298.

120. Noack F, Escribano L, Sotlar K, et al. Evolution of urticaria pigmentosa into indolent systemic mastocytosis: abnormal immunophenotype of mast cells without evidence of c-kit mutation Asp-816-Val. Leuk Lymphoma. 2003;44:313.

121. Meni C, Bruneau J, Georgin-Lavialle S, et al. Paediatric mastocytosis: a systematic review of 1747 cases. Br J Dermatol. 2015;172:642.

122. Carter MC, Metcalfe DD, Clark AS, Wayne AS, Maric I. Abnormal bone marrow histopathology in paediatric mastocytosis. Br J Haematol. 2014;168:865.

123. Akin C, Scott LM, Metcalfe DD. Slowly progressive systemic mastocytosis with high mast cell burden and no evidence of a non-mast cell hematologic disorder: an example of a smoldering case? Leuk Res. 2001;25:635.

124. Valent P, Akin C, Sperr WR, et al. Smouldering mastocytosis: a novel subtype of systemic mastocytosis with slow progression. Int Arch Allergy Immunol. 2002;127:137.

125. Bernd H-W, Sotlar K, Lorenzen J, et al. Acute myeloid leukaemia (AML) with t(8;21) associated with "occult" mastocytosis (SM-AHNMD). Report of an unusual case and review of the literature. J Clin Pathol. 2004;57:324.

126. Sotlar K, Saeger W, Stellmacher F, et al. "Occult" mastocytosis with activating c-kit mutation evolving into systemic mastocytosis associated with plasma cell myeloma (SM-AHNMD) and secondary amyloidosis. J Clin Pathol. 2006;59:875.

127. Johnson RC, Savage NM, Chiang T, et al. Hidden mastocytosis in AML with t(8;21). Am J Clin Pathol. 2013;140:525.

128. Travis WD, Li C-Y, Yam LT, et al. Significance of systemic mast cell disease with associated hematologic disorders. Cancer. 1988;62:965.

129. Travis WD, Li C-Y, Bergstralh EJ. Solid and hematologic malignancies in 60 patients with systemic mast cell disease. Arch Pathol Lab Med. 1989;113:365.

130. Parker RI. Hematologic aspects of mastocytosis. II. Management of hematologic disorders in association with systemic mast cell disease. J Invest Dermatol. 1991;96:52S.

131. Petit A, Pulik M, Gaulier A, et al. Systemic mastocytosis associated with chronic myelomonocytic leukemia: clinical features and response to interferon alpha therapy. J Am Acad Dermatol. 1995;32:850.

132. Wong KF, Chan JK, Chan CJ, et al. Concurrent acute myeloid leukemia and systemic mastocytosis. Am J Hematol. 1991;38:243.

133. Lindner PS, Pardanani B, Angadi C, Frieri M. Acute non-lymphocytic leukemia in systemic mastocytosis with biclonal gammopathy. J Allergy Clin Immunol. 1992;90:410.

134. Eagan JW, Baughman KL, Miller S, et al. Systemic mastocytosis in a patient with polycythemia vera treated with radioactive phosphorus. Blood. 1977;49:563.

135. Nixon RK. The relation of mastocytosis and lymphomatous disease. Ann Intern Med. 1966;64:856.

136. Hutchinson RM. Mastocytosis and co-existent non-Hodgkin's lymphoma and myeloproliferative disorders. Leuk Lymphoma. 1992;7:29.

137. Hagen W, Schwarzmeier J, Walchshofer S, et al. A case of bone marrow mastocytosis associated with multiple myeloma. Ann Hematol. 1988;76:167.

138. Stellmacher F, Sotlar K, Balleisen L, et al. Bone marrow mastocytosis associated with IgM-kappa plasma cell myeloma. Leuk Lymphoma. 2004;45:801.

139. Horny H-P, Kaiserling E, Sillaber C, et al. A case of bone marrow mastocytosis associated with an undifferentiated extramedullary tumor of hemopoietic origin. Arch Pathol Lab Med. 1997;121:423.

140. Shaw DW, Hocking W, Ahmed AR. Generalized cutaneous mastocytosis and acute myelogenous leukemia. Int J Dermatol. 1983;22:109.

141. Patrella T, Depret O, Arnould L, et al. Systemic mast cell disease associated with hairy cell leukemia. Leuk Lymphoma. 1997;25:593.

142. McElroy EA, Phyliky RL, Li C-Y. Systemic mast cell disease associated with the hypereosinophilic syndrome. Mayo Clin Proc. 1998;73:47.

143. Tefferi A, Pardanani A, Li CY. Hypereosinophilic syndrome with elevated serum tryptase versus systemic mast cell disease associated with eosinophilia: 2 distinct entities? Blood. 2003;102:3073.

144. Elliot MA, Pardanani A, Li CY, Tefferi A. Immunophenotypic normalization of aberrant mast cells accompanies histological remission in imatinib-treated patients with eosinophilia-associated mastocytosis. Leukemia. 2004;18:1027.

145. Tefferi A, Pardanani A. Imatinib therapy in clonal eosinophilic disorders, including systemic mastocytosis. Int J Hematol. 2004;79:441.

146. Tefferi A. Blood eosinophilia: a new paradigm in disease classification, diagnosis, and treatment. Mayo Clin Proc. 2005;80:75.

147. Valent P, Sperr WR, Samorapoompichit P, et al. Myelomastocytic overlap syndromes: biology, criteria, and relationship to mastocytosis. Leuk Res. 2001;25:595.

148. Valent P, Samorapoompichit P, Sperr WR, et al. Myelomastocytic leukemia: myeloid neoplasm characterized by partial differentiation of mast cell-lineage cells. Hematol J. 2002;3:90.

149. Arredondo AR, Gotlib J, Shier L, et al. Myelomastocytic leukemia versus mast cell leukemia versus systemic mastocytosis associated with acute myeloid leukemia: a diagnostic challenge. Am J Hematol. 2010;85:600.

150. Valent P, Akin C, Sperr WR, et al. Aggressive systemic mastocytosis and related mast cell disorders: current treatment options and proposed response criteria. Leuk Res. 2003;27:635.

151. Callera F, Chauffaille ML. Aggressive systemic mastocytosis: is there a role for trisomy 8? Leuk Res. 2005;29:471.

152. Hein MS, Hansen L. Aggressive systemic mastocytosis: a case report and brief review of the literature. S D J Med. 2005;58:95.

153. Travis WD, Li C-Y, Hoagland HC, et al. Mast cell leukemia: report of a case and review of the literature. Mayo Clin Proc. 1986;61:957.

154. Torrey E, Simpson K, Wilbur S, et al. Malignant mastocytosis with circulating mast cells. Am J Hematol. 1990;34:383.

155. Baghestanian M, Bankl HC, Sillaber C, et al. A case of malignant mastocytosis with circulating mast cell precursors: biologic and phenotypic characterization of the malignant clone. Leukemia. 1996;10:159.

156. Valent P, Sotlar K, Sperr WR, et al. Chronic mast cell leukemia: a novel leukemia-variant with distinct morphological and clinical features. Leuk Res. 2015;39:1.

157. Noack F, Sotlar K, Notter M, et al. Aleukemic mast cell leukemia with abnormal immunophenotype and c-kit mutation D816V. Leuk Lymphoma. 2004;45:2295.

158. Horny H-P, Parwaresch MR, Kaiserling E, et al. Mast cell sarcoma of the larynx. J Clin Pathol. 1986;39:596.

159. Kojima M, Nakamura S, Itoh H, et al. Mast cell sarcoma with tissue eosinophilia arising in the ascending colon. Mod Pathol. 1999;12:739.

160. Chott A, Günther PP, Hübner A, et al. Morphologic and immunophenotypic properties of neoplastic cells in a case of mast cell sarcoma. Am J Surg Pathol. 2003;27:1013.

161. Brcic L, Vuletic LB, Stepan J, et al. Mast-cell sarcoma of the tibia. J Clin Pathol. 2007;60:424.

162. Bugalia A, Abraham A, Balasubramanian P. Mast cell sarcoma of the small intestine: a case report. J Clin Pathol. 2011;64:1035.

163. Ma HB, Xu X, Liu WP, et al. Successful treatment of mast cell sarcoma of the uterus with imatinib. Int J Hematol. 2011;94:491.

164. Auquit-Auckbur I, Lazar C, Deneuve S, et al. Malignant transformation of mastocytoma developed on skin mastocytosis into cutaneous mast cell sarcoma. Am J Surg Pathol. 2012;36:779.

165. Guenther PP, Huebner A, Sobottka SB, et al. Temporary response of localized intracranial mast cell sarcoma to combination chemotherapy. J Pediatr Hematol Oncol. 2001;23:134.

166. Ryan RJ, Akin C, Castells M, et al. Mast cell sarcoma: a rare and potentially under-recognized diagnostic entity with specific therapeutic implications. Mod Pathol. 2013;26:533.

167. Horny H-P, Rabenhorst G, Löffler H, et al. Solitary fibromastocytic tumor arising in an inguinal lymph node. The first description of a unique spindle cell tumor simulating mastocytosis. Mod Pathol. 1994;7:962.

168. Charrette EE, Mariano AV, Laforet EG. Solitary mast cell "tumor" of the lung; its place in the spectrum of mast cell disease. Arch Intern Med. 1966;118:358.

169. Sherwin PP, Kern WH, Jones JC. Solitary mast cell granuloma(histiocytoma) of the lung. A histologic, tissue culture and time-lapse cinematographic study. Cancer. 1965;18:634.

170. Kudo H, Morinaga S, Shimosata Y, et al. Solitary mast cell tumor of the lung. Cancer. 1988;61:2089.

171. Mylanos EAM, Wielinger EWJ, VanDeNes JAP. Solitary manifestation of mastocytosis in the head and neck. Eur Arch Otorhinolaryngol. 2000;257:270.

嗜酸性粒细胞增多和慢性嗜酸性粒细胞白血病，包括髓系和淋巴系肿瘤伴嗜酸性粒细胞增多和 *PDGFRA*、*PDGFRB*、*FGFR1* 或 *JAK2* 重排

Barbara J. Bain

　　嗜酸性粒细胞增多是指血循环中嗜酸性粒细胞数量增多伴骨髓中嗜酸性粒细胞与前体细胞增多并且其他组织中通常也有嗜酸性粒细胞增多。若将轻微的变态反应者除外，嗜酸性粒细胞数的正常上限约为 $0.46×10^9/L$；然而，实际工作中都将 $0.5×10^9/L$ 作为上限值。嗜酸性粒细胞增多可以从轻度至显著，但长期嗜酸性粒细胞增多的患者，特别是若嗜酸性粒细胞显著增多（$≥1.0×10^9/L$），则会增加因嗜酸性粒细胞颗粒内容物释放造成的严重脏器损害的风险。心脏损害最常见，表现为充血性心力衰竭与心律不齐。基本上任何脏器都可受累，但多见于中枢神经系统、肺脏、胃肠道和皮肤损害相关的症状。因此，必须尽快确认和治疗引起嗜酸性粒细胞增多的基础疾病。

　　识别嗜酸性粒细胞增多的病因有时可能具有挑战性。嗜酸性粒细胞增多可以是反应性，由于潜在感染或免疫应答，导致活化 T 细胞或肿瘤细胞（如 HL 或 NHL）产生 IL-5、IL-3 或其他细胞因子所致。在其他病例中，嗜酸性粒细胞本身为克隆性血液肿瘤的一部分，如慢性髓系白血病（CML）、急性髓系白血病（AML）或骨髓增生异常综合征（MDS）。若嗜酸性粒细胞为克隆性、为主要成分、在外周血中计数 $≥1.5×10^9/L$，也应考虑

为慢性嗜酸性粒细胞白血病（CEL）的可能性。有时疾病的病理机制一时难以明确。对于这些病例而言，特发性嗜酸性粒细胞增多是诊断的最终选择，前提是嗜酸性粒细胞增多的病因必须逐一排除。

　　本章将重点讨论嗜酸性粒细胞增多的评估以及各种导致嗜酸性粒细胞增多的反应性和肿瘤性疾病（框 50.1）。

框 50.1　嗜酸性粒细胞增多的病因学分类
反应性
变态反应
哮喘
过敏性湿疹
荨麻疹
变应性鼻炎
变应性支气管肺曲霉病
药物不良反应
皮肤疾病
寻常型天疱疮
大疱性天疱疮
疱疹样皮炎

框 50.1（续）　嗜酸性粒细胞增多的病因学分类

寄生虫感染
　　线虫类（如蛔虫病、钩虫感染、类圆线虫病、丝虫病）
　　吸虫类（如片形吸虫病、姜片虫病、血吸虫病）
　　绦虫类（如囊虫病、包虫病）
真菌感染
　　球孢子菌病
肿瘤
　　癌
　　肉瘤
　　霍奇金淋巴瘤（HL）
　　非霍奇金淋巴瘤（NHL）
　　淋巴母细胞白血病（ALL）
　　系统性肥大细胞增生症（SM）*
血管炎
　　Churg-Strauss 综合征（嗜酸性肉芽肿伴多血管炎）
　　系统性坏死性血管炎
内分泌疾病
　　Addison 病
　　垂体功能低下
细胞因子调控
　　白细胞介素-3
　　白细胞介素-5
肿瘤性
　　急性髓系白血病（AML）（偶见）
　　髓系和淋巴系肿瘤伴 PDGFRA 重排
　　髓系肿瘤伴 PDGFRB 重排
　　髓系和淋巴系肿瘤伴 FGFR1 重排
　　髓系和淋巴系肿瘤伴 JAK2 重排
　　慢性嗜酸性粒细胞白血病-非特指（CEL-NOS）
　　骨髓增殖性肿瘤的嗜酸性粒细胞性转化［如慢性髓系白血病（CML）、原发性骨髓纤维化（PMF）］
　　系统性肥大细胞增生症（SM）*
病因未明
　　特发性高嗜酸性粒细胞综合征

*嗜酸性粒细胞增多可能是反应性或肿瘤性。

50.1　嗜酸性粒细胞增多的评估

嗜酸性粒细胞过多的鉴别诊断与确诊不能仅靠实验室的资料。要结果最初的临床病史和体格检查，以确定诊断方向和进一步检查措施。应特别注意查找病史中有关过敏（湿疹、哮喘、花粉症）、周期性血管性水肿、药物服用（特别是任何近期改变，包括替代疗法）以及旅行（特别是远期或近期的热带旅行以及在那里得过的任何疾病）方面的问题，体格检查应全面并且

系统；特别需要注意的是那些能解释嗜酸性粒细胞增多原因的线索，如淋巴结肿大、肝脏肿大、脾肿大以及皮肤病损（红斑、湿疹样皮炎、水肿和更为特异的病损，如 UP 或淋巴瘤样浸润）。也应重点检查嗜酸性粒细胞或其分泌产物造成组织损害的异常情况，如心脏瓣膜损害、心力衰竭、支气管痉挛、外周神经病变和血管炎等。

如何进行检查取决于嗜酸性粒细胞增多的程度，鉴别诊断依赖于病史和各种检查以及临床病情是否急迫。任何心脏体征或症状、严重的病情、极高的嗜酸性粒细胞数（>100×10⁹/L）、高比例的脱颗粒型嗜酸性粒细胞或疑诊的血液系统或非血液系统恶性肿瘤都应认为是临床急迫。若病情急迫，应迅速确定任何可以很快治疗的疾病，因此应该在短时间内同时进行多种检查。若病情不急迫，可根据临床特点提示一步步地进行系列检查。事实上，虽然多数嗜酸性粒细胞增多的病因都容易治疗，但应首先确立正确诊断。能用病史和体格检查（如由于过敏或皮肤疾病）解释的轻度嗜酸性粒细胞增多无需做任何深入的检查。其他的嗜酸性粒细胞增多（≥1.5×10⁹/L）且病因未明时，应作进一步检查。若临床不急迫，最初的检查应重点放在最可能的诊断上面（表 50.1）。诊断流程图见图50.1～图 50.3。

表 50.1　不明原因持续性嗜酸性粒细胞增多的检查与结果

检查	可能的诊断结果
血涂片	淋巴母细胞、原粒细胞或淋巴瘤细胞等血液肿瘤
粪便、尿液或血液的寄生虫检查；寄生虫感染的血清学检查	寄生虫感染
IgE 与过敏试验	变态反应性疾病
骨髓穿刺与环钻活检	CEL、HL 或 NHL 或 SM
骨髓穿刺细胞遗传学分析	CEL
外周血细胞 FIP1L1-PDGFRA 融合基因分子学分析	CEL
骨髓细胞 KIT 突变分子学分析	SM
血清胰蛋白酶	CEL 或 SM
外周血 T 细胞免疫分型	细胞因子驱动的嗜酸性粒细胞增多
胸腹部 CT	潜在的淋巴瘤或其他肿瘤

CEL，慢性嗜酸性粒细胞白血病；HL，霍奇金淋巴瘤；NHL，非霍奇金淋巴瘤；SM，系统性肥大细胞增生症。

Modified from Fletcher S, Bain B. Eosinophilic leukaemia. Br Med Bull. 2007;81: 115-127.

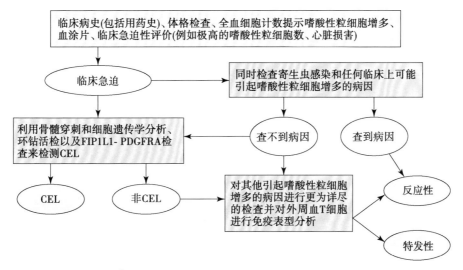

图 50.1　嗜酸性粒细胞过多患者临床急迫时推荐使用的诊断流程图。CEL,慢性嗜酸性粒细胞白血病

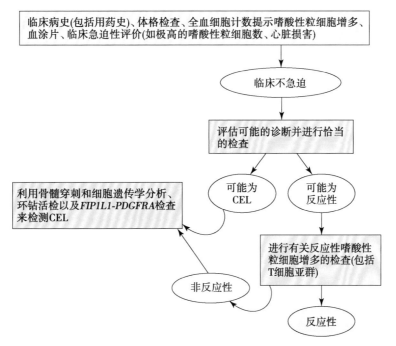

图 50.2　嗜酸性粒细胞过多患者临床不急迫时推荐使用的诊断流程图。CEL,慢性嗜酸性粒细胞白血病

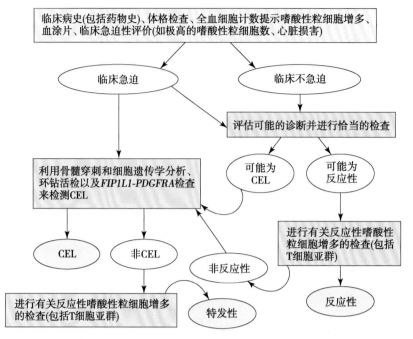

图 50.3　嗜酸性粒细胞过多患者各种不同诊断途径流程图。CEL,慢性嗜酸性粒细胞白血病

50.2　嗜酸性粒细胞增多的原因

50.2.1　寄生虫感染

该病的诊断需要有关前期居住与旅行的详尽病史[1-3]。重要的是要知道类圆线虫病在接触后临床上可存在长达 50年,血吸虫病也可在离开某一地区后存在相当长时间。寄生虫感染在来自居住条件过于拥挤、卫生状况差地区的难民中尤为普遍,来自相关国家乡村的移民中也是如此。一旦有接触史就应进行粪便的虫卵、包囊和寄生虫检查并做血涂片的微丝蚴检查。应检查 3 个独立的粪便标本。诊断类圆线虫病和血吸虫病时,血清学检查较粪便检查更为敏感,也适用于片形吸虫病、华支睾吸虫病、颚口线虫病、后睾吸虫病、旋毛虫病和弓蛔虫病。若疑为日本血吸虫感染则应进行尿液的寄生虫卵检查。

唯一经常由血液学工学者诊断的寄生虫感染为丝虫病。然而,其他原因未明的嗜酸性粒细胞增多的患者可能会推荐给血液病医师作进一步检查。血液病医师也应知道免疫缺陷患者,包括成人 T 细胞白血病/淋巴瘤和接受联合化疗或干细胞移植的患者,都存在潜隐寄生虫特别是类圆线虫感染的可能;对于这些病例,检查(包括血清学)不应只局限于嗜酸性粒细胞增多方面。

50.2.2　球孢子菌病

居住史和旅行史对于是否怀疑或决定检查球孢子菌病是很关键的。病区包括美国西南部(加利福尼亚、亚利桑那、新墨西哥、得克萨斯)、墨西哥北部和中部以及南部美洲的部分地区。外周血与骨髓检查没有意义。

50.2.3　其他反应性嗜酸性粒细胞增多

过敏史和近期添加或更改的药物治疗可能与此有关(图50.4)。体格检查可发现原发病的迹象。反应性嗜酸性粒细胞增多的病因包括药物反应、淋巴瘤(HL 与 NHL)、淋巴母细胞白血病(ALL)、实体瘤和自身免疫性疾病。可能需要做血涂片、骨髓穿刺、CT 及其他影像学检查以及组织学活检来确定或排除这些疾病。已知引起肺嗜酸性粒细胞过多的药物可以在线查询[4]。通过外周血和骨髓诊断的引起反应性嗜酸性粒细胞增多的病因包括 HL、NHL 和 ALL(图 50.5)。骨髓穿刺及环钻活检可诊断嗜酸性粒细胞增多中潜在的 HL 或转移性非血液

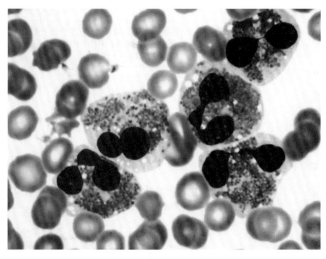

图 50.4　反应性嗜酸性粒细胞增多。一例 9 岁哮喘病男孩的外周血涂片,因疑有肺感染,接受抗生素治疗后几小时内出现搔痒。白细胞数为 64.5×10⁹/L,90% 以上为嗜酸性粒细胞。部分嗜酸性粒细胞有空泡,其他细胞部分性脱颗粒。停用抗生素后 3 日内嗜酸性粒细胞增多得以控制

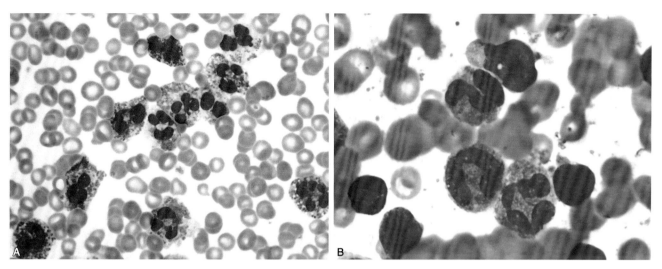

图 50.5　反应性嗜酸性粒细胞增多与淋巴母细胞白血病(ALL)。A,一例不明原因持续性嗜酸性粒细胞增多的 16 岁女孩的外周血涂片。白细胞数为 $40.0 \times 10^9/L$,85% 为嗜酸性粒细胞,偶见嗜碱性粒细胞;注意嗜酸性粒细胞的过度分叶细胞核。B,骨髓穿刺涂片示前体 B 细胞起源的淋巴母细胞,核型分析可见 t(5;14)(q31;q32),IL3-IgH 异常,该基因在白血病性淋巴母细胞中重排导致 IL3 的激活,进而导致反应性嗜酸性粒细胞增多

系统恶性肿瘤。IgE 升高不仅见于过敏体质还见于 T 细胞引起的嗜酸性粒细胞过多(高嗜酸性粒细胞综合征的淋巴细胞变异型),甚至偶见于嗜酸性粒细胞白血病。血清 IL-5 在反应性和 T 细胞引起的嗜酸性粒细胞过多中可升高。在 ALL 伴 t(5;14)(q31.1;q32.1)中,嗜酸性粒细胞增多的机制很有趣,编码 IL-3 的 *IL3* 基因由于接近 IGH 基因座而功能失调。该病及其他伴有反应性嗜酸性粒细胞增多的 ALL 必须与特定淋巴母细胞白血病相区分,后者伴有的嗜酸性粒细胞是肿瘤克隆的一部分(见下文)。周期性血管性水肿伴嗜酸性粒细胞增多的诊断依靠临床病史和观察周期性嗜酸性粒细胞数量和体重变化;病理检查不是特别有价值。同样地,Churg-Strauss 综合征(嗜酸性肉芽肿伴多血管炎)通常不能通过外周血和骨髓检查确诊;需要进行组织活检和血清学检查。美国风湿病学院提出了本病诊断标准[5]。

50.2.4　急性髓系白血病(AML)

以嗜酸性粒细胞增多作为主要表现的 AML 不常见。文献中曾在 AML 伴 t(8;21)(q22;q22.1)病例中有报道[6,7],其中一例患者出现高嗜酸性粒细胞综合征[7]。AML 伴 inv(16)(p13.1q22)或 t(16;16)(p13.1;q22)患者中,外周血嗜酸性粒细胞通常会轻度增多,但偶尔显著。在以嗜酸性粒细胞增多为 AML 特征的罕见病例中,外周血通常存在其他提示为急性白血病的特征,骨髓检查和细胞遗传学分析可以做出诊断。

50.2.5　系统性肥大细胞增生症(SM)

嗜酸性粒细胞增多是 SM 的一个特征。嗜酸性粒细胞可以是肿瘤性克隆的一部分,但也可以是肿瘤性肥大细胞释放的细胞因子导致的反应性嗜酸性粒细胞增多。骨髓通常受浸润,因此若疑为 SM,则须进行骨髓穿刺以及特别是骨髓环钻活检。血清肥大细胞胰蛋白酶水平升高可提供诊断线索,但也可见于 CEL 及其他骨髓增殖性肿瘤(MPN)。SM 的血清胰蛋白酶水平较高,但会有些重叠。骨髓中浸润的肥大细胞有黏附性,常为

梭形,多位于小动脉周围或骨小梁旁。嗜酸性粒细胞增多可与淋巴细胞增多并存(图 50.6)。肥大细胞胰蛋白酶免疫组化染色对于可疑的肥大细胞浸润的确定非常有意义。肥大细胞增生症相关的嗜酸性粒细胞增多必须与 CEL 区别(见下文),后者也可表现为肿瘤性肥大细胞骨髓浸润。SM 特点为 *KIT* 基因突变,通常为 *KIT*D816V,而 CEL 常为 *PDGFRA* 或 *PDGFRB* 重排。

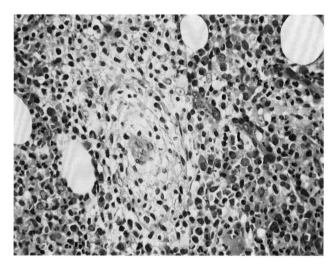

图 50.6　嗜酸性粒细胞增多与肥大细胞疾病(MCD,为肥大细胞增生症的同义词)。一例 SM 患者的骨髓环钻活检示肥大细胞围绕一条小血管分布。周围的骨髓表现为嗜酸性粒细胞明显增多。该患者外周血嗜酸性粒细胞增多

50.2.6　高嗜酸性粒细胞综合征的淋巴细胞变异型

异常分泌细胞因子的一种淋巴细胞亚群可导致嗜酸性粒细胞增多,有时称为高嗜酸性粒细胞综合征的淋巴细胞变异型[8]。临床特点主要为皮肤病变,包括搔痒、湿疹、红皮病、荨

麻疹和血管性水肿[9]。可有淋巴结肿大或过敏病史。与 CEL 相比（见下文），心脏受累很少见，男女比例相等。外周血计数示嗜酸性粒细胞增多、淋巴细胞正常或轻微增多而其他方面正常。骨髓嗜酸性粒细胞和前体细胞增多。流式细胞学检测示淋巴细胞存在异常。通常不表达 CD3 而必定表达 CD4，常表达 CD2，过度表达 CD5，不表达 CD7。其余病例表现为一系列异常表型，如 $CD3^+/CD4^-/CD8^-$ 或 $CD3^+/CD4^+/CD7^-$（弱）。淋巴细胞表达 CD3 的患者，可使用 T 细胞受体 β 基因可变区检测（但检测该基因的特异性免疫分型尚未广泛应用）。淋巴细胞可表达活化标记如 CD25 和 HLA-DR。可通过 T 细胞受体基因（*TCB* 和 *TRG* 位点）的分析来确定克隆性。血清 IL-5 常升高，有时可出现多克隆性血清 Ig（IgG 和 IgM）增多。血清维生素 B_{12} 不升高。将高嗜酸性粒细胞综合征的淋巴细胞变异型从明确的 T 细胞淋巴瘤伴反应性嗜酸性粒细胞增多中区分开来很重要；皮肤浸润和显著的淋巴结肿大提示诊断为后者。某些高嗜酸性粒细胞综合征淋巴细胞变异型患者随后进展为 T 细胞淋巴瘤，据报道间隔期为 3～20 年[8]。除了皮质激素以外，高嗜酸性粒细胞综合征淋巴细胞变异型患者对美泊利珠（mepolizumab，一种抗 IL-5 的单克隆抗体）有效。

50.2.7　慢性嗜酸性粒细胞白血病及其他髓系和淋巴系肿瘤伴 *PDGFRA* 重排

50.2.7.1　定义

许多过去认为是特发性高嗜酸性粒细胞综合征的患者，目前由于发现存在 4 号染色体长臂的部分隐蔽性缺失导致的 *FIP1L1-PDGFRA* 融合基因而被认为是 CEL[10]。至少还有 5 个基因可与 *PDGFRA* 融合，*PDGFRA* 的点突变也有描述。根据定义，这些白血病存在该融合基因；并且，由于该病最初可表现为 AML 或 T-ALL 或转化为其中之一，在 WHO 2008 中被命名为髓系和淋巴系肿瘤伴 *PDGFRA* 重排[11]。极少情况下，在伴有 *BCR-PDGFRA* 重排的病例中，转化为 B-ALL。

50.2.7.2　流行病学

男性明显多见，发病年龄范围广。

50.2.7.3　病因学

无明确的致病因素。

50.2.7.4　临床特点

临床特点包括发热、体重减轻、不适、心脏体征与症状（呼吸困难、胸痛、心悸）、咳嗽、腹泻、皮肤病损（血管性水肿、荨麻疹）、黏膜与生殖器溃疡[9]以及外周神经病变。可有栓塞现象，包括甲床的微小出血。血清 IgE 通常正常，但升高不能排除诊断[12]。血清 IL-5 升高也不能排除诊断[12]。

50.2.7.5　形态学

外周血涂片一般显示嗜酸性粒细胞增多（图 50.7），但并非总是如此。嗜酸性粒细胞可有形态异常（脱颗粒、空泡、过分叶），但这些特点也可见于反应性嗜酸性粒细胞增多。有时中性粒细胞增多。骨髓示嗜酸性粒细胞和前体细胞增多（图 50.8）。

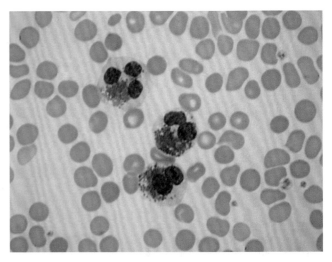

图 50.7　一例慢性嗜酸性粒细胞白血病（CEL）伴 *FIP1L1-PDGFRA* 融合基因患者的外周血涂片。嗜酸性粒细胞增多，嗜酸性粒细胞大量的脱颗粒，可见部分空泡

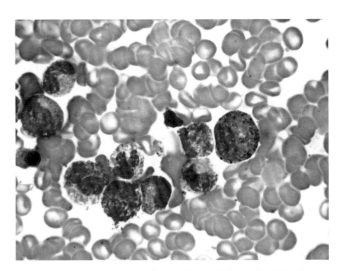

图 50.8　另外一例慢性嗜酸性粒细胞白血病（CEL）伴 *FIP1L1-PDGFRA* 融合基因患者的骨髓穿刺涂片示嗜酸性粒细胞和前体细胞。一个嗜酸早幼粒细胞混有嗜酸和早期嗜酸（紫红色）颗粒；该特点在反应性嗜酸性粒细胞增多中也可见到

环钻活检切片中，嗜酸性粒细胞和前体细胞增多。也常有肥大细胞增生，可呈梭形（图 50.9）。通常没有 SM 中的黏附性浸润模式，但有时组织学上与 SM 难以区分。网状纤维可增多。

50.2.7.6　免疫表型

嗜酸性粒细胞可表现为活化的免疫表型特点，但无诊断意义。

50.2.7.7　遗传学与分子学改变

细胞遗传学一般正常，但偶尔可有 4q12 断点相关的重排或更为常见的是，某种不相关的染色体异常，如 8 号三体、del（20q）或 del（17p）。*FIP1L1-PDGFRA* 融合基因编码一种固有活性酪氨酸激酶，是本病的发病机制。极少数患者可通过不同的基因重排而导致 *PDGFRA* 的重排[13]。通过 PCR（常需巢式

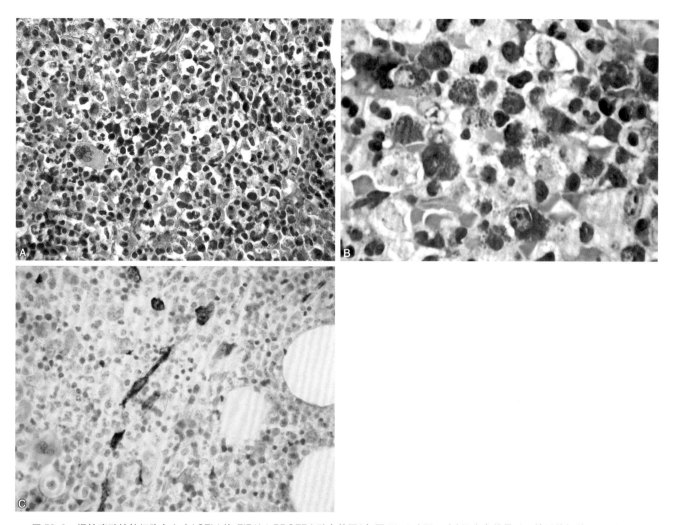

图 50.9　慢性嗜酸性粒细胞白血病(CEL)伴 *FIP1L1-PDGFRA* 融合基因(与图 50.8 为同一病例)患者的骨髓环钻活检切片。A,增生活跃,骨髓组织成分紊乱,嗜酸性粒细胞和前体细胞增多。B,Giemsa 染色示骨髓增生活跃,前体嗜酸性粒细胞增多。C,散在分布梭形肥大细胞和几个核/质比例大、可能为前体造血细胞(CD117 免疫过氧化酶染色)

PCR)或 FISH 或两者兼用的方法确诊。建议两种方法联用[13]。FISH 技术常常取决于检测 *CHIC2* 基因的缺失,该基因位于 *PIP1L1* 和 *PDGFRA* 之间,若 *CHIC1* 基因检测不到,则可证明基因缺失发生。

50.2.7.8　推测的细胞起源

细胞起源为多能淋巴系/髓系干细胞。

50.2.7.9　临床病程

临床病程可为慢性,但一些病例死于心脏病或其他合并症;有些病例转化为 AML。由于融合基因的确认以及发现具有该融合基因的患者对于伊马替尼(imatinib)的治疗高度敏感,预后可能会大为改善。即便是急性期的患者也有效。对于伊马替尼的敏感性比 CML 更为显著。若有分子生物学方法追踪检测疾病,则可以每日 100mg 的低剂量开始治疗。

50.2.7.10　鉴别诊断

鉴别诊断包括其他引起嗜酸性粒细胞过多的病因,但只要使用检测隐蔽性缺失或融合基因的敏感技术,就不存在诊断上

的困难。骨髓中出现异常肥大细胞不应误认为 SM。

50.2.8　慢性嗜酸性粒细胞白血病及其他髓系和淋巴系肿瘤伴 *PDGFRB* 重排

50.2.8.1　定义

本组中的髓系肿瘤和极少数淋巴系肿瘤是由导致 *PDG-FRB* 基因重排的染色体易位并形成含有 *PDGFRB* 的融合基因所致[14-16]。最常见的易位为 t(5;12)(q32;p13.2),形成 *ETV6-PDGFRB* 融合基因,已经确认了至少 25 种不同易位和融合基因,其中多数来自于个案报道[15]。血液学特点呈异质性,即便是伴有 *ETV6-PDGFRB* 的患者。

含有 *PDGFRB* 的特定融合基因的 Ph 样 B-ALL 病例,如 *EBF1-PDGFRB*,不建议归入这一类别,而是属于 B 淋巴母细胞白血病/淋巴瘤。

50.2.8.2　流行病学

年龄范围广,儿童期到老年都可发病。男性发病率是女性的 2 倍。

50.2.8.3   病因学

无明确的致病因素。

50.2.8.4   临床特点

常见脾肿大。有时出现皮肤浸润或心脏损害。血清维生素 B12 和胰蛋白酶可升高。

50.2.8.5   形态学

白细胞增多,有时可出现贫血或血小板减少。绝大多数但非全部患者有嗜酸性粒细胞增多(图 50.10)。血液学特点非常接近 CEL;不典型慢性髓系白血病(aCML),通常伴嗜酸性粒细胞增多;或慢性粒-单核细胞白血病(CMML),通常伴嗜酸性粒细胞增多。一些病例表现为 AML(伴或不伴嗜酸性粒细胞增多)。偶有患者表现为慢性嗜碱性粒细胞白血病伴 t(4;5;5)(q23;q31;q33)或 t(4;5)(q21.2;q31.3)和 PRKG2-PDGFRB 融合基因;一例儿童患者表现为幼年性粒-单核细胞白血病伴嗜酸性粒细胞增多和 t(5;17)(q33;p11.2)和 SPECC1-PDGFRB 融合基因;一名具有 KANK1-PDGFRB 的患者表现为血小板增多但无嗜酸性粒细胞增多[17]。罕见 T-ALL。骨髓增生活跃,嗜酸性粒细胞、中性粒细胞、单核细胞以及这些细胞的前体细胞不同程度增多。环钻活检切片中可有肥大细胞增生,网状纤维增多以及不常见的胶原纤维增多。

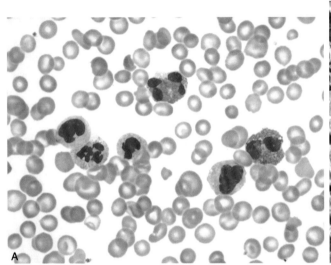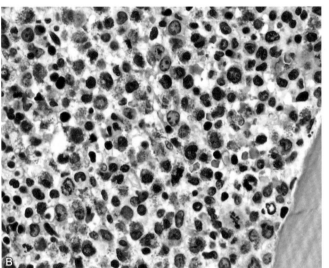

图 50.10   一名单核细胞增多患者具有嗜酸性粒细胞显著增多,类似于慢性性粒-单核细胞白血病(CMML)。外周血涂片(A)和骨髓活检切片(B)示嗜酸性粒细胞显著增多。细胞遗传学分析示 t(5;12)(q31;p12),ETV-PDGFRB

50.2.8.6   免疫表型

免疫分型无助于诊断。

50.2.8.7   遗传学与分子学改变

大多数病例表现为易位,或者罕见情况下,表现为另一种含有 5q31-q33 断点的重排。

50.2.8.8   推测的细胞起源

细胞起源似乎为多能髓系干细胞。然而,据报道,罕见病例中具有 T-淋巴母细胞成分,特别是伴有 CEP85L-PDGFRB 和 RABEP1-PDGFRB 的病例[18]。因此,目前确定至少部分病例来自突变的多能淋巴系/髓系干细胞。

50.2.8.9   临床病程

过去,中位生存期仅约为 2 年;但随着伊马替尼治疗方案的早期制定,生存期大为改善。

50.2.8.10   鉴别诊断

鉴别诊断包括其他引起嗜酸性粒细胞过多的病因,特别是其他的 MPN 或 MDS/MPN。细胞遗传学分析一般能确诊。

50.2.9   髓系和淋巴系肿瘤伴 FGFR1 重排

50.2.9.1   定义

本组髓系和淋巴系肿瘤在血液学上是异质性,但因为都有 FGFR1 重排及其融合基因所以将这类疾病放在一起[15,16]。

50.2.9.2   流行病学

无特定的流行病学特点。

50.2.9.3   病因学

无明确的致病因素。

50.2.9.4   临床特点

常见临床特点包括淋巴结肿大和脾肿大。由于早期急性转化而预后差。

50.2.9.5   形态学

可表现为 CEL(随后发生急性粒细胞性或淋巴母细胞性转化)、AML、T-LBL/ALL 或 B-LBL/ALL(图 50.11)[19]。急性期患者表现为嗜酸性粒细胞增多。伴有 BCR-FGFR1 融合基因的

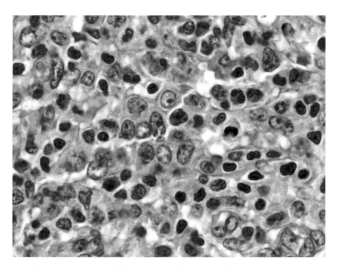

图 50.11　一例 T-淋巴母细胞淋巴瘤(T-LBL)伴 t(8;13)(p11;q12), *ZNF198-FGFR1* 患者的淋巴结活检标本。淋巴母细胞中混有成熟嗜酸性粒细胞。患者之后进展为 AML 伴嗜酸性粒细胞增多

病例的疾病表型有些差别,该病类似于 CML 伴嗜酸性粒细胞增多而不是 CEL 的血液学特点;T-与 B-淋巴母细胞性转化在本组疾病中都曾报道过。有 *FGFR1OP1-FGFR1* 融合基因的患者表现出一个不常见的特点就是有四例患者伴有 PV。

50.2.9.6　免疫表型

原始细胞增多时,免疫表型分析有助于识别原始细胞,但在其他方面没有用处。

50.2.9.7　遗传学与分子学改变

多种细胞遗传学与分子遗传学异常都有报道。最常见的 4 种异常为 t(8;13)(p11;q12)伴 *ZMYM2-FGFR1*(旧称 *ZNF198-FGFR1*)融合基因、t(8;9)(p11;q33)伴 *CNTRL-PDGFRB*(旧称 *CEP110-FGFR1*)融合基因、t(6;8)(q27;p11-12)伴 *FGFR1OP1-FGFR1* 融合基因和 t(8;22)(p11;q11)伴 *BCR-FGFR1* 融合基因。其他的重排至少涉及其他 9 种基因,仅见于个案报告。21 号三体是最常见的继发性染色体异常。

50.2.9.8　推测的细胞起源

推测的细胞起源为多能淋巴系/髓系造血干细胞。

50.2.9.9　临床病程

患者通常在急性期就诊或在 1~2 年内经历急性转化。化疗可使病情缓解但不能持久。

50.2.9.10　鉴别诊断

可能会考虑为其他髓系和淋巴系肿瘤,包括淋巴系肿瘤伴反应性嗜酸性粒细胞增多。细胞遗传学分析可明确诊断。

50.2.10　髓系和淋巴系肿瘤伴 *JAK2* 重排

50.2.10.1　定义

髓系和淋巴系肿瘤伴 t(8;9)(p22;p24)和 *PCM1-JAK2* 是一组异质性血液学肿瘤,但有一些相同特征,使其归入一种特

定实体[20]。在修订版 WHO 分类中作为暂定实体[20a]。认识这些疾病具有重要的临床意义,因为它们对酪氨酸激酶抑制剂 ruxolitinib 有一些反应。

另外两组有 *JAK2* 重排的髓系和淋巴系肿瘤分别伴有 t(9;12)(p24;p13)、*ETV6-JAK2* 和 t(9;22)(p24;q11.2)、*BCR-JAK2*。尽管目前与 PCM1-JAK2 病例相比定义不太明确,这两组疾病在修订版 WHO 分类中被归入 PCM1-JAK2 相关病例[20a]。

50.2.10.2　流行病学

没有特定的流行病学特征。

50.2.10.3　病原学

尚未确定病因。

50.2.10.4　临床特征

常见特征包括肝肿大和脾肿大。PCM1-JAK2 患者通常是男性。

50.2.10.5　形态学

伴有 PCM1-JAK2 的病例可能表现为 CEL 或其他 MPN、aCML 或其他 MDS/MPN、AML、或 B 或 T 淋巴细胞白血病/淋巴瘤[20-22]。嗜酸性粒细胞增多症可能是除 CEL 以外的其他病例的特征。常伴有骨髓纤维化。骨髓肥大细胞有时增多。常见急性转化,通常是 AML,但有时是 B-ALL。

伴有 ETV6-JAK2 的病例可能表现为 aCML、MDS,或 T 或 B 系淋巴母细胞白血病/淋巴瘤。在一名患者中,B-ALL 可能代表 aCML 的转化。关于嗜酸性粒细胞计数的资料很少,但 8 例报告病例中有 1 例记录了骨髓嗜酸性粒细胞增多。

伴有 BCR-JAK2 的病例可能表现为 aCML 或其他 MDS/MPN、AML 或 B-ALL。关于嗜酸性粒细胞计数的资料很少,但 11 例报告病例中有 3 例记录了嗜酸性粒细胞。

50.2.10.6　免疫表型

原始细胞增多时,免疫表型分析有助于识别原始细胞,但在其他方面没有用处。

50.2.10.7　遗传学和分子发现

标准细胞遗传学分析可显示相关的易位,包括变异易位。伴有 BCR-JAK2、t(9;22)(p24;q11.2)相关的易位不应与伴有 *BCR-ABL1*、t(9;22)(q34;q11.2)和 CML 相混淆。专业实验室的分子分析可以识别融合基因。

50.2.10.8　推测的细胞起源

在 PCM1-JAK2 和 ETV6-JAK2 相关病例中,假设的起源细胞是淋巴系多能干细胞/髓系造血干细胞。BCR-JAK2 相关病例也可能如此,但需要更多的数据来确认。

50.2.11　慢性嗜酸性粒细胞白血病-非特指(CEL-NOS)

50.2.11.1　定义

由于外周血或骨髓中原始细胞增多(外周血>2%或骨髓

>5%)或者证实髓系细胞克隆性而将本组异质性疾病定义为白血病[16]。如脾肿大这样的临床特点也提示有白血病的可能。

50.2.11.2   流行病学

CEL-NOS 主要发生于成人。无特殊的流行病学特点,但伴有 t(8;9)(p22;p24)的患者通常为男性。

50.2.11.3   病因学

无确切的致病因素。

50.2.11.4   临床特点

临床特点可能与白血病的特性(如脾肿大、肝肿大)或嗜酸性粒细胞的组织学损害(如心脏损害)有关。

50.2.11.5   形态学

按传统,嗜酸性粒细胞计数升高,至少 $1.5×10^9/L$ 并排除 CMML 或 aCML,后两者有明显的单核细胞增多或增生异常的中性粒系前体细胞增多。外周血和骨髓中原始细胞可增多,嗜酸性粒细胞系可有形态学异常(图 50.12)。

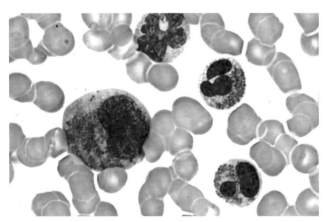

图 50.12   一例慢性嗜酸性粒细胞白血病-非特指(CEL-NOS)患者的外周血涂片,合并 10 三体以及骨髓和外周血中原始细胞增多。可见两个异常嗜酸性粒细胞和一个前体嗜酸性粒细胞

50.2.11.6   免疫表型

只有原始细胞增多时才需要免疫分型,必须证实原始细胞为髓系而非淋巴系。

50.2.11.7   遗传学与分子学改变

可通过 X 染色体基因的不对称表达、某种癌基因的突变(如 RAS 突变或 JAK2 V167F)[23]或克隆性细胞遗传学异常伴或不伴可证实的融合基因来证实克隆性。根据定义,伴有 PDGFRA、PDGFRB 或 FGFR1 重排的病例排除 CEL-NOS,伴有 PCM1-JAK2、ETV6-JAK2 或 BCR-JAK2 者也是如此(见上文)。非特异性细胞遗传学异常包括 8 号三体、i(17p)和复杂核型。

50.2.11.8   推测的细胞起源

推测的细胞起源为多能髓系干细胞。

50.2.11.9   临床病程

临床病程可为慢性,有时由于心脏损害导致死亡。可发生急性转化。

50.2.11.10   鉴别诊断

本病可通过细胞遗传学和分子遗传学分析来区分嗜酸性粒细胞增多的特定分子亚型或特发性高嗜酸性粒细胞综合征鉴别。

50.2.12   特发性高嗜酸性粒细胞综合征

50.2.12.1   定义

按照定义,这是一个排除性诊断。应排除引起反应性嗜酸性粒细胞增多的原因和存在髓系肿瘤的可能,也应特别排除存在 FIP1L1-PDGFRA 融合基因的可能。诊断要求包括嗜酸性粒细胞增多(至少为 $1.5×10^9/L$ 且持续至少 6 个月)并导致组织损害。有些病例中存在免疫表型异常(有时为克隆性)T 细胞群释放的细胞因子,此时又称为"高嗜酸性粒细胞综合征淋巴细胞亚型"。但明显的 T 细胞肿瘤则排除在诊断之外。

50.2.12.2   流行病学

本病主要发生于成人。由于将有 FIP1L1-PDGFRA 融合基因的患者排除在外,先前以男性发病为主的观点已不复存在。

50.2.12.3   病因学

按照定义,病因未明,尽管本病有时与 T 细胞和细胞因子有关。

50.2.12.4   临床特点

少数患者存在脾肿大,极少数有淋巴结肿大[18]。皮肤表现与心脏损害常见[18]。肝脏、中枢神经系统、肌肉、肺脏和鼻窦侵犯比 CEL 更为常见[18]。约半数患者 IgE 升高。血清维生素 B12 通常正常。血清胰蛋白酶有时升高[18]。

50.2.12.5   形态学

按照定义,嗜酸性粒细胞数至少为 $1.5×10^9/L$。除此之外,分类计数通常正常。可有贫血。血小板数通常正常。骨髓细胞量正常或增多,嗜酸性粒细胞与前体细胞增多,原始细胞正常。半数以上患者骨髓肥大细胞增生,这些细胞可异常表达 CD2 和 CD25[18]。

50.2.12.6   免疫表型

嗜酸性粒细胞的免疫分型没有意义,但可以研究外周血淋巴细胞,有时会发现异常的细胞群。

50.2.12.7   遗传学与分子学改变

按照定义,未发现任何异常,没有报道发现髓系细胞的克隆性。

50.2.12.8   推测的细胞起源

目前尚无有关细胞起源的推测。可以假定有些病例代表髓系干细胞疾病,而其他病例代表淋巴系疾病。少数患者对伊马替尼的治疗有良好的持久性血液学反应,从而引发推测存有未被发现的累及酪氨酸激酶的点突变或融合基因。在一项研究中,6 例特发性高嗜酸性粒细胞综合征患者中有 5 例对伊马替尼治疗有效,这些病例来自一组 8 例骨髓肥大细胞增生的患者[18]。

50.2.12.9　临床病程

临床病程为一种缓慢进程,有时由于心脏损害而致死。

50.2.12.10　鉴别诊断

鉴别诊断包括所有已知可引起嗜酸性粒细胞增生症的病因。

50.3　结论

嗜酸性粒细胞增多的鉴别诊断范围很广泛。临床病史十分重要,有时可提示特定的诊断。对那些没有诊断线索的患者,需要进行全面检查。嗜酸性粒细胞白血病和反应性嗜酸性粒细胞增多中嗜酸性粒细胞都可有明显的形态学异常。反之,CEL 中的细胞学异常有时相当轻微。因而在诊断方面,嗜酸性粒细胞的形态学无意义;然而,外周血涂片、骨髓穿刺涂片和环钻活检切片中的其他特点可能具有诊断意义或者至少可提示一定的诊断范围。这些特点包括存在原始细胞、淋巴瘤细胞乃至寄生虫。需要规避的一个陷阱是将 CEL 误诊为 SM。第二需要规避的陷阱为在详尽的检查实施之前诊断为特发性高嗜酸性粒细胞综合征。随着逐渐增多的特定治疗方法的应用,探查嗜酸性粒细胞增多的病因变得越来越重要,全面彻底的检查是合理的。

精华和陷阱

- 嗜酸性粒细胞增多的病因有数百种。
- 临床特点与实验室检查相结合,对于识别克隆性与反应性嗜酸性粒细胞增多和确定反应性嗜酸性粒细胞增多的病因是必不可少的。
- 有些慢性嗜酸性粒细胞白血病(CEL)的病例依靠目前的技术无法识别,只能在疾病进展时,通过回顾性分析来确认。
- 反应性嗜酸性粒细胞增多与 CEL 可能导致嗜酸性粒细胞产物介导的危及生命的组织损害。
- 由于涉及治疗,不能把 CEL 误诊为系统性肥大细胞增生症(SM)。
- 细胞学异常并非肿瘤嗜酸性粒细胞的可靠指标。反应性嗜酸性粒细胞可有异常的形态学特点,而肿瘤性嗜酸性粒细胞可有正常的细胞学形态。

（刘恩彬　薛德彬　译）

参考文献

1. Caruana SR, Kelly HA, Ngeow JY, et al. Undiagnosed and potentially lethal parasite infections among immigrants and refugees in Australia. J Travel Med. 2006;13:233-239.

2. Stauffer W, Walker P. Eosinophilia in refugees. Clin Infect Dis. 2006;42:1655-1656.

3. Nutman TB. Evaluation and differential diagnosis of marked, persistent eosinophilia. Immunol Allergy Clin North Am. 2007;27:529-549.

4. Department of Pulmonary Diseases and Intensive Care Unit, University Hospital, Dijon, France. Available at:<http://www.pneumotox.com>. Accessed February 15, 2009.

5. American College of Rheumatology. Available at:<http://www.rheumatology.org/publications/classification/churg.asp>. Accessed February 15, 2009.

6. Kaneko Y, Kimpara H, Kawai S, Fujimoto T. 8;21 Chromosome translocation in eosinophilic leukemia. Cancer Genet Cytogenet. 1983;9:181-183.

7. Jacobsen RJ, Temple MJ, Sacher RA. Acute myeloblastic leukaemia and t(8;21) translocation. Br J Haematol. 1984;57:539-540.

8. Roufosse F, Cogan E, Goldman M. Lymphocytic variant hypereosinophilic syndromes. Immunol Allergy Clin North Am. 2007;27:389-413.

9. Leiferman KM, Gleich GJ, Peters MS. Dermatologic manifestations of the hypereosinophilic syndromes. Immunol Allergy Clin North Am. 2007;27:415-441.

10. Cools J, DeAngelo DJ, Gotlib J, et al. A tyrosine kinase created by fusion of the PDGFRA and FIP1L1 genes is a therapeutic target of imatinib in idiopathic hypereosinophilic syndrome. N Engl J Med. 2003;348:1201-1214.

11. Bain BJ, Gilliland DG, Horny H-P, Vardiman JW. Myeloid and lymphoid neoplasms with eosinophilia and abnormalities of PDGFRA, PDGFRB and FGFR1. In:Swerdlow SH, Campo E, Harris NL, et al., eds. WHO Classification of Tumours of Haematopoietic and Lymphoid Tissues. Lyon, France:IARC Press;2008:68-73.

12. Helbig G, Stella-Holowiecka B, Majewski M, et al. A single weekly dose of imatinib is sufficient to induce and maintain remission of chronic eosinophilic leukaemia in FIP1L1-PDGFRA-expressing patients. Br J Haematol. 2008;141:200-204.

13. Gotlib J, Cools J. Five years since the discovery of FIP1L-PDGFRA:what have we learned about the fusion and other molecularly defined eosinophilias? Leukemia. 2008;22:1999-2021.

14. Golub TR, Barker GF, Lovett M, Gilliland DG. Fusion of PDGF receptor beta to a novel ets-like gene, tel, in chronic myelomonocytic leukemia with t(5;12) chromosomal translocation. Cell. 1994;77:307-316.

15. Cross NCP, Reiter A. Fibroblast growth factor receptor and platelet-derived growth factor receptor abnormalities in eosinophilic myeloproliferative disorders. Acta Haematol. 2008;119:199-206.

16. Bain BJ, Gilliland DG, Vardiman JW, Horny H-P. Chronic eosinophilic leukaemia, not otherwise specified. In:Swerdlow SH, Campo E, Harris NL, et al., eds. WHO Classification of Tumours of Haematopoietic and Lymphoid Tissues. Lyon, France:IARC Press;2008:51-53.

17. Medves S, Duhoux FP, Ferrant A, et al. *KANK1*, a candidate tumor suppressor gene, is fused to *PDGFRB* in an imatinib-responsive myeloid neoplasm with severe thrombocythaemia. Leukemia. 2010;24:1052-1055.

18. Ondrejka SL, Jegalian AG, Kim AS, et al. PDGFRB-rearranged T-lymphoblastic leukemia/lymphoma occurring with myeloid neoplasms:the missing link supporting a stem cell origin. Haematologica. 2014;99:e148-e151.

19. Abruzzo LV, Jaffe ES, Cotelingam JD, et al. T-cell lymphoblastic leukemia with eosinophilia associated with subsequent myeloid malignancy.

Am J Surg Pathol. 1992;16:236-245.

20. Bain BJ, Ahmad S. Should myeloid and lymphoid neoplasms with *PCM1-JAK2* and other rearrangements of *JAK2* be recognised as specific entities? Br J Haematol. 2014;166:809-817.

20a. Swerdlow SH, Campo E, Harris NL, et al. , eds. WHO Classification of Tumours of Haematopoietic and Lymphoid Tissues. Revised 4th ed. Lyon, France: IARC Press; 2017.

21. Metzgeroth G, Walz C, Erben P, et al. Safety and efficacy of imatinib in chronic eosinophilic leukaemia and hypereosinophilic syndrome—a phase-II study. Br J Haematol. 2008;143:707-715.

22. Reiter A, Walz C, Watmore A, et al. The t(8;9)(p22;p24) is a recurrent abnormality in chronic and acute leukemia that fuses PCM1 to JAK2. Cancer Res. 2005;65:2662-2667.

23. Dahabreh IJ, Giannouli S, Zoi C, et al. Hypereosinophilic syndrome: another face of Janus? Leuk Res. 2008;32:1483-1485.

第 51 章

母细胞性浆细胞样树突细胞肿瘤

Fabio Facchetti，Simona Fisogni

51.1 定义

母细胞性浆细胞样树突细胞肿瘤(BPDCN)是一种罕见的血液系统恶性肿瘤，以未成熟浆细胞样树突细胞(PDC)克隆性增生为特征，未成熟浆细胞样树突细胞也被称为专职Ⅰ型干扰素产生细胞[1]或其前体细胞。由于组织起源不明，曾有多种命名，包括：无颗粒 CD4+ NK 细胞白血病[2]、母细胞性 NK 细胞白血病/淋巴瘤[3]、无颗粒 CD4+ CD56+ 血液皮肤肿瘤[4,5]、母细胞性 NK 细胞淋巴瘤[6]。1999 年 Lucio 等[7]首先提出此类肿瘤与 PDC 相关，并被随后的几个研究证实[4,8-13]。在 2008 年 WHO 分类中引入 BPDCN 这个术语[14]，并在修订版中沿用[14a]。

BPDCN 临床显著标志是以侵犯皮肤为主，随后或同时扩展至骨髓及外周血(框 51.1)。全身性播散及生存期短是其特征。形态学上，肿瘤细胞表现为不成熟母细胞特征；其诊断依赖于 CD4 及 CD56 的阳性表达，同时表达浆细胞样树突细胞标志物(如 CD123、TCL1、CD303)，不表达淋巴系、NK 系及髓系标志物。

框 51.1 母细胞性浆细胞样树突细胞肿瘤(BPDCN)的主要诊断特征

- 中等大小未成熟细胞形成的弥漫性真皮浸润，细胞学类似于淋巴母细胞或原粒细胞
- 缺乏坏死和血管侵犯
- CD4、CD56 和 PDC 相关抗原(CD123、TCL1、CD303、CD2AP、BCL11a)阳性
- CD2、CD5、CD7、CD33、CD117 和 TdT 可能阳性；CD34 阴性
- 细胞系相关抗原阴性，包括 T 细胞系(CD3、LAT、TCRAB、TCR-GD)、B 细胞系(CD19、CD20、PAX5)、NK 细胞(CD16、TIA-1、穿孔素)和粒单核细胞系(MPO、溶菌酶、CD11c、CD14、CD163、酯酶)
- B 细胞和 T 细胞受体基因呈种系构型
- EBV 相关抗原(LMP-1)和 RNA(EBER)阴性
- 没有特异性染色体异常，但同样细胞内常有复杂性异常

LAT，T 细胞活化连接器；NK，自然杀伤；PDC，浆细胞样树突细胞；TCR，T 细胞受体；TdT，末端脱氧核苷酸转移酶；TIA-1，T 细胞内抗原-1。

BPDCN 必须与其他 PDC 肿瘤样病变相鉴别，其中大部分病例是慢性粒-单核细胞白血病(CMML)[15,16]，表现为在肿大的淋巴结或结外肿块中伴有大量成熟的 PDC 发育。

51.2 流行病学

这是一种罕见的血液学肿瘤，没有种族和民族差异[8]，其发生率不到急性白血病的 1%[8]，在淋巴瘤中占 0.27%~0.7%[17,18]。

男女比例为 3.5∶1。大多数患者为老年人，诊断时平均/中位年龄为 58.1 岁/66.0 岁(范围 0~96 岁)。女性一般比男性患者年龄小 8~10 岁，有趣的是，女性无发病年龄高峰，而 40 多岁男性发病率明显升高。罕见的儿童病例已有报道。

51.3 病因学

目前 BPDCN 的病因仍不清楚。有很少(不可靠)的病例报道 EBV+，但一般来说 EBV 及其他亲淋巴病毒(HIV、HCV、HHV 6 和 8、CMV、人 T 细胞病毒 1 和 2)均为阴性[8]。

51.4 临床特征

BPDCN 的临床特征及进展模式在不同的系列报道相当一致[2,3,5,8,9,18-24]，有两种主要类型。一种类型(70%~90%患者)主要以惰性皮肤病变开始，随后发生肿瘤播散；另一种(10%~30%患者)表现为急性白血病特征，发病开始即累及全身。

患者常有无症状的皮肤病变(有时持续数月)[24,25]，身体健康状况良好，无全身性症状，因而掩盖了所患疾病的侵袭性特征。皮肤病变变化多端，包括结节、斑块或类似挫伤；数例表

现为单个皮肤病变,多数患者表现为多发性病变,可发生在身体任何部位。病变可表现为皮肤红斑,可呈淡红色或淡蓝色;直径从数毫米到数厘米不等(图 51.1)[8,23,24]。约半数病例皮肤病变是唯一可见的临床表现[5,18,24]。发病时常见局部或播散性淋巴结肿大(约 40%病例),并有肝脾增大(分别为 25%和 16%病例)[5,8,24]。黏膜病变报道极少[24]。50%~90%病例在发病时累及骨髓;但可能非常微小而只有通过免疫组化染色才能确定[26],但总是随病程进展受累范围增大。诊断时常有贫血和血小板减少;少数病例症状严重,提示骨髓衰竭[5,27]。约半数患者发现循环肿瘤细胞,但数量通常很少(中位数 2%,范围 0~94%)[19,25,27,28]。

急性白血病变异型以白细胞计数增高、循环原始细胞和大量骨髓浸润为特征,常出现多发皮肤结节[19]。

在所有临床表现中,值得注意的是 BPDCN 肿瘤细胞的亲皮肤性,相反,皮肤组织中缺乏正常的 PDC。这可能依赖于亲皮肤抗原的表达,如 CLA 和 CD56[29],以及侵犯器官时肿瘤细胞所表达的趋化因子配体产物(如 CXCR3、CXCR4、CCR6、CCR7)[30]。

约 15%~20%的 BPDCN 患者伴有或进展为 CMML 或 AML[5,9-11,23,27,31-38]。即使没有骨髓增殖异常或缺乏母细胞,只要在诊断时骨髓或血液中的单核细胞增多就可提示其伴随的白血病性增殖[5]。髓白血病细胞与 BPDCN 瘤细胞表型不同,但可能表达 CD4 和 CD56 以及 TCL1 和 CD123,提示这两种疾病可能是同时发生的,并可能是同一细胞起源。BPDCN 伴髓系白血病应当与其他髓系肿瘤常伴成熟性 PDC 肿瘤样增生相区别[15,16,39-42]。

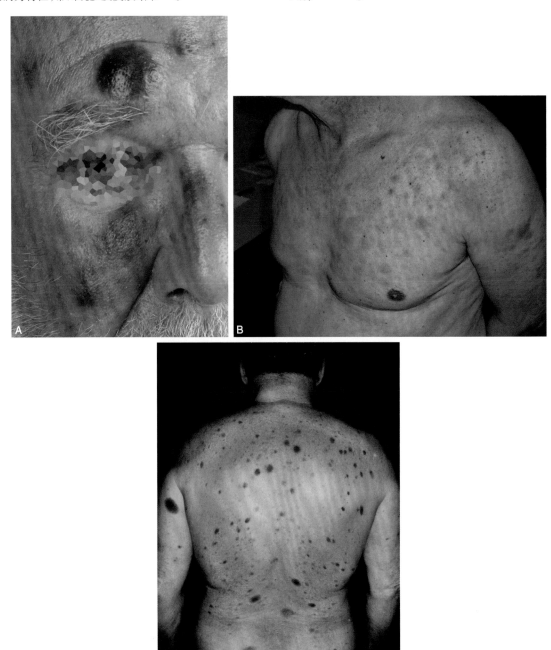

图 51.1　BPDCN 患者的皮肤病变。A~C,病变可表现为结节、斑块或类似挫伤;也可表现为淡红色或淡蓝色的红斑

51.5　形态学

BPDCN 特征性表现为弥漫、密集、形态单一的中等大细胞浸润,这些细胞具有明显的母细胞形态,提示其为淋巴母细胞或原始粒细胞。细胞核为单个,形态不规则,染色质纤细;可见单个或多个嗜酸性核仁。胞质通常稀少并呈灰蓝色,Giemsa 染色显示缺乏胞质嗜苯胺蓝颗粒。核分裂象多少不等,Ki67 增殖指数一般为中到高度(20%～80%)[25,32,43,44],但一项研究中低增殖指数病例为主[45](图 51.2)。

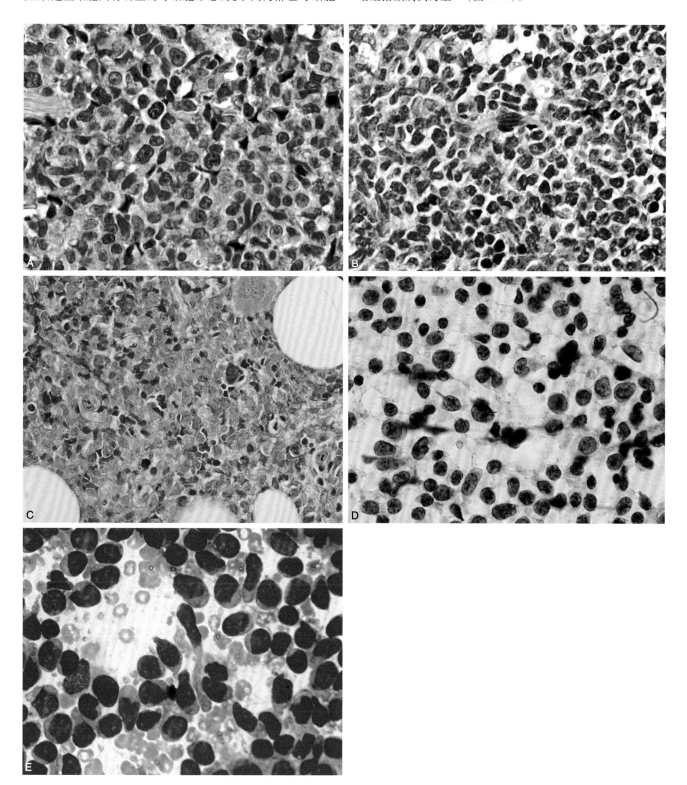

图 51.2　母细胞性浆细胞样树突细胞肿瘤(BPDCN)。不成熟肿瘤细胞的细胞形态从原粒细胞样(A)到淋巴母细胞样(B 和 C,HE 染色;Giemsa 复染)。淋巴结细针穿刺(D)显示中等大小不成熟细胞,胞质量多少不等(巴氏染色)。骨髓穿刺(E),肿瘤细胞呈原始细胞样,胞质呈伪足样延长,可能含有小的周围空泡。

在皮肤活检中,肿瘤细胞主要位于真皮,可扩展至皮下脂肪;但不侵犯表皮和附属器,罕见例外[23]。肿瘤细胞的密度和分布主要取决于对活检病灶的选择,取自平坦病灶的低密度浸润一般分布在浅表部位,可能类似炎症。在淋巴结受累部位是滤泡间区和髓质区,呈白血病浸润模式,通常不侵犯 B 区滤泡。在骨髓中,表现为轻微的间质浸润,或大范围局部病变;残余造

血组织中常见增生异常的巨核细胞[18]。一般缺乏血管壁侵犯及凝固性坏死(图 51.3)。

在巴氏染色或 HE 染色的细针穿刺标本中,细胞呈中等大小并显示原始细胞特征,但也可能类似成熟性淋巴瘤细胞(如 MZL)或不典型单核细胞(见图 51.2)。在血液及骨髓涂片中,沿着肿瘤细胞胞膜和伪足可见到胞质微泡(见图 51.2)[27]。

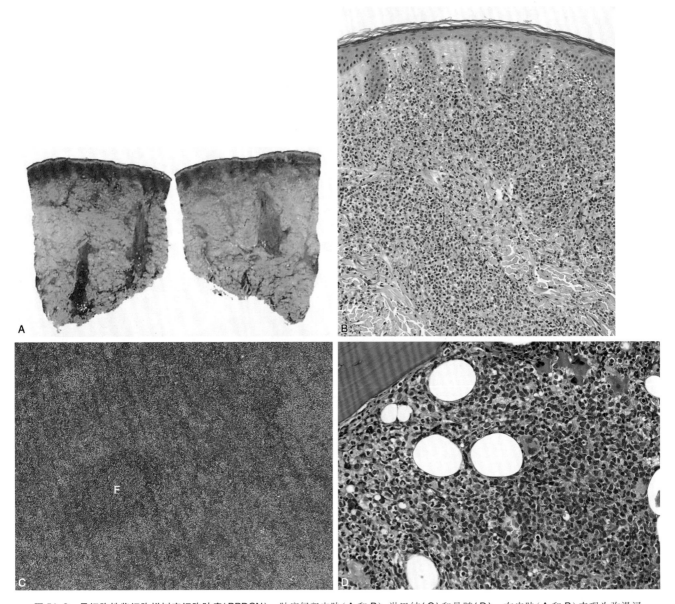

图 51.3　母细胞性浆细胞样树突细胞肿瘤(BPDCN)。肿瘤侵犯皮肤(A 和 B)、淋巴结(C)和骨髓(D)。在皮肤(A 和 B)表现为弥漫浸润,从真皮浅部扩展至深部,但并未浸润真皮乳头。在淋巴结(C),BPDCN 使滤泡间区和副皮质区消失,仍可见残留滤泡(F)。骨髓(D)显示髓腔被广泛占据,残留核深染的巨核细胞

51.6　免疫表型

诊断 BPDCN 主要依靠免疫组化染色,即,表达 CD4 和 CD56,以及其他对 PDC 更特异的抗原(表 51.1)。除了 CD7 和 CD33,一般不表达 B 系、T 系、髓系或单核系细胞及 NK 细胞的标志物。有极少报道表达 cCD3,不表达 sCD3,一般使用多克隆抗 CD3ε 抗体。

根据定义,BPDCN 为 CD4 和 CD56 阳性[4,8,20,21,23,27,45-48]。

缺乏 CD4 或 CD56 表达的罕见病例也有报道[23,43,49-53],但没有双阴性病例[45]。常用的 PDC 标志物,如 CD123、TCL1、CD303、CD2AP、BCL11a 和 SPIB 非常有助于诊断[4,5,9,10,18,20,34,45,50,53-56](图 51.4)。最少需要几种抗体才能建立 BPDCN 诊断,目前还没有一致意见[6],有人提议,肿瘤细胞表达 5 种主要抗体(CD4、CD56、CD123、TCL1 和 CD303)中的 4 种就能可靠地作出诊断[45,56-58]。CD123 是白介素 3 受体 α 链,在大多数 BPDCN 中呈阳性[4,23,45,53],但在多种髓系白血病和白血病性干细

表 51.1　石蜡切片中正常细胞与肿瘤细胞免疫组化标志物的比较

表达	标志物
正常 PDC 和 BPDCN 呈阳性	CD4、CD43、CD45RA、CD68*、CD123、CD303、CD2AP、SPIB、TCL1、BCL11a、CLA、粒酶 B[†]、MxA
BPDCN 呈阳性	CD56、CD2、CD7、CD33、CD38、CD117、TdT[‡]、BCL2、S100[§]
正常 PDC 和 BPDCN 呈阴性	CD1a、CD3、CD5、CD8、CD10、CD11c、CD13、CD14、CD16、CD19、CD20、CD21、CD23、CD25、CD30、CD34、CD45R0、CD57、CD138、FOXP3、Ig(表面和胞质)、langerin/CD207、LAT、溶菌酶、MPO、中性粒细胞弹性蛋白酶、穿孔素、Tbet、TCRAB 和 TCRGD、TIA-1、ZAP-70

*在正常 PDC,CD68 总是呈弥漫性表达;在肿瘤性 PDC,CD68 表达不定,呈点状并局限于高尔基区。

[†]在 BPDCN 组织切片上粒酶 B 极少阳性。

[‡]除了 CD56,所有这些标志物都不恒定表达;一项研究中 CD33 表达于正常循环 PDC[70]。

[§]S100 表达不定[37,64]。

BPDCN,母细胞性浆细胞样树突细胞肿瘤;CLA,皮肤淋巴细胞抗原;PDC,浆细胞样树突细胞;LAT,T 细胞活化连接器;TCR,T 细胞受体;TdT,末端脱氧核苷酸转移酶;TIA-1,T 细胞内抗原-1;ZAP-70,ζ 链相关蛋白激酶 70。

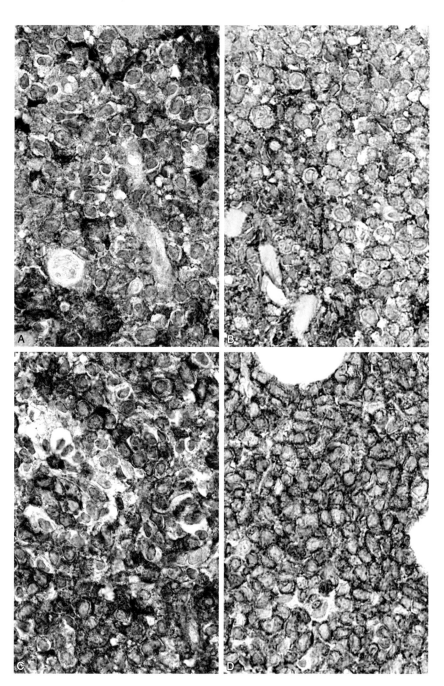

图 51.4　母细胞性浆细胞样树突细胞肿瘤(BPDCN)的免疫组化特点。A~F,肿瘤阳性标志物,分别为 CD4、CD56、CD123、CD2AP、CD303 和 TCL1。在淋巴结中(F)有大片滤泡间区被累及;注意生发中心 B 细胞也有一些阳性

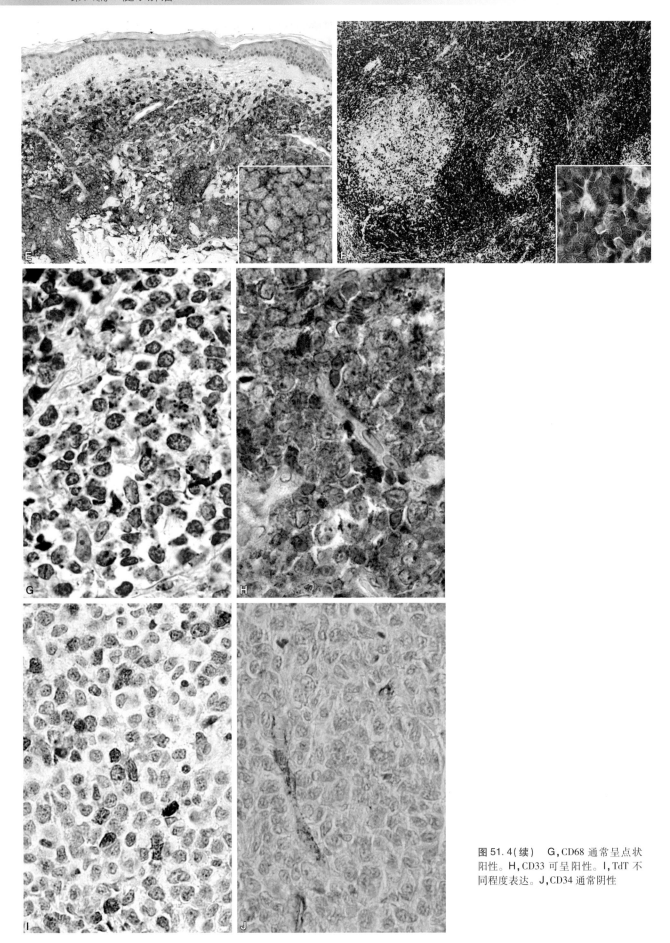

图 51.4(续)　G,CD68 通常呈点状阳性。H,CD33 可呈阳性。I,TdT 不同程度表达。J,CD34 通常阴性

胞[45,59-61] 以及 Langerhans 细胞组织细胞增生症[62] 中也呈强阳性。癌基因 *TCL1* 在 BPDCN 中通常呈强阳性表达,因而有助于诊断[23,34,50,53],但 TCL1 也表达于约 20% 的 AML[21,34,50]、多种不同的 B 细胞增殖性疾病和 T-PLL[63]。

目前,CD303(识别 BDCA2 抗原)是此类细胞最特异的标志物[37,56,64],但不同研究中 CD303 在 BPDCN 中的表达率不一致,可能与所用试剂和标本类型(冰冻切片或福尔马林固定组织)有关[8,10,16,42,44,45,56,64-66]。然而,CD303 的表达可能下调,与肿瘤细胞的分化及活化程度有关[67],此时并不能排除诊断。

CD2AP 是 CD2 相关蛋白,可标记正常 PDC[53]。不同研究中 CD2AP 在 BPDCN 中的表达率变化很大[23,53]。CD2AP 极少表达于 AML、前体 B 和 T 母细胞白血病[53]。另外,CD2AP 弱表达于正常 B 细胞和外周 B 细胞淋巴瘤[68]。

大约一半 BPDCN 病例表达 CD68,呈胞质内小点状[4,18,20,23,45],这种表达模式明显不同于正常 PDC 或巨噬细胞中所见的弥漫强阳性[69]。在淋巴和髓系相关抗原中,CD7 和 CD33 表达比较常见[70],有些病例表达 CD2、CD5、CD10、CD38 和 S100[37,64]。有趣的是,粒酶 B 正常表达于反应性 PDC[71],而在 BPDCN 组织切片中一般检测不到粒酶 B,但用流式细胞仪检测白血病细胞和 mRNA 表达水平检测呈阳性结果[11,42,72]。细胞毒分子穿孔素和 TIA-1 为阴性。

TdT 的染色结果在不同的研究中不一致[3,4,20,21,48,53]。总体而言,TdT 表达于大约 1/3 病例,10%~80% 细胞呈阳性。罕见病例表达 CD117,但 CD34 阴性[10,11,18,20,28,33]。未发现 EBV 抗原及 EBER。

流式细胞分析,不表达细胞系相关抗原,加上表达 CD4、CD45RA、CD56 和 CD123,被认为是独特表型,几乎具有疾病特异性[47]。其他有用的免疫表型特征包括一些阴性标志物(CD45RO、CD57、CD117、MPO、CD116)和一些阳性标志物(CD36、CD38、CD303、HLADR)[12,27,72,73]。特别是 CD303,在用于鉴定 BPDCN 的一组标记中具有最高的诊断分数,并证实 BPDCN 不与其他造血肿瘤交叉[73]。

51.7 细胞化学

BPDCN 肿瘤细胞与 α-萘丁酸酯酶、萘酚 ASD 氯乙酸酯酶和过氧化物酶不发生细胞化学反应[9,27,32,43]。

51.8 遗传学和分子生物学

T 细胞和 B 细胞受体基因检测通常为种系[9,18,21]。罕见病例中 T 细胞受体 γ 重排,可能是克隆性旁观者 T 细胞所致[5,18,58,74,75]。

BPDCN 无特异性核型异常,常有复杂核型,6 种主要的重现性染色体异常位于 5q(72%)、12p(64%)、13q(64%)、6q(50%)、15q(43%)和 9(28%)[9,19,30,60]。不同的分析技术显示,肿瘤抑制基因或与 G1/S 期转换相关的多个基因经常发生基因组丢失[9,20,43,58,76-80]。

二代测序[58,81] 证实了 Jardin 等[80] 的最初观察,即 TET2 是 BPDCN 中最常见的突变基因,因此提示 TET2 在肿瘤发病机制中的作用。少见情况下,基因突变涉及 DNA 甲基化、染色质重塑、转录因子和 RASS 家族[80-82]。

基因表达谱分析研究[77,83] 显示"BPDC 印记"不同于髓系和淋巴系急性白血病。与正常 PDC 相比,BPDCN 显示涉及 Notch 信号[77] 和核因子 κB 激活[83] 的基因表达增加,后者可能成为特定抑制剂治疗的潜在靶点[83]。

51.9 *推测的细胞起源及对应的正常细胞*

有几个因素阻碍了对 BPDCN 细胞起源的确定,包括肿瘤细胞的母细胞样外观使其没有特异性而缺乏任何可能提示 PDC 来源的形态学线索;而且,虽然 CD56 是定义 BPDCN 的分子标志之一,但在正常的 PDC 并不表达[56],尽管 Petrella 等[5] 证实使用 FLT3 配体处理可使一小部分外周血 PDC 表达 CD56。

直到 1990 年代后期才发现了正常 PDC 的独特特征[84-89],因此最近才有工具用于定义这种罕见的造血性肿瘤。大量数据表明 PDC 是 BPDCN 对应的正常细胞(图 51.5),这些证据包括:表达 PDC 限制性抗原[4,5,7,8,10-12,34,44,50,66,72] 和趋化因子受体[30]、产生 I 型干扰素[10,12,44,70,90]、成熟为具有抗原呈递能力的树突细胞[12,30] 和分子表达谱[83]。框 51.2 列出了正常 PDC 的主要形态学和功能特征。

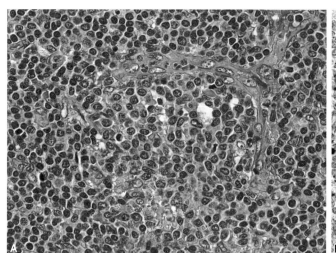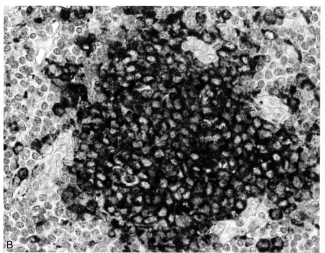

图 51.5 反应性淋巴结内成簇的浆细胞样树突细胞(PDC)。PDC 细胞形态(A)及 3 种标志物通常呈强表达:CD68(B)、CD303(C)和 CD123(D)。注意 CD123 在高内皮小静脉也着色(箭头)

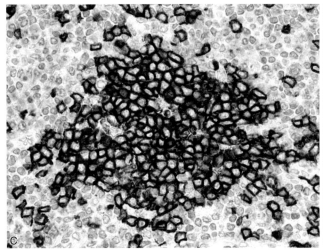 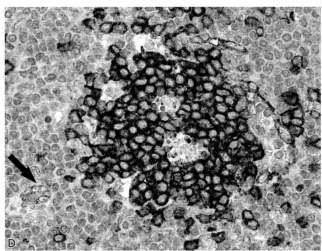

图 51.5(续)

存在部位

- 主要位于淋巴结和扁桃体,在胸腺(髓质)和其他淋巴样组织较罕见
- 占总外周血白细胞的 0.1%~0.05%
- 随着年龄增长,组织和循环中的 PDC 数量明显下降

形态学

- 通常存在于高内皮小静脉附近,散在或群集;群集状常有凋亡小体
- 细胞中等大小,单个圆-卵圆形或锯齿状核,细胞质纤细分散状,有一个或两个小核仁;中等丰富的嗜酸性胞质,Giemsa 染色呈嗜碱性
- 没有核分裂活性

免疫组化识别*

- 在石蜡切片上识别 PDC 的最好标志物是:CD123、TCL1、CD303

体内/体外功能特性

- 产生大量的 IFN-1
- 分化成树突细胞;与其他树突细胞相比,PDC 在抗原呈递和 T 细胞扩增方面效率较低
- 促进激活和分化主要因子是病毒、CpG、IL-3 和 CD40L;识别病原时,TLR7 和 TLR9 是主要的感受器

人类疾病中的 PDC

- 淋巴结内 PDC 明显增多见于 Kikuchi-Fujimoto 病(亚急性坏死性淋巴结炎)和透明血管型 Castleman 病;也可能大量存在于感染性和非感染性淋巴结炎以及淋巴结转移性恶性肿瘤
- PDC 在自身免疫性疾病中发挥关键作用(通过分泌大量的 IFN-1 以及与其他免疫细胞的相互作用),尤其是 SLE 和银屑病
- 在 SLE,PDC 在外周血中减少而在组织中积聚(如皮肤)
- PDC 强烈抑制 HIV 在 CD4$^+$T 细胞内的复制;在 HIV 感染患者,PDC 在外周血中的数量显著下降并与 HIV 的荷载量及 CD4$^+$淋巴细胞的下降相关
- 在人类肿瘤中 PDC 的功能有缺陷(如黑色素瘤、卵巢癌、头颈部鳞状细胞癌等)
- PDC 与咪喹莫特(imiquimod)的局部抗肿瘤和抗病毒反应有关,咪喹莫特是 TLR7 的有效刺激剂

*参见表 51.1。
CpG,胞苷-磷酸-鸟苷寡聚脱氧核苷酸;IFN,干扰素;TLR,Toll 样受体。

51.10　临床过程和预后

尽管大多数病例呈欺骗性惰性临床表现,最初对各种强化化疗方案有反应,但临床过程几乎总是侵袭性。中位生存期范围为 10~16.7 个月[5,8,18,22-25,27,91,92]。

较年轻患者[19,22,93],尤其是儿童患者[64]的生存期较长,其中一些患者可能会完全缓解数年。对于病变仅局限于皮肤的患者,其预后意义存在争议[19,22,24,25,91,93]。在骨髓或外周血中母细胞计数高是不利预后因素[19]。TdT 的表达似乎与较长生存期有关[19,22,66],提示不同成熟阶段的异质性反应。

9p21.3 双等位基因缺失与不良预后相关[79],包括 DNA 甲基化或转录因子组/TP53/RAS 在内的基因突变状态也是如此[81]。

目前,对 BPDCN 的最佳治疗尚无共识。采用针对急性白血病的强化治疗,持续完全缓解率增加,但只有在首次缓解期间用同种异体骨髓移植(ABMT)进行清髓治疗才能获得长期生存的机会[27,92-95],即使是老年患者也是如此[96]。BPDCN 儿童的治疗建议包括急性淋巴母细胞白血病型治疗方案加中枢神经系统预防性治疗,保留 ABMT 治疗用于第二次完全缓解或初始治疗不能诱导快速或完全缓解的病例[64]。有趣的是,尽管 PDC 比淋巴系更接近于髓系,急性髓系白血病型治疗比急性淋巴母细胞白血病型治疗的反应低[18,27,64,92]。最近,使用针对 IL-3 受体 α CD123 的免疫毒素 SL-401 治疗 BPDCN 取得了有前景的数据[97]。

51.11　鉴别诊断

BPDCN 的初次诊断工作通常是皮肤活检,因此,鉴别诊断包括原发于皮肤的浸润性病变,包括未成熟造血细胞形成的肿瘤和主要累及皮肤的成熟性 T/NK 细胞淋巴瘤(框 51.3)。表达原粒细胞(CD13、MPO)、原单核细胞(CD11C、CD14、溶菌酶)以及 B 和 T 淋巴母细胞(CD19、PAX5、CD3、LAT)标志物可排除 BPDCN。注意,CD4$^+$CD56$^+$表型可见于 AML,特别是具有单核细胞分化的病例[21,22,36,42,50,77],而 ALL 少见[98]。

前体淋巴母细胞白血病/淋巴瘤(ALL/LBL)
- B 和 T 细胞相关抗原阳性(如 CD19、PAX5、CD3、LAT、ZAP-70)
- B 细胞和 T 细胞受体基因呈克隆性构型
- 注意
  - TdT 在 BPDCN 可呈阳性,但极少呈弥漫性强阳性
  - PDC 标志物 CD56、CD2AP 或 TCL1 在 T 和 B 淋巴母细胞淋巴瘤中可呈阳性

急性髓系白血病(AML)* 和慢性粒-单核细胞白血病(CMML)
- 出现有颗粒的髓系细胞(更多分化的形态)
- MPO、溶菌酶、CD11c、CD13、CD14 及酯酶反应阳性
- 注意
  - CD4 和 CD56 在髓性和单核细胞白血病中可呈阳性
  - CD7 和 CD33 在 BPDCN 表达常见
  - CD123 和 TCL1 可在 AML 表达

皮肤鼻型 T/NK 细胞淋巴瘤
- 多形性肿瘤细胞

- 血管侵犯和坏死常见
- T/NK 细胞标志物(cCD3、CD2、LAT、ZAP-70)阳性
- 细胞毒分子(粒酶 B、穿孔素、TIA-1)阳性
- EBVRNA(EBER)阳性
- 注意:CD56(偶尔合并 CD4)可呈阳性

皮肤成熟 T 细胞淋巴瘤-非特指
- 多形性肿瘤细胞
- T 细胞标志物(CD2、CD3、LAT、ZAP-70)阳性
- 细胞毒分子(TIA-1)阳性
- 注意:CD56(偶尔合并 CD4)可呈阳性

Langerhans 细胞组织细胞增生症
- 核更加不规则,丰富的嗜酸性胞质
- 通常出现嗜酸性粒细胞(有时少见)
- CD1a、langerin、S100 呈阳性
- 注意:CD4、CD56 及 CD123 常呈阳性

* 尤其是微分化、未分化及单核细胞亚型。

BPDCN,母细胞性浆细胞样树突细胞肿瘤;LAT,T 细胞活化连结器;NK,自然杀伤;PDC,浆细胞样树突细胞;TdT,末端脱氧核苷酸转移酶;TIA-1,T 细胞内抗原-1;ZAP-70,ζ 链相关蛋白激酶 70。

皮肤 T 细胞或 NK/T 细胞淋巴瘤表达 CD4 或 CD56,或两者都表达(不同系列的研究之间有明显差别),包括结外鼻型 NK/T 细胞淋巴瘤及皮肤原发性 T 细胞淋巴瘤-非特指[21,22,48,99,100]。所有这些肿瘤都没有母细胞形态,而是由多形态细胞群组成,可有坏死和嗜血管的特点。这些特征加上表达 T 细胞标志物(CD3、LAT、ZAP-70)、细胞毒分子(TIA-1、穿孔素)和 EBV(鼻型 NK/T 细胞淋巴瘤),毫无疑问地排除 BPDCN。

其他髓系肿瘤(通常是 CMML)伴发的 PDC 肿瘤性增殖,其临床、形态学及表型特征均不同于 BPDCN。骨髓、皮肤、淋巴结或肠道中可有截然不同的 PDC 聚集灶,与伴发的髓系肿瘤相混杂[41,42,101,102];罕见情况下,由于广泛的"形成肿瘤的" PDC 结节导致全身性淋巴结肿大[15,39,40,103]。在所有这些情况下,PDC 显示成熟的形态学特征,并表现为界限清楚的含有凋亡小体的细胞簇,正如反应性 PDC 灶常见的形态[104]。而且,CD56 多为阴性或只有少数细胞呈弱阳性表达[15,42,71],CD68 和粒酶 B 恒定阳性,这些表现如同正常 PDC(图 51.6)[15]。这种情况与 BPDCN 同样具有预后差的特点,患者通常死于髓系白血病的快速进展[15]。对于这些 PDC 结节是否只是一个反应性增生还有疑问[29,77,80]。FISH 分析显示 PDC 具有等同于髓细胞肿瘤的染色体异常[15,16,41,42],提示 PDC 具有克隆性、肿瘤性特性,与白血病克隆密切相关。

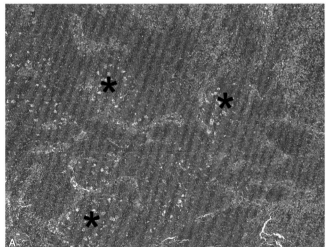
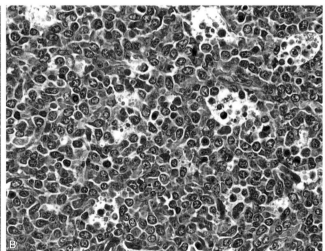

图 51.6 浆细胞样树突细胞(PDC)肿瘤性增殖。A,慢性粒-单核细胞白血病(CMML),淋巴结中大量浆细胞样树突细胞(PDC;星号所示)呈结节样聚集。B,注意 PDC 的成熟形态及大量的凋亡小体

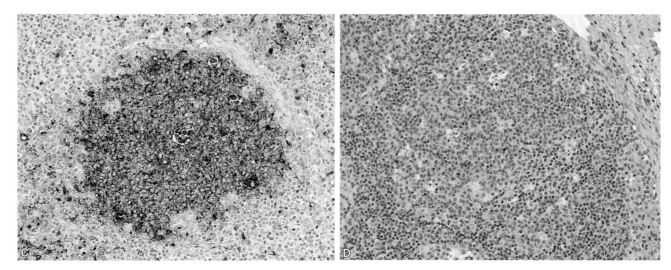

图 51.6(续)　C,CD68 强阳性表达。D,CD56 阴性

精华和陷阱

- 母细胞性浆细胞样树突细胞肿瘤(BPDCN)没有任何一种形态学特征是绝对独特的。
- 由单一的中等大小未成熟细胞组成的任何浸润灶,尤其是累及皮肤或淋巴结,都要考虑 BPDCN。
- 皮肤浸润不累及表皮并缺乏明显坏死;没有嗜血管现象。
- 表达 CD4 和 CD56 强力提示 BPDCN 诊断,但不能作为唯一的诊断标志物;CD4 和 CD56 两者之一阴性也不能排除 BPDCN。
- PDC 特异性标志物(如 CD123、TCL1、CD303、CD2AP、BCL11a)对确定诊断非常有用。
- 惰性临床表现与全身性播散形成反差,可能延误诊断,导致不恰当治疗。

(孟　斌　薛德彬　译)

参考文献

1. Facchetti F,Vermi W,Mason D,et al. The plasmacytoid monocyte/interferon producing cells. Virchows Arch. 2003;443;703-717.

2. Brody JP,Allen S,Schulman P,et al. Acute agranular CD4-positive natural killer cell leukemia. Comprehensive clinicopathologic studies including virologic and in vitro culture with inducing agents. Cancer. 1995;75;2474-2483.

3. DiGiuseppe JA,Louie DC,Williams JE,et al. Blastic natural killer cell leukemia/lymphoma;a clinicopathologic study. Am J Surg Pathol. 1997;21;1223-1230.

4. Petrella T,Comeau MR,Maynadie M,et al. 'Agranular CD4⁺ CD56⁺ hematodermic neoplasm'(blastic NK-cell lymphoma)originates from a population of CD56⁺ precursor cells related to plasmacytoid monocytes. Am J Surg Pathol. 2002;26;852-862.

5. Herling M,Jones D. CD4⁺/CD56⁺ hematodermic tumor;the features of an evolving entity and its relationship to dendritic cells. Am J Clin Pathol. 2007;127;687-700.

6. Chan JKC,Jaffe ES,Ralfkiaer E. Blastic NK-cell lymphoma. In;Jaffe ES,Harris N,Stein H,Vardiman JW,eds. Tumours of Haematopoietic and Lymphoid Tissues. 3rd ed. Lyon,France;IARC Press;2001;214-215.

7. Lucio P,Parreira A,Orfao A. CD123hi dendritic cell lymphoma;an unusual case of non-Hodgkin lymphoma. Ann Intern Med. 1999;131;549-

550.

8. Jacob MC,Chaperot L,Mossuz P,et al. CD4⁺ CD56⁺ lineage negative malignancies;a new entity developed from malignant early plasmacytoid dendritic cells. Haematologica. 2003;88;941-955.

9. Reichard KK,Burks EJ,Foucar MK,et al. CD4⁺ CD56⁺ lineage-negative malignancies are rare tumors of plasmacytoid dendritic cells. Am J Surg Pathol. 2005;29;1274-1283.

10. Urosevic M,Conrad C,Kamarashev J,et al. CD4⁺ CD56⁺ hematodermic neoplasms bear a plasmacytoid dendritic cell phenotype. Hum Pathol. 2005;36;1020-1024.

11. Chaperot L,Bendriss N,Manches O,et al. Identification of a leukemic counterpart of the plasmacytoid dendritic cells. Blood. 2001;97;3210-3217.

12. Chaperot L,Perrot I,Jacob MC,et al. Leukemic plasmacytoid dendritic cells share phenotypic and functional features with their normal counterparts. Eur J Immunol. 2004;34;418-426.

13. Bene MC,Feuillard J,Jacob MC. Plasmacytoid dendritic cells;from the plasmacytoid T-cell to type 2 dendritic cells CD4⁺CD56⁺ malignancies. Semin Hematol. 2003;40;257-266.

14. Facchetti F,Jones DM,Petrella T. Blastic plasmacytoid dendritic cells neoplasm. In;Swerdlow SH,Campo E,Harris NL,Jaffe ES,Pileri SA,Stein H,Thiele J,Vardiman JW,eds. WHO Classification of Tumours of Haematopoietic and Lymphoid Tissues. 4th ed. Lyon,France;IARC Press;2008;145-147.

14a. Facchetti F,Petrella T,Pileri S. Blastic plasmacytoid dendritic cells neoplasm. In;Swerdlow SH,Campo E,Harris NL,et al.,eds. WHO Classification of Tumours of Haematopoietic and Lymphoid Tissues. Revised 4th ed. Lyon,France;IARC Press;2017.

15. Vermi W,Facchetti F,Rosati S,et al. Nodal and extranodal tumor-forming accumulation of plasmacytoid monocytes/interferon-producing cells associated with myeloid disorders. Am J Surg Pathol. 2004;28;585-595.

16. Dargent JL,Delannoy A,Pieron P,et al. Cutaneous accumulation of plasmacytoid dendritic cells associated with acute myeloid leukemia;a rare condition distinct from blastic plasmacytoid dendritic cell neoplasm. J Cutan Pathol. 2011;38;893-898.

17. Bueno C,Almeida J,Lucio P,et al. Incidence and characteristics of CD4⁺/HLA DRhi dendritic cell malignancies. Haematologica. 2004;89;58-69.

18. Petrella T, Bagot M, Willemze R, et al. Blastic NK-cell lymphomas (agranular CD4$^+$CD56$^+$ hematodermic neoplasms): a review. Am J Clin Pathol. 2005;123:662-675.

19. Suzuki R, Nakamura S, Suzumiya J, et al. Blastic natural killer cell lymphoma/leukemia(CD56-positive blastic tumor): prognostication and categorization according to anatomic sites of involvement. Cancer. 2005; 104:1022-1031.

20. Petrella T, Dalac S, Maynadie M, et al. CD4$^+$ CD56$^+$ cutaneous neoplasms: a distinct hematological entity? Am J Surg Pathol. 1999;23: 137-146.

21. Assaf C, Gellrich S, Whittaker S, et al. CD56-positive haematological neoplasms of the skin: a multicentre study of the Cutaneous Lymphoma Project Group of the European Organisation for Research and Treatment of Cancer. J Clin Pathol. 2007;60:981-989.

22. Bekkenk MW, Jansen PM, Meijer CJ, et al. CD56$^+$ hematological neoplasms presenting in the skin: a retrospective analysis of 23 new cases and 130 cases from the literature. Ann Oncol. 2004;15:1097-1108.

23. Cota C, Vale E, Viana I, et al. Cutaneous manifestations of blastic plasmacytoid dendritic cell neoplasm—morphologic and phenotypic variability in a series of 33 patients. Am J Surg Pathol. 2010;34:75-87.

24. Julia F, Petrella T, Beylot-Barry M, et al. Blastic plasmacytoid dendritic cell neoplasm: clinical features in 90 patients. Br J Dermatol. 2013;169: 579-586.

25. Dalle S, Beylot-Barry M, Bagot M, et al. Blastic plasmacytoid dendritic cell neoplasm: is transplantation the treatment of choice? Br J Dermatol. 2010;162:74-79.

26. Hwang K, Park CJ, Jang S, et al. Immunohistochemical analysis of CD123, CD56 and CD4 for the diagnosis of minimal bone marrow involvement by blastic plasmacytoid dendritic cell neoplasm. Histopathology. 2013;62:764-770.

27. Feuillard J, Jacob MC, Valensi F, et al. Clinical and biologic features of CD4$^+$CD56$^+$ malignancies. Blood. 2002;99:1556-1563.

28. Tsagarakis NJ, Kentrou NA, Papadimitriou KA, et al. Acute lymphoplasmacytoid dendritic cell(DC2) leukemia: results from the Hellenic Dendritic Cell Leukemia Study Group. Leuk Res. 2010;34:438-446.

29. Weaver J, Hsi ED. CD4$^+$/CD56$^+$ hematodermic neoplasm(blastic NK-cell lymphoma). J Cutan Pathol. 2008;35:975-977.

30. Bendriss-Vermare N, Chaperot L, Peoc'h M, et al. In situ leukemic plasmacytoid dendritic cells pattern of chemokine receptors expression and in vitro migratory response. Leukemia. 2004;18:1491-1498.

31. Yamada O, Ichikawa M, Okamoto T, et al. Killer T-cell induction in patients with blastic natural killer cell lymphoma/leukaemia: implications for successful treatment and possible therapeutic strategies. Br J Haematol. 2001;113:153-160.

32. Khoury JD, Medeiros LJ, Manning JT, et al. CD56$^+$ TdT$^+$ blastic natural killer cell tumor of the skin: a primitive systemic malignancy related to myelomonocytic leukemia. Cancer. 2002;94:2401-2408.

33. Kazakov DV, Mentzel T, Burg G, et al. Blastic natural killer-cell lymphoma of the skin associated with myelodysplastic syndrome or myelogenous leukaemia: a coincidence or more? Br J Dermatol. 2003;149:869-876.

34. Herling M, Teitell MA, Shen RR, et al. TCL1 expression in plasmacytoid dendritic cells(DC2s) and the related CD4$^+$ CD56$^+$ blastic tumors of skin. Blood. 2003;101:5007-5009.

35. Karube K, Ohshima K, Tsuchiya T, et al. Non-B, non-T neoplasms with lymphoblast morphology: further clarification and classification. Am J Surg Pathol. 2003;27:1366-1374.

36. Sano F, Tasaka T, Nishimura H, et al. A peculiar case of acute myeloid leukemia mimicking plasmacytoid dendritic precursor cell leukemia. J Clin Exp Hematop. 2008;48:65-69.

37. Jegalian AG, Facchetti F, Jaffe ES. Plasmacytoid dendritic cells: physiologic roles and pathologic states. Adv Anat Pathol. 2009;16:392-404.

38. Voelkl A, Flaig M, Roehnisch T, et al. Blastic plasmacytoid dendritic cell neoplasm with acute myeloid leukemia successfully treated to a remission currently of 26 months duration. Leuk Res. 2011;35:e61-e63.

39. Muller-Hermelink HK, Stein H, Steinmann G, et al. Malignant lymphoma of plasmacytoid T-cells. Morphologic and immunologic studies characterizing a special type of T-cell. Am J Surg Pathol. 1983;7:849-862.

40. Harris NL, Demirjian Z. Plasmacytoid T-zone cell proliferation in a patient with chronic myelomonocytic leukemia. Histologic and immunohistologic characterization. Am J Surg Pathol. 1991;15:87-95.

41. Pileri SA, Ascani S, Cox MC, et al. Myeloid sarcoma: clinico-pathologic, phenotypic and cytogenetic analysis of 92 adult patients. Leukemia. 2007;21:340-350.

42. Vitte F, Fabiani B, Benet C, et al. Specific skin lesions in chronic myelomonocytic leukemia: a spectrum of myelomonocytic and dendritic cell proliferations: a study of 42 cases. Am J Surg Pathol. 2012;36:1302-1316.

43. Bayerl MG, Rakozy CK, Mohamed AN, et al. Blastic natural killer cell lymphoma/leukemia: a report of seven cases. Am J Clin Pathol. 2002; 117:41-50.

44. Pilichowska ME, Fleming MD, Pinkus JL, et al. CD4$^+$/CD56$^+$ hematodermic neoplasm("blastic natural killer cell lymphoma"): neoplastic cells express the immature dendritic cell marker BDCA-2 and produce interferon. Am J Clin Pathol. 2007;128:445-453.

45. Julia F, Dalle S, Duru G, et al. Blastic plasmacytoid dendritic cell neoplasms: clinico-immunohistochemical correlations in a series of 91 patients. Am J Surg Pathol. 2014;38:673-680.

46. Martin JM, Nicolau MJ, Galan A, et al. CD4$^+$/CD56$^+$ haematodermic neoplasm: a precursor haematological neoplasm that frequently first presents in the skin. J Eur Acad Dermatol Venereol. 2006;20:1129-1132.

47. Trimoreau F, Donnard M, Turlure P, et al. The CD4$^+$ CD56$^+$ CD116$^-$ CD123$^+$ CD45RA$^+$ CD45RO$^-$ profile is specific of DC2 malignancies. Haematologica. 2003;88:ELT10.

48. Massone C, Chott A, Metze D, et al. Subcutaneous, blastic natural killer (NK), NK/T-cell, and other cytotoxic lymphomas of the skin: a morphologic, immunophenotypic, and molecular study of 50 patients. Am J Surg Pathol. 2004;28:719-735.

49. Momoi A, Toba K, Kawai K, et al. Cutaneous lymphoblastic lymphoma of putative plasmacytoid dendritic cell-precursor origin: two cases. Leuk Res. 2002;26:693-698.

50. Petrella T, Meijer CJ, Dalac S, et al. TCL1 and CLA expression in agranular CD4/CD56 hematodermic neoplasms(blastic NK-cell lymphomas) and leukemia cutis. Am J Clin Pathol. 2004;122:307-313.

51. Kawai K. CD56-negative blastic natural killer-cell lymphoma(agranular CD4$^+$/CD56$^+$ haematodermic neoplasm)? Br J Dermatol. 2005;152: 369-370.

52. Ascani S, Massone C, Ferrara G, et al. CD4-negative variant of CD4$^+$/ CD56$^+$ hematodermic neoplasm: description of three cases. J Cutan Pathol. 2008;35:911-915.

53. Marafioti T, Paterson JC, Ballabio E, et al. Novel markers of normal and

neoplastic human plasmacytoid dendritic cells. Blood. 2008;111;3778-3792.

54. Pulford K,Banham AH,Lyne L,et al. The BCL11AXL transcription factor;its distribution in normal and malignant tissues and use as a marker for plasmacytoid dendritic cells. Leukemia. 2006;20;1439-1441.

55. Montes-Moreno S,Ramos-Medina R,Martinez-Lopez A,et al. SPIB,a novel immunohistochemical marker for human blastic plasmacytoid dendritic cell neoplasms;characterization of its expression in major hematolymphoid neoplasms. Blood. 2013;121;643-647.

56. Boiocchi L,Lonardi S,Vermi W,et al. BDCA-2(CD303);a highly specific marker for normal and neoplastic plasmacytoid dendritic cells. Blood. 2013;122;296-297.

57. Cronin DM,George TI,Sundram UN. An updated approach to the diagnosis of myeloid leukemia cutis. Am J Clin Pathol. 2009;132;101-110.

58. Alayed K,Patel KP,Konoplev S,et al. TET2 mutations,myelodysplastic features,and a distinct immunoprofile characterize blastic plasmacytoid dendritic cell neoplasm in the bone marrow. Am J Hematol. 2013;88;1055-1061.

59. Jordan CT,Upchurch D,Szilvassy SJ,et al. The interleukin-3 receptor alpha chain is a unique marker for human acute myelogenous leukemia stem cells. Leukemia. 2000;14;1777-1784.

60. Hauswirth AW,Florian S,Printz D,et al. Expression of the target receptor CD33 in CD34$^+$/CD38$^-$/CD123$^+$ AML stem cells. Eur J Clin Invest. 2007;37;73-82.

61. Du X,Ho M,Pastan I. New immunotoxins targeting CD123,a stem cell antigen on acute myeloid leukemia cells. J Immunother. 2007;30;607-613.

62. Sumida K,Yoshidomi Y,Koga H,et al. Leukemic transformation of Langerhans cell sarcoma. Int J Hematol. 2008;87;527-531.

63. Teitell M,Damore MA,Sulur GG,et al. TCL1 oncogene expression in AIDS-related lymphomas and lymphoid tissues. Proc Natl Acad Sci U S A. 1999;96;9809-9814.

64. Jegalian AG,Buxbaum NP,Facchetti F,et al. Blastic plasmacytoid dendritic cell neoplasm in children;diagnostic features and clinical implications. Haematologica. 2010;95;1873-1879.

65. Hallermann C,Middel P,Griesinger F,et al. CD4$^+$ CD56$^+$ blastic tumor of the skin;cytogenetic observations and further evidence of an origin from plasmocytoid dendritic cells. Eur J Dermatol. 2004;14;317-322.

66. Jaye DL,Geigerman CM,Herling M,et al. Expression of the plasmacytoid dendritic cell marker BDCA-2 supports a spectrum of maturation among CD4$^+$ CD56$^+$ hematodermic neoplasms. Mod Pathol. 2006;19;1555-1562.

67. Dzionek A,Fuchs A,Schmidt P,et al. BDCA-2,BDCA-3,and BDCA-4;three markers for distinct subsets of dendritic cells in human peripheral blood. J Immunol. 2000;165;6037-6046.

68. Rizvi H,Paterson JC,Tedoldi S,et al. Expression of the CD2AP adaptor molecule in normal,reactive and neoplastic human tissue. Pathologica. 2012;104;56-64.

69. Facchetti F,de Wolf-Peeters C,Mason DY,et al. Plasmacytoid T cells. Immunohistochemical evidence for their monocyte/macrophage origin. Am J Pathol. 1988;133;15-21.

70. Garnache-Ottou F,Chaperot L,Biichle S,et al. Expression of the myeloid-associated marker CD33 is not an exclusive factor for leukemic plasmacytoid dendritic cells. Blood. 2005;105;1256-1264.

71. Facchetti F,Vermi W,Santoro A,et al. Neoplasms derived from plasma-cytoid monocytes/interferon-producing cells;variability of CD56 and granzyme B expression. Am J Surg Pathol. 2003;27;1489-1492.

72. Gopcsa L,Banyai A,Jakab K,et al. Extensive flow cytometric characterization of plasmacytoid dendritic cell leukemia cells. Eur J Haematol. 2005;75;346-351.

73. Garnache-Ottou F,Feuillard J,Ferrand C,et al. Extended diagnostic criteria for plasmacytoid dendritic cell leukaemia. Br J Haematol. 2009;145;624-636.

74. Aoyama Y,Yamane T,Hino M,et al. Blastic NK-cell lymphoma/leukemia with T-cell receptor gamma rearrangement. Ann Hematol. 2001;80;752-754.

75. Stetsenko GY,McFarlane R,Kalus A,et al. CD4$^+$/CD56$^+$ hematodermic neoplasm;report of a rare variant with a T-cell receptor gene rearrangement. J Cutan Pathol. 2008;35;579-584.

76. Leroux D,Mugneret F,Callanan M,et al. CD4$^+$,CD56$^+$ DC2 acute leukemia is characterized by recurrent clonal chromosomal changes affecting 6 major targets;a study of 21 cases by the Groupe Francais de Cytogenetique Hematologique. Blood. 2002;99;4154-4159.

77. Dijkman R,van Doorn R,Szuhai K,et al. Gene-expression profiling and array-based CGH classify CD4$^+$CD56$^+$ hematodermic neoplasm and cutaneous myelomonocytic leukemia as distinct disease entities. Blood. 2007;109;1720-1727.

78. Wiesner T,Obenauf AC,Cota C,et al. Alterations of the cell-cycle inhibitors p27^{KIP1} and p16^{INK4a} are frequent in blastic plasmacytoid dendritic cell neoplasms. J Invest Dermatol. 2010;130;1152-1157.

79. Lucioni M,Novara F,Fiandrino G,et al. Twenty-one cases of blastic plasmacytoid dendritic cell neoplasm;focus on biallelic locus 9p21. 3 deletion. Blood. 2011;118;4591-4594.

80. Jardin F,Ruminy P,Parmentier F,et al. TET2 and TP53 mutations are frequently observed in blastic plasmacytoid dendritic cell neoplasm. Br J Haematol. 2011;153;413-416.

81. Menezes J,Acquadro F,Wiseman M,et al. Exome sequencing reveals novel and recurrent mutations with clinical impact in blastic plasmacytoid dendritic cell neoplasm. Leukemia. 2014;28;823-829.

82. Stenzinger A,Endris V,Pfarr N,et al. Targeted ultra-deep sequencing reveals recurrent and mutually exclusive mutations of cancer genes in blastic plasmacytoid dendritic cell neoplasm. Oncotarget. 2014;5;6404-6413.

83. Sapienza MR,Fuligni F,Agostinelli C,et al. Molecular profiling of blastic plasmacytoid dendritic cell neoplasm reveals a unique pattern and suggests selective sensitivity to NF-κB pathway inhibition. Leukemia. 2014;28;1606-1616.

84. Grouard G,Rissoan MC,Filgueira L,et al. The enigmatic plasmacytoid T cells develop into dendritic cells with interleukin(IL)-3 and CD40-ligand. J Exp Med. 1997;185;1101-1111.

85. Facchetti F,Candiago E,Vermi W. Plasmacytoid monocytes express IL3-receptor alpha and differentiate into dendritic cells. Histopathology. 1999;35;88-89.

86. Olweus J,BitMansour A,Warnke R,et al. Dendritic cell ontogeny;a human dendritic cell lineage of myeloid origin. Proc Natl Acad Sci U S A. 1997;94;12551-12556.

87. Siegal FP,Kadowaki N,Shodell M,et al. The nature of the principal type 1 interferon-producing cells in human blood[see comments]. Science. 1999;284;1835-1837.

88. Cella M,Jarrossay D,Facchetti F,et al. Plasmacytoid monocytes migrate

to inflamed lymph nodes and produce large amounts of type I interferon. Nat Med. 1999;5:919-923.

89. Cella M,Facchetti F,Lanzavecchia A,et al. Plasmacytoid dendritic cells activated by influenza virus and CD40L drive a potent Th1 polarization. Nat Immunol. 2000;1:305-310.

90. Petrella T,Herve G,Bonnotte B,et al. Alpha-interferon secreting blastic plasmacytoid dendritic cells neoplasm:a case report with histological, molecular genetics and long-term tumor cells culture studies. Am J Dermatopathol. 2012;34:626-631.

91. Rauh MJ,Rahman F,Good D,et al. Blastic plasmacytoid dendritic cell neoplasm with leukemic presentation, lacking cutaneous involvement: case series and literature review. Leuk Res. 2012;36:81-86.

92. Pagano L,Valentini CG,Pulsoni A,et al. Blastic plasmacytoid dendritic cell neoplasm with leukemic presentation:an Italian multicenter study. Haematologica. 2013;98:239-246.

93. Reimer P,Rudiger T,Kraemer D,et al. What is CD4$^+$CD56$^+$ malignancy and how should it be treated? Bone Marrow Transplant. 2003;32:637-646.

94. Sakashita K,Saito S,Yanagisawa R,et al. Usefulness of allogeneic hematopoietic stem cell transplantation in first complete remission for pediatric blastic plasmacytoid dendritic cell neoplasm with skin involvement:a case report and review of literature. Pediatr Blood Cancer. 2013;60: E140-E142.

95. Roos-Weil D,Dietrich S,Boumendil A,et al. Stem cell transplantation can provide durable disease control in blastic plasmacytoid dendritic cell neoplasm:a retrospective study from the European Group for Blood and Marrow Transplantation. Blood. 2013;121:440-446.

96. Dietrich S,Andrulis M,Hegenbart U,et al. Blastic plasmacytoid dendritic cell neoplasia(BPDC) in elderly patients:results of a treatment algorithm employing allogeneic stem cell transplantation with moderately reduced conditioning intensity. Biol Blood Marrow Transplant. 2011;17: 1250-1254.

97. Frankel AE,Woo JH,Ahn C,et al. Activity of SL-401,a targeted therapy directed to interleukin-3 receptor, in blastic plasmacytoid dendritic cell neoplasm patients. Blood. 2014;124:385-392.

98. Kojima H,Mukai HY,Shinagawa A,et al. Clinicopathological analyses of 5 Japanese patients with CD56$^+$ primary cutaneous lymphomas. Int J Hematol. 2000;72:477-483.

99. Santucci M,Pimpinelli N,Massi D,et al. Cytotoxic/natural killer cell cutaneous lymphomas. Report of EORTC Cutaneous Lymphoma Task Force Workshop. Cancer. 2003;97:610-627.

100. Chan JK,Sin VC,Wong KF,et al. Nonnasal lymphoma expressing the natural killer cell marker CD56:a clinicopathologic study of 49 cases of an uncommon aggressive neoplasm. Blood. 1997;89:4501-4513.

101. Mongkonsritragoon W,Letendre L,Li CY. Multiple lymphoid nodules in bone marrow have the same clonality as underlying myelodysplastic syndrome recognized with fluorescent in situ hybridization technique. Am J Hematol. 1998;59:252-257.

102. Orazi A,Chiu R,O'Malley DP,et al. Chronic myelomonocytic leukemia: the role of bone marrow biopsy immunohistology. Mod Pathol. 2006;19: 1536-1545.

103. Baddoura FK,Hanson C,Chan WC. Plasmacytoid monocyte proliferation associated with myeloproliferative disorders. Cancer. 1992;69: 1457-1467.

104. Facchetti F,De Wolf-Peeters C,van den Oord JJ,et al. Plasmacytoid T cells:a cell population normally present in the reactive lymph node. An immunohistochemical and electronmicroscopic study. Hum Pathol. 1988;19:1085-1092.

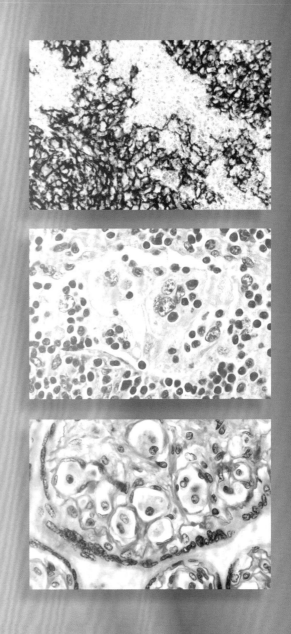

第五篇

组织细胞增殖性病变

第 52 章

淋巴结和骨髓非肿瘤性组织细胞增殖性病变

Sherif A. Rezk，Naheed Usmani，Bruce A. Woda

组织细胞增生症是一组以巨噬细胞和树突细胞增生为特征的疾病。依据组织细胞协会重新分类工作组和组织细胞/网状细胞增殖性疾病 WHO 委员会推荐的分类，目前将组织细胞性疾病分为以下 3 组：树突细胞相关性疾病、巨噬细胞相关性疾病和恶性疾病[1]。在 2008 年版 WHO 分类中，组织细胞和树突细胞肿瘤的分类依据是其推测的正常对应细胞[2]。这些疾病实体将在第 53 章讨论。本章讨论组织细胞的非肿瘤性增殖性病变及其鉴别诊断，框 52.1 列举本章将要讨论的疾病。

框 52.1　非肿瘤性组织细胞增殖性病变

- 反应性窦组织细胞增生
- 窦组织细胞增生伴巨淋巴结病
- 噬血细胞综合征
  - 家族性噬血细胞性淋巴组织细胞增生症
  - 继发性噬血细胞综合征
- 贮积病
  - Neimann-Pick 病
  - Gaucher 病
  - Tangier 病

52.1　窦组织细胞增生伴巨淋巴结病（Rosai-Dorfman 病）

52.1.1　定义

窦组织细胞增生伴巨淋巴结病（SHML）也称 Rosai-Dorfman 病，是一种罕见的自限性组织细胞疾病，病因不明。其典型特征为双侧颈部淋巴结显著肿大，常伴有发热和体重减轻；也可累及其他部位淋巴结和结外部位（见精华和陷阱）。

52.1.2　流行病学

SHML 可发生于任何年龄，但最常见于 10~20 岁（中位年龄 20 岁）；男性略多于女性[3]。该病在全球范围内均有报道，非洲发病率略高[3]。普遍认为该病是一种非家族性疾病，但有一篇报道 3 个兄弟均发生该病[4]。此外，有报道发现 SHML 的组织学特征也可见于自身免疫性淋巴组织增殖综合征（ALPS）患者的淋巴结[5]。

52.1.3 病因学

SHML 的病因和发病机制不明。其惰性临床过程提示本病为反应性疾病,而非肿瘤。克隆性研究提示本病为多克隆性病变[6]。曾推测 SHML 是对感染的一种反应,例如人疱疹病毒6、细小病毒 B19、多瘤病毒或 EB 病毒(EBV)等,但尚未确定任何病原体与 SHML 有相关性[7-9]。也曾报道 SHML 与系统性红斑狼疮相关[10]。最近有报道发现,SHML 患者病变组织中免疫球蛋白 G4(IgG4)阳性浆细胞数量增多,IgG4/IgG 比例升高,提示 SHML 可能属于 IgG4 相关性疾病谱系[11-13,13a]。但大多数研究认为,虽然 SHML 患者可能有 IgG4 阳性浆细胞增多,但缺乏诊断为 IgG4 相关性疾病谱系的必要标准[13,13a]。

52.1.4 临床特征

SHML 患者典型表现为双侧颈部无痛性淋巴结肿大,伴低热、体重减轻、白细胞增多、多克隆性丙种球蛋白病以及红细胞沉降率升高[14]。也可能出现轻度的正色素性正细胞性贫血[14]。25%~40% 患者可出现结外受累,一些病例以结外病变为首发症状[14-16]。已有仅表现为结外病变病例的报道,主要见于中枢神经系统、鼻腔和鼻旁窦[17]。总的来说,最为常见的结外部位包括皮肤[18]、上呼吸道[16]、软组织[14]、眼眶[19]、骨[20]、腮腺[21]、中枢神经系统[22]、乳腺[23]和胰腺[24]。

52.1.5 形态学

SHML 以淋巴窦扩张为特征,淋巴窦充满大组织细胞伴淋巴细胞和浆细胞,导致淋巴窦显著膨胀(图 52.1)。随着疾病进展,正常淋巴结结构可完全消失。组织细胞核大,圆形或卵圆形,染色质分散,常有显著核仁,胞质丰富淡染。组织细胞的胞质空泡内存在淋巴细胞和浆细胞,这些空泡保护淋巴细胞和浆细胞不被细胞溶解酶破坏。淋巴细胞和浆细胞进入组织细胞胞质空泡的过程称为伸入运动(emperipolesis),是 SHML 的特征(图 52.2),但并不特异。也可能观察到噬红细胞现象[9]。髓索内常见大量浆细胞。罕见病例可出现肉芽肿。结外部位没有淋巴窦,组织细胞的聚集模式类似于扩张的淋巴窦(见图 52.2)。结外部位的伸入运动可能不明显,疏松的纤维化可能很明显,常见于稍呈水肿表现的背景中(见图 52.2)。细针穿刺涂片也可用

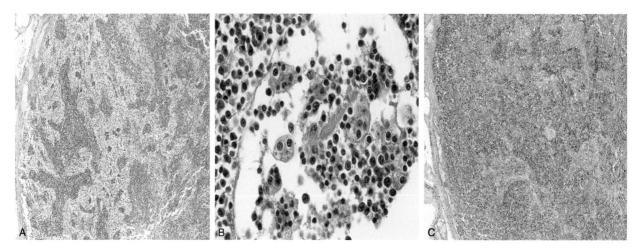

图 52.1 窦组织细胞增生伴巨淋巴结病。A,淋巴结几乎完全被良性组织细胞占据,淋巴窦显著扩张。注意淋巴结的纤维化被膜。B,高倍,显示噬淋巴细胞现象或伸入运动。淋巴窦内及其周围可见浆细胞。C,S-100 免疫组化染色,组织细胞阳性

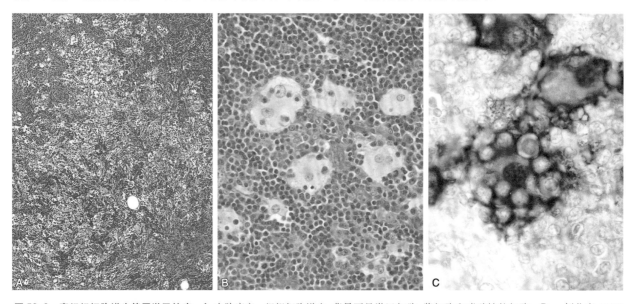

图 52.2 窦组织细胞增生伴巨淋巴结病。A,皮肤病变。组织细胞增生,背景可见淋巴细胞、浆细胞和嗜酸性粒细胞。B,一例儿童 ALPS 患者的淋巴结 SHML。组织细胞可见伸入运动,阳性表达 S-100(C)

于 SHML 诊断,表现为淋巴细胞和浆细胞背景中可见具有伸入运动特征的组织细胞,但取材不足可能导致诊断困难[25]。

52.1.6 免疫表型

SHML 的组织细胞表达 S-100(见图 52.1)和其他巨噬细胞相关标记,如 CD4、CD11c、CD14、CD64、CD33 和 CD68。不同数量细胞表达巨噬细胞相关的酶类,如溶菌酶、α_1-抗胰蛋白酶和 α_1-抗糜蛋白酶[26,27]。据报道,半数病例 CD30 阳性,但为胞质着色,而非真正的胞膜着色,可能是非特异性着色[26]。与 Langerhans 细胞组织细胞增生症(LCH)不同,CD1a 在 SHML 病例中的阳性率不足 10%;这两种疾病均可表达组织蛋白酶 D 和 E[1,9]。

52.1.7 临床过程

SHML 患者通常表现为惰性迁延性临床过程,预后极佳。疾病常持续 3~9 个月,随后自发消退。但也有报道罕见病例持续超过 5 年[3,9]。该病偶尔可致死,特别是免疫异常患者[25,28]。累及多部位淋巴结或累及多个结外部位的患者倾向表现为侵袭性过程,并可在完全缓解后复发[3,9]。SHML 患者可发生淋巴瘤,淋巴瘤累及的淋巴结内也可出现局灶性 SHML,但并未发现 SHML 患者发生淋巴瘤的风险升高[15,28]。对于复发病例和具有侵袭性的病变,手术完全切除是最有效的治疗方法[25]。手术后的辅助治疗包括化疗、类固醇激素治疗、干扰素治疗和放疗,效果不一[13]。

52.1.8 鉴别诊断

SHML 与 LCH 的鉴别非常重要。与 SHML 的组织细胞相比,Langerhans 细胞的细胞学特征包括核狭长,有核沟,核仁不明显,胞质少而淡染。LCH 通常具有大量嗜酸性粒细胞,无浆细胞,也没有伸入运动特征。其他需要鉴别的疾病包括反应性窦组织细胞增生和淋巴窦内恶性肿瘤。这两种病变均缺乏 SHML 中组织细胞增生所导致的淋巴窦显著扩张,也没有噬淋巴细胞现象。SHML 的组织细胞有显著核仁,可能被视为非典型性,但缺乏核分裂活性有助于除外恶性肿瘤。噬血细胞综合征(HPS)可能类似 SHML,特别是儿童时期发生的家族性病例,但 HPS 以播散性疾病和侵袭性临床过程为特征。还需要鉴别感染性病变所导致的组织细胞增生,例如结核,但 SHML 很少形成真正的肉芽肿和坏死。

52.2 噬血细胞综合征

噬血细胞作用是指活化的巨噬细胞吞入红细胞、白细胞、血小板,以及它们的前体细胞的病理改变。目前的组织细胞疾病分类将 HPS 分为原发性(家族性)和继发性噬血细胞性淋巴组织细胞增生症(HLH)[1]。家族性 HLH 见于婴儿或年幼儿童,有明显的遗传性或家族易感性。虽然这些患者的 HLH 可能与感染或预防接种相关,但常没有明显的免疫诱导。继发性 HLH 主要见于年长儿童或成人,没有家族史或已知的遗传因素。继发性 HLH 与特异性感染、恶性肿瘤或风湿性疾病相关。因此,HLH 包括两种相似的综合征,一种伴有遗传因素,另一种不伴有遗传因素。两者的症状有很大重叠。最近更新的 HLH 诊断指南[29]见框 52.2。

52.2.1 家族性(原发性)噬血细胞性淋巴组织细胞增生症

52.2.1.1 定义

家族性噬血细胞性淋巴组织细胞增生症(FHLH)是一种罕见的常染色体隐性遗传性疾病,是由组织细胞活化导致的一种系统性综合征,表现为整个网状内皮系统和结外部位的良性巨噬细胞广泛增生[30]。FHLH 伴随旺炽性噬血细胞活动、多种系统性症状和外周血细胞减少。该病还包括家族性噬红细胞淋巴组织细胞增生症,后者由 McMahon 等在 1963 年描述[31]。

52.2.1.2 流行病学

FHLH 的发病率大约为(1~2)/100 万名儿童[32],瑞典的估计发病率为 1/50 000 名存活新生儿[30]。症状一般出现于出生后 6 个月内,罕见病例在宫内发育期或出生时即可出现症状。但 FHLH 也可迟发,可于直至成年期的任何时间发病[32,33]。家族性和散发性病例大约各占 50%[32]。

52.2.1.3 病因

多种遗传综合征都可能伴有 HLH,这些综合征导致免疫功能失调和持续性高细胞因子血症,从而触发 T 细胞和巨噬细胞活化,因此易于发生 HLH。遗传性 HLH 可表现为原发性 FHLH,也可与数种独特的免疫缺陷综合征相关。

连锁分析已经发现了许多 FHLH 候选基因(表 52.1),但 20%~50%病例还没有发现相关基因。这些遗传学改变均导致出现 FHLH 的常见表型,即 NK 细胞和 T 细胞的细胞毒性功能受损。*PRF1* 是作为 FHL2 病因报道的第一个基因,见于约 30%~35%病例[34]。*PRF1* 突变的结果是具有溶细胞功能的穿

表 52.1　家族性噬血细胞性淋巴组织增生症的遗传学分类

疾病	基因	定位	蛋白	缺陷
FHL1	未知	9q21_3-22	未知	未知
FHL2	*PRF1*	10q21-22	穿孔素	膜泡内容物
FHL3	*UNC13D*	17q25	MUNC13_4	膜泡启动
FHL4	*STX11*	6q24	Syntaxin11	膜泡对接和融合
FHL5	*STXBP2*	19p13_2-3	MUNC18_2	膜泡对接和融合
Chédiak-Higashi 综合征	*LYST*	1q42_1-42_2	LYST	膜泡运输
Griscelli 综合征 2 型	*RAB27A*	15q21	RAB27A	膜泡融合
Hermansky-Pudlak 综合征 2 型	*AP3B1*			膜泡运输
XLP 1 型	*SH2D1A*	Xq24-26	SAP	多个缺陷,包括 CD8^{+T}/NK 细胞的细胞毒性
XLP 2 型	*XIAP*	Xq25	XIAP	多个信号通路

孔素缺乏,导致细胞毒性颗粒内穿孔素极少或完全没有。此外还发现几种少见的穿孔素基因错义突变,所产生的突变蛋白对靶细胞没有细胞毒性,这可能与非典型(迟发性)FHLH 有关[35,36]。穿孔素多态性 C272T(Ala91Val)也常见于迟发性 FHLH。出现等位基因纯合子可能与淋巴瘤和白血病易感性相关[37,38]。*UNC13D* 突变导致的 MUNC13-4 缺陷(FHL3)约见于 30% FHLH 病例[39]。MUNC13-4 是细胞溶解颗粒与细胞膜相关的其他结构融合所必需的,此突变导致脱颗粒缺陷。编码 syntaxin 11 的 *STX11* 基因是 FHL4 中发现的第三个突变基因。*STX11* 突变的患者可见于全世界,但绝大多数为土耳其/阿拉伯人后代(占 20%),为迟发性 FHLH[40]。最近发现的 FHL5 的病因是 *STXBP2* 基因缺陷,此基因编码 syntaxin 结合蛋白 2,也称 MUNC18-2[41]。STXBP2/MUNC18-2 蛋白在膜融合过程中发挥补充作用。

3 种伴假性白化病的免疫缺陷病与 HLH 相关:Chédiak-Higashi 综合征(溶酶体转运基因 *LYST* 突变)、Griscelli 综合征 2 型(RAS 相关蛋白 27A[*RAB27A*]突变)和 Hermansky-Pudlak 综合征 2 型(衔接蛋白 3 B1 亚单位[*AP3B1*]突变)。这 3 种疾病与 FHLH 一样,均表现为溶酶体运输障碍,这是导致细胞毒性反应功能受损的常见病理生理机制,其结果是效应性淋巴细胞不能杀死被感染细胞。效应性淋巴细胞分泌溶解颗粒所需要的蛋白中,一部分也是黑色素细胞转运黑色素颗粒所需要的,此即这些综合征患者免疫功能受损伴有白化病表现的原因。

X-连锁淋巴组织增殖性疾病(XLP)是另一种常与 HLH 相关的遗传缺陷性疾病。XLP 的主要特征是极易发生 EBV 感染,后者导致 HLH 和/或恶性淋巴组织增殖性疾病[42]。XLP 1 型的病因是 *SH2D1A* 基因突变,XLP 2 型的病因是编码 X-连锁凋亡抑制蛋白的 *XIAP*(也称 *BIRC4*)基因突变[42]。

52.2.1.4　临床特征

常见的特征性临床表现包括发热、生长迟滞、皮疹、贫血、血小板减少、弥散性血管内凝血和肝脾肿大。但临床表现变化非常大,并可有许多伴发状态,包括不明原因的持续性发热、肝炎/急性肝衰竭、败血症样表现、低钠血症、Kawasaki 病样症状和神经系统异常等[32,43]。新生儿 HLH 患者可能发生胎儿水肿和肝衰竭[44]。常见高甘油三酯血症、低纤维素原血症和高铁蛋白血症。初步诊断所需的免疫学标准包括铁蛋白水平和可溶性 IL2Ra(sCD25)升高,两者都是全身性炎症的标志。极高水平的 sIL2Ra 几乎仅见于 HLH,铁蛋白水平达 10 000g/mL 者高度提示为 HLH[45]。CD163 是一种血红蛋白-触珠蛋白复合物的受体,单核细胞-巨噬细胞表达 CD163 上调可促进噬血细胞作用。HLH 患者的血浆可溶性 CD163 水平显著高于感染、自身免疫性疾病和癌症患者。虽然循环 NK 细胞(CD56$^+$/CD16$^+$)数量一般正常,但许多 HLH 患者的 NK 细胞功能在发病初期非常低,或没有功能。

52.2.1.5　形态学

受累器官的病理学检查显示良性组织细胞浸润伴噬血细胞现象,主要吞噬红细胞和中性粒细胞。几乎所有网状内皮系统的器官均受累,且常见中枢神经系统受累[46]。诊断性检查最常用骨髓组织,骨髓涂片中最容易观察噬血细胞现象(图 52.3),但在疾病早期的第一次骨髓活检标本中可能不明显。诊断急性肝衰竭时,应与 HLH 鉴别,特别是活检标本中可见淋巴细胞浸润时[47]。肝活检标本中,肝窦内常可见吞噬血细胞的组织细胞(图 52.4)。淋巴结和脾脏常表现为广泛而显著的淋巴细胞耗竭,伴窦内噬血细胞性组织细胞浸润,一些病例的组织细胞广泛浸润几乎取代整个淋巴结或脾脏[46]。皮肤活检标本中,皮疹可能表现为淋巴细胞浸润,其中可能见到噬血细胞现象。骨髓中的噬血细胞现象可见于不伴有 HLH 的患者,而在一些 HLH 患者也可能不明显,因此,结合临床和实验室检查是非常重要的。

52.2.1.6　免疫表型

一项小样本病例研究提示,FHLH 中组织细胞的免疫表型特征包括表达 CD11b、CD21、CD25、CD30、CD35、CD36 和 S-100[48]。一例描述存在一种 CD14 暗、CD16 亮的单核细胞群,这种免疫表型与分泌白介素-1β、白介素-6 和肿瘤坏死因子-α 的巨噬细胞相关[49]。对于穿孔素基因突变的患者,细胞毒性淋巴细胞的胞质内穿孔素染色情况可准确的反映此蛋白的减少或缺失程度[50]。流式细胞术检测发现,一些患者循环和骨髓中 CD8$^+$ T 细胞的 CD5 表达下调,伴有 CD7 表达减少[51,52]。为保护细胞毒性细胞不被穿孔素和粒酶破坏,细胞毒性颗粒表面被覆有 LAMP-1(CD107a)蛋白,此蛋白在脱颗粒后位于细胞表面,可被流式细胞术检测到。据报道,CD107a 表达

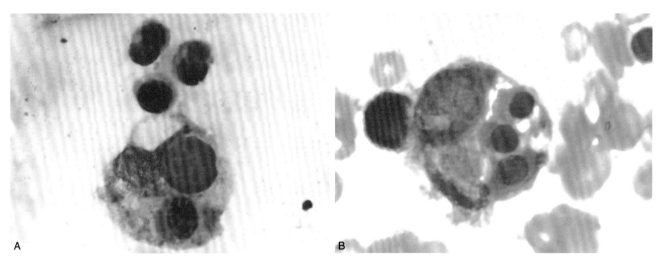

图 52.3　噬血细胞综合征。一例原发性（家族性）噬血细胞综合征患者，骨髓穿刺涂片中可见一个巨噬细胞吞噬红细胞和核碎片

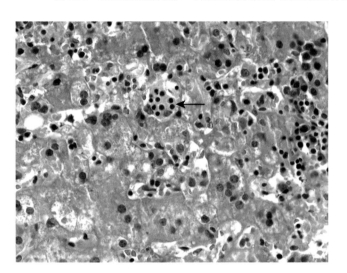

图 52.4　噬血细胞综合征。一例原发性（家族性）噬血细胞综合征患者，肝窦内可见噬血细胞现象，包括有核血细胞（箭头）

减少可预测编码 MUNC13-4 或 syntaxin 11 的基因缺陷，此特征可用于筛查 FHL3 和 FHL4[53,54]。

52.2.1.7　临床过程

在现代治疗方法出现之前，大多数 FHLH 患者病情进展迅速，常于 1 岁以内死亡。临床恶化的特征包括出血、败血症以及神经系统损伤。第一项国际研究（HLH-1994）的治疗方案包括以免疫抑制药物（地塞米松和环孢菌素）联合细胞毒性化疗（依托泊苷）为桥梁，然后进行骨髓移植，此方案将 5 年生存率提高到 54%[30,55]。随后的研究（HLH-2004）采用相似的治疗方案，但在治疗的最初 8 周内加入环孢菌素强化治疗[30]。法国一项单中心研究采用甲泼尼龙加抗胸腺细胞球蛋白治疗，之后进行骨髓移植，成功使总体生存率达 55%[56]。

52.2.2　继发性噬血细胞综合征

52.2.2.1　定义

继发性 HPS（SHLH）是以噬血细胞性良性组织细胞系统性增殖为特征的一组疾病。根据定义，不包括 FHLH。以刺激因素为基础，SHLH 分为感染相关性 HPS、恶性肿瘤相关性 HPS，以及风湿病和炎症性疾病相关性巨噬细胞活化综合征（MAS）。

52.2.2.2　流行病学

虽然 SHLH 少见，但仍比 FHLH 多见。主要见于儿童，但任何年龄均可发病。感染相关性 HPS 最常与病毒感染有关，主要为疱疹家族（EBV、巨细胞病毒和人类疱疹病毒 8 型），但其他病原体已有报道，例如梭状芽孢杆菌感染[57]、大肠杆菌[58]、沙门菌病[59]、结核病[60]、疟疾[61]、组织胞质菌病[62] 和利什曼原虫病[63]。最常与 HLH 相关的是 EBV 感染，更常见于亚洲，可能原因在于亚裔人群的易感性更高（参见第 30 章）[64]。EBV 相关性 HLH 的变化多样，从可自发消退的疾病到需要骨髓移植的持续性疾病之一[64]。任何类型家族性疾病在 EBV 感染后均可能发生 HLH，其中风险最高的是 X-连锁淋巴组织增殖性疾病[42]。巨细胞病毒感染是免疫功能正常和免疫抑制患者 HLH 最常见的病毒性原因之一[65]。流感病毒感染可导致正常和免疫抑制个体发生 HLH，包括所有类型的季节性流感病毒、禽流感病毒和猪流感病毒[66]。已报道约 30 例与细小病毒 B19 感染有关的 HLH，大多数为遗传性球形细胞增多症患者[67]。

很久以前就认识到，MAS 是系统性发病的幼年特发性关节炎患者主要的潜在致死性并发症，估计致死风险为 20%[68]。MAS 也与其他风湿性疾病相关，包括系统性红斑狼疮[69]、Kawasaki 病[70] 和幼年性皮肌炎[71]。与 SHLH 相关的恶性肿瘤主要包括 T 或 NK 细胞系白血病和淋巴瘤（特别是结外 NK/T 细胞淋巴瘤-鼻型和皮肤 γδ T 细胞淋巴瘤）[72]，还可见于 B 淋巴母细胞白血病、髓系白血病、纵隔生殖细胞肿瘤和其他罕见的实体瘤[73,74]。许多恶性肿瘤患者因化疗或恶性细胞产生的细胞因子而导致免疫系统功能失调，由此而伴发的感染可能是激发 SHLH 的原因。一些白血病患者以 HLH 为首发表现。

52.2.2.3　病因

导致宿主免疫功能不全和免疫反应失控的机制是多方面的，包括感染细胞与免疫效应细胞失衡、使用免疫抑制药物或 NK 细胞数量少而导致的暂时性免疫功能障碍、病毒或细胞因子对细胞毒性功能的干扰,以及对免疫反应非常重要的基因的单核苷酸多态性[75]。EBV 不仅可感染 B 细胞,还可感染 T 细胞和 NK 细胞,特别是 SHLH 患者中,EBV 感染 CD8+T 细胞可导致细胞因子风暴(肿瘤坏死因子和干扰素),后者继发活化组织细胞和巨噬细胞[76]。H5N1 流感病毒产生的血凝素可抑制穿孔素的表达,并降低人类 CD8+T 细胞的细胞毒性,包括降低杀死携带病毒细胞的能力;可引起显著的淋巴组织增殖;可导致巨噬细胞活化并产生过量干扰素[77]。在风湿性疾病相关的 MAS 患者中也存在相似的免疫反应过度的过程,导致组织细胞和 T 细胞增生,特别是 CD8+ 细胞及细胞因子风暴,后者伴有肿瘤坏死因子 α、干扰素 γ、白介素 6、CD163 和铁蛋白水平升高[78]。

52.2.2.4　临床特征

与 FHLH 一样,SHLH 主要的临床症状包括持续性高热、肌肉疼痛、乏力、皮疹和黄疸。体格检查发现肝脾肿大和全身淋巴结肿大。实验室检查常表现为全血细胞减少、肝功能异常、高甘油三酯血症、低纤维素原血症、高铁蛋白血症和凝血病。SHLH 具有侵袭性过程,死亡率高。风湿性疾病相关性 MAS 患者可具有上述除血细胞减少之外的所有症状,血细胞减少是此类患者的一种晚期表现,因为幼年性风湿性关节炎患者在疾病活动期常有中性粒细胞增多和血小板增多[68]。

52.2.2.5　形态学

SHLH 的病理表现取决于活检时疾病所处阶段[79]。早期出现临床症状后,淋巴结可表现为强烈的免疫母细胞反应,导致淋巴结结构局部破坏,组织细胞数量可能很少。此期的淋巴结组织学表现可能符合病毒性淋巴结炎。疾病晚期出现淋巴细胞耗竭,淋巴窦内可出现大量良性组织细胞浸润,其中许多可见噬红细胞现象。肝汇管区淋巴细胞、免疫母细胞和组织细胞浸润。肝窦内可见组织细胞,多有噬红细胞现象。脾脏表现为白髓萎缩伴组织细胞广泛浸润,多有噬红细胞现象(图52.5)。骨髓活检显示不同程度组织细胞浸润,典型伴有噬血现象[80]。噬血细胞性组织细胞在骨髓穿刺涂片中可能最容易观察(图 52.6)[80]。应该仔细检查是否并存淋巴瘤。

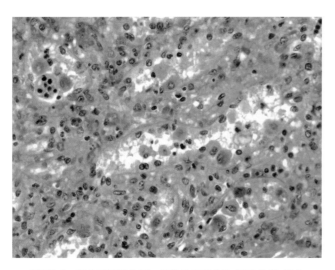

图 52.5　噬血细胞综合征。恶性肿瘤相关性 HPS 患者,扩大的脾血窦内可见明显的噬红细胞和噬淋巴细胞现象

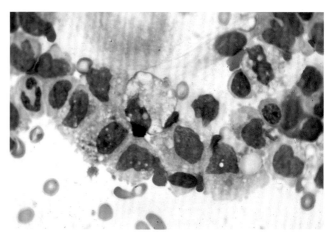

图 52.6　噬血细胞综合征。病毒相关性 HPS 患者,骨髓穿刺涂片显示吞噬红细胞和核碎片的组织细胞

52.2.2.6　免疫表型

文献中仅少数患者有免疫表型研究结果[48,79]。绝大多数研究中的感染原为 EBV。非典型淋巴细胞是急性 EBV 感染的标志,但在 SHLH 患者中缺乏或减少,提示活化 CD8+T 细胞数量减少,后者是 EBV 感染的正常反应。在 EBV 相关性 HLH 中,EBV 的感染对象是 CD8+ 细胞,在慢性 EBV 感染中,感染的是 CD4+T 细胞,而在急性传染性单核细胞增多症中,感染的是 B 细胞[76,81]。

52.2.2.7　遗传学

大多数 SHLH 病例缺乏相关的遗传学改变。没有影响淋巴细胞毒性通路的突变,或仅有数个突变,达不到各种感染或其他免疫刺激可触发 HLH 的阈值。最近 Zhang 等[82]研究结果支持上述假说,175 例成人患者中 14% 患者存在 PRF1、MUNC13-4 和 STXBP2 突变,不是错义突变就是剪切位点改变。当患者面临免疫攻击时(例如 EBV 感染、自身免疫性疾病或恶性肿瘤),这些次形态突变可能参与了 HLH 的发生。

52.2.2.8　临床经过

SHLH 报道的致死率存在差异,从 MAS 相关性 SHLH 的8%~22%,到 EBV 相关性 SHLH 的 18%~24%。诊断不及时和多器官受累与不良预后相关,必须及时治疗,以避免发生不可逆的组织损伤。除 MAS 相关性 SHLH 之外,所有类型 HLH 均可采用相同的初始治疗方案,因此诊断时没有必要区分原发性与继发性 HLH。EBV 相关性 HLH 患者若能接受早期治疗,可显著提高生存率。抗病毒治疗一般无效,HLH-2004 仍是适合的治疗方案,如有必要,之后辅以造血干细胞移植[30]。伴有MAS 的患者可能对皮质类固醇单药、皮质类固醇和环孢菌素联合用药或静注丙种球蛋白有反应[83]。其他治疗包括环磷酰胺和依托泊苷联合化疗、细胞因子靶向治疗,重症患者在缓解后可行干细胞移植[83,84]。淋巴瘤相关性 HLH 患者还必须针对淋巴瘤治疗。

51.2.2.9　鉴别诊断

对于临床症状和实验室检查符合SHLH的患者,首选的诊断方法是骨髓活检和骨髓穿刺。如果骨髓细胞稀少但伴有噬血细胞性组织细胞浸润,可以诊断SHLH。对于伴有淋巴结肿大的患者,淋巴结活检显示淋巴细胞耗竭,伴组织细胞浸润和噬血细胞现象,提示为SHLH。骨髓内组织细胞增多并不仅见于SHLH,也可见于慢性骨髓增殖性疾病或骨髓增生异常综合征。与此类似,反应性淋巴结可有窦组织细胞增生,偶见组织细胞的噬血细胞现象。在缺乏SHLH的临床和实验室特征时,不能单纯依靠活检标本的组织学表现来诊断SHLH。

大约50%的FHLH患者是第一个先证者(译者注:家族中最先发现具有某一特定性状或疾病的个体),其发病常与病毒感染相关,因此可能难以区分FHLH和SHLH。确定HLH的诊断后,必须调查完整的遗传史及彻底排查病毒感染。应行穿孔素表达和NK细胞功能分析。还需要通过流式细胞术来评估CD107a(LAMP-1)信号强度的减弱或缺失,并筛查可导致脱颗粒缺陷的遗传学因素。如果T细胞穿孔素表达减少或缺失,应分析是否存在穿孔素基因突变或其他突变(如 *MUNC13D* 和 *STX11*)。如果穿孔素表达正常,NK细胞功能状态可用于区分FHLH和SHLH。FHLH患者的NK细胞数量正常,但功能缺失。SHLH患者的NK细胞功能也可能减弱,但这与NK细胞数量减少和 CD8[+] T 细胞数量增多有关[85]。*SH2DIA* 或 *XIAP*（*BIRC4*)基因测序现已用于XLP的确定性诊断。

由于SHLH可能伴发淋巴瘤或白血病,因此应检查伴发肿瘤的可能性。与T细胞淋巴瘤相关时,继发性HLH的存在可能导致淋巴瘤成分难以识别。此外,T细胞淋巴瘤累及的淋巴结中出现噬血细胞现象,可能提示组织细胞肿瘤或恶性组织细胞增生症。文献中报道的大多数恶性组织细胞增生症实际上是T细胞淋巴瘤伴HLH。因此,诊断恶性组织细胞增生症应非常谨慎,须排除T细胞淋巴瘤[86]。表52.2列举了HPS诊断的许多重要特征。

表 52.2　原发性和继发性噬血细胞综合征的鉴别诊断

家族性(原发性)噬血细胞性淋巴组织细胞增生症	继发性噬血细胞综合征
见于婴幼儿	通常为较年长个体
无免疫缺陷	常有免疫缺陷
可被病毒感染触发	可被任何感染原、恶性疾病和移植物抗宿主病等触发
组织细胞具有良性细胞学特征	组织细胞具有良性细胞学特征
进展性疾病	若能消除潜在病因,本病可消退
家族性发病(常染色体隐性遗传)	无家族性
穿孔素缺乏;穿孔素和其他基因突变(30%)	穿孔素表达和基因正常
NK细胞数量正常;无NK细胞功能	NK细胞数量正常或减少,相应NK细胞功能正常或降低

52.3　Niemann-Pick 病

52.3.1　定义

Niemann-Pick 病(NPD)是一种常染色体隐性遗传性脂质贮积病,其特征是单核-巨噬细胞系统细胞的溶酶体内出现鞘磷脂和胆固醇积聚。NPD分为两组不同的代谢性疾病:①NPD A 和 B 型;②NPD C 型。NPD D 型最初称为 Nova Scotia 型,认为是一种独立的遗传学亚型,现在将其归入C型中,因为这组患者常有 *NPC1* 基因突变[87,88]。

52.3.2　病因学

NPD A 和 B 型的病因在于酸性鞘磷脂酶基因(*SMPD1*)突变导致的酸性鞘磷脂酶活性缺乏[89]。北欧犹太人 NPD A 型患者的突变等位基因中,>90% 为 3 种常见的错义突变,而 B 型最常见的突变是 R608del[90-92]。*NPC1* 或 *NPC2* 突变导致胆固醇从溶酶体至细胞质的胞内运输缺陷,这是 C 型的标志[93,94]。位于染色体 18q11 的 *NPC1* 突变可见于绝大多数患者(95%)[90,95,96],而位于染色体 14q24.3 的 *NPC2* 突变罕见[95,97]。

52.3.3　临床特征

NPD A 型常于幼年早期发病,表现为肝脾肿大、发育迟滞,以及进展迅速并可能致死的神经症状[92]。与 A 型不同,B 型患者症状出现较晚,缺乏神经症状,临床过程更为多变[92]。B 型见于儿童期后期,伴有肝脾肿大,最终导致肝硬化和进行性肺疾病。致死不常见,但可发生于年轻成人[92]。这两型患者的症状严重程度和器官受累程度与残存 SMPD1 活性的水平相关。A 型患者几乎没有酸性鞘磷脂酶活性,而典型的 B 型患者具有酸性鞘磷脂酶正常活性的 10%~20%,可能阻止神经症状的形成。NPC C 型患者确诊年龄范围广[96,98]。神经症状出现的年龄是预后评估的一个重要参数,神经症状早期出现者倾向于临床过程更差、死亡率更高[88]。依据神经症状出现的年龄,可将 NPD 分类 3 种临床亚型(表52.3):幼年发病型(包括幼年早期和幼年晚期)、少年发病型以及青少年/成人发病型[88]。*NPC1* 突变与少年发病型的关系最为密切[95,96]。

表 52.3　贮积病概述

疾病	缺陷	临床症状	遗传突变	种族	形态学	表型
NPD A 型	酸性鞘脂酶缺乏	肝脾肿大,进行性神经症状,生长停滞	SMPD1 R496L,L302P	北欧犹太人	Niemann-Pick 细胞是一种增大的巨噬细胞,胞质肿胀,充满空泡,空泡内含有鞘磷脂和胆固醇。细胞通常大而圆,与胞质相比,核相对较小。胞质可被大空泡完全占据	由于胞质内脂质含量高,Niemann-Pick 细胞呈 Smith-Dietrich 染色阳性
NPD B 型	酸性鞘脂酶缺乏	浸润性肺疾病,进行性肝脾肿大(可导致肝硬化)	SMPD1 H421Y,K576N / SMPD1 L137P,L549P / SMPD1 S379P,R441X,R474W,F480L / SMPD1 A196P / SMPD1 DeltaR608	沙特阿拉伯,土耳其,葡萄牙/巴西,英国,其他		
NPD C 型	细胞内胆固醇运输缺陷	早期发病:发育迟滞,肝功能受损,神经变性症状;少年发病:轻度发育迟滞,痴呆,慢性进行性中枢神经系统症状;成人发病:类似少年发病型;可有精神病	NPC1 / NPC2	法国 / 西班牙		
Gaucher 病 1 型	β-葡糖脑苷脂酶缺乏	肝脾肿大,病理性骨折,骨骼异常,骨髓受累	GBA1 突变>350 种;N370S,L444P 和 IVS2+1 最常见	北欧犹太人	巨噬细胞溶酶体内积聚的葡糖脑苷脂充满胞质,核偏位。巨噬细胞(Gaucher 细胞)胞因溶酶体增大而呈特征性的"皱纸样"	Gaucher 细胞 PAS 染色阳性,酸性磷酸酶染色阳性,铁染色阴性,色泽弥漫阳性
Gaucher 病 2 型	β-葡糖脑苷脂酶缺乏	迅速进展的神经变性病程,骨髓受累,肝脾肿大,2 年内死亡		无种族特异		
Gaucher 病 3 型	β-葡糖脑苷脂酶缺乏	神经变性,肝脾肿大,骨髓受累		瑞典		
Tangier 病	固醇运输缺陷	肝脾肿大,角膜混浊,周围神经病变,橙黄色扁桃体,动脉粥样硬化	ABC1		组织内含脂质的巨噬细胞积聚为诊断线索,但无诊断特异性	

52.3.4 形态学

识别 NPD 的关键是特征性泡沫细胞(Niemann-Pick 细胞),这是一种增大的巨噬细胞,其胞质肿胀,充满空泡,空泡内含有鞘磷脂和胆固醇(图 52.7)。Niemann-Pick 细胞通常大而圆,具有一个相对于胞质来说较小的核。胞质可为颗粒状,或局部为空泡状,有时整个胞质完全被大空泡占据。由于胞质内脂质含量高,Niemann-Pick 细胞呈 Smith-Dietrich 染色阳性[99]。骨髓腔、脾脏红髓血窦或者肝血窦内出现泡沫细胞高度提示 NPD,但不具有诊断特异性。在疾病晚期,泡沫细胞的聚集可取代受累器官的正常结构。对培养的皮肤成纤维细胞进行酶分析,显示 SMPD1 活性减低,可确诊为 NPD A 型或 B 型[89,100]。对于 NPD C 型病例,外周血涂片或皮肤成纤维细胞 Filipin(非律平)染色是一种有用的筛查方法,阳性病例通过 DNA 突变分析来明确诊断[100,101]。

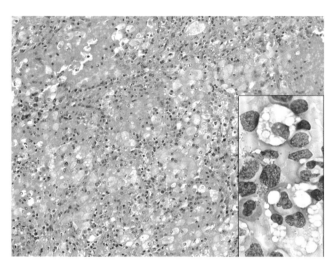

图 52.7 Niemann-Pick 病。Niemann-Pick 病患者的脾脏,显示泡沫细胞聚集。插图显示骨髓组织细胞由于存在空泡而使胞质肿胀,这是泡沫细胞(Niemann-Pick 细胞)的特征

52.3.5 鉴别诊断

NPD 的鉴别诊断包括所有表现为组织细胞在组织内浸润和聚集的疾病,例如 Langerhans 细胞组织细胞增生症、感染性疾病、噬血细胞综合征和其他贮积病。高脂血症可导致脂质在组织细胞胞质内积累,因此可类似 Niemann-Pick 细胞,但肝脾肿大、骨髓浸润和白细胞内鞘磷脂酶活性减低可确定 NPD 的诊断。

52.4 Gaucher 病

52.4.1 定义

Gaucher 病是一种常染色体隐性遗传性脂质贮积病,以网状内皮细胞内鞘糖脂的积累为特征。根据有无神经症状,将 Gaucher 病分为 3 种临床亚型(见表 52.3)。

52.4.2 病因

Gaucher 病是由溶酶体酶酸性 β-葡糖脑苷脂酶缺乏所导致

的。迄今为止,已报道超过 350 种累及 GBA1 的基因突变,其中最常见的是 N370S、L444P 和 IVS2+1[102,103]。北欧犹太人患者的大多数突变等位基因为 N370S 和 L444P[104,105]。Gaucher 病 1 型是最常见的溶酶体贮积病,好发于北欧犹太人[106]。Gaucher 病 2 型和 3 型无种族特异性,但 Gaucher 病 3 型的一种变异型(Norrbottnian 型)在瑞典人中更为流行[107]。少数患者具有重叠特征,不能归入某一特殊类型[103]。

52.4.3 临床特征

Gaucher 病 1 型见于成人,主要累及外周器官,如肝、脾、骨骼肌和骨髓,无神经受累。Gaucher 病 2 型和 3 型属于神经性;Gaucher 病 2 型起病急,在生后数年快速致死,而 Gaucher 病 3 型发病较晚,呈慢性渐进性病程[108]。葡糖脑苷脂积聚导致活化的组织细胞和巨噬细胞释放各种细胞因子和溶酶体蛋白,从而出现疾病的各种表现[108]。壳三糖酶是其中的产物之一,Gaucher 病患者的壳三糖酶升高 1000 倍,因此可用于诊断[109]。最初的研究认为,Gaucher 病患者的患癌风险升高 14.7 倍,特别是造血系统恶性肿瘤[110-112],但最近的大项研究未发现恶性肿瘤风险升高的证据,仅浆细胞骨髓瘤发病率升高 5.9 倍[113,114]。目前的治疗策略是用重组酶进行酶替代治疗,该方案对于减轻骨疼痛和肝脾肿大有效,但对于神经症状的作用有限[115,116]。

52.4.4 形态学

巨噬细胞溶酶体内葡糖脑苷脂积聚并充满胞质,使细胞核偏位(图 52.8),这些巨噬细胞称为 Gaucher 细胞,是该病的病理学标志。Gaucher 细胞的"皱纹纸样"胞质形态具有特征性,这些纹路是增大和变形的溶酶体,呈 PAS 和酸性磷酸酶染色阳性[117]。与骨髓正常组织细胞不同,Gaucher 细胞呈铁染色弥漫阳性,这可能是吞噬红细胞的结果。组织细胞伴有弥漫性铁摄取提示 Gaucher 病,此时应该采取恰当的临床检查以排除本病[118]。组织切片中发现 Gaucher 细胞可确诊,主要通过骨髓活检。但目前诊断 Gaucher 病的"金标准"是白细胞内 β-葡糖脑苷脂酶活性的酶检测和分子分析[119,120]。Gaucher 病患者的血浆壳

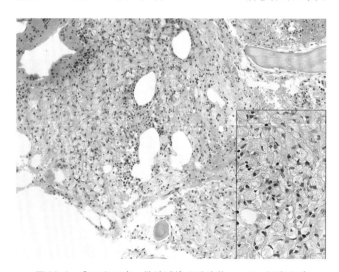

图 52.8 Gaucher 病。骨髓活检显示片状 Gaucher 细胞几乎完全取代骨髓细胞成分。造血细胞散在分布。插图显示 Gaucher 细胞典型的皱纹纸样胞质和偏位核

三糖酶水平显著升高,相应检测也可用于支持诊断,并可用于监测治疗反应[103]。DNA 分析可以用于识别杂合子携带者。

52.4.5　鉴别诊断

　　导致组织细胞在组织中聚集的其他疾病(例如其他贮积病、噬血细胞综合征和 Langerhans 细胞组织细胞增生症)均需要鉴别。造血系统恶性肿瘤患者的骨髓中也可能出现 Gaucher 细胞,特别是慢性髓系白血病,这些疾病的细胞更新速度快,细胞膜吞噬超过了溶酶体的正常能力范围[121]。慢性特发性血小板减少性紫癜患者的脾脏中,红髓内组织细胞可显著增多,从而类似于贮积病,但通过辨识特异性的"皱纹纸样"胞质的 Gaucher 细胞,结合典型的临床和实验室表现,可确定 Gaucher 病的诊断。

52.5　Tangier 病

52.5.1　定义

　　Tangier 病是一种罕见的常染色体隐性遗传病,以高密度脂蛋白的缺乏或严重不足,以及组织内巨噬细胞中固醇的积聚为特征(见表 52.3)。

52.5.2　病因

　　新近确认 ATP 结合盒转运体基因(*ABCA1*)的突变是 Tangier 病的病因之一[122,123]。ABCA1 对于从组织中的巨噬细胞内清除过量的胆固醇是必不可少的[123]。

52.5.3　临床特征

　　Tangier 病的主要症状包括周围神经病、肝脾肿大、橙黄色扁桃体、角膜混浊和动脉粥样硬化,这些症状大多与固醇在组织中的沉积有关[122,124]。血小板减少是另一个重要的临床表现,这是由于肿大的脾脏破坏血小板贮存所致。尽管几乎没有高密度脂蛋白,但文献中仅有 44% 患者并发冠状动脉疾病[125],这可能由于低密度脂蛋白同时降低而产生的部分保护作用[122]。

52.5.4　形态学

　　充满脂质的巨噬细胞在组织中聚集是 Tangier 病的诊断线

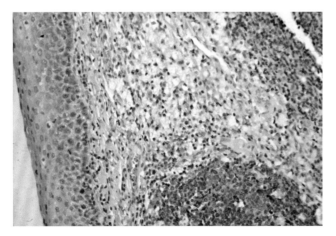

图 52.9　Tangier 病。Tangier 病患者的扁桃体,显示成熟组织细胞聚集,伴淋巴组织反应性增生

索,但不足以确定诊断(图 52.9)。临床症状和高密度脂蛋白水平极低,通常可以建立该诊断,证实 *ABCA1* 突变可确定诊断。该病目前尚无有效的治疗方法。

精华和陷阱

窦组织细胞增生伴巨淋巴结病(SHML)
- 强烈提示 SHML 的特征包括:年轻患者双侧颈部淋巴结肿大;扩张淋巴窦内组织细胞呈 S-100[+]、CD68[+] 和 CD1a[−];以及伸入运动。
- 结外部位的伸入运动可能不明显,伴大量浆细胞的纤维组织细胞病变可能占优势。

噬血细胞综合征
- 原发性与继发性噬血细胞综合征的临床症状和形态学相似。两者的鉴别诊断可能需要仔细追查遗传学病史、检测穿孔素表达、检测 NK 细胞数量和功能,以及 *XLP* 和穿孔素基因测序。
- 在出现骨髓细胞稀少和组织细胞增生之前,感染相关性噬血细胞综合征可能首先表现为骨髓细胞丰富和淋巴结反应性增生。

贮积病
- 肝脾肿大、Niemann-Pick 细胞浸润骨髓,伴白细胞内鞘磷脂酶活性降低,可确诊 Niemann-Pick 病。
- 组织细胞铁摄取增加、骨髓或任何其他组织内"皱纹纸样"胞质(Gaucher 细胞),伴白细胞 β-葡糖脑苷脂酶活性降低,可确诊 Gaucher 病。
- 细胞更新率高的患者的骨髓内可有类似 Gaucher 细胞的组织细胞聚集,例如慢性髓系白血病。

(陈　健译)

参考文献

1. Favara BE, Feller AC, Pauli M, Jaffe ES, Weiss LM, Arico M, Bucsky P, Egeler RM, Elinder G, Gadner H, Gresik M, Henter JI, Imashuku S, Janka-Schaub G, Jaffe R, Ladisch S, Nezelof C, Pritchard J. Contemporary classification of histiocytic disorders. The WHO Committee On Histiocytic/Reticulum Cell Proliferations. Reclassification Working Group of the Histiocyte Society. Med Pediatr Oncol. 1997;29:157-166.

2. Jaffe R, Facchetti F, Jones DM, Jaffe ES. Histiocytic and dendritic cell neoplasms. Introduction. In: Swerdlow SH, Campo E, Harris NL, Jaffe ES, Pileri SA, Stein H, Thiele J, Vardiman JW, eds. WHO Classification of Tumours of Haematopoietic and Lymphoid Tissues. 4th ed. Lyon, France: IARC Press;2008:354-355.

3. Chang KL, Weiss LM. Histiocytic and dendritic cell proliferation. In: Knowles DM, ed. Neoplastic Hematopathology. Baltimore: Lippincott Williams & Wilkins;2001:1175-1192.

4. Kismet E, Koseoglu V, Atay AA, Deveci S, Demirkaya E, Tuncer K. Sinus histiocytosis with massive lymphadenopathy in three brothers. Pediatr Int. 2005;47:473-476.

5. Maric I, Pittaluga S, Dale JK, Niemela JE, Delsol G, Diment J, Rosai J, Raffeld M, Puck JM, Straus SE, Jaffe ES. Histologic features of sinus histiocytosis with massive lymphadenopathy in patients with autoimmune lymphoproliferative syndrome. Am J Surg Pathol. 2005;29:903-911.

6. Paulli M, Bergamaschi G, Tonon L, Viglio A, Rosso R, Facchetti F, Geerts ML, Magrini U, Cazzola M. Evidence for a polyclonal nature of the cell infiltrate in sinus histiocytosis with massive lymphadenopathy (Rosai-Dorfman disease). Br J Haematol. 1995;91:415-418.

7. Al-Daraji W, Anandan A, Klassen-Fischer M, Auerbach A, Marwaha JS, Fanburg-Smith JC. Soft tissue Rosai-Dorfman disease:29 new lesions in

18 patients, with detection of polyomavirus antigen in 3 abdominal cases. Ann Diagn Pathol. 2010;14:309-316.

8. Mehraein Y, Wagner M, Remberger K, Fuzesi L, Middel P, Kaptur S, Schmitt K, Meese E. Parvovirus B19 detected in Rosai-Dorfman disease in nodal and extranodal manifestations. J Clin Pathol. 2006;59:1320-1326.

9. Sullivan J, Woda BA. Lymphohistiocytic disorders. In: Nathan D, Orkin S, Ginsburg D, Look T, eds. Nathan and Oski's Hematology of Infancy and Childhood. Philadelphia: WB Saunders; 2003.

10. Kaur PP, Birbe RC, DeHoratius RJ. Rosai-Dorfman disease in a patient with systemic lupus erythematosus. J Rheumatol. 2005;32:951-953.

11. Roberts SS, Attanoos RL. IgG4+ Rosai-Dorfman disease of the lung. Histopathology. 2010;56:662-664.

12. Zhang X, Hyjek E, Vardiman J. A subset of Rosai-Dorfman disease exhibits features of IgG4-related disease. Am J Clin Pathol. 2013;139:622-632.

13. Liu L, Perry AM, Cao W, Smith LM, Hsi ED, Liu X, Mo JQ, Dotlic S, Mosunjac M, Talmon G, Weisenburger DD, Fu K. Relationship between Rosai-Dorfman disease and IgG4-related disease: study of 32 cases. Am J Clin Pathol. 2013;140:395-402.

13a. Menon MP, Evbuomwan MO, Rosai J, Jaffe ES, Pittaluga S. A subset of Rosai-Dorfman disease cases show increased IgG4-positive plasma cells: another red herring or a true association with IgG4-related disease? Histopathology. 2014;64:455-459.

14. Foucar E, Rosai J, Dorfman R. Sinus histiocytosis with massive lymphadenopathy (Rosai-Dorfman disease): review of the entity. Semin Diagn Pathol. 1990;7:19-73.

15. Lu D, Estalilla OC, Manning JT Jr, Medeiros LJ. Sinus histiocytosis with massive lymphadenopathy and malignant lymphoma involving the same lymph node: a report of four cases and review of the literature. Mod Pathol. 2000;13:414-419.

16. Middel P, Hemmerlein B, Fayyazi A, Kaboth U, Radzun HJ. Sinus histiocytosis with massive lymphadenopathy: evidence for its relationship to macrophages and for a cytokine-related disorder. Histopathology. 1999;35:525-533.

17. Zhu F, Zhang JT, Xing XW, Wang DJ, Zhu RY, Zhang Q, Wang HT, Lang SY. Rosai-Dorfman disease: a retrospective analysis of 13 cases. Am J Med Sci. 2013;345:200-210.

18. Ortiz-Hidalgo C, Cuesta-Mejias TC, Ochoa-Ochoa C, Valenzuela-Espinosa A, Toussaint-Caire S. Rosai-Dorfman disease limited to the skin. Four case reports. Gac Med Mex. 2003;139:1-6.

19. Pulsoni A, Anghel G, Falcucci P, Matera R, Pescarmona E, Ribersani M, Villiva N, Mandelli F. Treatment of sinus histiocytosis with massive lymphadenopathy (Rosai-Dorfman disease): report of a case and literature review. Am J Hematol. 2002;69:67-71.

20. Goel MM, Agarwal PK, Agarwal S. Primary Rosai-Dorfman disease of bone without lymphadenopathy diagnosed by fine needle aspiration cytology. A case report. Acta Cytol. 2003;47:1119-1122.

21. Norman L, Bateman AC, Watters GW, Singh V, Spedding AV. Rosai-Dorfman disease presenting as a parotid mass. J Laryngol Otol. 1997;111:1091-1093.

22. Woodcock RJ Jr, Mandell JW, Lipper MH. Sinus histiocytosis (Rosai-Dorfman disease) of the suprasellar region: MR imaging findings—a case report. Radiology. 1999;213:808-810.

23. Ng SB, Tan LH, Tan PH. Rosai-Dorfman disease of the breast: a mimic of breast malignancy. Pathology. 2000;32:10-15.

24. Esquivel J, Krishnan J, Jundi M, Sugarbaker PH. Rosai-Dorfman disease (sinus histiocytosis with massive lymphadenopathy) of the pancreas: first case report. Hepatogastroenterology. 1999;46:1202-1205.

25. Sardana D, Goyal A, Gauba K. Sinus histiocytosis with massive lymphadenopathy: a "massive" misnomer. Diagn Cytopathol. 2015;43:315-319.

26. Eisen RN, Buckley PJ, Rosai J. Immunophenotypic characterization of sinus histiocytosis with massive lymphadenopathy (Rosai-Dorfman disease). Semin Diagn Pathol. 1990;7:74-82.

27. Paulli M, Feller AC, Boveri E, Kindl S, Berti E, Rosso R, Merz H, Facchetti F, Gambini C, Bonetti F, et al. Cathepsin D and E co-expression in sinus histiocytosis with massive lymphadenopathy (Rosai-Dorfman disease) and Langerhans' cell histiocytosis: further evidences of a phenotypic overlap between these histiocytic disorders. Virchows Arch. 1994;424:601-606.

28. Foucar E, Rosai J, Dorfman RF. Sinus histiocytosis with massive lymphadenopathy. An analysis of 14 deaths occurring in a patient registry. Cancer. 1984;54:1834-1840.

29. Henter JI, Horne A, Arico M, Egeler RM, Filipovich AH, Imashuku S, Ladisch S, McClain K, Webb D, Winiarski J, Janka G. HLH-2004: Diagnostic and therapeutic guidelines for hemophagocytic lymphohistiocytosis. Pediatr Blood Cancer. 2007;48:124-131.

30. Janka GE, Lehmberg K. Hemophagocytic syndromes—an update. Blood Rev. 2014;28:135-142.

31. MacMahon HE, Bedizel M, Ellis CA. Familial erythrophagocytic lymphohistiocytosis. Pediatrics. 1963;32:868-879.

32. Arico M, Janka G, Fischer A, Henter JI, Blanche S, Elinder G, Martinetti M, Rusca MP. Hemophagocytic lymphohistiocytosis. Report of 122 children from the International Registry. FHL Study Group of the Histiocyte Society. Leukemia. 1996;10:197-203.

33. Janka GE. Hemophagocytic syndromes. Blood Rev. 2007;21:245-253.

34. Henter JI, Samuelsson-Horne A, Arico M, Egeler RM, Elinder G, Filipovich AH, Gadner H, Imashuku S, Komp D, Ladisch S, Webb D, Janka G. Treatment of hemophagocytic lymphohistiocytosis with HLH-94 immunochemotherapy and bone marrow transplantation. Blood. 2002;100:2367-2373.

35. Chia J, Yeo KP, Whisstock JC, Dunstone MA, Trapani JA, Voskoboinik I. Temperature sensitivity of human perforin mutants unmasks subtotal loss of cytotoxicity, delayed FHL, and a predisposition to cancer. Proc Natl Acad Sci U S A. 2009;106:9809-9814.

36. Nagafuji K, Nonami A, Kumano T, Kikushige Y, Yoshimoto G, Takenaka K, Shimoda K, Ohga S, Yasukawa M, Horiuchi H, Ishii E, Harada M. Perforin gene mutations in adult-onset hemophagocytic lymphohistiocytosis. Haematologica. 2007;92:978-981.

37. Mehta PA, Davies SM, Kumar A, Devidas M, Lee S, Zamzow T, Elliott J, Villanueva J, Pullen J, Zewge Y, Filipovich A. Perforin polymorphism A91V and susceptibility to B-precursor childhood acute lymphoblastic leukemia: a report from the Children's Oncology Group. Leukemia. 2006;20:1539-1541.

38. Santoro A, Cannella S, Trizzino A, Lo Nigro L, Corsello G, Arico M. A single amino acid change A91V in perforin: a novel, frequent predisposing factor to childhood acute lymphoblastic leukemia? Haematologica. 2005;90:697-698.

39. Rudd E, Bryceson YT, Zheng C, Edner J, Wood SM, Ramme K, Gavhed S, Gurgey A, Hellebostad M, Bechensteen AG, Ljunggren HG, Fadeel B, Nordenskjold M, Henter JI. Spectrum, and clinical and functional impli-

cations of UNC13D mutations in familial haemophagocytic lymphohistiocytosis. J Med Genet. 2008;45:134-141.

40. zur Stadt U, Schmidt S, Kasper B, Beutel K, Diler AS, Henter JI, Kabisch H, Schneppenheim R, Nurnberg P, Janka G, Hennies HC. Linkage of familial hemophagocytic lymphohistiocytosis (FHL) type-4 to chromosome 6q24 and identification of mutations in syntaxin 11. Hum Mol Genet. 2005;14:827-834.

41. zur Stadt U, Rohr J, Seifert W, Koch F, Grieve S, Pagel J, Strauss J, Kasper B, Nurnberg G, Becker C, Maul-Pavicic A, Beutel K, Janka G, Griffiths G, Ehl S, Hennies HC. Familial hemophagocytic lymphohistiocytosis type 5(FHL-5) is caused by mutations in Munc18-2 and impaired binding to syntaxin 11. Am J Hum Genet. 2009;85:482-492.

42. Rezaei N, Mahmoudi E, Aghamohammadi A, Das R, Nichols KE. X-linked lymphoproliferative syndrome: a genetic condition typified by the triad of infection, immunodeficiency and lymphoma. Br J Haematol. 2011;152:13-30.

43. Hendricks M, Pillay S, Davidson A, De Decker R, Lawrenson J. Kawasaki disease preceding haemophagocytic lymphohistiocytosis: challenges for developing world practitioners. Pediatr Blood Cancer. 2010; 54: 1023-1025.

44. Danhaive O, Caniglia M, Devito R, Piersigilli F, Corchia C, Auriti C. Neonatal liver failure and haemophagocytic lymphohistiocytosis caused by a new perforin mutation. Acta Paediatr. 2010;99:778-780.

45. Switala JR, Hendricks M, Davidson A. Serum ferritin is a cost-effective laboratory marker for hemophagocytic lymphohistiocytosis in the developing world. J Pediatr Hematol Oncol. 2012;34:e89-e92.

46. Favara BE. Hemophagocytic lymphohistiocytosis: a hemophagocytic syndrome. Semin Diagn Pathol. 1992;9:63-74.

47. Billiau AD, Roskams T, Van Damme-Lombaerts R, Matthys P, Wouters C. Macrophage activation syndrome: characteristic findings on liver biopsy illustrating the key role of activated, IFN-gamma-producing lymphocytes and IL-6- and TNF-alpha-producing macrophages. Blood. 2005; 105:1648-1651.

48. Buckley PJ, O'Laughlin S, Komp DM. Histiocytes in familial and infection-induced/idiopathic hemophagocytic syndromes may exhibit phenotypic differences. Pediatr Pathol. 1992;12:51-66.

49. Emminger W, Zlabinger GJ, Fritsch G, Urbanek R. CD14(dim)/CD16 (bright)monocytes in hemophagocytic lymphohistiocytosis. Eur J Immunol. 2001;31:1716-1719.

50. Kogawa K, Lee SM, Villanueva J, Marmer D, Sumegi J, Filipovich AH. Perforin expression in cytotoxic lymphocytes from patients with hemophagocytic lymphohistiocytosis and their family members. Blood. 2002;99: 61-66.

51. Karandikar NJ, Kroft SH, Yegappan S, Rogers BB, Aquino VM, Lee KM, Kumar V, Guenaga FJ, Jaffe ES, Douek DC, McKenna RW. Unusual immunophenotype of CD8[+] T cells in familial hemophagocytic lymphohistiocytosis. Blood. 2004;104:2007-2009.

52. Wada T, Sakakibara Y, Nishimura R, Toma T, Ueno Y, Horita S, Tanaka T, Nishi M, Kato K, Yasumi T, Ohara O, Yachie A. Down-regulation of CD5 expression on activated CD8[+] T cells in familial hemophagocytic lymphohistiocytosis with perforin gene mutations. Hum Immunol. 2013; 74:1579-1585.

53. Bryceson YT, Rudd E, Zheng C, Edner J, Ma D, Wood SM, Bechensteen AG, Boelens JJ, Celkan T, Farah RA, Hultenby K, Winiarski J, Roche PA, Nordenskjold M, Henter JI, Long EO, Ljunggren HG. Defective cyto-

toxic lymphocyte degranulation in syntaxin-11 deficient familial hemophagocytic lymphohistiocytosis 4(FHL4) patients. Blood. 2007;110:1906-1915.

54. Marcenaro S, Gallo F, Martini S, Santoro A, Griffiths GM, Arico M, Moretta L, Pende D. Analysis of natural killer-cell function in familial hemophagocytic lymphohistiocytosis(FHL): defective CD107a surface expression heralds Munc13-4 defect and discriminates between genetic subtypes of the disease. Blood. 2006;108:2316-2323.

55. Trottestam H, Horne A, Arico M, Egeler RM, Filipovich AH, Gadner H, Imashuku S, Ladisch S, Webb D, Janka G, Henter JI. Chemoimmunotherapy for hemophagocytic lymphohistiocytosis: long-term results of the HLH-94 treatment protocol. Blood. 2011;118:4577-4584.

56. Mahlaoui N, Ouachee-Chardin M, de Saint Basile G, Neven B, Picard C, Blanche S, Fischer A. Immunotherapy of familial hemophagocytic lymphohistiocytosis with antithymocyte globulins: a single-center retrospective report of 38 patients. Pediatrics. 2007;120:e622-e628.

57. Chinen K, Ohkura Y, Matsubara O, Tsuchiya E. Hemophagocytic syndrome associated with clostridial infection in a pancreatic carcinoma patient. Pathol Res Pract. 2004;200:241-245.

58. El Khoury N, Lassoued K, Pelle G, Foucher A, Costa MA, Rondeau E, Sraer JD. Hemophagocytosis associated with an *Escherichia coli* sepsis: a case report. Rev Med Interne. 2003;24:688-691.

59. Caksen H, Akbayram S, Oner AF, Kosem M, Tuncer O, Atas B, Odabas D. A case of typhoid fever associated with hemophagocytic syndrome. J Emerg Med. 2003;25:321-322.

60. Chien CC, Chiou TJ, Lee MY, Hsiao LT, Kwang WK. Tuberculosis-associated hemophagocytic syndrome in a hemodialysis patient with protracted fever. Int J Hematol. 2004;79:334-336.

61. Abdelkefi A, Ben Othman T, Torjman L, Ladeb S, Lakhal A, Belhadj S, Ayari S, Cherif N, Ben Achour O, Chaker E, Ben Abdeladhim A. *Plasmodium falciparum* causing hemophagocytic syndrome after allogeneic blood stem cell transplantation. Hematol J. 2004;5:449-450.

62. Masri K, Mahon N, Rosario A, Mirza I, Keys TF, Ratliff NB, Starling RC. Reactive hemophagocytic syndrome associated with disseminated histoplasmosis in a heart transplant recipient. J Heart Lung Transplant. 2003; 22:487-491.

63. Kocak N, Eren M, Yuce A, Gumruk F. Hemophagocytic syndrome associated with visceral leishmaniasis. Indian Pediatr. 2004;41:605-607.

64. Teramura T, Tabata Y, Yagi T, Morimoto A, Hibi S, Imashuku S. Quantitative analysis of cell-free Epstein-Barr virus genome copy number in patients with EBV-associated hemophagocytic lymphohistiocytosis. Leuk Lymphoma. 2002;43:173-179.

65. Atim-Oluk M. Cytomegalovirus associated haemophagocytic lymphohistiocytosis in the immunocompetent adult managed according to HLH-2004 diagnostic using clinical and serological means only. Eur J Microbial Immunol. 2013;3:81-89.

66. Ozdemir H, Ciftci E, Ince EU, Ertem M, Ince E, Dogru U. Hemophagocytic lymphohistiocytosis associated with 2009 pandemic influenza A (H1N1) virus infection. J Pediatr Hematol Oncol. 2011;33:135-137.

67. Pedrosa AF, Mota A, Morais P, Nogueira A, Brochado M, Fonseca E, Azevedo F. Haemophagocytic syndrome with a fatal outcome triggered by parvovirus B19 infection in the skin. Clin Exp Dermatol. 2014;39:222-223.

68. Lin CI, Yu HH, Lee JH, Wang LC, Lin YT, Yang YH, Chiang BL. Clinical analysis of macrophage activation syndrome in pediatric patients with

autoimmune diseases. Clin Rheumatol. 2012;31:1223-1230.

69. Tsuji T, Ohno S, Ishigatsubo Y. Liver manifestations in systemic lupus erythematosus: high incidence of hemophagocytic syndrome. J Rheumatol. 2002;29:1576-1577.

70. Kaneko K, Takahashi K, Fujiwara S, Maruyama T, Obinata K. Kawasaki disease followed by haemophagocytic syndrome. Eur J Pediatr. 1998; 157:610-611.

71. Kobayashi I, Yamada M, Kawamura N, Kobayashi R, Okano M, Kobayashi K. Platelet-specific hemophagocytosis in a patient with juvenile dermatomyositis. Acta Paediatr. 2000;89:617-619.

72. Han AR, Lee HR, Park BB, Hwang IG, Park S, Lee SC, Kim K, Lim HY, Ko YH, Kim SH, Kim WS. Lymphoma-associated hemophagocytic syndrome: clinical features and treatment outcome. Ann Hematol. 2007; 86:493-498.

73. Sada E, Shiratsuchi M, Kiyasu J, Idutsu K, Ohtsuka R, Nagasawa E, Karube K, Takayanagi R, Abe Y. Primary mediastinal non-seminomatous germ cell tumor associated with hemophagocytic syndrome. J Clin Exp Hematopathol. 2009;49:117-120.

74. Tadmor T, Vadazs Z, Dar H, Laor R, Attias D. Hemophagocytic syndrome preceding acute myeloid leukemia with der t [7:17][q12;q11], monosomy, 17 and 5p–. J Pediatr Hematol Oncol. 2006;28:544-546.

75. Yoshiyama M, Kounami S, Nakayama K, Okutani T, Aoyagi N, Yoshikawa N. Cytotoxic T-lymphocyte-associated antigen 4 gene polymorphisms in Japanese children with infection-associated hemophagocytic lymphohistiocytosis. Acta Haematol. 2010;123:186-190.

76. Beutel K, Gross-Wieltsch U, Wiesel T, Stadt UZ, Janka G, Wagner HJ. Infection of T lymphocytes in Epstein-Barr virus-associated hemophagocytic lymphohistiocytosis in children of non-Asian origin. Pediatr Blood Cancer. 2009;53:184-190.

77. Hsieh SM, Chang SC. Insufficient perforin expression in CD8[+] T cells in response to hemagglutinin from avian influenza (H5N1) virus. J Immunol. 2006;176:4530-4533.

78. Bleesing J, Prada A, Siegel DM, Villanueva J, Olson J, Ilowite NT, Brunner HI, Griffin T, Graham TB, Sherry DD, Passo MH, Ramanan AV, Filipovich A, Grom AA. The diagnostic significance of soluble CD163 and soluble interleukin-2 receptor alpha-chain in macrophage activation syndrome and untreated new-onset systemic juvenile idiopathic arthritis. Arthritis Rheum. 2007;56:965-971.

79. Sullivan JL, Woda BA, Herrod HG, Koh G, Rivara FP, Mulder C. Epstein-Barr virus-associated hemophagocytic syndrome: virological and immunopathological studies. Blood. 1985;65:1097-1104.

80. Florena AM, Iannitto E, Quintini G, Franco V. Bone marrow biopsy in hemophagocytic syndrome. Virchows Arch. 2002;441:335-344.

81. Kasahara Y, Yachie A. Cell type specific infection of Epstein-Barr virus (EBV) in EBV-associated hemophagocytic lymphohistiocytosis and chronic active EBV infection. Crit Rev Oncol Hematol. 2002;44:283-294.

82. Zhang K, Jordan MB, Marsh RA, Johnson JA, Kissell D, Meller J, Villanueva J, Risma KA, Wei Q, Klein PS, Filipovich AH. Hypomorphic mutations in PRF1, MUNC13-4, and STXBP2 are associated with adult-onset familial HLH. Blood. 2011;118:5794-5798.

83. Gupta AA, Tyrrell P, Valani R, Benseler S, Abdelhaleem M, Weitzman S. Experience with hemophagocytic lymphohistiocytosis/macrophage activation syndrome at a single institution. J Pediatr Hematol Oncol. 2009; 31:81-84.

84. Bruck N, Suttorp M, Kabus M, Heubner G, Gahr M, Pessler F. Rapid and

85. Filipovich AH. Hemophagocytic lymphohistiocytosis: a lethal disorder of immune regulation. J Pediatr. 1997;130:337-338.

86. Falini B, Pileri S, De Solas I, Martelli MF, Mason DY, Delsol G, Gatter KC, Fagioli M. Peripheral T-cell lymphoma associated with hemophagocytic syndrome. Blood. 1990;75:434-444.

87. Greer WL, Riddell DC, Gillan TL, Girouard GS, Sparrow SM, Byers DM, Dobson MJ, Neumann PE. The Nova Scotia (type D) form of Niemann-Pick disease is caused by a G3097(T transversion in NPC1. Am J Hum Genet. 1998;63:52-54.

88. Patterson MC, Hendriksz CJ, Walterfang M, Sedel F, Vanier MT, Wijburg F. Recommendations for the diagnosis and management of Niemann-Pick disease type C: an update. Mol Genet Metab. 2012;106:330-344.

89. Stern G. Niemann-Pick's and Gaucher's diseases. Parkinsonism Relat Disord. 2014;20:S143-S146.

90. Schuchman EH, Miranda SR. Niemann-Pick disease: mutation update, genotype/phenotype correlations, and prospects for genetic testing. Genet Test. 1997;1:13-19.

91. Sikora J, Pavlu-Pereira H, Elleder M, Roelofs H, Wevers RA. Seven novel acid sphingomyelinase gene mutations in Niemann-Pick type A and B patients. Ann Hum Genet. 2003;67:63-70.

92. Wasserstein MP, Larkin AE, Glass RB, Schuchman EH, Desnick RJ, McGovern MM. Growth restriction in children with type B Niemann-Pick disease. J Pediatr. 2003;142:424-428.

93. Garver WS, Heidenreich RA. The Niemann-Pick C proteins and trafficking of cholesterol through the late endosomal/lysosomal system. Curr Mol Med. 2002;2:485-505.

94. Wojtanik KM, Liscum L. The transport of low density lipoprotein-derived cholesterol to the plasma membrane is defective in NPC1 cells. J Biol Chem. 2003;278:14850-14856.

95. Imrie J, Vijayaraghaven S, Whitehouse C, Harris S, Heptinstall L, Church H, Cooper A, Besley GT, Wraith JE. Niemann-Pick disease type C in adults. J Inherit Metab Dis. 2002;25:491-500.

96. Vanier MT, Millat G. Niemann-Pick disease type C. Clin Genet. 2003; 64:269-281.

97. Millat G, Chikh K, Naureckiene S, Sleat DE, Fensom AH, Higaki K, Elleder M, Lobel P, Vanier MT. Niemann-Pick disease type C: spectrum of HE1 mutations and genotype/phenotype correlations in the NPC2 group. Am J Hum Genet. 2001;69:1013-1021.

98. Schneider AR, Stichling F, Hoffmann M, Scheler R, Arnold JC, Riemann JF. Hepatosplenomegaly and progressive neurological symptoms. Late manifestation of Niemann-Pick disease type C—a case report. Z Gastroenterol. 2001;39:971-974.

99. Bazhenov EL, Terekhov VZ, Fadeev A. Infantile type of Niemann-Pick disease with developmental defects of the central nervous system. Arkh Patol. 1988;50:59-62.

100. Philit JB, Queffeulou G, Walker F, Gubler MC, Dupuis E, Vrtovsnik F, Mignon F. Membranoproliferative glomerulonephritis type II and Niemann-Pick disease type C. Nephrol Dial Transplant. 2002;17:1829-1831.

101. Takamura A, Sakai N, Shinpoo M, Noguchi A, Takahashi T, Matsuda S, Yamamoto M, Narita A, Ohno K, Ohashi T, Ida H, Eto Y. The useful preliminary diagnosis of Niemann-Pick disease type C by filipin test in

blood smear. Mol Genet Metab. 2013;110:401-404.

102. Brautbar A,Elstein D,Abrahamov A,Zeigler M,Chicco G,Beutler E, Scott CR,Zimran A. The 1604A(R496H) mutation in Gaucher disease:genotype/phenotype correlation. Blood Cells Mol Dis. 2003;31: 187-189,discussion 190-181.

103. Cassinerio E,Graziadei G,Poggiali E. Gaucher disease:a diagnostic challenge for internists. Eur J Intern Med. 2014;25:117-124.

104. Elstein D,Abrahamov A,Dweck A,Hadas-Halpern I,Zimran A. Gaucher disease:pediatric concerns. Paediatr Drugs. 2002;4:417-426.

105. Rodriguez-Mari A,Diaz-Font A,Chabas A,Pastores GM,Grinberg D, Vilageliu L. New insights into the origin of the Gaucher disease-causing mutation N370S:extended haplotype analysis using the 5GC3.2,5470 G/A,and ITG6.2 polymorphisms. Blood Cells Mol Dis. 2001;27:950-959.

106. Charrow J,Andersson HC,Kaplan P,Kolodny EH,Mistry P,Pastores G,Rosenbloom BE,Scott CR,Wappner RS,Weinreb NJ,Zimran A. The Gaucher registry:demographics and disease characteristics of 1698 patients with Gaucher disease. Arch Intern Med. 2000;160:2835-2843.

107. Dahl N,Hillborg PO,Olofsson A. Gaucher disease(Norrbottnian type III):probable founders identified by genealogical and molecular studies. Hum Genet. 1993;92:513-515.

108. Niederau C,Haussinger D. Gaucher's disease:a review for the internist and hepatologist. Hepatogastroenterology. 2000;47:984-997.

109. Hollak CE,van Weely S,van Oers MH,Aerts JM. Marked elevation of plasma chitotriosidase activity. A novel hallmark of Gaucher disease. J Clin Invest. 1994;93:1288-1292.

110. Bertram HC,Eldibany M,Padgett J,Dragon LH. Splenic lymphoma arising in a patient with Gaucher disease. A case report and review of the literature. Arch Pathol Lab Med. 2003;127:e242-e245.

111. Bohm P,Kunz W,Horny HP,Einsele H. Adult Gaucher disease in association with primary malignant bone tumors. Cancer. 2001;91:457-462.

112. Shiran A,Brenner B,Laor A,Tatarsky I. Increased risk of cancer in patients with Gaucher disease. Cancer. 1993;72:219-224.

113. Rosenbloom BE,Weinreb NJ,Zimran A,Kacena KA,Charrow J,Ward E. Gaucher disease and cancer incidence:a study from the Gaucher Registry. Blood. 2005;105:4569-4572.

114. Zimran A,Liphshitz I,Barchana M,Abrahamov A,Elstein D. Incidence of malignancies among patients with type I Gaucher disease from a single referral clinic. Blood Cells Mol Dis. 2005;34:197-200.

115. Grabowski GA,Hopkin RJ. Enzyme therapy for lysosomal storage disease:principles,practice,and prospects. Annu Rev Genomics Hum Genet. 2003;4:403-436.

116. Zimran A,Elstein D. Gaucher disease and the clinical experience with substrate reduction therapy. Philos Trans R Soc Lond B Biol Sci. 2003; 358:961-966.

117. Ortiz J,Fernandez D,Bullon A. Gaucher's disease:morphological findings in a case studied with fine needle aspiration. Cytopathology. 2002; 13:371-374.

118. Weisberger J,Emmons F,Gorczyca W. Cytochemical diagnosis of Gaucher's disease by iron stain. Br J Haematol. 2004;124:696.

119. Chen M,Wang J. Gaucher disease:review of the literature. Arch Pathol Lab Med. 2008;132:851-853.

120. Levin M,Pleskova I,Pastores GM. Gaucher disease:genetics,diagnosis and management. Drugs Today(Barc). 2001;37:257-264.

121. Kelsey PR,Geary CG. Sea-blue histiocytes and Gaucher cells in bone marrow of patients with chronic myeloid leukaemia. J Clin Pathol. 1988;41:960-962.

122. Oram JF. Tangier disease and ABCA1. Biochim Biophys Acta. 2000; 1529:321-330.

123. Oram JF. Molecular basis of cholesterol homeostasis:lessons from Tangier disease and ABCA1. Trends Mol Med. 2002;8:168-173.

124. Zuchner S,Sperfeld AD,Senderek J,Sellhaus B,Hanemann CO,Schroder JM. A novel nonsense mutation in the ABC1 gene causes a severe syringomyelia-like phenotype of Tangier disease. Brain. 2003;126:920-927.

125. Bertolini S,Pisciotta L,Seri M,Cusano R,Cantafora A,Calabresi L, Franceschini G,Ravazzolo R,Calandra S. A point mutation in ABC1 gene in a patient with severe premature coronary heart disease and mild clinical phenotype of Tangier disease. Atherosclerosis. 2001;154:599-605.

第 53 章

组织细胞和树突细胞肿瘤,包括 Langerhans 细胞组织细胞增生症 和 Langerhans 细胞肉瘤

Ronald Jaffe,Karen L. Chang,Lawrence M. Weiss

53.1　组织细胞

本章首先介绍组织细胞和树突细胞肿瘤的典型代表,即 Langerhans 细胞组织细胞增生症,然后介绍组织细胞和树突细胞肉瘤,以及播散性幼年性黄色肉芽肿。重点介绍这些疾病在上一版之后的新进展,以及相应的鉴别诊断要点。

组织细胞的命名仍在不断变化之中,树突细胞与巨噬细胞的表型区别也正在发生变化。"组织细胞"一词位于分类的最顶端,涵盖单核巨噬细胞系统的所有细胞、巨噬细胞和树突细胞,但它们之间存在既复杂又存在动态变化的内在联系,因此需要构建一个新的框架[1]。大多数信息来自小鼠模型,仍需要在人体中进行验证,但最新的研究发现,成人的巨噬细胞来自卵黄囊或胎肝,并分布于胎儿的所有部位,这些细胞不仅寿命长,还可自我更新。另一方面,在炎症、组织重建和修复,以及肿瘤浸润过程中,骨髓起源的细胞用于补充巨噬细胞和树突细胞[1,2](图 53.1)。

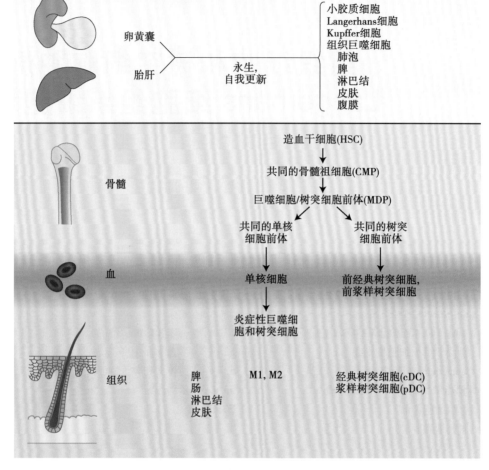

图 53.1　巨噬细胞和树突细胞的起源。组织内巨噬细胞有两种:具有永生性并可自我更新的细胞,来自卵黄囊和胎肝;炎症性巨噬细胞和树突细胞,来自骨髓,起源于骨髓干细胞,在有需要时对局部进行补充

53.2　Langerhans 细胞组织细胞增生症和 Langerhans 细胞肉瘤

53.2.1　Langerhans 细胞组织细胞增生症

53.2.1.1　定义

　　Langerhans 细胞组织细胞增生症(LCH)是 Langerhans 细胞(LCH 细胞)呈克隆性肿瘤性增生,LCH 细胞表达 CD1a、langerin(CD207)和 S-100 蛋白,超微结构检查可见 Birbeck 颗粒。

53.2.1.2　流行病学和病因学

　　LCH 发病年龄分布广泛,从胎儿到老年人均可发病。儿童期的估计年发病率为(4~5)/100 万,1~5 岁为发病高峰,男性好发,男女比例为 1.5:1~3.7:1[3,4]。成人年发病率更低,为(1~2)/100 万[5]。垂直遗传罕见,但双卵孪生的家族发病率为 10%,单卵孪生的发病率达 92%[6]。儿童 LCH 可在急性淋巴母细胞白血病之后发病[7],其中一些病例的 LCH 与白血病有相同的分子遗传学标记。成人 LCH 可发生于髓系白血病或滤泡性淋巴瘤之后[8,9],部分也具有相同的分子遗传学标记,提示为转分化。目前对成人 LCH 越来越重视,成人皮肤 LCH 患者继发造血系统恶性肿瘤的发病率升高[10]。

　　最近,关于 LCH 发生的研究取得了重大进展。第一个重大发现是,LCH 细胞的转录组与未成熟髓系树突细胞(而不是表皮 Langerhans 细胞)具有相似之处[11]。BRAF V600E 突变见于 38%~64% 的 LCH[12-14],且与 VG1 抗体检测结果有非常好的相关性[15]。在活动性高危性 LCH 患者中,BRAF V600E 突变见于循环 CD11c 和 CD14 细胞,以及骨髓中的 CD34+ 细胞,而在低危性 LCH 患者中,此突变仅见于病变内的 CD207+ 细胞[13],提示高危性与低危性病变存在生物学差异,高危性病变表现为前体细胞发生体细胞突变,而低危性病变仅表现为组织内部的树突细胞发生突变。BRAF V600E 突变与疾病高复发风险相关,但与年龄或临床类型(局限或多发)不相关。由于 LCH 属于肿瘤性非恶性病变,且 BRAF V600E 突变还可见于其他良性病变,因此曾有人建议将其视为一种"炎症性髓系肿瘤"[16]。所有 LCH 均有信号相关激酶活化,一些野生型 BRAF 病例可表达磷酸化 MEK、磷酸化 ERK,以及其他突变,例如 ARAF 和 MAP2K1[17-19]。这些均可导致 MEK-ERK 通路无拮抗性活化,影响细胞增殖和迁移,上游信号蛋白异常导致的 ERK 活化可能在所有类型 LCH 中都很常见[19]。LCH 伴激酶活化的一个推测机制是癌基因诱导的衰老伴细胞周期停滞，继而导致局部炎症反应[20]。

53.2.1.3　临床特征

Langerhans 细胞家族疾病的临床表现多样，是由于发病年龄范围广，可累及不同部位，临床过程难以预测。先天性和新生儿患者中，病变局限者可自愈，但多系统病变者仍有较高的致死率[21]。疾病分期非常重要。病变局限于单个低危器官者可经切除和保守治疗而治愈，例如骨、皮肤、淋巴结、胸腺、垂体和甲状腺[22]。多系统病变的病程更长，复发迅速，常可导致严重的致残性结局[23]。肝、脾和骨髓属于高危器官，导致这些器官功能不全的多系统疾病患者的死亡风险升高[24]，即使采用目前最佳的治疗方案也是如此[25]。

耳、眼和口腔发生的颅面部病变被视为发生尿崩症的高风险病变[26]。神经变性疾病被视为 LCH 不可逆的晚期免疫性结局，可能是一种副肿瘤现象[27]。成人发生的肺 LCH 与其他类型 LCH 存在显著差异，与吸烟的相关性非常大[28]。播散性 LCH 可伴有巨噬细胞活化和噬血细胞综合征，这也是部分患者死亡的原因[29]。

53.2.1.4　形态学

所有病变都要证实 LCH 细胞群才能诊断。LCH 细胞一般较大（15~25μm），卵圆形，不具有 CD1a⁺炎性树突细胞样的"树突状"形态。细胞核具有特征性，呈复杂的皱褶模式，常有"咖啡豆样"核沟（框 53.1，图 53.2A）。可以出现多少不等的具有 LCH 样核皱褶的双核或者多核细胞。染色质细腻，核仁不明显，胞质丰富，无颗粒。胞质内的 Birbeck 颗粒是一种具有特征性的超微结构，表现为一端呈球形的拉链样结构（图 53.2B）。嗜酸性粒细胞常见，但非恒定出现，有时非常明显，形成含 Charcot-Leyden 结晶的微脓肿。小淋巴细胞可散在分布，但更常见的是聚集在 LCH 细胞病变周围，活化淋巴细胞（特别

是浆细胞）不是其常见特征。巨噬细胞可能很丰富，特别是坏死区域，缺乏核皱褶特征的破骨细胞样巨细胞在骨病变或骨旁软组织病变中特别醒目，但也可见于皮肤或淋巴结病变内。可见中性粒细胞，一般位于坏死区或骨折区。罕见情况下，LCH 细胞可为梭形，具有欺骗性。

框 53.1　Langerhans 细胞组织细胞增生症的主要诊断特征

- 体积大、卵圆形、大小为 10~25μm 的非树突细胞
- 细胞核有核沟和皱褶
- 细胞膜表达 CD1a，细胞质和细胞膜表达 langerin（CD207），细胞核和细胞质表达 S100
- 电镜可见 Birbeck 颗粒（若已行 CD207 染色，则不需要电镜检查）

53.2.1.5　分级

LCH 细胞核的形态学特点是细胞学非常温和并且形态一致，即使出现活跃的核分裂也是如此。多形性显著、细胞学异型性明显，特别是发现非典型核分裂象，均是 Langerhans 细胞肉瘤的特征。Ki67 结合 CD1a 或 CD207 双染分析，Ki67 指数<10%，罕见病例可能更高。

53.2.1.6　免疫表型

LCH 细胞的表型特征是细胞膜和核旁表达 CD1a，胞质颗粒状阳性表达 langerin（CD207）。核和胞质阳性表达 S100（图53.3）。由这三者构成的免疫组化套餐已经取代 Birbeck 颗粒的超微结构观察，后者不再是诊断 LCH 所必需的。一些病例表达 CD14（和 CD163），据说这种表达有一定预后意义，但还没有得到验证[30]。VE1 是用于识别 BRAF V600E 突变的抗体，与 CD207 共表达，还可表达于一些 CD14⁺/CD207⁻细胞[15]。LCH 细胞核旁点状阳性表达 CD68 和 HLA-DR。强阳性表达 vimentin，不表达或极弱表达胞质溶菌酶。不表达 CD15 或 CD30。

LCH 细胞间可散在分布大量巨噬细胞。系统性病变中，存在 BRAR V600E 突变的 CD14⁺/CD207⁻细胞可能是 LCH 的前体

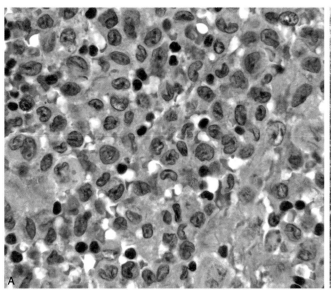
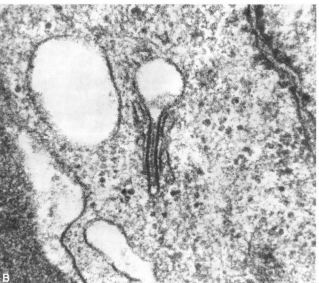

图 53.2　软组织 Langerhans 细胞组织细胞增生症。A，LCH 细胞的核有复杂的皱褶和核沟，多形性不明显。B，电镜观察可见 Birbeck 颗粒，位于周边，是一种 5 层结构，呈拉链样，一端球状膨大

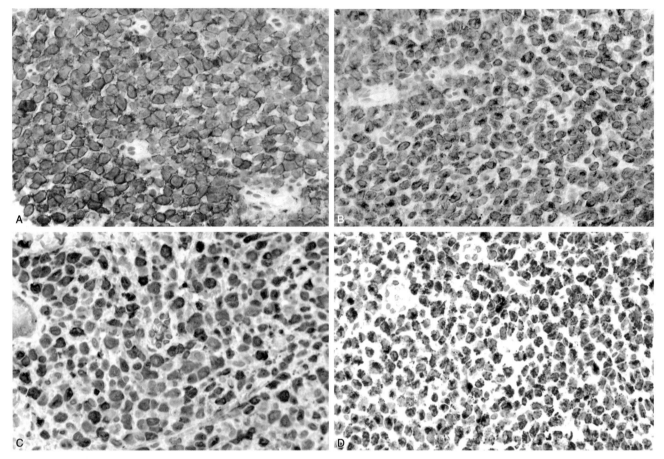

图 53.3 Langerhans 细胞组织细胞增生症的免疫表型。A,细胞膜强阳性表达 CD1a。B,胞质颗粒状阳性表达 langerin。C,核和胞质强表达 S100,数量不等。D,胞质核旁点状阳性表达 HLA-DR,胞膜不着色细胞。

53.2.1.7 先天性 Langerhans 细胞疾病

胎儿和新生儿病例可表现为死胎、胎儿水肿或呈"蓝莓松饼"样表现,已有胎盘受累的报道[31-33](图 53.4)。病变可局限于皮肤,但仔细分期是非常有必要的,因为 60% 新生儿病例有多系统累及,其中大多数累及"危险"器官[21]。一些仅表现为

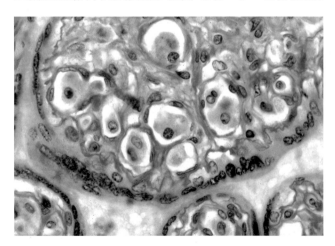

图 53.4 死胎胎盘组织的血管内充满胎儿细胞,这些细胞具有 Langerhans 细胞组织细胞增生症的特征。胎儿的全身均可见自溶的组织细胞病灶(PAS 染色)

丘疹样皮肤累及的病例可自发消退,又称为先天性自愈性网状组织细胞增生症,或 Hashimoto-Pritzker 病[34],其中大多数病例为 LCH,但另一些是幼年性黄色肉芽肿的先天性网状组织细胞瘤变异型。有人认为,自愈性疾病的 LCH 细胞更成熟,为 CD14⁻/CD86⁺,且表达 E-cadherin[35,36],而系统性疾病不表达 E-cadherin,LCH 细胞更不成熟(CD14⁺/CD86⁻),但此结论尚未得到验证。系统性和良性先天性 LCH 存在 *BRAF* V600E 和 V600D 突变[15,37],但此突变仅见于系统性疾病的血和骨髓中的前体细胞。

先天性 LCH 的一个诊断难点是并非所有皮肤病变均具有自限性,不能依据组织病理学表现来预测哪些儿童将会发展为系统性疾病。要求对所有病例进行细致的分期评估,因为系统累及的证据常在诊断时即已存在[38,39]。推荐自愈性皮肤 LCH 仅用于回顾性诊断。

53.2.1.8 成人 Langerhans 细胞疾病

成人 LCH 的确切发病率未知,估计年发病率为(1~2)/100 万[5],男性稍多,中位发病年龄为 33~35 岁[40]。受累部位与儿童病例相同,31%~68% 患者表现为多系统累及[40,41]。成人发生的肺 LCH 最常局限于肺,与吸烟的相关性非常高[42]。人雄激素受体分析显示,仅 30% 肺 LCH 存在克隆性[43],提示成人肺 LCH 是一种反应性过程,常是对吸烟的非克隆性反应。两项研究中,*BRAF* V600E 的突变率约为 27%[44,45]。成人 LCH 的诊断

需要结合临床和影像学发现，并经 CD1a/CD207 免疫组化染色证实。

与儿童病例不同的是，所有成人 LCH 均需要与 Langerhans 细胞肉瘤鉴别[46]。Erdheim-Chester 病（ECD）也常发生 BRAF V600E 突变，据报道，ECD 与 LCH 关系密切[47]。

53.2.1.9　局限性病变的累及部位

单系统病变最常累及的部位包括皮肤、骨、淋巴结、胸腺、垂体和甲状腺。成人的单一部位最常见于肺。由于皮肤受累大多见于多系统病变，将在下文讨论。各个部位的诊断标准相同，但病变的部位特征可能混淆诊断，因此将着重讨论。

骨

颅骨的溶骨性病变最具特征性，常形成紧贴硬脑膜的软组织肿块。"中枢神经系统（CNS）风险"骨包括颞骨、面骨、蝶骨、筛骨和颧骨，这些骨病变的患者发生尿崩症或 CNS 受累的风险很高。椎骨、颌骨、肋骨、盆骨和近端长骨也是典型累及部位，少见累及手足小骨。受累部位疼痛是最常见的临床表现，眼眶病变可表现为眼球突出，颞骨病变可表现为慢性耳炎或乳突炎，椎体塌陷（扁平椎）的临床表现独特，病变压迫脊髓时可出现神经病学症状。牙齿松动提示颌骨累及。

X 线平片摄影仍然是骨病变鉴别诊断的基本影像学方法，计算机断层（CT）扫描、磁共振成像（MRI）、骨扫描和正电子发射计算机断层显像可用于确定诊断（图 53.5 和图 53.6）[48]。早期病变可表现为浸润性边界、皮质破坏并向软组织延伸，可能怀疑如肉瘤的侵袭性疾病。消退期病变发生硬化，边界消失，骨结构最终完全重建。疾病后期存在硬化，因此需要鉴别低级别病变，特别是慢性骨髓炎。

细针穿刺涂片细胞学或组织学活检可用于诊断。经典的嗜酸性肉芽肿以卵圆形组织细胞为主，细胞核复杂，表达 CD1a、CD207 和 S100，散在破骨细胞样巨细胞、数量不等的嗜酸性粒细胞、吞噬性巨噬细胞和 T 细胞。浆细胞一般稀疏。坏死、出血、嗜酸性"微脓肿"和中性粒细胞可成为组织像的主要成分。免疫细胞化学或免疫组织化学染色证实病变细胞表达 CD1a，表现为清晰的胞膜着色，伴或不伴有胞质点状着色；脱钙不会破坏 CD207 抗原，其阳性定位于细胞质。S100 也表达于软骨，因此诊断意义稍差（见图 53.6）。

颅骨、长骨和椎骨等部位早期病变的临床鉴别诊断包括高级别病变、Ewing 肉瘤家族肿瘤、骨肉瘤、神经母细胞瘤和霍奇金淋巴瘤，罕见的年幼儿童病例还需要鉴别肌纤维母细胞瘤病。晚期和消退期病变的鉴别诊断可能更困难，病变类似于瘢痕，活检标本中见不到 LCH 细胞，导致无法证实临床和影像学上怀疑的病变。广泛细致地观察对诊断可能有帮助。骨病变可伴发病理性骨折、坏死或出血，在修复时可伴有广泛的黄瘤样巨噬细胞成分，导致难以识别其中的 LCH 细胞，可能与纤维组织细胞病变混淆。普通的 LCH 中罕见浆细胞成分，但在骨折后的复杂性病变中可出现浆细胞，此时与慢性复发性多灶性骨髓炎的鉴别困难，甚至无法鉴别。罕见的 LCH 病变表现为动脉瘤样骨囊肿改变[49]（见图 53.6）。骨的 Rosai-Dorfman 病是罕见的类似病变，也表达 S100，但其形态学表现独特。幼年性黄色肉芽肿和 Erdheim-Chester 病也可累及骨，鉴别重点是免疫表型不同于 LCH。

单骨性病变临床实践多数采用刮除术治疗，但大多数病例只需要活检和镇痛治疗。非甾体类抗炎药可促进愈合。有症状的病变和易骨折部位的病变所采用的治疗方案有多种[48]。

淋巴结

淋巴结可以是 LCH 累及的唯一部位，也可能是邻近部位骨病变或皮肤病变的局部累及，或是系统性多器官病变的一部分[50,51]。临床常表现为无痛性淋巴结肿大，最常见于颈部、纵隔、腹股沟、腋窝或腹膜后。CT、MRI 和氟代脱氧葡萄糖-正电子发射计算机断层显像[18]检查可确定淋巴结受累的范围，并

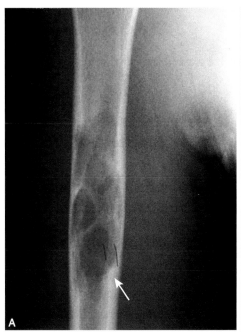
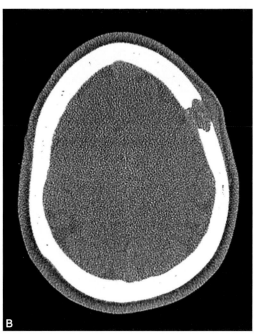

图 53.5　骨 Langerhans 细胞组织细胞增生症。A，X 线平片检查，上肢骨可见广泛溶骨性病变。B，头部计算机断层扫描，可见颅骨缺损，外侧紧邻软组织病灶

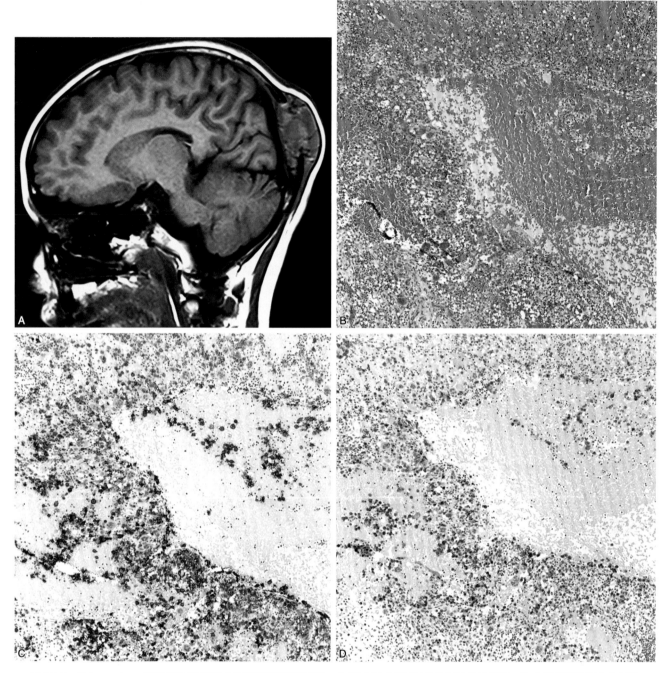

图 53.6　骨 Langerhans 细胞组织细胞增生症类似动脉瘤样骨囊肿。A,磁共振成像可见骨缺损和软组织影。B,血管样腔隙部分内衬破骨细胞。C,内衬细胞中有许多 CD1a⁺ LCH 细胞。D,这些细胞还表达 Langerin(CD207)

可评估骨和系统性病变,这是分期评估工作的一部分[52]。证实淋巴结内 CD1a/CD207⁺ LCH 细胞窦内浸润可确定诊断(图 53.7)。随着疾病进展,LCH 细胞进入到副皮质区,淋巴滤泡不受影响,但窦内分布模式变得不明显。窦内的 LCH 细胞保持 CD1a/CD207 表型,副皮质区的细胞尽管形态学相似,但一部分 CD1a 和 CD207 的表达缺失,且高表达表面 HLA-DR。若仅行 CD207 染色,在评估结果时要特别谨慎,因为髓窦内正常即存在 CD207⁺/CD1a⁻ 的细胞[53]。病变内可见多少不等的嗜酸性粒细胞、巨噬细胞、巨细胞、坏死区和含铁血黄素。仅有淋巴结累及与系统性病变累及淋巴结的组织学表现没有差别。LCH 细胞的增殖指数不定,但一般<10%。核分裂数高的成人病例

与 Langerhans 细胞肉瘤的鉴别很困难。多灶性或播散性 LCH 可见活化的巨噬细胞成分,伴或不伴有噬血细胞现象,这些伴发成分可掩盖 LCH[29]。淋巴结活检、细针穿刺结合免疫表型分析均可用于诊断(图 53.8),但必须与皮病性淋巴结炎鉴别(图 53.9)。

需要鉴别的疾病很多(表 53.1),但在临床实践中,主要是 LCH 与其他组织细胞丰富的病变鉴别,例如皮病性淋巴结炎、Kikuchi 病、肉芽肿性淋巴结炎和组织细胞丰富的恶性肿瘤(例如富于组织细胞的间变性大细胞淋巴瘤和一些 T 细胞白血病)。淋巴结活检可以观察结构变化,窦内浸润模式有助于排除很多需要鉴别的疾病,但穿刺细胞学的诊断需要更加谨慎。

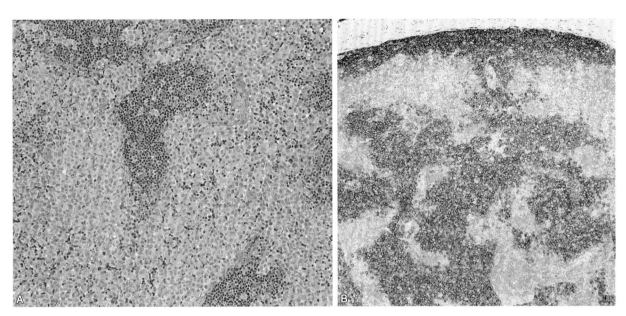

图 53.7　淋巴结 Langerhans 细胞组织细胞增生症。A,当淋巴结被完全取代时,可能见不到 LCH 特征性的窦内浸润。B,CD1a(和 CD207,但不包括 S100)染色可用于显示窦内浸润模式。副皮质区浸润的细胞可能不表达或低表达 CD1a 和 CD207

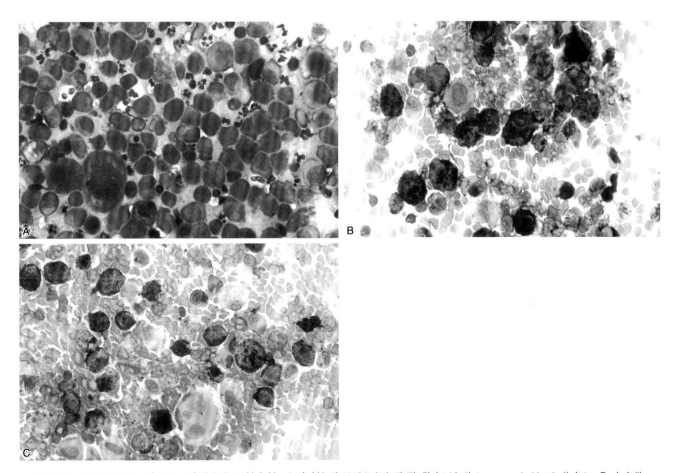

图 53.8　Langerhans 细胞组织细胞增生症,细针穿刺。A,穿刺细胞显示组织细胞群,散在巨细胞(pinacyanol chloride 染色)。B,大多数(并非全部)病变细胞表达 CD1a。C,少数细胞表达 CD207(langerin)

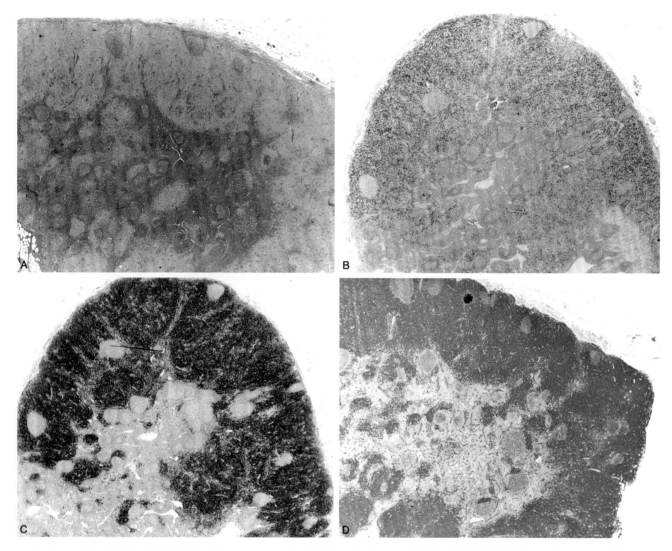

图 53.9 湿疹患者的皮病性淋巴结炎,类似 Langerhans 细胞组织细胞增生症。A,淡染组织细胞取代副皮质区。B,CD1a⁺(和 CD207,未显示)细胞数量多,位于副皮质区,而非窦内(参见图 53.7B)。C,S100 染色示大量树突细胞,大多数为交指状树突细胞。D,这些细胞也表达 fascin

表 53.1 Langerhans 细胞组织细胞增生症的鉴别诊断

部位	疾病	鉴别特征
皮肤	真皮树突细胞增生	血管周 CD1a⁺/CD207⁻ 细胞
	细胞类型不确定的病变	与 LCH 相似,但 CD1a⁺/CD207⁻
	幼年性黄色肉芽肿家族	CD1a⁻/CD207⁻/S100⁻/CD163⁺/F13a⁺/fascin 高表达
	网状组织细胞瘤(上皮样组织细胞瘤,幼年性黄色肉芽肿)	类似幼年性黄色肉芽肿
	Rosai-Dorfman 病	细胞大,核淡染,S100⁺/fascin 高表达/CD1a⁻/CD207⁻
淋巴结	皮病性淋巴结炎	不累及淋巴窦,S100⁺/fascin 高表达/CD1a⁺/langerin⁺
	富于组织细胞的淋巴瘤、白血病和转移性病变	散在分布大量巨噬细胞/树突细胞
		病变细胞不表达
		CD14⁺/CD68⁺/CD163⁺/S100 不定,CD1a 低表达
骨	慢性复发性多灶性骨髓炎	CD1a⁻/CD207⁻,出现浆细胞和 CD163⁺巨噬细胞
	良性纤维黄色瘤样病变	CD68⁺/F13a⁻,fascin 低表达
	霍奇金淋巴瘤	Reed-Sternberg 细胞 CD30⁺/CD15⁺,而 CD1a⁺细胞少
脑	富于组织细胞病变	CD14⁺/CD68⁺/CD163⁺
		CD1a⁻/CD207⁻

Langerhans 细胞肉瘤的多形性更明显，核分裂象及 Ki67 指数高，可见非典型核分裂象。

有报道发现同一淋巴结"LCH"和淋巴瘤、白血病或其他肿瘤共存。诊断时或经随访均未发现这些患者有其他部位 LCH[54,55]。显微切割研究发现这些病变为多克隆性，因此认为这代表一种局灶性的过度增生[56]。尚不清楚这种 LCH 样增生的 *BRAF* 突变状态。

与其他部位的单发性病变一样，孤立性淋巴结 LCH 具有自限性，或仅需要用温和的治疗，消退后不留后遗症。

胸腺

LCH 累及胸腺可见于 3 种不同的临床背景。LCH 型细胞显微聚集灶可于胸腺切除标本及重症肌无力患者中偶然发现，这可能是一种局灶 LCH 样细胞增生，不需要特殊治疗[57,58]。孤立性胸腺 LCH 最常表现为胸腺囊性肿块，需要与其他纵隔囊性病变鉴别，特别是霍奇金淋巴瘤。单部位胸腺 LCH 可消退，不需要全身治疗[58]。多系统性 LCH 可累及胸腺，发生在更年幼的儿童，死亡率更高[59]。当组织病理怀疑胸腺受累时，CD1a 和 langerin 染色可确定诊断。小的 CD1a+ 胸腺细胞和固有的单个 CD207+ 细胞不会影响诊断。

甲状腺

与胸腺一样，甲状腺 LCH 也有多种表现。多系统性 LCH 可累及甲状腺。LCH 浸润甲状腺或下丘脑-垂体均可导致甲状腺功能减退，两者需要区分开。孤立性 LCH 可表现为甲状腺肿[60]。细针抽吸细胞学检查可用于诊断，CD1a/langerin 免疫细胞化学染色可证实诊断，但需要注意如下问题[61]。手术切除曾被作为甲状腺 LCH 的主要治疗手段。甲状腺乳头状癌可有簇状 Langerhans 细胞增生，其中部分可能是局限性 Langerhans 细胞增生，而非 LCH，但多灶性 LCH 患者也可发生甲状腺乳头状癌。由于甲状腺乳头状癌和 LCH 均有 *BRAF* V600E 突变，两者的关系还需要进一步研究[62]。

肺

年幼儿童的播散性多脏器 LCH 可累及肺，但成人型肺 LCH 更常见并且往往为单器官病变，尽管有时可累及区域和颈部淋巴结[63]。大多数（>90%）肺 LCH 患者为吸烟者。

儿童多系统 LCH 在诊断时 24% 病例有肺累及，多变量分析发现，这并不是一个独立的预后变量，因此，肺累及不再视为多系统 LCH 的"高危"因素[64]。儿童期曾患 LCH 的患者在成年后，吸烟可导致肺 LCH 迅速发生[65]。成人肺 LCH 的临床表现包括干咳、呼吸困难或气胸，但 2/3 患者无症状[63]。从解剖学角度，病变仅限于支气管周围，高分辨率 CT 扫描显示最清楚[63]。小结节性病变一般对称分布于上叶，病变导致间质纤维化、囊肿形成和蜂窝样改变，一些病例出现呼吸功能不全。

诊断采用经支气管活检，CD1a/CD207 免疫染色可确定诊断[66]（图 53.10）。当临床和影像学表现典型时，若支气管肺泡灌洗液中 CD1a+ 或 langerin+ 细胞 >5%，也可支持诊断[42,66]。一旦病变进入晚期，出现纤维化和蜂窝样改变，LCH 细胞可能消失，此时与其他原因所致纤维囊性病变可能难以鉴别[67]。

克隆性分析发现，71% 的成人肺 LCH 为非克隆性，提示属于对吸烟的一种增生反应[43]，*BRAF* V600E 分析也证实 75% 的病例没有突变[44,45]。成人患者的主要治疗手段是戒烟，出现进展的患者联合皮质类固醇或全身性免疫抑制治疗，预后很好[42]。晚期病例可进行肺移植，据报道移植后的复发率为 20%[68]。

53.2.1.10　系统性病变的常见累及部位

皮肤

皮肤可以是 Langerhans 细胞疾病的唯一发病部位，也可以是广泛播散性累及的一部分，所有 LCH 患者中约半数出现皮肤累及[69]。

儿童的常见累及部位包括头皮、皮肤皱褶处和尿布区，特征性表现为淤斑，可伴有溃疡形成。成人表现为红棕色丘疹、结节或溃疡，也多见于头皮或皮肤皱褶处，外阴也可发病[10,70]。

一个重要的鉴别诊断是真皮血管周围慢性炎症反应，后者可能含大量 CD1a+/CD207- 细胞，其中大部分为小的梭形或树突样细胞。与之不同的是，LCH 有亲表皮性，充满真皮乳头，并浸润表皮（图 53.11）。当伴有角化不全、溃疡和中性粒细胞浸

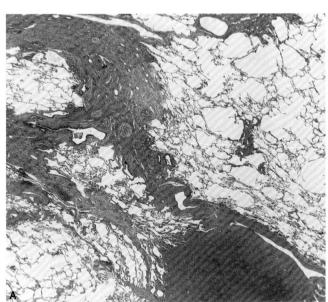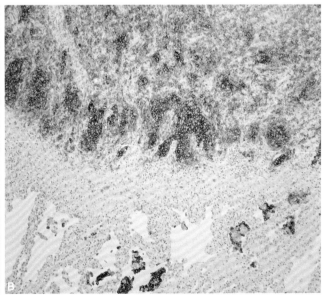

图 53.10　肺 Langerhans 细胞组织细胞增生症。A，肺内活动性 LCH 结节，支气管周围显著纤维化。B，CD1a 染色证实为 LCH

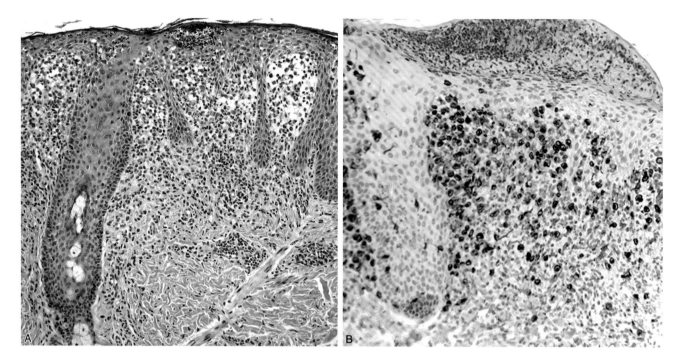

图 53.11 皮肤 Langerhans 细胞组织细胞增生症。A,真皮浅层,包括真皮乳头,充满 LCH 细胞。B,langerin(CD207)染色显示 LCH 细胞

润时,组织像可能更加复杂。LCH 细胞体积大,卵圆形,膜阳性表达 CD1a,胞质阳性表达 langerin。单用 langerin,或与 CD1a 联用,是诊断 LCH 的常用标记。病变内可混有 T 淋巴细胞、嗜酸性粒细胞和巨噬细胞。多核细胞不常见。

据报道,成人 Langerhans 细胞疾病可伴发或继发造血系统恶性肿瘤[8,10]。不成熟髓单核细胞的真皮浸润灶中含有 CD1a+ 细胞,诊断时要除外这种情况[71]。

肝

LCH 罕见仅累及肝脏,但多脏器 LCH 可累及肝脏,多见于儿童[72]。在播散性 LCH 的早期阶段,巨噬细胞活化产生的超高细胞因子血症可导致暂时性肝肿大和低白蛋白血症,但并不代表 LCH"累及"肝脏[73,74]。LCH 累及肝脏表现为缓慢进展的胆汁淤积[75]。LCH 倾向于累及较大胆管,影像学表现为胆道狭窄和扩张,伴胆囊周围改变(图 53.12)。也可伴有肝门淋巴结肿大[76]。由于具有硬化性胆管炎特征,以及常进展为胆汁性肝硬化,因此,γ-谷氨酰转移酶(GGT)水平升高是 LCH 早期累及肝脏的一个敏感标志。肝内浸润最初累及汇管区,伴胆管受累,但病变晚期可累及肝小叶。由于病变局限,主要累及较大胆管,因此肝脏活检标本常仅表现为阻塞性改变,CD1a 和 langerin 免疫染色偶可发现胆管基底膜内的 LCH 细胞聚集。如果其他部位已诊断 LCH,胆红素水平和 GGT 升高可作为肝脏受累的证据。一旦诊断,肝硬化期可不再出现 LCH 细胞[72]。有报道肝移植后 LCH 可复发,并有一病例是活体供肝移植后发生系统性 LCH[77,78]。

骨髓

播散性 LCH 患者可有贫血甚至全血细胞减少,但骨髓流式细胞术检测仅发现少量 CD1a+ 细胞,其数量一般比免疫组化方法检测到的稍多一些[79]。即使发生血细胞减少,也不常见 CD1a+/langerin+ LCH 细胞取代骨髓[80]。这些患者骨髓中发现大量 CD68+/CD163+ 巨噬细胞的情况并不少见(图 53.13)。

Berres 等[13]在系统性 LCH 患者的 CD34+ 骨髓干细胞中发现 *BRAF* V600E 突变,暗示骨髓中 LCH 细胞可能不具有 CD1a+/langerin+ 的完全表型。PCR 方法检测骨髓细胞 *BRAF* V600E 突变诊断骨髓累及的诊断标准还需要更多研究来重新定义。

巨噬细胞活化和噬血细胞综合征在播散性 LCH 儿童患者中并不少见,高细胞因子血症可能是血细胞减少的发生机制[29,81]。常见骨髓纤维化和巨核细胞发育不良。

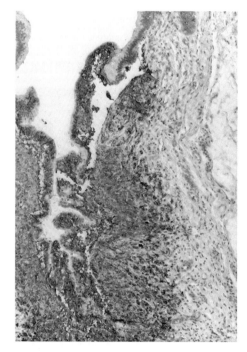

图 53.12 胆管 Langerhans 细胞组织细胞增生症。肝脏 LCH 常累及较大胆管。LCH 细胞浸润破坏胆管上皮,导致管腔狭窄(硬化性胆管病)(CD1a 免疫染色)

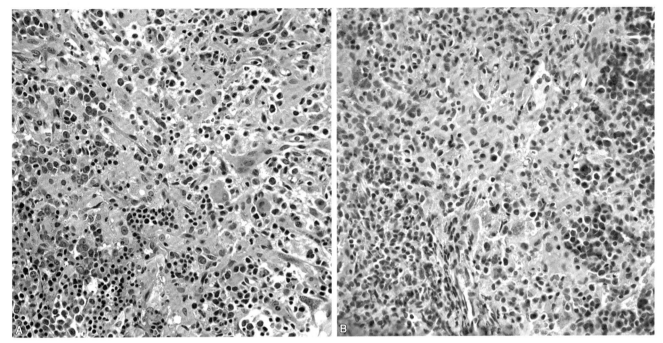

图 53.13　骨髓 Langerhans 细胞组织细胞增生症。A，LCH 患者的骨髓可被 CD68（PGM-1）和 CD163 阳性的片状巨噬细胞取代。骨髓的其他区域可能存在 CD1a⁺LCH 细胞簇。B，CD1a 免疫染色。由于骨髓中 *BRAF* V600E 突变细胞可能 CD207⁻，因此骨髓累及可能需要 PCR 检测来证实

中枢神经系统

CNS 累及主要表现为下丘脑和垂体受累所导致的内分泌影响，但肿块占位或原有组织退变也可引起各种临床症状和体征。LCH 患者的 CNS 累及率为 1%~3%，但尿崩症的发生率高达 12%[82,83]，且常是 LCH 的临床表现特征[84]。身体其他部位存在 LCH，颞骨和眶骨的颅骨病变伴颅内浸润，发生 CNS 累及的风险高（CNS 风险）[83,85]。

LCH 累及 CNS 分为 3 种主要类型：下丘脑/垂体、占位性病变和神经变性[86,87]。累及下丘脑-垂体最常见，但 MRI 检查意外发现松果体受累率也很高[88]。垂体和松果体破坏是 CD1a⁺ LCH 细胞直接浸润所致，许多病例已经活检证实。

占位性病变可位于大脑内、脑膜内或脉络丛内。仅局限于脑部的 LCH 罕见，最常累及额叶或颞叶。脑内病变可能仅含少量 LCH 细胞，而炎症细胞、巨噬细胞和神经胶质成分相对丰富[89]。

早期新鲜病灶更容易发现 LCH 细胞。累及脑膜或脉络丛的占位性病变以显著的黄瘤样巨噬细胞反应为特征，手术或活检时可能怀疑为纤维黄色瘤或幼年性黄色肉芽肿，但这些细胞不表达 F13a。

CNS 累及的第三种类型是出现神经变性病变，常在诊断之后的较晚时间才出现。约 2%~3% LCH 患者出现小脑症状，MRI 表现为类似多系统萎缩的信号改变（图 53.14）。这些病

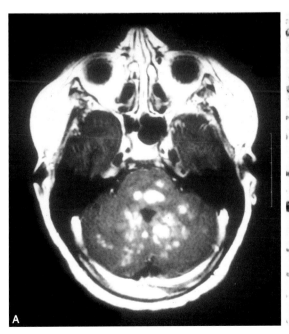

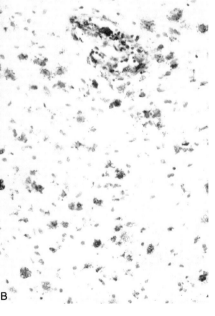

图 53.14　脑 Langerhans 细胞组织细胞增生症。早期病变表现为 LCH 直接累及，而晚期 CNS 病变可能是一种副肿瘤反应，没有 LCH 细胞。A，CT 扫描发现广泛的小脑病变。B，CD68 免疫染色，吞噬性巨噬细胞和小胶质细胞阳性，无 LCH 细胞

变中不含有 LCH 细胞,认为实际是副肿瘤反应[87]。这种类型的病变不需要活检来证实 LCH 累及。

胃肠道

胃肠道累及最常是播散性系统性疾病的一部分,也可能是

疾病的首发部位[90-92]。胃肠道累及表现为黏膜固有层内斑片状浸润,有时呈息肉样。可表现为血性腹泻和蛋白丢失性肠病[93]。胃部肿块性病变可能引起梗阻[94]。查见黏膜内 CD1a+/langerin+ 细胞可确定诊断(图 53.15)。

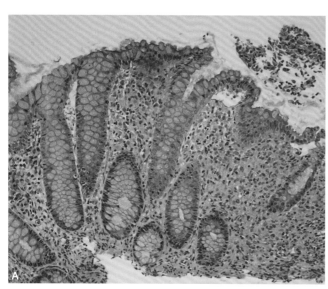
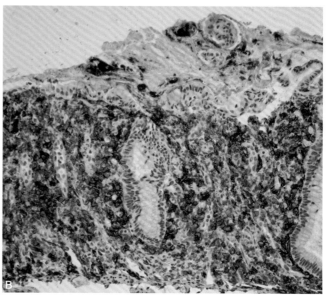

图 53.15　胃肠道 Langerhans 细胞组织细胞增生症。A,结肠固有层被片状 LCH 细胞取代。B,CD1a 阳性证实为 LCH 细胞,注意 CD207 阳性细胞可能稀少

脾脏

LCH 累及脾脏的标准是超声证实脾肿大超过锁骨中线肋缘下 3cm,脾脏是 LCH 的高"风险"部位[48]。需要鉴别其他原因导致的脾肿大,例如噬血细胞综合征、肝病和髓外造血。很少需要组织活检或穿刺活检来证实诊断。

53.2.1.11　Langerhans 细胞疾病和巨噬细胞活化

与前文中描述的骨髓和脾脏 LCH 一样,一些部位可发生显著的巨噬细胞反应。LCH 可伴有不同程度巨噬细胞活化,特别是多灶性和播散性病变[29,81]。巨噬细胞活化轻微者,在骨髓和其他器官内可见大的巨噬细胞数量增多,伴或不伴有噬血细胞现象。最严重的病例完全符合噬血细胞综合征的表现,伴超高细胞因子血症,如未治疗可致死(图 53.16)。CD163 是一种巨噬细胞标记,一些 LCH 病例的肿瘤细胞也可表达。LCH 细胞及其前体的突变分析有助于研究 LCH 细胞与巨噬细胞的关系。

53.2.2　组合性组织细胞增生症

考虑到受累细胞类型起源的相似性,以及局部组织效应,一些组织细胞病变由"混合"成分构成并不令人吃惊,这些病变由可识别的一种以上成分构成。已经认识到 Langerhans 细胞疾病和 Erdheim-Chester 病均有 *BRAF* V600E 突变,两者可同时发生,或 Erdheim-Chester 病在诊断 LCH 之后数年才发生[47]。同样,Rosai-Dorfman 病和 LCH 可见于同一患者的不同部位,但

已有两者组合性病变的报道[95]。LCH 和幼年性黄色肉芽肿也可见于同一患者,两者也可混合出现。

53.2.3　Langerhans 细胞肉瘤

53.2.3.1　定义

Langerhans 细胞肉瘤是一种具有明显恶性细胞学特征和 Langerhans 细胞表型的高级别肿瘤[96]。

53.2.3.2　流行病学

Langerhans 细胞肉瘤为新发肿瘤,与 LCH 没有明确关系,尽管已有极少病例报道与 LCH 有关。回顾最近文献报道的 53 个病例,患者年龄 7~88 岁(平均 50 岁),但更年幼的病例也有报道。男女比例 3:2。一些病例有 *BRAF* V600E 突变。

53.2.3.3　临床特征

单一部位病变与多发 Langerhans 细胞肉瘤的病例数量基本相等,两者的常见部位包括淋巴结、皮肤、软组织和骨髓。

53.2.3.4　形态学

与 LCH 不同,Langerhans 细胞肉瘤通常有明显的高级别细胞学特征,但程度不一。病变高度富于细胞,核多形性显著。可见 Langerhans 细胞核特征性的复杂皱褶和核沟,胞质中等。

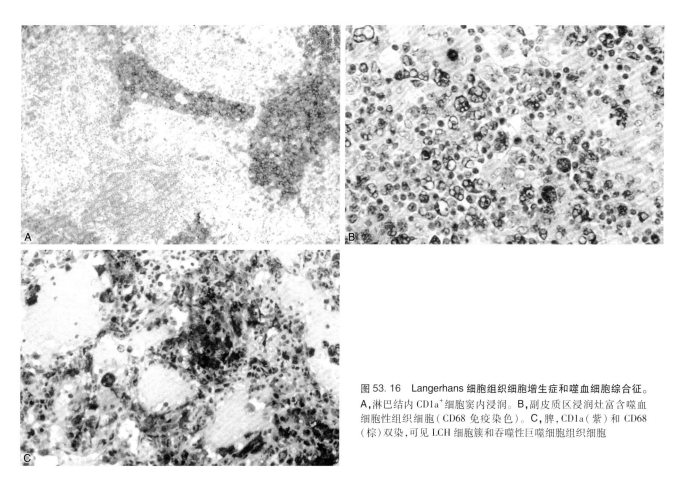

图 53. 16　Langerhans 细胞组织细胞增生症和噬血细胞综合征。A,淋巴结内 CD1a⁺细胞窦内浸润。B,副皮质区浸润灶富含噬血细胞性组织细胞(CD68 免疫染色)。C,脾,CD1a(紫)和 CD68 (棕)双染,可见 LCH 细胞簇和吞噬性巨噬细胞组织细胞

可散在分布少量嗜酸性粒细胞(图 53. 17)。核分裂象多见 (>50/10HPF),CD207⁺细胞的 ki67 指数>30%。淋巴结累及表现为与 LCH 相同的窦内浸润。

53. 2. 3. 5　免疫表型

依据定义,Langerhans 细胞肉瘤具有 Langerhans 细胞表型

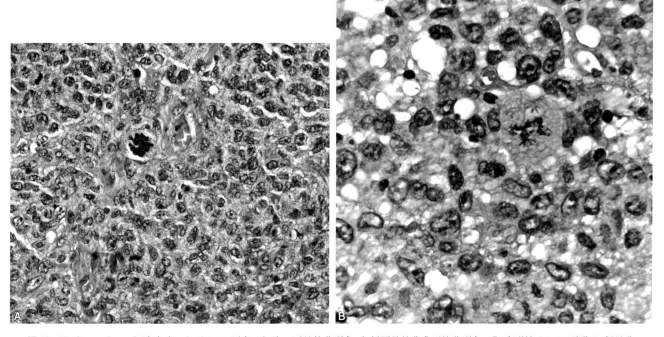

图 53. 17　Langerhans 细胞肉瘤。A,比 LCH 更富于细胞。可见核分裂象,包括罕见的非典型核分裂象。B,多形性比 LCH 更明显,偶见非典型核分裂象

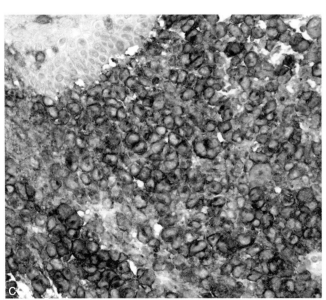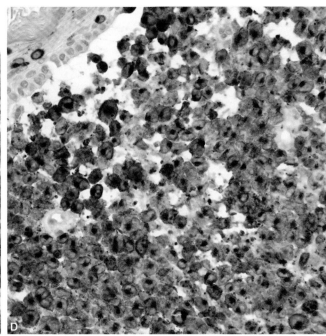

图 53.17(续)　C,瘤细胞表达 CD1a。D,瘤细胞表达 CD207(langerin)

（CD1a⁺、CD207⁺和 S100⁺）。具有完全表型的细胞数量比 LCH 变化更大,随疾病复发,这些标记可逐渐消失。CD30 罕见阳性,据说 CD56 表达与预后更差相关,但尚未得到验证[97]。

具有 Langerhans 细胞肉瘤特征的肿瘤可在急性淋巴母细胞白血病或滤泡性淋巴瘤之后发生,并具有这些淋巴瘤的分子遗传学特征[98,99]。单核细胞白血病或骨髓增生异常综合征患者的外周肿瘤有可能出现 Langerhans 细胞特征,可能是异常分化的表现。这不同于 LCH 患者在依托泊苷治疗后发生的白血病。

53.3　其他组织细胞和树突细胞肿瘤

淋巴结可简单分为四个主要功能区,各自以某些免疫细胞成分为主,包括:①淋巴滤泡(滤泡树突细胞、淋巴细胞、可染小体巨噬细胞);②髓索(浆细胞、淋巴细胞、巨噬细胞、肥大细胞);③副皮质区(交指状树突细胞、上皮样微静脉、T 淋巴细胞);④淋巴窦(巨噬细胞、B 细胞)。淋巴结的主要功能之一是处理抗原。

正常的炎症性组织细胞被定义为起源于骨髓单核细胞(其前体为骨髓干细胞)、溶酶体酶丰富且吞噬活性强的细胞。组织细胞可自由迁徙,在淋巴结、扁桃体和脾脏的淋巴窦内循环。无论处于自由迁徙状态还是固定于组织内,组织细胞均表现为核大,呈卵圆形,核染色质模式呈良性特征,胞质中等至丰富,这取决于功能状态。

组织细胞的功能主要是吞噬作用(抗原处理),而树突细胞是主要的抗原提呈细胞。一些树突细胞也起源于骨髓干细胞,例如交指状树突(交指状网状)细胞和浆样树突细胞。滤泡树突细胞(或称滤泡网状细胞)是一种特殊类型的树突细胞,一般认为起源于间充质干细胞。组织细胞和树突细胞肿瘤的 WHO 分类见框 53.2[100]。

框 53.2　组织细胞和树突细胞肿瘤 WHO 分类

- 组织细胞肉瘤
- Langerhans 细胞组织细胞增生症
- Langerhans 细胞肉瘤
- 细胞类型不确定的树突细胞肿瘤
- 交指状树突细胞肉瘤
- 滤泡树突细胞肉瘤
- 成纤维细胞性网状细胞肉瘤
- 播散性幼年性黄色肉芽肿
- Erdheim-Chester 病*
- 其他组织细胞/树突细胞肿瘤。一些病例与淋巴细胞肿瘤有克隆相关性

*应与幼年性黄色肉芽肿家族的其他成员鉴别;常伴有 *BRAF* 突变。
From Swerdlow SH, Campo E, Harris NL, et al, eds. *WHO Classification of Tumours of Haematopoietic and Lymphoid Tissues*. Revised 4th ed. Lyon, France: IARC Press; 2017.

53.3.1　组织细胞肉瘤

53.3.1.1　定义

组织细胞肉瘤是一种具有成熟组织内组织细胞形态和免疫表型特征的细胞发生的恶性增生性疾病[100-103]。不包括骨髓外髓系肿瘤伴单核细胞分化(如急性原单核细胞白血病)和树突细胞肿瘤。组织细胞肉瘤以前被称为真性组织细胞淋巴瘤,更早期还被命名为恶性组织细胞增生症,此命名也不准确。"恶性组织细胞增生症"这一术语已经废弃,因为大多数报道的病例随后证实为淋巴瘤,多为 T 细胞起源,包括许多间变性大细胞淋巴瘤,后者已经确定为独立疾病实体[104-106]。

历史上所谓的"恶性组织细胞增生症"还包括其他几种疾病实体,如:组织细胞性髓性网状细胞增生症和消退性非典型组织细胞增生症。组织细胞性髓性网状细胞增生症最早描述于 1939 年,现今认为其中许多病例是噬血细胞综合征,可能与

T 细胞或 NK 细胞性淋巴瘤有关，或与多种感染性疾病有关，最常见为 Epstein-Barr 病毒（EBV）感染，也可为其他病毒所致[107-112]。组织细胞性髓性网状细胞增生症中有一部分病例后来证实为霍奇金淋巴瘤、间变性大细胞淋巴瘤、外周 T 细胞淋巴瘤伴或不伴噬血现象、Lennert 淋巴瘤和过度免疫反应。消退性非典型组织增生症被重新分类为淋巴瘤样丘疹病/间变性大细胞淋巴瘤（皮肤型），而非组织细胞肉瘤[113]。

53.3.1.2 流行病学

组织细胞肉瘤不足所有淋巴造血系统肿瘤的 1%，最常见于成人，男女比例相当[114]。也可发生于婴儿和儿童。一部分组织细胞肉瘤可伴发或随后发生非霍奇金淋巴瘤，如淋巴母细胞淋巴瘤/白血病、滤泡性淋巴瘤和低级别 B 细胞肿瘤[115-117]。一些组织细胞肉瘤与原发性纵隔非精原细胞瘤性生殖细胞肿瘤有关，特别是恶性畸胎瘤伴或不伴卵黄囊分化[118-120]。除纵隔肿瘤外，罕见病例（文献诊断为恶性组织细胞增生症）伴有性腺原发性生殖细胞肿瘤[121,122]。有趣的是，原发性纵隔非精原细胞瘤性生殖细胞肿瘤患者发生造血系统疾病的风险比普通人群显著增高。造血系统恶性肿瘤往往发生在生殖细胞肿瘤诊断后 1 年之内，预后不佳。

许多造血系统肿瘤为巨核细胞系（包括急性原巨核细胞白血病、骨髓增生异常伴异常巨核细胞、特发性或原发性血小板增生症），但淋巴母细胞白血病或其他急性髓系白血病、系统性肥大细胞增生症和组织细胞肉瘤均有报道[120,123-125]。有的学者提出一种假说，认为造血系统恶性肿瘤和生殖细胞肿瘤具有共同的多潜能干细胞，后者向不同方向分化，形成上述两类疾病的伴发现象[120,123,124]。

53.3.1.3 病因学

病因不明。一些病例发生于纵隔生殖细胞肿瘤患者（见上文）或 B 细胞淋巴瘤患者（见后文）。

53.3.1.4 临床特征

患者一般表现为发热、乏力、体重减轻和虚弱。体格检查常见淋巴结增大、肝脾肿大或仅脾肿大、或皮肤病变（躯干或四肢孤立性病灶或无数病灶）[102,126-128]。一些患者可能出现肠梗阻。骨骼可

呈现溶骨性病变。罕见病例表现为原发性中枢神经系统肿瘤[129]。

53.3.1.5 形态学

组织细胞肉瘤累及淋巴结时，表现为类似组织细胞的肿瘤细胞增生，具有恶性细胞学特征，部分或完全取代淋巴结结构[102]。累及内脏器官时，可呈现窦内分布模式。核分裂活性取决于细胞的多形性程度，后者变化非常大。病变内可见数量不等的宿主细胞，包括小淋巴细胞、浆细胞、良性组织细胞和嗜酸性粒细胞。恶性肿瘤细胞核大、偏位、卵圆形，染色质呈空泡状，有单个不规则的显著核仁（图 53.18）。有时可见核沟。胞质丰富，嗜酸性，可呈泡沫样或空泡状。也可见到大的多核肿瘤细胞和多个核仁。肿瘤细胞噬血细胞现象罕见。部分肿瘤可出现梭形细胞肉瘤样区域。由于肿瘤的细胞学和结构都不具备诊断特征，所以免疫表型和分子检测对于正确诊断至关重要。

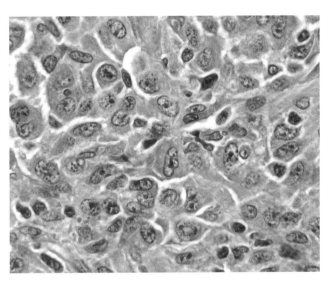

图 53.18 组织细胞肉瘤，高倍放大。细胞核大，多形性，胞质丰富，怀疑为组织细胞肉瘤，经 CD68 和 CD163 免疫染色阳性证实

53.3.1.6 超微结构

肿瘤细胞超微结构特征包括胞质丰富，含大量溶酶体。缺乏 Birbeck 颗粒和细胞间连接（表 53.2）。

表 53.2 组织细胞和树突细胞肿瘤的超微结构、酶免疫组化和分子特征

肿瘤	超微结构				酶免疫组化				分子特征				
	桥粒	Birbeck 颗粒	溶酶体	胞质突起	α-氯乙酰酯酶	萘酚 AS-D 氯乙酰酯酶	溶菌酶	α₁-抗胰蛋白酶	重现性细胞遗传学异常	IgH	TCR	EBV	*BRAF*
Langerhans 细胞组织细胞增生症	−	+	−	−	+	−	−	−	−	−	−	−	+/−
组织细胞肉瘤	−	−	大量	−	−	−	+	+	−	−	−	−	+/−
滤泡树突细胞肉瘤	大量	−	罕见	大量	−	−	−	−	−	−	−	−	−/+
交指状树突细胞肉瘤	不明显；有大量复杂的交指状细胞突起	−	散在	−	−	+	−	+	−	−	−	−	−

53.3.1.7　免疫表型

组织细胞系的免疫表型证据应当包括表达 CD68、CD163、CD14、CD4、CD11c、溶菌酶和 α₁-抗胰蛋白酶（图 53.19）。作为组织细胞系标记物，CD163 比 CD68 的特异性更强，CD68 可表达于多种非淋巴造血系统肿瘤[130-132]。溶菌酶呈颗粒样着色模式，在高尔基体区染色更强，这可能是组织细胞肉瘤的诊断线索之一，其他类型肿瘤的着色往往更加弥漫。组织细胞肉瘤通常表达 CD45、CD45RO、CD4 和 HLA-DR。S100 也可阳性，但 CD56 阳性者罕见[102,133,134]。CD15 可弱阳性[133]。根据定义，B 和 T 细胞标记物均为阴性，树突细胞标记物（CD21、CD23 和 CD35）、Langerhans 细胞标记物（langerin、CD1a）、CD34、CD30、HMB45、MPO、上皮膜抗原（EMA）和 CK 等也应当阴性[114,126,133,135]。肿瘤细胞的 Ki67 增殖指数为 10%~90%。

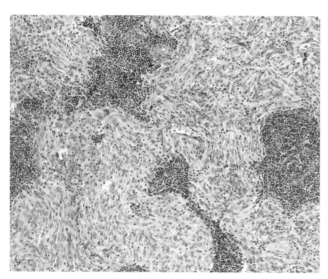

图 53.19　滤泡树突细胞肉瘤。瘤细胞旋涡状和束状排列，周围伴淋巴细胞浸润

53.3.1.8　遗传学和分子特征

许多病例单用免疫组化不能明确肿瘤的分化谱系，必须借助分子检测（见表 53.2）。包括作者在内的大多数病理医师都认为，诊断组织细胞肉瘤必需缺乏克隆性免疫球蛋白和 T 细胞受体抗原基因重排[102,104,136]。从报道的一些罕见真实病例来看，有些组织细胞肉瘤病例同时发生或随后发现滤泡性淋巴瘤，它们具有 IGH 基因重排，PCR 和 FISH 检测到 t（14；18）[137]。这种现象提示这些肿瘤存在"分化谱系可塑性"或转分化的可能性。在满足现今免疫表型诊断标准的组织细胞肉瘤病例的研究中，尚未发现一致性细胞遗传学异常。然而，在组织细胞肉瘤伴纵隔生殖细胞肿瘤的病例中，两种肿瘤成分都检测到 12p 等臂染色体[120]。已经报道了 5 号染色体长臂缺失、8 号或 9 号染色体三倍体的罕见病例[138,139]。很大一部分（63%）组织细胞肉瘤有 BRAF 癌基因重复突变，其频率比 LCH 更高，此突变与临床预后不相关，因为所有组织细胞肉瘤的预后都很差[140]。

53.3.1.9　推测的细胞起源

组织细胞肉瘤的肿瘤细胞具有成熟组织内组织细胞形态学和免疫表型特征。

53.3.1.10　临床过程

许多组织细胞肉瘤表现为侵袭性临床过程，大部分患者在 1 年内死于疾病进展[127,133]。但有报道一些临床病变局限并可切除的病例，单纯肿瘤切除长期预后良好，随访时间为 13~92 个月[127]。虽然尚无明确的预后指标，但肿瘤大小可能与预后相关[127]。罕见病例对侵袭性白血病的化疗方案反应非常好[141]。

53.3.1.11　鉴别诊断

组织细胞肉瘤的鉴别诊断包括间变性大细胞淋巴瘤、B 细胞或 T 细胞性大细胞淋巴瘤（尤其伴有良性噬红细胞现象者）、伴有噬血现象的间变性癌、滤泡树突细胞肿瘤、肝脾 T 细胞淋巴瘤和恶性黑色素瘤（见图 53.20；见"精华和陷阱"）。只要严格按照组织细胞肉瘤的临床、免疫表型和分子诊断标准，就能排除这些间变性肿瘤[102,112,142,143]。髓系肉瘤（特别是伴有原单核细胞分化者）也可能与组织细胞肉瘤混淆，但髓系肉瘤的瘤细胞更小、形态更单一，而且可 CD34 阳性[133]。一些伴有组织细胞增生的良性病变，如感染相关性噬血细胞综合征、家族性噬血细胞性淋巴组织细胞增生症和贮积病（如 Gaucher 病或 Niemann-Pick 病），由于缺乏恶性细胞学特征，一般不难排除[142,143]。

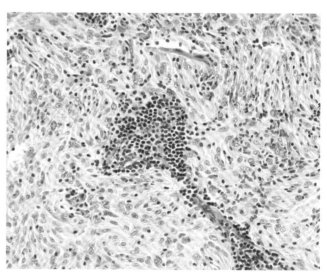

图 53.20　滤泡树突细胞肉瘤。梭形肿瘤细胞与大量小淋巴细胞相混合

53.3.2　树突细胞肿瘤

53.3.2.1　滤泡树突细胞肉瘤

定义

滤泡树突细胞肉瘤是一种肿瘤性增殖性病变，肿瘤细胞的形态学和免疫表型特征与正常滤泡树突细胞相似。该肿瘤曾经称为网状细胞肉瘤/肿瘤或树突网状细胞肉瘤/肿瘤。

流行病学

滤泡树突细胞肉瘤罕见，大多数研究为个案报道或小样本病例研究[133,144-149]。肿瘤主要发生于年轻人或中年人，中位发病年龄为 40~50 岁，儿童病例罕见。无性别差异[150]。

大约 10%~20% 滤泡树突细胞肉瘤病例先前或同时罹患 Castleman 病，多为透明血管亚型，极少数为浆细胞亚型[144,147,151,152]。一些病例原有的 Castleman 病中含有滤泡树突细胞增生的区域，推测滤泡树突细胞肉瘤起源于此[153]。某些患者同时发生滤泡树突细胞肉瘤和 Castleman 病，又患有副肿瘤性天疱疮[154]。一些患者有长期精神分裂症病史[133]。

病因学

本病 HHV8 阴性。大多数淋巴结病变与 EBV 无关[150,155,156]。然而，一些发生于肝脾的滤泡树突细胞肉瘤中存在 EBV 单克隆性增生（见下文）[157]。

临床特征

大多数患者表现为淋巴结缓慢无痛性肿大，通常累及颈部淋巴结，也常累及腋窝、纵隔、肠系膜、腹膜后和锁骨上淋巴结。约 30% 患者累及结外部位，包括扁桃体、口腔、胃肠道、腹腔内软组织和乳腺。腹部肿瘤患者可出现腹痛。除滤泡树突细胞肉瘤的炎性假瘤样亚型之外，全身性症状并不常见[158]。

大体描述

滤泡树突细胞肉瘤的中位大小约 5cm。已发现的最大肿瘤位于腹膜后或纵隔，直径达 20cm；最小的肿瘤（直径 1cm）通常位于颈部淋巴结或扁桃体。大多数肿瘤边界清楚，切面实性，粉红色或灰褐色。偶有坏死或肉眼可见的出血灶，特别是体积较大的肿瘤。

形态学

显微镜下，肿瘤细胞呈梭形，席纹样或旋涡状排列，有时类似于脑膜瘤的旋涡状排列方式。细胞核形态温和，卵圆形或拉长（图 53.19）。罕见情况下，肿瘤呈致密的成纤维细胞样表现。肿瘤细胞的核染色质呈空泡或颗粒状，核膜薄，核仁小而明显（图 53.20）。胞质嗜酸性，量中等，略呈纤丝状。肿瘤细胞边界不清。罕见病例可有核内假包涵体或多核巨细胞，偶尔类似 Warthin-Finkeldey 巨细胞（译者注：巨细胞含许多重叠核，形似一大串葡萄，表达滤泡树突细胞标记，如 CD21）。单个肿瘤细胞之间以及血管周围间隙内混有小淋巴细胞（或少数病例为浆细胞），这是肿瘤的显著特征（图 53.21）。少数病例出现充满液体的囊腔（一部分位于血管周围）或黏液样变。坏死不明显。核分裂象通常（0~10）/10HPF。与原发性肿瘤相比，复发或转移性肿瘤的细胞异型性、核多形性和核分裂活性都增加[146,147]。

放疗或化疗后，罕见病例出现肿瘤细胞鳞状化生、核异型性增加和成片泡沫状组织细胞的组织学改变[159]。还有一些罕见病例类似胸腺瘤或胸腺癌，血管周围间隙内充满蛋白质性液体和血液，并有显著的纤维间隔包绕圆形或成角的肿瘤结节，使其形成拼图样的外观[160]。

肝和脾发生的一些滤泡树突增生性病变具有炎性假瘤的组织学特征，仅有滤泡树突细胞分化的少部分标志物，这些病变可能是滤泡树突细胞肉瘤的一种变异型。此类肿瘤的细胞丰富程度不及滤泡树突细胞肉瘤的典型病例。增生的梭形细胞常被显著的淋巴浆细胞反应所掩盖。梭形细胞的核染色质

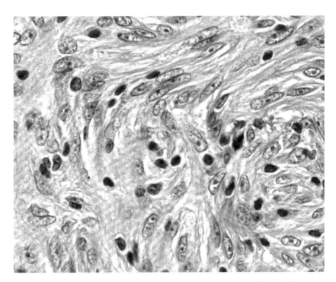

图 53.21　滤泡树突细胞肉瘤，高倍放大。肿瘤细胞核形态温和，细胞边界不清

通常呈空泡状，伴不同程度核异型性，可有显著核仁，偶尔类似霍奇金细胞或 R-S 细胞。这类肿瘤在形态学上容易与炎性假瘤混淆。当出现下述特征时，一些病理学家认为诊断滤泡树突细胞肉瘤而不是炎性假瘤：出现明显的束状结构、同心圆状旋涡样排列方式、细胞异型性和浆细胞数量少[157]。

分级

大多数肿瘤为低级别肉瘤。然而，少数病例（不包括炎性假瘤样亚型）可出现显著细胞异型性，并可伴有核分裂象增多以及易见非典型核分裂象。高级别形态学特征包括核多形性、核分裂活性高、异常核分裂象和坏死，这些特征常见于深部肿瘤。

超微结构

滤泡树突细胞肉瘤的肿瘤细胞最显著的超微结构特征是具有许多细长的胞质突起，后者由无数细胞连接与成熟桥粒相连。核拉长，胞质可陷入核内。胞质常含大量多聚核糖体。无 Birbeck 颗粒，溶酶体罕见（见表 53.2）。

免疫表型

免疫组化分析对诊断滤泡树突细胞肉瘤至关重要（表 53.3）。肿瘤细胞仍然保留非肿瘤性滤泡树突细胞的免疫表型[161,162]，因此，它们表达一种或一种以上滤泡树突细胞的标记物，包括 CD21（C3b 补体受体）、CD23、CD35（C3d 补体受体）和 R4/23（一种非簇集滤泡树突细胞特异性标记物）（图 53.22~图 53.24）[150]。免疫染色通常为局灶性着色，但也可能弥漫强阳性。正常和肿瘤性滤泡树突细胞还表达 clusterin、vimentin、fascin、EGFR 和 HLA-DR[163,164]。EMA 常表达于肿瘤细胞，但不表达于正常滤泡树突细胞。CD68 和 desmoplakin 呈不一致的弱阳性。CD45/45RB 和 CD20 几乎总是阴性，但邻近的淋巴细胞着色可能导致肿瘤细胞看似阳性。MSA、EMA 和 S100 很少阳性。CD1a、溶菌酶、MPO、CD34、CD3、CD79a、CD30、HMB45、desmin 和高分子量 CK 均阴性。Ki67 指数从 1%~25% 不等。混杂在肿瘤中的小淋巴细胞具有不一致的免疫表型，部分病例以 B 细胞为主，其他病例却以 T 细胞为主。累及肝脾的

表 53.3　组织细胞和树突细胞肿瘤的免疫组化特征

肿瘤	CD1a	CD20	CD21	CD23	CD30	CD35	CD45	CD56	CD68	CD163	S100	Langerin	溶菌酶
Langerhans 细胞肉瘤	+	−	−	−	罕见	−	−	罕见	+	+	+	+	+/−
组织细胞肉瘤	−	−	−	−	−	−	通常+	罕见+	+	+	+/−	−	+(颗粒状)
滤泡树突细胞肉瘤	−	罕见+	+	+	−	+	弱+	−	+/−	+/−	罕见+	−	−
交指状树突细胞肉瘤	−	−	−	−	−	−	+	?	+/−	+	+	−	+

滤泡树突细胞肉瘤炎性假瘤亚型具有相似的免疫表型,但滤泡树突细胞免疫组化标记物的表达通常呈局限性弱阳性。浆细胞反应显著时表达 IgG4,此特征也见于其他硬化性病变[165]。罕见病例伴有 TdT 阳性的非肿瘤性 T 淋巴母细胞增生[166]。

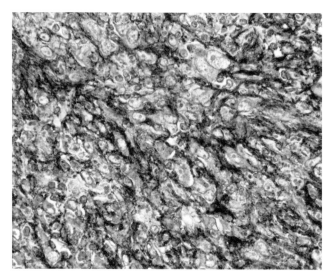

图 53.22　滤泡树突细胞肉瘤。瘤细胞膜强阳性表达 CD21

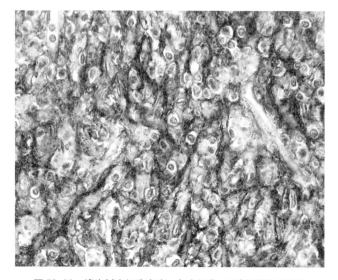

图 53.23　滤泡树突细胞肉瘤。免疫组化,几乎所有肿瘤细胞膜都呈 CD35 弥漫强阳性

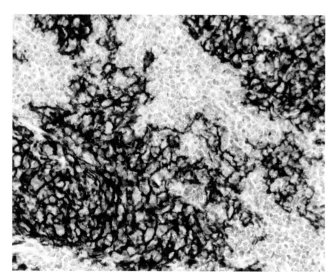

图 53.24　滤泡树突细胞肉瘤。所有肿瘤细胞都表达 CD23,突出显示这些细胞形成的致密树突网络

遗传学和分子特征

滤泡树突细胞肉瘤没有 B 细胞或 T 细胞基因重排,也缺乏重现性细胞遗传学异常。发生于肝脾的伴炎性假瘤样特征的滤泡树突细胞肉瘤中,大多数增生性梭形细胞检测到 EBV 编码 RNA（EBER）,EBV 表现为单克隆性游离型（见表 53.2）[157]。少数滤泡树突细胞肉瘤具有与 LCH 和组织细胞肉瘤相同的 *BRAF* V600E 突变,但发生率较两种肿瘤低（19%）[140]。

推测的细胞起源

据推测肿瘤细胞对应的正常细胞是淋巴结滤泡内的具有抗原提呈功能的滤泡树突细胞,一般认为这种细胞并非淋巴造血系统起源。

临床过程

滤泡树突细胞肉瘤的生物学行为更像低级别软组织肉瘤,而不是恶性淋巴瘤[159]。治疗通常采取完全手术切除,加用或不用辅助放化疗。常见局部复发（占病例数 40%～50%）,约 25% 患者出现转移,转移多发生于局部复发后[149,150,159]。预后不良的指标包括肿瘤发生于腹腔内、显著的细胞异型性、广泛凝固性坏死、高增殖指数、肿瘤大于 6cm 以及缺乏辅助治疗。经过迁延病程后,大约 20% 患者最终死于本病。

鉴别诊断

滤泡树突细胞肉瘤的鉴别诊断包括交指状树突细胞肉瘤、树突细胞肉瘤（非特指）、胸腺瘤、梭形细胞癌、恶性黑色素瘤和肉瘤（表 53.4）。所有树突细胞肿瘤的诊断均需免疫组化检查。CD21 和 CD35 对滤泡树突细胞肉瘤具有高度特异性。CK

表达于胸腺瘤和梭形细胞癌，中等程度表达于上皮样平滑肌肉瘤，但在滤泡树突细胞肉瘤不表达。

表 53.4　组织细胞和树突细胞肿瘤的鉴别诊断

肿瘤	鉴别诊断	有用的形态学特征	有用的辅助检查结果
组织细胞肉瘤	间变性大细胞淋巴瘤	窦内分布，"标志"细胞	免疫组化：CD30$^+$，ALK$^{+/-}$ FISH 或分子检测：$t(2;5)$
	T 细胞淋巴瘤伴噬红细胞现象	体积较大的组织细胞伴伸入运动	免疫组化：肿瘤细胞 CD68$^-$ 分子检测：T 细胞基因重排
	髓系肉瘤	形态单一的肿瘤细胞，伴纤细的母细胞样染色质	免疫组化：MPO 强阳性
	恶性黑色素瘤	胞质内纤细的棕色色素	免疫组化：HMB45$^+$，melan A$^+$
滤泡树突细胞肉瘤	交指状树突细胞肉瘤	细胞排列成旋涡状或席纹状结构	免疫组化：不表达 CD21，CD35 和 CD1a 电镜：无桥粒
	胸腺瘤	胸腺小体	免疫组化：CK$^+$
	梭形细胞癌	肿瘤细胞紧密成簇	免疫组化：CK$^+$
	恶性黑色素瘤	胞质内纤细的棕色色素	免疫组化：HMB45$^+$，melan A$^+$
交指状树突细胞肉瘤	滤泡树突细胞肉瘤	整个肿瘤散在分布反应性小淋巴细胞	免疫组化：CD21$^+$，CD35$^+$，可呈 EMA$^+$； 反应性小淋巴细胞可能是 B 细胞系 电镜：大量桥粒
	Langerhans 细胞肉瘤	核卵圆形，轮廓呈锯齿状	免疫组化：S100$^+$，CD1a$^+$ 电镜：Birbeck 颗粒
	多形性大细胞淋巴瘤	肿瘤内散在分布反应性小淋巴细胞	免疫组化：B 细胞或 T 细胞标记物；反 应性小淋巴细胞为 T 细胞系 分子检测：IgH 或 TCR 基因重排
	成纤维细胞性网状细胞肿瘤	整个肿瘤可有纤细的胶原纤维	免疫组化：S100$^-$、SMA 和 desmin 阳性

累及肝脾的肿瘤常有滤泡树突细胞的免疫组化表达谱，有趣的是 EBV 往往阳性[157]。这些病例中 EBER 存在于几乎所有增生性梭形细胞中。Southern 印迹研究显示，病毒呈单克隆性增生[157]。一般滤泡树突细胞免疫组化标记物的表达呈局灶弱阳性。因此可认为这些病例是滤泡树突细胞肉瘤的一种与 EBV 相关的亚型。

53.3.2.2　交指状树突细胞肉瘤

定义

交指状树突细胞肉瘤的谱系表型符合交指状树突细胞，后者正常情况下定居于淋巴结副皮质区。该肿瘤曾称为交指状树突细胞肿瘤和交指状网状细胞肿瘤/肉瘤[167-170]。

流行病学

交指状树突细胞肉瘤罕见，报道病例均发生于成人和青少年[170]。男性略多于女性，但因病例太少，性别差异评估意义不大。

病因学

尚未发现特定发病因素，据报道偶有病例伴发低级别 B 细胞淋巴组织增殖性疾病或 T 细胞淋巴瘤[171,172]。

临床特征

大多数患者表现为无症状肿块。一些患者出现乏力、发热和盗汗。患者可表现为孤立性淋巴结肿大，或累及结外部位，

如皮肤、软组织、小肠、肝脏、肾脏、肺和脾脏。

形态学

交指状树突细胞肉瘤一般表现为淋巴结副皮质区增殖性病变，细胞呈卵圆形或梭形，排列成模糊的束状（有时呈席纹状或旋涡状）。有时并不形成特征性束状排列方式，而是表现为梭形或圆形细胞弥漫片状排列。有 1 例初次活检时肿瘤由梭形细胞组成，复发后肿瘤细胞多形性更显著，而梭形特征变得不明显[159]。低倍镜下常见残存的淋巴滤泡和小淋巴细胞，后者散在分布于整个肿瘤内（图 53.25）。浆细胞可与肿瘤细胞混杂存在。通常无坏死，但某些罕见病例，尤其具有核异型性者，可见大的凝固性坏死病灶。细胞核可为圆形、卵圆形到明显梭形（图 53.26）。核染色质淡染，但常呈空泡状，有单个中等大核仁。细胞核可见轻微皱褶，偶见核沟，罕见胞质内陷形成的核内假包含体。通常细胞质丰富，略呈嗜酸性，细胞界限通常不清楚。

分级

不同病例之间的细胞异型性程度不同。核分裂率一般较低（<5/10HPF）。细胞学分级与临床结局不相关。

酶细胞化学

大多数研究病例中，肿瘤细胞对三磷酸腺苷酶、α-萘酯酶、磷酸酶和 5'-核苷酸酶染色均阳性[168,169,173,174]，而碱性磷酸酶、过氧化物酶、β-葡萄糖苷酸酶和氯醋酯酶均阴性（表 53.2）。

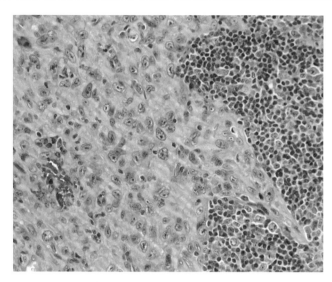

图 53.25　交指状树突细胞肉瘤,低倍放大。残存的反应性淋巴滤泡与肿瘤细胞之间分界清楚

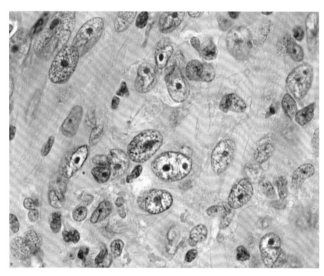

图 53.26　交指状树突细胞肉瘤,高倍放大。HE 染色示大量梭形细胞和胖卵圆形细胞,染色质空泡状

超微结构

　　肿瘤细胞的电镜特点与正常交指状树突细胞类似[174-176]。肿瘤细胞有长而复杂的交指状细胞突起和散在的溶酶体。但缺乏滤泡树突细胞肉瘤所具有的形成良好的桥粒,也缺乏 LCH 所见的 Birbeck 颗粒。未见基板、张力丝、致密核心分泌颗粒和黑色素小体(见表 53.2)

免疫表型

　　交指状树突细胞肉瘤的诊断依靠免疫组化分析(见表 53.3)。肿瘤性和非肿瘤性交指状树突细胞的免疫组化特点相似[133],这些细胞一致表达 S100 蛋白和 vimentin,强表达 HLA-DR 和 fascin,常不表达组织细胞抗原(CD68、CD163、溶菌酶和 CD45)。不表达滤泡树突细胞标记(CD21、CD23、CD35)、langerin、CD1a、补体标记物、MPO、CD34、特异性 B 细胞和 T 细胞标记物、CD30、EMA、desmin、HMB45 以及 CK。Ki67 一般为 10%～20%。肿瘤内掺杂的小淋巴细胞几乎总是 T 细胞,B 细胞极少。

文献报道中的交指状树突细胞肿瘤包括 CD1a+ 肿瘤,但我们认为它们属于细胞类型不确定的肿瘤(见下文)。

遗传学和分子特征

　　极少数病例进行了分子研究,免疫球蛋白重链基因和 T 细胞受体的 α、β 和 δ 链呈现胚系构型(表 53.2)[148]。极少数病例进行了比较基因组杂交阵列分析,发现交指状树突细胞肉瘤与一些 LCH 有一定相似性,但未发现重现性异常[177]。

推测的细胞起源

　　推测肿瘤细胞所对应的正常细胞是淋巴结副皮质区的交指状树突细胞。一部分交指状树突细胞起源于 Langerhans 细胞。

临床过程

　　本病通常具有侵袭性临床过程。文献报道中针对交指状树突细胞肉瘤的治疗方法不一致。许多患者采取局部手术切除,辅以放疗、化疗或放化疗[149]。一名患者接受骨髓移植。可有局部复发。约半数患者死于该病,通常于诊断后 1 年内死亡。到目前为止,尚未发现任何临床、组织学或治疗因素与预后相关。

鉴别诊断

　　交指状树突细胞肉瘤的鉴别诊断与滤泡树突细胞肉瘤相似(表 53.4)。与其他肿瘤相比,交指状树突细胞肉瘤电镜观察未见桥粒证据,免疫组化不表达针对补体受体的单克隆抗体(CD21,CD35)和 DRC1 抗原。交指状树突细胞肉瘤也可能与大细胞淋巴瘤相混淆,包括核扭曲的多形性大细胞性淋巴瘤。CD20 或 CD3 阳性可以排除交指状树突细胞肉瘤的诊断。

53.3.2.3　其他树突细胞肿瘤

　　不符合滤泡树突细胞肉瘤、交指状树突细胞肉瘤、LCH 或 Langerhans 细胞肉瘤诊断标准的罕见树突细胞肿瘤包括细胞类型不确定的树突细胞肿瘤(或细胞类型不确定的组织细胞增生症)[172,178-181]和成纤维细胞性网状细胞肿瘤(或 CK 阳性间质网状细胞肿瘤)[144]。

　　以前认为细胞类型不确定的树突细胞肿瘤起源于一种特殊细胞,其特征介于 Langerhans 细胞和交指状树突细胞之间,形态学和免疫表型类似正常 Langerhans 细胞,但电镜下未见 Birbeck 颗粒。其特征是 CD1a 阳性,langerin 阴性。S100 一般阳性,但也有阴性病例报道。这些肿瘤罕见,采取排除性诊断。一些病例与先前发生的低级别 B 细胞恶性肿瘤有关,一例患者随后发生急性髓系白血病[172,182]。

　　成纤维细胞性网状细胞肿瘤罕见,被认为起源于成纤维细胞性网状细胞。在淋巴结副皮质区,这些细胞组成复杂的网络。它们包绕高内皮微静脉,可能在淋巴结内参与转运可溶性介质(细胞因子、趋化因子)[183]。这些细胞表达 vimentin、SMA 和 CK,可表达 desmin。它们也可能表达 XIII 因子,但不表达 CD21、CD23 或 CD35[184]。肿瘤发生于淋巴结,其免疫表型类似于正常对应细胞。罕见病例报道发生于脾脏[185]。其形态学鉴别诊断包括滤泡树突细胞肉瘤、交指状树突细胞肉瘤和脾脏炎性假瘤。

53.3.3　播散性幼年性黄色肉芽肿

53.3.3.1　定义

播散性幼年性黄色肉芽肿罕见，是一种具有临床侵袭性行为的系统性组织细胞增殖性病变，组织细胞形态类似于皮肤幼年性黄色肉芽肿[186-189]。幼年性黄色肉芽肿的普通病例是一种良性皮肤组织细胞病变，主要发生于头颈、躯干和上肢，表现为单发或多发黄色结节。皮肤外孤立性病变罕见，据报道可发生于眼眶和眶周区域，以及肺和肝脏。罕见病例（占病例数<5%）为全身性病变，病情严重，有时可致死。

上述罕见疾病有许多临床变异型，包括系统性或深部幼年性黄色肉芽肿、侵袭性结节性组织细胞增生症、良性头部组织细胞增生症和泛发性发疹性组织细胞增生症。Erdheim-Chester病（多骨性硬化性组织细胞增生症）中的部分病例和播散性黄色瘤（一种累及屈侧皮肤和黏膜的罕见黄色瘤）与播散性幼年性黄色肉芽肿有重叠。

53.3.3.2　流行病学

播散性幼年性黄色肉芽肿最常见于儿童患者（从婴儿期到10岁），也可见于年长儿童和成人（Erdheim-Chester 型）[190]。

53.3.3.3　病因学

播散性幼年性黄色肉芽肿的病因不明。极少数播散性黄色肉芽肿患者同时发生神经纤维瘤病1型；然而，神经纤维瘤病1型患者更常发生的是普通型幼年性黄色肉芽肿。据报道，普通型幼年性黄色肉芽肿的发病率在0.7%~18%之间，但其真正发生率未知，因为皮肤病变通常不做活检（原因在于年龄较小、病变局限、临床上高度怀疑为牛奶咖啡斑）。虽然这两种疾病具有进展为幼年性粒单核细胞白血病（JMML）的轻微风险[191]，但不推荐对这些患者进行 JMML 筛查[192]。与普通人群相比，神经纤维瘤病1型患者发生 JMML 的风险增高[193]。据报道，无神经纤维瘤病的幼年性黄色肉芽肿患者中，罕见病例也可发生 JMML。

53.3.3.4　发病部位

播散性黄色肉芽肿只有50%病例累及皮肤，而普通的孤立性病变主要累及皮肤（如上所述，也可累及其他部位）。系统性疾病累及的部位包括肾、肺、软组织、CNS 和呼吸消化道，罕见病例可累及骨（所有病例常有皮肤累及）。其他少见部位包括心肌、心包、腹膜后和脾脏[93,186]。

53.3.3.5　临床特征

播散性幼年性黄色肉芽肿通常发生于儿童，但也有报道可见于成人[93,186]。患者先前可有恶性肿瘤病史，例如 LCH。一些播散性患者可伴有 JMML，或罕见的淋巴母细胞白血病[94,186,188,194,195]。临床表现包括贫血、血小板减少和严重的肝脾大[196]。出现巨噬细胞活化综合征的患者可发生肝衰竭或骨髓衰竭。发病前后血脂水平保持正常。

53.3.3.6　形态学

幼年性黄色肉芽肿的组织学形态变化较大。普通型和播散性幼年性黄色肉芽肿之间没有组织形态学差异。病变早期，受累器官显示形态单一的组织细胞致密浸润。皮肤病变主要位于真皮，部分病例可延伸到皮下组织和肌肉。病变后期常见体积较大的淡染的泡沫样组织细胞、Touton 巨细胞和异物巨细胞，以及混合性炎症细胞浸润，包括中性粒细胞、淋巴细胞和嗜酸性粒细胞，以及罕见的肥大细胞。组织细胞可有核多形性，特别是播散性病例。晚期病变可有显著纤维化。并非所有病例都会出现 Touton 巨细胞。核分裂象极少或缺乏。深部病变倾向细胞更丰富，形态更单一，Touton 巨细胞更少[197]。

53.3.3.7　超微结构

电镜检查，病变具有组织细胞的特征[196]。细胞突起短，胞质丰富，胞质含有线粒体、粗面内质网、核糖体、溶酶体和吞噬溶酶体，偶有逗点样致密小体。无 Birbeck 颗粒。

53.3.3.8　免疫表型

特殊染色对幼年性黄色肉芽肿与 LCH 和非 Langerhans 细胞组织细胞增生症的鉴别很重要。播散性幼年性黄色肉芽肿中的组织细胞常表达ⅩⅢa 因子、CD68、CD163、溶菌酶和 vimentin[186,188,189,192,198]。Fascin、CD4 和 S100 不同程度阳性。S100一般阴性，即使阳性，也仅部分细胞弱阳性。组织细胞不表达CD1a 和 langerin。有一个报道病例可能是播散性幼年性黄色肉芽肿，其胞膜和胞质表达间变性淋巴瘤激酶（ALK），但这一病例更可能代表着一种独特的临床病理实体（ALK+婴幼儿组织细胞增生症）[199]。

53.3.3.9　遗传学和分子特征

还未发现恒定的细胞遗传学异常。罕见病例伴有神经纤维瘤病1型。检测的病例中未发现 T 或 B 细胞基因重排。在一个有限的研究中，X 连锁雄激素受体基因分析检测发现具有克隆性[202]。

53.3.3.10　推测的细胞起源

细胞起源尚未完全阐明，根据 CD14、CD68、CD163、fascin、CD4 和ⅩⅢa 因子的免疫反应性，推测它们起源于间质/皮肤的巨噬细胞。但上述免疫表型并无特异性[188,198]。

53.3.3.11　临床过程

一般认为本病为良性。但播散性幼年性黄色肉芽肿可导致严重后果，特别是累及 CNS 或深部重要脏器者，甚至可能致死[201]。

53.3.3.12　鉴别诊断

播散性幼年性黄色肉芽肿的鉴别诊断包括 LCH 的黄色肉芽肿亚型，后者免疫组化表达 CD1a 和 langerin，播散性幼年性黄色肉芽肿从不表达。同时，LCH 有 Birbeck 颗粒，也是一个鉴别特点。

53.4　Erdheim-Chester 病

53.4.1　定义

ECD 是一种以泡沫状（黄瘤样）组织细胞克隆性增生伴纤维化为特征的疾病，常含有 Touton 巨细胞[203]。本病的诊断需要综合分析临床和影像学特征，并有组织学证据支持。20% 患者有 LCH 病史，可与 ECD 在同一部位，也可见于其他任何部位[47]。

53.4.2　临床和影像学特征

ECD 主要见于成人，男女比例 3:1，诊断时年龄 55~60 岁。

满足 ECD 临床、影像学和组织学诊断标准的儿童病例极为罕见。

ECD 病程长，患者的症状和体征因受累器官和疾病侵袭性而不同[204]。局限性病变可累及骨或 CNS，但一般均为多器官受累，主动脉周围、腹膜后、心脏、心包、肺、眶周组织和皮肤均可受累。CNS 病变可分布广泛，与 LCH 一样，易累及下丘脑-垂体轴，导致尿崩症、促性腺作用和神经变性小脑综合征。系统性病变和 CNS 病变的预后均更差。

典型的影像学表现为长骨对称性骨硬化，骨扫描或 PET-CT 检查可用于动态观察这一特征。典型特征还包括腹膜后肾周浸润（"毛发肾"）、主动脉周围鞘（"主动脉套"）和肺受累伴胸膜和间隔增厚（图 53.27）[205]。

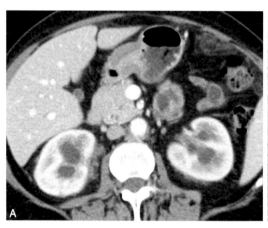
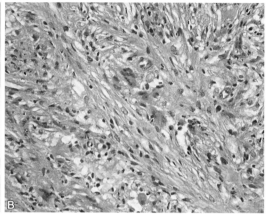

图 53.27　Erdheim-Chester 病。A，腹部 CT，可见典型的主动脉周围鞘和毛发肾表现。B，梭形细胞和纤维化背景中可见组织细胞和一个 Touton 细胞。

53.4.3　形态学和免疫表型

ECD 的组织学特征与（幼年性）黄色肉芽肿家族的其他疾病相同，表现为良性组织细胞片状增生，早期病变细胞呈上皮样，随疾病发展，黄瘤样表现更加明显，多数病例可见 Touton 巨细胞。大多数部位的 ECD 均有显著纤维化，这也是导致功能紊乱的原因。病变内恒定出现单个核炎症细胞，少见嗜酸性粒细胞、浆细胞和中性粒细胞[204]。

ECD 的免疫表型与幼年性黄色肉芽肿家族其他成员相同，表达 CD14、CD68、CD163、ⅩⅢa 因子和 fascin；S100 阴性或弱而不一致阳性（图 53.28）。ECD 患者发生的 Langerhans 细胞病变表达 CD207 和 CD1a，但 ECD 不表达。VE1 抗体检测发现，约 50%ECD 有 BRAF V600E 突变，但不见于系统性幼年性黄色肉芽肿[203,204]。

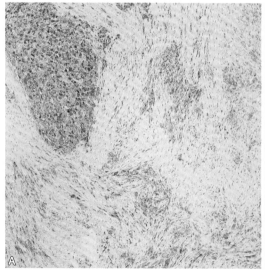
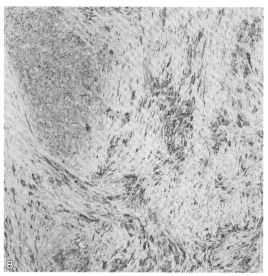

图 53.28　Erdheim-Chester 病。CD68（A）和 CD163（B）染色，纤维化背景中聚集的组织细胞和一大簇黄瘤样细胞阳性。

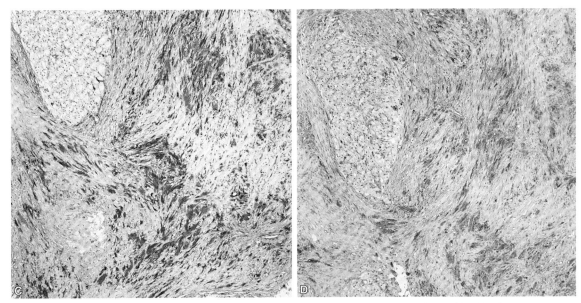

图 53.28(续)　纤维化区域内的这些组织细胞还表达ⅩⅢa 因子(C)和 fascin(D)，但黄瘤样细胞不表达。

53.4.4　遗传学和分子特征

ECD 是一种克隆性疾病，以 MAPK 信号通路重现性异常为特征，包括 *BRAF*、*ARAF*、*N/KRAS* 和 *MEK* 突变，以及 *ALK* 和 *NTRK1* 融合[206]。约 50%ECD 有 *BRAF* V600E 突变。

53.4.5　鉴别诊断

LCH 与 ECD 的关系可能非常密切，两者均有>50%病例发生 *BRAF* V600E 突变，且可共存于同一患者。与 LCH 不同，ECD 和幼年性黄色肉芽肿不累及淋巴结。

许多慢性炎性疾病均可有 CD68 阳性黄瘤样巨噬细胞聚集，因此 ECD 的诊断必须结合临床和影像学表现。

系统性幼年性黄色肉芽肿最常见于 1 岁以内儿童，深部和脏器病变可见于任何年龄，虽然这些患者有 ECD 的组织学表现，但缺乏 ECD 的其他临床和影像学特征，也没有 *BRAF* V600E 突变。

53.5　结论

组织细胞和树突细胞肿瘤均极为罕见，诊断可能很困难（见精华和陷阱）。相关病例极少，也限制了我们对其临床和生物学特性的研究。但这些肿瘤的 WHO 分类具有很高的可重复性，诊断标准也很可靠，这为未来的研究提供了一个框架。

精华和陷阱

- 组织细胞和树突细胞肿瘤均极为罕见。
- 淋巴结内的S100⁺病变首先需要除外转移性恶性黑色素瘤，因为黑色素瘤远比组织细胞病变常见。
- 如果S100⁺病变已除外黑色素瘤，应先考虑 Langerhans 细胞组织细胞增生症，因为它比其他任何组织细胞或树突细胞病变更常见。
- 当取材标本有限时，免疫组化技术对疾病分类的帮助比分子检测、流式细胞术或细胞遗传学分析更大。
- 最有鉴别意义的 5 个免疫组化标记物是 S100、CD1a、CD163、CD21 和 CD35。溶菌酶、CD68 和 EMA 也非常有用。
- langerin(CD207)对 Langerhans 细胞的特异性高于 CD1a。CD163 对组织细胞的特异性高于 CD68 或溶菌酶。

（陈　健　殷宪刚 译）

参考文献

1. Guilliams M, et al. Dendritic cells, monocytes and macrophages: a unified nomenclature based on ontogeny. Nat Rev Immunol. 2014;14:571-578.

2. Ginhoux F, Jung S. Monocytes and macrophages: developmental pathways and tissue homeostasis. Nat Rev Immunol. 2014;14:392-404.

3. Pileri SA, et al. Tumours of histiocytes and accessory dendritic cells: an immunohistochemical approach to classification from the International Lymphoma Study Group based on 61 cases. Histopathology. 2002;41:1-29.

4. Salotti JA, et al. Incidence and clinical features of Langerhans cell histiocytosis in the UK and Ireland. Arch Dis Child. 2009;94:376-380.

5. Baumgartner I, et al. Langerhans'-cell histiocytosis in adults. Med Pediatr Oncol. 1997;28:9-14.

6. Delprat C, Arico M. Blood spotlight on Langerhans cell histiocytosis. Blood. 2014;124:867-872.

7. Castro EC, et al. Clinicopathologic features of histiocytic lesions following ALL, with a review of the literature. Pediatr Dev Pathol. 2010;13:225-237.

8. Yohe SL, et al. Langerhans cell histiocytosis in acute leukemias of ambiguous or myeloid lineage in adult patients: support for a possible clonal relationship. Mod Pathol. 2014;27:651-656.

9. West DS, et al. Clonally related follicular lymphomas and Langerhans cell neoplasms: expanding the spectrum of transdifferentiation. Am J Surg Pathol. 2013;37:978-986.

10. Edelbroek JR, et al. Langerhans cell histiocytosis first presenting in the skin in adults: frequent association with a second haematological malignancy. Br J Dermatol. 2012;167:1287-1294.

11. Allen CE, et al. Cell-specific gene expression in Langerhans cell histiocytosis lesions reveals a distinct profile compared with epidermal Langerhans cells. J Immunol. 2010;184:4557-4567.

12. Badalian-Very G, et al. Recurrent BRAF mutations in Langerhans cell histiocytosis. Blood. 2010;116:1919-1923.

13. Berres ML, et al. BRAF-V600E expression in precursor versus differenti-

ated dendritic cells defines clinically distinct LCH risk groups. J Exp Med. 2014;211;669-683.

14. Bubolz AM, et al. Potential clinical implications of BRAF mutations in histiocytic proliferations. Oncotarget. 2014;5;4060-4070.

15. Sahm F, et al. BRAFV600E mutant protein is expressed in cells of variable maturation in Langerhans cell histiocytosis. Blood. 2012; 120; e28-e34.

16. Berres ML, Allen CE, Merad M. Pathological consequence of misguided dendritic cell differentiation in histiocytic diseases. Adv Immunol. 2013; 120;127-161.

17. Nelson DS, et al. Somatic activating ARAF mutations in Langerhans cell histiocytosis. Blood. 2014;123;3152-3155.

18. Brown NA, et al. High prevalence of somatic MAP2K1 mutations in BRAF V600E negative Langerhans cell histiocytosis. Blood. 2014;124; 1655-1658.

19. Chakraborty R, et al. Mutually exclusive recurrent somatic mutations in MAP2K1 and BRAF support a central role for ERK activation in LCH pathogenesis. Blood. 2014;124;3007-3015.

20. Chilosi M, et al. Oncogene-induced senescence distinguishes indolent from aggressive forms of pulmonary and non-pulmonary Langerhans cell histiocytosis. Leuk Lymphoma. 2014;55;2620-2626.

21. Minkov M, et al. Langerhans cell histiocytosis in neonates. Pediatr Blood Cancer. 2005;45;802-807.

22. Morimoto A, et al. Nationwide survey of single-system single site Langerhans cell histiocytosis in Japan. Pediatr Blood Cancer. 2010;54;98-102.

23. Minkov M, et al. Reactivations in multisystem Langerhans cell histiocytosis;data of the international LCH registry. J Pediatr. 2008; 153; 700-705,705. e1-2.

24. Minkov M. Multisystem Langerhans cell histiocytosis in children;current treatment and future directions. Paediatr Drugs. 2011;13;75-86.

25. Gadner H, et al. Therapy prolongation improves outcome in multisystem Langerhans cell histiocytosis. Blood. 2013;121;5006-5014.

26. Grois N, et al. Risk factors for diabetes insipidus in Langerhans cell histiocytosis. Pediatr Blood Cancer. 2006;46;228-233.

27. Wnorowski M, et al. Pattern and course of neurodegeneration in Langerhans cell histiocytosis. J Pediatr. 2008;153;127-132.

28. Mason RH, et al. Pulmonary Langerhans cell histiocytosis (PLCH): a new UK register. Thorax. 2014;69;766-767.

29. Favara BE, Jaffe R, Egeler RM. Macrophage activation and hemophagocytic syndrome in Langerhans cell histiocytosis;report of 30 cases. Pediatr Dev Pathol. 2002;5;130-140.

30. Emile JF, et al. Langerhans cell deficiency in reticular dysgenesis. Blood. 2000;96;58-62.

31. Lee CH, et al. Congenital systemic Langerhans cell histiocytosis presenting as hydrops fetalis. Acta Paediatr. 2005;94;1843-1847.

32. Lasek-Duriez A, et al. Blueberry muffin baby and Langerhans' congenital cell histiocytosis. Ann Dermatol Venereol. 2014;141;130-133.

33. Terry J, et al. Congenital Langerhans cell histiocytosis with placental involvement. Pediatr Dev Pathol. 2013;16;224-228.

34. Hashimoto K, et al. Congenital self-healing reticulohistiocytosis(Hashimoto-Pritzker type). Int J Dermatol. 1986;25;516-523.

35. Geissmann F, et al. Differentiation of Langerhans cells in Langerhans cell histiocytosis. Blood. 2001;97;1241-1248.

36. Geissmann F, et al. Lack of expression of E-cadherin is associated with dissemination of Langerhans' cell histiocytosis and poor outcome. J Pathol.

1997;181;301-304.

37. Kansal R, et al. Identification of the V600D mutation in exon 15 of the BRAF oncogene in congenital,benign Langerhans cell histiocytosis. Genes Chromosomes Cancer. 2013;52;99-106.

38. Jaffe R. Is there a role for histopathology in predicting the clinical outcome in congenital and infant Langerhans cell disease? Pediatr Blood Cancer. 2009;53;924-925.

39. Lau L, et al. Cutaneous Langerhans cell histiocytosis in children under one year. Pediatr Blood Cancer. 2006;46;66-71.

40. Arico M, et al. Langerhans cell histiocytosis in adults. Report from the International Registry of the Histiocyte Society. Eur J Cancer. 2003;39; 2341-2348.

41. Howarth DM, et al. Langerhans cell histiocytosis;diagnosis,natural history,management,and outcome. Cancer. 1999;85;2278-2290.

42. Suri HS, et al. Pulmonary Langerhans cell histiocytosis. Orphanet J Rare Dis. 2012;7;16.

43. Yousem SA, et al. Pulmonary Langerhans' cell histiocytosis;molecular analysis of clonality. Am J Surg Pathol. 2001;25;630-636.

44. Yousem SA, et al. Pulmonary Langerhans cell histiocytosis;profiling of multifocal tumors using next-generation sequencing identifies concordant occurrence of BRAF V600E mutations. Chest. 2013;143;1679-1684.

45. Roden AC, et al. BRAF V600E expression in Langerhans cell histiocytosis;clinical and immunohistochemical study on 25 pulmonary and 54 extrapulmonary cases. Am J Surg Pathol. 2014;38;548-551.

46. Girschikofsky M, et al. Management of adult patients with Langerhans cell histiocytosis;recommendations from an expert panel on behalf of Euro-Histio-Net. Orphanet J Rare Dis. 2013;8;72.

47. Hervier B, et al. Association of both Langerhans cell histiocytosis and Erdheim-Chester disease linked to the BRAF V600E mutation. Blood. 2014;124;1119-1126.

48. Haupt R, et al. Langerhans cell histiocytosis(LCH):guidelines for diagnosis,clinical work-up,and treatment for patients till the age of 18 years. Pediatr Blood Cancer. 2013;60;175-184.

49. Roncaroli F, et al. Occipital aneurysmal bone cyst secondary to eosinophilic granuloma. Pediatr Neurosurg. 2001;35;103-106.

50. Favara BE, Steele A. Langerhans cell histiocytosis of lymph nodes;a morphological assessment of 43 biopsies. Pediatr Pathol Lab Med. 1997;17; 769-787.

51. Edelweiss M, et al. Lymph node involvement by Langerhans cell histiocytosis;a clinicopathologic and immunohistochemical study of 20 cases. Hum Pathol. 2007;38;1463-1469.

52. Phillips M, et al. Comparison of FDG-PET scans to conventional radiography and bone scans in management of Langerhans cell histiocytosis. Pediatr Blood Cancer. 2009;52;97-101.

53. Chikwava K, Jaffe R. Langerin(CD207) staining in normal pediatric tissues, reactive lymph nodes, and childhood histiocytic disorders. Pediatr Dev Pathol. 2004;7;607-614.

54. Neumann MP, Frizzera G. The coexistence of Langerhans' cell granulomatosis and malignant lymphoma may take different forms;report of seven cases with a review of the literature. Hum Pathol. 1986; 17; 1060-1065.

55. Li S, Borowitz MJ. CD79a+ T-cell lymphoblastic lymphoma with coexisting Langerhans cell histiocytosis. Arch Pathol Lab Med. 2001;125;958-960.

56. Christie LJ, et al. Lesions resembling Langerhans cell histiocytosis in as-

sociation with other lymphoproliferative disorders：a reactive or neoplastic phenomenon？ Hum Pathol. 2006；37：32-39.

57. Gilcrease MZ，et al. Localized thymic Langerhans' cell histiocytosis and its relationship with myasthenia gravis. Immunohistochemical，ultrastructural，and cytometric studies. Arch Pathol Lab Med. 1997；121：134-138.

58. Picarsic J，et al. Langerhans cell hyperplasia，Langerhans cell histiocytosis（LCH），and the thymus：a clinicopathologic study and review of the literature. Pediatr Dev Pathol. 2015；18：127-138.

59. Ducassou S，et al. Thymus and mediastinal node involvement in childhood Langerhans cell histiocytosis：long-term follow-up from the French national cohort. Pediatr Blood Cancer. 2013；60：1759-1765.

60. Patten DK，Wani Z，Tolley N. Solitary Langerhans histiocytosis of the thyroid gland：a case report and literature review. Head Neck Pathol. 2012；6：279-289.

61. Wohlschlaeger J，et al. Immunocytochemical investigation of Langerin（CD207）is a valuable adjunct in the cytological diagnosis of Langerhans cell histiocytosis of the thyroid. Pathol Res Pract. 2009；205：433-436.

62. Moschovi M，et al. Synchronous and metachronous thyroid cancer in relation to Langerhans cell histiocytosis：involvement of V600E BRAF-mutation？ Pediatr Blood Cancer. 2015；62：173-174.

63. Verdes JM，et al. Quantification of pericaudal adipocyte diameter in dairy cattle during peripartum：a complementary method to study energetic status using conventional histology. J Anim Physiol Anim Nutr（Berl）. 2013；97：238-244.

64. Ronceray L，et al. Pulmonary involvement in pediatric-onset multisystem Langerhans cell histiocytosis：effect on course and outcome. J Pediatr. 2012；161：129-133，e1-3.

65. Bernstrand C，et al. Smoking preceded pulmonary involvement in adults with Langerhans cell histiocytosis diagnosed in childhood. Acta Paediatr. 2000；89：1389-1392.

66. Baqir M，et al. Utility of bronchoscopy in pulmonary Langerhans cell histiocytosis. J Bronchology Interv Pulmonol. 2013；20：309-312.

67. Travis WD，et al. Pulmonary Langerhans cell granulomatosis（histiocytosis X）. A clinicopathologic study of 48 cases. Am J Surg Pathol. 1993；17：971-986.

68. Dauriat G，et al. Lung transplantation for pulmonary Langerhans' cell histiocytosis：a multicenter analysis. Transplantation. 2006；81：746-750.

69. Munn S，Chu AC. Langerhans cell histiocytosis of the skin. Hematol Oncol Clin North Am. 1998；12：269-286.

70. Chang JC，et al. Langerhans cell histiocytosis associated with lichen sclerosus of the vulva：case report and review of the literature. J Cutan Pathol. 2013；40：279-283.

71. Ozono S，et al. Juvenile myelomonocytic leukemia characterized by cutaneous lesion containing Langerhans cell histiocytosis-like cells. Int J Hematol. 2011；93：389-393.

72. Kaplan KJ，Goodman ZD，Ishak KG. Liver involvement in Langerhans' cell histiocytosis：a study of nine cases. Mod Pathol. 1999；12：370-378.

73. Favara BE. Histopathology of the liver in histiocytosis syndromes. Pediatr Pathol Lab Med. 1996；16：413-433.

74. Jaffe R. Liver involvement in the histiocytic disorders of childhood. Pediatr Dev Pathol. 2004；7：214-225.

75. Braier J，et al. Cholestasis，sclerosing cholangitis，and liver transplantation in Langerhans cell histiocytosis. Med Pediatr Oncol. 2002；38：178-182.

76. Meyer JS，De Camargo B. The role of radiology in the diagnosis and follow-up of Langerhans cell histiocytosis. Hematol Oncol Clin North Am. 1998；12：307-326.

77. Hadzic N，et al. Recurrence of Langerhans cell histiocytosis in the graft after pediatric liver transplantation. Transplantation. 2000；70：815-819.

78. Honda R，et al. Langerhans' cell histiocytosis after living donor liver transplantation：report of a case. Liver Transpl. 2005；11：1435-1438.

79. Minkov M，et al. Bone marrow assessment in Langerhans cell histiocytosis. Pediatr Blood Cancer. 2007；49：694-698.

80. Kim HK，et al. Bone marrow involvement of Langerhans cell histiocytosis：immunohistochemical evaluation of bone marrow for CD1a，Langerin，and S100 expression. Histopathology. 2014；65：742-748.

81. Galluzzo ML，et al. Bone marrow findings at diagnosis in patients with multisystem Langerhans cell histiocytosis. Pediatr Dev Pathol. 2010；13：101-106.

82. Dunger DB，et al. The frequency and natural history of diabetes insipidus in children with Langerhans-cell histiocytosis. N Engl J Med. 1989；321：1157-1162.

83. Grois N，et al. Diabetes insipidus in Langerhans cell histiocytosis：results from the DAL-HX 83 study. Med Pediatr Oncol. 1995；24：248-256.

84. Prosch H，et al. Central diabetes insipidus as presenting symptom of Langerhans cell histiocytosis. Pediatr Blood Cancer. 2004；43：594-599.

85. Laurencikas E，et al. Incidence and pattern of radiological central nervous system Langerhans cell histiocytosis in children：a population based study. Pediatr Blood Cancer. 2011；56：250-257.

86. Grois N，et al. Central nervous system disease in Langerhans cell histiocytosis. J Pediatr. 2010；156：873-881，881. e1.

87. Grois N，et al. Neuropathology of CNS disease in Langerhans cell histiocytosis. Brain. 2005；128（Pt 4）：829-838.

88. Grois N，et al. Pineal gland abnormalities in Langerhans cell histiocytosis. Pediatr Blood Cancer. 2004；43：261-266.

89. Schmitz L，Favara BE. Nosology and pathology of Langerhans cell histiocytosis. Hematol Oncol Clin North Am. 1998；12：221-246.

90. Geissmann F，et al. Digestive tract involvement in Langerhans cell histiocytosis. The French Langerhans Cell Histiocytosis Study Group. J Pediatr. 1996；129：836-845.

91. Hait E，et al. Gastrointestinal tract involvement in Langerhans cell histiocytosis：case report and literature review. Pediatrics. 2006；118：e1593-e1599.

92. Singhi AD，Montgomery EA. Gastrointestinal tract Langerhans cell histiocytosis：a clinicopathologic study of 12 patients. Am J Surg Pathol. 2011；35：305-310.

93. Boccon-Gibod LA，et al. Digestive tract involvement with exudative enteropathy in Langerhans cell histiocytosis. Pediatr Pathol. 1992；12：515-524.

94. Iwafuchi M，Watanabe H，Shiratsuka M. Primary benign histiocytosis X of the stomach. A report of a case showing spontaneous remission after 5 1/2 years. Am J Surg Pathol. 1990；14：489-496.

95. O'Malley DP，et al. Co-occurrence of Langerhans cell histiocytosis and Rosai-Dorfman disease：possible relationship of two histiocytic disorders in rare cases. Mod Pathol. 2010；23：1616-1623.

96. Jaffe R，Weiss LM，Facchetti F. Tumours derived from Langerhans cells. In：Swerdlow SH，Campo E，Harris NL，Jaffe ES，Pileri SA，Stein H，Thiele J，Vardiman JW，eds. WHO Classification of Tumours of Haematopoeitic and Lymphoid Tissues. Lyon，France：IARC Press；2008：358-360.

97. Kawase T，et al. CD56/NCAM-positive Langerhans cell sarcoma：a clinicopathologic study of 4 cases. Int J Hematol. 2005；81：323-329.

98. Chen W, et al. Langerhans cell sarcoma arising from chronic lymphocytic lymphoma/small lymphocytic leukemia: lineage analysis and BRAF V600E mutation study. N Am J Med Sci. 2013;5:386-391.

99. Segal GH, et al. Precursor Langerhans cell histiocytosis. An unusual histiocytic proliferation in a patient with persistent non-Hodgkin lymphoma and terminal acute monocytic leukemia. Cancer. 1992;70:547-553.

100. Swerdlow SH, et al. WHO Classification of Tumours of Haematopoietic and Lymphoid Tissues. 4th ed. Lyon, France: IARC Press; 2008.

101. Hanson CA, et al. True histiocytic lymphoma: histopathologic, immunophenotypic and genotypic analysis. Br J Haematol. 1989;73:187-198.

102. Kamel OW, et al. True histiocytic lymphoma: a study of 12 cases based on current definition. Leuk Lymphoma. 1995;18:81-86.

103. Copie-Bergman C, et al. True histiocytic lymphoma. A morphologic, immunohistochemical and molecular genetic study of 13 cases. Am J Surg Pathol. 1998;22:1386-1392.

104. Weiss LM, et al. Large-cell hematolymphoid neoplasms of uncertain lineage. Hum Pathol. 1988;19:967-973.

105. Isaacson P, Wright DH, Jones DB. Malignant lymphoma of true histiocytic (monocyte-macrophage) origin. Cancer. 1983;51:80-91.

106. Hayashi K, et al. Deletion of Epstein-Barr virus latent membrane protein 1 gene in Japanese and Brazilian gastric carcinomas, metastatic lesions, and reactive lymphocytes. Am J Pathol. 1998;152:191-198.

107. Scott RB, Robb-Smith AHT. Histiocytic medullary reticulosis. Lancet. 1939;2:194-198.

108. Falini B, et al. Peripheral T-cell lymphoma associated with hemophagocytic syndrome. Blood. 1990;75:434-444.

109. Jaffe ES, et al. Malignant lymphoma and erythrophagocytosis simulating malignant histiocytosis. Am J Med. 1983;75:741-749.

110. Risdall RJ, et al. Virus associated hemophagocytic syndrome. A benign histiocytic proliferation distinct from malignant histiocytosis. Cancer. 1979;44:993-1002.

111. Favara BE, et al. A contemporary classification of histiocytic disorders. The WHO Committee On Histiocytic/Reticulum Cell Proliferations. Reclassification Working Group of the Histiocyte Society. Med Pediatr Oncol. 1997;29:157-166.

112. Chang CS, et al. Hematophagic histiocytosis: a clinicopathologic analysis of 23 cases with special reference to the association with peripheral T-cell lymphoma. J Formos Med Assoc. 1994;93:421-428.

113. Weiss LM, et al. Clonal T-cell populations in lymphomatoid papulosis. Evidence of a lymphoproliferative origin for a clinically benign disease. N Engl J Med. 1986;21:475-479.

114. Ralfkiaer E, et al. Malignant lymphomas of true histiocytic origin. A clinical, histological, immunophenotypic and genotypic study. J Pathol. 1990;160:9-17.

115. Alvaro T, et al. True histiocytic lymphoma of the stomach associated with low-grade B-cell mucosa-associated lymphoid tissue (MALT)-type lymphoma. Am J Surg Pathol. 1996;20:1406-1411.

116. Martin-Rodilla C, et al. True histiocytic lymphoma as a second neoplasm in a follicular centroblastic-centrocytic lymphoma. Pathol Res Pract. 1997;193:319-322.

117. Stoecker MM, Wang E. Histiocytic/dendritic cell transformation of B-cell neoplasms: pathologic evidence of lineage conversion in differentiated hematolymphoid malignancies. Arch Pathol Lab Med. 2013;137:865-870.

118. DeMent SH. Association between mediastinal germ cell tumors and hematologic malignancies: an update. Hum Pathol. 1990;21:699-703.

119. Ladanyi M, Roy I. Mediastinal germ cell tumors and histiocytosis. Hum Pathol. 1988;19:586-590.

120. Nichols CR, et al. Hematologic neoplasia associated with primary mediastinal germ-cell tumors. N Engl J Med. 1990;322:1425-1429.

121. Margolin K, Traweek T. The unique association of malignant histiocytosis and a primary gonadal germ cell tumor. Med Pediatr Oncol. 1992;20:162-164.

122. Koo CH, et al. True histiocytic malignancy associated with a malignant teratoma in a patient with 46XY gonadal dysgenesis. Am J Surg Pathol. 1992;16:175-183.

123. Nichols CR, et al. Hematologic malignancies associated with primary mediastinal germ-cell tumors. Ann Intern Med. 1985;102:603-609.

124. Hartmann JT, et al. Hematologic disorders associated with primary mediastinal nonseminomatous germ cell tumors. J Natl Cancer Inst. 2000;92:54-61.

125. Berruti A, et al. Acute myeloblastic leukemia associated with mediastinal nonseminomatous germ cell tumors. Report on two cases. Tumori. 1995;81:299-301.

126. Arai E, et al. Cutaneous histiocytic malignancy. Immunohistochemical re-examination of cases previously diagnosed as cutaneous "histiocytic lymphoma" and "malignant histiocytosis." J Cutan Pathol. 1993;20:115-120.

127. Hornick JL, Jaffe ES, Fletcher CD. Extranodal histiocytic sarcoma: clinicopathologic analysis of 14 cases of a rare epithelioid malignancy. Am J Surg Pathol. 2004;28:1133-1144.

128. Audouin J, et al. Primary histiocytic sarcoma of the spleen associated with erythrophagocytic histiocytosis. Pathol Res Pract. 2003;199:107-112.

129. Sun W, Nordberg ML, Fowler MR. Histiocytic sarcoma involving the central nervous system: clinical, immunohistochemical, and molecular genetic studies of a case with review of the literature. Am J Surg Pathol. 2003;27:258-265.

130. Vos JA, et al. Histiocytic sarcoma: a study of five cases including the histiocyte marker CD163. Mod Pathol. 2005;18:693-704.

131. Lau SK, Chu PG, Weiss LM. CD163: a specific marker of macrophages in paraffin-embedded tissue samples. Am J Clin Pathol. 2004;122:794-801.

132. Nguyen TT, et al. Expression of CD163 (hemoglobin scavenger receptor) in normal tissues, lymphomas, carcinomas, and sarcomas is largely restricted to the monocyte/macrophage lineage. Am J Surg Pathol. 2005;29:617-624.

133. Pileri SA, et al. Tumours of histiocytes and accessory dendritic cells: an immunohistochemical approach to classification from the International Lymphoma Study Group based on 61 cases. Histopathology. 2002;41:1-29.

134. Chan JK, et al. Nonnasal lymphoma expressing the natural killer cell marker CD56: a clinicopathologic study of 49 cases of an uncommon aggressive neoplasm. Blood. 1997;89:4501-4513.

135. Ferry JA, Zukerberg LR, Harris NL. Florid progressive transformation of germinal centers. A syndrome affecting young men, without early progression to nodular lymphocyte predominance Hodgkin's disease. Am J Surg Pathol. 1992;16:252-258.

136. Weiss LM, et al. Frequent immunoglobulin and T cell receptor gene rearrangement in "histiocytic" neoplasms. Am J Pathol. 1985;121:369-373.

137. Feldman AL, et al. Clonally related follicular lymphomas and histiocytic/dendritic cell sarcomas: evidence for transdifferentiation of the follicular lymphoma clone. Blood. 2008; 111: 5433-5439.

138. Song SY, Ko YH, Ahn G. Mediastinal germ cell tumor associated with histiocytic sarcoma of spleen: case report of an unusual association. Int J Surg Pathol. 2005; 13: 299-303.

139. Suenaga M, et al. True malignant histiocytosis with trisomy 9 following primary mediastinal germ cell tumor. Acta Haematol. 2006; 116: 62-66.

140. Go H, et al. Frequent detection of BRAF (V600E) mutations in histiocytic and dendritic cell neoplasms. Histopathology. 2014; 65: 261-272.

141. Heath JL, et al. Successful treatment of pediatric histiocytic sarcoma using abbreviated high-risk chemotherapy. Pediatr Blood Cancer. 2014; 61: 1874-1876.

142. Okada Y, et al. Angiotropic B-cell lymphoma with hemophagocytic syndrome. Pathol Res Pract. 1994; 190: 718-727.

143. Bucsky P, et al. Malignant histiocytosis and large cell anaplastic (Ki-1) lymphoma in childhood: guidelines for differential diagnosis-report of the Histiocyte Society. Med Pediatr Oncol. 1994; 22: 200-203.

144. Andriko JW, et al. Reticulum cell neoplasms of lymph nodes: a clinicopathologic study of 11 cases with recognition of a new subtype derived from fibroblastic reticular cells. Am J Surg Pathol. 1998; 22: 1048-1058.

145. Glaser SL, et al. Epstein-Barr virus-associated Hodgkin's disease: epidemiologic characteristics in international data. Int J Cancer. 1997; 70: 375-382.

146. Monda L, Warnke R, Rosai J. A primary lymph node malignancy with features suggestive of dendritic reticulum cell differentiation. A report of 4 cases. Am J Pathol. 1986; 122: 562-572.

147. Perez-Ordonez B, Erlandson RA, Rosai J. Follicular dendritic cell tumor: report of 13 additional cases of a distinctive entity. Am J Surg Pathol. 1996; 20: 944-955.

148. Weiss LM, et al. Spindle cell neoplasms of lymph nodes of probable reticulum cell lineage. True reticulum cell sarcoma? Am J Surg Pathol. 1990; 14: 405-414.

149. Perkins SM, Shinohara ET. Interdigitating and follicular dendritic cell sarcomas: a SEER analysis. Am J Clin Oncol. 2013; 36: 395-398.

150. Perez-Ordonez B, Rosai J. Follicular dendritic cell tumor: review of the entity. Semin Diagn Pathol. 1998; 15: 144-154.

151. Chan JK, et al. Follicular dendritic cell tumors of the oral cavity. Am J Surg Pathol. 1994; 18: 148-157.

152. Sun X, et al. Epidermal growth factor receptor expression in follicular dendritic cells: a shared feature of follicular dendritic cell sarcoma and Castleman's disease. Hum Pathol. 2003; 34: 835-840.

153. Ruco LP, et al. Expression of ICAM-1, VCAM-1 and ELAM-1 in angiofollicular lymph node hyperplasia (Castleman's disease): evidence for dysplasia of follicular dendritic reticulum cells. Histopathology. 1991; 19: 523-528.

154. Lee IJ, et al. Paraneoplastic pemphigus associated with follicular dendritic cell sarcoma arising from Castleman's tumor. Arch Dermatol. 1988; 124: 1250-1283.

155. Barwell N, et al. Interdigitating dendritic cell sarcoma of salivary gland associated lymphoid tissue not associated with HHV-8 or EBV infection. J Clin Pathol. 2004; 57: 87-89.

156. Nayler SJ, Taylor L, Cooper K. HHV-8 is not associated with follicular dendritic cell tumours. Mol Pathol. 1998; 51: 168-170.

157. Arber DA, Weiss LM, Chang KL. Detection of Epstein-Barr virus in inflammatory pseudotumor. Semin Diagn Pathol. 1998; 15: 155-160.

158. Cheuk W, et al. Inflammatory pseudotumor-like follicular dendritic cell tumor: a distinctive low-grade malignant intra-abdominal neoplasm with consistent Epstein-Barr virus association. Am J Surg Pathol. 2001; 25: 721-731.

159. Chan JK, et al. Follicular dendritic cell sarcoma. Clinicopathologic analysis of 17 cases suggesting a malignant potential higher than currently recognized. Cancer. 1997; 79: 294-313.

160. Choi PC, et al. Follicular dendritic cell sarcoma of the neck: report of two cases complicated by pulmonary metastases. Cancer. 2000; 89: 664-672.

161. Nguyen DT, et al. Follicular dendritic cell sarcoma. Identification by monoclonal antibodies in paraffin sections. Appl Immunohistochem. 1994; 2: 60-64.

162. Pallesen G, Myhre-Jensen O. Immunophenotypic analysis of neoplastic cells in follicular dendritic cell sarcoma. Leukemia. 1987; 1: 549-557.

163. Grogg KL, et al. Clusterin expression distinguishes follicular dendritic cell tumors from other dendritic cell neoplasms: report of a novel follicular dendritic cell marker and clinicopathologic data on 12 additional follicular dendritic cell tumors and 6 additional interdigitating dendritic cell tumors. Am J Surg Pathol. 2004; 28: 988-998.

164. Wellmann A, et al. Detection of differentially expressed genes in lymphomas using cDNA arrays: identification of clusterin as a new diagnostic marker for anaplastic large cell lymphomas (ALCL). Blood. 2000; 96: 398-404.

165. Choe JY, et al. Inflammatory pseudotumor-like follicular dendritic cell sarcoma of the spleen: a report of six cases with increased IgG4-positive plasma cells. Pathol Int. 2013; 63: 245-251.

166. Ohgami RS, et al. TdT$^+$ T-lymphoblastic populations are increased in Castleman disease, in Castleman disease in association with follicular dendritic cell tumors, and in angioimmunoblastic T-cell lymphoma. Am J Surg Pathol. 2012; 36: 1619-1628.

167. Fonseca R, et al. Follicular dendritic cell sarcoma and interdigitating reticulum cell sarcoma: a review. Am J Hematol. 1998; 59: 161-167.

168. Nakamura S, et al. Interdigitating cell sarcoma. A morphologic, immunohistologic, and enzyme-histochemical study. Cancer. 1988; 61: 562-568.

169. Nakamura S, Koshikawa T, Kitoh K. Interdigitating cell sarcoma: a morphologic and immunologic study of lymph node lesions in four cases. Pathol Int. 1994; 44: 374.

170. Pillay K, et al. Interdigitating dendritic cell sarcoma: a report of four paediatric cases and review of the literature. Histopathology. 2004; 44: 283-291.

171. Gaertner EM, et al. Interdigitating dendritic cell sarcoma. A report of four cases and review of the literature. Am J Clin Pathol. 2001; 115: 589-597.

172. Vasef MA, et al. Dendritic cell tumors associated with low-grade B-cell malignancies. Report of three cases. Am J Clin Pathol. 1995; 104: 696-701.

173. Turner RR, et al. Histiocytic malignancies. Morphologic, immunologic, and enzymatic heterogeneity. Am J Surg Pathol. 1984; 8: 485-500.

174. van den Oord JJ, et al. Sarcoma arising from interdigitating reticulum cells: report of a case, studied with light and electron microscopy, and enzyme- and immunohistochemistry. Histopathology. 1986; 10: 509-523.

175. Feltkamp CA, et al. A malignant tumor arising from interdigitating cells; light microscopical, ultrastructural, immuno- and enzyme-histo-

chemical characteristics. Virchows Arch A Pathol Anat Histol. 1981; 393:183-192.

176. Rabkin MS, et al. Clinical, ultrastructural immunohistochemical and DNA content analysis of lymphomas having features of interdigitating reticulum cells. Cancer. 1988;61:1594-1601.

177. O'Malley DP, et al. The genetics of interdigitating dendritic cell sarcoma share some changes with Langerhans cell histiocytosis in select cases. Ann Diagn Pathol. 2014;18:18-20.

178. Berti E, Gianotti R, Alessi E. Unusual cutaneous histiocytosis expressing an intermediate immunophenotype between Langerhans' cells and dermal macrophages. Arch Dermatol. 1988;124:1250-1253.

179. Kolde G, Brocker EB. Multiple skin tumors of indeterminate cells in an adult. J Am Acad Dermatol. 1986;15:591-597.

180. Rezk SA, et al. Indeterminate cell tumor: a rare dendritic neoplasm. Am J Surg Pathol. 2008;32:1868-1876.

181. Rosenberg AS, Morgan MB. Cutaneous indeterminate cell histiocytosis: a new spindle cell variant resembling dendritic cell sarcoma. J Cutan Pathol. 2001;28:531-537.

182. Vener C, et al. Indeterminate cell histiocytosis in association with later occurrence of acute myeloblastic leukaemia. Br J Dermatol. 2007;156:1357-1361.

183. Gretz JE, et al. Sophisticated strategies for information encounter in the lymph node: the reticular network as a conduit of soluble information and a highway for cell traffic. J Immunol. 1996;157:495-499.

184. Jones D, et al. Reticulum cell sarcoma of lymph node with mixed dendritic and fibroblastic features. Mod Pathol. 2001;14:1059-1067.

185. Martel M, et al. Fibroblastic reticular cell tumor of the spleen: report of a case and review of the entity. Am J Surg Pathol. 2003;16:175-183.

186. Janssen D, Harms D. Juvenile xanthogranuloma in childhood and adolescence: a clinicopathologic study of 129 patients from the Kiel Pediatric Tumor Registry. Am J Surg Pathol. 2005;29:21-28.

187. Kaur MR, et al. Disseminated clustered juvenile xanthogranuloma: an unusual morphological variant of a common condition. Clin Exp Dermatol. 2008;33:575-577.

188. Weitzman S, Jaffe R. Uncommon histiocytic disorders: the non-Langerhans cell histiocytoses. Pediatr Blood Cancer. 2005;45:256-264.

189. Zelger B, et al. Juvenile and adult xanthogranuloma. A histological and immunohistochemical comparison. Am J Surg Pathol. 1994;18:126-135.

190. Redbord KP, Sheth AP. Multiple juvenile xanthogranulomas in a 13-year-old. Pediatr Dermatol. 2007;24:238-240.

191. Zvulunov A, Barak Y, Metzker A. Juvenile xanthogranuloma, neurofibromatosis, and juvenile chronic myelogenous leukemia. World statistical analysis. Arch Dermatol. 1995;131:904-908.

192. Burgdorf WHC, Zelger B. JXG, NF1, and JMML: alphabet soup or a clinical Issue? Pediatr Dermatol. 2004;21:174-176.

193. Stiller CA, Chessells JM, Fitchett M. Neurofibromatosis and childhood leukaemia/lymphoma: a population-based UKCCSG study. Br J Cancer. 1994;70:969-972.

194. Shoo BA, et al. Xanthogranulomas associated with hematologic malignancy in adulthood. J Am Acad Dermatol. 2008;59:488-493.

195. Tran DT, et al. An 'eruptive' variant of juvenile xanthogranuloma associated with Langerhans cell histiocytosis. J Cutan Pathol. 2008;35(suppl 1):50-54.

196. Chantranuwat C. Systemic form of juvenile xanthogranuloma: report of a case with liver and bone marrow involvement. Pediatr Dev Pathol. 2004;7:646-648.

197. Barroca H, et al. Deep-seated congenital juvenile xanthogranuloma: report of a case with emphasis on cytologic features. Acta Cytol. 2007;51:473-476.

198. Kraus MD, et al. "Juvenile" xanthogranuloma: an immunophenotypic study with a reappraisal of histogenesis. Am J Dermatopathol. 2001;23:104-111.

199. Chan JK, et al. ALK$^+$ histiocytosis: a novel type of systemic histiocytic proliferative disorder of early infancy. Blood. 2008;112:2965-2968.

200. Deleted in review.

201. Emile JF, Diamond EL, Hélias-Rodzewicz Z, et al. Recurrent RAS and PIK3CA mutations in Erdheim-Chester disease. Blood. 2014;124:3016-3019.

202. Janssen D, et al. Clonality in juvenile xanthogranuloma. Am J Surg Pathol. 2007;31:812-813.

203. Brousse N, Pileri S, Haroche J, et al. Erdheim-Chester disease. In: Swerdlow SH, Campo E, Harris NL, et al, eds. WHO Classification of Tumours of Haematopoietic and Lymphoid Tissues. Revised 4th ed. Lyon, France: IARC Press; 2017.

204. Haroche J, Abla O. Uncommon histiocytic disorders: Rosai-Dorfman, juvenile xanthogranuloma, and Erdheim-Chester disease. Hematology Am Soc Hematol Educ Program. 2015;2015:571-578.

205. Antunes C, Graça B, Donato P. Thoracic, abdominal and musculoskeletal involvement in Erdheim-Chester disease: CT, MR and PET imaging findings. Insights Imaging. 2014;5:473-482.

206. Diamond EL, et al. Diverse and Targetable Kinase Alterations Drive Histiocytic Neoplasms. Cancer Discov. 2016;6:154-165.

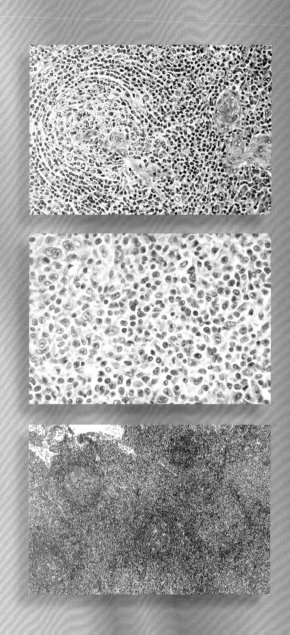

第六篇

免疫缺陷

原发性免疫缺陷的病理学

Stefania Pittaluga

人原发性免疫缺陷(PID)是免疫系统的先天性缺陷,包含 260 种以上不同的遗传病[1]。PID 患者通常导致易感染,常在生命早期发病,如果不治疗,病残率和死亡率高。近年来,PID 已明显不再局限于发生感染的风险,而是越来越多地与免疫失调、自身免疫、自身炎症、过敏和形成恶性肿瘤(特别是淋巴瘤)的风险有关[2]。PID 由单个基因缺陷(单基因性)引起,不一定具有完全的临床外显率,无论是常染色体显性(AD)、隐性(AR)或 X 连锁(XR),大多数病例会导致功能丧失(LOF)。近年来,获得性功能突变也有报道,主要是在 AD 组[3]。然而,即使在同一个家族中,除了致病性突变形成的特征外,也可以观察到临床表型(即,发病时间、严重程度和临床表现)的巨大差异,其原因包括基因数量、等位基因差异表达、拷贝数变化和其他调节影响、基因修饰(表观遗传变化)以及年龄、性别和环境因素[1]。

在过去十几年中,PID 的数量显著增加,主要是由于 2008 年引入了下一代测序(NGS),扩展了传统遗传学中使用细胞遗传学工具(如连锁分析、定位克隆和以 Sanger 测序作为金标准的候选基因的方法[4-6])。这些新技术,特别是检测蛋白质编码和 RNA 编码基因突变的全外显子测序(WES),以及分析内含子序列的全基因组测序(WGS),在正常个体中检测到大量突变,使得通过功能研究和体内模型验证候选基因变得更加必要,也带来了新的挑战。近年来,除了采用传统的方法如转染实验对原代细胞和细胞株中的候选基因进行敲减外,采用 iPSC 和 CRISPR/Cas9 基因编辑的新方法还提供了更多更复杂的工具,在适当的细胞环境中推断候选基因的作用,并评估其与研究中表型的相关性[5]。

作为病理医师,了解这些疾病及其病理特征是很重要的,因为准确的早期诊断可能有助于疾病的鉴定,给临床同事指明正确的方向,并最终对临床转归和治疗产生影响。认识这些疾病的系统特征也很重要。除了经常累及免疫器官(胸腺、淋巴结、骨髓和脾脏)外,由于感染(细菌、真菌、病毒、寄生虫)、自身免疫、过敏和炎症(如血管炎)或肿瘤,它们还对靶器官(如肺、胃肠道、皮肤和中枢神经系统)具有广泛的影响。这些疾病中,一部分病种的形态和表型特征具有疾病特异性或与潜在遗传缺陷内在相关,从而可能引导我们作出正确诊断;在其他情况下,组织学变化可能没有特异性,但它们有助于排除这些综合征。最后,了解 PID 及其病理生理学对给我们提供了免疫系统功能方面的线索非常重要,有助于理解先天性和获得性免疫以及它们之间错综复杂的关系,最终将导致设计和实施更具针对性的治疗方案。

54.1 分类

国际免疫学会(IUIS)原发性免疫缺陷专家委员会每两年更新一次分子定义的 PID 分类[1],并以表格形式提供临床和免疫概要、已知的遗传缺陷和遗传模式。根据已知的遗传缺陷或主要症状，可将其分为八大类：联合免疫缺陷（B 细胞和 T 细胞的疾病）、联合免疫缺陷综合征、抗体缺陷、免疫失调疾病、吞噬细胞疾病、先天免疫缺陷、自身炎症综合征和补体缺陷。根据常见的缺陷和症状，一些遗传性疾病列在多个标题下。在新版本（2014 年）中，引入了单独的"表型拷贝"PID 表。这一新类别是指具有类似于遗传性 PID 特征的患者（综合征），但不是由胚系突变引起的，而是由获得性机制引起的。这些获得性机制包括：体细胞突变（见"54.5.2 自身免疫性淋巴组织增殖综合征"中关于体细胞突变的讨论）；或产生针对细胞因子的自身抗体；或其他免疫学因素导致细胞耗尽，随后出现 PID 样症状。本章不讨论 PID 的整个领域；重点讨论有限数量的 PID，特别强调其组织病理学特征以及与淋巴组织增生和淋巴瘤的相关的 PID。

54.2 流行病学

单基因 PID 的总体发病率较低；因种族、血缘关系和特定疾病的不同而有很大差异。例如，其发病率范围从选择性 IgA 抗体缺乏症的 1∶600 到严重联合免疫缺陷（SCID）的 1∶10 万或 XLP 的 1∶100 万至 2∶100 万。有趣的是，在美国的 11 个筛查项目中，通过分析胸腺输出的 T 细胞受体删除环（TREC）的新生儿筛查，提供了关于 1∶5.8 万 SCID 患病率的更准确数据。这种筛选目前在美国 26 个州实施[7]。

54.3 严重联合免疫缺陷（SCID）

SCID 是 T 细胞缺陷的一种极端形式。根据基因缺陷的不同，它们与 B 细胞和 NK 细胞的缺失或存在有关，在某些情况下，它们与非免疫表现有关，如辐射敏感性和骨髓或神经异常[1]。SCID 是一组异质性非常明显的疾病，由数种不同的基因引起，这些基因的致病突变包括 VDJ 重组（*RAG1* 和 *RAG2*、*DCLRE1C*、*PRKDC*、*NHEJ* 和 *LIG4*）以及其他严重的成熟缺陷（*ADA*、*AK2* 和 *PNP*），从而影响 T 细胞发育[8]。此外，由于具有相似的临床表现，重度遗传性 T 淋巴细胞减少（联合免疫缺陷）可以考虑纳入 SCID 谱，包括涉及细胞因子信号（*IL2RG*、*IL7R* 和 *JAK3*）和 T 细胞受体信号（*CD3D*、*CD3E* 和 *CD3Z*）或运动（胸腺排出衰竭）（*CORO1A*）的突变。渗漏性 SCID 是由于其中一些基因（包括 *RAG1-2*）的亚效突变引起的，这种亚效突变由于具有残余活性，允许一定程度的 T 细胞发育，但 T 细胞介导的免疫仍然受损[9]。在典型的 SCID 中，诊断是基于缺乏或极低数量的自体 T 细胞（<300/mL）和非常低下的 T 细胞功能（PHA 刺激<10%），经常出现母体来源的 T 细胞（母体植入）；出生时无法检测到 TREC 水平或其水平极低[10]渗漏性 SCID 和一些重度 T 淋巴细胞减少（可能具有正常甚至增多的伴有严重免疫功能障碍循环 T 细胞数量），导致类似的临床表现，但往往出现迟发和异常症状，如自身免疫、肉芽肿性炎、皮肤疾病和淋巴组织增生性恶性肿瘤的风险增加[11-13]。

SCID 患儿虽然出生时正常，但在生命早期出现呼吸道感染（耶氏肺孢子虫、巨细胞病毒、腺病毒、副流感 3 型、呼吸道合胞病毒、慢性呼吸道合胞病毒），这些疾病通常是严重、迁延和

复杂的，或出现持续性细支气管炎。其他症状包括腹泻、发育不全或鹅口疮。体格检查没有可触及的淋巴结，影像学检查显示无胸腺阴影。必须采用 TREC 分析（最初用于 HIV 患者监测新的 T 细胞输出）对新生儿进行 SCID 筛查，目的是在症状出现之前检测这些疾病，使患者接受合理的医疗，避免活疫苗和未经辐射的血液制品，以及最终用异基因造血干细胞移植（HSCT）重建免疫系统[14]。

总的来说，TREC 分析在识别典型的 SCID 和大多数重度 T 细胞功能障碍方面非常成功，但也存在例外情况，包括可能延误诊断的渗漏性 SCID[15]。

54.3.1 SCID、联合免疫缺陷（CID）和渗漏性 SCID 中的胸腺

在这些严重的 PID 中，胸腺的组织学和免疫表型特征为我们理解其病理生理学提供了线索。根据胸腺上皮细胞（TEC）、胸腺细胞的分布及其功能亚群（包括自然调节性 T 细胞、树突细胞和巨噬细胞）对应于影响 T 细胞发育的潜在遗传缺陷，进行组织学分型（即，增生异常性耗竭、增生异常性非耗竭和非增生异常性非耗竭）[12,16-18]（图 54.1）。

54.3.2 Omenn 综合征（OS）

TREC 分析可能漏诊的一种例外情形是 OS，其中，由于涉及 VDJ 重组的多种基因（*RAG1*、*RAG2*、*DCLRE1C*、*LIG4*、*RMRP* 和 *ADA*）发生的亚效突变（渗漏缺陷），T 细胞数量可能正常甚至升高[19]。它们允许极少数胸腺 T 细胞有某种程度的成熟，表现为周围免疫器官中寡克隆扩增并产生有限的细胞谱系[20,21]。OS 最初由 Gilbert Omenn 于 1965 年描述，作为一种综合征，其特征是重度免疫缺陷伴严重的红细胞缺乏、淋巴结病和嗜酸性粒细胞增多[22]。OS 与典型 SCID 具有相似的临床表现（即，婴儿期发病、肺炎、慢性腹泻和不生长）；然而，出现腺病、肝脾肿大、全身红皮病、IgE 升高和嗜酸性粒细胞增多是鉴别特征。相对于典型 SCID，OS 持续存在炎症，导致活化的循环 T 细胞增多伴，有丝分裂原无法产生增殖反应。从形态上看，淋巴结结构完全消失，表现为耗竭样，树突细胞和嗜酸性粒细胞增多；它们通常缺乏初级和次级 B 滤泡。在表型上，CD3 阳性 T 细胞表达 CD45RO、CD4 和 CD30，细胞因子谱符合 Th2 型反应[23-25]。

这种对持续性炎症反应的保护作用之一是上调自然调节性 T 细胞（nTreg）；然而，由于胸腺发育不良和伴有影响中心耐受性的 TEC 分化严重异常，这些反应严重降低。所有这些因素都导致 OS 的自身免疫和炎症[17,26]。

54.3.3 不比 SCID 严重的 CID

类开关重组缺陷或高 IgM 综合征的特征是血清 IgM 正常或升高，其他类型 Ig 的血清水平低下或无。在获得性免疫系统中，抗体介导的免疫反应要么不依赖 T 细胞，B 细胞在遇到特定抗原后增殖并分泌 IgM，要么依赖 T 细胞以产生高亲和力抗体，通过体细胞超突变（SHM）和类开关重组（CSR），B 细胞进行克隆扩增，亲和力成熟。后一种情况通过 CD40 配体和 CD40 介导的 T 细胞-B 细胞相互作用发生在次级淋巴器官的生发中心。胚系突变可影响 CD40/CD40L 和 CD40 信号通路，并影响 CSR 期间发生双链 DNA 断裂和修复的酶。

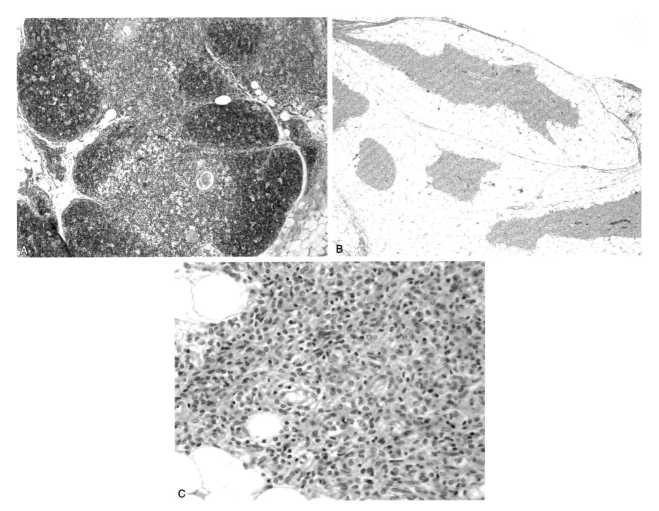

图 54.1　PID,胸腺组织学。A,正常胸腺显示正常小叶结构,皮质和髓质界限清楚,伴有胸腺小体;B 和 C,具有 *RAG-1* 突变的低变型"渗漏性"SCID:胸腺显示脂肪组织浸润小叶,皮质髓质分化缺失,无胸腺小体,伴有中等数量的胸腺细胞,符合低变型部分"渗漏性"缺陷导致的胸腺消减

54.3.4　CD40L 缺乏或高 IgM 综合征(HGM1)

　　CD40L 缺陷(XL)或 HGM1 包括 CD40L,它以严格控制的方式表达活化 T 细胞,但对 T 细胞不是致命的[27,28]。最初认为它是同型转换缺陷,现在认为它是 T 细胞启动、辅助和功能的缺陷,导致类转换受损,最好归类为联合免疫缺陷,而不是主要抗体缺陷[29]。文献中描述了大约 200 例病例。因机会性感染(耶氏肺孢子虫、巨细胞病毒、隐球菌、组织胞质病和念珠菌)而形成复发性上、下呼吸道受累,常因隐孢子虫(80%)感染而导致腹泻,以及 2 岁前中性粒细胞减少。胆道系统和肝脏的后续并发症通常与隐孢子虫和贾第虫持续感染胆道系统有关,导致硬化性胆管炎、肝炎、肝硬化和胃肠道恶性肿瘤增加,包括胆管癌。免疫学特征包括 IgG 和 IgA 的血清水平很低,而 IgM 水平正常或升高,记忆 B 细胞数量减少,并限制于未转换的记忆 B 细胞(CD27 阳性,IgM 阳性,IgD 阳性),符合 CSR 缺陷。尽管 T 细胞亚群的数量和分布不受影响,但 CD40L 缺乏会影响其与 T 细胞-B 细胞相互作用的共刺激功能,也会影响到表达 CD40 的单核细胞,从而导致干扰素 γ 和白细胞介素-12 产生不良[30]。树突细胞信号转导也受影响。淋巴结通常小,远端皮质有 IgM/IgD 阳性 B 细胞,缺乏次

级 B 滤泡,树突状网很少或缺失,T 细胞区域保存完好(图 54.2)。CD40 缺陷(AR)或高 IgM3 型综合征在各方面与 HGM1 相似[29,31]。

54.3.5　AID 缺陷或高 IgM 3 型综合征(HGM3)

　　活化诱导的胞苷脱氨酶(*AICDA* 基因)AID 缺陷(AR)(HIGM2)患者表现为淋巴结病、扁桃体肿大和复发性细菌性窦肺感染,但无机会性感染。在形态学上,淋巴结的特征是小花状滤泡增生,生发中心增大[32]。与其他的 IgM 综合征相似,它们缺乏转换的记忆 B 细胞,在 SHM 中也显示出严重的缺陷,反映了 AID 参与的潜在遗传缺陷,它们涉及 CSR 和 SHM 过程。然而,并非所有的 AID 突变都与 SHM 缺陷相关;AID C 末端缺陷(AD)就是一个例子[33]。这些观察结果使我们更好地理解 CSR 机制的复杂性。最近发现,AID 不仅与通过 CSR 的 B 细胞发育和通过去甲基化的基因激活有关,而且还与在其他系统中诱导基因组不稳定的候选基因有关[34]。

54.3.6　普通可变免疫缺陷(CVID)

　　CVID 是一类异质性疾病,由于抗体缺陷而反复发作的呼吸道细菌感染,至少两种 Ig 血清水平严重低下,B 细胞数量正

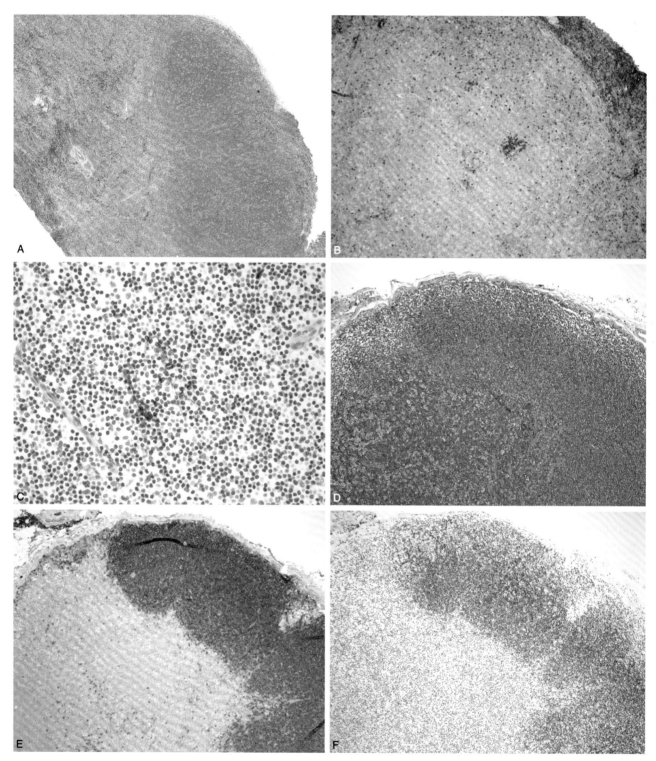

图 54.2 两例与 CD40L 缺乏相关的高 IgM 综合征。A,小淋巴结,副皮质区明显增生,皮质内缺乏次级 B 滤泡。注意淋巴结其余部分纤维化(4 倍)。B,只有少数 IgM 阳性 B 细胞簇形成了小的聚集物,只有不完善的 CD21 阳性网(C)。皮质区均匀,无次级 B 滤泡,邻近发育良好的 T 细胞区(D);皮质 B 细胞对 IgD 和 IgM 呈均一阳性,符合童贞 B 细胞(E),对 CD21(F)也为阳性,但滤泡树突状网状结构为仍不完善

常或减少。在大多数病例中,潜在的遗传缺陷未知,仍然采用排除性诊断。发病率从 1 : 1 万到 1 : 5 万(欧洲/北美);无性别差异[35]。诊断时年龄多介于 20 ~ 40 岁,为成人最常见的有症状的 PID。只有 10% ~ 20% 有阳性家族史(AD>AR);大多数病例为散发性。年龄很小者不应诊断为 CVID,必须与婴儿一过性低丙种球蛋白血症相区别;因此,根据定义,免疫缺陷的发病年龄应该在 2 岁以上。通常使用 4 岁作为分界点[35]。CVID 易发生的潜在遗传缺陷(占累计病例的 3%)包括 ICOS(诱导性 T 细胞共刺激器)、B 细胞受体复合物(CD19、CD81 和 CD21)和 CD20,它们都是单基因缺陷。TACI(跨膜激活剂和钙调节剂和亲环配体相互作用因子)见于 8% ~ 10% 病例。现认为 BAFFR(B 细胞活化因子受体)和 MSH5(错配修复基因)与疾病相关而不是因果关系,因为未受累的杂合子患者也有报道,并且正常个体(≥1%)也检测到这种突变,因此认为这种突变很可能是一种多态性。

临床症状变化多端,大致分为两大组,即,呼吸道复发性感染为主和炎症并发症伴多种自身免疫性疾病(22% ~ 48%)。这些自身免疫性疾病包括血细胞减少症、肉芽肿性疾病和恶性肿瘤发生率上升,主要是淋巴瘤。30% 的患者检测到脾肿大,通常与血细胞减少有关,但脾功能亢进不足以解释这一现象,还有涉及 T 细胞和 NK 细胞的其他功能缺陷[36]。1/3 患者还出现炎症性肠病(IBD)样症状,肝脏也常有肝炎样症状(43%)但没有病毒感染的证据。在病理学角度,肺是急性细菌感染的主要靶器官,可能随后发展为支气管扩张和淋巴细胞间质浸润、滤泡性细支气管炎和滤泡增生引起的非感染性免疫介导改变,通常表现为"裸"生发中心和缺乏浆细胞。此外,一部分患者可能发生肉芽肿性淋巴细胞性间质性肺病(GLILD)[37],这些非传染性模式可能共存。胃肠道常出现上皮内 T 细胞增多,绒毛变钝,通常无浆细胞。然而,无麸质饮食对它们没有影响。此外,还发现显著淋巴组织聚集灶,符合结节性淋巴组织增生。在肝脏中,可见可能由自身免疫引起的门管区周围淋巴细胞浸润,常伴发结节性再生性增生(NRH)[38-40]。在不同研究中,NRH 发生率各不相同,从 50%(根据门脉高压为 NRH 并发症而推测)到 12% 和 5%[39,40]。CVID 患者的淋巴结活检显示出不同模式的滤泡增生和浆细胞缺乏,特别是髓索。与淋巴结外部位(即肺和胃肠道)相似,生发中心可能不清楚,无套区,轮廓不规则;偶尔观察到生发中心渐进性转化。过去,由于结构扭曲,滤泡结构不清,可能导致过度诊断为 B 细胞淋巴瘤。免疫分型和克隆性研究有助于明确诊断[41-43]。

B 细胞淋巴瘤的发病率也在增加,从 8.2%(美国)到不到 3.8%(欧洲和英国)。这些淋巴瘤往往发生在 40 ~ 70 岁,主要是非霍奇金 B 细胞淋巴瘤,包括 MALT 型结外边缘区淋巴瘤,往往与 EBV 无关[43,44]。

在迟发型 CVID 伴严重 T 细胞缺陷(分别为 29% 和 4%)患者中,淋巴瘤数量增加[45],其中 3/5 病例与 EBV 相关。值得注意的是,这些患者更频繁出现脾肿大、肉芽肿和肠病,它们都与总生存率下降有关。

免疫学特征包括 IgG 显著降低(低于正常年龄校正范围 2 个标准差)、另一种 Ig(IgA 或 IgM)显著降低、幼稚 B 细胞和类开关记忆 B 细胞(CD27 阳性、IgM 阴性、IgD 阴性)的绝对计数减少,以及 IgM 对多糖免疫的反应降低。类开关记忆 B 细胞的

数量减少并非 CVID 特有,也可见于其他 PID,包括 X 连锁高 IgM 综合征、Wiskott-Aldrich 综合征、X 连锁淋巴组织增生性疾病、特发性 CD4 淋巴细胞减少症、慢性肉芽肿病,以及最近发现的 PI3Kδ 缺乏。外周血通常出现过渡期未成熟 B 细胞(CD10 阳性、CD38 高、IgM 高)增多;CIVD 和 SLE 还有更成熟的 B 细胞群(CD21 低/CD38 低)扩增[46]。过渡期未成熟 B 细胞增多也是 PI3Kδ 缺陷的显著特征,有趣的是,携带这种突变的数名患者最初被诊断为 CVID;因此,有理由推测这些特殊患者可能确实携带这种突变(见下文)。在具有肉芽肿疾病和脾肿大的患者中,T 细胞成分发生重大改变,表现为 CD4 阳性幼稚 T 细胞减少伴 CD4:CD8 比值的倒置和 T 细胞活化标记物[47];在免疫缺陷更严重、肉芽肿疾病、脾肿大和细胞减少的患者中,也有调节性 T 细胞(Treg)减少。后一种现象可以解释自动激活 B 细胞(CD21 低/CD38 低)的存在;同样有趣的是,在 CTLA-4 单倍不足的患者中也存在类似的细胞群,我们可以推测,被诊断为肠病和 CVID 的一部分患者可能携带这种遗传缺陷(见下文)。

54.4　PI3K 相关免疫缺陷

最近发现,磷脂酰肌醇 3 激酶(PI3K)信号通路过度激活引起的原发性免疫缺陷,要么是编码 p110δ(白细胞限制性催化亚单位)的 *PIK3CD* 基因发生了杂合性功能获得性突变[48-51]、要么是涉及 p85α,它是调节亚单位之一,负责调节 p100 稳定性、细胞定位和 IA PI3K 类功能[52-55]。多种受体(整合素、酪氨酸激酶、B 细胞和 T 细胞、细胞因子、G 蛋白)和其他刺激共同导致三磷酸磷脂酰肌醇(PIP3)的形成,这是由 PI3K 激酶活性产生第二信使介导的。具有 PH 结构域(包括 AKT 及其上游激活剂 PDK1)的蛋白质以 PIP3 作为附着位点。AKT 在多种细胞类型的增殖、生长、存活和代谢中起着核心作用。PI3K 信号在 B 细胞和 T 细胞发育、分化、功能和自稳等阶段起着重要作用。

通过 WES 和重新定位 Sanger 测序,在 PI3Kδ 亚单位的不同区域发现了突变,在不同的家族成员中发现了一些重现性突变(热点)。突变模型和功能研究证实了 PI3K 功能的过度激活,导致持续的 AKT/mTOR 信号。

携带 PI3Kδ 功能获得性突变的患者,常在儿童期出现复发性肺窦炎、慢性 CMV 和 EBV 病毒血症、淋巴结病、淋巴组织增生(呈结节性淋巴组织增生,累及呼吸和消化系统)以及易患淋巴瘤,通常与 EBV 相关[48-51]。

根据临床表现和免疫学检查,其中一些患者最初被诊断为 CVID。对 B 细胞和 T 细胞群体的体内分析显示,B 细胞数量正常,但记忆 B 细胞(CD27 阳性)减少或缺失,过渡期/未成熟 B 细胞(CD10 阳性、CD38 高、IgM 高)增多,幼稚 B 细胞表达 IgM 和 CD5。IgG 水平不一致,通常 IgM 水平升高,IgA 水平降低;随着时间的推移,一些患者的 IgG 水平下降。这些观察结果在体外研究中得到证实,其中 B 细胞增殖在正常范围内,但细胞产生免疫球蛋白的功能受损(类开关重组缺陷)。有趣的是,我们从这些患者中的一部分获取连续淋巴结活检,也反映上述特点。这些患者的 IgM 阳性细胞数量逐渐增加,IgG 和 IgA 下降(图 54.3)。对 T 细胞成分的体内分析显示,CD4 阳性 T 淋巴细胞进行性减少,CD8 阳性 T 细胞正常到增多,CD4:CD8 比值

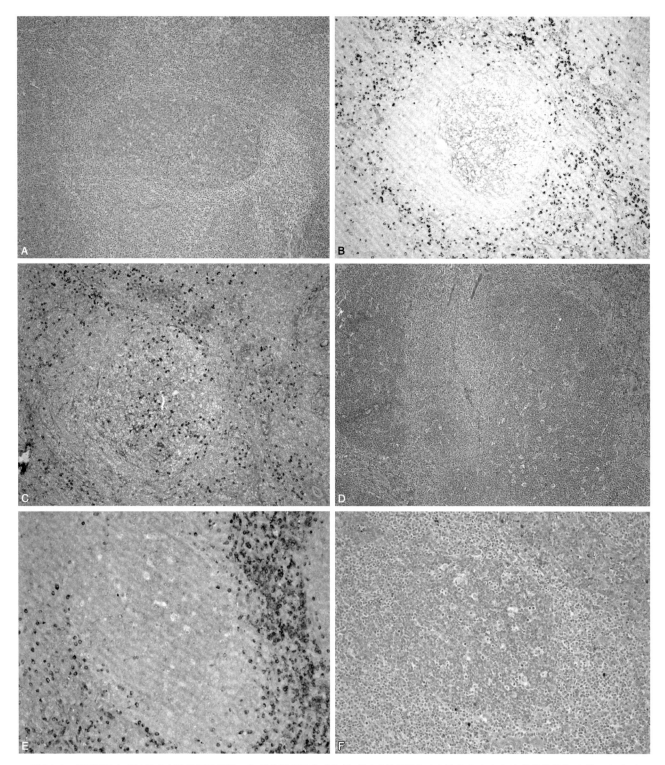

图 54.3　PI3KCD 免疫缺陷患者的淋巴结活检。A,低倍图显示典型特征,具有"裸露的"反应性生发中心和显著的单核细胞样 B 细胞反应。B,副皮质区有许多 IgM 阳性细胞,生发中心也有 IgG 阳性细胞(C)。随后的活检(6 年间隔)显示相似的形态学特征,扩大裸生发中心(D)由大量 IgM 阳性细胞(E)包围,并有极少数 IgG 阳性细胞(F),与血清免疫球蛋白水平一致,类似超 IgM 综合征

倒置,幼稚和中央记忆 T 细胞显著减少,效应记忆 T 细胞(CD45RA 阴性/CCR7 阴性)和具有衰老型的终末期分化效应记忆 T 细胞(TEMRA,CD45RA 阳性)相应增加,特别是 CD8 亚群,这可能是其慢性 CMV 和 EBV 病毒血症的原因[49]。

对携带 PI3KCD 基因获得性功能突变的不同家族的数名成员进行多次连续淋巴结活检,这些患者常有明显的淋巴结病,累及中央和周围淋巴结,部分患者伴有气道压迫。淋巴结呈现相似的特征,包括非典型滤泡增生和明显的裸生发中心,通常轮廓不清;此外,几乎总是存在明显的单核细胞样 B 细胞增生(见图 54.3)。在某些病例中,整体特征类似于 CMV 淋巴结炎,其中部分病例确实存在 CMV 感染细胞;然而,与 CMV 淋巴结炎的其他病例相比,套区极端减少甚至缺失。在部分病例中,单核细胞样 B 细胞反应更广泛,令人担心淋巴结边缘区淋巴瘤的可能性。然而,IG 和 TCR 基因重排研究,大多数病例是多克隆性或单克隆性。当存在 EBV 时,原位杂交仅限于这些反应性淋巴结中相对较少的细胞。在髓质索和滤泡旁区域很容易识别浆细胞和浆细胞样细胞;在连续几年的病例中,IgG 阳性细胞数量减少,而 IgM 阳性细胞数量增加(见图 54.3)[49]。另一个显著特征是,T 细胞区 CD279 阳性和 CD57 阳性细胞(符合终末分化的衰老 T 细胞)扩增,在外周血中也是如此。

此外,这些患者还有明显的结节性淋巴组织增生,累及呼吸道和胃肠道,B 细胞和 T 细胞明显增殖,常伴有生发中心形成,无明显结肠炎。骨髓评估显示淋巴细胞增多,有成熟停滞的迹象,CD10 阳性过渡细胞(原始血细胞)增多,令人担心 ALL 累及。这些患者也有患 CHL(EBV⁺结节硬化性 CHL)和 NHL(DLBCL、EBV⁺淋巴瘤及其他非 EBV 相关淋巴瘤)的风险[49]。在一个家族中,MALT 型结外边缘区淋巴瘤广泛累及胃肠道[50]。

采用类似的方法(WES 和重新定位 Sanger 测序),最初在一名 IBD 女性患者中发现了一个 PIK3R1 基因的纯合子突变(p.G298A),并有 PIK3R1 基因的 p85α 调节亚单位的一个成熟前终止密码子,没有非常早期前体 B 细胞发育停止的 B 细胞[56]。最近,在数个家族中发现了涉及 PIK3R1 基因的 p85α 调节亚单位的杂合子剪接位点获得性功能突变,导致蛋白截短,缺乏抑制活性[52,54,55]。对携带 PIK3R1 基因获得性功能突变一名患者进行连续淋巴结活检(未发表资料),发现与 PIK3CD 患者相似的变化,包括明显的非典型滤泡增生和单核细胞样 B 细胞反应,没有 CMV 或 EBV 感染细胞的证据;在扁桃体中也报道了类似的发现[55]。

54.4.1　无丙种球蛋白血症

血清 Ig 的所有类型均减少,最严重的情况见于无丙种球蛋白血症,这是由于突变阻断了通过 B 细胞受体传导的信号,导致 B 细胞分化受阻,缺乏成熟 B 细胞。大多数这些罕见病例患者中携带 Bruton 酪氨酸激酶(BTK)(XL)(85%)、衔接蛋白 BLNK(AR)(5%~7%)、前 BCR 链(μ 重链、λ5 替代轻链)和 Igα 替代受体(5% 至 7%)的突变[57]。

54.4.2　X 连锁无丙种球蛋白血症(XLA)

XLA 是一种罕见的 PID。据估计,超过 10 年期间的最低

出生率平均为 1/37.9 万;正如预期,易患感染是最常见的初始临床表现(86%)。有趣的是,即使是有阳性家族史,诊断也经常延误;尽管如此,几乎所有患者在 5 岁之前都有症状。大多数感染是由上、下呼吸道的荚膜细菌引起的,但病毒感染也有报道[58]。

54.4.3　X 连锁淋巴增生性疾病(XLP)

XLP 是一种典型的 PID,由于无法处理 EBV 感染,出现 EBV 相关的淋巴组织增殖性疾病。David 等在 1975 年根据 Duncan 家族单代人的一项研究对其进行了描述[59]。XLP 是由编码 SLAM 相关蛋白(SAP)的 SH2D1A 基因或编码 X 连锁的凋亡蛋白抑制物(XIAP)的 BIRC4 基因突变引起的。这两种基因缺陷在临床上有重叠。XLP 是罕见的免疫缺陷,发病率约为每百万男性 1~2 例。SAP 在 T 细胞和 NK 细胞中表达,是 B 细胞毒性所必需的。

总的来说,在受累的男性患者中,EBV 感染导致一种过度的、通常致命的传染性单核细胞增多症样综合征(FIM),其淋巴结病是由于多克隆 B 细胞和 CD8 阳性 T 细胞扩增所致,常累及肝、脾和骨髓,导致巨噬细胞活化综合征,出现噬血现象和骨髓衰竭。其他症状包括 B 细胞淋巴瘤和丙种球蛋白异常。然而,在血清学阴性个体中,低丙种球蛋白血症和淋巴瘤的形成可能不依赖于 EBV 感染,其内在机制尚不清楚,但这意味着所有临床特征的形成不一定都需要 EBV。罕见病例发生再生障碍性贫血、血管炎和淋巴瘤样肉芽肿。

在免疫学角度,这些患者的记忆 B 细胞减少,有几种细胞缺陷涉及 CD8 阳性/CD4 阳性 T 细胞和 NK 细胞的效应功能,以及缺乏 NKT 细胞[60]。已经阐明了 SAP 在这些不同细胞亚群中的关键作用。在过去 10 年中,多项精细的研究表明,对 EBV 感染的敏感性增加与 SAP 缺陷的 CD8 阳性 T 细胞和 NK 细胞的细胞毒性降低有关,而低丙种球蛋白血症的发生最有可能是由于 CD4 的内在缺陷所致。95% 的 EBV 特异性 CTL 确实存在于 CD8 T 细胞的 SAP 阳性亚群中,而 CMV 和其他病毒特异性 CTL 同样存在于 SAP 阳性和 SAP 阴性的 CD8 T 细胞中;因此,XLP 患者对其他病毒的反应不受影响。此外,在 CD8 阳性 T 细胞中缺乏 SAP 也有抑制作用,通过突触形成缺陷限制与 B 细胞的相互作用,并阻止 EBV 感染 B 细胞的清除[61]。通过 2B4(CD244)受体介导的 SAP 缺陷 NK 细胞的细胞毒性降低,免疫球蛋白超家族的一部分与 SLAM 一起,也对不能处理 EBV 感染发挥作用,而不影响通过不同受体介导的其他 NK 细胞功能,也不需要 SAP 作为第二信使。众所周知,缺乏 NK 细胞或 NK 细胞有严重功能性缺陷的患者易受 CMV、水痘带状疱疹病毒和 EBV 导致的复发性疱疹病毒感染[62]。NKT 细胞的数量缺失/功能缺陷也可能导致对 EBV 的易感性和淋巴瘤的发生,因为其他具有类似临床特征的 PID,由于涉及 CD27、ITK、BIRC4 和 CORO1A 的突变,也具有少量 NKT 细胞。最后,由于抗体形成不良和记忆 B 细胞缺陷导致的体液免疫功能缺陷与 CD4 阳性 T 细胞固有缺陷和滤泡 T 辅助细胞的形成受损有关。在这种程度上,对 XLP 登记处病理材料的回顾显示,这些患者中的一部分不能形成正常的生发中心,但胃肠道活检中可以出现

生发中心。

54.4.4　X 连锁凋亡抑制物（XIAP）

XIAP 缺陷是罕见病。自 2006 年以来，已报告约 70 例。主要临床特征是对 EBV-HLH 的易感性增加、复发性脾肿大和 IBD 伴克罗恩样特征。一般认为 XIAP 是婴儿期 IBD 的潜在原因之一。XIAP 由抗凋亡分子组成，但也参与先天免疫和炎症（通过 NOD 途径的负调节）[63]。

其他一些免疫失调的疾病，如家族性噬血细胞性淋巴组织细胞增多（HLH）综合征，导致对 EBV 感染的易感性增加、慢性活动性 EBV 和 EBV 驱动的淋巴组织增殖性疾病/淋巴瘤，见 EBV 相关章节。

54.5　影响免疫系统稳态的缺陷

识别单基因缺陷导致的原发性免疫缺陷所产生的多种自身免疫现象，有助于理解区分自身抗原和外来抗原的能力下降而导致的免疫失调。这些疾病使我们更好地了解中央和外周 Treg 的功能、发育和稳态维持。

自身免疫、多发内分泌病、念珠菌病、外胚层发育不良（APECED）是一种中枢耐受缺陷综合征，因自身免疫调节因子 AIRE 突变所致。AIRE 是一种促进组织限制性抗原表达的转录因子，表达于胸腺髓质上皮细胞（mTEC）的一个亚群[64]。它参与自身反应性 T 细胞的阴性选择和 nTreg 的产生。它在该综合征中所起的确切致病作用尚不完全清楚，可能与胸腺微环境受损有关，后者使免疫耐受转变成主动性自身免疫。研究表明，一些患者的 Treg 减少并有缺陷[65]；然而，这些变化发生于胸腺还是外周器官，目前尚不清楚。

免疫失调、多发内分泌病、肠病、X 连锁综合征（IPEX）是一种罕见的综合征，因叉头蛋白 p3（FOXP3）基因突变所致，表现为严重的自身免疫性肠病、湿疹、早发型内分泌病和其他自身免疫性疾病。湿疹和食物过敏的过敏表现常见于 IgE 升高、嗜酸性粒细胞增多和 TH2 偏离[66]。小鼠模型（皮屑鼠）缺乏 Treg 导致致命的淋巴组织增生性疾病伴多器官浸润，IPEX 患者有许多相似之处。基因型/表型的相关性已经证实，FOXP3 突变的一部分病例维持接近正常的蛋白质表达，具有较轻的临床表型伴 Treg 数量正常，但功能改变[67]。其他基因突变可能导致 IPEX 样综合征，包括 CD25（IL2Rα）缺陷和 STAT5b 缺陷；此外，一些患者也有功能获得性 STAT1 突变[68-70]。

54.5.1　携带 CTLA-4 杂合性种系突变的常染色体显性免疫失调综合征

这是最近才被描述的疾病[71,72]，因细胞毒性 T 细胞抗原-4（CTLA-4）杂合性突变导致 T 细胞受损伴免疫失调，比 IPEX 和不完全外显率的发病较晚。部分患者因低丙种球蛋白血症、抗体产生不足和自动激活 B 细胞扩增而诊断为 CVID。Treg 组成性表达抑制性受体 CTLA-4，这是其抑制功能的重要组成部分。当树突状细胞（或其他特殊的 AP 细胞）在 T 细胞受体存在下提呈抗原时，共刺激分子 CD28 介导 T 细胞效应器功能、T 细胞活化和记忆 T 细胞的生成，并为 B 细胞和抗体产生提供辅助功能。这些事件的抑制信号由 CTLA-4 介导。两种受体共用同一配体 CD80/CD86；最近研究表明，CTLA-4 不仅可以从 T 细胞的表面到细胞质进行再循环，在胞质可循环到表面或被消化，而且能够从抗原呈递细胞中去除配体（CD80 和 CD86）[73]。这两种机制都提供了一种方法来调节配体的利用度，从而增强或减少 T 细胞的活化和增殖。

患者出现反复呼吸道感染、低丙种球蛋白血症、自身免疫性血细胞减少（血小板减少、自身免疫性溶血性贫血）、自身免疫性肠病和中枢神经系统病变。约 1/3 患者出现淋巴结病。组织学上，淋巴细胞浸润并累及胃肠道，有表现为小肠结肠炎，符合淋巴细胞性和/或中性粒细胞性（隐窝炎）结肠炎，以及 B 和 T 细胞混合性淋巴组织增生；这些临床表现的严重程度形成完整的谱系，其组织学对应于抗 CTLA4 抗体治疗的患者中所见的小肠结肠炎（非感染性）[74]。另一特征是炎症浸润 CNS，累及幕上和幕下，偶尔累及脑干和脊髓（图 54.4）。MRI 的病变程度与临床症状的严重程度不一致。组织学上，浸润由淋巴组织细胞组散在的浆细胞组成，或以淋巴浆细胞为主。无坏死、肉芽肿或组织破坏。免疫表型，大部分淋巴细胞为 T 细胞，以 CD4+ 细胞为主，浆细胞常为多克隆性，只有一例患者存在轻链限制性。淋巴结的组织学变化更大；部分病例出现滤泡增生，只有一例显示非典型 T 细胞增生，非克隆性，主要由 CD8+ T 细胞组成。一名患者发生 EBV+ CHL[71]。

从免疫学的角度，CTLA-4 数量减少，导致淋巴细胞减少，自稳状态改变，多种器官中淋巴细胞浸润的自身免疫现象明显。因自动激活 B 细胞的增加而发生进行性 B 细胞淋巴细胞减少[71,72]。

54.5.2　自身免疫性淋巴组织增殖综合征（ALPS）

ALPS 也称为 Canale-Smith 综合征[75]，是一种遗传性疾病，其特征是由于细胞凋亡受损导致的淋巴组织增生，表现为 TCRαβ 积聚、CD4- CD8- 双阴性 T 细胞，见于循环和淋巴结；脾肿大；多系血细胞减少；B 细胞淋巴瘤的发病风险增加[76]。在 ALPS，由于 Fas 介导的凋亡途径缺陷，淋巴细胞稳态被破坏；大多数患者有涉及 FAS 基因（TNFRSF6/APO1/CD95）细胞内死亡结构域的有害杂合性胚系突变，其次是 FAS 配体（FASL）、FADD 和 caspase 10 的突变。涉及 FAS 基因的体细胞突变也有描述[77]。最近，一个国际研讨会更新了 ALPS 的诊断标准，并提议将其分为 2 条必需标准和 6 条辅助标准，进一步细分为主要标准和次要标准（框 54.1）[78]。为了明确诊断 ALPS，必须同时满足 2 条必需标准和 1 条主要辅助标准；对于 ALPS 可能性诊断，要求 2 条必需标准和 1 条次要辅助标准。2 条必需标准可见于非感染性、非恶性慢性淋巴结病（>6 个月）和/或脾肿大和 TCRαβ DN 升高（在淋巴细胞计数正常或升高的情况下，TCRαβ DN 升高占总淋巴细胞计数≥1.5% 或 CD3 阳性淋巴细胞的 2.5%）。2 条主要辅助指标是细胞凋亡有缺陷和 FAS、FASLG 或 CASP10 中存在胚系或体细胞突变。典型的形态学和免疫表型是次要辅助标准之一。

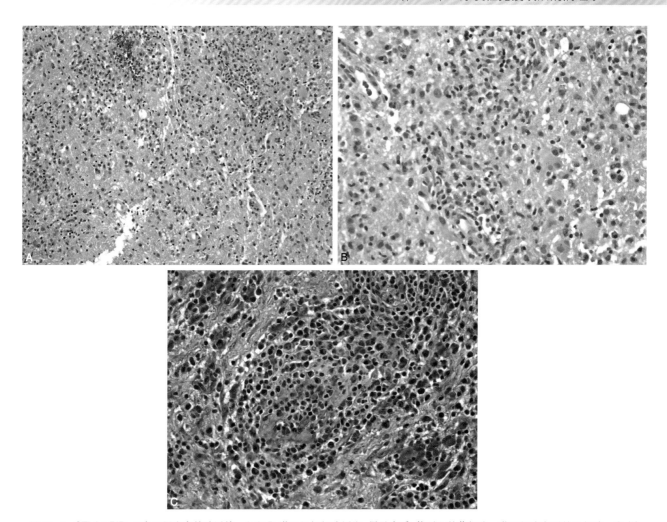

图 54.4　CTLA4 PID，两个不同患者的脑活检。A 和 B，淋巴组织细胞浸润，累及白质，伴孤立的浆细胞。淋巴细胞主要是 T 细胞。C，周围血管有密集的浆细胞浸润，延伸到周围的脑实质；浆细胞为多克隆性

最近研究了 ALPS 自然史，包括 200 多名患者的长期随访，显示男性占优势，症状开始时的中位年龄约为 3 岁，70%~83% 的患者细胞内结构域 FAS 突变；而细胞外结构域 sFAS 突变更频繁。此外，在携带相同杂合子基因突变的家庭成员中仅发现

60% 的外显率，表明可能存在其他遗传差异或修饰。正如所料，几乎全部有症状的患者都有慢性腺病和脾肿大。实验室检查，在 61%~69% 的患者中，DNT 中位数百分比为 5.9%，维生素 B₁₂、IL10 和可溶性 FASL 水平升高，所有已知的生物标记物通常存在于 ALPS、高丙种球蛋白血症和自身免疫性血细胞减少症中。在行脾切除术的年轻患者中，脓毒症的高风险更为明显[79,80]。

ALPS 1A 型（FAS 突变）患者的淋巴结活检显示了一种结构保存，常有间隔较远的次级 B 滤泡（部分增生和部分退化），以及显著的副皮质区增生，其特征是淋巴细胞增殖，细胞大小不一，染色质较透亮，缺乏典型的副皮质区增生特征，即，小淋巴细胞，染色质致密，散在巨噬细胞和树突状细胞。常见髓索内浆细胞增多。在一组病例中，可以用免疫组化染色来鉴定 DNT 细胞群，但流式细胞术更灵敏、更准确（图 54.5）。扩张副皮质区存在大量 S-100 阳性树突状细胞。在部分患者中，符合窦组织细胞增多症伴巨淋巴结病（SHML），也称为 Rosai-Dorfman 病，可呈局灶性或弥漫性病变。由于 SHML 和 ALPS 的症状重叠，临床和免疫学上应排除后者的可能性[81]。在 ALPS 患者中，淋巴瘤的风险也增加，包括 HL 和 NHL。部分淋巴瘤可能与 EBV 有关，特别是混合细胞型 CHL 和 BL[80]。有趣的是，一些无症状的家庭成员也可能患淋巴瘤，目前尚不清楚是否与潜在的 FAS 突变有关。

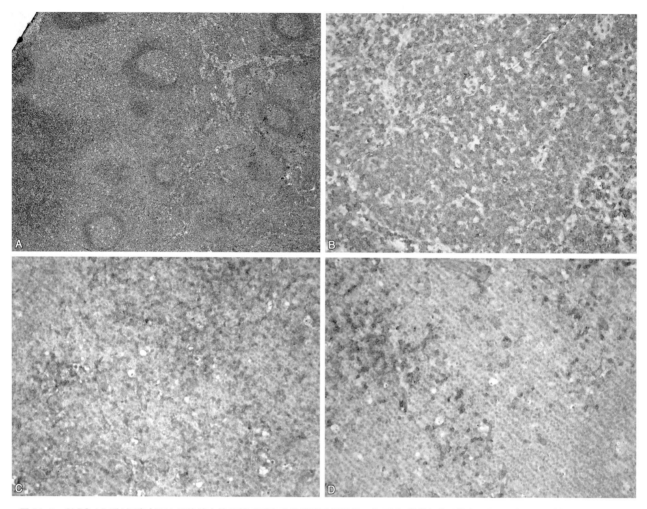

图 54.5　ALPS 1A 型(细胞内死亡结构域中的 FAS 突变)患者的淋巴结活检。A,不典型副皮质区增生。B,显示 CD3 阳性 T 细胞。大多数缺乏 CD4(C)和 CD8(D)的表达,符合双阴性 T 细胞,常见于 ALPS

54.6　抗原提呈细胞和 T 细胞之间突触形成和相互作用的缺陷

54.6.1　Wiskott-Aldrich 综合征(WAS)

WAS 是一种 X 连锁的 PID,特征是湿疹、血小板减少、严重且经常复发的感染和自身免疫性疾病[82]。美国发病率约为(1~4 例)/100 万名活产男婴,约占原发性免疫缺陷患者的 1.2%[83]。

WAS 基因位于 Xp11.22-p11.23,WAS 蛋白(WASp)参与肌动蛋白的聚合,在 TCR 信号转导、T 细胞完全活化、细胞骨架重塑、突触形成和细胞迁移中起中心作用。整个 WAS 基因都可能突变。WASp 包括 8 个肌动蛋白调节蛋白成员,在多种组织中具有不同的功能[84,85];WASp 只存在于造血细胞中。WASp 表达和/或功能的变化导致相应的临床变化,从典型 WAS 无蛋白表达到 X 连锁血小板减少症(XLT)的表型变伴部分蛋白表达,以及由激活突变引起的 X 连锁中性粒细胞减少症(XLN)。女性携带者无症状,由于父系 X 的有害突变和母系 X 的非随机失活导致极罕见的有症状病例。当突变导致 WASp 表达缺

乏时,就会出现经典综合征。大约 11% 的患者观察到了遗传逆转引起的自发嵌合体,这可能具有选择性优势,但这一发现的临床意义尚不清楚[86]。在许多其他 PID 中也观察到了类似的现象,这并非 WAS 独有的现象。

临床上,患者出现皮疹(湿疹)和出血(80%),如瘀点和瘀斑。既往病史也可能包括黏膜或颅内出血、复发性肺中耳炎(中耳炎 64%;肺炎 25%)、病毒(HSV Ⅰ 和 Ⅱ、水痘、软体动物传染)、真菌和机会性(耶氏肺孢子虫 i)感染。自身免疫现象(40% 的患者)包括血细胞减少(AIHA 14%)、血管炎(13%)、IBD、关节炎(10%)和肾病(IgA 肾病)(12%)。WAS 患者也有淋巴瘤的风险(13%),平均发病年龄为 9.5 岁。EBV+NHL 发生率高于其他 CHL,如 BL、ALL/LBL、DLBCL/LYG,在 WAS 患者中都有报道。WAS 患者还可能患有其他恶性肿瘤,包括髓系增生异常、白血病和骨髓增殖性疾病[83]。

流式细胞术分析可量化胞质内 WASp 的表达,可作为可疑病例的筛查工具,并可用于鉴别各种疾病状态。

如果需要进一步明确诊断,建议对整个 WAS 基因(外显子、内含子和外显子交界以及上游调控区域)进行测序;对于家族病例和已知突变的病例,通常进行靶向测序。测序也用于高危夫妇的产前诊断。

实验室检查证实了免疫系统的所有方面都受影响：适应性、体液性和先天性。CBC 和外周血涂片显示贫血、小红细胞增多症、血小板减少和平均血小板体积低；IgM 水平不一致，IgA 从正常到高，IgG 和 IgE 升高。出现异常的等血球凝集素滴度和疫苗反应减弱。淋巴细胞亚群分析显示 T 淋巴细胞减少（淋巴细胞计数>1 000/μL），对丝裂原有异常反应。T 细胞缺陷也会导致 B 细胞的抗体产生受损，但据报道 B 细胞的内在缺陷可能具有高反应性和自身抗体产生[87]。因为细胞毒颗粒向细胞表面极化的效率低下，且不能形成突触，细胞毒性 T 细胞和 NK 细胞杀伤靶细胞的功能也有缺陷。这种细胞毒性活性的缺失，加上淋巴减少和固有的 T 细胞和 B 细胞缺陷，可能最终导致无法清除致病原和发生 B 细胞淋巴瘤。

形态学上，在脾脏中，白髓淋巴组织消减，边缘区减少，B 细胞和 T 细胞数量减少[88]。增大的淋巴结通常需要活检，以监测淋巴瘤的可能性；淋巴结通常表现为结构保存，并有明显的反应性次级 B 滤泡和副皮质区扩张，嗜酸性粒细胞增多。

54.6.2 疣、低丙种球蛋白血症、感染和骨髓增生症（WHIM）

WHIM 综合征是由 CXCR4 常染色体显性突变引起的；它是一种罕见疾病，可影响男性和女性，也可出现 B 细胞或 T 细胞性淋巴细胞减少症。CXCR4 是一种 G 蛋白偶联跨膜受体，在白细胞和其他细胞中广泛表达；其配体 SDF-1（CXCL-12）由除血细胞外的大量细胞分泌。大多数突变使 CXCR4 无法磷酸化，抑制了受体的循环并导致其长期激活[89]。趋化因子及其受体均介导 T 细胞和抗原呈递细胞在次级淋巴器官内的迁移和定位，并可能调节其在次级淋巴器官中的表达。它们的相互作用，最终赋予 T/APC 突触稳定性。使用 CXCR4 抑制剂可促进成熟白细胞从骨髓中释放，从而改善中性粒细胞减少[90]。WHIM 综合征患者也有高亲和力抗体成熟缺陷，可能是由于 CSR 缺陷和抗原特异性记忆反应降低[91]。这些患者也容易发生 EBV 相关淋巴瘤。

54.6.3 共济失调性毛细血管扩张（AT）

AT 是一种罕见的常染色体隐性遗传病，与进行性小脑共济失调、眼皮肤毛细血管扩张症、可变免疫缺陷和癌症易感性有关[92]。AT 是由位于染色体 11q22.3-23.1 上的 ATM 基因的双等位基因突变引起的。ATM 基因编码 350kDa 丝氨酸苏氨酸激酶，属于 PIK 相关蛋白激酶家族。AT 患者表现为 T 细胞克隆增殖并可能演变为 T-PLL。AT 具有重现性基因重排，涉及 TCR 基因所在的 7 号和 14 号染色体。有趣的是，T-ALL 和 T-PLL 发生率比以前报道的要低。ATM 基因的获得性体细胞突变也见于几种淋巴组织增生性疾病，包括 CLL 和 MCL。法国国家原发性免疫缺陷登记处最近的一项审查报告中，恶性肿瘤的发病率高（24.5%）（69/279）[93]，包括 ALL（4）、T-All（4）、HL（12）、B-NHL（38）、T-PLL（3）和癌（8）。尽管所有 HL 均为 EBV 阳性，但仅有一半 NHL 为阳性。急性白血病和淋巴瘤的平均年龄（8.3 岁，B-NHL 为 9.7 岁，CHL 为 10.6 岁）低于 T-PLL 和癌（分别为 24.2 岁和 31.4 岁）。此外，还有少见（罕见）的其他恶性肿瘤，如髓系肿瘤、成熟 T 细胞恶性肿瘤和涉及乳腺、胃、肝脏和甲状腺的癌。癌症患者的总生存率较低。

精华和陷阱

- PID 的概念随着时间推移而扩展，包括五大类：感染、恶性肿瘤、过敏、自身免疫和自身炎症。发病年龄不限于婴儿期和幼儿期。
- 随着使用现代技术，如 WGS 和 WES，在不到 10 年时间内，已鉴定出遗传缺陷的 PID 数量从 100 多个增加到 260 多个。
- 应根据临床表现、家族史和适当的免疫检查进行病理学解读。

（陈燕坪　薛德彬　译）

参考文献

1. Al-Herz W, Bousfiha A, Casanova JL, et al. Primary immunodeficiency diseases: an update on the classification from the international union of immunological societies expert committee for primary immunodeficiency. Front Immunol. 2014;5:162.

2. Chinen J, Notarangelo LD, Shearer WT. Advances in basic and clinical immunology in 2014. J Allergy Clin Immunol. 2015;135:1132-1141.

3. Boisson B, Quartier P, Casanova JL. Immunological loss-of-function due to genetic gain-of-function in humans: autosomal dominance of the third kind. Curr Opin Immunol. 2015;32:90-105.

4. Picard C, Fischer A. Contribution of high-throughput DNA sequencing to the study of primary immunodeficiencies. Eur J Immunol. 2014;44:2854-2861.

5. Casanova JL, Conley ME, Seligman SJ, Abel L, Notarangelo LD. Guidelines for genetic studies in single patients: lessons from primary immunodeficiencies. J Exp Med. 2014;211:2137-2149.

6. Belkadi A, Bolze A, Itan Y, et al. Whole-genome sequencing is more powerful than whole-exome sequencing for detecting exome variants. Proc Natl Acad Sci U S A. 2015;112:5473-5478.

7. Kwan A, Abraham RS, Currier R, et al. Newborn screening for severe combined immunodeficiency in 11 screening programs in theUnited States. JAMA. 2014;312:729-738.

8. van der Burg M, Gennery AR. Educational paper. The expanding clinical and immunological spectrum of severe combined immunodeficiency. Eur J Pediatr. 2011;170:561-571.

9. Notarangelo LD. Combined immunodeficiencies with nonfunctional T lymphocytes. Adv Immunol. 2014;121:121-190.

10. Shearer WT, Dunn E, Notarangelo LD, et al. Establishing diagnostic criteria for severe combined immunodeficiency disease (SCID), leaky SCID, and Omenn syndrome: the Primary Immune Deficiency Treatment Consortium experience. J Allergy Clin Immunol. 2014;133:1092-1098.

11. Schuetz C, Huck K, Gudowius S, et al. An immunodeficiency disease with RAG mutations and granulomas. N Engl J Med. 2008;358:2030-2038.

12. De Ravin SS, Cowen EW, Zarember KA, et al. Hypomorphic Rag mutations can cause destructive midline granulomatous disease. Blood. 2010;116:1263-1271.

13. Avila EM, Uzel G, Hsu A, et al. Highly variable clinical phenotypes of hypomorphic RAG1 mutations. Pediatrics. 2010;126:e1248-e1252.

14. Kwan A, Puck JM. History and current status of newborn screening for severe combined immunodeficiency. Semin Perinatol. 2015;39:194-205.

15. Roifman CM, Somech R, Kavadas F, et al. Defining combined immunodeficiency. J Allergy Clin Immunol. 2012;130:177-183.

16. Roifman CM. Studies of patients' thymi aid in the discovery and charac-

terization of immunodeficiency in humans. Immunol Rev. 2005;203:143-155.

17. Poliani PL,Facchetti F,Ravanini M,et al. Early defects in human T-cell development severely affect distribution and maturation of thymic stromal cells:possible implications for the pathophysiology of Omenn syndrome. Blood. 2009;114:105-108.

18. Poliani PL,Vermi W,Facchetti F. Thymus microenvironment in human primary immunodeficiency diseases. Curr Opin Allergy Clin Immunol. 2009;9:489-495.

19. Villa A,Notarangelo LD,Roifman CM. Omenn syndrome:inflammation in leaky severe combined immunodeficiency. J Allergy Clin Immunol. 2008;122:1082-1086.

20. Wirt DP,Brooks EG,Vaidya S,Klimpel GR,Waldmann TA,Goldblum RM,Novel T. lymphocyte population in combined immunodeficiency with features of graft-versus-host disease. N Engl J Med. 1989;321:370-374.

21. de Saint-Basile G,Le Deist F,de Villartay JP,et al. Restricted heterogeneity of T lymphocytes in combined immunodeficiency with hypereosinophilia(Omenn's syndrome). J Clin Invest. 1991;87:1352-1359.

22. Omenn GS. Familial reticuloendotheliosis with eosinophilia. N Engl J Med. 1965;273:427-432.

23. Martin JV,Willoughby PB,Giusti V,Price G,Cerezo L. The lymph node pathology of Omenn's syndrome. Am J Surg Pathol. 1995;19:1082-1087.

24. Chilosi M,Facchetti F,Notarangelo LD,et al. The pathology of Omenn's syndrome. Am J Surg Pathol. 1996;20:773-774.

25. Schandene L,Ferster A,Mascart-Lemone F,et al. T helper type 2-like cells and therapeutic effects of interferon-gamma in combined immunodeficiency with hypereosinophilia(Omenn's syndrome). Eur J Immunol. 1993;23:56-60.

26. Cavadini P,Vermi W,Facchetti F,et al. AIRE deficiency in thymus of 2 patients with Omenn syndrome. J Clin Invest. 2005;115:728-732.

27. Aruffo A,Farrington M,Hollenbaugh D,et al. The CD40 ligand,gp39,is defective in activated T cells from patients with X-linked hyper-IgM syndrome. Cell. 1993;72:291-300.

28. Korthauer U,Graf D,Mages HW,et al. Defective expression of T-cell CD40 ligand causes X-linked immunodeficiency with hyper-IgM. Nature. 1993;361:539-541.

29. Lougaris V,Badolato R,Ferrari S,Plebani A. Hyper immunoglobulin M syndrome due to CD40 deficiency:clinical,molecular,and immunological features. Immunol Rev. 2005;203:48-66.

30. DeKruyff RH,Gieni RS,Umetsu DT. Antigen-driven but not lipopolysaccharide-driven IL-12 production in macrophages requires triggering of CD40. J Immunol. 1997;158:359-366.

31. Fontana S,Moratto D,Mangal S,et al. Functional defects of dendritic cells in patients with CD40 deficiency. Blood. 2003;102:4099-4106.

32. Revy P,Muto T,Levy Y,et al. Activation-induced cytidine deaminase (AID)deficiency causes the autosomal recessive form of the Hyper-IgM syndrome(HIGM2). Cell. 2000;102:565-575.

33. Imai K,Zhu Y,Revy P,et al. Analysis of class switch recombination and somatic hypermutation in patients affected with autosomal dominant hyper-IgM syndrome type 2. Clin Immunol. 2005;115:277-285.

34. Dominguez PM,Shaknovich R. Epigenetic function of activation-induced cytidine deaminase and its link to lymphomagenesis. Front Immunol. 2014;5:642.

35. Gathmann B,Mahlaoui N,CEREDIH,et al. Clinical picture and treatment of 2212 patients with common variable immunodeficiency. J Allergy Clin Immunol. 2014;134:116-126.

36. Agarwal S,Cunningham-Rundles C. Autoimmunity in common variable immunodeficiency. Curr Allergy Asthma Rep. 2009;9:347-352.

37. Ardeniz O,Cunningham-Rundles C. Granulomatous disease in common variable immunodeficiency. Clin Immunol. 2009;133:198-207.

38. Malamut G,Ziol M,Suarez F,et al. Nodular regenerative hyperplasia:the main liver disease in patients with primary hypogammaglobulinemia and hepatic abnormalities. J Hepatol. 2008;48:74-82.

39. Ward C,Lucas M,Piris J,Collier J,Chapel H. Abnormal liver function in common variable immunodeficiency disorders due to nodular regenerative hyperplasia. Clin Exp Immunol. 2008;153:331-337.

40. Fuss IJ,Friend J,Yang Z,et al. Nodular regenerative hyperplasia in common variable immunodeficiency. J Clin Immunol. 2013;33:748-758.

41. Sander CA,Medeiros IJ,Weiss LM,Yano T,Sneller MC,Jaffe ES. Lymphoproliferative lesions in patients with common variable immunodeficiency syndrome. Am J Surg Pathol. 1992;16:1170-1182.

42. Unger S,Seidl M,Schmitt-Graeff A,et al. Ill-defined germinal centers and severely reduced plasma cells are histological hallmarks of lymphadenopathy in patients with common variable immunodeficiency. J Clin Immunol. 2014;34:615-626.

43. da Silva SP,Resnick E,Lucas M,et al. Lymphoid proliferations of indeterminate malignant potential arising in adults with common variable immunodeficiency disorders:unusual case studies and immunohistological review in the light of possible causative events. J Clin Immunol. 2011;31:784-791.

44. Cunningham-Rundles C,Cooper DL,Duffy TP,Strauchen J. Lymphomas of mucosal-associated lymphoid tissue in common variable immunodeficiency. Am J Hematol. 2002;69:171-178.

45. Malphettes M,Gerard L,Carmagnat M,et al. Late-onset combined immune deficiency:a subset of common variable immunodeficiency with severe T cell defect. Clin Infect Dis. 2009;49:1329-1338.

46. Wehr C,Kivioja T,Schmitt C,et al. The EUROclass trial:defining subgroups in common variable immunodeficiency. Blood. 2008;111:77-85.

47. Mouillot G,Carmagnat M,Gerard L,et al. B-cell and T-cell phenotypes in CVID patients correlate with the clinical phenotype of the disease. J Clin Immunol. 2010;30:746-755.

48. Angulo I,Vadas O,Garcon F,et al. Phosphoinositide 3-kinase delta gene mutation predisposes to respiratory infection and airway damage. Science. 2013;342:866-871.

49. Lucas CL,Kuehn HS,Zhao F,et al. Dominant-activating germline mutations in the gene encoding the PIK catalytic subunit p110delta result in T cell senescence and human immunodeficiency. Nat Immunol. 2014;15:88-97.

50. Kracker S,Curtis J,Ibrahim MA,et al. Occurrence of B-cell lymphomas in patients with activated phosphoinositide 3-kinase delta syndrome. J Allergy Clin Immunol. 2014;134:233-236.

51. Crank MC,Grossman JK,Moir S,et al. Mutations in PIK3CD can cause hyper IgM syndrome(HIGM) associated with increased cancer susceptibility. J Clin Immunol. 2014;34:272-276.

52. Deau MC,Heurtier L,Frange P,et al. A human immunodeficiency caused by mutations in the PIK3R1 gene. J Clin Invest. 2014;124:3923-3928.

53. Deau MC,Heurtier L,Frange P,et al. A human immunodeficiency caused by mutations in the PIK3R1 gene. J Clin Invest. 2015;125:1764-1765.

54. Lucas CL, Zhang Y, Venida A, et al. Heterozygous splice mutation in PIK3R1 causes human immunodeficiency with lymphoproliferation due to dominant activation of PI3K. J Exp Med. 2014;211;2537-2547.

55. Lougaris V, Faletra F, Lanzi G, et al. Altered germinal center reaction and abnormal B cell peripheral maturation in PI3KR1-mutated patients presenting with HIGM-like phenotype. Clin Immunol. 2015;159;33-36.

56. Conley ME, Dobbs AK, Quintana AM, et al. Agammaglobulinemia and absent B lineage cells in a patient lacking the p85alpha subunit of PI3K. J Exp Med. 2012;209;463-470.

57. Conley ME, Broides A, Hernandez-Trujillo V, et al. Genetic analysis of patients with defects in early B-cell development. Immunol Rev. 2005; 203;216-234.

58. Winkelstein JA, Marino MC, Lederman HM, et al. X-linked agammaglob-ulinemia;report on aUnited States registry of 201 patients. Medicine (Baltimore). 2006;85;193-202.

59. Purtilo DT, Cassel CK, Yang JP, Harper R. X-linked recessive progres-sive combined variable immunodeficiency(Duncan's disease). Lancet. 1975;1;935-940.

60. Tangye SG. XLP;clinical features and molecular etiology due to muta-tions in SH2D1A encoding SAP. J Clin Immunol. 2014;34;772-779.

61. Zhao F, Cannons JL, Dutta M, Griffiths GM, Schwartzberg PL. Positive and negative signaling through SLAM receptors regulate synapse organi-zation and thresholds of cytolysis. Immunity. 2012;36;1003-1016.

62. Orange JS. Natural killer cell deficiency. J Allergy Clin Immunol. 2013; 132;515-525,quiz 26.

63. Aguilar C, Latour S. X-linked inhibitor of apoptosis protein deficiency; more than an X-linked lymphoproliferative syndrome. J Clin Immunol. 2015;35;331-338.

64. Aschenbrenner K, D'Cruz LM, Vollmann EH, et al. Selection of Foxp3+ regulatory T cells specific for self antigen expressed and presented by Aire+medullary thymic epithelial cells. Nat Immunol. 2007;8;351-358.

65. Kekalainen E, Tuovinen H, Joensuu J, et al. A defect of regulatory T cells in patients with autoimmune polyendocrinopathy-candidiasis-ectodermal dystrophy. J Immunol. 2007;178;1208-1215.

66. Wildin RS, Smyk-Pearson S, Filipovich AH. Clinical and molecular fea-tures of the immunodysregulation, polyendocrinopathy, enteropathy, X linked(IPEX)syndrome. J Med Genet. 2002;39;537-545.

67. Bacchetta R, Passerini L, Gambineri E, et al. Defective regulatory and ef-fector T cell functions in patients with FOXP3 mutations. J Clin Invest. 2006;116;1713-1722.

68. Roifman CM, Human IL. 2 receptor alpha chain deficiency. Pediatr Res. 2000;48;6-11.

69. Cohen AC, Nadeau KC, Tu W, et al. Cutting edge;decreased accumula-tion and regulatory function of CD4 + CD25 (high) T cells in human STAT5b deficiency. J Immunol. 2006;177;2770-2774.

70. Uzel G, Sampaio EP, Lawrence MG, et al. Dominant gain-of-function STAT1 mutations in FOXP3 wild-type immune dysregulation-polyendo-crinopathy-enteropathy-X-linked-like syndrome. J Allergy Clin Immunol. 2013;131;1611-1623.

71. Kuehn HS, Ouyang W, Lo B, et al. Immune dysregulation in human sub-jects with heterozygous germline mutations in CTLA4. Science. 2014; 345;1623-1627.

72. Schubert D, Bode C, Kenefeck R, et al. Autosomal dominant immune dysregulation syndrome in humans with CTLA4 mutations. Nat Med. 2014;20;1410-1416.

73. Qureshi OS, Zheng Y, Nakamura K, et al. Trans-endocytosis of CD80 and CD86;a molecular basis for the cell-extrinsic function of CTLA-4. Sci-ence. 2011;332;600-603.

74. Beck KE, Blansfield JA, Tran KQ, et al. Enterocolitis in patients with cancer after antibody blockade of cytotoxic T-lymphocyte-associated anti-gen 4. J Clin Oncol. 2006;24;2283-2289.

75. Canale VC, Smith CH. Chronic lymphadenopathy simulating malignant lymphoma. J Pediatr. 1967;70;891-899.

76. Fisher GH, Rosenberg FJ, Straus SE, et al. Dominant interfering Fas gene mutations impair apoptosis in a human autoimmune lymphoproliferative syndrome. Cell. 1995;81;935-946.

77. Holzelova E, Vonarbourg C, Stolzenberg MC, et al. Autoimmune lympho-proliferative syndrome with somatic Fas mutations. N Engl J Med. 2004; 351;1409-1418.

78. Oliveira JB, Bleesing JJ, Dianzani U, et al. Revised diagnostic criteria and classification for the autoimmune lymphoproliferative syndrome (ALPS);report from the 2009 NIH International Workshop. Blood. 2010;116;e35-e40.

79. Neven B, Magerus-Chatinet A, Florkin B, et al. A survey of 90 patients with autoimmune lymphoproliferative syndrome related to TNFRSF6 mu-tation. Blood. 2011;118;4798-4807.

80. Price S, Shaw PA, Seitz A, et al. Natural history of autoimmune lympho-proliferative syndrome associated with FAS gene mutations. Blood. 2014; 123;1989-1999.

81. Maric I, Pittaluga S, Dale JK, et al. Histologic features of sinus histiocy-tosis with massive lymphadenopathy in patients with autoimmune lym-phoproliferative syndrome. Am J Surg Pathol. 2005;29;903-911.

82. Albert MH, Notarangelo LD, Ochs HD. Clinical spectrum, pathophysiolo-gy and treatment of the Wiskott-Aldrich syndrome. Curr Opin Hematol. 2011;18;42-48.

83. Buchbinder D, Nugent DJ, Fillipovich AH. Wiskott-Aldrich syndrome; diagnosis, current management, and emerging treatments. Appl Clin Gen-et. 2014;7;55-66.

84. Moulding DA, Record J, Malinova D, Thrasher AJ. Actin cytoskeletal de-fects in immunodeficiency. Immunol Rev. 2013;256;282-299.

85. Massaad MJ, Ramesh N, Geha RS. Wiskott-Aldrich syndrome;a compre-hensive review. Ann N Y Acad Sci. 2013;1285;26-43.

86. Stewart DM, Candotti F, Nelson DL. The phenomenon of spontaneous ge-netic reversions in the Wiskott-Aldrich syndrome;a report of the work-shop of the ESID Genetics Working Party at the XIIth Meeting of the Eu-ropean Society for Immunodeficiencies(ESID). Budapest, Hungary Octo-ber 4-7, 2006. J Clin Immunol. 2007;27;634-639.

87. Kolhatkar NS, Brahmandam A, Thouvenel CD, et al. Altered BCR and TLR signals promote enhanced positive selection of autoreactive transi-tional B cells in Wiskott-Aldrich syndrome. J Exp Med. 2015;212;1663-1677.

88. Vermi W, Blanzuoli L, Kraus MD, et al. The spleen in the Wiskott-Aldrich syndrome;histopathologic abnormalities of the white pulp corre-late with the clinical phenotype of the disease. Am J Surg Pathol. 1999; 23;182-191.

89. Hernandez PA, Gorlin RJ, Lukens JN, et al. Mutations in the chemokine receptor gene CXCR4 are associated with WHIM syndrome, a combined immunodeficiency disease. Nat Genet. 2003;34;70-74.

90. McDermott DH, Liu Q, Velez D, et al. A phase 1 clinical trial of long-term, low-dose treatment of WHIM syndrome with the CXCR4 antagonist

plerixafor. Blood. 2014;123:2308-2316.

91. Mc Guire PJ, Cunningham-Rundles C, Ochs H, Diaz GA. Oligoclonality, impaired class switch and B-cell memory responses in WHIM syndrome. Clin Immunol. 2010;135:412-421.

92. McKinnon PJ. ATM and the molecular pathogenesis of ataxia telangiecta-sia. Annu Rev Pathol. 2012;7:303-321.

93. Suarez F, Mahlaoui N, Canioni D, et al. Incidence, presentation, and prognosis of malignancies in ataxia-telangiectasia: a report from the French national registry of primary immune deficiencies. J Clin Oncol. 2015;33:202-208.

第 55 章

医源性免疫缺陷相关性淋巴组织增殖性疾病

Steven H. Swerdlow, Fiona E. Craig

55.1 定义

与医源性免疫缺陷有关的淋巴组织增殖性疾病(LPD)构成了淋巴组织或浆细胞增殖的一个疾病谱,其中一个主要亚型发生于实体器官、干细胞或骨髓移植后(移植后淋巴组织增殖性疾病,PTLD)。较少发生于其他情形,如风湿性关节炎患者应用甲氨蝶呤治疗后,或年轻的 Crohn 病患者应用肿瘤坏死因子 α(TNF-α)拮抗剂以及抗代谢物(其他医源性免疫缺陷相关的 LPD)之后。许多但不是所有 LPD 都与 EBV 感染有关。这些疾病需要进一步分类,因为其细胞组成、破坏程度、免疫表型、细胞遗传学和分子改变、临床行为和治疗方法都明显不同[1-7]。LPD 疾病谱系的范围很广,其一端仅表现为增生性病变,另一端表现为与免疫功能正常人发生的非霍奇金淋巴瘤(NHL)或霍奇金淋巴瘤(HL)无法区分的疾病。然而,即使后一种情况下发生的疾病也需要单独命名,因为减少或停止免疫抑制治疗或相对免疫功能正常人不足量的治疗,却可能使这些疾病消退。

55.2 移植后淋巴组织增殖性疾病(PTLD)

WHO 分类将 PTLD 分为四大类(框 55.1)[5]。分类表中的这些疾病是否为真性肿瘤仍存有争议,而且并非临床实践必需。怀疑 PTLD 时,应该按照"排除淋巴瘤"的标准程序进行活检,包括诊断所必需的全部辅助检查(框 55.2)。虽然在某些情况下,细胞学检查和细针穿刺活检可能有用,但切除活检仍是首选,因为结构特点的评估对于诊断非常重要,切除活检可以得到足够的材料用于辅助检查,而且在很多 PTLD 病变存在异质性。

框 55.1 移植后淋巴组织增殖性疾病(PTLD)的 WHO 分类

非破坏性 PTLD

- 浆细胞增生
- 传染性单核细胞增多
- 旺炽性滤泡增生

多型性 PTLD

单型性 PTLD(根据相似的淋巴瘤类型进行分类)

- B 细胞肿瘤
  - 弥漫大 B 细胞淋巴瘤-非特指
  - Burkitt 淋巴瘤
  - 浆细胞骨髓瘤
  - 浆细胞瘤
  - 其他*
- T 细胞肿瘤
  - 外周 T 细胞淋巴瘤-非特指
  - 肝脾 T 细胞淋巴瘤
  - 其他

经典霍奇金淋巴瘤型 PTLD

*移植后患者发生的小 B 细胞淋巴瘤不考虑为 PTLD,EBV+边缘区淋巴瘤除外[112]。

Swerdlow SH, Campo E, Harris NL, et al, eds. WHO Classification of Tumours of Haematopoietic and Lymphoid Tissues. Revised 4th ed. Lyon, France: IARC Press; 2017

55.2.1　流行病学

所有移植受者中,约有 2% 可以发展为 PTLD,但是不同移植器官的发病率有明显差别。最近报道的发病率分别为:肾移植,0.5%～2.5%;骨髓移植或干细胞移植,1%～2%;肝移植,1%～10%;心和肺移植,2%～10%;小肠和多脏器移植,5%～20%[5,8-14]。一些报道指出,PTLD 发病率随着时间而下降,可能与经验增加、免疫抑制方案的改进、分子 EBV 监测的使用增多以及免疫抑制预防治疗有关,但其他报道发现发病率有所上升[9,12,15,16]。

许多其他因素也影响 PTLD 的发病率。器官移植时血清 EBV⁻ 是一个相当重要的危险因素,而且可以部分解释为什么儿童 PTLD 的发病明显高于成人[5,12,14]。血清 EBV⁺ 供者器官移植到血清 EBV⁻ 受者(EBV 错配),PTLD 发病率增高 10～75 倍[17]。先前未感染过巨细胞病毒(CMV)也与 PTLD 发病增加有关。如果受者是 CMV⁻,无论供者是 CMV⁺(CMV 错配),还是受者出现了首次有症状的 CMV 感染,PTLD 发病率均升高[17]。EBV 错配和 CMV 错配的影响似乎是协同的。据报道,移植患者若患有丙型肝炎引起的肝硬化,其 PTLD 发病率升高,提示丙型肝炎可能增加了 EBV 致瘤性[18,19]。宿主因素,如多态性可降低致炎因子或升高抗炎因子的表达,HLA 及其他多态性,

也有可能影响到某些 PTLD 的发病,但最近一项回顾指出"目前不可能预测某个患者将会最终发生 PTLD"[13,20-25]。即使考虑到 EBV 和 CMV 血清状态,年轻人仍与 PTLD 的发展风险增加有关,尤其是早期 PTLD。此外,50 岁后发病率再次上升[10,12]。总体而言,男性发病率更高,尤其是迟发性 PTLD,但女性小肠移植后发病率更高[10,15]。

为了维持或准备移植或治疗移植物抗宿主病而采取的免疫抑制疗法,是 PTLD 的另一重要危险因素。免疫抑制治疗的累加强度和所用的特殊药剂与移植后早期 PTLD 的发生有关,而免疫抑制的总持续时间与晚期 PTLD 的发生有关[17,26]。抗 T 细胞抗体(如 OKT3 和抗胸腺球蛋白,ATG)的使用与 PTLD 的发病风险增高有关。在移植前使用这些制剂清除骨髓或干细胞产品中的 T 细胞[17,26-29]。然而,无论是 T 细胞还是 B 细胞的耗竭均未增加 PTLD 的发病风险[18]。已建议联合使用 ATG、利妥昔单抗和类固醇以预防小肠移植后的 PTLD[15]。此外,T 细胞和 B 细胞的耗竭不足以形成发病风险[28]。一些新的免疫抑制策略可能与较低的风险有关[15,27]。然而,新的免疫抑制剂 belatacept,是为了避免肾毒性和长期使用钙调神经磷酸酶抑制剂产生的副作用,可能会增加患 PTLD 的风险[30]。

55.2.2　病因学

大多数实体器官移植后 PTLD 源于受者淋巴细胞,而骨髓移植后 PTLD 最常见于供者来源[31,32]。实体器官移植(仅限于同种异体移植)后 PTLD 更常见于供者来源[33,34]。大多数的 PTLD 是由 EBV 感染的淋巴细胞或浆细胞引起的,因为免疫抑制,或在干细胞和骨髓移植时实施清髓方案,可导致细胞毒性 T 细胞的功能受损,因而免疫系统不足以完全控制 EBV 感染[26,35,36]。EBV 可能来自供者或其他首次感染源,在血清 EBV⁺ 受者二重感染第二种 EBV,或者,尤其是成人,受者潜伏性 EBV 被重新激活。EBV 相关的 PTLD 表现出不同的潜伏期模式,单个细胞可以表达不同的潜伏蛋白[37,38]。许多病例表现为 III 型潜伏模式,类似于 EBV⁺ 淋巴母细胞系;中等数量的患者为 II 型潜伏模式,较少患者为 I 型潜伏[26,39,40]。CHL-PTLD 可能表现为 II 型[38,41,42]。大多数 PTLD 至少有一些 EBV 复制活性[37,39]。EBV⁺PTLD 患者对 EBV 感染缺乏有效的细胞毒性 T 细胞反应,因为 EBV 特异性 CD8⁺T 细胞和 CD4⁺T 细胞减少[43]。与此相符,EBV 表面的较低水平 EBV 特异性 T 淋巴细胞与较高的 PTLD 可能性相关[44,45]。相反,细胞毒性 T 淋巴细胞对 PTLD 的浸润与良好的预后相关[46]。移植后,对 EBV 的体液反应也消失了,但还不清楚这是否在 PTLD 的发生发展中起到了一定的作用[47]。据报道,PTLD 患者存在 Th2 型血清细胞因子(IFNγ/IL2 阴性;IL4/IL10 阳性),它们促进 EBV 诱导的 B 细胞增殖[17,48]。事实上,有人提议,可将监测 IL-10 的水平作为观察 PTLD 高危患者的一种方法和诊断工具[49,50]。与此相关的一个有趣发现是,ATG 不仅引起淋巴细胞总数下降(主要是由于 CD4⁺ 细胞减少),而且还影响 Th1(并非 Th2)CD4⁺T 细胞的反应[51]。

遗传倾向也可能在 PTLD 发生和患者对治疗的反应中发挥作用。IFNγ 的多态性导致合成增加,与早发 PTLD 和儿科 PTLD 有关,TNF 基因多态性也与 PTLD 的发生有关[21,22,25]。HLA 系统多态性变异也可能与 PTLD 的发生有关,可能是由于它们与自然杀伤(NK)细胞和细胞毒性 T 淋巴细胞的相互作

用[23,24,52,53]。IL1 受体激动剂和 IL1β 等位基因与 EBV 感染更明显的反应相关,可能保护其免于 EBV 病毒血症[54]。NK 细胞 Fc 受体多态性与 IgG 亲和力增加相关,从而提高抗体介导的细胞毒性,改善 PTLD 患者的预后[55]。

现认为 PTLD 开始于 EBV 或其他刺激相关的多克隆性增殖,随着时间的推移逐渐发展为寡克隆性,然后是单克隆性 B 细胞(或较少见的 T 细胞)增殖(图 55.1),尽管很少患者表现出这种疾病的顺序性发展[4,56,57]。传统的淋巴系肿瘤或浆细胞肿瘤(下文描述)中所见的细胞遗传学或基因型异常也随着病变进展而发生,使其对免疫调节的反应性降低[4,6,58,59]。抗原选择也可能对 PTLD 中 B 细胞克隆增殖的发生和发展起重要作用[58,60]。了解与 PTLD 发病机制有关的细胞途径的进展不仅仅是学术上的兴趣,而且可能提示新的治疗策略,如 JAK/STAT 抑制剂[61,62]。

在大约 20%~40% 的 PTLD 患者中未能检测到 EBV;一些报道显示的比例甚至更高,而且现在 EBV⁻ 病例的比例比过去更高[56,63-68]。EBV⁻ PTLD 的病因不明,可是至少些病例可能是 EBV 相关性增殖,但转化之后丢失了病毒(打了就跑学说)[69];其他病例可能反映了 EBV 检测的技术难度、显示了其他病毒或其他感染源引起的淋巴组织增殖,或者与移植本身可能引起的慢性抗原刺激有关。有少数 HHV8 阳性 PTLD 的病例报道,包括多形态病变、Castleman 样病变以及原发渗出性淋巴瘤(PEL)[70-72]。其他病毒的相关性也有极少报道,有待确定。基因表达谱研究证实 EBV⁻ 和 EBV⁺ PTLD 的病理生物学明显不同,提示 EBV⁻ 病例可能存在非病毒病因[73,74]。EBV⁻ PTLD 缺乏 EBV⁺ 组中出现的一些病毒相关性改变,提示这些病例可能有非病毒性病因。一些基因组研究也发现,EBV⁻ DLBCL 型 PTLD 不同于免疫功能正常人发生的 DLBCL[74,74a]。然而,另一项基因谱研究收集了包括广泛 PTLD 谱系的病例,却未能将 EBV⁺ 和 EBV⁻ PTLD 区分开[43]。据报道,EBV⁺ 和 EBV⁻ PTLD 之间的其他差异包括 EBV⁺ 病例发生于较年轻患者,显示较高比例的 NGC/ABC 型 DLBCL-PTLD 而不是 GC 型,具有下调 BCL2 家族蛋白 Bim 和裂解 PARP 的作用,通过单核苷酸多态性分析其重现性异常较少[13,75-77]。

55.2.3　临床特点

尽管历史上 80% 的 PTLD 病例发生在移植后一年内,最近研究发现中位发病时间为数年或更长,不同研究之间差异很大,多达 15% 或 25% 的病例发生在移植后 10 年以上[8,16]。一篇报道中,早期阶段后 PTLD 发病率下降,然后在大约 5 年后再次上升,随后的发病率仍然升高[12]。早发 PTLD 与年轻患者、表现为传染性单核细胞增多症(IM)样症状、EBV⁺、骨髓移植、肺移植和心肺联合移植后发生的 PTLD 以及肝脾 T 细胞淋巴瘤 PTLD 等相关[13,16,28,78,79]。尽管数据有冲突,但发病间隔较长的患者常为局限性结外病变,预后较差[64,80]。据报道,多形态 PTLD 的发病时间早于单形态 PTLD;然而,这可能与后者更常为 EBV⁻ 有关[58]。晚发 PTLD 中,T 细胞淋巴瘤型和 CHL 型 PTLD 也较为常见。重要的是,要将“早期发病”PTLD 与过去通常称为“早期病变”的 PTLD 区别开来,后者往往发生在晚期,其中位发病时间约为 2~4 年[81]。部分原因是这种潜在的混淆,而且它们往往不会在移植后“早期”发生,在 2016 年修订版 WHO 分类中,“早期病变”更名为“非破坏性 PTLD”[81a]。

PTLD 患者可有肿瘤性包块,常位于结外部位;也可表现为广泛播散性疾病、IM 样病变、模糊的不局限的症状,如发热;或根本就没有任何症状[82]。最常见的受累部位包括胃肠道、淋巴结、肺和肝。胃肠道病变常表现为多发,而且可出现出血、梗阻或穿孔[83]。PTLD 可累及 CNS,常为单形态型 PTLD,预后差,即使 EBT⁺ 也是在移植后较晚期发生[84]。早期病变常表现

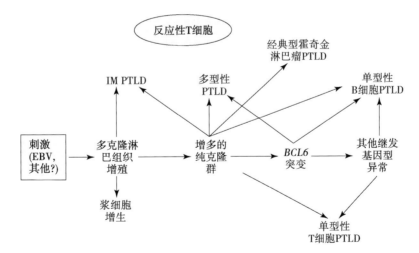

图 55.1　移植后淋巴组织增殖性疾病(PTLD)发生模型及其相关的临床病理类型。在医源性免疫抑制和细胞免疫反应不足的情况下,EBV 感染或者在少数病例中的其他刺激(可能包括慢性抗原刺激)可导致多克隆性淋巴组织增殖,但并不明显破坏组织结构。伴有极少数转化细胞的病例完全符合浆细胞增生的标准;那些伴有明显旺炽性增殖的病例,包括中等数量的转化细胞,其表现类似于 IM PTLD。随着时间的推移,纯的克隆性增殖群逐渐增多,常常但并非完全为 B 细胞源性。尽管仍然可能是浆细胞增生或 IM 样 PTLD,但通常符合多型性或单型性 PTLD 的诊断标准。如果存在纯的浆细胞增殖,那么可以诊断为浆细胞瘤型或骨髓瘤型 PTLD;如果存在克隆性 T 细胞,则通常诊断为一种 T 细胞 PTLD,尤其是在没有 B 细胞 PTLD 或其他混杂特征的情况下(见正文)。偶有病例 T 细胞丰富,有时类似于富于 T 细胞的弥漫大 B 细胞淋巴瘤或霍奇金淋巴瘤。PTLD 和其他细胞产生的细胞因子可能促进细胞的增殖。其他的基因型或核型异常也可能累加,如 BCL6 基因突变可见于多型性 PTLD,而其他继发性异常(如 MYC 染色体易位)也可见于某些类型的单型性 PTLD。大部分病例都缺乏由这些不同阶段进展而来的证据,许多病变可能并非经历所有的阶段进展而来

为扁桃体或腺样体肿大,成人患者常累及淋巴结,而 IM 样症状在较年轻患者尤其常见[81]。浆细胞瘤型 PTLD 可局限也可播散,可能与副蛋白有关,乳酸脱氢酶和 β2 微球蛋白升高[85,86]。有些病例甚至在没有发现骨髓受累的情况下也出现了溶骨病变,但其他病例并非如此,也没有其他骨髓瘤相关特征的对照,如高钙血症[85-87]。发生在实体器官移植后的 PTLD,约 20% 病例病变局限在移植物内;小肠和肺或心肺联合移植患者发病率最高[11,88]。异体移植物涉及的疾病往往与异体移植物的功能障碍有关,而且临床上难以与移植排斥反应区分。一些 PTLD 表现为广泛播散性疾病,包括浆细胞骨髓瘤(PCM)型,通常发生在老年患者和骨髓移植后。

在发展为明显的疾病之前,血液中 EBV 负荷常常随着 PTLD 的发生而增加,所以有人建议将它用于高风险患者监测[22,89-93]。EBV 病毒载量和细胞因子基因型一同作为 PTLD 发病的预测[22]。监测 EBV 负荷可能是最近某些类型 PTLD 发病率下降的因素之一[15,94]。然而,应该认识到,即使病毒载量低,也可能发生 EBV+ PTLD;持续的高水平 EBV 只能在特定的情况下预测 PTLD 发病风险增加,而且病毒可能会自发消失;至少在部分研究中,EBV 载量更多地与免疫抑制方案或医源性免疫抑制的程度有关[93,95-99]。此外,对于病毒负荷测定尚没有一致认可的方法或判断标准,也不清楚应该如何将这些结果与其他标志物结合使用,如检测 EBV 特异性 T 细胞的反应[90,100,101]。然而,在 2011 年引入 WHO 用于核酸扩增技术的 EBV 生物学标准后,这种情况可能得到改善[102]。

55.2.4   形态学

PTLD 形成了一个形态谱系,从早期非破坏性多形态病变到更具浸润性和破坏性多形态或单形态增殖(见框 55.1 和框 55.2)[5]。PTLD 主要根据形态学表现进行分类,但是分类可能很难而且很主观,部分原因是不同病变部位之间形态学变化多端,即使同一病灶内也不一致。许多研究报道,大约 60%~80% 的 PTLD 是单形态型,在谱系的两端都有一些显著的异常表现。在其余病例中,大多数研究报道,多形态 PTLD 明显多于非破坏性 PTLD,后者通常占病例总数的 10% 以下。血管壁浸润、结外部位的神经浸润和地图样坏死是其特点,但并非必要特点。地图样坏死主要见于 EBV+ 病例[13]。结外累及时,可形成肿块样,或浸润性更强,而且有时可见实质坏死。主要病

变的邻近区域可能出现更多的灶性病变,如累及肝汇管区或保存淋巴窦。

明显的骨髓受累发生于 15%~30% 的 PTLD 患者,很少患者累及外周血[8,16,103-105]。据报道,与免疫功能正常人发生的 DLBCL 相比,DLBCL 型单形态 PTLD 更常见骨髓受累。骨髓病变可以广泛,也可以小而局限,其形态与其他部位的病变类似,可见于多形态和单形态 PTLD 患者[103,105,106]。PTLD 患儿骨髓内可存在 EBV+ 多克隆性浆细胞增多,或出现意义不明的淋巴细胞或浆细胞的小灶聚集,这种情况并不少见[103]。

55.2.5   非破坏性 PTLD

浆细胞增生(PH)通常在淋巴结或有时在扁桃体活检时诊断,组织学上淋巴结或扁桃体的结构完整,见小淋巴细胞和浆细胞增殖,伴有很少转化细胞(图 55.2)[6,7]。所有病理学家对于这些病例都不考虑为 PTLD,尤其是在缺乏 EBV 时,它们与非特异性淋巴组织增生难以区分。

IM 型 PTLD 也往往在淋巴结或扁桃体和腺样体活检时诊断(图 55.3)[4,57]。标本的形态学表现等同于正常宿主的 IM 相关改变,包括小淋巴细胞和浆细胞的旺炽性增殖,常见很明显的转化细胞和免疫母细胞。淋巴窦可能不清楚,增生的滤泡可能模糊不清,但是淋巴结或扁桃体的基本结构是完整的。在旺炽性病例中,扁桃体 IM PTLD 与多形态 PTLD 可能无法区分。正常宿主出现的变化,只要可以用 IM 来解释,那么首选诊断 IM 样 PTLD。IM 样改变也见于其他结外部位(如肝);这些往往被认为更像 IM 或单纯 EBV 感染,而不是 PTLD;但是,这些病变可进展为明显的 PTLD[107]。排除淋巴结内单型性 PTLD 的部分累及也很重要。WHO 分类也认可一些非破坏性 PTLD 具有旺炽性淋巴滤泡增生的形态学表现,而没有出现类似于其他这种类型 PTLD 的滤泡间改变[5,58,81]。尽管如此,但在没有明显的 EBV 阳性或真性肿块病变的情况下,建议谨慎处理,因为滤泡增生本身完全没有特异性。

55.2.6   多型性 PTLD

是形态学上最具特点的 PTLD 类型,表现为各种大小和形状的淋巴细胞、浆细胞、转化细胞和免疫母细胞形成的弥漫性和破坏性增殖(图 55.4)[7]。许多小淋巴细胞可有成角的或有裂的细胞核,最初认为它们类似于生发中心细胞。转化细胞/免疫

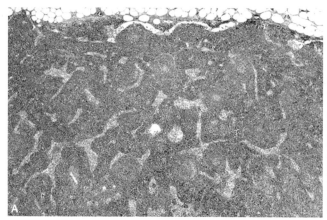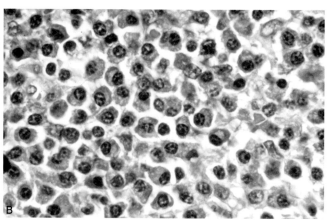

图 55.2   胃周淋巴结浆细胞增生。A,淋巴结正常结构保存,见完整的淋巴窦和少数小滤泡。B,图示多量浆细胞,κ 和 λ 原位杂交显示浆细胞为多克隆性。EBER 原位杂交染色显示散在阳性细胞

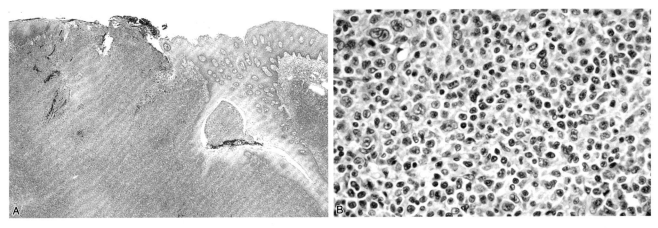

图 55.3　传染性单核细胞增生症样移植后淋巴组织增殖性疾病。标本取自扁桃体,患者为青春期男孩,肝移植后几个月出现扁桃体和腺样体肿大以及咽喉疼痛。减少他克莫司免疫抑制治疗和阿昔洛韦治疗后,患者状况很好。A,尽管扁桃体的正常结构难以分辨,但存在完整隐窝。可见一些表浅坏死。B,在正常宿主,明显多型性增殖与传染性单核细胞增生症病变一致。Southern 杂交分析未发现病变中存在单克隆性 B 细胞群

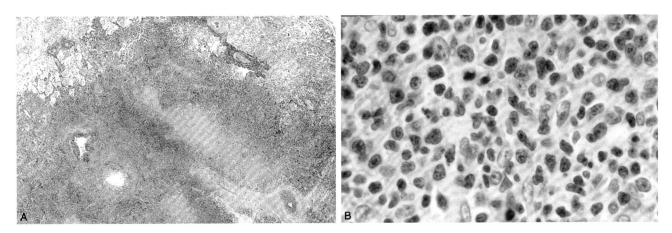

图 55.4　多型性移植后淋巴组织增殖性疾病伴局灶性大量转化细胞。成年男性患者肝移植后 6 个月,肺内出现多发结节。A,注意肿块性病变,浸润血管和支气管,并出现大片地图状坏死。B,大部分区域见明显的多型性细胞浸润,浸润细胞由转化细胞和较小的淋巴细胞组成,一些细胞成角或有核裂

母细胞的比例各不相同,有人在它们非常显著的时候(形成"单形态外观")才做出这种诊断,而有人则将其描述为"很少"[13,108]。免疫母细胞可有多核和非常明显的核仁,类似 RS 细胞。很多病例以前诊断为霍奇金样 PTLD(不再认可这种类型),可能是多型性 PTLD,需要进行免疫组织学研究以鉴别 CHL 型 PTLD。有些病例显示大片地图样坏死区域,常有中性粒细胞和组织细胞浸润,并周围围绕着数量增多的转化细胞和免疫母细胞。可出现凋亡。伴明显血管浸润和地图样坏死的肺病例类似淋巴瘤样肉芽肿病(LYG)(图 55.4)。符合免疫活性正常宿主的淋巴瘤标准的病例,应归入淋巴瘤样/单形态 PTLD。因此,多型性 PTLD 的诊断不应当用于转化细胞或免疫母细胞为主的病例,即使它们具有细胞学多形性;不应当用于因为有明显的转化细胞并分化为成熟浆细胞而可能出现多种细胞形态的病例;不应当用于符合 T 细胞/组织细胞丰富的大 B 细胞淋巴瘤标准的病例;也不应当用于符合 T 细胞淋巴瘤标准的呈现多形态的病变。目前认为,在没有医源性免疫抑制的患者中,淋巴瘤具有更广泛的谱系,并且,表型研究不断进步,从根本上降低了多型性 PTLD 的诊断率,但仍有许多人把这一类别用于多型性淋巴瘤样 PTLD。此外,基因表达谱没有显示多型性 PTLD 与 NGC 型

单型性 PTLD 的差异,这就可以说明难以区分,某种程度上这种区分是武断的[58]。

一些 PTLD 符合 EBV⁺黏膜皮肤溃疡(MCU)的标准[109]。这些是不同程度的、多种细胞形态的、界限清楚的口腔或胃肠道溃疡,具有显著的 CD30⁺、CD20⁺、EBV⁺大 B 细胞,通常包括一些类似于 RS 细胞的细胞,以及通常位于基底并形成带状分布的混合性 T 细胞(图 55.5)。B 细胞克隆性可见于部分病例,但并非所有病例。在大多数 MCU 中发现单克隆或限制性 T 细胞群[110],但在最大系列 MCU PTLD 中测试的 3 个病例没有报道[109]。据报道,这些最近描述的病变在使用或不使用利妥昔单抗、改变或不改变患者的免疫状态的情况下,随着免疫抑制降低而消退。有趣的是,与大多数其他 PTLD 患者相比,这些患者的血液中没有 EBV DNA(<1 000 拷贝/mL)[109]。

55.2.7　单型性移植后淋巴组织增殖性疾病(PTLD)

单型性 PTLD 是淋巴细胞或浆细胞的增殖性病变,符合在免疫功能正常人发生的某种 NHL(除 EBV⁺边缘区淋巴瘤外的非小 B 细胞型)或浆细胞肿瘤的诊断标准。必须根据最相似的肿瘤类型将它们进一步分类。

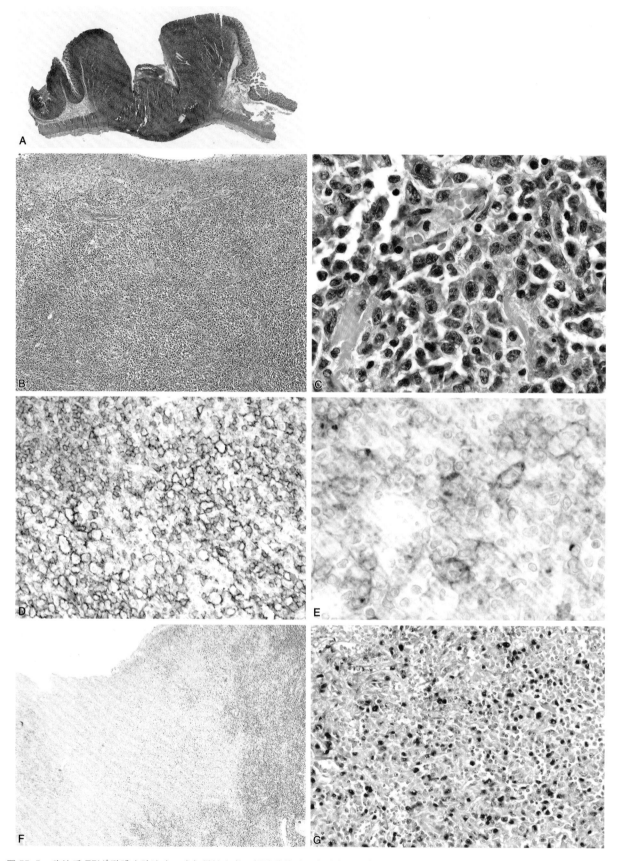

图 55.5 移植后 EBV⁺黏膜皮肤溃疡。成年男性患者双侧肺移植后 8 个月出现肠套叠,并发现单发 2.0cm×1.0cm×0.5cm 回肠溃疡,其他部位无病变。全血 EBV DNA PCR 定量阴性。对患者进行减低免疫抑制和每周四次利妥昔单抗治疗,随后进行 4 个疗程的利妥昔单抗维持治疗,随访 60 个月无复发。A,注意溃疡性肠内的密集浸润。B,溃疡基底多种细胞浸润,尤其是在某些区域包括(C)许多转化/免疫母细胞。浸润细胞包括:(D)许多 CD20⁺细胞,包括大细胞;(E)中等数量的 CD30⁺细胞;(F)许多 CD3⁺T 细胞集中在病灶周围。G,EBER 原位杂交染色显示许多 EBV⁺细胞。(病例和图像 A、D、E 和 G 由 R. McKenna 和 L. Moench 博士提供;病例包括在参考文献 109 中)

55.2.7.1　B 细胞性单型性 PTLD

很多单型性 PTLD 由大量转化 B 细胞组成,最常类似于 DLBCL-NOS(图 55.6),很少像 BL(约占 PTLD 的 0%~5%)(图 55.7),或偶尔表现为 DLBCL 亚型之一,如浆母细胞型淋巴瘤。

与其他 DLBCL 一样,转化 B 细胞可有很明显的细胞学多形性,浆细胞分化也可能产生不同程度的多形性。最常发生于较年长个体的 EBV+DLBCL 往往也有多形性。一些病例中 T 细胞丰富,因此仅有少数转化的大 B 细胞。符合 EBV+MCU 标准的部分病例具有单形性,但应单独命名(见上文)[109]。

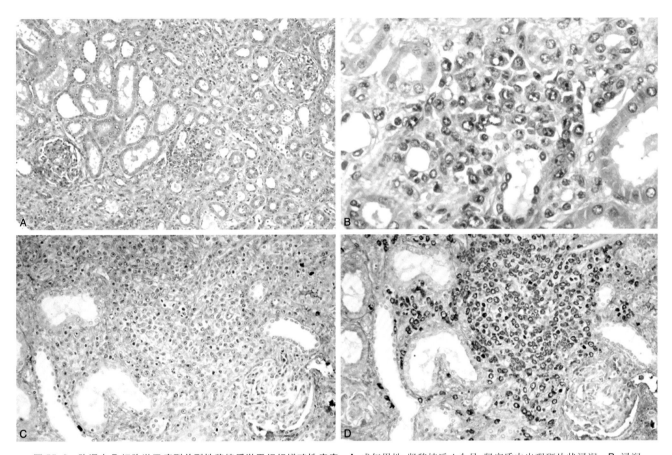

图 55.6　弥漫大 B 细胞淋巴瘤型单型性移植后淋巴组织增殖性疾病。A,成年男性,肾移植后 4 个月,肾实质内出现斑片状浸润。B,浸润细胞主要由转化的浆细胞样大细胞组成。其他区域可见明显的血管内浸润。C,κ 免疫染色基本为阴性。D,λ 免疫染色阳性,支持病变为单克隆性

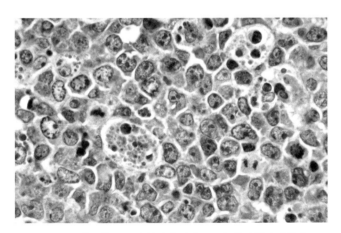

图 55.7　单型性 B 细胞性移植后淋巴组织增殖性疾病伴有 MYC 重排。成年女性肾移植后,病变由中-大转化细胞组成。它具有一些 Burkitt 淋巴瘤的特点,表现为核分裂象多见,以及可染小体巨噬细胞形成"星空"现象

区分多型性 PTLD 和 DLBCL 型单型性 PTLD 可能极其困难,某种程度上这种区分是武断的;而且没有绝对标准用于处理这种交界性病变,并且,如下文所述,这种区分的临床意义有限。有些病例可表现出明确的多型性背景,但可见局灶性或广泛的大量转化 B 细胞或免疫母细胞。在 WHO 分类中,通常认为这些病例至少局灶是单型性,但是也有人认为它们是多型性 PTLD 或多型性 PTLD 伴大量转化细胞[4]。当转化细胞或免疫母细胞不是主要成分时,单型性浆细胞和它们相混杂的病例也可能存在一些问题;与多型性 PTLD 相似之处在于出现 B 细胞成熟过程的完整谱系,而与单型性 PTLD 相似之处在于这些病例符合免疫功能正常人恶性淋巴瘤的诊断标准。

其他主要的(但很少见)B 细胞性单型性 PTLD 包括 PCM 和浆细胞瘤样病变(图 55.8)。PCM 罕见,应该符合免疫功能正常人发生的 PCM 的所有标准。浆细胞瘤样病变约占 PTLD 的 3%~6%,最常见于胃肠道、皮肤或皮下组织,但也可发生在淋巴结或其他结外部位;它们含有成片浆细胞,大多数报道中常为"分化好"或成熟浆细胞,有时出现小灶性淋巴细胞[16,50,68,85-87,111]。其中一些病例具有明显的核仁,但没有侵袭性;然而,这些病例应鉴

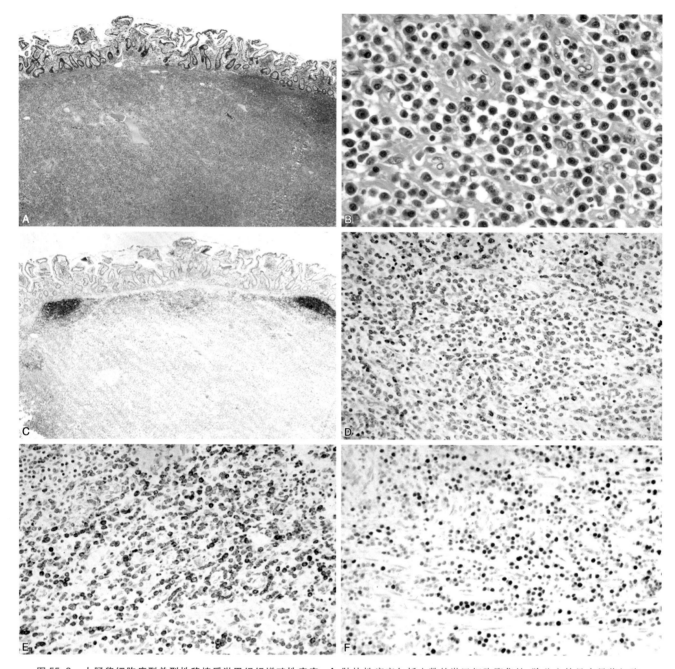

图 55.8 小肠浆细胞瘤型单型性移植后淋巴组织增殖性疾病。A,肿块性病变包括少数的淋巴细胞聚集灶,除此之外见多量浆细胞。B,浆细胞形态相对单一。C,CD20 免疫染色显示少数的淋巴细胞聚集灶,但其他区域基本上是阴性。D,κ 原位杂交染色阴性。E,λ 原位杂交染色示多量阳性细胞,支持浆细胞的单克隆性。F,EBER 原位杂交染色示多数细胞核阳性

别浆母细胞型 PTLD。据报道,皮肤和皮下病例占皮肤 B 细胞 PTLD 的 38%,可能类似于最近报道的 EBV⁺ MALT 淋巴结外边缘区淋巴瘤伴浆细胞分化,倾向于发生在皮肤和皮下组织,在移植后晚期出现,形成孤立性病变,通常情况下预后良好。在 2017 年修订版 WHO 分类中将其视为一种 PTLD[81a,111,112]。在移植后患者中,已经明确认识到胃内可发生 MALT 淋巴瘤,很少情况下涎腺也可发生。然而,它们一般为 EBV⁻,就像这些患者可能发生的其他类型的小 B 细胞淋巴瘤一样,它们不考虑为 PTLD[113,114]。

55.2.7.2 T/NK 细胞性单型性 PTLD

　　T 细胞或罕见的 NK 细胞 PTLD 不到 PTLD 的 15%,而且根

据定义,它们是单型性[5,16,115-117]。与大多数 B 细胞性单型性 PTLD 不同,T 细胞病例并不一定以大的转化细胞为主,而是形态学类似于正常宿主的相应病变。尤其是因为其中一些病例在形态学上与多型性 PTLD 无法区分,所以只要怀疑 T 细胞 PTLD 的可能性,表型和基因型研究都是至关重要的。大多数病例符合 PTCL-NOS 的标准;其他病例对应于多种特殊型成熟 T 细胞淋巴瘤(图 55.9)[115-117]。在所有 HSTCL 中大约 15% 的病例发生于移植后患者,在报道的 T 细胞 PTLD 中略超过 10%(图 55.10)[116-118]。真正的侵袭性 NK 细胞肿瘤也可发生在移植后患者[119,120],但罕见,而且必须与惰性移植后 T 细胞 LGLL 相鉴别。后者不应归入其他 T 细胞单型性 PTLD[121]。据报道,

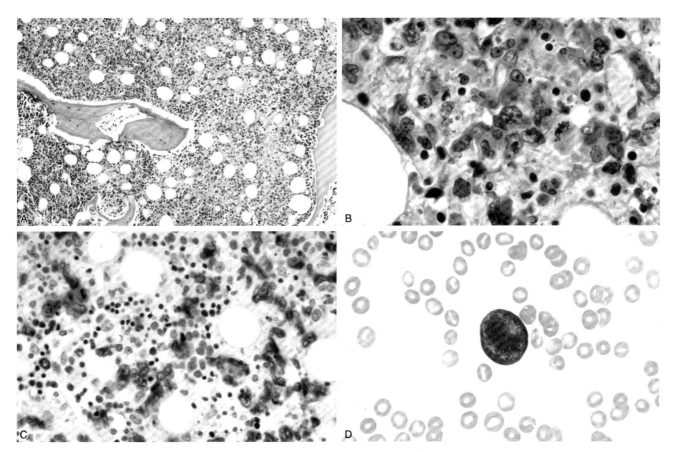

图 55.9　PTCL 型单型性移植后淋巴组织增殖性疾病。A,39 岁女性,肾移植后 4 年,出现全血细胞减少,骨髓活检示大细胞主要浸润间质,混杂有造血成分,同时不成熟粒细胞的比例增加。也有骨改变,符合甲状旁腺功能亢进。B,大的异常细胞可见核仁,而且核的形状往往不规则。也可见混杂的造血成分。C,CD3 免疫染色示很多区域间质内见散在异常细胞。同时细胞表达 TIA-1,尽管 CD4 和 CD8 免疫染色均为阴性,但 TIA-1 阳性提示其细胞毒性本质。CD30⁻,而 EMA⁺。基因型研究证实存在 T 细胞的克隆性增殖。D,外周血显示少数非常大的异常淋巴细胞,其中一些细胞胞质内可见颗粒

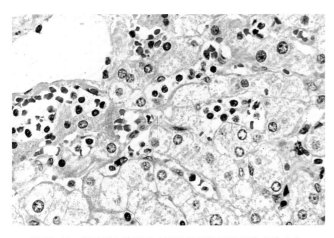

图 55.10　肝脾 T 细胞淋巴瘤型移植后淋巴组织增殖性疾病。图示淋巴细胞在肝窦内浸润。(Nancy Lee Harris 博士提供)

在骨髓移植后,非肿瘤性寡克隆性 CD8⁺ 和 CD57⁺ T 细胞增多,克隆性 CD8⁺ T 细胞也可见于 IM[122]。罕见的 T-ALL/LBL 病例也有报道,其中一些病例其克隆性可能与先前发生的非 T 细胞母细胞性肿瘤相关。

55.2.8　CHL 型 PTLD

此型最少见,占 PTLD 的 0% ~ 8%,常类似于混合细胞型

CHL[2,41,123,124]。这些病例应当完全符合 CHL 的形态学和免疫表型标准,因为在很多 PTLD 中常见不典型免疫母细胞和 RS 样细胞,而且这个类别不再包括霍奇金样病例(图 55.11 和图 55.12)。CHL 型 PTLD 很可能表达 B 细胞相关抗原(特别是 OCT1、BOB1 和 CD79a)[125]。一些病例可继发于 NHL 型 PTLD[48]。

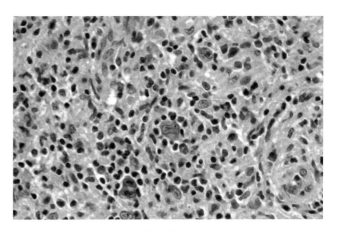

图 55.11　混合细胞型经典霍奇金淋巴瘤型移植后淋巴组织增殖性疾病。患者为成年男性,肾移植后。图示 RS 及 RS 变异型细胞,混杂多量小淋巴细胞、浆细胞和组织细胞

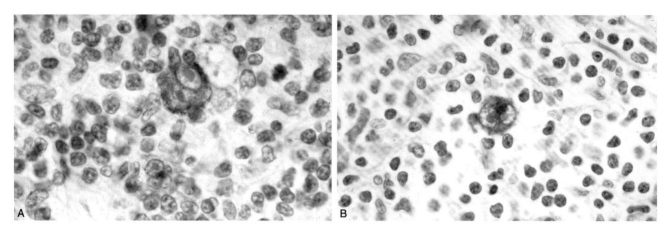

图 55.12　经典霍奇金淋巴瘤型移植后淋巴组织增殖性疾病。A,CD30 染色示 RS 细胞。B,EBV 的 LMP-1 免疫染色也可显示 RS 细胞

55.2.9　免疫表型

PTLD 的免疫表型不一致,可以预料,作为一个疾病谱系,它们可以类似于增生性病变、B 或 T 细胞肿瘤、NK 细胞肿瘤、霍奇金淋巴瘤,或浆细胞肿瘤。在 PH PTLD 或 IM PTLD,免疫表型研究未证实 B 细胞克隆性、浆细胞克隆性、异常 B 或 T 细胞表型。

多型性 PTLD 病例中,常混杂有 B 细胞和异质性 T 细胞,这些 B 细胞可不同程度地表达全 B 细胞标记物。94% 的非破坏性/多型性 PTLD 病例存在超过 20% 的 CD30+ 病变细胞[40]。石蜡切片免疫染色可显示单型轻链表达;然而,往往只能鉴定出多型浆细胞。此外,它们可显示病灶内或病灶间的克隆异质性,表现为多型和单型区域,或兼有 κ 单型区域和 λ 单型区域[7]。流式细胞检查的结果也不一致,表现为多型 B 细胞、单型 B 细胞或 sIg⁻ B 细胞[126]。T 细胞也可为主要成分。与先前分类相比,目前的 PTLD 分类包括更广泛的 EBV+ B 细胞淋巴瘤谱系,因此,显示单型浆细胞或淋巴细胞表型的多型性 PTLD 与淋巴瘤样单型性 PTLD 的区别变得越来越难。

单型性 PTLD 具有与对应淋巴瘤一致的免疫表型。DLBCL 型通常表达全 B 细胞抗原,若表达 Ig,则显示单型 sIg 或 cIg。大多数单型性 B 细胞 PTLD 具有 NGC 表型(CD10⁻、BCL6+/⁻、IRF4/MUM-1+、CD138+/⁻);少数病例,尤其是 EBV⁻ 病例,具有 GC 表型(CD10+/⁻、BCL6+、IRF4/MUM-1⁻、CD138⁻)[58,76,127,128]。据报道,81% 的 DLBCL 型 PTLD 病例中 CD30+ 细胞超过 20%[40]。Burkitt 病例应该具有典型的 CD10+ 单型 B 细胞表型。PCM 和浆细胞瘤 PTLD 应当存在单型浆细胞群,可能夹杂极少数(如果有)淋巴细胞。少数 sIg⁺ 单型浆细胞表达 CD20[87]。T 细胞型单型性 PTLD 具有某种 T 细胞淋巴瘤的表型特点。中等数量的 T 细胞 PTLD 病例由 CD8⁺ 细胞毒性 T 细胞组成,它们表达 TIA-1,有时也表达其他细胞毒性颗粒蛋白。但一项 meta 分析发现 CD4⁺ PTLD 病例略多于 CD8⁺ 病例[115,116,129]。一些 PTLD 兼有 B 和 T 两种细胞成分[130]。

在适当的 T 细胞丰富的背景上,出现 CD15⁺、CD30⁺、CD45⁻ 的 RS 细胞,那么可以毫不犹豫地诊断 CHL 型 PTLD;然而,与免疫功能正常人发生的 CHL 一样,一些病例可出现 CD15⁻。预计在其他 NHL 型 PTLD 中,RS 样细胞为 CD20⁺、CD45⁺ 和 CD15⁻。CD30⁺ 对于鉴别 CHL 型 PTLD 或其他类型 PTLD 没有帮助;然而 CD30⁻ 使得 CHL 型 PTLD 的可能性极小。

所有类型的 PTLD 都混有不同数量的 T 细胞;IM 型、多型性和 CHL 型存在最多量的 T 细胞[131]。一些非克隆性 T 细胞源的病例含有超过 80% 的 T 细胞[132]。有些系列报道以 CD8⁺T 细胞为主,而其他报道以 CD4⁺T 细胞为主[132-134]。在后者报道中,24%～47% 的 T 细胞表达 TIA-1[133]。部分病例有许多 CD57⁺T 细胞[132]。与 IM 累及的淋巴结相比,至少一篇报道缺乏 CD56⁺ 细胞[135]。

约 60%～80% 的 PTLD 与 EBV 有关,但有人发现较高比例的 EBV⁻ 病例;最好采用 EBER 原位杂交检测 EBV[13,56,63-65,67,68,136]。EBER 原位杂交比 LMP-1 免疫组化染色更敏感,但在非 PTLD 病例中也可能阳性,取决于 RNA 的保存状态。如前所述,大多数 PTLD 都有潜伏期 III 型 EBV 模式,因此 LMP-1 和 EBNA-2 都可能阳性。PTLD 中溶解性 EBV 感染的证据也可以通过某些 EBV 相关蛋白(如 ZEBRA)的免疫染色来检测[37,39]。与 EBV⁺ PTLD 病例相比,EBV⁻ PTLD 更常为单型性[63,64]。EBV⁻ PH 病例与非特异性增生无法区分。据报道,尽管 PCM 病例常常 EBV⁻,但 EBV 可见于其他所有类型的 PTLD,而 CHL 型病例几乎都是阳性。有人发现非破坏性 PTLD 均为 EBV⁺[81]。约 1/3 的 T 细胞 PTLD 呈 EBV⁺,一些罕见的 NK 细胞肿瘤也是 EBV⁺[115-117,120]。

55.2.10　遗传学

55.2.10.1　克隆性研究

Ig 基因重排或 EBV 末端重复序列分析,几乎所有的多型性 PTLD 和 B 细胞单型性 PTLD 都是单克隆性[6,72,137]。后一种技术非常敏感,甚至许多 IM 样 PTLD 显示克隆性,一些 PH 病例和少数非移植患者的增生淋巴结也是如此[138]。基因型研究显示,偶有病例具有一个以上克隆,或呈寡克隆性 B 细胞增殖。单型性 PTLD 通常比多型性 PTLD 具有更多的优势克隆[139,140]。一些报道确实描述了较少发生的单克隆现象[141]。

在同一患者,同时发生或先后发生的截然不同的病变可能显示不同的 B 细胞克隆,或者一个部位为单克隆而其他部位为多克隆性细胞群[6,7,139]。胃肠道存在多种不同克隆的 PTLD 已

有广泛共识[142]。复发的 PTLD 可表现为相同的或不同的克隆[57]。应用 IgH 探针进行 Southern 杂交,一些 CHL 型 PTLD 显示克隆性 B 细胞;其他病例用 EBV 末端重复序列分析也证实了克隆性[3]。IgH V 基因功能和突变模式研究表明,抗原选择在 PTLD 的发生或发展中可能起重要作用[57,58,60]。少数病例显示有致病性的 IgH 突变[58]。基因型研究证实,大多数单型性 T 细胞淋巴瘤型 PTLD 存在 T 细胞的克隆性。少数病例有克隆性 B 细胞和克隆性 T 细胞,或同时存在,或位于不同病变[130]。注意,据报道,一半 B 细胞 PTLD 具有单克隆 T 细胞群,特别是以 CD8+T 细胞为主的病例,通常没有可识别的 T 细胞 PTLD。这一发现表明,许多 B 细胞 PTLD 中经常存在非肿瘤性限制性 T 细胞群[143]。

55.2.10.2　EBV 研究

在 PTLD 中,基因型研究可提示 EBV 的存在;然而,Southern 杂交 EBV 末端重复序列分析并不如 EBER 染色敏感,而 EBV PCR 技术非常敏感,甚至可检测到先前的 EBV 感染,同时在非移植患者中,极少数增生的淋巴结也可显示为 EBV+[138]。此外,EBV 末端重复序列分析可以区分潜伏感染和复制感染。

55.2.10.3　细胞遗传学及其他分子研究

传统的细胞遗传学检查,发现不同比例的 PTLD 存在重现性克隆异常;然而在少数研究中却显示是持续存在的[2,106,144,145]。这些异常最常见于单型性 PTLD,部分多型性 PTLD 也有报道,甚至偶见于非破坏性 PTLD[144-146]。据报道,一些较常见的异常包括 9 号染色体三体、11 号染色体三体、8q24 重排(MYC 位点)、14q32 重排(IGH 位点)和 1q11-21 断裂。比较基因组杂交/单核苷酸多态性分析也显示多种重复出现的染色体拷贝数目的增加和丢失以及一些高水平扩增,与免疫功能正常人发生的 DLBCL 有些相似又有所不同;然而,其精确性和一致性尚不符合临床要求[77,146-148]。据报道,其中部分具有预后意义[148]。

据报道,PH 缺乏 BCL6 突变,而 43% 多型性 PTLD 和 90% 单型性 PTLD 存在 BCL6 突变[59]。也有学者发现,多型性和单型性 PTLD 的 BCL6 突变比例相似[58]。与多型性 PTLB 相比,涉及其他基因的异常体细胞超突变更常见于单型性 PTLD,但少于免疫功能正常人发生的 DLBCL[58,74]。与此一致,大多数单型性 PTLD 而不是多型性 PTLD 中存在活化诱导的胞苷脱氨酶[58]。B 细胞单型性 PTLD 中已报道的其他异常包括 MYC 重排和 NRAS 及 TP53 突变[6,139]。总体而言,在 PTLD 中,这些基因型异常的频率很低。罕见 PTLD 病例中存在 BCL2 和 BCL6 基因重排,但未见 CCND1 基因重排,并且,少数病例有 MYC、BCL2 或 BCL6 获得[6,39,130,149,150]。在接近一半的 PTLD 中,缺乏 CDK 抑制因子 p16/INK4a 的表达,而且主要见于单型性 PTLD 或 EBV- 病例以及增殖指数较高的病例[151]。据报道,TP53 和其他癌基因突变也见于较高比例的 T 细胞 PTLD 病例中[152]。在移植后 HSTCL 病例中,存在特征性等臂染色体 7q 和 8 号染色体三体[118]。据报道,干扰素 α 基因缺失见于 44% 的单型性 PTLD,但其他中高级别非霍奇金淋巴瘤中只有 1.7%[153]。在数量有限的研究患者中,获得性突变也与疾病复发和进展有关[58]。

55.2.11　推测的正常对应细胞

推测的正常对应细胞是成熟的滤泡 B 细胞或滤泡后 B 细胞、浆细胞,以及胸腺后 T 细胞。

55.2.12　临床过程

PTLD 是严重的移植并发症,而且与重大发病率和死亡率有关。文献中死亡率差异很大,许多报道发表于广泛使用利妥昔单抗时代之前[13]。通过适当的治疗,淋巴瘤型 PTLD 患者的生存率类似于普通人群发生的对应淋巴瘤[79]。多机构研究,对于降低免疫抑制无反应的患者,然后用利妥昔单抗再用 CHOP 化疗,中位总生存期为 6.6 年[154]。对于 PTLD 的治疗,目前尚无统一的标准,且充满争议,部分原因是这些 LPD 的病变千变万化[16,83,155-158]。大多数患者,尽可能地减低免疫抑制治疗,同时要注意,患者的健康状态取决于移植物的状态。中位反应时间为 3~4 周[159],反应率变化极大,差反应率与乳酸脱氢酶升高、诊断时器官功能障碍和多器官受累有关[155,157,159]。无上述风险因素的患者,减低免疫抑制的反应率为 89%,有 2 或 3 个风险因素的患者均无反应[159]。最近的一项研究表明,45% 的 PTLD 患者只接受减低免疫抑制治疗作为初始治疗,其完全缓解率为 37%,仅 17% 复发并需要其他治疗[160]。这项研究中,根据疾病体积大、晚期疾病和年老来预测减低免疫抑制无反应。

尽管减低免疫抑制通常仍是 PTLD 的一线治疗,但在此前或此后增加其他治疗方式是常见的临床实践。在适当情况下,对于局限性病变采取手术切除的方式,有时则采用放疗,这些治疗很重要,而且常常获得成功。最近,在 CD20+ 病例中,利妥昔单抗已成为一个重要治疗措施。在几项大型研究中,包括两项实体器官移植患者 PTLD 的前瞻性试验,已报道利妥昔单抗治疗的完全缓解率为 35%~75%[161-163]。预测利妥昔单抗治疗反应的因素包括移植后间隔时间短、EBV+PTLD、早期疾病和乳酸脱氢酶水平正常[164]。组织学分类不能预测治疗反应[160]。此外,基于病毒血症和缺乏 T 细胞重建的预防性利妥昔单抗治疗,可能会防止 PTLD 的发生[141,154,165]。与其他药物一样,临床使用利妥昔单抗必须考虑到其可能的副作用[166]。减低免疫抑制足以治疗的低风险患者可能不需要使用利妥昔单抗[160]。此外,CD30 阳性 PTLD 正在进行抗体药物结合物(brentuximab vedotin)的研究[67,167]。

哪一种联合化疗对于 PTLD 较为合适?这一点仍然存在着争议;通常最初选用一些药物组合,一旦治疗失败后再改用其他药物。减低免疫抑制仍然重要,与化疗并不冲突。据报道,虽然新的治疗可能更为有效,但与其他 NHL 患者相比,化疗给 PTLD 患者带来了更大的发病率和死亡率[155,156]。至少在儿童中,低强度化疗方案耐受性良好,可能对难治性 PTLD 有效,但复发风险增加[141]。对于所有已讨论过的治疗,用药时机和化疗方案的确定依赖于 PTLD 的类型及其他临床表现。例如,许多 CHL 型 PTLD 患者接受传统的霍奇金淋巴瘤的治疗方法,BL 型 PTLD 患者开始即使用一种恰当的化疗方案而非等待观察是否减轻免疫抑制可使病变缓解。有人建议,累及 CNS 的 PTLD 初始治疗类似于免疫功能正常人发生的 CNS 淋巴瘤,包括大剂量甲氨蝶呤[67]。相反,许多非破坏性 PTLD 仅通过手术或联合减少免疫抑制即可获得很好的治疗效果[81]。

抗病毒药物虽然已被广泛使用,但除了一些新的方法可能对 PTLD 有效之外,这些常用的抗病毒药物对于 PTLD 并不是很有效;这是因为大多数抗病毒药物的作用靶点是 EBV 感染的溶解期,这是 PTLD 中 EBV 感染的次要因素[155]。丁酸精氨酸可诱导 EBV 感染的淋巴细胞从潜伏期转换为溶解期,作为更昔洛韦或阿昔洛韦联合使用的潜在药物[168]。蛋白体抑制剂(bortezomib)也可能诱导 EBV 溶解激活,目前正在研究中(临床试验 gov NCT01058239)。另一种策略是使用基于 T 细胞的过继免疫疗法,利用供体来源的未分化或特定于 EBV 的细胞毒性 T 细胞,这些 T 细胞有时会在体外扩增并被调控,以解决移植物抗宿主病的风险,使其对免疫抑制药物产生耐药性,或创造嵌合的人工抗肿瘤受体[169-176]。最后,未来 EBV 疫苗可能有用[177]。

预后因素也成问题;文献报道很不一致,而且必需考虑到 PTLD 的特定类型以及其临床状况。不过,据报道,一些预后因素可能在许多 PTLD 均适用,但是并不存在严格意义上的证据能证明这一点,而且并非总是知道哪些预后因素是独立的预后指标。其中一个重要的预后指标是对减低免疫抑制试验性治疗的反应;然而,对治疗有反应的患者的比例变化很大,而且那些对治疗无反应的患者也可能被治愈[83,155,157]。不出所料,有治疗反应总是预后极好[16]。发生在骨髓移植后的 PTLD,预后非常差,据报道其生存率只有 8%~12.5%,即使使用现代治疗策略,长期生存情况仍然不理想[32,178,179]。许多实体器官移植患者预后较好,而且据报道,那些供体源性 PTLD 比受者源性 PTLD 预后要好[33,34]。局限于异体移植物的 PTLD 通常预后较好,约有 3/4 的患者存活[34,83,180]。尽管许多表现为 IM 综合征的患者预后较好,而且出现典型 IM 的临床过程,但是也有一些病例可发展为快速进展性 PTLD,甚至可能致死[181-183]。CNS 和骨髓累及以及出现浆液性渗出都是不良的预后指标,白蛋白减少也是如此[8,16,184-186]。表现为播散性疾病的 PTLD,其生存率不足 10%[180]。尽管有报道称"晚期"PTLD 预后比早期发病者预后差,但尚未证实[8,17,150]。乳酸脱氢酶水平升高、器官功能失调、CNS 受累以及多器官受累,这些都降低了患者对减轻免疫抑制治疗的反应性[155,184]。国际预后指数是否有预后意义,仍有争议[8,16,40,46,79]。

有关病理亚型的预后数据很有限;然而,也有一些规律可循。只有一种非破坏性 PTLD 的患者往往预后好,而那些单型性 PTLD 患者似乎不太可能对减低免疫抑制治疗有反应,其预后差[81,182,187,188]。如果多型性 PTLD 预后真的比单型性 PTLD 好,那么其预后到底好到什么程度,这一点是有争议的;一些研究报道多型性 PTLD 预后明显好于单型性 PTLD,而另一些报道认为两者预后无差异,甚至单型性 PTLD 生存率有时也很好[8,16,17,40,50,104,141,187,189-194]。类似于 PCM 的 PTLD 患者,预后非常差[6]。浆细胞瘤样 PTLD 病例的预后变化较大,但是最近研

究强调许多病例预后有多好,甚至有时很少治疗或只用减低免疫抑制也是如此[16,68,85,87,195]。然而,部分病例需要更积极治疗,常用骨髓瘤型治疗方案,并且其与浆细胞骨髓瘤的区别并不总是截然不同[86,87,196]。除了惰性 T-LGLL 之外,T 细胞和 NK 细胞表型的 PTLD 通常预后差但并非总是如此,而 HSTCL 型 PTLD 确实预后极差[115,116];少数患者对减低免疫抑制有反应。T 细胞 PTLD 的精确表型未见有预后意义的报道[116]。

一些研究中,检测不到 EBV 也提示预后差,而其他研究并非如此[8,63,66]。至少有几项研究提示,GC 型 DLBCL PTLD 与 NGC 型病例的区分在预后方面并不重要[40,76]。CD30+ 病例预后较好,即使 EBV+ 病例和在多变量分析中也是如此;然而,在 DLBCL PTLD 中,其独立预后意义仅限于 NGC 组[40]。

与多克隆 PTLD 相比,以免疫分型为主的方法证实 B 细胞克隆性 PTLD 常对减低免疫抑制通常无反应,但仍有相当数量的患者有反应[7,104]。也有报道,B 细胞克隆占绝对优势的 PTLD 最有可能对减低免疫抑制无反应[140]。继发性 NRAS 和 TP53 突变以及 MYC 易位提示预后差[6,139]。BCL6 突变是否与生存期较短有关并对减低免疫抑制治疗无反应,仍有争议[43,52]。一项研究显示,在单型性 PTLD 病例中,比较基因组杂交无异常提示预后好[146]。

55.2.13 鉴别诊断

移植后患者出现淋巴浆细胞浸润时,需要首先排除特定感染或其他炎症病变。可根据病毒包涵体或其他病原体的存在、病理改变的评估,甚至在某种程度考虑临床状况,作出诊断。广泛的 EBV+,或发现与任何 B 细胞或 T 细胞淋巴瘤相关的病变,均支持 PTLD 的诊断。移植患者淋巴结活检也可表现为完全非特异性增生,淋巴结的结构保存完整且 EBV-。重要的是,要考虑这些淋巴结是否具有代表性,是否能解释临床所关注的问题? 淋巴结病也可能是对治疗药 OKT3 和 ATG 的一种明显的过敏反应[197]。

在异体移植物活检中,PTLD 与排斥反应难以鉴别。膨胀性结节或肿块的存在、多量转化细胞、淋巴细胞的异型性、非常丰富的 B 细胞浸润、浸润区内广泛的匐行性坏死、明显的浆细胞比例增高,以及许多 EBV+ 细胞的存在,所有这些特点均支持 PTLD 的诊断,而不是排斥反应[65,198-200]。坏死本身和静脉壁的浸润对于鉴别诊断没有帮助。明显的动脉浸润和不等量嗜酸性粒细胞的浸润则支持排斥反应。但是,需要格外注意的是,PTLD 也可浸润动脉壁、可有多量 T 细胞,同时淋巴细胞也可以没有异型性。相反,一些炎症过程,包括移植患者,可见散在的(≤10%)EBV+ 细胞[199,201,202]。散在 EBV+ 细胞、但没有诊断特征的 PTLD 的病变,其他部位可能存在 PTLD,或发生 PTLD 的风险增加[107,201]。一些异体移植物也被证实同时存在 PTLD 和排斥反应。

55.3 非移植性医源性免疫缺陷相关性淋巴组织增殖性疾病

除了移植之外,使用多种免疫抑制剂/免疫调节剂的患者

可发生医源性 LPD[203-207]。其中一部分与移植后使用的免疫抑制剂相同或相似,如硫唑嘌呤、6-巯基嘌呤、他克莫司、霉酚酸酯等[208,209]。其他类似药物用于治疗自身免疫性疾病或淋巴组织肿瘤,如甲氨蝶呤、肿瘤坏死因子-α 抑制剂、氟达拉滨和很少病例使用的伊马替尼[210,211]。一种特殊药物是否导致 LPD,其评估非常复杂,因为患者的基础疾病可能与淋巴瘤的发病率增加有关,或者患者正在使用一种以上免疫抑制剂/免疫调节剂。

认识最清楚的非移植性医源性 LPD 与甲氨蝶呤的使用有关,用于治疗类风湿关节炎、皮肌炎,偶尔用于牛皮癣[205,212-216]。这些患者常有长期的风湿性疾病(常常长达 15 年),一旦确诊就开始服用甲氨蝶呤,服药中位时间为 3 年。约一半病例累及一个或多个结外部位[212,214]。

甲氨蝶呤相关 LPD 形成类似于 PTLD 的形态学谱系,但是不同型性亚型的发生率不同[141,144]。最常见的病例符合 DL-BCL 标准,较少病例符合 BL(图 55.13)。存在地图样坏死区,使其类似 PTLD。仅少数病例类似于多型性 PTLD,或描述为淋巴浆细胞浸润(图 55.14)。尽管是少见的 PTLD 类型,高达 25% 病例符合混合细胞型 CHL 或另一型 CHL 的标准[217]。注意,这种情况下,多种"霍奇金样"病变也有报道。正如 PTLD,多型性增殖也可进展为单型性增殖或霍奇金型病变。少数单型性病例表现为 PTCL,罕见 LGLL。最后,一些不同类型的小 B 细胞性肿瘤,也属于医源性 LPD。虽然文献中数据不一,约 40% 甲氨蝶呤相关 LPD 病例呈 EBV+,包括一些 FL;在 EBV+ 病例中 CHL 型的比例最高[205,206,212,217]。甲氨蝶呤相关 LPD 的分子诊断研究很少;然而,大多数病例似乎是单克隆性,包括一些多型性 PTLD 的病例。认识甲氨蝶呤相关 LPD 非常重要,因为约 40% 患者对停用甲氨蝶呤治疗有效[206]。文献中有效率差异很大,约一半报道病例在病变消退后复发,需要接受化疗。即使是单克隆性病变,停用甲氨蝶呤也有效[218]。EBV+ 甲氨蝶呤相关 LPD 最可能有效;一些 EBV- 病变也可能有效[212,218]。部分 CHL 型病例(并非所有病例)也可有效。无效病例或复发病例,需要接受常规淋巴瘤治疗方案。

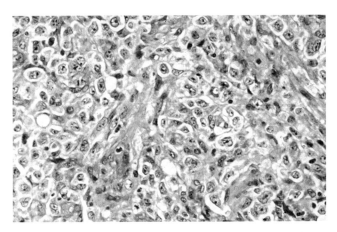

图 55.13　发生在一名类风湿性关节炎患者的甲氨蝶呤相关性弥漫大 B 细胞淋巴瘤型淋巴组织增殖性疾病(EBV+)。图示大的转化 B 细胞相对单型性增殖,与免疫功能正常的个体发生的许多弥漫大 B 细胞淋巴瘤难以鉴别

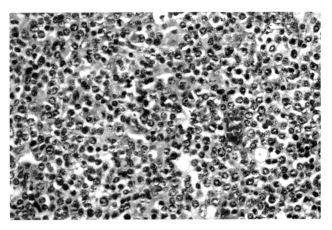

图 55.14　甲氨蝶呤相关性多型性淋巴组织增殖性疾病(EBV+),停用甲氨蝶呤治疗后病变消退。图示具有相当异质性淋巴细胞弥漫性增殖

甲氨蝶呤相关性 LPD 的一个亚型具有 EBV+ MCU 的特征[110]。这些病变可见于老年人、移植后患者(如前所述),以及其他形式的免疫抑制患者,发生在口咽黏膜、皮肤或胃肠道。在组织学评估中,表现为孤立的、明显局限的溃疡,有多种细胞成分,可见大的转化 B 细胞,包括 Reed-Sternberg 样细胞,混杂许多 T 细胞。大细胞 CD30+,43% 的病例 CD15+,EBV+,CD20 表达可能减少,B 或 T 细胞克隆性可有可无。据报道,医源性免疫抑制相关性 MCU 对免疫抑制剂减轻有反应。其他甲氨蝶呤相关的皮肤 LPD,与 MCU 某些特征类似。并非所有这些病例均 EBV+,它们看起来非常令人担忧,但通常患者在接受或不接受其他局部治疗的情况下停用甲氨蝶呤效果良好[218]。

在自身免疫性疾病患者,英夫利昔单抗和其他 TNF-α 拮抗剂的使用与 LPD 的不同类型有关,其中 B 细胞淋巴瘤型病变最常见,多形性病变罕见。EBV 与 B 细胞型和霍奇金型病变有关[203]。至少一些非淋巴瘤病变可能对停用免疫调节治疗有反应。在 Crohn 病的年轻患者,英夫利昔单抗与硫唑嘌呤或巯基嘌呤联合使用,与肝脾 T 细胞淋巴瘤的发生尤其相关;然而,据报道,只有接受 TNF-α 抑制剂同时也接受硫嘌呤试剂的患者或仅接受硫嘌呤治疗的患者,发生肝脾 T 细胞淋巴瘤风险才会增加[206,207,219,220]。这些患者的肝脾 T 细胞淋巴瘤与免疫功能正常个体发生的肝脾 T 细胞淋巴瘤没有差别,对减低免疫抑制治疗没有反应,而且几乎均是致命的。还有极少数老年和女性患者在 TNF-α 抑制剂治疗炎性肠病或类风湿性关节炎的基础上发生肝脾 T 细胞淋巴瘤,包括一名仅接受过英夫利昔单抗治疗的老年妇女[219]。也有报道,蕈样肉芽肿/Sézary 综合征的风险增加与 TNF-α 抑制剂暴露有关[219,221]。尽管发生淋巴瘤风险仍存在许多不确定性[219,221],但已确定 TNF-α 抑制剂对免疫系统产生巨大影响,包括降低 T 细胞介导的反应,英夫利昔单抗的使用与 EBV 的再激活和 EBV 病毒负荷升高相关,停用药物之后,病变可以消退[222]。

氟达拉滨与 EBV 相关性 LPD 的发生有关,最常发生在低级别淋巴瘤的治疗过程中[223,224]。证明氟达拉滨与 LPD 的相关性比证明甲氨蝶呤与 LPD 的相关性更加困难,因为 LPD 病变已经存在,而且扭转免疫缺陷困难重重[225,226]。氟达拉滨治疗后的 EBV 相关性 LPD 病例包括多型性 PTLD 样、单型性

PTLD 样和 CHL 样克隆性 B 细胞增殖,有些人在没有使用抗肿瘤治疗的情况下病变消退[223]。在这些病例中,原有肿瘤的 Richter 样转化必须要排除,这一点非常重要。EBV+ LPD 也可能继发于其他化疗药物的使用,例如有报道,少数儿童及罕见成人的急性淋巴细胞白血病治疗后发生的 LPD,与淋巴瘤样肉芽肿病病变相似[227,228]。

精华和陷阱

- PTLD 的诊断在很大程度上取决于之前的移植病史;然而,并非每一个移植患者的淋巴组织增殖都是 PTLD。
- 虽然 PTLD 的分类仍然存在问题,但认识 PTLD 对于临床非常重要。良性和恶性 PTLD 间的绝对区别更可能是一个哲学问题,而不是一个实际问题;应尽可能使用 WHO 分类。非破坏性 PTLD 可能致死,减低免疫抑制治疗可能使淋巴瘤样病变消退。活检小组织可能无法准确分类。
- 克隆性淋巴细胞群的存在并不意味着 PTLD 是"淋巴瘤"型,而且不能认为是 PTLD 的特殊病征。
- 多型性或单型性 PTLD 患者可能在受累组织邻近部位或较远的其他部位的区域淋巴结中出现非破坏性 PTLD 病变。
- 在诊断多型性 PTLD 之前,需要除外 T 细胞单型性 PTLD 的可能,因为型性上后者多型性可能非常显著。
- 即使不是诊断所必需,发现多量 EBV+ 细胞仍然有助于医源性免疫缺陷相关性 LPD 的诊断;然而,没有监测到 EBV 也不能排除诊断,而且少数阳性细胞的存在并不能确定诊断。EBV+ 病例应该与 EBV- 病例区分开。
- 移植患者可以同时出现移植排斥反应和 PTLD。
- 已经发现,医源性免疫缺陷相关性 LPD 可以发生在实体器官、干细胞或骨髓移植患者;风湿性关节炎患者应用甲氨蝶呤治疗之后;最近发现,也可发生在 Crohn 病的年轻男性患者应用英夫利昔单抗(和硫唑嘌呤或硫基嘌呤)治疗后;然而,在很多其他的情况下,免疫抑制剂/免疫调节剂或应用免疫抑制性化疗方案之后也可发生。
- 在经常使用免疫抑制剂/免疫调节剂治疗的既往疾病(如类风湿性关节炎)的患者中,诊断淋巴瘤之前,一定要询问这些药物的使用情况。

(张冬梅　魏建国　译)

参考文献

1. Harris NL, Ferry JA, Swerdlow SH. Posttransplant lymphoproliferative disorders: summary of Society for Hematopathology workshop. Semin Diagn Pathol. 1997;14:8-14.

2. Swerdlow SH. Post-transplant lymphoproliferative disorders: a morphologic, phenotypic and genotypic spectrum of disease. Histopathology. 1992;20:373-385.

3. Swerdlow SH. Classification of the posttransplant lymphoproliferative disorders: from the past to the present. Semin Diagn Pathol. 1997;14:2-7.

4. Swerdlow SH. Posttransplant lymphoproliferative disorders: a working classification. Curr Diagn Pathol. 1997;4:29-36.

5. Swerdlow SH, Webber SA, Chadburn A, Ferry JA. Post-transplant lymphoproliferative disorders. In: Swerdlow SH, Campo E, Harris NL, et al, eds. WHO Classification of Tumours of Haematopoietic and Lymphoid Tissues. Revised 4th ed. Lyon, France: IARC Press; 2017.

6. Knowles DM, Cesarman E, Chadburn A, et al. Correlative morphologic and molecular genetic analysis demonstrates three distinct categories of posttransplantation lymphoproliferative disorders. Blood. 1995;85:552-565.

7. Nalesnik MA, Jaffe R, Starzl TE, et al. The pathology of posttransplant lymphoproliferative disorders occurring in the setting of cyclosporine A-prednisone immunosuppression. Am J Pathol. 1988;133:173-192.

8. Evens AM, Roy R, Sterrenberg D, et al. Post-transplantation lymphoproliferative disorders: diagnosis, prognosis, and current approaches to therapy. Curr Oncol Rep. 2010;12:383-394.

9. Neuringer IP. Posttransplant lymphoproliferative disease after lung transplantation. Clin Dev Immunol. 2013;2013:430209.

10. Engels EA, Pfeiffer RM, Fraumeni JF Jr, et al. Spectrum of cancer risk among US solid organ transplant recipients. JAMA. 2011;306:1891-1901.

11. Ramos E, Hernández F, Andres A, et al. Post-transplant lymphoproliferative disorders and other malignancies after pediatric intestinal transplantation: incidence, clinical features and outcome. Pediatr Transplant. 2013;17:472-478.

12. Quinlan SC, Pfeiffer RM, Morton LM, Engels EA. Risk factors for early-onset and late-onset post-transplant lymphoproliferative disorder in kidney recipients in the United States. Am J Hematol. 2011;86:206-209.

13. Morscio J, Dierickx D, Tousseyn T. Molecular pathogenesis of B-cell posttransplant lymphoproliferative disorder: what do we know so far? Clin Dev Immunol. 2013;2013:150835.

14. Kim WR, Stock PG, Smith JM, et al. OPTN/SRTR 2011 Annual Data Report: liver. Am J Transplant. 2013;13:73-102.

15. Nassif S, Kaufman S, Vahdat S, et al. Clinicopathologic features of post-transplant lymphoproliferative disorders arising after pediatric small bowel transplant. Pediatr Transplant. 2013;17:765-773.

16. Dierickx D, Tousseyn T, Sagaert X, et al. Single-center analysis of biopsy-confirmed posttransplant lymphoproliferative disorder: incidence, clinicopathological characteristics and prognostic factors. Leuk Lymphoma. 2013;54:2433-2440.

17. Cockfield SM. Identifying the patient at risk for post-transplant lymphoproliferative disorder. Transpl Infect Dis. 2001;3:70-78.

18. Hezode C, Duvoux C, Germanidis G, et al. Role of hepatitis C virus in lymphoproliferative disorders after liver transplantation. Hepatology. 1999;30:775-778.

19. Buda A, Caforio A, Calabrese F, et al. Lymphoproliferative disorders in heart transplant recipients: role of hepatitis C virus (HCV) and Epstein-Barr virus (EBV) infection. Transpl Int. 2000;13:S402-S405.

20. Babel N, Vergopoulos A, Trappe RU, et al. Evidence for genetic susceptibility towards development of posttransplant lymphoproliferative disorder in solid organ recipients. Transplantation. 2007;84:387-391.

21. VanBuskirk AM, Malik V, Xia D, Pelletier RP. A gene polymorphism associated with posttransplant lymphoproliferative disorder. Transplant Proc. 2001;33:1834.

22. Lee TC, Savoldo B, Barshes NR, et al. Use of cytokine polymorphisms and Epstein-Barr virus viral load to predict development of post-transplant lymphoproliferative disorder in paediatric liver transplant recipients. Clin Transplant. 2006;20:389-393.

23. Reshef R, Luskin M, Kamoun M, et al. Association of HLA polymorphisms with post-transplant lymphoproliferative disorder in solid-organ transplant recipients. Am J Transplant. 2011;11:817-825.

24. Subklewe M, Marquis R, Choquet S, et al. Association of human leukocyte antigen haplotypes with posttransplant lymphoproliferative disease after solid organ transplantation. Transplantation. 2006;82:1093-1100.

25. McAulay KA, Haque T, Crawford DH. Tumour necrosis factor gene polymorphism: a predictive factor for the development of post-transplant lymphoproliferative disease. Br J Cancer. 2009; 101: 1019-1027.

26. Tanner JE, Alfieri C. The Epstein-Barr virus and post-transplant lymphoproliferative disease: interplay of immunosuppression, EBV, and the immune system in disease pathogenesis. Transpl Infect Dis. 2001; 3: 60-69.

27. Caillard S, Dharnidharka V, Agodoa L, et al. Posttransplant lymphoproliferative disorders after renal transplantation in the United States in era of modern immunosuppression. Transplantation. 2005; 80: 1233-1243.

28. Curtis RE, Travis LB, Rowlings PA, et al. Risk of lymphoproliferative disorders after bone marrow transplantation: a multi-institutional study. Blood. 1999; 94: 2208-2216.

29. Brunstein CG, Weisdorf DJ, DeFor T, et al. Marked increased risk of Epstein-Barr virus-related complications with the addition of antithymocyte globulin to a nonmyeloablative conditioning prior to unrelated umbilical cord blood transplantation. Blood. 2006; 108: 2874-2880.

30. Sam T, Gabardi S, Tichy EM. Risk evaluation and mitigation strategies: a focus on belatacept. Prog Transplant. 2013; 23: 64-70.

31. Larson RS, Scott MA, McCurley TL, Vnencak-Jones CL. Microsatellite analysis of posttransplant lymphoproliferative disorders: determination of donor/recipient origin and identification of putative lymphomagenic mechanism. Cancer Res. 1996; 56: 4378-4381.

32. Shapiro RS, McClain K, Frizzera G, et al. Epstein-Barr virus associated B cell lymphoproliferative disorders following bone marrow transplantation. Blood. 1988; 71: 1234-1243.

33. Ng IO, Shek TW, Thung SN, et al. Microsatellite analysis in post-transplantation lymphoproliferative disorder to determine donor/recipient origin. Mod Pathol. 2000; 13: 1180-1185.

34. Nuckols JD, Baron PW, Stenzel TT, et al. The pathology of liver-localized post-transplant lymphoproliferative disease: a report of three cases and a review of the literature. Am J Surg Pathol. 2000; 24: 733-741.

35. Hsieh WS, Lemas MV, Ambinder RF. The biology of Epstein-Barr virus in post-transplant lymphoproliferative disease. Transpl Infect Dis. 1999; 1: 204-212.

36. Marshall NA, Howe JG, Formica R, et al. Rapid reconstitution of Epstein-Barr virus-specific T lymphocytes following allogeneic stem cell transplantation. Blood. 2000; 96: 2814-2821.

37. Oudejans JJ, Jiwa M, van den Brule AJ, et al. Detection of heterogeneous Epstein-Barr virus gene expression patterns within individual post-transplantation lymphoproliferative disorders. Am J Pathol. 1995; 147: 923-933.

38. Rea D, Fourcade C, Leblond V, et al. Patterns of Epstein-Barr virus latent and replicative gene expression in Epstein-Barr virus B cell lymphoproliferative disorders after organ transplantation. Transplantation. 1994; 58: 317-324.

39. Gonzalez-Farre B, Rovira J, Martinez D, et al. In vivo intratumoral Epstein-Barr virus replication is associated with XBP1 activation and early-onset post-transplant lymphoproliferative disorders with prognostic implications. Mod Pathol. 2014; 27: 1599-1611.

40. Vase MO, Maksten EF, Bendix K, et al. Occurrence and prognostic relevance of CD30 expression in post-transplant lymphoproliferative disorders. Leuk Lymphoma. 2015; 56: 1677-1685.

41. Garnier JL, Lebranchu Y, Dantal J, et al. Hodgkin's disease after transplantation. Transplantation. 1996; 61: 71-76.

42. Delecluse HJ, Kremmer E, Rouault JP, et al. The expression of Epstein-Barr virus latent proteins is related to the pathological features of post-transplant lymphoproliferative disorders. Am J Pathol. 1995; 146: 1113-1120.

43. Sebelin-Wulf K, Nguyen TD, Oertel S, et al. Quantitative analysis of EBV-specific CD4/CD8 T cell numbers, absolute CD4/CD8 T cell numbers and EBV load in solid organ transplant recipients with PLTD. Transpl Immunol. 2007; 17: 203-210.

44. Smets F, Latinne D, Bazin H, et al. Ratio between Epstein-Barr viral load and anti-Epstein-Barr virus specific T-cell response as a predictive marker of posttransplant lymphoproliferative disease. Transplantation. 2002; 73: 1603-1610.

45. Meij P, van Esser JW, Niesters HG, et al. Impaired recovery of Epstein-Barr virus (EBV)-specific CD8$^+$ T lymphocytes after partially T-depleted allogeneic stem cell transplantation may identify patients at very high risk for progressive EBV reactivation and lymphoproliferative disease. Blood. 2003; 101: 4290-4297.

46. Richendollar BG, Tsao RE, Elson P, et al. Predictors of outcome in post-transplant lymphoproliferative disorder: an evaluation of tumor infiltrating lymphocytes in the context of clinical factors. Leuk Lymphoma. 2009; 50: 2005-2012.

47. Lamy ME, Favart AM, Cornu C, et al. Epstein-Barr virus infection in 59 orthotopic liver transplant patients. Med Microbiol Immunol (Berl). 1990; 179: 137-144.

48. Mathur A, Kamat DM, Filipovich AH, et al. Immunoregulatory abnormalities in patients with Epstein-Barr virus-associated B cell lymphoproliferative disorders. Transplantation. 1994; 57: 1042-1045.

49. Baiocchi OC, Colleoni GW, Caballero OL, et al. Epstein-Barr viral load, interleukin-6 and interleukin-10 levels in post-transplant lymphoproliferative disease: a nested case-control study in a renal transplant cohort. Leuk Lymphoma. 2005; 46: 533-539.

50. Hinrichs C, Wendland S, Zimmermann H, et al. IL-6 and IL-10 in post-transplant lymphoproliferative disorders development and maintenance: a longitudinal study of cytokine plasma levels and T-cell subsets in 38 patients undergoing treatment. Transpl Int. 2011; 24: 892-903.

51. Weimer R, Staak A, Susal C, et al. ATG induction therapy: long-term effects on Th1 but not on Th2 responses. Transpl Int. 2005; 18: 226-236.

52. Pourfarziani V, Einollahi B, Taheri S, et al. Associations of human leukocyte antigen (HLA) haplotypes with risk of developing lymphoproliferative disorders after renal transplantation. Ann Transplant. 2007; 12: 16-22.

53. Kasztelewicz B, Jankowska I, Pawlowska J, Teisseyre J, Dzierzanowska-Fangrat K. Epstein-Barr virus gene expression and latent membrane protein 1 gene polymorphism in pediatric liver transplant recipients. J Med Virol. 2011; 83: 2182-2190.

54. Kasztelewicz B, Jankowska I, Pawlowska J, et al. The impact of cytokine gene polymorphisms on Epstein-Barr virus infection outcome in pediatric liver transplant recipients. J Clin Virol. 2012; 55: 226-232.

55. Stern M, Opelz G, Dohler B, Hess C. Natural killer-cell receptor polymorphisms and posttransplantation non-Hodgkin lymphoma. Blood. 2010; 115: 3960-3965.

56. Muti G, De Gasperi A, Cantoni S, et al. Incidence and clinical characteristics of posttransplant lymphoproliferative disorders: report from a single center. Transpl Int. 2000; 13: S382-S387.

57. Wu TT, Swerdlow SH, Locker J, et al. Recurrent Epstein-Barr virus-associated lesions in organ transplant recipients. Hum Pathol. 1996; 27: 157-

164.

58. Vakiani E, Basso K, Klein U, et al. Genetic and phenotypic analysis of B-cell post-transplant lymphoproliferative disorders provides insights into disease biology. Hematol Oncol. 2008;26:199-211.

59. Cesarman E, Chadburn A, Liu YF, et al. BCL-6 gene mutations in posttransplantation lymphoproliferative disorders predict response to therapy and clinical outcome. Blood. 1998;92:2294-2302.

60. Miklos JA, Locker J, Bahler DW. Evidence for antigen selection in posttransplant lymphoproliferative disorders. Lab Invest. 1995;72:A116.

61. Alsayed Y, Leleu X, Leontovich A, et al. Proteomics analysis in posttransplant lymphoproliferative disorders. Eur J Haematol. 2008; 81:298-303.

62. Vaysberg M, Lambert SL, Krams SM, Martinez OM. Activation of the JAK/STAT pathway in Epstein Barr virus$^+$ associated post transplant lymphoproliferative disease:role of interferon-γ. Am J Transplant. 2009;9:2292-2302.

63. Leblond V, Davi F, Charlotte F, et al. Posttransplant lymphoproliferative disorders not associated with Epstein-Barr virus:a distinct entity? J Clin Oncol. 1998;16:2052-2059.

64. Nelson BP, Nalesnik MA, Bahler DW, et al. Epstein-Barr virus-negative post-transplant lymphoproliferative disorders—a distinct entity? Am J Surg Pathol. 2000;24:375-385.

65. Rizkalla KS, Asfar SK, McLean CA, et al. Key features distinguishing post-transplantation lymphoproliferative disorders and acute liver rejection. Mod Pathol. 1997;10:708-715.

66. Koch DG, Christiansen L, Lazarchick J, et al. Posttransplantation lymphoproliferative disorder—the great mimic in liver transplantation:appraisal of the clinicopathologic spectrum and the role of Epstein-Barr virus. Liver Transpl. 2007;13:904-912.

67. Al-Mansour Z, Nelson BP, Evens AM. Post-transplant lymphoproliferative disease(PTLD):risk factors, diagnosis, and current treatment strategies. Curr Hematol Malig Rep. 2013;8:173-183.

68. Perry AM, Aoun P, Coulter DW, et al. Early onset, EBV$^-$ PTLD in pediatric liver-small bowel transplantation recipients:a spectrum of plasma cell neoplasms with favorable prognosis. Blood. 2013;121:1377-1383.

69. Srinivas SK, Sample JT, Sixbey JW. Spontaneous loss of viral episomes accompanying Epstein-Barr virus reactivation in a Burkitt's lymphoma cell line. J Infect Dis. 1998;177:1705-1709.

70. Kapelushnik J, Ariad S, Benharroch D, et al. Post renal transplantation human herpesvirus 8-associated lymphoproliferative disorder and Kaposi's sarcoma. Br J Haematol. 2001;113:425-428.

71. Matsushima AY, Strauchen JA, Lee G, et al. Posttransplantation plasmacytic proliferations related to Kaposi's sarcoma-associated herpesvirus. Am J Surg Pathol. 1999;23:1393-1400.

72. Dotti G, Fiocchi R, Motta T, et al. Primary effusion lymphoma after heart transplantation:a new entity associated with human herpesvirus-8. Leukemia. 1999;13:664-670.

73. Craig FE, Johnson LR, Harvey SA, et al. Gene expression profiling of Epstein-Barr virus-positive and -negative monomorphic B-cell posttransplant lymphoproliferative disorders. Diagn Mol Pathol. 2007; 16:158-168.

74. Morscio J, Dierickx D, Ferreiro JF, et al. Gene expression profiling reveals clear differences between EBV-positive and EBV-negative posttransplant lymphoproliferative disorders. Am J Transplant. 2013; 13:1305-1316.

74a. Finalet Ferreiro J, et al. EBV-Positive and EBV-Negative Posttransplant Diffuse Large B Cell Lymphomas Have Distinct Genomic and Transcriptomic Features. Am J Transplant. 2016;16:414-425.

75. Ghigna MR, Reineke T, Rince P, et al. Epstein-Barr virus infection and altered control of apoptotic pathways in posttransplant lymphoproliferative disorders. Pathobiology. 2013;80:53-59.

76. Johnson LR, Nalesnik MA, Swerdlow SH. Impact of Epstein-Barr virus in monomorphic B-cell posttransplant lymphoproliferative disorders:a histogenetic study. Am J Surg Pathol. 2006;30:1604-1612.

77. Rinaldi A, Capello D, Scandurra M, et al. Single nucleotide polymorphism-arrays provide new insights in the pathogenesis of post-transplant diffuse large B-cell lymphoma. Br J Haematol. 2010;149:569-577.

78. Dror Y, Greenberg M, Taylor G, et al. Lymphoproliferative disorders after organ transplantation in children. Transplantation. 1999;67:990-998.

79. Knight JS, Tsodikov A, Cibrik DM, et al. Lymphoma after solid organ transplantation:risk, response to therapy, and survival at a transplantation center. J Clin Oncol. 2009;27:3354-3362.

80. Armitage JM, Kormos RL, Stuart RS, et al. Posttransplant lymphoproliferative disease in thoracic organ transplant patients:ten years of cyclosporine-based immunosuppression. J Heart Lung Transplant. 1991; 10:877-886.

81. Nelson BP, Wolniak KL, Evens A, et al. Early posttransplant lymphoproliferative disease:clinicopathologic features and correlation with mTOR signaling pathway activation. Am J Clin Pathol. 2012;138:568-578.

81a. Swerdlow SH, Campo E, Harris NL, et al., eds. WHO Classification of Tumours of Haemotopoietic and Lymphoid Tissues. Revised 4th ed. Lyon, France:IARC Press;2017.

82. Nalesnik MA. Clinical and pathological features of post-transplant lymphoproliferative disorders(PTLD). Springer Semin Immunopathol. 1998;20:325-342.

83. Nalesnik MA. Posttransplantation lymphoproliferative disorders(PTLD):current perspectives. Semin Thorac Cardiovasc Surg. 1996;8:139-148.

84. Evens AM, Choquet S, Kroll-Desrosiers AR, et al. Primary CNS posttransplant lymphoproliferative disease(PTLD):an international report of 84 cases in the modern era. Am J Transplant. 2013;13:1512-1522.

85. Karuturi M, Shah N, Frank D, et al. Plasmacytic post-transplant lymphoproliferative disorder:a case series of nine patients. Transpl Int. 2013;26:616-622.

86. Trappe R, Zimmermann H, Fink S, et al. Plasmacytoma-like post-transplant lymphoproliferative disorder, a rare subtype of monomorphic B-cell post-transplant lymphoproliferation, is associated with a favorable outcome in localized as well as in advanced disease:a prospective analysis of 8 cases. Haematologica. 2011;96:1067-1071.

87. Richendollar BG, Hsi ED, Cook JR. Extramedullary plasmacytoma-like posttransplantation lymphoproliferative disorders:clinical and pathologic features. Am J Clin Pathol. 2009;132:581-588.

88. Kew CE, Lopez-Ben R, Smith JK, et al. Posttransplant lymphoproliferative disorder localized near the allograft in renal transplantation. Transplantation. 2000;69:809-814.

89. Gautam A, Morrissey PE, Brem AS, et al. Use of an immune function assay to monitor immunosuppression for treatment of post-transplant lymphoproliferative disorder. Pediatr Transplant. 2006;10:613-616.

90. Gulley ML, Tang W. Laboratory assays for Epstein-Barr virus-related disease. J Mol Diagn. 2008;10:279-292.

91. Lee TC, Savoldo B, Rooney CM, et al. Quantitative EBV viral loads and

immunosuppression alterations can decrease PTLD incidence in pediatric liver transplant recipients. Am J Transplant. 2005;5:2222-2228.

92. Tsai DE, Douglas L, Andreadis C, et al. EBV PCR in the diagnosis and monitoring of posttransplant lymphoproliferative disorder:results of a two-arm prospective trial. Am J Transplant. 2008;8:1016-1024.

93. Schubert S, Renner C, Hammer M, et al. Relationship of immunosuppression to Epstein-Barr viral load and lymphoproliferative disease in pediatric heart transplant patients. J Heart Lung Transplant. 2008; 27: 100-105.

94. Narkewicz MR, Green M, Dunn S, et al. Decreasing incidence of symptomatic Epstein-Barr virus disease and posttransplant lymphoproliferative disorder in pediatric liver transplant recipients:report of the studies of pediatric liver transplantation experience. Liver Transpl. 2013; 19: 730-740.

95. Bingler MA, Feingold B, Miller SA, et al. Chronic high Epstein-Barr viral load state and risk for late-onset posttransplant lymphoproliferative disease/lymphoma in children. Am J Transplant. 2008;8:442-445.

96. Doesch AO, Konstandin M, Celik S, et al. Epstein-Barr virus load in whole blood is associated with immunosuppression, but not with posttransplant lymphoproliferative disease in stable adult heart transplant patients. Transpl Int. 2008;21:963-971.

97. Fernandes PM, Azeka E, Odoni V, et al. Post-transplantation lymphoproliferative disorder in pediatric patient. Arq Bras Cardiol. 2006;87:e108-e111.

98. Green M, Soltys K, Rowe DT, et al. Chronic high Epstein-Barr viral load carriage in pediatric liver transplant recipients. Pediatr Transplant. 2009;13:319-323.

99. Ahya VN, Douglas LP, Andreadis C, et al. Association between elevated whole blood Epstein-Barr virus(EBV)-encoded RNA EBV polymerase chain reaction and reduced incidence of acute lung allograft rejection. J Heart Lung Transplant. 2007;26:839-844.

100. Gulley ML, Tang W. Using Epstein-Barr viral load assays to diagnose, monitor, and prevent posttransplant lymphoproliferative disorder. Clin Microbiol Rev. 2010;23:350-366.

101. Ruf S, Wagner HJ. Determining EBV load:current best practice and future requirements. Expert Rev Clin Immunol. 2013;9:139-151.

102. Fryer J, Heath A, Wilkinson D, Minor P. Collaborative study to evaluate the proposed 1st WHO international standard for Epstein-Barr Virus (EBV) for nucleic acid amplification technology(NAT)-based assays. Expert Committee on Biological Standardization. Geneva, Switzerland: World Health Organization;2011:1-43.

103. Koeppen H, Newell K, Baunoch DA, Vardiman JW. Morphologic bone marrow changes in patients with posttransplantation lymphoproliferative disorders. Am J Surg Pathol. 1998;22:208-214.

104. Cohen JI. Epstein-Barr virus lymphoproliferative disease associated with acquired immunodeficiency. Medicine(Baltimore). 1991;70:137-160.

105. Montanari F, O'Connor OA, Savage DG, et al. Bone marrow involvement in patients with posttransplant lymphoproliferative disorders:incidence and prognostic factors. Hum Pathol. 2010;41:1150-1158.

106. Frizzera G, Hanto DW, Gajl-Peczalska KJ, et al. Polymorphic diffuse B-cell hyperplasias and lymphomas in renal transplant recipients. Cancer Res. 1981;41:4262-4279.

107. Randhawa PS, Jaffe R, Demetris AJ, et al. Expression of Epstein-Barr virus-encoded small RNA(by the EBER-1 gene)in liver specimens from transplant recipients with post-transplantation lymphoproliferative

disease. N Engl J Med. 1992;327:1710-1714.

108. Parker A, Bowles K, Bradley JA, et al. Diagnosis of post-transplant lymphoproliferative disorder in solid organ transplant recipients—BCSH and BTS Guidelines. Br J Haematol. 2010;149:675-692.

109. Hart M, Thakral B, Yohe S, et al. EBV-positive mucocutaneous ulcer in organ transplant recipients:a localized indolent posttransplant lymphoproliferative disorder. Am J Surg Pathol. 2014;38:1522-1529.

110. Dojcinov SD, Venkataraman G, Raffeld M, et al. EBV positive mucocutaneous ulcer—a study of 26 cases associated with various sources of immunosuppression. Am J Surg Pathol. 2010;34:405-417.

111. Wang E, Stoecker M. Primary cutaneous giant cell plasmacytoma in an organ transplant recipient:a rare presentation of a posttransplant lymphoproliferative disorder. Am J Dermatopathol. 2010;32:479-485.

112. Gibson SE, Swerdlow SH, Craig FE, et al. EBV-positive extranodal marginal zone lymphoma of mucosa-associated lymphoid tissue in the posttransplant setting:a distinct type of posttransplant lymphoproliferative disorder? Am J Surg Pathol. 2011;35:807-815.

113. Hsi ED, Singleton TP, Swinnen L, et al. Mucosa-associated lymphoid tissue-type lymphomas occurring in post-transplantation patients. Am J Surg Pathol. 2000;24:100-106.

114. Wotherspoon AC, Diss TC, Pan L, et al. Low grade gastric B-cell lymphoma of mucosa associated lymphoid tissue in immunocompromised patients. Histopathology. 1996;28:129-134.

115. Swerdlow SH. T-cell and NK-cell posttransplantation lymphoproliferative disorders. Am J Clin Pathol. 2007;127:887-895.

116. Tiede C, Maecker-Kolhoff B, Klein C, et al. Risk factors and prognosis in T-cell posttransplantation lymphoproliferative diseases:reevaluation of 163 cases. Transplantation. 2013;95:479-488.

117. Herreman A, Dierickx D, Morscio J, et al. Clinicopathological characteristics of posttransplant lymphoproliferative disorders of T-cell origin: single-center series of nine cases and meta-analysis of 147 reported cases. Leuk Lymphoma. 2013;54:2190-2199.

118. Steurer M, Stauder R, Grunewald K, et al. Hepatosplenic gamma delta-T-cell lymphoma with leukemic course after renal transplantation. Hum Pathol. 2002;33:253-258.

119. Hsi ED, Picken MM, Alkan S. Post-transplantation lymphoproliferative disorder of the NK-cell type:a case report and review of the literature. Mod Pathol. 1998;11:479-484.

120. Kwong YL, Lam CC, Chan TM. Post-transplantation lymphoproliferative disease of natural killer cell lineage:a clinicopathological and molecular analysis. Br J Haematol. 2000;110:197-202.

121. Gorochov G, Debre P, Leblond V, et al. Oligoclonal expansion of CD8[+] CD57[+] T cells with restricted T-cell receptor beta chain variability after bone marrow transplantation. Blood. 1994;83:587-595.

122. Maini MK, Gudgeon N, Wedderburn LR, et al. Clonal expansions in acute EBV infection are detectable in the CD8 and not the CD4 subset and persist with a variable CD45 phenotype. J Immunol. 2000;165: 5729-5737.

123. Nalesnik MA, Randhawa P, Demetris AJ, et al. Lymphoma resembling Hodgkin disease after posttransplant lymphoproliferative disorder in a liver transplant recipient. Cancer. 1993;72:2568-2573.

124. Dharnidharka VR, Douglas VK, Hunger SP, Fennell RS. Hodgkin's lymphoma after post-transplant lymphoproliferative disease in a renal transplant recipient. Pediatr Transplant. 2004;8:87-90.

125. Adams H, Campidelli C, Dirnhofer S, et al. Clinical, phenotypic and ge-

netic similarities and disparities between post-transplant and classical Hodgkin lymphomas with respect to therapeutic targets. Expert Opin Ther Targets. 2009;13:1137-1145.

126. Dunphy CH,Gardner LJ,Grosso LE,Evans HL. Flow cytometric immunophenotyping in posttransplant lymphoproliferative disorders. Am J Clin Pathol. 2002;117:24-28.

127. Capello D,Cerri M,Muti G,et al. Molecular histogenesis of posttransplantation lymphoproliferative disorders. Blood. 2003;102:3775-3785.

128. Abed N,Casper JT,Camitta BM,et al. Evaluation of histogenesis of B-lymphocytes in pediatric EBV-related post-transplant lymphoproliferative disorders. Bone Marrow Transplant. 2004;33:321-327.

129. Kluin PM,Feller A,Gaulard P,et al. Peripheral T/NK-cell lymphoma: a report of the IXth Workshop of the European Association for Haematopathology. Histopathology. 2001;38:250-270.

130. Nelson BP,Locker J,Nalesnik MA,et al. Clonal and morphological variation in a posttransplant lymphoproliferative disorder:evolution from clonal T-cell to clonal B-cell predominance. Hum Pathol. 1998;29:416-421.

131. Minervini MI,Swerdlow SH,Nalesnik MA. Polymorphism and T-cell infiltration in posttransplant lymphoproliferative disorders. Transplant Proc. 1999;31:1270.

132. Kowal-Vern A,Swinnen L,Pyle J,et al. Characterization of postcardiac transplant lymphomas. Histology,immunophenotyping,immunohistochemistry,and gene rearrangement. Arch Pathol Lab Med. 1996;120:41-48.

133. Perera SM,Thomas JA,Burke M,Crawford DH. Analysis of the T-cell micro-environment in Epstein-Barr virus-related post-transplantation B lymphoproliferative disease. J Pathol. 1998;184:177-184.

134. Osterhage DA,Steele PE,Witte D,et al. T cells in posttransplant lymphoproliferative disorders(PTLD):an immunophenotypic and genotypic investigation. Lab Invest. 1992;66:85A.

135. Setsuda J,Teruya-Feldstein J,Harris NL,et al. Interleukin-18,interferon-gamma,IP-10,and Mig expression in Epstein-Barr virus-induced infectious mononucleosis and posttransplant lymphoproliferative disease. Am J Pathol. 1999;155:257-265.

136. Murray PG,Swinnen LJ,Flavell JR,et al. Frequent expression of the tumor necrosis factor receptor-associated factor 1 in latent membrane protein 1-positive posttransplant lymphoproliferative disease and HIV-associated lymphomas. Hum Pathol. 2001;32:963-969.

137. Nelson BN,Nalesnik MA,Locker JD,Swerdlow SH. Posttransplant lymphoproliferation disorders(PTLD) in the adult:the Pittsburgh experience. Lab Invest. 1997;76:761.

138. Masih A,Weisenburger D,Duggan M,et al. Epstein-Barr viral genome in lymph nodes from patients with Hodgkin's disease may not be specific to Reed-Sternberg cells. Am J Pathol. 1991;139:37-43.

139. Locker J,Nalesnik M. Molecular genetic analysis of lymphoid tumors arising after organ transplantation. Am J Pathol. 1989;135:977-987.

140. Nalesnik M,Locker J,Jaffe R,et al. Experience with posttransplant lymphoproliferative disorders in solid organ transplant recipients. Clin Transplant. 1992;6:249-252.

141. Gross TG,Orjuela MA,Perkins SL,et al. Low-dose chemotherapy and rituximab for posttransplant lymphoproliferative disease(PTLD):a Children's Oncology Group Report. Am J Transplant. 2012;12:3069-3075.

142. Chadburn A,Cesarman E,Liu YF,et al. Molecular genetic analysis demonstrates that multiple posttransplantation lymphoproliferative disor-

ders occurring in one anatomic site in a single patient represent distinct primary lymphoid neoplasms. Cancer. 1995;75:2747-2756.

143. Ibrahim HA,Menasce LP,Pomplun S,et al. Presence of monoclonal T-cell populations in B-cell post-transplant lymphoproliferative disorders. Mod Pathol. 2011;24:232-240.

144. Djokic M,Le Beau MM,Swinnen LJ,et al. Post-transplant lymphoproliferative disorder subtypes correlate with different recurring chromosomal abnormalities. Genes Chromosomes Cancer. 2006;45:313-318.

145. Vakiani E,Nandula SV,Subramaniyam S,et al. Cytogenetic analysis of B-cell posttransplant lymphoproliferations validates the World Health Organization classification and suggests inclusion of florid follicular hyperplasia as a precursor lesion. Hum Pathol. 2007;38:315-325.

146. Poirel HA,Bernheim A,Schneider A,et al. Characteristic pattern of chromosomal imbalances in posttransplantation lymphoproliferative disorders:correlation with histopathological subcategories and EBV status. Transplantation. 2005;80:176-184.

147. Rinaldi A,Kwee I,Poretti G,et al. Comparative genome-wide profiling of post-transplant lymphoproliferative disorders and diffuse large B-cell lymphomas. Br J Haematol. 2006;134:27-36.

148. Kwee I,Capello D,Rinaldi A,et al. Genomic aberrations affecting the outcome of immunodeficiency-related diffuse large B-cell lymphoma. Leuk Lymphoma. 2012;53:71-76.

149. Delecluse HJ,Rouault JP,Jeammot B,et al. Bcl6/Laz3 rearrangements in post-transplant lymphoproliferative disorders. Br J Haematol. 1995;91:101-103.

150. Dotti G,Fiocchi R,Motta T,et al. Epstein-Barr virus-negative lymphoproliferate disorders in long-term survivors after heart,kidney,and liver transplant. Transplantation. 2000;69:827-833.

151. Martin A,Baran-Marzak F,El Mansouri S,et al. Expression of p16/INK4a in posttransplantation lymphoproliferative disorders. Am J Pathol. 2000;156:1573-1579.

152. Hoshida Y,Hongyo T,Nakatsuka S,et al. Gene mutations in lymphoproliferative disorders of T and NK/T cell phenotypes developing in renal transplant patients. Lab Invest. 2002;82:257-264.

153. Wood A,Angus B,Kestevan P,et al. Alpha interferon gene deletions in post-transplant lymphoma. Br J Haematol. 1997;98:1002-1003.

154. Trappe R,Oertel S,Leblond V,et al. Sequential treatment with rituximab followed by CHOP chemotherapy in adult B-cell post-transplant lymphoproliferative disorder(PTLD):the prospective international multicentre phase 2 PTLD-1 trial. Lancet Oncol. 2012;13:196-206.

155. Frey NV,Tsai DE. The management of posttransplant lymphoproliferative disorder. Med Oncol. 2007;24:125-136.

156. Gross TG. Treatment of Epstein-Barr virus-associated posttransplant lymphoproliferative disorders. J Pediatr Hematol Oncol. 2001;23:7-9.

157. Swinnen LJ,LeBlanc M,Grogan TM,et al. Prospective study of sequential reduction in immunosuppression,interferon alpha-2B,and chemotherapy for posttransplantation lymphoproliferative disorder. Transplantation. 2008;86:215-222.

158. Heslop HE. How I treat EBV lymphoproliferation. Blood. 2009;114:4002-4008.

159. Tsai DE,Hardy CL,Tomaszewski JE,et al. Reduction in immunosuppression as initial therapy for posttransplant lymphoproliferative disorder:analysis of prognostic variables and long-term follow-up of 42 adult patients. Transplantation. 2001;71:1076-1088.

160. Reshef R,Vardhanabhuti S,Luskin MR,et al. Reduction of immuno-

suppression as initial therapy for posttransplantation lymphoproliferative disorder. Am J Transplant. 2011;11:336-347.

161. Choquet S, Leblond V, Herbrecht R, et al. Efficacy and safety of rituximab in B-cell post-transplantation lymphoproliferative disorders:results of a prospective multicenter phase 2 study. Blood. 2006; 107: 3053-3057.

162. Gonzalez-Barca E, Domingo-Domenech E, Capote FJ, et al. Prospective phase II trial of extended treatment with rituximab in patients with B-cell post-transplant lymphoproliferative disease. Haematologica. 2007; 92:1489-1494.

163. Evens AM, David KA, Helenowski I, et al. Multicenter analysis of 80 solid organ transplantation recipients with post-transplantation lymphoproliferative disease:outcomes and prognostic factors in the modern era. J Clin Oncol. 2010;28:1038-1046.

164. DiNardo CD, Tsai DE. Treatment advances in posttransplant lymphoproliferative disease. Curr Opin Hematol. 2010;17:368-374.

165. Worth A, Conyers R, Cohen J, et al. Pre-emptive rituximab based on viraemia and T cell reconstitution:a highly effective strategy for the prevention of Epstein-Barr virus-associated lymphoproliferative disease following stem cell transplantation. Br J Haematol. 2011;155:377-385.

166. Barnett AN, Hadjianastassiou VG, Mamode N. Rituximab in renal transplantation. Transpl Int. 2013;26:563-575.

167. Hill BT, Tubbs RR, Smith MR. Complete remission of CD30 positive diffuse large B-cell lymphoma in a patient with post-transplant lymphoproliferative disorder and end-stage renal disease treated with single agent brentuximab vedotin. Leuk Lymphoma. 2015;56:1552-1553.

168. Perrine SP, Hermine O, Small T, et al. A phase 1/2 trial of arginine butyrate and ganciclovir in patients with Epstein-Barr virus-associated lymphoid malignancies. Blood. 2007;109:2571-2578.

169. Doubrovina E, Oflaz-Sozmen B, Prockop SE, et al. Adoptive immunotherapy with unselected or EBV-specific T cells for biopsy-proven EBV+ lymphomas after allogeneic hematopoietic cell transplantation. Blood. 2012;119:2644-2656.

170. Ciceri F, Bonini C, Stanghellini MT, et al. Infusion of suicide-gene-engineered donor lymphocytes after family haploidentical haemopoietic stem-cell transplantation for leukaemia(the TK007 trial):a non-randomised phase I-II study. Lancet Oncol. 2009;10:489-500.

171. Feuchtinger T, Opherk K, Bethge WA, et al. Adoptive transfer of pp65-specific T cells for the treatment of chemorefractory cytomegalovirus disease or reactivation after haploidentical and matched unrelated stem cell transplantation. Blood. 2010;116:4360-4367.

172. Heslop HE, Slobod KS, Pule MA, et al. Long-term outcome of EBV-specific T-cell infusions to prevent or treat EBV-related lymphoproliferative disease in transplant recipients. Blood. 2010;115:925-935.

173. De Angelis B, Dotti G, Quintarelli C, et al. Generation of Epstein-Barr virus-specific cytotoxic T lymphocytes resistant to the immunosuppressive drug tacrolimus(FK506). Blood. 2009;114:4784-4791.

174. Brewin J, Mancao C, Straathof K, et al. Generation of EBV-specific cytotoxic T cells that are resistant to calcineurin inhibitors for the treatment of posttransplantation lymphoproliferative disease. Blood. 2009; 114:4792-4803.

175. Cruz CR, Gerdemann U, Leen AM, et al. Improving T-cell therapy for relapsed EBV-negative Hodgkin lymphoma by targeting upregulated MAGE-A4. Clin Cancer Res. 2011;17:7058-7066.

176. Haque T, McAulay KA, Kelly D, Crawford DH. Allogeneic T-cell therapy for Epstein-Barr virus-positive posttransplant lymphoproliferative disease:long-term follow-up. Transplantation. 2010;90:93-94.

177. Cohen JI, Fauci AS, Varmus H, Nabel GJ. Epstein-Barr virus:an important vaccine target for cancer prevention. Sci Transl Med. 2011; 3:107fs7.

178. Gross TG, Steinbuch M, DeFor T, et al. B cell lymphoproliferative disorders following hematopoietic stem cell transplantation:risk factors, treatment and outcome. Bone Marrow Transplant. 1999;23:251-258.

179. Rouce RH, Louis CU, Heslop HE. Epstein-Barr virus lymphoproliferative disease after hematopoietic stem cell transplant. Curr Opin Hematol. 2014;21:476-481.

180. Benkerrou M, Durandy A, Fischer A. Therapy for transplant-related lymphoproliferative diseases. Hematol Oncol Clin North Am. 1993;7: 467-475.

181. Billiar TR, Hanto DW, Simmons RL. Inclusion of uncomplicated infectious mononucleosis in the spectrum of Epstein-Barr virus infections in transplant recipients. Transplantation. 1988;46:159-161.

182. Hauke R, Smir B, Greiner T, et al. Clinical and pathological features of posttransplant lymphoproliferative disorders:influence on survival and response to treatment. Ann Oncol. 2001;12:831-834.

183. Ho M, Jaffe R, Miller G, et al. The frequency of Epstein-Barr virus infection and associated lymphoproliferative syndrome after transplantation and its manifestations in children. Transplantation. 1988; 45: 719-727.

184. Leblond V, Dhedin N, Mamzer Bruneel MF, et al. Identification of prognostic factors in 61 patients with posttransplantation lymphoproliferative disorders. J Clin Oncol. 2001;19:772-778.

185. Dusenbery D, Nalesnik MA, Locker J, Swerdlow SH. Cytologic features of post-transplant lymphoproliferative disorder. Diagn Cytopathol. 1997; 16:489-496.

186. Maecker B, Jack T, Zimmermann M, et al. CNS or bone marrow involvement as risk factors for poor survival in post-transplantation lymphoproliferative disorders in children after solid organ transplantation. J Clin Oncol. 2007;25:4902-4908.

187. Hayashi RJ, Kraus MD, Patel AL, et al. Posttransplant lymphoproliferative disease in children:correlation of histology to clinical behavior. J Pediatr Hematol Oncol. 2001;23:14-18.

188. Chadburn A, Chen JM, Hsu DT, et al. The morphologic and molecular genetic categories of posttransplantation lymphoproliferative disorders are clinically relevant. Cancer. 1998;82:1978-1987.

189. Miller WT Jr, Siegel SG, Montone KT. Posttransplantation lymphoproliferative disorder:changing manifestations of disease in a renal transplant population. Crit Rev Diagn Imaging. 1997;38:569-585.

190. Nalesnik M, Jaffe R, Reyes J, et al. Posttransplant lymphoproliferative disorders in small bowel allograft recipients. Transplant Proc. 2000;32: 1213.

191. Collins MH, Montone KT, Leahey AM, et al. Post-transplant lymphoproliferative disease in children. Pediatr Transplant. 2001;5:250-257.

192. Green M, Michaels M, Weber S. Predicting outcome from post-transplant lymphoproliferative disease:a risky business. Pediatr Transplant. 2001;5:235-238.

193. Morrison VA, Dunn DL, Manivel JC, et al. Clinical characteristics of post-transplant lymphoproliferative disorders. Am J Med. 1994; 97: 14-24.

194. Hanto DW. Classification of Epstein-Barr virus-associated posttransplant

lymphoproliferative diseases; implications for understanding their pathogenesis and developing rational treatment strategies. Annu Rev Med. 1995;46:381-394.

195. Joseph G, Barker RL, Yuan B, et al. Posttransplantation plasma cell dyscrasias. Cancer. 1994;74:1959-1964.

196. Plant AS, Venick RS, Farmer DG, et al. Plasmacytoma-like post-transplant lymphoproliferative disorder seen in pediatric combined liver and intestinal transplant recipients. Pediatr Blood Cancer. 2013; 60: E137-E139.

197. Canioni D, MacKelvie P, Debure A, Nezelof C. Lymphadenopathy in renal transplant patients treated with immunosuppressive antibodies (OKT3 and anti-thymocyte globulin). A report of nine cases. Am J Surg Pathol. 1989;13:87-96.

198. Drachenberg CB, Abruzzo LV, Klassen DK, et al. Epstein-Barr virus-related posttransplantation lymphoproliferative disorder involving pancreas allografts; histological differential diagnosis from acute allograft rejection. Hum Pathol. 1998;29:569-577.

199. Randhawa PS, Magnone M, Jordan M, et al. Renal allograft involvement by Epstein-Barr virus associated post-transplant lymphoproliferative disease. Am J Surg Pathol. 1996;20:563-571.

200. Rosendale B, Yousem SA. Discrimination of Epstein-Barr virus-related posttransplant lymphoproliferations from acute rejection in lung allograft recipients. Arch Pathol Lab Med. 1995;119:418-423.

201. Finn L, Reyes J, Bueno J, Yunis E. Epstein-Barr virus infections in children after transplantation of the small intestine. Am J Surg Pathol. 1998;22:299-309.

202. Hubscher SG, Williams A, Davison SM, et al. Epstein-Barr virus in inflammatory diseases of the liver and liver allografts; an in situ hybridization study. Hepatology. 1994;20:899-907.

203. Hasserjian RP, Chen S, Perkins SL, et al. Immunomodulator agent-related lymphoproliferative disorders. Mod Pathol. 2009;22:1532-1540.

204. Bagg A, Dunphy CH. Immunosuppressive and immunomodulatory therapy-associated lymphoproliferative disorders. Semin Diagn Pathol. 2013; 30:102-112.

205. Kamel OW. Iatrogenic lymphoproliferative disorders in nontransplantation settings. Semin Diagn Pathol. 1997;14:27-34.

206. Gaulard P, Swerdlow SH, Harris NL, et al. Other iatrogenic immunodeficiency-associated lymphoproliferative disorders. In: Swerdlow SH, Campo E, Harris NL, et al, eds. WHO Classification of Tumours of Haematopoietic and Lymphoid Tissues. Revised 4th ed. Lyon, France: IARC Press; 2017.

207. Mackey AC, Green L, Liang LC, et al. Hepatosplenic T cell lymphoma associated with infliximab use in young patients treated for inflammatory bowel disease. J Pediatr Gastroenterol Nutr. 2007;44:265-267.

208. Kandiel A, Fraser AG, Korelitz BI, et al. Increased risk of lymphoma among inflammatory bowel disease patients treated with azathioprine and 6-mercaptopurine. Gut. 2005;54:1121-1125.

209. Sunyecz JA, Price FV, Trucco G, et al. Lymphoproliferative disorder involving the cervix in a patient being treated with FK-506. Gynecol Oncol. 1996;62:301-303.

210. Bekkenk MW, Vermeer MH, Meijer CJ, Jansen PM, Middeldorp JM, Stevens SJ, Willemze R. EBV-positive cutaneous B-cell lymphoproliferative disease after imatinib mesylate. Blood. 2003;102:4243.

211. Leguay T, Foucaud C, Parrens M, Fitoussi O, Bouabdallah K, Belaud-Rotureau MA, Tabrizi R, Marit G, Pigneux A, Milpied N. EBV-positive lymphoproliferative disease with medullary, splenic and hepatic infiltration after imatinib mesylate therapy for chronic myeloid leukemia. Leukemia. 2007;21:2208-2210.

212. Salloum E, Cooper DL, Howe G, et al. Spontaneous regression of lymphoproliferative disorders in patients treated with methotrexate for rheumatoid arthritis and other rheumatic diseases. J Clin Oncol. 1996;14: 1943-1949.

213. Wolfe F, Michaud K. The effect of methotrexate and anti-tumor necrosis factor therapy on the risk of lymphoma in rheumatoid arthritis in 19,562 patients during 89,710 person-years of observation. Arthritis Rheum. 2007;56:1433-1439.

214. Hoshida Y, Xu JX, Fujita S, et al. Lymphoproliferative disorders in rheumatoid arthritis; clinicopathological analysis of 76 cases in relation to methotrexate medication. J Rheumatol. 2007;34:322-331.

215. Paul C, Le Tourneau A, Cayuela JM, et al. Epstein-Barr virus-associated lymphoproliferative disease during methotrexate therapy for psoriasis. Arch Dermatol. 1997;133:867-871.

216. Gaulard P, Berti E, Willemze R, Jaffe ES. Primary cutaneous peripheral T-cell lymphomas, rare subtypes. In: Swerdlow SH, Campo E, Harris NL, et al, eds. WHO Classification of Tumours of Haematopoietic and Lymphoid Tissues. Lyon, France: IARC Press; 2008:302-305.

217. Loo EY, Medeiros LJ, Aladily TN, et al. Classical Hodgkin lymphoma arising in the setting of iatrogenic immunodeficiency; a clinicopathologic study of 10 cases. Am J Surg Pathol. 2013;37:1290-1297.

218. Koens L, Senff NJ, Vermeer MH, et al. Methotrexate-associated B-cell lymphoproliferative disorders presenting in the skin; a clinicopathologic and immunophenotypical study of 10 cases. Am J Surg Pathol. 2014; 38:999-1006.

219. Deepak P, Sifuentes H, Sherid M, et al. T-cell non-Hodgkin's lymphomas reported to the FDA AERS with tumor necrosis factor-alpha (TNF-alpha) inhibitors; results of the REFURBISH study. Am J Gastroenterol. 2013;108:99-105.

220. Kotlyar DS, Osterman MT, Diamond RH, et al. A systematic review of factors that contribute to hepatosplenic T-cell lymphoma in patients with inflammatory bowel disease. Clin Gastroenterol Hepatol. 2011;9: 36-41,e1.

221. Theophile H, Schaeverbeke T, Miremont-Salame G, et al. Sources of information on lymphoma associated with anti-tumour necrosis factor agents; comparison of published case reports and cases reported to the French pharmacovigilance system. Drug Saf. 2011;34:577-585.

222. Veres G, Baldassano RN, Mamula P. Infliximab therapy in children and adolescents with inflammatory bowel disease. Drugs. 2007;67:1703-1723.

223. Abruzzo LV, Rosales CM, Medeiros LJ, et al. Epstein-Barr virus-positive B-cell lymphoproliferative disorders arising in immunodeficient patients previously treated with fludarabine for low-grade B-cell neoplasms. Am J Surg Pathol. 2002;26:630-636.

224. Foo WC, Huang Q, Sebastian S, et al. Concurrent classical Hodgkin lymphoma and plasmablastic lymphoma in a patient with chronic lymphocytic leukemia/small lymphocytic lymphoma treated with fludarabine; a dimorphic presentation of iatrogenic immunodeficiency-associated lymphoproliferative disorder with evidence suggestive of multiclonal transformability of B cells by Epstein-Barr virus. Hum Pathol. 2010; 41:1802-1808.

225. Shields DJ, Byrd JC, Abbondanzo SL, et al. Detection of Epstein-Barr virus in transformations of low-grade B-cell lymphomas after fludarabine

treatment. Mod Pathol. 1997;10:1151-1159.

226. Lazzarino M, Orlandi E, Baldanti F, et al. The immunosuppression and potential for EBV reactivation of fludarabine combined with cyclophosphamide and dexamethasone in patients with lymphoproliferative disorders. Br J Haematol. 1999;107:877-882.

227. Foran JM, Slater SE, Norton AJ, et al. Monoclonal Epstein-Barr virus-related lymphoproliferative disorder following adult acute lymphoblastic leukaemia. Br J Haematol. 1999;106:713-716.

228. Perkkio M, Riikonen P, Seuri R, Vornanen M. Successful treatment of monoclonal, aggressive Epstein-Barr virus-associated B-cell lymphoproliferative disorder in a child with acute lymphoblastic leukemia. Med Pediatr Oncol. 1999;32:447-449.

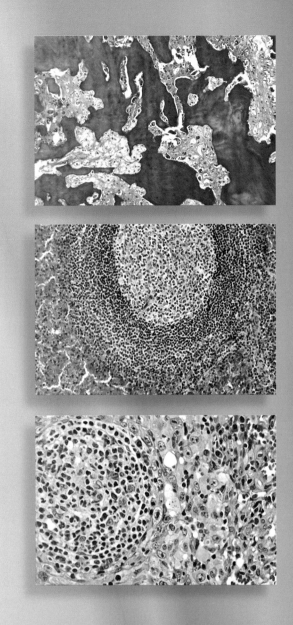

第七篇

淋巴瘤和白血病诊断中与部位有关的特殊问题

第 56 章

淋巴瘤患者的骨髓评估

Yi-Hua Chen，Beverly P. Nelson，LoAnn C. Peterson

　　骨髓检查是淋巴瘤患者重要的检查项目,通常用于疾病分期和随访,评估治疗反应或疾病复发[1-3]。部分患者为了评估不明原因的血细胞减少、发热、器官肿大或占位而做骨髓粗针穿刺活检,并首次诊断淋巴瘤[4-10]。

　　淋巴瘤累及骨髓的评估,具有挑战性,特别是那些以前没有诊断过髓外部位淋巴瘤的患者。例如,良性淋巴细胞浸润常见于老人或自身免疫疾病患者的骨髓粗针穿刺活检标本,即便借助辅助检查也难以区分淋巴瘤[11,12]。对于先前已经确诊淋巴瘤的患者,骨髓受累的评估可能很复杂,因为骨髓中病变的组织学类型不同于髓外病变[13,14]。此外,根据骨髓检查通常不容易进行淋巴瘤的亚型分类,因为亚型分类不仅需要熟悉各种淋巴瘤亚型的诊断特征,还要借助适当的辅助检查。仅仅根据骨髓检查进行淋巴瘤分类具有局限性,认识这一点也很重要;因此也需要髓外病变的活检。

　　在评估淋巴瘤累及骨髓时,骨髓粗针穿刺活检通常能提供最丰富的信息。然而,外周血涂片、骨髓穿刺涂片、骨髓小粒凝块切片和印片也能提供有价值的补充信息,它们甚至有时具有诊断价值。因此,必须全面考虑所有这些检查,相互印证。对于局灶性淋巴瘤浸润的检测,满意的骨髓标本显得很重要。一般建议骨髓粗针穿刺活检组织条的长度至少 1.5~2cm;双侧活检比单侧活检显著提高骨髓淋巴瘤的检出率(图 56.1)[15-21]。另外,应检查每个骨髓粗针穿刺活检的多个层面切片,以提高检出率。

　　流式细胞免疫分型、免疫组化、细胞遗传学分析和分子学研究在评估淋巴瘤的骨髓标本中是非常重要的,应当根据不同的临床特点和形态学发现而使用最有效的、高性价比的检查方法。使用辅助检查时,这些检查结果必需互相联系并结合形态学。了解它们的优势和缺点也很重要。

　　本章着重讨论良性淋巴细胞浸润和淋巴瘤浸润的区别,以及骨髓中淋巴瘤各种亚型的形态学特征。此外还包括骨髓中类似淋巴瘤的非淋巴细胞病变。

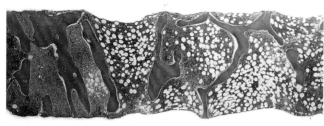
A

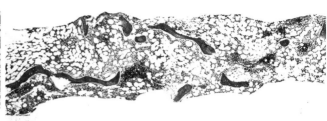
B

图56.1   弥漫大B细胞淋巴瘤(DLBCL)患者,用于临床分期的双侧骨髓粗针穿刺活检。A,只有左侧的活检标本有淋巴瘤累及。淋巴瘤细胞呈局灶性浸润,但呈弥漫性生长方式。B,右侧骨髓粗针穿刺活检没有淋巴瘤累及

56.1   良性淋巴细胞聚集灶和淋巴瘤的区别

56.1.1   良性淋巴细胞聚集灶

良性淋巴细胞聚集灶常见于老年人骨髓以及多种反应性情形,例如,全身性自身免疫病(风湿性关节炎、狼疮、自身免疫性溶血性贫血、原发性血小板紫癜和淋巴细胞性甲状腺炎)、再生障碍性贫血、病毒感染(HIV、肝炎病毒)、骨髓增殖性肿瘤

(MPN)或骨髓增生异常综合征(MDS)[11,17,22]。

56.1.1.1   形态学

骨髓中淋巴细胞浸润,首选根据形态学进行评估;但也可能需要其他检查以进行进一步评估,如免疫组化、流式细胞免疫分型或分子研究。这些检查通常可以提供有用的信息,但部分病例中淋巴细胞浸润的本质仍然不明。骨髓中淋巴细胞浸润的检测项目取决于临床情况和淋巴瘤的怀疑程度。有数种形态学特征可用于区分良性淋巴细胞聚集灶和淋巴瘤(表56.1)[11,12]。

表56.1   骨髓粗针穿刺活检标本中有助于鉴别良性淋巴细胞聚集灶和淋巴瘤的特征

良性	恶性
淋巴细胞聚集灶数量少	淋巴细胞聚集灶数量不一,可以多灶
聚集灶随机分布	可出现小梁旁聚集灶
聚集灶通常呈圆形,边界清楚	聚集灶形状常常不规则,伴浸润性边界
多种形态和类型的细胞成分	往往由单一的细胞组成(除了部分外周T细胞淋巴瘤和霍奇金淋巴瘤);也有细胞学异型性
通常无窦内浸润	可有窦内浸润
血管增殖明显	血管增殖通常不明显,除外外周T细胞淋巴瘤
偶见良性生发中心	通常没有良性生发中心,除外部分边缘区淋巴瘤
骨髓涂片或印片中没有形态异常的淋巴瘤细胞	骨髓涂片或印片中可以出现形态异常的淋巴瘤细胞
免疫组化染色显示混合的B和T细胞,常以T细胞为主(可有例外)	免疫组化染色显示B细胞为主、异常免疫表型或单克隆性浆细胞支持B细胞淋巴瘤;异常T细胞表型支持T细胞淋巴瘤
流式细胞免疫分型没有单型性B细胞群或表型异常的T细胞群(可有例外)	流式细胞免疫分型显示免疫球蛋白轻链限制性或异常T细胞表型(可有例外)
分子学分析没有单克隆性IGH或TCR基因的重排(可有例外)	分子学分析常有单克隆性IGH或TCR基因的重排(可有例外)

良性淋巴细胞聚集灶的数量通常是单个或很少,范围小,边界清楚,随机分布,呈非骨小梁旁浸润模式(图56.2)。聚集灶内的淋巴细胞通常呈现多种细胞类型和形态(多型性),可含有浆细胞和组织细胞。可有反应性生发中心(图56.3),常见于自身免疫疾病。然而,生发中心并非仅见于良性淋巴细胞浸润;NHL,特别是脾边缘区淋巴瘤(SMZL),骨髓粗针穿刺活检中也可有反应性生发中心[23]。

与良性淋巴细胞聚集灶相比,淋巴瘤浸润灶常为多个,范围大,往往呈浸润性边界。小梁旁淋巴细胞浸润几乎总是肿瘤性,最常与滤泡性淋巴瘤(FL)有关[11,14,24]。出现明显的窦内淋巴细胞浸润往往提示肿瘤性,最常见于血管内大B细胞淋巴瘤、肝脾T细胞淋巴瘤、脾边缘区淋巴瘤和脾弥漫红髓小B细胞淋巴瘤[25-27]。与良性淋巴细胞聚集灶相比,肿瘤性淋巴细胞浸润的细胞成分往往更加单一。然而,多种形态和类型(多型性)的细胞成分也是某些淋巴瘤亚型的特征,特别是外周T细胞淋巴瘤(PTCL)和HL[17,28]。重要的是,如果出现形态学异常的淋巴细胞,且骨髓粗针穿刺活检中出现异常结构特征(例如,位于小梁旁和浸润性边界),就要怀疑肿瘤性病变的可能性。

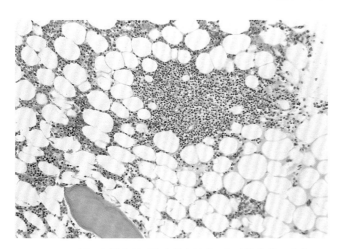

图 56.2 骨髓粗针穿刺活检中的良性淋巴细胞聚集灶。单个淋巴细胞聚集灶，范围小，边界清楚，位于骨小梁之间，主要由形态上成熟的小淋巴细胞组成

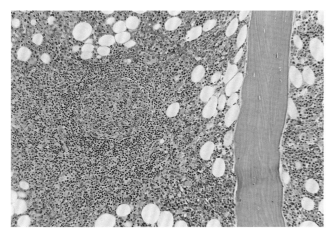

图 56.3 良性淋巴细胞聚集灶包含反应性淋巴滤泡。注意淋巴细胞聚集灶中可见孤立的生发中心和变薄的套区

56.1.1.2 免疫组化

为了鉴别良性和肿瘤性淋巴细胞浸润，通常需要骨髓粗针穿刺活检或骨髓小粒凝块切片的免疫组化染色。B 细胞标志物（例如，CD20、PAX5）和 T 细胞标志物（例如，CD3）的免疫组化染色一般可以判断淋巴细胞聚集灶内 B 和 T 细胞的比例。良性淋巴细胞聚集灶通常为 B 和 T 细胞的混合，一般以 T 细胞为主（图 56.4），而主要由 B 细胞组成的淋巴细胞浸润灶，特别是多发者，往往是肿瘤性浸润（图 56.5）。然而，一些 B 细胞淋巴瘤可伴有大量反应性 T 细胞，例如，滤泡性淋巴瘤和 T 细胞/组织细胞丰富型大 B 细胞淋巴瘤。因此，淋巴细胞浸润灶中 B 和 T 细胞的混杂或以 T 细胞为主，并不能完全排除 B 细胞淋巴瘤的诊断[29]。

与淋巴结相似，骨髓中良性生发中心 BCL2 阴性。CD10 在良性淋巴细胞浸润中通常为阴性，但骨髓中约 50% 的滤泡性淋巴瘤呈阳性[30,31]。与髓外淋巴瘤类似，通过免疫组化证实 B 细胞或 T 细胞表型异常，例如 B 细胞表达 CD5 或 T 细胞不表达全 T 细胞抗原，分别支持 B 细胞或 T 细胞淋巴瘤的诊断。浆细胞免疫球蛋白轻链限制性伴非典型淋巴细胞浸润，支持伴浆

细胞分化的 B 细胞淋巴瘤的诊断，例如，边缘区淋巴瘤和淋巴浆细胞淋巴瘤。与特定淋巴瘤类型相关的蛋白质的免疫组化染色，例如，套细胞淋巴瘤的 BCL1/Cyclin D1 和间变性大细胞淋巴瘤的 ALK1，不仅有助于诊断，还有助于淋巴瘤进一步分型。

接受过抗 CD20 药物治疗且骨髓内持续出现淋巴细胞浸润的患者需要特别注意。在一些病例中，这种病变为残留的淋巴瘤；另一些病例中，淋巴瘤已通过治疗清除，浸润的淋巴细胞全部为 CD3+T 细胞[32]。这些聚集灶由于其体积大，多发，甚至是位于小梁旁，可能与残留的淋巴瘤类似（图 56.6）。接受过抗

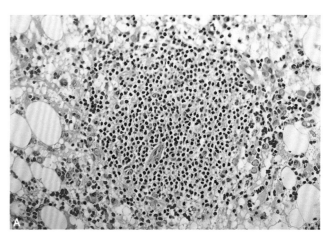

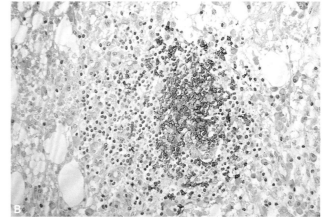

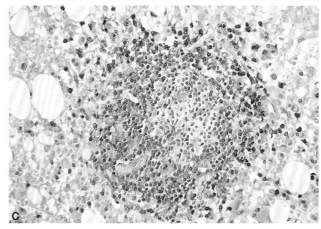

图 56.4 诱导化疗 15 天后，骨髓粗针穿刺活检中的良性淋巴细胞聚集灶。A，淋巴细胞聚集灶较小，边界清楚，由形态上成熟的小淋巴细胞组成，周边可见浆细胞。B，免疫组化 CD20 显示中等数量的 B 细胞。C，免疫组化 CD3 显示中等数量的 T 细胞

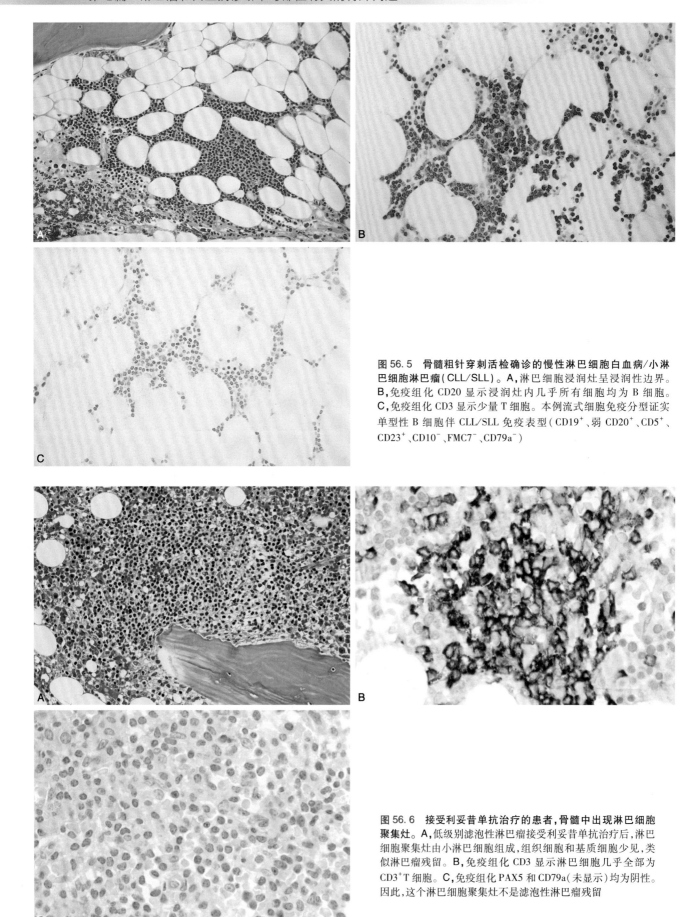

图56.5　骨髓粗针穿刺活检确诊的慢性淋巴细胞白血病/小淋巴细胞淋巴瘤(CLL/SLL)。A,淋巴细胞浸润灶呈浸润性边界。B,免疫组化 CD20 显示浸润灶内几乎所有细胞均为 B 细胞。C,免疫组化 CD3 显示少量 T 细胞。本例流式细胞免疫分型证实单型性 B 细胞伴 CLL/SLL 免疫表型(CD19$^+$、弱 CD20$^+$、CD5$^+$、CD23$^+$、CD10$^-$、FMC7$^-$、CD79a$^-$)

图56.6　接受利妥昔单抗治疗的患者,骨髓中出现淋巴细胞聚集灶。A,低级别滤泡性淋巴瘤接受利妥昔单抗治疗后,淋巴细胞聚集灶由小淋巴细胞组成,组织细胞和基质细胞少见,类似淋巴瘤残留。B,免疫组化 CD3 显示淋巴细胞几乎全部为 CD3$^+$T 细胞。C,免疫组化 PAX5 和 CD79a(未显示)均为阴性。因此,这个淋巴细胞聚集灶不是滤泡性淋巴瘤残留

CD20 治疗的患者,骨髓中残留 B 细胞淋巴瘤时,淋巴瘤细胞可能 CD20⁻。由于上述原因,通常需要对 CD20 以外的 B 细胞抗原(例如,CD79a、PAX5)进行免疫组化染色或流式细胞免疫分型来评估治疗后的骨髓。

在粒细胞集落刺激因子(G-CSF)治疗的早期阶段,骨髓内经常出现明显的髓系细胞向不成熟方向偏移(核左移),并含有成片的早幼粒细胞,通常位于小梁旁。这些发现可能与大细胞淋巴瘤类似(图 56.7)。了解 G-CSF 治疗史有助于与淋巴瘤鉴别。假如未提供治疗史,与 G-CSF 治疗相关的特征性改变,例

如,严重的毒性改变、血液和骨髓穿刺涂片内粒细胞核左移,也可以提示接受过治疗的可能性。必须制备良好的组织切片,以便观察早幼粒细胞的形态特征。可能需要髓过氧化物酶、CD20 或 CD3 的免疫组化染色来帮助鉴别(图 56.7)。

56.1.1.3 流式细胞免疫分型

对骨髓穿刺涂片或外周血进行流式细胞免疫分型是评估淋巴瘤累及骨髓的重要环节,它们与形态学之间通常存在良好对应关系[33-39]。然而,由于病变小、呈灶性,或骨髓纤维化妨碍

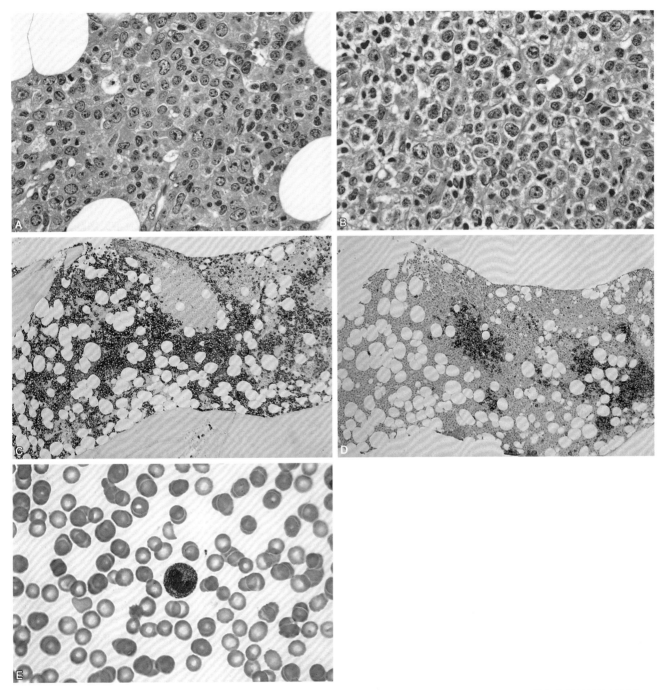

图 56.7 骨髓残留大 B 细胞淋巴瘤,以及集落刺激因子治疗后出现的中幼粒细胞和早幼粒细胞数量增加。A,HE 染色的骨髓粗针穿刺活检显示成片的中幼粒细胞和早幼粒细胞。B,骨髓粗针穿刺活检另一区域的大 B 细胞淋巴瘤。中幼粒细胞/早幼粒细胞和淋巴瘤细胞彼此非常相似。C,髓过氧化物酶的免疫组化染色突出显示中幼粒细胞和早幼粒细胞。D,免疫组化 CD20 突出显示淋巴瘤细胞。E,由于集落刺激因子的治疗,中性粒细胞具有明显的毒性颗粒和 Döhle 小体

细胞穿刺,故骨髓粗针穿刺活检与骨髓穿刺涂片之间可能存在差异;因此,流式细胞免疫分型结果阴性并不能排除淋巴瘤的可能性。当没有获取骨髓穿刺涂片时,应当做外周血流式细胞免疫分型,特别是患者的淋巴瘤很可能累及外周血时,例如,慢性淋巴细胞白血病/小淋巴细胞淋巴瘤、脾边缘区淋巴瘤和淋巴浆细胞淋巴瘤[35,38]。偶尔,流式细胞免疫分型检测到单型性B细胞,而形态学上没有淋巴瘤的证据。在这些情况下,应谨慎地评估活检标本的大小是否足够,质量是否满意,并检查多个层面的切片(图56.8)。也可以进行适当的免疫组化染色,以确保不会遗漏细微的异常淋巴细胞浸润。

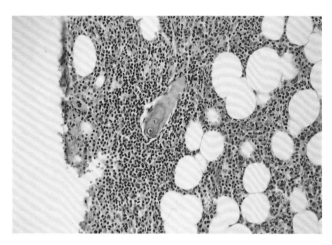

图56.8　患者已确诊套细胞淋巴瘤,骨髓粗针穿刺活检标本经过深切片后发现套细胞淋巴瘤。最初的骨髓切片未发现淋巴瘤。流式细胞免疫分型发现CD5[+]单型性B细胞,因此蜡块深切。在深切标本内发现淋巴瘤细胞,围绕骨小梁,并在脂肪细胞之间浸润

多达7%的老年患者血液中可以检测到低水平的单克隆性B细胞($<5.0\times10^9/L$),这些患者其他方面无异常发现,在临床和形态学上都没有淋巴瘤证据[40-42]。这一现象称为单克隆性B淋巴细胞增多症(MBL)。MBL通常表现为慢性淋巴细胞白血病样表型(CD5[+]、CD23[+])。大部分MBL患者在骨髓中也有淋巴细胞聚集灶,但不能作为淋巴瘤的诊断依据[43]。在没有淋巴瘤证据的患者中,也可以在骨髓穿刺涂片中发现小群的单克隆性B细胞。与外周血中MBL相比,这些单克隆性B细胞群CD5[-]更常见[44]。在这些CD5[-]病例及套细胞淋巴瘤样表型病例中,需要进一步的临床和实验室检查,以排除淋巴瘤。有时,在没有淋巴瘤证据的患者中,流式细胞免疫分型也可以识别出意义不明的异常T细胞群[45]。这些研究结果强调了骨髓评估中免疫表型与临床和形态学相结合的重要性。

56.1.1.4　分子学诊断研究

淋巴瘤患者的骨髓评估通常不需要常规进行分子学分析,但它可能发挥重要的辅助作用,特别是在形态学和免疫组化结果不确定的情况下[36,46-51]。通常使用石蜡包埋的骨髓组织或新鲜穿刺标本进行免疫球蛋白重链(IGH)或T细胞受体(TCR)基因重排的PCR分析。

据报道,形态学和免疫组化证明为B细胞或T细胞淋巴瘤的骨髓标本中,克隆性IGH或TCR基因重排的发生率分别为65%~85%和60%~70%[36,46-49]。在认为可疑淋巴瘤的病例中,大约15%~65%的病例检出克隆性IGH基因重排,而在没有淋巴瘤形态学证据的病例中,其检出率为10%~40%[36,46,48-51]。重要的是,据报道,在诊断为T细胞淋巴瘤的患者中,在形态学阴性的骨髓内超过半数的病例检出克隆性TCR基因重排[36,49]。有趣的是,一项研究报道,约13%的B细胞淋巴瘤在骨髓中发现克隆性T细胞群,而约3%的T细胞淋巴瘤在骨髓中发现克隆性B细胞群[47]。同样重要的是,要意识到克隆性B细胞群或T细胞群可能存在于多种反应性疾病中,例如,炎症性疾病、自身免疫疾病和干细胞移植后[52-57]。因此,分子学研究的结果应结合临床背景进行解释,并与其他信息相关联,因为单克隆性并不等同于恶性肿瘤,未能检测到单克隆性并不能排除淋巴瘤。

56.1.1.5　少见的反应性淋巴细胞浸润

与典型的良性淋巴细胞浸润相比,少见的反应性淋巴细胞增殖性病变与淋巴瘤往往难以鉴别。

(1) 系统性多克隆性免疫母细胞增殖

系统性多克隆性免疫母细胞增殖是一种少见的反应性淋巴浆细胞增生性病变,通常发生于急性免疫疾病的临床背景[58-60]。这种少见的反应性病变常累及外周血、骨髓和淋巴结;其他器官,例如,脾脏和肝脏也常累及。白细胞计数通常升高,伴淋巴细胞绝对数增多,包括反应性淋巴细胞、免疫母细胞和浆细胞;中性粒细胞出现核左移(图56.9)。几乎总是存在贫血和血小板减少,贫血常由免疫介导所致,抗球蛋白试验阳性。此外,受累患者多有丙种球蛋白血症。

骨髓穿刺涂片和骨髓粗针穿刺活检可见多量淋巴细胞、免疫母细胞和浆细胞。活检切片中灶性淋巴细胞聚集灶是特征性表现;聚集灶可以不明显,也可以很大。浸润的浆细胞和免疫母细胞的免疫球蛋白轻链免疫组化染色模式为多克隆性(图56.9)。流式细胞免疫分型也提示多克隆性B细胞,分子学分析克隆性IGH和TCR基因重排阴性,罕见寡克隆B或T细胞群。虽然引起这种疾病的原因仍不清楚,但部分患者可出现克隆性细胞遗传学异常,暗示有隐匿性肿瘤增殖的可能性。

该疾病临床表现变化不一。一些患者对类固醇治疗有效,另一些患者则需要化疗。少数病例报告显示,这种疾病急性期的死亡率较高,大约50%。大多数患者康复后没有复发或恶化[58]。

在做出系统性多克隆性免疫母细胞增殖的诊断之前,必须排除潜在的淋巴瘤。一些外周T细胞淋巴瘤,特别是血管免疫母细胞性T细胞淋巴瘤和其他Epstein-Barr(EBV)相关淋巴组织增殖性疾病,可能表现出相似的临床和形态学特征[61]。

(2) 反应性多型性淋巴组织细胞增殖

反应性多型性淋巴组织病变由浸润的异质性淋巴细胞组成,包括形态上成熟的小淋巴细胞和体积大的转化淋巴细胞。通常混合有浆细胞、嗜酸性粒细胞、肥大细胞和上皮样组织细胞,可形成不明显的肉芽肿。骨髓内的这些病灶通常比典型的良性淋巴细胞聚集灶的范围大;它们可为多灶性,邻近骨小梁,且边界不规则(图56.10),这些特征与淋巴瘤的鉴别困难。多型性淋巴组织增殖多见于免疫缺陷患者(例如,AIDS患者)[62-64],但也可见于自身免疫疾病患者,例如,类风湿性关节炎。免疫缺陷患者在骨髓粗针穿刺活检中诊断非霍奇金淋巴瘤要非常小心,尤其是髓外没有确诊淋巴瘤,或者没有相关辅助检测的支持。

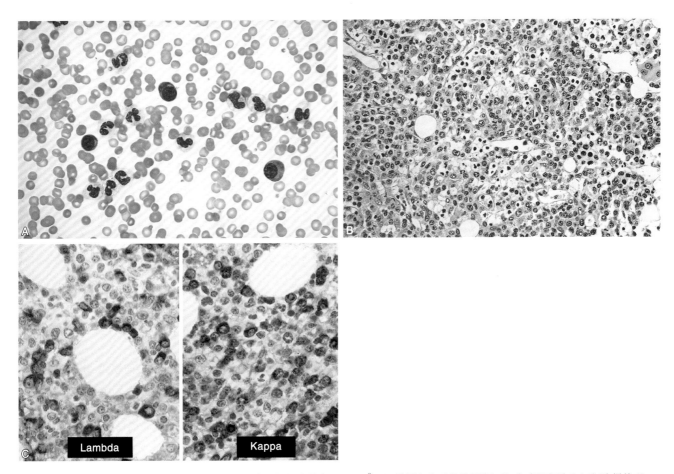

图 56.9　系统性多克隆性免疫母细胞增殖。A，中性粒细胞增多（9.3×10⁹/L），外周血中可见循环浆细胞、免疫母细胞和红细胞缗钱现象。B，骨髓增生活跃，含有淋巴细胞、浆细胞和免疫母细胞，貌似肿瘤性疾病。C，免疫球蛋白轻链 κ 和 λ 的免疫组化染色显示浆细胞为多克隆性

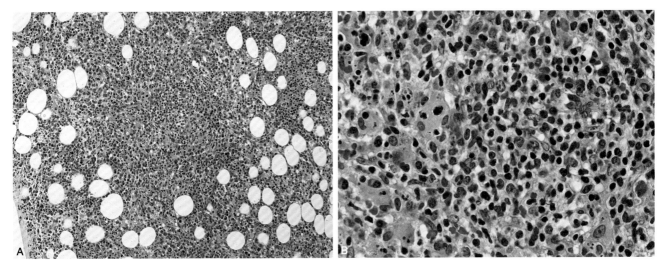

图 56.10　骨髓粗针穿刺活检中多种形态和类型（多型性）的反应性淋巴细胞浸润。A，淋巴细胞浸润灶的边缘与正常的骨髓细胞自然地混合在一起。B，浸润灶内可见小、中、大淋巴细胞，以及浆细胞、嗜酸性粒细胞和组织细胞。

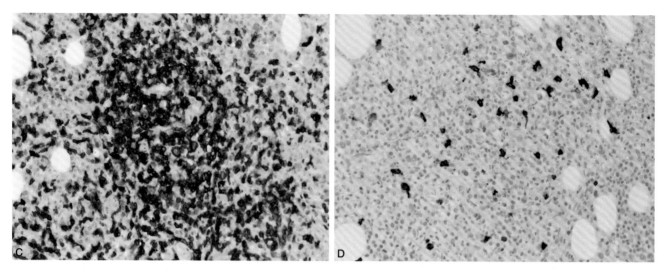

图 56.10(续)　C,免疫组化 CD3 显示几乎所有的淋巴细胞均为 T 细胞。D,免疫组化 CD20 显示浸润灶内极少的 B 细胞

56.1.2　非霍奇金淋巴瘤累及骨髓

56.1.2.1　累及骨髓的发生率

根据 Ann Arbor 淋巴瘤分期系统,淋巴瘤累及骨髓代表Ⅳ期疾病[1,65,66]。淋巴瘤累及骨髓的总体发病率为 35% ~ 50%[17]。然而,不同类型的淋巴瘤差异相当大。一般来说,惰性淋巴瘤、高度侵袭性淋巴瘤和大多数外周 T 细胞淋巴瘤累及骨髓的频率很高。例如,滤泡性淋巴瘤、慢性淋巴细胞白血病/小淋巴细胞淋巴瘤和套细胞淋巴瘤累及骨髓的发生率分别高达 60%、85% 和 90%[17,19,67];Burkitt 淋巴瘤累及骨髓的频率约为 30%~60%[17,68];弥漫大 B 细胞淋巴瘤累及骨髓的频率约为 20%~30%[68-70]。

外周 T 细胞淋巴瘤特殊类型累及骨髓的频率变化较大[71,72]。例如,几乎所有肝脾 T 细胞淋巴瘤和高达 70% 的血管免疫母细胞性 T 细胞淋巴瘤会累及骨髓[72-76]。间变性大细胞淋巴瘤和鼻型自然杀伤(NK)/T 细胞淋巴瘤累及骨髓的频率分别约 10%~30% 和 10%~20%[71,72,77-79]。原发性皮肤 T 细胞淋巴瘤,(例如,蕈样霉菌病),通常认为直到晚期才会累及骨髓。然而,大约 22% 的皮肤 T 细胞淋巴瘤患者经过仔细检查可发现在诊断时已有骨髓受累[80]。

56.1.2.2　累及骨髓的组织学模式

非霍奇金淋巴瘤浸润骨髓时,有多种不同的结构模式(表 56.2),同一患者可出现不止一种浸润模式[14,15,24]。了解这些特征有助于识别肿瘤性淋巴细胞浸润,有时还有助于淋巴瘤的进一步分类。

骨髓中淋巴瘤性浸润可有 5 种不同模式:灶性随机浸润(结节性浸润)、小梁旁浸润、间质性浸润、弥漫性浸润和窦内浸润(图 56.11)。灶性浸润是最常见方式,其特征为肿瘤性淋巴瘤细胞形成不连续的聚集灶。即使它们局灶性取代了骨髓组织和脂肪细胞,仍可见相当明显的未受累的正常造血组织。灶性浸润可随机存在,也可以定位丁小梁旁。灶性随机浸润通常占据远离骨小梁的空间,而小梁旁浸润常沿着或者"拥抱"骨小梁生长。随机的淋巴细胞浸润有时会延伸并局灶性接触骨小梁,这种表现不是小梁旁浸润。间质性浸润是指肿瘤性淋巴细胞在正常造血细胞之间浸润,没有明显破坏骨髓的正常结构。即使有广泛的骨髓累及,通常也不会取代大量骨髓组织。弥漫性浸润,部分或全部骨髓粗针穿刺活检切片中的骨小梁之间的骨髓成分被浸润灶取代。窦内浸润的特点是肿瘤性淋巴细胞聚集在窦内;浸润灶一般很细微,在 HE 染色切片上很难识别,但免疫组化染色可以突出显示这种浸润。

表 56.2　非霍奇金淋巴瘤累及骨髓的组织学特征

淋巴瘤的类型	累及/%	骨髓累及模式*	细胞学	说明
慢性淋巴细胞白血病/小淋巴细胞淋巴瘤 CLL/SLL	85(SLL) 100(CLL)	灶性随机浸润 弥漫性浸润 间质性浸润	成熟的小淋巴细胞,可见增殖中心	小梁旁浸润提示非 CLL/SLL 型淋巴瘤;LEF1 阳性可鉴别 CLL/SLL 与其他小 B 细胞淋巴瘤
淋巴浆细胞淋巴瘤	80~100	灶性随机浸润 灶性小梁旁浸润 间质性浸润 弥漫型浸润	从淋巴细胞到浆细胞的谱系,可有免疫母细胞,常见 Dutcher 小体;肥大细胞增多	可有小梁旁浸润;大部分病例有 MYD88 L265 基因突变

续表

淋巴瘤的类型	累及/%	骨髓累及模式*	细胞学	说明
套细胞淋巴瘤	60~90	灶性随机浸润 间质性浸润 弥漫型浸润 灶性小梁旁浸润 罕见窦内浸润	小淋巴细胞,核不规则;也可呈母细胞样;少数细胞有明显核仁	可有小梁旁浸润;循环血中常见淋巴瘤细胞;BCL1 和 SOX11 阳性
滤泡性淋巴瘤	1~2 级:50~70 3 级:15~25	小梁旁浸润 灶性随机浸润 弥漫性浸润 间质性浸润	通常以小裂淋巴细胞为主;可有大裂细胞或无裂细胞	常见明显的小梁旁浸润;可存在肿瘤性滤泡;骨髓中淋巴瘤细胞 CD10 和 BCL6 阳性程度低于淋巴结;大 B 细胞淋巴瘤可能在骨髓中有不一致的低级别滤泡性淋巴瘤
脾边缘区淋巴瘤	100	窦内浸润 间质性浸润 灶性随机浸润 弥漫性浸润	核轻度不规则的小淋巴细胞;染色质致密,胞质适中	窦内浸润常见;可有反应性生发中心;血涂片中可能存在"绒毛状淋巴细胞"
低级别结外边缘区淋巴瘤	5~44	灶性随机浸润 灶性小梁旁浸润 间质性浸润 窦内浸润	染色质致密的小细胞,胞质含量少到中等;偶见散在的大细胞	骨髓浸润的范围往往微小;少见明显的血液受累
结外边缘区淋巴瘤	30~50	灶性随机浸润 间质性浸润 灶性小梁旁浸润	染色质致密的小细胞,胞质含量少到中等	
弥漫大 B 细胞淋巴瘤	普通型:10~30 双打击型:40~90	灶性随机浸润 小梁旁浸润 弥漫性浸润	大细胞,核不规则,有明显核仁;骨髓中组织学类型(例如,低级别 B 细胞淋巴瘤)可能与髓外不一致的	淋巴瘤浸润可为多种细胞浸润,并以 T 细胞为主(T 细胞/组织细胞丰富型大 B 细胞淋巴瘤);B 细胞抗原的免疫组化对识别大 B 细胞成分至关重要;罕见大细胞淋巴瘤位于血管内
Burkitt 淋巴瘤	30~60	间质性浸润 弥漫性浸润	中等大小细胞伴网状染色质,多个小核仁,胞质嗜碱性,常有胞质空泡	MYC 基因重排阳性;可见"星空"现象;核分裂象频繁,坏死常见
外周 T 细胞淋巴瘤-非特指	20~40	灶性随机浸润 弥漫性浸润	多型性淋巴细胞群;通常核深染、不规则;大细胞可有核仁;淋巴瘤细胞常掺杂明显的反应性细胞成分	常有明显的血管增生和网状纤维增多;与大多数 B 细胞淋巴瘤相比,该肿瘤浸润边界不太明显
间变性大细胞淋巴瘤	10~30	灶性随机浸润 间质性浸润伴散在的细胞 弥漫性浸润	大细胞有马蹄形核,胞质丰富(标志性细胞)	CD30 或 ALK1 免疫组化染色阳性率较高
肝脾 T 细胞淋巴瘤	100	窦内浸润 间质性浸润	细胞学多变;常为异型性中等大小淋巴细胞;染色质可分散,类似于原始细胞	淋巴瘤浸润灶可能细微,CD3 和细胞毒性蛋白免疫组化染色通常有帮助;常见 TCRγδ$^+$/CD4$^-$/CD8$^-$ 等臂染色体 7q
血管免疫母细胞性 T 细胞淋巴瘤	50~80	灶性随机浸润	多型性浸润;具有透明细胞质的肿瘤细胞不常见	骨髓中淋巴瘤细胞 CD10 和 CXCR13 阳性较少见;仅根据骨髓表现进行初始诊断具有挑战性
NK/T 细胞淋巴瘤,鼻型	10~20	间质型浸润,常有散在的单个细胞	细胞大小不等;小或中等大小或大细胞,或混合存在	辨别骨髓中微小浸润灶可能必须做原位杂交检测 EBER

* 列出了常见的模式;可能是几种混合模式。

EBER,Epstein-Barr 病毒编码的 RNA;NK,自然杀伤;TCR,T 细胞受体。

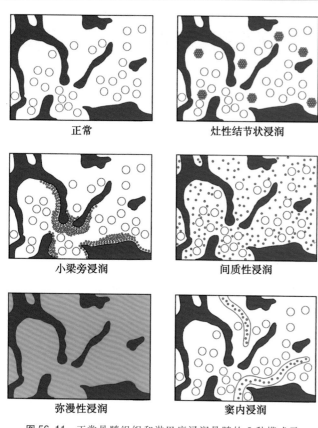

正常　　　　　　　灶性结节状浸润

小梁旁浸润　　　　间质性浸润

弥漫性浸润　　　　窦内浸润

图 56.11　正常骨髓组织和淋巴瘤浸润骨髓的 5 种模式示意图

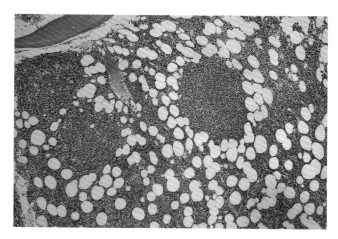

图 56.12　骨髓粗针穿刺活检标本中的慢性淋巴细胞白血病/小淋巴细胞淋巴瘤。骨髓粗针穿刺活检切片显示 3 个结节性淋巴细胞浸润灶和间质性浸润

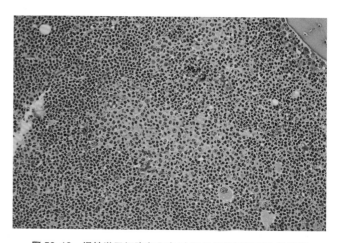

图 56.13　慢性淋巴细胞白血病/小淋巴细胞淋巴瘤在骨髓粗针穿刺活检中的增殖中心。可见增殖中心,其中含有幼淋巴细胞,胞质丰富、淡染,可见中央核仁,形态上成熟的肿瘤性小淋巴细胞围绕在增殖中心周围

56.2　B 细胞淋巴瘤累及骨髓的特征

本节介绍骨髓中每种 B 细胞淋巴瘤的特征,主要强调累及骨髓的特异性形态学改变。并简要讨论其他特征,例如,免疫表型和遗传学特征,更多的细节请参阅本书中其他特定疾病章节。

56.2.1　慢性淋巴细胞白血病/小淋巴细胞淋巴瘤

慢性淋巴细胞白血病(CLL)是一种白血病表现,而小淋巴细胞淋巴瘤(SLL)是同一种疾病在组织内的对应肿瘤。约 85% 的 SLL 患者诊断时就有骨髓累及;罕见情况下,患者可能仅有骨髓受累[17,19]。虽然 SLL 的外周血淋巴细胞绝对数通常不会增多,但流式细胞免疫分型常常可以检测到少数单克隆性 B 细胞[35,81,82]。大约 15% 的 SLL 患者晚期可出现明显的淋巴细胞增多[82,83]。SLL/CLL 患者的骨髓浸润模式为灶性随机浸润(图 56.12)、弥漫性浸润、间质性浸润或混合性浸润。虽然灶性随机浸润可以延伸至骨小梁,但没有明显的小梁旁浸润;当看到小梁旁浸润时,应质疑 SLL/CLL 的诊断,在鉴别诊断时应考虑其他类型的淋巴瘤,例如,滤泡性淋巴瘤和套细胞淋巴瘤。肿瘤性淋巴细胞小,核圆形,染色质致密深染,胞质稀少。增殖中心是 CLL/SLL 在淋巴结组织中的特征性形态学发现,在骨髓粗针穿刺活检标本中偶尔也可见到(图 56.13)。

CLL/SLL 的典型免疫表型包括 CD20 弱+、CD5+、CD10-、CD23+、FMC7-/弱+、CD79b-/弱+、表面免疫球蛋白轻链限制性弱阳。一些 CLL/SLL 病例的形态学和免疫表型特征可能与套细胞淋巴瘤重叠;然而,免疫组化染色 BCL1/Cyclin D1 呈阴性基本上排除了套细胞淋巴瘤的可能性。

已经鉴定了 CLL/SLL 的新标志物。CD200 是一种免疫球蛋白超家族膜糖蛋白,在几乎所有的 CLL/SLL 病例中高表达,但在套细胞淋巴瘤中无表达或低表达;因此,CD200 的免疫组化或流式细胞免疫分型有助于鉴别这两种疾病。CD200 在淋巴浆细胞淋巴瘤、毛细胞白血病和 B 淋巴细胞白血病中也有表达;因此,流式细胞免疫分型和免疫组化研究的结果应结合临床和形态学进行判读[84-87]。最近发现,淋巴增强子结合因子 1(LEF1)的核过表达与小 B 细胞淋巴瘤中的 CLL/SLL 高度相关,可作为可靠的免疫组化和流式细胞免疫分型标志物,用于鉴别 CLL/SLL 与其他小 B 细胞淋巴瘤,包括套细胞淋巴瘤和 CD5+ 边缘区淋巴瘤(图 56.14)[88-91]。由于 LEF1 在 T 细胞中通常有表达,因此在判读经常混杂 T 细胞的病例时必须谨慎。

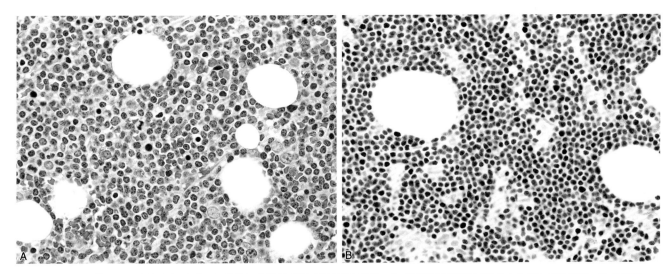

图 56.14　慢性淋巴细胞白血病/小淋巴细胞淋巴瘤(CLL/SLL)呈 LEF1 阳性。A,骨髓粗针穿刺活检标本中的 CLL/SLL 浸润。B,免疫组化染色显示 CLL/SLL 细胞核呈 LEF1 强阳性

56.2.2　淋巴浆细胞淋巴瘤和 Waldenström 巨球蛋白血症

淋巴浆细胞淋巴瘤(LPL)是一种 B 细胞肿瘤,通常累及骨髓,较少累及淋巴结。骨髓中的大多数 LPL 为 Waldenström 的巨球蛋白血症(WM),其定义为 LPL 伴骨髓累及,同时血清中出现单克隆性免疫球蛋白 M(IgM),不论其浓度多少[92,93]。骨髓中的 LPL 浸润模式为灶性随机浸润、灶性小梁旁浸润、间质性浸润或弥漫性浸润;常见混合性浸润[92,94]。LPL/WM 的浸润细胞由小淋巴细胞、浆细胞样淋巴细胞和浆细胞以不同比例组成。浆细胞样淋巴细胞通常较少,可能不明显。浆细胞数量变化相当大;它们通常是浸润成分的一小部分,但在部分病例中可能以浆细胞为主。浆细胞通常混杂在肿瘤性淋巴细胞浸润灶中,但偶尔远离淋巴细胞聚集灶,表现为小簇浆细胞[95]。浆细胞内常见核内包涵体(Dutcher 小体)(图 56.15)。可能存在核仁明显的转化淋巴细胞,但通常数量较少。此外,LPL 累及骨髓时,肥大细胞和组织细胞通常增多。骨髓涂片中的淋巴瘤细胞类似于骨髓粗针穿刺活检标本;也可累及外周血,但很少出现淋巴细胞绝对数增多[92,96]。

LPL 的特征性免疫表型是 CD20+、CD23−、CD5−、CD10−、CD103−、表面 IgM+ 和表面免疫球蛋白轻链限制性。在某些病例中可以观察到 CD5 或 CD23 的表达[92]。

LPL/WM 必须与其他伴有浆细胞分化的 B 细胞淋巴瘤相鉴别,如脾边缘区淋巴瘤。当浆细胞成分为主时,LPL 也可以类似浆细胞骨髓瘤。单型性 B 细胞和具有相同轻链限制性浆细胞的存在,以及其他临床和实验室特征,例如,IgM 血清副蛋白所致的黏滞性过高、缺乏溶骨性病变和出现淋巴结肿大,有助于 LPL 与浆细胞骨髓瘤的鉴别。骨髓中 LPL 和脾边缘区淋巴瘤的鉴别会存在困难,因为两者具有相似的形态学和表型特征,偶尔临床特征也相似[97]。LPL 主要累及骨髓,但某些情况下也可能累及淋巴结或脾脏。脾边缘区淋巴瘤通常表现为明显的脾肿大,血液和骨髓几乎总是受累,但周围淋巴结通常不受累。据报道,骨髓中 LPL 与脾边缘区淋巴瘤最显著的鉴别特征包括累及小梁旁受累、存在淋巴浆细胞样细胞、Dutcher 小体和肥大细胞数量增加[94],而显著的窦内浸润和反应性生发中心更符合脾边缘区淋巴瘤的特征[23,98-100]。

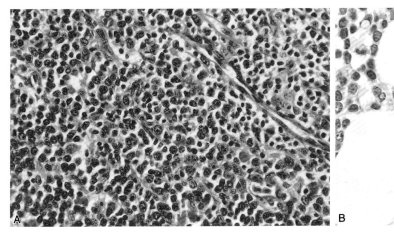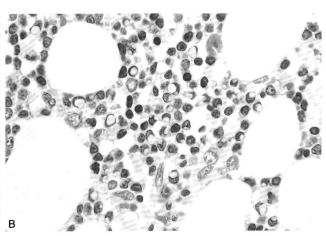

图 56.15　骨髓粗针穿刺活检中的淋巴浆细胞淋巴瘤。A,致密的浸润灶,含有小淋巴细胞、浆细胞样淋巴细胞,和较多浆细胞。B,本例明显可见浆细胞内核内包涵体(Dutcher 小体)

LPL 中没有发现特异性染色体异常[92]。最近,在 90% 以上的 LPL/WM 患者中发现了 *MYD88* L265P 突变;这种突变在其他 B 细胞淋巴瘤中并不常见,包括脾边缘区淋巴瘤。虽然 *MYD88* L265P 突变并非完全特异,但证实该突变的存在对 LPL/WM 有辅助诊断价值[94,101-104]。

56.2.3 边缘区淋巴瘤

边缘区淋巴瘤(MZL)起源于生发中心后 B 细胞,根据世界卫生组织(WHO)分类,MZL 由 3 种不同的疾病组成:脾脏边缘区淋巴瘤(SMZL)、淋巴结边缘区淋巴瘤(NMZL)和结外边缘区 B 细胞淋巴瘤(EMZL)[105]。

56.2.3.1 脾边缘区淋巴瘤

SMZL 是一种惰性 B 细胞淋巴瘤,通常表现为脾肿大而无淋巴结肿大。患者可能有少量单克隆性血清蛋白;然而,明显的高球蛋白血症和高黏血症不常见[106]。几乎所有 SMZL 病例均累及骨髓和血液,通常根据外周血和骨髓表现进行诊断;脾切除术不再常规用于这些患者。SMZL 的肿瘤细胞小-中等大

小、细胞核圆形至轻度不规则,染色质致密深染,中等量淡蓝色胞质。少数较大的淋巴细胞呈泡状核,可见核仁,也可出现伴或不伴 Dutcher 小体的浆样分化细胞,混杂在小的肿瘤性淋巴细胞中。虽然淋巴细胞绝对数增多不是 SMZL 的恒定特征,但在血涂片中经常可以发现肿瘤性淋巴细胞,某些病例的细胞表面可见短而纤细的有极性的绒毛样突起[107,108]。

SMZL 可有以下一种或多种骨髓浸润模式:窦内浸润、间质性浸润、灶性随机浸润和灶性小梁旁浸润;弥漫性浸润不常见。大多数患者存在窦内浸润,常为窦内一至数层淋巴细胞(图 56.16)。这种浸润方式在 HE 染色切片上很难辨别,但 B 细胞标志物的免疫组化染色可以突出这种浸润。窦内浸润对 SMZL 并非完全特异,在其他 B 细胞淋巴瘤(例如,EMZL)中也可见,通常更不明显[23,24,98-100]。此外,在大约 30% 的 SMZL 中观察到与肿瘤性浸润相关的反应性生发中心的存在(图 56.17)[23,98-100]。CD21 或 CD23 免疫组化染色可用于突出滤泡树突细胞网,以确定淋巴滤泡内生发中心的性质。这些反应性生发中心不应与大细胞转化灶或滤泡性淋巴瘤的肿瘤性生发中心混淆。

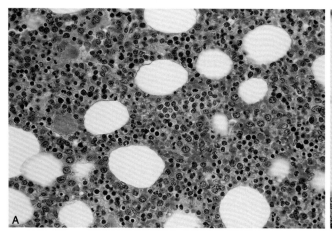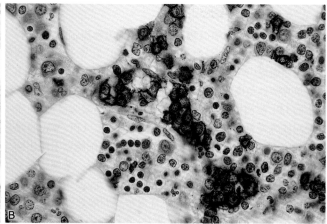

图 56.16 骨髓粗针穿刺活检中的脾边缘区淋巴瘤。A,浸润灶与正常骨髓细胞密切混合在一起,在 HE 染色切片中很难辨别。B,免疫组化 CD20 突出显示骨髓窦内的淋巴瘤细胞

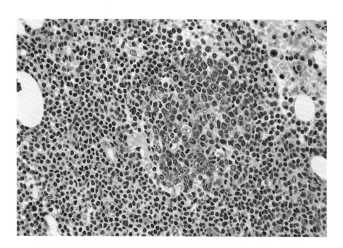

图 56.17 骨髓粗针穿刺活检中的脾边缘区淋巴瘤。大多数淋巴瘤细胞体积小,核轻度不规则,在肿瘤性浸润灶内可见反应性生发中心

SMZL 表现出"非特异性"免疫表型,即 CD20+、CD5-、CD10-、CD23-,表面免疫球蛋白轻链限制性。该表型与其他几种 B 细胞淋巴瘤重叠,包括 NMZL、EMZL 和 LPL。此外,CD5 在 5%~10% 的病例中呈阳性,CD11c 和 CD103 在少数病例中呈阳性,CD25 通常为阴性[106,109,110]。

骨髓中 SMZL 的主要鉴别诊断包括脾弥漫性红髓小 B 细胞淋巴瘤(SDRPSBCL)[26]、LPL、EMZL 和 NMZL。尽管脾脏受累的模式在 SMZL(白髓受累)和 SDRPSBCL(弥漫性红髓受累)之间是不同的,但是由于两者在骨髓组织学、免疫表型和临床特征之间有重叠,因此根据骨髓粗针穿刺活检鉴别这两种肿瘤很困难。与 SMZL 类似,SDRPSBCL 总是累及骨髓,浸润模式通常为窦内浸润和间质性浸润。有人认为,与 MZL 相比,SDRPSBCL 更倾向于单纯的窦内浸润[111]。SMZL 和 LPL 的鉴别在上文已经讨论过(参见"淋巴浆细胞淋巴瘤和 Waldenström 巨球蛋白血症")。SMZL 在骨髓中也具有与 EMZL 或 NMZL 相似的形态学特征,但是 MZL 窦内浸润通常更明显,反应性生发中心更常见。与 EMZL 和 NMZL 相比,由于 SMZL 不累及周围淋巴结或结外部位,因此必须与临床特征相结合。

当血涂片中出现"绒毛状淋巴细胞"或肿瘤性淋巴细胞表达 CD103 或 CD11c 时,毛细胞白血病(HCL)可作为鉴别诊断。然而,HCL 通常表现为间质性或弥漫性骨髓浸润,并且缺乏明显的窦内浸润。HCL 独特的免疫表型(即,侧向角增加;CD20 强阳;以及 CD103、CD11c 和 CD25 共表达)通常容易鉴别 HCL 与 SMZL。在可疑病例中,通过流式细胞免疫分型或免疫组化证实肿瘤细胞表达 annexin-1、CD123、CD200 或 cyclinD1,或通过分子学分析证实存在 BRAF V600E 突变,均支持 HCL 的诊断[85,86,112-115]。但是,根据骨髓表现鉴别 SMZL 与变异型 HCL 可能很困难,有时不可能鉴别。

尽管大多数病例存在基因组异常,但 SMZL 缺乏特征性的遗传学异常[116]。据报道,高达 40% 的患者存在染色体 7q31-32 等位基因缺失。最近的高通量测序研究已经发现 SMZL 存在重现性突变,最显著的是超过 25% 患者存在 NOTCH2 突变,超过 40% 的患者存在 Kruppel 样因子 2(KLF2)突变,并且这些突变在其他 B 细胞淋巴瘤中很少见[171-120]。当可用时,这些突变的分子学分析可能会有所帮助。

56.2.3.2 淋巴结边缘区淋巴瘤

据报道,约 30%~50% 的 NMZL 病例可累及骨髓。灶性随机浸润或间质性浸润相对常见;小梁旁浸润较少见,弥漫性浸润罕见[100,121,122]。肿瘤性浸润灶内含有小的中心样细胞,细胞核不规则,染色质致密浓染,胞质稀少;不同数量的浆细胞或浆细胞样细胞混在其中。NMZL 偶尔会累及外周血;血循环中淋巴瘤细胞的形态学类似于骨髓粗针穿刺活检标本所见。

56.2.3.3 结外边缘区淋巴瘤

EMZL 一般累及胃肠道,诊断时通常仍然只是局部病变。此外,涎腺、肺脏、甲状腺和结膜为其他常见累及部位。当发生播散时,本病易于向其他黏膜部位播散。EMZL 累及骨髓的发生率在各报道中有所不同,范围从 5% 到 44%[23,123,124]。大多数骨髓浸润呈灶性随机浸润,也可以出现小梁旁浸润、间质性浸润或窦内浸润[3,24,100]。骨髓累及的程度不等,但通常很低。浸润骨髓的 EMZL 细胞形成一个形态学谱系,范围从染色质致密深染的小淋巴细胞至核不规则、胞质丰富略大的淋巴细胞。也可混杂浆细胞。EMZL 明显累及外周血并不常见。

56.2.4 滤泡性淋巴瘤

低级别(1 级和 2 级)滤泡性淋巴瘤(FL)骨髓累及率较高,约为 50%~70%,高于高级(3 级)FL,其发生率约为 15%~25%[125-129]。明显的小梁旁浸润是骨髓中 FL 的形态学特征,90% 以上的病例至少局灶可见小梁旁浸润;也可以仅有小梁旁浸润(图 56.18)[14,24]。灶性随机浸润是小梁旁病变最常见的伴随模式;弥漫性浸润和间质浸润较少发生,发生率为 5%~10%[14,17]。骨髓中的滤泡性生长方式并不常见,不到 5% FL 患者(图 56.19)。与淋巴结相似,滤泡内的滤泡树突细胞网可以通过 CD21 或 CD23 的免疫组化染色突出显示,滤泡的肿瘤性质通常可通过 BCL2 的阳性染色来证实[130]。骨髓浸润灶多由染色质致密浓染、核不规则(中心细胞)的小淋巴细胞组成。也可出现具有明显核仁(中心母细胞)的大淋巴细胞,但通常数量较少。骨髓涂片中的淋巴瘤细胞通常为小-中等大小,有深

的核裂;在外周血涂片中偶尔会发现类似的细胞,但一般数量很少。在少数病例中,FL 表现为淋巴细胞绝对数增多,极少数患者淋巴细胞增多非常明显(图 56.20)[131]。罕见的 FL 可能会发生母细胞转化,形态学与急性淋巴细胞白血病类似[132-134]。在这些病例中,流式细胞免疫分型具有重要鉴别意义。

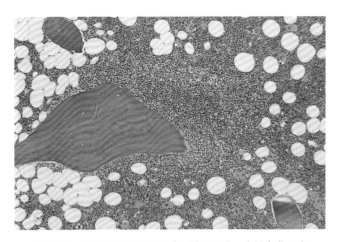

图 56.18　伴有小梁旁浸润的滤泡性淋巴瘤。小梁旁淋巴瘤细胞浸润灶"拥抱"骨小梁,并与骨小梁轮廓密切吻合

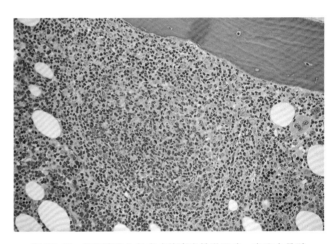

图 56.19　伴有滤泡生长方式的滤泡性淋巴瘤。在这个骨髓粗针穿刺活检中,浸润灶内含有肿瘤性滤泡

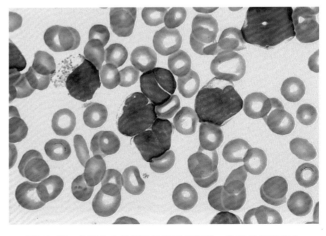

图 56.20　外周血中的滤泡性淋巴瘤细胞。淋巴瘤细胞略大于正常淋巴细胞,染色质略分散,有较深的核裂

FL 的典型免疫表型包括 CD20+、CD5-、CD10+、BCL6+、BCL2+,和表面免疫球蛋白轻链限制性。通过流式细胞免疫分型鉴定 CD10+ 单型性 B 细胞群或证实表达 CD10 或 BCL6,支持 FL 的诊断;因为小 B 细胞淋巴瘤经常表达 BCL2,故 BCL2 对 FL 并不特异,应结合形态结构进行判读,以区分肿瘤性滤泡与反应性滤泡[30]。通过免疫组化和流式细胞免疫分型,注意到 FL 中 CD10 阳性率在骨髓(大约 50%~60%)和外周血(大约 40%)中低于原发部位(大约 85%~95%)[30,31]。因此,CD10 阴性不能排除 FL,可能需要一组免疫组化染色对骨髓中的淋巴瘤进行准确的分型。此外,当 FL 仅为小梁旁浸润时,流式细胞免疫分型可能无法辨别单型性 B 细胞群,这可能是因为细针穿刺很难从小梁旁的小浸润灶内中取到细胞。

鉴别 FL 与其他小 B 细胞淋巴瘤区通常不难,因为大多数 FL 病例至少局灶出现明显的小梁旁浸润和特征性免疫表型。然而,小梁旁浸润对 FL 并非诊断特异性;例如,套细胞淋巴瘤偶尔会出现明显的小梁旁浸润,甚至罕见纯粹的小梁旁浸润(见套细胞淋巴瘤的讨论)。在评估 FL 患者治疗后的骨髓时也应谨慎,因为在一些治疗有效的患者中,小梁旁淋巴细胞聚集灶完全由 T 细胞组成,其结构上与残留的 FL 类似(见图 56.6)。此外,

骨髓和髓外部位之间的淋巴瘤组织类型不一致。在大部分病例中,骨髓为低级别 FL,而髓外部位为高级别 FL 或弥漫大 B 细胞淋巴瘤(图 56.21)[4,17,69,135,136]。在罕见病例中,双侧骨髓粗针穿刺活检切片之间的形态可能不一致(图 56.22)。

56.2.5　套细胞淋巴瘤

60%~90% 的套细胞淋巴瘤(MCL)病例累及骨髓[67,137-140]。最常见的骨髓浸润模式是灶性随机浸润,见于 80% 以上的病例;间质性浸润和弥漫性浸润分别出现在约 50% 和 20%~30% 的病例[67,141]。值得注意的是,高达 45% 的患者发生小梁旁浸润;偶尔仅有小梁旁浸润,类似滤泡性淋巴瘤(图 56.23)[67,141]。也有罕见的显著窦内浸润的病例报道[142]。淋巴瘤细胞可显示不同的形态表现,但多数病例由均匀单一、深染、核不规则的小-中等大小淋巴细胞组成。少数病例,淋巴瘤细胞主要以小细胞为主,细胞核圆形,染色质粗,类似于 CLL/SLL。MCL 的母细胞样变异型可能类似外周血和骨髓中的急性淋巴细胞白血病(图 56.24),多形性变异型 MCL 可能类似大 B 细胞淋巴瘤[143,144]。这些变异型 MCL 在骨髓中往往为间质性或弥漫性浸润[143]。

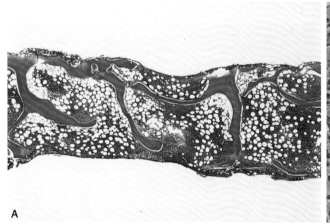
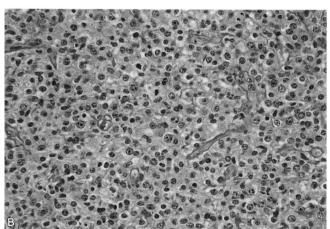

图 56.21　弥漫大 B 细胞淋巴瘤,淋巴结和骨髓之间形态不一致。A,骨髓粗针穿刺活检包含几个小梁旁淋巴细胞聚集灶,后者由小淋巴细胞组成。B,淋巴结活检显示弥漫大 B 细胞淋巴瘤

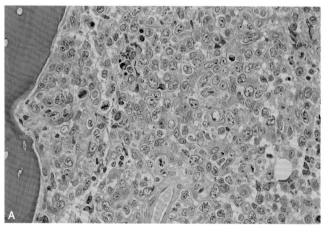
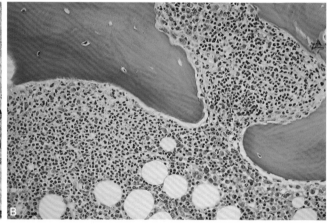

图 56.22　双侧骨髓粗针穿刺活检显示不同形态的淋巴瘤。A,右侧骨髓粗针穿刺活检为大细胞淋巴瘤。B,左侧活检为低级别滤泡性淋巴瘤

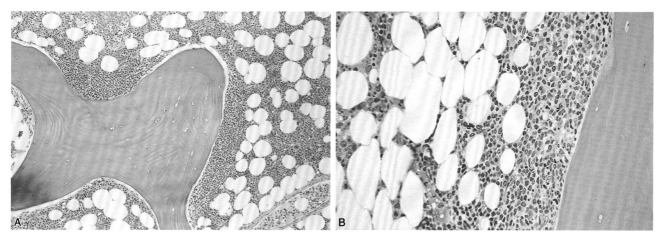

图 56.23　套细胞淋巴瘤伴小梁旁浸润。A,全为小梁旁淋巴瘤性浸润。B,淋巴瘤细胞为小-中等大小,染色质浓染,核呈圆形或不规则

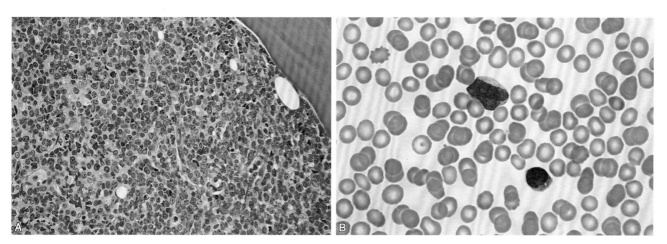

图 56.24　套细胞淋巴瘤母细胞变异型的骨髓和外周血表现。A,在骨髓粗针穿刺活检中,浸润灶呈现弥漫性浸润模式,含有中到大细胞,染色质分散,可辨认一个或多个核仁。B,外周血涂片中显示淋巴瘤细胞有核裂,染色质轻微分散,胞质稀少

　　MCL 的循环血中常出现淋巴瘤细胞,约 35%～80% 的患者可通过形态学辨别[67,137,139,141]。高达 28% 的患者淋巴细胞绝对数增多[67,137]。MCL 在血涂片中表现为一组细胞学形态谱,可能与其他类型的淋巴瘤混淆。细胞可能很小,细胞核圆形,类似于 CLL/SLL;或是小-中等大小,具有核裂的细胞,与滤泡性淋巴瘤类似;也可以是中-大细胞,明显的中央核仁,类似于幼淋巴细胞白血病(图 56.25)[143,145-148]。已经认识到临床行为惰性的变异型 MCL,其主要特征是白血病表现,不伴或极少伴淋巴结受累,并表现出与 CLL/SLL 类似的形态学特征。与经典MCL 相比,惰性 MCL 通常 SOX11 呈阴性(见下文描述),并且含有突变的免疫球蛋白重链可变区(IGVH)基因,表明其为生发中心后起源[149-151]。

　　MCL 和 CLL/SLL 是两种主要的 CD5+ 小 B 细胞淋巴瘤,其形态学和免疫表型特征可能重叠。存在增殖中心基本上排除了 MCL,明显的小梁旁浸润可见于 MCL,但 CLL/SLL 中不存在。MCL 的免疫表型特征为 CD20 和表面免疫球蛋白轻链染色强阳性,CD23-、CD79b+ 和 FMC7+(图 56.26),而 CLL/SLL 通常表现为 CD20 和表面免疫球蛋白轻链染色弱阳,CD23+、CD79b- 和 FMC-[152,153]。然而,MCL 表型可出现变异,包括 CD5阴性及与 CLL 免疫表型相同的 CD23 和 FMC7 的表达[152,153];罕见情况下,MCL 可以表达 CD10[154]。因此,不应仅根据流式细胞免疫分型而诊断 MCL[155,156]。

　　BCL1/Cyclin D1 的过表达可作为诊断 MCL 一种简便的免疫组化学标志物。当免疫组化染色不明确时,可能需要对t(11;14)-CCND1/IGH 进行荧光原位杂交(FISH)分析(图56.26)。并不只是 MCL 过表达 BCL1,大部分 HCL 和一部分浆细胞骨髓瘤也呈 BCL1 阳性;幸运的是,这两种疾病由于其独特的临床病理学特征,很少成为 MCL 的鉴别诊断。已证明SOX11 对 MCL 具有高度特异性,可作为 MCL 的另一种标志物[157,158],特别适用于诊断 BCL1 阴性 MCL[159,160]。但是,MCL的惰性变异型可能缺乏 SOX11 的过表达[151,161]。联合应用BCL1、SOX11 和 LEF1 的免疫组化学染色(在上文 CLL/SLL 中已有讨论)为小 B 细胞淋巴瘤的诊断和鉴别诊断提供了有效的辅助手段。

56.2.6　弥漫大 B 细胞淋巴瘤

　　弥漫大 B 细胞淋巴瘤(DLBCL)是一组临床、形态学和遗传学特征方面均不同的肿瘤[105]。总体上,大约 10%～30% 的 DL-BCL 病例累及骨髓[19,69,70,162-165]。然而,MYC 和 BCL2 或 BCL6基因重排的病例(称为双打击淋巴瘤)累及骨髓的发生率较高,从 42% 到 93%[166-169]。局灶随机浸润、弥漫性和混合浸润是常见的浸润方式;偶然出现小梁旁浸润,但间质性浸润不常见[14,24,170]。

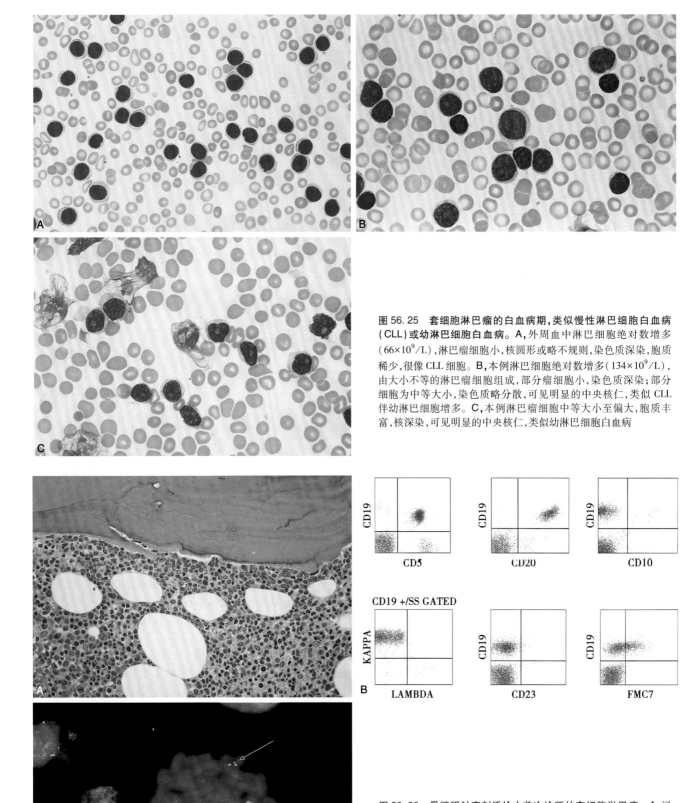

图 56.25   套细胞淋巴瘤的白血病期,类似慢性淋巴细胞白血病(CLL)或幼淋巴细胞白血病。A,外周血中淋巴细胞绝对数增多($66×10^9$/L),淋巴瘤细胞小,核圆形或略不规则,染色质深染,胞质稀少,很像 CLL 细胞。B,本例淋巴瘤细胞绝对数增多($134×10^9$/L),由大小不等的淋巴瘤细胞组成,部分瘤细胞小,染色质深染;部分细胞为中等大小,染色质略分散,可见明显的中央核仁,类似 CLL 伴幼淋巴细胞增多。C,本例淋巴瘤细胞中等大小至偏大,胞质丰富,核深染,可见明显的中央核仁,类似幼淋巴细胞白血病

图 56.26   骨髓粗针穿刺活检中首次诊断的套细胞淋巴瘤。A,浸润模式为小梁旁浸润,由小-中等大小、核不规则的淋巴细胞组成。B,骨髓穿刺涂片的流式细胞免疫表型图显示为表面 κ 限制性 B 细胞群,即 CD19⁺、CD20⁺、CD5⁺、CD10⁻、CD23⁻ 和弱 FMC7⁺。C,荧光原位杂交显示免疫球蛋白重链(IGH)基因(绿色)和 CCND1 基因(红色)探针融合为黄色信号(箭头),表明有 t(11;14)-CCND1/IGH 基因融合。随后的淋巴结活检证实为套细胞淋巴瘤

肿瘤细胞可能表现出多种形态，但通常较大，有 1~2 个明显的核仁。通常很容易在 HE 染色的骨髓切片中发现 DLBCL 浸润（图 56.27）。骨髓穿刺涂片和骨髓印片偶尔含有淋巴瘤细胞（图 56.27）；外周血受累并不常见，但确实会发生。

大约 20%~45% 的 DLBCL 患者中，骨髓和髓外部位组织学类型不一致，通常骨髓中为低级别淋巴瘤，最常见的滤泡性淋巴瘤，髓外部位为 DLBCL（见图 56.21）[13,14,19,69,164,165,170,171]。对 16 例组织学类型不一致的病例进行 IGH 或 BCL2 基因重排的分子学分析，结果显示，2/3 患者骨髓中的低级别淋巴瘤与原发部位的 DLBCL 呈克隆相关，而其余 1/3 患者，这两种淋巴瘤类型的克隆无关[172]。重要的是，骨髓中含有不一致的、低级别淋巴瘤的 DLBCL 患者，其总体治疗反应和生存率与无骨髓受累的患者相似，但骨髓中组织学一致的 DLBCL 患者的总体存活率较低，无进展和无疾病存活率也较低[164,165,171,173-175]。淋巴瘤广泛浸润骨髓或大细胞组成超过 50% 的弥漫性浸润的病例预后较差[69,170]。

DLBCL 在免疫表型上具有高度异质性；然而，DLBCL 的诊断通常可以根据大细胞 B 细胞系的形态学发现和免疫组化证实，例如，CD20、CD79a 或 PAX5 的表达。表达 CD5 时，应进行 BCL1 或 SOX11 的免疫组化染色以排除变异型 MCL 的可能性。

极少数情况下，CD20 可在外周 T 细胞淋巴瘤中异常表达，或 CD3 在 DLBCL 中异常表达[176-179]；因此，在这些病例中需要加用其他 B 细胞和 T 细胞标志物，以准确地鉴定淋巴瘤的细胞系；在部分病例中，可能需要进行分子学分析，以确定 B 细胞或 T 细胞的克隆性。

已经认识到许多临床病理学不同的 DLBCL，包括 T 细胞/组织细胞丰富型大 B 细胞淋巴瘤（THRLBCL）和原发性纵隔大 B 细胞淋巴瘤（PMLBCL）[105]。THRLBCL 表现为丰富的反应性 T 细胞和组织细胞，只有散在的肿瘤性大 B 细胞[180]。当 THRLBCL 累及骨髓时，可能难以与反应性淋巴细胞浸润或其他细胞成分多样的淋巴瘤鉴别，例如，霍奇金淋巴瘤或外周 T 细胞淋巴瘤（图 56.28）。可能需要多层面的骨髓切片来确认浸润灶中是否存在异常的大淋巴细胞，诊断时需要一组免疫组化学染色。THRLBCL 中散在的大而异常的细胞呈 CD45 和 CD20 阳性，但 CD30、CD15 和 CD3 阴性，这有助于排除经典霍奇金淋巴瘤和外周 T 细胞淋巴瘤。然而，在大多数情况下，需要对髓外组织进行活检。PMLBCL 是大 B 细胞淋巴瘤的一个亚型，起源于纵隔，女性多见[181]。据报道，2%~9% 的 PMLBCL 病例会累及骨髓，但骨髓浸润的特点尚未详细描述[182-184]。

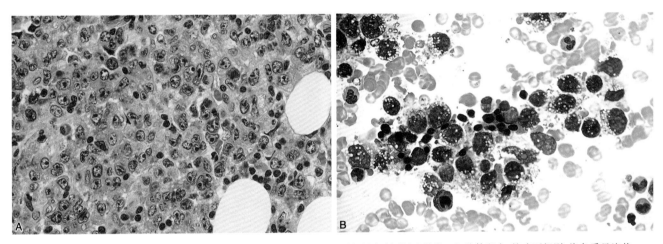

图 56.27　弥漫大 B 细胞性淋巴瘤侵犯骨髓的活检和穿刺涂片。A,骨髓粗针穿刺活检中的淋巴瘤细胞体积大，核略不规则，染色质呈泡状；许多细胞核仁明显。**B,**本例骨髓穿刺涂片中的淋巴瘤细胞质内可见空泡

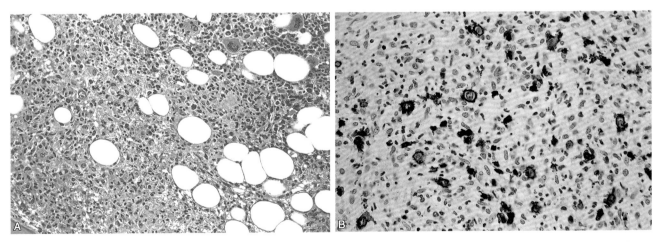

图 56.28　T 细胞/组织细胞丰富型弥漫大 B 细胞淋巴瘤累及骨髓。A,浸润灶的边界不清，其中含有许多小淋巴细胞、组织细胞，以及少数异常的大淋巴细胞。**B,**CD20 免疫组化染色可以突出显示这些少数的大淋巴细胞。大多数浸润的细胞为 CD3+T 细胞（未提供图片）

56.2.7　血管内大 B 细胞淋巴瘤

血管内大 B 细胞淋巴瘤(IVLBCL)是结外大 B 细胞淋巴瘤的少见亚型,局限于小血管内,特别是毛细血管内。通常在结外广泛播散,包括骨髓[8,9,185,186]。由于临床特征不特异,骨髓可能是 IVLBCL 的初诊部位[8]。在一项回顾性研究中,对未知来源的发热或噬血细胞综合征患者进行骨髓粗针穿刺活检评估,146 例患者中有 12 例(8.2%)在骨髓中发现 IVLBCL[8]。形态学上,骨髓中的肿瘤性浸润主要局限于窦内;可能引起窦腔显著扩张,也可能在 HE 染色切片上不明显,难以辨别。然而,B 细胞标志物(例如,CD20、CD79a 或 PAX5)免疫组化染色可以突出显示淋巴瘤细胞,并勾勒出窦内浸润模式(图 56.29)。IVLBCL 表现出与其他大 B 细胞淋巴瘤相似的异质性免疫表型;然而,据报道,CD5 表达率高于一般的大 B 细胞淋巴瘤[8,9,187]。

56.2.8　原发性渗液性淋巴瘤

原发性渗液性淋巴瘤(PEL)是一种大 B 细胞淋巴瘤,最常见于人类免疫缺陷病毒感染的患者,主要累及体腔,表现为淋巴瘤性渗出。腔外部位发生的实性 PEL 也有报道[188-190]。PEL

与人类疱疹病毒 8(HHV-8)普遍相关;EBV 联合感染很常见。细胞学分析,肿瘤细胞可呈现浆细胞、免疫母细胞或间变性表现。用抗 HHV-8 编码的潜伏相关核抗原(LANA)抗体的免疫组化染色证明 HHV-8 感染,是 PEL 诊断的关键特征。PEL 显示终末分化的 B 细胞表型,即 CD45 阳性、全 B 细胞标记阴性、表面免疫球蛋白阴性、活化和浆细胞相关标志物(CD138、CD38、MUM1、CD30、EMA)阳性[190,191]。PEL 累及骨髓的数据有限。在一项 12 例 PEL 患者的研究中,9 例患者中有 1 例累及骨髓方式为大片肿瘤细胞[191]。

56.2.9　Burkitt 淋巴瘤

Burkitt 淋巴瘤(BL)累及骨髓的发生率约 30%~60%,最常见的浸润模式是弥漫性或间质性浸润[17,192]。髓外部位见到的典型"星空"现象通常在骨髓活检中也可以出现;坏死常见,可以是广泛坏死。常并发血液累及,从偶见淋巴瘤细胞到淋巴细胞显著增多;然而,单纯的白血病表现很少见。细胞学分析,BL 细胞呈单一形态,中等大小,染色质呈网状,多个小核仁,细胞质深嗜碱性,核分裂象多见。常见丰富的胞质内空泡,并且在骨髓涂片、印片或外周血涂片中最容易发现(图 56.30)。

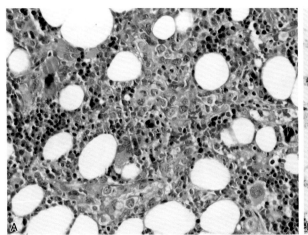
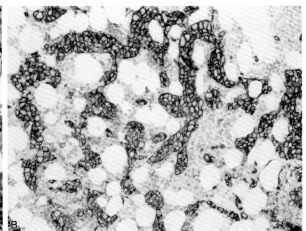

图 56.29　骨髓粗针穿刺活检中的血管内大 B 细胞淋巴瘤。A,淋巴瘤细胞出现在窦内,在 HE 染色切片中可能被忽略。B,CD20 免疫组化染色突出显示窦内淋巴瘤细胞

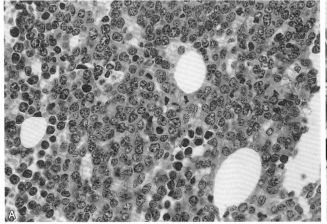
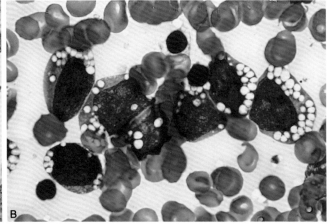

图 56.30　骨髓粗针穿刺活检和穿刺涂片中的 Burkitt 淋巴瘤。A,骨髓粗针穿刺活检显示弥漫性浸润灶,由中等大小淋巴细胞组成,含有数个小核仁,胞质含量稀少至中等。核分裂多见。B,骨髓涂片中,淋巴瘤细胞含有嗜碱性胞质和多个胞质空泡

BL 通常为 CD20$^+$、CD10$^+$ 和 BCL6$^+$；BCL2 通常阴性，偶尔也可阳性。BL 具有极高的增殖率，几乎 100% 的肿瘤细胞 Ki67 阳性。BL 的遗传标志是 MYC 基因重排，可以通过 FISH 或常规核型分析检测。

BL 应当与其他侵袭性 B 细胞肿瘤相鉴别，例如，B 淋巴母细胞白血病/淋巴瘤和高级别 B 细胞淋巴瘤（以前称为特征介于 DLBCL 和 BL 之间的未分类 B 细胞淋巴瘤，简称未分类 DL-BCL-BL）。通常，借助免疫表型分析，B 淋巴母细胞白血病/淋巴瘤与 BL 容易鉴别。B 淋巴母细胞白血病/淋巴瘤表达一种或多种未成熟标志物、CD34 或末端脱氧核苷酸转移酶（TdT），并且缺乏表面免疫球蛋白表达；此外，MYC 基因重排很少见（约 1%）[193]。下文将讨论 BL 与高级别 B 细胞淋巴瘤的鉴别。

56.2.10 高级别 B 细胞淋巴瘤

高级别 B 细胞淋巴瘤是一种侵袭性大 B 细胞淋巴瘤，其形态学和遗传学特征与 BL 和 DLBCL 有重叠，可能包括星空现象、高核分裂率、显著的凋亡小体、生发中心起源和 MYC 基因重排。修订的 WHO 分类包括两种亚型：高级别 B 细胞淋巴瘤，伴 MYC 和 BCL2 和/或 BCL6 基因重排（也称为双打击淋巴瘤），以及高级别 B 细胞淋巴瘤-非特指[194a]。如前所述，双打击淋巴瘤骨髓累及率（42%~93%）高于一般的 DLBCL（10%~25%）[166-169]。

即使在淋巴结活检中，这种"灰区"淋巴瘤与真正 BL 的鉴别也具有挑战性。与 BL 相比，倾向于高级 B 细胞淋巴瘤的特征包括细胞或核大小不一、核轮廓不规则、核仁明显、BCL2 或 BCL6 基因重排，核型复杂[94]。此外，BCL2 或 MUM1 的表达、Ki67 低于 95%、EBV 编码的 RNA（EBER）阴性也支持高级别 B 细胞淋巴瘤[168,169]。最近，在大约 70% 的 BL 患者中发现 TCF3（E2A）（一种 BL 细胞中激活促生存途径的转录因子）的激活突变，或 ID3（一种 TCF3 负调节因子）功能丧失突变[195-197]。重要的是，这些突变在 DLBCL（包括那些具有 MYC 重排的 DLBCL）中罕见，表明 ID3/TC3 突变可能对鉴别 BL 与高级别 B 细胞淋巴瘤具有潜在价值。

56.2.11 B 淋巴母细胞白血病/淋巴瘤

B 淋巴母细胞白血病/淋巴瘤是一种前 B 细胞肿瘤。通常累及血液和骨髓（B-急性淋巴母细胞白血病，B-ALL）；偶尔主要累及淋巴结或结外部位（B 淋巴母细胞淋巴瘤，B-LBL）[198]。B-ALL 常表现为广泛的弥漫性骨髓浸润，有时完全替代骨髓。B-LBL 人为定义为淋巴瘤样表现，伴低于 25% 的骨髓受累[198]。在一项包括 25 例没有并发 B-ALL 的 B-LBL 的研究中，最常见的原发部位包括皮肤、骨骼、软组织和淋巴结[199]。通过积极的化疗，B-LBL 患者很少出现白血病，预后好于 B-ALL 患者[199]。

当 B-LBL 累及骨髓时，其浸润模式通常为灶性随机浸润。原始细胞通常均一，小-中等大小，染色质细腻，胞质稀少，偶有空泡，核仁不明显，核分裂象多见。B-LBL 可能与一些成熟的 B 细胞淋巴瘤难以鉴别，例如，BL 或母细胞样 MCL。免疫表型分析是鉴别的关键。肿瘤细胞表达 TdT 或 CD34 基本上可除外成熟 B 细胞淋巴瘤。

56.3 T 细胞淋巴瘤累及骨髓的特征

本节描述骨髓中每种 T 细胞淋巴瘤的特征，强调骨髓受累时特有的形态学特征。并简要讨论其他特征，例如，免疫表型和遗传学特征；更多内容可参阅本书中其他特定疾病章节。

56.3.1 T-淋巴母细胞白血病/淋巴瘤

总体而言，与 B 淋巴母细胞白血病/淋巴瘤相比，T-淋巴母细胞白血病/淋巴瘤更常见淋巴瘤样表现。与 B 淋巴母细胞淋巴瘤类似，当骨髓未累及或累及少于 25% 时，称为 T-淋巴母细胞淋巴瘤（T-LBL）[200]。骨髓被累及时，骨髓粗针穿刺活检可显示胞质稀少的原始细胞呈灶性随机浸润。原始细胞从小到大细胞均有，染色质分散或凝集，细胞核回旋曲折（图 56.31）。T-LBL 和 B-LBL 之间的鉴别依赖于免疫表型。T-LBL 表面 CD3 阴性，但胞质 CD3 阳性，并且表达一种或多种未成熟标记（CD34、TdT、CD99）。

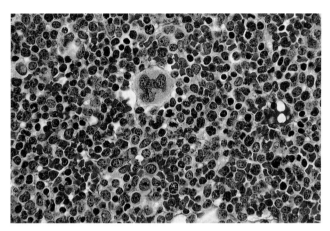

图 56.31 T 淋巴母细胞白血病/淋巴瘤累及骨髓。骨髓粗针穿刺活检显示肿瘤细胞弥漫性浸润，几乎取代全部骨髓，细胞小-中等大小，染色质略分散。核分裂指数较低

56.3.2 结外 NK/T 细胞淋巴瘤

结外 NK/T 细胞淋巴瘤通常起源于鼻腔，称为结外 NK/T 细胞淋巴瘤，鼻型。该肿瘤也可发生在鼻腔以外部位，通常发生在皮肤、鼻咽或睾丸[201,202]。肿瘤细胞形态变化不一，可表现为小细胞、中等大小细胞或大细胞，或小至大细胞混合存在。据报道，结外 NK/T 细胞淋巴瘤累及骨髓的发生率为 8%~23%[71,72,77,79,203-205]。通常，单个淋巴瘤细胞分布于骨髓的间质区域，在 HE 染色的切片中难以辨别。鼻型 NK/T 细胞淋巴瘤位于上呼吸道，而大多数非鼻型 NK/T 细胞淋巴瘤患者疾病进展时，常累及多个解剖部位，包括 15%~25% 的患者出现骨髓累及[77,202,206,207]。然而，骨髓浸润的方式尚未详细描述。

淋巴结外的 NK/T 细胞淋巴瘤通常表现为 NK 细胞表型，即，流式细胞免疫分型检测表面抗原表达，表面 CD3 阴性，而胞质 CD3ε 阳性，后者可通过免疫组化方法检测。淋巴瘤细胞通常也呈 CD56$^+$ 和 EBV$^+$。EBER 原位杂交或 CD56 免疫组化染色可以显示骨髓中孤立散在的肿瘤细胞（图 56.32）。鼻型 NK/T 细胞淋巴瘤患者的噬血细胞综合征已有报道[206-208]。

56.3.3 肠病相关 T 细胞淋巴瘤

肠病相关 T 细胞淋巴瘤通常起源于小肠，可视为长期腹乳糜泻的一个并发症[209-211]。骨髓累及很少见，据报道，可发生于 2%~8% 的患者[71,210,211]。但是，没有关于骨髓累及模式的详细描述。

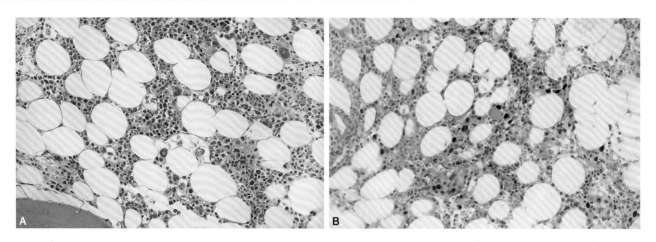

图 56.32 鼻 NK/T 细胞淋巴瘤累及骨髓。A,肿瘤细胞在 HE 染色的骨髓粗针穿刺活检切片中很难辨别。B,Epstein-Barr 病毒编码的 RNA(EBER)原位杂交检测显示散在的肿瘤细胞阳性

56.3.4 肝脾 T 细胞淋巴瘤

肝脾 T 细胞淋巴瘤(HSTCL)是一种罕见的、高度侵袭性外周 T 细胞淋巴瘤,主要发生于年轻成年男性,患者有明显脾肿大,而无淋巴结肿大[27,73,212]。患者常有贫血和血小板明显减少。几乎所有 HSTCL 病例均累及外周血或骨髓[71,73,75,213],骨髓累及的特征是显著的窦内浸润伴三系细胞增生[73,212-215]。这种浸润在 HE 染色切片上可能不明显,难以辨别(图 56.33),但 CD3 免疫组化染色可突出显示窦内淋巴瘤细胞,这些细胞经常导致窦腔扩张(见图 56.33)[214,215]。淋巴瘤细胞形态有所变

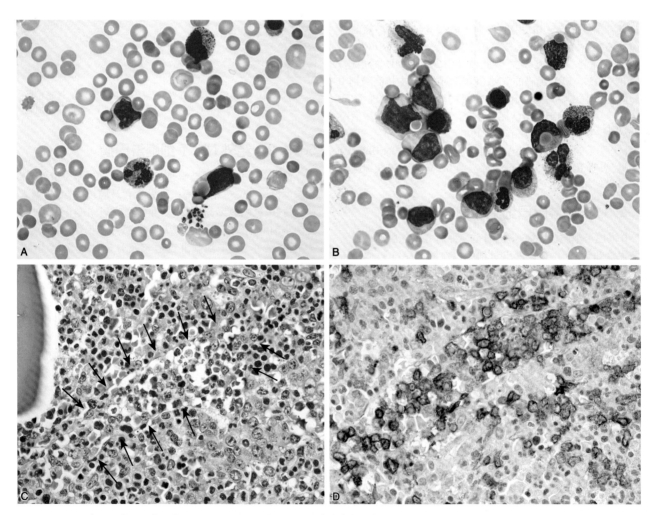

图 56.33 肝脾 T 细胞淋巴瘤(HSTCL)累及外周血和骨髓。A,血涂片中淋巴瘤细胞类似于原始细胞;一些淋巴瘤细胞显示吞噬红细胞现象。B,骨髓涂片中淋巴瘤细胞形态上与外周血涂片相似。C,骨髓粗针穿刺活检显示淋巴瘤细胞的窦内浸润,窦腔扩张(箭头)。D,CD3 免疫组化染色突出显示窦内淋巴瘤细胞。该患者具有 HSTCL 的经典临床表现和特征性免疫表型;荧光原位杂交 7q 等臂染色体阳性

化,可以是小-中等大小、染色质浓染的细胞,也可为更明显的原始细胞或多形性细胞形态(图 56.33)。随着病情进展,形态原始的淋巴瘤细胞和间质性浸润增多[214]。

大部分 HSTCL 起源于 γδ 细胞毒性记忆性 T 细胞,淋巴瘤细胞通常为 CD3+、TCRγδ+、CD4−、CD8−/+、CD5−、CD2+、CD7+、CD56+、CD16+/−、CD57−,并且具有非活化的细胞毒性 T 细胞表型,即 TIA-1+、粒酶 M+、粒酶 B− 和穿孔素−[73,214,215]。少数 TCRαβ 变异型病例已有报道,并显示与 γδHSTCL 相似的临床病理学特征[216,217]。EBV 始终为阴性。等臂染色体 7q(i7q) 是 HSTCL 中的重现性遗传异常,通常与 8 号染色体三体有关[73,214,218-220]。文献中 i7q 的发生率不同。在大量研究中,大约 70% 的病例呈阳性,阴性病例主要根据常规核型分析,而非 FISH[73,220]。

骨髓中 HSTCL 的鉴别诊断主要限于具有窦内浸润倾向的白血病/淋巴瘤。B 细胞淋巴瘤,例如,血管内大 B 细胞淋巴瘤和脾边缘区淋巴瘤,通过 B 细胞标志物的阳性染色容易排除。在 T 细胞白血病/淋巴瘤中,T 细胞大颗粒淋巴细胞白血病(T-LGLL) 也与脾肿大有关,并且在骨髓内具有窦内分布的倾向[221]。特别是一种罕见变异型 CD4−/CD8− γδT-LGLL 表现出与 HSTCL 重叠的免疫表型(CD3+、CD5−、CD4−、CD8−、TCRγδ+

和 TIA-1+),可能与 HSTCL 诊断混淆[222-225]。临床上,γδT-LGLL 是一种惰性疾病,与普通的 T-LGLL 相似,主要影响老年人[222,226]。CD4−/CD8− γδT-LGLL 的骨髓浸润模式也与普通的 T-LGLL 相似,即主要为间质性浸润伴较少的窦内浸润。后者与 HSTCL 的不同之处在于很少扩张窦腔,但淋巴细胞在窦腔内形成一排短线状阵列(通常是单细胞层)(图 56.34)[221,222]。T-LGLL 中的肿瘤细胞在形态学上与正常的大颗粒淋巴细胞无法鉴别,没有细胞异型性。另外,在 T-LGLL 中没有 7q 等臂染色体的报道。将这种罕见的变异型 T-LGLL 纳入鉴别诊断非常重要,因为 HSTCL 是一种需要化疗的高度侵袭性淋巴瘤,可以考虑进行骨髓移植;而 γδT-LGLL 是一种惰性疾病,常对免疫调节剂有反应,不需要骨髓移植。

其他类型的 T 细胞或 NK 细胞白血病/淋巴瘤,例如,侵袭性 NK 细胞白血病、T 细胞前淋巴细胞白血病和成人 T 细胞白血病/淋巴瘤,通常累及血液和骨髓。然而,这些白血病/淋巴瘤很少在骨髓中出现显著的窦内浸润。此外,免疫分型通常可以鉴别 HSTCL 与这些 T 细胞或 NK 细胞白血病/淋巴瘤;例如,侵袭性 NK 细胞白血病表现出 NK 细胞表型,并且 EBV 通常阳性;T 细胞前淋巴细胞白血病和成人 T 细胞白血病均为

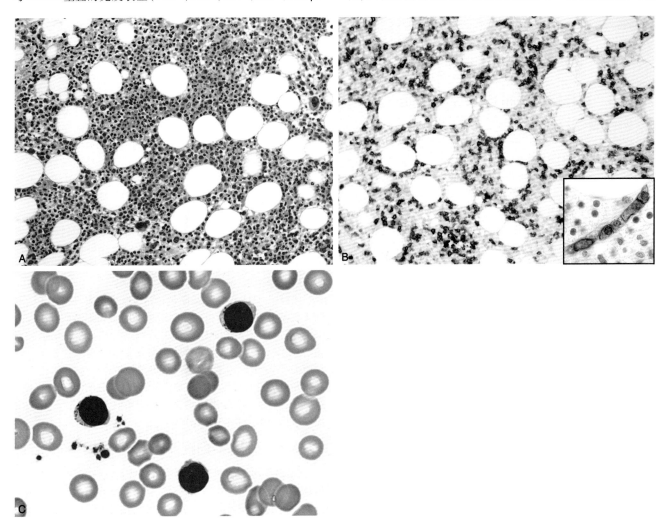

图 56.34　CD4−/CD8−/TCRγδ+T 细胞大颗粒淋巴细胞白血病(T-LGLL) 累及骨髓。A,T-LGLL 浸润灶很不明显,在 HE 染色的骨髓切片上难以识别。B,CD3 免疫组化染色突出显示 T-LGLL 浸润,表现为间质性浸润和窦内浸润。后者的特征表现为小淋巴细胞在窦内呈短线状排列(插图)。C,T-LGLL 细胞不显示细胞异型性,与正常大颗粒淋巴细胞无法区分。该患者具有 T-LGLL 的典型临床特征

TCRαβ⁺,且以 CD4⁺为主。

56.3.5　皮下脂膜炎样 T 细胞淋巴瘤

皮下脂膜炎样 T 细胞淋巴瘤(SPTCL)是一种罕见的细胞毒性(CD8⁺)T 细胞肿瘤,好发于皮下软组织[227,228]。目前,SPTCL 的诊断仅限于那些表达 TCRαβ 的肿瘤。SPTCL 局限于

皮下组织,很少累及骨髓。我们和其他学者最近报道了罕见的 SPTCL 累及骨髓的病例[229,230]。骨髓粗针穿刺活检显示淋巴瘤细胞局灶性累及骨髓,其形态学特征与皮下部位相似,即显著的肿瘤性淋巴细胞在脂肪细胞周边围绕(图 56.35)。这些细胞小,染色质深染,细胞质稀少,CD3、CD8、βF1 和细胞毒性颗粒蛋白(TIA-1、粒酶 B 和穿孔素)均为阳性。

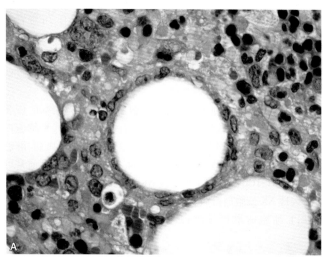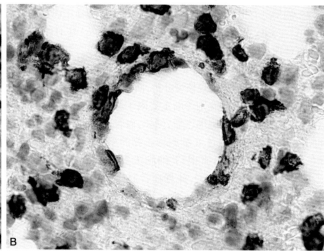

图 56.35　皮下脂膜炎样 T 细胞淋巴瘤累及骨髓。A,骨髓粗针穿刺活检显示局灶性淋巴细胞浸润,淋巴细胞明显环绕在脂肪细胞周围,类似于皮下部位的浸润模式。B,免疫组化染色,肿瘤细胞呈 CD8 阳性

56.3.6　蕈样霉菌病和 Sézary 综合征

蕈样霉菌病是最常见的皮肤原发性 T 细胞淋巴瘤,通常局限于原发部位多年。Sézary 综合征是一种罕见疾病,以弥漫性红皮病、淋巴结肿大、外周血中出现淋巴瘤细胞(Sézary 细胞)为特征[231]。据报道,蕈样霉菌病或 Sézary 综合征初诊时累及骨髓的发生率从不到 2% 到 25%[80,232,233]。骨髓浸润的程度通常为轻微至少量,浸润模式为灶性随机浸润、间质性浸润或两者均有;小梁旁浸润和弥漫性浸润罕见[234]。浸润灶主要由大小不等的、核卷曲的异型淋巴细胞组成,浸润灶通常不明显,在HE 染色切片上很难识别。T 细胞标志物(例如,CD3)的免疫组化染色有助于识别淋巴瘤细胞(图 56.36),但即使使用免疫组化染色,组织学-免疫表型检测与 T 细胞克隆性的分子学研究之间的一致性也很差[235]。

Sézary 综合征中,循环血中淋巴细胞的数量变化很大,从偶尔可见至明显的白血病血象。肿瘤性淋巴瘤细胞可以从小到大均有,胞质含量不等。细胞核明显的特征为曲折盘旋,呈脑回状;核仁缺乏或不明显(图 56.36)。此类淋巴瘤细胞通常呈 CD3⁺、D4⁺、CD8⁻、CD7⁻、CD26⁻(图 56.37)。

56.3.7　血管免疫母细胞性 T 细胞淋巴瘤

约 50%~80% 血管免疫母细胞性 T 细胞淋巴瘤(AITL)病例可累及骨髓[28,74,76,236]。浸润灶通常可通过与周围骨髓的对比来识别,浸润灶细胞较少,而周围骨髓细胞较多。病变通常为灶性随机浸润和多灶浸润。小梁旁浸润也很常见,但弥漫性浸润罕见[28,74,76,236,237]。浸润灶内细胞成分多样(异质性),由不同数量的淋巴细胞、浆细胞、免疫母细胞、组织细胞和嗜酸性粒细胞组成;小血管可能很明显(图 56.38)。在结外部位常见

的具有透明细胞质的肿瘤细胞在骨髓粗针穿刺活检中不常见。在某些病例中,显著的浆细胞增多可能掩盖肿瘤性淋巴瘤细胞浸润[236]。约 1/3 患者循环血中可见浆细胞、浆细胞样淋巴细胞或免疫母细胞,但细胞学上明显恶性的细胞在血液或骨髓涂片中并不常见[74,76]。

AITL 起源于正常情况下位于生发中心的滤泡辅助 T 细胞。与正常滤泡辅助 T 细胞相似,AITL 细胞呈 CD3、CD4、CD10、BCL6、PD1 和 CXCL13 阳性;约 75% 的病例呈 EBV 阳性[238]。然而,由于微环境不同及肿瘤细胞数量相对较少,骨髓粗针穿刺活检组织中这些标志物的免疫组化染色的辅助作用不如淋巴结;例如,滤泡 T 辅助细胞相关标志物 CXCL13 和CD10 在骨髓中的表达明显低于淋巴结。

骨髓中 AITL 的鉴别诊断包括霍奇金淋巴瘤、THRLBCL、外周 T 细胞淋巴瘤-非特指和非肿瘤性淋巴组织细胞病变。一般来说,霍奇金淋巴瘤和 THRLBCL 可以通过检查多个层面的骨髓切片和免疫组化研究来排除。尽管骨髓表现结合临床表现可能提示 AITL 的诊断,但是仅仅根据骨髓表现对 AITL 进行首次诊断可能极具挑战性。此外,多种细胞成分的浸润灶也可能类似于反应性多型性淋巴组织细胞增殖(已在上文"少见的反应性淋巴细胞浸润"中讨论过)。

56.3.8　外周 T 细胞淋巴瘤-非特指

约 20%~40% 的外周 T 细胞淋巴瘤-非特指病例在诊断时累及骨髓[71,239-242]。骨髓浸润模式常为弥漫性浸润或灶性随机浸润[212,213,243]。与许多其他外周 T 细胞淋巴瘤相似,病变与周围骨髓分界往往不如 B 细胞淋巴瘤那样清楚,而是穿插于周围骨髓之间(图 56.39)。骨髓浸润通常为多种细胞类型,含有异型淋巴细胞,混合有反应性多形性浸润,包括浆细胞、组织细胞

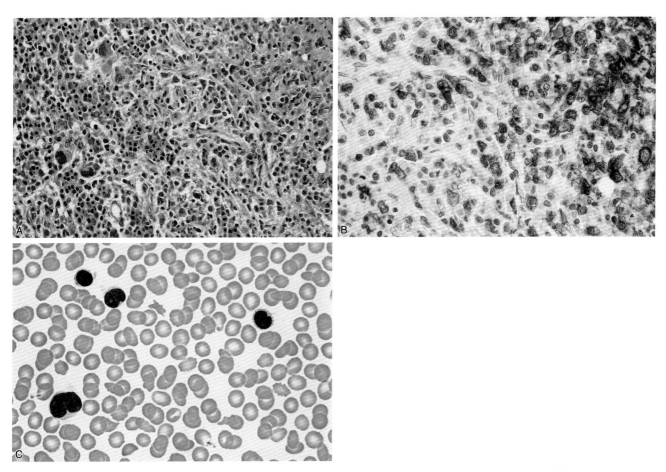

图 56.36　皮肤 T 细胞淋巴瘤(Sézary 综合征)累及骨髓和外周血。A,骨髓粗针穿刺活检显示疏松的基质中可见局灶性淋巴瘤细胞浸润,浸润灶边界不清。B,免疫组化 CD3 突出显示浸润灶内大小不等的 T 细胞。C,外周血中的淋巴瘤细胞大小不一,但比正常淋巴细胞大;这些细胞核曲折盘旋,呈脑回状,核仁不明显,染色质不太深染

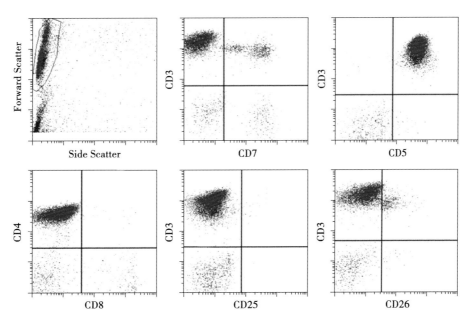

图 56.37　Sézary 综合征。流式细胞免疫分型显示存在一群 CD3$^+$T 细胞(红色)伴异常 T 细胞表型:CD3$^+$、CD5$^+$、CD7$^-$、CD4$^+$、CD8$^-$、CD25$^-$ 和 CD26$^-$

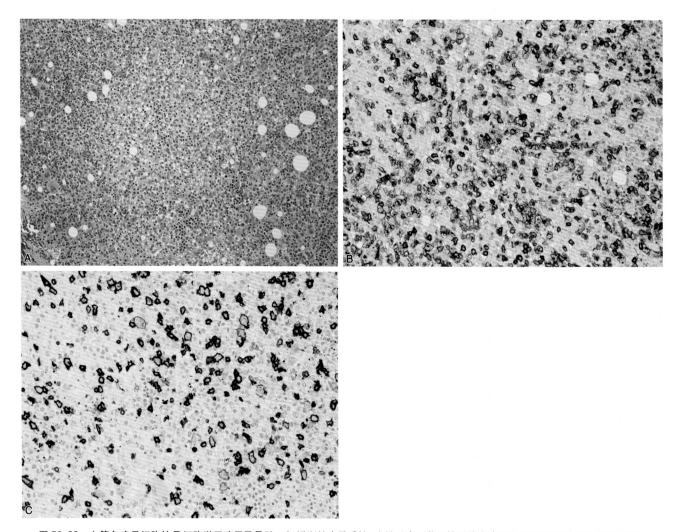

图 56.38　血管免疫母细胞性 T 细胞淋巴瘤累及骨髓。 A,浸润灶为异质性,边界不清。淋巴结活检中常见的透明细胞质的肿瘤细胞在骨髓中罕见,但在本例中可见。B,免疫组化染色,CD3 突出显示常见的小-中等大小的 T 细胞。C,免疫组化染色,CD20 突出显示中等数量的反应性 B 细胞,从小淋巴细胞到转化的大淋巴细胞均可见

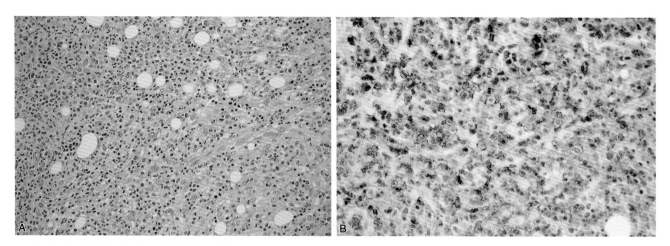

图 56.39　外周 T 细胞淋巴瘤-非特指,累及骨髓。 A,HE 染色的骨髓切片中显示异常淋巴细胞浸润,混杂炎细胞和许多小血管。B,免疫组化染色,CD3 突出显示浸润灶内大多数淋巴细胞呈阳性

和嗜酸性粒细胞;病灶内也可能存在明显的血管增殖和网状纤维化[212,243]。肿瘤细胞的细胞学多变,但常与原发部位相似。细胞大小不一,细胞核通常不规则,染色质浓染。偶尔病例中可含有中等大小至大细胞组成的单一细胞群,也可见含有大的多形性细胞的病例。

当累及骨髓时,多数患者(70%)骨髓穿刺涂片中可见淋巴瘤细胞;这些细胞数目不等,从偶尔可见到数量众多,其形态学与骨髓粗针穿刺活检切片相似,但涂片中通常罕见大淋巴瘤细胞[243]。大约30%病例外周血可出现循环淋巴瘤细胞;罕见情况下可出现明显的白细胞增多[243]。

56.3.9 间变性大细胞淋巴瘤

约10%~30%的间变性大细胞淋巴瘤(ALCL)可累及骨髓[71,72,78,240,242,244]。在大样本研究中,ALK+ALCL和ALK⁻ALCL累及骨髓的发生率分别为9%和13%[71]。浸润模式为灶性随机浸润、间质性浸润、窦内浸润,或偶尔弥漫性浸润。淋巴瘤细胞可呈小簇状或单个散在的细胞。HE染色的骨髓切片中难以识别,但CD30、ALK-1免疫组化染色可突出显示这些微小浸润灶(图56.40)。研究显示,23%的常规骨髓组织学检查阴性的患者利用免疫组化染色检查出淋巴瘤细胞[78]。诊断ALCL浸润骨髓是很重要的,即使是微小浸润其预后也较差。淋巴瘤细胞体积大,但大小不一,核不规则,染色质分散,可有多个明显核仁,胞质丰富、嗜碱性。少数病例,淋巴瘤细胞可见于外周血(图56.40)[245-247];也有外周血出现许多循环淋巴瘤细胞的罕见病例报道[246,248]。

骨髓中ALCL的鉴别诊断包括DLBCL、霍奇金淋巴瘤和转移癌。ALCL中B细胞标志物为阴性,这点可以容易地排除DLBCL。与霍奇金淋巴瘤相比,ALCL通常缺乏炎症背景,PAX5阴性。此外,ALCL细胞CD30染色为一致的强阳性。当ALCL黏附呈簇状或片状结构时,可能类似转移癌。使用一组免疫组化染色,例如,细胞角蛋白、ALK和T细胞标志物,将有助于鉴别。

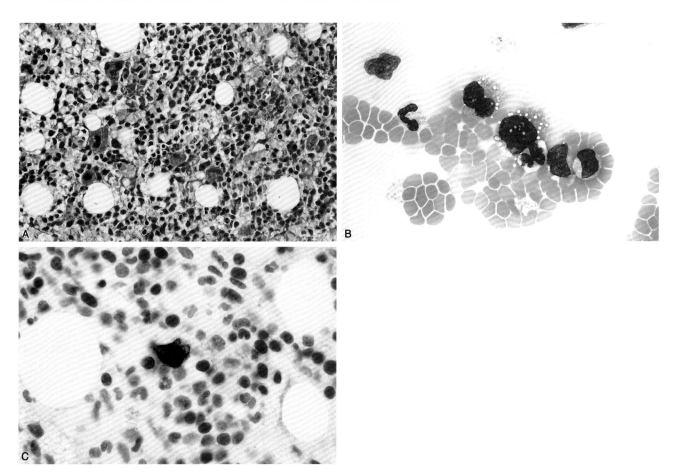

图56.40 间变性大细胞淋巴瘤累及骨髓和外周血。A,HE染色的骨髓粗针穿刺活检切片中很难发现淋巴瘤细胞。B,外周血涂片的片尾可见极少数大淋巴瘤细胞,伴胞质内空泡。C,ALK1免疫组化染色,在极少数淋巴瘤细胞浸润的骨髓切片中发现一个阳性细胞

56.4 霍奇金淋巴瘤累及骨髓的特征

在诊断时,经典霍奇金淋巴瘤累及骨髓的总体发生率约为5%~15%[17,65,136]。然而,各种亚型的发生率不同[21,65,249]。在包括1 161例霍奇金淋巴瘤患者的大型研究中,累及骨髓的总体发生率为8%,其中,淋巴细胞消减型为19%、混合细胞型为14%,结节性硬化型为4%,淋巴细胞为主型为2%[21]。研究还表明,双侧骨髓粗针穿刺活检提高了检出率,因为35%的患者中(51例中的19例),仅1例双侧活检中检出淋巴瘤细胞。

在极少数情况下,骨髓是霍奇金淋巴瘤的原发性诊断部位。这种情况多发生在AIDS患者[5,250,251],诊断时局限于骨髓的霍奇金淋巴瘤约占这类病例的14%[5];患者一般缺乏淋巴结肿大,在疾病进展过程中也不出现髓外霍奇金淋巴瘤。

骨髓粗针穿刺活检是霍奇金淋巴瘤诊断和分期的优选程序。骨髓穿刺涂片诊断霍奇金淋巴瘤的敏感性差[252]。Reed-Sternberg 细胞一般不会出现在骨髓穿刺涂片中,但在极少数骨髓广泛浸润的患者中是可以见到的。骨髓霍奇金淋巴瘤的特点为离散的占位性病变,浸润灶与周围骨髓的界限通常很清晰。大约 30% 的病例出现局灶性累及骨髓;浸润灶可为单个或多个,呈随机性浸润或小梁旁浸润。据报道,大约 70% 的病例表现为弥漫性累及骨髓(图 56.41)[17]。浸润灶含有多种形态和类型的细胞,通常包括明显的小淋巴细胞成分和不同数量的浆细胞、组织细胞和嗜酸性粒细胞(图 56.42)。Reed-Sternberg 细胞及其变异型细胞几乎总是存在,但在部分病例中需要多层面切片才能找到肿瘤细胞。在浸润灶内几乎总有骨髓纤维化,有时非常明显,特别是弥漫性累及骨髓的病例。坏死也可见,多出现于治疗过的患者中。

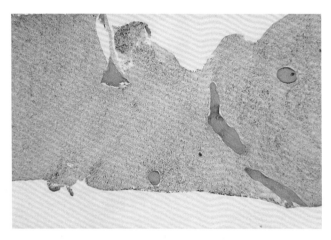

图 56.41 霍奇金淋巴瘤累及骨髓。本例显示霍奇金淋巴瘤广泛累及骨髓,完全取代了正常造血组织

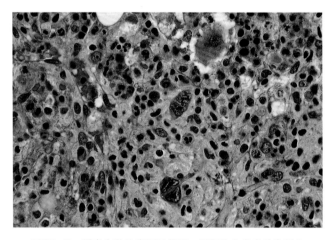

图 56.42 霍奇金淋巴瘤累及骨髓。浸润灶含有多种类型和形态的细胞成分,在小淋巴细胞、组织细胞、浆细胞、中性粒细胞和偶见嗜酸性粒细胞背景中,含有 Reed-Sternberg 细胞

历史上,骨髓中霍奇金淋巴瘤的诊断标准不一致,取决于骨髓是否为首次诊断部位[253,254]。目前在实际工作中,在具有典型霍奇金淋巴瘤背景的骨髓内发现异常大细胞,并符合霍奇金细胞的免疫表型特征(CD30[+]、CD15[+/-]、CD45[-]、CD3[-]、CD20[-/可变+]、PAX5[+]、ALK1[-])时,可诊断为原发性骨髓霍奇金淋巴瘤,并非总要找到形态学典型的 Reed-Sternberg 细胞。然而,

不鼓励在骨髓粗针穿刺活检中对霍奇金淋巴瘤进行分型,由于标本小,以及淋巴结和骨髓之间的组织形态学存在差异,故骨髓霍奇金淋巴瘤分型不可靠[253]。霍奇金淋巴瘤患者未被累及的骨髓区域通常表现为反应性改变,包括粒系细胞增殖、嗜酸性粒细胞增多和巨核细胞增多。这些发现可能与骨髓增殖性肿瘤混淆,特别是患者没有确诊为霍奇金淋巴瘤时。

结节性淋巴细胞为主霍奇金淋巴瘤(NLPHL)很少累及骨髓。在一项含有 275 例单纯结节型 NLPHL 患者的大宗研究中,7 例(2.5%)患者出现骨髓受累,初诊时 4 例(1.5%),治疗期间或复发时 3 例[255]。累及骨髓的细胞为大 B 细胞,伴显著的 T 细胞和组织细胞背景,骨髓受累者预后不良[255]。

骨髓中,非霍奇金淋巴瘤,例如,ALCL、THRLBCL 及外周 T 细胞淋巴瘤,可能与霍奇金淋巴瘤类似。此外,霍奇金淋巴瘤浸润灶内可能出现肉芽肿,可被误认为是良性疾病。霍奇金淋巴瘤必须与免疫缺陷患者(例如,AIDS)骨髓中常见的反应性多型性淋巴组织细胞增殖相鉴别[62,63]。适当的免疫组化染色常有助于两者鉴别。遇到在模棱两可的病例时,可行淋巴结或其他组织的活检。

56.5 类似淋巴瘤的非淋巴系统恶性肿瘤

56.5.1 转移性肿瘤

骨髓中的转移性肿瘤通常容易与淋巴瘤区别,因为恶性细胞往往形成黏附性细胞簇(图 56.43)。然而,来源于小细胞癌及其他小圆细胞肿瘤(例如,胚胎性横纹肌肉瘤、神经母细胞瘤、视网膜母细胞瘤和 Ewing 瘤)的肿瘤细胞,可在涂片上出现与淋巴瘤细胞类似的非黏附性细胞(图 56.43)[256,257]。低倍镜下观察涂片有助于辨别黏附性肿瘤细胞簇,即使数量很少也能看到。在骨髓粗针穿刺活检中,肿瘤转移灶几乎总是与周围正常造血细胞分界明显。少数情况下,转移的肿瘤细胞以细胞簇的形式分散在造血细胞之间,类似于淋巴瘤(图 56.44)。另一些病例中,转移癌可能很广泛,弥漫取代正常骨髓。当癌细胞很大且间变时,类似大细胞淋巴瘤或霍奇金淋巴瘤(图 56.45)。在骨髓粗针穿刺活检或骨髓凝块切片中,肿瘤细胞适当的免疫组化染色(例如,角蛋白、EMA、嗜铬素、CD45、CD3、CD20)可以证实转移性肿瘤,并排除淋巴瘤的诊断。

56.5.2 系统性肥大细胞增生症

至少 90% 的系统性肥大细胞增生症病例可累及骨髓,并且与淋巴瘤有相似的浸润方式,包括小梁旁浸润、血管周围浸润、随机性浸润及少见的弥漫性浸润[258]。在大多数病例中,骨髓内肥大细胞病变呈多型性,由肥大细胞混杂不同比例的淋巴细胞、嗜酸性粒细胞、中性粒细胞、组织细胞、内皮细胞和成纤维细胞组成。多型性肥大细胞病变可以类似淋巴瘤,尤其是外周 T 细胞淋巴瘤或霍奇金淋巴瘤。偶尔以淋巴细胞为主,非常类似于非霍奇金淋巴瘤(图 56.46)。识别骨髓切片中的肥大细胞是诊断系统性肥大细胞增生症的关键。肥大细胞可显示不同的形态学,可以为圆形、椭圆形、梭形或单核细胞样核,和丰富的淡嗜酸性胞质。对识别骨髓中系统性肥大细胞疾病有帮助的形态学线索是:常见细胞的区域性分布模式,即肥大细胞围绕着成簇的小淋巴细胞,产生典型的"牛眼"样病变。

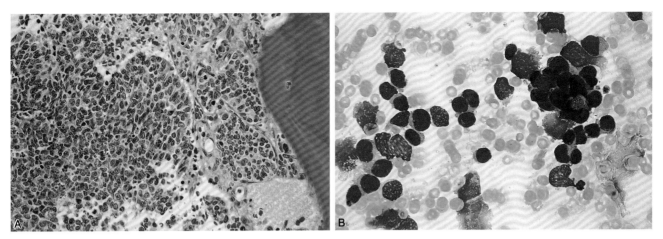

图 56.43 骨髓中的转移性神经内分泌癌。A,在骨髓粗针穿刺活检中,发现黏附性肿瘤细胞。B,在骨髓穿刺涂片中,发现非黏附性、体积小的癌细胞,类似淋巴瘤;也可见小簇黏附性肿瘤细胞,符合较为典型的癌细胞形态

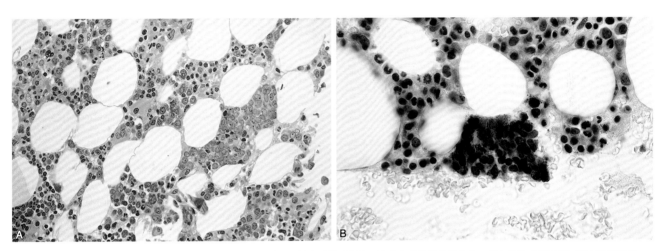

图 56.44 骨髓中的转移神经分泌癌。A,癌细胞形成局灶性细胞簇,沿着正常造血成分呈巢状分布。癌细胞染色质分散,细胞形态很像大细胞淋巴瘤。B,免疫组化染色,癌细胞呈嗜铬素阳性

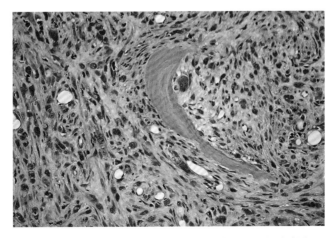

图 56.45 骨髓中的转移癌。本例转移癌伴有明显的骨髓纤维化;肿瘤细胞为间变性大细胞,类似霍奇金淋巴瘤。免疫组化染色,肿瘤细胞呈角蛋白阳性(未提供图片)

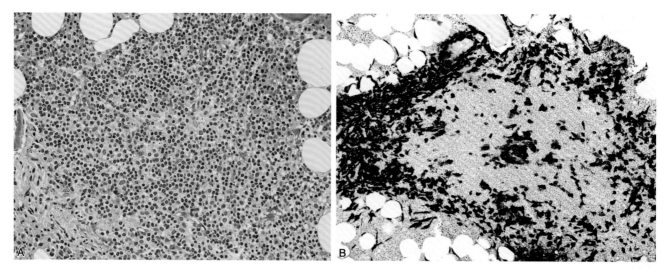

图56.46　系统性肥大细胞增生症累及骨髓。A，多型性浸润含有大量小淋巴细胞、少数嗜酸性粒细胞和小血管，类似低级别非霍奇金淋巴瘤。肥大细胞在HE染色切片上很难辨认。注意病灶周边的细胞质透明的梭形肥大细胞。**B**，免疫组化染色，Tryptase突出显示肥大细胞围绕淋巴细胞聚集灶

　　肥大细胞最特异的免疫组化染色为Tryptase(图56.46)。此外，肥大细胞还表达CD117、CD45、CD33和CD68，不表达CD3、CD20、CD15和CD30[259]，肿瘤性肥大细胞也异常表达CD25或CD2，后者有助于鉴别反应性肥大细胞增生[259,260]。在系统性肥大细胞增生症患者中，肥大细胞存在KIT基因(一种编码干细胞因子(CD117)的酪氨酸受体原癌基因)的体细胞突变[261]。

精华和陷阱

精华

- 良性淋巴细胞聚集灶通常较小，界限清晰，含有异质性细胞群。
- 反应性生发中心通常提示良性淋巴细胞浸润，多见于自身免疫疾病患者。
- 良性淋巴细胞聚集灶常为B细胞和T细胞的混合，常以T细胞为主。
- 明确的小梁旁浸润几乎总是提示淋巴瘤，最常为滤泡性淋巴瘤，基本上排除CLL/SLL。
- 窦内淋巴细胞浸润常提示肿瘤性病变，常见于血管内大B细胞淋巴瘤、脾边缘区淋巴瘤和肝脾T细胞淋巴瘤。
- BCL1/Cyclin D1和SOX11是套细胞淋巴瘤的免疫组化标志物；LEF1是CLL/SLL的特异性标志物，可鉴别CLL/SLL与其他小B细胞淋巴瘤。

陷阱

- 骨髓中的淋巴瘤，特别是T细胞淋巴瘤，形态上可表现为异质性，与反应性病变相似。
- 骨髓中大约30%的脾边缘区淋巴瘤(SMZL)会有生发中心。
- 套细胞淋巴瘤偶见完全为小梁旁淋巴细胞浸润。
- 抗CD20治疗B细胞淋巴瘤后，可能仍然存在小梁旁淋巴细胞浸润，但可能完全由T细胞组成，类似残留的B细胞淋巴瘤。
- HE染色切片难以识别窦内浸润；免疫组化染色有助于突出显示这种浸润。
- 间变性大细胞淋巴瘤和鼻型NK/T细胞淋巴瘤可呈单个散在的肿瘤细胞浸润骨髓；免疫组化染色可以提高检出率。
- 弥漫大B细胞淋巴瘤可显示不一致的淋巴瘤亚型，骨髓中常为低级别淋巴瘤。
- 可在没有淋巴瘤证据的"健康"个体中，外周血或骨髓内可能检测到低水平的单克隆性B细胞群。
- 在多种良性疾病中可能检测到克隆性T细胞群，特别是自身免疫疾病。

(张冬梅　魏建国　译)

参考文献

1. Rosenberg SA, Boiron M, DeVita VT Jr, et al. Report of the committee on Hodgkin's disease staging procedures. Cancer Res. 1971;31:1862-1863.

2. Bartl R, Frisch B, Hoffmann-Fezer G, Burkhardt R. Lymphoproliferative disorders in the bone marrow: histologic criteria for classification and staging. Haematologia(Budap). 1984;17:227-246.

3. Cheah CY, Seymour JF. Bone marrow biopsy for the initial staging of patients with lymphoma: too soon to toss the trephine. Oncology (Williston Park). 2013;27:1288,1290.

4. Ponzoni M, Li CY. Isolated bone marrow non-Hodgkin's lymphoma: a clinicopathologic study. Mayo Clin Proc. 1994;69:37-43.

5. Ponzoni M, Fumagalli L, Rossi G, et al. Isolated bone marrow manifestation of HIV-associated Hodgkin lymphoma. Mod Pathol. 2002; 15: 1273-1278.

6. Wong KF, Chan JK, Ng CS, Chu YC, Li LP, Chan CH. Large cell lymphoma with initial presentation in the bone marrow. Hematol Oncol. 1992; 10:261-271.

7. Kar R, Dutta S, Tyagi S. Clinically unsuspected Hodgkin's lymphoma diagnosed primarily from bone marrow trephine biopsy: report of six cases. Indian J Pathol Microbiol. 2008;51:186-189.

8. Ito M, Kim Y, Choi JW, Ozawa H, Fujino M. Prevalence of intravascular large B-cell lymphoma with bone marrow involvement at initial presentation. Int J Hematol. 2003;77:159-163.

9. Estalilla OC, Koo CH, Brynes RK, Medeiros LJ. Intravascular large B-cell lymphoma. A report of five cases initially diagnosed by bone marrow biopsy. Am J Clin Pathol. 1999;112:248-255.

10. Kajiura D, Yamashita Y, Mori N. Diffuse large B-cell lymphoma initially manifesting in the bone marrow. Am J Clin Pathol. 2007;127:762-769.

11. Thiele J, Zirbes TK, Kvasnicka HM, Fischer R. Focal lymphoid aggregates(nodules) in bone marrow biopsies: differentiation between benign hyperplasia and malignant lymphoma—a practical guideline. J Clin Pathol. 1999;52:294-300.

12. Deverell MH, Best E, Salisbury JR. Lymphoid infiltrates in B cell non Hodgkin's lymphoma: comparing nuclear characteristics between lymph

node and bone marrow; and evaluating diagnostic features of bone marrow infiltrates in paraffin embedded tissues. Anal Cell Pathol. 1997;14:1-7.

13. Crisan D, Mattson JC. Discordant morphologic features in bone marrow involvement by malignant lymphomas; use of gene rearrangement patterns for diagnosis. Am J Hematol. 1995;49:299-309.

14. Arber DA, George TI. Bone marrow biopsy involvement by non-Hodgkin's lymphoma; frequency of lymphoma types, patterns, blood involvement, and discordance with other sites in 450 specimens. Am J Surg Pathol. 2005;29:1549-1557.

15. Brunning RD, Bloomfield CD, McKenna RW, Peterson LA. Bilateral trephine bone marrow biopsies in lymphoma and other neoplastic diseases. Ann Intern Med. 1975;82:365-366.

16. Coller BS, Chabner BA, Gralnick HR. Frequencies and patterns of bone marrow involvement in non-Hodgkin lymphomas; observations on the value of bilateral biopsies. Am J Hematol. 1977;3:105-119.

17. McKenna RW, Hernandez JA. Bone marrow in malignant lymphoma. Hematol Oncol Clin North Am. 1988;2:617-635.

18. Wang J, Weiss LM, Chang KL, et al. Diagnostic utility of bilateral bone marrow examination; significance of morphologic and ancillary technique study in malignancy. Cancer. 2002;94:1522-1531.

19. Juneja SK, Wolf MM, Cooper IA. Value of bilateral bone marrow biopsy specimens in non-Hodgkin's lymphoma. J Clin Pathol. 1990;43:630-632.

20. Barekman CL, Fair KP, Cotelingam JD. Comparative utility of diagnostic bone-marrow components; a 10-year study. Am J Hematol. 1997;56:37-41.

21. Levis A, Pietrasanta D, Godio L, et al. A large-scale study of bone marrow involvement in patients with Hodgkin's lymphoma. Clin Lymphoma. 2004;5:50-55.

22. Magalhaes SM, Filho FD, Vassallo J, Pinheiro MP, Metze K, Lorand-Metze I. Bone marrow lymphoid aggregates in myelodysplastic syndromes; incidence, immunomorphological characteristics and correlation with clinical features and survival. Leuk Res. 2002;26:525-530, discussion 531.

23. Kent SA, Variakojis D, Peterson LC. Comparative study of marginal zone lymphoma involving bone marrow. Am J Clin Pathol. 2002; 117:698-708.

24. Sovani V, Harvey C, Haynes AP, McMillan AK, Clark DM, O'Connor SR. Bone marrow trephine biopsy involvement by lymphoma; review of histopathological features in 511 specimens and correlation with diagnostic biopsy, aspirate and peripheral blood findings. J Clin Pathol. 2014;67:389-395.

25. Isaacson PG, Piris MA, Berger F, Swerdlow SH, Thieblemont C, Pittaluga S, Harris NL. Splenic B-cell marginal zone lymphoma. In: Swerdlow SH, Campo E, Harris NL, Jaffe ES, Pileri SA, Stein H, Thiele J, Vardiman JW, eds. WHO Classification of Tumours of Haematopoietic and Lymphoid Tissues. Lyon, France: IARC Press; 2008:185-187.

26. Piris M, Foucar K, Mollejo M, Campo E, Falini B. Splenic B-cell lymphoma/leukaemia, unclassifiable. In: Swerdlow SH, Campo E, Harris NL, Jaffe ES, Pileri SA, Stein H, Thiele J, Vardiman JW, eds. WHO Classification of Tumours of Haematopoietic and Lymphoid Tissues. Lyon, France: IARC Press; 2008:191-193.

27. Gaulard P, Jaffe ES, Krenacs L, Macon WR. Hepatosplenic T-cell lymphoma. In: Swerdlow SH, Campo E, Harris NL, Jaffe ES, Pileri SA, Stein H, Thiele J, Vardiman JW, eds. WHO Classification of Tumours of Haematopoietic and Lymphoid Tissues. Lyon, France: IARC Press; 2008:

292-293.

28. Ghani AM, Krause JR. Bone marrow biopsy findings in angioimmunoblastic lymphadenopathy. Br J Haematol. 1985;61:203-213.

29. de Leon ED, Alkan S, Huang JC, Hsi ED. Usefulness of an immunohistochemical panel in paraffin-embedded tissues for the differentiation of B-cell non-Hodgkin's lymphomas of small lymphocytes. Mod Pathol. 1998; 11:1046-1051.

30. West RB, Warnke RA, Natkunam Y. The usefulness of immunohistochemistry in the diagnosis of follicular lymphoma in bone marrow biopsy specimens. Am J Clin Pathol. 2002;117:636-643.

31. Maeshima AM, Taniguchi H, Tanioka K, et al. Clinicopathological characteristics of follicular lymphoma with peripheral blood involvement. Leuk Lymphoma. 2015;56:2000-2004.

32. Douglas VK, Gordon LI, Goolsby CL, White CA, Peterson LC. Lymphoid aggregates in bone marrow mimic residual lymphoma after rituximab therapy for non-Hodgkin lymphoma. Am J Clin Pathol. 1999;112:844-853.

33. Jamal S, Picker LJ, Aquino DB, McKenna RW, Dawson DB, Kroft SH. Immunophenotypic analysis of peripheral T-cell neoplasms. A multiparameter flow cytometric approach. Am J Clin Pathol. 2001; 116:512-526.

34. Fineberg S, Marsh E, Alfonso F, et al. Immunophenotypic evaluation of the bone marrow in non-Hodgkin's lymphoma. Hum Pathol. 1993;24:636-642.

35. Hanson CA, Kurtin PJ, Katzmann JA, et al. Immunophenotypic analysis of peripheral blood and bone marrow in the staging of B-cell malignant lymphoma. Blood. 1999;94:3889-3896.

36. Crotty PL, Smith BR, Tallini G. Morphologic, immunophenotypic, and molecular evaluation of bone marrow involvement in non-Hodgkin's lymphoma. Diagn Mol Pathol. 1998;7:90-95.

37. Sah SP, Matutes E, Wotherspoon AC, Morilla R, Catovsky D. A comparison of flow cytometry, bone marrow biopsy, and bone marrow aspirates in the detection of lymphoid infiltration in B cell disorders. J Clin Pathol. 2003;56:129-132.

38. Morice WG, Kurtin PJ, Hodnefield JM, et al. Predictive value of blood and bone marrow flow cytometry in B-cell lymphoma classification; comparative analysis of flow cytometry and tissue biopsy in 252 patients. Mayo Clin Proc. 2008;83:776-785.

39. Harmon CB, Witzig TE, Katzmann JA, Pittelkow MR. Detection of circulating T cells with CD4$^+$CD7$^-$ immunophenotype in patients with benign and malignant lymphoproliferative dermatoses. J Am Acad Dermatol. 1996;35:404-410.

40. Ghia P, Prato G, Scielzo C, et al. Monoclonal CD5$^+$ and CD5$^-$ B-lymphocyte expansions are frequent in the peripheral blood of the elderly. Blood. 2004;103:2337-2342.

41. Marti GE, Rawstron AC, Ghia P, et al. Diagnostic criteria for monoclonal B-cell lymphocytosis. Br J Haematol. 2005;130:325-332.

42. Rawstron AC, Green MJ, Kuzmicki A, et al. Monoclonal B lymphocytes with the characteristics of "indolent" chronic lymphocytic leukemia are present in 3.5% of adults with normal blood counts. Blood. 2002;100:635-639.

43. Randen U, Tierens AM, Tjonnfjord GE, Delabie J. Bone marrow histology in monoclonal B-cell lymphocytosis shows various B-cell infiltration patterns. Am J Clin Pathol. 2013;139:390-395.

44. Nelson BP, Abdul-Nabi A, Goolsby C, Winter J, Peterson L. Characterization of tissue findings in bone marrow biopsy specimens with small

monoclonal B-cell populations. Am J Clin Pathol. 2014;141;687-696.

45. Flammiger A, Bacher U, Christopeit M, et al. Multiparameter flow cytometry in the differential diagnosis of aberrant T-cell clones of unclear significance. Leuk Lymphoma. 2015;56;639-644.

46. Braunschweig R, Baur AS, Delacretaz F, Bricod C, Benhattar J. Contribution of IgH-PCR to the evaluation of B-cell lymphoma involvement in paraffin-embedded bone marrow biopsy specimens. Am J Clin Pathol. 2003;119;634-642.

47. Shin S, Kim AH, Park J, et al. Analysis of immunoglobulin and T cell receptor gene rearrangement in the bone marrow of lymphoid neoplasia using BIOMED-2 multiplex polymerase chain reaction. Int J Med Sci. 2013;10;1510-1517.

48. Ilgenfritz RB, Kayasut K, Le Tourneau A, et al. Correlation between molecular and histopathological diagnoses of B cell lymphomas in bone marrow biopsy and aspirates. J Clin Pathol. 2009;62;357-360.

49. Gebhard S, Benhattar J, Bricod C, Meuge-Moraw C, Delacretaz F. Polymerase chain reaction in the diagnosis of T-cell lymphoma in paraffin-embedded bone marrow biopsies; a comparative study. Histopathology. 2001;38;37-44.

50. Maes B, Achten R, Demunter A, Peeters B, Verhoef G, De Wolf-Peeters C. Evaluation of B cell lymphoid infiltrates in bone marrow biopsies by morphology, immunohistochemistry, and molecular analysis. J Clin Pathol. 2000;53;835-840.

51. Coad JE, Olson DJ, Christensen DR, et al. Correlation of PCR-detected clonal gene rearrangements with bone marrow morphology in patients with B-lineage lymphomas. Am J Surg Pathol. 1997;21;1047-1056.

52. Saxena A, Alport EC, Moshynska O, Kanthan R, Boctor MA. Clonal B cell populations in a minority of patients with Hashimoto's thyroiditis. J Clin Pathol. 2004;57;1258-1263.

53. Quartuccio L, Fabris M, Salvin S, et al. Bone marrow B-cell clonal expansion in type II mixed cryoglobulinaemia; association with nephritis. Rheumatology(Oxford). 2007;46;1657-1661.

54. Engels K, Oeschger S, Hansmann ML, Hillebrand M, Kriener S. Bone marrow trephines containing lymphoid aggregates from patients with rheumatoid and other autoimmune disorders frequently show clonal B-cell infiltrates. Hum Pathol. 2007;38;1402-1411.

55. Collins RD. Is clonality equivalent to malignancy; specifically, is immunoglobulin gene rearrangement diagnostic of malignant lymphoma? Hum Pathol. 1997;28;757-759.

56. Witzens M, Mohler T, Willhauck M, Scheibenbogen C, Lee KH, Keilholz U. Detection of clonally rearranged T-cell-receptor gamma chain genes from T-cell malignancies and acute inflammatory rheumatic disease using PCR amplification, PAGE, and automated analysis. Ann Hematol. 1997; 74;123-130.

57. Wolniak KL, Goolsby CL, Chen YH, et al. Expansion of a clonal CD8[+] CD57[+] large granular lymphocyte population after autologous stem cell transplant in multiple myeloma. Am J Clin Pathol. 2013;139;231-241.

58. Peterson LC, Kueck B, Arthur DC, Dedeker K, Brunning RD. Systemic polyclonal immunoblastic proliferations. Cancer. 1988;61;1350-1358.

59. Poje EJ, Soori GS, Weisenburger DD. Systemic polyclonal B-immunoblastic proliferation with marked peripheral blood and bone marrow plasmacytosis. Am J Clin Pathol. 1992;98;222-226.

60. Baker AM, Davis DW, Berg KK. Polyclonal systemic immunoblast proliferation; an unusual hematologic entity presenting as a medical examiner case. J Forensic Sci. 2001;46;156-159.

61. Papadi B, Polski JM, Clarkson DR, Liu-Dumlao TO. Atypical angioimmunoblastic T-cell lymphomas masquerading as systemic polyclonal B-immunoblastic proliferation. Virchows Arch. 2012;461;323-331.

62. Osborne BM, Guarda LA, Butler JJ. Bone marrow biopsies in patients with the acquired immunodeficiency syndrome. Hum Pathol. 1984;15; 1048-1053.

63. Karcher DS, Frost AR. The bone marrow in human immunodeficiency virus (HIV)-related disease. Morphology and clinical correlation. Am J Clin Pathol. 1991;95;63-71.

64. Quesada AE, Tholpady A, Wanger A, Nguyen AN, Chen L. Utility of bone marrow examination for workup of fever of unknown origin in patients with HIV/AIDS. J Clin Pathol. 2015;68;241-245.

65. Cimino G, Anselmo AP, De Luca AM, et al. Bone marrow involvement at onset of Hodgkin's disease. Tumori. 1983;69;47-51.

66. Carbone PP, Kaplan HS, Musshoff K, Smithers DW, Tubiana M. Report of the committee on Hodgkin's disease staging classification. Cancer Res. 1971;31;1860-1861.

67. Cohen PL, Kurtin PJ, Donovan KA, Hanson CA. Bone marrow and peripheral blood involvement in mantle cell lymphoma. Br J Haematol. 1998;101;302-310.

68. A clinical evaluation of the International Lymphoma Study Group classification of non-Hodgkin's lymphoma. The Non-Hodgkin's Lymphoma Classification Project. Blood. 1997;89;3909-3918.

69. Conlan MG, Bast M, Armitage JO, Weisenburger DD. Bone marrow involvement by non-Hodgkin's lymphoma; the clinical significance of morphologic discordance between the lymph node and bone marrow. Nebraska Lymphoma Study Group. J Clin Oncol. 1990;8;1163-1172.

70. Hodges GF, Lenhardt TM, Cotelingam JD. Bone marrow involvement in large-cell lymphoma. Prognostic implications of discordant disease. Am J Clin Pathol. 1994;101;305-311.

71. Ellin F, Landstrom J, Jerkeman M, Relander T. Real-world data on prognostic factors and treatment in peripheral T-cell lymphomas; a study from the Swedish Lymphoma Registry. Blood. 2014;124;1570-1577.

72. Tong H, Ren Y, Qian W, et al. Clinicopathological study on peripheral T-cell non-Hodgkin lymphoma with bone marrow involvement; a retrospective analysis from China. Int J Hematol. 2009;90;303-310.

73. Weidmann E. Hepatosplenic T cell lymphoma. A review on 45 cases since the first report describing the disease as a distinct lymphoma entity in 1990. Leukemia. 2000;14;991-997.

74. Cho YU, Chi HS, Park CJ, Jang S, Seo EJ, Huh J. Distinct features of angioimmunoblastic T-cell lymphoma with bone marrow involvement. Am J Clin Pathol. 2009;131;640-646.

75. Gaulard P, Jaffe ES, Krenacs L, Macon WR. Hepatosplenic T-cell lymphoma. In: Swerdlow SH, Campo E, Harris NL, Jaffe ES, Pileri SA, Stein H, Thiele J, Vardiman JW, eds. WHO Classification of Tumours of Haematopoietic and Lymphoid Tissues. Lyon, France: IARC Press; 2008; 292-293.

76. Pangalis GA, Moran EM, Rappaport H. Blood and bone marrow findings in angioimmunoblastic lymphadenopathy. Blood. 1978;51;71-83.

77. Wong KF, Chan JK, Cheung MM, So JC. Bone marrow involvement by nasal NK cell lymphoma at diagnosis is uncommon. Am J Clin Pathol. 2001;115;266-270.

78. Fraga M, Brousset P, Schlaifer D, et al. Bone marrow involvement in anaplastic large cell lymphoma. Immunohistochemical detection of minimal disease and its prognostic significance. Am J Clin Pathol. 1995;103;82-

89.

79. Sung CO, Ko YH. Bone marrow is involved in less than 10% of patients with nasal-type NK/T cell lymphoma at initial diagnosis. J Korean Med Sci. 2004;19:229-233.

80. Salhany KE, Greer JP, Cousar JB, Collins RD. Marrow involvement in cutaneous T-cell lymphoma. A clinicopathologic study of 60 cases. Am J Clin Pathol. 1989;92:747-754.

81. Muller-Hermelink HK, Montserrat E, Catovsky D, et al. Chronic lymphocytic leukemia/small lymphocytic lymphoma. In: Swerdlow SH, Campo E, Harris NL, Jaffe ES, Pileri SA, Stein H, Thiele J, Vardiman JW, eds. WHO Classification of Tumours of Haematopoietic and Lymphoid Tissues. 4th ed. Lyon, France: IARC Press; 2008:180-182.

82. Pangalis GA, Nathwani BN, Rappaport H. Malignant lymphoma, well differentiated lymphocytic: its relationship with chronic lymphocytic leukemia and macroglobulinemia of Waldenström. Cancer. 1977; 39: 999-1010.

83. Morrison WH, Hoppe RT, Weiss LM, Picozzi VJ Jr, Horning SJ. Small lymphocytic lymphoma. J Clin Oncol. 1989;7:598-606.

84. Palumbo GA, Parrinello N, Fargione G, et al. CD200 expression may help in differential diagnosis between mantle cell lymphoma and B-cell chronic lymphocytic leukemia. Leuk Res. 2009;33:1212-1216.

85. El Desoukey NA, Afify RA, Amin DG, Mohammed RF. CD200 expression in B-cell chronic lymphoproliferative disorders. J Invest Med. 2012;60:56-61.

86. Sandes AF, de Lourdes Chauffaille M, Oliveira CR, et al. CD200 has an important role in the differential diagnosis of mature B-cell neoplasms by multiparameter flow cytometry. Cytometry B Clin Cytom. 2014; 86: 98-105.

87. Dorfman DM, Shahsafaei A. CD200 (OX-2 membrane glycoprotein) expression in B cell-derived neoplasms. Am J Clin Pathol. 2010;134:726-733.

88. Tandon B, Peterson L, Gao J, et al. Nuclear overexpression of lymphoid-enhancer-binding factor 1 identifies chronic lymphocytic leukemia/small lymphocytic lymphoma in small B-cell lymphomas. Mod Pathol. 2011; 24:1433-1443.

89. Gutierrez A Jr, Tschumper RC, Wu X, et al. LEF-1 is a prosurvival factor in chronic lymphocytic leukemia and is expressed in the preleukemic state of monoclonal B-cell lymphocytosis. Blood. 2010;116:2975-2983.

90. Menter T, Dirnhofer S, Tzankov A. LEF1: a highly specific marker for the diagnosis of chronic lymphocytic B cell leukaemia/small lymphocytic B cell lymphoma. J Clin Pathol. 2015;68:473-478.

91. Amador-Ortiz C, Goolsby CL, Peterson LC, et al. Flow cytometric analysis of lymphoid enhancer-binding factor 1 in diagnosis of chronic lymphocytic leukemia/small lymphocytic lymphoma. Am J Clin Pathol. 2015;143: 214-222.

92. Swerdlow SH, Berger F, Pileri SA, Harris NL, Jaffe ES, Stein H. Lymphoplasmacytic lymphoma. In: Swerdlow SH, Campo E, Harris NL, Jaffe ES, Pileri SA, Stein H, Thiele J, Vardiman JW, eds. WHO Classification of Tumours of Haematopoietic and Lymphoid Tissues. Lyon, France: IARC Press; 2008:194-195.

93. Gertz MA. Waldenström macroglobulinemia: 2015 update on diagnosis, risk stratification, and management. Am J Hematol. 2015;90:346-354.

94. Bassarova A, Troen G, Spetalen S, Micci F, Tierens A, Delabie J. Lymphoplasmacytic lymphoma and marginal zone lymphoma in the bone marrow: paratrabecular involvement as an important distinguishing feature.

Am J Clin Pathol. 2015;143:797-806.

95. Morice WG, Chen D, Kurtin PJ, Hanson CA, McPhail ED. Novel immunophenotypic features of marrow lymphoplasmacytic lymphoma and correlation with Waldenström's macroglobulinemia. Mod Pathol. 2009;22: 807-816.

96. Dimopoulos MA, Kyle RA, Anagnostopoulos A, Treon SP. Diagnosis and management of Waldenström's macroglobulinemia. J Clin Oncol. 2005; 23:1564-1577.

97. Valdez R, Finn WG, Ross CW, Singleton TP, Tworek JA, Schnitzer B. Waldenström macroglobulinemia caused by extranodal marginal zone B-cell lymphoma: a report of six cases. Am J Clin Pathol. 2001; 116: 683-690.

98. Audouin J, Le Tourneau A, Molina T, et al. Patterns of bone marrow involvement in 58 patients presenting primary splenic marginal zone lymphoma with or without circulating villous lymphocytes. Br J Haematol. 2003;122:404-412.

99. Inamdar KV, Medeiros LJ, Jorgensen JL, Amin HM, Schlette EJ. Bone marrow involvement by marginal zone B-cell lymphomas of different types. Am J Clin Pathol. 2008;129:714-722.

100. Boveri E, Arcaini L, Merli M, et al. Bone marrow histology in marginal zone B-cell lymphomas: correlation with clinical parameters and flow cytometry in 120 patients. Ann Oncol. 2009;20:129-136.

101. Gachard N, Parrens M, Soubeyran I, et al. IGHV gene features and MYD88 L265P mutation separate the three marginal zone lymphoma entities and Waldenström macroglobulinemia/lymphoplasmacytic lymphomas. Leukemia. 2013;27:183-189.

102. Xu L, Hunter ZR, Yang G, et al. MYD88 L265P in Waldenström macroglobulinemia, immunoglobulin M monoclonal gammopathy, and other B-cell lymphoproliferative disorders using conventional and quantitative allele-specific polymerase chain reaction. Blood. 2013;121:2051-2058.

103. Ondrejka SL, Lin JJ, Warden DW, Durkin L, Cook JR, Hsi ED. MYD88 L265P somatic mutation: its usefulness in the differential diagnosis of bone marrow involvement by B-cell lymphoproliferative disorders. Am J Clin Pathol. 2013;140:387-394.

104. Treon SP, Cao Y, Xu L, Yang G, Liu X, Hunter ZR. Somatic mutations in MYD88 and CXCR4 are determinants of clinical presentation and overall survival in Waldenström macroglobulinemia. Blood. 2014;123: 2791-2796.

105. Swerdlow SH, Campo E, Harris NL, Jaffe ES, Pileri SA, Stein H, Thiele J, Vardiman JW, eds. WHO Classification of Tumours of Haematopoietic and Lymphoid Tissues. Lyon, France: IARC Press; 2008.

106. Isaacson PG, Piris MA, Berger F, Swerdlow SH, Thieblemont C, Pittaluga S, Harris NL. Splenic B-cell marginal zone lymphoma. In: Swerdlow SH, Campo E, Harris NL, Jaffe ES, Pileri SA, Stein H, Thiele J, Vardiman JW, eds. WHO Classification of Tumours of Haematopoietic and Lymphoid Tissue. Lyon, France: IARC Press; 2008.

107. Labouyrie E, Marit G, Vial JP, et al. Intrasinusoidal bone marrow involvement by splenic lymphoma with villous lymphocytes: a helpful immunohistologic feature. Mod Pathol. 1997;10:1015-1020.

108. Melo JV, Hegde U, Parreira A, Thompson I, Lampert IA, Catovsky D. Splenic B cell lymphoma with circulating villous lymphocytes: differential diagnosis of B cell leukaemias with large spleens. J Clin Pathol. 1987;40:642-651.

109. Dufresne SD, Felgar RE, Sargent RL, et al. Defining the borders of splenic marginal zone lymphoma: a multiparameter study. Hum Pathol.

2010;41;540-551.

110. Papadaki T, Stamatopoulos K, Belessi C, et al. Splenic marginal-zone lymphoma;one or more entities? A histologic, immunohistochemical, and molecular study of 42 cases. Am J Surg Pathol. 2007;31;438-446.

111. Ponzoni M, Kanellis G, Pouliou E, et al. Bone marrow histopathology in the diagnostic evaluation of splenic marginal-zone and splenic diffuse red pulp small B-cell lymphoma;a reliable substitute for spleen histopathology? Am J Surg Pathol. 2012;36;1609-1618.

112. Sherman MJ, Hanson CA, Hoyer JD. An assessment of the usefulness of immunohistochemical stains in the diagnosis of hairy cell leukemia. Am J Clin Pathol. 2011;136;390-399.

113. Del Giudice I, Matutes E, Morilla R, et al. The diagnostic value of CD123 in B-cell disorders with hairy or villous lymphocytes. Haematologica. 2004;89;303-308.

114. Toth-Liptak J, Piukovics K, Borbenyi Z, Demeter J, Bagdi E, Krenacs L. A comprehensive immunophenotypic marker analysis of hairy cell leukemia in paraffin-embedded bone marrow trephine biopsies—a tissue microarray study. Pathol Oncol Res. 2015;21;203-211.

115. Tiacci E, Trifonov V, Schiavoni G, et al. BRAF mutations in hairy-cell leukemia. N Engl J Med. 2011;364;2305-2315.

116. Baliakas P, Strefford JC, Bikos V, Parry M, Stamatopoulos K, Oscier D. Splenic marginal-zone lymphoma;ontogeny and genetics. Leuk Lymphoma. 2015;56;301-310.

117. Kiel MJ, Velusamy T, Betz BL, et al. Whole-genome sequencing identifies recurrent somatic NOTCH2 mutations in splenic marginal zone lymphoma. J Exp Med. 2012;209;1553-1565.

118. Clipson A, Wang M, de Leval L, et al. KLF2 mutation is the most frequent somatic change in splenic marginal zone lymphoma and identifies a subset with distinct genotype. Leukemia. 2015;29;1177-1185.

119. Parry M, Rose-Zerilli MJ, Gibson J, et al. Whole exome sequencing identifies novel recurrently mutated genes in patients with splenic marginal zone lymphoma. PLoS ONE. 2013;8;e83244.

120. Martinez N, Almaraz C, Vaque JP, et al. Whole-exome sequencing in splenic marginal zone lymphoma reveals mutations in genes involved in marginal zone differentiation. Leukemia. 2014;28;1334-1340.

121. Pittaluga S, Bijnens L, Teodorovic I, et al. Clinical analysis of 670 cases in two trials of the European Organization for the Research and Treatment of Cancer Lymphoma Cooperative Group subtyped according to the Revised European-American Classification of Lymphoid Neoplasms;a comparison with the Working Formulation. Blood. 1996;87;4358-4367.

122. Nathwani BN, Anderson JR, Armitage JO, et al. Marginal zone B-cell lymphoma;a clinical comparison of nodal and mucosa-associated lymphoid tissue types. Non-Hodgkin's Lymphoma Classification Project. J Clin Oncol. 1999;17;2486-2492.

123. Ishii Y, Tomita N, Takasaki H, et al. Clinical features of extranodal marginal zone lymphoma of mucosa-associated lymphoid tissue. Hematol Oncol. 2012;30;186-189.

124. Thieblemont C, Berger F, Dumontet C, et al. Mucosa-associated lymphoid tissue lymphoma is a disseminated disease in one third of 158 patients analyzed. Blood. 2000;95;802-806.

125. Federico M, Vitolo U, Zinzani PL, et al. Prognosis of follicular lymphoma;a predictive model based on a retrospective analysis of 987 cases. Intergruppo Italiano Linfomi. Blood. 2000;95;783-789.

126. Canioni D, Brice P, Lepage E, et al. Bone marrow histological patterns can predict survival of patients with grade 1 or 2 follicular lymphoma;a study

from the Groupe d'Etude des Lymphomes Folliculaires. Br J Haematol. 2004;126;364-371.

127. Kantarjian HM, McLaughlin P, Fuller LM, Dixon DO, Osborne BM, Cabanillas FF. Follicular large cell lymphoma;analysis and prognostic factors in 62 patients. J Clin Oncol. 1984;2;811-819.

128. Rodriguez J, McLaughlin P, Hagemeister FB, et al. Follicular large cell lymphoma;an aggressive lymphoma that often presents with favorable prognostic features. Blood. 1999;93;2202-2207.

129. Wendum D, Sebban C, Gaulard P, et al. Follicular large-cell lymphoma treated with intensive chemotherapy;an analysis of 89 cases included in the LNH87 trial and comparison with the outcome of diffuse large B-cell lymphoma. Groupe d'Etude des Lymphomes de l'Adulte. J Clin Oncol. 1997;15;1654-1663.

130. Torlakovic E, Torlakovic G, Brunning RD. Follicular pattern of bone marrow involvement by follicular lymphoma. Am J Clin Pathol. 2002;118;780-786.

131. Spiro S, Galton DA, Wiltshaw E, Lohmann RC. Follicular lymphoma;a survey of 75 cases with special reference to the syndrome resembling chronic lymphocytic leukaemia. Br J Cancer Suppl. 1975;2;60-72.

132. Natkunam Y, Warnke RA, Zehnder JL, Jones CD, Milatovich-Cherry A, Cornbleet PJ. Blastic/blastoid transformation of follicular lymphoma;immunohistologic and molecular analyses of five cases. Am J Surg Pathol. 2000;24;525-534.

133. Weiss LM, Warnke RA. Follicular lymphoma with blastic conversion;a report of two cases with confirmation by immunoperoxidase studies on bone marrow sections. Am J Clin Pathol. 1985;83;681-686.

134. Chiu A, Frizzera G, Mathew S, et al. Diffuse blastoid B-cell lymphoma;a histologically aggressive variant of t(14;18)-negative follicular lymphoma. Mod Pathol. 2009;22;1507-1517.

135. Buhr T, Langer F, Schlue J, et al. Reliability of lymphoma classification in bone marrow trephines. Br J Haematol. 2002;118;470-476.

136. Lambertenghi-Deliliers G, Annaloro C, Soligo D, et al. Incidence and histological features of bone marrow involvement in malignant lymphomas. Ann Hematol. 1992;65;61-65.

137. Pittaluga S, Verhoef G, Criel A, et al. Prognostic significance of bone marrow trephine and peripheral blood smears in 55 patients with mantle cell lymphoma. Leuk Lymphoma. 1996;21;115-125.

138. Weisenburger DD, Vose JM, Greiner TC, et al. Mantle cell lymphoma. A clinicopathologic study of 68 cases from the Nebraska Lymphoma Study Group. Am J Hematol. 2000;64;190-196.

139. Samaha H, Dumontet C, Ketterer N, et al. Mantle cell lymphoma;a retrospective study of 121 cases. Leukemia. 1998;12;1281-1287.

140. Bertini M, Rus C, Freilone R, et al. Mantle cell lymphoma;a retrospective study on 27 patients. Clinical features and natural history. Haematologica. 1998;83;312-316.

141. Wasman J, Rosenthal NS, Farhi DC. Mantle cell lymphoma. Morphologic findings in bone marrow involvement. Am J Clin Pathol. 1996;106;196-200.

142. Schenka AA, Gascoyne RD, Duchayne E, Delsol G, Brousset P. Prominent intrasinusoidal infiltration of the bone marrow by mantle cell lymphoma. Hum Pathol. 2003;34;789-791.

143. Viswanatha DS, Foucar K, Berry BR, Gascoyne RD, Evans HL, Leith CP. Blastic mantle cell leukemia;an unusual presentation of blastic mantle cell lymphoma. Mod Pathol. 2000;13;825-833.

144. Wong KF, Chan JK, So JC, Yu PH. Mantle cell lymphoma in leukemic

phase: characterization of its broad cytologic spectrum with emphasis on the importance of distinction from other chronic lymphoproliferative disorders. Cancer. 1999;86:850-857.

145. Nelson BP, Variakojis D, Peterson LC. Leukemic phase of B-cell lymphomas mimicking chronic lymphocytic leukemia and variants at presentation. Mod Pathol. 2002;15:1111-1120.

146. Rahman K, Subramanian PG, Kadam PA, et al. Morphological spectrum of leukemic mantle cell lymphoma. Indian J Pathol Microbiol. 2012; 55:66-71.

147. Singleton TP, Anderson MM, Ross CW, Schnitzer B. Leukemic phase of mantle cell lymphoma, blastoid variant. Am J Clin Pathol. 1999;111: 495-500.

148. Molina TJ, Delmer A, Cymbalista F, et al. Mantle cell lymphoma, in leukaemic phase with prominent splenomegaly. A report of eight cases with similar clinical presentation and aggressive outcome. Virchows Arch. 2000;437:591-598.

149. Navarro A, Clot G, Royo C, et al. Molecular subsets of mantle cell lymphoma defined by the IGHV mutational status and SOX11 expression have distinct biologic and clinical features. Cancer Res. 2012;72:5307-5316.

150. Orchard J, Garand R, Davis Z, et al. A subset of t(11;14) lymphoma with mantle cell features displays mutated IgVH genes and includes patients with good prognosis, nonnodal disease. Blood. 2003; 101: 4975-4981.

151. Fernandez V, Salamero O, Espinet B, et al. Genomic and gene expression profiling defines indolent forms of mantle cell lymphoma. Cancer Res. 2010;70:1408-1418.

152. Gong JZ, Lagoo AS, Peters D, Horvatinovich J, Benz P, Buckley PJ. Value of CD23 determination by flow cytometry in differentiating mantle cell lymphoma from chronic lymphocytic leukemia/small lymphocytic lymphoma. Am J Clin Pathol. 2001;116:893-897.

153. Kelemen K, Peterson LC, Helenowski I, et al. CD23+ mantle cell lymphoma: a clinical pathologic entity associated with superior outcome compared with CD23− disease. Am J Clin Pathol. 2008;130:166-177.

154. Gao J, Peterson L, Nelson B, Goolsby C, Chen YH. Immunophenotypic variations in mantle cell lymphoma. Am J Clin Pathol. 2009; 132: 699-706.

155. Schlette E, Bueso-Ramos C, Giles F, Glassman A, Hayes K, Medeiros LJ. Mature B-cell leukemias with more than 55% prolymphocytes. A heterogeneous group that includes an unusual variant of mantle cell lymphoma. Am J Clin Pathol. 2001;115:571-581.

156. Wong KF, So CC, Chan JK. Nucleolated variant of mantle cell lymphoma with leukemic manifestations mimicking prolymphocytic leukemia. Am J Clin Pathol. 2002;117:246-251.

157. Ek S, Dictor M, Jerkeman M, Jirstrom K, Borrebaeck CA. Nuclear expression of the non B-cell lineage Sox11 transcription factor identifies mantle cell lymphoma. Blood. 2008;111:800-805.

158. Chen YH, Gao J, Fan G, Peterson LC. Nuclear expression of sox11 is highly associated with mantle cell lymphoma but is independent of t(11; 14)(q13;q32) in non-mantle cell B-cell neoplasms. Mod Pathol. 2010; 23:105-112.

159. Mozos A, Royo C, Hartmann E, et al. SOX11 expression is highly specific for mantle cell lymphoma and identifies the cyclin D1-negative subtype. Haematologica. 2009;94:1555-1562.

160. Zeng W, Fu K, Quintanilla-Fend L, Lim M, Ondrejka S, Hsi ED. Cyclin D1-negative blastoid mantle cell lymphoma identified by SOX11 expression. Am J Surg Pathol. 2012;36:214-219.

161. Ondrejka SL, Lai R, Smith SD, Hsi ED. Indolent mantle cell leukemia: a clinicopathological variant characterized by isolated lymphocytosis, interstitial bone marrow involvement, kappa light chain restriction, and good prognosis. Haematologica. 2011;96:1121-1127.

162. Colomo L, Lopez-Guillermo A, Perales M, et al. Clinical impact of the differentiation profile assessed by immunophenotyping in patients with diffuse large B-cell lymphoma. Blood. 2003;101:78-84.

163. Winter JN, Weller EA, Horning SJ, et al. Prognostic significance of Bcl-6 protein expression in DLBCL treated with CHOP or R-CHOP: a prospective correlative study. Blood. 2006;107:4207-4213.

164. Chung R, Lai R, Wei P, et al. Concordant but not discordant bone marrow involvement in diffuse large B-cell lymphoma predicts a poor clinical outcome independent of the International Prognostic Index. Blood. 2007;110:1278-1282.

165. Sehn LH, Scott DW, Chhanabhai M, et al. Impact of concordant and discordant bone marrow involvement on outcome in diffuse large B-cell lymphoma treated with R-CHOP. J Clin Oncol. 2011;29:1452-1457.

166. Oki Y, Noorani M, Lin P, et al. Double hit lymphoma: the MD Anderson Cancer Center clinical experience. Br J Haematol. 2014;166:891-901.

167. Li S, Lin P, Fayad LE, et al. B-cell lymphomas with MYC/8q24 rearrangements and IGH@ BCL2/t(14;18)(q32;q21): an aggressive disease with heterogeneous histology, germinal center B-cell immunophenotype and poor outcome. Mod Pathol. 2012;25:145-156.

168. Le Gouill S, Talmant P, Touzeau C, et al. The clinical presentation and prognosis of diffuse large B-cell lymphoma with t(14;18) and 8q24/c-MYC rearrangement. Haematologica. 2007;92:1335-1342.

169. Snuderl M, Kolman OK, Chen YB, et al. B-cell lymphomas with concurrent IGH-BCL2 and MYC rearrangements are aggressive neoplasms with clinical and pathologic features distinct from Burkitt lymphoma and diffuse large B-cell lymphoma. Am J Surg Pathol. 2010;34:327-340.

170. Yan Y, Chan WC, Weisenburger DD, et al. Clinical and prognostic significance of bone marrow involvement in patients with diffuse aggressive B-cell lymphoma. J Clin Oncol. 1995;13:1336-1342.

171. Robertson LE, Redman JR, Butler JJ, et al. Discordant bone marrow involvement in diffuse large-cell lymphoma: a distinct clinical-pathologic entity associated with a continuous risk of relapse. J Clin Oncol. 1991; 9:236-242.

172. Kremer M, Spitzer M, Mandl-Weber S, et al. Discordant bone marrow involvement in diffuse large B-cell lymphoma: comparative molecular analysis reveals a heterogeneous group of disorders. Lab Invest. 2003; 83:107-114.

173. Shim H, Oh JI, Park SH, et al. Prognostic impact of concordant and discordant cytomorphology of bone marrow involvement in patients with diffuse, large, B-cell lymphoma treated with R-CHOP. J Clin Pathol. 2013;66:420-425.

174. Campbell J, Seymour JF, Matthews J, Wolf M, Stone J, Juneja S. The prognostic impact of bone marrow involvement in patients with diffuse large cell lymphoma varies according to the degree of infiltration and presence of discordant marrow involvement. Eur J Haematol. 2006;76: 473-480.

175. Chigrinova E, Mian M, Scandurra M, et al. Diffuse large B-cell lymphoma with concordant bone marrow involvement has peculiar genomic profile and poor clinical outcome. Hematol Oncol. 2011;29:38-41.

176. Wang J, Chen C, Lau S, et al. CD3-positive large B-cell lymphoma. Am J Surg Pathol. 2009;33:505-512.

177. Mohrmann RL, Arber DA. CD20-positive peripheral T-cell lymphoma: report of a case after nodular sclerosis Hodgkin's disease and review of the literature. Mod Pathol. 2000;13:1244-1252.

178. Yokose N, Ogata K, Sugisaki Y, et al. CD20-positive T cell leukemia/lymphoma: case report and review of the literature. Ann Hematol. 2001; 80:372-375.

179. Buckner CL, Christiansen LR, Bourgeois D, Lazarchick JJ, Lazarchick J. CD20 positive T-cell lymphoma/leukemia: a rare entity with potential diagnostic pitfalls. Ann Clin Lab Sci. 2007;37:263-267.

180. Baddoura FK, Chan WC, Masih AS, Mitchell D, Sun NC, Weisenburger DD. T-cell-rich B-cell lymphoma. A clinicopathologic study of eight cases. Am J Clin Pathol. 1995;103:65-75.

181. Perrone T, Frizzera G, Rosai J. Mediastinal diffuse large-cell lymphoma with sclerosis. A clinicopathologic study of 60 cases. Am J Surg Pathol. 1986;10:176-191.

182. Abou-Elella AA, Weisenburger DD, Vose JM, et al. Primary mediastinal large B-cell lymphoma: a clinicopathologic study of 43 patients from the Nebraska Lymphoma Study Group. J Clin Oncol. 1999;17:784-790.

183. Hamlin PA, Portlock CS, Straus DJ, et al. Primary mediastinal large B-cell lymphoma: optimal therapy and prognostic factor analysis in 141 consecutive patients treated at Memorial Sloan Kettering from 1980 to 1999. Br J Haematol. 2005;130:691-699.

184. Cazals-Hatem D, Lepage E, Brice P, et al. Primary mediastinal large B-cell lymphoma. A clinicopathologic study of 141 cases compared with 916 nonmediastinal large B-cell lymphomas, aGELA ("Groupe d'Etude des Lymphomes de l'Adulte") study. Am J Surg Pathol. 1996;20:877-888.

185. Nakamura S, Ponzoni M, Campo E. Intravascular large B-cell lymphoma. In: Swerdlow SH, Campo E, Harris NL, Jaffe ES, Pileri SA, Stein H, Thiele J, Vardiman JW, eds. WHO Classification of Tumours of Haematopoietic and Lymphoid Tissues. Lyon, France: IARC Press; 2007:252-253.

186. Thomson JJ, Walt JV, Ireland R. Bone marrow trephine biopsy appearances of the intravascular subtype of diffuse large B-cell lymphoma. Br J Haematol. 2007;136:683.

187. Yegappan S, Coupland R, Arber DA, et al. Angiotropic lymphoma: an immunophenotypically and clinically heterogeneous lymphoma. Mod Pathol. 2001;14:1147-1156.

188. Chadburn A, Hyjek E, Mathew S, Cesarman E, Said J, Knowles DM. KSHV-positive solid lymphomas represent an extra-cavitary variant of primary effusion lymphoma. Am J Surg Pathol. 2004;28:1401-1416.

189. Kim Y, Leventaki V, Bhaijee F, Jackson CC, Medeiros LJ, Vega F. Extracavitary/solid variant of primary effusion lymphoma. Ann Diagn Pathol. 2012;16:441-446.

190. Pan ZG, Zhang QY, Lu ZB, et al. Extracavitary KSHV-associated large B-cell lymphoma: a distinct entity or a subtype of primary effusion lymphoma? Study of 9 cases and review of an additional 43 cases. Am J Surg Pathol. 2012;36:1129-1140.

191. Boulanger E, Agbalika F, Maarek O, et al. A clinical, molecular and cytogenetic study of 12 cases of human herpesvirus 8 associated primary effusion lymphoma in HIV-infected patients. Hematol J. 2001;2:172-179.

192. Dick F, Bloomfield CD, Brunning RD. Incidence cytology, and histopathology of non-Hodgkin's lymphomas in the bone marrow. Cancer. 1974;33:1382-1398.

193. Moorman AV, Harrison CJ, Buck GA, et al. Karyotype is an independent prognostic factor in adult acute lymphoblastic leukemia (ALL): analysis of cytogenetic data from patients treated on the Medical Research Council (MRC) UKALLXII/Eastern Cooperative Oncology Group (ECOG) 2993 trial. Blood. 2007;109:3189-3197.

194. Kluin PM, Harris NL, Stein H, Leoncini L, Raphael M, Campo E, Jaffe ES. B-cell lymphoma, unclassifiable, with features intermediate between diffuse large B-cell lymphoma and Burkitt lymphoma. In: Swerdlow SH, Campo E, Harris NL, Jaffe ES, Pileri SA, Stein H, Thiele J, Vardiman JW, eds. WHO Classification of Tumours of Haematopoietic and Lymphoid Tissues. Lyon, France: IARC Press; 2008.

194a. Swerdlow SH, Campo E, Pileri SA, et al. The 2016 revision of the World Health Organization classification of lymphoid neoplasms. Blood. 2016;127:2375-2390.

195. Richter J, Schlesner M, Hoffmann S, et al. Recurrent mutation of the ID3 gene in Burkitt lymphoma identified by integrated genome, exome and transcriptome sequencing. Nat Genet. 2012;44:1316-1320.

196. Love C, Sun Z, Jima D, et al. The genetic landscape of mutations in Burkitt lymphoma. Nat Genet. 2012;44:1321-1325.

197. Schmitz R, Young RM, Ceribelli M, et al. Burkitt lymphoma pathogenesis and therapeutic targets from structural and functional genomics. Nature. 2012;490:116-120.

198. Borowitz MJ, Chan JKC. B lymphoblastic leukemia/lymphoma, not otherwise specified. In: Swerdlow SH, Campo E, Harris NL, Jaffe ES, Pileri SA, Stein H, Thiele J, Vardiman JW, eds. WHO Classification of Tumours of Haematopoietic and Lymphoid Tissues. Lyon, France: IARC Press; 2008:168-170.

199. Lin P, Jones D, Dorfman DM, Medeiros LJ. Precursor B-cell lymphoblastic lymphoma: a predominantly extranodal tumor with low propensity for leukemic involvement. Am J Surg Pathol. 2000;24:1480-1490.

200. Borowitz MJ, Chan JKC. T lymphoblastic leukemia/lymphoma. In: Swerdlow SH, Campo E, Harris NL, Jaffe ES, Pileri SA, Stein H, Thiele J, Vardiman JW, eds. WHO Classification of Tumours of Haematopoietic and Lymphoid Tissues. Lyon, France: IARC Press; 2008:176-178.

201. Chan JKC, Quintanilla-Martinez L, Ferry JA, Peh SC. Extranodal NK/T-cell lymphoma, nasal type. In: Swerdlow SH, Campo E, Harris NL, Jaffe ES, Pileri SA, Stein H, Thiele J, Vardiman JW, eds. WHO Classification of Tumours of Haematopoietic and Lymphoid Tissues. Lyon, France: IARC Press; 2008:285-288.

202. Chan JK, Sin VC, Wong KF, et al. Nonnasal lymphoma expressing the natural killer cell marker CD56: a clinicopathologic study of 49 cases of an uncommon aggressive neoplasm. Blood. 1997;89:4501-4513.

203. Li S, Feng X, Li T, et al. Extranodal NK/T-cell lymphoma, nasal type: a report of 73 cases at MD Anderson Cancer Center. Am J Surg Pathol. 2013;37:14-23.

204. Bugalia A, Manipadam MT, Nair S. Immunomorphologic profile and Epstein-Barr virus status of a cohort of 35 cases of extranodal natural killer/T-cell lymphoma, nasal type of upper aerodigestive tract from a tertiary care center in South India. Leuk Lymphoma. 2013;54:1201-1207.

205. Kuo TT, Shih LY, Tsang NM. Nasal NK/T cell lymphoma in Taiwan: a clinicopathologic study of 22 cases, with analysis of histologic subtypes, Epstein-Barr virus LMP-1 gene association, and treatment modalities. Int J Surg Pathol. 2004;12:375-387.

206. Kwong YL, Chan AC, Liang R, et al. CD56$^+$ NK lymphomas: clinico-pathological features and prognosis. Br J Haematol. 1997;97:821-829.

207. Cheung MM, Chan JK, Lau WH, et al. Primary non-Hodgkin's lymphoma of the nose and nasopharynx: clinical features, tumor immunophenotype, and treatment outcome in 113 patients. J Clin Oncol. 1998;16:70-77.

208. Takahashi N, Miura I, Chubachi A, Miura AB, Nakamura S. A clinico-pathological study of 20 patients with T/natural killer (NK)-cell lymphoma-associated hemophagocytic syndrome with special reference to nasal and nasal-type NK/T-cell lymphoma. Int J Hematol. 2001;74:303-308.

209. Isaacson PG, Chott A, Ott G, Stein H. Enteropathy-associated T-cell lymphoma. In: Swerdlow SH, Campo E, Harris NL, Jaffe ES, Pileri SA, Stein H, Thiele J, Vardiman JW, eds. WHO Classification of Tumours of Haematopoietic and Lymphoid Tissues. Lyon, France: IARC Press; 2008:289-291.

210. Gale J, Simmonds PD, Mead GM, Sweetenham JW, Wright DH. Enteropathy-type intestinal T-cell lymphoma: clinical features and treatment of 31 patients in a single center. J Clin Oncol. 2000;18:795-803.

211. Delabie J, Holte H, Vose JM, et al. Enteropathy-associated T-cell lymphoma: clinical and histological findings from the international peripheral T-cell lymphoma project. Blood. 2011;118:148-155.

212. Gaulard P, Kanavaros P, Farcet JP, et al. Bone marrow histologic and immunohistochemical findings in peripheral T-cell lymphoma: a study of 38 cases. Hum Pathol. 1991;22:331-338.

213. Dogan A, Morice WG. Bone marrow histopathology in peripheral T-cell lymphomas. Br J Haematol. 2004;127:140-154.

214. Vega F, Medeiros LJ, Bueso-Ramos C, et al. Hepatosplenic gamma/delta T-cell lymphoma in bone marrow. A sinusoidal neoplasm with blastic cytologic features. Am J Clin Pathol. 2001;116:410-419.

215. Cooke CB, Krenacs L, Stetler-Stevenson M, et al. Hepatosplenic T-cell lymphoma: a distinct clinicopathologic entity of cytotoxic gamma delta T-cell origin. Blood. 1996;88:4265-4274.

216. Macon WR, Levy NB, Kurtin PJ, et al. Hepatosplenic alphabeta T-cell lymphomas: a report of 14 cases and comparison with hepatosplenic gammadelta T-cell lymphomas. Am J Surg Pathol. 2001;25:285-296.

217. Suarez F, Wlodarska I, Rigal-Huguet F, et al. Hepatosplenic alphabeta T-cell lymphoma: an unusual case with clinical, histologic, and cytogenetic features of gammadelta hepatosplenic T-cell lymphoma. Am J Surg Pathol. 2000;24:1027-1032.

218. Wang CC, Tien HF, Lin MT, et al. Consistent presence of isochromosome 7q in hepatosplenic T gamma/delta lymphoma: a new cytogenetic-clinicopathologic entity. Genes Chromosomes Cancer. 1995;12:161-164.

219. Patkar N, Nair S, Alex AA, et al. Clinicopathological features of hepatosplenic T cell lymphoma: a single centre experience fromIndia. Leuk Lymphoma. 2012;53:609-615.

220. Belhadj K, Reyes F, Farcet JP, et al. Hepatosplenic gammadelta T-cell lymphoma is a rare clinicopathologic entity with poor outcome: report on a series of 21 patients. Blood. 2003;102:4261-4269.

221. Morice WG, Kurtin PJ, Tefferi A, Hanson CA. Distinct bone marrow findings in T-cell granular lymphocytic leukemia revealed by paraffin section immunoperoxidase stains for CD8, TIA-1, and granzyme B. Blood. 2002;99:268-274.

222. Chen YH, Chadburn A, Evens AM, et al. Clinical, morphologic, immu-nophenotypic, and molecular cytogenetic assessment of CD4$^-$/CD8$^-$ gammadelta T-cell large granular lymphocytic leukemia. Am J Clin Pathol. 2011;136:289-299.

223. Chen YH, Peterson L. Differential diagnosis of CD4$^-$/CD8$^-$ gammadelta T-cell large granular lymphocytic leukemia and hepatosplenic T-cell lymphoma. Am J Clin Pathol. 2012;137:496-497.

224. Vartholomatos G, Alymara V, Dova L, Kolaitis N, Bourantas KL. T-cell receptor gammadelta-large granular lymphocytic leukemia associated with an aberrant phenotype and TCR-Vbeta20 clonality. Haematologica. 2004;89:ECR16.

225. Benjamini O, Jain P, Konoplev SN, et al. CD4$^-$/CD8$^-$ variant of T-cell large granular lymphocytic leukemia or hepatosplenic T-cell lymphoma: a clinicopathologic dilemma. Clin Lymphoma Myeloma Leuk. 2013;13:610-613.

226. Sandberg Y, Almeida J, Gonzalez M, et al. TCRgammadelta$^+$ large granular lymphocyte leukemias reflect the spectrum of normal antigen-selected TCRgammadelta$^+$ T-cells. Leukemia. 2006;20:505-513.

227. Salhany KE, Macon WR, Choi JK, et al. Subcutaneous panniculitis-like T-cell lymphoma: clinicopathologic, immunophenotypic, and genotypic analysis of alpha/beta and gamma/delta subtypes. Am J Surg Pathol. 1998;22:881-893.

228. Gonzalez CL, Medeiros LJ, Braziel RM, Jaffe ES. T-cell lymphoma involving subcutaneous tissue. A clinicopathologic entity commonly associated with hemophagocytic syndrome. Am J Surg Pathol. 1991;15:17-27.

229. Gao J, Gauerke SJ, Martinez-Escala ME, et al. Bone marrow involvement by subcutaneous panniculitis-like T-cell lymphoma: a report of three cases. Mod Pathol. 2014;27:800-807.

230. Brown NA, Ross CW, Gudjonsson JE, et al. Subcutaneous panniculitis-like T-cell lymphoma with bone marrow involvement. Am J Clin Pathol. 2015;143:265-273.

231. Ralfkiaer E, Cerroni L, Sander CA, Smoller BR, Willemze R. Mycosis fungoides. In: Swerdlow SH, Campo E, Harris NL, Jaffe ES, Pileri SA, Stein H, Thiele J, Vardiman JW, eds. WHO Classification of Tumours of Haematopoietic and Lymphoid Tissues. Lyon, France: IARC Press; 2008:296-298.

232. Sibaud V, Beylot-Barry M, Thiebaut R, et al. Bone marrow histopathologic and molecular staging in epidermotropic T-cell lymphomas. Am J Clin Pathol. 2003;119:414-423.

233. Marti RM, Estrach T, Reverter JC, et al. Utility of bone marrow and liver biopsies for staging cutaneous T-cell lymphoma. Int J Dermatol. 1996;35:450-454.

234. Graham SJ, Sharpe RW, Steinberg SM, Cotelingam JD, Sausville EA, Foss FM. Prognostic implications of a bone marrow histopathologic classification system in mycosis fungoides and the Sézary syndrome. Cancer. 1993;72:726-734.

235. Beylot-Barry M, Parrens M, Delaunay M, et al. Is bone marrow biopsy necessary in patients with mycosis fungoides and Sézary syndrome? A histological and molecular study at diagnosis and during follow-up. Br J Dermatol. 2005;152:1378-1379.

236. Grogg KL, Morice WG, Macon WR. Spectrum of bone marrow findings in patients with angioimmunoblastic T-cell lymphoma. Br J Haematol. 2007;137:416-422.

237. Khokhar FA, Payne WD, Talwalkar SS, et al. Angioimmunoblastic T-cell lymphoma in bone marrow: a morphologic and immunophenotypic

study. Hum Pathol. 2010;41:79-87.

238. Dogan A, Gaulard P, Jaffe ES, Ralfkiaer E, Muller-Hermelink HK. Angioimmunoblastic T-cell lymphoma. In: Swerdlow SH, Campo E, Harris NL, Jaffe ES, Pileri SA, Stein H, Thiele J, Vardiman JW, eds. WHO Classification of Tumours of Haematopoietic and Lymphoid Tissues. Lyon, France: IARC Press; 2008:309-311.

239. Gallamini A, Stelitano C, Calvi R, et al. Peripheral T-cell lymphoma unspecified (PTCL-U): a new prognostic model from a retrospective multicentric clinical study. Blood. 2004;103:2474-2479.

240. Lopez-Guillermo A, Cid J, Salar A, et al. Peripheral T-cell lymphomas: initial features, natural history, and prognostic factors in a series of 174 patients diagnosed according to the R.E.A.L. Classification. Ann Oncol. 1998;9:849-855.

241. Weisenburger DD, Savage KJ, Harris NL, et al. Peripheral T-cell lymphoma, not otherwise specified: a report of 340 cases from the International Peripheral T-cell Lymphoma Project. Blood. 2011; 117: 3402-3408.

242. Kim K, Kim WS, Jung CW, et al. Clinical features of peripheral T-cell lymphomas in 78 patients diagnosed according to the Revised European-American lymphoma (REAL) classification. Eur J Cancer. 2002;38: 75-81.

243. Hanson CA, Brunning RD, Gajl-Peczalska KJ, Frizzera G, McKenna RW. Bone marrow manifestations of peripheral T-cell lymphoma. A study of 30 cases. Am J Clin Pathol. 1986;86:449-460.

244. Weinberg OK, Seo K, Arber DA. Prevalence of bone marrow involvement in systemic anaplastic large cell lymphoma: are immunohistochemical studies necessary? Hum Pathol. 2008;39:1331-1340.

245. Wong KF, Chan JK, Ng CS, Chu YC, Lam PW, Yuen HL. Anaplastic large cell Ki-1 lymphoma involving bone marrow: marrow findings and association with reactive hemophagocytosis. Am J Hematol. 1991;37: 112-119.

246. Anderson MM, Ross CW, Singleton TP, Sheldon S, Schnitzer B. Ki-1 anaplastic large cell lymphoma with a prominent leukemic phase. Hum Pathol. 1996;27:1093-1095.

247. Onciu M, Behm FG, Raimondi SC, et al. ALK-positive anaplastic large cell lymphoma with leukemic peripheral blood involvement is a clinicopathologic entity with an unfavorable prognosis. Report of three cases and review of the literature. Am J Clin Pathol. 2003;120:617-625.

248. Tanaka H, Ohwada C, Hashimoto S, et al. Leukemic presentation of ALK-negative anaplastic large cell lymphoma in a patient with myelo-

dysplastic syndrome. Intern Med. 2012;51:199-203.

249. O'Carroll DI, McKenna RW, Brunning RD. Bone marrow manifestations of Hodgkin's disease. Cancer. 1976;38:1717-1728.

250. Ioachim HL, Dorsett B, Cronin W, Maya M, Wahl S. Acquired immunodeficiency syndrome-associated lymphomas: clinical, pathologic, immunologic, and viral characteristics of 111 cases. Hum Pathol. 1991;22: 659-673.

251. Knowles DM, Chamulak GA, Subar M, et al. Lymphoid neoplasia associated with the acquired immunodeficiency syndrome (AIDS). The New York University Medical Center experience with 105 patients (1981-1986). Ann Intern Med. 1988;108:744-753.

252. Howell SJ, Grey M, Chang J, et al. The value of bone marrow examination in the staging of Hodgkin's lymphoma: a review of 955 cases seen in a regional cancer centre. Br J Haematol. 2002;119:408-411.

253. Lukes RJ. Criteria for involvement of lymph node, bone marrow, spleen, and liver in Hodgkin's disease. Cancer Res. 1971;31:1755-1767.

254. Rappaport H, Berard CW, Butler JJ, Dorfman RF, Lukes RJ, Thomas LB. Report of the Committee on Histopathological Criteria Contributing to Staging of Hodgkin's Disease. Cancer Res. 1971;31:1864-1865.

255. Khoury JD, Jones D, Yared MA, et al. Bone marrow involvement in patients with nodular lymphocyte predominant Hodgkin lymphoma. Am J Surg Pathol. 2004;28:489-495.

256. Brunning RD, McKenna RW. Plasma Cell Dyscrasias and Related Disorders. Washington, DC: American Registry of Pathology; 1994.

257. Maywald O, Metzgeroth G, Schoch C, et al. Alveolar rhabdomyosarcoma with bone marrow infiltration mimicking haematological neoplasia. Br J Haematol. 2002;119:583.

258. Bain BJ. Systemic mastocytosis and other mast cell neoplasms. Br J Haematol. 1999;106:9-17.

259. Escribano L, Orfao A, Villarrubia J, et al. Immunophenotypic characterization of human bone marrow mast cells. A flow cytometric study of normal and pathological bone marrow samples. Anal Cell Pathol. 1998; 16:151-159.

260. Valent P, Horny HP, Escribano L, et al. Diagnostic criteria and classification of mastocytosis: a consensus proposal. Leuk Res. 2001; 25: 603-625.

261. Nagata H, Worobec AS, Oh CK, et al. Identification of a point mutation in the catalytic domain of the protooncogene c-kit in peripheral blood mononuclear cells of patients who have mastocytosis with an associated hematologic disorder. Proc Natl Acad Sci USA. 1995;92:10560-10564.

治疗后的骨髓评估

Yasodha Natkunam，Daniel A. Arber

57.1 概述

恶性肿瘤患者在治疗期间和治疗之后,骨髓可以发生很大变化。需要结合患者的原发疾病来合理解释这些变化,但所有病例也存在一些共同特征。假设患者在治疗期间和治疗之后进行骨髓检查的目的是评估累及骨髓的疾病,但从这些活检标本也能获得其他一些重要信息。例如,急性白血病,在有效的大剂量化疗之后,骨髓被完全摧毁,此时进行骨髓检查以证实肿瘤细胞已消失。在病程后期,骨髓检查可以证实造血组织的重建。在这些患者中,评估骨髓细胞量及骨髓三系细胞(即,粒细胞、红系前体细胞、巨核细胞)的分化成熟尤为重要。在造血干细胞移植(包括骨髓造血干细胞移植、脐带血和外周血造血干细胞移植)之后,进行骨髓检查可以证实移植成功,而且对骨髓细胞量和三系造血情况的描述非常重要。因此,送检骨髓标本的同时应提供完整的临床信息,包括原发疾病、治疗方式和治疗后间隔期。

已有研究评估了急性白血病大剂量化疗或者化疗加放疗后的骨髓变化,包括造血干细胞移植的骨髓改变[1-8],其中有很多相似之处(框 57.1,图 57.1)。这些改变与药物损害所致的骨髓中毒性病变也很相似[9]。治疗后第 1 周,骨髓变化主要是极度的骨髓再生障碍。骨髓细胞量近乎零,缺乏正常骨髓脂肪。水肿明显,伴骨髓血窦扩张;基质细胞、组织细胞、浆细胞

和淋巴细胞散在分布。可见粉红色蛋白物质沉积,可类似浆液性脂肪萎缩(胶状转化),但在化疗后出现具有嗜酸性胶状物质的浆液性萎缩仅有罕见的病例报道。通常不见正常造血细胞,例如,成熟中的粒细胞、有核红细胞和巨核细胞。常常出现吞噬细胞碎片的组织细胞,而粉染的纤维素和纤维素样坏死的无细胞区往往很明显。极少数病例可显示肿瘤细胞坏死的区域。发生这些变化之后,重现脂肪细胞,出现轻度的网状纤维化。

框 57.1 清髓性治疗之后第 3~4 周骨髓的改变

早期改变
- 骨髓再生障碍
- 无脂肪细胞
- 水肿
- 纤维素样坏死
- 窦扩张
- 很少基质细胞、组织细胞、淋巴细胞和浆细胞

中期改变
- 脂肪细胞重新出现,往往呈分叶状
- 轻度的网状纤维化
- 核左移的红系细胞灶和粒系细胞岛
- 涂片中前体 B 细胞增多

晚期改变
- 网状纤维化消退
- 出现成簇的小巨核细胞
- 骨髓细胞量正常或略微增多

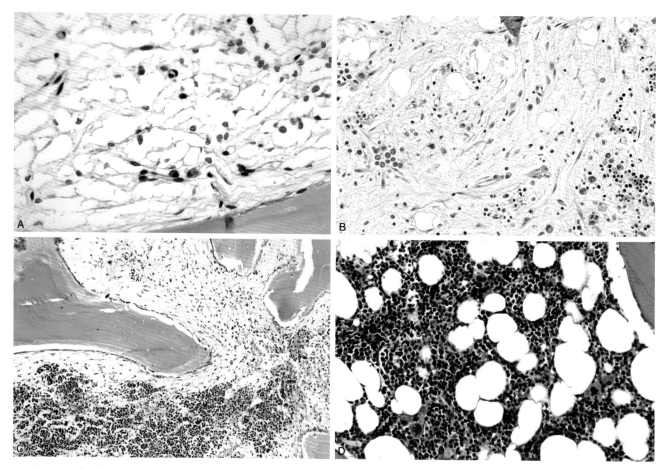

图 57.1　清髓性治疗后骨髓的变化。A,最初,骨髓无细胞成分,而且脂肪细胞消失。B,随后,出现红细胞岛和粒系前体细胞。C,有核细胞呈斑片状分布,伴无细胞区域和核左移细胞的区域。少细胞区仍显示轻度纤维化。随着造血的恢复,纤维化消失。D,第 3~4 周时,骨髓细胞量恢复正常

再生的骨髓中,早期的脂肪细胞往往呈分叶状。治疗后第 2 周,尽管骨髓有核细胞仍然很少,但已出现伴随脂肪细胞的小灶早期造血区域,表现为红系细胞岛,可孤立存在,或与核左移的粒细胞区域相连。两周之后,通常有红系和粒系两种造血成分存在。巨核细胞出现较晚,但在第 3 周时很容易看到,往往是成簇状分布,表现为非典型核、少分叶核或不分叶核。一些患者,尤其是儿童,骨髓重建的早期可能伴有正常前体 B 细胞(原始血细胞,hemotogone)的增多,这些细胞的特征将在下文讨论。

随着骨髓继续再生并恢复正常细胞量,早期骨髓重建时出现的轻度网状纤维化逐渐消失,骨髓细胞量恢复正常或略微增多。所有的正常三系骨髓血细胞都再现,但核左移的粒系和红系细胞以及非典型巨核细胞簇可能会持续一段时间。

大剂量化疗之后再行造血干细胞移植的患者,骨髓还会出现其他一些改变(框 57.2)。输注干细胞的患者,早期可出现局灶性骨髓重建。移植之后,虽然簇状的骨髓再生成分通常显示成熟谱系,但是,这些细胞可能呈现较单一的形态,而无明显的成熟迹象。最常见的是红系前体细胞。此外,移植之后,再生细胞的分布方式也有所不同。在正常骨髓和细胞毒性化疗之后的再生,原始细胞和早幼粒细胞组成的不成熟粒细胞岛通常分布在邻近骨小梁的区域。如果这类细胞岛出现在远离骨小梁的区域,则属于异常定位,称为“不成熟前体细胞的异常定位(AL-IP)”,是骨髓粗针穿刺活检切片中 MDS 的特征之一[10]。造血干细胞移植之后,这些幼稚细胞岛经常出现在远离骨小梁的区域,但不能认为这是将要发生 MDS 或是疾病将要复发(图 57.2)。

造血干细胞移植之后,骨髓中的储存铁和/或铁沉积增加也是常见现象。在骨髓涂片和骨髓粗针穿刺活检切片中往往表现为吞噬含铁血黄素的巨噬细胞增多。虽然这种铁沉积增加通常不如难治性贫血伴环形铁粒幼细胞(RARS)中那样一致,但是在一些病例中铁染色的表现形式与 RARS 相似甚至相同。因此,对于骨髓移植后的患者,判读骨髓铁染色的意义时必须慎重[11]。最后,造血干细胞移植之后,骨髓增殖程度可能永远都恢复不到正常范围。这些患者往往显示骨髓细胞量变化不一,而且可能经常持续处于骨髓细胞量偏少的状态,很多年都会伴有轻度的外周血血细胞减少。标准剂量以及大剂量化疗后行骨髓移植的患者,已证实其骨髓造血功能长期损害[12,13],这可解释移植后骨髓增殖程度存在的差异。

框 57.2　造血干细胞移植治疗后的特征性骨髓改变

- 再生细胞岛呈现单一的、不成熟的形态
- 不成熟前体细胞出现在远离骨小梁的区域
- 储存铁和铁沉积增加,伴或不伴环形铁粒幼细胞
- 骨髓细胞量变化迁延不定,伴或不伴血细胞减少
- 移植失败导致的再生障碍期延长
- 大颗粒淋巴细胞增多

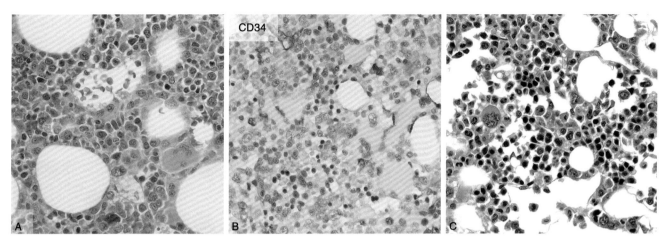

图57.2 骨髓移植之后。A,不成熟前体细胞的异常定位(ALIP)是MDS的常见肿瘤性特征,正如HE(A)和CD34免疫组化染色(B)所示,但在造血细胞移植后患者(C),这种远离骨小梁的髓系成熟是正常的,不能过度解读为MDS的证据

实体器官或造血干细胞移植后的骨髓衰竭、干细胞移植失败和干细胞移植延迟,均可导致治疗后骨髓细胞量减少。这些患者的骨髓表现相似,甚至几周之后仍是再生障碍的表现,骨髓中以组织细胞、基质细胞、淋巴细胞和浆细胞为主[14]。移植前有明显骨髓纤维化的患者可能发生殖入延迟[15],也有报道组织细胞弥漫增殖的患者发生殖入延迟[14]。造血干细胞移植失败或实体器官移植后骨髓衰竭,可能是继发于病毒感染、病毒复活或噬血细胞综合征(HPS)[16-18]。迟发性骨髓衰竭也可以是治疗后MDS的一个终末事件。

化疗相关的免疫缺陷也使患者发生感染性疾病的危险性增加。而骨髓检查是识别感染的一种方法。如果怀疑发生感染,应送新鲜骨髓标本进行微生物学检查。所有发现肉芽肿的骨髓粗针穿刺活检标本都应该做抗酸杆菌和真菌的组织化学染色。

评估治疗后骨髓改变最适合的标本包括外周血涂片、骨髓穿刺涂片、骨髓粗针穿刺活检切片和印片。骨髓凝块活检切片也有用,特别是分子DNA或RNA研究,但是有些灶性病变在穿刺操作时可能没有取到,所以在这些制片上可能看不到。骨髓涂片和印片一般是观察形态学的最好方法,对评估治疗后骨髓内残留的原始细胞有很大帮助。一旦骨髓涂片中证实存在原始细胞,骨髓粗针穿刺活检对显示原始细胞的分布方式很有帮助,同样也可以显示残留的淋巴瘤细胞和实体瘤细胞侵犯及其分布方式。

对于治疗后骨髓标本的评估,尤其是对于疾病残留的评估,一些辅助检测手段通常是关键措施,这些检查包括流式细胞免疫分型、免疫组化染色、细胞遗传学和分子遗传学检查。除了免疫组化染色和一些分子遗传学的检测之外,上述这些辅助检测都需要新鲜的骨髓标本,所以在活检时就必须预留好这些送检标本。每种检查方法的用途在具体疾病章节中进行讨论。

57.2 急性白血病或骨 MDS

一旦骨髓开始恢复,正常造血细胞开始增殖,病理医师就面临着评估疾病残留或疾病复发的挑战。形态学方法无法确定的微小残留疾病(MRD)是非常有效的疾病复发的预测因子。虽然不同类型的急性白血病有其本身特定的问题,但它们也具有一些共同特征。骨髓原始细胞达到5%是多年来诊断疾病残留或疾病复发的临界值。然而,这个临界值是人为制定的,现在的目标是尽早地检出肿瘤克隆的存在。使用多参数流式细胞免疫分型和分子遗传学技术检测MRD正在重新定义许多疾病的缓解[19-21]。表57.1概括了用于检测MRD的各项方法的灵敏度。

表57.1 检测疾病残留各项方法的敏感性

方法	灵敏度/%
形态学	1~5
细胞遗传学核型分析	3~5
荧光原位杂交(FISH)	1~5
免疫组化染色	0.1~5
通用引物PCR基因重排	0.1~1
流式细胞免疫分型	0.01~1
二代测序	0.000 1~5
特定易位的PCR和RT-PCR	0.001~0.01
特定患者的PCR和RT-PCR	0.001

PCR,聚合酶链反应;RT-PCR,逆转录聚合酶链反应。

生长因子(详见下文)的常规使用导致一些患者再生的原始细胞超过5%。因此,关于疾病复发和疾病残留的判定不应单纯依赖原始细胞的比例。当怀疑治疗后的骨髓中出现的原始细胞群是疾病残留时,与原来的急性白血病进行比较往往很有帮助。如果出现原有疾病所特有的细胞学特征,例如,Auer杆状小体、独有的胞质颗粒、明显的核仁或者核不规则,有助于诊断疾病残留。另外,通过流式细胞免疫分型检测到异常的免疫表型对于诊断也有帮助,但必须知道原有疾病的免疫表型。通过骨髓粗针穿刺活检中免疫组化染色检测CD34⁺或TdT⁺细胞群也有帮助,因为再生的骨髓中不会像白血病复发标本中那样出现成簇分布的不成熟细胞。检测到原有白血病所出现的细胞遗传学异常克隆对于评估疾病残留也有帮助。常规的核型分析或荧光原位杂交(FISH)技术是最常用的遗传学检测方法,使用聚合酶链反应(PCR)进行特定的分子遗传学检测可能同样有帮助。

为了最客观地评估一个标本是疾病残留还是复发,对原发疾病的诊断和发病过程进行恰当的评估很重要。因为需要使用大量的抗体,用于诊断疾病残留的流式细胞免疫分型比较昂贵,而且,如果没有原发白血病的相关资料,也不值得进行该项检查。如果原有的异常核型未知,进行分子遗传学检测往往也是不合适的。并非所有的随访标本都需要做辅助检查。如果怀疑有疾病残留或疾病复发但是又缺乏标本做相应的检查,应把这种怀疑告知临床医师。一或两周后重复骨髓检查,往往有助于确定原始细胞数量的变化;如果是疾病复发,原始细胞数量将会增多,这时也可进行相应的辅助检查。反之,骨髓重建早期阶段较多的不成熟细胞在第二次骨髓检查时就会成为更成熟的前体细胞。

57.2.1　急性髓系白血病(AML)和 MDS

57.2.1.1　形态学特征

根据已发表的 AML 患者治疗后形态学缓解的定义,要求外周血中性粒细胞计数 $>1.0\times10^9/L$,血小板计数至少 $100\times10^9/L$,原始细胞比例 $<5\%$ 且无 Auer 杆状小体[22]。在这些指标达到上述标准之前,外周血和骨髓的一些形态学特征也有预后意义。在诱导化疗的第六天,如果原始细胞数目和骨髓细胞量都不减少,则往往需要更换或者加强诱导化疗[23,24]。诱导化疗结束时,如果容易看到白血病细胞的残留,则提示预后不良[25]。在达到缓解的标准之后,如果出现骨髓增生活跃、贫血、骨髓原始细胞 $\geq1\%$ 或者外周血原始细胞 $>3\%$,那么患者的缓解期和生存期都会缩短[26,27]。基于这些原因,我们需要进行比缓解标准所建议的更为详细的骨髓和外周血标本的评估。

如果出现原始细胞数增多,并且特征与原有 AML 或 MDS 相似时,应该引起怀疑。Auer 杆状小体(细胞质内由颗粒聚集而成的棒状物)不是骨髓再生或非肿瘤性原始细胞的特点,而应视为疾病残留的证据。虽然 Auer 杆状小体罕见于成熟过程中的粒细胞,但还是应当视为异常表现。再生的原始细胞常常与早幼粒细胞和成熟粒细胞混杂存在,如果在涂片中出现成片的原始细胞,应视为疾病复发的迹象。相反,如果原始细胞数与早幼粒细胞数相同或者更少则是再生的表现[28]。判读骨髓粗针穿刺活检 HE 染色标本中的成簇原始细胞群通常比较困难,再生的原始细胞簇和白血病性原始细胞簇很难区分。再生的原始细胞簇往往位于靠近骨小梁的区域,而远离骨小梁的幼稚细胞则视为异常。ALIP 是骨髓增生异常的特征,但是,如前所述,对于接受造血干细胞移植的患者,这个标准应当慎用。移植之后,正常骨髓结构可能发生了改变,在HE 染色切片上再生的幼稚前体细胞可以出现在远离骨小梁的地方。

AML 伴骨髓增殖异常相关改变和 MDS 的患者,在疾病复发出现原始细胞增多之前可表现为多系发育异常。再次强调,应该复阅原有疾病的多系发育异常的特征,不应过分关注和评估治疗期间或治疗刚刚结束时的多系发育异常变化。在化疗期间常见异常红系造血,一般包括红系前体细胞核左移和出现多核红细胞(图 57.3)。另外,化疗期间或刚结束化疗后,一些再生的巨核细胞可能体积小,成簇分布;然而,大量具有分离核叶的巨核细胞或小巨核细胞占优势和数量增多且无核分叶,可用于识别残留疾病。化疗后粒细胞的改变一般仅限于核左移,而无 MDS 所常见的胞质颗粒减少或核异常。因此,在化疗期间或刚结束化疗时,对于识别伴有多系发育异常的 AML 复发患者,出现成熟粒细胞的发育异常改变也比单独红系异常更为可靠(图 57.4)。

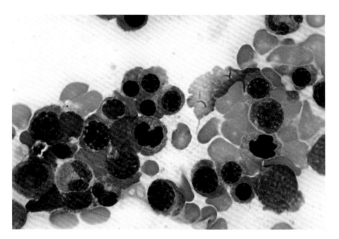

图 57.3　治疗后红系异常造血伴红系增殖是常见表现,不应视为 MDS 的表现,后者还应出现其他细胞系发育异常的改变

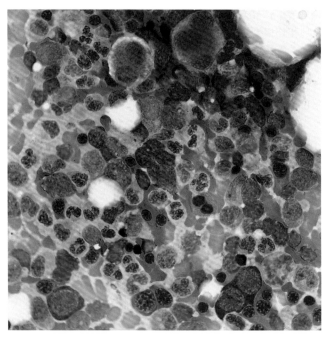

图 57.4　先前患有急性髓系白血病(AML)伴骨髓增殖异常相关改变的患者发生疾病复发。虽然原始细胞只是轻度增多,但巨核细胞和红系前体细胞都出现了明显的发育异常

目前,大多数急性早幼粒细胞白血病(APL)患者都是使用标准剂量化疗方案联合全反式维甲酸(ATRA)或 ATRA 加砷剂治疗,其骨髓变化与其他 AML 骨髓的变化相似。然而,一些用 ATRA 或者没有用 ATRA 的联合化疗方案治疗的患者[29],可能不会显示早期再生障碍。这些患者的骨髓可能保持增生活跃

的状态,伴有早幼粒细胞明显增多(图 57.5)。这些治疗后的细胞往往经历了缓慢的成熟,不再有疾病相关的 t(15;17)细胞遗传学异常。对于这部分患者,必须明确骨髓中出现成片的早幼粒细胞并不表示治疗失败,而应该对他们进行密切随访,并且再次进行骨髓检查以证实这种成熟改变继续存在。

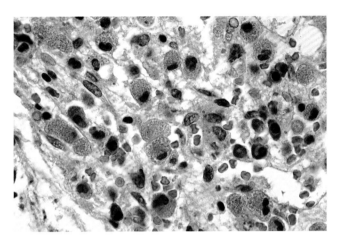

图 57.5　急性早幼粒细胞白血病(APL)患者用全反式维甲酸治疗期间残留的早幼粒细胞。随后的骨髓检查显示粒细胞持续分化成熟,治疗方法没有变化

57.2.1.2　免疫分型

免疫表型检测对于 AML 往往有帮助,因为相当一部分 AML 患者可以异常表达淋巴系别相关的抗原,可用于检测疾病残留的免疫表型"指纹",淋巴系抗原的表达是最容易检出的免疫表型异常,大约见于 48% 以上的成人 AML 患者[30]。一些异常的免疫表型常与某些特殊的疾病相关,例如,APL 微颗粒亚型和 AML 伴 inv(16)(p13.1q22)或 t(16;16)(p13.1;q22)多表达 CD2,APL 高颗粒亚型不表达 HLA-DR 和 CD34[31-33],AML 伴 t(8;21)(q22;q22.3)易位异常表达 CD19[34]。但 AML 中最常见的异常免疫表型之一是原始粒细胞表达 CD7(图 57.6)[30],

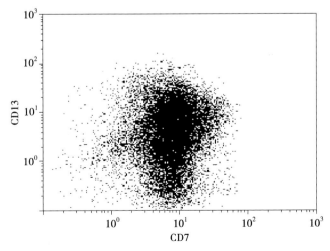

图 57.6　残留的急性髓系白血病(AML)患者,流式细胞术散射光图谱显示出 CD45 弱表达的原始细胞区域。患者原发白血病中的原始粒细胞异常共表达 CD13 和 CD7,在治疗后的标本中仍可检测到

这种表达与特定疾病类型无关。也有更多复杂的异常免疫表型的报道,包括原始细胞过表达 CD33 和 CD34、流式细胞术检出的原始细胞的异常散射图形,以及原始细胞的成熟标志物呈不同步表达(框 57.3)[30,35-38]。

框 57.3　　常用于检测急性髓系白血病(AML)疾病残留的异常免疫表型
髓系细胞异常表达的淋巴系抗原
● CD7+
● CD2+
● CD5+
● CD19+
原始细胞过表达的抗原
● CD33++
● CD34++
原始细胞不同步的抗原表达
● CD33++/CD34+
● CD33++/HLA-DR−/CD34−/CD14−/CD15−
● CD33+/CD34+/HLA-DR−
● CD33+/CD13−
● CD33+/CD117+/CD34−/CD15−
● CD33+/CD117+/HLA-DR−
● CD33−/CD13+
● CD33−/CD14+/HLA-DR+
● CD33−/CD15+/HLA-DR+
● CD34+/CD11b+
● CD34+/CD69+
● CD34+/CD15+/HLA-DR+
● CD34+/CD38−
● CD117+/CD34−/CD15−
● CD117+/CD11b+
● CD117+/CD15+

了解原有白血病的异常表型,有助于通过一组少量流式抗体检测即可评估原始细胞群的残留。AML 治疗后,即使原始细胞不增多,异常免疫表型的检测也具有预后意义。一项研究显示,在 100~1 000 个细胞里面仅有 1 个异常细胞,患者累积复发率可达 50%[36],而且,巩固化疗结束后检测到疾病残留水平 ≥3.5×10⁻⁴ 强烈预示疾病复发[37]。评估早幼粒细胞上 CD117 和 CD11b 的表达,对于鉴别残留的 APL 细胞和再生的早幼粒细胞很有帮助[39]。白血病性早幼粒细胞表达 CD117 但不表达 CD11b,而再生的早幼粒细胞表达 CD11b 不表达 CD117。

石蜡切片的免疫组化染色对于一些病例也有价值,尤其是 HE 染色切片上出现核左移的细胞聚集灶时。免疫表型可显示再生的不成熟细胞聚集灶中核左移的细胞呈一个形态学谱系而不是全为原始细胞,而复发的白血病原始细胞聚集灶则是单一的肿瘤细胞群。因此,如果证实成簇的细胞表达不成熟细胞标记抗原 CD34 或原有白血病存在的异常标记,则更倾向于疾病残留或疾病复发。

57.2.1.3　遗传学和分子学研究

并非所有治疗后的标本都需要进行细胞遗传学研究,但

是对某些情况下可能有价值。虽然一些 AML 病例染色体核型是正常的，但大多数 AML 都有某种克隆性细胞遗传学异常[40,41]。在随访的标本里检测到异常核型，强力支持疾病复发。核型分析常规需要 20 个细胞，因此，该方法不适合原始细胞比例小于 5% 的 MRD 检测。大多数细胞遗传学实验室也做 FISH，FISH 可以筛选检测几百个细胞，较容易发现特异性遗传学异常。这种方法可以增加疾病残留的检出率，优于单纯核型分析。但是，它要求了解原有疾病的异常核型，同时需要制备针对这种异常的探针。除了染色体平衡易位之外，FISH 探针对于识别单体、三体和潜藏的 m11q23.3 异常都很有帮助。已经证明在临床缓解期间，通过 FISH 检测染色体数目异常与疾病复发危险性增加有关[42]。核型分析和 FISH 检测的另一个用途就是对 XX/XY 嵌合体的评估[43]。如果一个患者接受了异性供者提供的异体移植，核型分析和 FISH 检测可以显示骨髓中存在残留的宿主细胞，即便其核型为正常。另外，基于 HLA 嵌合体的研究也使用了类似的方式[44]。然而，检测骨髓中非供者细胞很少预示疾病复发，不如检测白血病特异性异常重要。

其他分子学检测对于评估疾病残留的用途尚有争议[45]。这些方法一般使用 PCR，而且理论上可能从 10 万个细胞中检出 1 个异常细胞。虽然已经努力规范这些操作程序[46]，但是各个实验室之间在方法学和指标方面还有很大的差异。与 FISH 检测相似，PCR 检测要求知道原有的异常核型，以及针对这种异常核型的引物和探针。因为 PCR 主要是针对平衡的细胞遗传学异常，不能用于检测染色体三体或单体缺失。但由于大多数原发性急性髓系白血病（DN-AML）核型异常包含平衡易位，PCR 似乎是识别非常低水平疾病的理想选择。在 AML 中，PCR 最常用于检测 t(8;21)(q22;q22.3) 的 *RUNX1-RUNX1T1*（即 *AML1-MTG8* 或 *AML1-ETO*）、t(15;17)(q24.1;q21.2) 的 *PML-RARA*、inv(16)(p13.1q22)-t(16;16)(p13.1q22) 的 *CBFB-MYH11*、涉及 11q23.3 的 *KMT2A* 易位，以及突变的 *NPM1*、*FLT3* 和 *CEBPA* 双等位基因突变。*PML-RARA* 的 RT-PCR 检测对 APL 疾病残留的早期检测有帮助，而且是提示疾病复发的指标[47]。大多数 *PML-RARA* 的分析检测可以从 1 万到 10 万个细胞中检测到一个易位的细胞，然而，目前分子缓解被定义为使用灵敏度阈值至少为 10^{-3} 或 10^{-4} 的 RT-PCR 方法缺乏 *PML-RARA* 融合转录物。超敏试验也已经开发出来，可以在 100 万个细胞中检测到 1 个突变细胞。但在长期缓解的患者，这种高度敏感的试验也是阳性，所以这些结果似乎与临床无关[48]。*RUNX1-RUNX1T1* 和 *CBFB-MYH11* 检测所面临的问题更多。核型分析检测不到的其他遗传学异常，似乎是这些类型白血病发生所必需的[49]。伴 t(8;21)(q22;q12) 或 inv(16)(p13.1q22) 或 t(16;16)(p13.1;q22) 的 AML 患者，在缓解期间，标准定性 PCR 检测可以检出低水平的这些融合基因，但是与疾病复发无关（图 57.7）[50,51]。这些 PCR 检测表明，有些克隆性细胞的融合基因可持续一生。*RUNX1-RUNX1T1* 和 *CBFB-MYH11* 定性 PCR 在临床上不能用于检测疾病残留。但是，通常认为有 *RUNX1-RUNX1T1* 和 *CBFB-MYH11* 的细胞数量逐渐增多与疾病

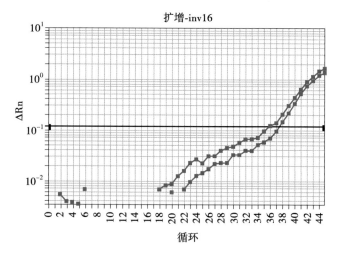

图 57.7 伴 inv(16) 的急性髓系白血病（AML）患者治疗后，对内部基因调控后正常化，用 RT-PCR 检测到一个低浓度的转录产物，单纯依靠上述发现不足以诊断疾病复发，因为即使在患者缓解期间，也持续显示这种低水平的异常。随后的标本显示 inv(16) 水平增高才可以提示复发

复发有关，表明定量 PCR 具有临床意义。早期的研究似乎证实了这种假设[52-54]。*FLT3* 基因突变和 *WT1* 基因定量分析也已经运用于检测 AML 的疾病残留[55]。发生于 *NPM1* 基因外显子 12 的突变是核型正常的 AML 中最常见的异常（60%）[56]。通过 PCR 和 RT-PCR 分析检测 *NPM1* 突变，已经成功地用于检测 MRD，并具有很好的灵敏度[57]，但少数患者在复发时由于克隆性演变而失去突变[58]。这种克隆演变和突变漂移可能限制突变分析监测 *RAS*、*WT1*、*CEBPA* 和 *FLT3* 等基因的效用，这些基因依赖于突变稳定性来评估诊断标本和随后的活检[59]。

近年来，二代测序技术（NGS）已开始作为一种监测 MRD 的高敏感性和高特异性的技术[60-62]。NGS 的检测极限在很大程度上取决于总体方法（即，基因组测序、外显子测序、靶向测序）以及计算机校准和用于鉴定突变的变异调用软件。尽管大多数标准的靶向性 NGS 分析和管道可以在 100 个细胞中检测到少达 1~5 个突变细胞，但 NGS 分析的检测极限可以与各种其他方法结合起来提高效率，并且在某些情况下，可在 100 万细胞中识别出 1 个突变细胞[63]。NGS 和其他技术学在本书其他地方进行更深入的讨论。

57.2.2 淋巴母细胞白血病（ALL）

57.2.2.1 形态学特征

由于原始淋巴细胞在形态上与原始粒细胞有重叠，许多有助于区分白血病性原始粒细胞和再生性原始粒细胞的特征也同样适用于原始淋巴细胞。与原有的白血病性原始细胞进行比较，对于识别其独有的特征很有帮助，如原始细胞的大小和细胞质的变化、胞质空泡、核仁和核的折叠方式。一些原始淋巴细胞可能含有胞质颗粒，但无 Auer 杆状小体。区分原始淋巴细胞和正常前体 B 细胞或正常原始细胞可能会产生诊断上的困难，详见下文讨论。不管是成人还是儿童，ALL 外周血（直

到第 7 天)和骨髓(直到第 14 或 15 天)中原始细胞的早期清除率与有利预后有关[64-67]。通过形态学检测到骨髓中非常低水平的原始淋巴细胞也是有意义的。Sandlund 等[68]研究证实,在第 15 天以及在 22~25 天期间,骨髓穿刺检查形态学上检测到 1%~4% 原始淋巴细胞的患儿,5 年生存率明显不如原始淋巴细胞比例<1% 的患儿。因此,通过形态学上检测到残留的原始细胞,即使比例很低也有临床意义。

骨髓粗针穿刺活检的形态学对于检测 ALL 残留也有帮助。由于白血病性原始粒细胞以及残留或复发的原始淋巴细胞在活检标本中更易成簇或聚集成灶,因此,对可疑的聚集灶可通过免疫组化染色进行评估,详见下文。

57.2.2.2　免疫分型

检测到异常的免疫表型对于评估 ALL 的残留非常有帮助。46% 以上 ALL 患者均有异常表达的髓系相关抗原(图 57.8)[30]。在伴 t(9;22)(q34.1;q11.2)易位的前体 B-ALL[69]中,CD13、CD33 和 CD38 是最常见的异常表型;而在伴 KMT2A 易位的早幼 B-ALL 中,常表达 CD15、CD65,但不表达 CD10,特别是有 t(4;11)(q21;q23.3)易位的患者[70]。然而,异常表达髓系抗原也可见于 ALL 的其他类型。其他免疫表型异常,例如,在淋巴细胞发育过程中 B 细胞或 T 细胞阶段抗原不同步表达,也可以用于评估疾病残留(框 57.4)[30,71-75]。由于骨髓中存在正常前体 B 细胞,检测到少部分 CD19+CD10+TdT+ 但没有其他异常的细胞尚不足以判断为残留的前体 B-ALL。但是,骨髓中没有前体 T 细胞,所以,检测到任何数量的胞质 CD3+TdT+ 细胞都是残留的 T-ALL 细胞。

应用流式细胞免疫分型来检测 ALL 治疗后的异常免疫表型可以检出少至 0.01% 残留白血病细胞,最近的研究已经证实,如果检出儿童白血病患者骨髓中≥0.01% 白血病残留时,复发的危险性明显增高[21,35,76]。

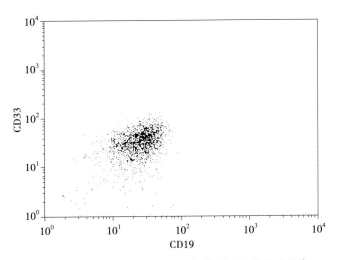

图 57.8　残留急性淋巴细胞白血病(ALL)患者的流式细胞术散点图。显示 CD45 弱表达的原始细胞区域。患者原有白血病呈异常的 CD19 和 CD33 共表达,在治疗后的标本中仍可检测到

框 57.4　用于检测急性淋巴细胞白血病(ALL)疾病残留的异常免疫表型

原始淋巴细胞异常表达的髓系抗原
- CD13
- CD15
- CD33
- CD36
- CD65

不成熟细胞一致性抗原表达
- CD34
- TdT

原始细胞过表达的抗原
- CD9
- CD10

原始细胞表达减弱的抗原
- CD19
- CD20
- CD38
- CD45
- HLA-DR

原始细胞不同步表达的其他抗原
- 胞质 CD3+/TdT+
- CD20+/CD34+

原始细胞其他异常
- 前向散射增加
- 异常表达 CD58

免疫组化对于评估 ALL 治疗后患者骨髓中的不成熟细胞聚集灶也有帮助。白血病性原始淋巴细胞在骨髓中趋向于成簇分布,在骨髓粗针穿刺活检中检测到 TdT+ 或 CD34+ 细胞簇,是疾病残留的强有力证据(图 57.9)[77]。关于白血病细胞和正常骨髓祖细胞免疫表型的区别详见本章下文。

57.2.2.3　细胞遗传学和分子学研究

核型和 FISH 分析提供的结果与 AML 章节里描述的相似。ALL 患者初诊时经常可以检测到核型异常,但是有相当一部分患者核型是正常的,用分子学的方法很难跟踪这些患者。ALL 患者最常见的特殊异常是 t(9;22)(q34.1;q11.2)易位导致的 BCR-ABL1、t(1;19)(q23;p13.3)易位导致的 TCF3-PBX1、t(12;21)(p13.2;q22.1)易位导致的 ETV6-RUNX1 以及 KMT2A 基因,特别是 t(4;11)易位所致[78,79]。在 ALL 的肿瘤细胞中也可发现 T 细胞和 B 细胞受体的基因重排[80]。ALL 细胞也出现 T 细胞和 B 细胞受体基因重排[81]。这种重排并不完全具有细胞系特异性(双免疫球蛋白重链和 T 细胞受体链重排在前体 B 细胞 ALL 中很常见),但它们可用于残余疾病检测。欧洲 BIOMED-2 组已经研发出一系列精确的 PCR 引物,目前广泛用于建立和监测 B 细胞和 T 细胞受体基因重排[82]。BIOMED-2 引物和 PCR 分析的敏感性至少在 100 个细胞中检出 1 个突变细胞。监测残余疾病的另一方法是患者特异性基因重排试验[83],但是这种试验费力耗时,目前绝大多数实验室都不提供这种检测。它需要在原有急性白血病标本中证实有 T 细胞或 B 细胞的基因重排。然后对这种重排测序,制备针对每个患者特定异常的 PCR 引物和探针。随后的标本就用患者特异性引

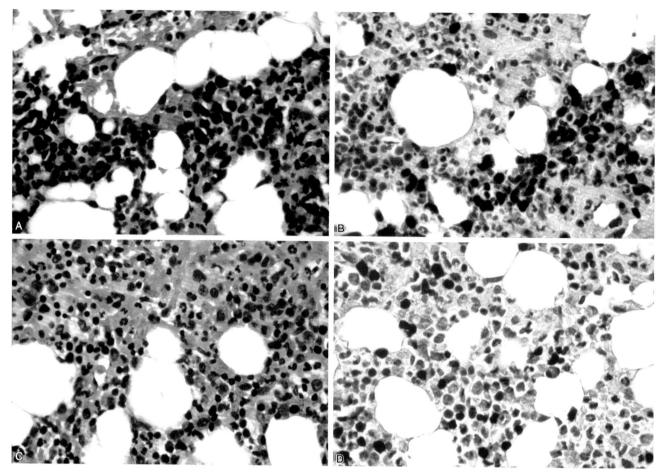

图57.9　急性淋巴细胞白血病(ALL)残留的前体 B 细胞与正常前体 B 细胞的免疫组化特征。A 和 B,白血病残留可见 TdT⁺细胞簇。C 和 D,正常原始细胞增多,在骨髓粗针穿刺活检标本中没有形成明显的聚积灶,只是单个散在的 TdT⁺细胞

物和探针检测疾病残留。这种方法可以检测极其微量的疾病残留(通常为 10 万个细胞中的一个异常细胞),有助于预示儿童 ALL 的复发[83-85]。本试验进行定量分析时似乎作用更大。

化疗早期检测到疾病残留的细胞水平低达 1 万个细胞中的 1~10 个突变细胞时,分子学检测是有用的;检测到低水平残留疾病可能影响治疗决策的强度[86-89]。

对于 AML,现在用 NGS MRD 技术来识别突变基因和染色体易位,以及通过直接测序 V-D-J 重组来评估 T 细胞和 B 细胞克隆性[90,91]。对于 T 细胞和 B 细胞克隆性,由于 NGS 基于直接序列的 V-D-J 片段,可在 1 万个细胞中检出少于 1 个突变细胞[90]。这些技术在其他章节中有深入的讨论。

57.2.2.4 正常前体 B 细胞与白血病原始细胞的鉴别

评估治疗后 ALL 标本最具挑战性问题之一,就是如何区分疾病残留或复发与非肿瘤性前体 B 细胞(原始血细胞)。正常前体 B 细胞较常见于儿童,而且是一些病例中骨髓涂片的主要细胞类型,例如,儿童的特发性血小板减少性紫癜。也可见于其他血细胞减少疾病、其他部位恶性肿瘤或者白血病治疗后再生的骨髓中[92-94]。这些细胞还可见于成人,尤其是造血干细胞移植后患者,另外在淋巴瘤、自身免疫疾病或者获得性免疫缺陷综合征(AIDS)的成人患者中也可见到[95,96]。由于正常前体

B 细胞呈单一淋巴样形态并且具有前体 B 细胞特征,很容易误认为是白血病细胞。正常前体 B 细胞主要为胞质稀少的小细胞,可以混有少数大细胞(图 57.10)。小细胞的大小一致,核圆形至卵圆形,但是核特征呈现一个谱系,从均质、细腻淡染的染色质、无核仁,到成熟的、粗块状染色质。这些细胞与大多数原始淋巴细胞不同,原始淋巴细胞往往比较大、胞质量较多、胞体大小不一、核型不规则、核仁清楚,并且无分化成熟的迹象。正常前体 B 细胞可能在骨髓涂片中非常多,但在活检标本里往往不明显。在骨髓粗针穿刺活检中,正常前体 B 细胞往往是呈间质性分布,而白血病性原始细胞则常常聚集成灶。有报道认为,一些成人患者的正常前体 B 细胞可与淋巴细胞聚集灶共存,但根据我们的经验,正常前体 B 细胞不会集中在淋巴细胞聚集灶中,淋巴细胞聚集灶由混合性 T 细胞和成熟 B 细胞组成。正常前体 B 细胞围绕淋巴细胞聚集灶呈间质性分布。

正常前体 B 细胞表达 CD19、CD10 和 TdT,CD34 表达不定,CD20 往往中度表达至不表达。这些细胞显示的抗原表达谱系是 B 细胞正常发育所预期的表达,不同于 ALL 细胞的免疫表型异常表达。复习流式细胞免疫分型中的散点图通常可以显示这些细胞 CD10 和 TdT 的表达程度不一,不同于白血病细胞中非常一致的抗原表达(图 57.11)。目前一些研究已经证实,正常前体 B 细胞和白血病性淋巴母细胞之间存在抗原表达差别[71,73,97-99]。白血病细胞常常 CD45 表达减低或缺失,而 CD9、

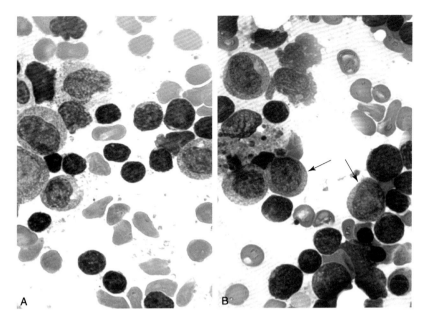

图 57.10　**治疗后的正常前体 B 细胞**。A,前体细胞数增多,通常体积小而一致,缺乏核仁。B,这个类似的细胞群中也有体积较大的原始细胞(箭头),有核仁,标本来自一例 8 个月患儿的 KMT2A⁺早幼 B-ALL 治疗后。PCR 检测显示 Igκ 基因重排,FISH 检测示有一小群 KMT2A 基因重排的细胞,符合微小残留疾病

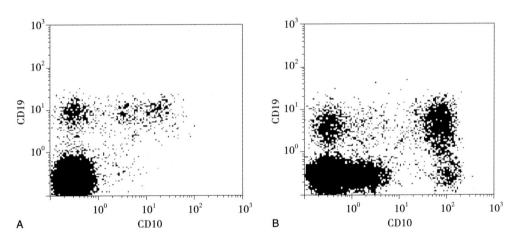

图 57.11　**正常前体 B 细胞(A)和急性淋巴细胞母白血病(ALL)残留的前体 B 细胞(B)的流式细胞免疫分型特点**。在 CD19⁺细胞群中,正常前体 B 细胞显示 CD10 表达呈现一个免疫表型谱系(表达程度不一)。而白血病标本中有明显的一群 CD10 强阳性细胞。用于鉴别诊断的其他免疫表型改变见框 57.4

CD10 和 CD34 表达增强,而且原始细胞群对这些抗原的表达模式相对一致(见框 57.4)。相反,正常前体 B 细胞的抗原表达谱更广泛。例如,CD10 表达从弱到强的细胞谱。这种抗原表达方式遵循正常 B 细胞的发育模式,而且无论是否接受治疗,这种免疫表型高度稳定[100]。髓系抗原(CD13、CD33、CD15)的异常表达在 ALL 中很常见,但正常前体 B 细胞不会出现,且正常前体 B 细胞增殖过程中也不会出现核型和分子遗传学的异常。正常前体 B 细胞间质性分布的方式通过骨髓粗针穿刺活检免疫组化染色很容易证实,但如果活检标本中出现聚集成灶的前体细胞,则是白血病细胞强有力的证据。尽管正常前体 B 细胞在骨髓中可能非常多,但通常不见于外周血,因此,循环中出现不成熟细胞是白血病持续存在或复发的很好指征。表 57.2 总结了鉴别正常前体 B 细胞与 ALL 残留或复发的最有用特征。

表 57.2　**鉴别正常前体 B 细胞与急性淋巴细胞白血病(ALL)残留或复发的有用特征**

特征	正常前体 B 细胞	白血病细胞
核染色质均匀	+	−
成熟谱系	+	−
大多数细胞比成熟中的粒细胞小	+	−
核仁	−	+
活检中前体 B 细胞簇	−	+
抗原异常表达	−	+/−
外周血累及	−	+/−

57.3 *BCR-ABL1* 阳性慢性髓系白血病

慢性骨髓增殖性肿瘤（MPN）在形态特征上有重叠，一般必须结合形态学、临床和遗传学来诊断（见第 47 章）。CML 是最常见的慢性 MPN，也是最需要治疗后评估的疾病。历史上有很多治疗 CML 的方法，包括骨髓移植和 α 干扰素治疗，但酪氨酸激酶抑制剂（TKI）治疗目前已成为治疗标准。

57.3.1 形态学特征

慢性期 CML 在治疗后，骨髓增生活跃程度变低；而某些治疗方法可使骨髓增生程度恢复正常，甚至略微增生低下。治疗前通常明显增大的粒红比例，一般恢复正常或减小。对于这些病例，通常很难单纯通过形态学特征来决定骨髓中是否仍然存在白血病细胞。最常见的疾病残留的线索是骨髓增生活跃，出现成簇的不典型"侏儒型"巨核细胞，嗜碱性粒细胞明显增多[101]，以及部分病例持续存在成簇的 Gaucher 样组织细胞[102,103]。尽管有这些线索，仍然需要通过细胞遗传学或分子遗传学研究检测 t（9；22）（q34.1；q11.2）*BCR-ABL1*，以最终确定白血病是否持续存在。

过去，白消安、羟基脲和 α 干扰素用于 CML 的治疗，骨髓呈现不同程度的反应。一些患者达到了临床缓解的指征，外周血细胞计数有所改善[104,105]。用白消安治疗后，骨髓通常保持增生活跃，粒红比例增大。随着进一步治疗，巨核细胞增多，进而与骨髓纤维组织增殖并存。用羟基脲治疗后，骨髓增生活跃程度稍微减少，但是，一般保持在正常界值之上，仅适度纠正了粒红比例，巨核细胞的数量和骨髓纤维化的程度较少。α 干扰素治疗后，外周血计数可能完全恢复正常。大部分患者骨髓保持轻度的增生活跃；大约 1/4 患者用过 α 干扰素之后，骨髓恢复正常[105]。巨核细胞数仍然增多，可出现纤维化；据报道骨髓中的吞噬细胞也可增多。尽管骨髓增生活跃程度改善了，但是大多数患者仍存在疾病克隆性细胞遗传学证据。

骨髓移植是 CML 先前的标准治疗方法，而且是唯一可以完全治愈的方法[106]。移植后的骨髓经历预期的再生障碍，然后骨髓重建。大多数 CML 患者移植治疗之后可以被治愈，而且骨髓显示为增殖程度正常或减低，而不伴有其他异常。移植后复发患者的标本表现与原发疾病相似，显示粒系增殖、嗜碱性粒细胞增多，骨髓增生活跃，诊断通常不难。

目前大多数不同阶段的 CML 患者均可使用 TKI 治疗。TKI 可以直接阻断 *BCR-ABL1* 融合基因的效应[107]。最常用的 TKI 是伊马替尼，新一代 *BCR-ABL1* 抑制剂（达沙替尼、尼洛替尼）可用于治疗失败、复发或对伊马替尼耐药的患者。大多数患者用伊马替尼治疗后最终可以达到临床、形态学和至少部分或完全的细胞遗传学缓解，使骨髓细胞量减少、粒红比例正常、巨核细胞数量和形态恢复正常[108-110]。最先对伊马替尼治疗有反应的是外周血，白细胞计数恢复正常，嗜碱性粒细胞减少，血小板计数正常，治疗后大约两个月血小板形态恢复正常。治疗期间血红蛋白水平会轻度降低。一部分患者服药期间可能发生中性粒细胞减少或血小板减少。骨髓的增生活跃程度会逐渐减低，到第 8 到 11 个月时，骨髓细胞量达到正常或减少，同时多数患者的粒红比例正常或减小。即使在慢性期的 CML 治疗后，骨髓也显示原始细胞和巨核细胞减少，分叶少的巨核细胞数量减少；随着骨髓细胞量减少，巨核细胞簇集也变得少见（图 57.12）。骨髓纤维化在一部分 CML 患者中比较明显，接受 TKI 治疗还能逐渐消除这些骨髓纤维化[108,110,111]；但也有报道进展为骨髓纤维化，但是多为加速或急变期患者[109]。加速或急变期的 CML 患者，也可以表现为外周血和骨髓中原始细胞迅速减少[108]。经过长时间伊马替尼治疗后，部分患者可能出现假 Gaucher 细胞增多和反应性淋巴细胞聚集灶增多[109]。

CML 复发可以表现为慢性期或急变期的形式，可能是疾病的自然演进伴有细胞遗传学演进所致，也可能是获得 *BCR-ABL1* 激酶结构域内的突变或者融合基因发生扩增而使伊马替

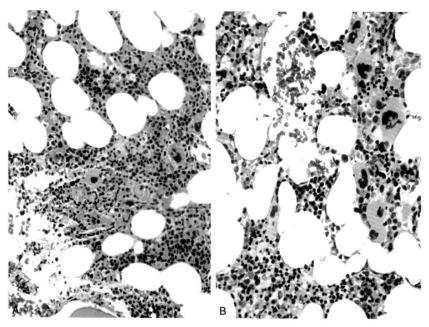

图 57.12 慢性髓系白血病（CML）治疗后改变。 酪氨酸激酶抑制剂治疗后，形态学可能正常（A）或有残留的异型巨核细胞簇（B）。通过 RT-PCR 检测，两例样本 *BCR-ABL1* 持续阳性

尼治疗失败所致,或其他尚不清楚的机制。少数情况下,患者可有 pH 染色体阴性骨髓增生异常或急变[112]。如果患者之前即为急变期,与原来的标本进行比较很有帮助,其评估类似急性白血病治疗后标本。形态学评估在预测 CML 急性期类型时作用有限,这就需要通过免疫分型来准确区分原始细胞的细胞系[113]。

57.3.2　免疫分型

免疫分型研究对治疗后的 CML 患者一般没有帮助。免疫分型可用于急变期患者的随访研究,与急性白血病章节的描述相似。绝大多数 CML 转化为髓系白血病[113],很多患者可表达巨核细胞相关标记,例如,CD41、CD42 和 CD61。大约 1/3 患者转化为前体 B 细胞系,表达 TdT,只有罕见患者转化为不成熟的 T 细胞系。增殖的原始淋巴细胞通常 TdT+,但也往往异常表达髓系相关抗原,例如,CD13 和 CD33。

57.3.3　遗传学和分子学研究

用白消安、羟基脲和 α 干扰素治疗的大多数患者在治疗期间和治疗后都有疾病的细胞遗传学证据。然而,大约 13% 用 α 干扰素治疗的患者,≥63% 用伊马替尼治疗 ≥60 个月的患者,以及大多数行造血干细胞移植治疗的患者,都没有疾病的核型异常证据[101,114,115]。然而,更精确的、更敏感的方法显示,在伊马替尼治疗的患者的干细胞中持续存在非常低水平的 pH+ 染色体[116]。其他接受伊马替尼治疗的患者多数可部分达到细胞遗传学缓解[107]。恢复到正常骨髓形态与 t(9;22) 丢失无关,但还需要分子学和细胞遗传学的证实。用伊马替尼治疗的患者两个月后就可能达到细胞遗传学缓解,但是达到细胞遗传学反应的时间各异。有报道认为在第 2 到第 5 个月期间,骨髓细胞量恢复正常越早的患者,越可能获得细胞遗传学完全缓解。

各种治疗方案都建议对正在接受治疗的患者进行监测,尤其是接受伊马替尼治疗的患者[117-119]。最多见的是常规核型检测和定期进行 BCR-ABL 的转录产物的定量 RT-PCR 检测。长期随访一般不推荐 FISH 检测,主要是因为多数 FISH 分析出现多达 6% 背景值,使其检测低水平疾病的能力受限。然而,高度敏感的间期双融合法,有时也称为 D-FISH,可以检测很低水平的 BCR-ABL1 融合基因,而且比常规核型分析更敏感,但它不能检测其他染色体异常[120,121]。

移植之后,患者往往几个月内仍可通过 PCR 检出 BCR-ABL1 基因,但经长期随访后并没有复发的临床证据[122]。出现这种假阳性 PCR 结果的部分原因是在终末分化的细胞,例如,Gancher 样组织细胞中出现了融合基因的产物[123]。随着时间的推移,这种细胞消失,然后 PCR 检测结果转阴。所以,移植后几个月里进行的 PCR 检测结果可能没有临床意义。使用连续定量 PCR 可以避免过度信赖 PCR 的阳性结果,BCR-ABL1 转录产物的数量间歇性增多可能提示疾病残留或复发(图 57.13)[115]。移植后 12 个月或更长的时间进行的定量 PCR 检测有助于预测疾病复发[124]。这种检测也有助于监测接受甲磺酸伊马替尼或其他 TKI 治疗的患者;主要分子反应,定义为 3 个指数级别的降低或 BCR-ABL1(国际值)等于 0.1%,可预测超过 12 个月疾病进展的微不足道的风险[125,126]。

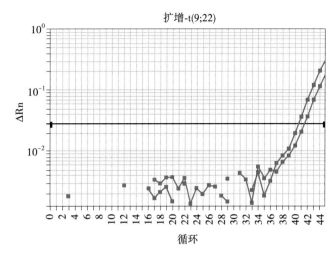

图 57.13　慢性髓系白血病(CML)治疗后,尽管形态学和细胞遗传学缓解,仍可显示低水平的残留 BCR-ABL1 融合基因。这种水平在骨髓移植后的几个月内会逐渐下降,但是监测连续升高时,可予以早期干预以防止疾病复发

57.4　BCR-ABL1 阴性骨髓增生性肿瘤

BCR-ABL1 阴性骨髓增生性肿瘤(MPN),例如,原发性血小板增多症(ET)、原发性骨髓纤维化(PMF)和真性红细胞增多症(PV),可能需要治疗后评估。这些 MPN 的治疗方法各不相同,并因疾病阶段而异。例如,在 PV 的慢性期,常用放血法,而 ET 患者常预防性服用阿司匹林,也可能接受阿那格雷。羟基脲是所有 MPN 患者常用的细胞减灭疗法,有些患者可能会接受干扰素 α 治疗。新的靶向治疗,例如,JAK2 抑制剂(ruxolitinib),可用于 JAK2 突变患者。一些患者可能接受造血细胞移植,特别是那些有 PMF 的患者。每种疗法都会给骨髓带来特定的变化,包括形态学表现,部分病例影响免疫表型,其他病例也会影响细胞遗传学和分子数据。

57.4.1　形态学特征

治疗后,每个 MPN 可能表现出不同的形态特征。在 PV 慢性期,患者经常接受放血治疗,这导致了生理反应性骨髓细胞数量的增加。细胞减灭法,例如,羟基脲或布苏芬,虽然这些化疗药物不能显著减少骨髓纤维化,但所有 3 种 MPN 的骨髓细胞数量均减少[127]。干扰素和布苏芬都能减少巨核细胞数量,而羟基脲可能使其增多。在某些 ET 的病例中,阿那格雷用于减少血小板计数;由于抑制了巨核细胞的成熟和核内折叠,随着不成熟小巨核细胞的增多,可以看到巨核细胞生成的常见变化[128]。

已研发 JAK 通路抑制剂(ruxolitinib),目前用于治疗 JAK2 V617F 突变的 MPN 患者。虽然 6 个月或 1 年时的骨髓形态变化一般不明显[129,130],但长期治疗(>2 年)的患者显示骨髓纤维化减少,骨髓细胞正常化,巨核细胞聚集减少[131,132]。

最后,骨髓移植可用于 MPN,尤其是 PMF 患者中更常用。移植后,如果成功,骨髓细胞数量可能会恢复正常,重新建立髓系:红系比率,并在 3 个月至 1 年以上的时间内缓慢消除纤维化[133,134]。

57.4.2　免疫分型

一般来说,免疫分型研究在监测 *BCR-ABL1* 阴性 MPN 的残留疾病中不起作用。一个明显的例外是监测 MPN 发生急变时的原始细胞。在这些病例中,原始细胞最常起源于髓系,但罕见的 ALL 病例也有报道;但与髓系原始细胞转化不同,尚不清楚这些 ALL 病例是否与基础 MPN 克隆相关[135-139]。

57.4.3　遗传学和分子学研究

大多数 *BCR-ABL1* 阴性 MPN 具有正常核型,并且只有部分病例检测到细胞遗传学异常。当疾病持续存在时,这些细胞遗传学异常通常持续存在[140]。在 ET 和 PV 的病例中,尽管细胞遗传学异常很罕见(约 5% 的患者),但 1、8、9 和 20 号染色体的异常是最常见的[140-144]。在 PMF 中,1、8、9、13 和 20 号染色体的异常更频繁(30%~40% 的患者)[145,146]。治疗后可在常规 G 带核型分析中检测到这些细胞遗传学异常。在细胞遗传学分析中需要注意的是,发生骨髓纤维化的患者,骨髓穿刺标本可能被血液稀释,并且不能代表骨髓成分。此外,在原始细胞转化过程中,细胞遗传学异常可能会演变,并且部分病例可形成复杂的核型[142,146]。正如 AML,FISH 研究也可用于评估更常见的细胞遗传学异常,例如,单体、三体或易位。如前所述,这些方法具有固有的检测局限性。在骨髓移植患者中,基于 HLA 的嵌合体研究可能有助于评估其他移植患者的宿主骨髓残留。

分子研究常规用于 MPN,因为大多数 PV、ET 和 PMF 患者显示 *JAK2* 突变的一般频率分别为大于 95%、50%~60% 和 50%~60%[147-149]。最近在 *JAK2* 阴性的 ET 和 PMF 患者中发现了钙网蛋白(*CALR*)插入和缺失突变(>30% 患者)[150-152]。另外,少数 ET 和 PMF 患者有 *MPL* 突变(占患者的 5%~10%)[153-155]。基于 PCR 的检测常用于评估 *JAK2*、*CALR* 和 *MPL* 的突变,检测敏感性从 Sanger 测序的 5 个细胞中检出 1 个突变细胞到 RT PCR 的 1 000 个细胞中检出 1 个细胞[156,157]。治疗后,如果疾病持续存在,这些突变也会持续存在。

57.5　慢性淋巴细胞增殖性疾病和浆细胞疾病

57.5.1　形态学特征

大多数恶性淋巴瘤呈局灶性累及骨髓,形成肿瘤细胞聚集灶。正因为疾病呈局灶性,只检查骨髓涂片很容易漏诊,骨髓粗针穿刺活检和血凝块切片对疾病的综合评估是必不可少的。双侧活检可增加局灶性病变的检出率[158]。出现异型大淋巴细胞时诊断并不困难,但是,淋巴瘤残留的小淋巴瘤细胞组成的聚集灶就必须与反应性淋巴细胞聚集灶相鉴别,后者多见于老年人[159,160]。如果患者有大细胞淋巴瘤的病史,骨髓中也可出现形态不一致的淋巴瘤,例如,低级别淋巴瘤聚集灶[161,162]。

反应性淋巴细胞聚集灶通常以小淋巴细胞为主,可混杂有大细胞,也会有组织细胞和浆细胞。这些淋巴细胞灶往往小而边界清楚,可含有小血管,反应性淋巴细胞聚集灶呈非小梁旁定位[160]。而骨髓中复发或残留的淋巴瘤细胞灶的形态因淋巴瘤类型不同而异[163,164]。滤泡性淋巴瘤(FL)侵犯骨髓的特点

是位于小梁旁,常伴纤维化并且淋巴瘤细胞灶和骨小梁之间没有脂肪组织。对于有 FL 病史的患者,出现这种浸润方式对诊断骨髓侵犯很有帮助,而且未治疗患者不需要进行辅助检查来证实诊断。经过治疗之后,这些聚集灶的细胞数量可减少,但是会持续表现为小梁旁的淋巴样细胞和纤维化[165]。在部分病例中,治疗后只剩下 T 细胞,此时必须借助免疫组化染色。然而,在小梁旁聚集的任何其余 B 细胞都支持残余疾病累及骨髓。套细胞淋巴瘤(MCL)可表现为小梁旁浸润与非小梁旁浸润的混合模式。间质性浸润主要见于毛细胞白血病(HCL),也可见于部分慢性淋巴细胞白血病(CLL)的病例。其他淋巴瘤以非小梁旁浸润的形式为主。脾边缘区淋巴瘤(SMZL)可表现为窦内浸润的模式[166,167],但是这种方式对于该病不是特异表现,行脾切除术后的 SMZL 患者,其骨髓侵犯可呈结节样[168]。对诊断淋巴瘤累及骨髓最有帮助的形态学线索就是小梁旁浸润模式,浸润灶内出现形态单一的细胞群,以及大范围、形状不规则的浸润灶侵犯周围的正常骨髓造血组织。有淋巴瘤病史的患者,骨髓中出现小的、非小梁旁的淋巴细胞灶,通常需要做免疫组化来确定聚集灶的性质[162,169]。

残留或早期复发的多发性骨髓瘤患者,骨髓穿刺涂片往往最容易发现异常。在骨髓中浆细胞绝对数量不增多的情况下,出现异常浆细胞时,应怀疑骨髓累及的可能性。这些异常浆细胞的特征包括体积不同程度地增大、染色质不成熟和核仁明显。在活检标本中,可能仅有小簇的不典型细胞,或可能只出现单个散在的细胞。在没有浆细胞增多或异型浆细胞聚集灶的情况下,往往需要进行辅助检查。活检标本 CD138 免疫组化染色可能有助于检测形态学细微的疾病。

57.5.2　免疫分型

对于有淋巴瘤病史的患者,检测骨髓疾病残留最常用的方法是免疫分型。最常用的是流式细胞免疫分型,但是一些研究显示,当进行常规前向和侧向散射以及 CD45 设门标记时,与形态学相比,流式细胞免疫分型的疾病检测率并没有明显增加[158,170,171]。而另一些研究显示,对于疾病残留的检测,流式细胞免疫分型比形态学要优越[172,173],尤其是使用四色(或多色)分析方法,加上以 CD19+ 或 CD20+ 标记设门,增加了该方法的检出率。骨髓穿刺标本和骨髓粗针穿刺活检标本之间的标本差异也降低了流式细胞免疫分型的检出率。当活检中出现可疑的淋巴细胞聚集灶时,进行免疫组化染色是有帮助的。因为多数恶性淋巴瘤是 B 细胞系,而骨髓中多数淋巴细胞是 T 细胞,所以观察到灶性或片状的细胞通常是淋巴瘤累及骨髓的很好证据(图 57.14)[160,164]。当骨髓中出现反应性生发中心时,应当首先排除 B 细胞聚集灶增多与淋巴瘤的关联。骨髓中的生发中心最常见于自身免疫疾病患者[174],这种类型的聚集灶不要误认为淋巴瘤侵犯骨髓的证据。评估骨髓时通常采用一小组抗体,包括 CD3 和 CD20,如果要区分亚型就使用更多的抗体。很多小 B 细胞淋巴瘤细胞异常表达 CD5 或 CD43,如果在骨髓中发现这种现象也有助于证实骨髓累及[175]。

FL 累及骨髓时,骨髓石蜡切片的免疫分型可能使问题变得更复杂。几乎任何部位的 FL 通常都会伴有相对较多的 T 细胞,当 FL 累及骨髓时可能会以 T 细胞为主。虽然 FL 通常表达 CD10,但是侵犯骨髓时经常会丢失 CD10 表达,而且 CD10 也可

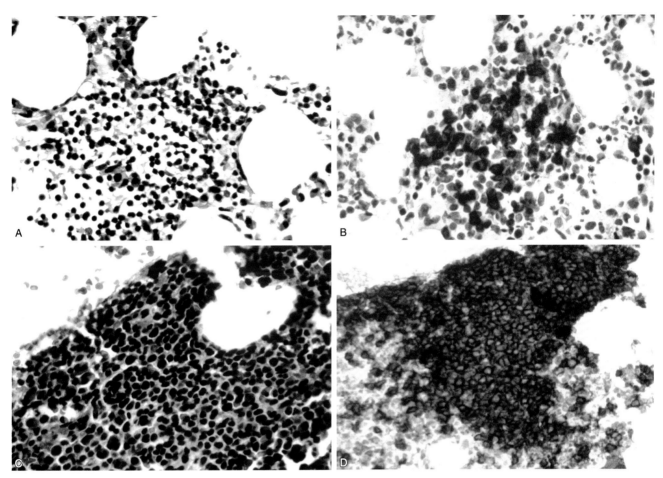

图 57.14　反应性和肿瘤性淋巴细胞聚集灶的形态学和免疫组化特征。反应性淋巴细胞聚集灶（A 和 B）小而边界清楚，相比之下，淋巴瘤浸润灶更大、呈侵袭性边界（C 和 D）。反应性聚集灶中 CD20$^+$B 细胞只占一部分（B），而淋巴瘤聚集灶中成片的 B 细胞（D）。这些 B 细胞也显示异常表达 CD5 和 CD43，而且 Cyclin D1 也呈阳性，符合 MCL 复发

见于非肿瘤性淋巴细胞。通过免疫组化染色检测到 BCL6 蛋白可能有助于诊断 FL，但是 BCL6 并不局限于生发中心细胞。正因如此，骨小梁旁淋巴细胞聚集灶的形态特征被认为是检测骨髓中 FL 最可靠的方法[169]。可能的例外是抗 CD20 治疗的病例，治疗后骨小梁旁无 B 细胞的聚集灶可持续存在一段时间[176]。

许多淋巴瘤患者目前使用针对 CD20 的单克隆抗体进行治疗。最常见的是利妥昔单抗。使用利妥昔单抗治疗的患者，复发疾病可为 CD20$^-$。一项研究显示，用利妥昔单抗治疗的淋巴瘤患者，37% 复发患者为 CD20$^-$ 疾病[177]。当部分细胞既不表达 T 细胞标记（例如，CD3）也不表达 CD20，则应怀疑有这种可能。对于这部分患者而言，如果有利妥昔单抗治疗史，应选用其他 B 细胞标记，例如，CD79a 或 PAX5 来评估淋巴瘤复发的可能性。据报道，一些接受利妥昔单抗治疗的患者，骨髓中的淋巴细胞聚集灶完全由 T 细胞组成，形态学与复发性淋巴瘤类似[176]。

据报道，annexin A1、CD103、TRAP 和 DBA44 可用于检测 HCL，但 HCL 都是 CD20$^+$，一般不需要使用其他标记来检测疾病残留。另外，annexin A1 在髓系细胞也会阳性，虽然该抗体对 HCL 细胞有高度特异性，但正确判读再生骨髓中出现的少量 annexin A1$^+$ 细胞也很困难。近年来，几乎在所有的 HCL 病例中都发现了 BRAF V600E 突变[178,179]，并研发了针对 BRAF

V600E 突变的特异性抗体，可用于鉴定 MRD，具有高度特异性和敏感性[180,181]。

对于浆细胞疾病而言，流式细胞免疫分型直接检测胞质 CD38$^+$ 或 CD138$^+$ 浆细胞时，同时检测 CD45、CD19、CD56、CD52、CD20、CD117 和 Ig 轻链，具有高度敏感性，可检出少量残留的克隆性细胞群中 κ 或 λ 轻链的限制性[182-184]。然而，这种方法不是所有的实验室都能进行的，所以免疫组化的应用可能更广泛。另外，来自 PCM 患者的穿刺标本发生血液稀释者并不少见，并且肿瘤性浆细胞的累犯可呈斑片状。在石蜡切片上使用包括 CD138、κ 和 λ 在内的一组免疫组化抗体，通常已经足以评估残留的骨髓瘤细胞（图 57.15）。CD138 染色有助于量化浸润的浆细胞，而且可以证实浆细胞聚集灶或簇的存在。Ig 轻链染色可以检测到 ≤1% 的残留单克隆性浆细胞。肿瘤性浆细胞常见异常表达 CD31、CD56 和 CD117[185-187]，但是通常不需要通过这些标记来评估疾病残留。骨髓或外周血自体造血干细胞移植可以明显减少骨髓单克隆性浆细胞的数量，进而改善生存[182,188]。一项研究中，骨髓瘤患者自体干细胞移植后第 100 天用多参数流式细胞仪检测单克隆性浆细胞是独立预后因素，与无进展生存和总体生存最相关[189]。

57.5.3　遗传学和分子学研究

当发现与患者原有肿瘤性克隆相似的克隆时，进行骨髓核

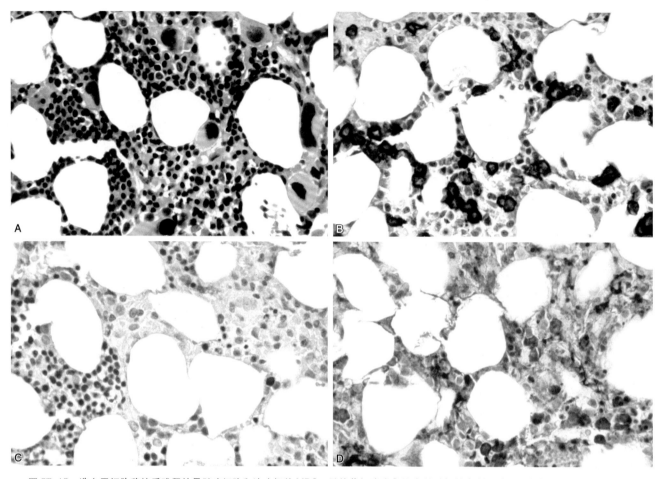

图 57.15　造血干细胞移植后残留的骨髓瘤细胞和治疗相关 MDS。虽然浆细胞聚集灶在骨髓粗针穿刺活检 HE 染色切片上不明显（A），但可见 CD138⁺浆细胞增多（B）。这些浆细胞呈 λ 轻链限制性，与患者原有的多发性骨髓瘤相似（κ,C;λ,D）。骨髓粗针穿刺活检也显示异型的巨核细胞（A）。骨髓涂片中存在多系发育异常，而且检测到复杂的细胞遗传学异常，符合治疗相关 MDS

型分析是有用的。但由于许多惰性恶性淋巴瘤的核分裂率低，常常导致出现许多假阴性结果。间期 FISH 是克服这个问题的一种方法，而且有助于检测淋巴瘤相关的易位。不论是核型分析还是 FISH 都不能用于检测 T 细胞或 B 细胞相关的基因重排，这些重排与易位或其他克隆性异常无关。

　　目前，分子学方法在评估淋巴细胞疾病或浆细胞疾病残留中的应用越来越多。虽然 Southern 印迹分析被认为是检测基因重排的"金标准"，但是它耗时久、需要相对多量的标本，在骨髓克隆数低于 5% 时，常规检测不到，因此需要扩增[190]。基于 PCR 和 RT-PCR 的技术是检测基因重排和淋巴瘤相关易位最常用的方法。基因重排的检测通常针对 Ig 重链基因（IgH；图 57.16）、Ig 轻链 κ 基因（IgK）、T 细胞受体 γ 基因（TRG）和 T 细胞受体 β 基因（TRB）。这些基因相当复杂，为了获得最高的检出率，设计了共有引物来检测 IgH、IgL 和 IgK 的重排[191-193]。BIOMED-2 网络最近研发了一组有效的引物，可以提高检测重排的敏感性和特异性[82]。许多实验室目前使用这些 BIOMED-2 引物，通过基于 PCR 大小的分析，可以检测 100 个细胞中的 1 个突变细胞。近年来，通过将这些引物与 NGS 分析相结合，读取单个克隆序列，从而提高了特异性和敏感性，并且能够在 1 万个细胞中监测 1 个突变细胞[90]。

　　可设计特定引物用于监测患者特异性基因重排，对个体患者疾病具有特异性，与 ALL 中的研究相似[194,195]。虽然这个方

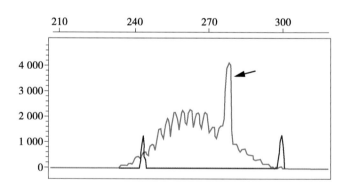

图 57.16　通过 Ig 重链的聚合酶链反应，检测骨髓中残留的克隆性 B 细胞群。检测显示多峰状的（蓝色）多克隆性 B 细胞及明显的克隆性 B 细胞峰（箭头）。这群细胞的峰值与患者原发的克隆性淋巴瘤细胞的峰值大小一致，符合疾病残留。红峰表示分子量标准

法非常耗时而且昂贵，但是它可以检测到很低水平的残留疾病（10 万个细胞中的一个异常细胞），据此可及早治疗。但这种方法也有局限性，因为并非所有病例都能制备具体患者的特异性引物，而且，一些肿瘤不只存在一个克隆，制备的特异性引物不能检出所有的克隆。

　　对于伴有重现性细胞遗传学异常或基因突变的部分淋巴瘤，用 PCR 评估疾病残留是理想的选择[190]。这些内容在其他

章节详细讨论。针对特殊易位的 PCR 检测与患者特异性基因重排检测的敏感度相似，但它不需要专门制备针对每个患者的引物。最常研究的易位之一就是 t(14;18)(q32.33;q21.3)易位的主要断点，它涉及 14 号染色体上的 Ig 重链基因和 18 号染色体上的 *BCL2* 基因(最常见于 FL 和部分大 B 细胞淋巴瘤)。约半数的易位可以通过针对此断点的 PCR 检测到，其余的大部分病例也可通过针对这一易位的其他簇集区域而制备的引物所检出[196]。但有报道称，高度敏感的方法在部分正常人群中也可检测到 t(14;18)[197,198]。因此，连续定量 PCR 方法可以判断 t(14;18)阳性的细胞负荷是否增加而有助于检测疾病残留[199]。大约 40% 的 MCL 中可以检测到 t(11;14)(q13;q32.33)的主要易位簇，但是很多 MCL 发生各种易位变异，PCR 不容易检测到[200]。然而，对于已知主要易位簇易位的患者，PCR 检测是随访患者早期复发的可靠方法，而且在免疫治疗后检测 MRD 方面，PCR 检测也优于四色流式细胞免疫分型[201]。其余患者可用 FISH 检测来随访。虽然 t(11;14) FISH 不能像 PCR 一样用来检测非常低水平的残留疾病，但 FISH 检测假阴性率低[202]，适用于大多数 MCL 患者的随访。同样，联合使用 PCR 和 FISH 可以检测许多其他淋巴增殖性疾病中分子遗传学异常。自体干细胞移植后的 FL、CLL 和 MCL 患者，可以通过定量 PCR 获取疾病残留的分子学证据，预示疾病复发[203-206]。一些 PCR 阳性但长期处于缓解期的患者，定量检测有助于更好地预测这部分患者的疾病行为。在 HCL 患者，可以通过 PCR 检测 BRAF 突变，敏感性为 10 个细胞中检出 1 个突变细胞[207]。

多发性骨髓瘤疾病残留的分子学监测存在一定难度。许多骨髓瘤患者有染色体数目异常或 t(11;14)(q13;q32)易位，后者可用 FISH 分析[208,209]，但该方法检测不到低水平的疾病残留。大部分多发性骨髓瘤患者的克隆不能通过常用的 Ig 重链基因的共有引物来检测[210]。跟其他疾病一样，患者特异性引物可用来监测疾病残留，这种方法通常可以检测到自体造血干细胞移植之后疾病残留的分子学证据[211]，但是，大约只有 1/4 异体移植的患者达到了分子学缓解[211]。分子学缓解与临床上无复发生存密切相关[212]。

57.6　治疗后骨髓的其他改变

57.6.1　坏死

骨髓坏死是相对少见的发现，文献中的确切发生率各不相同[213,214]。但是一旦出现坏死，多数与恶性肿瘤累及骨髓有关，其次与感染、药物、镰刀细胞疾病或其他罕见的系统性异常有关。最常见的与骨髓坏死有关的恶性肿瘤是急性白血病(尤其是 ALL)、高级别非霍奇金淋巴瘤(NHL)和霍奇金淋巴瘤(HL)，以及转移瘤。骨髓坏死更常见于化疗后，但是，不应该只归因于化疗，因为，细胞毒制剂只是引起细胞凋亡而非坏死。虽然研究不多，但与治疗前没有骨髓坏死的白血病标本相比较，治疗前伴有骨髓坏死的患者似乎有更多见的治疗后坏死。治疗后坏死骨髓通常由核固缩、胞质变性的无活性"鬼影细胞"完全取代(图 57.17)。对于这部分患者，应该仔细检查以排除残留的肿瘤细胞灶。在随访的标本中，坏死区域可能被再生的骨髓成分所取代或出现纤维化。

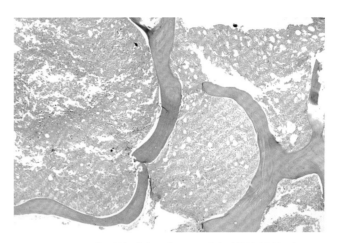

图 57.17　淋巴母细胞白血病(ALL)治疗后骨髓广泛坏死

治疗后患者感染的风险性很高，因此骨髓坏死时必须考虑可能是感染所致。尤其是当骨髓中出现灶性坏死区域，即使没有肉芽肿样炎症都应该进行病原体特殊染色。如果特殊染色是阴性，并且没有找到与坏死性肿瘤有关的可疑坏死灶时，应该重复骨髓穿刺进行细菌、真菌以及病毒的培养。

特殊药物所致的治疗后的骨髓坏死不常见，但是也有用 α 干扰素、ATRA、氟达拉滨和粒细胞集落刺激因子(G-CSF)后引起坏死的报道[213,215,216]。

57.6.2　纤维化

骨髓纤维化伴发于许多种恶性肿瘤侵犯骨髓，包括慢性 MPN、HL、肥大细胞疾病(MCD)、转移瘤、HCL 和急性白血病[217]。治疗后骨髓增生明显减少的骨髓经常出现轻度的网状纤维增殖，但是随着骨髓细胞量的恢复，纤维化很快消除。急性白血病时网状纤维通常轻度增加[218,219]。除了部分骨髓坏死纤维化修复外，无论是化疗还是造血干细胞移植治疗之后，骨髓纤维化通常均减少或消失[218]。CML 继发的骨髓纤维化在用甲磺酸伊马替尼治疗后也会明显减少[111]，但部分患者接受治疗后骨髓纤维化会加重，尤其是那些加速期或急变期的患者[220]。

治疗后发生骨髓纤维化可能表示疾病复发或转移，也可能是继发于非肿瘤性疾病治疗的后遗症。这些继发的病因与引起骨髓纤维化的病因相似[217]，例如，与纤维化相关的肾性骨营养不良、甲状旁腺功能亢进和甲状旁腺功能降低或者维生素 D 缺乏。MCD 累及骨髓时可以看到片状的纤维化区域[221]，而这种疾病在初诊或复发时可以与其他造血组织恶性肿瘤同时存在。

57.6.3　浆液性萎缩

以凝胶状的细胞外物质为主，同时伴有脂肪细胞萎缩和骨髓有核细胞减少，称为浆液性萎缩或者骨髓凝胶样转化(胶样变性)[222]。这种改变与饥饿、消耗性疾病有关，包括继发于恶性肿瘤的体重减轻和无淀粉饮食。清髓性化疗后，再生障碍的骨髓中出现水肿、纤维蛋白和粉染的蛋白样物质沉积可能与脂肪浆液性萎缩相似，但化疗后出现嗜伊红凝胶状物质所构成的浆液性萎缩罕见。一旦出现，它与恶病质相关的浆液性萎缩的不同之处是缺乏骨髓脂肪萎缩。胶状物质与纤维蛋白不同，可有阿辛蓝反应，而且在化疗后骨髓中只是暂时的现象[223]。

57.6.4 实体瘤

无论之前有无侵犯骨髓,实体瘤患者治疗后骨髓可能表现为短暂的再生障碍和骨髓重建,与其他疾病化疗后的改变相似。如果之前有骨髓侵犯,可以出现灶性纤维化或肿瘤坏死。治疗后的转移疾病,一般通过骨髓粗针穿刺活检标本的形态学来确定(图57.18),免疫组化可以帮助诊断[224]。大多数转移瘤与骨髓纤维化有关,如果在这些纤维化的区域内检测到角蛋白阳性细胞,有助于证实骨髓转移癌的存在。分化成熟的神经母细胞瘤复发时,具有独特的模式,即在纤维组织中出现灶性神经节样细胞(分化)。有时转移癌并不伴有骨髓纤维化,这会增加识别残留肿瘤细胞的难度。最常见侵犯骨髓但不引起纤维化的转移癌有乳腺小叶癌和神经母细胞瘤[225]。单个的乳腺小叶癌细胞的胞质比正常的骨髓细胞的胞质可能更丰富。出现单个的印戒样细胞应疑为小叶癌侵犯骨髓。所有乳腺小叶癌患者的骨髓标本都应该做角蛋白免疫组化染色,以便检测到单个的转移癌细胞(图57.19)[226]。

一些研究评估检测了除乳腺小叶癌之外的肿瘤在骨髓中隐匿的转移情况[227-229]。几种类型的肿瘤,包括乳腺癌和卵巢癌,通过免疫组化检测到这些隐匿的肿瘤细胞与早期复发有关,而且,检测到乳腺癌骨髓转移甚至比检测到淋巴结转移更有预后意义。因此,通过免疫组化的方法查找骨髓中隐匿的肿瘤细胞在将来会更为普及。

57.6.5 生长因子所致的改变

目前生长因子的应用有许多原因,包括增强化疗后骨髓的恢复,以及干细胞采集之前骨髓或外周血的动员。任何患者采集骨髓标本时,必须在临床病史中附上这些生长因子的使用情况。最常使用的生长因子是重组人粒细胞集落刺激因子(G-CSF)和粒-巨噬细胞集落刺激因子(GM-CSF)。使用这些药物之后外周血和骨髓都会发生改变(框57.5)[230-234]。两种制剂都会引起外周血白细胞增多伴粒系核左移。常见毒性颗粒和Döhle小体,而且呈现一种反应性增殖的表现。增大的中性粒细胞或者中性粒细胞的胞质空泡也可见。骨髓表现为粒系增殖(图57.20)。根据骨髓检查的时间,骨髓可能呈现完整的粒系细胞成熟谱系、成熟停滞或以出现分叶核中性粒细胞增殖为主的表现。使用生长因子不久之后出现的成熟停滞最具有挑战性,因为这种改变与复发的白血病和MDS无法区分。往往以早幼粒细胞和中幼粒细胞为主。很少一部分病例中,骨髓甚至外周血中的原始细胞会超过5%[234],但是这种增多通常伴随着早幼粒细胞的增多[235]。使用生长因子引起的原始细胞暂时性增多会导致早幼粒细胞增多更明显。因此,不应该简单地将不伴有早幼粒细胞增多的原始细胞增殖归于生长因子所致,应该高度怀疑是白血病。有AML病史的患者,如果原始细胞增多并且不能完全排除白血病残留的可能性时,应进行细胞遗传学检查;与之前异常的白血病免疫表型相比较也会有帮助。用G-CSF和GM-CSF治疗后出现的早幼粒细胞一般有明显的核周空晕,这个特征应该是可能使用过生长因子的一个线索。这些细胞与APL的细胞不同[236],后者通常没有核周胞质淡染区但有Auer杆状小体,而前者没有Auer杆状小体。停用生长因子1~2周之后重复进行骨髓检查,一般会出现为更完整的粒细胞成熟谱系。如果怀疑有白血病残留时,做这些检查也是合理的。真正的白血病性原始细胞会在这一短暂的期间里持续存在或逐渐增加;相反,生长因子引起的反应性改变则随着时间的推移而减弱或消除。G-CSF和GM-CSF治疗后出现的少见改变包括骨髓坏死[215]和组织细胞增殖[237],可能会与转移瘤相混淆[238]。

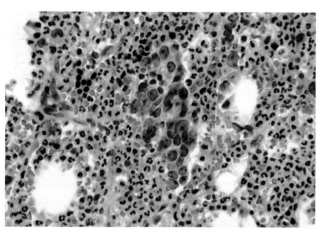

图57.18 骨髓中小灶性复发的神经母细胞瘤。 多数骨髓中转移性瘤细胞聚集成灶,在HE染色切片上即可识别

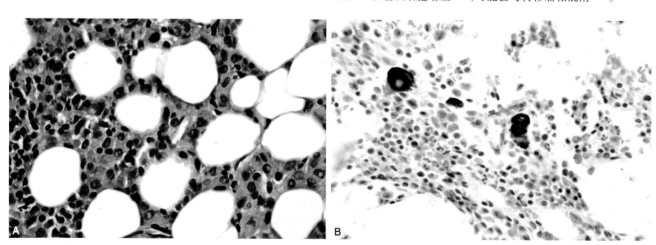

图57.19 转移性乳腺小叶癌在骨髓中不形成明显的肿瘤聚集灶。 A,在标本的上半部分出现肿瘤间质性浸润。B,另一个病例的角蛋白免疫组化染色显示骨髓中的单个肿瘤细胞

框 57.5 使用 G-CSF 和 GM-CSF 治疗的相关改变

外周血改变

- 中性粒细胞增多
- 粒细胞核左移
- 中毒颗粒
- Döhle 小体
- 颗粒减少的中性粒细胞
- 有空泡的中性粒细胞
- 巨大的中性粒细胞
- 大颗粒淋巴细胞增多
- 嗜酸性粒细胞增多
- 一过性原始粒细胞
- 循环中的有核红细胞

早期骨髓改变

- 粒系增殖,早幼粒细胞和中幼粒细胞数量增多
- 一过性原始细胞增多
- 出现中性粒细胞中毒颗粒
- 增大的早幼粒细胞和中幼粒细胞
- 前体粒细胞核分裂活性增加
- 骨髓有核细胞减少,伴粒系前体细胞核左移

晚期骨髓改变

- 双核早幼粒细胞
- 骨髓中性粒细胞增多
- 骨髓嗜酸性粒细胞增多
- 中毒颗粒
- 骨髓细胞量不一

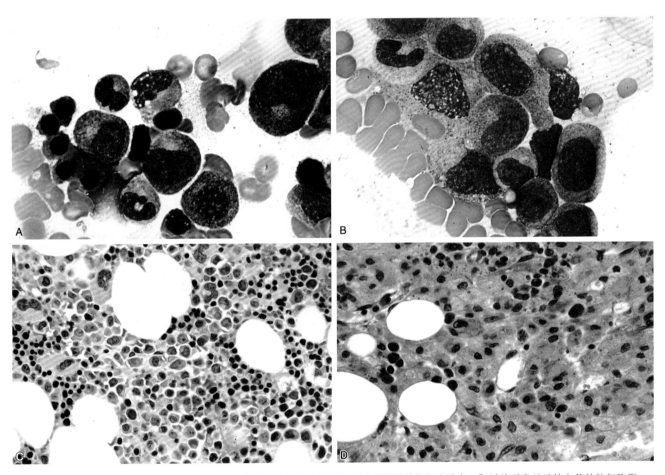

图 57.20 使用 G-CSF 和 GM-CSF 所致的骨髓相关改变。A 和 B,有核周空晕的早幼粒细胞增多。C,活检通常显示核左移的粒细胞聚集灶。D,很少一部分患者骨髓粗针穿刺活检中可出现片状的组织细胞。这些细胞易与转移瘤混淆

其他制剂也会出现类似生长因子的作用。输注白介素 2 似乎会通过刺激 GM-CSF 的自然产生致使粒细胞恢复[239]。与 G-CSF 和 GM-CSF 相比,白介素 3 似乎可以刺激更早期的祖细胞分化,使得包括粒系、红系前体细胞、淋巴细胞和巨核细胞在内的骨髓细胞量增加。还可能导致嗜酸性粒细胞增多和骨髓纤维化[240]。

促红细胞生成素(Epo)引起的相关改变通常不会影响诊断,使用 Epo 的患者一般很少进行骨髓检查。Epo 用于各种原因引起的红细胞再生障碍,包括肾疾病和再生障碍性贫血,往往会因为红系前体细胞数量增多而导致骨髓细胞量相对增多[241-243]。这种红细胞增多可导致骨髓粒红比例正常或减小。使用 Epo 而导致红系增殖的患者可能还会出现轻度的核不规则和成熟红细胞的核左移。在这种情况下,其他系别的细胞缺乏发育异常有助于排除 MDS。一些 MDS 患者,用 Epo 治疗之后实际上可能会表现为红系相对减少,推测是由于无效造血的程度减轻了[244]。Epo 也可以刺激巨核细胞增殖[245]而导致骨

髓中巨核细胞数量增加。极少数使用 Epo 的患者因为产生了抗 Epo 的抗体,而出现纯红细胞再生障碍[246]。

化疗期间或化疗后通常与 G-CSF 或 GM-CSF 联合使用的重组的血小板生成素,用于刺激巨核细胞和血小板的生成[247,248]。外周血血小板可增多到 1 000×10³/μl,但血小板形态通常是正常的。与单独使用 GM-CSF 相比,这些患者的骨髓细胞量增多,而且也可以增高骨髓粒细胞的百分比。然而使用血小板生成素后,最显著的特征是巨核细胞数量的增加,一部分患者表现为真正的巨核细胞增殖。巨核细胞常有异型性,呈现从胞体小、分叶少且染色质丰富的巨核细胞到胞体大、分叶多的巨核细胞形态谱系。也可见巨核细胞位于窦内。巨核细胞增多往往与骨髓纤维化增加有关,部分患者会发展成骨硬化症。出现异型巨核细胞让人怀疑是否 MDS,但是没有其他细胞系别的发育异常。部分患者外周血可出现有核红细胞及幼稚细胞,并可有外周血中的巨核细胞核和血小板增多。由于这部分患者也可出现骨髓增生活跃伴有异型巨核细胞增殖和骨硬化症。如果没有足够的临床信息,血小板生成素治疗相关的改变不可能与慢性 MPN 尤其是 PMF 相区别。缺乏脾肿大以及停用血小板生成素后这些改变迅速消失有助于鉴别诊断。

聚乙二醇重组人巨核细胞生长和发育因子也可以增加正常人、再生障碍性贫血患者、MDS 患者和急性白血病患者中骨髓巨核细胞的产生[249,250]。当与其他生长因子联合使用时,该因子的效果最强,使用该因子后骨髓形态学特征还没有得到很好的描述。

57.5.6 治疗的迟发效应,包括继发肿瘤

除了疾病复发,接受大剂量化疗和造血干细胞移植的患者会出现其他的治疗相关的并发症。大多数白血病或再生障碍性贫血患者,异体移植之后两年没有复发就被认为治愈[251]。然而,他们经常遭遇其他并发症的困扰,例如,移植物抗宿主病、静脉阻塞症、性功能障碍、葡萄糖耐受不良和血脂异常[251-258]。但除了移植失败,这些并发症对骨髓的影响都不明显。

外周血淋巴细胞增多症在移植后很常见。这种淋巴细胞增多症通常与大颗粒淋巴细胞相对应,可以类似 T 细胞大颗粒淋巴细胞白血病(T-LGL)[259,260]。在骨髓中,这些反应性细胞可见于间质性模式。与 T-LGL 白血病不同,这种 LGL 的反应性增殖通常不伴有血细胞减少,尽管这些 LGL 对应于 CD8⁺/CD57⁺T 细胞,但流式细胞免疫分型不会检测到抗原表达异常。

在许多患者中,这些反应性 LGL 可以持续数年而无显著后果。

实体器官移植、放疗或大剂量化疗和造血干细胞移植后继发性恶性肿瘤变得越来越常见[251,261-267]。虽然放疗继发的肉瘤可能会进一步侵犯骨髓,但是不常见。然而,治疗相关 MDS、急性白血病和淋巴增殖性疾病可能是最早通过骨髓检查所诊断的疾病。

治疗相关的髓系肿瘤在接受大剂量化疗加造血干细胞移植的患者中常见(图 57.21)。这类疾病是侵袭性疾病[220],即使是原始细胞不多的治疗相关 MDS 也是如此。用于治疗原发疾病的两大类药物与治疗相关的白血病和 MDS 有关:烷化剂和拓扑异构酶 II 抑制剂[263,268,269]。与烷化剂有关的疾病潜伏期通常长达 7 年以上,可能与骨髓增殖异常和 AML 伴多系发育异常的发病有关。这些患者通常与 5 号或 7 号染色体缺失或者其他的非平衡易位有关。这些染色体异常在形态学出现 MDS 特征之前即可被检测到,故所有形态学上的细微表现而怀疑有治疗相关性疾病的患者,都应该进行细胞遗传学检测。使用拓扑异构酶 II 抑制剂继发的白血病通常没有多系发育异常的表现,而表现为伴有单核细胞或者粒-单核细胞特征的 AML。这些白血病潜伏期比较短,一般是 2~3 年,与涉及 11q23.3 和 KMT2A 基因或 21q22.3 和 RUNX1 基因的平衡易位有关。治疗相关的白血病和 MDS 可发生许多其他的细胞遗传学异常,包括许多不同的平衡易位[270]。虽然治疗相关的白血病一般预后较差,但不同的疾病可因细胞遗传学异常的不同而异。

其他不常见的治疗相关的白血病包括与 17p 缺失和 TP53 基因突变有关的 MDS 或 AML,它们最常继发于羟基脲治疗 ET 之后[271,272]。中性粒细胞具有明显的发育异常改变,包括假 pelger-hüet 畸形的细胞、中性粒细胞核呈单叶以及出现明显的胞质空泡。部分烷化剂相关的骨髓增殖异常或 AML 的淋巴瘤患者,也可出现相似的形态学和细胞遗传学改变。治疗相关的 ALL 也较少见(图 57.22)[273],但是最常发生于用拓扑异构酶 II 抑制剂治疗的患者[274],这些治疗相关的 ALL 通常是早幼 B 细胞免疫表型(CD10⁻),可以异常表达髓系相关抗原 CD15 和 CD65,而且通常与 KMT2A 基因,尤其是 t(4;11)平衡易位有关[70]。

虽然也有异体干细胞移植之后发生供者来源的第二肿瘤的报道,但是罕见[275,276],报道的病例包括急性白血病和 T 细胞淋巴瘤。

移植后淋巴组织增殖性疾病(PTLD,详见第 55 章)可累及

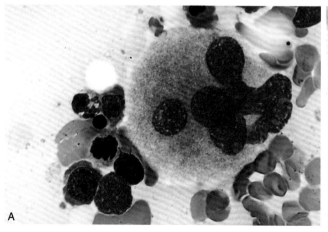
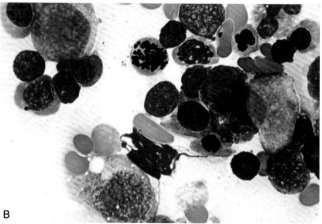

图 57.21 治疗相关 MDS。A 和 B 是有明显发育异常改变的常见病例,包括巨核细胞异常核分叶和红系前体细胞的奇异核

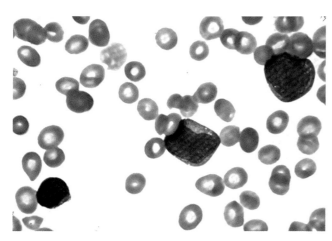

图 57.22　治疗相关的淋巴母细胞白血病（ALL）。原始细胞往往异常表达髓系相关抗原 CD15 和 CD65，并出现 *KMT2A* 基因重排

骨髓。实体器官移植后发生 PTLD 的患者，半数以上会累及骨髓，而且儿童 PTLD 的骨髓改变比成人更常见[277]。骨髓累及与预后不良有关。骨髓涂片上显示浆细胞增多，而在骨髓粗针穿刺活检中，变化范围可能从异型性不明显的小淋巴细胞或浆细胞聚集灶，到伴有浆样分化特征的异型大细胞聚集灶。异型细胞的浸润可并发纤维化。浸润细胞通常是 B 系细胞，但是，由于浆样细胞缺乏与 CD20 抗体的免疫反应性而不容易被识别。大部分患者原位杂交检测 EBER 阳性。尽管相对少见，但是骨髓移植后发生的 PTLD 是与 EBV 相关的高度侵袭性 B 细胞增殖性疾病，通常显示大细胞或免疫母细胞形态[278]。这种增殖与去除 T 细胞移植、无关供者移植或 HLA 配型不符的移植有关，而且常常发生于移植后一年之内[262]。

精华和陷阱

- 解读骨髓标本时必须结合临床情况。
- 原始细胞轻度增多并不总是意味着是疾病残留。
- 疾病残留的原始细胞可以少于 5%。
- 如果涂片中出现成片原始细胞或原始细胞比早幼粒细胞多，那么更倾向于白血病残留或复发而不是骨髓再生。
- 用生长因子治疗可能是患者出现大量早幼粒细胞的一个因素，这种早幼粒细胞有明显的核周空晕。
- 骨髓粗针穿刺活检标本中出现 CD34+ 或 TdT+ 细胞聚集灶时，更倾向于白血病，而不是再生或正常前体 B 细胞。
- 化疗期间或化疗后短期内出现异常红系造血改变，包括环形铁粒幼细胞，不足以诊断为 MDS。
- 出现在儿童的小淋巴样细胞增殖应该考虑为正常前体 B 细胞。
- 无论是形态学还是抗原表达都类似不同发育阶段的前体 B 细胞的淋巴样细胞，更符合正常前体 B 细胞的特征，而非白血病细胞。
- 正常前体 B 细胞没有细胞遗传学异常或免疫表型异常表达。
- 绝不能仅根据单个特征就排除疾病的存在，辅助检查出现假阴性结果很常见。
- 任何检测都要考虑其敏感性及其缺陷，尤其是辅助检查。
- 慢性髓系白血病（CML）患者治疗后虽然骨髓形态学正常，但 Ph 染色体仍然可能阳性。
- 治疗后检测到很低水平的 t（15;17），inv（16）和 t（8;21）融合基因转录产物并不总是预示复发。
- 多发性骨髓瘤或 CML 患者移植后的几个月内可能会有少量、逐渐减少但是可以检测到的克隆性疾病残留，这些患者不需要额外的治疗也可以转化为分子学缓解。

（张培红　薛德彬　译）

参考文献

1. Wittels B. Bone marrow biopsy changes following chemotherapy for acute leukemia. Am J Surg Pathol. 1980;4:135-142.

2. Islam A, Catovsky D, Galton DA. Histological study of bone marrow regeneration following chemotherapy for acute myeloid leukaemia and chronic granulocytic leukaemia in blast transformation. Br J Haematol. 1980;45:535-540.

3. Rosenthal NS, Farhi DC. Dysmegakaryopoiesis resembling acute megakaryoblastic leukemia in treated acute myeloid leukemia. Am J Clin Pathol. 1991;95:556-560.

4. Wilkins BS, Bostanci AG, Ryan MF, Jones DB. Haemopoietic regrowth after chemotherapy for acute leukaemia: an immunohistochemical study of bone marrow trephine biopsy specimens. J Clin Pathol. 1993;46:915-921.

5. Sale GE, Buckner CD. Pathology of bone marrow in transplant recipients. Hematol Oncol Clin North Am. 1988;2:735-756.

6. van den berg H, Kluin PM, Zwaan FE, Vossen JM. Histopathology of bone marrow reconstitution after allogeneic bone marrow transplantation. Histopathology. 1989;15:363-373.

7. Michelson JD, Gornet M, Codd T, Torres J, Lanighan K, Jones R. Bone morphology after bone marrow transplantation for Hodgkin's and non-Hodgkin's lymphoma. Exp Hematol. 1993;21:475-482.

8. van den Berg H, Kluin PM, Vossen JM. Early reconstitution of haematopoiesis after allogeneic bone marrow transplantation: a prospective histopathological study of bone marrow biopsy specimens. J Clin Pathol. 1990;43:365-369.

9. Krech R, Thiele J. Histopathology of the bone marrow in toxic myelopathy. A study of drug induced lesions in 57 patients. Virchows Arch A Pathol Anat Histopathol. 1985;405:225-235.

10. Tricot G, De Wolf-Peeters C, Vlietinck R, Verwilghen RL. Bone marrow histology in myelodysplastic syndromes. II. prognostic value of abnormal localization of immature precursors in MDS. Br J Haematol. 1984;58:217-225.

11. Macon WR, Tham KT, Greer JP, Wolff SN. Ringed sideroblasts: a frequent observation after bone marrow transplantation. Mod Pathol. 1995;8:782-785.

12. Domenech J, Linassier C, Gihana E, Dayan A, Truglio D, Bout M, Petitdidier C, Delain M, Petit A, Bremond JL. Prolonged impairment of hematopoiesis after high-dose therapy followed by autologous bone marrow transplantation. Blood. 1995;85:3320-3327.

13. Chang J, Geary CG, Testa NG. Long-term bone marrow damage after chemotherapy for acute myeloid leukaemia does not improve with time. Br J Haematol. 1990;75:68-72.

14. Rosenthal NS, Farhi DC. Failure to engraft after bone marrow transplantation: bone marrow morphologic findings. Am J Clin Pathol. 1994;102:821-824.

15. Soll E, Massumoto C, Clift RA, Buckner CD, Appelbaum FR, Storb R, Sale G, Hackman R, Martin P. Relevance of marrow fibrosis in bone marrow transplantation: a retrospective analysis of engraftment. Blood. 1995;86:4667-4673.

16. Luppi M, Barozzi P, Schulz TF, Setti G, Staskus K, Trovato R, Narni F, Donelli A, Maiorana A, Marasca R, Sandrini S, Torelli G. Bone marrow failure associated with human herpesvirus 8 infection after transplanta-

tion. N Engl J Med. 2000;343:1378-1385.

17. Fukuno K, Tsurumi H, Yamada T, Oyama M, Moriwaki H. Graft failure due to hemophagocytic syndrome after autologous peripheral blood stem cell transplantation. Int J Hematol. 2001;73:262-265.

18. Johnston RE, Geretti AM, Prentice HG, Clark AD, Wheeler AC, Potter M, Griffiths PD. HHV-6-related secondary graft failure following allogeneic bone marrow transplantation. Br J Haematol. 1999;105:1041-1043.

19. Paietta E. Minimal residual disease in acute myeloid leukemia:coming of age. Hematology Am Soc Hematol Educ Program. 2012;2012:35-42.

20. Szczepanski T, Orfao A, van der Velden VH, San Miguel JF, van Dongen JJ. Minimal residual disease in leukaemia patients. Lancet Oncol. 2001;2:409-417.

21. Campana D. Minimal residual disease in acute lymphoblastic leukemia. Semin Hematol. 2009;46:100-106.

22. Dohner H, Estey EH, Amadori S, Appelbaum FR, Buchner T, Burnett AK, Dombret H, Fenaux P, Grimwade D, Larson RA, Lo-Coco F, Naoe T, Niederwieser D, Ossenkoppele GJ, Sanz MA, Sierra J, Tallman MS, Lowenberg B, Bloomfield CD, European LeukemiaNet. Diagnosis and management of acute myeloid leukemia in adults:recommendations from an international expert panel, on behalf of the European LeukemiaNet. Blood. 2010;115:453-474.

23. Browman G, Preisler H, Raza A, Syracuse K, Azarnia N, Benger A, Chervenick P, D'Arrigo P, Doeblin T, Goldberg J. Use of the day 6 bone marrow to alter remission induction therapy in patients with acute myeloid leukaemia:a leukemia intergroup study. Br J Haematol. 1989;71:493-497.

24. Rowe JM, Tallman MS. How I treat acute myeloid leukemia. Blood. 2010;116:3147-3156.

25. Fujisawa S, Maruta A, Motomura S, Fukawa H, Kanamori H, Ogawa K, Matsuzaki M, Miyashita H, Harano H, Murata T, Sakai R, Mohri H, Kodama F, Okubo T. Residual leukemic cell counts in the bone marrow at the end point of intensive induction therapy may be a prognostic factor for acute myeloblastic leukemia in adults. Leuk Lymphoma. 1998;29:161-170.

26. Dharmasena F, Galton DA. Circulating blasts in acute myeloid leukaemia in remission. Br J Haematol. 1986;63:211-213.

27. Vogler WR, Raney MR. Prognostic significance of blood and marrow findings in acute myelogenous leukemia in remission. A southeastern cancer study group report. Cancer. 1988;61:2481-2486.

28. Dick FR, Burns CP, Weiner GJ, Heckman KD. Bone marrow morphology during induction phase of therapy for acute myeloid leukemia(AML). Hematol Pathol. 1995;9:95-106.

29. Kantarjian HM, Keating MJ, McCredie KB, Beran M, Walters R, Dalton WT, Hittleman W, Freireich EJ. A characteristic pattern of leukemic cell differentiation without cytoreduction during remission induction in acute promyelocytic leukemia. J Clin Oncol. 1985;3:793-798.

30. Khalidi HS, Medeiros LJ, Chang KL, Brynes RK, Slovak ML, Arber DA. The immunophenotype of adult acute myeloid leukemia:high frequency of lymphoid antigen expression and comparison of immunophenotype, French-American-British classification, and karyotypic abnormalities. Am J Clin Pathol. 1998;109:211-220.

31. Paietta E, Wiernik PH, Andersen J, Bennett J, Yunis J. Acute myeloid leukemia M4 with inv(16)(p13q22) exhibits a specific immunophenotype with CD2 expression. Blood. 1993;82:2595.

32. Claxton DF, Reading CL, Nagarajan L, Tsujimoto Y, Andersson BS, Estey E, Cork A, Huh YO, Trujillo J, Deisseroth AB. Correlation of CD2 expression with PML gene breakpoints in patients with acute promyelocytic leukemia. Blood. 1992;80:582-586.

33. Biondi A, Luciano A, Bassan R, Mininni D, Specchia G, Lanzi E, Castagna S, Cantu-Rajnoldi A, Liso V, Masera G. CD2 expression in acute promyelocytic leukemia is associated with microgranular morphology(FAB M3v) but not with any PML gene breakpoint. Leukemia. 1995;9:1461-1466.

34. Kita K, Nakase K, Miwa H, Masuya M, Nishii K, Morita N, Takakura N, Otsuji A, Shirakawa S, Ueda T. Phenotypical characteristics of acute myelocytic leukemia associated with the t(8;21)(q22;q22) chromosomal abnormality:frequent expression of immature B-cell antigen CD19 together with stem cell antigen CD34. Blood. 1992;80:470-477.

35. Kern W, Danhauser-Riedl S, Ratei R, Schnittger S, Schoch C, Kolb H, Ludwig W, Hiddemann W, Haferlach T. Detection of minimal residual disease in unselected patients with acute myeloid leukemia using multiparameter flow cytometry for definition of leukemia-associated immunophenotypes and determination of their frequencies in normal bone marrow. Haematologica. 2003;88:646-653.

36. San Miguel JF, Vidriales MB, Lopez-Berges C, Diaz-Mediavilla J, Gutierrez N, Canizo C, Ramos F, Calmuntia MJ, Perez JJ, Gonzalez M, Orfao A. Early immunophenotypical evaluation of minimal residual disease in acute myeloid leukemia identifies different patient risk groups and may contribute to postinduction treatment stratification. Blood. 2001;98:1746-1751.

37. Venditti A, Buccisano F, Del Poeta G, Maurillo L, Tamburini A, Cox C, Battaglia A, Catalano G, Del Moro B, Cudillo L, Postorino M, Masi M, Amadori S. Level of minimal residual disease after consolidation therapy predicts outcome in acute myeloid leukemia. Blood. 2000;96:3948-3952.

38. Al-Mawali A, Gillis D, Lewis I. The role of multiparameter flow cytometry for detection of minimal residual disease in acute myeloid leukemia. Am J Clin Pathol. 2009;131:16-26.

39. Rizzatti EG, Garcia AB, Portieres FL, Silva DE, Martins SLR, Falcao RP. Expression of CD117 and CD11b in bone marrow can differentiate acute promyelocytic leukemia from recovering benign myeloid proliferation. Am J Clin Pathol. 2002;118:31-37.

40. Raimondi SC, Chang MN, Ravindranath Y, Behm FG, Gresik MV, Steuber CP, Weinstein HJ, Carroll AJ. Chromosomal abnormalities in 478 children with acute myeloid leukemia:clinical characteristics and treatment outcome in a cooperative pediatric oncology group study-POG 8821. Blood. 1999;94:3707-3716.

41. Slovak ML, Kopecky KJ, Cassileth PA, Harrington DH, Theil KS, Mohamed A, Paietta E, Willman CL, Head DR, Rowe JM, Forman SJ, Appelbaum FR. Karyotypic analysis predicts outcome of preremission and postremission therapy in adult acute myeloid leukemia:a southwest oncology group/eastern cooperative oncology group study. Blood. 2000;96:4075-4083.

42. Engel H, Goodacre A, Keyhani A, Jiang S, Van NT, Kimmel M, Sanchez-Williams G, Andreeff M. Minimal residual disease in acute myelogenous leukaemia and myelodysplastic syndromes:a follow-up of patients in clinical remission. Br J Haematol. 1997;99:64-75.

43. Cuneo A, Bigoni R, Roberti MG, Bardi A, Balsamo R, Piva N, Castoldi G. Detection of numerical aberrations in hematologic neoplasias by fluorescence in situ hybridization. Haematologica. 1997;82:85-90.

44. Baron F, Sandmaier BM. Chimerism and outcomes after allogeneic hematopoietic cell transplantation following nonmyeloablative conditioning. Leukemia. 2006;20:1690-1700.

45. Liu H, Bench AJ, Bacon CM, Payne K, Huang Y, Scott MA, Erber WN, Grant JW, Du MQ. A practical strategy for the routine use of BIOMED-2 PCR assays for detection of B-and T-cell clonality in diagnostic haematopathology. Br J Haematol. 2007;138:31-43.

46. van Dongen JJ, Macintyre EA, Gabert JA, Delabesse E, Rossi V, Saglio G, Gottardi E, Rambaldi A, Dotti G, Griesinger F, Parreira A, Gameiro P, Diaz MG, Malec M, Langerak AW, San Miguel JF, Biondi A. Standardized RT-PCR analysis of fusion gene transcripts from chromosome aberrations in acute leukemia for detection of minimal residual disease. report of the BIOMED-1 concerted action: investigation of minimal residual disease in acute leukemia. Leukemia. 1999;13:1901-1928.

47. Miller WH, Levine K, DeBlasio A, Frankel SR, Dmitrovsky E, Warrell RP. Detection of minimal residual disease in acute promyelocytic leukemia by a reverse transcription polymerase chain reaction assay for the PML/RAR-alpha fusion mRNA. Blood. 1993;82:1689-1694.

48. Tobal K, Liu Yin JA. RT-PCR method with increased sensitivity shows persistence of PML-RARA fusion transcripts in patients in long-term remission of APL. Leukemia. 1998;12:1349-1354.

49. Higuchi M, O'Brien D, Kumaravelu P, Lenny N, Yeoh E, Downing JR. Expression of a conditional AML1-ETO oncogene bypasses embryonic lethality and establishes a murine model of human t(8;21) acute myeloid leukemia. Cancer Cell. 2002;1:63-74.

50. Jurlander J, Caligiuri MA, Ruutu T, Baer MR, Strout MP, Oberkircher AR, Hoffmann L, Ball ED, Frei-Lahr DA, Christiansen NP, Block AM, Knuutila S, Herzig GP, Bloomfield CD. Persistence of the AML1/ETO fusion transcript in patients treated with allogeneic bone marrow transplantation for t(8;21) leukemia. Blood. 1996;88:2183-2191.

51. Tobal K, Johnson PR, Saunders MJ, Harrison CJ, Liu Yin JA. Detection of CBFB/MYH11 transcripts in patients with inversion and other abnormalities of chromosome 16 at presentation and remission. Br J Haematol. 1995;91:104-108.

52. Tobal K, Newton J, Macheta M, Chang J, Morgenstern G, Evans PA, Morgan G, Lucas GS, Liu Yin JA. Molecular quantitation of minimal residual disease in acute myeloid leukemia with t(8;21) can identify patients in durable remission and predict clinical relapse. Blood. 2000; 95: 815-819.

53. Buonamici S, Ottaviani E, Testoni N, Montefusco V, Visani G, Bonifazi F, Amabile M, Terragna C, Ruggeri D, Piccaluga PP, Isidori A, Malagola M, Baccarani M, Tura S, Martinelli G. Real-time quantitation of minimal residual disease in inv(16)-positive acute myeloid leukemia may indicate risk for clinical relapse and may identify patients in a curable state. Blood. 2002;99:443-449.

54. Guerrasio A, Pilatrino C, De Micheli D, Cilloni D, Serra A, Gottardi E, Parziale A, Marmont F, Diverio D, Divona M, Lo Coco F, Saglio G. Assessment of minimal residual disease(MRD) in CBFbeta/MYH11-positive acute myeloid leukemias by qualitative and quantitative RT-PCR amplification of fusion transcripts. Leukemia. 2002;16:1176-1181.

55. Kreuzer KA, Saborowski A, Lupberger J, Appelt C, Na IK, le Coutre P, Schmidt CA. Fluorescent 5'-exonuclease assay for the absolute quantification of Wilms' tumour gene(WT1)mRNA: implications for monitoring human leukaemias. Br J Haematol. 2001;114:313-318.

56. Falini B, Nicoletti I, Martelli MF, Mecucci C. Acute myeloid leukemia carrying cytoplasmic/mutated nucleophosmin(NPMc + AML): biologic and clinical features. Blood. 2007;109:874-885.

57. Gorello P, Cazzaniga G, Alberti F, Dell'Oro MG, Gottardi E, Specchia G, Roti G, Rosati R, Martelli MF, Diverio D, Lo Coco F, Biondi A, Saglio G, Mecucci C, Falini B. Quantitative assessment of minimal residual disease in acute myeloid leukemia carrying nucleophosmin(NPM1) gene mutations. Leukemia. 2006;20:1103-1108.

58. Papadaki C, Dufour A, Seibl M, Schneider S, Bohlander SK, Zellmeier E, Mellert G, Hiddemann W, Spiekermann K. Monitoring minimal residual disease in acute myeloid leukaemia with NPM1 mutations by quantitative PCR: clonal evolution is a limiting factor. Br J Haematol. 2009;144: 517-523.

59. Bachas C, Schuurhuis GJ, Hollink IH, Kwidama ZJ, Goemans BF, Zwaan CM, van den Heuvel-Eibrink MM, de Bont ES, Reinhardt D, Creutzig U, de Haas V, Assaraf YG, Kaspers GJ, Cloos J. High-frequency type Ⅰ/Ⅱ mutational shifts between diagnosis and relapse are associated with outcome in pediatric AML: implications for personalized medicine. Blood. 2010;116:2752-2758.

60. Luthra R, Patel KP, Reddy NG, Haghshenas V, Routbort MJ, Harmon MA, Barkoh BA, Kanagal-Shamanna R, Ravandi F, Cortes JE, Kantarjian HM, Medeiros LJ, Singh RR. Next-generation sequencing-based multigene mutational screening for acute myeloid leukemia using MiSeq: applicability for diagnostics and disease monitoring. Haematologica. 2014; 99:465-473.

61. Thol F, Kolking B, Damm F, Reinhardt K, Klusmann JH, Reinhardt D, von Neuhoff N, Brugman MH, Schlegelberger B, Suerbaum S, Krauter J, Ganser A, Heuser M. Next-generation sequencing for minimal residual disease monitoring in acute myeloid leukemia patients with FLT3-ITD or NPM1 mutations. Genes Chromosomes Cancer. 2012;51:689-695.

62. Meldrum C, Doyle MA, Tothill RW. Next-generation sequencing for cancer diagnostics: a practical perspective. Clin Biochem Rev. 2011;32:177-195.

63. Schmitt MW, Kennedy SR, Salk JJ, Fox EJ, Hiatt JB, Loeb LA. Detection of ultra-rare mutations by next-generation sequencing. Proc Natl Acad Sci USA. 2012;109:14508-14513.

64. Sebban C, Browman GP, Lepage E, Fiere D. Prognostic value of early response to chemotherapy assessed by the day 15 bone marrow aspiration in adult acute lymphoblastic leukemia: a prospective analysis of 437 cases and its application for designing induction chemotherapy trials. Leuk Res. 1995;19:861-868.

65. Gajjar A, Ribeiro R, Hancock ML, Rivera GK, Mahmoud H, Sandlund JT, Crist WM, Pui CH. Persistence of circulating blasts after 1 week of multiagent chemotherapy confers a poor prognosis in childhood acute lymphoblastic leukemia. Blood. 1995;86:1292-1295.

66. Cortes J, Fayad L, O'Brien S, Keating M, Kantarjian H. Persistence of peripheral blood and bone marrow blasts during remission induction in adult acute lymphoblastic leukemia confers a poor prognosis depending on treatment intensity. Clin Cancer Res. 1999;5:2491-2497.

67. Visser JH, Wessels G, Hesseling PB, Louw I, Oberholster E, Mansvelt EP. Prognostic value of day 14 blast percentage and the absolute blast index in bone marrow of children with acute lymphoblastic leukemia. Pediatr Hematol Oncol. 2001;18:187-191.

68. Sandlund JT, Harrison PL, Rivera G, Behm FG, Head D, Boyett J, Rubnitz JE, Gajjar A, Raimondi S, Ribeiro R, Hudson M, Relling M, Evans W, Pui C. Persistence of lymphoblasts in bone marrow on day 15 and

days 22 to 25 of remission induction predicts a dismal treatment outcome in children with acute lymphoblastic leukemia. Blood. 2002;100;43-47.

69. Tabernero MD, Bortoluci AM, Alaejos I, Lopez-Berges MC, Rasillo A, Garcia-Sanz R, Garcia M, Sayagues JM, Gonzalez M, Mateo G, San Miguel JF, Orfao A. Adult precursor B-ALL with BCR/ABL gene rearrangements displays a unique immunophenotype based on the pattern of CD10, CD34, CD13 and CD38 expression. Leukemia. 2001; 15; 406-414.

70. Ishizawa S, Slovak ML, Popplewell L, Bedell V, Wrede JE, Carter NH, Snyder DS, Arber DA. High frequency of pro-B acute lymphoblastic leukemia in adults with secondary leukemia with 11q23 abnormalities. Leukemia. 2003;17;1091-1095.

71. Weir EG, Cowan K, LeBeau P, Borowitz MJ. A limited antibody panel can distinguish B-precursor acute lymphoblastic leukemia from normal B precursors with four color flow cytometry; implications for residual disease detection. Leukemia. 1999;13;558-567.

72. Chen JS, Coustan-Smith E, Suzuki T, Neale GA, Mihara K, Pui CH, Campana D. Identification of novel markers for monitoring minimal residual disease in acute lymphoblastic leukemia. Blood. 2001; 97; 2115-2120.

73. McKenna RW, Washington LT, Aquino DB, Picker LJ, Kroft SH. Immunophenotypic analysis of hematogones (B-lymphocyte precursors) in 662 consecutive bone marrow specimens by 4-color flow cytometry. Blood. 2001;98;2498-2507.

74. Coustan-Smith E, Sancho J, Behm FG, Hancock ML, Razzouk BI, Ribeiro RC, Rivera GK, Rubnitz JE, Sandlund JT, Pui C, Campana D. Prognostic importance of measuring early clearance of leukemic cells by flow cytometry in childhood acute lymphoblastic leukemia. Blood. 2002; 100; 52-58.

75. Dworzak MN, Froschl G, Printz D, Mann G, Potschger U, Muhlegger N, Fritsch G, Gadner H, Austrian Berlin-Frankfurt-Münster Study Group. Prognostic significance and modalities of flow cytometric minimal residual disease detection in childhood acute lymphoblastic leukemia. Blood. 2002;99;1952-1958.

76. Borowitz MJ, Devidas M, Hunger SP, Bowman WP, Carroll AJ, Carroll WL, Linda S, Martin PL, Pullen DJ, Viswanatha D, Willman CL, Winick N, Camitta BM, Children's Oncollogy Group. Clinical significance of minimal residual disease in childhood acute lymphoblastic leukemia and its relationship to other prognostic factors; a children's oncology group study. Blood. 2008;111;5477-5485.

77. Rimsza LM, Viswanatha DS, Winter SS, Leith CP, Frost JD, Foucar K. The presence of CD34+cell clusters predicts impending relapse in children with acute lymphoblastic leukemia receiving maintenance chemotherapy. Am J Clin Pathol. 1998;110;313-320.

78. Chessels JM, Swansbury GJ, Reeves B, Bailey CC, Richards SM. Cytogenetics and prognosis in childhood lymphoblastic leukaemia; results of MRC UKALL X. Medical Research Council Working Party in Childhood Leukaemia. Br J Haematol. 1997;99;93-100.

79. Wetzler M, Dodge RK, Mrozek K, Carroll AJ, Tantravahi R, Block AW, Pettenati MJ, Le Beau MM, Frankel SR, Stewart CC, Szatrowski TP, Schiffer CA, Larson RA, Bloomfield CD. Prospective karyotype analysis in adult acute lymphoblastic leukemia; the cancer and leukemia group B experience. Blood. 1999;93;3983-3993.

80. de Haas V, Breunis WB, Dee R, Verhagen OJHM, Kroes W, van Wering ER, van Dongen JJM, van den Berg H, van der Schoot CE. The TEL-

AML1 real-time quantitative polymerase chain reaction (PCR) might replace the antigen receptor-based genomic PCR in clinical minimal residual disease studies in children with acute lymphoblastic leukaemia. Br J Haematol. 2002;116;87-93.

81. Arber DA. Molecular diagnostic approach to non-Hodgkin's lymphoma. J Mol Diagn. 2000;2;178-190.

82. van Dongen JJ, Langerak AW, Bruggemann M, Evans PA, Hummel M, Lavender FL, Delabesse E, Davi F, Schuuring E, Garcia-Sanz R, van Krieken JH, Droese J, Gonzalez D, Bastard C, White HE, Spaargaren M, Gonzalez M, Parreira A, Smith JL, Morgan GJ, Kneba M, Macintyre EA. Design and standardization of PCR primers and protocols for detection of clonal immunoglobulin and T-cell receptor gene recombinations in suspect lymphoproliferations; report of the BIOMED-2 concerted action BMH4-CT98-3936. Leukemia. 2003;17;2257-2317.

83. Cave H, van der Werff ten Bosch J, Suciu S, Guidal C, Waterkeyn C, Otten J, Bakkus M, Thielemans K, Grandchamp B, Vilmer E. Clinical significance of minimal residual disease in childhood acute lymphoblastic leukemia. European organization for research and treatment of cancer-childhood leukemia cooperative group. N Engl J Med. 1998; 339; 591-598.

84. Verhagen OJ, Willemse MJ, Breunis WB, Wijkhuijs AJ, Jacobs DC, Joosten SA, van Wering ER, van Dongen JJ, van der Schoot CE. Application of germline IGH probes in real-time quantitative PCR for the detection of minimal residual disease in acute lymphoblastic leukemia. Leukemia. 2000;14;1426-1435.

85. Nyvold C, Madsen HO, Ryder LP, Seyfarth J, Svejgaard A, Clausen N, Wesenberg F, Jonsson OG, Forestier E, Schmiegelow K, Nordic Society for Pediatric Hematology and Oncology. Precise quantification of minimal residual disease at day 29 allows identification of children with acute lymphoblastic leukemia and an excellent outcome. Blood. 2002; 99; 1253-1258.

86. Coustan-Smith E, Sancho J, Behm FG, Hancock ML, Razzouk BI, Ribeiro RC, Rivera GK, Rubnitz JE, Sandlund JT, Pui CH, Campana D. Prognostic importance of measuring early clearance of leukemic cells by flow cytometry in childhood acute lymphoblastic leukemia. Blood. 2002;100; 52-58.

87. Conter V, Bartram CR, Valsecchi MG, Schrauder A, Panzer-Grumayer R, Moricke A, Arico M, Zimmermann M, Mann G, De Rossi G, Stanulla M, Locatelli F, Basso G, Niggli F, Barisone E, Henze G, Ludwig WD, Haas OA, Cazzaniga G, Koehler R, Silvestri D, Bradtke J, Parasole R, Beier R, van Dongen JJ, Biondi A, Schrappe M. Molecular response to treatment redefines all prognostic factors in children and adolescents with B-cell precursor acute lymphoblastic leukemia; results in 3184 patients of the AIEOP-BFM ALL 2000 study. Blood. 2010;115;3206-3214.

88. Campana D. Role of minimal residual disease monitoring in adult and pediatric acute lymphoblastic leukemia. Hematol Oncol Clin North Am. 2009;23;1083-1098, vii.

89. Schultz KR, Pullen DJ, Sather HN, Shuster JJ, Devidas M, Borowitz MJ, Carroll AJ, Heerema NA, Rubnitz JE, Loh ML, Raetz EA, Winick NJ, Hunger SP, Carroll WL, Gaynon PS, Camitta BM. Risk-and response-based classification of childhood B-precursor acute lymphoblastic leukemia; a combined analysis of prognostic markers from the pediatric oncology group (POG) and children's cancer group (CCG). Blood. 2007;109; 926-935.

90. Ladetto M, Bruggemann M, Monitillo L, Ferrero S, Pepin F, Drandi D,

Barbero D, Palumbo A, Passera R, Boccadoro M, Ritgen M, Gokbuget N, Zheng J, Carlton V, Trautmann H, Faham M, Pott C. Next-generation sequencing and real-time quantitative PCR for minimal residual disease detection in B-cell disorders. Leukemia. 2014;28:1299-1307.

91. Duncavage EJ, Abel HJ, Szankasi P, Kelley TW, Pfeifer JD. Targeted next generation sequencing of clinically significant gene mutations and translocations in leukemia. Mod Pathol. 2012;25:795-804.

92. Longacre TA, Foucar K, Crago S, Chen IM, Griffith B, Dressler L, McConnell TS, Duncan M, Gribble J. Hematogones: a multiparameter analysis of bone marrow precursor cells. Blood. 1989;73:543-552.

93. Caldwell CW, Poje E, Helikson MA. B-cell precursors in normal pediatric bone marrow. Am J Clin Pathol. 1991;95:816-823.

94. Sandhaus LM, Chen TL, Ettinger LJ, Hirst-Allen A, Mehta K, Raskova J. Significance of increased proportion of CD10-positive cells in nonmalignant bone marrows of children. Am J Pediatr Hematol. 1993;15:65-70.

95. Kobayashi SD, Seki K, Suwa N, Koama C, Yamamoto T, Aiba K, Maruta A, Matsuzaki M, Fukawa H, Kanamori H. The transient appearance of small blastoid cells in the marrow after bone marrow transplantation. Am J Clin Pathol. 1991;96:191-195.

96. Vandersteenhoven AM, Williams JE, Borowitz MJ. Marrow B-cell precursors are increased in lymphomas or systemic diseases associated with B-cell dysfunction. Am J Clin Pathol. 1993;100:60-66.

97. Ryan DH, Chapple CW, Kossover SA, Sandberg AA, Cohen HJ. Phenotypic similarities and differences between CALLA-positive acute lymphoblastic leukemia cells and normal marrow CALLA-positive B cell precursors. Blood. 1987;70:814-821.

98. Farahat N, Lens D, Zomas A, Morilla R, Matutes E, Catovsky D. Quantitative flow cytometry can distinguish between normal and leukaemic B-cell precursors. Br J Haematol. 1995;91:640-646.

99. Rimsza LM, Larson RS, Winter SS, Foucar K, Chong YY, Garner KW, Leith CP. Benign hematogone-rich lymphoid proliferations can be distinguished from B-lineage acute lymphoblastic leukemia by integration of morphology, immunophenotype, adhesion molecule expression, and architectural features. Am J Clin Pathol. 2000;114:66-75.

100. Babusikova O, Zeleznikova T, Kirschnerova G, Kankuri E. Hematogones in acute leukemia during and after therapy. Leuk Lymphoma. 2008;49:1935-1944.

101. Braziel RM, Launder TM, Druker BJ, Olson SB, Magenis RE, Mauro MJ, Sawyers CL, Paquette RL, O'Dwyer ME. Hematopathologic and cytogenetic findings in imatinib mesylate-treated chronic myelogenous leukemia patients: 14 months' experience. Blood. 2002;100:435-441.

102. Anastasi J, Musvee T, Roulston D, Domer PH, Larson RA, Vardiman JW. Pseudo-Gaucher histiocytes identified up to 1 year after transplantation for CML are BCR/ABL-positive. Leukemia. 1998;12:233-237.

103. Kelsey PR, Geary CG. Sea-blue histiocytes and Gaucher cells in bone marrow of patients with chronic myeloid leukaemia. J Clin Pathol. 1988;41:960-962.

104. Thiele J, Kvasnicka HM, Schmitt-Graeff A, Bundschuh S, Biermann T, Roessler G, Wasmus M, Diehl V, Zankovich R, Schaefer HE. Effects of chemotherapy (busulfan-hydroxyurea) and interferon-alfa on bone marrow morphologic features in chronic myelogenous leukemia. histochemical and morphometric study on sequential trephine biopsy specimens with special emphasis on dynamic features. Am J Clin Pathol. 2000;114:57-65.

105. Facchetti F, Tironi A, Marocolo D, Capucci A, Ruggeri G, Bellotti D, Rossi G. Histopathological changes in bone marrow biopsies from patients with chronic myeloid leukaemia after treatment with recombinant alpha-interferon. Histopathology. 1997;31:3-11.

106. Snyder DS, McGlave PB. Treatment of chronic myelogenous leukemia with bone marrow transplantation. Hematol Oncol Clin North Am. 1990;4:535-557.

107. Kantarjian H, Sawyers C, Hochhaus A, Guilhot F, Schiffer C, Gambacorti-Passerini C, Niederwieser D, Resta D, Capdeville R, Zoellner U, Talpaz M, Druker B, Goldman J, O'Brien SG, Russell N, Fischer T, Ottmann O, Cony-Makhoul P, Facon T, Stone R, Miller C, Tallman M, Brown R, Schuster M, Loughran T, Gratwohl A, Mandelli F, Saglio G, Lazzarino M, Russo D, Baccarani M, Morra E, International STI571 CML Study Group. Hematologic and cytogenetic responses to imatinib mesylate in chronic myelogenous leukemia. N Engl J Med. 2002;346:645-652.

108. Hasserjian RP, Boecklin F, Parker S, Chase A, Dhar S, Zaiac M, Olavarria E, Lampert I, Henry K, Apperley JF, Goldman JM. ST1571 (imatinib mesylate) reduces bone marrow cellularity and normalizes morphologic features irrespective of cytogenetic response. Am J Clin Pathol. 2002;117:360-367.

109. Thiele J, Kvasnicka HM, Schmitt-Graeff A, Kriener S, Engels K, Staib P, Ollig ES, Keller C, Fokkema S, Griesshammer M, Waller CF, Ottmann OG, Hansmann ML. Bone marrow changes in chronic myelogenous leukaemia after long-term treatment with the tyrosine kinase inhibitor STI571: an immunohistochemical study on 75 patients. Histopathology. 2005;46:540-550.

110. Braziel RM, Launder TM, Druker BJ, Olson SB, Magenis RE, Mauro MJ, Sawyers CL, Paquette RL, O'Dwyer ME. Hematopathologic and cytogenetic findings in imatinib mesylate-treated chronic myelogenous leukemia patients: 14 months' experience. Blood. 2002;100:435-441.

111. Beham-Schmid C, Apfelbeck U, Sill H, Tsybrovsky O, Hofler G, Haas OA, Linkesch W. Treatment of chronic myelogenous leukemia with the tyrosine kinase inhibitor STI571 results in marked regression of bone marrow fibrosis. Blood. 2002;99:381-383.

112. Quintas-Cardama A, Kantarjian HM, Cortes JE. Mechanisms of primary and secondary resistance to imatinib in chronic myeloid leukemia. Cancer Control. 2009;16:122-131.

113. Khalidi HS, Brynes RK, Medeiros LJ, Chang KL, Slovak ML, Snyder DS, Arber DA. The immunophenotype of blast transformation of chronic myeloid leukemia: a high frequency of mixed lineage phenotype in "lymphoid" blasts and A comparison of morphologic, immunophenotypic, and molecular findings. Mod Pathol. 1998;11:1211-1221.

114. Bonifazi F, de Vivo A, Rosti G, Guilhot F, Guilhot J, Trabacchi E, Hehlmann R, Hochhaus A, Shepherd PC, Steegmann JL, Kluin-Nelemans HC, Thaler J, Simonsson B, Louwagie A, Reiffers J, Mahon FX, Montefusco E, Alimena G, Hasford J, Richards S, Saglio G, Testoni N, Martinelli G, Tura S, Baccarani M, Europena Study Group on Interferon in Chronic Myeloid Leukemia; Italian Cooperative Study Group on CML; France Intergroup of CML; German CML Study Group; UK Medical Research Council Working Party on CML; Spanish CML Study Group; Australian CML Study Group; Swedish CML Study Group. Chronic myeloid leukemia and interferon-alpha: a study of complete cytogenetic responders. Blood. 2001;98:3074-3081.

115. Hochhaus A, O'Brien SG, Guilhot F, Druker BJ, Branford S, Foroni L, Goldman JM, Muller MC, Radich JP, Rudoltz M, Mone M, Gathmann I,

Hughes TP, Larson RA, IRIS Investigators. Six-year follow-up of patients receiving imatinib for the first-line treatment of chronic myeloid leukemia. Leukemia. 2009;23:1054-1061.

116. Bhatia R, Holtz M, Niu N, Gray R, Snyder DS, Sawyers CL, Arber DA, Slovak ML, Forman SJ. Persistence of malignant hematopoietic progenitors in chronic myelogenous leukemia patients in complete cytogenetic remission following imatinib mesylate treatment. Blood. 2003; 101: 4701-4707.

117. Hughes T, Deininger M, Hochhaus A, Branford S, Radich J, Kaeda J, Baccarani M, Cortes J, Cross NCP, Druker BJ, Gabert J, Grimwade D, Hehlmann R, Kamel-Reid S, Lipton JH, Longtine J, Martinelli G, Saglio G, Soverini S, Stock W, Goldman JM. Monitoring CML patients responding to treatment with tyrosine kinase inhibitors: review and recommendations for harmonizing current methodology for detecting BCR-ABL transcripts and kinase domain mutations and for expressing results. Blood. 2006;108:28-37.

118. Jabbour E, Cortes JE, Kantarjian HM. Molecular monitoring in chronic myeloid leukemia: response to tyrosine kinase inhibitors and prognostic implications. Cancer. 2008;112:2112-2118.

119. Clark RE. Facts and uncertainties in monitoring treatment response in chronic myeloid leukaemia. Leuk Res. 2009;33:1151-1155.

120. Mancini M, Nanni M, Sirleto P, De Cuia MR, Castoldi GL, Cilloni D, Cimino G, Mecucci C, Pane F, Annino L, Di Raimondo F, Santoro A, Specchia G, Tedeschi A, Todeschini G, Foa R, GIMEMA study group. Detection of BCR/ABL rearrangements in adult acute lymphoblastic leukemia using a highly sensitive interphase fluorescence in situ hybridization method(D-FISH). Hematol J. 2001;2:54-60.

121. Pelz AF, Kroning H, Franke A, Wieacker P, Stumm M. High reliability and sensitivity of the BCR/ABL1 D-FISH test for the detection of BCR/ABL rearrangements. Ann Hematol. 2002;81:147-153.

122. Snyder DS, Rossi JJ, Wang JL, Sniecinski IJ, Slovak ML, Wallace RB, Forman SJ. Persistence of bcr-able gene expression following bone marrow transplantation for chronic myelogenous leukemia in chronic phase. Transplantation. 1991;51:1033-1040.

123. Anastasi J, Musvee T, Roulston D, Domer PH, Larson RA, Vardiman JW. Pseudo-Gaucher histiocytes identified up to 1 year after transplantation for CML are BCR/ABL-positive. Leukemia. 1998;12:233-237.

124. Radich JP, Gooley T, Bryant E, Chauncey T, Clift R, Beppu L, Edmands S, Flowers ME, Kerkof K, Nelson R, Appelbaum FR. The significance of bcr-abl molecular detection in chronic myeloid leukemia patients "late," 18 months or more after transplantation. Blood. 2001;98: 1701-1707.

125. Hughes T, Deininger M, Hochhaus A, Branford S, Radich J, Kaeda J, Baccarani M, Cortes J, Cross NC, Druker BJ, Gabert J, Grimwade D, Hehlmann R, Kamel-Reid S, Lipton JH, Longtine J, Martinelli G, Saglio G, Soverini S, Stock W, Goldman JM. Monitoring CML patients responding to treatment with tyrosine kinase inhibitors: review and recommendations for harmonizing current methodology for detecting BCR-ABL transcripts and kinase domain mutations and for expressing results. Blood. 2006;108:28-37.

126. Hughes TP, Kaeda J, Branford S, Rudzki Z, Hochhaus A, Hensley ML, Gathmann I, Bolton AE, van Hoomissen IC, Goldman JM, Radich JP, International Randomised Study of Interferon versus STI571 (IRIS) Study Group. Frequency of major molecular responses to imatinib or interferon alfa plus cytarabine in newly diagnosed chronic myeloid leuke-

mia. N Engl J Med. 2003;349:1423-1432.

127. Kreft A, Nolde C, Busche G, Buhr T, Kreipe H, Georgii A. Polycythaemia vera: bone marrow histopathology under treatment with interferon, hydroxyurea and busulphan. Eur J Haematol. 2000;64:32-41.

128. Thiele J, Kvasnicka HM, Fuchs N, Brunnbauer K, Volkwein N, Schmitt-Graeff A. Anagrelide-induced bone marrow changes during therapy of chronic myeloproliferative disorders with thrombocytosis. an immunohistochemical and morphometric study of sequential trephine biopsies. Haematologica. 2003;88:1130-1138.

129. Harrison C, Kiladjian JJ, Al-Ali HK, Gisslinger H, Waltzman R, Stalbovskaya V, McQuitty M, Hunter DS, Levy R, Knoops L, Cervantes F, Vannucchi AM, Barbui T, Barosi G. JAK inhibition with ruxolitinib versus best available therapy for myelofibrosis. N Engl J Med. 2012;366: 787-798.

130. Verstovsek S, Mesa RA, Gotlib J, Levy RS, Gupta V, DiPersio JF, Catalano JV, Deininger M, Miller C, Silver RT, Talpaz M, Winton EF, Harvey JH Jr, Arcasoy MO, Hexner E, Lyons RM, Paquette R, Raza A, Vaddi K, Erickson-Viitanen S, Koumenis IL, Sun W, Sandor V, Kantarjian HM. A double-blind, placebo-controlled trial of ruxolitinib for myelofibrosis. N Engl J Med. 2012;366:799-807.

131. Wilkins BS, Radia D, Woodley C, Farhi SE, Keohane C, Harrison CN. Resolution of bone marrow fibrosis in a patient receiving JAK1/JAK2 inhibitor treatment with ruxolitinib. Haematologica. 2013; 98: 1872-1876.

132. Kvasnicka H, Thiele J, Bueso-Ramos C, Hou K, Cortes J, Kantarjian H, Verstovsek S. Exploratory analysis of the effect of ruxolitinib on bone marrow morphology in patients with myelofibrosis. J Clin Oncol. 2013; 31: (suppl; abstr 7030).

133. Thiele J, Kvasnicka HM, Dietrich H, Stein G, Hann M, Kaminski A, Rathjen N, Metz KA, Beelen DW, Ditschkowski M, Zander A, Kroeger N. Dynamics of bone marrow changes in patients with chronic idiopathic myelofibrosis following allogeneic stem cell transplantation. Histol Histopathol. 2005;20:879-889.

134. Ciurea SO, Sadegi B, Wilbur A, Alagiozian-Angelova V, Gaitonde S, Dobogai LC, Akard LP, Hoffman R, Rondelli D. Effects of extensive splenomegaly in patients with myelofibrosis undergoing a reduced intensity allogeneic stem cell transplantation. Br J Haematol. 2008; 141: 80-83.

135. Mesa RA, Li CY, Ketterling RP, Schroeder GS, Knudson RA, Tefferi A. Leukemic transformation in myelofibrosis with myeloid metaplasia: a single-institution experience with 91 cases. Blood. 2005;105:973-977.

136. Aitchison R, Black AJ, Greaves MF. Polycythaemia rubra vera transforming to acute lymphoblastic leukaemia. Clin Lab Haematol. 1987; 9: 201-204.

137. Camos M, Cervantes F, Montoto S, Hernandez-Boluda JC, Villamor N, Montserrat E. Acute lymphoid leukemia following polycythemia vera. Leuk Lymphoma. 1999;32:395-398.

138. Woronzoff-Dashkoff KK, Litz CE. Acute lymphoblastic leukemia in a case of essential thrombocythemia. Am J Clin Pathol. 1996;106:206-208.

139. Tam CS, Nussenzveig RM, Popat U, Bueso-Ramos CE, Thomas DA, Cortes JA, Champlin RE, Ciurea SE, Manshouri T, Pierce SM, Kantarjian HM, Verstovsek S. The natural history and treatment outcome of blast phase BCR-ABL-myeloproliferative neoplasms. Blood. 2008;112: 1628-1637.

140. Gangat N, Tefferi A, Thanarajasingam G, Patnaik M, Schwager S, Ket-

terling R, Wolanskyj AP. Cytogenetic abnormalities in essential thrombocythemia: prevalence and prognostic significance. Eur J Haematol. 2009;83:17-21.

141. Panani AD. Cytogenetic findings in untreated patients with essential thrombocythemia. In Vivo. 2006;20:381-384.

142. Sever M, Kantarjian H, Pierce S, Jain N, Estrov Z, Cortes J, Verstovsek S. Cytogenetic abnormalities in essential thrombocythemia at presentation and transformation. Int J Hematol. 2009;90:522-525.

143. Gangat N, Strand J, Lasho TL, Finke CM, Knudson RA, Pardanani A, Li CY, Ketterling RP, Tefferi A. Cytogenetic studies at diagnosis in polycythemia vera: clinical and JAK2V617F allele burden correlates. Eur J Haematol. 2008;80:197-200.

144. Hussein K, Van Dyke DL, Tefferi A. Conventional cytogenetics in myelofibrosis: literature review and discussion. Eur J Haematol. 2009;82:329-338.

145. Hussein K, Van Dyke DL, Tefferi A. Conventional cytogenetics in myelofibrosis: literature review and discussion. Eur J Haematol. 2009;82:329-338.

146. Tam CS, Abruzzo LV, Lin KI, Cortes J, Lynn A, Keating MJ, Thomas DA, Pierce S, Kantarjian H, Verstovsek S. The role of cytogenetic abnormalities as a prognostic marker in primary myelofibrosis: applicability at the time of diagnosis and later during disease course. Blood. 2009;113:4171-4178.

147. Baxter EJ, Scott LM, Campbell PJ, East C, Fourouclas N, Swanton S, Vassiliou GS, Bench AJ, Boyd EM, Curtin N, Scott MA, Erber WN, Green AR, Cancer Genome Project. Acquired mutation of the tyrosine kinase JAK2 in human myeloproliferative disorders. Lancet. 2005;365:1054-1061.

148. James C, Ugo V, Le Couedic JP, Staerk J, Delhommeau F, Lacout C, Garcon L, Raslova H, Berger R, Bennaceur-Griscelli A, Villeval JL, Constantinescu SN, Casadevall N, Vainchenker W. A unique clonal JAK2 mutation leading to constitutive signalling causes polycythaemia vera. Nature. 2005;434:1144-1148.

149. Levine RL, Wadleigh M, Cools J, Ebert BL, Wernig G, Huntly BJ, Boggon TJ, Wlodarska I, Clark JJ, Moore S, Adelsperger J, Koo S, Lee JC, Gabriel S, Mercher T, D'Andrea A, Frohling S, Dohner K, Marynen P, Vandenberghe P, Mesa RA, Tefferi A, Griffin JD, Eck MJ, Sellers WR, Meyerson M, Golub TR, Lee SJ, Gilliland DG. Activating mutation in the tyrosine kinase JAK2 in polycythemia vera, essential thrombocythemia, and myeloid metaplasia with myelofibrosis. Cancer Cell. 2005;7:387-397.

150. Klampfl T, Gisslinger H, Harutyunyan AS, Nivarthi H, Rumi E, Milosevic JD, Them NC, Berg T, Gisslinger B, Pietra D, Chen D, Vladimer GI, Bagienski K, Milanesi C, Casetti IC, Sant'Antonio E, Ferretti V, Elena C, Schischlik F, Cleary C, Six M, Schalling M, Schonegger A, Bock C, Malcovati L, Pascutto C, Superti-Furga G, Cazzola M, Kralovics R. Somatic mutations of calreticulin in myeloproliferative neoplasms. N Engl J Med. 2013;369:2379-2390.

151. Nangalia J, Massie CE, Baxter EJ, Nice FL, Gundem G, Wedge DC, Avezov E, Li J, Kollmann K, Kent DG, Aziz A, Godfrey AL, Hinton J, Martincorena I, Van Loo P, Jones AV, Guglielmelli P, Tarpey P, Harding HP, Fitzpatrick JD, Goudie CT, Ortmann CA, Loughran SJ, Raine K, Jones DR, Butler AP, Teague JW, O'Meara S, McLaren S, Bianchi M, Silber Y, Dimitropoulou D, Bloxham D, Mudie L, Maddison M, Robinson B, Keohane C, Maclean C, Hill K, Orchard K, Tauro S, Du MQ, Greaves

M, Bowen D, Huntly BJ, Harrison CN, Cross NC, Ron D, Vannucchi AM, Papaemmanuil E, Campbell PJ, Green AR. Somatic CALR mutations in myeloproliferative neoplasms with nonmutated JAK2. N Engl J Med. 2013;369:2391-2405.

152. Rotunno G, Mannarelli C, Guglielmelli P, Pacilli A, Pancrazzi A, Pieri L, Fanelli T, Bosi A, Vannucchi AM, Associazione Italiana per la Ricerca sul Cancro Gruppo Italiano Malattie Mieloproliferative Investigators. Impact of calreticulin mutations on clinical and hematological phenotype and outcome in essential thrombocythemia. Blood. 2014;123:1552-1555.

153. Pikman Y, Lee BH, Mercher T, McDowell E, Ebert BL, Gozo M, Cuker A, Wernig G, Moore S, Galinsky I, DeAngelo DJ, Clark JJ, Lee SJ, Golub TR, Wadleigh M, Gilliland DG, Levine RL. MPLW515L is a novel somatic activating mutation in myelofibrosis with myeloid metaplasia. PLoS Med. 2006;3:e270.

154. Pardanani AD, Levine RL, Lasho T, Pikman Y, Mesa RA, Wadleigh M, Steensma DP, Elliott MA, Wolanskyj AP, Hogan WJ, McClure RF, Litzow MR, Gilliland DG, Tefferi A. MPL515 mutations in myeloproliferative and other myeloid disorders: a study of 1182 patients. Blood. 2006;108:3472-3476.

155. Pardanani AD, Levine RL, Lasho T, Pikman Y, Mesa RA, Wadleigh M, Steensma DP, Elliott MA, Wolanskyj AP, Hogan WJ, McClure RF, Litzow MR, Gilliland DG, Tefferi A. MPL515 mutations in myeloproliferative and other myeloid disorders: a study of 1182 patients. Blood. 2006;108:3472-3476.

156. Pancrazzi A, Guglielmelli P, Ponziani V, Bergamaschi G, Bosi A, Barosi G, Vannucchi AM. A sensitive detection method for MPLW515L or MPLW515K mutation in chronic myeloproliferative disorders with locked nucleic acid-modified probes and real-time polymerase chain reaction. J Mol Diagn. 2008;10:435-441.

157. Merker JD, Jones CD, Oh ST, Schrijver I, Gotlib J, Zehnder JL. Design and evaluation of a real-time PCR assay for quantification of JAK2 V617F and wild-type JAK2 transcript levels in the clinical laboratory. J Mol Diagn. 2010;12:58-64.

158. Wang J, Weiss LM, Chang KL, Slovak ML, Gaal K, Forman SJ, Arber DA. Diagnostic utility of bilateral bone marrow examination: significance of morphologic and ancillary technique study in malignancy. Cancer. 2002;94:1522-1531.

159. Rywlin AM, Ortega RS, Dominguez CJ. Lymphoid nodules of bone marrow: normal and abnormal. Blood. 1974;43:389-400.

160. Thiele J, Zirbes TK, Kvasnicka HM, Fischer R. Focal lymphoid aggregates (nodules) in bone marrow biopsies: differentiation between benign hyperplasia and malignant lymphoma-a practical guideline. J Clin Pathol. 1999;52:294-300.

161. Robertson LE, Redman JR, Butler JJ, Osborne BM, Velasquez WS, McLaughlin P, Swan F, Rodriguez MA, Hagemeister FB, Fuller LM. Discordant bone marrow involvement in diffuse large-cell lymphoma: a distinct clinical-pathologic entity associated with a continuous risk of relapse. J Clin Oncol. 1991;9:236-242.

162. Arber DA, George TI. Bone marrow biopsy involvement by non-Hodgkin's lymphoma: frequency of lymphoma types, patterns, blood involvement, and discordance with other sites in 450 specimens. Am J Surg Pathol. 2005;29:1549-1557.

163. Lambertenghi-Deliliers G, Annaloro C, Soligo D, Oriani A, Pozzoli E, Quirici N, Luksch R, Polli EE. Incidence and histological features of

bone marrow involvement in malignant lymphomas. Ann Hematol. 1992;65:61-65.

164. Henrique R,Achten R,Maes B,Verhoef G,De Wolf-Peeters C. Guidelines for subtyping small B-cell lymphomas in bone marrow biopsies. Virchows Arch. 1999;435:549-558.

165. Osborne BM,Butler JJ. Hypocellular paratrabecular foci of treated small cleaved cell lymphoma in bone marrow biopsies. Am J Surg Pathol. 1989;13:382-388.

166. Franco V,Florena AM,Campesi G. Intrasinusoidal bone marrow infiltration:a possible hallmark of splenic lymphoma. Histopathology. 1996; 29:571-575.

167. Kent SA,Variakojis D,Peterson LC. Comparative study of marginal zone lymphoma involving bone marrow. Am J Clin Pathol. 2002;117: 698-708.

168. Franco V,Florena AM,Stella M,Rizzo A,Iannitto E,Quintini G, Campesi G. Splenectomy influences bone marrow infiltration in patients with splenic marginal zone cell lymphoma with or without villous lymphocytes. Cancer. 2001;91:294-301.

169. West RB,Warnke RA,Natkunam Y. The usefulness of immunohistochemistry in the diagnosis of follicular lymphoma in bone marrow biopsy specimens. Am J Clin Pathol. 2002;117:636-643.

170. Naughton MJ,Hess JL,Zutter MM,Bartlett NL. Bone marrow staging in patients with non-Hodgkin's lymphoma:is flow cytometry a useful test? Cancer. 1998;82:1154-1159.

171. Hanson CA,Kurtin PJ,Katzmann JA,Hoyer JD,Li CY,Hodnefield JM, Meyers CH,Habermann TM,Witzig TE. Immunophenotypic analysis of peripheral blood and bone marrow in the staging of B-cell malignant lymphoma. Blood. 1999;94:3889-3896.

172. Crotty PL,Smith BR,Tallini G. Morphologic,immunophenotypic,and molecular evaluation of bone marrow involvement in non-Hodgkin's lymphoma. Diagn Mol Pathol. 1998;7:90-95.

173. Duggan PR,Easton D,Luider J,Auer IA. Bone marrow staging of patients with non-Hodgkin lymphoma by flow cytometry:correlation with morphology. Cancer. 2000;88:894-899.

174. Farhi DC. Germinal centers in the bone marrow. Hematol Pathol. 1989; 3:133-136.

175. Boveri E,Arcaini L,Merli M,Passamonti F,Rizzi S,Vanelli L,Rumi E,Rattotti S,Lucioni M,Picone C,Castello A,Pascutto C,Magrini U, Lazzarino M,Paulli M. Bone marrow histology in marginal zone B-cell lymphomas:correlation with clinical parameters and flow cytometry in 120 patients. Ann Oncol. 2009;20:129-136.

176. Douglas VK,Gordon LI,Goolsby CL,White CA,Peterson LC. Lymphoid aggregates in bone marrow mimic residual lymphoma after rituximab therapy for non-Hodgkin lymphoma. Am J Clin Pathol. 1999; 112: 844-853.

177. Chu PG,Chen Y,Molina A,Arber DA,Weiss LM. Recurrent B-cell neoplasms after rituximab therapy:an immunophenotypic and genotypic study. Leuk Lymphoma. 2002;43:2335-2341.

178. Tiacci E,Trifonov V,Schiavoni G,Holmes A,Kern W,Martelli MP, Pucciarini A,Bigerna B,Pacini R,Wells VA,Sportoletti P,Pettirossi V,Mannucci R,Elliott O,Liso A,Ambrosetti A,Pulsoni A,Forconi F, Trentin L,Semenzato G,Inghirami G,Capponi M,Di Raimondo F,Patti C,Arcaini L,Musto P,Pileri S,Haferlach C,Schnittger S,Pizzolo G, Foa R,Farinelli L,Haferlach T,Pasqualucci L,Rabadan R,Falini B. BRAF mutations in hairy-cell leukemia. N Engl J Med. 2011;364:

2305-2315.

179. Arcaini L,Zibellini S,Boveri E,Riboni R,Rattotti S,Varettoni M, Guerrera ML,Lucioni M,Tenore A,Merli M,Rizzi S,Morello L,Cavalloni C,Da Via MC,Paulli M,Cazzola M. The BRAF V600E mutation in hairy cell leukemia and other mature B-cell neoplasms. Blood. 2012; 119:188-191.

180. Akarca AU,Shende VH,Ramsay AD,Diss T,Pane-Foix M,Rizvi H, Calaminici MR,Grogan TM,Linch D,Marafioti T. BRAF V600E mutation-specific antibody,a sensitive diagnostic marker revealing minimal residual disease in hairy cell leukaemia. Br J Haematol. 2013; 162: 848-851.

181. Andrulis M,Penzel R,Weichert W,von Deimling A,Capper D. Application of a BRAF V600E mutation-specific antibody for the diagnosis of hairy cell leukemia. Am J Surg Pathol. 2012;36:1796-1800.

182. San Miguel JF,Almeida J,Mateo G,Blade J,Lopez-Berges C,Caballero D,Hernandez J,Moro MJ,Fernandez-Calvo J,Diaz-Mediavilla J,Palomera L,Orfao A. Immunophenotypic evaluation of the plasma cell compartment in multiple myeloma:a tool for comparing the efficacy of different treatment strategies and predicting outcome. Blood. 2002;99: 1853-1856.

183. Lin P,Owens R,Tricot G,Wilson CS. Flow cytometric immunophenotypic analysis of 306 cases of multiple myeloma. Am J Clin Pathol. 2004;121:482-488.

184. Behdad A,Ross CW,Jacques J,Kota U,Keren D,Stoolman L. Utility of nine-color,11-parameter flow cytometry for detection of plasma cell neoplasms:a comparison with bone marrow morphologic findings and concurrent m-protein studies in serum and urine. Am J Clin Pathol. 2014; 142:398-410.

185. Garcia-Sanz R,Gonzalez M,Orfao A,Moro MJ,Hernandez JM,Borrego D,Carnero M,Casanova F,Barez A,Jimenez R,Portero JA,San Miguel JF. Analysis of natural killer-associated antigens in peripheral blood and bone marrow of multiple myeloma patients and prognostic implications. Br J Haematol. 1996;93:81-88.

186. Vallario A,Chilosi M,Adami F,Montagna L,Deaglio S,Malavasi F,Caligaris-Cappio F. Human myeloma cells express the CD38 ligand CD31. Br J Haematol. 1999;105:441-444.

187. Ocqueteau M,Orfao A,Garcia-Sanz R,Almeida J,Gonzalez M,San Miguel JF. Expression of the CD117 antigen(c-kit)on normal and myelomatous plasma cells. Br J Haematol. 1996;95:489-493.

188. Attal M,Harousseau JL,Stoppa AM,Sotto JJ,Fuzibet JG,Rossi JF,Casassus P,Maisonneuve H,Facon T,Ifrah N,Payen C,Bataille R. A prospective,randomized trial of autologous bone marrow transplantation and chemotherapy in multiple myeloma. Intergroupe Francais du Myelome. N Engl J Med. 1996;335:91-97.

189. Paiva B,Vidriales M,Cervero J,Mateo G,Perez JJ,Montalban MA, Sureda A,Montejano L,Gutierrez NC,Garcia de Coca A,de Las Heras N,Mateos MV,Lopez-Berges MC,Garcia-Boyero R,Galende J,Hernandez J,Palomera L,Carrera D,Martinez R,de la Rubia J,Martin A, Blade J,Lahuerta JJ,Orfao A,San Miguel JF,GEM(Grupo Español de MM)/PETHEMA (Programa para el Estudio de la Terapéutica en Hemopatías Malignas) Cooperative Study Groups. Multiparameter flow cytometric remission is the most relevant prognostic factor for multiple myeloma patients who undergo autologous stem cell transplantation. Blood. 2008;112:4017-4023.

190. Arber DA. Molecular diagnostic approach to non-Hodgkin's lympho-

ma. J Mol Diagn. 2000;2:178-190.

191. Bagg A, Braziel RM, Arber DA, Bijwaard KE, Chu AY. Immunoglobulin heavy chain gene analysis in lymphomas: a multi-center study demonstrating the heterogeneity of performance of polymerase chain reaction assays. J Mol Diagn. 2002;4:81-89.

192. Gong JZ, Zheng S, Chiarle R, De Wolf-Peeters C, Palestro G, Frizzera G, Inghirami G. Detection of immunoglobulin kappa light chain rearrangements by polymerase chain reaction. an improved method for detecting clonal B-cell lymphoproliferative disorders. Am J Pathol. 1999; 155:355-363.

193. Arber DA, Braziel RM, Bagg A, Bijwaard KE. Evaluation of T cell receptor testing in lymphoid neoplasms: results of a multicenter study of 29 extracted DNA and paraffin-embedded samples. J Mol Diagn. 2001; 3:133-140.

194. Kurokawa T, Kinoshita T, Murate T, Nagasaka T, Kagami Y, Ogura M, Nakamura S, Seto M, Hotta T, Saito H. Complementarity determining region-Ⅲ is a useful molecular marker for the evaluation of minimal residual disease in mantle cell lymphoma. Br J Haematol. 1997; 98: 408-412.

195. van Belzen N, Hupkes PE, Doekharan D, Hoogeveen-Westerveld M, Dorssers LC, van't Veer MB. Detection of minimal disease using rearranged immunoglobulin heavy chain genes from intermediate-and high-grade malignant B cell non-Hodgkins lymphoma. Leukemia. 1997;11: 1742-1752.

196. Weinberg OK, Ai WZ, Mariappan MR, Shum C, Levy R, Arber DA. "Minor" BCL2 breakpoints in follicular lymphoma: frequency and correlation with grade and disease presentation in 236 cases. J Mol Diagn. 2007;9:530-537.

197. Limpens J, de Jong D, van Krieken JH, Price CG, Young BD, van Ommen GJ, Kluin PM. Bcl-2/JH rearrangements in benign lymphoid tissues with follicular hyperplasia. Oncogene. 1991;6:2271-2276.

198. Ohshima K, Kikuchi M, Kobari S, Masuda Y, Eguchi F, Kimura N. Amplified bcl-2/JH rearrangements in reactive lymphadenopathy. Virchows Arch B Cell Pathol Incl Mol Pathol. 1993;63:197-198.

199. Luthra R, McBride JA, Cabanillas F, Sarris A. Novel 5' exonuclease-based real-time PCR assay for the detection of t(14;18)(q32;q21) in patients with follicular lymphoma. Am J Pathol. 1998;153:63-68.

200. Raynaud SD, Bekri S, Leroux D, Grosgeorge J, Klein B, Bastard C, Gaudray P, Simon MP. Expanded range of 11q13 breakpoints with differing patterns of cyclin D1 expression in B-cell malignancies. Genes Chromosomes Cancer. 1993;8:80-87.

201. Böttcher S, Ritgen M, Buske S, Gesk S, Klapper W, Hoster E, Hiddemann W, Unterhalt M, Dreyling M, Siebert R, Kneba M, Pott C, EU MCL MRD Group. Minimal residual disease detection in mantle cell lymphoma: methods and significance of four-color flow cytometry compared to consensus IGH-polymerase chain reaction at initial staging and for follow-up examinations. Haematologica. 2008;93:551-559.

202. Li JY, Gaillard F, Moreau A, Harousseau JL, Laboisse C, Milpied N, Bataille R, Avet-Loiseau H. Detection of translocation t(11;14)(q13; q32) in mantle cell lymphoma by fluorescence in situ hybridization. Am J Pathol. 1999;154:1449-1452.

203. Gribben JG, Neuberg D, Freedman AS, Gimmi CD, Pesek KW, Barber M, Saporito L, Woo SD, Coral F, Spector N. Detection by polymerase chain reaction of residual cells with the bcl-2 translocation is associated with increased risk of relapse after autologous bone marrow transplanta-

tion for B-cell lymphoma. Blood. 1993;81:3449-3457.

204. Zwicky CS, Maddocks AB, Andersen N, Gribben JG. Eradication of polymerase chain reaction detectable immunoglobulin gene rearrangement in non-Hodgkin's lymphoma is associated with decreased relapse after autologous bone marrow transplantation. Blood. 1996;88:3314-3322.

205. Corradini P, Astolfi M, Cherasco C, Ladetto M, Voena C, Caracciolo D, Pileri A, Tarella C. Molecular monitoring of minimal residual disease in follicular and mantle cell non-Hodgkin's lymphomas treated with high-dose chemotherapy and peripheral blood progenitor cell autografting. Blood. 1997;89:724-731.

206. Moos M, Schulz R, Martin S, Benner A, Haas R. The remission status before and the PCR status after high-dose therapy with peripheral blood stem cell support are prognostic factors for relapse-free survival in patients with follicular non-Hodgkin's lymphoma. Leukemia. 1998;12: 1971-1976.

207. Schnittger S, Bacher U, Haferlach T, Wendland N, Ulke M, Dicker F, Grossmann V, Haferlach C, Kern W. Development and validation of a real-time quantification assay to detect and monitor BRAFV600E mutations in hairy cell leukemia. Blood. 2012;119:3151-3154.

208. Perez-Simon JA, Garcia-Sanz R, Tabernero MD, Almeida J, Gonzalez M, Fernandez-Calvo J, Moro MJ, Hernandez JM, San Miguel JF, Orfao A. Prognostic value of numerical chromosome aberrations in multiple myeloma: a FISH analysis of 15 different chromosomes. Blood. 1998; 91:3366-3371.

209. Fonseca R, Blood EA, Oken MM, Kyle RA, Dewald GW, Bailey RJ, Van Wier SA, Henderson KJ, Hoyer JD, Harrington D, Kay NE, Van Ness B, Greipp PR. Myeloma and the t(11;14)(q13;q32); evidence for a biologically defined unique subset of patients. Blood. 2002;99: 3735-3741.

210. Swedin A, Lenhoff S, Olofsson T, Thuresson B, Westin J. Clinical utility of immunoglobulin heavy chain gene rearrangement identification for tumour cell detection in multiple myeloma. Br J Haematol. 1998;103: 1145-1151.

211. Corradini P, Voena C, Astolfi M, Ladetto M, Tarella C, Boccadoro M, Pileri A. High-dose sequential chemoradiotherapy in multiple myeloma: residual tumor cells are detectable in bone marrow and peripheral blood cell harvests and after autografting. Blood. 1995;85:1596-1602.

212. Martinelli G, Terragna C, Zamagni E, Ronconi S, Tosi P, Lemoli RM, Bandini G, Motta MR, Testoni N, Amabile M, Ottaviani E, Vianelli N, de Vivo A, Gozzetti A, Tura S, Cavo M. Molecular remission after allogeneic or autologous transplantation of hematopoietic stem cells for multiple myeloma. J Clin Oncol. 2000;18:2273-2281.

213. Janssens AM, Offner FC, Van Hove WZ. Bone marrow necrosis. Cancer. 2000;88:1769-1780.

214. Paydas S, Ergin M, Baslamisli F, Yavuz S, Zorludemir S, Sahin B, Bolat FA. Bone marrow necrosis: clinicopathologic analysis of 20 cases and review of the literature. Am J Hematol. 2002;70:300-305.

215. Katayama Y, Deguchi S, Shinagawa K, Teshima T, Notohara K, Taguchi K, Omoto E, Harada M. Bone marrow necrosis in a patient with acute myeloblastic leukemia during administration of G-CSF and rapid hematologic recovery after allotransplantation of peripheral blood stem cells. Am J Hematol. 1998;57:238-240.

216. Dreosti LM, Bezwoda W, Gunter K. Bone marrow necrosis following ALL-trans retinoic acid therapy for acute promyelocytic leukaemia. Leuk Lymphoma. 1994;13:353-356.

217. McCarthy DM. Annotation. fibrosis of the bone marrow: content and causes. Br J Haematol. 1985;59:1-7.

218. Islam A, Catovsky D, Goldman JM, Galton DA. Bone marrow fibre content in acute myeloid leukaemia before and after treatment. J Clin Pathol. 1984;37:1259-1263.

219. Wallis JP, Reid MM. Bone marrow fibrosis in childhood acute lymphoblastic leukaemia. J Clin Pathol. 1989;42:1253-1254.

220. Thiele J, Kvasnicka HM, Schmitt-Graeff A, Kriener S, Engels K, Staib P, Ollig ES, Keller C, Fokkema S, Griesshammer M, Waller CF, Ottmann OG, Hansmann ML. Bone marrow changes in chronic myelogenous leukaemia after long-term treatment with the tyrosine kinase inhibitor STI571: an immunohistochemical study on 75 patients. Histopathology. 2005;46:540-550.

221. Horny HP, Parwaresch MR, Lennert K. Bone marrow findings in systemic mastocytosis. Hum Pathol. 1985;16:808-814.

222. Seaman JP, Kjeldsberg CR, Linker A. Gelatinous transformation of the bone marrow. Hum Pathol. 1978;9:685-692.

223. Feng CS. A variant of gelatinous transformation of marrow in leukemic patients post-chemotherapy. Pathology. 1993;25:294-296.

224. Krishnan C, George TI, Arber DA. Bone marrow metastases: a survey of nonhematologic metastases with immunohistochemical study of metastatic carcinomas. Appl Immunohistochem Mol Morphol. 2007;15:1-7.

225. Krishnan C, Twist CJ, Fu T, Arber DA. Detection of isolated tumor cells in neuroblastoma by immunohistochemical analysis in bone marrow biopsy specimens: improved detection with use of beta-catenin. Am J Clin Pathol. 2009;131:49-57.

226. Lyda MH, Tetef M, Carter NH, Ikle D, Weiss LM, Arber DA. Keratin immunohistochemistry detects clinically significant metastases in bone marrow biopsy specimens in women with lobular breast carcinoma. Am J Surg Pathol. 2000;24:1593-1599.

227. Braun S, Cevatli BS, Assemi C, Janni W, Kentenich CR, Schindlbeck C, Rjosk D, Hepp F. Comparative analysis of micrometastasis to the bone marrow and lymph nodes of node-negative breast cancer patients receiving no adjuvant therapy. J Clin Oncol. 2001;19:1468-1475.

228. Braun S, Pantel K, Muller P, Janni W, Hepp F, Kentenich CR, Gastroph S, Wischnik A, Dimpfl T, Kindermann G, Riethmuller G, Schlimok G. Cytokeratin-positive cells in the bone marrow and survival of patients with stage Ⅰ, Ⅱ, or Ⅲ breast cancer. N Engl J Med. 2000;342:525-533.

229. Gerber B, Krause A, Muller H, Richter D, Reimer T, Makovitzky J, Hernrring C, Jeschke U, Kundt G, Friese K. Simultaneous immunohistochemical detection of tumor cells in lymph nodes and bone marrow aspirates in breast cancer and its correlation with other prognostic factors. J Clin Oncol. 2001;19:960-971.

230. Kerrigan DP, Castillo A, Foucar K, Townsend K, Neidhart J. Peripheral blood morphologic changes after high-dose antineoplastic chemotherapy and recombinant human granulocyte colony-stimulating factor administration. Am J Clin Pathol. 1989;92:280-285.

231. Campbell LJ, Maher DW, Tay DL, Boyd AW, Rockman S, McGrath K, Fox RM, Morstyn G. Marrow proliferation and the appearance of giant neutrophils in response to recombinant human granulocyte colony stimulating factor(rhG-CSF). Br J Haematol. 1992;80:298-304.

232. Ryder JW, Lazarus HM, Farhi DC. Bone marrow and blood findings after marrow transplantation and rhGM-CSF therapy. Am J Clin Pathol. 1992;97:631-637.

233. Schmitz LL, McClure JS, Litz CE, Dayton V, Weisdorf DJ, Parkin JL, Brunning RD. Morphologic and quantitative changes in blood and marrow cells following growth factor therapy. Am J Clin Pathol. 1994;101:67-75.

234. Meyerson HJ, Farhi DC, Rosenthal NS. Transient increase in blasts mimicking acute leukemia and progressing myelodysplasia in patients receiving growth factor. Am J Clin Pathol. 1998;109:675-681.

235. Harris AC, Todd WM, Hackney MH, Ben-Ezra J. Bone marrow changes associated with recombinant granulocyte-macrophage and granulocyte colony-stimulating factors. discrimination of granulocytic regeneration. Arch Pathol Lab Med. 1994;118:624-629.

236. Innes DJ, Hess CE, Bertholf MF, Wade P. Promyelocyte morphology. differentiation of acute promyelocytic leukemia from benign myeloid proliferations. Am J Clin Pathol. 1987;88:725-729.

237. Wilson PA, Ayscue LH, Jones GR, Bentley SA. Bone marrow histiocytic proliferation in association with colony-stimulating factor therapy. Am J Clin Pathol. 1993;99:311-313.

238. Pekarske SL, Shin SS. Bone marrow changes induced by recombinant granulocyte colony-stimulating factor resembling metastatic carcinoma: distinction with cytochemical and immunohistochemical studies. Am J Hematol. 1996;51:332-334.

239. Heslop HE, Duncombe AS, Reittie JE, Bello-Fernandez C, Gottlieb DJ, Prentice HG, Mehta AB, Hoffbrand AV, Brenner MK. Interleukin 2 infusion induces haemopoietic growth factors and modifies marrow regeneration after chemotherapy or autologous marrow transplantation. Br J Haematol. 1991;77:237-244.

240. Falk S, Seipelt G, Ganser A, Ottmann OG, Hoelzer D, Stutte HJ, Hubner K. Bone marrow findings after treatment with recombinant human interleukin-3. Am J Clin Pathol. 1991;95:355-362.

241. Ahn JH, Yoon KS, Lee WI, Suh JT, Lee TW, Ihm CG, Kim MJ. Bone marrow findings before and after treatment with recombinant human erythropoietin in chronic hemodialyzed patients. Clin Nephrol. 1995;43:189-195.

242. Ludwig H, Chott A, Fritz E, Krainer M. Increase of bone marrow cellularity during erythropoietin treatment in myeloma. Stem Cells. 1995;13(suppl 2):77-87.

243. Biljanovic-Paunovic L, Djukanovic L, Lezaic V, Stojanovic N, Marisavljevic D, Pavlovic-Kentera V. In vivo effects of recombinant human erythropoietin on bone marrow hematopoiesis in patients with chronic renal failure. Eur J Med Res. 1998;3:564-570.

244. Hellstrom-Lindberg E, Kanter-Lewensohn L, Ost A. Morphological changes and apoptosis in bone marrow from patients with myelodysplastic syndromes treated with granulocyte-CSF and erythropoietin. Leuk Res. 1997;21:415-425.

245. Horina JH, Schmid CR, Roob JM, Winkler HM, Samitz MA, Hammer HF, Pogglitsch H, Krejs GJ. Bone marrow changes following treatment of renal anemia with erythropoietin. Kidney Int. 1991;40:917-922.

246. Casadevall N, Nataf J, Viron B, Kolta A, Kiladjian JJ, Martin-Dupont P, Michaud P, Papo T, Ugo V, Teyssandier I, Varet B, Mayeux P. Pure red-cell aplasia and antierythropoietin antibodies in patients treated with recombinant erythropoietin. N Engl J Med. 2002;346:469-475.

247. Kaushansky K. Thrombopoietin. N Engl J Med. 1998;339:746-754.

248. Douglas VK, Tallman MS, Cripe LD, Peterson LC. Thrombopoietin administered during induction chemotherapy to patients with acute myeloid leukemia induces transient morphologic changes that may resemble

chronic myeloproliferative disorders. Am J Clin Pathol. 2002; 117: 844-850.

249. Brereton ML, Adams JA, Briggs M, Liu Yin JA. The in vitro effect of pegylated recombinant human megakaryocyte growth and development factor(PEGrHuMGDF) on megakaryopoiesis in patients with aplastic anaemia. Br J Haematol. 1999;104;119-126.

250. Adams JA, Liu Yin JA, Brereton ML, Briggs M, Burgess R, Hyde K. The in vitro effect of pegylated recombinant human megakaryocyte growth and development factor(PEG rHuMGDF) on megakaryopoiesis in normal subjects and patients with myelodysplasia and acute myeloid leukaemia. Br J Haematol. 1997;99;139-146.

251. Socie G, Stone JV, Wingard JR, Weisdorf D, Henslee-Downey PJ, Bredeson C, Cahn JY, Passweg JR, Rowlings PA, Schouten HC, Kolb HJ, Klein JP. Long-term survival and late deaths after allogeneic bone marrow transplantation. late effects working committee of the international bone marrow transplant registry. N Engl J Med. 1999;341;14-21.

252. Dulley FL, Kanfer EJ, Appelbaum FR, Amos D, Hill RS, Buckner CD, Shulman HM, McDonald GB, Thomas ED. Venocclusive disease of the liver after chemoradiotherapy and autologous bone marrow transplantation. Transplantation. 1987;43;870-873.

253. Jones RJ, Lee KS, Beschorner WE, Vogel VG, Grochow LB, Braine HG, Vogelsang GB, Sensenbrenner LL, Santos GW, Saral R. Venoocclusive disease of the liver following bone marrow transplantation. Transplantation. 1987;44;778-783.

254. Vose JM, Kennedy BC, Bierman PJ, Kessinger A, Armitage JO. Long-term sequelae of autologous bone marrow or peripheral stem cell transplantation for lymphoid malignancies. Cancer. 1992;69;784-789.

255. Bombi JA, Palou J, Bruguera M, Feliu E, Martin-Ortega E, Rozman C, Cardesa A. Pathology of bone marrow transplantation. Semin Diagn Pathol. 1992;9;220-231.

256. Taskinen M, Saarinen-Pihkala UM, Hovi L, Lipsanen-Nyman M. Impaired glucose tolerance and dyslipidaemia as late effects after bonemarrow transplantation in childhood. Lancet. 2000;356;993-997.

257. Leiper AD. Non-endocrine late complications of bone marrow transplantation in childhood; part II. Br J Haematol. 2002;118;23-43.

258. Leiper AD. Non-endocrine late complications of bone marrow transplantation in childhood; part I. Br J Haematol. 2002;118;3-22.

259. Wolniak KL, Goolsby CL, Chen YH, Chenn A, Singhal S, JayeshMehta, Peterson LA. Expansion of a clonal CD8+CD57+large granular lymphocyte population after autologous stem cell transplant in multiple myeloma. Am J Clin Pathol. 2013;139;231-241.

260. Mohty M, Faucher C, Vey N, Chabannon C, Sainty D, Arnoulet C, Gaugler B, Gastaut JA, Maraninchi D, Olive D, Blaise D. Features of large granular lymphocytes (LGL) expansion following allogeneic stem cell transplantation; a long-term analysis. Leukemia. 2002;16;2129-2133.

261. Pui CH, Behm FG, Raimondi SC, Dodge RK, George SL, Rivera GK, Mirro J, Kalwinsky DK, Dahl GV, Murphy SB. Secondary acute myeloid leukemia in children treated for acute lymphoid leukemia. N Engl J Med. 1989;321;136-142.

262. Curtis RE, Travis LB, Rowlings PA, Socie G, Kingma DW, Banks PM, Jaffe ES, Sale GE, Horowitz MM, Witherspoon RP, Shriner DA, Weisdorf DJ, Kolb HJ, Sullivan KM, Sobocinski KA, Gale RP, Hoover RN, Fraumeni JF, Deeg HJ. Risk of lymphoproliferative disorders after bone marrow transplantation; a multi-institutional study. Blood. 1999; 94: 2208-2216.

263. Krishnan A, Bhatia S, Slovak ML, Arber DA, Niland JC, Nademanee A, Fung H, Bhatia R, Kashyap A, Molina A, O'Donnell MR, Parker PA, Sniecinski I, Snyder DS, Spielberger R, Stein A, Forman SJ. Predictors of therapy-related leukemia and myelodysplasia following autologous transplantation for lymphoma; an assessment of risk factors. Blood. 2000;95;1588-1593.

264. Green DM, Hyland A, Barcos MP, Reynolds JA, Lee RJ, Hall BC, Zevon MA. Second malignant neoplasms after treatment for Hodgkin's disease in childhood or adolescence. J Clin Oncol. 2000; 18: 1492-1499.

265. Carli PM, Sgro C, Parchin-Geneste N, Isambert N, Mugneret F, Girodon F, Maynadie M. Increase therapy-related leukemia secondary to breast cancer. Leukemia. 2000;14;1014-1017.

266. Leung W, Ribeiro RC, Hudson M, Tong X, Srivastava DK, Rubnitz JE, Sandlund JT, Razzouk BI, Evans WE, Pui CH. Second malignancy after treatment of childhood acute myeloid leukemia. Leukemia. 2001; 15: 41-45.

267. Bhatia S, Louie AD, Bhatia R, O'Donnell MR, Fung H, Kashyap A, Krishnan A, Molina A, Nademanee A, Niland JC, Parker PA, Snyder DS, Spielberger R, Stein A, Forman SJ. Solid cancers after bone marrow transplantation. J Clin Oncol. 2001;19;464-471.

268. Pedersen-Bjergaard J, Daugaard G, Hansen SW, Philip P, Larsen SO, Rorth M. Increased risk of myelodysplasia and leukaemia after etoposide, cisplatin, and bleomycin for germ-cell tumours. Lancet. 1991; 338;359-363.

269. Pedersen-Bjergaard J, Andersen MK, Christiansen DH, Nerlov C. Genetic pathways in therapy-related myelodysplasia and acute myeloid leukemia. Blood. 2002;99;1909-1912.

270. Rowley JD, Olney HJ. International workshop on the relationship of prior therapy to balanced chromosome aberrations in therapy-related myelodysplastic syndromes and acute leukemia; overview report. Genes Chromosomes Cancer. 2002;33;331-345.

271. Sterkers Y, Preudhomme C, Lai JL, Demory JL, Caulier MT, Wattel E, Bordessoule D, Bauters F, Fenaux P. Acute myeloid leukemia and myelodysplastic syndromes following essential thrombocythemia treated with hydroxyurea; high proportion of cases with 17p deletion. Blood. 1998;91;616-622.

272. Merlat A, Lai JL, Sterkers Y, Demory JL, Bauters F, Preudhomme C, Fenaux P. Therapy-related myelodysplastic syndrome and acute myeloid leukemia with 17p deletion. A report on 25 cases. Leukemia. 1999;13: 250-257.

273. Pagano L, Pulsoni A, Tosti ME, Annino L, Mele A, Camera A, Martino B, Guglielmi C, Cerri R, Di Bona E, Invernizzi R, Castagnola C, Bassan R, Mele L, Todeschini G, Leone G, Mandelli F. Acute lymphoblastic leukaemia occurring as second malignancy; report of the GIMEMA archive of adult acute leukaemia. Gruppo Italiano Malattie Ematologiche Maligne Dell'adulto. Br J Haematol. 1999;106;1037-1040.

274. Bloomfield CD, Archer KJ, Mrozek K, Lillington DM, Kaneko Y, Head DR, Dal Cin P, Raimondi SC. 11q23 balanced chromosome aberrations in treatment-related myelodysplastic syndromes and acute leukemia; report from an international workshop. Genes Chromosomes Cancer. 2002;33;362-378.

275. Cooley LD, Sears DA, Udden MM, Harrison WR, Baker KR. Donor cell leukemia; report of a case occurring 11 years after allogeneic bone marrow transplantation and review of the literature. Am J Hematol. 2000;

63:46-53.

276. Berg KD, Brinster NK, Huhn KM, Goggins MG, Jones RJ, Makary A, Murphy KM, Griffin CA, Rosenblum-Vos LS, Borowitz MJ, Nousari HC, Eshleman JR. Transmission of a T-cell lymphoma by allogeneic bone marrow transplantation. N Engl J Med. 2001;345:1458-1463.

277. Koeppen H, Newell K, Baunoch DA, Vardiman JW. Morphologic bone marrow changes in patients with posttransplantation lymphoproliferative disorders. Am J Surg Pathol. 1998;22:208-214.

278. Orazi A, Hromas RA, Neiman RS, Greiner TC, Lee CH, Rubin L, Haskins S, Heerema NA, Gharpure V, Abonour R, Srour EF, Cornetta K. Posttransplantation lymphoproliferative disorders in bone marrow transplant recipients are aggressive diseases with a high incidence of adverse histologic and immunobiologic features. Am J Clin Pathol. 1997;107:419-429.

骨髓非造血系统肿瘤

Robert E. Hutchison

58.1　定义

　　骨髓是主要的造血部位,可发生造血系统和非造血系统肿瘤,通常也能反映代谢紊乱性疾病。骨髓转移的发生受微环境因素的影响非常大,某些恶性肿瘤易于发生骨髓转移[1]。转移瘤累及骨髓时,常称为骨髓病,外周血的相应改变通常轻微,称为微血管病性粒红细胞性贫血(图 58.1)。患者表现为与血细胞减少、代谢紊乱和占位效应(如骨痛)相关的症状,可类似白血病和淋巴瘤。影像学检查有助于诊断,但常需要骨髓检查来明确诊断。骨髓检查包括骨髓穿刺涂片和骨髓穿刺活检,有时需要多部位取材(常为双侧髂嵴)。

　　转移性疾病的血生化指标常有异常改变,代谢性疾病也是如此,后者有时甚至类似转移性疾病的改变。转移性疾病常表现为钙、尿酸、血尿素氮(BUN),和/或乳酸脱氢酶(LDH)水平升高,伴血小板减少。骨髓坏死导致 LDH 和血清谷草转氨酶(SGOT)升高[2]。

　　最常见的骨髓转移瘤为乳腺癌、肺癌和前列腺癌,这三者占所有骨髓转移瘤的 2/3[3]。这三个部位的原发癌均有多达 20% 的病例发生骨髓转移。其他骨髓转移率较低的肿瘤包括胃和结肠的腺癌、肾细胞癌、卵巢癌、睾丸癌、移行细胞

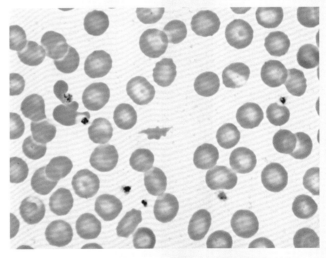

图 58.1　转移性肺癌患者发生的正红细胞性贫血,可见裂红细胞

癌、横纹肌肉瘤、Ewing 肉瘤和血管肿瘤,其他许多肿瘤偶也可转移至骨髓。常累及骨髓的儿童肿瘤包括横纹肌肉瘤、神经母细胞瘤、视网膜母细胞瘤、髓母细胞瘤和 Ewing 肉瘤[2,4]。最好根据原发瘤来对骨髓转移瘤进行诊断和分类,免疫组化染色结合形态学分析,有助于原发部位未知肿瘤的诊断(表 58.1)。

表 58.1 免疫组织化学筛查

肿瘤类型	LCK8, panCK, CK19	CK7	CK20	CK5, CK6	EMA	CEA	p63	TTF-1	CDX2	PSA, PSAP	Villin	GCDFP-15 Mammaglobulin	Syn, CD56, NSE	NB84	HMB45, Melan A	Desmin	Myogenin, Myo-D1	CD99	FLI-1	CD117
乳腺癌	+	+	-	v	+	-	-	-	-	-	-	+	-	-	-	-	-	-	-	-
肺小细胞癌	+	+	-	-	-	v	-	+	-	-	-	-	+	-	-	-	-	-	-	-
肺鳞癌	+	+	-	+	+	-	+	-	-	-	-	-	-	-	-	-	-	-	-	-
肺腺癌	+	+	v	-	+	+	-	+	-	-	-	-	-	-	-	-	-	-	-	-
前列腺癌	+	-	-	-	+	-	-	-	-	+	-	-	-	-	-	-	-	-	-	-
胃十二指肠癌	+	v	v	-	+	+	-	-	+	-	v	-	-	-	-	-	-	-	-	v
结直肠癌	+	-	+	-	+	+	-	-	+	-	+	-	-	-	-	-	-	-	-	-
肾细胞癌	+	-	-	-	+	-	-	-	-	-	-	-	-	-	-	-	-	-	-	-
黑色素瘤	v	-	-	-	-	-	-	-	-	-	-	-	-	-	+	-	-	-	-	v
横纹肌肉瘤	-	-	-	-	-	-	-	-	-	-	-	-	-	-	-	+	+	-	-	-
神经母细胞瘤	-	-	-	-	-	-	-	-	-	-	-	-	+	+	-	-	-	-	-	-
髓母细胞瘤	-	-	-	-	-	-	-	-	-	-	-	-	+	+	-	-	-	-	-	-
Ewing 肉瘤	-	-	-	-	-	-	-	-	-	-	-	-	v	-	-	-	-	+	+	v

LCK,低分子量 CK,即 CK8/CK18(CAM5.2 和 35βH11);panCK,广谱 CK(AE1/AE3);CEA,癌胚抗原;EMA,上皮膜抗原;GCDFP-15,巨囊性病液体蛋白-15;Mg,mammaglobin,乳腺球蛋白;NSE,神经元特异性烯醇化酶;PSA,前列腺特异性抗原;PSAP,前列腺特异性酸性磷酸酶;Syn,突触素;v,表达不一致。

58.2　浸润性乳腺癌

在第 4 版乳腺肿瘤 WHO 分类中,浸润性乳腺癌分为许多大类和子类,包括浸润性乳腺癌-非特殊类型(NST,即以前分类中的浸润性导管癌-非特指)和特殊类型乳腺癌,后者包括浸润性小叶癌(ILC)、小管癌和浸润性筛状癌(两者均为低级别,预后好)、黏液癌、伴髓样特征的癌、伴大汗腺分化的癌、伴印戒细胞分化的癌、化生性癌、腺样囊性癌(也为低级别)、黏液癌、伴神经内分泌特征的癌、浸润性乳头状(和微乳头状)癌等[5,6]。乳腺癌细胞表达低分子量 CK 和 EMA,常表达 CEA、B72.3 和 BCA-225[7]。受累骨髓可表现为丰富的癌巢,但也常见癌细胞簇不明显和/或广泛纤维化的区域(图 58.2A-D)。微环境因素对乳腺癌累及骨髓的影响非常明显,二磷酸盐类药物有可能改变这种微环境因素[8]。检测骨髓中的扩散肿瘤细胞(DTC)最常用方法是免疫组化染色(IHC),有助于判断哪些患者属于高风险患者,哪些患者会从二磷酸盐类药物治疗中获益[9]。

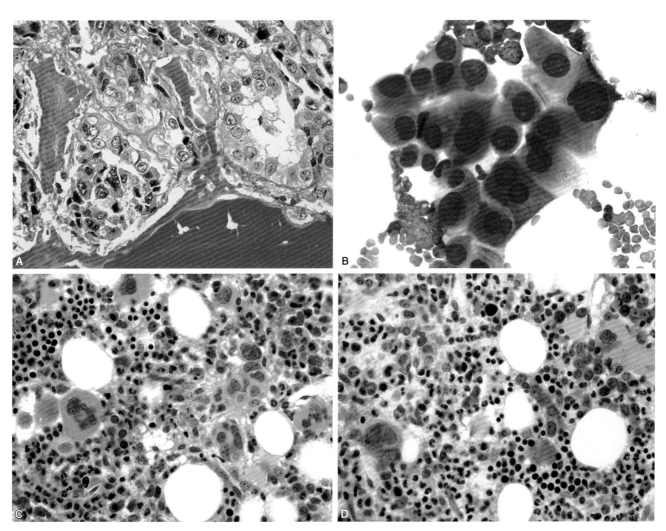

图 58.2　**转移性乳腺癌患者,骨髓粗针穿刺活检(A)和骨髓涂片(B)**。C,另一例转移性乳腺癌患者的骨髓粗针穿刺活检标本,骨髓累及不明显。D,与 C 为同一病例,广谱 CK 免疫组化染色突出显示癌细胞。

58.3　肺癌

肺癌的骨髓转移率与组织学类型有关。最常转移至骨髓的类型是小细胞癌(SCC,约 20%),其次是鳞状细胞癌(3%～15%)和腺癌(5%～10%)。

SCC 细胞类似原始细胞,但常成簇分布,核镶嵌拥挤(铸型)(图 58.3)。SCC 表达广谱 CK、CK7、CgA 和 Syn。患者常有神经内分泌综合征表现[7,10]。罕见情况下,类癌也可转移至骨髓。

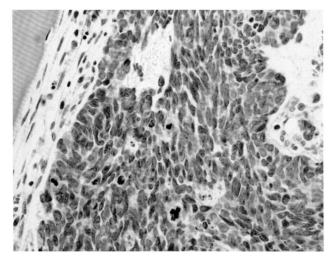

图 58.3　肺小细胞癌转移至骨髓

58.4　鳞状细胞癌

鳞状细胞癌在骨髓粗针穿刺活检标本中很容易识别,但穿刺涂片中可能因细胞成分少而难以识别。骨髓中的鳞状细胞癌表现为黏附性细胞巢,表达广谱 CK、CK7、CK5/6 和 p63,常包埋于纤维性背景中。

58.5　腺癌

骨髓转移的腺癌最常来自肺,表达广谱 CK、CK7、napsin A 和 TTF-1(图 58.4)[11,12]。最近的国际分类系统将肺腺癌分为贴壁型、腺泡型、实性型、乳头型、微乳头型,以及其他数种变异型[13]。为满足靶向治疗评估的需要,需要采用分子技术和/或 IHC 方法来评估 EGFR、KRAS 和 ALK 状态,一般从原发部位获得标本。也可利用转移灶来进行 IHC 或 FISH 检测,但转移灶可能存在很明显的变异,经常不能反映原发灶的真实情况[3]。

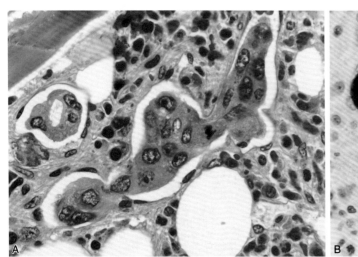
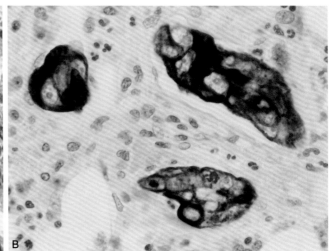

图 58.4　骨髓活检标本中的转移性肺腺癌(A),表达 CK7(B)

58.6　前列腺癌

前列腺癌最常转移至骨髓[14]。前列腺癌常表现为以小腺泡结构为主的高分化腺癌,分化较差的前列腺癌容易发生转移,特别是表现为腺体融合、形成筛状或乳头状结构的中分化腺癌,或没有明显腺体形成的腺癌(图 58.5)。前列腺癌累及骨髓时可导致血清前列腺特异性抗原(PSA)水平升高,需要前列腺活检来证实诊断,但需要注意的是,原发部位未知的腺癌发生骨转移时,也可表现为 PSA 水平升高。前列腺癌常表达 PSA、前列腺酸性磷酸酶(PAP)和广谱 CK,分化差的肿瘤不表达 PAS 和 PAP,但可能表达前列腺特异性膜抗原(PS-MA)和 P501S(prostein)[15]。微环境特征研究有助于指导靶向治疗[16]。

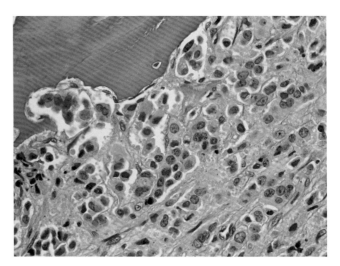

图 58.5　骨髓活检标本中的转移性前列腺癌

58.7 胃癌

胃癌大多数是腺癌,Lauren 分类中包括肠型和弥漫型两大类,而 WHO 分类以形态学为基础,将胃腺癌分为乳头状腺癌、管状腺癌、黏液腺癌、印戒细胞癌、腺鳞癌、小细胞癌等。免疫组化染色表达广谱 CK、EMA、CEA、CK20、CK7 和 CA19.9。少数病例表现为含大量淋巴细胞的淋巴上皮瘤样结构[17]。

58.8 结直肠癌

大部分结直肠癌为中分化腺癌(图 58.6)[18]。表达 CK(一般为 CK20 阳性、CK7 阴性)、CEA、villin、CDX2 和肿瘤相关糖蛋白(TAG-72)[7]。小细胞癌表达 NSE 和 Syn[18]。微转移的评估可通过 IHC 和 RT-PCR 检测 CK20 和其他肿瘤标记来实现,这是新发现的预后决定因素[19]。

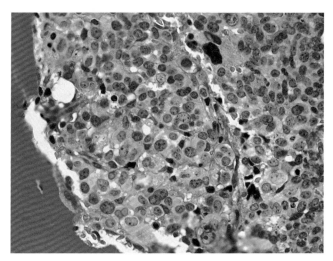

图 58.6 骨髓活检标本,转移性结肠癌广泛累及骨髓

58.9 肾细胞癌

晚期肾细胞癌(RCC)常发生骨转移,见于临床试验中 1/3 的 RCC 患者。曾采用二磷酸盐类治疗,但可能将被新的靶向药物取代[20]。IHC 项目应包括广谱 CK、CD10、RCC、PAX2 和 PAX8[21]。

58.10 恶性黑色素瘤

恶性黑色素瘤容易与其他肿瘤混淆,虽然产生黑色素是一个有用的特征,但在骨髓转移灶中并不常见。瘤细胞可呈肉瘤样;可类似弥漫性或间变性淋巴瘤、骨髓瘤或其他肿瘤;任何间变性或低分化肿瘤均需要与恶性黑色素瘤鉴别。表达 S-100、HMB-45 和 Melan A 具有诊断意义,但促结缔组织性黑色素瘤不表达 HMB-45[22]。转移性黑色素瘤存在 *BRAF* V600 突变,可通过小标本 IHC 方法检测,已成为目前的治疗靶点[23]。

58.11 儿科癌症

儿科癌症即所谓的儿童小蓝细胞肿瘤,分期评估中一般要求骨髓检查,其结果对治疗和预后有显著影响。其中大多数肿瘤的骨髓累及模式高度多变,有时在一个部位有广泛累及,而在其附近却检测不到。

58.11.1 横纹肌肉瘤

横纹肌肉瘤是儿童最常见的软组织肉瘤,起源于骨骼肌细胞,含有肌源性蛋白。儿童横纹肌肉瘤主要包括胚胎性横纹肌肉瘤(ERMS)和腺泡状横纹肌肉瘤(ARMS),其中 ARMS 的混合模式和实性变异型可与其他肿瘤混淆。患者的治疗和预后取决于年龄、分期、组织学和分子或细胞遗传学特征,t(2;13)或 t(1;13)和 *PAX3* 或 *PAX7* 与 *FOX01*(*FKHR*)融合与 ARMS 预后差相关[24]。横纹肌肉瘤的骨转移率为 25%~30%,具有腺泡形态的病例转移率更高(50%)[25,26]。骨髓转移灶表现为细胞成簇分布或单个散在,细胞小,母细胞样,可有嗜酸性颗粒状胞质(图 58.7)。可有噬血细胞现象和急性白血病样表现[27-33]。肿瘤表达 desmin、MSA、Myo-D1 和 myogenin[34]。

58.11.2 神经母细胞瘤

神经母细胞瘤(NB)和相关的分化型肿瘤(节细胞神经母

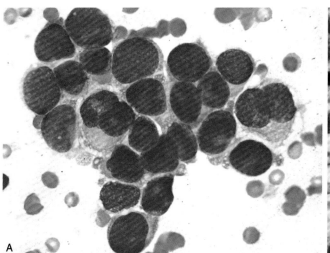
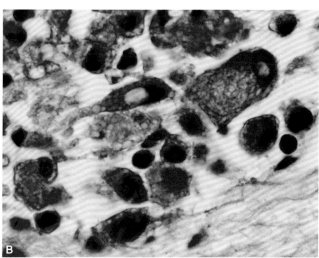

图 58.7 骨髓穿刺涂片(A)和骨髓粗针穿刺活检(B)中的转移性横纹肌肉瘤

细胞瘤和节细胞神经瘤)主要见于年幼儿童。NB 最常原发于肾上腺皮质、腹部或胸部交感神经节、颈部和盆腔,可多发。可经淋巴道和血行转移,骨转移常见。自然病史取决于年龄、组织学和生物学特征。NB 的组织学和年龄校正分类请参见相关文献[35,36]。年龄<1.5 岁、分化型组织学表现、核分裂-核碎裂指数(MKI)低的患者预后最好。组织学表现以原始神经母细胞为主,伴不同程度 Schwann 细胞和神经节细胞分化。可有Homer-Wright 菊形团,由神经母细胞围绕缠结的神经毡构成(图 58.8)。大多数病例可见原纤维样间质,伴节细胞神经母细胞瘤样区域的病例可见 Schwann 细胞的突起束状排列,并伴有纤维化。N-MYC 扩增为预后不良因素,而表达 TRAK-A 基因为预后良好因素。血和尿中儿茶酚胺类水平升高支持诊断,包括多巴胺、香草基扁桃酸(VMA)和高香草酸(HVA)。一些研究中,诊断时骨转移率>50%[37]。分期评估时推荐双侧骨髓粗针穿刺活检和骨髓穿刺。

经母细胞和节细胞表达 Syn,节细胞表达 CgA。这些标志物均可用于石蜡包埋组织的检测,但 B5 固定的脱钙切片中的检测结果可能不一致。满意的骨髓标本必须包含至少 1cm 长的活检组织条和含有骨髓小粒的穿刺标本。诊断时可伴有骨髓纤维化,骨髓中 NB 的形态学表现可能类似急性白血病(图58.9)。骨髓转移灶中存在分化型节细胞可能提示预后良好[38]。化疗后,仅由节细胞和间质构成而不含神经母细胞成分的分化性肿瘤对预后没有不利影响[39]。

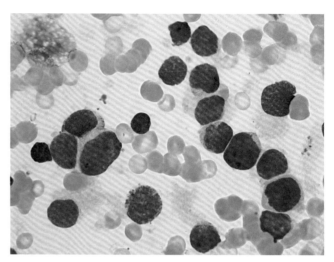

图 58.9　骨髓穿刺涂片中的转移性神经母细胞瘤,类似急性白血病,注意很少见的肿瘤细胞簇

58.11.3　视网膜母细胞瘤

视网膜母细胞瘤是一种典型的儿童眼睛的侵袭性肿瘤[40],是最常见的眼睛肿瘤之一,最常见于儿童。视网膜母细胞伴有 13q14 位点的 RB 基因突变,常于 5 岁以前发病,临床表现为白瞳症。疾病播散时常累及骨髓或 CNS,但骨髓累及率不足 10%,因此常规骨髓检查的价值还有争议。组织学表现从未分化小蓝细胞到较分化形式均可出现,后者可见 Homer-Wright 和 Flexner-Wintersteiner 菊形团。免疫组化染色表达 rhodopsin

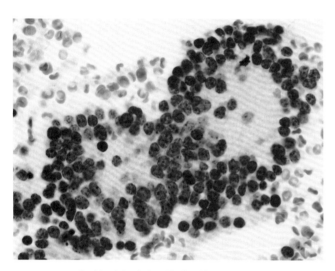

图 58.8　骨髓凝块切片中的转移性神经母细胞瘤,可见菊形团

NB 的免疫表型与 PENT 和 Ewing 肉瘤有重叠。常表达NSE、CD56、NB84 和神经丝蛋白。Schwann 细胞表达 S-100,神

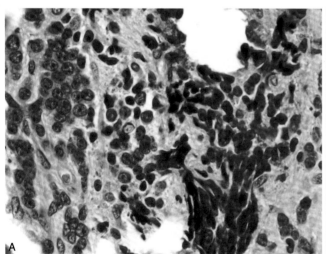

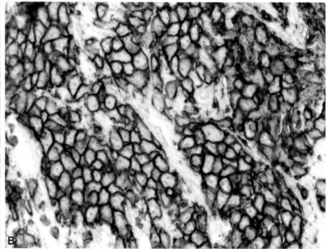

图 58.10　Ewing 肉瘤。A,骨髓粗针穿刺活检切片中,HE 染色。B,同一肿瘤表达 CD99

（视紫质）、rhodopsin kinase（视紫红激酶）、transducin（转导酶）、S 抗原、GFAP、S-100、vimentin 和 CD56[41]。

58.11.4　髓母细胞瘤

髓母细胞瘤是一种儿童小脑的原始神经外胚层肿瘤（PNET），有时可转移至骨髓。病变局限采用放疗，有转移者需要化疗。组织学表现为小蓝细胞（母细胞样细胞）片状排列，常见 Homer-Wright 菊形团，有时类似神经母细胞瘤（神经原纤维性间质和/或节细胞分化）。常表达 Syn 和 GFAP。已有报道呈白血病样累及的病例。最近已报道存在分子亚型[42]。

58.11.5　Ewing 肉瘤

Ewing 肉瘤常表现为原发性骨肿瘤，但也可原发于骨外。Ewing 肉瘤是最常见的未分化肿瘤之一，中位年龄 13 岁[43]。由母细胞样细胞构成，掺杂类似淋巴细胞的小而深染的细胞（图58.10）。核分裂象多少不一，常见坏死。瘤细胞围绕坏死中心形成假菊形团，坏死区域常见血管周围瘤细胞袖套状排列。

58.12　骨的神经外胚层肿瘤

骨的神经外胚层肿瘤（原始神经外胚层肿瘤或原始神经上皮瘤）已证实存在神经外胚层分化，即使不等同于 Ewing 肉瘤，也与之关系密切，因此将这两种肿瘤统称 Ewing 肉瘤家族肿瘤（ESFT）。Ewing 肉瘤的特征是 t(11;22)(q24;q12.2)[43]。免疫组化染色表达 vimentin、NSE、Syn、CD56 和 FLI1[44]。CD99（MIC2）特征性表达于 Ewing 肉瘤和 PNET，但在评估时需要注意，淋巴母细胞和一些髓系母细胞也可表达。

58.13　成骨性肿瘤

成骨性肿瘤（骨瘤、骨样骨瘤、骨母细胞瘤和骨肉瘤）的特征是有骨样基质。骨肉瘤是最常见的原发性骨肿瘤，常见于 10~25 岁，或 40 岁以后。发病率升高见于以下患者：Paget 病老年患者、放疗或烷化剂化疗后、有基础性骨病变者（骨纤维异常增殖症、骨软骨瘤病和软骨瘤病）。骨肉瘤的组织学表现多变，包括含有成纤维细胞性或成软骨细胞性成分，其诊断依据是发现具有恶性特征的骨样基质形成[45]。

58.14　成软骨性肿瘤

软骨瘤由成熟的透明软骨小叶构成，常伴有黏液样退变、钙化和骨化，位于骨干内者称为内生性软骨瘤。骨软骨瘤是最常见的良性骨肿瘤，具有特征性影像学表现。软骨母细胞瘤富含细胞成分，可有巨细胞。软骨黏液样纤维瘤也是一种富于细胞的良性软骨性肿瘤。与骨肉瘤一样，软骨肉瘤的形态学表现和分化程度存在非常大的变化，可含有骨，但缺乏恶性骨样基质。巨细胞瘤（破骨细胞瘤）是一种低级别肿瘤，常见于长骨或颅骨。

58.15　血管瘤

血管瘤主要见于颅骨的扁平骨、颌骨和椎骨。骨的血管瘤属于良性血管畸形，由内衬内皮细胞的海绵样腔隙构成，腔隙内含血液。较少见淋巴管瘤。严重骨质溶解（Gorham 病）形似血管瘤，但具有破坏性，导致骨重吸收，并被重度血管化的纤维组织取代。

58.16　上皮样血管内皮细胞瘤

上皮样血管内皮细胞瘤的血管内衬胖嗜酸性上皮样或组织细胞样内皮细胞，核大、空泡状，常伴以嗜酸性粒细胞为主的炎性浸润。从血管瘤到血管肉瘤的细胞非典型性变化均可出现。内皮细胞表达 CD31、CD34 和 von Willebrand 因子。本病可类似 Langerhans 细胞组织细胞增生症。

58.17　其他软组织肿瘤

骨还可以发生其他多种软组织肿瘤，包括促结缔组织性纤维瘤、纤维肉瘤、恶性纤维组织细胞瘤、平滑肌瘤、平滑肌肉瘤、脂肪瘤、脂肪肉瘤、脊索瘤和造釉细胞瘤。这些肿瘤的表现请参见骨肿瘤外科病理学[45,46]。

58.18　恶性淋巴瘤

恶性淋巴瘤可表现为原发于骨或骨髓的肿瘤，请参见本书的其他章节。局限性累及骨的恶性淋巴瘤中，以弥漫大 B 细胞淋巴瘤最常见，其中发生于年轻男性胫骨者可能是一种独特的预后良好亚型[47]。前 B 细胞淋巴母细胞淋巴瘤罕见，其特征是常表现为局限性骨肿瘤或皮肤肿瘤。

58.19　骨的良性肿瘤样病变

包括孤立性骨囊肿、动脉瘤样骨囊肿和腱鞘囊肿[48]，其影像学改变具有特征性。孤立性骨囊肿最常见于 20 岁以下男性股骨或肱骨的近侧干骺端，表现为充分血管化的纤维组织围绕形成的囊腔，囊内充满液体。动脉瘤样骨囊肿最常见于青少年的椎骨和扁平骨，影像学表现为偏心性扩张的侵蚀性出血性肿块，组织学表现为被成纤维细胞、肌纤维母细胞和组织细胞分隔的充血性腔隙，分隔内还含有血管、类骨质、骨、钙化性黏液样间质和破骨细胞。腱鞘囊肿靠近关节腔，囊内为胶样物质，囊壁为薄的纤维膜，其外有致密骨围绕。

58.20　干骺端纤维性缺损（非骨化性纤维瘤）

见于青少年长骨的骨骺附近，组织学表现为席纹状纤维性病变，伴散在破骨细胞和充满含铁血黄素的巨噬细胞。骨纤维异常增生症是一种良性骨病变，影像学表现为髓腔梭形扩张，长骨或扁平骨的皮质变薄，组织学表现为高度富于细胞的纤维组织，伴不规则骨形成，骨小梁表面有异常的成纤维细胞样成骨细胞。

58.21　Paget 病

骨 Paget 病是老年人相对常见的疾病，常累及多个部位（多骨性),最常见于腰骶脊柱、盆骨和颅骨。盆骨累及可在髂嵴骨髓粗针穿刺活检标本中发现。最初表现为破骨性溶解性病变,不规则修复导致骨小梁增厚,伴黏合线不规则,后者是骨吸收与修复的界线。反应性状态的黏合线更规则。

58.22　慢性骨髓炎

慢性骨髓炎的特征是炎症细胞增多,包括中性粒细胞、淋巴细胞和浆细胞;常伴纤维化;可见死骨(被感染的坏死骨组织)和骨壳(新生骨形成的包壳)。急性骨髓炎中,脓液常穿透骨膜,形成通向皮肤的窦道。修复过程中,窦道上皮可陷入骨内,形成包涵囊肿,罕见病例在此基础上发生鳞状细胞癌。

骨髓粗针穿刺活检标本中的上皮性包涵物很可能是人为假象。如果穿刺针中心的套针固定不牢,当穿刺针通过活检部位表面的皮肤时,表皮、真皮或皮下组织的一些碎片可能出现在骨表面,甚至是骨髓腔内。切片中也可能出现来自其他活检标本的"漂浮物",当骨髓粗针穿刺活检标本与意料之外的组织之间存在间隔时,需要怀疑这种可能性,此时有可能需要重新切片,甚至重新活检。

骨骼发育正常,但出现骨痛或骨折,并伴有骨质减少的影像学证据时,需要考虑代谢性骨病。活动性骨质疏松症(伴骨更新加速)表现为类骨质形成增加,类骨质线宽度正常的骨小梁比例升高(20%)。板层骨的胶原层超过4层,骨表面可见圆胖的成骨细胞。还伴有破骨细胞增多(每张切片和/或每簇>1~2个)。有可能出现骨小梁旁纤维组织(纤维性骨炎),类似于甲状旁腺功能亢进患者中所见。静止性骨质疏松症(骨更新减慢)表现为类骨质线变薄、成骨细胞扁平、破骨细胞减少。仍同时存在骨形成和骨吸收,但骨组织总体减少。

骨软化症和佝偻病(维生素 D 缺乏)属于钙化异常。骨软化症从组织学上难以诊断,需要服用四环素后行荧光检查,阳性结果表现为荧光沉积减少。佝偻病表现为儿童的生长板内出现未钙化的软骨团块。甲状旁腺功能亢进分为原发(由于甲状旁腺腺瘤)和继发(由于肾衰)两大类,可导致破骨细胞和成骨细胞活性升高,伴骨小梁周围纤维化,称为纤维性骨炎(图 58.11)。坏血病(维生素 C 缺乏)因胶原转化异常而导致类骨质形成失败。软骨钙化在影像学上表现为生长板密度升高。

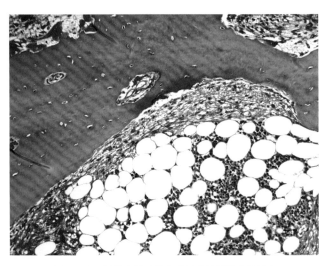

图 58.11　甲状旁腺功能亢进导致的纤维囊性骨炎

58.23　结论

骨髓是主要的造血部位,骨髓检查是评估造血系统异常所必需的。骨髓检查也可能有助于评估其他器官的病变,例如,转移性肿瘤和全身性代谢性疾病。其他器官肿瘤转移至骨髓的生物学研究才刚刚开始,可能涉及肿瘤特异性因素和间质因素两个方面。

评估骨髓的非造血系统疾病需要密切结合临床、影像学和其他实验室检查结果,与患者的主管医师沟通是非常有必要的。如果能进行恰当评估,骨髓检查对于造血性和非造血性疾病的诊断是非常有帮助的。

精华和陷阱

- 骨髓的非造血系统肿瘤常呈局限性分布。取材必须充分,必须仔细观察每张切片。
- 骨髓穿刺活检和穿刺涂片对转移性肿瘤的评估很重要。一些肿瘤即使出现骨髓广泛累及,穿刺涂片中仍罕见瘤细胞簇,例如,神经母细胞瘤。如果临床高度怀疑为转移性疾病,即使是儿童患者,此时也应进行骨髓粗针穿刺活检。
- 穿刺涂片中,巨核细胞的裸核常类似转移性肿瘤细胞簇。
- 双侧骨髓粗针穿刺活检可提高转移性疾病的检出率。
- 对于局限性骨髓(或骨)累及的病例,有必要在影像学检查的可疑部位进行活检。
- 如果可能,免疫组化染色时,尽量选择使用相同固定和处理方法(例如,脱钙)的对照切片。
- 即使骨髓粗针穿刺活检可能更容易进行,但转移性肿瘤最好依据原发性肿瘤来分类。
- 密切结合临床病史和影像学所见。
- 与临床医师沟通。
- 罕见病的诊断要谨慎,但要牢记:一切皆有可能。

（陈　健译）

参考文献

1. Olechnowicz SW, Edwards CM. Contributions of the host microenvironment to cancer-induced bone disease. Cancer Res. 2014;74:1625-1631.

2. Brunning R, McKenna R. Tumors metastatic to the bone marrow. In: Brunning R, McKenna R, eds. Tumors of the Bone Marrow. Armed Forces Institute of Pathology;1994:457-474.

3. Li S, Peng Y, Weinhandl ED, et al. Estimated number of prevalent cases of metastatic bone disease in the US adult population. Clin Epidemiol. 2012;4:87-93.

4. Mishra P, Das S, Kar R, Jacob SE, Basu D. Non-haematopoietic malignancies metastasing to the bone marrow: a 5 year record-based descriptive study from a tertiary care centre in south India. Indian J Cancer. 2014;51:30-34.

5. Sinn HP, Kreipe H. A brief overview of the WHO classification of breast tumors, 4th edition, focusing on issues and updates from the 3rd edition. Breast Care(Basel). 2013;8:149-154.

6. Lakhani SR, International Agency for Research on Cancer, World Health Organization. WHO Classification of Tumours of the Breast. International Agency for Research on Cancer;2012.

7. Dabbs DJ. Diagnostic Immunohistochemistry. Elsevier Health Sciences;2013.

8. Coleman RE, Gregory W, Marshall H, Wilson C, Holen I. The metastatic

microenvironment of breast cancer: clinical implications. Breast. 2013;22 (suppl 2):S50-S56.

9. Banys M,Solomayer EF,Gebauer G,et al. Influence of zoledronic acid on disseminated tumor cells in bone marrow and survival: results of a prospective clinical trial. BMC Cancer. 2013;13:480.

10. Rosai J. Respiratory tract-lung and pleura. In: Rosai and Ackerman's Surgical Pathology. Edinburgh: Mosby Elsevier; 2011:368-370.

11. Mukhopadhyay S, Katzenstein AL. Subclassification of non-small cell lung carcinomas lacking morphologic differentiation on biopsy specimens: utility of an immunohistochemical panel containing TTF-1, napsin A,p63,and CK5/6. Am J Surg Pathol. 2011;35:15-25.

12. Cadioli A,Rossi G,Costantini M,Cavazza A,Migaldi M,Colby TV. Lung cancer histologic and immunohistochemical heterogeneity in the era of molecular therapies: analysis of 172 consecutive surgically resected, entirely sampled pulmonary carcinomas. Am J Surg Pathol. 2014; 38: 502-509.

13. Travis WD,Brambilla E,Noguchi M,et al. International association for the study of Lung Cancer/American Thoracic Society/European Respiratory Society international multidisciplinary classification of lung adenocarcinoma. J Thorac Oncol. 2011;6:244-285.

14. Bubendorf L,Schopfer A,Wagner U,et al. Metastatic patterns of prostate cancer: an autopsy study of 1,589 patients. Hum Pathol. 2000; 31: 578-583.

15. Epstein J,Netto G. The prostate and seminal vesicles. In: Mills S,Carter D,Greenson J,eds. Sternberg's Diagnostic Surgical Pathology. 5th ed. Philadelphia: Wolters Kluwer/Lippincott; 2010:1275-1285.

16. Rucci N,Angelucci A. Prostate cancer and bone: the elective affinities. Biomed Res Int. 2014;2014:167035.

17. Owen DA. The stomach. In: Mills SE,Carter D,Greenson JK,eds. Sternberg's Diagnostic Surgical Pathology. 5th ed. Philadelphia: Wolters Kluwer/Lippincott; 2010:1297-1300.

18. Cooper HS. Intestinal neoplasms. In: Mills S, Carter D, Greenson JK, eds. Sternberg's Diagnostic Surgical Pathology. 5th ed. Philadelphia: Wolters Kluwer/Lippincott; 2010:1395-1406.

19. Balic M,Williams A, Dandachi N, Cote RJ. Micrometastasis: detection methods and clinical importance. Cancer Biomark. 2010;9;397-419.

20. Sahi C,Knox JJ,Clemons M,Joshua AM,Broom R. Renal cell carcinoma bone metastases: clinical advances. Ther Adv Med Oncol. 2010; 2: 75-83.

21. Truong LD, Shen SS. Immunohistochemical diagnosis of renal neoplasms. Arch Pathol Lab Med. 2011;135:92-109.

22. Rosai J. Skin. In: Rosai J,ed. Rosai and Ackerman's Surgical Pathology. 10th ed. Mosby; 2011:160-171.

23. Boursault L,Haddad V, Vergier B, et al. Tumor homogeneity between primary and metastatic sites for BRAF status in metastatic melanoma determined by immunohistochemical and molecular testing. PLoS ONE. 2013;8:e70826.

24. Parham DM,Barr FG. Classification of rhabdomyosarcoma and its molecular basis. Adv Anat Pathol. 2013;20:387-397.

25. Raney RB Jr,Tefft M,Maurer HM,et al. Disease patterns and survival rate in children with metastatic soft-tissue sarcoma. A report from the intergroup rhabdomyosarcoma study(IRS)-I. Cancer. 1988;62:1257-1266.

26. Ruymann FB,Newton WA Jr,Ragab AH,Donaldson MH,Foulkes M. Bone marrow metastases at diagnosis in children and adolescents with rhabdomyosarcoma. A report from the intergroup rhabdomyosarcoma study. Cancer. 1984;53:368-373.

27. Reid MM,Saunders PW,Bown N,et al. Alveolar rhabdomyosarcoma infiltrating bone marrow at presentation: the value to diagnosis of bone mar-

row trephine biopsy specimens. J Clin Pathol. 1992;45;759-762.

28. Tsoi WC, Feng CS. Hemophagocytosis by rhabdomyosarcoma cells in bone marrow. Am J Hematol. 1997;54:340-342.

29. Putti MC,Montaldi A,D'Emilio A,et al. Unusual leukemic presentation of rhabdomyosarcoma: report of two cases with immunological,ultrastructural and cytogenetical studies. Haematologica. 1991;76:368-374.

30. Fitzmaurice RJ,Johnson PR,Yin JA,Freemont AJ. Rhabdomyosarcoma presenting as"acute leukaemia". Histopathology. 1991;18:173-175.

31. Hayashi Y,Kikuchi F,Oka T,et al. Rhabdomyosarcoma with bone marrow metastasis simulating acute leukemia. report of two cases. Acta Pathol Jpn. 1988;38:789-798.

32. Kahn DG. Rhabdomyosarcoma mimicking acute leukemia in an adult: report of a case with histologic, flow cytometric, cytogenetic, immunohistochemical, and ultrastructural studies. Arch Pathol Lab Med. 1998;122: 375-378.

33. Ambrosiani L,Bellone S,Betto FS,et al. Rhabdomyosarcoma presenting as acute hematologic malignancy: case report and review of the literature. Tumori. 1996;82:408-412.

34. Parham DM. Pathologic classification of rhabdomyosarcomas and correlations with molecular studies. Mod Pathol. 2001;14:506-514.

35. Shimada H,Ambros IM,Dehner LP,Hata J,Joshi VV,Roald B. Terminology and morphologic criteria of neuroblastic tumors: recommendations by the international neuroblastoma pathology committee. Cancer. 1999; 86:349-363.

36. Sano H,Bonadio J,Gerbing RB,et al. International neuroblastoma pathology classification adds independent prognostic information beyond the prognostic contribution of age. Eur J Cancer. 2006;42:1113-1119.

37. Bostrom B,Nesbit ME Jr,Brunning RD. The value of bone marrow trephine biopsy in the diagnosis of metastatic neuroblastoma. Am J Pediatr Hematol Oncol. 1985;7:303-305.

38. Park SH,Kim S,Park CJ,et al. Presence of differentiating neuroblasts in bone marrow is a favorable prognostic factor for bone marrow metastatic neuroblastoma at diagnosis. Ann Lab Med. 2013;33:89-96.

39. Bae GE,Suh YL,Sung KW,Kim JS. Morphologic alteration of metastatic neuroblastic tumor in bone marrow after chemotherapy. Korean J Pathol. 2013;47:433-442.

40. Eagle RC Jr. The pathology of ocular cancer. Eye (Lond). 2013; 27: 128-136.

41. Wang MX,Jenkins JJ,Cu-Unjieng A. Retinoblastoma. In: Parham DM, ed. Pediatric Neoplasia: Morphology and Biology. Philadelphia: Lippincott; 1996:405-422.

42. Northcott PA,Dubuc AM,Pfister S,Taylor MD. Molecular subgroups of medulloblastoma. Expert Rev Neurother. 2012;12:871-884.

43. Choi EY,Gardner JM,Lucas DR,McHugh JB,Patel RM. Ewing sarcoma. Semin Diagn Pathol. 2014;31:39-47.

44. Fechner RE,Mills SE. Small cell sarcomas. In: Fechner RE,Mills SE, eds. Tumors of the Bone and Joints. Vol. 8. 1993:183-202.

45. Unni KK,Inwards CY. Dahlin's Bone Tumors: General Aspects and Data on 10,165 Cases. Lippincott Williams & Wilkins; 2010.

46. Hameed M,Dorfman H. Primary Malignant Bone Tumors—Recent Developments. Vol. 28. Elsevier; 2011:86-101.

47. Subik MK,Herr MM,Hutchison RE,et al. A highly curable lymphoma occurs preferentially in the proximal tibia of young patients. Mod Pathol. 2014;27:1430-1437.

48. Klein MJ,Bonar SF,Freemont T,et al.,eds. Non-neoplastic Diseases of Bones and Joints: Atlas of Nontumor Pathology. American Registry of Pathology; 2012.

淋巴结的非淋巴组织病变

Lawrence Zukerberg，Dan Jones

在外科切除的淋巴结中常常遇到非淋巴组织成分。本章总结了最常见的肿瘤和非肿瘤性病变。尤其是那些可能类似淋巴瘤的病变，并提供有助于鉴别诊断的最新研究进展。本章首先阐述淋巴结转移性肿瘤，因为它们可能很难诊断，然后描述包括转移性肿瘤鉴别诊断中的非肿瘤性包涵物。也讨论了原发于淋巴结的间叶性和血管增生性病变。

59.1　淋巴结转移性肿瘤

鉴别淋巴结内转移性实体性肿瘤是外科病理诊断最重要任务之一。近 5% 癌症患者表现为淋巴结转移而原发灶隐匿。这些肿瘤大部分是癌；然而，2% 黑色素瘤、更小比例的生殖细胞肿瘤和肉瘤患者以淋巴结转移为首发表现。本章回顾可用于识别转移性肿瘤原发灶的组织学特点和辅助检查。

59.1.1　转移性肿瘤的组织学特征

大部分实体瘤在侵犯瘤旁淋巴管之后，转移到区域淋巴结，继而进展至下一站淋巴结。因此，淋巴结的转移最先出现在结外脉管和被膜下窦。这种定位方式具有诊断意义，因为淋巴瘤很少像这样分布，但间变性大细胞淋巴瘤（ALCL）例外。较广泛的转移性病变通常为多灶性、多部位，但是在肿瘤和未受累的淋巴结之间常有分隔界限。肿瘤巢或脂肪内结外大血管受侵犯时可能伴有淋巴组织反应，并类似淋巴结，因此注意被膜或被膜下窦的是否存在，病灶呈局限性还是星芒状，都有助于诊断。转移性实体瘤常表现为黏附性、片状、巢状、岛状；但未分化癌和黑色素瘤也可表现为无黏附性，与淋巴瘤类似。

确认转移性肿瘤起源的组织学线索包括癌中出现的角化珠和黏蛋白、神经内分泌肿瘤的菊形团样结构、黑色素瘤中的黑色素以及肉瘤中大量细胞外基质或原纤维-纤丝状细胞质。甲状腺、肾、卵巢、肺的转移性乳头状肿瘤会出现核内假包涵体和砂粒体；起源于肺和前列腺的癌经常有部分神经内分泌分化迹象；结肠腺癌常见坏死灶（常有混合的中性粒细胞和碎屑）。常规诊断中针对黏液、神经内分泌颗粒（如 Grimelius 和 Fontana 染色）、细胞外基质蛋白（如网染和 Masson 三色染色）的染色大多已被免疫组化所取代。

低分化转移性肿瘤常见，其组织学类型初步分为上皮样、间变性、梭形和小细胞性（图 59.1）。表 59.1 列举了这些形态学类型的各种转移性肿瘤的鉴别诊断。由于细胞较小、非黏附性生长，小细胞肿瘤最难诊断，也最难与淋巴瘤鉴别；某些情况下需借助免疫组化。乳腺小叶癌（图 59.2）、类癌、小细胞癌、Merkel 细胞癌、神经母细胞瘤可以在淋巴结的滤泡间区隐匿性浸润。偶尔可见滤泡殖入。在纵隔，隐匿性转移性肺小细胞癌与淋巴母细胞淋巴瘤（LBL）极为相似，但前者常有核拥挤镶嵌现象（核铸型）。肺小细胞癌通常还有大量的凝固性坏死和血管内嗜碱性 DNA 物质沉积（称为核 DNA 壳或 Azzopardi 现象）。带状坏死也可见于神经母细胞瘤。横纹肌肉瘤（图 59.3）、原始神经外胚层肿瘤/Ewing 肉瘤（图 59.4）尽管罕见，但都可以呈淋巴结滤泡间区浸润，在年轻患者应当纳入鉴别诊断。

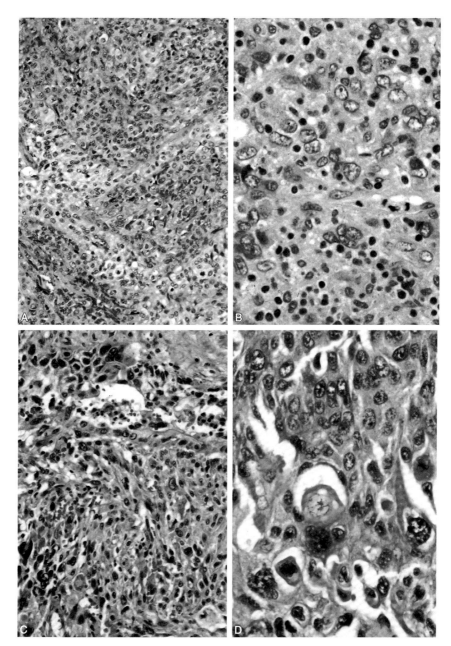

图 59.1　**淋巴结内转移肿瘤的组织学分类**。为了简化鉴别诊断,将转移性肿瘤分为上皮样(A)、间变性(B)、梭形(C)形态。角化区有助于识别癌(D)。这 4 例都是转移癌

表 59.1　**低分化转移性肿瘤的鉴别诊断**

组织学模式	肿瘤类型	有用的诊断检查和线索
小细胞肿瘤	癌(乳腺小叶癌,前列腺癌)	CK
	小细胞癌、Merkel 细胞癌	CgA;CK 可局灶阳性
	神经内分泌癌,类癌	CgA,Syn,CD56
	神经母细胞瘤	NSE,NF,NB84,电镜
	淋巴母细胞淋巴瘤(LBL)	TdT,细胞遗传学
	Ewing 肉瘤,其他原始肉瘤	PAS 染色,CD99,Fli-1,NKX2-2,细胞遗传学
	横纹肌肉瘤	Desmin,myogenin,Myo D1,电镜,细胞遗传学
上皮样肿瘤	癌(尤其是肾细胞癌、前列腺癌、乳腺癌)	一组 CK/鸡尾酒通常有用
	黑色素瘤	S-100,HMB45,tyrosinase,melan A

续表

组织学模式	肿瘤类型	有用的诊断检查和线索
间变性肿瘤	大细胞淋巴瘤	CD45,CD3,CD20
	精原细胞瘤(尤其是腹膜后和纵隔)	PLAP,PAS 染色,Oct-4,SALL4,LIN28
	髓外粒细胞肉瘤	MPO,CD34,CD43,CD68,CD117
	浆细胞骨髓瘤(PCM)	CD138,CD38,Ig
	癌(肺,膀胱,乳腺,甲状腺)	局部角化或黏液
	鼻咽癌	EBV 原位杂交
	黑色素瘤	S-100,HMB45,melan A,tyrosinase
	间变性大细胞淋巴瘤(ALCL)	CD30,EMA,ALK,CD43(常 CD3⁻)
	霍奇金淋巴瘤(HL)	CD15,CD30(CD45⁻),MUM1,PAX5
	树突细胞肿瘤	CD21(FDC),S-100(IDC),电镜
梭形细胞肿瘤	血管肉瘤	CD31,CD34,Ⅷ因子相关抗原,ERG
	平滑肌肉瘤	Desmin(actin 不特异),电镜
	肉瘤样癌	多种 CK,特别是 HMW(常常仅有局灶阳性)
	促结缔组织增生性黑色素瘤	S-100(HMB45 和 melan A 常阴性)
	Kaposi 肉瘤(KS)	PAS,CD34,HHV-8 LNA-1,podoplanin
	伴有纤维化的大细胞淋巴瘤(尤其是纵隔)	CD20(在肿瘤坏死区也表达很好),PAX5
	HL 的合胞体变异型	CD15,CD30(CD43⁻,CD45⁻)
	FDC 肿瘤	CD21,CD35(CD23 可能阴性)
	转移性肉瘤(尤其是血管肉瘤,恶性外周神经鞘瘤,或肌纤维母细胞肉瘤)	电镜和细胞遗传学
	炎性假瘤	混杂有急性炎细胞,SMA,ALK1
	感染性假瘤	AFB,真菌,革兰染色

　　AFB,抗酸杆菌染色;ALK,间变性淋巴瘤激酶;EM,电镜;EMA,上皮细胞膜抗原;FDC,滤泡树突细胞;HHV-8 LNA-1,HHV-8 核潜伏抗原-1;IDC,交指状树突细胞;LCA,白细胞共同抗原;NSE,神经元特异性烯醇化酶;PLAP,胎盘碱性磷酸酶;TdT,脱氧核苷酸末端转移酶。

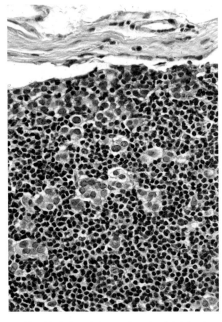

图 59.2　转移性乳腺小叶癌。通常观察到肿瘤细胞呈小巢状在淋巴结被膜下窦和副皮质区不明显浸润

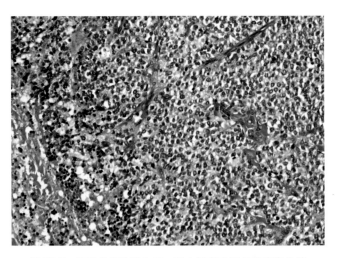

图 59.3　转移性横纹肌肉瘤。当小细胞弥漫性取代淋巴结时,可能很难与 LBL 鉴别,因为可提示诊断的横纹肌母细胞极少。主要呈巢状生长,可能是诊断线索之一

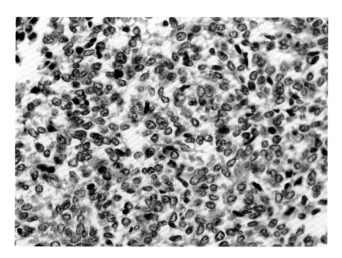

图 59.4　转移性 Ewing 肉瘤/原始神经外胚层肿瘤。这些小细胞核染色质细腻(描述为"烟状"或"尘状"),可能类似母细胞性造血系统恶性肿瘤,但它们常胞质丰富,胞界不清,并有大片坏死(未提供图片)。淋巴结转移性肿瘤中假菊形团常呈局灶性或缺乏

在上皮样肿瘤中,转移癌和黑色素瘤是最常见的转移性非造血系统肿瘤。转移性精原细胞瘤也要考虑,尤其是腹膜后淋巴结(图 59.5)。大细胞淋巴瘤可有黏附性,需排除诊断。淋巴结内间变性肿瘤包括很多鉴别诊断,可有异常的抗原表达模式。此外,来自浸润性淋巴细胞或组织细胞的抗原脱落,使人误以为未分化肿瘤似乎呈白细胞标志物阳性。因此,仔细辨认细胞质特点有助于诊断。例如,局部黏液滴可见于低分化腺癌,细胞内腔隙可见于脉管肿瘤,所谓的标志细胞可能提示 ALCL,但是类似的细胞亦可见于其他间变性肿瘤,例如甲状腺间变性癌。

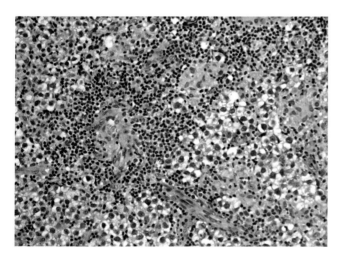

图 59.5　精原细胞瘤转移至淋巴结。淋巴结被胞质丰富透亮、胞界清晰的大的生殖细胞所浸润。混杂有肉芽肿反应和小淋巴细胞是转移性精原细胞瘤与大细胞淋巴瘤的有用鉴别特点

59.1.2　转移性肿瘤的生物学特征

除组织学特征和患者的人口学数据,受累的淋巴结部位可

以缩小转移性肿瘤的可能起源部位的考虑范围。在颈部淋巴结,最常见的转移性肿瘤是起源于头颈部的鳞状细胞癌或未分化癌[1]。根据随后的临床检查,近 40% 病例可以确定其原发位置,通常位于舌根或扁桃体。生存率取决于诊断时淋巴结受累的范围。起源于肺和食管的隐匿性癌是颈部淋巴结第二常见的转移性肿瘤[2]。

锁骨上淋巴结转移的患者,病理学检查最常见的是癌[3]。起源于腹部的肿瘤,优先引起左锁骨上(Virchow)淋巴结肿大,而头颈、肺、乳腺起源者(以及淋巴瘤)可累及任何一侧淋巴结[4]。腋窝淋巴结的转移性肿瘤最常起源于女性乳腺[5,6],其次为黑色素瘤、皮肤鳞状细胞癌和肺癌。在腹股沟淋巴结,最常见的转移性肿瘤为黑色素瘤、男性前列腺癌以及妇科恶性肿瘤[7]。生殖细胞肿瘤,主要是精原细胞瘤,可出现腹膜后淋巴结转移,通常有广泛坏死[8]。

59.1.3　免疫组化在转移性肿瘤中的诊断应用

免疫组化染色可用于诊断、预后和治疗。预后标志物超出本章范围,而且它们的进展很快。表 59.2 列举对不同类型肿瘤有诊断价值的免疫组化抗体组合。

表 59.2　用于诊断的常规免疫组化列表

组织学类型	一线标记	二线、三线标记
小细胞肿瘤	广谱 CK,TdT,CD45,desmin	CgA,Syn,CD56,CD34,CD99,淋巴标志物,myogenin,myo-D1,myf-4,calcitonin
间变性和上皮样肿瘤	广谱 CK,S-100,CD30,CD45	EMA,PLAP,Ig,HMB45,melan A,CD68,MPO
梭形细胞肿瘤	SMA,desmin,S-100,广谱 CK	HHF35,CD117,CD45,caldesmon CD21 或 CD35(FDC 肉瘤)

总体上,对于检测特殊类型肿瘤的一线诊断抗体特异高,但敏感性不一[9]。然而,在用常规抗体染色时一定要考虑到出现异常表达和尚未认识的表达模式。常用的大部分造血系标志物对造血细胞有特异性,但是有些造血系标志物常在神经内分泌肿瘤或者某些特定部位的癌表达,例如,CD5、CD7、CD10、CD43 和 CD56[10-12]。同样,CD30 在胚胎性生殖细胞肿瘤强表达,有时在间皮瘤也表达[13],CD45 可在乳腺癌的细胞质呈阳性,在低分化癌偶尔膜阳性[14]。相反,S-100 蛋白和血管标志物 CD31 可不同程度地表达于单核细胞和巨噬细胞。VS38、CD138/syndecan-1 和 CD38 是浆细胞标志物。然而,许多实体瘤常表达 VS38 和 CD138/syndecan-1,而 CD38 较局限于浆细胞和一些淋巴细胞和组织细胞。最后,众所周知,浆细胞瘤可以出现异常免疫表达和假阳性,可对角蛋白、MPO、T 细胞标志物以及其他标志物着色[15]。

对于起源不明的转移癌,二线的免疫组化染色组合可解释其组织学表现和临床资料,可提示其可能的原发部位[16]。目前,最广泛使用的抗体组合用于检测细胞角蛋白表达模式,特别是 CK7 和 CK20(图 59.6)[17,18]。表 59.3 中总结了这些抗体的所有表达方式,但重要的是要注意在很多低分化肿瘤可有变异。其他标志物对不常见原发部位的转移癌的确诊有意

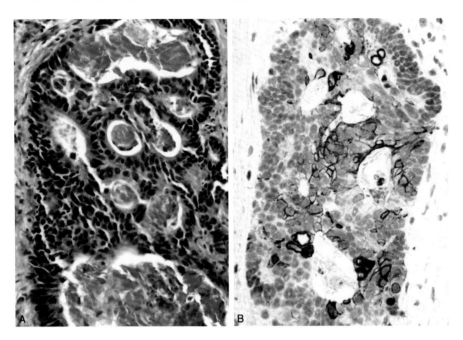

图 59.6　结肠腺癌转移至淋巴结,CK 免疫组化染色。A,取代淋巴结实质的柱状肿瘤细胞表现为腺腔形成伴中央坏死,这是结肠腺癌的典型表现。B,肿瘤细胞表达 CK20,但不表达 CK7(未提供图片)

表 59.3　用来确定转移癌原发灶的免疫组化

标志物	特异性
Arginase	精氨酸酶
β-catenin	胃肠道,卵巢
CDX2	胃肠道
Calcitonin	甲状腺髓样癌;罕见表达于其他神经内分泌肿瘤
CgA	神经内分泌分化,包括小细胞癌和 Merkel 细胞癌
CK7$^+$,CK20$^-$	肺,乳腺,移行细胞,卵巢,一些神经内分泌癌和鳞状细胞癌;卵巢子宫内膜样肿瘤
CK7$^-$,CK20$^+$	胃肠道,卵巢黏液性,Merkel 细胞
CK7$^+$,CK20$^+$	移行细胞(膀胱),胆管癌
CK7$^-$,CK20$^-$	肾上腺皮质,肝细胞,前列腺,肾细胞,小细胞癌,鳞状细胞(食管),类癌,生殖细胞肿瘤
Fli-1	Ewing 肉瘤,血管性肿瘤
GATA3	乳腺、涎腺、尿路上皮肿瘤
GCDFP-15	乳腺,涎腺,有些前列腺肿瘤
HepPar1	肝细胞癌,其他腺癌和神经内分泌肿瘤的少数亚型(≈5%)
HMB45	黑色素瘤,淋巴管肌瘤病
melan A	黑色素瘤,肾上腺皮质癌,其他产生类脂质的肿瘤
Napsin A	肺腺癌
Oct-4	睾丸精原细胞瘤和胚胎癌
P63 和/或 p40	鳞状细胞癌、尿路上皮癌
PAP	前列腺,有些类癌,顶浆分泌的乳腺和涎腺肿瘤
PAX8	子宫内膜腺癌、卵巢浆液性癌、肾细胞癌、甲状腺癌
PLAP	生殖细胞肿瘤;偶有肺、胃肠道和米勒起源的癌;一些组织细胞
D2-40	Kaposi 肉瘤(KS),有些血管肉瘤,淋巴管瘤
PSA	前列腺癌(在低分化肿瘤减弱),一些乳腺癌
pVHL	肾透明细胞癌及卵巢、子宫的透明细胞癌
RCC	肾细胞癌
Surfactant A	肺腺癌
Syn	神经内分泌分化,包括小细胞和 Merkel 细胞癌
TG	甲状腺肿瘤(间变癌和黏液表皮样癌不表达)
TTF-1	肺和甲状腺的癌,以及这些部位的神经内分泌肿瘤
Villin	胃肠道肿瘤(刷状缘型着色)
Vimentin	在很多癌表达,子宫内膜和低级别肾癌不表达

GI,胃肠道;PAP,前列腺酸磷酸酶;PLAP,胎盘碱性磷酸酶;PSA,前列腺特异性抗原;TTF-1,甲状腺转录因子-1。

义[19]。例如,肝细胞癌特征性不表达 CK19(与胆管癌相反),但表达低分子量角蛋白(例如,CAM5.2)[20]。角蛋白的阳性表达方式也有用,在 Merkel 细胞癌和小细胞癌胞质呈簇状或点状着色是其特征,但对这些肿瘤并非完全特异。需要注意,有些淋巴瘤(约2%),包括成熟性和淋巴母细胞性淋巴瘤可表达某些角蛋白,通常为 CK8[21,22]。

典型的血清肿瘤指标包括 CEA、CA19-9、CA15-3、CA125、EMA/MUC1,β-HCG 和 AFP,它们具有复杂的免疫组化表达模式,限制了其应用价值,但某些特殊病例例外(例如,在肝细胞癌中用 CEA 多克隆抗体检测,呈毛细胆管着色)[10,23]。同样,多肽激素及其受体可在很多癌中表达,例如,AR、ER 和 PR 等,在作为佐证特殊细胞起源的证据时要谨慎使用。

最近,利用谱系相关基因转录组构建的基因表达谱,极大地保证了分型的准确性[24-26]和治疗方案的合适性[27]。细胞遗传学分析,尽管技术要求高,在评估低分化的母细胞样肿瘤中有很大的作用;LBL、神经母细胞瘤、横纹肌肉瘤、Ewing 肉瘤和其他类型肉瘤都有其特征性易位。在细胞涂片和印片中可作为常规进行靶向 FISH 分析检测特殊染色体易位,其敏感性高。在石蜡包埋组织中尽管 FISH 灵敏度低,但还是在广泛应用。电子显微镜在鉴别诊断中的作用有限,但有助于低分化肿瘤的确诊。例如,对低分化黑色素瘤检测黑色素小体,细胞连接可提示癌或树突状细胞肿瘤。在小细胞肿瘤中,电子显微镜对检测横纹肌肉瘤的肌丝尤其有用。

目前两种用于鉴别来源不明肿瘤的分子分析是基于检测信使 RNA(mRNA)或 microRNA 的基因表达谱[28,29]。Cancer-TYPE ID(BioTheranostics 公司产品)是基于92个基因分类(87个肿瘤相关基因和5个参考基因)通过实时逆转录聚合酶链反应(RT-PCR)检测冷冻或石蜡组织样本的 mRNA,据报道其诊断准确率约为80%~90%[30]。Rosetta Genomics (Philadelphia 公司产品)通过 RT-PCR 检测石蜡组织样本中的49个癌症起源相关的64个 microRNAs,其准确率超过80%[31]。

59.1.4 有明显淋巴细胞反应的非淋巴组织肿瘤

在有些肿瘤中,与肿瘤相关的密集的反应性淋巴细胞可掩盖肿瘤细胞。这种现象常见于精原细胞瘤、黑色素瘤和乳腺髓样癌。在纵隔活体标本中,当出现大量小淋巴细胞和梭形或上皮样细胞增殖时,要想到胸腺瘤的可能性。在胸腺瘤中,由于反应性 T 细胞呈未成熟胸腺的免疫表型,流式细胞免疫分型不能将其与 LBL 区分,使其诊断变得复杂。在这些病例中,免疫组化染色可以很容易检测到弥漫细胞角蛋白阳性的肿瘤网状结构。

未分化鼻咽癌(或其他部位起源的未分化癌,例如尿路上皮肿瘤)可能是最容易误诊为淋巴瘤的实体瘤[32]。这是因为偶尔以炎性反应成分为主,而鼻咽癌常表现为隐匿性结节,这种病例的发生率达50%。鼻咽癌的角化和非角化型鳞状细胞变异型很少产生诊断困难(图59.7)。在未分化鼻咽癌中,淋巴上皮癌变异型(又叫 Schmincke 型)的肿瘤细胞常被密集的淋巴细胞所淹没(图59.8)。有些病例可出现大量中性粒细胞和嗜酸性粒细胞,可能类似 HL(图59.9)。肿瘤细胞的黏附性和细胞团块的中央坏死是有用线索。诊断鼻咽癌和未分化癌时,最有用的辅助检查手段是角蛋白免疫组化染色和 EBER 原位杂交。

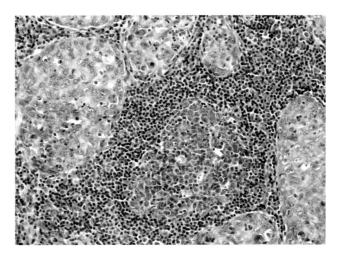

图59.7 鼻咽起源的转移性非角化性鳞状细胞癌。黏附性肿瘤细胞形成大巢,被胶原带分隔,表现为多结节浸润。在这一视野,肿瘤细胞围绕中央的反应性淋巴滤泡

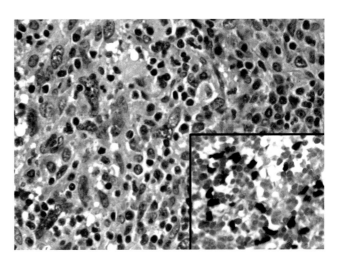

图59.8 转移性未分化鼻咽癌——Schmincke 型或淋巴上皮癌型。间变性肿瘤细胞分散在大量小淋巴细胞中。角蛋白免疫组化染色和 EBV 原位杂交(插图),肿瘤细胞均为阳性

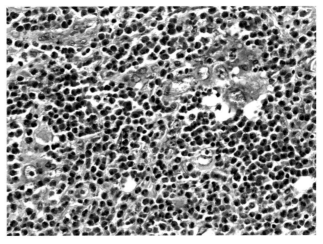

图59.9 转移性未分化鼻咽癌——富于嗜酸性粒细胞变异型。肿瘤性大细胞分散在大量嗜酸性粒细胞中

59.2　良性淋巴结包涵物

59.2.1　实质器官附近淋巴结内上皮和间皮包涵物

　　米勒型上皮包涵囊肿(MIC)是最常见的良性腺体包涵物,在女性切除的淋巴结中高达 20%,在男性罕见。据报道,罕见的旺炽性 MIC 导致淋巴结明显肿大或输尿管梗阻[33]。MIC 最常发生于主动脉旁淋巴结,其次为回肠淋巴结。远处淋巴结(例如,腋窝淋巴结)中发现包涵体,可以貌似乳腺癌[34,35]。PAX8 免疫组化染色对于诊断米勒型上皮非常有价值,但不能区分良性和恶性包涵体[36]。MIC 通常为单纯性囊肿,内衬温和的浆液性(米勒型)立方或柱状上皮(图 59.10)[37]。良性 MIC 与淋巴结转移癌的区分,包括前者位于淋巴结被膜或纤维小梁,出现多种良性衬覆细胞,缺乏核分裂和细胞异型性。另外,腺体周围有基底膜、没有促结缔组织增生性间质反应也是 MIC 的特征。卵巢交界性肿瘤患者 MIC 的发生率增加,提示在少数病例中貌似良性的 MIC 可能具有肿瘤性潜能[38]。在一些组织结构类似妇科转移癌的病例,免疫组化染色可能有用,MIC 通常不表达 CEA[37]。

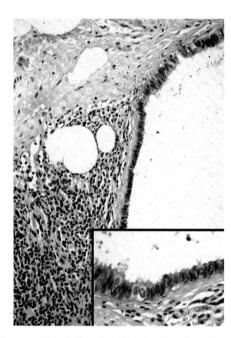

图 59.10　淋巴结内输卵管内膜异位。淋巴结被膜下单纯性囊肿,内衬细胞学温和的立方上皮和纤毛柱状上皮(插图)

　　淋巴结内的子宫内膜异位症通常只见于有广泛腹膜内膜异位的患者,它表现为内衬柱状上皮细胞的良性腺体,水肿的子宫内膜样间质和吞噬含铁血黄素的巨噬细胞(嗜铁细胞),其他部位也可有同样的表现[39]。免疫组化可以检测到 ER、PR 和 PAX8[36]。罕见淋巴结内发生输卵管子宫内膜异位伴砂粒体的报道。

　　据报道,几乎所有来源于实质脏器的良性腺样上皮包涵物均可出现在邻近淋巴结中。罕见报道这些良性包涵物的瘤性转化[40]。由于许多淋巴结非常靠近涎腺,因此这组淋巴结经常含

有大量的涎腺导管及腺体就不足为奇了。在复杂的涎腺淋巴上皮病变中(例如:淋巴上皮囊肿、获得性免疫缺陷综合征(AIDS)相关涎腺炎、Sjögren 综合征),从邻近的淋巴结中区分涎腺组织可能较为困难。涎腺肿瘤,包括 Warthin 瘤和多形性腺瘤,有报道可起源于淋巴结内异位的涎腺导管。相似的良性导管及腺体的聚集可以出现在甲状旁腺、腋窝及肾周淋巴结内。

　　形态温和但有时增大的间皮细胞可以在淋巴窦内形成脱落细胞团,这种情况多见于纵隔中而极少见于其他部位[41]。在挤压及破碎的纵隔淋巴结活检标本中,这些角蛋白阳性间皮包涵物可能非常难以诊断。间皮细胞标志物(如 calretinin、HMBE-1)阳性及广谱上皮细胞标志物(如 Ber-EP4)阴性可能有助于解决疑难病例。

59.2.2　角蛋白阳性成纤维细胞性网状细胞

　　在淋巴结的免疫组化染色判读中,要认识到成纤维细胞性网状细胞的网状结构不同程度地表达角蛋白。它们通常表达角蛋白 8 和 18(CAM5.2)。它们呈梭形或树突状,在组织切片中通常不难诊断。但是,在细胞学标本中可能容易混淆。在一些反应性淋巴结肿大的病例中,角蛋白阳性成纤维细胞性网状细胞可能很多,但始终保持其在间质内散在分布的方式(图 59.11)。一种罕见的源于这种细胞的肉瘤,称为细胞角蛋白阳性的间质网状细胞(CIRC)肉瘤,很容易与转移癌混淆。这些肿瘤细胞角蛋白 8 和 18、波形蛋白和平滑肌肌动蛋白染色阳性。

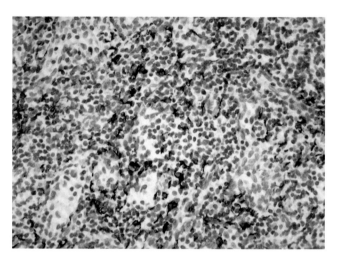

图 59.11　淋巴结内角蛋白阳性成纤维细胞性网状细胞。具有纤细胞质突起、细胞学良性的淋巴结网状细胞分散在淋巴结内(广谱角蛋白免疫组化染色),用低分子角蛋白免疫标记(如 CAM5.2)常常更易检测到,可表达任何细胞角蛋白抗体

59.2.3　痣细胞团

　　痣细胞团最常见于腋窝淋巴结切除标本,很容易误诊为癌或黑色素瘤。其他常见部位包括颈部和腹股沟淋巴结,在深部淋巴结很少见[42]。相对于因其他原因[42]所致的淋巴结切除标本,痣细胞团常见于黑色素瘤患者进行分期的淋巴结切除标本中(高达 25%)。同时发现先天性痣患者结节状痣细胞团发生率高,提示随后形成黑色素细胞瘤的患者存在异常的黑色素细胞发育迁徙模式[43]。

痣细胞团最常埋陷于淋巴结被膜及淋巴结小梁的胶原纤维中,同样也可在被膜下淋巴窦中出现,但极少见于淋巴管或围绕在结内小血管周围[42]。这些痣细胞团通常由小的、均匀一致的类似于皮内痣的黑色素细胞构成(图 59.12)。当黑色素细胞的细胞内色素沉着不明显时,可以通过 S-100 或 Melan A 免疫组化染色鉴定其特性,这些痣细胞常 HMB45⁻,有助于鉴别诊断[44]。有报道称,神经干细胞标志物 Nestin 和 SOX2 在鉴别结节状黑色素细胞痣和转移性黑色素瘤方面非常有用。与结节状痣相比,后者表达一种或两种神经干细胞标志物[45]。

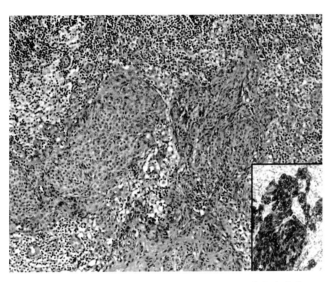

图 59.12　淋巴结内痣细胞团。从淋巴结小梁延伸的色素含量不一的痣细胞,Melan A 免疫组化染色弥漫阳性(插图)

据报道,在蓝痣及其他良性黑色素增殖性疾病中可出现淋巴结转移[46]。与常见的良性痣细胞团相比,这种现象在淋巴结内分布更广泛。在引流淋巴结部位出现大痣可能有助于正确诊断。有少数报道,原发性淋巴结蓝痣通常表现为富含黑色素的梭形细胞簇,位于淋巴结被膜内[47]。

59.3　淋巴结间质增殖

实用和有效的诊断淋巴结内间质增殖的方法是识别主要增殖细胞的类型。淋巴结的良性间质增殖可能来自淋巴管、血管、纤维母细胞间质、树突细胞(详见第 53 章)或其混合。此外,淋巴结增殖可以是全身系统性间质性疾病(综合征或散发)的一部分,例如,平滑肌淋巴管瘤病或血管瘤病。淋巴结原发肉瘤和转移性肉瘤的所有类型都要考虑。

59.3.1　淋巴窦血管转化和淋巴管增殖

淋巴窦血管转化可能是淋巴结最常见的反应性间质病变。表现为正常结构存在,但淋巴窦非常明显,并且出现含有血细胞、纤维素及纤维变性的复杂吻合通路(图 59.13)。一些病例还可表现为类似血管瘤的实性区域;另一些表现为实性及窦性、多结节性混合,甚至呈丛状。偶有病例出现形态温和的肥胖成纤维细胞和组织细胞样细胞的增殖,导致淋巴窦消失[48]。某些病例中,这种增殖令人怀疑卡波西肉瘤的可能性,人类疱疹病毒8(HHV-8)免疫组织化学染色有助于鉴别。

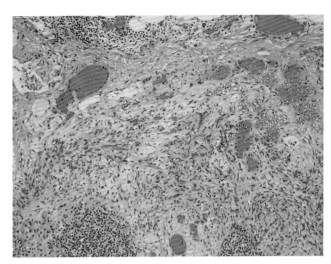

图 59.13　淋巴窦血管转化。淋巴窦扩张,充满红细胞的中-小血管的增殖

静脉或窦的阻塞引起淋巴回流淤滞或由于压力改变引起的淋巴循环的改变可能是导致淋巴窦血管转化的原因[49]。这种情况在受邻近实质肿瘤挤压的淋巴结或外科手术后受损的淋巴床是很常见的。淋巴窦的血管转化并发血管瘤提示促血管成长因子具有诱导淋巴管增殖及扩张的作用。同样,血管转化样改变也可见于淋巴瘤淋巴结引流区或产生大量细胞因子的炎症情况下。

相反,淋巴结的淋巴管瘤是由扩张的薄壁淋巴管增殖引起的,这种淋巴管有大量类似婴儿囊性淋巴管瘤的纤维素样间质。在这些良性增殖性病变中,大小不一的淋巴间隙中充满了蛋白液及少量淋巴细胞,取代正常淋巴结结构并且扩展到淋巴结外[50]。

59.3.2　混合性平滑肌血管增殖

在淋巴结,良性平滑肌增殖常见,可能与外部因素有关;最常发生于骨盆、腹股沟及腹部,在这些部位,重力作用对血管及淋巴管的引流可能促进其发病。它们表现为从淋巴结门部呈放射状排列的细胞学温和的病变,平滑肌及血管混合性增殖伴间质硬化的病例诊断为血管平滑肌瘤性错构瘤[51,52](图59.14),但当平滑肌成分较多时称为平滑肌瘤性错构瘤[52]。

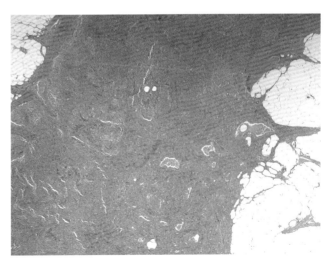

图 59.14　淋巴结血管平滑肌瘤性错构瘤。伴有大血管增生的平滑肌填充淋巴结门部并成放射状生长辐射到淋巴结皮质

在上述病变中,间质细胞不同程度地表达 SMA、Desmin 和 vimentin,但不表达 HMB45。当这种病变混合有脂肪小叶时,称为淋巴结血管平滑肌脂肪瘤性错构瘤[53]。

栅栏状肌纤维母细胞瘤(也叫伴有石棉样纤维的出血性梭形细胞肿瘤)是一种主要局限于盆腔淋巴结的类似于良性肌纤维母细胞的增殖性疾病[53,54]。这些肿瘤与周围组织分界较清,由束状增殖的梭形细胞组成。梭形细胞核通常呈局灶栅栏状排列和无细胞的星芒状结构,偶尔伴有钙化或骨化和石棉样胶原纤维(图 59.15)。混有厚壁血管及周围局灶出血区。vimentin、α-SMA(图 59.16)、MSA(用 HHF35 抗体检测)免疫反应及电镜研究显示胞质内的束状微丝向平滑肌细胞分化[55]。这种肿瘤的鉴别诊断包括神经鞘瘤,该瘤可有似石棉样胶原,但核呈栅栏状排列更突出,而且 S-100 阳性。

淋巴管肌瘤病(又叫平滑肌淋巴管肌瘤病)是一种发生在年轻女性、起源于异常平滑肌及畸形血管和淋巴管的系统性增殖性疾病。TSC2 基因的失活与其发生有关,亦与结节性硬化

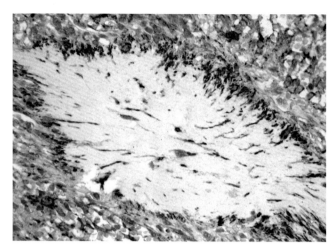

图 59.16　栅栏状肌纤维母细胞瘤。表达平滑肌肌动蛋白

症相关或偶尔发生在肾脏血管平滑肌脂肪瘤患者。这种疾病通常原发于肺,但淋巴结受累是这种疾病的特征。相互吻合的淋巴管、血管腔隙中存在增殖的肥胖平滑肌细胞,并表达 HMB45,有助于该病的诊断[56]。

59.3.3　淋巴结炎性假瘤

发生于淋巴结的致密成纤维细胞及肌纤维母细胞的增殖通常诊断为炎性假瘤。这种疾病的病理谱系及引起这些变化的病因至今尚未完全认识,可能是对各种疾病过程或刺激的反应。炎性假瘤的患者有显著的淋巴结肿大和明显的全身症状。通过外科切除常可使症状急剧地完全消失[57]。

炎性假瘤最初发生于皮质旁区,通常位于淋巴结的纤维性小梁,随后扩展到淋巴滤泡及结外脂肪组织中。有些病例由胶原丰富的纤维母细胞间质中的多种急慢性炎症细胞形成(图 59.17A)。另一些病例由密集的呈席纹状增殖的肌纤维母细胞组成(图 59.17B)。与肝脏或脾脏的炎性假瘤不同,病变的结节通常 EBV 阴性[58]。

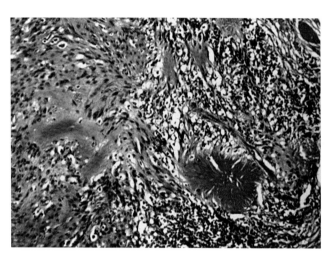

图 59.15　栅栏状肌纤维母细胞瘤。在致密的嗜酸性和硬化的石棉样胶原纤维内呈放射状增殖的星芒状梭形细胞

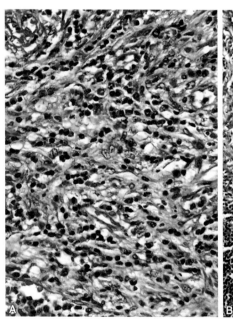
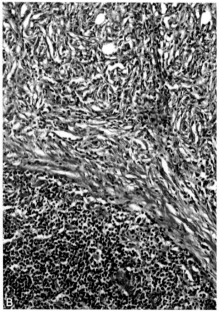

图 59.17　淋巴结炎性假瘤。文献中已描述了多种病变模式,包括富于炎症细胞(A)和其他细胞的病变,或梭形细胞病变(B)。富于细胞病变的鉴别诊断包括肌纤维母细胞肉瘤

炎性假瘤的鉴别诊断较广,包括炎性肌纤维母细胞瘤、FDCS、纤维组织细胞反应相关的淋巴组织增殖性疾病,包括HL、T细胞淋巴瘤;IgG4相关性疾病;以及分枝杆菌、螺旋体或真菌引起的感染性淋巴结炎。一项对9例淋巴结炎性假瘤的研究中发现有4例合并有梅毒感染[59]。与炎性肌纤维母细胞瘤相比,炎性假瘤不表达ALK[58]。

59.3.4　Kaposi 肉瘤(KS)

KS是一种病毒诱导的肿瘤,其特征是伴有不同肌纤维母细胞分化的间质细胞和血管的增殖。KS可以发生在各种临床情况下,包括免疫功能抑制(实质器官移植、HIV感染)和老年人,尤其是地中海及非洲裔老年患者。在这些地理区域中常发生具有一定特征性KS。在非洲,可发生流行性KS的变异型,其发病年龄显示出明显的年轻化。

在取代淋巴结正常结构之前,KS常从淋巴结被膜向纤维小梁扩散。KS表现为弯曲的束状、形态温和的梭形细胞,胞质内有PAS阳性特征性透明玻璃样小体(图59.18),混杂有浆细胞、含铁血黄素和红细胞外渗。在少细胞区,筛状血管样结构容易辨认。罕见病例显示沿着滤泡间区向窦浸润扩散,这种方式类似于淋巴窦血管转化。

HHV-8在KS发病机制中的作用是毋庸置疑的。HHV-8尤其是LANA-1免疫组化染色有助于对KS的确诊(图59.19)。此外,在另一种HHV-8感染相关性疾病——多中心性Castleman病(MCD)中,在淋巴结中退化的淋巴滤泡旁常可见到KS改变。

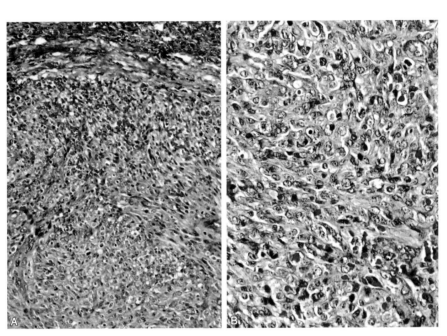

图59.18　淋巴结Kaposi肉瘤。A,富于血管的梭形和上皮样细胞增殖,以淋巴结被膜为中心。B,外渗红细胞和细胞外玻璃样小体是诊断线索

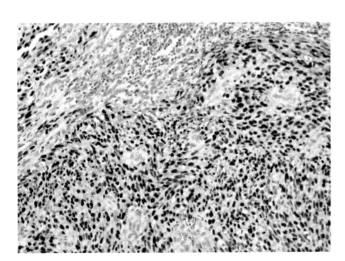

图59.19　Kaposi肉瘤中的人类疱疹病毒(HHV-8)感染。免疫组化染色,增殖的梭形细胞呈HHV-8 LANA-1弥漫阳性

59.3.5　血管肿瘤

淋巴结的良性血管瘤可表现出在其他部位可以见到的全部组织学变化。它通常位于淋巴门或髓窦,但也可完全掩盖淋巴结实质。淋巴结内最常见的类型是附有黏液样间质的分叶状毛细血管瘤和海绵状血管瘤(图59.20)。曾有结节样富细胞性血管瘤的病例报道。偶尔,在淋巴结内也可见到像上皮样血管瘤和血管淋巴组织增殖伴嗜酸细胞增多这类病变。

淋巴结内的上皮样血管内皮瘤通常是转移性肿瘤。其特点为细胞呈片状、结节状或束状,嗜酸性,有小的胞质内空腔的空泡细胞,这些细胞质内常含有红细胞,同时有大量的细胞外玻璃样基质(图59.21)。肿瘤细胞表达血管标志物,包括CD31、Ⅷ因子相关蛋白。有上皮样血管内皮瘤病变的淋巴结,常可见到中心坏死及致密的纤维化。梭形细胞血管内皮瘤可是一种独立的组织学形态,但大多情况下是上皮样血管内皮瘤中的少数成分(图59.22)[60]。

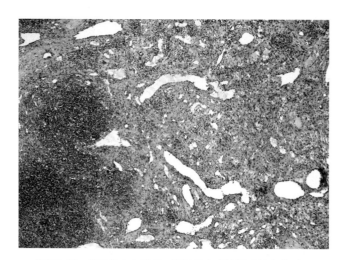

图 59.20　淋巴结内血管瘤。淋巴结实质被增殖的大小不一和致密硬化的良性血管所取代

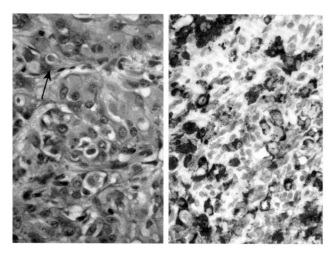

图 59.21　上皮样血管内皮瘤累及淋巴结。胞质丰富淡粉染的上皮样大细胞具有胞质内空泡(左图,箭头),Ⅷ因子相关蛋白免疫组化染色阳性(右图)

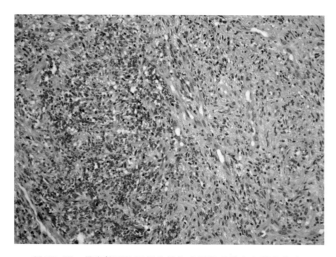

图 59.22　具有梭形和网状生长方式的淋巴结内血管内皮瘤。常见硬化的胶原区和网状血管区混合出现。在上皮样血管内皮瘤内,细胞异型程度和核分裂数目都远远低于血管肉瘤

淋巴结原发性血管肉瘤罕见,但转移性肿瘤是存在的。血管肉瘤与低级别血管肿瘤可以通过前者具有显著异型性、核分裂指数高和在血管形成区肿瘤细胞的多层排列来鉴别。肿瘤细胞可呈梭形、上皮样、网状或多种类型混合出现(图 59.23)。上皮样血管肉瘤较常见于腹膜后淋巴结(图 59.24)。

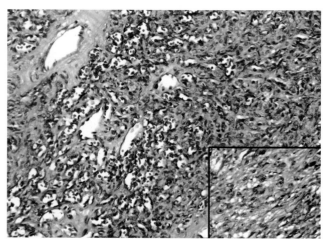

图 59.23　血管肉瘤转移至淋巴结。这些肿瘤可表现为多种不同的形态,常常表现为血管形成区混有丰富的梭形细胞区(插图)

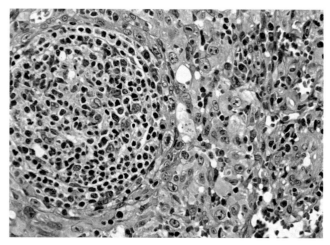

图 59.24　上皮样血管肉瘤转移至淋巴结。注意肿瘤细胞呈滤泡间浸润模式

59.3.6　其他类型的转移性肉瘤

起源于滤泡树突细胞、交指状树突细胞和成纤维细胞性网状细胞的淋巴结原发肉瘤的内容在 53 章中阐述,因此在这里不讨论。

虽然各种不同类型的肉瘤都可转移到淋巴结,但不同类型肉瘤的转移率不同。在成人软组织肉瘤中,横纹肌肉瘤、血管肉瘤和血管内皮瘤最常见淋巴结转移[61,62],脂肪肉瘤极少转移到淋巴结。然而,炎症性脂肪肉瘤可能貌似淋巴瘤或树突状细胞肿瘤,对于疑难病例应该加做免疫组化 MDM2 和 CDK4。在儿童肉瘤中,横纹肌肉瘤及 Ewing 肉瘤最常转移到淋巴结,在该病的病程中有约 10% ~ 15% 发生率[63]。节细胞神经母细胞瘤可以转移到淋巴结,尤其是纵隔淋巴结(图 59.25)。在骨肿瘤中,软骨肉瘤和骨肉瘤都可能转移到区域淋巴结。

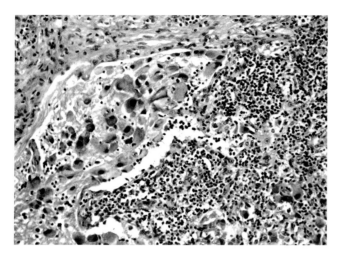

图 59.25 转移性节细胞神经母细胞瘤。可见到有颗粒性胞质的梭形肿瘤细胞在窦内浸润。该患者的后纵隔有大肿块

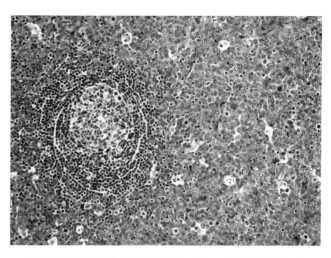

图 59.27 淋巴结急性髓系白血病(AML)。增殖的肿瘤性未成熟髓系细胞在滤泡间区扩张

59.3.7 骨髓造血成分和肿瘤累及淋巴结

骨髓造血成分在淋巴结中可表现为不同形态。最常见的为纤维性骨髓增殖综合征,这种病变骨髓微环境已不佳。在这些病例中,在淋巴结滤泡间区会出现大量的巨核细胞及其他骨髓成分(图 59.26),即髓外造血。

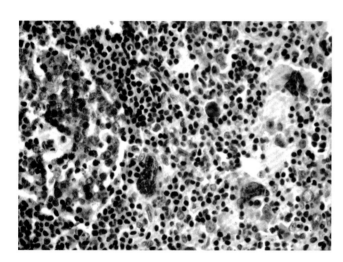

图 59.26 淋巴结髓外造血。这是一位慢性骨髓增殖异常综合征(MDS)的患者,巨核细胞和未成熟粒细胞散在分布于滤泡间区

急性白血病可以继发性累及淋巴结,但也可能是疾病的最初检出部位。淋巴母细胞白血病(ALL)累及淋巴结时,类似淋巴母细胞淋巴瘤(LBL),在第 42 章讨论。淋巴瘤的早期播散可出现滤泡间的表现。急性髓系白血病(AML)累及淋巴结(即粒细胞肉瘤、髓外髓系肿瘤和目前更多见的髓系肉瘤)在46 章讨论。AML 的滤泡间细胞浸润方式(图 59.27)和细胞学特点(印片最明显,图 59.28)都是正确诊断的线索。在常规免疫组化染色中加入 CD45 能检测到绝大多数肿瘤细胞,但部分病例可能阴性。其他染色(例如,MPO、溶菌酶、CD43、CD33、CD68 及 CD117)也可能有助于诊断。

肥大细胞疾病(MCD)累及淋巴结在 49 章讨论,淋巴结中的肥大细胞肿瘤常有血管周纤维及嗜酸性粒细胞——这是两条正确诊断的线索。低级别肿瘤有类似于淋巴结边缘区淋巴瘤(MZL)的丰富淡染胞质。高级别肿瘤与其他低分化肿瘤则

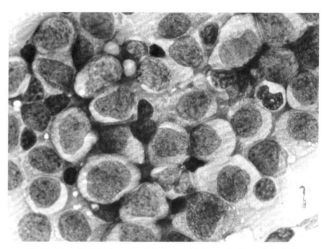

图 59.28 淋巴结急性髓系白血病(AML)。印片显示未成熟的粒-单核细胞形态

很难鉴别。特殊染色对确诊有帮助,例如,Giemsa 或甲苯胺蓝染色及免疫组化染色(如 Tryptase、CD117)。

Langerhans 细胞组织细胞增生症(LCH)在淋巴结中相对比较常见,在 53 章中讨论。罕见情况是这些肿瘤有时类似于低分化非造血系统肿瘤,在第一轮免疫组化染色阴性后要考虑本病。肿瘤细胞对 CD1a 和 S-100 蛋白免疫组化染色表达呈强而一致的阳性,有助于区分其他组织细胞增殖性疾病,后者为阴性或仅有局灶阳性。

精华和陷阱

- 淋巴结的解剖学部位常常是确定转移癌原发部位的最有帮助的线索。例如,隐匿性鼻咽癌常转移到颈部淋巴结。
- 当遇见淋巴结转移性低分化梭形细胞肿瘤时,总要想到肉瘤样癌。
- 间变性大细胞淋巴瘤(ALCL)有多种亚型,可能丢失几乎所有淋巴系相关标志物,在排除淋巴结大细胞恶性肿瘤之前要进行CD30 免疫标记。
- 滤泡树突细胞(FDC)肿瘤常表现为与其他肿瘤相似的上皮样或间变性形态学。由于 FDC 常呈部分分化,推荐使用一组 FDC 标志物(CD21、CD23、CD35)。残存的淋巴组织内可见到异型 FDC 细胞殖入淋巴滤泡

(吴梅娟 魏建国 译)

参考文献

1. Devaney SL, Ferlito A, Rinaldo A, Devaney KO. Pathologic detection of occult metastases in regional lymph nodes in patients with head and neck cancer. Acta Otolaryngol. 2000;120:344-349.

2. Grau C, Johansen LV, Jakobsen J, et al. Cervical lymph node metastases from unknown primary tumours. Results from a national survey by the Danish Society for Head and Neck Oncology. Radiother Oncol. 2000;55:121-129.

3. Nasuti JF, Mehrotra R, Gupta PK. Diagnostic value of fine-needle aspiration in supraclavicular lymphadenopathy: a study of 106 patients and review of literature. Diagn Cytopathol. 2001;25:351-355.

4. Cervin JR, Silverman JF, Loggie BW, Geisinger KR. Virchow's node revisited. Analysis with clinicopathologic correlation of 152 fine-needle aspiration biopsies of supraclavicular lymph nodes. Arch Pathol Lab Med. 1995;119:727-730.

5. Hess KR, Varadhachary GR, Taylor SH, et al. Metastatic patterns in adenocarcinoma. Cancer. 2006;106:1624-1633.

6. Rosen PP, Kimmel M. Occult breast carcinoma presenting with axillary lymph node metastases: a follow-up study of 48 patients. Hum Pathol. 1990;21:518-523.

7. Guarischi A, Keane TJ, Elhakim T. Metastatic inguinal nodes from an unknown primary neoplasm. A review of 56 cases. Cancer. 1987;59:572-577.

8. Hendry WF, Norman AR, Dearnaley DP, et al. Metastatic nonseminomatous germ cell tumors of the testis: results of elective and salvage surgery for patients with residual retroperitoneal masses. Cancer. 2002;94:1668-1676.

9. Park SY, Kim BH, Kim JH, et al. Panels of immunohistochemical markers help determine primary sites of metastatic adenocarcinoma. Arch Pathol Lab Med. 2007;131:1561-1567.

10. Morrison C, Marsh W Jr, Frankel WL. A comparison of CD10 to pCEA, MOC-31, and hepatocyte for the distinction of malignant tumors in the liver. Mod Pathol. 2002;15:1279-1287.

11. Yaziji H, Gown AM. Immunohistochemical analysis of gynecologic tumors. Int J Gynecol Pathol. 2001;20:64-78.

12. Chu PG, Arber DA, Weiss LM. Expression of T/NK-cell and plasma cell antigens in nonhematopoietic epithelioid neoplasms: an immunohistochemical study of 447 cases. Am J Clin Pathol. 2003;120:64-70.

13. Durkop H, Foss HD, Eitelbach F, et al. Expression of the CD30 antigen in non-lymphoid tissues and cells. J Pathol. 2000;190:613-618.

14. Nandedkar MA, Palazzo J, Abbondanzo SL, et al. CD45 (leukocyte common antigen) immunoreactivity in metastatic undifferentiated and neuroendocrine carcinoma: a potential diagnostic pitfall. Mod Pathol. 1998;11:1204-1210.

15. Shin JS, Stopyra GA, Warhol MJ, Multhaupt HA. Plasmacytoma with aberrant expression of myeloid markers, T-cell markers, and cytokeratin. J Histochem Cytochem. 2001;49:791-792.

16. Varadhachary GR, Abbruzzese JL, Lenzi R. Diagnostic strategies for unknown primary cancer. Cancer. 2004;100:1776-1785.

17. Chu P, Wu E, Weiss LM. Cytokeratin 7 and cytokeratin 20 expression in epithelial neoplasms: a survey of 435 cases. Mod Pathol. 2000;13:962-972.

18. Wang NP, Zee S, Zarbo RJ, et al. Coordinate expression of cytokeratins 7

and 20 defines unique subsets of carcinomas. Appl Immunohistochem. 1995;3:99-107.

19. Dennis JL, Hvidsten TR, Wit EC, et al. Markers of adenocarcinoma characteristic of the site of origin: development of a diagnostic algorithm. Clin Cancer Res. 2005;11:3766-3772.

20. Tsuji M, Kashihara T, Terada N, Mori H. An immunohistochemical study of hepatic atypical adenomatous hyperplasia, hepatocellular carcinoma, and cholangiocarcinoma with alpha-fetoprotein, carcinoembryonic antigen, CA19-9, epithelial membrane antigen, and cytokeratins 18 and 19. Pathol Int. 1999;49:310-317.

21. Adams H, Schmid P, Dirnhofer S, Tzankov A. Cytokeratin expression in hematological neoplasms: a tissue microarray study on 866 lymphoma and leukemia cases. Pathol Res Pract. 2008;204:569-573.

22. Ozdemirli M, Fanburg-Smith JC, Hartmann DP, et al. Precursor B-lymphoblastic lymphoma presenting as a solitary bone tumor and mimicking Ewing's sarcoma: a report of four cases and review of the literature. Am J Surg Pathol. 1998;22:795-804.

23. Brown RW, Campagna LB, Dunn JK, Cagle PT. Immunohistochemical identification of tumor markers in metastatic adenocarcinoma. A diagnostic adjunct in the determination of primary site. Am J Clin Pathol. 1997;107:12-19.

24. Dumur CI, Lyons-Weiler M, Sciulli C, et al. Interlaboratory performance of a microarray-based gene expression test to determine tissue of origin in poorly differentiated and undifferentiated cancers. J Mol Diagn. 2008;10:67-77.

25. Talantov D, Baden J, Jatkoe T, et al. A quantitative reverse transcriptase-polymerase chain reaction assay to identify metastatic carcinoma tissue of origin. J Mol Diagn. 2006;8:320-329.

26. Ma XJ, Patel R, Wang X, et al. Molecular classification of human cancers using a 92-gene real-time quantitative polymerase chain reaction assay. Arch Pathol Lab Med. 2006;130:465-473.

27. Varadhachary GR, Talantov D, Raber MN, et al. Molecular profiling of carcinoma of unknown primary and correlation with clinical evaluation. J Clin Oncol. 2008;26:4442-4448.

28. Igbokwe A, Lopez-Terrada DH. Molecular testing of solid tumors. Arch Pathol Lab Med. 2011;135:67-82.

29. Lin F, Liu H. Immunohistochemistry in undifferentiated neoplasm/tumor of uncertain origin. Arch Pathol Lab Med. 2014;138:1583-1610.

30. Kerr SE, Schnabel CA, Sullivan PS, Zhang Y, Singh V, Carey B, Erlander MG, Highsmith WE, Dry SM, Brachtel EF. Multisite validation study to determine performance characteristics of a 92 gene Molecular Cancer Classifier. Clin Cancer Res. 2012;18:3952-3960.

31. Meiri E, Mueller WC, Rosenfeld S, et al. A second generation microRNA based assay for diagnosing tumor tissue origin. Oncologist. 2012;17:801-812.

32. Zarate-Osorno A, Jaffe ES, Medeiros LJ. Metastatic nasopharyngeal carcinoma initially presenting as cervical lymphadenopathy. A report of two cases that resembled Hodgkin's disease. Arch Pathol Lab Med. 1992;116:862-865.

33. Kempson RL. Consultation case: benign glandular inclusions in iliac lymph nodes. Am J Surg Pathol. 1978;2:321-325.

34. Mukonoweshuro P, McCuggage WG. Endocervicosis involving axillary lymph nodes: first case report. Int J Gynecol Pathol. 2014;33:620-633.

35. Corben AD, Nehhozina T, Garg K, Vallejo CE, Brogi E. Endosalpingiosis in axillary lymph nodes: a possible pitfall in the staging of patients with

breast carcinoma. Am J Surg Pathol. 2010;34:1211-1216.

36. Ozcan A, Liles N, Coffey D, Shen SS, Truong CD. PaX2 and PAX8 expression in primary and metastatic müllerian epithelial tumors: a comprehensive comparison. Am J Surg Pathol. 2011;35:1837-1847.

37. Horn LC, Bilek K. Frequency and histogenesis of pelvic retroperitoneal lymph node inclusions of the female genital tract. An immunohistochemical study of 34 cases. Pathol Res Pract. 1995;191:991-996.

38. Moore WF, Bentley RC, Berchuck A, Robboy SJ. Some mullerian inclusion cysts in lymph nodes may sometimes be metastases from serous borderline tumors of the ovary. Am J Surg Pathol. 2000;24:710-718.

39. Insabato L, Pettinato G. Endometriosis of the bowel with lymph node involvement. A report of three cases and review of the literature. Pathol Res Pract. 1996;192:957-961, discussion 962.

40. Fechner RE. Mammary carcinoma arising in benign axillary epithelial lymph node inclusions. Histopathology. 1989;14:328-329.

41. Brooks JS, LiVolsi VA, Pietra GG. Mesothelial cell inclusions in mediastinal lymph nodes mimicking metastatic carcinoma. Am J Clin Pathol. 1990;93:741-748.

42. Carson KF, Wen DR, Li PX, et al. Nodal nevi and cutaneous melanomas. Am J Surg Pathol. 1996;20:834-840.

43. Fontaine D, Parkhill W, Greer W, Walsh N. Nevus cells in lymph nodes: an association with congenital cutaneous nevi. Am J Dermatopathol. 2002;24:1-5.

44. Biddle DA, Evans HL, Kemp BL, et al. Intraparenchymal nevus cell aggregates in lymph nodes: a possible diagnostic pitfall with malignant melanoma and carcinoma. Am J Surg Pathol. 2003;27:673-681.

45. Chen PL, Chen WS, Li J, Lind A, Lu D. Diagnostic utility of neural stem and progenitor cell markers Nestin and Sox2 in distinguishing nodal melanocytic nevi from metastatic melanomas. Mod Pathol. 2013;26:44-53.

46. Shih L, Hawkins DB. Recurrent postauricular blue nevus with lymph node involvement. Otolaryngol Head Neck Surg. 1987;97:491-494.

47. Epstein JI, Erlandson RA, Rosen PP. Nodal blue nevi. A study of three cases. Am J Surg Pathol. 1984;8:907-915.

48. Tsang WY, Chan JK, Dorfman RF, Rosai J. Vasoproliferative lesions of the lymph node. Pathol Annu. 1994;29:63-133.

49. Witte CL, Witte MH. Disorders of lymph flow. Acad Radiol. 1995;2: 324-334.

50. Chan JK, Frizzera G, Fletcher CD, Rosai J. Primary vascular tumors of lymph nodes other than Kaposi's sarcoma. Analysis of 39 cases and delineation of two new entities. Am J Surg Pathol. 1992;16:335-350.

51. Mauro CS, McGough RL 3rd, Rao UN. Angiomyomatous hamartoma of a popliteal lymph node: an unusual cause of posterior knee pain. Ann Diagn Pathol. 2008;12:372-374.

52. Tsang WY, Chan JK. Primary leiomyomatosis of lymph node or nodal lymphangiomyoma? Histopathology. 1993;23:393-394.

53. Dzombeta T, Francina M, Matkovic K, Markovic I, Jukic Z, Lez C, Kruslin B. Angiomyolipomatous hamartoma of the inguinal lymph node-report if two cases and literature review. In Vivo. 2012;26:459-462.

54. Nguyen T, Eltorky MA. Intranodal palisaded myofibroblastoma. Arch Pathol Lab Med. 2007;131:306-310.

55. Suster S, Rosai J. Intranodal hemorrhagic spindle-cell tumor with "amianthoid" fibers. Report of six cases of a distinctive mesenchymal neoplasm of the inguinal region that simulates Kaposi's sarcoma. Am J Surg Pathol. 1989;13:347-357.

56. Hisaoka M, Hashiomoto H, Daimaru Y. Intranodal palisaded myofibroblastoma with so-called amianthoid fibers: a report of two cases with a review of the literature. Pathol Int. 1998;48:307-312.

57. Moran CA, Suster S, Abbondanzo SL. Inflammatory pseudotumor of lymph nodes: a study of 25 cases with emphasis on morphological heterogeneity. Hum Pathol. 1997;28:332-338.

58. Kutok JL, Pinkus GS, Dorfman DM, Fletcher CD. Inflammatory pseudotumor of lymph node and spleen: an entity biologically distinct from inflammatory myofibroblastic tumor. Hum Pathol. 2001;32:1382-1387.

59. Facchetti F, Incardona P, Lonardi S, et al. Nodal inflammatory pseudotumor caused by luetic infection. Am J Surg Pathol. 2009;33:447-453.

60. Napaki S, Stirling JW. Spindle and epithelioid (histiocytoid) haemangioendothelioma of cervical lymph nodes. Pathology. 2004;36:587-589.

61. Loya AC, Prayaga AK, Arora A, et al. Lymph node metastasis of soft tissue tumors: a cytomorphologic study. Acta Cytol. 2007;51:153-160.

62. Behranwala KA, A'Hern R, Omar AM, Thomas JM. Prognosis of lymph node metastasis in soft tissue sarcoma. Ann Surg Oncol. 2004; 11: 714-719.

63. Lawrence W Jr, Hays DM, Heyn R, et al. Lymphatic metastases with childhood rhabdomyosarcoma. A report from the Intergroup Rhabdomyosarcoma Study. Cancer. 1987;60:910-915.

第 60 章

脾脏的正常结构、肿瘤与非肿瘤性病变

Attilio Orazi，Daniel A. Arber

　　脾脏原发的造血组织恶性肿瘤少见，大部分脾脏病变是其他部位原发并继发累及脾脏所致。大多数情况下，病理医师的任务是证实已知的或可疑的诊断，并排除明确的病变。仔细观察器官的大体表现和理想的组织固定对于成功解读脾脏病理学至关重要。脾脏富含血液，病理切片务必要薄。另外，脾门淋巴结也要单独分离固定。提供有价值的临床信息对低级别 B 细胞淋巴瘤的诊断尤其重要。毋庸置疑，获取足够的临床信息对累及脾脏的特征性疾病的诊断至关重要。

　　本章将全面介绍血液病理医师在诊断脾脏病变时所遇到的各种问题。本章概括介绍不同类型脾脏病变的特征和诊断原则。为避免与本书其他章节的内容重复，仅简要提及一些特定的脾脏疾病实体，例如，肝脾 T 细胞淋巴瘤和脾边缘区淋巴瘤。读者可参阅涵盖这些疾病实体的特定章节，以及涵盖可能继发累犯脾脏的其他造血肿瘤的章节，例如，霍奇金淋巴瘤和各种非霍奇金淋巴瘤。

60.1　正常脾脏

　　正确认识脾脏结构和功能可以帮助分析脾脏受累病变的特征[1-9]。脾脏在结构和功能上包含两个不同的区域（表60.1）。脾脏淋巴组织，即白髓，大体上为均匀分布的白色结节，白髓与脾脏的动脉循环密切相关。中央动脉起自位于纤维小梁的小梁动脉，周围包绕着圆柱形的淋巴细胞套称为动脉周围淋巴鞘。动脉周围淋巴鞘包含混合的 B 细胞和 T 细胞，以 CD4 阳性 T 细胞为主。有时可见脾脏淋巴滤泡（Malpighian 小结），由动脉周围淋巴鞘产生[5,6]。脾脏白髓的形态往往随着人体年龄和功能的变化而变化（如抗原刺激）。婴幼儿、衰老和免疫耐受成人的脾脏白髓呈未活化或低增殖性状态，为看不见生发中心的初级淋巴滤泡。免疫活化状态下，脾脏淋巴滤泡表现为 3 个区[7-9]：生发中心、套区和边缘区。生发中心与淋巴结

表 60.1　正常脾脏形态结构

分部	成分	描述
白髓	滤泡	由套细胞型 B 细胞构成的小结节（见下文）
	初级	由套细胞型 B 细胞构成的小结节（见下文）
	次级	由不规则形小 B 细胞和大的转化淋巴细胞，以及混杂其中的树突细胞和巨噬细胞混合构成
	套区	围绕生发中心；主要由细胞核圆形到不规则形、染色质深染和胞质少的小 B 细胞构成
	动脉周围淋巴鞘	主要由小 T 细胞构成，淋巴鞘围绕小动脉和动脉周围；其他还包括大的转化淋巴细胞、NK 细胞、浆细胞和 B 细胞
红髓	髓窦	具有吞噬细胞功能的内皮细胞呈线状分布；缺乏连续的基底膜
	髓索	位于髓窦之间；由细胞外间隙和髓索巨噬细胞构成
支持间质	被膜和小梁间隔	由细胞稀少的致密纤维组织构成，反应性病变或慢性疾病时增厚

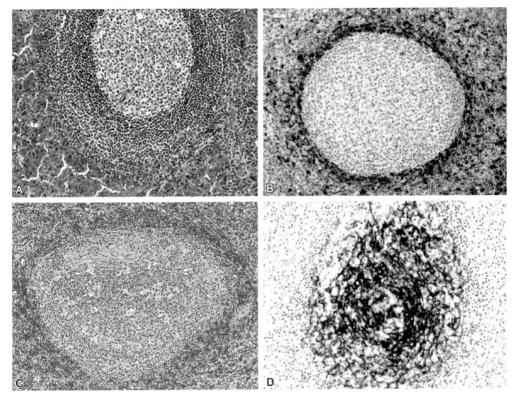

图 60.1　A，脾脏淋巴滤泡显示 3 个分区的特点：生发中心、套区和清晰的边缘区。B，DBA.44 免疫组化染色突出显示套区细胞，滤泡生发中心细胞呈阴性，而边缘区细胞以阴性为主，罕见阳性。C，增生性滤泡，套区和边缘区不明显。D，CD21 免疫组化染色显示生发中心的滤泡树突细胞网

的生发中心结构相似；外围绕套区；套区外围绕的边缘区是红髓与白髓之间最表面的细胞层，包括 B 细胞和 T 细胞[4]，是捕获与处理抗原的部位（图 60.1）。

脾脏红髓由脾脏血窦和 Billroth 索（脾索）构成，脾索由脾巨噬细胞、散在脾索毛细血管、静脉间质细胞构成。所有这些细胞连接在一起，与相对稀疏的细胞外基质构成特征性红髓结构[10-12]。脾脏血窦参与完成外周血滤过作用，这是脾脏的重要功能之一。血窦内衬细胞又称为窦岸细胞，具有很长的胞质突起，互相重叠或连接在一起，但无紧密连接，所以循环血细胞能够通过内皮细胞间的空隙，进入脾脏血窦和静脉系统之前通过脾索，再回到循环血液。循环血细胞进入脾窦和随后穿过脾索的能力取决于细胞可塑性。无变形能力的细胞很难进入脾窦，在脾索酸性、缺氧环境中被破坏[2,13]。

红髓中 CD8 阳性的 T 小淋巴细胞占优势，生发中心和脾脏动脉周围淋巴鞘不出现或很难出现这些细胞。γ/δT 细胞也存在于红髓。分泌 Ig 的 B 细胞分布与淋巴结相当。套区 B 细胞表达表面 Ig，包括 IgM 和 IgD。边缘区 B 细胞主要表达 IgM，只有一小部分表达 IgD。套区和边缘区的细胞均不表达 IgG。IgG 仅限于红髓散在细胞表达，红髓也有极少量表达 IgA 的细胞。红髓含有较多单核-巨噬细胞，而白髓中则较少。红髓中也有散在分布的 NK 细胞，以及粒细胞、单核细胞和暂时通过红髓循环的淋巴细胞。

60.2　大体检查

最初评估脾脏应该包括脾脏的大体检查。脾脏受累及的大体表现主要有 3 种形式：白髓累及、红髓累及和多灶性病变（表 60.2）。

表 60.2　脾脏病理学的累及模式

模式	红髓为主		白髓为主	
	肿瘤性	非肿瘤性	肿瘤性	非肿瘤性
弥漫性	HCL 和 HCLv 脾弥漫红髓小 B 细胞淋巴瘤 肝脾 T 细胞淋巴瘤 LGLL 急性白血病 MPN，其他髓系肿瘤 CLL/SLL（罕见） LPL（罕见）	溶血性贫血 非特异性淤血 髓外造血 贮积病 细胞因子效应 HPS	小 B 细胞淋巴瘤（CLL/SLL， LPL，SMZL，MCL） 外周 T 细胞淋巴瘤	增生
灶性 * 或变异	霍奇金淋巴瘤 DLBCL T-PLL EBV-DCT 其他树突细胞肿瘤 肥大细胞疾病 血管性肿瘤† 转移性肿瘤	—	—	炎性假瘤 错构瘤 囊肿 紫癜

* 灶性病变有重叠，白髓和红髓均可受累，这时区分比较武断。
† 系统性血管瘤病和一些窦岸细胞血管瘤可见弥漫性累及。
CLL/SLL，慢性淋巴细胞白血病/小淋巴细胞淋巴瘤；DLBCL，弥漫大 B 细胞淋巴瘤；EBV-DCT，EBV+的滤泡树突细胞肿瘤；HCL，毛细胞白血病；HPS，噬血细胞综合征；LGLL，大颗粒淋巴细胞白血病/淋巴瘤；LPL，淋巴浆细胞白血病/淋巴瘤；MCL，套细胞淋巴瘤；MPN，骨髓增殖性肿瘤；SMZL，脾边缘区淋巴瘤；T-PLL，T 细胞幼淋巴细胞白血病。

60.2.1　弥漫性脾肿大

60.2.1.1　白髓受累

大多数脾脏淋巴组织增殖性病变表现为小结节模式，这是由于原有淋巴组织的异常扩大（例如，淋巴滤泡和动脉周围淋巴鞘）。大体上，切面可见多个白色小结节，偶尔表现为粟粒样模式。这种模式常见于除毛细胞白血病外的小 B 淋巴细胞肿瘤累及脾脏。有时结节融合，或表现为较大的优势肿块。累及白髓的淋巴瘤非常类似于淋巴瘤累及淋巴结的模式，这些淋巴瘤主要为 B 细胞肿瘤，包括经典型霍奇金淋巴瘤（CHL）、结节性淋巴细胞为主型霍奇金淋巴瘤（NLPHL）和非霍奇金淋巴瘤（NHL）。

60.2.1.2　红髓受累

红髓受累显示不同的大体表现。通常表现为红髓扩大，脾脏呈均质红色或"牛肉样"外观。正常白髓结节消失或不见。显微镜下，白髓萎缩或被扩大的红髓挤压。累及红髓的肿瘤包括髓系和淋巴系白血病，髓系增殖性肿瘤和多种非造血组织肿瘤。总体而言，循环血液中含有大量肿瘤细胞的疾病［例如，慢性淋巴细胞白血病（CLL）、大颗粒淋巴细胞白血病（LGLL）、毛细胞白血病（HCL）和急性白血病］主要累及脾脏红髓。然而，一些淋巴瘤［例如，肝脾 T 细胞淋巴瘤（HSTCL）、血管内大 B 细胞淋巴瘤（IVLBCL）以及其他未分类淋巴组织肿瘤］也累及红髓。

60.2.2　灶性脾脏病变

一些良性和恶性增殖性病变在脾脏呈现灶性病变，而不形成白髓或红髓的弥漫性病变，包括累及血管、间叶和淋巴造血成分的病变。

60.2.3　脾脏破裂

脾脏病理性破裂可见于多种造血组织疾病，包括良性和恶性[5]。脾脏自发性破裂总是应当进行脾脏病理检查，因为不同的感染原（尤其是传染性单核细胞增生症）具有明显不同的形态学表现，足以推测诊断或提示进一步血清学检查。其他病因（如贮积病）也有特征性表现。造血组织恶性肿瘤以原发性脾脏破裂为首发症状者罕见，但据报道低级别与高级别淋巴瘤均可发生。急慢性骨髓增殖性疾病和极少数淋巴母细胞白血病（ALL）也可能表现为脾脏破裂。与脾脏破裂有关的非造血组织病变包括囊肿、梗死、血管病变或肿瘤，以及转移性肿瘤。

60.3　淋巴组织增生

累及脾脏白髓或红髓的多种反应性病变可能类似造血组织恶性病变（框 60.1）。滤泡反应性增生伴生发中心形成，容易辨认为良性（图 60.1）[2]。但有时滤泡增生必须与滤泡性淋巴瘤（FL）鉴别。保持极向的脾脏滤泡内发现可染小体巨噬细胞、多种淋巴细胞成分并存，这些特征支持反应性增生。局灶性（结节状）反应性淋巴组织增生是一种罕见病变，很像淋巴瘤。结节状增生的区域与邻近正常脾脏明显不同，令人怀疑淋巴瘤（图 60.2）。组织学上，这些区域由增生滤泡局灶性聚集而成，这些增生滤泡具有典型的良性特征[14]。

边缘区增宽扩大称为脾边缘区增生[2,5,15-18]，常伴随滤泡增生。这种增生模式也可见于除脾边缘区淋巴瘤外的 B 细胞淋巴瘤（特别是滤泡性淋巴瘤）。单从形态上很难将这些反应性变化与早期边缘区淋巴瘤（MZL）区分开来，但反应性边缘区增生通常与红髓 B 细胞增多无关，而在脾边缘区淋巴瘤中很常见[19]。一些自身免疫疾病可导致脾边缘区增生，例如，系统性红斑狼疮或先天性血小板减少性紫癜。

框 60.1　貌似造血组织恶性肿瘤的脾脏良性病变

- 免疫反应
  - 旺炽型滤泡增生
  - 边缘区增生
- 先天性免疫缺陷
- 自身免疫疾病
- 网状内皮系统疾病
  - 贮积病
  - 噬血细胞综合征（HPS）
- Langerhans 细胞组织细胞增生症（LCH）
- Castleman 病
- 细胞因子治疗后反应性髓系增殖
- 非造血系统病变
  - 囊肿
  - 错构瘤
  - 炎性假瘤

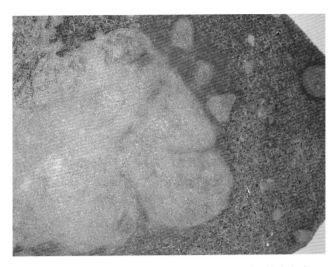

图 60.2　**脾脏结节状淋巴组织增生**。注意数个增生性滤泡融合，形成肿瘤样病变，病变周围为正常红髓和增生滤泡。这一病变可能貌似淋巴瘤或其他局灶性脾脏病变，但其细胞形态是良性

不形成生发中心的反应性淋巴组织增生是 IM、HSV 感染以及其他病毒感染的特征，也会貌似霍奇金淋巴瘤（HL）和 NHL[2,20-22]。这些病变的白髓中无扩大滤泡，在低倍镜下类似未受免疫刺激的脾脏[2,5,7,23,24]。这种病变相当于脾脏副皮质区增生，主要为 T 细胞反应性增生所致。高倍镜下提示抗原刺激的形态学证据，出现不同转化阶段的淋巴细胞，包括小淋巴细胞、大淋巴细胞（常有浆细胞样特征）和免疫母细胞。脾脏动脉周围的转化淋巴细胞和免疫母细胞也会增殖，浸润小梁静脉内皮下区域以及结缔组织支架，极为罕见的情况下会导致脾脏破裂[25]。这种淋巴组织增生的模式可见于免疫缺陷患者，例如，免疫性血小板减少性紫癜或自身免疫性贫血的患者用类固醇激素或其他免疫抑制剂治疗时[26,27]。一些外周 T 细胞淋巴瘤

（PTCL）也会出现白髓扩大的类似模式。罕见情况下，苯妥英超敏反应可出现类似 PTCL 的结节状 T 细胞增生[28]。先天性疾病（例如，免疫功能缺陷）或淋巴组织生成低下（例如，自身免疫性淋巴增殖综合征）患者也会出现白髓异常，使人担心淋巴瘤的可能性。

60.4　脾脏 Castleman 病

脾脏偶见单中心透明血管型 Castleman 病和多中心性 Castleman 病（MCD），后者与卡波西肉瘤相关的疱疹病毒（KSHV）/人类疱疹病毒 8（HHV-8）有关[29-31]。近年来大部分报道病例为 MCD。单中心 Castleman 病累及脾脏很罕见，这些报道见于旧文献，出现在进行 HHV-8/KSHV 评估之前，因此其病变本质尚不清楚[31-33]。白髓扩大，生发中心血管增生，红髓显示浆细胞明显增多。与淋巴结相似，白髓的滤泡周围区域分布的免疫母细胞表达 IgMλ[34,35]。MCD 一般为 EBV⁻，但是文献中描述了类似嗜生发中心淋巴瘤的罕见病例。这些肿瘤同时感染 EBV 和 HHV-8/KSHV[36]。

60.5　自身免疫性淋巴组织增殖综合征

这种综合征罕见，在脾脏中的表现类似淋巴瘤，见于儿童时期（一般小于 2 岁），是一种遗传性疾病，常由于 CD95（Fas）基因突变所致[37,38]。本病以淋巴组织增殖、自身免疫病和脾脏大为特征，脾肿大超过正常 10 倍以上。组织学上，白髓显示不同程度的滤泡增生，边缘区常扩大。动脉周围淋巴鞘和红髓也扩大（图 60.3），归因于 T 细胞数目显著增加。增生的 T 细胞由小淋巴细胞和免疫母细胞混合组成，呈 CD4⁻ 和 CD8⁻，与淋巴结的病变相似。由于免疫性全血细胞减少（影响红细胞、粒

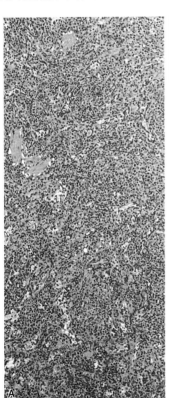

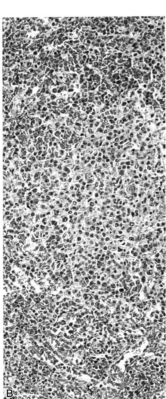

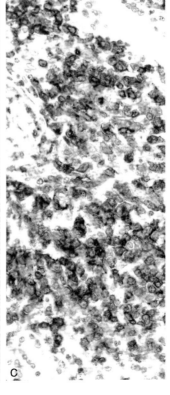

图 60.3　**自身免疫性淋巴组织增殖综合征累及脾脏**。A，低倍镜下，异常淋巴组织增生很容易与淋巴瘤混淆。注意由于长期使用类固醇激素治疗导致缺乏反应性生发中心。B，高倍镜下，动脉周围淋巴鞘和红髓周围含有较多异型淋巴细胞。C，CD3 染色证实增殖的淋巴细胞为 T 细胞

细胞和血小板),导致脾肿大,使得脾脏的病理学表现更加复杂[39,40]。本病发生 HL 和 NHL 的风险增加[41]。

60.6　脾脏霍奇金淋巴瘤(HL)

　　脾脏是 HL 最常累及的淋巴结外器官[42,43],而脾脏原发性 HL 罕见[44-48]。HL 累及脾脏具有治疗和预后意义,但是现在采用联合化疗后 HL 缓解率较高,因此其重要性降低[49,50]。如果 HL 不累及脾脏,则罕见累及肝脏和骨髓[42]。所有组织学类型的 HL 都能累及脾脏;最常见的是结节硬化型(NSCHL)和混合细胞型(MCCHL)[42],而 NLPHL 较少见[51]。淋巴细胞消减型(LDCHL)的特征是累及脾脏并出现膈下病变[52]。

　　脾脏 HL 可以表现为小的粟粒样结节,更多表现为孤立性或多发性肿块(图 60.4)[5,53],大体标本上能观察到,但比较细小(图 60.5),灶性累及可能仅仅有几毫米大小[54,55]。因此,HL 患者的脾脏大体检查必须非常仔细以防小灶性病变漏诊。显微镜下,HL 早期位于脾脏动脉周围淋巴鞘或边缘区[5]。随着病情发展,结节扩大并取代淋巴滤泡,累及红髓。

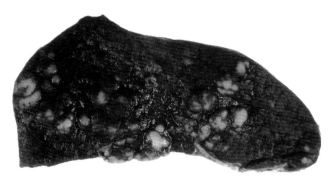

图 60.4　HL 累及脾脏大体图像。HL 表现为单个肿块或多个不相连的结节。固定后将脾脏切成薄片观察,有助于发现微小累及的病灶

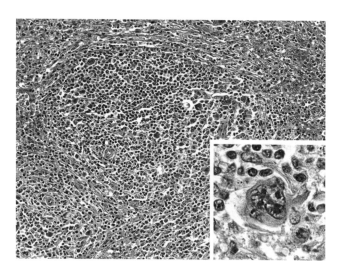

图 60.5　HL 累及脾脏早期图像。滤泡周围区可见 RS 细胞和多种混合细胞成分的背景细胞,插图高倍显示典型 RS 细胞

　　HL 脾脏可能发现结节病样肉芽肿,以及其他 T 细胞功能异常性病变[56,57]。肉芽肿起源不明,与先前淋巴管造影无关[53]。有几项研究认为,无 HL 累及的脾脏反而更容易出现肉芽肿[58,59]。大体上,肉芽肿可能很大,就像 HL 累及脾脏。显微镜下,肉芽肿由簇状上皮样组织细胞构成,主要发生于白髓,与动脉循环有关。有人认为,伴有脾脏结节病样肉芽肿的患者预后较好[60]。

　　HL 累及脾脏的诊断标准与其他非淋巴结部位相似(见第 27 和 28 章)。有时,脾脏 HL 的进一步分型比较困难但并非必需,如果先前已诊断过淋巴结 HL[50]。但是,NLPHL 具有独特的形态与免疫表型特征,可与 CHL 亚型区分(见第 27 章)。

60.7　脾脏非霍奇金淋巴瘤

　　NHL 累及脾脏的临床情形有 3 种:第一种最少见,即真正的脾脏原发性淋巴瘤,肿瘤主要位于脾脏和脾门淋巴结,无其他部位累及证据;第二种,最常见,脾脏属于系统性淋巴瘤累及的一部分;第三种,主要表现为脾肿大的淋巴瘤,常有明显的临床特征。

60.7.1　脾脏原发性淋巴瘤

　　脾脏原发性淋巴瘤罕见,占所有淋巴瘤不足 1%。除了起源于脾脏的淋巴瘤(例如,脾边缘区淋巴浆细胞,SMZL),大多数报道病例见于旧文献,并且没有明确定义[61-71]。有 2 例报道发生于 HIV 阳性的患者[62,63],罕见病例与丙型肝炎病毒感染有关[70]。一些研究符合脾脏原发性淋巴瘤最严格的诊断标准(例如,肿瘤发生于脾脏与脾门淋巴结)。这些研究中,患者几乎均为成人;男性稍占优势[61,71]。最常见症状是左半腹疼痛和系统性症状,例如,发热、不适和体重减轻。大体表现和组织学表现与淋巴瘤继发累及脾脏相似。大多数报道的病例是 B 细胞性。最常见类型是大 B 细胞淋巴瘤,一些病例表达 CD5[68,69],其余大多数为低级别 B 细胞淋巴瘤。一组报道首次描述了 32 例脾脏 FL,包括两种亚型:一种是 t(14;18),高表达 BCL2 和 CD10,与淋巴结 FL 相似;第二种是缺乏 t(14;18),形态学级别较高[72]。大多数患者伴有系统性播散。

60.7.2　脾脏继发性淋巴瘤

　　临床评估淋巴瘤累及脾脏比较困难。脾脏重量变化范围大[73],肿瘤累及脾脏可触及脾肿大,但是 Goffinet 及其同事[74]发现,经剖腹探查证实淋巴瘤累及脾脏的病例中,1/3 脾脏不能触及。现在通过剖腹探查进行分期评估已被影像检查所代替;正电子散射 X 线断层扫描(PET)能提供准确的诊断[75]。

　　不同类型 NHL 累及脾脏的几率不同。低级别 B 细胞淋巴瘤特别常见脾脏累及。正如上文所述,脾门淋巴结的评估非常重要。脾脏淋巴瘤形态不明确或无法全面诊断者可能在脾门淋巴结较明显。淋巴瘤未累及脾脏者极少累及肝脏。

60.8　脾脏前体淋巴组织肿瘤

　　B 或 T 淋巴母细胞性肿瘤常发生脾肿大,但临床意义不大。组织学特征类似其他白血病表现,原始细胞弥漫性浸润红髓[5]。

60.9　系统性或继发性脾脏成熟 B 细胞淋巴瘤/白血病

大多数 B 细胞淋巴瘤累及脾脏主要表现为两种模式：一是白髓均匀一致地结节性扩大，例如，CLL/SLL、SMZL 和 FL（图 60.6）；二是形成单个或多个肿块，例如，大多数 DLBCL（图 60.7；表 60.3）[5,24]。偶尔，脾脏是低级别 B 细胞淋巴瘤发生大细胞转化的场所（图 60.8）。

脾肿大通常是成熟 B 细胞淋巴瘤和白血病继发累及脾脏的常见表现特征，尤其在 B 细胞前淋巴细胞白血病和淋巴浆细胞淋巴瘤患者中尤为常见。不同成熟 B 细胞淋巴瘤和白血病累犯脾脏的大体和组织学模式可能有所不同（见表 60.3），但其形态和免疫表型特征与其他部位的对应肿瘤相似。读者可参考本书中成熟 B 细胞淋巴瘤和白血病的相关章节。弥漫大 B 细胞淋巴瘤（DLBCL）中，有 3 种相当独特的脾脏浸润模式，值得进一步评论。脾脏 DLBCL 特征性表现为孤立或多发性肿块，通常界限清楚，可伴坏死。然而一小部分病例中可观察到主要呈弥漫性红髓浸润[65,76-79]，其特征与其他部位的血管内大 B 细胞淋巴瘤相似。另外 T 细胞/组织细胞丰富的大 B 细胞淋巴瘤可能呈微结节浸润模式，并常类似反应性病变。这些微结节病例的脾脏明显增大，但没有明显的结节。小灶性聚集的淋巴细胞和组织细胞分布在红髓和白髓中，特别是，当组织细胞丰富时，如果没有免疫组化的研究，很难与肿瘤性大 B 细胞鉴别[77]。

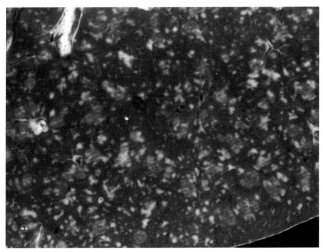

图 60.6　低级别 B 细胞淋巴瘤累及脾脏。大体表现为粟粒样，是正常白髓扩大的表现，主要见于优先累及白髓的淋巴瘤

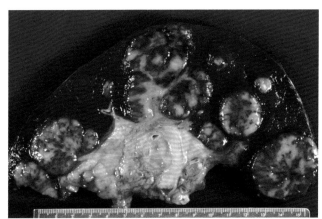

图 60.7　弥漫大 B 细胞淋巴瘤（DLBCL）累及脾脏大体图像。低级别淋巴瘤少见单个大肿块或多个肿块，但在侵袭性较强的淋巴瘤中更常见

表 60.3　脾脏 B 细胞性淋巴组织增殖异常的特征

病变	白髓	红髓	关键免疫组化
CLL/SLL PLL	均一的小结节，卵圆形淋巴细胞；不同比例的幼淋巴细胞	常见血管内浸润	CD5[+*]，cyclin D1[-]
MCL，经典型	滤泡套区增宽	常常浸润	Cyclin D1[+]
MCL，母细胞性/多形性	白髓中母细胞样细胞	常见血管内浸润	Cyclin D1[+]
FL	白髓扩大，可见肿瘤性滤泡	罕见，微小	BCL2[+]滤泡
SMZL LPL	均匀性结节，两种细胞形态：小圆形淋巴细胞，偶见大细胞（外周区域数目较多）	常见浸润，通为小结节	IgD[+]
HCL HCLv	罕见累及	弥漫性，假窦隙形成和血湖	TRAP[+]，DBA.44[+]，CD103[+]，annexin A1[+]（HCLv 中 annexin[-]）
脾弥漫红髓小 B 细胞淋巴瘤		弥漫性，脾索和窦浸润	CD20[+]，DBA44[+]，annexin A1[-]，CD25[-]，CD103[-]

*PLL 中 CD5 的阳性率远低于 CLL/SLL。

CLL/SLL，慢性淋巴细胞白血病/小淋巴细胞淋巴瘤；FL，滤泡性淋巴瘤；HCL，毛细胞白血病；HCLv，毛细胞白血病变异型；LPL，淋巴浆细胞白血病/淋巴瘤；MCL，套细胞淋巴瘤；SMZL，脾边缘区淋巴瘤；PLL，幼淋巴细胞白血病；TRAP，耐酒石酸盐酸性磷酸酶。

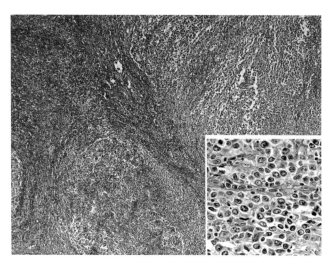

图60.8 FL(左下)转化为DLBCL(右上)的低倍镜图像,插图高倍镜显示大细胞特征符合中心母细胞亚型

60.10 表现为明显脾肿大的原发性B细胞肿瘤

一些类型的B细胞淋巴瘤/白血病可原发于脾脏。包括脾边缘区淋巴瘤、脾弥漫性红髓小B细胞淋巴瘤、毛细胞白血病和毛细胞白血病变异亚型。因为这些疾病代表不同的临床或暂定的实体,所以本章不重复描述,详见本书的特定章节(见第16章和第17章)。

60.11 成熟T细胞与NK细胞肿瘤

脾脏成熟T细胞与NK细胞恶性肿瘤相对少见,研究相对较少。非白血病情况下,累及脾脏相对常见的病例是高级别蕈样霉菌病/Sézary综合征(MF/SS)。MF常累及脾白髓和红髓[80],异型大细胞浸润边缘区和动脉周围淋巴鞘,红髓也可弥漫性或结节状浸润[80,81]。不是所有细胞都呈脑回样,部分肿瘤细胞似母细胞样。

研究发现,脾脏可发生结节性PTCL,以红髓为中心累及脾脏,不同于B细胞淋巴瘤[23,82-84]。我们观察到一些累及模式:一些为动脉周围淋巴鞘扩大,一些形成不相连的肿块,一例与MF相似。PTCL-NOS的细胞学亚型——淋巴上皮样(Lennert)淋巴瘤[85]——以含有上皮样组织细胞为特征,早期在滤泡周围和动脉周围淋巴鞘浸润,符合T细胞起源。上皮样组织细胞倾向位于白髓周围呈环状排列,偶尔也聚集成簇[23],可能与这种类型的淋巴瘤起源有关,但是,其他类型的B细胞与T细胞淋巴瘤也可出现环状排列的上皮样细胞。上皮样细胞很难与一些脾脏HL出现的肉芽肿鉴别[85]。一些PTCL出现明显脾肿大与噬血细胞综合征(HPS)有关[86,87],红髓明显扩大,吞噬红细胞的组织细胞甚至可以掩盖肿瘤性T细胞。T细胞与NK细胞肿瘤均可出现HPS,许多与EBV感染有关(见下文)。

60.12 表现为明显脾肿大的T细胞肿瘤

某些类型的T细胞性淋巴瘤和白血病表现为脾肿大,具有明显的临床病理学特征。这些在本书的其他章节讨论。肝脾T细胞淋巴瘤(见第34章)和T细胞前淋巴细胞性白血病(见第32章)均表现为脾肿大和弥漫性红髓浸润。T细胞大颗粒淋巴细胞白血病(见第31章),同样累犯脾红髓,但与前两者相比,保留白髓,通常脾肿大较少见。

60.13 髓系肿瘤

白血病累及脾脏的特征性表现就是引起红髓病变(图60.9)[5,88]。白血病细胞常定位于脾索,然后累及髓窦,早期浸润主要位于小梁周围和内皮下。尽管白血病累及脾脏的表现变化多样,脾肿大的程度取决于白血病的类型和病变持续时间。急性白血病仅仅引起轻微或中等程度的脾肿大,而慢性白血病常引起明显脾肿大,并导致脾功能亢进。外周血全血细胞减少时有必要行脾脏切除术,以有效改善全血细胞减少,而对基础病变无明显影响。脾脏破裂是白血病偶尔出现的复杂情况,认为可能是肿瘤细胞浸润脾小梁网状支架和血管结构或脾脏梗死所致[89-91]。与急性相比,慢性白血病(尤其是明显髓系白血病)时脾脏破裂更加常见[90,91]。

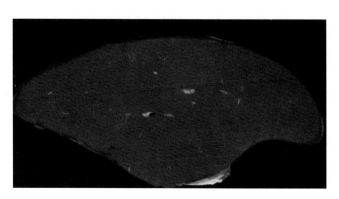

图60.9 白血病累及脾脏,病变以累及红髓为特征。例如,急性和慢性白血病时脾脏呈均一的红色或紫色,正常白髓结节消失

患有各种类型急性髓性白血病(AML)的患者很少行脾切除术(见第46章),因此原发性AML的诊断罕见。然而,一些骨髓增生性肿瘤(MPNs)患者中,由于脾肿大而行脾切除术是比较常见的。因此,我们提供了更详细的关于这些疾病中脾脏变化的描述。

60.13.1 骨髓增殖性肿瘤

慢性髓系肿瘤是一组相互关联的造血干细胞克隆性异常[92-94],包括真性红细胞增生症(PV)、原发性骨髓纤维化(PMF)、原发性血小板增生症(ET)和慢性髓系白血病(CML),这些病变都可出现不同程度的脾肿大。每种病变各有特点,但是,不同亚型MPN的诊断不能只依靠脾脏的形态检查;还需要相关临床与实验室检查、骨髓检查与外周血涂片等资料[94-96]。读者可直接参阅第47章,了解每种疾病更详细的描述和诊断标准。

60.13.1.1 慢性髓系白血病(CML)

CML常有显著的脾肿大。脾脏切面呈深红色,白髓不可见,这是由于 CML 一般破坏淋巴滤泡,但偶见少量白髓残留[5]。由于常侵犯脾小梁静脉内皮下,所以梗死很常见,脾索纤维化也可能很明显。组织学检查显示多种形态和类型(多型性)的细胞浸润红髓,包括不同成熟程度的髓系细胞[5]。未成熟髓系细胞(例如,早幼粒细胞、粒细胞)可用 CD34、CD117、CD68(或 CD68R)和 MPO(或溶菌酶)免疫组化染色,并结合过氯酸醋酸酯酶反应(Leder 染色)来辨认,后者在早幼粒细胞强表达。与骨髓中所见相似,CML 患者脾脏也可见含蜡质样组织细胞(假 Gaucher 细胞)。

大多数 CML 最终进展为急变期,与原发急性白血病的母细胞期相似[97,98]。约 1/3 白血病急变位于髓外,以脾脏最常见,CML 急变可导致脾脏显著增大[99]。许多研究表明,脾脏髓系细胞发生的细胞遗传学异常早于其他部位[100-107],而且比其他部位急变的增殖速度快[108,109]。大体检查,脾脏切面均匀一致,或在一些病例出现相互分离的小结节,后者是母细胞聚集所致[5]。大部分母细胞是原粒细胞,25% 为淋巴母细胞,罕见病例可见原巨核细胞和原红细胞。用一组包括髓系和淋巴系抗体(例如,CD34、CD117、CD68、MPO、CD42b 或 CD61、TdT、CD79a 或 PAX5、CD10、CD3)进行免疫组化染色可以帮助判断母细胞及其细胞起源。

集落刺激因子(如粒细胞集落刺激因子)治疗后,可出现类似 CML 或其他髓系肿瘤累及脾脏(图 60.10)的表现,或者偶见情况下,甚至可能类似髓外 AML[110]。罕见情况下可能与脾脏破裂有关[110]。

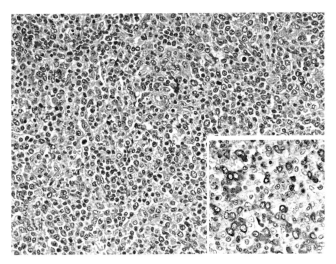

图 60.10 粒细胞集落刺激因子诱发的核左移的脾脏粒细胞增生。红髓充满早幼粒细胞和其他未成熟粒细胞,这种表现可作为 AML 的证据。插图,MPO 染色

60.13.1.2 真性红细胞增生症(PV)

大多数 PV 患者都会出现脾肿大[96]。PV 脾肿大往往是轻度到中等程度;脾脏大小与疾病持续的时间有关[111-114]。约 15% 的 PV 进展至衰竭期会出现骨髓严重的纤维化,伴有幼稚粒红系细胞增多及显著脾肿大,又称为真性红细胞增生症后的髓样化生[113,115]。

以往认为 PV 脾肿大与髓样化生有关,现已证实在骨髓出现网状纤维化之前髓外造血并不是此病的特征性表现[113]。PV

的脾脏表现为脾索和红髓显著淤血,脾索巨噬细胞增殖,不伴明显髓样化生。相反,真性红细胞增生症后髓样化生患者的脾脏可见明显的髓样化生,几乎与 PMF 无法区分(见下一节)[116,117]。

60.13.1.3 原发性骨髓纤维化(PMF)

PMF 都有不同程度的脾肿大,且以髓样化生为特征(可称为不明原因的髓样化生或特发性骨髓纤维化相关的髓样化生),在 MPN 中最为明显。PMF 时脾肿大与骨髓纤维化有关,常出现幼稚粒红系细胞增多(循环血液中出现幼红细胞伴不成熟粒系细胞——常为中幼粒细胞或晚幼粒细胞)和外周血出现泪珠样红细胞[96,117],其主要特征就是出现器官肿大,脾脏大小与疾病持续时间有关[112,113,117]。化疗或脾脏放疗可以使脾肿大暂时性停止。

PMF 脾肿大是红髓出现髓外造血所致,也可称为髓样化生。大体检查,脾肿大呈紫红色,白髓不明显,梗死很常见。而一些病例可见灶性增殖形成肉眼可见的结节,常以一种细胞类型为主[5]。显微镜观察可见整个红髓髓索及髓窦分布多灶性髓外造血(图 60.11;表 60.4)。髓外造血可伴有不同程度的纤维化。

组织学上,尽管造血细胞为三系细胞,某些病例可以一系细胞为主。容易辨认红系新前体细胞成簇状分布于髓窦。巨核细胞显示与骨髓一样的非典型特征,呈簇状分布,细胞大,形状怪异。尽管粒系前体细胞与髓索巨噬细胞很难区分,但可通过印片和组织切片的 MPO 或溶菌酶免疫组化染色来辨认[118]。髓外造血常伴有髓索巨噬细胞的增殖,前体造血细胞也可见吞噬现象[5]。PMF 中可见三系细胞造血有助于与其他类型的髓系肿瘤鉴别(例如,CML)。PMF 中未成熟细胞增加则预示母细胞转化。这些病例的母细胞成分可以借助恰当的免疫组化染色加以区分,如上文所述。除了 CML,脾脏髓样化生的鉴别诊断还包括与骨髓纤维化和外周血幼稚粒红系细胞增多相关的多种病变。转移癌和传染病累及骨髓时是常见的引起骨髓纤维化的原因,并在一定程度上与 PMF 相似。其他比较少见

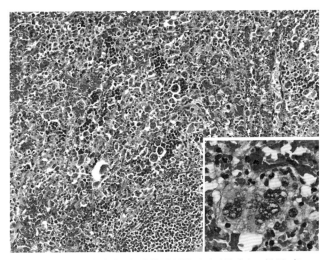

图 60.11 原发性骨髓纤维化(PMF)脾脏髓外造血。插图,高倍镜图像显示非典型巨核细胞伴云雾状细胞核和异常粗块状染色质。与造血细胞肿瘤相关性髓外造血与反应性髓外造血相比,出现异型性巨核细胞时更倾向克隆性造血组织病变

表 60.4 脾脏髓样化生的评估

	病因	造血组织情况
良性	非肿瘤性脾功能亢进	通常为三系
	"造血性"溶血性贫血和其他贫血	红系为主,偶见巨核细胞
	细胞因子诱导(例如,G-CSF)	粒系为主,类似 AML(尤其是 M2 或 M3 型)
	淋巴瘤,其他恶性肿瘤(癌,肉瘤)	三系不同程度,无异型
克隆性	MPN	通常为三系——偶尔以一系细胞为主;巨核细胞异型;可能是母细胞转化的始发部位
	MDS/MPN	MPN 和 MDS 结果常有重叠
	MDS	通常是三系,偶见单核-巨噬细胞增多;巨核系发育异常;不成熟粒细胞增多预示母细胞转化

AML,急性髓系白血病;G-CSF,粒细胞集落刺激因子;MDS,骨髓增殖异常综合征;MPN,骨髓增殖性肿瘤。

的情形包括 MDS[119]和 MDS/MPN,例如,慢性粒-单核细胞白血病(CMML)[118,120]和幼年性粒-单核细胞白血病(JMML)(图60.12)[121]。

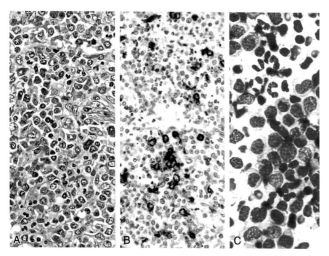

图 60.12 幼年性粒-单核细胞白血病(JMML)累及脾脏。A,红髓含有多种形态和类型(多型性)的细胞群,包括原始细胞及其他未成熟粒细胞、单核细胞、中性粒细胞和嗜酸性粒细胞。B,CD34染色显示不同比例的原始细胞。C,脾脏印片显示未成熟及成熟粒细胞和单核细胞

60.13.1.4 原发性血小板增生症(ET)

ET 以骨髓巨核细胞显著增殖并伴血小板增多为特征[96,122-124]。临床表现包括出血,或少见血栓形成[96,122]。ET时脾肿大的程度没有其他慢性髓系增殖性病变明显,临床上也很少出现脾功能亢进。由于脾肿大标本较少,没有大量有关ET 的脾脏病理研究。根据少数病例研究,最显著的表现是脾索增宽,因血小板显著增多,髓索低倍镜下显得细胞数减少,髓窦也可见相似表现。脾脏印片对证实血小板"扣留"非常有用。脾脏虽然只是轻-中度肿大,却是大多数 ET 的特征表现。晚期脾脏可以萎缩和无功能,萎缩可能是由于血小板聚集引起梗死所致[125]。出现纤维化和微小梗死灶(Gamna-Gandy 小体)与镰状红细胞病晚期脾脏改变很相似。根据我们的经验,没有明显的髓外造血。但是,极少数 ET 可进展为骨髓纤维化,有明显髓样化生。

60.13.1.5 其他慢性髓系肿瘤

其他类型髓系肿瘤也可引起脾肿大,很可能伴有 MDS/

MPN,如 CMML 或 JMML[118-121]。脾脏红髓出现较多粒-单核细胞(图 60.12),急变时原始细胞增加,免疫组化染色对确定诊断和证实急性变很有帮助[126,127]。CMML[126,127]和其他类型髓系肿瘤也可见成熟浆样树突细胞(浆样单核细胞)聚集。

60.14 系统性肥大细胞增生症

系统性肥大细胞增生症(SM)常累及脾脏(在第 49 章详细讨论),呈轻-中度肿大[128-130]。SM 累及脾脏的表现多样[128-131]。早期主要累及白髓小梁周围或边缘区,淋巴滤泡周围可见特征性成纤维细胞反应形成同心圆状结构(图 60.13)。一些学者报道有红髓弥漫性浸润和血管周围多结节性浸润[131]。肥大细胞聚集区常有嗜酸性粒细胞增加。典型肥大细胞呈立方状或梭形,细胞核淡染,胞质淡灰色。氯醋酸酯酶染色可显示肥大细胞颗粒,甲苯胺蓝和 Giemsa 染色呈异染性,但肿瘤性肥大细胞常呈低颗粒性。Tryptase 和 CD117 阳性有助于证实脾脏累及,尤其是有明显的成纤维细胞反应和肥大细胞较罕见时。SM 可能伴有其他克隆性非肥大细胞性造血组织疾病,特别是 CMML、MPN、MDS 或 AML[132,133]可能与 SM 同时出现在脾脏。髓系相关抗原免疫组化染色可以帮助鉴别脾脏红髓的病变。

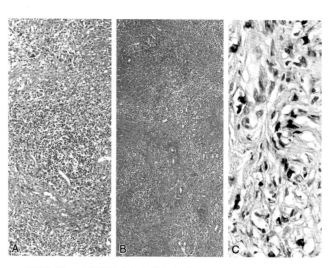

图 60.13 系统性肥大细胞增生症(SM)。A,滤泡周围明显纤维化,肥大细胞埋陷于纤维间质内。B,脾脏 SM 常见血管周围、滤泡周围和脾小梁的纤维化。C,Tryptase 免疫组化染色显示陷入硬化性基质中的肥大细胞

60.15　单核-巨噬细胞系统增殖

一些组织细胞和树突状细胞性肿瘤可累及脾脏,其特征与累及其他部位的相应肿瘤相似。详见第 52 章和第 53 章。

60.15.1　噬血细胞综合征(HPS)

HPS 包括一组系统性病变,主要特征为淋巴网状器官巨噬细胞增殖伴显著吞噬造血细胞成分而引起急性全血细胞减少(框 60.2)[134]。家族性(原发性)HPS 常见于婴幼儿和年轻人,称为家族性噬血细胞性淋巴组织增生症[135-138]。该病是一种常染色体隐性遗传性疾病,由先天性凋亡始动环节缺陷导致 T 细胞和巨噬细胞大量活化引起细胞毒活性下降所致。该病患者有穿孔素基因突变[137]。大多数继发性 HPS 既与感染又与 NK/T 细胞肿瘤相关,常伴有 EBV 感染。许多病例临床上呈急性过程,系统性分布,所有淋巴网状器官细胞显著增殖而最终死亡,曾经被认为是恶性组织细胞增生症。然而这些疾病以良性组织细胞增殖为特征并证实有明显的 HPS 现象,患者常有病毒感染或恶性病变,表现为发热和不同程度的全血细胞减少[86,139]。与感染有关的病例被认为是病毒相关性或感染相关性 HPS。之后,许多研究发现 HPS 有多种微生物和肿瘤参与发病[5,86,139]。

框 60.2　脾脏噬血相关性病变

良性
- 贮积病
- 先天性噬血细胞综合征
- 病毒性感染(EBV,其他病毒)
- 其他感染性病变(细菌,真菌,立克次体,寄生虫)
- 自身免疫性溶血性贫血
- 药物诱导性(例如,氟达拉滨)

恶性
- 组织细胞肉瘤(恶性组织细胞增生症)
- 肝脾 T 细胞淋巴瘤(HSTCL)
- 外周 T 细胞淋巴瘤(PTCL)
- B 细胞淋巴瘤

感染相关性 HPS 脾脏呈中等到明显肿大,红髓中巨噬细胞明显增殖并伴有显著的吞噬血细胞现象,大多数吞噬红细胞,也有粒细胞、淋巴细胞和血小板。可发生 B 细胞减少,白髓逐渐消失,灶性梗死和纤维化[5]。

由于脾脏不经常有恶性细胞成分,HPS 相关性造血系统恶性病变的形态不同,最常见的 HPS 相关性淋巴瘤是外周 T/NK 细胞类型[140],主要危险因素是与 EBV 感染有关。HPS 是结外 NK/T 细胞淋巴瘤、侵袭性 NK 细胞白血病和慢性活动性 EBV 感染相关性儿童系统性 EBV 阳性淋巴组织增殖性病变的共同并发症。当仅有极少量肿瘤性 T 细胞混杂较多组织细胞时,与恶性组织细胞增生症很相似(图 60.14),在这种情况下 T 细胞淋巴瘤的诊断需要分子病理学来证实。

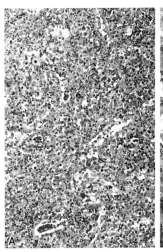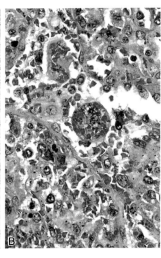

图 60.14　嗜血细胞综合征相关性脾脏外周 T 细胞淋巴瘤(PTCL)。A,低倍镜下形态学发现很细微。其他多种病变也可能伴有脾脏噬血细胞现象,最常见的是感染或病毒。B,巨噬细胞吞噬红细胞(图中央)。也要注意异型淋巴细胞,已证实为 T 细胞淋巴瘤

60.16　脾脏间充质肿瘤和类似肿瘤的非肿瘤性疾病

血管瘤是脾脏最常见的肿瘤(表 60.5),通常累及红髓。可以是弥漫性的或形成肿块,影像学上通常偶然发现[141]。

60.16.1　脾脏血管瘤

脾脏可发生毛细血管瘤和海绵状血管瘤,形态学特征与其他部位的血管瘤相似。属于良性肿瘤,通常无症状;但是有些会导致脾肿大、腹痛和脾亢[142-147]。局限性血管瘤最常见,形成单个或多个肿瘤性结节,囊性血性腔隙衬覆内皮细胞,可伴有乳头状突起和血栓。局限性血管瘤形成结节,通常被纤维化包围,并可伴钙化。大多数放射学检查无特异性,包括 CT 和超声检查,示囊实性肿块,通常伴钙化。脾弥漫性血管瘤较少见,常与全身性血管瘤有关。脾肿大的病例常伴有凝血障碍。弥漫性血管瘤不同于紫癜,因为血管瘤病中出现间隔性纤维化,而紫癜血管间隙之间存在正常的脾脏组织。血管瘤的鉴别诊断包括淋巴管瘤和原发性脾囊肿;然而,局限性淋巴管瘤和原发性脾脏囊肿通常含有蛋白质液体,而不是血管瘤的血液。此外,弥漫性淋巴管瘤可局限于脾脏,但通常是全身性的,最常见于伴脾肿大的儿童和年轻成人。

脾索毛细血管瘤是脾脏毛细血管瘤,表现为与组织细胞数量增加和纤维化相关的小血管增生。通常形成局限性结节,大体和组织学上显示小叶性结构模式。通过免疫组化可与其他的间质增生相鉴别,表达 CD34,而不表达 CD8 反映其血管的本质[148,149]。这一实体首先由 Krishnan 和 Frizzera 首先描述[150],被认为是脾脏错构瘤的一个特殊亚型。然而,最近的一些病例中发现存在克隆性,表明它们代表了真正的血管肿瘤[147]。

表 60.5 血管和其他非造血原发性脾脏肿瘤

实体	临床特征	病理学发现	免疫表型	预后
错构瘤	罕见,任何年龄均可发病,好发于老年人,血细胞减少常见	大体结节状,平均直径 5cm。大量的裂隙状血管,内衬肥胖、扁平的内皮细胞,无白髓。	CD8$^+$,vWF$^+$,CD34$^{+/-}$,CD21$^-$,CD68$^-$	通常良性,较大的病变有发生脾脏破裂的危险
血管瘤	脾脏常见的良性肿瘤,通常无症状	无包膜,<2cm,血管被红髓和纤维分割	CD31$^+$,CD34$^+$,vWF$^+$,CD21$^+$,CD68$^-$,CD8$^-$	良性,有脾脏破裂的风险
窦岸细胞血管瘤	罕见,通常偶然发现	许多血管样裂隙衬覆肥胖的细胞,纤维脉管轴心包绕,管腔内可见巨噬细胞	CD31$^+$,vWF$^+$,CD21$^{+/-}$,CD68$^{+/-}$,CD34$^-$,CD8$^-$	良性,有报道可继发恶性肿瘤
淋巴管瘤	罕见,孤立性结节	位于包膜下由衬覆扁平、温和的内皮细胞构成大小不一的囊性腔隙,含蛋白液体	CD31$^+$,CD34$^{+/-}$,CD21$^-$,CD8$^-$,D2$^-$40$^+$	不完全切除可能复发
血管内皮瘤	罕见,有争议的肿瘤实体	介于良性血管瘤和血管肉瘤之间的组织形态学特征。被覆细胞显示轻-中度异型性	CD31$^+$,vWF$^+$,CD34$^{+/-}$,cytokeratin$^{+/-}$	切除后通常呈惰性的生物学行为
硬化性血管瘤样结节性转化	罕见,老年患者(>50岁),一般无症状。男女比例 2:1	红褐色,无包膜的囊性肿块,由结节组成,裂隙状血管衬覆肥胖的内皮细胞和肌周皮细胞,被致密的胶原纤维包绕形成肉芽肿样结节	3 种血管模式:CD34$^-$,CD31$^+$,CD8$^+$ 窦型;CD34$^+$,CD31$^+$,CD8$^-$ 毛细血管型;CD34$^-$,CD31$^+$,CD8$^-$ 静脉型。CD68 表达不定	惰性或良性,脾脏切除后无复发倾向
血管肉瘤	最常见的非淋巴造血的恶性肿瘤	多灶性,血管沟通吻合,显著的异型性,核分裂象易见,浸润周围组织	CD31$^+$,CD34$^+$	恶性,高复发和转移率
SANT	罕见,发热,腹痛	由肌纤维母细胞样梭形细胞混合炎症细胞构成的瘢痕样病变(淋巴细胞,浆细胞,嗜酸性粒细胞)	梭形细胞:EBV$^+$,vimentin$^+$,CD21$^{+/-}$,CD34$^-$,CD8$^-$,ALK1$^-$	低级别肉瘤,切除不完全容易复发及转移

EBV,Epstein-Barr 病毒;SANT,炎性假瘤样滤泡树突状细胞肉瘤。

60.16.2 脾脏窦岸细胞血管瘤

窦岸细胞血管瘤是脾脏特有的肿瘤[144,151]。任何年龄均可发病,通常表现为轻-中度脾肿大。顾名思义,它起源于衬覆血窦的窦岸细胞,但免疫表型与正常部分略有差异。大体上,脾脏呈弥漫性多结节、海绵状或深红色结节,直径可达 9cm。极少以单个大结节出现。组织学上,血管间隙由肥胖的细胞衬覆,细胞核增大,常出现乳头状区域,内衬细胞脱落进入血管间隙(图 60.15)。内衬细胞具有独特的免疫表型,表达血管、组织细胞和树突状相关标记 CD31、CD68、CD163 和至少局灶性 CD21。事实上内衬细胞 CD34 通常阴性,与正常的脾窦内衬细胞不同,它们不表达 CD8。鉴别诊断包括血管瘤和血管肉瘤。脾脏血管瘤表达 CD34,通常不伴有窦岸细胞血管瘤的细胞核增大。血管肉瘤常出现细胞学异型性、核分裂象和坏死,而窦岸细胞血管瘤无这些表现。绝大多数窦岸细胞血管瘤采用脾切除术治疗,无复发。一些罕见的伴有局灶实性透明细胞增生的病例,多年后出现转移,很可能代表一种罕见的肿瘤实体,称窦岸细胞血管内皮瘤[152,153]。

60.16.3 脾脏血管肉瘤

脾脏血管肉瘤是一种罕见的肿瘤[144,154],最常见于成人;

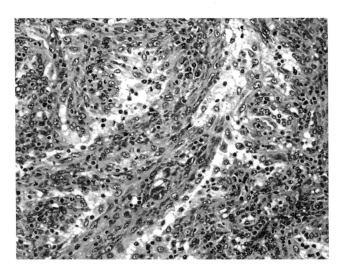

图 60.15 窦岸细胞血管瘤,脉管性腔隙衬覆肥胖的内皮细胞,细胞缺乏异型性,窦内皮细胞脱落进入血管腔

报告不到 200 例。通常表现为脾肿大、腹痛和血细胞减少,30%以上的病例可出现脾脏破裂。因为大多数累及脾脏的血管肉瘤是高级别、弥漫性肉瘤,所以通常很难确定脾脏肿瘤是原发性还是继发性。通常形成浸润性实性肿块,通常可见吻合

的脉管性腔隙(图60.16)。有时可见囊性出血。尽管组织学表现可能有所不同,血管肉瘤的特征性表现为血管内衬覆不典型的"靴钉样"细胞、大量核分裂象和坏死(图60.17)。许多病例可能难以与其他高级肉瘤鉴别,免疫组织化学检测血管性标志物,例如,CD31、CD34和Ⅷ因子,是诊断此类病例的必要手段。鉴别诊断包括海绵状血管瘤、正常脾窦或其他肉瘤,包括卡波西肉瘤。CD34、CD8或HHV-8的免疫组化染色通常可以鉴别血管肉瘤和窦岸细胞血管瘤、卡波西肉瘤,坏死或高分裂活性的存在基本上排除了窦岸细胞血管瘤。累及脾脏的高级别血管肉瘤预后一般较差,大多数患者在诊断后1年内死于疾病;然而,罕见脾切除术后患者长期存活的报道。

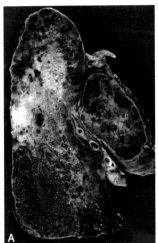
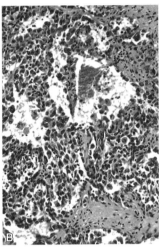

图60.16 脾脏血管肉瘤的大体检查(A)和显微镜下图像(B)。注意海绵状、暗红色囊性区域与看起来更加恶性的实性区域

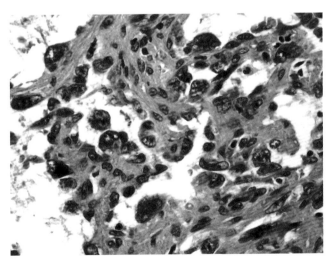

图60.17 脾脏血管肉瘤的显微照片:显著的细胞多形性支持血管肉瘤的诊断,注意不规则、吻合的血管裂隙出现

60.16.4 脾脏淋巴管瘤

脾脏淋巴管瘤是一种罕见的肿瘤,常表现为孤立结节或弥漫性分布于脾脏,常发生于淋巴管瘤病的患者[155,156]。局限性肿瘤位于包膜下,而弥漫性增生可能累及整个脾脏。组织学分

为三类:囊性、海绵状和单纯或毛细血管型。囊性淋巴管瘤最常见,由大小不等的薄壁囊腔构成,充满浆液性液体。内皮细胞CD31和D2-40阳性,CD34常灶性阳性,CD21和CD68呈阴性。淋巴管瘤是良性病变,通常偶然发现,不需要治疗。

在脾切除术标本中,偶然发现小的被膜下囊性增生被认为是局限性淋巴管瘤,但大多数是角蛋白阳性的内衬细胞,代表了小的原发性间皮囊肿而不是淋巴管瘤[156]。

60.16.5 硬化性血管瘤样结节性转化

硬化性血管瘤样结节性转化(SANT)是一种非肿瘤性脾血管性病变[157]。发病年龄范围为22~74岁,平均年龄54岁。大多数患者无症状,或偶然发现肿块;约16%的患者有腹痛。女性占优势,男女比例为2:1。一小部分患者可有白细胞增多、红细胞沉降率升高和多克隆性丙种球蛋白病。

脾脏大小一般正常到稍大,切面可见单个红褐色、无包膜的肿块,中央可见星状纤维性间质,纤维间隔的周围有多个红棕色结节。一些结节因致密的胶原纤维组织而显得明显,其他结节被纤维性间隔环绕而呈肉芽肿样表现(图60.18)。结节内可见大量裂隙状弧线型血管腔隙,由肥胖的内皮细胞和血管周细胞组成。核分裂象罕见,无显著的细胞异型性。纤维硬化性小结节间隙由肌纤维母细胞组成,常见混合性炎细胞浸润,包括淋巴细胞、浆细胞和巨噬细胞。

SANT的血管有3种染色模式:一种血管衬覆CD34⁻/CD31⁺/CD8⁺的内皮细胞,即脾窦状免疫表型;另一种衬覆CD34⁺/CD31⁺/CD8⁻的内皮细胞,即毛细血管样免疫表型,以及一种衬覆CD34⁻/CD31⁺/CD8⁻的内皮细胞,即静脉免疫表型。结节内也有CD68的表达。这些染色模式使人想起红髓的正常血管系统。最硬化的区域通常缺乏CD8阳性的窦性区域。纤维硬化的间质中还可散在分布一些IgG4阳性的浆细胞。

SANT的鉴别诊断包括脾脏的其他血管病变、脾脏红髓对转移癌的结节性转化和炎性假瘤。在鉴别诊断中,3种不同血管类型的结节模式可将这种增生与其他类型病变鉴别开来。这些增生被认为是惰性的,脾脏切除后不复发。最近一项研究表明,SANT中存在EBV阳性的梭形细胞,提示SANT与脾脏炎性假瘤(也称为炎性假瘤样滤泡树突状细胞瘤)之间存在一定的关系[158,159]。这一发现尚未得到证实,这些增生似乎代表不同的实体。尽管许多SANT病例都混合了IgG4阳性的浆细胞[160],但一般认为SANT不是IgG4相关疾病谱系的一部分。

60.16.6 紫癜

脾脏紫癜是一种罕见的扩张-充血性血管增生性病变[161]。虽然常见于肝脏,但脾脏也可发病。一些感染,特别是结核病;一些恶性肿瘤,例如,淋巴瘤和白血病;以及化疗相关的药物使用,都可能与紫癜相关。脾脏切片显示多个圆形或椭圆形充满血液的囊腔,有或没有窦内皮细胞内衬。紫癜因为缺乏纤维性间隔,不同于血管瘤或血管瘤病。紫癜中扩张的血管腔隙被正常的脾红髓和白髓分割,紫癜可能与自发性脾脏破裂有关。

60.16.7 脾脏错构瘤

脾脏错构瘤是一种罕见的良性结节状病变,发病率0.13%。男女发病率相当[144,162,163]。最常见于老年人,但高达

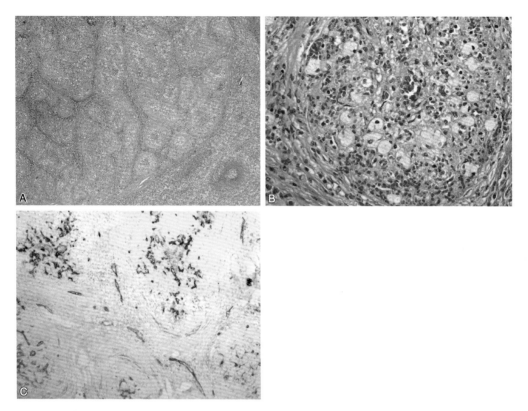

图 60.18　**脾脏硬化性血管瘤样结节性转化**。A,病变呈多结节状,裂隙周围致密纤维化,大体上与炎性假瘤相似,但是,组织学上区分并不困难。病变与周围脾脏组织界限清楚。B,结节中可见泡沫细胞。C,结节中血管裂隙呈 CD34 阳性,不同程度地表达 CD31 和 CD8(未提供图片)

20%可发生在儿童患者。临床上,患者可出现脾肿大、血小板减少或脾功能亢进引起的其他症状;50%的患者无症状。这些病变通常小于3cm,但罕见可达到18cm,在脾脏的切面上形成一个红色隆起性肿块(图 60.19)。组织学上,与正常红髓难以鉴别,含有裂隙状血管,内衬胖圆形或扁平的内皮细胞,缺乏正常红髓的髓索、淋巴细胞和有结构的白髓成分。衬覆细胞的腔隙显示正常脾窦的免疫表型,表达 CD8 和 CD31,不同程度地表达 CD34,缺乏 CD21 和 CD68 的表达,鉴别诊断包括炎性假瘤、

SANT 和良性血管瘤,特别是毛细血管瘤;然而,组织学切片上缺乏明显的肿瘤结节是一个独特的、特征性发现,仅见于脾脏错构瘤。大多数病例呈良性的生物学行为,体积较大的病变可能引起脾脏破裂。脾脏切除术是有症状性错构瘤最常见的治疗方法。

尽管大多数学者认为脾脏错构瘤代表了早期的描述,但 Krishnan 和 Frizzera 提出了脾脏错构瘤的四种亚型:经典型、脾索毛细血管瘤、肌样血管内皮瘤和组织细胞丰富型[150]。他们提出每种亚型都具有脾红髓一种或多种成分的表达。与经典型错构瘤的不同,脾索毛细血管瘤亚型具有显著的小叶结构、纤维化带、丰富的浆细胞和 CD34+/CD8⁻ 表型的衬覆血管内皮细胞。此病变可能与合并硬化的脾脏毛细血管瘤重叠(见上文)。一些病例具有克隆性,进一步提示至少部分病例真正起源于血管[148]。肌样血管内皮瘤(最初由 Kraus Dehner 描述,为具有肌样和血管内皮瘤特征的脾脏良性血管肿瘤)是一种由 CD34+ 细胞衬覆的血管病变,显著的间质细胞呈 SMA+ 和 MSA+[164]。组织细胞丰富型以组织细胞为主,由 CD68+组织细胞排列成假窦样裂隙,而不是内皮细胞。后两种病变极罕见,目前尚不清楚这些亚组的划分是否具有临床意义。

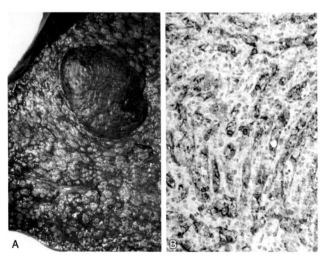

图 60.19　A,脾脏错构瘤大体图像。脾脏因低级别 B 细胞淋巴瘤而切除,背景为粟粒样结节浸润。注意一个边界清楚的隆起型肿块。病变只累及红髓而没有白髓。B,CD8 免疫组化染色显示脾窦

60.17　炎性假瘤样滤泡树突状细胞肉瘤与脾脏反应性假瘤样病变

60.17.1　炎性假瘤样滤泡树突状细胞肉瘤

脾脏和肝脏炎性假瘤(现在称为炎性假瘤样滤泡树突状细

胞肉瘤)具有部位特异性,不同于其他部位的炎性假瘤或炎性肌纤维母细胞瘤[165]。它们代表纤维炎症性过程,通常伴有发热和腹痛;一部分病例同时发生恶性肿瘤,可合并发病或单独发生。脾脏的大体表现为界限清楚的黄褐色病灶,无包膜外浸润,偶为多发结节(图60.20)。组织学表现为形态温和的梭形肌纤维母细胞增生,夹杂不同程度的胶原纤维性间质,可见丰富的炎症细胞浸润,包括淋巴细胞、浆细胞、组织细胞和嗜酸性粒细胞。可见局灶性坏死。大多数(而非所有)肿瘤的梭形细胞表达CD21,不同程度地表达CD23和CD35等FDC标志物。与其他器官的炎症性假瘤不同,脾病变的梭形细胞可呈EBV阳性,可表达vimentin和SMA。表达SMA可能提示与纤维母网状细胞(FRC)相关。FDC和FRC都是间充质衍生的间质细胞,在免疫表型和功能上都具有可塑性[166]。因此,这些梭形细胞可表达FDC或FRC标志物,且EBER总是阳性。不表达CD34和CD8。所有炎症性假瘤样滤泡树突状细胞肉瘤的病例ALK1均为阴性,而软组织炎性肌纤维细胞母的病例通常ALK1阳性。脾脏切除对有症状的病例治疗有效,但与其他树突状细胞肿瘤相似,部分切除的病例可发生复发或转移。

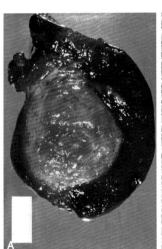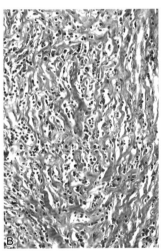

图60.20　A.脾脏炎性假瘤样滤泡树突状细胞肿瘤的大体照片。肿瘤类似累犯脾脏的多种恶性肿瘤,包括霍奇金和非霍奇金淋巴瘤。B.显微镜下,肿瘤主要为纤维束,少数梭形细胞呈EBV阳性(未显示)。混合性炎症细胞和梭形细胞在其他病例中可能更为突出

60.17.2　其他增生性病变

非特异性纤维化区域可能类似脾脏炎症性假瘤。因为它们通常是反应性增生,所以与炎症性假瘤样滤泡树突状细胞肉瘤的鉴别非常重要,滤泡树突状细胞肉瘤是一种真正的肿瘤,如果不完全切除可能转移。脾脏梗塞和出血后的瘢痕区域(Gamna-Gandy小体)常见于患镰状细胞性贫血儿童的脾脏,脾脏脓肿或外伤后亦可出现纤维化区域[167]。其他EBV阴性的脾脏肿瘤性增生也可有SANT的典型区域[158,159]。SANT致密纤维化区域常有混合性浆细胞(通常IgG4阳性),但EBV阴性,没有滤泡树突状细胞的增生。将这种伴有纤维化和炎症的反应性增生称为炎性假瘤可能会引起混淆,最好称为炎性假瘤样,并说明它们并非肿瘤性增生。

60.18　脾脏囊肿

脾脏囊肿是脾脏最常见的良性增生性病变之一[168-170]。好发于男性,30岁为高峰发病年龄。包括原发性(真性)囊肿和继发性(假性)囊肿。原发性囊肿约占所有脾脏囊肿的20%。通常单房,囊壁硬实纤维化,衬覆间皮细胞或鳞状上皮。值得注意的是,原发性囊肿的衬覆上皮层可能不完整,或类似继发性囊肿的剥脱区域。原发性囊肿可进一步分为寄生虫型和非寄生虫型。寄生虫性囊肿不常见,通常由棘球蚴引起,并且很容易通过囊肿内容物中存在寄生虫来识别。非寄生虫原发性囊肿可能由先天性间皮包涵体引起。有趣的是,原发性囊肿患者的CA19-9和癌胚抗原(CEA)可升高。有症状的病例需要完全切除脾脏,因为不完全切除常常导致复发。继发囊肿约占脾脏囊肿的80%,常伴有腹部外伤史。通常单房,壁薄,与原发性囊肿不同的是,完全没有上皮内衬,因此即使仅部分切除,也不太可能复发。

60.19　其他肿瘤

发生在脾脏的原发性肉瘤(除外血管肉瘤)和癌极为罕见。肉瘤包括恶性纤维组织细胞瘤、纤维肉瘤、平滑肌肉瘤、横纹肌肉瘤、组织细胞肉瘤、交指树突状细胞肉瘤和纤维母网状细胞肿瘤[169,171-177]。原发性癌包括起源于囊肿的鳞状细胞癌、黏液性囊腺癌和癌肉瘤(很可能起源于腹膜表面),以及原发性移行细胞癌[178-181]。虽然罕见,但由转移或直接扩散浸润而来的脾脏癌比原发性癌更常见。1/3转移性肿瘤仅通过显微镜检查确定[182],影像学研究可能低估脾脏受累的发生率。肺、胃、卵巢和乳腺癌的原发灶是最常见的脾脏转移瘤,脾切除术适用于孤立性转移灶[183-185]。大多数转移引起肿块,但有些可能为弥漫性浸润(图60.21)。

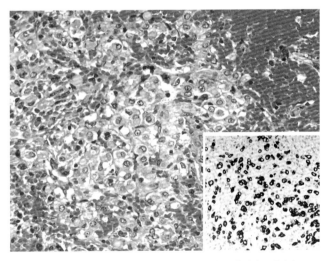

图60.21　**转移到脾脏的印戒细胞癌。**免疫组化染色,肿瘤细胞呈广谱细胞角蛋白强阳性(见插图)

60.20　贮积病

许多溶酶体性贮积病都可累及脾脏,主要包括常染色体隐

性遗传性病变,每种病根据酶缺陷特征进行诊断和分类,常常要结合特征性遗传学检测。大多数病较为罕见,外科病理可以遇到3种脂质贮积病。脾脏切除标本中,Gaucher病和Nie-mann-Pick病较常见,尤其非神经病变亚型[5,186,187]。这些病例可见明显脾肿大,并导致脾功能亢进。多采取脾切除术,以明确诊断或改善全血细胞减少。也可见蜡样组织细胞增生症(海蓝组织细胞增生症)。海蓝组织细胞聚集可见于脂质异常性疾病、感染性疾病、红细胞异常性疾病和髓系增殖性疾病。然而,海蓝组织细胞聚集也可以是脾脏切除组织中Hermansky-Pudlak综合征的明显特征,这是一种罕见的致死性常染色体隐性遗传性疾病,现已归入溶酶体相关性细胞器病变[188]。

大多数贮积病的脾脏呈苍白色均质状外观,罕见纤维化[5]。形态学上由于脾索大量组织细胞聚集导致红髓扩大[5]。

Gaucher病是最常见的贮积病。Gaucher细胞大,直径20~100μm,胞质呈纤丝状,HE染色呈褐色,可见多核细胞,细胞质呈PAS强阳性,抗淀粉酶消化。Gaucher细胞中的葡萄糖脑苷脂自发荧光。Gaucher细胞属于巨噬细胞,能吞噬红细胞,所以铁染色呈阳性,脂质染色呈弱阳性。超微结构可见较多溶酶体含有特征性溶酶体脂质双层结构。CML的脾脏常可见假Gau-cher细胞。

Niemann-Pick细胞大,直径20~100μm,因含有大量细小空泡而呈泡沫状或空泡状。Niemann-Pick细胞比Gaucher细胞染色更淡,PAS染色弱阳性,但是苏丹黑B和油红染色可以证实含有中性脂肪。脂质沉积为双折射性,紫外光下呈黄绿色荧光。电子显微镜下溶酶体内可见髓鞘样板层结构。

蜡样组织细胞增生症的组织细胞较小,细胞质呈特征性嗜碱性空泡状。蜡样组织细胞也可见于Niemann-Pick病,直径20μm,含有3~4μm的胞质颗粒,颗粒形成程度不同。泡沫组织细胞含有小而深色颗粒。蜡样物质包括磷脂类、糖鞘脂类和与脂褐素物理与化学性质相似的物质。组织细胞所含蜡样物质在HE染色切片中呈弱黄棕色,而Romanowsky染色呈青绿色,所以称为海蓝组织细胞。蜡样物质呈PAS阳性,抗淀粉酶消化,脂质染色阳性,对碱性染料(例如,品红和亚甲蓝)有亲和性,耐酸,随着色素老化可自发荧光。超微结构研究可见周期性4.5~5nm的板层状膜性包涵体。

贮积病中识别的细胞类型对每种疾病都没有特异性,具体诊断应根据其特征性生物化学和分子遗传学检测。

精华和陷阱

- 传染性单核细胞增生症(IM)可能误诊为弥漫大B细胞淋巴瘤(DLBCL)或外周T细胞淋巴瘤-非特指(PTCL-NOS)。伴有大细胞的多种形态的淋巴细胞浸润貌似恶性,但是少见于任何一种特殊类型淋巴瘤,此时应考虑EBV感染的可能性,尤其是年轻人。
- 在脾脏,免疫缺陷相关性淋巴组织增殖性病变可能与恶性淋巴瘤混淆,临床病史很关键。在成人,普通可变型免疫缺陷及其相关病变与淋巴瘤极难鉴别。
- 脾脏红髓的髓系增生可能貌似急性髓系白血病(AML),可能由细胞因子(尤其是粒细胞集落刺激因子)所引起。
- 炎性假瘤样滤泡树突状细胞瘤可能貌似反应性增生,必需使用包括多种免疫组化标志物的组合并联合原位杂交检测EBV进行鉴别。
- 判断脾脏血管瘤时要小心判读CD8、CD31和CD34染色(例如,错构瘤的内皮细胞呈CD8+)。

（何妙侠　魏建国　译）

参考文献

1. van Krieken JH, te Velde J. Normal histology of the human spleen. Am J Surg Pathol. 1988;12:777-785.

2. van Krieken HJ, Orazi A. Spleen. In: Mills SE, ed. Histology for Pathologists. 3rd ed. Philadelphia:Lippincott;2007:783-797.

3. Grogan TM, Jolley CS, Rangel CS. Immunoarchitecture of the human spleen. Lymphology. 1983;16:72-82.

4. Grogan TM, Rangel CS, Richter LC, et al. Further delineation of the immunoarchitecture of the human spleen. Lymphology. 1984;17:61-68.

5. Neiman RS, Orazi A. Disorders of the Spleen. 2nd ed. Philadelphia:Saunders;1999.

6. Raviola ES. In: Fawcett DW, ed. A Textbook of Histology. 12th ed. New York:Chapman and Hall;1994:460.

7. Lukes RJ. The pathology of the white pulp of the spleen. In:Lennert K, Harms D, eds. Die Milz. Berlin:Springer-Verlag;1970:130-138.

8. Millikin PD. Anatomy of germinal centers in human lymphoid tissue. Arch Pathol. 1966;82:499-503.

9. Millikin PD. The nodular white pulp of the human spleen. Arch Pathol. 1969;87:247-258.

10. Hirasaw Y, Tokuhiro H. Electron microscopic studies on the normal human spleen:especially on the red pulp and the reticuloendothelial cells. Blood. 1970;35:201-212.

11. Rappaport H. The pathologic anatomy of the splenic red pulp. In:Lennert K, Harms D, eds. Die Milz. Berlin:Springer-Verlag;1970:25-41.

12. Wennberg E, Weiss L. The structure of the spleen and hemolysis. Annu Rev Med. 1969;20:29-40.

13. Crosby WH. Splenic remodeling of red cell surfaces. Blood. 1977;50:643-645.

14. Burke JS, Osborne BM. Localized reactive lymphoid hyperplasia of the spleen simulating malignant lymphoma. A report of seven cases. Am J Surg Pathol. 1983;7:373-380.

15. Dunphy CH, Bee C, McDonald JW, et al. Incidental early detection of a splenic marginal zone lymphoma by polymerase chain reaction analysis of paraffin-embedded tissue. Arch Pathol Lab Med. 1998;122:84-86.

16. Harris S, Wilkins BS, Jones DB. Splenic marginal zone expansion in B-cell lymphomas of gastrointestinal mucosa-associated lymphoid tissue (MALT) is reactive and does not represent homing of neoplastic lymphocytes. J Pathol. 1996;179:49-53.

17. Farhi DC, Ashfaq R. Splenic pathology after traumatic injury. Am J Clin Pathol. 1996;105:474-478.

18. Kroft SH, Singleton TP, Dahiya M, et al. Ruptured spleens with expanded marginal zones do not reveal occult B-cell clones. Mod Pathol. 1997;10:1214-1220.

19. Rosso R, Neiman RS, Paulli M, et al. Splenic marginal zone cell lymphoma:report of an indolent variant without massive splenomegaly presumably representing an early phase of the disease. Hum Pathol. 1995;26:39-46.

20. Tindle BH, Parker JW, Lukes RJ. "Reed-Sternberg cells" in infectious mononucleosis. Am J Clin Pathol. 1972;58:607-617.

21. Gordon HW, McMahon NJ, Rosen RB. Reed-Sternberg cells in a patient with infectious mononucleosis. Lab Invest. 1970;22:498.

22. Lukes RJ, Tindle BH, Parker JW. Reed-Sternberg-like cells in infectious mononucleosis. Lancet. 1969;2:1003-1004.

23. Burke JS. Diagnosis of lymphoma and lymphoid proliferations in the spleen. In:Jaffe ES,ed. Surgical Pathology of the Lymph Nodes and Related Organs. 2nd ed. Philadelphia:Saunders;1995:448.

24. Neiman RS,Orazi A. Histopathologic manifestations of lymphoproliferative and myeloproliferative disorders involving the spleen. In:Knowles DM,ed. Diagnostic Hematopathology. 2nd ed. Philadelphia:Lippincott; 2001:1881-1914.

25. Smith EB,Custer RP. Rupture of the spleen in infectious mononucleosis. A clinicopathologic report of seven cases. Blood. 1946;1:317-333.

26. Slavin RE,Santos GW. The graft versus host reaction in man after bone marrow transplantation:pathology,pathogenesis,clinical features and implications. Clin Immunol Immunopathol. 1973;1:472-498.

27. Hassan NMR,Neiman RS. The pathology of the spleen in steroid-treated immune thrombocytopenic purpura. Am J Clin Pathol. 1985; 84: 433-438.

28. Rodriguez-Garcia JL,Sanchez-Corral J,Martinez J,et al. Phenytoin-induced benign lymphadenopathy with solid spleen lesions mimicking a malignant lymphoma. Ann Oncol. 1991;2:443-445.

29. Keller AR,Hochholzer L,Castleman B. Hyaline vascular and plasma-cell types of giant lymph node hyperplasia of the mediastinum and other locations. Cancer. 1972;29:670-683.

30. Schnitzer B. The reactive lymphadenopathies. In:Knowles DM,ed. Neoplastic Hematopathology. 2nd ed. Philadelphia: Lippincott; 2001: 537-568.

31. Weisenburger DD. Multicentric angiofollicular lymph node hyperplasia: pathology of the spleen. Am J Surg Pathol. 1988;12:176-181.

32. Gaba AR,Stein RS,Sweet DL,Variakojis D. Multicentric giant lymph node hyperplasia. Am J Clin Pathol. 1978;69:86-90.

33. Frizzera G,Massarelli G,Banks PM,Rosai J. A systemic lymphoproliferative disorder with morphologic features of Castleman's disease. Am J Surg Pathol. 1983;7:211-231.

34. Du MQ,Liu H,Diss TC,et al. Kaposi sarcoma-associated herpesvirus I infects monotypic(IgM lambda) but polyclonal naive B cells in Castleman disease and associated lymphoproliferative disorders. Blood. 2001; 97:2130-2136.

35. Oksenhendler E,Boulanger E,Galicier L,et al. High incidence of Kaposi sarcoma-associated herpesvirus-related non-Hodgkin lymphoma in patients with HIV infection and multicentric Castleman disease. Blood. 2002;99:2331-2336.

36. Seliem RM,Griffith RC,Harris NL,et al. HHV-8+,EBV+multicentric plasmablastic microlymphoma in an HIV+man:the spectrum of HHV-8+ lymphoproliferative disorders expands. Am J Surg Pathol. 2007; 31: 1439-1445.

37. Le Deist F,Emile JF,Rieux-Laucat F,et al. Clinical,immunological,and pathological consequences of Fas-deficient conditions. Lancet. 1996; 348:719-723.

38. Lim MS,Straus SE,Dale JK,et al. Pathological findings in human autoimmune lymphoproliferative syndrome. Am J Pathol. 1998; 153: 1541-1550.

39. Alvarado CS,Straus SE,Li S,et al. Autoimmune lymphoproliferative syndrome:a cause of chronic splenomegaly,lymphadenopathy,and cytopenias in children—report on diagnosis and management of five patients. Pediatr Blood Cancer. 2004;43:164-169.

40. Kwon SW,Procter J,Dale JK,et al. Neutrophil and platelet antibodies in autoimmune lymphoproliferative syndrome. Vox Sang. 2003;85:307-312.

41. Straus SE,Jaffe ES,Puck JM,et al. The development of lymphomas in families with autoimmune lymphoproliferative syndrome with germline Fas mutations and defective lymphocyte apoptosis. Blood. 2001; 98: 194-200.

42. Kadin ME,Glatstein E,Dorfman RF. Clinicopathologic studies of 117 untreated patients subjected to laparotomy for the staging of Hodgkin's lymphoma. Cancer. 1971;27:1277-1294.

43. Mauch PM,Kalish LA,Kadin M,et al. Patterns of presentation of Hodgkin's disease. Cancer. 1993;71:2062-2071.

44. Martinazzi M,Palatini M. A casual finding of primary splenic Hodgkin's disease in a case of traumatic rupture of the spleen. Tumori. 1978;64: 639-643.

45. Kreamer BB,Osborne BM,Butler JJ. Primary splenic presentation of malignant lymphoma and related disorders. Cancer. 1984;54:1606-1619.

46. Re G,Lambertina F,Bucchi ML,et al. Primary splenic Hodgkin's lymphoma:case report. Pathologica. 1986;78:635.

47. Zellers RA,Thibodeau SN,Banks PM. Primary splenic lymphocyte-depletion Hodgkin's lymphoma. Am J Clin Pathol. 1990;94:453-457.

48. Brissette M,Dhru RD. Hodgkin's lymphoma presenting as spontaneous splenic rupture. Arch Pathol Lab Med. 1992;116:1077-1079.

49. Hoppe RT,Cox RS,Rosenberg SA,Kaplan HS. Prognostic factors in stage III Hodgkin's lymphoma. Cancer Treat Rep. 1982;66:743-749.

50. Hoppe RT,Rosenberg SA,Kaplan HS,Cox RS. Prognostic factors in pathological stage IIIA Hodgkin's lymphoma. Cancer. 1980; 46: 1240-1246.

51. Trudel M,Krikorian J,Neiman RS. Lymphocyte predominance Hodgkin's lymphoma:clinical and morphologic heterogeneity. Cancer. 1987; 59: 99-106.

52. Neiman RS,Rosen PJ,Lukes RJ. Lymphocyte depletion Hodgkin's lymphoma:a clinicopathologic entity. N Engl J Med. 1973;288:751-755.

53. Neiman RS. Current problems in the histopathologic diagnosis and classification of Hodgkin's lymphoma. Pathol Annu. 1978;2:289-328.

54. Desser PK,Moran EM,Ultmann JE. Staging of Hodgkin's lymphoma and lymphoma. Med Clin North Am. 1973;57:479-498.

55. Farrer-Brown G,Bennett MH,Harrison CV,et al. The diagnosis of Hodgkin's lymphoma in surgically excised spleens. J Clin Pathol. 1972; 25:294-300.

56. Brincker H. Sarcoid reactions and sarcoidosis in Hodgkin's lymphoma and other malignant lymphomata. Br J Cancer. 1972;26:120-128.

57. Collins RD,Neiman RS. Granulomatous diseases of the spleen. In:Ioachim HL,ed. Pathology of Granulomas. New York:Raven Press;1983: 189-207.

58. Kadin ME,Donaldson SS,Dorfman RF. Isolated granulomas in Hodgkin's lymphoma. N Engl J Med. 1970;283:859-861.

59. Neiman RS. Incidence and importance of splenic sarcoidal-like granulomas. Arch Pathol Lab Med. 1977;101:518-521.

60. Sacks EL,Donaldson SS,Gordon J,Dorfman RF. Epithelioid granulomas associated with Hodgkin's lymphoma. Clinical correlations in 55 previously untreated patients. Cancer. 1978;41:562-567.

61. Warnke RA,Weiss LM,Chan JKC,et al. Primary splenic lymphoma. In: Atlas of Tumor Pathology:Tumors of the Lymph Nodes and Spleen,3rd series,Fascicle 14,Washington,DC:Armed Forces Institute of Pathology;1995:411.

62. Bellany CO,Krajewski AJ. Primary splenic large cell anaplastic lymphoma associated with HIV infection. Histopathology. 1994;24:481-483.

63. Fausel R, Sun NC, Klein S. Splenic rupture in HIV-infected patient with primary splenic lymphoma. Cancer. 1990;66:2414-2416.

64. Hara K, Ito M, Shimizu K, et al. Three cases of primary splenic lymphoma. Case report and review of the Japanese literature. Acta Pathol Jpn. 1985;35:419-435.

65. Harris NL, Aisenberg AC, Meyer JE, et al. Diffuse large cell(histiocytic) lymphoma of the spleen. Clinical and pathologic characteristics of ten cases. Cancer. 1984;54:2460-2467.

66. Kobrich U, Falk S, Karhoff M, et al. Primary large cell lymphoma of the splenic sinuses:a variant of angiotropic B-cell lymphoma(neoplastic angioendotheliomatosis)?. Hum Pathol. 1992;23:1184-1187.

67. Spier CM, Kjeldsberg CR, Eyre HJ, et al. Malignant lymphoma with primary presentation in the spleen. A study of 20 patients. Arch Pathol Lab Med. 1985;109:1076-1080.

68. Grosskreutz C, Troy K, Cuttner J. Primary splenic lymphoma:report of 10 cases using the REAL classification. Cancer Invest. 2002;20:749-753.

69. Kroft SH, Howard MS, Picker LJ, et al. De novo CD5+diffuse large B-cell lymphomas. A heterogeneous group containing an unusual form of splenic lymphoma. Am J Clin Pathol. 2000;114:523-533.

70. Matone J, Lopes Filho GD, Scalabrin M, et al. Primary splenic lymphoma in patient with hepatitis C virus infection:case report and review of the literature. Int Surg. 2000;85:248-251.

71. Falk S, Stutte JH. Primary malignant lymphomas of the spleen, a morphologic and immunohistochemical analysis of 17 cases. Cancer. 1990;66:2612-2619.

72. Mollejo M, Rodriguez-Pinilla MS, Montes-Moreno S, et al. Splenic follicular lymphoma:clinicopathologic characteristics of a series of 32 cases. Am J Surg Pathol. 2009;33:730-738.

73. Lotz MJ, Chabner B, DeVita VT, et al. Pathological staging of 100 consecutive untreated patients with non-Hodgkin's lymphomas. Cancer. 1976;37:266-270.

74. Goffinet DR, Warnke R, Dunnick NR, et al. Clinical and surgical(laparotomy) evaluation of patients with non-Hodgkin's lymphomas. Cancer Treat Rep. 1977;61:981-992.

75. Cheson BD. Staging and evaluation of the patient with lymphoma. Hematol Oncol Clin North Am. 2008;22:825-837.

76. Stroup RM, Burke JS, Sheibani K, et al. Splenic involvement by aggressive malignant lymphomas of B-cell and T-cell types:a morphologic and immunophenotypic study. Cancer. 1992;69:413-420.

77. Dogan A, Burke JS, Goteri G, et al. Micronodular T-cell/histiocyte-rich large B-cell lymphoma of the spleen:histology, immunophenotype, and differential diagnosis. Am J Surg Pathol. 2003;27:903-911.

78. Mollejo M, Algara P, Mateo MS, et al. Large B-cell lymphoma presenting in the spleen:identification of different clinicopathologic conditions. Am J Surg Pathol. 2003;27:895-902.

79. Kashimura M, Noro M, Akikusa B, et al. Primary splenic diffuse large B-cell lymphoma manifesting in red pulp. Virchows Arch. 2008;453:501-509.

80. Rappaport H, Thomas LB. Mycosis fungoides:the pathology of extra-cutaneous involvement. Cancer. 1974;34:1198-1229.

81. Variakojis D, Rosas-Uribe A, Rappaport H. Mycosis fungoides:pathologic findings in staging laparotomies. Cancer. 1974;33:1589-1600.

82. Waldron JA, Leech JH, Glick AD, et al. Malignant lymphoma of peripheral T-lymphocyte origin. Immunologic, pathologic, and clinical features in six patients. Cancer. 1977;40:1604-1617.

83. Brisbane JU, Berman LD, Neiman RS. Peripheral T-cell lymphoma. A clinicopathologic study of nine cases. Am J Clin Pathol. 1983;79:285-293.

84. Weinberg DS, Pinkus GS. Non-Hodgkin's lymphoma of large multilobated cell type. A clinicopathologic study of ten cases. Am J Clin Pathol. 1981;76:190-196.

85. Burke JS, Butler JJ. Malignant lymphoma with a high content of epithelioid histiocytes(Lennert's lymphoma). Am J Clin Pathol. 1976;66:1-9.

86. Jaffe ES, Costa J, Fauci AS, et al. Malignant lymphoma and erythrophagocytosis simulating malignant histiocytosis. Am J Med. 1983;75:741-749.

87. Falini B, Pileri S, De Solas I, et al. Peripheral T-cell lymphoma associated with hemophagocytic syndrome. Blood. 1990;75:434-444.

88. Burke JS. Surgical pathology of the spleen. An approach to the differential diagnosis of splenic lymphomas and leukemias. Part II. Diseases of the red pulp. Am J Surg Pathol. 1981;5:681-694.

89. Flood MJ, Carpenter RA. Spontaneous rupture of the spleen in acute myeloid leukemia. BMJ. 1961;1:35-36.

90. Greenfield MM, Lund H. Spontaneous rupture of the spleen in chronic myeloid leukemia. Ohio Med J. 1944;40:950-951.

91. Sarin LR, Sarin JC. Spontaneous rupture of the spleen in chronic myeloid leukemia. J Indian Med Assoc. 1957;29:286-287.

92. Fialkow PJ, Faguet GB, Jacobson RJ, et al. Evidence that essential thrombocythemia is a clonal disorder with origin in a multipotent stem cell. Blood. 1981;58:916-919.

93. Jacobson RJ, Salo A, Fialkow PJ. Agnogenic myeloid metaplasia:a clonal proliferation of hematopoietic stem cells with secondary myelofibrosis. Blood. 1978;51:189-194.

94. Dickstein JI, Vardiman JW. Hematopathologic findings in the myeloproliferative disorders. Semin Oncol. 1995;22:355-373.

95. Dickstein JI, Vardiman JW. Issues in the pathology and diagnosis of the chronic myeloproliferative disorders and the myelodysplastic syndromes. Am J Clin Pathol. 1993;99:513-525.

96. Tefferi A, Thiele J, Orazi A, et al. Proposals and rationale for revision of the World Health Organization diagnostic criteria for polycythemia vera, essential thrombocythemia, and primary myelofibrosis:recommendations from an ad hoc international expert panel. Blood. 2007;110:1092-1097.

97. Rosenthal S, Canellos GP, DeVita VT, Gralnick HR. Characteristics of blast crisis in chronic granulocytic leukemia. Blood. 1977;49:705-714.

98. Shaw MT, Bottomley RH, Grozea PN, Nordquist RE. Heterogeneity of morphological, cytochemical, and cytogenetic features in the blastic phase of chronic granulocytic leukemia. Cancer. 1975;35:199-207.

99. Bouvet M, Babiera GV, Termuhlen PM, et al. Splenectomy in the accelerated or blastic phase of chronic myelogenous leukemia:a single-institution, 25-year experience. Surgery. 1997;122:20-25.

100. Baccarani M, Zaccaria A, Santucci AM, et al. A simultaneous study of bone marrow, spleen, and liver in chronic myeloid leukemia:evidence for differences in cell composition and karyotype. Ser Haematol. 1975;8:81-112.

101. Brandt L. Comparative study of bone marrow and extramedullary haematopoietic tissue in chronic myeloid leukaemia. Ser Haematol. 1975;8:75-80.

102. Mitelman F. Comparative cytogenetic studies of bone marrow and extramedullary tissues in chronic myeloid leukemia. Ser Haematol. 1975;8:113-117.

103. Stoll C, Oberling F, Flori E. Chromosome analysis of spleen and/or lymph node of patients with chronic myeloid leukemia. Blood. 1978; 52:828-838.

104. O'Malley DP, Orazi A, Wang M, Cheng L. Analysis of loss of heterozygosity and X chromosome inactivation in spleens with myeloproliferative disorders and acute myeloid leukemia. Mod Pathol. 2005; 18: 1562-1568.

105. Mitelman F, Brandt L, Nilsson PG. Cytogenetic evidence for splenic origin of blastic transformation in chronic myeloid leukemia. Scand J Haematol. 1974; 13:87-92.

106. Zaccaria A, Baccarani M, Barbieri E, Tura S. Differences in marrow and spleen karyotype in early chronic myeloid leukemia. Eur J Cancer. 1975; 11:123-126.

107. Griesshammer M, Heinze B, Bangerter M, et al. Karyotype abnormalities and their clinical significance in blast crisis of chronic myeloid leukemia. J Mol Med. 1997; 75:836-838.

108. Brandt L. Differences in the proliferative activity of myelocytes from bone marrow, spleen, and peripheral blood in chronic myeloid leukemia. Scand J Haematol. 1969; 6:105-112.

109. Brandt L. Difference in uptake of tritiated thymidine by myelocytes from bone marrow and spleen in chronic myeloid leukaemia. Scand J Haematol. 1973; 11:23-26.

110. Vasef MA, Neiman RS, Meletiou SD, Platz CE. Marked granulocytic proliferation induced by granulocyte colony-stimulating factor in the spleen simulating a myeloid leukemia infiltrate. Mod Pathol. 1998; 11: 1138-1141.

111. Peterson P, Ellis JT. The bone marrow in polycythemia vera. In: Wasserman LR, Bark PD, Berlin NI, eds. Polycythemia and the Myeloproliferative Disorders. Philadelphia: Saunders; 1995:31.

112. Ward HP, Block MH. The natural history of agnogenic myeloid metaplasia(AMM) and a critical evaluation of its relationship with the myeloproliferative syndrome. Medicine. 1971; 50:357-420.

113. Wolf BC, Neiman RS. Myelofibrosis with myeloid metaplasia: pathophysiologic implications of the correlation between bone marrow changes and progression of splenomegaly. Blood. 1985; 65:803-809.

114. Westin J, Lanner L-O, Larsson A, Weinfeld A. Spleen size in polycythemia. A clinical and scintigraphic study. Acta Med Scand. 1972; 191: 263-271.

115. Barosi G, Mesa RA, Thiele J, et al. International Working Group for Myelofibrosis Research and Treatment(IWG-MRT). Proposed criteria for the diagnosis of post-polycythemia vera and post-essential thrombocythemia myelofibrosis: a consensus statement from the International Working Group for Myelofibrosis Research and Treatment. Leukemia. 2008; 22:437-438.

116. Wolf BC, Banks PM, Mann RB, Neiman RS. Splenic hematopoiesis in polycythemia vera. A morphologic and immunohistologic study. Am J Clin Pathol. 1988; 89:69-75.

117. Thiele J, Kvasnicka H-M, Werden C, et al. Idiopathic primary osteo-myelofibrosis: a clinico-pathological study on 208 patients with special emphasis on evolution of disease features, differentiation from essential thrombocythemia and variables of prognostic impact. Leuk Lymphoma. 1996; 22:303-317.

118. O'Malley DP, Kim YS, Perkins SL, et al. Morphologic and immunohistochemical evaluation of splenic hematopoietic proliferations in neoplastic and benign disorders. Mod Pathol. 2005; 18:1550-1561.

119. Kraus MD, Bartlett NL, Fleming MD, Dorfman DM. Splenic pathology in myelodysplasia: a report of 13 cases with clinical correlation. Am J Surg Pathol. 1998; 22:1255-1266.

120. Steensma DP, Tefferi A, Li CY. Splenic histopathological patterns in chronic myelomonocytic leukemia with clinical correlations: reinforcement of the heterogeneity of the syndrome. Leuk Res. 2003; 27: 775-782.

121. Hess JL, Zutter MM, Castlebery RP, Emanuel PD. Juvenile chronic myelogenous leukemia. Am J Clin Pathol. 1996; 105:238-248.

122. McIntyre KJ, Hoagland HC, Silverstein MN, et al. Essential thrombocythemia in young adults. Mayo Clin Proc. 1991; 66:149-154.

123. van Genderen PJ, Michiels JJ. Primary thrombocythemia: diagnosis, clinical manifestations and management. Ann Hematol. 1993; 67: 57-62.

124. Tefferi A, Silverstein MN, Hoagland HC. Primary thrombocythemia. Semin Oncol. 1995; 22:334-340.

125. Marsh GW, Lewis SM, Szur L. The use of 15Cr-labelled heat-damaged red cells to study splenic function. II. Splenic atrophy in thrombocythaemia. Br J Haematol. 1966; 12:167-171.

126. Orazi A, Chiu R, O'Malley DP, et al. Chronic myelomonocytic leukemia: the role of bone marrow biopsy immunohistology. Mod Pathol. 2006; 19: 1536-1545.

127. Chen YC, Chou JM, Ketterling RP, et al. Histologic and immunohistochemical study of bone marrow monocytic nodules in 21 cases with myelodysplasia. Am J Clin Pathol. 2003; 120:874-881.

128. Horny H-P, Ruck MT, Kaiserling E. Spleen findings in generalized mastocytosis. Cancer. 1992; 70:459-468.

129. Brunning RD, McKenna RW, Rosai J, et al. Systemic mastocytosis extra-cutaneous manifestations. Am J Surg Pathol. 1983; 7:425-438.

130. Travis WD, Li C-Y. Pathology of the lymph node and spleen in systemic mast cells disease. Mod Pathol. 1988; 1:4-14.

131. Diebold J, Riviere O, Gosselin B, et al. Different patterns of spleen involvement in systemic and malignant mastocytosis: a histological and immunohistochemical study of three cases. Virchows Arch A Pathol Anat Histopathol. 1991; 419:273-280.

132. Travis W, Li C-Y, Yam LT, et al. Significance of systemic mast cell disease with associated hematologic disorders. Cancer. 1988; 62:965-972.

133. Horny HP, Sotlar K, Valent P. Mastocytosis: state of the art. Pathobiology. 2007; 74:121-132.

134. Reiner AP, Spivak JL. Hematophagic histiocytosis: a report of 23 new patients and a review of the literature. Medicine. 1988; 67:369-388.

135. Henter J-I, Elinder G, Ost A, et al. Diagnostic guidelines for hemophagocytic lymphohistiocytosis. Semin Oncol. 1991; 18:29-33.

136. The Writing Group of the Histiocyte Society. Histiocytosis syndromes in children. Lancet. 1987; 1:208.

137. Stepp S, Dufourcq-Lagelouse R, Le Deist F, et al. Perforin gene defects in familial hemophagocytic lymphohistiocytosis. Science. 1999; 286: 1957-1959.

138. Henter J-I, Elinder G, Soder O, et al. Incidence in Sweden and clinical features of familial hemophagocytic lymphohistiocytosis. Acta Paediatr Scand. 1991; 80:428-435.

139. Risdall RJ, McKenna RW, Nesbit ME, et al. Virus-associated hemophagocytic syndrome: a benign histiocytic proliferation distinct from malignant histiocytosis. Cancer. 1979; 44:993-1002.

140. Chin M, Mugishima H, Takamura M, et al. Hemophagocytic syndrome

and hepatosplenic gamma delta T-cell lymphoma with isochromosome 7q and 8 trisomy. J Pediatr Hematol Oncol. 2004;26:375-378.

141. Arber DA. Tumors of the spleen. In:Greer JP, Arber DA, Glader B, List AF, Means RT Jr, Par-askevas F, Rodgers GM, eds. Wintrobe's Clinical Hematology. 13th ed. Philadelphia:Lippincott;2014:1384-1390.

142. Abbott RM, Levy AD, Aguilera NS, et al. From the archives of the AFIP:primary vascular neoplasms of the spleen:radiologic-pathologic correlation. *Radiographics* . 2004;24:1137-1163.

143. Morgenstern L, Rosenberg J, Geller SA. Tumors of the spleen. World J Surg. 1985;9:468-476.

144. Arber DA, Strickler JG, Chen Y-Y, et al. Splenic vascular tumors:a histologic, immunophenotypic, and virologic study. Am J Surg Pathol. 1997;21:827-835.

145. Kutok JL, Fletcher CD. Splenic vascular tumors. Semin Diagn Pathol. 2003;20:128-139.

146. Ros PR, Moser RP Jr, Dachman AH, et al. Hemangioma of the spleen: radiologic-pathologic correlation in ten cases. Radiology. 1987;162:73-77.

147. Willcox TM, Speer RW, Schlinkert RT, et al. Hemangioma of the spleen:presentation, diagnosis, and management. J Gastrointest Surg. 2000;4:611-613.

148. Chiu A, Czader M, Cheng L, et al. Clonal X chromosome inactivation suggest that splenic cord capillary hemangioma is a true neoplasms and not a subtype of splenic hamartoma. Mod Pathol. 2011;24:108-116.

149. Tajima S, Koda K. A case of cord capillary hemangioma of the spleen:a recently proven true neoplasm. Pathol Int. 2015;65:254-258.

150. Krishnan J, Frizzera G. Two splenic lesions in need of clarification: hamartoma and inflammatory pseudotumor. Semin Diagn Pathol. 2003; 20:94-104.

151. Falk S, Stutte HJ, Frizzera G. Littoral cell angioma. A novel splenic vascular lesion demonstrating histiocytic differentiation. Am J Surg Pathol. 1991;15:1023-1033.

152. Ben Izhak O, Bejar J, Ben Eliezer S, et al. Splenic littoral cell haemangioendothelioma:a new low-grade variant of malignant littoral cell tumour. Histopathology. 2001;39:469-475.

153. Fernandez S, Cook GW, Arber DA. Metastasizing splenic littoral cell hemangioendothelioma. Am J Surg Pathol. 2006;30:1036-1040.

154. Falk S, Krishnan J, Meis JM. Primary angiosarcoma of the spleen. A clinicopathologic study of 40 cases. Am J Surg Pathol. 1993; 17: 959-970.

155. Morgenstern L, Bello JM, Fisher BL, et al. The clinical spectrum of lymphangiomas and lymphangiomatosis of the spleen. Am Surg. 1992;58: 599-604.

156. Arber DA, Strickler JG, Weiss LM. Splenic mesothelial cysts mimicking lymphangiomas. Am J Surg Pathol. 1997;21:334-338.

157. Martel M, Cheuk W, Lombardi L, et al. Sclerosing angiomatoid nodular transformation(SANT):report of 25 cases of a distinctive benign splenic lesion. Am J Surg Pathol. 2004;28:1268-1279.

158. Diebold J, Le Tourneau A, Marmey B, et al. Is sclerosing angiomatoid nodular transformation(SANT) of the splenic red pulp identical to inflammatory pseudo-tumour? Report of 16 cases. Histopathology. 2008; 53:299-310.

159. Rosai J. Is sclerosing angiomatoid nodular transformation(SANT) of the splenic red pulp identical to inflammatory pseudotumor? Report of 16 cases. Histopathology. 2009;54:494.

160. Kuo TT, Chen TC, Lee LY. Sclerosing angiomatoid nodular transformation of the spleen(SANT):clinicopathological study of 10 cases with or without abdominal disseminated calcifying fibrous tumors, and the presence of a significant number of IgG4+plasma cells. *Pathol Int* . 2009; 59:844-850.

161. Tada T, Wakabayashi T, Kishimoto H. Peliosis of the spleen. Am J Clin Pathol. 1983;79:708-713.

162. Falk S, Stutte HJ. Hamartomas of the spleen:a study of 20 biopsy cases. Histopathology. 1989;14:603-612.

163. Lee H, Maeda K. Hamartoma of the spleen. Arch Pathol Lab Med. 2009;133:147-151.

164. Kraus MD, Dehner LP. Benign vascular neoplasms of the spleen with myoid and angioendotheliomatous features. Histopathology. 1999; 35: 328-336.

165. Arber DA, Kamel OW, van de Rijn M, et al. Frequent presence of the Epstein-Barr virus in inflammatory pseudotumor. Hum Pathol. 1995; 26:1093-1098.

166. Gong S, Auer I, Duggal R, et al. Epstein-Barr virus-associated inflammatory pseudotumor presenting as a colonic mass. Hum Pathol. 2015; 46:1956-1961.

167. Sarker A, An C, Davis M, et al. Inflammatory pseudotumor of the spleen in a 6-year-old child:a clinicopathologic study. Arch Pathol Lab Med. 2003;127:e127-e130.

168. Bürrig KF. Epithelial(true) splenic cysts. Pathogenesis of the mesothelial and so-called epidermoid cyst of the spleen. Am J Surg Pathol. 1988;12:275-281.

169. Garvin DF, King FM. Cysts and nonlymphomatous tumors of the spleen. Pathol Annu. 1981;16:61-80.

170. Vajda P, Kereskai L, Czauderna P, et al. Re-evaluation of histological findings of nonparasitic splenic cysts. Eur J Gastroenterol Hepatol. 2012;24:316-319.

171. Wick MR, Smith SL, Scheithauer BW, et al. Primary nonlymphoreticular malignant neoplasms of the spleen. Am J Surg Pathol. 1982; 6: 229-242.

172. Feakins RM, Norton AJ. Rhabdomyosarcoma of the spleen. Histopathology. 1996;29:577-579.

173. Song SY, Ko YH, Ahn G. Mediastinal germ cell tumor associated with histiocytic sarcoma of spleen:case report of an unusual association. Int J Surg Pathol. 2005;13:299-303.

174. Martel M, Sarli D, Colecchia M, et al. Fibroblastic reticular cell tumor of the spleen:report of a case and review of the entity. Hum Pathol. 2003; 34:954-957.

175. Audouin J, Vercelli-Retta J, le Tourneau A, et al. Primary histiocytic sarcoma of the spleen associated with erythrophagocytic histiocytosis. Pathol Res Pract. 2003;199:107-112.

176. Kawachi K, Nakatani Y, Inayama Y, et al. Interdigitating dendritic cell sarcoma of the spleen:report of a case with a review of the literature. Am J Surg Pathol. 2002;26:530-537.

177. Colovic N, Cemerikic-Martinovic V, Colovic R, et al. Primary malignant fibrous histiocytoma of the spleen and liver. Med Oncol. 2001; 18: 293-297.

178. Elit L, Aylward B. Splenic cyst carcinoma presenting in pregnancy. Am J Hematol. 1989;32:57-60.

179. Morinaga S, Ohyama R, Koizumi J. Low-grade mucinous cystadenocarcinoma in the spleen. Am J Surg Pathol. 1992;16:903-908.

180. Westra WH, Anderson BO, Klimstra DS. Carcinosarcoma of the spleen. An extragenital malignant mixed m1/4llerian tumor? Am J Surg Pathol. 1994;18:309-315.

181. Naik S, Kapoor S, Sharma S, et al. Primary transitional cell carcinoma of spleen. Indian J Gastroenterol. 2006;25:215.

182. Marymont JH, Gross S. Patterns of metastatic cancer in the spleen. Am J Clin Pathol. 1963;40:58-66.

183. Klein B, Stein M, Kuten A, et al. Splenomegaly and solitary spleen metastasis in solid tumors. Cancer. 1987;60:100-102.

184. Yang CQ, Zhang ZC, Yu Q, et al. [Clinicopathologic characteristics of metastatic carcinomas to spleen]. Zhonghua Bing Li Xue Za Zhi. 2006; 35:281-284.

185. Lam KY, Tang V. Metastatic tumors to the spleen: a 25-year clinicopathologic study. Arch Pathol Lab Med. 2000;124:526-530.

186. Chen M, Wang J. Gaucher disease: review of the literature. Arch Pathol Lab Med. 2008;132:851-853.

187. Schuchman EH, Miranda SR. Niemann-Pick disease: mutation update, genotype/phenotype correlations, and prospects for genetic testing. Genet Test. 1997;1:13-19.

188. Huizing M, Helip-Wooley A, Westbroek W, et al. Disorders of lysosome-related organelle biogenesis: clinical and molecular genetics. Annu Rev Genomics Hum Genet. 2008;9:359-386.

第 61 章

结外淋巴瘤,不包括皮肤

Judith A. Ferry

　　结外淋巴瘤的谱系不同于淋巴结(表61.1和表61.2)。累及结外的许多淋巴瘤被归入特殊病理类型,并在本书的其他章节描述。本章重点讨论发生于结外的淋巴瘤类型,以及各自临床和病理学特征方面的部位特异性差异。

表 61.1 淋巴瘤累及的结外部位

部位	淋巴瘤	相关性	部位	淋巴瘤	相关性
神经系统				MALT 淋巴瘤(免疫增殖性小肠病亚型)	
CNS	DLBCL	部分患者 HIV⁺,EBV⁺		Burkitt 淋巴瘤	
眼	DLBCL	CNS 受累		肠病相关性 T 细胞淋巴瘤	乳糜泻
头颈部				套细胞淋巴瘤	淋巴瘤样息肉病
眼附属器	MALT 淋巴瘤	部分伴鹦鹉热衣原体感染		滤泡性淋巴瘤	大部分病例见于十二指肠
	滤泡性淋巴瘤		大肠	DLBCL	
	DLBCL			MALT 淋巴瘤	
Waldeyer 环	DLBCL	胃肠道受累		套细胞淋巴瘤	淋巴瘤样息肉病
	滤泡性淋巴瘤			滤泡性淋巴瘤	
	Burkitt 淋巴瘤	儿童		Burkitt 淋巴瘤	
	套细胞淋巴瘤	常广泛播散	肛门	DLBCL	
鼻腔	结外 NK/T 细胞淋巴瘤	EBV⁺		浆母细胞性淋巴瘤	大部分 HIV⁺
	DLBCL		阑尾	DLBCL	
副鼻窦	DLBCL			Burkitt 淋巴瘤	
口腔	DLBCL		肝	DLBCL	
	滤泡性淋巴瘤			Burkitt 淋巴瘤	
	MALT 淋巴瘤			MALT 淋巴瘤	
	浆母细胞性淋巴瘤	HIV⁺,EBV⁺		肝脾 T 细胞淋巴瘤	
涎腺	MALT 淋巴瘤	Sjögren 综合征	胆囊	DLBCL	
	滤泡性淋巴瘤	腮腺内或周围淋巴结		MALT 淋巴瘤	
甲状腺	DLBCL	Hashimoto 甲状腺炎	胰腺	DLBCL	
	MALT 淋巴瘤		**泌尿生殖道**		
喉	MALT 淋巴瘤		肾上腺	DLBCL	
	DLBCL		肾	DLBCL	
胸部				滤泡性淋巴瘤	
肺	MALT 淋巴瘤	部分伴自身免疫疾病	膀胱	MALT 淋巴瘤	膀胱炎
	DLBCL			DLBCL	
	淋巴瘤样肉芽肿	免疫功能低下,EBV⁺	尿道	DLBCL	
胸膜	原发性渗出性淋巴瘤	HIV⁺,KSHV⁺,EBV⁺		MALT 淋巴瘤	
	脓胸相关性淋巴瘤	TB⁺,EBV⁺	睾丸	DLBCL	
胸腺	纵隔大 B 细胞淋巴瘤			滤泡性淋巴瘤	儿童
	T 淋巴母细胞淋巴瘤			结外 NK/T 细胞淋巴瘤	
	MALT 淋巴瘤	通常 IgA⁺,常有自身免疫病	卵巢	DLBCL	
心脏	DLBCL	部分伴免疫功能低下		Burkitt 淋巴瘤	
乳腺	DLBCL	(部分)妊娠、泌乳		滤泡性淋巴瘤	
	MALT 淋巴瘤		宫体,宫颈,阴道	DLBCL	
	滤泡性淋巴瘤			滤泡性淋巴瘤	
	Burkitt 淋巴瘤		**骨骼**		
胃肠和肝胆系统			骨	DLBCL	
胃	DLBCL	幽门螺杆菌		淋巴母细胞淋巴瘤	儿童
	MALT 淋巴瘤			间变性大细胞淋巴瘤(罕见)	
小肠	DLBCL				

　　CNS,中枢神经系统;DLBCL,弥漫大 B 细胞淋巴瘤;EBV,EB 病毒;HIV,人类免疫缺陷病毒;KSHV,Kaposi 肉瘤病毒;MALT,黏膜相关淋巴组织;NK,自然杀伤;TB,结核。

表 61.2　发生于结外部位的淋巴瘤*

淋巴瘤类型	结外部位	细胞构成	常见免疫表型	基因型
B 细胞淋巴瘤				
MALT 淋巴瘤	胃肠道,涎腺,眼附属器,肺,甲状腺,硬膜,以及其他许多部位	小淋巴B细胞,边缘区 B 细胞,浆细胞,反应性滤泡,淋巴上皮病变	单型性 sIg^+,$cIg^{+/-}$,$CD20^+$,$CD5^-$,$CD10^-$,$CD43^{+/-}$	IGH 克隆性重排,3 号染色体三体性,t(11;18),其他
弥漫大 B 细胞淋巴瘤	胃肠道,CNS,Waldeyer 环,骨,睾丸,其他许多部位	大中心细胞,中心母细胞,免疫母细胞,间变性大 B 细胞	单型性 sIg^+,$CD20^+$,$BCL2^{+/-}$,$BCL6^{+/-}$,$CD10^{-/+}$,$CD5^{-/+}$,$CD43^{+/-}$	IGH 克隆性重排;t(14;18),t(8;14)或有时发现 BCL6 异常
Burkitt 淋巴瘤	回盲部,卵巢,颌骨,Waldeyer 环	中等大小异型淋巴细胞,核圆形,胞质嗜碱性,可染小体巨噬细胞	单型性 $sIgM^+$,$CD20^+$,$CD10^+$,$BCL6^+$,$BCL2^-$,$Ki-67\approx100\%$	IGH 克隆性重排;t(8;14),t(2;8),或(8;22)(c-MYC)
套细胞淋巴瘤	胃肠道(多发性淋巴瘤样息肉病),Waldeyer 环	小-中等大小,稍不规则,胞质少	单型性 $sIgM^+$,$sIgD^+$,$CD20^+$,$CD5^+$,$CD10^-$,$CD43^+$,$Cyclin D1^+$	IGH 克隆性重排;t(11;14)
滤泡性淋巴瘤	腮腺,十二指肠,乳腺	中心细胞和中心母细胞,伴有滤泡树突细胞	单型性 sIg^+,$CD20^+$,$CD10^+$,$BCL6^+$,$BCL2^{+/-}$,$CD5^-$,$CD43^-$	IGH 克隆性重排,有时发现 t(14;18)
T/NK 细胞淋巴瘤				
结外 NK/瘤,鼻型	鼻腔,胃肠道,睾丸	小、中等大小或大的异型淋巴细胞,坏死,血管侵犯	$CD3^+$,$CD2^+$,$CD56^+$	几乎所有病例的 T 细胞受体基因均呈胚系构型,EBV^+
肠病相关性 T 细胞淋巴瘤	胃肠道,尤其是空肠	中等大小或大的奇异细胞,混杂许多反应性细胞	$CD3^+$,$CD4^-/CD8^->CD8^+$,$CD30^{+/-}$	T 细胞受体基因克隆性重排
单形性嗜上皮性肠道 T 细胞淋巴瘤	胃肠道	小-中等大小细胞,反应性细胞少	$CD3^+$,$CD8^+CD56^+$,$TCR\gamma\beta^{+/-}$	T 细胞受体基因克隆性重排

*不包括累及骨髓、脾和皮肤
　CNS,中枢神经系统;IGH,免疫球蛋白重链基因;NK,自然杀伤;S,表面。

61.1　中枢神经系统和脑膜

61.1.1　中枢神经系统

原发性中枢神经系统淋巴瘤(PCNSL)定义为起源于脑、脊髓或软脑膜的淋巴瘤,且没有以前或同时发生的中枢神经系统(CNS)外淋巴瘤[1]。眼淋巴瘤(见下文)与 PCNSL 密切相关,当缺乏以前或同时发生的 CNS 外淋巴瘤时,被认为是 PCNSL 的亚型。这两个部位的淋巴瘤大多数是弥漫大 B 细胞淋巴瘤(DLBCL),后者均被归入 WHO 分类的原发性中枢神经系统(PCNS)DLBCL[1]。

61.1.1.1　流行病学和病因学

PCNSL 可发生于免疫功能正常或免疫抑制患者。PCNSL 占所有原发性脑肿瘤的 2%~4%[2],主要见于老年人(平均年龄 55~65 岁),男性略多[2-7]。多数发生 PCNSL 的免疫缺陷患者为 HIV 阳性,其估计风险是免疫功能正常人群的 1 000 倍[8]。总体而言,HIV 阳性的 PCNSL 患者更年轻,男性优势更明显。医源性和先天性免疫缺陷的人群中 PCNSL 的发生率也升高。同种异体移植受者中,使用基于硫唑嘌呤的旧方案者的风险升高,而使用基于环孢霉素的新方案者的风险要低很多[9]。在最近几十年里,PCNSL 发病率急剧升高,很大部分原因在于获得性免疫缺陷综合征(AIDS)的流行,AIDS 的发病率曾经稳定过一段时

间[2,10,11]。高活性抗逆转录病毒疗法(HAART)的引入,使 HIV 阳性患者的 PCNSL 发病率显著下降[12]。因此,免疫功能异常是一部分 PCNSL 重要的发病机制。散发病例的病因尚不清楚。

61.1.1.2　临床特征

症状持续时间通常较短,临床表现取决于病变部位,包括言语错乱、眩晕、乏力、下丘脑功能紊乱、眼睛异常,或者出现共济失调、轻偏瘫、偏瘫或步态异常等运动障碍症状。患者也可出现与颅内压升高相关的癫痫发作或其他症状和体征,例如头痛、视乳头水肿、恶心或呕吐。一些患者表现为人格改变、意识错乱或痴呆,类似于非肿瘤性疾病[2,4,7,13]。

PCNSL 常表现为幕上肿块,不常见于小脑和脊髓。脑或脊髓的 PCNSL 可继发累及软脑膜,但罕见起源于软脑膜。最常见的部位是额叶、颞叶、顶叶和基底节区。罕见病例发生于垂体(图 61.1)[14]。病变可单发或多发,常位于脑室周围,因此可播散入脑脊液[2,3,11,13-15]。典型的影像学表现为不规则的对比增强性病变,伴有中央低密度区,后者对应于坏死区[2]。

最有助于诊断的是肿瘤立体定向活检。脑脊液细胞学检查不敏感。如果可以获得新鲜标本,在常规切片的基础上辅以印片或涂片,对诊断很有帮助。肿瘤切除不仅不能改善生存状态,还可能导致更严重的神经功能缺陷[4,5,15]。免疫抑制患者的淋巴瘤几乎总是 EBV 阳性,因此对于这些患者而言,PCR 检测脑脊液中的 EBV DNA 对 PCNSL 的诊断可能既敏感又特异,可以替代组织活检[16]。

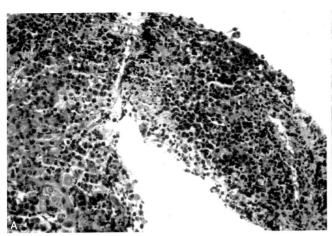
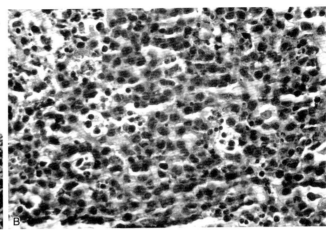

图61.1 发生于垂体的弥漫大B细胞淋巴瘤。A,致密淋巴细胞弥漫浸润,可见少量残留的亮红色垂体前叶实质细胞。B,高倍放大,肿瘤由非典型大细胞构成,散在可染小体巨噬细胞

61.1.1.3 形态特征

PCNSL患者尸检标本一般表现为边界不清的肿块,破坏正常结构或呈推挤性生长。常见坏死或出血。一些病例弥漫累及脑膜,类似于脑膜炎,罕见病例表现为室管膜下脑室周围弥漫浸润[11]。

组织学表现为异型细胞弥漫增生,伴血管周围生长,坏死常见[1,11]。若活检之前用过类固醇治疗,肿瘤细胞可能出现明显凋亡,肿瘤可暂时缩小甚或消失,导致诊断困难。80%以上病例是DLBCL,由免疫母细胞或中心母细胞构成。其余类型包括特征不太明确的低级别B细胞淋巴瘤(被归类为小淋巴细胞型或小淋巴浆细胞型)、Burkitt淋巴瘤和外周T细胞淋巴瘤,罕见病例可为间变性大细胞淋巴瘤[3]。免疫功能低下患者的PCNSL均为DLBCL[4,11,15,17]。1%~2%病例是血管内大B细胞淋巴瘤[11]。

61.1.1.4 免疫表型

DLBCL通常呈CD45+、CD20+、CD10-、BCL-6+/-、BCL-2+、MUM1/IRF4+和单型性Ig+(常为IgM),因此大部分属于非生发中心免疫表型[17-19]。一部分HIV相关性PCNS-DLBCL呈LMP阳性或EBV核抗原阳性[11,16]。常有报道人类白细胞共同抗原Ⅰ类和Ⅱ类分子丢失[20,21]。

61.1.1.5 遗传学特征

分子遗传分析显示DLBCL存在单克隆性Ig基因重排[7,8]。EBER原位杂交检测发现,所有免疫抑制患者的PCNS-DLBCL均阳性,而免疫正常患者为阴性[1,8]。约半数PCNS-DLBCL有BCL6基因突变,提示肿瘤转化发生于生发中心阶段[8]。一些病例存在MYC和PAX5等原癌基因体细胞超突变,以及6q缺失[2]。多个基因存在差异性表达,因此有可能依据基因表达特征来判断预后[3]。一些病例存在克隆内多样性,肿瘤优先使用某些VH家族,并伴有高负荷体细胞突变。这种模式提示肿瘤起源于生发中心内的抗原选择后B细胞[7,17]。近半数PCNS-DLBCL的B细胞受体信号通路内存在基因突变,后者导致NF-κB通路组成性激活[22]。

61.1.1.6 推测的正常对应细胞

免疫表型和遗传学特征提示PCNS-DLBCL来自生发中心阶段后期的B细胞或生发中心后B细胞[23,24]。一些研究者认为,来自外周淋巴组织的B细胞穿越血脑屏障,然后在这个免疫保护的环境中增殖形成肿瘤。但不清楚肿瘤性转化是发生在进入CNS前或后,也不清楚肿瘤细胞离开生发中心之后是否还能持续发生Ig基因突变[7,8,15]。在CNS和睾丸等免疫赦免部位,HLA分子的丢失与淋巴瘤的存活有一定相关性[20,21]。

61.1.1.7 分期、治疗和预后

分期评估的首要目的是排除系统性淋巴瘤累及CNS,依据定义,这种情况不能诊断为PCNSL[2]。PCNS-DLBCL是一种侵袭性肿瘤,需要及时诊断和治疗[17]。未进行治疗者生存期仅为数月。与系统性淋巴瘤不同,CHOP方案(环磷酰胺、多柔比星、长春新碱和泼尼松)对PCNS-DLBCL无效[2]。过去的传统方案是全脑照射加类固醇治疗,完全缓解率可达90%,但通常在1年内复发,中位生存期为12~18个月,5年生存率仅为3%~4%[4,5,15]。最近在照射的基础上加用高剂量氨甲喋呤(可以穿透血脑屏障),使患者生存期得到提高。不幸的是,照射治疗后获得长期生存的患者发生白质脑病的风险升高,后者表现为严重的进行性痴呆、共济失调和尿失禁[15]。为避免这种并发症,正常尝试不用照射或仅用低剂量照射的治疗方案。目前的标准治疗方案是基于高剂量氨甲喋呤的化疗[2],已经取得相对好的预后,并且没有认知缺失[5]。

当PCNS-DLBCL患者复发时,大部分病例表现为CNS累及。小部分病例扩散至CNS之外,一般位于结外,常累及睾丸[5]。<60岁[4,5]和免疫功能正常[6]的患者预后相对较好。表达BRCA1蛋白与预后更差显著相关[3]。低级别B细胞淋巴瘤似有相对良好的预后,但还没有详细研究[3,11]。

61.1.1.8 鉴别诊断

取材假象或之前的类固醇治疗可导致活检标本以反应性小T细胞为主,貌似慢性炎症[2]。对于任何怀疑PCNSL的病例,为了不影响诊断,活检前应避免类固醇治疗,并应进行术中

冰冻切片检查,以确保组织具有代表性。病变周围可出现胶质反应,似星形细胞瘤。其他类型肿瘤也可表现为类似淋巴瘤的弥漫片状生长,包括原始神经外胚层肿瘤、未分化癌、黑色素瘤、间变性少突胶质细胞瘤和罕见的星形细胞瘤[11]。动脉炎可出现类似淋巴瘤的血管周围生长区域[11]。

61.1.2　眼

61.1.2.1　临床特征

原发性眼淋巴瘤或眼内淋巴瘤(累及眼球本身的淋巴瘤)不常见,又称原发性玻璃体视网膜淋巴瘤[10,25-29]。眼内DLBCL被认为是PCNS-DLBCL谱系的一部分,主要发生于中年和老年人,平均年龄50~60岁[27-29],偶见于年轻人[30],罕见于儿童[31]。女性占多数[10,27,29,32]。大部分患者无易感疾病,一些病例为HIV感染患者[26]和医源性免疫抑制的异体移植受者[25,31]。

患者典型表现为视力模糊/低下,或视物有漂浮点(飞蚊症),或两者兼有[27,29]。虽然常表现为单侧症状,但眼科检查时大多数病例为双眼受累[10,29]。半透明的灰色细胞片状和团簇状漂浮于玻璃体内。大部分病例累及玻璃体和视网膜。玻璃体常浑浊[29]。视网膜色素上皮下方累及可表现为白色、黄白色或灰白色浸润,或斑块状病变,或大的肿块,有时伴水肿、出血、坏死或视网膜脱离。可能侵犯视神经。可扩展并累及葡萄膜,但以葡萄膜为中心的广泛累及(脉络膜、虹膜和睫状体)更常见于系统性淋巴瘤的继发累及[28,33]。其他表现包括眼内压增高、角膜后沉积(细胞沉积在角膜后表面),以及前房细胞和闪辉[蛋白增加导致正常前房的透明液体变浑浊(闪辉)伴微小颗粒(细胞)悬浮][10,27-29]。

眼淋巴瘤可类似非肿瘤疾病,包括慢性特发性葡萄膜炎、视网膜血管炎[27]、视神经炎、淀粉样变性、结节病和感染,例如弓形虫病、梅毒、结核、Whipple病和巨细胞病毒感染等[10]。当对激素或抗生素治疗不敏感,或由于CNS受累导致神经症状发作,需要考虑到淋巴瘤的可能性[10,27]。

可用于诊断的取材方法包括玻璃体穿刺、玻璃体切除、视网膜或脉络膜视网膜活检,盲眼并伴有疼痛者可行眼球摘除。最常用的方法是显微镜检查玻璃体,此方法的敏感性有限,原因有三个方面:混有炎细胞;肿瘤细胞容易发生退变;先前的类固醇治疗可能消除许多肿瘤细胞[27-29]。常规光镜观察,结合B细胞克隆性的流式细胞免疫分型和分子遗传学分析,有助于诊断[34]。玻璃体内IL-10水平升高,或IL-10与IL-6的比值>1.0,强烈提示为眼内淋巴瘤,此时若初次活检不能诊断,则可能需要重复活检[10,28,29]。

61.1.2.2　病理学特征

几乎所有眼内淋巴瘤均为DLBCL[26,27,33]。病理学特征与脑的PCNS-DLBCL一致。罕见外周T细胞淋巴瘤可累及眼[30,32,35]。

61.1.2.3　分期、治疗和预后

大部分眼内DLBCL与CNS-DLBCL相关,可于诊断时伴发,或在随访过程中发生,极少数与系统性淋巴瘤伴发,或局限

于眼内。孤立性眼内淋巴瘤采取积极的治疗方案可降低疾病进展的风险[10,27,28,36]。

孤立性眼内淋巴瘤常对局部治疗有非常好的反应,包括眼部照射、玻璃体内注射氨甲蝶呤,或玻璃体内注射利妥昔单抗[28],但不保证能恢复视力,因为视网膜可能已受到不可逆损伤,放疗也可能导致视网膜病和白内障。此外,常见疾病复发和进展累及CNS。对于肿瘤扩散至眼外的患者,以高剂量氨甲蝶呤为基础的化疗方案有效,但可能复发。对于复发或难治性病例,尚无确定的最佳治疗方案,已尝试其他积极的联合化疗方案,加用或不加用自体干细胞移植或低剂量全脑照射[10,28,29]。

61.1.3　周围神经

淋巴瘤可通过几种途径影响周围神经系统。最常见的是副肿瘤综合征,以Waldenström巨球蛋白血症最常见。较少见的是毗邻组织的淋巴瘤直接侵犯神经。其他部位的淋巴瘤可在周围神经内复发[37]。患者可出现神经受累相关的症状,但分期评估常发现更为广泛的播散性病变,累及CNS或神经系统以外的部位[38,39]。局限于周围神经的原发性淋巴瘤极为罕见。伴或不伴脊神经根、背根神经节和脑膜(神经淋巴瘤病)受累的多发性神经累及比单一神经累及更常见[37,38,40]。

61.1.3.1　临床特征

患者常为成人,男女比例相当。典型表现为亚急性发作的神经性疼痛,常伴有感觉和运动缺陷。体格检查或MRI显示肿瘤累及神经,有时表现为梭形轮廓[37,39]。单一神经受累常见于坐骨神经[37]。淋巴瘤浸润神经导致节段性脱髓鞘和轴索变性[38,40]。患者可对化疗有反应,但常在其他神经、CNS或不同结外部位复发,大多数可致死[37]。

61.1.3.2　病理学特征

最常见的淋巴瘤类型是DLBCL,但低级别B细胞淋巴瘤和T细胞淋巴瘤也有描述。

61.1.3.3　鉴别诊断

从临床角度,需要鉴别的疾病包括副肿瘤综合征、退行性疾病、Guillain-Barré综合征和神经鞘瘤[37,40]。组织学检查时,低级别淋巴瘤的早期累及可能与炎症性病变鉴别困难。

61.1.4　硬膜

61.1.4.1　临床特征

起源于硬膜的淋巴瘤不常见,但已有证据确凿的病例报道。最常见于中年和老年人,女性居多。无已知的疾病特异性危险因素。患者表现为癫痫、头痛、颅神经异常症状、神经根痛、晕厥或这些症状组合出现[41-45]。影像学检查常表现为脑组织之上的硬膜出现局限性膨胀性肿块,或斑块性增厚[44,46,47],术前最常诊断为脑膜瘤,少数诊断为神经鞘瘤或硬膜下血肿[43,44]。

61.1.4.2　病理学特征

最常见的硬膜原发性淋巴瘤为结外边缘区(MALT)淋巴

瘤[42-47],DLBCL 和滤泡性淋巴瘤罕见[41]。硬膜 MALT 淋巴瘤的组织学和免疫表型特征与发生于其他部位者相同,但硬化更常见。病变由小淋巴细胞和边缘区细胞构成,常伴浆样分化,并可见反应性淋巴滤泡(图 61.2)。有可能见到陷入的脑膜上皮细胞[43-45]。硬膜边缘区淋巴瘤的发生可能与脑膜上皮相关,正如其他部位的边缘区淋巴瘤与上皮的关系一样[43,44]。一些病例伴有淀粉样物沉积[45]。硬膜 MALT 淋巴瘤中,单型性

IgG4 阳性浆细胞的比例比预期的要高[43]。一部分 MALT 淋巴瘤有染色体三体异常,在所研究的少数病例中,以 3 号和 18 号染色体三体最常见。MALT 特异性易位罕见,仅报道 1 例伴有 IGH/*MALT1* 融合[42]。硬膜淋巴瘤常为局限性病变。不同病例采用的治疗方案也有所不同,最近的报道中,几乎所有经过彻底的分期评估并接受最佳治疗方案的患者均预后良好[43-45]。

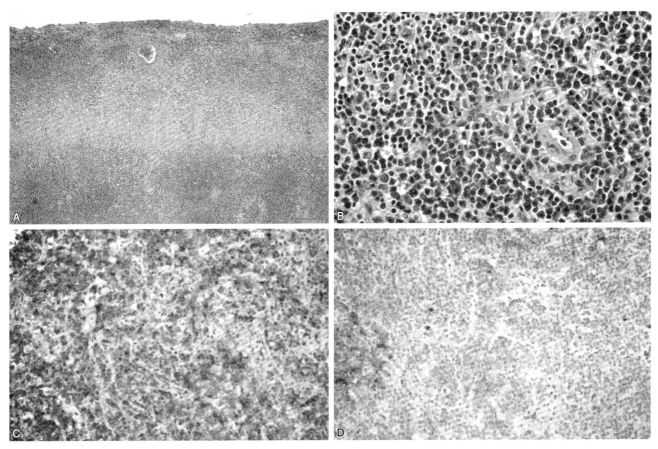

图 61.2 **硬膜边缘区淋巴瘤**。A,硬膜可见致密淋巴细胞浸润。B,高倍放大,病变由小淋巴细胞和聚集的浆细胞构成。C,浆细胞表达单型性胞质 κ 轻链。D,胞质 λ 轻链阴性

61.1.4.3 鉴别诊断

其他低级别 B 细胞淋巴瘤的组织学表现可类似边缘区淋巴瘤,例如淋巴浆细胞淋巴瘤和慢性淋巴细胞白血病,但结合免疫表型和部位,可以除外这些肿瘤。以前诊断的一些硬膜浆细胞瘤可能实际上是伴显著浆样分化的 MALT 淋巴瘤[44]。一些病例需要与炎性假瘤(一种慢性炎症性病变)或富含浆细胞的脑膜瘤鉴别,免疫表型或遗传表型有助于确诊。

61.2 眼附属器

61.2.1 临床特征

原发性眼附属器淋巴瘤是指起源于眼眶软组织(包括眼外肌)、泪腺、结膜、眼睑和泪囊的淋巴瘤。最常累及眼眶软组织,之后依次为结膜(球结膜或睑结膜)、泪腺和泪囊[48]。眼附属

器淋巴瘤占所有淋巴瘤的 1%~2%[49],约占所有结外淋巴瘤的 8%[50],占所有眼眶肿瘤的 10%,是最常见的眼眶恶性肿瘤之一[49]。眼附属器淋巴瘤主要见于老年人,中位年龄 60 岁,女性略多,男女比例 3:4[48],儿童病例罕见[48]。偶见于特殊疾病史患者,包括自身免疫疾病[48]、IgG4 相关性疾病[51]、其他恶性肿瘤[52]、HIV 感染[53] 或佩戴隐形眼镜[54]。一些国家的眼附属器 MALT 淋巴瘤与鹦鹉热衣原体感染有关[55,56]。

患者可表现为突眼、上睑下垂、可触及或肉眼可见肿块、复视、疼痛或不适[48]。罕见全身症状。结膜淋巴瘤常表现为眼表面可活动的橙红色斑块。大部分病例发生于眼眶软组织,有时伴泪腺受累;约 1/3 病例累及结膜[48]。10%~25% 病例双侧受累[48,57]。

61.2.2 病理学特征

所有类型的淋巴瘤均可发生于眼附属器,但大多数(60%~75%)为 MALT 淋巴瘤[48,52,58]。其次最常见的是滤泡性淋巴瘤,

然后是 DLBCL[48]，中心母细胞型和免疫母细胞型 DLBCL 均可出现[59]。可累及眼附属器的罕见类型还包括慢性淋巴细胞白血病、套细胞淋巴瘤、Burkitt 淋巴瘤和 B 淋巴母细胞淋巴瘤[48,52]。HIV 阳性患者的原发性眼附属器淋巴瘤报道很少，常为高级别 B 细胞淋巴瘤，可为 DLBCL 或 Burkitt 淋巴瘤[60]。罕见情况下，T 细胞淋巴瘤和 NK 细胞淋巴瘤也可累及眼附属器[48]。

虽然眼附属器淋巴瘤倾向于发生一些部位特异性遗传学改变，但总体而言，其免疫表型和遗传学特征与其他部位的对应肿瘤相似。约 1/4 眼附属器 MALT 淋巴瘤携带 t(14;18)(q32;q21)，此易位涉及 IGH 和 MALT1 基因，也可见于肝、皮肤和涎腺的 MALT 淋巴瘤，但其他部位发生者罕见。t(11;18)(q21;q21)涉及 API2 和 MALT1 基因，在胃和肺 MALT 淋巴瘤相对常见，但罕见于眼附属器[61]。双侧累及的眼附属器淋巴瘤具有相同的形态学、免疫表型和分子遗传学特征，符合单一肿瘤克隆累及两个部位，而不是两种独立且不相关的原发肿瘤[53,54]。大部分 DLBCL 为非生发中心表型，近 40% 为生发中心表型。

61.2.3 分期、治疗和预后

约 80% 病例局限于单侧或双侧眼附属器[52,57]。局限性低级别淋巴瘤一般采用放疗[62,63]。MALT 淋巴瘤患者中，近半数携带鹦鹉热衣原体，不携带者稍少一些，这些患者对抗生素治疗表现出部分或完全反应[55,56]。局限性或播散性高级别淋巴瘤均采用更积极的治疗方案[57]。放疗对局限性病变的控制非常好，几乎 100% 不会复发[63]。眼附属器淋巴瘤的总体预后非常好。5 年总生存率约 90%，5 年无病生存率约 70%[57,63]。一项 MALT 淋巴瘤研究显示，完全缓解率为 95%，3 年总生存率为 100%，无病生存率为 97%[62]。另一项研究包括 83 例各种类型的眼附属器淋巴瘤患者，仅 1 例死亡，为套细胞淋巴瘤患者[52]。采用最佳放疗方案的患者极罕见局部复发[52,63]。复发病变可位于淋巴结、对侧眼眶或其他结外部位[57,63]。

与病变播散者相比，病变局限于眼附属器的患者预后要好很多[53,64]。仅表现为双侧眼附属器病变者的预后并不比单侧病变者差[57,65]。淋巴瘤的类型也是重要的预后因素。在大多数报道中，高级别淋巴瘤预后较差[59,64,66,67]。

61.2.4 鉴别诊断

多数眼附属器淋巴瘤是低级别病变，因此主要与反应性病变鉴别，包括炎性假瘤和反应性淋巴组织增生。炎性假瘤的细胞丰富程度不一，表现为透明变性和/或水肿区域内可见多种炎细胞浸润，包括小淋巴细胞、浆细胞、免疫母细胞和组织细胞，有时可见嗜酸性粒细胞或中性粒细胞。血管可很明显，内皮细胞可有增生表现。免疫组化检测可见 T、B 细胞和多型浆细胞。一些病例的浆细胞以 IgG4 阳性细胞为主，提示这些病例可能属于 IgG4 相关性疾病谱系。少数淋巴瘤（常为 MALT 淋巴瘤）发生在 IgG4 相关性硬化性泪腺炎或 IgG4 相关性硬化性眼眶炎背景中，因此，眼眶淋巴样浸润性病变需要仔细地组织学和免疫表型分析[51,68]。反应性淋巴组织增生常由增生的滤泡构成，没有明显的淋巴细胞弥漫增生，也没有细胞异型。以 B 细胞为主的弥漫性致密浸润支持淋巴瘤的诊断，这些病变常表达单型性免疫球

蛋白，分子遗传学检测证实含有克隆性 B 细胞。

61.3 Waldeyer 环

Waldeyer 环是保护消化道和呼吸道入口的淋巴组织环，由咽/腭扁桃体、鼻咽淋巴组织和舌底淋巴组织构成。所有非霍奇金淋巴瘤（NHL）中，5%~10% 原发于 Waldeyer 环。头颈部原发性 NHL 中，半数以上发生于 Waldeyer 环[69]。

61.3.1 临床特征

多见于成人，中位年龄 50 岁，男女之比为 1:1 到 1:1.5[69-71]。可见于儿童[72]。少数为 HIV 阳性患者或医源性免疫抑制患者。临床表现为吞咽困难、呼吸困难、打鼾，或因颈部淋巴结肿大而出现颈部肿块。少数患者有全身症状[70,72,73]。

扁桃体最常受累，Waldeyer 环淋巴瘤半数以上发生于此，其次为鼻咽部和舌底部[69-71,74]。体格检查时，大部分病例表现为单侧外生肿块，可呈息肉样、蕈伞样或溃疡型肿块。约 3/4 为局限性病变（Ⅰ期或Ⅱ期），颈部淋巴结受累为Ⅱ期，比Ⅰ期更常见[70,71]。

61.3.2 病理学特征

60%~84% 病例是 DLBCL（图 61.3）。其他类型不常见，包括滤泡性淋巴瘤、Burkitt 淋巴瘤（BL）、套细胞淋巴瘤（MCL）、边缘区淋巴瘤，结外 NK/T 细胞淋巴瘤-鼻型和外周 T 细胞淋巴瘤（PTCL）[69-71,74,75]。MCL 可原发于 Waldeyer 环，但与 DLBCL 不同，MCL 在诊断时常已扩散。儿童 Waldeyer 环淋巴瘤中，BL 比成人常见（图 61.4）[72]。一类独特的大 B 细胞淋巴瘤伴有 IRF4 易位，优先累及儿童的 Waldeyer 环，可能为 DLBCL 或 3B 级滤泡性淋巴瘤，免疫表型特征为 CD5-/+、CD10+/-、BCL6+、BCL2+/- 和 MUM1+。IRF4 易位的大 B 细胞淋巴瘤一般局限，预后好[76]。结外 NK/T 细胞淋巴瘤-鼻型罕见发生于 Waldeyer 环，更常见于鼻咽部，而 DLBCL 常发生于扁桃体。结外 NK/T 细胞淋巴瘤-鼻型患者比 DLBCL 患者年轻，男性比例更高[75]。PTCL-NOS 的淋巴上皮细胞型（Lennert 淋巴瘤）倾向发生于 Waldeyer 环。这些淋巴瘤的病理学特征与其他部位者相同。

霍奇金淋巴瘤（HL）罕见原发于 Waldeyer 环，几乎总是经典型 HL。头颈部的结外 HL 最常见于 Waldeyer 环。多数病例在分期评估时存在淋巴结累及[77]。最常见的组织学亚型为结节硬化型和混合细胞型[77]。一项研究发现，局限于 Waldeyer 环的 HL 病例中，最常见的类型是淋巴细胞丰富型经典型 HL[78]。与其他部位相比，Waldeyer 环的 HL 更常伴有 EBV 感染，可能原因在于 Waldeyer 环是储存 EBV 的部位[78]。

61.3.3 治疗和预后

患者对治疗反应较好，完全缓解率高。但患者的远处复发率较高，尤其是仅接受放疗的患者。复发可见于任意淋巴结和各个结外部位，但有播散至胃肠道的倾向。最近一项研究报道，DLBCL 患者 5 年 OS 为 74%，PFS 为 67%，结外 NK/T 细胞淋巴瘤患者分别为 68% 和 59%[75]。预后良好的相关因素包括原发于扁桃体、有利的国际预后指数、疾病局限、Ⅱ期患者表现为单侧颈部淋巴结肿大且无巨大淋巴结[69-71]。

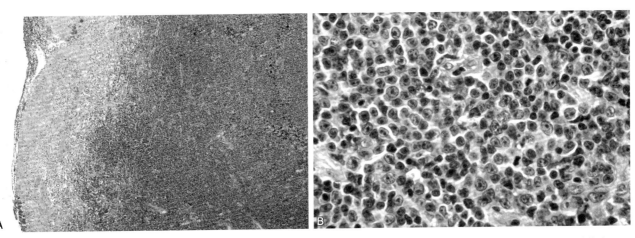

图61.3 鼻咽部弥漫大 B 细胞淋巴瘤。A,组织表面坏死。其余部分被致密淋巴细胞浸润取代。B,高倍放大,肿瘤主要由免疫母细胞构成

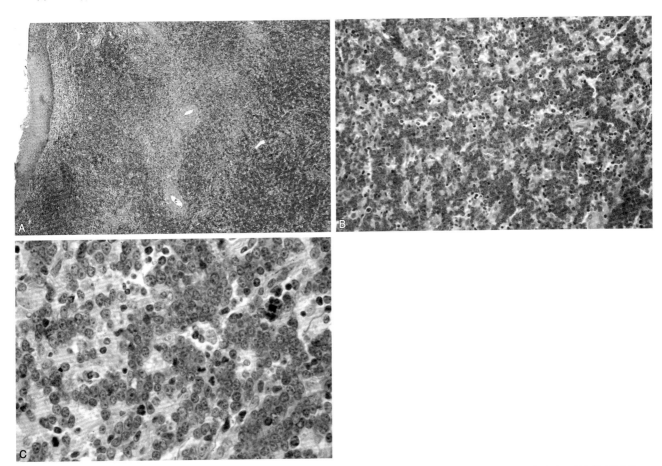

图61.4 儿童扁桃体 Burkitt 淋巴瘤。A,鳞状上皮完整,其下可见致密淋巴细胞浸润。正常隐窝结构消失。B,中倍放大,可见明显的"星空"现象。C,高倍放大,由形态一致的中等大小的圆形瘤细胞构成,染色质细点状,核仁小,核分裂丰富,混有许多可染小体巨噬细胞

61.3.4 鉴别诊断

反应性淋巴组织增生常表现为 Waldeyer 环的一个或多个结构增大,有时形成类似肿瘤的肿块;可见反应性滤泡和隐窝结构保留,支持为反应性过程。急性 EBV 感染导致的传染性单核细胞增多症(IM)可类似 DLBCL 或经典型 HL,但正常结构部分保留、细胞成分多样、EBER 原位杂交阳性,结合临床特征(特别是年龄),有助于鉴别。对于儿童或青少年,在诊断

Waldeyer 环 DLBCL 或经典型 HL 之前,评估急性 EBV 感染的证据是非常有必要的。淋巴细胞浸润隐窝上皮属于正常表现,并不提示为边缘区淋巴瘤。儿童 Waldeyer 环的反应性增生中,边缘区 B 细胞可表现为单型性 Ig 轻链限制性,但分子遗传学分析证实为多克隆性(MALT 非典型边缘区增生),这是此部位 MALT 淋巴瘤的一个诊断陷阱[79]。MCL 的多形性变异型可类似 DLBCL,因此,在考虑诊断 DLBCL 时应同时检测 CD5 和 Cyclin D1 的表达。常规切片中可能难以区分鼻咽部未分化癌与

DLBCL,但两者免疫表型差异明显。

61.4　鼻腔和副鼻窦

淋巴瘤是鼻腔鼻窦区域第二常见的原发性恶性肿瘤,仅次于鳞状细胞癌[80]。鼻腔鼻窦淋巴瘤占所有淋巴瘤的0.2%~2%[81],不足结外淋巴瘤的5%[74],在亚洲和南美的发病率更高[82,83]。此部位的淋巴瘤有两种主要类型:DLBCL和结外NK/T细胞淋巴瘤。鼻窦淋巴瘤几乎均为DLBCL,鼻腔淋巴瘤大部分是结外NK/T细胞淋巴瘤[83-86]。DLBCL仅占鼻腔原发性淋巴瘤的10%[86]。结外NK/T细胞淋巴瘤在第30章讨论。在此讨论鼻腔鼻窦淋巴瘤的其他类型。

61.4.1　临床特征

鼻窦淋巴瘤多见于男性,男女比例1.5:1到2:1,主要累及中年和老年人[81,84],偶见于儿童[87]。少数为HIV阳性或医源性免疫抑制患者[84,88,89]。症状包括:鼻塞或流涕、面部肿胀、疼痛或麻木、鼻衄、鼻窦压高、牙痛或头痛。淋巴瘤可侵犯邻近结构,例如眼眶、颅底、CNS、翼腭窝、鼻咽或上颚[87,88,90],这些患者可出现神经系统异常、突眼、复视、视力下降,甚至失明[81,82,84,87,88,91-93]。偶有发热和盗汗[84,88]。鼻窦累及率由高到低依次为上颌窦、筛窦、蝶窦和额窦。常有多个鼻窦同时受累[81,84,87,88,94]。常伴周围骨质破坏。鼻腔DLBCL常见于中年至老年男性,男女比例3:1到4:1,没有B症状[86]。

61.4.2　病理学特征

西方国家最常见的鼻窦淋巴瘤是DLBCL,其次为结外NK/T细胞淋巴瘤。其他类型少见或罕见,但BL、FL[82,87,88,92,94]、MALT淋巴瘤[84]、PTCL-NOS和成人T细胞白血病/淋巴瘤[84,93]均有报道。HIV阳性患者的淋巴瘤几乎均为DLBCL和BL[88]。儿童以BL最常见,其次是DLBCL[84,95]。这些肿瘤的免疫表型特征与其他部位相同。EBV阳性的鼻腔鼻窦淋巴瘤所占比例在不同研究中有所差异[83,92,96],一项研究中,EBV仅见于免疫缺陷患者发生的DLBCL[84]。

61.4.3　分期、治疗和预后

大部分病例表现为局限性病变。一项涵盖各种类型鼻腔鼻窦淋巴瘤的研究中,71%为Ⅰ期,8%为Ⅱ期,2%为Ⅲ期,18%为Ⅳ期[84]。Ⅳ期患者可累及CNS、肺、骨、肾或胃肠道[87,88]。大部分患者接受放疗和化疗。为获得长期无病生存,一些专家建议CNS预防性用药[97]。当淋巴瘤复发或进展时,常累及淋巴结,也可累及不同结外部位,包括CNS、肺、骨、卵巢、睾丸、骨髓、肝、脾和皮肤[81,85,90,92]。随访结果差异很大,在不同研究组中,采用联合治疗的鼻窦淋巴瘤患者的5年生存率为29%[92]到80%[94]。鼻腔DLBCL常表现为局限性病变,3年总体生存率为44%,与预后良好相关的因素包括病变局限和有利的国际预后指数评分。有结外播散者预后差[86]。

61.4.4　鉴别诊断

常规切片中,DLBCL与结外NK/T细胞淋巴瘤可能难以鉴别。血管侵犯和血管中心性生长、显著坏死、亲表皮性和假上皮瘤样增生等,支持NK/T细胞淋巴瘤。位于鼻腔、伴面部中线破坏者支持NK/T细胞淋巴瘤[84,97,98]。DLBCL更常见于鼻窦,大部分病例表现为大细胞弥漫增生,因此,弥漫性生长区域内出现其他任何细胞类型,特别是由小和大细胞或中等大小细胞构成者,均应考虑到NK/T细胞淋巴瘤的可能性[98]。通过免疫表型容易鉴别B细胞和NK/T细胞淋巴瘤。缺乏EBV倾向于排除结外NK/T细胞淋巴瘤。

61.5　涎腺

61.5.1　临床特征

淋巴瘤占涎腺恶性肿瘤的2%~5%[25,99]。涎腺淋巴瘤中,至少70%病例来自腮腺,颌下腺病例占15%~25%,舌下腺和小涎腺的病例不到10%。几乎所有患者均>50岁,女性稍多。患者常表现为无痛性肿块,偶伴有面神经瘫痪或颈部淋巴结肿大。患者常见的基础疾病包括Sjögren综合征、淋巴上皮性涎腺炎或类风湿性关节炎[25,99,100]。

61.5.2　病理学特征

涎腺淋巴瘤几乎仅有MALT淋巴瘤(见第19章)和DLBCL这两种类型,两者的发生率大致相等。MALT淋巴瘤是涎腺实质内最常见的类型。Sjögren综合征患者的淋巴瘤大多为MALT淋巴瘤。MALT淋巴瘤主要见于女性,这与女性的Sjögren综合征发病率更高相一致。MALT淋巴瘤常发生于淋巴上皮性涎腺炎背景中,可见淋巴上皮病变。与不伴有淋巴瘤的淋巴上皮性涎腺炎相比,MALT淋巴瘤的淋巴上皮病变周围有大的空晕围绕,单核样B细胞排列成宽的交错带状和片状,涎腺实质结构扭曲、消失。可见散在的反应性淋巴滤泡和浆细胞,后者有时形成大的聚集灶。除腮腺之外,其他涎腺的淋巴上皮病变可能不明显,但其他方面的组织学表现相似。涎腺区也可发生滤泡性淋巴瘤,但累及邻近的淋巴结,不位于涎腺实质内,其组织学表现与结内病变相同(见第18章)。至少部分DLBCL更可能是MALT淋巴瘤或滤泡性淋巴瘤发生的大细胞转化[25,99,100]。已报道的涎腺淋巴瘤罕见类型包括BL[99]、PTCL-NOS、间变性大细胞淋巴瘤和结外NK/T细胞淋巴瘤-鼻型[101]。

61.5.3　分期、治疗和预后

大部分涎腺淋巴瘤表现为局限性疾病。MALT淋巴瘤患者可出现涎腺外病变,见于淋巴结或其他MALT部位。少数病例转化为DLBCL,后者可表现为侵袭性行为[25,99,100]。

61.5.4　鉴别诊断

MALT淋巴瘤与淋巴上皮性涎腺炎的区别在于,淋巴上皮病变以外的区域还存在广泛的单核样B细胞增生,腺体广泛破坏。淋巴上皮性涎腺炎也可见到局限于淋巴上皮病变的单核样B细胞,淋巴上皮病变周围甚至可有不连续的空晕围绕,但出现宽的交错带状单核样B细胞时,支持淋巴瘤的诊断。淋巴细胞或浆细胞表达单型性Ig支持淋巴瘤。分子遗传学检测对诊断没有帮助,因为超过50%淋巴上皮涎腺炎病例中存在B细胞克隆[102]。HIV相关性囊性淋巴组织增生常累及双侧淋巴结,通常由旺炽性增生的滤泡围绕多发性扩张导管构成,滤泡的套区变薄。扩张导管的上皮内可有大量淋巴细胞,但淋巴上皮病变不明显。还可能需要鉴别慢性硬化性涎腺炎(Küttner瘤),后者主要累及颌下腺,可表现为显著的滤泡增生和致密淋巴细胞浸润,伴有大量浆细胞和散在嗜酸性粒细胞,但淋巴上皮病变不明显,间质硬化是其特征,最初为带状硬化,随疾病进展,硬化更加明显并取代实质。慢性硬化性涎腺炎常含有大量 IgG4 阳性浆细胞,因此被视为 IgG4 相关性疾病的一种表现[103]。

61.6　口腔

61.6.1　临床特征

口腔淋巴瘤约占所有结外淋巴结瘤的 2%,可发生于上颚、牙龈、舌、颊黏膜、口底和唇[50,104]。颌骨淋巴瘤侵犯邻近软组织时,可表现为口腔病变[105]。大部分为免疫功能正常的中年至老年人,中位年龄 50~60 岁,或 60~70 岁,男性稍多[104-108]。近年来,口腔淋巴瘤的发病率有所上升,原因在于 HIV 感染患者的淋巴瘤好发于该部位[106,107,109]。几乎所有 HIV 感染患者均为较年轻男性,中位年龄约 40 岁[106,109,110]。移植受者在罕见情况下也可发生口腔淋巴瘤[107]。

患者表现为软组织肿胀、疼痛、黏膜溃疡或变色、感觉异常、麻木和牙齿松动[105,107,109,111,112]。HIV 阳性和阴性患者均常发生于上颚、上颌骨和牙龈,较少见于舌、颊黏膜、口底和唇[104-106,109,110]。体格检查时,大部分病例常表现为外生性息肉样肿块,少数表现为边缘隆起的浸润性溃疡性病变[104]。

61.6.2　病理学特征

口腔淋巴瘤的类型多样。非免疫抑制患者的淋巴瘤近半数为 DLBCL,第二常见的是滤泡性淋巴瘤(图 61.5),其他还包括 MALT 淋巴瘤、MCL、PTCL-NOS、结外 NK/T 细胞淋巴瘤、BL,以及其他类型[105,106,108]。口腔的小涎腺可发生 MALT 淋巴瘤。FL 倾向累及上颚[107]。蕈样霉菌病偶可累及口腔,多见于病程长的晚期患者,但罕见病例可以口腔病变为首发症状。有人认为,与更常见的蕈样霉菌病相比,侵袭性嗜表皮性 CD8+ 皮肤 T 细胞淋巴瘤虽然少见,但更容易累及口腔[113,114]。

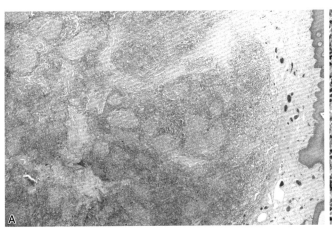
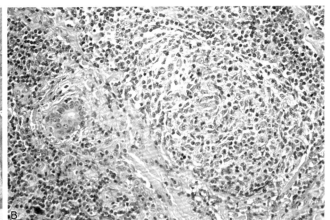

图 61.5　口腔滤泡性淋巴瘤。本例为眼眶淋巴瘤复发累及口腔。A,低倍放大,鳞状上皮下的软组织内可见拥挤的滤泡结构。B,肿瘤性滤泡边界不清,主要由中心细胞构成,附近可见一个小涎腺的腺泡

与普通人群相比,HIV 感染患者的口腔淋巴瘤类型更单一,几乎总是高级别淋巴瘤,大部分是 DLBCL,偶见 PTCL-NOS,少数为 BL 和间变性大细胞淋巴瘤[25,106,107,109,110]。浆母细胞性淋巴瘤是 HIV 相关性 DLBCL 的特殊亚型,常发生在口腔,瘤细胞具有免疫母细胞或浆母细胞特征,核呈空泡状,核仁显著,胞质丰富、偏位分布,可见核旁凹陷,核分裂多见,常见单个细胞坏死,散在可染小体巨噬细胞(见第 25 章)。免疫表型具有特征性,常不表达 CD45 和 CD20,常表达 CD138、IRF4/MUM-1 和 CD79a,常含胞质免疫球蛋白,分子遗传学方法检测到免疫球蛋白重链基因克隆性重排,证实为 B 细胞起源[110,115]。

大多数 HIV 相关性口腔 B、T 细胞淋巴瘤均含有 EBV,包括浆母细胞性淋巴瘤[106,107,109,110]。相比之下,非免疫抑制患者的口腔淋巴瘤仅约 9% 为 EBER 阳性[106,107]。EBV 可能参与了大多数 HIV 相关性淋巴瘤的发病,但不是普通人群口腔淋巴瘤的主要致病因素。

61.6.3　分期、治疗和预后

分期评估发现,约 70% 病例为局限性病变[105,110]。HIV 阳性和阴性患者的局限性与播散性疾病的比例相似。预后取决于临床分期、淋巴瘤类型和 HIV 状态。病变局限、组织学为低级别淋巴瘤的患者预后很好,而高级别或播散性病变的患者生存率明显降低[25,105,112]。AIDS 患者预后非常差,75% 患者在淋巴瘤诊断后的 18 个月内死亡,但其中部分可能与其他 HIV 相关性疾病有关[105,110]。

61.6.4　鉴别诊断

最重要的诊断陷阱是体格检查时没有考虑到淋巴瘤。口腔淋巴瘤的表现可类似牙科疾病,例如牙周病、急性坏死性牙龈炎和牙科感染[109,111]。一些病变表现类似于癌[105]。HIV 阳性患者还需要鉴别 Kaposi 肉瘤、深部真菌感染和 HIV 相关性牙周病[109]。

61.7　甲状腺

61.7.1　临床特征

甲状腺原发性淋巴瘤不常见,具有独特的临床和病理学特征。淋巴瘤占甲状腺恶性肿瘤的 1%~5%,占所有淋巴瘤的 1%~2.5%[116]。患者年龄范围大,但多见于老年人,中位年龄 60~70 岁,女性占绝对优势[116-119]。大多数患者伴有慢性淋巴细胞性甲状腺炎/Hashimoto 甲状腺炎。Hashimoto 甲状腺炎患者发生甲状腺淋巴瘤的风险比不伴此疾病的患者估计增加 40~80 倍[117]。患者

表现为甲状腺肿块,有时迅速增大。也可出现吞咽困难、咳嗽、呼吸困难和嘶哑。病变可导致气管受压[116-119]。

61.7.2 病理学特征

大体检查,肿瘤直径0.5~19cm(平均7cm),多结节状或弥漫生长,质实或质软,切面光滑、淡褐色或灰白色[117]。DLBCL是最常见的类型,占50%到90%以上。其次是MALT淋巴瘤,占10%~28%。部分DLBCL中可见MALT淋巴瘤成分,提示由后者转化形成。其他类型淋巴瘤均相当少见,有报道的类型包括BL、FL[120]和罕见的PTCL[116-119]。

甲状腺MALT淋巴瘤有一些独有的特征,除此之外的组织学特征与其他部位的一样。常可见特征性的淋巴上皮病变,表现为边缘区细胞形成圆形聚集灶,充填并扩张甲状腺滤泡腔(所谓的MALT球形淋巴上皮病变)[117]。容易见到(淋巴)滤泡殖入,一些病例因此出现明显的滤泡结构,甚至类似滤泡性淋巴瘤。殖入滤泡内的肿瘤细胞发生母细胞转化的现象,在甲状腺比其他任何部位都要常见[121]。肿瘤附近常可见Hashimoto甲状腺炎的相关改变(图61.6)[117]。甲状腺淋巴瘤的免疫

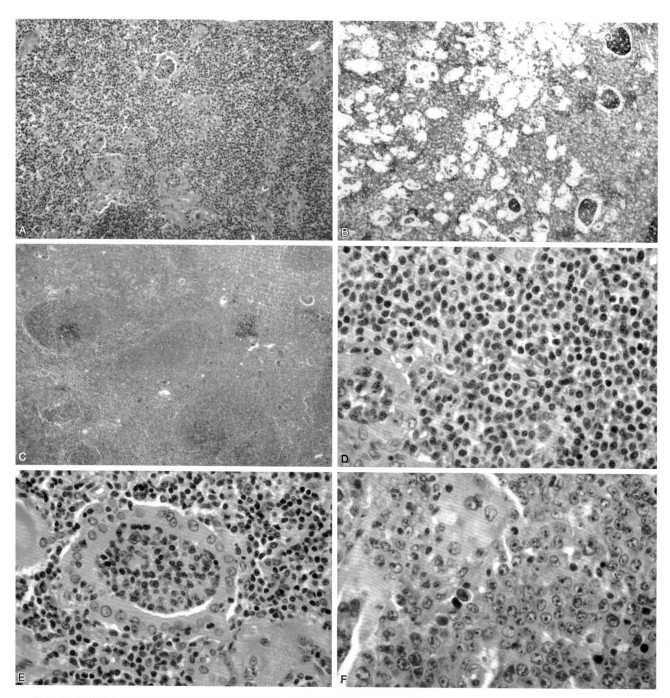

图61.6　甲状腺边缘区淋巴瘤(A-E)伴大细胞转化(F)。其他区域可见Hashimoto甲状腺炎的相应改变。A,低倍放大,正常实质消失。B,CD20染色,瘤细胞弥漫阳性,其中的数个圆形结构为淋巴上皮病变。C,一些区域可见模糊的结节,符合肿瘤细胞殖入反应性滤泡。D,边缘区细胞小,核卵圆形至稍不规则,胞质含量中等、淡染。E,MALT-球形淋巴上皮病变。甲状腺滤泡上皮嗜酸性变。F,大细胞转化区域,以免疫母细胞为主

表型特点与其他部位者相似。一部分甲状腺 MALT 淋巴瘤检测到涉及 *FOXP1* 和 IGH 基因的 t(3;14)(p13.1;q32),导致 *FOXP1* 表达上调,此易位可能参与了肿瘤的发生[122]。甲状腺 FL 罕见,但特征明显[120]。一部分甲状腺 FL 的特征包括组织学 3 级、不表达 CD10 和 BCL2、缺乏 IGH-*BCL2* 易位、局限于甲状腺;另一部分 BL 的特征为组织学 1~2 级、表达 CD10 和 BCL2、有 IGH-*BCL2* 易位、常伴有甲状腺外病变,这些特征均常与结内 FL 相关[120],因此可能是结内 FL 继发累及甲状腺。

61.7.3　分期、治疗和预后

大部分病例在发病时局限于甲状腺,50%~70% 为 Ⅰ 期,其余大部分为 Ⅱ 期,常伴颈部或甲状腺周围淋巴结累及。少数患者有更为广泛的淋巴结和结外累及。可累及的结外部位包括骨髓、胃肠道、肺、肝和膀胱[117-119]。MALT 淋巴瘤几乎总表现为局限性病变(Ⅰ 期或 Ⅱ 期)。DLBCL 也常局限,但 Ⅲ 或 Ⅳ 期病例比 MALT 淋巴瘤多[116-119]。

甲状腺淋巴瘤没有统一的治疗方案。一些 MALT 淋巴瘤患者仅采用手术治疗,而另一些则采用放疗和/或化疗[116,117]。5 年疾病特异性生存率为 46%~79%。MALT 淋巴瘤患者和任何类型的 Ⅰ 期患者的预后均非常好。DLBCL 患者或分期高的患者预后较差[116,117,119]。

61.7.4　鉴别诊断

Hashimoto 甲状腺炎和 MALT 淋巴瘤均可见反应性淋巴滤泡和淋巴上皮病变,支持 MALT 淋巴瘤的特征包括:边缘区 B 细胞弥漫浸润导致甲状腺实质破坏、淋巴细胞或浆细胞表达单型性免疫球蛋白。MALT 淋巴瘤中的淋巴上皮病变体积更大,数量更多。原发于甲状腺的髓外浆细胞瘤已报道很多,其中少部分是伴明显浆样分化的 MALT 淋巴瘤。出现以下特征时应除外浆细胞瘤:反应性滤泡;B 细胞具有滤泡外表型,特别是具有边缘区细胞形态;淋巴上皮病变[117-119]。常规切片中可能难以鉴别未分化癌和 DLBCL,但两者的免疫表型差异明显。

61.8　喉

61.8.1　临床特征

原发性喉淋巴瘤罕见,不到喉肿瘤的 1%[123]。患者大部分是中年至老年人,少数为年轻人和儿童,男性稍多[25,123-127]。数个患者同时患有喉鳞状细胞癌或其他恶性肿瘤[125,126]。少数为 HIV 阳性患者或其他免疫缺陷疾病患者[25,127,128]。

患者表现声嘶、呼吸困难、进行性或急性喉梗阻、咽喉痛、异物感或吞咽困难[25,123,125,126]。肿瘤常表现为表面光滑的黏膜下隆起性息肉样病变[125,127,129]。带蒂的肿瘤可脱垂入气道[126,127]。喉淋巴瘤可能起源于喉淋巴组织,后者主要分布于会厌和声门上,与此部位淋巴瘤的分布相同[129]。

61.8.2　病理学特征

喉淋巴瘤的两个主要类型是 DLBCL 和 MALT 淋巴瘤,共约占喉淋巴瘤的 80%,病理学特征与其他部位者相似[123-126,129,130]。罕见 FL[123] 和 PTCL[125,127,131]。已报道数例结外 NK/T 细胞淋巴瘤-鼻型[131,132]和一例 Wiskott-Aldrich 综合征男童患者发生的 EBV+B 细胞淋巴瘤[128]。

61.8.3　分期、治疗和预后

临床分期信息有限,约 3/4 病例是 Ann Arbor Ⅰ 期;其余大部分是 Ⅱ 期[25,123,125-127,132]。少数 MALT 淋巴瘤患者的喉和头颈部其他结外部位同时受累[25,133]。手术联合放疗或化疗的方案在大多数 MALT 淋巴瘤和 DLBCL 患者中获得成功[25,134]。喉淋巴瘤患者有时可因急性气道阻塞而猝死[129]。MALT 淋巴瘤复发时,倾向于在上呼吸道、胃、眼眶或皮肤等部位形成孤立的结外肿瘤,复发前可有长时间的无病间期。MALT 淋巴瘤的生物学行为与其他部位者相似[25,125]。

61.9　气管

气管原发性淋巴瘤罕见。患者主要是老年人,男女均可发生。临床表现为呼吸困难、气喘、喘鸣或咳嗽[135,136]。罕见患者 HIV 阳性[137]。肿瘤呈结节状或息肉状,表面光滑或质脆,气管狭窄。在新的淋巴瘤分类中,这些少见肿瘤被归入 MALT 淋巴瘤。高级别淋巴瘤也有报道。患者的治疗反应一般很好,大多数随访结果令人满意[130,135,136,138]。

61.10　肺

肺原发性淋巴瘤的诊断要求没有先前发生、同时发生或诊断后 3 个月内发生的其他部位淋巴瘤的临床、病理或影像学证据[130,140]。一些病理学家将分期评估时发现有肺外病变,但以肺部病变为主的病例也归入肺原发性淋巴瘤[141]。

61.10.1　临床特征

肺原发性淋巴瘤占所有肺原发肿瘤的 0.3%[140],不足所有淋巴瘤的 1%[142,143],占结外淋巴瘤的 3.6%[140]。主要见于成人,中位年龄约 60 岁,30 岁以前极少见[139,141-146],但更年轻的罕见病例也有报道[147]。多数研究显示以男性为主[141-143,146]。发现淋巴瘤时,1/3 或更多患者没有症状。其余患者表现为肺(咳嗽、呼吸困难、咳血、胸痛)或全身症状。实际上所有无症状患者都是低级别淋巴瘤[139,141,144,145,147-149]。多达 29% 的患者伴有自身免疫疾病[145],最常见的是 Sjögren 综合征[141,142,145]。少数患者为 HIV 阳性男性[150]。肺移植受者发生的移植后淋巴组织增殖性疾病可累及肺[142]。

61.10.2　影像学特征和受累方式

病变可单发或多发,可累及单侧或双侧,可形成结节和肿块,或类似肺实变的浸润性生长。常见空气支气管征[139,141-143,148,149]。肺淋巴瘤罕见位于支气管内或黏膜下弥漫性浸润[142]。不到 10% 病例伴有胸腔积液[139,141]。

61.10.3　病理学特征

约 70% 病例为 MALT 淋巴瘤[139,141,142,147],其特征与其他部位者相似。肺淋巴瘤的浸润方式包括弥漫性浸润和间质性浸润。大部分病例可见完整或破裂的反应性淋巴滤泡散在分布,几乎所有病例均可见淋巴上皮病变,位于支气管或细支气管上皮(图 61.7)。胸膜浸润常见[141,145,151]。可伴有淀粉样物沉积[144,145,151],与其他部位 MALT 淋巴瘤相比,此现象更常见于肺部病变。单克隆性副蛋白相对常见[139,141],检出率高达到

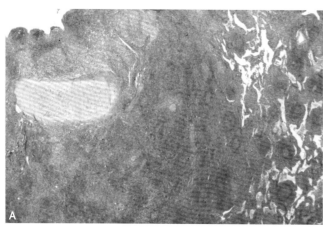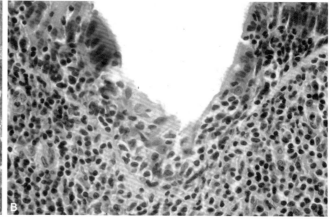

图 61.7 肺边缘区淋巴瘤。A，致密淋巴细胞弥漫浸润，从支气管腔（左上）经支气管软骨，进入周围肺组织。病变周边表现为间质性浸润。整个病变内散在反应性淋巴滤泡。B，高倍放大，显示支气管上皮内的淋巴上皮病变

43%[145]。MALT 淋巴瘤相关性异位 t(11;18)(q21;q21) 导致 *API2-MALT1* 基因融合，此易位在肺 MALT 淋巴瘤比其他部位更常见[61,152,153]。

DLBCL 是第二常见的肺原发性淋巴瘤类型，约占 20%，其中许多病例含有 MALT 淋巴瘤成分，符合由后者转化形成[139,141,145,147,148]。其他类型淋巴瘤极为罕见，有报道的类型包括 FL[141,144,147]、BL[141]、淋巴瘤样肉芽肿病[147]（见第 29 章）、PTCL-NOS[141,147]、间变性大细胞淋巴瘤[140] 和罕见的经典型 HL[142]。几乎所有 HIV 阳性患者发生的淋巴瘤均为弥漫性高级别 EBV[+] B 细胞淋巴瘤[150]，但罕见的 MALT 淋巴瘤也有报道[154]。

61.10.4 分期、治疗和预后

分期评估时，淋巴瘤可局限于肺内，也可累及淋巴结或其他结外部位，特别是已知可发生 MALT 淋巴瘤的部位[143,149]。MALT 淋巴瘤复发时，可位于肺内，也可见于其他 MALT 部位，特别是胃和涎腺，还可累及淋巴结，一些患者转化为 DLBCL。但总体而言，无论采取何种治疗方案，患者的预后均很好[139,141,142,145,147,149,151]。肺 DLBCL 的预后与肺 MALT 淋巴瘤相似[145,147] 或稍差[139,141]。肺 DLBCL 一般采用更为积极的治疗方案，这是两者的预后没有差异的原因。

61.10.5 鉴别诊断

MALT 淋巴瘤与慢性炎症伴淋巴组织增生的鉴别诊断中，以下特征支持 MALT 淋巴瘤：滤泡外弥漫性浸润的细胞以具有边缘区细胞形态的 B 细胞为主；B 细胞共表达 CD43；淋巴细胞或浆细胞表达单型性免疫球蛋白。淋巴组织增生可伴有淋巴上皮病变，但不如 MALT 淋巴瘤常见，且其上皮内的淋巴细胞可为 B 细胞或 T 细胞，而 MALT 淋巴瘤的淋巴上皮病变以 B 细胞为主[144]。

61.11 胸膜和胸膜腔

淋巴瘤罕见原发于胸膜腔。主要有两种类型：原发性渗液性淋巴瘤（见第 29 章）和脓胸相关性淋巴瘤（见第 29 章）。

61.12 胸腺

发生于胸腺的 NHL 主要有三型：原发性纵隔（胸腺）大 B 细胞淋巴瘤（见第 23 章）、T-淋巴母细胞白血病/淋巴瘤（见第 42 章）和 MALT 淋巴瘤（见第 19 章）。胸腺 MALT 淋巴瘤是一种罕见但独特的亚型，淋巴上皮病变形成于 Hassall 小体（胸腺小体），常表达 IgA（图 61.8）[155]。

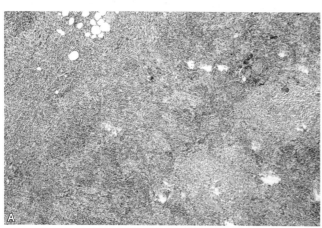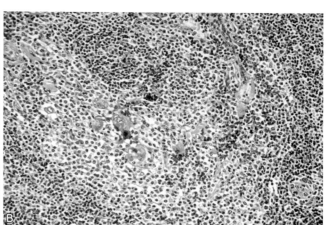

图 61.8 胸腺的边缘区淋巴瘤。A，可见斑驳状分布的浅染和深染淋巴细胞浸润灶，正常胸腺结构破坏。B，浅染区由边缘区细胞聚集形成，后者围绕并侵入 Hassall 小体

61.13 心脏

61.13.1 临床特征

心脏淋巴瘤是指主要累及或仅累及心脏的淋巴瘤,罕见[156,157]。心脏很少发生肿瘤,淋巴瘤仅占心脏原发肿瘤的1%~2%[156,158]。已报道许多 HIV 阳性患者发生的心脏淋巴瘤,少数还可见于肾或心脏移植受者(图 61.9 和61.10)[159,160]。心脏淋巴瘤仅见散发报道,主要累及老年人,男性稍多[157-159,161,162]。HIV 阳性病例主要见于更年轻人群,男性优势更明显[159]。儿童病例罕见[163,164]。患者可表现为胸痛、呼吸困难、充血性心力衰竭、晕厥或心律失常[157,159]。常见心包积液(有时出现心包填塞)和胸腔积液。1 例患者表现为完全性房室传导阻滞[165]。

淋巴瘤主要累及心肌[156]。病变常累及右心,偶可累及左心室,极少累及左心房,后者是黏液瘤的好发部位[159]。本病的诊断需要心包积液检查或心脏活检(开放活检、心内膜心肌活检或经食道超声心动图成像引导的经皮穿刺活检)[159,162,166]。由于得不到及时诊断(或死亡后才得以诊断),且化疗可能并发的致命性心律失常,患者预后差[157]。但最近的报道发现,由于患者能得到更早期的诊断,以及影像学技术的提高和治疗方案的进步,包括从治疗开始就仔细监测心脏功能,患者的预后比以前好很多。及时化疗,加用或不加用放疗,患者均可能获得

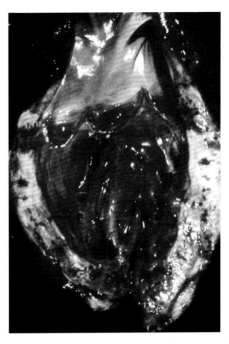

图 61.9 肾移植受者的心脏淋巴瘤。心脏横切面可见黄色肿瘤,取代正常心肌

持续性完全缓解[156,158,167]。罕见的淋巴瘤可发生于心房黏液瘤内、置换的瓣膜内,或黏液变性的瓣膜内,而不累及心肌[168]。

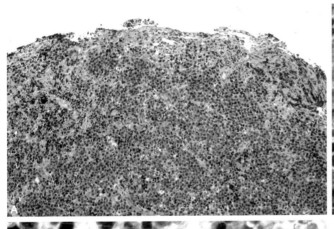

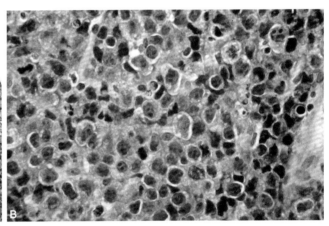

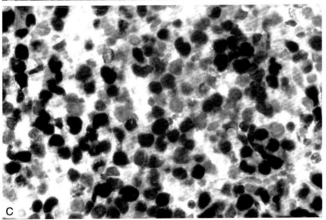

图 61.10 HIV 阳性男性患者心脏弥漫大 B 细胞淋巴瘤。A,右心病变表现为致密淋巴细胞弥漫浸润。**B,**高倍放大,由非典型大淋巴细胞构成,核分裂象常见。**C,**EBER 原位杂交阳性

61.13.2　病理学特征

心脏淋巴瘤几乎都是 DLBCL(图 61.10),其免疫表型与其他部位者相同[157,159,165,167]。儿童心脏 B 淋巴母细胞淋巴瘤和 BL 已有报道[163,164]。黏液瘤内和瓣膜内的淋巴瘤为非生发中心型 DLBCL,常 EBV 阳性,此类肿瘤被归类为 DLBCL 伴慢性炎症(见第 29 章),预后良好[168]。

61.13.3　鉴别诊断

心脏淋巴瘤罕见,在活检前很少怀疑到此诊断,一些病例在尸检时仍未考虑本病。本病的临床表现可类似更为常见的非肿瘤性疾病所致的心功能不全。若影像学检查发现心脏肿块,结合部位(右心)和乳酸脱氢酶水平高,此时应考虑到淋巴瘤的可能,尤其是免疫功能低下的患者。

61.14　乳腺

61.14.1　临床特征

乳腺原发淋巴瘤通常定义为淋巴瘤局限于一侧或双侧乳腺,伴或不伴同侧腋窝淋巴结受累,发病时其他部位没有淋巴瘤证据,且无先前淋巴瘤病史[169,170]。肿瘤应紧邻乳腺组织[170]。乳腺是最少发生淋巴瘤的部位之一,可能原因在于该部位的内源性淋巴组织极为稀少[169]。淋巴瘤最多仅占乳腺原发性恶性肿瘤的 0.5%[170]。多数患者为中年至老年女性,偶见于年轻女性或青年女性,罕见于男性[169-174]。偶可发生于妊娠期或哺乳期[170,175]。大多表现为可触及的乳腺肿块[171,176]。少数无症状患者在乳腺 X 线摄影检查时发现[171,173,174,177]。一些研究发现右侧乳腺的发病率高于左侧[171]。少见全身症状[171]。不同研究中的双侧发病率为 0~25%[169-171]。体格检查时,病变表现为孤立的可活动肿块,不固定于表浅或深部组织。可累及表面皮肤[178],并可出现类似炎性乳癌的炎症表现[179]。不同研究中,同侧腋窝淋巴结肿大的检出率差异很大,从 11%[173]到约 50%[170,171]。

61.14.2　病理学特征

大体检查,肿瘤大小不一,直径 1~12cm,中位直径约 3cm[171]。病变孤立,无包膜,鱼肉样或质软,灰白色或粉白色。一些病例有多个肿块[169-171,173,179]。多数研究均发现 DLBCL 最常见,约占 70%(图 61.11)[172,176,177]。其余主要为低级别淋巴瘤,包括滤泡性淋巴瘤和 MALT 淋巴瘤(图 61.12)。但一些研究认为低级别 B 细胞淋巴瘤更常见,其中以 MALT 淋巴瘤最常见,其次是滤泡性淋巴瘤[174],可能原因在于通过乳腺 X 线摄影检查发现了越来越多的无症状性低级别淋巴瘤[174]。Burkitt 淋巴瘤少见,但已有妊娠或哺乳女性双侧累及的报道[173,175]。T 细胞淋巴瘤罕见[174,179]。

DLBCL 的发病年龄范围广。滤泡性淋巴瘤和 MALT 淋巴瘤见于中年和老年女性。Burkitt 淋巴瘤主要见于年轻的妊娠或产后女性,可双侧乳腺同时发生,少数 DLBCL 也有这样的临床表现[169,170,173,175,179,180]。非洲的乳腺 Burkitt 淋巴瘤患者可能属于地方性 Burkitt 淋巴瘤[181]。

尽管乳腺淋巴瘤看起来边界清楚,但常侵犯肿瘤周围组织[173]。肿瘤细胞浸润乳腺导管和小叶及其周围组织,有时破坏这些结构。所有级别(1~3 级)的滤泡性淋巴瘤均有报道。MALT 淋巴瘤的表现与其他部位相似,但常缺乏淋巴上皮病变[173,174,179]。免疫表型和遗传学特征与其他部位的对应肿瘤相似[173,179]。大多数 DLBCL 为非生发中心表型[171,182]。罕见的淋巴瘤可发生于乳腺植入物附近,其中大部分为 ALK 阴性间变性大细胞淋巴瘤[183,184],这种淋巴瘤极罕见于乳腺。相关内容在本章后文中还有单独描述,详细描述请参见第 37 章。

61.14.3　治疗和预后

乳腺淋巴瘤患者的预后逐渐有了改善[171,182]。DLBCL 可播散至淋巴结和很多结外部位,包括 CNS、同侧和对侧乳腺、肝、脾和胃肠道[170-172]。MALT 淋巴瘤的治疗效果一般很好,也可在结外部位复发(皮下、喉、胸壁、腮腺、眼眶),偶可累及淋巴结,但一般不会广泛转移,已有大细胞转化的报道,因此认为乳腺 MALT 淋巴瘤的生物学行为与其他部位者相似[173,175]。乳腺的滤泡性淋巴瘤可出现广泛转移,与结内发生者相似[173]。Burkitt 淋巴瘤和一部分年轻女性的 DLBCL 均具有侵袭性,播散至卵巢、胃肠道和 CNS 的风险高[175,179],这组患者的预后差,但经积极治疗后,有可能获得长期存活[180]。

61.14.4　乳腺植入物相关性间变性大细胞淋巴瘤

这是新版 WHO 分类中最近才被认识到的一个暂定类型[184a]。乳腺植入术一般有两个目的,一是美容整形,二是乳腺癌患者行乳腺切除术后进行乳房重建,在植入物毗邻位置发生的淋巴瘤罕见[183-185]。植入物可为生理盐水和硅胶,前者也有一层硅胶包囊,因此,硅胶可能通过免疫机制而参与淋巴瘤的发生[183]。ALK 阴性间变性大细胞淋巴瘤(ALK⁻ ALCL)患者常表现为局部肿胀,这是植入物与纤维性包囊间液体聚集的结果(血清肿),有时伴触痛或疼痛,一般不形成明确的肿块[183-187]。

组织学观察,瘤细胞体积大,有非典型性和多形性,核卵圆形或有凹痕,核仁明显,胞质含量中等,核分裂活跃,常伴有混合性炎细胞浸润。瘤细胞常沿纤维性包囊的内侧形成薄而不连续的层,有时可见疏松的聚集灶,背景为坏死碎屑或纤维素样物质[183]。瘤细胞可浸润纤维性包囊,但罕见穿过纤维性包囊进入直接相连的乳腺实质[184,186]。血清肿的细胞学检查有可能见到大量肿瘤细胞(图 61.13)。ALK⁻ ALCL 的免疫表型特征为 CD30⁺、ALK⁻ 和 CD45⁺ᐟ⁻,T 细胞抗原的表达情况不一,丢失一个或多个广谱 T 细胞抗原[183-187]。

有血清肿的典型表现、不形成明确肿块、病变局限、且没有淋巴瘤病史,这样的患者预后极好。有人提出,去除植入物加包囊切除,并密切随访以监测复发,即可满足这些患者治疗的需要。但少数患者可局部复发[186]或进展为全身累及[184,187],有时可致死[186]。形成明确肿块,并通过包囊浸润乳腺实质,或伴有乳腺外扩散者更具侵袭性,可能需要更积极的治疗。

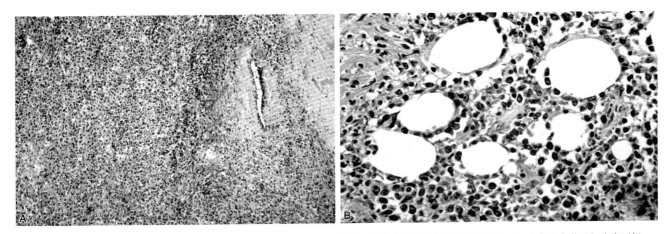

图 61.11 **乳腺弥漫大 B 细胞淋巴瘤。** A,低倍放大,导管周围可见致密淋巴细胞弥漫浸润并破坏正常结构。B,非典型大淋巴细胞含不规则核,浸润脂肪

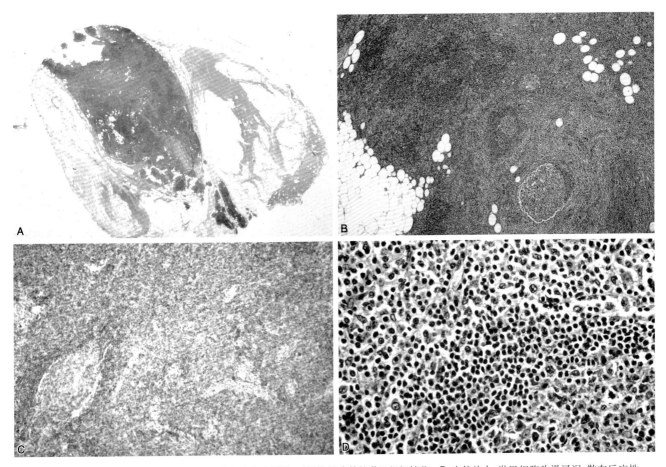

图 61.12 **乳腺边缘区淋巴瘤。** A,切除活检标本的全景图,可见境界清楚的淋巴组织结节。B,中倍放大,淋巴细胞弥漫浸润,散在反应性淋巴滤泡。C,CD20 染色,滤泡和大部分滤泡外细胞均阳性。D,右下角为一个反应性滤泡的部分生发中心和套区(小淋巴细胞)。图片其余部分被边缘区细胞占据

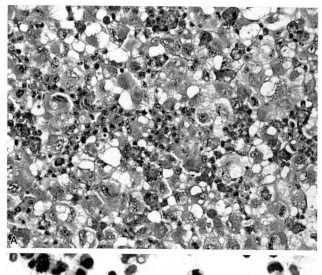

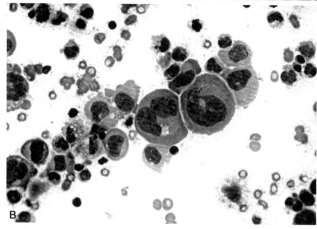

图 61.13   乳腺植入物相关性 ALK 阴性间变性大细胞淋巴瘤。A,血清肿细胞块切片,可见许多奇异形大细胞,核大,卵圆形或有凹痕,核仁明显,胞质丰富粉染。B,涂片 Wright 染色,可见大的非典型性单核和双核肿瘤细胞,背景散在小淋巴细胞和组织细胞

61.14.5   鉴别诊断

由于乳腺淋巴瘤罕见,术前几乎不会考虑。临床诊断一般考虑乳腺癌[179]。病理学角度的鉴别诊断包括两个方面,一是高级别淋巴瘤与癌的鉴别,二是低级别淋巴瘤与反应性淋巴组织浸润的鉴别。淋巴瘤(和其他乳腺病变)的取材方式包括切开活检或切除活检、Tru-cut 针穿刺活检或细针穿刺活检,所获得的组织可用于石蜡切片或冰冻切片检查。乳腺淋巴瘤冰冻切片检查的误诊率很高。大 B 细胞淋巴瘤在冰冻切片检查时常误诊为髓样癌或未分化癌[179]。石蜡切片也存在误诊,特别是人为假象严重的小标本。仔细评估细胞学细节,并注意到淋巴细胞缺乏黏附性的特征,有助于淋巴瘤的诊断。免疫表型检测有助于明确诊断。在低级别淋巴瘤与慢性炎症的鉴别中,滤泡外出现大量 B 细胞时,支持 MALT 淋巴瘤,尤其是细胞具有边缘区形态,和淋巴细胞或浆细胞表达单型性免疫球蛋白时。滤泡增生和滤泡性淋巴瘤的鉴别与淋巴结内的标准相同。

糖尿病性乳腺病又称淋巴细胞性乳腺病,或自身免疫性乳腺病,是一种不常见的反应过程,可见于糖尿病或免疫疾病患者,也可见于无其他明显疾病的女性。常表现为年轻或中年女性可触及的乳腺肿块[181,188]。组织学观察,病变表现为以小叶为中心的炎性浸润,有时可见血管周围浸润,以 B 细胞为主,有时伴生发中心形成。一些病例可出现小叶萎缩和硬化[181,188]。本病不同于淋巴瘤的特征包括:小叶周围致密浸润、缺乏细胞学非典型性、表达多型免疫球蛋白。

61.15   胃肠道

胃肠道是结外淋巴瘤最常见的部位,胃肠道淋巴瘤占所有 NHL 的 4%~20%。发病率由高到低依次为胃、小肠、结肠和食管[189-191]。易感因素包括感染(尤其是幽门螺杆菌)、乳糜泻,可能还包括炎性肠病。在先天性免疫缺陷综合征(见第 54 章)、HIV 感染(见第 30 章)和医源性免疫抑制(见第 55 章)患者中,胃肠道是最常见的淋巴瘤发生部位之一。

与胃肠道淋巴瘤相关的临床症状包括疼痛、食欲减退、体重减轻、出血、梗阻、可触及肿块、腹泻、恶心或呕吐、发热和穿孔等。回盲部巨大淋巴瘤可导致肠套叠[192-197]。

61.15.1   胃

55%~75% 的胃肠道淋巴瘤原发于胃。淋巴瘤占胃恶性肿瘤的 1%~7%[189,198],以 DLBCL 最常见,其次是 MALT 淋巴瘤(见第 18 章)。包括 Burkitt 淋巴瘤和外周 T 细胞淋巴瘤在内的其他类型均少见。

61.15.2   胃的弥漫大 B 细胞淋巴

61.15.2.1   临床特征

患者主要为老年人,中位年龄 60~70 岁,偶见于年轻人。男性稍多[199-201]。

61.15.2.2   病理学特征

大体表现为单发的大的溃疡性或外生性病变,偶可多发,常累及胃壁全层,有时侵及邻近结构[202]。组织学表现为大细胞弥漫浸润,核圆形或卵圆形,轮廓不规则或有分叶,核仁明显,胞质稀少。估计约 1/3 伴有低级别的边缘区淋巴瘤,符合后者发生大细胞转化[198]。

免疫表型特征与其他部位者相同[203]。一部分病例表达 CD10 和 BCL6,提示为生发中心来源[200]。

与结内 DLBCL 相比,胃 DLBCL 更常见 *BCL6* 重排,而较少见 *BCL2* 重排[204]。6q 中推测存在肿瘤抑制基因的区域常发生杂合性丢失,偶有病例发生其他肿瘤抑制基因的杂合性丢失,包括 *TP53* 和 *APC*[205]。一些病例发生 *MYC* 易位和 *p16* 纯合性丢失。t(11;18)和 3 号染色体三体在 MALT 淋巴瘤的发生频率很高,但少见于 DLBCL,提示有这些细胞遗传学异常的 MALT 淋巴瘤不太可能发生大细胞转化[206,207]。与原发性 DLBCL 相比,MALT 淋巴瘤转化形成的 DLBCL 更常见其他染色体三体(最常累及 12 和 18 号染色体)[206]。

61.15.2.3   分期、治疗和预后

大部分病例(78%~95%)为 I 期或 II 期[198-200,203]。少数病例远处转移至骨髓、肝或其他部位[198]。患者采用手术、放疗、

化疗或联合治疗,5 年估计生存率为 65%[202]。一些研究认为 DLBCL 的亚型对预后没有显著影响[203],而另一些研究则认为某些亚型的预后更好或更差。一项研究发现,与 MALT 淋巴瘤相关的 DLBCL 的 5 年生存率是 92%,CD10 阳性大细胞淋巴瘤 5 年生存率为 89%,CD10 阴性大细胞淋巴瘤且不伴有低级别成分者 5 年生存率仅为 30%[200]。另一项研究中,伴有 MALT 淋巴瘤成分的 DLBCL 的 5 年疾病特异性生存率为 84%,而原发性 DLBCL 为 64%[199]。分期对预后有明显影响:Ⅰe 期或 Ⅱe1 期患者的预后明显优于 Ⅱe2 期或更高分期者[200,203]。

61.15.2.4　鉴别诊断

低分化癌可表现为细胞缺乏黏附性,腺体形成不明显或无,形似 DLBCL。淋巴细胞也可出现空泡假象,形似印戒细胞。黏液染色和免疫组化检测有助于鉴别。

61.15.3　小肠和大肠淋巴瘤

胃肠道淋巴瘤的 15%~35% 原发于小肠[189,192,193,198,208]。淋巴瘤占小肠肿瘤的 25% 左右[189]。最常见的类型是 DLBCL,其次为 MALT 淋巴瘤(包括免疫增殖性小肠病,见第 19 章)、Burkitt 淋巴瘤、肠病相关 T 细胞淋巴瘤(见第 38 章)、套细胞淋巴瘤(见第 22 章)和滤泡性淋巴瘤(见第 18 章)[189,192,194,202,208]。回肠比十二指肠或空肠更易受累。

胃肠道淋巴瘤的 7%~20% 发生于大肠[193,208]。淋巴瘤仅占结肠恶性肿瘤的 0.5%[189]。最常见的类型是 DLBCL,其次为 MALT 淋巴瘤、套细胞淋巴瘤,罕见类型包括滤泡性淋巴瘤、

Burkitt 淋巴瘤和外周 T 细胞淋巴瘤。大肠淋巴瘤最常累及盲肠,其次是直肠,其他部分罕见受累[209]。肛门淋巴瘤罕见,通常是 DLBCL[210]。常发生于口腔的浆母细胞性淋巴瘤也可原发于肠道,尤其是肛门区域[211]。

61.15.4　肠道弥漫大 B 细胞淋巴瘤

61.15.4.1　临床特征

大部分患者是老年人,少数见于年轻成人或儿童。成人患者中男性稍多,而儿童患者几乎均是男孩。儿童 DLBCL 仅见于回盲部[194,197]。不足 1% 胃肠道淋巴瘤发生于溃疡性结肠炎背景中[195]。溃疡性结肠炎相关性淋巴瘤大部分是 DLBCL,常位于远端结肠,几乎总是在活动性炎症处。溃疡性结肠炎患者的 DLBCL 更常为多发(38%),明显高于普通人群(10%)[212,213]。DLBCL 常见于长期溃疡性结肠炎患者[212],有证据显示,使用免疫抑制疗法的患者发生 DLBCL 的风险升高,且在更短时间内发生淋巴瘤[214]。此发现提示,在这种易感人群中,免疫抑制可能加速淋巴瘤的发生。

61.15.4.2　病理学特征

大体和组织学表现与胃的 DLBCL 相同(图 61.14)[192,194,196-198]。一部分病例存在 MALT 淋巴瘤成分[198],符合低级别淋巴瘤转化。DLBCL 中 MALT 淋巴瘤成分的检出率在文献报道中差别很大,从 10%[198] 到 50% 以上[192,194,196]。免疫表型和遗传学特征与胃的 DLBCL 相同。

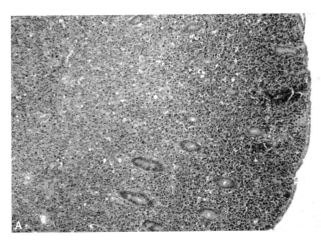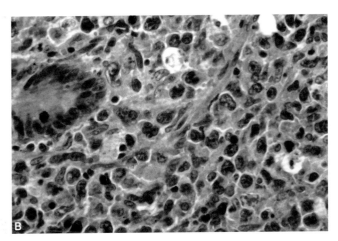

图 61.14　结肠弥漫大 B 细胞淋巴瘤。A,淋巴瘤侵犯肠壁深层。B,非典型肿瘤细胞体积大,形态高度不规则,常含多叶核

61.15.4.3　分期、治疗和预后

大部分病例局限于肠道,伴或不伴区域淋巴结受累[198]。治疗常为外科切除加化疗。预后良好,5 年总体生存率为 80%[215]。MALT 淋巴瘤相关性 DLBCL 的预后比原发性 DLBCL 更好[196]。

61.15.5　套细胞淋巴瘤

胃肠道套细胞淋巴瘤(见第 22 章)的表现包括累及长节段肠管的淋巴瘤样息肉病[196,207,215]、常累及肠系膜淋巴结[207] 和胃肠道外广泛播散。预后与其他部位的套细胞淋巴瘤相似。

61.15.6　滤泡性淋巴瘤

滤泡性淋巴瘤偶可发生于胃肠道,可累及任何部分,可为多灶性累及[216],最常累及十二指肠,尤其是 Vater 壶腹区域[208,217-219]。在最新的 WHO 分类中,十二指肠型滤泡性淋巴瘤被视为一种独立类型,不同于结内滤泡性淋巴瘤[184a]。十二指肠型滤泡性淋巴瘤见于成人,女性更常受累,临床表现为恶心、腹痛或出血,也可没有症状[216]。内镜表现为黏膜的结节状或小的息肉状肿块[208,216]。大的深部浸润性病变可导致胆道梗阻,类似胰腺癌或十二指肠癌[219]。其组织学、免疫表型和遗传学特征与结内滤泡性淋巴瘤相同(见第 18 章),但常表达 IgA

和黏膜归巢受体 $\alpha_4\beta_7$[217]。大部分为低级别(1~2 级)。I 期患者发生进展或转化的风险极低[216]。滤泡性淋巴瘤优先累及十二指肠的原因未知,但临床和病理学研究提示,十二指肠型滤泡性淋巴瘤可能起源于局部的抗原应答 B 细胞[217]。十二指肠型滤泡性淋巴瘤应与其他类型的滤泡性淋巴瘤鉴别,后者可累及胃肠道,更常浸润肠壁和累及肠系膜淋巴结[218]。

61.15.7　Burkitt 淋巴瘤

61.15.7.1　临床特征

在 WHO 分类[220]中描述了 Burkitt 淋巴瘤的 3 种临床变异型:地方性、散发性和免疫缺陷相关性。散发性 Burkitt 淋巴瘤最常累及回盲部,少数地方性和免疫缺陷相关性变异型也可累及此区。罕见累及胃肠道的其他部分,例如胃[198]和更远端结肠。Burkitt 淋巴瘤最常见于儿童和年轻人,男性优势非常明显[192]。一些病例在分期评估时已播散至胃肠道外。

61.15.7.2　病理学特征

肿瘤常表现为巨大的外生性肿块,发生在回盲部时可导致肠套叠[196]。组织学、免疫表型和遗传学特征与发生于其他部位者相同。详细描述请参见第 24 章。

61.15.8　T 细胞和 NK 细胞淋巴瘤

61.15.8.1　临床和病理学特征

胃肠道的 T 细胞淋巴瘤多为肠病相关性淋巴瘤(见第 38 章),其他类型极为罕见,已报道的类型包括其他类型外周 T 细胞淋巴瘤[221]和结外 NK/T 细胞淋巴瘤-鼻型[209,221]。结外 NK/T 细胞淋巴瘤主要见于亚洲人群,预后极差,其病理学特征类似发生于鼻腔和其他部位者(见第 30 章)[209]。成人 T 细胞白血病/淋巴瘤罕见累及胃肠道。少见发生于胃肠道的低级别淋巴组织增殖性疾病包括胃肠道惰性 T 细胞淋巴组织增殖性疾病[222]和 NK 细胞肠病(见第 38 章)[223]。胃肠道惰性 T 细胞淋巴组织增殖性疾病可见于男性和女性,年龄范围广,症状不具有特异性,例如腹痛、腹泻和呕吐。从口腔到结肠均可发生,表现为小 T 细胞非破坏性致密浸润,伴有 TCR 基因克隆性重排。常为 CD8 阳性,但罕见的 CD4 阳性病例和 CD4/CD8 双阴性病例也有报道。病变持续存在,但不会进展。

NK 细胞肠病罕见,可累及胃肠道的一个或多个部位,表现为多发小的表浅溃疡性病变。病变由中等大小至大的非典型淋巴细胞构成,免疫表型特征为 cCD3+、CD5-、CD7+、CD4-、CD8-、CD56+、TIA1+和/或粒酶 B+。非典型细胞 EBV 阴性,这不同于结外 NK/T 细胞淋巴瘤。与 T 细胞淋巴瘤不同,NK 细胞肠病没有 TCR 克隆性重排。虽然黏膜病变常持续存在,但患者没有其他异常。熟悉这些疾病的重要性在于避免误诊为具有侵袭性的淋巴瘤。

61.15.9　阑尾

61.15.9.1　临床特征

阑尾淋巴瘤罕见,仅占所有胃肠道淋巴瘤的 2%~3%[195]。

阑尾淋巴瘤的发病率可能被低估,因为一些大的回盲部淋巴瘤的原发部位无法确定,其中部分可能起源于阑尾。患者主要为儿童和年轻成人[224-226],男性稍多,平均年龄 26 岁,明显比胃肠道其他部位淋巴瘤患者年轻[226]。患者表现为右下腹痛,类似急性阑尾炎[226]。一些患者可触及肿块。

61.15.9.2　病理学特征

大体表现为结节状、鱼肉样、灰白色肿块,可局限于阑尾远端,或广泛浸润阑尾并突入盲肠[224-226]。最常见的类型是 DLBCL,其次是 Burkitt 淋巴瘤[194,225]。MALT 淋巴瘤和 PTCL 也有报道[224,225]。

61.15.9.3　分期、治疗和预后

大部分报道的病例为 Ann Arbor I 期[225,226]。低级别淋巴瘤常单纯切除,高级别淋巴瘤采用手术切除,联合放疗或化疗,随访证实几乎所有患者均获得无病生存[224-226]。预后良好的原因可能是大多数病例均为局限性病变。

61.15.10　霍奇金淋巴瘤

61.15.10.1　临床特征

胃肠道原发性霍奇金淋巴瘤罕见,不足所有霍奇金淋巴瘤的 0.5%[227]。主要见于成人,男性多见。一些病例伴有炎性肠病(尤其是 Crohn 病)或其他免疫异常性疾病。普通人群中,最常累及胃,其次是小肠和结肠。炎性肠病患者最常发生于炎性病变区域[227,228]。预后良好,许多病例治疗反应好[227-230]。

61.15.10.2　病理学特征

胃肠道霍奇金淋巴瘤常为多灶性,累及全层[227,229]。有报道的类型包括混合细胞型和结节硬化型,具有经典型霍奇金淋巴瘤的免疫表型特征(见第 28 章)[227-229]。瘤细胞 EBV 阳性[227,229]。提示炎症和免疫抑制协同参与一些胃肠道霍奇金淋巴瘤发生机制的证据包括:霍奇金淋巴瘤可发生于 Crohn 病区域、许多患者有硫唑嘌呤或强的松治疗史、EBV 阳性[227]。鉴别诊断包括其他侵袭性淋巴瘤、低分化癌和 EBV 阳性黏膜皮肤溃疡(见第 29 章和第 55 章)。

61.16　肝

61.16.1　临床特征

肝脏原发性淋巴瘤少见[231,232]。发病年龄 2-87 岁,多见于中年和老年人,中位年龄 50 岁,男女比例约 2:1。儿童患者中男孩占绝对优势[231]。患者表现为右上腹或上腹部疼痛、恶心、呕吐、食欲减退或虚弱。约半数患者有发热、盗汗或体重减轻,但黄疸不常见。常有肝肿大[233,234]。一些 MALT 淋巴瘤患者在因其他原因而行的腹部手术中偶然发现[235]。乳酸脱氢酶水平常升高,转氨酶也可升高,而甲胎蛋白和癌胚抗原水平一般正常或仅轻微升高[231,233,234,236,237]。

多达 40% 患者伴有其他疾病,例如免疫缺陷、慢性感染或自身免疫疾病[232,236],包括甲型、乙型或丙型肝炎病毒感染;HIV 感

染;器官移植史;系统性红斑狼疮;Sjögren 综合征;Felty 综合征;自身免疫性血细胞减少;原发性胆汁性肝硬化;霍奇金淋巴瘤病史和活动性结核病[231,232,234,236,238-242]。在丙肝流行地区,丙肝病毒可能是肝脏原发性淋巴瘤的主要危险因素[232]。HIV 阳性的肝脏原发性淋巴瘤患者更年轻,且几乎均为男性[241]。

61.16.2 病理学特征

约半数病例表现为一个孤立肿块,其余大部分病例表现为多发结节,可相互融合。约 5% 表现为肝脏弥漫性肿大,不形成明确的肿块[231-234,236]。大部分病例为 DLBCL,其余病例可为 MALT 淋巴瘤、Burkitt 淋巴瘤、滤泡性淋巴瘤和外周 T 细胞淋巴瘤[231,233,234,237-240]。HIV 阳性患者的淋巴瘤几乎均为 DLBCL 或 Burkitt 淋巴瘤[241]。坏死常见,硬化少见。表现为弥漫性肝肿大的病例可以肝窦浸润为主[233],其中部分为 DLBCL,部分为肝脾 T 细胞淋巴瘤(见第 34 章)。其形态学和免疫表型特征与其他部位者相似。MALT 淋巴瘤中,B 细胞浸润导致汇管区显著扩大,可排列成弯曲交错的宽带状,其间有陷入的肝细胞结节,一些区域形成弥漫的融合性浸润。胆管上皮内可见淋巴上皮病变[235,242,243]。肝脏 MALT 淋巴瘤常见 t(14;18),涉及 IGH 和 *MALT1* 基因[236]。

61.16.3 预后

获得最佳治疗且没有肝衰竭表现的患者总体预后良好[235,242,243]。DLBCL 的预后相对较好[236],一项研究中的 5 年疾病特异性生存率为 87%[234]。肝脏 Burkitt 淋巴瘤的预后也很好[233]。MALT 淋巴瘤的预后极好[232]。HIV 阳性患者预后极差,致死率>60%[231,241]。

61.16.4 鉴别诊断

发现一个或更多个肝脏病灶常提示为肝细胞癌或转移癌。结合乳酸脱氢酶水平高、癌胚抗原和甲胎蛋白水平正常,尤其是在免疫异常患者,可能提示淋巴瘤[236]。

61.17 胆囊

文献报道的胆囊原发性淋巴瘤病例很少[244-248]。大多数患者为老年人。罕见病例为 HIV 感染所致免疫缺陷患者[249]或医源性免疫抑制患者[244]。一些患者伴有胆结石[244,245]。患者症状类似胆囊炎、胆石症或胆总管结石症,例如右上腹疼痛、恶心、呕吐[244,247]。大体检查可表现为胆囊壁增厚,或可见一个或多个离散结节[245,246,248]。大部分类型是 DLBCL[244,246]或 MALT 淋巴瘤[244,245,248],偶为滤泡性淋巴瘤、淋巴母细胞淋巴瘤或其他类型[244]。MALT 淋巴瘤主要见于女性[244,248]。

61.18 肝外胆管树

淋巴瘤偶可累及肝门淋巴结并压迫肝外胆管树,导致黄疸。原发于肝外胆管树的淋巴瘤罕见,已报道不足 20 例[244]。患者表现为阻塞性黄疸。临床和影像学特征常提示癌或硬化性胆管炎。受累胆管壁增厚。最常见的类型是 DLBCL 和滤泡性淋巴瘤[244,250,251]。

61.19 胰腺

61.19.1 临床特征

胰腺原发性淋巴瘤罕见,不足所有胰腺恶性肿瘤的 0.2%[252],不足所有 NHL 的 0.7%[50]。本病见于成人,发病年龄 10~90 岁,中位年龄 50~60 岁,男女比例约 2∶1[253-256]。除罕见的 HIV 阳性患者外[255],其他患者无明显的淋巴瘤易感因素。患者表现为腹痛、食欲减退、体重减轻、恶心或呕吐[253,256],常有黄疸,部分可触及肿块[252]。术前常诊断为胰腺癌。近来得到最佳治疗的患者预后相对较好[253]。

61.19.2 病理学特征

病变形成大的肿块(一般>6cm),多见于胰头,但也可累及胰体、胰尾或整个胰腺[253,254,256]。大多数为 DLBCL[254,256],其他还包括滤泡性淋巴瘤、MALT 淋巴瘤、外周 T 细胞淋巴瘤,以及其他类型[254]。已报道一例结外 NK/T 细胞淋巴瘤[257]。

61.19.3 鉴别诊断

主要的临床鉴别诊断是胰腺癌[253]。病理诊断一般没有困难。

61.20 肾上腺

61.20.1 临床特征

淋巴瘤罕见发生于肾上腺,已报道不足 200 例[258,259]。本病见于成人,中位年龄约 60 岁,男女比例为 2∶1~3∶1[258,259]。罕见患者 HIV 阳性[261],少数有自身免疫疾病[261],但无已知的特异性易感因素。患者表现为腹痛、发热、盗汗、体重减轻或疲劳[259-262]。约半数患者有肾上腺功能不全表现,这与双侧肾上腺受累的相关性非常强[261]。肾上腺淋巴瘤的影像学表现具有特征性,可用多种方法检测,包括超声、CT 和 MRI。多达 75% 病例累及双侧肾上腺,一般没有肾上腺外的病变[259-262]。

61.20.2 病理学特征

肾上腺淋巴瘤常形成巨大肿块(平均 8cm),以 DLBCL 最常见,约占 78%[259],其次是外周 T 细胞淋巴瘤-NOS(7%)。其他多种类型也可见到,但非常少[258-262]。一项研究发现,45% 的病例 EBER 原位杂交阳性[260]。常携带 *TP53* 和 *c-KIT* 基因突变[258]。

61.20.3 分期、治疗和预后

以前的预后很差[259,261]。但随诊断技术的提高和联合化疗的进步,现在患者的预后已有所改善[259,262]。

61.21 肾

61.21.1 临床特征

文献报道的肾脏原发性淋巴瘤中,大部分是淋巴瘤累及肾

脏,不要求淋巴瘤局限于肾脏。估计约 0.7% 的结外淋巴瘤可累及肾脏[50]。几乎所有患者都是中年或老年人,平均年龄 50~60 岁,男性稍多[263-272]。少数病例见于儿童[266]、HIV 阳性患者[266] 或医源性免疫抑制的移植受者。患者也可伴有其他恶性肿瘤、自身免疫疾病或其他疾病[263,264,266,267,273],但还未发现肾脏淋巴瘤特异的危险因素。患者表现为肋腹痛、食欲减退、恶心、血尿、体重减轻、发热、肾功能不全或疲劳[265-267,269,274]。罕见病例为偶然发现[267]。

61.21.2 病理学特征

约 3/4 为单侧受累,其余为双侧受累。双侧受累患者更常发生肾功能不全[263,265-267,269]。病变可不足 5cm,也可非常巨大,导致肾脏结构消失。肿瘤常侵及邻近组织,包括肾周脂肪和腰肌,甚至侵及胰腺和十二指肠。肿瘤可包绕血管或输尿管。偶可延伸入肾静脉和下腔静脉,类似肾细胞癌[265-267]。最常见的肾脏淋巴瘤是 DLBCL,略超过一半病例。其余为各种低级别或高级别类型,几乎均为 B 细胞起源,包括 MALT 淋巴瘤[269,274]、滤泡性淋巴瘤、淋巴母细胞淋巴瘤、Burkitt 淋巴瘤[263,265-267,270,272] 和间变性大细胞淋巴瘤[271]。HIV 阳性患者常为 DLBCL 或 Burkitt 淋巴瘤[266]。儿童病例常为 Burkitt 淋巴瘤,少数为淋巴母细胞淋巴瘤[266]。

61.21.3 分期、治疗和预后

仅约 25% 肾脏淋巴瘤患者是 Ann Arbor Ⅰ期[265-269]。一项回顾性研究中,42% 患者在最后一次随访时无病生存,4% 带病生存,54% 死亡,死因常为淋巴瘤,少数为手术或化疗并发症,或不相关的原因。采用联合化疗的患者生存情况更好[267]。但肾脏淋巴瘤患者常伴有预后不良因素,特别是疾病播散的发生率高[265]。肾脏淋巴瘤患者的预后接近于具有相似预后因素的其他淋巴瘤患者[275]。双肾受累患者的肾功能不全症状在化疗后常迅速改善,但其中许多患者最终仍死于淋巴瘤[276]。双肾受累患者的预后一般比单侧受累患者更差[266,268,275]。

61.21.4 鉴别诊断

肾脏淋巴瘤的临床和影像学表现可类似肾细胞癌,特别是单侧病变[264,266,273,274]。少数病例可类似多囊性肾病[266]、软组织肿瘤[277]、炎性病变[277] 或 Wilms 瘤[266]。淋巴瘤比肾细胞癌更常见双侧累及,因此,双侧病变在术前就可能怀疑为淋巴瘤[267]。通过病理检查,肾脏淋巴瘤一般容易与其他疾病鉴别。

61.22 输尿管

淋巴瘤偶可累及输尿管。临床表现包括腹痛或肋腹痛、恶心和呕吐、排尿困难、血尿、发热、肾功能不全、肾积水和输尿管积水[266,278,279]。大多数病例在诊断时淋巴瘤已广泛扩散,或输尿管病变由腹膜后肿瘤继发累及形成。诊断时淋巴瘤局限于输尿管的病例极少见,但已有报道[279,280]。大部分为 DLBCL。鉴别诊断包括特发性腹膜后纤维化[280,281]。特发性腹膜后纤维化可导致输尿管梗阻伴慢性炎细胞浸润,而腹膜后淋巴瘤可有显著纤维化和挤压假象,因此两者的鉴别可能困难。支持淋巴瘤的特征包括:淋巴细胞有异型性、以 B 细胞为主的弥漫浸润。

61.23 膀胱和尿道

61.23.1 临床特征

膀胱原发性淋巴瘤罕见,起源于尿道的淋巴瘤更少见。这些部位的淋巴瘤具有一些共同的临床和病理学特征[266,282]。主要见于老年人,女性为主[266,282-289]。患者表现为血尿、尿频、排尿困难或尿路梗阻症状。许多膀胱 MALT 淋巴瘤患者有慢性感染性膀胱炎病史[266,282,283,288],罕见病例有慢性间质性膀胱炎病史[289],因此其发病机制可能与其他部位的 MALT 淋巴瘤一样,与先前的炎性疾病相关。

61.23.2 病理学特征

病变单发,偶为多发,膀胱镜或大体检查表现为黏膜下外生性广基结节,大小从 <1cm 到 15cm。切面灰白、实性,部分肿瘤可质软,颜色也有差异[266,282,288]。一般不侵犯膀胱外组织[266]。女性尿道淋巴瘤可表现为突出尿道口的肿块,类似于尿道肉阜[266,286]。膀胱淋巴瘤大部分是 MALT 淋巴瘤[266,282,287-290],组织学特征与其他部位者相似。淋巴上皮病变可位于腺性膀胱炎[291]、囊性膀胱炎[282,283,287] 或表面的尿路上皮内[284,288]。有时伴有滤泡性膀胱炎。少数为 DLBCL,其中部分可能由 MALT 淋巴瘤转化形成[284,290]。尿道淋巴瘤最常见为 DLBCL[285,292,293]。其余报道的病例中许多依据旧的分类系统来诊断,但从描述上看,其中部分属于 MALT 淋巴瘤[266,286]。相关的细胞遗传学研究很少,一例膀胱 MALT 淋巴瘤携带 t(11;18),符合 API2 和 MALT1 基因易位,同时还有 3 号和 18 号染色体三体[288]。

61.23.3 分期、治疗和预后

几乎所有患者在诊断时都表现为局限性病变[266,282,287,291]。预后良好的原因包括病变局限和治疗反应好[266,282,284,287]。MALT 淋巴瘤患者预后好。罕见的 MALT 淋巴瘤患者仅接受抗生素治疗即可获得完全缓解[288]。DLBCL 可能更具侵袭性。

61.23.4 鉴别诊断

DLBCL 的主要鉴别诊断是低分化癌[266],但其他高级别恶性肿瘤也需要考虑到,包括横纹肌肉瘤[280]。低级别淋巴瘤可能误诊为慢性炎症[266,287]。尿路上皮癌可有致密炎性浸润,或出现未分化肿瘤细胞,分别类似低级别或高级别淋巴瘤,甚至类似于霍奇金淋巴瘤[294]。

61.24 男性生殖道

61.24.1 睾丸和附睾

61.24.1.1 临床特征

淋巴瘤约占睾丸肿瘤的 5%,但却是 50 岁以上男性最常见的睾丸肿瘤[295]。罕见的儿童病例已有报道[266,296-299]。多数研究中的平均年龄接近 60 岁,或 60 多岁[266,295,297,298,300]。双侧睾

丸肿瘤以淋巴瘤最常见[266,297]。少数患者 HIV 阳性[301],但睾丸淋巴瘤缺乏已知的疾病特异性易感因素。患者典型表现为质硬的无痛性阴囊肿块,少数患者出现全身症状[266,301]或与睾丸外播散相关的症状,例如神经系统异常表现[297]。附睾淋巴瘤的发生率比睾丸低很多,精索淋巴瘤极罕见,这些部位淋巴瘤的临床和病理学特征与睾丸淋巴瘤相似[297,302-307]。

61.24.1.2　病理学特征

与 CNS 一样,睾丸也属于免疫赦免部位,血睾屏障的存在使其不受免疫应答的影响[301]。睾丸切除标本大体检查显示肿块界限清楚,鱼肉样或质实,褐色、灰色或白色,直径从数毫米至 16cm 不等[297]。半数病例肿瘤穿透白膜。多数病例累及附睾,少数病例累及精索[297]。

组织学观察,肿瘤至少部分破坏曲细精管,病变周边可见瘤细胞沿曲细精管间浸润。多数病例可见瘤细胞浸润曲细精管,占据曲细精管的周边区域,使生精细胞和 Sertoli 细胞向曲细精管中央聚集,或瘤细胞完全充满曲细精管。1/3 病例伴有硬化[297]。几乎所有睾丸淋巴瘤都是 DLBCL[295,297,298,301],大部分由中心母细胞构成,少数以免疫母细胞或多叶核淋巴细胞为主。少数病例可见小灶性分布的肿瘤性淋巴滤泡[297]。免疫表型分析,近 90% 病例具有非生发中心表型,增殖指数高[308]。常表达 BCL2 蛋白,但一般没有 BCL2 基因易位[309]。DLBCL 存在高水平的体细胞超突变,且 HLA 表达缺失,这些遗传学改变可能进一步促进肿瘤的免疫逃逸[301]。与肿瘤相关的异常还包括 NF-κB 通路和 PI3K 通路活化、磷酸化 STAT3 表达上调、B 细胞受体信号慢性活化和 CXCR4 过表达[301]。大多数病例有 MYD88 突变[301]。

21 岁及以下患者中,罕见单独发生 DLBCL。儿童罕见发生睾丸淋巴瘤,其中多数为局限性的滤泡性淋巴瘤(2 级或 3A 级)。部分病例伴有少量 DLBCL 成分,但似乎并不影响预后[310]。瘤细胞表达广谱 B 细胞抗原,常表达 CD10 和 BCL6,但不表达 BCL2 蛋白,且不发生 BCL2 基因重排[299,310](见第 18 章)。

仅有少数病例报道的原发淋巴瘤类型还包括 MALT 淋巴瘤、外周 T 细胞淋巴瘤-非特指、间变性大细胞淋巴瘤和 T 淋巴母细胞淋巴瘤[311,312]。结外 NK/T 细胞淋巴瘤-鼻型也可见于睾丸,其特征包括具有侵袭性、CD56 阳性、细胞毒性颗粒蛋白阳性、EBV 阳性、预后差(见第 30 章)[313,314]。

61.24.1.3　分期、治疗和预后

睾丸 DLBCL 中,约 70%~80% 患者的分期较低(Ann Arbor Ⅰ期或Ⅱ期)[266,295,298,300],半数以上为Ⅰ期[297]。睾丸 DLBCL 曾经的预后很差,随治疗方法的进步,预后已得到改善,Ⅰ期或Ⅱ期患者的中位生存期约 5 年[295,298,300,301,315]。疾病复发时常累及结外部位,最常见于 CNS[295,298,315,316],但也可见于对侧睾丸、骨、肺、皮肤、Waldeyer 环、肝、肾和其他部位;也可累及淋巴结[295,297,298,301]。复发累及 CNS 时,最常累及脑实质而不是脑膜。最佳治疗方案是睾丸切除术后加用基于阿霉素的联合化疗,患者可获得最好的预后。由于复发累及 CNS 和对侧睾丸的风险很高,一些研究者建议,睾丸淋巴瘤患者应辅以鞘内化疗和对侧睾丸放疗[295,301,317]。

DLBCL 患者预后受许多临床和病理学特征影响。局限性

病变患者的预后好于疾病广泛播散者[295,297,300,315,317]。硬化和伴有滤泡性淋巴瘤成分与预后良好相关。一项研究发现,伴有硬化者的预后好于不伴硬化者,两组中所有患者的无病生存率分别为 72% 和 16%,Ⅰ期患者的 5 年无病生存率分别为 90% 和 34%[297]。双侧睾丸受累的患者预后较差,可能因病变更易扩展至睾丸外[297]。据报道,Ⅰ期淋巴瘤患者中,右侧睾丸肿瘤患者的预后好于左侧患者[297]。

儿童的滤泡性淋巴瘤局限于睾丸(Ⅰ期),虽然治疗方案不统一,但预后均很好[299,310]。

61.24.1.4　鉴别诊断

睾丸 DLBCL 主要与精原细胞瘤鉴别[297]。与精原细胞瘤相比,DLBCL 常见于老年人、更常双侧累及、更常累及附睾和精索、更常转移至骨和 CNS 等部位[297]。精原细胞瘤的瘤细胞巢状排列,胞质丰富,富含糖原,核卵圆形,染色质颗粒状,核仁明显,分隔瘤巢的纤维性间隔内含有小淋巴细胞,有时可见肉芽肿形成。精原细胞瘤表达 PLAP 和 Oct-4。睾丸 DLBCL 可类似睾丸炎(细菌性、病毒性或肉芽肿性睾丸炎),特别是硬化显著并混有大量非肿瘤性淋巴细胞浸润者。急性炎症伴脓肿和肉芽肿形成,强烈提示为炎症病变。还需要鉴别的少见睾丸肿瘤包括浆细胞瘤[318]和横纹肌肉瘤,结合临床、组织学和免疫表型检测,很容易鉴别。

结外 NK/T 细胞淋巴瘤更常见于上呼吸道,在诊断睾丸原发瘤之前,必须要除外转移来源[313]。

61.24.2　前列腺

61.24.2.1　临床特征

前列腺原发性淋巴瘤占所有 NHL 的 0.1% 和前列腺肿瘤的 0.09%[319]。一个大项研究中包括了前列腺活检标本、经尿道前列腺切除标本和前列腺切除标本,结果显示前列腺原发性淋巴瘤的检出率为 0.17%[320]。患者年龄 18~86 岁,平均年龄 50~60 岁[266,319,321-323]。大部分患者出现膀胱出口梗阻症状,有时伴血尿[320,321,323,324]。少数患者伴有肾盂积水[323],有时伴肾功能衰竭[319]。体格检查,前列腺弥漫增大、质硬,但硬度低于前列腺癌[322]。临床常诊断为良性前列腺增生[266],很少考虑到淋巴瘤的可能。

61.24.2.2　病理学特征

前列腺原发性淋巴瘤的类型较多,但以 DLBCL 最常见。其他几乎都是 B 细胞淋巴瘤,已报道的类型包括 MALT 淋巴瘤[322,324,325]、滤泡性淋巴瘤[321,322]和 Burkitt 淋巴瘤[319](图 61.15)。组织学常表现为非典型淋巴细胞呈斑片状浸润,也可为单灶性浸润、广泛浸润伴破坏性生长,或血管周围浸润。肿瘤细胞浸润于纤维肌束间,偶尔浸润腺上皮[309]。

61.24.2.3　分期、治疗和预后

大多数病例为 Ann Arbor Ⅰ期,一些研究中包括了广泛播散的病例,但其中以前列腺累及症状为首发表现的病例才属于前列腺原发性淋巴瘤[322]。近年来,病变局限并接受最佳治疗的患者预后相当好[319,322]。

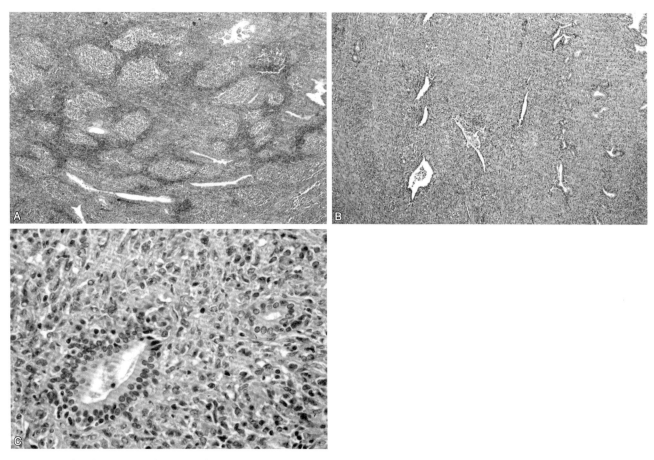

图 61.15 前列腺弥漫大 B 细胞淋巴瘤伴滤泡性淋巴瘤成分。在因怀疑前列腺癌而切除的标本中偶然发现。A，滤泡性淋巴瘤区域。B，DLBCL 紧邻前列腺腺体，前列腺上皮结构受压萎缩。C，DLBCL 区域

61.24.2.4 鉴别诊断

前列腺淋巴瘤的鉴别诊断包括低分化癌和前列腺炎。低分化癌至少部分存在细胞条索和黏附性细胞巢，有时形成腺样结构。与前列腺炎鉴别时，出现致密的单形性非典型淋巴细胞浸润者，支持淋巴瘤。

61.25 女性生殖道

淋巴瘤罕见累及女性生殖道，以卵巢最常见，其次为宫颈、宫体、阴道、外阴和输卵管。几乎均为 B 系 NHL，DLBCL 是女性生殖道最常见的淋巴瘤类型。T 细胞淋巴瘤和霍奇金淋巴瘤罕见[266,326]。罕见病例为 HIV 感染或医源性免疫抑制患者[327,328]，也可发生地方性 Burkitt 淋巴瘤，但女性生殖道淋巴瘤的易感因素未知。

61.25.1 卵巢

61.25.1.1 临床特征

大部分卵巢淋巴瘤的研究中，均包括同时伴有卵巢外病变的病例[329]。所有淋巴瘤中，累及卵巢的不足 1%[50,266,330]。发生地方性 Burkitt 淋巴瘤的国家中，Burkitt 淋巴瘤约占儿童卵巢恶性肿瘤的 50%[331]。患者年龄从 18 个月到 74 岁[266,332]。发

病高峰 30~50 岁[266,330,333]。妊娠期病例已有报道[266]。最常见的表现是腹痛和腹围增加，有时伴有腹水[329,330,333,334]。常见全身症状[329]。

61.25.1.2 病理学特征

大体检查，卵巢淋巴瘤直径从仅镜下可见（偶然发现）[333]至 25cm 不等，平均直径 8~14cm[266,329,333]。卵巢外表面一般完整，光滑或结节状。从质软的鱼肉样到质硬韧，这取决于硬化程度。切面常为白色、褐色或灰红色。少数有囊性变、出血或坏死[266,332,335]。极罕见病例起源于畸胎瘤[336]。

卵巢淋巴瘤最常见的是 DLBCL，其次为 Burkitt 淋巴瘤和滤泡性淋巴瘤[329,330]。已报道罕见的间变性大细胞淋巴瘤、B 淋巴母细胞淋巴瘤和 T 淋巴母细胞淋巴瘤[326,333]。儿童和青少年以 Burkitt 淋巴瘤最常见[326,333]。成人卵巢淋巴瘤的类型多样，而更年轻的患者几乎总是发生侵袭性淋巴瘤。

卵巢淋巴瘤的组织学表现与卵巢外的对应肿瘤相似，但常伴有硬化。此外，瘤细胞可出现类似于癌的索状和巢状排列[331]，或细胞拉长并排列成席纹状，类似梭形细胞肉瘤。卵巢淋巴瘤可不破坏外周的环状皮质组织、黄体、白体[226]和卵泡[332]，但其他区域的卵巢实质消失。卵巢淋巴瘤的免疫表型特征与其他部位的对应肿瘤相似[266,333]。但卵巢的滤泡性淋巴瘤似乎可以分为两种不同的类型，第一种表现为 BCL2 阴性或弱表达，缺乏 IGH/BCL2 易位，组织学为 2 级或 3A 级，病变

局限,累及单侧卵巢;第二种的组织学级别低、强表达 BCL2,携带 IGH/BCL2 易位,常广泛播散[337]。

61.25.1.3　分期、治疗和预后

单侧和双侧卵巢累及的发生率几乎相同[332,335]。大多数病例有卵巢外扩散,常见于盆腔或主动脉旁淋巴结,偶累及腹膜、女性生殖道的其他部位,或更远部位[266,330]。卵巢淋巴瘤属于侵袭性肿瘤,预后差,尽管使用积极的联合化疗,但其预后仍与对应分期和类型的结内淋巴瘤相似[329,330,333]。与预后更差相关的特征包括双侧卵巢 DLBCL、肿瘤巨大、广泛播散[329]。

61.25.1.4　鉴别诊断

卵巢淋巴瘤的鉴别诊断包括无性细胞瘤、未分化癌、转移癌(尤其是来自乳腺)[332]、原发性小细胞癌、成人型粒层细胞瘤[324]、梭形细胞癌和髓系肉瘤[266]。注意卵巢淋巴瘤的细胞学细节、熟悉组织学变化,有助于诊断。免疫组化对疑难病例的诊断有帮助。

61.25.2　输卵管

输卵管原发性淋巴瘤罕见,已报道的罕见类型包括 MALT 淋巴瘤[338]、外周 T 细胞淋巴瘤[339]和滤泡性淋巴瘤[266,340]。超过 25% 的卵巢淋巴瘤可继发累及输卵管,其中以 DLBCL 和 Burkitt 淋巴瘤最常见[332,341]。

61.25.3　子宫

61.25.3.1　临床特征

子宫原发性淋巴瘤罕见,不足所有结外淋巴瘤的 1%[50]。宫颈淋巴瘤比宫体更常见,是后者的 10 倍[342]。发病年龄 20~80 岁[343],中位年龄 40~50 岁[343-345]。最常见的症状是异常阴道出血[266,341,343,344]。不常见的症状包括性交困难,或会阴、盆腔或腹痛,全身症状较少见[266,345]。仅少数宫颈淋巴瘤的细胞学涂片阳性,可能原因在于一般不形成溃疡[346]。

61.25.3.2　病理学特征

大体检查,宫颈淋巴瘤常形成巨大病变,盆腔检查容易发现。典型表现为宫颈弥漫性环周肥大("桶形"宫颈)。也可表现为一个孤立的黏膜下肿瘤[343]、息肉样或多结节病变[343,347,348],或蕈伞形外生性肿块;溃疡不常见[343]。肿瘤可呈鱼肉样、质韧或质硬。一般颜色均匀,白褐色至黄色[343]。常见局部扩散,可累及阴道、宫旁组织,甚至盆腔侧壁[343,347]。常见输尿管梗阻伴肾盂积水[266,343]。宫体淋巴瘤常呈鱼肉样或质软、灰白色、黄色或米色。形成息肉样肿块或子宫内膜弥漫性增厚,有时向深部浸润肌层[266,343]。

子宫淋巴瘤多为 DLBCL(图 61.16)[341,342,348],其次是滤泡性淋巴瘤(图 61.17)。已报道一些 Burkitt 淋巴瘤[326]和数例 MALT 淋巴瘤[266,326,341,342,349,350]。还可发生罕见的 B 淋巴母细胞淋巴瘤[326]、外周 T 细胞淋巴瘤[351,352]和结外 NK/T 细胞淋巴瘤[341]。

组织学表现类似结内和其他结外部位的对应淋巴瘤。宫颈淋巴瘤常表现为表面黏膜完整,其下常可见未被累及的正常组织带。大的活检标本或子宫切除标本中,常见宫颈深层浸润。滤泡性淋巴瘤的血管周围浸润是一个常见特征[346]。宫颈淋巴瘤常伴有显著硬化[348],这可能是瘤细胞索状排列或呈梭形的原因[343]。小的活检标本常有明显的挤压假象,导致诊断困难。免疫组化染色证实几乎所有病例都是 B 细胞起源[266,326,343,348]。子宫内膜发生的 MALT 淋巴瘤罕见,但特征明显[349,350,353],一般见于绝经后女性,多为偶然发现,病变由结节状排列的单形性小淋巴 B 细胞构成,胞质透明,散在分布于子宫内膜中,最多侵犯表浅肌层。其免疫表型与其他部位的边缘区淋巴瘤相似,但肿瘤性 B 细胞恒定表达 CD43。由于子宫内膜 MALT 淋巴瘤极其惰性的生物学行为,一组研究者建议,在缺乏弥漫生长和深部浸润的情况下,诊断为"子宫内膜 MALT 样淋巴组织增殖性疾病"比淋巴瘤更合适[353]。

61.25.3.3　分期、治疗和预后

尽管大部分子宫淋巴瘤体积较大并有局部浸润,但多数病例处于 I 期,预后相对好[266,341]。还未确定最佳治疗方案,但联合化疗和放疗的治愈希望似乎最高[354]。联合化疗已成功治疗了一些年轻女性病例[348],一些还保持了生育能力[266]。宫颈淋巴瘤的 5 年生存率大约为 80%[344]。子宫内膜淋巴瘤罕见,还缺乏足够信息来确定患者的预后,但病变局限者的预后似乎很好,晚期疾病伴子宫内膜累及的患者预后差[343,350]。

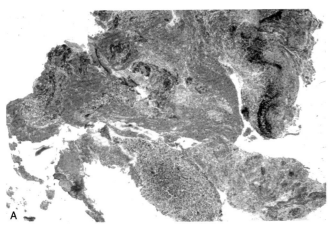
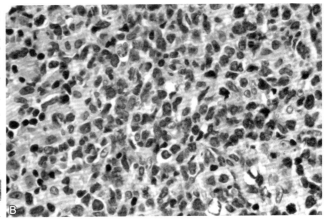

图 61.16　宫颈弥漫大 B 细胞淋巴瘤。A,宫颈管刮取标本,出血背景中可见淋巴瘤组织。B,高倍放大,显示非典型淋巴细胞体积大,核形不规则

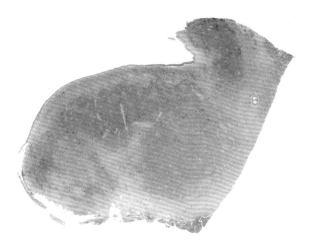

图 61.17　宫颈滤泡性淋巴瘤,全景图。肿瘤性滤泡浸及宫颈壁深层

61.25.4　阴道和外阴

阴道淋巴瘤罕见[266,345,355],外阴更少[266,327,356,357]。发病年龄范围广。临床表现为阴道出血、阴道分泌物、疼痛或不适、性交困难、尿频、或肿块。表面上皮常完整,阴道涂片一般阴性[358]。几乎所有淋巴瘤都是 DLBCL[266,326,355,357,359]。已报道的罕见类型包括滤泡性淋巴瘤[326,343]、Burkitt 淋巴瘤、淋巴母细胞淋巴瘤[326]和 T 细胞淋巴瘤[266,358]。阴道淋巴瘤常伴有显著硬化,病变倾向于局限。治疗方法不统一,随访信息有限,但预后似乎较好[345,355,358]。外阴淋巴瘤相对具有侵袭性,但偶有患者获得长期无病生存。

61.25.5　女性下生殖道淋巴瘤的鉴别诊断

最常见的鉴别诊断是低分化癌(尤其是淋巴上皮瘤样癌和小细胞癌)和反应性淋巴组织浸润[266,343]。癌倾向于浸润和破坏正常结构,而淋巴瘤倾向于围绕正常结构分布,子宫内膜和宫颈的腺体及其紧邻的上皮下间质不被破坏[266]。邻近区域可见原位鳞癌或原位腺癌者,支持癌的诊断。

子宫常可见明显的慢性炎症,尤其是宫颈,但外阴和阴道不常见。致密而广泛的炎症浸润(所谓的淋巴瘤样病变)可能需要与淋巴瘤鉴别[360,361]。支持炎症的特征包括:不形成肉眼可见的肿块、位置表浅、表面上皮糜烂或溃疡、多形性浸润(包括淋巴滤泡、免疫母细胞、小淋巴细胞、浆细胞和中性粒细胞)。显著的慢性炎累及子宫内膜时,一般可见更为典型的慢性子宫内膜炎区域。罕见病例伴有 EBV 感染[361]。与炎症不同,淋巴瘤常形成肉眼可见的肿块,并可浸润邻近结构。组织学观察,淋巴瘤倾向于深部浸润,上皮下可见一个不受累的正常组织带,细胞构成更单一(常伴有硬化),可见沿血管播散[361]。

平滑肌瘤伴淋巴浸润是指平滑肌瘤内出现中度到致密小淋巴细胞浸润,散在较大淋巴细胞,偶见生发中心,浆细胞丰富,罕见嗜酸性粒细胞。这些炎细胞主要局限于瘤体内。本病有时需要与淋巴瘤鉴别,浸润细胞的多样性构成,以及局限于平滑肌瘤内,支持平滑肌瘤的诊断。所有报道病例的随访结果都很好[362]。

61.26　骨

61.26.1　临床特征

骨原发性淋巴瘤定义为起源于骨的淋巴瘤,伴或不伴周围软组织受累,分期评估时不伴其他部位淋巴瘤。一些专家将伴有区域淋巴结累及的病例也归入其中[363,364]。男性稍多。本病可见于从幼童到老年人的任何年龄,但以成人为主,中位年龄 30～50 岁[363,365-372]。原发性淋巴瘤占原发性骨肿瘤的 3%[372,373],不足所有淋巴瘤的 1%[363,368],约占所有结外 NHL 的 5%[50]。儿童 NHL 中,骨原发性淋巴瘤的比例更高,估计为 2.8%～4.2%[374]。骨原发性淋巴瘤的病因未知,也无已知的危险因素。

患者表现为局限于受累骨的疼痛[363,364,367,368,372,374]。少数表现为局部肿胀或可触及肿块,或神经功能丧失[367,368,373]。病理性骨折的发生率高达约 20%[375]。全身症状罕见[368,374]。最常见于四肢长骨,以股骨最常见,其次为胫骨和肱骨。还较常见于肩部和盆骨的扁平骨,其次为中轴骨、颅骨和颌骨[367-369,372]。罕见于手足小骨[367,375]。大部分病例为单骨型累及,少数为多骨型累及[363,364,369,374,376,377]。影像学表现不具特异性,常表现为边界不清的破坏性、溶骨性病变,少数表现为成骨性病变,或混合性成骨和溶骨性病变。X 线片有可能见到软组织累及,伴骨膜反应或病理性骨折[363,366,367,372,373]。

61.26.2　病理学特征

成人的原发性淋巴瘤类型几乎均为 DLBCL。大部分病例的细胞核大,不规则,或为多叶核,少数病例由含卵圆形核的中心母细胞、或免疫母细胞、或奇异的多形性细胞构成[365-367,369,370,372,378]。大裂细胞可拉长,形似梭形细胞[372]。已报道的罕见类型包括 Burkitt 淋巴瘤、(ALK 阳性和 ALK 阴性)间变性大细胞淋巴瘤(图 61.18)[378]、B 淋巴母细胞淋巴瘤[379]、低级别 B 细胞淋巴瘤、外周 T 细胞淋巴瘤-非特指[363]和成人 T 细胞淋巴瘤/白血病(HTLV-1 阳性)[380,381]。

罕见的经典型霍奇金淋巴瘤可累及骨[372,382,383],但进一步检查发现多数伴有淋巴结累及[383],其中部分病例可能是原发于骨的霍奇金淋巴瘤[382]。已有报道单灶性和多灶性骨原发性霍奇金淋巴瘤[382]。

儿童的骨淋巴瘤约 40% 为淋巴母细胞淋巴瘤,10% 为 Burkitt 淋巴瘤,50% 为 DLBCL。DLBCL 更常为局限性病变,而淋巴母细胞淋巴瘤更常与高分期相关[374,384]。

大部分淋巴瘤常表达 IgM,而骨的原发性 DLBCL 表达 IgG 比 IgM 常见[372]。骨原发性淋巴瘤的免疫表型特征与其他部位的对应肿瘤相似。DLBCL 可为生发中心型或非生发中心型[377,385]。与结内大 B 细胞淋巴瘤相比,骨的 DLBCL 极少携带 BCL2 易位,这与其他结外 DLBCL 类似[369,377]。PI3K/AKT/mTOR 通路活化在非生发中心型 DLBCL 的发病机制中具有重要作用[385]。

61.26.3　分期、治疗和预后

表面上看起来像局限性疾病的病例,在分期评估时有可能

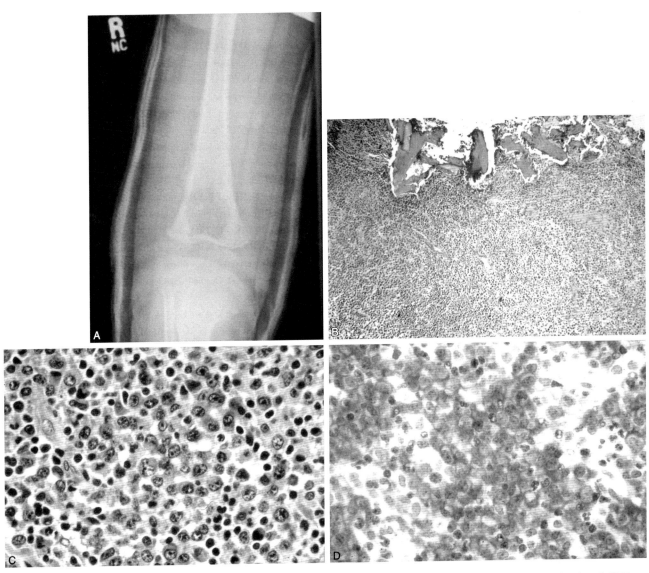

图 61.18　儿童间变性大细胞淋巴瘤,CD30⁺,ALK-1⁺。A,股骨远端干骺端可见一个破坏性溶骨性病变。B,淋巴瘤破坏骨组织。C,淋巴瘤由异型大细胞构成,核卵圆形或有凹痕,胞质粉染。D,肿瘤细胞 CD30 强阳性

发现更为广泛的播散,最常累及区域淋巴结或其他骨[365,377]。骨原发性淋巴瘤的预后比骨的其他恶性肿瘤好[386]。接受单纯局部治疗(外科手术、放疗)的远处复发率约为 50%[364,374,386]。通常推荐联合化疗和放疗,以增加治愈机会[365,368,387]。儿童病例首选单独化疗,原因在于可获得良好预后,并可避免并发症的发生,例如放疗骨的继发性肉瘤[384]。分期评估结果满意且得到最佳治疗的局限性病变患者,其 5 年无病生存率可高达90%[368,384]。影响预后的因素很多。与预后差相关的因素包括高分期的多骨性病变、累及周围软组织、原发于盆骨或脊柱、年老患者。与 DLBCL 广泛扩散伴有骨骼累及的患者相比,多骨性DLBCL 且病变局限于骨的患者预后更好[376]。长骨淋巴瘤患者预后更好[365-368,371,374]。DLBCL 患者中,与预后好相关的因素包括由大而不规则的细胞(大裂细胞)或多叶核细胞构成[366,367,370,378]、生发中心表型[377]和 BCL2 阳性细胞<30%[385],与预后差相关的因素包括病理性骨折[375],以及由无裂细胞、免疫母细胞或多形性细胞构成[366,367]。

最常见的复发部位是其他骨和淋巴结[363,364,369,372,378,384]。

其他还包括邻近软组织、肺、骨髓和 CNS[372,378]。淋巴母细胞淋巴瘤患者复发后可表现为急性淋巴母细胞白血病[374,384]。骨原发性淋巴瘤扩散到其他骨的倾向性非常强,提示其具有归巢特性,这不同于原发于结内的淋巴瘤[364]。

61.26.4　鉴别诊断

由于纤维化、挤压假象、脱钙过度、组织过小和混杂较多反应性细胞等原因,使得正确诊断可能很困难[372,374]。骨淋巴瘤的鉴别诊断非常多,在许多研究中,最初被误诊为其他类型肿瘤,或反应性、炎性过程[366,367,371,373,374]。当出现大量反应性成分,而瘤细胞较少,或保存不良时,可被误诊为反应性过程,例如慢性骨髓炎[371,373,374],或是简单的骨折[373]。一些病例的瘤细胞拉长呈梭形细胞样,此现象更常见于伴有硬化的病例,需要鉴别梭形细胞癌[371,372]。瘤细胞也可单行排列或巢状排列,一般也与硬化有关。一些瘤细胞胞质透明,类似印戒细胞[371],因此需要与转移癌鉴别。由于骨淋巴瘤(和其他肿瘤累及骨)可伴有反应性编织骨形成,因此可能误诊为骨肉瘤。也需要鉴

别 Langerhans 细胞组织细胞增生症和分化差的浆细胞瘤,结合细胞特征和免疫表型有助于诊断。髓系肉瘤可类似淋巴瘤,特别是淋巴母细胞淋巴瘤。当髓系肉瘤出现核形不规则的单核细胞时,可类似由大裂细胞或多叶核细胞构成的 DLBCL。淋巴瘤也可能需要与其他小圆细胞肿瘤鉴别。与淋巴瘤相比,Ewing 肉瘤含有胞质糖原,黏附性生长更明显,核的多形性更小。神经母细胞瘤可转移至骨,但瘤细胞呈梨形或胡萝卜形,染色质比淋巴瘤更致密。罕见的霍奇金淋巴瘤可累及骨,其鉴别诊断包括急性或慢性骨髓炎,这取决于反应性细胞的构成,当大的瘤细胞数量非常少时尤其需要注意[382]。

精华和陷阱

- 结外与结内淋巴瘤的类型有一些不同之处。结外淋巴瘤的表现可能存在部位特异性变化。熟知不同结外部位的淋巴瘤类型有助于诊断。
- 在许多结外部位,癌远比淋巴瘤常见,这导致很多情况下未能考虑到淋巴瘤。所有未分化恶性肿瘤在诊断时均应考虑淋巴瘤的可能性。
- 在某些结外部位(例如,骨和女性下生殖道),挤压假象是影响诊断的重要因素,病理医师应要求获得足够诊断的标本,必要时可要求再次取材。
- 结外淋巴瘤的某些类型倾向发生于某些年龄组,或某些种族,或伴有基础性免疫缺陷性或自身免疫疾病。临床病理联系对这些病例的正确诊断很重要。
- 传染性单核细胞增多症可类似经典型霍奇金淋巴瘤和 DLBCL。Waldeyer 环非典型淋巴组织增殖性疾病的鉴别诊断中应包括传染性单核细胞增多症,特别是年轻患者。
- 某些结外 DLBCL 特征性不表达 CD20,例如原发性渗出性淋巴瘤和浆母细胞性淋巴瘤。因此,若形态学提示为淋巴瘤,即使 CD20 阴性,也需要更多的免疫标记来除外淋巴瘤的可能性。

（敖启林　陈　健译）

参考文献

1. Kluin P, Deckert M, Ferry J. Primary diffuse large B-cell lymphoma of the CNS. In: Swerdlow SH, Camp E, Harris NL, et al., eds. WHO Classification of Tumours of Haematopoietic and Lymphoid Tissues. Lyon, France: IARC Press; 2008: 240-241.

2. Brastianos PK, Batchelor TT. Primary central nervous system lymphoma: overview of current treatment strategies. Hematol Oncol Clin North Am. 2012; 26: 897-916.

3. Kawaguchi A, Iwadate Y, Komohara Y, et al. Gene expression signature-based prognostic risk score in patients with primary central nervous system lymphoma. Clin Cancer Res. 2012; 18: 5672-5681.

4. Herrlinger U, Schabet M, Brugger W, et al. Primary central nervous system lymphoma 1991-1997: outcome and late adverse effects after combined modality treatment. Cancer. 2001; 91: 130-135.

5. McAllister LD, Doolittle ND, Guastadisegni PE, et al. Cognitive outcomes and long-term follow-up results after enhanced chemotherapy delivery for primary central nervous system lymphoma. Neurosurgery. 2000; 46: 51-61.

6. Nuckols J, Liu K, Burchette J, et al. Primary central nervous system lymphomas: a 30-year experience at a single institution. Mod Pathol. 1999; 12: 1167-1173.

7. Sekita T, Tamaru J, Kaito K, et al. Primary central nervous system lymphomas express Vh genes with intermediate to high somatic mutations. Leuk Lymphoma. 2001; 41: 377-385.

8. Larocca L, Capello D, Rinelli A, et al. The molecular and phenotypic profile of primary central nervous system lymphoma identifies distinct categories of the disease and is consistent with histogenetic derivation from germinal center related B cells. Blood. 1998; 92: 1011-1019.

9. Ferry J, Harris N. Pathology of post-transplant lymphoproliferative disorders. In: Solez K, Racusen L, Billingham M, eds. Pathology and Rejection Diagnosis in Solid Organ Transplantation. New York: Marcel Dekker; 1994: 277-301.

10. Cassoux N, Merle-Beral H, Leblond V, et al. Ocular and central nervous system lymphoma: clinical features and diagnosis. Ocul Immunol Inflamm. 2000; 8: 243-250.

11. Miller D, Hochberg F, Harris N, et al. Pathology with clinical correlations of primary central nervous system non-Hodgkin's lymphoma. The Massachusetts General Hospital experience 1958-1989. Cancer. 1994; 74: 1383-1397.

12. Kirk O, Pedersen C, Cozz-Lepri A, et al. Non-Hodgkin's lymphoma in HIV-infected patients in the era of highly active antiretroviral therapy. Blood. 2001; 98: 3406-3412.

13. Villegas E, Villa S, Lopez-Guillermo A, et al. Primary central nervous system lymphoma of T-cell origin: description of two cases and review of the literature. J Neurooncol. 1997; 34: 157-161.

14. Gottfredsson M, Oury T, Bernstein C, et al. Lymphoma of the pituitary gland: an unusual presentation of central nervous system lymphoma in AIDS. Am J Med. 1996; 101: 563-564.

15. DeAngelis L. Primary central nervous system lymphoma. J Neurol Neurosurg Psychiatry. 1999; 66: 699-701.

16. Antinori A, Larocca L, Fassone L, et al. HHV-8/KSHV is not associated with AIDS-related primary central nervous system lymphoma. Brain Pathol. 1999; 9: 199-208.

17. Thompsett A, Ellison D, Stevenson F, et al. VH gene sequences from primary central nervous system lymphomas indicate derivation from highly mutated germinal center B cells with ongoing mutational activity. Blood. 1999; 94: 1738-1746.

18. Castellano-Sanchez AA, Li S, Qian J, Lagoo A, Weir E, Brat DJ. Primary central nervous system posttransplant lymphoproliferative disorders. Am J Clin Pathol. 2004; 121: 246-253.

19. Montesinos-Rongen M, Schmitz R, Courts C, et al. Absence of immunoglobulin class switch in primary lymphomas of the central nervous system. Am J Pathol. 2005; 166: 1773-1779.

20. Booman M, Douwes J, Glas AM, et al. Mechanisms and effects of loss of human leukocyte antigen class II expression in immune-privileged site-associated B-cell lymphoma. Clin Cancer Res. 2006; 12: 2698-2705.

21. Riemersma SA, Jordanova ES, Schop RF, et al. Extensive genetic alterations of the HLA region, including homozygous deletions of HLA class II genes in B-cell lymphomas arising in immune-privileged sites. Blood. 2000; 96: 3569-3577.

22. Montesinos-Rongen M, Schafer E, Siebert R, Deckert M. Genes regulating the B cell receptor pathway are recurrently mutated in primary central nervous system lymphoma. Acta Neuropathol. 2012; 124: 905-906.

23. Camilleri-Broët S, Crinière E, Broët P, et al. A uniform activated B-cell-like immunophenotype might explain the poor prognosis of primary central nervous system lymphomas: analysis of 83 cases. Blood. 2006; 107:

190-196.

24. Montesinos-Rongen M, Brunn A, Bentink S, et al. Gene expression profiling suggests primary central nervous system lymphomas to be derived from a late germinal center B cell. Leukemia. 2008;22:400-405.

25. Ferry J, Harris N. Lymphoma and lymphoid hyperplasia in head and neck sites. In: Pilch B, ed. Head and Neck Surgical Pathology. Philadelphia: Lippincott;2001:476-533.

26. Rivero M, Kuppermann B, Wiley C, et al. Acquired immunodeficiency syndrome-related intraocular B-cell lymphoma. Arch Ophthalmol. 1999; 117:616-622.

27. Whitcup S, de Smet M, Rubin B, et al. Intraocular lymphoma. Clinical and histopathologic diagnosis. Ophthalmology. 1993;100:1399-1406.

28. Chan CC. Molecular pathology of primary intraocular lymphoma. Trans Am Ophthalmol Soc. 2003;101:275-292.

29. Kimura K, Usui Y, Goto H. Clinical features and diagnostic significance of the intraocular fluid of 217 patients with intraocular lymphoma. Jpn J Ophthalmol. 2012;56:383-389.

30. Brown S, Jampol L, Cantrill H. Intraocular lymphoma presenting as retinal vasculitis. Surv Ophthalmol. 1994;39:133-140.

31. Clark W, Scott I, Murray T, et al. Primary intraocular posttransplantation lymphoproliferative disorder. Arch Ophthalmol. 1998;116:1667-1669.

32. Goldey S, Stern G, Oblon D, et al. Immunophenotypic characterization of an unusual T-cell lymphoma presenting as anterior uveitis. A clinicopathologic case report. Arch Ophthalmol. 1989;107:1349-1353.

33. Mashayekhi A, Shields CL, Shields JA. Iris involvement by lymphoma: a review of 13 cases. Clin Experiment Ophthalmol. 2013;41:19-26.

34. Baehring JM, Androudi S, Longtine JJ, et al. Analysis of clonal immunoglobulin heavy chain rearrangements in ocular lymphoma. Cancer. 2005; 104:591-597.

35. Kohno T, Uchida H, Inomata H, et al. Ocular manifestations of adult T-cell leukemia/lymphoma. A clinicopathologic study. Ophthalmology. 1993;100:1794-1799.

36. Hormigo A, Abrey L, Heinemann MH, et al. Ocular presentation of primary central nervous system lymphoma: diagnosis and treatment. Br J Haematol. 2004;126:202-208.

37. Misdraji J, Ino Y, Louis D, et al. Primary lymphoma of peripheral nerve. Am J Surg Pathol. 2000;24:1257-1265.

38. Abad S, Zagdanski A, Sabine B, et al. Neurolymphomatosis in Waldenstrom's macroglobulinaemia. Br J Haematol. 1999;106:100-103.

39. Quinones-Hinojosa A, Friedlander R, Boyer P, et al. Solitary sciatic nerve lymphoma as an initial manifestation of diffuse neurolymphomatosis. J Neurosurg. 2000;92:165-169.

40. Diaz-Arrastia R, Younger D, Hair L, et al. Neurolymphomatosis: a clinicopathologic syndrome re-emerges. Neurology. 1992;42:1136-1141.

41. Berget E, Helgeland L, Lehmann AK, Smievoll AI, Vintermyr OK, Mork SJ. Primary diffuse large B-cell lymphoma of the dura without systemic recurrence four years after diagnosis and successful therapy. Acta Oncol. 2012;52:1047-1049.

42. Bhagavathi S, Greiner T, Kazmi S, et al. Extranodal marginal zone lymphoma of the dura mater with IgH/MALT1 translocation and review of the literature. J Hematopathol. 2008;1:131-137.

43. Venkataraman G, Rizzo KA, Chavez JJ, et al. Marginal zone lymphomas involving meningeal dura: possible link to IgG4-related diseases. Mod Pathol. 2011;24:355-366.

44. Kumar S, Kumar D, Kaldjian E, et al. Primary low-grade B-cell lymphoma of the dura: a mucosa associated lymphoid tissue-type lymphoma. Am J Surg Pathol. 1997;21:81-87.

45. Lehman N, Horoupian D, Warnke R, et al. Dural marginal zone lymphoma with massive amyloid deposition: rare low-grade primary central nervous system B-cell lymphoma. J Neurosurg. 2002;96:368-372.

46. Iwamoto FM, DeAngelis LM, Abrey LE. Primary dural lymphomas: a clinicopathologic study of treatment and outcome in eight patients. Neurology. 2006;66:1763-1765.

47. Tu PH, Giannini C, Judkins AR, et al. Clinicopathologic and genetic profile of intracranial marginal zone lymphoma: a primary low-grade CNS lymphoma that mimics meningioma. J Clin Oncol. 2005;23:5718-5727.

48. Ferry J, Fung C, Zukerberg L, et al. Lymphoma of the ocular adnexa: a study of 353 cases. Am J Surg Pathol. 2007;31:170-184.

49. Bairey O, Kremer I, Rakowsky E, et al. Orbital and adnexal involvement in systemic non-Hodgkin's lymphoma. Cancer. 1994;73:2395-2399.

50. Freeman C, Berg J, Cutler S. Occurrence and prognosis of extranodal lymphomas. Cancer. 1972;29:252-260.

51. Ferry J. IgG4-related lymphadenopathy and IgG4-related lymphoma: moving targets. Diagn Histopathol. 2013;19:128-139.

52. Graue GF, Finger PT, Maher E, et al. Ocular adnexal lymphoma staging and treatment: American Joint Committee on Cancer versus Ann Arbor. Eur J Ophthalmol. 2013;23:344-355.

53. Coupland S, Krause L, Delecluse H-J, et al. Lymphoproliferative lesions of the ocular adnexa. Analysis of 112 cases. Ophthalmology. 1998;105: 1430-1441.

54. Wotherspoon A, Diss T, Pan L, et al. Primary low-grade B-cell lymphoma of the conjunctiva: a mucosa-associated lymphoid tissue type lymphoma. Histopathology. 1993;23:417-424.

55. Ferreri AJ, Guidoboni M, Ponzoni M, et al. Evidence for an association between *Chlamydia psittaci* and ocular adnexal lymphomas. J Natl Cancer Inst. 2004;96:586-594.

56. Kiesewetter B, Raderer M. Antibiotic therapy in nongastrointestinal MALT lymphoma: a review of the literature. Blood. 2013;122:1350-1357.

57. Smitt M, Donaldson S. Radiotherapy is successful treatment for orbital lymphoma. Int J Radiat Oncol Biol Phys. 1993;26:59-66.

58. Medeiros L, Harris N. Lymphoid infiltrates of the orbit and conjunctiva. A morphologic and immunophenotypic study of 99 cases. Am J Surg Pathol. 1989;13:459-471.

59. Rasmussen PK, Ralfkiaer E, Prause JU, et al. Diffuse large B-cell lymphoma of the ocular adnexal region: a nation-based study. Acta Ophthalmol. 2013;91:163-169.

60. Weisenthal R, Streeten B, Dubansky A, et al. Burkitt lymphoma presenting as a conjunctival mass. Ophthalmology. 1995;102:129-134.

61. Streubel B, Simonitsch-Klupp I, Mullauer L, et al. Variable frequencies of MALT lymphoma-associated genetic aberrations in MALT lymphomas of different sites. Leukemia. 2004;18:1722-1726.

62. Lim SH, Kang M, Son J. Extranodal marginal zone B cell lymphoma of mucosa-associated lymphoid tissue type of the ocular adnexa: retrospective single institution review of 95 patients. Indian J Ophthalmol. 2011; 59:273-277.

63. Fung CY, Tarbell NJ, Lucarelli MJ, et al. Ocular adnexal lymphoma: clinical behavior of distinct World Health Organization classification subtypes. Int J Radiat Oncol Biol Phys. 2003;57:1382-1391.

64. Auw-Haedrich C, Coupland S, Kapp A, et al. Long term outcome of ocular adnexal lymphoma subtyped according to the REAL classification. Br

J Ophthalmol. 2001;85:63-69.

65. Medeiros L, Harmon D, Linggood R, et al. Immunohistologic features predict clinical behavior of orbital and conjunctival lymphoid infiltrates. Blood. 1989;74:2121-2129.

66. Jenkins C, Rose G, Bunce C, et al. Histological features of ocular adnexal lymphoma(REAL classification) and their association with patient morbidity and survival. Br J Ophthalmol. 2000;84:907-913.

67. Mannami T, Yoshimo T, Oshima K, et al. Clinical histopathological and immunogenetic analysis of ocular adnexal lymphoproliferaticve disorders: characterization of MALT lymphoma and reactive lymphoid hyperplasia. Mod Pathol. 2001;14:641-649.

68. Cheuk W, Yuen HK, Chan AC, et al. Ocular adnexal lymphoma associated with IgG4+chronic sclerosing dacryoadenitis: a previously undescribed complication of IgG4-related sclerosing disease. Am J Surg Pathol. 2008; 32:1159-1167.

69. Ezzat AA, Ibrahim EM, El Weshi AN, et al. Localized non-Hodgkin's lymphoma of Waldeyer's ring: clinical features, management, and prognosis of 130 adult patients. Head Neck. 2001;23:547-558.

70. Harabuchi Y, Tsubota H, Ohguro S, et al. Prognostic factors and treatment outcome in non-Hodgkin's lymphoma of Waldeyer's ring. Acta Oncol. 1997;36:413-420.

71. Krol AD, Le Cessie S, Snijder S, et al. Waldeyer's ring lymphomas: a clinical study from the Comprehensive Cancer Center West population-based NHL registry. Leuk Lymphoma. 2001;42:1005-1013.

72. Berkowitz R, Mahadevan M. Unilateral tonsillar enlargement and tonsillar lymphoma in children. Ann Otol Laryngol. 1999;108:876-879.

73. Sobol S, Kost KM. Nasopharyngeal Burkitt's lymphoma causing acute airway obstruction. Otolaryngol Head Neck Surg. 2001;124:334-335.

74. Vega F, Lin P, Medeiros L. Extranodal lymphomas of the head and neck. Ann Diagn Pathol. 2005;9:340-350.

75. Wu RY, Li YX, Wang WH, et al. Clinical disparity and favorable prognoses for patients with Waldeyer ring extranodal nasal-type NK/T-cell lymphoma and diffuse large B-cell lymphoma. Am J Clin Oncol. 2014; 37:41-46.

76. Liu Q, Salaverria I, Pittaluga S, et al. Follicular lymphomas in children and young adults: a comparison of the pediatric variant with usual follicular lymphoma. Am J Surg Pathol. 2013;37:333-343.

77. Iyengar P, Mazloom A, Shihadeh F, et al. Hodgkin lymphoma involving extranodal and nodal head and neck sites: characteristics and outcomes. Cancer. 2010;116:3825-3829.

78. Quinones-Avila MDP, Gonzalez-Longoria AA, Admirand JH, et al. Hodgkin lymphoma involving Waldeyer ring: a clinicopathologic study of 22 cases. Am J Clin Pathol. 2005;123:651-656.

79. Attygalle AD, Liu H, Shirali S, et al. Atypical marginal zone hyperplasia of mucosa-associated lymphoid tissue: a reactive condition of childhood showing immunoglobulin lambda light-chain restriction. Blood. 2004; 104:3343-3348.

80. Harbo G, Grau C, Bundgaard T, et al. Cancer of the nasal cavity and paranasal sinuses. A clinico-pathological study of 277 patients. Acta Oncol. 1997;36:45-50.

81. Quraishi M, Bessell E, Clark D, et al. Non-Hodgkin's lymphoma of the sinonasal tract. Laryngoscope. 2000;110:1489-1492.

82. Abbondanzo S, Wenig B. Non-Hodgkin's lymphoma of the sinonasal tract. A clinicopathologic and immunophenotypic study of 120 cases. Cancer. 1995;75:1281-1291.

83. Tomita Y, Ohsawa M, Mishiro Y, et al. The presence and subtype of Epstein-Barr virus in B and T cell lymphomas of the sino-nasal region from the Osaka and Okinawa districts of Japan. Lab Invest. 1995; 73: 190-196.

84. Cuadra-Garcia I, Proulx G, Wu C, et al. Sinonasal lymphoma: a clinicopathologic analysis of 58 cases from the Massachusetts General Hospital. Am J Surg Pathol. 1999;23:1356-1369.

85. Kim GE, Koom WS, Yang WI, et al. Clinical relevance of three subtypes of primary sinonasal lymphoma characterized by immunophenotypic analysis. Head Neck. 2004;26:584-593.

86. Lu NN, Li YX, Wang WH, et al. Clinical behavior and treatment outcome of primary nasal diffuse large B-cell lymphoma. Cancer. 2012; 118: 1593-1598.

87. Bumpous J, Martin D, Curran P, et al. Non-Hodgkin's lymphomas of the nose and paranasal sinuses in the pediatric population. Ann Otol Rhinol Laryngol. 1994;103:294-300.

88. Pomilla P, Morris A, Jaworek A. Sinonasal non-Hodgkin's lymphoma in patients infected with human immunodeficiency virus: report of three cases and review. Clin Infect Dis. 1995;21:137-149.

89. Shiong YS, Lian JD, Lin CY, et al. Epstein-Barr virus-associated T-cell lymphoma of the maxillary sinus in a renal transplant recipient. Transplant Proc. 1992;24:1929-1931.

90. Tran L, Mark R, Fu Y, et al. Primary non-Hodgkin's lymphomas of the paranasal sinuses and nasal cavity. A report of 18 cases with stage IE disease. Am J Clin Oncol. 1992;15:222-225.

91. Frierson H Jr, Innes D Jr, Mills S, et al. Immunophenotypic analysis of sinonasal non-Hodgkin's lymphomas. Hum Pathol. 1989;20:636-642.

92. Hausdorff J, Davis E, Long G, et al. Non-Hodgkin's lymphoma of the paranasal sinuses: clinical and pathological features, and response to combined-modality therapy. Cancer J Sci Am. 1997;3:303-311.

93. Inaki S, Okamura H, Chikamori Y. Adult T-cell leukemia/lymphoma originating in the paranasal sinus. Arch Otolaryngol Head Neck. 1988; 114:1471-1473.

94. Nakamura K, Uehara S, Omagari J, et al. Primary non-Hodgkin lymphoma of the sinonasal cavities: correlation of CT evaluation with clinical outcome. Radiology. 1997;204:431-435.

95. Lewis WB, Perlman P, Ilasi J. Pediatric American Burkitt's lymphoma of the sphenoid sinus. Otolaryngol Head Neck Surg. 2000;123:642-644.

96. Weiss L, Gaffey M, Chen Y-Y, et al. Frequency of Epstein-Barr viral DNA in "western" sinonasal and Waldeyer's ring non-Hodgkin's lymphomas. Am J Surg Pathol. 1992;16:156-162.

97. Jacobs C, Hoppe R. Non-Hodgkin's lymphomas of head and neck extranodal sites. Int J Radiat Oncol Biol Phys. 1985;11:357-364.

98. Cheung M, Chan J, Lau W, et al. Primary non-Hodgkin's lymphoma of the nose and nasopharynx: clinical features, tumor immunophenotype, and treatment outcome in 113 patients. J Clin Oncol. 1998;16:70-77.

99. Barnes L, Myers E, Prokopakis E. Primary malignant lymphoma of the parotid gland. Arch Otolaryngol Head Neck Surg. 1998;124:573-577.

100. Dunn P, Kuo TT, Shih LY, et al. Primary salivary gland lymphoma: a clinicopathologic study of 23 cases in Taiwan. Acta Haematol. 2004; 112:203-208.

101. Hew W, Carey F, Kernohan N, et al. Primary T cell lymphoma of salivary gland: a report of a case and review of the literature. J Clin Pathol. 2002;55:61-63.

102. Carbone A, Gloghini A, Ferlito A. Pathological features of lymphoid

proliferations of the salivary glands：lymphoepithelial sialadenitis versus low-grade B-cell lymphoma of the MALT type. Ann Otol Rhinol Laryngol. 2000；109：1170-1175.

103. Geyer J，Ferry J，Harris NL，et al. Chronic sclerosing sialadenitis（Kuttner tumor）is an IgG4-associated disease. Am J Surg Pathol. 2010；34：202-210.

104. Takahashi H，Fujita S，Okabe H，et al. Immunophenotypic analysis of extranodal non-Hodgkin's lymphomas in the oral cavity. Pathol Res Pract. 1993；189：300-311.

105. Wolvius E，van der Valk P，van der Wal J，et al. Primary extranodal non-Hodgkin's lymphoma of the oral cavity. An analysis of 34 cases. Oral Oncol Eur J Cancer. 1994；30B：121-125.

106. Gulley M，Sargeant K，Grider D，et al. Lymphomas of the oral soft tissues are not preferentially associated with latent or replicative Epstein-Barr virus. Oral Surg Oral Med Oral Pathol Oral Radiol Endod. 1995；80：425-431.

107. Leong I，Fernandes B，Mock D. Epstein-Barr virus detection in non-Hodgkin's lymphoma of the oral cavity：an immunocytochemical and in situ hybridization study. Oral Surg Oral Med Oral Pathol Oral Radiol Endod. 2001；92：184-193.

108. Takahashi H，Kawazoe K，Fujita S，et al. Expression of Bcl-2 oncogene product in primary non-Hodgkin's malignant lymphoma of the oral cavity. Pathol Res Pract. 1996；192：44-53.

109. Lozada-Nur F，de Sanz S，Silverman S Jr，et al. Intraoral non-Hodgkin's lymphoma in seven patients with acquired immunodeficiency syndrome. Oral Surg Oral Med Oral Pathol Oral Radiol Endod. 1996；82：173-178.

110. Delecluse H，Anagnostopoulos I，Dallenbach F，et al. Plasmablastic lymphomas of the oral cavity：a new entity associated with the human immunodeficiency virus infection. Blood. 1997；89：1413-1420.

111. Rosenburg A，Biesma D，Sie-Go D，et al. Primary extranodal CD30-positive T-cell non-Hodgkin's lymphoma of the oral mucosa. Report of two cases. Int J Oral Maxillofac Surg. 1996；25：57-59.

112. Shindoh M，Takami T，Arisue M，et al. Comparison between submucosal （extra-nodal）and nodal non-Hodgkin's lymphoma（NHL）in the oral and maxillofacial region. J Oral Pathol Med. 1997；26：283-289.

113. Quarterman M，Lesher J Jr，Davis L，et al. Rapidly progressive CD8-positive cutaneous T-cell lymphoma with tongue involvement. Am J Dermatol. 1995；17：287-291.

114. Sirois D，Miller A，Harwick R，et al. Oral manifestations of cutaneous T-cell lymphoma. A report of eight cases. Oral Surg Oral Med Oral Pathol. 1993；75：700-705.

115. Stein H，Harris N，Campo E. Plasmablastic lymphoma. In：Swerdlow SH，Campo E，Harris NL，eds. WHO Classification of Tumours of Haematopoietic and Lymphoid Tissues. Lyon，France：IARC Press；2008.

116. Thieblemont C，Mayer A，Dumontet C，et al. Primary thyroid lymphoma is a heterogeneous disease. J Clin Endocrinol Metab. 2002；87：105-111.

117. Derringer G，Thompson L，Frommelt R，et al. Malignant lymphoma of the thyroid gland. Am J Surg Pathol. 2000；24：623-639.

118. Pederson R，Pederson N. Primary non-Hodgkin's lymphoma of the thyroid gland：a population based study. Histopathology. 1996；28：25-32.

119. Alzouebi M，Goepel JR，Horsman JM，Hancock BW. Primary thyroid lymphoma：the 40 year experience of a UK lymphoma treatment centre. Int J Oncol. 2012；40：2075-2080.

120. Bacon CM，Diss TC，Ye H，et al. Follicular lymphoma of the thyroid gland. Am J Surg Pathol. 2009；33：22-34.

121. Isaacson P，Androulakis-Papachristou A. Follicular colonization in thyroid lymphoma. Am J Pathol. 1992；141：43-52.

122. Streubel B，Vinatzer U，Lamprecht A，et al. t（3；14）（p14. 1；q32）Involving IGH and FOXP1 is a novel recurrent chromosomal aberration in MALT lymphoma. Leukemia. 2005；19：652-658.

123. Ansell S，Habermann T，Hoyer J，et al. Primary laryngeal lymphoma. Laryngoscope. 1997；107：1502-1506.

124. Diebold J，Audouin J，Viry B，et al. Primary lymphoplasmacytic lymphoma of the larynx：a rare localization of MALT-type lymphoma. Ann Otol Rhinol Laryngol. 1990；99（7 Pt 1）：577-580.

125. Kato S，Sakura M，Takooda S，et al. Primary non-Hodgkin's lymphoma of the larynx. J Laryngol Otol. 1997；111：571-574.

126. Kawaida M，Fukuda H，Shiotani A，et al. Isolated non-Hodgkin's malignant lymphoma of the larynx presenting as a large pedunculated tumor. ORL. 1996；58：171-174.

127. Smith M，Browne J，Teot L. A case of primary laryngeal T-cell lymphoma in a patient with acquired immunodeficiency syndrome. Am J Otolaryngol. 1996；17：332-334.

128. Palenzuela G，Bernard F，Gardiner Q，et al. Malignant B cell non-Hodgkin's lymphoma of the larynx in children with Wiskott Aldrich syndrome. Int J Pediatr Otorhinolaryngol. 2003；67：989-993.

129. Morgan K，MacLennan K，Narula A，et al. Non-Hodgkin's lymphoma of the larynx（stage 1E）. Cancer. 1989；64：1123-1127.

130. Zinzani P，Magagnoli M，Galieni P，et al. Nongastrointestinal low-grade mucosa-associated lymphoid tissue lymphoma：analysis of 75 patients. J Clin Oncol. 1999；17：1254.

131. Mok J，Pak M，Chan K，et al. Unusual T-and T/NK-cell non-Hodgkin's lymphoma of the larynx：a diagnostic challenge for clinicians and pathologists. Head Neck. 2001；23：625-628.

132. Cikojevic D，Gluncic I，Pesutic-Pisac V，Klancnik M，Colovic Z. Primary laryngeal NK/T-cell non-Hodgkin lymphoma：a case report. Ear Nose Throat J. 2012；91：E10-E12.

133. Isaacson P，Norton A. Extranodal Lymphomas. Edinburgh：Churchill Livingstone；1994：340.

134. Cavalot A，Preti G，Vione N，et al. Isolated primary non-Hodgkin's malignant lymphoma of the larynx. J Laryngol Otol. 2001；115：324-326.

135. Mira-Avendano I，Cumbo-Nacheli G，Parambil J. Mucosa-associated lymphoid tissue lymphoma of the trachea. J Bronchology Interv Pulmonol. 2012；19：44-46.

136. Kaplan M，Pettit C，Zukerberg L，et al. Primary lymphoma of the trachea with morphologic and immunophenotypic characteristics of low-grade B-cell lymphoma of mucosa-associated lymphoid tissue. Am J Surg Pathol. 1992；16：71-75.

137. Louie BE，Harlock J，Hosein A，et al. Laser therapy for an obstructing primary tracheal lymphoma in a patient with AIDS. Can Respir J. 2005；12：86-88.

138. Okubo K，Miyamoto N，Komaki C. Primary mucosa-associated lymphoid tissue（MALT）lymphoma of the trachea：a case of surgical resection and long term survival. Thorax. 2005；60：82-83.

139. Cordier J，Chailleux E，Lauque D，et al. Primary pulmonary lymphomas：a clinical study of 70 cases in nonimmunocompromised patients. Chest. 1993；103：201-208.

140. Rush W，Andriko J，Taubenberger J，et al. Primary anaplastic large cell lymphoma of the lung：a clinicopathologic study of five patients. Mod

Pathol. 2000;13;1285-1292.

141. Li G,Hansmann M,Zwingers T,et al. Primary lymphomas of the lung: morphological,immunohistochemical and clinical features. Histopathology. 1990;16;519-531.

142. Habermann T,Ryu J,Inwards J,et al. Primary pulmonary lymphoma. Semin Oncol. 1999;26;307-315.

143. Wislez M,Cadranel J,Antoine M,et al. Lymphoma of pulmonary mucosa-associated lymphoid tissue:CT scan findings and pathological correlations. Eur Respir J. 1999;14;423-429.

144. Begueret H,Vergier B,Parrens M,et al. Primary lung small B-cell lymphoma versus lymphoid hyperplasia. Am J Surg Pathol. 2002; 26; 76-81.

145. Kurtin P,Myers J,Adlakha H,et al. Pathologic and clinical features of primary pulmonary extranodal marginal zone B-cell lymphoma of MALT type. Am J Surg Pathol. 2001;25;997-1008.

146. Ogusa E,Tomita N,Ishii Y,et al. Clinical manifestations of primary pulmonary extranodal marginal zone lymphoma of mucosa-associated lymphoid tissue in Japanese population. Hematol Oncol. 2013; 31; 18-21.

147. Ferraro P,Trastek V,Adlakha H,et al. Primary non-Hodgkin's lymphoma of the lung. Ann Thorac Surg. 2000;69;993-997.

148. Kim JH,Lee SH,Park J,et al. Primary pulmonary non-Hodgkin's lymphoma. Jpn J Clin Oncol. 2004;34;510-514.

149. Zinzani PL,Tani M,Gabriele A,et al. Extranodal marginal zone B-cell lymphoma of MALT-type of the lung:single-center experience with 12 patients. Leuk Lymphoma. 2003;44;821-824.

150. Ray P,Antoine M,Mary-Krause M,et al. AIDS-related primary pulmonary lymphoma. Am J Respir Crit Care Med. 1998;158;1221-1229.

151. Ryan RJ,Sloan JM,Collins AB,et al. Extranodal marginal zone lymphoma of mucosa-associated lymphoid tissue with amyloid deposition:a clinicopathologic case series. Am J Clin Pathol. 2012;137;51-64.

152. Okabe M,Inagaki H,Ohshima K,et al. API2-MALT1 fusion defines a distinctive clinicopathologic subtype in pulmonary extranodal marginal zone B-cell lymphoma of mucosa-associated lymphoid tissue. Am J Pathol. 2003;162;1113-1122.

153. Ye H,Liu H,Attygalle A,et al. Variable frequencies of t(11;18) (q21;q21)in MALT lymphomas of different sites:significant association with CagA strains of H. pylori in gastric MALT lymphoma. Blood. 2003;102;1012-1018.

154. Kocaturk CI,Seyhan EC,Gunluoglu MZ,et al. Primary pulmonary non-Hodgkin's lymphoma:ten cases with a review of the literature. Tuberk Toraks. 2012;60;246-253.

155. Inagaki H,Chan J,Ng J,et al. Primary thymic extranodal marginal-zone B-cell lymphoma of mucosa-associated lymphoid tissue type exhibits distinctive clinicopathological and molecular features. Am J Pathol. 2002;160;1435-1443.

156. Kaplan LD,Afridi NA,Holmvang G,et al. Case Records of the Massachusetts General Hospital. Weekly clinicopathological exercises. Case 31-2003. A 44-year-old man with HIV infection and a right atrial mass. N Engl J Med. 2003;349;1369-1377.

157. Rolla G,Bertero M,Pastena G,et al. Primary lymphoma of the heart. A case report and review of the literature. Leuk Res. 2002;26;117-120.

158. Gowda RM,Khan IA. Clinical perspectives of primary cardiac lymphoma. Angiology. 2003;54;599-604.

159. Chim C,Chan A,Kwong Y,et al. Primary cardiac lymphoma. Am J Hematol. 1997;54;79-83.

160. Nart D,Nalbantgil S,Yagdi T,et al. Primary cardiac lymphoma in a heart transplant recipient. Transplant Proc. 2005;37;1362-1364.

161. Ikeda H,Nakamura S,Nishimaki H,et al. Primary lymphoma of the heart:case report and literature review. Pathol Int. 2004;54;187-195.

162. Saito T,Tamaru J,Kayao J,et al. Cytomorphologic diagnosis of malignant lymphoma arising in the heart:a case report. Acta Cytol. 2001;45; 1043-1048.

163. Bassi D,Lentzner BJ,Mosca RS,et al. Primary cardiac precursor B lymphoblastic lymphoma in a child:a case report and review of the literature. Cardiovasc Pathol. 2004;13;116-119.

164. Meshref M,Sassolas F,Schell M,et al. Primary cardiac Burkitt lymphoma in a child. Pediatr Blood Cancer. 2004;42;380-383.

165. Nagano M,Uike N,Suzumiya J,et al. Successful treatment of a patient with cardiac lymphoma who presented with a complete atrioventricular block. Am J Hematol. 1998;59;171-174.

166. Jurkovich D,deMarchena E,Bilsker M,et al. Primary cardiac lymphoma diagnosed by percutaneous intracardiac biopsy with combined fluoroscopic and transesophageal echocardiographic imaging. Catheter Cardiovasc Interv. 2000;50;226-233.

167. Anghel G,Zoli V,Petti N,et al. Primary cardiac lymphoma:report of two cases occurring in immunocompetent subjects. Leuk Lymphoma. 2004;45;781-788.

168. Gruver AM,Huba MA,Dogan A,Hsi ED. Fibrin-associated large B-cell lymphoma:part of the spectrum of cardiac lymphomas. Am J Surg Pathol. 2012;36;1527-1537.

169. Telesinghe PU,Anthony PP. Primary lymphoma of the breast. Histopathology. 1985;9;297-307.

170. Wiseman C,Liao K. Primary lymphoma of the breast. Cancer. 1972;29; 1705-1712.

171. Hosein PJ,Maragulia JC,Salzberg MP,et al. A multicentre study of primary breast diffuse large B-cell lymphoma in the rituximab era. Br J Haematol. 2014;165;358-363.

172. Liu M,Hsieh C,Wang A,et al. Primary breast lymphoma:a pooled analysis of prognostic factors and survival in 93 cases. Ann Saudi Med. 2005;25;288-293.

173. Mattia A,Ferry J,Harris N. Breast lymphoma:a B-cell spectrum including the low grade B-cell lymphoma of mucosa associated lymphoid tissue. Am J Surg Pathol. 1993;17;574-587.

174. Wang LA,Harris NL,Ferry JA. Lymphoma of the breast and the role of mammography in the detection of low-grade lymphomas. Mod Pathol. 2004;17;276A.

175. Hugh J,Jackson F,Hanson J,et al. Primary breast lymphoma—an immunohistologic study of 20 new cases. Cancer. 1990;66;2602-2611.

176. Talwalkar SS,Miranda RN,Valbuena JR,et al. Lymphomas involving the breast:a study of 106 cases comparing localized and disseminated neoplasms. Am J Surg Pathol. 2008;32;1299-1309.

177. Lyons J,Myles J,Pohlman B,et al. Treatment and prognosis of primary breast lymphoma—a review of 13 cases. Am J Clin Oncol. 2000;23; 334-336.

178. el Ghazawy I,Singletary S. Surgical management of primary lymphoma of the breast. Ann Surg. 1991;214;724-726.

179. Jeon H,Akagi T,Hoshida Y,et al. Primary non-Hodgkin's malignant lymphoma of the breast. Cancer. 1992;70;2451-2459.

180. Kirkpatrick A,Bailey D,Weizel H. Bilateral primary breast lymphoma

in pregnancy:a case report and literature review. Can J Surg. 1996;39:333-335.

181. Brogi E,Harris N. Lymphomas of the breast:pathology and clinical behavior. Semin Oncol. 1999;26:357-364.

182. Aviles A,Neri N,Nambo MJ. The role of genotype in 104 cases of diffuse large B-cell lymphoma primary of breast. Am J Clin Oncol. 2012;35:126-129.

183. Wong AK,Lopategui J,Clancy S,et al. Anaplastic large cell lymphoma associated with a breast implant capsule:a case report and review of the literature. Am J Surg Pathol. 2008;32:1265-1268.

184. Xu J,Wei S. Breast implant-associated anaplastic large cell lymphoma: review of a distinct clinicopathologic entity. Arch Pathol Lab Med. 2014;138:842-846.

184a. Swerdlow SH,Campo E,Pileri SA,et al. The 2016 revision of the World Health Organization classification of lymphoid neoplasms. Blood. 2016;127:2375-2390.

185. Miranda RN,Lin L,Talwalkar SS,et al. Anaplastic large cell lymphoma involving the breast:a clinicopathologic study of 6 cases and review of the literature. Arch Pathol Lab Med. 2009;133:1383-1390.

186. Aladily TN,Medeiros LJ,Amin MB,et al. Anaplastic large cell lymphoma associated with breast implants:a report of 13 cases. Am J Surg Pathol. 2012;36:1000-1008.

187. Taylor KO,Webster HR,Prince HM. Anaplastic large cell lymphoma and breast implants:five Australian cases. Plast Reconstr Surg. 2012; 129:610e-617e.

188. Schwartz I,Strauchen J. Lymphocytic mastopathy. Am J Clin Pathol. 1990;93:725-730.

189. Crump M,Gospodarowicz M,Shepherd F. Lymphoma of the gastrointestinal tract. Semin Oncol. 1999;26:324-337.

190. Golioto M,McGrath K. Primary lymphoma of the esophagus in a chronically immunosuppressed patient with hepatitis C infection:case report and review of the literature. Am J Med Sci. 2001;321:203-205.

191. Koh P,Horsman J,Radstone C, et al. Localised extranodal non-Hodgkin's lymphoma of the gastrointestinal tract:Sheffield lymphoma group experience(1989-1998). Int J Oncol. 2001;18:743-748.

192. Domizio P,Owen RA,Shepherd NA,et al. Primary lymphoma of the small intestine. A clinicopathologic study of 119 cases. Am J Surg Pathol. 1993;17:429-442.

193. Hansen P,Vogt K,Skov R,et al. Primary gastrointestinal non-Hodgkin's lymphoma in adults:a population-based clinical and histopathologic study. J Intern Med. 1998;244:71-78.

194. Kojima M,Nakamura S,Kurabayashi Y,et al. Primary malignant lymphoma of the intestine:clinicopathologic and immunohistochemical studies of 39 cases. Pathol Int. 1995;45:123-130.

195. Lewin K,Ranchod M,Dorfman R. Lymphomas of the gastrointestinal tract. Cancer. 1978;42:693-707.

196. Nakamura S,Matsumoto T,Takeshita M,et al. A clinicopathologic study of primary small intestine lymphoma:prognostic significance of mucosa-associated lymphoid tissue-derived lymphoma. Cancer. 2000; 88:286-294.

197. Shepherd N,Hall P,Coates P,et al. Primary malignant lymphoma of the colon and rectum. A histopathological and immunohistochemical analysis of 45 cases with clinicopathological correlations. Histopathology. 1988; 12:235-252.

198. Koch P,del Valle F,Berdel W,et al. Primary gastrointestinal Non-Hodgkin's lymphoma:I. Anatomic and histologic distribution,clinical features,and survival data of 371 patients registered in the German multicenter study GIT NHL 01/92. J Clin Oncol. 2001;19:3861-3873.

199. Ferreri A,Freschi M,Dell'Oro S,et al. Prognostic significance of the histopathologic recognition of low-and high-grade components in stage I-II B-cell gastric lymphomas. Am J Surg Pathol. 2001;25:95-102.

200. Takeshita M,Iwashita A,Kurihara K,et al. Histologic and immunohistologic findings and prognosis of 40 cases of gastric large B-cell lymphoma. Am J Surg Pathol. 2000;24:1641-1649.

201. Yoshino T,Omonishi K,Kobayashi K,et al. Clinicopathological features of gastric mucosa-associated lymphoid tissue(MALT) lymphoma:high-grade transformation and comparison with diffuse large B-cell lymphomas without MALT lymphoma features. J Clin Pathol. 2000; 53: 187-190.

202. Chan J. Gastrointestinal lymphomas:an overview with emphasis on new findings and diagnostic problems. Semin Diagn Pathol. 1996; 13: 260-296.

203. Hsi E,Eisbruch A,Greenson J,et al. Classification of primary gastric lymphomas according to histologic features. Am J Surg Pathol. 1998; 22:17-27.

204. Liang R,Chan W,Kwong Y,et al. High incidence of BCL-6 gene rearrangement in diffuse large B-cell lymphoma of primary gastric origin. Cancer Genet Cytogenet. 1997;97:114-118.

205. Starostik P,Greiner A,Schultz A,et al. Genetic aberrations common in gastric high-grade large B-cell lymphoma. Blood. 2000;95:1180-1187.

206. Hoeve M,Gisbertz I,Schouten H,et al. Gastric low-grade MALT lymphoma,high-grade MALT lymphoma and diffuse large B cell lymphoma show different frequencies of trisomy. Leukemia. 1999;13:799-807.

207. Isaacson PG. Gastrointestinal lymphoma. Hum Pathol. 1994; 25: 1020-1029.

208. Yoshino T,Miyake K,Ichimura K,et al. Increased incidence of follicular lymphoma in the duodenum. Am J Surg Pathol. 2000;24:688-693.

209. Jiang M,Chen X,Yi Z,et al. Prognostic characteristics of gastrointestinal tract NK/T-cell lymphoma:an analysis of 47 patients in China. J Clin Gastroenterol. 2013;47:e74-e79.

210. Smith D,Cataldo P. Perianal lymphoma in a heterosexual and nonimmunocompromised patient:report of a case and review of the literature. Dis Colon Rectum. 1999;42:952-954.

211. Dong HY,Scadden DT,de Leval L,et al. Plasmablastic lymphoma in HIV-positive patients:an aggressive Epstein-Barr virus-associated extramedullary plasmacytic neoplasm. Am J Surg Pathol. 2005; 29: 1633-1641.

212. Lenzen R,Borchard F,Lubke H,et al. Colitis ulcerosa complicated by malignant lymphoma:case report and analysis of published works. Gut. 1995;36:306-310.

213. Wagonfeld J,Platz C,Fishman F,et al. Multicentric colonic lymphoma complicating ulcerative colitis. Am J Dig Dis. 1977;22:502-508.

214. Farrell R,Ang Y,Kileen P,et al. Increased incidence of non-Hodgkin's lymphoma in inflammatory bowel disease patients on immunosuppressive therapy but overall risk is low. Gut. 2000;47:514-519.

215. Matysiak-Budnik T,Jamet P,Fabiani B,Nion-Larmurier I, Marjanovic Z,Ruskone-Fourmestraux A. Primary intestinal B-cell lymphoma:a prospective multicentre clinical study of 91 cases. Dig Liver Dis. 2013;45: 947-952.

216. Kiess AP,Yahalom J. Primary follicular lymphoma of the gastrointesti-

nal tract：effect of stage，symptoms and treatment choice on outcome. Leuk Lymphoma. 2013；54；177-180.

217. Bende R，Smit L，Bossenbroek J，et al. Primary follicular lymphoma of the small intestine：alpha4beta7 expression and immunoglobulin configuration suggest an origin from local antigen-experienced B cells. Am J Pathol. 2003；162；105-113.

218. Chott A，Raderer M，Jager U，et al. Follicular lymphoma of the duodenum：a distinct extranodal B-cell lymphoma？ Mod Pathol. 2001；14；160A.

219. Misdraji J，del Castillo C，Ferry J. Follicle center lymphoma of the ampulla of Vater presenting with jaundice. Am J Surg Pathol. 1997；21；484-488.

220. Diebold J，Jaffe E，Raphael M，et al. Burkitt lymphoma. In：Jaffe E，et al. ，eds. Pathology and Genetics：Tumours of Haematopoietic and Lymphoid Tissues. Lyon，France：IARC Press；2001；181-184.

221. Chuang SS，Chang ST，Chuang WY，et al. NK-cell lineage predicts poor survival in primary intestinal NK-cell and T-cell lymphomas. Am J Surg Pathol. 2009；33；1230-1240.

222. Perry AM，Warnke RA，Hu Q，et al. Indolent T-cell lymphoproliferative disease of the gastrointestinal tract. Blood. 2013；122；3599-3606.

223. Mansoor A，Pittaluga S，Beck PL，et al. NK-cell enteropathy：a benign NK-cell lymphoproliferative disease mimicking intestinal lymphoma：clinicopathologic features and follow-up in a unique case series. Blood. 2011；117；1447-1452.

224. Kitamura Y，Ohta T，Terada T，Primary T. cell non-Hodgkin's malignant lymphoma of the appendix. Pathol Int. 2000；50；313-317.

225. Muller G，Dargent J，Duwel V，et al. Leukaemia and lymphoma of the appendix presenting as acute appendicitis or acute abdomen. J Cancer Res Clin Oncol. 1997；123；560-564.

226. Pasquale M，Shabahang M，Bitterman P，et al. Primary lymphoma of the appendix：case report and review of the literature. Surg Oncol. 1994；3；243-248.

227. Kumar S，Fend F，Quintanilla-Martinez L，et al. Epstein-Barr virus positive primary gastrointestinal Hodgkin's disease：association with inflammatory bowel disease and immunosuppression. Am J Surg Pathol. 2000；24；66-73.

228. Kelly MD，Stuart M，Tschuchnigg M，et al. Primary intestinal Hodgkin's disease complicating ileal Crohn's disease. Aust N Z J Surg. 1997；67；485-489.

229. Li S，Borowitz M. Primary Epstein-Barr virus-associated Hodgkin's disease of the ileum complicating Crohn disease. Arch Pathol Lab Med. 2001；125；424-427.

230. Venizelos I，Tamiolakis D，Bolioti S，et al. Primary gastric Hodgkin's lymphoma：a case report and review of the literature. Leuk Lymphoma. 2005；46；147-150.

231. Citak EC，Sari I，Demirci M，Karakus C，Sahin Y. Primary hepatic Burkitt lymphoma in a child and review of literature. J Pediatr Hematol Oncol. 2011；33；e368-e371.

232. Kikuma K，Watanabe J，Oshiro Y，et al. Etiological factors in primary hepatic B-cell lymphoma. Virchows Arch. 2012；460；379-387.

233. Sekiguchi Y，Yoshikawa H，Shimada A，et al. Primary hepatic circumscribed Burkitt's lymphoma that developed after acute hepatitis B：report of a case with a review of the literature. J Clin Exp Hematop. 2013；53；167-173.

234. Page R，Romaguera J，Osborne B，et al. Primary hepatic lymphoma favorable outcome after combination chemotherapy. Cancer. 2001；92；2023-2029.

235. Isaacson PG，Banks PM，Best PV，et al. Primary low-grade hepatic B-cell lymphoma of mucosa-associated lymphoid tissue（MALT）-type. Am J Surg Pathol. 1995；19；571-575.

236. Kiesewetter B，Mullauer L，Streubel B，et al. Primary mucosa-associated lymphoid tissue（MALT）lymphoma of the liver：clinical，molecular，and microbiological aspects. Ann Hematol. 2012；91；1817-1818.

237. Rodriguez J，Rawls D，Speights V. Primary lymphoma of the liver mimicking metastatic liver disease. South Med J. 1995；88；677-680.

238. Bowman SJ，Levison DA，Cotter FE，et al. Primary T cell lymphoma of the liver in a patient with Felty's syndrome. Br J Rheumatol. 1994；33；157-160.

239. Kim JH，Kim HY，Kang I，et al. A case of primary hepatic lymphoma with hepatitis C liver cirrhosis. Am J Gastroenterol. 2000；95；2377-2380.

240. Murakami J，Fukushima N，Ueno H，et al. Primary hepatic low-grade B-cell lymphoma of the mucosa-associated tissue type：a case report and review of the literature. Int J Hematol. 2002；75；85-90.

241. Scerpella EG，Villareal AA，Casanova PF，et al. Primary lymphoma of the liver in AIDS. Report of one new case and review of the literature. J Clin Gastroenterol. 1996；22；51-53.

242. Ye M，Suriawinata A，Black C，et al. Primary hepatic marginal zone B-cell lymphoma of mucosa-associated lymphoid tissue type in a patient with primary biliary cirrhosis. Arch Pathol Lab Med. 2000；124；604-608.

243. Maes M，Depardieu J，Hermans M，et al. Primary low-grade B-cell lymphoma of MALT-type occurring in the liver. J Hepatol. 1997；27；922-927.

244. Mani H，Climent F，Colomo L，Pittaluga S，Raffeld M，Jaffe ES. Gall bladder and extrahepatic bile duct lymphomas：clinicopathological observations and biological implications. Am J Surg Pathol. 2010；34；1277-1286.

245. Bickel A，Eitan A，Tsilman B，et al. Low-grade B cell lymphoma of mucosa-associated lymphoid tissue（MALT）arising in the gallbladder. Hepatogastroenterology. 1999；46；1643-1646.

246. Chatila R，Fiedler P，Vender R. Primary lymphoma of the gallbladder：case report and review of the literature. Am J Gastroenterol. 1996；91；2242-2244.

247. Chim C，Liang R，Loong F，et al. Primary mucosa-associated lymphoid tissue lymphoma of the gallbladder. Am J Med. 2002；112；505-507.

248. McCluggage W，Mackel E，McCusker G. Primary low grade malignant lymphoma of mucosa-associated lymphoid tissue of gallbladder. Histopathology. 1996；29；285-287.

249. O'Boyle M. Gallbladder wall mass on sonography representing large-cell non-Hodgkin's lymphoma in an AIDS patient. J Ultrasound Med. 1994；13；67-68.

250. Eliason S，Grosso L. Primary biliary malignant lymphoma clinically mimicking cholangiocarcinoma. Ann Diagn Pathol. 2001；5；25-33.

251. Nguyen G. Primary extranodal non-Hodgkin's lymphoma of the extrahepatic bile ducts. Cancer. 1982；50；2218-2222.

252. Baylor S，Berg J. Cross-classification and survival characteristics of 5000 cases of cancer of the pancreas. Surg Oncol. 1973；5；335-358.

253. Du X，Zhao Y，Zhang T，et al. Primary pancreatic lymphoma：a clinical quandary of diagnosis and treatment. Pancreas. 2011；40；30-36.

254. Mishra MV, Keith SW, Shen X, Bar Ad V, Champ CE, Biswas T. Primary pancreatic lymphoma: a population-based analysis using the SEER program. Am J Clin Oncol. 2013;36:38-43.

255. Jones W, Sheikh M, McClave S. AIDS-related non-Hodgkin's lymphoma of the pancreas. Am J Gastroenterol. 1997;92:335-338.

256. Nishimura R, Takakuwa T, Hoshida Y, et al. Primary pancreatic lymphoma: clinicopathological analysis of 19 cases from Japan and review of the literature. Oncology. 2001;60:322-329.

257. Liu W, Hua R, Zhang JF, Huo YM, Liu DJ, Sun YW. First report of primary pancreatic natural killer/T-cell nasal type lymphoma. Eur Rev Med Pharmacol Sci. 2012;17:318-322.

258. Nakatsuka S, Hongyo T, Syaifudin M, et al. Mutations of p53, c-kit, K-ras, and B-catenin in non-Hodgkin's lympho. Jpn J Cancer Res. 2002;93:267-274.

259. Rashidi A, Fisher SI. Primary adrenal lymphoma: a systematic review. Ann Hematol. 2013;92:1583-1593.

260. Ohsawa M, Tomita Y, Hashimoto M, et al. Malignant lymphoma of the adrenal gland: its possible correlation with the Epstein-Barr virus. Mod Pathol. 1996;9:534-543.

261. Al-Fiar FZ, Pantalony D, Shepherd F. Primary bilateral adrenal lymphoma. Leuk Lymphoma. 1997;27:543-549.

262. Kim YR, Kim JS, Min YH, et al. Prognostic factors in primary diffuse large B-cell lymphoma of adrenal gland treated with rituximab-CHOP chemotherapy from the Consortium for Improving Survival of Lymphoma (CISL). J Hematol Oncol. 2012;5:49.

263. Abbas Z, Johnston DA, Murray FE. Renal lymphoma: an unusual cause of extrahepatic biliary obstruction. Postgrad Med J. 1996;72:617-618.

264. Ahmad AH, Maclennan GT, Listinsky C. Primary renal lymphoma: a rare neoplasm that may present as a primary renal mass. J Urol. 2005;173:239.

265. Dimopoulos MA, Moulopoulos LA, Constantinides C, et al. Primary renal lymphoma: a clinical and radiological study. J Urol. 1996;155:1865-1867.

266. Ferry J, Young R. Malignant lymphoma of the genitourinary tract. Curr Diagn Pathol. 1997;4:145-169.

267. Ferry JA, Harris NL, Papanicolaou N, et al. Lymphoma of the kidney. A report of 11 cases. Am J Surg Pathol. 1995;19:134-144.

268. Okuno SH, Hoyer JD, Ristow K, et al. Primary renal non-Hodgkin's lymphoma. An unusual extranodal site. Cancer. 1995;75:2258-2261.

269. Parveen T, Navarro-Roman L, Medeiros L, et al. Low-grade B-cell lymphoma of mucosa-associated lymphoid tissue arising in the kidney. Arch Pathol Lab Med. 1993;117:780-783.

270. Porcaro A, D'Amico A, Novella G, et al. Primary lymphoma of the kidney. Report of a case and update of the literature. Arch Ital Urol Androl. 2002;74:44-47.

271. Venizelos I, Rombis V, Tulupidis S, et al. Primary anaplastic large cell lymphoma of the kidney. Leuk Lymphoma. 2003;44:353-355.

272. Yasunaga Y, Hoshida H, Hashimoto M, et al. Malignant lymphoma of the kidney. J Surg Oncol. 1997;64:207-211.

273. Onishi T, Yonemura S, Sakata Y, et al. Renal lymphoma associated with Castleman's disease. Scand J Urol Nephrol. 2004;38:90-91.

274. Tuzel E, Mungan MU, Yorukoglu K, et al. Primary renal lymphoma of mucosa-associated lymphoid tissue. Urology. 2003;61:463.

275. Morel P, Dupriez B, Herbrecht R, et al. Aggressive lymphomas with renal involvement: a study of 48 patients treated with the LNH-84 and LNH-87 regimens. Br J Cancer. 1994;70:154-159.

276. Geffen DB, Fisher RI, Longo DL, et al. Renal involvement in diffuse aggressive lymphomas: results of treatment with combination chemotherapy. J Clin Oncol. 1985;3:646-653.

277. Matsushima H, Fujita K, Kunitake T, et al. Renal lymphoma. Report of 2 cases and review of the literature. Nippon Hinyokika Gakkai Zasshi. 1992;83:1521-1524.

278. Bhattachary V, Gammall MM. Case report. Bilateral non-Hodgkin's intrinsic lymphoma of ureters. Br J Urol. 1995;75:673-674.

279. Ruth K, El-Amm J, Sotelo T, Aragon-Ching JB. Primary diffuse large B-cell lymphoma of the ureter in a patient with HIV: a case report and review of literature. Clin Lymphoma Myeloma Leuk. 2013;13:324-326.

280. Chaitin BA, Manning JT, Ordonez NG. Hematologic neoplasms with initial manifestations in the lower urinary tract. Urology. 1984;23:35-42.

281. Feddersen RM, Smith AY. Ureteral obstruction and hydronephrosis as a complication of lymphomatoid granulomatosis: a case report and literature review. J Urol. 1992;147:118-119.

282. Kempton C, Kurtin P, Inwards D, et al. Malignant lymphoma of the bladder: evidence from 36 cases that low-grade lymphoma of the MALT-type is the most common primary bladder lymphoma. Am J Surg Pathol. 1997;21:1324-1333.

283. Al-Maghrabi J, Kamel-Reid S, Jewett M, et al. Primary low-grade B-cell lymphoma of mucosa-associated lymphoid tissue type arising in the urinary bladder: report of 4 cases with molecular genetic analysis. Arch Pathol Lab Med. 2001;125:332-336.

284. Bates A, Norton A, Baithun S. Malignant lymphoma of the urinary bladder: a clinicopathological study of 11 cases. J Clin Pathol. 2000;53:458-461.

285. Hatcher PA, Wilson DD. Primary lymphoma of the male urethra. Urology. 1997;49:142-144.

286. Kakizaki H, Nakada T, Sugano O, et al. Malignant lymphoma in the female urethra. Int J Urol. 1994;1:281-282.

287. Pawade J, Banerjee SS, Harris M, et al. Lymphomas of mucosa-associated lymphoid tissue arising in the urinary bladder. Histopathology. 1993;23:147-151.

288. Lucioni M, Nicola M, Riboni R, et al. Antibiotic therapy-induced remission of bladder mucosa-associated lymphoid tissue (MALT) lymphoma carrying t(11;18)(q21;q21) apoptosis inhibitor 2-MALT1. J Clin Oncol. 2013;31:e304-e306.

289. Morita K, Nakamura F, Nannya Y, et al. Primary MALT lymphoma of the urinary bladder in the background of interstitial cystitis. Ann Hematol. 2012;91:1505-1506.

290. Isaacson PG. Critical commentary to "Primary malignant lymphoma of the bladder. Pathol Res Pract. 1996;192:164-165.

291. Kuhara H, Tamura Z, Suchi T, et al. Primary malignant lymphoma of the urinary bladder. A case report. Acta Pathol Jpn. 1990;40:764-769.

292. Ohsawa M, Mishima K, Suzuki A, et al. Malignant lymphoma of the urethra: report of a case with detection of Epstien-Barr virus genome in the tumour cells. Histopathology. 1994;24:525-529.

293. Vapnek JM, Turzan CW. Primary malignant lymphoma of the female urethra: report of a case and review of the literature. J Urol. 1992;147:701-703.

294. Zukerberg LR, Harris NL, Young RH. Carcinomas of the urinary bladder simulating malignant lymphoma. A report of five cases. Am J Surg Pathol. 1991;15:569-576.

295. Zucca E, Conconi A, Mughal TI, et al. Patterns of outcome and prognostic factors in primary large-cell lymphoma of the testis in a survey by the International Extranodal Lymphoma Study Group. J Clin Oncol. 2003;21:20-27.

296. Dalle J, Mechinaud F, Michon J, et al. Testicular disease in childhood B-cell non-Hodgkin's lymphoma: the French Society of Pediatric Oncology experience. J Clin Oncol. 2001;19:2397-2403.

297. Ferry JA, Harris NL, Young RH, et al. Malignant lymphoma of the testis, epididymis, and spermatic cord. A clinicopathologic study of 69 cases with immunophenotypic analysis. Am J Surg Pathol. 1994;18:376-390.

298. Fonseca R, Habermann T, Colgan J, et al. Testicular lymphoma is associated with a high incidence of extranodal recurrence. Cancer. 2000;88:154-161.

299. Pakzad K, MacLennan GT, Elder JS, et al. Follicular large cell lymphoma localized to the testis in children. J Urol. 2002;168:225-228.

300. Pectasides D, Economopoulos T, Kouvatseas G, et al. Anthracycline-based chemotherapy of primary non-Hodgkin's lymphoma of the testis: The Hellenic Cooperative Oncology Group experience. Oncology. 2000;58:286-292.

301. Cheah CY, Wirth A, Seymour JF. Primary testicular lymphoma. Blood. 2014;123:486-493.

302. Kausch I, Doehn C, Buttner H, et al. Primary lymphoma of the epididymis. J Urol. 1998;160:1801-1802.

303. Lands RH. Non-Hodgkin's lymphoma originating in the spermatic cord. South Med J. 1996;89:352-353.

304. McDermott MB, O'Briain DS, Shiels OM, et al. Malignant lymphoma of the epididymis. A case report of bilateral involvement by a follicular large cell lymphoma. Cancer. 1995;75:2174-2179.

305. Moller MB. Non-Hodgkin's lymphoma of the spermatic cord. Acta Haematol. 1994;91:70-72.

306. Novella G, Porcaro A, Rightetti R, et al. Primary lymphoma of the epididymis: case report and review of the literature. Urol Int. 2001;67:97-99.

307. Vega F, Medeiros L, Abruzzo L. Primary paratesticular lymphoma: a report of 2 cases and review of literature. Arch Pathol Lab Med. 2001;125:428-432.

308. Al-Abbadi MA, Hattab EM, Tarawneh MS, et al. Primary testicular diffuse large B-cell lymphoma belongs to the nongerminal center B-cell-like subgroup: a study of 18 cases. Mod Pathol. 2006;19:1521-1527.

309. Lambrechts AC, Looijenga LHJ, vant's Veer MB, et al. Lymphomas with testicular localisation show a consistent BCL-2 expression without a translocation (14,18): a molecular and immunohistochemical study. Br J Cancer. 1995;71:73-77.

310. Lones MA, Raphael M, McCarthy K. Primary follicular lymphoma of the testis in children and adolescents. J Pediatr Hematol Oncol. 2012;34:68-71.

311. Akhtar M, Al-Dayel F, Siegrist K, et al. Neutrophil-rich Ki-1-positive anaplastic large cell lymphoma presenting as a testicular mass. Mod Pathol. 1996;9:812-815.

312. Wilkins BS, Williamson JMS, O'Brien CJ. Morphological and immunohistochemical study of testicular lymphomas. Histopathology. 1989;15:147-156.

313. Liang DN, Yang ZR, Wang WY, et al. Extranodal nasal type natural killer/T-cell lymphoma of testis: report of seven cases with review of literature. Leuk Lymphoma. 2012;53:1117-1123.

314. Chan JKC, Tsang WYW, Lau W-H, et al. Aggressive T/natural killer cell lymphoma presenting as testicular tumor. Cancer. 1996; 77:1198-1205.

315. Zouhair A, Weber D, Belkacemi Y, et al. Outcome and patterns of failure in testicular lymphoma: a multicenter Rare Cancer Network study. Int J Radiat Oncol Biol. 2002;52:652-656.

316. Lagrange JL, Ramaioli A, Theodore CH, et al. Non-Hodgkin's lymphoma of the testis: a retrospective study of 84 patients treated in the French anticancer centres. Ann Oncol. 2001;12:1313-1319.

317. Moller MB, d'Amore F, Christensen BE. Testicular lymphoma: a population-based study of incidence, clinicopathological correlations and prognosis. Eur J Cancer. 1994;30A:1760-1764.

318. Ferry JA, Young RH, Scully RE. Plasmacytoma of the testis: a report of 7 cases, including 3 that were the initial manifestation of plasma cell myeloma. Am J Surg Pathol. 1997;21:590-598.

319. Sarris A, Dimopoulos M, Pugh W, et al. Primary lymphoma of the prostate: good outcome with doxorubicin-based combination chemotherapy. J Urol. 1995;153:1852-1854.

320. Chu P, Huang Q, Weiss L. Incidental and concurrent malignant lymphomas discovered at the time of prostatectomy and prostate biopsy. Am J Surg Pathol. 2005;29:693-699.

321. Bostwick D, Iczkowski K, Amin M, et al. Malignant lymphoma involving the prostate: report of 62 cases. Cancer. 1998;83:732-738.

322. Bostwick DG, Mann RB. Malignant lymphomas involving the prostate. A study of 13 cases. Cancer. 1985;56:2932-2938.

323. Ghose A, Baxter-Smith DC, Eeles H, et al. Lymphoma of the prostate treated with radiotherapy. Clin Oncol (R Coll Radiol). 1995;7:134.

324. Tomaru U, Ishikura H, Kon S, et al. Primary lymphoma of the prostate with features of low grade B-cell lymphoma of mucosa associated lymphoid tissue: a rare cause of urinary obstruction. J Urol. 1999;162:496-497.

325. Tissier F, Badoual C, Saporta F, et al. Prostatic lymphoma of mucosa-associated lymphoid tissue: an uncommon location. Histopathology. 2002;40:111-113.

326. Kosari F, Daneshbod Y, Parwaresch R, et al. Lymphomas of the female genital tract: a study of 186 cases and review of the literature. Am J Surg Pathol. 2005;29:1512-1520.

327. Kaplan MA, Jacobson JO, Ferry JA, et al. T cell lymphoma of the vulva with erythrophagocytosis in a renal allograft recipient. Am J Surg Pathol. 1993;17:842-849.

328. Nagarsheth NP, Kalir T, Rahaman J. Post-transplant lymphoproliferative disorder of the cervix. Gynecol Oncol. 2005;97:271-275.

329. Zhao XY, Hong XN, Cao JN, et al. Clinical features and treatment outcomes of 14 cases of primary ovarian non-Hodgkin's lymphoma: a single-center experience. Med Oncol. 2011;28:1559-1564.

330. Dimopoulos MA, Daliani D, Pugh W, et al. Primary ovarian non-Hodgkin's lymphoma: outcome after treatment with combination chemotherapy. Gynecol Oncol. 1997;64:446-450.

331. Scully RE. Tumors of the ovary and maldeveloped gonads. In: Atlas of Tumor Pathology. 2nd Series, Fascicle 16. Washington, DC: Armed Forces Institute of Pathology; 1979:117-127.

332. Osborne BM, Robboy SJ. Lymphomas or leukemia presenting as ovarian tumors. An analysis of 42 cases. Cancer. 1983;52:1933-1943.

333. Vang R, Medeiros L, Warnke R, et al. Ovarian non-Hodgkin's lympho-

ma；a clinicopathologic study of eight primary cases. Mod Pathol. 2001；14：1093-1099.

334. Neuhauser TS，Tavassoli FA，Abbondanzo SL. Follicle center lymphoma involving the female genital tract：a morphologic and molecular genetic study of three cases. Ann Diagn Pathol. 2000；4：293-299.

335. Fox H，Langley FA，Govan ADT，et al. Malignant lymphoma presenting as an ovarian tumour：a clinicopathologic analysis of 34 cases. Br J Obstet Gynaecol. 1988；95：386-390.

336. Gandhi N，Soomro IN，O'Connor S，Sovani V. Primary lymphoma arising in a mature cystic teratoma of the ovary. Histopathology. 2012；61：1238-1240.

337. Ozsan N，Bedke BJ，Law ME，et al. Clinicopathologic and genetic characterization of follicular lymphomas presenting in the ovary reveals 2 distinct subgroups. Am J Surg Pathol. 2011；35：1691-1699.

338. Noack F，Lange K，Lehmann V，Caselitz J，Merz H. Primary extranodal marginal zone B-cell lymphoma of the fallopian tube. Gynecol Oncol. 2002；86：384-386.

339. Gaffan J，Herbertson R，Davis P，Dogan A，Jones A. Bilateral peripheral T-cell lymphoma of the fallopian tubes. Gynecol Oncol. 2004；95：736-738.

340. Alduaij A，Hansen K，Zhang C. Primary follicular lymphoma of the fallopian tube found incidentally in a patient treated for endometrial carcinoma：a case report. Diagn Pathol. 2010；5：44.

341. Vang R，Medeiros LJ，Fuller GN，et al. Non-Hodgkin's lymphoma involving the gynecologic tract：a review of 88 cases. Adv Anat Pathol. 2001；8：200-217.

342. Vang R，Medeiros LJ，Ha CS，et al. Non-Hodgkin's lymphomas involving the uterus：a clinicopathologic analysis of 26 cases. Mod Pathol. 2000；13：19-28.

343. Harris NL，Scully RE. Malignant lymphoma and granulocytic sarcoma of the uterus and vagina. A clinicopathologic analysis of 27 cases. Cancer. 1984；53：2530-2545.

344. Makarewicz R，Kuzminska A. Non-Hodgkin's lymphoma of the uterine cervix：a report of three patients. Clin Oncol（R Coll Radiol）. 1995；7：198-199.

345. Perren T，Farrant M，McCarthy K，et al. Lymphomas of the cervix and upper vagina：a report of five cases and a review of the literature. Gynecol Oncol. 1992；44：87-95.

346. Andrews SJ，Hernandez E，Woods J，et al. Burkitt's-like lymphoma presenting as a gynecologic tumor. Gynecol Oncol. 1988；30：131-136.

347. Chandy L，Kumar L，Dawar R. Non-Hodgkin's lymphoma presenting as a primary lesion in uterine cervix：case report. J Obstet Gynaecol Res. 1998；24：183-187.

348. Garavaglia E，Taccagni G，Montoli S，et al. Primary stage I-IIE non-Hodgkin's lymphoma of uterine cervix and upper vagina：evidence for a conservative approach in a study on three patients. Gynecol Oncol. 2005；97：214-218.

349. Merritt AJ，Shenjere P，Menasce LP，et al. Primary extranodal marginal zone B cell lymphoma of the uterus：a case study and review of the literature. J Clin Pathol. 2014；67：375-377.

350. van de Rijn M，Kamel O，Chang P，et al. Primary low grade endometrial B-cell lymphoma. Am J Surg Pathol. 1997；21：187-194.

351. Kirk CM，Naumann RW，Hartmann CJ，et al. Primary endometrial T-cell lymphoma. A case report. Am J Clin Pathol. 2001；115：561-566.

352. Masunaga A，Abe M，Emiko T，et al. Primary uterine T-cell lymphoma. Case report. Int J Gynecol Pathol. 1998；17：376-379.

353. Bennett J，Oliva E，Nardi V，Lindeman N，Ferry J，Louissaint A. Primary extranodal marginal zone lymphoma（MALT）-like lymphoid proliferations of the endometrium. Mod Pathol. 2015；28（suppl 2）：276A.

354. Amichetti M，Chiappe E，Mussari S，et al. Primary non-Hodgkin's lymphoma of the female genital tract. Oncol Rep. 1999；6：651-654.

355. Vang R，Medeiros L，Silva E，et al. Non-Hodgkin's lymphoma involving the vagina. A clinicopathologic analysis of 14 patients. Am J Surg Pathol. 2000；24：719-725.

356. Kaplan EJ，Chadburn A，Caputo TA. Case report. HIV-related primary non-Hodgkin's lymphoma of the vulva. Gynecol Oncol. 1996；61：131-138.

357. Vang R，Medeiros L，Malpica A，et al. Non-Hodgkin's lymphoma involving the vulva. Int J Gynecol Pathol. 2000；19：236-242.

358. Prevot S，Hugol D，Audouin J，et al. Primary non Hodgkin's malignant lymphoma of the vagina. Report of 3 cases with review of the literature. Pathol Res Pract. 1992；188：78-85.

359. Macleod C，Palmer A，Findlay M. Primary non-Hodgkin's lymphoma of the vulva：a case report. Int J Gynecol Cancer. 1998；8：504-508.

360. Geyer J，Ferry J，Harris N，Longtine J，Young R，Zukerberg L. Florid reactive lymphoid hyperplasia of the lower female genital tract（lymphoma-like lesion）：a benign condition that frequently harbors clonal immunoglobulin heavy chain gene rearrangements. Am J Surg Pathol. 2010；34：161-168.

361. Young RH，Harris NL，Scully RE. Lymphoma-like lesions of the lower female genital tract：a report of 16 cases. Int J Gynecol Pathol. 1985；4：289-299.

362. Ferry JA，Harris NL，Scully RE. Leiomyomas with lymphoid infiltration simulating lymphoma. A report of 7 cases. Int J Gynecol Pathol. 1989；8：263-270.

363. Brousse C，Baumelou E，Morel P. Primary lymphoma of bone：a prospective study of 28 cases. Joint Bone Spine. 2000；67：446-451.

364. Christie DR，Barton MB，Bryant G，et al. Osteolymphoma（primary bone lymphoma）：an Australian review of 70 cases. Australasian Radiation Oncology Lymphoma Group（AROLG）. Aust N Z J Med. 1999；29：214-219.

365. Barbieri E，Cammelli S，Mauro F，et al. Primary non-Hodgkin's lymphoma of the bone：treatment and analysis of prognostic factors for stage I and stage II. Int J Radiat Oncol Biol Phys. 2004；59：760-764.

366. Clayton F，Butler J，Ayala A，et al. Non-Hodgkin's lymphoma in bone. Cancer. 1987；60：2494-2501.

367. Demircay E，Hornicek FJ Jr，Mankin HJ，Degroot H 3rd. Malignant lymphoma of bone：a review of 119 patients. Clin Orthop Relat Res. 2013；471：2684-2690.

368. Fairbanks R，Bonner J，Inwards C，et al. Treatment of stage IE primary lymphoma of bone. Int J Radiat Oncol Biol Phys. 1993；28：363-372.

369. Huebner-Chan D，Fernandes B，Yang G. An immunophenotypic and molecular study of primary large B-cell lymphoma of bone. Mod Pathol. 2001；14：1000-1007.

370. Lewis VO，Primus G，Anastasi J，et al. Oncologic outcomes of primary lymphoma of bone in adults. Clin Orthop Rel Res. 2003；415：90-97.

371. Ostrowski M，Unni K，Banks P，et al. Malignant lymphoma of bone. Cancer. 1986；58：2646-2655.

372. Pettit C，Zukerberg L，Gray M，et al. Primary lymphoma of bone：a B cell tumor with a high frequency of multilobated cells. Am J Surg

Pathol. 1990;14:329-334.

373. Limb D, Dreghorn C, Murphy J, et al. Primary lymphoma of bone. Int Orthop. 1994;18:180-183.

374. Furman W, Fitch S, Hustu O, et al. Primary lymphoma of bone in children. J Clin Oncol. 1989;7:1275-1280.

375. Govi S, Christie D, Messina C, et al. The clinical features, management and prognostic effects of pathological fractures in a multicenter series of 373 patients with diffuse large B-cell lymphoma of the bone. Ann Oncol. 2014;25:176-181.

376. Messina C, Ferreri AJ, Govi S, et al. Clinical features, management and prognosis of multifocal primary bone lymphoma: a retrospective study of the international extranodal lymphoma study group (the IELSG 14 study). Br J Haematol. 2014;164:834-840.

377. de Leval L, Braaten KM, Ancukiewicz M, et al. Diffuse large B-cell lymphoma of bone: an analysis of differentiation-associated antigens with clinical correlation. Am J Surg Pathol. 2003;27:1269-1277.

378. Jones D, Kraus M, Dorfman D. Lymphoma presenting as a solitary bone lesion. Am J Clin Pathol. 1999;111:171-178.

379. Kaygusuz I, Toptas T, Guven A, Firatli-Tuglular T, Tecimer T, Bayik M. Precursor B cell lymphoblastic lymphoma presenting as a solitary bone tumor: a case report and review of the literature. Int J Hematol. 2010;92:757-761.

380. Hara T, Wakatsuki S, Ozaki S, et al. Primary adult T-cell leukemia/lymphoma of bone. Int J Hematol. 2004;79:157-160.

381. Takemoto S, Matsuoka M, Sakata K, et al. Primary adult T-cell leukemia of bone: two patients with primary bone lesion showing monoclonal integration of HTLV-I proviral DNA. Leukemia. 1996;10:333-337.

382. Gebert C, Hardes J, Ahrens H, et al. Primary multifocal osseous Hodgkin disease: a case report and review of the literature. J Cancer Res Clin Oncol. 2005;131:163-168.

383. Ozdemirli M, Mankin H, Aisenberg A, et al. Hodgkin's disease presenting as a solitary bone tumor. Cancer. 1996;77:79-88.

384. Lones M, Perkins S, Sposto R, et al. Non-Hodgkin's lymphoma arising in bone in children and adolescents is associated with an excellent outcome: a Children's Cancer Group report. J Clin Oncol. 2002;20:2293-2301.

385. Rajnai H, Heyning FH, Koens L, et al. The density of CD8+T-cell infiltration and expression of BCL2 predicts outcome of primary diffuse large B-cell lymphoma of bone. Virchows Arch. 2014;464:229-239.

386. Lucraft H. Primary lymphoma of bone: a review of 13 cases emphasizing orthopaedic problems. Clin Oncol (R Coll Radiol). 1991;3:265-269.

387. Zinzani PL, Carrillo G, Ascani S, et al. Primary bone lymphoma: experience with 52 patients. Haematologica. 2003;88:280-285.